CB002960

EXERCÍCIOS TERAPÊUTICOS
Fundamentos e Técnicas

EXERCÍCIOS TERAPÊUTICOS
Fundamentos e Técnicas

Carolyn Kisner, PT, MS

Assistant Professor Emeritus
The Ohio State University
School of Health and Rehabilitation Sciences
Physical Therapy Division
Columbus, Ohio

Lynn Allen Colby, PT, MS

Assistant Professor Emeritus
The Ohio State University
School of Health and Rehabilitation Sciences
Physical Therapy Division
Columbus, Ohio

John Borstad, PT, PhD

Professor and Chair
College of St. Scholastica
School of Health Sciences
Department of Physical Therapy
Duluth, Minnesota

7ª EDIÇÃO
revisada, atualizada

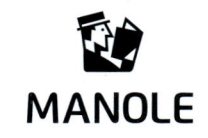

MANOLE

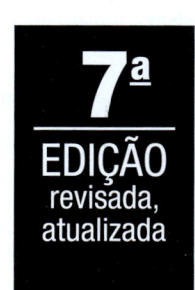

Título original em inglês: *Therapeutic Exercise – Foundations and Techniques, 7th edition*
A obra original em língua inglesa foi publicada por: F. A. Davis Company, Philadelphia, Pennsylvania, EUA.
Copyright © 2018 by F. A. Davis Company. Todos os direitos reservados.

Produção editorial: Retroflexo Serviços Editoriais

Tradução das 5ª e 6ª edições e do Capítulo 24 da 7ª edição: Lilia Breternitz Ribeiro
         Mestre em Fisiologia Humana pelo Instituto de Ciências Biomédicas da
         Universidade de São Paulo (USP)
         Graduada em Fisioterapia pela Universidade de São Paulo (USP)

Tradução das atualizações da 7ª edição: Fernando Gomes do Nascimento

Revisão científica da 5ª edição: Fátima Caromano
         Professora Doutora do Curso de Fisioterapia da Universidade de São Paulo (USP)

Revisão científica das atualizações da 7ª edição: Maiza Ritomy Ide
         Fisioterapeuta pela Universidade Estadual de Londrina (UEL)
         Mestre em Ciências pela Faculdade de Medicina da Universidade de São Paulo (FMUSP)
         Doutora em Reumatologia pela FMUSP
         Pós-doutora em Reumatologia pela Universidade de Cantabria (Espanha)

Revisão de tradução e revisão de prova: Depto. editorial da Editora Manole
Diagramação: Elisabeth Miyuki Fucuda
Fotos e ilustrações (miolo): © F. A. Davis Company, exceto quando indicado
Capa: Ricardo Yoshiaki Nitta Rodrigues
Fotos (capa): © F. A. Davis Company
Imagem da capa (*background*): istock.com

CIP-BRASIL. CATALOGAÇÃO NA PUBLICAÇÃO
SINDICATO NACIONAL DOS EDITORES DE LIVROS, RJ

K66e
7. ed.

    Kisner, Carolyn
        Exercícios terapêuticos : fundamentos e técnicas / Carolyn Kisner, Lynn
Allen Colby, John Borstad ; [tradução Lilia Breternitz Ribeiro, Fernando Gomes do
Nascimento]. - 7. ed. - Santana de Parnaíba [SP] : Manole, 2021.

        Tradução de: Therapeutic exercise : foundations and techniques
        Inclui bibliografia e índice
        ISBN 9786555764451

        1. Exercícios terapêuticos. I. Colby, Lynn Allen. II. Borstad, John. III. Ribeiro,
Lilia Breternitz. IV. Nascimento, Fernando Gomes do. V. Título.

| 21-69596 | CDD: 615.82 |
| | CDU: 615.8 |

Camila Donis Hartmann - Bibliotecária - CRB-7/6472

A Editora Manole é filiada à ABDR – Associação Brasileira de Direitos Reprográficos.

Edição brasileira – 2021

Direitos em língua portuguesa adquiridos pela:
Editora Manole Ltda.
Alameda América, 876
Tamboré – Santana de Parnaíba – SP – Brasil
CEP: 06543-315
Fone: (11) 4196-6000
www.manole.com.br | https://atendimento.manole.com.br/

Impresso no Brasil
Printed in Brazil

*A Jerry, Craig e Kathleen, Jodi e nossos netos –
como sempre, obrigada por seu amor e apoio.*

— CK

*A Rick e a meus familiares – uma fonte de
apoio e alegria constantes.*

— LC

*A Alex e a nossos filhos – por seu apoio,
inspiração e esperança.*

— JB

A nossos pais – que nos apoiaram durante toda a vida.

A nossos alunos – que tanto nos ensinaram.

*A nossos colegas – que têm nos ajudado e estimulado
em nosso crescimento profissional.*

— LC, CK e JB

Prefácio à sétima edição

Quando, há mais de 30 anos, Lynn Colby e eu começamos a escrever um livro sobre exercícios terapêuticos, tratava-se simplesmente de uma ideia para preencher uma necessidade básica na formação dos fisioterapeutas. Nosso primeiro esforço resultou em um produto de capa mole, um esboço, que foi comercializado principalmente como um manual de laboratório. A evolução de cada edição subsequente foi fruto de nossas percepções criativas e esforços colaborativos, com a finalidade de levar até os estudantes e profissionais o material mais atualizado possível. Por decisão de Lynn, esta é a última edição da qual ela participa – e certamente sentirei falta de suas habilidades excepcionais, do seu coleguismo e da parceria que floresceu ao longo dos anos. Não sei como lhe agradecer pelos muitos anos de amor e dedicação a este projeto e pela amizade que se desenvolveu por meio da nossa parceria. Quero simplesmente dizer: Muito obrigada, Lynn! Aproveite sua merecida aposentadoria.

Para esta nova edição, trouxemos um novo coautor, John Borstad, PT, PhD. John colaborou em nossa 6ª edição e esteve envolvido em outras publicações e pesquisas. O leitor terá a oportunidade de encontrar seu nome em muitos dos capítulos desta edição, visto ter assumido as funções de atualização, revisão e edição. Suas informações biográficas podem ser conferidas na seção "Sobre os autores". John, é empolgante tê-lo a bordo! Estou ansiosa pela continuação de nossos esforços colaborativos.

Os autores e colaboradores deste livro buscaram continuamente incorporar as tendências e pesquisas mais atuais, em apoio aos conceitos fundamentais dos exercícios terapêuticos, com base nos quais o aluno pode aprender e o profissional de saúde pode crescer em sua experiência no tratamento de seus pacientes. Além das extensas e completas revisões do conteúdo, estão novamente em destaque nessa edição os quadros "Evidências em foco" e "Recomendação clínica", bem como os ícones para demonstrações das principais intervenções em vídeo. Sempre que possível, incluímos as Diretrizes de Prática Clínica (DPC) nos quadros "Evidências em foco".

Acrescentamos um novo capítulo sobre exercícios para idosos (Capítulo 24). Sendo esta uma área tão crítica da prática em fisioterapia, acreditamos que o conteúdo do capítulo fornecerá uma base de informações e intervenções que será de grande utilidade para todos os profissionais que trabalham com pessoas idosas. Também houve atualizações importantes das informações sobre o uso da linguagem da CIF (Classificação Internacional de Funcionalidade, Incapacidade e Saúde) no Capítulo 1; uma expansão das informações sobre prevenção, saúde e bem-estar no Capítulo 2; e a incorporação do tratamento da incontinência masculina no Capítulo 25.

Como nas edições anteriores, esperamos que este texto atualizado forneça uma fonte de aprendizado e crescimento profissional aos estudantes e profissionais de saúde que utilizam os exercícios terapêuticos.

Agradecimentos

Gostaríamos de reconhecer e expressar nossa sincera gratidão aos educadores e profissionais que contribuíram com seu conhecimento, ideias e perspectivas profissionais para a revisão desta edição.

Um agradecimento especial a Vicky Humphrey, por editar os recursos auxiliares destinados ao corpo docente e que estão associados a esta edição e também por suas contribuições para a 2ª edição do livro *Exercícios terapêuticos – consulta rápida* [também publicado pela Editora Manole].

Agradecemos muito a Marsha Hall, gerente de projetos da Progressive Publishing Services, que coordenou todo o processo de edição e produção. E, mais uma vez, um agradecimento especial à equipe da F. A. Davis, em particular nossa editora de aquisições, Melissa Duffield, e à nossa editora de desenvolvimento sênior, Jennifer Pine, que nos ajudaram muito a tornar realidade esta 7ª edição.

Sobre os autores

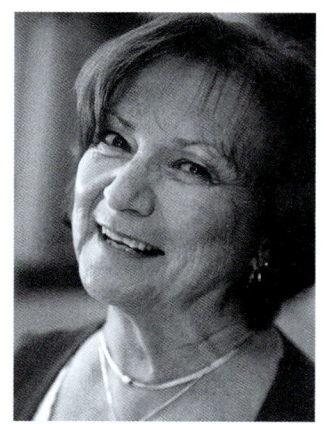

Carolyn Kisner, PT, MS

Carolyn fez parte do corpo docente da Ohio State University (OSU), nos Estados Unidos, durante 27 anos e recebeu o título de Professora Emérita ao se aposentar. Durante sua permanência na OSU, ela foi agraciada com o prêmio de Excelência em Ensino da School of Allied Medical Professions e foi reconhecida como Docente Notável pela Sphinx e Mortarboard Honor Societies. Organizou e coordenou as aulas para alunos avançados (*honors*) e o programa de pesquisa da divisão de fisioterapia, dirigiu o curso ortopédico avançado no programa de pós-graduação profissional e orientou diversos estudantes de graduação. Posteriormente, a autora lecionou na College of Mount St. Joseph, em Cincinnati, por 7 anos. Durante seu tempo de atuação nessa instituição, ocupou uma cadeira no comitê de currículo, que coordenou a revisão do programa de mestrado e desenvolveu o nível inicial do programa de doutorado em fisioterapia. Recebeu o prêmio de *Sister Adele Clifford Excellence in Teaching* nessa faculdade, e na convocação de primavera em 2010 recebeu o *Lifetime Achievement* em fisioterapia.

Kisner é coautora do livro *Exercícios terapêuticos – fundamentos e técnicas* com Lynn Colby, PT, MS, desde a 1ª edição, publicada pela primeira vez em 1985. As autoras buscam manter-se sempre atualizadas com as tendências da fisioterapia, o que se reflete em cada uma das revisões deste livro; escreveram também o livro de bolso *Exercícios terapêuticos – consulta rápida* [também publicado pela Editora Manole]. A principal experiência de ensino de Kisner inclui cinesiologia médica, avaliação e intervenção ortopédica, exercícios terapêuticos e terapia manual. Além disso, apresentou numerosos *workshops* sobre mobilização de articulações periféricas, estabilização da coluna vertebral, cinesiologia, marcha e exercícios funcionais, tanto nos Estados Unidos como em outros países, incluindo diversas visitas a Filipinas, Brasil, Canadá e México. Ao longo de sua carreira, sua atuação clínica ativa se concentrou nas áreas de ortopedia ambulatorial e atendimento domiciliar.

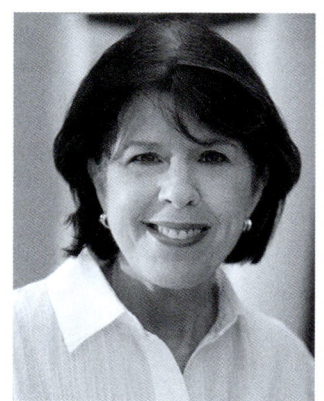

Lynn Allen Colby, PT, MS

Lynn é professora-assistente emérita da Ohio State University (OSU). Recebeu seu bacharelado em fisioterapia e mestrado em saúde e reabilitação (*allied medicine*) pela OSU, Columbus, Ohio. É coautora do livro *Exercícios terapêuticos – fundamentos e técnicas*, agora em sua sétima edição, e do *Exercícios terapêuticos – consulta rápida* [também publicado pela Editora Manole].

Recentemente aposentada, lecionou no programa de fisioterapia da School of Allied Medical Professions na OSU durante 35 anos. Como docente, Colby também orientava fisioterapeutas matriculados no programa de pós-graduação profissional em saúde e reabilitação. Suas principais responsabilidades de ensino no currículo de fisioterapia incluíam intervenções com exercícios terapêuticos para condições musculoesqueléticas e neurológicas e fisioterapia pediátrica. Sua experiência no contexto clínico inclui atendimento de curto prazo em ortopedia, atendimento de longo prazo em casas de repouso com cuidados de enfermagem e atendimento hospitalar e ambulatorial em diversos locais de atendimento pediátrico.

Durante sua longa carreira em fisioterapia, Lynn A. Colby recebeu o *Excellence in Teaching Award* da School of Allied Medical Professions na OSU e foi nomeada *Ohio Physical Therapist of the Year* em 2001 pela Ohio Physical Therapy Association. Mais recentemente, foi homenageada pela OSU Alumni Association com o *Ralph Davenport Mershon Award for Service and Leadership*.

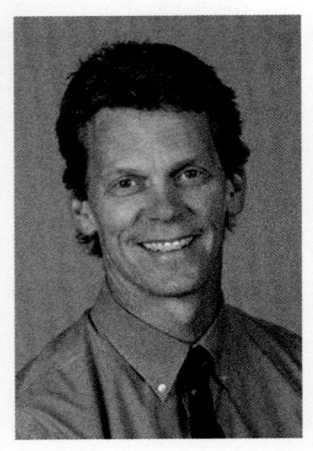

John Borstad, PT, PhD

John é professor e livre docente do College of St. Scholastica em Duluth, Minnesota, EUA. Após sete anos clinicando, deu início à fase acadêmica de sua carreira em 1999 na University of Minnesota, tornando-se PhD em ciências da reabilitação em 2003. John passou os treze anos seguintes como docente da área de fisioterapia na School of Health and Rehabilitation na Ohio State University. Enquanto estava nessa universidade, ele obteve subvenções do National Institutes of Health (NIH), da Komen Foundation e da NHTSA para estudar biomecânica do ombro e orientar e treinar vários alunos em cursos de mestrado e doutorado. John teve oportunidade de apresentar sua pesquisa em muitos fóruns nacionais e internacionais, incluindo Escócia, Japão e Brasil. Ele foi coautor do estudo que foi agraciado com o *Rose Research Award* de excelência em pesquisa em fisioterapia ortopédica em 2005, e recebeu o prêmio *School of Health and Rehabilitation Sciences Faculty Research Award* em 2007. John retornou ao seu estado natal de Minnesota em 2016 para iniciar suas funções de liderança acadêmica em St. Scholastica.

Durante sua carreira acadêmica, John ensina biomecânica, ciência musculoesquelética e suas aplicações, prática baseada em evidências e progressões terapêuticas avançadas. Além de ser um dos colaboradores da 6ª edição do *Exercícios terapêuticos – fundamentos e técnicas*, ele é coautor de capítulos de livros relacionados ao ombro: *Joint Structure and Function: A Comprehensive Analysis,* de Levangie e Norkin, e *Musculoskeletal Physiotherapy,* de Grieve.

Colaboradores

Cynthia Johnson Armstrong, PT, DPT, CHT
Senior Instructor
Physical Therapy Program
University of Colorado
Aurora, Colorado

Susan Appling, PT, DPT, PhD, OCS, CMPT
Associate Professor, Clinical
Division of Physical Therapy Division
School of Health and Rehabilitation Sciences
The Ohio State University, Columbus, Ohio
Adjunct Associate Professor, Department of Physical
  Therapy
University of Tennessee Health Science Center
Memphis, Tennessee

Barbara Billek-Sawhney, PT, EdD, DPT, GCS
Professor Graduate School of Physical Therapy
Slippery Rock University
Slippery Rock, Pennsylvania

Elaine Bukowski, PT, DPT, MS, (D)ABDA
Professor Emerita of Physical Therapy
Stockton University
Galloway, New Jersey

Deborah Givens, PT, PhD, DPT
Director, Division of Physical Therapy
University of North Carolina – Chapel Hill
Chapel Hill, North Carolina

Karen L Hock, PT, MS, CLT-LANA
Physical Therapist
The Ohio State University Comprehensive Cancer
  Center
Arthur G. James Cancer Hospital and Richard J. Solove
Research Institute
The Stefanie Spielman Comprehensive Breast Center
Columbus, Ohio

Karen Holtgrefe, PT, DHSc, CWC
Physical Therapist and Certified Wellness Coach
Trihealth Outpatient Physical Therapy-Glenway
Cincinnati, Ohio

Barb Settles Huge, PT
Founder and Owner
BSH Wellness
President and Founder
Sisters Village, Inc 501c(3)
Fishers, Indiana

Vicky Humphrey, PT, MS
Lecturer, Physical Therapy Division
School of Health and Rehabilitation Sciences
The Ohio State University
Columbus, Ohio

Anne Kloos, PT, PhD, NCS
Professor Clinical Health, Physical Therapy Division
School of Health and Rehabilitation Sciences
The Ohio State University
Columbus, Ohio

Jonathan Rose, PT, SCS, MS, ATC
Assistant Professor
Department of Physical Therapy
College of Health Professions
Grand Valley State University
Grand Rapids, Michigan

Rajiv Sawhney, PT, DPT, MS, OCS
PIVOT Physical Therapy, Manager of Clinical Excellence
Adjunct Faculty
Chatham University
Pittsburgh, Pennsylvania

Jacob Thorp, PT, DHS, OCS, MTC
Associate Professor
East Carolina University
Greenville, North Carolina

Sumário

Parte I: Conceitos gerais

Capítulo 1: **Exercício terapêutico: conceitos básicos** 1
Vicky N. Humphrey, PT, MS
Lynn Allen Colby, PT, MS

Capítulo 2: **Prevenção, saúde e bem-estar** 46
Susan A. Appling, PT, DPT, PhD,
OCS, MTC
Karen Holtgrefe, PT, DHS, OCS

Parte II: Ciência aplicada a exercícios e técnicas

Capítulo 3: **Amplitude de movimento** 65
Carolyn Kisner, PT, MS

Capítulo 4: **Alongamento para aumentar a mobilidade** 87
Lynn Colby, PT, MS
John Borstad, PT, PhD
Carolyn Kisner, PT, MS

Capítulo 5: **Mobilização/manipulação das articulações periféricas** 137
Carolyn Kisner, PT, MS

Capítulo 6: **Exercícios resistidos para o desempenho de músculos comprometidos** 178
Lynn Colby, PT, MS
John Borstad, PT, PhD

Capítulo 7: **Princípios do exercício aeróbio** 264
Karen Holtgrefe, PT, DHSC

Capítulo 8: **Exercícios para problemas de equilíbrio** 284
Anne D. Kloos, PT, PhD, NCS
Deborah L. Givens, PT, PhD, DPT

Capítulo 9: **Exercícios aquáticos** 317
Elaine L. Bukowski, PT, DPT, MS,
(D)ABDA Emeritus

Parte III: Princípios de intervenção

Capítulo 10: **Lesão, reparo e tratamento de tecidos moles** 343
Carolyn Kisner, PT, MS

Capítulo 11: **Distúrbios de articulações, tecidos conjuntivos e ossos e seu tratamento** 359
Carolyn Kisner, PT, MS
Jacob N. Thorp, PT, DHS, OCS, MTC
Karen Holtgrefe, PT, DHS, OCS

Capítulo 12: **Intervenções cirúrgicas e tratamento pós-operatório** 384
Lynn Colby, PT, MS
John Borstad, PT, PhD

Capítulo 13: **Distúrbios dos nervos periféricos e seu tratamento** 409
Carolyn Kisner, PT, MS
Cindy Johnson Armstrong, PT, DPT,
CHT

Parte IV: Intervenções com exercícios para cada região do corpo

Capítulo 14: **Coluna vertebral: estrutura, função e postura** 449
Carolyn Kisner, PT, MS
Jacob N. Thorp, PT, DHS, OCS, MTC

Capítulo 15: **Coluna vertebral: diretrizes de tratamento** 480
Carolyn Kisner, PT, MS
Jacob N. Thorp, PT, DHS, OCS, MTC

Capítulo 16: **Coluna vertebral: intervenções com exercícios e manipulações** 534
Carolyn Kisner, PT, MS
Jacob N. Thorp, PT, DHS, OCS, MTC

Capítulo 17: Ombro e complexo do ombro   592
Carolyn Kisner, PT, MS
Lynn Colby, PT, MS
John D. Borstad, PT, PhD

Capítulo 18: Complexo do cotovelo e do antebraço   675
Carolyn Kisner, PT, MS
Lynn Colby, PT, MS
Cindy Johnson Armstrong, PT, DPT, CHT

Capítulo 19: Punho e mão   712
Carolyn Kisner, PT, MS
Lynn Colby, PT, MS
Cindy Johnson Armstrong, PT, DPT, CHT

Capítulo 20: Quadril   774
Carolyn Kisner, PT, MS
Lynn Colby, PT, MS
John Borstad, PT, PhD

Capítulo 21: Joelho   836
Lynn Colby, PT, MS
Carolyn Kisner, PT, M
John Borstad, PT, PhD

Capítulo 22: Tornozelo e pé   923
Lynn Colby, PT, MS
Carolyn Kisner, PT, MS
Jonathan Rose, PT, MS, SCS, ATC
John Borstad, PT, PhD

Capítulo 23: Treinamento funcional avançado   985
Lynn Colby, PT, MS
Carolyn Kisner, PT, MS
John Borstad, PT, PhD

Parte V: Áreas especiais de exercício terapêutico

Capítulo 24: Exercícios para o idoso   1019
Barbara Billek-Sawhney, PT, EDD, DPT, GCS
Rajiv Sawhney, PT, DPT, MS, OCS

Capítulo 25: Saúde da mulher: obstetrícia e assoalho pélvico   1068
Barbara Settles Huge, PT
Carolyn Kisner, PT, MS

Capítulo 26: Tratamento dos distúrbios do sistema linfático   1108
Karen L. Hock, PT, MS, CLT-LANA
Lynn Allen Colby, PT, MS

Glossário   1133
Índice remissivo   1141

Conteúdo complementar

O ícone de play , que o leitor encontrará no decorrer deste livro, indica que um vídeo sobre o assunto está disponível (em inglês) em uma plataforma digital exclusiva.
Para ingressar no ambiente virtual, utilize o QR code abaixo, faça seu cadastro e digite a senha: kisner7

O prazo para acesso a esse material limita-se à vigência desta edição.

Exercício terapêutico: conceitos básicos

Vicky N. Humphrey, PT, MS

Lynn Allen Colby, PT, MS

EXERCÍCIO TERAPÊUTICO: IMPACTO NA FUNÇÃO FÍSICA 2
Definição de exercício terapêutico 2
Aspectos da função física relacionados ao movimento humano: definição dos termos básicos 2
Tipos de intervenções com exercício terapêutico 3
Segurança dos exercícios 4

CLASSIFICAÇÃO DE ESTADO DE SAÚDE, FUNCIONALIDADE E INCAPACIDADE – EVOLUÇÃO DOS MODELOS E TERMINOLOGIA RELACIONADA 4
Contexto e base teórica dos sistemas de classificação 4
Modelos de funcionalidade e incapacidade – passado e presente 4
Componentes dos modelos de funcionalidade e incapacidade e suas aplicações na fisioterapia 6

PRINCÍPIOS DO TRATAMENTO ABRANGENTE DO PACIENTE 12
Tomada de decisão clínica 12
Coordenação, comunicação e documentação 13
Prática baseada em evidências 14
Modelo de tratamento do paciente 15

ESTRATÉGIAS PARA A INSTRUÇÃO EFETIVA DE EXERCÍCIOS E ATIVIDADES ESPECÍFICAS A TAREFAS 29
Conhecimentos em saúde 29
Preparo para instrução de exercícios 29
Conceitos de aprendizado motor: o fundamento da instrução de exercícios e tarefas específicas 30
Adesão aos exercícios 38

ATIVIDADES DE APRENDIZADO INDEPENDENTE 40

Quase todas as pessoas, em qualquer idade, valorizam a habilidade de realizar suas funções do modo mais independente possível em sua vida cotidiana. Os consumidores dos serviços de saúde (pacientes e clientes) geralmente buscam os serviços de fisioterapia, ou são encaminhados para eles, por causa de deficiências físicas associadas a distúrbios do movimento causados por lesão, doença ou problemas de saúde que interferem em sua habilidade de participar de certas atividades que são necessárias ou importantes para eles. Os serviços de fisioterapia podem também ser procurados por pessoas que não têm deficiências, mas desejam melhorar seu nível geral de preparo físico ou reduzir o risco de lesão ou doença. Um programa de exercícios terapêuticos elaborado de forma individualizada é quase sempre o componente fundamental dos serviços de fisioterapia. Isso é lógico, porque a meta final de um programa é atingir o nível máximo possível de movimento assintomático durante atividades físicas básicas e complexas.

Para desenvolver e implementar intervenções efetivas com exercícios, o fisioterapeuta precisa compreender como as diversas formas de exercícios afetam os tecidos e sistemas do corpo e como os efeitos induzidos pelo exercício têm impacto sobre os aspectos fundamentais da função física, em relação ao sistema de movimento humano. O fisioterapeuta precisa integrar e aplicar conhecimentos de anatomia, fisiologia, cinesiologia, patologia e ciências comportamentais ao longo do processo de tratamento do paciente/cliente, desde o exame inicial até o plano de alta. Para desenvolver programas de exercícios terapêuticos que culminem em desfechos funcionais positivos e significativos para os pacientes e clientes, o fisioterapeuta precisa compreender a relação entre função física, saúde e incapacidade e considerar como a aplicação do processo de incapacitação ao tratamento do paciente/cliente facilita cuidados efetivos e eficientes. Por fim, o fisioterapeuta, como educador do paciente/cliente, precisa conhecer e aplicar princípios de aprendizado motor e aquisição de habilidades motoras para a instrução dos exercícios e o treinamento funcional.

Portanto, o propósito deste capítulo é apresentar uma visão geral do escopo das intervenções com exercícios terapêuticos aplicadas pelos fisioterapeutas. Serão discutidos vários modelos de saúde, funcionalidade, incapacitação e tratamento do paciente/cliente na medida em que se relacionam ao exercício terapêutico e serão exploradas estratégias para ensino e progressão de exercícios e habilidades motoras funcionais com base nos princípios de aprendizado motor.

EXERCÍCIO TERAPÊUTICO: IMPACTO NA FUNÇÃO FÍSICA

Entre os diversos procedimentos usados pelos fisioterapeutas no processo de atendimento de pacientes e clientes, o exercício terapêutico ocupa seu lugar entre os elementos fundamentais, constituindo o centro dos programas elaborados para melhorar ou restaurar a função de uma pessoa ou para prevenir sua disfunção.[4]

Definição de exercício terapêutico

Exercício terapêutico[4,5] é o treinamento planejado e sistemático de movimentos corporais, posturas ou atividades físicas com vistas a proporcionar ao paciente meios de:

- Tratar ou prevenir deficiências das funções e estruturas corporais.
- Melhorar, restaurar ou potencializar as atividades e a participação.
- Prevenir ou reduzir fatores de risco ligados à saúde.
- Otimizar o estado de saúde geral, seu preparo físico ou sensação de bem-estar.

Os efeitos benéficos do exercício terapêutico para pessoas com uma ampla variedade de problemas de saúde e deficiências físicas relacionadas estão documentados de modo extenso na literatura científica[182] e são abordados em cada um dos capítulos deste livro.

Os programas de exercícios terapêuticos elaborados por fisioterapeutas são *individualizados* para atender as necessidades particulares de cada paciente ou cliente. O *paciente* é uma pessoa com deficiências e limitações funcionais diagnosticadas por um fisioterapeuta e que está recebendo assistência fisioterapêutica para melhorar a função e prevenir a incapacidade.[4] O *cliente* é uma pessoa sem disfunção motora diagnosticada que se engaja nos tratamentos fisioterapêuticos com intuito de promover a saúde e o bem-estar e de prevenir disfunções.[4] Como o enfoque deste livro é o tratamento de pessoas com deficiências físicas e estruturais e limitações na participação, os autores optaram pelo uso do termo "paciente" em vez de "cliente" ou "paciente/cliente" ao longo do texto. É fundamental que todas as pessoas que recebem tratamentos de fisioterapia sejam participantes ativos no processo de reabilitação, e não receptores passivos, para que aprendam a autoadministrar suas próprias necessidades de saúde.

Aspectos da função física relacionados ao movimento humano: definição dos termos básicos

A habilidade de agir de forma independente em casa, no trabalho, na comunidade ou durante atividades de lazer e recreação depende tanto da função física quanto psicológica e social. Os aspectos multidimensionais da função física englobam áreas de desempenho diversas, mas inter-relacionadas, que estão representadas na Figura 1.1. Esses aspectos da função são caracterizados pelas definições apresentadas adiante.

Equilíbrio. A habilidade de alinhar os segmentos do corpo contra a gravidade para manter ou mover o corpo (centro de massa) dentro da base de apoio disponível, sem cair; a habilidade de mover o corpo em equilíbrio com a força da gravidade por meio de interações entre os sistemas sensorial e motor.[4,94,107,125,166,169,170]

Preparo cardiopulmonar. A habilidade de realizar movimentos corporais completos repetitivos e de intensidade moderada (caminhar, correr, pedalar, nadar etc.) durante um longo período de tempo;[2,115] sinônimo de resistência cardiopulmonar à fadiga.

Coordenação. A cadência e sequenciamento corretos dos disparos musculares combinados com a intensidade apropriada de contração muscular que leva ao início, condução e graduação efetiva do movimento. Baseia-se no movimento suave, preciso e eficiente e ocorre de forma consciente ou automática.[139,142,165]

Flexibilidade. A habilidade de mover-se livremente, sem restrições; termo usado com o mesmo sentido de mobilidade.

Mobilidade. A habilidade de estruturas ou segmentos do corpo de se moverem ou serem movidos de modo a permitir a ocorrência da adequada amplitude de movimento (ADM) para as atividades funcionais (ADM funcional).[4,177]

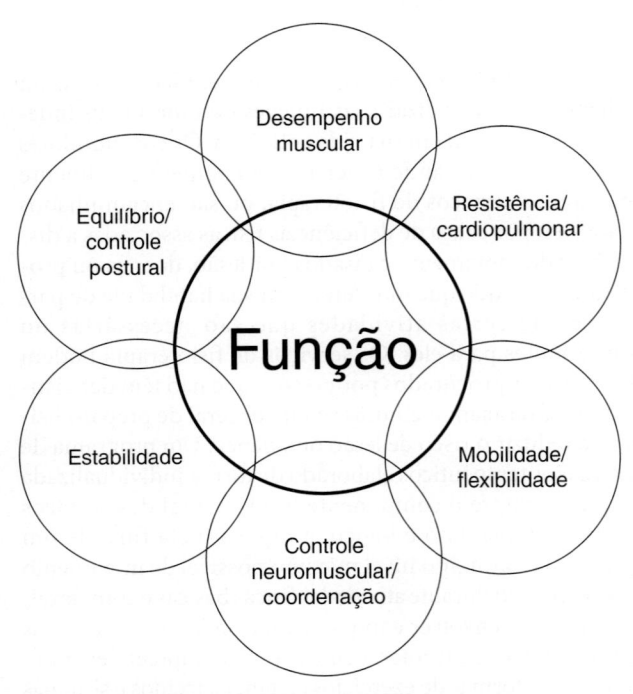

Figura 1.1   Aspectos inter-relacionados da função física.

A mobilidade passiva depende da extensibilidade dos tecidos moles (contráteis e não contráteis); a mobilidade ativa requer também ativação neuromuscular.

Desempenho muscular. A capacidade do músculo de produzir tensão e realizar trabalho físico. O desempenho muscular engloba força, potência e resistência muscular à fadiga.[4]

Controle neuromuscular. A interação dos sistemas sensorial e motor que possibilita aos músculos sinergistas, agonistas e antagonistas, assim como aos estabilizadores e neutralizadores, prever ou responder às informações proprioceptivas e cinestésicas e, subsequentemente, trabalhar na sequência correta para criar o movimento coordenado.[102]

Controle postural, estabilidade postural e equilíbrio. Termos usados com o mesmo sentido de equilíbrio estático ou dinâmico.[73,166,169]

Estabilidade. A habilidade do sistema neuromuscular de manter um segmento corporal proximal ou distal em uma posição estacionária ou de controlar uma base estável durante o movimento sobreposto, por meio de ações musculares sinérgicas.[73,169,177] A estabilidade articular é a manutenção do alinhamento apropriado das partes ósseas de uma articulação por meio de componentes passivos e dinâmicos.[122]

O sistema do movimento humano é a base para a fisioterapia e o foco quando se fala em função física.[160] Os sistemas do corpo que interagem para controlar cada um desses aspectos da função física reagem, adaptam-se e desenvolvem-se em resposta às forças e sobrecargas físicas (sobrecarga = força/área) impostas aos tecidos que constituem os sistemas corporais.[115,121,160] A gravidade, por exemplo, é uma força constante que afeta os sistemas musculoesquelético, neuromuscular e circulatório. Forças adicionais, que ocorrem durante atividades físicas diárias, ajudam o corpo a manter um nível funcional de força, preparo cardiopulmonar e mobilidade. Forças e cargas físicas excessivas podem causar lesões agudas, como entorses e fraturas, ou problemas crônicos, como os distúrbios por sobrecarga repetitiva.[121] A ausência de forças usuais sobre o corpo pode causar degeneração, degradação ou deformidade. Por exemplo, a ausência do apoio de peso normal associada com repouso prolongado no leito ou imobilização enfraquece músculos e ossos.[2,3,17,121] A inatividade prolongada também leva à diminuição na eficiência dos sistemas circulatório e pulmonar.[2]

A deficiência de um ou mais sistemas corporais e a subsequente deficiência de qualquer aspecto do sistema motor humano, separadamente ou em conjunto, podem resultar em limitação funcional e incapacidade para executar ou participar das atividades da vida diária. As intervenções com exercícios terapêuticos envolvem a aplicação de cargas e forças físicas cuidadosamente graduadas que são impostas ao sistema motor humano, tecidos específicos ou estruturas individuais em um modo de execução controlado, progressivo e seguro para melhorar os movimentos e também a experiência humana.[5,160]

Observação: em um artigo recente, Sahrmann[160] resumiu o apogeu de várias décadas de pesquisas feitas por líderes na área da fisioterapia, com o objetivo de definir mais claramente o papel da fisioterapia nos cuidados de saúde. Foi proposto que a fisioterapia se identifique como uma profissão com um sistema formal específico, e não com um tipo de intervenção, com vistas à obtenção de reconhecimento profissional pelos conhecimentos especializados. Esses proponentes definiram o sistema de movimento humano como um sistema fisiológico que representa o escopo da prática e da especialidade da fisioterapia. Nesse contexto, o sistema de movimento humano é descrito como um sistema fisiológico distinto, composto por órgãos e sistemas interatuantes, com a inclusão dos sistemas nervoso e musculoesquelético, o que produzem os movimentos, e dos sistemas pulmonar, cardiovascular, endócrino e tegumentar, que apoiam os movimentos.

Tipos de intervenções com exercício terapêutico

O exercício terapêutico incorpora uma ampla variedade de atividades, movimentos e técnicas. O programa de exercícios terapêuticos individualizado baseia-se na determinação, feita pelo fisioterapeuta, do risco ou causa subjacente às deficiências no funcionamento ou estrutura do corpo, limitações nas atividades ou restrições à participação, conforme identificado durante o exame do paciente.[5] Os tipos de intervenções com exercícios terapêuticos apresentados neste livro estão relacionados no Quadro 1.1.

Observação: embora os procedimentos de mobilização e manipulação articular sejam com frequência classificados como técnicas de terapia manual e não de exercício terapêutico,[4] os autores deste livro optaram por incluir os procedimentos de manipulação articular na definição ampla de exercício terapêutico, de modo a abordar o escopo completo de técnicas de alongamento de tecidos moles.

QUADRO 1.1   Intervenções com exercícios terapêuticos

- Condicionamento aeróbio e recondicionamento
- Exercícios de desempenho muscular: força, potência e treino de resistência à fadiga
- Técnicas de alongamento que incluem procedimentos para aumentar o comprimento muscular e técnicas de mobilização/manipulação articular
- Controle neuromuscular, técnicas de inibição e facilitação e treino de percepção postural
- Controle postural, biomecânica e exercícios de estabilização
- Exercícios de equilíbrio e treino de agilidade
- Exercícios de relaxamento
- Exercícios respiratórios e treino da musculatura ventilatória
- Treinamento funcional específico para cada tarefa

Segurança dos exercícios

Independentemente do tipo de intervenção com o uso de exercícios terapêuticos, a segurança é uma consideração fundamental, sejam os exercícios realizados de forma independente ou com a supervisão de um fisioterapeuta. A segurança do paciente é obviamente fundamental. Contudo, a segurança do fisioterapeuta também precisa ser considerada, sobretudo quando este está diretamente envolvido na aplicação de um procedimento com exercício ou técnica de terapia manual.

Muitos fatores podem influir na segurança de um paciente durante o exercício. Antes de aplicar exercícios é preciso explorar o histórico de saúde do paciente e o seu estado de saúde atual. Um paciente que não esteja acostumado ao esforço físico pode correr o risco de sofrer um efeito adverso decorrente do exercício associado a uma condição de saúde conhecida ou não diagnosticada. Do mesmo modo, medicamentos podem afetar de forma adversa a resposta cardiopulmonar ou o equilíbrio e a coordenação do paciente durante o exercício.

Portanto, os fatores de risco precisam ser identificados e cuidadosamente analisados antes que um programa de exercícios seja iniciado. É aconselhável ainda a requisição, ao médico, de uma liberação do paciente para a prática de exercícios terapêuticos, antes de iniciar o programa de exercícios.

O ambiente no qual os exercícios são realizados também afeta a segurança do paciente. Espaço adequado e uma superfície específica de suporte para os exercícios são pré--requisitos necessários para a segurança do paciente. Se for usado algum equipamento, na clínica ou em casa, ele deve estar bem conservado e em boas condições de funcionamento, deve ser apropriadamente ajustável e ser aplicado e usado de forma correta.

Em cada exercício de um programa, a precisão com que o paciente o realiza afeta sua segurança, e isso inclui postura ou alinhamento correto do corpo, execução de padrões de movimento corretos e a realização de cada exercício com a intensidade, velocidade e duração apropriadas. O paciente precisa ser informado sobre os sinais de fadiga, a relação entre fadiga e risco de lesão e a importância do repouso para recuperação durante e após uma série de exercícios. Quando um paciente é diretamente supervisionado na clínica ou em sua casa ao aprender um programa de exercícios, o fisioterapeuta pode controlar essas variáveis. Contudo, quando o paciente está executando um programa de exercícios de forma independente em casa ou em uma academia, sua segurança é aumentada e o risco de lesão ou nova lesão é reduzido por meio da instrução efetiva dos exercícios e da orientação ao paciente. Sugestões para uma instrução efetiva dos exercícios e orientação ao paciente serão discutidas no final deste capítulo.

Como já foi mencionado, a segurança do fisioterapeuta também precisa ser considerada para que sejam evitadas lesões relacionadas ao trabalho. Por exemplo, quando um fisioterapeuta usa resistência manual durante um exercício elaborado para melhorar a força ou aplica manualmente uma força de alongamento para melhorar a amplitude de movimento do paciente, ele precisa incorporar princípios de mecânica corporal apropriada e proteção articular junto a essas técnicas manuais para minimizar seu próprio risco de lesão.

Ao longo dos capítulos deste livro serão abordadas precauções, contraindicações e considerações sobre segurança no tratamento de problemas de saúde/patologias, deficiências, limitações nas atividades e restrições à participação específicas e para a utilização e progressão de intervenções específicas com exercícios terapêuticos.

CLASSIFICAÇÃO DE ESTADO DE SAÚDE, FUNCIONALIDADE E INCAPACIDADE – EVOLUÇÃO DOS MODELOS E TERMINOLOGIA RELACIONADA

Contexto e base teórica dos sistemas de classificação

O conhecimento das relações complexas entre estado de saúde, funcionalidade e incapacidade fornece um fundamento para a prestação de serviços de saúde efetivos.[87,153,174] Sem um entendimento conceitual e vocabulário comuns, a capacidade de comunicar e compartilhar informações entre as áreas e também no plano internacional fica comprometida no tocante a pesquisas, práticas clínicas, academias, formulação de políticas e legislação.[153,176,199]

Incapacitação se refere ao(s) impacto(s) e à(s) consequência(s) funcional(is) de condições agudas ou crônicas tais como doenças, lesões e anormalidades congênitas ou do desenvolvimento que comprometem o desempenho humano básico e a habilidade da pessoa em desempenhar as funções e papéis sociais que são necessários, habituais, esperados e desejados.[85,123,193] A incapacidade é mais que uma consequência da condição clínica; em vez disso, faz parte da condição humana que é vivenciada, temporária ou permanentemente, por cada um de nós.[76,199] O processo incapacitante depende de inúmeros fatores, como o acesso a serviços médicos de qualidade, gravidade e duração da doença, motivação e atitude do paciente e apoio da família e da sociedade. Dependendo das variáveis individuais e do apoio social, o curso incapacitante sofre alteração e os níveis funcionais variam entre pacientes com o mesmo diagnóstico clínico.[85,123,176,193] A definição da capacidade de uma pessoa em termos de funcionalidade na presença ou ausência de um problema de saúde é uma tarefa complexa, que é mais bem compreendida se os profissionais, pesquisadores, educadores, formuladores de políticas e legisladores estiverem usando o mesmo sistema de vocabulário e classificação.

Modelos de funcionalidade e incapacidade – passado e presente

Primeiros modelos

Nas últimas décadas, estudiosos de diversos países propuseram vários modelos que descrevem a incapacidade.

Os primeiros dois esquemas desenvolvidos foram o modelo de Nagi[123,124] e o modelo da Classificação Internacional de Deficiências, Incapacidades e Desvantagens (CIDID) feito para a Organização Mundial de Saúde (OMS).[67,75] O National Center for Medical Rehabilitation Research (NCMRR) elaborou um terceiro modelo que introduziu fatores de risco individuais para a incapacidade, com base em riscos físicos e sociais.[126]

Durante a década de 1990, os fisioterapeutas começaram a explorar o uso potencial de modelos de incapacidade, tendo sugerido que o esquema de incapacitação e a terminologia relacionada forneciam uma estrutura apropriada para a tomada de decisões clínicas, tanto na prática como na pesquisa.[64,84,162] Além disso, clínicos, profissionais e pesquisadores sugeriram que a adoção de uma linguagem relacionada à incapacitação poderia se constituir em um mecanismo de padronização da terminologia, com vistas à documentação e comunicação nos contextos clínicos e de pesquisa.[65] Subsequentemente, A American Physical Therapy Association (APTA) incorporou uma extensão do modelo de incapacidade de Nagi e a terminologia relacionada em seu documento de consenso, *Guide to Physical Therapist Practice*[4] (frequentemente chamado resumidamente de Guia) tanto em sua primeira edição em 1997 como na segunda edição em 2001. No âmbito da profissão, tal decisão gerou uma força unificadora para a documentação, comunicação, prática clínica e pesquisa, ao designar uma estrutura para a incapacitação em termos de organização e priorização das decisões clínicas tomadas durante o transcurso do atendimento fisioterapêutico.

As estruturas conceituais dos modelos de incapacitação de Nagi, CIDID e NCMRR, embora aplicadas intensamente na prática clínica e na pesquisa, têm sido internacionalmente criticadas por seu óbvio enfoque na doença.[41] Todos esses modelos iniciais descrevem um caminho *unidirecional* em direção à incapacidade causada diretamente pelas consequências da doença, com base em uma descrição médico-biológica, sem considerar influências ambientais ou sociais.[41,176] Em resposta a essas críticas, a OMS realizou uma ampla revisão da estrutura conceitual do seu modelo CIDID, e em 2001 foi introduzida a Classificação Internacional de Funcionalidade, Incapacidade e Saúde (CIF), caracterizada como um modelo biopsicossocial que integra fatores ambientais e pessoais no conceito do funcionamento e da incapacidade (Fig. 1.2).[76,77,173,174,175]

Enquanto a CIF é utilizada na classificação do funcionamento e da incapacidade associada a problemas de saúde, a OMS tem um sistema de classificação complementar que objetiva classificar as condições de saúde (doenças, transtornos e lesões), denominado Classificação Internacional de Doenças (CID). O uso conjunto desses dois sistemas de classificação proporciona um quadro mais amplo e significativo da saúde, tanto ao nível individual como populacional, em todo o mundo.[77]

CIF – uma visão geral do modelo

Ao contrário dos modelos precedentes, a CIF não se concentra na incapacidade ou na doença, mas destina-se a

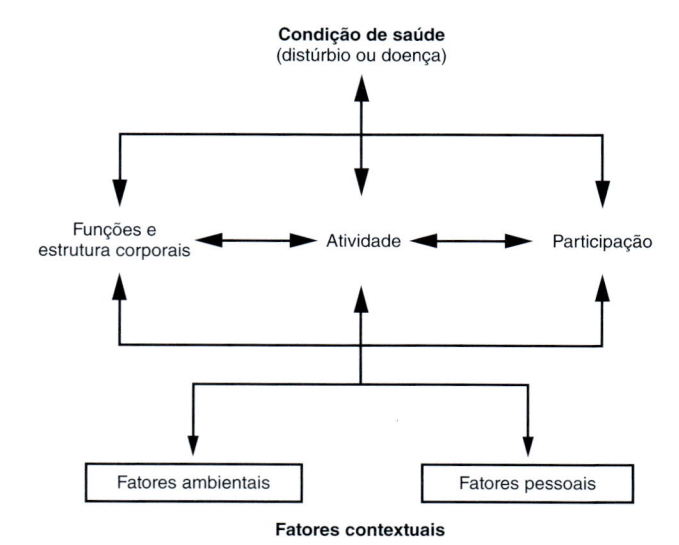

Figura 1.2   Estrutura da CIF.

classificar e codificar diferentes *status* de saúde e *status* relacionados com a saúde que podem afetar cada um de nós. A CIF adota uma abordagem neutra à experiência humana no que se refere aos componentes de saúde e de funcionalidade, vivenciados por todas as pessoas – não apenas pelas pessoas com deficiência.[76,77,199] A CIF também leva em conta fatores ambientais e pessoais que influenciam a forma como as pessoas (com ou sem deficiência) vivem e participam na sociedade.[41,77,199]

Conforme ilustra a Tabela 1.1, o modelo da CIF organiza as informações sobre saúde em duas partes básicas. A primeira, intitulada "Parte 1: Funcionalidade e incapacidade", é subdividida em dois componentes: (1) funções e estruturas do corpo e (2) atividades e participação. Os dois termos genéricos, funcionalidade e incapacidade, baseiam-se na classificação das funções e estruturas corporais em combinação com atividades e participação. O *funcionamento* é caracterizado por interações positivas que são definidas pela integridade das funções e estruturas do corpo e pela capacidade de executar atividades e participar de situações do cotidiano. Por outro lado, a *incapacidade* é caracterizada pelas interações negativas de situações de saúde definidas como comprometimentos nas funções e estruturas do corpo, limitações nas atividades e restrições à participação.[76,77]

A segunda parte, denominada "Parte 2: Fatores contextuais" (também ilustrada na Tab. 1.1), está subdividida em dois componentes: (1) fatores ambientais e (2) fatores pessoais. Os fatores contextuais representam o contexto completo da vida e da situação existencial do indivíduo.[77] Os fatores ambientais compõem as circunstâncias físicas, sociais e atitudinais nas quais o indivíduo vive com ou sem um problema de saúde.[77] Esses fatores são externos ao indivíduo, mas exercem influências facilitadoras ou prejudiciais sobre o desempenho do indivíduo no que se refere a funções e estruturas do corpo, o desempenho das atividades e a participação na sociedade. Por essa razão, a Parte 1 do modelo não é classificada em separado da Parte 2, pois são hierárquicas em sua codificação para represen-

TABELA 1.1	Uma visão geral da Classificação Internacional de Funcionalidade, Incapacidade e Saúde (CIF)*			
	Parte 1: Funcionalidade e incapacidade		**Parte 2: Fatores contextuais**	
Componentes	Funções e estruturas corporais	Atividades e participação	Fatores ambientais	Fatores pessoais
Domínios	Funções corporais Estruturas corporais	Áreas da vida (tarefas, ações)	Influências externas na funcionalidade e na incapacidade	Influências internas na funcionalidade e na incapacidade
Constructos	Mudanças nas funções corporais (fisiológicas) Mudanças nas estruturas corporais (anatômicas)	*Capacidade:* execução de tarefas em um ambiente padronizado *Desempenho:* execução de tarefas no ambiente atual	Impacto facilitador ou dificultador de aspectos do mundo físico, social e de mentalidade	Impacto das atitudes da pessoa
Funcionalidade				
Aspecto positivo	Integridade funcional e estrutural	Atividades Participação	Facilitadores	Não aplicável
Incapacidade				
Aspecto negativo	Deficiência	Limitação das atividades Restrições à participação	Barreiras Impedimentos	Não aplicável

*De International Classification of Functioning, Disability and Health: ICF. Geneva: World Health Organization, 2008, p.13, com permissão.

tar o paradigma biopsicossocial do estado de saúde de uma pessoa.[1,77,144]

As definições dos termos-chave estão resumidas no Quadro 1.2.[76,77,184] Mais adiante, ainda neste capítulo, serão identificados diversos exemplos desses componentes.

Observação: a classificação da CIF e a metodologia de codificação também diferem de todos os demais modelos em sua unidade de medida. O *indivíduo* não fica situado em uma classificação; em vez disso, a codificação descreve a *situação* de cada pessoa dentro de um conjunto de domínios da saúde e relacionados à saúde. A codificação usada na CIF é complexa e multifatorial, com a inclusão de elementos de saúde, funcionamento e ambientais combinados com o objetivo de descrever a capacidade de um indivíduo de desempenhar atividades e participar na sociedade.[1,41,77,88,174,175]

Componentes dos modelos de funcionalidade e incapacidade e suas aplicações na fisioterapia

Contexto

Tradicionalmente, a fisioterapia como profissão tem sido definida por um corpo de conhecimento e aplicações clínicas que estão direcionadas para a eliminação ou remediação da incapacidade.[150] Contudo, conforme a profissão da fisioterapia foi se desenvolvendo, o escopo da prática ultrapassou o simples tratamento e remediação da incapacidade e agora inclui a promoção do bem-estar de pessoas saudáveis e a prevenção ou redução de fatores de risco que possam levar à incapacidade, mas sempre levando em con-

sideração os fatores ambientais externos e pessoais internos que influenciam a resposta de cada pessoa à sua condição de saúde.[6]

QUADRO 1.2	Definição de termos-chave na CIF

- **Deficiências na função corporal:** problemas associados à fisiologia dos sistemas corporais (incluindo funções psicológicas).
- **Deficiências na estrutura corporal:** problemas com aspectos anatômicos do corpo.
- **Limitações nas atividades:** dificuldade que uma pessoa pode ter para executar ações, tarefas e atividades.
- **Restrições à participação:** problemas que uma pessoa pode experimentar para se envolver em situações da vida, incluindo dificuldades para participar dos cuidados pessoais, responsabilidades no lar, local de trabalho ou na comunidade e em atividades recreativas, de lazer e sociais.
- **Fatores contextuais:** todo o contexto da vida da pessoa e sua situação de vida composta de:
  - **Fatores ambientais:** fatores associados ao ambiente físico, social e de mentalidade no qual as pessoas conduzem suas vidas; fatores que podem facilitar a funcionalidade (facilitadores) ou prejudicar a funcionalidade e contribuir para a incapacidade (barreiras).
  - **Fatores pessoais:** aspectos da pessoa que não são parte da condição ou do estado de saúde; incluem idade, gênero, etnia, hábitos do estilo de vida, capacidade de superação, caráter, emoções, contexto cultural e social, educação etc.

Em 2008, a APTA endossou oficialmente o uso da estrutura biopsicossocial, vocabulário e sistema de classificação da CIF. Isso deu início a uma iniciativa contínua ao longo da última década com vistas à integração dessa estrutura e do vocabulário à pesquisa, documentação clínica, educação, formulação de políticas e legislação.[5,77,141] A fim de facilitar o uso da CIF na prática clínica, foram publicados vários artigos para fornecer sugestões para integrar a CIF em componentes específicos da prática da fisioterapia, ética e tratamento do paciente.[1,48,49,144,153] Em 2013, a terceira edição do Guia foi publicada e pode ser obtida apenas em versão eletrônica, objetivando facilitar atualizações oportunas que reflitam as rápidas mudanças na prática fisioterapêutica, incluindo a integração da CIF como a estrutura adotada para definir o domínio do funcionamento e da deficiência.[5]

Por exemplo, vem sendo incentivado o uso da linguagem da CIF para a documentação no contexto clínico.[16,141] A aplicação mais notável da CIF pode ser observada em uma série de diretrizes de prática clínica desenvolvidas e publicadas pelas seções especializadas da APTA. Essas diretrizes empregam a CIF como base para descrever e classificar os cuidados prestados pelos fisioterapeutas.[58,95] As informações oriundas das diretrizes que tratam da eficácia das intervenções com exercícios terapêuticos para problemas de saúde e deficiências associadas, de ocorrência comum na prática da fisioterapia ortopédica, são discutidas em capítulos específicos deste livro.

Condições de saúde

Condições de saúde, de acordo com a terminologia da estrutura da CIF, são doenças agudas ou crônicas, distúrbios, ou lesões ou circunstâncias como o envelhecimento, a gestação ou o estresse que têm um impacto no nível de funcionamento de uma pessoa (ver Fig. 1.2).[76,77] As condições de saúde constituem a base de um diagnóstico médico, sendo codificadas com o uso do sistema de classificação complementar da OMS, a Classificação Internacional de Doenças (CID).[77]

Os fisioterapeutas em todas as áreas de prática tratam pacientes com uma infinidade de doenças. O conhecimento dessas doenças é uma informação básica importante, mas não diz ao fisioterapeuta como avaliar as deficiências no funcionamento ou na estrutura do corpo, ou como avaliar quando as atividades estão limitadas, ou a participação restringida, como resultado do estado de saúde. Mesmo com um diagnóstico médico preciso e um conhecimento detalhado de patologias específicas, o fisioterapeuta experiente sabe muito bem que dois pacientes com o mesmo diagnóstico médico, por exemplo, uma artrite reumatoide, e com a mesma extensão de destruição articular (confirmada por radiografias) podem ter graus muito diferentes de deficiência e de limitação da atividade funcional e na participação. Em consequência, essas pessoas podem apresentar graus de incapacitação muito diferentes. Isso enfatiza a necessidade de os fisioterapeutas sempre avaliarem o impacto de uma doença em particular no movimento e na função quando estiverem elaborando estratégias de tratamento significativas para melhorar as limitações funcionais.

Funções corporais e estruturas corporais

Como foi colocado anteriormente, o primeiro componente da classificação na Parte 1 da CIF é "Funções e estruturas do corpo" (ver Tab. 1.1). Funções do corpo são as funções fisiológicas do corpo, ao passo que estruturas do corpo descrevem as partes anatômicas do corpo. Esses domínios de classificação ocorrem no nível do sistema celular, tecidual ou corporal.

Tipos de deficiências

Deficiências são definidas pela perda da integridade da função fisiológica, anatômica e/ou psicológica e de estruturas do corpo, constituindo um reflexo parcial do estado de saúde da pessoa.

Algumas *deficiências da estrutura do corpo* ficam imediatamente evidentes durante o exame fisioterapêutico, por meio da inspeção visual. Tais deficiências são, por exemplo, um inchaço das articulações, cicatrizes, presença de uma ferida aberta, linfedema ou amputação de um membro. Com a palpação, podem ser notadas aderências, espasmos musculares e crepitação articular. Outras deficiências estruturais devem ser identificadas com o uso de uma variedade de técnicas de imageamento, como as radiografias para identificar o estreitamento do espaço articular associado à artrite, ou a ressonância magnética (RM) para identificar uma ruptura de músculo ou ligamento.

Deficiências da função corporal como a dor, diminuição da sensibilidade, redução da amplitude de movimento (ADM), deficiências no desempenho muscular (força, potência e resistência), comprometimento do equilíbrio ou da coordenação, reflexos anormais e redução da ventilação são as mais comumente identificadas pelos fisioterapeutas e tratadas com intervenções com exercícios terapêuticos. Alguns exemplos representativos estão relacionados no Quadro 1.3.

Normalmente os fisioterapeutas prestam cuidados e serviços a pacientes com deficiências associadas aos sistemas musculoesquelético, neuromuscular, cardiovascular/pulmonar e tegumentar, nos casos de comprometimento dos movimentos. Em um modelo biopsicossocial, como a CIF, as deficiências são identificadas e documentadas como um primeiro passo na investigação do impacto que uma condição de saúde causa nas atividades e na participação dentro do ambiente específico do paciente.

Deficiências primárias e secundárias. As deficiências podem surgir diretamente da patologia (deficiências *diretas/primárias*) ou podem ser resultado de deficiências preexistentes (deficiências *indiretas/secundárias*). Um paciente, por exemplo, que foi encaminhado para a fisioterapia com diagnóstico médico de síndrome do impacto ou tendinite do manguito rotador (patologia) pode exibir deficiências primárias da função corporal, tais como dor, limitação na ADM do ombro e fraqueza de músculos específicos do cíngulo do membro superior e da musculatura glenoumeral durante o exame fisioterapêutico (Fig. 1.3 A e B). O

QUADRO 1.3 — Deficiências físicas comuns tratadas com exercícios terapêuticos

Musculoesqueléticas
- Dor
- Fraqueza muscular/produção de torque diminuída
- Diminuição na resistência muscular à fadiga
- Amplitude de movimento limitada por causa de:
  - Restrição na cápsula articular
  - Restrição no tecido conjuntivo periarticular
  - Redução no comprimento muscular
  - Hipermobilidade articular
- Má postura
- Desequilíbrios entre comprimento e força muscular

Neuromusculares
- Dor
- Deficiência do equilíbrio, estabilidade postural ou controle
- Descoordenação, falta de cadência
- Desenvolvimento motor tardio
- Tônus anormal (hipotonia, hipertonia, distonia)
- Estratégias de movimento funcional inefetivas/ ineficientes

Cardiovasculares/pulmonares
- Capacidade aeróbia diminuída (resistência cardiopulmonar à fadiga)
- Circulação comprometida (linfática, venosa e arterial)
- Dor durante a atividade física sustentada (claudicação intermitente)

Tegumentares
- Hipomobilidade da pele (p. ex., cicatrizes imóveis ou aderentes)

te que essas se manifestam de forma diferente em cada paciente. Um princípio importante para tratar efetivamente os problemas de um paciente é identificar *deficiências funcionalmente relevantes*, em outras palavras, deficiências que contribuem diretamente para as limitações funcionais e a incapacidade na vida cotidiana atual ou futura do paciente. As deficiências que podem predispor um paciente a patologias ou deficiências secundárias também precisam ser identificadas.

É igualmente crucial para o tratamento efetivo da disfunção de um paciente a necessidade de analisar e determinar, ou pelo menos inferir e certamente não ignorar, as *causas subjacentes* das deficiências físicas identificadas, em especial aquelas relacionadas ao movimento comprometido.[158,159,160] Por exemplo, são as anormalidades biomecânicas a fonte de restrição da ADM? Em caso afirmativo, quais tecidos moles estão sofrendo limitação e por que estão encurtados? Essa informação auxilia o fisioterapeuta na

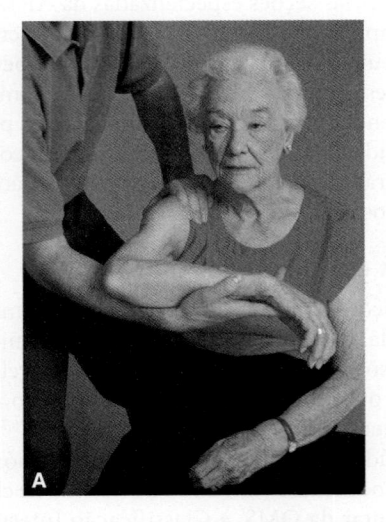

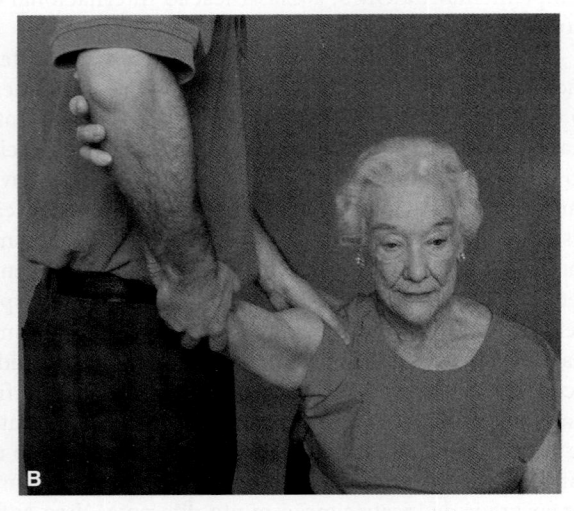

Figura 1.3 Durante o exame são identificados uma **(A)** síndrome do impacto no ombro com tendinite do manguito rotador associada (patologia) que leva à **(B)** limitação na amplitude de elevação do ombro (uma deficiência).

paciente pode ter desenvolvido a patologia do ombro por causa de uma deficiência postural preexistente (deficiência secundária), que levou ao uso alterado do membro superior e ao impacto decorrente da mecânica defeituosa.

Deficiências compostas. Quando uma deficiência é resultado de múltiplas causas subjacentes e se origina da combinação de deficiências primárias ou secundárias, usa-se às vezes o termo *deficiência composta*. Por exemplo, um paciente que sofreu uma grave entorse em inversão do tornozelo que resultou em laceração do ligamento talofibular e cujo tornozelo foi imobilizado por várias semanas provavelmente exibirá uma deficiência no equilíbrio do membro inferior envolvido após a remoção da imobilização. Esse comprometimento composto pode ser resultado da frouxidão ligamentar crônica (deficiência de estrutura corporal) e do comprometimento da propriocepção do tornozelo por causa da lesão ou da fraqueza muscular (deficiências da função corporal) decorrente da imobilização e do desuso.

Independentemente dos tipos de deficiência física exibida por um paciente, o fisioterapeuta precisa ter em mente que essas se manifestam de forma diferente em cada escolha das intervenções terapêuticas efetivas e apropriadas que visam às *causas subjacentes* das deficiências, às próprias deficiências e às limitações na atividade e restrições à participação resultantes.

Embora a maioria das intervenções fisioterapêuticas, incluindo os exercícios terapêuticos, seja elaborada para corrigir ou reduzir deficiências físicas da função corporal, tais como diminuição na ADM ou na força, mau equilíbrio ou resistência cardiopulmonar diminuída, o enfoque do tratamento ainda precisa ser a melhora do desempenho das atividades e a participação nos eventos da vida. Na perspectiva do paciente, os *desfechos bem-sucedidos* de um tratamento são determinados pela restauração dos níveis de atividade e participação.[144] O fisioterapeuta não pode simplesmente assumir que intervir no nível do comprometimento (p. ex., com exercícios de fortalecimento ou alongamento) e depois reduzir as deficiências físicas (o que aumenta a força e a ADM) necessariamente se traduzirá na melhora do nível de atividade do paciente e de sua participação em atividades ocupacionais e sociais. Os mecanismos para a integração do treinamento específico à tarefa no âmbito da intervenção por meio de exercícios terapêuticos são explorados em um modelo de tratamento efetivo do paciente, que será apresentado em uma seção subsequente, neste capítulo.

Atividades e participação

O segundo componente da Parte 1 da CIF é "Atividades e participação" (ver Tab. 1.1). *Atividade* é definida como a execução de uma tarefa ou ação por um indivíduo, enquanto *participação* é o envolvimento do indivíduo em uma situação de vida. A estrutura de classificação da CIF para esse componente se fundamenta em uma lista única de atividades e áreas da vida.[77] O fisioterapeuta deve se esforçar para diferenciar os componentes caso a caso, dependendo da situação de vida do paciente. É extenso o corpo de pesquisa que objetiva determinar se esses dois componentes de funcionamento são distintos ou se existe uma inter-relação.[1,26,89,144] Em virtude das variadas influências ambientais e pessoais (fatores contextuais), não existe uma distinção clara entre a capacidade do indivíduo de realizar uma tarefa e sua participação. É recomendável a publicação de mais pesquisas empíricas para que se tenha uma operacionalização mais clara dos dois componentes, a fim de que se possa aprimorar a comparação de dados entre áreas da saúde e países.[77]

Limitações nas atividades e restrição na participação

Na linguagem da CIF, as *limitações nas atividades* ocorrem quando uma pessoa tem dificuldade para executar, ou é incapaz de realizar, tarefas ou ações de vida diária (ver Quadro 1.2).[41,76,77,173,174,175,184] Por exemplo, como mostra a Figura 1.4, uma limitação na amplitude de movimento do ombro (deficiência da função corporal) como resultado de uma capsulite adesiva (problema de saúde) pode limitar a capacidade de uma pessoa de erguer o braço acima da cabeça (limitação de atividade) enquanto desempenha tarefas de cuidados pessoais ou domésticas.

Muitos estudos têm relacionado as limitações nas atividades e nas funções com as deficiências da função corporal, particularmente em idosos. Têm sido identificadas ligações entre a limitação da ADM do ombro e a dificuldade para alcançar atrás da cabeça ou das costas durante o banho ou para vestir-se,[185] entre uma diminuição na força isométrica da musculatura dos membros inferiores e a dificuldade para inclinar-se para a frente e ajoelhar,[71] assim como uma ligação entre a redução no pico de potência dos membros inferiores e uma diminuição na velocidade da marcha e dificuldade para mover-se da posição sentada para a posição em pé.[140] Deve-se, contudo, observar que uma única ou mesmo várias deficiências leves da função ou da estrutura corporal com frequência não causam limitações da atividade para todos os indivíduos. Por exemplo, os resultados de um estudo observacional de dois anos de pacientes com osteoartrite (OA) sintomática de quadril ou joelho demonstrou que um maior estreitamento do espaço articular (a deficiência de uma estrutura corporal que é considerada indicador de progressão da doença), confirmado radiologicamente, não estava associado a um aumento da limitação nas atividades, conforme medido em uma avaliação de autorrelato sobre a funcionalidade física.[24] Além disso, as evidências de outros estudos sugerem que a gravidade e complexidade das deficiências precisam atingir um nível crítico, que é diferente para cada pessoa, antes que comece a ocorrer degradação da função.[134,143] Esses exemplos reforçam a fundamentação da CIF de que fatores ambientais e pessoais interagem com todos os aspectos do funcionamento e da incapacidade. Portanto, cada pessoa vivencia uma resposta singular diante de um problema de saúde.

Limitações nas atividades. As atividades e a participação dependem do desempenho de tarefas sensório-motoras –

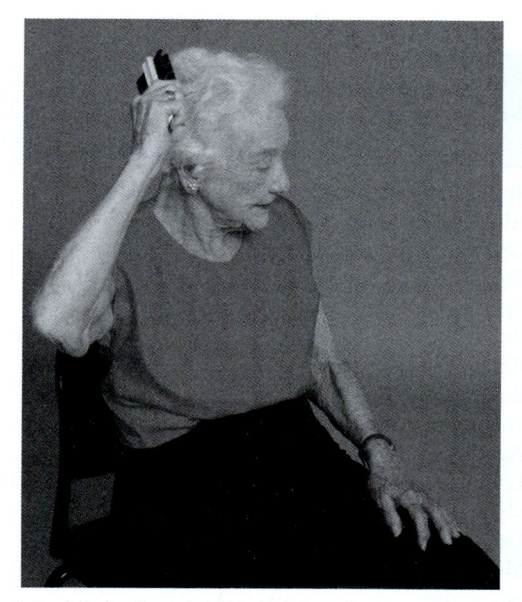

Figura 1.4 A limitação na habilidade de levantar o membro superior acima da cabeça (limitação funcional) como resultado de uma deficiência na mobilidade do ombro pode levar a dificuldades em realizar de modo independente tarefas ligadas aos cuidados pessoais ou da casa (restrição de participação/incapacidade).

ou seja, ações do corpo como um todo que, tipicamente, são *componentes ou elementos* das atividades funcionais. As limitações nas atividades envolvem problemas técnicos e fisiológicos que são específicos à tarefa e relacionados ao desempenho. O Quadro 1.4 identifica várias limitações nas atividades que podem se originar de deficiências físicas na função ou estrutura corporal, envolvem *ações ou movimentos do corpo como um todo*, e são movimentos componentes necessários para habilidades cotidianas simples e complexas. A definição de limitações feita deste modo salienta a importância de identificar movimentos componentes anormais ou ausentes das habilidades motoras por meio da análise de tarefas durante o exame fisioterapêutico e, mais tarde, da integração de movimentos funcionais específicos da tarefa em um programa de exercícios terapêuticos.

Quando uma pessoa é incapaz ou tem apenas habilidade limitada para realizar algum dos movimentos componentes do corpo como um todo, identificados no Quadro 1.4, pode ocorrer uma limitação nas atividades e a participação pode ficar restringida. Adiante é apresentado um exemplo dessa relação entre atividades e a participação no dia a dia. Para realizar uma tarefa básica de manutenção da casa, tal como pintar uma sala, a pessoa precisa ser capaz de segurar um pincel ou rolo de pintura, subir em uma escada, levantar o membro superior acima da cabeça, ajoelhar-se ou abaixar até o chão. Se algum desses movimentos funcionais estiver limitado, pode não ser possível realizar a tarefa geral de pintar a sala. Se a pessoa considerar que a manutenção da casa é um papel pessoal ou social, a incapacidade de realizar a tarefa de pintar sua casa poderá resultar em uma restrição à participação.

Um elemento essencial do exame e avaliação de fisioterapia é a análise das tarefas motoras para identificar os movimentos componentes que são difíceis para o paciente realizar. Essa análise ajuda o fisioterapeuta a determinar por que um paciente é incapaz de realizar tarefas específicas da vida diária. Essa informação, junto à identificação e medida das deficiências que estão associadas aos padrões de movimento componentes que estão alterados ou ausentes, é então usada para planejar o tratamento e escolher as intervenções para restaurar a capacidade de completar as atividades ou de participar em situações pessoais, sociais, de trabalho ou da vida.

Restrições à participação. Como identificado no modelo CIF (ver Tab. 1.1), o termo *"restrição na participação"* é usado para denotar os problemas que uma pessoa pode ter em seu envolvimento em situações da vida, o que é mensurado em relação a padrões sociais (ver Quadro 1.2).[76,77,173,174,175,184] Mais especificamente, as restrições à participação dizem respeito ao indivíduo que não é capaz de tomar parte em práticas sociais, em situações significativas ou relevantes, no contexto das atitudes e do ambiente de uma pessoa (fatores contextuais).[26,144]

As expectativas ou papéis sociais que envolvem interações com outros e a participação em atividades são uma parte importante de quem somos. Esses papéis são específicos para certa idade, gênero, sexo e contexto cultural. As categorias de atividades ou papéis que, se limitados, podem contribuir para as restrições à participação estão resumidos no Quadro 1.5.

Fatores contextuais

Na CIF, a Parte 2 consiste em *fatores contextuais*, mais uma vez divididos em dois componentes: (1) *fatores ambientais* e (2) *fatores pessoais*. Essas classificações representam os domínios externo e interno que influenciam a funcionalidade e a incapacidade, levando em consideração o histórico completo de vida e a situação existencial do indivíduo (ver Tab. 1.1).

Os fatores ambientais são externos ao indivíduo, mas todas as características do mundo físico, social e atitudinal provocam um impacto facilitador ou de obstrução no funcionamento e na incapacidade.[77]

Considerando que a incapacidade é um processo complexo, a extensão na qual cada componente do funcionamento afeta o nível de incapacidade percebida por cada pessoa não é claramente entendida. Presume-se que quan-

---

QUADRO 1.4	Tarefas comuns relacionadas às limitações nas atividades

Dificuldades ou limitações
- Alcançar e segurar objetos
- Levantar, abaixar e carregar objetos
- Empurrar e puxar
- Curvar-se e inclinar-se para a frente
- Rodar e girar
- Arremessar e pegar
- Rolar
- Tolerância para sentar ou ficar em pé
- Agachar-se e ajoelhar-se
- Levantar-se e sentar-se (de/em uma cadeira ou do/no chão)
- Deitar e levantar da cama
- Movimentar-se (arrastar-se, andar e correr) em vários ambientes
- Subir e descer escadas
- Pular e saltar
- Chutar ou balançar um objeto

QUADRO 1.5	Áreas de funcionalidade associadas às restrições à participação

- Cuidados pessoais
- Mobilidade na comunidade
- Tarefas ocupacionais
- Tarefas ligadas à escola
- Gerenciamento da casa (área interna e externa)
- Cuidado dos dependentes
- Atividades recreativas e de lazer
- Socialização com amigos e familiares
- Responsabilidades e serviços na comunidade

do as deficiências e limitações da atividade são tão graves ou de duração tão longa que não podem ser controladas dentro de um nível aceitável para a pessoa, família ou sociedade, ocorre a percepção de "ser incapacitado".[143] A percepção de incapacidade depende fortemente das expectativas da pessoa ou da sociedade de como (ou por meio de quem) certos papéis ou tarefas *devem* ser realizados.

Os fatores pessoais são exclusivos de cada indivíduo e podem incluir características como raça, gênero, estrutura familiar, estilos de enfrentamento, escolaridade, condicionamento físico e recursos psicológicos.[77]

Observação: tendo em vista que fatores pessoais são características do indivíduo, eles não fazem parte do estado de saúde e não são classificados ou codificados na CIF (ver Tab. 1.1). No entanto, deve-se considerá-los em todo cuidado prestado, pois eles vão influenciar o desfecho da intervenção.[77]

O papel da prevenção

Compreender as relações existentes entre uma condição de saúde, deficiências, limitações nas atividades, restrições à participação e o impacto dos fatores ambientais e pessoais na funcionalidade é fundamental para a prevenção ou redução da incapacidade.[25,61,85] A incapacidade não é causada por algum nível de deficiência ou comprometimento, ou limitação na atividade, ou ainda restrição à participação; em vez disso, o processo é bidirecional e complexo.

Tome como exemplo uma pessoa relativamente inativa com osteoartrite de longo tempo de instalação nos joelhos. A inabilidade de se levantar do chão ou de um assento baixo (limitação nas atividades) em decorrência da limitação na flexão dos joelhos e da redução na força dos extensores de quadris e joelhos (deficiências da função corporal) poderia realmente levar a uma restrição à participação nas atividades da vida e à incapacitação em várias áreas da função cotidiana. A incapacidade poderá ser expressa em problemas nos cuidados pessoais (incapacidade de entrar e sair da banheira ou levantar-se de um vaso sanitário com altura convencional), cuidados da casa (incapacidade de realizar determinadas tarefas de limpeza, jardinagem ou manutenção da área externa) ou mobilidade na comunidade (incapacidade de entrar e sair de forma independente de um carro ou van).

A percepção de incapacidade pode ser minimizada se a ADM e a força funcional do paciente puderem ser melhoradas com um programa de exercícios que vise ao aumento de ADM e ao ganho de força incorporados em atividades funcionais progressivamente mais desafiadoras, ou se o ambiente físico puder ser alterado o suficiente com o uso de equipamentos adaptativos e dispositivos auxiliares.

O ajuste das tarefas ou papéis esperados dentro da família pode também ter um impacto positivo na prevenção ou redução da incapacidade. Fatores internos da pessoa também podem ter um impacto na prevenção, redução ou progressão da incapacitação. Esses fatores incluem o nível de motivação ou disposição para fazer alterações e acomodações no estilo de vida, assim como a habilidade de compreender e lidar com um estilo de vida ajustado.[193] Esse exemplo salienta que é inerente a qualquer discussão de incapacidade a pressuposição de que ela pode ser prevenida ou tratada.[25]

Categorias de prevenção. A prevenção se enquadra em três categorias:[4]

- *Prevenção primária:* atividades como a promoção da saúde, elaboradas para prevenir doenças em uma população de risco.
- *Prevenção secundária:* diagnóstico precoce e redução da gravidade ou duração da doença existente e das sequelas.
- *Prevenção terciária:* uso da reabilitação para reduzir o grau ou limitar a progressão da incapacidade existente e melhorar múltiplos aspectos da função em pessoas com doenças crônicas, irreversíveis.

O exercício terapêutico, a intervenção fisioterapêutica implementada com mais frequência, é de valor nos três níveis de prevenção. A saúde e o bem-estar assumiram a vanguarda dos serviços de saúde, e os fisioterapeutas estão se envolvendo em rastreamentos de bem-estar, projetos de saúde comunitária e exames anuais voltados à prevenção primária. O uso de exercícios resistidos e exercícios de condicionamento aeróbio em posturas de apoio de peso costuma ser preconizado para a prevenção primária e secundária da osteoporose ligada à idade.[40,70] Além disso, fisioterapeutas que trabalham com pacientes com doenças ou distúrbios musculoesqueléticos ou neuromusculares crônicos rotineiramente se envolvem na prevenção terciária da incapacidade.

Fatores de risco

Modificar os fatores de risco por meio de uma intervenção como o exercício terapêutico é um instrumento importante para reduzir ou prevenir o impacto das condições de saúde e deficiências, limitações da atividade e restrições na participação subsequentes, associadas à incapacidade. Os fatores de risco são influências ou características que predispõem uma pessoa a uma funcionalidade deficiente e incapacidade potencial. Sendo assim, elas existem antes do surgimento de uma condição de saúde e das deficiências, limitações funcionais ou restrições associadas.[25,85,193] Alguns fatores que aumentam o risco de incapacidade são características biológicas, comportamentos ligados ao estilo de vida, características psicológicas e o impacto dos ambientes físico e social. Exemplos de cada um desses tipos de fator de risco estão resumidos no Quadro 1.6.

Alguns dos fatores de risco, em particular as características e comportamentos ligados ao estilo de vida e seu impacto no potencial para doença ou lesão, têm se tornado razoavelmente conhecidos nos Estados Unidos por causa dos anúncios dos serviços públicos e da distribuição de materiais educativos junto a campanhas de promoção da saúde, como a *Healthy People 2010*[188] e a *Healthy People 2020*.[189] Informações sobre influências adversas de fatores de risco ligados à saúde, como estilo de vida sedentário,

| QUADRO 1.6 | Fatores de risco para incapacidade |

Fatores biológicos
- Idade, sexo, raça
- Relação altura/peso
- Anormalidades ou distúrbios congênitos (p. ex., deformidades esqueléticas, distúrbios neuromusculares, doenças cardiopulmonares ou anomalias)
- História familiar de doença; predisposição genética

Fatores comportamentais, psicológicos e de estilo de vida
- Vida sedentária
- Tendências culturais
- Uso de cigarro, álcool e/ou outras drogas
- Má nutrição
- Baixo nível de motivação
- Inadequação para lidar com adversidades
- Dificuldade para lidar com mudanças ou estresse
- Sentimentos negativos

Características ambientais físicas
- Barreiras arquitetônicas em casa, na comunidade e no local de trabalho
- Características ergonômicas do ambiente de casa, trabalho ou escola

Fatores socioeconômicos
- Situação econômica inferior
- Baixo nível educacional
- Acesso inadequado aos serviços de saúde
- Suporte familiar ou social limitado

obesidade e tabagismo, têm sido amplamente divulgadas por essas iniciativas de saúde pública. Embora os benefícios de um estilo de vida saudável, o que inclui exercícios e atividade física regular, estejam bem fundamentados e amplamente documentados,[2,188,189] os desfechos iniciais da campanha de saúde norte-americana anterior, *Healthy People 2000*,[191] sugerem que um aumento na percepção dos fatores de risco não se traduz efetivamente em mudanças marcantes nos comportamentos de estilo de vida para reduzir o risco de doença ou lesão.[50] Isso demonstra que um aumento do conhecimento não necessariamente modifica o comportamento.

Quando existe uma patologia, é apropriada a redução dos fatores de risco por meio de *buffers* (intervenções que visam à redução da progressão de patologias, deficiências, limitações, restrições e possível incapacidade).[85] Esse enfoque da intervenção é classificado como prevenção secundária ou terciária. Iniciar um programa regular de exercícios e aumentar o nível de atividade física diariamente ou modificar o ambiente físico removendo barreiras arquitetônicas ou usando dispositivos auxiliares para uma série de atividades diárias são exemplos de *buffers* que podem reduzir o risco de incapacidade (ver no Cap. 2 informações aprofundadas sobre prevenção, redução de fatores de risco relacionados à saúde, e bem-estar).

Resumo

A compreensão dos conceitos de funcionalidade e incapacidade; das relações entre os componentes de funcionalidade, incapacidade e saúde; e dos vários modelos e sistemas de classificação que têm sido desenvolvidos nas últimas décadas fornece uma estrutura conceitual para prática e pesquisa. Essa compreensão também estabelece um fundamento para tomadas de decisão clínica idôneas e para uma comunicação efetiva, e prepara o terreno para prestação de um atendimento e serviços fisioterapêuticos efetivos, eficientes e significativos para os pacientes.

PRINCÍPIOS DO TRATAMENTO ABRANGENTE DO PACIENTE

A compreensão dos conceitos de funcionalidade e incapacidade, assim como o conhecimento sobre o processo de tomar decisões clínicas baseadas nas evidências da literatura científica, são requisitos necessários para o tratamento abrangente dos pacientes que buscam e recebem tratamentos de fisioterapia. O fornecimento de um atendimento de qualidade para o paciente envolve a habilidade de fazer julgamentos clínicos adequados, solucionar problemas que aflijam o paciente e aplicar o conhecimento das inter-relações entre o estado ou estados de saúde do paciente, deficiências, limitações nas atividades cotidianas e restrições à participação ao longo de cada fase do tratamento.

O principal propósito desta seção é descrever um modelo de tratamento usado na prática da fisioterapia. Visto que o raciocínio clínico e a tomada de decisão baseada em evidências estão presentes em cada fase do tratamento do paciente, será apresentada uma visão geral dos conceitos e processos associados à tomada de decisão clínica e à prática baseada em evidências antes de explorar um processo sistemático de tratamento do paciente na fisioterapia. Exemplos relevantes de decisões clínicas que um fisioterapeuta precisa tomar são salientados dentro do contexto do modelo de tratamento do paciente.

Tomada de decisão clínica

Tomada de decisão clínica refere-se ao processo complexo e dinâmico de raciocínio e pensamento analítico (crítico) que envolve fazer julgamentos e determinações no contexto de atendimento do paciente.[93] Uma das várias áreas de tomada de decisão clínica nas quais o fisioterapeuta está envolvido é a escolha, implementação e modificação de intervenções que usam exercícios terapêuticos com base nas necessidades únicas de cada paciente ou cliente. Para tomar decisões efetivas é necessário juntar esclarecimento e compreensão com um pensamento crítico e criativo.[101] Vários atributos são necessários para tomar decisões clínicas bem orientadas, responsáveis, eficientes e efetivas.[46,101,113,167] Esses requisitos estão relacionados no Quadro 1.7.

QUADRO 1.7	Requisitos para uma tomada de decisão clínica habilidosa durante o tratamento do paciente

- Conhecimento de informações pertinentes sobre o(s) problema(s) baseado na habilidade de coletar dados relevantes por meio de estratégias efetivas de exame
- Habilidades cognitivas e psicomotoras para obter o conhecimento necessário sobre um problema não familiar
- Uso de um estilo eficiente de coleta e processamento de informações
- Experiência clínica anterior com o mesmo problema ou problemas semelhantes
- Habilidade de recordar informações relevantes
- Habilidade para integrar conhecimentos novos e prévios
- Habilidade de obter, analisar e aplicar evidências da literatura de alta qualidade
- Habilidade de organizar, classificar, priorizar e sintetizar de maneira crítica as informações
- Habilidade de identificar padrões clínicos
- Habilidade de formar hipóteses de trabalho sobre os problemas que se apresentam e sobre como podem ser solucionados
- Uma compreensão dos valores e metas do paciente
- Habilidade de determinar opções e fazer planos estratégicos
- Uso de pensamento reflexivo e estratégias de automonitoramento para fazer os ajustes necessários

Na literatura existe um corpo de conhecimento bastante amplo que descreve várias estratégias e modelos de tomada de decisão clínica no contexto do tratamento do paciente pelo fisioterapeuta.[43,46,65,79,80,92,93,148,151,152] Um desses modelos, o Algoritmo Orientado por Hipótese para Clínicos II (HOAC II na sigla em inglês) descreve uma série de passos envolvidos na tomada de decisões clínicas bem orientadas.[152] O uso da tomada de decisão clínica no processo de diagnóstico também tem gerado uma extensa discussão na literatura.[19,22,42,46,59,62,83,84,149,158,183,187,201]

Para auxiliar o processo de tomada de decisão e por fim melhorar o atendimento do paciente, instrumentos conhecidos como *regras de previsão clínica* (RPC), desenvolvidos inicialmente na medicina, estão agora sendo desenvolvidos e usados por fisioterapeutas.[32,52] Algumas RPC contêm fatores de previsão que ajudam o profissional a estabelecer diagnósticos específicos ou aumentar a precisão dos prognósticos, enquanto outras identificam subgrupos de pacientes, dentro de grupos heterogêneos maiores, que têm maior probabilidade de se beneficiarem de uma abordagem de tratamento em particular ou intervenções terapêuticas específicas. Até o momento, têm sido desenvolvidos alguns instrumentos de previsão na fisioterapia para auxiliar no diagnóstico de condições de saúde, incluindo osteoartrite em pacientes com dor no quadril[178] e trombose venosa profunda em pacientes com dor na perna.[147]

Contudo, tem sido estabelecido um número maior de RPC na fisioterapia para prever respostas prováveis dos pacientes ao tratamento. Como exemplo, têm sido desenvolvidas RPC para identificar um subgrupo de pacientes com síndrome de dor patelofemoral que têm maior probabilidade de responder de forma positiva à manipulação lombopélvica,[78] pacientes com dor lombar com maior probabilidade de responder aos exercícios de estabilização[72] e aqueles com dor cervical nos quais a manipulação da região torácica da coluna vertebral tem maior probabilidade de ser efetiva.[35]

É importante notar, contudo, que até agora poucas pesquisas têm focado a validação das RPC[15] ou seu impacto na efetividade do atendimento do paciente a partir de intervenções terapêuticas específicas. Os resultados de duas revisões sistemáticas recentes da literatura salientam esses pontos. Uma revisão[15] concluiu que a qualidade dos estudos utilizados na validação das RPC desenvolvidas para as intervenções utilizadas pelos fisioterapeutas varia de forma considerável. Os resultados da outra revisão de RPC para condições musculoesqueléticas[172] demonstraram que atualmente há apenas evidência limitada suportando o uso dessas regras para prever a efetividade de intervenções específicas ou para otimizar o tratamento. Informações adicionais vindas de estudos direcionados à tomada de decisão clínica estão integradas no restante desta seção sobre tratamento dos pacientes, ou serão abordadas nos próximos capítulos.

Coordenação, comunicação e documentação

Os cuidados de saúde continuam a evoluir no sentido de fazer dos fisioterapeutas profissionais essenciais, por meio dos quais os consumidores obtêm acesso a serviços sem encaminhamento médico. Como coordenador de cuidados e serviços de fisioterapia, o fisioterapeuta tem a responsabilidade de se comunicar verbalmente e por meio de documentação escrita com todas as pessoas envolvidas no atendimento do paciente. A adoção do acesso direto foi cuidadosamente examinada com relação à capacidade dos fisioterapeutas de tomar decisões clínicas consistentes e ao potencial de que os clínicos não detectem sinais e sintomas críticos (*sinais de alerta*) e deixem de encaminhar o paciente quando apropriado.[91] Entretanto, a literatura ilustra várias circunstâncias em que fisioterapeutas demonstraram habilidades avaliativas e diagnósticas, resultando em decisões apropriadas em relação a envolver outros profissionais da saúde na coordenação do atendimento do paciente.[23,68,91]

Seguem-se descrições das circunstâncias em que é apropriado que o fisioterapeuta comunique e coordene o atendimento do paciente com outro profissional.[5]

- *Cogerenciamento:* compartilhamento de responsabilidades.
- *Consulta:* oferecimento ou busca de informações/opiniões profissionais especializadas.
- *Supervisão:* delegação de alguma parte do tratamento, enquanto permanece responsável pelos cuidados prestados.
- *Encaminhamento:* inclui tanto o encaminhamento a outro profissional como o recebimento de pacientes encaminhados por outro profissional.

Mesmo durante a fase de intervenção ou de alta do tratamento do paciente, o fisioterapeuta precisa decidir se o encaminhamento para outro profissional é apropriado e se é complementar para as intervenções fisioterapêuticas. Isso requer coordenação e comunicação com outros profissionais da saúde. Por exemplo, o fisioterapeuta pode encaminhar um paciente que está com descondicionamento geral em decorrência de um estilo de vida sedentário e é também obeso para um nutricionista, a fim de que receba um aconselhamento alimentar que complemente o programa de fisioterapia elaborado para melhorar a capacidade aeróbia do paciente (resistência cardiopulmonar) e nível de preparo físico geral.

É essencial que, durante todo o episódio de tratamento do paciente, o fisioterapeuta exerça coordenação, comunicação e documentação. Esse papel abrange muitas tarefas administrativas e responsabilidades profissionais relacionadas ao paciente, como a elaboração de relatórios (avaliações, planos de atendimento e resumos de alta); o planejamento de programas de exercícios domiciliares; o contato com outros envolvidos, outros profissionais de saúde, ou com recursos comunitários; e a participação em reuniões de equipe.

Prática baseada em evidências

Os fisioterapeutas que desejam oferecer um tratamento de alta qualidade aos pacientes precisam tomar decisões clínicas bem orientadas com base em um raciocínio clínico adequado e no conhecimento da prática da fisioterapia. Uma compreensão e aplicação de princípios da prática baseada em evidências propiciará a base para que o profissional de saúde possa ser orientado no processo de tomada de decisão durante o curso do tratamento do paciente.

Nos últimos anos, a prática baseada em evidências tem se destacado nos planos estratégicos da APTA, estabelecendo diretrizes, determinando metas para que os fisioterapeutas se engajem na aplicação e integração dos resultados de pesquisas em sua prática cotidiana e incentivando o uso de diretrizes de prática clínica validadas.[8]

Definição e descrição do processo

A *prática baseada em evidências* é "o uso consciente, explícito e criterioso das melhores evidências existentes atualmente na tomada de decisão sobre o tratamento de um paciente individual".[156] A prática baseada em evidências também envolve a combinação do conhecimento de evidências de pesquisas bem conduzidas com a experiência do profissional de saúde e os valores, metas e circunstâncias do paciente.[157]

O processo de prática baseada em evidências envolve os passos descritos a seguir.[37,157]

1. Identificar o problema do paciente e convertê-lo em uma pergunta específica.
2. Pesquisar a literatura e colher estudos científicos de relevância clínica que contenham evidências relacionadas à pergunta.
3. Analisar de modo crítico as evidências pertinentes encontradas durante a pesquisa na literatura e fazer julgamentos com reflexão sobre a qualidade da pesquisa e a aplicabilidade da informação no problema identificado no paciente.
4. Integrar a estimativa das evidências com a habilidade e experiência clínica e com as circunstâncias e valores únicos do paciente para tomar as decisões.
5. Incorporar os achados e decisões no tratamento do paciente.
6. Avaliar os desfechos das intervenções e fazer outras perguntas, caso necessário.

Esse processo possibilita ao profissional selecionar e interpretar os achados a partir dos instrumentos de avaliação usados durante o exame do paciente e a implementar procedimentos de tratamento efetivos baseados em uma teoria adequada e em evidências científicas (e não em relatos informais, opiniões ou tradições clínicas) para favorecer os melhores desfechos possíveis para o paciente.

Evidências em foco

Em um levantamento feito entre fisioterapeutas, membros da Associação Americana de Fisioterapia (American Physical Therapy Association – APTA), 488 responderam perguntas relacionadas às suas crenças, atitudes, conhecimento e comportamento sobre a prática baseada em evidências.[90] Os resultados do levantamento indicaram que eles acreditavam que o uso de evidências na prática fisioterapêutica era necessário e que a qualidade do atendimento de seus pacientes era melhor quando as evidências eram usadas para apoiar as decisões clínicas. Contudo, a maioria pensava que seguir os passos envolvidos na prática baseada em evidências consumia tempo e parecia incompatível com as demandas colocadas sobre o fisioterapeuta em um estabelecimento clínico ocupado.

É impraticável sugerir que um clínico tenha que pesquisar evidências na literatura para apoiar cada tomada de decisão clínica que deva fazer. Apesar das limitações de tempo no cenário clínico, ao determinar estratégias para solucionar problemas complexos dos pacientes ou ao interagir com outros órgãos envolvidos, o "fisioterapeuta experiente" tem a responsabilidade profissional de buscar evidências que suportem a escolha e o uso de procedimentos específicos de avaliação e de tratamento.[12]

Acesso às evidências científicas

Um método para permanecer a par das evidências originadas da literatura científica é ler periódicos profissionais regularmente. É também importante buscar evidências relevantes em estudos de alta qualidade (ensaios controlados randomizados, revisões sistemáticas da literatura etc.) em publicações de outras profissões.[38] Artigos de revistas que contêm revisões sistemáticas da literatura ou resumos de múltiplas revisões sistemáticas são um meio eficiente para se ter acesso às evidências, pois tais publicações proporcionam uma compilação concisa e uma apreciação crítica de vários estudos científicos sobre tópicos específicos.

Têm sido também desenvolvidas *diretrizes para a prática clínica* baseada em evidências para o tratamento de condições físicas específicas ou de grupos de deficiências. Tais diretrizes abordam a efetividade relativa de certas estratégias de tratamento e procedimentos e fornecem recomendações para o tratamento baseado em revisões sistemáticas da literatura atualizada.[139,161] A *Philadelphia Panel*, uma junta de especialistas em fisioterapia e medicina, desenvolveu diretrizes clínicas práticas que abordam quatro condições musculoesqueléticas genericamente definidas e usualmente tratadas por fisioterapeutas – especificamente dor no joelho,[135] dor lombar,[136] dor cervical[137] e dor no ombro.[138]

Como já foi mencionado neste capítulo, várias diretrizes para a prática clínica foram criadas e publicadas recentemente por diversas seções da APTA. Essas diretrizes fornecem recomendações baseadas em evidências para o tratamento fisioterapêutico (diagnóstico, prognóstico, seleção de intervenções terapêuticas e uso de medidas dos desfechos) de diversos grupamentos baseados na deficiência/função, de acordo com a CIF.[58] Alguns exemplos incluem diretrizes para a prática clínica no tratamento de dor cervical,[33] dor no joelho e deficiências da mobilidade,[104] deficiências da estabilidade do joelho,[105] dor no quadril e déficits de mobilidade associados à osteoartrite,[34] dor no calcanhar associada à fascite plantar[117] e déficits associados à tendinite do calcâneo.[29] Informações mais específicas extraídas de diretrizes publicadas mais recentemente estão integradas a capítulos específicos deste livro.

Caso não encontre artigos publicados que enfatizem uma revisão sistemática da literatura em um tópico específico, o fisioterapeuta pode achar importante fazer uma pesquisa de literatura para identificar evidências aplicáveis à questão clínica ou ao problema específico de um paciente. Revistas dedicadas exclusivamente à prática baseada em evidências são outro meio de auxiliar o profissional que deseja identificar estudos de pesquisa bem conduzidos, provenientes de uma variedade de publicações profissionais, sem fazer uma pesquisa individual. Essas revistas oferecem resumos de estudos que passam por uma análise crítica e são revisados de maneira sistemática.

Os bancos de dados bibliográficos *on-line* também facilitam o acesso às evidências. Muitos bancos de dados fornecem revisões sistemáticas da literatura relevantes para uma série de profissões da saúde por meio da compilação e crítica de vários artigos de pesquisa sobre um problema de paciente ou intervenção terapêutica específica.[12,37,119] Um desses bancos de dados é o *Cochrane Database of Systematic Reviews*, que relata resumos revisados por profissionais da área sobre ensaios controlados randomizados e evidências a favor e contra o uso de diversas intervenções para o atendimento do paciente, incluindo o exercício terapêutico. Embora um estudo recente[118] tenha identificado o CENTRAL (*Cochrane Central Registry of Controlled Trials*), PEDro (*Physiotherapy Evidence Database*), PubMed e EMBASE (*Excerpta Medica Database*) como os quatro ban-

cos de dados mais abrangentes indexando relatos de ensaios clínicos randomizados de intervenções fisioterapêuticas, apenas o PEDro relata de maneira exclusiva ensaios, revisões e diretrizes para a prática que são pertinentes à fisioterapia.[109] Bancos de dados como esses, facilmente acessados *on-line*, facilitam o processo de busca e fornecem uma riqueza de informações da literatura de forma concisa.

Para auxiliar ainda mais os terapeutas no acesso e aplicação de evidências na prática da fisioterapia a partir da biblioteca Cochrane *on-line*, a revista *Physical Therapy* publica uma seção recorrente chamada *Linking Evidence and Practice* – LEAP (Vinculando evidência e prática). Essa seção resume uma revisão do banco de dados Cochrane e outras evidências científicas sobre determinado tópico relevante para o atendimento fisioterapêutico do paciente. Além disso, a LEAP apresenta cenários de casos para ilustrar como os resultados da revisão de evidências podem ser aplicados ao processo de tomada de decisão durante o atendimento do paciente.

Em apoio à prática baseada em evidências, estudos de pesquisas relevantes são salientados ou citados em cada um dos capítulos deste livro relacionados às intervenções com exercícios terapêuticos, técnicas de terapia manual e diretrizes de tratamento apresentadas e discutidas. Contudo, ainda há carência de achados de pesquisas para dar suporte ao uso de algumas intervenções apresentadas. Para tais procedimentos o fisioterapeuta precisa depender de sua experiência e julgamento clínico, assim como da resposta do paciente ao tratamento, para determinar o impacto dessas intervenções nos desfechos. O fisioterapeuta deve usar de forma discriminada qualquer intervenção sem evidência de eficácia em seu favor, e espera-se que o profissional tente fundamentar e identificar novas pesquisas nessas áreas. Na discussão que se segue sobre um modelo de tratamento do paciente, são apresentados exemplos de como incorporar o processo contínuo de tomada de decisão clínica e a aplicação de evidências em cada fase do tratamento do paciente.

Modelo de tratamento do paciente

A profissão da fisioterapia tem desenvolvido uma abordagem abrangente ao tratamento do paciente elaborada para guiar o profissional por meio de uma série sistemática de passos e decisões, com o propósito de ajudar o paciente a atingir o mais alto nível de função possível.[6] Esse modelo pode ser acessado *on-line* no *Guia para prática da fisioterapia* e está ilustrado na Figura 1.5. Conforme a descrição do Guia, o processo de tratamento tem os seguintes elementos:[5,6,19,54]

1. Um *exame* abrangente, inclusive com sucessivos reexames, se indicado.
2. A *avaliação* dos dados coletados.
3. A determinação de um *diagnóstico* baseado nas deficiências da estrutura e função corporal, limitações nas atividades e restrições à participação que resultem em disfunção do movimento e/ou sejam passíveis de intervenção fisioterapêutica.

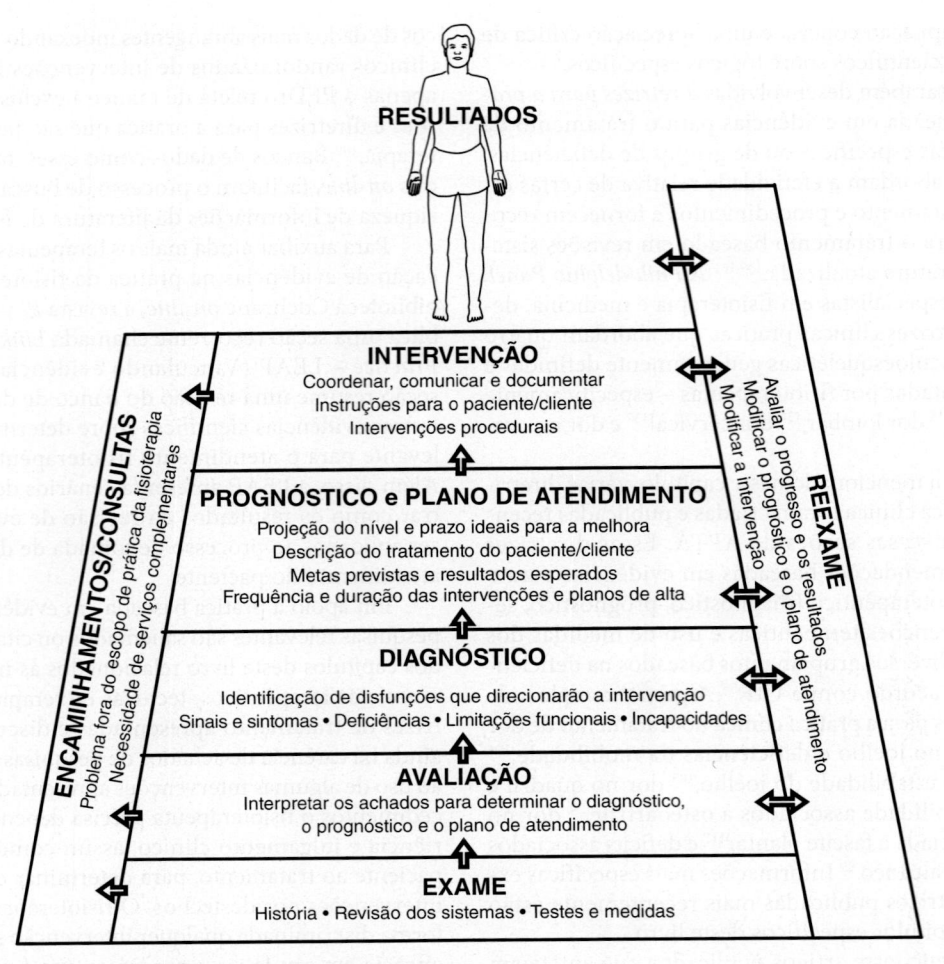

RESULTADOS

INTERVENÇÃO
Coordenar, comunicar e documentar
Instruções para o paciente/cliente
Intervenções procedurais

PROGNÓSTICO e PLANO DE ATENDIMENTO
Projeção do nível e prazo ideais para a melhora
Descrição do tratamento do paciente/cliente
Metas previstas e resultados esperados
Frequência e duração das intervenções e planos de alta

DIAGNÓSTICO
Identificação de disfunções que direcionarão a intervenção
Sinais e sintomas • Deficiências • Limitações funcionais • Incapacidades

AVALIAÇÃO
Interpretar os achados para determinar o diagnóstico,
o prognóstico e o plano de atendimento

EXAME
História • Revisão dos sistemas • Testes e medidas

ENCAMINHAMENTOS/CONSULTAS
Problema fora do escopo de prática da fisioterapia
Necessidade de serviços complementares

REEXAME
Avaliar o progresso e os resultados
Modificar o prognóstico e o plano de atendimento
Modificar a intervenção

Figura 1.5   Modelo de atendimento abrangente orientado para os resultados.

4. O estabelecimento de um *prognóstico* e plano de atendimento baseado em metas orientadas para o paciente.
5. Implementação de *intervenções* apropriadas.
6. A análise e comunicação dos *desfechos* resultantes das intervenções.

A capacidade de tomar decisões oportunas, fazer julgamentos apropriados e desenvolver ou ajustar uma série contínua de hipóteses de trabalho faz com que a transição de uma fase do tratamento para a próxima ocorra de maneira efetiva e eficiente.

Exame

O primeiro componente do modelo de tratamento é um exame abrangente do paciente. O exame é um processo sistemático por meio do qual o fisioterapeuta obtém informações sobre o problema (ou problemas) do paciente e a razão pela qual o paciente busca o auxílio da fisioterapia. Durante essa fase inicial de coleta, o fisioterapeuta adquire informações de várias fontes. O processo de exame envolve tanto uma verificação abrangente quanto testes diagnósticos específicos. É por meio do exame que o fisioterapeuta obtém informações suficientes sobre os

problemas existentes ou potenciais do paciente, para então formular um diagnóstico e determinar se esses problemas podem ser tratados apropriadamente por meio de intervenções fisioterapêuticas. Se o tratamento dos problemas identificados não se enquadrar dentro da área de prática da fisioterapia, justifica-se o encaminhamento para outro profissional ou recurso de saúde. O exame é também o meio pelo qual são estabelecidas as medidas basais das atuais deficiências nas funções e estruturas do corpo, limitações nas atividades e restrições à participação para servirem como ponto de referência a partir do qual poderão ser medidos e documentados os resultados das intervenções terapêuticas.

Um exame abrangente inclui três elementos distintos:[5]

- A história de saúde do paciente.
- Uma revisão de órgãos e sistemas relevantes.
- Testes e medidas específicos.

Ao longo do processo de exame, o fisioterapeuta busca respostas a diversas perguntas e ao mesmo tempo toma uma série de decisões clínicas que dão forma e direção ao processo. No Quadro 1.8 estão exemplificadas algumas perguntas a serem feitas e decisões a serem tomadas.

QUADRO 1.8   Questões básicas a serem consideradas durante o exame inicial

- Quais as fontes mais completas e imediatamente disponíveis para obter a história do paciente?
- Há necessidade de obter informações adicionais sobre a patologia com que o paciente se apresenta ou seu diagnóstico médico, caso esteja disponível?
- Com base nas hipóteses de trabalho iniciais, quais os sinais e sintomas do paciente que exigem testes adicionais pelo fisioterapeuta ou o encaminhamento para outro profissional de saúde?
- Os problemas do paciente parecem estar dentro ou fora da extensão de prática da fisioterapia?
- Quais tipos de testes e medidas específicos devem ser selecionados para reunir dados sobre as deficiências, limitações funcionais/em atividades, ou a extensão na participação do paciente e incapacidade resultante?
- Com base nas evidências científicas, quais testes diagnósticos têm alto nível de precisão para identificar deficiências, limitações funcionais ou incapacidade?
- Quais os testes mais importantes para fazer primeiro? Quais podem ser atrasados até uma consulta subsequente?

História de saúde

A história da saúde é o meio acessível ao fisioterapeuta para obter uma *visão geral* das informações atuais e passadas (tanto subjetivas como objetivas) sobre a condição ou condições presentes do paciente, seu estado de saúde geral (fatores de risco e problemas de saúde coexistentes) e por que o paciente procurou a fisioterapia. Um estudo realizado em vários centros mostrou que os pacientes vistos em clínicas ambulatoriais de fisioterapia têm histórias de saúde extensas, incluindo o uso de medicamentos para uma variedade de condições médicas (como hipertensão, distúrbios pulmonares e depressão) e histórias cirúrgicas (como cirurgias ortopédicas, abdominais e ginecológicas).[18]

Os tipos de dados que podem ser obtidos a partir da história de saúde do paciente estão resumidos no Quadro 1.9.[4,19,20,97] O fisioterapeuta determina quais aspectos da história do paciente são mais relevantes que outros e quais dados precisam ser obtidos de outras fontes.

As fontes de informação sobre a história do paciente incluem:

- Questionários da história de saúde preenchidos pelo próprio paciente antes ou durante a visita inicial.
- Entrevistas com o paciente, familiares ou outras pessoas próximas envolvidas nos cuidados do paciente.
- Revisão do prontuário médico.
- Relatórios do local que o encaminhou, de especialistas ou outros membros da equipe de saúde.

O conjunto de informações sobre a história de saúde do paciente que é necessário ou está disponível pode ser amplo ou limitado e pode ou não estar facilmente acessível antes do primeiro contato com esse paciente. Compare, por exemplo, a informação disponível ao fisioterapeuta que trabalha em um local de tratamento agudo e tem pronto acesso ao prontuário médico *versus* o fisioterapeuta que atende em domicílio e que pode contar apenas com o diagnóstico médico do paciente ou uma breve história cirúrgica. Independentemente da dimensão dos relatórios escritos ou da história médica/cirúrgica disponível, rever essas informações antes do primeiro contato com o paciente ajuda o fisioterapeuta a priorizar as perguntas a serem feitas e as áreas a serem exploradas durante a entrevista.

O fisioterapeuta deve conduzir uma *revisão* geral e verbal *dos sistemas* durante a fase de coleta de informações sobre todos os principais sistemas do corpo em relação à condição geral de saúde do paciente.[5] A revisão dos sistemas inclui perguntas sobre histórico médico passado, revisão de relatórios médicos ou dos exames laboratoriais anteriores disponíveis, além de outros sinais ou sintomas vivenciados pelo indivíduo (ver Tab. 1.2). Essas informações são usadas para determinar se há condições subjacentes que mimetizam ou mascaram sintomas musculoesqueléticos ou neuromusculares, ou outros sinais indicativos de complicações que sugiram a necessidade de encaminhamento. Isso é especialmente importante diante da prevalência de pacientes que são atendidos diretamente pelo fisioterapeuta por meio do acesso direto.[5]

A entrevista é essencial para determinar as principais preocupações do paciente e seu estado funcional – passado, atual e desejado. Essa entrevista também ajuda o fisioterapeuta a considerar os problemas do paciente da perspectiva do próprio paciente, especificamente com respeito à percepção das limitações nas atividades cotidianas ou das limitações à participação em seus papéis sociais ou ocupacionais significativos. O paciente quase sempre descreve o problema atual em termos de sua percepção quanto às limitações em suas atividades ou na qualidade de vida percebida, não da deficiência(s) na apresentação. Por exemplo, o paciente pode relatar: "meu cotovelo realmente dói quando pego alguma coisa pesada" ou "estou tendo dificuldade para jogar tênis (ou boliche, ou para tirar as compras do carro)". Durante a entrevista, as perguntas que se relacionam aos sintomas (nesse caso, dor no cotovelo) devem identificar a localização, intensidade, descrição e fatores que provocam (ou agravam) ou aliviam os sintomas em um período de 24 horas.

A coleta de informações da história de saúde do paciente por meio de um questionário respondido pelo próprio tem se mostrado uma fonte precisa na prática ambulatorial da fisioterapia ortopédica.[22] Além disso, dependendo da condição e da situação individual do paciente, as percepções dos membros da família, pessoas próximas, cuidadores ou empregados são muitas vezes tão importantes para o quadro geral quanto a própria avaliação dos problemas atuais feita pelo paciente.

Durante o levantamento de uma história de saúde, é útil agrupar as perguntas da entrevista em categorias para manter as informações organizadas. Reunir e avaliar os dados simultaneamente facilita a percepção e identificação de *padrões ou grupos de sinais e sintomas* e também ajuda

QUADRO 1.9   Informações geradas a partir da história inicial

Dados demográficos
- Idade, sexo, raça, etnia
- Linguagem primária
- Educação

História social
- Recursos familiares e dos responsáveis
- Contexto cultural
- Interações sociais/sistemas de apoio

Ocupação/lazer
- Emprego atual e anterior
- Atividades relacionadas com o trabalho/escola
- Atividades/tarefas recreativas e comunitárias

Crescimento e desenvolvimento
- História do desenvolvimento
- Dominância de mãos e pés

Ambiente de vida
- Ambiente de vida atual
- Destino esperado após a alta
- Acessibilidade da comunidade

Estado de saúde geral e hábitos e comportamentos ligados ao estilo de vida: passado/presente (com base no relato pessoal ou da família)
- Percepção de saúde/incapacidade
- Riscos de saúde ligados ao estilo de vida (cigarros e/ou abuso de drogas)
- Dieta, exercícios, hábitos de sono

História médica/cirúrgica/psicológica
- Serviços prévios oferecidos na internação ou no ambulatório

Medicamentos
- Medicamentos de venda livre e com receita
- Frequência e dosagem dos medicamentos

História familiar
- Fatores de risco para saúde
- Enfermidade familiar

Estado cognitivo/social/emocional
- Orientação, memória
- Comunicação
- Interações sociais/emocionais

Condições atuais/queixas principais ou preocupações
- Condições/razões para ter buscado os serviços de fisioterapia
- Nível de incapacidade e funcionalidade cotidiana percebido pelo paciente
- Necessidades e metas do paciente
- História, surgimento (data e curso), mecanismo de lesão, padrão e comportamento dos sintomas
- Necessidades, metas e percepção dos problemas do paciente pela família ou pessoa responsável pelos cuidados
- Intervenções terapêuticas atuais ou passadas
- Resultados prévios das queixas principais

Estado funcional e nível de atividade
- Estado funcional atual/prévio: AVD básicas e AVDI relacionadas com os cuidados pessoais e a casa
- Estado funcional atual/prévio das AVDI relacionadas ao trabalho, escola e comunidade

Outros testes laboratoriais e diagnósticos

Revisão dos sistemas: qualquer história de problemas de saúde

---

a iniciar a formulação de uma ou mais hipóteses de "trabalho" iniciais sobre o(s) problema(s) do paciente, que mais tarde serão confirmadas ou rejeitadas como parte do processo diagnóstico. Muitos desses julgamentos ajudam a organizar e estruturar o exame.[151,152,183] Fisioterapeutas experientes tendem a formular hipóteses de trabalho logo no início do processo de exame, mesmo enquanto estão analisando o prontuário do paciente antes do primeiro contato pessoal.[79,80,92,114,194] Isso permite que o terapeuta determine e priorize quais testes e medidas definitivos serão escolhidos para a fase mais avançada do exame.[80]

Revisão dos sistemas

Durante a entrevista é feita uma breve, porém relevante, avaliação dos sistemas corporais, conhecida como *revisão dos sistemas*,[4,5] como parte do processo de exame interativo, após organizar e priorizar os dados obtidos na história de saúde. Esse exame de base dos componentes do sistema de movimento ajuda a determinar quais testes e

medidas serão necessários para a determinação de diagnósticos específicos que causem impacto na função e na percepção da incapacidade. Os sistemas tipicamente avaliados pelos fisioterapeutas são o cardiovascular e pulmonar, tegumentar, musculoesquelético e neuromuscular, além de um exame geral da cognição, comunicação e preferências de aprendizado do paciente (ver Tab. 1.2).

Os achados oriundos da revisão de sistemas, juntamente com informações sobre as principais queixas e história pregressa do paciente, possibilitam que o fisioterapeuta comece a tomar decisões em relação às possíveis causas das deficiências e déficits funcionais de seu paciente, bem como fazer a distinção entre problemas que podem, ou não, ser tratados efetivamente com intervenções fisioterapêuticas.[19] Se o fisioterapeuta determinar que um paciente está padecendo de uma condição ou problema que esteja fora do âmbito de prática fisioterapêutica, será apropriado seu encaminhamento, ou uma coordenação, com outro profissional de saúde.[4,19,21,59]

TABELA 1.2	Áreas de exame durante o processo de tratamento do paciente
Todos os principais sistemas do corpo	**Revisão dos sistemas: componente da anamnese, para determinar a necessidade de encaminhamento para uma avaliação clínica adicional**
Cardiovascular/pulmonar	Falta de ar, pressão ou dor no tórax, dor pulsante, história de doença cardíaca ou pulmonar
Endócrino	História de problemas de tireoide ou outras condições hormonais, medicações
Olhos, ouvidos, nariz e garganta	História de cirurgia ou uso de equipamento adaptativo
Gastrintestinal	Azia, refluxo, diarreia, constipação, vômito, dor abdominal intensa, problemas de deglutição
Geniturinário/reprodutivo	Função intestinal ou vesical, queimação ao urinar, função sexual, ciclos menstruais irregulares, gestação
Hematológico ou linfático	Resultados de exames sanguíneos recentes ou tratamento, sangramento ou linfedema
Tegumentar	História de câncer de pele, problemas dermatológicos (eczema, psoríase, etc.), protuberâncias ou tumores
Neurológico/musculoesquelético	História de sintomas do SNC ou de nervos periféricos, cãibras musculares, espasmos, atrofia, astenia
Bem-estar físico e emocional em geral	Fadiga persistente, mal-estar, febre, calafrios, sudorese, mudança inexplicada do peso, depressão, oscilações do humor, pensamentos suicidas
Sistema do movimento humano	**Revisão dos sistemas: componente do exame prático, específico para os sistemas que afetam o movimento**
Cardiovascular/pulmonar	Frequência e ritmo cardíaco, frequência respiratória, pressão arterial e edema
Tegumentar	Temperatura, cor, textura, integridade da pele; cicatrizes
Musculoesquelético	Simetria, ADM geral e força, altura e peso
Neuromuscular	Avaliação geral da coordenação motora grossa (p. ex., equilíbrio, marcha, locomoção, transferências, transições) e função motora (controle motor, aprendizado motor)
Capacidade de comunicação, afeto, cognição, linguagem, estilo de aprendizado	Habilidade em fazer conhecidas suas necessidades, cognição, orientação (pessoa, local, tempo), respostas emocionais/comportamentais esperadas, preferências de aprendizado (p. ex., barreiras ao aprendizado, necessidades educacionais)

Evidências em foco

Em um relato de caso,[68] um paciente foi encaminhado para fisioterapia cinco semanas depois de uma cirurgia no ombro. Durante o exame inicial, o fisioterapeuta identificou sinais e sintomas inconsistentes indicativos de uma possível infecção ou complicação médica, inclusive com artralgia poliarticular difusa bilateral, fadiga generalizada e outros sinais atípicos. O terapeuta tomou a decisão clínica de encaminhar o paciente de volta ao médico do atendimento primário, que confirmou uma infecção secundária. O resultado dessa comunicação e coordenação dos cuidados e serviços pelo fisioterapeuta foi um desfecho positivo – o paciente pôde participar plenamente de um programa de reabilitação após a adição da antibioticoterapia aos cuidados médicos.

Testes e medidas específicos

Após ter decidido que os problemas/condições do paciente muito provavelmente responderão à intervenção fisioterapêutica, a próxima determinação a ser feita pelo fisioterapeuta é: quais aspectos da função física exigem uma investigação adicional por meio do uso de testes e medidas específicos.

Os testes e medidas (definitivos/diagnósticos) específicos usados pelos fisioterapeutas proporcionam uma informação aprofundada sobre as deficiências de função e estrutura do corpo, limitações nas atividades e restrições na participação.[4,53,57,97] A especificidade desses testes possibilita a confirmação ou refutação das hipóteses de trabalho que foram formuladas pelo terapeuta ao obter a história de saúde do paciente e ao fazer a revisão de sistemas. Esses testes também dão ao fisioterapeuta um quadro mais claro da condição ou condições atuais do paciente e podem revelar informações que não haviam sido identificadas na história e revisão de sistemas. Se o tratamento for iniciado, os resultados desses testes e medidas específicos estabelecerão *bases objetivas* a partir das quais podem ser medidas as mudanças nas habilidades do paciente como resultado das intervenções.

Dada a variedade de testes específicos disponíveis para o fisioterapeuta, deve-se considerar as diretrizes resumidas no Quadro 1.10 ao determinar quais testes e medidas definitivos precisam ser escolhidos e administrados.[4,53,54,146]

Existem mais de 20 categorias gerais de testes e medidas específicos usualmente feitos por fisioterapeutas.[4,180] É comum que os testes envolvam vários sistemas para identificar o nível de funcionamento ou de deficiência, mediante o direcionamento para deficiências específicas, limitações nas atividades e restrições à participação. Ao examinar um paciente com dor crônica no joelho, por exemplo, além de fazer um exame musculoesquelético minucioso, também seria apropriado aplicar testes que identifiquem o impacto da dor no joelho sobre o sistema neuromuscular (pela avaliação do equilíbrio e da propriocepção) e o sistema cardiopulmonar (pela avaliação da capacidade aeróbia).

Como muitas das condições de saúde resultantes de lesão ou doença discutidas neste livro envolvem o sistema musculoesquelético, alguns exemplos de testes e medidas específicos que identificam *deficiências musculoesqueléticas e neuromusculares* serão citadas adiante. Eles incluem, mas não se limitam a:

- Avaliação da dor.
- Testes de goniometria e flexibilidade.
- Testes de mobilidade, estabilidade e integridade articular (incluindo testes para os ligamentos).
- Testes de desempenho muscular (testes musculares manuais e dinamometria).
- Análise postural.
- Avaliação do equilíbrio, da propriocepção e do controle neuromuscular.
- Análise da marcha.
- Avaliação de dispositivos de assistência, de adaptação ou órteses.

A escolha de testes e medidas específicos deve se basear na tomada de decisão clínica usada pelo fisioterapeuta, para que seja confirmada ou rejeitada a hipótese relacionada ao motivo pelo qual o paciente apresenta um funcionamento abaixo do ideal, e também para fornecer informações que respaldem o diagnóstico, o prognóstico e o plano terapêutico.

Embora seja essencial fazer testes específicos das deficiências, eles não esclarecem ao fisioterapeuta como as deficiências afetam as capacidades funcionais do paciente. Portanto, cada exame deve também incluir o uso de instrumentos que calculem especificamente a extensão das limitações nas atividades e das restrições à participação. Esses instrumentos, normalmente chamados de *medidas do desfecho funcional*, são elaborados para refletir a interação entre a condição de saúde do paciente e suas deficiências de funcionamento e estrutura do corpo e as habilidades funcionais e a qualidade de vida ligada à saúde.[11]

A Lei de Isenção Fiscal para a Classe Média de 2012, nos EUA, determinou que os desfechos funcionais fossem relatados nas faturas de cobrança para os pacientes do Medicare e do Medicaid usuários de serviços de fisioterapia. Como resultado dessa lei, em 2013 foram estabelecidos os requisitos para o relato de limitações funcionais e de desfechos pelos Centers for Medicare and Medicaid Services (CMS) para todas as faturas de cobrança para usuários de fisioterapia ambulatorial por meio da regra final do plano de honorários médicos (*77 Federal Regulation 68958*). O Relatório de Limitação Funcional, também conhecido como "Relatório do Código G" (*G-Code Reporting*), utiliza um sistema de codificação baseado na classificação da CIF para funcionalidade, incapacidade e saúde, no sentido de quantificar o tipo e a gravidade da limitação(ões) funcional(is) identificadas com o uso de testes e medidas no início e ao longo do "episódio de cuidado". O escopo e os aspectos específicos dessa legislação e a aplicação do *G-Code Reporting* ultrapassam as finalidades deste livro. O Quadro 1.11 lista referências e *sites* para o leitor interessado em aprender mais sobre esse tópico.

O formato dos procedimentos e instrumentos de teste funcional varia. A habilidade de tomada de decisão clínica do fisioterapeuta é fundamental para uma escolha efetiva do teste(s) ideais a serem aplicados, para que ele possa des-

---

QUADRO 1.10	Diretrizes para escolha de testes e medidas específicos

- Considere por que determinados testes são realizados e como a interpretação dos seus resultados pode influenciar na formulação de um diagnóstico.
- Escolha testes e medidas que forneçam informações precisas e que sejam válidos e confiáveis, cuja eficácia tenha apoio de evidências geradas por estudos científicos adequados.
- Administre testes que visem a múltiplos níveis de funcionamento e de incapacitação: deficiências, limitações funcionais/nas atividades, o nível de restrições à participação percebido pelo paciente.
- Priorize testes e medidas selecionados para reunir informações aprofundadas sobre problemas importantes identificados durante a história e revisão de sistemas.
- Decida se deve administrar testes genéricos ou testes que sejam específicos para uma região do corpo em particular.
- Escolha testes que forneçam dados específicos o suficiente para confirmarem ou rejeitarem as hipóteses de trabalho formuladas durante a história e revisão dos sistemas e para determinar um diagnóstico, prognóstico e plano de atendimento quando os dados forem analisados.
- Escolha testes e medidas que ajudem a determinar os tipos de intervenções que mais provavelmente serão apropriados e efetivos.
- Para completar o exame dentro de um tempo razoável, evite colher mais informações do que o necessário para tomar decisões bem orientadas durante as fases de avaliação, diagnóstico e planejamento do tratamento.

QUADRO 1.11	Recursos para informações sobre relatos de resultados funcionais (códigos G)

- MLN Matters® Special Edition (SE) 1307: Outpatient Therapy Functional Reporting Requirements: http://www.cms.gov/outreach-and-education/medicare-learning network-mln/mlnmattersarticles/downloads/se1307.pdf
- CMS Manual System Transmittal 165: Implementing the Claims-Based Data Collection Requirement for Outpatient Therapy Services – Section 3005(g) of the Middle Class Tax Relief and Jobs Creation Act (MCTRJCA) of 2012: https://www.cms.gov/Regulations-and-Guidance/Guidance/Transmittals/Downloads/R165BP.pdf
- CMS-1500 (02/12) Claim Form Example: Functional Limitation Reporting G-codes and Severity/Complexity Modifiers: https://medicare.fcso.com/Education_resources/0299021.pdf
- APTA Resources for Functional Limitation Reporting under Medicare: http://www.apta.org/Payment/Medicare/CodingBilling/FunctionalLimitation/

crever objetivamente os limites ou capacidades funcionais dos pacientes, com base nos resultados cuidadosamente sintetizados a partir das informações obtidas em exames e reexames. Alguns testes reúnem as informações por meio do *autorrelato* (do paciente ou um membro da família);[96] outros exigem a *observação e pontuação do desempenho do paciente* por um fisioterapeuta enquanto são realizadas várias tarefas funcionais.[11] Alguns instrumentos medem a facilidade ou dificuldade do paciente de realizar tarefas físicas específicas; outros incorporam critérios temporais (baseados no tempo) ou espaciais (baseados na distância), tais como medir a velocidade ou distância da marcha, no formato.[10] As pontuações dos testes podem também ser baseadas no nível de assistência (por dispositivos auxiliares ou outra pessoa) necessário para completar uma variedade de tarefas funcionais.

Os indicadores de incapacidade medem a percepção do paciente de seu grau de restrição à participação. Esses instrumentos de autorrelato geralmente enfocam as AVD e AVDI, tais como a habilidade ou inabilidade de cuidar das próprias necessidades (físicas, sociais, emocionais) ou o nível de participação na comunidade que no momento é viável, desejado, esperado ou exigido. As informações reunidas por meio desses instrumentos podem indicar que o paciente requer consulta e possível intervenção de outros profissionais de saúde para tratar de alguns aspectos sociais ou psicológicos da incapacidade.

O Relatório de Limitação Funcional e a atribuição do Código G não necessitam nem limitam os testes específicos a serem aplicados para definir a limitação funcional, sua gravidade ou complexidade, na determinação do Código G. É responsabilidade do fisioterapeuta identificar testes objetivos e válidos que forneçam resultados confiáveis du-

rante todo o curso do tratamento, desde a avaliação inicial até a alta do paciente. A familiaridade com as diretrizes para uma prática baseada em evidências e o uso de recursos para a aplicação dessas evidências, conforme descrito anteriormente nesta seção, ajudarão tanto o fisioterapeuta novato quanto o profissional calejado a cumprir com êxito essa responsabilidade profissional.

Observação: está muito além dos objetivos ou propósitos deste livro identificar e descrever os muitos testes e instrumentos que identificam e medem as deficiências, limitações nas atividades e restrições à participação. Há muitas referências na literatura que fornecem essas informações.[2,7,10,11,30,108]

Avaliação

Avaliação é um processo caracterizado pela interpretação das informações coletadas. O processo envolve a análise e integração de informações para o estabelecimento do diagnóstico, prognóstico e plano terapêutico por meio de uma série de decisões clínicas adequadas.[4,5] Embora a avaliação seja descrita como uma entidade ou fase distinta do modelo de tratamento do paciente (ver Fig. 1.5), algum grau de avaliação se dá em cada fase do tratamento do paciente, desde o exame até os desfechos. Ao aproximar e classificar dados subjetivos e objetivos do exame, o fisioterapeuta deve ser capaz de determinar:

- O estado de saúde geral do paciente e seu impacto na função atual e potencial.
- Se a condição ou condições atuais são agudas ou crônicas, e qual a sua gravidade.
- A extensão das deficiências estruturais e funcionais dos sistemas corporais e o impacto nas habilidades funcionais.
- Quais deficiências estão relacionadas com quais limitações nas atividades.
- O nível de função física geral atual do paciente (limitações *e* habilidades) comparado com as habilidades funcionais necessárias, esperadas ou desejadas pelo paciente.
- O impacto da disfunção física na função social/emocional.
- O impacto do ambiente físico na função do paciente.
- Os sistemas de suporte social do paciente e seu impacto na função atual, desejada e potencial.

As decisões tomadas durante o processo de avaliação podem também sugerir a necessidade de testes adicionais pelo fisioterapeuta ou por outro profissional antes que o fisioterapeuta possa determinar o diagnóstico do paciente e o prognóstico para desfechos positivos com as intervenções fisioterapêuticas. Por exemplo, um paciente cujas queixas principais estejam relacionadas com dor episódica no ombro, mas que também indica durante a história de saúde que crises de depressão às vezes tornam difícil o trabalho ou a socialização, deve ser encaminhado para uma consulta e possível tratamento psicológico.[19] Os resultados da avaliação psicológica podem ser bastante relevantes para o sucesso da intervenção fisioterapêutica.

A abordagem das questões colocadas no Quadro 1.12 durante a avaliação dos dados derivados do exame possi-

QUADRO 1.12 — Questões importantes a serem consideradas durante o processo de avaliação e diagnóstico

- Qual a extensão, grau ou gravidade das deficiências estruturais e funcionais, limitações funcionais/nas atividades, ou restrições à participação/incapacidade?
- Qual a estabilidade ou progressão da disfunção?
- Em que extensão podem ser modificadas as barreiras pessoais e ambientais à funcionalidade identificadas?
- A condição atual é aguda ou crônica?
- Quais ações/eventos modificam (aliviam ou pioram) os sinais e sintomas do paciente?
- Como problemas preexistentes (comorbidades) afetam a condição atual?
- Como as informações provenientes da história médica/cirúrgica do paciente e os testes e medidas feitos por outros profissionais de saúde se relacionam com os achados do exame fisioterapêutico?
- Emergiram conjuntos de achados identificáveis (ou seja, padrões) relevantes para a disfunção do paciente?
- Há uma relação compreensível entre a extensão das deficiências do paciente e seu grau de limitação funcional/nas atividades ou restrições à participação/incapacidade?
- Quais fatores causais parecem contribuir para as deficiências, limitações funcionais/nas atividades ou restrições à participação/incapacidade do paciente?

bilita ao fisioterapeuta tomar decisões clínicas pertinentes que levem à determinação de um diagnóstico e um prognóstico e à escolha de estratégias de intervenções potenciais para o plano de atendimento.

Durante a avaliação é particularmente útil averiguar se e até que ponto existem relações entre as medidas das deficiências, limitações das atividades, restrições de participação e o grau de percepção de incapacidade do paciente. Essas relações em geral não são diretas, como indicado nas investigações seguintes.

Evidências em foco

Em um estudo de pacientes com distúrbios da região cervical da coluna vertebral,[70] os pesquisadores relataram uma forte correlação entre as medidas das deficiências (dor, ADM e força muscular cervical) e as limitações funcionais (rotação axial funcional e capacidade de erguer objetos), porém uma relação estatística relativamente fraca entre as medidas das limitações funcionais e do nível de incapacidade percebido pelo paciente, conforme determinado por três medidas autorrelatadas. Em outro estudo[185] que comparou ADM de ombro com a habilidade dos pacientes de desempenhar atividades básicas de cuidados pessoais, observou-se uma forte correlação entre o grau de dificuldade para realizar essas tarefas e a extensão da limitação na mobilidade do ombro.

Embora os resultados desses estudos se relacionem até certo ponto com a escolha dos instrumentos de medida, esses achados salientam a complexidade da avaliação da incapacidade e sugerem que a identificação da força ou fraqueza dos elos entre os níveis de funcionamento e de incapacitação pode ajudar o fisioterapeuta a prever com mais precisão o prognóstico do paciente. A avaliação dessas relações e a resposta a outras perguntas anotadas no Quadro 1.12 constituem a base para determinar um diagnóstico e prognóstico e para desenvolver um plano de atendimento efetivo.

Diagnóstico

O termo *diagnóstico* pode ser usado de duas maneiras; refere-se ou a um processo, ou a uma categoria (rótulo) dentro de um sistema de classificação.[62,5] Ambos os usos do termo são relevantes para a prática fisioterapêutica. Os fisioterapeutas usam um processo sistemático, às vezes chamado de diagnóstico diferencial, para identificar uma categoria diagnóstica apropriada que se preste à intervenção fisioterapêutica.[5] O diagnóstico é um elemento essencial e necessário do tratamento do paciente, cuja finalidade principal é o direcionamento do prognóstico fisioterapêutico (incluindo o plano de atendimento) e as intervenções.[4,53,97,129,158,183,202]

Processo de diagnóstico

O processo de diagnóstico é uma *sequência* complexa de ações e decisões que começa com: (1) coleta de dados (exame); (2) análise e interpretação de todas as informações relevantes coletadas, que levam à geração de hipóteses de trabalho (avaliação); e (3) organização dos dados, identificação de grupos de dados (um padrão nos achados), formação de uma hipótese diagnóstica e subsequente classificação dos dados em categorias.[4,43,59,149,159,183,202]

Por meio do processo diagnóstico, o fisioterapeuta identifica deficiências na estrutura e função do corpo que afetam o sistema de movimento humano, enquanto o médico identifica a doença.[59,84,97,129,149,187] Para o fisioterapeuta, o processo diagnóstico é um mecanismo pelo qual são identificadas as discrepâncias e consistências entre o atual nível de desempenho do paciente e o nível desejado de funcionamento e sua capacidade de atingir esse nível.[4]

Categoria diagnóstica

Uma categoria diagnóstica (classificação clínica) identifica e descreve padrões ou grupos de achados com base no exame e conclusões com base na avaliação. A finalidade dessa categorização é orientar o fisioterapeuta na formulação de um prognóstico, plano terapêutico e intervenções.[5]

Uma categoria diagnóstica usada na fisioterapia deve descrever o impacto de uma condição de saúde ou doença sobre o funcionamento do sistema do movimento humano no nível da pessoa como um todo.[4] Essa categoria, definida pelo fisioterapeuta, indica as disfunções primárias a serem abordadas na seleção de intervenções e na elaboração do plano terapêutico.

A profissão da fisioterapia não adotou oficialmente um sistema de classificação específico para o diagnóstico, embora seja recomendada a CIF. As seguintes diretrizes estão listadas no Guia para a escolha de um esquema de classificação que seja relevante para o estabelecimento de diagnósticos pelos fisioterapeutas:[5]

- O sistema de classificação deve estar dentro dos limites legais determinados pela profissão e em conformidade com a aprovação da sociedade.
- O profissional de saúde deve usar testes e medidas aceitáveis para confirmar a decisão diagnóstica.
- A classificação diagnóstica deve descrever uma condição ou problema que esteja dentro do âmbito intervencional legalmente permitido pelo profissional de saúde responsável pelo diagnóstico.

Tendo em vista o avanço da profissão de fisioterapia até o nível de doutorado e considerando a evolução da posição do fisioterapeuta como prestador de cuidados primários, o papel de diagnosticador tornou-se foco tanto da pesquisa como da prática.[5,36,120,129,160] O uso exclusivo das categorias diagnósticas da CID nem sempre identifica um problema no âmbito da intervenção fisioterapêutica, pois essa classificação se concentra principalmente no diagnóstico da doença. Há necessidade de um sistema de classificação diagnóstica desenvolvido por fisioterapeutas, a fim de delinear a base de conhecimento e o escopo da prática fisioterapêutica.[4,42,62,84,149,158,201] Visto que o diagnóstico pretende orientar o plano terapêutico, um esquema de classificação diagnóstica universalmente aceito promoveria clareza de comunicação, tanto na prática como na pesquisa clínica.[36,53,84,120]

Basta dizer que está muito além da finalidade deste texto discutir a história e o futuro do desenvolvimento de um sistema de classificação que categorize com precisão os diagnósticos passíveis de intervenção fisioterapêutica.

Observação: os diagnósticos baseados na deficiência/função encontrados nas diretrizes para a prática clínica desenvolvidas por várias seções de prática da APTA baseiam-se no sistema de classificação e codificação descrito na CIF, em combinação, quando cabível, com a CID, conforme recomendação da OMS. As classificações diagnósticas constantes nas diretrizes de prática clínica aprovadas estão ligadas às recomendações para intervenções fisioterapêuticas baseadas na "melhor evidência" encontrada na literatura científica.[29,33,34,104,105,117] Contudo, pesquisas demonstram que persiste uma lacuna entre o uso dos sistemas de classificação diagnóstica e a seleção de intervenções diretamente ligadas à categoria diagnóstica utilizada pelos profissionais de saúde na prática.[120]

Prognóstico e plano de atendimento

Depois de terminar o exame inicial, avaliar os dados e estabelecer um diagnóstico, é preciso determinar o prognóstico (ver Fig. 1.5), incluindo um plano de atendimento, antes de iniciar qualquer intervenção. O prognóstico é uma previsão do nível ideal de função esperado para o paciente como resultado do plano de tratamento durante um episódio terapêutico e uma estimativa do tempo necessário para atingir desfechos funcionais específicos.[4,97,141] Alguns fatores que influenciam no prognóstico e desfechos funcionais do paciente estão descritos no Quadro 1.13.

A determinação de um prognóstico preciso é, na verdade, algo desafiador mesmo para fisioterapeutas experientes. Quanto mais complexos os problemas do paciente, mais difícil é projetar seu nível ideal de função, particularmente no início do tratamento. Por exemplo, se um paciente com 70 anos de idade, com bom preparo físico e saudável nos demais aspectos, que acaba de ter alta do hospital após uma artroplastia total do joelho, for encaminhado para tratamento de fisioterapia domiciliar, será relativamente fácil prever o tempo que será necessário para preparar o retorno do paciente à independência em casa e na comunidade. Em contraste, pode ser possível prever apenas pequenos níveis de melhora funcional em vários estágios da reabilitação para um paciente que sofreu múltiplas fraturas e lesões de tecidos moles, como resultado de um acidente de carro.

Nesses dois exemplos de estabelecimento de prognósticos para pacientes com problemas musculoesqueléticos, assim como para a maioria dos outros problemas dos pacientes, a precisão do prognóstico é afetada em parte pela habilidade do terapeuta em tomar decisões clínicas com base no seguinte:[4]

- Familiaridade com a atual condição de saúde do paciente e com as intervenções cirúrgicas e a história pregressa de doenças ou distúrbios.
- Conhecimento do processo e tempo de cicatrização dos tecidos.
- Experiência no tratamento de pacientes com procedimentos cirúrgicos, patologias, deficiências e limitações funcionais semelhantes.
- Conhecimento da eficácia dos testes e medidas realizados, precisão nas descobertas, e eficácia das intervenções fisioterapêuticas.

QUADRO 1.13	Fatores que influenciam o prognóstico/resultados esperados do paciente

- Complexidade, gravidade, agudeza ou cronicidade e curso esperado da condição (patologia), deficiências e limitações funcionais/nas atividades do paciente
- Estado geral de saúde do paciente e presença de comorbidades (p. ex., hipertensão, diabetes, obesidade) e fatores de risco
- O nível prévio de funcionalidade ou incapacidade do paciente
- O ambiente onde o paciente vive
- Metas do paciente e/ou da família
- Motivação e adesão do paciente e sua resposta às intervenções anteriores
- Questões e preocupações com a segurança
- Extensão do suporte (físico, emocional, social)
- Conhecimentos em saúde do paciente

Plano de atendimento

O *plano de atendimento*, um componente fundamental do prognóstico, é estabelecido em coordenação com o paciente e, se indicado, com outras pessoas envolvidas nos seus cuidados. O plano de atendimento deve incluir os seguintes componentes:[4]

- Metas para o paciente orientadas à funcionalidade e com um prazo estabelecido.
- Desfechos funcionais esperados que sejam significativos, úteis, sustentáveis e mensuráveis.
- Extensão da melhora prevista e do tempo necessário para atingir tal nível.
- Intervenções específicas.
- Frequência e duração propostas para as intervenções.
- Planos de alta específicos.

Estabelecimento de metas e desfechos no plano de atendimento

Desenvolver um plano de atendimento envolve a *colaboração* e *negociação* entre o paciente (e, quando apropriado, a família) e o fisioterapeuta.[4,84,97] As *metas estimadas* e os *desfechos esperados* documentados no plano de atendimento precisam ser centrados no paciente. Ou seja, as metas e desfechos precisam ser significativos para o paciente.[141] Essas metas e desfechos precisam também ser mensuráveis e vinculados entre si. As metas descrevem o impacto esperado no funcionamento, e são estabelecidas dentro de prazos específicos.[4] Os desfechos são os resultados reais do episódio de atendimento, medidos por meio dos testes e medidas específicos que foram empregados para estabelecer um ponto de referência por ocasião do exame inicial, e repetidos periodicamente durante o episódio terapêutico. Os resultados devem se fundamentar na diminuição das deficiências e na melhora das limitações funcionais e restrições de participação, combinadas com a obtenção do melhor nível possível de função, saúde geral e satisfação do paciente.[4]

O estabelecimento e priorização de metas funcionalmente relevantes e significativas e a determinação dos desfechos esperados requer o engajamento do paciente e/ou família no processo de tomada de decisão desde o primeiro contato do fisioterapeuta com o paciente. Saber o que o paciente quer ser capaz de realizar como resultado do tratamento ajuda o fisioterapeuta a desenvolver e priorizar estratégias de intervenção que visam às limitações funcionais do paciente e às deficiências relacionadas com a função. Isso, por sua vez, aumenta a possibilidade de desfechos bem-sucedidos com o tratamento.[132,141,142] No Quadro 1.14 estão relacionadas algumas perguntas fundamentais que o fisioterapeuta costuma fazer ao paciente ou ao sistema de suporte estendido do paciente, com o objetivo de estabelecer metas antecipadas e desfechos esperados no plano de atendimento.[9,97,132,142]

Um aspecto integral do estabelecimento de metas e desfechos efetivos é explicar ao paciente como a condição de saúde e as deficiências identificadas estão associadas com suas limitações nas atividades e restrições à participa-

QUADRO 1.14	Questões básicas para o estabelecimento e priorização de metas e resultados centrados no paciente ao fazer um plano de atendimento

- Quais atividades são mais importantes para você em casa, na escola, trabalho, na comunidade, ou durante seu tempo de lazer?
- Para quais atividades você precisa de ajuda e gostaria de ser capaz de realizar de modo independente?
- Das atividades que você está achando difícil fazer ou realmente não consegue fazer no momento, quais você gostaria de ser capaz de fazer melhor ou de voltar a fazer?
- Dos problemas que está tendo, quais você gostaria de tentar eliminar ou minimizar primeiro?
- Em que áreas você encontra os maiores problemas durante as atividades que gostaria de realizar por conta própria?
- Quais as suas metas ao buscar a fisioterapia?
- O que você gostaria de ser capaz de conquistar por meio da fisioterapia?
- O que faria você sentir que está tendo progresso no alcance de suas metas?
- Em quanto tempo você gostaria de atingir suas metas?

ção e por que serão usadas intervenções específicas. A discussão sobre o tempo esperado para se alcançar as metas e desfechos negociados coloca o plano de tratamento e a percepção de progresso do paciente em um contexto realista. Esse tipo de informação ajuda o paciente e os membros da família a estabelecer metas que não apenas são significativas, como também realistas, e passíveis de serem atingidas. O estabelecimento de *metas de curto e longo prazo*, particularmente para pacientes com problemas graves ou complexos, é também um meio de ajudar o paciente a identificar melhoras graduais e o progresso durante o tratamento.

O plano de atendimento também indica o nível ideal de melhora que será refletido pelos desfechos funcionais, assim como pelo modo como esses desfechos serão medidos. Um esboço de intervenções específicas, sua frequência e duração de uso, e como as intervenções estão diretamente relacionadas com o alcance das metas e desfechos estabelecidos, precisa também aparecer no plano. Por fim, o plano de atendimento conclui com os critérios de alta. Esses critérios são abordados após uma discussão dos elementos de intervenção no processo de tratamento do paciente.

Observação: o reexame periódico de um paciente e a reavaliação da sua resposta ao tratamento pode requerer modificações no prognóstico e no plano de atendimento iniciais (ver Fig. 1.5).

Intervenção

A intervenção, um componente do tratamento do paciente, refere-se a qualquer interação proposital que um fisioterapeuta faz com o paciente e com outros membros da família, cuidadores, ou profissionais da saúde, conforme apropriado.[4,5] O fisioterapeuta seleciona, prescreve e implementa intervenções com base no exame, avaliação, diagnóstico, prognóstico e metas estabelecidas para o seu paciente. As intervenções são atualizadas, evoluem ou são descontinuadas com base na resposta do paciente, realização das metas ou resultados dos desfechos (ver Fig. 1.5).

O Guia descreve nove categorias de intervenção apropriadas para uso pelos fisioterapeutas no atendimento aos seus pacientes.[5] Essas categorias estão listadas no Quadro 1.15. O raciocínio clínico, a tomada de decisões, as diretrizes de prática clínica, as regras para o prognóstico clínico e o uso de práticas baseadas em evidências são ferramentas que os fisioterapeutas usam durante o processo de tratamento de seus pacientes, com o objetivo de auxiliar na seleção de intervenções específicas e individualizadas.[37,38,91,95,120]

Para que as intervenções sejam consideradas eficazes, devem ter como resultado a redução ou eliminação das deficiências funcionais ou estruturais, das limitações nas atividades e/ou das restrições à participação e, sempre que possível, devem reduzir o risco de disfunções futuras. Além disso, a eficácia de cada intervenção deve ser fundamentada por evidências sólidas, de preferência baseadas em estudos prospectivos, randomizados e controlados.

Embora o desfecho pretendido com os programas de exercícios terapêuticos sempre tenha sido melhorar as capacidades funcionais ou evitar a perda de função do paciente, até as últimas décadas os programas de exercícios físicos na fisioterapia focavam na resolução de deficiências. O sucesso era medido, sobretudo, pela redução das deficiências identificadas ou por melhoras nos vários aspectos do desempenho físico, tais como força muscular, mobilidade ou equilíbrio, como mostra a Figura 1.6.

No passado, supunha-se que, se as deficiências fossem resolvidas, ocorreriam melhorias subsequentes nas habilidades funcionais. Atualmente, os fisioterapeutas reconhecem que essa suposição não é válida. Para melhorar o de-

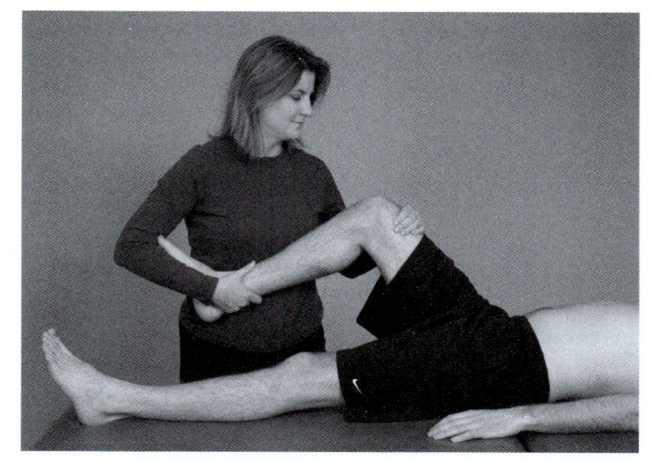

Figura 1.6 O exercício com resistência manual, uma intervenção por meio de procedimentos, é uma forma de exercício terapêutico usado durante os estágios iniciais da reabilitação quando a força ou resistência à fadiga do músculo está comprometida.

sempenho nas atividades e a participações nos papéis esperados, bem como melhorar a qualidade de vida relacionada à saúde do paciente, devem ser implementadas intervenções com exercícios terapêuticos que corrijam deficiências funcionalmente limitantes, mas também, sempre que possível, os exercícios devem ser específicos à tarefa – ou seja, devem ser realizados com o uso de padrões motores que correspondam de perto às atividades funcionais pretendidas ou desejadas pelo paciente. A Figura 1.7 demonstra exercícios de fortalecimento com o uso de um padrão de levantamento específico à tarefa.

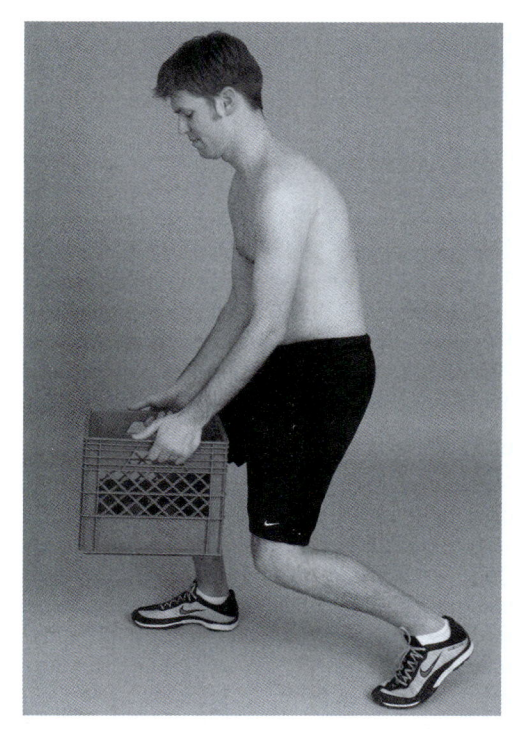

Figura 1.7 Exercícios de fortalecimento para tarefas específicas executados ao levantar e abaixar um engradado pesado como preparo para tarefas funcionais em casa ou no trabalho.

QUADRO 1.15   Categorias de intervenção utilizadas pelo fisioterapeuta

- Instrução do paciente ou cliente (universalmente usado com todos os pacientes)
- Técnicas de desobstrução de vias respiratórias
- Tecnologia assistiva: prescrição, aplicação e, conforme o caso, fabricação ou modificação
- Agentes biofísicos
- Treinamento funcional em autocuidado e na vida domiciliar, escolar, ocupacional, comunitária, social e civil
- Técnicas de reparação e de proteção tegumentar
- Técnicas de terapia manual
- Treino de função motora
- Exercício terapêutico

A importância de projetar e implementar exercícios que repliquem rigorosamente os desfechos funcionais desejados é demonstrada pelo estudo a seguir.

Evidências em foco

O treinamento funcional específico para cada tarefa foi investigado em um estudo sobre os efeitos de um programa de exercícios de resistência na habilidade de subir escadas entre mulheres idosas capazes de caminhar.[39] Em vez de as participantes realizarem exercícios resistidos de extensão de quadril e joelho em posições sem apoio de peso, elas treinaram a subida e descida de escadas carregando nas costas uma mochila com pesos. Essa atividade não somente melhorou o desempenho muscular (força e resistência) como também melhorou diretamente a eficiência das participantes para subir e descer escadas durante atividades da vida diária.

Outra maneira de usar efetivamente intervenções com exercícios terapêuticos com o objetivo de melhorar a capacidade funcional consiste em integrar atividades funcionais seguras, mas progressivamente mais desafiadoras, que utilizem melhorias incrementais na força muscular, resistência e mobilidade na rotina diária do paciente, o mais cedo possível no programa terapêutico. Com essa abordagem funcionalmente orientada ao exercício, as atividades no programa terapêutico são específicas aos desfechos funcionais esperados e apoiam diretamente esses desfechos. A seleção e o uso de procedimentos com exercícios orientados para mais de um objetivo ou desfecho também são formas apropriadas e eficientes de maximizar as melhorias na função do paciente, no menor tempo possível.

Qualquer que seja a intervenção, seu uso efetivo deve incluir a determinação da *intensidade*, *frequência* e *duração* apropriadas de cada intervenção e o reexame periódico das respostas do paciente às intervenções. Durante a implementação de intervenções com exercícios terapêuticos, a resposta do paciente ao exercício é continuamente monitorada, para que o fisioterapeuta possa decidir quando e em que medida aumentará a dificuldade do programa de exercícios, ou quando interromperá exercícios específicos. Cada um dos capítulos deste livro fornece informações detalhadas sobre os fatores que influenciam a seleção, aplicação e progressão das intervenções com exercícios terapêuticos.

Instrução do paciente ou cliente

Embora a instrução do paciente seja uma das nove categorias de intervenção, é a única especificada para uso por todos os pacientes durante todo o episódio terapêutico[5] (ver Quadro 1.15). Considerando que essa intervenção é universal para todos os pacientes, ela será abordada com mais detalhes nesta seção. De acordo com a terceira edição revisada do Guia, a orientação ao paciente é enfatizada da seguinte maneira: a *instrução do paciente ou do cliente* é um tipo de intervenção utilizado pelos fisioterapeutas com todo indivíduo atendido por eles. A orientação deve incluir não apenas o paciente, mas também familiares, cuidadores e outros profissionais da saúde envolvidos no atendimento ao paciente.[5] Não há dúvida de que os fisioterapeutas reconhecem a si mesmos como educadores de pacientes, facilitadores de mudança e motivadores.[31,55,82,106,127] A orientação ao paciente abrange todos os três domínios da aprendizagem: cognitivo, afetivo e psicomotor. Idealmente, começa ao longo do contato inicial do paciente com seu fisioterapeuta e envolve, por parte do fisioterapeuta, *explicar* as informações, *fazer perguntas* pertinentes e escutar o paciente, ou um membro da família.

A *instrução relacionada ao paciente* é o meio pelo qual o fisioterapeuta ajuda o paciente a *aprender* como reduzir suas deficiências e como participar plenamente do plano terapêutico de modo a alcançar metas.[31] Primeiramente, a instrução relacionada ao paciente pode se concentrar em fornecer ao paciente informações básicas, como a inter-relação entre o estado de saúde primário e as deficiências e limitações associadas à atividade, ou explicar o propósito de intervenções específicas no plano de cuidados. A instrução, por exemplo, o aconselhamento em relação a exercícios conduzidos pelo fisioterapeuta,[181] pode ser implementada como uma alternativa à supervisão direta de um programa de exercícios e, normalmente, se concentra em aspectos específicos de um programa terapêutico, como ensinar ao paciente, a um membro da família ou a um cuidador uma série de exercícios a serem realizados em um programa domiciliar. A orientação também pode ajudar a preparar o indivíduo na transição para um papel ou ambiente diferentes, ou a entender os fatores de risco para a ocorrência de um problema e a necessidade de cumprir programas de saúde, bem-estar ou condicionamento físico. Os fisioterapeutas também devem revisar os materiais pertinentes à saúde e ao bem-estar. Além disso, devem tornar claras as instruções para o uso seguro do equipamento a ser utilizado em casa.

Os fisioterapeutas devem utilizar vários métodos para transmitir informações a seu paciente ou a membros da família, por exemplo, a instrução individualizada dada pelo fisioterapeuta; instruções gravadas em vídeo; ou materiais escritos. Cada um desses métodos demonstrou ter seu lugar na orientação ao paciente, o que foi destacado pelos estudos a seguir.

Evidências em foco

Está comprovado que pacientes que aprendem os exercícios com o fisioterapeuta os realizam de modo mais preciso em um programa domiciliar do que aqueles cuja única fonte de informação sobre os exercícios foi a leitura de um manual.[51] Em outro estudo, foi avaliada a efetividade dos três modos de instrução de um programa de exercícios. As pessoas que receberam instrução pessoal dada por um fisioterapeuta ou duas variações da instrução com vídeos, realizaram o programa de exercícios de modo mais preciso do que pessoas que receberam apenas instruções escritas.[145]

Contudo, o material escrito, particularmente com ilustrações, pode ser levado para casa pelo paciente e usado para reforçar as instruções verbais do fisioterapeuta ou as instruções dadas no vídeo.

Para ser um educador efetivo, o fisioterapeuta precisa ter uma compreensão do processo de aprendizagem, que normalmente é dirigido para o aprendizado ou adaptação de habilidades motoras. Como educador, o fisioterapeuta precisa também ser capaz de reconhecer o estilo de aprendizagem do paciente, implementar estratégias de ensino efetivas e motivá-lo para que *queira* aprender novas habilidades, aderir ao programa de exercícios ou modificar comportamentos ligados à saúde.

Desfechos

Definindo de modo simples, os desfechos são os efeitos do tratamento. A coleta e análise de dados dos desfechos ligados aos serviços de saúde constituem uma necessidade, não uma opção.[66] A mensuração dos desfechos é o meio pelo qual se pode avaliar a qualidade, eficácia e efetividade em termos de custo dos serviços. Os desfechos relacionados ao paciente são monitorados ao longo de um episódio de atendimento de fisioterapia, ou seja, intermitentemente, durante e na conclusão do tratamento.[132] A avaliação das informações geradas pelo reexame e reavaliação periódicos da resposta do paciente ao tratamento possibilita ao fisioterapeuta averiguar se as metas previstas ou desfechos esperados pelo plano de atendimento estão sendo alcançados e se as intervenções implementadas estão produzindo os resultados pretendidos. Pode acontecer de as metas e desfechos almejados precisarem ser ajustados com base na extensão de mudança (ou falta de mudança) na função de um paciente, conforme se determinou por meio do nível dos desfechos intermediários. Essa informação também ajuda o fisioterapeuta a decidir se, quando e em que extensão deverá modificar as metas, desfechos almejados e intervenções no plano terapêutico do paciente (ver Fig. 1.5).

Há várias áreas gerais de desfechos usualmente avaliadas pelos fisioterapeutas durante o *continuum* de atendimento do paciente. Elas estão relacionadas no Quadro 1.16.

QUADRO 1.16   Áreas de resultados avaliadas pelos fisioterapeutas

- Nível de função física do paciente, incluindo deficiências, limitações funcionais/nas atividades, restrições à participação e percepção de incapacidade
- Extensão da prevenção ou redução do risco de ocorrência ou recorrência de futura disfunção relacionada com as condições de saúde, deficiências associadas, limitações funcionais/nas atividades, ou na percepção de incapacidade
- Estado de saúde geral ou nível de bem-estar e preparo físico do paciente
- Grau de satisfação do paciente
- Nível de segurança e de compreensão do paciente/familiares
- Adesão/cooperação com relação aos exercícios domiciliares ou instruções

---

Desfechos funcionais

A chave para justificar os serviços de fisioterapia no sistema de saúde atual, com contenção de custos, é a identificação e documentação de desfechos funcionais de sucesso, centrados no paciente e que podem ser atribuídos às intervenções.[4,10,30,63,179] Como já foi discutido anteriormente (na seção "Testes e medidas específicos"), a notificação de limitações funcionais passou a ser obrigatória em 2013 para todos os centros terapêuticos ambulatoriais remunerados pelo Medicare. O relatório Código G é a metodologia que propicia um código isento de pagamento para o acompanhamento das melhorias funcionais para o paciente durante o período de faturamento.

Os desfechos funcionais precisam ser *significativos*, *práticos* e *sustentáveis*.[179] São considerados *significativos* os desfechos que têm um impacto na habilidade do paciente de funcionar no trabalho, em casa ou na comunidade, nos modos que haviam sido identificados como importantes pelo paciente, família, pessoas próximas, responsáveis ou empregadores. Se a formulação das metas previstas e desfechos esperados foi fruto de um esforço de colaboração entre o paciente e o fisioterapeuta, os desfechos serão significativos para o paciente. O aspecto *prático* dos desfechos funcionais implica melhoras na função que foram obtidas de uma maneira eficiente e efetiva em termos de custo. Melhoras na função que se mantêm ao longo do tempo depois da alta do tratamento (na extensão possível para a natureza da patologia específica) são consideradas *sustentáveis*.

Mensuração dos desfechos

Os desfechos esperados identificados no plano de atendimento da fisioterapia precisam ser *mensuráveis*. Mais especificamente, as mudanças no estado do paciente ao longo do tempo precisam ser *quantificáveis*. Como foi observado na discussão anterior sobre o componente do exame no modelo de tratamento do paciente, muitos dos testes e medidas específicos usados por fisioterapeutas têm tradicionalmente medido deficiências (p. ex., ADM, desempenho muscular, mobilidade/estabilidade articular e equilíbrio). A redução das deficiências pode refletir o impacto das intervenções na condição patológica, mas pode ou não se traduzir em melhoras na qualidade de vida ligada à saúde, tais como segurança e habilidades funcionais. Desse modo, é necessário medir não apenas as deficiências, mas também os níveis de funcionamento físico e da capacidade de participação percebida pelo paciente, para que se possa avaliar com precisão os desfechos relacionados ao paciente que incluam a efetividade – mas não se limitem a ela – das intervenções fisioterapêuticas, tais como os exercícios terapêuticos.

Impacto das intervenções nos desfechos funcionais do paciente. Em resposta à necessidade de produzir evidências que apoiem a efetividade das intervenções fisioterapêuticas na redução de disfunções ligadas ao movimento, foi desenvolvido um instrumento de autorrelato chamado OPTIMAL (sigla em inglês de *Outpatient Physical Therapy Improvement in Movement Assessment Log*, isto é, Registro da Avaliação da Melhora no Movimento de Pacientes Ambulatoriais da

Fisioterapia) para medir o impacto das intervenções fisioterapêuticas na função, e sua validade e confiabilidade têm sido testadas.[63] O instrumento mede a dificuldade do paciente ou a sua confiança para realizar uma série de 22 ações, a maioria das quais relacionadas com mobilidade funcional, incluindo mudanças posturais de deitado para sentado e de sentado para bipedestação, ajoelhar-se, andar, correr, subir escadas, alcançar e erguer objetos. Além disso, para ajudar o fisioterapeuta a estabelecer metas para o plano de atendimento, pede-se ao paciente para identificar três atividades que ele gostaria de ser capaz de realizar sem dificuldade.

O OPTIMAL também é considerado um teste válido para auxiliar na atribuição de códigos G para o Relatório de Limitação Funcional. Assim, em 2012, a APTA mapeou cada uma das atividades de testes no OPTIMAL com relação às categorias Atividade e Participação para relatórios de código G, com o objetivo de ajudar o profissional de saúde no uso mais eficaz dessa ferramenta. Vários estudos que investigaram os benefícios de programas de exercícios para indivíduos com deficiência em habilidades funcionais[86,98,155] refletem a tendência das pesquisas de incluir uma avaliação das mudanças na qualidade de vida relacionada à saúde dos pacientes como resultado das intervenções. A avaliação dos desfechos relacionados à redução do risco de lesões futuras ou de complicações nas deficiências, prevenção de novas limitações funcionais ou incapacidades, adesão a um programa domiciliar ou uso de conhecimentos que promovam saúde e condicionamento físico ideais também pode ajudar a determinar a eficácia dos serviços oferecidos. Para corroborar que o uso de serviços de fisioterapia para a prevenção tem boa relação custo-benefício, os fisioterapeutas estão se apercebendo da importância de coletar dados de seguimento que demonstrem uma redução na necessidade de recorrer futuramente a serviços de fisioterapia, como resultado de intervenções voltadas para a prevenção e atividades que promovam a saúde.

Satisfação do paciente. Outra área de análise dos desfechos que vem se tornando cada vez mais importante na prática fisioterapêutica é a *satisfação do paciente*. Uma avaliação da satisfação do paciente durante ou na conclusão do tratamento pode ser usada como indicador da qualidade do atendimento. Os levantamentos sobre a satisfação do paciente com frequência procuram determinar o impacto do tratamento com base na autoavaliação do paciente com relação ao seu estado na conclusão do tratamento em comparação com o início do tratamento.[154] Instrumentos como PTOPS (sigla em inglês de *Physical Therapy Outpatient Satisfaction Survey*, isto é, Pesquisa de Satisfação dos Pacientes Ambulatoriais com a Fisioterapia)[154] ou o MRPS (*MedRisk Instrument for Measuring Patient Satisfaction with Physical Therapy*, isto é, Instrumento MedRisk para Medida de Satisfação do Paciente com a Fisioterapia)[13,14] também medem a percepção do paciente com relação a muitas outras áreas do atendimento. Uma qualidade importante dos questionários sobre satisfação do paciente é sua habilidade de discriminar os fatores que influenciam na satisfação. A identificação de fatores que influenciam adversamente na satisfação pode possibilitar ao profissional dar os passos

necessários para modificar esses fatores, de modo a manter um nível ótimo de serviços para os pacientes.[14]

Fatores que podem influenciar a extensão de satisfação do paciente estão anotados no Quadro 1.17.[13,14,27,154]

Evidências em foco

Uma revisão sistemática recente da literatura abordou o grau de satisfação do paciente com o atendimento da fisioterapia musculoesquelética e identificou os fatores que estavam associados a uma maior satisfação do paciente nas clínicas ambulatoriais da América do Norte e norte da Europa.[74] A revisão incluiu artigos que eram uma investigação, ensaio clínico, estudo qualitativo ou entrevista com o paciente. Apenas 15 entre milhares de artigos atenderam aos critérios de inclusão. Uma metanálise dos dados reunidos nos estudos incluídos revelou que em uma escala de 1-5 (5 sendo o nível mais alto de satisfação), o grau de satisfação dos pacientes era de 4,41 (intervalo de confiança de 95% = 4,41-4,46), indicando que os pacientes estavam altamente satisfeitos com o atendimento fisioterapêutico dirigido para as condições musculoesqueléticas. Um achado de interesse nos estudos revisados é a qualidade da relação paciente-terapeuta, classificada de forma consistente como um indicador mais alto de satisfação do paciente que a extensão da melhora na funcionalidade física do paciente como resultado do episódio de atendimento.

Plano de alta

O plano de alta começa logo no início do processo de reabilitação. Como já foi observado, os critérios para alta são identificados no plano de atendimento do paciente. A avaliação contínua dos desfechos é o mecanismo pelo qual o fisioterapeuta determina quando a alta do atendimento se justificará. Um paciente recebe alta dos serviços de fi-

---

QUADRO 1.17	Exemplos de determinantes da satisfação do paciente*

- Atributos interpessoais do terapeuta (habilidade de comunicação, profissionalismo, solicitude e empatia) e o impacto na relação paciente-terapeuta
- Percepção das habilidades clínicas do terapeuta
- Extensão da melhora funcional durante o episódio de atendimento
- Extensão da participação no estabelecimento das metas no plano de atendimento
- Se a condição do paciente é aguda ou não (maior satisfação nas condições agudas)
- Conveniência do acesso aos serviços
- Questões administrativas, como continuidade do atendimento, horas flexíveis para agendamento, tempo de espera antes de cada sessão, duração das sessões e custo do tratamento

*Os determinantes não estão ordenados por relevância.

sioterapia quando as metas previstas e os desfechos esperados tiverem sido alcançados.[4] O plano de alta com frequência inclui algum tipo de programa domiciliar, um acompanhamento apropriado, possível encaminhamento para recursos da comunidade ou reinício dos serviços de fisioterapia (um episódio de atendimento adicional) caso as necessidades do paciente se modifiquem com o tempo e caso sejam aprovados serviços adicionais.

Interrupção dos serviços é diferente de alta.[4] *Interrupção* refere-se à finalização dos serviços antes de se atingir as metas previstas e desfechos esperados. Vários fatores podem exigir a interrupção dos serviços, como uma decisão do paciente de parar os serviços, uma modificação no estado médico de modo que o progresso deixa de ser possível ou quando a necessidade de serviços adicionais não pode ser justificada para o plano de saúde que paga o tratamento.

Concluindo, o modelo de tratamento do paciente discutido nesta seção estabelece uma abordagem abrangente e sistemática para a provisão de atendimento, cuidados e serviços efetivos e eficientes de fisioterapia a pacientes e clientes. O modelo é um mecanismo para demonstrar as inter-relações entre as fases do *continuum* de atendimento estabelecido em uma estrutura conceitual de funcionamento e incapacidade; visa a melhorar a função do paciente e sua qualidade de vida ligada à saúde. O modelo de tratamento também enfatiza a redução dos fatores de risco para doença, lesão, deficiências ou incapacidade e a promoção da saúde e do bem-estar para pacientes e clientes que buscam e recebem serviços de fisioterapia.

ESTRATÉGIAS PARA A INSTRUÇÃO EFETIVA DE EXERCÍCIOS E ATIVIDADES ESPECÍFICAS A TAREFAS

Como já foi discutido na seção anterior deste capítulo, a instrução relacionada ao paciente é um elemento essencial da fase de intervenção do tratamento. Como educador do paciente, o fisioterapeuta gasta uma quantidade substancial de tempo ensinando o paciente, seus familiares ou outros cuidadores como realizar os exercícios de modo correto e seguro. Para que o fisioterapeuta seja efetivo na instrução dos exercícios, é essencial que compreenda o nível de conhecimentos em saúde e o estilo de aprendizado do paciente, que devem ser avaliados durante o exame inicial, em combinação com a habilidade do fisioterapeuta de se comunicar em linguagem simples com o paciente ou seu cuidador. Estratégias efetivas, fundamentadas nos princípios de aprendizado motor, elaboradas para ajudar os pacientes inicialmente a aprender um programa de exercícios sob a supervisão de um fisioterapeuta e depois executá-lo de forma independente durante o período de tempo necessário, contribuem para o sucesso dos desfechos.

Conhecimentos em saúde

Conhecimentos em saúde é o grau em que uma determinada pessoa tem a capacidade de obter, processar e com-

preender informações básicas de saúde e os serviços necessários para a tomada de decisões apropriadas no âmbito da saúde.[190] Essa definição foi formulada pela National Library of Medicine dos EUA e vem sendo consistentemente incorporada em iniciativas nacionais para melhorar o acesso, qualidade e desfechos dos serviços de saúde, e também para ensinar estilos de vida saudáveis.[189,190] Os fisioterapeutas têm a responsabilidade profissional e ética de ter bons conhecimentos em saúde e de desenvolver as habilidades de ensino e comunicação necessárias para que possam fornecer instrução e orientação de qualidade aos seus pacientes, sempre de modo a atender às necessidades de aprendizagem e níveis de conhecimento em saúde únicos para cada paciente.[5,47,145] A comunicação em linguagem simples, com a ajuda de folhetos, brochuras, vídeos, fotos e *feedback* de fácil compreensão, elimina a lacuna existente entre o que o profissional sabe e o que o paciente entende.[47,145,190] Ensinar é uma função essencial na prática fisioterapêutica; o oferecimento de uma intervenção sem que sejam incorporados elementos de promoção da saúde e de educação poderia resultar em desfechos abaixo do ideal para os pacientes.

Preparo para instrução de exercícios

Ao se preparar para ensinar uma série de exercícios ao paciente, o fisioterapeuta deverá ter um plano que facilite o aprendizado antes e durante as intervenções com exercícios. A relação positiva entre o fisioterapeuta e o paciente é um aspecto fundamental para se criar um ambiente motivador que favoreça o aprendizado. Deve ser estabelecida uma relação de colaboração quando forem negociadas as metas do plano de atendimento. Isso, obviamente, ocorre antes de começar a instrução dos exercícios. Uma instrução de exercícios efetiva também se baseia no conhecimento do estilo de aprendizagem do paciente; ou seja, se ele prefere aprender observando, lendo ou fazendo uma atividade. Isso pode não ser conhecido no início do tratamento e, portanto podem ser necessários vários métodos de instrução.

Identificar as atitudes do paciente para com o exercício ajuda o fisioterapeuta a determinar o quão receptivo ele provavelmente será para aprender e aderir a um programa de exercícios. As respostas para as perguntas a seguir podem ajudar o fisioterapeuta a formular uma estratégia para aumentar a motivação do paciente para o exercício:

- O paciente acredita que o exercício amenizará os sintomas ou melhorará a função?
- O paciente está preocupado com a possibilidade de os exercícios serem desconfortáveis?
- O paciente está acostumado a participar de exercícios regulares?

Um método de promover a motivação é planejar o programa de exercícios de modo que os menos complicados ou trabalhosos sejam ensinados primeiro, assegurando assim o sucesso inicial. Terminar sempre a sessão de exercícios com um esforço bem-sucedido também ajuda a manter o estado de motivação do paciente. Sugestões adicionais para favorecer a motivação e promover a adesão ao programa de exercícios serão apresentadas nesta seção, além de uma visão geral dos conceitos de aprendizado motor e aquisição de habilidades motoras simples a complexas. O Quadro 1.18 resume algumas sugestões práticas para uma efetiva instrução para os exercícios.

Conceitos de aprendizado motor: o fundamento da instrução de exercícios e tarefas específicas

A integração dos princípios de aprendizado motor na instrução dos exercícios otimiza o aprendizado de um exercício ou tarefa funcional. Um exercício é simplesmente uma tarefa motora (uma habilidade psicomotora) que o fisioterapeuta ensina e espera que o paciente aprenda.

O *aprendizado motor* é um conjunto complexo de processos internos, que envolve a aquisição e retenção *relativamente permanente* de um movimento ou tarefa habilidosa por meio da prática.[130,163,164,192,196] Na literatura sobre aprendizado motor é feita uma diferenciação entre desempenho motor e aprendizado motor. O *desempenho* envolve a aquisição da capacidade para executar determinada habilidade, enquanto o *aprendizado* envolve tanto a aquisição quanto a retenção.[56,154,163] Portanto, a habilidade de um paciente de realizar um exercício ou qualquer movimento com destreza logo no início do processo de aprendizado motor não significa necessariamente que ele aprendeu o novo exercício ou habilidade.

QUADRO 1.18	Sugestões práticas para uma instrução de exercícios efetiva

- Escolha um ambiente sem distrações para ensinar os exercícios.
- Primeiro ensine exercícios que simulem padrões de movimento de tarefas funcionais *simples*.
- Demonstre a execução apropriada de um exercício (movimentos seguros *versus* perigosos; corretos *versus* incorretos). Então faça o paciente imitar seus movimentos.
- Se for apropriado ou praticável, conduza inicialmente o paciente pelo movimento desejado.
- Use instruções verbais e escritas claras e concisas.
- Complemente as instruções escritas para um programa de exercícios domiciliares com ilustrações (esquemas) do exercício.
- Faça o paciente demonstrar um exercício enquanto você o supervisiona e providencia um *feedback*.
- Dê um *feedback* específico, relacionado com a ação, e não um *feedback* geral, não descritivo. Por exemplo, explique *por que* o exercício foi feito correta ou incorretamente.
- Ensine pequenas partes do programa de exercícios de cada vez para dar tempo ao paciente de praticar e aprender os componentes do programa inteiro ao longo de várias consultas.

Pensa-se que o aprendizado motor provavelmente modifica o modo como a informação sensorial é organizada e processada no sistema nervoso central e afeta o modo como as ações motoras são produzidas. Além disso, o aprendizado motor não é diretamente observável e precisa ser medido pela observação e análise de como uma pessoa desempenha determinada habilidade.

Tipos de tarefas motoras

Há três tipos básicos de tarefas motoras: distinta, seriada e contínua.[163,164]

Tarefa distinta. Uma tarefa distinta envolve uma ação ou movimento para o qual pode ser identificado o início e o término. Isolar e contrair um grupo muscular específico (como no exercício isométrico de quadríceps), segurar um objeto, fazer uma flexão de braço, travar uma cadeira de rodas e chutar uma bola são exemplos de tarefas motoras distintas. Quase todos os exercícios, como levantar e abaixar um peso ou realizar uma manobra de autoalongamento, podem ser classificados como tarefas motoras distintas.

Tarefa seriada. Uma tarefa seriada é composta por uma série de movimentos distintos que se combinam em uma sequência particular. Por exemplo, para comer com garfo a pessoa precisa ser capaz de pegar o garfo, mantê-lo na posição correta, espetar ou reunir a comida e levar o garfo até a boca. Muitas tarefas funcionais no local de trabalho, por exemplo, são tarefas seriadas com componentes simples, assim como complexos. Algumas tarefas seriadas requerem um tempo específico entre cada segmento da tarefa ou um impulso durante sua execução. As transferências para a cadeira de rodas são tarefas seriadas. O paciente precisa aprender como posicionar a cadeira, travar a cadeira, possivelmente remover o apoio de braço, jogar-se para a frente na cadeira e, então, transferir-se da cadeira para outra superfície. Algumas transferências exigem impulso, outras não.

Tarefa contínua. Uma tarefa contínua envolve movimentos repetitivos e ininterruptos que não têm início ou fim distintos. Alguns exemplos são caminhar, subir e descer escadas e pedalar.

A identificação do tipo de movimento habilidoso que um paciente precisa aprender ajuda o fisioterapeuta a decidir quais estratégias de instrução serão mais benéficas para a aquisição de habilidades funcionais específicas. Considere o que precisa ser aprendido nas seguintes tarefas motoras de um programa de exercícios: para autoalongar os músculos posteriores da coxa, o paciente precisa aprender como posicionar e alinhar seu corpo e saber quanta força de alongamento deve aplicar para realizar corretamente a manobra de alongamento. À medida que a flexibilidade melhora, o paciente precisa, então, aprender como controlar com segurança os movimentos ativos na porção recém-adquirida da amplitude durante as atividades funcionais. Isso requer que os músculos se contraiam com a intensidade correta em um comprimento no qual não estão acostumados. Em outro cenário, para prevenir a recorrência de uma síndrome do impacto no ombro ou de uma dor nas costas, o paciente pode precisar aprender por meio do treinamento postural como manter o alinhamento correto do tronco durante uma variedade de tarefas que envolvam alcançar e levantar objetos e que imponham demandas um pouco diferentes ao corpo.

Nessas duas situações, o aprendizado motor precisa ocorrer para que o programa de exercícios e treinamento funcional seja efetivo. Vendo dessa perspectiva as intervenções por meio de exercícios, fica evidente por que a aplicação de estratégias para promover o aprendizado motor é um componente integral de uma instrução de exercícios efetiva.

Condições e progressão das tarefas motoras

Para que um programa de exercícios melhore a função do paciente, será preciso incluir a realização e aprendizado de uma variedade de tarefas. Para que o programa de treinamento funcional prepare o paciente para ir ao encontro das metas funcionais necessárias e desejadas, será preciso demandar o paciente sob condições variadas. A taxonomia de tarefas motoras, proposta por Gentile,[56] é um sistema para analisar as atividades funcionais e uma estrutura para compreensão das condições sob as quais podem ser realizadas tarefas motoras simples a complexas. A Figura 1.8 ilustra essas condições e as dimensões de dificuldade das tarefas motoras.

A compreensão dos componentes dessa taxonomia e as inter-relações entre seus componentes formam uma estrutura útil para o fisioterapeuta identificar e aumentar sistematicamente a dificuldade das tarefas funcionais para um paciente que tenha deficiência da função.

Existem quatro dimensões principais das tarefas abordadas na taxonomia: (1) o ambiente no qual a tarefa é realizada; (2) a variabilidade do ambiente entre as tentativas imposta à tarefa; (3) a necessidade de o corpo da pessoa permanecer estacionário ou mover-se durante a tarefa; e (4) a presença ou ausência de manipulação de objetos durante a tarefa. Exemplos de atividades cotidianas, de simples a complexas, características de cada uma das 16 condições de tarefa diferentes, porém inter-relacionadas, são mostrados na Figura. 1.9.

Ambiente fechado ou aberto. As condições ambientais da tarefa abordam se os objetos ou pessoas (em torno do paciente) estão estacionários ou em movimento durante a tarefa e se a superfície sobre a qual a tarefa é realizada se encontra fixa ou em movimento. Um *ambiente fechado* é aquele no qual os objetos em torno do paciente e a superfície na qual a tarefa é feita não se movem. Quando uma tarefa funcional é feita nesse tipo de ambiente, toda a atenção do paciente pode se voltar para o desempenho da tarefa, e essa pode ser feita no seu próprio ritmo. Exemplos de tarefas feitas em ambiente fechado são comer ou beber sentado em uma cadeira mantendo o tronco ereto, ficar em pé em frente à pia e lavar as mãos ou pentear os cabelos, andar em um saguão vazio ou em uma sala onde a mobília não muda de lugar.

Um ambiente mais complexo é o *ambiente aberto*. Nesse caso os objetos e as outras pessoas estão em movimento ou a superfície de apoio fica instável durante a tarefa. O movimento que ocorre no ambiente não está sob o controle do paciente. As tarefas que ocorrem em ambientes

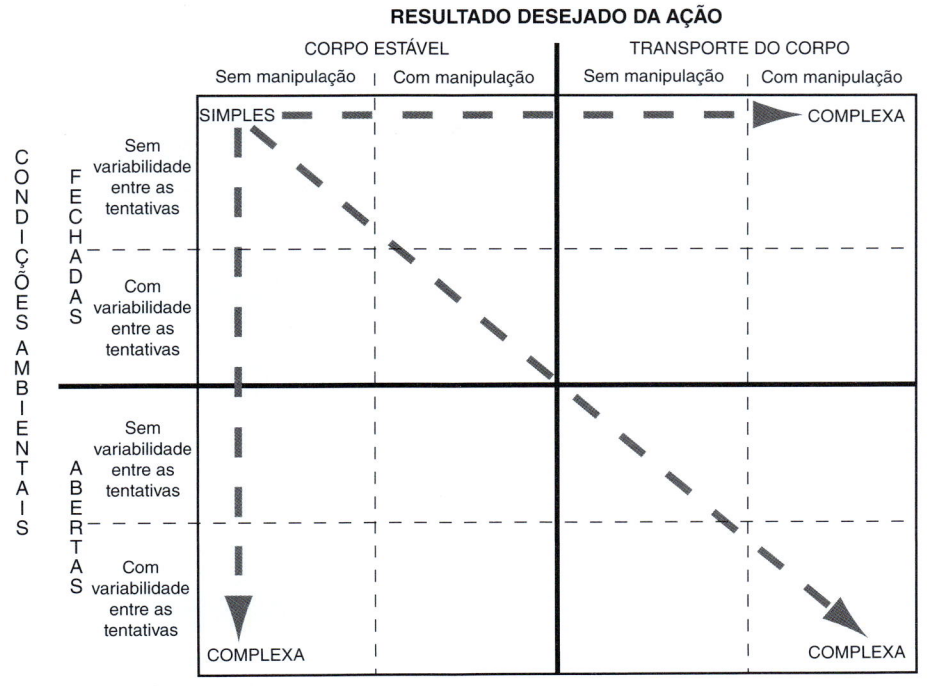

Figura 1.8 Taxonomia das tarefas motoras: dimensões da dificuldade da tarefa. (De Dennis, JK, McKeough, DM: Mobility. Em May, BJ [ed]: *Home Health and Rehabilitation – Concepts of Care*. FA Davis, Philadelphia, 1993, p.147, com permissão.)

	CORPO ESTÁVEL		TRANSPORTE DO CORPO	
	Sem manipulação	Com manipulação	Sem manipulação	Com manipulação
FECHADAS — Sem variabilidade entre as tentativas	Manter o equilíbrio sentado na cama enquanto o cuidador penteia seu cabelo Manter o equilíbrio em pé no *hall* enquanto o cuidador abotoa seu casaco	Sentar-se à mesa e comer uma refeição Sentar-se para calcular as despesas da casa Sentar-se à escrivaninha para escrever uma carta	Rolar na cama Sentar e levantar da cama Transferências na banheira Ir da cama para o banheiro usando o mesmo percurso diariamente	Carregar uma bandeja de comida ou bebidas da cozinha para a sala, usando a mesma bandeja e o mesmo percurso a cada vez
FECHADAS — Com variabilidade entre as tentativas	Manter o equilíbrio sentado em diferentes cadeiras da sala, por exemplo, cadeira de balanço, cadeira com encosto reto e sofá. Manter o equilíbrio em pé sobre superfícies diferentes: carpete, madeira	Ficar em pé na cozinha tirando objetos da lava-louças Sentar-se em um banquinho no quintal, inclinando-se para a frente para tirar as ervas daninhas da horta	Rolar em uma cama de casal e em uma de solteiro Sentar e levantar de diferentes alturas e superfícies Subir e descer de calçadas com diferentes alturas	Carregar uma bandeja de comidas ou bebidas da cozinha para a sala, usando diferentes bandejas e percursos de cada vez
ABERTAS — Sem variabilidade entre as tentativas	Manter o equilíbrio dentro de um elevador em movimento	Ajeitar os pacotes que está carregando quando em pé dentro de um elevador em movimento	Subir ou descer em uma escada rolante ou calçada rolante em movimento	Ajeitar os pacotes enquanto está subindo ou descendo em uma escada rolante
ABERTAS — Com variabilidade entre as tentativas	Manter o equilíbrio sentado ou em pé dentro de um ônibus em movimento	Beber um coquetel no convés de um navio	Caminhar Caminhar por uma sala onde haja crianças brincando	Fazer compras no supermercado Levar para passear um cachorro não acostumado a andar na coleira

Figura 1.9 Atividades da vida diária no contexto da taxonomia das tarefas motoras. (De Dennis, JK, McKeough, DM: Mobility. Em May, BJ [ed]: *Home Health and Rehabilitation - Concepts of Care*, 2.ed. FA Davis, Philadelphia, 1999, p.116, com permissão.)

abertos podem incluir manter o equilíbrio sentado ou em pé sobre uma superfície móvel (prancha de equilíbrio ou BOSU®) (Fig. 1.10), ficar em pé em um trem ou ônibus em movimento, subir escadas em um local cheio de pessoas, atravessar a rua em um cruzamento movimentado ou rebater o saque em uma partida de tênis ou voleibol. Durante tarefas como essas, o paciente precisa prever a velocidade e direção do movimento das pessoas ou objetos no ambiente, ou precisa prever a necessidade de fazer ajustes posturais ou de equilíbrio à medida que a superfície de apoio se move. Consequentemente, o paciente precisa adequar o desempenho das tarefas para que combinem com as condições impostas pelo ambiente.

Variabilidade do ambiente entre as tentativas – ausente ou presente. Quando o ambiente onde a tarefa é feita é constante (não se modifica) entre uma realização da tarefa e a seguinte, a variabilidade entre as tentativas está ausente. As condições ambientais para a tarefa são previsíveis; portanto, é necessária pouca atenção para a tarefa, o que normalmente possibilita ao paciente fazer duas tarefas ao mesmo tempo. Alguns exemplos de tarefas sem variabilidade entre as tentativas são a prática de técnicas seguras de levantar objetos usando uma caixa sempre com as mesmas dimensões e peso, praticar as tarefas de se levantar e sentar de

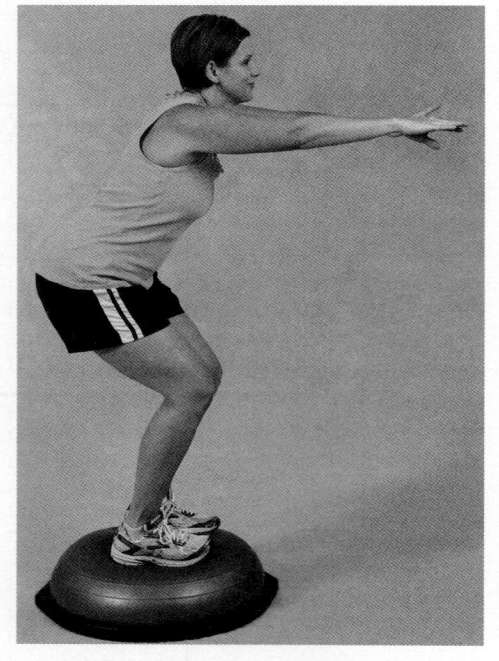

Figura 1.10 Aprender a manter o equilíbrio em pé sobre uma superfície instável é um exemplo de habilidade motora executada em ambiente aberto (em movimento).

uma mesma altura ou tipo de cadeira, ou andar sobre apenas um tipo de superfície.

A tarefa se torna mais complexa quando há variabilidade nas condições ambientais entre as tentativas, ou seja, quando as demandas se modificam de uma tentativa ou repetição da tarefa para a próxima. Com tal variabilidade, o paciente precisa monitorar continuamente as demandas do ambiente, que se modificam, e adaptar-se às novas circunstâncias usando uma variedade de estratégias de movimento para completar a tarefa. Erguer e carregar objetos de diferentes tamanhos e pesos, subir escadas de alturas diferentes ou caminhar sobre terrenos irregulares são tarefas com variabilidade entre as tentativas.

Corpo estável ou transporte do corpo. Além das condições ambientais, as tarefas são analisadas a partir da perspectiva da pessoa que as realiza. Tarefas que envolvem manter o corpo em uma posição estável (estacionária), tais como manter uma postura ereta, são consideradas tarefas simples, particularmente em condições de ambientes fechados. Quando os requisitos da tarefa exigem que o paciente se mova de um local para outro (transporte do corpo), como ao fazer uma transferência, caminhar, saltar ou subir uma escada, a tarefa é mais complexa. Quando uma tarefa com transporte do corpo é feita em um ambiente aberto e com variabilidade entre as tentativas, como ao andar em um corredor cheio de pessoas ou sobre superfícies de apoio diferentes como grama, cascalho e pavimento, a tarefa se torna ainda mais complexa e desafiadora.

Manipulação de objetos – ausente ou presente. Realizar uma tarefa que requer ou não atividades de manipulação com membros superiores também afeta o seu grau de dificuldade. Quando uma tarefa é feita sem manipulação do objeto, essa é considerada menos complexa do que se a manipulação for um requisito da tarefa. Carregar uma xícara de café sem derramar estando sozinho em casa e caminhando de um cômodo para o outro é uma tarefa mais complexa do que caminhar tendo as mãos livres. Fazer a mesma tarefa andando em uma calçada movimentada aumenta ainda mais a complexidade e dificuldade da tarefa.

Resumindo, a taxonomia das tarefas motoras de Gentile pode ser usada para analisar as características das tarefas funcionais no contexto das condições em que são executadas. A taxonomia proporciona uma base para estruturar sessões de tratamento individuais com um paciente ou para progredir o nível de dificuldade das tarefas motoras ao longo de um programa de treinamento funcional.

Estágios do aprendizado motor

Existem três estágios no aprendizado motor: cognitivo, associativo e autônomo.[44,131,163,164] As características de quem está aprendendo são diferentes em cada estágio do aprendizado e consequentemente afetam o tipo de estratégia e instrução escolhido pelo fisioterapeuta em um programa de exercícios e treinamento funcional.

Estágio cognitivo

Ao aprender um movimento que exige habilidade, primeiro o paciente precisa entender *o que* fazer; ou seja, o paciente precisa aprender a meta ou propósito e os requisitos do exercício ou tarefa funcional. Depois ele precisa aprender *como* fazer a tarefa motora de um modo seguro e correto. Nesse estágio, o paciente precisa pensar em cada componente ou sequência do movimento habilidoso. O paciente normalmente se concentra em como o seu corpo está alinhado e com que intensidade ou velocidade deve se mover. Em outras palavras, o paciente tenta pegar o "jeito" do exercício.

Como toda a atenção do paciente está geralmente direcionada para o desempenho correto da tarefa motora, distrações no ambiente, como uma sala de exercícios movimentada e ruidosa (um ambiente aberto), podem interferir inicialmente com o aprendizado. Durante esse estágio de aprendizado são comuns erros na execução, mas com a prática, que inclui correção de erros, o paciente aprende de maneira gradual a diferenciar o desempenho correto do incorreto, recebendo, a princípio, *feedback* frequente do fisioterapeuta e por fim monitorando seu próprio desempenho (autoavaliação).

Estágio associativo

O paciente passa a cometer erros com pouca frequência e a concentrar-se no refinamento das tarefas motoras durante o estágio associativo do aprendizado. O aprendizado enfoca a produção de movimentos mais padronizados e eficientes. A cadência dos movimentos e as distâncias movidas também podem ser refinadas. O paciente explora leves variações e modificações nas estratégias de movimento enquanto faz a tarefa em diferentes condições ambientais (variabilidade entre as tentativas). O paciente também usa a solução de problemas para corrigir erros quando esses ocorrem. Nesse estágio, o paciente requer pouco *feedback* do fisioterapeuta e, em vez disso, começa a prever os ajustes necessários e fazer as correções mesmo antes que os erros ocorram.

Estágio autônomo

Os movimentos são automáticos nesse estágio final do aprendizado. O paciente não precisa prestar muita atenção nos movimentos da tarefa, o que torna possível realizar outras tarefas simultaneamente. Ele também se adapta facilmente às variações nas demandas da tarefa e condições ambientais. É dada pouca ou nenhuma instrução nessa fase de aprendizado, a menos que o paciente encontre uma recorrência de sintomas ou outros problemas. Na verdade, a maioria dos pacientes recebe alta antes de alcançar esse estágio do aprendizado.

Variáveis que influenciam o aprendizado motor — considerações para a instrução de exercícios e para o treinamento funcional

O aprendizado motor é influenciado por muitas variáveis, algumas das quais podem ser manipuladas pelo fisioterapeuta durante a instrução dos exercícios ou treinamento funcional para facilitar o processo de aprendizado. Algumas dessas variáveis incluem considerações antes da prática, prática física ou mental e formas diversas de *feedback*. A compreensão dessas variáveis e do impacto no aprendizado motor é necessária para desenvolver estratégias para uma instrução de exercícios e treinamento funcional bem-sucedido. Nesta seção é apresentada uma visão geral das variáveis mais importantes que influenciam na aquisição e retenção de movimentos habilidosos durante cada fase do aprendizado motor. Como os conceitos e princípios de aprendizado motor englobam um conjunto de conhecimentos extenso, indica-se ao leitor vários recursos aprofundados para informações adicionais.[45,56,111,128,130,131,163,164,192]

Considerações prévias à prática

Muitas variáveis podem influenciar no aprendizado motor durante uma sessão de exercícios, mesmo antes de a prática começar. A *compreensão* pelo paciente do propósito de um exercício ou tarefa, assim como o interesse pela tarefa, afetam a aquisição e retenção da habilidade. Quanto mais significativa for para o paciente determinada tarefa, mais provavelmente ocorrerá o aprendizado. Incluir tarefas identificadas como importantes durante o exame inicial promovem o interesse do paciente.

A *atenção* para a tarefa que se tem em mãos também afeta o aprendizado. A capacidade de se concentrar na habilidade a ser aprendida sem influências do ambiente que causem distrações promove o aprendizado. As instruções dadas ao paciente antes da prática sobre a qual sua atenção deve ser direcionada durante a prática podem também afetar o aprendizado. Existem evidências em estudos sobre indivíduos sem deficiências de que o aprendizado é favorecido se a pessoa presta atenção aos desfechos do desempenho de uma tarefa em vez de atentar para os detalhes da própria tarefa.[116,200] Esse achado é abordado com mais detalhes adiante, em uma discussão sobre *feedback* e sua relação com o aprendizado motor.

A *demonstração* de uma tarefa antes de iniciar a prática também favorece o aprendizado. É normalmente útil para o paciente observar outra pessoa, em geral o fisioterapeuta ou possivelmente outro paciente, realizando de modo correto o exercício ou tarefa funcional e, então imitar essas ações. As *instruções verbais antes da prática* que descrevem a tarefa podem também facilitar a aquisição de uma habilidade, mas devem ser sucintas. Informações extensas sobre os requisitos da tarefa logo no início do processo de aprendizagem podem na verdade confundir o paciente em vez de favorecer o processo de aprendizagem.

Prática

O aprendizado motor ocorre como resultado direto da prática – ou seja, da execução repetida de um movimento ou série de movimentos de uma tarefa.[100,163,164] A prática é provavelmente a variável individual mais importante no aprendizado de uma habilidade motora. A *quantidade*, *tipo* e *variabilidade* de prática afetam diretamente a extensão da aquisição e retenção da habilidade.[128,163,164] Em geral, quanto mais um paciente pratica uma tarefa motora, mais rápi-

do ela é aprendida. No ambiente atual de prestação de serviços de saúde, a maior parte da prática de exercícios ou atividades funcionais ocorre em casa, independentemente da supervisão do fisioterapeuta. Normalmente esse profissional estabelece as condições práticas para o programa domiciliar antes da alta do paciente, fornecendo orientações sobre como aumentar a dificuldade das habilidades motoras recém-adquiridas durante os estágios mais avançados do aprendizado.

O tipo de estratégia prática escolhido também tem impacto significativo na velocidade em que uma tarefa motora é aprendida.[45,100,111,128,131,163,164,196] Tipos comuns de prática estão definidos no Quadro 1.19. O tipo de habilidade a ser aprendida (distinta, seriada ou contínua) e os estágios cognitivo e de aprendizado motor do paciente determinam quais estratégias para a prática são mais apropriadas do que outras.

Prática parcial **versus** *total.* A *prática parcial* tem se mostrado mais efetiva nos estágios iniciais do aprendizado para aquisição de habilidades seriadas complexas, que têm componentes simples e difíceis. Dependendo do estado cognitivo do paciente, geralmente é necessário praticar apenas as dimensões difíceis de uma tarefa antes de praticar a tarefa como um todo. A *prática total* é mais efetiva do que a prática parcial para a aquisição de habilidades contínuas, como caminhar e subir escadas, ou tarefas seriadas nas quais o impulso ou a cadência dos componentes é o enfoque central do processo de aprendizagem. A prática total é também usada para aprender tarefas distintas, tais como um exercício que envolva repetições de um único padrão de movimento.

Ordem da prática – bloqueada, aleatória ou aleatória/ bloqueada. Durante a fase inicial da reabilitação, a prática costuma ser dirigida para o aprendizado de apenas poucos exercícios ou tarefas motoras funcionais. Durante o estágio inicial (cognitivo) do aprendizado, no qual uma nova habilidade motora é adquirida, a prática bloqueada é a escolha apropriada, pois melhora rapidamente o desempenho de movimentos que exigem habilidade. Deve ser feita a transição para a prática aleatória ou aleatória-bloqueada o mais cedo possível para introduzir variabilidade no processo de aprendizagem. Variabilidade da prática refere-se a fazer leves ajustes (variações) nas condições de uma tarefa – por exemplo, variar a superfície de apoio ou os arredores onde uma tarefa é realizada.[56,163,164]

Embora a prática bloqueada inicialmente melhore o desempenho de forma mais rápida do que a prática aleatória, esta última leva a uma melhor retenção da habilidade e generalização das habilidades do que a prática bloqueada.[128] Acredita-se que variar um pouco as tarefas, como ocorre na prática aleatória, exige mais processamento cognitivo e solução de problemas do que a prática bloqueada e, portanto, culmina em uma maior retenção da habilidade recém-adquirida após o fim da prática. Contudo, a prática bloqueada pode ser preferível para pacientes com déficits cognitivos, pois a prática aleatória pode impor um desafio muito grande para o paciente e assim interferir no processo de aprendizagem.[103]

<table>
<tr><td colspan="2">QUADRO 1.19   Tipos de prática para o aprendizado motor</td></tr>
</table>

QUADRO 1.19 Tipos de prática para o aprendizado motor

Prática parcial *versus* integral

- *Prática parcial.* A tarefa é dividida em dimensões separadas. São praticados os componentes individuais e normalmente mais difíceis da tarefa. Depois de dominar os segmentos individuais, eles são combinados na sequência de modo que a tarefa como um todo possa ser praticada.
- *Prática integral.* A tarefa inteira é feita do começo ao fim e não é praticada em segmentos separados.

Prática bloqueada, aleatória e aleatória/bloqueada

- *Prática bloqueada.* A mesma tarefa ou série de exercícios ou tarefas é feita repetidamente sob as mesmas condições e com uma ordem previsível; por exemplo, o paciente pode praticar de forma consistente andar no mesmo ambiente, subir e descer de uma plataforma na mesma altura, levantar-se de cadeiras com a mesma altura ou levantar objetos de igual tamanho ou peso; portanto, a tarefa não se modifica entre uma repetição e a seguinte.
- *Prática aleatória.* São feitas leves variações da mesma tarefa em uma ordem imprevisível; por exemplo, o paciente pode praticar subir e descer de plataforma com alturas diferentes ou levantar de cadeiras de alturas e estilos diferentes em uma ordem aleatória; portanto, a tarefa é modificada em cada repetição.
- *Prática aleatória-bloqueada.* São feitas variações da mesma tarefa de forma aleatória, mas cada variação da tarefa é feita mais de uma vez; por exemplo, o paciente se levanta de uma cadeira com determinada altura ou estilo e, então, repete a mesma tarefa uma segunda vez antes de mudar para uma altura ou estilo diferente de cadeira.

Prática física *versus* prática mental

- *Prática física.* Os movimentos de um exercício ou tarefa funcional são realmente realizados.
- *Prática mental.* É feito um ensaio cognitivo de como uma tarefa motora é realizada antes de realmente fazer a tarefa; os termos *visualização* e *prática da imagem motora* são usados como sinônimo de prática mental.

A prática aleatória-bloqueada resulta em uma aquisição de habilidades mais rápida do que a prática aleatória e melhor retenção do que a prática bloqueada. Como a prática aleatória-bloqueada possibilita ao paciente realizar uma tarefa pelo menos duas vezes antes de mudar para outra variação da tarefa, essa forma de prática dá a ele a oportunidade de identificar e então corrigir imediatamente erros em uma sequência de movimentos antes de prosseguir para a próxima variação.[56,163]

Prática física versus prática mental. A prática física vem sendo há tempos a marca registrada da instrução de exercícios e treinamento funcional na fisioterapia, enquanto a prática mental (prática de imagem motora) tem suas raízes na psicologia esportiva e treinamento ligado aos esportes.[164,171] Ao longo das últimas décadas começou a ser investigada a aplicabilidade da prática mental como instrumento de tratamento na reabilitação de pacientes com deficiências do movimento, graças ao seu potencial.[45,195] Acredita-se que ensaiar mentalmente uma tarefa motora reforça o componente cognitivo do aprendizado motor, ou seja, aprende-se o que se deve fazer quando se realiza tarefa e a refinar seu modo de execução.

A maioria dos estudos apoia os achados de que a prática física de habilidades motoras, ao levar a cabo a tarefa, é superior à prática mental isolada para o aprendizado de tarefas motoras.[163,164] Contudo, tem sido mostrado que no treino esportivo e na reabilitação, a prática mental, quando usada junto à prática física, favorece a aquisição de habilidades motoras mais rapidamente do que quando se usa apenas a prática física.[111,112,128,133]

Feedback

O *feedback* é considerado a próxima variável mais importante que influencia o aprendizado, e fica atrás apenas da prática.[128] *Feedback* é uma informação sensorial recebida e processada pelo paciente em seu aprendizado durante ou após a realização ou a tentativa de realizar um movimento que requeira habilidade.[56,128,130,163,164] Existem muitos termos descritivos usados para diferenciar cada tipo de *feedback*. Os termos usados para descrever *feedback* baseiam-se na fonte do *feedback* (*intrínseco* ou *ampliado/extrínseco*), no enfoque (*conhecimento do desempenho* [CD] ou *conhecimento dos resultados* [CR]), e no momento ou frequência com que é dado o *feedback* (a *programação do feedback*). Os Quadros 1.20 e 1.21 identificam e definem os diferentes termos associados aos tipos e programas de *feedback*.

Vários fatores influenciam os tipos de *feedback* que podem ocorrer durante a instrução de exercícios ou o treinamento funcional, assim como na efetividade para aquisição de habilidades (desempenho) e retenção das habilidades (aprendizado). Por exemplo, o estado físico e cognitivo de um paciente e o estágio de aprendizado motor têm um impacto significativo no tipo de *feedback* que é mais efetivo e no momento e na frequência do *feedback* ampliado que é implementado durante as sessões de prática. Sugere-se também que o fisioterapeuta deve encorajar o paciente a dar informações sobre sua receptividade ao tipo e programação do *feedback* usados durante a prática, particularmente depois que o paciente atingiu certo nível de aquisição de habilidades. Essa participação ativa pode promover um senso de autocontrole no paciente e parece ter um impacto positivo no aprendizado.[116]

Para oferecer as formas mais efetivas de *feedback* durante a instrução do exercício e o treinamento funcional, é útil para o terapeuta compreender os benefícios e as limitações dos vários tipos e programações de *feedback* para aquisição e retenção de habilidades.

Feedback intrínseco. O *feedback* intrínseco vem de todos os sistemas sensoriais do paciente e não do fisioterapeuta, sendo derivado do desempenho ou da tentativa de desem-

---

QUADRO 1.20   Tipos de *feedback* associados ao aprendizado motor

Conhecimento do desempenho (CD) *versus* conhecimento dos resultados (CR)
- *CD*. O *feedback* intrínseco sentido durante uma tarefa ou o *feedback* ampliado, imediato, pós-tarefa (geralmente verbal) sobre a *natureza* ou *qualidade* do desempenho de uma tarefa motora.
- *CR*. *Feedback* imediato, pós-tarefa, sobre o *resultado* de uma tarefa motora.

Feedback intrínseco
- Pistas sensoriais que são inerentes à execução de uma tarefa motora.
- Surge diretamente do desempenho da tarefa, ou da tentativa de execução desta.
- Pode seguir imediatamente ao término de uma tarefa ou pode ocorrer mesmo antes que ela tenha sido completada.
- Com grande frequência envolve pistas proprioceptivas, cinestésicas, táteis, visuais ou auditivas.

Feedback ampliado (extrínseco)
- Pistas sensoriais de uma fonte externa que suplementam o *feedback* intrínseco; não são inerentes à execução da tarefa.
- Pode se originar de uma fonte mecânica ou de outra pessoa.

QUADRO 1.21   Programação do *feedback*

Feedback concorrente *versus* pós-resposta
- *Concorrente*. Ocorre durante a execução de uma tarefa, também conhecido como *feedback* em "tempo real".
- *Pós-resposta (terminal)*. Ocorre após o término ou a tentativa de terminar uma tarefa.

Feedback imediato, tardio e resumido
- *Imediato*. Informação dada diretamente após uma tarefa ser completada.
- *Tardio*. Há um intervalo de tempo antes que a informação seja dada, o que permite que o paciente reflita se a tarefa foi realizada do modo correto ou errado.
- *Resumido*. É dada uma informação sobre o desempenho médio de várias repetições de uma tarefa motora.

Feedback intermitente *versus* constante
- *Intermitente*. Ocorre de forma irregular, aleatória durante a prática de uma tarefa motora.
- *Constante*. Ocorre constantemente durante o curso de uma tarefa motora.

---

penho de qualquer movimento. O *feedback* intrínseco é inerente ao próprio movimento; ou seja, ocorre naturalmente durante ou após uma tarefa ser realizada.[56,128,163] Ele proporciona informações contínuas sobre a qualidade do movimento durante uma tarefa e sobre os desfechos (efeitos) de uma tarefa, especificamente se a meta da tarefa foi ou não alcançada. Na vida cotidiana, o *feedback* intrínseco é uma fonte contínua de informações que fornecem CD e CR enquanto a pessoa realiza atividades diárias ou tenta aprender novas habilidades motoras.

Feedback ampliado. A informação sobre o desempenho ou os resultados de uma tarefa que suplementa o *feedback* intrínseco é chamada de *feedback* ampliado.[128,163,164,198] Pode-se também usar para isso o termo *feedback* extrínseco.[56,131] Diferentemente do *feedback* intrínseco, o fisioterapeuta tem controle sobre o tipo, momento e frequência do *feedback* ampliado que é dado ao paciente durante o treinamento. O *feedback* ampliado pode ser dado durante ou na conclusão de uma tarefa, suprindo informações sobre a qualidade do desempenho (QD) ou a qualidade do desfecho de uma tarefa (QR).

Observação: embora o *feedback* ampliado seja um instrumento de instrução de uso comum para facilitar o aprendizado motor de pessoas saudáveis, acredita-se que seja particularmente necessário no ensino de habilidades motoras para pacientes com *feedback* intrínseco inadequado ou impreciso que sofreram deficiência dos sistemas sensoriais em decorrência de lesão ou doença.[56,128]

Os fisioterapeutas podem escolher entre várias formas de *feedback* ampliado/extrínseco para a instrução de exercícios e treinamento funcional.[56,69,130,198] Alguns exemplos incluem *feedback* verbal ou tátil proveniente diretamente do fisioterapeuta que está interagindo com o paciente durante a prática, e *feedback* visual ou *auditivo* proveniente de um dispositivo de imagens por ultrassom para reabilitação (Fig. 1.11), ou uma unidade de *biofeedback* eletromiográfico (EMG). Um vídeo da execução anterior é outra fonte de *feedback* visual ampliado.

CD versus CR. Nas últimas décadas a escolha e aplicação do *feedback* se modificaram nos estabelecimentos clínicos. Tradicionalmente, o fisioterapeuta fazia o paciente se concentrar nas informações sensoriais inerentes à tarefa motora (*feedback* intrínseco) para "pegar o jeito" dos movimentos na tarefa, por exemplo, a sensação da transferência de peso de um lado para o outro enquanto controlava os joelhos e mantinha o equilíbrio em pé. Ao mesmo tempo os fisioterapeutas forneciam *feedback* contínuo, geralmente verbal, sobre a qualidade da postura do paciente ou do controle dos joelhos (CP) durante a atividade de transferência de peso.

Contudo, as pesquisas, principalmente aquelas feitas com pessoas sem deficiências, mostram que direcionar a atenção da pessoa para os resultados dos movimentos (CR) em vez de direcionar para os detalhes dos próprios movimentos favorece o aprendizado (retenção de uma habilidade motora) de maneira mais efetiva.[200] Consequentemente, agora os terapeutas passaram a dar mais ênfase no fornecimento de *feedback* sobre os desfechos (efeitos) do desempenho de uma tarefa motora.[198]

De volta ao exemplo da transferência de peso: para empregar CR durante o treinamento funcional, o fisiotera-

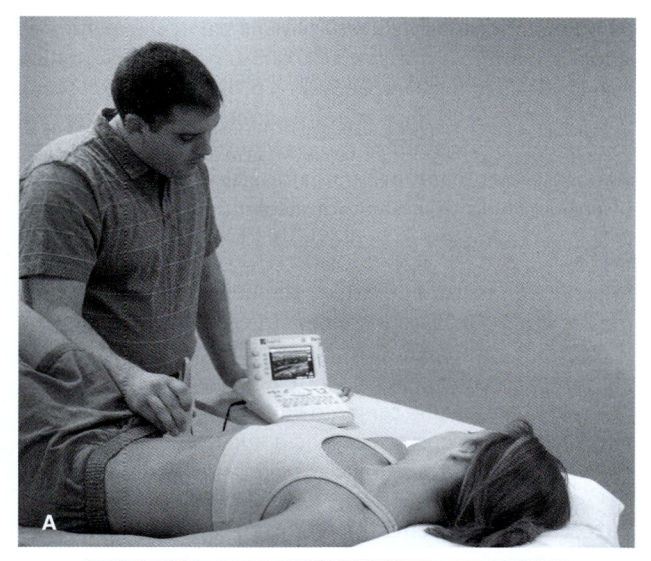
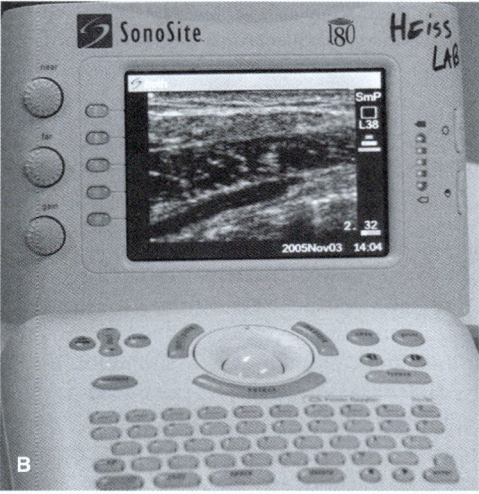

Figura 1.11 **(A, B)** Um aparelho de imagem por ultrassonografia fornece *feedback* ampliado (visual) na tela durante a instrução do exercício para ajudar o paciente a aprender como ativar os músculos transverso do abdome e oblíquo interno.

peuta coloca o paciente para fazer as transferências de peso tentando alcançar objetos colocados em diferentes posições, imediatamente fora da sua base de apoio. Ao dar ao paciente um alvo, a tarefa se torna direcionada para a meta, já que ele se concentra nos resultados pretendidos com o movimento. O paciente aprende, portanto, a julgar a efetividade de seus movimentos com base no *feedback* recebido das dicas externas.[116,200]

Programações do* feedback *– momento e frequência do* feedback *ampliado. A programação do *feedback* (ver Quadro 1.21) durante as sessões de prática envolve o momento e a frequência com que o *feedback* ampliado/extrínseco é dado. A programação do *feedback* afeta a aquisição e a retenção das habilidades motoras e deve ser ajustada durante o processo de aprendizagem.

O *feedback concorrente* é uma forma de *feedback* ampliado que ocorre em "tempo real", enquanto um paciente

está realizando ou tentando realizar a tarefa motora. O *feedback* visual proveniente de um aparelho de imagem por ultrassom usado na reabilitação (ver Fig. 1.11) é um exemplo de *feedback* concorrente e é útil quando um paciente está começando a aprender como realizar uma contração isométrica dos músculos estabilizadores do tronco, pois não ocorre um movimento observável no corpo.

Outra forma de *feedback* concorrente, o uso de *condução manual*, que provê pistas táteis para o paciente, pode ser necessário para a segurança do paciente e para ajudá-lo a entender os movimentos necessários em um exercício ou tarefa funcional. Contudo, o uso excessivo ou de longo prazo de condução manual pode prejudicar o aprendizado motor pelo fato de talvez não permitir que o paciente "erre com segurança" enquanto tenta compreender como realizar um movimento. Como já mencionado na discussão sobre os estágios de aprendizado motor, a autodetecção e a autocorreção de erros são absolutamente necessárias para que o aprendizado ocorra. A chave é usar a menor quantidade de *feedback* concorrente durante o menor tempo possível, para que o paciente não se torne dependente dessa estratégia para completar uma tarefa.[56]

O *feedback imediato após a resposta* é outra forma de *feedback* ampliado/extrínseco utilizado com frequência durante o estágio inicial do aprendizado. O fisioterapeuta fornece informações, em geral verbais, sobre o resultado da tarefa (CR) imediatamente após cada tentativa. Embora o *feedback* imediato após cada tentativa possa favorecer a aquisição inicial da habilidade, ele não fornece tempo para que o paciente solucione problemas e detecte erros sem a participação do fisioterapeuta. Em consequência, embora a aquisição inicial da habilidade possa ocorrer mais rapidamente, o aprendizado, que inclui retenção, é tardio.[163]

Como alternativas ao *feedback* imediato, o uso de *feedback tardio* proveniente do fisioterapeuta após cada repetição de uma tarefa ou exercício, ou o uso do *feedback resumido* após várias tentativas terem sido completadas, dá ao paciente tempo para solucionar problemas e fazer uma autoavaliação de como a tarefa foi realizada durante a prática, o que por sua vez promove a retenção e generalização das habilidades aprendidas. Embora o uso de esquemas de *feedback* tardio ou resumido possa estar associado a uma aquisição mais lenta das habilidades do que o *feedback* concorrente ou imediato depois de cada tentativa, acredita-se que essa demora em fornecer o *feedback* faz com que o paciente preste atenção ao *feedback* intrínseco inerente à tarefa.[56,163,197]

Evidências em foco

Em um estudo de pessoas sem deficiências, investigou-se o impacto de três esquemas de *feedback* (concorrente, imediato após a resposta e resumido).[197] Quando as pessoas praticavam uma atividade com apoio de peso parcial, aquelas que recebiam *feedback* visual concorrente (olhando para uma balança) alcançavam a habilidade mais rapidamente do que aquelas que recebiam um *feedback* após a resposta (imediato ou resumido). Contudo, os indivíduos que receberam *feedback* concorrente não se saíram tão bem no teste de retenção dois dias após o término da prática, em comparação com os indivíduos dos outros dois grupos que receberam *feedback* após a resposta. Além disso, observou-se que o *feedback* resumido favorecia a retenção em maior extensão do que o *feedback* imediato após a resposta.

A frequência com que um terapeuta provê *feedback* ampliado também deve ser considerada. Um princípio básico sobre o *feedback* ampliado é que "quanto menos, melhor". Embora seja necessária uma maior frequência de *feedback* durante o estágio cognitivo (inicial) do aprendizado, quando o paciente está no início do aprendizado de como realizar um exercício ou tarefa funcional, o uso excessivo ou prolongado de qualquer forma de *feedback* ampliado pode criar dependência de *feedback* e ser um impedimento para a autodetecção e correção de erros.[56,163,164] *Feedback* verbal excessivo, por exemplo, dado pelo terapeuta após cada tentativa, também pode causar distração e interromper a atenção do paciente na tarefa.

Em vez de prover *feedback* após cada repetição de um exercício, talvez o terapeuta considere variar a frequência do *feedback* (uma programação de *feedback* variável), dando ao paciente sugestões após mais do que uma única repetição e de forma variável e menos previsível. Tem sido mostrado que o *feedback* variável (*intermitente*) durante a prática promove a retenção de uma habilidade motora aprendida de modo mais efetivo que o *feedback constante* (*contínuo*) dado durante ou após cada repetição.[69] O terapeuta precisa ter em mente, contudo, que o *feedback* constante (contínuo) melhora a aquisição da habilidade (desempenho) mais rapidamente durante o estágio inicial do aprendizado, em comparação com o *feedback* variável (intermitente).[56]

Também é importante que a frequência do *feedback* vá diminuindo com o tempo para evitar o uso prolongado desse instrumento. O uso do *feedback* resumido, particularmente durante o estágio associativo do aprendizado, é uma estratégia efetiva para reduzir a quantidade total de *feedback* dado em uma sessão prática. À medida que o *feedback* ampliado é reduzido, o paciente precisa explorar leves modificações de uma estratégia de movimento e analisar os resultados. Isso promove a solução de problemas, automonitoramento e autocorreção, ações que, sem exceção, possibilitam ao paciente desempenhar as tarefas de modo independente e seguro e a transferir o aprendizado para novas condições de execução de tarefas.

Resumo da aplicação dos princípios de aprendizado motor na instrução dos exercícios

O Quadro 1.22 resume as informações discutidas nesta seção com respeito às qualidades do paciente e as estratégias efetivas para instrução de exercícios e treinamento funcional fundamentadas nos princípios e estágios do aprendizado motor.[44,130]

Adesão aos exercícios

Uma instrução efetiva do paciente para um programa de exercícios funcionalmente orientado precisa incluir mé-todos para promover a *adesão*. Isso é particularmente desafiador quando o paciente não está acostumado à prática regular de exercícios, ou quando o programa de exercícios precisa ser executado por um período extenso de tempo. Os desfechos positivos do tratamento dependem nem tanto de se elaborar um programa de exercícios "ideal" para um paciente, e sim de elaborar um programa que realmente seja seguido pelo paciente ou sua família.[81,82,186]

Observação: embora os termos *adesão* e *colaboração* sejam muitas vezes usados como sinônimos pelos profissionais e na literatura, o termo *adesão* foi escolhido para esta discussão por ter uma conotação mais forte de envolvimento ativo do paciente e de trabalho conjunto do paciente e fisioterapeuta. Em contraste, *colaboração* tende a implicar uma conotação mais passiva com respeito ao comportamento do paciente.

Fatores que influenciam a adesão a um programa de exercícios

Muitos fatores influenciam a adesão a um programa de exercícios.[28,60,64,81,82,110,116,127,168,186] Esses fatores podem ser agrupados em *várias* categorias: as características do paciente, fatores ligados à condição de saúde ou às deficiências do paciente e as variáveis relacionadas ao programa.

Fatores relacionados ao paciente

Os seguintes fatores relacionados ao paciente podem ter um impacto positivo ou negativo na adesão: a compreensão sobre sua condição de saúde, suas deficiências ou sobre o programa de exercícios; o nível de motivação, autodisciplina, atenção, memória, assim como disposição e receptividade para mudanças; o grau de fadiga ou estresse; a disponibilidade de tempo para se dedicar a um programa de exercícios; a autopercepção do paciente de sua compatibilidade com o fisioterapeuta ou seu grau de controle do programa de exercícios; contexto socioeconômico e cultural; as crenças e atitudes acerca do exercício e o valor que o paciente coloca no programa; e o acesso do paciente aos recursos. A idade e o gênero do paciente também influenciam na adesão a um programa de exercícios, e os homens apresentam taxas de adesão mais altas que as mulheres. A associação entre idade e adesão não é tão clara.

Fatores relacionados à condição de saúde ou às deficiências

Uma condição de saúde primária aguda ou crônica, sua gravidade ou estabilidade e deficiências relacionadas, assim como a presença de comorbidades, são fatores que, sem exceção, têm impacto na adesão. A dor é obviamente um impedimento à adesão e, portanto, deve ser minimizada em um programa de exercícios. Quando as deficiências são graves ou de longa duração, o estabelecimento de metas de curto prazo que possam ser alcançadas regularmente favorece a adesão a um programa de exercícios que precisará ser seguido durante um longo período de tempo.

Variáveis relacionadas ao programa

A complexidade e duração necessárias em um programa de exercícios, a adequação das instruções, supervisão

e *feedback* do fisioterapeuta; o fato de o paciente ter um retorno sobre o plano de atendimento e sua continuidade na passagem do nível ambulatorial para o nível domiciliar são fatores que, sem exceção, têm impacto na adesão. Programas que abordam o nível de interesse e as necessidades motivacionais do paciente têm maior índice de adesão. Nos atendimentos ambulatoriais a logística, tal como a localização e os horários de atendimento, a atmosfera do programa criada pelo fisioterapeuta/instrutor de exercícios, assim como a disponibilidade de suporte social e atenção individualizada ou aconselhamento dados pela equipe são também fatores importantes que favorecem a adesão.

Estratégias para melhorar a adesão

O fisioterapeuta deve esperar que a maioria dos pacientes não irá aderir de forma submissa a qualquer programa de tratamento, particularmente se exercícios regulares não faziam parte da sua vida antes da ocorrência da doença ou lesão. O máximo que um fisioterapeuta pode esperar é implementar estratégias que favoreçam a adesão. Algumas sugestões tiradas de várias fontes da literatura estão relacionadas no Quadro 1.23.[28,60,64,81,82,99,116,127,168,186]

QUADRO 1.22 Características do paciente e estratégias para instrução nos três estágios do aprendizado motor

ESTÁGIO COGNITIVO

Características do paciente
Precisa prestar atenção apenas à tarefa que tem em mãos; precisa pensar em cada passo ou componente; distrai-se com facilidade; começa a "pegar o jeito" do exercício; comete erros e altera a execução, particularmente quando recebe *feedback* ampliado; começa a diferenciar entre o desempenho correto e incorreto, seguro e inseguro.

Estratégias para instrução
- Inicie a instrução em um ambiente tranquilo (fechado).
- Identifique o propósito e a relevância do exercício ou tarefa funcional.
- Demonstre a execução ideal dos movimentos (imitação).
- Guie ou ajude inicialmente o paciente durante os movimentos. Reduza o *feedback* de orientação manual assim que o paciente puder controlar os movimentos com segurança.
- Saliente a distância e velocidade do movimento (até onde e com que velocidade deve se mover).
- Enfatize a importância dos movimentos controlados.
- Divida em partes os movimentos complexos quando for apropriado.
- Faça o paciente descrever verbalmente a sequência dos componentes do movimento.
- Faça com que o paciente demonstre cada exercício ou tarefa, mas pratique apenas poucas tarefas motoras. Faça poucas repetições e alterne as tarefas para garantir a segurança e evitar fadiga.
- Dê dicas sensoriais (*feedback* intrínseco) às quais o paciente deve prestar atenção.
- Forneça *feedback* positivo frequente e explícito, relacionado ao CD ou CR.
- Use várias formas de *feedback* (verbal, tátil, visual). Varie.
- Use no início o *feedback* após cada repetição para melhorar o desempenho (aquisição); de forma gradual, faça a transição para o *feedback* variável e tardio de modo a favorecer o aprendizado (retenção).

- Introduza o conceito de autoavaliação e autocorreção dos movimentos.
- Use no início a prática bloqueada; introduza de modo gradual a prática aleatória.
- Permita que tentativa e erro ocorram dentro de limites seguros.

ESTÁGIO ASSOCIATIVO

Características do paciente
Realiza as tarefas de modo mais coerente e com menos erros ou movimentos estranhos; executa os movimentos de modo bem organizado; refina os movimentos no exercício ou tarefa funcional; detecta e autocorrige os erros do movimento quando eles ocorrem; é menos dependente do *feedback* ampliado/extrínseco que vem do fisioterapeuta; e usa pistas prospectivas e prevê os erros antes que ocorram.

Estratégias para instrução
- Enfatize a prática de um maior número e variedade de movimentos ou tarefas.
- Aumente a complexidade do exercício ou tarefa.
- Varie a sequência dos exercícios ou tarefas praticados (prática em ordem aleatória).
- Permita que o paciente pratique de modo independente, com ênfase na solução de problemas e no uso de pistas proprioceptivas (*feedback* intrínseco) para a detecção de erro.
- Introduza a simulação de tarefas funcionais na sessão prática.
- Continue fornecendo *feedback* ampliado acerca do CD e CR, mas evite o uso de condução manual.
- Retarde o *feedback* ou use um esquema de *feedback* variável; assim o paciente terá a oportunidade de detectar erros e corrigi-los sozinho.
- Diminua a quantidade total de *feedback*, mas aumente a especificidade.
- Permita que o paciente realize uma série completa de exercícios ou várias repetições de uma tarefa funcional antes de dar *feedback* (*feedback* resumido).

(continua)

QUADRO 1.22 — Características do paciente e estratégias para instrução nos três estágios do aprendizado motor *(continuação)*

- Aumente o nível de distração no ambiente onde é feito o exercício.
- Prepare o paciente para executar o programa de exercícios em casa ou na comunidade.

ESTÁGIO AUTÔNOMO

Características do paciente

Executa o programa de exercícios ou tarefas funcionais de forma coerente e automática e enquanto realiza outras tarefas; aplica as estratégias de movimento aprendidas em situações ambientais cada vez mais difíceis ou novas; e, se apropriado, realiza a tarefa mais rapidamente ou por um período maior de tempo, com menos gasto de energia.

Estratégias para instrução

- Estabeleça uma série de atividades progressivamente mais difíceis que o paciente possa executar de modo independente; por exemplo, aumente a velocidade, distância e complexidade dos exercícios ou tarefa.
- Sugira modos de o paciente poder variar o exercício ou tarefa original e usar a tarefa em situações mais desafiadoras encontradas nas atividades cotidianas.
- Se o paciente ainda estiver em terapia, o que geralmente ocorre apenas para uma nova verificação, use pouco ou nenhum *feedback*, a menos que seja observado um erro de movimento significativo ou surja uma situação que possa se tornar perigosa.
- Dê assistência, conforme a necessidade, para integrar as habilidades motoras aprendidas a atividades de condicionamento físico ou esportes.

QUADRO 1.23 — Estratégias para promover a adesão a um programa de exercícios

- Explore e tente apreciar as crenças do paciente sobre exercitar-se ou o valor que o paciente coloca em exercitar-se como meio de "melhorar".
- Ajude o paciente a identificar benefícios pessoais derivados da adesão ao programa de exercícios.
- Explique a base teórica e a importância de cada exercício e atividade funcional.
- Identifique como exercícios específicos são elaborados para suprir metas ou resultados funcionais específicos centrados no paciente.
- Permita e encoraje o paciente a ter um retorno sobre a natureza e escopo do programa de exercícios, a escolha e agendamento da prática e *feedback* e as decisões de quando e com que extensão os exercícios serão progressivamente dificultados para favorecer o senso de autocontrole do paciente.

- Mantenha o programa de exercícios o mais breve possível.
- Identifique modos práticos e funcionalmente orientados de executar os exercícios escolhidos durante tarefas cotidianas.
- Faça o paciente manter um registro dos exercícios.
- Se possível, agende visitas de acompanhamento para rever ou modificar exercícios.
- Saliente os progressos específicos nos exercícios.
- Identifique barreiras à adesão (falta de tempo suficiente no dia para fazer os exercícios; desconforto durante os exercícios; falta dos equipamentos necessários); então, sugira soluções ou modifique o programa de exercícios.

ATIVIDADES DE APRENDIZADO INDEPENDENTE

Pensamento crítico e discussão

1. Analise de forma crítica sua própria história com os exercícios, ou a história de um membro da família. Identifique, então, como um regime de exercícios regulares poderia melhorar sua qualidade de vida ou a deles.
2. Pesquise quatro condições patológicas (doenças, lesões ou distúrbios) que resultam em deficiências primárias dos sistemas (1) musculoesquelético, (2) neuromuscular, (3) cardiovascular/pulmonar e (4) tegumentar. Identifique deficiências características (sinais e sintomas) associadas a cada patologia e levante uma hipótese sobre quais limitações funcionais e incapacidades são mais prováveis de se desenvolver.

3. Por que é essencial que o fisioterapeuta compreenda e seja capaz de articular (verbalmente ou de forma escrita) as inter-relações entre as deficiências que são tipicamente exibidas pelos pacientes e as diversas condições de saúde, limitações nas atividades e restrições à participação?
4. No mês passado você torceu o tornozelo (entorse em inversão) e precisou usar muletas por alguns dias, mas desde então tem andado de modo independente. A dor e o edema ainda retornam após uma atividade vigorosa e seu tornozelo parece instável em superfícies irregulares. Usando o modelo de funcionamento e incapacitação como referência, identifique limitações em atividades específicas e pelo menos uma restrição à participação

que provavelmente se desenvolveriam em sua vida como resultado de sua história e problemas atuais.

5. Usando seu conhecimento atual sobre procedimentos de exame, desenvolva uma lista de testes e medidas específicos que você provavelmente escolheria usar para examinar um paciente cujas deficiências primárias afetam os sistemas (1) musculoesquelético, (2) neuromuscular, (3) cardiovascular e/ou pulmonar e (4) tegumentar.

6. Solicitaram que você fizesse recomendações para a adoção de um ou mais instrumentos de medição novos para serem usados em seu consultório para coleta de dados e análise de desfechos funcionais centrados no paciente. Revise a literatura sobre avaliação musculoesquelética e identifique e resuma as características básicas de cinco instrumentos para medir limitações nas atividades associadas com deficiências musculoesqueléticas dos membros, pescoço ou tronco. Além disso, identifique e resuma as características básicas de cinco instrumentos de medida que avaliem a limitação da participação em seus papéis na sociedade, família ou trabalho.

7. Três pessoas recentemente sofreram fraturas semelhantes no quadril. Todas foram submetidas à redução aberta com fixação interna. Os pacientes eram: um estudante universitário com 19 anos de idade e sem outros problemas de saúde, que sofreu um acidente de carro e quer voltar para seu alojamento na universidade depois da alta hospitalar; uma pessoa com 60 anos de idade e estilo de vida um tanto quanto sedentário que planeja voltar para casa depois da reabilitação pós-operatória e deseja retornar para o trabalho no escritório o mais cedo possível; e uma pessoa de 85 anos de idade com osteoporose grave ligada à idade que mora há um ano em uma casa de repouso. Quais questões precisam ser consideradas ao serem identificadas as metas previstas e desfechos esperados e ao determinar intervenções apropriadas nos planos de atendimento desses pacientes? De que maneira as metas e desfechos esperados diferem para esses pacientes?

8. Identifique os componentes-chave do modelo de tratamento do paciente descritos neste capítulo e discuta como cada um desses componentes se relaciona ao uso potencial das intervenções por meio de exercícios terapêuticos.

9. Usando a taxonomia de tarefas motoras discutida neste capítulo, identifique atividades de simples a complexas que sejam necessárias ou importantes na vida cotidiana. Identifique pelo menos três atividades que caiam dentro das 16 condições variáveis descritas na taxonomia.

10. Você está visitando um paciente em sua casa para fazer o acompanhamento de um programa de exercícios pós-operatórios e a progressão das atividades funcionais iniciadas no hospital. O paciente é um analista de computação de 55 anos de idade que fez uma artroplastia total do joelho esquerdo 10 dias atrás. Você terminou o exame e a avaliação. Além de uma história de artrite degenerativa antiga no joelho esquerdo, o paciente não tem outros problemas significativos relacionados à saúde. Como esperado, o paciente tem dor e limitação na ADM do joelho esquerdo e diminuição na força do membro inferior esquerdo. O paciente está atualmente caminhando com muletas e apoia o peso conforme o tolerado sobre o membro inferior esquerdo. À medida que o paciente recuperar a força e a ADM, elabore uma série de tarefas motoras funcionais progressivamente mais desafiadoras que o paciente possa praticar com sua supervisão ou de forma independente em casa, baseando-se na taxonomia de tarefas motoras descritas neste capítulo.

REFERÊNCIAS BIBLIOGRÁFICAS

1. Allet, L, Burge, E, Monnin, D: ICF: clinical relevance for physiotherapy? A critical review. *Adv Physioth* 10:127–137, 2008.
2. American College of Sports Medicine: *ACSM's Guidelines for Exercise Testing and Prescription*, ed. 8. Philadelphia: Wolthers Kluwer/Lippincott Williams & Wilkins, 2010.
3. American College of Sports Medicine: Position stand: physical activity and bone health. *Med Sci Sports Exerc* 36:1985–1986, 2004.
4. American Physical Therapy Association: Guide to Physical Therapist Practice, ed. 2. *Phys Ther* 81:9–744, 2001, revised 2003.
5. American Physical Therapy Association: Guide to physical therapist practice, 3.0. Alexandria VA, 2014. Available at http://guidetoptpractice.org/. Accessed April 4, 2015.
6. American Physical Therapy Association: Today's physical therapist: a comprehensive review of a 21st century health care profession. Alexandria VA, 2011. Available at www.Moveforwardpt.com. Accessed March 31, 2015.
7. American Physical Therapy Association: PTNOW. Available at http://www.ptnow.org/ClinicalTools/Tests.aspx. Accessed June 26, 2015.
8. American Physical Therapy Association: APTA 2014 strategic plan. Alexandria VA, 2014. Available at www.apta.org/StrategicPlan. Accessed August 11, 2015.
9. Baker, SM, et al: Patient participation in physical therapy goal setting. *Phys Ther* 81:1118–1126, 2001.
10. Basmajian, J (ed): *Physical Rehabilitation Outcome Measures*. Toronto: Canadian Physiotherapy Association in cooperation with Health and Welfare Canada and Canada Communications Group, 1994.
11. Beaton, DE, and Schemitsch, E: Measures of health-related quality of life and physical function. *Clin Orthop* 413:90–105, 2003.
12. Beattie, P: Evidence-based practice in outpatient orthopedic physical therapy: using research findings to assist clinical decision-making. *Orthop Phys Ther Pract* 16:27–29, 2004.
13. Beattie, P, et al: Longitudinal continuity of care is associated with high patient satisfaction with physical therapy. *Phys Ther* 85(10):1046–1052, 2005.
14. Beattie, P, et al: MedRisk instrument for measuring patient satisfaction with physical therapy care: a psychometric analysis. *J Orthop Sports Phys Ther* 35:24–32, 2005.
15. Beneciuk, JM, Bishop, MD, and George, SZ: Clinical prediction rules for physical therapy interventions: a systematic review. *Phys Ther* 89(2): 114–124, 2009.
16. Bernsen, T: The future: documentation using the International Classification of Functioning, Disability and Health. In Kettenbach, G (ed): *Writing Patient/Client Notes: Ensuring Accuracy in Documentation*. Philadelphia: FA Davis, 2009, pp. 207–213.
17. Bloomfield, SA: Changes in musculoskeletal structure and function with prolonged bed rest. *Med Sci Sports Exerc* 29:197–206, 1997.

18. Boissonnault, WG: Prevalence of comorbid conditions, surgeries and medication use in a physical therapy outpatient population: a multi-centered study. *J Orthop Sports Phys Ther* 29:506–519, 1999.

19. Boissonnault, WG: Differential diagnosis: taking a step back before stepping forward. *PT Magazine Phys Ther* 8(11):46–54, 2000.

20. Boissonnault, WG: Patient health history including identification of health risk factors. In Boissonnault, WG (ed): *Primary Care for the Physical Therapist: Examination and Triage*. St. Louis: Elsevier Saunders, 2005, pp 55–65.

21. Boissonnault, WG: Review of systems. In Boissonnault, WG (ed): *Primary Care for the Physical Therapist: Examination and Triage*. St. Louis: Elsevier Saunders, 2005, pp 87–104.

22. Boissonnault, WG, and Badke, MB: Collecting health history information: the accuracy of a patient self-administered questionnaire in an orthopedic outpatient setting. *Phys Ther* 85:531–543, 2005.

23. Boissonnault, WG, Ross, MD: Physical therapists referring patients to physicians: a review of case reports and series. *J Orthop Sports Phys Ther* 42(5):446–454, 2012.

24. Botha-Scheepers, S, et al: Changes in outcome measures for impairment, activity limitation, and participation restriction over two years in osteoarthritis of the lower extremities. *Arthritis and Rheum* 59(12):1750–1755, 2008.

25. Brandt, EN Jr, and Pope, AM (eds): *Enabling America: Assessing the Role of Rehabilitation Science and Engineering*. Washington, DC: Institute of Medicine, National Academies Press, 1997.

26. Buckhave, EB, LaCour, K, Huniche, L: The meaning of activity and participation in everyday life when living with hand osteoarthritis. *Scand J Occup Ther* 21:24–30, 2014.

27. Butler, RJ, and Johnson, WG: Satisfaction with low back pain care. *Spine J* 8:510–521, 2008.

28. Campbell, R, et al: Why don't patients do their exercises? Understanding non-compliance with physical therapy in patients with osteoarthritis of the knee. *J Epidemiol Community Health* 55:132–138, 2001.

29. Carcia, CR, et al: Achilles pain, stiffness, and muscle power deficits: Achille's tendinitis–clinical practice guidelines linked to the International Classification of Functioning, Disability and Health from the Orthopedic Section of the American Physical Therapy Association. *J Orthop Sports Phys Ther* 40(9):A1–A26, 2010.

30. Charness, AL: Outcomes measurement: intervention versus outcomes. *Orthop Phys Ther Clin North Am* 3:147, 1994.

31. Chase, L, et al: Perceptions of physical therapists toward patient education. In Shepard, KF, Jensen, GM (eds): *Handbook of Teaching for Physical Therapists*. Boston: Butterworth Heinemann, 1997, p 225.

32. Childs, JD, and Cleland, JA: Development and application of clinical prediction rules to improve decision making in physical therapist practice. *Phys Ther* 86(1):122–131, 2006.

33. Childs, JD, et al: Neck pain: clinical practice guidelines linked to the International Classification of Functioning, Disability and Health from the Orthopedic Section of the American Physical Therapy Association. *J Orthop Sports Phys Ther* 38(9):A1–A24, 2008.

34. Cibulka, TM, et al: Hip pain and mobility deficits: hip osteoarthritis–clinical practice guidelines linked to the International Classification of Functioning, Disability and Health from the Orthopedic Section of the American Physical Therapy Association. *J Orthop Sports Phys Ther* 39(4):A1–A25, 2009.

35. Cleland, JA, et al: Development of a clinical prediction rule for guiding treatment of a subgroup of patients with neck pain: use of thoracic spine manipulation, exercise, and patient education. *Phys Ther* 87(1):9–23, 2007.

36. Coffin-Zadai, CA: Disabling our diagnostic dilemmas. *Phys Ther* 87:641–653, 2007.

37. Cormack, JC: Evidence-based practice: what it is and how to do it? *J Orthop Sports Phys Ther* 32:484–487, 2002.

38. Costa, LOP, et al: Core journals that publish clinical trials of physical therapy interventions. *Phys Ther* 90(11):1631–1640, 2010.

39. Cress, ME, et al: Functional training: muscle structure, function and performance in older women. *J Orthop Sports Phys Ther* 24:4–10, 1996.

40. Croakin, E: Osteopenia: implications for physical therapists managing patients of all ages. *PT Magazine Phys Ther* 9:80, 2001.

41. Dahl, TH: International Classification of Functioning, Disability and Health: an introduction and discussion of its potential impact on rehabilitation services and research. *J Rehabil Med* 34:201–204, 2002.

42. Dekker, J, et al: Diagnosis and treatment in physical therapy: an investigation of their relationship. *Phys Ther* 73:568–577, 1993.

43. DeLitto, A, and Snyder-Mackler, L: The diagnostic process: examples in orthopedic physical therapy. *Phys Ther* 75:203–211, 1995.

44. Dennis, JK, and McKeough, DM: Mobility. In May, BJ (ed): *Home Health and Rehabilitation: Concepts of Care*, ed. 2. Philadelphia: FA Davis, 1999, p 109.

45. Dickstein, R, and Deutsch, JE: Motor imagery in physical therapist practice. *Phys Ther* 87:942–953, 2007.

46. Edwards, I, et al: Clinical reasoning strategies in physical therapy. *Phys Ther* 84:312–330, 2004.

47. Ennis, K, Hawthorne, K, and Frownfelter, D: How physical therapists can strategically effect health outcomes for older adults with limited health literacy. *J Geriatr Phys Ther* 35:148–154, 2012

48. Escorpizo, R, et al: Creating an interface between the International Classification of Functioning, Disability and Health and physical therapist practice. *Phys Ther* 90(7):1053–1063, 2010.

49. Finger, ME, et al: Identification of intervention categories for physical therapy, based on the International Classification of Functioning, Disability and Health: a Delphi study. *Phys Ther* 86:1203–1220, 2006.

50. Francis, KT: Status of the year 2000 health goals for physical activity and fitness. *Phys Ther* 79:405–414, 1999.

51. Friedrich, M, Cernak, T, and Maderbacher, P: The effect of brochure use versus therapist teaching on patients' performing therapeutic exercise and on changes in impairment status. *Phys Ther* 76:1082–1088, 1996.

52. Fritz, JM: Clinical prediction rules in physical therapist practice: coming of age? *J Orthop Sports Phys Ther* 39(3):159–161, 2009.

53. Fritz, JM, and Wainner, RS: Examining diagnostic tests and evidence-based perspective. *Phys Ther* 81:1546–1564, 2001.

54. Fritz, JM: Evidence-based examination of diagnostic information. In Boissonnault, WG (ed): *Primary Care for the Physical Therapist: Examination and Triage*. St. Louis: Elsevier Saunders, 2005, pp 18–25.

55. Gahimer, JE, and Domboldt, E: Amount of patient education in physical therapy practice and perceived effects. *Phys Ther* 76:1089–1096, 1996.

56. Gentile, AM: Skill acquisition: action, movement, and neuromotor processes. In Carr, J, and Shepherd, R (eds): *Movement Science: Foundations for Physical Therapy in Rehabilitation*. Gaithersburg, MD: Aspen Publishers, 2000, pp 111–187.

57. Giallonardo, L: The guide to physical therapist practice: an overview for the orthopedic physical therapist. *Orthop Phys Ther Pract* 10:10, 1998.

58. Godges, JJ, and Irrgang, JJ: ICF-based practice guidelines for common musculoskeletal conditions. *J Orthop Sports Phys Ther* 38(4):167–168, 2008.

59. Goodman, CC, and Snyder, TEK: *Differential Diagnosis in Physical Therapy*, ed. 4. Philadelphia: Elsevier/Saunders, 2007.

60. Grindley, EJ, Zizzi, SS, and Nasypany, AM: Use of protection motivation theory, affect, and barriers to understand and predict adherence to outpatient rehabilitation. *Phys Ther* 88(12):1529–1540, 2008.

61. Guccione, A: Arthritis and the process of disablement. *Phys Ther* 74:408–414, 1994.

62. Guccione, A: Physical therapy diagnosis and the relationship between impairment and function. *Phys Ther* 71:449–503, 1991.

63. Guccione, AA, et al: Development and testing of a self-report instrument to measure actions: Outpatient Physical Therapy Improvement in Movement Assessment Log (OPTIMAL). *Phys Ther* 85:515–530, 2005.

64. Hardman, AE: Physical activity and health: current issues and research needs. *Int J Epidemiol* 30(5):1193–1197, 2001.

65. Harris, BA: Building documentation using a clinical decision-making model. In Stewart, DL, and Abeln, SH (eds): *Documenting Functional Outcomes in Physical Therapy.* St. Louis: Mosby-Year Book, 1993, p 81.

66. Hart, DL, Geril, AC, and Pfohl, RL: Outcomes process in daily practice. *PT Magazine Phys Ther* 5:68, 1997.

67. Heerkens, YF, et al: Impairments and disabilities: the difference: proposal for the adjustment of the International Classification of Impairments, Disabilities and Handicaps. *Phys Ther* 74:430–442, 1994.

68. Heick, JD, and Boissonnault, WG: Physical therapist recognition of signs and symptoms of infection after shoulder reconstruction: a patient case report. *Physiother Theory Pract* Feb29(2):166–73, 2013.

69. Herbert, WJ, Heiss, DG, and Basso, DM: Influence of feedback schedule in motor performance and learning of a lumbar multifidus muscle task using rehabilitative ultrasound imaging: a randomized clinical trial. *Phys Ther* 88(2):261–269, 2008.

70. Herman, KM, and Reese, CS: Relationship among selected measures of impairment, functional limitation, and disability in patients with cervical spine disorders. *Phys Ther* 81:903–914, 2001.

71. Hernandez, ME, Goldberg, A, and Alexander, NB: Decreased muscle strength relates to self-reported stooping, crouching, or kneeling difficulty in older adults. *Phys Ther* 90(1):67–74, 2010.

72. Hicks, GE, et al: Preliminary development of a clinical prediction rule for determining which patients with low back pain will respond to a stabilization exercise program. *Arch Phys Med Rehabil* 86:1753–1762, 2005.

73. Hodges, PW: Motor control. In Kolt, GS, and Snyder-Mackler, L (eds): *Physical Therapies in Sport and Exercise.* Edinburgh: Churchill Living- stone, 2003, pp 107–142.

74. Hush, JM, Cameron, K, and Mackey, M: Patient satisfaction with musculoskeletal physical therapy care: a systematic review. *Phys Ther* 91(1): 25–36, 2011.

75. ICIDH: *International Classification of Impairments, Disabilities and Handicaps: A Manual of Classification Relating to Consequences of Disease.* Geneva: World Health Organization, 1980.

76. ICF: *International Classification of Functioning, Disability and Health.* Geneva: World Health Organization, 2001.

77. ICF: *International Classification of Functioning, Disability and Health.* Geneva: World Health Organization, 2008.

78. Iverson, CA, Sutive, TG, and Crowell, MS: Lumbopelvic manipulation for the treatment of patients with patellofemoral pain syndrome: development of a clinical prediction rule. *J Orthop Sports Phys Ther* 38: 297–312, 2008.

79. Jensen, GM, Shepard, KF, and Hack, LM: The novice versus the experienced clinician: insights into the work of the physical therapist. *Phys Ther* 70:314–323, 1990.

80. Jensen, GM, et al: Attribute dimensions that distinguish master and novice physical therapy clinicians in orthopedic settings. *Phys Ther* 72:711–722, 1992.

81. Jensen, GM, and Lorish, C: Promoting patient cooperation with exercise programs: linking research, theory, and practice. *Arthritis Care Res* 7:181–189, 1994.

82. Jensen, GM, Lorish C, and Shepard, KF: Understanding patient receptivity to change: teaching for treatment adherence. In Shepard, KF, and Jensen, GM (eds): *Handbook of Teaching for Physical Therapists.* Boston: Butterworth-Heinemann, 1997, p 241.

83. Jensen, GM, et al: Expert practice in physical therapy. *Phys Ther* 80: 28–43, 2000.

84. Jette, AM: Diagnosis and classification by physical therapists: a special communication. *Phys Ther* 69:967–969, 1989.

85. Jette, AM: Physical disablement concepts for physical therapy research and practice. *Phys Ther* 74:380–386, 1994.

86. Jette, AM, et al: Exercise: It's never too late–the strong for life program. *Am J Public Health* 89:66–72, 1999.

87. Jette, AM: The changing language of disablement. *Phys Ther* 85:198–199, 2005.

88. Jette, AM: Toward a common language for function, disability, and health. *Phys Ther* 86:726–734, 2006.

89. Jette, AM, et al: Are the ICF activity and participation dimensions distinct? *J Rehabil Med* 35:145–149, 2003.

90. Jette, DU, et al: Evidence-based practice: beliefs, attitudes, knowledge, and behaviors of physical therapists. *Phys Ther* 83:786–805, 2003.

91. Jette, DU, et al: Decision-making ability of physical therapists: physical therapy intervention or medical referral. *Phys Ther* 86:1619–1629, 2006.

92. Jones, MA: Clinical reasoning in manual therapy. *Phys Ther* 72:875, 1992.

93. Jones, M, Jensen, G, and Rothstein, J: Clinical reasoning in physiotherapy. In Higgs, J, and Jones, M (eds): *Clinical Reasoning in the Health Professions.* Oxford: Butterworth-Heinemann, 1995, p 72.

94. Kauffman, TL, Nashner, LM, and Allison, LK: Balance is a critical parameter in orthopedic rehabilitation. *Orthop Phys Ther Clin N Am* 6:43–78, 1997.

95. Kelley, MJ, et al: Shoulder pain and mobility deficits: adhesive capsulitis. *J Orthop Sports Phys Ther* 43(5):A1–A31, 2013.

96. Kelo, MJ: Use of self-report disability measures in daily practice. *Orthop Phys Ther Pract* 11:22–27, 1999.

97. Kettenbach, G: *Writing Patient/Client Notes: Ensuring Accuracy in Documentation.* Philadelphia: FA Davis, 2009.

98. Krebs, DE, Jetle, AM, and Assmann, SF: Moderate exercise improves gait stability in disabled elders. *Arch Phys Med Rehabil* 79:1489–1495, 1998.

99. Lange, B, et al: Breathe: a game to motivate adherence of breathing exercises. *J Phys Ther Educ* 25(1):30–35, 2011.

100. Lee, T, and Swanson, L: What is repeated in a repetition: effects of practice conditions on motor skill acquisition. *Phys Ther* 71:150–156, 1991.

101. Leighton, RD, and Sheldon, MR: Model for teaching clinical decision making in a physical therapy professional curriculum. *J Phys Ther Educ* 11(Fall):23, 1997.

102. Lephart, S, Swanik, CB, and Fu, F: Reestablishing neuromuscular control. In Prentice, WE (ed): *Rehabilitation Techniques in Sports Medicine*, ed. 3. Boston: McGraw-Hill, 1999, p 88.

103. Lin, C-H, et al: Effect of task practice order in motor skill learning in adults with Parkinson's disease. *Phys Ther* 87(9):1120–113, 2007.

104. Logerstedt, DS, et al: Knee pain and mobility impairments: meniscal and articular cartilage lesions–clinical practice guidelines linked to the International Classification of Functioning, Disabilty and Health from the Orthopedic Section of the American Physical Therapy Association. *J Orthop Sports Phys Ther* 40(6):A1–A35, 2010.

105. Logerstedt, DS, et al: Knee stability and movement coordination impairments: knee ligament sprain–clinical practice guidelines linked to the International Classification of Functioning, Disability and Health from the Orthopedic Section of the American Physical Therapy Association. *J Orthop Sports Phys Ther* 40(4):A1–A37, 2010.

106. Lorish, C, and Gale, JR: Facilitating behavior change: strategies for education and practice. *J Phys Ther Educ* 13:31–37, 1999.

107. Lusardi, MM: Mobility and balance in later life. *Orthop Phys Ther Clin N Am* 6:305, 1997.

108. Magee, DJ: *Orthopedic Physical Assessment*, ed. 6. St. Louis: Elsevier/Saunders, 2013.

109. Maher, CG, et al: A description of the trials, reviews, and practice guidelines indexed in the PEDro database. *Phys Ther* 88(9):1068–1077, 2008.

110. Mahler, HI, Kulik, JA, and Tarazi, RY: Effects of videotape intervention at discharge on diet and exercise compliance after coronary bypass surgery. *J Cardiopulm Rehabil* 19(3):170–177, 1999.

111. Malouin, F, and Richards, CL: Mental practice for relearning locomotor skills. *Phys Ther* 90(2):240–251, 2010.

112. Maring, J: Effects of mental practice on rate of skill acquisition. *Phys Ther* 70:165–172, 1990.

113. May, BJ, and Dennis, JK: Clinical decision-making. In May, BJ (ed): *Home Health and Rehabilitation: Concepts of Care*, ed. 2. Philadelphia: FA Davis, 1999, p 21.

114. May, BJ, and Dennis, JK: Expert decision-making in physical therapy: a survey of practitioners. *Phys Ther* 71:190–202, 1991.

115. McArdle, WD, Katch, FI, and Katch, VL: *Nutrition, Energy, and Human Performance*, ed. 7. Philadelphia: Wolthers Kluwer/Lippincott Williams & Wilkins, 2009.

116. McNevin, NH, Wulf, G, and Carlson, C: Effects of attentional focus, self-control, and dyad training on motor learning: implications for physical rehabilitation. *Phys Ther* 80:373–385, 2000.

117. McPoil, TG, Martin, RL, and Cornwall, MW: Heel pain: Plantar fasciitis–clinical practice guidelines linked to the International Classification of Functioning, Disabilty, and Health from the Orthopedic Section of the American Physical Therapy Association. *The Journal of Orthop Sports Phys Ther* 38(4):A1–A18, 2008.

118. Michaleff, ZA, et al: CENTRAL, PEDro, PubMed, and EMBASE are the most comprehensive databases indexing randomized controlled trials of physical therapy interventions. *Phys Ther* 91(2):190–197, 2011.

119. Miller, PA, McKibbon, KA, and Haynes, RB: A quantitative analysis of research publications in physical therapy journals. *Phys Ther* 83: 123–131, 2003.

120. Miller-Spoto, M, and Gombatto, SP: Diagnostic labels assigned to patients with orthopedic conditions and the influence of the label on selection of interventions: a qualitative study of orthopaedic clinical specialists. *Phys Ther* 94:776–791, 2014.

121. Mueller, MJ, and Maluf, KS: Tissue adaptation to physical stress: a proposed "physical stress theory" to guide physical therapist practice, education, and research. *Phys Ther* 82:382–403, 2002.

122. Myers, JB, et al: Reflexive muscle activation alterations in shoulders with anterior glenohumeral instability. *Am J Sports Med* 32(4):1013–1021, 2004.

123. Nagi, S: Some conceptual issues in disability and rehabilitation. In Sussman MB (ed): *Sociology and Rehabilitation*. Washington, DC: American Sociological Association, 1965, pp 100–113.

124. Nagi, SZ: Disability concepts revisited: implications for prevention. In Pope, AM, and Tarlov, AR (eds): *Disability in America*. Washington, DC: National Academies Press, 1991.

125. Nashner, L: Sensory, neuromuscular and biomechanical contributions to human balance. In Duncan, P (ed): *Balance*. Alexandria, VA: American Physical Therapy Association, 1990, p 5.

126. National Advisory Board on Medical Rehabilitation Research, Draft V: *Report and Plan for Medical Rehabilitation Research*. Bethesda, MD: National Institutes of Health, 1992.

127. Nemshick, MT: Designing educational interventions for patients and families. In Shepard, KF, and Jensen, GM (eds): *Handbook of Teaching for Physical Therapists*. Boston: Butterworth-Heinemann, 1997, p 303.

128. Nicholson, DE: Teaching psychomotor skills. In Shepard, KF, and Jensen, GM (eds): *Handbook of Teaching for Physical Therapists*. Boston: Butterworth-Heinemann, 1997, p 271.

129. Norton, BJ: "Harnessing our collective professional power": diagnosis dialog. *Phys Ther* 87:635–638, 2007

130. O'Sullivan, SB, and Schmitz, TJ: *Improving Functional Outcomes*. Philadelphia: FA Davis, 2010.

131. O'Sullivan, SB, and Schmitz, TJ: *Physical Rehabilitation: Assessment and Treatment*, ed. 5. Philadelphia: FA Davis, 2007.

132. Ozer, MN, Payton, OD, and Nelson, CE: *Treatment Planning for Rehabilitation: A Patient-Centered Approach*. New York: McGraw-Hill, 2000.

133. Page, SJ, et al: Mental practice combined with physical practice for upper limb motor deficits in subacute stroke. *Phys Ther* 81:1455–1462, 2001.

134. Posner, JD, et al: Physical determinants in independence in mature women. *Arch Phys Med Rehabil* 76:373–380, 1995.

135. Philadelphia Panel: Evidence-based clinical practice guidelines on selected rehabilitation interventions for knee pain. *Phys Ther* 81: 1675–1700, 2001.

136. Philadelphia Panel: Evidence-based clinical practice guidelines on selected rehabilitation interventions for low back pain. *Phys Ther* 81: 1641–1674, 2001.

137. Philadelphia Panel: Evidence-based clinical practice guidelines on selected rehabilitation interventions for neck pain. *Phys Ther* 81: 1701–1717, 2001.

138. Philadelphia Panel: Evidence-based clinical practice guidelines on selected rehabilitation interventions for shoulder pain. *Phys Ther* 81: 1719–1730, 2001.

139. Philadelphia Panel: Evidence-based clinical practice guidelines on selected rehabilitation interventions: overview and methodology. *Phys Ther* 81:1629–1640, 2001.

140. Puthoff, ML, and Nielsen, DH: Relationships among impairments in lower extremity strength and power, functional limitations, and disability in older adults. *Phys Ther* 87(10):1334–1347, 2007.

141. Quinn, L, and Gordon, J: Documentation for Rehabilitation: A Guide to Clinical Decision Making, ed. 2, St. Louis: Saunders/Elsivier, 2010.

142. Randall, KE, and McEwen, IR: Writing patient-centered functional goals. *Phys Ther* 80(12):1197–1203, 2000.

143. Rantanen, T, et al: Disability, physical activity and muscle strength in older women: The Women's Health and Aging Study. *Arch Phys Med Rehabil* 80:130–135, 1999.

144. Rauch, A, et al: The utility of the ICF to identify and evaluate problems and needs in participation in spinal cord injury rehabilitation. *Top Spinal Cord Inj Rehabil* 15(4):72–86, 2010.

145. Reo, JA, and Mercer, VS: Effects of live, videotaped, or written instruction on learning an upper extremity exercise program. *Phys Ther* 84:622–633, 2004.

146. Riddle, DL, and Stratford, PW: Use of generic vs. region-specific functional status measures on patients with cervical spine disorders. *Phys Ther* 78:951–963, 1998.

147. Riddle, DL, et al: Preliminary validation of a clinical assessment for deep vein thrombosis in orthopedic outpatients. *Clin Orthop* 432:252–257, 2005.

148. Rivett, DA, and Higgs, J: Hypothesis generation in the clinical reasoning behavior of manual therapists. *J Phys Ther Educ* 11:40–49, 1997.

149. Rose, SJ: Physical therapy diagnosis: Role and function. *Phys Ther* 69:535–537, 1989.

150. Rothstein, JM: Disability and our identity. *Phys Ther* 74:375–378, 1994.

151. Rothstein, JM, and Echternach, JL: Hypothesis-oriented algorithm for clinicians: a method for evaluation and treatment planning. *Phys Ther* 66:1388–1394, 1986.

152. Rothstein, JM, Echternach, JL, and Riddle, DL: The Hypothesis-Oriented Algorithm for Clinicians II (HOAC II): A guide for patient management. *Phys Ther* 83:455–470, 2003.

153. Roush, SE, and Sharby, N: Disability reconsidered: the paradox of physical therapy. *Phys Ther* 91:1715–1727, 2011.

154. Roush, SE, and Sonstroen, RJ: Development of the Physical Therapy Outpatient Satisfaction Survey (PTOPS). *Phys Ther* 79:159–170, 1999.

155. Ruhland, JL, and Shields, RK: The effects of a home exercise program on impairment and health-related quality of life in persons with chronic peripheral neuropathies. *Phys Ther* 77:1026–1039, 1997.

156. Sackett, DL, et al: Evidence-based medicine: what it is and what it isn't. *BMJ* 312:71–72, 1996.

157. Sackett, DL, et al: *Evidence-Based Medicine: How to Practice and Teach EBM*, ed. 2. New York: Churchill Livingstone, 2000.

158. Sahrmann, SA: Diagnosis by physical therapists: a prerequisite for treatment. *Phys Ther* 68:1703–1706, 1988.

159. Sahrmann, S: Are physical therapists fulfilling their responsibilities as diagnosticians? *J Orthop Sports Phys Ther* 35:556–558, 2005.

160. Sahrmann, S: The human movement system: our professional identity. *Phys Ther* 94:1034–1042, 2014.

161. Scalzitti, DA: Evidence-based guidelines: application to clinical practice. *Phys Ther* 81:1622–1628, 2001.

162. Schenkman, M, and Butler, R: A model for multisystem evaluation, interpretation, and treatment of individuals with neurologic dysfunction. *Phys Ther* 69:538–547, 1989.

163. Schmidt, RA, and Lee, TD: *Motor Control and Learning: A Behavioral Emphasis*, ed. 4. Champaign, IL: Human Kinetics Publishers, 2005.

164. Schmidt, RA, and Wrisberg, CA: *Motor Learning and Performance: A Problem-Based Learning Approach*, ed. 3. Champaign, IL: Human Kinetics Publishers, 2004.

165. Schmitz, TJ: Coordination assessment. In O'Sullivan, SB, and Schmitz, TJ (eds): *Physical Rehabilitation: Assessment and Treatment*, ed. 4. Philadelphia: FA Davis, 2001, p 157.

166. Seyer, MA: Balance deficits: Examination, evaluation, and intervention. In Montgomery, PC, and Connolly, BH (eds): *Clinical Applications for Motor Control.* Thorofare, NJ: Slack, 2003, pp 271–306.

167. Seymour, CJ, and Dybel, GJ: Developing skillful clinical decision-making: evaluation of two classroom teaching strategies. *J Phys Ther Educ* 10:77–81, 1996.

168. Shuijs, EM, Kok, GJ, and van der Zee, J: Correlates of exercise compliance in physical therapy. *Phys Ther* 73:771–786, 1993.

169. Shumway-Cook, A, and Woollacott, MH: *Motor Control: Translating Research in Clinical Practice*, ed. 3. Philadelphia: Wolthers Kluwer/Lippincott Williams & Wilkins, 2007.

170. Shumway-Cook, A, et al: The effect of multidimensional exercises on balance, mobility and fall risk in community-dwelling older adults. *Phys Ther* 77:46–57, 1997.

171. Sidaway, B, and Trzaska, A: Can mental practice increase ankle dorsiflexor torque? *Phys Ther* 85:1053–1060, 2005.

172. Stanton, TR, et al: Critical appraisal of clinical prediction rules that aim to optimize treatment selection for musculoskeletal conditions. *Phys Ther* 90(6):843–859, 2010.

173. Steiner, WA, et al: Use of the ICF model as a clinical problem-solving tool in physical therapy and rehabilitation medicine. *Phys Ther* 82:1098–1107, 2002.

174. Stucki, G, Ewert, T, and Cieza, A: Value and application of the ICF in rehabilitation medicine. *Disabil Rehabil* 24:932–938, 2002.

175. Stucki, G: International Classification of Functioning, Disability and Health (ICF): a promising framework and classification for rehabilitation medicine. *Am J Phys Med Rehabil* 84(10):733–740, 2005.

176. Stucki, G, Cieza, A, and Melvin, J: International Classification of Functioning, Disability and Health: a unifying model for the conceptual description of the rehabilitation strategy. *J Rehabil Med* 39:279–285, 2007.

177. Sullivan, PE, and Markos, PD: *Clinical Decision Making in Therapeutic Exercise.* Norwalk, CT: Appleton & Lange, 1995.

178. Sutive, TG, et al: Development of a clinical prediction rule for diagnosing hip osteoarthritis in individuals with unilateral hip pain. *J Orthop Sports Phys Ther* 38:542–550, 2008.

179. Swanson, G: Functional outcome report: The next generation in physical therapy reporting. In Stewart, DL, and Abeln, SH (eds): *Documenting Functional Outcomes in Physical Therapy.* St. Louis: Mosby-Year Book, 1993, p 101.

180. Task Force for Standards of Measurement in Physical Therapy: Standards for tests and measurements in physical therapy practice. *Phys Ther* 71:589–622, 1991.

181. Taylor, JD, Fletcher, JP, and Tiarks, J: Impact of physical therapist-directed exercise counseling combined with fitness center-based exercise training on muscular strength and exercise capacity in people with type 2 diabetes: a randomized clinical trial. *Phys Ther* 89(9):884–892, 2009.

182. Taylor, NF, et al: Therapeutic exercise in physiotherapy practice is beneficial: a summary of systematic reviews 2002–2005. *Aust J Physiother* 53(1):7–16, 2007.

183. Thoomes, EJ, and Schmit, MS: Practical use of the HOAC-II for clinical decision-making and subsequent therapeutic interventions in an elite athlete with low back pain. *J Orthop Sports Phys Ther* 41(2):108–117, 2011.

184. *Towards a Common Language for Functioning, Disability and Health.* Geneva: World Health Organization, 2001. Available at: http://www. who.int/classifications/icf/training/ icfbeginnersguide.pdf. Accessed July 8, 2011.

185. Triffitt, PD: The relationship between motion of the shoulder and the stated ability to perform activities of daily living. *J Bone Joint Surg Am* 80(1):41–46, 1998.

186. Turk, D: Correlates of exercise compliance in physical therapy. *Phys Ther* 73:783–786, 1993.

187. Umphried, D: Physical therapy differential diagnosis in the clinical setting. *J Phys Ther Educ* 9:39, 1995.

188. U.S. Department of Health and Human Services, Office of Disease Prevention and Health Promotion: *Healthy People 2010.* Washington, DC, 1998. Available at: http://www.healthypeople.gov/. Accessed August 2006.

189. U.S. Department of Health and Human Services, Office of Disease Prevention and Health Promotion: Healthy People 2020. Washington, DC: Available at: http://www.healthypeople.gov/. Accessed June 2011.

190. U.S. Department of Health and Human Services, Office of Disease Prevention and Health Promotion: *National Action Plan to Improve Health Literacy.* Washington, DC, 2010. Available at http://www. health.gov/ communication/HLActionPlan/. Accessed June 2015.

191. U.S. Department of Health and Human Services, Public Health Service: *Healthy People 2000: National Health Promotion and Disease Prevention Objectives.* Washington, DC, 1991.

192. Van Sant, AE: Motor control, motor learning and motor development. In Montgomery, PC, Connolly, BH (eds): *Clinical Applications for Motor Control.* Thorofare, NJ: Slack, 2003, pp 25–52.

193. Verbrugge, L, and Jetle, A: The disablement process. *Soc Sci Med* 38:1, 1994.

194. Wainwright, SF, Shephard, K, and Harman, LB: Factors that influence the clinical decision making of novice and experienced physical therapists. *Phys Ther* 91(1):87–101, 2011.

195. Warner, L, and Mc Neill, ME: Mental imagery and its potential for physical therapy. *Phys Ther* 68:516–521, 1988.

196. Winstein, C, and Sullivan, K: Some distinctions on the motor learning/motor control distinction. *Neurol Rep* 21:42, 1997.

197. Winstein, C, et al: Learning a partial weight-bearing skill effectiveness of two forms of feedback. *Phys Ther* 76:985–993, 1996.

198. Winstein, C: Knowledge of results and motor learning: Implications for physical therapy. *Phys Ther* 71:140–149, 1991.

199. World Bank: World report on disability. Main report 2011. Washington, DC. Available at http://documents.worldbank.org/curated/en/2011/01/ 14440066/world-report-disability. Accessed June 30, 2015.

200. Wulf, G, Hob, M, and Prinz, W: Instructions for motor learning: differential effects of internal vs. external focus of attention. *J Motor Behav* 30: 169–179, 1998.

201. Zinny, NJ: Physical therapy management from physical therapy diagnosis: necessary but insufficient. *J Phys Ther Educ* 9:36, 1995.

202. Zinny, NJ: Diagnostic classification and orthopedic physical therapy practice: what we can learn from medicine. *J Orthop Sports Phys Ther* 34:105–109, 2004.

Prevenção, saúde e bem-estar

Susan A. Appling, PT, DPT, PHD, OCS, MTC

Karen Holtgrefe, PT, DHS, OCS

PALAVRAS-CHAVE E CONCEITOS 46

DOENÇAS CRÔNICAS, PREVENÇÃO E CUIDADOS DE SAÚDE 47
Condições crônicas ligadas a comportamentos 47
Custos dos serviços de saúde em decorrência de comportamentos de risco 47
Investimentos em prevenção 47

BEM-ESTAR 48

HEALTHY PEOPLE 2020 48

PAPEL DOS FISIOTERAPEUTAS NA PROMOÇÃO DA SAÚDE E DO BEM-ESTAR 49
Facilitação da transformação 50
Identificação de fatores de risco 52
Determinação da prontidão para mudar 53

DIRETRIZES PARA A ATIVIDADE FÍSICA 54
Recomendações para a atividade física 55

CONSIDERAÇÕES PARA PESSOAS COM DEFICIÊNCIA 55
Disparidades e riscos em saúde 55
Alcançar a equidade em saúde para pessoas com deficiência 56

ATENÇÃO PLENA: IMPLICAÇÕES PARA A SAÚDE E PARA O BEM-ESTAR 57
Definição de atenção plena 57
Meditação para a atenção plena 57
Respiração consciente 58
Alimentação com atenção plena 58

DESENVOLVIMENTO E IMPLEMENTAÇÃO DE UM PROGRAMA DE BEM-ESTAR 58
Exemplo de caso: exercício e osteoporose 59
Considerações adicionais para o desenvolvimento de programas de prevenção, saúde e bem-estar 60

ATIVIDADES DE APRENDIZADO INDEPENDENTE 62

Transformar a sociedade pela otimização do movimento para, com isso, melhorar a experiência humana.
Declaração de visão da APTA[8]

Não é de hoje que os fisioterapeutas atuam como defensores da prevenção, saúde e bem-estar. Esses profissionais não só trabalham com pacientes em um contexto de reabilitação, mas também têm a oportunidade de trabalhar com seus clientes de modo a melhorar a forma física, o bem-estar e a saúde em geral.[6,38] Seus papéis incluem: educação, intervenção direta, pesquisa, ativismo e consultas colaborativas, bem como a identificação de fatores de risco e a prestação de serviços para minorar esses riscos.[7] Com isso, os fisioterapeutas ajudam as pessoas a preencher a lacuna entre a doença e o bem-estar. Fisioterapeutas também trabalham no âmbito de suas comunidades com o intuito de influenciar e lutar pela adaptação dos ambientes, objetivando promover estilos de vida saudáveis para todos. Dessa forma, esses profissionais podem concretizar a visão da profissão de "transformar a sociedade pela otimização do movimento para, com isso, melhorar a experiência humana."[8]

PALAVRAS-CHAVE E CONCEITOS

Saúde. "Um estado de completo bem-estar físico, mental e social e não meramente a ausência de doença ou enfermidade."[84] "Um estado do indivíduo associado à inexistência de doenças, lesões e enfermidades, que também inclui um componente positivo (bem-estar) que está associado à qualidade de vida e ao bem-estar positivo".[4]

Bem-estar físico e mental. "Um estado do indivíduo que incorpora todas as facetas e dimensões da existência humana, inclusive a saúde física, a saúde emocional, a espiritualidade e a conectividade social."[4] "Um processo ativo pelo qual as pessoas se conscientizam e fazem escolhas em prol de uma existência mais bem-sucedida."[48]

Conhecimentos em saúde. "O grau em que os indivíduos têm a capacidade de obter, processar e entender as informações e serviços básicos de saúde necessários para que possam tomar as decisões apropriadas com relação à sua saúde."[70]

Promoção da saúde. "Qualquer esforço feito a fim de possibilitar que um indivíduo, grupo ou comunidade alcance a conscientização em relação à prevenção e ao bem-estar e capacitação para buscá-los."[4]

Saúde pública. "A prática de prevenir doenças e promover a boa saúde mediante o oferecimento dos recursos e a criação de ambientes que ajudem as pessoas a se manterem saudáveis."[9]

Qualidade de vida relacionada à saúde. "Um conceito amplo e multidimensional que, geralmente, envolve medidas autorrelatadas de saúde física e mental."[16]

Bem-estar. "Um desfecho positivo que é significativo para as pessoas e para muitos setores da sociedade, porque nos informa que as pessoas têm a percepção de que suas vidas estão indo bem."[19]

Condicionamento físico e atividade física. Ver o Capítulo 7.

DOENÇAS CRÔNICAS, PREVENÇÃO E CUIDADOS DE SAÚDE

As doenças crônicas não transmissíveis são as principais causas de morte e enfermidade nos Estados Unidos; elas são responsáveis por 7 das 10 principais causas de morte.[34,83] Em termos de mortalidade, as quatro principais condições crônicas são: doenças cardiovasculares, cânceres, doenças respiratórias crônicas e diabetes. Segundo os Centers for Disease Control and Prevention (CDC) (Centros de Controle e Prevenção de Doenças), as doenças crônicas são responsáveis por cerca de dois terços das mortes em todo o mundo.[18]

Condições crônicas ligadas a comportamentos

Condições crônicas são frequentemente atribuídas a comportamentos. Alguns comportamentos de risco comuns são o tabagismo e a exposição passiva ao cigarro, a inatividade física e falta de exercícios regulares, a má alimentação e nutrição e o consumo excessivo de bebidas alcoólicas. Muitas vezes esses comportamentos acarretam uma cascata de problemas de saúde, inclusive hipertensão arterial e acidente vascular encefálico, obesidade e diabetes. Aproximadamente 78 milhões de norte-americanos estão em maior risco de experimentar doenças cardíacas, diabetes e câncer como resultado exclusivo da obesidade.[69] Em 2013, mais de 76% dos adultos padeciam de pelo menos uma condição crônica, 19% tinham duas a três, e 4% tinham mais de quatro dessas condições.[17] Elas ocorrem comumente em pacientes/clientes sob cuidados dos fisioterapeutas; portanto, a avaliação dos fatores de risco deve ser parte integrante da prática fisioterapêutica.

Custos dos serviços de saúde em decorrência de comportamentos de risco

Os comportamentos de risco relacionados ao estilo de vida observados no parágrafo anterior resultam em aumento das despesas com cuidados de saúde. Em 2014, os EUA gastaram aproximadamente 3 trilhões de dólares em assistência médica, uma média de 9.523 dólares *per capita*, o que representa cerca de 17,5% do produto interno bruto daquele ano.[20] Segundo o CDC, nos EUA, o tratamento das pessoas com doenças crônicas é responsável por aproximadamente 86% dos gastos com saúde.[15] Embora o nível de gastos com serviços de saúde seja cerca de duas vezes maior do que em outras nações industrializadas, os EUA ocupam a 24ª posição entre esses 30 países em expectativa de vida.[9] A despesa com prevenção nos EUA é de apenas 3% de todos os gastos com saúde, enquanto cerca de 75% dos custos com serviços de saúde estão relacionados ao tratamento de condições amplamente evitáveis.[37]

Investimentos em prevenção

Para facilitar mudanças e melhorar os comportamentos ligados à saúde e, com isso, reduzir os custos e despesas com serviços de saúde, é fundamental que haja investimentos em prevenção. Um relatório de 2009 da Trust for America's Health descobriu que um investimento anual de 10 dólares *per capita* em programas de prevenção e bem-estar poderia levar a uma economia líquida de mais de 2,8 bilhões de dólares anuais em um a dois anos, e mais de 16 bilhões de dólares anuais dentro de cinco anos,[68] um retorno significativo do investimento. Tendo isso em vista, foi criado o *Prevention and Public Health Fund* (Fundo de Prevenção) como parte da Lei de Proteção ao Paciente e de Cuidados Acessíveis.[9] O objetivo do Fundo de Prevenção é fornecer dinheiro para investimentos em programas de saúde pública com o objetivo de melhorar a saúde das comunidades e da nação.[9] Desde a instalação do Fundo de Prevenção em 2012, já foram alocados mais de 4,7 bilhões de dólares para programas de prevenção e saúde pública.[54] Em geral, essas atividades e programas são comunitários e objetivam melhorar a saúde, com iniciativas de redução ou prevenção do uso do tabaco, de aumento das taxas de imunização, de facilitação do acesso aos serviços de saúde, de redução da transmissão do HIV, bem como aqueles programas que incentivam uma vida saudável em geral.[9] Os fisioterapeutas têm a oportunidade de facilitar as mudanças de comportamento para a redução dos fatores de risco nos clientes/pacientes com quem trabalham, diminuindo, assim, não apenas o fardo econômico representado por essas condições para o indivíduo e para a sociedade, mas também melhorando a saúde dos indivíduos e das comunidades em que vivem.

BEM-ESTAR

São várias as definições do termo e modelos dos componentes do bem-estar, mas em geral há concordância em relação à natureza multidimensional e interdependente do conceito de bem-estar.[2,13,24,48] A Tabela 2.1 resume os diversos componentes. O National Wellness Institute utiliza o Modelo das Seis Dimensões da Saúde (*Six Dimensions of Health Model* [SDH]), que abrange as dimensões social, ocupacional, espiritual, física, intelectual e emocional.[48] Adams, Bezner e Steinhardt descrevem seis domínios do bem-estar, que são: emocional, intelectual, físico, psicológico, societário e espiritual.[2] Esses autores conduziram a Pesquisa de Bem-estar Percebido (*Perceived Wellness Survey* [PWS]) com o objetivo de avaliar o bem-estar nos seus seis domínios, isoladamente e em suas inter-relações. Esse instrumento é de fácil administração e pontuação, o que aumenta sua utilidade clínica para o fisioterapeuta.[1] O Modelo para uma Vida Saudável (*Model for Healthy Living*), desenvolvido pelo Church Health Center de Memphis, Tennessee, considera os seguintes domínios: espiritualidade, movimento, saúde, trabalho, emocional, nutrição, família e amigos.[24] O Modelo de Roda da Vida para a Avaliação da Vida Saudável (*Model of Healthy Living Assessment Wheel),* ilus-trado na Figura 2.1, oferece uma descrição de cada domínio, bem como um sistema de classificação para autoavaliação dos pacientes.[23] Esse instrumento é de fácil administração e tem sido utilizado em ambientes comunitários e religiosos.

HEALTHY PEOPLE 2020

Em 1979, depois da publicação do relatório do secretário de Saúde dos EUA sobre a saúde da nação, o governo norte-americano formulou uma agenda nacional de prevenção. Atualmente, o Setor de Prevenção de Doenças e Promoção da Saúde do Departamento de Saúde e Serviços Humanos supervisiona essa agenda por meio do programa *Healthy People 2020.*[1,23,50,68] A visão do *Healthy People 2020* é "uma sociedade na qual todas as pessoas vivenciam existências longas e saudáveis."[72] Os quatro objetivos abrangentes dessa agenda são os seguintes:

- Ter uma vida mais longa e de alta qualidade, livre de doenças passíveis de prevenção, deficiências, lesões e mortes prematuras.
- Alcançar a igualdade em termos de saúde, eliminar disparidades e melhorar a saúde de todos os grupos de pessoas.

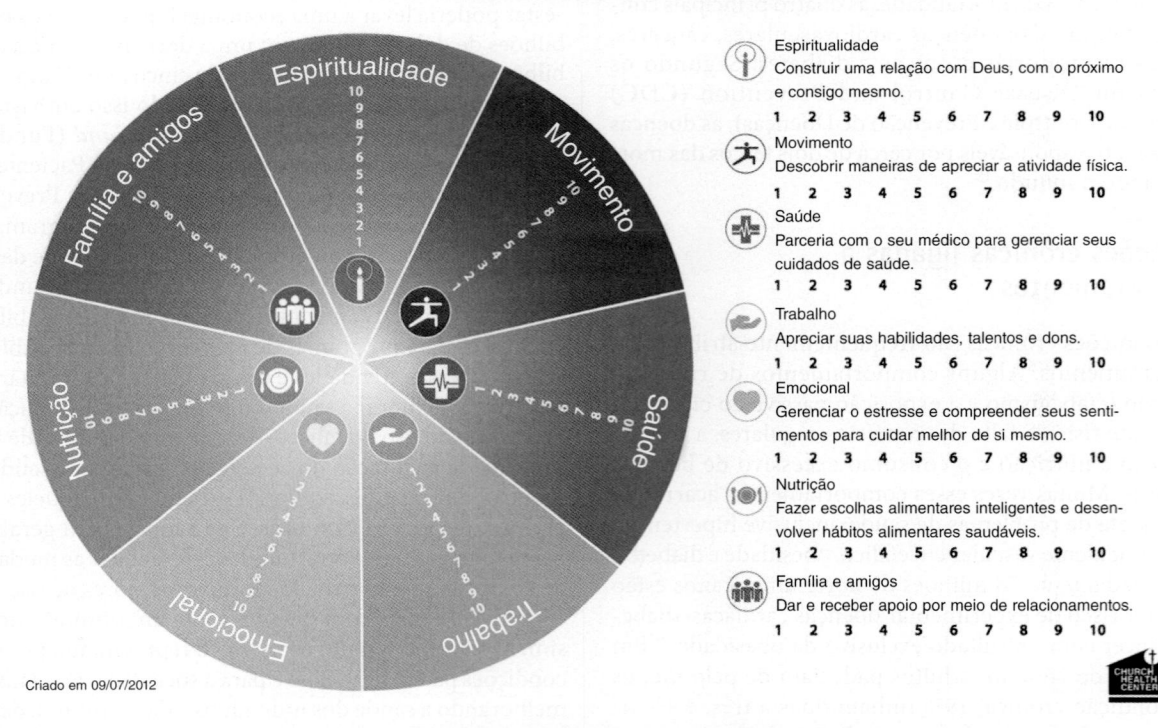

Figura 2.1   Modelo de roda da vida para a avaliação da vida saudável (De Church Health Reader, Spring, 2013,[24] com permissão. Disponível em http://chreader.org/wp-content/uploads/2014/12/Model-for-Healthy-Living-Assessment-Wheel.pdf).

TABELA 2.1	Domínios do bem-estar por modelo	
Domínio	**Descrição**	**Modelo**
Social	Interação e colaboração com sua comunidade ou ambiente; enfatiza a interdependência de si mesmo com os outros	Seis dimensões da saúde[48]
Social	A percepção de que outras pessoas importantes estão disponíveis para apoiá-lo e que as pessoas apoiam umas às outras	Modelo de bem-estar percebido[2,13]
Família e amigos	Dar e receber apoio por meio de relacionamentos	Modelo para uma vida saudável[24]
Ocupacional	Satisfação e enriquecimento pessoais na vida por meio do trabalho	Seis dimensões da saúde[48]
Trabalho	Apreciação de suas habilidades, talentos e dons	Modelo para uma vida saudável[24]
Espiritual	Encontrar e viver uma vida que tenha significado e propósito	Seis dimensões da saúde[48]
Espiritual	Um senso positivo de significado e propósito na vida	Modelo de bem-estar percebido[2,13]
Espiritualidade	Construção de uma relação com Deus, com o próximo e consigo mesmo	Modelo para uma vida saudável[24]
Físico	Fazer as escolhas nutricionais apropriadas e realizar atividades físicas regularmente	Seis dimensões da saúde[48]
Físico	Percepções e expectativas positivas quanto à saúde física	Modelo de bem-estar percebido[2,13]
Movimento	Descobrir maneiras de apreciar a atividade física	Modelo para uma vida saudável[24]
Intelectual	Utilizar ativamente a mente para o desenvolvimento de novas habilidades e o aprendizado de novas informações	Seis dimensões da saúde[48]
Intelectual	A percepção de que a pessoa fica internamente energizada por meio do grau apropriado de atividades intelectualmente estimulantes	Modelo de bem-estar percebido[2,13]
Emocional	Aceitação e controle de nossos sentimentos em todas as interações pessoais	Seis dimensões da saúde[48]
Emocional	Ter um firme senso de autoidentidade e um senso positivo de autoestima	Modelo de bem-estar percebido[2,13]
Emocional	Controlar o estresse e compreender seus sentimentos para melhor cuidar de si próprio	Modelo para uma vida saudável[24]
Psicológico	Uma percepção geral de que vivenciará desfechos positivos em relação aos eventos e circunstâncias da vida	Modelo de bem-estar percebido[2,13]
Clínico	Parceria com o seu médico para gerenciar seus cuidados de saúde	Modelo para uma vida saudável[24]
Nutrição	Fazer escolhas alimentares inteligentes e desenvolver hábitos alimentares saudáveis	Modelo para uma vida saudável[24]

- Criar ambientes sociais e físicos que promovam a saúde para todos.
- Promover a qualidade de vida, o desenvolvimento saudável e comportamentos saudáveis em todas as etapas da vida.

Principais indicadores de saúde. O *Healthy People 2020* contém 42 áreas temáticas e mais de 1.200 objetivos. Os principais indicadores de saúde (PIS), um subgrupo dos objetivos do *Healthy People 2020*, já foram identificados desde o programa *Healthy People 2010*. Os PIS foram selecionados com o objetivo de comunicar áreas e ações de alta prioridade, de modo a abordar os 26 objetivos identificados. As atuais áreas de tópicos dos PIS incluem o acesso ao atendimento; serviços de medicina preventiva; qualidade ambiental; lesão e violência; saúde materna, do lactente e da criança; saúde mental; nutrição, atividade física e obe-

sidade; saúde bucal; saúde reprodutiva e sexual; determinantes sociais da saúde; uso abusivo de substâncias; e tabagismo.[73] Uma atualização de progresso publicada em março de 2014 indica que, em geral, o progresso tem sido positivo para os PIS, visto que 14 dos 26 indicadores/objetivos (53,9%) alcançaram sua meta ou demonstraram melhora.[74,75]

PAPEL DOS FISIOTERAPEUTAS NA PROMOÇÃO DA SAÚDE E DO BEM-ESTAR

Vamos considerar a declaração de visão da American Physical Therapy Association (Associação Americana de Fisioterapia, APTA), "Transformar a sociedade pela otimização do movimento para, com isso, melhorar a experiência humana".[8] Idealmente, o movimento é proposital, eficiente – especialmente em termos de gasto energético – e diminui o risco de lesão ou o surgimento de comprometimentos ou incapacidades. A qualidade de vida se torna melhor com a capacidade da pessoa de se movimentar bem. Os fisioterapeutas estão dotados de uma experiência singular na avaliação e nas intervenções relativas a disfunções do sistema motor.

Facilitação da transformação

Os fisioterapeutas podem facilitar a transformação da sociedade por meio da prática habitual de trabalhar com pacientes em reabilitação após a ocorrência de uma lesão ou enfermidade, ou depois de uma cirurgia. Esses profissionais também podem facilitar essa transformação orientando seus pacientes/clientes no sentido de melhorar a saúde e o bem-estar; identificando os recursos da comunidade disponíveis para o cliente que apoiem um estilo de vida saudável; defendendo a criação de sistemas e recursos comunitários que deem suporte aos comportamentos e ambientes de melhoria da saúde; influenciando a política pública nos níveis local, estadual e nacional; e defendendo a redução das disparidades na área da saúde. Por meio do uso de raciocínio clínico, conhecimento, habilidades, e como especialistas no sistema motor humano, os fisioterapeutas podem transformar a sociedade ao ajudar seus pacientes/clientes a otimizar o movimento como uma forma de promover a saúde e bem-estar, prevenir ou reduzir deficiências e reduzir e/ou prevenir a incapacidade.

Promoção da saúde e mudança de comportamento

Graças à natureza do trabalho dos fisioterapeutas, com atendimentos prolongados a seus pacientes/clientes durante um certo tempo, esses profissionais estão "singularmente qualificados para liderar as abordagens às circunstâncias do estilo de vida".[32] Os fisioterapeutas têm a oportunidade de abordar não apenas deficiências e limitações funcionais específicas de seus pacientes/clientes, mas também promover sua saúde e influenciar mudanças no comportamento, de modo que o desfecho obtido seja a melhora da saúde e da função individual, além de melhorar a saúde da comunidade. Por meio da avaliação dos fatores de risco, das orientações em relação ao impacto dos fatores e comportamentos de risco, e de intervenções projetadas para que esses pacientes/clientes que abordem os diversos componentes do bem-estar, os fisioterapeutas podem ajudá-los a obter melhor saúde e melhor qualidade de vida relacionada com a saúde. O leitor poderá obter recursos úteis para o aconselhamento de pacientes e clientes em relação à nutrição e controle do peso em myplate. gov e no documento *Dietary Guidelines for Americans 2015-2020* [em inglês].[71] Os fisioterapeutas podem e devem incentivar seus pacientes/clientes para que aumentem a prática de atividades físicas, mantenham uma dieta nutritiva e controlem o peso, além de terem uma perspectiva positiva.

Avaliação do *status* de bem-estar

Os fisioterapeutas devem aproveitar a oportunidade de avaliar o *status* atual de bem-estar de seus pacientes/clientes com o uso de um instrumento de avaliação, por exemplo, a Pesquisa de bem-estar percebido ou o Modelo de roda da vida para a avaliação da vida saudável (ver Fig. 2.1).[1,23] Esses instrumentos são de fácil administração e possibilitam que o fisioterapeuta veja com mais clareza aspectos em relação ao bem-estar percebido em cada categoria, bem como em todos os domínios. É desejável que haja equilíbrio entre os domínios. Os desfechos das intervenções para esses domínios podem ser avaliados aplicando novamente esses instrumentos. Ao levantar o histórico do seu paciente/cliente, o fisioterapeuta deve incluir perguntas em relação ao estado geral de saúde e hábitos sociais e de saúde, por exemplo, o nível atual de atividade física, tabagismo, nutrição e controle de peso, adequação do sono e nível de estresse.[13] Além de perguntar sobre esses comportamentos, o fisioterapeuta deve discutir as opções de intervenção com seu paciente/cliente, como a identificação de programas de cessação do tabagismo ou de aconselhamento nutricional e para perda de peso disponíveis na área. A Tabela 2.2 descreve os comportamentos, conhecimentos e habilidades necessários aos fisioterapeutas para que esses profissionais possam incorporar a saúde e o bem-estar em sua prática.[13]

Funções do fisioterapeuta

Os papéis do fisioterapeuta na prevenção e na promoção da saúde e do bem-estar são os seguintes:[4]

- Identificar fatores de risco e intervenções com o objetivo de diminuir o risco em indivíduos e comunidades.
- Prevenir ou retardar a progressão do declínio funcional e da deficiência, além de melhorar a atividade em pessoas com um problema diagnosticado.
- Reduzir a incapacidade, mediante a restauração de habilidades e da independência em pessoas com condições crônicas.
- Rastreamento: identificação de indivíduos ou grupos que poderiam se beneficiar com orientações, intervenções ou encaminhamento para um profissional de saúde apropriado.
- Intervenção: oferecer intervenções conforme o que foi identificado nas sessões de triagem.
- Consultoria: prover experiência e conhecimento.
- Educação: prover informações sobre tópicos de prevenção, saúde, bem-estar e preparo físico.
- Investigação crítica: obter, sintetizar e utilizar pesquisas atuais, interpretar dados e/ou participar de pesquisas.
- Administração: planejar, desenvolver e gerenciar todos os aspectos de um projeto de prevenção ou bem-estar, incluindo orçamento, recursos humanos e espaço.

Atividades preventivas

Outros exemplos das diferentes atividades de prevenção podem ser encontrados na Tabela 2.3. Ao desenvolvê-las, é importante observar que existem três tipos diferentes:[4]

TABELA 2.2 Conhecimentos e habilidades dos fisioterapeutas para a saúde e o bem-estar[13]

Para todos os comportamentos: fisiopatologia normal e anormal, epidemiologia de lesões e doenças, fatores de risco, comportamentos para proteção da saúde, teorias das mudanças de comportamentos de saúde, abordagens ecológicas à mudança de comportamento, habilidades de aconselhamento, recursos locais e comunitários, coleta da história, construção de empatia e habilidade para avaliar a prontidão para mudar

Comportamento	Conhecimento	Habilidade
Atividade física	■ Prescrição de exercícios específicos à idade e à doença, para condições relacionadas ao estilo de vida ■ Diretrizes para atividade física	■ Habilidade de fazer a pergunta "Você é fisicamente ativo?" e orientar quando a resposta for "Não" ■ Experiência pessoal com a atividade física; modelo de conduta ■ Levantamento das atividades físicas ■ Prescrição de exercícios ■ Habilidades de aconselhamento, incluindo habilidade em entrevistas motivacionais ■ Controle do tempo (i. e., adequar a atividade física regular ao estilo de vida cotidiano)
Nutrição e controle do peso	■ Tendências e dados populacionais sobre nutrição ■ Diretrizes para sobrepeso e obesidade (p. ex., IMC) ■ Informações nutricionais básicas e recursos (p. ex., ChooseMyPlate.gov)	■ Capacidade de fazer perguntas como "Você come cinco porções de frutas e vegetais por dia?" e "Você bebe pelo menos 6-8 copos de água por dia?" e orientar quando a resposta for "Não" ■ Modelo de conduta para hábitos alimentares saudáveis ■ Rastreamento à procura de desnutrição, subnutrição e obesidade ■ Avaliação do IMC ■ Habilidades de aconselhamento, incluindo habilidade em entrevistas motivacionais ■ Capacidade de identificar a necessidade de encaminhamento a um nutricionista
Cessação do tabagismo	■ Informações e recursos para o tabagismo ■ 5 A ■ 5 R	■ Capacidade de fazer a pergunta "Você fuma?" e orientar quando a resposta for "sim" ■ Modelo de conduta para não fumar ■ Rastreamento à procura de tabagismo e desejo de parar de fumar ■ Habilidades de aconselhamento, incluindo habilidade em entrevistas motivacionais ■ Colaboração interprofissional ■ Prescrição de atividades físicas para promover e apoiar a cessação do tabagismo
Sono	■ Etiologia, fisiopatologia, diagnóstico, tratamento, prevenção e ônus para a saúde pública da perda do sono e seus transtornos ■ Recomendações quanto a hábitos de sono e condições que levam ao sono	■ Capacidade de fazer as perguntas "Você dorme de 7-8 horas por noite?", "Você se sente cansado pela manhã?", "Você dorme rapidamente?", "Você sente sonolência durante o dia?", "Você acorda à noite?" e orientar se as respostas indicarem higiene do sono precária ■ Modelo de conduta quanto a hábitos de sono saudáveis ■ Rastreamento à procura de distúrbios do sono ■ Capacidade de dar orientações em relação a hábitos de sono ideais ■ Capacidade de identificar a necessidade de encaminhamento a outro profissional ■ Prescrição de atividades físicas para melhorar o sono
Controle do estresse	■ Diferença entre estresse positivo e negativo ■ Teoria em apoio a técnicas de relaxamento ■ Papel da atividade física no controle do estresse ■ Teoria da resiliência	■ Capacidade de fazer a pergunta "Você se sente estressado?" e orientar quando a resposta for "Sim" ■ Modelo de conduta para o controle do estresse ■ Rastreamento à procura de estresse ■ Capacidade de passar instruções sobre técnicas de relaxamento (p. ex., respiração profunda, RPM, visualização, meditação, treinamento autogênico, *biofeedback*, massagem) ■ Prescrição de atividades físicas para controle do estresse, incluindo *tai chi* e ioga ■ Técnicas de administração do tempo ■ Capacidade de identificar a necessidade de encaminhamento para outro profissional

*Dados de Phys Ther 95(10):1433-1444, 2014, com permissão da American Physical Therapy Association. © 2015 American Physical Therapy Association[13]

TABELA 2.3 Atividades preventivas	
Rastreamento para avaliação de risco	**Promoção de saúde, bem-estar e preparo físico**
Escoliose	Orientações: folheto com informações para os pais sobre a identificação e o tratamento da escoliose idiopática.
Obesidade	Intervenção: desenvolver um programa de exercícios/condicionamento físico para adolescentes e adultos acima do peso. Incluir orientações em nutrição e controle do peso. Visitar myplate.gov para instrumentos de orientação e acompanhamento.
Osteoporose	Educação: desenvolver programas educativos na comunidade relacionados à osteoporose (importância do exercício, redução de quedas domésticas). Administração: desenvolver aulas de exercícios resistidos e com apoio de peso para pessoas com osteoporose.
Quedas	Investigação crítica: fazer uma revisão de literatura e identificar as medidas mais apropriadas para o risco de quedas. Intervenção: desenvolver programa de exercícios para aumentar a força, o equilíbrio e a coordenação em idosos.
Avaliação do local de trabalho	Consultoria: trabalhar com o departamento de recursos humanos de uma empresa para identificar modos de reduzir lesões no local de trabalho. Educação: orientar funcionários e gerências sobre mecânica corporal apropriada, replanejamento dos postos de trabalho, e formas de diminuir o risco de ocorrência de lesões.

- *Prevenção primária:* prevenir um problema ou condição específica em uma pessoa ou comunidade de risco; por exemplo, desenvolver programas de preparo físico para crianças com o objetivo de prevenir a obesidade, ou um programa de prevenção de lesões nas costas para empregados de depósitos, armazéns etc.
- *Prevenção secundária:* diminuir a duração e a gravidade da doença; por exemplo, desenvolver programas de exercícios resistidos para pessoas com osteoporose.
- *Prevenção terciária:* diminuir o grau de incapacidade e promover a reabilitação de pessoas com doenças crônicas ou irreversíveis; por exemplo, desenvolver programas de preparo físico para indivíduos com lesão medular.

Evidências em foco

Norman et al.[50] avaliaram o bem-estar psicológico (*Positive Affect Balance Scale*), sintomas de depressão (*Edinburgh Postnatal Depressions Scale*) e atividade física (minutos por semana) em mulheres pós-parto. O grupo de intervenção (n = 62) participou de um programa de exercícios e educação por 8 semanas conduzido por um terapeuta de saúde física da mulher, enquanto o grupo controle (n = 73) recebeu por correio o mesmo material educativo ao longo de 8 semanas. O grupo de intervenção teve uma diferença significativa no bem-estar (melhora p = 0,007) e um risco reduzido de desenvolver depressão pós-parto (P < 0,001) comparado com o grupo controle, mas sem diferença na quantidade de atividade física.

Identificação de fatores de risco

Ao desenvolver programas específicos relacionados à saúde, bem-estar e preparo físico, é importante conduzir triagens de pré-participação e análise dos riscos. Como indicação, o leitor pode consultar o guia do ACMS[1] (American College of Sports Medicine), no qual se encontram várias ferramentas de análise dos fatores envolvidos nessa triagem.

Avaliação pré-participação

Antes de iniciar um programa de exercícios de intensidade moderada, diversas perguntas devem ser feitas à pessoa, como exemplificado no Quadro 2.1.[65] Pessoas com uma ou mais respostas afirmativas devem ser avaliadas em maior profundidade, e talvez seja preciso consultar um médico previamente ao início de certas atividades (ver Apêndice após o Cap. 24). Para aqueles com maior desempenho, o fisioterapeuta poderá recorrer aos instrumentos

QUADRO 2.1   Questões usadas na pré-triagem para atividades
1. Você já foi diagnosticado com algum problema cardíaco?
2. Você já foi aconselhado a fazer atividades físicas somente com a supervisão de um médico?
3. Você sente dor torácica quando faz atividades físicas?
4. Você sentiu alguma dor torácica no último mês, sem que estivesse fisicamente ativo?
5. Você já foi diagnosticado com artrite ou osteoporose ou sentiu um aumento da dor em suas articulações ao exercitar-se fisicamente?
6. Atualmente, você toma remédios prescritos para pressão arterial ou para um problema cardíaco?
7. Às vezes você perde o equilíbrio ou a consciência?
8. Você está ciente de alguma condição que possa impedi-lo de praticar atividades físicas?

Functional Movement Screen (FMS) e *Selective Functional Movement Assessment* (SFMA) para avaliar padrões de movimento com sete atividades.[25,26] O FMS tem sido usado na avaliação de atletas, bombeiros e militares. A SFMA é uma avaliação semelhante, mas é usada para pessoas sabidamente com dor musculoesquelética.[22,28,41,51]

Avaliação de risco

Uma avaliação concernente aos fatores de risco associados a condições específicas, tais como doença arterial coronariana (DAC) e osteoporose, deve ser feita com o participante, como mostrado no Quadro 2.2.[3,47] A identificação de fatores de risco fornece bases ao fisioterapeuta, ao decidir como deverá proceder. Caso sejam identificados múltiplos fatores de risco, como aqueles associados à DAC, talvez haja necessidade de encaminhar o participante a um médico previamente ao início do programa. Contudo, se os fatores de risco forem mínimos, o fisioterapeuta deverá monitorar e desenvolver as atividades ou exercícios escolhidos dentro das diretrizes estabelecidas (ver Cap. 7 para diretrizes relacionadas ao exercício aeróbio).

Uma pessoa na qual fatores de riscos relacionados à osteoporose tenham sido identificados talvez necessite de uma avaliação adicional de equilíbrio e força. Dessa forma, o fisioterapeuta pode desenvolver um programa de exercícios apropriado para a redução do risco de lesão. (Ver Cap. 6 para precauções durante o treinamento resistido e o Cap. 8 para programas de equilíbrio).

QUADRO 2.2	Fatores de risco para a doença arterial coronariana e osteoporose

Fatores de risco para a doença arterial coronariana
- História familiar
- Tabagismo
- Hipertensão arterial
- Hipercolesterolemia
- Nível anormal de glicose em jejum
- Obesidade
- Estilo de vida sedentário

Fatores de risco para a osteoporose
- Densidade mineral óssea de -2,5 ou menos
- Pós-menopausa
- Ascendência caucasiana ou asiática
- História familiar de osteoporose
- Baixo peso corporal
- Estilo de vida sedentário
- Níveis insuficientes de cálcio e vitamina E
- Quantidades insuficientes de frutas e vegetais na dieta
- Tabagismo
- Consumo excessivo de álcool
- Repouso prolongado no leito
- Uso prolongado de corticosteroides e de outros medicamentos, inclusive inibidores seletivos da recaptação de serotonina, inibidores da bomba de prótons e alguns antiácidos

Determinação da prontidão para mudar

Após completar as triagens de pré-participação e de risco, mas antes da elaboração de um programa específico para uma pessoa, é importante saber como a pessoa está em termos de prontidão para a mudança de comportamento. Existem diversas teorias e modelos relacionados a intervenções para promoção da saúde que explicam de que forma a mudança de comportamento acontece, e a compreensão dessas teorias de mudança comportamental pode ajudar a guiar o fisioterapeuta e o cliente ao objetivo desejado.

Teorias das mudanças de comportamento

Teoria social cognitiva. A premissa subjacente à teoria social cognitiva é que a aprendizagem ocorre em um contexto social com uma interação dinâmica e recíproca entre processos cognitivos, o ambiente e o comportamento.[11,12] O indivíduo precisa acreditar que pode mudar determinado comportamento e que a mudança desse comportamento levará a desfechos positivos que superam os possíveis desfechos negativos que possam vir a ocorrer.[27,33,42,44,67] Por exemplo, um paciente/cliente que queira perder peso, além do desejo de mudar o comportamento ou comportamentos que causam o aumento de peso, precisa acreditar em sua própria capacidade de mudança (autoeficácia) e que o resultado promoverá a melhora de sua saúde. Caso o paciente decida perder peso por meio de exercícios, será necessário dar instruções claras sobre como realizar e progredir no programa, além de *feedbacks* sobre seu desempenho, de modo a alcançar o resultado final de redução de peso. A autoeficácia é um conceito no âmbito desse modelo. Muitos pesquisadores identificaram a autoeficácia positiva como a chave para uma participação bem-sucedida na atividade física.[56,64,80]

Modelo de crenças em saúde. O modelo de crenças em saúde (MCS), uma das abordagens psicossociais mais influentes e utilizadas de forma ampla para explicar o comportamento relacionado à saúde, foi inicialmente criado para explicar o fracasso de algumas pessoas em participar de programas de prevenção ou detecção de doenças.[27,59] O MCS possui seis conceitos: suscetibilidade percebida, gravidade percebida, benefícios percebidos, barreiras percebidas, pistas para a ação, e autoeficácia.[59] Em primeiro lugar, a pessoa precisa estar preocupada com a possibilidade de desenvolver uma enfermidade (percepção de risco, mediada pela suscetibilidade e gravidade percebidas da doença). Segundo, a pessoa precisa acreditar que seguindo as recomendações de saúde será possível alcançar os resultados desejados (autoeficácia) e que, ao fazê-lo, é possível alcançar o desfecho desejado (benefício percebido). A probabilidade de realizar a ação preventiva é mediada pelos benefícios percebidos menos as barreiras percebidas para tal ação. Os fatores modificadores da ameaça percebida incluem as sugestões para ação, por exemplo, um cartão de lembrete do dentista, campanhas divulgadas na mídia, ou a enfermidade de um ente querido.[27] Usando o exemplo de perda de peso, a pessoa precisa acreditar que, se permanecer acima do peso, correrá um risco maior de desenvolver doenças cardíacas (percepção de perigo), e esse perigo pode ser ainda maior em virtude da história familiar. O indivíduo pode compreender que a mudança da dieta talvez o ajude a perder peso, mas não está seguro sobre o melhor meio de proceder, ou se poderá mesmo ser bem-sucedido com a dieta. Ele ainda pode considerar a possibilidade de entrar em um programa de perda de peso, mas não tem certeza se conseguirá arcar com os custos semanais (percepção das barreiras). Caso o risco percebido seja suficientemente alto, a pessoa poderá optar por entrar no programa de perda de peso para alcançar o benefício desejado, ou optar por um método diferente que tenha um custo mais baixo, por exemplo, o uso de recursos da internet, como myplate.gov.

Modelo transteórico. O modelo transteórico (MTT), também conhecido como modelo dos estágios de mudança, foi originalmente descrito por Prochaska em 1979. O MTT "é uma estrutura integrativa para a compreensão de como indivíduos e populações progridem em direção à adoção e manutenção de mudanças no comportamento de saúde, para que possam ter uma saúde ideal".[55] Existem cinco estágios de mudança:[27,44,55,59,67]

1. Pré-contemplação: não há intenção de qualquer mudança nos 6 meses posteriores.
2. Contemplação: há intenção de mudanças nos 6 meses posteriores.
3. Preparação: já foram dados os primeiros passos no sentido de planejamento para alcançar as mudanças comportamentais desejadas dentro dos 30 dias posteriores.
4. Ação: mudança comportamental por período menor que 6 meses.
5. Manutenção: mudança comportamental por período superior a 6 meses.

Considerando em qual estágio os pacientes se encontram e conhecendo suas crenças relacionadas à necessidade de mudança, o fisioterapeuta pode ajudar a planejar a intervenção, em particular quando as pessoas não estão prontas para nenhuma mudança, o que permite ao fisioterapeuta fornecer as informações necessárias no momento apropriado. A Figura 2.2 ilustra um algoritmo para determinar em qual estágio de mudança o indivíduo se encontra, usando a prática de exercícios como exemplo.

Evidências em foco

Por meio do Modelo de Crença na Saúde, Chen[21] avaliou idosos residentes em um asilo quanto às barreiras para participação em atividades físicas. Os residentes entrevistados identificaram cinco barreiras principais: (1) fragilidade física e problemas de saúde; (2) medo de cair e sofrer lesões; (3) história passada de pouca ou nenhuma atividade física; (4) conhecimento limitado das atividades físicas; e (5) restrições dentro do ambiente. O autor recomendou que essas barreiras modificáveis fossem abordadas por meio de um planejamento cuidadoso, educação e intervenções para aumentar a atividade física de idosos que vivem em asilos, de modo a prevenir um declínio maior na sua função e mobilidade.

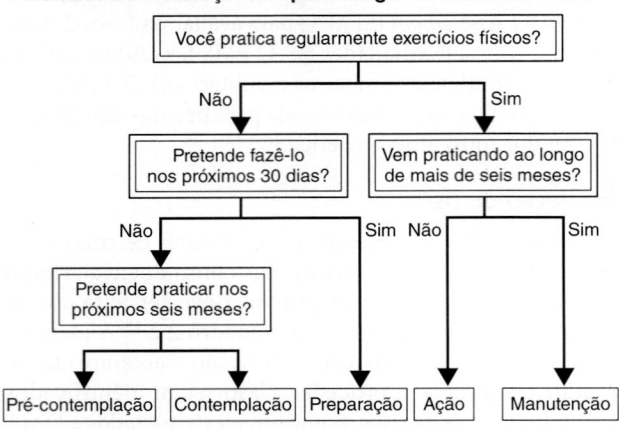

Figura 2.2 Algoritmo para o modelo transteórico. (Adaptada de Reed et al: What makes a good staging algorithm: Examples from regular exercise. Am J Health Promot 12(2):57-66,1997)[57]

Motivação que afeta a habilidade de mudar

Por definição, motivação é o modo como nos impulsionamos ou impulsionamos outras pessoas para a ação.[64,67] Quando se tenta motivar uma pessoa ou um grupo, várias dimensões de motivação precisam ser consideradas. Qual é a motivação *intrínseca*? É a meta ou expectativa de fazer seu melhor? É o nível de dificuldade da tarefa e possíveis incentivos? A pessoa é capaz de aprender e agir baseando-se no que aprendeu antes sobre o que significa ser bem-sucedido?

Em seguida, qual é a motivação de *desempenho*? Um reforço positivo e negativo ou recompensas podem melhorar o desempenho, assim como o sucesso ou a falha. Em geral, os melhores motivadores de desempenho são poucas falhas e/ou muito sucesso.

Finalmente, qual é a motivação da *tarefa*? Essa se relaciona ao conhecimento e *feedback* sobre o desempenho e deve incluir informações sobre como melhorar.

DIRETRIZES PARA A ATIVIDADE FÍSICA

Em outubro de 2008, o Departamento de Saúde e Serviços Humanos dos EUA publicou o *Physical Activity Guidelines for Americans*, que traz recomendações de atividade física para pessoas a partir dos 6 anos de idade e para subgrupos específicos.[78] Esse documento se fundamenta nos resultados do Comitê Consultivo de Diretrizes de Atividade Física, que realizou uma extensa análise das informações científicas sobre atividade física e saúde. As descobertas desse comitê sugerem que praticar alguma atividade física é melhor do que não praticar, e que mais atividade é melhor que menos. As diretrizes incluem o nível mínimo de atividade física recomendada para que o indivíduo consiga obter a maioria dos benefícios à saúde, embora benefícios extras ocorram com a prática de mais atividade. Esses benefícios à saúde envolvem a redução do risco para muitas doenças crônicas. O Comitê Consultivo de Diretrizes de Atividade Física também descobriu que o fortalecimento muscular e as atividades aeróbias são benéficos e que os benefícios da atividade física superam em muito os seus riscos. Atualmente, existe um processo em curso que visa atualizar as diretrizes.

Recomendações para a atividade física

Para que sejam obtidos os maiores benefícios à saúde, foram identificados os seguintes pontos para cada faixa etária.

Crianças e adolescentes

Crianças e adolescentes (com idade igual ou superior a 6 anos) devem realizar pelo menos 60 minutos de atividade física moderada a vigorosa diariamente.

- Pelo menos 3 dias por semana, o nível de atividade deve ser vigoroso.
- Atividades de fortalecimento ósseo e muscular devem ser incluídas na atividade diária em pelo menos 3 dias por semana.
- As atividades devem ser adequadas à idade e também divertidas.

Adultos

Os adultos devem realizar atividade física de intensidade moderada por no mínimo 150 minutos, ou de intensidade vigorosa durante 75 minutos por semana.

- Episódios de pelo menos 10 minutos contam para o cômputo total diário.
- Atividades de fortalecimento muscular devem ser incluídas em pelo menos 2 dias por semana.

Idosos

Se possível, os idosos (65 anos ou mais) devem seguir as diretrizes para adultos.

- Realizar atividade física de intensidade moderada por no mínimo 150 minutos, ou de intensidade vigorosa durante 75 minutos por semana.
- Incluir exercícios de equilíbrio para diminuir o risco de quedas.
- Episódios de pelo menos 10 minutos contam para o cômputo total diário.
- Atividades de fortalecimento muscular devem ser incluídas em pelo menos 2 dias por semana.

Adultos com deficiência

Se possível, os adultos com deficiência devem seguir as diretrizes para adultos. Os indivíduos que não forem capazes de atender às diretrizes devem:

- Realizar atividade física regular de acordo com suas habilidades; e devem evitar a inatividade.

- Consultar um médico ou profissional de saúde para obter um programa individualizado que seja apropriado às suas habilidades.

CONSIDERAÇÕES PARA PESSOAS COM DEFICIÊNCIA

As pessoas com deficiência abrangem quase 19% da população dos EUA.[14] A Organização Mundial da Saúde (OMS) define deficiência como um "termo genérico, que abrange comprometimentos, limitações nas atividades e restrições à participação. Deficiência é a interação entre indivíduos com uma condição de saúde (p. ex., paralisia cerebral, síndrome de Down e depressão) e fatores pessoais e ambientais (p. ex., atitudes negativas, transporte e prédios públicos inacessíveis e apoio social limitado)".[82] Na Classificação Internacional de Funcionalidade (CIF), da OMS, a deficiência e a função são consideradas como fenômenos multifatoriais e biopsicossociais, sendo ambos afetados nos níveis de corpo, pessoa e sociedade.[49]

Disparidades e riscos em saúde

Como grupo, indivíduos com deficiência vivenciam maiores disparidades de saúde do que aqueles sem deficiência.[60] Geralmente, nas mesmas condições, os adultos com deficiências e condições crônicas recebem menos serviços preventivos e têm pior estado de saúde do que aqueles sem deficiência.[58] Esses indivíduos estão em maior risco de terem problemas secundários, por exemplo, obesidade, hipertensão, doença cardíaca, acidente vascular encefálico, diabetes, artrite, asma brônquica e depressão, e estão mais propensos a se envolver em comportamentos não saudáveis, como o tabagismo, alimentação precária e atividade física inadequada.[58,60,61,79,82] Segundo a OMS, embora as pessoas com deficiência tenham as mesmas necessidades de assistência à saúde que as pessoas sem deficiência, aqueles com deficiência têm probabilidade duas vezes maior de encontrar profissionais de saúde com habilidades e instalações inadequadas, probabilidade três vezes maior de lhes serem negados cuidados de saúde e probabilidade quatro vezes maior de serem tratados de forma precária no sistema de saúde.[81]

Pessoas com deficiência, sobretudo aquelas com deficiências intelectuais, já foram descritas como tendo uma "margem de saúde menor"[53] e, portanto, a atividade física para tais indivíduos é especialmente importante. É oportuno ter em mente que os indivíduos com deficiência não estão "doentes", sendo mais comum que tenham uma boa saúde. No entanto, frequentemente seus comprometimentos de funções e estruturas corporais, limitações nas atividades e restrições à participação os colocam em risco e os tornam mais vulneráveis a problemas de saúde. As atitudes do cuidador e dos familiares quanto às habilidades e deficiências do indivíduo podem contribuir para um sentimento de desamparo aprendido, o que resulta em maiores barreiras à prática de atividade física. Além disso, indivíduos com deficiência normalmente têm menos oportunidades de participar de comportamentos promotores de saúde, já que em muitos casos as instalações não são planejadas para serem inclusivas ou adaptativas.

Em geral, crianças com deficiência têm planos de educação individualizados e trabalham rotineiramente com fisioterapeutas, dentro e fora dos sistemas escolares. À medida que essas crianças se tornam adultas, seu acesso à fisioterapia pode ficar limitado. Com muita frequência, os profissionais de saúde e que trabalham com condicionamento físico não dispõem de uma formação e/ou nível de conforto adequados para trabalhar com pessoas com deficiência, sobretudo nos casos de deficiência intelectual. Frequentemente, a atitude de familiares e cuidadores em relação a seus próprios níveis de condicionamento físico pode afetar a atitude e o nível de condicionamento da pessoa com deficiência. Assim, também se faz necessária a orientação desses cuidadores, a fim de facilitar o condicionamento físico do indivíduo.

Alcançar a equidade em saúde para pessoas com deficiência

O *Healthy People 2020* determina a existência de disparidades para essa população, e uma das quatro metas mais abrangentes desse programa é alcançar a equidade em saúde, eliminar disparidades e melhorar a saúde de todos os grupos, incluindo aqueles com deficiências.[73] Alguns dos objetivos do *Healthy People 2020* para pessoas com deficiência são (1) inclusão em atividades de saúde pública, (2) acesso a intervenções e serviços oportunos, (3) interação com seu ambiente sem barreiras e (4) participação em atividades de vida diária. Para que esses objetivos sejam concretizados, é preciso desenvolver maneiras de incluir as pessoas com deficiência em programas de saúde pública.[79] A atividade física desempenha um papel fundamental no aumento da qualidade dos anos de vida saudável e na eliminação das disparidades na saúde. Conforme observado em seção anterior, nas Diretrizes de atividade física para os norte-americanos, as pessoas com deficiência devem ser fisicamente ativas e evitar a inatividade. O Quadro 2.3 ilustra alguns dos objetivos de um programa de bem-estar para pessoas com deficiência.

Recursos. O National Center on Health, Physical Activity, and Disability (Centro Nacional de Saúde, Atividade Física e Deficiência) (NCHPAD) é um recurso excelente; esse órgão fornece informações sobre atividade física, promoção da saúde e deficiência. Além disso, fornece recursos para promoção da saúde aos profissionais e pessoas com deficiência que desejem obter um estilo de vida saudável.[46] O NCHPAD atende principalmente pessoas com deficiências físicas, sensoriais e cognitivas ao longo de toda a vida. Os recursos voltados para os profissionais consistem em instrumentos para a construção de comunidades inclusivas, acessibilidade ao condicionamento físico, condicionamento físico inclusivo (*i-Fit Tips*) e manual impresso com orientações para que pessoas com lesão medular tenham uma vida saudável. Há também recursos para o indivíduo viver de forma saudável diante de uma série de deficiências, além de formas de melhorar o acesso nas comunidades. A publicação *Get the Facts* oferece diretrizes gerais de exercícios para pessoas com deficiência, bem como uma descrição do programa de condicionamento físico de 14 semanas do NCHPAD. O Quadro 2.4 delineia as etapas preliminares para o exercício voltado a pessoas com deficiência, extraídas do NCHPAD.

Papel do fisioterapeuta. As intervenções dos fisioterapeutas exercem um impacto positivo na saúde e no bem-estar em geral, principalmente por meio das orientações e dos exercícios de seus pacientes/clientes. Esses profissionais têm a oportunidade de prestar serviços para pessoas com deficiência e ajudá-las a desenvolver programas de condicionamento físico, a fim de lhes aumentar o bem-estar. Esse objetivo se concretiza por meio de intervenções destinadas a melhorar a força muscular, a flexibilidade e a resistência, e também a resistência cardiovascular e pulmonar. O Quadro 2.5 ilustra os principais objetivos dos programas de condicionamento físico para indivíduos com atraso no desenvolvimento.[62]

Adesão ao exercício. A atividade física é importante para todos, especialmente para aqueles com deficiência, mas a adesão a um programa de exercícios estruturado pode ser algo problemático. Algumas sugestões que objetivam melhorar a adesão ao exercício nessa população são: o uso de um sistema de parceria para a atividade física com um

---

QUADRO 2.3	Amostra de objetivos de um programa de bem-estar para pessoas com deficiência

1. Reduzir condições secundárias
2. Manter a independência funcional ao longo de toda a vida
3. Proporcionar oportunidades para o lazer e a diversão
4. Melhorar a qualidade de vida em geral mediante redução de barreiras ambientais para a boa saúde

---

QUADRO 2.4	Passos preliminares à prática de exercícios (NCHPAD)[46]

1. Informe seu médico, outro profissional de saúde, ou cuidador principal que você está pensando em começar um programa de exercícios.
2. Se possível, faça um teste de esforço para determinar seu nível atual de condicionamento físico.
3. Descubra os efeitos, se houver, da sua medicação no exercício.
4. Se possível, consulte um profissional em treinamento de exercícios para a prescrição de exercícios individualizados.
5. Determine seus objetivos e certifique-se de que eles são S.M.A.R.T.**

**Os objetivos S.M.A.R.T. são Específicos, Mensuráveis, Acessíveis, Relevantes, e limitados no Tempo.

QUADRO 2.5	Principais objetivos de um programa de condicionamento físico para pessoas com atraso no desenvolvimento[62]

1. Ter a meta de queimar 200-400 calorias por dia. Pessoas com melhor condicionamento físico buscam queimar 400 kcal/dia, enquanto as menos condicionadas devem ter a meta de 200 kcal/dia, evoluindo até 300 kcal/dia depois de transcorridos 6 meses de treinamento.
2. Usar o princípio 3-2-1 ao desenvolver seu programa de condicionamento físico:
   - 30 minutos de treinamento cardiovascular (começando com 45-55% da frequência cardíaca máxima)
   - 20 minutos de treinamento de força muscular (pode levar mais para dominar; enfatize a segurança)
   - 10 minutos de exercícios de flexibilidade
3. Incluir atividades variadas; tenha um programa para segundas/quartas/sextas-feiras, outro para terças/quintas-feiras e atividades diferentes para o fim de semana.
4. Ter como meta 30-60 minutos de atividade por dia. Esse tempo pode ser dividido em 4 séries de 15 minutos, 3 séries de 20 minutos, ou 2 séries de 30 minutos de prática. Escolha a opção mais adequada a cada pessoa.
5. Para um programa estruturado, obtenha autorização do médico.

amigo ou cuidador, a manutenção de um registro de exercícios e o uso de um sistema de recompensa (preferencialmente que não seja comida), ao serem alcançados os objetivos.[62] Deve-se ter em mente que a abordagem "padronizada" para a atividade física não funciona para indivíduos com deficiência. É preciso que sejam levadas em consideração a variabilidade específica das deficiências, as comorbidades do indivíduo e as barreiras pessoais e ambientais à sua participação. Ao abordar essas preocupações com um programa de condicionamento físico e depois de alcançados melhores níveis de atividade física e condicionamento, será possível prevenir, remediar e melhorar os comprometimentos nas funções e estruturas corporais, as limitações nas atividades e as restrições à participação.[5]

ATENÇÃO PLENA: IMPLICAÇÕES PARA A SAÚDE E PARA O BEM-ESTAR

A dor crônica ou persistente, assim como os problemas musculoesqueléticos crônicos, afetam o bem-estar geral. Na presença de condições crônicas, ocorrem alterações neurofisiológicas nos sistemas nervosos periférico e central. A integração dos princípios da atenção plena ao exercício tradicional é uma estratégia da qual os fisioterapeutas podem se valer para abordar essas mudanças neuroplásticas,

a fim de ajudar seus pacientes e clientes com sintomas persistentes a lidar com o estresse e a ansiedade associados a essa situação.[45,52] Como rotina, os fisioterapeutas trabalham com a consciência corporal e de movimento, e a adição da percepção consciente pode resultar em grandes benefícios. A atenção plena pode ajudar o paciente/cliente a aprender a separar a enfermidade de si mesmo e, com isso, melhorar sua qualidade de vida. Algumas das aplicações da atenção plena são a prevenção de lesões, reabilitação e aumento da tolerância a tratamentos clínicos desconfortáveis ou dolorosos.

Definição de atenção plena

A atenção plena tem sido definida como "prestar atenção de uma maneira particular: de modo proposital, no momento presente e sem julgamentos".[39] Em termos simples, significa prestar atenção absoluta. A atenção plena também tem sido descrita como "... a observação sem julgamentos do fluxo contínuo de estímulos internos e externos, na medida em que vão surgindo".[10] Ou seja, trata-se do reconhecimento de que pensamentos, percepções, sensações e emoções que penetram em nossa consciência são observados, mas sem que sejam julgados de qualquer forma – nem boa nem ruim, nem útil nem prejudicial, nem importante nem trivial. Considerando que as distrações constituem uma condição dominante da cultura ocidental moderna, a atenção plena é uma resposta lógica. A atenção plena é uma maneira de concentrar a atenção no aqui e no agora, e essa abordagem vai ao encontro das pessoas onde elas estão, considerando-as holisticamente, e não como partes isoladas. McManus descreve sete qualidades da atenção plena, com base no trabalho de Kabat-Zinn.[40,45] Essas sete qualidades são: consciência do momento presente, bondade consigo mesmo, não julgamento, aceitação, não resistência, mente de principiante e desapego. Elas estão descritas mais detalhadamente no Quadro 2.6.

Meditação para a atenção plena

Meditação para a atenção plena é definida como "o treinamento deliberado da mente voltado a ter consciência do momento presente" e geralmente resulta em aumento da compaixão, da compreensão, da paz interior e do bem-estar.[45] O *Mindfulness-Based Stress Reduction* (MBSR) (Diminuição do Estresse Baseada na Atenção Plena) foi um programa originalmente desenvolvido por Jon Kabat-Zinn em 1979 no Centro Médico da Universidade de Massachusetts, tendo encontrado seu primeiro abrigo no Departamento de Fisioterapia, antes de se transferir para a Faculdade de Medicina.[45] Os efeitos da MBSR e da meditação para uma atenção plena foram estudados em pessoas com dor crônica, esclerose múltipla, depressão e ansiedade, câncer e psoríase, e também em alunos de ensino médio, universitários e atletas de elite. Pesquisas sugerem que a meditação para a atenção plena tem um efeito positivo na regulação da atenção, consciência corporal e regulação emocional.[36] Os programas MBSR promovem a acei-

QUADRO 2.6   Qualidades da atenção plena[45]

1. *Consciência do momento presente.* A atenção plena estimula a pessoa a permanecer no momento e a sentir paz e bem-estar no aqui e no agora.
2. *Bondade consigo mesmo.* Satisfazer-se consigo próprio com bondade; ser amigável para consigo.
3. *Não julgamento.* O julgamento das experiências como boas ou ruins nos leva a desencadear comportamentos automáticos fundamentados em experiências passadas; isso pode limitar a compreensão de si próprio. A atenção plena possibilita que a pessoa seja uma testemunha imparcial, isenta desses comportamentos automáticos.
4. *Aceitação.* A aceitação dos pensamentos, sentimentos e ações das pessoas tais como são.
5. *Não resistência.* Os esforços são direcionados para que estejamos plenamente conscientes das nossas experiências tais como elas são, sem tentar forçar ou mudar estas experiências.
6. *Mente de principiante.* A atenção plena possibilita a suspensão temporária de ideias, conceitos e expectativas preconcebidas, o que abre espaço para que novas aprendizagens possam ocorrer e a vida possa ser revelada, em vez de forçada. Trata-se de se deparar com o mundo com uma "mente de principiante".
7. *Desapego.* Reconhecendo que a vida é uma mudança, a atenção plena possibilita que a pessoa se desapegue e esteja aberta a essas mudanças.

tação sem julgamentos, como uma forma de minimizar a ansiedade e seus efeitos no processamento da dor, bem como a estimulação do movimento e do relaxamento, além da tradução dessas habilidades para a vida cotidiana.[35,52] Foi demonstrado que a meditação para a atenção plena exerce uma influência positiva na resposta imune,[31] redução na resposta ao estresse,[30] diminuição dos níveis séricos de cortisol, aumento das proteínas séricas e redução da frequência cardíaca e da pressão arterial.[66] Há evidências crescentes de que a meditação para a atenção plena pode atenuar significativamente a experiência subjetiva da dor.[84] Foi também sugerido que o alívio da dor relacionado com a meditação para a atenção plena pode compartilhar uma via final comum com outras técnicas cognitivas de modulação da dor, com uma resultante reavaliação de crenças falhas e reestruturação de condições negativas.[84] Com o uso do programa MBSR também ficou demonstrada a diminuição do estresse, da ansiedade e da depressão associada à dor persistente e melhora na aceitação da dor. O MBSR se mostrou técnica promissora no tratamento da sensibilização central em pacientes com doenças musculoesqueléticas crônicas.[29,35,52,63]

Respiração consciente

Respiração consciente é um método utilizado para integrar a atenção plena nas intervenções fisioterapêuticas.

Em geral, pacientes e clientes prendem a respiração quando executam um movimento doloroso, ou um exercício que seja muito desafiador. McManus defende que todos os programas de bem-estar devem incluir instruções sobre respiração consciente. Essa pesquisadora sugere que a prática da respiração consciente possibilita observar reações mentais, físicas e emocionais automáticas, que podem ter influência na gravidade dos sintomas e no sofrimento decorrente.[45]

A respiração consciente envolve o ato de observar a respiração e respirar profundamente durante o desconforto; isso pode ser ensinado como parte da meditação para a atenção plena (15-60 minutos) ou na forma de práticas breves (5 minutos). O Quadro 2.7 ilustra um exemplo de respiração consciente. Outros exemplos podem ser encontrados no texto de McManus,[45] ou pode-se usar o Google para uma busca sobre "exercícios de respiração consciente", em que o leitor encontrará muitos exemplos. Outros exercícios de meditação para a atenção plena podem ser encontrados pesquisando no Google ou no YouTube. Além disso, atualmente existem vários aplicativos disponíveis para uso em celulares e em *tablets* para a prática da atenção plena.

Alimentação com atenção plena

Um exercício frequentemente citado para o aprendizado da habilidade da atenção plena, descrito por Kabat-Zinn, é o exercício para comer de modo consciente.[40] Neste exercício, que dura aproximadamente 5 minutos ou um pouco mais, pratica-se a alimentação consciente com uma uva-passa. Tal como acontece com outros exercícios de atenção plena, passe a seguinte instrução: quando o cliente/paciente estiver com sua mente vagando e se afastando da tarefa atual, gentilmente faça com que ele retorne sua atenção para a uva-passa e para o que está sendo feito com ela. Primeiro o cliente/paciente segura a uva-passa na mão e a observa, examinando a cor e os detalhes da baga. Então, ele deve pensar em como a uva-passa chegou até sua mão, desde o plantio e o crescimento da videira até a colheita, e então até ter chegado à sua mão. Deve mover a baga na mão, apreciar sua textura, cheirá-la, observando qualquer resposta proveniente das glândulas salivares ou do estômago. A uva-passa é colocada na boca, e o cliente/paciente deve apreciar a sensação decorrente. Em seguida, a baga é mastigada, com a devida apreciação da sensação daí advinda, e também da textura e do sabor da passa, bem como a resposta do corpo à fruta. Finalmente, a uva-passa é engolida, e a experiência é analisada.

DESENVOLVIMENTO E IMPLEMENTAÇÃO DE UM PROGRAMA DE BEM-ESTAR

Em geral, vários passos podem ser dados para desenvolver e implementar programas de prevenção, saúde e bem-estar.[27,44] Esses passos estão resumidos no Quadro 2.8. O exemplo de caso adiante ilustra o processo.

QUADRO 2.7	Exercício de respiração consciente (de McManus[45])

- Sente-se confortavelmente e evite curvar-se. Sente-se de modo que seus ombros fiquem alinhados acima dos quadris e os dois pés estejam apoiados no chão. Feche seus olhos. Considere a qualidade da consciência que você pode trazer para algo na natureza, por exemplo, a forma como você pode olhar para o oceano ou as montanhas. Essa qualidade de consciência é aberta e não faz julgamentos.
- Agora transporte essa mesma qualidade de consciência para sua paisagem interior e observe sua respiração. Ao inspirar, sinta simplesmente a parte do seu corpo que se move. Ao expirar, sinta simplesmente qual parte do seu corpo se move durante a expiração. Não tente mudar conscientemente a sua respiração. Apenas a observe exatamente como ela é.
- Você pode sentir o movimento da sua respiração em diferentes lugares do seu corpo. Pode notar como sua barriga se movimenta, a sua caixa torácica sobe e desce, ou seu tórax se movendo enquanto você respira. Cada respiração é única. Simplesmente experimente o movimento do seu corpo enquanto ele ocorre, a cada momento.

(Pausa para que os participantes pratiquem.)

- Agora posicione uma das mãos na parte superior do tórax. Contraia ligeiramente seu abdome e respire de modo a mover sua mão. Deixe que sua respiração tenha a amplitude normal. Você deve sentir os movimentos de subir/descer da parte superior do tórax e da caixa torácica. Observe essas sensações como elas são. Isso é conhecido como respiração do tórax superior, ou respiração superficial.

(Pausa para a prática.)

- Observe como você está se sentindo.
- Agora coloque a mão sobre o abdome, na altura do umbigo. Ao inspirar, imagine estar fazendo sua mão se mover. Você deve perceber o abdome empurrando a mão para a frente enquanto inspira. Tente também perceber a suave expansão de suas costelas inferiores. Ao expirar, o abdome deve baixar suavemente. Esses movimentos são conhecidos como respiração diafragmática ou abdominal.

(Pausa para a prática.)

- Observe como você está se sentindo.
- Agora, deixe que sua respiração retorne ao que, em sua opinião, seja confortável e natural para você. Simplesmente observe sua experiência exatamente como ela está ocorrendo.

(Breve pausa)

- Agora, arredonde levemente os ombros e assuma uma posição relaxada. Observe como isso afeta sua respiração.

(Pausa para a prática.)

- Volte a sentar-se em uma posição ereta e movimente as escápulas para trás e para baixo, e o tórax levemente elevado. Esse movimento deve ser suave e de pequena amplitude. Observe como ele afeta sua respiração.

(Pausa para a prática.)

- Agora, retorne a uma posição confortável e a um padrão de respiração natural para você. Mais uma vez, observe suas inspirações e expirações.

(Pausa para a prática.)

- Finalmente, faça com que sua consciência retorne gradualmente para a sala e deixe que seus olhos se abram.

Exemplo de caso: exercício e osteoporose

Passo 1: avaliação da necessidade

- Gretchen, uma fisioterapeuta do ABC Hospital, concluiu uma sessão educativa com um grupo local de apoio a pessoas com osteoporose apresentando informações baseadas em pesquisas mais recentes sobre treinamento resistido e exercícios de apoio de peso com intuito de aumentar a densidade óssea.
- Mulheres entraram em contato com a fisioterapeuta e pediram que ela desenvolvesse uma sequência de exercícios para treinamento resistido, com pesos livres e equipamentos (como os encontrados em academias).

Necessidade: programa de exercícios para orientar mulheres com osteoporose sobre o modo seguro de executar exercícios resistidos.

Passo 2: estabelecimento de metas e objetivos

Meta

Desenvolver duas sequências educativas de exercícios físicos (nível 1 e nível 2) para mulheres com osteoporose,

enfatizando prevenção de fraturas, técnica apropriada para exercícios resistidos e atividades de apoio de peso.

Objetivos

1. Educar as participantes com relação aos efeitos que o treinamento resistido e os exercícios com apoio de peso exercem sobre a saúde óssea.
2. Educar as participantes com relação a indicações e contraindicações de determinados exercícios para indivíduos com osteoporose.
3. Educar as participantes com relação às técnicas corretas para exercícios resistidos com pesos livres, faixas elásticas e tubos e aparelhos de musculação.
4. Fazer as participantes demonstrarem a técnica correta ao realizar os exercícios resistidos.
5. Rever as implicações relacionadas à postura e mecânica corporal durante exercícios e atividades diárias.

Passo 3: desenvolvimento da intervenção

Gretchen decidiu desenvolver duas sequências de exercícios: nível 1 e nível 2. Para participar das aulas de nível 2, as participantes precisavam concluir as aulas do nível 1,

QUADRO 2.8 — Passos para desenvolver e implementar programas de prevenção, saúde, bem-estar e condicionamento físico

Passo 1: Identificar uma necessidade
- Identificar o público-alvo
- Crianças
- Adultos
- Idosos
- Indústria/negócios
- Sistema escolar
- Comunidade
- População específica (p. ex., indivíduos com doença de Parkinson)

Passo 2: Estabelecer metas e objetivos
- Identificar o propósito do programa
- Identificar as metas a serem alcançadas
  - Rastreamento
  - Orientações
  - Programa de exercícios
- Identificar os objetivos do programa

Passo 3: Desenvolver a intervenção
- Rastreamento: identificar instrumentos corretos, válidos e confiáveis para o rastreamento
- Orientações: desenvolver o programa, incluindo materiais impressos para os participantes
- Exercícios: desenvolver um plano para cada sessão
- Logística
  - Assegurar um local para o programa
  - Considerar vagas de estacionamento e o acesso ao local

- Determinar o horário e a duração do programa
- Determinar o número de pessoas que podem participar, de acordo com o espaço
- Identificar quem participará do programa (independente ou com assistência)
- Desenvolver a apresentação/programa; incluir material impresso para os participantes
- Desenvolver um orçamento: determinar custos e cobrar dos participantes

Passo 4: Implementar a intervenção
- Reconhecer que mesmo com o melhor dos planos é importante saber se adaptar e estar preparado para o inesperado

Passo 5: Avaliar os resultados
- Em uma sessão de orientações, pedir aos participantes que avaliem o programa. Considerar o uso de um questionário adicional de acompanhamento
- Na parte de exercícios, registrar os dados iniciais dos participantes e avaliar o progresso durante e no final do programa
- Pedir aos participantes que avaliem o programa de exercícios
- Pedir *feedback* sobre o que poderia ser feito para melhorar o programa (p. ex., horário diferente, turmas menores, sessões mais longas etc.)

as quais consistem em quatro sessões, conforme descrito na Tabela 2.4.

A fisioterapeuta decidiu trabalhar em colaboração com o Departamento de Terapia Ocupacional e permitiu que os profissionais desse departamento conduzissem a aula final, que enfatizava as técnicas corretas de postura e mecânica corporal durante atividades diárias. Logo após o número de aulas e o conteúdo geral serem decididos, a fisioterapeuta começou a planejar e desenvolver o programa.

- Reservou durante 4 semanas uma sala desocupada de tamanho médio no ABC Hospital. As aulas aconteceriam no final da tarde, às terças-feiras, das 18h às 20h30.
- Determinou que a sala seria mobiliada com mesas e cadeiras na parte da frente, para a parte educativa e para as discussões, e mais um espaço aberto nos fundos, para os exercícios. As turmas seriam limitadas a 20 pessoas.
- Desenvolveu o conteúdo e os objetivos para cada sessão educativa e de exercícios, com distribuição de material escrito para as participantes. Encadernou o material desenvolvido para cada semana, incluindo uma lista de verificação do que deveria ser trazido para cada aula.
- Preparou folhetos com horário e local das aulas e os enviou para o grupo de apoio a pessoas com osteoporose. O custo do programa de exercícios e educação nível 1 foi

de 25 dólares. As participantes interessadas deveriam ligar e fazer reserva para o programa.

Passo 4: implementação do programa

O programa teve 10 participantes e durou 4 semanas, de acordo com o programado.

Passo 5: avaliação do programa

As participantes receberam um questionário de avaliação do curso abordando local, horário, conteúdo e satisfação geral com o programa. Com isso, a fisioterapeuta podia ainda avaliar o interesse delas em participar do programa de nível 2, que ocorreria em uma academia com equipamentos e consistiria em três aulas.

A avaliação geral do programa foi positiva, com poucas participantes assinalando preferência por um outro horário ou dia da semana; no fim das contas, oito das dez participantes relataram interesse em participar do curso de nível 2.

Considerações adicionais para o desenvolvimento de programas de prevenção, saúde e bem-estar

Veja a seguir mais alguns pontos a se considerar.[43]

- O exercício ou atividade precisa ser específico para as metas pretendidas, ou seja, uma pessoa que esteja treinando para uma maratona precisará correr, e não pedalar. Alguns princípios e procedimentos específicos para treinamento resistido e para exercícios aeróbios podem ser encontrados nos Capítulos 6 e 7, respectivamente.

TABELA 2.4	Amostra: conteúdo do programa educacional e de exercícios nível 1 para osteoporose
Sessão	**Conteúdo/plano**
1	- Introdução - Discussão sobre medição anual de altura - Avaliação de equilíbrio e flexibilidade de tornozelos, avaliação do risco de quedas - Revisão e discussão sobre boa postura - Discussão dos benefícios do treinamento resistido - Execução de exercícios: retração das escápulas, flexão de pescoço tocando o queixo no esterno, levantar de uma cadeira, inclinação pélvica, ficar na ponta dos dedos/calcanhares
2	- Breve revisão e questões relacionadas à matéria da primeira aula - Discussão sobre prevenção de quedas - Discussão e demonstração da técnica correta para executar exercícios de fortalecimento - Execução de exercícios com faixa elástica: braços – abdução horizontal bilateral, músculos romboides (faixa presa no batente da porta), exercício de flexão de pernas (*leg press*) - Exercícios sem a faixa elástica – abdução de quadril em pé e subida de degraus
3	- Breve revisão e questões relacionadas ao conteúdo previamente ensinado - Discussão sobre tipos de exercícios que devem ser evitados (aumento de carga sobre corpos vertebrais) - Discussão e demonstração de como levantar pesos corretamente e como determinar o peso inicial - Discussão sobre como aumentar as repetições e os pesos durante o exercício - Execução de exercícios com e sem pesos livres: levantamentos acima da cabeça, adução e abdução horizontal na posição sentada (*fly*), extensão de quadril em pé, retração escapular bilateral em decúbito ventral, levantamento de braço e perna opostos em decúbito ventral, afundos
4	- Revisão e questões sobre o conteúdo previamente ensinado - Revisão de diferentes equipamentos adaptativos, feita pela terapia ocupacional - Demonstração da postura e mecânica corporal corretas para escovar os dentes, arrumar a cama, aspirar o chão - Questões finais - Avaliação do programa

- Considere a possibilidade de perguntar aos participantes durante o componente de "avaliação da necessidade" sobre o que motivaria as pessoas a participarem e, então, incorpore algumas das suas sugestões.
- Para crianças, o programa deve ser divertido e mais maleável, porém deve ocorrer durante um período de tempo determinado. O tempo de atividade física indicado para crianças é de 1 hora (moderada e vigorosa) por dia.[76]
- Em idosos, o programa deve começar lentamente, de modo a permitir que os participantes se sintam bem-sucedidos; deve-se levar em conta ainda a maneira como os indivíduos poderão incorporar os vários exercícios ou atividades em suas rotinas diárias. O local onde o programa é conduzido deve ser bem iluminado e de fácil acesso. As diretrizes de atividade física são as mesmas para adultos e idosos, 30 minutos por dia de atividade aeróbia de intensidade moderada pelo menos 5 dias por semana, durante um período mínimo de 10 minutos, a menos que haja incapacidade decorrente de condições crônicas. Os idosos também devem fazer exercícios que mantenham ou melhorem o equilíbrio, de modo a diminuir o risco de quedas.[77] No Capítulo 24, o leitor encontrará informações adicionais sobre exercícios na população idosa.
- Caso sejam feitas triagens, deverá ser dado para os participantes um documento escrito com os resultados e as recomendações de acompanhamento.
- Ao preparar o material escrito para os participantes, tenha em mente quem é o seu público. Assim, para crianças, faça um material colorido e divertido. Para adultos mais velhos, escreva com letras maiores. Use uma linguagem simples, limite a quantidade de terminologia médica e redija as informações do modo mais claro possível.
- Inclua ilustrações demonstrativas dos exercícios sempre que possível.
- Leve em consideração o investimento em tempo, tanto o seu como o dos participantes, e também os custos envolvidos.

A Tabela 2.5 lista os tópicos relacionados à adesão ao exercício.

TABELA 2.5	Fatores que afetam a adesão aos exercícios	
Negativos	**Positivos**	
Liderança ruim ou limitada	Liderança efetiva	
Horário ou local da aula inconveniente	Parte de uma rotina ou programa regular	
Lesão	Ausência de lesões	
Aborrecimento com os exercícios	Prazer – diversão – variedade	
Compromisso individual fraco	Suporte social do grupo	
Falta de percepção de progresso	Informações periódicas sobre o progresso	
Suporte familiar fraco – desaprovação	Aprovação familiar – reforço positivo	

ATIVIDADES DE APRENDIZADO INDEPENDENTE

Pensamento crítico e discussão

1. No exemplo de caso para desenvolvimento de um programa de exercícios para mulheres com osteoporose, foi proposto um segundo nível (nível 2). Desenvolva as aulas para o nível 2; siga os passos descritos para o desenvolvimento e implementação desse programa, incluindo conteúdo de cada sessão de exercícios, uso de equipamentos de musculação para indivíduos com osteoporose e materiais impressos necessários.

2. Neste capítulo foram revistas as diferenças entre prevenção primária, secundária e terciária. Para cada uma dessas categorias, descreva um programa de triagem e um de bem-estar (exercícios ou educação) que um fisioterapeuta possa conduzir.

3. Uma das metas da campanha *Healthy People 2020* é reduzir as limitações nas atividades (limitações funcionais) de indivíduos com dor lombar crônica. Descreva as dificuldades para alcançar esse objetivo por meio do uso de uma das teorias de mudança comportamental, e identifique estratégias para alcançar o objetivo.

4. Determinado grupo de meninos e meninas de 5ª e 6ª séries (10-12 anos de idade) foi identificado como grupo de risco para o diabetes melito do tipo 2 em virtude de obesidade e estilo de vida sedentário. Desenvolva um programa de prevenção e bem-estar para esse grupo usando os cinco passos relatados neste capítulo. No Capítulo 6, veja considerações especiais para desenvolver programas de exercícios para crianças.

REFERÊNCIAS BIBLIOGRÁFICAS

1. Adams, T, Bezner, J, and Steinhardt, M: Perceived wellness survey. Available at http://www.perceivedwellness.com/pws.pdf. Scoring instructions available at http://www.perceivedwellness.com/pws_scoring.htm. Accessed April 2016.

2. Adams, T, Bezner, J, and Steinhardt, M: The conceptualization and measurement of perceived wellness: integrating balance across and within dimensions. Am J Health Promot 11:208–218, 1997.

3. American College of Sports Medicine: ACSM's Guidelines for Exercise Testing and Prescription, ed. 8. Philadelphia: Lippincott Williams & Wilkins, 2010.

4. American Physical Therapy Association: Guide to Physical Therapist Practice 3.0. Available at http://guidetoptpractice.apta.org. Accessed March 2016.

5. American Physical Therapy Association: Physical fitness for special populations. Available at: http://www.apta.org/pfsp/. Accessed May 2016.

6. American Physical Therapy Association: Physical therapists' role in prevention, wellness, fitness, health promotion, and management of disease and disability. Available at http://www.apta.org/uploaded-Files/APTAorg/About_Us/Policies/Practice/PTRoleAdvocacy.pdf#search=%22Role%20of%20Physical%20Therapists%20in%20Fitness%22. Accessed June 2016.

7. American Physical Therapy Association: Today's physical therapist: a comprehensive review of a 21st century health care profession. 2011. Available at http://www.apta.org/uploadedFiles/APTAorg/Practice_and_Patient_Care/PR_and_Marketing/Market_to_Professionals/Todays PhysicalTherapist.pdf. Accessed May 2016.

8. American Physical Therapy Association: Vision statement for the physical therapy profession and guiding principles to achieve the vision. Available at http://www.apta.org/Vision/. Accessed March 2016.

9. American Public Health Association: Center for public policy issue brief. The prevention and public health fund: a critical investment in our nation's physical and fiscal health. Available at https://www.apha.org/~/media/files/pdf/topics/aca/apha_prevfundbrief_june2012.ashx. Accessed March 2016.

10. Baer, RA: Mindfulness training as a clinical intervention: a conceptual and empirical review. Clin Psychol Sci Prac 10:125–143, 2003. Available at http://www.wisebrain.org/papers/MindfulnessPsyTx.pdf. Accessed May 2016.

11. Bandura, A: Self-efficacy: toward a unifying theory of behavioral change. Psychol Rev 84(2):191–215, 1977.

12. Bandura, A: Social Foundations of Thought and Action. Englewood Cliffs, NJ: Prentice Hall, 1986.

13. Bezner, JR: Promoting health and wellness: implications for physical therapist practice. Phys Ther 95(10):1433–1444, 2015. Available at http://dx.doi.org/ 10.2522/ptj.20140271. Accessed March 2016.

14. Brault, MW: Americans with disabilities: 2010 [brief]. Current populations report. Available at http://www.census.gov/prod/2012pubs/p70-131. pdf. Accessed May 2016.

15. Centers for Disease Control and Prevention: Chronic disease prevention and health promotion. Available at http://www.cdc.gov/chronicdisease/ index.htm. Accessed June 2016.

16. Centers for Disease Control and Prevention: Health related quality of life. Available at http://www.cdc.gov/hrqol/index.htm. Accessed March 2016.

17. Centers for Disease Control and Prevention: Number of respondent-reported chronic conditions from 10 selected conditions among adults aged 18 and over, by selected characteristics: United States, selected years 2002–2013. Available at http://www.cdc.gov/nchs/hus/contents2014. htm#043. Accessed March 2016.

18. Centers for Disease Control and Prevention: Preventing chronic disease: eliminating the premature causes of death and disability in the US. Available at http://www.cdc.gov/chronicdisease/about/prevention.htm. Accessed March 2016.

19. Centers for Disease Control and Prevention: Well-being. Available at http://www.cdc.gov/hrqol/wellbeing.htm. Accessed March 2016.

20. Centers for Medicare and Medicaid Services: National health expenditures 2014 highlights. Available at https://www.cms.gov/Research-Statistics-Data-and-Systems/Statistics-Trends-and-Reports/NationalHealth ExpendData/ Downloads/highlights.pdf. Accessed March 2016.

21. Chen, Y: Perceived barriers to physical activity among older adults residing in long-term care institutions. J Clin Nurs 19:432–439, 2010.

22. Chorba, RS, Chorba, DJ, Bouillon, LE, Overmyer, CA, Landis, JA: Use of a functional movement screening tool to determine injury risk in female collegiate athletes. N Am J Sports Phys Ther 5:47–54, 2010.

23. Church Health Center Wellness: The model for healthy living assessment wheel. Available at http://chreader.org/wp-content/uploads/2014/12/ Model-for-Healthy-Living-Assessment-Wheel.pdf. Accessed April 2016.

24. Church Health Center Wellness: The model for healthy living. Church Health Reader Spring, 2013. Available at http://chreader.org/model-healthy-living/. Accessed April 2016.

25. Cook, G, Burton, L, and Hoogenboom, B: Pre-participation screening: the use of fundamental movements as an assessment of function – part 1. N Am J Sports Phys Ther 1:62–72, 2006.

26. Cook, G, Burton, L, and Hoogenboom, B: Pre-participation screening: the use of fundamental movements as an assessment of function – part 2. N Am J Sports Phys Ther 1:132–139, 2006.

27. Cottrell, RR, Girvan, JT, and McKenzie, JF. Principles & Foundations of Health Promotion and Education, ed. 5. Boston: Benjamin Cummings, 2012.

28. Cowen, VS: Functional fitness improvements after a worksite-based yoga initiative. J Bodyw Mov Ther 14:50–54, 2010. Available at http://dx.doi. org/10.1016/j.jbmt.2009.02.006.Accessed April 2016.

29. Cramer, H, Haller, H, Lauche, R, and Dobos, G: Mindfulness-based stress reduction for low back pain: a systematic review. BMC Complement Altern Med. 12:162, 2012.

30. Davidson, R, Abercrombie, J, Nitschke, JB, and Putnam, K: Regional brain function and disorders of emotion. Curr Opin Neurobiol 9(2): 228–234, 1999.

31. Davidson, RJ, et al: Alterations in brain and immune function produced by mindfulness meditations. Psychosom Med 65(4):564-570, 2003. doi: 10.1097/01.PSY.0000077505.67574.E3.

32. Dean, E: Physical therapy in the 21st century (part I): toward practice informed by epidemiology and the crisis of lifestyle conditions. Physiother Theory Pract 25:330–353, 2009.

33. Hays, L, et al: Exercise adoption among older, low-income women at risk for cardiovascular disease. Public Health Nurs 27:79–88, 2010.

34. Heron, M: Deaths: leading causes for 2013. National Vital Statistics Reports 65(2), 2008. Available at http://www.cdc.gov/nchs/data/nvsr/nvsr65/nvsr65_02.pdf. Accessed March 2016.

35. Hofmann, SG, Sawyer, AT, Witt, AA, and Oh, D: The effect of mindfulness-based therapy on anxiety and depression: a meta-analytic review. J Consult Clin Psychol 78:169, 2010.

36. Hozel, B, et al: How does mindfulness meditation work? Proposing mechanisms of action from a conceptual and neural perspective. Perspect Psychol Sci6(6): 537–559, 2011. doi: 10.1177/1745691611419671. PMID 26168376.

37. Institute of Medicine: For the public's health: investing in a healthier future. Available at http://www.nap.edu/download.php?record_id=13268#. Accessed March 2016.

38. Jewell, DV: The roles of fitness in physical therapy patient management: applications across the continuum of care. Cardiopul Phys Ther J 17: 47–62, 2006.

39. Kabat-Zinn, J: Wherever You Go, There You Are: Mindfulness Meditation in Everyday Life. New York: Hyperion, 1994.

40. Kabat-Zinn, J: Full Catastrophe Living: Using the Wisdom of Your Body and Mind to Face Stress, Pain and Illness. New York: Delacorte Press, 1990.

41. Kiesel, K, Plisky, P, and Butler, R: Functional movement test scores improve following a standardized off-season intervention program in professional football players. Scand J Med Sci Sports 21:287–292, 2011. doi: 10.1111/j.1600-0838.2009.01038.x.

42. Kosma, M, Cardinal, B, and Rintala, P: Motivating individuals with disabilities to be physically active. Quest 54:116–132, 2002.

43. McArdle, WD, Katch, FI, and Katch, VL: Essentials of Exercise Physiology, ed. 3. Philadelphia: Lippincott Williams & Wilkins, 2005.

44. McKenzie, J, Neiger, B, and Smelter, J: Planning, Implementing, and Evaluating Health Promotion Programs, ed. 4. San Francisco: Pearson Education, 2005.

45. McManus, CA: Group Wellness Programs: For Chronic Pain and Disease Management. Waltham, MA: Butterworth Heinmann, 2003.

46. National Center on Health, Physical Activity and Disability: Get the facts. Available at http://www.nchpad.org/Get~the~Facts/files/inc/b9f958ffcb. pdf. Accessed June 2016.

47. National Osteoporosis Foundation: Are you at risk? Available at http://nof.org/articles/2. Accessed April 2016.

48. National Wellness Institute: Six dimensions of wellness model. Available at http://c.ymcdn.com/sites/www.nationalwellness.org/resource/resmgr/ docs/sixdimensionsfactsheet.pdf. Accessed April 2016.

49. National World Health Organization: International Classification of Functioning, Disability and Health (ICF). 2010. Available at http://www.who.int./classifications/icf/en/ index.html.Accessed June, 2016.

50. Norman, E, et al: An exercise and education group improves well-being of new mothers: a randomized controlled trial. Phys Ther 90:348–355, 2010.

51. O'Connor, FG, Deuster, PA, Davis, J, Pappas, CG, and Knapik JJ: Functional movement screening: predicting injuries in officer candidates. Med Sci Sports Exerc 43:2224–2230, 2011. doi: 10.1249/MSS.0b013e318223522d.

52. Pelletier, R, Higgins, J, and Bourbonnais, D: Addressing neuroplastic changes in distributed areas of the nervous system associated with chronic musculoskeletal disorders. Phys Ther 95(11):1582–1591, 2015. Available at http://dx.doi.org/10.2522/ptj.20140575. Accessed June 15, 2016.

53. Pope, A, and Tarlov, A (eds): Institute of Medicine. Disability in America: Toward a National Agenda for Prevention. Washington, DC: National Academy Press; 1991.

54. Prevention and Public Health Fund: Funding distributions. Available at http://www.hhs.gov/open/prevention/fy-2015-allocation-pphf-funds. html. Accessed April 2016.

55. Prochaska, JO, Johnson, S, and Lee P: The transtheoretical model of behavior change. In Shumaker, SA, Schron, EB, Ockene, JK, and McBee, WL (eds): The Handbook of Health Behavior Change. ed. 2. New York: Springer Publishing Company, 1998, pp 59–84.

56. Purdie, N, and McCrindle, A: Self-regulation, self-efficacy, and health behavior change in older adults. Educ Gerontol 28:379–400, 2002.

57. Reed, GR, Velicer, WF, Prochaska, JO, Rossi, JS, and Marcus, BH: What makes a good staging algorithm: Examples from regular exercise. Am J Health Promot 12(1):57–66, 1997.

58. Reichard, A, Stolzle, H, and Fox, MH: Health disparities among adults with physical disabilities or cognitive limitations compared to individuals with no disabilities in the United States. Disabil Health J April 4(2): 59–67, 2011. doi: 10.1016/j.dhjo.2010.05.003.

59. Rimer, BK, and Glanz, K: Theory at a Glance: A Guide for Health Promotion Practice, ed. 2 [NIH Pub. No. 05-3896]. Washington, DC: National Cancer Institute, 2005. Available at http://www.sneb.org/2014/Theory%20at%0a%20Glance.pdf. Accessed April 2016.

60. Rimmer, JH: Health promotion for people with disabilities: the emerging paradigm shifts from disability prevention to prevention of secondary conditions. Phys Ther 79:495–502, 1999.

61. Rimmer, JH, Chen, M-D, and Hsieh, K: A conceptual model for identifying, preventing, and managing secondary conditions in people with disabilities. Phys Ther 91:1728–1739, 2011.

62. Rimmer, JH: Developmental disability and fitness. National Center for Health, Physical Activity and Disability. Available at http://www.nchpad.org/104/800/Developmental~Disability~and~Fitness. Accessed June 2016.

63. Santarnecchi, E, D'Arista, S, Egiziano, E, et al: Interaction between neuroanatomical and psychological changes after mindfulness-based training. PloS One. 9:e108359, 2014.

64. Self Determination Theory: An approach to human motivation and personality. Available at http://selfdeterminationtheory.org/about-the-theory/. Accessed April 2016.

65. Shephard, R: PAR-Q, Canadian home fitness test, and exercise screening alternatives. Sports Med 5:185–195, 1988.

66. Sudsuang, R, Chentanez V, and Veluvan, K: Effect of Buddhist meditation on serum cortisol and total protein level, blood pressure, pulse rate, lung volume and reaction time. Physiol Behav 50(3):543–548, 1991.

67. Thompson, C: Prevention Practice and Health Promotion: A Health Care Professional's Guide to Health, Fitness, and Wellness, ed. 2. Thorofare, NJ: Slack, Inc., 2015.

68. Trust for America's Health: Prevention for a healthier America: investments in disease prevention yield significant savings, stronger

communities. Washington, DC. Available at http://healthyamericans.org/reports/ prevention08/Prevention08.pdf. Accessed March 2016.

69. Trust for America's Health: The state of obesity 2015. Available at http:// healthyamericans.org/reports/stateofobesity2015/. Accessed March 2016.

70. US Department of Health and Human Services: Healthy People 2010. Washington, DC: U.S. Government Printing Office, 2000. Originally devel- oped for Ratzan, SC, and Parker, RM: Introduction. In Selden, CR, Zorn, M, Ratzan, SC, and Parker RM (eds): National Library of Medicine Current Bibliographies in Medicine: Health Literacy. NLM Pub. No. CBM 2000-1. Bethesda, MD: National Institutes of Health, US Department of Health and Human Services, 2000. Available at http://health.gov/communication/ literacy/ quickguide/factsbasic. htm#one. Accessed February 2016.

71. US Department of Health and Human Services and US Department of Agriculture: 2015-2020 Dietary Guidelines for Americans, ed. 8. 2015. Available at http://health.gov/dietaryguidelines/2015/guide-lines/. Accessed June 2016.

72. US Department of Health and Human Services, Office of Disease Prevention and Health Promotion: History and development of healthy people. Available at https://www.healthypeople.gov/2020/about/History- and-Development-of-Healthy-People. Accessed April 2016.

73. US Department of Health and Human Services, Office of Disease Prevention and Health Promotion: Healthy People 2020 framework. Available at https://www.healthypeople.gov/sites/default/files/HP2020Framework.pdf. Accessed April 2016.

74. US Department of Health and Human Services, Office of Disease Prevention and Health Promotion: Healthy People 2020 leading health indicators. Available at https://www.healthypeople.gov/2020/Leading- Health-Indicators. Accessed April 2016.

75. US Department of Health and Human Services, Office of Disease Prevention and Health Promotion: Healthy People 2020 leading health indicators: progress update. Available at https://www.healthy-people. gov/sites/default/files/LHI-ProgressReport-ExecSum_0.pdf. Accessed April 2016.

76. US Department of Health and Human Services, Office of Disease Prevention and Health Promotion: Physical activity guidelines. Available at http://health.gov/paguidelines/guidelines/chapter3.aspx. Accessed April 2016.

77. US Department of Health and Human Services, Office of Disease Prevention and Health Promotion: Physical activity guidelines. Available at http://health.gov/paguidelines/guidelines/older-adults. aspx. Accessed April 2016.

78. US Department of Health and Human Services, Office of Disease Prevention and Health Promotion: Physical activity guidelines. Available at http://health.gov/paguidelines/pdf/paguide.pdf. Accessed April 2016.

79. US Department of Health and Human Services, Office of Disease Prevention and Health Promotion: Healthy People 2020. Available at https://www.healthypeople.gov/2020/topics-objectives/topic/dis-ability-and-health#4. Accessed June 2016.

80. Wilson, R, et al: Literacy, knowledge, self-efficacy, and health beliefs about exercise and obesity in urban low-income African American women. JOCEPS 53:7–13, 2008.

81. World Health Organization: Better health for people with disabilities infographic. Available at http://www.who.int/disabilities/facts/Infographic_en_pdf.pdf?ua=1. Accessed June 2016.

82. World Health Organization: Disability and health. Fact Sheet No. 352. Available at http://www.who.int/mediacentre/factsheets/fs352/en/. Accessed June 2016.

83. World Health Organization: Non-communicable diseases country profiles 2014. Available at http://apps.who.int/iris/bit-stream/10665/128038/ 1/ 9789241507509_eng.pdf?ua=1. Accessed March 2016.

84. World Health Organization: Preamble to the constitution of the World Health Organization as adopted by the International Health Conference, New York, 19-22 June, 1946. Available at http://www.who.int/about/ definition/en/print.html. Accessed February 2016.

85. Zeidan, F, Grant, JA, Brown, CA, McHaffie, JG, and Coghill, RC: Mindfulness meditation-related pain relief: evidence for unique brain mech- anisms in the regulation of pain. Neurosci Lett 520:165–173, 2012.

CAPÍTULO
3

Amplitude de movimento

Carolyn Kisner, PT, MS

Tipos de exercícios de ADM 66

Indicações, objetivos e limitações da ADM 66
ADM passiva 66
ADM ativa e ativoassistida 67

Precauções e contraindicações para os exercícios de ADM 67

Princípios e procedimentos para aplicação de técnicas de ADM 68
Exame, avaliação e plano de tratamento 68
Preparo do paciente 68
Aplicação de técnicas 68
Aplicação da ADMP 68
Aplicação da ADMA 69

Técnicas de ADM 69
Membros superiores 69
Membros inferiores 74

Região cervical da coluna vertebral 77
Região lombar da coluna vertebral 78

ADM autoassistida 78
Assistência manual 78
Exercícios com bastão (régua T) 81
Escalada de parede 82
Polias elevadas 82
Pranchas com rodas (skate)/mesas deslizantes 83
Unidade para exercícios recíprocos 83

Mobilização passiva contínua 83
Benefícios da MPC 83
Diretrizes gerais para aplicação da técnica de MPC 84

ADM nos padrões funcionais 85

Atividades de aprendizado independente 85

Amplitude de movimento é uma técnica básica usada para examinar a mobilidade e iniciar o movimento nos programas de intervenção terapêutica. O movimento necessário para realizar atividades funcionais pode ser entendido, em sua forma mais simples, como a ação de forças musculares ou externas que movem os ossos em diferentes padrões ou amplitudes de movimento. Quando uma pessoa se movimenta, o controle complexo das atividades musculares que produzem ou controlam os movimentos ocorre a partir do sistema nervoso central. Os ossos se movimentam uns em relação aos outros nas articulações pelas quais se conectam. A estrutura das articulações, assim como a integridade e a flexibilidade dos tecidos moles que passam sobre elas, afeta a amplitude de movimento que pode ocorrer entre dois segmentos. O movimento completo possível é chamado de **amplitude de movimento** (ADM). Quando um segmento se movimenta ao longo de sua ADM, todas as estruturas na região são afetadas: músculos, superfícies articulares, líquido sinovial, cápsulas articulares, ligamentos, fáscias, vasos e nervos. Os exercícios de ADM são descritos com maior facilidade em termos de amplitudes articular e muscular. Para descrever a amplitude articular são usados termos como flexão, extensão, abdução, adução e rotação. A amplitude de movimento articular possível é em geral medida com um goniômetro e registrada em graus,[21] já a amplitude muscular relaciona-se à excursão funcional dos músculos.

Excursão funcional é a distância que um músculo é capaz de se encurtar após ter sido alongado até seu comprimento máximo.[13] Em alguns casos, a excursão funcional, ou amplitude de um músculo, está diretamente relacionada à articulação percorrida por ele. Por exemplo, a amplitude do músculo braquial é limitada pela amplitude possível na articulação do cotovelo. Essa informação é válida quando se refere a músculos uniarticulares (músculos com inserções proximal e distal nos ossos que ficam de cada lado de uma articulação). Entretanto, para músculos biarticulares ou multiarticulares (aqueles que cruzam duas ou mais articulações), a amplitude ultrapassa os limites de qualquer uma das articulações pelas quais cruzam. Um exemplo de músculo biarticular que funciona no quadril e no joelho é o grupo dos músculos posteriores da coxa. Quando esse músculo se contrai e movimenta o joelho em flexão e, simultaneamente, o quadril em extensão, o encurtamento acontece até um ponto conhecido como *insuficiência ativa*, além do qual o músculo fica demasiadamente encurtado para que possa produzir muita tensão, ou seja, esse é um extremo de sua amplitude. Quando o músculo está completamente alongado e limita o movimento em uma das articulações por ele cruzadas, sua condição é chamada de *insuficiência passiva*. Isso ocorre nos músculos posteriores da coxa quando o joelho é estendido e sua amplitude completa de flexão do quadril está limitada (ou, ao contrário, quando o quadril é flexionado em sua amplitude máxima e a extensão do joelho está limitada). Músculos biarticulares ou multiarticulares normalmente funcionam na porção média de sua excursão funcional, na qual existe uma relação ideal entre comprimento e tensão.[13]

Para manter a ADM normal, os segmentos precisam ser periodicamente movidos em sua amplitude possível (tanto articular como muscular). Sabe-se que muitos fatores podem levar à redução na ADM, como doenças sistêmicas, articulares, neurológicas ou musculares; agressões cirúrgicas ou traumáticas; ou simples inatividade ou imobilização por qualquer razão. Do ponto de vista terapêutico, os exercícios de ADM são administrados para manter a mobilidade articular e dos tecidos moles, de modo que a perda de flexibilidade dos tecidos e a formação de encurtamentos ou contraturas sejam minimizadas.[7] Pesquisas extensas feitas por Robert Salter forneceram evidências sobre os benefícios do movimento na cicatrização dos tecidos em diferentes condições patológicas, tanto em laboratório como no meio clínico.[28-34]

Os princípios dos exercícios de ADM descritos neste capítulo não incluem alongamento para aumento de amplitude de movimento. Os princípios e as técnicas de alongamento e mobilização articular para tratar comprometimentos da mobilidade são descritos nos Capítulos 4 e 5.

TIPOS DE EXERCÍCIOS DE ADM

- *ADM passiva*. A ADM passiva (ADMP) é o movimento de um segmento dentro da ADM livre, que é produzido inteiramente por uma *força externa*; ocorre pouca ou nenhuma contração muscular voluntária. Essa força externa pode ser a gravidade, um aparelho, outra pessoa ou outra parte do corpo da própria pessoa.[9] ADMP e alongamento passivo não são sinônimos (ver no Cap. 4 as definições e as descrições de alongamento passivo).
- *ADM ativa*. A ADM ativa (ADMA) é o movimento de um segmento dentro da ADM livre produzido pela contração ativa dos *músculos* que cruzam aquela articulação.
- *ADM ativoassistida*. A ADM ativoassistida (ADMA-A) é um tipo de exercício de ADMA no qual a ajuda é proporcionada por uma força externa manual ou mecânica, pois os músculos mobilizadores primários precisam de ajuda para completar o movimento.

INDICAÇÕES, OBJETIVOS E LIMITAÇÕES DA ADM

ADM passiva

Indicações para a ADMP

- Em locais onde existem tecidos com inflamação aguda, o movimento passivo é benéfico; o movimento ativo poderia ser prejudicial para o processo de cicatrização. A inflamação após lesão ou cirurgia em geral dura de 2 a 6 dias.
- Quando o paciente não é capaz ou não está autorizado a movimentar ativamente um segmento ou segmentos do corpo, como no caso de estar comatoso, paralisado ou em repouso absoluto no leito, o movimento é feito por uma fonte externa.
- Há indicação para o uso de ADMP após um reparo cirúrgico de tecido contrátil, quando o movimento ativo comprometeria o músculo reparado.

Metas da ADMP

A principal meta da ADMP é diminuir as complicações que poderiam ocorrer em virtude da imobilização, tais como degeneração da cartilagem, formação de aderências e contraturas e má circulação.[9,27,33] Especificamente, as metas são:

- Manter a mobilidade da articulação e do tecido conjuntivo.
- Minimizar os efeitos da formação de contraturas.
- Manter a elasticidade mecânica do músculo.
- Auxiliar a circulação e a dinâmica vascular.
- Favorecer o movimento sinovial para nutrição da cartilagem e difusão de materiais dentro da articulação.
- Diminuir ou inibir a dor.
- Auxiliar o processo de cicatrização após lesão ou cirurgia.
- Ajudar a manter no paciente a percepção dos movimentos.

Outros usos para ADMP

- Quando um fisioterapeuta examina estruturas inertes, faz uso da ADMP para determinar limitações de movimento, estabilidade articular e elasticidade dos músculos e outros tecidos moles.
- Quando um fisioterapeuta ensina um programa de exercícios ativos, faz uso da ADMP para demonstrar o movimento desejado.
- Quando um fisioterapeuta prepara um paciente para o alongamento, frequentemente faz uso da ADMP antes da aplicação das técnicas de alongamento passivo.

Limitações do movimento passivo

A verdadeira ADM passiva, relaxada, pode ser difícil de obter em um músculo inervado e com o paciente consciente. O movimento passivo:

- *Não* previne a atrofia muscular.
- *Não* aumenta a força ou resistência à fadiga.
- *Não* auxilia a circulação na mesma extensão da contração muscular voluntária ativa.

ADM ativa e ativoassistida

Indicações para ADMA

- Sempre que um paciente for capaz de contrair os músculos ativamente e mover um segmento, com ou sem assistência, faz-se uso da ADMA.
- Quando um paciente possui uma musculatura fraca e é incapaz de mover uma articulação por toda a amplitude desejada (em geral, contra a gravidade), a ADMA-A é usada para fornecer ajuda suficiente para os músculos, de maneira cuidadosamente controlada, para que possam funcionar em nível máximo e ser fortalecidos de forma progressiva. Conforme os pacientes adquirem controle da ADM, são progredidos para exercícios contra resistência manual ou mecânica para melhorar o desempenho muscular e retornar às atividades funcionais (ver Cap. 6).
- Quando um segmento do corpo é imobilizado por certo período de tempo, a ADMA é usada nas regiões acima e abaixo do segmento imobilizado para manter essas áreas na condição mais normal possível e para prepará-las para atividades novas, como a deambulação com muletas.
- A ADMA pode ser usada em programas de condicionamento aeróbio (ver Cap. 7) e para aliviar a tensão decorrente de posturas prolongadas (ver Cap. 14).

Metas da ADMA

Se não houver inflamação ou contraindicação ao movimento ativo, as mesmas metas da ADMP podem ser alcançadas com a ADMA. Além disso, há benefícios fisiológicos que resultam da contração muscular ativa e do aprendizado motor decorrente do controle muscular voluntário. As metas específicas são:

- Manter a elasticidade fisiológica e a contratilidade dos músculos participantes.
- Fornecer *feedback* sensorial proveniente dos músculos em contração.
- Fornecer estímulos para a integridade dos ossos e dos tecidos articulares.
- Favorecer a circulação e prevenir a formação de trombos.
- Desenvolver a coordenação e as habilidades motoras para atividades funcionais.

Limitações da ADM ativa

Para os músculos fortes, a ADMA não mantém ou aumenta a força; também *não* desenvolve habilidade ou coordenação, exceto nos padrões de movimento usados.

PRECAUÇÕES E CONTRAINDICAÇÕES PARA OS EXERCÍCIOS DE ADM

Embora tanto os exercícios de ADMP como os de ADMA sejam contraindicados em qualquer circunstância em que o movimento de uma parte prejudique o processo de cicatrização (Quadro 3.1), a imobilidade completa leva à formação de aderências e contraturas, má circulação e demora no tempo de recuperação. Com base nas pesquisas feitas por Salter[30] e outros,[18] a ADMP contínua e precoce, dentro de uma amplitude que não cause dor, mostra-se benéfica para a cicatrização e a recuperação prematura de muitas lesões de tecidos moles e articulações (ver discussão mais adiante neste capítulo). Historicamente, a técnica de ADM tem sido contraindicada quando realizada imediatamente após lacerações agudas, fraturas e cirurgias; mas já que têm sido demonstrados benefícios do movimento controlado na redução da dor e no aumento da taxa de recuperação, o movimento controlado precoce é usado desde que a tolerância do paciente seja monitorada.

QUADRO 3.1	Resumo das precauções e contraindicações para os exercícios de ADM

Exercícios de ADM não devem ser feitos quando interferirem de modo negativo no processo de cicatrização.

- Mostra-se que o movimento controlado de forma cuidadosa, dentro dos limites de movimento indolor, durante as fases iniciais da cicatrização, é benéfico à cicatrização e à recuperação mais rápida.
- Sinais de movimento excessivo ou errado incluem aumento de dor e inflamação.
- Exercícios de ADM não devem ser feitos quando a resposta do paciente ou sua condição colocarem em risco a vida.
- ADMP pode ser iniciada de forma cuidadosa nas grandes articulações, e a ADMA, em tornozelos e pés para minimizar a estase venosa e a formação de trombos.
- Após infarto do miocárdio, cirurgia de revascularização do miocárdio ou angioplastia coronária transluminal percutânea, a ADMA de membros superiores e as pequenas caminhadas são, em geral, toleradas com monitoramento cuidadoso dos sintomas.
- A interrupção de sedativos seguida por exercícios de ADMA, com progressão para sentar, ficar em pé e deambular, poderá ser iniciada mais cedo em pacientes sob ventilação mecânica.

Observação: ADM não é sinônimo de alongamento. Para precauções e contraindicações das técnicas de alongamento passivo e ativo, ver os Capítulos 4 e 5.

É muito importante que o fisioterapeuta reconheça o valor assim como o mau uso potencial do movimento e atue dentro da amplitude, da velocidade e da tolerância do paciente durante o estágio agudo de recuperação,[9] sendo totalmente contraindicado causar traumas adicionais. Sinais de movimento excessivo ou errado incluem aumento da dor e da inflamação (edema extenso, calor e rubor). Ver no Capítulo 10 os princípios de quando usar terapeuticamente os diversos tipos de movimentos passivos e ativos.

Em geral, a ADMA dos membros superiores e as caminhadas próximas ao leito são atividades toleradas como exercícios iniciais após infarto do miocárdio, cirurgia de revascularização e angioplastia coronária transluminal percutânea. No entanto, é necessário monitorar cuidadosamente os sintomas, a percepção de esforço e a pressão arterial.[8,24] Caso a resposta do paciente ou sua condição impliquem ameaça à vida, a ADMP poderá ser iniciada com cuidado nas grandes articulações junto com alguma ADMA nos tornozelos e pés a fim de evitar estase venosa e formação de trombos; já as atividades individualizadas são iniciadas e progridem de modo gradual, conforme a tolerância do paciente.[8,24]

A mobilidade precoce para pacientes em ventilação mecânica (iniciada 1-2 dias após a entubação em um estudo,[25] ou em menos de 3 dias em outra pesquisa[35]), que envolve a interrupção dos sedativos seguida por ADMA, com progressão para as atividades de vida diária (AVD) como sentar, ficar em pé e caminhar, demonstrou melhorar o quadro do paciente, em comparação com o tratamento padrão, medido pela duração do quadro de *delirium*, dias fora da ventilação mecânica e desfecho funcional por ocasião da alta hospitalar.

PRINCÍPIOS E PROCEDIMENTOS PARA APLICAÇÃO DE TÉCNICAS DE ADM

Exame, avaliação e plano de tratamento

1. Examinar e avaliar os comprometimentos e o grau de função do paciente, determinar as precauções e o prognóstico e planejar a intervenção.
2. Determinar a habilidade do paciente para participar da atividade de ADM e se a ADMP, ADMA-A ou ADMA podem suprir as metas imediatas.
3. Determinar a quantidade de movimento que pode ser aplicada com segurança para a condição dos tecidos e saúde da pessoa.
4. Decidir quais padrões podem alcançar as metas de forma mais adequada. As técnicas de ADM podem ser feitas:
   a. *Nos planos anatômicos de movimento:* frontal, sagital, transverso.
   b. *Na amplitude de alongamento do músculo:* antagonicamente à linha de tração do músculo.
   c. *Em padrões combinados:* movimentos diagonais ou movimentos que incorporem vários planos de movimento.
   d. *Em padrões funcionais:* movimentos usados nas atividades de vida diária (AVD).
5. Monitorar a condição geral do paciente e suas respostas durante e após o exame e a intervenção; observar qualquer mudança nos sinais vitais, no calor e na cor do segmento e, na ADM, na dor ou qualidade do movimento.
6. Documentar e comunicar os achados e as intervenções.
7. Reavaliar e modificar a intervenção se necessário.

Preparo do paciente

1. Comunicar-se com o paciente. Descrever o plano e o método de intervenção para alcançar as metas.
2. Deixar a região livre de roupas apertadas, lençóis, talas e curativos. Cobrir o paciente com um pano se necessário.
3. Posicionar o paciente em uma posição confortável, com alinhamento e estabilização corporal corretos, e que também permita mover o segmento por meio da ADM possível.
4. Posicionar-se de modo a poder utilizar uma mecânica corporal apropriada.

Aplicação de técnicas

1. Para controlar o movimento, segurar o membro em torno das articulações. Se as articulações estiverem dolorosas, modificar a maneira de segurar, mas continuar proporcionando o suporte necessário para o controle.
2. Dar suporte às áreas com integridade estrutural prejudicada, como uma articulação hipermóvel, um local de fratura recente ou um segmento paralisado do membro.
3. Mover o segmento ao longo da amplitude completa livre de dor, até o ponto de resistência dos tecidos. Não forçar além da amplitude possível; se forçar o movimento, a técnica se transformará em alongamento.
4. Realizar os movimentos de forma suave e rítmica, com 5 a 10 repetições. O número de repetições depende dos objetivos do programa, da condição do paciente e da resposta ao tratamento.

Aplicação da ADMP

1. Durante a ADMP, a força para o movimento é externa, sendo fornecida pelo fisioterapeuta ou um dispositivo mecânico. Quando apropriado, o paciente pode fornecer a força e ser ensinado a mover a parte usando o membro normal.
2. Nenhuma resistência ou assistência ativa é dada pelos músculos do paciente que cruzam aquela articulação. Caso os músculos se contraiam, este se tornará um exercício ativo.

3. O movimento é realizado dentro da ADM livre, ou seja, a amplitude possível sem forçar o movimento e sem causar dor.

Aplicação da ADMA

1. Demonstrar o movimento desejado usando ADMP; então, pedir ao paciente para realizar o movimento. Manter suas mãos posicionadas para auxiliar ou guiar o paciente caso seja necessário.
2. Dar assistência somente na medida necessária para conseguir um movimento suave. Quando houver fraqueza, poderá ser necessário ajudar apenas no início ou no final da ADM, ou quando o efeito da gravidade tiver o maior braço de momento (torque).
3. O movimento é realizado dentro da ADM disponível.

Técnicas de ADM   VÍDEO 3.1

As descrições das posições e técnicas de ADM desta seção podem ser também usadas para ADMP e também para ADMA-A e ADMA. Quando se faz a transição de ADMP para ADMA, a gravidade tem um impacto significativo, especialmente em pessoas com musculatura fraca. Quando o segmento se move para cima contra a gravidade, pode ser preciso dar assistência ao paciente. Contudo, quando o movimento é paralelo ao solo (gravidade eliminada ou neutra), a parte pode precisar apenas de um apoio enquanto os músculos a conduzem ao longo da amplitude. Já quando o segmento se move para baixo, com a gravidade causando o movimento, os músculos antagonistas ao movimento realizado se tornam ativos e pode ser necessária assistência para controlar a descida da parte. O fisioterapeuta precisa estar ciente desses efeitos e modificar a posição do paciente quando necessário para alcançar as metas desejadas de ADMA-A e ADMA. Os princípios e as técnicas para progressão para ADM usando resistência manual e mecânica para desenvolvimento de força estão descritos no Capítulo 6.

Recomendação clínica

- Quando fizer a transição da ADMP para ADMA, variar a posição do paciente, de modo a usar a gravidade para ajudar ou resistir ao movimento.
- Atividades funcionais que são executadas contra a gravidade poderão requerer assistência quando a força muscular estiver abaixo de 3/5.

As descrições adiante são, em sua maioria, para o paciente em decúbito dorsal. Posições alternativas são possíveis para muitos movimentos e, para alguns deles, às vezes necessárias. Para uma maior eficiência, realizar todos os movimentos possíveis em uma posição; então, trocar a posição do paciente e realizar todos os movimentos apropriados nessa nova posição, progredindo o tratamento com o paciente virando o mínimo possível. Podem ser necessárias

variações nas colocações sugeridas para as mãos, de acordo com particularidades do tipo corporal ou limitações do ambiente. Uma consideração importante é o uso de uma boa mecânica corporal por parte do fisioterapeuta enquanto aplica a estabilização e o movimento apropriados, de modo a alcançar as metas e evitar lesionar estruturas enfraquecidas.

Observação: o termo mão superior ou mão de cima significa a mão do fisioterapeuta que está mais próxima da cabeça do paciente; mão inferior ou mão de baixo refere-se à mão que está mais próxima dos pés do paciente. ADM em direções opostas devem ser agrupadas para facilitar a aplicação.

Membros superiores

Ombro: flexão e extensão (Fig. 3.1) VÍDEO 3.2

Posicionamento das mãos e procedimento

- Segurar o braço do paciente por baixo do cotovelo usando sua mão inferior.
- Cruzar a mão superior por cima do braço do paciente e segurar o punho e a palma da mão do paciente.
- Erguer o braço ao longo da amplitude possível e retornar.

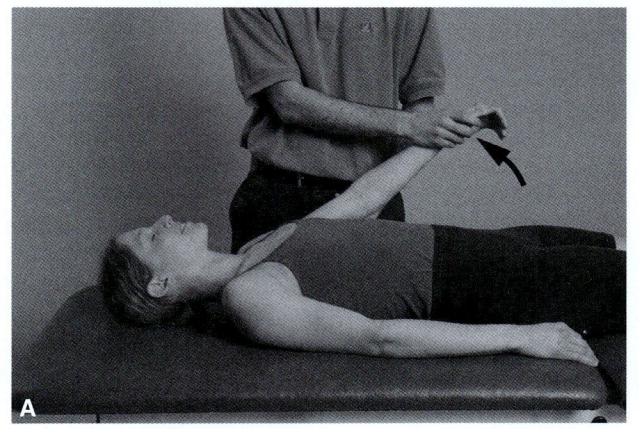

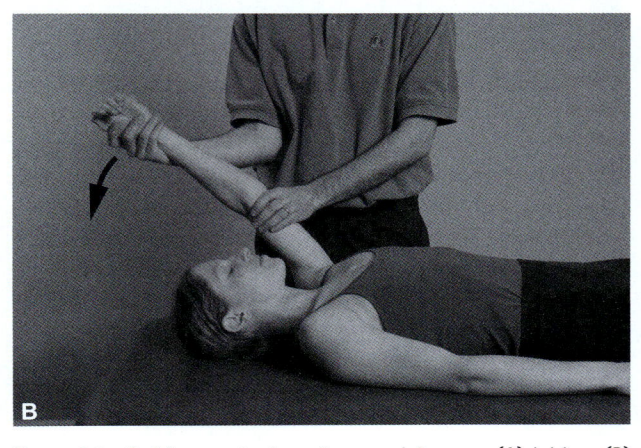

Figura 3.1   Posicionamento das mãos e posições para **(A)** início e **(B)** finalização da flexão de ombro.

Observação: para o movimento normal, a escápula deve estar livre para rodar para cima à medida que o ombro flexiona. Caso se deseje apenas o movimento da articulação do ombro, a escápula é estabilizada como descrito no capítulo sobre alongamento (ver Cap. 4).

Ombro: extensão (hiperextensão) (Fig. 3.2)

Para obter extensão além do grau zero, posicionar o ombro do paciente na beira da maca, se ele estiver em decúbito dorsal, ou colocá-lo em decúbito lateral, ventral ou sentado.

Ombro: abdução e adução (Fig. 3.3)

Posicionamento das mãos e procedimento

Usar o mesmo posicionamento de mãos utilizado para a flexão, mas mover o braço lateralmente. O cotovelo pode estar flexionado, para facilitar a excursão no arco de movimento completo.

Observação: para alcançar a amplitude completa de abdução, é preciso ocorrer rotação lateral do úmero e rotação para cima da escápula.

Ombro: rotação medial e lateral (Fig. 3.4)

Se possível, o braço é abduzido 90°, o cotovelo é flexionado 90°, e o antebraço mantido na posição neutra. A rotação pode também ser realizada com o braço do paciente ao lado do tórax, mas a rotação medial completa não é possível nessa posição.

Posicionamento das mãos e procedimento

- Segurar a mão e o punho com seu dedo indicador entre o polegar e o dedo indicador do paciente.
- Posicionar seu polegar e outros dedos de cada lado do punho do paciente para estabilizá-lo.
- Com a outra mão, estabilizar o cotovelo.
- Rodar o úmero movendo o antebraço como se fosse o raio de uma roda.

Ombro: abdução (extensão) e adução (flexão) horizontais (Fig. 3.5)

Para alcançar a abdução horizontal completa, o ombro do paciente precisa estar na beira da maca. Começar com o braço flexionado ou abduzido 90°.

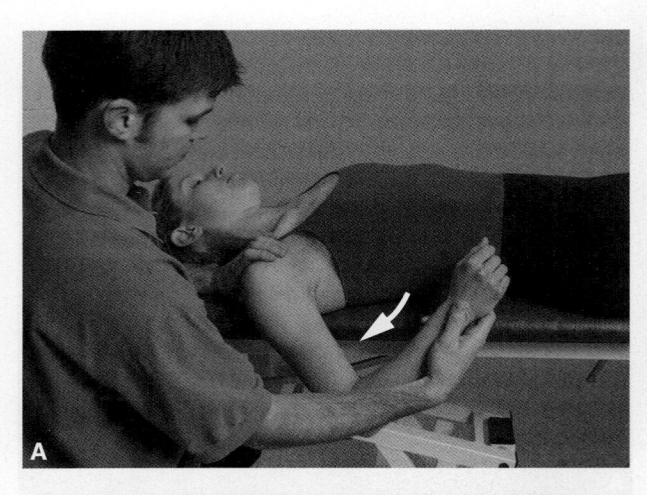

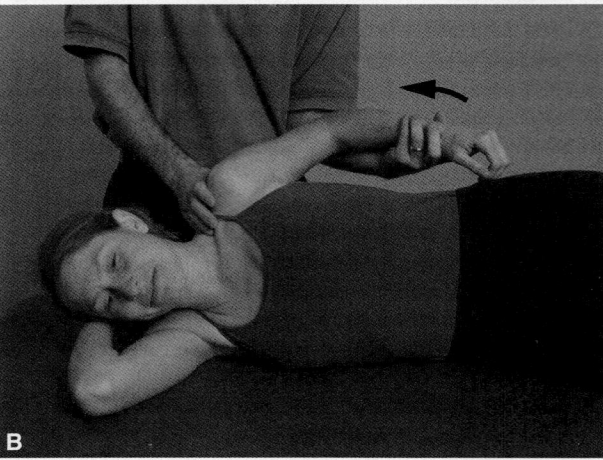

Figura 3.2 Hiperextensão do ombro **(A)** com a paciente na borda da maca e **(B)** com a paciente em decúbito lateral.

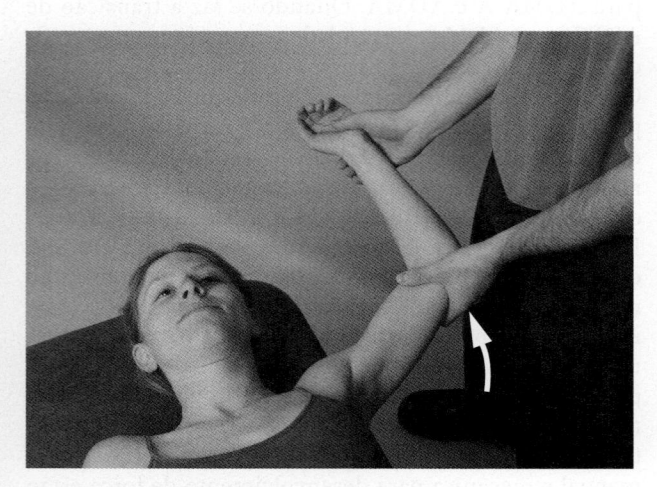

Figura 3.3 Abdução de ombro com cotovelo flexionado.

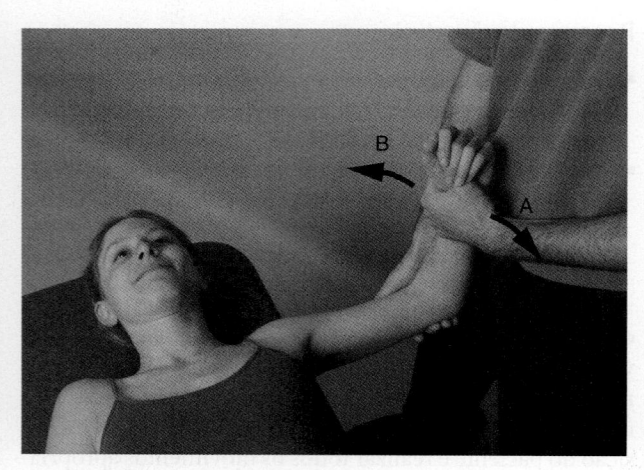

Figura 3.4 Posição 90/90 para início da rotação **(A)** medial e **(B)** lateral do ombro.

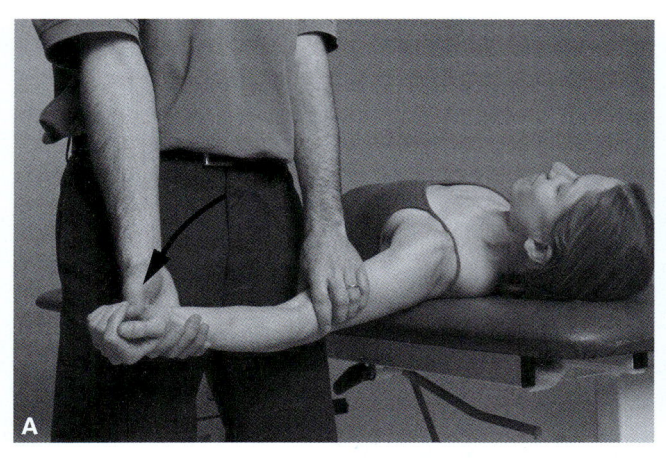
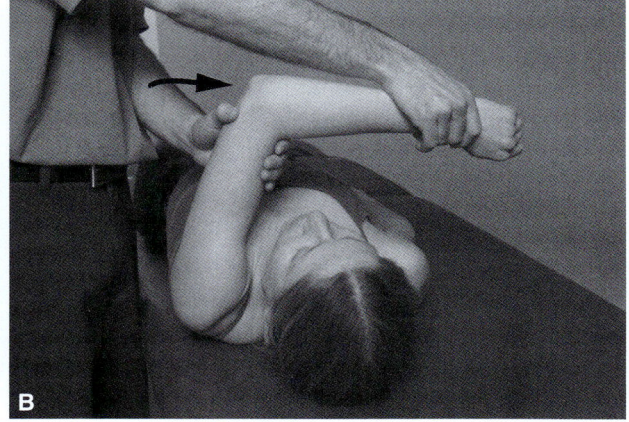

Figura 3.5   (A) Abdução e (B) adução horizontais do ombro.

Posicionamento das mãos e procedimento

O posicionamento das mãos é o mesmo utilizado para a flexão, mas deve-se virar o corpo e ficar de frente para a cabeça do paciente à medida que mover o braço dele para o lado e depois sobre o corpo.

Escápula: elevação/depressão, protração/retração e rotação para cima/para baixo (Fig. 3.6)

Posicionar o paciente em decúbito ventral com o braço ao lado do corpo (Fig. 3.6A) ou em decúbito lateral, de

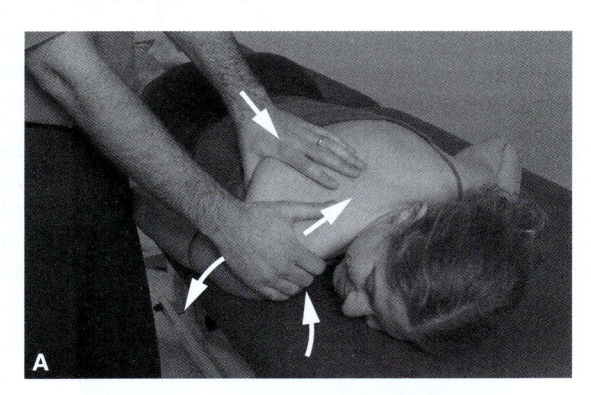

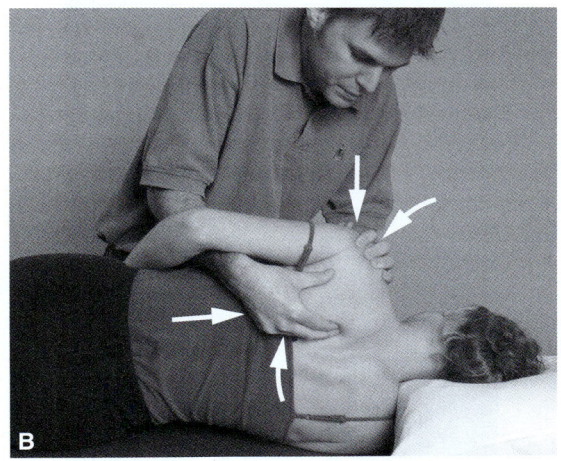

Figura 3.6   ADM da escápula com a paciente em (A) decúbito ventral e (B) decúbito lateral.

frente para você. Apoiar o braço do paciente sobre a parte inferior do seu braço (Fig. 3.6B).

Posicionamento das mãos e procedimento

- Posicionar a mão de cima, em concha, sobre o acrômio do paciente, e a outra em torno do ângulo inferior da escápula.
- Para elevação, depressão, protração e retração, a clavícula também se move à medida que os movimentos escapulares são direcionados ao acrômio.
- Para rotação, direcionar os movimentos escapulares no ângulo inferior da escápula, à medida que empurra simultaneamente o acrômio no sentido oposto a fim de criar um efeito rotatório de par de forças.

Cotovelo: flexão e extensão (Fig. 3.7) VÍDEO 3.3

Posicionamento das mãos e procedimento

- Segurar a parte distal do antebraço e apoiar o punho com uma das mãos. Essa mão também controla a supinação e pronação do antebraço.
- Com a outra mão, apoiar o cotovelo.
- Flexionar e estender o cotovelo com o antebraço em posição supinada e também pronada.

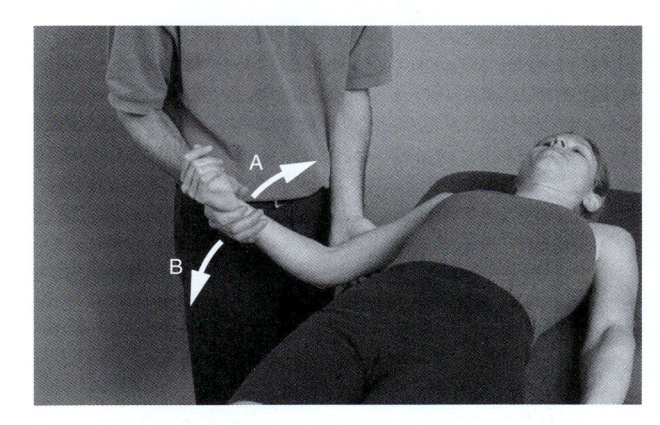

Figura 3.7   Flexão (A) e extensão (B) do cotovelo com o antebraço em supinação.

Observação: a escápula não deve inclinar-se para a frente durante a extensão do cotovelo; isso mascara a verdadeira amplitude.

Alongamento do bíceps braquial biarticular

Para estender o ombro além de 0°, posicionar o ombro do paciente na borda da maca se ele estiver em decúbito dorsal ou posicioná-lo em decúbito ventral, sentado ou em pé.

Posicionamento das mãos e procedimento

- Primeiro fazer a pronação do antebraço do paciente segurando seu punho e estender o cotovelo, mantendo-o apoiado.
- Depois estender (hiperestender) o ombro até o ponto de resistência do tecido na região anterior do braço. Nesse ponto, atinge-se o comprimento total disponível deste músculo biarticular.

Alongamento da cabeça longa do músculo tríceps braquial biarticular (Fig. 3.8)

Quando estiver disponível uma amplitude quase normal do músculo tríceps braquial, o paciente precisa estar sentado ou em pé para alcançar a ADM completa. Com uma limitação acentuada na amplitude muscular, a ADM pode ser feita em decúbito dorsal.

Posicionamento das mãos e procedimento

- Primeiro, flexionar totalmente o cotovelo do paciente com uma mão colocada sobre a região distal do antebraço.
- Depois, flexionar o ombro levantando o úmero com a outra mão sob o cotovelo.
- A amplitude completa disponível é alcançada quando o paciente sente desconforto na região posterior do braço.

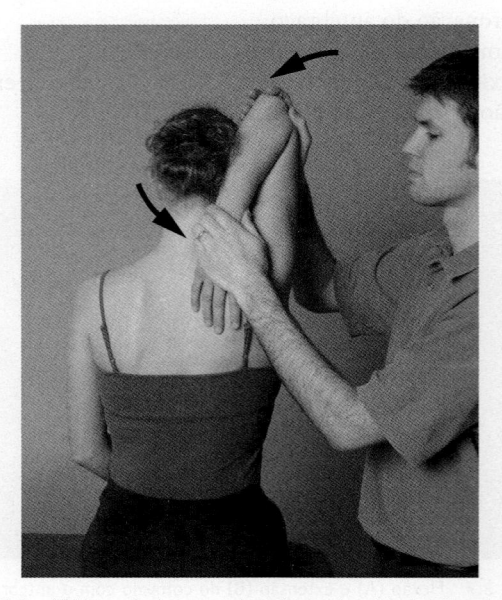

Figura 3.8 ADM terminal para a cabeça longa do músculo tríceps braquial.

Antebraço: pronação e supinação (Fig. 3.9)

Posicionamento das mãos e procedimento

- Fazer pronação e supinação, com o cotovelo flexionado bem como estendido. Quando o cotovelo está estendido, impedir que o ombro rode, mediante a estabilização do cotovelo.
- Segurar o punho do paciente, apoiando a mão dele com o dedo indicador e posicionando o polegar e os outros dedos em qualquer dos lados da região distal do antebraço.
- Estabilizar o cotovelo com a outra mão.
- O movimento é um rolamento do rádio em torno da ulna e ocorre na região distal do rádio.

Posicionamento alternativo das mãos

Segurar a região distal do antebraço do paciente entre as palmas das suas mãos.

Precaução: não sobrecarregar o punho torcendo a mão; controlar o movimento de pronação e supinação movendo o rádio em torno da ulna.

Punho: flexão (flexão palmar) e extensão (dorsiflexão); desvios radial (abdução) e ulnar (adução) (Fig. 3.10) VÍDEO 3.4 ▶

Posicionamento das mãos e procedimento

Em todos os movimentos do punho, segurar com uma das suas mãos a mão do paciente, posicionando-a próximo e na região distal da articulação, e estabilizar o antebraço do paciente com a outra mão.

Observação: a amplitude dos músculos extrínsecos dos dedos afetará a amplitude no punho caso haja aplicação de tensão sobre os tendões nos pontos em que eles cruzam os dedos. Para obter a completa amplitude nas articulações do punho, permitir que os dedos se movam livremente enquanto você movimenta o punho.

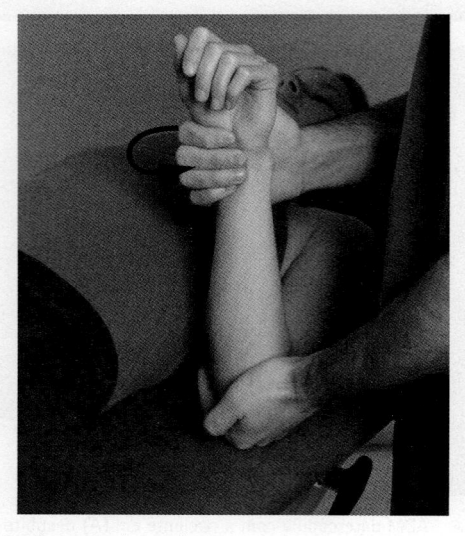

Figura 3.9 Pronação do antebraço.

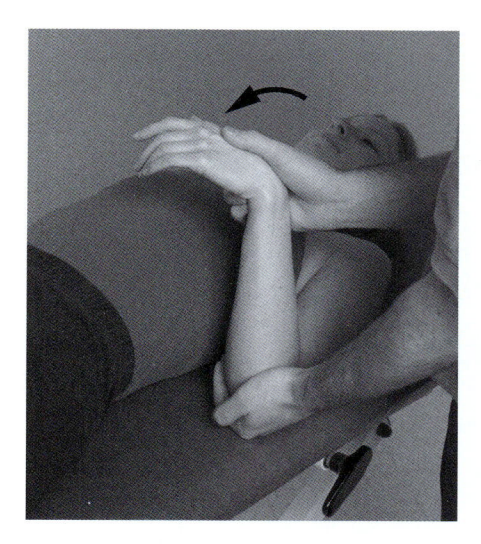

Figura 3.10 ADM do punho. Está representada a flexão de punho; observe que os dedos estão livres para se moverem em resposta à tensão passiva nos tendões extrínsecos.

Mão: arqueamento e achatamento do arco da mão nas articulações carpometacarpais e intermetacarpais (Fig. 3.11)

Posicionamento das mãos e procedimento
- Ficar de frente para a mão do paciente; colocar os dedos das suas mãos na palma da mão do paciente e suas eminências tenares na região palmar.
- Rolar os metacarpais no sentido da palma para aumentar o arco e no sentido do dorso para achatar o arco.

Posicionamento alternativo das mãos
Uma mão é colocada na face palmar da mão do paciente, com os dedos e o polegar fazendo uma concha em torno dos metacarpais.

Observação: a extensão e a abdução do polegar na articulação carpometacarpal são importantes na manutenção do espaço membranoso, essencial para os movimentos funcionais da mão. Pode ser feita a manobra de ADM isolada de flexão-extensão e abdução-adução dessa articulação mo-

vendo o primeiro metacarpal ao mesmo tempo em que se estabiliza o trapézio.

Articulações do polegar e dos dedos: flexão e extensão, abdução e adução (Fig. 3.12) VÍDEO 3.5 ▶

As articulações dos polegares e dos dedos incluem as articulações metacarpofalângicas e interfalângicas.

Posicionamento das mãos e procedimento
- Dependendo da posição do paciente, estabilizar o antebraço e a mão sobre a cama ou maca, ou contra seu corpo.
- Mover cada articulação da mão do paciente individualmente, estabilizando o osso proximal com o dedo indicador e o polegar de uma das mãos, movendo o osso distal com o indicador e o polegar da outra mão.

Procedimento alternativo
Várias articulações poderão ser movidas simultaneamente se for feita a estabilização apropriada. Exemplo: para mover todas as articulações metacarpofalângicas do segundo ao quinto dedo, estabilize os ossos do metacarpo com uma das mãos e mova todas as falanges proximais com a outra mão.

Observação: para conseguir a ADM articular completa, não tensione os músculos extrínsecos que vão para os dedos. A tensão nos músculos pode ser aliviada alterando a posição do punho enquanto os dedos são movidos.

Alongamento dos músculos extrínsecos do punho e da mão: músculos flexores e extensores dos dedos (Fig. 3.13)

Técnica geral

Posicionamento das mãos e procedimento
- Primeiro mova a articulação interfalângica distal e estabilize-a. Depois mova a articulação interfalângica proximal.

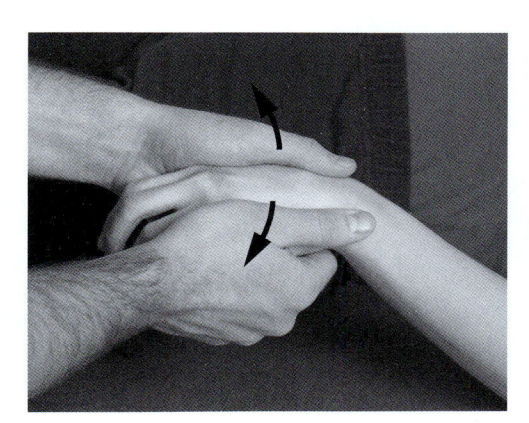

Figura 3.11 ADM do arco da mão.

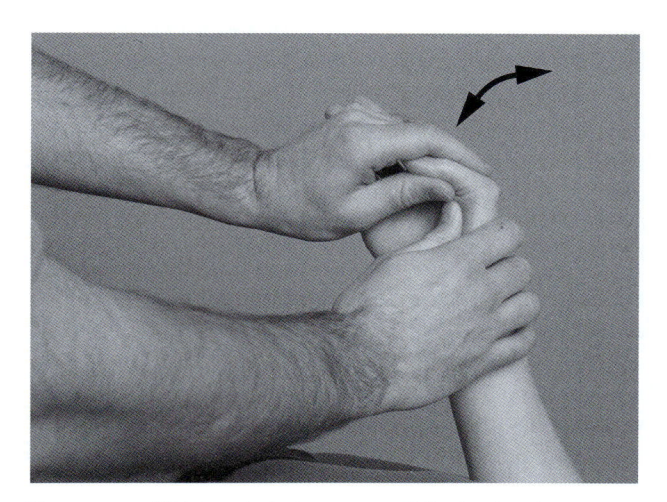

Figura 3.12 ADM da articulação metacarpofalângica do polegar.

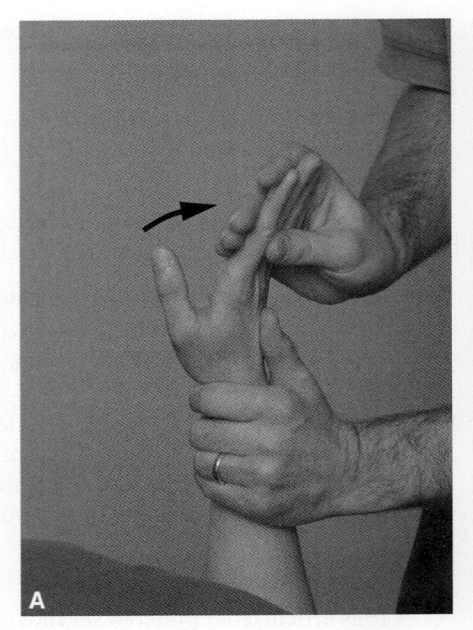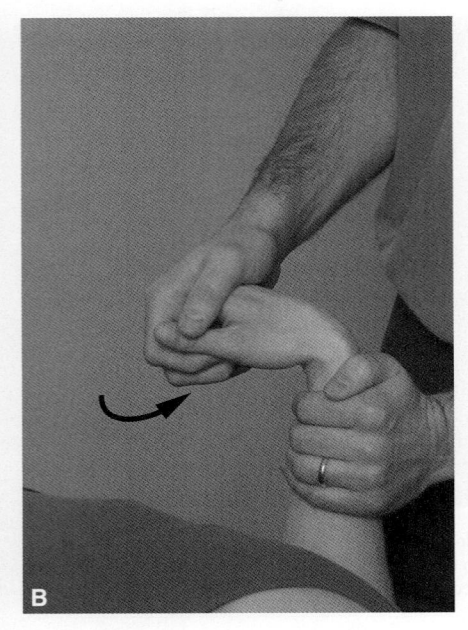

Figura 3.13   Final da amplitude dos **(A)** flexores e **(B)** dos extensores extrínsecos dos dedos.

- Mantenha essas duas articulações no final da sua amplitude; depois mova a articulação metacarpofalângica até o final da amplitude disponível.
- Estabilize todas as articulações dos dedos e comece a estender o punho. Quando o paciente sentir desconforto no antebraço, os músculos estarão no comprimento máximo.

Observação: o movimento é iniciado na articulação mais distal de cada dedo, de modo a minimizar a compressão das pequenas articulações. A ADM articular completa não será possível quando os músculos extrínsecos estiverem alongados.

Membros inferiores

Quadril e joelho combinados: flexão e extensão (Fig. 3.14)   VÍDEO 3.6 ▶

Para alcançar a amplitude completa de flexão do quadril, o joelho também precisa ser flexionado para aliviar a tensão no grupo muscular dos posteriores da coxa. Para alcançar a amplitude completa de flexão do joelho, o quadril precisa ser flexionado para liberar a tensão no músculo reto femoral.

Posicionamento das mãos e procedimento

- Apoie e erga a perna do paciente com a palma e os dedos da mão superior posicionados na região posterior do joelho do paciente e a mão inferior sob o calcanhar.
- À medida que o joelho flexiona até a completa amplitude, desloque seus dedos para a região lateral da coxa.

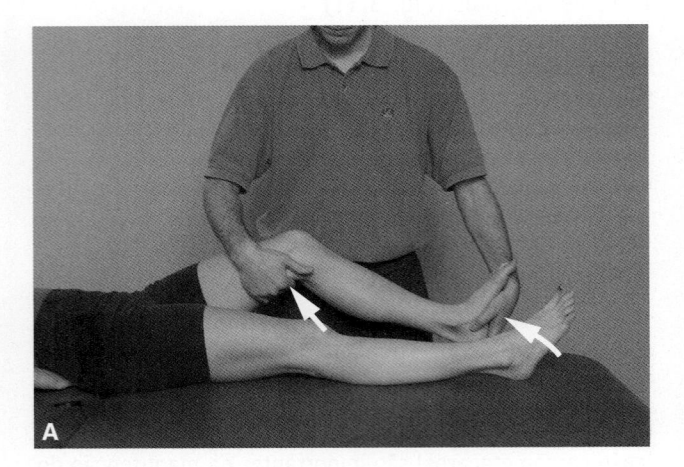

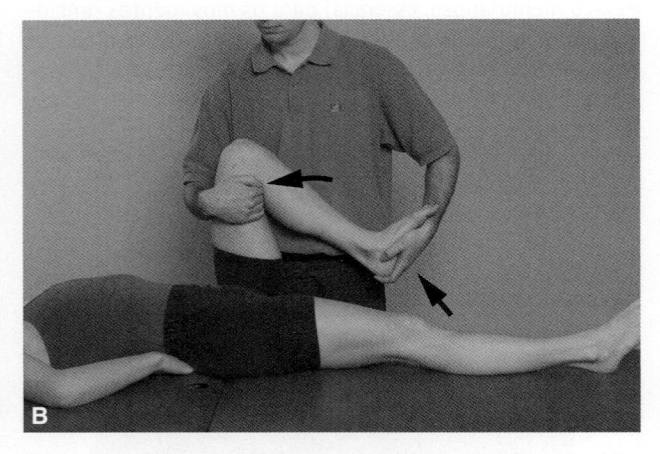

Figura 3.14   **(A)** Início e **(B)** término da flexão combinada de quadril e joelho.

Quadril: extensão (hiperextensão) (Fig. 3.15)

Será necessário usar decúbito ventral ou lateral, se o paciente tiver mobilidade normal ou quase normal.

Posicionamento das mãos e procedimento

- Se o paciente estiver em decúbito ventral, levante a coxa com a mão inferior colocada sob o joelho do paciente; estabilize a pelve com a mão ou o braço superior.
- Se o paciente estiver em decúbito lateral, leve a mão inferior por baixo da coxa seguindo até a superfície anterior; estabilize a pelve com a mão superior. Para amplitude completa de extensão do quadril, não flexione o joelho na amplitude completa, pois o músculo reto femoral, que é biarticular, poderá restringir a amplitude.

Alongamento do grupo muscular biarticular dos posteriores da coxa (Fig. 3.16)

Posicionamento das mãos e procedimento

- Coloque a mão inferior sob o calcanhar do paciente e a mão superior envolvendo a face anterior do joelho do paciente.

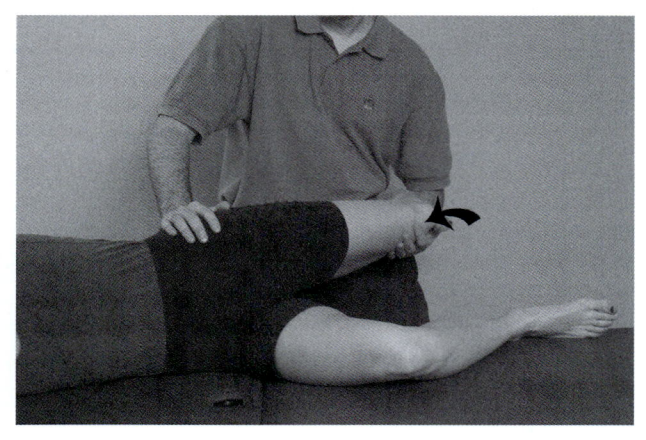

Figura 3.15 Extensão do quadril com paciente em decúbito lateral.

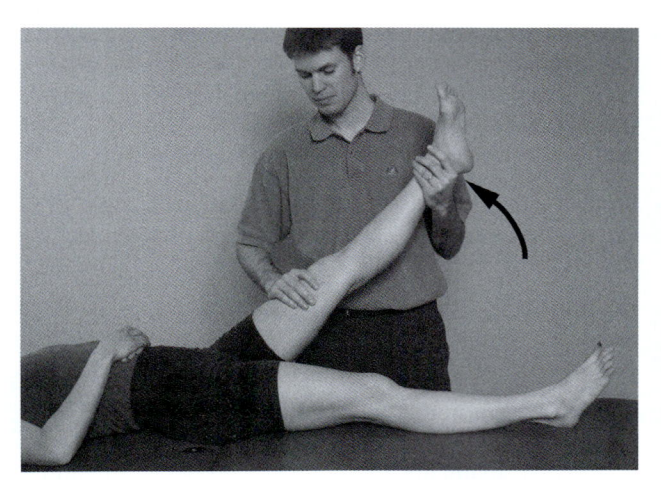

Figura 3.16 ADM para o grupo muscular dos posteriores da coxa.

- Mantenha o joelho em extensão enquanto o quadril é flexionado.
- Se o joelho necessitar de apoio, envolva a perna do paciente com seu braço inferior colocando o cotovelo flexionado sob a panturrilha e a mão na face anterior do joelho do paciente. A outra mão fornece suporte ou estabilização conforme o necessário.

Observação: se os posteriores da coxa estiverem muito encurtados a ponto de limitar a extensão do joelho, a amplitude disponível do músculo será alcançada simplesmente estendendo o joelho até onde o músculo permitir, e não mobilizando o quadril.

Alongamento do músculo biarticular reto femoral

Posicionar o paciente em decúbito dorsal com o joelho flexionado na borda da maca de tratamento, ou em decúbito ventral.

Posicionamento das mãos e procedimento

- Com o paciente em decúbito dorsal, estabilize a região lombar de sua coluna vertebral flexionando o quadril e o joelho do membro inferior contralateral e colocando o pé apoiado sobre a maca de tratamento (deitado em gancho).
- Com o paciente em decúbito ventral, estabilize sua pelve com a mão superior (ver Fig. 4.31).
- Flexione o joelho do paciente até que seja percebida a resistência oferecida pelos tecidos da região anterior da coxa, o que significa que a amplitude completa disponível foi alcançada.

Quadril: abdução e adução (Fig. 3.17)

Posicionamento das mãos e procedimento

- Apoie a perna do paciente com a mão superior colocada sob o joelho e a mão inferior sob o tornozelo.

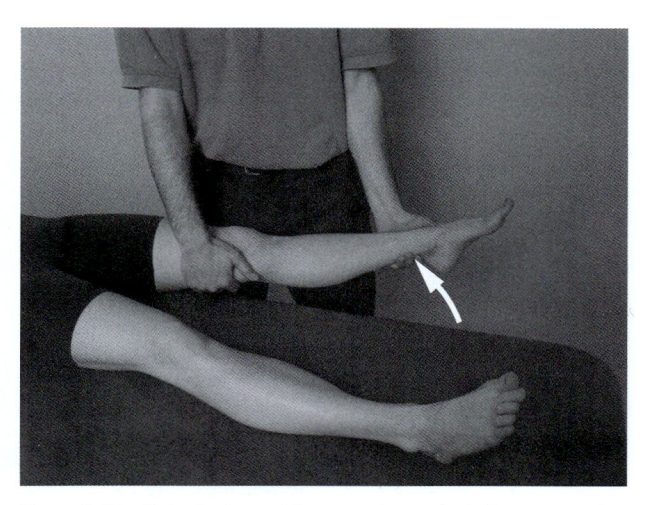

Figura 3.17 Abdução de quadril mantendo a articulação em extensão e neutra para a rotação.

- Para completa amplitude de adução, a perna contralateral precisa estar parcialmente abduzida.
- Mantenha o quadril e o joelho do paciente em extensão e neutro para rotação, enquanto faz abdução e adução.

Quadril: rotação medial e lateral

Posicionamento de mãos e procedimento com quadril e joelho estendidos

- Segure a perna posicionando a mão superior proximalmente ao joelho do paciente e a mão inferior em uma posição imediatamente proximal ao tornozelo.
- Role a coxa para dentro e para fora.

Posicionamento das mãos e procedimento para rotação com quadril e joelho flexionados (Fig. 3.18)

- Flexione o quadril e o joelho do paciente em 90°; dê suporte para o joelho com a mão superior.
- Se o joelho estiver instável, envolva a coxa e apoie a região proximal da panturrilha e o joelho com a mão inferior.
- Gire o fêmur movendo a perna como um pêndulo.
- Esse posicionamento de mãos oferece algum suporte para a articulação do joelho, mas deve ser usado com cuidado quando houver instabilidade dessa articulação.

Tornozelo: dorsiflexão (Fig. 3.19)   VÍDEO 3.7

Posicionamento das mãos e procedimento

- Estabilize a articulação do tornozelo posicionando a mão superior ao redor dos maléolos.
- Faça uma concha com a palma da mão inferior e posicione-a ao redor do calcanhar do paciente; e posicione seu antebraço ao longo da planta do pé.
- Tracione distalmente o calcâneo utilizando o polegar e os dedos, ao mesmo tempo que empurra com o antebraço.

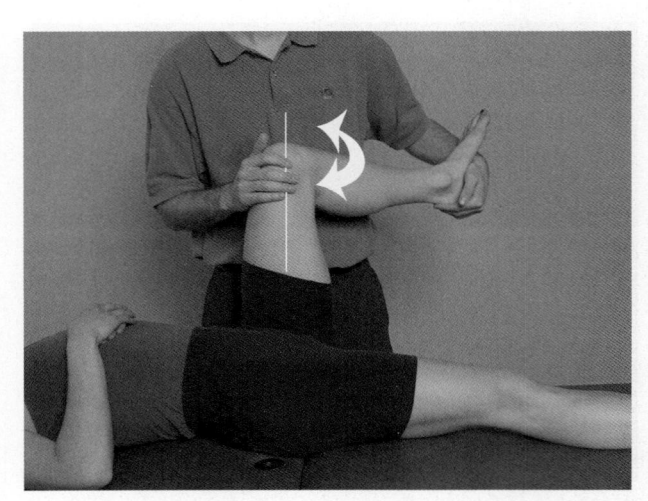

Figura 3.18   Rotação do quadril com a articulação posicionada em 90° de flexão.

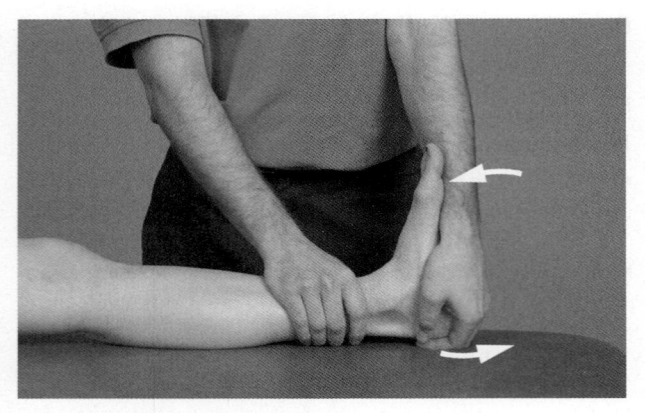

Figura 3.19   Dorsiflexão do tornozelo.

Observação: se o joelho estiver flexionado será possível obter a amplitude completa da articulação do tornozelo. Se o joelho estiver estendido, a amplitude alongada do músculo gastrocnêmio biarticular poderá ser obtida, porém esse músculo limitará a amplitude completa de dorsiflexão. Aplique a dorsiflexão com o joelho nas duas posições para prover amplitude tanto para a articulação quanto para o músculo.

Tornozelo: flexão plantar

Posicionamento das mãos e procedimento

- Apoie o calcanhar com a mão inferior.
- Coloque a mão superior sobre o dorso do pé e empurre, fazendo flexão plantar.

Observação: em pacientes acamados, o tornozelo tende a assumir uma posição de flexão plantar decorrente do peso dos cobertores e da tração da gravidade, de modo que esse movimento provavelmente não será necessário.

Articulação subtalar (região inferior do tornozelo): inversão e eversão (Fig. 3.20)

Posicionamento das mãos e procedimento

- Usando a mão inferior, coloque o polegar medialmente e os dedos lateralmente à articulação, em cada lado do calcanhar.
- Gire o calcanhar para dentro e para fora.

Observação: a supinação do pé pode ser combinada com a inversão, e a pronação pode ser combinada com a eversão.

Articulação transversa do tarso

Posicionamento das mãos e procedimento

- Estabilize o tálus e o calcâneo do paciente com uma das mãos.
- Com a outra mão, segure ao redor do navicular e do cuboide.
- Gire delicadamente a parte média do pé, levantando e abaixando o arco.

Articulações dos dedos do pé: flexão e extensão e abdução e adução (articulações metatarsofalângicas e interfalângicas) (Fig. 3.21)

Posicionamento das mãos e procedimento

- Com uma das mãos, estabilize o osso proximal à articulação que será movida e mova o osso distal com a outra mão.
- A técnica é a mesma usada para exercício de ADM dos dedos da mão.
- Várias articulações dos dedos do pé podem ser movidas de forma simultânea, desde que se tenha o cuidado de não sobrecarregar alguma estrutura.

Região cervical da coluna vertebral
VÍDEO 3.8 ▶

Em pé, na cabeceira da maca de tratamento, segure firmemente a cabeça do paciente colocando as duas mãos sob a região occipital.

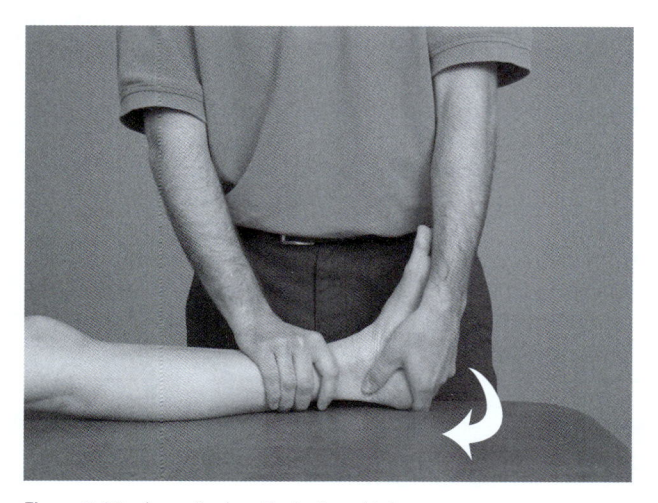

Figura 3.20   Inversão da articulação subtalar.

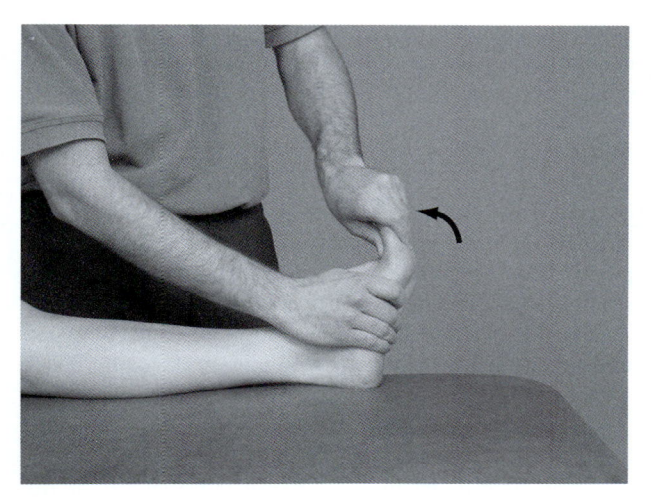

Figura 3.21   Extensão da articulação metatarsofalângica do hálux.

Flexão (inclinação anterior) (Fig. 3.22A)

Procedimento

- Erga a cabeça do paciente como em um gesto afirmativo (queixo em direção à laringe) para flexionar a cabeça sobre o pescoço.
- Quando esta parte do movimento da cabeça estiver completa, continue a flexionar a região cervical da coluna vertebral e levante a cabeça em direção ao esterno.

Extensão (inclinação para trás ou hiperextensão)

Procedimento

Incline delicadamente a cabeça do paciente para trás.

Observação: se o paciente estiver em decúbito dorsal, apenas a cabeça e a região cervical da coluna vertebral poderão ser estendidas; a cabeça precisará estar para fora da mesa para ser possível estender toda a região cervical. O paciente pode também ser posicionado em decúbito ventral ou sentado.

Flexão lateral (inclinação lateral) e rotação (Fig. 3.22B)

Procedimento

Mantenha a região cervical da coluna vertebral neutra para flexão e extensão enquanto você direciona a cabeça e o pescoço em inclinação lateral (aproximar a orelha do ombro) e rotação (rodar a cabeça de um lado para o outro).

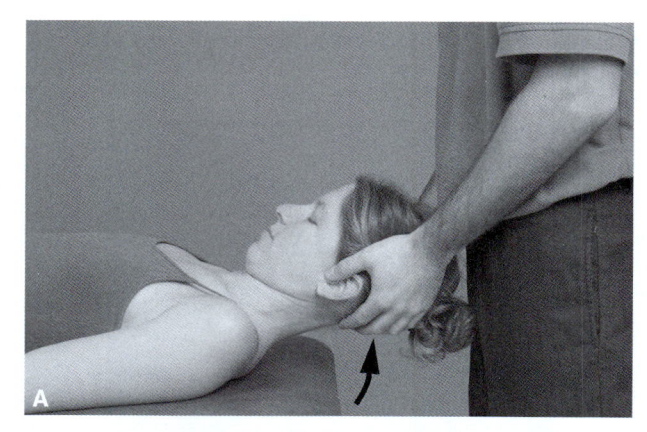

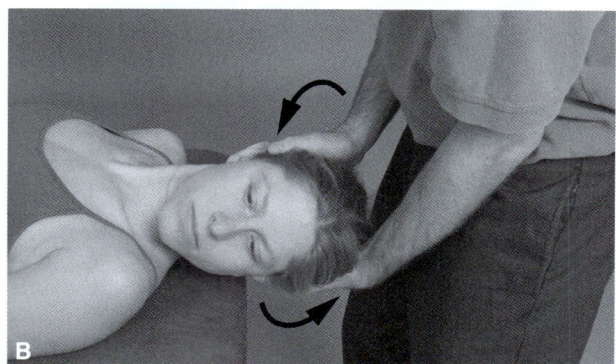

Figura 3.22   (A) Flexão e (B) rotação cervical.

Região lombar da coluna vertebral VÍDEO 3.9 ▶

Flexão (Fig. 3.23)

Posicionamento das mãos e procedimento

- Traga os dois joelhos do paciente até o tórax, erguendo-os por baixo (flexão de quadril e joelho).
- A flexão da coluna vertebral ocorre quando os quadris são flexionados em completa amplitude e a pelve começa a rodar posteriormente.
- Uma maior amplitude de flexão pode ser obtida com a mão inferior posicionada sob o sacro do paciente.

Extensão

Posicionar o paciente em decúbito ventral para obter extensão completa (hiperextensão).

Posicionamento das mãos e procedimento

Com as mãos sob as coxas, erga-as até que a pelve gire anteriormente e a região lombar da coluna vertebral se estenda.

Rotação (Fig. 3.24)

Posicionar o paciente em posição deitada em gancho com quadris e joelhos flexionados e pés apoiados na maca.

Posicionamento das mãos e procedimento

- Empurre os dois joelhos do paciente para um mesmo lado até que a pelve do lado contralateral comece a se afastar da mesa de tratamento.
- Estabilize o tórax do paciente com a mão superior.
- Repita na direção oposta.

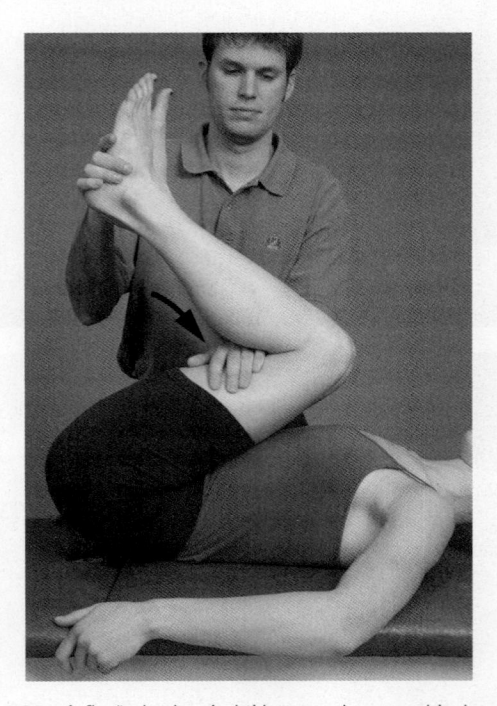

Figura 3.23   A flexão lombar é obtida trazendo os quadris do paciente em flexão até que a pelve gire posteriormente.

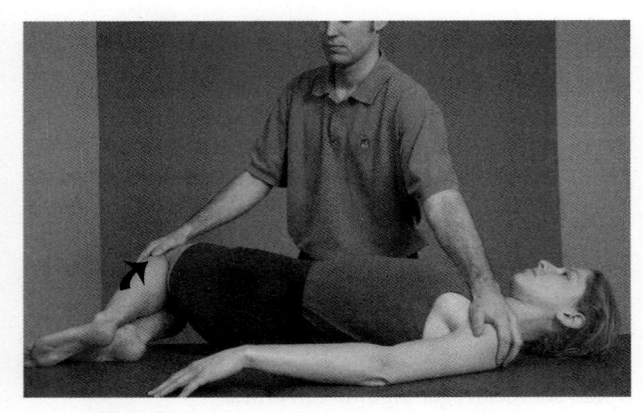

Figura 3.24   A rotação da região lombar da coluna vertebral ocorre quando o tórax é estabilizado e a pelve levanta da maca tanto quanto seja possível.

Recomendação clínica

Uma ADM efetiva e eficiente pode ser aplicada combinando-se vários movimentos articulares que ocorrem em planos diferentes, resultando em padrões oblíquos, funcionais ou diagonais.

- Por exemplo, a flexão do punho pode ser combinada com o desvio ulnar; ou a flexão do ombro pode ser combinada com abdução e rotação lateral.
- O uso de padrões que simulam atividades funcionais, por exemplo, mover a mão atrás da cabeça como se estivesse penteando os cabelos acrescenta o movimento de rotação do pescoço. Ver também Quadro 3.3, no final deste capítulo.
- Os padrões de movimento da facilitação neuromuscular proprioceptiva (FNP) podem ser usados de modo efetivo nas técnicas de ADMP, ADMA e ADMA-A. Ver descrições desses padrões no Capítulo 6.

ADM AUTOASSISTIDA

O envolvimento do paciente nos cuidados pessoais deve começar assim que a pessoa for capaz de compreender e aprender o que fazer. Mesmo com fraqueza ou paralisia, o paciente pode aprender como mover a parte envolvida e ser instruído sobre a importância do movimento dentro de parâmetros seguros. Após uma cirurgia ou lesão traumática, a técnica de ADM autoassistida é usada para proteger os tecidos em cicatrização quando uma contração muscular mais intensa é contraindicada. Uma variedade de dispositivos, assim como o uso de um membro normal, pode ser usada para alcançar as metas da ADMP ou ADMA-A. A incorporação da ADM autoassistida torna-se então parte do programa de exercícios domiciliares (Quadro 3.2).

Assistência manual

Nos casos de fraqueza ou paralisia unilateral, ou durante os estágios iniciais de recuperação após trauma ou

<table>
<tr><td>

QUADRO 3.2   Técnicas de ADM autoassistida

Formas de ADM autoassistida
- Manual
- Com equipamentos
  - Bastão ou régua T
  - Escada de dedos, escalada de parede, rolamento de bola
  - Polias
  - Prancha com rodas (*skate*)/mesa deslizante
  - Dispositivos para exercícios recíprocos

Diretrizes para ensino de exercícios de ADM autoassistida
- Oriente o paciente sobre a importância do movimento
- Ensine ao paciente o alinhamento e a estabilização corporais corretos
- Observe o desempenho do paciente e corrija movimentos compensatórios ou perigosos
- Se for usado equipamento, certifique-se de ter eliminado todos os riscos para que a aplicação seja segura
- Forneça ilustrações e diretrizes claras sobre o número de repetições e a frequência

Faça uma revisão dos exercícios em uma sessão de acompanhamento. Modifique ou progrida o programa de exercícios com base na resposta do paciente e no plano de tratamento para alcançar as metas desejadas.

</td></tr>
</table>

cirurgia, o paciente pode aprender a usar o membro não envolvido para mover o membro envolvido pelas amplitudes de movimento. Esses exercícios podem ser feitos com o paciente em decúbito dorsal, sentado ou em pé. Os efeitos da gravidade se modificam com o posicionamento do paciente, de modo que, ao levantar uma parte do corpo contra a gravidade, esta proporciona uma força resistiva contra o mobilizador primário, que pode necessitar de assistência. Quando o membro se move para baixo, a gravidade causa o movimento; os antagonistas precisam então de assistência para controlar o movimento excentricamente.

Braço e antebraço

Instrua o paciente a movimentar o braço à frente do corpo usando o membro não envolvido (ou assistente) e segurar o membro envolvido pelo punho, estabilizando punho e mão.

- ***Flexão e extensão de ombro.*** O paciente eleva o membro envolvido acima da cabeça e o retorna para o lado (Fig. 3.25).
- ***Abdução e adução horizontal de ombro.*** Começando com o braço abduzido em 90°, o paciente traciona o membro percorrendo anteriormente o tórax e retorna-o para o lado do corpo.
- ***Rotação de ombro.*** Começando com o braço ao lado do corpo em leve abdução e com o cotovelo repousando

sobre um pequeno travesseiro para elevar essa articulação, ou abduzido em 90° e o cotovelo flexionado em 90°, o paciente move o antebraço "como se fosse o raio de uma roda de bicicleta" com auxílio do membro não envolvido (Fig. 3.26). É importante enfatizar a rotação de úmero, e não meramente flexionar e estender o cotovelo.

- ***Flexão e extensão de cotovelo.*** O paciente flexiona o cotovelo até que a mão esteja perto do ombro e, então, a move para baixo em direção ao lado externo da perna.
- ***Pronação e supinação de antebraço.*** Começando com o antebraço apoiado no corpo, o paciente roda o rádio em torno da ulna. Enfatize para o paciente que ele não deve torcer a mão na articulação do punho.

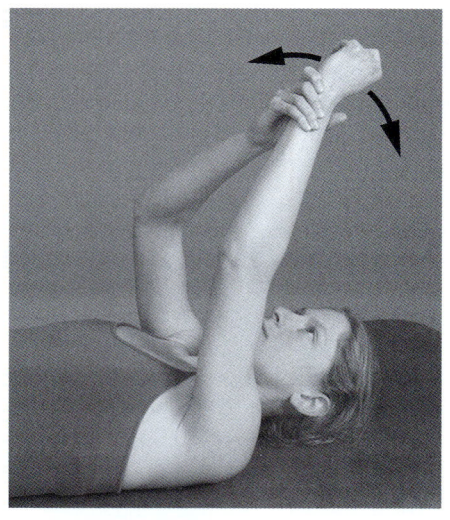

Figura 3.25 Paciente aplicando ADM autoassistida para flexão e extensão de ombro. A abdução e a adução horizontal podem ser aplicadas com o mesmo posicionamento de mãos.

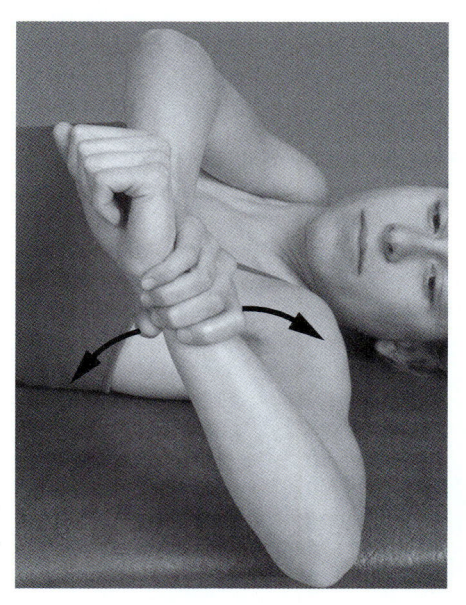

Figura 3.26 Posição do braço para aplicação de ADM autoassistida para rotação medial e lateral de ombro.

Punho e mão

O paciente movimenta os dedos não envolvidos na direção do dorso da mão e o polegar até a palma da mão.

- **Flexão e extensão de punho e desvio radial e ulnar.** O paciente move o punho em todas as direções, sem pressionar contra os dedos (Fig. 3.27).
- **Flexão e extensão de dedos.** O paciente usa o polegar não envolvido para estender os dedos envolvidos e coloca os dedos normais em concha sobre o dorso dos dedos envolvidos para flexioná-los (Fig. 3.28).
- **Flexão do polegar com oposição e extensão do polegar com reposição.** O paciente coloca os dedos não envolvidos em concha ao redor da borda radial da eminência tenar do polegar envolvido e coloca o polegar não envolvido ao longo da superfície palmar do polegar envolvido para estendê-lo (Fig. 3.29). Para fazer flexão e oposição de polegar, o paciente coloca a mão normal em concha em torno da superfície dorsal da mão envolvida e empurra o primeiro metacarpal em direção ao dedo mínimo.

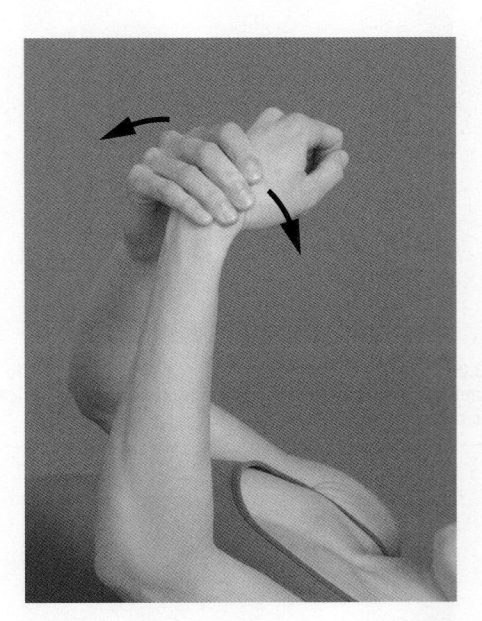

Figura 3.27   Paciente aplicando flexão e extensão de punho autoassistida, sem pressionar os dedos.

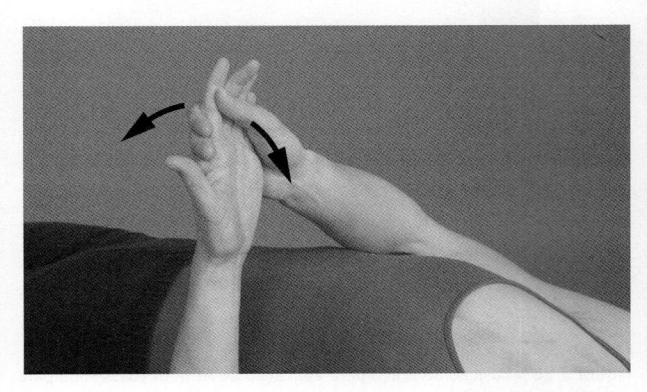

Figura 3.28   Paciente aplicando flexão e extensão de dedos autoassistida.

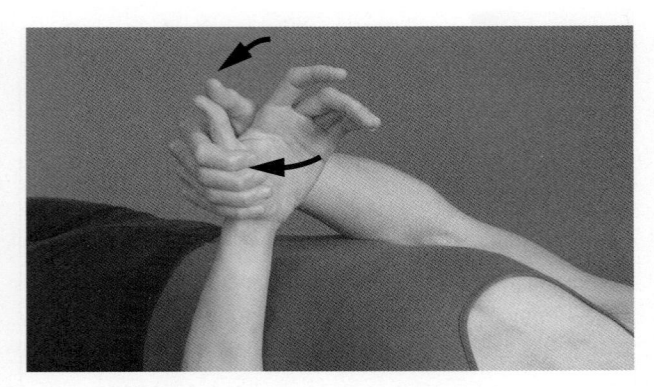

Figura 3.29   Paciente aplicando extensão de polegar autoassistida.

Quadril e joelho

- **Flexão de quadril e joelho.** Com o paciente em decúbito dorsal, instrua-o a iniciar o movimento levantando o joelho envolvido, mediante o deslizamento de seu pé normal por baixo do joelho, ou com a ajuda de uma faixa ou cinta passadas por baixo do joelho envolvido (Fig. 3.30). Em seguida, o paciente pode segurar o joelho com uma ou duas mãos e trazê-lo para perto do tórax de modo a completar a amplitude de movimento. Na posição sentada, o paciente pode erguer a coxa com as mãos e flexionar o joelho até o final da amplitude disponível.
- **Abdução e adução de quadril.** É difícil para o paciente enfraquecido ajudar a mobilizar os membros inferiores em abdução e adução estando em decúbito dorsal, por causa do peso da perna e do atrito com a superfície da cama. Ainda assim, é necessário que a pessoa mova o membro inferior fraco de um lado para o outro de modo a garantir a mobilidade do segmento durante o período que permanecer no leito. Para praticar essa atividade funcional como exercício, instrua o paciente a deslizar o pé normal sob o joelho até o tornozelo e, então, mover o membro envolvido de um lado a outro. A ADM autoassistida pode ser feita na posição sentada usando as mãos para ajudar o movimento da coxa para fora e para dentro.
- **Abdução de quadril combinada com rotação lateral.** O paciente fica sentado no solo ou no leito com as costas

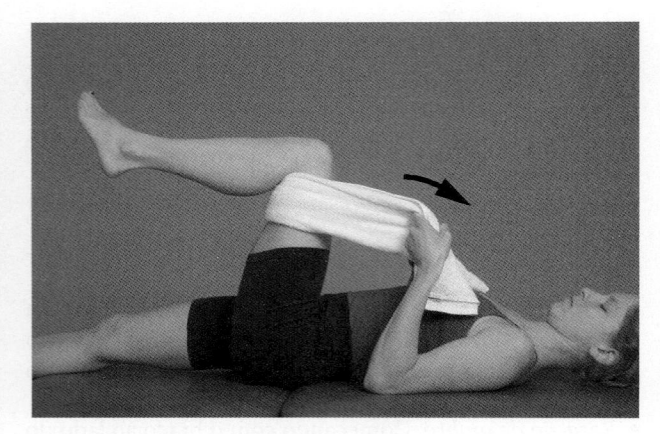

Figura 3.30   Flexão de quadril autoassistida.

apoiadas e o quadril e o joelho envolvidos flexionados, com o pé apoiado na superfície. O joelho é movido para fora (em direção à mesa/cama) e retorna para dentro com a ajuda dos membros superiores (Fig. 3.31).

Tornozelo e dedos do pé

- O paciente senta-se com o membro envolvido cruzado sobre o membro não envolvido de modo que a região distal da perna repouse sobre o joelho normal. A mão não envolvida mobiliza o joelho envolvido em dorsiflexão, flexão plantar, inversão e eversão, e os dedos do pé em flexão e extensão (Fig. 3.32).

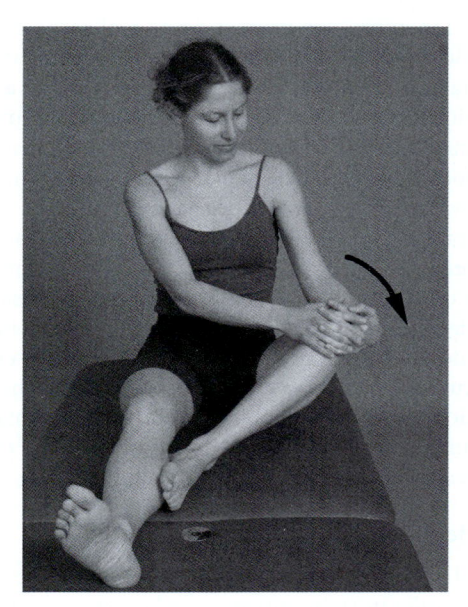

Figura 3.31 Abdução e rotação lateral de quadril autoassistida.

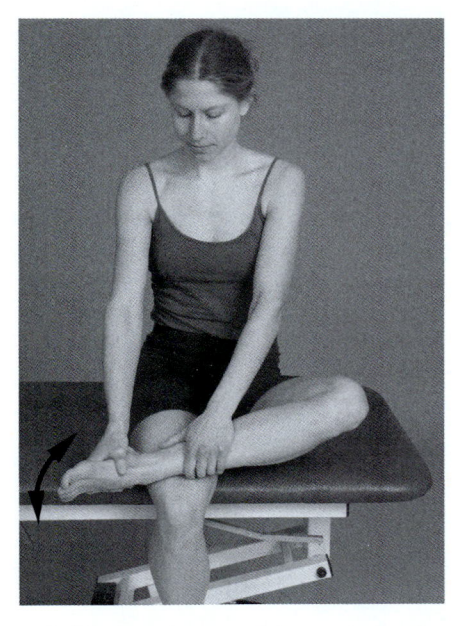

Figura 3.32 Posição do paciente e posicionamento de mãos para movimentos autoassistidos de tornozelo e dedos; na foto, inversão e eversão.

Exercícios com bastão (régua T)

Quando um paciente tem controle muscular voluntário em um membro superior envolvido, mas precisa de condução ou motivação para completar a ADM no ombro ou cotovelo, um bastão (vara de cortina, bengala, taco de madeira, régua T ou objeto similar) pode ser usado para dar assistência (Fig. 3.33).

A escolha da posição baseia-se no grau de função do paciente. A maioria das técnicas pode ser feita em decúbito dorsal se for necessária máxima proteção. A posição sentada ou em pé requer maior controle. A escolha da posição também depende dos efeitos da gravidade nos músculos fracos. Inicialmente, guie o paciente pelo movimento apropriado em cada atividade para assegurar que ele não vai usar movimentos compensatórios. O paciente segura o bastão com as duas mãos e o membro normal conduz e controla os movimentos.

- *Flexão de ombro e retorno.* O paciente segura o bastão com as duas mãos separadas na largura do ombro. O bastão é levantado para a frente e para cima na amplitude possível, com os cotovelos mantidos em extensão se possível (Fig. 3.33A). O movimento escapuloumeral deve ser suave; não devem ser permitidos movimentos compensatórios como a elevação escapular ou movimento de tronco.
- *Abdução e adução horizontal de ombro.* O bastão é levantado até 90° de flexão de ombro. Mantendo os cotovelos estendidos, o paciente empurra e traciona o bastão de um lado para o outro, percorrendo a região frontal do tórax na amplitude disponível (Fig. 3.33B). Não deve ser permitida rotação de tronco.
- *Rotação medial e lateral de ombro.* Os braços do paciente ficam ao lado do corpo, e os cotovelos são fletidos em 90°. A rotação dos braços é conseguida movendo-se o bastão de um lado para o outro do tronco enquanto se mantêm os cotovelos ao lado do corpo (Fig. 3.33C). A rotação deve ocorrer no úmero; não permita flexão e extensão de cotovelo. Para prevenir movimentos compensatórios e a fim de aplicar uma leve força de separação na articulação do ombro, pode ser colocado um pequeno rolo de toalha na axila, instruindo o paciente a "manter o rolo no lugar".
- *Rotação medial e lateral de ombro – posição alternativa.* Os ombros do paciente ficam abduzidos a 90° e os cotovelos flexionados a 90°. Para a rotação lateral, o bastão é movido em direção à cabeça do paciente; para a rotação medial, o bastão é movido em direção à cintura.
- *Flexão e extensão de cotovelo.* Os antebraços do paciente podem estar em pronação ou supinação; as mãos seguram o bastão separadas na largura dos ombros. Instrua o paciente a flexionar e estender os cotovelos.
- *Hiperextensão de ombro.* O paciente pode ficar em pé ou em decúbito ventral. Ele coloca o bastão atrás da região glútea, segura o bastão com as mãos separadas na largura dos ombros e então o levanta, direcionando-o para trás, afastando-o do tronco. O paciente deve evitar mover o tronco.

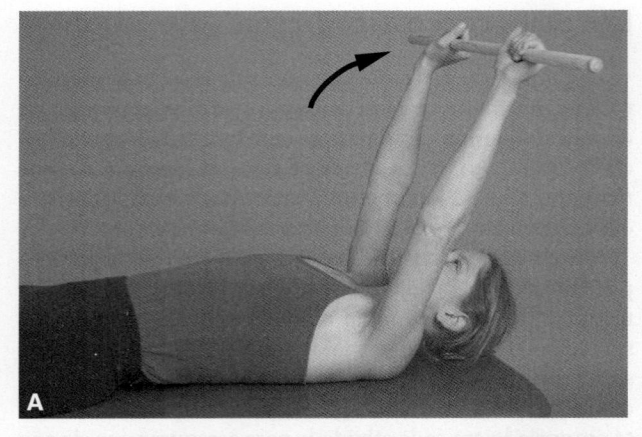

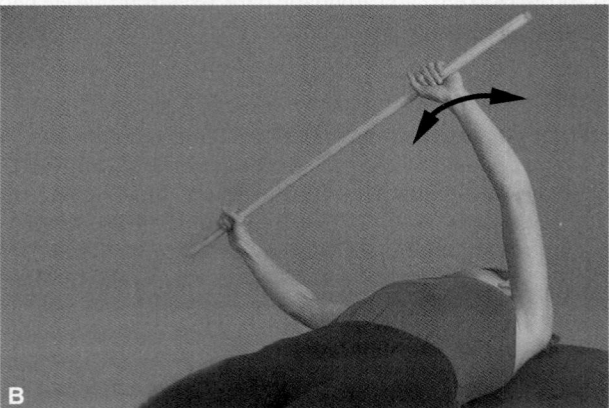

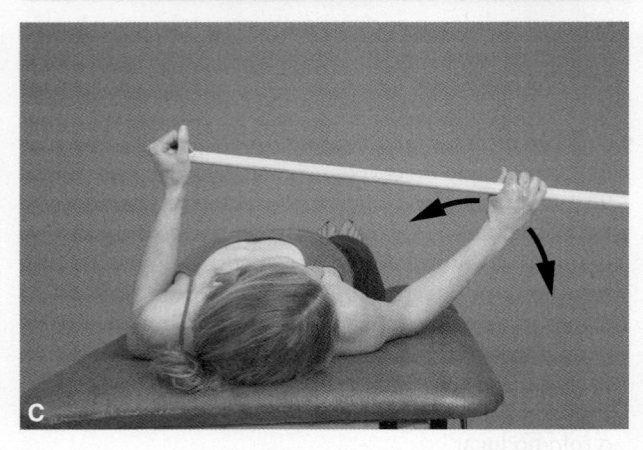

Figura 3.33   Paciente usando bastão para **(A)** flexão, **(B)** abdução/adução horizontal e **(C)** rotação de ombro autoassistida.

- *Variações e combinações de movimentos.* Por exemplo, o paciente começa com o bastão atrás da região glútea e depois o sobe pelas costas para obter o movimento alado das escápulas, a rotação medial dos ombros e a flexão dos cotovelos.

Escalada de parede

O exercício de escalar a parede (ou usar um dispositivo como a escada de dedos) pode dar ao paciente um reforço objetivo e, desse modo, motivação para realizar ADM de ombro. Podem ser feitas marcas na parede para dar um *feedback* visual sobre a altura alcançada. O braço pode ser movido em flexão ou abdução (Fig. 3.34). O paciente se aproxima da parede à medida que o braço é levantado.

Precaução: é preciso ensinar ao paciente os movimentos corretos e não permitir substituições como inclinação lateral de tronco, levantamento sobre os dedos do pé ou encolhimento de ombros.

Polias elevadas

Se os exercícios forem ensinados de forma correta, sistemas de polias podem ser usados efetivamente para assistir um membro comprometido na realização de ADM. Tem sido demonstrado que a polia utiliza uma atividade muscular significativamente maior que a ADM assistida pelo fisioterapeuta e por aparelhos de mobilização passiva contínua (descritos à frente neste capítulo) e, desse modo, é uma forma de assistência que deve ser usada apenas quando a atividade muscular for desejada.[6]

Para uso domiciliar, uma única polia pode ser presa a uma corda que é mantida no lugar pressionada entre uma porta e o batente. A polia pode também ser presa a uma barra elevada ou fixada no teto. O paciente deve ficar posicionado de modo que a polia fique diretamente em cima da articulação que está se movendo, ou de modo que a linha de tração mova efetivamente o membro, e não apenas comprima uma superfície articular contra a outra. O paciente pode ficar sentado, em pé ou em decúbito dorsal.

ADM de ombro (Fig. 3.35)

Instrua o paciente a segurar uma corda em cada mão e, com a mão normal, puxar a corda e erguer o membro

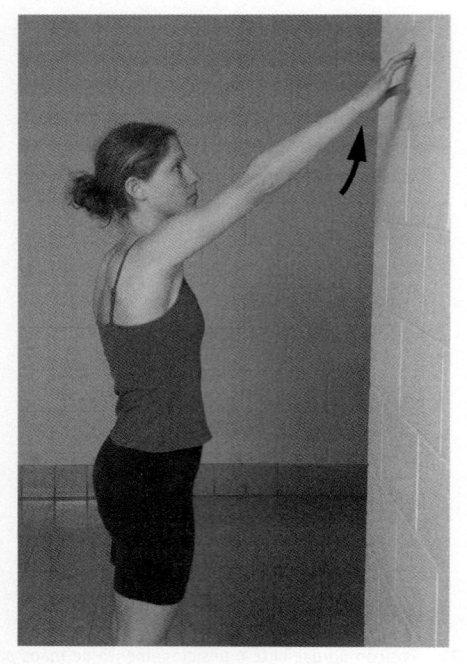

Figura 3.34   Escalada de parede para elevação de ombro.

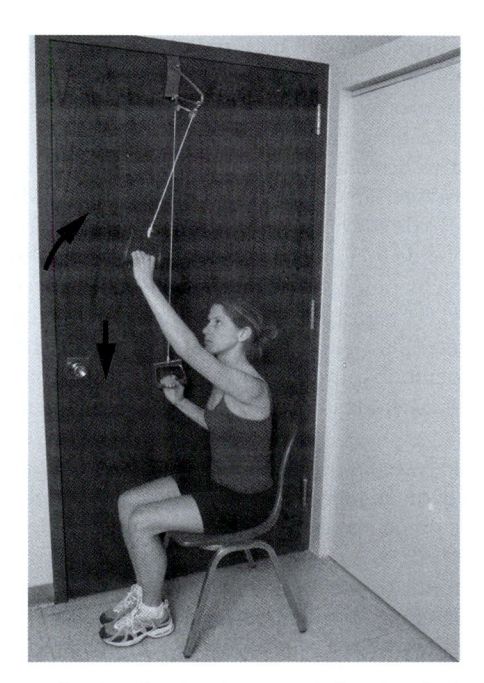

Figura 3.35 Uso de polias elevadas para assistir a elevação de ombro.

envolvido para a frente (flexão), para o lado (abdução) ou no plano da escápula (abdução no plano escapular, 30° à frente do plano frontal). O paciente não deve encolher o ombro (elevação escapular) nem inclinar o tronco. Oriente e instrua o paciente para que o movimento seja suave.

Precaução: atividades para o ombro assistidas com polia são facilmente praticadas de forma errada pelo paciente, resultando em compressão do úmero contra o acrômio. A compressão contínua leva à dor e diminuição da função. A seleção apropriada do paciente, assim como a instrução correta, pode evitar esse problema. Se o paciente não puder aprender a usar as polias com uma biomecânica apropriada de ombro, esses exercícios não deverão ser feitos. Interrompa a atividade se houver aumento de dor ou diminuição na mobilidade.

Flexão de cotovelo

Com o braço estabilizado ao lado do tronco, o paciente levanta o antebraço e flexiona o cotovelo.

Pranchas com rodas (*skate*)/mesas deslizantes

O uso de uma superfície lisa pode encorajar o movimento sem a resistência da gravidade ou do atrito. Se for possível, poderá ser usada uma prancha com rodas, tipo *skate*. Outros métodos incluem colocar talco na superfície ou colocar uma toalha embaixo do membro para que possa deslizar na superfície plana da prancha. Qualquer movimento pode ser feito, mas os mais comuns são abdução/adução do quadril em decúbito dorsal e abdução/adução de ombro na posição sentada.

Unidade para exercícios recíprocos

Vários dispositivos, como bicicleta, ergômetro de membro superior ou inferior ou equipamentos para exercícios recíprocos, podem ser usados para fornecer alguma flexão e extensão a um membro comprometido usando a força do membro normal. Existem dispositivos móveis que podem ser fixados na cama do paciente, cadeira de rodas ou cadeira comum. A circunferência do movimento, assim como a excursão dos membros, pode ser ajustada. Um equipamento para exercícios recíprocos tem benefícios adicionais, já que pode ser usado para padronização recíproca, treino de resistência à fadiga e fortalecimento por meio da alteração nos parâmetros dos exercícios e monitoramento da frequência cardíaca e da fadiga. Ver no Capítulo 6 os princípios dos exercícios resistidos e no Capítulo 7 os princípios do exercício aeróbio.

MOBILIZAÇÃO PASSIVA CONTÍNUA

Mobilização passiva contínua (MPC) refere-se ao movimento passivo feito por um dispositivo mecânico que move uma articulação de forma lenta e continuada ao longo de uma ADM controlada. Os dispositivos mecânicos que existem para quase todas as articulações do corpo (Fig. 3.36) foram desenvolvidos como resultado das pesquisas feitas por Robert Salter, que mostrou os efeitos benéficos da mobilização passiva contínua na cicatrização de estruturas articulares e tecidos moles doentes ou lesionados, em estudos animais e clínicos.[28-34] Desde o desenvolvimento da MPC, muitos estudos têm sido realizados para determinar os parâmetros de aplicação; mas como os dispositivos são usados para muitas condições e os estudos utilizam diferentes protocolos com modelos de pesquisa variados, nenhuma descrição definitiva foi estabelecida.[4,16,22]

Benefícios da MPC

Tem sido relatado que a MPC é eficaz para diminuir os efeitos negativos da imobilização articular em condições como artrite, contraturas e fraturas intra-articulares;[23] alguns estudos informam melhora na velocidade de recuperação e na ADM, em particular após diversos tipos de procedimentos cirúrgicos,[3,16,22,28-34,36] embora outras pesquisas questionem a necessidade de seu uso quando medidas de longo prazo demonstram pouca ou nenhuma diferença nos desfechos, em comparação com a terapia tradicional.[11,17,19] Os benefícios da MPC são:

- Prevenção do desenvolvimento de aderências e contraturas e, assim, da rigidez articular.
- Efeito estimulante na cicatrização de tendões e ligamentos.
- Favorecimento da cicatrização de incisões sobre a articulação móvel.
- Aumento da lubrificação da articulação pelo líquido sinovial e, assim, aumento da velocidade de cicatrização e regeneração da cartilagem intra-articular.

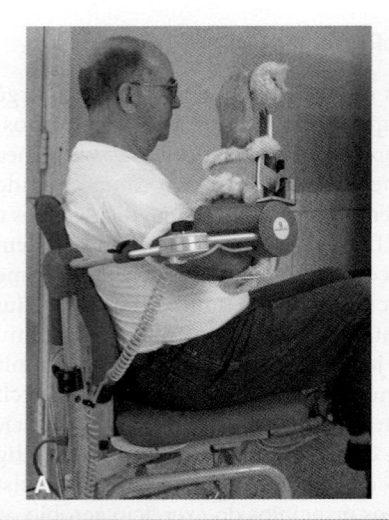

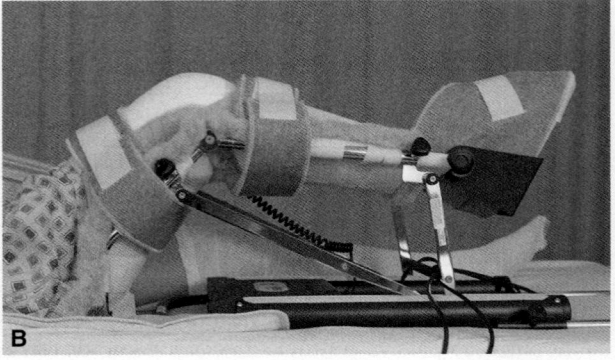

Figura 3.36   Aparelho para mobilização contínua de **(A)** ombro e **(B)** joelho.

- Prevenção dos efeitos degenerativos da imobilização.
- Retorno mais rápido da ADM.
- Diminuição da dor pós-operatória.

Evidências em foco

Estudos têm comparado os resultados no curto e no longo prazo do uso de MPC após vários tipos de cirurgias, usando diferentes parâmetros, assim como a MPC com outros métodos de movimentação precoce e posicionamento.[1,5,6,11,14,15,22,17,26,27,37,39] Alguns estudos não mostram diferença significativa entre pacientes fazendo os exercícios de MPC e aqueles fazendo os de ADMP ou outras formas de movimentação precoce.[5,14,15,27,38] Estudos suportam os benefícios de curto prazo do uso de MPC após cirurgias, já que os pacientes ganharam ADM mais rapidamente e assim puderam receber uma alta hospitalar mais cedo quando a MPC era usada, em comparação com outras formas de intervenção.[3] Contudo, os ganhos funcionais relatados no longo prazo não são diferentes dos vistos nos pacientes que fizeram outras formas de movimentação precoce.[4,17,37,39]

Os autores de uma Revisão de Cochrane atualizada, que envolve 24 ensaios randomizados controlados, nos quais a MPC foi usada após artroplastia total de joelho, resumiram que, nos pacientes que receberam MPC combinada com fisioterapia, os efeitos clínicos na ADMA de flexão do joelho, na dor, na função e na qualidade de vida não foram significativos o bastante a ponto de justificar seu uso como intervenção rotineira. Não houve diferença significativa na flexão passiva do joelho ou na extensão passiva ou ativa dessa articulação.[11]

Outra Revisão Cochrane analisou o uso da MPC para a prevenção de tromboembolismo venoso após uma artroplastia total de joelho. Para tanto, foram analisados 11 ensaios clínicos randomizados controlados envolvendo 808 pacientes. Os autores concluíram que as evidências eram insuficientes para que pudessem afirmar que a MPC reduz o tromboembolismo seguinte a uma artroplastia total de joelho.[12] Sugeriram a necessidade de novos estudos de qualidade.

Alguns estudos identificaram efeitos prejudiciais, como a necessidade de mais intervenções com analgésicos e aumento da drenagem de sangue no pós-operatório, quando usando MPC[26,28] em comparação com alegações de que a MPC diminui a dor e as complicações pós-operatórias.[29-33,36] Custo-benefício do equipamento de MPC, aceitação do paciente, utilização e supervisão do equipamento por pessoal treinado, duração da hospitalização, velocidade de recuperação e determinação das populações apropriadas de pacientes são questões que precisam ser consideradas ao fazer a escolha entre utilizar ou não dispositivos de MPC.[15,20]

Diretrizes gerais para aplicação da técnica de MPC

As diretrizes gerais para utilização da MPC são enumeradas a seguir:[2,4,10,16,18,28,33]

1. O dispositivo pode ser aplicado no membro envolvido imediatamente após a cirurgia, enquanto o paciente ainda está sob anestesia, ou o mais cedo possível se um curativo volumoso estiver impedindo a mobilização precoce.
2. Determina-se o arco de movimento para a articulação. Em geral, é usado inicialmente um arco curto de 20° a 30° que é progredido 10° a 15° por dia, conforme o tolerado. A porção da amplitude usada inicialmente baseia-se na amplitude disponível e na tolerância do paciente. Um estudo observou a aceleração da quantidade de flexão de joelho após a artroplastia total do joelho e encontrou que uma maior amplitude e a redução no tempo de hospitalização foram obtidas naquele grupo de pacientes,[39] embora não houvesse diferença entre os grupos após quatro semanas.
3. A frequência do movimento é determinada; geralmente 1 ciclo/45 segundos ou 2 minutos é bem tolerado.
4. A quantidade de tempo no aparelho de MPC varia em cada protocolo: algo entre contínuo durante 24 horas até contínuo durante 1 hora, três vezes por dia.[10,18,33] Os períodos mais longos por dia resultam, segundo os relatos, em hospitalizações mais curtas, menos complicações pós-operatórias e maior ADM na alta,[10] embora

um estudo não tenha encontrado diferença significativa comparando MPC 5 horas/dia com MPC 20 horas/dia.[2] Um estudo recente comparou a MPC de curta-duração (3 a 5 horas/dia) com a MPC de longa duração (10 a 12 horas/dia) e encontrou que a maior aceitação dos pacientes e o maior ganho de amplitude ocorreram com uma duração de MPC de 4 a 8 horas.[4]

5. Os tratamentos de fisioterapia são geralmente iniciados durante períodos em que o paciente não está submetido à MPC, incluindo exercícios ativoassistidos e isométricos leves. É importante que os pacientes aprendam a usar e desenvolver o controle motor da ADM à medida que o movimento melhora.

6. A duração mínima para treinamento de MPC é geralmente inferior a uma semana, ou quando uma amplitude de movimento satisfatória é alcançada. Como os aparelhos de MPC são portáteis, o uso domiciliar é possível em casos em que o fisioterapeuta ou médico considerem que um tempo adicional será benéfico. Nesses casos, o paciente, um membro da família ou cuidador é instruído sobre a aplicação correta.

7. Os aparelhos de MPC são elaborados para serem ajustáveis, facilmente controlados, versáteis e portáteis. Alguns são operados com baterias (recarregáveis) para que a pessoa possa usar os aparelhos por até 8 horas, enquanto faz suas atividades cotidianas.

ADM NOS PADRÕES FUNCIONAIS

Para realizar o movimento nos padrões funcionais, determine primeiro qual padrão de movimento é desejado e então mova o membro naquele padrão usando assistência manual, assistência mecânica, se apropriado, ou autoassistência. O uso de padrões funcionais pode ser benéfico para iniciar o ensino de AVD e atividades instrumentais da vida diária (AVDI), assim como para instruir pacientes com comprometimento visual nas atividades funcionais. A utilização de padrões funcionais ajuda o paciente a identificar o propósito e o valor dos exercícios de ADM e desenvolver padrões motores que podem ser usados em atividades cotidianas à medida que a força e a resistência à fadiga melhoram. O Quadro 3.3 identifica alguns exemplos de mo-

vimentos básicos que são utilizados. Quando o paciente não requer mais assistência para realizar o padrão com segurança e corretamente, a atividade é incorporada nas suas atividades cotidianas de modo que o aprendizado motor é reforçado e o movimento se torna funcional.

QUADRO 3.3 Atividades funcionais de ADM

O treino inicial de ADM para padrões funcionais de membros superiores e pescoço pode incluir atividades como:

- Segurar um talher: utiliza extensão e flexão de dedos.
- Comer (levar a mão à boca): utiliza flexão de cotovelo e supinação de antebraço, assim como alguma flexão, abdução e rotação lateral de ombro.
- Alcançar em prateleiras de alturas diferentes: utiliza flexão de ombro e extensão de cotovelo.
- Escovar ou pentear os cabelos atrás: utiliza abdução e rotação lateral de ombro, flexão de cotovelo e rotação cervical.
- Manter o telefone perto da orelha: utiliza rotação lateral de ombro, supinação do antebraço e inclinação lateral do pescoço.
- Colocar ou tirar uma camisa ou jaqueta: utiliza extensão e rotação lateral de ombro, flexão e extensão de cotovelo.
- Retirar o cartão de estacionamento pela janela do carro: utiliza abdução e rotação lateral de ombro, extensão de cotovelo e alguma inclinação lateral de tronco.

O treino inicial de ADM para padrões funcionais de membros inferiores e tronco pode incluir atividades como:

- Mudar de decúbito dorsal para sentado na extremidade da cama: utiliza abdução e adução de quadril seguida por flexão de quadril e joelho.
- Ficar em pé, sentar-se e andar: utiliza flexão e extensão de quadril e joelho, dorsiflexão e flexão plantar de tornozelo e alguma rotação de quadril.
- Colocar meias e sapatos: utiliza rotação lateral e abdução de quadril, flexão de joelho, dorsiflexão e flexão plantar de tornozelo, assim como flexão de tronco.

ATIVIDADES DE APRENDIZADO INDEPENDENTE

Pensamento crítico e discussão

1. Analise diversas atividades funcionais, como fazer a higiene pessoal, vestir-se e banhar-se, levantar-se de uma cadeira e entrar e sair de um automóvel; e determine as amplitudes funcionais necessárias para realizar cada tarefa.

2. Observe os efeitos da gravidade ou de outras forças sobre a ADM em cada atividade do exercício 1. Se você tivesse um paciente que fosse incapaz de fazer a atividade devido a uma inabilidade para controlar a amplitude

necessária, como você estabeleceria um programa de exercícios para iniciar o preparo da pessoa para desenvolver a função desejada?

Prática de laboratório

1. Faça a ADMP dos membros superiores e inferiores com seu parceiro colocado nas seguintes posições: decúbito ventral, lateral e sentado.
   a. Quais as vantagens e as desvantagens de cada uma dessas posições para algumas das amplitudes, como

extensão de ombro e quadril, flexão de joelho com quadril estendido e rotação de quadril?

b. Progrida a ADMP para ADMA-A e para ADMA e determine os efeitos da gravidade e o esforço necessário nessas posições, em comparação com o decúbito dorsal.

2. Compare as ADM de quadril, joelho e tornozelo quando cada um dos músculos biarticulares está alongado sobre a respectiva articulação *versus* quando cada músculo não está oferecendo a resistência adequada.

REFERÊNCIAS BIBLIOGRÁFICAS

1. Alfredson, H, and Lorentzon, R: Superior results with continuous passive motion compared to active motion after periosteal transplantation: a retrospective study of human patella cartilage defect treatment. Knee Surg Sports Traumatol Arthrosc 7(4):232–238, 1999.

2. Basso, DM, and Knapp, L: Comparison of two continuous passive motion protocols for patients with total knee implants. Phys Ther 67:360–363, 1987.

3. Brosseau, L, et al: Efficacy of continuous passive motion following total knee arthroplasty: ametaanalysis.J Rheumatol 31(11):2251–2264, 2004.

4. Chiarello, CM, Gunersen, L, and O'Halloran, T: The effect of continuous passive motion duration and increment on range of motion in total knee arthroplasty patients. J Orthop SportsPhys Ther 25(2):119–127, 1997.

5. Denis, M, et al: Effectiveness of continuous passive motion and conventional physical therapy after total knee arthroplasty: arandomized clinical trial. Phys Ther 86(2):174–185, 2006.

6. Dockery, ML, Wright, TW, and LaStayo, P: Electromyography of the shoulder: an analysis of passive modes of exercise. Orthopedics 11: 1181–1184, 1998.

7. Donatelli, R, and Owens-Burckhart, H: Effects of immobilizatio on the extensibility of periarticular connective tissue. J Orthop Sports Phys Ther 3: 67–72, 1981.

8. Fletcher, GF, et al: Exercise standards for testing and training: ascientific statement from the American Heart Association. Circulation 128: 873–934, 2013.

9. Frank, C, et al: Physiology and therapeutic value of passive joint motion. Clin Orthop 185:113–125, 1984.

10. Gose, J: Continuous passive motion in the postoperative treatment of patients with total knee replacement. Phys Ther 67:39–42, 1987.

11. Harvey, LA, Brosseau, L, and Herbert, R. Continuous passive motion following total knee arthroplasty in people with arthritis. Cochrane Database of Systematic Reviews 2: Art. No: CD004260,2014.

12. He, ML, Xiao, ZM, Zeng, M, et al: Continuous passive motion for preventing venous thromboembolism after total knee arthroplasty. Cochrane Database of Systematic Reviews 7: Art. No: CD0008207, doi: 10.1002/ 14651858.pub3,2014.

13. Houglum, PA and Bertoti, DB: Brunnstrom's Clinical Kinesiology, ed. 6. Philadelphia: FA Davis,2012.

14. Kumar, PJ, et al: Rehabilitation after total knee arthroplasty: a comparison of 2 rehabilitation techniques. Clin Orthop 331:93–101, 1996.

15. LaStayo, PC, et al: Continuous passive motion after repair of the rotator cuff: aprospective outcome study.J Bone Joint Surg Am 80(7):1002–1011, 1998.

16. LaStayo, PC: Continuous passive motion for the upper extremity. In Hunter, JM, MacKin, EJ, and Callahan, AD (eds): Rehabilitation of the Hand: Surgery and Therapy, ed. 4. St. Louis: Mosby, 1995.

17. Lenssen A, et al: Effectiveness of prolonged use of continuous passive motin(CPM), as an adjunct to physiotherapy, after total knee arthroplasty. BMC Musculoskeletal Disorders. Availableathttp://www.medscape.com/viewarticle/574961_print. Accessed February 8, 2015.

18. McCarthy, MR, et al: The clinical use of continuous passive motion in physicaltherapy. J Orthop Sports Phys Ther 15:132–140, 1992.

19. Maniar, BN, Baviskar, JV, et al: To use or not to use continuous passive motion post-total knee arthroplasty. J of Arthroplasty 27(2):193–200, 2012.

20. Nadler, SF, Malanga, GA, and Jimmerman, JR: Continuous passive motion in there habilitation setting: a retrospective study. Am J Phys Med Rehabil 72(3):162–165, 1993.

21. Norkin, CC, and White, DJ: Measurement of Joint Motion: A Guide to Goniometry, ed. 4. Philadelphia: FA Davis, 2009.

22. O'Driscoll, SW, and Giori, NJ: Continuous passive motion (CPM) theory and principles of clinical application. J Rehabil Res Dev 37(2):179–188, 2000.

23. Onderko, LL and Rehman, S: Treatment of articular fractures with continuous passive motion. Ortho Clin N Am 44(3):345–356, 2013.

24. Pescatello, LS (ed): ACSM's Guidelines for Exercise Testing and Prescription. Philadelphia: Wolters Kluwert/Lippincott Williams & Wilkins Health, 2014.

25. Pohlman, MC, et al: Feasibility of physical and occupation al therapy beginning from initiation of mechanical ventilation. Crit Care Med 38(11): 2089–2094, 2010.

26. Pope, RO, et al: Continuous passive motion after primary total knee arthroplasty: does it offer any benefits? J Bone Joint Surg Br 79(6): 914–917, 1997.

27. Rosen, MA, Jackson, DW, and Atwell, EA: The efficacy of continuous passive motion in the rehabilitation of anterior cruciate ligament reconstructions. Am J Sports Med 20(2):122–127, 1992.

28. Salter, RB: History of rest and motion and the scientific basis for early continuous passive motion. Hand Clin 12(1):1–11,1996.

29. Salter, RB, Simmens, DF, and Malcolm, BW: The biological effects of continuous passive motion on the healing of full thickness defects in articular cartilage. J Bone Joint Surg Am 62:1232–1251, 1980.

30. Salter, RB: The prevention of arthritis through the preservation of cartilage. J Can Assoc Radiol 31:5–7, 1981.

31. Salter, RB, Bell, RS, and Keely, FW: The protective effect of continuous passive motion on living cartilage in acute septic arthritis. Clin Orthop 159:223–247, 1981.

32. Salter, RB: Textbook of Disorders and Injuries of the Musculoskeletal System, ed. 3. Baltimore: Williams & Wilkins, 1999.

33. Salter, RB, et al: Clinical application of basic research on continuouspassive motion for disorders and injuries of synovial joints: a preliminary report of a feasibility study. J Orthop Res 1:325–342, 1984.

34. Salter, RB: Continuous passive motion: from origination to research to clinical applications. J Rheumatol 31:2104–2105, 2004.

35. Schweickert, WD, et al: Early physical and occupational therapy in mechanically ventilated, critically ill patients: a randomized controlled trial. Lancet 373(9678): 1874–1882, 2009.

36. Stap, LJ ,and Woodfin, PM: Continuous passive motion in the treatment of knee flexion contractures: a case report. Phys Ther 66:1720–1722, 1986.

37. Wasilewski, SA, et al: Value of continuous passive motion in total knee arthroplasty. Orthopedics 13(3):291–295, 1990.

38. Witherow, GE, Bollen, SR, and Pinczewski, LA: The use of continuous passive motion after arthroscopically assisted anterior cruciate ligament reconstruction: help or hindrance? Knee Surg Sports Traumatol Arthrosc1(2): 68–70, 1993.

39. Yashar, AA, et al: Continuous passive motion with accelerated flexion after total knee arthroplasty. Clin Orthop 345:38–43, 1997.

Alongamento para aumentar a mobilidade

CAPÍTULO 4

Lynn Colby, PT, MS

John Borstad, PT, PHD

Carolyn Kisner, PT, MS

DEFINIÇÃO DOS TERMOS RELACIONADOS À MOBILIDADE E AO ALONGAMENTO 88
Flexibilidade 88
Hipomobilidade 88
Contratura 89
Alongamento seletivo 90
Alongamento excessivo e hipermobilidade 90
Visão geral das intervenções para aumentar a mobilidade dos tecidos moles 90

INDICAÇÕES, CONTRAINDICAÇÕES E DESFECHOS POTENCIAIS DOS EXERCÍCIOS DE ALONGAMENTO 91
Indicações e contraindicações para o alongamento 91
Benefícios e desfechos potenciais do alongamento 92

PROPRIEDADES DOS TECIDOS MOLES: RESPOSTA À IMOBILIZAÇÃO E AO ALONGAMENTO 93
Propriedades mecânicas do tecido mole não contrátil 94
Propriedades mecânicas e fisiológicas do tecido muscular 98
Propriedades neurofisiológicas do músculo esquelético 100

DETERMINANTES E TIPOS DE EXERCÍCIOS DE ALONGAMENTO 101
Alinhamento e estabilização 102
Intensidade do alongamento 104
Duração do alongamento 104
Velocidade do alongamento 106
Frequência do alongamento 107

Modo de alongamento 107
Técnicas de alongamento com facilitação neuromuscular proprioceptiva 110
Integração da função no alongamento 113

DIRETRIZES DOS PROCEDIMENTOS PARA APLICAÇÃO DE INTERVENÇÕES DE ALONGAMENTO 114
Exame e avaliação do paciente 115
Preparo para o alongamento 116
Aplicação de procedimentos de alongamento manual 116
Após o alongamento 117

PRECAUÇÕES AO APLICAR O ALONGAMENTO 117
Precauções gerais 117
Precauções especiais para programas comerciais de flexibilidade 117

ADJUNTOS DAS INTERVENÇÕES DE ALONGAMENTO 118
Abordagens complementares aos exercícios 119
Calor 119
Frio 120
Massagem 120
Biofeedback 121
Tração ou oscilação articular 121

TÉCNICAS DE ALONGAMENTO MANUAL NOS PLANOS ANATÔMICOS DE MOVIMENTO 121
Alongamento dos membros superiores 121
Alongamento dos membros inferiores 127
Pescoço e tronco 132
Técnicas de autoalongamento 132

ATIVIDADES DE APRENDIZADO INDEPENDENTE 132

O termo *mobilidade* é frequentemente definido como a habilidade das estruturas ou segmentos do corpo de se moverem, permitindo que haja amplitude de movimento (ADM) para possibilitar atividades funcionais (*ADM funcional*).[3] Mobilidade pode também ser definida como a habilidade de uma pessoa de iniciar, controlar ou manter movimentos ativos do corpo para realizar tarefas motoras (*mobilidade funcional*).[41,116] Como se relaciona à ADM funcional, a mobilidade está associada à integridade articular e à *flexibilidade*. Nesse contexto, os tecidos moles que cruzam ou circundam as articulações precisam ter suficiente extensibilidade para que o indivíduo realize suas tarefas e atividades funcionais. E, mais importante ainda, a ADM necessária para a realização de atividades funcionais não necessariamente significa uma ADM completa ou "normal".

A mobilidade suficiente dos tecidos moles e a ADM das articulações precisam ter o suporte de certo nível de função muscular, inclusive força, resistência à fadiga e controle neuromuscular. O funcionamento muscular adequado não só proporcionará mobilidade funcional como também ajudará a controlar as cargas físicas impostas e pode auxiliar na prevenção de lesões musculoesqueléticas.[58,66,71,120,132,159]

A *hipomobilidade*, ou redução dos movimentos funcionais, é frequentemente causada pelo encurtamento adaptativo ou pela diminuição da extensibilidade dos tecidos moles. Alguns potenciais fatores que levam à hipomobilidade são (1) imobilização prolongada de um segmento do corpo, (2) estilo de vida sedentário, (3) desalinhamento postural com alterações no comprimento dos músculos, (4) desempenho muscular comprometido (fraqueza) associado a diversos distúrbios musculoesqueléticos ou neuromusculares, (5) trauma tecidual que resulta em inflamação e dor e (6) deformidades congênitas ou adquiridas. Qualquer fator que limite a mobilidade – ou seja, que cause diminuição na extensibilidade dos tecidos moles – pode também comprometer o desempenho muscular.[82] A hipomobilidade, por sua vez, pode levar a limitações das atividades e restrição à participação na vida de uma pessoa.[10,18]

As intervenções de alongamento tornam-se um componente integral do programa de reabilitação individualizado quando uma restrição de mobilidade afeta adversamente a função ou aumenta o risco de lesão. Considera-se, também, que os exercícios de alongamento sejam um elemento importante dos programas de preparo físico e condicionamento específicos para determinado esporte, elaborados para promover bem-estar e reduzir o risco de lesão e recidivas de lesão.[58,120,132,159] *Alongamento* é um termo geral usado para descrever qualquer manobra fisioterapêutica elaborada para *aumentar* a extensibilidade dos tecidos moles, melhorando, deste modo, a flexibilidade e a ADM com o aumento do tamanho das estruturas que, de modo a se adaptarem, encurtaram-se e tornaram-se hipomóveis com o tempo.[70,155]

Somente por meio de exame, avaliação e diagnóstico sistemáticos dos problemas com que o paciente se apresenta o fisioterapeuta pode determinar quais estruturas estão restringindo o movimento, e se, quando e quais tipos de procedimentos de alongamento são indicados. Logo no início do processo de reabilitação, o alongamento manual e a mobilização/manipulação articular, que envolvem uma intervenção direta por parte do profissional, podem ser as técnicas mais apropriadas. Mais tarde, exercícios de autoalongamento realizados de forma independente pelo paciente, após uma instrução cuidadosa e supervisão atenta, podem ser uma intervenção mais adequada. Em algumas situações, indica-se o uso de dispositivos mecânicos de alongamento, em particular quando as terapias manuais foram ineficazes. Independentemente do tipo de procedimento de alongamento escolhido para determinada intervenção, qualquer ganho na ADM precisa ser usado com regularidade em atividades funcionais e nos exercícios de fortalecimento. As intervenções de alongamento descritas neste capítulo são elaboradas para aumentar a extensibili-

dade dos componentes contráteis e não contráteis das unidades musculotendíneas e das estruturas periarticulares. A eficácia dessas intervenções é explorada ao longo do capítulo. Além dos procedimentos de alongamento para os membros, ilustrados neste capítulo, são descritos e ilustrados exercícios de autoalongamento para cada região do corpo nos Capítulos 16 a 22. Os procedimentos de mobilização articular e manipulação das articulações dos membros são descritos e ilustrados no Capítulo 5 e das articulações temporomandibulares, costelas e sacro estão descritos no Capítulo 15. As técnicas de mobilização e manipulação da coluna vertebral estão apresentadas no Capítulo 16.

DEFINIÇÃO DOS TERMOS RELACIONADOS À MOBILIDADE E AO ALONGAMENTO

Flexibilidade

Flexibilidade é a capacidade de mover uma única articulação ou uma série de articulações, de modo suave e com facilidade, ao longo de uma ADM sem restrições e indolor.[82,100] Comprimento do músculo, integridade da articulação e a extensibilidade dos tecidos moles periarticulares são fatores que, em conjunto, interagem para determinar a flexibilidade.[2] A flexibilidade fica maximizada quando as unidades musculotendíneas que atravessam uma articulação possuem extensibilidade suficiente para sofrer deformação e ceder a uma força de alongamento. Ademais, a artrocinemática da articulação em movimento (a capacidade das superfícies articulares de rolarem e deslizarem) e a capacidade dos tecidos conjuntivos periarticulares de se deformarem, também afetam a ADM articular e a flexibilidade.

Flexibilidade dinâmica e passiva

Flexibilidade dinâmica. Essa forma de flexibilidade, também conhecida como mobilidade ativa ou ADM ativa, é o grau até o qual uma contração muscular ativa poderá fazer girar uma articulação ao longo de sua ADM disponível. A flexibilidade dinâmica depende da capacidade do músculo de se contrair ao longo da ADM, e do grau e qualidade da extensibilidade dos tecidos.

Flexibilidade passiva. Esse aspecto da flexibilidade, também conhecido como mobilidade passiva ou ADM passiva, é o grau até o qual uma articulação pode ser movida passivamente na ADM disponível, sendo dependente da extensibilidade dos tecidos moles que cruzam e cercam uma articulação. A flexibilidade passiva é pré-requisito para a flexibilidade dinâmica, mas não a garante.

Hipomobilidade

Hipomobilidade refere-se a uma mobilidade diminuída ou restrita em uma ou mais articulações. Muitos processos patológicos estão associados à hipomobilidade, e há muitos fatores que podem contribuir para limitações nos movimentos. Esses fatores estão resumidos na Tabela 4.1.

Contratura

A restrição dos movimentos pode variar de um leve encurtamento muscular até contraturas irreversíveis. *Contratura* é definida como o encurtamento adaptativo da unidade musculotendínea e outros tecidos moles que cruzam ou cercam uma articulação e resulta em resistência significativa ao alongamento passivo ou ativo e na limitação da ADM.[12,33,51,82,104] As limitações associadas às contraturas podem comprometer significativamente as habilidades funcionais.

Não há um delineamento claro de quanta limitação de movimento causada pela perda de extensibilidade dos tecidos moles precisa existir para que uma limitação de movimento seja considerada uma contratura. Contratura é definida mais frequentemente como a perda quase completa da mobilidade, e o termo *encurtamento* é usado para denotar perda parcial da mobilidade.[82] *Retração* é termo de uso comum na clínica e nas academias para descrever a mobilidade restrita em razão do encurtamento adaptativo dos tecidos moles e, em particular, um encurtamento muscular leve. *Retração muscular* é uma designação também utilizada para denotar o encurtamento adaptativo dos elementos contráteis e não contráteis do músculo.[70]

Designação das contraturas pela localização

As contraturas são descritas pelo lado da articulação que manifesta uma retração muscular. Se a retração está ocorrendo no lado da flexão do eixo articular de flexão/extensão, é chamada de contratura em flexão. Se o paciente tem músculos flexores de cotovelo encurtados e não pode estendê-lo totalmente, pode-se dizer que ele tem uma contratura em flexão do cotovelo. Se o paciente tem músculos flexores de cotovelo encurtados e não pode estendê-lo totalmente, pode-se dizer que ele tem uma contratura em flexão do cotovelo. Quando um paciente não pode abduzir totalmente a perna, por causa dos músculos adutores de quadril encurtados, pode-se dizer que ele tem uma contratura na adução do quadril.

Contratura *versus* contração

Os termos *contratura* e *contração* (o processo de desenvolvimento de tensão em um músculo durante o encurtamento ou alongamento) não são sinônimos e não devem ser usados de forma indiscriminada.

Tipos de contraturas

Um modo de esclarecer o significado do termo *contratura* é descrever as contraturas por meio das alterações patológicas nos diferentes tipos de tecidos moles envolvidos.[32]

Contratura miostática. Em uma contratura miostática (miogênica), embora a unidade musculotendínea esteja adaptativamente encurtada e haja uma perda significativa de ADM, não há uma patologia muscular específica presente.[32] De uma perspectiva morfológica, ainda que possa haver uma redução no número de unidades de sarcômeros em série, não há diminuição no comprimento individual de cada sarcômero. As contraturas miostáticas podem ser resolvidas em um período relativamente curto, por meio de exercícios de alongamento.[32,51]

Contratura pseudomiostática. O comprometimento da mobilidade e a limitação da ADM podem também ser resultado de hipertonicidade (i. e., espasticidade ou rigidez) associada a uma lesão do sistema nervoso central, como acidente vascular cerebral, lesão medular ou traumatismo craniano.[32,51] O espasmo muscular ou defesa e a dor também podem causar uma contratura pseudomiostática. Nas

---

TABELA 4.1	**Comparação da terminologia dos dois modelos de incapacitação**
Fatores contribuintes	**Exemplos**
Imobilização prolongada: fatores extrínsecos ■ Aparelhos de gesso e órteses ■ Tração esquelética	Fraturas, osteotomia, trauma ou reparo de tecidos moles
Imobilização prolongada: fatores intrínsecos ■ Dor ■ Inflamação e derrame articular ■ Distúrbios de músculo, tendão ou fáscia ■ Distúrbios da pele ■ Bloqueio ósseo ■ Distúrbios vasculares	Microtraumas ou macrotraumas; doenças degenerativas Doenças ou traumas articulares Miosite, tendinite, fascite Queimaduras, enxertos de pele, esclerodermia Osteófitos, anquilose, fusão cirúrgica Linfedema periférico
Estilo de vida sedentário e posturas habituais falhas ou assimétricas	Confinamento ao leito ou cadeira de rodas; posicionamento prolongado associado com a ocupação ou ambiente de trabalho
Paralisia, anormalidades de tônus e desequilíbrios musculares	Distúrbios e doenças neuromusculares: disfunção do SNC ou SNP (espasticidade, rigidez, flacidez, fraqueza, defesa muscular, espasmo)
Desalinhamento postural: congênito ou adquirido	Escoliose, cifose

duas situações, os músculos envolvidos parecem estar em um estado de contração constante, dando origem a uma resistência excessiva ao alongamento passivo. Por isso, utiliza-se o termo contratura pseudomiostática ou aparente. Quando são aplicados procedimentos de inibição neuromuscular para reduzir temporariamente a tensão muscular, é possível um alongamento passivo completo do músculo que aparentava estar encurtado.

Contraturas artrogênicas e periarticulares. Uma contratura artrogênica é resultado de patologia intra-articular. Essas alterações podem incluir aderências, proliferação sinovial, edema articular, irregularidades na cartilagem articular ou formação de osteófitos.[51] Uma contratura periarticular se desenvolve quando a cápsula articular ou os tecidos conjuntivos que cruzam ou se inserem em uma articulação perdem a mobilidade, restringindo, assim, o movimento artrocinemático normal.

Contratura fibrótica e contratura irreversível. As alterações fibróticas no tecido conjuntivo do músculo e estruturas periarticulares podem causar aderência destes tecidos e subsequente desenvolvimento de uma contratura fibrótica.[160] Embora seja possível alongar uma contratura fibrótica, aumentando, por consequência, a ADM, em geral é difícil restabelecer o comprimento ideal do tecido.[33]

A perda permanente da extensibilidade dos tecidos moles, que não pode ser revertida por meio de intervenções não cirúrgicas, pode ocorrer quando o tecido muscular normal e o tecido conjuntivo organizado são substituídos por grandes quantidades de aderências fibróticas e tecido cicatricial relativamente não extensíveis,[33] ou mesmo osso heterotópico. Essas alterações podem ocorrer após longos períodos de imobilização dos tecidos em uma posição encurtada ou após trauma tecidual e subsequente resposta inflamatória. Quanto maior o tempo de existência de uma contratura fibrótica, ou maior a substituição dos tecidos, mais difícil se torna recuperar a mobilidade ideal e é mais provável que a contratura se torne irreversível.[33,145]

Alongamento seletivo

Alongamento seletivo é um processo no qual a função geral do paciente pode ser melhorada por meio da aplicação de técnicas de alongamento em alguns músculos e articulações, porém, permitindo que se desenvolva uma limitação de movimento em outros músculos ou articulações. Ao determinar quais músculos devem ser alongados e quais devem ser deixados para que se tornem um pouco encurtados, o fisioterapeuta precisa sempre ter em mente as necessidades funcionais do paciente e a importância de manter-se um equilíbrio entre mobilidade e estabilidade para garantir o máximo desempenho funcional.

A decisão de permitir o desenvolvimento de restrições em unidades musculotendíneas e articulações selecionadas costuma ser tomada nos casos de pacientes com paralisia permanente. Por exemplo:

- Em um paciente com lesão medular, a estabilidade do tronco é necessária para que ele consiga ficar sentado de modo independente. Quando há lesão torácica e cervical, o paciente não tem o controle ativo dos extensores dorsais. Se os posteriores da coxa forem rotineiramente alongados para melhorar ou manter sua extensibilidade e permitir que uma hipomobilidade moderada se desenvolva nos extensores da região lombar, isso possibilitará ao paciente apoiar-se nas estruturas que estão levemente encurtadas para ter algum grau de estabilidade de tronco quando ficar sentado por um tempo prolongado. Contudo, o paciente ainda precisará ter flexibilidade suficiente para ser independente ao vestir-se e fazer transferências. Limitação demais nos movimentos da região lombar poderá diminuir a função.

- Permitir que uma leve hipomobilidade se desenvolva nos flexores longos dos dedos, ao mesmo tempo preservando a mobilidade dos extensores do punho, possibilitará ao paciente com lesão medular, que não tem inervação dos músculos intrínsecos dos dedos, recuperar a habilidade de segurar objetos usando uma ação de tenodese.

Alongamento excessivo e hipermobilidade

O *alongamento excessivo* é aquele bem além do comprimento normal do músculo e da ADM de uma articulação e tecidos moles ao redor,[82] resultando em *hipermobilidade* (mobilidade em excesso).

- A criação de hipermobilidade seletiva por meio do alongamento além do limite normal pode ser necessária para certas pessoas saudáveis, com força e estabilidade normais, que participam de esportes que requerem uma flexibilidade extensiva.

- O alongamento em excesso torna-se prejudicial e cria *instabilidade* articular quando as estruturas de suporte de uma articulação e/ou o controle muscular dinâmico em torno dela não conseguem mantê-la em uma posição estável e funcional durante as atividades. A instabilidade de uma articulação em geral causa dor e pode predispor a pessoa a uma lesão musculoesquelética.

Visão geral das intervenções para aumentar a mobilidade dos tecidos moles

Muitas intervenções terapêuticas têm sido elaboradas para melhorar a mobilidade dos tecidos moles e, em consequência, aumentar a ADM e a flexibilidade. Alongamento e mobilização são termos gerais que descrevem qualquer manobra terapêutica que aumente a extensibilidade dos tecidos moles restritos.

Os termos a seguir descrevem vários procedimentos elaborados para aumentar a extensibilidade de tecidos moles e articulações, com alguns deles sendo abordados com mais profundidade neste capítulo.

Alongamento: manual ou mecânico/passivo ou assistido

Uma força de alongamento no final da amplitude de movimento alonga uma unidade musculotendínea encurtada e os tecidos conjuntivos periarticulares quando uma articulação limitada sofre rotação um pouco além da sua ADM disponível. A força pode ser aplicada por meio de contato manual ou um dispositivo mecânico, e pode ser mantida ou intermitente. Se o paciente estiver o mais relaxado possível durante o alongamento, é chamado de *alongamento passivo*. Se o paciente auxiliar o movimento da articulação para uma ADM maior, é chamado de *alongamento assistido*.

Autoalongamento

Qualquer exercício de alongamento feito independentemente por um paciente, após instrução e supervisão de um fisioterapeuta, é chamado de *autoalongamento*. Nesse caso, o paciente aplica forças no final da ADM disponível, com a finalidade de alongar tecidos moles hipomóveis. Exercícios de flexibilidade também são realizados de forma independente, mas essa denominação geralmente indica um alongamento que faz parte de um programa geral de condicionamento e aptidão física por indivíduos sem comprometimentos na mobilidade.

Técnicas de facilitação e inibição neuromuscular

Procedimentos de facilitação e inibição neuromuscular têm o propósito de relaxar, de forma reflexa, a tensão nos músculos encurtados, antes ou durante um alongamento muscular. Como o uso de técnicas de inibição ou facilitação para assistir o alongamento muscular está associado com uma abordagem de exercícios conhecida como facilitação neuromuscular proprioceptiva (FNP),[136,148] muitos profissionais e alguns autores se referem a esses procedimentos como alongamento FNP,[29,36,131] inibição ativa,[70] alongamento ativo[158] ou alongamento facilitado.[117] Os procedimentos de alongamento baseados nos princípios de FNP estão discutidos em uma seção mais adiante neste capítulo.

Técnicas de energia muscular

As técnicas de energia muscular são procedimentos de manipulação que surgiram da medicina osteopática e visam a alongar músculos e fáscias e a mobilizar articulações.[21,26,157] Os procedimentos empregam contrações musculares voluntárias dos pacientes com direção e intensidade controladas de forma precisa, contra uma força de oposição aplicada pelo profissional (ver informações adicionais no Cap. 5 e uma descrição de técnicas específicas para a articulação sacroilíaca (SI) no Cap. 15 e para a região subcraniana no Cap. 16). Como os princípios da inibição neuromuscular são incorporados a essa abordagem, outro termo usado para descrever tais técnicas é *relaxamento pós-isométrico*.

Mobilização/manipulação articular

As técnicas de mobilização/manipulação articular são intervenções especializadas de fisioterapia manual aplicadas especificamente às estruturas articulares pelo fisiotera-peuta para modular a dor e tratar comprometimentos articulares que limitam a ADM.[64,78] Os princípios do uso e as técnicas básicas para as articulações dos membros estão descritas e ilustradas com detalhes no Capítulo 5. As técnicas de mobilização com movimento para os membros estão descritas e ilustradas nos capítulos referentes às regiões específicas (ver Caps. 17 a 22). As técnicas para as costelas, sacro e articulações temporomandibulares estão apresentadas no Capítulo 15 e as técnicas para a coluna vertebral no Capítulo 16.

Mobilização e manipulação de tecidos moles

As técnicas de manipulação de tecidos moles são elaboradas para melhorar a extensibilidade de qualquer tecido mole que limite a mobilidade. Essas técnicas envolvem a aplicação de forças manuais específicas e progressivas (p. ex., por meio de pressão manual mantida ou fricção lenta e profunda). Os fisioterapeutas também podem utilizar instrumentos especiais para a aplicação dessas forças. Muitas técnicas, incluindo massagem transversa,[70,138] liberação miofascial,[20,63,93,138] acupressão[70,138,147] e terapia em pontos-gatilho,[93,138,147] são elaboradas para melhorar a mobilidade dos tecidos, por meio da manipulação dos tecidos conjuntivos que se ligam aos tecidos moles. Embora sejam em geral adjuntos úteis dos procedimentos de alongamento manual, técnicas específicas não são descritas neste livro.

Mobilização de tecidos neurais (mobilização neuromeníngea)

As técnicas de mobilização neural são empregadas com o objetivo de melhorar ou restaurar a mobilidade dos tecidos nervosos. Pode ocorrer restrição da mobilidade do tecido nervoso em decorrência da formação de aderências ou tecidos cicatriciais seguinte a traumas ou procedimentos cirúrgicos. A maior tensão colocada sobre o tecido nervoso por essas aderências durante o movimento articular pode causar dor ou sintomas neurológicos. Após serem conduzidos testes específicos para determinar a mobilidade do tecido neural, a via neural é mobilizada por meio de procedimentos seletivos.[19,70] Essas manobras estão descritas no Capítulo 13.

INDICAÇÕES, CONTRAINDICAÇÕES E DESFECHOS POTENCIAIS DOS EXERCÍCIOS DE ALONGAMENTO

Indicações e contraindicações para o alongamento

Há situações nas quais os exercícios de alongamento são apropriados e seguros; contudo, há também casos nos quais o alongamento não deve ser implementado. Os Quadros 4.1 e 4.2 relacionam indicações e contraindicações para o uso das intervenções de alongamento.

QUADRO 4.1   Indicações para o uso de alongamento

- A ADM está limitada porque os tecidos moles perderam sua extensibilidade em decorrência de aderências, contraturas e formação de tecido cicatricial, causando limitação nas atividades ou restrições à participação.
- A restrição na mobilidade pode levar a deformidades estruturais que, de outro modo, poderiam ser evitadas.
- A fraqueza muscular ou encurtamento do tecido oposto levaram a uma diminuição na ADM.
- Pode ser usado como parte de um programa de preparo físico total ou em um programa de condicionamento esportivo elaborado para prevenir ou reduzir lesões musculoesqueléticas.
- Pode ser usado antes e depois de exercícios vigorosos.

QUADRO 4.2   Contraindicações para o alongamento

- Um bloqueio ósseo limita o movimento articular.
- Houve uma fratura recente, e a consolidação óssea está incompleta.
- Há evidências de um processo inflamatório agudo ou infeccioso (calor e edema) ou a cicatrização dos tecidos moles pode ser prejudicada nos tecidos restringidos e nas regiões adjacentes.
- Ocorre uma dor aguda imediata com o movimento articular ou alongamento muscular.
- Observa-se hematoma ou outra indicação de trauma dos tecidos.
- Já existe hipermobilidade articular.
- Os tecidos moles encurtados proporcionam a estabilidade articular necessária em lugar da estabilidade estrutural ou controle neuromuscular normais.
- Os tecidos moles encurtados possibilitam a um paciente com paralisia ou fraqueza muscular grave realizar habilidades funcionais específicas que, de outro modo, seriam impossíveis.

Benefícios e desfechos potenciais do alongamento

Aumento da flexibilidade e ADM

O desfecho esperado de um programa de exercícios de alongamento é restaurar ou aumentar a extensibilidade da unidade musculotendínea e, portanto, recuperar ou alcançar a flexibilidade e ADM exigidas para as atividades funcionais. Conforme discutido ao longo deste capítulo, um corpo de evidências considerável tem mostrado que o alongamento, em particular os procedimentos de alongamento estático e com FNP, melhora a flexibilidade e aumenta a ADM. (Os parâmetros dos exercícios de alongamento que determinam a efetividade, tais como a intensidade, duração

e frequência necessárias para melhorar a flexibilidade e a ADM, são discutidos adiante neste capítulo.)

Os mecanismos de base para os ganhos na ADM induzidos pelo alongamento incluem mudanças biomecânicas e neurais nos elementos contráteis e não contráteis da unidade musculotendínea e da fáscia circunjacente. Acredita-se que essas mudanças sejam resultado de um aumento na extensibilidade e comprimento do músculo ou de uma diminuição na rigidez muscular (tensão passiva do músculo e tendão).[56,97,99,105,125] (Esses efeitos subjacentes estão discutidos na seção adiante deste capítulo.) A fáscia pode responder ao aquecimento e à tensão dinâmica produzida durante o alongamento, em decorrência do aumento de sua complacência.[128] Especula-se, também, que o aumento da ADM após o alongamento pode ser resultado de uma mudança na percepção ou tolerância da pessoa à sensação associada ao alongamento.[87,152] Essa especulação é apoiada por evidências que demonstraram que o alongamento estático melhora a ADM de dorsiflexão, sem mudar a estrutura da unidade musculotendínea – um resultado atribuído ao aumento da tolerância a seis semanas de alongamento.[85]

Preparo físico geral

Além de melhorar a flexibilidade e a ADM, os exercícios de alongamento costumam ser recomendados para o período de aquecimento antes de uma atividade física extenuante ou para o período de resfriamento no final. Eles são também considerados uma parte essencial dos programas de condicionamento para preparo físico geral, nas atividades de recreação ou aquelas realizadas nos locais de trabalho e no treinamento preparatório para esportes competitivos.

Outros benefícios potenciais

Os benefícios e desfechos potenciais que costumam ser atribuídos aos exercícios de alongamento incluem a prevenção ou redução do risco de lesão de tecidos moles, redução da dor muscular pós-exercício (de surgimento tardio) e melhora do desempenho físico.[47,66,71,132] Contudo, as evidências que apoiam essas pressuposições são inconclusivas.

Prevenção de lesões e redução da dor muscular pós-exercício. Embora tenha sido mostrado que a diminuição da flexibilidade está associada a um risco maior de lesões musculotendíneas nos membros inferiores,[159] não é provável que os exercícios de alongamento possam prevenir ou reduzir o risco de lesões. A vasta maioria dos estudos, analisados em várias revisões críticas da literatura, indica que há pouca ligação, ou nenhuma, entre uma série aguda de alongamento para aquecimento antes de um evento extenuante e a prevenção ou redução da probabilidade de lesão dos tecidos moles[67,120,125,140] ou redução da gravidade ou duração da dor muscular pós-exercício de surgimento tardio.[67,68]

Melhora do desempenho. Outro benefício potencial atribuído ao alongamento é a melhora do desempenho físico, tal como um aumento da força muscular, potência ou resistência física ou, ainda, a melhora no funcionamento físico, incluindo a velocidade da marcha ou da corrida e da habilidade de saltar.

Em consequência disso, é prática comum entre as pessoas que participam de um programa de treinamento para preparo físico ou esportivo realizar exercícios de alongamento antes de uma sessão de treino de força. O alongamento também costuma ser feito um pouco antes da participação em um evento esportivo que requeira força ou potência, como uma corrida de curta distância ou a execução de um salto vertical. Para avaliar de modo efetivo o impacto do alongamento no desempenho físico, é preciso fazer distinção entre uma sequência de alongamentos feitos exatamente antes de uma atividade extenuante (*alongamento agudo ou pré-evento*) e um programa de exercícios de alongamento executados de forma regular por um período de semanas (*alongamento crônico*). Uma revisão sistemática da literatura[124] e estudos subsequentes[30] indicam que o alongamento estático agudo ou não tem efeito ou produz diminuição – em vez de aumento – do desempenho muscular (força, potência ou resistência à fadiga) imediatamente após a sessão de alongamento. O alongamento agudo também não oferece benefício ou tem um efeito negativo no desempenho de atividades que requerem força, como a corrida de curta distância ou o salto.[9,56,109,124,133] Essas reduções no desempenho físico são maiores quando os alongamentos estáticos são mantidos por períodos superiores a 90 segundos. Por outro lado, o alongamento agudo *dinâmico* parece resultar em melhor desempenho, especialmente com a prática de alongamentos de maior duração (> 90 segundos).[9] O *alongamento dinâmico* é definido como um movimento controlado ao longo da ADM ativa para cada articulação.[54] Da mesma forma, a realização dos exercícios de alongamento como parte de um programa de condicionamento abrangente, feito de forma regular ao longo de um período de semanas (*alongamento crônico*), não apenas aumenta a flexibilidade como também parece ter um efeito benéfico no desempenho físico. Tem-se mostrado que essa abordagem de alongamento melhora a força ou a potência,[59,84,124,133] talvez em virtude de uma alteração nas relações comprimento-tensão dos músculos alongados. Tem-se mostrado, também, que a participação em um programa de alongamento de forma regular melhora a economia da marcha,[59] bem como o desempenho de atividades físicas, como a corrida de curta distância e a habilidade de saltar.[124,133]

PROPRIEDADES DOS TECIDOS MOLES: RESPOSTA À IMOBILIZAÇÃO E AO ALONGAMENTO

A capacidade do corpo de mover-se sem restrições durante atividades funcionais, depende do controle neuromuscular ativo e da extensibilidade passiva dos tecidos moles. Como já foi mencionado, os tecidos moles que podem se tornar restritos e comprometer a mobilidade são os músculos, com seus elementos contráteis e não contráteis, e vários tipos de tecidos conjuntivos (tendões, ligamentos, cápsulas articulares, fáscias, pele). Na maioria das vezes, é a diminuição da extensibilidade do tecido conjuntivo a causa primária da mobilidade limitada, tanto em pessoas saudáveis quanto em pacientes em seguida a alguma lesão, doença ou cirurgia.

É costumeiro um período de imobilização com o objetivo de proteger articulações ou tecidos após uma lesão ou cirurgia, o que poderá resultar em adaptações morfológicas dos tecidos moles. Cada tipo de tecido mole tem propriedades únicas que afetam sua resposta à imobilização e sua capacidade de recuperar a extensibilidade após a imobilização. Quando são aplicados procedimentos de alongamento a esses tecidos moles, a direção, velocidade, intensidade (magnitude), duração e frequência da força de alongamento, bem como a temperatura, tensão e rigidez interagem, sem exceção, de modo a afetar as respostas e desfechos únicos dos tecidos moles. Especificamente, as características mecânicas dos tecidos moles contráteis e não contráteis e as propriedades neurofisiológicas dos tecidos contráteis afetam o comprimento dos tecidos. Além dessas propriedades, acredita-se também que o aumento da extensibilidade da unidade musculotendínea após o alongamento seja resultado de uma modificação na sensação do alongamento percebido pela pessoa, como, por exemplo, o surgimento do desconforto no final da amplitude.[99,152]

A maior parte das informações sobre respostas biomecânicas, bioquímicas e neurofisiológicas dos tecidos moles à imobilização e à remobilização deriva de estudos animais; desse modo, o mecanismo fisiológico exato pelo qual os procedimentos de alongamento produzem aumento de extensibilidade nos tecidos humanos ainda não está claro. Contudo, estudos usando imagem de ultrassom do tecido musculotendíneo de humanos têm confirmado os experimentos prévios, feitos com material isolado, sobre a adaptabilidade do tendão à carga.[86,96] Especificamente, a diminuição da rigidez muscular, quantificada como uma redução no módulo de cisalhamento elástico com uso da técnica de elastografia por ultrassom, foi identificada como o provável mecanismo responsável pelo aumento da extensibilidade.[1,108] Uma compreensão das propriedades desses tecidos e suas respostas à imobilização e ao alongamento é a base para a escolha e a aplicação dos procedimentos de alongamento mais seguros e efetivos para pacientes com comprometimento da mobilidade.[59]

Quando o tecido mole é alongado, ocorrem alterações elásticas, viscoelásticas ou plásticas. Tanto os tecidos contráteis quanto os não contráteis têm qualidades plásticas; contudo, somente o tecido conjuntivo não contrátil tem propriedades viscoelásticas.

- *Elasticidade* é a habilidade dos tecidos moles de retornarem ao comprimento de repouso pré-alongamento logo após a remoção da força de alongamento de curta duração.[24,39,90,91,111]
- *Viscoelasticidade*, ou deformação viscoelástica, é uma propriedade tempo-dependente dos tecidos moles que no início resistem à deformação quando uma força de alongamento, como uma mudança no comprimento, começa a ser aplicada. Se a força de alongamento é manti-

da, a viscoelasticidade permite uma lenta mudança no comprimento do tecido, possibilitando-o, então, retornar de forma gradual ao estado de pré-alongamento após a remoção da força.[90,97,98,111,152]

- *Plasticidade*, ou deformação plástica, é a tendência dos tecidos moles de assumirem um comprimento novo e maior após a remoção da força de alongamento.[90,145,152]

Propriedades mecânicas do tecido mole não contrátil

O tecido conjuntivo não contrátil permeia todo o corpo, estando organizado em vários tipos de tecido conjuntivo, que dão sustentação às estruturas do corpo. Ligamentos, tendões, cápsulas articulares, fáscia, o tecido não contrátil nos músculos (Fig. 4.1) e a pele demonstram, sem exceção, características de tecido conjuntivo que podem levar à formação de aderências e contraturas. Qualquer desses tecidos pode perder a extensibilidade e contribuir para a diminuição da mobilidade. Quando esses tecidos limitam a ADM articular e necessitam de alongamento é importante compreender como eles respondem à intensidade e duração das forças de alongamento, bem como reconhecer que a única forma de aumentar a extensibilidade do tecido conjuntivo se dá pela remodelação de sua arquitetura básica.[33]

Composição do tecido conjuntivo

O tecido conjuntivo é composto de três tipos de fibras: colágeno, elastina e reticulina, além da substância fundamental amorfa não fibrosa (proteoglicanos e glicoproteínas).[34,145]

Fibras colágenas. As fibras de colágeno são responsáveis pela força e pela rigidez do tecido e resistem à deformação tensiva. Cristais de tropocolágeno formam blocos que constituem as microfibrilas de colágeno. Cada nível adicional de composição das fibras é arranjado em uma relação e dimensão organizada (Fig. 4.2). Há 6 classes com 19 tipos[29] de colágeno. À medida que as fibras de colágeno se desenvolvem e amadurecem, elas se ligam entre si, no início por meio de pontes de hidrogênio instáveis que depois se convertem em pontes covalentes estáveis. Quanto mais fortes as ligações, maior a estabilidade mecânica do tecido. Tecidos com maior quantidade de colágeno proporcionam maior estabilidade.

Fibras de elastina. As fibras de elastina proporcionam extensibilidade. Elas apresentam uma grande capacidade de alongamento com pequenas cargas e falham de forma abrupta, sem deformação, com cargas elevadas. Os tecidos com maiores quantidades de elastina têm maior flexibilidade.

Fibras de reticulina. As fibras de reticulina dão volume aos tecidos.

Substância fundamental amorfa. A substância fundamental amorfa é um gel orgânico que contém água e é feita de proteoglicanos (PG) e glicoproteínas. A função dos PG é hidratar a matriz, estabilizar as malhas de colágeno e resis-

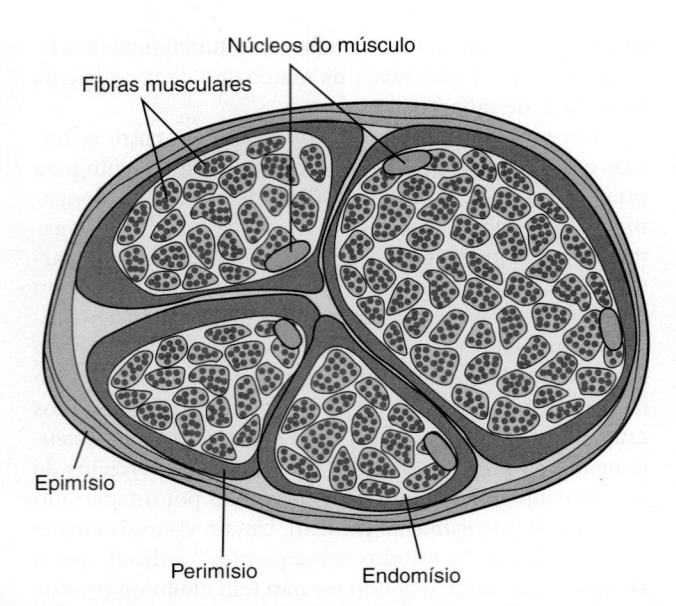

Figura 4.1   Tecido conjuntivo muscular. A vista da secção transversa do tecido conjuntivo em um músculo mostra como o perimísio é contínuo com a camada mais externa do epimísio. (De Chleboun in Levangie e Norkin: *Joint Structure and Function: A Comprehensive Analysis.* 5.ed. Filadélfia, FA Davis, p. 117, com permissão.)

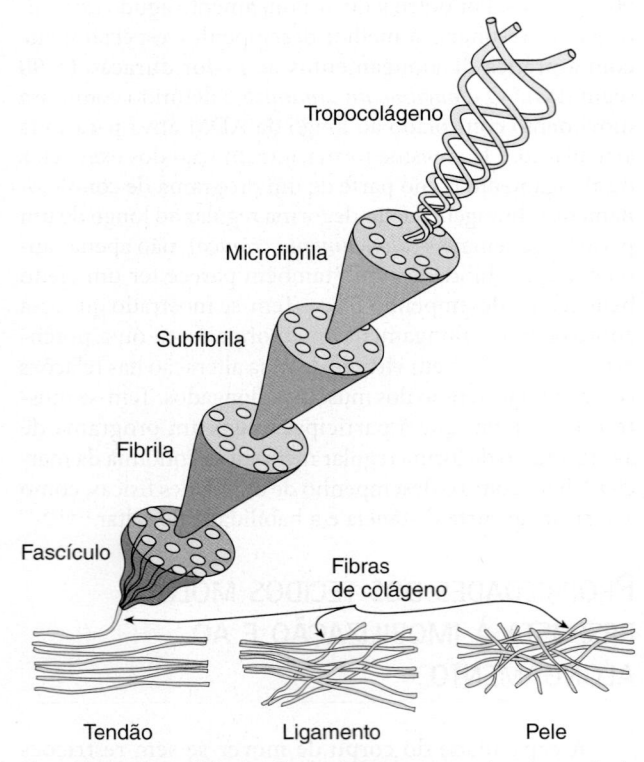

Figura 4.2   Composição das fibras colágenas, mostrando a agregação de cristais de tropocolágeno como os blocos constituintes do colágeno. A organização das fibras no tecido conjuntivo está relacionada com a função do tecido. Tecidos com orientação de suas fibras em paralelo, como os tendões, têm a capacidade de suportar maiores cargas tênseis, em comparação com tecidos como a pele, em que a orientação das fibras parece ser mais aleatória.

tir a forças compressivas (isso é mais importante nas cartilagens e nos discos intervertebrais). O tipo e a quantidade de PG são proporcionais aos tipos de cargas compressivas e tensivas que agem funcionalmente no tecido.[34] As glicoproteínas fornecem um elo entre os principais componentes da matriz e suas células e oponentes. Em essência, a substância fundamental amorfa reduz o atrito entre as fibras, transporta nutrientes e metabólitos no interior dos tecidos e pode ajudar a prevenir o excesso de ligações transversas entre as fibras, por manter o espaço entre elas.[44,145]

Comportamento mecânico do tecido não contrátil

O comportamento mecânico dos diferentes tecidos não contráteis é determinado pela proporção de colágeno e fibras elastinas, proporção de PG e pela orientação estrutural das fibras. Os tecidos com muito colágeno são apropriados para resistir a altas cargas tensivas; aqueles que suportam maiores cargas compressivas têm maiores concentrações de PG. A composição do tecido se modifica quando há mudança na carga.[34]

O colágeno é o elemento estrutural que absorve a maior parte das cargas tensivas. Seu comportamento mecânico é explicado com referência à curva tensão-deformação descrita nos parágrafos adiante. As fibras de colágeno se alongam com rapidez quando sujeitas a cargas externas (as fibras onduladas se alinham e retificam). Com cargas maiores, a tensão nas fibras aumenta e as fibras se enrijecem. Com a aplicação de cargas contínuas aumentará progressivamente a tensão nas fibras, até alcançar um ponto no qual as pontes entre as fibras de colágeno começam a quebrar. Quando um número substancial de pontes é quebrado, as próprias fibras falham. Quando são aplicadas forças tensivas, o alongamento máximo do colágeno é menor do que 10%, enquanto a elastina pode se alongar 150% sem falhar. Contudo, o colágeno é cinco vezes mais forte do que a elastina. O alinhamento e a orientação das fibras de colágeno em determinado tecido refletem o padrão típico das forças tensivas que agem sobre aquele tecido (ver Fig. 4.2):

- Nos tendões, as fibras de colágeno ficam paralelas e podem resistir a uma maior carga tensiva. O alinhamento dessas fibras está disposto em série com as fibras musculares, de modo a transmitir para o osso as forças criadas pelo músculo.
- Na pele, as fibras de colágeno estão dispostas aleatoriamente e são mais fracas para resistir a níveis mais altos de tensão.
- Nos ligamentos, cápsulas articulares e fáscias, o alinhamento das fibras de colágeno varia, para que possam opor resistência a forças multidirecionais. Os ligamentos que resistem a maiores sobrecargas articulares têm as fibras de colágeno dispostas em uma orientação mais paralela e maior área de secção transversal.[113]

Interpretação do comportamento mecânico do tecido conjuntivo: curva tensão–deformação

A curva tensão-deformação ilustra a força mecânica das estruturas (Fig. 4.3) e é usada para interpretar o que

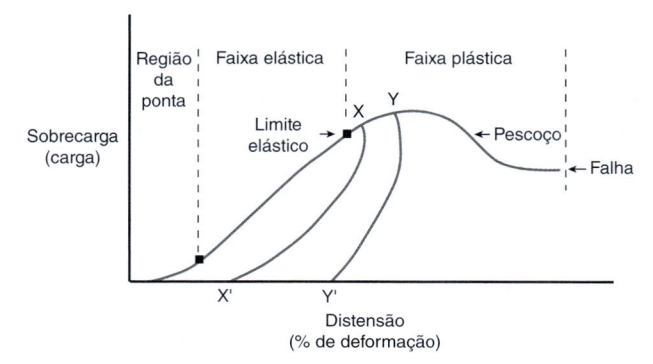

Figura 4.3   Curva tensão-deformação. Quando sobrecarregadas, as fibras onduladas de colágeno se retificam (região da ponta). Ao aumentar a carga, ocorre uma deformação que pode ser recuperada na faixa elástica. Assim que o limite elástico é alcançado, ocorre uma falha sequencial das fibras e do tecido colágeno na faixa plástica, resultando em liberação de calor e em um novo comprimento quando a carga é liberada. O comprimento a partir do ponto de sobrecarga (X) resulta em um novo comprimento quando liberado (X'); o calor liberado é representado pela área sob a curva entre esses dois pontos. Y a Y' representa um comprimento adicional decorrente de cargas extras na região plástica com mais liberação de calor. O pescoço é a região onde ocorre considerável enfraquecimento do tecido, sendo necessário menos força para deformação. Desse ponto em diante, a falha total ocorre rapidamente, mesmo com cargas menores.

acontece com o tecido conjuntivo submetido a uma sobrecarga aplicada externamente.[34,143,145] Quando uma força tensiva é aplicada a uma estrutura, ela produz alongamento; a curva tensão-deformação ilustra as propriedades de força, rigidez e quantidade de energia que o material pode armazenar antes de ocorrer falha estrutural.

- *Tensão* é força (ou carga) por unidade de área. A tensão mecânica é a reação interna ou resistência a uma carga externa.
- *Deformação* é a quantidade de distensão ou alongamento que ocorre quando uma carga (ou força de alongamento) é aplicada.

Tipos de tensão

Há três tipos de tensão que se desenvolvem em uma estrutura em resposta a uma carga aplicada:

- *Tração:* resistência a uma força aplicada de maneira que promove o aumento do comprimento do tecido. Uma força de alongamento resulta em força de tensão.
- *Compressão:* resistência a uma força aplicada de maneira que promove a aproximação do tecido. A sustentação do peso através de uma articulação irá produzir esforços de compressão.
- *Cisalhamento:* resistência a duas ou mais forças aplicadas em direções opostas.

Regiões da curva de tensão-deformação

Região da ponta. Considerando que as fibras colágenas em repouso são onduladas e ficam situadas em uma matriz tridimensional, sua primeira resposta à aplicação de uma carga é a retificação e o alinhamento das fibras. Essa resposta ocorre diante de forças mínimas aplicadas e resulta em pequenos aumentos na tensão do tecido. A região da ponta da área da curva de tensão-deformação representa esse comportamento, sendo a faixa onde normalmente ocorre a maior parte da atividade funcional.

Faixa elástica/fase linear. Adjacente à região da ponta, a carga e a deformação têm uma relação direta, de modo que uma mudança na carga resultará em uma mudança proporcional na deformação. A esse fenômeno dá-se o nome de região linear e sua inclinação depende da resposta específica dos tecidos à carga aplicada. Um tecido que responde à aplicação de carga com um rápido aumento na deformação, como o osso, se apresentará com uma inclinação acentuada e maior rigidez, em comparação com outro tecido que responda com menor aumento na deformação. Em relação ao alongamento, com a aplicação de carga ao tecido além da região da ponta as fibras colágenas se alinham na direção da força aplicada. À medida que a tensão aumenta, surgem microfalhas entre as ligações de colágeno e um pouco de líquido pode ser deslocado da substância fundamental amorfa. Ocorre recuperação completa dessa deformação e o tecido retorna ao seu tamanho e forma originais quando a carga é liberada, caso a sobrecarga não seja mantida por determinado tempo (ver a discussão a seguir sobre remodelamento e sobrecarga-relaxamento no alongamento prolongado).

Limite elástico. É a extremidade da região linear, sendo o ponto além do qual o tecido não retorna à sua forma e tamanho originais.

Faixa plástica. A tensão além do limite elástico começa a causar deformação permanente do tecido. A faixa plástica se estende desde o limite elástico até o ponto de ruptura, e o tecido distendido nessa faixa sofre deformação permanente quando a sobrecarga é liberada. A deformação plástica é resultante de uma falha sequencial (microfalha) das ligações entre as fibrilas de colágeno e, por consequência, das fibras de colágeno. Como o colágeno é cristalino, fibras individuais não se alongam, mas se rompem, um processo que pode resultar em aumento do comprimento durante o alongamento.

Força máxima. A maior carga que o tecido pode suportar é sua força máxima. Assim que essa carga é alcançada, ocorre um aumento da distensão (deformação) sem que seja necessário um aumento na sobrecarga (macrofalha). É alcançada, então, a região do pescoço, onde há considerável enfraquecimento do tecido e a falha ocorre com rapidez. Experimentalmente, a deformação tensiva máxima de fibras isoladas de colágeno antes da falha é de 7 a 8%. Ligamentos inteiros podem suportar distensões de 20 a 40% antes da falha.[113]

Falha. A ruptura do tecido e a perda de sua integridade é chamada de falha.

Rigidez estrutural. A inclinação da porção linear da curva (faixa elástica) é conhecida como módulo de Young ou módulo de elasticidade e representa a rigidez do tecido.[34] Tecidos com maior rigidez têm uma inclinação mais aguda na região elástica da curva, indicando que ocorre menos deformação elástica com maiores sobrecargas. As contraturas e o tecido cicatricial têm maior rigidez, provavelmente por um maior grau de ligações entre as fibras de colágeno e sua matriz ao redor. Tecidos com menor rigidez demonstram maior alongamento, em comparação com tecidos com maior rigidez, sob cargas similares.[34]

Recomendação clínica

Pode-se fazer uma relação entre o grau de uma lesão ligamentar (estiramento) e a curva tensão-deformação.

Grau I – Microfalha: ruptura de poucas fibras após a deformação na parte inicial da faixa plástica.

Grau II – Macrofalha: ruptura de um número maior de fibras como resultado de uma ruptura parcial após a deformação, adentrando a parte final da faixa plástica.

Grau III – Ruptura completa ou falha do tecido após a deformação além da faixa plástica.

Influência do tempo e da frequência na deformação dos tecidos

Como o tecido conjuntivo tem propriedades viscoelásticas, o tempo e a frequência com que uma tensão (carga) externa é aplicada afetarão a resposta do tecido.

Dependência da velocidade. Se uma carga for aplicada rapidamente a um tecido viscoelástico, a inclinação da curva de tensão-deformação ficará mais acentuada do que se a carga for aplicada de maneira lenta. Em essência, o tecido se torna mais rígido quando a carga é aplicada a uma velocidade alta. Essa resposta aumentada à tensão protege o tecido ao manter a deformação abaixo da faixa plástica e minimizar o potencial de falha. A viscoelasticidade é uma propriedade extremamente valiosa dos tecidos, pois possibilita que o corpo tolere altas cargas aplicadas por curtos períodos de tempo – uma combinação que ocorre frequentemente durante eventos ou atividades em alta velocidade. Uma carga aplicada gradualmente a um determinado tecido durante o alongamento minimizará essa resposta dependente da velocidade.

Remodelamento. Quando é aplicada uma carga externa que aumenta de forma gradual a um tecido viscoelástico (e que em seguida é mantida), o tecido continuará lentamente a se alongar durante o alongamento mantido (Fig. 4.4A). Essa lenta adaptação a uma carga mantida é uma propriedade tempo-dependente do tecido viscoelástico. A quantidade de deformação depende da quantidade de força e velocidade com que a força é aplicada. Cargas de baixa magnitude, em geral na faixa elástica e aplicadas por longos períodos, aumentam a deformação do tecido conjuntivo e permitem rearranjo gradual das ligações das fibras de colágeno (remodelamento) e redistribuição da água para os tecidos ao redor.[33,91,143] O aumento da temperatura do tecido aumenta o remodelamento e, portanto, a distensibilidade do tecido.[150,154] A recuperação completa do remodelamento pode ocorrer com o tempo, mas não tão rapidamente quanto a recuperação de uma carga de curta duração. Alongamentos de longa duração aplicados a contraturas crônicas são favorecidos por essa propriedade dos tecidos.

Tensão-relaxamento. Quando uma carga inferior à falha é aplicada a um tecido viscoelástico e mantida constante, ocorre uma diminuição gradual na força necessária para manter a quantidade de deformação[33] (Fig. 4.4B). Essa resposta também está relacionada às qualidades viscoelásticas do tecido conjuntivo e à redistribuição do conteúdo de água. A sobrecarga-relaxamento é o princípio básico usado nos procedimentos de alongamento prolongado, nos quais a posição alongada é mantida por várias horas ou dias. A recuperação *versus* as alterações permanentes no comprimento dependem da quantidade de deformação e do tempo durante o qual a deformação é mantida.[33]

Cargas cíclicas e fadiga do tecido conjuntivo. A aplicação repetitiva de cargas sobre o tecido durante um curto período de tempo aumenta a produção de calor e pode causar falha em níveis de tensão inferiores aos necessários para uma carga isolada. Da mesma maneira, quanto maior a carga repetidamente aplicada, menor a quantidade de ciclos necessários para a falha. Esse fenômeno é conhecido como fadiga do tecido conjuntivo. Exemplos de fadiga do tecido conjuntivo causada por cargas cíclicas são as fraturas por estresse e as síndromes por uso excessivo. Tais exemplos representam situações nas quais a intensidade de carga e a quantidade de repetições excedem o limite de resistência, abaixo do qual uma quantidade aparentemente infinita de ciclos não causa falha. Estudos em animais confirmam que a aplicação cíclica de uma carga resultará em diminuição da rigidez do ligamento, o que indica lesão tecidual, mais cedo do que com a carga estática.[142]

Resumo dos princípios mecânicos para o alongamento do tecido conjuntivo

- A deformação (alongamento) do tecido conjuntivo varia, dependendo da magnitude da carga e da sua frequência

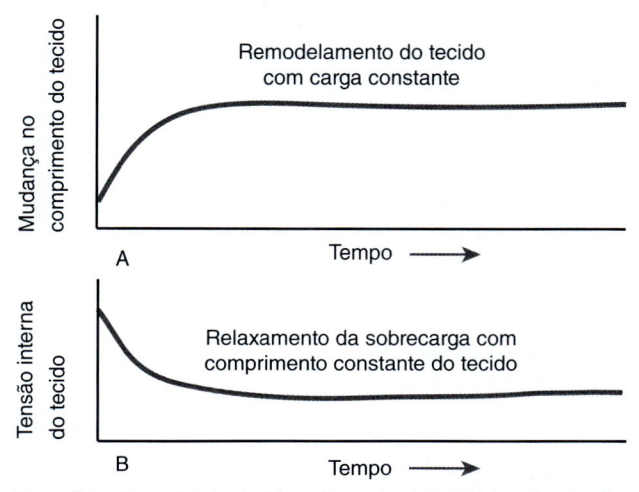

Figura 4.4 Respostas dos tecidos a forças de alongamento aplicadas durante longos períodos, como resultado de propriedades viscoelásticas. **(A)** Efeitos da remodelagem. Uma carga constante, aplicada durante determinado período, resulta em aumento no comprimento do tecido, até que seja alcançado um equilíbrio. **(B)** Efeitos da tensão-relaxamento. Uma carga aplicada com o tecido mantido em comprimento constante resultará em diminuição da tensão interna no tecido, até que o equilíbrio se estabeleça.

de aplicação. Alterações permanentes no comprimento ou na flexibilidade dos tecidos dependem da quebra das ligações de colágeno e do realinhamento das fibras. A falha do tecido começa como microfalhas das fibrilas e das fibras antes que ocorra falha completa do tecido. Esta pode ocorrer como um evento máximo único ou como resultado de sobrecargas submáximas repetitivas. Podem ocorrer microfalhas indutoras de alongamento permanente por meio do remodelamento, sobrecarga-relaxamento e cargas cíclicas controladas.

- As capacidades de cicatrização e remodelamento adaptativo permitem que o tecido responda a cargas repetitivas e mantidas, se for dado tempo entre as séries. Isso é importante para aumentar tanto a flexibilidade quanto a força tensiva do tecido. Se não é dado um tempo para cicatrização e remodelamento, ocorre quebra (falha) do tecido, como se vê nas lesões por esforço repetitivo e fraturas por estresse. O alongamento intensivo, em geral, não é feito diariamente, a fim de dar tempo para a cicatrização. Se a inflamação decorrente das microrrupturas for excessiva, mais tecido cicatricial será depositado, podendo causar mais restrições.[33]

- É essencial que a pessoa use toda a amplitude recém-conquistada para permitir o remodelamento do tecido e para treinar o músculo no controle da nova amplitude. Sem o uso funcional da amplitude recém-conquistada, o tecido acabará retornando à posição encurtada.

Mudanças no colágeno que afetam a resposta tensão–deformação

Efeitos da imobilização

A imobilização causa renovação do colágeno e ligações fracas entre as fibras novas que ainda não foram submetidas a cargas, o que resulta em menor rigidez. Ocorre, também, maior quantidade de ligações transversas entre fibras de colágeno desorganizadas e pela menor efetividade da substância fundamental amorfa para manter o espaço e a lubrificação entre as fibras, o que resulta na formação de aderências.[44,143] Para o tecido imobilizado, a velocidade de retorno à força tensiva normal é lenta. Por exemplo, após 8 semanas de imobilização, o ligamento cruzado anterior de macacos falhou com 61% da carga máxima; após 5 meses de recondicionamento, houve falha com 79%; após 12 meses de recondicionamento, apresentou falha com 91% de carga máxima.[112,114] Ocorreu, também, uma redução na energia absorvida e uma diminuição na rigidez antes da falha, decorrentes da imobilização.[112]

Efeitos da inatividade (diminuição da atividade normal)

A inatividade promove uma diminuição no tamanho e na quantidade de fibras de colágeno, que resulta em enfraquecimento do tecido.[34] Com a diminuição do colágeno, ocorre um aumento proporcional no predomínio de fibras de elastina, resultando em aumento da complacência do tecido. A recuperação dessas mudanças leva cerca de 5 meses, com o uso regular de cargas cíclicas. A atividade física tem um efeito benéfico na força do tecido conjuntivo.

Efeitos da idade

O envelhecimento diminui a força tensiva máxima e a rigidez dos tecidos, e a velocidade de adaptação à sobrecarga é mais lenta. Ocorre maior tendência para lesões por esforço repetitivo, falhas por fadiga e rupturas durante o alongamento.[113]

Efeitos dos corticosteroides

O uso de corticosteroides promove um efeito deletério de longa duração sobre as propriedades mecânicas do colágeno, com uma diminuição na força tênsil.[34] Os efeitos adversos derivados de injeções de corticosteroides são uma diminuição na síntese e organização do colágeno, necrose e maior proporção de colágeno do tipo III com relação ao tipo I.[37] Ocorre morte de fibrócitos perto do local de injeção, sendo necessárias até 15 semanas para o seu reaparecimento.[113]

Efeitos da lesão

No tecido lesionado a cicatrização segue um padrão previsível (ver Cap. 10), com a formação de pontes no local rompido com colágeno recém-sintetizado do tipo III. Este colágeno é estruturalmente mais fraco que o colágeno maduro do tipo I. O remodelamento progride e, às vezes, o colágeno amadurece para o tipo I. Em geral, o remodelamento começa cerca de 3 semanas após a lesão e continua por vários meses a 1 ano, dependendo do tamanho da estrutura de tecido conjuntivo e da magnitude da ruptura.

Outras condições que afetam o colágeno

Deficiências nutricionais, desequilíbrios hormonais e diálise podem predispor o tecido conjuntivo à lesão com níveis de tensão mais baixos do que os normais.[34]

Propriedades mecânicas e fisiológicas do tecido muscular

O músculo é composto de tecidos conjuntivos contráteis e não contráteis. Os elementos contráteis do músculo (Fig. 4.5) lhe conferem as características de contratilidade e irritabilidade.

Os tecidos conjuntivos não contráteis no interior e ao redor do músculo (ver Fig. 4.1) têm as mesmas propriedades que todo tecido conjuntivo, inclusive a capacidade de resistir às forças deformantes.[24,97,98]

As estruturas não contráteis do tecido conjuntivo do músculo são o *endomísio*, que é a camada mais interna que separa individualmente as fibras e as miofibrilas; o *perimísio*, que envolve feixes de fibras; e o *epimísio*, que é a bainha fascial que envolve todo o músculo. Essa estrutura de tecido conjuntivo é a principal fonte de resistência do músculo ao alongamento passivo.[24,33,111] As aderências teciduais no interior e entre as fibras colágenas desses tecidos estruturais podem opor resistência e limitar o movimento, resultando em contraturas articulares.[33]

Elementos contráteis do músculo

Individualmente, o músculo se compõe de muitas fibras musculares que estão dispostas em paralelo entre si.

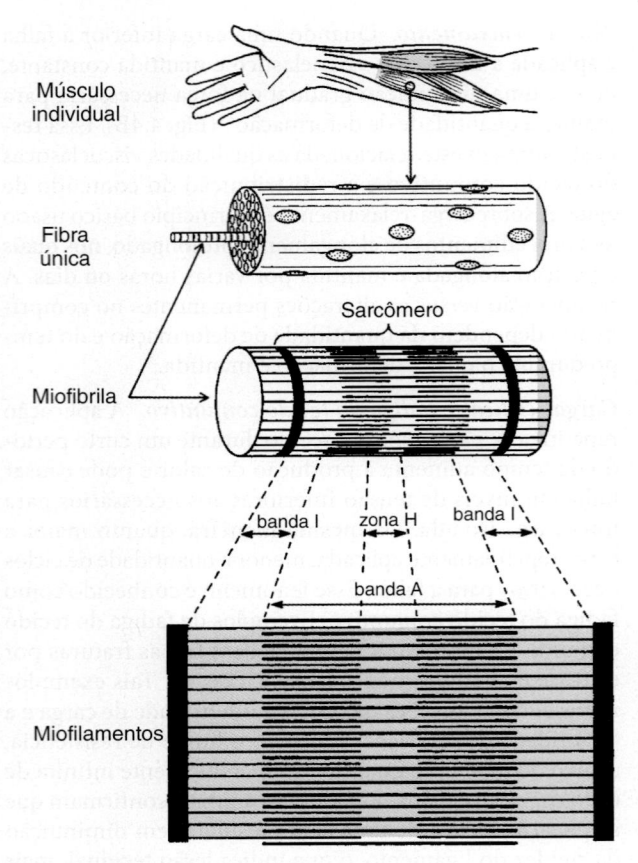

Figura 4.5   Estrutura do músculo esquelético.

Uma fibra muscular isolada se compõe de muitas miofibrilas. Cada miofibrila é formada por estruturas ainda menores chamadas sarcômeros, que ficam dispostas em série (em um arranjo contínuo) dentro da miofibrila. O sarcômero é a unidade contrátil da miofibrila e é composto por miofilamentos sobrepostos formados pelas proteínas actina e miosina. Os sarcômeros proporcionam ao músculo a capacidade de se contrair e relaxar. Quando uma unidade motora estimula o músculo a se contrair, os filamentos de actina-miosina formam conexões chamadas pontes cruzadas, deslizam uns em relação aos outros e encurtam ativamente o músculo. Quando o músculo relaxa, os miofilamentos se afastam um pouco pelo mesmo processo de deslizamento e o músculo retorna ao seu comprimento de repouso (Fig. 4.6).

Resposta mecânica da unidade contrátil ao alongamento e à imobilização

Com o passar do tempo, ocorrem inúmeras alterações na estrutura anatômica e na função fisiológica dos sarcômeros. Essas alterações podem ser resultantes de um alongamento durante um exercício, ou se o músculo for imobilizado por um longo período e depois remobilizado. As estruturas não contráteis dentro e em torno do músculo também afetam sua resposta ao alongamento e à imobilização.[31,90]

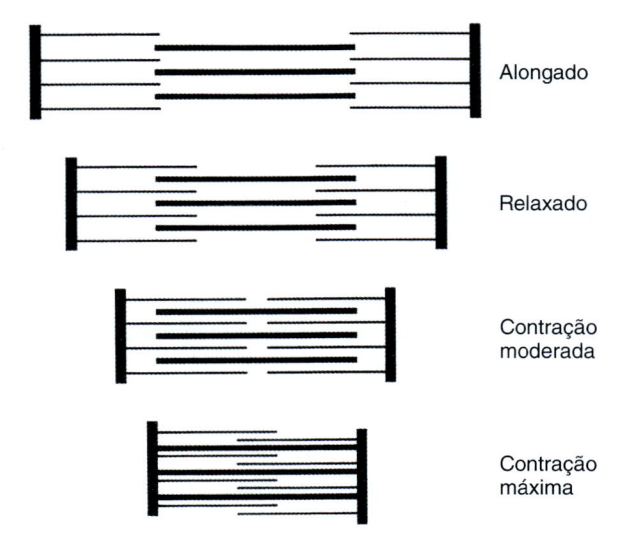

Alongado

Relaxado

Contração
moderada

Contração
máxima

Figura 4.6 Um modelo do deslizamento dos miofilamentos. Alongamento e encurtamento do sarcômero, a unidade contrátil do músculo.

Resposta ao alongamento

Quando um músculo é alongado e aumenta de comprimento, a força de alongamento é transmitida para as fibras musculares por meio do endomísio e perimísio. Há uma hipótese de que interações moleculares unem esses elementos não contráteis ao sarcômero e possibilitam essa transdução de força.[39]

Durante o alongamento passivo, ocorre transdução da força tanto longitudinal (em série) como lateralmente (em paralelo) no músculo.[39] Quando ocorre o alongamento inicial, a tensão aumenta de forma aguda no componente elástico em série. Com a continuação do alongamento, ocorre ruptura mecânica das pontes transversas, à medida que os filamentos deslizam e se separam, causando o alongamento abrupto dos sarcômeros,[39,55,90,91] processo às vezes chamado de *falha do sarcômero*.[55] Quando a força de alongamento é liberada, os sarcômeros individuais retornam ao seu comprimento de repouso[39,90,91] (ver Fig. 4.6). Como já foi observado, a propriedade do músculo de retornar ao comprimento de repouso, após um alongamento de curto prazo, é chamada de elasticidade. Para que ocorram aumentos de comprimento mais duradouros ou permanentes (viscoelásticos ou plásticos), a força de alongamento precisa ser mantida por um período maior.[39,90,152]

Resposta à imobilização e remobilização

Alterações morfológicas. Se um músculo é imobilizado por um período prolongado, ele não é usado durante atividades funcionais e, em razão disso, as cargas físicas colocadas sobre ele diminuem de modo substancial. Isso causa degradação das proteínas contráteis no músculo imobilizado, diminuição no diâmetro da fibra muscular, diminuição no número de miofibrilas e diminuição na densidade capilar intramuscular, tudo isso resultando em *atrofia e fraqueza musculares* (diminuição da força do músculo).[3,17,60,77,80,90,106,141] À medida que o músculo imobilizado atrofia, ocorre também um aumento nos tecidos fibroso e adiposo do músculo.[106]

A composição do músculo afeta sua resposta à imobilização e a atrofia ocorre mais rápida e extensivamente nas fibras musculares posturais tônicas (de contração lenta) do que nas fibras fásicas (de contração rápida).[90,91] A duração e a posição da imobilização também afetam a extensão da atrofia e da perda de força. Quanto mais tempo durar a imobilização, maior a atrofia do músculo e a perda de força funcional. A atrofia pode começar em até apenas poucos dias a uma semana.[79,80,141] Com a atrofia, não ocorre somente uma diminuição na área da secção transversa das fibras musculares, mas também uma deterioração ainda mais significativa no recrutamento das unidades motoras, que se reflete na atividade eletromiográfica (EMG).[90,91] Esses dois fatores comprometem a capacidade do músculo de produzir força.

Imobilização em posição encurtada. Como foi documentado em modelos animais, quando um músculo é imobilizado na posição encurtada durante várias semanas, ocorre uma redução no comprimento do músculo, no número de suas fibras e no número de sarcômeros em série dentro das miofibrilas, como resultado de *absorção do sarcômero*.[77,90,137] Essa absorção é mais rápida do que a capacidade do músculo de regenerar os sarcômeros em uma tentativa de se autorrestaurar. A diminuição no comprimento geral do músculo e no número de seus sarcômeros, por sua vez, contribui para a atrofia e a fraqueza musculares. Também tem sido sugerido que um músculo imobilizado na posição encurtada atrofia e enfraquece mais rápido do que se fosse mantido na posição alongada pelo mesmo período.[17]

Com o encurtamento muscular decorrente da imobilização, há um desvio para a esquerda na curva de comprimento-tensão, o que diminui a capacidade do músculo de produzir tensão máxima quando se contrai no comprimento normal de repouso.[24] A diminuição no comprimento do músculo também resulta em um surgimento mais prematuro da tensão passiva, pois o músculo está alongado. Essa alteração mecânica está relacionada ao novo comprimento do músculo e ao aumento na proporção de tecido conjuntivo em relação ao tecido muscular – um resultado da imobilização. Mais importante ainda, o aumento no tecido conjuntivo e o início prematuro da tensão passiva podem também servir para proteger o músculo enfraquecido e mais curto, quando este se alonga.[33,60]

Imobilização em posição alongada. Às vezes, um músculo é imobilizado numa posição alongada durante um período prolongado. Isso é feito em certos procedimentos cirúrgicos, como alongamento ósseo para aumentar o comprimento de um membro,[14] na aplicação seriada de talas de posicionamento (aparelhos gessados seriados)[72] ou no uso de um tala dinâmica para alongar contraturas de longa instalação e aumentar a ADM.[12,101] Há alguma evidência de estudos com animais,[137] porém, evidências muito limitadas provenientes de estudos que envolvem o músculo esquelético humano,[14] para que se possa sugerir que um músculo mantido na posição alongada por um período extenso se adapta, aumentando o número de sarcômeros em série (fenômeno às vezes chamado de *miofibrilogênese*).[39] Propõe-se a teoria de que o aumento no número de sarcômeros ocorre para manter o máximo de sobreposição funcional entre os filamentos de actina e miosina no músculo[90] e pode ser uma mudança relativamente permanente (plástica) se o comprimento recém-obtido for usado de modo regular em atividades funcionais.

Não se sabe qual é o tempo mínimo necessário para um músculo (fibra) alongado tornar-se mais comprido pela adição de sarcômeros em série. Em estudos com animais, que relataram o aumento do comprimento muscular como resultado de miofibrilogênese, foi preciso que o músculo alongado fosse imobilizado de forma contínua na posição alongada durante várias semanas.[90] Especula-se que esse mesmo processo contribui para os ganhos no comprimento muscular (identificados de forma indireta pelos aumentos na ADM articular) associados com o uso de aparelhos gessados seriados,[72] talas dinâmicas,[101] e, possivelmente, como resultado de exercícios de alongamento.[39] Curiosamente, uma evidência direta da adaptação dos sarcômeros no músculo esquelético humano foi relatada recentemente após a tração contínua prolongada de um membro para obter aumento no comprimento do fêmur de um paciente.[14]

Adaptação. A adaptação das unidades contráteis do músculo (um aumento ou diminuição no número de sarcômeros) ao posicionamento prolongado, seja em posições alongadas ou encurtadas, é transitória e dura apenas 3 a 5 semanas, se o músculo voltar a ser usado da mesma maneira e com o mesmo grau de alongamento nas atividades funcionais.[80,90] Em situações clínicas, isso salienta a necessidade de os pacientes utilizarem movimentos na amplitude completa durante atividades funcionais variadas, de modo a manter os ganhos induzidos pelo alongamento na extensibilidade muscular e na ADM articular.

Propriedades neurofisiológicas do músculo esquelético

As propriedades neurofisiológicas da unidade musculotendínea também influenciam a resposta do músculo ao alongamento e à efetividade das intervenções de alongamento. Em particular, dois órgãos sensitivos das unidades musculotendíneas, o fuso *muscular* e o *órgão tendinoso de Golgi* (OTG), são mecanorreceptores que conduzem informações para o sistema nervoso central sobre o ambiente físico no interior da unidade musculotendínea. Com frequência, essa informação resulta em respostas do músculo que podem influenciar a efetividade do alongamento.

Fuso muscular

O fuso muscular é o principal órgão sensitivo do músculo e é sensível ao estiramento rápido e mantido (tônico) (Fig. 4.7). Sua principal função é detectar e conduzir informações sobre as mudanças no comprimento do músculo e sobre a velocidade com que ocorrem tais mudanças.

Os fusos musculares são receptores pequenos, encapsulados, compostos de terminações de fibras sensitivas aferentes, terminações de fibras motoras eferentes e fibras musculares especializadas, chamadas *fibras intrafusais*. Estas são agrupadas em feixes e ficam paralelas às fibras musculares extrafusais, que constituem o corpo principal do músculo esquelético.[60,73,94,119] Como as fibras musculares intrafusais se unem em suas extremidades às fibras musculares extrafusais, quando um músculo é alongado, as fibras intrafusais são também alongadas. As fibras musculares intrafusais também podem contrair, mas apenas as suas pontas (regiões polares), e não a porção central (região equatorial), são contráteis. Por consequência, quando uma

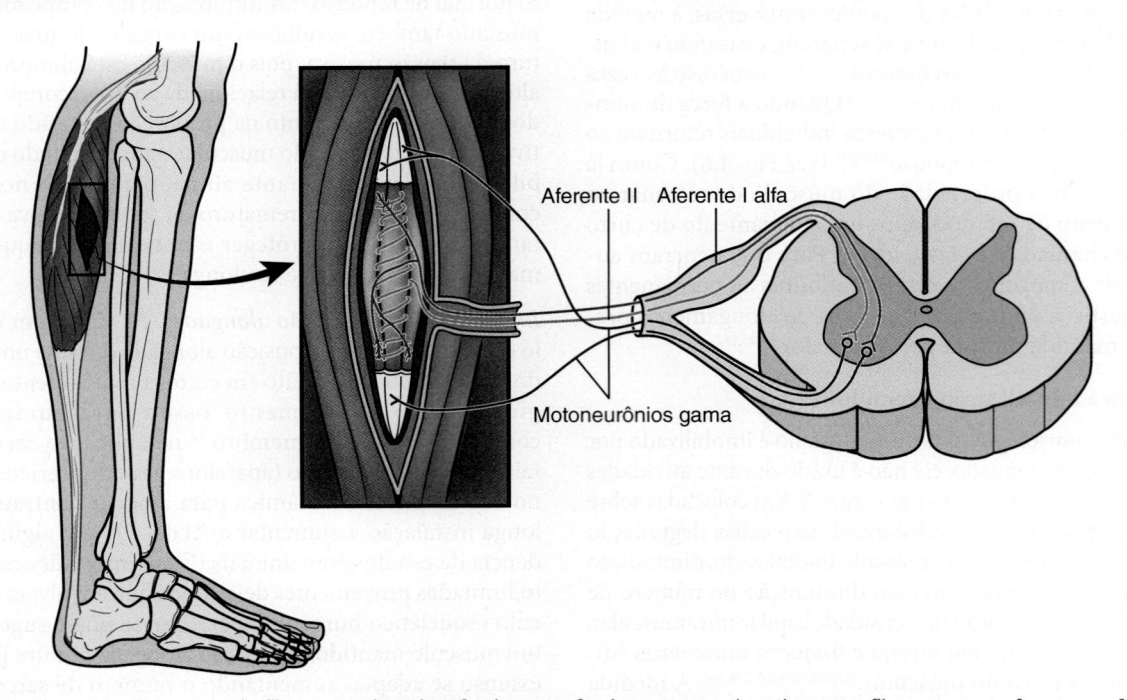

Aferente II   Aferente I alfa

Motoneurônios gama

Figura 4.7   Fuso muscular mostrando fibras musculares intrafusais e extrafusais, receptores de estiramento, fibras nervosas aferentes e eferentes e conexões da medula espinal.

fibra muscular intrafusal é estimulada e se contrai, ela se alonga na porção central e ativa os receptores sensitivos de saco e de cadeia nucleares. Motoneurônios de pequeno diâmetro, conhecidos como motoneurônios *gama*, inervam as regiões polares contráteis das fibras musculares intrafusais e ajustam a sensibilidade dos fusos musculares para a detecção de alterações no comprimento. Motoneurônios *alfa* de diâmetro largo inervam as fibras extrafusais.

Há dois tipos gerais de fibra intrafusal: as *fibras saco nuclear* e as *fibras cadeia nuclear*, assim denominadas em razão do arranjo de seus núcleos na região equatorial. As terminações aferentes primárias (fibras do tipo Ia), que se originam das fibras saco nuclear, são sensíveis e fazem o músculo responder tanto ao estiramento rápido como ao estiramento mantido. Contudo, aferentes secundários (tipo II) das fibras de cadeia nuclear são sensíveis apenas ao estiramento mantido. As fibras primárias e secundárias fazem sinapse nos motoneurônios alfa ou gama, que, quando estimulados, excitam suas próprias fibras extra ou intrafusais, respectivamente. Há, em essência, dois modos de estimular essas fibras aferentes sensitivas por meio do estiramento. Um é fazendo o alongamento geral do músculo, e o outro é estimulando a contração das fibras intrafusais, por meio de vias neurais eferentes gama.

Órgão tendinoso de Golgi

O órgão tendinoso de Golgi (OTG) é um órgão sensitivo localizado perto das junções musculotendíneas das fibras musculares extrafusais. Sua função é monitorar mudanças na tensão das unidades musculotendíneas. Essas terminações nervosas encapsuladas ficam entremeadas nas fibras colagenosas do tendão e transmitem informações sensitivas por meio das fibras Ib. Esses órgãos sensitivos são sensíveis até mesmo a leves mudanças na tensão de uma unidade musculotendínea, como resultado do alongamento passivo de um músculo ou das contrações musculares ativas durante o movimento normal.

Quando se desenvolve tensão em um músculo, a ativação dos OTG sinaliza para que a medula espinal iniba a atividade dos motoneurônios alfa e diminua a tensão na unidade musculotendínea.[22,60,73,119] Com relação ao sistema neuromuscular, *inibição* é um estado de atividade neuronal diminuída e potencial sináptico alterado, que diminui a capacidade do músculo de contrair-se.[71,73,94]

Acreditava-se que os OTG respondiam apenas na presença de altos níveis de tensão muscular, sendo um mecanismo de proteção para o músculo. Entretanto, tem-se mostrado que os OTG têm um baixo limiar de disparo, podendo monitorar de forma contínua e ajustar a força das contrações musculares ativas durante o movimento ou a tensão muscular no alongamento passivo.[57,119]

Resposta neurofisiológica do músculo ao alongamento

Reflexo de estiramento. Quando uma força de alongamento é aplicada à unidade musculotendínea, seja de forma rápida ou por um período prolongado, os aferentes primários e secundários das fibras musculares intrafusais detectam as mudanças no comprimento. Esses sinais aferentes fazem sinapses com motoneurônios alfa da medula espinal para ativar as fibras musculares extrafusais. Essa resposta motora é conhecida como reflexo de estiramento, que é definido como um aumento ou facilitação da tensão ativa no músculo que está sendo alongado. A tensão aumentada causa resistência ao alongamento que, por sua vez, parece comprometer a efetividade do procedimento de alongamento.[8,43] Quando o reflexo de estiramento é ativado em um músculo que está sendo alongado, pode ocorrer a diminuição na atividade (inibição) do músculo no lado oposto da articulação, o que se denomina *inibição recíproca*.[94,148] Contudo, esse fenômeno tem sido documentado apenas em estudos com modelos animais.[22,131,152] Para minimizar a ativação do reflexo de estiramento e o subsequente aumento na tensão muscular e na resistência reflexa do músculo durante procedimentos de alongamento, considera-se que o alongamento prolongado, de baixa intensidade e aplicado lentamente é preferível ao alongamento de curta duração aplicado de forma rápida.

Inibição autógena. Em contraste, como os OTG monitoram a tensão nas fibras musculares que estão sendo alongadas, eles têm um impacto inibitório no nível de tensão muscular da unidade musculotendínea onde se encontram, sobretudo se a força de alongamento for prolongada. Esse efeito é chamado *inibição autógena*.[60,94,119] Acredita-se que a inibição dos componentes contráteis do músculo pelos OTG contribua para o relaxamento reflexo do músculo durante as manobras de alongamento, possibilitando ao músculo ser alongado contra menos tensão muscular. Em consequência, se uma força de alongamento lenta e de baixa intensidade for aplicada ao músculo, o reflexo de estiramento terá menor probabilidade de ser ativado, já que os OTG disparam e inibem a tensão no músculo, permitindo que o componente elástico paralelo (sarcômeros) do músculo permaneça relaxado e aumente seu comprimento.

Em resumo, o pensamento atual sugere que a melhora na extensibilidade muscular atribuída aos procedimentos de alongamento se deve mais provavelmente às forças tensivas colocadas sobre o tecido conjuntivo viscoelástico não contrátil que há dentro e ao redor do músculo do que à inibição (relaxamento reflexo) dos elementos contráteis do músculo.[22,97,98,99,131]

DETERMINANTES E TIPOS DE EXERCÍCIOS DE ALONGAMENTO

Há diversos elementos essenciais que determinam a efetividade e os desfechos das intervenções por meio de alongamentos. Os determinantes (parâmetros) do alongamento, todos eles inter-relacionados, são *alinhamento* e *estabilização* do corpo ou segmento corporal durante o alongamento, *intensidade, duração, velocidade, frequência* e *modo* (tipo) de alongamento, e a integração dos fatores neuromusculares e das atividades funcionais nos programas de alongamento. Manipulando as determinantes das intervenções por meio de alongamentos, que estão definidas no Quadro 4.3, o fisioterapeuta tem muitas opções ao elaborar programas de alongamento seguros e efetivos e que possam satisfazer às necessidades, metas funcionais e capacidades de muitos pacientes. Cada um desses determinantes está discutido nesta seção do capítulo.

Muitas das pesquisas que compararam o tipo, intensidade, duração e frequência dos exercícios de um alongamento efetivo foram feitas usando adultos jovens e saudáveis como sujeitos. Os achados e recomendações desses estudos são difíceis de generalizar e aplicar para pacientes com contraturas de longa duração e outras formas de restrição tecidual. Portanto, muitas decisões, em particular aquelas relacionadas ao tipo, intensidade, duração e frequência do alongamento, precisam continuar sendo baseadas no equilíbrio entre evidências científicas e julgamentos clínicos apropriados feitos pelo terapeuta.

Há 4 categorias amplas de exercícios de alongamento: alongamento estático, alongamento cíclico (intermitente), alongamento balístico e técnicas de alongamento baseadas nos princípios da facilitação neuromuscular proprioceptiva (FNP).[38,47,69,163] Cada uma dessas formas de alongamento é efetiva para aumentar o comprimento dos tecidos e aumentar a ADM. Cada uma dessas abordagens de alongamento pode ser aplicada de diferentes maneiras – ou seja, manual ou de forma mecânica, passiva ou ativamente e pelo fisioterapeuta ou realizada de modo independente pelo paciente –, o que dá origem a muitos termos usados na literatura para descrever as intervenções de alongamento. As intervenções de alongamento relacionadas no Quadro 4.4 estão definidas e discutidas nesta seção.

Alinhamento e estabilização

Do mesmo modo que o alinhamento apropriado e a estabilização efetiva são componentes fundamentais do teste muscular e da goniometria, assim como de todos os exercícios terapêuticos, são também elementos essenciais de um alongamento efetivo.

Alinhamento

O alinhamento, ou posicionamento apropriado do paciente e dos músculos e articulações específicos a serem alongados, é necessário para o conforto e a estabilidade do paciente durante o alongamento. O alinhamento influencia a quantidade padrão de tensão presente nos tecidos moles e, por consequência, afeta a ADM disponível nas articulações. Além do alinhamento dos músculos e articulações a serem alongados, deve-se levar em consideração o alinhamento do tronco e articulações adjacentes. Por exemplo, para alongar de modo efetivo o músculo reto femoral (cruza duas articulações) enquanto o joelho é flexionado e o quadril, estendido, a região lombar da coluna vertebral e a pelve devem ficar alinhadas em uma posição neutra. Considerando que um alongamento efetivo exige a maximização da distância entre a origem e a inserção, um alinhamento que comprometa essa exigência – como a inclinação anterior da pelve ou a flexão ou abdução do quadril, no exemplo dado – deverá ser evitado (Fig. 4.8A e B). Analogamente, quando o paciente está fazendo um autoalongamento para aumentar a flexão do ombro, o tronco deve ficar ereto, não curvado (Fig. 4.9A e B).

Observação: ao longo deste capítulo e dos subsequentes, são identificadas recomendações sobre o alinhamento e o posicionamento apropriados durante os procedimentos de alongamento. Se for impossível para o paciente ser posicionado ou assumir as posturas recomendadas em razão de desconforto, restrições de mobilidade das articulações adjacentes, inadequação do controle neuromuscular ou da capacidade cardiopulmonar, o fisioterapeuta precisa analisar de forma crítica a situação para determinar uma posição alternativa.

QUADRO 4.3	Determinantes das intervenções de alongamento

- *Alinhamento:* posicionamento do membro ou do corpo, de modo que a força de alongamento seja direcionada para o grupo muscular apropriado
- *Estabilização:* fixação de um segmento ósseo que tenha um local de inserção do músculo a ser alongado
- *Intensidade do alongamento:* magnitude da força de alongamento aplicada
- *Duração do alongamento:* período no qual a força de alongamento é aplicada durante um ciclo de alongamento
- *Velocidade do alongamento:* velocidade da aplicação inicial da força de alongamento
- *Frequência do alongamento:* número de sessões de alongamento por dia ou por semana
- *Modo de alongamento:* forma ou maneira com que a força de alongamento é aplicada (estática, balística ou cíclica); grau de participação do paciente (passivo, assistido, ou ativo); ou a fonte da força de alongamento (manual, mecânica, ou o próprio paciente)

QUADRO 4.4	Tipos de alongamento

- Alongamento estático
- Alongamento cíclico/intermitente
- Alongamento balístico
- Alongamento com facilitação neuromuscular proprioceptiva (alongamento FNP)
- Alongamento manual
- Alongamento mecânico
- Autoalongamento
- Alongamento passivo
- Alongamento ativo

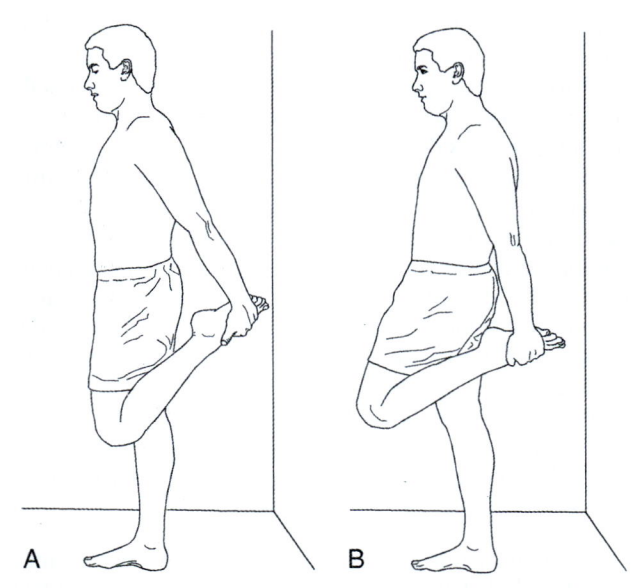

Figura 4.8 **(A)** Alinhamento correto para alongar o reto femoral: região lombar da coluna vertebral, pelve e quadril são mantidos na posição neutra enquanto o joelho é flexionado. **(B)** Posição incorreta do quadril em flexão. Além disso, evite a ocorrência de inclinação pélvica anterior, hiperextensão da região lombar da coluna vertebral e abdução do quadril.

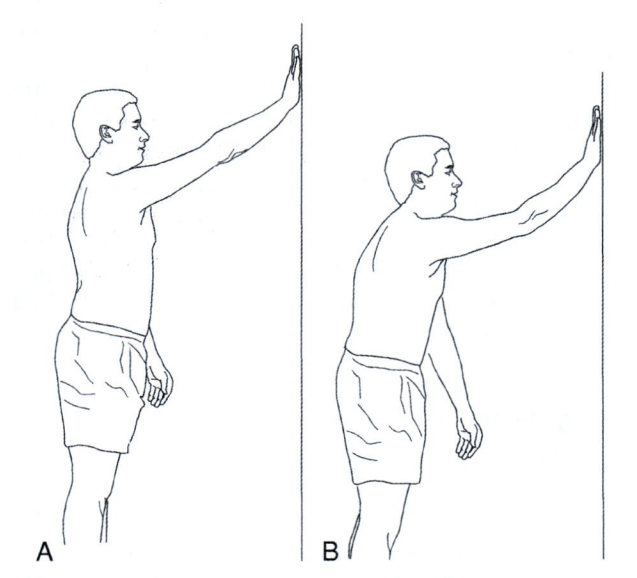

Figura 4.9 **(A)** Alinhamento correto no alongamento para aumentar a flexão do ombro: observe que as regiões cervical e torácica da coluna vertebral estão eretas. **(B)** Alinhamento incorreto: cabeça anteriorizada e coluna encurvada.

Estabilização

Para obter o alongamento efetivo de um músculo específico ou de um grupo muscular com suas estruturas periarticulares associadas, é imperativo estabilizar (fixar) a inserção proximal ou distal da unidade musculotendínea que está sendo alongada. Sem estabilização, os locais de inserção ficam liberados para movimentar-se com o tecido, o que diminui a possibilidade de maximizar, de maneira

efetiva, a distância entre a origem e a inserção. Qualquer local pode ser estabilizado, mas, para o alongamento manual, é comum que o fisioterapeuta estabilize a inserção proximal e mova o segmento distal, como mostra a Figura 4.10A.

Para procedimentos de autoalongamento, um objeto estacionário, como uma cadeira ou batente de porta, ou contrações musculares ativas do paciente, pode prover estabilização de um segmento enquanto o outro se move. Durante o autoalongamento, normalmente estabiliza-se a inserção distal, enquanto o paciente move o segmento proximal (Fig. 4.10B).

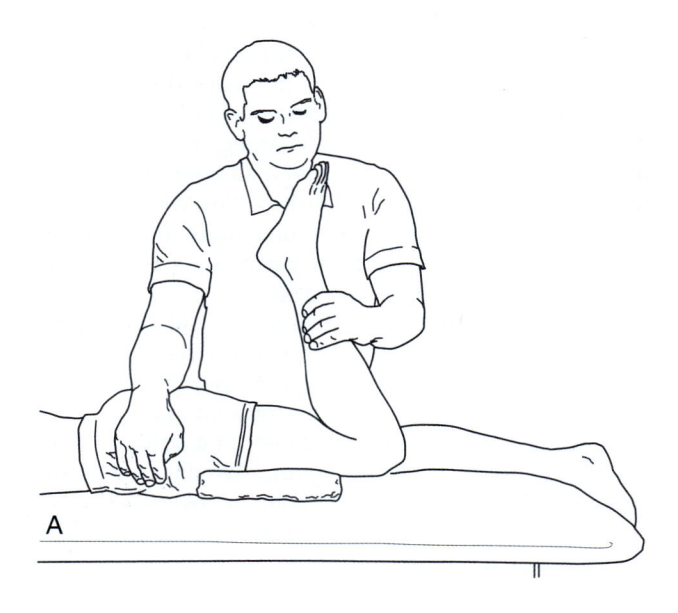

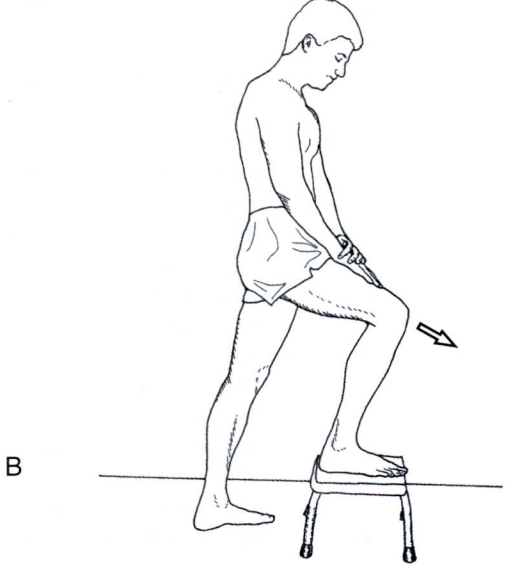

Figura 4.10 **(A)** A inserção proximal (fêmur e pelve) do músculo que está sendo alongado (quadríceps) é estabilizada enquanto o segmento distal é movido para aumentar a flexão do joelho. **(B)** Durante esse autoalongamento do quadríceps, o segmento distal (tíbia) é estabilizado por meio do pé enquanto o paciente move o segmento proximal (fêmur) avançando para a frente.

A estabilização de múltiplos segmentos do corpo de um paciente também ajuda a manter o alinhamento correto necessário para um alongamento efetivo. Por exemplo, ao alongar o músculo iliopsoas, a pelve e a região lombar da coluna vertebral precisam ser mantidas em uma posição neutra enquanto o quadril é estendido, para evitar sobrecarga na região lombar (ver Fig. 4.26). As fontes de estabilização incluem contatos manuais, correias ou cintas, peso corporal, ou uma superfície firme, como uma mesa, parede ou solo.

Intensidade do alongamento

A intensidade de um alongamento é determinada pela carga tênsil colocada no tecido mole para alongá-lo. Há um consenso geral entre clínicos e pesquisadores de que o alongamento deve ser aplicado com *baixa intensidade* por meio de uma *carga leve*.[2,12,14,28,47,69,92] O alongamento de baixa intensidade, em comparação com o alongamento de alta intensidade, torna a manobra mais confortável para o paciente e minimiza a defesa muscular voluntária ou involuntária, já que o paciente pode permanecer relaxado ou auxiliar na manobra de alongamento.

O alongamento de baixa intensidade resulta em ótimas taxas de melhora na ADM sem expor os tecidos, possivelmente enfraquecidos pela imobilização, a cargas excessivas e lesão potencial.[92] Tem sido mostrado, também, que o alongamento de baixa intensidade alonga o tecido conjuntivo denso, um componente significativo das contraturas crônicas, de forma mais efetiva, com menos danos aos tecidos moles e menos dor muscular pós-exercício do que o alongamento de alta intensidade.[4]

Duração do alongamento

Uma das decisões mais importantes que um fisioterapeuta precisa tomar ao escolher e implementar uma intervenção de alongamento é determinar a duração que parece ser segura, efetiva, prática e eficiente para cada situação. Duração do alongamento refere-se ao período durante o qual uma força de alongamento é aplicada, mantendo os tecidos encurtados na posição alongada. Duração geralmente refere-se ao tempo de aplicação de um *único ciclo* de alongamento. Se o alongamento for repetido mais de 1 vez (*ciclo de alongamento*) durante uma sessão de tratamento, o tempo cumulativo de todos os ciclos de alongamento reflete a duração total do alongamento, também chamado de *tempo total de alongamento*. Em geral, quanto mais curta a duração de um único ciclo de alongamento, maior o número de repetições necessárias durante a sessão de alongamento. Inúmeras combinações de duração e ciclo têm sido estudadas, com o objetivo de determinar a efetividade ideal.

Evidências em foco

Em um estudo de Cipriani et al.,[25] encontrou-se que 2 repetições de 30 segundos de alongamento dos músculos posteriores da coxa eram igualmente efetivas quando comparadas com 6 repetições de alongamentos de 10 segundos. Nessa mesma linha, Johnson et al. encontraram que três repetições de alongamentos de 30 segundos eram igualmente efetivas, quando comparadas com nove repetições de alongamentos de 10 segundos, em aumentar o comprimento dos músculos posteriores da coxa,[76] enquanto Sainz de Baranda et al. demonstraram que 180 segundos diários de alongamento também eram efetivos em aumentar o comprimento dos músculos posteriores da coxa, independentemente de terem sido utilizadas repetições do alongamento com duração de 15, 30, ou 45 segundos.[127] Contudo, Roberts e Wilson[122] descobriram que, durante um período de 5 semanas e com tempos iguais para a duração total, 3 alongamentos para os posteriores da coxa de 15 segundos a cada dia produziram ganhos significativamente maiores na ADM do que 9 alongamentos diários de 5 segundos.

Apesar de numerosos estudos publicados nas últimas décadas, ainda falta um consenso sobre a combinação ideal de um ciclo único e o número de repetições de alongamento que devem ser aplicadas para obter ganhos maiores e mais sustentáveis na ADM ou para reduzir a rigidez muscular. Em última análise, a duração do alongamento precisa ser colocada no contexto de outros parâmetros da técnica, como intensidade, frequência e modo de alongamento. Os achados principais de vários estudos estão resumidos no Quadro 4.5.

Muitos descritores são usados para diferenciar um alongamento de longa duração de um de curta duração. Termos como *estático*, *sustentado*, *mantido* e *prolongado* são usados para descrever um alongamento de longa duração, enquanto termos como *cíclico*, *intermitente* ou *balístico* são usados para caracterizar um alongamento de curta duração. Não há um intervalo específico para qualquer um desses descritores, nem há um tempo específico para distinguir um alongamento de longa duração de um de curta duração.

Alongamento estático

Alongamento estático* é um método comumente usado, no qual os tecidos moles são alongados apenas um pouco além do ponto de resistência do tecido e, então, mantidos na posição alongada com uma força de alongamento constante durante certo período. A duração do alongamento estático pode ser predeterminada ou baseia-se na tolerância do paciente e em sua resposta durante o procedimento.

Há considerável variabilidade quanto à definição da duração de um alongamento estático. O termo tem sido vinculado a durações de um ciclo único de alongamento que variam de apenas 5 segundos até 5 minutos por repetição, quando se emprega um procedimento de alongamento manual ou de autoalongamento.** Se um dispositivo mecânico produz o alongamento estático, o tempo pode

---

* 2,7,8,25,38,42,43,52,87,107,110,122,151,161
** 7,8,14,25,52,87,92,110,122,151,161

QUADRO 4.5	Intensidade, duração, frequência e modo de alongamento — inter-relações baseadas em evidências e o impacto nos resultados do alongamento

- Há uma relação inversa entre intensidade e duração, assim como entre intensidade e frequência de alongamento.
  - Quanto mais baixa a intensidade do alongamento, maior o tempo em que o paciente tolera o alongamento e os tecidos moles podem ser mantidos na posição alongada.
  - Quanto mais alta a intensidade, menor a frequência com que a intervenção de alongamento pode ser aplicada, pois é necessário um tempo para cicatrização dos tecidos e resolução da dor muscular residual.
- Um alongamento de longa duração e baixa carga é considerado a forma mais segura de alongar e de conseguir a deformação elástica mais significativa e mudanças plásticas em longo prazo nos tecidos moles.
- O alongamento manual e o autoalongamento em pessoas hipomóveis, porém saudáveis,[7-9,25,52] e o alongamento mecânico prolongado em pacientes com contraturas crônicas[72,75,92,102] produzem ganhos significativos na ADM.
- Em pacientes muito idosos, mostrou-se que 4 repetições de ciclos de alongamento de 15, 30 e 60 segundos aplicadas aos posteriores da coxa produzem ganhos significativos na ADM, e os aumentos maiores e mais duradouros ocorrem com o uso de ciclos de alongamento de 60 segundos.[52]
- Em adultos jovens e/ou de meia-idade saudáveis:
  - Durações de alongamento de 15, 30, 45 e 60 segundos ou 2 minutos para a musculatura dos membros inferiores produziram ganhos significativos na ADM.[7,25,43,156]
  - Ciclos de alongamento de 30 e 60 segundos de duração aplicados aos posteriores da coxa com 1 repetição diária são ambos mais efetivos para o aumento da ADM do que 1 repetição diária de ciclo de alongamento de 15 segundos, porém, igualmente efetivos quando comparados entre si.[7,9]
  - Duas repetições diárias de alongamento estático de 30 segundos dos posteriores da coxa produziram ganhos significativos na flexibilidade desse grupo muscular, similares aos vistos com 6 repetições diárias de 10 segundos de alongamento estático.[25]

- Parece não haver benefício adicional em manter cada ciclo de alongamento além dos 60 segundos.[7,83]
- Três ciclos de alongamentos de 30 segundos e 1 minuto não são mais efetivos para melhorar a ADM do que 1 ciclo de cada duração do alongamento.[7]
- A duração total maior do alongamento passivo produz uma diminuição na rigidez musculotendínea de maior duração do que os alongamentos de curta duração.[56,97,125]
  - Um alongamento passivo de dois minutos produz apenas uma diminuição transitória na rigidez do músculo gastrocnêmio de adultos jovens saudáveis, enquanto alongamentos de 4 e de 8 minutos reduzem a rigidez durante até 20 minutos após o alongamento.[125]
- Quando a duração total do alongamento (tempo de alongamento total) é igual, o alongamento cíclico é igualmente efetivo, e possivelmente mais confortável, do que o alongamento estático.[135]
- Em pacientes com contraturas fibróticas crônicas:
  - Durações comuns de alongamento manual ou autoalongamento (várias repetições de alongamentos com duração de 15 a 30 segundos) podem não ser efetivas.[92,107]
  - O uso de alongamento estático prolongado com talas ou aparelhos de gesso é mais efetivo.[75,92,102]
- A frequência do alongamento precisa ser de, no mínimo, 2 vezes/semana para pessoas hipomóveis saudáveis, mas um alongamento mais frequente é necessário para pacientes com patologias dos tecidos moles, para que ocorram ganhos na ADM.[9]
- Embora os ganhos na ADM induzidos por alongamento geralmente persistam por algumas semanas até 1 mês em adultos saudáveis, após a cessação de um programa de alongamento, a melhora permanente na mobilidade pode ser obtida somente com o uso da ADM recém-alcançada em atividades funcionais e/ou com um programa de alongamento de manutenção.[156]

variar de quase 1 hora até vários dias ou semanas[15,72,75,92,101] (ver informações adicionais sobre alongamento mecânico mais adiante nesta seção).

Evidências em foco

Em uma revisão sistemática da literatura sobre a efetividade do alongamento de músculos posteriores da coxa,[38] um procedimento de alongamento manual ou autoalongamento de 30 segundos feito por uma ou mais repetições foi a duração de alongamento por repetição mais usada em programas de alongamento estático. Um alongamento de 30 segundos por repetição foi também identificado como a duração mediana de alongamento, em uma revisão da literatura de estudos sobre efetividade do alongamento dos músculos da panturrilha.[161]

O alongamento estático é bem-aceito como um método efetivo de alongamento para aumentar a flexibilidade e a ADM[2,38,69,70,87,110,125,152] e tem sido considerado mais seguro do que o alongamento balístico.[42] As pesquisas mais antigas estabeleceram que a tensão criada no músculo durante o alongamento estático é aproximadamente a metade da criada durante o alongamento balístico.[149] Isso é coerente com nossa atual compreensão das propriedades viscoelásticas do tecido conjuntivo que se encontra dentro e ao redor dos músculos, assim como as propriedades neurofisiológicas dos elementos contráteis do músculo.

Como foi discutido em uma seção anterior deste capítulo, sabe-se que os tecidos moles não contráteis cedem a uma força de alongamento aplicada de forma contínua e com baixa intensidade, como a usada no alongamento estático. Além disso, um alongamento estático de baixa intensidade, aplicado de forma lenta e contínua no final da amplitude, não parece causar ativação neuromuscular significativa do músculo alongado.[22,99] Contudo, a afirmação de que o alongamento estático contribui para o relaxamento (inibição) neuromuscular do músculo alongado, como resultado da ativação dos OTG, não tem o apoio de evidências experimentais provenientes de estudos de pesquisas em humanos.[22,131]

Alongamento estático progressivo

Alongamento estático progressivo é outro termo que descreve como o alongamento estático é aplicado para conseguir máxima efetividade. Os tecidos moles encurtados são mantidos em uma posição alongada de modo confortável até que um grau de relaxamento seja sentido pelo paciente ou pelo fisioterapeuta. Então, os tecidos encurtados são alongados um pouco mais e mantidos na nova posição máxima por um tempo adicional.[15,75] Essa abordagem envolve ajustes periódicos do alinhamento da articulação ou segmento, de modo a aumentar a força de alongamento e tirar proveito das propriedades de sobrecarga-relaxamento dos tecidos moles[102] (ver Fig. 4.4B). A maioria dos estudos que explorou os méritos do alongamento estático *progressivo* examinou a efetividade de uma órtese dinâmica (ver Fig. 4.13), que permite ao paciente controlar o grau de deslocamento angular da articulação.[15,75] Procedimentos de alongamento manual e autoalongamento também são aplicados dessa maneira de forma rotineira.

Alongamento cíclico (intermitente)

Uma força de alongamento com duração relativamente curta, que é aplicada de modo repetido, porém gradual, então liberada e depois reaplicada por várias vezes durante uma mesma sessão terapêutica, é descrita como alongamento cíclico (intermitente).[50,103,135] Com o alongamento cíclico, a força de alongamento no final da amplitude é aplicada com baixa velocidade, de forma controlada e com intensidade relativamente baixa. Por essas razões, alongamento cíclico não é sinônimo de alongamento balístico, que se caracteriza por movimentos de alta velocidade.

Não existe uma clara diferenciação entre alongamento cíclico e o alongamento estático que é repetido várias vezes durante uma sessão terapêutica. De acordo com alguns autores, para o alongamento cíclico, cada ciclo de alongamento é mantido por 5 a 10 segundos.[50,135] No entanto, pesquisadores de outros estudos referem-se ao alongamento que envolve ciclos de 5 a 10 segundos como alongamento estático.[25,122] Também não há consenso sobre o número mínimo de repetições durante uma sessão de tratamento, necessário para que se possa diferenciar entre alongamento cíclico e alongamento estático. Na prática, essa determinação normalmente se baseia na resposta do paciente ao alongamento.

Embora as evidências sejam limitadas, tem sido demonstrado que o alongamento cíclico aumenta a flexibilidade de modo tão ou mais efetivo que o alongamento estático.[103,135]

Evidências em foco

Em um estudo com adultos jovens sem comprometimentos, o alongamento cíclico de 60 segundos dos músculos da panturrilha fez os tecidos cederem mediante cargas um pouco menores do que 1 alongamento estático de 60 segundos, 2 de 30 segundos ou 4 de 15 segundos, possivelmente em razão da diminuição na rigidez muscular.[103] Em outro estudo que comparava o alongamento cíclico com o estático,[135] os autores especularam que poderia ocorrer produção de calor causada pelo movimento inerente ao alongamento cíclico, e isso faria os tecidos moles cederem mais prontamente ao alongamento. Os autores deste último estudo também concluíram que o alongamento cíclico era mais confortável do que o alongamento estático prolongado.

Velocidade do alongamento

Importância de um alongamento aplicado lentamente

Para minimizar a ativação muscular durante o alongamento e reduzir o risco de lesão aos tecidos, assim como a dor muscular pós-alongamento, a força de alongamento deve ser aplicada e liberada de forma gradual. Um alongamento aplicado lentamente tem menor possibilidade de aumentar as sobrecargas tensivas sobre os tecidos conjuntivos[97,98] ou de ativar o reflexo de estiramento. Um alongamento lento modera as propriedades viscoelásticas do tecido conjuntivo, tornando-o mais complacente. Além disso, uma força de alongamento aplicada com baixa velocidade é também mais fácil para o fisioterapeuta ou o paciente controlar e é, portanto, mais segura do que um alongamento de alta velocidade.

Alongamento balístico

Um alongamento intermitente rápido e forçado – ou seja, um alongamento com alta velocidade e alta intensidade – é comumente chamado de alongamento balístico.[2,7,8,47,163] É caracterizado por movimentos articulares rápidos que promovem rápido alongamento dos tecidos moles desejados. Por exemplo, pode-se executar rapidamente uma elevação da perna reta para o alongamento balístico dos posteriores da coxa. Embora tenha sido mostrado que o alongamento estático e o balístico melhoram igualmente a flexibilidade, acredita-se que o alongamento balístico cause um trauma maior aos tecidos alongados e mais dor muscular residual do que o alongamento estático.[153]

O alongamento dinâmico, caracterizado anteriormente como um procedimento que melhora o desempenho, usa movimentos controlados alongar grupos musculares.[54] O alongamento dinâmico é parecido com o alongamento balístico, visto que o procedimento mobiliza a articulação ao longo de sua ADM; contudo, difere do alongamento balístico por ser executado em baixas velocidades e intensidades. Tendo em vista que o alongamento dinâmico vem se destacando como um substituto viável para o alongamento estático antes de atividades esportivas,[9] possivelmente também será apropriado para uso em programas gerais de condicionamento físico ou reabilitação.

Embora tenha sido mostrado que o alongamento balístico aumenta a ADM com segurança em pessoas jovens e saudáveis que participam de um programa de condicionamento,[65] este procedimento, em geral, não é recomendado para pessoas idosas ou sedentárias ou para pacientes com patologias musculoesqueléticas ou contraturas crônicas. A base teórica para essa recomendação é:[33]

- Tecidos enfraquecidos pela imobilização ou por desuso são facilmente lesionados.
- O tecido conjuntivo denso encontrado em contraturas crônicas não cede com facilidade mediante um alongamento de curta duração e alta intensidade; em vez disso, torna-se mais quebradiço e rompe-se mais prontamente.

Alongamento com alta velocidade em programas de condicionamento e reabilitação avançada

Embora haja certa controvérsia, há situações em que o alongamento em alta velocidade é apropriado para certas pessoas. Por exemplo, um atleta altamente treinado, envolvido em um esporte como a ginástica, que requer flexibilidade dinâmica significativa, pode precisar incorporar o alongamento em alta velocidade ao programa de condicionamento. Do mesmo modo, um paciente jovem e ativo, na fase final da reabilitação, que deseja retornar às atividades recreativas de alta demanda após uma lesão musculoesquelética, pode precisar realizar atividades de alongamento em alta velocidade, progredidas com cuidado, antes de iniciar um treino pliométrico ou exercícios simulados, exercícios ou protocolos específicos para seu esporte.

Nos casos em que se considera cabível o recurso do alongamento em alta velocidade, são recomendados movimentos rápidos, porém, com baixa intensidade, prestando muita atenção à estabilização efetiva. A progressão do autoalongamento adiante descrita é designada como uma transição do alongamento estático para o dinâmico e, em seguida, para o balístico, visando a melhorar a flexibilidade dinâmica.[163]

- Alongamento estático → Alongamento lento e curto no final da amplitude → Alongamento lento na amplitude completa → Alongamento rápido e curto no final da amplitude → Alongamento rápido na amplitude completa.
- A força de alongamento é iniciada fazendo o paciente contrair ativamente o grupo muscular oposto ao músculo e aos tecidos conjuntivos que estão sendo alongados.

Frequência do alongamento

Frequência do alongamento refere-se ao número de sessões individuais por dia ou por semana que o paciente executa na intervenção planejada. A frequência recomendada para o alongamento baseia-se em fatores como a causa subjacente ao comprometimento da mobilidade, na qualidade e no nível de cicatrização dos tecidos, na cronicidade e na gravidade da contratura, assim como na idade do paciente, sua resposta prévia ao alongamento e uso de corticosteroides. Como poucos estudos tentaram determinar a frequência ótima de alongamento dentro de 1 dia ou 1 semana, em muitos casos as decisões concernentes à frequência do tratamento dependem da experiência e de um melhor julgamento. Normalmente, a frequência semanal varia de 2 a 5 sessões, dando tempo entre as sessões para a cicatrização dos tecidos e minimização da dor pós-exercício. No final, a decisão baseia-se no julgamento clínico do fisioterapeuta e na resposta e necessidades do paciente.

O fisioterapeuta precisa estar ciente dos sinais de lesão nos tecidos que podem ocorrer com o alongamento repetitivo. É necessário um equilíbrio delicado entre a microfalha dos tecidos de colágeno e seu subsequente reparo, para permitir um aumento no comprimento dos tecidos moles. Se houver uma frequência de carga excessiva, a quebra do tecido excederá o reparo e, no final, poderá ocorrer macrofalha do tecido. Além disso, se houver perda progressiva de ADM com o tempo, em vez de ganho na amplitude, a contínua inflamação de baixo grau, decorrente de sobrecargas repetitivas, poderá causar formação excessiva de colágeno e cicatrizes hipertróficas.

Modo de alongamento

Os exercícios de alongamento podem ser executados de diversas maneiras. O modo de alongamento se refere a como a força de alongamento está sendo aplicada, e a quem está participando de forma ativa da manobra. As categorias incluem, mas não se limitam a *alongamento manual* e *mecânico ou autoalongamento*, alongamento *passivo, assistido* ou *ativo*. Independentemente da forma de alongamento escolhida e implementada, é essencial que o músculo encurtado permaneça relaxado e que os tecidos conjuntivos restritos cedam o mais facilmente possível ao alongamento. Para que essa meta seja facilitada, os procedimentos de alongamento devem ser precedidos de exercícios ativos de baixa intensidade ou de calor fisioterapêutico para aquecer os tecidos que serão alongados.

Não existe melhor forma ou tipo de alongamento. O importante é que o fisioterapeuta e o paciente tenham muitos modos de alongamento para escolher. O Quadro 4.6 relaciona algumas perguntas que o fisioterapeuta precisa responder para determinar quais formas de alongamento são mais apropriadas e, provavelmente, mais efetivas para cada paciente em estágios diferentes de um programa de reabilitação.

Alongamento manual

Características. Durante o alongamento manual, o fisioterapeuta ou um cuidador aplica uma força externa que alonga o tecido envolvido além do ponto de resistência do tecido. O fisioterapeuta controla de forma manual o local de estabilização, assim como a direção, a velocidade de

---

> **QUADRO 4.6   Considerações na escolha dos métodos de alongamento**
>
> - Com base nos resultados do seu exame, quais tecidos estão envolvidos e comprometem a mobilidade?
> - Há evidência de dor ou inflamação?
> - Há quanto tempo a hipomobilidade está presente?
> - Qual o estágio de cicatrização dos tecidos limitadores?
> - Qual forma de alongamento foi implementada previamente? Como o paciente respondeu?
> - Há doenças de base, distúrbios ou deformidades que poderiam afetar a escolha do procedimento de alongamento?
> - O paciente é capaz de participar ativamente, assistir ou realizar sozinho os exercícios? Considere as capacidades físicas do paciente, sua idade, habilidade de cooperar ou de seguir e recordar instruções.
> - É necessária a assistência do fisioterapeuta ou do cuidador para executar os procedimentos de alongamento e para uma estabilização apropriada? Em caso afirmativo, qual o tamanho e força do fisioterapeuta ou cuidador que vai assistir o paciente no programa de alongamento?

aplicação, a intensidade e a duração do alongamento. Como nos exercícios de ADM (descritos no Cap. 3), o alongamento manual pode ser feito de modo passivo, com assistência do paciente ou mesmo de modo independente pelo paciente.

O alongamento manual em geral emprega um alongamento estático e controlado, aplicado com uma intensidade coerente com o nível de conforto do paciente, mantido por 15 a 60 segundos e repetido pelo menos algumas vezes. Com frequência, a intensidade é aumentada de acordo com a tolerância nas repetições subsequentes, em um esforço para obter um alongamento progressivo.

Recomendação clínica

É importante lembrar que alongamento e exercícios de ADM não são termos sinônimos. O alongamento leva as estruturas de tecidos moles *além* de seu comprimento disponível para *aumentar* a ADM. Os exercícios de ADM permanecem dentro dos limites disponíveis de extensibilidade do tecido para *manter* o comprimento dos tecidos.

Efetividade. Apesar do uso disseminado na clínica, a efetividade do alongamento passivo manual, para aumentar a extensibilidade dos tecidos, é questionável. Embora alguns pesquisadores[43] tenham informado que o alongamento passivo manual aumenta o comprimento muscular e a ADM em pessoas não comprometidas, outros pesquisadores relataram que o efeito de um programa de alongamento manual é insignificante,[61] sobretudo na presença de contraturas antigas associadas com patologia dos tecidos.[92]

A breve duração de um procedimento comum de alongamento manual pode ser responsável por esses desfechos tão díspares.

Aplicação. A seguir, alguns pontos a considerar sobre o uso do alongamento manual.

- O alongamento manual pode ser mais apropriado nos estágios iniciais de um programa de alongamento, quando o fisioterapeuta deseja determinar como o paciente responde a intensidades ou durações diferentes de alongamento e quando uma estabilização máxima é muito importante.
- O alongamento manual empregado passivamente é uma escolha apropriada para um fisioterapeuta ou cuidador, caso o paciente não possa realizar autoalongamento por falta de controle neuromuscular do segmento do corpo a ser alongado.
- Se o paciente tem controle neuromuscular adequado do segmento do corpo a ser alongado, em geral é útil pedir que ele ajude o fisioterapeuta com a manobra de alongamento manual, sobretudo se o paciente estiver apreensivo com relação à mobilização e se estiver com dificuldade para relaxar. Por exemplo, se o paciente contrai concentricamente o músculo oposto ao músculo encurtado e ajuda com o movimento articular, o músculo que está limitando a amplitude tende a relaxar de forma reflexa, possibilitando o alongamento. Esse é um dos vários procedimentos de alongamento baseados nas técnicas de facilitação neuromuscular proprioceptiva (FNP), discutidas mais adiante neste capítulo.
- Usando procedimentos e posicionamentos das mãos semelhantes aos descritos para os exercícios de auto-ADM (ver Cap. 3), um paciente pode também alongar, independentemente, músculos e tecidos periarticulares que estão limitando a amplitude, fazendo alongamento manual. Como tal, essa forma de alongamento é em geral chamada de *autoalongamento* e será discutida com mais detalhes no próximo tópico desta sessão.

Observação: diretrizes específicas para a aplicação de alongamento manual, assim como descrições e ilustrações de técnicas de alongamento manual para os membros (Figs. 4.16 a 4.34), estão apresentadas nas seções seguintes deste capítulo.

Autoalongamento

Características. O autoalongamento (também chamado de exercício de flexibilidade ou alongamento ativo) é um tipo de procedimento de alongamento que o paciente executa sozinho, após uma instrução cuidadosa e prática supervisionada. O autoalongamento permite ao paciente manter ou aumentar a extensibilidade obtida como resultado da intervenção direta do fisioterapeuta. Essa forma de alongamento é geralmente um componente integral dos programas de exercícios domiciliares e é necessária para o autocuidado de longo prazo de muitos distúrbios musculoesqueléticos e neuromusculares.

Efetividade. É fundamental que se ensine ao paciente como realizar os procedimentos de autoalongamento de forma *correta* e *segura* para facilitar sua efetividade. Sem exceção, os fatores anteriormente identificados no capítulo, como alinhamento, estabilização, intensidade, dose e modo, devem ser discutidos com o paciente, para que não ocorram novas lesões e para que as funções sejam preservadas.

Aplicação. As diretrizes de intensidade, velocidade, duração e frequência que se aplicam ao alongamento manual também se aplicam aos procedimentos de autoalongamento. O alongamento estático com uma duração de 30 a 60 segundos por repetição é considerado o tipo mais seguro de autoalongamento.

Os exercícios de autoalongamento podem ser realizados de várias maneiras.

- Usando as posições dos exercícios de auto-ADM descritos no Capítulo 3, o paciente pode mover passivamente o segmento distal de uma articulação restrita com uma ou ambas as mãos, para alongar um músculo encurtado enquanto estabiliza o segmento proximal (Fig. 4.11A).
- Se a inserção distal de um músculo encurtado for estabilizada sobre uma superfície de apoio, o peso do corpo pode ser usado como fonte da força de alongamento para aumentar o comprimento da unidade musculotendínea encurtada (Fig. 4.11B).
- A inibição neuromuscular, por meio do uso de técnicas de alongamento de FNP, pode ser integrada aos procedimentos de autoalongamento para promover o relaxamento do músculo que está sendo alongado.
- O alongamento ativo de baixa intensidade (chamado por alguns de ADM *dinâmica – ADM-D*),[8] usando contrações musculares ativas repetidas, de curta duração, no final

da amplitude, pelo músculo oposto ao encurtado, é outra forma de exercício de autoalongamento.[8,151,158]

Alongamento mecânico

Características. Os dispositivos mecânicos para alongamento aplicam uma força de alongamento com intensidade muito baixa, durante um período prolongado, para criar um alongamento mais ou menos permanente nos tecidos moles, como provável consequência da deformação plástica.

Há muitos modos de usar equipamentos para alongar tecidos encurtados e aumentar a ADM. O equipamento pode ser tão simples quanto uma munhequeira com peso ou um sistema de polias com pesos, ou sofisticado, como algumas órteses ajustáveis ou aparelhos de alongamento automatizados.[12,15,75,89,92,101,135] Esses dispositivos para alongamento mecânico proporcionam uma carga constante com deslocamento variável ou um deslocamento constante com cargas variáveis.

Efetividade. Estudos[15,75] sobre a eficácia dessas duas categorias de dispositivos de alongamento mecânico baseiam sua efetividade nas propriedades dos tecidos moles de remodelamento ou sobrecarga-relaxamento, que se modificam em um curto período, assim como na deformação plástica que ocorre em um período longo.

Deve-se ter cuidado na interpretação de estudos ou informações sobre produtos que relatam alongamento "permanente" como resultado do uso de dispositivos mecânicos para alongamento. "Permanente" pode significar que os aumentos no comprimento foram mantidos por apenas alguns dias ou 1 semana após a interrupção do uso do aparelho. Um acompanhamento em longo prazo pode indicar que os tecidos retornaram ao estado encurtado.

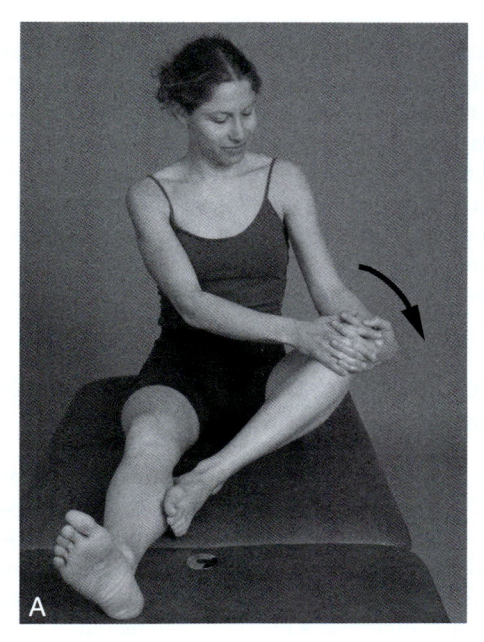
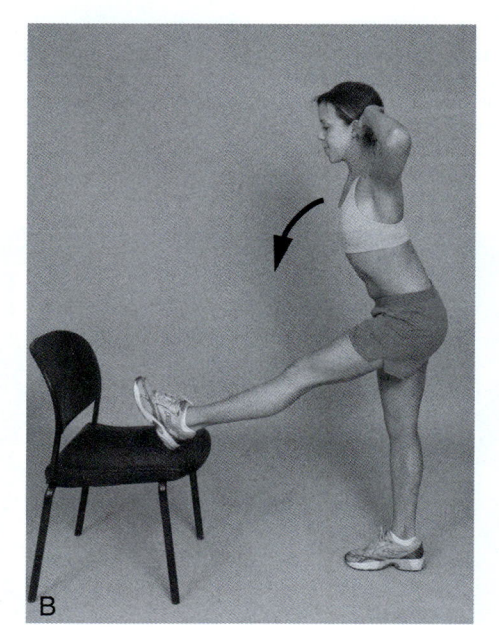

Figura 4.11 **(A)** Para autoalongar manualmente os adutores e rotadores internos do quadril, o paciente move o segmento distal (fêmur) enquanto estabiliza o segmento proximal (pelve) com o peso do corpo. **(B)** Para autoalongar os posteriores da coxa, o segmento distal (tíbia) é estabilizado por meio do pé sobre uma cadeira enquanto o paciente inclina-se para a frente e move o segmento proximal. O peso da parte superior do corpo é a fonte da força de alongamento.

Aplicação. Em geral, é responsabilidade do fisioterapeuta recomendar o tipo de dispositivo de alongamento mais apropriado, ensinar o paciente como usar com segurança o equipamento e monitorar seu uso em domicílio. O fisioterapeuta pode também estar envolvido na fabricação de aparelhos de gesso seriados ou de órteses de posicionamento usadas para alongamento mecânico.

Cada uma das formas de alongamento mecânico a seguir tem se mostrado efetiva, sobretudo na redução de contraturas antigas.

- Uma carga de alongamento efetiva aplicada com uma munhequeira com peso (Fig. 4.12) pode ter apenas algumas gramas.[92]
- Alguns dispositivos, como as órteses ajustáveis Joint Active Systems™ (Fig. 4.13), permitem ao paciente controlar e ajustar a força de alongamento durante uma sessão.[15,75]
- Órteses com carga predeterminada que permanece constante enquanto o dispositivo está sendo utilizado.

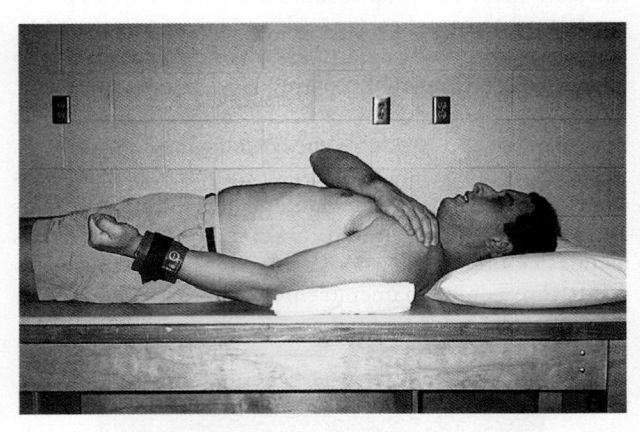

Figura 4.12 Alongamento mecânico com pequena carga usando uma munhequeira com peso e autoestabilização da região proximal do úmero para alongar os flexores do cotovelo e aumentar a extensão no final da amplitude.

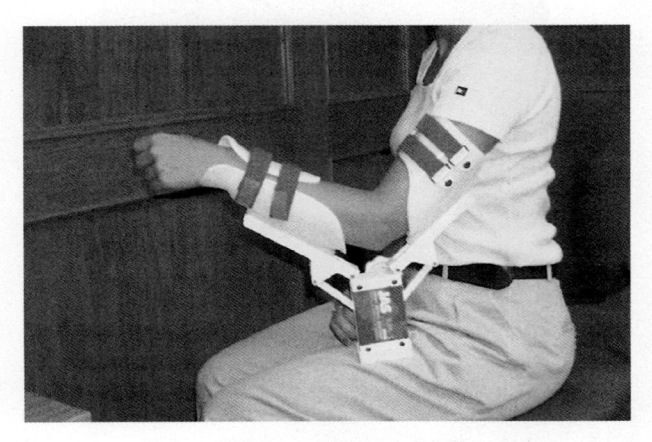

Figura 4.13 A órtese JAS é um dispositivo dirigido pelo paciente que aplica um alongamento estático progressivo. (Cortesia de Joint Active Systems, Effingham, IL.)

Duração do alongamento mecânico

O alongamento mecânico envolve um alongamento com duração substancialmente maior do que seria prático com o alongamento manual ou com exercícios de autoalongamento. A duração do alongamento mecânico relatada na literatura varia de 15 a 30 minutos até 8 a 10 horas por vez[15,56,75] ou de modo contínuo durante o dia, exceto quando o dispositivo é retirado para higiene e exercícios.[12] As talas seriadas de posicionamento são usadas por dias ou semanas em cada aplicação antes de serem removidas e reaplicadas.[72] O tempo depende do tipo de dispositivo empregado, da tolerância do paciente, e da causa, da gravidade e cronicidade do comprometimento. Para pacientes com contraturas crônicas decorrentes de distúrbios neurológicos ou musculoesqueléticos, durações longas para o alongamento são mais necessárias do que para pessoas saudáveis apenas com hipomobilidade leve.[15,72,75,92,102,107]

Evidências em foco

Light et al.[92] compararam os efeitos dos alongamentos mecânico e manual em residentes idosos de clínicas de repouso que não deambulavam e com contraturas em flexão de joelho bilaterais de longa instalação. Durante um período de 4 semanas, foram feitas 2 sessões de alongamento por dia, 5 dias por semana. O alongamento mecânico prolongado de baixa intensidade (uma força de alongamento de 2,2 a 5,4 kg aplicada por um sistema de polias com peso durante 1 hora cada sessão) foi aplicado a um joelho e o alongamento passivo manual foi aplicado ao outro joelho, por um fisioterapeuta (3 repetições de alongamentos estáticos de 1 minuto por sessão de alongamento). Na conclusão do estudo, encontrou-se que o procedimento de alongamento mecânico foi consideravelmente mais efetivo do que o procedimento de alongamento manual para reduzir contraturas em flexão do joelho. Os pacientes também relataram que o alongamento mecânico prolongado era mais confortável do que o procedimento de alongamento manual. Os pesquisadores reconheceram que a duração total do alongamento mecânico (40 horas) foi substancialmente mais longa no curso do estudo que a duração total do alongamento manual (2 horas), mas acreditaram que as sessões de alongamento manual eram típicas e práticas nos estabelecimentos clínicos.

Técnicas de alongamento com facilitação neuromuscular proprioceptiva

As técnicas de facilitação neuromuscular proprioceptiva (FNP),[22,69,99,115,131] também chamadas de *alongamento ativo*[158] ou *alongamento facilitativo*,[117] integram contrações musculares ativas nas manobras de alongamento. Essas técnicas são empregadas para facilitar ou inibir a ativação muscular e aumentar a possibilidade de que o músculo a ser alongado permaneça o mais relaxado possível durante o procedimento.

A explicação tradicional para os mecanismos que fundamentam o alongamento com FNP é a ocorrência de um relaxamento muscular reflexo durante as manobras de alongamento, decorrente da inibição autogênica ou recíproca. A inibição, por sua vez, leva a uma diminuição na tensão das fibras musculares e, portanto, a uma diminuição na resistência ao alongamento oferecida pelos elementos contráteis do músculo ao ser alongado. Contudo, essa explicação tem sido questionada nos últimos anos.

O pensamento atual sugere que os ganhos na ADM durante ou após as técnicas de alongamento com FNP não podem ser atribuídos apenas à inibição autogênica ou recíproca, que envolve o processamento espinal de informações proprioceptivas. Além disso, o aumento na ADM é resultado de mecanismos mais complexos do processamento sensoriomotor, muito provavelmente combinados com a adaptação viscoelástica da unidade musculotendínea e com aumentos na tolerância do paciente às manobras de alongamento.[22,99,131] Independentemente da controvérsia existente, numerosos estudos têm demonstrado que as diferentes técnicas de alongamento com FNP aumentam a flexibilidade e a ADM.[8,36,50,115,158] Contudo, o grau de relaxamento neuromuscular associado às manobras de alongamento com FNP pesquisadas não foi determinado nesses estudos. Há também certas evidências de alguns estudos[99] de que o alongamento com FNP fornece maiores ganhos na ADM do que o alongamento estático, porém, não há consenso se uma técnica de FNP é significativamente superior à outra.

Tipos de alongamento FNP   VÍDEO 4.1

Há vários tipos de procedimentos de alongamento FNP e todos resultam na melhora da ADM. Eles incluem:

- Manutenção-relaxamento (MR) ou contração-relaxamento (CR).
- Contração do agonista (CA).
- Manutenção-relaxamento com contração do agonista (MR-CA).

Na FNP clássica, essas técnicas são sempre realizadas com grupos musculares combinados que agem em padrões diagonais.[117,118,148] Com o passar do tempo, as técnicas têm sido modificadas pelos fisioterapeutas e por outros profissionais, de modo a incluir o alongamento em um único plano ou em oposição à linha de tração de um grupo muscular específico.[8,27,63,71,99,115,158] (Ver no Cap. 6 uma descrição dos padrões diagonais da FNP).

Recomendação clínica

As técnicas de alongamento FNP exigem inervação íntegra e controle voluntário do músculo encurtado (o músculo-alvo que está limitando a amplitude de movimento) ou do músculo situado no lado oposto da articulação. Desse modo, essas técnicas não podem ser usadas de maneira efetiva em pacientes com paralisia ou espasticidade resultante de doenças ou lesões neuromusculares. Além disso, como os procedimentos de alongamento FNP são designados para afetar os elementos contráteis do músculo, e não os tecidos conjuntivos não contráteis, seu uso é mais apropriado quando o espasmo muscular limita a mobilidade, e menos apropriado para alongamento de contraturas fibróticas de longa duração.

Manutenção-relaxamento e contração-relaxamento

Com os procedimentos manutenção-relaxamento (MR) e contração-relaxamento (CR)[27,71,99,115,117,118] o músculo-alvo que limita a amplitude é primeiramente alongado até o ponto da resistência do tecido ou até onde seja confortável para o paciente, que faz, então, uma *contração isométrica no final da amplitude, antes do alongamento*, do músculo-alvo que limita a amplitude contra a resistência manual aplicada pelo fisioterapeuta. Essa contração é mantida durante cerca de 5 segundos, seguida pelo relaxamento *voluntário* do músculo encurtado. O membro é então movido de forma passiva pelo fisioterapeuta para a nova amplitude, enquanto o músculo que limita a amplitude é alongado. Os fisioterapeutas com experiência no uso de FNP informam que as técnicas de MR e CR parecem fazer com que o alongamento passivo dos músculos fique mais confortável para os pacientes, em comparação com o alongamento passivo.[71] Na Figura 4.14, está ilustrada uma sequência do uso da técnica MR e CR para alongar o músculo peitoral maior, encurtado bilateralmente, e aumentar a abdução horizontal dos ombros.

Observação: embora os termos contração-relaxamento (CR) e manutenção-relaxamento (MR) sejam empregados com o mesmo sentido, na FNP clássica, as descrições das técnicas não são idênticas. As duas técnicas são feitas em padrões diagonais, mas para a técnica CR permite-se que os rotadores axiais do membro se contraiam concentricamente na fase de pré-alongamento, enquanto todos os outros grupos musculares do padrão diagonal se contraem de modo isométrico. Por outro lado, na técnica MR a contração isométrica pré-alongamento ocorre em todos os músculos do padrão diagonal.[118,148]

Conforme já foi colocado anteriormente, a explicação tradicional para a efetividade da FNP é que o relaxamento neuromuscular resulta da inibição autogênica, após a contração isométrica mantida feita *antes* do músculo-alvo ser alongado.[95,117,118] Alguns pesquisadores[99] têm contestado essa pressuposição, atribuindo os ganhos na flexibilidade às propriedades viscoelásticas da unidade musculotendínea. Esses estudos revelaram evidências de um disparo sensorial pós-contração (aumento da atividade EMG) no músculo que estava limitando a amplitude de movimento após a contração feita antes do alongamento, sugerindo que que o músculo que estava causando a limitação não era relaxado de modo reflexo antes do alongamento. Contudo, os resultados de outro estudo[28] indicaram a ausência de evidências de uma elevação na atividade EMG pós-contração com as técnicas de MR ou CR.

À luz das evidências conflitantes sobre o grau de relaxamento neuromuscular que ocorre após a contração pré-

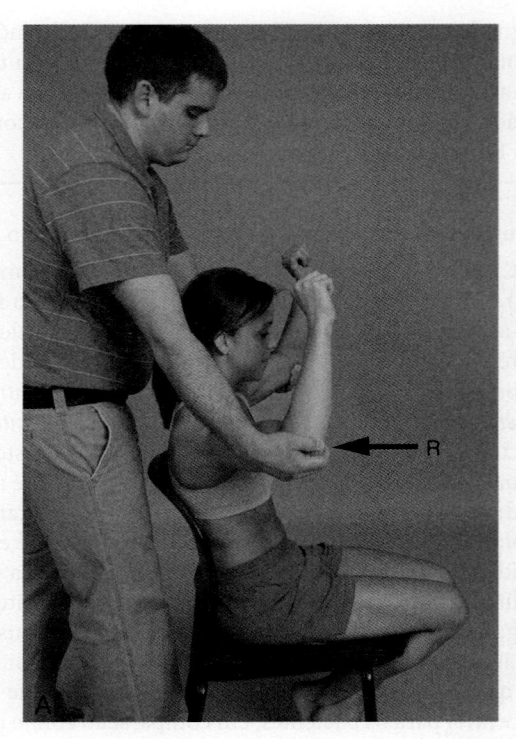 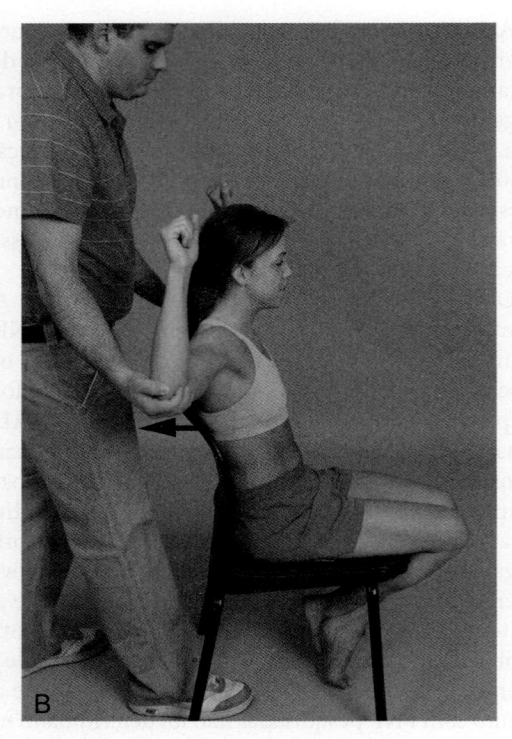

Figura 4.14   Procedimento manutenção-relaxamento (MR) para alongar o músculo peitoral maior de ambos os lados. **(A)** O fisioterapeuta abduz os ombros horizontal e bilateralmente até uma posição confortável. O paciente contrai de forma isométrica os músculos peitorais maiores contra a resistência do fisioterapeuta por 5 a 10 segundos. **(B)** O paciente relaxa de forma voluntária e o fisioterapeuta alonga passivamente os músculos peitorais maiores, abduzindo horizontalmente os ombros até a amplitude recém-alcançada. Após um repouso de 10 segundos com os músculos mantidos em uma posição alongada e confortável, toda a sequência é repetida várias vezes.

-alongamento, os terapeutas precisam determinar a efetividade das técnicas MR ou CR com base nas respostas de seus pacientes.

Precaução: tem sido mostrado que múltiplas repetições de contrações isométricas máximas antes do alongamento resultam em aumento agudo da pressão arterial, mais notavelmente após a 3ª repetição.[29]

Recomendação clínica

Não é necessário que o paciente faça uma contração isométrica máxima do músculo encurtado antes de alongá-lo. Para minimizar os efeitos adversos de uma manobra de Valsalva (elevação da pressão arterial associada a um esforço de alta intensidade), o paciente deve respirar regularmente enquanto realiza contrações isométricas *submáximas* (de baixa intensidade) mantidas por cerca de 5 segundos em cada repetição do procedimento MR ou CR. Do ponto de vista prático, uma contração submáxima é também mais fácil para o fisioterapeuta controlar, se o paciente for forte.

Contração do agonista

Outra técnica de alongamento FNP é o procedimento *de contração do agonista* (CA), uma denominação que pode ser mal compreendida.[28,71,115] "Agonista" refere-se ao músculo *oposto* ao músculo que limita a amplitude, enquanto

"antagonista" é efetivamente o músculo que está limitando a amplitude. É o músculo encurtado (o antagonista) que impede o movimento completo do motor primário (o agonista). Pode ajudar se concebermos esse paradigma como o músculo encurtado (o antagonista) que impede o motor primário (o agonista) de concretizar ativamente o movimento completo. *Amplitude de movimento dinâmica* (ADM-D)[8] e *alongamento ativo*[158] são outros termos que têm sido usados para descrever o procedimento de CA.

Para fazer o procedimento de CA, o paciente *contrai concentricamente (encurta) o músculo oposto ao que está limitando a amplitude* e, então, mantém a posição final por pelo menos alguns segundos.[22,28,71,115] O movimento do membro é controlado de modo independente pelo paciente e é deliberado e lento, não balístico. Em muitos casos, a contração de encurtamento é feita sem acrescentar resistência. Por exemplo, se os músculos flexores do quadril são o grupo muscular que se tem por alvo porque está limitando a amplitude, o paciente pode fazer levantamentos da perna em decúbito ventral no final da amplitude, contraindo de modo concêntrico os músculos extensores do quadril; a contração no final da amplitude é mantida por alguns segundos. Após um breve período de repouso, o paciente repete o procedimento.

Tem sido relatado um aumento do comprimento muscular e ADM articular com o uso do procedimento CA. Contudo, quando a efetividade da técnica CA foi comparada com o alongamento estático, as evidências foram contraditórias.

Evidências em foco

Dois estudos compararam o efeito do procedimento de CA, chamado de ADM dinâmica (ADM-D), com o alongamento estático dos músculos posteriores da coxa de pessoas saudáveis ao longo de um período de 6 semanas. Em um estudo,[151] verificou-se que a ADM-D era tão efetiva quanto o alongamento estático, mas, em outro estudo,[8] uma sessão diária de alongamento estático de 30 segundos foi quase 3 vezes mais efetiva para aumentar a flexibilidade dos posteriores da coxa que 6 repetições diárias de ADM-D (mantendo o final da amplitude por 5 segundos).

Em um estudo de adultos jovens com hipomobilidade dos músculos flexores do quadril e presença de dor periódica na região lombar ou quarto inferior da região lombar da coluna vertebral, os pesquisadores compararam o alongamento ativo usando o procedimento de CA com o alongamento estático passivo.[158] As duas técnicas resultaram em aumento da extensão do quadril, sem diferença significativa entre os grupos de alongamento ativo e passivo.

Além dos resultados dos estudos sobre o procedimento de alongamento com CA, os profissionais observaram o seguinte:

- A técnica de CA parece ser efetiva, sobretudo quando uma defesa muscular significativa restringe o alongamento muscular e o movimento articular, sendo menos efetiva para reduzir contraturas crônicas.
- Essa técnica é também útil quando um paciente não pode gerar uma contração forte, indolor, do músculo que está limitando a amplitude, o que precisa ser feito durante os procedimentos de MR e CR.
- Essa técnica é útil, ainda, para iniciar o controle neuromuscular na ADM articular recém-obtida, de modo a restabelecer a flexibilidade dinâmica.
- A técnica de CA é menos efetiva quando o paciente tem flexibilidade próxima da normal.

Precauções: evitar movimentos balísticos na amplitude de movimento completa quando estiver realizando contrações concêntricas do grupo muscular agonista.

Recomendação clínica

Se, durante a realização da técnica CA, o agonista estiver se contraindo em uma posição muito encurtada, o paciente deve descansar após cada repetição para evitar a ocorrência de cãibras musculares.

A teoria clássica da FNP sugere que quando o agonista é ativado e se contrai de modo concêntrico, o antagonista (o músculo que está limitando a amplitude de movimento) é inibido de forma recíproca, o que permite que esse relaxe e se alongue mais prontamente.[117,122] Contudo, o mecanismo teórico da inibição recíproca tem sido demonstrado apenas em estudos animais.[119] Evidências de inibição recíproca durante o procedimento AC não foram demons-

tradas em seres humanos.[22,119,131] Na verdade, tem sido identificado um aumento na atividade EMG, não uma inibição recíproca, no músculo que está limitando a amplitude de movimento durante a aplicação do procedimento de alongamento AC.[28,115]

Manutenção-relaxamento com contração do agonista

A técnica de alongamento MR-CA combina os procedimentos de MR e CA. A técnica de MR-CA é também chamada de procedimento CR-CA[22] ou técnica manutenção-relaxamento com reversão lenta.[148] Para realizar o procedimento MR-CA, move-se o membro até o ponto em que seja sentida a resistência dos tecidos no músculo encurtado (que está limitando a amplitude); então, faz-se o paciente executar uma contração isométrica resistida pré-alongamento no músculo que está limitando a amplitude, *seguida* do relaxamento voluntário deste músculo e de uma contração concêntrica imediata do músculo *oposto* ao que está limitando a amplitude.[28,117,148]

Por exemplo, para alongar os músculos flexores do joelho, estende-se o joelho do paciente até uma posição confortável, no final da amplitude de movimento e, então, ele deve realizar uma contração isométrica dos músculos flexores do joelho contra resistência durante cerca de 5 segundos. Deve-se orientar o paciente a relaxar de forma voluntária os flexores do joelho e, então, estender ativamente o joelho o máximo possível, mantendo a amplitude recém-obtida por vários segundos.

Evidências em foco

Estudos que compararam dois procedimentos de alongamento FNP produziram resultados diferentes. Em um estudo,[50] a técnica MR-CA produziu um maior aumento na amplitude de dorsiflexão do tornozelo do que a técnica de MR isoladamente, ao passo que tanto a técnica MR-CA quanto MR isoladamente produziram um maior aumento na amplitude de dorsiflexão do tornozelo do que o alongamento passivo manual. Entretanto, em outro estudo,[71] não foi encontrada diferença significativa entre o uso das técnicas de MR e MR-CA.

Precauções: deve-se seguir as mesmas precauções descritas para os procedimentos MR e CA, e deve-se seguir as recomendações clínicas para que sejam minimizados o desconforto e as complicações.

Integração da função no alongamento

Importância da força e da resistência musculares

Como discutido anteriormente, a força dos tecidos moles é alterada com a imobilização durante certo período.[23,106] A magnitude do pico de tensão produzido pelo músculo diminui, assim como a força de tração dos tecidos não contráteis. Um grupo muscular que foi alongado enquanto o grupo muscular oposto a ele permaneceu na posição encurtada durante um período extenso também se torna fraco.[82,90,91] Portanto, é fundamental a inclusão de exercícios resistidos com pequena carga para melhorar o desempenho muscular (força e resistência), o mais cedo possível, em um programa de alongamento.

Inicialmente, é importante enfatizar o desenvolvimento de controle neuromuscular e força do agonista, ou seja, o grupo muscular oposto ao músculo-alvo que está limitando a amplitude. Por exemplo, se os músculos flexores do cotovelo são o grupo muscular limitador da amplitude, enfatiza-se a contração dos músculos extensores do cotovelo na amplitude recém-adquirida. O uso precoce do agonista permite que o paciente alongue as estruturas hipomóveis de modo ativo e que use a ADM recém-alcançada.

À medida que a ADM se aproxima de um nível "normal" ou funcional, os músculos que estavam causando limitação da amplitude e foram alongados também precisam ser fortalecidos, para manter um equilíbrio de forças apropriado entre agonistas e antagonistas ao longo da ADM. Exercícios resistidos manuais e mecânicos são modos efetivos de colocar carga e fortalecer os músculos, mas atividades funcionais de apoio de peso, como as mencionadas a seguir, também fortalecerão especificamente grupos musculares antigravitacionais.

Uso da mobilidade aumentada em atividades funcionais

Como já foi mencionado, os ganhos na flexibilidade e na ADM, obtidos como resultado de um programa de alongamento, são transitórios, durando apenas cerca de 4 semanas após o término do alongamento.[156] O meio mais efetivo de obter aumentos permanentes na ADM e reduzir as limitações funcionais é integrar atividades funcionais ao programa de alongamento para usar com regularidade a amplitude obtida. O uso de atividades funcionais para manter a mobilidade torna o programa de alongamento mais diverso e interessante, o que poderá fazer com que o paciente coopere mais efetivamente.

Os movimentos ativos devem permanecer na faixa da ADM indolor. Assim que forem obtidos aumentos, ainda que pequenos, na extensibilidade dos tecidos e na ADM, deve-se fazer o paciente usar a amplitude obtida, realizando movimentos que *simulem* atividades funcionais. O paciente deve ser estimulado a fazer a transição para usar toda a ADM disponível enquanto realiza tarefas funcionais específicas, depois que estiver pronto.

Os movimentos funcionais praticados devem complementar o programa de alongamento. Por exemplo, se um paciente vem realizando exercícios de alongamento para aumentar a mobilidade de ombro, ele deve usar completamente a ADM disponível, alcançando o mais longe possível atrás das costas e acima da cabeça quando fizer sua higiene pessoal, ao vestir-se ou quando estender a mão para pegar ou colocar objetos em uma prateleira alta (Fig. 4.15). De forma gradual, o peso dos objetos colocados ou removidos de uma prateleira deve ser aumentado, para, ao mesmo tempo, fortalecer a musculatura do ombro.

Se o enfoque do programa de alongamento é aumentar a flexão do joelho, após a remoção de um gesso longo de

perna, enfatiza-se a flexão dos dois joelhos antes de levantar de uma cadeira ou ao inclinar-se para pegar um objeto do chão. Essas atividades de apoio de peso também fortalecem o músculo quadríceps, que se tornou fraco enquanto a perna estava imobilizada e era mantido em uma posição encurtada.

DIRETRIZES DOS PROCEDIMENTOS PARA APLICAÇÃO DE INTERVENÇÕES DE ALONGAMENTO

As diretrizes a seguir são pontos-chave para o desenvolvimento e a implementação de intervenções de alongamento. Os resultados de um exame e a avaliação do estado

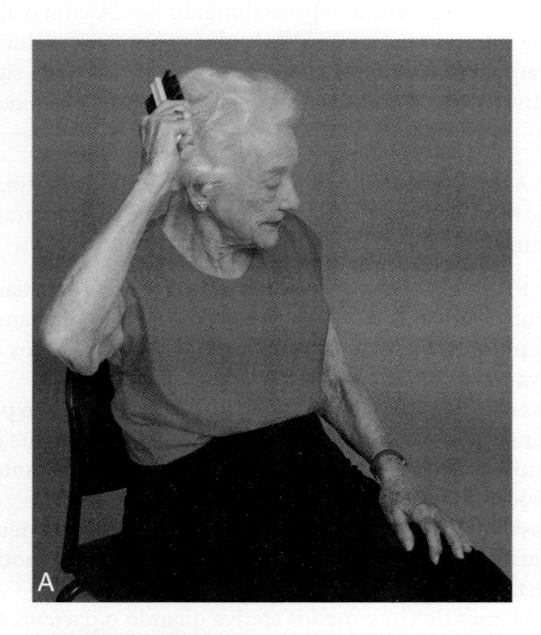

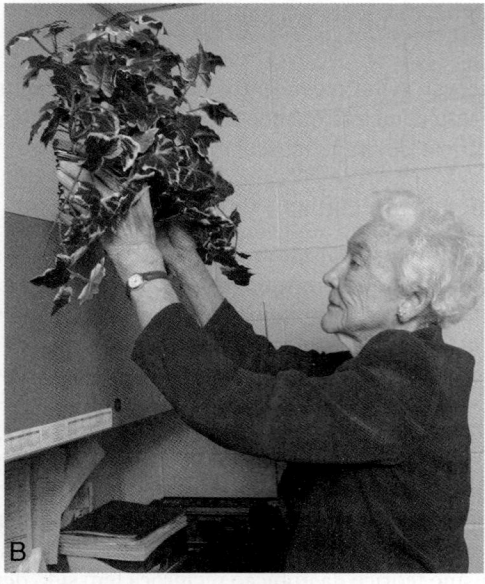

Figura 4.15   (A, B) Os ganhos na ADM induzidos pelo alongamento são usados nas atividades diárias.

do paciente determinam a necessidade e os tipos de procedimentos de alongamento mais efetivos no plano de atendimento. Esta seção identifica diretrizes gerais para serem abordadas antes, durante e após os procedimentos de alongamento, assim como diretrizes específicas para a aplicação do alongamento manual. Considerações especiais para o ensino de exercícios de autoalongamento e o uso de dispositivos de alongamento mecânico estão relacionadas nos Quadros 4.7 e 4.8.

Exame e avaliação do paciente

- Revise cuidadosamente a história do paciente e faça uma anamnese minuciosa dos sistemas.

- Selecione e realize testes e medidas apropriados. Determine a ADM disponível nas articulações envolvidas e nas adjacentes, e se a mobilidade ativa e/ou passiva está comprometida.
- Determine se a hipomobilidade está relacionada com outros comprometimentos estruturais ou funcionais do corpo e se está causando limitação das atividades ou restrições à participação.
- Verifique se os tecidos moles são a origem do comprometimento da mobilidade. Em caso afirmativo, diferencie se a causa da ADM limitada está em restrições na cápsula articular, estruturas periarticulares, tecido não contrátil, ou no comprimento muscular. Lembre-se de avaliar a mobilidade intra-articular e das fáscias.

QUADRO 4.7 Considerações especiais para o ensino de exercícios de autoalongamento

- Tenha o cuidado de ensinar ao paciente todos os elementos dos procedimentos de autoalongamento, incluindo alinhamento e estabilização apropriados, intensidade, duração e frequência do alongamento. Como muitos exercícios de autoalongamento são feitos usando uma parte do peso corporal como força de alongamento (movendo o corpo sobre um segmento distal fixo), enfatize a importância de fazer um alongamento lento e mantido, e não balístico, que cria impulso e pode alongar, porém lesionar, os tecidos moles hipomóveis.
- Certifique-se de orientar o paciente para que realize os exercícios de alongamento sobre uma superfície confortável, estável e firme, visando a manter o alinhamento apropriado.
- Supervisione o paciente e faça sugestões ou correções para ter certeza de que ele vai realizar cada exercício usando uma biomecânica segura, que proteja as articulações e os ligamentos, especialmente no final da ADM. Preste atenção, em particular, à manutenção do alinhamento postural e à estabilização efetiva.

- Enfatize a importância de aquecer os tecidos com atividades rítmicas de baixa intensidade, como pedalar, antes do alongamento. O alongamento não deve ser a primeira atividade em uma rotina de exercícios, porque o tecido desaquecido pode se romper mais facilmente.
- Se for apropriado e possível, ensine ao paciente como incorporar técnicas de inibição neuromuscular, independentemente, tais como o procedimento manutenção-relaxamento, em exercícios de alongamento selecionados.
- Dê instruções escritas e ilustrações que possam ser consultadas pelo paciente quando ele estiver realizando, sozinho, os exercícios de autoalongamento.
- Demonstre como itens comumente encontrados na casa, como uma toalha, cinto, cabo de vassoura ou um peso feito por ele, podem ser usados para assistir as atividades de alongamento.
- Enfatize a importância de usar a ADM alcançada durante atividades funcionais, com uma progressão apropriada.

QUADRO 4.8 Considerações especiais no uso de dispositivos mecânicos para alongamento

- Familiarize-se com as informações sobre o produto fornecidas pelo fabricante.
- Familiarize-se com os protocolos de alongamento recomendados pelo fabricante; procure estudos de pesquisas que forneçam evidências sobre a eficácia do equipamento ou dos protocolos.
- Determine se, modificando o protocolo sugerido, há garantia de suprir as necessidades do paciente. Por exemplo, a intensidade sugerida para o alongamento ou o tempo de uso recomendado (duração e frequência) devem ser modificados?
- Verifique o ajuste do aparelho antes de enviá-lo para casa com o paciente. Ensine ao paciente como colocar e ajustar com segurança o dispositivo e como mantê-lo em boa condição de funcionamento. Verifique se o paciente sabe quem contatar, caso o equipamento aparente estar com defeito.

- Ensine ao paciente onde e como inspecionar a pele para detectar áreas de pressão excessiva em razão do dispositivo de alongamento e irritação potencial da pele.
- Se o dispositivo de alongamento mecânico for "artesanal", como uma munhequeira com pesos, verifique se o equipamento é seguro e efetivo.
- Faça o paciente manter um registro diário do uso do dispositivo de alongamento.
- Reexamine e reavalie o paciente e o equipamento periodicamente para determinar a efetividade do programa de alongamento mecânico, modificar e progredir o programa conforme necessário.
- Esteja certo de que o paciente vai complementar o uso do alongamento mecânico com exercícios ativos.

- Avalie a irritabilidade dos tecidos envolvidos e determine seu estágio de cicatrização. Quando mover os membros ou a coluna do paciente, preste muita atenção à reação dele aos movimentos. Isso não apenas ajuda a identificar o estágio de cicatrização dos tecidos envolvidos, como também a determinar a dosagem provável (como intensidade e duração) de alongamento que ficará dentro da faixa de conforto do paciente.
- Avalie a força dos músculos nos quais há limitação de movimento e veja se realmente vale a pena alongar as estruturas que estão limitando a amplitude. Idealmente, a pessoa precisa ter a capacidade de desenvolver força adequada para controlar e usar com segurança qualquer nova ADM.
- Determine com certeza quais metas finais (ou seja, melhoras funcionais) o paciente busca alcançar como resultado do programa de intervenção e determine se essas metas são realistas.
- Analise o impacto de qualquer fator que possa afetar de modo adverso os resultados projetados do programa de alongamento.

Preparo para o alongamento

- Revise com o paciente as metas e os resultados desejados do programa de alongamento. Obtenha o consentimento dele para iniciar o tratamento.
- Selecione as técnicas de alongamento que serão mais efetivas e eficientes.
- Aqueça os tecidos moles que serão alongados, aplicando calor local ou por meio de exercícios ativos de baixa intensidade. O aquecimento das estruturas encurtadas pode aumentar sua extensibilidade e diminuir o risco de lesão pelo alongamento.
- Posicione o paciente em uma posição estável confortável que permita o plano de movimento correto para o procedimento de alongamento. *A direção do alongamento é exatamente oposta à direção da restrição articular ou muscular.*
- Explique o procedimento ao paciente e certifique-se de que ele compreendeu.
- Libere a área a ser alongada de roupas apertadas, bandagens ou talas.
- Explique ao paciente que é importante estar o mais relaxado possível. Também explique que os procedimentos de alongamento são ajustados ao seu nível de tolerância.

Aplicação de procedimentos de alongamento manual

- Mova o membro lentamente ao longo da amplitude livre até o ponto de restrição dos tecidos.
- Segure as regiões proximal e distal à articulação em que o movimento deve ocorrer. Deve-se segurar com firmeza, porém, não com desconforto para o paciente. Se necessário, use um enchimento em áreas com mínimo tecido subcutâneo, sensibilidade diminuída ou sobre uma superfície óssea. Use as superfícies mais largas de sua mão para distribuir as forças por uma área mais ampla.
- Estabilize com firmeza o segmento proximal (manualmente ou com um equipamento) e mova o segmento distal.
- Para alongar um músculo multiarticular, estabilize o segmento proximal ou distal onde o músculo limitador se insere. Alongue o músculo sobre uma articulação de cada vez e, depois, sobre todas as articulações de modo simultâneo, até que o comprimento máximo dos tecidos moles seja alcançado. Para minimizar as forças compressivas nas articulações pequenas, alongue primeiro as articulações distais, depois as proximais.
- Considere incorporar uma contração isométrica antes do alongamento do músculo que está limitando a amplitude (procedimento manutenção-relaxamento).
- Para minimizar a compressão articular durante o procedimento de alongamento, pode ser aplicada uma tração leve (grau I) à articulação que está sendo movida.
- Aplique um alongamento de baixa intensidade, de maneira lenta e sustentada. Lembre-se de que a direção do movimento de alongamento é diretamente *oposta* à linha de tração do músculo limitador da amplitude. Peça ao paciente para auxiliá-lo no alongamento ou para que aplique um alongamento passivo para alongar os tecidos. Leve os tecidos moles hipomóveis até seu ponto de resistência firme e, então, mova-os um pouco além deste ponto. A força precisa ser suficiente para tensionar as estruturas de tecidos moles, mas não tão grande a ponto de causar dor ou lesionar as estruturas. O paciente deve experimentar uma *sensação de tracionamento*, e não dor, *nas estruturas que estão sendo alongadas*. Ao alongar aderências de um tendão dentro de sua bainha, o paciente poderá experimentar uma sensação de "ferroada", resultante da mobilização das aderências.
- Mantenha a posição alongada por 30 segundos ou mais. Durante esse tempo, a tensão nos tecidos deve diminuir lentamente. Quando a tensão diminuir, mova o membro ou a articulação um pouco mais para alongar de forma progressiva os tecidos hipomóveis.
- Libere de modo gradual a força de alongamento e permita que o paciente e o fisioterapeuta descansem por um momento, mantendo os tecidos limitadores da amplitude em uma posição confortavelmente alongada. Repita, então, a sequência várias vezes.
- Se o paciente parece não tolerar um alongamento mantido, use vários alongamentos muito lentos, suaves e intermitentes com o músculo em uma posição alongada.
- Se julgar apropriado, aplique, durante a manobra de alongamento, procedimentos de mobilização de tecidos moles selecionados, como massagem fascial ou massagem friccional transversal às fibras, no local da aderência ou próximo a ele.

Recomendação clínica _____

Não tente alcançar a amplitude completa em uma ou duas sessões de tratamento. A resolução de um comprometimento da mobilidade é um processo lento e gradual. Podem ser necessárias várias semanas de alongamento até que se notem resultados significativos. Entre as sessões de alongamento é importante usar a amplitude recém-aumentada para manter o que foi ganho.

Após o alongamento

- Aplique frio aos tecidos moles que foram alongados e permita que estas estruturas desaqueçam em uma posição alongada. O frio pode minimizar a dor muscular pós-alongamento que pode ocorrer como resultado de microtraumas durante o alongamento. Quando os tecidos moles são desaquecidos em uma posição alongada, os aumentos na ADM são mais facilmente mantidos.[73,102]
- Faça o paciente realizar exercícios de ADM ativa e de fortalecimento ao longo da amplitude ganha, logo após o alongamento. Com sua supervisão e *feedback*, faça o paciente usar a amplitude alcançada, realizando padrões de movimento funcionais simulados que sejam parte de tarefas ocupacionais ou recreativas da vida diária.
- Fortaleça os músculos antagonistas na amplitude recém--adquirida, para que haja controle e estabilidade neuromuscular adequados conforme a flexibilidade aumentar.

PRECAUÇÕES AO APLICAR O ALONGAMENTO

Há muitas precauções gerais aplicáveis a todas as formas de intervenção de alongamento. Além disso, algumas precauções especiais precisam ser tomadas, ao aconselhar os pacientes sobre exercícios de alongamento que sejam parte de programas de preparo físico da comunidade ou de produtos comerciais de exercícios vendidos para o público em geral.

Precauções gerais

- Não force passivamente uma articulação além de sua ADM normal. Lembre-se de que a ADM normal (típica) varia entre as pessoas. Em adultos, a flexibilidade é maior em mulheres que em homens.[162] Ao tratar adultos mais velhos, esteja ciente das alterações na flexibilidade ligadas à idade.

Evidências em foco

Alguns estudos sugerem que a flexibilidade diminui com a idade, sobretudo quando somada à diminuição nos níveis de atividade.[4,5] No entanto, os resultados de um estudo de mais de 200 adultos, entre 20 e 79 anos de idade, que se exercitavam com regularidade, demonstrou que o comprimento dos músculos posteriores da coxa não diminuiu de modo significativo com a idade.[162]

- Cuidado extra deve ser dado a pacientes com suspeita ou confirmação de osteoporose decorrente de doença, repouso prolongado no leito, idade ou uso prolongado de esteroides.
- Proteja fraturas recém-consolidadas; verifique se há estabilização apropriada entre o local de fratura e a articulação em que o movimento ocorre.
- Lembre-se de que um braço de alavanca mais longo produz maior torque na articulação. Sempre se deve estar ciente de que o ponto de aplicação de força em cada um dos segmentos influenciará a carga tênsil incidente no tecido-alvo.
- Evite o alongamento vigoroso de músculos e tecidos conjuntivos que tenham sido imobilizados por um longo período. Os tecidos conjuntivos, como tendões e ligamentos, perdem sua força de tração após uma imobilização prolongada.[90] Procedimentos de alongamento de curta duração e alta intensidade tendem a causar mais trauma e resultar em mais fraqueza dos tecidos moles do que um alongamento de baixa intensidade e longa duração.
- Progrida gradualmente a dosagem (intensidade, duração e frequência) das intervenções de alongamento, para minimizar o trauma dos tecidos moles e a dor muscular pós-exercício. Se um paciente apresentar dor articular ou muscular por mais de 24 horas após o alongamento, é sinal de que foi usada força demais durante o alongamento, causando uma resposta inflamatória. Isso, por sua vez, pode resultar em aumento da formação de tecido cicatricial. Os pacientes não devem sentir um desconforto residual maior do que uma sensação transitória de hipersensibilidade.
- Evite alongar tecido edematoso, já que este é mais suscetível à lesão do que o tecido normal. A irritação continuada do tecido edematoso em geral causa aumento da dor e do edema.
- Evite alongar excessivamente músculos enfraquecidos, sobretudo aqueles que suportam estruturas do corpo em relação à gravidade.

Precauções especiais para programas comerciais de flexibilidade

Em um esforço para desenvolver e manter um nível desejado de preparo físico, muitas pessoas participam de programas de condicionamento físico em casa ou na comunidade. Os exercícios autoalongamento são um componente integral desses programas. Como resultado, as pessoas com frequência aprendem procedimentos de autoalongamento em aulas de preparo físico ou em vídeos populares ou programas de televisão. Embora muitas das informações provenientes dessas fontes sejam seguras e precisas, alguns erros ou problemas potenciais nos programas comerciais de flexibilidade podem ocorrer. É possível que esses problemas ocorram a qualquer momento, caso não seja realizada uma avaliação das limitações específicas do indivíduo por um profissional treinado e seja empregada uma abordagem "universal".

Erros comuns e problemas potenciais

Atividades de alongamento não seletivas ou mal balanceadas. Os programas de flexibilidade geral podem aconselhar o alongamento de regiões do corpo que já são móveis, ou até hipermóveis, e negligenciar regiões encurtadas em decorrência de má postura ou inatividade. Por exemplo, na população sedentária, tende a desenvolver-se algum grau de hipomobilidade nos músculos flexores de quadril, flexores de tronco, extensores e rotadores internos de ombro e protratores da escápula, em decorrência de postura encurvada. Ainda assim, as rotinas de flexibilidade disponíveis comercialmente enfatizam demais os exercícios que alongam os grupos musculares posteriores e não incluem exercícios para alongar as estruturas anteriores encurtadas. Por consequência, as posturas incorretas podem piorar, em vez de melhorar.

Aquecimento insuficiente. Pessoas envolvidas em programas de flexibilidade podem deixar de se aquecer antes do alongamento.

Estabilização inefetiva. Os programas normalmente não oferecem métodos efetivos de autoestabilização. Assim, um exercício pode deixar de alongar as estruturas encurtadas pretendidas e transferir a força de alongamento para estruturas que já são móveis ou mesmo hipermóveis.

Uso de alongamento balístico. Embora seja um problema menos comum do que no passado, algumas rotinas de exercícios ainda recomendam alongamentos que usam manobras balísticas. Como essa forma de alongamento não é bem controlada, aumenta a possibilidade de dor muscular pós-exercício e de lesões significativas dos tecidos moles.

Intensidade excessiva. A frase "*no pain, no gain*" (sem dor, sem ganho) é geralmente usada de forma inapropriada como parâmetro para a intensidade do alongamento. Uma rotina de flexibilidade efetiva deve progredir de forma gradual, mantendo-se dentro do nível individual de tolerância à dor.

Biomecânica anormal. Alguns exercícios de alongamento populares não respeitam a biomecânica da região. Por exemplo, o alongamento tipo "corrida de obstáculos" é elaborado para alongar unilateralmente os posteriores da coxa de um membro e o quadríceps do membro oposto, mas pode impor sobrecargas perigosas sobre a cápsula medial e ligamentos do joelho que está flexionado.

Informação insuficiente sobre as diferenças relacionadas à idade. Não existe um programa de flexibilidade que atenda a todas as faixas etárias. Como resultado do processo normal de envelhecimento, a mobilidade do tecido conjuntivo diminui.[4,5,77] Por consequência, pessoas idosas exibem tipicamente menos flexibilidade do que adultos jovens. Mesmo um adolescente, após o estirão de crescimento, exibe flexibilidade restrita temporária, sobretudo nos grupos musculares biarticulares. Os programas de flexibilidade vendidos para o público em geral podem não ser sensíveis a essas diferenças normais na flexibilidade ligadas à idade.

Estratégias para redução de riscos

- Sempre que possível, avalie se os exercícios de um programa de flexibilidade "de uso geral" são apropriados e seguros.
- Se o paciente que você está tratando participa de um grupo de preparo físico na comunidade, revise os exercícios do programa e determine se são apropriados e seguros para ele.
- Mantenha-se atualizado sobre programas de exercícios, produtos e tendências atuais, monitorando seu conteúdo, sua segurança e o uso que seu paciente faz de vídeos para exercícios domiciliares.
- Determine se uma aula ou vídeo é apropriado para pessoas da mesma faixa etária ou com condições físicas semelhantes.
- Elimine ou modifique exercícios que estejam em desacordo com o plano de intervenção desenvolvido para seu paciente.
- Cuide para que o programa de flexibilidade mantenha um equilíbrio de mobilidade entre grupos musculares antagonistas e enfatize o alongamento dos grupos musculares que normalmente se tornam encurtados com a idade, a má postura ou a vida sedentária.
- Ensine ao seu paciente os princípios básicos de autoalongamento e como avaliar o equipamento para condicionamento físico que esteja sendo utilizado. Incentive-o a escolher apenas exercícios de alongamento seguros e apropriados e evitar os que perpetuem os comprometimentos ou não tenham valor.
- Certifique-se de que seu paciente compreende a importância do aquecimento antes do alongamento, e dê a ele sugestões de como fazê-lo.
- Certifique-se de que seu paciente sabe como prover uma autoestabilização efetiva para isolar o alongamento em grupos musculares específicos.
- Ensine a seu paciente como determinar a intensidade apropriada do alongamento; certifique-se de que ele sabe que a dor muscular pós-exercícios deve, quanto muito, ser leve e não durar mais do que 24 horas.

ADJUNTOS DAS INTERVENÇÕES DE ALONGAMENTO

Os fisioterapeutas que atendem pacientes com comprometimentos estruturais ou funcionais, incluindo dor crônica, defesa ou desequilíbrio muscular e restrições na mobilidade, podem achar útil integrar ao plano de atendimento do paciente terapias complementares que atendam ao corpo, mente e espírito, tais como treino de relaxamento, Pilates, ioga ou *tai chi*, de modo a melhorar a função e a qualidade de vida. Outras intervenções que são adjuntos úteis de um programa de alongamento incluem calor superficial ou profundo, frio, massagem, *biofeedback* e tração articular.

Abordagens complementares aos exercícios

Treino de relaxamento

O treino de relaxamento vem sendo usado há muitos anos por diversos profissionais[49,53,74,129,146] para ajudar os pacientes a aprenderem a aliviar ou reduzir a dor, a tensão muscular, a ansiedade ou o estresse e os comprometimentos físicos associados, assim como condições médicas, tais como cefaleias por tensão, hipertensão arterial e dificuldades respiratórias. Algumas das muitas abordagens utilizadas para a obtenção de um relaxamento benéfico são: relaxamento progressivo, *biofeedback*, tratamento de estresse e ansiedade e imagem mental. Nesta seção, é apresentada uma breve visão geral dessas técnicas.

Ocorrem inúmeras respostas fisiológicas, comportamentais, cognitivas e emocionais durante o relaxamento corporal total.[146] Esses indicadores são: diminuição da tensão muscular, queda na pressão arterial, reduções nas frequências cardíaca e respiratória, elevação da temperatura da pele nas extremidades, constrição pupilar, pouco ou nenhum movimento do corpo, olhos fechados e expressão facial repousada, relaxamento da região maxilar e das mãos e diminuição da distração.

Elementos comuns do treino de relaxamento

A finalidade do treino de relaxamento é a redução na tensão muscular no corpo inteiro ou na região que está dolorida ou restrita por meio de esforço e pensamento consciente. Normalmente o treino ocorre em um ambiente quieto, com iluminação fraca e música suave ou um elemento auditivo no qual o paciente possa concentrar-se. O paciente realiza exercícios de respiração profunda ou visualiza uma paisagem tranquila. Ao dar instruções, o fisioterapeuta usa um tom de voz suave.

Exemplos de abordagens para o treino de relaxamento

Treinamento autógeno. Essa abordagem, defendida por Schultz e Luthe[129] e Engle,[49] envolve um relaxamento consciente por meio de autossugestão e progressão dos exercícios, assim como meditação.

Relaxamento progressivo. Essa técnica, desenvolvida originalmente por Jacobson,[74] usa a progressão sistemática, de distal para proximal, de contrações e relaxamentos voluntários dos músculos. Às vezes, é incorporada às orientações para o parto.

Consciência pelo movimento. O sistema terapêutico desenvolvido por Feldenkrais[53] combina conscientização sensorial, movimentos dos membros e do tronco, respiração profunda, procedimentos de relaxamento consciente e automassagem para aliviar a tensão muscular e a dor, para alterar desequilíbrios musculares e alinhamento postural anormal.

Sequência para as técnicas de relaxamento progressivo

- Posicione o paciente em uma área quieta, em posição confortável e certifique-se de que roupas apertadas sejam afrouxadas.

- Faça o paciente respirar de maneira profunda e relaxada.
- Peça a ele para contrair voluntariamente a musculatura distal das mãos ou dos pés durante vários segundos (5 a 7) e depois relaxar conscientemente esses músculos por 20 a 30 segundos.
- Sugira que o paciente tente identificar uma sensação de peso nas mãos ou nos pés e uma sensação de aquecimento nos músculos que acabaram de relaxar.
- Progrida para uma área mais proximal do corpo e faça o paciente contrair e relaxar ativamente a musculatura mais proximal. Por fim, faça o paciente contrair isometricamente e relaxar de forma consciente todo o membro.
- Sugira que o paciente identifique uma sensação de relaxamento e calor por todo o membro e, por fim, por todo o corpo.

Pilates

Pilates é uma abordagem de exercício que combina teorias ocidentais de biomecânica, estabilidade do centro corporal e controle motor com teorias orientais de interação de corpo, mente e espírito.[6] Os componentes de uma sessão de Pilates típica incluem exercícios de respiração profunda e estabilização do centro corporal, foco na ativação e relaxamento de grupos musculares específicos, treino de controle e consciência postural, treinamento de força (usando primariamente o peso corporal como resistência) e exercícios de equilíbrio e de flexibilidade.[134]

Embora o treinamento de Pilates costume fazer parte de programas comunitários de preparo físico geral para adultos saudáveis, os terapeutas também podem incorporar elementos de Pilates em programas de intervenção individualizados para pacientes com diferentes diagnósticos. Apesar de pesquisas limitadas, começam a ser documentados os efeitos e benefícios dos exercícios de Pilates na função (incluindo melhora da flexibilidade, força e controle da dor) e na qualidade de vida de pessoas saudáveis[130] e daqueles com comprometimentos.[81,126]

Calor

O aquecimento pré-alongamento é um elemento importante da reabilitação e dos programas de preparo físico. Está bem documentado em estudos com seres humanos e animais que, conforme a temperatura intramuscular aumenta, a extensibilidade dos tecidos contráteis e dos tecidos moles não contráteis também aumenta. Além disso, à medida que a temperatura do músculo aumenta, diminui a quantidade de força necessária e o tempo de aplicação da força de alongamento.[88,89,123,154] Ocorre também uma diminuição na taxa de disparo dos eferentes do tipo II dos fusos musculares e um aumento na sensibilidade dos OTG, o que aumenta sua possibilidade de disparar.[57] Em consequência disso, acredita-se que, quando os tecidos relaxam e alongam-se com mais facilidade, o alongamento está associado com menos defesa muscular e é mais confortável para o paciente.[88,89]

Recomendação clínica

Embora o alongamento seja normalmente encarado como uma atividade de aquecimento feita antes dos exercícios vigorosos,[132] também é necessário um aquecimento apropriado, em geral por meio de exercícios ativos de baixa intensidade, *como preparação* para o alongamento.

Métodos de aquecimento

O calor superficial (compressas quentes, parafina) ou modalidades de calor profundo (ultrassom, diatermia por ondas curtas) proporcionam diferentes mecanismos para o aquecimento dos tecidos.[104,121] Esses agentes térmicos são usados, a princípio, para aquecer pequenas áreas, como articulações individuais, grupos musculares ou tendões, e podem ser aplicados antes ou durante o procedimento de alongamento.[46,83,123] Não há consenso se essas formas de calor devem ser aplicadas antes ou durante o procedimento de alongamento.

Exercícios ativos de baixa intensidade, que geralmente aumentam a circulação e a temperatura corporal central, também têm sido usados como mecanismo para aquecer grandes grupos musculares antes do alongamento.[43,83] Alguns exercícios comuns de aquecimento são uma breve caminhada, pedalar sem fadiga uma bicicleta ergométrica, usar um aparelho de *step*, levantar e abaixar ativamente os calcanhares ou alguns minutos de exercícios ativos de braço.

Efetividade dos métodos de aquecimento

Tem sido mostrado que somente o uso de um agente térmico ou exercícios de aquecimento, sem alongamento, tem pouco ou nenhum efeito na melhora da flexibilidade muscular.[16,43,65,135] Embora algumas evidências indiquem que calor combinado com alongamento produz ganhos maiores no comprimento dos tecidos em longo prazo do que o alongamento sozinho,[45,46] os resultados de outros estudos têm mostrado melhoras comparáveis na ADM, sem diferenças significativas entre as condições.[43,65,83,139]

Frio

Tem sido estudada a aplicação de frio antes do alongamento (crioalongamento), comparada com a aplicação de calor.[139] Os defensores sugerem seu uso para diminuir o tônus muscular e tornar o músculo menos sensível durante o alongamento em pessoas saudáveis[62] e em pacientes com espasticidade ou rigidez secundária a lesões de neurônios motores superiores.[148] O uso imediato de frio após a lesão dos tecidos moles diminui efetivamente a dor e o espasmo muscular. Contudo, assim que se inicia a cicatrização do tecido mole e a formação de cicatriz, o frio torna os tecidos em recuperação menos extensíveis e mais suscetíveis a microtraumas durante o alongamento.[33,88] Tem sido mostrado que o desaquecimento dos tecidos moles em uma posição alongada *após* o alongamento promove au-

mentos mais duradouros no comprimento dos tecidos moles e minimiza a dor muscular pós-alongamento.[89]

Recomendação clínica

Os autores deste livro recomendam que o frio seja aplicado aos tecidos moles lesionados nas primeiras 24 a 48 horas após a lesão para minimizar edema, espasmo muscular e dor. Vale lembrar que o alongamento é contraindicado na presença da inflamação ocorrida durante a fase aguda de cicatrização dos tecidos (ver Cap. 10). Quando a inflamação diminui e o alongamento é indicado, os autores defendem o aquecimento dos tecidos moles antes ou durante a manobra de alongamento. Após o alongamento, o frio deve ser aplicado aos tecidos moles mantidos em uma posição alongada para minimizar a dor muscular pós-alongamento e promover ganhos duradouros na ADM.

Massagem

Massagem para relaxamento

O relaxamento muscular local pode ser aumentado por meio de massagem, sobretudo usando técnicas de frotamento superficial ou profundo.[40,138] Em algumas abordagens de tratamento de estresse e ansiedade ou dor, a automassagem, com uso de técnicas de frotamento leve, é feita para aumentar o relaxamento.[53] Em esportes e programas de condicionamento,[11,138] a massagem tem sido usada para promover o relaxamento geral ou para melhorar a recuperação após uma atividade física extenuante, embora a eficácia desta última não seja bem fundamentada.[144] Como tem sido mostrado que a massagem aumenta a circulação para os músculos e diminui o espasmo muscular, ela pode ser um adjunto útil dos exercícios de alongamento.

Técnicas de mobilização/manipulação dos tecidos moles

Outra categoria ampla de massagem é a mobilização/manipulação dos tecidos moles. Embora essas técnicas envolvam várias formas de massagem profunda, seu propósito primário não é o relaxamento, e sim o aumento da mobilidade de tecidos conjuntivos aderentes ou encurtados, como fáscias, tendões e ligamentos.[20]

Há muitas técnicas de mobilização/manipulação de tecidos moles empregadas clinicamente para melhorar a mobilidade desses tecidos. Com frequência essas técnicas são específicas para determinado tecido ou aderência, e a base teórica para seu uso se fundamenta principalmente nos efeitos mecânicos da tensão e deformação. Durante a técnica, as sobrecargas são aplicadas por tempo suficiente para que ocorra o remodelamento e a sobrecarga-relaxamento dos tecidos. Com a *massagem miofascial*,[20,93] as forças de alongamento são aplicadas através dos planos das fáscias ou entre os músculos e os septos. Com a massagem transversa,[35,70,138] uma massagem profunda circular, ou no sentido transverso às fibras (perpendicular à orientação das fibras do tecido), é aplicada para quebrar aderências ou minimizar superfícies irregulares entre os tendões e suas bainhas sinoviais. A mobilização dos tecidos moles assistida por instrumento utiliza instrumentos especialmente confeccionados para liberar restrições fasciais e tecido cicatricial. A massagem transversa também é usada para aumentar a mobilidade do tecido cicatricial no músculo enquanto este cicatriza. Teoricamente, aplicam-se sobrecargas ao tecido cicatricial enquanto este amadurece, para que as fibras de colágeno se alinhem ao longo das linhas de carga e para incentivar a mobilidade normal. Essas formas de massagem do tecido conjuntivo, assim como muitas outras abordagens e técnicas de mobilização dos tecidos moles, são intervenções úteis para pacientes com restrições na mobilidade.

Biofeedback

Biofeedback é outro instrumento para ajudar um paciente a aprender e praticar o processo de relaxamento. O paciente, se treinado de modo correto, pode monitorar e aprender a reduzir a quantidade de tensão nos músculos por meio da instrumentação de *biofeedback*.[49,146] Com *feedback* visual ou auditivo proporcionado pela instrumentação, o paciente pode começar a sentir ou perceber o relaxamento muscular. Ao reduzir voluntariamente a tensão muscular, a dor pode ser diminuída, e a flexibilidade, aumentada. O *biofeedback* é também um meio útil para ajudar os pacientes a aprenderem como aumentar voluntariamente a ativação de um músculo, por exemplo, quando aprendem a fazer exercícios isométricos de quadríceps após uma cirurgia de joelho.

Tração ou oscilação articular

Uma leve separação manual das superfícies articulares, antes do alongamento de uma unidade musculotendínea pode ser usada para inibir a dor articular e o espasmo dos músculos em torno de uma articulação (ver Cap. 5).[35,70,78] Os movimentos pendulares de uma articulação usam o peso do membro para separar as superfícies articulares e, simultaneamente, oscilar e relaxar o membro. A articulação pode ser ainda mais separada acrescentando-se um peso de 0,5 a 1 kg ao membro, o que produz uma força de alongamento nos tecidos articulares.

TÉCNICAS DE ALONGAMENTO MANUAL NOS PLANOS ANATÔMICOS DE MOVIMENTO

Como os exercícios de ADM expostos no Capítulo 3, as técnicas de alongamento manual desta seção estão descritas com o paciente em *decúbito dorsal*. Posições alternativas, como decúbito ventral ou sentado, são indicadas para alguns movimentos e estão anotadas quando necessário. Os procedimentos de alongamento manual no ambiente aquático estão descritos no Capítulo 9.

Técnicas efetivas de alongamento manual requerem estabilização adequada do paciente, assim como força suficiente e boa mecânica corporal do fisioterapeuta. Dependendo do tamanho (altura e peso) do fisioterapeuta e do paciente, podem ser necessárias modificações na posição do paciente e sugestões por parte do fisioterapeuta, na colocação das mãos para o alongamento ou estabilização.

Cada técnica de alongamento descrita está identificada pelo plano anatômico do movimento que deve ser aumentado, seguido por uma referência ao grupo muscular a ser alongado. As limitações na ADM funcional geralmente são causadas pelo encurtamento de múltiplos grupos musculares e estruturas periarticulares, e este afeta o movimento nos planos de movimento combinados (assim como nos planos anatômicos). Nessa situação, porém, o alongamento de múltiplos grupos musculares simultaneamente, usando padrões diagonais (p. ex., flexão e extensão D1 e D2 dos membros superiores ou inferiores conforme descrito no Cap. 6), *não* é recomendado e, portanto, não está descrito neste capítulo. Os autores acreditam que padrões diagonais combinados são apropriados para manter a ADM disponível com exercícios passivos e ativos e para aumentar a força em múltiplos grupos musculares, mas são inefetivos para *isolar* uma força de alongamento para músculos ou grupos musculares específicos dos membros que estão encurtados e restringindo a ADM. Considerações especiais para cada região a ser alongada estão também anotadas nesta seção.

Técnicas de alongamento passivo prolongado, que usam equipamentos mecânicos, são aplicadas usando os mesmos pontos de estabilização do alongamento manual. As forças usadas no alongamento mecânico são aplicadas com uma intensidade mais baixa e por um período muito maior do que no alongamento manual. A força de alongamento é fornecida por pesos ou talas, em vez da força ou resistência de um fisioterapeuta. O paciente é estabilizado com cintas, tiras ou contrapesos.

Observação: os procedimentos de alongamento manual para a musculatura das regiões cervical, torácica e lombar da coluna vertebral podem ser encontrados no Capítulo 16. Técnicas selecionadas de autoalongamento dos membros e da coluna, que o paciente pode executar sem a assistência do terapeuta, podem ser encontradas nos Capítulos 16 a 22.

Alongamento dos membros superiores

Ombro: considerações especiais

Vários músculos envolvidos com os movimentos do ombro se inserem na escápula, e não no tórax. Portanto, quando músculos do complexo do ombro são alongados, é imperativo estabilizar a escápula. Sem estabilização escapular, a força de alongamento é transmitida para os músculos escapulotorácicos. Isso submete esses músculos a um possível excesso de alongamento e camufla a verdadeira ADM da articulação do ombro (GU). Lembre-se:

- Quando a escápula está estabilizada e não pode abduzir ou rodar para cima, são possíveis apenas 120° de flexão e abdução de ombro na articulação GU.
- O úmero precisa ser rodado externamente para conseguir uma ADM completa de abdução.
- Os músculos com maior probabilidade de se tornarem encurtados são aqueles que *impedem* a flexão, a abdução e a rotação lateral completas de ombro. É raro encontrar restrições nas estruturas que impedem a adução e a extensão até a posição neutra.

Flexão do ombro   VÍDEO 4.2 ▶

Para aumentar a flexão do ombro, faça alongamento dos extensores do ombro (Fig. 4.16).

Posicionamento das mãos e procedimento

- Segure a face posterior da região distal do úmero, logo acima do cotovelo.
- Estabilize a borda axilar da escápula para alongar o redondo maior ou estabilize a face lateral do tórax e a face superior da pelve para alongar o latíssimo do dorso.
- Mova o braço do paciente em flexão completa de ombro para alongar os extensores do ombro.

Hiperextensão do ombro   VÍDEO 4.3 ▶

Para aumentar a hiperextensão do ombro, faça alongamento dos flexores do ombro (Fig. 4.17).

Posicionamento do paciente

Posicione o paciente em decúbito ventral.

Posicionamento das mãos e procedimento

- Apoie o antebraço e segure a região distal do úmero.
- Estabilize a face posterior da escápula para impedir movimentos compensatórios.
- Mova o braço do paciente em hiperextensão completa do ombro para alongar os flexores do ombro.

Abdução do ombro

Para aumentar a abdução do ombro, faça alongamento dos adutores (Fig. 4.18).

Posicionamento das mãos e procedimento

- Com o cotovelo flexionado 90°, segure a região distal do úmero.
- Estabilize a borda axilar da escápula.
- Mova o paciente em abdução completa de ombro para alongar os adutores do ombro.

Adução do ombro

Para aumentar a adução do ombro, faça alongamento dos abdutores. É raro um paciente ser incapaz de aduzir o ombro completamente para 0° (de modo que o braço fique ao lado do corpo). Mesmo um paciente que tenha sido imobilizado por órtese em abdução após uma lesão de tecidos moles ou da articulação do ombro, ao ficar em pé, a tração constante da gravidade alonga os abdutores do ombro, possibilitando a adução até a posição neutra.

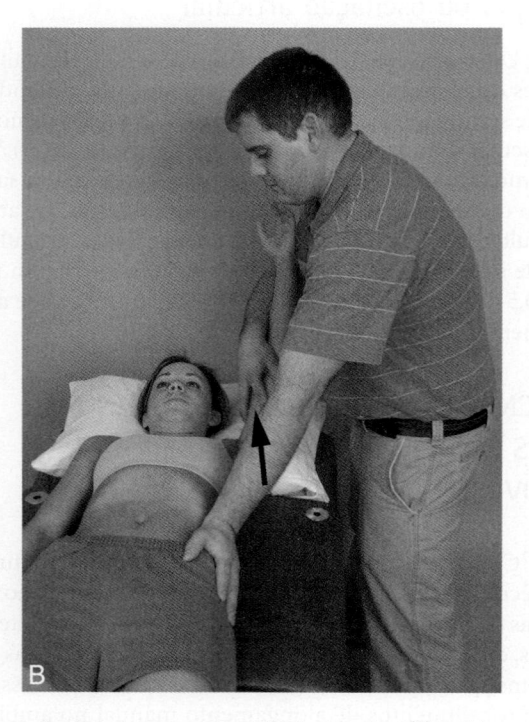

Figura 4.16   (A) Posicionamento das mãos e estabilização da escápula para alongar o redondo maior e aumentar a flexão de ombro. **(B)** Posicionamento das mãos e estabilização da pelve para alongar o latíssimo do dorso e aumentar a flexão de ombro.

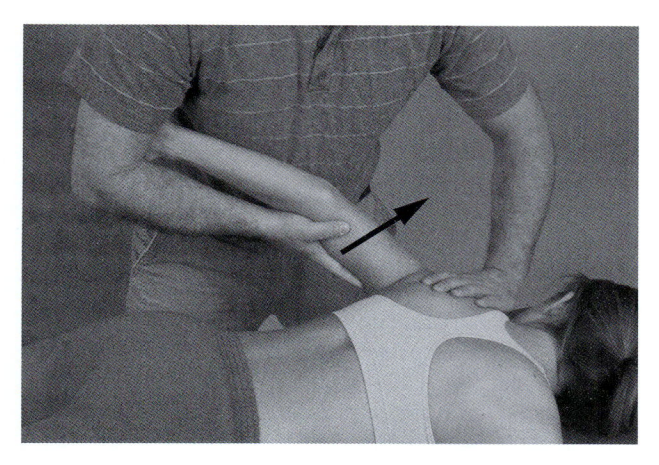

Figura 4.17 Posicionamento das mãos e estabilização da escápula para aumentar a extensão do ombro além da posição neutra.

- A estabilização da escápula é feita pela maca onde o paciente está deitado.
- Gire externamente o ombro do paciente, aproximando o antebraço da maca. Isso alonga por completo os rotadores internos.

Precaução: como para alongar os rotadores internos e externos do ombro é necessário aplicar as forças de alongamento através da articulação intermediária do cotovelo, verifique se esta articulação está estável e sem dor. Além disso, mantenha a intensidade da força de alongamento bem baixa, sobretudo em pacientes com osteoporose.

Rotação medial do ombro

Para aumentar a rotação medial do ombro, faça alongamento dos rotadores externos (Fig. 4.20).

Posicionamento das mãos e procedimento

- Abduza o ombro até uma posição confortável que permita a ocorrência de rotação medial, sem que o tórax bloqueie o movimento (inicialmente 45°, chegando até 90°).

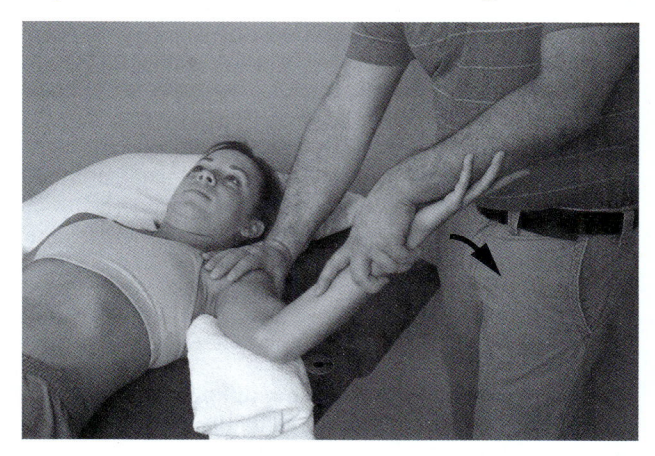

Figura 4.19 Posição do ombro (levemente abduzido e flexionado) e posicionamento das mãos nas regiões média e proximal do antebraço para aumentar a rotação lateral do ombro. Uma toalha dobrada é colocada sob a região distal do úmero para manter o ombro em leve flexão. A maca estabiliza a escápula.

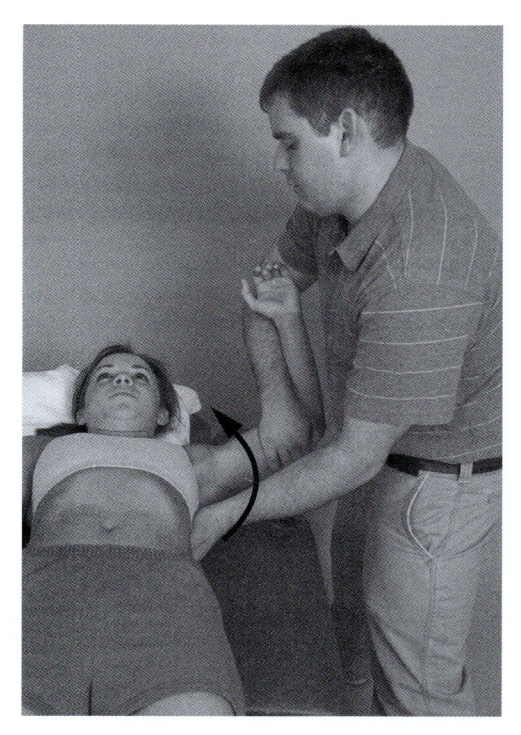

Figura 4.18 Posicionamento das mãos e estabilização da escápula para o procedimento de alongamento para aumentar a abdução do ombro.

Rotação lateral do ombro   VÍDEO 4.4 ▶

Para aumentar a rotação lateral do ombro, faça alongamento dos rotadores internos (Fig. 4.19).

Posicionamento das mãos e procedimento

- Abduza o ombro até uma posição confortável – inicialmente 30 ou 45° e, mais tarde, 90° se a articulação GU estiver estável – ou posicione o braço do paciente ao lado do corpo.
- Flexione o cotovelo para 90°, de modo que o antebraço possa ser usado como alavanca.
- Segure a superfície palmar da parte média do antebraço com uma mão.

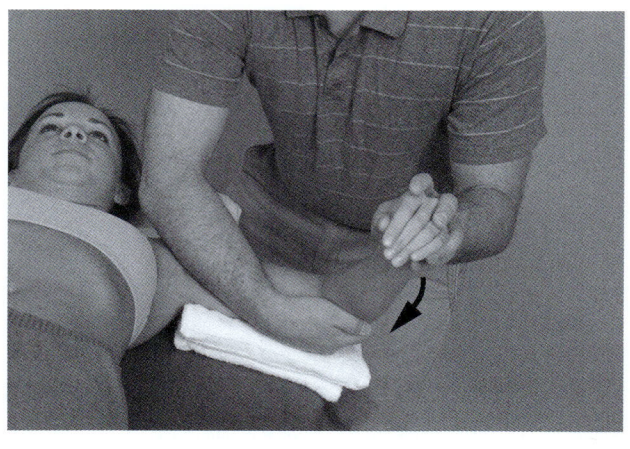

Figura 4.20 Posicionamento das mãos e estabilização do ombro para aumentar a rotação medial do ombro.

- Flexione o cotovelo 90° para que o antebraço possa ser usado como alavanca.
- Segure a superfície dorsal do meio do antebraço com uma mão e estabilize a face anterior do ombro; apoie o cotovelo com seu outro antebraço e mão.
- Mova o braço do paciente em rotação medial para alongar os rotadores externos do ombro.

Abdução horizontal do ombro

Para aumentar a abdução horizontal do ombro, faça alongamento dos músculos peitorais (Fig. 4.21).

Posição do paciente

Para conseguir abdução horizontal completa em decúbito dorsal, o ombro do paciente precisa estar na beira da maca. Comece com o ombro abduzido 60 a 90°. O cotovelo do paciente pode também estar flexionado.

Posicionamento das mãos e procedimento

- Segure a face anterior da região distal do úmero.
- Estabilize a face anterior do ombro.
- Mova o braço do paciente abaixo da margem da maca em abdução horizontal completa para alongar os adutores horizontais.

Observação: os adutores horizontais em geral encontram-se bilateralmente encurtados. As técnicas de alongamento podem ser aplicadas de modo bilateral pelo fisioterapeuta ou pode ser feito um autoalongamento bilateral pelo paciente, apoiando-se em um canto de parede ou usando um bastão (ver Figs. 17.30 a 17.32).

Mobilidade escapular

Para que o ombro tenha movimentos completos, o paciente precisa ter mobilidade escapular normal (ver técnicas de mobilização escapular no Cap. 5).

Cotovelo e antebraço: considerações especiais

Vários músculos que cruzam o cotovelo, como o bíceps braquial e o braquiorradial, também influenciam na supi-

nação e na pronação do antebraço. Portanto, ao alongar os flexores e extensores do cotovelo, as técnicas devem ser feitas com o antebraço em pronação e em supinação.

Flexão do cotovelo

Para aumentar a flexão de cotovelo (alongamento dos extensores do cotovelo uniarticulares).

Posicionamento das mãos e procedimento

- Segure a região distal do antebraço bem perto do punho.
- Com o braço do paciente ao lado do corpo e apoiado sobre a maca, estabilize a região proximal do úmero.
- Flexione o cotovelo do paciente só um pouco além do ponto de resistência do tecido, para alongar os extensores do cotovelo.

Para aumentar a flexão do cotovelo com o ombro flexionado, faça alongamento da cabeça longa do tríceps (Fig. 4.22).

Posição do paciente, posicionamento das mãos e procedimento

- Com o paciente sentado ou em decúbito dorsal e com o braço na beira da maca, flexione o ombro do paciente o máximo possível.
- Mantendo o ombro em flexão, segure a região distal do antebraço e flexione o cotovelo um pouco além do ponto de resistência para fazer o alongamento da cabeça longa do tríceps braquial.

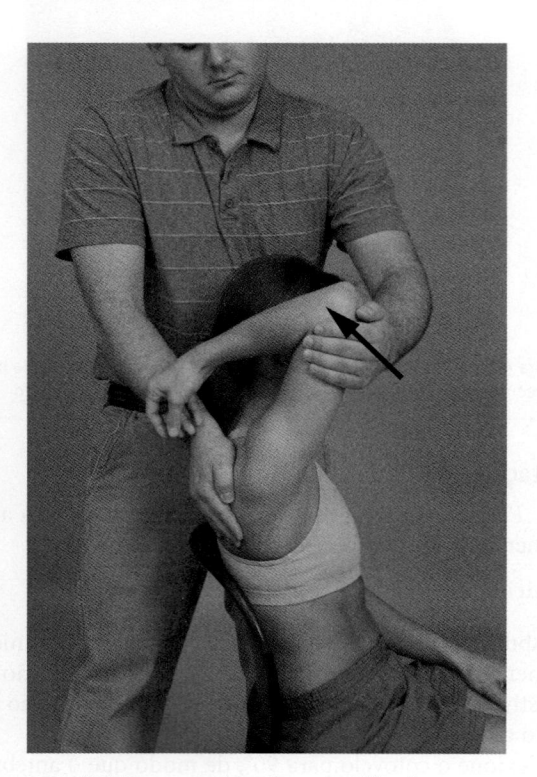

Figura 4.22   Posicionamento das mãos e estabilização para aumentar a flexão de cotovelo com flexão do ombro (para alongar a cabeça longa do tríceps braquial).

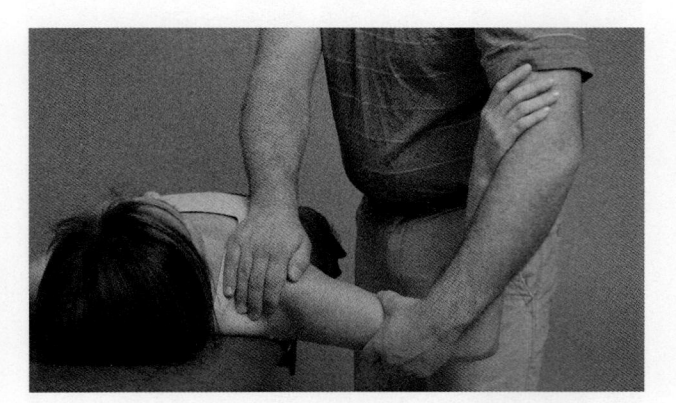

Figura 4.21   Posicionamento das mãos e estabilização da face anterior do ombro e tórax para aumentar a abdução horizontal do ombro além da posição neutra (para alongar o peitoral maior).

Extensão de cotovelo VÍDEO 4.5

Para aumentar a extensão do cotovelo, faça alongamento dos flexores do cotovelo (Fig. 4.23).

Posicionamento das mãos e procedimento

- Segure a região distal do antebraço.
- Com o braço do paciente ao lado do corpo e apoiado na maca, estabilize a escápula e a face anterior da região proximal do úmero.
- Estenda o cotovelo um pouco além do ponto de resistência dos tecidos para alongar os flexores do cotovelo.

Observação: certifique-se de fazer isso com o antebraço em supinação, pronação e na posição neutra, para alongar cada um dos flexores do cotovelo.

Para aumentar a extensão do cotovelo com o ombro estendido, faça alongamento da cabeça longa do bíceps.

Posição do paciente, posicionamento das mãos e procedimento

- Com o paciente em decúbito dorsal perto da beira da maca, estabilize a face anterior do ombro ou, com o paciente em decúbito ventral, estabilize a escápula.
- Faça a pronação do antebraço, estenda o cotovelo e, então, estenda o ombro.

Precaução: há relatos da ocorrência de ossificação heterotópica (aparecimento de osso ectópico nos tecidos moles em torno de uma articulação) em torno do cotovelo após lesões traumáticas ou queimaduras.[48] Acredita-se que o alongamento passivo forçado e vigoroso dos flexores do cotovelo possa aumentar o risco do desenvolvimento dessa condição. O alongamento passivo ou assistido, portanto, deve ser bem suave e aplicado de forma gradual na região do cotovelo. Pode também ser considerado o uso de técnicas de alongamento ativo, como a contração do agonista.

Supinação ou pronação do antebraço

Para aumentar a supinação ou a pronação do antebraço.

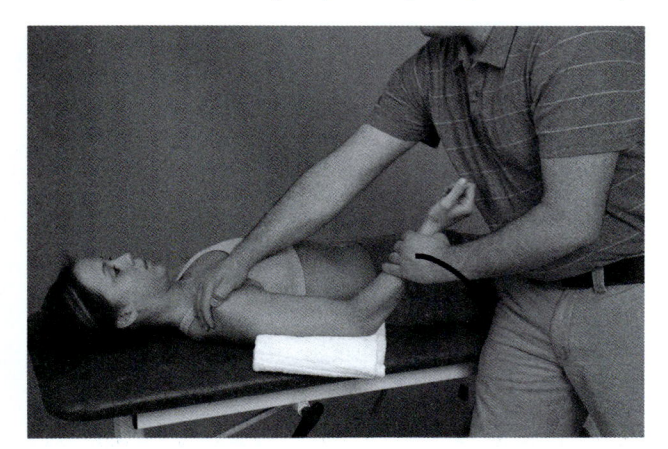

Figura 4.23 Posicionamento das mãos e estabilização da escápula e da região proximal do úmero nos procedimentos de alongamento para aumentar a extensão do cotovelo.

Posicionamento das mãos e procedimento

- Com o úmero do paciente apoiado na maca e o cotovelo fletido 90°, segure distalmente o antebraço.
- Estabilize o úmero.
- Faça supinação ou pronação do antebraço apenas um pouco além do ponto de resistência dos tecidos.
- Certifique-se de que a força de alongamento seja aplicada para que o rádio rode em torno da ulna. Não torça a mão para não sobrecarregar as articulações do punho.
- Repita o procedimento com o cotovelo estendido. Certifique-se de estabilizar o úmero para prevenir rotação medial ou lateral do ombro.

Punho e mão: considerações especiais VÍDEO 4.6

Os músculos extrínsecos dos dedos cruzam a articulação do punho e, portanto, podem influir na ADM do punho. O movimento do punho pode também ser influenciado pela posição do cotovelo e do antebraço, porque os flexores e extensores do punho se inserem proximalmente nos epicôndilos do úmero.

Ao alongar a musculatura do punho, a força de alongamento deve ser aplicada proximalmente às articulações metacarpofalângicas (MCF), e os dedos devem permanecer relaxados.

Posição do paciente

Para alongar os músculos do punho e da mão, faça o paciente sentar-se em uma cadeira ao seu lado, com o antebraço apoiado na maca para estabilizar com efetividade o antebraço.

Flexão do punho

Para aumentar a flexão do punho.

Posicionamento das mãos e procedimento

- O antebraço pode estar em supinação, na posição média, ou pronação.
- Estabilize o antebraço contra a maca e segure a face dorsal da mão do paciente.
- Para alongar os extensores do punho, flexione o punho do paciente e permita que os dedos se estendam passivamente.
- Para alongar ainda mais os extensores do punho, estenda o cotovelo do paciente.

Extensão do punho

Para aumentar a extensão do punho (Fig. 4.24).

Posicionamento das mãos e procedimento

- Faça pronação do antebraço ou posicione-o na posição média e segure o paciente pela face palmar da mão. Se houver uma contratura grave em flexão do punho, pode ser necessário posicionar a mão do paciente na beira da maca de tratamento.
- Estabilize o antebraço contra a maca.

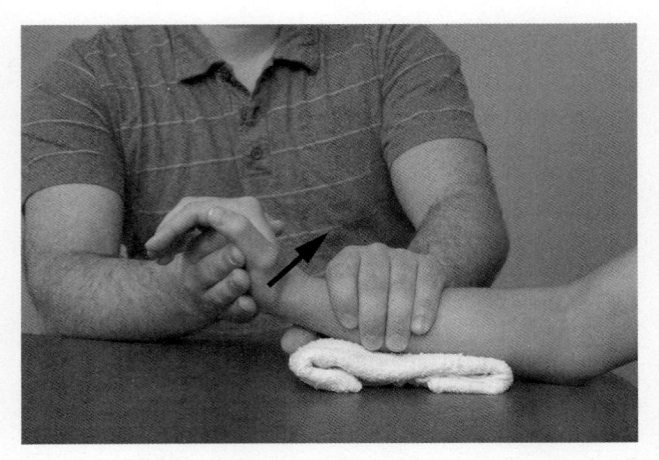

Figura 4.24   Posicionamento das mãos e estabilização do antebraço no procedimento de alongamento para aumentar a extensão do punho.

- Para alongar os flexores do punho, estenda o punho do paciente, permitindo que os dedos flexionem passivamente.

Desvio radial

Para aumentar o desvio radial.

Posicionamento das mãos e procedimento

- Segure a face ulnar da mão junto ao quinto metacarpal.
- Mantenha o punho na posição média.
- Estabilize o antebraço.
- Desvie radialmente o punho para alongar os músculos que fazem o desvio ulnar do punho.

Desvio ulnar

Para aumentar o desvio ulnar.

Posicionamento das mãos e procedimento

- Segure a face radial da mão ao longo do segundo metacarpal, não o polegar.
- Estabilize o antebraço.
- Desvie o punho em direção à ulna para alongar os músculos que fazem o desvio radial.

Dedos: considerações especiais   VÍDEO 4.7

A complexidade das relações entre as estruturas articulares e os músculos intrínsecos e extrínsecos multiarticulares dos dedos requer exame e avaliação cuidadosos dos fatores que podem contribuir para perda da função na mão, em decorrência das limitações de mobilidade. O fisioterapeuta precisa determinar se uma limitação decorre de uma restrição nas articulações, uma diminuição na extensibilidade da unidade musculotendínea ou de aderências de tendões ou ligamentos. Os dedos devem sempre ser alongados de modo individual, e não simultâneo. Se um músculo extrínseco limitar o movimento, alongue-o sobre uma

articulação enquanto estabiliza as outras articulações. Então mantenha a posição alongada, alongue-o sobre a segunda articulação, e assim por diante, até que o comprimento normal seja obtido. Comece o movimento com a articulação mais distal, para minimizar sobrecargas de cisalhamento e compressão nas superfícies das pequenas articulações dos dedos. Métodos específicos de intervenção, para lidar com aderências de tendões, estão descritos no Capítulo 19.

Articulação CMC do polegar

Para aumentar a flexão, extensão, abdução ou adução da articulação carpometacarpal (CMC) do polegar.

Posicionamento das mãos e procedimento

- Estabilize o trapézio com seu polegar e dedo indicador.
- Segure o primeiro metacarpal (não a primeira falange) com seu outro polegar e indicador.
- Mova o primeiro metacarpal na direção desejada para aumentar a flexão, extensão, abdução e adução da articulação CMC.

Articulações MCF dos dedos

Para aumentar a flexão, extensão, abdução ou adução das articulações MCF dos dedos.

Posicionamento das mãos e procedimento

- Estabilize o metacarpal com seu polegar e indicador.
- Segure a falange proximal com seu outro polegar e indicador.
- Mantenha o punho na posição média.
- Mova a articulação MCF na direção desejada para o alongamento.
- Permita que as articulações interfalângicas (IF) flexionem ou estendam passivamente.

Articulações IFP e IFD

Para aumentar a flexão ou extensão das articulações interfalângicas proximal (IFP) e distal (IFD).

Posicionamento das mãos e procedimento

- Segure a falange média ou distal com seu polegar e dedo.
- Estabilize a falange proximal ou média com seu outro polegar e dedo.
- Mova a articulação IFP ou IFD na direção desejada para o alongamento.

Alongamento dos músculos extrínsecos e intrínsecos específicos dos dedos

O alongamento de músculos extrínsecos e intrínsecos da mão está descrito no Capítulo 3. Para alongar esses músculos além de sua amplitude de movimento disponível, usa-se o mesmo posicionamento das mãos e estabilização usados para ADM passiva. A única diferença na técnica é que o fisioterapeuta move cada segmento na faixa de alongamento.

Alongamento dos membros inferiores

Quadril: considerações especiais   VÍDEO 4.8

Como os músculos do quadril se inserem na pelve ou na região lombar da coluna vertebral, a pelve precisa sempre ser estabilizada durante o alongamento dos músculos que estão próximos ao quadril. Se a pelve não for estabilizada, a força de alongamento será transferida para a região lombar da coluna vertebral, onde ocorrerão, então, movimentos compensatórios indesejados.

Flexão do quadril

Para aumentar a flexão do quadril com o joelho flexionado, faça alongamento do glúteo máximo.

Posicionamento das mãos e procedimento

- Flexione o quadril e o joelho simultaneamente.
- Estabilize o fêmur oposto em extensão para prevenir inclinação posterior da pelve.
- Mova o quadril e o joelho do paciente na flexão completa para alongar o extensor do quadril uniarticular.

Flexão do quadril com extensão de joelho

Para aumentar a flexão do quadril com o joelho estendido, faça alongamento dos posteriores da coxa (Fig. 4.25A e B).

Posicionamento das mãos e procedimento

- Com o joelho do paciente completamente estendido, apoie a perna do paciente com seu braço ou ombro.
- Estabilize o membro oposto ao longo da face anterior da coxa com sua outra mão, uma cinta ou com a assistência de outra pessoa.
- Com o joelho em 0° de extensão e o quadril em rotação neutra, flexione o quadril o máximo possível.

Observação: rode o quadril lateralmente antes de flexioná-lo para isolar a força de alongamento nos posteriores da coxa mediais, e rode o quadril internamente para isolar a força de alongamento nos posteriores da coxa laterais.

Posição alternativa do fisioterapeuta

Ajoelhe-se no solo e posicione o calcanhar ou parte distal da tíbia do paciente sobre seu ombro (ver Fig. 4.25B). Posicione suas duas mãos ao longo da face anterior da região distal da coxa para manter o joelho estendido. O membro oposto é estabilizado em extensão por uma cinta ou toalha, colocada em torno da região distal da coxa e mantida no lugar pelo joelho do fisioterapeuta.

Extensão do quadril   VÍDEO 4.9

Para aumentar a extensão do quadril, faça alongamento do iliopsoas (Fig. 4.26).

Posição do paciente

Posicione o paciente perto da beira da maca de tratamento, de modo que o quadril a ser alongado possa ser

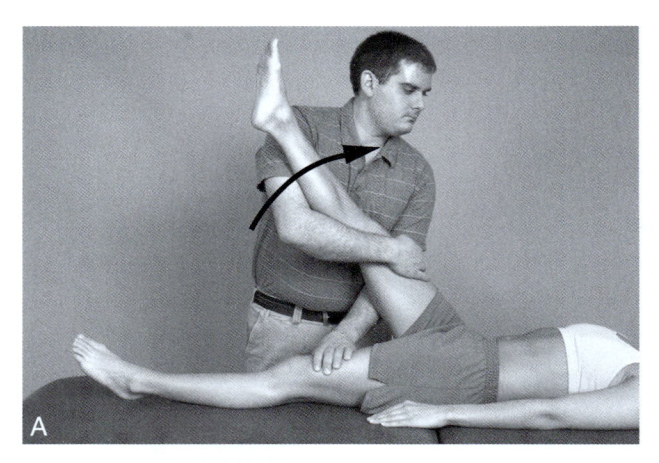

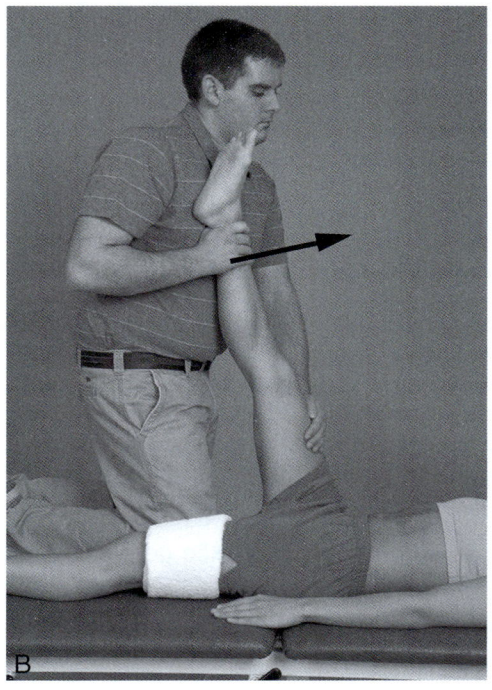

Figura 4.25   Posicionamento das mãos e estabilização do fêmur oposto para estabilizar a pelve e a região lombar da coluna vertebral nos procedimentos de alongamento para aumentar a flexão do quadril com extensão do joelho (alongamento dos músculos posteriores da coxa), com o fisioterapeuta **(A)** em pé ao lado da maca ou **(B)** ajoelhado sobre ela.

estendido além da posição neutra. O quadril e o joelho opostos são flexionados em direção ao tórax do paciente para estabilizar a pelve e a coluna.

Posicionamento das mãos e procedimento

- Estabilize a perna oposta contra o tórax do paciente com uma mão ou, se possível, faça com que o paciente ajude no procedimento, ao segurar uma coxa e mantê-la perto do tórax para prevenir a inclinação anterior da pelve durante o alongamento.
- Mova o quadril a ser alongado em extensão ou hiperextensão, colocando pressão para baixo sobre a face anterior da região distal da coxa com sua outra mão. Permita que o joelho estenda de modo que o reto femoral biarticular não restrinja a amplitude.

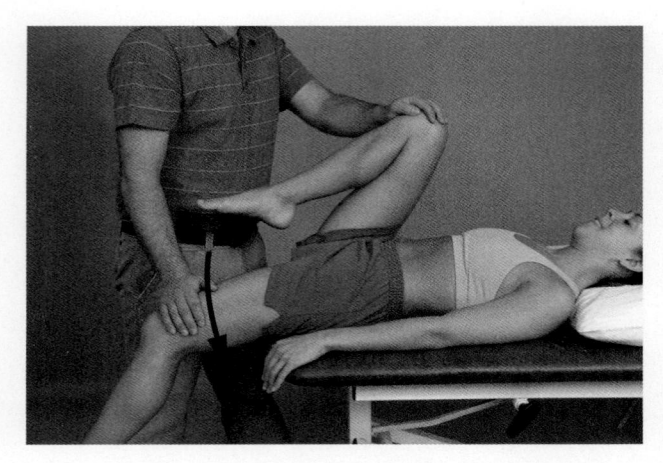

Figura 4.26   Posicionamento das mãos e estabilização da pelve para aumentar a extensão do quadril (alongamento do músculo iliopsoas) com o paciente em decúbito dorsal. A flexão do joelho nessa posição também alonga o reto femoral.

Posição alternativa

Faça com que o paciente assuma a posição em decúbito ventral (Fig. 4.27).

Posicionamento das mãos e procedimento

- Apoie e segure a face anterior da região distal do fêmur do paciente.
- Estabilize a região pélvica do paciente com uma força para baixo aplicada às nádegas.
- Estenda o quadril do paciente erguendo o fêmur, tirando-o da maca.

Extensão do quadril com flexão de joelho

Para aumentar, de forma simultânea, a extensão do quadril e a flexão do joelho, faça alongamento do reto femoral.

Posição do paciente

Use qualquer das posições descritas anteriormente para aumentar a extensão do quadril em decúbito dorsal ou ventral (ver Figs. 4.26 e 4.27).

Posicionamento das mãos e procedimento

- Com o quadril mantido em extensão completa no lado a ser alongado, mova sua mão para a região distal da tíbia e, com cuidado, flexione o joelho desse membro o máximo possível.
- Não permita que o quadril faça abdução ou rotação.

Abdução do quadril   VÍDEO 4.10 ▶

Para aumentar a abdução do quadril, faça alongamento dos adutores (Fig. 4.28).

Posicionamento das mãos e procedimento

- Apoie a região distal da coxa com seu braço e antebraço.
- Estabilize a pelve, colocando pressão sobre a crista ilíaca anterior oposta ou mantendo o membro inferior oposto em leve abdução.
- Abduza o quadril o máximo possível para alongar os adutores.

Observação: você pode aplicar a força de alongamento cuidadosamente no maléolo medial apenas se o joelho estiver estável e indolor. Uma força de abdução aplicada nesse local gera grande quantidade de sobrecarga nas estruturas mediais de suporte do joelho e, em geral, não é recomendado pelos autores.

Adução do quadril   VÍDEO 4.11 ▶

Para aumentar a adução do quadril, faça alongamento do tensor da fáscia lata e do trato iliotibial (TIT) (Fig. 4.29).

Posição do paciente

Posicione o paciente em decúbito lateral, com o quadril a ser alongado voltado para cima. Flexione o quadril e o joelho que estão embaixo, para estabilizar o paciente.

Posicionamento das mãos e procedimento

- Estabilize a pelve na crista ilíaca com sua mão proximal.
- Flexione o joelho e estenda o quadril do paciente até a posição neutra ou em leve hiperextensão, se possível.

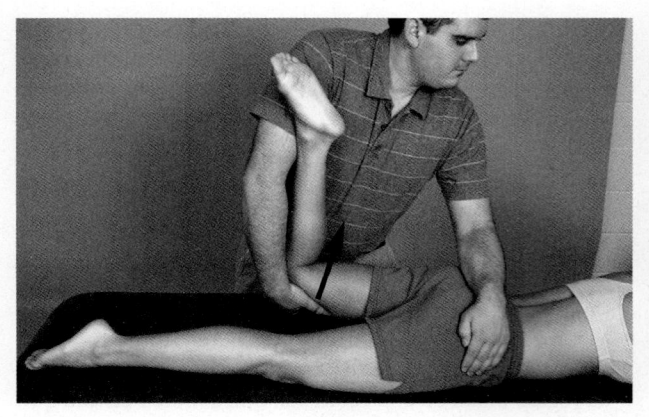

Figura 4.27   Posicionamento das mãos e estabilização para aumentar a hiperextensão do quadril com o paciente em decúbito ventral.

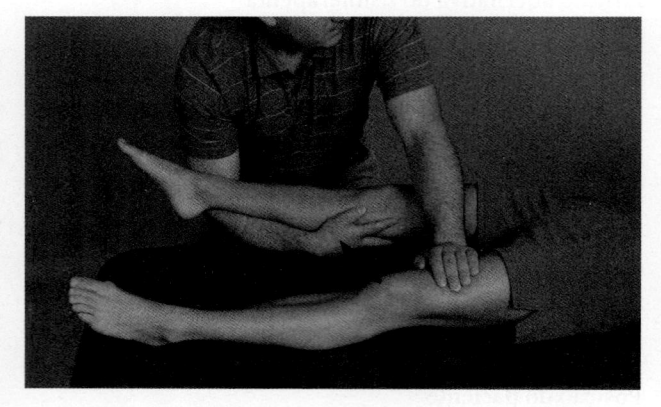

Figura 4.28   Posicionamento das mãos e estabilização do membro oposto (ou pelve) no procedimento de alongamento para aumentar a abdução do quadril.

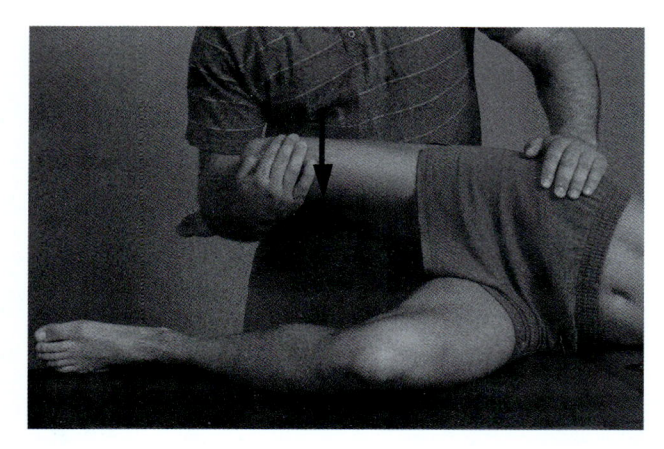

Figura 4.29   Paciente posicionado em decúbito lateral. Posicionamento das mãos e procedimento para alongar o tensor da fáscia lata e TIT.

Mover o quadril em um pequeno grau de flexão e abdução antes de estendê-lo poderá ajudar a orientar o trato iliotibial para o alongamento.

- Deixe o quadril do paciente aduzir com a gravidade e aplique uma força de alongamento adicional com sua outra mão na face lateral da região distal do fêmur, para aduzir um pouco mais o quadril.

Observação: se o quadril do paciente não puder ser estendido até a posição neutra, os flexores de quadril precisam ser alongados, antes que o tensor da fáscia lata possa ser alongado.

Rotação lateral do quadril

Para aumentar a rotação lateral do quadril, faça alongamento dos rotadores internos (Fig. 4.30A).

Posição do paciente

Posicione o paciente em decúbito ventral, com quadris estendidos e joelho com 90° de flexão.

Posicionamento das mãos e procedimento

- Segure a região distal da tíbia do membro a ser alongado.
- Estabilize a pelve, aplicando pressão com sua outra mão sobre a região glútea.
- Aplique a pressão no maléolo lateral ou na face lateral da tíbia e rode externamente o quadril o máximo possível.

Posição alternativa e procedimento

Sentado na beira da maca com quadris e joelhos flexionados em 90°:

- Estabilize a pelve, aplicando pressão na crista ilíaca com uma mão.
- Aplique a força de alongamento ao maléolo lateral ou face lateral da perna e rode externamente o quadril.

Observação: para aplicar a força de alongamento contra a perna dessa maneira, cruzando a articulação do joelho, este precisa estar estável e sem dor. Se o joelho não estiver es-

tável, é possível aplicar a força de alongamento segurando a região distal da coxa, mas a alavanca é insuficiente e há uma tendência de torcer a pele.

Rotação medial do quadril

Para aumentar a rotação medial do quadril, faça alongamento dos rotadores externos (Fig. 4.30B).

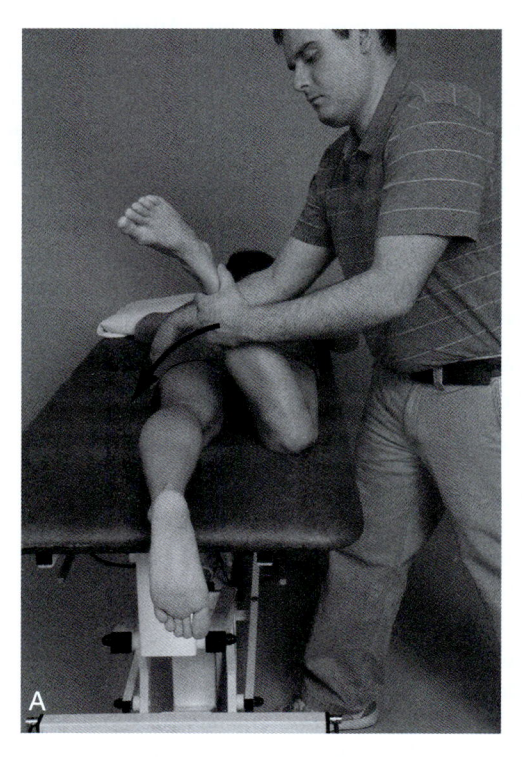

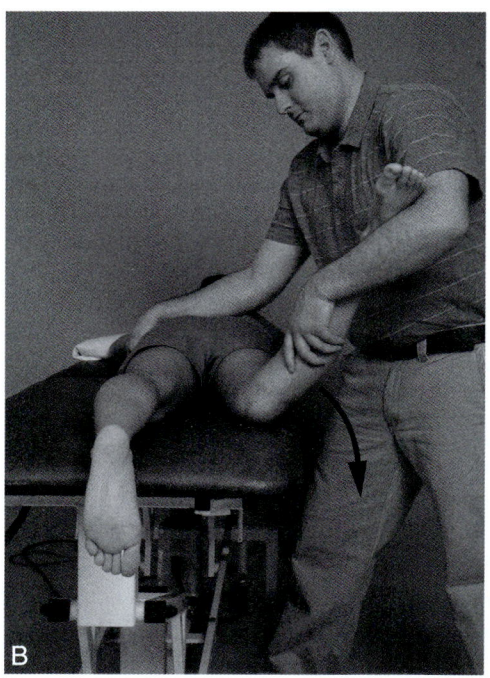

Figura 4.30   (A) Posicionamento das mãos e estabilização da pelve para aumentar a rotação lateral do quadril. **(B)** Posicionamento das mãos e estabilização da pelve para aumentar a rotação medial do quadril com o paciente em decúbito ventral.

Posição do paciente e estabilização

Posicione o paciente do mesmo modo que foi descrito para aumentar a rotação lateral.

Posicionamento das mãos e procedimento

Aplique pressão no maléolo medial ou na face medial da tíbia e rode internamente os quadris, o máximo possível.

Joelho: considerações especiais   VÍDEO 4.12 ▶

A posição do quadril durante o alongamento influencia a flexibilidade dos flexores e extensores do joelho. A flexibilidade dos posteriores da coxa e do reto femoral precisa ser examinada e avaliada separadamente dos músculos uniarticulares que afetam o movimento do joelho.

Flexão de joelho

Para aumentar a flexão de joelho, faça alongamento dos extensores do joelho (Fig. 4.31).

Posição do paciente

Posicione o paciente em decúbito ventral.

Posicionamento das mãos e procedimento

- Estabilize a pelve aplicando pressão para baixo sobre a região glútea.
- Segure a face anterior da região distal da tíbia e flexione o joelho do paciente.

Precaução: coloque uma toalha enrolada embaixo da coxa, logo acima do joelho, para prevenir a compressão da patela contra a maca durante o alongamento. O alongamento vigoroso em excesso dos extensores do joelho, em decúbito ventral, pode traumatizar a articulação do joelho e causar edema.

Posição alternativa e procedimento

- Faça o paciente sentar-se com a coxa apoiada na maca de tratamento e a perna flexionada na margem, o máximo possível.
- Estabilize a face anterior da região proximal do fêmur com uma mão.
- Aplique a força de alongamento à face anterior da região distal da tíbia e flexione o joelho do paciente o máximo possível.

Observação: essa posição é útil quando se trabalha na faixa de 0° a 100° de flexão do joelho. O decúbito ventral é melhor para aumentar a flexão de joelho de 90° a 135°.

Extensão do joelho

Para aumentar a extensão do joelho na amplitude média, faça alongamento dos flexores do joelho (Fig. 4.32).

Posição do paciente

Posicione o paciente em decúbito ventral, com uma pequena toalha enrolada sob a região distal do fêmur, logo acima da patela.

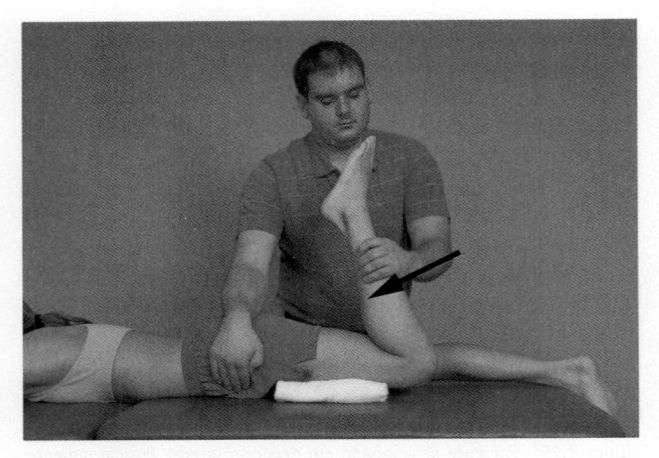

Figura 4.31 Posicionamento das mãos e estabilização para aumentar a flexão de joelho (alongamento do reto femoral e quadríceps) com o paciente em decúbito ventral.

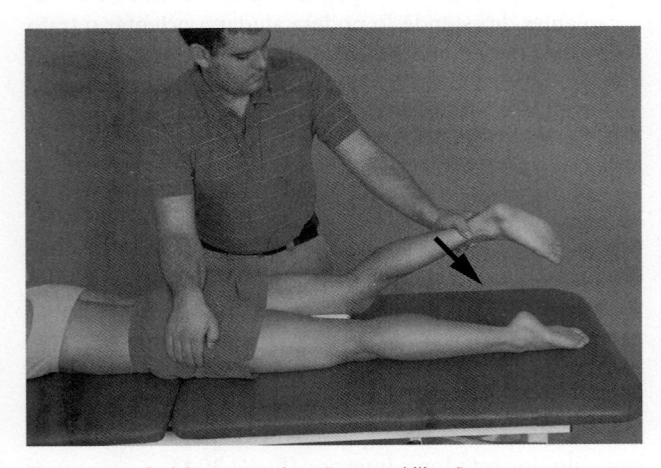

Figura 4.32 Posicionamento das mãos e estabilização para aumentar a extensão do joelho no meio da amplitude com o paciente em decúbito ventral.

Posicionamento das mãos e procedimento

- Segure a região distal da tíbia com uma mão e, com a outra mão, estabilize a região glútea, para prevenir a flexão do quadril.
- Estenda lentamente o joelho para alongar os flexores do joelho.

Extensão do joelho no final da amplitude
VÍDEO 4.13 ▶

Para aumentar a extensão do joelho no final da amplitude (Fig. 4.33).

Posição do paciente

O paciente fica em decúbito dorsal.

Posicionamento das mãos e procedimento

- Segure a região distal da tíbia do joelho a ser alongado.
- Estabilize o quadril, colocando sua mão ou antebraço sobre a região anterior da coxa. Isso impede a flexão do quadril durante o alongamento.

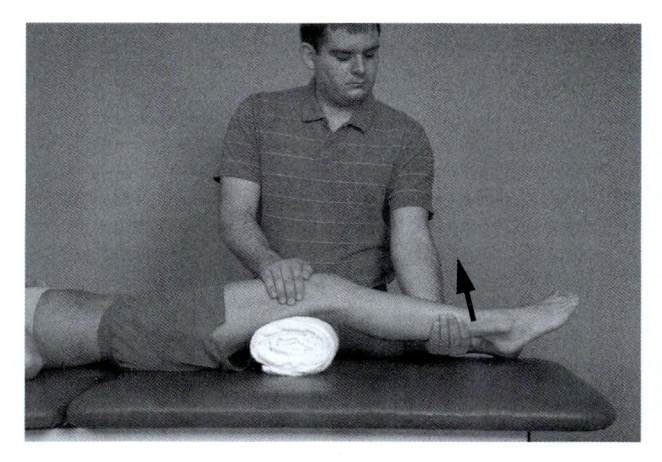

Figura 4.33 Posicionamento das mãos e estabilização para aumentar a extensão terminal do joelho.

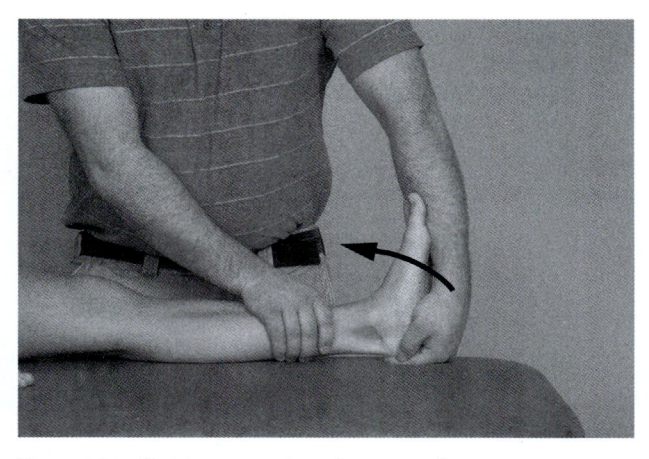

Figura 4.34 Posicionamento das mãos e procedimento para aumentar a dorsiflexão do tornozelo com o joelho estendido (alongamento do gastrocnêmio).

- Aplique a força de alongamento na face posterior da região distal da tíbia e estenda o joelho do paciente.

Tornozelo e pé: considerações especiais
VÍDEO 4.14 ▶

O tornozelo e o pé são compostos de múltiplas articulações. Considere a mobilidade dessas articulações (ver Cap. 5), assim como os músculos multiarticulares que cruzam essas articulações, quando estiver aumentando a ADM de tornozelo e pé.

Dorsiflexão do tornozelo

Para aumentar a dorsiflexão do tornozelo com o joelho estendido, faça alongamento do músculo gastrocnêmio (Fig. 4.34).

Posicionamento das mãos e procedimento

- Segure o calcanhar (calcâneo) do paciente com uma mão, mantenha a articulação subtalar na posição neutra e posicione seu antebraço ao longo da superfície plantar do pé.
- Estabilize a face anterior da tíbia com sua outra mão.
- Faça dorsiflexão da articulação talocrural do tornozelo, puxando o calcâneo em uma direção inferior com seu polegar e dedos, enquanto aplica de forma suave uma pressão com seu antebraço em uma direção superior imediatamente proximal às cabeças dos metatarsais.

Para aumentar a dorsiflexão do tornozelo com o joelho flexionado, faça alongamento do músculo sóleo. Para eliminar o efeito do músculo gastrocnêmio biarticular, o joelho precisa ser flexionado. O posicionamento das mãos, a estabilização e a força de alongamento são as mesmas usadas para alongar o gastrocnêmio.

Precaução: ao alongar o músculo gastrocnêmio ou sóleo, evite colocar muita pressão contra as cabeças dos metatarsais e alongar o arco longo do pé. O alongamento excessivo do arco longo do pé pode causar um pé chato ou pé em "cadeira de balanço".

Flexão plantar do tornozelo

Para aumentar a flexão plantar do tornozelo.

Posicionamento das mãos e procedimento

- Apoie a face posterior da região distal da tíbia com uma mão.
- Segure o pé ao longo das áreas do tarso e metatarso.
- Aplique a força de alongamento na face anterior do pé e faça o máximo possível de flexão plantar do pé.

Inversão e eversão do tornozelo

Para aumentar a inversão e a eversão do tornozelo. A inversão e a eversão do tornozelo ocorrem na articulação subtalar como um componente de pronação e supinação. A mobilidade da articulação subtalar (com força apropriada) é particularmente importante para caminhar em superfícies irregulares.

Posicionamento das mãos e procedimento

- Estabilize o tálus, segurando com uma mão em posição distal em relação aos maléolos.
- Segure o calcâneo com a outra mão e mova-o medial e lateralmente na articulação subtalar.

Alongando músculos específicos de tornozelo e pé

Posicionamento das mãos e procedimento

- Estabilize a região distal da tíbia com sua mão proximal.
- Segure ao redor do pé com a outra mão e alinhe o movimento e a força em oposição à linha de tração dos tendões. Aplique a força de alongamento contra o osso onde o músculo se insere distalmente.
- *Para alongar o tibial anterior (que faz inversão e dorsiflexão do tornozelo)*: segure a face dorsal do pé através do tarso e metatarso e faça flexão plantar e abdução do pé.

- *Para alongar o tibial posterior (que faz flexão plantar e inversão do pé)*: segure a superfície plantar do pé ao redor do tarso e metatarso e faça dorsiflexão e abdução do pé.
- *Para alongar os fibulares (que fazem eversão do pé)*: segure a face lateral do pé no tarso e metatarso e faça a inversão do pé.

Flexão e extensão dos dedos do pé

Para aumentar a flexão e a extensão dos dedos do pé. É melhor alongar individualmente todos os músculos que estejam limitando a mobilidade nos dedos do pé. Com uma mão, estabilize o osso proximal à articulação que está restrita e, com a outra mão, mova a falange na direção desejada.

Pescoço e tronco

As técnicas de alongamento para aumentar a mobilidade das regiões cervical, torácica e lombar da coluna vertebral podem ser encontradas no Capítulo 16.

Técnicas de autoalongamento

Exemplos de técnicas de autoalongamento, realizadas de modo independente pelo paciente, após uma instrução apropriada, podem ser encontradas nos Capítulos 17 a 22 (membros superiores e inferiores) e Capítulo 16 (pescoço e tronco).

ATIVIDADES DE APRENDIZADO INDEPENDENTE

Pensamento crítico e discussão

1. Quais achados físicos do exame de um paciente levariam você a decidir que os exercícios de alongamento seriam uma intervenção apropriada?
2. Discuta as vantagens e as desvantagens de diferentes exercícios de alongamento, especificamente do alongamento manual, autoalongamento e alongamento mecânico. Em que circunstâncias um tipo de exercício seria uma escolha mais apropriada do que outro?
3. Discuta como as respostas dos tecidos contráteis e tecidos moles não contráteis influenciam a efetividade de um programa de atividades de alongamento.
4. Explique como fatores como intensidade, velocidade, duração e frequência de alongamento podem ser empregados para maximizar a efetividade do alongamento.
5. Discuta como a sua abordagem e aplicação do alongamento diferiria, ao desenvolver exercícios para um adulto jovem saudável com limitações na mobilidade do (a) ombro, (b) joelho ou (c) tornozelo em comparação com uma pessoa idosa com osteoporose e mobilidade limitada nas mesmas regiões.
6. Explique os procedimentos e a base teórica por trás de cada um dos seguintes tipos de inibição neuromuscular: MR, MR-CA, CR e CA. Em que circunstâncias você escolheria uma técnica e não a outra?
7. Escolha um vídeo popular de exercícios. Revise e critique os exercícios de flexibilidade do vídeo. Os exercícios de flexibilidade estavam apropriadamente distribuídos pelas regiões e articulações do corpo? Os exercícios eram executados com segurança e de forma correta? Os exercícios eram apropriados para a população-alvo?
8. O paciente frequenta aulas de Pilates há alguns meses, porém, está recebendo agora seus serviços de terapia para o tratamento de um estiramento crônico dos posteriores da coxa. Como você integraria a participação do paciente nessas aulas ao seu plano de atendimento?

Prática de laboratório

1. Alongue manualmente os principais grupos musculares dos membros superiores e inferiores que sejam *seguros* e *práticos* com o paciente em decúbito ventral, lateral e/ou sentado.
2. Considerando ações musculares individuais e suas linhas de tração, demonstre como alongar, de modo específico e completo, os seguintes músculos: peitoral maior, bíceps braquial, braquiorradial, braquial, tríceps, extensor ou flexor ulnar ou radial do carpo, flexor superficial ou profundo dos dedos, reto femoral *versus* iliopsoas, gastrocnêmio *versus* sóleo e o tibial anterior e posterior.
3. Ensine seu parceiro como alongar os principais grupos musculares dos membros superiores e inferiores, usando o peso do corpo ou uma munhequeira com peso como força de alongamento. Tenha o cuidado de incluir, sempre que possível, procedimentos efetivos de estabilização para essas técnicas de alongamento.
4. Usando as técnicas de FNP manutenção-relaxamento ou contração-relaxamento e a contração do agonista com manutenção-relaxamento, alongue pelo menos dois grandes grupos musculares no ombro, cotovelo, punho, quadril, joelho e tornozelo. Tenha o cuidado de posicionar, alinhar e estabilizar apropriadamente o seu parceiro.
5. Elabore uma série efetiva e eficiente de exercícios de autoalongamento que uma pessoa que trabalha em um escritório, a maior parte do dia, possa incorporar na rotina domiciliar diária de preparo físico. Demonstre e ensine cada exercício de autoalongamento para o seu parceiro de laboratório.
6. Identifique uma atividade recreativa/esportiva da qual seu parceiro goste e elabore e demonstre um programa de exercícios de autoalongamento para preparar seu parceiro para essa atividade.
7. Elabore um programa de exercícios de relaxamento progressivo para o relaxamento corporal total. Então, implemente essa sequência de treinamento de relaxamento com seu parceiro.

REFERÊNCIAS BIBLIOGRÁFICAS

1. Akagi, R, and Takahashi, H: Effect of a 5-week static stretching program on hardness of the gastrocnemius muscle. Scand J Med Sci Sports 24: 950–957, 2014.
2. American College of Sports Medicine: ACSM's Resource Manual for Guidelines for Exercise Testing and Prescription, ed. 6. Baltimore: Wolters Kluwer/Lippincott Williams & Wilkins, 2010.
3. American Physical Therapy Association: Guide to Physical Therapist Practice, 3.0. Available at: http://guidetoptpractice.apta.org. Accessed March 2015.
4. Amundsen, LR: The effect of aging and exercise on joint mobility. Orthop Phys Ther Clin North Am 2:241, 1993.
5. Amundsen, LR: Effects of age on joints and ligaments. In Kauffman, TL (ed): Geriatric Rehabilitation Manual. New York: Churchill Livingstone, 1999, pp 14–16.
6. Anderson, BD, and Spector, A: Introduction to Pilates-based rehabilitation. Orthop Phys Ther Clin North Am 9:395–411, 2000.
7. Bandy, W, Irion, J, and Briggler, M: The effect of time and frequency of static stretch on flexibility of the hamstring muscle. Phys Ther 77: 1090–1096, 1997.
8. Bandy, W, Irion, J, and Briggler, M: The effect of static stretch and dynamic range of motion training on the flexibility of the hamstring muscles. J Orthop Sports Phys Ther 27(4):295–300, 1998.
9. Behm, DG, and Chaouachi, A: A review of the acute effects of static and dynamic stretching on performance. Eur J Appl Physiol 111: 2633–2651, 2011.
10. Beissner, KL, Collins JE, and Holmes, H: Muscle force and range of motion as predictors of function in older adults. Phys Ther 80:556–563, 2000.
11. Benjamin, PJ, and Lamp, SP: Understanding Sports Massage. Champaign, IL: Human Kinetics, 1996.
12. Blanton, S, Grissom, SP, and Riolo, L: Use of a static adjustable ankle-foot orthosis following tibial nerve block to reduce plantar-flexion contracture in an individual with brain injury. Phys Ther 82(11):1087–1097, 2002.
13. Bloomfield, SA: Changes in musculoskeletal structure and function with prolonged bed rest. Med Sci Sports Exerc 29:197–206, 1997.
14. Boakes, JL, et al: Muscle adaptation by serial sarcomere addition 1 year after femoral lengthening. Clin Orthop Rel Res 456:250–253, 2007.
15. Bonutti, PM, et al: Static progressive stretch to re-establish elbow range of motion. Clin Orthop 303:128–134, 1994.
16. Boone, L, Ingersoll, CD, and Cordova, ML: Passive hip flexion does not increase during or following ultrasound treatment of the hamstring muscle. Sports Med Training Rehabil 9(3):189–198, 2000.
17. Booth, FW: Physiologic and biochemical effects of immobilization on muscle. Clin Orthop 219:15–20. 1994.
18. Brach, J, and Van Swearingen, JM: Physical impairment and disability: relationship to performance of activities of daily living in community-dwelling older men. Phys Ther 82:752–761, 2002.
19. Butler, DS: The Sensitive Nervous System. Adelaide, Australia: Noigroup Publications, 2000.
20. Cantu, RI, and Grodin, AJ: Myofascial Manipulation: Theory and Clinical Application, ed. 2. Gaithersburg, MD: Aspen, 2001.
21. Chaitow, L: Muscle Energy Techniques, ed. 3. St. Louis: Elsevier, 2007.
22. Chalmers, G: Re-examination of the possible role of the Golgi tendon organ and muscle spindle reflexes in proprioceptive neuromuscular facilitation muscle stretching. Sports Biomech 3:159–183, 2004.
23. Chandler, JM: Understanding the relationship between strength and mobility in frail elder persons: A review of the literature. Top Geriatr Rehabil 11:20–37, 1996.
24. Chleboun, G: Muscle structure and function. In Levangie, PK, and Norkin, CC (eds): Joint Structure and Function: A Comprehensive Analysis, ed. 5. Philadelphia: FA Davis, 2011, pp 108–137.
25. Cipriani, D, Abel, B, and Purrwitz, D: A comparison of two stretching protocols on hip range of motion: implications for total daily stretch duration. J Strength Cond Res 17:274–278, 2003.
26. Clark, MA: Muscle energy techniques in rehabilitation. In Prentice, WE, and Voight, ML (eds): Techniques in Musculoskeletal Rehabilitation. New York: McGraw-Hill, 2001, pp 215–223.
27. Clark, S, et al: Effects of ipsilateral anterior thigh soft tissue stretching on passive unilateral straight leg raise. J Orthop Sports Phys Ther 29(1): 4–9, 1999.
28. Condon, SN, and Hutton, RS: Soleus muscle electromyographic activity and ankle dorsiflexion range of motion during four stretching procedures. Phys Ther 67:24–30, 1987.
29. Cornelius, WL, Jensen, RL, and Odell, ME: Effects of PNF stretching phases on acute arterial blood pressure. J Appl Physiol 20:222–229, 1995.
30. Cramer, JT, et al: An acute bout of static stretching does not affect max- imal eccentric isokinetic peak torque, the joint angle at peak torque, mean power, electromyography, or mechanomyography. J Orthop Sports Phys Ther 37(3):130–139, 2007.
31. Culav, EM, Clark, CH, and Merrilees, MJ: Connective tissue matrix composition and its relevance to physical therapy. J Orthop Sports Phys Ther 79:308–319, 1999.
32. Cummings, GS, Crutchfeld, CA, and Barnes, MR: Soft Tissue Changes in Contractures, vol 1. Atlanta: Stokesville, 1983.
33. Cummings, GS, and Tillman, LJ: Remodeling of dense connective tissue in normal adult tissues. In Currier, DP, and Nelson, RM (eds): Dynamics of Human Biologic Tissues. Philadelphia: FA Davis, 1992, pp 45–73.
34. Curwin, S: Joint structure and function. In Levangie, PK, and Norkin, CC (eds): Joint Structure & Function: A Comprehensive Analysis, ed. 5. Philadelphia: FA Davis, 2011, pp 64–107.
35. Cyriax, J: Textbook of Orthopedic Medicine: Treatment by Manipulation, ed. 11. Philadelphia: WB Saunders, 1984.
36. Davis, DS, et al: The effectiveness of 3 proprioceptive neuromuscular facilitation stretching techniques on the flexibility of the hamstring muscle group. J Orthop Sports Phys Ther 34(1):33A–34A, 2004.
37. Dean, BJF, et al: The risks and benefits of glucocorticoid treatment for tendinopathy: a systematic review of the effects of local glucocorticoid on tendon. Sem Arthritis Rheum 43:570–576, 2014.
38. Decoster, LC, et al: The effect of hamstring stretching on range of motion: a systematic literature review. J Orthop Sports Phys Ther 35: 377–387, 2005.
39. DeDeyne, PG: Application of passive stretch and its implications for muscle fibers. Phys Ther 81(2):819–827, 2001.
40. DeDomenico, G, and Wood, EC: Beard's Massage, ed. 4. Philadelphia: WB Saunders, 1997.
41. Dennis, JK, and McKeough, DM: Mobility. In May, BJ (ed): Home Health and Rehabilitation: Concepts of Care. Philadelphia: FA Davis, 1999, pp 109–143.
42. de Vries, HA: Evaluation of static stretching procedures for improvement of flexibility. Res Q 33:222–229, 1962.
43. de Weijer, VC, Gorniak, GC, and Shamus, E: The effect of static stretch and warm-up exercise on hamstring length over the course of 24 hours. J Orthop Sports Phys Ther 33(12):727–732, 2003.
44. Donatelli, R, and Owens-Burkhart, H: Effects of immobilization on the extensibility of periarticular connective tissue. J Orthop Sports Phys Ther 3:67–72, 1981.
45. Draper, DO, and Richard, MD: Rate of temperature decay in human muscle following 3 MHz ultrasound: the stretching window revealed. J Athletic Training 30:304–307, 1996.
46. Draper, DO, et al: Shortwave diathermy and prolonged stretching increase hamstring flexibility more than prolonged stretching alone. J Orthop Sports Phys Ther 34(1):13–20, 2004.
47. Dutton, M: Orthopedic Examination, Evaluation, and Intervention, ed. 4. New York: McGraw-Hill, 2004, pp 521-556.

48. Ellerin, BE, et al: Current therapy in the management of heterotopic ossification of the elbow: a review with case studies. Am J Phys Med Rehabil 78(3):259–271, 1999.

49. Engel, JM: Relaxation and related techniques. In Hertling, D, and Kessler, RM (eds): Management of Common Musculoskeletal Disorders, ed. 4. Philadelphia: Lippincott Williams and Wilkins, 2006, pp 261–266.

50. Etnyre, BR, and Abraham, LD: Gains in range of ankle dorsiflexion using three popular stretching techniques. Am J Phys Med 65:189–196, 1986.

51. Euhardy, R: Contracture. In Kauffman, TL (ed): Geriatric Rehabilitation Manual. New York: Churchill-Livingstone, 1999, pp 77–80.

52. Feland, JB, et al: The effect of duration of stretching of the hamstring muscle group for increasing range of motion in people aged 65 years or older. Phys Ther 81(5):1110–1117, 2001.

53. Feldenkrais, M: Awareness Through Movement. New York: Harper & Row, 1985.

54. Fletcher, IM: The effect of different dynamic stretch velocities on jump performance. Eur J Appl Physiol 109:491–498, 2010.

55. Flitney, FW, and Hirst, DG: Cross-bridge detachment and sarcomere "give" during stretch of active frog's muscle. J Physiol 276:449–465, 1978.

56. Fowles, JR, Sale, DG, and MacDougall, JD: Reduced strength after passive stretch of the human plantarflexors. J Appl Physiol 89:1179–1188, 2000.

57. Fukami, Y, and Wilkinson, RS: Responses of isolated Golgi tendon organs of the cat. J Physiol 265:673–689, 1977.

58. Gilchrist, J, et al: A randomized controlled trial to prevent noncontact anterior cruciate ligament injury in female college soccer players. Am J Sports Med 36(8):1476–1483, 2008.

59. Godges, JJ, MacRae, PG, and Engelke, KA: Effects of exercise on hip range of motion, trunk muscle performance, and gait economy. Phys Ther 73: 468–477, 1993.

60. Guyton, AC, and Hall, JE: Textbook of Medical Physiology, ed. 13. Philadelphia: WB Saunders, 2016, pp 75-93.

61. Halbertsma, JPK, et al: Repeated passive stretching: acute effect on the passive muscle moment and extensibility of short hamstrings. Arch Phys Med Rehabil 80:407–414, 1999.

62. Halkovich, LR, et al: Effect of Fluori-Methane® spray on passive hip flexion. Phys Ther 61:185–189, 1981.

63. Hanten, WP, and Chandler, SD: The effect of myofascial release leg pull and sagittal plane isometric contract-relax technique on passive straight- leg raise angle. J Orthop Sports Phys Ther 20:138–144, 1994.

64. Hengeveld, E, and Banks, K: Maitland's Peripheral Manipulation, ed. 5. Oxford, UK: Butterworth Heinemann, 2014, pp 1-87.

65. Henricson, AS, et al: The effect of heat and stretching on range of hip motion. J Orthop Sports Phys Ther 6(2):110–115, 1984.

66. Herbert, LA: Preventative stretching exercises for the workplace. Orthop Phys Ther Pract 11:11, 1999.

67. Herbert, RD, Gabriel, M: Effects of stretching before and after exercising on muscle soreness and risk of injury: Systematic review. BMJ 325:468–472, 2002.

68. Herbert, RD, de Noronha, M, and Kamper, SJ: Stretching to prevent or reduce muscle soreness after exercise. Cochrane Database of Systematic Reviews 7:1–48, 2011.

69. Hertling, D: Soft tissue manipulations. In Hertling, D, and Kessler, RM (eds): Management of Common Musculoskeletal Disorders, ed. 4. Philadelphia: Lippincott Williams & Wilkins, 2006, pp 179–259.

70. Hertling, D, and Kessler, RM: Introduction to manual therapy. In Hertling, D, and Kessler, RM (eds): Management of Common Musculoskeletal Disorders, ed. 4. Philadelphia: Lippincott Williams & Wilkins, 2006, pp 112–132.

71. Hulton, RS: Neuromuscular basis of stretching exercise. In Komi, PV (ed): Strength and Power in Sports. Boston: Blackwell Scientific, 1992, pp 29–38.

72. Ito, CS: Conservative management of joint deformities and dynamic posturing. Orthop Phys Ther Clin N Am 2(1):25–38, 1993.

73. Iyer, MB, Mitz, AR, and Winstein, C: Motor 1: lower centers. In Cohen, H (ed): Neuroscience for Rehabilitation. Philadelphia: Lippincott Williams & Wilkins, 1999, pp 209–242.

74. Jacobson, E: Progressive Relaxation. Chicago: University of Chicago Press, 1929.

75. Jansen, CM, et al: Treatment of a knee contracture using a knee orthosis incorporating stress-relaxation techniques. Phys Ther 76(2):182–186, 1996.

76. Johnson, AW, et al: Hamstring flexibility increases the same with 3 or 9 repetitions of stretching held for a total time of 90 s. Phys Ther Sport 15:101–105, 2014.

77. Jokl, P, and Konstadt, S: The effect of limb immobilization on muscle function and protein composition. Clin Orthop 174:222–229, 1983.

78. Kaltenborn, FM: The Kaltenborn Method of Examination and Treatment, Vol 1: The Extremities, ed. 5. Oslo: Olaf Norlis Bokhandel, 1999.

79. Kannus, P, et al: The effects of training, immobilization and remobilization on musculoskeletal tissue. I. Training and immobilization. Scand J Med Sci Sports 2:100–118, 1992.

80. Kannus, P, et al: The effects of training, immobilization and remobiliza- tion on musculoskeletal tissue. II. Remobilization and prevention of immobilization atrophy. Scand J Med Sci Sports 2:164–176, 1992.

81. Keays, KS, et al: Effects of Pilates exercises on shoulder range of motion, pain, mood, and upper extremity function in women living with breast cancer: A pilot study. Phys Ther 88:494–510, 2008.

82. Kendall, F, et al: Muscles, Testing and Function: With Posture and Pain, ed. 5. Philadelphia: Lippincott Williams & Wilkins, 2005.

83. Knight, CA, et al: Effect of superficial heat, deep heat, and active exercise warm-up on the extensibility of the plantar flexors. Phys Ther 81(6): 1206–1214, 2001.

84. Kokkonen, J, et al: Chronic static stretching improves exercise performance. Med Sci Sports Exerc 39(10):1825–1831, 2007.

85. Konrad, A, and Tilp, M: Increased range of motion after static stretching is not due to changes in muscle and tendon structures. Clin Biomech 29: 636–642, 2014.

86. Kubo, K, et al: Measurement of viscoelastic properties of tendon structures in vivo. Scand J Med Sci Sports 12(1):3–8, 2002.

87. Law, RYW, et al: Stretch exercises increase tolerance to stretch in patients with chronic musculoskeletal pain: A randomized, controlled trial. Phys Ther 89(10):1016–1026, 2009.

88. Lehmann, JF, and DeLateur, BJ: Therapeutic heat. In Lehmann, JF (ed): Therapeutic Heat and Cold, ed. 4. Baltimore: Williams & Wilkins, 1990.

89. Lentell, G, et al: The use of thermal agents to influence the effectiveness of a low-load prolonged stretch. J Orthop Sports Phys Ther 16(5): 200–207, 1992.

90. Lieber, RL: Skeletal Muscle Structure, Function, and Plasticity: The Physiological Basis of Rehabilitation, ed. 3. Philadelphia: Wolters Kluwer/Lippincott Williams & Wilkins, 2010.

91. Lieber, RL, and Boodine-Fowler, SC: Skeletal muscle mechanisms: implications for rehabilitation. Phys Ther 73:844–856, 1993.

92. Light, KE, et al: Low-load prolonged stretch vs. high-load brief stretch in treating knee contractures. Phys Ther 64(3):330–333, 1984.

93. Liston, C: Specialized systems of massage. In De Domenico, G, and Wood, EC (eds): Beard's Massage, ed. 4. Philadelphia: WB Saunders, 1997, pp 163–171.

94. Lundy-Ekman, L: Neuroscience: Fundamentals for Rehabilitation, ed. 2. Philadelphia: WB Saunders, 2002.

95. Macefield, G, et al: Decline in spindle support to alpha motoneurons during sustained voluntary contractions. J Physiol 440:497–512, 1991.

96. Maganaris, CN: Tensile properties of in vivo human tendinous tissue. J Biomech 35(8):1019–1027, 2002.

97. Magnusson, SP, et al: Biomechanical responses to repeated stretches in human hamstring muscle in vivo. Am J Sports Med 24:622–628, 1996.

98. Magnusson, SP, et al: A mechanism for altered flexibility in human skeletal muscle. J Physicol 497:291–298, 1996.

99. Magnusson, SP, et al: Mechanical and physical responses to stretching with and without pre-isometric contraction in human skeletal muscle. Arch Phys Med Rehabil 77:373–378, 1996.

100. McClure, M: Exercise and training for spinal patients. Part B. Flexibility training. In Basmajian, JV, and Nyberg, R (eds): Rational Manual Ther- apies. Baltimore: Williams & Wilkins, 1993, p 359.

101. McClure, PW, Blackburn, LG, and Dusold, C: The use of splints in the treatment of stiffness: biologic rationale and an algorithm for making clinical decisions. Phys Ther 74:1101–1107, 1994.

102. McHugh, MP, et al: Viscoelastic stress relaxation in human skeletal muscle. Med Sci Sports Exerc 24:1375–1381, 1992.

103. McNair, PJ, et al: Stretching at the ankle joint: viscoelastic respons- es to hold and continuous passive motion. Med Sci Sports Exerc 33: 354–358, 2001.

104. Monroe, LG: Motion restrictions. In Cameron, MH (ed): Physical Agents in Rehabilitation, ed. 2. Philadelphia: WB Saunders, 2003, pp 111–128.

105. Morse, CI, et al: The acute effects of stretching on the passive stiffness of the human gastrocnemius muscle-tendon unit. J Physiol 586:97–106, 2008.

106. Mueller, MJ, and Maluf, KS: Tissue adaptation to physical stress: A proposed "physical stress theory" to guide physical therapist practice, education, and research. Phys Ther 82(4):383–403, 2002.

107. Muir, IW, Chesworth, BM, and Vandervoort, AA: Effect of a static calf stretching exercise on resistive torque during passive ankle dor- siflexion in healthy subjects. J Orthop Sports Phys Ther 29:107–113, 1999.

108. Nakamura, M, et al: Acute effects of static stretching on muscle hardness of the medial gastrocnemius muscle belly in humans: An ultrasonic shear wave elastography study. Ultrasound Med Biol 40(9):1991–1997, 2014.

109. Nelson, AG, et al: Acute effects of passive muscle stretching on sprint performance. J Sports Sci 23:449–454, 2005.

110. Nelson, RT, and Bandy, WD: Eccentric training and static stretching improve hamstring flexibility of high school males. J Ath Training 39: 31–35, 2004.

111. Neuman, DA: Kinesiology of the Musculoskeletal System: Foundations for Rehabilitation, ed. 2. St. Louis: Mosby, 2010.

112. Noyes, FR: Functional properties of knee ligaments and alterations induced by immobilization. Clin Orthop 123:210–242, 1977.

113. Noyes, FR, et al: Advances in understanding of knee ligament in- jury, repair, and rehabilitation. Med Sci Sports Exerc 16:427–443, 1984.

114. Noyes, FR, et al: Biomechanics of ligament failure. J Bone Joint Surg Am 56:1406–1418, 1974.

115. Ostering, LR, et al: Differential response to proprioceptive neuro- muscular facilitation (PNF) stretch technique. Med Sci Sports Exerc 22: 106–111, 1990.

116. O'Sullivan, SB: Assessment of motor function. In O'Sullivan, SB, and Schmitz, TJ (eds): Physical Rehabilitation: Assessment and Treatment, ed. 4. Philadelphia: FA Davis, 2001, pp 177–212.

117. O'Sullivan, SB: Strategies to improve motor control and motor learn- ing. In O'Sullivan, SB, and Schmitz, TJ (eds): Physical Rehabilitation: Assess- ment and Treatment, ed. 4. Philadelphia: FA Davis, 2001, pp 363–411.

118. O'Sullivan, SB: Interventions to improve motor control and motor learning. In O'Sullivan, SB, and Schmitz, TJ (eds): Improving Func- tional Outcomes in Physical Rehabilitation. Philadelphia: FA Davis, 2010, pp 12–41.

119. Pearson, K, and Gordon, J: Spinal reflexes. In Kandel, ER, Schwartz, JH, and Jessell, TM (eds): Principles of Neural Science, ed. 4. New York: McGraw-Hill, 2000, pp 713–736.

120. Pope, RP, et al: A randomized trial of pre-exercise stretching for pre- vention of lower limb injury. Med Sci Sports Exerc 32:271–277, 2000.

121. Rennie, S, and Michlovitz, SL: Biophysical effects of temperature elevation. In Bellew, JW, Michlovitz, SL, and Nolan, TP (eds): Modalities for Therapeutic Intervention, ed. 6. Philadelphia: FA Davis, 2016, pp 62–68.

122. Roberts, JM, and Wilson, K: Effect of stretching duration on active and passive range of motion in the lower extremity. Br J Sports Med 33: 259–263, 1999.

123. Rose, S, et al: The stretching window, part two: rate of thermal decay in deep muscle following 1 MHz ultrasound. J Athletic Training 31: 139–143, 1996.

124. Rubini, EC, Costa, ALL, and Gomes, PSC: The effects of stretching on strength performance. Sports Med 37(3):213–224, 2007.

125. Ryan, ED, et al: The time course of musculotendinous stiffness re- sponses following different durations of passive stretching. J Orthop Sports Phys Ther 38(10):632–639, 2008.

126. Rydeard, R, Leger, A, and Smith, D: Pilates-based therapeutic exer- cise: effects on subjects with nonspecific, chronic low back pain and functional disability—a randomized controlled trial. J Orthop Sports Phys Ther 36(7):472–484, 2006.

127. Sainz de Baranda, P, and Ayala, F: Chronic flexibility improvement after 12 week of stretching program utilizing the ACSM recom- mendations: Hamstring flexibility. Int J Sports Med 31:389–396, 2010.

128. Schleip, R: Fascial plasticity—a new neurobiological explanation: part 1. J Bodywork Movement Ther 7(1):11–19, 2003.

129. Schultz, JH, and Luthe, W: Autogenic Training: A Psychophysiologic Approach in Psychotherapy. New York: Grune & Stratton, 1959.

130. Segal, NA, Hein, J, and Basford, JR: The effects of Pilates training on flexibility and body composition: an observational study. Arch Phys Med Rehabil 85:1977–1981, 2004.

131. Sharman, MJ, Creswell, AG, and Riek, S: Proprioceptive neuromus- cular facilitation stretching: mechanisms and clinical implications. Sports Med 36:929–939, 2006.

132. Shehab, R, et al: Pre-exercise stretching and sports-related injuries: Knowledge, attitudes, and practices. Clin J Sports Med 16:228–231, 2006.

133. Shrier, I: Does stretching improve performance? A systematic and critical review of the literature. Clin J Sport Med 14:267–273, 2004.

134. Smith, E, and Smith, K: Pilates for Rehab: A Guidebook for Integrating Pilates in Patient Care. Minneapolis, MN: OPTP, 2005.

135. Starring, DT, et al: Comparison of cyclic and sustained passive stretch- ing using a mechanical device to increase resting length of hamstring muscles. Phys Ther 68:314–320, 1988.

136. Sullivan, PE, and Markos, PD: Clinical Decision Making in Therapeutic Exercise. Norwalk, CT: Appleton & Lange, 1995.

137. Tabary, JC, et al: Physiological and structural changes in the cat soleus muscle due to immobilization at different lengths by plaster casts. J Physiol (Lond) 224:231–244, 1972.

138. Tappan, FM, and Benjamin, PJ: Tappan's Handbook of Healing Massage Techniques. Stamford, CT: Appleton & Lange, 1998.

139. Taylor, BF, Waring, CA, and Brashear, TA: The effects of therapeutic heat or cold followed by static stretch on hamstring muscle length. J Orthop Sports Phys Ther 21:283–286, 1995.

140. Thacker, SB, et al: The impact of stretching on sports injury risk: A sys- tematic review of the literature. Med Sci Sports Exerc 36:371–378, 2004.

141. Thompson, LV: Skeletal muscle adaptations with age, inactivity, and therapeutic exercise. J Orthop Sports Phys Ther 32(2):33–57, 2002.

142. Thornton, GM, Schwab, TD, and Oxland, TR: Fatigue is more dam- aging than creep in ligament revealed by modulus reduction and residual strength. Ann Biomed End 35(10):1713–1721, 2007.

143. Threlkeld, AJ: The effects of manual therapy on connective tissue. Phys Ther 72:893–902, 1992.

144. Tiidus, PM: Manual massage and recovery of muscle function fol- lowing exercise: A literature review. J Orthop Sports Phys Ther 25:107–112, 1997.

145. Tillman, LJ, and Cummings, GS: Biologic mechanisms of connective tissue mutability. In Currier, DP, Nelson, RM (eds): Dynamics of Human Biologic Tissues. Philadelphia: FA Davis, 1992, p 1–44.

146. Townsend, MC: Psychiatric Mental Health Nursing: Concepts of Care, ed. 3. Philadelphia: FA Davis, 2000.

147. Travell, JG, and Simons, DG: Myofascial Pain and Dysfunction Trigger Point Manuals, vol 2. Baltimore: Williams & Wilkins, 1992.

148. Voss, DE, Ionla, MK, and Myers, BJ: Proprioceptive Neuromuscular Facilitation, ed. 3. Philadelphia: Harper & Row, 1985.

149. Walker, SM: Delay of twitch relaxation induced by stress and stress relaxation. J Appl Physiol 16:801–806, 1961.

150. Warren, CG, Lehmann, JF, and Koblanski, JN: Elongation of rat tail tendon: effect of load and temperature. Arch Phys Med Rehabil 52: 465–474, 1971.

151. Webright, WG, Randolph, BJ, and Perin, DH: Comparison of nonballistic active knee extension in neural slump position and static stretch techniques on hamstring flexibility. J Orthop Sports Phys Ther 26: 7–13, 1997.

152. Weppler, CH, and Magnuson, SP: Increasing muscle extensibility: a matter of increasing length or modifying sensation. Phys Ther 90(3): 438–449, 2010.

153. Wessel, J, and Wan, A: Effect of stretching on intensity of delayed-onset muscle soreness. J Sports Med 2:83–87, 1994.

154. Wessling, KC, Derane, DA, and Hylton, CR: Effect of static stretch vs. static stretch and ultrasound combined on triceps surae muscle extensibility in healthy women. Phys Ther 67:674–679, 1987.

155. Wilkinson, A: Stretching the truth: A review of the literature on muscle stretching. Aust J Physiother 38:283–287, 1992.

156. Willy, RW, et al: Effect of cessation and resumption of static hamstring muscle stretching on joint range of motion. J Orthop Sports Phys Ther 31:138–144, 2001.

157. Wilson, E, et al: Muscle energy techniques in patients with acute low back pain: a pilot clinical trial. J Orthop Sports Phys Ther 33(9): 502–512, 2003.

158. Winters, MV, et al: Passive versus active stretching of hip flexor muscles in subjects with limited hip extension: a randomized clinical trial. Phys Ther 84(9):800–807, 2004.

159. Witvrouw, E, et al: Muscle flexibility as a risk factor for developing muscle injuries in male professional soccer players: a prospective study. Am J Sports Med 31:41–46, 2003.

160. Wong, K, Trudel, G, and Laneuville, O: Noninflammatory joint contractures arising from immobility: animal models to future treatments. BioMed Res Int, 2015, Article ID 848290, 6 pages, http://dx.doi.org/ 10.1155/2015/848290.

161. Youdas, JW, et al: The effect of static stretching of the calf muscle-tendon unit on active ankle dorsiflexion range of motion. J Orthop Sports Phys Ther 33(7):408–417, 2003.

162. Youdas, JW, et al: The influence of gender and age on hamstring muscle length in healthy adults. J Orthop Sports Phys Ther 35(4): 246–252, 2005.

163. Zachazewski, JE: Flexibility in sports. In Sanders, B (ed): Sports Physical Therapy. Norwalk, CT, Appleton & Lange, 1990, pp 201–229.

Mobilização/manipulação das articulações periféricas

Carolyn Kisner, PT, MS

■ **Princípios da mobilização/manipulação articular 138**

DEFINIÇÃO DOS TERMOS 138
Mobilização/manipulação 138
Automobilização 138
Mobilização com movimento 139
Movimentos fisiológicos 139
Movimentos acessórios 139
Posição de repouso 139
Manipulação sob anestesia 139
Energia muscular 139

CONCEITOS BÁSICOS DO MOVIMENTO ARTICULAR:
ARTROCINEMÁTICA 139
Formas articulares 139
Tipos de movimento 139
Alongamento passivo–angular *versus* alongamento com
    deslizamento articular 142
Outros movimentos acessórios que afetam a articulação 142
Efeitos da mobilização articular 143

INDICAÇÕES E LIMITAÇÕES PARA O USO DA MOBILIZAÇÃO/
MANIPULAÇÃO ARTICULAR 143
Dor, mecanismo de defesa muscular e espasmo 143
Hipomobilidade articular reversível 143
Falhas de posicionamento/subluxações 143
Limitação progressiva 143
Imobilidade funcional 143
Limitações das técnicas de mobilização/manipulação
    articular 144

CONTRAINDICAÇÕES E PRECAUÇÕES 144
Hipermobilidade 144
Derrame articular 144
Inflamação 144
Condições que requerem precauções especiais para o
    alongamento 144

PROCEDIMENTOS PARA APLICAÇÃO DE TÉCNICAS DE MOBILIZAÇÃO
ARTICULAR PASSIVA 145
Exame e avaliação 145
Documentação 145
Graus ou dosagens de movimento nas técnicas suaves e em
    alta velocidade 146
Posicionamento e estabilização 147
Direção e alvo da força de tratamento 148

Início e progressão do tratamento 148
Resposta do paciente 149
Programa total 149

MOBILIZAÇÃO COM MOVIMENTO: PRINCÍPIOS DE APLICAÇÃO 149
Princípios e aplicação de MM na prática clínica 150
Resposta e progressão do paciente 150
Base teórica 150

■ **Técnicas de mobilização articular periférica 151**

COMPLEXO DO OMBRO 151
Articulação glenoumeral 151
Articulação acromioclavicular 155
Articulação esternoclavicular 156
Mobilização de tecidos moles na região escapulotorácica 156

COTOVELO E COMPLEXO DO ANTEBRAÇO 157
Articulação umeroulnar 157
Articulação umerorradial 159
Articulação radiulnar proximal 160
Articulação radiulnar distal 160

COMPLEXO DO PUNHO E MÃO 161
Articulação radiocarpal 161
Articulações carpometacarpais e intermetacarpais dos dedos
    II–V 163
Articulação carpometacarpal do polegar 164
Articulações metacarpofalângicas e interfalângicas dos
    dedos 164

ARTICULAÇÃO DO QUADRIL 166

COMPLEXO ARTICULAR DO JOELHO 168
Articulações tibiofemorais 168
Articulação patelofemoral 170

ARTICULAÇÕES DA PERNA E TORNOZELO 171
Articulações tibiofibulares 171
Articulação talocrural (articulação superior do tornozelo) 172
Articulação subtalar (talocalcânea), compartimento
    posterior 173
Articulações intertarsais e tarsometatarsais 174
Articulações intermetatarsais, metatarsofalângicas e
    interfalângicas 176

ATIVIDADES DE APRENDIZADO INDEPENDENTE 176

A *mobilização articular*, também conhecida como manipulação, refere-se às técnicas de terapia manual usadas para modular a dor e tratar as disfunções articulares que limitam a amplitude de movimento (ADM), abordando especificamente alterações na mecânica articular. A mecânica articular pode estar alterada em razão de dor, mecanismo de defesa muscular, derrame articular, contraturas ou aderências nas cápsulas articulares ou ligamentos de suporte, ou movimentos articulares aberrantes. As técnicas de alongamento com mobilização articular diferem das outras formas de alongamento passivo ou autoalongamento (descritas no Cap. 4) por abordarem especificamente as restrições do tecido capsular, reproduzindo a mecânica articular normal e, ao mesmo tempo, minimizando sobrecargas compressivas anormais na cartilagem articular.[17]

Historicamente, mobilização era o termo preferido quando os terapeutas começaram a usar técnicas articulares passivas especiais, pois mobilização tinha uma conotação menos agressiva do que manipulação. As técnicas bruscas feitas em alta velocidade (BAV), tipicamente chamadas de manipulação, não eram ensinadas de modo universal nem usadas pela maioria dos profissionais. Contudo, com o aumento no nível de educação[3,5] e a prática atual da fisioterapia,[2] tanto as técnicas de manipulação suaves quanto aquelas feitas em alta velocidade passaram a ser habilidades aprendidas pelos terapeutas e usadas com segurança em muitos locais de prática. Os textos do *Manipulation education manual for physical therapist professional degree programs*[2] e do *Guide to physical therapist practice*[8] combinam os termos "mobilização" e "manipulação", de modo a demonstrar seu uso comum.

Um editorial[25] descreveu problemas com o uso dos termos como se fossem sinônimos, sem definições claras. Os autores citaram confusões na interpretação de pesquisas e na descrição de desfechos quando as técnicas usadas não eram definidas de modo claro. Eles também indicaram uma possível confusão na comunicação entre os pacientes e as fontes de referência. É, portanto, fundamental que o profissional compreenda e defina com clareza as características das técnicas usadas ao referir-se às técnicas de manipulação.

Neste texto, os termos "mobilização" e "manipulação" serão usados como sinônimos, sendo feita distinção entre técnicas suaves e em alta velocidade (*thrust*). A seção de procedimentos deste capítulo descreve a documentação e a importância de identificar-se a velocidade, amplitude e direção da aplicação da força, assim como o alvo, o movimento estrutural relativo e a posição do paciente, sempre que se referir às técnicas de intervenção usando mobilização/manipulação.[24] Essa informação deverá ser usada em toda a documentação e comunicação, de modo a minimizar as discrepâncias na interpretação dos desfechos.

Para que as técnicas de mobilização/manipulação articular sejam usadas efetivamente como tratamento, o profissional precisa conhecer e ser capaz de examinar a anatomia, a artrocinemática e a patologia dos sistemas neurológico e musculoesquelético, e identificar quando essas técnicas são indicadas ou quando outras técnicas seriam mais efetivas para recuperar a mobilidade perdida. O uso indiscriminado de técnicas articulares, quando não indicadas, pode causar dano às articulações do paciente. Os autores afirmam que, antes de aprender as técnicas aqui apresentadas, o estudante ou fisioterapeuta deve ter feito (ou estar fazendo) um curso de exame e avaliação ortopédica; assim, será capaz de escolher técnicas apropriadas e seguras para tratar a limitação funcional do paciente. Podem ser consultadas várias fontes para estudo adicional dos procedimentos de exame e avaliação.[6,12,17,20] Quando indicadas, as técnicas de mobilização articular são um meio seguro e efetivo de restaurar ou manter a mobilidade intra-articular e podem também ser usadas para tratar a dor.[12,17]

■ Princípios da mobilização/manipulação articular

DEFINIÇÃO DOS TERMOS

Mobilização/manipulação

Como apresentado nos parágrafos iniciais, mobilização e manipulação são duas palavras com o mesmo significado[3,21] e, portanto, podem ser usadas como sinônimos. Em geral, são técnicas de terapia manual passiva que exigem habilidade, podendo ser aplicadas às articulações e aos tecidos moles com velocidades e amplitudes variadas, usando movimentos fisiológicos ou acessórios com fins terapêuticos. As velocidades e amplitudes podem variar de uma força de pequena amplitude aplicada com alta velocidade até uma força de grande amplitude aplicada lentamente; ou seja, há um *continuum* de intensidades e velocidades no qual a técnica pode ser aplicada.[12,17]

Movimento em alta velocidade (**thrust**). *Thrust* refere-se a técnicas em alta velocidade e curta amplitude.[12,30] O movimento é realizado no final do limite patológico da articulação e visa a alterar as relações de posicionamento, soltar aderências ou estimular receptores articulares.[30] Limite patológico significa o final da ADM disponível quando há restrição.

Observação: os termos *thrust* e manipulação são muitas vezes usados como sinônimos,[4] porém, com a tendência de usar o termo manipulação referindo-se a todas as técnicas manipulativas, inclusive aquelas suaves, este texto fará distinção entre eles.

Automobilização

Automobilização refere-se às técnicas de autoalongamento que usam especificamente tração articular ou deslizamentos, direcionando a força de alongamento para a cápsula articular. Quando indicadas, essas técnicas são descritas nos capítulos que abordam regiões específicas do corpo.

Mobilização com movimento

Mobilização com movimento (MM) é a aplicação concorrente de uma mobilização acessória sustentada (realizada por um fisioterapeuta) e um movimento fisiológico ativo até o final da amplitude (executado pelo paciente). Uma pressão adicional passiva, ou alongamento, no final da amplitude, é então aplicada sem o obstáculo da dor. As técnicas são sempre aplicadas no sentido livre de dor e são descritas como a correção do curso articular decorrente de uma falha de posicionamento.[23,26] Essas técnicas foram descritas originalmente por Brian Mulligan, da Nova Zelândia.[26] As técnicas de MM relacionadas a regiões específicas das articulações periféricas estão descritas nos Capítulos 17 a 22.

Movimentos fisiológicos

Movimentos fisiológicos são aqueles que o paciente pode fazer voluntariamente (ou seja, os movimentos clássicos ou tradicionais, como flexão, abdução e rotação). O termo *osteocinemática* é usado para descrever esses movimentos dos ossos.[13]

Movimentos acessórios

Movimentos acessórios são aqueles que ocorrem dentro da articulação e dos tecidos adjacentes, sendo necessários para atingir a ADM normal, porém não podem ser feitos ativamente pelo paciente.[30] Termos relacionados aos movimentos acessórios são *movimentos componentes e mobilidade intra-articular.*

Movimentos componentes. São aqueles que acompanham o movimento ativo, porém não estão sob controle voluntário. O termo é geralmente utilizado como sinônimo de movimento acessório. Por exemplo, movimentos como a rotação da escápula para cima e a rotação da clavícula, que ocorrem com a flexão do ombro, e a rotação da fíbula, que ocorre com os movimentos do tornozelo, são movimentos componentes.

Mobilidade intra-articular. Descreve os movimentos que ocorrem entre as superfícies articulares e também a distensibilidade, ou o quanto a cápsula articular "cede", permitindo que os ossos se movam. Esses movimentos são necessários para o funcionamento articular normal ao longo da ADM e podem ser demonstrados passivamente, mas não podem ser feitos de modo ativo pelo paciente.[30] Os movimentos incluem separação, deslizamento, compressão, rolamento e giro das superfícies articulares. O termo *artrocinemática* é usado para descrever esses movimentos das superfícies ósseas dentro da articulação.[13]

Observação: os procedimentos para separar ou deslizar as superfícies articulares que visam a diminuir a dor ou restaurar a mobilidade intra-articular são as técnicas fundamentais de mobilização articular descritas neste livro.

Posição de repouso

Posição de repouso, posição relaxada ou posição frouxa são termos que descrevem a posição da articulação em que é possível sua maior mobilidade; ou seja, em que a menor quantidade de tensão incide na cápsula articular e ligamentos de suporte. Normalmente, essa posição é utilizada para testar a mobilidade intra-articular e para a aplicação do tratamento inicial de mobilização.

Manipulação sob anestesia

A manipulação sob anestesia é um procedimento usado para restaurar a ADM completa, liberando as aderências em torno de uma articulação com o paciente anestesiado. A técnica pode ser um movimento em alta velocidade (*thrust*) ou um alongamento passivo que utiliza movimentos fisiológicos ou acessórios. Os terapeutas podem auxiliar os cirurgiões na aplicação dessas técnicas especializadas na sala cirúrgica e continuar com o atendimento subsequente.

Energia muscular

As técnicas de energia muscular usam a contração ativa dos músculos profundos que se inserem próximo à articulação e cuja linha de tração pode causar o movimento acessório desejado. A técnica requer que o fisioterapeuta proporcione a estabilização do segmento no qual a parte distal do músculo se insere. É dado um comando para a contração isométrica do músculo, que causa o movimento acessório da articulação. No Capítulo 15 são descritas várias técnicas específicas de energia muscular para a articulação sacroilíaca, e no Capítulo 16 para a região subcranial da região cervical da coluna vertebral.

CONCEITOS BÁSICOS DO MOVIMENTO ARTICULAR: ARTROCINEMÁTICA

Formas articulares

O tipo de movimento que ocorre entre as partes ósseas dentro de uma articulação é influenciado pela forma das superfícies articulares. A forma pode ser descrita como *ovoide* ou em *sela*.[13,17,19,33]

- Nas articulações ovoides, uma superfície é convexa e a outra é côncava (Fig. 5.1A).
- Nas articulações em sela, uma superfície é côncava em uma direção e convexa na outra, com a superfície oposta convexa e côncava, respectivamente; assemelhando-se a um cavaleiro em oposição complementar à forma da sela (Fig. 5.1B).

Tipos de movimento

Quando uma alavanca óssea se move em torno de um eixo de movimento, ocorre também movimento na superfície óssea do osso oposto na articulação.

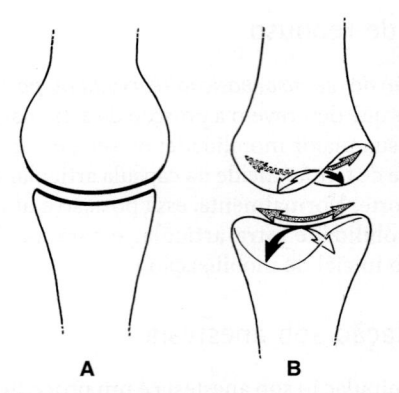

Figura 5.1 **(A)** Nas articulações ovoides, uma superfície é convexa e a outra é côncava. **(B)** Nas articulações em sela, uma superfície é côncava em uma direção e convexa na outra, com a superfície oposta convexa e côncava, respectivamente.

- O movimento da alavanca óssea é chamado *balanço* e é classicamente descrito como flexão, extensão, abdução, adução e rotação. A quantidade de movimento pode ser medida em graus com um goniômetro e é chamada ADM.
- O movimento das superfícies ósseas dentro da articulação é uma combinação variável de *rolamento* e *deslizamento* ou *giro*.[13,17,19,33] Esses movimentos acessórios permitem uma maior angulação do osso durante o balanço. Para que ocorra rolamento, deslizamento ou giro, é preciso haver folga capsular adequada ou mobilidade intra-articular.

Rolamento

As características de um osso rolando sobre o outro (Fig. 5.2) são:

- As superfícies são incongruentes.
- Novos pontos de uma superfície encontram novos pontos da superfície oposta.
- O rolamento resulta em movimento angular do osso (balanço).
- O rolamento é sempre na mesma direção que o movimento de balanço do osso, não importando se a superfície é convexa (Fig. 5.3A) ou côncava (Fig. 5.3B).
- Quando ocorre sozinho, o rolamento causa compressão das superfícies no lado para o qual o osso está balançan-

do e separação no outro lado. O alongamento passivo que utiliza apenas a angulação óssea pode causar forças compressivas prejudiciais em partes da superfície articular, levando potencialmente a dano articular.
- Em articulações com funcionamento normal, o rolamento puro não ocorre sozinho, mas em combinação com deslizamento e giro articular.

Deslizamento/translação

As características de um osso deslizando (realizando a translação) sobre o outro incluem:

- Para um deslizamento puro, as superfícies precisam ser congruentes, planas (Fig. 5.4A) ou curvas (Fig. 5.4B).
- O mesmo ponto sobre uma superfície entra em contato com novos pontos na superfície oposta.
- O deslizamento puro não ocorre nas articulações, pois as superfícies não são completamente congruentes.
- A direção na qual ocorre o deslizamento depende de se a superfície que se move é côncava ou convexa. O deslizamento é na direção oposta ao movimento angular do osso quando a superfície articular que se move é convexa (Fig. 5.5A). O deslizamento é na mesma direção do movimento angular do osso quando a superfície que se move é côncava (Fig. 5.5B).

Observação: essa relação mecânica é conhecida como *regra côncavo-convexa* e é a base teórica para se determinar a direção da força mobilizadora ao usar técnicas de mobilização articular com deslizamento.[15]

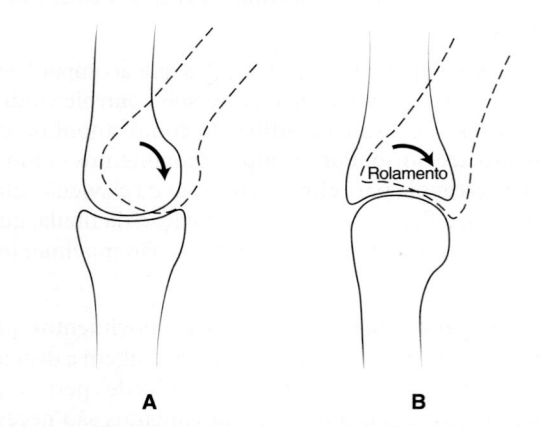

Figura 5.3   O rolamento é sempre na mesma direção do movimento do osso, seja o osso em movimento **(A)** convexo ou **(B)** côncavo.

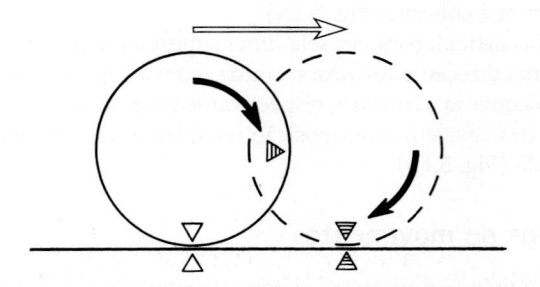

Figura 5.2   Representação de uma superfície rolando sobre a outra. Novos pontos de uma superfície encontram novos pontos da superfície oposta.

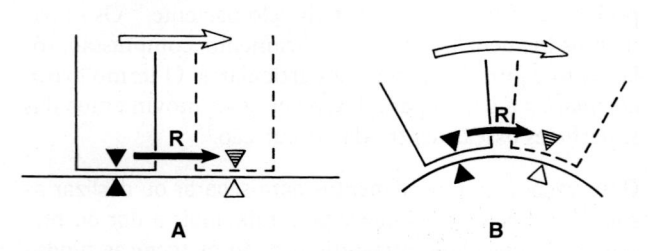

Figura 5.4   Representação de uma superfície deslizando sobre a outra, sendo elas **(A)** planas ou **(B)** curvas. O mesmo ponto de uma superfície fica em contato com novos pontos da superfície oposta.

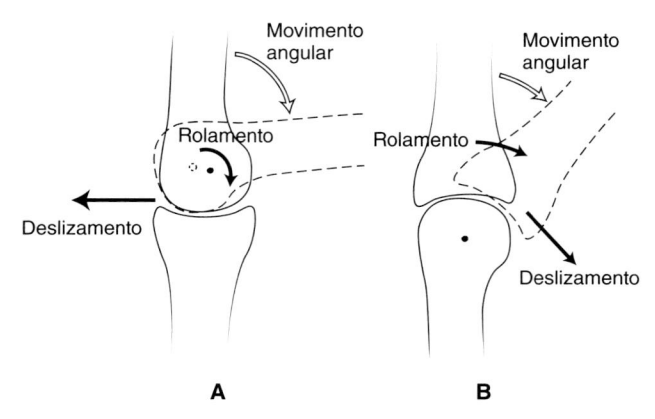

Figura 5.5 Representação da regra côncavo-convexa. **(A)** Quando a superfície do osso em movimento é convexa, o deslizamento é na direção oposta ao movimento angular do osso. **(B)** Quando a superfície do osso em movimento é côncava, o deslizamento é na mesma direção do movimento angular do osso.

Evidências em foco

Vários estudos[11,14,16] examinaram o movimento de translação da cabeça do úmero durante os movimentos de ombro e documentaram translações opostas às previstas pela regra convexo-côncava. Hsu et al.[15] propuseram que essa aparente contradição com a regra convexo-côncava é resultado de um encurtamento assimétrico da cápsula articular do ombro durante o movimento, resultando na translação do osso que se move na direção oposta à da retração capsular. Eles documentaram que o alongamento da cápsula encurtada com translações que afetavam os tecidos limitantes aumentou a ADM nas articulações de ombro de cadáveres. Essa aparente contradição será discutida com maior profundidade em um editorial que enfatiza a possível interpretação equivocada dos resultados de estudos que, aparentemente, contradizem os descritores artrocinemáticos da regra convexo-côncava: que é importante ter conhecimento das dimensões das superfícies articulares e da posição inicial/relação da superfície articular, e não apenas da posição final, bem como do efeito da retração capsular.[28]

Rolamento-deslizamento combinado em uma articulação

- Quanto mais congruentes as superfícies articulares, maior o deslizamento de uma parte óssea sobre a outra durante o movimento.
- Quanto mais incongruentes as superfícies articulares, maior o rolamento de uma parte óssea sobre a outra durante o movimento.
- Quando os músculos se contraem ativamente para mover um osso, alguns dos músculos podem causar ou controlar o movimento de deslizamento das superfícies articulares. Por exemplo, o movimento de deslizamento caudal da cabeça do úmero durante a abdução do ombro é cau-

sado pelos músculos do manguito rotador, e o deslizamento posterior da tíbia durante a flexão do joelho é causado pelos músculos posteriores da coxa. Se essa função é perdida, a mecânica articular anormal resultante pode causar microtraumas e disfunção articular.

- As técnicas de mobilização articular descritas neste capítulo usam o componente de deslizamento do movimento articular para restaurar a mobilidade intra-articular e reverter a hipomobilidade articular. O rolamento (alongamento angular passivo) não é usado para alongar cápsulas articulares encurtadas, pois causa compressão articular.

Recomendação clínica

Quando o fisioterapeuta aplica um movimento acessório passivo na superfície articular usando o componente de deslizamento do movimento articular, a técnica é chamada de deslizamento translatório, translação ou simplesmente deslizamento.[17] É usado para controlar a dor quando aplicado suavemente ou para alongar a cápsula quando aplicado com uma força de alongamento.

Giro

As características de um osso girando sobre o outro incluem:

- Há uma rotação de um segmento em torno de um eixo mecânico estacionário (Fig. 5.6).
- O mesmo ponto na superfície que se move cria o arco de um círculo enquanto o osso gira.
- O giro raramente ocorre sozinho nas articulações, mas em combinação com rolamento e deslizamento.
- Três exemplos de giros que ocorrem nas articulações do corpo são o ombro durante a flexão/extensão, o quadril durante a flexão/extensão e a articulação umerorradial durante a pronação/supinação (Fig. 5.7).

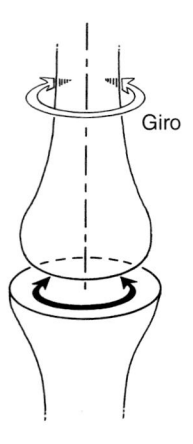

Figura 5.6 Representação do giro. Ocorre a rotação do segmento em torno de um eixo mecânico estacionário.

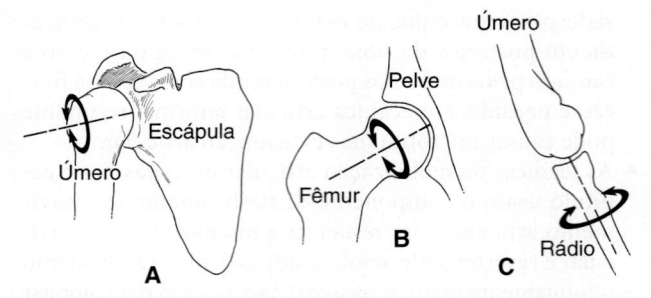

Figura 5.7 Exemplos de locais no corpo onde ocorre giro na articulação. **(A)** Úmero na flexão/extensão. **(B)** Fêmur na flexão/extensão. **(C)** Cabeça do rádio na pronação/supinação.

Alongamento passivo-angular *versus* alongamento com deslizamento articular

- Os procedimentos de alongamento passivo-angular, como quando a alavanca óssea é usada para alongar uma cápsula articular encurtada, podem causar aumento de dor ou trauma articular porque:
  - O uso de uma alavanca amplia significativamente a força na articulação.
  - A força causa compressão das superfícies articulares na direção do osso que está rolando (ver Fig. 5.3).
  - O rolamento sem deslizamento não reproduz a mecânica articular normal.
- Os procedimentos de alongamento com deslizamento articular, como quando o componente de deslizamento de translação dos ossos é usado para alongar uma cápsula encurtada, são mais seguros e seletivos porque:
  - A força é aplicada perto da superfície articular e controlada em uma intensidade compatível com a patologia.
  - A direção da força reproduz o componente de deslizamento da mecânica articular e não comprime a cartilagem.
  - A amplitude do movimento é pequena e, contudo, específica para a porção encurtada ou aderente da cápsula ou ligamentos. Assim, as forças são aplicadas seletivamente no tecido desejado.

Outros movimentos acessórios que afetam a articulação

Compressão

Compressão é a diminuição no espaço articular entre as partes ósseas.

- A compressão normalmente ocorre nas articulações dos membros e da coluna durante o apoio de peso.
- Ocorre alguma compressão enquanto os músculos se contraem, o que proporciona estabilidade às articulações.
- À medida que um osso rola sobre o outro (ver Fig. 5.3), ocorre também alguma compressão no lado para onde o osso está angulando.

- As cargas compressivas intermitentes normais ajudam a mover o líquido sinovial e, assim, manter a saúde da cartilagem.
- Cargas compressivas mais altas do que as normais podem levar a alterações e deterioração da cartilagem articular.[19]

Tração/separação   VÍDEO 5.1

Tração e separação não são sinônimos. Tração é uma força longitudinal. Separação é um distanciamento ou força de afastamento.

- A separação das superfícies articulares (distração) nem sempre ocorre quando uma força de tração é aplicada ao eixo longo de um osso. Por exemplo, se a tração é aplicada no corpo do úmero, estando o braço ao lado do corpo, essa resulta em um deslizamento da superfície articular (Fig. 5.8A). A separação da articulação glenoumeral requer que a força seja aplicada em ângulo reto com a cavidade glenoidal (Fig. 5.8B).
- Esclarecendo, sempre que houver uma força de tração aplicada ao eixo longo de um osso, será usado o termo *tração no eixo longo*. Sempre que as superfícies forem afastadas, será usado o termo *separação, tração articular ou separação articular*.

Recomendação clínica

Nas técnicas de mobilização/manipulação articular, a separação é usada para controlar ou aliviar a dor quando aplicada suavemente ou para alongar a cápsula quando aplicada com uma força de alongamento. Para conforto do paciente, uma leve força de separação é usada ao aplicar técnicas de deslizamento para alongamento.

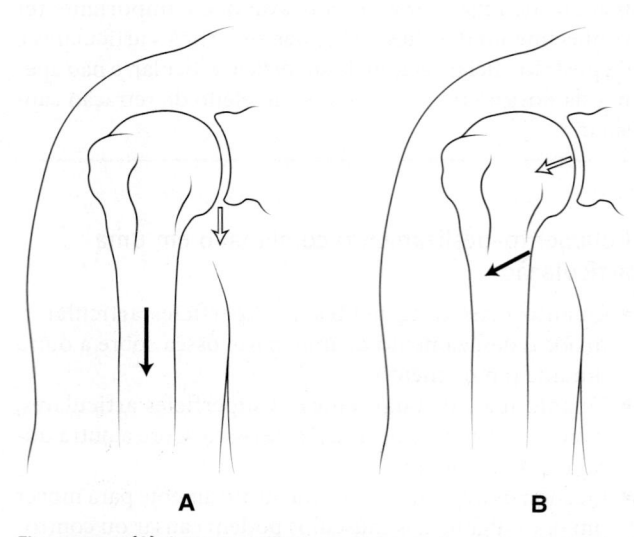

Figura 5.8   (A) A tração aplicada ao corpo do úmero resulta em deslizamento caudal da superfície articular. **(B)** A separação da articulação glenoumeral requer separação em ângulo reto com a cavidade glenoidal.

Efeitos da mobilização articular

A mobilização articular estimula a atividade biológica pelo movimento do líquido sinovial, que traz nutrientes para a cartilagem articular avascular das superfícies articulares e para a fibrocartilagem intra-articular dos meniscos.[19] A atrofia da cartilagem articular começa logo após a imobilização ser imposta às articulações.[1,8,9]

A extensibilidade e a força de tração dos tecidos articulares e periarticulares são mantidas com o movimento articular. Com a imobilização ocorre proliferação fibroadiposa, que causa aderências intra-articulares, assim como alterações biomecânicas nos tecidos do tendão, do ligamento e da cápsula articular, o que, por sua vez, causa contraturas articulares e enfraquecimento ligamentar.[1]

Impulsos nervosos aferentes dos receptores articulares transmitem informações para o sistema nervoso central e, portanto, fornecem a percepção de posição e de movimento. Com lesão, inchaço intra-articular ou degeneração articular, ocorre a diminuição potencial de fonte importante de *feedback* proprioceptivo que pode afetar a resposta de equilíbrio de uma pessoa.[13,34] A mobilidade articular fornece impulsos sensoriais relativos a:[36,37]

- Posição estática e senso de velocidade do movimento (receptores do tipo I encontrados na cápsula articular superficial).
- Mudança da velocidade do movimento (receptores do tipo II encontrados nas camadas profundas da cápsula articular e coxins adiposos articulares).
- Senso de direção do movimento (receptores dos tipos I e III; o tipo III é encontrado nos ligamentos articulares).
- Regulação do tônus muscular (receptores tipos I, II e III).
- Estímulos nociceptivos (receptores do tipo IV encontrados na cápsula fibrosa, ligamentos, coxins adiposos articulares, periósteo e paredes dos vasos sanguíneos).

INDICAÇÕES E LIMITAÇÕES PARA O USO DA MOBILIZAÇÃO/MANIPULAÇÃO ARTICULAR

Mobilizações suaves podem ser usadas para tratar dor e defesa muscular, enquanto as técnicas de alongamento são usadas para tratar limitações nos movimentos, de modo a melhorar a mobilidade funcional.

Dor, mecanismo de defesa muscular e espasmo

Articulações dolorosas, mecanismo de defesa muscular reflexo e espasmo muscular podem ser tratados com técnicas de *mobilização intra-articular suave* para estimular efeitos neurofisiológicos e mecânicos.[12]

Efeitos neurofisiológicos

Movimentos de oscilação e separação de pequena amplitude são usados para estimular os mecanorreceptores que podem inibir a transmissão de estímulos nociceptivos no nível da medula espinal ou tronco encefálico.[30,33]

Efeitos mecânicos

Movimentos de separação ou deslizamento de pequena amplitude da articulação são usados para produzir movimento do líquido sinovial, o veículo que transporta nutrientes para as porções avasculares da cartilagem articular (e para a fibrocartilagem intra-articular, quando presente). Técnicas suaves de mobilização intra-articular ajudam a manter a troca de nutrientes e, assim, prevenir os efeitos dolorosos e degenerativos da estagnação quando uma articulação está edemaciada ou dolorosa e não pode mover-se em sua ADM. Quando usadas para tratar dor, mecanismo de defesa muscular ou espasmo muscular, essas técnicas não devem alongar os tecidos reativos (ver Seção Contraindicações e precauções).

Hipomobilidade articular reversível

A hipomobilidade articular reversível pode ser tratada com técnicas de *alongamento intra-articular progressivamente vigoroso* para alongar tecido conjuntivo capsular e ligamentar hipomóvel. São usadas forças de alongamento sustentado ou oscilatório para distender mecanicamente o tecido encurtado.[12,17]

Falhas de posicionamento/subluxações

O mau posicionamento de uma parte óssea com relação a sua superfície oponente pode resultar em limitação de movimento ou dor. Isso pode ocorrer com uma lesão traumática, após períodos de imobilidade ou em razão de desequilíbrios musculares. O mau posicionamento pode ser perpetuado por um controle neuromuscular mal adaptado na articulação, de modo que, ao tentar uma ADM ativa, as superfícies articulares seguem um curso defeituoso, resultando em dor ou limitação de movimento. As técnicas de MM tentam realinhar as partes ósseas enquanto a pessoa move ativamente a articulação ao longo da ADM.[26] São usadas técnicas em alta velocidade para reposicionar uma subluxação óbvia, tal como uma subluxação distal de cotovelo ou de capitato-semilunar.

Limitação progressiva

Doenças que limitam progressivamente o movimento podem ser tratadas com técnicas de mobilização intra-articular para manter a mobilidade disponível ou retardar restrições mecânicas progressivas. A dosagem de separação ou deslizamento é ditada pela resposta do paciente ao tratamento e pelo estado de desenvolvimento da doença.

Imobilidade funcional

Quando um paciente não pode mover funcionalmente uma articulação por certo período, a articulação pode ser tratada com técnicas de deslizamento ou separação sem alongamento para manter a mobilidade articular disponível e prevenir os efeitos degenerativos e limitadores da imobilidade.

Evidências em foco

DiFabio[7] resumiu as evidências sobre a efetividade da terapia manual (primariamente mobilização/manipulação) em pacientes com síndromes de dor somática na região lombar e concluiu que ocorreu uma melhora significativamente maior em pacientes que receberam terapia manual do que nos controles. Boissonnault et al.[5] citaram vários estudos que mostravam a efetividade das intervenções com terapia manual (definidas como "um *continuum* de movimentos passivos habilidosos nas articulações e/ou tecidos moles relacionados que são aplicados com velocidades e amplitudes variáveis") em pacientes não somente com dor lombar mas também compressão no ombro, osteoartrite de joelho e dor cervical. Contudo, faltam estudos controlados, randomizados, sobre os efeitos da mobilização para todas as articulações periféricas. Estudos de casos que descrevem a escolha dos pacientes e/ou intervenções que usam técnicas de mobilização/manipulação são identificados em vários capítulos deste livro (ver Caps. 15 e 17 a 22).

Limitações das técnicas de mobilização/manipulação articular

As técnicas de mobilização não alteram o processo da doença em distúrbios como artrite reumatoide ou em processos inflamatórios causados por lesões. Nesses casos, o tratamento é dirigido para a minimização da dor, manutenção da mobilidade articular disponível e redução dos efeitos de possíveis limitações mecânicas (ver Cap. 11).

A habilidade do fisioterapeuta afeta o desfecho. As técnicas descritas neste texto são relativamente seguras se forem seguidas tanto as orientações quanto as precauções. Mas se essas técnicas forem usadas de modo indiscriminado em pacientes que não tenham sido apropriadamente examinados e avaliados para essas manobras ou se forem aplicadas de forma muito vigorosa para a condição, poderá ocorrer trauma articular ou hipermobilidade.

CONTRAINDICAÇÕES E PRECAUÇÕES

As únicas contraindicações verdadeiras para as técnicas de alongamento de mobilização/manipulação são hipermobilidade, derrame articular e inflamação.

Hipermobilidade

- As articulações de pacientes com potencial necrose dos ligamentos ou cápsula não devem ser mobilizadas com técnicas de alongamento.
- Pacientes com articulações hipermóveis dolorosas podem se beneficiar de técnicas suaves de mobilização in-

tra-articular, se mantidas dentro dos limites da mobilidade. Não é feito alongamento.

Derrame articular

Pode haver edema articular (derrame) decorrente de trauma ou doença. O edema rápido de uma articulação geralmente indica sangramento dentro da articulação e pode ocorrer com trauma ou doenças como a hemofilia. É necessária intervenção médica para aspiração do sangue de modo a minimizar seu efeito necrotizante na cartilagem articular. Um edema lento (mais de quatro horas) geralmente indica derrame seroso (acúmulo de líquido sinovial em excesso) ou edema na articulação decorrente de trauma leve, irritação ou doença, como artrite.

- Não alongue uma articulação edemaciada usando técnicas de mobilização ou de alongamento passivo. A cápsula já está alongada, por ter-se distendido para acomodar o líquido extra. A limitação no movimento se deve ao excesso de líquido e à resposta muscular à dor, e não ao encurtamento das fibras.
- Movimentos oscilatórios suaves que não sobrecarreguem ou alonguem a cápsula podem ajudar a bloquear a transmissão de um estímulo nervoso para que este não seja percebido e podem, também, ajudar a melhorar a circulação do líquido, ao mesmo tempo mantendo a mobilidade articular disponível.
- Se a resposta do paciente a técnicas suaves resulta em aumento da dor ou irritabilidade articular, as técnicas foram aplicadas muito vigorosamente ou não deveriam ter sido feitas no estado corrente de patologia.

Inflamação

Sempre que houver inflamação, o alongamento aumenta a dor, acentua o mecanismo de defesa muscular e resulta em maior dano aos tecidos. Movimentos de oscilação ou separação suaves podem inibir temporariamente a resposta de dor. Ver no Capítulo 10 uma abordagem de tratamento apropriada para quando houver inflamação.

Condições que requerem precauções especiais para o alongamento

Na maioria dos casos, as técnicas de mobilização/manipulação articular são mais seguras do que o alongamento angular passivo, no qual a alavanca óssea é usada para alongar o tecido encurtado e resulta em compressão articular. A mobilização pode ser usada com *extremo cuidado* nas condições a seguir, se os sinais e a resposta do paciente forem favoráveis:

- Malignidade.
- Doença óssea detectável em radiografias.
- Fratura não consolidada. (O local da fratura e a estabilização empregada determinarão se as técnicas de manipulação poderão ou não ser aplicadas com segurança.)

- Dor excessiva (determine a causa da dor e modifique o tratamento de acordo).
- Hipermobilidade em articulações associadas (as articulações associadas precisam ser apropriadamente estabilizadas para que a força de mobilização não seja transmitida para elas).
- Artroplastias totais (o mecanismo da prótese é autolimitante, portanto, técnicas de mobilização com deslizamento podem ser inapropriadas).
- Tecido conjuntivo recém-formado ou enfraquecido, como imediatamente após lesão, cirurgia, desuso ou quando o paciente está tomando certos medicamentos, como corticosteroides (técnicas progressivas suaves dentro da tolerância do tecido ajudam a alinhar as fibrilas em desenvolvimento, mas técnicas forçadas são destrutivas).
- Doenças sistêmicas do tecido conjuntivo, como a artrite reumatoide, em que a doença enfraquece o tecido (técnicas suaves podem ser benéficas para os tecidos limitadores, porém técnicas forçadas podem romper os tecidos e resultar em instabilidade).
- Pessoas idosas com tecido conjuntivo enfraquecido e circulação diminuída (técnicas suaves dentro da tolerância do tecido podem ser benéficas para aumentar a mobilidade).

PROCEDIMENTOS PARA APLICAÇÃO DE TÉCNICAS DE MOBILIZAÇÃO ARTICULAR PASSIVA

Exame e avaliação

Se o paciente tiver mobilidade limitada ou dolorosa, examine e decida quais tecidos estão limitando a função e o estado da patologia. Determine se o tratamento deve ser dirigido primariamente para o alívio da dor ou para o alongamento de uma limitação articular ou de tecido mole.[5,12]

Qualidade da dor

A qualidade da dor ao testar a ADM ajuda a determinar o estágio de recuperação e a dosagem das técnicas que serão usadas para o tratamento (ver Fig. 10.2).

- Se a dor ocorrer *antes* da limitação do tecido, como a dor que ocorre com o mecanismo de defesa muscular após uma lesão aguda ou durante o estágio ativo de uma doença, podem ser usadas técnicas articulares suaves para inibir a dor. As mesmas técnicas também podem ajudar a manter a mobilidade intra-articular (ver a seção seguinte, "Graus ou dosagens de movimento nas técnicas suaves e em alta velocidade"). O alongamento nessas circunstâncias é contraindicado.
- Se a dor for sentida *simultaneamente* à limitação do tecido, como a dor e a limitação que ocorrem quando o tecido lesionado começa a cicatrizar, a limitação poderá ser tratada com cuidado. Técnicas de alongamento suaves

e específicas para a estrutura encurtada são usadas para melhorar o movimento gradualmente, contudo sem exacerbar a dor com novas lesões ao tecido.
- Se a dor for sentida *depois* de encontrar limitação do tecido, em decorrência de ter alongado o tecido capsular ou periarticular encurtado, a articulação rígida poderá ser alongada agressivamente com as técnicas de mobilização intra-articular e o tecido periarticular com as técnicas de alongamento descritas no Capítulo 4.

Restrição capsular

A cápsula articular está limitando o movimento e deve responder às técnicas de mobilização se os seguintes sinais estiverem presentes:

- A ADM passiva dessa articulação está limitada em um padrão capsular (esses padrões estão descritos para cada articulação periférica nas seções respectivas sobre problemas articulares nos Caps. 17 a 22).
- Há uma sensação terminal capsular firme quando se aplica pressão adicional aos tecidos que estão limitando a amplitude de movimento.
- A mobilidade intra-articular se mostra reduzida quando se aplicam testes de mobilidade (nas articulações).
- Uma aderência ou contratura ligamentar está limitando o movimento quando a mobilidade intra-articular está diminuída e o paciente sente dor quando as fibras do ligamento são forçadas; os ligamentos geralmente respondem às técnicas de mobilização articular, se estas forem aplicadas especificamente em sua linha de carga.

Subluxação ou luxação

A subluxação ou luxação de uma parte óssea sobre a outra, assim como estruturas intra-articulares soltas bloqueando o movimento normal, podem responder às técnicas que empregam movimentos em alta velocidade (*thrust*). Algumas das técnicas mais simples estão descritas nos capítulos respectivos deste texto; as técnicas que empregam movimentos em alta velocidade (*thrust*) para a coluna estão descritas no Capítulo 16.

Documentação

O uso de uma terminologia padronizada para comunicação é recomendado, de modo a facilitar a pesquisa sobre desfechos efetivos com o uso de mobilização/manipulação. Uma força-tarefa formada pela American Academy of Orthopaedic Manual Physical Therapists (AAOMPT) publicou recomendações relacionadas aos termos para uso na descrição das técnicas manipulativas.[24] Elas estão relacionadas no Quadro 5.1.

Os princípios que descrevem a *velocidade de aplicação da força, localização na amplitude de movimento disponível* e *direção e alvo da força* que o terapeuta aplica estão descritos nesta seção. O *alvo da força, movimento estrutural* e *posição do paciente* reais são específicos de cada técnica articular; eles estão descritos na seção sobre técnicas de

> **QUADRO 5.1**   Termos para descrever as técnicas de mobilização e manipulação para documentação[24]
>
> 1. *Velocidade de aplicação da força.*
> 2. *Localização na amplitude de movimento disponível.*
> 3. *Direção da força aplicada pelo terapeuta.*
> 4. *Alvo da força.* (A estrutura específica sobre a qual a força é aplicada é descrita identificando-se estruturas anatômicas palpáveis.)
> 5. *Movimento estrutural relativo.* (A estrutura que deverá ser movida é identificada primeiro, seguida pela estrutura que é mantida estável.)
> 6. *Posição do paciente.*

mobilização das articulações periféricas neste capítulo, da articulação temporomandibular no Capítulo 15 e da coluna no Capítulo 16.

Graus ou dosagens de movimento nas técnicas suaves e em alta velocidade

Foram popularizados dois sistemas de graduação das dosagens (ou velocidade de aplicação) e sua aplicação na amplitude de movimento disponível.[12,17]

Técnicas oscilatórias suaves (Fig. 5.9)

As oscilações podem ser feitas usando-se movimentos fisiológicos (osteocinemáticos) ou técnicas intra-articulares (artrocinemáticas).

Dosagens e velocidade de aplicação

Grau I. São feitas oscilações rítmicas de pequena amplitude no início da ADM. Em geral são oscilações rápidas, semelhantes a vibrações manuais.

Grau II. São feitas oscilações rítmicas de grande amplitude dentro da ADM, sem alcançar o limite. Costumam ser feitas 2 ou 3 por segundo durante 1 a 2 minutos.

Grau III. São feitas oscilações rítmicas de grande amplitude até o limite da mobilidade disponível, forçando a resistência do tecido. Em geral são feitas 2 ou 3 por segundo durante 1 ou 2 minutos.

Grau IV. São feitas oscilações rítmicas de pequena amplitude no limite da mobilidade disponível, forçando a resistência do tecido. São normalmente oscilações rápidas, como vibrações manuais.

Indicações

- Os graus I e II são usados primariamente para tratar articulações limitadas pela dor ou mecanismo de defesa muscular. As oscilações podem ter um efeito inibidor na percepção dos estímulos dolorosos por estimular repetidamente os mecanorreceptores que bloqueiam as vias nociceptivas no nível da medula espinal e tronco encefálico.[30,38] Esses movimentos, que não usam alongamento, ajudam a mover o líquido sinovial para melhorar a nutrição da cartilagem.
- Os graus III e IV são usados primariamente como manobras de alongamento.
- Variar a velocidade das oscilações para obter efeitos diferentes, por exemplo, baixa amplitude e alta velocidade para inibir a dor, ou velocidade baixa para relaxar uma defesa muscular.

Técnicas de mobilização intra-articular sustentada suave (Fig. 5.10)

Esse sistema de graduação descreve apenas técnicas de mobilização intra-articular que separam (tracionam) ou fazem o deslizamento/translação das superfícies articulares.

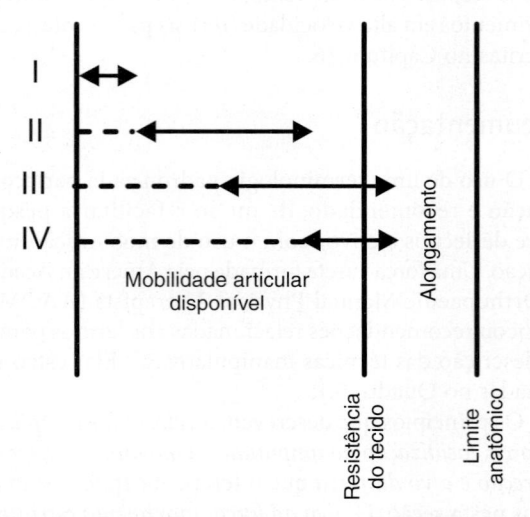

Figura 5.9   Representação das técnicas oscilatórias. (Adaptada de Hengeveld, E, e Banks, K: *Maitland's Peripheral Manipulation*, 4.ed. Oxford: Butterworth Heinemann, 2005.[12])

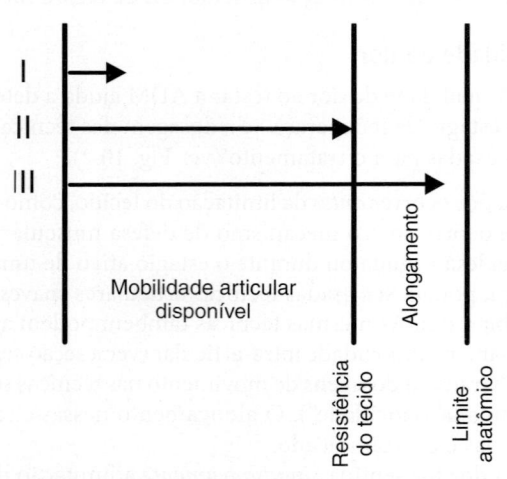

Figura 5.10   Representação das técnicas de mobilização intra-articular sustentada. (Adaptada de Kaltenborn, FM, et al: *Manual Mobilization of the Joints: Joint Examination and Basic Treatment*, Vol I: The Extremities, 8.ed. Oslo, Norway: Norli, 2014.[17])

Dosagens e velocidade de aplicação

Como o nome indica, a velocidade de aplicação é lenta e sustentada por vários segundos, seguida pelo relaxamento parcial e então repetida, dependendo das indicações.

Grau I (frouxo). É aplicada uma separação de pequena amplitude, nos casos em que não há sobrecarga na cápsula. Isso iguala as forças de coesão, tensão muscular e pressão atmosférica que agem sobre a articulação.

Grau II (tenso). É aplicada uma separação ou deslizamento suficiente para tensionar os tecidos em torno da articulação. Kaltenborn[15] chamou isso de "tirar a folga".

Grau III (alongamento). É aplicada uma separação ou deslizamento com uma amplitude larga o suficiente para alongar a cápsula e as estruturas periarticulares ao redor.

Indicações

- A separação grau I é usada com todos os movimentos de deslizamento e pode ser usada para aliviar a dor. Aplicar uma separação intermitente durante 7-10 segundos com alguns segundos de repouso entre os vários ciclos. Notar a resposta e então repetir ou descontinuar.
- A separação grau II é usada no tratamento inicial para determinar o quão sensível está a articulação. Depois que a reação articular é conhecida, a dosagem do tratamento é aumentada ou diminuída de acordo.
- A separação suave grau II aplicada intermitentemente pode ser usada para inibir a dor. Os deslizamentos grau II podem ser usados para manter a mobilidade intra-articular quando a ADM não é permitida.
- As separações ou deslizamentos grau III são usados para alongar estruturas articulares e, assim, aumentar a mobilidade intra-articular. Em articulações que apresentam restrições, aplicar uma força de alongamento durante no mínimo 6 segundos, seguida pela liberação parcial (para o grau I ou II) e repetição com alongamentos lentos, intermitentes, em intervalos de 3 a 4 segundos.

Comparação entre técnicas sustentadas e oscilatórias

Qualquer que seja o sistema de graduação usado, as dosagens I e II são de baixa intensidade e, portanto, não produzem uma força de alongamento na cápsula articular ou nos tecidos ao redor, embora, por definição, técnicas sustentadas grau II tirem a folga dos tecidos enquanto técnicas oscilatórias grau II permaneçam dentro da folga. As oscilações graus III e IV e as técnicas de alongamento sustentado grau III são similares na intensidade, já que são todas aplicadas com uma força de alongamento no limite da mobilidade. As diferenças relacionam-se com o ritmo ou a velocidade das repetições da força de alongamento.

- Para dar mais clareza e coerência, ao nos referirmos às dosagens neste texto, o termo *oscilações graduadas* significa o uso das dosagens descritas na seção sobre técnicas oscilatórias. O termo *grau sustentado* significa o uso das dosagens conforme o que está descrito na seção sobre técnicas sustentadas de mobilização intra-articular.
- A escolha entre usar técnicas oscilatórias ou sustentadas depende da resposta do paciente:
  - Para tratamento da dor, recomendam-se as técnicas oscilatórias grau I ou II ou as técnicas sustentadas lentas intermitentes de separação articular grau I ou II; a resposta do paciente dita a intensidade e a frequência da técnica de mobilização intra-articular.
  - Quando se trata de perda da mobilidade intra-articular e, portanto, de diminuição da amplitude funcional, são recomendadas técnicas sustentadas aplicadas de forma cíclica; quanto maior o tempo em que a força de alongamento puder ser mantida, maior o remodelamento e a deformação plástica do tecido conjuntivo.
  - Para tentar manter a amplitude disponível usando técnicas de mobilização intra-articular, podem ser usadas técnicas oscilatórias ou sustentadas grau II.

Manipulação em alta velocidade

A manipulação em alta velocidade (MAV) é uma técnica de baixa amplitude e alta velocidade.

Aplicação

- Antes da aplicação, a articulação é movida até o limite de mobilidade, de modo que o tecido fique levemente tensionado, depois um movimento súbito é aplicado ao tecido que está restringindo a mobilidade. É importante manter pequena a amplitude do movimento súbito, de modo a não danificar outros tecidos ou perder o controle da manobra.
- A MAV é aplicada com apenas uma repetição.

Indicações

A MAV é usada para descolar aderências ou é aplicada a uma estrutura luxada para reposicionar as superfícies articulares.

Posicionamento e estabilização

- O paciente e o membro a ser tratado devem ser posicionados de modo que o paciente possa relaxar. Para relaxar os músculos que cruzam a articulação, técnicas de inibição (ver Cap. 4) podem ser apropriadamente usadas antes ou entre as técnicas de mobilização articular.
- O exame da mobilidade intra-articular (movimento acessório passivo) e o primeiro tratamento são feitos inicialmente na posição aberta, isto é, na posição de repouso daquela articulação, para que a cápsula fique o mais frouxa possível. Em alguns casos, a posição a ser usada é aquela em que a articulação fica menos dolorosa.
- Com a progressão do tratamento, a articulação é posicionada perto ou no final da amplitude disponível antes da aplicação da força de mobilização. Isso coloca o tecido limitador em sua posição mais alongada, onde a força de alongamento pode ser mais específica e efetiva.[17]

- Estabilize de modo firme e confortável uma parte da articulação, geralmente o osso proximal. A estabilização pode ser feita com uma cinta, uma das mãos do fisioterapeuta ou por um assistente segurando aquela parte. A estabilização apropriada impede sobrecargas indesejáveis nos tecidos e articulações ao redor e torna a força de alongamento mais específica e efetiva.

Direção e alvo da força de tratamento

- A força de tratamento (seja ela suave ou intensa) é aplicada o mais perto possível da superfície articular oposta. É essencial que o terapeuta seja capaz de identificar as referências anatômicas e utilizá-las como guias para uma colocação precisa da mão e aplicação da força. Quanto maior a superfície de contato, mais confortável o paciente se sente com o procedimento. Por exemplo, em vez de forçar com o polegar, use a superfície plana da mão.
- A direção do movimento durante o tratamento é paralela ou perpendicular ao plano de tratamento. O *plano de tratamento* foi descrito por Kaltenborn[17] como um plano perpendicular à linha que corre do eixo de rotação até o meio da superfície articular côncava. O plano fica na parte côncava, portanto sua posição é determinada pela posição do osso côncavo (Fig. 5.11).
- As técnicas de separação são aplicadas perpendicularmente ao plano de tratamento. O osso inteiro é movido para que as superfícies articulares se separem.
- *As técnicas de deslizamento são aplicadas paralelamente ao plano de tratamento.* A direção do deslizamento pode

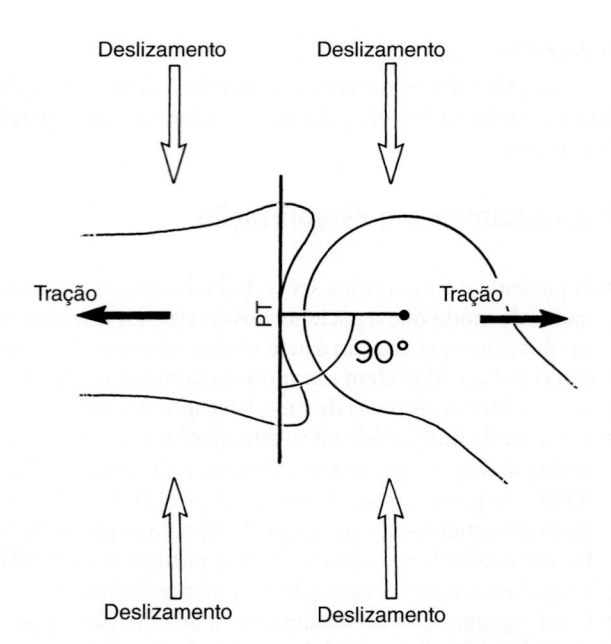

Figura 5.11 O plano de tratamento (PT) fica em ângulo reto com a linha que vai do eixo de rotação até o centro da superfície articuladora côncava e se situa na superfície côncava. A tração articular (separação) é aplicada perpendicularmente ao plano de tratamento e o deslizamento é aplicado paralelamente a ele.

ser determinada usando a regra convexo-côncava (descrita anteriormente neste capítulo). Se a superfície da parte óssea que se move é convexa, o deslizamento do tratamento deve ser oposto à direção na qual o osso se desloca. Se a superfície da parte óssea em movimento é côncava, o deslizamento do tratamento deve ser na mesma direção (ver Fig. 5.5). Ou, se o fisioterapeuta identifica uma sensação de limitação durante o exame, o deslizamento deverá ser feito na direção que alonga a restrição.

- Todo o osso é movido de modo que ocorre o deslizamento de uma superfície articular sobre a outra. O osso não deve ser usado como alavanca e não deve ocorrer movimento em arco (balanço), que pode causar rolamento e, portanto, compressão das superfícies articulares.

Início e progressão do tratamento (Fig. 5.12)

1. O tratamento inicial é o mesmo, independentemente se para diminuir a dor ou para aumentar a mobilidade intra-articular. O propósito é determinar a reatividade articular antes de prosseguir. Use uma separação sustentada grau II das superfícies articulares, com a articulação mantida na posição de repouso ou naquela em que foi detectada a maior mobilidade.[17] Observe a resposta articular imediata relativa à irritabilidade e à amplitude.
2. No dia seguinte, avalie a resposta articular ou peça para o paciente relatar a resposta na próxima visita:

- Se houve aumento de dor e sensibilidade, reduza a amplitude do tratamento para oscilações grau I.
- Se a articulação estiver igual ou melhor, há duas alternativas: repetir a mesma manobra se a meta do tratamento for a manutenção da mobilidade intra-articular ou progredir a manobra para técnicas de alongamento se a meta for aumentar a mobilidade intra-articular.

3. Para manter a mobilidade intra-articular usando técnicas de deslizamento, quando as técnicas de ADM forem contraindicadas ou não forem possíveis por algum tempo, use técnicas sustentadas grau II ou oscilatórias grau II.
4. Para progredir a técnica de alongamento, mova o osso até o final da ADM disponível,[17] então aplique uma separação sustentada grau III ou técnica de deslizamento. As progressões incluem o pré-posicionamento do osso no final da amplitude disponível e sua rotação antes de aplicar as técnicas de separação ou deslizamento grau III. A direção do deslizamento e rotação é ditada pela mecânica articular. Por exemplo, rode lateralmente o úmero enquanto progride a abdução do ombro; rode medialmente a tíbia enquanto progride a flexão do joelho.

Recomendação clínica_____

Para uma mobilização eficaz:

- Aqueça o tecido ao redor da articulação antes do alongamento. Modalidades fisioterapêuticas, massagem ou contrações musculares suaves aumentam a circulação e aquecem os tecidos.

- Técnicas de relaxamento muscular e técnicas oscilatórias grau I e II podem inibir o mecanismo de defesa muscular e devem ser alternadas com técnicas de alongamento, se necessário.
- Ao usar técnicas de deslizamento grau III, deve ser usada simultaneamente uma separação grau I. Uma separação grau II ou III não deve ser usada com um deslizamento grau III para evitar trauma excessivo à articulação.
- Se o deslizamento na direção restrita for doloroso demais, comece as mobilizações de deslizamento na direção que não causa dor. Progrida o deslizamento na direção da restrição quando a mobilidade melhorar um pouco e não for tão doloroso.
- Ao aplicar técnicas de alongamento para aumentar a mobilidade intra-articular, mova primeiro a parte óssea na amplitude disponível de sua mobilidade intra-articular, ou seja, "tire a folga". Quando for sentida a resistência do tecido, aplique a força de alongamento contra a restrição.
- Incorpore técnicas de MM (descritas mais à frente neste capítulo) como parte da abordagem de tratamento total.

Resposta do paciente

- As manobras de alongamento geralmente deixam o local dolorido. Faça as manobras em dias alternados para que haja tempo para a dor diminuir e ocorrer a cicatrização do tecido entre as sessões de alongamento. Durante esse período, o paciente deve realizar ADM no limite recém-alcançado.
- Se ocorrer aumento da dor com duração superior a 24 horas após o alongamento, é porque a dosagem (ampli-tude) ou duração do tratamento foi vigorosa demais. Diminua a dosagem ou a duração até que a dor fique sob controle.
- A articulação do paciente e a ADM devem ser reavaliadas após o tratamento e novamente antes do tratamento seguinte. As alterações no tratamento são ditadas pela resposta articular.

Programa total

As técnicas de mobilização fazem parte de um programa de tratamento total quando há diminuição na função. Se os músculos ou tecidos conjuntivos também estão limitando o movimento, técnicas de alongamento por FNP e de alongamento passivo são alternadas com mobilização articular durante a mesma sessão de tratamento. A fisioterapia também deve incluir ADM apropriada, fortalecimento e exercícios funcionais para que o paciente aprenda a controlar e usar efetivamente a mobilidade obtida (Quadro 5.2).

MOBILIZAÇÃO COM MOVIMENTO: PRINCÍPIOS DE APLICAÇÃO

O conceito de Brian Mulligan de mobilização com movimento (MM) é a continuidade natural da progressão no desenvolvimento da fisioterapia manual: desde exercícios ativos de autoalongamento, passando pelo movimento fisiológico passivo aplicado pelo fisioterapeuta, até as técnicas passivas de mobilização acessória.[23] MM é a aplicação concorrente de mobilização acessória sem dor com o movimento fisiológico ativo e/ou passivo.[26] Uma pressão adicional ou alongamento passivo no final da amplitude é,

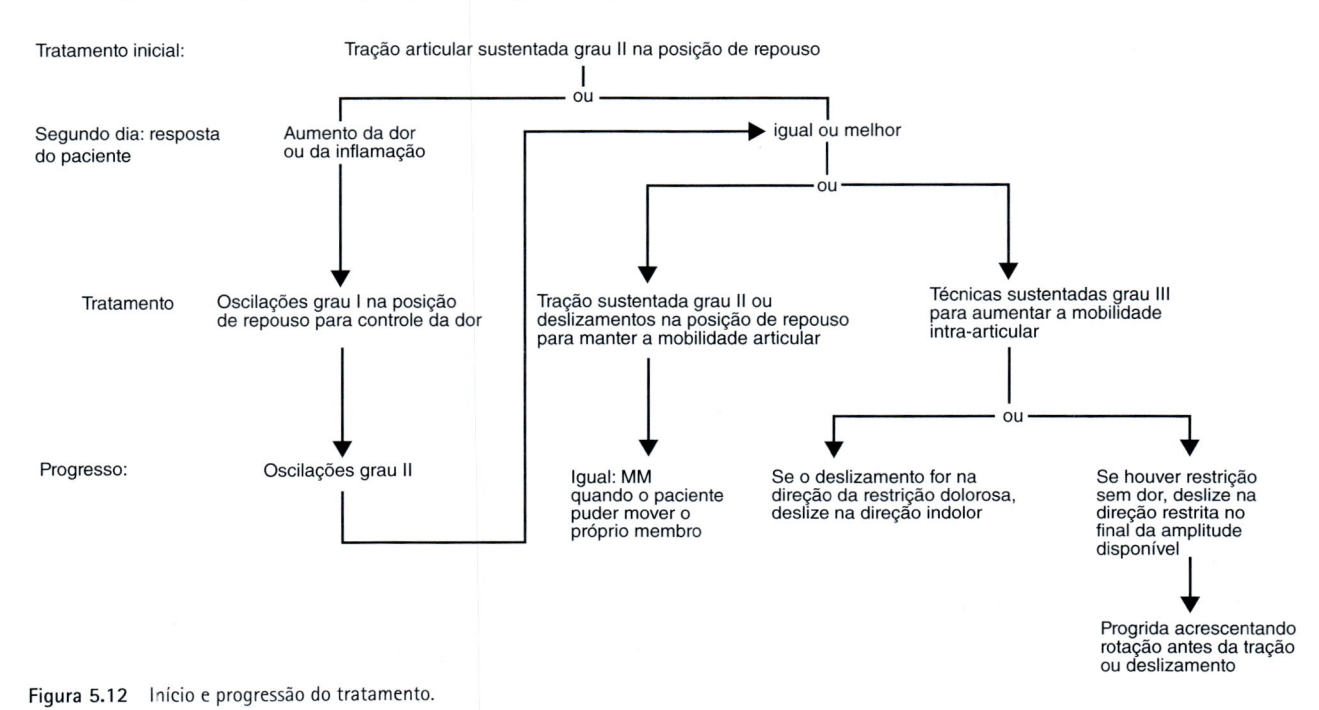

Figura 5.12 Início e progressão do tratamento.

QUADRO 5.2 **Sequência de tratamento sugerida para ganhar e reforçar a mobilidade funcional**

1. Aqueça os tecidos.
2. Relaxe os músculos.
   - Técnica de inibição manutenção-relaxamento.
   - Técnicas de oscilação articular grau I ou II.
3. Alongamentos para mobilização articular.
   - Posição e dosagem para o nível de tolerância do tecido.
4. Alongamento passivo dos tecidos periarticulares.
5. O paciente usa ativamente a nova amplitude.
   - Inibição recíproca.
   - ADM ativa.
   - Atividades funcionais.
6. Mantenha a nova amplitude; instruções para o paciente.
   - Autoalongamento.
   - Automobilização.
   - ADM ativa resistida.
   - Atividades funcionais usando a nova amplitude.

---

então, aplicado sem que haja a barreira da dor. Essas técnicas são aplicáveis quando:

- Não existe contraindicação para a fisioterapia manual (descrita anteriormente neste capítulo).
- Foi feita uma verificação ortopédica completa e a avaliação dos resultados indica patologia musculoesquelética local.
- Uma análise biomecânica específica revela perda localizada de movimento e/ou dor associada com a função.
- Não se produz dor durante ou imediatamente após a aplicação da técnica.[22]

Princípios e aplicação de MM na prática clínica

Sinais comparáveis. São identificados um ou mais sinais comparáveis durante o exame.[12] Sinal comparável é um sinal positivo do teste que pode ser repetido após uma manobra fisioterapêutica para determinar sua efetividade. Por exemplo, um sinal comparável pode incluir perda da mobilidade intra-articular, perda de ADM ou dor associada ao movimento durante atividades funcionais específicas, tais como dor na região lateral do cotovelo durante a extensão do punho contra resistência, restrição dolorosa da dorsiflexão do tornozelo ou dor quando se estende a mão acima da cabeça.

Técnicas passivas. Aplica-se uma mobilização articular passiva, conforme descrito na seção anterior, seguindo os princípios de Kaltenborn.[17] Utilizando os conhecimentos de anatomia e mecânica articular, sentindo a tensão do tecido e utilizando um raciocínio clínico idôneo, o fisioterapeuta investiga várias combinações de deslizamentos acessórios, paralelos ou perpendiculares, para encontrar a direção indolor e o grau do movimento acessório, que pode ser um deslizamento, giro, separação ou uma combinação de movimentos. O movimento acessório deve ser indolor.[26]

Deslizamento acessório com sinal comparável ativo. Enquanto o fisioterapeuta sustenta a mobilização acessória indolor, pede-se ao paciente para executar o sinal comparável. O sinal comparável agora deve estar significativamente melhorado, ou seja, deve haver um aumento de ADM e o movimento deve estar livre da dor original.[26]

Sem dor. O fisioterapeuta precisa monitorar continuamente a reação do paciente para assegurar que não será produzida dor. A falha para melhorar o sinal comparável indica que o fisioterapeuta não encontrou a direção correta da mobilização acessória ou o grau do movimento, ou que a técnica não é indicada.

Repetições. O movimento ou atividade que estava previamente restrito e/ou doloroso é repetido 6 a 10 vezes pelo paciente enquanto o fisioterapeuta continua mantendo a mobilização acessória apropriada. São esperados ganhos adicionais com as repetições durante uma sessão de tratamento, particularmente quando é aplicada uma pressão adicional passiva *indolor* para conseguir colocar uma carga no final da amplitude.

Descrição das técnicas. As técnicas aplicáveis às articulações dos membros estão descritas ao longo deste livro nas seções de tratamento para diferentes condições (ver Caps. 17 a 22).

Resposta e progressão do paciente

A dor como guia. Técnicas de MM bem-sucedidas devem tornar indolor o sinal comparável e, ao mesmo tempo, melhorar significativamente a função durante a aplicação da técnica.

Autotratamento. Tão logo tenha sido determinada a resposta do paciente, o autotratamento é geralmente possível se forem usados os princípios de MM com uma fita adesiva resistente (do tipo usado em esportes) e/ou se o paciente prover o componente de mobilização da MM juntamente com o movimento fisiológico ativo.[10]

Programa total. Tendo restaurado a função articular com MM, o fisioterapeuta progride o paciente pelas sequências de reabilitação que se seguem na recuperação da potência muscular, resistência à fadiga e controle neural. São necessárias melhoras mantidas para justificar a intervenção em curso.

Base teórica

Mulligan postulou um modelo de falha de posicionamento para explicar os resultados obtidos com esse conceito. Alternativamente, considerou-se também a existência de mecanismos inapropriados no curso articular por causa de um eixo de rotação instantâneo alterado, assim como modelos neurofisiológicos de resposta.[10,22,23,27] Para ver mais detalhes sobre a aplicação do conceito de Mulligan e seu uso na coluna e membros, ver o texto em inglês *Manual Therapy, NAGS, SNAGS, MWMs*, etc.[26]

Evidências em foco

As pesquisas iniciais sobre a abordagem MM confirmam seus benefícios; contudo, o mecanismo pelo qual o sistema musculoesquelético é afetado, seja ele mecânico ou fisiológico, ainda precisa ser plenamente determinado.[4,18,29,31,32,35] Um estudo de Paungmail et al.[31] mediu uma redução significativa na dor, aumento da força de preensão e aumento da resposta do sistema nervoso simpático imediatamente após a MM para epicondilalgia lateral crônica em comparação a uma intervenção placebo, resultados que foram similares aos estudos sobre manipulação espinal. Os autores interpretaram isso de modo a implicar que ocorre uma resposta à manipulação em múltiplos sistemas quando a coluna ou o cotovelo é manipulado.

■ Técnicas de mobilização articular periférica

A seguir, estão as técnicas de separação e deslizamento articular sugeridas para fisioterapeutas iniciantes e aqueles que estão tentando obter uma base em mobilização articular dos membros. Podem ser feitas muitas adaptações a partir dessas técnicas. Algumas adaptações estão descritas nos capítulos respectivos, nos quais são discutidos comprometimentos e intervenções específicas (ver Caps. 17 a 22). As técnicas de separação e deslizamento devem ser aplicadas levando em consideração dosagem, frequência, progressão, precauções e procedimentos, conforme descrito nas seções anteriores deste capítulo. As técnicas de manipulação e MAV para a coluna estão descritas no Capítulo 16.

Observação: termos como mão proximal, mão distal, mão lateral ou outros termos descritivos indicam que o fisioterapeuta deve usar a mão que está mais proximal, distal ou lateral ao paciente ou ao membro do paciente.

COMPLEXO DO OMBRO

As articulações do complexo do combro consistem em três articulações sinoviais: esternoclavicular, acromioclavicular e glenoumeral, além da articulação funcional da escápula que desliza sobre o tórax (Fig. 5.13). Para conseguir a elevação total do úmero são necessários os movimentos acessórios e componentes de elevação e rotação clavicular, rotação escapular e rotação lateral do úmero, assim como uma mobilidade intra-articular adequada. As técnicas claviculares e escapulares estão descritas após as técnicas da articulação glenoumeral. Para uma revisão da mecânica do complexo do ombro, ver o Capítulo 17.

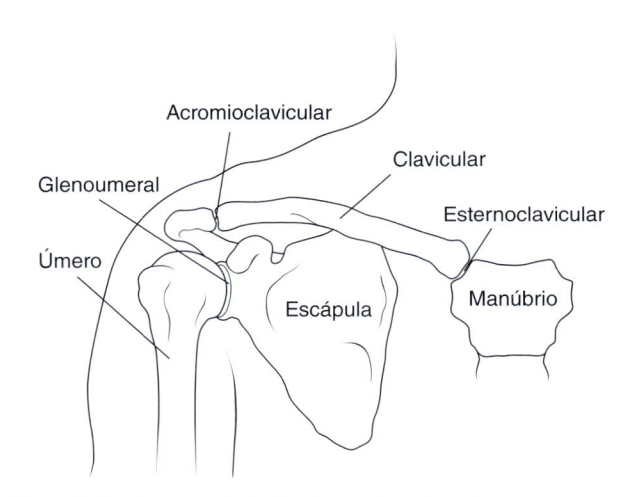

Figura 5.13 Ossos e articulações do complexo do ombro.

Articulação glenoumeral

A cavidade glenoidal côncava recebe a cabeça do úmero convexa.

Posição de repouso. O ombro é abduzido 55°, aduzido horizontalmente 30° e rodado de modo que o antebraço fique no plano horizontal em relação ao corpo (denominado plano escapular).

Plano de tratamento. O plano de tratamento é na cavidade glenoidal e move-se com a escápula durante sua rotação.

Estabilização. Fixe a escápula com uma cinta ou obtenha ajuda de um assistente.

Separação glenoumeral (Fig. 5.14)   VÍDEO 5.1

Indicações

Como teste; tratamento inicial (grau II sustentado); controle da dor (oscilações grau I ou II); mobilidade geral (grau III sustentado).

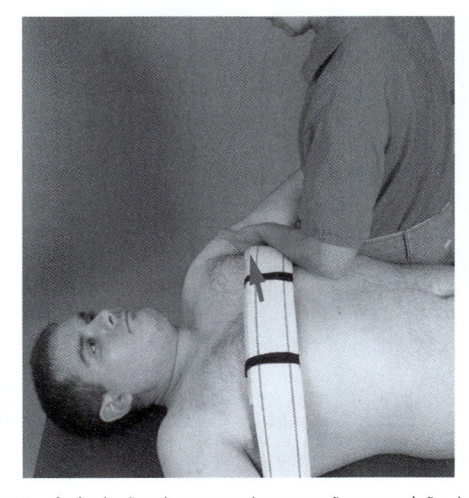

Figura 5.14 Articulação glenoumeral: separação na posição de repouso. Observe que a força é perpendicular ao PT na cavidade glenoidal.

Posição do paciente

Decúbito dorsal, com braço na posição de repouso.

Posicionamento do fisioterapeuta e de suas mãos

- Fique em pé ao lado do paciente, voltado para sua cabeça.
- Use a mão mais próxima da parte a ser tratada (p. ex., mão esquerda se estiver tratando o ombro esquerdo do paciente) e coloque-a na axila do paciente com seu polegar logo distal à margem articular, anteriormente, e os demais dedos posteriormente.
- A outra mão apoia o úmero a partir da superfície lateral.

Força de mobilização

Com a mão que está na axila, mova o úmero lateralmente.

Observação: o braço inteiro se move fazendo um movimento de translação, afastando-se do plano da cavidade glenoidal. As separações podem ser feitas com o úmero em qualquer posição (ver Figs. 5.17, 5.19 e 17.20). Você precisa estar ciente da quantidade de rotação escapular e ajustar a força de separação contra o úmero de modo que fique perpendicular ao plano da cavidade glenoidal.

Deslizamento glenoumeral caudal em posição de repouso (Fig. 5.15)   VÍDEO 5.2 ▶

Indicações

Para aumentar a abdução (grau sustentado III); para reposicionar a cabeça do úmero caso esteja posicionada posteriormente.

Posição do paciente

Decúbito dorsal, com braço na posição de repouso.

Posicionamento do fisioterapeuta e de suas mãos

- Fique em pé, lateralmente ao braço que está sendo tratado e apoie o antebraço do paciente entre seu tronco e cotovelo. Coloque uma mão na axila do paciente para produzir uma separação grau I.
- O espaço membranoso da outra mão é posicionado logo distalmente ao acrômio.

Força de mobilização

Com a mão posicionada superiormente, deslize o úmero na direção inferior.

Deslizamento glenoumeral caudal (tração no eixo longo)

Posição do paciente

Decúbito dorsal, com braço na posição de repouso.

Posicionamento das mãos e força de mobilização

Apoie o antebraço do paciente entre seu tronco e cotovelo. Segure com firmeza a região distal do antebraço com as duas mãos e aplique a força caudalmente, enquanto seu peso corporal é transferido na direção dos pés do paciente.

Progressão do deslizamento glenoumeral caudal (Fig. 5.16)

Indicação

Para aumentar a abdução.

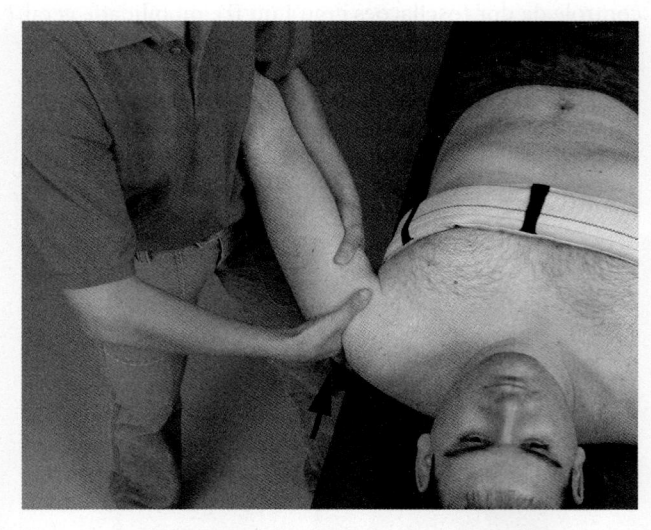

Figura 5.15 Articulação glenoumeral: deslizamento caudal na posição de repouso. Observe que a força de separação é aplicada pela mão que está na axila e a força de deslizamento caudal vem da mão superior para a cabeça do úmero.

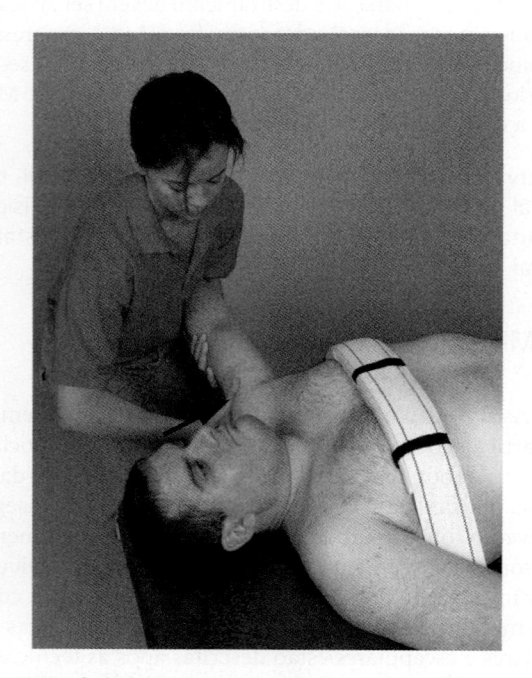

Figura 5.16 Articulação glenoumeral: deslizamento caudal com o ombro próximo de 90°.

Posição do paciente

- Decúbito dorsal ou sentado, com o braço abduzido no final da amplitude disponível.
- A rotação lateral do úmero deve ser acrescentada à posição no final da amplitude à medida que o braço se aproxima e passa dos 90°.

Posição do fisioterapeuta e posicionamento das mãos

- Com o paciente em decúbito dorsal, fique em pé de frente para os pés do paciente e estabilize o braço dele contra seu tronco com a mão que está mais distante dele. Um leve movimento lateral de seu tronco proporciona uma separação grau I, por meio de uma tração no eixo longitudinal.
- Com o paciente *sentado*, fique atrás dele e envolva a porção distal do úmero com sua mão mais afastada do paciente; essa mão provê uma separação grau I, por meio de uma tração no eixo longitudinal.
- Coloque o espaço membranoso da outra mão em uma posição imediatamente distal ao acrômio, sobre a região proximal do úmero.

Força de mobilização

Com a mão sobre a região proximal do úmero, deslize o úmero em uma direção inferior em relação à cavidade glenoidal da escápula.

Progressão da elevação glenoumeral (Fig. 5.17)

Indicação

Para aumentar a elevação além dos 90° de abdução.

Posição do paciente

Decúbito dorsal ou sentado com o braço abduzido e rodado externamente até o final da amplitude disponível.

Posição do fisioterapeuta e posicionamento das mãos

- O posicionamento das mãos é o mesmo usado para progressão do deslizamento caudal.
- Ajuste a posição do seu corpo de modo que a mão que aplica a força de mobilização fique alinhada com o plano de tratamento na cavidade glenoidal.
- Com a mão que segura o cotovelo, aplique uma força de separação grau I (que é a tração no eixo longitudinal ilustrada na Fig. 5.17).

Força de mobilização

- Com a mão sobre a região proximal do úmero, deslize o úmero em uma direção progressivamente anterior contra as pregas inferiores da cápsula, na axila.
- A direção da força em relação ao corpo do paciente depende da quantidade de rotação para cima e de protração da escápula.

Deslizamento glenoumeral posterior em posição de repouso (Fig. 5.18)   VÍDEO 5.3 ▶

Indicações

Para aumentar a flexão; para aumentar a rotação medial.

Posição do paciente

Decúbito dorsal com o braço na posição de repouso.

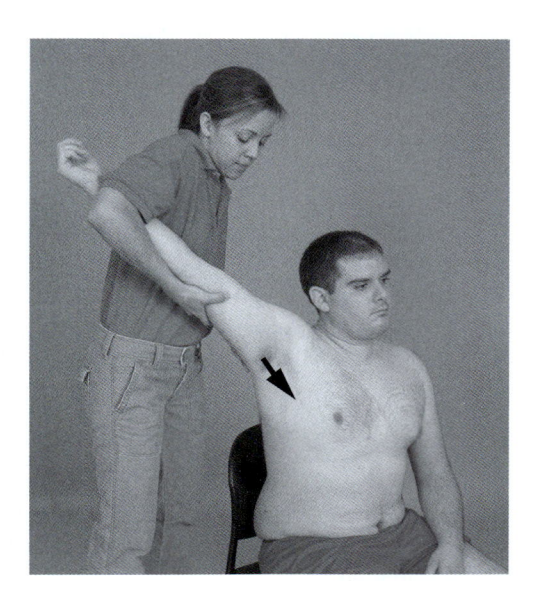

Figura 5.17 Articulação glenoumeral: progressão da elevação na posição sentada, utilizada quando a amplitude é maior do que 90°. Observe a posição externamente rodada do úmero; a pressão contra a cabeça do úmero é em direção à axila.

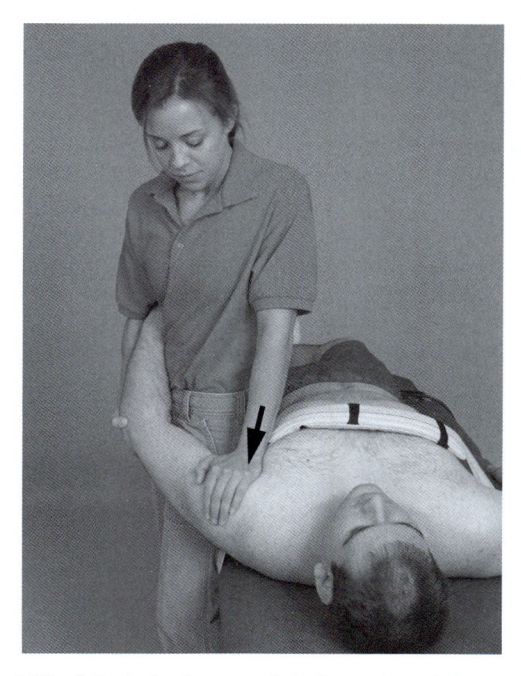

Figura 5.18 Articulação glenoumeral: deslizamento posterior na posição de repouso.

Posição do fisioterapeuta e posicionamento das mãos

- Fique em pé de costas para o paciente, entre o tronco e o braço dele.
- Apoie o braço contra seu tronco, segurando a região distal do úmero com sua mão lateral. Essa posição provê separação grau I à articulação.
- Coloque a borda lateral da mão de cima em posição imediatamente distal à margem anterior da articulação, com seus dedos apontando superiormente. Essa mão provê a força de mobilização.

Força de mobilização

Deslize a cabeça do úmero posteriormente, movendo todo o braço à medida que dobra seus joelhos.

Progressão do deslizamento glenoumeral posterior (Fig. 5.19)

Indicações

Para aumentar o deslizamento posterior quando a flexão se aproxima de 90°; para aumentar a adução horizontal.

Posição do paciente

Decúbito dorsal com o ombro fletido 90°, rodado internamente e com o cotovelo fletido. O braço também pode ser posicionado em adução horizontal.

Posicionamento das mãos

- Posicione um enchimento embaixo da escápula para prover estabilização.
- Posicione uma mão sobre a superfície proximal do úmero para aplicar uma separação grau I.
- Posicione a outra mão sobre o cotovelo do paciente.
- Uma cinta colocada ao redor da sua pelve e da região proximal do úmero do paciente pode ser usada para aplicar a força de separação.

Força de mobilização

Deslize o úmero posteriormente, empurrando o cotovelo para baixo através do eixo longo do úmero.

Deslizamento glenoumeral anterior em posição de repouso (Fig. 5.20)   VÍDEO 5.4 ▶

Indicações

Para aumentar a extensão; para aumentar a rotação lateral.

Posição do paciente

Decúbito ventral com o braço na posição de repouso na beira da maca de tratamento, apoiado sobre sua coxa. Estabilize o acrômio com um enchimento. Pode-se usar também o decúbito dorsal.

Posição do fisioterapeuta e posicionamento das mãos

- Em pé ao lado da maca, olhando para a cabeceira, com a perna mais próxima da maca posicionada à frente.

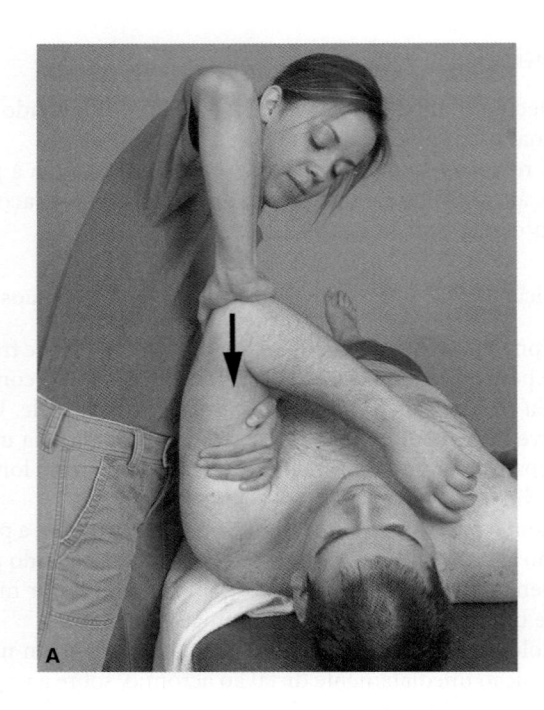

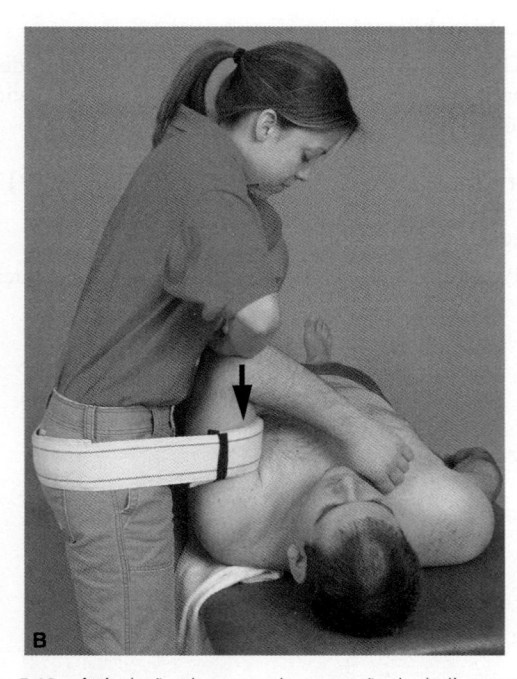

Figura 5.19   Articulação glenoumeral: progressão do deslizamento posterior. Uma mão (**A**) ou cinta (**B**) é usada para exercer uma força de separação grau I.

- Apoie o braço do paciente contra sua coxa usando sua mão exterior; o braço posicionado sobre sua coxa provê uma separação grau I.
- Coloque a borda ulnar de sua outra mão em posição imediatamente distal ao ângulo posterior do acrômio, com seus dedos apontando superiormente; essa mão fornece a força de mobilização.

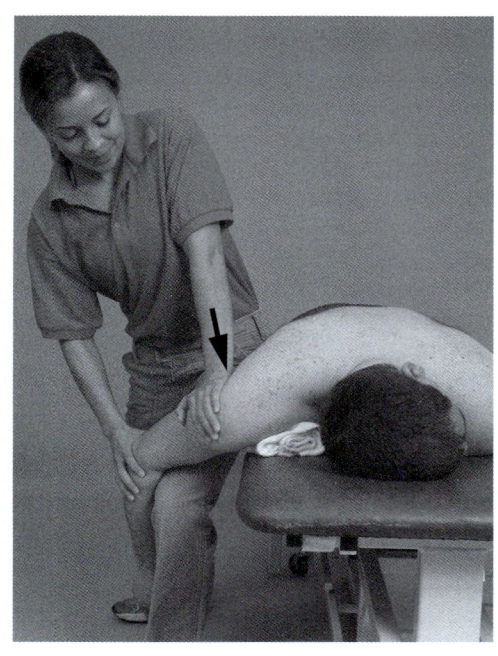

Figura 5.20 Articulação glenoumeral: deslizamento anterior na posição de repouso.

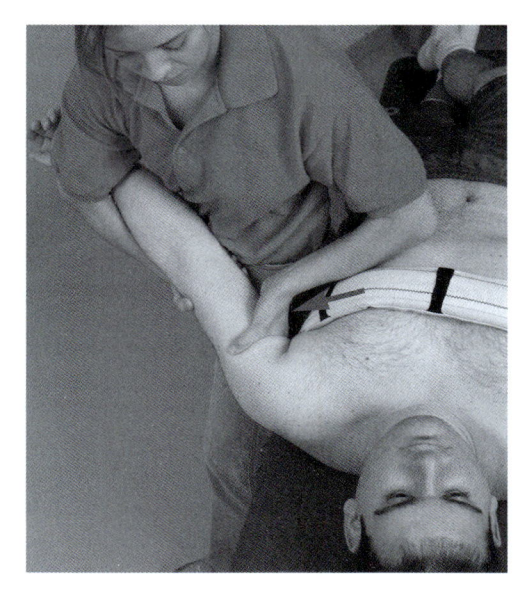

Figura 5.21 Articulação glenoumeral: separação para progressão da rotação lateral. Observe que o úmero está posicionado em repouso com máxima rotação lateral antes da aplicação da força de separação para alongamento.

Força de mobilização

Deslize a cabeça do úmero em uma direção anterior e levemente medial. Dobre os dois joelhos para que todo o braço se mova anteriormente.

Precaução: não levante o braço no cotovelo, causando assim angulação do úmero. Tal angulação pode levar a subluxação ou luxação anterior da cabeça do úmero. Não use essa posição para progredir a rotação lateral. Posicionar o ombro em 90° de abdução com rotação lateral e aplicar um deslizamento anterior pode causar subluxação anterior da cabeça do úmero.

Progressões da rotação lateral glenoumeral (Fig. 5.21) VÍDEO 5.5 ▶

Indicação

Para aumentar a rotação lateral.

Técnicas

Em razão do perigo de ocorrer subluxação ao aplicar um deslizamento anterior com o úmero rodado externamente, use uma progressão da separação ou da elevação para ganhar amplitude.

- *Progressão da distração:* comece com o ombro na posição de repouso; rode externamente o úmero até o final da amplitude de movimento e então aplique uma separação grau III perpendicular ao plano de tratamento na cavidade glenoidal.
- *Progressão da elevação* (ver Fig. 5.17): essa técnica incorpora rotação lateral no final da amplitude.

- Vários estudos documentaram aumento da rotação lateral com o uso do deslizamento posterior. Isso é particularmente benéfico quando a cabeça do úmero está deslocada anteriormente na cavidade glenoidal e a cápsula posterior está retesada.[11,14,15,16]

Articulação acromioclavicular

Indicação. Para aumentar a mobilidade da articulação.

Estabilização. Fixe a escápula colocando sua mão mais lateral ao redor do processo acromial.

Deslizamento anterior da clavícula sobre o acrômio (Fig. 5.22)

Posição do paciente

Sentado ou em decúbito ventral.

Posicionamento das mãos

- Com o paciente sentado, fique em pé atrás dele e estabilize o acrômio com os dedos da sua mão lateral.
- O polegar da outra mão empurra para baixo, por meio da parte descendente do trapézio, e é colocado posteriormente sobre a clavícula, em um local imediatamente medial ao espaço articular.
- Com o paciente em decúbito ventral, estabilize o acrômio com um rolo de toalha embaixo do ombro.

Força de mobilização

Com seu polegar, empurre a clavícula anteriormente.

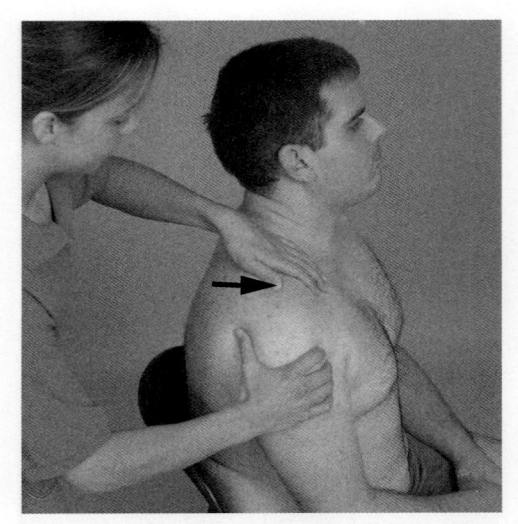

Figura 5.22   Articulação acromioclavicular: deslizamento anterior.

Articulação esternoclavicular

Superfícies articulares. A superfície articuladora proximal da clavícula é convexa de superior para inferior e côncava de anterior para posterior e há um disco articular entre ela e o manúbrio do esterno.

Plano de tratamento. Para protração/retração, o plano de tratamento é na clavícula. Para elevação/depressão, o plano de tratamento é no manúbrio.

Posição do paciente e estabilização. Decúbito dorsal; o tórax provê estabilidade ao esterno.

Deslizamento esternoclavicular posterior e superior (Fig. 5.23)

Indicações

Deslizamento posterior para aumentar o movimento de retração; deslizamento superior para aumentar o movimento de depressão da clavícula.

Posicionamento das mãos

- Coloque seu polegar na superfície anterior da extremidade proximal da clavícula.
- Flexione seu dedo indicador e coloque a falange média ao longo da superfície caudal da clavícula para apoiar o polegar.

Força de mobilização

- *Deslizamento posterior:* empurre com seu polegar no sentido posterior.
- *Deslizamento superior:* empurre com seu dedo indicador no sentido superior.

Deslizamento esternoclavicular anterior e caudal (inferior) (Fig. 5.24)

Indicações

Deslizamento anterior para aumentar o movimento de protração; deslizamento caudal para aumentar a elevação da clavícula.

Posicionamento das mãos

Seus dedos são colocados superiormente e o polegar, inferiormente, em torno da clavícula.

Força de mobilização

- *Deslizamento anterior:* Os dedos e o polegar levantam a clavícula anteriormente.
- *Deslizamento caudal:* Os dedos pressionam a clavícula inferiormente.

Mobilização de tecidos moles na região escapulotorácica (Fig. 5.25)   VÍDEO 5.6 ▶

A articulação escapulotorácica não é uma articulação verdadeira, mas os tecidos moles e os músculos que sustentam a articulação são mobilizados para obter movimen-

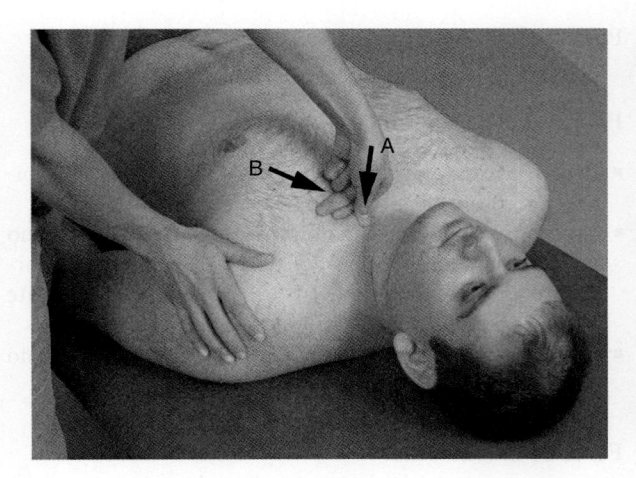

Figura 5.23   Articulação esternoclavicular: deslizamentos posterior e superior. (A) Pressão para baixo com o polegar para o deslizamento posterior. (B) Pressão para cima com o indicador para o deslizamento superior.

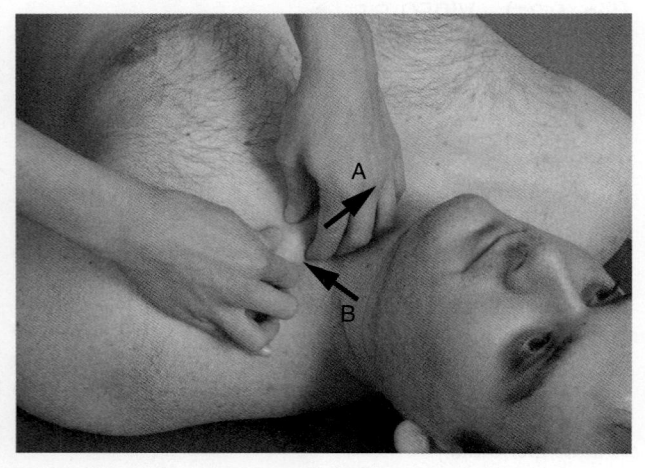

Figura 5.24   Articulação esternoclavicular: deslizamentos anterior e inferior. (A) Tração da clavícula para cima para um deslizamento anterior. (B) Pressão no sentido caudal com os dedos dobrados para um deslizamento inferior.

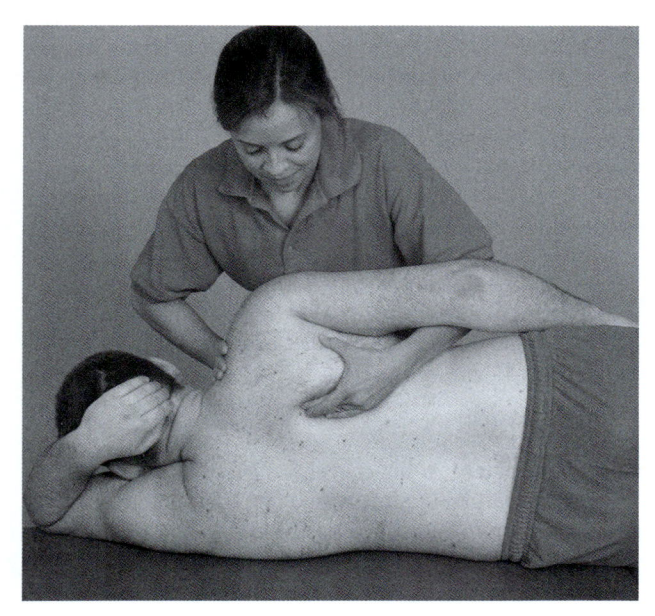

Figura 5.25 Articulação escapulotorácica: elevação, depressão, protração, retração, rotação para cima e para baixo e movimento alar.

tos escapulares de elevação, depressão, protração, retração, rotações para cima e para baixo e movimento alar para obter uma mobilidade normal no complexo do ombro.

Posição do paciente. Se houver restrição considerável na mobilidade, comece em decúbito ventral e progrida para o decúbito lateral, com o paciente de frente para você. Apoie o peso do braço do paciente envolvendo-o com seu braço inferior e permitindo que fique pendurado, de modo que os músculos escapulares fiquem relaxados.

Posicionamento das mãos. Coloque sua mão superior ao redor do acrômio para controlar a direção do movimento. Com os dedos de sua mão inferior, faça uma concha embaixo da borda medial e do ângulo inferior da escápula.

Força de mobilização. Mova a escápula na direção desejada levantando o ângulo inferior ou empurrando o acrômio.

COTOVELO E COMPLEXO DO ANTEBRAÇO

O cotovelo e o complexo do antebraço consistem em quatro articulações: umeroulnar, umerorradial, radiulnar proximal e radiulnar distal (Fig. 5.26). Para que ocorram flexão e extensão completas do cotovelo, são necessários os movimentos acessórios de varo e valgo (com deslizamentos radial e ulnar). As técnicas para cada uma das articulações, assim como os movimentos acessórios, estão descritos nesta seção. Para uma revisão da mecânica articular, ver o Capítulo 18.

Articulação umeroulnar

A tróclea convexa articula-se com a cavidade côncava do olécrano.

Posição de repouso. Cotovelo flexionado 70° e antebraço em 10° de supinação.

Plano de tratamento. O plano de tratamento fica na cavidade do olécrano, angulado aproximadamente 45° em relação ao eixo longo da ulna (Fig. 5.27).

Estabilização. Fixe o úmero contra a maca de tratamento usando uma cinta ou peça a um assistente para segurá-lo. O paciente pode rolar para o lado e fixar o úmero com a mão contralateral, se puder manter o relaxamento muscular em torno da articulação do cotovelo que está sendo mobilizada.

Separação e progressão umeroulnar (Fig. 5.28A)
VÍDEO 5.7 ▶

Indicações

Para teste; tratamento inicial (grau II sustentado); controle da dor (oscilações grau I ou II); para aumentar a flexão ou extensão (grau III ou IV).

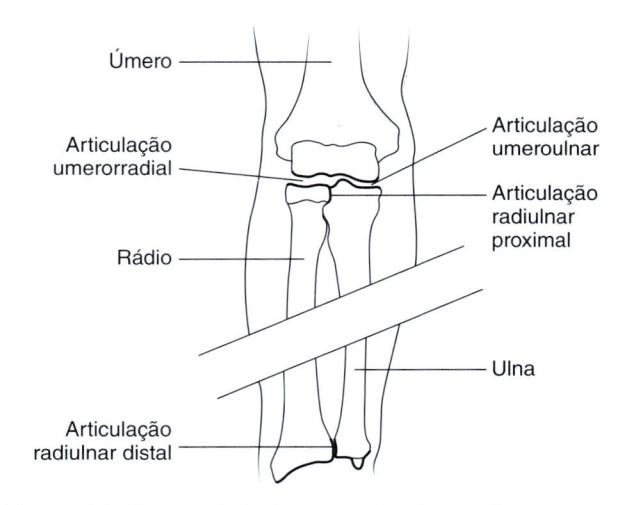

Figura 5.26 Ossos e articulações do complexo do cotovelo.

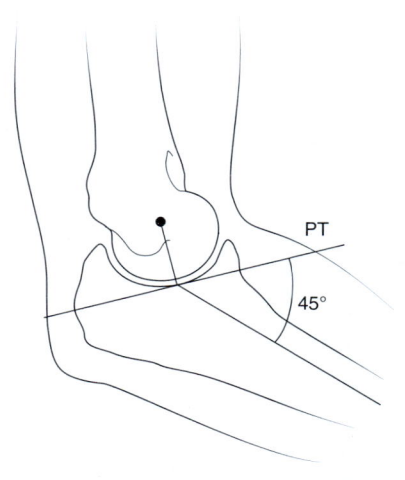

Figura 5.27 Vista lateral da articulação umeroulnar, mostrando o plano de tratamento (PT).

Posição do paciente

Decúbito dorsal com o cotovelo na beira da maca de tratamento ou apoiado em um enchimento colocado em uma posição imediatamente proximal ao olécrano. Apoie o punho do paciente contra seu ombro, permitindo que o cotovelo fique na posição de repouso para o tratamento inicial. Para alongar em flexão ou em extensão, posicione a articulação no final da amplitude disponível.

Posicionamento das mãos

- Estando na posição de repouso ou no final da amplitude de flexão, coloque os dedos de sua mão medial sobre a região proximal da ulna, na superfície palmar; reforce com a outra mão.
- Para isolar a força de mobilização na articulação umeroulnar, certifique-se de que sua mão não esteja em contato com a região proximal do rádio.
- Estando na amplitude final de extensão, fique em pé e coloque a base da sua mão proximal sobre a porção proximal da ulna e apoie o antebraço distal com a outra mão.

Força de mobilização

Force contra a ulna proximal em um ângulo de 45° com o corpo do osso.

Deslizamento umeroulnar distal (Fig. 5.28B)

Indicação

Para aumentar a flexão.

Posição do paciente e posicionamento das mãos

- Decúbito dorsal com o cotovelo na beira da maca de tratamento.
- Comece com o cotovelo na posição de repouso. Progrida posicionando-o no final da amplitude de flexão.
- Coloque os dedos de sua mão medial sobre a região proximal da ulna, na superfície palmar; reforce com a outra mão. Para isolar a força de mobilização na articulação umeroulnar, certifique-se de que sua mão não esteja em contato com a região proximal do rádio.

Força de mobilização

Primeiramente, aplique uma força de separação na articulação em um ângulo de 45° com a ulna e, então, mantendo a separação, direcione a força no sentido distal pelo eixo longo da ulna, fazendo um movimento curvo.

Deslizamento umeroulnar no sentido radial

Indicação

Para aumentar o varo. Esse é um movimento acessório da articulação que acompanha a flexão do cotovelo e, portanto, é usado para progredir a flexão.

Posição do paciente

- Decúbito lateral sobre o braço a ser mobilizado, com o ombro rodado lateralmente e o úmero apoiado na maca.
- Comece com o cotovelo na posição de repouso; progrida para a flexão no final da amplitude.

Posicionamento das mãos

Posicione a base de sua mão proximal em uma posição imediatamente distal ao cotovelo; apoie o antebraço distal com sua outra mão.

Força de mobilização

Force contra a ulna no sentido radial.

Deslizamento umeroulnar no sentido ulnar

Indicação

Para aumentar o valgo. Esse é um movimento acessório da articulação que acompanha a extensão do cotovelo e é, portanto, usado para progredir a extensão.

Posição do paciente

- A mesma usada no deslizamento radial, exceto que um bloco ou cunha é colocado embaixo da região proximal do antebraço para estabilização (usando estabilização distal).

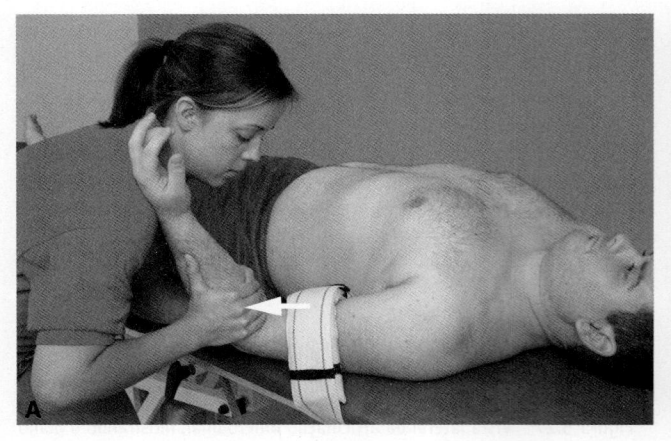
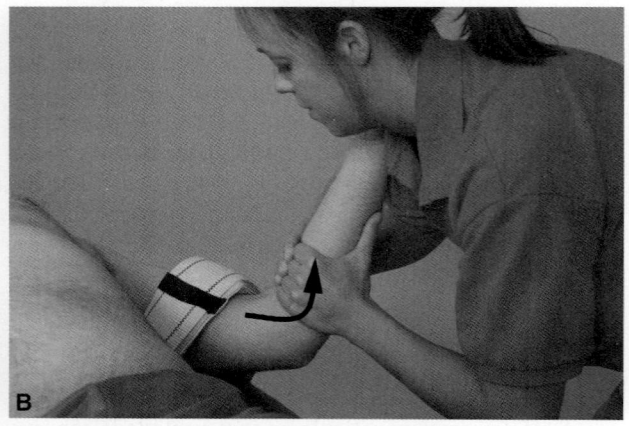

Figura 5.28   Articulação umeroulnar: **(A)** separação e **(B)** separação com deslizamento distal (movimento curvo).

- Inicialmente, o cotovelo é posicionado em repouso e é progredido até o final da amplitude de extensão.

Força de mobilização

Force contra a região distal do úmero no sentido radial, fazendo com que a ulna deslize no sentido ulnar.

Articulação umerorradial   VÍDEO 5.8

O capítulo convexo articula-se com a cabeça côncava do rádio (ver Fig. 5.26).

Posição de repouso. Cotovelo estendido e antebraço em supinação até o final da amplitude disponível.

Plano de tratamento. O plano de tratamento é na cabeça do rádio côncava, perpendicular ao eixo longo do rádio.

Estabilização. Fixe o úmero com uma de suas mãos.

Separação umerorradial (Fig. 5.29)

Indicações

Para aumentar a mobilidade da articulação umerorradial; para manipular uma subluxação proximal de cotovelo (deslocamento proximal do rádio).

Posição do paciente

Decúbito dorsal ou sentado, com o braço apoiado na maca de tratamento.

Posição do fisioterapeuta e posicionamento das mãos

- Posicione-se no lado ulnar do antebraço do paciente, de modo que você fique entre o quadril do paciente e seu membro superior.
- Estabilize o úmero do paciente com sua mão superior.
- Segure ao redor da região distal do rádio com os dedos e eminência tenar da sua mão inferior. Tenha o cuidado de não segurar ao redor da porção distal da ulna.

Força de mobilização

Tracione o rádio distalmente (a tração no eixo longo produz a tração articular).

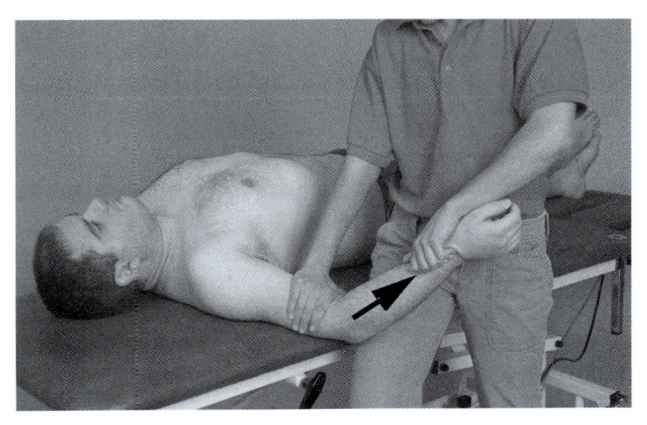

Figura 5.29   Articulação umerorradial: separação.

Deslizamento umerorradial dorsal e palmar (Fig. 5.30)

Indicações

Deslizamento dorsal da cabeça do rádio para aumentar a extensão do cotovelo; deslizamento palmar para aumentar a flexão.

Posição do paciente

Decúbito dorsal ou sentado com o cotovelo em extensão e supinação até o final da amplitude disponível.

Posicionamento das mãos

- Estabilize o úmero com a mão que está no lado medial do braço do paciente.
- Coloque a superfície palmar de sua mão lateral sobre a face palmar e seus dedos sobre a face dorsal da cabeça do rádio.

Força de mobilização

- Mova a cabeça do rádio dorsalmente com a palma da mão ou na direção palmar, com seus dedos.
- Se for necessária uma força maior para o deslizamento palmar, realinhe seu corpo e empurre com a base da mão contra a superfície dorsal em direção palmar.

Compressão umerorradial (Fig. 5.31)

Indicação

Para reduzir uma subluxação de cotovelo que foi puxado.

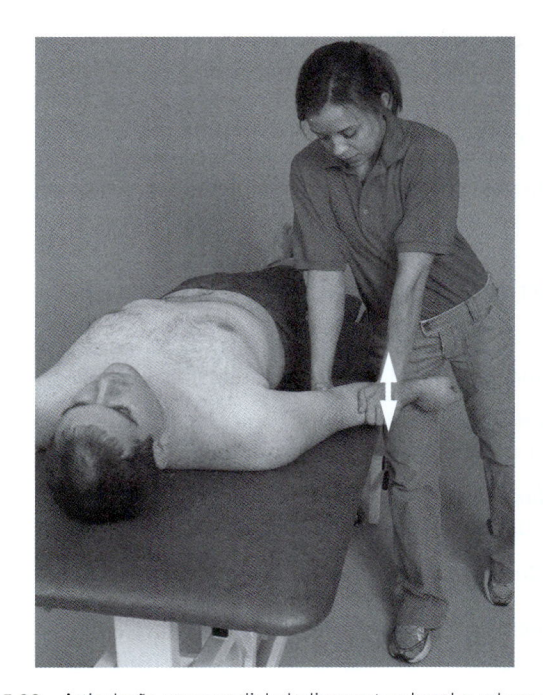

Figura 5.30   Articulação umerorradial: deslizamentos dorsal e palmar. O deslizamento também pode ser feito sentado, como na Figura 5.32, com o cotovelo posicionado em extensão e o úmero estabilizado pela mão proximal (em vez da ulna).

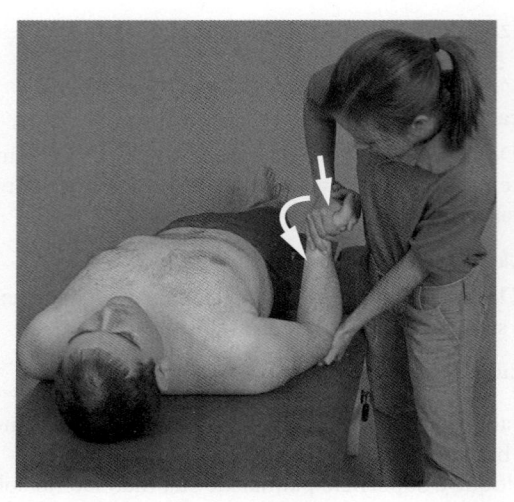

Figura 5.31   Articulação umerorradial: mobilização de compressão. Esse é um movimento em alta velocidade (*thrust*) com supinação e compressão do rádio simultaneamente.

Posição do paciente

Sentado ou em decúbito dorsal.

Posicionamento das mãos

- Aborde a mão direita do paciente com sua mão direita, ou a mão esquerda com sua mão esquerda. Estabilize o cotovelo posteriormente com a outra mão. Se estiver em decúbito dorsal, a mão estabilizadora fica embaixo do cotovelo, apoiada na maca de tratamento.
- Coloque sua eminência tenar contra a eminência tenar do paciente (polegares bloqueados).

Força de mobilização

Simultaneamente, estenda o punho do paciente, empurre contra a eminência tenar e comprima o eixo longo do rádio, enquanto faz a supinação do antebraço.

Observação: para reposicionar uma subluxação aguda, usa-se um movimento em alta velocidade (*thrust*).

Articulação radiulnar proximal

A margem convexa da cabeça do rádio se articula com a incisura radial côncava da ulna (ver Fig. 5.26).

Posição de repouso. O cotovelo é colocado em 70° de flexão e o antebraço em 35° de supinação.

Plano de tratamento. O plano de tratamento é na incisura radial da ulna, paralelo ao eixo longo da ulna.

Estabilização. A ulna proximal é estabilizada.

Deslizamento dorsal e palmar da articulação radiulnar proximal (Fig. 5.32)   VÍDEO 5.8 ▶

Indicações

Deslizamento dorsal para aumentar a pronação; deslizamento palmar para aumentar a supinação.

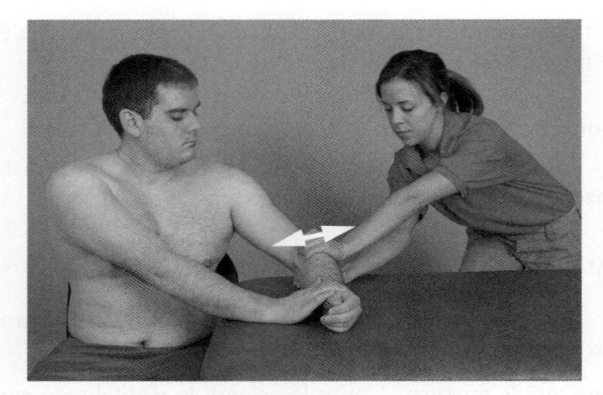

Figura 5.32   Articulação radiulnar proximal: deslizamentos dorsal e palmar.

Posição do paciente

- Sentado ou em decúbito dorsal, comece com o cotovelo em 70° de flexão e o antebraço a 35° de supinação.
- Progrida colocando o antebraço no limite da amplitude de pronação ou supinação antes de aplicar o respectivo deslizamento.

Posicionamento das mãos

- Aborde o paciente a partir da face dorsal ou palmar do antebraço. Fixe a ulna com sua mão medial em torno da face medial do antebraço.
- Com sua outra mão, segure com firmeza a cabeça do rádio entre seus dedos flexionados e a palma da mão.

Força de mobilização

- Force a cabeça do rádio na direção palmar ou dorsal, empurrando com sua palma ou tracionando com seus dedos.
- Se for necessária uma força mais intensa, em vez de empurrar com os dedos, dê a volta para o outro lado do paciente, troque as mãos e aplique força com a palma de sua mão.

Articulação radiulnar distal

A incisura ulnar côncava do rádio se articula com a cabeça convexa da ulna.

Posição de repouso. A posição de repouso é com o antebraço em 10° de supinação.

Plano de tratamento. O plano de tratamento é na superfície articuladora do rádio, paralelo ao eixo longo do rádio.

Estabilização. Porção distal da ulna.

Deslizamento dorsal e palmar da articulação radiulnar distal (Fig. 5.33)

Indicações

Deslizamento dorsal para aumentar a supinação; deslizamento palmar para aumentar a pronação.

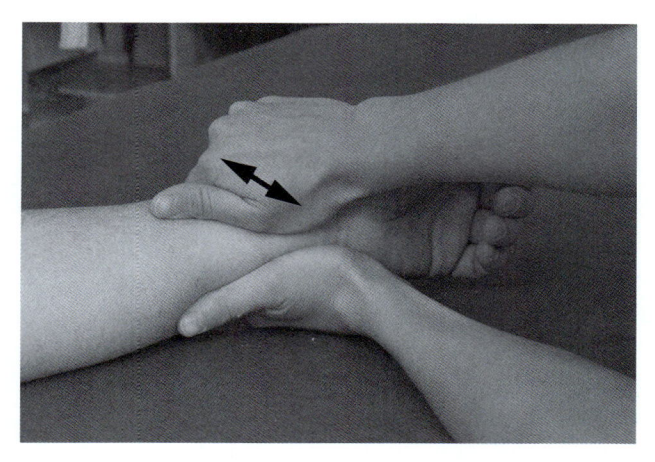

Figura 5.33 Articulação radiulnar distal: deslizamentos dorsal e palmar.

Posição do paciente

Sentado, com o antebraço na maca de tratamento. Comece na posição de repouso e progrida para a pronação ou a supinação no final da amplitude.

Posicionamento das mãos

Estabilize a porção distal da ulna colocando os dedos de uma mão na superfície dorsal e a eminência tenar e o polegar na superfície palmar. Posicione sua outra mão da mesma maneira em torno da região distal do rádio.

Força de mobilização

Deslize a região distal do rádio no sentido dorsal, para aumentar a supinação, ou no sentido palmar, para aumentar a pronação, paralelamente à ulna.

COMPLEXO DO PUNHO E MÃO

Ao mobilizar o punho, comece com separações e deslizamentos gerais que incluam a fileira proximal e a fileira distal dos ossos do carpo como um grupo. Para a ADM completa, podem ser necessárias mobilizações/manipulações individuais do carpo. Elas estão descritas após as mobilizações gerais. Para uma revisão da mecânica do complexo do punho, ver o Capítulo 19 (Fig. 5.34).

Articulação radiocarpal

O segmento distal e côncavo do rádio articula-se com a fileira proximal convexa de ossos do carpo, composta pelos ossos escafoide, semilunar e piramidal.

Posição de repouso. A posição de repouso é uma linha reta através do rádio e terceiro metacarpal, com leve desvio ulnar.

Plano de tratamento. O plano de tratamento é na superfície articular do rádio, perpendicular ao eixo longo do rádio.

Estabilização. Regiões distais do rádio e ulna.

Separação radiocarpal (Fig. 5.35)

Indicações

Como teste; tratamento inicial; controle da dor; mobilidade geral do punho.

Posição do paciente

Sentado, com antebraço apoiado na maca de tratamento e punho na borda da maca.

Posicionamento das mãos

- Com a mão mais próxima ao paciente, segure ao redor dos processos estiloides e fixe o rádio e a ulna contra a maca.
- Com a outra mão, segure ao redor da fileira distal de ossos do carpo.

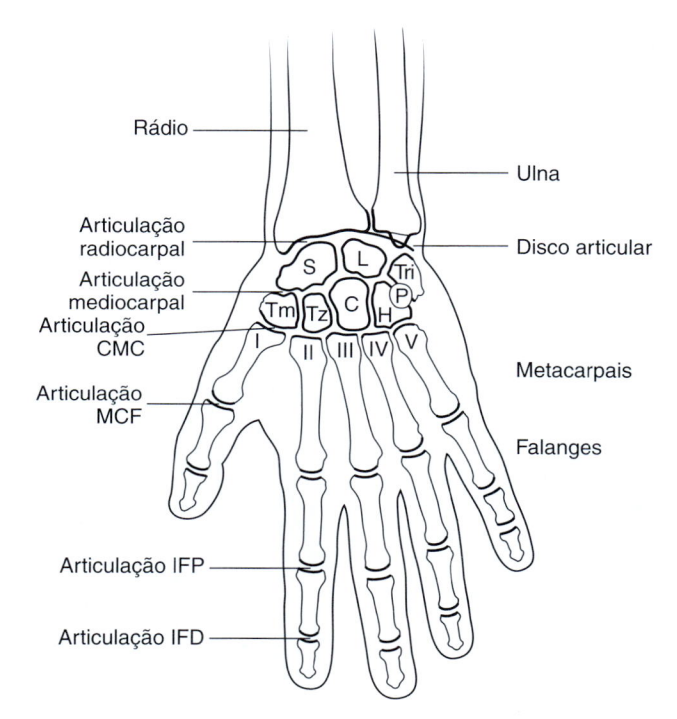

Figura 5.34 Ossos e articulações do punho e da mão.

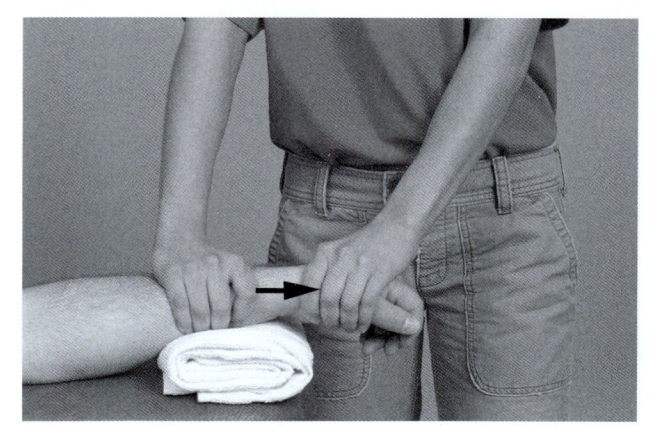

Figura 5.35 Articulação do punho: separação geral.

Força de mobilização

Tracione na direção distal com relação ao braço.

Articulação radiocarpal: deslizamentos gerais e progressão

Indicações

Deslizamento dorsal para aumentar a flexão (Fig. 5.36A); deslizamento palmar para aumentar a extensão (Fig. 5.36B); deslizamento radial para aumentar o desvio ulnar; deslizamento ulnar para aumentar o desvio radial (Fig. 5.37).

Posição do paciente e posicionamento das mãos

- Sentado com o antebraço apoiado na maca, em pronação para as técnicas dorsal e palmar, e na posição média para as técnicas radial e ulnar.
- Progrida movendo o punho até o final da amplitude disponível e deslize na direção definida.
- As técnicas específicas de deslizamento do carpo descritas nas seções a seguir são usadas para aumentar a mobilidade em articulações isoladas.

Força de mobilização

A força de mobilização vem da mão em torno da fileira distal de ossos do carpo.

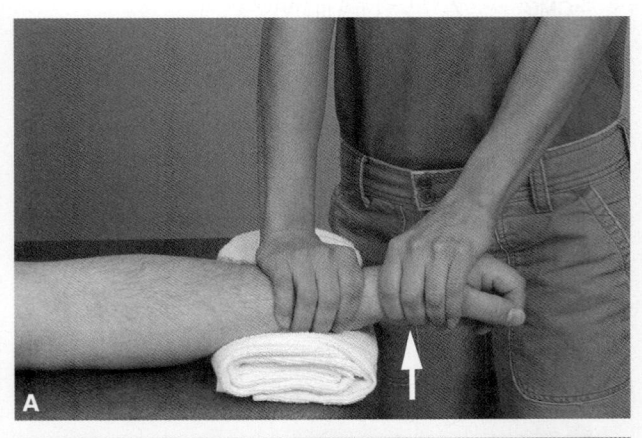

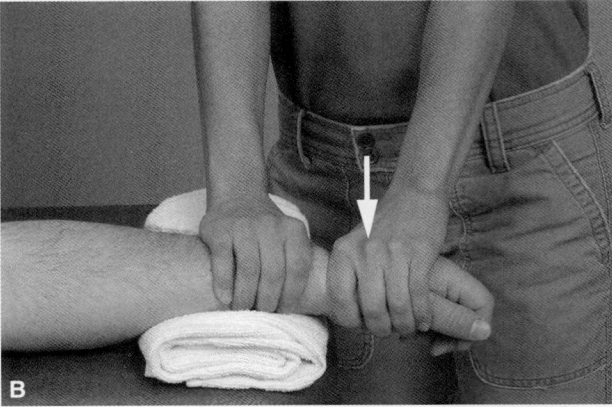

Figura 5.36   Articulação do punho: mobilização geral. **(A)** Deslizamento dorsal. **(B)** Deslizamento palmar.

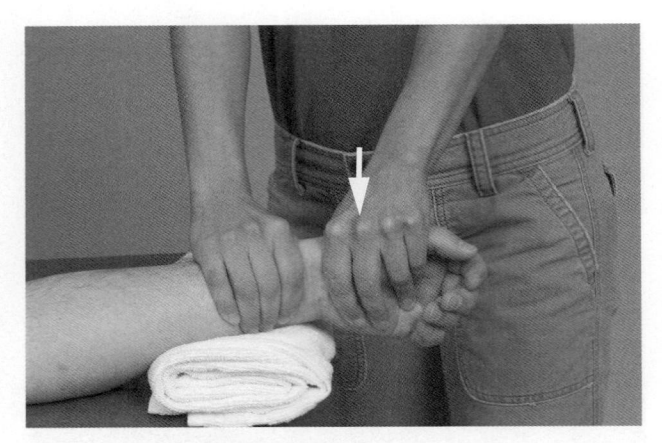

Figura 5.37   Articulação do punho: mobilização geral – deslizamento ulnar.

Mobilizações específicas no carpo (Figs. 5.38, 5.39)

Podem ser necessárias técnicas específicas para mobilizar ossos individuais do carpo visando a obter a ADM completa do punho. A biomecânica específica da articulação radiocarpal e das intercarpais está descrita no Capítulo 19. Para deslizar um osso do carpo sobre outro ou sobre o rádio, utilize as diretrizes a seguir.

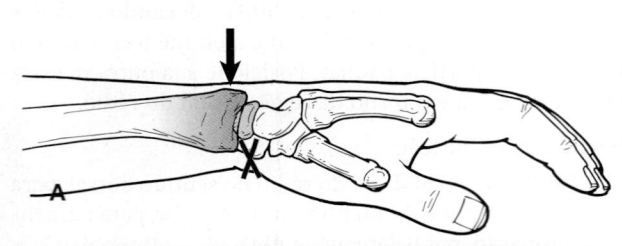

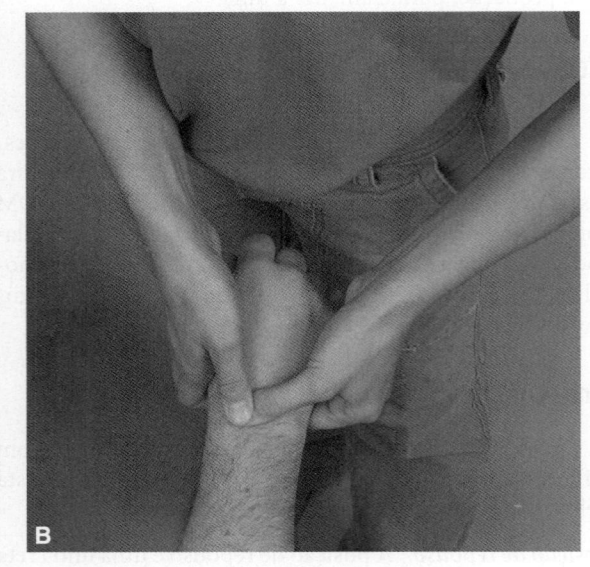

Figura 5.38   Mobilizações específicas no carpo: estabilização do osso distal e deslizamento palmar do osso proximal. Está representada a estabilização do escafoide e do semilunar com os dedos indicadores e um deslizamento palmar do rádio com os polegares para aumentar a flexão do punho. **(A)** Desenho da vista lateral com a seta representando a colocação dos polegares sobre o rádio e o 'x' representando a colocação dos dedos indicadores estabilizadores; **(B)** ilustra a vista superior dos polegares sobrepostos em cima do rádio.

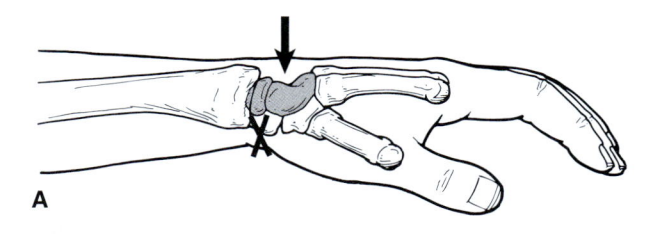

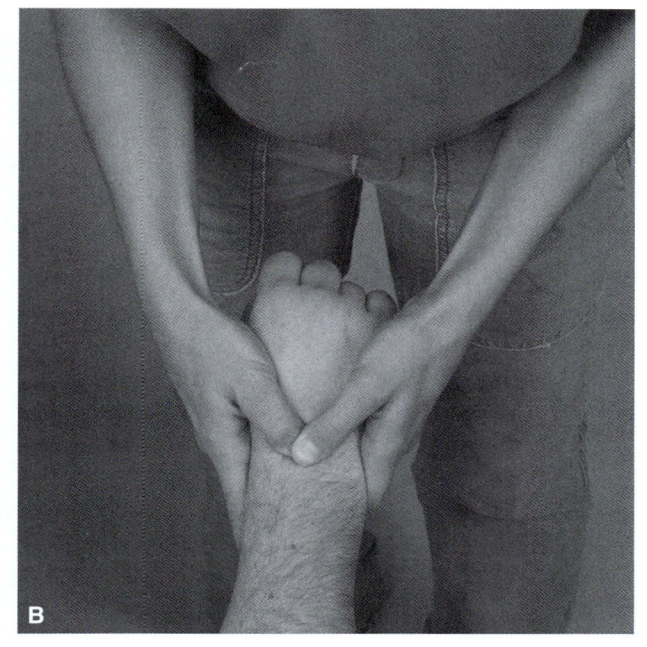

Figura 5.39   Mobilizações específicas no carpo: estabilização do osso proximal e deslizamento palmar do osso distal. Está representada a estabilização do semilunar com os dedos indicadores e o deslizamento palmar do capitato com os polegares para aumentar a extensão. **(A)** Desenho da vista lateral com a seta representando a colocação dos polegares sobre o capitato e o "x" representando a colocação dos dedos indicadores estabilizadores; **(B)** ilustra a vista superior dos polegares sobrepostos em cima do capitato.

Posição do paciente e do fisioterapeuta

- Paciente sentado.
- Fisioterapeuta em pé, segurando a mão do paciente de modo que o cotovelo fique pendurado, sem apoio.
- O peso do braço provê uma leve separação da articulação, de modo que o fisioterapeuta precisa apenas aplicar os deslizamentos.

Posicionamento das mãos e indicações

Identifique a articulação específica a ser mobilizada e posicione seus dedos indicadores na superfície palmar do osso a ser estabilizado. Coloque os polegares sobrepostos na superfície dorsal do osso a ser mobilizado. Os outros dedos seguram a mão do paciente para que ela fique relaxada.

Para aumentar a flexão. Coloque os dedos indicadores estabilizadores sob o osso que é *convexo* (na superfície palmar) e sobreponha os polegares mobilizadores na superfície dorsal do osso que é *côncavo*.

- Polegares sobre o dorso do rádio côncavo, os dedos indicadores estabilizam o escafoide.

- Polegares sobre o dorso do rádio côncavo, os dedos indicadores estabilizam o semilunar (ver Fig. 5.38).
- Polegares sobre o dorso da unidade trapézio-trapezoide, os dedos indicadores estabilizam o escafoide.
- Polegares sobre o dorso do semilunar côncavo, os dedos indicadores estabilizam o capitato.
- Polegares sobre o dorso do piramidal côncavo, os dedos indicadores estabilizam o hamato.

Para aumentar a extensão. Coloque os dedos indicadores estabilizadores embaixo do osso que é *côncavo* (na superfície palmar) e sobreponha os polegares mobilizadores na superfície dorsal do osso que é *convexo*. Os polegares fornecem a força para a manipulação.

- Polegares sobre o dorso do escafoide convexo, os dedos indicadores estabilizam o rádio.
- Polegares sobre o dorso do semilunar convexo, os dedos indicadores estabilizam o rádio.
- Polegares sobre o dorso do escafoide convexo, os dedos indicadores estabilizam a unidade trapézio-trapezoide.
- Polegares sobre o dorso do capitato convexo, os dedos indicadores estabilizam o semilunar (ver Fig. 5.39).
- Polegares sobre o dorso do hamato convexo, os dedos indicadores estabilizam o piramidal.

Força de mobilização

- Em cada caso, a força vem dos polegares sobrepostos na superfície dorsal.
- Com a aplicação da força a partir da superfície dorsal, a pressão contra os nervos, vasos sanguíneos, tendões no túnel do carpo e canal de Guyon é minimizada, podendo ser usada uma força de mobilização mais intensa sem provocar dor.
- Uma técnica MAV pode ser usada sacudindo rapidamente seus punhos e mãos para baixo e para cima, enquanto os carpais respectivos são pressionados.

Articulação piramidal ulnar-meniscal

Para liberar o disco articular, que pode bloquear os movimentos do punho ou antebraço, aplique um deslizamento da ulna no sentido palmar sobre o piramidal fixo.

Articulações carpometacarpais e intermetacarpais dos dedos II–V

A abertura e fechamento da mão e a manutenção dos seus arcos requer uma boa mobilidade geral entre os carpais e metacarpais.

Separação carpometacarpal (Fig. 5.40)

Estabilização e posicionamento das mãos

Estabilize o osso carpal respectivo com o polegar e indicador de uma mão. Com a outra mão, segure ao redor da porção proximal do metacarpal.

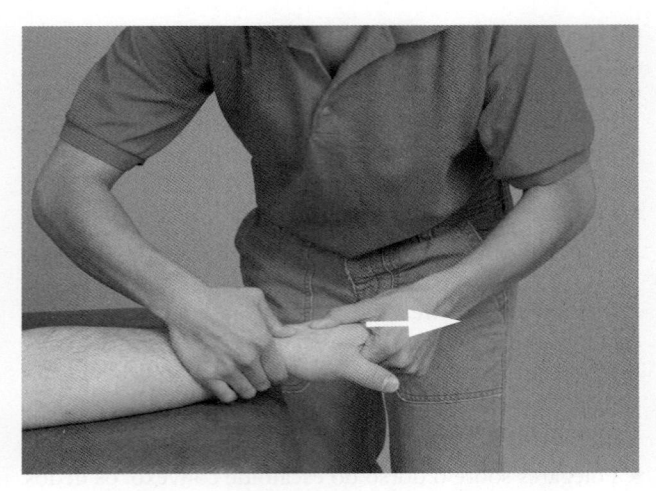

Figura 5.40   Articulação carpometacarpal: separação.

Força de mobilização

Aplique tração no eixo longo do metacarpal.

Carpometacarpais e intermetacarpais: deslizamento palmar

Indicação

Para aumentar a mobilidade do arco da mão.

Estabilização e posicionamento das mãos

Estabilize os ossos do carpo com o polegar e o indicador de uma mão; posicione a eminência tenar da outra mão ao longo da face dorsal dos metacarpais para prover a força de mobilização.

Força de mobilização

Deslize a porção proximal do metacarpal no sentido palmar. Ver, também, a técnica de alongamento para curvar e achatar o arco da mão descrita no Capítulo 4.

Articulação carpometacarpal do polegar

A articulação CMC do polegar é uma articulação em sela. O trapézio é côncavo e o metacarpal proximal é convexo para a abdução/adução palmar (o metacarpal se move perpendicularmente, afastando-se e aproximando-se da palma da mão). O trapézio é convexo e o metacarpal proximal é côncavo para abdução/adução radial (o metacarpo se move no plano da mão e afastando-se e aproximando-se do rádio; anteriormente, o movimento era chamado de flexão/extensão).

Posição de repouso. A posição de repouso é a meio caminho entre abdução/adução radial e entre abdução/adução palmar.

Estabilização. Fixe o osso trapézio com a mão que está mais próxima do paciente.

Plano de tratamento. O plano de tratamento é no osso trapézio para abdução-adução e no osso metacarpal proximal para flexão-extensão.

Separação carpometacarpal (polegar)

Indicações

Para teste; tratamento inicial; controle da dor; mobilidade geral.

Posição do paciente

O paciente é posicionado com o antebraço e a mão apoiados na maca de tratamento.

Posicionamento das mãos

- Fixe o trapézio com a mão que está mais próxima do paciente.
- Segure o metacarpal do paciente envolvendo-o com seus dedos (ver Fig. 5.41A).

Força de mobilização

Aplique uma tração no eixo longo para separar as superfícies articulares.

Deslizamentos carpometacarpais (polegar) (Fig. 5.41)

Indicações

- Deslizamento ulnar para aumentar a adução radial.
- Deslizamento radial para aumentar a abdução radial.
- Deslizamento dorsal para aumentar a abdução palmar.
- Deslizamento palmar para aumentar a adução palmar.

Posição do paciente e posicionamento das mãos

- O trapézio é estabilizado segurando-o diretamente ou envolvendo seus dedos em torno da fileira distal de ossos do carpo.
- Posicione a eminência tenar da outra mão contra a base do primeiro metacarpal do paciente no lado oposto ao deslizamento desejado. Por exemplo, como mostra a Figura 5.41A, a superfície da eminência tenar fica no lado radial do metacarpal para causar um deslizamento ulnar.

Força de mobilização

A força vem da a eminência tenar contra a base do metacarpal. Ajuste a posição de seu corpo para alinhar a força, conforme ilustrado na Figura 5.41A-D.

Articulações metacarpofalângicas e interfalângicas dos dedos

Em todos os casos, a extremidade distal da superfície articular proximal é convexa e a extremidade proximal da superfície articular distal é côncava.

Observação: como todas as superfícies articulares dos dedos são iguais, as técnicas são todas aplicadas da mesma maneira em cada articulação.

Posição de repouso. A posição de repouso é em leve flexão para todas as articulações.

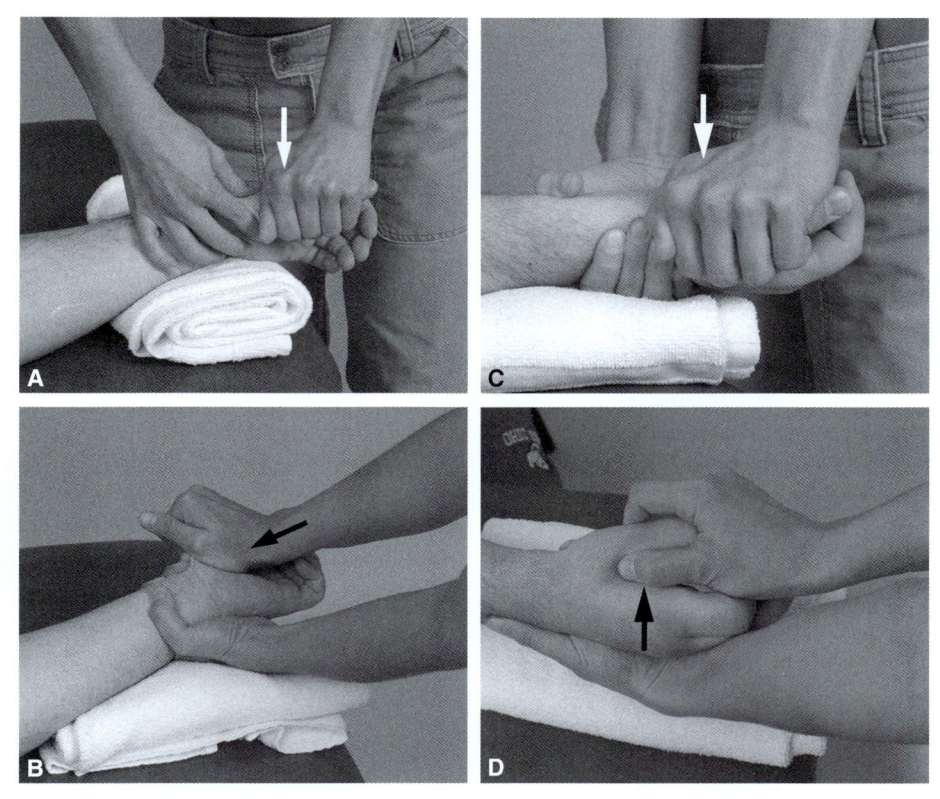

Figura 5.41 Articulação carpometacarpal do polegar. **(A)** Deslizamento ulnar para aumentar a adução do rádio. **(B)** Deslizamento radial para aumentar a abdução do rádio. **(C)** Deslizamento dorsal para aumentar a abdução palmar. **(D)** Deslizamento palmar para aumentar a adução palmar. Observe que o polegar do fisioterapeuta está colocado no espaço membranoso entre o indicador e o polegar da mão do paciente para aplicar um deslizamento palmar.

Plano de tratamento. O plano de tratamento é na superfície articular distal.

Estabilização. Apoie o antebraço e a mão na maca de tratamento; fixe a superfície articular proximal com os dedos de uma mão.

Separação metacarpofalângica e interfalângica (Fig. 5.42)

Indicações

Para teste; tratamento inicial; controle da dor; mobilidade geral.

Posicionamento das mãos

Use a mão proximal para estabilizar o osso proximal; envolva com os dedos e o polegar da outra mão o osso distal, perto da articulação.

Força de mobilização

Aplique uma tração no eixo longo para separar as superfícies articulares.

Deslizamentos e progressão metacarpofalângica e interfalângica

Indicações

- Deslizamento palmar para aumentar a flexão (Fig. 5.43).
- Deslizamento dorsal para aumentar a extensão.

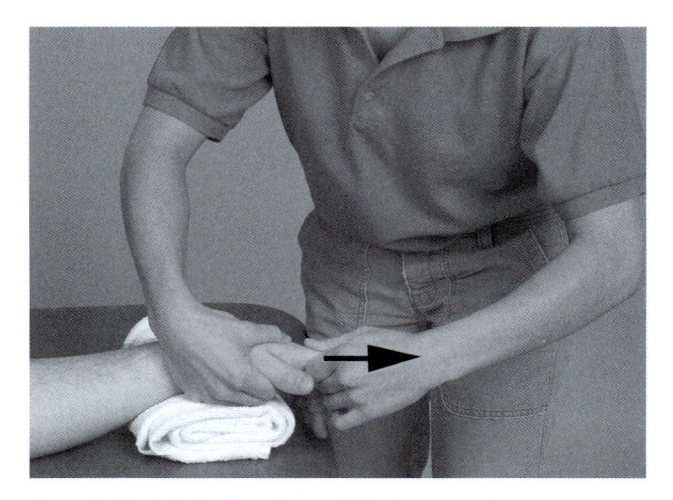

Figura 5.42 Articulação metacarpofalângica: separação.

- Deslizamento radial ou ulnar (dependendo do dedo) para aumentar abdução ou adução.

Força de mobilização

A força de deslizamento é aplicada pelo polegar ou pela eminência tenar contra a extremidade proximal do osso a ser movido. Progrida levando a articulação até o final de sua amplitude disponível e aplicando uma leve separação e a força de deslizamento. A rotação pode ser acrescentada antes de aplicar a força de deslizamento.

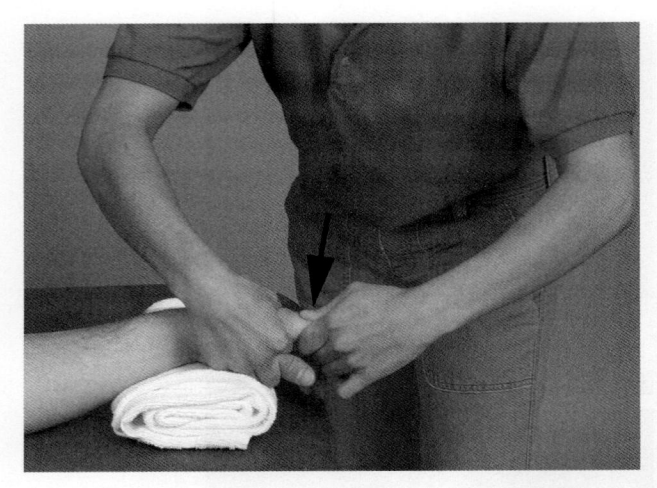

Figura 5.43   Articulação metacarpofalângica: deslizamento palmar.

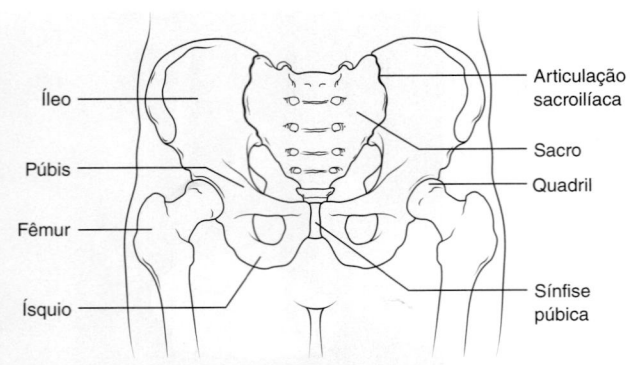

Figura 5.44   Ossos e articulações da pelve e do quadril.

ARTICULAÇÃO DO QUADRIL

O acetábulo côncavo recebe a cabeça do fêmur conve-xa (Fig. 5.44). A biomecânica da articulação do quadril é revisada no Capítulo 20.

Posição de repouso. A posição de repouso é com o quadril em flexão de 30°, abdução de 30° e leve rotação lateral.

Estabilização. Use cintas para fixar a pelve à maca de tratamento.

Plano de tratamento. O tratamento é no acetábulo.

Separação do quadril da superfície de apoio, deslizamento caudal (Fig. 5.45)

Em razão da configuração profunda dessa articulação, a tração aplicada perpendicular ao plano de tratamento causa um deslizamento lateral da superfície superior de sustentação do peso. Para obter a separação dessa superfície, usa-se o deslizamento caudal.

Indicações

Como teste; tratamento inicial; controle da dor; mobilidade geral.

Posição do paciente

Decúbito dorsal, com o quadril na posição de repouso e o joelho estendido.

Precaução: em caso de disfunção do joelho, essa posição não deve ser usada; ver a posição alternativa a seguir.

Posição do fisioterapeuta e posicionamento das mãos

Fique em pé no final da maca de tratamento; coloque uma cinta ao redor de seu tronco e cruze-a sobre o pé do paciente e ao redor do tornozelo. Coloque suas mãos proximalmente aos maléolos, embaixo da cinta. A cinta permite que você use o peso de seu corpo para aplicar a força de mobilização.

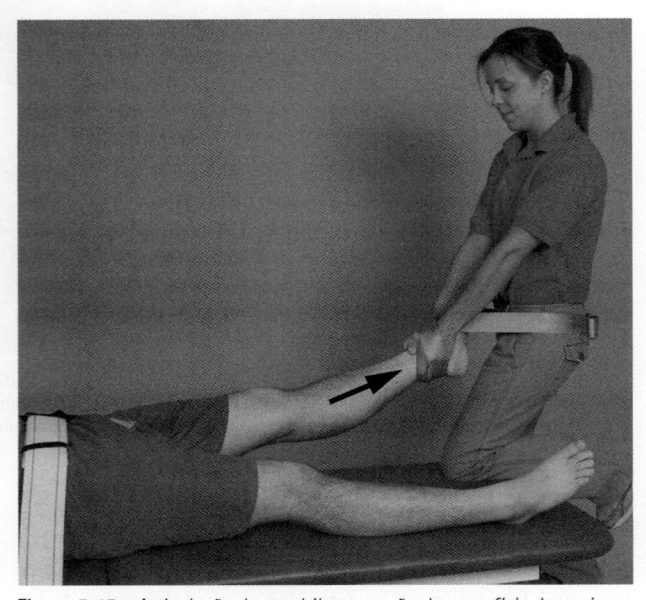

Figura 5.45   Articulação do quadril: separação da superfície de apoio.

Força de mobilização

A tração no eixo longo é aplicada tracionando-se a perna à medida que você se inclina para trás.

Posição e técnica alternativas para o deslizamento caudal do quadril

- Paciente em decúbito dorsal, com quadril e joelho flexionados e o pé apoiado na maca de tratamento.
- Envolva suas mãos em torno dos epicôndilos do fêmur e região distal da coxa. Não comprima a patela.
- A força vem de suas mãos e é aplicada na direção caudal enquanto você se inclina para trás.

Deslizamento posterior do quadril (Fig. 5.46) VÍDEO 5.9 ▶

Indicações

Para aumentar a flexão; para aumentar a rotação medial.

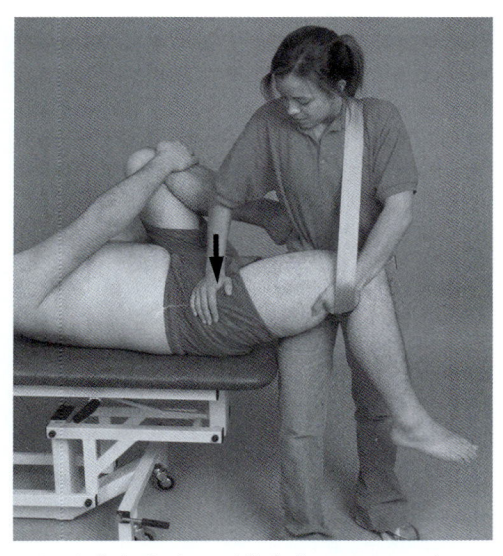

Figura 5.46   Articulação do quadril: deslizamento posterior.

Posição do paciente

- Decúbito dorsal, com quadris no final da maca.
- O paciente ajuda a estabilizar e pelve e a região lombar da coluna vertebral flexionando o quadril oposto e usando as mãos para manter a coxa contra o tórax.
- Inicialmente, o quadril a ser mobilizado fica na posição de repouso; progrida até o final da amplitude.

Posição do fisioterapeuta e posicionamento das mãos

- Fique em pé no lado medial da coxa do paciente.
- Coloque uma cinta ao redor de seu ombro e embaixo da coxa do paciente para ajudar a sustentar o peso do membro inferior.
- Posicione sua mão distal embaixo da cinta e da porção distal da coxa, e coloque sua mão proximal na superfície anterior e proximal da coxa.

Força de mobilização

Mantenha seus cotovelos estendidos e flexione seus joelhos; aplique a força por meio de sua mão proximal, no sentido posterior.

Deslizamento anterior do quadril (Fig. 5.47)
VÍDEO 5.10 ▶

Indicações

Para aumentar a extensão; para aumentar a rotação lateral.

Posição do paciente

Decúbito ventral, com o tronco apoiado na maca e os quadris posicionados na borda. O pé oposto fica no chão.

Posição do fisioterapeuta e posicionamento das mãos

- Em pé, posicionado no lado medial da coxa do paciente.

- Coloque uma cinta ao redor de seu ombro e da coxa do paciente para ajudar a suportar o peso da perna.
- Com sua mão distal, sustente a perna do paciente.
- Posicione sua mão proximal posteriormente na porção proximal da coxa, logo abaixo da região glútea.

Força de mobilização

Mantenha seu cotovelo estendido e flexione seus joelhos; aplique a força com sua mão proximal em uma direção anterior.

Posição alternativa

- Coloque o paciente em decúbito lateral com a coxa flexionada confortavelmente e apoiada em travesseiros.
- Fique em pé, posicionado posteriormente ao paciente, e estabilize a pelve através da espinha ilíaca anterossuperior com sua mão cranial.
- Empurre contra a face posterior do trocanter maior em uma direção anterior, usando sua mão caudal.

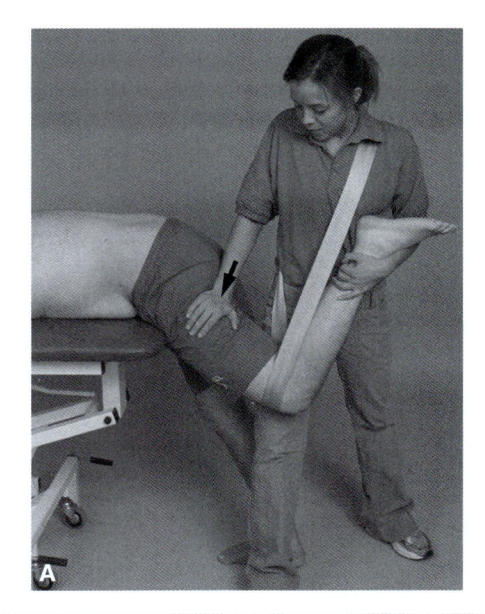

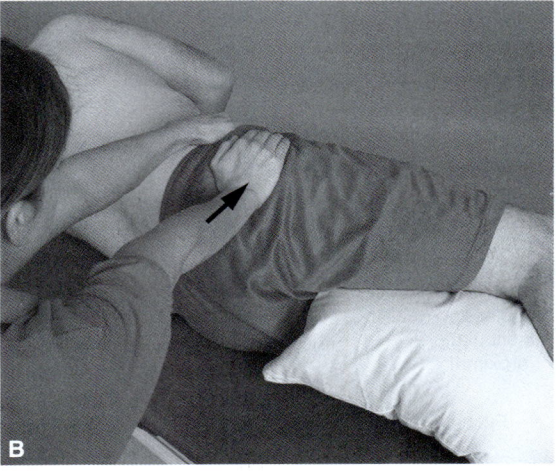

Figura 5.47   Articulação do quadril: deslizamento anterior **(A)** em decúbito ventral. **(B)** Em decúbito lateral.

COMPLEXO ARTICULAR DO JOELHO

A articulação do joelho consiste em duas superfícies articuladoras entre os côndilos femorais e os platôs tibiais, com um disco fibrocartilaginoso entre cada articulação, além da articulação da patela com o sulco femoral (Fig. 5.48). Conforme o joelho flexiona, ocorre rotação medial da tíbia e, quando ele se estende, ocorre rotação lateral da tíbia. Além disso, a patela precisa deslizar no sentido caudal contra o fêmur durante a flexão e deslizar no sentido cranial durante a extensão para que o joelho tenha uma mobilidade normal. Essa mecânica está descrita no Capítulo 21.

Articulações tibiofemorais

Os platôs tibiais côncavos articulam-se sobre os côndilos femorais convexos. A biomecânica da articulação do joelho é descrita no Capítulo 21.

Posição de repouso. A posição de repouso é com 25° de flexão.

Plano de tratamento. O plano de tratamento é ao longo da superfície dos platôs tibiais que, portanto, movem-se com a tíbia conforme o ângulo do joelho se modifica.

Estabilização. Na maioria dos casos, o fêmur é estabilizado com uma cinta ou pela maca.

Separação tibiofemoral: tração no eixo longo (Fig. 5.49)

Indicações

Como teste; tratamento inicial; controle da dor; mobilidade geral.

Posição do paciente

- Sentado, em decúbito dorsal ou ventral, começando com o joelho na posição de repouso.
- Progrida posicionando o joelho no limite da amplitude de flexão ou extensão.

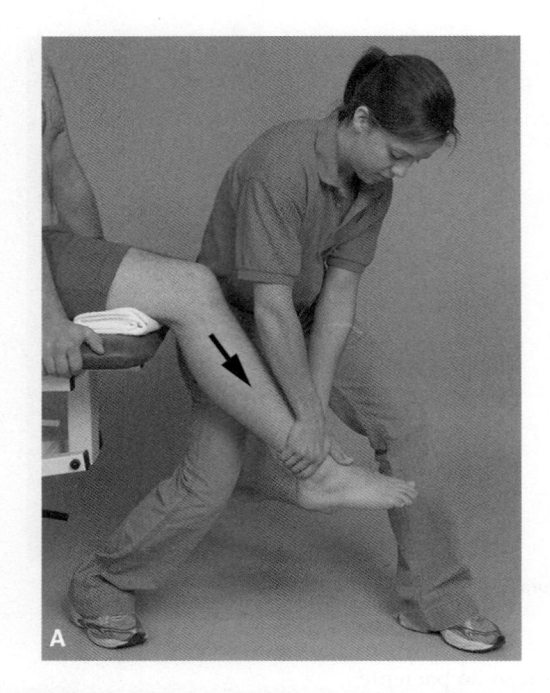

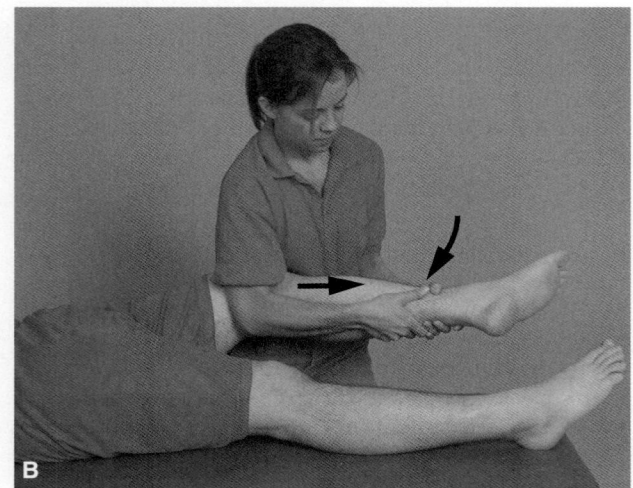

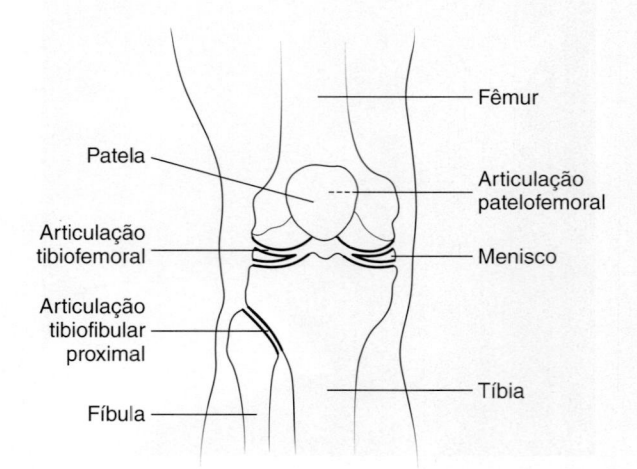

Figura 5.48   Ossos e articulações do joelho e da perna.

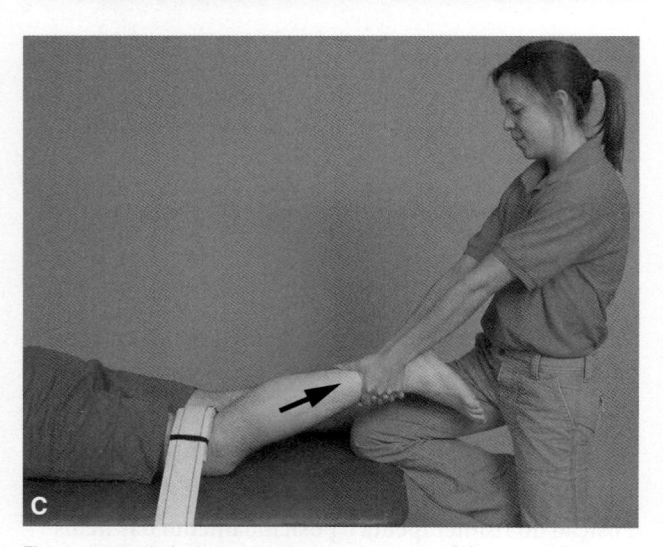

Figura 5.49   Articulação tibiofemoral: separação (A) em posição sentada, (B) em decúbito dorsal e (C) em decúbito ventral.

- A rotação da tíbia pode ser acrescentada antes de aplicar a força de tração. Use rotação medial no final da amplitude de flexão e rotação lateral no final da amplitude de extensão.

Posicionamento das mãos

Segure com as duas mãos ao redor da porção distal da perna, proximalmente aos maléolos.

Força de mobilização

Tracione o eixo longo da tíbia para separar as superfícies articulares.

Deslizamento tibiofemoral posterior (Fig. 5.50)

Indicações

Como teste; para aumentar a flexão.

Posição do paciente

Decúbito dorsal, com o pé apoiado na maca. A posição para o teste da gaveta pode ser usada para mobilizar a tíbia anterior ou posteriormente, embora nessa posição não se possa aplicar separação grau I com os deslizamentos.

Posição do fisioterapeuta e posicionamento das mãos

Sente-se na maca com sua coxa fixando o pé do paciente. Com as duas mãos, segure ao redor da tíbia, com os dedos apontando posteriormente e os polegares, anteriormente.

Força de mobilização

Estenda seus cotovelos e coloque o peso de seu corpo para trás; empurre a tíbia posteriormente com os polegares.

Deslizamento tibiofemoral posterior: posições alternativas e progressão (Fig. 5.51)

Posição do paciente

- Sentado, com o joelho flexionado na beira da maca de tratamento, começando na posição de repouso (Fig. 5.51). Progrida para quase 90° de flexão com a tíbia posicionada em rotação medial.
- Assim que o joelho passar de 90° de flexão, posicione o paciente em decúbito ventral; coloque um pequeno rolo de toalha proximalmente à patela para minimizar as forças de compressão contra ela durante a mobilização.

Posição do fisioterapeuta e posicionamento das mãos

- Estando na posição de repouso, fique em pé no lado medial da perna do paciente. Segure a região distal da perna com sua mão distal e coloque a palma de sua mão proximal ao longo da borda anterior dos platôs tibiais.
- Quando estiver perto de 90°, sente-se em um banquinho baixo; estabilize a perna entre seus joelhos e coloque uma mão sobre a borda anterior dos platôs tibiais.
- Quando em decúbito ventral, estabilize o fêmur com uma mão e coloque a outra ao longo da borda dos platôs tibiais.

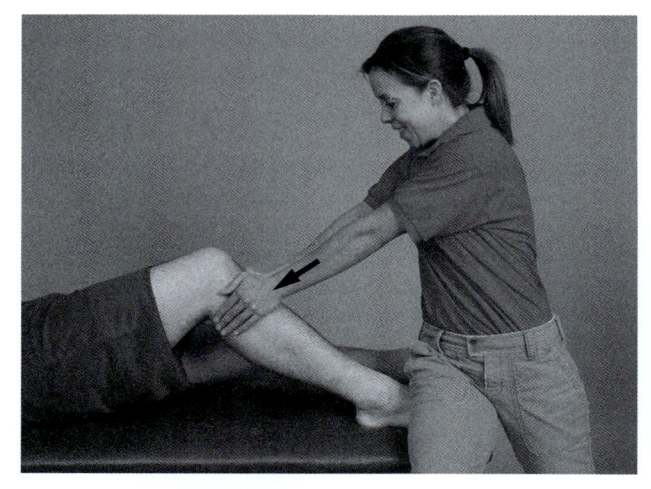

Figura 5.50 Articulação tibiofemoral: deslizamento posterior (gaveta).

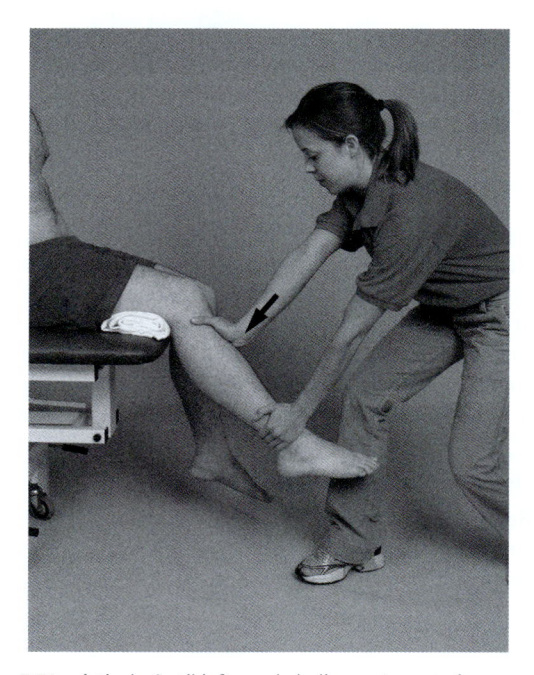

Figura 5.51 Articulação tibiofemoral: deslizamento posterior em posição sentada.

Força de mobilização

- Estenda seu cotovelo e incline o peso corporal para cima da tíbia, deslizando-a posteriormente.
- Para progredir com rotação medial da tíbia no final da amplitude de flexão, a força é aplicada na direção posterior, contra o lado medial da tíbia.

Deslizamento tibiofemoral anterior (Fig. 5.52) VÍDEO 5.11 ▶

Indicação

Para aumentar a extensão.

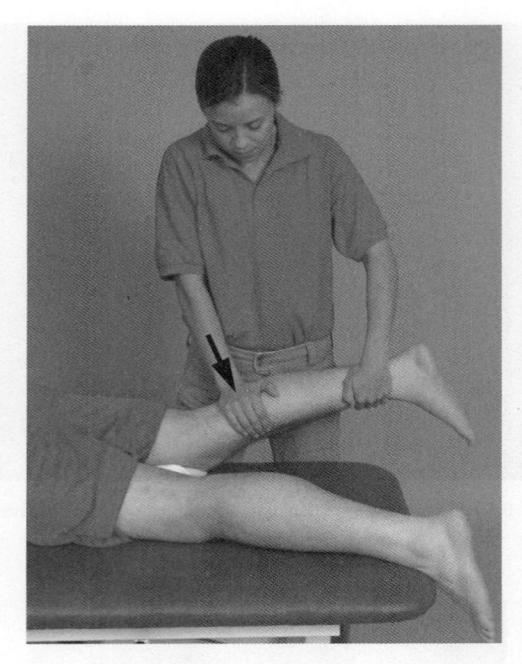

Figura 5.52   Articulação tibiofemoral: deslizamento anterior.

Posição do paciente

- Decúbito ventral, começando com o joelho na posição de repouso; progrida até o final da amplitude disponível. Coloque um pequeno suporte sob a região distal do fêmur para prevenir compressão da patela.
- A posição do teste da gaveta pode também ser usada. A força de mobilização vem dos dedos sobre a tíbia posterior quando você se inclina para trás (ver Fig. 5.50).

Posicionamento das mãos

Segure a porção distal da tíbia com a mão que está mais próxima dela e coloque a palma da mão proximal na face posterior da tíbia proximal.

Força de mobilização

Force com a mão sobre a tíbia proximal no sentido anterior. A força pode ser direcionada para o platô tibial lateral ou medial para isolar um lado da articulação.

Posição alternativa e técnica

- Se o paciente não puder ser posicionado em decúbito ventral, posicione-o em decúbito dorsal com um suporte de fixação sob a tíbia.
- A força de mobilização é feita contra o fêmur no sentido posterior.

Articulação patelofemoral

A patela precisa ter mobilidade para deslizar sobre o fêmur no sentido distal durante uma flexão de joelho normal e deslizar no sentido proximal durante uma extensão de joelho normal.

Articulação patelofemoral, deslizamento distal (Fig. 5.53)

Posição do paciente

Decúbito dorsal com joelho estendido; progrida posicionando o joelho no final da amplitude de flexão disponível.

Posicionamento das mãos

Fique em pé perto da coxa do paciente, de frente para seus pés. Coloque o espaço membranoso da mão que está mais próxima da coxa ao redor da borda superior da patela. Use a outra mão para reforço.

Força de mobilização

Deslize a patela na direção caudal, paralelamente ao fêmur.

Precaução: não comprima a patela para dentro dos côndilos femorais enquanto estiver executando essa técnica.

Deslizamento patelofemoral medial ou lateral (Fig. 5.54)

Indicação

Para aumentar a mobilidade da patela.

Posição do paciente

Decúbito dorsal com o joelho estendido. Pode ser usado o decúbito lateral para aplicar um deslizamento medial (ver Fig. 21.10).

Posicionamento das mãos

Posicione a região hipotenar da mão ao longo da face medial ou lateral da patela. Fique em pé no lado oposto da maca para posicionar a mão ao longo da borda medial, e do mesmo lado da maca para posicionar sua mão ao longo da borda lateral. Posicione a outra mão embaixo do fêmur para estabilizá-lo.

Força de mobilização

Deslize a patela na direção medial ou lateral, contra a restrição.

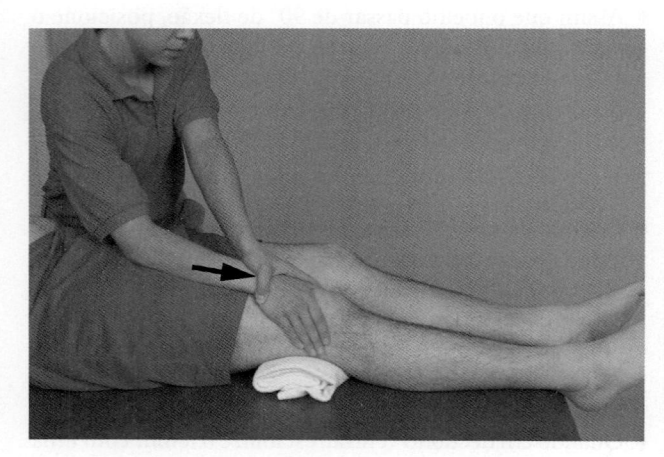

Figura 5.53   Articulação patelofemoral: deslizamento distal.

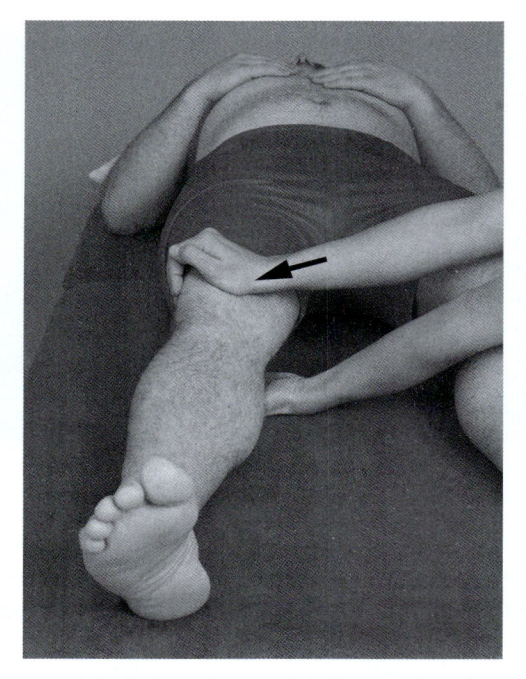

Figura 5.54 Articulação patelofemoral: deslizamento lateral.

ARTICULAÇÕES DA PERNA E TORNOZELO

As articulações da perna consistem nas articulações tibiofibulares proximal e distal; ocorrem movimentos acessórios nestas articulações durante todos os movimentos das articulações do tornozelo e subtalares (ver Fig. 5.48 e Fig. 5.57A). A mecânica complexa da perna, pé e tornozelo nas condições de apoio de peso e sem apoio de peso está descrita no Capítulo 22.

Articulações tibiofibulares

Articulação tibiofibular proximal: deslizamento anterior (ventral) (Fig. 5.55)

Indicações

Para aumentar o movimento da cabeça da fíbula; para reposicionar uma cabeça posteriormente subluxada.

Posição do paciente

- Decúbito lateral, com o tronco e os joelhos girados parcialmente no sentido ventral.
- A perna de cima é flexionada para a frente de modo que o joelho e a perna de baixo fiquem apoiados na maca ou em um travesseiro.

Posição do fisioterapeuta e posicionamento das mãos

- Fique em pé atrás do paciente, colocando uma das mãos sob a tíbia para estabilizá-la.
- Posicione a base da outra mão posteriormente à cabeça da fíbula, envolvendo seus dedos na direção anterior.

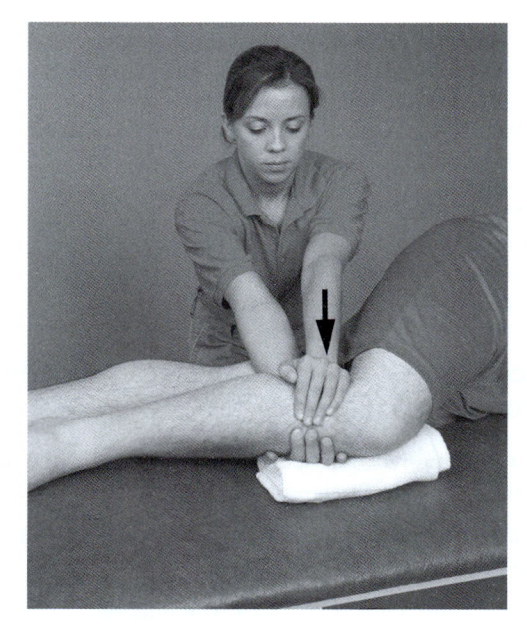

Figura 5.55 Articulação tibiofibular proximal: deslizamento anterior.

Força de mobilização

A força vem da região hipotenar da mão contra a face posterior da cabeça da fíbula, na direção anterolateral.

Articulação tibiofibular distal: deslizamento anterior (ventral) ou posterior (dorsal) (Fig. 5.56)

Indicação

Para aumentar a mobilidade do encaixe do tornozelo quando este estiver restringindo a dorsiflexão.

Posição do paciente

Decúbito dorsal ou ventral.

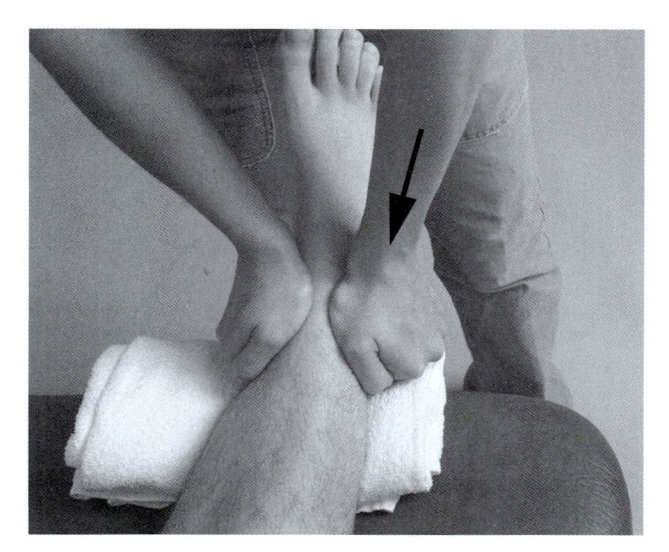

Figura 5.56 Articulação tibiofibular distal: deslizamento posterior.

Posicionamento das mãos

Trabalhando no final da maca, posicione os dedos da mão mais medial sob a tíbia e o polegar sobre ela, para estabilizá-la. Coloque a base da outra mão sobre o maléolo lateral, com os dedos por baixo.

Força de mobilização

Pressione contra a fíbula na direção anterior, quando em decúbito ventral, e na direção posterior, quando em decúbito dorsal.

Articulação talocrural (articulação superior do tornozelo) (Fig. 5.57)

O tálus convexo articula-se com o encaixe côncavo formado pela tíbia e pela fíbula.

Posição de repouso. A posição de repouso é em 10° de flexão plantar.

Plano de tratamento. O plano de tratamento é no encaixe, em uma direção anteroposterior em relação à perna.

Estabilização. A tíbia é presa com uma cinta ou mantida contra a maca.

Separação talocrural (Fig. 5.58)   VÍDEO 5.12

Indicações

Como teste; tratamento inicial; controle da dor; mobilidade geral.

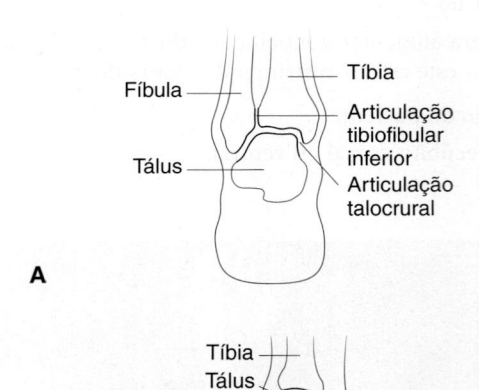

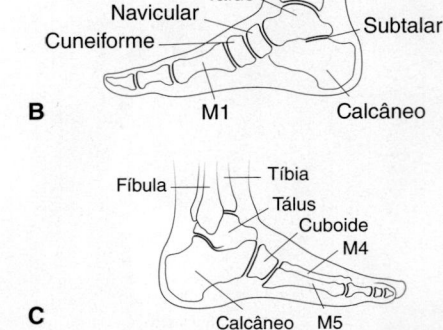

Figura 5.57   (A) Vista anterior dos ossos e articulações da perna e do tornozelo. **(B)** Vista medial. **(C)** Vista lateral dos ossos e relações articulares de tornozelo e pé.

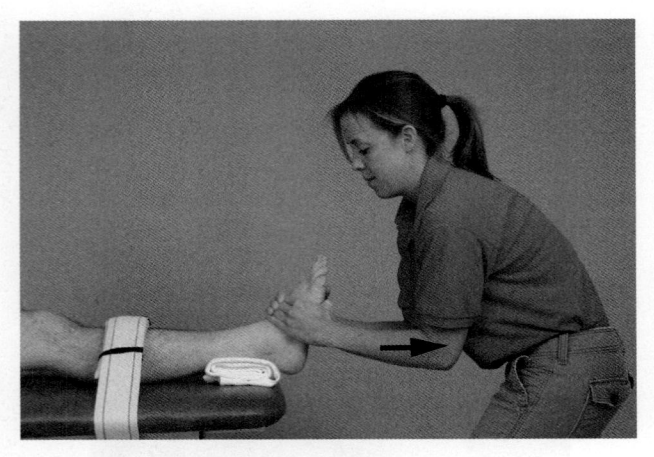

Figura 5.58   Articulação talocrural: separação.

Posição do paciente

Decúbito dorsal, com o membro inferior estendido. Comece com o tornozelo na posição de repouso e progrida até o final da amplitude disponível de dorsiflexão ou de flexão plantar.

Posição do fisioterapeuta e posicionamento das mãos

- Fique em pé no final da maca; envolva, com os dedos das duas mãos, o dorso do pé do paciente, em um local imediatamente distal à região do encaixe.
- Posicione seus polegares na superfície plantar do pé para mantê-lo na posição de repouso.

Força de mobilização

Tracione o pé para longe do eixo longo da perna no sentido distal, inclinando-se para trás.

Deslizamento talocrural dorsal (posterior) (Fig. 5.59)

Indicação

Para aumentar a dorsiflexão.

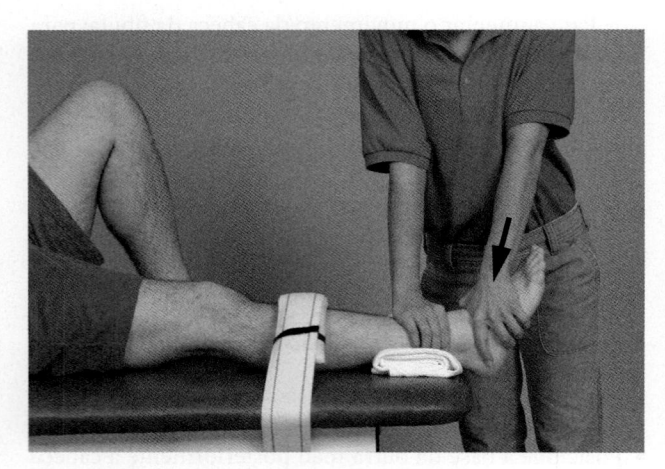

Figura 5.59   Articulação talocrural: deslizamento posterior.

Posição do paciente

Decúbito dorsal com a perna apoiada na maca e o calcanhar na borda.

Posição do fisioterapeuta e posicionamento das mãos

- Fique em pé ao lado do paciente.
- Estabilize a perna do paciente com sua mão cranial ou use uma cinta para segurar a perna na maca.
- Posicione a face palmar do espaço membranoso da outra mão sobre o tálus, em uma posição imediatamente distal à região do encaixe.
- Com os dedos e o polegar, envolva o pé para manter o tornozelo na posição de repouso. Aplica-se uma força de separação grau I na direção caudal.

Força de mobilização

Deslize o tálus posteriormente em relação à tíbia, empurrando contra o tálus.

Deslizamento talocrural ventral (anterior) (Fig. 5.60)

Indicação

Para aumentar a flexão plantar.

Posição do paciente

Decúbito ventral, com o pé na borda da maca.

Posição do fisioterapeuta e posicionamento das mãos

- Trabalhando no final da maca, posicione sua mão lateral no dorso do pé, para aplicar uma separação grau I.
- Posicione o espaço membranoso da outra mão em uma posição imediatamente distal ao encaixe na face posterior do tálus e do calcâneo.

Força de mobilização

Empurre contra o calcâneo no sentido anterior (em relação à tíbia); isso faz com que o tálus deslize anteriormente.

Posição alternativa

- Paciente em decúbito dorsal. Estabilize a perna distal anteriormente ao encaixe com sua mão proximal.
- A mão distal faz uma concha sob o calcâneo.
- Quando se traciona o calcâneo na direção anterior, o tálus desliza anteriormente.

Articulação subtalar (talocalcânea), compartimento posterior

As articulações entre o calcâneo e o tálus são divididas pelo canal do tarso. A mecânica complexa dessas articulações separadas está descrita no Capítulo 22. Aqui será descrita apenas a mobilização do compartimento posterior. O calcâneo é convexo, articulando-se com um tálus côncavo no compartimento posterior.

Posição de repouso. A posição de repouso é a meio caminho entre a inversão e a eversão.

Plano de tratamento. O plano de tratamento é no tálus, paralelo à planta do pé.

Estabilização. A dorsiflexão do tornozelo estabiliza o tálus. De forma alternativa, o tálus é estabilizado com uma de suas mãos.

Separação subtalar (Fig. 5.61)   VÍDEO 5.13

Indicações

Como teste; tratamento inicial; controle da dor; mobilidade geral para inversão/eversão.

Posições do paciente e do fisioterapeuta e posicionamento das mãos

- O paciente é posicionado em decúbito dorsal, com a perna apoiada na maca e o calcanhar na borda.
- O quadril fica girado externamente, de modo que a articulação talocrural possa ser estabilizada em dorsiflexão com a pressão de sua coxa contra a superfície plantar da parte anterior do pé do paciente.

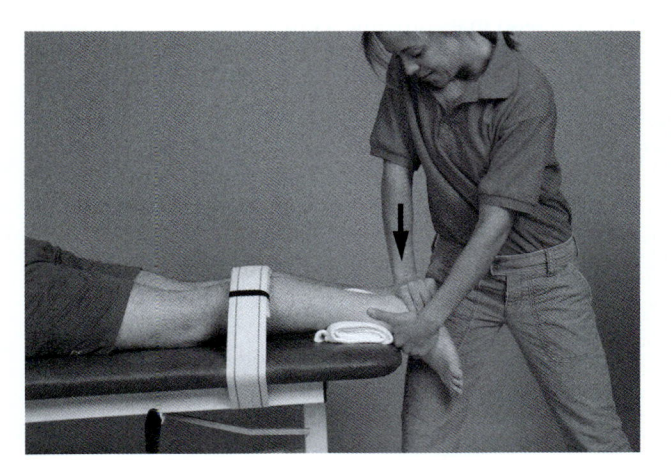

Figura 5.60   Articulação talocrural: deslizamento anterior.

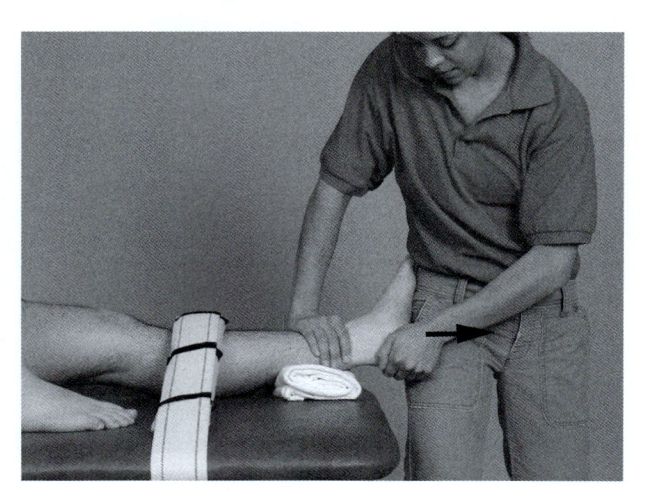

Figura 5.61   Articulação subtalar (talocalcânea): separação.

- A mão distal segura ao redor do calcâneo a partir da face posterior do pé. A outra mão fixa o tálus e os maléolos contra a maca.

Força de mobilização

Tracione o calcâneo distalmente em relação ao eixo longo da perna.

Deslizamento subtalar medial ou lateral (Fig. 5.62)

Indicações

Deslizamento medial para aumentar a eversão; deslizamento lateral para aumentar a inversão.

Posição do paciente

O paciente fica em decúbito lateral ou ventral, com a perna apoiada na maca.

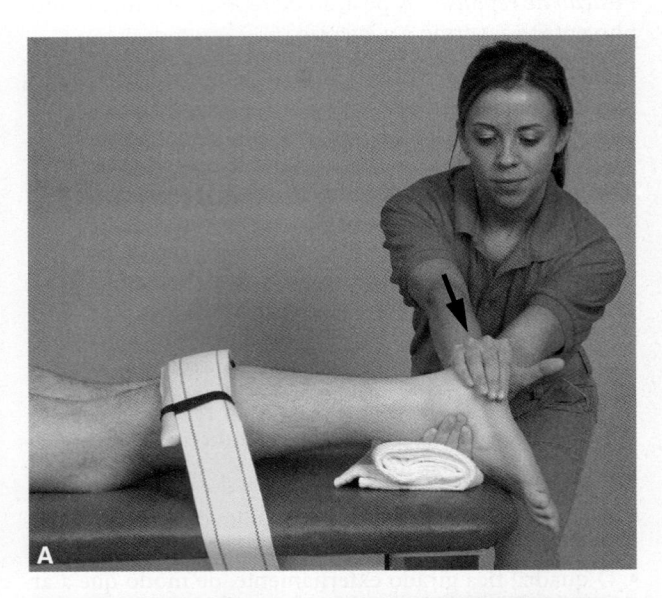

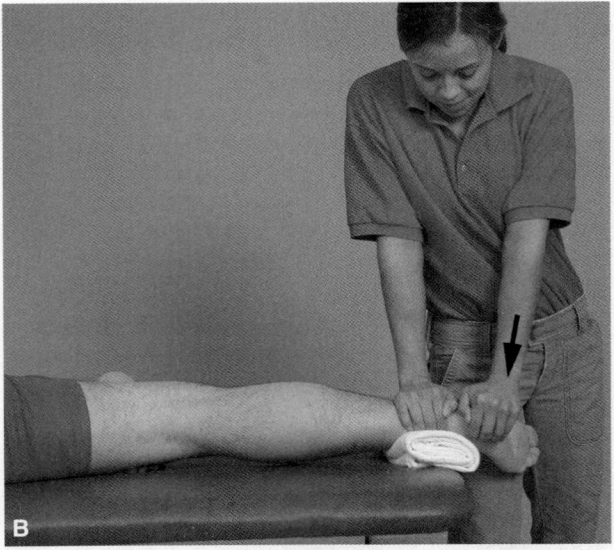

Figura 5.62   Articulação subtalar: deslizamento lateral: **(A)** decúbito ventral e **(B)** decúbito lateral.

Posição do fisioterapeuta e posicionamento das mãos

- Alinhe seu ombro e braço paralelamente à base do pé.
- Estabilize o tálus com sua mão proximal.
- Posicione a base da mão distal no lado do calcâneo, medialmente, para causar um deslizamento lateral, e lateralmente para causar um deslizamento medial.
- Envolva os dedos ao redor da superfície plantar.

Força de mobilização

Aplique uma força de separação grau I na direção caudal, depois empurre, com a base da mão, contra o lado do calcâneo, paralelamente à superfície plantar do calcanhar.

Posição alternativa

A mesma usada para separação, movendo o calcâneo na direção medial ou lateral com a base da mão.

Articulações intertarsais e tarsometatarsais

Quando se faz o movimento na direção dorsal-plantar com relação ao pé, todas as superfícies articuladoras são côncavas e convexas na mesma direção. Por exemplo, a superfície articuladora proximal é convexa e a superfície articuladora distal é côncava. A técnica para mobilizar cada articulação é a mesma. O posicionamento das mãos é ajustado para estabilizar a parte óssea proximal de modo que a parte óssea distal possa ser movida.

Deslizamento plantar intertarsal e tarsometatarsal (Fig. 5.63)

Indicação

Para aumentar os movimentos acessórios da flexão plantar (necessários para a supinação).

Posição do paciente

Decúbito dorsal, com quadril e joelho fletidos, ou sentado, com joelho fletido na borda da maca e o calcanhar apoiado em seu colo.

Estabilização e posicionamento das mãos

- Fixe o osso mais proximal com o dedo indicador na superfície plantar do osso.
- Para mobilizar as articulações do tarso ao longo da face medial do pé, posicione-se no lado da borda lateral do pé. Coloque a mão proximal sobre o dorso do pé com os dedos apontando medialmente, de modo que o indicador possa ser colocado ao redor e embaixo do osso a ser estabilizado.
- Posicione a eminência tenar de sua mão distal sobre a superfície dorsal do osso a ser movido e envolva a superfície plantar com os dedos.
- Para mobilizar as articulações laterais do tarso, posicione-se no lado medial do pé com seus dedos apontando lateralmente, e posicione suas mãos ao redor dos ossos do modo já descrito.

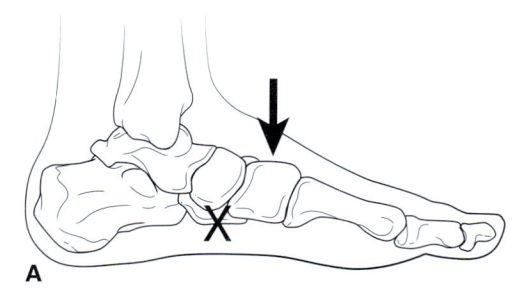

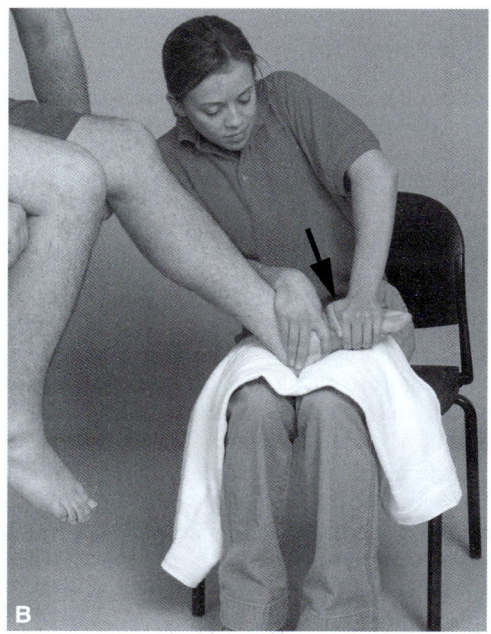

Figura 5.63   Deslizamento plantar de um osso distal do tarso sobre o osso proximal estabilizado. Mostra-se a estabilização do osso navicular com o dedo indicador do fisioterapeuta e o deslizamento plantar do cuneiforme para aumentar o arco do pé: **(A)** Representação do aspecto medial do pé, em que o "x" ilustra o posicionamento do dedo indicador estabilizador, e a seta indica a força aplicada para baixo com a eminência tenar da mão do fisioterapeuta. **(B)** Ilustra a aplicação da técnica.

Força de mobilização

Empurre o osso distal na direção plantar a partir do dorso do pé.

Deslizamento dorsal intertarsal e tarsometatarsal (Fig. 5.64)

Indicação

Para aumentar o movimento acessório de deslizamento dorsal (necessário para a pronação).

Posição do paciente

Decúbito ventral com o joelho fletido.

Estabilização e posicionamento das mãos

- Fixe o osso mais proximal.
- Para mobilizar as articulações laterais do tarso (p. ex., cuboide sobre o calcâneo), posicione-se no lado medial da perna do paciente e envolva a porção lateral do pé com seus dedos (como na Fig. 5.64).

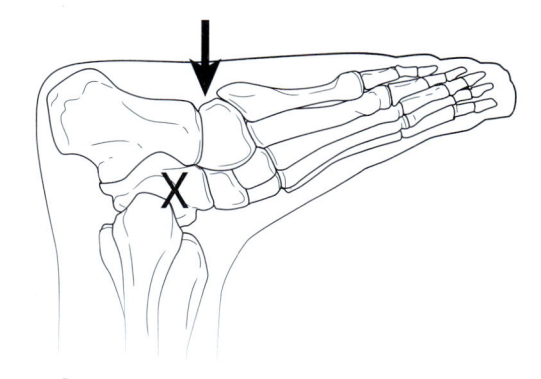

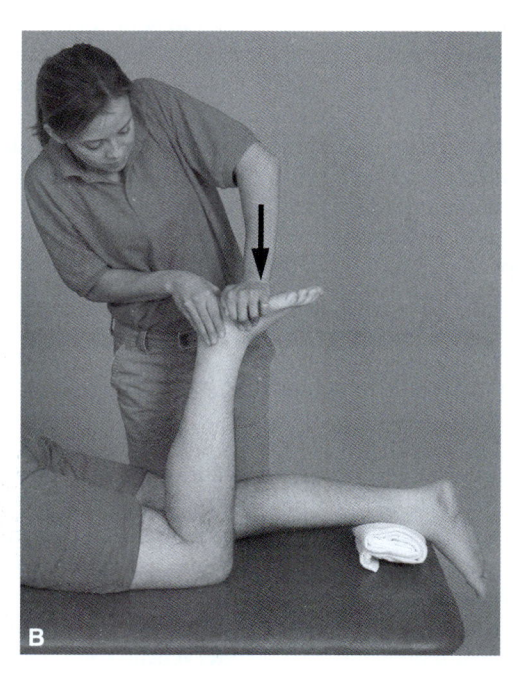

Figura 5.64   Deslizamento dorsal de um osso distal do tarso sobre o tarsal proximal. Mostra-se a estabilização do calcâneo com compressão ao longo do tálus, e deslizamento dorsal do cuboide: **(A)** Representação do aspecto lateral do pé, em que o "x" representa a estabilização, e a seta ilustra a força aplicada para baixo (dorsal) com a base da mão do fisioterapeuta. **(B)** Ilustra a aplicação da técnica.

- Para mobilizar os ossos mediais (p. ex., navicular sobre o tálus), posicione-se na parte lateral da perna do paciente e envolva a face medial do pé com seus dedos.
- Posicione sua segunda articulação metacarpofalângica contra o osso a ser movido.

Força de mobilização

Empurre a partir da superfície plantar, na direção dorsal.

Técnica alternativa

Usa-se a mesma posição e posicionamentos das mãos para os deslizamentos plantares escolhidos, exceto que o osso distal é estabilizado e o osso proximal é forçado na direção plantar. Esse é um movimento relativo do osso distal que se move na direção dorsal.

Articulações intermetatarsais, metatarsofalângicas e interfalângicas

As articulações intermetatarsais, metatarsofalângicas e interfalângicas dos dedos do pé são estabilizadas e mobilizadas da mesma maneira que as articulações dos dedos da mão. Em cada caso, a superfície articuladora do osso proximal é convexa e a superfície articuladora do osso distal é côncava. É mais fácil estabilizar o osso proximal e deslizar a superfície do osso distal, seja no sentido plantar para flexão, no sentido dorsal para extensão ou no sentido medial ou lateral para adução e abdução.

ATIVIDADES DE APRENDIZADO INDEPENDENTE

Pensamento crítico e discussão

1. Uma pessoa fica imobilizada com gesso por quatro a seis semanas após uma fratura. Em geral, quais estruturas perdem sua elasticidade e quais restrições você sente ao testar a amplitude de movimento, mobilidade intra-articular e flexibilidade?
2. Descreva as relações artrocinemáticas normais das articulações dos membros e defina a localização do plano de tratamento para cada articulação.
3. Usando as informações do item 1, defina uma fratura específica, como uma fratura de Colle, na região distal do antebraço. Identifique quais técnicas são necessárias para ganhar mobilidade articular e ADM nas articulações relacionadas, tais como punho, antebraço e cotovelo, nos tecidos conjuntivos e músculos. Pratique usando cada uma das técnicas.
4. Explique a base teórica do uso de técnicas articulares passivas para tratar pacientes com limitações decorrentes de dor e defesa muscular ou para tratar pacientes com restrições nos tecidos capsulares ou ligamentares. Qual é a diferença no modo como as técnicas são aplicadas em cada caso?
5. Descreva como as técnicas de mobilização articular se encaixam no plano total de intervenção fisioterapêutica para pacientes com comprometimento da mobilidade articular.
6. Explique a diferença entre as técnicas de mobilização articular passiva e as técnicas MM.

Prática de laboratório

Com um parceiro, pratique a mobilização de cada articulação dos membros superiores e inferiores.

Precaução: não pratique em uma pessoa que tenha uma articulação hipermóvel ou instável.

1. Comece com a articulação na posição de repouso e aplique técnicas de separação em cada intensidade (sustentada graus I, II e III) para desenvolver o senso de "muito suave," "tirar a folga," e "alongar." Não aplique um alongamento vigoroso em alguém que tenha uma articulação normal. Tenha o cuidado de usar uma estabilização apropriada.
2. Com a articulação na posição de repouso, pratique todos os deslizamentos apropriados para essa articulação. Certifique-se de usar uma separação grau I junto com cada técnica de deslizamento. Varie entre as técnicas sustentadas e oscilatórias.
3. Pratique a progressão de cada técnica levando a articulação até um ponto que você determina como o "final da amplitude" e:
   - Aplique uma técnica de separação com o membro naquela posição.
   - Aplique o deslizamento apropriado naquela amplitude (certifique-se de aplicar uma separação grau I com cada deslizamento).
   - Acrescente rotação (p. ex., rotação lateral para abdução de ombro) e então aplique o deslizamento apropriado.

REFERÊNCIAS BIBLIOGRÁFICAS

1. Akeson, WH, et al: Effects of immobilization on joints. Clin Orthop 219:28–37, 1987.
2. American Physical Therapy Association: Guide to Physical Therapist Practice 3.0, Available at http://guidetoptpractice.apta.org/. Accessed March 26, 2015.
3. American Physical Therapy Association Manipulation Task Force Manipulation Education Committee: Manipulation Education Manual for Physical Therapist Professional Degree Programs. Alexandria, VA: American Physical Therapy Association, 2004.
4. Backstrom, KM: Mobilization with movement as an adjunct intervention in a patient with complicated De Quervain's tenosynovitis: a case report. J Orthop Sports Phys Ther 32(3):86–97, 2002.
5. Boissonnault, W, Bryan, JM, and Fox, KJ: Joint manipulation curricula in physical therapist professional degree programs. J Orthop Sports Phys Ther 34(4):171–181, 2004.
6. Cyriax, J: Textbook of Orthopaedic Medicine, Vol I: The Diagnosis of Soft Tissue Lesions, ed. 8. London: Bailliere & Tindall, 1982.
7. DiFabio, RP: Efficacy of manual therapy. Phys Ther 72:853–864, 1992.
8. Donatelli, R, and Owens-Burkhart, H: Effects of immobilization on the extensibility of periarticular connective tissue. J Orthop Sports Phys Ther 3: 67–72, 1981.
9. Enneking, WF, and Horowitz, M: The intra-articular effects of immobilization on the human knee. J Bone Joint Surg Am 54:973–985, 1972.
10. Exelby, L: Mobilizations with movement: a personal view. Physiotherapy 81(12):724–729, 1995.
11. Harryman, DT, et al: Translation of the humeral head on the glenoid with passive glenohumeral motion. J Bone Joint Surg Am 72: 1334–1343, 1990.
12. Hengeveld, E, and Banks, K: Maitland's Peripheral Manipulation, ed. 4. Oxford: Butterworth Heinemann, 2005.
13. Houglum, PA and Bertoti, DB: Brunnstrom's Clinical Kinesiology, ed. 6. Philadelphia: FA Davis, 2012.
14. Howell, SM, et al: Normal and abnormal mechanics of the glenohumeral joint in the horizontal plane. J Bone Joint Surg Am 70:227–232, 1988.

15. Hsu, AT, et al: Changes in abduction and rotation range of motion in response to simulated dorsal and ventral translational mobilization of the glenohumeral joint. Phys Ther 82(6):544–556, 2002.

16. Itoi, E, et al: Contribution of axial arm rotation to the humeral head translation. Am J Sports Med 22:499–503, 1994.

17. Kaltenborn, FM, Evjenth, O, Kaltenborn, TB, et al: Manual Mobilization of the Joints: Joint Examination and Basic Treatment, Vol I: The Extremities, ed. 8. Oslo, Norway: Norli, 2014.

18. Kavanagh, J: Is there a positional fault at the inferior tibiofibular joint in patients with acute or chronic ankle sprains compared to normals? Manual Ther 4(1):19–24, 1999.

19. Levangie, PK, and Norkin, CC: Joint Structure and Function: A Compre- hensive Analysis, ed. 5. Philadelphia: FA Davis, 2011.

20. Magee, DJ: Orthopedic Physical Assessment, ed. 6. St. Louis: Saunders, 2014.

21. McDavitt, S: Practice affairs corner—a revision for the Guide to Physical Therapist Practice: mobilization or manipulation? Yes! That is my final answer! Orthop Phys Ther Pract 12(4):15, 2000.

22. Meadows, J: Orthopedic Differential Diagnosis in Physical Therapy: A Case Study Approach. Toronto: McGraw-Hill, 1999.

23. Miller, J: The Mulligan concept—the next step in the evolution of manual therapy. Orthop Division Rev 2:9–13, 1999.

24. Mintken, PE, et al: A model for standardizing manipulation termi- nology in physical therapy practice. J Orthop Sports Phys Ther 38:A1, 2008.

25. Mintken, PE, et al: Moving past sleight of hand. J Orthop Sports Phys Ther 40(8):536–537, 2010.

26. Mulligan, BR: Manual Therapy: "NAGS," "SNAGS," "MWMS", etc., ed. 6. Wellington: Plane View Press, 2010.

27. Mulligan, BR: Mobilizations with movement (MWMs). J Manual Manipulative Ther 1(4):154–156, 1993.

28. Neumann, DA: The convex-concave rules of arthrokinematics: flawed or perhaps just misinterpreted? J Ortho Sports Phys Ther 42(2):53–55, 2012.

29. O'Brien, T, and Vincenzino, B: A study of the effects of Mulligan's mobi- lization with movement of lateral ankle pain using a case study design. Manual Ther 3(2):78–84, 1998.

30. Paris, SV: Mobilization of the spine. Phys Ther 59(8):988–995, 1979.

31. Paungmali, A, et al: Hypoalgesic and sympathoexcitatory effects of mobilization with movement for lateral epicondylalgia. Phys Ther 83(4): 374–383, 2003.

32. Vincenzino, B, and Wright, A: Effects of a novel manipulative physio- therapy technique on tennis elbow: a single case study. Manual Ther 1(1):30–35, 1995.

33. Warwick, R, and Williams, S (eds): Arthrology. In Gray's Anatomy, British ed. 35. Philadelphia: WB Saunders, 1973.

34. Wegener, L, Kisner, C, and Nichols, D: Static and dynamic balance responses in persons with bilateral knee osteoarthritis. J Orthop Sports Phys Ther 25(1): 13–18, 1997.

35. Wilson, E. Mobilizations with movement and adverse neutral ten- sion: an exploration of possible links. Manipulative Phys Ther 27(1):40, 1995.

36. Wyke, B: The neurology of joints. Ann R Coll Surg 41:25–50, 1967.

37. Wyke, B: Articular neurology: a review. Physiotherapy 58(3):94–99, 1972.

38. Wyke, B: Neurological aspects of pain for the physical therapy clini- cian. Columbus, OH: Physical Therapy Forum, 1982.

Exercícios resistidos para o desempenho de músculos comprometidos

Lynn Colby, PT, MS

John Borstad, PT, PHD

DESEMPENHO MUSCULAR E EXERCÍCIOS RESISTIDOS: DEFINIÇÕES E PRINCÍPIOS DE ORIENTAÇÃO 179
Força, potência e resistência à fadiga 179
Princípio da sobrecarga 181
Princípio da adaptação específica às demandas impostas (AEDI) 181
Princípio da reversibilidade 182

FUNÇÃO DO MÚSCULO ESQUELÉTICO E SUA ADAPTAÇÃO AOS EXERCÍCIOS RESISTIDOS 182
Fatores que influenciam a geração de tensão no músculo esquelético normal 182
Adaptações fisiológicas ao exercício resistido 189

DETERMINANTES DOS EXERCÍCIOS RESISTIDOS 191
Alinhamento e estabilização 192
Intensidade dos exercícios 193
Volume dos exercícios 194
Ordem dos exercícios 196
Frequência dos exercícios 196
Duração dos exercícios 197
Intervalo de repouso (período de recuperação) 197
Modo do exercício 197
Velocidade do exercício 199
Periodização e variações no treinamento 199
Integração da função 200

TIPOS DE EXERCÍCIOS RESISTIDOS 200
Exercício com resistência manual ou mecânica 200
Exercício isométrico (exercício estático) 202
Exercício dinâmico: concêntrico e excêntrico 204
Exercício dinâmico: resistência constante e variável 207
Exercício isocinético 208
Exercício em cadeia aberta ou fechada 210

PRINCÍPIOS GERAIS DE TREINAMENTO RESISTIDO 216
Exame e avaliação 216
Preparo para os exercícios resistidos 216
Aplicação dos exercícios resistidos 217

PRECAUÇÕES PARA OS EXERCÍCIOS RESISTIDOS 218
Manobra de Valsalva 218
Movimentos compensatórios 219
Treinamento e esforço excessivos 219

Dor muscular induzida por exercícios 220
Fratura patológica 221

CONTRAINDICAÇÕES PARA O EXERCÍCIO RESISTIDO 222
Dor 223
Inflamação 223
Doença cardiopulmonar grave 223

EXERCÍCIOS COM RESISTÊNCIA MANUAL 223
Definição e uso 223
Diretrizes e considerações especiais 223
Técnicas: contexto geral 224
Membros superiores 225
Membros inferiores 229

FACILITAÇÃO NEUROMUSCULAR PROPRIOCEPTIVA: PRINCÍPIOS E TÉCNICAS 231
Padrões diagonais 232
Procedimentos básicos com padrões FNP 232
Padrões diagonais de membros superiores 234
Padrões diagonais de membros inferiores 236
Técnicas específicas com FNP 238

EXERCÍCIOS COM RESISTÊNCIA MECÂNICA 239
Aplicação nos programas de reabilitação 240
Aplicação nos programas de preparo físico e condicionamento 240
Considerações especiais para crianças e adolescentes 240

PROGRAMAS SELECIONADOS DE TREINAMENTO RESISTIDO 241
Exercício resistido progressivo 242
Treinamento em circuito com pesos 243
Programas isocinéticos 244

EQUIPAMENTOS PARA O TREINAMENTO RESISTIDO 245
Pesos livres e sistemas simples de polias com pesos 246
Aparelhos com resistência variável 248
Produtos com resistência elástica 249
Equipamento para treinamento de estabilização dinâmica 252
Equipamento para o treinamento em cadeia fechada 253
Equipamento para exercícios recíprocos 254
Equipamento isocinético para teste e treinamento 255

ATIVIDADES DE APRENDIZADO INDEPENDENTE 256

Desempenho muscular refere-se à capacidade do músculo de produzir trabalho (força × distância).[9] Apesar da simplicidade da definição, o desempenho muscular é um componente complexo do movimento funcional e é influenciado por todos os sistemas corporais. Os fatores que afetam o desempenho muscular incluem as qualidades morfológicas do músculo; influências neurológicas, bioquímicas e biomecânicas; assim como as funções metabólica, cardiovascular, respiratória, cognitiva e emocional. Um sistema muscular saudável e completamente funcional é essencial não apenas para atender às demandas físicas impostas ao corpo, mas também para possibilitar que as pessoas tenham mobilidade, gozem de recreação, possam trabalhar e vivenciem experiências significativas.

Os elementos fundamentais do desempenho muscular são *força*, *potência* e *resistência à fadiga*.[9] Se uma ou mais dessas áreas do desempenho muscular estiver comprometida, podem ocorrer limitações na execução de atividades e restrições à participação ou um risco aumentado de disfunções. Fatores como lesão, doença, imobilização, desuso e inatividade podem resultar em comprometimento do desempenho muscular, levando à fraqueza e à atrofia muscular. Quando déficits no desempenho muscular estão presentes, o uso de exercícios resistidos é uma intervenção terapêutica apropriada.

Exercício resistido é uma atividade na qual uma contração muscular dinâmica ou estática é resistida por uma força externa aplicada de modo manual ou mecânico.[95,236] O exercício resistido, também chamado de *treino resistido*,[6,7,161] é um elemento essencial dos programas de reabilitação para pessoas com função comprometida, além de um componente integral dos programas de condicionamento para aqueles que desejam promover ou manter a saúde e o bem-estar físico, potencializar o desempenho de habilidades motoras e reduzir o risco de lesões e doenças.[6,7,231]

Um exame e uma avaliação minuciosos do paciente ou do cliente são a base do fisioterapeuta para determinar se um programa de exercícios resistidos se justifica e tem probabilidade de ser efetivo. Muitos fatores influenciarão essa determinação e as decisões sobre o modo como os exercícios serão elaborados, implementados e progredidos. É preciso levar em consideração fatores como a patologia de base; a extensão e a gravidade dos comprometimentos no desempenho muscular; a presença de outros déficits; o estágio de cicatrização dos tecidos após uma lesão ou cirurgia; e a idade do paciente, seu nível geral de preparo físico e sua habilidade de cooperar e aprender. Assim que um programa de exercícios resistidos é desenvolvido e prescrito, o fisioterapeuta deve implementar inicialmente o programa ou ensinar e supervisionar os exercícios prescritos, fazendo uma transição suave para um programa domiciliar independente.

Este capítulo proporciona uma base de informações sobre os exercícios resistidos, identifica os determinantes dos programas de treinamento resistido, resume os princípios e diretrizes para aplicação de exercícios resistidos manuais e mecânicos e aborda uma variedade de regimes de treinamento resistido. Aborda também as evidências científicas, quando disponíveis, sobre a relação entre melhora no desempenho muscular e otimização das habilidades funcionais. As técnicas específicas descritas e ilustradas neste capítulo enfocam os exercícios de resistência manual para os membros, usados principalmente durante a fase inicial da reabilitação. Exercícios adicionais, que são realizados com equipamentos resistidos e praticados de modo independente pelo paciente, estão descritos e ilustrados nos Capítulos 16 a 23.

DESEMPENHO MUSCULAR E EXERCÍCIOS RESISTIDOS: DEFINIÇÕES E PRINCÍPIOS DE ORIENTAÇÃO

Os três elementos que afetam o desempenho muscular[9] – força, potência e resistência à fadiga – podem ser melhorados por meio do exercício resistido. A extensão na qual cada um desses elementos é alterado mediante o exercício depende de como os princípios do treinamento resistido são aplicados e de como certos fatores (como intensidade, frequência e duração do exercício) são manipulados. Como as demandas físicas do trabalho, da recreação e do cotidiano geralmente envolvem os três aspectos do desempenho muscular, a maioria dos programas de treinamento resistido deve buscar uma proporção ideal entre força, potência e resistência muscular à fadiga, de modo a suprir as necessidades e atingir metas individuais. Além disso, por ter um impacto positivo no desempenho muscular, o treinamento resistido pode produzir muitos outros benefícios potenciais,[6,7,8] que estão relacionados no Quadro 6.1. Após uma breve descrição dos três elementos do desempenho muscular, serão discutidos nesta sessão os princípios de orientação para prescrição de exercícios e treinamento.

Força, potência e resistência à fadiga

Força

Força muscular é um termo geral que se refere à extensão em que os elementos contráteis do músculo produzem força. Fica implícita nessa definição a ideia de que, com uma força adequada, o tecido contrátil gera força suficiente para atender às demandas físicas e funcionais incidentes no sistema.[175,184,202] Na prática, força muscular é a maior força mensurável que pode ser exercida por um músculo ou grupo muscular para vencer a resistência durante um esforço máximo único.[9] *Força funcional* relaciona-se à habilidade do sistema neuromuscular de produzir o grau apropriado de força, durante as atividades funcionais, de modo suave e coordenado.[41,211] A força muscular insuficiente pode contribuir para grandes perdas funcionais, até mesmo nas atividades diárias mais básicas.

Treinamento de força. O desenvolvimento da força muscular é um componente integral da maior parte dos programas de reabilitação ou condicionamento para pessoas

QUADRO 6.1 Benefícios do exercício resistido

- Otimização do desempenho muscular: restauração, melhora ou manutenção de força, potência e resistência à fadiga muscular
- Aumento da força dos tecidos conjuntivos: tendões, ligamentos, tecido conjuntivo intramuscular
- Maior densidade mineral óssea e/ou menor desmineralização óssea
- Diminuição da sobrecarga nas articulações durante a atividade física
- Redução do risco de lesões nos tecidos moles durante as atividades físicas
- Melhora da capacidade de reparar e cicatrizar tecidos moles lesionados em decorrência do impacto positivo sobre o remodelamento dos tecidos
- Melhora no equilíbrio
- Otimização do desempenho físico durante atividades diárias, ocupacionais e recreativas
- Mudanças positivas na composição corporal: ↑ massa muscular magra ou ↓ gordura corporal
- Aumento da sensação de bem-estar físico
- Percepção positiva de incapacidade e qualidade de vida

de todas as idades e níveis de habilidade.[6,8,83,162,213] O *treinamento de força* (*exercícios de fortalecimento*) é definido como um procedimento sistemático em que um músculo ou grupo muscular levanta, abaixa ou controla cargas externas pesadas em um número relativamente baixo de repetições ou por um curto período de tempo.[7,32,95] A adaptação mais comum ao exercício resistido é o aumento na capacidade máxima de produção de força do músculo, que resulta principalmente de adaptações neurais e do aumento no tamanho das fibras musculares.[7,8,184]

Potência

Potência muscular relaciona-se com a força e a velocidade do movimento e é definida como o trabalho (força × distância) produzido por um músculo por unidade de tempo (força × distância/tempo).[175,184,202] Em outras palavras, potência é a *rapidez* com que o trabalho é realizado. A rapidez com que um músculo produz uma força e a relação entre força e velocidade são fatores essenciais que afetam a potência muscular.[32,202] Considerando que o trabalho pode ser produzido durante um período muito curto ou mais longo, a potência pode ser expressa por um único evento abrupto de atividade de alta intensidade (como erguer uma mala bem pesada para colocá-la sobre um bagageiro alto ou realizar um salto em altura) ou por eventos repetidos de atividade muscular menos intensa (como subir um lance de escadas). Os termos *potência anaeróbia* e *potência aeróbia*, respectivamente, às vezes são usados para diferenciar esses dois aspectos do tipo de treinamento de potência.[184]

Treinamento de potência. Muitas habilidades motoras presentes nas atividades diárias são de certa forma movimentos balísticos que envolvem tanto força quanto velocidade.

Portanto, o restabelecimento da potência muscular pode ser uma prioridade essencial em um programa de reabilitação. A força muscular é o elemento básico para o desenvolvimento da potência muscular. Ela pode ser aumentada de duas maneiras: aumentando o trabalho que o músculo precisa realizar durante um período de tempo específico ou reduzindo a quantidade de tempo necessária para produzir o trabalho. Quanto maior a intensidade do exercício (força e/ou distância) e menor o tempo gasto para gerar força, maior a potência muscular. Nos programas de treinamento de potência, como o *treinamento pliométrico* ou *ciclos de alongamento e encurtamento*, o tempo de duração do movimento é a variável mais frequentemente manipulada[293] (ver Cap. 23).

Resistência à fadiga

Resistência à fadiga é um termo amplo que se refere à habilidade de realizar atividades repetitivas ou mantidas por um período prolongado. A *resistência cardiopulmonar à fadiga* (*resistência corporal total*) está associada a atividades motoras dinâmicas e repetitivas, como andar, pedalar, nadar ou praticar exercícios ergométricos para os membros superiores, que envolvem o uso de músculos grandes do corpo.[6,7] Esse aspecto da resistência à fadiga é explorado no Capítulo 7.

A *resistência muscular à fadiga* (às vezes chamada de *resistência local*) é a habilidade de um músculo de contrair-se repetidamente contra uma carga externa, gerar e sustentar tensão e resistir à fadiga durante um período extenso.[6,7,224] O termo *potência aeróbia* é, às vezes, usado como sinônimo de resistência muscular. A manutenção do equilíbrio e do alinhamento apropriado dos segmentos do corpo requer a resistência à fadiga pelos músculos posturais. De fato, quase todas as tarefas diárias requerem algum grau de resistência muscular e cardiopulmonar.

Embora força e resistência muscular à fadiga estejam associadas, elas nem sempre têm uma boa correlação. O fato de um grupo muscular ser forte não exclui a possibilidade da resistência à fadiga deste mesmo grupo estar comprometida. Por exemplo, um trabalhador não apresenta dificuldade para levantar um objeto de 5 kg algumas vezes – mas será que este mesmo trabalhador apresenta resistência muscular suficiente nos membros superiores ou nos músculos do tronco para levantar objetos de 5 kg várias centenas de vezes durante um dia de trabalho, sem fadiga excessiva ou risco de lesão?

Treinamento de resistência à fadiga. O *treinamento de resistência à fadiga* (*exercícios de resistência*) caracteriza-se pela prática sistemática de usar a força muscular para levantar, baixar ou controlar uma carga externa leve por várias repetições por um período extenso.[7,8,184,202,248] Os elementos fundamentais do treinamento de resistência à fadiga são contrações musculares de baixa intensidade, um grande número de repetições e um período de tempo prolongado. Diferentemente do treinamento de força, os músculos se adaptam ao treinamento de resistência por meio do aumento na sua capacidade oxidativa e metabólica, o que permite uma melhor distribuição e uso do oxigênio.

Para muitos pacientes com desempenho muscular comprometido, o treinamento de resistência tem um impacto mais positivo na melhora da função que o treinamento de força. Além disso, usando-se níveis de carga baixos em um programa de exercícios, as forças de reação potencialmente adversas sobre as articulações são minimizadas, produz-se menos irritação nos tecidos moles, e os exercícios são mais confortáveis do que os do treino resistido pesado.

Princípio da sobrecarga

Descrição

O princípio da sobrecarga é um elemento essencial que orienta a prescrição de exercícios resistidos, para melhorar o desempenho muscular. Explicando de forma simplificada, para que o desempenho muscular melhore, é preciso aplicar uma carga de resistência que exceda a capacidade metabólica do músculo; ou seja, o músculo precisa ser desafiado a trabalhar em um nível mais alto do que está acostumado.[7,8,123,162,184,198] Se as demandas permanecerem constantes depois de o músculo ter se adaptado, o nível de desempenho muscular pode ser mantido, porém, não será aumentado.

Aplicação do princípio da sobrecarga

O princípio da sobrecarga enfoca o posicionamento de cargas progressivas sobre o músculo, manipulando fatores, por exemplo, a intensidade ou o volume do exercício. *Intensidade* do exercício resistido refere-se a quanta resistência externa se impõe ao músculo, enquanto *volume* do exercício envolve variáveis como repetições, séries ou frequência, todas elas podendo ser ajustadas para aumentar progressivamente as demandas sobre o músculo.

- Em um programa de treinamento de força, a quantidade de resistência externa aplicada ao músculo é aumentada aos poucos e de forma progressiva.
- Para o treinamento de resistência à fadiga, enfatiza-se mais o aumento do *tempo* durante o qual uma contração muscular é mantida ou o *número de repetições* realizadas, em vez de aumentar a resistência externa.

Precaução: para garantir a segurança, a aplicação do princípio da sobrecarga deve ser sempre realizada considerando-se a patologia de base, a idade do paciente, o estado de cicatrização dos tecidos, a resposta do paciente e suas habilidades e metas gerais. O músculo e os sistemas corporais relacionados precisam de um tempo para *se adaptar* às demandas de um aumento *na intensidade* ou do volume, antes de aumentos subsequentes.

Princípio da adaptação específica às demandas impostas (AEDI)

O princípio da AEDI[7,184] é outro elemento essencial aplicado a um programa de desempenho muscular. Esse princípio refere-se ao conceito de que, para melhorar um elemento específico do desempenho muscular, o programa de resistência deve ser compatível com os conceitos desses elementos. Por exemplo, para aumentar a potência muscular, o programa de exercícios deve consistir em intervenções que aumentem as demandas de trabalho e diminuam o seu tempo de realização. Esse princípio se aplica a todos os sistemas do corpo e é uma extensão da lei de Wolff (isto é, com o tempo, os sistemas corporais se adaptam às cargas colocadas sobre eles). O princípio AEDI ajuda o fisioterapeuta a determinar quais os parâmetros de exercícios que irão criar efeitos de treinamento específicos que supram de modo mais adequado as necessidades e as metas funcionais do paciente.

Especificidade do treinamento

Especificidade do treinamento, também chamada de especificidade do exercício, é um conceito amplamente aceito que sugere que os efeitos adaptativos do treinamento, como melhora da força, da potência e da resistência à fadiga, são altamente específicos para o método de treinamento empregado.[7,176] Sempre que possível, os exercícios incorporados em um programa devem simular a função que se espera melhorar. Por exemplo, se a atividade funcional desejada requer mais resistência muscular à fadiga do que força, o fisioterapeuta deverá enfatizar o uso de exercícios de menor intensidade, executados durante maior período de tempo.

A especificidade do treinamento deve também ser considerada com relação ao modo (tipo), à velocidade do exercício,[24,74,197,217] à posição do paciente ou da articulação[155,156,270] e ao padrão de movimento durante o exercício. Por exemplo, se o resultado funcional desejado é a habilidade de subir e descer escadas, os exercícios devem ser feitos de modo excêntrico e concêntrico em um padrão de apoio de peso e progredidos para a velocidade desejada. Independentemente da simplicidade ou da complexidade da tarefa motora a ser aprendida, deve-se sempre enfatizar a prática específica para a tarefa. Tem sido sugerido que a base da especificidade do treinamento relaciona-se com alterações morfológicas e metabólicas no músculo, assim como com adaptações neurais ao estímulo de treinamento associadas ao aprendizado motor.[210]

Transferência de treinamento

Em contraste com o princípio AEDI, a transferência dos efeitos do treinamento de um tipo de exercício ou tarefa para outro também tem sido relatada. Esse fenômeno é chamado de transferência de treinamento, extravasamento ou treinamento cruzado. A transferência de treinamento tem sido relatada de forma muito limitada no que se refere à velocidade do treinamento[137,260] e ao tipo ou modo de exercício.[74] Também tem sido sugerida a possibilidade da ocorrência de um efeito de treinamento cruzado, do membro exercitado para o membro contralateral não exercitado.[268,269]

Tem-se observado que um programa de exercícios elaborado para desenvolver força muscular tem um efeito de transferência, melhorando moderadamente a resistência muscular à fadiga.[17] Por outro lado, o treinamento de resistência à fadiga tem pouco ou nenhum efeito cruzado sobre a força muscular.[7,16,95] Na verdade, quando o fisioterapeuta combina o treinamento de resistência à fadiga e o treinamento de força, parece ocorrer um efeito prejudicial na capacidade de aumentar a força.[102,146] Também tem sido mostrado que o treinamento de força com determinada velocidade de exercício provê alguma melhora na força em velocidades de exercício mais altas ou mais baixas.[137,260] Entretanto, os efeitos de extravasamento são substancialmente menores que os efeitos resultantes do uso dos princípios da especificidade do treinamento.

Apesar das evidências de que ocorre um pequeno grau de transferência de treinamento nos programas de exercícios resistidos, a maioria dos estudos confirma a importância de se elaborar um programa de exercícios que simule muito bem as atividades funcionais desejadas.

Princípio da reversibilidade

As mudanças adaptativas nos sistemas corporais em resposta a um programa de exercícios resistidos são transitórias, a menos que as melhoras produzidas pelo treino sejam usadas regularmente nas atividades funcionais, ou a menos que o paciente participe de um programa de manutenção com exercícios resistidos.[6,7,45,82,184]

O *destreinamento*, que se reflete por uma redução no desempenho muscular, começa após 1 ou 2 semanas da interrupção dos exercícios resistidos e continua até os efeitos do treino serem perdidos.[7,82,161,199] Por essa razão, é imperativo que os ganhos de força e resistência à fadiga sejam incorporados às atividades diárias o mais cedo possível em um programa de reabilitação. Também é aconselhável que os pacientes participem de um programa de manutenção com exercícios resistidos, um componente integral do programa de preparo físico permanente.

FUNÇÃO DO MÚSCULO ESQUELÉTICO E SUA ADAPTAÇÃO AOS EXERCÍCIOS RESISTIDOS

Para compreender os fatores que influenciam a capacidade do músculo normal de produzir força durante uma contração ativa, é fundamental compreender como o sistema neuromuscular se adapta ao treino resistido. Esse conhecimento, por sua vez, fornece uma base para que o fisioterapeuta seja capaz de tomar decisões clínicas corretas ao elaborar um programa de exercícios resistidos para pacientes com fraqueza e limitações funcionais, ou para reduzir o risco de lesões em pessoas saudáveis.

Fatores que influenciam a geração de tensão no músculo esquelético normal

Observação: para uma breve revisão sobre a estrutura do músculo esquelético, ver o Capítulo 4. Para informações aprofundadas sobre a estrutura e a função muscular, numerosas fontes podem ser consultadas.[175,176,184,202]

Fatores morfológicos, biomecânicos, neurológicos, metabólicos e bioquímicos afetam a capacidade do músculo esquelético *normal* de gerar tensão. Todos contribuem para a *magnitude*, *duração* e *velocidade* de produção de força e para a suscetibilidade do músculo à fadiga. As propriedades do músculo, assim como os fatores neurais fundamentais e seu impacto na geração de tensão durante uma contração muscular ativa, estão resumidos na Tabela 6.1.[7,175,176,184,202]

Fatores adicionais, como as reservas de energia disponíveis no músculo, a influência da fadiga, a recuperação do exercício, a idade, o sexo e o estado psicológico/cognitivo do paciente, afetam a habilidade do músculo de desenvolver e manter a tensão. O fisioterapeuta precisa estar ciente de que esses fatores afetam o desempenho do paciente durante o exercício e os resultados potenciais do programa de exercícios.

Reservas de energia e suprimento sanguíneo

O músculo precisa ter fontes adequadas de energia (combustível) para se contrair, produzir tensão e resistir à fadiga. O músculo também precisa contar com a adequação do suprimento sanguíneo, que transporta oxigênio e nutrientes para os tecidos e remove os produtos residuais do músculo para outros órgãos. O grau de vascularização está relacionado ao tipo de fibra predominante no tecido, o que afeta diretamente o perfil de fadiga do músculo. Os três principais sistemas energéticos (sistema ATP-PC, sistema anaeróbio/glicolítico/ácido láctico e sistema aeróbio) são revistos no Capítulo 7.

Fadiga

Fadiga é um fenômeno complexo que afeta o desempenho muscular e precisa ser considerado em um programa de treinamento resistido. Existem vários tipos de fadiga, cada qual com sua própria definição.

Fadiga muscular (local). A mais relevante para os exercícios resistidos é a fadiga do músculo esquelético. A fadiga muscular – uma resposta diminuída do músculo a um estímulo repetido – reflete-se em uma diminuição progressiva na amplitude dos potenciais das unidades motoras.[176,184] Isso ocorre durante o exercício quando um músculo se contrai repetidamente, de maneira estática ou dinâmica, contra uma carga imposta.

A fadiga muscular é uma resposta fisiológica aguda normal e reversível ao exercício. É caracterizada por um declínio gradual na capacidade do sistema neuromuscular de produzir força, ou seja, um estado temporário de declínio levando a uma diminuição na força muscular.[23,52,176,241]

A diminuição na resposta contrátil do músculo é causada por uma combinação complexa de fatores que incluem: distúrbios no mecanismo contrátil do próprio músculo (associados com uma diminuição nas reservas de energia, oxigênio insuficiente, menor sensibilidade e disponibilidade de cálcio intracelular e acúmulo de H+) e, talvez, uma excitabilidade diminuída na junção neuromus-

TABELA 6.1	Determinantes e correlações que afetam a geração de tensão pelo músculo esquelético
Fator	**Influência**
Área da secção transversa e tamanho do músculo (inclui número e tamanho das fibras musculares)	Quanto mais largo o diâmetro muscular, maior sua capacidade de gerar tensão
Arquitetura muscular – arranjo e comprimento das fibras (também relacionado com o diâmetro transverso do músculo)	Fibras curtas com desenho de pena e multipenado são típicas de músculos que produzem forças elevadas (p. ex., os músculos quadríceps, gastrocnêmio, deltoide, bíceps braquial)
	Fibras longas com desenho paralelo são típicas de músculos com taxas rápidas de encurtamento, porém menos produção de força (p. ex., músculos sartório, lumbricais)
Distribuição dos tipos de fibras no músculo – tipo I (tônicas, de contração lenta) e tipo IIA e IIB (fásicas, de contração rápida)	Alta porcentagem de fibras do tipo I – baixa produção de força, baixa velocidade de desenvolvimento de força máxima, resistência à fadiga
	Alta porcentagem de fibras do tipo IIA e IIB – rápida produção de forças elevadas; rápida fadiga
Relação comprimento-tensão do músculo no momento da contração	O músculo produz maior tensão quando está na posição fisiológica de repouso, ou perto dela, no momento da contração
Braço de momento entre o vetor de força muscular e o eixo de rotação articular	Maior tensão é produzida com braços de momento maiores
Recrutamento de unidades motoras	Quanto maior o número de unidades motoras e a sincronização dos disparos, maior a produção de força
Frequência de disparo das unidades motoras	Quanto maior a frequência de disparo, maior a tensão
Tipo de contração muscular	Produção de força, da maior para a menor – contração muscular excêntrica, isométrica e concêntrica
Velocidade da contração muscular (relação força-velocidade)	Contração concêntrica: ↑ velocidade → ↓ tensão. Contração excêntrica: ↑ velocidade → ↑ tensão

cular ou influências inibitórias (de proteção) provenientes do sistema nervoso central (SNC).[176,184,202]

A distribuição dos tipos de fibras em um músculo, as quais podem ser divididas em duas categorias gerais, tipo I e tipo II, afeta sua resistência à fadiga.[176,184,202]. As fibras musculares do tipo II (fásicas, de contração rápida) são subdivididas em outras duas classificações (tipos IIA e IIB) com base nas características contráteis e de fadiga. Em geral, as fibras do tipo II geram uma grande quantidade de tensão durante um curto período, sendo as do tipo IIB equipadas para a atividade metabólica anaeróbia e com a tendência de se fatigarem mais rapidamente do que as fibras do tipo IIA. As fibras musculares do tipo I (tônicas, de contração lenta) geram um baixo nível de tensão muscular, mas podem manter a contração por um longo tempo. Essas fibras são equipadas para o metabolismo aeróbio, assim como as do tipo IIA. Contudo, as fibras do tipo I são mais resistentes à fadiga do que as do tipo IIA. A Tabela 6.2 compara as características dos tipos de fibras musculares.[7,175,176,202]

Como os músculos são compostos de proporções variáveis de fibras tônicas e fásicas, sua função se torna especializada. Por exemplo, uma distribuição maciça de fibras do tipo I (de contração lenta, tônicas) é encontrada nos músculos posturais, o que permite que sustentem um baixo nível de tensão por períodos extensos. Funcionalmente, os músculos posturais são apropriados para manter o corpo ereto contra a gravidade ou para estabilizá-lo contra cargas repetitivas. Na outra extremidade do espectro de fadiga, os músculos com uma grande distribuição de fibras do tipo IIB (de contração rápida, fásicas) podem produzir grandes aumentos na tensão em um tempo relativamente curto. Esses músculos atuam movendo cargas pesadas; porém, são suscetíveis à fadiga.

Os sinais clínicos de fadiga muscular durante o exercício estão resumidos no Quadro 6.2.[184,202] Quando esses sinais e sintomas se desenvolvem durante o exercício resistido, é hora de diminuir a carga no músculo que está se exercitando ou parar o exercício e mudar para outro grupo muscular, dando tempo para o músculo fatigado descansar e se recuperar. Quando os exercícios resistidos fazem parte de um programa domiciliar, o fisioterapeuta deve ensinar seu paciente a identificar os sinais de fadiga e as estratégias para que seus efeitos sejam minimizados.

Fadiga cardiopulmonar (geral). Esse tipo de fadiga é a diminuição sistêmica da resposta de uma pessoa a um estímulo, como resultado de uma atividade física prolongada, como caminhar, correr, pedalar, ou fazer trabalho repetido. A fadiga cardiopulmonar relaciona-se com a habilidade do corpo de usar o oxigênio de forma eficiente. A fadiga car-

TABELA 6.2	Tipos de fibras musculares e resistência à fadiga		
Características	Tipo I	Tipo IIA	Tipo IIB
Resistência à fadiga	Alta	Intermediária	Baixa
Densidade capilar	Alta	Alta	Baixa
Sistema energético	Aeróbio	Aeróbio	Anaeróbio
Diâmetro	Pequeno	Intermediário	Grande
Velocidade de contração	Lenta	Rápida	Rápida
Velocidade máxima de encurtamento muscular	Lenta	Rápida	Rápida

QUADRO 6.2   Sinais e sintomas de fadiga muscular

- Sensação desconfortável no músculo ou mesmo dor e cãibras
- Tremor no músculo em contração
- A velocidade das contrações torna-se mais lenta com repetições sucessivas de um exercício, sem que haja a intenção
- Movimentos ativos desajeitados, sem suavidade
- Inabilidade de completar o padrão de movimento na amplitude disponível durante o exercício dinâmico contra o mesmo nível de resistência
- Uso de movimentos compensatórios – ou seja, padrões de movimento inadequados – para completar a atividade
- Inabilidade para continuar uma atividade física de baixa intensidade
- Declínio no pico de torque durante o teste isocinético

diopulmonar associada com o treinamento de resistência é provavelmente causada por uma combinação dos seguintes fatores:[23,108]

- Diminuição nos níveis de açúcar (glicose) no sangue.
- Diminuição das reservas de glicogênio nos músculos e no fígado.
- Depleção de potássio, especialmente no paciente idoso.

Limiar de fadiga. O limiar de fadiga é o nível de exercício que não pode ser mantido indefinidamente.[23] O limiar de fadiga de um paciente deve ser anotado como a extensão de tempo durante a qual uma contração é mantida ou quantas repetições de um exercício podem ser feitas inicialmente. Isso estabelece uma base a partir da qual as alterações adaptativas no desempenho físico podem ser medidas.

Fatores que influenciam a fadiga. Estes fatores influenciam os limiares de fadiga: o estado de saúde do paciente, sua dieta e seu estilo de vida (sedentário ou ativo). Em pacientes com distúrbios neuromusculares, cardiopulmonares, oncológicos, inflamatórios ou psicológicos, o surgimento

da fadiga é geralmente irregular.[3,52,90] Por exemplo, pode ocorrer de modo abrupto, mais rapidamente ou em intervalos previsíveis.

É aconselhável que o fisioterapeuta se familiarize com os padrões de fadiga associados com diferentes doenças e medicamentos. Na esclerose múltipla, por exemplo, o paciente em geral acorda descansado e funciona bem durante o início da manhã. No meio da tarde, porém, ele atinge um pico de fadiga e se torna notavelmente fraco. Então, no início da noite, a fadiga diminui e a força retorna. Pacientes com doenças cardíacas, vasculares periféricas e pulmonares, assim como pacientes com câncer que fazem quimioterapia ou radioterapia, têm déficits que comprometem o sistema de transporte de oxigênio. Portanto, esses pacientes se fadigam mais prontamente e requerem um período mais longo para se recuperarem do exercício.[3,90]

Fatores ambientais, como a temperatura externa ou interna, a qualidade do ar e a altitude, também influenciam em quão rapidamente surge a fadiga, e quanto tempo é necessário para a recuperação do exercício.[163,184]

Recuperação do exercício

É preciso planejar um tempo adequado para recuperação dos exercícios fatigantes em cada programa de treinamento resistido. Isso se aplica à recuperação dentro da sessão e entre as sessões. Após um exercício vigoroso, o corpo precisa de tempo para voltar ao estado que existia antes do exercício exaustivo. A recuperação de um exercício intenso, em que a capacidade do músculo de produzir força retorna para 90 a 95% da capacidade pré-exercício, geralmente leva 3 a 4 minutos, com a maior proporção de recuperação ocorrendo no primeiro minuto.[49,233]

As reservas de oxigênio e energia são repostas rapidamente durante a recuperação dos músculos. O ácido láctico é removido do músculo esquelético e do sangue em aproximadamente 1 hora após o exercício, e o glicogênio é reposto ao longo de vários dias.

Evidências em foco

Ao longo de algumas décadas, estudos demonstraram que, se um exercício leve for feito durante o período de recuperação (*recuperação ativa*), essa ocorre mais rapidamente do que com repouso total (*recuperação passiva*).[28,49,107,233] A recuperação mais rápida com o exercício leve é, provavelmente, resultado de influências neurais e circulatórias.[49,233]

Recomendação clínica

O desempenho muscular (força, potência ou resistência à fadiga) só melhora em longo prazo quando o paciente tem um tempo adequado para se recuperar da fadiga após cada sessão de exercícios.[28,107] Se os intervalos de repouso não forem suficientes durante um programa de exercícios resistidos, o desempenho do paciente atingirá um platô ou se deteriorará. Fraqueza por excesso de treinamento ou excesso de trabalho pode se tornar evidente (ver discussão adicional na seção sobre treinamento excessivo e excesso de trabalho, neste capítulo). Tem-se mostrado, também, que os músculos fatigados são mais suscetíveis a distensões agudas.[182]

Idade

A capacidade de desempenho muscular se modifica ao longo da vida. Se a meta de um programa de treinamento resistido é tratar comprometimentos e limitações na execução de atividades ou melhorar o preparo físico e o desempenho, é necessária uma compreensão das mudanças "típicas" no desempenho muscular e na resposta aos exercícios durante cada fase da vida, para que se possam prescrever exercícios resistidos efetivos e seguros para pessoas de todas as idades. Os aspectos fundamentais da modificação do desempenho muscular ao longo da vida estão discutidos nesta seção e resumidos no Quadro 6.3.

Infância e pré-adolescência

Em termos absolutos, a força muscular aumenta *linearmente* com a idade cronológica, tanto em meninos quanto

---

QUADRO 6.3	Resumo das alterações no músculo e no desempenho muscular relacionadas à idade ao longo da vida

Primeira infância, segunda infância e pré-adolescência

- No nascimento, os músculos constituem cerca de 25% do peso corporal.
- O número total de fibras musculares é estabelecido antes do nascimento ou logo no início da infância.
- As alterações pós-natais na distribuição das fibras tipo I e tipo II nos músculos estão relativamente completas no final do primeiro ano de vida.
- O tamanho das fibras musculares e a massa muscular aumentam linearmente da infância até a puberdade.
- A força muscular e a resistência muscular à fadiga aumentam linearmente com a idade cronológica em meninos e meninas ao longo da infância até a puberdade.
- A massa muscular (absoluta e relativa) e a força muscular são maiores (aproximadamente 10%) nos meninos do que nas meninas, desde a idade pré-escolar até a puberdade.
- Os ganhos de força induzidos pelo treinamento ocorrem igualmente nos dois sexos durante a infância, *sem* evidências de hipertrofia até a puberdade.

Adolescência

- Ocorre rápida aceleração no tamanho das fibras musculares e na massa muscular, especialmente nos meninos. Durante a puberdade, a massa muscular aumenta mais do que 30% ao ano.
- Aumento rápido na força muscular nos dois sexos.
- Desenvolve-se uma diferença acentuada nos níveis de força em meninos e meninas.
- Nos meninos, a massa muscular, a altura do corpo e o peso atingem o pico antes da força muscular; nas meninas, a força atinge o pico antes do peso corporal.
- Ganhos de força relativos, como resultado do treinamento resistido, são comparáveis entre os sexos, com uma hipertrofia significativamente maior nos meninos.

Idade adulta: jovens e indivíduos de meia-idade

- A massa muscular atinge o pico nas mulheres entre 16 e 20 anos de idade; a massa muscular nos homens atinge o pico entre os 18 e 25 anos de idade. A massa muscular constitui aproximadamente 40% do peso corporal total durante o início da idade adulta; os homens têm um pouco mais de massa muscular do que as mulheres.
- Os músculos continuam a desenvolver-se durante a segunda década, especialmente nos homens.
- A força muscular e a resistência à fadiga atingem o pico durante a segunda década, mais cedo para as mulheres do que para os homens.
- Ocorrem diminuições na massa muscular a partir dos 25 anos de idade.
- Em algum ponto da terceira década, a força declina entre 8 e 10% por década até a quinta ou sexta década. A força e a resistência muscular à fadiga se deterioram com menor velocidade nos adultos fisicamente ativos.
- São possíveis melhoras na força e na resistência à fadiga com um aumento apenas modesto na atividade física.

Idade adulta avançada

- A taxa de declínio da força muscular acelera-se para 15 a 20% por década durante a sexta e sétima décadas, e aumenta para até 30% por década depois desse período.
- Por volta da oitava década, a massa muscular esquelética já diminuiu cerca de 50% em comparação com o pico de massa muscular.
- O tamanho das fibras musculares (área de secção transversa), o número de fibras do tipo I e tipo II e o número de motoneurônios alfa diminuem.
- Ocorre atrofia preferencial das fibras musculares do tipo II.
- Diminuição na velocidade das contrações musculares e no pico de produção de potência.
- Diminuição gradual, porém progressiva, da resistência à fadiga e captação máxima de oxigênio.
- A capacidade do músculo de produzir força fica diminuída.
- Tem início o declínio no desempenho de habilidades funcionais durante a sexta década.
- Deterioração significativa nas habilidades funcionais por volta da oitava década, associada com um declínio na resistência muscular à fadiga.
- Com um programa de treinamento resistido, é possível uma melhora significativa na força muscular, potência e resistência à fadiga na terceira idade.

em meninas, desde o nascimento até a puberdade.[183,249,274] O desempenho muscular também aumenta de modo linear durante os anos da infância.[274] Boa parte desses aumentos lineares é atribuída ao desenvolvimento da massa muscular. O número de fibras musculares é determinado, essencialmente, antes ou logo após o nascimento,[231] embora haja uma especulação de que o número de fibras continue aumentando nos primeiros anos da infância.[274] A taxa de crescimento das fibras (aumento na área de secção transversa) é, de certo modo, constante desde o nascimento até a puberdade. A mudança na distribuição dos tipos de fibras está relativamente completa por volta de 1 ano de idade, mudando de uma predominância de fibras do tipo II para uma distribuição mais equilibrada de fibras do tipo I e tipo II.[274]

Ao longo da infância, os meninos têm massa muscular absoluta e relativa (quilogramas de músculo por quilogramas de peso corporal) levemente maior do que as meninas; os meninos são cerca de 10% mais fortes do que as meninas desde o início da infância até a puberdade.[183] Essa diferença pode estar associada com diferenças na massa muscular relativa, embora as expectativas sociais também possam contribuir para a diferença na força muscular observada.

Não há dúvidas de que um programa de exercícios resistidos, elaborado de forma apropriada, possa melhorar a força muscular em crianças acima e além dos ganhos que podem ser atribuídos ao crescimento e ao desenvolvimento típicos. Além disso, os ganhos de força induzidos pelo treinamento em crianças pré-púberes ocorrem em primeiro lugar como resultado da adaptação neuromuscular – ou seja, sem um aumento significativo na massa muscular.[22,84] Revisões da literatura[83,85] citam muitos estudos que apoiam essa afirmação. Contudo, há uma preocupação de que as crianças que participam de um treinamento resistido possam correr risco de lesões, como fraturas epifisárias ou por avulsão, porque seu sistema musculoesquelético ainda é imaturo.[22,27,95,253]

A American Academy of Pediatrics,[5] o American College of Sports Medicine (ACSM)[6] e o Centers for Disease Control and Prevention (CDC)[36] apoiam a participação de crianças em programas de treinamento resistido, desde que sejam elaborados de forma apropriada, iniciados em uma idade razoável e supervisionados com cuidado (Fig. 6.1). Com isso em mente, duas questões importantes precisam ser consideradas: em que ponto durante a infância um programa de treinamento resistido é apropriado? O que constitui um programa de treinamento seguro?

Há um consenso geral de que, durante os anos do maternal, pré-escola e mesmo nos primeiros anos do ensino fundamental, atividades físicas com brincadeiras livres e organizadas, porém apropriadas para a idade, são métodos efetivos para promover preparo físico e melhorar o desempenho muscular, e não os programas estruturados de treinamento resistido. Durante a maior parte da primeira década da vida, a ênfase deve ser a recreação e o aprendizado de habilidades motoras.[264]

No entanto, há falta de consenso sobre quando e em que circunstâncias o treino resistido é uma forma apropria-

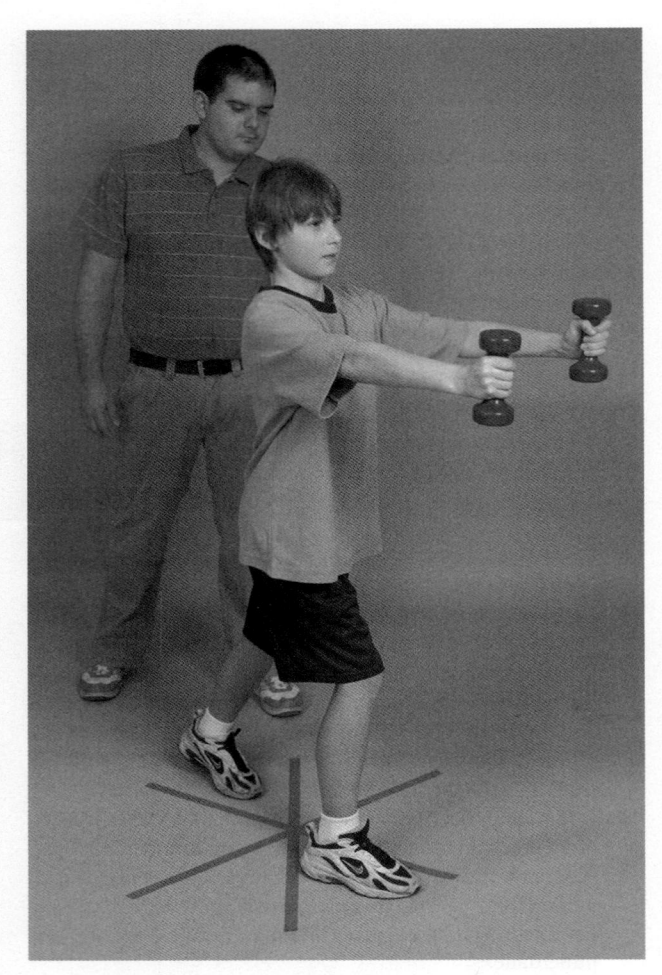

Figura 6.1 O treinamento resistido, se iniciado durante os anos da pré-adolescência, deve ser executado usando o peso corporal ou pesos leves, com supervisão cuidadosa.

da de exercício para crianças pré-púberes. Embora venha sendo recomendada há algum tempo a atividade física regular para crianças, conduzida de forma apropriada para a idade,[5,6,36] a participação em programas de treino específicos para esportes (inclusive exercícios resistidos) tem se tornado popular entre meninos e meninas mais velhos (pré-adolescentes), antes, durante e mesmo após a temporada esportiva. Na teoria, esses programas de treinamento melhoram o desempenho atlético e reduzem o risco de lesões ligadas ao esporte. Além disso, crianças na pré-puberdade que sofrem lesões durante atividades diárias podem precisar de reabilitação que inclua exercícios resistidos. Consequentemente, uma compreensão dos efeitos do exercício nessa faixa etária precisa ser a base para o estabelecimento de um programa seguro e com metas realistas.

Evidências em foco

Na faixa etária dos pré-adolescentes, muitos estudos têm mostrado que as melhoras na força e na resistência muscular à fadiga ocorrem de forma similar aos ganhos conseguidos com o treinamento em adultos jovens.[27,85,86,141] Quando o treinamento cessa, os níveis de força retornam gradualmente ao nível pré-treinamento, como ocorre em adultos.[82] Isso sugere que algum nível de treinamento de manutenção poderia ser útil em crianças, assim como ocorre com os adultos.[83]

Embora sejam bem documentados os ganhos de força e resistência muscular à fadiga induzidos pelo treinamento, há evidências insuficientes sugerindo que um programa de treinamento resistido estruturado para crianças (adicionado a um programa geral de condicionamento esportivo) pode reduzir a ocorrência de lesões ou favorecer o desempenho nos esportes.[5] Entretanto, outros benefícios ligados à saúde de um programa equilibrado de exercícios têm sido observados, incluindo o aumento do condicionamento cardiopulmonar, a diminuição dos níveis sanguíneos de lipídios e a melhora no bem-estar psicológico.[22,27,82,141] Esses achados sugerem que a participação em um programa de treinamento resistido durante a pré-adolescência pode realmente ter valor se o programa for realizado no nível apropriado (cargas e repetições baixas), incorporar períodos suficientes de repouso e for supervisionado cuidadosamente.[5,22,83,253]

Adolescência

Na puberdade, à medida que os níveis hormonais se modificam, ocorre uma rápida aceleração no desenvolvimento da força muscular, sobretudo nos meninos. Durante essa fase do desenvolvimento, os níveis típicos de força se tornam acentuadamente diferentes em meninos e meninas, o que, em parte, é causado pelas diferenças hormonais entre os sexos. Em meninos adolescentes a força aumenta cerca de 30% ao ano entre os 10 e 16 anos de idade, com a massa muscular atingindo o pico antes da força muscular.[34,183] Em meninas adolescentes, o pico de força se desenvolve antes do pico de peso.[88] No geral, durante a adolescência, a massa muscular aumenta mais de 5 vezes nos meninos e aproximadamente 3,5 vezes nas meninas.[34,183] Apesar de a maioria dos estudos longitudinais de crescimento parar na idade de 18 anos, a força continua a se desenvolver, sobretudo nos homens, até a segunda e mesmo terceira década da vida.[183]

Como ocorre na pré-puberdade, o treinamento resistido durante a puberdade também resulta em ganhos de força significativos. Durante a puberdade, tais ganhos ficam em média 30 a 40% acima do esperado, como resultado do crescimento e da maturação normais.[83] Um programa de treinamento equilibrado para o adolescente envolvido em um esporte inclui, em geral, condicionamento aeróbio e treinamento resistido de baixa intensidade antes e entre as temporadas de competição, seguido por um treinamento mais vigoroso, específico para o esporte, durante os campeonatos.[22] Os benefícios do treinamento de força observados durante a puberdade são similares aos observados em crianças na pré-puberdade.[82,86]

Jovens e adultos

Embora os dados sobre os níveis típicos de força e resistência à fadiga entre a segunda e quinta década de vida sejam mais frequentemente provenientes de estudos feitos com homens do que com mulheres, podem ser feitas algumas generalizações que parecem se aplicar aos dois sexos.[178] A força atinge o nível máximo mais cedo nas mulheres do que nos homens; as mulheres atingem o pico durante a segunda década e a maioria dos homens por volta dos 30 anos. A força então declina aproximadamente 1% ao ano[274] ou 8% por década.[100] Esse declínio na força parece ser menor até cerca de 50 anos[264] e tende a ocorrer em uma idade mais avançada ou mais lentamente em adultos ativos do que nos sedentários.[104,274] O potencial de melhora do desempenho muscular com um programa de treinamento resistido (Fig. 6.2A, B) ou com a participação em atividades com demanda, ainda que moderada, várias vezes por semana, é alto durante essa fase da vida. As diretrizes para jovens e adultos que participam de treinamentos resistidos como parte de um programa de preparo físico geral foram publicadas pelo ACSM[8] e pelo CDC.[35]

Idosos

A taxa de declínio na capacidade do músculo de gerar tensão se acelera, na maioria dos casos, até aproximadamente 15 a 20% por década em homens e mulheres após os 60 e 70 anos, e cresce até 30% por década depois dis-

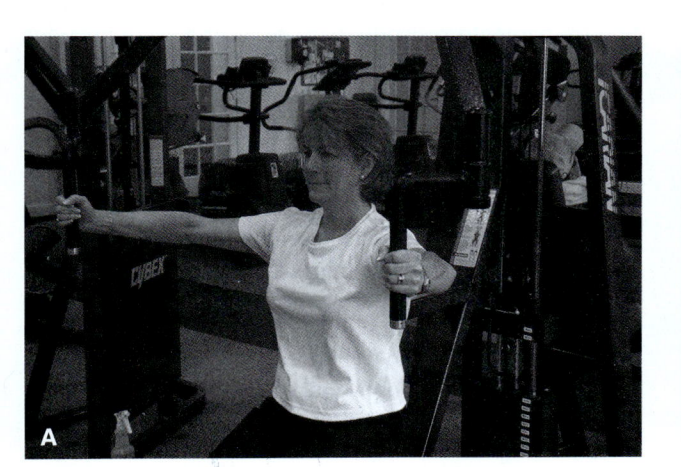
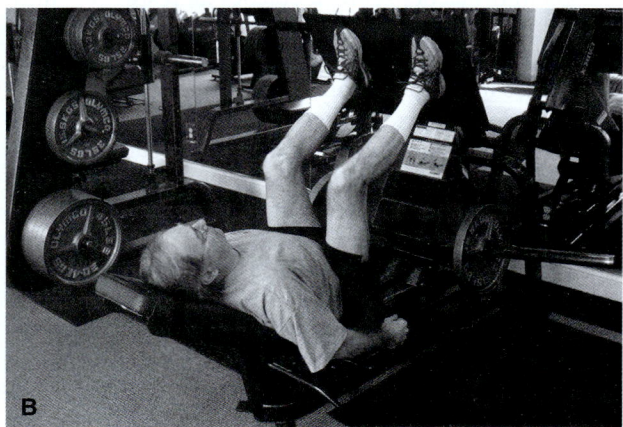

Figura 6.2 Programas de condicionamento e preparo físico para adultos jovens e de meia-idade ativos incluem o treinamento resistido, equilibrando **(A)** exercícios de fortalecimento para membros superiores e **(B)** membros inferiores.

so.[104,178] Contudo, a taxa de declínio pode ser significativamente menor (apenas 0,3% ao ano) em homens e mulheres idosos que mantêm um alto nível de atividade física.[113] Esses e outros achados tão diferentes sugerem que a perda de força muscular durante a idade avançada pode decorrer, em parte, da inatividade e do desuso progressivamente maiores.[39] A perda de massa muscular nos membros inferiores e de força e estabilidade de tronco na velhice – sobretudo aos 70, 80 anos ou mais – está associada a uma deterioração gradual das habilidades funcionais e a um aumento na frequência de quedas.[39,125]

O declínio na força e na resistência muscular à fadiga no idoso está associado com muitos fatores, além do desuso e da inatividade progressivos. É difícil determinar se esses fatores são causas ou efeitos da deterioração da força relacionada à idade. Os fatores neuromusculares incluem diminuição na massa muscular (atrofia), diminuição no número de fibras musculares do tipo I e II, com aumento correspondente no tecido conjuntivo do músculo, diminuição no tamanho da área de secção transversa do músculo, atrofia seletiva de fibras do tipo II e mudança na relação comprimento-tensão do músculo, associada mais à perda de flexibilidade que a déficits na ativação das unidades motoras e na taxa de disparo.[35,100,136,229,258,264,279] O declínio no número de unidades motoras parece começar após os 60 anos de idade.[136]

Além da diminuição na força muscular, com o avanço da idade ocorrem também declínios na velocidade de contração muscular, na resistência muscular à fadiga e na habilidade de recuperar-se da fadiga muscular.[136,258] O tempo necessário para produzir os mesmos níveis absolutos e relativos de torque e para obter relaxamento após a contração voluntária é mais prolongado no idoso em comparação com os adultos mais jovens.[100] Consequentemente, com o declínio da velocidade do movimento, também declina a habilidade de gerar potência muscular durante atividades que requerem respostas rápidas, como levantar de uma cadeira baixa ou ajustar o equilíbrio para impedir uma queda. A deterioração da potência muscular com a idade tem uma relação mais forte com as limitações funcionais e com a incapacidade do que a força muscular.[220]

As informações sobre alterações na resistência muscular à fadiga com o envelhecimento são limitadas. Há alguma evidência que sugere que a habilidade de manter um esforço muscular de baixa intensidade também declina com a idade, em parte por causa da redução do suprimento sanguíneo, da densidade capilar do músculo, da densidade mitocondrial, alterações no nível de atividade enzimática e diminuição no transporte de glicose.[100] Como resultado, a fadiga muscular pode tender a ocorrer mais prontamente no idoso. Na população idosa saudável e ativa, o declínio na resistência muscular à fadiga parece ser mínimo, mesmo por volta dos 70 anos de idade.[136]

Durante as últimas décadas, conforme a comunidade de atendimento à saúde e o público em geral vêm se tornando mais conscientes dos benefícios do treinamento resistido na terceira idade, mais e mais adultos idosos estão participando de programas de preparo físico que incluem exercícios resistidos. O ACSM e o CDC também publicaram diretrizes para o treinamento resistido em adultos saudáveis acima de 60 a 65 anos de idade.[6,37] (Para outras informações sobre exercício em populações de idosos, ver Cap. 24.)

Fatores psicológicos e cognitivos

Um conjunto de fatores psicológicos pode influir no desempenho muscular e na facilidade, vigor ou cuidado com que uma pessoa se move. Assim como a lesão e a doença afetam adversamente o desempenho muscular, isso também ocorre com o estado mental do paciente. Por exemplo, medo de sentir dor, medo de sofrer lesão ou recorrência de lesão, depressão relacionada a enfermidade física, comprometimento da atenção ou memória decorrente da idade, traumatismo craniano ou efeitos colaterais de medicamentos podem afetar de modo adverso a habilidade motora. Em contraste, fatores psicológicos também podem influir positivamente no desempenho físico.

Os princípios e métodos empregados para maximizar o desempenho motor e o aprendizado como funções de uma educação efetiva do paciente estão discutidos no Capítulo 1. Esses princípios e métodos devem ser aplicados em programas de treinamento resistido para desenvolver o nível necessário de força, potência e resistência muscular à fadiga para conduzir atividades funcionais. Os fatores psicológicos inter-relacionados discutidos adiante, assim como outros aspectos do aprendizado motor, podem influir no desempenho muscular e na efetividade de um programa de treinamento resistido.

Atenção

O paciente precisa ser capaz de se concentrar em uma determinada tarefa para aprender a realizá-la corretamente. A atenção envolve a habilidade de processar dados relevantes ao mesmo tempo em que separa e exclui informações irrelevantes do ambiente e a de responder às pistas internas provenientes do corpo. Ambas são necessárias inicialmente, quando se aprende um exercício, e mais tarde, para executar o programa de exercícios de modo independente. É necessária atenção à forma e à técnica durante o treinamento resistido, para garantir a segurança dos pacientes e obter os melhores efeitos do treinamento em longo prazo.

Motivação e *feedback*

Para que um programa de exercícios resistidos seja efetivo, o paciente precisa querer empregar e manter o esforço suficiente, assim como aderir ao programa de exercícios ao longo do tempo. O uso de atividades que sejam significativas e percebidas como utilizáveis ou a modificação periódica de uma rotina de exercícios ajuda a manter o interesse do paciente no treinamento resistido. Uma tabela ou gráfico com os ganhos de força do paciente, por exemplo, também ajuda a manter a motivação. Incorporar a melhora do desempenho muscular nas atividades funcionais, o mais cedo possível, dá um enfoque prático à força adquirida, dando, portanto, um significado às melhoras obtidas.

A importância do *feedback* para o aprendizado de um exercício ou tarefa motora é discutida no Capítulo 1. Além disso, o *feedback* pode ter um impacto positivo na motivação e subsequente adesão do paciente ao programa de exercícios. Por exemplo, alguns equipamentos computadorizados, como os dinamômetros isocinéticos, proporcionam sinais visuais ou auditivos que permitem ao paciente saber se cada contração muscular durante um exercício em particular está dentro da zona que provavelmente causará efeitos de treinamento. A documentação das melhoras ao longo do tempo, como a quantidade de resistência externa usada durante vários exercícios ou as mudanças na distância ou velocidade caminhada, também proporciona *feedback* positivo para manter a motivação do paciente em um programa de exercícios resistidos.

Adaptações fisiológicas ao exercício resistido

O uso de exercícios resistidos na reabilitação e nos programas de condicionamento tem um impacto substancial em todos os sistemas do corpo. O treinamento resistido é igualmente importante para pacientes com comprometimento no desempenho muscular e para pessoas que desejam melhorar ou manter seu nível de preparo físico, melhorar o desempenho ou reduzir o risco de lesões. Quando os sistemas do corpo são expostos a níveis de resistência maiores do que os usuais, porém apropriados, em

um programa de exercícios, eles inicialmente reagem com várias respostas fisiológicas *agudas* antes de se adaptarem – ou seja, com o tempo, os sistemas do corpo se acomodam às demandas físicas recém-impostas.[6,7,184] As adaptações ao exercício resistido induzidas pelo treinamento e que afetam o desempenho muscular, conhecidas como respostas fisiológicas *crônicas*, estão resumidas na Tabela 6.3 e discutidas nesta seção. São salientadas as principais diferenças nas adaptações decorrentes do treinamento de força em comparação com o treinamento de resistência física.

As adaptações ao excesso de carga criam alterações no desempenho muscular e, em parte, determinam a efetividade de um programa de treinamento resistido. O tempo para que essas adaptações ocorram varia de uma pessoa para outra e depende de seu estado de saúde e nível prévio de participação em um programa de exercícios resistidos.[8]

Adaptações neurais

É bem-aceito que, em um programa de treinamento resistido, o ganho inicial rápido na capacidade do músculo esquelético de gerar tensão é amplamente atribuído às respostas neurais, e não às alterações adaptativas que ocorrem no músculo propriamente dito.[103,176,195,225] Isso se reflete por um aumento na atividade eletromiográfica (EMG) durante as primeiras 4 a 8 semanas de treinamento, com pouca a nenhuma evidência de hipertrofia nas fibras musculares. É possível, também, que a atividade neural aumen-

TABELA 6.3	Adaptações fisiológicas ao exercício resistido	
Variável	**Adaptações com o treinamento de força**	**Adaptações com o treinamento de resistência**
Estrutura do músculo esquelético	Hipertrofia de fibras musculares: maior nas fibras do tipo IIB Possível hiperplasia das fibras musculares Composição dos tipos de fibras: remodelamento do tipo IIB para o tipo IIA; sem alteração na distribuição do tipo I para o tipo II (ou seja, sem conversão) Densidade de leitos capilares: ↓ ou sem alteração Densidade e volume mitocondrial: ↓	Hipertrofia: mínima ou sem alteração Densidade dos leitos capilares: ↑ Densidade e volume mitocondrial: ↑ (↑ número e tamanho)
Sistema neural	Recrutamento de unidades motoras (↑ número de unidades motoras em disparo) Taxa de disparo: ↑ (↓ tempo de cada contração) Sincronização dos disparos: ↑	Sem alterações
Sistema metabólico e atividade enzimática	Reservas de ATP e PC: ↑ Reservas de mioglobina: ↑ Reservas de triglicerídeos: desconhecido Creatinofosfoquinase: ↑ Mioquinase: ↑	Reservas de ATP e PC: ↑ Reservas de mioglobina: ↑ Reservas de triglicerídeos: ↑ Creatinofosfoquinase: ↑ Mioquinase: ↑
Composição corporal	Massa corporal magra (sem gordura): ↑ % de gordura corporal: ↓	Massa corporal magra (sem gordura): sem alteração; % de gordura corporal: ↓
Tecido conjuntivo	Força de tração de tendões, ligamentos e tecido conjuntivo no músculo: ↑ Osso: ↑ densidade mineral óssea; sem alteração ou possível ↑ na massa óssea	Força tensiva de tendões, ligamentos e tecido conjuntivo no músculo: ↑ Osso: ↑ da mineralização com atividades de apoio de peso feitas no solo

tada seja a fonte de ganhos adicionais na força em um programa de treinamento resistido avançado, mesmo depois de a hipertrofia ter atingido um platô.[162,184]

As adaptações neurais iniciais ao exercício resistido são atribuídas ao aprendizado motor e à melhora na coordenação[103,161,163,184] e incluem *recrutamento aumentado* no número de unidades motoras em disparo, assim como uma *taxa e sincronização* de disparo *aumentadas*.[103,161,217,225] Especula-se que essas alterações sejam causadas por diminuição da inibição SNC, redução na sensibilidade do órgão tendinoso de Golgi (OTG) ou alterações na junção mioneural da unidade motora.[103,225]

Adaptações do músculo esquelético

Hipertrofia

Como já foi observado, a capacidade do músculo de produzir tensão está diretamente relacionada com a área de secção transversa fisiológica de fibras musculares individuais. *Hipertrofia* é um aumento no tamanho de uma fibra muscular individual causado por um aumento no volume miofibrilar.[198,258] Após um período extenso de treinamento resistido com intensidade moderada a alta, em geral 4 a 8 semanas,[1,271] mas, possivelmente, em apenas 2 a 3 semanas de treinamento resistido com intensidade muito elevada,[243] a hipertrofia se torna uma adaptação cada vez mais importante, responsável pelos ganhos de força no músculo.

Embora o mecanismo de hipertrofia seja complexo, e o estímulo para o crescimento não seja claramente compreendido, a hipertrofia do músculo esquelético parece ser resultado do aumento na síntese de proteínas (actina e miosina) e da diminuição na degradação proteica. A hipertrofia também está associada com alterações bioquímicas que estimulam a captação de aminoácidos.[161,184,198,258]

Os maiores aumentos na síntese de proteínas e, portanto, de hipertrofia, estão associados com exercícios resistidos moderados em grande volume, realizados excentricamente.[161,223] Além disso, são as fibras musculares do tipo IIB que parecem aumentar de tamanho mais prontamente com o treinamento resistido.[184,202]

Hiperplasia

Embora o tópico venha sendo debatido por muitos anos, e as evidências sobre o fenômeno sejam esparsas, há alguma indicação de que uma parte do aumento no tamanho muscular, que ocorre com o treinamento resistido pesado, seja causada por *hiperplasia*, isto é, um aumento no *número* de fibras musculares. Tem-se sugerido que esse aumento, observado em animais de laboratório,[111,112] é resultado da divisão longitudinal das fibras.[13,134,191] Postula-se que a divisão das fibras ocorre quando fibras musculares individuais aumentam de tamanho até se tornarem ineficientes e, então, se dividem para formar duas fibras distintas.[111]

Aqueles que criticam o conceito de hiperplasia sugerem que as evidências de divisão das fibras podem, na verdade, ser decorrentes de um preparo inapropriado dos tecidos no laboratório.[109] A opinião geral na literatura é que a hiperplasia não ocorre; e, caso ela ocorra em grau leve, seu impacto é insignificante.[96,176,181]

Adaptação dos tipos de fibras musculares

Como já foi mencionado, as fibras musculares do tipo II (fásicas) se hipertrofiam preferencialmente com o treinamento resistido pesado. Além disso, existe um grau substancial de plasticidade nas fibras musculares com respeito às propriedades contráteis e metabólicas.[229] A transformação do tipo IIB para o tipo IIA é comum com o treinamento de resistência física,[229] assim como durante as primeiras semanas do treinamento resistido pesado,[243] tornando as fibras do tipo II mais resistentes à fadiga. Há alguma evidência que demonstra a conversão de fibras do tipo I para o tipo II nos membros (patas) denervados de animais de laboratório,[208,286] em seres humanos com lesão medular e após um período extenso sem apoio de peso associado aos voos espaciais.[229] Contudo, há pouca ou nenhuma evidência de conversão do tipo II para o tipo I em condições de treinamento nos programas de reabilitação ou preparo físico.[184,229]

Adaptações vasculares e metabólicas

As adaptações dos sistemas cardiovascular e respiratório decorrentes do treinamento resistido de baixa intensidade e alto volume estão discutidas no Capítulo 7. De modo oposto ao que ocorre com o treinamento de resistência física, quando os músculos se hipertrofiam com o treinamento de alta intensidade e baixo volume, a densidade dos leitos capilares, na verdade, diminui, por causa de um aumento no número de miofilamentos por fibra.[7] Na realidade, atletas que participam de treinamentos resistidos pesados têm menos capilares por fibra muscular do que atletas que desenvolvem a resistência física e até mesmo pessoas não treinadas.[148,256] Outras alterações ligadas ao metabolismo, como a diminuição na densidade de mitocôndrias, também ocorrem com o treinamento resistido de alta intensidade.[7,161] Isso está associado com uma redução na capacidade oxidativa do músculo.

Adaptações dos tecidos conjuntivos

Embora as evidências sejam limitadas, parece que a força de tração dos tendões, ligamentos e ossos aumenta com o treinamento resistido elaborado para melhorar a força dos músculos.[47,247,287]

Tendões, ligamentos e tecido conjuntivo no músculo

A melhora da força dos tendões provavelmente ocorre na junção musculotendínea, enquanto o aumento da força dos ligamentos pode ocorrer na interface ligamento-osso. Acredita-se que a força de tração de tendões e ligamentos aumente em resposta ao treinamento resistido para suportar a força adaptativa e as mudanças no tamanho do músculo.[287] Consequentemente, ligamentos e tendões fortes podem ser menos vulneráveis à lesão. O tecido conjuntivo no músculo também fica mais espesso, dando mais suporte às fibras alargadas.[184] Acredita-se, ainda, que a força dos tecidos moles não contráteis pode desenvolver-se mais rapidamente com o treinamento resistido excêntrico do que com outros tipos de exercícios resistidos.[246,247]

Ossos

Numerosas fontes indicam que há uma alta correlação entre força muscular e nível de atividade física ao longo da vida com a variação da densidade mineral óssea.[228] Como consequência, atividades físicas e exercícios, em particular os feitos em posições de apoio de peso, são tipicamente recomendados para minimizar ou prevenir a perda óssea ligada à idade.[218] Eles são prescritos, também, para reduzir o risco de fraturas ou melhorar a densidade óssea quando já há osteopenia ou osteoporose.[51,228]

Evidências em foco

Embora as evidências de estudos prospectivos sejam limitadas e confusas, tem sido mostrado que os exercícios resistidos feitos com intensidade adequada e com cargas específicas para o local, por meio do apoio de peso da área óssea a ser testada, aumentam ou mantêm a densidade mineral óssea.[150,154,168,190,201] Em contraste, diversos estudos feitos em mulheres jovens saudáveis[222] e na pós-menopausa[219,234] relataram que não houve aumento significativo da densidade mineral óssea com o treinamento resistido. No entanto, os exercícios resistidos desses estudos não eram combinados com o apoio de peso localizado. Além disso, a intensidade dos programas de treinamento com peso pode não ter sido alta o suficiente para causar um impacto na densidade óssea.[168,228] A duração do programa de exercícios também pode não ter sido longa o suficiente. Tem-se sugerido que podem ser necessários de 9 meses a 1 ano de exercícios para que ocorram aumentos detectáveis e significativos na massa óssea.[8] Na coluna, embora dados de estudos não tenham mostrado que o treinamento resistido previne fraturas nas vértebras, há alguma evidência que sugere que a força dos músculos extensores da coluna correlaciona-se de perto com a densidade mineral óssea da coluna.[234]

As pesquisas continuam a determinar as formas mais efetivas de exercícios para melhorar a densidade óssea e prevenir perda óssea e fraturas relacionadas à idade. Para mais informações sobre prevenção e tratamento de osteoporose, ver Capítulos 11 e 24.

DETERMINANTES DOS EXERCÍCIOS RESISTIDOS

Muitos fatores inter-relacionados determinam se um programa de exercícios resistidos é apropriado, efetivo e seguro. Isso é válido quando o treinamento resistido é parte de um programa de reabilitação para pessoas com comprometimentos conhecidos ou potenciais no desempenho muscular, quando é incorporado a um programa de condicionamento geral para melhorar o nível de preparo físico de pessoas saudáveis, ou quando faz parte de um programa

abrangente de exercícios cujo objetivo é aumentar o desempenho e diminuir o risco de lesão.

Cada um dos fatores apontados no Quadro 6.4 e discutidos nesta seção deve ser levado em consideração ao planejar um programa resistido com o objetivo de melhorar um ou mais aspectos do desempenho muscular e alcançar os desfechos funcionais desejados. O *alinhamento* e a *estabilização* apropriados são dois fatores constantes para qualquer exercício elaborado para melhorar o desempenho muscular. Uma *dosagem* conveniente de exercícios também precisa ser determinada. No treinamento resistido, dosagem inclui *intensidade, volume, frequência* e *duração* do exercício. Cada fator de dosagem em separado é um mecanismo pelo qual o músculo pode ser progressivamente sobrecarregado para melhorar seu desempenho. A *velocidade* e o *modo (tipo)* do exercício também devem ser considerados. O ACSM denota os determinantes essenciais de um programa de treinamento resistido pelo acrônimo FITT, que representa frequência, intensidade, tempo e tipo de exercício.[6]

De acordo com o princípio AEDI, discutido na primeira seção deste capítulo, esses determinantes do exercício resistido precisam ser específicos para as metas funcionais desejadas pelo paciente. Outros fatores, como a causa ou as causas de base dos déficits no desempenho muscular, a extensão do comprometimento, a idade, a história médica, o estado mental e a situação social do paciente, também afetam a elaboração e a implementação de um programa de exercícios resistidos.

QUADRO 6.4 **Determinantes de um programa de exercícios resistidos**

- *Alinhamento* dos segmentos do corpo durante cada exercício em especial
- *Estabilização* das articulações proximais ou distais para prevenir movimentos substitutos
- *Intensidade*: a carga do exercício ou nível de resistência
- *Volume*: o número total de repetições e séries em uma sessão de exercícios
- *Ordem dos exercícios*: a sequência na qual os grupos musculares são exercitados durante uma sessão
- *Frequência*: o número de sessões de exercícios por dia ou por semana
- *Intervalo de repouso*: tempo destinado à recuperação entre séries e sessões de exercício
- *Duração*: tempo total dedicado a um programa de treinamento resistido
- *Modo de exercício*: tipo de contração muscular, tipo de resistência, arco de movimento ou principal sistema de energia utilizado durante o exercício
- *Velocidade*: a velocidade de execução de cada exercício
- *Periodização*: variação de intensidade e volume durante períodos específicos de treinamento resistido
- *Integração dos exercícios em atividades funcionais*: exercícios que simulam demandas funcionais ou se aproximam delas

Alinhamento e estabilização

Assim como o alinhamento correto e a estabilização efetiva são elementos básicos do teste muscular manual e da dinamometria, eles também são cruciais nos exercícios resistidos. Para fortalecer um músculo ou grupo muscular específico de modo efetivo e evitando movimentos compensatórios, é essencial posicionar o corpo e alinhar o membro ou segmento do corpo de modo apropriado. *Movimentos compensatórios* são padrões de movimento compensatórios causados pela ação muscular de um agonista adjacente mais forte ou pelo grupo muscular que normalmente serve como estabilizador.[152] É preciso evitar movimentos compensatórios para que os exercícios resistidos beneficiem idealmente o músculo ou grupo muscular alvo. Quando os princípios de alinhamento e estabilização usados para o teste muscular manual[132,152] são aplicados durante os exercícios resistidos, os movimentos compensatórios podem ser evitados.

Alinhamento

Alinhamento e ação muscular. O alinhamento correto é determinado pela consideração da orientação das fibras musculares, a linha de tração e a ação específica desejada para o músculo a ser fortalecido. O corpo do paciente ou o segmento do corpo precisa ser posicionado de modo que a direção do seu movimento simule a ação do músculo ou grupo muscular a ser fortalecido. Por exemplo, para fortalecer o músculo glúteo médio, o quadril precisa permanecer levemente estendido e a pelve precisa ser levemente desviada para a frente, enquanto o paciente abduz o membro inferior contra a resistência aplicada. Se o quadril é flexionado enquanto a perna faz a abdução, o músculo tensor da fáscia lata adjacente se torna o movimentador primário e diminui o efeito benéfico para o glúteo médio (Fig. 6.3).

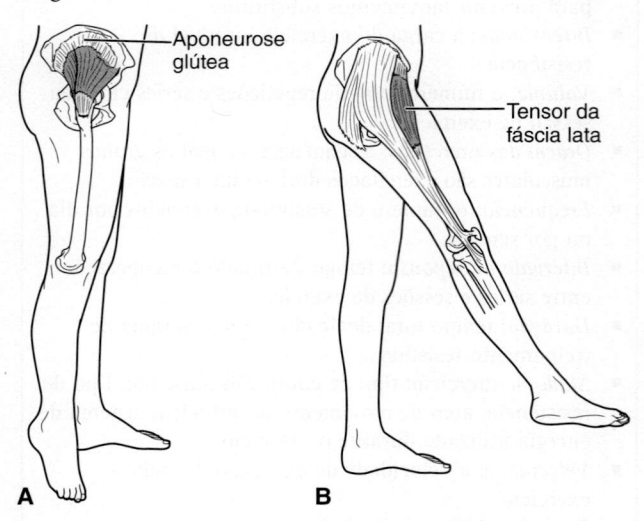

Figura 6.3 Ao fazer a abdução de quadril, enfatize a manutenção do quadril em extensão e leve rotação lateral, para **(A)** fortalecer o glúteo médio. Ao permitir que o quadril flexione durante a tentativa de abdução, **(B)** o TFL fica alinhado para abduzir o quadril, minimizando o esforço do glúteo médio.

Alinhamento e gravidade. O alinhamento ou a posição do corpo ou do membro do paciente em relação à gravidade também pode ser importante durante algumas formas de exercícios resistidos, particularmente se o peso do corpo ou pesos livres (halteres, barras, munhequeiras e tornozeleiras com peso) forem a fonte de resistência. O paciente ou o membro deve ser posicionado de um modo que leve em consideração como tanto a gravidade como o peso proporcionam resistência externa ao músculo que está sendo fortalecido.

Continuando com o exemplo do fortalecimento do músculo glúteo médio, se for usada uma tornozeleira com peso aplicada à volta da perna, o paciente precisa ficar em decúbito lateral para que a contração muscular supere a resistência externa aplicada pela tornozeleira e pela gravidade. Entretanto, se o paciente estiver posicionado em decúbito dorsal, o peso da tornozeleira e a força de resistência à gravidade passam a ficar orientados de modo a opor resistência ideal aos músculos flexores de quadril, não aos abdutores.

Estabilização

Estabilização refere-se à manutenção estável do corpo ou de um de seus segmentos.[152] É fundamental que seja mantida uma estabilização apropriada durante o exercício resistido, para manter o alinhamento apropriado, assegurar a ação muscular e o padrão de movimento corretos, bem como evitar movimentos compensatórios indesejados. Exercitar-se sobre uma superfície estável, como uma maca de tratamento firme, ajuda a manter o corpo estabilizado. O peso corporal também pode fornecer uma estabilidade durante o exercício. É mais comum estabilizar a inserção proximal do músculo que está sendo fortalecido, mas, às vezes, a inserção distal é estabilizada. Por exemplo, ao fortalecer os flexores plantares contra a resistência de uma faixa elástica com o paciente na posição sentada com as pernas estendidas, é preciso que a inserção muscular proximal na perna fique estabilizada. No entanto, em um fortalecimento contra a resistência do peso do corpo e a gravidade com o paciente em pé, o segmento distal (isto é, o pé) é estabilizado graças ao contato com o solo.

Para os exercícios resistidos, a estabilização pode ser obtida externa ou internamente.

- A *estabilização externa* pode ser aplicada manualmente pelo fisioterapeuta ou pelo próprio paciente, usando equipamentos como cintas e faixas, ou usando a gravidade para manter o corpo contra uma superfície de apoio firme, como o encosto de uma cadeira ou a superfície da maca de tratamento.
- A *estabilização interna* é obtida pela contração isométrica de um grupo muscular adjacente que não participa do padrão de movimento desejado, mas mantém firmemente no lugar o segmento do corpo onde está a inserção proximal do músculo que está sendo fortalecido. Por exemplo, ao fazer um levantamento bilateral da perna estendida na posição de decúbito dorsal, os abdominais se contraem para estabilizar a pelve e a região lombar da coluna vertebral, enquanto os flexores do quadril levan-

tam as pernas. Essa forma de estabilização é efetiva somente se o grupo muscular fixador for forte o suficiente ou não estiver fatigado.

Intensidade dos exercícios

A *intensidade* do exercício em um programa de treinamento resistido é a quantidade de resistência externa imposta ao músculo em contração durante cada repetição de um exercício. A quantidade de resistência é também chamada de *carga de exercício* ou *carga de treinamento*, ou seja, a extensão na qual o músculo é sobrecarregado ou quanto peso é levantado, abaixado ou sustentado.

Lembre-se de que, coerentemente com o princípio da sobrecarga, o desempenho muscular melhorará apenas se o músculo estiver submetido a uma carga de exercício que seja maior do que as cargas habituais. Um modo de sobrecarregar progressivamente um músculo é aumentar, de forma gradual, a quantidade de resistência usada no programa de exercícios.[6,8,95,162,163]

Cargas de exercício submáximas *versus* máximas

Muitos fatores determinam se o exercício resistido é feito contra uma carga muscular submáxima ou máxima. Esses fatores são as metas e os resultados funcionais esperados do programa de exercícios, a causa dos déficits no desempenho muscular, a extensão do comprometimento, o estágio de cicatrização dos tecidos lesionados e a idade do paciente, seu estado de saúde geral e nível de preparo físico. Em geral, o nível de resistência é mais baixo nos programas de reabilitação para pessoas com comprometi-mentos do que nos programas de condicionamento para pessoas saudáveis.

As indicações de carga submáxima para o exercício de intensidade moderada a baixa *versus* uma carga quase máxima ou máxima para o exercício de alta intensidade estão resumidas na Tabela 6.4.

Precaução: exercícios resistidos que causam dor indicam que o nível de intensidade está alto demais. Existe também uma relação direta entre o aumento da intensidade do exercício de modo a exigir um esforço máximo e o risco cardiovascular. O paciente precisa ser sempre lembrado de incorporar uma respiração rítmica em cada repetição dos exercícios para minimizar esses riscos.

Carga inicial do exercício (quantidade de resistência) e documentação dos efeitos do treinamento

É sempre desafiador estimar quanta resistência externa se deve aplicar durante os exercícios resistidos, particularmente no início de um programa de fortalecimento. No caso da aplicação de resistência manual, a decisão é inteiramente subjetiva, baseada no julgamento do fisioterapeuta com relação ao esforço, desempenho e resposta do paciente durante o exercício. Em um programa de exercícios que usa resistência mecânica, a determinação pode ser feita de maneira quantitativa.

Repetição máxima

Um método de cálculo da carga de exercício apropriada para o treinamento é determinar uma repetição máxima. Esse termo foi relatado pela primeira vez há décadas por

TABELA 6.4	Indicações para exercício de baixa intensidade *versus* alta intensidade
Baixa intensidade	**Alta intensidade**
Nos estágios iniciais de cicatrização dos tecidos moles, quando os tecidos lesionados precisam ser protegidos	Quando a meta do exercício é aumentar a força e a potência muscular e, possivelmente, aumentar o tamanho do músculo
Após uma imobilização prolongada, quando a cartilagem articular não é capaz de suportar grandes forças compressivas ou quando pode ter ocorrido desmineralização óssea, aumentando o risco de fratura patológica	Para adultos saudáveis na fase avançada de um programa de reabilitação, após uma lesão musculoesquelética em preparo para o retorno a atividades ocupacionais ou recreativas de alta demanda
Avaliar a resposta do paciente ao exercício resistido, em especial após um período extenso de inatividade	Em um programa de condicionamento para pessoas sem patologia conhecida
Quando estiver aprendendo um exercício para enfatizar a forma correta	Para pessoas que treinam para levantamento de peso competitivo ou fisiculturismo
Para a maioria das crianças e idosos	
Quando a meta do exercício é melhorar a resistência muscular à fadiga	
Para aquecimento e resfriamento antes e após uma sessão de exercícios	
Durante o treinamento isocinético de baixa velocidade, para minimizar as forças compressivas nas articulações	

DeLorme, em suas pesquisas de uma abordagem de treinamento resistido chamada exercício resistido progressivo (ERP).[60,61] Uma *repetição máxima* (RM) é definida como a maior quantidade de peso ou carga que pode ser mobilizada com controle ao longo da amplitude de movimento (ADM) completa disponível por um número específico de vezes antes de fatigar.

Uso de uma RM. Há duas razões principais para se determinar uma RM: (1) identificar uma carga de exercício inicial (quantidade de peso) para ser usada durante o exercício em um número especificado de repetições e (2) documentar a medida inicial da força dinâmica de um músculo ou grupo muscular para ser comparada com as melhoras na força decorrentes do exercício. DeLorme relatou o uso de 1 RM (a maior quantidade de peso que uma pessoa pode levantar ao longo da ADM disponível apenas uma vez) como a medida basal de esforço máximo de uma pessoa, porém, usava 10 RM (a quantidade de peso que podia ser levantada e abaixada 10 vezes ao longo da ADM) durante o treinamento.[61]

Apesar das críticas, já que o estabelecimento de 1 RM envolve tentativa e erro, este é um método usado com frequência para medir a força muscular em pesquisas, e tem se mostrado um instrumento de medição seguro e confiável para adultos jovens saudáveis e para atletas,[95,163] bem como adultos mais velhos ativos antes de iniciar programas de condicionamento.[194,252,262]

Precaução: o uso de 1 RM como medida basal de força dinâmica é inapropriado para alguns pacientes, pois um esforço máximo pode significar uma quantidade pouco segura de esforço. Por exemplo, isso não é seguro para pacientes com comprometimentos articulares, em recuperação de lesões de tecidos moles ou que apresentem risco para tais lesões, ou pacientes com osteoporose ou patologias cardiovasculares, conhecidas ou potenciais.

Recomendação clínica

Para evitar o processo de tentativa e erro associado ao ato de definir 1 RM ou para eliminar a necessidade de um paciente de risco exercer um único esforço máximo, têm sido desenvolvidas fórmulas e publicadas tabelas[16,135] que possibilitam ao terapeuta fazer a estimativa de 1 RM para cada grupo muscular a ser fortalecido com base na realização, pelo paciente, de um número maior de repetições contra uma carga menor.

Outro modo prático e rápido de estabelecer uma RM basal é o fisioterapeuta escolher uma quantidade específica de resistência (peso) e documentar quantas repetições podem ser feitas ao longo da amplitude completa antes que o músculo comece a fatigar. Se, por exemplo, foram completadas seis repetições, a resistência basal pode ser estabelecida em 6 RM. Lembre-se de que o sinal de fadiga é a inabilidade de completar a ADM disponível contra a resistência aplicada.

Métodos alternativos para determinar a força basal ou a carga inicial de exercício

A tensiometria a cabo[184] e a dinamometria isocinética ou manual[53] são alternativas à RM para o estabelecimento de uma medida de força dinâmica ou estática basal. Também tem sido proposto o uso de uma porcentagem do peso corporal para estimar quanta resistência externa deve ser usada em um programa de condicionamento muscular.[226] Alguns exemplos para diferentes exercícios estão relacionados no Quadro 6.5. As porcentagens indicadas têm o propósito de serem diretrizes para o estágio avançado de reabilitação e são baseadas em 10 repetições de cada exercício no início de um programa. As porcentagens variam para diferentes grupos musculares.

Quando o esforço máximo é inapropriado, o nível de carga percebido, conforme medido pela escala CR10 de Borg,[29] tem se mostrado um instrumento útil para estimar o nível apropriado de resistência e a intensidade de exercício suficiente para o fortalecimento muscular.[8] O Quadro 6.6 fornece a escala de categorias utilizada com Borg CR10.[29]

Zona de treinamento

Após estabelecer a RM basal, a quantidade de resistência externa a ser usada no início do treinamento resistido é calculada, geralmente, como uma *porcentagem* de 1 RM para um grupo muscular em particular. No início de um programa de exercícios, a porcentagem necessária para conseguir adaptações na força induzidas pelo treinamento é baixa (30 a 40%) para pessoas sedentárias e não treinadas, ou muito alta (> 80%) para aqueles já altamente treinados. Para adultos saudáveis, porém não treinados, uma zona de treinamento típica em geral cai entre 40 e 70% de 1 RM.[6,8,13] A porcentagem mais baixa dessa faixa é mais segura no início do programa, para que a pessoa possa enfocar o aprendizado da forma e da técnica corretas do exercício antes de progredir para cargas maiores.

Exercitar-se com uma porcentagem baixa a moderada da RM estabelecida também é recomendado para crianças e idosos.[6,8] Para pacientes com déficits significativos na força muscular ou para treinar a resistência muscular à fadiga, o uso de uma carga baixa – possivelmente no nível de 30 a 50% – é seguro, porém desafiador.

Volume dos exercícios

No treinamento resistido, o *volume* do exercício é a soma do número total de repetições e séries de um exercí-

---

QUADRO 6.5　Porcentagem do peso corporal como carga inicial de exercício em exercícios selecionados

- Supino universal: 30% do peso corporal
- Extensão de perna universal: 20% do peso corporal
- Flexão de perna universal: 10 a 15% do peso corporal
- *Leg press* universal: 50% do peso corporal

QUADRO 6.6	Escala CR10 de Borg para estimativa do esforço percebido[29]	
0	Nenhum	
0,3		
0,5	Extremamente fraco	Apenas perceptível
0,7		
1	Muito fraco	
1,5		
2	Fraco	Leve
2,5		
3	Moderado	
4		
5	Forte	Pesado
6		
7	Muito forte	
8		
9		
10	Extremamente forte	"Máximo"
11		
•	Máximo absoluto	O mais alto possível

cio em particular, durante uma única sessão de exercícios, multiplicada pela intensidade do exercício.[6,8,162] A mesma combinação de repetições e séries não deve ser usada (e nem se presta) para todos os grupos musculares.

Há uma relação inversa entre as séries e repetições de um exercício e a intensidade da resistência. Quanto maior a intensidade ou resistência externa, mais baixo o número de repetições e séries possíveis. Por outro lado, quanto mais baixa a resistência externa, maior o número de repetições e séries possíveis. Portanto, a resistência externa define de modo direto quantas repetições e séries são possíveis.

Repetições. O número de repetições em um programa de exercícios refere-se ao número de vezes que um movimento em particular é repetido. Mais especificamente, é o número de contrações musculares realizadas para mover o membro em uma série de excursões contínuas e completas contra uma carga de exercício específica.

Se for usada a designação RM, o número de repetições com uma carga específica de exercício se reflete na própria designação. Por exemplo, 10 repetições de uma carga de exercício de 10 kg em particular é uma 10 RM. Se uma 1 RM foi estabelecida como nível basal de força dinâmica, a porcentagem da 1 RM usada como carga de exercício in-

fluenciará diretamente o número de repetições que um paciente é capaz de realizar antes de fatigar-se. O adulto destreinado "mediano", quando se exercita com uma carga equivalente a 75% de 1 RM, é capaz de completar aproximadamente 10 repetições antes de precisar descansar.[16,184] Com uma intensidade de 60%, são possíveis cerca de 15 repetições, e com uma intensidade de 90%, geralmente são possíveis apenas 4 a 5 repetições.

Por razões práticas, após ser selecionada uma carga de exercício inicial, o número-alvo de repetições realizadas para cada exercício antes de um breve repouso fica geralmente dentro de uma faixa, não sendo um número exato de repetições. Por exemplo, um paciente pode ser capaz de completar entre 8 e 10 repetições contra uma carga especificada antes de descansar. Isso, às vezes, é chamado de *zona RM*[184] e dá ao paciente alguma flexibilidade no seu programa de exercícios.

A quantidade de repetições escolhida depende do *status* do paciente, e se a meta do exercício é melhorar a força ou a resistência muscular à fadiga. Não foi identificada uma quantidade ideal de repetições para o treinamento de força ou de resistência muscular à fadiga, embora tenha sido relatada a aquisição de mais força nos programas de exercícios que utilizaram 2 a 3 RM até 15 RM.[16,164]

Séries. Um número predeterminado de repetições consecutivas agrupadas é conhecido como *série* ou *rodada* de exercícios. Após cada série de um número especificado de repetições, há um breve intervalo de repouso. Por exemplo, durante uma única sessão de exercícios para fortalecer um grupo muscular em particular, o paciente pode ser orientado a levantar uma carga entre 8 e 10 vezes, descansar e, então, levantá-la mais 8 a 10 vezes. Essa sequência descreve duas séries de 8 a 10 RM.

Assim como acontece com as repetições, não há um número ideal de séries por sessão de exercício, mas 2 a 4 séries é uma recomendação comum para adultos.[6] Efeitos positivos de treinamento têm sido produzidos com apenas 1 série e com até 6 séries.[8,162] Exercícios com série única e baixas intensidades são mais comuns nas fases bem iniciais de um programa de exercícios resistidos ou em um programa de manutenção. Exercícios com múltiplas séries são usados para aperfeiçoar o programa e se mostram superiores aos programas de série única no treinamento avançado.[164]

Treinamento para melhorar a força, a potência ou a resistência muscular à fadiga: impacto da carga do exercício e das repetições

Como muitas variações de intensidade e volume causam adaptações positivas induzidas pelo treinamento no desempenho muscular, há uma quantidade substancial de espaço para se escolher um esquema de carga/repetição e de séries para cada exercício. Os profissionais de saúde podem melhorar sua capacidade de selecionar parâmetros apropriados de volume de exercício para seus pacientes e clientes. Para tanto, devem determinar se a meta é melhorar a força muscular, a potência muscular ou a resistência muscular à fadiga.

Para melhorar a força muscular

Nos estudos iniciais de DeLorme,[60,61] 3 séries de 10 RM realizadas por 10 repetições durante o período de treinamento levaram a ganhos na força. As recomendações atuais para o treinamento de força variam bastante. Uma fonte[15] sugere ser necessário um limiar de 40 a 60% do esforço máximo para que ocorram ganhos de força adaptativos em uma pessoa saudável, porém não treinada. Contudo, outras fontes recomendam o uso de uma carga de exercício moderada (60 a 80% de 1 RM) que cause fadiga após 8 a 12 repetições em 2 a 3 séries.[6,162] Quando não ocorrer mais fadiga, depois de o número-alvo de repetições ter sido completado, aumenta-se o nível de resistência para que o músculo seja novamente sobrecarregado.

Para melhorar a potência muscular

A potência muscular pode ser desenvolvida e melhorada com a modificação da intensidade e da velocidade do treinamento. A intensidade recomendada para o treinamento de potência varia entre 20 e 70% de 1 RM, enquanto a velocidade dos exercícios deve ser explosiva ou balística. A combinação de treinamentos média, com base em mais de 350 estudos e que mostrou um pequeno aumento geral na potência, foi de 3,8 séries de 6,4 repetições de um exercício realizado rapidamente a 81% de 1 RM.[188] Não surpreende a existência de uma relação linear entre o aumento das variáveis de treinamento, especialmente a carga de resistência, e o aumento da potência. Recomendam-se três a quatro sessões por semana para aumentar a potência dos membros superiores e inferiores.[188] O Capítulo 23 fornece detalhes adicionais sobre estratégias para melhorar a potência.

Para melhorar a resistência muscular à fadiga

Treinar para melhorar a resistência à fadiga envolve a realização de muitas repetições de um exercício contra uma carga submáxima.[7,162,248] Por exemplo, podem ser usadas até 3 a 5 séries de 40 a 50 repetições contra uma quantidade de peso baixa ou um grau leve de resistência elástica. Quando o aumento do número de repetições ou séries se tornar ineficiente, a carga poderá ser levemente aumentada.

O treinamento de resistência à fadiga também pode ser feito mantendo uma contração muscular isométrica por períodos cada vez mais longos. Como o treinamento de resistência à fadiga é feito contra níveis muito baixos de resistência, este pode e deve ser iniciado bem cedo em um programa de reabilitação, sem o risco de lesionar os tecidos em cicatrização.

Recomendação clínica

Quando músculos lesionados são imobilizados, as fibras tipo I (de contração lenta) se atrofiam mais rapidamente que as fibras do tipo II (contração rápida).[198] Ocorre também com o desuso uma conversão das fibras musculares do tipo lento para o tipo rápido. Essas alterações dão origem a uma atrofia dos músculos antigravitacionais muito mais rápida comparada com seus antagonistas,[176] o que salienta a necessidade do início precoce do treinamento de resistência à fadiga após uma lesão ou cirurgia.

Ordem dos exercícios

A sequência na qual os exercícios são feitos durante uma sessão tem um impacto na fadiga muscular e nos efeitos adaptativos do treinamento. Quando diversos grupos musculares são exercitados em uma única sessão, o que normalmente ocorre na maioria dos programas de reabilitação e de condicionamento, os grandes grupos musculares devem ser exercitados antes dos pequenos grupos musculares, e os exercícios multiarticulares antes dos uniarticulares.[8,95,161,162] Além disso, depois de um aquecimento apropriado, devem ser feitos os exercícios de intensidade mais alta antes dos exercícios de intensidade mais baixa.[8]

Frequência dos exercícios

Frequência em um programa de exercícios resistidos refere-se ao número de sessões de exercício por dia ou por semana.[6,8] Frequência também pode referir-se ao número de vezes por semana que grupos musculares específicos são exercitados ou que certos exercícios são executados.[6,162] Como ocorre com outros aspectos da dosagem, a frequência depende de outros determinantes, como intensidade, volume, bem como as metas do paciente, seu estado geral de saúde, participação prévia em um programa de exercícios resistidos e resposta ao treinamento. Quanto maior a intensidade e o volume do exercício, mais tempo é necessário entre as sessões para que haja recuperação dos efeitos temporariamente fatigantes do exercício. Uma causa comum de declínio no desempenho decorrente de treinamento excessivo (ver discussão mais à frente neste capítulo) é a frequência excessiva, intervalos de repouso inadequados e fadiga progressiva.

Algumas formas de exercício devem ser realizadas com menos frequência do que outras, pois requerem maior tempo de recuperação. Já é do conhecimento geral há algum tempo que o exercício *excêntrico* de alta intensidade, por exemplo, está associado com mais microtraumas nos tecidos moles e uma incidência mais alta de dor muscular de início tardio do que os exercícios concêntricos.[14,99,204] Portanto, os intervalos de repouso entre as sessões de exercício precisam ser mais longos e a frequência do exercício menor do que com outras formas de exercício.

Embora não tenha sido determinada a frequência ideal por semana, podem ser feitas algumas generalizações. Inicialmente, em um programa de exercícios, desde que a intensidade e o número de repetições sejam baixos, às vezes sessões de exercício curtas podem ser realizadas diariamente, várias vezes por dia. Essa frequência, em geral, é indicada para pacientes no início do período pós-cirúrgico, quando o membro operado está imobilizado e a extensão do exercício fica limitada aos exercícios isométricos não resistidos de baixa intensidade para prevenir ou minimizar atrofia muscular. À medida que a intensidade e o volume dos exercícios aumentam, é comum usar sessões 2 a 3 vezes por semana, em dias alternados, ou até 5 sessões de exercícios por semana.[6,8,95,161] Pode ser obtido um intervalo de repouso de 48 horas no treinamento dos grupos musculares principais exercitando-se os membros superiores em um dia e os membros inferiores na sessão de exercícios do dia seguinte.

A frequência pode ser reduzida no programa de manutenção, geralmente para cerca de 2 vezes por semana. Com crianças na pré-puberdade e nos muito idosos, a frequência normalmente é limitada a não mais que 2 ou 3 sessões por semana.[6,8,36,37] Atletas altamente treinados envolvidos em fisicultura, *powerlifting* e levantamento de peso, que conhecem sua própria resposta ao exercício, normalmente treinam com alta intensidade e alto volume durante até 6 dias por semana.[8,162,164]

Duração dos exercícios

A *duração* do exercício é o número total de semanas ou meses durante os quais um programa de exercícios resistidos é executado. Dependendo da causa do comprometimento no desempenho muscular, alguns pacientes requerem apenas 1 ou 2 meses de treinamento para retornar ao nível desejado de função ou atividade, enquanto outros precisam continuar o programa de exercícios durante toda a vida para manter a função ideal.

Como já foi observado neste capítulo, os ganhos de força observados no início de um programa de treinamento resistido (após 2 a 3 semanas) são resultado, sobretudo, da adaptação neural. Para que ocorram mudanças significativas no músculo, como hipertrofia ou aumento da vascularização, são necessárias, pelo menos, 6 a 12 semanas de treinamento resistido.[1,6,184]

Intervalo de repouso (período de recuperação)

Propósito dos intervalos de repouso. O descanso é um elemento essencial de um programa de treinamento resistido, e é necessário para dar tempo ao corpo para se recuperar da fadiga muscular ou para compensar respostas adversas, como a dor muscular de início tardio induzida por exercícios. Somente com um equilíbrio apropriado entre o aumento progressivo da carga e intervalos adequados de repouso o desempenho muscular pode melhorar. Portanto, é preciso implementar cuidadosamente o repouso entre as séries e sessões de exercício.

Integração do descanso no exercício. Os intervalos de descanso para cada grupo muscular que está se exercitando dependem da intensidade e do volume do exercício. Em geral, quanto mais alta a intensidade do exercício, mais longo o intervalo de repouso. Para um treinamento resistido de intensidade moderada, recomenda-se um período de repouso de 2 a 3 minutos após cada série. Um intervalo de repouso mais curto é adequado para exercícios de baixa intensidade. Intervalos de repouso mais longos (> 3 minutos) são apropriados no treinamento resistido de alta intensidade, em particular quando estão sendo exercitados grandes músculos multiarticulares.[6,8] Enquanto o grupo muscular que acabou de ser exercitado está descansando, os exercícios resistidos podem ser feitos por outro grupo muscular do mesmo membro ou pelo mesmo grupo muscular do membro oposto.

Pacientes com condições patológicas que os tornem mais suscetíveis à fadiga, assim como crianças e idosos, devem descansar pelo menos 3 minutos entre as séries, fazendo algum exercício sem resistência, como pedalar com baixa intensidade ou realizar o mesmo exercício com o membro oposto. Lembre-se de que a recuperação ativa é mais eficiente do que a recuperação passiva para neutralizar os efeitos da fadiga muscular.

O descanso entre as sessões de exercício também precisa ser considerado. Quando o treinamento de força é iniciado com intensidades moderadas (tipicamente na fase intermediária de um programa de reabilitação após lesões de tecidos moles), um intervalo de descanso de 48 horas entre as sessões de exercício (ou seja, treinamento em dias alternados) permite ao paciente um tempo adequado para recuperação.

Modo do exercício

O *modo* do exercício em um programa de exercícios resistidos refere-se à forma de exercício, ao tipo de contração muscular que ocorre e à maneira como o exercício é executado. Por exemplo, um paciente pode realizar o exercício de forma dinâmica ou estática, ou em uma posição com ou sem apoio de peso. O modo do exercício também indica o tipo de resistência, ou seja, como a carga do exercício é aplicada. A resistência externa pode ser aplicada manual ou mecanicamente.

Como ocorre com outros determinantes do treinamento resistido, os modos de exercício escolhidos baseiam-se em vários fatores já destacados nesta seção, que também apresenta uma breve visão geral dos diferentes modos de exercício. Explicação e análise aprofundadas de cada tipo de exercício podem ser encontradas na seção seguinte e no Capítulo 7.

Tipo de contração muscular

A Figura 6.4 ilustra os tipos de contração muscular que podem ser executados em um programa de exercícios resistidos e as relações entre cada um e o desempenho muscular.[175,202,236]

- Contrações musculares estáticas ou dinâmicas são duas categorias gerais de exercício.
- As contrações estáticas podem se referir às contrações isométricas feitas internamente – chamadas com frequência de isométricas leves – ou contra uma resistência externa imóvel.
- Os exercícios resistidos dinâmicos podem ser feitos usando contrações *concêntricas* (encurtamento muscular), *excêntricas* (alongamento muscular) ou ambas.
- Quando a velocidade de movimento do membro é mantida consistente por um dispositivo controlador, às vezes usa-se o termo contração *isocinética*.[236] Uma perspectiva alternativa é que esta é simplesmente uma contração dinâmica (encurtamento ou alongamento) que ocorre em condições controladas.[175]

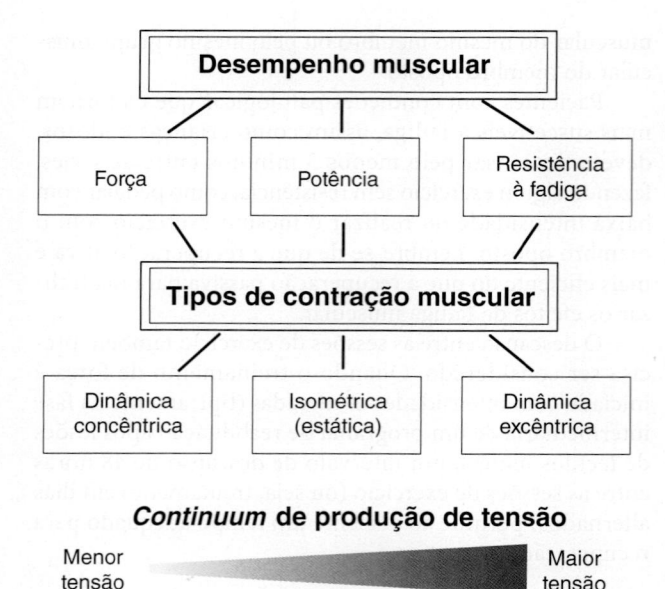

Desempenho muscular

Força | Potência | Resistência à fadiga

Tipos de contração muscular

Dinâmica concêntrica | Isométrica (estática) | Dinâmica excêntrica

Continuum de produção de tensão

Menor tensão → Maior tensão

Figura 6.4 Tipos de contrações musculares: suas relações com o desempenho muscular e suas capacidades de gerar tensão.

Posição para o exercício: com ou sem apoio de peso

A posição do corpo do paciente ou de um membro com relação à superfície de apoio do peso também altera o modo do exercício. Quando se assume uma posição sem apoio de peso e o segmento distal (pé ou mão) se move livremente durante o exercício, usa-se com frequência o termo *exercício em cadeia aberta*. Quando se assume uma posição com apoio de peso e o corpo se move sobre um segmento distal fixo, usa-se normalmente o termo *exercício em cadeia fechada*.[175,202,236] Conceitos e questões associados com o uso dessa terminologia são discutidos mais à frente neste capítulo.

Formas de resistência

- Resistência *manual* e *mecânica* são dois métodos gerais para se aplicar resistência.
- Pode ser imposta uma carga *constante* ou *variável* usando resistência mecânica (por exemplo, pesos livres ou equipamentos com peso).
- Uma resistência *com acomodação*[133] pode ser implementada com o uso de um dinamômetro isocinético que controla a velocidade pelo ajuste da resistência externa, para enfrentar o esforço interno durante o exercício.
- O *peso corporal* total ou parcial também é fonte de resistência quando o exercício ocorre contra a força da gravidade. Embora o exercício executado apenas contra a resistência do peso de um segmento do corpo (sem resistência externa adicional) seja definido como exercício ativo, e não ativo-resistido, uma quantidade substancial de resistência proveniente do peso do corpo pode ser imposta alterando-se a posição do paciente. Por exemplo, cargas progressivas podem ser colocadas sobre a muscu-

latura dos membros superiores durante as flexões de braço, iniciando com flexões de braço em bipedestação contra a parede, progredindo para flexões de braço com o corpo inclinado contra um balcão, flexões de braço na posição horizontal (Fig. 6.5) e, finalmente, flexões de braço com os pés elevados acima das mãos.

Sistemas de energia

Os modos de exercício também podem ser classificados pelos sistemas de energia usados durante o exercício. O exercício anaeróbio envolve um exercício de alta intensidade (quase máxima) feito com um número muito baixo de repetições, porque os músculos se fatigam rapidamente. Os exercícios de fortalecimento estão nessa categoria. O modo aeróbio está associado com exercícios repetitivos de baixa intensidade, de grandes grupos musculares, feitos durante um período. Esse modo de exercício aumenta principalmente a resistência muscular e cardiopulmonar à fadiga (ver no Cap. 7 uma explanação aprofundada).

Amplitude de movimento: exercício em arco curto e arco completo

A resistência externa ao longo da amplitude de movimento completa disponível (exercício em arco completo) é necessária para desenvolver força ao longo da ADM. No entanto, às vezes, os exercícios resistidos são executados apenas em uma porção da amplitude disponível e são conhecidos como exercícios em arco curto. Essa forma de exercício é usada para evitar um arco de movimento doloroso ou uma parte da amplitude em que a articulação está instável, ou para proteger tecidos em cicatrização após uma lesão ou cirurgia.

Modo do exercício e aplicação na função

O treinamento com um modo específico é essencial para que o programa de treinamento resistido tenha um impacto positivo na função. Quando a cicatrização do tecido permitir, o tipo de contração muscular realizada ou a posição na qual o exercício é feito devem simular a atividade funcional desejada da melhor forma possível.[197]

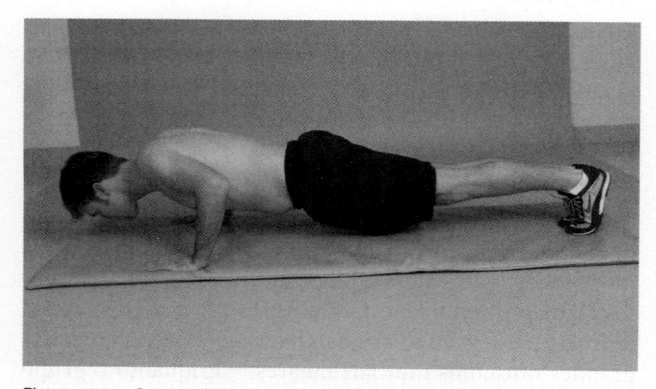

Figura 6.5 O peso do corpo serve como fonte de resistência durante a flexão de braço no solo.

Velocidade do exercício

A velocidade com que o músculo se contrai afeta de modo significativo a tensão que o músculo produz e, por conseguinte, a força e a potência muscular.[209] A velocidade do exercício é frequentemente manipulada em um programa de treinamento resistido para preparar o paciente para uma variedade de atividades funcionais que ocorrem na faixa de velocidades lentas a rápidas.

Relação força–velocidade

A relação força-velocidade é diferente durante as contrações musculares concêntricas e excêntricas, como mostra a Figura 6.6.

Contração muscular concêntrica

Durante uma contração muscular concêntrica com esforço máximo, à medida que a velocidade de encurtamento do músculo aumenta, a força que o músculo pode gerar *diminui*. A atividade EMG e o torque também diminuem à medida que o músculo se encurta com velocidades de contração maiores, possivelmente porque o músculo pode não ter tido tempo suficiente para desenvolver um pico de tensão.[50,175,202,236,278]

Contração muscular excêntrica

Durante uma contração excêntrica com esforço máximo, à medida que a velocidade de alongamento do músculo ativo aumenta, a produção de força no músculo inicialmente também *aumenta* até certo ponto, porém, depois se *nivela rapidamente*.[38,59,175,202,236] O aumento inicial na produção de força pode ser uma resposta protetora do músculo quando ele começa a ser sobrecarregado. Pensa-se que esse aumento pode ser importante para a absorção de choque ou desaceleração rápida de um membro durante mudanças bruscas de direção.[72,236] O aumento na força também pode ser causado pela tensão passiva do tecido não contrátil do músculo.[59] Em contrapartida, outras pesquisas indicam que a produção de força excêntrica não é essencial-mente afetada pela velocidade e permanece constante com velocidades lentas e rápidas.[50,115]

Aplicação ao treinamento resistido

Uma gama de velocidades de exercício, de lentas a rápidas, tem lugar em um programa de exercícios. O treinamento resistido com pesos livres é seguro e efetivo apenas em velocidades lentas e médias de movimento do membro, de forma que o paciente possa manter o controle do peso que se move. Como muitas atividades funcionais envolvem velocidades razoavelmente mais rápidas de movimento do membro, o treinamento apenas com velocidades lentas é inadequado. O desenvolvimento do dinamômetro isocinético no final da década de 1960[133,192] deu aos profissionais um instrumento para implementar o treino resistido em velocidades rápidas e lentas. Nos últimos anos, alguns equipamentos para exercícios com resistência variável (pneumáticos e hidráulicos) e produtos que utilizam resistência elástica também têm contribuído com mais opções seguras de treinamento usando velocidades rápidas.

O *treinamento com velocidade específica* é fundamental para um programa de reabilitação bem-sucedido. Os resultados de estudos têm mostrado que os ganhos de força decorrentes do treinamento com um programa de exercícios resistidos ocorrem principalmente nas velocidades de treinamento,[24,74,142] havendo uma transferência limitada dos efeitos dos exercícios citados e abaixo das velocidades de treinamento.[137,260] De acordo com isso, as velocidades de treinamento para os exercícios resistidos devem ser programadas para se igualarem ou se aproximarem das demandas das atividades funcionais desejadas.[53,142]

O treinamento isocinético, que usa programas de *reabilitação no espectro de velocidade* e o *treinamento pliométrico*, também conhecido como *ciclos de alongamento-encurtamento*, normalmente enfatizam o treinamento em alta velocidade. Essas abordagens de exercício são discutidas mais à frente neste capítulo e no Capítulo 23, respectivamente.

Periodização e variações no treinamento

A periodização, também conhecida como *treinamento periodizado*, é uma abordagem de treinamento resistido que divide o programa de treinamento em períodos de tempo específicos e estabelece *variações sistemáticas* na intensidade, repetições, séries ou frequência dos exercícios, em intervalos regulares.[94,162] Essa abordagem ao treinamento foi desenvolvida para atletas altamente treinados em preparação para eventos competitivos de levantamento de peso ou *powerlifting*. O conceito da periodização foi projetado visando progredir da melhor forma os programas de treinamento, para prevenir treinamento excessivo e cansaço psicológico antes da competição e para otimizar o desempenho ao longo dela.

Na periodização, o calendário de treinamento é dividido em ciclos ou fases que, às vezes, se estendem por um ano inteiro. A ideia é preparar o atleta para um "pico" de desempenho no momento da competição. Diferentes tipos

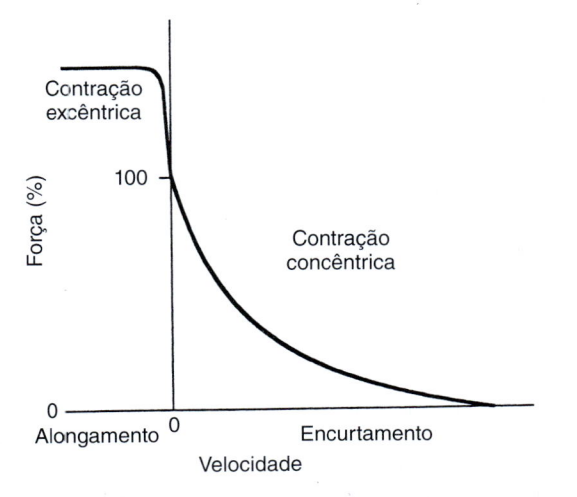

Figura 6.6 Curva força-velocidade para os exercícios concêntrico e excêntrico. (De Levangie, PK, Norkin, CC: *Joint Structure and Function – A Comprehensive Analysis*, 5.ed., Philadelphia: FA Davis, 2011, p. 121, com permissão.)

de exercícios com intensidades, volume, frequência e intervalos de repouso variados são realizados durante cada um dos ciclos. Embora o treinamento periodizado seja comumente implementado antes de um evento competitivo, as evidências que confirmam a eficácia da periodização são limitadas.[94,164,184] Os conceitos do treinamento periodizado estão introduzidos nesta seção porque certas aplicações podem ser apropriadas no contexto de atletas lesionados em estágio avançado da reabilitação.[89]

Integração da função

Equilíbrio entre estabilidade e mobilidade ativa

Movimentos e tarefas funcionais requerem o equilíbrio dos movimentos ativos sobrepostos a um fundo estável de controle neuromuscular. A estabilidade também é necessária para controlar mudanças bruscas de direção durante os movimentos funcionais. A estabilidade é conseguida por meio da ativação apropriada dos músculos agonistas e antagonistas em torno de cada articulação, enquanto a mobilidade exige a intensidade e um sequenciamento corretos da ativação nos diversos grupos musculares. Por exemplo, uma pessoa precisa ser capaz de manter o tronco ereto e estabilizar a coluna enquanto agarra, levanta e transporta um objeto pesado. Por causa dessa interação entre estabilidade e movimento ativo, um programa de exercícios resistidos precisa abordar a força estática, assim como a força dinâmica, do tronco e dos membros.

Equilíbrio entre força, potência e resistência à fadiga

As tarefas funcionais requerem do músculo muitas combinações de força, potência e resistência à fadiga, exigindo habilidades motoras que produzem movimentos lentos e controlados, movimentos rápidos, movimentos repetidos e o posicionamento de longa duração. A análise das tarefas que um paciente gostaria de ser capaz de realizar fornece a estrutura do programa de exercícios resistidos específicos para cada tarefa.

Padrões de movimentos específicos da tarefa com exercícios resistidos

A fim de preparar o paciente para as demandas decorrentes de suas atividades funcionais normais, deve-se incorporar resistência aos padrões motores específicos da tarefa. A aplicação de resistência durante exercícios nos planos anatômicos, padrões diagonais e padrões de movimento combinados específicos para a tarefa é uma estratégia importante em um programa de exercícios resistidos progredido cuidadosamente. O uso de movimentos funcionais simulados em condições controladas e supervisionadas é um meio de levar o paciente a retornar de forma segura às atividades funcionais independentes.[197]

Atividades de empurrar, puxar, levantar e sustentar, por exemplo, podem ser feitas inicialmente contra um nível baixo de resistência por um número limitado de repetições. Com o tempo, a intensidade e a dosagem da resistência são progredidas até que o paciente possa retornar ao uso dos mesmos movimentos durante atividades funcionais no local de trabalho ou em casa, sem supervisão. A chave para o autogerenciamento bem-sucedido é ensinar ao paciente como julgar a velocidade, o nível e a duração da força muscular, em combinação com a cadência apropriada necessária para realizar uma tarefa motora com segurança e de forma eficiente.

TIPOS DE EXERCÍCIOS RESISTIDOS

Os tipos de exercícios escolhidos para um programa de reabilitação ou de treinamento resistido dependem de muitos fatores, incluindo a causa e a extensão dos comprometimentos primários e secundários. É preciso considerar os déficits no desempenho muscular, o estágio de cicatrização dos tecidos, a tolerância das articulações à compressão e ao movimento, as habilidades gerais (físicas e cognitivas) do paciente, a disponibilidade dos equipamentos e, obviamente, as metas do paciente e os resultados funcionais desejados com o programa. O fisioterapeuta tem uma infinidade de exercícios para escolher ao elaborar um programa de exercícios que supra as necessidades de cada paciente. Não há uma forma ou tipo de treinamento resistido que seja melhor. Antes de escolher tipos específicos de exercícios resistidos para o programa de reabilitação do paciente, o fisioterapeuta pode desejar considerar as questões relacionadas no Quadro 6.7.

A aplicação do princípio AEDI é a chave para tomar decisões saudáveis quanto aos exercícios. Além de escolher os tipos apropriados de exercício, o fisioterapeuta precisa também tomar decisões informadas quanto à intensidade, volume, ordem, frequência, intervalo de repouso e outros fatores discutidos na seção anterior deste capítulo, para fazer uma progressão efetiva dos exercícios resistidos escolhidos. A Tabela 6.5 resume as diretrizes gerais para a progressão dos exercícios.

Os tipos de exercícios apresentados nesta seção são estáticos ou dinâmicos, concêntricos ou excêntricos, isocinéticos, e em cadeia aberta ou fechada. Além desses, também serão discutidos exercícios resistidos manuais ou mecânicos e com resistência constante ou variável. Os benefícios, as limitações e as aplicações de cada uma dessas formas de exercício resistido são analisados e discutidos. Quando disponíveis, são apresentados resumos de evidências da literatura científica.

Exercício com resistência manual ou mecânica

De maneira geral, uma carga pode ser aplicada a um músculo em contração de duas maneiras: manual ou mecanicamente. Os benefícios e as limitações dessas duas formas de treinamento resistido estão resumidos em uma seção adiante neste capítulo (ver Quadros 6.15 e 6.16).

QUADRO 6.7	Considerações ao selecionar o modo dos exercícios resistidos

- Com base nos resultados do seu exame e avaliação, qual o tipo e a extensão dos déficits no desempenho muscular que merecem sua atenção?
- Baseado na patologia de base que está causando os déficits no desempenho muscular, ou no estágio de cicatrização do tecido, que forma de treinamento resistido poderia ser a mais apropriada?
- Quais as metas e resultados funcionais previstos para o programa de treinamento resistido?
- Qual tipo de fortalecimento poderia ser mais efetivo para alcançar os resultados desejados, o fortalecimento dinâmico ou o estático?
- Quais tipos de exercícios resistidos são mais compatíveis com essas metas desejadas?
- Há alguma restrição ou limitação quanto ao posicionamento do paciente durante o exercício resistido?

- O apoio de peso é contraindicado, restrito ou completamente permitido?
- Há hipomobilidade na articulação afetada ou nas adjacentes (por causa da dor ou contratura) que possa afetar o modo como o paciente é posicionado?
- Há uma porção da ADM na qual o paciente não pode realizar os exercícios resistidos de modo seguro ou confortável por causa da hipermobilidade?
- Há comprometimentos cardiorrespiratórios que podem afetar o posicionamento?
- Espera-se que o paciente realize os exercícios independentemente usando resistência mecânica ou a resistência manual aplicada pelo fisioterapeuta é mais apropriada?
- Quais tipos de equipamento estarão disponíveis ou serão necessários para os exercícios?
- Quais tipos de exercícios replicarão ou se aproximarão das atividades funcionais requeridas pelo paciente?

TABELA 6.5	Progressão de um programa de treinamento resistido: fatores a considerar

Fatores	Progressão
Intensidade (carga do exercício)	Intensidade submáxima → máxima (ou quase máxima) Carga baixa → carga alta
Posição do corpo (sem ou com apoio de peso)	Variável: depende da patologia e dos comprometimentos, restrições ao apoio de peso (dor, edema, instabilidade) e metas do programa de reabilitação
Repetições e séries	Volume baixo → volume alto
Frequência	Variável: depende da intensidade e do volume do exercício
Tipo de contração muscular	Estático → dinâmico Concêntrico e excêntrico: progressão variável
Amplitude de movimento	Arco curto → arco completo Porção da amplitude estável → porção da amplitude instável
Plano do movimento	Uniplanar → multiplanar
Velocidade do movimento	Velocidades lentas → rápidas
Controle neuromuscular	Controle proximal → distal
Padrões de movimento funcionais	Simples → complexo Uma articulação → multiarticular Controle proximal → controle distal

Exercício com resistência manual

O exercício com resistência manual é um tipo de exercício ativo-resistido no qual a resistência é feita pelo fisioterapeuta ou outro profissional da saúde. O paciente pode aprender como aplicar a autorresistência em grupos musculares selecionados. Embora a quantidade de resistência não possa ser medida quantitativamente, essa técnica é útil nos estágios iniciais de um programa de exercícios quando o músculo a ser fortalecido está fraco e pode vencer apenas uma resistência mínima a moderada. A técnica também é útil quando a amplitude de movimento articular precisa

ser cuidadosamente controlada. A quantidade de resistência externa aplicada é limitada apenas pela força do fisioterapeuta.

Observação: as técnicas para aplicação dos exercícios de resistência manual nos planos anatômicos e padrões diagonais estão apresentadas em seções à frente neste capítulo.

Exercício com resistência mecânica

O exercício com resistência mecânica é uma forma de exercício ativo-resistido na qual a resistência é aplicada por meio de equipamentos ou aparelhos mecânicos. Frequentemente a quantidade de resistência pode ser medida quantitativamente e progredida aos poucos ao longo do tempo. A resistência mecânica também é útil quando a quantidade de resistência externa necessária é superior àquela que o fisioterapeuta pode aplicar manualmente.

Observação: os sistemas e programas de treinamento resistido que usam resistência mecânica, como o exercício com resistência progressiva (ERP), treinamento em circuito com pesos e reabilitação no espectro da velocidade, bem como as vantagens e desvantagens dos vários tipos de equipamentos para resistência mecânica, são considerados à frente neste capítulo.

Exercício isométrico (exercício estático)

O *exercício isométrico* é uma forma estática de exercício em que um músculo se contrai e produz força sem uma mudança apreciável no seu comprimento e sem movimento articular visível.[175,202] Embora não seja feito trabalho mecânico (força × distância), uma quantidade mensurável de tensão e força é produzida pelo músculo. As fontes de resistência externa para o exercício isométrico incluem uma força aplicada manualmente, segurar um peso em uma posição estática da articulação, o peso corporal, ou um objeto imóvel.

Contrações isométricas *repetitivas*, por exemplo, uma série de 20 por dia, sustentadas durante 6 segundos cada contra resistência quase máxima, têm se mostrado um método efetivo de melhorar a força isométrica. Também foi observado, com o treinamento isométrico máximo, um *efeito cruzado* (aumento limitado na força do grupo muscular contralateral que não se exercitou) decorrente da transferência de treinamento.[63]

Base teórica para o uso do exercício isométrico

A necessidade de força estática e de resistência à fadiga fica evidente em quase todos os aspectos do controle do corpo durante atividades funcionais. Deve-se ter em mente que, em sua maioria, as atividades funcionais dependem de uma combinação de controle estático em uma região do corpo e atividade dinâmica em outra parte. A perda da força muscular estática ocorre rapidamente com a imobilização e o desuso, com estimativas que vão de 8% por semana[180] até 5% por dia.[200]

As demandas funcionais normalmente envolvem a necessidade de manter uma posição contra um alto nível de resistência durante um curto período ou um baixo nível de resistência durante um período prolongado. Desses dois aspectos do desempenho muscular estático, tem sido sugerido que a resistência muscular à fadiga tem um papel mais importante do que a força muscular para manter a estabilidade postural suficiente e prevenir lesões durante tarefas diárias.[184] Por exemplo, os músculos posturais do tronco e membros inferiores precisam contrair-se isometricamente para manter o corpo ereto contra a gravidade e fornecer uma base de estabilidade para o equilíbrio e os movimentos funcionais. A estabilidade dinâmica das articulações durante as atividades funcionais é obtida pela ativação e manutenção de uma cocontração de baixo nível – ou seja, contrações isométricas simultâneas dos músculos antagonistas que cercam as articulações.[186] A importância da força e da resistência isométrica na musculatura do cotovelo, punho e dedos, por exemplo, fica evidente quando uma pessoa segura e carrega um objeto pesado por um longo período.

Com esses exemplos em mente, não há dúvida de que os exercícios isométricos são uma parte importante de um programa de reabilitação elaborado para melhorar as habilidades funcionais. A base teórica e as indicações para os exercícios isométricos na reabilitação estão resumidas no Quadro 6.8.

Tipos de exercício isométrico

Diversas formas de exercícios isométricos podem ser usadas para servir a diferentes propósitos terapêuticos durante fases sucessivas da reabilitação. Todos os tipos, com exceção dos isométricos leves, incorporam alguma forma de resistência significativa e, portanto, são usados para melhorar a força estática ou desenvolver o controle muscular sustentado. Como nos exercícios isométricos leves nenhuma resistência apreciável é aplicada, essa não é, tecnicamente, uma forma de exercício resistido; porém, está incluída nesta discussão para mostrar um *continuum* de exercícios isométricos que podem ser usados para metas multifacetadas em um programa de reabilitação.

Exercícios isométricos leves. Os exercícios isométricos leves envolvem contrações isométricas de baixa intensidade feitas contra pouca ou nenhuma resistência. São usados para diminuir a dor muscular e o espasmo e para promover o relaxamento e a circulação depois de lesões de tecidos moles durante o estágio *agudo* de cicatrização, em seguida a alguma lesão de tecido mole. Um exemplo comum de isométrico leve é a ocorrência de contrações dos músculos quadríceps e glúteos após uma lesão ou cirurgia de joelho.

QUADRO 6.8 Exercício isométrico: base teórica e indicações

- Para minimizar a atrofia muscular quando o movimento articular não é possível em virtude de imobilização externa (gesso, tala, tração esquelética)
- Para iniciar o restabelecimento do controle neuromuscular dos tecidos em cicatrização quando o movimento articular não é aconselhável após lesão ou cirurgia de tecidos moles
- Para desenvolver estabilidade postural ou articular
- Para melhorar a força muscular quando o uso do exercício resistido dinâmico poderia comprometer a integridade articular ou causar dor articular
- Para desenvolver a força muscular estática em determinados pontos da ADM de acordo com necessidades específicas ligadas à tarefa

Como os isométricos leves são feitos contra nenhuma resistência apreciável, eles não melhoram a força muscular, exceto em músculos muito fracos. Contudo, os isométricos leves podem retardar a atrofia muscular e manter a mobilidade entre as fibras musculares quando uma articulação é imobilizada para proteger os tecidos em cicatrização durante uma fase bem inicial da reabilitação.

Exercícios de estabilização. Essa forma de exercício isométrico é usada para desenvolver um nível submáximo, porém sustentado, de cocontração visando a melhorar a estabilidade postural ou a estabilidade dinâmica de uma articulação. Tipicamente, os exercícios de estabilização consistem em contrações isométricas contra resistência em posições antigravitacionais ou em posturas com apoio de peso, se estas posturas forem permitidas.[186] O peso do corpo ou a resistência manual geralmente são as fontes de resistência externa.

Termos variados são usados para descrever os tipos específicos de exercícios de estabilização. Eles incluem *estabilização rítmica* e *isométricos alternantes*, duas técnicas associadas com a facilitação neuromuscular proprioceptiva (FNP), descrita mais à frente neste capítulo.[212,272] Os exercícios de estabilização que enfocam controle do tronco e postural são chamados por uma variedade de descritores, incluindo os exercícios de estabilização *dinâmica, do centro corporal* e *segmentares.* As aplicações desses exercícios são abordadas no Capítulo 16. Há equipamentos, como a BodyBlade® (ver Fig. 6.50) e as bolas de estabilidade, projetados para os exercícios de estabilização dinâmica.

Isométricos em múltiplos ângulos. Esse termo refere-se a um sistema de exercícios isométricos em que a resistência é aplicada em múltiplas posições articulares dentro da ADM disponível.[53] Essa abordagem é usada quando a meta do exercício é melhorar a força ao longo da ADM e o movimento articular é permitido, porém, o exercício resistido dinâmico é doloroso ou desaconselhável.

Características e efeitos do treinamento isométrico

O uso efetivo do exercício isométrico em um programa de treinamento resistido baseia-se na compreensão das suas características, benefícios potenciais e limitações.

Intensidade da contração muscular. A quantidade de tensão que pode ser gerada durante uma contração muscular isométrica depende, em parte, da posição articular e do subsequente comprimento do músculo no momento da contração.[270] A maior quantidade de força isométrica será gerada no ângulo articular no qual ocorre maior sobreposição das proteínas actina e miosina, e também no qual existe o melhor potencial para a formação de pontes cruzadas. O potencial da força isométrica diminui conforme o ângulo articular se afasta desse ângulo ideal. É suficiente usar uma intensidade de exercício (carga) de pelo menos 60% da contração voluntária máxima (CVM) do músculo para melhorar a força.[156,270] A quantidade de resistência externa contra a qual o músculo é capaz de se manter varia de acordo com o ângulo articular e precisa ser ajustada em diferentes pontos da amplitude. A resistência externa deve ser aumentada progressivamente para continuar a sobrecarregar o músculo conforme vai aumentando a força resultante do exercício isométrico.

Recomendação clínica

Durante a realização de exercícios isométricos, para evitar uma possível lesão ao músculo em contração, deve-se aplicar e liberar a resistência de modo gradual. Isso ajuda a graduar a tensão muscular e assegura que toda a contração muscular seja indolor. Também minimiza o risco de um movimento articular descontrolado no início ou no final do exercício.

Duração da ativação muscular. Para obter mudanças adaptativas no desempenho muscular estático, uma contração isométrica deve ser mantida por pelo menos 6 segundos e não mais do que 10 segundos, porque a fadiga muscular se desenvolve rapidamente. Isso dá tempo suficiente para que o pico de tensão se desenvolva e ocorram alterações metabólicas no músculo.[128,184] Uma contração de 10 segundos permite um tempo de subida de 2 segundos, um tempo de manutenção de 6 segundos e um tempo de queda de 2 segundos.[53]

Contrações repetitivas. O uso de séries de contrações repetitivas, mantidas por 6 a 10 segundos cada, diminui a ocorrência de cãibras e aumenta a efetividade do programa isométrico.

Ângulo articular e especificidade do modo. Os ganhos na força muscular ocorrem apenas no ângulo de treinamento em que está sendo aplicada resistência, ou bem perto dele, o que é conhecido como ângulo de treinamento.[155,156,270] O extravasamento fisiológico é mínimo, ocorrendo em não mais do que 10° em cada direção a partir do ângulo de treinamento.[156] Portanto, ao realizar isométricos em múltiplos ângulos, recomenda-se que a resistência seja aplicada em 4 a 6 ângulos diferentes na ADM articular. O treinamento isométrico também é específico para o modo, causando aumento na força estática com pouco a nenhum impacto na força dinâmica.

Fontes de resistência. É possível executar muitos exercícios isométricos com ou sem equipamento. Por exemplo, isométricos em múltiplos ângulos podem ser feitos contra resistência manual ou simplesmente fazendo o paciente empurrar um objeto fixo, como o batente da porta ou parede.

Equipamentos projetados para o exercício dinâmico podem ser adaptados para o exercício isométrico. Um sistema de polias que ofereça uma resistência maior do que a capacidade de gerar força de um músculo leva a um exercício isométrico resistido. A maioria dos aparelhos isocinéticos pode ser regulada com a velocidade de 0°/segundo em múltiplos ângulos articulares para oferecer resistência isométrica em diferentes pontos da ADM.

Precaução: é comum prender a respiração durante o exercício isométrico, particularmente quando se trabalha contra uma resistência substancial. Isso pode causar uma resposta pressórica decorrente da manobra de Valsalva e levar a um aumento rápido na pressão arterial.[87] Durante o exercício isométrico, deve sempre ser feita uma respiração rítmica, enfatizando a expiração durante a contração, para minimizar essa resposta.

Contraindicação: os exercícios isométricos de alta intensidade estão contraindicados para pacientes com história de distúrbios cardíacos ou vasculares.

Exercício dinâmico: concêntrico e excêntrico

Um músculo causa movimento articular e a excursão de um segmento do corpo por meio de dois tipos exclusivos de contração – concêntrica ou excêntrica. Como está representado na Figura 6.7, o termo *exercício concêntrico* refere-se a um tipo de ativação dinâmica do músculo no qual se desenvolve tensão e ocorre encurtamento físico do músculo à medida que uma resistência externa é vencida pela força interna, como ao levantar um peso. Em contraste, o *exercício excêntrico* envolve uma ativação muscular dinâmica e produção de tensão que é inferior ao nível de resistência externa, de modo a ocorrer alongamento físico do músculo ao controlar a carga, como, por exemplo, ao abaixar um peso.

Durante o exercício concêntrico e excêntrico, a resistência pode ser aplicada de várias maneiras: (1) resistência constante, como o peso do corpo, um peso livre ou um sistema simples de polias; (2) um equipamento com peso ou faixas elásticas que fornecem resistência variável; ou (3) um dispositivo isocinético que controla a velocidade de movimento do membro.

Observação: embora o termo *isotônico* (que significa tensão igual) venha sendo usado com frequência para descrever uma contração muscular dinâmica resistida, sua aplicação é incorreta. Na verdade, quando um segmento do corpo se move ao longo da amplitude disponível, a tensão que o músculo é capaz de gerar *varia* ao longo da amplitude à medida que o músculo se encurta ou se alonga. Isso se deve à mudança na relação comprimento-tensão do músculo e à mudança no torque da carga externa.[175,202,236] Portanto, neste livro, o termo "isotônico" não é usado para descrever o exercício resistido dinâmico.

Base teórica para o uso do exercício concêntrico e excêntrico

Tanto o exercício concêntrico como o excêntrico têm um valor distinto na reabilitação e nos programas de condicionamento. As contrações musculares concêntricas aceleram os segmentos do corpo, enquanto as contrações excêntricas os desaceleram. As contrações excêntricas também agem como fonte de absorção de energia durante atividades de alto impacto.[59,169]

Uma combinação de ação muscular concêntrica e excêntrica é utilizada em incontáveis tarefas da vida diária, como ao subir e descer rampas, subir e descer escadas, levantar de uma cadeira e sentar-se novamente ou recolher um objeto e devolvê-lo ao chão. Desse modo, é aconselhável incorporar uma variedade de exercícios concêntricos e excêntricos em uma progressão da reabilitação para pacientes com desempenho muscular comprometido.

Considerações especiais sobre o treinamento excêntrico

O treinamento excêntrico é considerado um componente essencial dos programas de reabilitação. Os exercícios excêntricos são apropriados após lesão musculoesquelética ou cirurgia e em programas de condicionamento para reduzir o risco de lesão ou de novas lesões associadas com atividades que envolvam desaceleração de alta intensidade, mudanças rápidas de direção ou contrações musculares excêntricas repetitivas.[10,169,205,242] Acredita-se também que o treinamento excêntrico melhora o desempenho físico ligado aos esportes.[8,169]

Tradicionalmente, os regimes de exercícios que enfatizam uma carga excêntrica de alta intensidade, como o treinamento isocinético excêntrico ou *treinamento pliométrico* (ver Cap. 23), são iniciados durante a fase avançada da reabilitação, preparando o paciente para esportes ou atividades ocupacionais de alta demanda.[169] Nos últimos tempos, porém, o treinamento excêntrico progressivo logo no início do processo de reabilitação tem sido defendido para reduzir de modo mais efetivo os déficits de força e desempenho físico que em geral persistem após uma lesão musculoesquelética ou cirurgia. Contudo, a segurança da implementação precoce dos exercícios resistidos excêntricos precisa primeiro ser avaliada em estudos controlados.

Evidências em foco

Gerber et al.[105] conduziram um ensaio clínico prospectivo randomizado para determinar um programa de exercícios excêntricos, progredido de forma gradual, iniciado

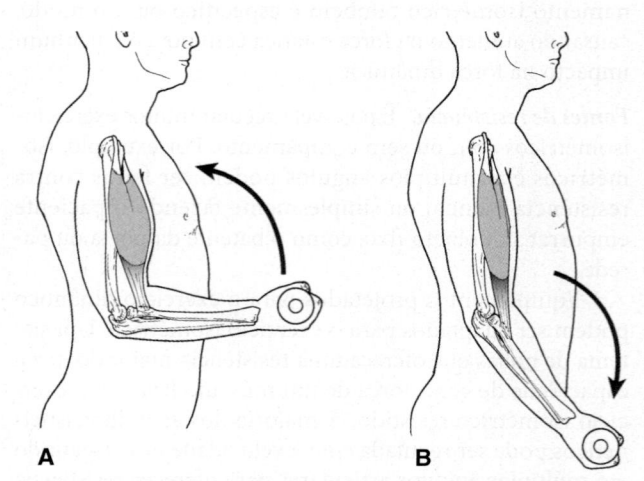

A   **B**

Figura 6.7   O fortalecimento **(A)** concêntrico e **(B)** excêntrico dos flexores do cotovelo ocorre enquanto o peso é levantado e abaixado.

durante a fase *inicial* da reabilitação (cerca de 2 a 3 semanas de pós-operatório) após uma reconstrução do ligamento cruzado anterior (LCA) assistida por artroscopia. Todos os participantes no estudo começaram um programa de exercícios tradicional, porém "acelerado" (apoio de peso e ADM precoces) de 15 semanas imediatamente após a cirurgia. Após as primeiras 2 a 3 semanas pós-operatórias, metade dos participantes (grupo experimental) realizou 12 semanas de treinamento de membro inferior progredido de modo gradual em um ergômetro excêntrico motorizado. Durante todo o período de 12 semanas, o grupo de controle seguiu o mesmo programa graduado em um ciclo de exercícios convencional que oferecia apenas resistência concêntrica.

O derrame articular e a estabilidade do joelho, assim como a dor na coxa, foram medidos no pré-operatório e com 15 e 26 semanas de pós-operatório. A força do quadríceps e a distância de um salto horizontal com apenas uma perna foram medidos antes da cirurgia e novamente 26 semanas após a cirurgia. Os resultados do estudo indicaram que não houve diferença significativa na dor no joelho ou coxa e no derrame articular e estabilidade do joelho entre os grupos, em qualquer ponto durante a investigação. É também importante notar que a força do quadríceps e o desempenho físico melhoraram de modo significativo no grupo de treinamento excêntrico, porém, não no grupo de controle. Esse estudo mostrou que a adição do treinamento resistido excêntrico, graduado de forma progressiva, durante a reabilitação inicial após reconstrução do LCA, foi um modo seguro e efetivo de reduzir os déficits de força e melhorar o desempenho físico.

Os resultados de um estudo de acompanhamento durante 1 ano, feito por Gerber et al.[106] envolvendo 80% dos participantes do estudo original, mostraram que a força do quadríceps e o desempenho físico continuaram sendo superiores no grupo de treinamento excêntrico.

Características e efeitos do exercício concêntrico e excêntrico

O Quadro 6.9 mostra um resumo das características e efeitos do exercício resistido excêntrico *versus* concêntrico.

Carga do exercício e ganho de força. Uma contração concêntrica máxima produz menos força do que uma contração excêntrica máxima nas mesmas condições (ver Fig. 6.6). Em outras palavras, podem ser abaixadas cargas maiores do que as que podem ser levantadas. Essa diferença na magnitude das cargas que podem ser controladas por contrações musculares concêntricas *versus* excêntricas pode estar associada às contribuições dos componentes contráteis e não contráteis do músculo. Quando uma carga é abaixada durante um exercício excêntrico, a força exercida por ela é controlada não apenas pelos componentes contráteis ativos do músculo, mas também pelo tecido conjuntivo não contrátil que está dentro e ao redor do músculo. Em contraste, quando um peso é levantado durante o exer-

| QUADRO 6.9 | Exercício excêntrico *versus* concêntrico: resumo das características |

- Cargas maiores podem ser controladas com o exercício excêntrico.
- Os ganhos de força e massa muscular induzidos pelo treinamento são maiores com o treinamento excêntrico com esforço máximo do que com o treinamento concêntrico com esforço máximo.
- As adaptações associadas ao treinamento excêntrico são mais específicas para o modo e velocidade empregados do que as adaptações resultantes do treinamento concêntrico.
- As contrações musculares excêntricas são mais eficientes em termos metabólicos e geram menos fadiga do que as contrações concêntricas.
- Após um exercício excêntrico de alta intensidade *não habitual*, há uma incidência maior e mais grave de dor muscular de início tardio do que após o exercício concêntrico.

cício concêntrico, somente os componentes contráteis do músculo contribuem para levantar a carga.[59]

Em uma contração concêntrica, números maiores de unidades motoras precisam ser recrutados para controlar a mesma carga em comparação com uma contração excêntrica, o que sugere que o exercício concêntrico tem menos eficiência mecânica do que o exercício excêntrico.[59,72] Consequentemente, é requerido mais esforço de um paciente para controlar a mesma carga durante o exercício concêntrico do que durante o exercício excêntrico. Como resultado, quando um peso é levantado e abaixado, a resistência máxima durante a fase concêntrica de um exercício não fornece uma carga máxima durante a fase excêntrica.

Quando um programa de exercícios resistidos envolve esforço máximo durante o exercício excêntrico e concêntrico e a carga do exercício é aumentada de forma gradual, o treinamento excêntrico aumenta a força excêntrica ao longo do programa até um grau maior do que o alcançado pela força concêntrica durante o treinamento concêntrico. Isso pode ocorrer porque as cargas usadas para o treinamento excêntrico são maiores do que as empregadas no treinamento concêntrico.[223]

Recomendação clínica

Dado o fato de que o exercício excêntrico requer o recrutamento de menos unidades motoras para controlar uma carga do que o exercício concêntrico, quando um músculo está muito fraco – com grau muscular abaixo de regular (3/5) –, contrações musculares excêntricas ativas contra nenhuma resistência externa (exceto a gravidade) podem ser usadas para gerar contrações musculares ativas e desenvolver um nível iniciante de força e controle neuromuscular. Em outras palavras, na presença de fraqueza muscular substancial, pode ser mais fácil controlar a descida de um membro contra a gravidade do que levantá-lo.

Precaução: ocorre maior sobrecarga no sistema cardiovascular (ou seja, aumento da frequência cardíaca e pressão arterial) durante o exercício excêntrico do que durante o exercício concêntrico,[59] possivelmente porque cargas maiores podem ser usadas para o treinamento excêntrico. Isso salienta a necessidade de uma respiração rítmica durante os exercícios de alta intensidade (ver a seção "Contraindicações para o exercício resistido", adiante neste capítulo, para informações adicionais sobre precauções cardiovasculares).

Velocidade do exercício. A velocidade na qual os exercícios dinâmicos são realizados afeta diretamente a capacidade de produção de força da unidade neuromuscular.[50,72] Deve-se considerar que certa quantidade de resistência externa resultará em uma contração de velocidade zero (isométrica) para o grupo muscular. Se essa quantidade de resistência externa for ligeiramente diminuída, então uma contração concêntrica será capaz de aumentar a carga, mas apenas com uma contração de baixa velocidade e alta tensão. À medida que a resistência externa diminui ainda mais, uma contração concêntrica irá exigir níveis mais baixos de tensão para que a carga seja superada, e pode fazê-lo com maior velocidade de encurtamento. Em contrapartida, se a quantidade de resistência externa que produz a contração isométrica aumentar ligeiramente, uma contração excêntrica poderá diminuir a carga externa com alta tensão a uma velocidade lenta. Aumentos progressivos na carga externa exigirão tensão excêntrica cada vez maior em velocidade aumentada, até que a capacidade de produção de força alcance um platô (ver Fig. 6.6).

Recomendação clínica

Um erro comum com relação ao treinamento resistido de alta intensidade é assumir que, se um peso é erguido rapidamente (contração concêntrica) e abaixado lentamente (contração excêntrica), a contração excêntrica aumentará a força, por gerar maior tensão. Na verdade, se a carga é constante, menos tensão é gerada durante a fase excêntrica do que durante a fase concêntrica. O único modo de desenvolver maior tensão é aumentar o peso da carga aplicada durante a fase excêntrica de cada ciclo de exercício. Isso geralmente requer a assistência de um parceiro de exercício para ajudar a levantar a carga durante cada contração concêntrica. Essa é uma forma muito intensa de exercício e deve ser utilizada somente por pessoas saudáveis e que treinam para esportes de alta demanda ou competições de levantamento de peso. Essa técnica é inapropriada para pessoas em recuperação de lesões musculoesqueléticas.

Gasto energético. Comparado com exercícios que usam cargas similares, o exercício excêntrico é mais eficiente no nível metabólico do que o exercício concêntrico[223] – ou seja, as contrações musculares excêntricas consomem menos oxigênio e reservas de energia do que as contrações concêntricas.[40] Portanto, o uso de atividades excêntricas, como corrida em descidas, pode melhorar a resistência muscular à fadiga de modo mais eficiente do que atividades concêntricas similares, pois a fadiga muscular demora mais para ocorrer com o exercício excêntrico.[59,223]

Especificidade do treinamento. Ainda não se sabe se os efeitos dos exercícios que usam contrações concêntricas ou excêntricas são específicos para o modo. Embora haja evidências substanciais para suportar a especificidade do treinamento,[25,74,197,230,261] também há alguma evidência sugerindo que o treinamento em um modo leva a ganhos de força no outro modo.[78] Na sua maior parte, contudo, o treinamento excêntrico é mais específico para o modo utilizado do que o treinamento concêntrico.[223] O exercício excêntrico também parece ser mais específico para a velocidade empregada do que o exercício concêntrico.[223] Portanto, como em geral a transferência do treinamento é bastante limitada, a escolha de exercícios que simulem os movimentos funcionais necessários para o paciente é uma escolha prudente.

Efeito do treinamento cruzado. Tem sido demonstrado que o treinamento concêntrico[268] e o excêntrico[269] causam um efeito de treinamento cruzado, ou seja, com o passar do tempo, ocorre um leve aumento na força do mesmo grupo muscular do membro oposto que não se exercitou. Esse efeito também ocorre com o exercício de alta intensidade que envolve uma combinação de contrações concêntricas e excêntricas (p. ex., levantar e abaixar um peso).

Esse efeito do treinamento cruzado no grupo muscular não exercitado pode ser causado por contrações repetidas do membro não exercitado, em uma tentativa de estabilizar o corpo durante o exercício com alto esforço. Embora o treinamento cruzado seja um fenômeno interessante, não há evidências que sugiram que tenha um impacto positivo nas capacidades funcionais do paciente.

Dor muscular induzida por exercícios. Contrações musculares excêntricas de alta intensidade, repetidas e progredidas rapidamente, estão associadas com uma incidência muito maior e com mais gravidade da dor muscular de início tardio (DMIT) do que o exercício concêntrico de alta intensidade.[14,42,99,204] A razão pela qual a DMIT ocorre mais prontamente com o exercício excêntrico é especulativa, sendo um possível resultado de maior dano ao músculo e tecido conjuntivo quando as cargas pesadas são controladas e abaixadas.[14,42] Tem sido sugerido também que a incidência mais alta de DMIT pode afetar de modo adverso os ganhos de força muscular induzidos pelo treinamento.[59,74,99]

Deve-se observar, também, que há pelo menos evidências limitadas sugerindo que, quando a intensidade e o volume do exercício concêntrico e excêntrico são iguais, não ocorrem diferenças significativas no grau de DMIT após o exercício.[92] Além disso, quando a intensidade e o volume do exercício excêntrico são progredidos de forma gradual, não ocorre DMIT.[105]

Exercício dinâmico: resistência constante e variável

O sistema mais comum de treinamento resistido dinâmico é o *exercício resistido progressivo* (ERP), tratado em uma seção à frente deste capítulo, que aborda os sistemas de treinamento que usam resistência mecânica.

Exercício dinâmico: resistência externa constante

O exercício dinâmico contra resistência externa constante (DREC) é uma forma de treinamento resistido em que um membro se move ao longo da ADM contra uma carga externa constante,[162] fornecida por pesos livres, como halteres, munhequeiras ou tornozeleiras com peso, aparelhos de musculação ou sistemas de polias.

Essa terminologia (exercício DREC) é usada no lugar do termo "exercício isotônico (tensão igual)," pois, embora a carga externa não se modifique, o torque imposto pelo peso e a tensão gerada pelo músculo se modificam ao longo da amplitude do movimento.[175,236] Se a carga imposta for menor do que o torque gerado pelo músculo, este se contrairá concentricamente e acelerará a carga; se, ao contrário, a carga exceder a produção de torque do músculo, este se contrairá excentricamente para desacelerá-la (ver Fig. 6.7).

O exercício DREC tem uma limitação inerente. Ao levantar ou abaixar uma carga constante, o músculo em contração é desafiado ao máximo em apenas um ponto da ADM, em que o torque máximo da resistência se equipara à produção máxima de torque do músculo. O fisioterapeuta precisa estar ciente de que o torque do exercício se modifica, assim como a relação comprimento-tensão do músculo, e modificar a posição do corpo e a resistência externa para compensar nas amplitudes em que a carga máxima precisa ser aplicada (ver Figs. 6.46 e 6.47). Apesar dessa limitação, o exercício DREC continua sendo a base dos programas de reabilitação e preparo físico para impor uma carga muscular efetiva e produzir uma melhora subsequente no desempenho muscular como resultado do treinamento.

Exercício com resistência variável

O exercício com resistência variável, uma forma de exercício dinâmico, aborda a limitação primária do exercício dinâmico com uma carga externa constante. O equipamento especialmente projetado impõe níveis variáveis de resistência aos músculos em contração para que recebam carga de modo mais efetivo em múltiplos pontos da ADM. A resistência é alterada ao longo da amplitude por meio de um sistema de cabos com pesos que se move sobre um came com forma assimétrica, por meio de um sistema de braço de alavanca (Fig. 6.8) ou por mecanismos hidráulicos ou pneumáticos.[237] A efetividade com que esses aparelhos variam a resistência para igualar as curvas de torque é questionável.

O exercício dinâmico com produtos que oferecem resistência elástica (faixas e tubos) também pode ser entendido como um exercício com resistência variável por causa das propriedades inerentes do material elástico e sua

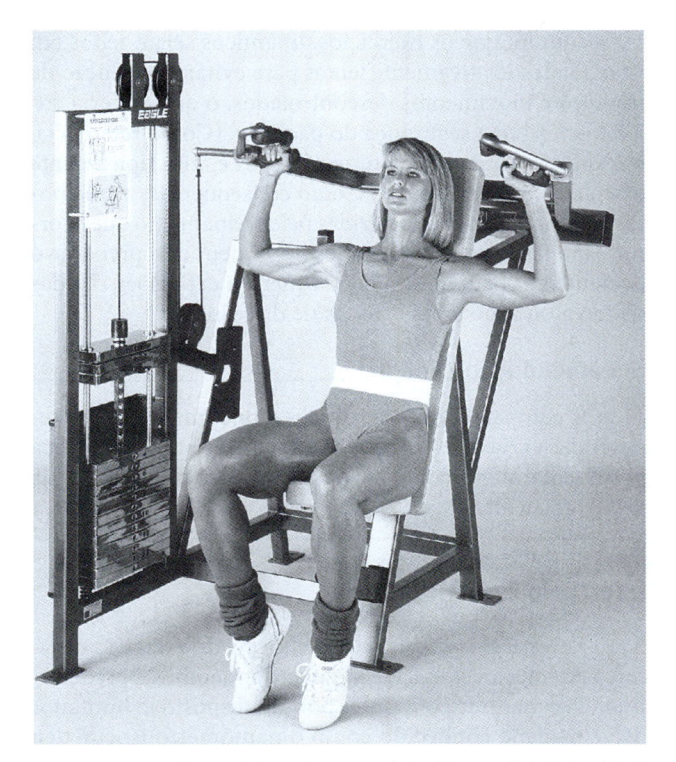

Figura 6.8   O desenvolvimento de ombro (*shoulder press*) da Cybex/Eagle Fitness Systems provê resistência variável ao longo da amplitude de movimento. (Cortesia de Cybex, Division of Lumex, Ronkonkoma, NY.)

resposta ao alongamento.[139,145,232] Além dos aumentos progressivos na resistência, inerentes às faixas elásticas ou tubos, a mudança na orientação da aplicação da força ao corpo também contribuirá para o perfil de resistência variável desses produtos. Ver na seção final deste capítulo mais informações sobre exercícios com dispositivos de resistência elástica).

Observação: quando o exercício dinâmico é feito contra resistência manual, um fisioterapeuta habilidoso pode variar a carga aplicada ao músculo em contração ao longo da ADM. O fisioterapeuta ajusta a resistência com base no esforço e na resposta do paciente, de modo que o músculo recebe a carga apropriada em todas as porções da ADM.

Considerações especiais sobre o DREC e exercício com resistência variável

Excursão de movimento do membro.   Durante o DREC ou o exercício com resistência variável, a excursão do movimento do membro é controlada exclusivamente pelo paciente (com exceção dos exercícios feitos em equipamentos com dispositivos limitadores de amplitude). Quando são usados pesos livres, polias e dispositivos de resistência elástica, músculos adicionais podem ser recrutados para controlar o arco e a direção do movimento do membro.

Velocidade do exercício.   Embora a maioria das atividades da vida diária, ocupacionais e esportivas ocorra em velocidades médias a rápidas de movimento dos membros, é mais comum que os exercícios dinâmicos sejam feitos em velocidades relativamente lentas para evitar a produção de impulso e movimentos descontrolados, o que poderia colocar em risco a segurança do paciente. (Como referência, o exercício dinâmico com pesos livres é feito tipicamente a cerca de 60°/segundo.[53]) Como consequência, as melhoras na força muscular induzidas pelo treinamento que ocorrem apenas em velocidades lentas podem não preparar o paciente para atividades que requerem explosões rápidas de força ou mudanças bruscas de direção.

Recomendação clínica

Os equipamentos hidráulicos e pneumáticos com resistência variável e os produtos com resistência elástica permitem um treinamento resistido seguro e de velocidade moderada a alta.

Exercício isocinético

O *exercício isocinético* é uma forma de exercício dinâmico em que a velocidade angular do membro é predeterminada e mantida constantes por um dispositivo limitador de velocidade conhecido como dinamômetro isocinético (Fig. 6.9).[53,76,133,192] O termo *isocinético* refere-se ao movimento que ocorre com uma velocidade constante. Diferentemente do exercício DREC, em que uma quantidade de resistência específica é escolhida e superposta ao músculo em contração, no exercício isocinético mantém-se a *velocidade* de movimento do membro, não a carga, durante o esforço. A força decorrente da resistência externa encontrada pelo músculo dependerá da extensão da força aplicada ao equipamento.[4,133]

Visto que a resistência externa se ajusta ao esforço aplicado ao equipamento, o exercício isocinético também é chamado de *exercício com acomodação de resistência*.[133] Se uma pessoa está se empenhando com esforço máximo durante o exercício, o torque gerado irá variar ao longo da

amplitude de movimento, em decorrência das mudanças no comprimento do músculo e nos braços de momento internos. Um dinamômetro isocinético quantifica esse torque variável e faz a devida acomodação, ou ajuste, à resistência externa, para que a velocidade permaneça constante. Quando o movimento que está sendo feito ocorre no plano vertical, o dinamômetro se ajustará à combinação da gravidade com a força muscular. Embora os primeiros defensores do treinamento isocinético tenham sugerido que este era superior ao treinamento resistido com pesos livres ou sistemas de polias com pesos, esta alegação não é bem confirmada pelas evidências. Atualmente, o uso do treinamento isocinético é considerado um dos muitos instrumentos que podem ser integrados nos estágios avançados da reabilitação.[5]

Características do treinamento isocinético

Nesta seção, é abordada uma breve visão geral das características básicas do exercício isocinético. Para informações mais detalhadas sobre testes e treinamentos isocinéticos, consultar as diversas referências disponíveis.[4,53,75,76,116]

Velocidade constante. O ponto fundamental no conceito de exercício isocinético é que a velocidade angular da articulação é predeterminada e controlada pelo equipamento e permanece relativamente constante ao longo da ADM. Em decorrência da inércia do membro, em geral ocorre um breve período no início e no final das amplitudes do movimento do exercício em que a velocidade angular não é constante.

Faixa e escolha das velocidades de treinamento. A dinamometria isocinética fornece uma ampla variedade de velocidades de exercício. Os dinamômetros atuais podem ajustar a velocidade de movimento do membro de 0°/segundo (modo isométrico) até 500°/segundo. Como mostra a Tabela 6.6, essas velocidades de treinamento são classificadas em lentas, médias e rápidas. Essa faixa proporciona um mecanismo por meio do qual o paciente pode preparar-se para as demandas das atividades funcionais que ocorrem em diferentes velocidades de movimento do membro.

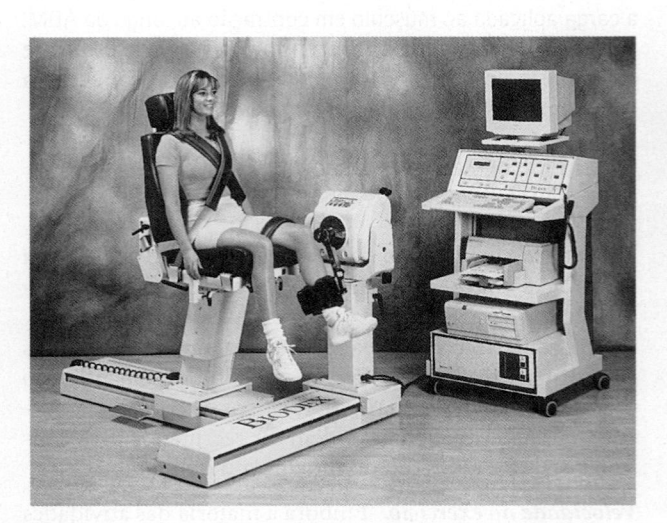

Figura 6.9   O dinamômetro isocinético Biodex é usado para testes e treinamento. (Cortesia de Biodex Medical Systems, Inc., Shirley, NY.)

TABELA 6.6	Classificação da velocidade de treinamento nos exercícios isocinéticos concêntricos*	
Classificação	**Velocidade angular**	
Isométrico	0°/segundo	
Lenta	30°-60°/segundo	
Média	60°-180° ou 240°/segundo	
Rápida	180° ou 240°-360°/segundo e acima	

*As velocidades de treinamento tendem a ser substancialmente mais lentas para o treinamento excêntrico, variando de 30° a 120°/segundo com a maior parte do treinamento excêntrico normalmente iniciado entre 60° e 120°/segundo.

A escolha das velocidades de treinamento deve ser o mais específica possível [à]des demandas das tarefas funcionais previstas. As ve[locidad]es de movimento dos membros são similares às abilidades motoras funcionais, inerentes a al[can]tar objetos.[4,283] Por exemplo, a como caminhar [...]a do membro inferior durante a velocidade ang[...]idade 230° a 240°/segundo.[5,53,283] Apesar marcha foi c[...]ades de movimento dos membros desse exe[...]mento mais rápidas disponíveis com durante [...] velocid[...]s de treinamento escolhidas também a dir[...]as no modo do exercício (concêntrico ou [...] realizado. Como está anotado na Tabela [...] elocidade de treinamento defendida para o [...]êntrico é maior do que para o treinamento [...],116

[...] muscular recíproco versus isolado. Uma van[...] [u]so da dinamometria isocinética é a possibilida[de de offere]cer resistência a grupos musculares antagonistas [da articu]lação, o que é conhecido como treinamento recí[pro]co. Por exemplo, pode-se ajustar um parâmetro de treinamento em que o paciente realiza uma contração concêntrica do quadríceps seguida de uma contração concêntrica dos posteriores da coxa. Isso difere do treinamento DREC, em que o mesmo grupo muscular faz contrações concêntricas e excêntricas em cada repetição do exercício. O dinamômetro isocinético também pode ser regulado de modo a exercitar o mesmo grupo muscular no modo concêntrico, seguido pelo modo excêntrico, mimetizando o treinamento DREC – com o benefício da velocidade constante e da acomodação da resistência.[282] As duas abordagens têm seus méritos para a reabilitação e o treinamento funcional.

Especificidade do treinamento. O treinamento isocinético é, em grande parte, específico para a velocidade empregada,[23,116,142] apresentando apenas evidências limitadas de fluxo importante de uma velocidade de treino para outra.[137,260] As evidências de especificidade para o modo (concêntrico *versus* excêntrico) com o exercício isocinético não são tão claras.[10,76,115,197,230]

Como o exercício isocinético tende a ser específico para a velocidade, é típico os pacientes treinarem com diferentes velocidades (entre 90° e 360°/segundo), usando um sistema de treinamento conhecido como *reabilitação no espectro da velocidade*.[4,53,76] (Essa abordagem do treinamento isocinético está discutida na seção "Regimes isocinéticos".)

Forças compressivas nas articulações. Durante o exercício concêntrico, as forças compressivas que atravessam a articulação em movimento também diminuem, com velocidades angulares maiores do que com velocidades lentas.[4,53,75,76] Esse efeito é consistente com os conceitos de que a força muscular diminui com o aumento da velocidade do movimento durante contrações concêntricas, e que forças musculares menos intensas minimizam as forças de reação articular.

Acomodação à fadiga. Como a resistência externa encontrada é diretamente proporcional à força aplicada ao braço de resistência do equipamento isocinético, a menor produção de força muscular não necessariamente resultará na cessação do movimento. Isso significa que, conforme o músculo em contração se fatiga, o paciente continua sendo capaz de realizar repetições adicionais em velocidade constante, mesmo que a produção de força do músculo diminua.

Acomodação a um arco doloroso. Se o paciente sente uma dor transitória em alguma porção do arco de movimento durante o exercício e usa menos força para o movimento ao longo do arco, o treinamento isocinético fará a acomodação, pela redução da resistência externa aplicada ao membro. Se o paciente interromper um movimento resistido por causa do surgimento súbito de dor, a resistência externa é eliminada assim que ele para de empurrar contra o braço de torque do dinamômetro.

Efeitos do treinamento e transferência para a função

Numerosos estudos têm mostrado que o treinamento isocinético é efetivo para melhorar um ou mais parâmetros do desempenho muscular (força, potência e resistência muscular à fadiga).[10,24,76,137,185,197] Em contraste, somente um número limitado de estudos tem pesquisado a relação entre treinamento isocinético e melhora do desempenho de habilidades funcionais. Dois desses estudos indicaram que o uso de treinamento isocinético concêntrico e excêntrico de alta velocidade estava associado com um aumento da velocidade do saque no tênis e do arremesso de uma bola.[78,193]

Limitações na transferência. Vários fatores inerentes ao design da maioria dos tipos de equipamentos isocinéticos podem limitar a extensão com que o treinamento isocinético transfere as melhoras para o desempenho funcional. Embora o treinamento isocinético forneça um espectro de velocidades para o treinamento, a velocidade de movimento do membro durante muitas atividades cotidianas e esportivas excede em muito os parâmetros máximos de velocidade disponíveis no equipamento isocinético. Ademais, os movimentos dos membros durante a maioria das tarefas funcionais ocorrem em múltiplas velocidades, não em uma velocidade constante, dependendo das condições da tarefa.

Além disso, o exercício isocinético geralmente isola um único músculo ou grupos musculares opostos, envolve o movimento de uma única articulação, é uniplanar e não envolve apoio de peso. Embora o isolamento de um único músculo possa ser benéfico para tratar déficits de força, a maioria das atividades funcionais requer contrações de múltiplos grupos musculares e o movimento de diversas articulações em vários planos de movimentos. Contudo, é importante observar que algumas dessas limitações podem ser abordadas adaptando-se a regulagem do equipamento para permitir movimentos em múltiplos eixos com padrões diagonais, movimentos resistidos multiarticulares, ou o treinamento em cadeia fechada.

Considerações especiais sobre o treinamento isocinético

Disponibilidade do equipamento

De uma perspectiva pragmática, uma limitação do exercício isocinético é que o paciente pode incorporar esta forma de exercício no programa de reabilitação somente indo a uma clínica onde o equipamento esteja disponível. Além disso, o paciente precisa de assistência para regular o equipamento e geralmente requer supervisão durante os exercícios. Essas considerações relativas à disponibilidade contribuem para a grande elevação dos custos associados a um programa de reabilitação com uso da dinamometria isocinética.

Regulagem apropriada

A regulagem recomendada nos manuais do produto talvez tenha de ser alterada para assegurar que o exercício ocorra em uma posição segura para uma articulação em particular. Por exemplo, embora um fabricante possa descrever a posição 90°/90° de ombro e cotovelo para fortalecimento dos rotadores de ombro, exercitar-se com o braço ao lado do corpo pode ser uma posição mais segura para o paciente.

Início e progressão do treinamento isocinético durante a reabilitação

Caracteristicamente, o treinamento isocinético é iniciado nos estágios avançados da reabilitação, quando o movimento ativo por meio da ADM completa ou parcial está livre de dor. As diretrizes sugeridas para implementação e progressão estão resumidas no Quadro 6.10.[4,53,76,116]

QUADRO 6.10	Progressão do treinamento isocinético para reabilitação

- Inicialmente, para manter a resistência baixa, se implementa o exercício isocinético submáximo antes do exercício isocinético com esforço máximo
- São usados movimentos em arco curto antes dos movimentos em arco completo, quando necessário, para evitar movimentar uma porção da ADM que esteja instável ou dolorosa
- São incorporadas ao programa de exercícios velocidades de treinamento lentas a médias (60°-180°/segundo) antes de progredir para velocidades mais rápidas
- São realizadas contrações concêntricas máximas em diferentes velocidades antes de introduzir os exercícios isocinéticos excêntricos pelas seguintes razões:
  - O exercício isocinético concêntrico é mais fácil de aprender e fica completamente sob controle do paciente
  - Durante o exercício isocinético excêntrico, a velocidade do movimento do braço de resistência é controlada roboticamente pelo dinamômetro, não pelo paciente

---

Exercício em cadeia aberta ou fechada

Contexto

Na prática clínica e na literatura, os exercícios e as atividades funcionais são comumente classificados como tendo características de reabilitação, com descarga de peso e sem descarga de peso. Os descritores "cadeia cinética aberta" e "cadeia cinética fechada" são frequentemente utilizados e são semelhantes, em termos de significado, aos termos "com descarga de peso" e "sem descarga de peso", respectivamente. Esses conceitos, estendidos para a análise do movimento humano feita durante os anos de 1950 por Steindler, foram propostos com o objetivo de proporcionar um sistema para a classificação de duas abordagens similares à função e ao exercício.

Steindler[244] descreveu o termo "cadeia cinética aberta" como a combinação de articulações sequencialmente dispostas em que o segmento terminal está livre para se movimentar. Esse autor propôs que o termo se aplica ao movimento completamente irrestrito no espaço de um segmento periférico do corpo, como ao acenar com a mão ou balançar a perna. Os exercícios em cadeia cinética aberta tipicamente se concentram no movimento de apenas uma articulação. Em contraste, ele sugeriu que os movimentos em cadeia cinética fechada são aqueles nos quais o segmento terminal enfrenta considerável resistência externa, de tal forma que ocorre restrição do movimento distal. Isso implica que, se o segmento terminal permanece fixo, a resistência externa move os segmentos e articulações proximais sobre o segmento distal estacionário. Acredita-se que os exercícios em cadeia cinética fechada enfatizam a compressão articular, sendo considerados mais funcionais, em sua natureza, do que os exercícios em cadeia cinética aberta. Tanto Steindler quanto Brunnstrom salientaram que a ação de um músculo se modifica quando o segmento distal está livre para mover-se, se comparado a quando está fixo no lugar. Por exemplo, em cadeia aberta, o músculo tibial posterior atua realizando inversão e flexão plantar do pé e do tornozelo. Em contraste, durante a fase de apoio da marcha, o tibial posterior atua primeiramente desacelerando a pronação da articulação subtalar e, em seguida, fazendo a supinação da mesma articulação, de modo a melhorar a rigidez do pé para a impulsão final.

Controvérsias e incoerências no uso da terminologia de cadeia aberta e fechada

Embora o uso dessa terminologia seja agora prevalente na literatura da clínica e de reabilitação, tem surgido uma falta de consenso sobre como, ou mesmo se, essa terminologia deveria ser usada e o que constitui um exercício em cadeia aberta *versus* cadeia fechada.[25,67,68,118,239,275]

Uma fonte de discordância é se o apoio de peso é, ou não, um componente inerente dos movimentos em cadeia cinética fechada. Steindler[244] não especificou que o apoio de peso precisava ocorrer para que um movimento fosse classificado como de cadeia cinética fechada, mas muitos de seus exemplos de movimentos em cadeia fechada, particularmente nos membros inferiores, envolviam apoio de peso. Na literatura de reabilitação, os exercícios em cadeia cinética fechada incluem,[57,93] ou não,[122,239] o apoio de peso como um elemento necessário. Um autor sugeriu que todos os exercícios com apoio de peso envolvem alguns elementos de movimentos em cadeia fechada, mas nem todos os exercícios em cadeia fechada são feitos em posições com apoio de peso.[239] Por exemplo, os exercícios de agachamento são considerados uma atividade em cadeia cinética fechada com descarga de peso, enquanto os exercícios de *leg press* não envolvem descarga de peso, embora possam ser considerados exercícios em cadeia cinética fechada.

Outro ponto de ambiguidade é se o segmento distal precisa estar absolutamente fixo em uma superfície para ser classificado como movimento em cadeia fechada. Embora Steindler[244] tenha descrito esta como sendo uma das condições de um movimento em cadeia fechada, outra condição admite que, se uma "resistência externa considerável" for vencida, isso pode resultar em movimento do segmento terminal. Esses dois conceitos podem estar em desacordo, o que gera incerteza com relação ao uso correto da terminologia.

Levantar um peso com a mão ou empurrar contra o braço de força de um dinamômetro isocinético são exercícios frequentemente citados na literatura como exemplos de exercício em cadeia aberta.* Embora não haja carga axial nesses exercícios, se o segmento terminal estiver suplantando uma resistência externa considerável, poderia argumentar-se que esses são exercícios de cadeia cinética fechada.

Dada a complexidade do movimento humano, não é surpresa que um único sistema de classificação que usa dois descritores não consiga classificar adequadamente a infinidade de movimentos encontrados nas atividades funcionais e intervenções com exercícios terapêuticos.

Alternativas para a terminologia de cadeia aberta e fechada

Para abordar as questões não resolvidas associadas com essa terminologia, vários autores têm oferecido termos alternativos ou adicionais para classificar as atividades e os exercícios. Uma sugestão é usar os termos *fixado distalmente* e *não fixado distalmente* em vez de cadeia cinética fechada e cadeia cinética aberta.[196] Outra sugestão é acrescentar um terceiro descritor, denominado *cadeia cinética parcial*,[275] para descrever os exercícios nos quais o segmento distal (mão ou pé) encontra resistência, mas não está absolutamente estacionário, como ao usar um aparelho de fortalecimento de adutores de coxa, aparelho de *step* ou prancha deslizante. O termo *cadeia cinética fechada* é, então, reservado para casos em que o segmento terminal não se move.

Para evitar o uso dos conceitos cadeia aberta ou fechada, outro sistema de classificação separa os exercícios em *exercícios com isolamento articular* (movimento de apenas um segmento articular) ou *exercícios em cadeia cinética* (movimento simultâneo de múltiplos segmentos que estão interligados por mais de uma articulação).[153,213] Os limites

de movimento do segmento distal (móvel ou estacionário) ou as condições de carga (com ou sem apoio de peso) não são parâmetros dessa terminologia. Contudo, outros sistemas de classificação mais complexos levam em conta essas condições.[68,174]

Outra opção consiste em descrever as condições específicas do exercício. Usando essa abordagem, a maioria dos exercícios em cadeia cinética aberta é descrita como exercícios uniarticulares sem apoio de peso, e a maioria dos exercícios em cadeia cinética fechada pode ser identificada como exercícios de múltiplas articulações com apoio de peso.[126]

Embora esses termos alternativos venham sendo divulgados, a terminologia cadeia aberta e fechada continua sendo amplamente usada na clínica e na literatura.** Portanto, apesar de muitas incoerências e falhas da terminologia, e reconhecendo que muitos exercícios e atividades funcionais com frequência envolvem uma combinação de condições em cadeia "aberta" e "fechada", os autores deste livro decidiram continuar usando esta terminologia para descrever os exercícios. As versões abreviadas, de uso comum (em cadeia aberta e em cadeia fechada) também serão utilizadas ao longo do livro.

Características dos exercícios em cadeia cinética aberta ou fechada

As definições e características operacionais dos exercícios em cadeia aberta ou fechada são apresentadas a seguir para esclarecimento e como base para a discussão sobre os exercícios descritos ao longo deste livro. Os parâmetros das definições são os mais frequentemente observados na literatura atual. As características comuns dos exercícios em cadeia aberta e fechada estão comparadas na Tabela 6.7.

Exercícios em cadeia aberta

Os exercícios em cadeia aberta envolvem movimentos nos quais o segmento distal (mão ou pé) está livre para mover-se no espaço, sem necessariamente causar movimentos simultâneos de articulações adjacentes.[56,77,79,93,153] O movimento do membro ocorre somente de modo *distal* à articulação em movimento, e a ativação muscular ocorre nos músculos que cruzam a articulação em movimento. Por exemplo, durante a flexão de joelho em um exercício em cadeia aberta (Fig. 6.10), a ação dos músculos posteriores da coxa independe do recrutamento de outra musculatura do quadril ou tornozelo. Os exercícios em cadeia aberta também são tipicamente realizados em posições sem apoio de peso.[57,93,189,285] Durante o treinamento resistido, a carga externa é aplicada ao segmento distal que se move.[56,77,79,93,122,153,189,239,275]

Exercícios em cadeia fechada

Os exercícios em cadeia fechada envolvem movimentos nos quais o corpo – ou segmentos proximais – se move sobre um segmento distal que está fixado ou estabilizado

---

* 56,57,79,93,122,221,245,275,280

** 26,32,56,57,70,76,77,118,122,143,189,250,280

TABELA 6.7 Características dos exercícios em cadeia aberta e cadeia fechada	
Exercícios em cadeia aberta	**Exercícios em cadeia fechada**
O segmento distal se move no espaço	O segmento distal permanece em contato com a superfície de apoio ou estacionário (fixo no lugar)
Movimento articular independente; não se prevê movimento articular nas articulações adjacentes	Movimentos articulares interdependentes; padrões de movimento relativamente previsíveis nas articulações adjacentes
Movimento dos segmentos corporais distais apenas à articulação que se move	O movimento dos segmentos do corpo pode ocorrer distal e/ou proximal à articulação que se move
A ativação muscular ocorre predominantemente no movimentador primário e é isolada para os músculos que cruzam a articulação em movimento	A ativação muscular ocorre em múltiplos grupos musculares, tanto distais quanto proximais à articulação que se move
Tipicamente realizados em posições sem apoio de peso	Tipicamente, porém nem sempre, realizados em posições com apoio de peso
A resistência é aplicada ao segmento distal que se move	A resistência é aplicada simultaneamente a múltiplos segmentos em movimento
Uso de carga rotatória externa é típico	Uso de carga axial das articulações pelo apoio do peso é típico
Normalmente necessária estabilização externa (manual ou com equipamento)	Estabilização interna por meio de ação muscular, compressão articular, congruência e controle postural

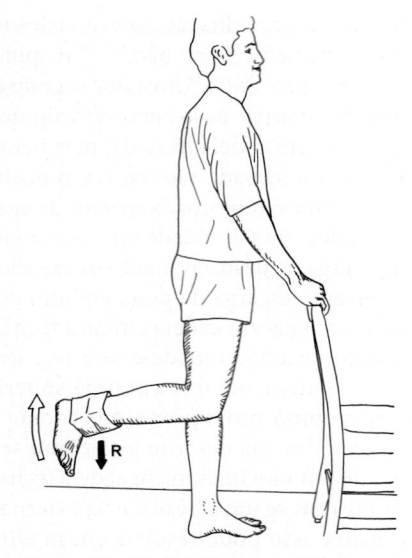

Figura 6.10   Flexão resistida de joelho em cadeia aberta.

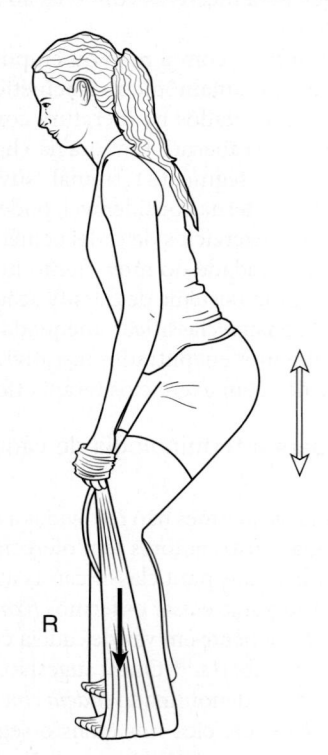

Figura 6.11   Extensão/flexão bilateral resistida de quadril e joelho em cadeia fechada.

sobre uma superfície de apoio. O movimento em uma articulação causa movimentos simultâneos nas articulações distais e proximais de um modo relativamente previsível. Por exemplo, quando um paciente faz um movimento de agachamento bilateral em arco curto (miniagachamento) (Fig. 6.11) e depois retorna à posição ereta, à medida que os joelhos flexionam e estendem, os quadris e tornozelos se movem em um padrão previsível.

Os exercícios em cadeia fechada são geralmente feitos em posições com apoio de peso.[56,78,93,122,189,285] Os exemplos nos membros superiores incluem atividades de equilíbrio em posição de quatro apoios, extensão de cotovelo com as mãos apoiadas erguendo o peso do corpo na posição sentada, flexão de braço contra a parede ou flexão de braço no solo; exemplos nos membros inferiores incluem avanços, agachamentos, exercícios de *step* para cima e para baixo ou levantamentos de calcanhar.

Observação: neste livro estão incluídas no escopo dos exercícios em cadeia fechada atividades com apoio de peso em que o segmento distal *se move mas permanece em contato com a superfície de apoio,* como quando se usa uma bicicleta, equipamento de esqui *cross-country* ou aparelho de *step*. Nos membros superiores, algumas atividades sem apoio de peso se qualificam como exercícios em cadeia fechada, como fazer flexões com os braços pendurados em uma barra alta fixa levando o tórax até o queixo.

Base teórica para o uso de exercícios em cadeia aberta ou fechada

A escolha dos exercícios em cadeia aberta e fechada é baseada nas metas de um programa de reabilitação individualizado e na análise crítica dos benefícios potenciais e limitações inerentes a cada forma de exercício. Como as atividades funcionais envolvem muitas combinações nos movimentos de cadeia aberta e fechada, é apropriada a inclusão de exercícios específicos para a tarefa, executados em cadeia aberta e fechada, em um programa de reabilitação ou condicionamento.

Evidências em foco

Não há evidências que confirmem a pressuposição global de que os exercícios em cadeia fechada sejam "mais funcionais" do que os exercícios em cadeia aberta. Uma revisão da literatura feita por Davies[54] indicou que há evidências substanciais de que os exercícios tanto em cadeia aberta quanto fechada são efetivos para reduzir déficits no desempenho muscular de membros superiores e inferiores. Contudo, como se pode ver nas revisões dos estudos, bem poucos ensaios randomizados controlados demonstraram que essas melhoras no desempenho muscular estavam associadas com uma redução nas limitações funcionais e melhora no desempenho físico.

A seguir, é apresentado um resumo dos benefícios e limitações dos exercícios em cadeia aberta e fechada e a base teórica para seu uso. Sempre que possível, são analisados os benefícios e limitações presumidos ou comparações das duas formas de exercício à luz das evidências científicas existentes. Alguns dos benefícios e limitações relatados são confirmados por evidências, enquanto outros são geralmente fundamentados em opiniões ou relatos vagos.

Observação: a maioria dos relatos e pesquisas que compararam ou analisam os exercícios em cadeia aberta e fechada enfocou o joelho, em particular o ligamento cruzado anterior (LCA) ou a articulação patelofemoral. Um número bem menor de artigos avalia a aplicação ou o impacto dos exercícios em cadeia aberta e fechada nos membros superiores.

Isolamento dos grupos musculares

Os exercícios em cadeia aberta melhoram o desempenho de músculos ou grupos musculares individuais de forma mais efetiva do que os exercícios em cadeia fechada. A possível ocorrência de movimentos compensatórios, que compensam e mascaram os déficits de força de músculos individuais, é provavelmente maior com o exercício em cadeia fechada do que em cadeia aberta.

Evidências em foco

Em um estudo sobre a efetividade de um programa de treinamento resistido *apenas* em cadeia fechada após reconstrução do LCA, foi identificada fraqueza residual do músculo quadríceps femoral.[238] Os pesquisadores sugeriram que esse déficit residual de força poderia ter sido evitado com a inclusão do treino do músculo quadríceps em cadeia aberta no programa de reabilitação pós-operatória.

Controle dos movimentos

Durante os exercícios resistidos em cadeia aberta, é possível um nível maior de controle motor com uma única articulação em movimento mais do que com múltiplas articulações em movimento, como ocorre durante o treinamento em cadeia fechada. No exercício em cadeia aberta, em geral a estabilização é aplicada externamente, por meio de contatos manuais do fisioterapeuta ou com cintas e faixas. Em contraste, durante os exercícios em cadeia fechada, é mais frequente o paciente usar a estabilização muscular para controlar as articulações ou estruturas proximais e distais à articulação visada. Essa maior capacidade de isolar os movimentos à articulação visada durante o treinamento em cadeia aberta é particularmente vantajosa durante as fases iniciais da reabilitação.

Aproximação articular

Quase todas as contrações musculares têm um componente de compressão que aproxima as superfícies articulares e proporciona estabilidade à articulação em situações de cadeia aberta ou fechada.[175,202,236] Uma aproximação articular adicional ocorre durante o apoio de peso e está associada com níveis mais baixos de forças de cisalhamento na articulação em movimento. Isso tem sido demonstrado no joelho (diminuição da translação tibiofemoral anterior ou posterior durante atividades com apoio de peso.[284,285] A aproximação articular que ocorre com as cargas axiais e o apoio de peso durante os exercícios em cadeia fechada causa um aumento na congruência articular, o que, por sua vez, contribui para a estabilidade durante o exercício.[56,77]

Coativação e estabilização dinâmica

Como a maior parte dos exercícios em cadeia fechada é feita em posições com apoio de peso, tem sido assumido comumente que esses exercícios estimulam os mecanorreceptores articulares e musculares, facilitam a coativação de músculos agonistas e antagonistas (cocontração) e, consequentemente, promovem a estabilidade dinâmica.[212,251,265] Durante um agachamento a partir da bipedestação, por exemplo, acredita-se que os músculos quadríceps e posteriores da coxa se contraiam concorrentemente para controlar os movimentos do joelho e o quadril, respectivamente, o que faz desse exercício uma escolha apropriada para aumentar a estabilidade do joelho. Em estudos de ativação muscular durante exercícios em cadeia fechada de membros inferiores essas pressuposições têm sido tanto confirmadas[31,48,276] como refutadas.[80]

No membro superior, pensa-se também que os exercícios em cadeia fechada causam coativação dos estabilizadores escapulares e glenoumerais e melhoram a estabilidade dinâmica do complexo do ombro.[77,275] A pressuposição parece plausível, porém, a evidência de cocontração dos músculos do complexo do ombro durante exercícios de apoio de peso, como flexões do corpo paralelas ao solo ou extensão de cotovelo erguendo o peso do corpo com as mãos apoiadas em uma cadeira, é limitada.[170] Supõe-se também que certos exercícios executados em cadeia aberta incentivam a cocontração muscular. Exercícios como os isométricos alternantes associados com FNP,[212,251,265] alguns ciclos de alongamento-encurtamento realizados em posições sem apoio de peso,[277] o uso de um BodyBlade® (ver Fig. 6.50) e o treinamento isocinético em alta velocidade podem estimular a coativação de grupos musculares e promover a estabilidade dinâmica. Contudo, as evidências de um efeito de cocontração com o uso dessas abordagens em cadeia aberta são limitadas.

Em estudos de cadeia aberta, durante o treinamento isocinético concêntrico, em alta velocidade, da musculatura do joelho,[71,117] foi observada uma breve coativação de grupos musculares agonistas e antagonistas no final da amplitude de extensão do joelho. Os pesquisadores especularam que os flexores do joelho se contraíam excentricamente para desacelerar o membro exatamente antes de fazer contato com o bloqueador de extensão da ADM. Contrastando com essa especulação, outro estudo não encontrou evidências de coativação da musculatura do joelho em um treinamento em cadeia aberta com esforço máximo e velocidade baixa (60°/segundo).[167] É possível que apenas o exercício isocinético em velocidade alta promova esse efeito de cocontração.

Precaução: o exercício em cadeia aberta com carga elevada pode ter um efeito adverso em articulações instáveis, lesionadas ou recentemente reparadas, como está demonstrado no joelho com LCA deficiente.[80,143,276,284]

Propriocepção, cinestesia, controle neuromuscular e equilíbrio

A percepção consciente da posição e do movimento articular é um dos fundamentos do aprendizado motor durante a fase inicial do treinamento para controle neuromuscular dos movimentos funcionais. Depois de uma lesão de tecidos moles ou de articulação, a propriocepção e a cinestesia podem ser afetadas e alteram o controle neuromuscular. O restabelecimento do uso das informações sensoriais pela região lesionada, para iniciar e controlar efetivamente o movimento, é alta prioridade na reabilitação.[173] Estudos de joelhos com LCA reconstruído têm mostrado que a propriocepção e a cinestesia melhoram após a reabilitação.[17,171]

Acredita-se que o treinamento em cadeia fechada proporciona mais *feedback* proprioceptivo e cinestésico do que o treinamento em cadeia aberta. Teoricamente, como múltiplos grupos musculares que cruzam as várias articulações em movimento são ativados, os exercícios em cadeia fechada ativam receptores sensoriais em mais músculos e estruturas intra e extra-articulares. Acredita-se que o elemento de apoio de peso dos exercícios em cadeia fechada, que aumenta a aproximação articular, estimula os mecanorreceptores e favorece os impulsos sensoriais no controle do movimento.[122,171-174,221,251,276]

Evidências em foco

Apesar da pressuposição de que a propriocepção e a cinestesia são otimizadas em maior extensão em condições de cadeia fechada do que em cadeia aberta, as evidências são confusas. Os resultados de um estudo[172] indicaram que, em pacientes com ombros instáveis, a cinestesia melhorava em maior extensão com um programa de exercícios em cadeia fechada e aberta, comparado com um programa que usava apenas exercícios em cadeia aberta. Em contraste, em uma comparação da habilidade de detectar a posição do joelho durante condições de cadeia fechada *versus* aberta, não foi relatada diferença significativa.[255]

Finalmente, o treinamento em cadeia fechada é a escolha óbvia para melhorar o equilíbrio e o controle postural na posição ereta. O treinamento de equilíbrio é um elemento essencial da reabilitação de pacientes após lesões ou cirurgias musculoesqueléticas, para restaurar as habilidades funcionais e prevenir a ocorrência de novas lesões.[149] As atividades e os parâmetros para desafiar os mecanismos de equilíbrio do corpo estão discutidos no Capítulo 8.

Transferência para a função e prevenção de lesões

Há amplas evidências demonstrando que os exercícios tanto em cadeia aberta como fechada melhoram efetivamente a força, a potência e a resistência muscular à fadiga.[54,56,57] As evidências também sugerem que, se houver um nível comparável de carga aplicada a um grupo muscular, a atividade EMG é similar, independentemente do exercício ser feito em cadeia aberta ou fechada.[25,68]

Dito isso e sendo coerente com os princípios do aprendizado motor e do treinamento específico para a tarefa, para que os exercícios escolhidos tenham efeito benéfico nos resultados funcionais, devem ser selecionados com base em sua capacidade de simular as necessidades funcionais e objetivos do paciente.[56,118,239,275]

Evidências em foco

Em um estudo com 24 indivíduos saudáveis, o agachamento com barra em cadeia fechada e a extensão isocinética dos joelhos em cadeia aberta foram comparados quanto a seus efeitos em um teste de salto vertical. Os participantes foram randomizados em dois grupos e treinados duas vezes por semana durante 6 semanas, aumentando progressivamente a quantidade de resistência externa usada para o exercício. O grupo que realizou exercícios em cadeia fechada apresentou melhora de 10% em seu desempenho no salto vertical, enquanto o grupo que realizou exercícios em cadeia aberta não apresentou melhora em relação ao desempenho inicial.[15] Também se mostrou que o treinamento em cadeia fechada, especificamente um programa de atividades de salto, diminuiu as forças de aterrissagem nos joelhos e reduziu o risco de lesões de joelho em mulheres atletas.[129]

Implementação e progressão de exercícios em cadeia aberta e fechada

Os princípios e as diretrizes gerais para a implementação e progressão dos exercícios em cadeia aberta e fechada são similares em relação a variáveis como intensidade, volume, frequência e intervalos de repouso. Essas variáveis foram discutidas anteriormente neste capítulo. As características relevantes dos exercícios em cadeia fechada e as diretrizes para progressão estão resumidas na Tabela 6.8.

Introdução do treinamento em cadeia aberta

Como o treinamento em cadeia aberta é tipicamente realizado em posturas sem apoio de peso, esta pode ser a única opção quando o apoio de peso é contraindicado ou precisa ser significativamente restrito. A dor nos tecidos moles e o edema ou restrições de mobilidade em qualquer segmento da cadeia também podem requerer o uso de exercícios em cadeia aberta nas articulações adjacentes. Após uma fratura da tíbia, por exemplo, o membro inferior geralmente é imobilizado com um gesso longo de perna e o apoio de peso é restringido por pelo menos algumas semanas. No entanto, durante esse período, podem ser iniciados exercícios de fortalecimento de quadril em cadeia aberta,

sendo progredidos gradualmente até que seja permitido o apoio de peso parcial e atividades em cadeia fechada.

Qualquer atividade que envolva movimentos em cadeia aberta pode ser facilmente simulada com exercícios em cadeia aberta, primeiro por meio do desenvolvimento de controle e força isolados na musculatura fraca e depois por meio da combinação dos movimentos para simular os padrões funcionais.

Exercícios em cadeia fechada e restrições ao apoio de peso: uso da retirada da carga

Quando o apoio de peso precisa ser restringido, uma alternativa segura aos exercícios em cadeia aberta pode ser a realização de exercícios em cadeia fechada com apoio de peso parcial sobre o membro envolvido. Isso é fácil de conseguir no membro superior; já no membro inferior, como o paciente fica na posição ereta durante os exercícios em cadeia fechada, é preciso reduzir a carga axial em um ou ambos os membros.

Os exercícios aquáticos, descritos no Capítulo 9, e o uso de barras paralelas para diminuir a carga sobre o membro em pé, são estratégias para reduzir a descarga de peso nos membros inferiores durante o exercício em cadeia fechada. A flutuabilidade ajuda na retirada da carga dos membros inferiores, mas a resistência da água pode limitar a velocidade dos movimentos – e piscinas nem sempre estão acessíveis. Uma limitação com o uso das barras para-

TABELA 6.8	Parâmetros e progressão dos exercícios em cadeia fechada
Parâmetros	**Progressão**
% de peso corporal	Parcial → apoio de peso completo (MII: exercícios aquáticos, barras paralelas, peso suspenso por meio de um colete fixado em uma barra alta; MSS: flexões de braço na parede → flexões de braço no solo modificadas → flexões de braço no solo)
	Apoio de peso completo + peso adicional (colete ou cinta com peso, pesos de mão, munhequeiras e tornozeleiras com peso, resistência elástica)
Base de apoio	Larga → estreita
	Bilateral → unilateral
	Fixa na superfície de apoio → deslizando na superfície de apoio
Superfície de apoio	Estável → instável/móvel (MI: solo → prancha de equilíbrio, prancha oscilante, prancha com deslocamento lateral, esteira) (MS: solo, mesa ou parede → prancha de equilíbrio ou de deslocamento lateral, bola)
	Rígida → macia (solo, mesa → carpete, espuma)
	Altura: nível do solo → altura crescente (degrau baixo → degrau alto)
Equilíbrio	Com apoio externo → sem apoio externo
	Olhos abertos → olhos fechados
Excursão do movimento do membro	Amplitudes pequenas → largas
	Arco curto → arco completo (se apropriado)
Plano ou direção do movimento	Uniplanar → multiplanar
	Anterior → posterior → diagonal (marcha para a frente → marcha para trás; subida anterior no degrau → subida posterior no degrau)
	Sagital → frontal ou transverso (deslizamento para a frente e para trás → deslizamento lateral; subida de frente ou de costas no degrau → subida lateral no degrau)
Velocidade do movimento ou mudanças de direção	Lenta → rápida

lelas está na dificuldade de controlar a quantidade de peso descarregado durante os exercícios. Uma estratégia alternativa, se disponível, é usar um sistema de treinamento em esteira com suporte de sustentação do peso corporal, que retira a carga dos membros inferiores.[151] Esse sistema possibilita que o paciente realize uma variedade de exercícios em cadeia fechada e inicie a caminhada com velocidades funcionais logo no início da reabilitação.

Progressão dos exercícios em cadeia fechada

Os parâmetros e as sugestões para progressão das atividades em cadeia fechada, registrados na Tabela 6.8, não incluem todas as possibilidades e são flexíveis. À medida que o programa de reabilitação progride, podem ser introduzidos o treinamento pliométrico e os exercícios de agilidade (discutidos no Cap. 23), formas mais avançadas de treinamento em cadeia fechada.[58,79] A escolha e a progressão das atividades devem sempre ser baseadas no julgamento do fisioterapeuta, ao considerar a resposta do paciente aos exercícios atuais e às suas necessidades funcionais.

PRINCÍPIOS GERAIS DE TREINAMENTO RESISTIDO

Os princípios de treinamento resistido apresentados nesta seção se aplicam ao uso de exercícios resistidos, tanto manuais quanto mecânicos, para pessoas de todas as idades, mas esses princípios não são rígidos. Há muitos casos em que esses princípios podem ou devem ser modificados com base no julgamento do fisioterapeuta. Diretrizes adicionais específicas para a aplicação do exercício com resistência manual, FNP e exercício com resistência mecânica são abordadas em futuras seções deste capítulo.

Exame e avaliação

Como em todas as formas de exercício terapêutico, um exame e uma avaliação abrangentes são a base do programa de treinamento resistido individualizado. Portanto, antes de iniciar qualquer forma de exercício resistido:

- Faça um exame minucioso do paciente, incluindo história de saúde, revisão de sistemas e testes e medidas selecionados.
  - Determine medidas basais qualitativas e quantitativas de força, resistência muscular à fadiga, ADM e nível geral de desempenho funcional, que servirão para medir o progresso obtido.
  - Administre uma medida de desfecho padronizada que seja válida e confiável para a condição do paciente.
- Interprete os achados para determinar se o uso de exercícios resistidos é apropriado ou inapropriado nesse momento. Algumas questões que podem ajudar nessa interpretação estão listadas no Quadro 6.11. Certifique-se de identificar os comprometimentos mais relevantes do ponto de vista funcional, as metas que o paciente está

> **QUADRO 6.11   O treinamento resistido é apropriado? Questões a considerar**
>
> - Há déficits identificados no desempenho muscular? Em caso afirmativo, esses déficits parecem contribuir para limitações nas habilidades funcionais que você observou ou foram relatadas pelo paciente e sua família?
> - Os déficits identificados no desempenho muscular podem causar futuro comprometimento da função?
> - Qual é a irritabilidade e o estágio atual de cicatrização dos tecidos envolvidos?
> - Há evidência de edema dos tecidos?
> - Há dor? Em caso afirmativo, a dor ocorre em repouso ou em movimento? Em qual porção específica da ADM, ou localizada especificamente em quais tecidos?
> - Há outros déficits (como comprometimento de mobilidade, equilíbrio, sensação, coordenação ou cognição) que estejam afetando adversamente o desempenho muscular?
> - Quais as metas do paciente ou os resultados funcionais desejados? São realistas à luz dos déficits identificados no desempenho muscular?
> - Dado o estado atual do paciente, os exercícios resistidos são indicados? Contraindicados?
> - Os déficits identificados no desempenho muscular podem ser eliminados ou minimizados com os exercícios resistidos?
> - Um tipo de desempenho muscular deve ser enfatizado mais do que outra?
> - O paciente precisa de supervisão ou assistência durante o programa de exercícios ou este pode ser executado independentemente?
> - Qual a frequência e a duração esperadas do programa de treinamento resistido? É necessário um programa de manutenção?
> - Há alguma precaução específica para o estado físico, saúde geral ou idade do paciente que possa exigir consideração especial?

buscando obter e os resultados funcionais esperados do programa de exercícios.
- Estabeleça como o treinamento resistido será integrado ao plano de atendimento com outras intervenções de exercícios terapêuticos, como alongamento, técnicas de mobilização articular, treinamento de equilíbrio e exercícios de condicionamento cardiopulmonar.
- Faça reavaliações periódicas para documentar o progresso e determinar se, e como, a dosagem dos exercícios (intensidade, volume, frequência, repouso) e os tipos de exercícios resistidos devem ser ajustados, de modo que o paciente continue sendo desafiado.

Preparo para os exercícios resistidos

- Selecione e prescreva as formas apropriadas de exercícios resistidos e que, espera-se, sejam efetivas, por exemplo, se devem ser implementados exercícios com resistência manual ou mecânica, ou ambos.

- Se decidir implementar exercícios com resistência mecânica, determine qual o equipamento necessário e se ele está disponível.
- Revise as metas previstas e os resultados funcionais esperados.
- Explique o plano de exercícios e os procedimentos. Certifique-se de que o paciente e/ou a família compreendam e deem consentimento.
- Faça o paciente usar roupas que não sejam apertadas e calçados que deem um bom apoio e sejam apropriados para os exercícios.
- Se possível, escolha uma superfície de apoio firme, porém confortável, para os exercícios.
- Demonstre cada exercício e o padrão de movimento desejado.

Aplicação dos exercícios resistidos

Observação: essas diretrizes gerais se aplicam ao uso de exercícios *dinâmicos* contra resistência manual ou mecânica. Para complementar essas orientações, veja considerações especiais e diretrizes próprias para a aplicação de exercícios com resistência manual e mecânica nas seções seguintes deste capítulo.

Aquecimento

Antes de iniciar os exercícios resistidos, faça um aquecimento com movimentos leves, repetitivos, dinâmicos, específicos para o local, sem aplicar resistência. Por exemplo, antes dos exercícios resistidos para membros inferiores, faça o paciente caminhar em uma esteira, se possível, por 5 a 10 minutos, fazendo em seguida exercícios de flexibilidade para tronco e membros inferiores.

Posicionamento da resistência

- A resistência é tipicamente aplicada na extremidade distal do segmento onde se insere o músculo a ser fortalecido. Por exemplo, para fortalecer a parte clavicular do deltoide, a resistência é aplicada na região distal do úmero conforme o paciente flexiona o ombro (Fig. 6.12). O posicionamento distal da resistência gera a maior quantidade de torque externo com a menor quantidade de resistência manual ou mecânica.
- A resistência pode ser aplicada através de uma articulação intermediária, se essa articulação estiver estável e indolor e se houver força muscular adequada que suporte a articulação. Por exemplo, para fortalecer a parte clavicular do deltoide usando resistência mecânica, um peso de mão é uma fonte comum de resistência.
- Se a pressão da carga externa estiver desconfortável para o paciente, o fisioterapeuta poderá mudar o local da resistência, ou aumentar a área sobre a qual a resistência está sendo aplicada.

Direção da resistência

Durante o exercício concêntrico, a resistência é aplicada na direção diretamente oposta ao movimento desejado,

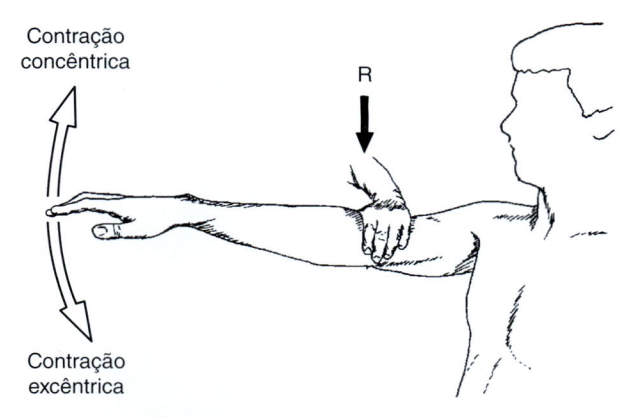

Figura 6.12 A resistência (R) é aplicada à extremidade distal do segmento que está sendo fortalecido. A resistência é aplicada na *direção oposta* ao movimento do membro para resistir a uma contração muscular concêntrica, e na *mesma direção* do movimento do membro para resistir a uma contração excêntrica.

ao passo que, durante o exercício excêntrico, a resistência é aplicada na mesma direção do movimento desejado (ver Fig. 6.12). Ao usar a resistência manual, a força será mais efetiva em termos mecânicos se for aplicada perpendicularmente ao segmento ao longo de todo o arco de movimento.

Estabilização

A estabilização é necessária para evitar movimentos compensatórios indesejados.

- Para exercícios resistidos sem apoio de peso, a estabilização externa de um segmento é aplicada ao segmento proximal no qual o músculo a ser fortalecido se insere. No caso do fortalecimento do músculo bíceps braquial, por exemplo, a estabilização deve ocorrer no ombro anterior enquanto a flexão do cotovelo é resistida (Fig. 6.13). Quando apropriado, equipamentos como cintas ou faixas são fontes efetivas de estabilização externa.
- Durante os exercícios resistidos multiarticulares em posturas com apoio de peso, o paciente precisa usar a ativação e o controle muscular para estabilizar os segmentos que não se movem.

Intensidade do exercício/quantidade de resistência

Observação: a intensidade do exercício precisa estar de acordo com as metas pretendidas para o treinamento resistido e o tipo de contração muscular, assim como outros aspectos da dosagem.

- Inicialmente, faça o paciente praticar o padrão de movimento contra uma carga mínima para que aprenda a técnica correta do exercício.
- Faça o paciente se esforçar, porém, de modo controlado e indolor. O nível de resistência deve ser tal que os movimentos sejam suaves e não balísticos.
- Ajuste o alinhamento, a estabilização ou a quantidade de resistência se o paciente for incapaz de completar a ADM disponível, se ocorrer tremor muscular ou movimentos compensatórios.

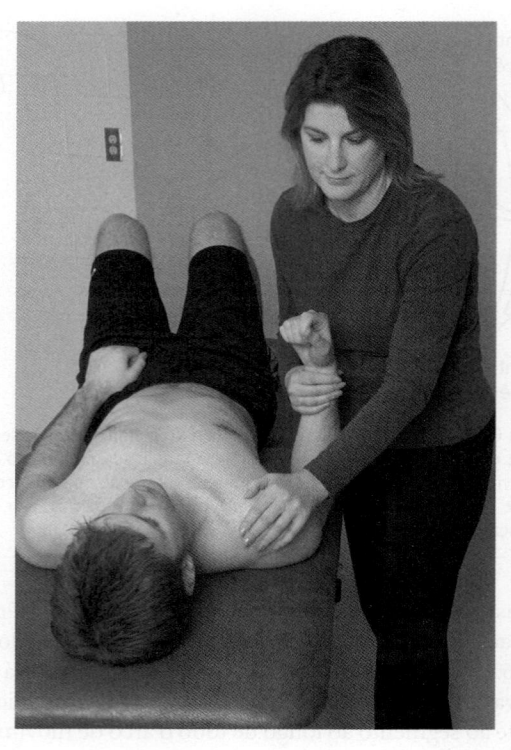

Figura 6.13 A estabilização é aplicada na inserção proximal do músculo que está sendo fortalecido. Nesta imagem, a região proximal do úmero e a escápula são estabilizadas ao mesmo tempo que se aplica resistência à flexão do cotovelo.

Número de repetições, séries e intervalos de repouso

- Em geral, para a maioria dos adultos, usam-se 8 a 12 repetições de um movimento específico contra uma carga de exercício moderada. Esse volume induz respostas agudas e crônicas típicas, ou seja, fadiga muscular e ganhos adaptativos na força muscular.
- Diminua a quantidade de resistência se o paciente não puder completar o número mínimo pretendido de 8 repetições.
- Após um breve descanso, faça repetições adicionais; uma segunda série de 8 a 12 repetições, se possível.
- Para uma sobrecarga progressiva, primeiro aumente o número de repetições ou séries; em um ponto mais à frente no programa de exercícios, aumente gradualmente a resistência.

Instruções verbais ou escritas

Quando ensinar um exercício que usa resistência mecânica ou quando aplicar resistência manual, use instruções simples que sejam facilmente compreendidas. Não use terminologia ou jargão médico. Por exemplo, diga ao paciente para "dobrar e esticar o cotovelo" e não "flexionar e estender o cotovelo". Certifique-se de que as descrições dos exercícios resistidos que deverão ser realizados em um programa domiciliar estejam escritas e claramente ilustradas.

Monitoração do paciente

Observe o paciente realizando os exercícios e modifique qualquer técnica que seja realizada de maneira ineficaz ou incorreta (posição, estabilização, velocidade e fadiga). Avalie as respostas do paciente antes, durante e depois do exercício, com o uso de combinações de informações subjetivas e objetivas. Monitore regularmente os sinais vitais do paciente, a fim de avaliar as respostas fisiológicas ao exercício, com relação às informações subjetivas e objetivas. Siga as precauções relevantes discutidas na próxima seção do capítulo.

Desaquecimento

Após uma série de exercícios resistidos, faça o desaquecimento com movimentos rítmicos, sem resistência, como balançar os braços, caminhar ou pedalar (bicicleta estacionária). O alongamento suave também é apropriado após os exercícios resistidos.

PRECAUÇÕES PARA OS EXERCÍCIOS RESISTIDOS

Independentemente das metas do programa de exercícios resistidos e dos tipos de exercícios prescritos e implementados, eles precisam não só ser efetivos como também *seguros*. A interpretação do fisioterapeuta sobre os achados do exame ajudará a determinar a eficácia, ao passo que a conscientização das precauções maximiza a segurança do paciente. As precauções gerais para o treinamento resistido estão resumidas no Quadro 6.12. Informações adicionais sobre várias dessas precauções estão apresentadas na seção seguinte.

Manobra de Valsalva

A manobra (fenômeno) de Valsalva, definida como um esforço expiratório contra uma glote fechada, precisa ser evitada durante os exercícios resistidos. A manobra de Valsalva é caracterizada pela seguinte sequência: uma inspiração profunda seguida pelo fechamento da glote e contração dos músculos abdominais. Isso aumenta as pressões intra-abdominal e intratorácica, o que, por sua vez, força o sangue para fora do coração, causando um aumento abrupto e temporário na pressão arterial.[144]

Durante os exercícios, a manobra de Valsalva ocorre mais frequentemente junto às contrações musculares isométricas[87] e dinâmicas[179] de *alto esforço*. Tem sido mostrado que o aumento na pressão arterial induzido por uma contração muscular isométrica é proporcional à porcentagem da força voluntária máxima exercida.[179] Embora seja comum associar a ocorrência da manobra de Valsalva aos exercícios resistidos isométricos[87,144] e excêntricos,[59] um estudo recente[179] indicou que o aumento na pressão arterial parece basear-se mais na extensão do esforço do que estritamente no tipo (modo) de contração muscular.

QUADRO 6.12	Precauções gerais durante o treinamento resistido

- Mantenha a temperatura ambiente confortável durante exercícios vigorosos.
- Selecione roupas para o exercício que facilitem a dissipação do calor e não impeçam a evaporação do suor.
- Alerte o paciente de que não deve ocorrer dor durante o exercício.
- Não inicie o treinamento resistido com um nível máximo de resistência, particularmente ao usar exercícios excêntricos para minimizar a dor muscular de início tardio (DMIT). Use exercícios leves a moderados durante o período de recuperação.
- Evite usar resistência pesada durante exercícios para crianças, idosos e pacientes com osteoporose.
- Não aplique resistência em uma articulação instável ou distal a um local de fratura que não esteja completamente consolidada.
- Evite que o paciente prenda a respiração durante os exercícios resistidos para não ocorrer a manobra de Valsalva; enfatize a expiração durante o esforço.
- Evite movimentos balísticos descontrolados, já que comprometem a segurança e a efetividade.
- Previna movimentos incorretos ou substitutos compensatórios adequando a estabilização e um nível apropriado de resistência.
- Evite exercícios que coloquem sobrecargas secundárias excessivas, não intencionais, sobre a coluna.
- Saiba quais medicamentos o paciente está usando e que podem alterar as respostas agudas e crônicas ao exercício.
- Evite a fadiga cumulativa causada por frequência excessiva dos exercícios e os efeitos do treinamento ou esforço excessivo.
- Incorpore intervalos de repouso adequados entre as sessões de exercício, permitindo, assim, tempo adequado para recuperação.
- Interrompa os exercícios se o paciente apresentar dor, tontura ou falta de ar não usual ou súbita.

Pacientes de risco

O risco de complicações em consequência de um aumento rápido na pressão arterial é particularmente alto em pacientes com história de doença coronariana, infarto do miocárdio, distúrbios cerebrovasculares ou hipertensão. Também correm risco os pacientes que fizeram neurocirurgia ou cirurgia ocular, ou que apresentam lesões nos discos intervertebrais. Os pacientes de alto risco precisam ser monitorados de perto durante a prática do exercício.

Recomendação clínica

Embora o treinamento resistido seja normalmente recomendado para pessoas com história ou risco para distúrbios cardiovasculares, é importante distinguir as pessoas para as quais o treinamento resistido não é seguro nem apropriado. Além de conhecer os parâmetros de triagem

para o treinamento resistido,[6] é essencial haver uma boa comunicação com o médico do paciente. Depois que os exercícios estiverem liberados, recomenda-se um treinamento resistido de baixa intensidade (30 a 40% de intensidade para os exercícios da parte superior do corpo e 50 a 60% de intensidade para os exercícios da parte inferior do corpo).[6]

Prevenção de riscos durante o exercício resistido

- Alerte o paciente sobre o problema de prender a respiração.
- Peça ao paciente para respirar de maneira rítmica, contar ou falar durante o exercício.
- Faça o paciente expirar quando estiver levantando e inspirar quando estiver abaixando uma carga.[8]
- Certifique-se de que os pacientes de alto risco evitem exercícios resistidos de alta intensidade.

Movimentos compensatórios

Se a resistência externa a um músculo-alvo durante o exercício for excessiva, podem ocorrer movimentos compensatórios. Analogamente, quando o desempenho muscular declina durante o exercício em razão de fadiga ou dor, o paciente pode recrutar outros músculos, ou usar movimentos alternativos como uma forma de compensação.[152] Por exemplo, se o músculo deltoide ou supraespinal está fraco, ou se a abdução do braço é dolorosa, o paciente pode elevar a escápula e flexionar lateralmente o tronco para o lado oposto para elevar o braço. Para evitar movimentos compensatórios durante o exercício, é preciso aplicar uma quantidade apropriada de resistência e usar a estabilização correta.

Treinamento e esforço excessivos

Os programas de exercícios em que uma resistência pesada é aplicada ou um treinamento exaustivo é feito repetidamente precisam ser progredidos com cuidado para evitar um problema conhecido como excesso de treinamento ou esforço excessivo. Esses termos referem-se à deterioração no desempenho muscular e na capacidade física (temporária ou permanente) que pode ocorrer em pessoas saudáveis ou em pacientes com certos distúrbios neuromusculares.

Na maioria dos casos, a sensação desconfortável associada com a fadiga muscular aguda induz a pessoa a interromper o exercício. Isso não é necessariamente o que ocorre com atletas altamente motivados que, como se diz, *passam da conta* em seu programa de treinamento,[101] ou em pacientes que podem não sentir adequadamente a fadiga por causa do comprometimento da sensação associado com um distúrbio neuromuscular.[211]

Treinamento excessivo

O termo *treinamento excessivo* é normalmente usado para descrever um declínio no desempenho físico em pessoas saudáveis que participam de programas de treinamento de força e resistência à fadiga de alta intensidade e alto volume.[101,166] Os termos *fadiga crônica, deterioração* e *esgotamento* também são usados para descrever esse fenômeno. Quando ocorre treinamento excessivo, a pessoa se fadiga progressivamente mais rápido, e requer mais tempo para recuperar-se dos exercícios extenuantes em decorrência de fatores fisiológicos e psicológicos.

O treinamento excessivo é ocasionado por intervalos inadequados de descanso entre as sessões de exercício, progressão muito rápida dos exercícios, bem como dieta e ingestão de líquido inadequadas. Felizmente, em pessoas saudáveis, o treinamento excessivo é um fenômeno reversível, que pode ser prevenido e resolvido diminuindo-se o programa de treinamento durante um período de tempo, com a redução periódica do volume e da frequência dos exercícios.[101,161,164,166]

Esforço excessivo

O termo *esforço excessivo*, às vezes chamado de *fraqueza por esforço excessivo*, refere-se à deterioração progressiva da força nos músculos já enfraquecidos por uma doença neuromuscular não progressiva.[211] Esse fenômeno foi primeiramente observado há mais de 50 anos em pacientes que se recuperavam de poliomielite e estavam ativamente envolvidos na reabilitação.[21] Em muitos casos, a redução na força observada foi permanente ou prolongada. Mais recentemente, foi relatada fraqueza por esforço excessivo em pacientes com outras doenças neuromusculares não progressivas, como a síndrome de Guillain-Barré.[52] Acredita-se também que a síndrome pós-pólio esteja relacionada com o uso excessivo prolongado dos músculos fracos.[90]

A fraqueza por esforço excessivo foi experimentalmente produzida em animais de laboratório,[124] o que deu algumas ideias sobre sua causa. Quando o exercício extenuante era iniciado logo após uma lesão de nervo periférico, o retorno da força motora funcional era retardado. Sugeriu-se que isso poderia ser causado por quebra excessiva de proteínas no músculo denervado.

A prevenção é a chave para lidar com a fraqueza por esforço excessivo. Pacientes que participam de programas de exercícios resistidos, que tenham função neuromuscular comprometida ou uma doença sistêmica, metabólica ou inflamatória que aumente a suscetibilidade à fadiga muscular, precisam ser monitorados de perto, ter progressão lenta e cuidadosa e ser reavaliados com frequência para determinar sua resposta ao treinamento resistido. Esses pacientes não devem se exercitar até a exaustão e devem ter intervalos de repouso mais longos e mais frequentes durante e entre as sessões de exercícios.[3,52]

Dor muscular induzida por exercícios

Quase qualquer pessoa que comece um programa de treinamento resistido sente dor muscular. Esse efeito é particularmente comum naqueles desacostumados a se exercitar, e se o programa incluir exercícios excêntricos. A dor muscular induzida por exercícios divide-se em duas categorias: dor muscular aguda e de início tardio.

Dor muscular aguda

A dor muscular aguda se desenvolve durante ou diretamente após o exercício extenuante realizado até o ponto de exaustão muscular.[43] Essa resposta ocorre em decorrência da inadequação do fluxo sanguíneo e da oxigenação, em combinação com um acúmulo temporário de metabólitos, como o ácido láctico e potássio, no músculo que se exercitou.[7,43] A sensação é caracterizada como queimação ou dor no músculo. Pensa-se que resíduos metabólicos nocivos podem estimular as terminações nervosas livres e causar dor. A dor muscular sentida durante o exercício intenso é transitória e cede rapidamente depois deste, quando o fluxo sanguíneo e a oxigenação adequados são restaurados ao músculo. Um período apropriado de desaquecimento com exercícios de baixa intensidade (recuperação ativa) pode facilitar esse processo.[49]

Dor muscular de início tardio

Após um treinamento resistido vigoroso e não habitual, ou após qualquer forma de esforço muscular excessivo, a dor muscular de início tardio (DMIT), observável no ventre muscular ou na junção miotendínea,[66,97,138] começa a se desenvolver aproximadamente 12 a 24 horas após o exercício ter cessado. Como já foi salientado na discussão sobre exercícios concêntricos e excêntricos deste capítulo, contrações musculares excêntricas de alta intensidade causam consistentemente os sintomas mais intensos de DMIT.[14,59,72,92,97,207] O Quadro 6.13 relaciona os sinais e sintomas no curso temporal da DMIT. Embora o curso de tempo varie, os sinais e sintomas, que podem durar até 10 a 14 dias, dissipam-se gradualmente.[14,72,92]

Etiologia da DMIT. Apesar de anos de pesquisas, desde o início do século XX, os mecanismos de base (mecânico, neural ou celular) do dano tecidual associado com a DMIT ainda não estão claros.[42,187] Foram propostas várias teorias, e algumas foram subsequentemente refutadas. Os primeiros pesquisadores propunham a *teoria do acúmulo de resíduos metabólicos*, sugerindo que a dor muscular, tanto aguda

QUADRO 6.13	Dor muscular de início tardio: sinais e sintomas clínicos

- Dor e desconforto muscular que começam 12 a 24 horas após o exercício e atingem o pico após 48 a 72 horas, desaparecendo 2 a 3 dias depois
- Hipersensibilidade à palpação no ventre muscular envolvido ou na junção miotendínea
- Aumento da dor com o alongamento passivo ou a contração ativa do músculo envolvido
- Edema e calor local
- Rigidez muscular que se reflete pelo encurtamento muscular espontâneo[62] antes do surgimento da dor
- Diminuição da ADM durante o curso da dor muscular
- Diminuição da força muscular antes do surgimento da dor, que persiste por até 1 a 2 semanas após a remissão da dor[39]

como de início tardio, era causada por um acúmulo de ácido láctico no músculo após o exercício. Embora essa seja uma fonte de dor muscular durante o exercício agudo, tal teoria foi negada como causa de DMIT.[266] Diversos estudos têm mostrado que é necessária apenas cerca de 1 hora de recuperação pós-exercício exaustivo para que seja removido quase todo o ácido láctico do músculo esquelético e do sangue.[97]

A *teoria do espasmo muscular* também foi proposta como causa da DMIT, sugerindo que um ciclo de *feedback* de dor causada por isquemia e acúmulo de resíduos metabólicos durante o exercício levava a um espasmo muscular.[65] Isso, segundo se supunha, causava a sensação de DMIT e um ciclo reflexo de dor-espasmo contínuo que duravam vários dias após o exercício. A teoria do espasmo muscular foi desconsiderada em pesquisas subsequentes, que mostraram não ocorrer aumento na atividade EMG, não havendo, portanto, evidência de espasmo nos músculos com dor de início tardio.[2]

Embora continuem sendo feitos estudos sobre a etiologia específica da DMIT, as pesquisas atuais sugerem que ela está vinculada a alguma forma de perturbação (microtrauma) mecânica, induzida pela contração, das fibras musculares e/ou do tecido conjuntivo dentro e ao redor do músculo, resultando em degeneração do tecido.[42,99] Evidências de dano tecidual, como níveis séricos sanguíneos elevados de creatina quinase, estão presentes por vários dias após o exercício e são acompanhadas por inflamação e edema.[2,98,99]

A perda temporária de força e a percepção de dor ou o desconforto associado com a DMIT parecem ocorrer independentemente e seguir cursos de tempo diferentes. Os déficits de força se desenvolvem antes do surgimento da dor e persistem após sua remissão.[62,204] Portanto, os déficits na produção de força parecem ser resultado de dano muscular, possivelmente dano miofibrilar nas bandas Z,[42,203] afetando diretamente a integridade estrutural das unidades contráteis do músculo, e não uma inibição neuromuscular resultante da dor.[203,204]

Prevenção e tratamento da DMIT. A prevenção e o tratamento da DMIT no início de um programa de exercícios têm sido ineficazes ou, quando muito, marginalmente bem-sucedidos. Há uma opinião comum nos estabelecimentos clínicos e de preparo físico de que o surgimento inicial da DMIT pode ser prevenido, ou pelo menos minimizado, progredindo a intensidade e o volume do exercício *gradualmente*,[46,72] realizando atividades de aquecimento e desaquecimento de baixa intensidade[64,72,235] ou fazendo alongamentos suaves dos músculos exercitados antes e após exercícios extenuantes.[64,235] Embora essas técnicas sejam regularmente defendidas e empregadas, há pouca ou nenhuma evidência na literatura para suportar sua eficácia na prevenção da DMIT.

Há alguma evidência sugerindo que o uso do exercício concêntrico repetitivo antes do exercício excêntrico que induz à DMIT não previne por completo, mas reduz a gravidade da dor muscular e os outros marcadores de dano muscular.[206] Paradoxalmente, uma rotina regular de exercícios excêntricos, após o desenvolvimento de um episódio inicial de DMIT, pode minimizar seus efeitos.[7,42,43,46] Essa resposta é muitas vezes chamada de "efeito de repetição da série", em que uma série de exercícios excêntricos protege o músculo do dano de séries subsequentes do exercício excêntrico.[187] Pode muito bem ser que com séries repetidas do mesmo nível de exercício ou atividade excêntrica que causou o episódio inicial de DMIT, o músculo se adapte às cargas físicas, resultando na prevenção de episódios adicionais de DMIT.[7,42,169,187]

No momento, a eficácia dos tratamentos para a DMIT é controvertida. As evidências mostram que a continuação do programa de treinamento que induziu a DMIT não piora o dano muscular nem torna o processo de recuperação mais lento.[42,207] Tem sido relatado que o exercício concêntrico leve, de alta velocidade (isocinético), reduz a dor muscular e acelera a remediação dos déficits de força associados com a DMIT,[120] mas outros relatos sugerem que não ocorre melhora significativa na força ou no alívio da dor muscular com o exercício leve.[69,267]

A eficácia de certas modalidades terapêuticas e técnicas de massagem também é questionável. A estimulação elétrica para reduzir a dor muscular tem sido relatada como efetiva[62,147] e ineficiente.[267] Embora a crioterapia, especificamente a imersão na água fria, após o exercício excêntrico vigoroso, reduza os sinais de dano muscular, tem sido relatado que ela tem pouco ou nenhum efeito na perpetuação da sensibilidade muscular ou déficit de força.[81] Também não há evidências significativas de que a massagem após o exercício, apesar de seu uso disseminado nos esportes, reduza os sinais e sintomas de DMIT.[147,259,267] Outros tratamentos, como a terapia de oxigênio hiperbárico e suplementos nutricionais, também têm mostrado benefícios limitados.[46] Contudo, o uso de malhas compressivas[160,165] e cremes tópicos de salicilato, que proporcionam um efeito analgésico, podem também reduzir a gravidade dos sintomas relacionados à DMIT e acelerar sua recuperação.

Evidências em foco

Em um estudo prospectivo[160,165] de DMIT induzida por exercício excêntrico máximo, o uso de um manguito de compressão sobre o grupo muscular exercitado resultou em não aumento das medidas de circunferência do braço (o que poderia sugerir prevenção de edema dos tecidos moles). Em participantes que usaram esse dispositivo, houve também redução mais rápida na percepção de dor muscular e melhora mais rápida nos déficits no pico de torque do que naqueles que não usaram o manguito de compressão.

Em resumo, embora algumas intervenções para o tratamento da DMIT pareçam promissoras, o tratamento definitivo ainda precisa ser determinado.

Fratura patológica

Quando um paciente com osteoporose conhecida (ou com alto risco de desenvolver osteoporose) ou com osteopenia participa de um programa de exercícios resistidos, o risco de fratura patológica precisa ser considerado. A *osteoporose*, discutida com mais detalhes nos Capítulos 11 e 24, é uma doença esquelética sistêmica caracterizada por redução na massa óssea mineralizada e está associada com um desequilíbrio entre reabsorção óssea e formação óssea, levando à fragilidade dos ossos. Além da perda de massa óssea, ocorre também estreitamento da diáfise do osso e alargamento do canal medular.[7,30,168]

As alterações associadas com osteoporose tornam o osso menos capaz de resistir às sobrecargas físicas. Consequentemente, eles se tornam altamente suscetíveis à *fratura patológica* (fratura por fragilidade), isto é, uma fratura do osso já enfraquecido pela doença que ocorre como resultado de uma sobrecarga mínima no sistema esquelético.[30,110,201] As fraturas patológicas são mais comuns nas vértebras, fêmures, punhos e costelas.[110,168] Portanto, para elaborar e implementar um programa de exercícios seguro, o fisioterapeuta precisa saber se o paciente tem uma história de osteoporose e, como tal, um risco aumentado de fratura patológica. Se não houver uma história conhecida de osteoporose, o fisioterapeuta precisa ser capaz de identificar os fatores que colocam o paciente em risco para osteoporose.[30,51,168] Como observado no Capítulo 11, mulheres após a menopausa, por exemplo, correm alto risco de osteoporose primária (tipo I). A osteoporose secundária (tipo II) está associada com imobilização prolongada ou desuso, apoio de peso restrito ou uso prolongado de certos medicamentos, como corticosteroides sistêmicos ou imunossupressores.

Prevenção da fratura patológica

Como já foi observado neste capítulo, as evidências dos efeitos osteogênicos positivos da atividade física, incluindo o treinamento resistido, têm sido determinadas por numerosos estudos. Como consequência, além dos exercícios aeróbios que envolvem apoio de peso, os exercícios resistidos têm se tornado um elemento essencial da reabilitação e dos programas de condicionamento para pacientes com osteoporose conhecida ou com risco de desenvolvê-la.[6,7,218,228] Portanto, pacientes sob risco de fratura patológica normalmente se engajam no treinamento resistido, com o objetivo de aumentar a densidade óssea.

O treinamento resistido seguro e bem-sucedido para esses pacientes deve impor uma carga suficiente para satisfazer o princípio da sobrecarga e alcançar as metas do programa de exercícios, mas não uma carga tão pesada que possa causar fratura patológica. As orientações e precauções durante o treinamento resistido para reduzir o risco de fratura patológica em pessoas com osteoporose ou em risco para esta condição estão resumidas no Quadro 6.14.[201,218,228]

CONTRAINDICAÇÕES PARA O EXERCÍCIO RESISTIDO

Há apenas alguns casos em que os exercícios resistidos são contraindicados. O treinamento resistido é mais fre-

| QUADRO 6.14 | Diretrizes para o treinamento resistido e precauções para reduzir o risco de fratura patológica |

- *Intensidade do exercício.* Evite treinamento com peso de alta intensidade e alto volume. Dependendo da gravidade da osteoporose, comece o treinamento com pesos com intensidade mínima (40 a 60% de 1 RM), progredindo para intensidade moderada (60 a < 80% de 1 RM).
- *Repetições e séries.* No início, fazer apenas uma série de vários exercícios com 8 a 12 repetições cada, nas primeiras 6 a 8 semanas.
  - Progrida a intensidade e o volume (repetições) gradualmente; por fim, desenvolva até 3 a 4 séries de cada exercício com níveis de intensidade moderados.
- *Frequência.* Fazer exercícios de levantamento de peso 2 a 3 vezes por semana.
- *Tipo de exercício.* Integrar atividades de apoio de peso no treinamento resistido, porém, com as seguintes precauções:
  - Evite atividades de alto impacto, como saltos ou pulos. Faça a maioria dos exercícios de fortalecimento em posturas com apoio de peso que envolvam baixo impacto, como avanços ou subidas e descidas no degrau contra resistência adicional (pesos de mão, colete com peso ou resistência elástica).
  - Evite movimentos de alta velocidade.
  - Evite flexão de tronco com rotação e flexão da coluna resistida no final da amplitude. Essas combinações podem colocar cargas excessivas na porção anterior das vértebras, resultando potencialmente em fraturas por compressão anterior, encunhamento do corpo vertebral e diminuição da altura.
  - Evite atividades com apoio de peso de membros inferiores que envolvam movimentos de torção dos quadris, particularmente se houver evidências de osteoporose na região proximal do fêmur.
  - Para evitar perda de equilíbrio durante exercícios em bipedestação para membros inferiores, faça o paciente segurar em uma superfície estável, como um balcão. Se o paciente tiver alto risco para quedas ou uma história de quedas, faça os exercícios em uma cadeira para prover apoio de peso por meio da coluna.
  - Em classes de exercícios em grupo, tenha uma proporção baixa de participantes por instrutor; para pacientes com alto risco de quedas ou história prévia de fratura, considere a supervisão direta, um para um, com outra pessoa treinada.

quentemente contraindicado durante períodos de inflamação aguda e em algumas doenças e distúrbios agudos. Escolhendo cuidadosamente o tipo apropriado (modo) de exercício (estático *versus* dinâmico; com ou sem apoio de peso) e mantendo a intensidade inicial do exercício em um nível baixo a moderado, os efeitos adversos do treinamento resistido podem ser sempre evitados.

Dor

Se um paciente sentir dor articular ou muscular intensa durante movimentos ativos sem resistência externa, os exercícios resistidos dinâmicos não devem ser iniciados. Durante o teste, se um paciente sentir dor muscular aguda durante uma contração isométrica resistida, os exercícios resistidos não devem ser iniciados. Por último, se um paciente sentir dor que não possa ser eliminada reduzindo a resistência externa, o exercício deve ser interrompido.

Inflamação

O treinamento resistido dinâmico e estático é absolutamente contraindicado na presença de doença neuromuscular inflamatória. Por exemplo, em pacientes com doença aguda das células do corno anterior (Guillain-Barré) ou doença muscular inflamatória (polimiosite, dermatomiosite), os exercícios resistidos podem, na verdade, causar deterioração irreversível da força como resultado do dano muscular. Os exercícios resistidos *dinâmicos* são contraindicados na presença de inflamação aguda de uma articulação. O uso do exercício resistido dinâmico pode irritar a articulação e causar mais inflamação. Exercícios isométricos (estáticos) leves contra uma resistência insignificante são apropriados.

Doença cardiopulmonar grave

Doenças cardíacas ou respiratórias graves ou distúrbios associados com sintomas agudos contraindicam o treinamento resistido. Por exemplo, pacientes com doença coronariana grave, cardite ou miopatia cardíaca não devem participar de atividades físicas vigorosas, incluindo o programa de treinamento resistido.[6]

Após um infarto do miocárdio ou cirurgia de revascularização coronariana, o treinamento resistido deve ser protelado por pelo menos 5 semanas (o que inclui a participação em 4 semanas de treinamento de condicionamento físico supervisionado para reabilitação cardíaca) e até que o paciente tenha sido liberado pelo seu médico.[6]

EXERCÍCIOS COM RESISTÊNCIA MANUAL

Definição e uso

O *exercício com resistência manual* é uma forma de exercício resistido ativo em que a força de resistência é aplicada pelo fisioterapeuta contra uma contração muscular dinâmica ou estática.

- Quando o movimento articular é permitido, a resistência é geralmente aplicada ao longo da ADM disponível.
- A resistência é aplicada durante o exercício feito nos planos anatômicos de movimento, em padrões diagonais associados com as técnicas de FNP,[159,265] ou em padrões combinados de movimento que simulam atividades funcionais.
- Um músculo específico também pode ser fortalecido resistindo-se à sua ação conforme o descrito nos procedimentos de teste muscular manual.[132,152]
- Nos programas de reabilitação, o exercício resistido manual, que pode ser precedido por exercícios ativoassistidos e ativos, é parte do *continuum* de exercícios ativos disponíveis para o fisioterapeuta utilizar na melhora ou restauração do desempenho muscular.

Há muitas vantagens em usar os exercícios resistidos manuais, mas há também desvantagens e limitações para essa forma de exercício resistido. Esses tópicos estão resumidos no Quadro 6.15.

Diretrizes e considerações especiais

Os princípios gerais para a aplicação dos exercícios resistidos que foram discutidos na seção anterior deste capítulo também se aplicam ao exercício com resistência manual. Além disso, há algumas diretrizes especiais próprias dos exercícios com resistência manual e que também devem ser seguidas. As diretrizes adiante se aplicam ao exercício com resistência manual executado nos planos de movimento anatômicos e nos padrões diagonais da FNP.

Mecânica corporal do fisioterapeuta

- Escolha uma maca de tratamento, para posicionar o paciente, que tenha altura apropriada ou ajuste a altura da cama do paciente, se possível, para favorecer o uso de uma mecânica corporal correta.
- Posicione-se perto do paciente para evitar sobrecarga na sua região lombar da coluna vertebral e maximizar o controle dos membros superiores ou inferiores do paciente.
- Use uma base de apoio ampla para manter uma postura estável enquanto a resistência manual é aplicada; transfira seu peso de modo que você se movimente conforme o paciente move o membro.

Aplicação de resistência manual e estabilização

- Revise os princípios e as diretrizes de posicionamento e direcionamento de resistência e estabilização (ver Figs. 6.12 e 6.13). Quando for necessário, estabilize a inserção proximal do músculo em contração com uma mão enquanto aplica a resistência distalmente ao segmento em movimento. Use posicionamentos de mão apropriados (contatos manuais) para fornecer pistas táteis e proprioceptivas que ajudem o paciente a compreender melhor em que direção deve fazer o movimento.[251]
- Gradue e varie a quantidade de resistência para se equiparar às habilidades do músculo em todas as porções da ADM disponível.

QUADRO 6.15 Exercícios com resistência manual: vantagens e desvantagens

Vantagens

- São mais efetivos durante os estágios iniciais da reabilitação quando os músculos estão fracos (TMM 4/5 ou menos).
- São uma forma efetiva de exercício na transição dos movimentos assistidos para mecanicamente resistidos.
- A resistência é graduada de forma mais precisa do que a resistência mecânica.
- A resistência é ajustada ao longo da ADM, já que o fisioterapeuta responde aos esforços do paciente ou a um arco doloroso.
- O músculo trabalha de forma máxima em todas as porções da ADM.
- A amplitude do movimento articular pode ser cuidadosamente controlada pelo fisioterapeuta para proteger os tecidos em cicatrização ou prevenir movimentos em uma porção instável da amplitude.
- São úteis para fortalecimento dinâmico ou estático.
- A estabilização manual direta previne movimentos compensatórios.
- Podem ser feitos em diferentes posições.
- O posicionamento da resistência é facilmente ajustado.
- Dão ao fisioterapeuta uma oportunidade de interação direta com o paciente para monitorar seu desempenho continuamente.

Desvantagens

- A carga do exercício (quantidade de resistência) é subjetiva; não pode ser medida ou documentada quantitativamente para estabelecer uma linha basal ou a melhora no desempenho muscular decorrente do exercício.
- A quantidade de resistência é limitada à força do fisioterapeuta; portanto, a resistência imposta não é adequada para fortalecer grupos musculares já fortes.
- A velocidade de movimento é de lenta a moderada, possivelmente intransferível para a maioria das atividades funcionais.
- Não podem ser feitos independentemente pelo paciente para fortalecer a maioria dos grupos musculares.
- Não são úteis em programas domiciliares, a menos que haja um cuidador disponível para dar assistência.
- São intensivos para o fisioterapeuta em termos de tempo e trabalho.
- Não são práticos para melhora da resistência muscular à fadiga; consomem tempo demais.

Recomendação clínica

Ao aplicar resistência manual, é necessário que o fisioterapeuta tenha habilidades bem desenvolvidas para fornecer uma resistência suficiente para desafiar, porém não subjugar, os esforços do paciente, sobretudo quando ele tem fraqueza significativa.

- Aplique e libere gradualmente a resistência de modo que os movimentos sejam suaves e não inesperados ou descontrolados.
- Mantenha o membro do paciente perto do seu corpo para que parte da força aplicada venha do seu peso corporal, e não apenas da força dos seus membros superiores. Isso permite a você aplicar uma quantidade maior de resistência, particularmente à medida que a força do paciente for aumentando.
- Quando aplicar resistência manual em contrações isométricas alternadas de músculos agonistas e antagonistas, visando a desenvolver estabilidade articular, mantenha o contato manual durante todo o tempo enquanto as contrações isométricas são repetidas. Enquanto se faz a transição de uma contração muscular para outra, não deve ocorrer uma fase de relaxamento ou movimento articular abrupto entre as contrações opostas.

Comandos verbais

- Coordene o momento dos comandos verbais com a aplicação da resistência para manter controle quando o paciente iniciar um movimento.
- Use comandos verbais simples e diretos.
- Use comandos verbais diferentes para facilitar as contrações isométricas, concêntricas ou excêntricas. Para aplicar resistência a uma contração *isométrica*, diga ao paciente "segure", "não deixe que eu o mova" ou "faça uma resistência igual à minha". Para resistir a uma contração *concêntrica*, diga ao paciente "empurre" ou "puxe". Para resistir a uma contração *excêntrica*, diga ao paciente "deixe o movimento ocorrer lentamente enquanto eu empurro ou puxo você".

Número de repetições e séries/intervalos de repouso

- Como acontece em todas as formas de exercícios, o número de repetições depende da resposta do paciente.
- Para o exercício com resistência manual, o número de repetições depende também da força e da resistência física do fisioterapeuta.
- Inclua intervalos de repouso adequados para o paciente e para o fisioterapeuta; após 8 a 12 repetições, normalmente tanto o paciente quanto o fisioterapeuta começam a apresentar algum grau de fadiga muscular.

Técnicas: contexto geral

As técnicas de exercícios com resistência manual descritas nesta seção são para os membros superiores e inferiores, realizadas concentricamente nos planos anatômicos de movimento. A direção do movimento do membro deve ser oposta, caso a resistência manual seja aplicada a uma contração excêntrica. Os exercícios descritos são feitos em posições sem apoio de peso e envolvem movimentos para isolar músculos individuais ou grupos musculares.

De acordo com o Capítulo 3, a maioria dos exercícios descritos e ilustrados nesta seção é feita com o paciente em *decúbito dorsal*. Podem ser necessárias variações na posição do fisioterapeuta e no posicionamento das mãos, dependendo do tamanho e da força do fisioterapeuta e do paciente. Posições alternativas, como decúbito ventral ou sentada, são descritas quando apropriado ou necessário. Por fim, o fisioterapeuta precisa ser versátil e capaz de aplicar resistência manual com os pacientes em todas as posições necessárias para acomodar diferenças significativas de habilidades, limitações e patologias de cada paciente.

Observação: em todas as ilustrações desta seção, a direção na qual a resistência (R) é aplicada está indicada com uma seta sólida.

Movimentos opostos, como flexão/extensão e abdução/adução, são em geral resistidos alternadamente em um programa de exercícios no qual se deseja força e controle neuromuscular equilibrado de agonistas e antagonistas. A resistência a padrões recíprocos de movimento também favorece a habilidade do paciente de reverter a direção do movimento de modo suave e rápido, uma habilidade neuromuscular necessária em muitas atividades funcionais. A reversão de direção requer controle muscular dos movimentadores primários e dos estabilizadores e combina contrações concêntricas e excêntricas para diminuir o impulso e fazer uma transição controlada de uma direção de movimento para a direção oposta.

A resistência manual em padrões diagonais de movimento associados com FNP está descrita e ilustrada na próxima seção deste capítulo. Exercícios de resistência adicionais para aumentar a força, a potência, a resistência muscular à fadiga e o controle neuromuscular nos membros podem ser encontrados nos Capítulos 17 a 23. Nesses capítulos, estão incluídos muitos exemplos e ilustrações de exercícios excêntricos resistidos, exercícios em posições de apoio de peso e exercícios em padrões funcionais de movimento. Os exercícios resistidos para as regiões cervical, torácica e lombar da coluna vertebral estão descritos e ilustrados no Capítulo 16.

Membros superiores

Flexão do ombro   VÍDEO 6.1

Posicionamento das mãos e procedimento

- Aplique a resistência à região anterior distal do braço ou porção distal do antebraço, se o cotovelo estiver estável e livre de dor (Fig. 6.14).
- A estabilização da escápula e do tronco é feita pela maca de tratamento.

Extensão do ombro

Posicionamento das mãos e procedimento

- Aplique a resistência na região posterior do braço distal ou porção distal do antebraço.
- A estabilização da escápula é feita pela maca.

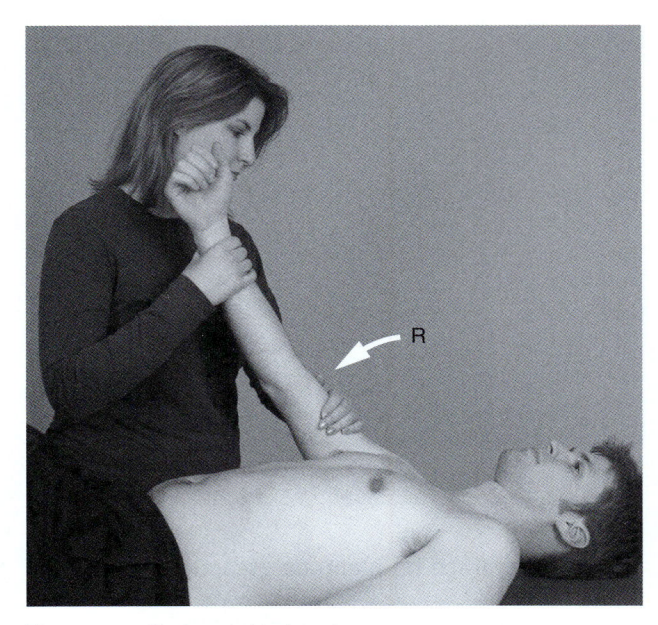

Figura 6.14   Flexão resistida de ombro.

Hiperextensão do ombro

O paciente pode ficar em decúbito dorsal, perto da lateral da maca, ou em decúbito lateral ou ventral para que a hiperextensão possa ocorrer.

Posicionamento das mãos e procedimento

- Aplique a resistência da mesma maneira usada para extensão do ombro.
- Estabilize a face anterior do ombro se o paciente estiver em decúbito dorsal.
- Se o paciente estiver em decúbito lateral, será preciso fazer uma estabilização adequada do tronco e da escápula. Isso geralmente se consegue com o fisioterapeuta posicionando o paciente perto da borda da maca e estabilizando-o com sua cintura.
- Se o paciente estiver em decúbito ventral, estabilize a escápula manualmente.

Abdução e adução do ombro

Posicionamento das mãos e procedimento

- Aplique a resistência na porção distal do braço com o cotovelo do paciente fletido a 90°. Para resistir à abdução (Fig. 6.15), aplique a resistência na região lateral do braço. Para resistir à adução, aplique a resistência na região medial do braço.
- A estabilização (embora não esteja ilustrada na Fig. 6.15) é aplicada na região superior do ombro, se necessário, para impedir que o paciente *inicie* a abdução levantando o ombro (elevação da escápula).

Precaução: permita que a articulação do ombro faça rotação lateral quando estiver resistindo à abdução acima de 90° para prevenir compressão no local.

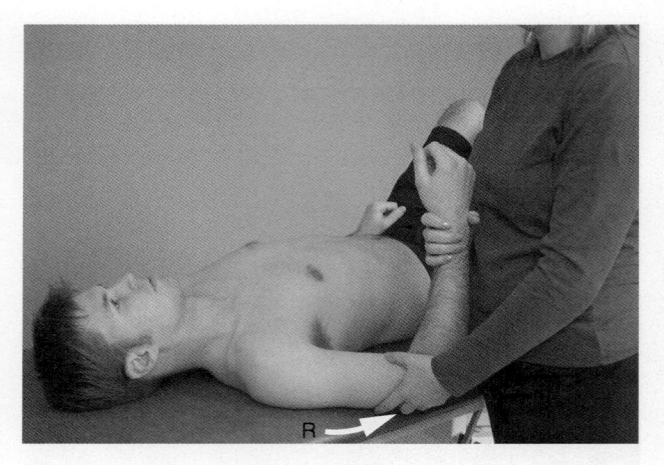

Figura 6.15   Abdução resistida de ombro.

Elevação do braço no plano da escápula

Posicionamento das mãos e procedimento

- Igual ao descrito previamente para flexão de ombro.
- Aplique a resistência à medida que o paciente eleva o braço no plano da escápula (30° a 40° anterior ao plano frontal do corpo).[175,211]

Recomendação clínica

Embora a elevação no plano escapular não seja um movimento do ombro que ocorre em um dos planos anatômicos do corpo, acredita-se que a resistência no plano escapular tenha seus méritos. Há evidências inconclusivas[227,273] sobre a capacidade dos principais grupos musculares da articulação do ombro de produzir torque ser maior quando o braço se eleva no plano da escápula, em comparação com os planos frontal ou sagital. No entanto, tem sido mostrado que a articulação do ombro fica mais estável e há menor risco de compressão dos tecidos moles quando o treinamento de força é feito no plano escapular[183,211] (ver discussão adicional no Cap. 17).

Rotação medial e lateral do ombro

Posicionamento das mãos e procedimento

- Flexione o cotovelo a 90° e posicione o ombro a meio caminho entre a adução completa e a abdução a 90º. O fisioterapeuta pode colocar uma toalha sob a região distal do braço para abordar o plano da escápula.
- Aplique a resistência na porção distal do antebraço durante a rotação medial e lateral (Fig. 6.16A).
- Faça a estabilização no nível da clavícula durante a rotação medial; as costas e a escápula são estabilizadas pela maca durante a rotação lateral.

Procedimento alternativo

Alinhamento alternativo do úmero (Fig. 6.16B). Se a mobilidade e estabilidade da articulação do ombro permi-

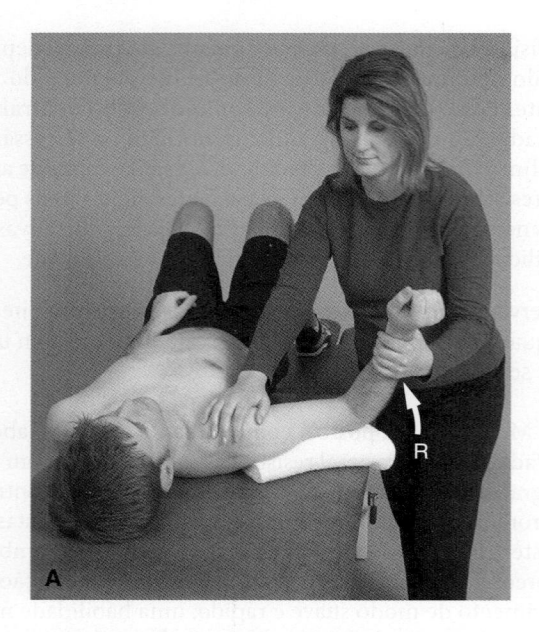

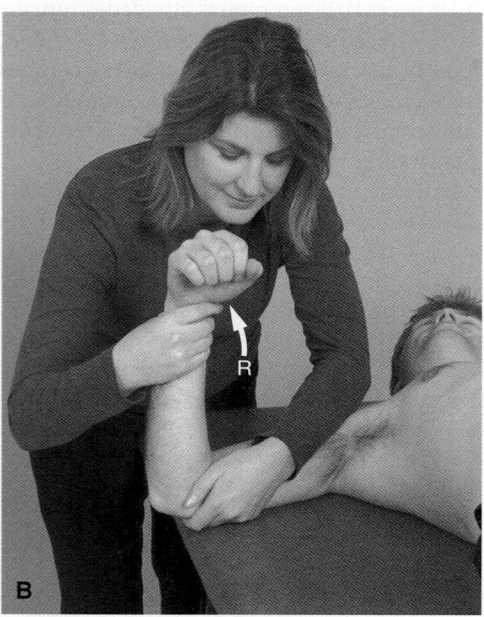

Figura 6.16   (A) Rotação lateral resistida do ombro com a articulação posicionada em flexão e abdução (aproximando-se do plano da escápula). (B) Rotação medial resistida do ombro com este em 90° de abdução.

tirem, o ombro pode ser posicionado em 90° de abdução durante a rotação contra resistência.

Abdução e adução horizontal do ombro

Posicionamento das mãos e procedimento

- Flexione o ombro e o cotovelo em 90° e posicione o ombro em rotação neutra.
- Aplique a resistência à porção distal do braço, logo acima do cotovelo, durante a adução e abdução horizontal.
- Estabilize a região anterior do ombro durante a adução horizontal. A maca estabiliza a escápula e o tronco durante a abdução horizontal.

- Para resistir à abdução horizontal de 0° a 45°, o paciente precisa ficar perto da borda da maca quando em decúbito dorsal ou ser posicionado em decúbito lateral ou ventral.

Elevação e depressão da escápula   VÍDEO 6.2

Posicionamento das mãos e procedimento

- Posicione o paciente em decúbito dorsal, lateral ou sentado.
- Aplique a resistência ao longo da face superior do complexo do ombro, logo acima da clavícula, durante a elevação escapular (Fig. 6.17).

Procedimentos alternativos: depressão escapular

Para resistir à depressão escapular unilateral em decúbito dorsal, faça com que o paciente tente estender a mão tentando alcançar os pés e empurrar a mão contra a sua. Quando o paciente estiver com uma força adequada, o exercício poderá ser realizado para incluir o apoio de peso por meio do membro superior. O paciente deve estar sentado na beira de uma maca baixa e levantar o peso do corpo com as duas mãos.

Protração e retração da escápula

Posicionamento das mãos e procedimento

- Aplique a resistência na porção anterior do ombro, na cabeça do úmero, para resistir à protração, e na região posterior do ombro para resistir à retração.
- A resistência também pode ser aplicada diretamente na escápula se o paciente ficar sentado ou em decúbito lateral, de frente para o fisioterapeuta.
- Estabilize o tronco para prevenir sua rotação.

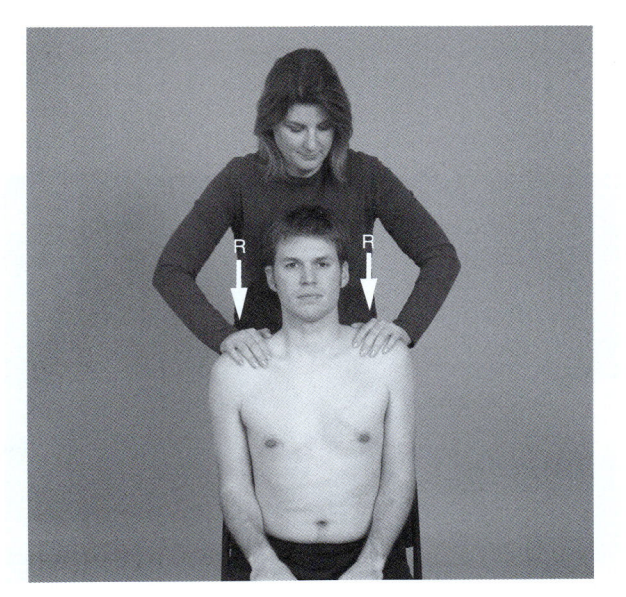

Figura 6.17   Elevação dos ombros (escápulas), resistida bilateralmente.

Flexão e extensão do cotovelo   VÍDEO 6.3

Posicionamento das mãos e procedimento

- Para fortalecer os flexores do cotovelo, aplique a resistência na porção anterior da região distal do antebraço (Fig. 6.18).
- O antebraço pode ser posicionado em supinação, pronação e posição neutra para resistir aos músculos flexores individuais do cotovelo.
- Para fortalecer os extensores do cotovelo, posicione o paciente em decúbito ventral (Fig. 6.19) ou dorsal e aplique a resistência na região distal do antebraço.
- Estabilize a porção superior do úmero durante os dois movimentos.

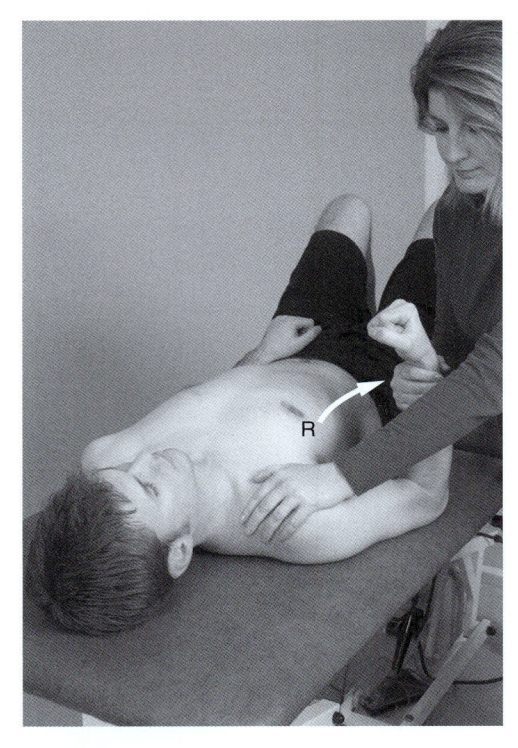

Figura 6.18   Flexão resistida do cotovelo com estabilização proximal.

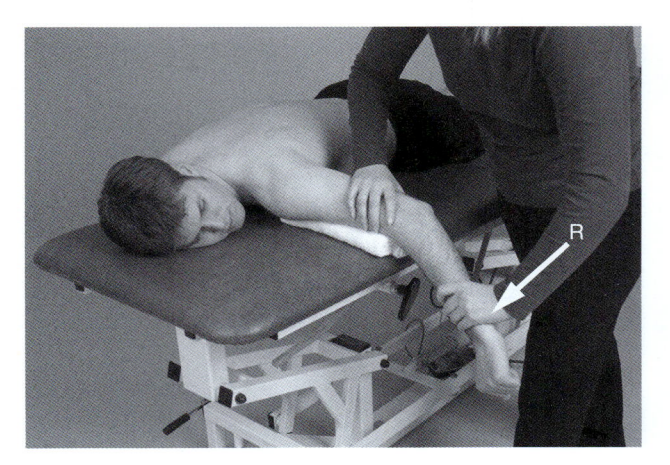

Figura 6.19   Extensão resistida do cotovelo.

Pronação e supinação do antebraço   VÍDEO 6.4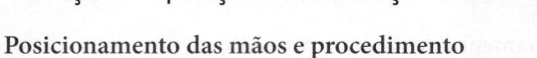

Posicionamento das mãos e procedimento

- Aplique a resistência contra o rádio na região distal do antebraço, com o cotovelo do paciente flexionado a 90° (Fig. 6.20) para impedir a rotação do úmero.

Precaução: não aplique a resistência na mão para evitar forças de torção no punho.

Flexão e extensão do punho   VÍDEO 6.5 ▶

Posicionamento das mãos e procedimento

- Aplique a resistência às regiões palmar e dorsal da mão na região dos metacarpais, para resistir à flexão e à extensão, respectivamente (Fig. 6.21).
- Estabilize a região palmar ou dorsal distal do antebraço.

Desvio radial e ulnar do punho

Posicionamento das mãos e procedimento

- Aplique a resistência contra o segundo e quinto metacarpais alternadamente para resistir ao desvio radial e ulnar.
- Estabilize a região distal do antebraço.

Movimentos dos dedos e polegar   VÍDEO 6.6 ▶

Posicionamento das mãos e procedimento

- Aplique a resistência em local imediatamente distal à articulação que está se movendo. A resistência é aplicada a um movimento articular por vez (Figs. 6.22 e 6.23).
- Estabilize as articulações proximal e distal à articulação que está se movendo.

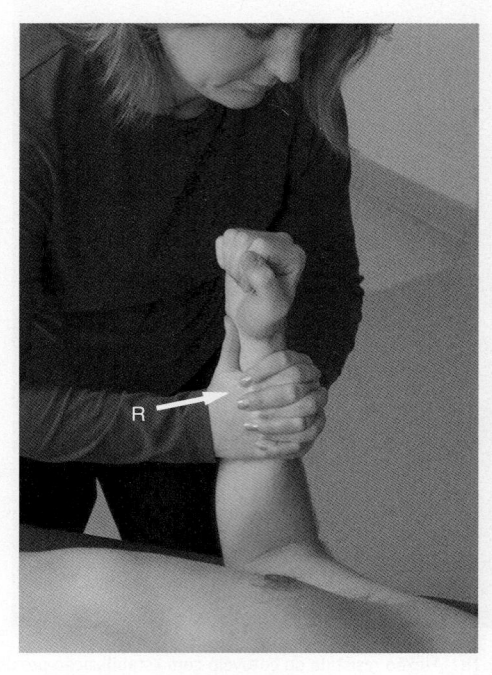

Figura 6.20   Pronação resistida do antebraço.

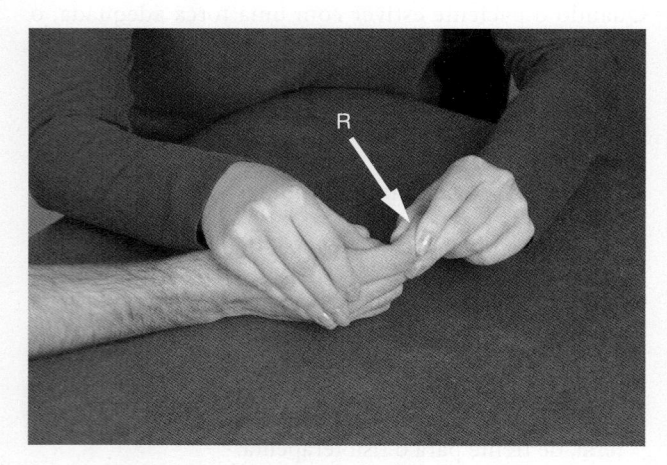

Figura 6.22   Flexão resistida da articulação interfalângica proximal (IFP) do dedo indicador com estabilização das articulações metacarpofalângica (MCF) e interfalângica distal (IFD).

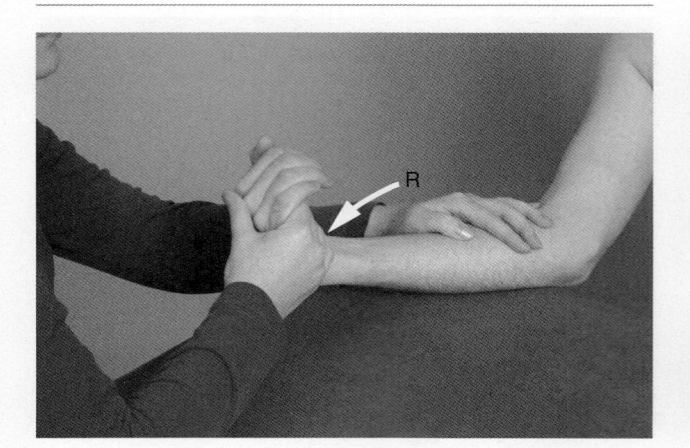

Figura 6.21   Flexão resistida do punho e estabilização do antebraço.

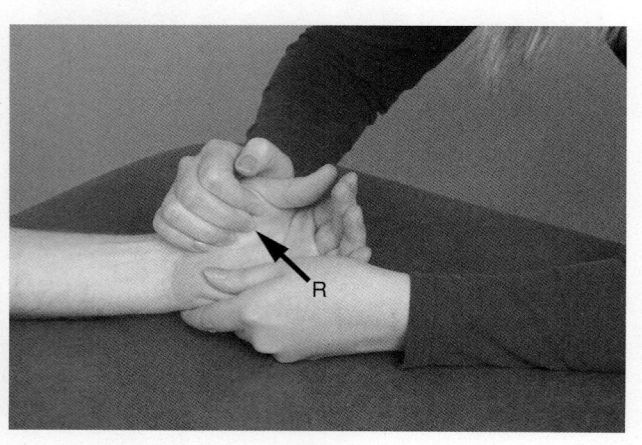

Figura 6.23   Oposição resistida do polegar.

Membros inferiores

Flexão do quadril com flexão de joelho
VÍDEO 6.7 ▶

Posicionamento das mãos e procedimento

- Aplique a resistência contra a porção anterior distal da coxa (Fig. 6.24). Uma resistência simultânea contra a flexão de joelho pode ser aplicada na região distal e posterior da perna, logo acima do tornozelo.
- A estabilização da pelve e da região lombar da coluna vertebral é dada pela força adequada dos músculos abdominais.

Precaução: se a pelve girar anteriormente e a lordose lombar aumentar durante a flexão de quadril contra resistência, faça o paciente flexionar o quadril e o joelho opostos e apoiar o pé na maca para estabilizar a pelve e proteger a região lombar.

Extensão do quadril

Posicionamento das mãos e procedimento

- Aplique a resistência contra a região posterior da coxa distal com uma mão e contra a região inferior e distal do calcanhar com a outra mão (Fig. 6.25).

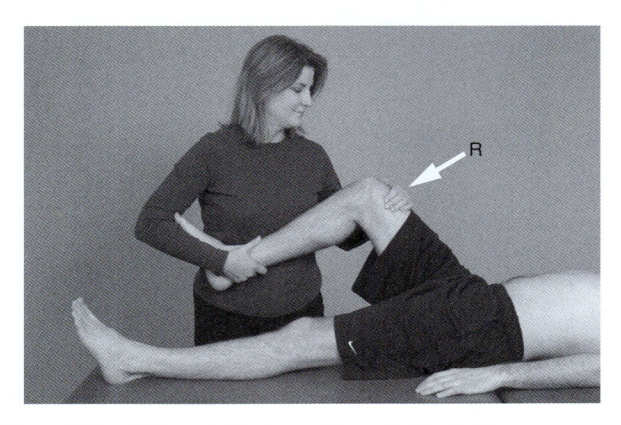

Figura 6.24 Flexão resistida do quadril com joelho fletido.

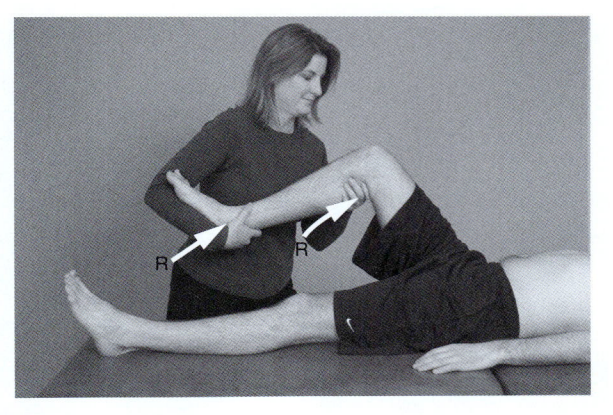

Figura 6.25 Extensão resistida de quadril e joelho com a mão posicionada no espaço poplíteo para prevenir a hiperextensão do joelho.

- A estabilização da pelve e da região lombar da coluna vertebral é feita pela maca.

Hiperextensão do quadril

Posição do paciente: decúbito ventral.

Posicionamento das mãos e procedimento

- Com o paciente em decúbito ventral, aplique a resistência contra a região posterior distal da coxa (Fig. 6.26).
- Estabilize a região posterior da pelve para evitar o movimento da região lombar da coluna vertebral.

Abdução e adução do quadril

Posicionamento das mãos e procedimento

- Aplique a resistência contra as regiões distais lateral e medial da coxa distal para resistir à abdução (Fig. 6.27) e à adução, respectivamente, ou contra as regiões lateral e medial da região distal da perna, logo acima dos maléolos, caso o joelho esteja estável e sem dor.

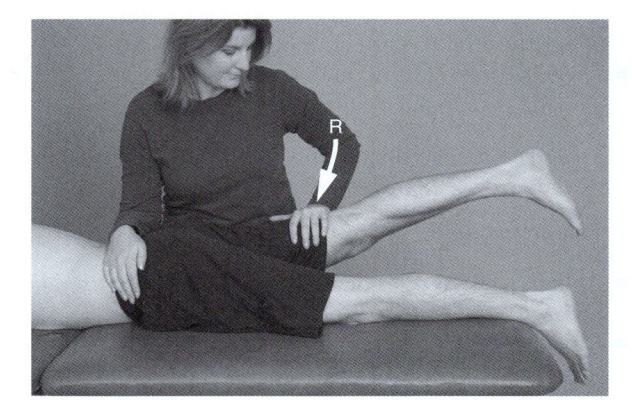

Figura 6.26 Amplitude final da extensão resistida do quadril com estabilização da pelve.

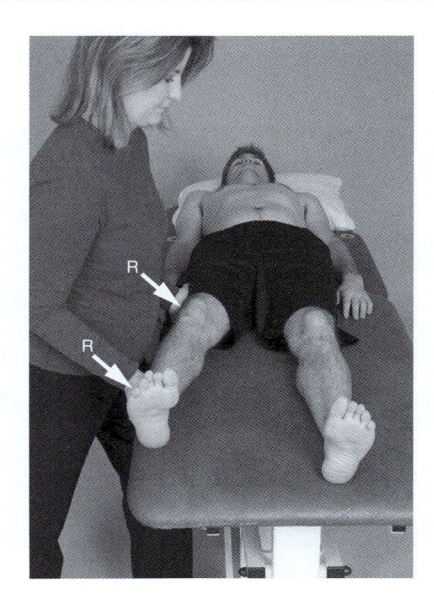

Figura 6.27 Abdução resistida do quadril.

■ A estabilização é aplicada na pelve para evitar o levantamento do quadril, causado pela ação substituta do músculo quadrado do lombo, e para manter a coxa na posição neutra de modo a prevenir rotação lateral do fêmur e subsequente substituição pelo músculo iliopsoas.

Rotação medial e lateral do quadril

Posição do paciente: decúbito dorsal com quadril e joelho estendidos.

Posicionamento das mãos e procedimento

■ Aplique a resistência contra a região lateral da coxa distal para resistir à rotação lateral e contra a face medial da coxa para resistir à rotação medial.
■ Estabilize a pelve.

Posição do paciente: decúbito dorsal com quadris e joelhos flexionados (Fig. 6.28).

Posicionamento das mãos e procedimento

■ Aplique a resistência contra a região medial da perna, logo acima do maléolo, durante a rotação lateral e contra a região lateral da perna durante a rotação medial.
■ Estabilize a região anterior da pelve enquanto a coxa está apoiada para manter o quadril em 90° de flexão.

Posição do paciente: decúbito ventral, com o quadril estendido e o joelho flexionado (Fig. 6.29).

Posicionamento das mãos e procedimento

■ Aplique a resistência contra as regiões medial e lateral da perna.
■ Estabilize a pelve aplicando pressão contra os glúteos.

Flexão do joelho   VÍDEO 6.8 ▶

■ A resistência contra a flexão de joelho pode ser combinada com resistência contra a flexão do quadril, conforme descrito anteriormente, com o paciente em decúbito dorsal.

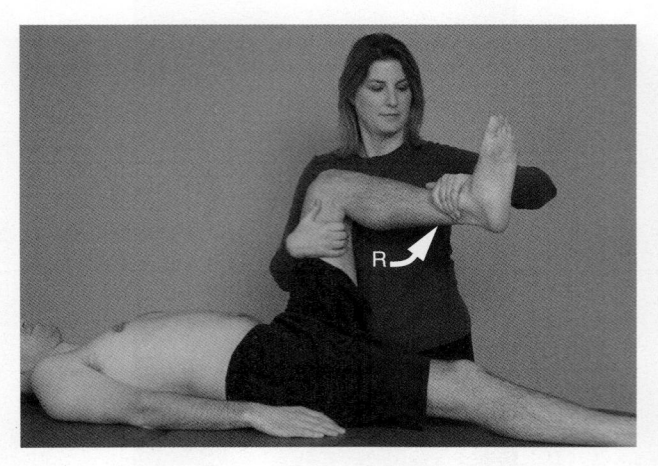

Figura 6.28   Rotação lateral resistida do quadril com o paciente em decúbito dorsal.

Posição alternativa do paciente: decúbito ventral com o quadril estendido (Fig. 6.30).

Posicionamento das mãos e procedimento

■ Aplique a resistência contra a região posterior da perna, logo acima do calcanhar.
■ Estabilize a pelve posterior por meio dos glúteos.

Outra posição para o paciente: o paciente também pode estar sentado na borda da maca com os quadris e joelhos flexionados e o tronco apoiado e estabilizado.

Extensão do joelho

Posições alternativas para o paciente

■ Se o paciente estiver em decúbito dorsal sobre uma maca, o quadril precisará ser abduzido e o joelho flexionado

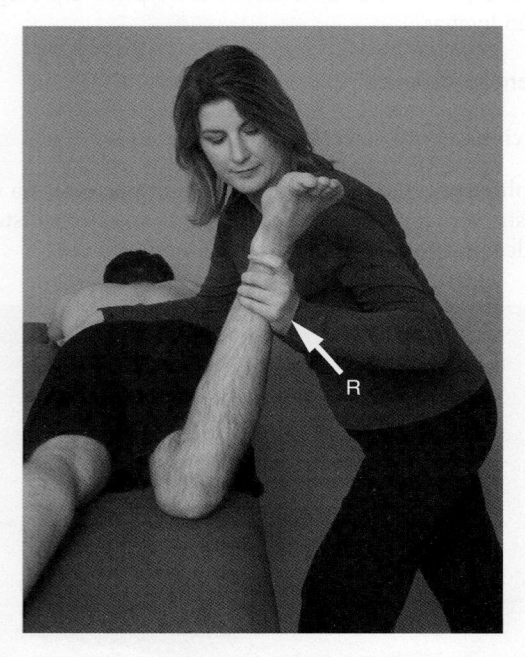

Figura 6.29   Rotação medial resistida do quadril com o paciente em decúbito ventral.

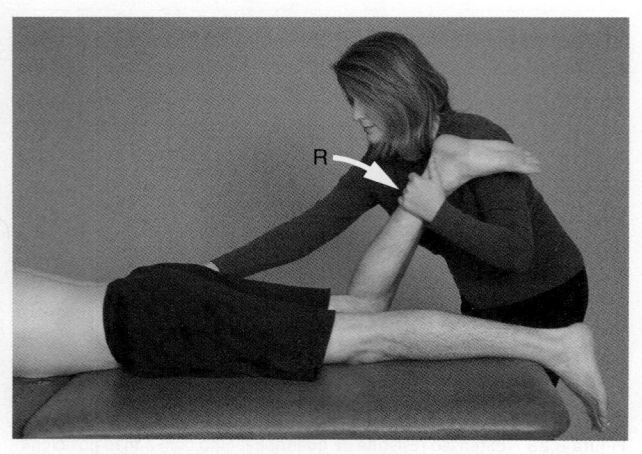

Figura 6.30   Flexão resistida do joelho com estabilização do quadril.

para que a perna fique ao lado da maca. Essa posição não deve ser usada se o músculo reto femoral ou músculo iliopsoas estiverem encurtados, pois provoca uma inclinação anterior da pelve e sobrecarrega a região lombar.

- Se o paciente estiver em decúbito ventral, coloque um rolo de toalha embaixo da região anterior da coxa distal; isso permite que a patela deslize normalmente durante a extensão do joelho.
- Se o paciente estiver sentado, coloque um rolo de toalha embaixo da região posterior da coxa distal (Fig. 6.31).

Posicionamento das mãos e procedimento

- Aplique a resistência contra a região anterior da perna.
- Estabilize o fêmur, a pelve ou o tronco conforme a necessidade.

Dorsiflexão e flexão plantar do tornozelo
VÍDEO 6.9 ▶

Posicionamento das mãos e procedimento

- Aplique a resistência contra o dorso do pé, logo acima dos dedos, para resistir à dorsiflexão (Fig. 6.32A), e na superfície plantar do pé sobre os metatarsais para resistir à flexão plantar (Fig. 6.32B).
- Estabilize a perna.

Inversão e eversão do tornozelo

Posicionamento das mãos e procedimento

- Aplique a resistência contra a região medial do primeiro metatarso para resistir à inversão e contra a região lateral do quinto metatarso para resistir à eversão.
- Estabilize a perna.

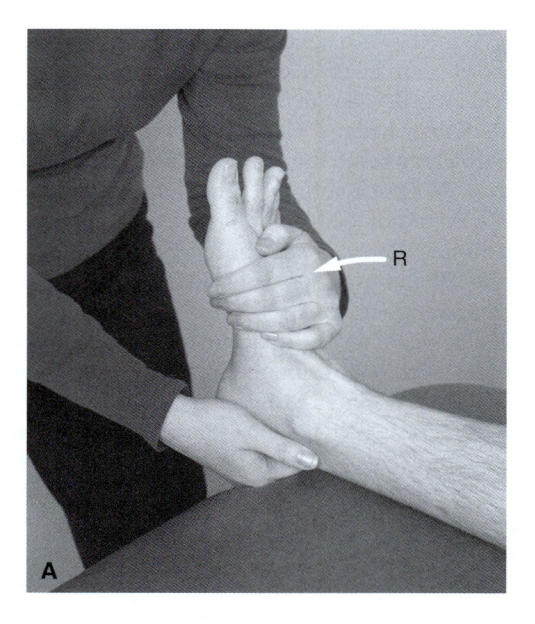

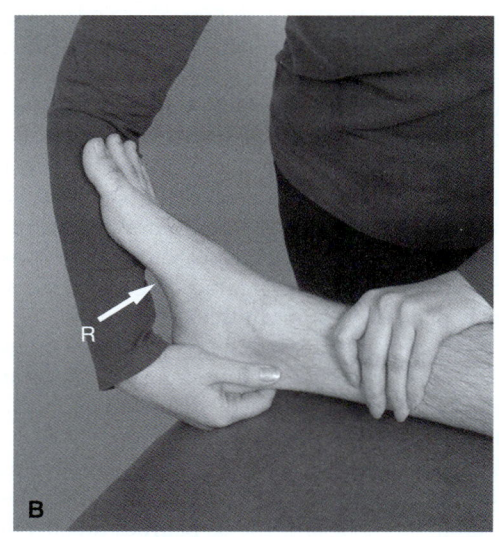

Figura 6.32   **(A)** Dorsiflexão resistida de tornozelo. **(B)** Flexão plantar resistida do tornozelo.

Flexão e extensão dos dedos do pé

Posicionamento das mãos e procedimento

- Aplique a resistência contra as superfícies plantar e dorsal dos dedos enquanto o paciente os flexiona e estende.
- Estabilize as articulações acima e abaixo da articulação que está se movendo.

FACILITAÇÃO NEUROMUSCULAR PROPRIOCEPTIVA: PRINCÍPIOS E TÉCNICAS

A FNP é uma abordagem ao exercício terapêutico que combina padrões diagonais funcionais de movimento com técnicas de facilitação neuromuscular para evocar respostas

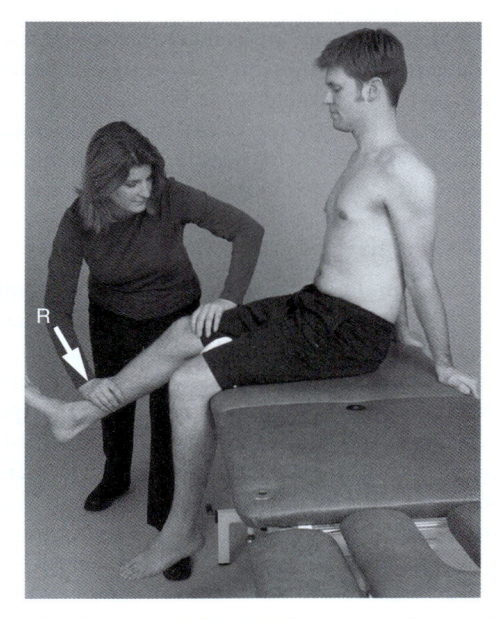

Figura 6.31   Extensão resistida do joelho com o paciente sentado e estabilizando o tronco com os membros superiores. O fisioterapeuta deve estabilizar a coxa.

motoras e melhorar o controle e a função neuromuscular. Essa abordagem ao exercício, amplamente usada, foi desenvolvida nas décadas de 1940 e 1950 pelo trabalho pioneiro de Kabat, Knott e Voss.[159] Seu trabalho integrava a análise do movimento durante atividades funcionais com as teorias da época sobre desenvolvimento, controle e aprendizado motor, bem como princípios de neurofisiologia que fundamentavam sua abordagem ao exercício e reabilitação. Há muito tempo associadas com a neurorreabilitação, as técnicas de FNP também têm uma ampla aplicação na reabilitação de pacientes com condições musculoesqueléticas que resultam em alterações no controle neuromuscular dos membros, pescoço e tronco.[127,251,263]

As técnicas de FNP podem ser usadas para desenvolver a força e a resistência muscular à fadiga; facilitar a estabilidade, a mobilidade, o controle neuromuscular e a coordenação dos movimentos; e servem como base para a restauração da função. As técnicas da FNP são úteis ao longo das etapas da reabilitação, desde a fase inicial de cicatrização dos tecidos, quando as técnicas isométricas são apropriadas, até a fase final de reabilitação, quando podem ser realizados movimentos diagonais em alta velocidade contra resistência máxima.

As características próprias dessa abordagem ao exercício terapêutico são o uso de padrões diagonais e a aplicação de pistas sensoriais – especificamente estímulos proprioceptivos, cutâneos, visuais e auditivos – para desencadear ou aumentar as respostas motoras. Faz parte desta filosofia e abordagem ao exercício o fato de os grupos musculares mais fortes de um padrão diagonal facilitarem a responsividade dos grupos musculares mais fracos. O enfoque da discussão de FNP neste capítulo trata do uso dos seus padrões e técnicas como uma forma importante de exercício resistido para o desenvolvimento de força, resistência muscular à fadiga e estabilidade dinâmica.

Embora os padrões de FNP para os membros possam ser feitos uni ou bilateralmente e em variadas posições, com e sem apoio de peso, somente os padrões unilaterais com o paciente em decúbito dorsal serão descritos e ilustrados. No Capítulo 4 deste livro, está descrito o uso de várias técnicas de alongamento por meio de FNP. Como comentado no Capítulo 3, os padrões diagonais também podem ser usados para ADM passiva e ativa. Aplicações adicionais dos padrões diagonais para membros e tronco, algumas com uso de equipamentos resistidos, estão descritas nos capítulos específicos para regiões do corpo à frente neste livro.

Padrões diagonais

Os padrões de FNP são compostos de movimentos *multiarticulares*, *multiplanares*, *diagonais* e *rotacionais* dos membros, tronco e pescoço. Múltiplos grupos musculares se contraem simultaneamente durante a execução desses movimentos padronizados. Há dois pares de padrões diagonais para os membros superiores e inferiores: diagonal 1 (D_1) e diagonal 2 (D_2). Cada um desses padrões pode ser feito quando o indivíduo está se movendo tanto na direção

em flexão quanto em extensão. Assim, a terminologia usada é Flexão D_1 ou Extensão D_1 e Flexão D_2 ou Extensão D_2 dos membros superiores ou inferiores. Os padrões englobam os movimentos em cada articulação do membro, mas são identificados pelos movimentos que ocorrem nos pontos mais proximais – as articulações do ombro ou do quadril. Em outras palavras, um padrão é denominado pela *posição do ombro ou do quadril quando o padrão diagonal é completado*. No âmbito de cada padrão, a flexão ou extensão do ombro ou quadril é combinada com abdução ou adução, assim como rotação lateral ou medial. Os movimentos dos segmentos corporais distais do ombro ou quadril também ocorrem simultaneamente durante cada padrão diagonal. A Tabela 6.9 resume os movimentos componentes de cada padrão diagonal.

Como já foi mencionado, os padrões diagonais podem ser feitos uni ou bilateralmente. Os padrões bilaterais podem ser feitos *simetricamente* (ou seja, Flexão D_1 dos dois membros); *assimetricamente* (Flexão D_1 de um membro junto à Flexão D_2 do outro membro); ou *reciprocamente* (Flexão D_1 de um membro e Extensão D_1 do membro oposto). Além disso, há padrões específicos para escápula ou pelve e técnicas que integram movimentos diagonais em atividades funcionais, como rolar, rastejar e andar. Há várias publicações com informações aprofundadas que descrevem e ilustram as muitas variações e aplicações das técnicas FNP.[212,251,265]

Procedimentos básicos com padrões FNP

Muitos procedimentos básicos, que envolvem a aplicação de múltiplos tipos de pistas sensoriais, são sobrepostos aos padrões diagonais para desencadear as melhores respostas neuromusculares possíveis.[212,251,265] Embora os padrões diagonais possam ser usados com várias formas de resistência mecânica (p. ex., pesos livres, sistemas simples de polias com pesos, resistência elástica ou mesmo uma unidade isocinética), a interação entre o paciente e o fisioterapeuta é uma característica proeminente do FNP, proporcionando uma grande quantidade e variedade de impulsos sensoriais, particularmente nas fases iniciais de restabelecimento do controle neuromuscular.

Contatos manuais

O termo *contato manual* refere-se a como e onde as mãos do fisioterapeuta são posicionadas sobre o paciente. Sempre que possível, os contatos manuais são feitos sobre os grupos musculares agonistas ou suas inserções tendíneas. Esses contatos permitem que o fisioterapeuta aplique resistência aos grupos musculares apropriados e indique ao paciente a direção desejada de movimento. Por exemplo, caso se deseje resistir à extensão de punho e dedos, o contato manual será na superfície dorsal da mão e punho. Nos padrões dos membros, um contato manual é posicionado distalmente e o outro contato manual pode ser feito mais proximalmente. O posicionamento dos contatos manuais é ajustado com base na resposta do paciente e seu nível de execução e de controle do padrão.

TABELA 6.9	Movimentos componentes dos padrões FNP: membros superiores e inferiores			
Articulações ou segmentos	Diagonal 1: flexão (D₁Flx)	Diagonal 1: extensão (D₁Ext)	Diagonal 2: flexão (D₂Flx)	Diagonal 2: extensão (D₂Ext)
Movimentos componentes dos membros superiores				
Ombro	Flexão-adução-rotação lateral	Extensão-abdução-rotação medial	Flexão-abdução--rotação lateral	Extensão-adução--rotação medial
Escápula	Elevação, abdução, rotação para cima	Depressão, adução, rotação para baixo	Elevação, abdução, rotação para cima	Depressão, adução, rotação para baixo
Cotovelo	Flexão ou extensão	Flexão ou extensão	Flexão ou extensão	Flexão ou extensão
Antebraço	Supinação	Pronação	Supinação	Pronação
Punho	Flexão, desvio radial	Extensão, desvio ulnar	Extensão, desvio radial	Flexão, desvio ulnar
Dedos e polegar	Flexão, adução	Extensão, abdução	Extensão, abdução	Flexão, adução
Movimentos componentes dos membros inferiores				
Quadril	Flexão-adução-rotação lateral	Extensão-abdução-rotação medial	Flexão-abdução--rotação medial	Extensão-adução--rotação lateral
Joelho	Flexão ou extensão	Flexão ou extensão	Flexão ou extensão	Flexão ou extensão
Tornozelo	Dorsiflexão, inversão	Flexão plantar, eversão	Dorsiflexão, eversão	Flexão plantar, inversão
Dedos do pé	Extensão	Flexão	Extensão	Flexão

Resistência máxima

A quantidade de resistência aplicada durante contrações musculares concêntricas dinâmicas é a maior quantidade possível que ainda permite ao paciente mover-se de maneira suave e sem dor ao longo da ADM disponível. A resistência deve ser ajustada ao longo do padrão para acomodar os componentes fortes e fracos deste.

Posição e movimento do fisioterapeuta

O fisioterapeuta permanece posicionado e alinhado ao longo dos planos diagonais de movimento, com os ombros e o tronco de frente para a direção de movimento do membro. O uso de uma mecânica corporal efetiva é essencial. A resistência deve ser aplicada por meio do peso corporal, não apenas dos membros superiores. O fisioterapeuta precisa usar uma base de apoio larga, mover-se com o paciente e rodar sobre a base de apoio para permitir a ocorrência de rotação no padrão diagonal.

Alongamento

Estímulo de alongamento. Estímulo de alongamento é o ato de posicionar fisicamente os segmentos do corpo em posições que alonguem os músculos que vão se contrair durante o padrão de movimento diagonal. Por exemplo, antes de iniciar uma Flexão D₁ do membro inferior, este é posicionado em Extensão D₁, para o alongamento dos flexores.

A rotação é de importância considerável durante o estímulo de alongamento. Acredita-se que o componente rotacional alonga as fibras e fusos musculares dos múscu-

los agonistas para um determinado padrão, o que aumenta a excitabilidade e responsividade destes músculos. O estímulo de alongamento às vezes é descrito como "enrolar o membro" ou "tirar a folga".

Reflexo de estiramento. O reflexo de estiramento é facilitado por um alongamento rápido, ou por pressão adicional, um pouco além do ponto de tensão de um músculo agonista que esteja posicionado para um estímulo de alongamento. O reflexo de estiramento é geralmente direcionado para um grupo muscular distal visando a desencadear uma contração muscular fásica para iniciar um determinado padrão de movimento diagonal. O rápido alongamento é seguido por uma resistência manual mantida contra os músculos agonistas, com a finalidade de manter sua tensão. Por exemplo, para iniciar a Flexão D₁ do membro superior, aplica-se um rápido alongamento aos flexores de punho e dedos já alongados, seguido da aplicação da resistência. Um alongamento rápido também pode ser aplicado a qualquer grupo muscular agonista, em qualquer ponto, durante a execução do padrão diagonal, para estimular ainda mais a contração muscular agonista ou direcionar a atenção do paciente para um componente fraco do padrão (ver discussão adicional sobre o uso de *contrações repetidas* na próxima seção, que descreve técnicas especiais de FNP).

Precaução: o uso do reflexo de estiramento, mesmo antes de contrações musculares isométricas resistidas, não é aconselhável nos estágios iniciais de cicatrização dos tecidos moles após lesão ou cirurgia. É também inapropriado em condições artríticas agudas ou ativas.

Cadência normal

Ocorre uma sequência de contrações musculares coordenadas e de movimentos articulares, de distal para proximal, durante os padrões de movimento diagonais. Os movimentos do componente distal do padrão devem estar completos na metade do padrão. O sequenciamento correto dos movimentos promove controle neuromuscular e coordenação dos movimentos.

Tração

Tração é uma leve separação das superfícies articulares, teoricamente para inibir a dor e facilitar o movimento durante a execução dos padrões de movimento.[212,251,265] A tração é normalmente aplicada durante os padrões de flexão.

Aproximação

A compressão suave das superfícies articulares por meio de compressão manual ou apoio de peso estimula a cocontração dos agonistas e antagonistas para aumentar a estabilidade dinâmica e o controle postural via mecanorreceptores articulares e musculares.[212,251,265]

Comandos verbais

São dados comandos e pistas auditivas para favorecer a resposta motora. O tom e o volume dos comandos verbais são variados para ajudar a manter a atenção do paciente. Um comando verbal incisivo é dado simultaneamente com a aplicação do reflexo de estiramento para sincronizar a resposta motora reflexa fásica com o esforço volitivo mantido pelo paciente. As pistas verbais, então, dirigem o paciente pelos padrões de movimento. Depois que o paciente aprende a sequência dos movimentos, as pistas verbais podem ser mais sucintas.

Pistas visuais

Pede-se ao paciente para acompanhar o movimento do membro movendo a cabeça e os olhos, para que o movimento correto seja aprimorado ao longo de toda a ADM.

Padrões diagonais de membros superiores

Observação: todas as descrições para contatos manuais são para o membro superior direito do paciente. Durante cada padrão, diga ao paciente para olhar para a mão que está se movendo. Certifique-se de que a rotação mude *gradualmente*, da completa rotação medial para a completa rotação lateral (ou vice-versa) ao longo da ADM. Aproximadamente no meio da amplitude, o braço deverá estar em rotação neutra. Os contatos manuais podem ser alterados com relação aos posicionamentos sugeridos, desde que o contato permaneça nas superfícies apropriadas. O fisioterapeuta deve opor resistência manual em todos os padrões e ao longo de toda a ADM disponível.

Flexão D₁ VÍDEO 6.10

Posição inicial (Fig. 6.33A)

Posicione o membro superior em extensão, abdução e rotação medial de ombro; extensão de cotovelo; pronação de antebraço; e extensão de punho e dedos com a mão a cerca de 20 a 30 cm do quadril.

Posicionamento das mãos

Posicione os dedos indicador e médio da mão direita (D) na palma da mão do paciente e a mão esquerda (E) na superfície palmar do antebraço distal ou na fossa cubital do cotovelo.

Comandos verbais

Aplique um alongamento rápido nos músculos flexores de punho e dedos e diga ao paciente: "aperte meus dedos, vire sua palma para cima; puxe seu braço para cima, pela frente do seu rosto".

Posição final (Fig. 6.33B)

Complete o padrão com o braço em flexão pela frente da face em flexão, adução e rotação lateral de ombro; flexão parcial de cotovelo; supinação de antebraço; e flexão de punho e dedos.

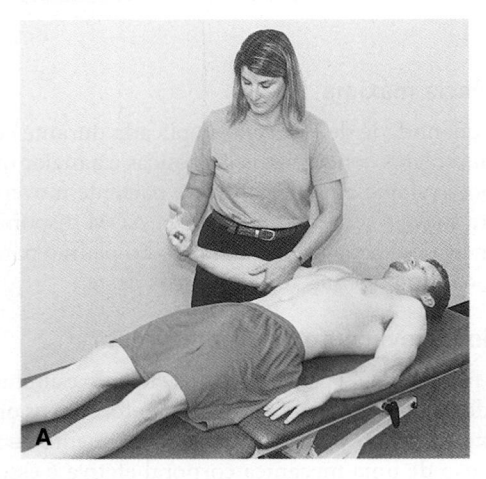

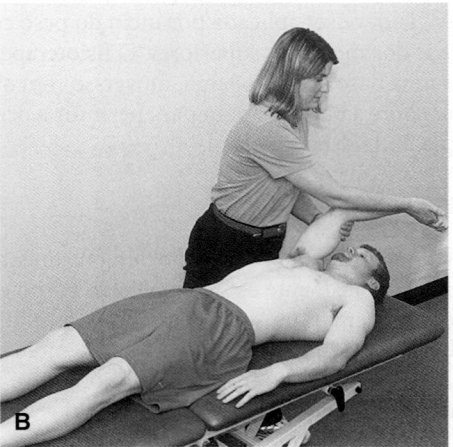

Figura 6.33 **(A)** Posição inicial e **(B)** posição final para flexão D₁ de membro superior.

Extensão D$_1$

Posição inicial (Fig. 6.34A)

Comece como descrito para completar a Flexão D$_1$.

Posicionamento das mãos

Segure a superfície dorsal da mão e os dedos do paciente com a mão direita (D), usando uma *garra lumbrical*. Coloque a mão esquerda (E) na superfície extensora do braço do paciente, bem proximal ao cotovelo.

Comandos verbais

À medida que aplica um alongamento rápido nos músculos extensores de punho e dedos, diga ao paciente: "abra sua mão" (ou "levante o punho e os dedos"); então "empurre seu braço para baixo e para fora".

Posição final (Fig. 6.34B)

Termine o padrão em extensão, abdução e rotação medial de ombro; extensão de cotovelo; pronação de antebraço; e extensão de punho e dedos.

Flexão D$_2$ VÍDEO 6.11 ▶

Posição inicial (Fig. 6.35A)

Posicione o membro superior em extensão, adução e rotação medial de ombro; extensão de cotovelo; pronação de antebraço; e flexão de punho e dedos. O antebraço deve cruzar a região umbilical.

Posicionamento das mãos

Com a mão esquerda (E) e usando uma garra lumbrical, segure o dorso da mão do paciente. Com a mão direita (D), segure a superfície dorsal do antebraço do paciente perto do cotovelo.

Comandos verbais

Enquanto aplica um alongamento rápido aos extensores do punho e dedos, diga ao paciente: "abra sua mão e gire-a para sua face"; "mova seu braço para cima e para fora"; "aponte seu polegar para fora".

Posição final (Fig. 6.35B)

Termine o padrão em extensão, abdução e rotação lateral de ombro; extensão de cotovelo; supinação de antebra-

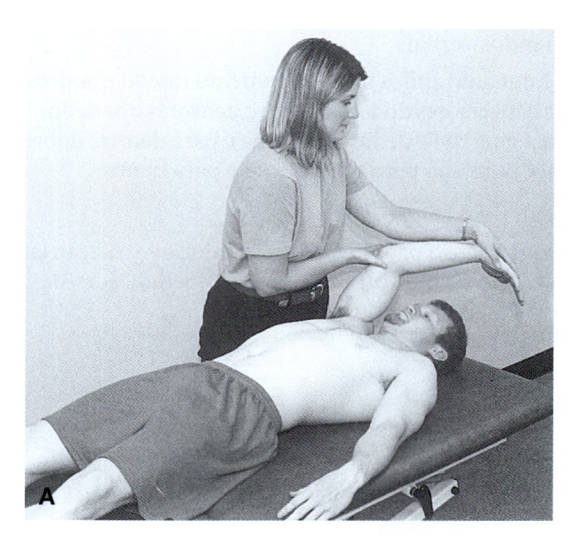

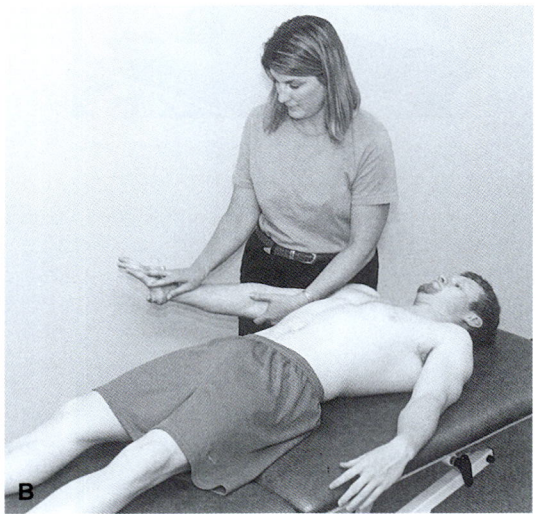

Figura 6.34 **(A)** Posição inicial e **(B)** posição final para extensão D$_1$ de membro superior.

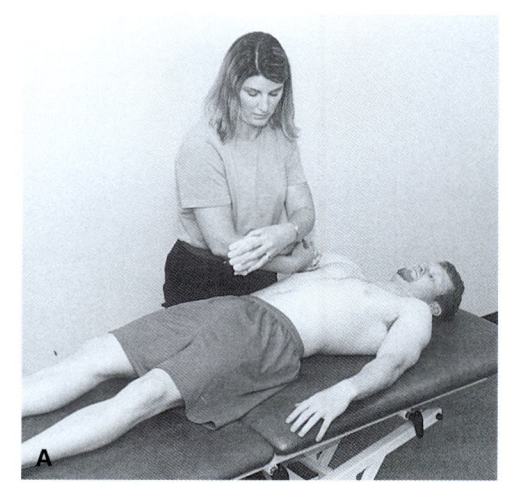

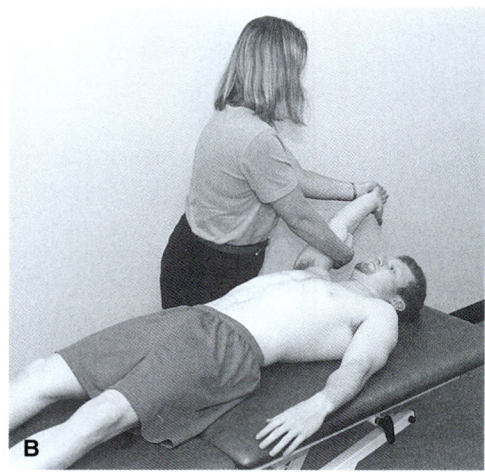

Figura 6.35 **(A)** Posição inicial e **(B)** posição final para flexão D$_2$ de membro superior.

ço; e extensão de punho e dedos. O braço deve estar entre 20 e 25 cm da orelha; o polegar deve apontar para o chão.

Extensão D₂

Posição inicial (Fig. 6.36A)

Comece como descrito para completar a Flexão D₂.

Posicionamento das mãos

Coloque os dedos indicador e médio da sua mão direita (D) na palma da mão do paciente e a mão esquerda (E) na superfície palmar do antebraço ou região distal do úmero.

Comandos verbais

Enquanto aplica um alongamento rápido aos músculos flexores de punho e dedos, diga ao paciente: "aperte meus dedos e puxe para baixo, pela frente do seu tórax".

Posição final (Fig. 6.36B)

Complete o padrão em extensão, adução e rotação medial de ombro; extensão de cotovelo; pronação de antebraço; e flexão de punho e dedos. O antebraço deve cruzar sobre a região umbilical.

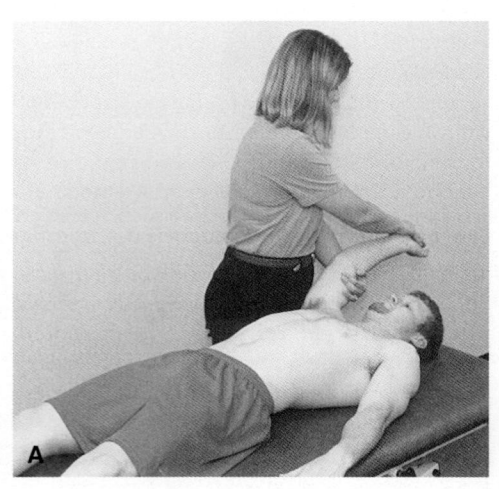

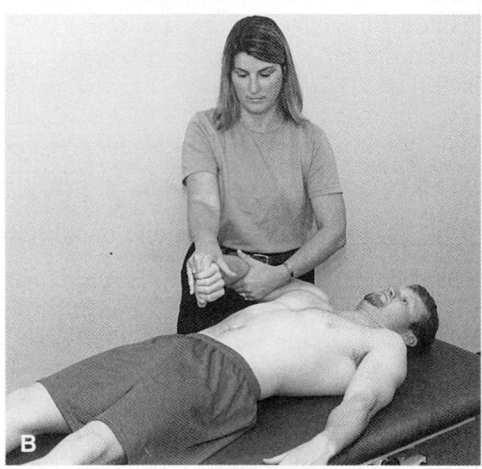

Figura 6.36   (A) Posição inicial e (B) posição final para extensão D₂ de membro superior.

Padrões diagonais de membros inferiores

Observação: siga as mesmas diretrizes com respeito à rotação e à resistência, conforme descrito previamente para os membros superiores. Todas as descrições de contatos manuais são para o membro inferior direito (D) do paciente.

Flexão D₁   VÍDEO 6.12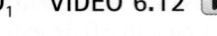

Posição inicial (Fig. 6.37A)

Posicione o membro inferior em extensão, abdução e rotação medial de quadril; extensão de joelho; flexão plantar e eversão de tornozelo; e flexão de dedos.

Observação: esse padrão também pode ser iniciado com o joelho flexionado e a perna na lateral da maca.

Posicionamento das mãos

Posicione sua mão direita (D) na superfície dorsal e medial do pé e dedos do paciente e a mão esquerda (E) na região anteromedial da coxa, em local imediatamente proximal ao joelho.

Comandos verbais

Enquanto aplica um alongamento rápido nos dorsiflexores e inversores do tornozelo e extensores dos dedos, diga ao paciente: "pé e dedos para cima e para dentro; dobre seu joelho; puxe sua perna para cima e para dentro".

Posição final (Fig. 6.37B)

Complete o padrão em flexão, adução e rotação lateral de quadril; flexão (ou extensão) de joelho; dorsiflexão e

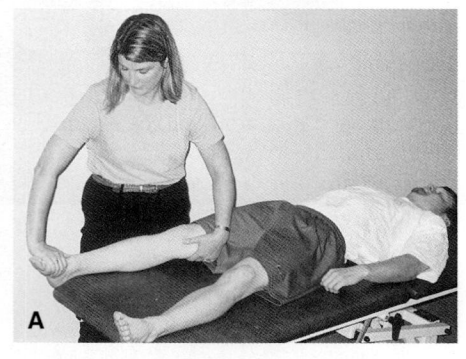

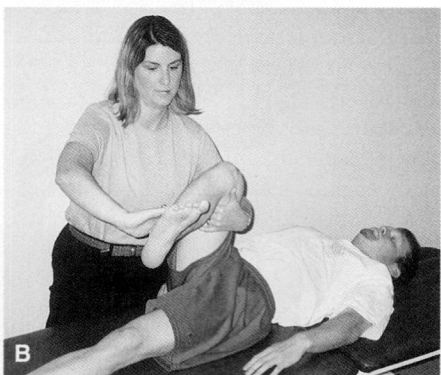

Figura 6.37   (A) Posição inicial e (B) posição final para flexão D₁ de membro inferior.

inversão de tornozelo; extensão de dedos. O quadril deve ser aduzido através da linha mediana, criando rotação do tronco inferior para o lado esquerdo (E) do paciente.

Extensão D₁

Posição inicial (Fig. 6.38A)

Comece do modo descrito para completar a Flexão D_1.

Posicionamento das mãos

Posicione sua mão direita (D) na superfície plantar e lateral do pé do paciente, na base dos dedos. Coloque a mão esquerda (E) (palma para cima) na região posterior do joelho, na fossa poplítea.

Comandos verbais

À medida que aplica um alongamento rápido aos flexores plantares do tornozelo e dedos, diga ao paciente: "dobre (aponte) seus dedos para baixo; empurre para baixo e para fora".

Posição final (Fig. 6.38B)

Termine o padrão em extensão, abdução e rotação medial de quadril; extensão ou flexão de joelho; flexão plantar e eversão de tornozelo; e flexão de dedos.

Flexão D₂ VÍDEO 6.13 ▶

Posição inicial (Fig. 6.39A)

Posicione o membro inferior em extensão, adução e rotação lateral de quadril; extensão de joelho; flexão plantar e inversão de tornozelo; e flexão de dedos.

Posicionamento das mãos

Posicione sua mão direita (D) ao longo das superfícies dorsal e lateral do pé do paciente, e a mão esquerda (E) na região anterolateral da coxa, em local imediatamente proximal ao joelho. Os dedos da sua mão esquerda (E) devem apontar distalmente.

Comandos verbais

Enquanto aplica um alongamento rápido aos dorsiflexores e eversores de tornozelo e aos extensores dos dedos, diga ao paciente: "pé e dedos para cima e para fora; mova sua perna para cima e para fora".

Posição final (Fig. 6.39B)

Complete o padrão em flexão, abdução e rotação medial de quadril; flexão (ou extensão) de joelho; dorsiflexão e eversão de tornozelo; e extensão de dedos.

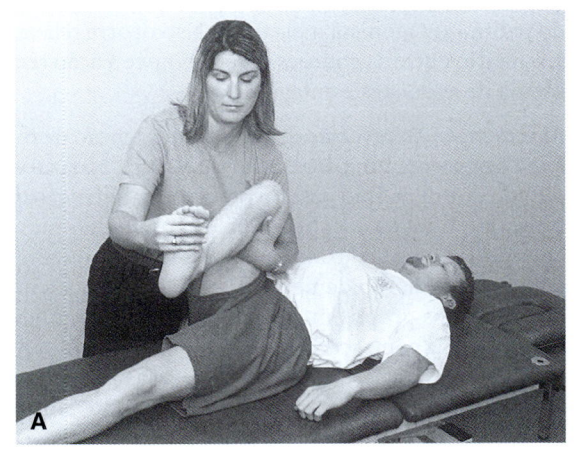
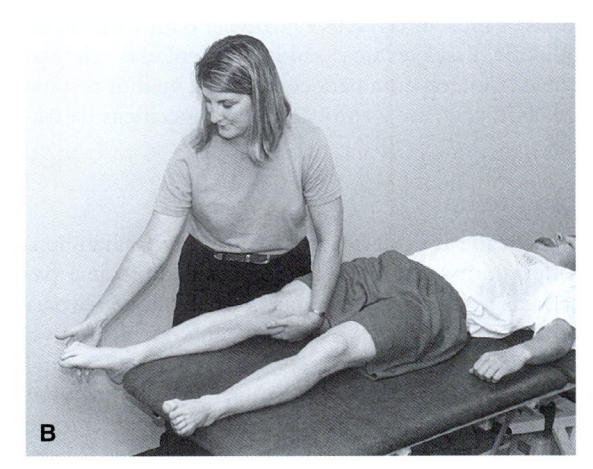

Figura 6.38 (A) Posição inicial e (B) posição final para extensão D_1 de membro inferior.

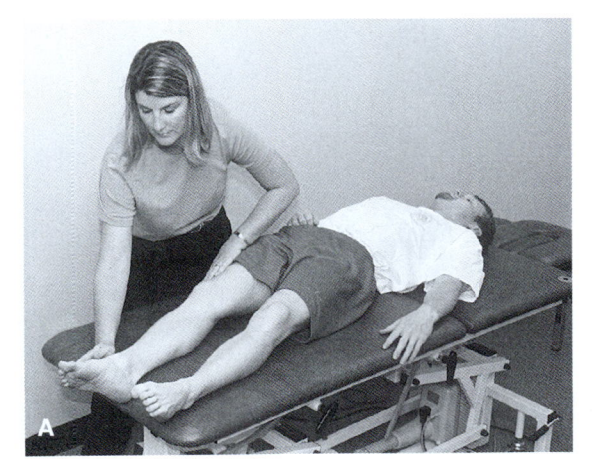
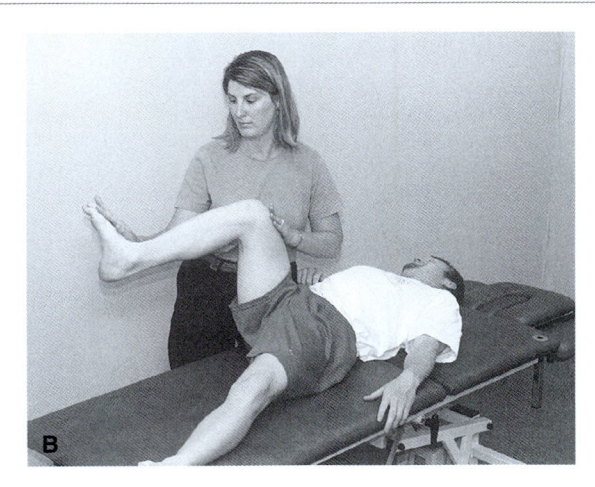

Figura 6.39 (A) Posição inicial e (B) posição final para flexão D_2 de membro inferior.

Extensão D$_2$

Posição inicial (Fig. 6.40A)

Comece como descrito para completar a flexão D$_2$.

Posicionamento das mãos

Posicione sua mão direita (D) na superfície plantar e medial do pé do paciente, na base dos dedos, e a mão esquerda (E) na região posteromedial da coxa, em local imediatamente proximal ao joelho.

Comandos verbais

Enquanto aplica um alongamento rápido aos flexores plantares, inversores do tornozelo e flexores dos dedos, diga ao paciente: "dobre (aponte) seus dedos para baixo e para dentro; empurre sua perna para baixo e para dentro".

Posição final (Fig. 6.40B)

Complete o padrão em extensão, adução e rotação lateral de quadril; extensão de joelho; flexão plantar e inversão de tornozelo; e flexão de dedos.

Técnicas específicas com FNP

Há inúmeras técnicas específicas que podem ser usadas durante a execução de um padrão FNP para estimular ainda mais os músculos fracos e favorecer o movimento ou a estabilidade. Essas técnicas são implementadas seletivamente pelo fisioterapeuta para conseguir a melhor resposta possível do paciente e enfocar metas específicas de tratamento.

Iniciação rítmica

A iniciação rítmica é usada para promover a habilidade de iniciar um padrão de movimento. Depois de o paciente relaxar voluntariamente, o fisioterapeuta move passivamente o membro do paciente na amplitude disponível do padrão de movimento desejado, várias vezes, de modo que o paciente se familiarize com a sequência de movimento dentro do padrão. A iniciação rítmica também ajuda o paciente a compreender a velocidade com que o movimento deve ocorrer. A prática de movimentos assistidos ou ativos (sem resistência) também ajuda o paciente a aprender um padrão de movimento.

Contrações repetidas

Contrações dinâmicas repetidas, iniciadas com alongamentos rápidos repetidos, seguidos por resistência, são aplicadas em qualquer ponto da ADM para fortalecer um componente agonista fraco de um padrão diagonal.

Reversão de antagonistas

Muitas atividades funcionais envolvem reversões rápidas da direção do movimento. Isso é evidente em diversas atividades, como serrar ou cortar madeira, dançar, jogar tênis ou agarrar e soltar objetos. A técnica de reversão dos antagonistas envolve a estimulação de um padrão agonista fraco, opondo inicialmente resistência às contrações estáticas ou dinâmicas do padrão antagonista. As reversões de um padrão de movimento são instituídas exatamente antes de o padrão anterior ter sido completado.

Há duas categorias de técnicas de reversão para fortalecer grupos musculares fracos.

Reversão lenta. A reversão lenta envolve a contração concêntrica dinâmica de um padrão agonista mais forte imediatamente seguida pela contração concêntrica dinâmica do padrão antagonista mais fraco. Não ocorre relaxamento voluntário entre os padrões. Isso promove a ação recíproca rápida de agonistas e antagonistas.

Manutenção da reversão lenta. A manutenção da reversão lenta acrescenta uma contração *isométrica* no final da amplitude de um padrão para favorecer a manutenção da contração no final da amplitude pelo músculo enfraquecido. Sem períodos de relaxamento, a direção do movimento é então revertida rapidamente por meio de uma contração *dinâmica* dos grupos musculares agonistas, seguida rapidamente pela contração isométrica destes mesmos músculos. Essa é uma das várias técnicas usadas para favorecer a estabilidade dinâmica, sobretudo nos grupos musculares proximais.

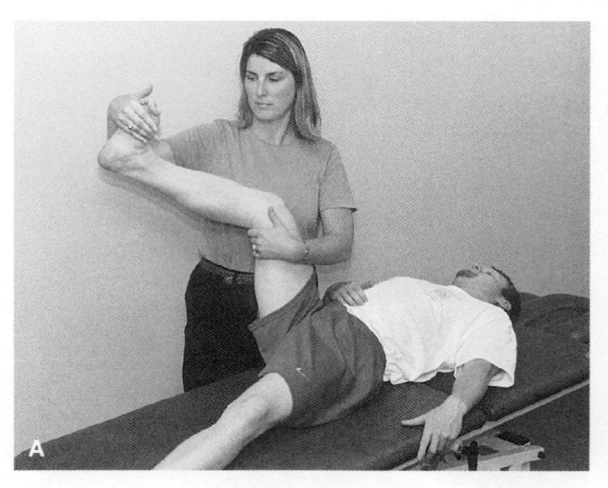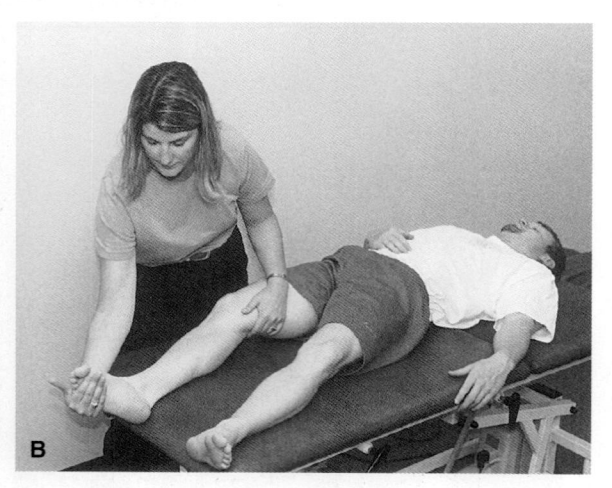

Figura 6.40 **(A)** Posição inicial e **(B)** posição final para extensão D$_2$ de membro inferior.

Isométricos alternantes   VÍDEO 6.14 ▶

Outra técnica para melhorar a força isométrica e a estabilidade dos músculos posturais do tronco ou os músculos estabilizadores proximais do complexo do ombro ou do quadril é a dos isométricos alternantes. A resistência manual é aplicada em um único plano em um dos lados de um segmento do corpo e depois no outro. O paciente é instruído a "sustentar" sua posição enquanto a resistência é alternada de uma direção para a direção oposta. Não deve ocorrer movimento articular. Esse procedimento fortalece isometricamente agonistas e antagonistas, e pode ser aplicado a um membro de cada vez, aos dois membros simultaneamente ou ao tronco. Os isométricos alternantes podem ser aplicados com os membros em posições de apoio de peso ou sem apoio de peso.

Por exemplo, se um paciente se posiciona em decúbito lateral, os contatos manuais são posicionados alternadamente na região anterior e depois na região posterior do tronco. Pede-se ao paciente para manter (sustentar) a posição lateral enquanto o fisioterapeuta tenta empurrar o tronco, primeiro posteriormente e depois anteriormente (Fig. 6.41A). Os contatos manuais são mantidos sobre o paciente enquanto as mãos do fisioterapeuta são movidas de forma alternada da superfície anterior para posterior. A resistência é gradualmente aplicada e liberada. Isso também pode ser feito nos membros de modo uni ou bilateral (Fig. 6.41B).

Estabilização rítmica

A estabilização rítmica é usada como uma progressão dos isométricos alternantes e foi elaborada para promover estabilidade por meio da cocontração da musculatura estabilizadora proximal do tronco, assim como das regiões dos cíngulos superior e inferior do corpo. A estabilização rítmica é tipicamente realizada em posições com apoio de peso para incorporar a aproximação articular no procedimento, desse modo facilitando ainda mais a cocontração. O fisioterapeuta aplica resistência multidirecional, e não unidirecional, posicionando os contatos manuais em lados opostos do corpo e aplicando a resistência simultaneamente em direções opostas, enquanto o paciente mantém a posição selecionada. Diversos grupos musculares em torno das articulações precisam se contrair para manter a posição, sobretudo os rotadores.

Por exemplo, pede-se ao paciente para manter a posição do exercício enquanto uma mão empurra contra a região posterior do corpo e a outra mão, simultaneamente, empurra contra a região anterior do corpo (Fig. 6.42). Os contatos manuais são então transferidos para as superfícies opostas, e a manutenção isométrica contra resistência é repetida. Não ocorre relaxamento voluntário entre as contrações.

O uso dessas técnicas especiais, assim como outras associadas com FNP, dá ao fisioterapeuta uma variedade significativa de métodos para aumentar a força muscular e promover a estabilidade dinâmica e a mobilidade controlada.

EXERCÍCIOS COM RESISTÊNCIA MECÂNICA

Exercício com resistência mecânica é qualquer forma de exercício em que a resistência externa é aplicada por meio de algum tipo de equipamento. Termos frequentemente usados que denotam o uso de resistência mecânica são *treinamento resistido*, *treino com pesos* e *treinamento de força*.[5-8,16,35]

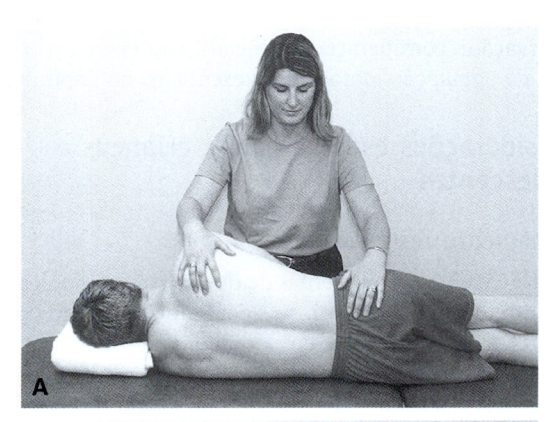

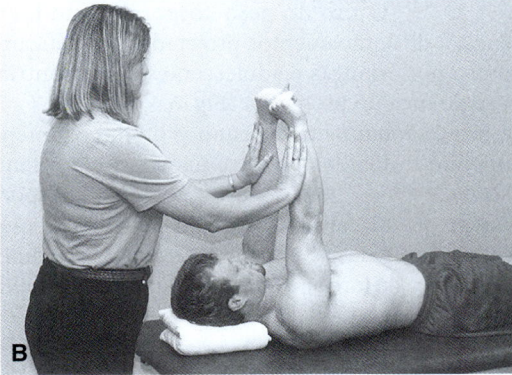

Figura 6.41   (A) Uso de exercícios isométricos alternantes para melhorar a força estática da musculatura proximal. As duas mãos são posicionadas e a resistência é aplicada alternadamente na região anterior do corpo, depois na região posterior deste. (B) Uso de exercícios isométricos alternantes nos membros superiores.

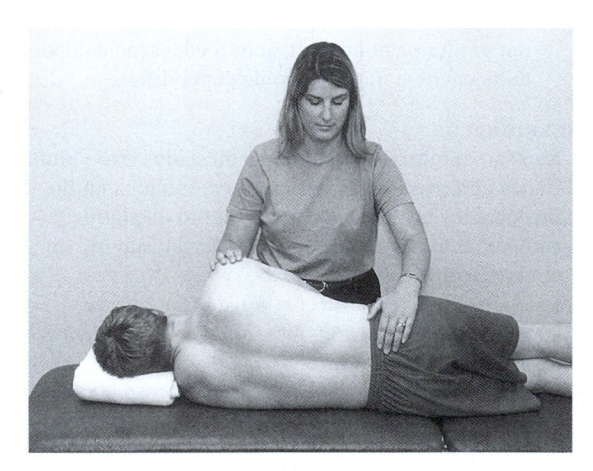

Figura 6.42   Uso de estabilização rítmica para melhorar a estabilidade do tronco. A resistência é aplicada simultaneamente em direções opostas, nas superfícies anterior e posterior do tronco, enfatizando contrações isométricas dos rotadores do tronco.

O exercício com resistência mecânica é um componente integral da reabilitação e dos programas de condicionamento para pessoas de todas as idades. Contudo, o uso de resistência mecânica em um programa de exercícios tem vantagens e desvantagens (Quadro 6.16).

| QUADRO 6.16 | Exercícios com resistência mecânica: vantagens e desvantagens |

Vantagens
- Estabelecem uma medida basal quantitativa do desempenho muscular a partir da qual é possível avaliar a melhora.
- São mais apropriados durante as fases intermediárias e avançadas da reabilitação, quando a força muscular é 4/5 ou maior, ou quando a força do paciente excede a força do fisioterapeuta.
- Podem ser usadas cargas de exercício maiores, muito acima das que podem ser aplicadas por um fisioterapeuta, para induzir um efeito de treinamento em grupos musculares que já sejam fortes.
- Os aumentos no nível de resistência podem ser incrementais e quantitativamente documentados
  – A melhora quantitativa é uma fonte efetiva de motivação para o paciente.
- São úteis para melhorar a força muscular dinâmica ou estática.
- Acrescentam variedade a um programa de treinamento resistido.
- São práticos no treinamento com muitas repetições para melhorar a resistência muscular à fadiga
- Alguns equipamentos fornecem resistência variável ao longo da ADM.
- O treinamento resistido de alta velocidade é possível e seguro com algumas formas de resistência mecânica (aparelhos hidráulicos e pneumáticos de resistência variável, aparelhos isocinéticos, resistência elástica).
  – Potencialmente, têm uma melhor transferência para atividades funcionais do que os exercícios resistidos manuais, feitos com velocidade relativamente baixa.
  – São apropriados para o exercício independente em um programa domiciliar, após a educação cuidadosa do paciente e um período de supervisão.

Desvantagens
- Não são apropriados quando os músculos estão muito fracos ou os tecidos moles estão em estágios muito precoces de cicatrização, com exceção de alguns equipamentos que fornecem assistência, suporte ou controle contra a gravidade.
- Equipamentos que fornecem resistência externa constante colocam carga máxima no músculo em apenas um ponto da ADM.
- Não há acomodação para um arco doloroso (exceto nos equipamentos hidráulicos, pneumáticos ou isocinéticos).
- Gastos com compra e manutenção do equipamento.
- Com pesos livres e aparelhos com pesos, a graduação da resistência depende dos incrementos de resistência do fabricante.

Aplicação nos programas de reabilitação

O *exercício com resistência mecânica* é comumente implementado em programas de reabilitação para eliminar ou reduzir os déficits no desempenho muscular causados por uma diversidade de condições patológicas e para restaurar ou melhorar as habilidades funcionais. As diretrizes para a integração dos exercícios com resistência mecânica em um programa de reabilitação individualizado para pacientes com condições específicas estão detalhadas nos Capítulos 16 a 23.

Aplicação nos programas de preparo físico e condicionamento

Há um consenso geral de que o treinamento com pesos ou outras formas de resistência mecânica é um componente importante dos programas abrangentes de atividade física e saúde. Como nos programas de reabilitação, o treinamento resistido complementa o treinamento aeróbio e os exercícios de flexibilidade nos programas de condicionamento e preparo físico. As diretrizes para um programa de treinamento resistido equilibrado para o adulto saudável, porém destreinado (com menos de 50 a 60 anos de idade), recomendadas pelo ACSM[6,8] e o Centers for Disease Control and Prevention (CDC)[35] estão resumidas no Quadro 6.17.

Observação: considerações especiais para exercícios resistidos na população idosa são apresentadas no Capítulo 24.

Considerações especiais para crianças e adolescentes

Treinamento resistido

Há evidências crescentes de que crianças e adolescentes podem obter benefícios relacionados à saúde com o treinamento resistido e se envolver com segurança em programas de treinamento com pesos, desde que tais programas sejam elaborados de maneira adequada e supervisionada.[6,36,114,119,253] O uso do peso corporal como fonte de resistência e de equipamentos projetados especificamente para o uso por crianças e adolescentes aptos contribuirá para a segurança do programa (Fig. 6.43).

Já foram documentados ganhos de força, potência e desempenho induzidos pelo treinamento em crianças e adolescentes,[83,85,119,281] mas a prevenção de lesões esportivas permanece questionável.[83,281] Do mesmo modo que em adultos, são limitadas as informações relativas ao impacto do treinamento de força no aprimoramento das habilidades motoras funcionais.

Evidências em foco

As pesquisas têm mostrado que, embora algumas respostas agudas e crônicas das crianças aos exercícios sejam similares às dos adultos, outras respostas são totalmente diferentes. Por exemplo, por terem um sistema de termorregulação imaturo, as crianças têm menos facilidade para dissipar o calor corporal do que os adultos, fatigam-se mais rapidamente e, por isso, podem precisar de mais tempo de repouso para se recuperar dos exercícios do que os adultos jovens.[73,281] Essas diferenças na resposta aos exercícios resistidos precisam ser abordadas ao elaborar e implementar programas de treinamento de força para crianças.

QUADRO 6.17	Resumo das diretrizes para treinamento resistido em programas de condicionamento para adultos saudáveis (< 50-60 anos)

- Antes do treinamento resistido, faça atividades de aquecimento, seguidas de exercícios de flexibilidade.
- Faça exercícios dinâmicos ao longo de toda a ADM disponível e indolor, visando aos grandes grupos musculares do corpo (aproximadamente 8-10 grupos musculares dos membros superiores, inferiores e tronco) para o preparo muscular total.
- Equilibre exercícios de predomínio flexor (puxar) com exercícios de predomínio extensor (empurrar).
- Inclua tanto ações musculares concêntricas (levantar) como excêntricas (abaixar).
- *Intensidade:* use exercícios de intensidade moderada (60 a 80% de 1 RM) que permitam 8 a 12 repetições de cada exercício por série.
  - Aumente a intensidade de maneira gradual (incrementos de cerca de 5%) para progredir o programa conforme a força e a resistência muscular à fadiga forem melhorando.
- *Séries:* 2 séries, progredindo para 4 séries de cada exercício.
- *Intervalos de descanso:* de 2 a 3 minutos entre as séries. Enquanto um grupo muscular descansa, outro se exercita.
- *Frequência:* 2 a 3 vezes por semana.
- Use velocidades de movimento lentas a moderadas.
- Use movimentos rítmicos e controlados, não balísticos.
- Os exercícios não devem interferir na respiração normal.
- Sempre que possível, treine com um parceiro para obter *feedback* e assistência.
- Faça o desaquecimento após completar os exercícios.
- Após uma interrupção de mais de 1 a 2 semanas, reduza a resistência e o volume ao reiniciar o treino com peso.

A American Academy of Pediatrics,[5] o ACSM,[6] a Canadian Society for Exercise Physiology[20] e o CDC[36] apoiam o envolvimento das crianças no treinamento resistido, porém, somente se diversas orientações e precauções especiais forem seguidas de maneira consistente. Embora o risco de lesão causada pelo treinamento resistido seja bastante baixo quando feito com a intensidade e volume apropriados,[86,253] têm sido observadas lesões de tecidos mo-

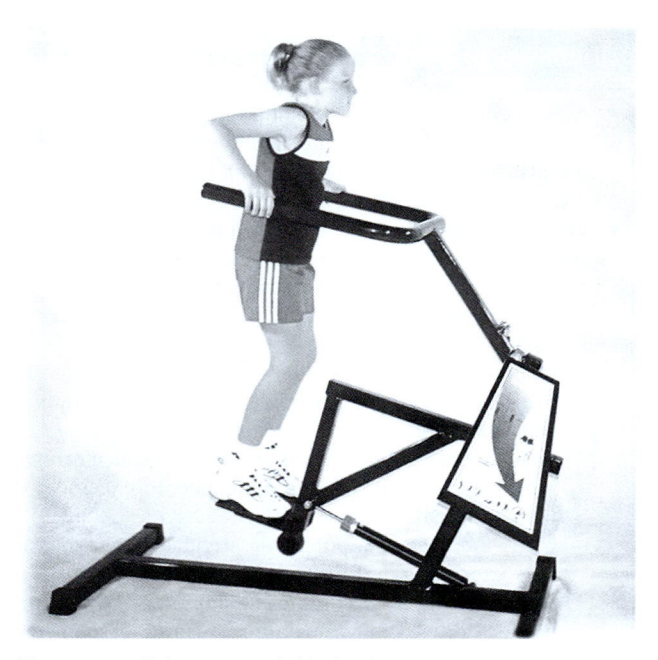

Figura 6.43   Treinamento resistido de criança com uso de equipamento Kids-N-Motion® (Triceps-Dip), projetado e dimensionado especificamente para o uso de crianças. (Cortesia de Youth Fitness International, Moncks Corner, SC; www.youthfit.com/.)

les ou da placa epifisária induzidas por exercícios quando as orientações e precauções não são seguidas. As diretrizes e considerações especiais para o treinamento resistido em crianças como um componente da atividade física regular estão resumidas no Quadro 6.18.[5,6,36,83,84,114,253] De acordo com as diretrizes para os adultos, um programa equilibrado de exercícios dinâmicos para os principais grupos musculares inclui períodos de aquecimento e desaquecimento.

PROGRAMAS SELECIONADOS DE TREINAMENTO RESISTIDO

Conforme o treinamento resistido ganhou aceitação, foram desenvolvidos muitos sistemas de exercícios para melhorar a força muscular, a potência e a resistência muscular à fadiga. Todos esses sistemas se baseiam no princípio da sobrecarga, e a maioria deles usa alguma forma de resistência mecânica para aplicação de carga sobre o músculo. A motivação para o desenvolvimento desses programas parece ser a criação do método "ideal", ou seja, o método mais efetivo e mais eficiente de melhorar o desempenho muscular e as habilidades funcionais.

Foram escolhidos para discussão nesta seção alguns programas de treinamento resistido frequentemente usados na reabilitação e em programas de preparo físico e condicionamento – ERP, circuito de treinamento com pesos, e treinamento isocinético no espectro da velocidade. Algumas abordagens de treinamento avançado, como os exercícios pliométricos (ciclos de alongamento-encurtamento) para desenvolver potência muscular, estão apresentadas no Capítulo 23.

| QUADRO 6.18 | Treinamento resistido para crianças: diretrizes e considerações especiais |

- Não fazer o treinamento resistido formal para crianças com menos de 6 a 7 anos de idade; recomendam-se atividades físicas apropriadas para a idade por meio de recreação organizada e livre.
- Com 6 a 7 anos de idade, introduza *o conceito* de uma sessão de exercícios; encoraje 60 ou mais minutos de atividade física de intensidade moderada diariamente;[36] enfoque as atividades aeróbias (exercícios ativos sem pesos).
  - Inclua exercícios com apoio de peso para o fortalecimento ósseo, como flexões de braço no solo e atividades de saltar, 3 dias por semana.
  - Enfatize exercícios variados de curta duração e caráter lúdico para evitar o tédio, aquecimento excessivo e fadiga muscular.
  - Como uma pequena porção da atividade física diária, faça exercícios de fortalecimento muscular contra a resistência do peso corporal (abdominais, flexões na barra). Protele por vários anos o uso de pesos leves acrescentados aos exercícios.
- Quando introduzir o treinamento com pesos nos anos pré-púberes:
  - Mantenha uma *supervisão próxima e contínua* de um profissional treinado ou um dos pais que tenha recebido instrução.
  - Sempre faça atividades de aquecimento por pelo menos 5 a 10 minutos antes de iniciar os exercícios resistidos.
  - Enfoque a forma apropriada, a técnica do exercício e a segurança (alinhamento, estabilização, movimentos controlados/não balísticos).

- Enfatize a baixa intensidade durante a infância para evitar lesões potenciais do sistema esquelético em crescimento e das articulações e tecidos moles de suporte.
- Enfatize a hidratação adequada.
- *Intensidade:* selecione cargas de exercício baixas que permitam um mínimo de 8 a 15[7,83] repetições.
  - Progrida de forma gradual para cargas de exercício de intensidade moderada (60 a 80% da 1 RM estimada).
  - O adolescente não deve usar cargas de exercício quase máximas ou máximas nem participar de levantamento de peso ou fisiculrua até que a maturidade física e esquelética tenha sido alcançada.
- *Séries e intervalos de repouso:* faça inicialmente apenas 1 série, progredindo para 2 a 3 séries de cada exercício; descanso de pelo menos 3 minutos entre as séries de exercícios.
- *Frequência:* limite a frequência do treinamento resistido a não mais que 2 sessões por semana.
- Enfatize movimentos combinados de múltiplas articulações.
- Evite ou limite o uso de exercícios resistidos excêntricos.
- No início, progrida o treinamento resistido aumentando as repetições, não a resistência, ou aumentando o número total de exercícios. Mais tarde, aumente o peso em não mais do que 5% a cada vez.[6,83]
- Use equipamentos com ajuste apropriado que sejam projetados ou possam ser adaptados ao tamanho da criança. Muitos aparelhos de musculação não podem ser adequadamente regulados para se ajustar à estatura da criança.

Exercício resistido progressivo

O ERP é um sistema de treinamento resistido dinâmico em que uma carga externa constante é aplicada ao músculo em contração por algum meio mecânico e aumentada aos poucos. A repetição máxima (RM) é usada como base para determinar e progredir a resistência durante o treinamento.

Evidências em foco

Os resultados de incontáveis estudos têm demonstrado que os programas de ERP melhoram a capacidade do músculo de gerar força e podem melhorar o desempenho físico. É importante observar que os participantes de muitos desses estudos eram adultos jovens e saudáveis, e não pacientes com comprometimentos associados à lesão e doença.

Contudo, uma revisão sistemática da literatura[254] indicou que o ERP era também benéfico para pacientes com uma variedade de condições patológicas, incluindo lesões musculoesqueléticas, osteoartrite, osteoporose, hipertensão, diabetes (tipo II) do adulto e doença pulmonar obstrutiva crônica. Os achados específicos de alguns dos estu-

dos identificados nessa revisão sistemática estão discutidos em capítulos mais à frente neste livro.

Programas de DeLorme e Oxford

O conceito de ERP foi introduzido há quase 60 anos por DeLorme,[60,61] que usou originalmente o termo *treinamento resistido pesado*[60] e, mais tarde, *exercício resistido por carga*[61] para descrever um novo sistema de treinamento de força. DeLorme propôs e estudou o uso de 3 séries de treinamento resistido com cargas progressivas durante cada série, usando um percentual de 10 RM. Outros pesquisadores[288] desenvolveram um programa modificado, a técnica de Oxford, com cargas regressivas em cada série (Tab. 6.10).

A técnica de DeLorme incorpora no protocolo um período de aquecimento, enquanto a técnica de Oxford diminui a resistência à medida que o músculo se fatiga em uma sessão. Os dois programas incorporam um intervalo de descanso entre as séries; ambos aumentam gradativamente a resistência com o tempo para aplicar uma sobrecarga progressiva; e ambos têm mostrado ganhos de força produzidos pelo treinamento.

TABELA 6.10 Comparação de dois programas ERP

Programa DeLorme	Programa Oxford
Determinação de 10 RM	Determinação de 10 RM
10 reps com 50% de 10 RM	10 reps com 100% de 10 RM
10 reps com 75% de 10 RM	10 reps com 75% de 10 RM
10 reps com 100% de 10 RM	10 reps com 50% de 10 RM

reps = repetições.

Evidências em foco

Em um estudo randomizado que comparou os programas de DeLorme e de Oxford, não foi encontrada diferença significativa nos ganhos adaptativos de força no grupo muscular quadríceps em adultos mais velhos após um programa de exercícios de 9 semanas.[91]

Desde que os sistemas de treinamento de DeLorme e Oxford foram introduzidos, têm sido propostas e estudadas numerosas variações dos protocolos de ERP, em sua maioria para determinar a intensidade ideal, o número ideal de repetições e séries, a frequência ideal e a progressão de carga ideal. Na realidade, uma combinação ideal dessas variáveis não existe. Pesquisas extensivas têm mostrado que muitas combinações de carga de exercício, repetições e séries, frequência e intervalos de repouso melhoram significativamente a força.[16,95,163] Programas de ERP típicos produzem ganhos de força induzidos pelo treinamento usando 2 a 3 séries de 6 a 12 repetições de 6 a 12 RM.[8,16,95,162,163] Isso dá ao fisioterapeuta amplas opções para elaborar um programa efetivo de treinamento resistido.

Programa ERPAD

Saber quando e em quanto aumentar a resistência em um programa ERP é algo, em geral, impreciso e arbitrário. Uma diretriz comum é aumentar o peso em 5 a 10% quando todas as repetições e séries prescritas puderem ser completadas facilmente sem fadiga significativa. A técnica de exercício resistido progressivo ajustado diariamente (ERPAD)[157,158] é um sistema mais objetivo, que leva em conta as diferentes velocidades com que as pessoas progridem durante os programas de reabilitação ou condicionamento. O sistema baseia-se em um peso de trabalho de 6 RM (Tab. 6.11). O peso de trabalho ajustado, que se baseia no número máximo de repetições possíveis usando o peso de trabalho na Série 3 do programa, determina o peso de trabalho para a próxima sessão de exercício (Tab. 6.12).

Observação: deve-se salientar que os aumentos recomendados ou a diminuição no peso de trabalho ajustado baseiam-se no posicionamento progressivo de cargas sobre o grupo muscular quadríceps.

TABELA 6.11 Técnica ERPAD

Séries	Repetições	Quantidade de resistência
1	10	50% de 6 RM*
2	6	75% de 6 RM
3	Máximo possível	100% de 6 RM
4	Máximo possível	100% do peso de trabalho ajustado**

*6 RM = peso de trabalho
**Ver Tabela 6.12 para o cálculo do peso de trabalho ajustado.

TABELA 6.12 Cálculo do peso de trabalho ajustado para o programa ERPAD

Ajuste do peso de trabalho

Repetições na série 3	Série 4	Próxima sessão de exercício 3
0-2	↓ 2,5-5 kg	↓ 2,5-5 kg
3-4	↓ 0-2,5 kg	Mesmo peso
5-6	Manter mesmo peso	↑ 2,5-5 kg
7-10	↑ 2,5-5 kg	↑ 2,5-7,5 kg
11 ou mais	↑ 5-7,5 kg	↑ 5-10 kg

Treinamento em circuito com pesos

Outro sistema de treinamento que emprega resistência mecânica é o *treinamento em circuito com pesos*.[19,32,163] É feita uma sequência (circuito) preestabelecida de exercícios, em sucessão, em estações de exercícios individuais que visam a uma variedade de grandes grupos musculares. Normalmente, há um repouso mínimo entre as 8 a 12 estações de exercício, que adicionam condicionamento cardiovascular ao programa de fortalecimento. O Quadro 6.19 mostra um exemplo de sequência de treinamento em circuito com pesos.

QUADRO 6.19 Exemplo de circuito de treinamento resistido

Estação nº 1: Supino → nº 2: *Leg press* ou agachamento → nº 3: Abdominais → nº 4: Remada em pé → nº 5: Flexões de perna → nº 6: Extensão de tronco em decúbito ventral → nº 7: Desenvolvimento de ombro (*shoulder press*) → nº 8: Levantamento sobre a ponta dos pés → nº 9: Flexões de solo → nº 10: Levantamento ou abaixamento de pernas

Cada exercício resistido é feito em uma estação do exercício por um número especificado de repetições e séries. Tipicamente, as repetições são mais altas e a intensidade (resistência) é mais baixa do que em outras formas de treinamento com peso. Por exemplo, são realizadas 2 a 3 séries de 8 a 12 repetições com 90 a 100% de 10 RM ou 10 a 20 repetições com 40 a 50% de 1 RM,[9,184] com uma quantidade mínima de repouso (15 a 20 segundos) entre as séries e as estações. O programa é progredido aumentando-se o número de séries ou repetições, a resistência, o número de estações do exercício e o número de voltas no circuito.

A *ordem dos exercícios* é um fator importante quando se estabelece um circuito de treinamento com pesos.[15,32,162] Exercícios com pesos livres ou aparelhos de musculação devem alternar a musculatura dos membros superiores, inferiores, tronco e os grupos musculares envolvidos em ações de empurrar ou puxar. Isso permite que um grupo muscular descanse e se recupere do exercício enquanto outro grupo se exercita, minimizando, assim, a fadiga muscular. De forma ideal, grupos musculares maiores devem ser exercitados antes dos grupos musculares menores. Os exercícios multiarticulares que recrutam múltiplos grupos musculares devem ser feitos antes dos exercícios que recrutam um grupo muscular isolado, para minimizar o risco de lesão por fadiga.

Programas isocinéticos

Está bem estabelecido que o treinamento isocinético melhora o desempenho muscular. Já a sua efetividade na transferência para tarefas funcionais não é tão clara. Estudos confirmam[78,193] e refutam[121,221] que o treinamento isocinético melhora a função. De forma ideal, ao implementar o treinamento isocinético em um programa de reabilitação, ele deve ser executado em velocidades semelhantes, ou pelo menos próximas, das velocidades esperadas dos movimentos nas tarefas funcionais específicas para que tenha um impacto mais positivo na função. Como muitos movimentos funcionais ocorrem em velocidades que variam de médias a rápidas, o treinamento isocinético é tipicamente realizado nessas mesmas velocidades.[4,53,58,76]

A tecnologia isocinética atual permite que as velocidades de treinamento se aproximem das velocidades de movimento durante algumas funções de membros inferiores, como caminhar.[53,283] Nos membros superiores, isso é menos possível, visto que alguns movimentos funcionais dos membros superiores ocorrem em velocidades excessivamente rápidas (p. ex., mais de 1.000°/segundo durante um arremesso acima da cabeça), o que excede em muito a capacidade dos dinamômetros isocinéticos.[76]

É também muito aceito que o treinamento isocinético é relativamente específico para dada velocidade, ocorrendo apenas transferência limitada do treinamento.[142,260] Portanto, defende-se um *treinamento isocinético específico para a velocidade*, similar à velocidade de uma tarefa funcional específica.[4,55,76]

Reabilitação no espectro de velocidade

Para lidar com o problema do pouco extravasamento fisiológico de uma velocidade para a outra, decorrente dos efeitos do treinamento, tem sido defendido um programa chamado *reabilitação no espectro de velocidade* (REV).[53,76,95] Com esse sistema de treinamento, os exercícios isocinéticos são feitos dentro de uma faixa de velocidades.[240]

Observação: as diretrizes para a REV que se seguem são para o treinamento isocinético *concêntrico*. As diretrizes gerais para os isocinéticos excêntricos estão na conclusão desta seção.

Seleção de velocidades de treinamento. Tipicamente são escolhidas velocidades angulares médias (60° ou 90° a 180°/segundo) e rápidas (180° a 360°/segundo) para REV. Embora os equipamentos isocinéticos sejam projetados em velocidades acima de 360°/segundo, as velocidades mais rápidas não são usadas para treinamento de REV. Isso porque o membro precisa acelerar-se até a velocidade preestabelecida antes de encontrar a resistência do braço de torque do dinamômetro. Em velocidades muito rápidas, essa fase de aceleração consome a maior parte do arco de movimento, de modo que é encontrada resistência em apenas uma pequena porção da ADM, o que limita o potencial benéfico da técnica.

Tem sido sugerido que os efeitos do treinamento isocinético são transferidos somente dentro da faixa de 15° a 30°/segundo da velocidade de treinamento.[53,142] Portanto, alguns protocolos usam incrementos de 30°/segundo para o treinamento com velocidades médias e rápidas para o treinamento com REV. Obviamente, se o paciente treina com velocidades médias e rápidas (de 60° ou 90° até 360°/segundo) em uma sessão de exercício, essa estratégia requer 9 velocidades de treinamento diferentes, dando origem a uma sessão de exercício que consome tempo demais para uma combinação de grupos musculares agonistas/antagonistas. Por essa razão, um protocolo mais comum é usar apenas 3 velocidades de treinamento.[4,76,240]

Repetições, séries e repouso. Em um protocolo de REV típico, o paciente pode fazer 1 ou 2 séries de 8 a 10 repetições de grupos musculares agonistas/antagonistas (treinamento recíproco) em múltiplas velocidades.[4,53,76] Por exemplo, em velocidades médias, o treinamento poderia ocorrer a 90°, 120°, 150° e 180°/segundo. Uma segunda série poderia então ser realizada com velocidades decrescentes: 180°, 150°, 120° e 90°/segundo. Como muitas combinações de repetições, séries e diferentes velocidades de treinamento levam à melhora no desempenho muscular, o fisioterapeuta tem muitas opções ao elaborar um programa de REV. Tem sido recomendado um intervalo de repouso de 15 a 20 segundos entre as séries e de 60 segundos entre as velocidades de exercício.[245] A frequência recomendada para REV é de, no máximo, 3 vezes por semana.[4]

Intensidade. O exercício em esforço submáximo é usado durante um breve período de aquecimento no dinamômetro. No entanto, isso não substitui uma forma mais geral de exercício de aquecimento para membros superiores ou inferiores, como a bicicleta ou o ergômetro de membro superior. Quando o treinamento visa a melhorar a resistência à fadiga, os exercícios são feitos com uma intensidade (esforço) submáxima; porém, para melhorar a força ou a potência, usa-se a intensidade máxima.

Durante os estágios iniciais do treinamento isocinético, é útil começar com o exercício em intensidade submáxima com velocidades intermediárias e lentas para que o paciente "pegue o jeito" do equipamento e, ao mesmo tempo, proteja o músculo. À medida que o programa avança, pode ser exercido esforço máximo em velocidades intermediárias. O treino com velocidades lentas é eliminado quando o paciente começa a exercer esforço máximo. Durante o estágio avançado da reabilitação, enfatiza-se o treinamento com esforço máximo e em velocidades rápidas, desde que os exercícios sejam indolores.[58] Aspectos adicionais para a progressão dos programas de treinamento isocinético incluem exercícios de arco curto para arco completo e movimentos concêntricos para excêntricos.[58]

Precaução: o treinamento com esforço máximo e velocidade lenta raramente é indicado, em razão das forças de cisalhamento excessivas produzidas através das superfícies articulares.[53,76]

Treinamento isocinético excêntrico: considerações especiais

Considerando que o treinamento isocinético excêntrico tornou-se possível mais gradualmente à medida que a tecnologia evoluiu, há menos diretrizes com relação aos parâmetros de exercício e evidências mínimas em apoio à sua eficácia. Em sua maioria, as diretrizes desenvolvidas até aqui se baseiam principalmente na opinião clínica e em relatos informais. As diferenças mais importantes nas diretrizes isocinéticas excêntricas *versus* concêntricas estão relacionadas no Quadro 6.20. Vários autores descrevem diretrizes para o treinamento isocinético excêntrico, específicas para certas patologias, com base na experiência clínica.[4,53,76,115,116]

Precauções: o treinamento isocinético excêntrico é apropriado apenas durante a fase final de um programa de reabilitação, para que grupos musculares individuais continuem sendo desafiados quando persistem déficits isolados de força e potência. Considerando que o treinamento isocinético excêntrico pode não se equiparar com precisão ao modo funcional em que ocorrem as contrações excêntricas, as velocidades de treinamento médias são consideradas mais seguras do que as rápidas. Movimentos motorizados rápidos e súbitos do braço de torque do dinamômetro contra um membro podem lesionar o tecido em recuperação.

EQUIPAMENTOS PARA O TREINAMENTO RESISTIDO

Há no mercado uma seleção quase ilimitada de equipamentos projetados para exercícios de treinamento resis-

---

QUADRO 6.20	Diferenças básicas no treinamento isocinético excêntrico e concêntrico

O exercício isocinético excêntrico é:

- Introduzido somente depois que um *esforço* concêntrico *máximo* isocinético pode ser feito sem dor e em velocidades variadas
- Implementado somente depois de a ADM funcional ter sido restaurada
- Realizado com velocidades mais baixas ao longo de um espectro de velocidades mais estreito do que o exercício isocinético concêntrico – geralmente entre 60° e 120°/segundo para a população em geral e até 180°/segundo para atletas
- Realizado em níveis submáximos e com uma duração maior para evitar produção excessiva de torque e diminuir o risco de DMIT
- Mais comumente feito no padrão contínuo concêntrico-excêntrico para um grupo muscular durante o treinamento, enquanto os isocinéticos concêntricos envolvem o treinamento recíproco dos grupos musculares agonistas/antagonistas

---

tido. Os equipamentos variam de simples a complexos, compactos a espaçosos, baratos a caros. Contar com um sortimento simples, porém versátil, de pesos de mão, munhequeiras e tornozeleiras com pesos ou produtos de resistência elástica terá utilidade na clínica e no atendimento domiciliar, enquanto diversas peças de equipamentos de resistência variável podem ser úteis para o treinamento resistido de nível avançado. As principais fontes de informação sobre novos produtos do mercado estão na literatura distribuída pelos fabricantes, nas demonstrações dos produtos em encontros profissionais e nos estudos sobre estes produtos publicados na literatura de pesquisa.

Embora a maior parte dos equipamentos use *carga de resistência* (aumentam a resistência da gravidade), algumas peças do equipamento podem ser adaptadas para usar *carga de assistência* (eliminam ou diminuem a resistência da gravidade) para melhorar a força de músculos fracos. O equipamento pode ser usado para exercícios estáticos ou dinâmicos, concêntricos ou excêntricos, em cadeia aberta ou fechada, para melhorar a força muscular, potência ou resistência à fadiga, estabilidade ou controle neuromuscular, assim como no preparo cardiopulmonar.

Na análise final, a escolha do equipamento correto depende principalmente das necessidades, das habilidades e metas da pessoa que vai usar o equipamento. Outros fatores que influenciam a escolha do equipamento são *disponibilidade*; *custo* de aquisição e/ou manutenção; *facilidade de uso*; *versatilidade*; e *espaço necessário*. Depois de escolher o equipamento apropriado, seu uso seguro e efetivo é a maior prioridade. Os princípios gerais para o uso do equipamento estão relacionados no Quadro 6.21.

| QUADRO 6.21 | Princípios gerais para seleção e uso de equipamentos |

- Baseie a escolha do equipamento em exame e avaliação abrangentes do paciente.
- Determine quando o uso do equipamento deve ser introduzido no programa de exercícios e quando deve ser alterado ou interrompido.
- Determine se o equipamento pode ou deve ser regulado e usado independentemente pelo paciente.
- Ensine a forma apropriada de exercício e a técnica com o equipamento antes de acrescentar resistência.
- Ensine e supervisione a aplicação e o uso do equipamento antes de permitir que o paciente use-o independentemente.
- Siga todas as precauções de segurança ao aplicar e utilizar o equipamento.
  - Certifique-se de que todas as presilhas, punhos, alças e tiras estejam presos com segurança e que o equipamento esteja ajustado apropriadamente para aquele paciente antes do exercício.
  - Aplique enchimentos para melhorar o conforto, se necessário, especialmente sobre proeminências ósseas. Estabilize ou apoie estruturas apropriadas para prevenir movimentos indesejados e sobrecarga indevida em partes do corpo.
  - Se os aparelhos para exercício forem usados independentemente, certifique-se de que a regulagem e as instruções de segurança estão claramente ilustradas e afixadas diretamente no equipamento.
- Use acessórios para limitar a ADM, caso esta precise ser restringida para proteger tecidos em cicatrização ou estruturas instáveis.
- Se o paciente estiver usando o equipamento em um programa domiciliar, dê instruções explícitas sobre como, quando e com que extensão alterar ou adaptar o equipamento para prover uma sobrecarga progressiva.
- Ao fazer a transição do uso de um tipo de equipamento resistido para outro, certifique-se de que o equipamento recém-escolhido e o método de regulagem inicial proporcionam um nível de produção de torque similar ao do equipamento usado previamente, para evitar cargas insuficientes ou excessivas.
- Quando o exercício tiver sido completado:
  - Desmonte o equipamento e deixe-o em condição apropriada para uso futuro.
  - Nunca deixe um equipamento quebrado ou potencialmente perigoso para uso futuro.
- Estabeleça uma rotina regular de manutenção, substituição ou verificações de segurança para todo o equipamento.

Pesos livres e sistemas simples de polias com pesos

Tipos de pesos livres

Pesos livres são pesos graduados seguros pela mão ou aplicados a um membro ou tronco. Eles incluem halteres,

barras, *medicine balls* (Fig. 6.44), munhequeiras e tornozeleiras com pesos, coletes com pesos e até mesmo bolsas de areia, todos disponíveis comercialmente. Pode-se também criar pesos livres para o programa domiciliar usando materiais fáceis de conseguir e objetos encontrados em casa.

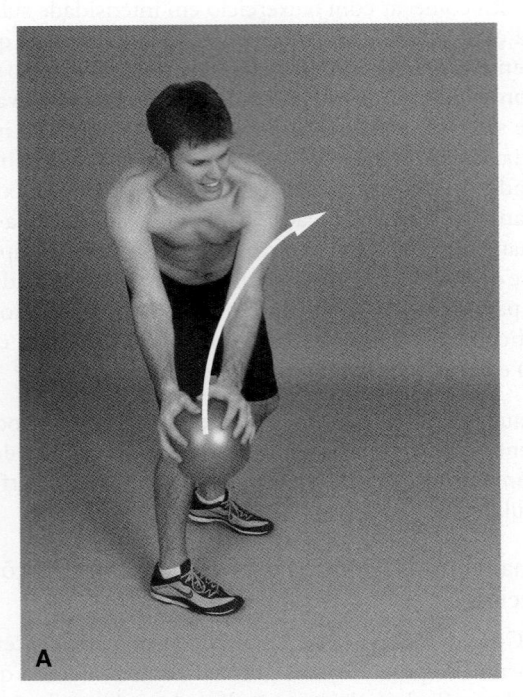

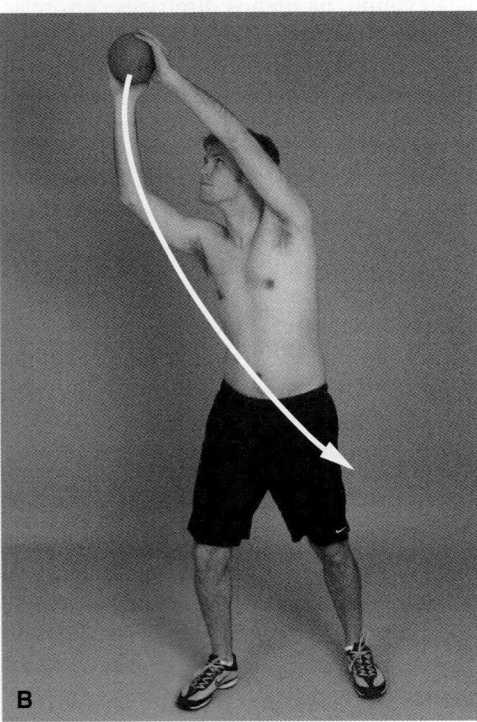

Figura 6.44   (A, B) Segurar uma bola pesada enquanto são executados padrões combinados de movimento provê resistência aos músculos dos membros superiores e do tronco e aumenta a resistência do peso corporal para os grupos musculares dos membros inferiores durante atividades com apoio de peso.

Sistemas simples de polias com pesos

Sistemas simples de polias, independentes ou montados na parede, com discos de pesos, são comumente usados para exercícios resistidos de membros superiores, inferiores ou tronco (Fig. 6.45). Existem pesos permanentes ou substituíveis. Os pesos permanentes em geral são empilhados com discos individuais em incrementos de 2 a 5 kg. A quantidade de resistência utilizada no exercício pode ser facilmente ajustada pela seleção de uma certa quantidade de anilhas empilhadas, com o posicionamento de uma única chave ou pino.

Observação: os sistemas simples de polias com pesos descritos aqui são aqueles que impõem uma carga relativamente constante (fixa). Aparelhos com pesos e resistência variável, alguns deles incorporando polias no seu desenho, são discutidos mais à frente nesta seção.

Características dos pesos livres e sistemas simples de polias com pesos

Os pesos livres e os sistemas de polias com peso impõem uma carga constante. Nesses sistemas, a resistência externa desafia ao máximo o músculo trabalhado em apenas uma porção da ADM, que depende da posição do paciente. O peso que é selecionado para o exercício não pode ser maior do que o controlado pelo músculo num ponto específico da ADM. Além disso, não há acomodação para um arco doloroso se o paciente precisar diminuir o esforço interno em algum ponto da ADM.

Ao usar pesos livres, é possível variar o ponto da ADM em que se experimenta a carga de resistência máxima, modificando-se a posição do paciente em relação à gravidade ou a direção da carga de resistência. Por exemplo, a flexão de ombro pode ser resistida com o paciente em pé ou em decúbito dorsal, segurando um peso livre na mão.

- *Posição do paciente:* em pé (Fig. 6.46). A resistência máxima é experimentada e o torque máximo é produzido quando o ombro está em 90° de flexão. O peso não produz torque quando o ombro está em 0° de flexão. O torque externo diminui progressivamente à medida que o paciente levanta o peso de 90° a 180° de flexão. Além disso, quando o peso está ao lado do corpo (na posição de 0° do ombro), ele produz uma força de tração no membro; e quando está acima da cabeça, produz uma força de compressão através das articulações do membro superior.
- *Posição do paciente:* decúbito dorsal (Fig. 6.47). A resistência máxima é experimentada e o torque máximo é produzido quando o ombro está em 0° de flexão. Zero torque é produzido em 90° de flexão de ombro. Nessa posição, a carga cria uma força de compressão no membro. Os flexores do ombro não ficam ativos entre 90° e 180° de flexão de ombro. Em vez disso, os extensores de ombro precisam se contrair excentricamente para controlar a descida do braço e do peso.

O fisioterapeuta precisa determinar em qual porção da ADM do paciente a força máxima é necessária e precisa escolher a melhor posição para realizar o exercício de forma a obter dele máximo benefício.

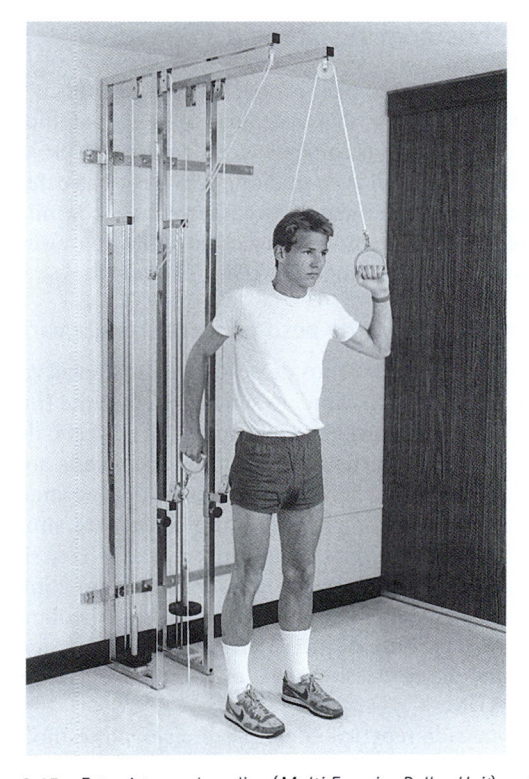

Figura 6.45 Este sistema de polias (*Multi Exercise Pulley Unit*) pode ser usado para fortalecer vários grupos musculares. (Cortesia de N-K Products Company, Inc., Soquel, CA.)

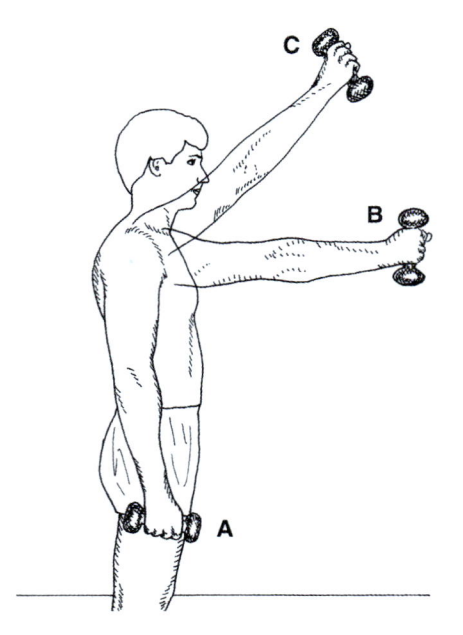

Figura 6.46 Quando o paciente está em bipedestação e levantando um peso: **(A)** Zero torque é produzido nos flexores do ombro quando essa articulação está em 0° de flexão. **(B)** O torque máximo é produzido quando o ombro está em 90° de flexão. **(C)** O torque diminui novamente à medida que o braço se move de 90° para 180° de flexão de ombro.

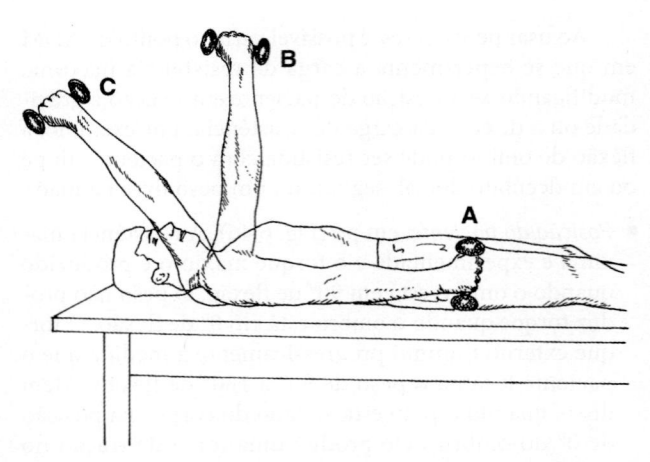

Figura 6.47 Quando o paciente está em decúbito dorsal e levantando um peso: **(A)** O torque máximo é produzido com 0° de flexão de ombro. **(B)** Zero torque é produzido com 90° de flexão de ombro. **(C)** Os extensores de ombro ficam ativos e se contraem excentricamente contra a resistência de 90° a 180° de flexão de ombro.

Sistemas simples de polias com pesos proporcionam máxima resistência quando o ângulo da polia forma um ângulo reto com o osso em movimento. À medida que o ângulo da polia se torna mais agudo, a carga cria mais compressão por meio dos ossos e articulações em movimento e uma resistência menos efetiva.

Diferentemente de muitos aparelhos de musculação, nem os pesos livres nem as polias proporcionam estabilização externa. Quando o paciente levanta ou abaixa um peso até a posição acima da cabeça ou a partir dessa posição, os músculos que atuam na escápula e os abdutores, adutores e rotadores do ombro precisam se contrair sinergicamente para estabilizar o braço e mantê-lo alinhado no plano de movimento correto. A necessidade de uma contração concorrente dos grupos musculares estabilizadores adjacentes pode ser vista como vantagem ou desvantagem. Como a estabilização muscular é necessária para controlar o plano ou o padrão de movimento, menos resistência externa pode ser controlada com pesos livres do que com um aparelho de musculação que oferece estabilização.

Vantagens e desvantagens dos pesos livres e sistemas simples de polias com pesos

- Os exercícios podem ser feitos em muitas posições, como decúbito dorsal, lateral e ventral, sentado em uma cadeira, ou em pé. Muitos grupos musculares dos membros e do tronco podem ser fortalecidos simplesmente reposicionando o paciente.
- Pesos livres e sistemas simples de polias são usados tipicamente para exercícios dinâmicos, sem apoio de peso, mas também podem ser regulados para exercícios isométricos e atividades resistidas com apoio de peso.
- Os grupos musculares estabilizadores são recrutados; contudo, como não há uma fonte externa de estabilização e os movimentos precisam ser controlados inteiramente pelo paciente, pode levar mais tempo para que ele aprenda o alinhamento e os padrões de movimento corretos.

- São possíveis muitos padrões de movimento que incorporam movimentos em um ou em múltiplos planos. Um exercício pode ser altamente específico para um músculo ou generalizado para vários grupos musculares. Os padrões de movimento que simulam atividades funcionais podem ser resistidos.
- Se uma variedade grande o suficiente de pesos livres graduados estiver disponível, a resistência poderá ser aumentada com incrementos bem pequenos. Os discos de peso dos sistemas de polias têm incrementos maiores de resistência, geralmente 2 kg por disco, no mínimo.
- Muitos dos exercícios com pesos livres e sistemas de polias precisam ser realizados lentamente para minimizar a aceleração e o impulso e prevenir movimentos descontrolados no final da amplitude, que poderiam comprometer a segurança do paciente. Acredita-se que o uso de movimentos exclusivamente lentos durante as atividades de fortalecimento produz menos transferência para muitas atividades diárias do que a incorporação de exercícios com velocidades lentas e rápidas.
- Halteres e barras que possibilitam uma resistência ajustável graças aos discos substituíveis são versáteis e podem ser usados para pacientes com diferentes níveis de força, mas requerem tempo do paciente ou do instrutor para a montagem apropriada.
- Exercícios de levantamento de peso bilateral com barra geralmente requerem a assistência de um atendente para garantir a segurança do paciente, aumentando, assim, o tempo gasto pelo instrutor.

Aparelhos com resistência variável

O equipamento para exercícios com resistência variável é classificado em duas categorias gerais: aparelhos com cabos de peso (polias com pesos) especialmente projetados e unidades hidráulicas e pneumáticas. As duas categorias de equipamento impõem uma carga variável aos músculos em contração, de acordo com a capacidade do músculo de produzir torque ao longo da ADM disponível.

Sistemas de cabos de peso com resistência variável

Os aparelhos de cabos de peso com resistência variável (Fig. 6.48) usam um came no seu *design*. O came (um disco elíptico ou em forma de rim) no sistema de cabo de peso é projetado para variar a carga (torque) aplicada ao músculo em contração, embora o peso escolhido permaneça o mesmo. Na teoria, o came é configurado para simular a produção de torque do músculo em contração. Esse sistema varia a carga externa imposta ao músculo em contração com base nas dimensões físicas da pessoa "mediana". Há controvérsias sobre o quão efetivamente esse *design* proporciona uma real resistência de acomodação ao longo de toda a ADM.

Com cada repetição de um exercício, o mesmo grupo muscular se contrai, tanto concêntrica como excentricamente para controlar a resistência externa. Como nos sistemas simples de polias com pesos e nos pesos livres, os

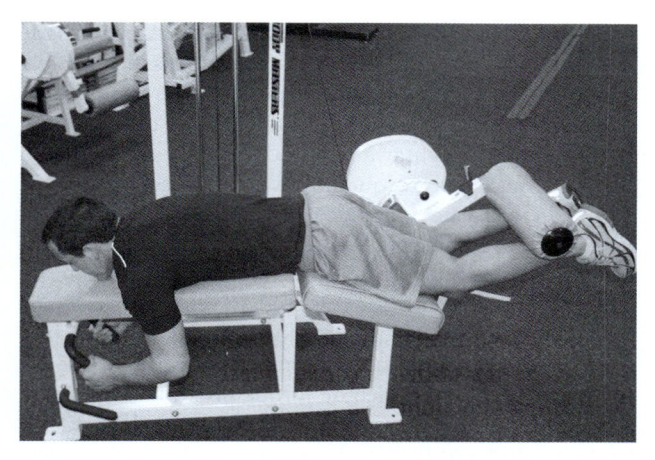

Figura 6.48 A resistência variável por meio de um mecanismo de came no sistema de polias é aplicado às contrações concêntricas e excêntricas dos posteriores da coxa, conforme os joelhos são flexionados e estendidos.

exercícios precisam ser feitos com velocidades relativamente lentas, o que compromete a transferência para muitas atividades funcionais.

Aparelhos com resistência variável hidráulica e pneumática

Outros aparelhos de resistência variável empregam resistência hidráulica ou resistência pneumática pressurizada para variar a resistência ao longo de toda ADM. O líquido ou ar contido em um cilindro é forçado por um pistão através de uma pequena abertura. Quanto mais rápido o pistão é empurrado, maior é a resistência encontrada.

Essas unidades permitem o trabalho muscular concêntrico, recíproco de grupos musculares agonistas e antagonistas e, em alguns aparelhos, oferecem resistência concêntrica seguida por um retorno excêntrico controlado ao longo da ADM. Os pacientes podem se exercitar com segurança usando velocidades médias e, em alguma extensão, rápidas. Esses aparelhos também permitem ao paciente acomodação para um arco doloroso dentro da ADM.

Vantagens e desvantagens dos aparelhos de resistência variável

- A vantagem óbvia desses aparelhos é que a resistência é ajustada para a capacidade do músculo de geração de torque ao longo da ADM. O músculo em contração recebe cargas quase máximas em múltiplos pontos da ADM, em vez de apenas em uma pequena porção da amplitude.
- A maioria dos aparelhos é elaborada para isolar e exercitar um grupo muscular específico. Por exemplo, agachamentos resistidos são feitos em um aparelho e flexões de perna para os posteriores da coxa em outro. Como consequência, são necessárias numerosas unidades para exercitar todos os grupos musculares principais.
- Diferentemente dos movimentos funcionais, a maioria dos aparelhos permite apenas movimentos em um único plano, embora algumas unidades mais novas ofereçam

um projeto de dois eixos, permitindo movimentos multiplanares que fortalecem múltiplos grupos musculares e se assemelham mais aos padrões dos movimentos funcionais.

- O equipamento é ajustável para permitir que pessoas de alturas variadas realizem cada exercício em uma posição bem alinhada.
- Cada unidade proporciona estabilização externa substancial para guiar ou limitar os movimentos. Isso facilita o aprendizado do paciente sobre como realizar o exercício de forma correta e segura e o ajuda a manter o alinhamento apropriado sem assistência ou supervisão.
- Uma das principais desvantagens dos aparelhos de musculação é o gasto inicial e os custos correntes de manutenção. É preciso comprar diversos aparelhos, geralmente 8 a 10 ou mais, para trabalhar os principais grupos musculares. Muitos aparelhos também requerem um espaço grande no estabelecimento.

Produtos com resistência elástica

Produtos com resistência elástica são amplamente utilizados na reabilitação e têm se mostrado um método efetivo de prover resistência suficiente para melhorar a força muscular.[139] O treinamento resistido com o uso de produtos elásticos também é uma alternativa possível ao treinamento com aparelhos de musculação[44] e pesos livres,[11] gerando níveis comparavelmente altos de ativação muscular durante os exercícios.

A análise quantitativa da resistência fornecida por produtos elásticos ou o nível de ativação muscular durante o seu uso sugere que sua eficácia requer não apenas a aplicação de princípios biomecânicos, mas também uma compreensão das propriedades físicas do material que está oferecendo a resistência elástica.[130,131,140,145,214,216,232,257]

Tipos de resistência elástica

Os produtos de resistência elástica, elaborados especificamente para uso durante o exercício, dividem-se em duas categorias gerais: faixas elásticas e tubos elásticos. Esses produtos são produzidos por vários fabricantes sob diferentes nomes comerciais, sendo os mais conhecidos as faixas e tubos de resistência elástica da Thera-Band® (Hygenic Corp., Akron, OH). Os dois tipos de produtos estão disponíveis em vários graus ou espessuras ou diâmetros que proporcionam níveis progressivos de resistência. Um código de cores denota a espessura do produto e o grau de resistência.

Propriedades da resistência elástica: implicações para os exercícios

Inúmeros estudos que descrevem as características físicas da resistência elástica têm proporcionado informações quantitativas sobre suas propriedades materiais. O conhecimento dessas informações permite ao fisioterapeuta usar a resistência elástica de forma mais efetiva para os programas de exercícios terapêuticos.

Efeito do alongamento do material elástico. A resistência elástica proporciona uma forma de resistência variável porque a força gerada se modifica conforme o material é alongado. Especificamente, a quantidade de resistência (força) produzida por uma faixa ou tubo elástico aumenta à medida que material vai esticando, dependendo da mudança relativa no comprimento do material (*porcentagem de alongamento/deformação*) desde o início até o final do alongamento. Há uma relação de certo modo previsível e *linear* entre a porcentagem de alongamento e a força de tração do material.[131,140,145,216,232]

Para determinar a porcentagem de alongamento, o comprimento esticado precisa ser comparado ao comprimento de repouso do material elástico. O *comprimento de repouso* de uma faixa ou tubo é o seu comprimento ao ser medido reto, sem esticar. O comprimento real do material antes de ser alongado não tem efeito na força que se imprime. Em vez disso, é a porcentagem de alongamento que afeta as forças tensivas.[216]

A fórmula para calcular a porcentagem de alongamento/deformação é:[139,232]

Porcentagem de alongamento = (comprimento esticado − comprimento de repouso) : comprimento de repouso × 100

Usando essa fórmula, se um tubo vermelho com 60 cm de comprimento, por exemplo, for esticado até 120 cm, a porcentagem de alongamento é de 100%. Com isso em mente, entende-se por que um tubo da mesma cor e 30 cm de comprimento esticado até 60 cm (100% de alongamento) gera a mesma força que um de 60 cm esticado até 120 cm.[214,215]

Além disso, a *velocidade* com que o material elástico é alongado não parece ter um efeito significativo na quantidade de resistência encontrada.[216] Consequentemente, quando um paciente está realizando um exercício em particular, desde que a porcentagem de alongamento do tubo ou faixa seja a mesma de uma repetição para a seguinte, a resistência encontrada será a mesma, independentemente de o exercício ser feito com uma velocidade lenta ou rápida.

Determinação e quantificação da resistência. Para ajudar o clínico a tomar decisões sobre o grau (cor) do material elástico a ser escolhido para o programa de exercícios de um paciente, vários estudos têm sido feitos para quantificar a resistência fornecida por faixas ou tubos elásticos.[131,140,145,216,232,257] Esses estudos mediram e compararam as forças tensivas geradas por diferentes graus de faixas e tubos elásticos em relação à porcentagem de alongamento do material. As forças esperadas em porcentagens específicas de alongamento de cada grau de tubo ou faixa podem ser calculadas por meio de equações de regressão linear. Especificações detalhadas sobre as propriedades materiais de uma marca de produtos de resistência elástica, a Thera-Band®, estão disponíveis em www.thera-bandacademy.com/.

Durante o exercício, a porcentagem de deformação e a resistência (força) resultante proveniente do material não é o único fator que precisa ser considerado. A quantidade de torque (força × distância) imposta pelo elástico sobre a alavanca óssea também é uma consideração importante. Apenas pelo fato de a tensão produzida por uma faixa ou tubo elástico aumentar à medida que são esticados, isso não significa que o torque imposto necessariamente aumenta do início até o final de um exercício. Além da resistência (força) imposta pelo material elástico enquanto este é alongado, o comprimento do braço do momento externo irá se modificar, conforme o ângulo do vetor de resistência elástica modificar o torque gerado pelo material elástico.[140] Estudos têm indicado que ocorrem curvas de torque em forma de sino, com o pico de torque próximo ao meio da amplitude, durante os exercícios com material elástico.[140,215] Como em todas as formas de exercício resistido dinâmico, a relação comprimento-tensão do músculo em contração também afeta sua habilidade de responder à carga externa que está se modificando.

Características da fadiga. Os produtos com resistência elástica tendem a se fatigar com o tempo, o que faz o material perder parte de suas propriedades geradoras de força.[139] A extensão dessa *fadiga do material* depende do número de vezes que a faixa ou tubo elástico foi esticado (número de ciclos de alongamento) e a porcentagem de deformação em cada alongamento.[232]

Estudos têm mostrado que a diminuição na força de tração é significativa, porém pequena, com boa parte da diminuição ocorrendo nos primeiros 20[216] ou 50[139] ciclos de alongamento. Contudo, no primeiro estudo, os pesquisadores descobriram que, após essa pequena diminuição inicial na força de tração, não ocorriam mais reduções apreciáveis no potencial de gerar força do tubo após mais de 5.000 ciclos de alongamento. Em outras palavras, um paciente poderia realizar 10 repetições de cada exercício, de 4 exercícios diferentes, 3 vezes por dia, diariamente, durante 6 semanas, usando o mesmo tubo antes de precisar substituí-lo.

Os materiais elásticos apresentam também uma propriedade chamada *deformação viscoelástica*. Se uma carga constante é colocada sobre o material elástico, com o tempo este se torna quebradiço e, por fim, se rompe. Condições ambientais, como calor e umidade, também afetam o potencial de gerar força das faixas e tubos elásticos.[139]

Aplicação da resistência elástica

Escolha do grau apropriado de material. A espessura (rigidez) do material afeta o nível de resistência. Um grau mais pesado do elástico gera tensão maior quando esticado e, portanto, imprime um nível maior de resistência.[131,139,232] Como já foi observado, níveis correspondentes de resistência têm sido publicados para diferentes graus de faixas e tubos. Os fisioterapeutas e os pacientes devem estar cientes de que os esquemas de codificação por cor e seus correspondentes níveis de resistência podem não ser consistentes entre os diferentes fabricantes.

Evidências em foco

Em um estudo[257] que comparou cores e comprimentos similares de tubos Thera-Band® e Cando® (Cando Fabrication Enterprises, White Plains, NY), os pesquisadores mediram (por meio de um aferidor de tensão) as forças geradas em condições similares. Eles não encontraram diferenças apreciáveis entre os dois produtos, exceto nos graus mais finos (amarelo) e mais espessos (prata/cinza). Nesses dois graus, os tubos Cando® produziram níveis aproximadamente 30 a 35% mais altos de força do que o produto Thera-Band®. Apesar dessas pequenas diferenças, os pesquisadores sugeriram que é prudente usar o mesmo produto com o mesmo paciente.

Escolha do comprimento apropriado. As faixas ou tubos elásticos vêm em rolos grandes e podem ser cortados em diferentes comprimentos, dependendo do exercício específico a ser realizado e da altura do paciente ou comprimento dos membros. O comprimento do material elástico deve ser suficiente para que se possa segurar *com segurança* nas duas extremidades. Deve ficar tenso, porém não esticado (*comprimento de repouso*), na posição inicial do exercício.

Lembre-se de que a porcentagem de alongamento do material afeta a tensão produzida. De acordo com isso, é essencial que o mesmo comprimento do material elástico seja usado cada vez que determinado exercício for executado. Caso contrário, a carga imposta poderá ser menor ou maior que a da sessão de exercícios anterior, embora seja usado o mesmo grau de elástico.

Como segurar as faixas ou tubos. Geralmente, uma ponta é amarrada ou presa a um objeto fixo (maçaneta da porta, perna da maca ou uma argola em D) ou presa pelo peso do paciente, que se posiciona em pé sobre ela. A outra ponta é segurada ou amarrada em uma alça de náilon, que é então posicionada em torno de um segmento do membro. O material elástico também pode ser preso a um colete no tronco do paciente para atividades de marcha resistida. A faixa ou tubo pode ainda ser segurado nas duas mãos ou fazer uma alça embaixo dos dois pés para exercícios bilaterais. A Figura 6.49 A, B e C ilustra atividades para fortalecimento de membros superiores, inferiores e tronco usando resistência elástica.

Como montar um exercício. Com a resistência elástica, o torque de resistência externa máxima ocorre quando o material está esticado e em um ângulo de 90° com o braço de alavanca (osso em movimento). O fisioterapeuta deve determinar a posição do membro na qual se deseja a resistência máxima e, em seguida, prender o material elástico de modo que forme um ângulo reto entre o material e o membro naquela posição. Quando o material está em ângulo agudo com o osso em movimento, há menos resistência, porém maior força articular compressiva.

É importante posicionar o paciente e o material elástico da mesma maneira nas diferentes sessões de exercício. Cada vez que o paciente realiza um exercício específico,

além de usar o mesmo comprimento do material, a relação entre o paciente e o local onde o material foi preso deve ser consistente. Uma pesquisa feita por Page e Ellenbecker[214] descreveu configurações de diversos exercícios usando resistência elástica.

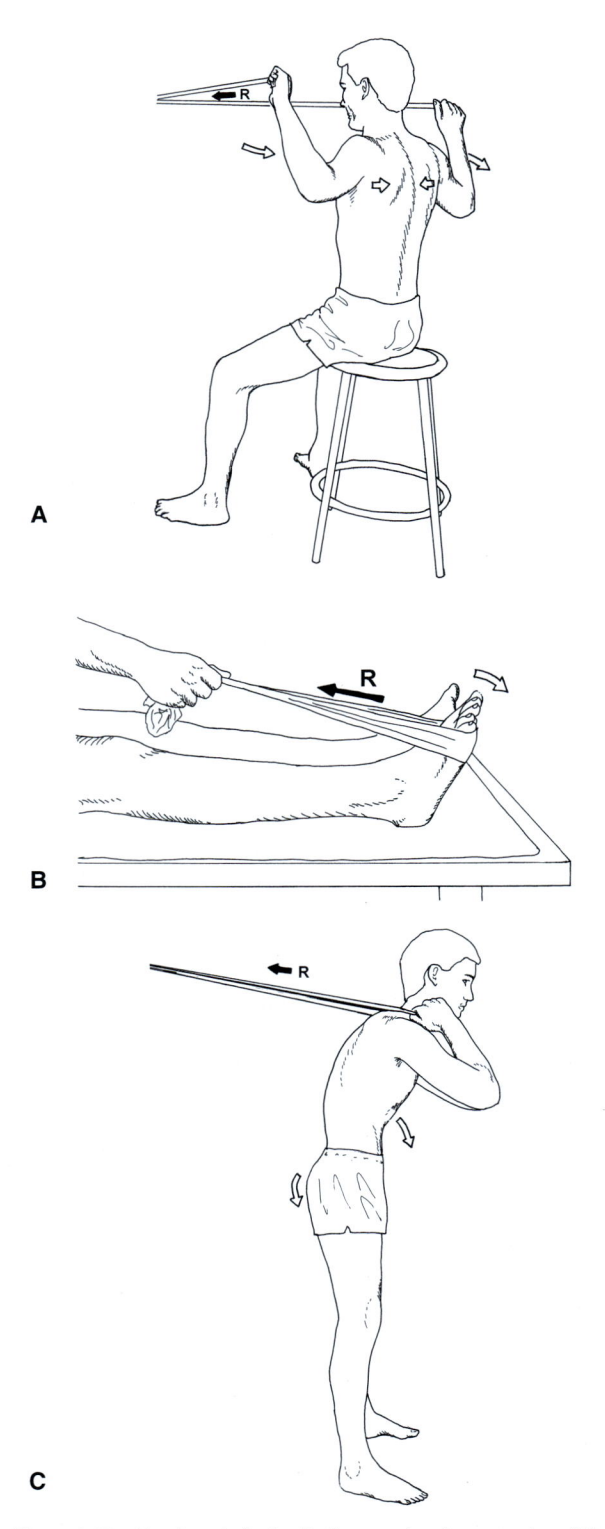

Figura 6.49 Uso de resistência elástica para fortalecer membros **(A)** superiores ou **(B)** inferiores ou **(C)** a musculatura do tronco.

Progressão dos exercícios. Os exercícios podem ser progredidos aumentando-se o número de repetições feitas com o mesmo grau de resistência ou usando o próximo grau mais alto da faixa ou tubo elástico.

Vantagens e desvantagens dos exercícios com resistência elástica

Vantagens

- Os produtos com resistência elástica são portáteis e relativamente baratos, sendo a escolha ideal para os programas de exercícios domiciliares.
- Como a resistência elástica não depende significativamente da gravidade, as faixas e tubos elásticos são extremamente *versáteis*, permitindo que os exercícios sejam feitos em muitas combinações de padrões de movimento nos membros e tronco e em muitas posições.[139,140,215]
- É seguro exercitar-se em velocidades moderadas e rápidas com a resistência elástica porque o paciente não precisa vencer a inércia de um peso que está se movendo rapidamente. Como tal, o material é apropriado para o treinamento pliométrico (ver Cap. 23).

Desvantagens

- Um dos empecilhos mais significativos para o uso de resistência elástica é a necessidade de consultar uma tabela de números para obter informações quantitativas sobre o nível de resistência em cada código de cor (grau) do material. Isso torna difícil saber qual grau escolher inicialmente e em que extensão a modificação do grau da faixa ou tubo alterará o nível de resistência.
- Como ocorre com os pesos livres, não há uma fonte de estabilização ou controle de movimentos errados quando uma faixa ou tubo elástico está sendo usado para resistência. O paciente precisa usar a estabilização muscular para assegurar que ocorra o padrão de movimento correto.
- Embora os efeitos da fadiga do material sejam pequenos com o uso clínico típico (até 300% de deformação na maioria dos exercícios), as faixas e tubos elásticos devem ser substituídos rotineiramente para garantir a segurança do paciente.[146,243] Se muitas pessoas usarem os mesmos comprimentos pré-cortados de faixas ou tubos, pode ser difícil determinar o quanto esses materiais foram utilizados.
- Alguns produtos elásticos contêm látex, que é um alérgeno bastante comum, o que elimina seu uso por pessoas alérgicas a esse produto. Contudo, há no mercado produtos feitos sem látex com um custo relativamente comparável.

Equipamento para treinamento de estabilização dinâmica

BodyBlade®

O BodyBlade® (Fig. 6.50) é um equipamento com uma forma reativa dinâmica que produz resistência oscilatória proporcional à força oscilatória gerada pelo paciente.[33,177] Durante o exercício, grupos musculares agonistas e antagonistas rapidamente se contraem, em uma tentativa de controlar a instabilidade gerada por oscilações da lâmina. Isso proporciona uma resistência progressiva que é controlada pelo paciente.

Inicialmente, a lâmina oscilante é mantida em posições isoladas no espaço, em particular naquelas em que a estabilidade dinâmica é necessária para atividades funcionais. O paciente pode progredir os exercícios movendo o membro superior em diferentes planos de movimento (de sagital para frontal e, no final, para transverso) enquanto são mantidas as oscilações da lâmina. A meta desse tipo de resistência é desenvolver estabilidade articular proximal como base da mobilidade controlada.

Evidências em foco

Lister et al.[177] conduziram um estudo nos mesmos indivíduos para determinar a extensão da ativação dos músculos estabilizadores da escápula durante exercícios de membro superior com três formas de resistência (munhequeira com peso, resistência elástica e BodyBlade®). Atletas universitários saudáveis (n = 30) realizaram flexão e abdução de ombro com cada um dos três tipos de equipamento enquanto a atividade nas partes ascendente e descendente do trapézio e serrátil anterior era medida com EMG. Os resultados do estudo mostraram que ocorreu uma atividade significativamente maior em cada um dos três estabilizadores da escápula quando os exercícios do ombro foram feitos com BodyBlade® do que com munhequeira com peso ou resistência elástica. Os pesquisadores recomendaram o uso de BodyBlade® na reabilitação do ombro para desenvolver estabilidade escapular durante os movimentos de braço.

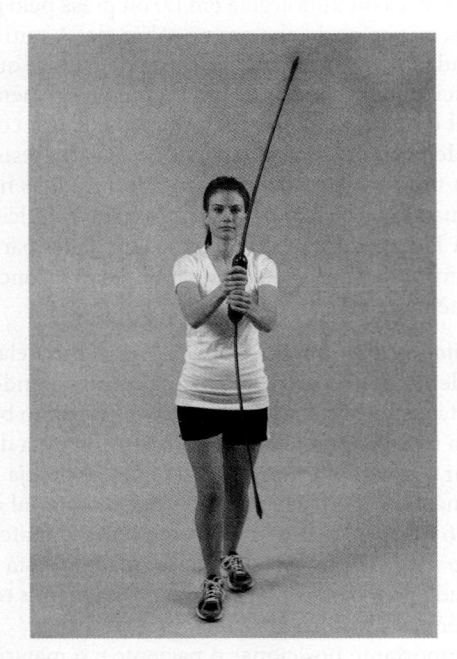

Figura 6.50   Exercícios de estabilização dinâmica de membro superior e tronco usando BodyBlade®.

Bolas suíças (bolas para estabilidade)

Bolas resistentes de vinil, geralmente com 50 a 75 cm de diâmetro, são usadas para uma variedade de exercícios de estabilização de tronco e membros. O paciente também pode usar resistência elástica ou pesos livres estando sobre a bola para aumentar a dificuldade dos exercícios. Ver nos Capítulos 16 e 23 descrições de vários exercícios de estabilização dinâmica usando essas bolas suíças.

Equipamento para o treinamento em cadeia fechada

Muitos exercícios em cadeia fechada são feitos em posturas com apoio de peso para desenvolver força, resistência à fadiga e estabilidade ao longo de múltiplas articulações. Tipicamente, esses exercícios usam apoio de peso parcial ou total como fonte de resistência. Alguns exemplos para membros inferiores são agachamentos, avanços e exercícios de subir ou descer degrau; e para os membros superiores, a flexão de braço no solo, a extensão de cotovelo com as mãos apoiadas e o corpo sendo levantado em várias posições, a puxada na barra fixa ou puxada até o queixo na barra fixa. Esses exercícios podem ser progredidos simplesmente acrescentando resistência com pesos de mão, uma cinta ou colete com peso ou resistência elástica. A mudança do apoio de peso bilateral para unilateral (quando exequível) também aumenta a carga do exercício. O equipamento descrito a seguir foi elaborado especificamente para o treinamento em cadeia fechada para melhorar o desempenho muscular ao longo de múltiplas articulações.

Resistência do peso corporal: sistemas de exercícios para múltiplos propósitos

O sistema Total Gym® usa uma prancha deslizante que pode ser ajustada em 10 ângulos de inclinação, permitindo que o paciente realize exercícios de fortalecimento e resistência à fadiga bilaterais ou unilaterais em cadeia fechada, em posições que variam de parcialmente reclinado até em pé (Fig. 6.51A e B). Os níveis de resistência do aparelho Total Gym® são aumentados ou diminuídos ajustando-se o ângulo da prancha deslizante sobre os apoios inclinados.

A execução de exercícios de agachamento em uma posição semirreclinada, permite ao paciente iniciar o treinamento em cadeia fechada em uma posição de carga parcial (apoio de peso parcial) logo no início do programa de reabilitação. Mais tarde, o paciente pode progredir fazendo avanços à frente (em que o pé desliza para a frente na prancha deslizante) na posição de bipedestação.

Recomendação clínica

O sistema Total Gym® também pode ser regulado para exercícios de tronco e exercícios em cadeia aberta para membros superiores ou inferiores.

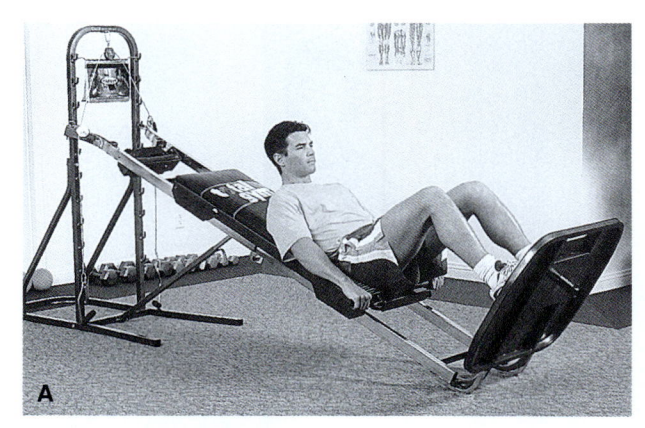

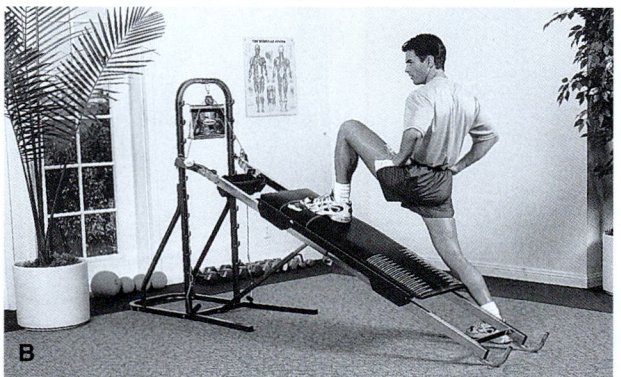

Figura 6.51 Treinamento em cadeia fechada: **(A)** na posição semirreclinada e **(B)** em pé, usando o sistema Total Gym®. (Cortesia de Total Gym®, San Diego, CA.)

Pranchas deslizantes

O ProFitter® (Fig. 6.52) é uma plataforma móvel que desliza de um lado para o outro por meio de uma superfície elíptica, contra uma resistência ajustável. Embora seja usada mais frequentemente com o paciente em bipedestação para reabilitação de membros inferiores, também pode ser usada para exercícios dos membros superiores e estabilidade de tronco. São possíveis movimentos nos sentidos mediolateral e anteroposterior.

Equipamento de equilíbrio

Uma prancha de equilíbrio (prancha de estabilidade redonda) ou BOSU® (na forma de uma meia esfera com um lado plano e outro arredondado) é usada principalmente para treino de estabilização, propriocepção e perturbação. O apoio de peso bilateral ou unilateral por meio do membro superior ou inferior pode ser feito nesse equipamento para desenvolver força e estabilidade. Algumas pranchas de equilíbrio, como o BAPS (Biomechanical Ankle Platform System, sistema de plataforma biomecânica de tornozelo), têm semiesferas substituíveis de vários tamanhos que aumentam de modo progressivo a dificuldade de equilíbrio da atividade. Ver nos Capítulos 8 e 23 exemplos de atividades de equilíbrio usando vários tipos de equipamento.

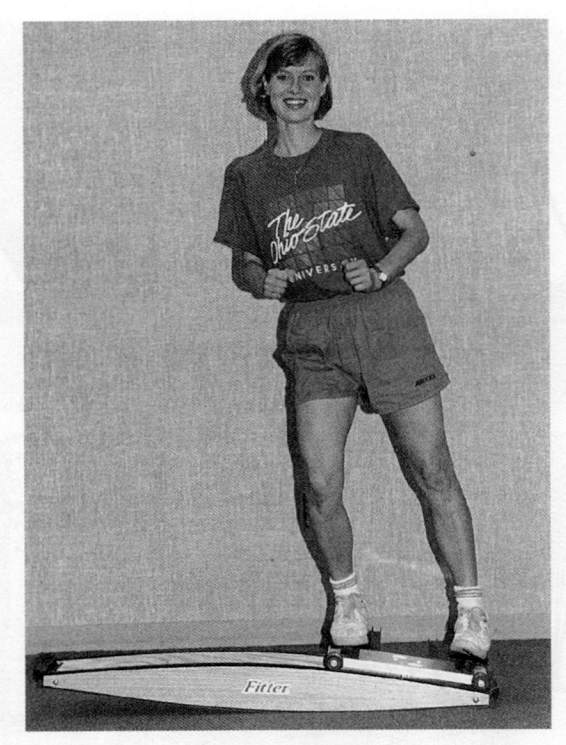

Figura 6.52 O ProFitter® proporciona resistência em cadeia fechada para a musculatura dos membros inferiores, em preparo para atividades funcionais.

Minicamas elásticas

As minicamas elásticas possibilitam ao paciente iniciar atividades de ressalto suaves, bilaterais ou unilaterais, em uma superfície elástica onde o impacto sobre as articulações é menor. O paciente pode correr, saltitar ou pular no lugar. Algumas minicamas elásticas têm uma barra na altura da cintura (presa à estrutura) onde, durante o exercício, o paciente pode se apoiar para aumentar a segurança.

Equipamento para exercícios recíprocos

Similares a outros tipos de equipamentos que podem ser usados para o treinamento em cadeia fechada, os dispositivos para exercícios recíprocos fortalecem diversos grupos musculares que atravessam múltiplas articulações. Eles também são apropriados para o treinamento resistido de baixa intensidade com muitas repetições para aumentar a resistência muscular à fadiga, a coordenação recíproca de membros superiores ou inferiores e melhorar o preparo cardiopulmonar. Eles também são usados frequentemente para exercícios de aquecimento ou desaquecimento, antes e depois de um treinamento resistido mais intenso. A resistência é imposta por um dispositivo de fricção ajustável ou por um mecanismo hidráulico ou pneumático.

Exercícios em bicicletas estacionárias

A bicicleta estacionária (sentada ou deitada) é usada para aumentar a força e a resistência à fadiga de membros inferiores. Uma bicicleta sentada requer maior controle de tronco e equilíbrio do que uma bicicleta deitada. Algumas bicicletas estacionárias proporcionam resistência também aos membros superiores. A resistência pode ser graduada para desafiar o paciente progressivamente. Podem também ser monitoradas a distância, a velocidade ou a duração do exercício.

A bicicleta estacionária proporciona resistência aos músculos durante movimentos repetitivos, sem impacto e recíprocos dos membros. Os dispositivos (bicicletas) passivos resistem apenas à atividade muscular concêntrica à medida que o paciente realiza movimentos de empurrar ou puxar. As bicicletas estacionárias motorizadas para exercício podem ser ajustadas para prover resistência, tanto excêntrica como concêntrica. O posicionamento do assento também pode ser ajustado para alterar a ADM que ocorre nos membros inferiores.

Equipamentos portáteis para exercícios resistidos recíprocos

Vários exercitadores resistidos portáteis são alternativas efetivas ao uso de uma bicicleta estacionária para um exercício repetitivo e recíproco. Um desses produtos, o Chattanooga Group Exerciser® (Fig. 6.53) pode ser usado para exercícios de membros inferiores, colocando o equipamento no chão em frente a uma cadeira ou cadeira de rodas. Isso é particularmente apropriado para um paciente incapaz de subir e descer de uma bicicleta. Além disso, o exercitador pode ser colocado sobre uma maca para o exercício de membros superiores. A resistência pode ser ajustada para responder às habilidades de cada paciente e também para a progressão do exercício, quando for o caso.

Aparelhos de *step*

O StairMaster® (Fig. 6.54) e o Climb Max 2000® são exemplos de aparelhos de *step* que permitem ao paciente

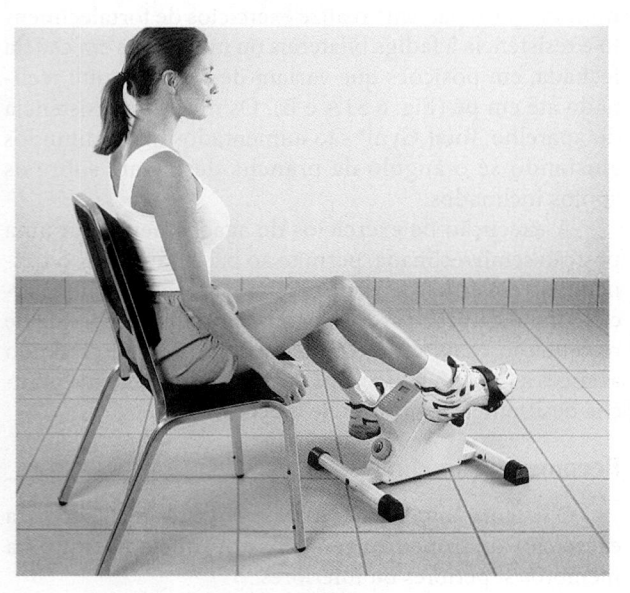

Figura 6.53 Exercício recíproco resistido usando o exercitador Chattanooga Exerciser®. (Cortesia de Chattanooga Group, Inc., Hixon, TN.)

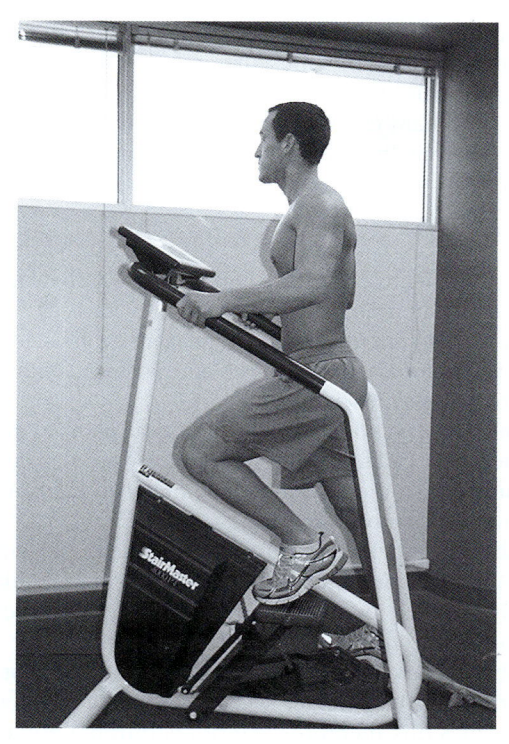

Figura 6.54   Um aparelho de *step* provê resistência durante movimentos alternantes de membro inferior que simulam a subida de escadas.

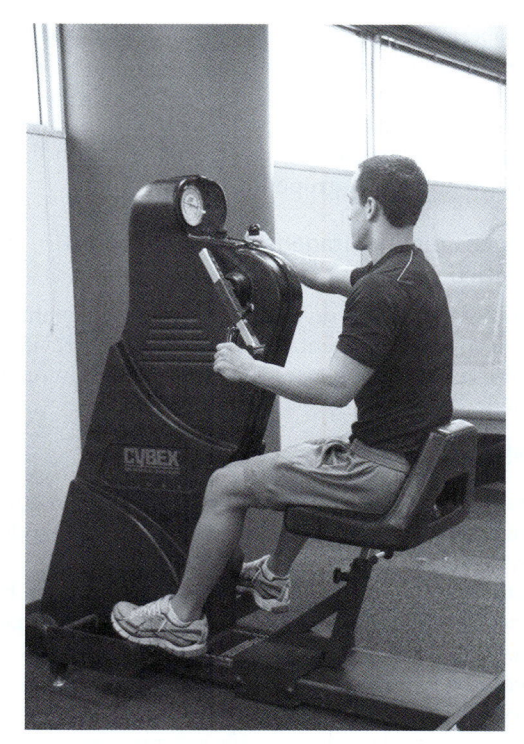

Figura 6.55   Um ergômetro de membro superior é usado para treino de força da parte superior do corpo, treinamento de resistência física e preparo cardiopulmonar.

realizar movimentos recíprocos empurrando contra uma resistência ajustável para dificultar a atividade de apoio de peso. Os aparelhos de *step* proporcionam um fortalecimento em cadeia fechada, sem impacto, como uma alternativa a caminhar ou correr na esteira. O paciente também pode ajoelhar-se perto da unidade, colocar as duas mãos sobre os pedais, para usar este mesmo equipamento para exercícios em cadeia fechada para os membros superiores.

Treinadores elípticos e aparelhos de esqui *cross--country*

Os treinadores elípticos e os aparelhos de esqui *cross--country* também proporcionam aos membros inferiores resistência recíproca, sem impacto, na posição ereta com apoio de peso. Ajustes variáveis da inclinação desses aparelhos suplementam ainda mais as opções de resistência. Os dois tipos de equipamentos também incorporam em seus *designs* fontes de resistência recíproca aos membros superiores.

Ergômetros de membros superiores

Os ergômetros de membros superiores proporcionam resistência principalmente para os membros superiores para aumentar a força e a resistência muscular à fadiga (Fig. 6.55). É possível pedalar para a frente e para trás com velocidades variadas. Assim como ocorre com as bicicletas ergométricas, os ergômetros de membro superior também são usados para melhorar o preparo físico cardiopulmonar. Tipicamente, o paciente fica sentado, mas alguns ergôme-

tros também podem ser usados com o paciente em bipedestação para aliviar a extensão da elevação dos braços necessária em cada volta. Isso é particularmente útil para pacientes com síndromes do impacto no ombro.

Equipamento isocinético para teste e treinamento

Os dinamômetros isocinéticos (dispositivos que controlam a velocidade do movimento) proporcionam uma resistência que se acomoda durante os exercícios dinâmicos de membros ou de tronco (ver Fig. 6.9). O equipamento supre uma resistência proporcional à força gerada pela pessoa que está usando o aparelho. A velocidade preestabelecida (graus por segundo) não pode ser excedida, independentemente do vigor com que a pessoa empurra contra o braço de força. Portanto, o músculo se contrai na sua capacidade plena em todas as posições da ADM.

Características dos dinamômetros isocinéticos

As características incluem capacidades computadorizadas de teste; modos passivos e ativos que permitem testes e treinamento em cadeia aberta, concêntricos e excêntricos; e regulagens de velocidade que vão de 0°/segundo para o exercício isométrico até 500°/segundo para o modo concêntrico, e até 250°/segundo para o modo excêntrico. A programação de computadores permite a limitação do movimento do membro dentro de uma faixa especificada. Movimentos uniplanares de uma articulação, feitos em cadeia aberta, são mais comuns, porém, existem adaptações que permitem um número limitado de padrões de movimentos multiplanares e exercícios em cadeia fechada multiarticulares. É possível tanto o treinamento recíproco de agonistas e antagonistas quanto o treinamento concêntrico/excêntrico do mesmo grupo muscular.

Vantagens e desvantagens do equipamento isocinético

As características do exercício e do equipamento isocinético já foram apresentadas em uma seção prévia deste capítulo. As vantagens e desvantagens dos dinamômetros isocinéticos são:

Vantagens

- Quando o paciente faz um esforço máximo, o equipamento isocinético provê resistência máxima em todos os pontos da ADM.
- Tanto o treinamento em alta velocidade como em baixa velocidade pode ser feito com segurança e de forma efetiva.
- O equipamento acomoda um arco de movimento doloroso.
- O exercício pode continuar mesmo que o paciente esteja se cansando.
- É possível fortalecer grupos musculares isolados para a correção de déficits de força em grupos musculares específicos.
- A estabilização externa mantém bem alinhados o paciente e o segmento que se move.
- As contrações concêntricas e excêntricas do mesmo grupo muscular podem ser feitas repetidamente ou pode ser feito o exercício recíproco com grupos musculares opostos, permitindo que um grupo muscular descanse enquanto seu antagonista se contrai; esse último método minimiza a isquemia muscular.
- Pistas visuais ou auditivas controladas pelo computador proporcionam *feedback* ao paciente para que possa ser feito um trabalho submáximo ou máximo de forma mais coerente.

Desvantagens

- O equipamento é grande e tem custo elevado de aquisição e manutenção.
- É necessário um tempo para regulagem e a assistência de um profissional para que o paciente possa exercitar múltiplos grupos musculares.
- A maioria das unidades permite apenas padrões de movimento em cadeia aberta (sem apoio de peso), o que não simula a maioria das funções de membro inferior e algumas de membro superior.
- Embora os movimentos funcionais ocorram tipicamente em padrões combinados e com diferentes velocidades, muitos exercícios são feitos em um único plano e com velocidade constante.
- Embora a faixa de velocidades de treinamento concêntrico (até 500°/segundo) seja comparável a algumas velocidades dos membros inferiores durante atividades funcionais, mesmo os limites superiores dessa faixa de velocidades nem se aproximam das velocidades rápidas dos membros, necessárias durante muitos movimentos ligados aos esportes, como os arremessos. Além disso, as velocidades excêntricas disponíveis, no máximo, apenas se aproximam das velocidades médias, sendo muito mais lentas do que a velocidade de movimento associada com mudanças rápidas de direção e desaceleração. Esses limites nas faixas de velocidade de treinamento comprometem a transferência para metas funcionais.

ATIVIDADES DE APRENDIZADO INDEPENDENTE

Pensamento crítico e discussão

1. Quais achados físicos do exame e da avaliação de um paciente poderiam levar você a determinar que os exercícios resistidos seriam a intervenção apropriada?
2. Quais os benefícios e as limitações dos exercícios isométricos, dinâmicos e isocinéticos?
3. Compare e contraste resistência constante e resistência variável.
4. Quais as principais alterações que ocorrem na força muscular e na resistência à fadiga ao longo da vida?
5. Foi solicitado que você elaborasse um programa de exercícios resistidos como parte de um programa total de preparo físico para um grupo de jogadores de futebol de 7 a 9 anos de idade (meninos e meninas).
   a. Indique os exercícios que você incluiria, o equipamento necessário e as diretrizes de intensidade, volume, frequência e repouso.
   b. Quais precauções especiais devem ser tomadas com as crianças durante o treinamento resistido e por quê?
6. Analise cinco tarefas de vida diária ou atividades recreativas que você realiza atualmente ou gostaria de ser capaz de realizar de forma efetiva e eficiente. Identifique quais aspectos do desempenho muscular (força, potência, resistência à fadiga) estão envolvidos em cada uma dessas tarefas. Proponha dois exercícios para cada tarefa que o ajudariam a melhorar os aspectos do desempenho muscular identificados.
7. Desenvolva uma apresentação de instrução que trate do uso apropriado e efetivo dos produtos de resistência elástica.
8. Foi solicitado que você ajudasse a elaborar uma sequência de treinamento em circuito com pesos para uma academia de preparo físico que será inaugurada no centro de tratamento ambulatorial onde você trabalha. Selecione os equipamentos para suprir as necessidades de pessoas iniciantes e avançadas. Estabeleça diretrizes gerais para intensidade, repetições e séries, ordem dos exercícios, intervalos de repouso e frequência.

Prática de laboratório

1. Faça exercícios com resistência manual para todos os grupos musculares dos membros superiores e inferiores nas seguintes posições: decúbito dorsal, ventral, lateral e na posição sentada. Quais as principais limitações para um fortalecimento efetivo, na amplitude completa, em cada uma dessas posições?

2. Aplique exercícios com resistência manual em cada um dos músculos do punho, dedos e polegar.

3. Pratique exercícios de FNP em D_1 e D_2 nos membros superiores e inferiores direito e esquerdo do seu parceiro de laboratório.

4. Determine 1 RM e 10 RM para os seguintes grupos musculares: flexores de ombro, abdutores de ombro, rotadores externos de ombro, flexores e extensores de cotovelo, abdutores de quadril, flexores de quadril, flexores e extensores de joelho. Escolha um grupo muscular do membro superior e um do membro inferior. Determine 1 RM ou 10 RM com pesos livres em duas posições. Determine em que ponto da ADM é encontrada a resistência máxima. Determine então 1 RM ou 10 RM com um sistema de polias. Compare seus resultados.

5. Crie e aplique com segurança exercícios com faixas ou tubos elásticos para fortalecer os principais grupos musculares dos membros superiores e inferiores. Identifique o ponto em cada exercício em que a resistência externa seja maior e considere como isso influenciará a efetividade. Inclua, para cada grupo muscular, um exercício dinâmico em cadeia aberta, um dinâmico em cadeia fechada e um isométrico.

6. Demonstre uma série de atividades funcionais simuladas que poderiam ser usadas nos estágios finais da reabilitação para continuar a melhorar o desempenho muscular, servindo como transição para atividades funcionais independentes, para um carteiro, uma auxiliar de enfermagem que trabalha em uma casa de repouso, um instrutor de esqui, um motorista de caminhão de entrega e uma funcionária de creche que cuida de um grupo de bebês ativos.

REFERÊNCIAS BIBLIOGRÁFICAS

1. Abe, T, et al: Time course for strength and muscle thickness changes following upper and lower body resistance training in men and women. Eur J Appl Physiol 81:174–180, 2000.

2. Abraham, WM: Factors in delayed muscle soreness. Med Sci Sports Exerc 9:11–20, 1977.

3. Aitkens, S, et al: Moderate resistance exercise program: its effects in slowly progressive neuromuscular disease. Arch Phys Med Rehabil 74:711–715, 1993.

4. Albert, MS, and Wooden, MJ: Isokinetic evaluation and treatment. In Donatelli, RA (ed): Physical Therapy of the Shoulder, ed. 3. New York: Churchill Livingstone, 1997, p 401.

5. American Academy of Pediatrics: Strength training by children and adolescents: policy statement. Pediatr 121(4):835–840, 2008.

6. American College of Sports Medicine: ACSM's Guidelines for Exercise Testing and Prescription, ed. 9. Philadelphia: Lippincott Williams & Wilkins, 2014.

7. American College of Sports Medicine: ACSM's Resource Manual for Guidelines for Exercise Testing and Prescription, ed. 7. Philadelphia: Lippincott Williams & Wilkins, 2012.

8. American College of Sports Medicine: Position stand: progression models in resistance training for healthy adults. Med Sci Sports Exerc 41:687–708, 2009.

9. American Physical Therapy Association: Guide to Physical Therapist Practice 3.0. Available at http://guidetoptpractice.apta.org/. Accessed March 2015.

10. Amiridis, IG, et al: Concentric and/or eccentric training-induced alterations in shoulder flexor and extensor strength. J Orthop Sports Phys Ther 25:26–33, 1997.

11. Andersen, LL, et al: Muscle activation and perceived loading during rehabilitation exercises: comparison of dumbbells and elastic resistance. Phys Ther 90:538–549, 2010.

12. Andersen, LL, et al: Neuromuscular activation in conventional therapeutic exercises and heavy resistance exercises: implications for rehabilitation. Phys Ther 86:683–697, 2006.

13. Antonio, J, and Gonyea, WJ: Skeletal muscle fiber hyperplasia. Med Sci Sports Exerc 25:1333–1345, 1993.

14. Armstrong, RB: Mechanisms of exercise-induced delayed onset muscular soreness: a brief review. Med Sci Sports Exerc 15:529–538, 1984.

15. Augustsson, J, et al: Weight training of the thigh muscles using closed vs. open kinetic chain exercises: a comparison of performance enhance- ment. J Orthop Sports Phys Ther 27:3–8, 1998.

16. Baechle, TR, Earle, RW, and Wathen, D: Resistance training. In Baechle, TR, and Earle, RW (eds): Essentials of Strength Training and Conditioning, ed. 3. Champaign, IL: Human Kinetics, 2008.

17. Barrett, DS: Proprioception and function after anterior cruciate ligament reconstruction. J Bone Joint Surg 73:833–837, 1991.

18. Beattie, K, et al: The effect of strength training on performance in endurance athletes. Sports Med 44:845–865, 2014.

19. Beckham, SG, and Earnest, CP: Metabolic cost of free weight circuit training. J Sports Med Physical Fitness 40(2):118–125, 2000.

20. Behm, DG, et al: Canadian Society for Exercise Physiology position paper: resistance training in children and adolescents. Appl Physiol Nutr Metab 33:547–561, 2008.

21. Bennett, R, and Knowlton, G: Overwork weakness in partially denervated skeletal muscle. Clin Orthop 12:22–29, 1958.

22. Bernhardt, DT, et al: Strength training by children and adolescents. Pediatr 107:1470–1472, 2001.

23. Bigland-Richie, B, and Woods, J: Changes in muscle contractile properties and neural control during human muscle fatigue. Muscle Nerve 7:691–699, 1984.

24. Bishop, KN, et al: The effect of eccentric strength training at various speeds on concentric strength of the quadriceps and hamstring muscles. J Orthop Sports Phys Ther 13:226–229, 1991.

25. Blackard, DO, Jensen, RL, and Ebben, WP: Use of EMG analysis in challenging kinetic chain terminology. Med Sci Sports Exerc 31:443–448, 1999.

26. Blackburn, JR, and Morrissey, MC: The relationship between open and closed kinetic chain strength of the lower limb and jumping perform- ance. J Orthop Sports Phys Ther 27:430–435, 1998.

27. Blimkie, C: Benefits and risks of resistance training in youth. In Cahill, B, and Pearl, A (eds): Intensive Participation in Children's Sports. Champaign, IL: Human Kinetics, 1993, p 133.

28. Bonen, A, and Belcastro, AN: Comparison of self-directed recovery methods on lactic acid removal rates. Med Sci Sports Exerc 8: 176–178, 1976.

29. Borg, E, Kaijser, L: A comparison between three rating scales for perceived exertion and two different work tests. Scand J Med Sci Sports 16:57–69, 2006.

30. Bottomley, JM: Age-related bone health and pathophysiology of osteoporosis. Orthop Phys Ther Clin North Am 7:117–132, 1998.

31. Brask, B, Lueke, R, and Sodeberg, G: Electromyographic analysis of selected muscles during the lateral step-up exercise. Phys Ther 64:324–329, 1984.

32. Brosky, JA, and Wright, GA: Training for muscular strength, power and endurance and hypertrophy. In Nyland, J (ed): Clinical Decisions in Therapeutic Exercise: Planning and Implementation. Upper Saddle River, NJ: Pearson Education, 2005, pp 171–230.

33. Buteau, JL, Eriksrud, O, and Hasson, SM: Rehabilitation of a glenohumeral instability utilizing the BodyBlade. Physiother Theory Pract 23(6):333–349, 2007.

34. Carron, AV, and Bailey, DA: Strength development in boys from 10–16 years. Monogr Soc Res Child Dev 39:1–37, 1974.

35. Centers for Disease Control and Prevention: How much physical activity do adults need? Available at http://www.cdc.gov/physicalactivity/everyone/ guidelines/adults.html. Accessed March 18, 2016.

36. Centers for Disease Control and Prevention: How much physical activity do children need? Available at http://www.cdc.gov/physicalactivity/ everyone/guidelines/children.html. Accessed March 18, 2016.

37. Centers for Disease Control and Prevention: How much physical activity do older adults need? Available at http://www.cdc.gov/physicalactivity/ everyone/guidelines/ olderadults.html. Accessed March 18, 2016.

38. Chandler, JM, and Duncan, PW: Eccentric versus concentric force-velocity relationships of the quadriceps femoris muscle. Phys Ther 68:800, 1988.

39. Chandler, JM: Understanding the relationship between strength and mobility in frail older persons: a review of the literature. Top Geriatr Rehabil 11:20, 1996.

40. Chung, F, Dean, E, and Ross, J: Cardiopulmonary responses of middle-aged men without cardiopulmonary disease to steady-rate positive and negative work performed on a cycle ergometer. Phys Ther 79:476–487, 1999.

41. Clark, MA, Foster, D, and Reuteman, P: Core (trunk) stabilization and its importance for closed kinetic chain performance. Orthop Phys Ther Clin North Am 9:119–135, 2000.

42. Clarkson, PM, and Hubal, MJ: Exercise-induced muscle damage in humans. Am J Phys Med Rehabil 81(11 Suppl):S52–S69, 2002.

43. Clarkson, PM, and Tremblay, I: Exercise induced muscle damage, repair, and adaptation in humans. J Appl Physiol 65:1–6, 1988.

44. Colado, JC, and Triplett, NT: Effects of a short-term resistance program using elastic bands and weight machines for sedentary middle-aged women. J Strength Cond Res 22:1441–1448, 2008.

45. Connelly, DM, and Vandervoort, AA: Effects of detraining on knee extensor strength and functional mobility in a group of elderly women. J Orthop Sports Phys Ther 26:340–346, 1997.

46. Connolly, DA, Sayers, SP, and McHugh, MP: Treatment and prevention of delayed onset muscle soreness. J Strength Cond Res 17:197–208, 2003.

47. Conroy, BP, and Earle, RW: Bone, muscle, and connective tissue adaptations to physical activity. In Beachle, TR, and Earle, RW (eds): Essentials of Strength Training and Conditioning, ed. 3. Champaign, IL: Human Kinetics, 2008, 93–118.

48. Cook, TM, et al: EMG comparison of lateral step-up and stepping machine exercise. J Orthop Sports Phys Ther 16:108–113, 1992.

49. Corder, KP, et al: Effects of active and passive recovery conditions on blood lactate, rating of perceived exertion, and performance during resistance exercise. J Strength Conditioning Res 14:151–156, 2000.

50. Cress, NM, Peters, KS, and Chandler, JM: Eccentric and concentric force velocity relationships of the quadriceps femoris muscle. J Orthop Sports Phys Ther 16:82–86, 1992.

51. Croarkin, E: Osteopenia in the patient with cancer. Phys Ther 79:196–201, 1999.

52. Curtis, C, and Weir, J: Overview of exercise responses in healthy and impaired states. Neurol Rep 20:13, 1996.

53. Davies, GJ: A Compendium of Isokinetics in Clinical Usage and Rehabilitation Techniques, ed. 4. Onalaska, WI: S & S Publishing, 1992.

54. Davies, GJ: The need for critical thinking in rehabilitation. J Sports Rehabil 4:1–22, 1995.

55. Davies, GJ, and Ellenbecker, TS: Application of isokinetics in testing and rehabilitation. In Andrews, JR, Harrelson, GL, and Wilk, KE (eds): Physical Rehabilitation of the Injured Athlete, ed. 4. Philadelphia: WB Saunders, 2012, pp 548–570.

56. Davies, GJ, et al: The scientific and clinical rationale for the integrated approach to open and closed kinetic chain rehabilitation. Orthop Phys Ther Clin North Am 9:247–267, 2000.

57. Davies, GJ, Heiderscheit, BC, and Clark, M: Open and closed kinetic chain rehabilitation. In Ellenbecker, TS (ed): Knee Ligament Rehabilita- tion. New York: Churchill Livingstone, 2000, p 219.

58. Davies, GJ, and Zillmer, DA: Functional progression of a patient through a rehabilitation program. Orthop Phys Ther Clin North Am 9:103–118, 2000.

59. Dean, E: Physiology and therapeutic implications of negative work: a review. Phys Ther 68:233–237, 1988.

60. DeLorme, TL: Heavy resistance exercise. Arch Phys Med Rehabil 27:607–630, 1946.

61. DeLorme, T, and Watkins, A: Techniques of progressive resistance exercise. Arch Phys Med Rehabil 29:263–273, 1948.

62. Denegar, CR, et al: Influence of transcutaneous electrical nerve stimulation on pain, range of motion, and serum cortisol concentration in females experiencing delayed onset muscle soreness. J Orthop Sports Phys Ther 11:100–103, 1989.

63. DeVine, K: EMG activity recorded from an unexercised muscle during maximum isometric exercise of contralateral agonists and antagonists. Phys Ther 61:898–903, 1981.

64. DeVries, HA: Electromyographic observations on the effects static stretching has on muscular distress. Res Q 32:468–479, 1961.

65. DeVries, HA: Quantitative electromyographic investigation of the spasm theory of muscle pain. Am J Phys Med Rehabil 45:119–134, 1966.

66. Dierking, JK, et al: Validity of diagnostic ultrasound as a measure of delayed onset muscle soreness. J Orthop Sports Phys Ther 30:116–122, 2000.

67. DiFabio, RP: Editorial: Making jargon from kinetic and kinematic chains. J Orthop Sports Phys Ther 29:142–143, 1999.

68. Dillman CJ, Murray, TA, and Hintermeister, RA: Biomechanical differences of open- and closed-chain exercises with respect to the shoulder. J Sport Rehabil 3:228–238, 1994.

69. Donnelly, AE, Clarkson, PM, and Maughan, RJ: Exercise-induced damage: effects of light exercise on damaged muscle. Eur J Appl Physiol 64:350–353, 1992.

70. Doucette, SA, and Child, DD: The effect of open and closed chain exercise and knee joint position on patellar tracking in lateral patellar compression syndrome. J Orthop Sports Phys Ther 23:104–110, 1996.

71. Draganich, LF, Jaeger, RJ, and Kraji, AR: Coactivation of the hamstrings and quadriceps during extension of the knee. J Bone Joint Surg Am 71:1075–1081, 1989.

72. Drury, DG: The role of eccentric exercise in strengthening muscle. Orthop Phys Ther Clin North Am 9:515–527, 2000.

73. Duarte, JA, et al: Exercise-induced signs of muscle overuse in children. Int J Sports Med 20:103–108, 1999.

74. Duncan, PW, et al: Mode and speed specificity of eccentric and concentric exercise training. J Orthop Sports Phys Ther 11:70–75, 1989.

75. Dvir, Z: Isokinetics: Muscle Testing, Interpretation, and Clinical Application. Edinburgh: Churchill Livingstone, 2004.

76. Ellenbecker, TS: Isokinetics in rehabilitation. In Ellenbecker, TS (ed): Knee Ligament Rehabilitation. New York: Churchill Livingstone, 2000, p 277.

77. Ellenbecker, TS, and Cappel, K: Clinical application of closed kinetic chain exercises in the upper extremities. Orthop Phys Ther Clin North Am 9:231–245, 2000.

78. Ellenbecker, TS, Davies, GJ, and Rowinski, MJ: Concentric versus eccentric isokinetic strengthening of the rotator cuff. Am J Sports Med 16: 64–69, 1988.

79. Ellenbecker, TS, and Davies, GJ: Closed Kinetic Chain Exercise: A Comprehensive Guide to Multiple-Joint Exercises. Champaign, IL: Human Kinetics, 2001.

80. Escamilla, RF, et al: Biomechanics of the knee during closed kinetic chain and open kinetic chain exercises. Med Sci Sports Exerc 30: 556–569, 1998.

81. Eston, R, and Peters, D: Effects of cold water immersion symptoms of exercise-induced muscle damage. J Sports Sci 17:231–238, 1999.

82. Faigenbaum, A, et al: The effects of strength training and detraining on children. J Strength Conditioning Res 10:109–114, 1996.

83. Faigenbaum, AD, and Bradley, DF: Strength training for the young athlete. Orthop Phys Ther Clin North Am 7:67–90, 1998.

84. Faigenbaum, AD, et al: Effects of different resistance training protocols on upper body strength and endurance development in children. J Strength Cond Res 15:459–465, 2001.

85. Faigenbaum, AD, et al: The effects of different resistance training protocols on muscular strength and endurance development in children. Pediatr 104(1):e5, 1999.

86. Falk, B, and Tenenbaum, G: The effectiveness of resistance training in children: a meta-analysis. Sports Med 22:176–186, 1996.

87. Fardy, P: Isometric exercise and the cardiovascular system. Phys Sports Med 9:43–53, 1981.

88. Faust, MS: Somatic development of adolescent girls. Soc Res Child Dev 42:1–90, 1977.

89. Fees, M, et al: Upper extremity weight training modifications for the injured athlete: a clinical perspective. Am J Sports Med 26:732–742, 1998.

90. Fillyaw, M, et al: The effects of long-term nonfatiguing resistance exercise in subjects with post-polio syndrome. Orthopedics 14:1252–1256, 1991.

91. Fish, DE, et al: Optimal resistance training: comparison of DeLorme with Oxford techniques. Am J Phys Med and Rehabil 92:903–909, 2003.

92. Fitzgerald, GK, et al: Exercise-induced muscle soreness after concentric and eccentric isokinetic contractions. Phys Ther 7:505–513, 1991.

93. Fitzgerald, GK: Open versus closed kinetic chain exercise: issues in rehabilitation after anterior cruciate ligament surgery. Phys Ther 77: 1747–1754, 1997.

94. Fleck, SJ: Periodized strength training: a critical review. J Strength Condition Res 13:82–89, 1999.

95. Fleck, SJ, and Kraemer, WJ: Designing Resistance Training Programs, ed. 4. Champaign, IL: Human Kinetics, 2014.

96. Folland, JP, and Williams, AG: The adaptations to strength training. Morphological and neurological contributions to increased strength. Sports Med 37:145–168, 2007.

97. Francis, KT: Delayed muscle soreness: a review. J Orthop Sports Phys Ther 5:10, 1983.

98. Franklin, ME, et al: Effect of isokinetic soreness-inducing exercise on blood levels of creatine protein and creatine kinase. J Orthop Sports Phys Ther 16:208–214, 1992.

99. Friden, J, Sjostrom, M, and Ekblom, B: Myofibrillar damage following intense eccentric exercise in man. Int J Sports Med 4:170, 1983.

100. Frontera, WR, and Larsson, L: Skeletal muscle function in older people. In Kauffman, TL, Barr, JO, Moran, M (eds): Geriatric Rehabilitation Manual, ed. 2. New York: Churchill Livingstone, 2007, pp 9–11.

101. Fry, AC: The role of training intensity in resistance exercise, overtrain- ing, and overreaching. In Kreider, R, Fry, A, and O'Toole, M (eds): Over- training in Sport. Champaign, IL: Human Kinetics, 1998, p 107.

102. Fyfe, JJ, Bishop, DJ, and Stepto, NK: Interference between concurrent resistance and endurance exercise: molecular bases and the role of individual training variables. Sports Med 44:743–762, 2014.

103. Gabriel, DA, Kamen, G, and Frost, G: Neural adaptations to resistive exercise: mechanisms and recommendations for training practices. Sports Med 36:133–149, 2006.

104. Gajdosik, RL, Vander Linden, DW, and Williams, AK: Concentric isokinetic torque characteristics of the calf muscles of active women aged 20 to 84 years. J Orthop Sports Phys Ther 29:181–190, 1999.

105. Gerber, JP, et al: Safety, feasibility, and efficacy of negative work exercise via eccentric muscle activity following anterior cruciate ligament reconstruction. J Orthop Sports Phys Ther 37(1):10–25, 2007.

106. Gerber, JP, et al: Effects of early progressive eccentric exercise on muscle size and function after anterior cruciate ligament reconstruction: a 1-year follow-up study of a randomized clinical trial. Phys Ther 89(1):51–59, 2009.

107. Gisolti, C, Robinson, S, and Turrell, ES: Effects of aerobic work performed during recovery from exhausting work. J Appl Physiol 21:1767–1772, 1966.

108. Gollnick, P, et al: Glycogen depletion patterns in human skeletal muscle fibers during prolonged work. J Appl Physiol 34:45–57, 1973.

109. Gollnick, PD, et al: Muscular enlargement and number of fibers in skeletal muscle of rats. J Appl Physiol 50:936–943, 1981.

110. Golob, AL, and Laya, MB: Osteoporosis. Screening, prevention, and management. Med Clin N Am 99:587–606, 2015.

111. Gonyea, WJ: Role of exercise in inducing increases in skeletal muscle fiber number. J Appl Physiol 48:421–426, 1980.

112. Gonyea, WJ, Ericson, GC, and Bonde-Petersen, F: Skeletal muscle fiber splitting induced by weightlifting in cats. Acta Physiol Scand 99: 105–109, 1977.

113. Greig, CA, Botella, J, and Young, A: The quadriceps strength of healthy elderly people remeasured after 8 years. Muscle Nerve 16: 6–10, 1993.

114. Griesemer, B, and Ided, B: Strength training by children and adolescents. Pediatrics 107(6):1470–1472, 2001.

115. Hageman, PA, Gillaspie, D, and Hall, LD: Effects of speed and limb dominance on eccentric and concentric isokinetic testing of the knee. J Orthop Sports Phys Ther 10:59–65, 1988.

116. Hageman, PA, and Sorensen, TA: Eccentric isokinetics. In Albert, M (ed): Eccentric Muscle Training in Sports and Orthopedics, ed. 2. New York: Churchill Livingstone, 1995, p 115.

117. Hagood, S, et al: The effect of joint velocity on the contribution of the antagonist musculature to knee stiffness and laxity. Am J Sports Med 18:182–187, 1990.

118. Harbst, KB, and Wilder, PA: Neurophysiologic, motor control, and motor learning basis of closed kinetic chain exercises. Orthop Phys Ther Clin North Am 9:137–149, 2000.

119. Harries, SK, Lubans, DR, and Callister, R: Resistance training to improve power and sports performance in adolescent athletes: A systematic review and meta-analysis. J Sci Med Sport 15:532–540, 2012.

120. Hasson, S, et al: Therapeutic effect of high speed voluntary muscle contractions on muscle soreness and muscle performance. J Orthop Sports Phys Ther 10:499–507, 1989.

121. Heiderscheit, BC, McLean, KP, and Davies, GJ: The effects of isokinetic vs. plyometric training on the shoulder internal rotators. J Orthop Sports Phys Ther 23:125–133, 1996.

122. Heiderscheit, BC, and Rucinski, TJ: Biomechanical and physiologic basis of closed kinetic chain exercises in the upper extremities. Orthop Phys Ther Clin North Am 9:209–218, 2000.

123. Hellebrandt, FA, and Houtz, SJ: Mechanisms of muscle training in man: experimental demonstration of the overload principle. Phys Ther Rev 36:371–383, 1956.

124. Herbison, GJ, et al: Effect of overwork during reinnervation of rat muscle. Exp Neurol 41:1–14, 1973.

125. Hernandez, ME, Goldberg, A, and Alexander, NB: Decreased muscle strength relates to self-reported stooping, crouching, or kneeling difficulty in older adults. Phys Ther 90(1):67–74, 2010.

126. Herrington, L, and Al-Sherhi, A: A controlled trial of weight-bearing versus nonweight-bearing exercises for patellofemoral pain. J Orthop Sports Phys Ther 37(4):155–159, 2007.

127. Hertling, D, and Kessler, RM: Management of Common Musculoskeletal Disorders: Physical Therapy Principles and Methods, ed. 4. Philadelphia: Lippincott Williams & Wilkins, 2006.

128. Hettinger, T, and Muller, EA: Muscle strength and muscle training. Arbeitsphysiol 15:111–126, 1953.

129. Hewett, TE: The effect of neuromuscular training on the incidence of knee injury in female athletes: a prospective study. Am J Sports Med 27(6):699–706, 1999.

130. Hintermeister, RA, et al: Electromyographic activity and applied load during shoulder rehabilitation exercises using elastic resistance. Am J Sports Med 26:210–220, 1998.

131. Hintermeister, RA, et al: Quantification of elastic resistance knee rehabilitation exercises. J Orthop Sports Phys Ther 28:40–50, 1998.

132. Hislop, HJ, and Montgomery, J: Daniels and Worthingham's Muscle Testing: Techniques of Manual Examination, ed. 7. Philadelphia: WB Saunders, 2002.

133. Hislop, HJ, and Perrine, J: The isokinetic concept of exercise. Phys Ther 41:114–117, 1967.

134. Ho, K, et al: Muscle fiber splitting with weight lifting exercise. Med Sci Sports Exerc 9:65, 1977.

135. Hoffman, J: Resistance training. In Hoffman, J (ed): Physiological Aspects of Sport Training and Performance. Champaign, IL: Human Kinetics, 2002, pp 77–92.

136. Hopp, JF: Effects of age and resistance training on skeletal muscle: a review. Phys Ther 73:361–373, 1993.

137. Housh, D, and Housh T: The effects of unilateral velocity-specific concentric strength training. J Orthop Sports Phys Ther 17:252–256, 1993.

138. Howell, JN, Chleboun, G, and Conaster, R: Muscle stiffness, strength loss, swelling, and soreness following exercise-induced injury in humans. J Physiol 464:183–196, 1993.

139. Hughes, C, and Maurice, D: Elastic exercise training. Orthop Phys Ther Clin North Am 9:581–595, 2000.

140. Hughes, CJ, et al: Resistance properties of Thera-Band® tubing during shoulder abduction exercise. J Orthop Sports Phys Ther 29: 413–420, 1999.

141. Isaacs, L, Pohlman, R, and Craig, B: Effects of resistance training on strength development in prepubescent females. Med Sci Sports Exerc 265(Suppl):S210, 1994.

142. Jenkins, WL, Thackaberry, M, and Killan, C: Speed-specific isokinetic training. J Orthop Sports Phys Ther 6:181–183, 1984.

143. Jenkins, WL, et al: A measurement of anterior tibial displacement in the closed and open kinetic chain. J Orthop Sports Phys Ther 25: 49–56, 1997.

144. Jones, H: The Valsalva procedure: its clinical importance to the physical therapist. Phys Ther 45:570–572, 1965.

145. Jones, KW, et al: Predicting forces applied by Thera-Band® tubing during resistive exercises [abstract]. J Orthop Sports Phys Ther 27:65, 1998.

146. Jones, TW, et al: Performance and neuromuscular adaptations following different ratios of concurrent strength and endurance training. J Strength Cond Res 27:3342–3351, 2013.

147. Jonhagen, S, et al: Sports massage after eccentric exercise. Am J Sports Med 32(6):1499–1503, 2004.

148. Kadi, F, et al: Cellular adaptation of the trapezius muscle in strength-trained athletes. Histochem Cell Biol 111:189–195, 1999.

149. Kauffman, TL, Nashner, LM, and Allison, LK: Balance is a critical parameter in orthopedic rehabilitation. Orthop Phys Ther Clin North Am 6:43–79, 1997.

150. Kelley, GA, Kelley, KS, and Tran, ZV: Resistance training and bone min- eral density in women: a meta-analysis of controlled trials. Am J Phys Med Rehabil 80:65–77, 2001.

151. Kelsey, DD, and Tyson, E: A new method of training for the lower ex- tremity using unloading. J Orthop Sports Phys Ther 19:218–223, 1994.

152. Kendall, FP, et al: Muscles: Testing and Function with Posture and Pain, ed. 5. Philadelphia: Lippincott Williams & Wilkins, 2005.

153. Kernozck, TW, McLean, KP, and McLean, DP: Biomechanical and physiologic factors of kinetic chain exercise in the lower extremity. Orthop Phys Ther Clin North Am 9:151, 2000.

154. Kerr, D, et al: Resistance training over 2 years increases bone mass in calcium-replete postmenopausal women. J Bone Miner Res 16(1): 175–181, 2001.

155. Kitai, TA, and Sale, DG: Specificity of joint angle in isometric training. Eur J Appl Physiol 58:744–748, 1989.

156. Knapik, JJ, Mawadsley, RH, and Ramos, MU: Angular specificity and test mode specificity of isometric and isokinetic strength training. J Orthop Sports Phys Ther 5:58–65, 1983.

157. Knight, KL: Knee rehabilitation by the daily adjustable progressive resistive exercise technique. Am J Sports Med 7:336–337, 1979.

158. Knight, KL: Quadriceps strengthening with DAPRE technique: case studies with neurological implications. Med Sci Sports Exerc 17: 646–650, 1985.

159. Knott, M, and Voss, DE: Proprioceptive Neuromuscular Facilitation, Patterns, and Techniques, ed. 2. Philadelphia: Harper & Row, 1968.

160. Kraemer, WJ, et al: Continuous compression as an effective therapeutic intervention in treating eccentric-exercise-induced muscle soreness. J Sport Rehabilitation 10:11–23, 2001.

161. Kraemer, WJ, and Ratamess, NA: Physiology of resistance training: current issues. Orthop Phys Ther Clin North Am 9:467–513, 2000.

162. Kraemer, WJ, and Ratamess, NA: Fundamentals of resistance training: progression and exercise prescription. Med Sci Sports Exerc 36: 674–688, 2004.

163. Kraemer, WJ, Duncan, ND, and Volek, JS: Resistance training and elite athletes: adaptations and program considerations. J Orthop Sports Phys Ther 28:110–119, 1998.

164. Kraemer, WJ, et al: Influence of resistance training volume and periodization on physiological and performance adaptations in collegiate women tennis players. Am J Sports Med 28:626–633, 2000.

165. Kraemer, W, et al: Influence of compression therapy on symptoms following soft tissue injury from maximal eccentric exercise. J Orthop Sports Phys Ther 31:282–290, 2001.

166. Kuipers, H: Training and overtraining: an introduction. Med Sci Sports Exerc 30:1137–1139, 1998.

167. Kvist, J, et al: Anterior tibial translation during different isokinetic quadriceps torque in anterior cruciate ligament deficient and nonimpaired individuals. J Orthop Sports Phys Ther 31:4–15, 2001.

168. Lane, JN, Riley, EH, and Wirganowicz, PZ: Osteoporosis: diagnosis and treatment. J Bone Joint Surg Am 78(4):618–632, 1996.

169. LaStayo, PC, et al: Eccentric muscle contractions: their contributions to injury, prevention, rehabilitation, and sport. J Orthop Sports Phys Ther 33(10):557–571, 2003.

170. Lear, LJ, and Gross, MT: An electromyographical analysis of the scapular stabilizing synergists during a push-up progression. J Orthop Sports Phys Ther 28:146–157, 1998.

171. Lephart, SM, et al: Proprioception following ACL reconstruction. J Sports Rehabil 1:188–196, 1992.

172. Lephart, SM, et al: The effects of neuromuscular control exercises on functional stability in the unstable shoulder. J Athletic Training 33S: 15, 1998.

173. Lephart SM, et al: The role of proprioception in rehabilitation of athletic injuries. Am J Sports Med 25:130–137, 1997.

174. Lephart, SM, and Henry, TJ: The physiological basis for open and closed kinetic chain rehabilitation for the upper extremity. J Sport Rehabil 5:71–87, 1996.

175. Levangie, PK, and Norkin, CC: Joint Structure and Function: A Comprehensive Analysis, ed. 5. Philadelphia: FA Davis, 2011.

176. Lieber, RL: Skeletal Muscle Structure, Function, and Plasticity: The Physiological Basis of Rehabilitation Techniques, ed. 3. Philadelphia: Lippincott Williams & Wilkins, 2010.

177. Lister, JL, et al: Scapular stabilizer activity during BodyBlade, cuff weights, and Thera-Band use. J Sport Rehabil 16:50–67, 2007.

178. Lindle, RS, et al: Age and gender comparisons of muscle strength of 654 women and men aged 20–93 yr. J Appl Physiol 83:1581–1587, 1997.

179. MacDougal, JD, et al: Arterial pressure responses to heavy resistance exercise. J Appl Physiol 58(3):785–790, 1985.

180. MacDougall, JD, et al: Effect of training and immobilization on human muscle fibers. Eur J Appl Physiol 43:25–34, 1980.

181. MacDougall, JD: Hypertrophy or hyperplasia. In Komi, PV (ed): Strength and Power in Sport, ed. 2. Oxford: Blackwell Science, 2003, pp 252–264.

182. Mair, SD, et al: The role of fatigue in susceptibility to acute muscle strain injury. Am J Sports Med 24:137–143, 1996.

183. Malina, RM, Bouchard, C, and Bar-Or, O (eds): Growth, Maturation, and Physical Activity, ed 2. Champaign, IL: Human Kinetics, 2004.

184. McArdle, WD, Katch, FL, and Katch, VL (eds): Exercise Physiology: Nutrition, Energy, and Human Performance, ed. 8. Philadelphia: Wolters Kluwer/Lippincott Williams & Wilkins, 2015.

185. McCarrick, MS, and Kemp, JG: The effect of strength training and reduced training on rotator cuff musculature. Clin Biomech 15(1 Suppl): S42–S45, 2000.

186. McGill, SM, and Cholewicki, J: Biomechanical basis of stability: an explanation to enhance clinical utility. J Orthop Sports Phys Ther 31: 96–99, 2001.

187. McHugh, MP: Recent advances in the understanding of the repeated bout effect: the protective effect against muscle damage from a single bout of eccentric exercise. Scand J Med Sci Sports 13(2):88–97, 2003.

188. McMaster, DT, et al: The development, retention and decay rates of strength and power in elite rugby union, rugby league and American football. Sports Med 43:367–384, 2013.

189. Mellor, R, and Hodges, PW: Motor unit synchronization of the vasti muscles in closed and open chain tasks. Arch Phys Med Rehabil 86: 716–721, 2005.

190. Menkes, A, et al: Strength training increases regional bone mineral density and bone remodeling in middle-aged and older men. J Appl Physiol 74:2478–2484, 1993.

191. Mikesky, AE, et al: Changes in muscle fiber size and composition in response to heavy resistance exercise. Med Sci Sports Exerc 23: 1042–1049, 1991.

192. Moffroid, M, et al: A study of isokinetic exercise. Phys Ther 49:735–747, 1969.

193. Mont, MA, et al: Isokinetic concentric versus eccentric training of shoulder rotators with functional evaluation of performance enhancement in elite tennis players. Am J Sports Med 22:513–517, 1994.

194. Morganti, CM, et al: Strength improvements with 1 yr of progressive resistance training in older women. Med Sci Sport Exerc 27:906–912, 1995.

195. Moritani, T, and deVries, HA: Neural factors vs. hypertrophy in the time course of muscle strength gain. Am J Phys Med Rehabil 58: 115–130, 1979.

196. Morrissey, MC, et al: Effects of distally fixated leg extensor resistance training on knee pain in the early period after anterior cruciate ligament reconstruction. Phys Ther 82:35–42, 2002.

197. Morrissey, MC, Harman, EA, and Johnson, MJ: Resistance training modes: Specificity and effectiveness. Med Sci Sports Exerc 27:648–660, 1995.

198. Mueller, MJ, and Maluf, KS: Tissue adaptation to physical stress: a proposed "physical stress theory" to guide physical therapist practice, education, and research. Phys Ther 82(4):383–403, 2002.

199. Mujika, I, and Padilla, S: Muscular characteristics of detraining in humans. Med Sci Sports Exerc 33:1297–1303, 2001.

200. Müller, EA: Influence of training and inactivity on muscle strength. Arch Phys Med Rehabil 51(8):449–462, 1970.

201. Nelson, ME, et al: Effects of high-intensity strength training on multiple risk factors for osteoporotic fractures. JAMA 272(24):1909–1914, 1994.

202. Neumann, DA: Kinesiology of the Musculoskeletal System— Foundations for Rehabilitation, ed. 2. St. Louis: Mosby/Elsevier, 2010.

203. Newman, D: The consequences of eccentric contractions and their relationship to delayed onset muscle pain. Eur J Appl Physiol 57: 353–359, 1988.

204. Newman, D, Jones, D, and Clarkson, P: Repeated high force eccentric exercise effects on muscle pain and damage. J Appl Physiol 63: 1381–1386, 1987.

205. Niederbracht, Y, et al: Effects of a shoulder injury prevention strength training program on eccentric external rotation muscle strength and glenohumeral joint imbalance in female overhead activity athletes. J Strength Cond Res 22:140–145, 2008.

206. Nosaka, K, and Clarkson, PM: Influence of previous concentric exercise on eccentric exercise-induced damage. J Sports Sci 15:477–483, 1997.

207. Nosaka, K, and Clarkson, PM: Muscle damage following repeated bouts of high force eccentric exercise. Med Sci Sports Exerc 27(9): 1263–1269, 1995.

208. Oakley, CR, and Gollnick, PD: Conversion of rat muscle fiber type: a time course study. Histochemistry 83(6):555–560, 1985.

209. Osternig, LR, et al: Influence of torque and limb speed on power production in isokinetic exercise. Am J Phys Med Rehabil 62: 163–171, 1983.

210. O'Sullivan, SB: Strategies to improve motor function. In O'Sullivan, SB, Schmitz, TJ, and Fulk, GD (eds): Physical Rehabilitation: Assessment and Treatment, ed. 6. Philadelphia: FA Davis, 2014, 393–443.

211. O'Sullivan, SB, and Portney, LG: Examination of motor function: motor control and motor learning. In O'Sullivan, SB, Schmitz, TJ, and Fulk, GD (eds): Physical Rehabilitation: Assessment and Treatment, ed. 6. Philadelphia: FA Davis, 2014, 161–205.

212. O'Sullivan, SB, and Schmitz, TJ: Improving Functional Outcomes in Physical Rehabilitation. Philadelphia: FA Davis, 2010.

213. Palmitier, RA, et al: Kinetic chain exercise in knee rehabilitation. Sports Med 11:402–413, 1991.

214. Page, P, and Ellenbecker, TS (eds): The Science and Clinical Application of Elastic Resistance. Champaign, IL: Human Kinetics, 2003.

215. Page, P, McNeil, M, and Labbe, A: Torque characteristics of two types of resistive exercise [abstract]. Phys Ther 80:S69, 2000.

216. Patterson, RM, et al: Material properties of Thera-Band® tubing. Phys Ther 81(8):1437–1445, 2001.

217. Petersen, SR, et al: The effects of concentric resistance training and eccentric peak torque and muscle cross-sectional area. J Orthop Sports Phys Ther 13:132–137, 1991.

218. Pomerantz, EM: Osteoporosis and the female patient. Orthop Phys Ther Clin North Am 3:71–84, 1996.

219. Pruitt, LA, et al: Weight-training effects on bone mineral density in early postmenopausal women. J Bone Miner Res 7(2):179–185, 1992.

220. Puthoff, ML, and Nielsen, DH: Relationships among impairments in lower extremity strength and power, functional limitations, and disability in older adults. Phys Ther 87:1334–1347, 2007.

221. Rivera, JE: Open versus closed kinetic rehabilitation of the lower extremity: a functional and biomechanical analysis. J Sports Rehabil 3:154–167, 1994.

222. Rockwell, JC, et al: Weight training decreases vertebral bone density in premenopausal women: a prospective study. J Clin Endocrinol Metab 71(4):988–983, 1990.

223. Roig, M, et al: The effects of eccentric versus concentric resistance training on muscle strength and mass: a systematic review with meta-analysis. Br J Sports Med 43:556–568, 2009.

224. Rothstein, JM: Muscle biology. Clinical considerations. Phys Ther 62(12):1823–1830, 1982.

225. Sale, DG: Neural adaptation to resistance training. Med Sci Sports Exerc 20(5 Suppl):S135–S145, 1988.

226. Sanders, MT: Weight training and conditioning. In Sanders, B (ed): Sports Physical Therapy. Norwalk, CT: Appleton & Lange, 1990, 1–535.

227. Sapega, AA, and Kelley, MJ: Strength testing about the shoulder. J Shoulder Elbow Surg 3:327–345, 1994.

228. Schueman, SE: The physical therapist's role in the management of osteoporosis. Orthop Phys Ther Clin North Am 7:199, 1998.

229. Scott, W, Stevens, J, and Binder-Macleod, SA: Human skeletal muscle fiber type classifications. Phys Ther 81(11):1810–1816, 2001.

230. Seger, JY, and Thorstensson, A: Effects of eccentric versus concentric training on thigh muscle strength and EMG. Int J Sports Med 26: 45–52, 2005.

231. Servedio, FJ: Normal growth and development: physiologic factors associated with exercise and training in children. Orthop Phys Ther Clin North Am 6:417, 1997.

232. Simoneau, GG, et al: Biomechanics of elastic resistance in therapeutic exercise programs. J Orthop Sports Phys Ther 31:16–24, 2001.

233. Sinacore, DR, Bander, BL, and Delitto, A: Recovery from a 1-minute bout of fatiguing exercise: characteristics, reliability and responsiveness. Phys Ther 74:234–241, 1994.

234. Sinaki, M, et al: Can strong back extensors prevent vertebral fractures in women with osteoporosis? Mayo Clin Proc 71(10):951–956, 1996.

235. Smith, CA: The warm-up procedure: To stretch or not to stretch. A brief review. J Orthop Sports Phys Ther 19(1):12–17, 1994.

236. Smith, LK, Weiss, EL, and Lehmkuhl, LD: Brunnstrom's Clinical Kinesiology, ed. 5. Philadelphia: FA Davis, 1996.

237. Smith, MJ, and Melton, P: Isokinetic vs. isotonic variable-resistance training. Am J Sports Med 9:275–279, 1981.

238. Snyder-Mackler, L, et al: Strength of the quadriceps femoris muscle and functional recovery after reconstruction of the anterior cruciate ligament. J Bone Joint Surg Am 77(8):1166–1173, 1995.

239. Snyder-Mackler, L: Scientific rationale and physiological basis for the use of closed kinetic chain exercise in the lower extremity. J Sport Rehabil 5:2, 1996.

240. Soderberg, GJ, and Blaschak, MJ: Shoulder internal and external rotation peak torque through a velocity spectrum in differing positions. J Orthop Sports Phys Ther 8(11):518–524, 1987.

241. Stackhouse, SK, Reisman, DS, and Binder-Macleod, SA: Challenging the role of pH skeletal muscle fatigue. Phys Ther 81(12):1897–1903, 2001.

242. Stanton, P, and Purdam, C: Hamstring injuries in sprinting: the role of eccentric exercise. J Orthop Sports Phys Ther 10(9):343–349, 1989.

243. Staron, RS, et al: Skeletal muscle adaptations during the early phase of heavy-resistance training in men and women. J Appl Physiol 76: 1247–1255, 1994.

244. Steindler, A: Kinesiology of the Human Body under Normal and Pathological Conditions, ed. 2. Springfield, IL: Charles C Thomas, 1977.

245. Stiene, HA, et al: A comparison of closed kinetic chain and isokinetic joint isolation exercise in patients with patellofemoral dysfunction. J Orthop Sports Phys Ther 24(3):136–141, 1996.

246. Stone, MH, and Karatzaferi, C: Connective tissue and bone responses to strength training. In Komi, PV (ed): Strength and Power in Sport, ed. 2. Oxford: Blackwell Science, 2003, pp 343–360.

247. Stone, MH: Implications for connective tissue and bone alterations resulting from resistance exercise training. Med Sci Sports Exerc 20 (5 Suppl):S162–S168, 1988.

248. Stone, WJ, and Coulter, SP: Strength/endurance effects from three resistance training protocols with women. J Strength Conditioning Res 8(4):231–234, 1994.

249. Stout, JL: Physical fitness during childhood and adolescence. In Camp- bell, SK, Palisano, RJ, and Orlin, MN (eds): Physical Therapy for Children, ed. 4. Philadelphia: WB Saunders, 2012, 205–238.

250. Straker, JS, and Stuhr, PJ: Clinical application of closed kinetic chain exercises in the lower extremity. Orthop Phys Ther Clin North Am 9: 185–207, 2000.

251. Sullivan, PE, and Markos, PD: Clinical Decision Making in Therapeutic Exercise. Norwalk, CT: Appleton & Lange, 1995.

252. Taaffe, DR, et al: Once-weekly resistance exercise improves muscle strength and neuromuscular performance in older adults. J Am Geriatr Soc 47(10):1208–1214, 1999.

253. Tanner, SM: Weighing the risks: strength training for children and adolescents. Phys Sports Med 21:104–116, 1993.

254. Taylor, NF, Dodd, KJ, and Damiano, DL: Progressive resistance exercise in physical therapy: a summary of systemic reviews. Phys Ther 85: 1208–1223, 2005.

255. Taylor, RA, et al: Knee position error detection in closed and open kinetic chain tasks during concurrent cognitive distraction. J Orthop Sports Phys Ther 28(2):81–87, 1998.

256. Tesch, PA, Thurstensson, A, and Kaiser, P: Muscle capillary supply and fiber type characteristics in weight and power lifters. J Appl Physiol 56(1):35–38, 1984.

257. Thomas, M, Müller, T, and Busse, MW: Comparison of tension in Thera-Band® and Cando tubing. J Orthop Sports Phys Ther 32(11): 576–578, 2002.

258. Thompson, LV: Skeletal muscle adaptations with age, inactivity, and therapeutic exercise. J Orthop Sports Phys Ther 32(2):44–57, 2002.

259. Tiidus, PM: Manual massage and recovery of muscle function following exercise: a literature review. J Orthop Sports Phys Ther 25(2): 107–112, 1997.

260. Timm, KE: Investigation of the physiological overflow effect from speed-specific isokinetic activity. J Orthop Sports Phys Ther 9(3): 106–110, 1987.

261. Tomberlin, JP, et al: Comparative study of isokinetic eccentric and concentric quadriceps training. J Orthop Sports Phys Ther 14:31–36, 1991.

262. Tracy, BL, et al: Muscle quality. II. Effects of strength training in 65- to 75-year old men and women. J Appl Physiol 86(1):195–201, 1999.

263. Tyler, TF, and Mullaney, M: Training for joint stability. In Nyland, J (ed): Clinical Decisions in Therapeutic Exercise: Planning and Implementation. Upper Saddle River, NJ: Pearson Education, 2006, 248–254.

264. Vandervoort, AA: Resistance exercise throughout life. Orthop Phys Ther Clin North Am 10(2):227–240, 2001.

265. Voss, DE, Ionta, MK, and Myers, BJ: Proprioceptive Neuromuscular Facilitation, ed. 3. New York: Harper & Row, 1985.

266. Waltrous, B, Armstrong, R, and Schwane, J: The role of lactic acid in delayed onset muscular soreness. Med Sci Sports Exerc 13:80, 1981.

267. Weber, MD, Servedio, F, and Woodall, WR: The effect of three modali- ties on delayed onset muscle soreness. J Orthop Sports Phys Ther 20: 236–242, 1994.

268. Weir, JP, et al: The effect of unilateral concentric weight training and detraining on joint angle specificity, cross-training and the bilateral deficit. J Orthop Sports Phys Ther 25(4):264–270, 1995.

269. Weir, JP, et al: The effect of unilateral eccentric weight training and detraining on joint angle specificity, cross-training and the bilateral deficit. J Orthop Sports Phys Ther 22(5):207–215, 1995.

270. Weir, JP, Housh, TJ, and Wagner, LI: Electromyographic evaluation of joint angle specificity and cross-training following isometric training. J Appl Physiol 77:197, 1994.

271. Weiss, LW, Coney, HD, and Clark, FC: Gross measures of exercise-induced muscular hypertrophy. J Orthop Sports Phys Ther 30(3):143–148, 2000.

272. Westcott, WL, and Baechle TR: Strength Training Past 50, ed 2. Champaign, IL: Human Kinetics, 2007.

273. Whitcomb, LJ, Kelley, MJ, and Leiper, CI: A comparison of torque production during dynamic strength testing of shoulder abduction

in the coronal plane and the plane of the scapula. J Orthop Sports Phys Ther 21(4):227–232, 1995.

274. Wilder, PA: Muscle development and function. In Cech, DJ, and Martin, S (eds): Functional Movement Development Across the Life Span. Philadelphia: WB Saunders, 1995, p 13.

275. Wilk, K, Arrigo, C, and Andrews, J: Closed and open kinetic chain exercise for the upper extremity. J Sports Rehabil 5:88–102, 1995.

276. Wilk, KE, et al: A comparison of tibiofemoral joint forces and electromyography during open and closed kinetic chain exercises. Am J Sports Med 24(4):518–527, 1996.

277. Wilk, KE, et al: Stretch-shortening drills for the upper extremities: theory and clinical application. J Orthop Sports Phys Ther 17: 225–239, 1993.

278. Wilke, DV: The relationship between force and velocity in human muscle. J Physiol 110:249–280, 1950.

279. Williams, GN, Higgins, MJ, and Lewek, MD: Aging skeletal muscle: physiologic changes and effects of training. Phys Ther 82(1): 62–68, 2002.

280. Witvrouw, E, et al: Open versus closed kinetic chain exercises in patellofemoral pain: a 5-year prospective, randomized study. Am J Sports Med 32(5):1122–1130, 2004.

281. Woodall, WR, and Weber, MD: Exercise response and thermoregula- tion. Orthop Phys Ther Clin North Am 7:1, 1998.

282. Wu, Y, et al: Relationship between isokinetic concentric and eccentric contraction modes in the knee flexor and extensor muscle groups. J Orthop Sports Phys Ther 26(3):143–149, 1997.

283. Wyatt, MP, and Edwards, AM: Comparison of quadriceps and hamstrings torque values during isokinetic exercise. J Orthop Sports Phys Ther 3(2):48–56, 1981.

284. Yack, HJ, Colins, CE, and Whieldon, T: Comparison of closed and open kinetic chain exercise in the anterior cruciate ligament deficient knee. Am J Sports Med 21(1):49–54, 1993.

285. Yack, HJ, Riley, LM, and Whieldon, T: Anterior tibial translation during progressive loading the ACL-deficient knee during weight-bearing and nonweight-bearing isometric exercise. J Orthop Sports Phys Ther 20(5): 247–253, 1994.

286. Yarasheski, KE, Lemon, PW, and Gilloteaux, J: Effect of heavy resistance exercise training on muscle fiber composition in young rats. J Appl Physiol 69(2):434–437, 1990.

287. Zernicke, RF, and Loitz-Ramage, B: Exercise-related adaptations in connective tissue. In Komi, PV (ed): Strength and Power in Sport, ed. 2. Oxford: Blackwell Science, 2003, 96–113.

288. Zinowieff, AN: Heavy resistance exercise: the Oxford technique. Br J Phys Med 14(6):129–132, 1951.

Princípios do exercício aeróbio

Karen Holtgrefe, PT, DHSC

TERMOS E CONCEITOS-CHAVE 265
Atividade física 265
Exercício 265
Preparo físico 265
Consumo máximo de oxigênio 265
Resistência física 265
Treinamento com exercícios aeróbios (resistência cardiorrespiratória) 265
Adaptação 265
Consumo de oxigênio pelo miocárdio 266
Descondicionamento 266

SISTEMAS ENERGÉTICOS, GASTO ENERGÉTICO E EFICIÊNCIA 267
Sistemas energéticos 267
Gasto energético 268
Eficiência 268

RESPOSTA FISIOLÓGICA AO EXERCÍCIO AERÓBIO 268
Resposta cardiovascular ao exercício 269
Resposta respiratória ao exercício 269
Respostas que fornecem oxigênio adicional ao músculo 269

TESTE COMO BASE PARA OS PROGRAMAS DE EXERCÍCIOS 270
Teste de preparo físico para pessoas saudáveis 270
Teste de esforço para pessoas convalescentes e pessoas de risco 270
Teste em múltiplos estágios 271

DETERMINANTES DE UM PROGRAMA DE EXERCÍCIOS 271
Frequência 271
Intensidade 271
Tempo (duração) 273
Tipo (modo) 273
Volume 273
Progressão 273

PROGRAMA DE EXERCÍCIOS 274
Período de aquecimento 274
Período do exercício aeróbio 275
Período de desaquecimento 275

ALTERAÇÕES FISIOLÓGICAS QUE OCORREM COM O TREINAMENTO 276
Alterações cardiovasculares 276
Alterações respiratórias 276
Alterações metabólicas 276
Alterações em outros sistemas 277

APLICAÇÃO DOS PRINCÍPIOS DE UM PROGRAMA DE CONDICIONAMENTO AERÓBIO PARA O PACIENTE COM DOENÇA CORONARIANA 277
Reabilitação de paciente cardíaco hospitalizado 277
Reabilitação de paciente cardíaco ambulatorial: programa inicial de exercícios 277
Programa de manutenção 278
Considerações especiais 278
Mudanças adaptativas 278

APLICAÇÕES DO TREINAMENTO AERÓBIO PARA A PESSOA DESCONDICIONADA E O PACIENTE COM ENFERMIDADE CRÔNICA 278
Descondicionamento 279
Reversão do descondicionamento 279
Adaptações para pessoas com limitações nas atividades e restrições à participação 279
Comprometimentos, metas e plano de atendimento 279

DIFERENÇAS NAS FAIXAS ETÁRIAS 280
Crianças 280
Adultos jovens 281
Idosos 281

ATIVIDADES DE APRENDIZADO INDEPENDENTE 282

Há numerosas fontes das quais é possível obter informações sobre treinamento para resistência física em atletas, pessoas jovens saudáveis e pessoas com doenças crônicas, como a doença cardíaca coronariana, diabetes e outras.[2-4]

Utilizando as pesquisas mais recentes, o American College of Sports Medicine (ACSM) publicou diretrizes básicas para várias das condições crônicas mais comuns.[2-4] Este capítulo utiliza informações de fontes bem conhecidas para demonstrar que o fisioterapeuta pode usar a atividade aeróbia quando estiver trabalhando tanto com pessoas saudáveis como com pacientes com inúmeras condições. Além disso, são apresentadas algumas informações fundamentais sobre os parâmetros cardiovasculares e respiratórios de crianças e idosos, assim como de adultos jovens ou de meia-idade, para que o fisioterapeuta possa estar preparado para tratar pessoas de todas as faixas etárias.

TERMOS E CONCEITOS-CHAVE

Atividade física

Atividade física, segundo a definição do ACSM[2] e do CDC (Centers for Disease Control and Prevention),[6] é "qualquer movimento corporal produzido pela contração dos músculos esqueléticos que resulta em aumento substancial do gasto de energia em relação aos gastos em repouso".

Exercício

Exercício é uma atividade física planejada e estruturada, elaborada para melhorar ou manter o preparo físico.

Preparo físico

Preparo físico é um termo geral usado para descrever a habilidade em realizar um trabalho físico. A execução de um trabalho físico exige funcionamento cardiorrespiratório, força muscular, resistência muscular à fadiga e flexibilidade musculoesquelética. Uma composição corporal ideal também é incluída quando se descreve o preparo físico.

Para se tornar fisicamente preparada, a pessoa precisa participar regularmente de algum tipo de atividade física que utilize grandes grupos musculares e desafie o sistema cardiorrespiratório. Pessoas de todas as idades podem melhorar seu estado de preparo físico geral participando de atividades, como caminhar, pedalar, correr, nadar, subir e descer escadas, praticar esqui *cross-country* e/ou treinar com pesos.

Os níveis de preparo físico podem ser descritos em um *continuum* que vai de ruim a superior com base no gasto energético durante um episódio de trabalho físico.[11,12] Essas estimativas são, em geral, baseadas na medida direta ou indireta do consumo máximo de oxigênio do corpo. O consumo de oxigênio é influenciado pela idade, pelo sexo, pela hereditariedade, pela inatividade e por doença.

Consumo máximo de oxigênio

Consumo máximo de oxigênio ($VO_{2máx}$) é a medida da capacidade do corpo de usar oxigênio.[2,4,11,12] Geralmente, é medido durante a realização de um exercício que utilize muitos grupos musculares grandes, como natação, cami-

nhada e corrida. Trata-se da maior quantidade de oxigênio consumida por minuto quando a pessoa alcançou esforço máximo. Costuma ser expressa em relação ao peso corporal, em mililitros de oxigênio por quilograma de peso corporal por minuto (mL/kg por minuto). O consumo máximo de oxigênio depende do transporte de oxigênio, da capacidade de transporte de oxigênio pelo sangue, da função cardíaca, da capacidade de extração de oxigênio e do potencial oxidativo do músculo.

Resistência física

Resistência física (uma medida de preparo físico) é a habilidade de realizar trabalho por períodos prolongados e de resistir à fadiga.[11,12] Inclui resistência muscular e cardiovascular. Resistência muscular refere-se à habilidade de um grupo muscular isolado em realizar repetidas contrações por um longo período, ao passo que resistência cardiovascular diz respeito à habilidade de realizar exercícios dinâmicos envolvendo grandes músculos, como andar, correr e/ou pedalar por longos períodos.

Treinamento com exercícios aeróbios (resistência cardiorrespiratória)

Treinamento com exercícios aeróbios, ou resistência cardiorrespiratória, é o aumento da utilização de energia do músculo por meio de um programa de exercícios.[2,11,12] A melhora da habilidade muscular para usar energia é resultado direto da existência de níveis elevados de enzimas oxidativas nos músculos, aumentando a densidade e o tamanho das mitocôndrias, bem como elevando o suprimento de capilares para as fibras musculares.

- O treinamento depende de exercícios realizados com frequência, intensidade e tempo suficientes.
- O treinamento produz adaptação cardiovascular e/ou muscular e se reflete na resistência física pessoal.
- O treinamento para um esporte ou evento em particular depende do *princípio da especificidade*,[11,12] ou seja, a pessoa melhora seu desempenho em tarefas ligadas ao exercício utilizado no treinamento e pode não melhorar em outras tarefas. Por exemplo, nadar pode aprimorar o desempenho de uma pessoa em eventos de natação, mas pode não causar o mesmo efeito em seu desempenho em corridas sobre a esteira.

Adaptação

O sistema cardiovascular e os músculos utilizados *adaptam-se* ao estímulo do treinamento ao longo do tempo.[11,12] Mudanças significativas podem ser medidas mesmo em intervalos curtos, como entre 10 e 12 semanas.

A *adaptação* resulta no aumento da eficiência do sistema cardiovascular e dos músculos ativos, representando uma variedade de mudanças neurológicas, físicas e bioquímicas nos sistemas cardiovascular e muscular. O desempenho melhora de acordo com a quantidade de trabalho que pode ser realizada após o treinamento, mas sob custo fisiológico mais baixo.

A adaptação depende da habilidade do organismo em mudar e do limiar de estímulo de treinamento (o estímulo que desencadeia uma resposta de treinamento). A pessoa com baixo nível de preparo físico tem maior potencial para melhorar do que aquela com alto nível.

O limiar de estímulo de treinamento varia. Quanto mais alto o nível inicial de preparo físico, maior a intensidade de exercício necessária para provocar uma mudança significativa.

Consumo de oxigênio pelo miocárdio

Consumo de oxigênio pelo miocárdio é a medida do oxigênio consumido pelo miocárdio.[2,4,11,12] A necessidade ou demanda de oxigênio é determinada pela frequência cardíaca (FC), pela pressão arterial sistêmica, pela contratilidade do miocárdio e pela pós-carga. A pós-carga é determinada pela tensão na parede do ventrículo esquerdo e pela pressão aórtica central. É a força ventricular necessária para abrir a válvula aórtica no início de uma sístole. A tensão na parede do ventrículo esquerdo é determinada principalmente pelo tamanho do ventrículo e pela espessura de sua parede.

A habilidade de fornecer oxigênio ao miocárdio depende do conteúdo de oxigênio arterial (substrato sanguíneo), da dissociação de oxigênio da hemoglobina e do fluxo sanguíneo coronário, que é determinado pela pressão diastólica da aorta, da duração da diástole, da resistência das artérias coronárias e da circulação colateral. Na pessoa saudável, é mantido um equilíbrio entre suprimento e demanda de oxigênio para o miocárdio durante o exercício máximo. Quando a demanda de oxigênio é maior do que o suprimento, ocorre isquemia do miocárdio.

Como o miocárdio extrai de 70 a 80% do oxigênio do sangue durante o repouso, sua principal fonte de suprimento durante o exercício é um aumento no fluxo sanguíneo das coronárias. A relevância clínica desse fato é descrita no Quadro 7.1.

Descondicionamento

O *descondicionamento* ocorre durante o repouso prolongado no leito, e seus efeitos são vistos com frequência em pacientes que tiveram uma enfermidade aguda extensiva ou uma condição crônica de longa instalação. Ocorre rapidamente uma diminuição no $VO_{2máx}$, no débito cardíaco (volume sistólico) e na força muscular. Esses efeitos são vistos também, embora possivelmente em menor grau, na pessoa que gastou um período de tempo em repouso no leito sem ter qualquer processo de doença concomitante e na pessoa que é sedentária, em virtude do estilo de vida e da idade avançada. Os efeitos do descondicionamento, associados ao repouso no leito, estão resumidos no Quadro 7.2.

QUADRO 7.1	Relevância clínica – angina de esforço

Pessoas que têm oclusão coronariana podem não apresentar qualquer tipo de dor torácica (angina) ou seus sintomas até que precisem exercitar-se. Isso ocorre porque, quando o corpo trabalha mais intensamente, a frequência cardíaca aumenta, o tempo de enchimento diastólico diminui e o aumento do fluxo sanguíneo coronário é sacrificado pelo tempo reduzido para o enchimento das artérias coronárias. Sem um suprimento sanguíneo adequado, o tecido cardíaco subjacente deixa de receber o oxigênio necessário para a atividade metabólica, resultando em dor/sintomas anginais.

QUADRO 7.2	Efeitos do descondicionamento associados ao repouso no leito[8,10]

↓ Massa muscular
↓ Força
↓ Função cardiovascular
↓ Volume sanguíneo total
↓ Volume plasmático
↓ Volume cardíaco
↓ Tolerância ortostática
↓ Tolerância ao exercício
↓ Densidade mineral óssea

Evidências em foco

Em uma metanálise de Biswas et al.,[5] o aumento do tempo gasto em atividades sedentárias, particularmente as realizadas na posição sentada, foi associado a maior risco de mortalidade por todas as causas, inclusive a incidência e mortalidade por doença cardiovascular, incidência e mortalidade por câncer e incidência de diabetes do tipo II. Ao abordar o efeito combinado do tempo de sedentarismo e tempo de atividade física com os riscos observados, os participantes com níveis elevados de atividade física tiveram um risco 30% menor de mortalidade por todas as causas.

Davis e al.[7] avaliaram a quantidade de tempo gasto em atividades sedentárias, a frequência de interrupções no tempo de sedentarismo e o nível de atividade física em 217 idosos (idade ≥ 70 anos) com membros inferiores funcionais. O achado de menos tempo gasto em atividades sedentárias e interrupções mais frequentes nos períodos de sedentarismo foi associado a escores mais altos de função dos membros inferiores, medida pela *Short Physical Performance Battery* (Bateria de Desempenho Físico, versão curta). Foi informado um aumento de 0,58 ponto na função dos membros inferiores a cada interrupção adicional no tempo de sedentarismo por hora.

SISTEMAS ENERGÉTICOS, GASTO ENERGÉTICO E EFICIÊNCIA

Sistemas energéticos

Os sistemas energéticos são sistemas metabólicos que envolvem uma série de reações bioquímicas que resultam na formação de trifosfato de adenosina (ATP), dióxido de carbono e água.[11,12] A célula utiliza a energia produzida por meio da conversão de ATP em difosfato de adenosina (ADP) e fosfato (P) para realizar atividades metabólicas. As células musculares utilizam essa energia para a formação de pontes transversas de actina-miosina na contração. Há três sistemas energéticos principais. A intensidade e a duração da atividade determinam quando e com que extensão será a contribuição de cada sistema metabólico.

Sistema fosfagênio ou ATP-PC

O sistema ATP-PC (trifosfato de adenosina-fosfocreatina) apresenta as seguintes características:

- PC e ATP são armazenadas na célula muscular.
- PC é a fonte química de combustível.
- O oxigênio não é necessário (anaeróbio).
- Quando o músculo descansa, o suprimento de ATP-PC é reposto.
- A capacidade máxima do sistema é pequena (0,7 mol ATP).
- A potência máxima do sistema é grande (3,7 mol ATP/min).
- O sistema fornece energia para atividades explosivas curtas e rápidas.
- É a principal fonte de energia durante os primeiros 30 segundos de exercício intenso.

Sistema glicolítico anaeróbio

O sistema glicolítico anaeróbio apresenta as seguintes características:

- O glicogênio (glicose) é a fonte de combustível (glicólise).
- O oxigênio não é necessário (anaeróbio).
- A ATP é ressintetizada na célula muscular.
- É produzido ácido láctico (subproduto da glicólise anaeróbia).
- A capacidade máxima do sistema é intermediária (1,2 mol ATP).
- A potência máxima do sistema é intermediária (1,6 mol ATP/min).
- Os sistemas fornecem energia para atividades de intensidade moderada e de curta duração.
- É a principal fonte de energia entre os 30 e 90 segundos de exercício.

Sistema aeróbio

O sistema aeróbio apresenta as seguintes características:

- Glicogênio, gorduras e proteínas são fontes de combustível e são utilizados de acordo com sua disponibilidade e a intensidade do exercício.
- É necessário oxigênio (aeróbio).
- A ATP sofre uma nova síntese nas mitocôndrias da célula muscular. A habilidade de metabolizar o oxigênio e outros substratos está relacionada ao número e à concentração de mitocôndrias e células.
- A capacidade máxima do sistema é grande (90,0 mol ATP).
- A potência máxima do sistema é pequena (1,0 mol ATP/min).
- O sistema predomina sobre os outros sistemas energéticos após o segundo minuto de exercício.

Recrutamento de unidades motoras

O recrutamento de unidades motoras depende do ritmo do trabalho. As fibras são recrutadas seletivamente durante o exercício.[11,12]

- As *fibras de contração lenta (tipo I)* são caracterizadas por uma resposta contrátil lenta, são ricas em mioglobina e em mitocôndrias, têm alta capacidade oxidativa e baixa capacidade anaeróbia e são recrutadas para atividades que demandam resistência física. Essas fibras são supridas por pequenos neurônios com baixo limiar de ativação e são usadas, preferencialmente, em exercícios de baixa intensidade.
- As *fibras de contração rápida (tipo IIB)* são caracterizadas por uma resposta contrátil rápida, têm baixo conteúdo de mioglobina e poucas mitocôndrias, têm alta capacidade glicolítica e são recrutadas para atividades que necessitam de potência.
- As *fibras de contração rápida (tipo IIA)* têm características tanto das fibras do tipo I quanto do tipo IIB e são recrutadas tanto para atividades anaeróbias quanto aeróbias.

Implicações funcionais

- A *atividade explosiva intensa* (que dura apenas segundos) desenvolve força muscular e fortalece tendões e ligamentos. A ATP é suprida pelo sistema fosfagênio.
- A *atividade intensa* (1 a 2 minutos) repetida após 4 minutos de descanso ou de exercícios leves favorece a potência anaeróbia. A ATP é suprida pelos sistemas fosfagênio e glicolítico anaeróbio.
- A atividade com *músculos grandes* e uma intensidade menor do que a máxima durante 3 a 5 minutos, repetida após um descanso ou exercício leve de duração similar, pode desenvolver potência aeróbia e capacidades de resistência física. A ATP é suprida pelos sistemas fosfagênio, glicolítico anaeróbio e aeróbio.
- A atividade de *intensidade submáxima* durante 20 a 30 minutos ou mais utiliza alta porcentagem do sistema aeróbio e desenvolve resistência física.

Gasto energético

Pessoas comprometidas com atividades físicas gastam energia, que é, geralmente, expressa em quilocalorias. As atividades podem ser classificadas como leves, moderadas ou intensas, determinando-se o gasto energético. O gasto energético de uma atividade é afetado pela eficiência mecânica e pela massa corporal. Fatores que afetam tanto a marcha quanto a corrida são: o terreno, o comprimento da passada e a resistência do ar.[11,12]

Quantificação do gasto energético

O gasto energético é computado pela quantidade de oxigênio consumido. As unidades usadas para quantificar o gasto energético são METs e quilocalorias.

- Um *MET* é definido como o oxigênio consumido (mililitros) por quilograma de peso corporal por minuto (mL/kg). Equivale a aproximadamente 3,5 mL/kg por minuto.[2,11,12]
- A *quilocaloria* é uma medida que expressa o valor energético da comida. É a quantidade de calor necessária para aquecer 1 quilograma (kg) de água em 1°C. Uma quilocaloria (kcal) pode ser expressa em equivalentes de oxigênio. Cinco quilocalorias equivalem a aproximadamente 1 litro de oxigênio consumido (5 kcal = 1 L O_2).[2,11,12]
- Para converter METs em kcal por minuto, use a fórmula a seguir: [(METs × 3,5 mL/kg por minuto × peso corporal em kg) ÷ 1.000)] × 5.[2]

Classificação das atividades

As atividades são classificadas como leves, moderadas ou intensas, de acordo com a energia gasta ou o oxigênio consumido ao realizá-las.[2]

- A *atividade leve* equivale a 2,0-2,9 METs ou 3,5-10,15 mL/kg por minuto.
- A *atividade moderada* equivale a 3,0-5,9 METs ou 10,5-10,65 mL/kg por minuto.
- A *atividade vigorosa* equivale a 6-8,8 METs ou 21-30,8 mL/kg por minuto.

O gasto de energia necessário para a maioria dos trabalhos da indústria requer mais de 3 vezes o gasto energético de repouso. O gasto energético de certas atividades físicas pode variar dependendo de fatores como habilidade, cadência e nível de preparo físico (Quadro 7.3).

Eficiência

A eficiência é, em geral, expressa em porcentagem:[11,12]

Eficiência percentual = produção de trabalho útil/energia dispendida ou gasto de trabalho × 100

A *produção de trabalho* equivale à força vezes a distância (W = F × D). Pode ser expressa em unidades de potência ou trabalho por unidade de tempo (P = w/t). Em uma esteira, o trabalho equivale ao peso da pessoa vezes a dis-

QUADRO 7.3	Gasto energético de tarefas do dia a dia
MET	**Tipo de atividade física**
1,0-2,9	Sentar, ficar em pé, cuidados pessoais, arrumar a cama, comprar alimentos, caminhar a uma velocidade inferior a 4 km/hora
3,0-5,9	Descer escadas, caminhar a uma velocidade entre 4-5,6 km/hora, aparar a grama com cortador elétrico (andando), jogar golfe
6,0-8,8	Caminhar a uma velocidade superior a 5,6 km/hora, dar umas braçadas de natação (esforço moderado), trotar, correr a uma velocidade de 8 km/hora, retirar neve com uma pá

tância vertical do quanto a pessoa é levantada do chão caminhando na rampa da esteira. Em uma bicicleta ergométrica, o trabalho equivale à distância (que é a circunferência da roda vezes o número de voltas) vezes a resistência da bicicleta.

O *gasto de trabalho* equivale ao gasto energético e é expresso como o consumo líquido de oxigênio por unidade de tempo. Com o exercício aeróbio, o volume de oxigênio usado em repouso por unidade de tempo (valor do VO_2) é subtraído do oxigênio consumido durante 1 minuto em condição de equilíbrio (*steady-state*).

- O *steady-state* é alcançado 3 a 4 minutos depois de o exercício ter sido iniciado, quando a carga ou resistência é mantida constante.
- No *steady-state*, o VO_2 permanece com um valor constante (*steady*).

O gasto líquido total de oxigênio é multiplicado pelo tempo total em minutos em que o exercício é realizado. Quanto maior o gasto líquido de oxigênio, mais baixa a eficiência na execução da atividade. A eficiência das atividades com grandes músculos é geralmente de 20 a 25%.

RESPOSTA FISIOLÓGICA AO EXERCÍCIO AERÓBIO

O rápido aumento na demanda de energia durante o exercício requer ajustes circulatórios igualmente rápidos que supram a necessidade aumentada de oxigênio e nutrientes, removam os produtos residuais do metabolismo, como o dióxido de carbono, a água e o ácido láctico, e dissipem o excesso de calor. A mudança no metabolismo corporal ocorre por meio da atividade coordenada de todos os sistemas do corpo: neuromuscular, respiratório, cardiovascular, metabólico e hormonal (Quadro 7.4). O transporte de oxigênio e sua utilização pelas mitocôndrias do músculo em contração dependem de um fluxo sanguíneo adequado em conjunto com a respiração celular.[11,12]

QUADRO 7.4	Fatores que afetam a resposta ao exercício intenso

A temperatura ambiente, a umidade e a altitude podem afetar as respostas fisiológicas ao exercício intenso. As flutuações diurnas, assim como as mudanças associadas com o ciclo menstrual, no caso das mulheres, também podem afetar essas respostas. Portanto, os pesquisadores controlam esses fatores o máximo possível, ao avaliar a resposta ao exercício.

Resposta cardiovascular ao exercício

Resposta pressórica ao exercício

A estimulação de pequenas fibras mielínicas e amielínicas no músculo esquelético envolve uma resposta do sistema nervoso simpático (SNS). As vias centrais não são conhecidas.[2,4,11,12]

- A resposta do SNS inclui vasoconstrição periférica generalizada nos músculos que não estão se exercitando, aumento da contratilidade do miocárdio, aumento da FC e aumento da pressão arterial sistólica. Isso resulta em um aumento acentuado e em redistribuição do débito cardíaco.
- O grau da resposta equivale à massa muscular envolvida e à intensidade do exercício.

Efeitos cardíacos

- A frequência de despolarização do nodo sinoatrial aumenta, assim como a FC.
- Ocorre uma diminuição nos estímulos vagais e um aumento na estimulação do SNS.
- Ocorre um aumento no desenvolvimento de força das fibras musculares cardíacas. Uma resposta inotrópica direta do SNS aumenta a contratilidade do miocárdio.

Efeitos periféricos

Redução líquida na resistência periférica total. Ocorre uma vasoconstrição generalizada que permite que o sangue seja desviado dos músculos que não estão trabalhando, e dos rins, fígado, intestino e área esplâncnica para os músculos em exercício. Uma redução na resistência nos leitos vasculares arteriais do músculo que está sendo exercitado, mediada localmente e independente do sistema nervoso autônomo, é produzida por metabólitos, como o Mg^{2+}, Ca^{2+}, ADP e PCO_2. As veias dos músculos em exercício e as dos que não estão sendo exercitados continuam em constrição.

Aumento do débito cardíaco. O débito cardíaco aumenta em decorrência de aumento da contratilidade do miocárdio, com um aumento resultante no volume sistólico, aumento da FC, aumento do fluxo de sangue através do músculo em exercício, aumento da constrição dos vasos de

capacitância no lado venoso da circulação, tanto nos músculos em exercício quanto nos que não estão sendo exercitados, elevando a pressão venosa periférica.

Aumento da pressão arterial sistólica. O aumento da pressão arterial sistólica decorre do aumento no débito cardíaco.

Resposta respiratória ao exercício

- As alterações respiratórias ocorrem rapidamente, mesmo antes do início do exercício.[11,12] As trocas gasosas (O_2, CO_2) aumentam através da membrana alvéolo-capilar na primeira ou na segunda respiração. O aumento no metabolismo muscular durante o exercício resulta em mais O_2 extraído do sangue arterial, levando a aumento na P_{CO2} e no H^+ venoso, aumento na temperatura corporal, aumento de epinefrina e aumento da estimulação dos receptores das articulações e dos músculos. Qualquer um desses fatores sozinho ou em combinação pode estimular o sistema respiratório. Reflexos dos barorreceptores, reflexos de proteção, dor, emoções e controle voluntário da respiração também podem contribuir para o aumento na respiração.
- A ventilação-minuto aumenta à medida que a frequência respiratória e o volume corrente aumentam.
- A ventilação alveolar, que ocorre com a difusão dos gases através da membrana alvéolo-capilar, aumenta 10 a 20 vezes durante o exercício intenso para suprir a necessidade adicional de oxigênio e eliminar o CO_2 produzido.

Respostas que fornecem oxigênio adicional ao músculo

Aumento do fluxo sanguíneo

O aumento do fluxo sanguíneo para o músculo em exercício, previamente discutido, fornece oxigênio adicional.

Aumento da extração de oxigênio

Ocorre, também, mais extração de oxigênio de cada litro de sangue. Várias alterações permitem que isso aconteça.

- Ocorre uma diminuição na PO_2 tecidual local em decorrência do uso de mais oxigênio pelo músculo em exercício. À medida que a pressão parcial de oxigênio diminui, o descarregamento de oxigênio das hemoglobinas é facilitado.
- A produção de mais CO_2 faz com que o tecido se torne acidótico (aumento da concentração do íon hidrogênio) e sua temperatura aumente. Ambas as situações aumentam a liberação de oxigênio da hemoglobina em qualquer pressão parcial considerada.
- O aumento de 2,3-difosfoglicerato (DPG) nos eritrócitos, produzido por glicólise durante o exercício, também contribui para favorecer a liberação de oxigênio.

Consumo de oxigênio

Os fatores que determinam quanto oxigênio é consumido são:

- Vascularidade dos músculos.
- Distribuição de fibras.
- Número de mitocôndrias.
- Enzimas mitocondriais oxidativas presentes nas fibras. A capacidade oxidativa do músculo reflete na diferença de oxigênio arteriovenoso (diferença a-vO_2), que é a diferença entre o conteúdo de oxigênio do sangue arterial e do sangue venoso.

TESTE COMO BASE PARA OS PROGRAMAS DE EXERCÍCIOS

Os testes de preparo físico para pessoas saudáveis devem ser distintos dos testes de exercícios graduados para pacientes convalescentes, pessoas com sintomas de doença cardíaca coronariana ou pessoas que tenham 35 anos ou mais, porém sejam assintomáticas.[2-4] Independentemente do tipo de teste, o nível do desempenho baseia-se na captação submáxima de oxigênio ($VO_{2máx}$) ou na captação de oxigênio limitada pelos sintomas. A capacidade da pessoa de transportar e utilizar oxigênio reflete-se na captação de oxigênio. Para mais informações, são indicadas ao leitor as publicações do ACSM.[2-4]

Teste de preparo físico para pessoas saudáveis

Os testes de campo para determinação do preparo cardiovascular incluem o tempo gasto para correr 2.400 m ou a distância corrida em 12 minutos. Essas medidas têm uma boa correlação com o $VO_{2máx}$, mas seu uso limita-se a pessoas jovens ou de meia-idade que foram cuidadosamente selecionadas e têm exercitado a corrida lenta ou rápida por algum tempo.[2,4] Outros testes de campo incluem o teste de caminhada de 1 milha, teste de caminhada de 6 minutos e o teste de escada. Esses testes são mais apropriados para pessoas que não são tão fisicamente ativas.

O teste em múltiplos estágios pode dar uma medida direta do $VO_{2máx}$ analisando amostras do ar expirado.[2,4] Em geral, o teste é completado em 4 a 6 estágios na esteira, que aumentam progressivamente a velocidade e/ou o grau. Cada estágio dura de 3 a 6 minutos. Durante o teste, é feito monitoramento eletrocardiográfico (ECG). A captação máxima de oxigênio pode ser determinada quando a utilização de oxigênio atinge um platô, apesar de a carga de trabalho continuar aumentando.

Teste de esforço para pessoas convalescentes e pessoas de risco

Pessoas que realizam um teste de esforço devem fazer um exame físico, ser monitoradas por ECG e observadas de perto em repouso, durante o exercício e durante a recuperação (Fig. 7.1).

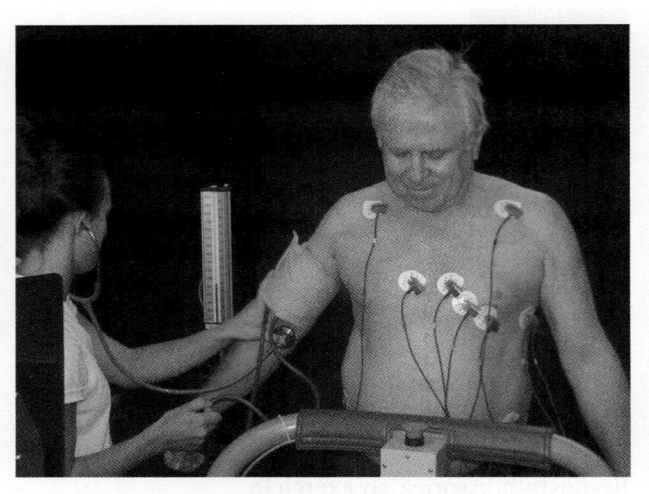

Figura 7.1   Teste de esforço em bicicleta ergométrica com monitoramento eletrocardiográfico. (De Porcari J, Bryant C, and Comana F: *Exercise Physiology*. Philadelphia: F.A. Davis, 2015, p. 762, com permissão.)

Princípios do teste de esforço

Os princípios do teste de esforço incluem:[2,4]

- Mudar a carga de trabalho aumentando a velocidade e/ou o grau da esteira ou a resistência na bicicleta ergométrica.
- Uma carga de trabalho inicial baixa em relação ao limiar aeróbio previsto para a pessoa.
- Manter cada carga de trabalho por 1 minuto ou mais.
- Interromper o teste no surgimento dos sintomas ou de uma anormalidade definida no ECG.
- Quando houver disponibilidade, medir o $VO_{2máx}$ da pessoa.

Propósito do teste de esforço

Além de servir como base para determinação dos níveis de exercício ou para prescrição de exercícios, o teste de esforço:

- Ajuda a estabelecer um diagnóstico de doença cardíaca manifesta ou latente.
- Avalia a capacidade funcional cardiovascular, servindo como meio de liberar as pessoas para um trabalho ou programa de exercícios extenuante.
- Determina a capacidade de trabalho físico em quilogramas-metro por minuto (kg-m/min) ou a capacidade funcional em METs.
- Avalia a resposta ao treinamento com exercícios e/ou programas preventivos.
- Ajuda na seleção e na avaliação de modos apropriados de tratamento para doenças cardíacas.
- Aumenta a motivação individual para entrar em um programa de exercícios, assim como a adesão ao programa.
- É usado clinicamente para avaliar pacientes com sensibilidade na região torácica ou história de dor no peito, a fim de estabelecer a probabilidade de tais pacientes terem doença coronária. Pode, também, avaliar a capacidade funcional de pacientes com doença crônica.

Preparo para o teste de esforço

Todas as pessoas, ao fazer um teste de esforço, devem:

- Ser examinadas por um médico.
- Ser monitoradas por ECG e por observação atenta em repouso, durante o exercício e durante a recuperação.
- Assinar um formulário de consentimento.

Precauções: as precauções a serem tomadas estão resumidas no Quadro 7.5. Elas são aplicáveis tanto ao teste de esforço quanto ao programa de exercícios.[2,4]

Interrupção do teste de esforço

Os eventos extremos que exigem a interrupção do período de teste são:[2]

- Ocorrência e/ou presença de angina progressiva.
- Queda significativa ($\geq$ 10 mmHg) na pressão sistólica em resposta ao aumento da carga de trabalho.
- Vertigem, confusão, palidez, cianose, náusea ou insuficiência circulatória periférica, falta de ar, ofegação ou câibras nas pernas.
- Aumento excessivo na pressão arterial.
- Não ocorrência de aumento na FC diante de um aumento na intensidade do exercício.
- Início ou mudança no ritmo cardíaco.
- Desejo da pessoa de parar.
- Sintomas observados ou informados de fadiga intensa.

QUADRO 7.5	Precauções para o teste de esforço e programa de exercícios

Ocorrem alterações cardiopulmonares durante o teste de esforço e os exercícios; monitore e identifique o seguinte:
- A frequência cardíaca aumenta em aproximadamente 8-12 batimentos por minuto por MET de atividade física. Monitore se há aumentos anormais na frequência cardíaca.
- A pressão arterial aumenta com o exercício em cerca de 8-12 milímetros (mm) de mercúrio (Hg) por MET de atividade física.
  - A pressão sistólica não deve exceder 250 mmHg.
  - A pressão diastólica não deve exceder 115 mmHg.
- A frequência e a profundidade da respiração aumentam com o exercício.
  - A pessoa não deve respirar com dificuldade.
  - A pessoa não deve ter sensação de falta de ar.
- O aumento no fluxo sanguíneo durante o exercício, que regula a temperatura central e supre as demandas dos músculos em trabalho, resulta em alterações na pele das bochechas, do nariz e dos lóbulos das orelhas. Estes se tornam rosados, úmidos e quentes ao toque.

Teste em múltiplos estágios

Cada um dos 4 a 6 estágios dura aproximadamente 1 a 6 minutos. As diferenças nos protocolos envolvem o número de estágios, a magnitude do exercício (intensidade), o equipamento usado (bicicleta, esteira), a duração dos estágios, pontos extremos, posição do corpo, grupos musculares exercitados e tipo de esforço.[2,4]

Têm sido desenvolvidos protocolos para os testes em múltiplos estágios. O protocolo para esteira mais popular é o teste de Bruce. A velocidade e a inclinação da esteira são modificadas a cada 3 minutos. A velocidade aumenta de 1,7 mph (2,7 km/h) para até 5 mph (8 km/h), e a inclinação inicial de 10% aumenta para até 18% durante os 5 estágios.

DETERMINANTES DE UM PROGRAMA DE EXERCÍCIOS

Assim como o teste de preparo físico deve ser diferente do teste de esforço para pacientes ou pessoas de alto risco, os programas de treinamento para pessoas saudáveis são diferentes das prescrições de exercícios para pessoas com doença cardiopulmonar.

Um treinamento de resistência física efetivo para qualquer população precisa produzir uma resposta de condicionamento ou resposta cardiovascular. O desencadeamento da resposta cardiovascular depende de vários elementos críticos do exercício. Uma recomendação do ACSM[2] e de outros[9,11,12] é usar o método FITT-VP: *F*requência, *I*ntensidade, *T*empo (duração) e *T*ipo de exercício, juntamente com *V*olume (quantidade) e *P*rogressão.

Frequência

Embora não haja informações exatas sobre a frequência de exercício mais efetiva para que as adaptações aconteçam, a frequência ótima de treinamento é, em geral, 3 a 4 vezes por semana. A frequência varia, dependendo da saúde e idade da pessoa, e pode ser um fator menos importante do que a intensidade ou duração do treinamento com exercícios. Se o treinamento for de intensidade baixa, uma frequência maior poderá ser benéfica. Uma frequência de 2 vezes por semana geralmente não desencadeia alterações cardiovasculares, embora pessoas de mais idade e pacientes convalescentes possam se beneficiar de um programa em tal frequência.

Intensidade

A determinação da intensidade apropriada do exercício a ser usada baseia-se nos princípios da sobrecarga e da especificidade, sendo o componente mais importante para mudanças bem-sucedidas no condicionamento aeróbio.[2,4,11,12]

Princípio da sobrecarga

A sobrecarga é um esforço do organismo maior do que aquele normalmente encontrado no dia a dia. Para melhorar a resistência cardiovascular e muscular à fadiga, é preciso aplicar uma sobrecarga a esses sistemas. A carga do exercício (sobrecarga) precisa estar acima do limiar do estímulo de treinamento (o estímulo que desencadeia uma resposta de treinamento ou de condicionamento) para que ocorra adaptação.

Assim que ocorre a adaptação a uma determinada carga, a intensidade do treinamento (carga do exercício) precisa ser aumentada para que a pessoa consiga uma melhora adicional. Os limiares do estímulo de treinamento são variáveis e dependem do nível de saúde, do nível de atividade, da idade e do sexo da pessoa. Quanto mais alto o nível inicial de preparo, maior a intensidade de exercício necessária para desencadear uma mudança.

Uma resposta de condicionamento ocorre, geralmente, em 60 a 90% da frequência cardíaca máxima ($FC_{máx}$; 50 a 85% do $VO_{2máx}$), dependendo da pessoa e do nível inicial de preparo físico.

- 70% da $FC_{máx}$ é o nível mínimo de estímulo para desencadear uma resposta condicionadora em pessoas jovens saudáveis.
- Pessoas sedentárias ou "descondicionadas" respondem a uma intensidade baixa de exercício, 40 a 50% do $VO_{2máx}$.
- O exercício não precisa ser exaustivo para obter uma resposta de treinamento.
- A determinação da *FC$_{máx}$* e da *FC de exercício* para os programas de treinamento fornece a base para a intensidade de exercício inicial (Quadro 7.6).
- Quando a pessoa é jovem e saudável, a *FC$_{máx}$* pode ser determinada diretamente de um teste de múltiplos estágios com desempenho máximo, extrapolado da FC obtida em um teste submáximo predeterminado ou, de forma menos acurada, calculada como 220 menos a idade.

QUADRO 7.6 Métodos para determinar a frequência cardíaca máxima e a frequência cardíaca de exercício

Determinação da frequência cardíaca (FC) máxima
- Pelo teste de múltiplos estágios (para pessoas jovens e saudáveis).
- FC obtida no teste submáximo predeterminado.
- 220 menos a idade (menos acurada).

Determinação da frequência cardíaca de exercício
- Porcentagem da FC máxima (dependendo do nível de preparo físico).
- Fórmula de Karvonen (FCR):

FC de exercício = $FC_{repouso}$ + 60 – 70% ($FC_{máx}$ – $FC_{repouso}$).

- A *FC de exercício* pode ser determinada de duas maneiras: (1) como uma porcentagem da $FC_{máx}$ (a porcentagem usada depende do nível de preparo da pessoa); e (2) usando a FC de reserva (FCR; fórmula de Karvonen). A fórmula de Karvonen baseia-se na FCR, que é a diferença entre a FC de repouso ($FC_{repouso}$) e a $FC_{máx}$. A FC de exercício é determinada como uma porcentagem (geralmente, 60 a 70%) da FCR mais a $FC_{repouso}$ (ver Quadro 7.6).
- Ao usar a fórmula de Karvonen, a FC de exercício é mais alta do que quando se usa a $FC_{máx}$ isoladamente.

Pessoas de risco

A $FC_{máx}$ e a FC de exercício usadas na prescrição de exercícios para pessoas de risco para doença das artérias coronarianas, pessoas com doença coronariana ou outra doença crônica e pessoas idosas são idealmente identificadas com base em seu desempenho no teste de esforço. A $FC_{máx}$ não pode ser determinada da mesma maneira que para as pessoas jovens e saudáveis.

- Supondo que uma pessoa tenha uma $FC_{máx}$ mediana, usar a fórmula 220 menos a idade produz erros substanciais na prescrição da intensidade do exercício nesses casos.
- A $FC_{máx}$, a qual pode ser limitada pelos sintomas, é considerada máxima. Em nenhum momento a FC de exercício deve exceder a FC limitada pelos sintomas obtida no teste para o exercício.
- Pessoas com doença cardiopulmonar podem começar os programas de exercícios, dependendo do seu diagnóstico, com apenas 40 a 60% de sua $FC_{máx}$.

Variáveis

Exercitar-se com intensidade elevada durante um período mais curto parece desencadear uma melhora maior no $VO_{2máx}$ do que se exercitar com intensidade moderada por períodos mais longos. Contudo, à medida que o exercício se aproxima do limite máximo, ocorre um aumento no risco relativo de complicações cardiovasculares e de lesão musculoesquelética.

- Quanto mais alta a intensidade e mais longos os intervalos de exercício, mais rápido o efeito do treinamento.
- O $VO_{2máx}$ é a melhor medida da intensidade do exercício. A capacidade aeróbia e a FC estão linearmente relacionadas; portanto, a $FC_{máx}$ depende da intensidade.

Princípio da especificidade

O princípio da especificidade, no que diz respeito à especificidade do treinamento, refere-se às adaptações nos sistemas metabólicos e fisiológicos dependendo da demanda imposta. Não há sobreposição entre o treinamento para atividades de força e potência e o treinamento para atividades de resistência física. A carga de trabalho e os períodos de trabalho e repouso são selecionados para que o treinamento resulte em:

- Força muscular sem um aumento significativo no consumo total de oxigênio.

- Treinamento aeróbio ou de resistência física sem treinamento dos sistemas anaeróbios.
- Treinamento anaeróbio sem treinamento dos sistemas aeróbios.
- Treinamento aeróbio específico ao tipo de atividade. Ao treinar para eventos de natação, as pessoas podem não demonstrar uma melhora no $VO_{2máx}$ durante a corrida.

Tempo (duração)

A duração ideal do exercício para o condicionamento cardiovascular depende do trabalho total realizado, da intensidade e da frequência do exercício e do nível de preparo físico. Em termos gerais, quanto maior a intensidade do exercício, mais curta a duração necessária para adaptação; e quanto mais baixa a intensidade do exercício, mais longa a duração necessária.

Uma sessão de 20 a 30 minutos é, geralmente, ideal a 70% da $FC_{máx}$. Quando a intensidade está abaixo da FC limiar, um período de exercício contínuo de 45 minutos pode fornecer a sobrecarga apropriada. Com o exercício de alta intensidade, períodos de exercício de 10 a 15 minutos são adequados; três períodos diários de 5 minutos são efetivos em alguns pacientes descondicionados.

Tipo (modo)

Muitos tipos de atividades fornecem estímulo para a melhora do preparo cardiorrespiratório. O fator importante é que o exercício deve envolver *grandes grupos musculares* que sejam ativados de forma *aeróbia* e *rítmica*. Contudo, a magnitude das alterações pode ser determinada pelo modo usado.

Para atividades aeróbias específicas, como pedalar e correr, a sobrecarga precisa focar os músculos requisitados pela atividade e sobrecarregar o sistema cardiorrespiratório (princípio da especificidade). Se for necessária resistência física dos membros superiores para realizar atividades no trabalho, os músculos dos membros superiores precisam ser o foco dos exercícios no programa de treinamento. Os músculos treinados desenvolvem uma maior capacidade oxidativa com o aumento do fluxo sanguíneo para a área. O aumento do fluxo sanguíneo decorre de um aumento na microcirculação e uma distribuição mais efetiva do débito cardíaco.

Os benefícios do treinamento são otimizados quando os programas são planejados para ir ao encontro das necessidades e das capacidades individuais dos participantes. É preciso considerar a habilidade da pessoa, as variações individuais na competitividade e na agressividade e a variação nas condições ambientais.

Volume

O volume ou quantidade de exercício realizado semanalmente é o produto da frequência, intensidade e tempo. Entre os exemplos, cita-se MET-minuto por semana e kcal por semana. O volume recomendado de exercício de intensidade moderada necessário para alcançar as metas de saúde e de condicionamento e para diminuir o risco de doença cardiovascular em adultos é de $\geq$ 500 a 1.000 MET-min por semana (aproximadamente 1.000 kcal por semana).[2,9]

Progressão

A estratégia para progredir os exercícios aeróbios prescritos depende da saúde geral da pessoa no início do programa e de quais são suas metas de condicionamento físico e saúde. Em geral, deve-se aumentar primeiramente o tempo e depois a frequência; a intensidade será aumentada por último.

Princípio da reversibilidade

Os efeitos benéficos do treinamento com exercícios são transitórios e reversíveis.

- O descondicionamento ocorre rapidamente quando uma pessoa para de se exercitar. Após somente 2 semanas de descondicionamento, podem ser medidas reduções significativas na capacidade de trabalho, e as melhoras podem ser perdidas em alguns meses. Um fenômeno similar ocorre com pessoas que são confinadas ao leito com alguma enfermidade ou incapacidade: como resultado da inatividade, a pessoa fica bastante descondicionada e perde a habilidade de desempenhar as atividades diárias normais.
- A frequência ou a duração da atividade física necessária para manter certo nível de preparo físico aeróbio é menor do que a necessária para melhorá-lo.

Recomendação clínica _____

O ACSM,[2,9] a American Heart Association, o CDC e o Secretário de Saúde dos Estados Unidos[6] especificaram a quantidade de atividade física aeróbia para crianças, adultos e idosos. Adiante estão as recomendações gerais:

- *Crianças de 6-17 anos:* 60 minutos por dia de atividade física aeróbia moderada a vigorosa.
- *Adultos com 18-65 anos:* 30 minutos de atividade com intensidade moderada (nível de 3-5,9 METs), 5 dias/semana, 20 minutos de atividade com intensidade vigorosa ($\geq$ 6 METs) 3 dias/semana ou uma combinação de intensidade moderada e vigorosa. O total de 30 minutos de intensidade moderada pode ser acumulado em pequenas séries de atividade contínua de pelo menos 10 minutos. Um volume de 500-1.000 MET-minutos por semana ou 1.000 kcal por semana.
- *Idosos com 65 anos ou mais (ou adultos com 50-65 anos com condições de saúde crônicas):* 30 minutos de atividade com intensidade moderada 5 dias/semana, 20 minutos de atividade com intensidade vigorosa 3 dias/semana ou uma combinação de intensidade moderada e vigorosa. O total de 30 minutos de intensidade moderada pode ser acumulado em pequenas séries de atividade contínua de pelo menos 10 minutos. Um volume de 500-1.000 MET-minutos por semana ou 1.000 kcal por semana.

Os critérios para os adultos são baseados no nível de MET. Os critérios para idosos para a intensidade moderada ou vigorosa são baseados em uma escala de 10 pontos, em que 0 é sentado e 10 é trabalhando no maior esforço possível. A atividade de intensidade moderada pode ser considerada como 5-6 e a atividade vigorosa 7-8.

Observação: recomenda-se fazer mais do que o mínimo descrito para que adultos e idosos obtenham maiores benefícios de saúde.

PROGRAMA DE EXERCÍCIOS

Um programa de exercícios cuidadosamente planejado pode resultar em níveis mais altos de preparo físico para a pessoa saudável, tornar mais lenta a diminuição na capacidade funcional do idoso e recondicionar aqueles que estiveram doentes ou têm doenças crônicas. O programa de exercícios tem três componentes: (1) um período de aquecimento; (2) um período de exercício aeróbio; e (3) um período de desaquecimento. As diretrizes gerais para um treinamento aeróbio estão resumidas no Quadro 7.7.

Período de aquecimento

Fisiologicamente, existe um atraso entre o início da atividade e os ajustes corporais necessários para suprir os requerimentos físicos do corpo. O propósito do período de aquecimento é favorecer os inúmeros ajustes que precisam ocorrer antes da atividade física.

Respostas fisiológicas

Durante esse período, ocorre:

- Aumento na temperatura corporal. A temperatura mais alta aumenta a eficiência da contração muscular, reduzindo a viscosidade muscular e aumentando a velocidade de condução nervosa.
- Aumento na necessidade de oxigênio para suprir as demandas de energia do músculo. A extração da hemoglobina é maior em temperaturas musculares elevadas, facilitando os processos oxidativos em trabalho.
- Dilatação dos capilares previamente em constrição com aumento da circulação, aumentando a distribuição de oxigênio para os músculos ativos e minimizando o déficit de oxigênio e da formação de ácido láctico.
- Adaptação na sensibilidade do centro respiratório neural aos vários estimuladores dos exercícios.
- Aumento no retorno venoso. Isso ocorre à medida que o fluxo sanguíneo é desviado da periferia para o centro.

Propósitos

Além das respostas fisiológicas, o aquecimento também previne ou diminui a suscetibilidade do sistema mus-

---

| QUADRO 7.7 | Diretrizes gerais para um programa de treinamento aeróbio |

- Estabeleça a frequência cardíaca alvo e a frequência cardíaca máxima.
- Faça um aquecimento gradual por 5 a 10 minutos. Inclua alongamento e movimentos repetitivos com velocidades lentas, aumentando gradualmente o esforço.
- Aumente a cadência da atividade de modo que a frequência cardíaca alvo possa ser mantida por 20 a 30 minutos Exemplos incluem caminhar rapidamente, correr, pedalar, nadar, esquiar (*cross-country*) e realizar dança aeróbia.
- Faça um desaquecimento por 5 a 10 minutos com movimentos repetitivos corporais totais lentos e atividades de alongamento.
- A atividade aeróbia deve ser feita 3 a 5 vezes por semana.
- Para evitar lesões por sobrecarga, use equipamentos apropriados, como um calçado correto que forneça bom suporte biomecânico. Evite qualquer tipo de corrida ou dança aeróbia sobre superfícies duras, como asfalto ou concreto.
- Para evitar lesões por esforço repetitivo em estruturas do sistema musculoesquelético, os músculos que serão usados deverão ser aquecidos e alongados apropriadamente. A progressão das atividades deve ser dentro da tolerância da pessoa. O uso excessivo comumente ocorre quando há um aumento na duração ou no esforço sem um tempo adequado para repouso (recuperação) entre as sessões. Aumente as repetições ou o tempo em não mais do que 10% por semana. Se a dor começar durante o exercício ou durar mais do que 4 horas após a sua realização, leve em conta essa advertência e reduza a sobrecarga.
- Individualize o programa de exercícios. As pessoas não têm o mesmo nível de preparo e, portanto, não podem realizar os mesmos exercícios. Qualquer exercício tem o potencial de ser prejudicial se tentado por alguém que não seja capaz de executá-lo apropriadamente. Durante a recuperação após uma lesão ou cirurgia, escolha um exercício que não sobrecarregue os tecidos vulneráveis. Comece com um nível seguro e progrida conforme a pessoa alcance as metas desejadas.

---

culoesquelético às lesões e à ocorrência de alterações eletrocardiográficas (ECG) isquêmicas e de arritmias.

Diretrizes

O aquecimento deve ser gradual e suficiente para aumentar as temperaturas muscular e central sem causar fadiga ou reduzir as reservas de energia. As características do período de aquecimento incluem:

- Um período de 10 minutos de exercícios com movimentos corporais totais, como calistênicos e caminhada lenta.
- Alcançar uma FC que esteja 20 batimentos/min dentro da FC alvo.

Período do exercício aeróbio

O período do exercício aeróbio é a parte de treinamento do programa de exercícios. A atenção aos fatores que determinam a intensidade, a frequência, a duração e o modo do programa, como já foi discutido, tem um impacto na efetividade do programa. A principal consideração ao escolher um método de treinamento específico é que a intensidade seja grande o suficiente para estimular um aumento no volume sistólico e no débito cardíaco e para aumentar a circulação local e o metabolismo aeróbio nos grupos musculares apropriados. O período de exercício precisa estar dentro da tolerância da pessoa, acima do nível limiar para que ocorra adaptação e abaixo do nível de exercício que desencadeia sintomas clínicos.

No exercício aeróbio, enfatiza-se o exercício dinâmico, repetitivo, rítmico e submáximo dos grandes grupos musculares.

Há quatro métodos de treinamento que desafiam o sistema aeróbio: contínuo; com intervalos (alívio com trabalho); em circuito; e em circuito com intervalos.

Treinamento contínuo

- É imposto um requerimento de energia submáximo, mantido ao longo do período de treinamento.
- Assim que o *steady-state* é alcançado, o músculo obtém energia por meio do metabolismo aeróbio. A sobrecarga é posicionada primariamente nas fibras de contração lenta.
- A atividade pode ser prolongada por 20 a 60 minutos sem exaustão do sistema de transporte de oxigênio.
- A taxa de trabalho é aumentada progressivamente à medida que são alcançadas melhoras com o treinamento. A sobrecarga pode ser conseguida aumentando-se a duração do exercício.

Treinamento com intervalos

Com esse tipo de treinamento, o trabalho ou exercício é seguido por um intervalo de descanso ou repouso apropriadamente prescrito. O treinamento com intervalos parece exigir menos do que o treinamento contínuo.

- O intervalo de repouso é ou uma parada em descanso (recuperação passiva) ou um descanso com trabalho físico (recuperação ativa); sua duração varia de poucos segundos a vários minutos. A recuperação com trabalho físico envolve a continuidade do exercício, porém em um nível mais baixo do que o do período de trabalho. Durante o período de repouso, o sistema aeróbio repõe uma parte das reservas musculares de ATP e de oxigênio associadas com as mioglobinas que sofreram depleção durante o período de trabalho; ocorre um aumento no $VO_{2máx}$.
- Quanto mais longo o intervalo de trabalho, maior a sobrecarga no sistema aeróbio. Com um intervalo de trabalho curto, a duração do intervalo de repouso é crítica para que se consiga sobrecarregar o sistema aeróbio (uma proporção trabalho/recuperação de 1:1 a 1:5 é apropriada). Um intervalo de repouso equivalente a 1,5 vez o intervalo de trabalho permite que o intervalo de exercício que se segue comece antes que a recuperação esteja completa, sobrecarregando o sistema aeróbio. Com um intervalo de trabalho mais longo, a duração do repouso não é tão importante.
- Uma quantidade significativa de trabalho de alta intensidade pode ser conseguida com intervalos ou trabalho intermitente se houver um espaçamento apropriado dos intervalos trabalho-repouso. A quantidade total de trabalho que pode ser completada com o trabalho intermitente é maior do que a quantidade de trabalho que pode ser completada com o treinamento contínuo.

Treinamento em circuito

O treinamento em circuito emprega uma série de atividades de exercício. No final da última atividade, a pessoa volta para o início e novamente percorre as séries. A série de atividades é repetida várias vezes.

- Podem ser usados vários modos de exercício envolvendo grupos musculares grandes e pequenos e uma mistura de esforço estático e dinâmico.
- O uso do treinamento em circuito pode melhorar a força e a resistência à fadiga, sobrecarregando tanto o sistema aeróbio quanto o anaeróbio.

Treinamento em circuito com intervalos

- A combinação do treinamento em circuito com o treinamento com intervalos é efetiva pela interação da produção aeróbia e anaeróbia de ATP.
- Além de os sistemas aeróbio e anaeróbio serem sobrecarregados pelas diferentes atividades, com o intervalo de alívio, ocorre uma demora na necessidade de glicólise e na produção de ácido láctico antes da disponibilidade de oxigênio suprindo a ATP.

Período de desaquecimento

O período de desaquecimento é similar ao período de aquecimento, já que deve durar entre 5 e 10 minutos e consiste em movimentos corporais globais e alongamento estático.

O propósito do período de desaquecimento é:

- Prevenir o acúmulo de sangue nas extremidades, continuando a usar os músculos para manter o retorno venoso.
- Prevenir a ocorrência de desmaio pelo aumento do retorno de sangue para o coração e o cérebro à medida que o débito cardíaco e o retorno venoso diminuem.
- Favorecer o período de recuperação com a oxidação de resíduos metabólicos e a reposição das reservas de energia.
- Prevenir isquemia do miocárdio, arritmias ou outras complicações cardiovasculares.

ALTERAÇÕES FISIOLÓGICAS QUE OCORREM COM O TREINAMENTO

Ocorrem alterações nos sistemas cardiovascular e respiratório, assim como no metabolismo muscular, após o treinamento de resistência física. Essas alterações refletem-se tanto no repouso quanto durante os exercícios. É importante observar que um programa de treinamento pode não resultar em todos os efeitos de treinamento a seguir.

Alterações cardiovasculares

Alterações em repouso

- Em algumas pessoas, ocorre *uma redução na frequência do pulso em repouso* por causa de uma diminuição nos impulsos simpáticos, com níveis diminuídos de norepinefrina e epinefrina; ocorre uma diminuição no batimento atrial, secundária a alterações biomecânicas nos músculos e a níveis de acetilcolina, norepinefrina e epinefrina nos átrios; e um aparente aumento no tônus parassimpático (vagal) secundariamente à diminuição do tônus simpático.
- Ocorre, em algumas pessoas, uma *diminuição na pressão arterial* com uma diminuição na resistência vascular periférica. A maior diminuição é na pressão arterial sistólica e é mais aparente em pessoas hipertensas.
- Pode ocorrer um *aumento no volume sanguíneo* e de *hemoglobina*. Isso facilita a capacidade de distribuição de oxigênio do sistema.

Alterações durante o exercício

- Ocorre uma redução na frequência do pulso em algumas pessoas por causa dos mecanismos relacionados anteriormente nesta seção.
- Pode ocorrer *aumento do volume sistólico* em consequência de um aumento na contratilidade do miocárdio e aumento no volume ventricular.
- O *débito cardíaco pode aumentar* como resultado do aumento no volume sistólico que ocorre com o exercício máximo, porém não com o exercício submáximo. A magnitude da mudança está diretamente relacionada com o aumento no volume sistólico, e a magnitude da redução na FC.
- Em algumas pessoas, ocorre o *aumento da extração de oxigênio pelo músculo em trabalho* por causa das alterações enzimáticas e bioquímicas no músculo, assim como aumento no $VO_{2máx}$. Um $VO_{2máx}$ maior resulta em maior capacidade de trabalho. O débito cardíaco aumentado eleva a distribuição de oxigênio para os músculos em trabalho. A capacidade aumentada do músculo para extrair oxigênio do sangue aumenta a utilização do oxigênio disponível.
- Pode ocorrer *diminuição do fluxo sanguíneo por quilograma de músculo em trabalho* mesmo com grandes quantidades de sangue sendo desviadas para o músculo

em exercício. O aumento na extração de oxigênio do sangue compensa essa mudança.
- Pode ocorrer *diminuição no consumo de oxigênio do miocárdio (frequência cardíaca vezes pressão arterial sistólica) para qualquer intensidade de exercício* como resultado de uma diminuição na frequência do pulso, com ou sem uma diminuição modesta na pressão arterial. O produto pode ser significativamente diminuído na pessoa saudável sem qualquer perda de eficiência em uma carga de trabalho específica.

Alterações respiratórias

Alterações em repouso

- Desenvolvem-se *volumes pulmonares maiores* decorrentes da melhora da função pulmonar, sem alteração no volume corrente.
- Desenvolve-se uma *maior capacidade de difusão* em razão do maior volume pulmonar e da maior área de superfície de troca alvéolo-capilar.

Alterações durante o exercício

- Ocorre uma maior capacidade de difusão pelas mesmas razões citadas previamente; a capacidade máxima da ventilação não se modifica.
- Uma menor quantidade de ar é ventilada, na mesma taxa de consumo de oxigênio; a capacidade máxima de difusão não se modifica.
- A ventilação-minuto máxima aumenta.
- A eficiência ventilatória aumenta.

Alterações metabólicas

Alterações em repouso

- Ocorre hipertrofia muscular e aumento da densidade capilar.
- O número e o tamanho das mitocôndrias aumentam, aumentando a capacidade de gerar ATP aerobiamente.
- A concentração de mioglobina do músculo aumenta, aumentando a taxa de transporte de oxigênio e, possivelmente, a taxa de difusão de oxigênio para as mitocôndrias.

Alterações durante o exercício

- Pode ocorrer uma diminuição na taxa de depleção de glicogênio do músculo com níveis de trabalho submáximos. Outro termo para esse fenômeno é economia de glicogênio. Isso se dá por causa de um aumento na capacidade de mobilizar e oxidar gordura e de um aumento nas enzimas mobilizadoras e metabolizadoras de gordura.
- Podem ocorrer níveis mais baixos de lactato sanguíneo no trabalho submáximo. O mecanismo para isso não é

claro; não parece estar relacionado com uma diminuição na hipóxia dos músculos.

- Pode desenvolver-se uma menor dependência de fosfocreatina (PC) e de ATP no músculo esquelético e um aumento na capacidade de oxidar carboidratos, em decorrência do aumento no potencial oxidativo das mitocôndrias e do aumento nas reservas de glicogênio do músculo.

Observação: problemas de saúde podem influenciar as adaptações metabólicas ao exercício.

Alterações em outros sistemas

Alterações em outros sistemas que ocorrem com o treinamento incluem:

- Diminuição da gordura corporal.
- Diminuição do colesterol e dos níveis de triglicerídeos no sangue.
- Aumento da aclimatação ao calor.
- Aumento da resistência de ossos e de ligamentos e da força de tração dos tendões.

APLICAÇÃO DOS PRINCÍPIOS DE UM PROGRAMA DE CONDICIONAMENTO AERÓBIO PARA O PACIENTE COM DOENÇA CORONARIANA

O emprego dos princípios de treinamento aeróbio, além da prevenção secundária e modificação dos fatores de risco, é uma parte dominante da reabilitação cardíaca para pessoas que passaram por um evento coronariano, como um infarto agudo do miocárdio (IAM), revascularização, substituição de valva, cirurgia de revascularização coronariana, transplante de coração ou insuficiência cardíaca.[8,10]

Reabilitação de paciente cardíaco hospitalizado[1]

A fase do programa com o paciente internado ocorre no hospital, seguinte à estabilização do seu quadro cardiovascular, como IAM, substituição de valva ou cirurgia de revascularização coronariana. Geralmente, essa fase se prolonga por 3-5 dias.

Propósito

O propósito da parte inicial da reabilitação cardíaca é:

- Iniciar a educação sobre os fatores de risco e abordar futuras modificações de certos comportamentos, como hábitos alimentares e tabagismo.
- Iniciar atividades de cuidados pessoais e progredir da posição sentada para a em pé para minimizar o descondicionamento (1 a 3 dias pós-evento).

- Prover um desafio ortostático ao sistema cardiovascular (3 a 5 dias pós-evento). Isso geralmente é conseguido por meio da deambulação supervisionada. Em geral, a deambulação é monitorada por eletrocardiograma ou é feito o monitoramento manual da FC, da frequência de ventilação e da pressão arterial. O nível de intensidade da atividade tem início em 1-2 METs, progredindo para 3-4 METs por ocasião da alta hospitalar, se o paciente tolerar.
- Preparar o paciente e a família para a continuidade da reabilitação e para a vida em casa após o evento cardíaco.

Reabilitação de paciente cardíaco ambulatorial: programa inicial de exercícios

O programa inicial de exercícios para o paciente ambulatorial tem início dentro de 1-3 semanas após a alta hospitalar, e se prolonga por até 36 sessões. Os participantes são monitorados por telemetria, a fim de determinar as respostas da FC e do ritmo cardíaco; a pressão arterial é registrada em repouso e durante o exercício, sendo também anotadas as respostas ventilatórias.

Propósito

O propósito do programa é:

- Aumentar a capacidade de exercício da pessoa de uma maneira segura e progressiva, de modo que ocorram alterações adaptativas cardiovasculares e musculares. A parte inicial do programa é chamada por alguns de treinamento com exercícios de "baixa intensidade".
- Favorecer as funções cardíacas e reduzir o gasto cardíaco de trabalho. Isso pode ajudar a eliminar ou protelar sintomas como angina e alterações no segmento ST no paciente com doença cardíaca coronariana.
- Produzir alterações metabólicas favoráveis.
- Determinar o efeito dos medicamentos em níveis crescentes de atividade.
- Aliviar a ansiedade e a depressão.
- Facilitar ao paciente progredir em um programa independente de exercícios.

Diretrizes[2]

Frequência. Os participantes geralmente frequentam as sessões oferecidas 3 vezes por semana.

Intensidade. São vários os métodos que podem ser usados para determinar a intensidade da atividade aeróbia. Pode-se prescrever a intensidade de treinamento com base na capacidade de exercício determimada pela FCR, que pode variar de 40-80%. Outro método consiste em usar a escala de Classificação de Esforço Percebido, que deve se situar entre 11-16 na escala de 6-20 (ver Quadro 25.4 no Cap. 25). A intensidade inicial é ditada pela gravidade do diagnóstico associada à idade da pessoa e ao seu nível de preparo físico prévio. A intensidade é, então, progredida conforme a pessoa responde ao programa de treinamento.

Tempo. Em geral, o modo de exercício pode ser limitado a 10 a 15 minutos no início, progredindo para 20 a 60 minutos à medida que o estado do paciente melhore. Cada sessão geralmente inclui períodos de aquecimento e de desaquecimento de 5 a 10 minutos.

Tipo. O modo do exercício é geralmente contínuo, usando grandes grupos musculares, como na bicicleta ergométrica, remo, *step*, aparelho elíptico ou na caminhada em esteira.

Volume. Conforme já foi observado previamente, o volume de exercício é o produto da frequência pela intensidade e tempo.

Progressão. A progressão do treinamento aeróbio depende da resposta do paciente às atividades e de suas metas para o tratamento.

Programa de manutenção[1]

A fase ambulatorial da reabilitação cardíaca inclui um programa supervisionado de exercícios de condicionamento que, em geral, tem continuidade no hospital ou na comunidade. A FC e o ritmo cardíaco não são mais monitorados por telemetria. Os participantes são lembrados para que monitorem seu próprio pulso, e um supervisor está disponível para monitorar a pressão arterial.

Propósito

O propósito do programa é continuar a melhorar ou manter o nível de preparo físico alcançado durante a reabilitação cardíaca ambulatorial inicial e continuar as atividades de prevenção secundária para ajudar na mudança de comportamentos e na modificação de fatores de risco.

Recomendação clínica[1]

A quantidade de sessões realizadas na reabilitação cardíaca ambulatorial inicial e a necessidade de monitoramento por ECG (e por quanto tempo) dependem do risco do paciente de realizar treinamento aeróbio. Pacientes de baixo risco realizam 6-18 sessões, no início com monitoramento contínuo por ECG, com redução em seu uso dentro de 6-12 sessões. Pacientes de risco moderado realizam 12 a 24 sessões, que têm início com monitoramento contínuo por ECG, diminuindo para monitoramento intermitente ou para descontinuação do monitoramento dentro de 12-18 sessões, se for apropriado com base nos resultados do ECG durante o exercício. Pacientes de alto risco realizam 28-36 sessões, que têm início com monitoramento contínuo por ECG e diminuição para uso intermitente, se apropriado.

Considerações especiais

Há considerações especiais relacionadas aos tipos de exercícios e às necessidades do paciente que precisam ser identificadas ao desenvolver-se programas de condicionamento para pacientes com doença coronariana. Os exercícios de braço desencadeiam respostas diferentes dos exercícios de perna.

- A eficiência mecânica baseada na proporção entre produção de trabalho externo e gasto calórico é mais baixa do que com os exercícios de perna.
- A captação de oxigênio a uma determinada carga de trabalho externa é significativamente mais alta para exercícios de braço do que para exercícios de perna.
- A eficiência do miocárdio é mais baixa com os exercícios de perna do que com os exercícios de braço.
- O consumo de oxigênio do miocárdio (FC × pressão arterial sistólica) é mais alto com os exercícios de braço do que com os exercícios de perna.

Precaução: pacientes com doença coronariana completam 35% menos trabalho com exercícios de braço do que com exercícios de perna antes que ocorram os sintomas.

Mudanças adaptativas

As mudanças adaptativas após o treinamento de pessoas com doença cardíaca incluem:

- Aumento da capacidade de trabalho aeróbio do miocárdio.
- Aumento da capacidade aeróbia ou funcional máxima predominantemente por meio do alargamento da diferença a-vO_2.
- Aumento do volume sistólico após 6 a 12 meses no programa de treinamento de alta intensidade.
- Diminuição da demanda por oxigênio do miocárdio.
- Aumento do suprimento do miocárdio por meio da diminuição da FC e prolongamento da diástole.
- Aumento da tolerância a uma determinada carga de trabalho físico antes da ocorrência de angina.
- FC significativamente mais baixa em cada carga de trabalho submáxima e, portanto, maior FCR. Quando são usados músculos que não estão diretamente envolvidos na atividade, a redução da FC não é tão grande.
- Melhora da orientação psicológica e, com o tempo, impacto nas pontuações de depressão, histeria, hipocondríase e psicoastenia no Inventário Multifásico de Personalidade de Minnesota.

APLICAÇÕES DO TREINAMENTO AERÓBIO PARA A PESSOA DESCONDICIONADA E O PACIENTE COM ENFERMIDADE CRÔNICA

Pessoas descondicionadas, incluindo aquelas com doenças crônicas e pessoas idosas, podem ter grandes limitações nas reservas pulmonar e cardiovascular, restringindo gravemente suas atividades diárias.

Descondicionamento

É importante recordar as implicações das alterações decorrentes do descondicionamento provocado pela inatividade resultante de enfermidade ou doença crônica:[8,10,11]

- Ocorre uma diminuição na capacidade de realizar trabalho, a qual é resultado da diminuição da captação máxima de oxigênio e da diminuição da habilidade de usar oxigênio e de desempenhar trabalho. Também há uma redução no débito cardíaco, que é o principal fator limitante.
- Ocorre uma diminuição no volume de sangue circulante que pode ser de até 700 a 800 mL. Para algumas pessoas, isso resulta em taquicardia associada a hipotensão ortostática, tontura e episódios de síncope ao tentar ficar em pé.
- Ocorre uma diminuição no plasma e nos eritrócitos do sangue, o que aumenta a possibilidade de episódios tromboembólicos fatais e o prolongamento do período de convalescença.
- Ocorre uma diminuição na massa corporal magra, o que resulta em diminuição no tamanho e na força muscular, bem como na habilidade de realizar atividades que requerem grandes grupos musculares. Por exemplo, a pessoa pode ter dificuldades para andar com muletas ou para subir escadas.
- Ocorre um aumento na excreção urinária de cálcio decorrente da diminuição no estímulo de apoio de peso que é importante para a manutenção da integridade óssea, levando à perda óssea ou à osteoporose e ao aumento da possibilidade de fraturas após quedas, por causa da osteoporose.

Reversão do descondicionamento

Por meio de um programa de exercícios, as funções cardiovasculares, neuromusculares e metabólicas negativas podem ser revertidas, resultando em:

- Diminuição na $FC_{repouso}$, na FC com uma determinada carga de exercício e na excreção urinária de cálcio.
- Aumento no volume sistólico em repouso, volume sistólico durante o exercício, débito cardíaco durante o exercício, volume cardíaco total, volume pulmonar (volume ventilatório), capacidade vital, captação máxima de oxigênio, volume de sangue circulante, volume plasmático e eritrócitos e massa corporal magra.
- Reversão do balanço negativo de nitrogênio e proteínas.
- Aumento nos níveis de enzimas mitocondriais e nas reservas de energia.
- Menor utilização dos sistemas anaeróbios durante a atividade.

Adaptações para pessoas com limitações nas atividades e restrições à participação

Pessoas que têm restrições às atividades ou à participação não devem ser excluídas de um programa de treinamento capaz de melhorar seu preparo físico. Isso inclui pessoas em cadeiras de rodas ou que têm problemas para deambular, tais como as que têm paraplegia, hemiplegia ou amputação e aquelas com problemas ortopédicos, como artrodese.

- É preciso fazer adaptações ao testar pessoas com incapacidade física. Pode-se utilizar uma esteira para cadeira de rodas ou, mais frequentemente, um ergômetro de membros superiores.
- Os protocolos de exercícios podem enfatizar os membros superiores e a manipulação da cadeira de rodas.
- É importante lembrar que o gasto de energia aumenta quando a marcha está alterada, e o uso de cadeira de rodas é menos eficiente do que a marcha normal.

Comprometimentos, metas e plano de atendimento

As metas de um programa de exercícios aeróbios dependem do nível inicial de preparo físico da pessoa e de suas necessidades clínicas específicas. As metas gerais são diminuir os efeitos descondicionantes da doença e de enfermidades crônicas e melhorar o preparo físico cardiovascular e muscular da pessoa.

Comprometimentos comuns

- Aumento da susceptibilidade a episódios tromboembólicos, pneumonia, atelectasias e a possibilidade de fraturas.
- Taquicardia, tontura e hipotensão ortostática ao mudar da posição sentada para a em pé.
- Diminuição na força muscular geral, com dificuldades e falta de ar ao subir escadas.
- Diminuição na capacidade de trabalho que limita as distâncias das caminhadas e as atividades toleradas.
- Aumento da resposta da FC e da pressão arterial (produto frequência-pressão) em várias atividades.
- Diminuição no produto frequência-pressão máxima tolerada, ocorrendo angina ou outros sintomas isquêmicos com níveis baixos de exercício.

Metas

- Prevenção de episódios tromboembólicos, pneumonia, atelectasias e fraturas.
- Diminuição na magnitude da resposta hipotensiva ortostática.
- Maior habilidade de subir escadas com segurança e sem falta de ar.
- Desenvolvimento de tolerância para caminhar distâncias mais longas e para completar atividades sem fadiga ou sintomas.
- Diminuição na FC e na pressão arterial (produto frequência-pressão) em um dado nível de atividade.
- Aumento no produto frequência-pressão máximo tolerado sem sintomas isquêmicos.

Desfechos

- Melhora das respostas pulmonar, cardiovascular e metabólica em vários níveis de exercícios.
- Melhora na habilidade de completar atividades selecionadas com respostas apropriadas ao exercício na FC e na pressão arterial.

Diretrizes

As diretrizes para estabelecer um programa seguro de intervenção para a pessoa descondicionada e o paciente com enfermidade crônica estão resumidas nos Quadros 7.8 e 7.9.

DIFERENÇAS NAS FAIXAS ETÁRIAS

As diferenças na resistência física e na capacidade de trabalho físico entre crianças, adultos jovens e de meia-idade ou pessoas idosas são evidentes. São feitas algumas comparações entre a captação máxima de oxigênio e os fatores que a influenciam e entre a pressão arterial, a frequência respiratória, a capacidade vital e a ventilação voluntária máxima em diferentes faixas etárias. Quando se desenvolvem programas de condicionamento aeróbio, é importante que essas diferenças ligadas à idade sejam consideradas.

Crianças

Entre as idades de 5 a 15 anos, o peso corporal, o volume pulmonar, o volume cardíaco e a captação máxima de oxigênio triplicam.

Frequência cardíaca. A $FC_{repouso}$ média fica acima de 125 (126 em meninas, 135 em meninos) na primeira infância. A $FC_{repouso}$ cai para os adultos na puberdade. A $FC_{máx}$ relaciona-se com a idade (220 menos a idade).

Volume sistólico. O volume sistólico está intimamente relacionado ao tamanho. Crianças de 5 a 16 anos de idade têm volume sistólico de 30 a 40 mL.

Débito cardíaco. O débito cardíaco está relacionado ao tamanho. O débito cardíaco aumenta com o aumento do volume sistólico. O aumento no débito cardíaco para um determinado aumento no consumo de oxigênio é uma constante ao longo da vida: é o mesmo na criança e no adulto.

Diferença de oxigênio arteriovenoso. Crianças toleram uma diferença de oxigênio arteriovenoso (a-vO_2) maior do que adultos. Uma diferença a-vO_2 maior compensa um volume sistólico menor.

Captação máxima de oxigênio. O $VO_{2máx}$ aumenta com a idade até os 20 anos (expresso em litros por minuto). Antes da puberdade, meninas e meninos não apresentam diferença significativa na capacidade aeróbia máxima. O débito cardíaco em crianças é o mesmo que no adulto para um

---

QUADRO 7.8 **Diretrizes para iniciar um programa de exercícios aeróbios para a pessoa descondicionada e o paciente com enfermidade crônica**

- Determine a resposta da frequência cardíaca em exercício que pode ser alcançada com segurança usando a fórmula de Karvonen como guia, levando em conta as condições médicas, os medicamentos e a percepção de esforço da pessoa.
- Inicie um programa de atividades para o paciente que não desencadeie uma resposta cardiovascular acima da frequência cardíaca de exercício do paciente (p. ex., caminhar, atividades repetitivas, calistênicos fáceis).
- Dê ao paciente instruções escritas claras sobre qualquer atividade que ele vá realizar sozinho.
- Inicie um programa educacional que dê ao paciente informações sobre os sintomas de esforço e cuidados com os exercícios, monitorando a frequência cardíaca e fazendo modificações quando forem indicadas.

QUADRO 7.9 **Diretrizes para progressão de um programa de treinamento aeróbio**

- Determine a frequência cardíaca máxima ou a frequência cardíaca limitada pelos sintomas por meio do teste de múltiplos estágios com monitoramento ECG.
- Decida sobre o estímulo limiar (porcentagem da frequência cardíaca máxima ou limitada pelos sintomas) para desencadear uma resposta de condicionamento na pessoa testada e ser usado como frequência cardíaca de exercício.
- Determine a intensidade, a duração e a frequência do exercício que resulte em alcance da frequência cardíaca de exercício e em uma resposta de treinamento.
- Determine o tipo de exercício a ser usado com base nas capacidades físicas e nos interesses da pessoa.
- Inicie um programa de exercícios com o paciente e dê instruções escritas claras relativas aos detalhes do programa.
- Discuta como a atividade progredirá: aumente primeiramente o tempo; em seguida, aumente a frequência e, finalmente, aumente a intensidade.
- Oriente o paciente sobre:
  - Sintomas de esforço e a necessidade de interromper ou modificar o exercício quando esses sintomas aparecerem e de comunicar tais ocorrências ao fisioterapeuta e/ou médico.
  - Monitoramento da frequência cardíaca em repouso assim como durante e após o exercício.
  - A importância de exercitar-se dentro das diretrizes dadas pelo fisioterapeuta.
  - A importância de um acompanhamento constante do programa de exercício em longo prazo de modo que este possa ser progredido dentro de limites seguros.
  - A importância de modificar os fatores de risco ligados aos problemas cardíacos.

dado consumo de oxigênio. O tempo de resistência física aumenta com a idade até 17 a 18 anos.

Pressão arterial. A pressão arterial sistólica aumenta de 40 mmHg no nascimento para 80 mmHg com 1 mês de idade e atinge 100 mmHg vários anos antes da puberdade. Na puberdade, são observados níveis de adulto. A pressão arterial diastólica aumenta de 55 para 70 mmHg dos 4 aos 14 anos de idade, com pouca alteração durante a adolescência.

Respiração. A frequência respiratória diminui de 30 respirações por minuto na primeira infância para 16 respirações por minuto aos 17 a 18 anos de idade. A capacidade vital e a ventilação voluntária máxima estão correlacionadas com a altura, embora um aumento maior nos meninos do que nas meninas na puberdade possa ocorrer por causa de um aumento no tecido pulmonar.

Massa e força musculares. A massa muscular aumenta ao longo da adolescência, primariamente devido à hipertrofia das fibras musculares e ao desenvolvimento dos sarcômeros. São acrescentados sarcômeros à junção musculotendínea para compensar o aumento necessário no comprimento. As meninas desenvolvem o pico de massa muscular entre 16 e 20 anos de idade, enquanto os meninos, entre 18 e 25 anos. Os ganhos de força estão associados com um aumento na massa muscular e com a maturação neural.

Capacidade anaeróbia. As crianças costumam demonstrar uma capacidade anaeróbia limitada. As crianças produzem menos ácido láctico durante o desempenho anaeróbio. Isso pode ocorrer por causa de uma capacidade glicolítica limitada.

Adultos jovens

Há mais dados sobre os parâmetros fisiológicos de preparo físico para adultos jovens e de meia-idade do que para crianças ou idosos.

Frequência cardíaca. A $FC_{repouso}$ atinge 60 a 65 batimentos por minuto aos 17 a 18 anos de idade (75 batimentos por minuto em um homem jovem sedentário sentado). A $FC_{máx}$ está relacionada com a idade (190 batimentos por minuto no mesmo homem jovem sedentário).

Volume sistólico. Os valores do volume sistólico para adultos ficam entre 60 e 80 mL (75 mL em um homem jovem, sedentário, sentado). Com o exercício máximo, o volume sistólico é de 100 mL no mesmo homem jovem sedentário.

Débito cardíaco para o homem jovem sedentário em repouso. O débito cardíaco em repouso é de 75 batimentos por minuto × 75 mL ou 5,6 litros por minuto. Com o exercício máximo, o débito cardíaco é 190 batimentos por minuto × 100 mL ou 19 litros por minuto.

Diferença de oxigênio arteriovenoso. Aproximadamente 25 a 30% do oxigênio é extraído do sangue enquanto ele corre através dos músculos ou outros tecidos em repouso. Em um homem jovem sedentário normal, essa diferença aumenta 3 vezes com o exercício (de 5,2 para 15,8 mL/dL de sangue).

Captação máxima de oxigênio. A diferença no $VO_{2máx}$ entre homens e mulheres é maior nos adultos. As diferenças no $VO_{2máx}$ entre os sexos é mínima quando o $VO_{2máx}$ é expresso em relação ao peso corporal magro. No adulto jovem sedentário, a captação máxima de oxigênio equivale a 3.000 mL/min (a captação de oxigênio em repouso equivale a 300 mL/min).

Pressão arterial. A pressão arterial sistólica é de 120 mmHg (média). No pico de esforço durante o exercício, os valores podem variar de apenas 190 mmHg para até 240 mmHg. A pressão arterial diastólica é de 80 mmHg (média). A pressão diastólica não se modifica acentuadamente com o exercício.

Respiração. A frequência respiratória é de 12 a 15 respirações por minuto. A capacidade vital é de 4.800 mL em um homem com 20 a 30 anos de idade. A ventilação voluntária máxima varia consideravelmente em estudos realizados e depende da idade e da área de superfície do corpo.

Massa e força musculares. A massa muscular aumenta com o treinamento como resultado da hipertrofia. Essa hipertrofia pode ser decorrente de um número aumentado de miofibrilas, aumento de actina e miosina, sarcoplasma e/ou tecido conjuntivo. À medida que o sistema nervoso amadurece, o aumento do recrutamento de unidades motoras ou a diminuição da inibição autógena pelos órgãos tendinosos de Golgi parece também ditar os ganhos de força.

Capacidade anaeróbia. O treinamento anaeróbio aumenta a atividade de várias enzimas controladoras na via glicolítica e as quantidades armazenadas de ATP e de PC. O treinamento anaeróbio aumenta a habilidade muscular para tamponar os íons de hidrogênio liberados quando o ácido láctico é produzido. O aumento do tamponamento permite que o músculo trabalhe anaerobiamente por períodos mais longos.

Idosos

(Consultar o Cap. 24 para informações adicionais sobre exercício na população idosa.)

Frequência cardíaca. A $FC_{repouso}$ não é influenciada pela idade. A $FC_{máx}$ está ligada à idade e diminui com os anos (em termos bem gerais, 220 menos a idade). A $FC_{máx}$ média para homens de 20 a 29 anos de idade é de 190 batimentos por minuto. Para homens com 60 a 69 anos de idade, é de 164 batimentos por minuto. A quantidade de aumento da FC em resposta ao exercício estático e dinâmico máximo (aperto de mão) diminui no idoso.

Volume sistólico. O volume sistólico diminui no idoso e resulta em diminuição no débito cardíaco.

Débito cardíaco. O débito cardíaco diminui com a idade, como resultado da redução no volume sistólico e de outras mudanças na saúde ligadas à idade, que afetam a pré-carga e a pós-carga.

Diferença de oxigênio arteriovenoso. A diferença de oxigênio arteriovenoso diminui como resultado da diminuição na massa corporal magra e da baixa capacidade de transportar oxigênio.

Captação máxima de oxigênio. De acordo com a classificação de preparo físico cardiorrespiratório, se homens de 60 a 69 anos de idade com nível mediano de preparo físico são comparados com homens de 20 a 29 anos de idade com o mesmo nível de preparo físico, a captação máxima de oxigênio para o homem mais velho é mais baixa (de 20 a 29 anos: 31 a 37 mL/kg por minuto; de 60 a 69 anos: 18 a 23 mL/kg por minuto). A capacidade aeróbia diminui cerca de 10% por década quando se avalia o homem sedentário. O $VO_{2máx}$ diminui de uma média de 47,7 mL/kg por minuto aos 25 anos de idade para 25,5 mL/kg por minuto aos 75 anos de idade. Essa diminuição não é resultado direto da idade; atletas que continuam se exercitando têm uma diminuição significativamente menor no $VO_{2máx}$ quando avaliados ao longo de um período de 10 anos.

Pressão arterial. A pressão arterial aumenta por causa do aumento da resistência vascular periférica. A pressão arterial sistólica do idoso é de 150 mmHg (média). A pressão arterial diastólica é de 90 mmHg (média).

Respiração. A frequência respiratória aumenta com a idade. A capacidade vital diminui com a idade. Há uma redução de 25% na capacidade vital do homem de 50 a 60 anos de idade comparado com o homem de 20 a 30 anos de idade com a mesma área de superfície. A ventilação voluntária máxima diminui com a idade.

Massa e força musculares. Geralmente, o declínio na força que ocorre com a idade está associado a uma diminuição na massa muscular e na atividade física. A diminuição na massa muscular é primariamente devida a uma diminuição na síntese de proteína em combinação com um declínio no número de fibras musculares de contração rápida. O envelhecimento também pode afetar a força por diminuir o tempo de resposta do sistema nervoso. Isso pode alterar a habilidade de recrutar efetivamente unidades motoras. O treinamento continuado à medida que se envelhece parece reduzir os efeitos do envelhecimento no sistema muscular.

ATIVIDADES DE APRENDIZADO INDEPENDENTE

Pensamento crítico e discussão

1. A clínica onde você trabalha estruturou um programa ambulatorial para ajudar adultos jovens com sobrepeso a perder peso e a melhorar seu condicionamento cardiorrespiratório. Seu primeiro cliente é um menino com 13 anos de idade com 1,57 metro de altura e que pesa 114 kg.
   - Descreva alguns métodos de avaliação do atual nível de condicionamento aeróbio desse menino.
   - Esquematize um programa de treinamento aeróbio usando o modelo FITT-VP. Seja específico com relação ao tipo de exercício aeróbio que esse cliente fará.
   - Quais precauções você deve tomar com esse cliente?
2. Você foi convidado para dar uma palestra em um centro para terceira idade. Será um almoço durante o qual se discutirá o preparo físico ao longo da vida e o estabelecimento de um programa de exercícios apropriado para pessoas dessa faixa etária.
   - Discuta a definição de atividade física, condicionamento físico e resistência à fadiga.
   - Discuta os benefícios do treinamento aeróbio e o efeito do treinamento na FC, pressão arterial, volume sistólico e débito cardíaco.
   - Discuta os efeitos deletérios de permanecer muito tempo sentado e o que um idoso poderia fazer para diminuir esses efeitos.
   - Descreva as precauções necessárias para lidar com a população idosa (tanto o atleta idoso quanto a pessoa descondicionada).
3. Explique os conceitos de gasto energético, consumo de oxigênio e eficiência com respeito à deambulação usando um dispositivo auxiliar de marcha em cada um desses cenários: sem descarga de peso, descarga de peso parcial e descarga de peso conforme tolerância. Considere o uso de um andador e de muletas. Quais seriam as mudanças no gasto energético ao subir escadas com muletas?
4. Elabore um programa de exercícios para os bombeiros locais. Utilize os conceitos de sistemas de energia aeróbia, sistemas de energia anaeróbia e treinamento de força. Que tipo de atividades de treinamento você prescreveria, tendo em mente o princípio da especificidade?
5. Você foi convidado para falar a um grupo de pais sobre a importância do exercício aeróbio para crianças. Explique as diferenças fisiológicas básicas entre crianças e adultos em repouso com respeito à FC, frequência respiratória e metabolismo, e sua resposta ao exercício.

REFERÊNCIAS BIBLIOGRÁFICAS

1. American Association of Cardiovascular and Pulmonary Rehabilitation: Guidelines for Cardiac Rehabilitation and Secondary Prevention Programs, ed. 5. Champaign: Human Kinetics, 2013.

2. American College of Sports Medicine: ASCM's Guidelines for Exercise Testing and Prescription, ed. 9. Philadelphia: Lippincott Williams, & Wilkins, 2014.

3. American College of Sports Medicine: Exercise Management for Persons With Chronic Diseases and Disabilities, ed. 3. Champaign, IL: Human Kinetics, 2009.

4. American College of Sports Medicine: Resource Manual for Guidelines for Exercise Testing and Prescription, ed. 7. Philadelphia: Lippincott Williams & Wilkins, 2013.

5. Biswas A, et al: Sedentary time and its association with risk for disease incidence, mortality, and hospitalization in adults: a systematic review and meta-analysis. Ann Intern Med 162:123–132, 2015.

6. Centers for Disease Control and Prevention: Physical activity for everyone. Available at http://www.cdc.gov/physicalactivity/everyone/guidelines/index.html. Accessed June 7, 2015.

7. Davis, M, Fox, K, Stathi, A, Trayers, T, Thompson, J, and Cooper, A: Objectively measured sedentary time and its association with physical function in older adults. J Aging Phys Act 22:474–481, 2014.

8. Frownfelter, D, and Dean, E: Cardiovascular and Pulmonary Physical Therapy–Evidence and Practice, ed. 5. St. Louis: Elsevier, 2012.

9. Garber, CE et al: American College of Sports Medicine Position Stand. The quantity and quality of exercise for developing and maintaining cardiorespiratory, musculoskeletal, and neuromuscular fitness in apparently healthy adults: guidance for prescribing exercise. Med Sci Sports Exerc 43:1334–1359, 2011.

10. Hillegass, S: Essentials of Cardiopulmonary Physical Therapy, ed. 3. St. Louis: Elsevier, 2011.

11. McArdle, WD, Katch, FI, and Katch, VL: Essentials of Exercise Physiology, ed. 4. Philadelphia: Lippincott Williams & Wilkins, 2011.

12. McArdle, WD, Katch, FI, and Katch, VL: Exercise Physiology: Energy, Nutrition, and Human Performance, ed. 8. Philadelphia: Lippincott Williams & Wilkins, 2015.

Exercícios para problemas de equilíbrio

Anne D. Kloos, PT, PhD, NCS

Deborah L. Givens, PT, PhD, DPT

CONTEXTO GERAL E CONCEITOS 284
Equilíbrio: termos básicos e definições 284
Controle do equilíbrio 285
Sistemas sensoriais e controle do equilíbrio 286
Estratégias motoras para controle do
   equilíbrio 287
Controle do equilíbrio sob condições variadas 289

COMPROMETIMENTO DO EQUILÍBRIO 292
Comprometimento dos impulsos sensoriais 292
Comprometimento da integração sensório-
   -motora 293
Déficits biomecânicos e da resposta motora 293
Déficits com o envelhecimento 293

Déficits decorrentes de medicamentos 295

TRATAMENTO DO EQUILÍBRIO COMPROMETIDO 295
Exame e avaliação do equilíbrio
   comprometido 295
Treinamento de equilíbrio 298
Fatores ambientais e de saúde 302
Programas de exercícios de equilíbrio baseados
   em evidências para prevenção de quedas em
   idosos 302
Programas de exercícios de equilíbrio baseados em
   evidências para condições musculoesqueléticas
   específicas 309

ATIVIDADES DE APRENDIZADO INDEPENDENTE 311

Perda de equilíbrio e quedas são problemas que afetam as pessoas com uma grande variedade de diagnósticos. Em geral, os fisioterapeutas avaliam o equilíbrio e usam o treinamento ou os exercícios de equilíbrio como intervenções primárias ou secundárias para pacientes submetidos a vários tipos de programas de reabilitação. O propósito deste capítulo é apresentar uma visão geral dos termos básicos principais e dos conceitos relacionados ao equilíbrio, de como geralmente se dá o controle do equilíbrio em seres humanos em diferentes condições, das possíveis causas dos comprometimentos do equilíbrio e das avaliações e intervenções baseadas em evidências para melhorar todos os aspectos do controle de equilíbrio de uma pessoa.

CONTEXTO GERAL E CONCEITOS

Equilíbrio: termos básicos e definições

Equilíbrio, ou *estabilidade postural*, é um termo genérico usado para descrever o processo dinâmico por meio do qual a posição do corpo mantém-se estabilizada. Equilíbrio significa que o corpo está em repouso (equilíbrio estático) ou estabilizado em movimento (equilíbrio dinâ-

mico). O equilíbrio é maior quando o centro de massa (CM) ou o centro de gravidade (CG) do corpo é mantido sobre sua base de apoio (BA).

Centro de massa. O CM é um ponto que corresponde ao centro da massa corporal total e é onde o corpo se encontra em perfeito equilíbrio. É determinado pela média ponderada do CM de cada segmento do corpo.[15]

Centro de gravidade. O CG refere-se à projeção vertical do centro de massa até o solo. Na posição anatômica, o CG da maioria dos seres humanos adultos está localizado um pouco à frente da segunda vértebra sacral[15] ou aproximadamente a 55% da altura de uma pessoa.[63]

Momento de uma força. Momento é o produto da massa vezes a velocidade. O momento linear relaciona-se à velocidade do corpo ao longo de um caminho reto, por exemplo, nos planos sagital ou transverso. O momento angular relaciona-se à velocidade de rotação do corpo.

Base de apoio. A BA é definida como o perímetro da área de contato entre o corpo e sua superfície de apoio; o posicionamento do pé altera a BA e modifica a estabilidade postural da pessoa.[118] Uma base de apoio larga, como a que se vê em muitas pessoas idosas, aumenta a estabilidade, enquanto uma BA estreita, como ao posicionar um pé exatamente à frente do outro ou caminhar nessa posição, reduz a estabilidade. Enquanto uma pessoa mantém o CG dentro dos limites da BA, chamados de *limites de estabilidade*, ela não cai.

Limites de estabilidade. O termo "limites de estabilidade" refere-se às fronteiras até onde a pessoa pode oscilar, mantendo o equilíbrio, sem mudar sua BA (Fig. 8.1).[118] Essas fronteiras se modificam constantemente dependendo da tarefa, da biomecânica da pessoa e de aspectos do ambiente.[159] Por exemplo, o limite de estabilidade de uma pessoa durante o apoio tranquilo é a área que envolve as margens externas dos pés em contato com o solo. Qualquer desvio da posição do CM do corpo com relação a esses limites é corrigido de modo intermitente, produzindo um movimento de oscilação aleatório. Para adultos normais, o limite de oscilação anteroposterior é de aproximadamente 12° da posição mais posterior para a mais anterior.[121] A estabilidade lateral varia com o espaçamento entre os pés e a altura; adultos em pé com 10 cm de separação entre os pés podem oscilar cerca de 16° de um lado para o outro.[120] Contudo, uma pessoa sentada sem apoio para o tronco tem limites de estabilidade muito maiores do que quando está em pé, porque a altura do CM acima da BA é menor e a BA é muito maior (ou seja, o perímetro da região glútea em contato com a superfície).

Força de reação do solo e centro de pressão. De acordo com a lei de reação de Newton, o contato entre nosso corpo e o solo por causa da gravidade (força de ação) é sempre acompanhado por uma reação proveniente dele, a chamada força de reação do solo.

O *centro de pressão* (CP) é o local da projeção vertical da força de reação do solo.[181] É igual e oposto à média ponderada de todas as forças descendentes que atuam sobre a área em contato com o solo. Se apenas um pé está no solo, o CP resultante fica dentro desse pé. Quando os dois pés estão no solo, o CP resultante fica em algum lugar entre os dois pés, dependendo de quanto peso é tomado por cada pé. Quando os dois pés estão em contato, o CP embaixo de

cada pé pode ser medido separadamente. Para manter a estabilidade, uma pessoa produz forças musculares para controlar continuamente a posição do CG, que por sua vez modifica a localização do CP. Assim, o CP é um reflexo das respostas neuromusculares do corpo aos desequilíbrios no CG.[182] Uma placa de força é tradicionalmente usada para medir as forças de reação do solo [em newtons (N)] e o movimento do CP [em metros (m)].

Controle do equilíbrio

O equilíbrio é uma tarefa complexa de controle motor que envolve a detecção e a integração de informações sensoriais para avaliar a posição e o movimento do corpo no espaço e a execução de respostas musculoesqueléticas apropriadas para controlar a posição do corpo dentro do contexto do ambiente e da tarefa. Portanto, o controle do equilíbrio requer a interação dos sistemas nervoso e musculoesquelético com os efeitos contextuais (Fig. 8.2).

- O *sistema nervoso* fornece (1) o processamento sensorial para percepção da orientação do corpo no espaço, dada principalmente pelos sistemas visual, vestibular e somatossensorial; (2) a integração sensório-motora essencial para vincular a sensação às respostas motoras e para os aspectos adaptativos e antecipatórios (ou seja, ajustes posturais programados centralmente que precedem os movimentos voluntários) do controle postural; e (3) estratégias motoras para planejamento, programação e execução das respostas de equilíbrio.[67]
- A *contribuição musculoesquelética* inclui alinhamento postural, flexibilidade musculoesquelética [tal como amplitude de movimento (ADM) articular], integridade articular, desempenho muscular (como força muscular, potência e resistência à fadiga) e sensação (toque, pressão, vibração, propriocepção e cinestesia).
- Os *efeitos contextuais* que interagem com os dois sistemas são o ambiente, seja ele fechado (previsível, sem distrações) ou aberto (imprevisível e com distrações); a superfície de apoio (firme ou escorregadia, estável ou instável,

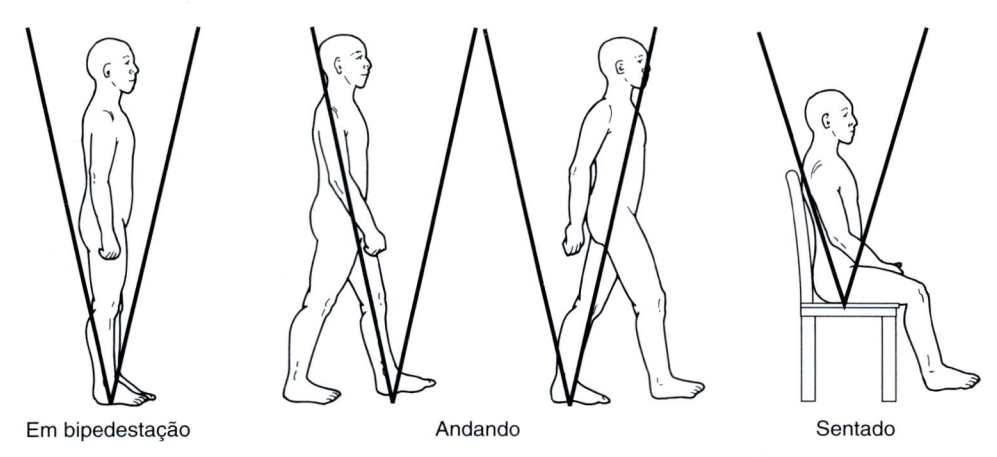

Em bipedestação   Andando   Sentado

Figura 8.1   Fronteiras dos limites de estabilidade quando em bipedestação, andando e sentado.

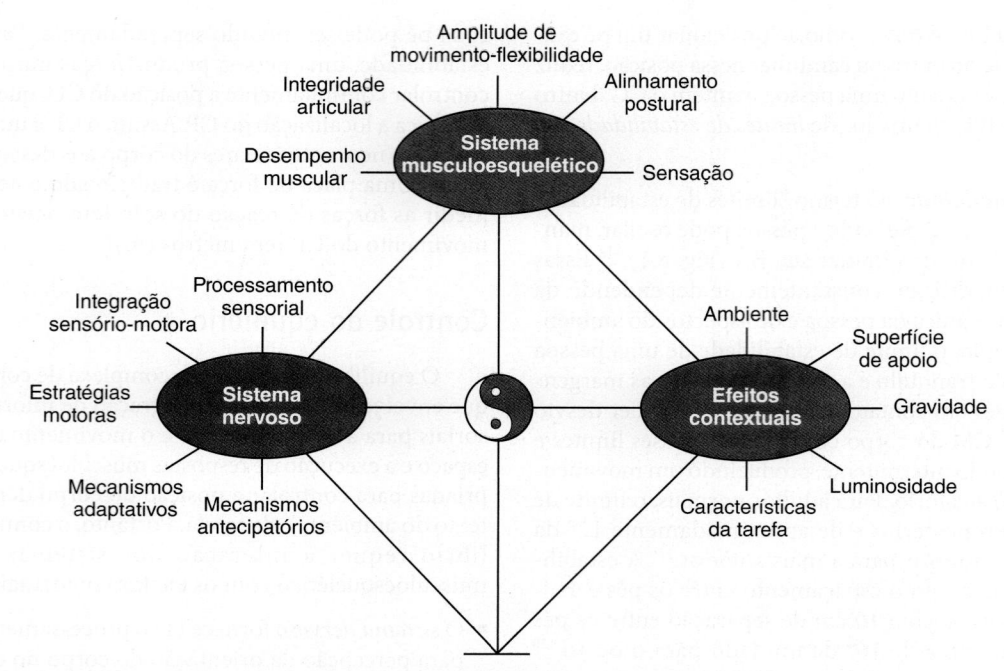

Figura 8.2   Interações dos sistemas musculoesquelético e nervoso, e efeitos contextuais no controle do equilíbrio.

o tipo de calçado); a luminosidade, os efeitos da gravidade e as forças de inércia sobre o corpo; e as características da tarefa (bem aprendida ou nova, previsível ou imprevisível, simples ou múltipla).

Mesmo que todos os elementos dos sistemas neurológico e musculoesquelético estejam operando de maneira efetiva, a pessoa pode sofrer uma queda se os efeitos contextuais que forçam as demandas de controle do equilíbrio forem tão altos que sobrepujem os seus mecanismos internos.

Sistemas sensoriais e controle do equilíbrio

A percepção da posição do próprio corpo e de seu movimento no espaço requer uma combinação de informações provenientes de receptores periféricos de múltiplos sistemas sensoriais, incluindo os sistemas visual, somatossensorial (receptores proprioceptivos, articulares e cutâneos) e vestibular.

Sistema visual

O sistema visual fornece informações relativas (1) à posição da cabeça com respeito ao ambiente; (2) à orientação da cabeça para manter os olhos nivelados; e (3) à direção e à velocidade dos movimentos da cabeça, pois conforme a cabeça se move, os objetos ao redor movem-se na direção oposta. Os estímulos visuais podem ser usados para melhorar a estabilidade da pessoa quando os impulsos proprioceptivos e vestibulares não são confiáveis, fixando-se então a vista em um objeto. Por outro lado, os impulsos visuais às vezes fornecem informações imprecisas para o controle do equilíbrio, como quando se está parado e um objeto grande, como um ônibus ao lado, começa a mover-se, fazendo com que se tenha uma ilusão de movimento.

Sistema somatossensorial

O sistema somatossensorial fornece informações sobre a posição e o movimento do corpo e das partes do corpo, uma em relação à outra e em relação à superfície de apoio. As informações provenientes dos proprioceptores musculares, que incluem os fusos musculares, os órgãos tendinosos de Golgi (sensíveis ao comprimento e à tensão muscular), os receptores articulares (sensíveis à posição, ao movimento e à carga articular) e os mecanorreceptores da pele (sensíveis à vibração, ao toque leve, à pressão profunda e ao alongamento da pele) são os impulsos sensoriais dominantes para a manutenção do equilíbrio quando a superfície de apoio é firme, plana e fixa. Contudo, quando se está em bipedestação sobre uma superfície que se move (p. ex., em um barco) ou que não é horizontal (como uma rampa), os impulsos sobre a posição do corpo com respeito à superfície não são apropriados para manter o equilíbrio; portanto, a pessoa precisa depender de outros impulsos sensoriais para permanecer estável nessas condições.[159]

As informações provenientes dos receptores articulares não contribuem muito para um senso consciente da posição articular. Tem sido demonstrado que a anestesia local de tecidos articulares e as artroplastias totais não prejudicam o senso de posição articular.[56,57] Os receptores dos fusos musculares parecem ser os principais responsáveis por fornecer esse senso, enquanto o principal papel dos receptores articulares é assistir o sistema motor gama na regulação do tônus e da rigidez muscular, provendo ajustes posturais antecipados e contrapondo distúrbios posturais inesperados.[131]

Sistema vestibular

O sistema vestibular fornece informações sobre a posição e o movimento da cabeça com respeito à gravidade e às forças de inércia. Os receptores nos canais semicirculares (CSC) detectam a aceleração angular da cabeça, ao passo que os receptores nos otólitos (utrículo e sáculo) detectam a aceleração linear e a posição da cabeça com respeito à gravidade. Os CSC são particularmente sensíveis aos movimentos rápidos da cabeça, como durante a marcha ou episódios de desequilíbrio (escorregões, tropeções, topadas), enquanto os otólitos respondem a movimentos lentos da cabeça, como durante a oscilação postural.[66,159]

Isolado, o sistema vestibular não pode dar informações sobre a posição do corpo. Ele não pode, por exemplo, distinguir um aceno simples da cabeça (movimento da cabeça sobre o tronco estável) de uma inclinação para a frente (movimento da cabeça combinado com o movimento do tronco).[131]

O sistema vestibular usa as vias motoras, as quais se originam nos núcleos vestibulares, para o controle postural e a coordenação dos movimentos dos olhos e da cabeça. O reflexo vestibuloespinal desencadeia mudanças posturais para compensar as inclinações e os movimentos do corpo por meio de projeções do trato vestibuloespinal para os músculos antigravitacionais em todos os níveis da medula espinal. O reflexo vestíbulo-ocular estabiliza a visão durante os movimentos da cabeça e do corpo por meio de projeções que saem dos núcleos vestibulares para os núcleos que inervam os músculos extraoculares.

Organização sensorial para o controle do equilíbrio

Os impulsos vestibulares, visuais e somatossensoriais normalmente são combinados de forma imperceptível para produzir nosso senso de orientação e movimento.[131] A informação sensorial que chega é integrada e processada no cerebelo, gânglios da base e área motora suplementar.[180] A informação somatossensorial tem um tempo de processamento menor para respostas rápidas, seguida pelos impulsos visuais e vestibulares.[180] Quando os impulsos sensoriais provenientes de um sistema são imprecisos por causa de condições ambientais ou lesões que diminuem a velocidade de processamento de informações, o SNC precisa suprimir o impulso impreciso, além de escolher e combinar os impulsos sensoriais apropriados provenientes dos outros dois sistemas. Esse processo adaptativo é chamado de *organização sensorial*. A maioria das pessoas pode compensar bem se um dos três sistemas estiver comprometido; portanto, esse conceito é a base para muitos programas de tratamento.

Tipos de controle do equilíbrio

As tarefas funcionais requerem tipos diferentes de controle do equilíbrio, incluindo (1) controle de equilíbrio estático para manter uma posição antigravitacional estável enquanto se está em repouso, como ao ficar em bipedestação ou sentado; (2) controle de equilíbrio dinâmico para estabilizar o corpo quando a superfície de apoio está em movimento ou quando o corpo está se movendo sobre uma superfície estável, por exemplo, nas transferências da posição sentada para em pé ou ao andar; e (3) reações posturais automáticas para manter o equilíbrio em resposta a perturbações externas inesperadas, como quando se viaja em pé dentro de um ônibus que subitamente acelera para a frente.

- O *controle motor em alça aberta ou proativo* é utilizado para movimentos que ocorrem rápido demais para depender do *feedback* sensorial (ou seja, respostas reativas) ou para aspectos antecipatórios do controle postural.
- O *controle antecipatório* envolve a ativação dos músculos posturais antes de realizar movimentos que requerem habilidade, como a ativação da perna que está atrás e dos extensores da coluna vertebral antes de alguém em bipedestação puxar uma alavanca[32] ou ao planejar o trajeto para evitar obstáculos no ambiente.
- O *controle em alça fechada* é utilizado para movimentos de precisão que requerem *feedback* sensorial (p. ex., manter o equilíbrio estando sentado sobre uma bola ou em pé sobre uma trave de equilíbrio).

Estratégias motoras para controle do equilíbrio

Para manter o equilíbrio, o corpo precisa ajustar continuamente sua posição no espaço, de modo que o CM da pessoa fique em cima da BA ou para trazer o CM de volta para a posição após uma perturbação. Horak e Nashner[68] descreveram três estratégias de movimento primárias usadas por adultos saudáveis para recuperar o equilíbrio em resposta a perturbações súbitas na superfície de apoio (ou seja, deslocamentos breves da plataforma para a frente ou para trás), chamadas de estratégia de tornozelo, de quadril e do passo (Fig. 8.3). Os fatores que determinam qual estratégia abordará mais efetivamente um distúrbio de equilíbrio estão identificados no Quadro 8.1. Os resultados das pesquisas que examinaram os padrões de atividade muscular subjacentes a essas estratégias de movimento sugerem que sinergias musculares pré-programadas compreendem a unidade de movimento fundamental usada para restaurar o equilíbrio.[68,122,123] *Sinergia* é o acoplamento funcional de grupos musculares, de modo que precisem atuar juntos como uma unidade; essa organização simplifica muito as demandas de controle do SNC.

O SNC usa três sistemas de movimento para recuperar o equilíbrio após o corpo ser perturbado: sistemas reflexo, automático e voluntário. A Tabela 8.1 resume as características fundamentais dos reflexos, das respostas posturais automáticas e dos movimentos voluntários.[120]

- Os *reflexos de "estiramento"* mediados pela medula espinal compreendem a primeira resposta às perturbações externas. Eles têm as latências mais curtas (< 70 ms), são independentes das demandas da tarefa e produzem contrações musculares estereotipadas em resposta aos impulsos sensoriais.

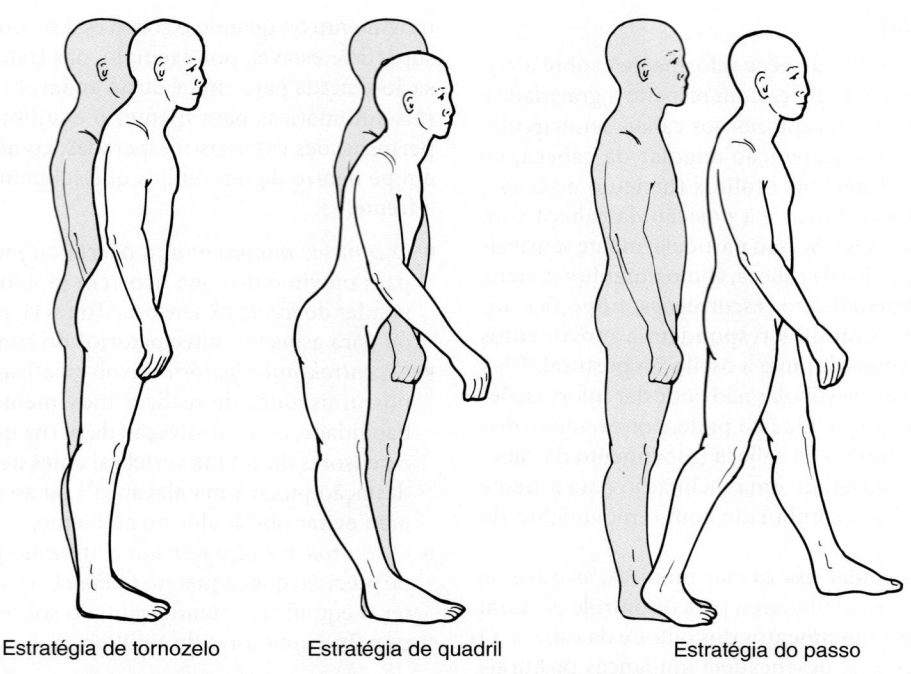

Estratégia de tornozelo   Estratégia de quadril   Estratégia do passo

Figura 8.3   Estratégias de tornozelo, de quadril e do passo usadas por adultos para controlar a oscilação corporal.

| QUADRO 8.1 | Fatores que influenciam a seleção de estratégias de equilíbrio |

- Velocidade e intensidade das forças de deslocamento.
- Características da superfície de apoio.
- Magnitude do deslocamento do centro de massa.
- Percepção do distúrbio pela pessoa.
- Postura da pessoa no momento da perturbação.
- Experiências prévias da pessoa.

- As *respostas voluntárias* têm as latências mais longas (> 150 ms), dependem dos parâmetros da tarefa e produzem respostas motoras altamente variáveis (p. ex., segurar em uma superfície de apoio estável próxima ou afastar-se de uma condição de desestabilização).
- As *reações posturais automáticas* têm latências intermediárias (80 a 120 ms) e são as primeiras respostas que efetivamente impedem as quedas. Elas produzem movimentos rápidos com relativamente poucas variações entre as pessoas (similares aos reflexos), mas exigem a coordenação de respostas entre as regiões do corpo e são modificáveis dependendo das demandas da tarefa (como as respostas voluntárias).

| TABELA 8.1 | Características dos três sistemas de movimento para controle do equilíbrio após perturbações |

Característica	Reflexo	Automático	Voluntário
Via de mediação	Medula espinal	Tronco encefálico/subcortical	Cortical
Modo de ativação	Estímulo externo	Estímulo externo	Estímulo externo ou autoestímulo
Latência de resposta comparativa	Mais rápida	Intermediária	Mais lenta
Resposta	Localizada no ponto do estímulo e altamente estereotipada	Coordenada entre os músculos das pernas e do tronco; estereotipada, porém adaptável	Coordenada e altamente variável
Papel no equilíbrio	Regulação da força muscular	Resiste aos distúrbios	Gera movimentos propositais
Fatores que modificam a resposta	Anormalidades musculoesqueléticas ou neurológicas	Anormalidades musculoesqueléticas ou neurológicas; configuração do apoio; experiência prévia	Anormalidades musculoesqueléticas ou neurológicas; esforço consciente; experiência prévia; complexidade da tarefa

Adaptada de Nashner, LM: Sensory, neuromuscular, and biomechanical contributions to human balance. In Duncan, PW (ed): *Balance Proceedings of the APTA Forum*. Alexandria, VA: American Physical Therapy Association, 1990: 5-12.[120]

Os sistemas de movimentos reflexos, automáticos e voluntários interagem para assegurar que as respostas estejam de acordo com o desafio postural.

Estratégia de tornozelo (plano anteroposterior)

No apoio tranquilo e durante pequenas perturbações (p. ex., perturbações de baixa velocidade que em geral ocorrem sobre uma superfície firme e ampla), os movimentos do tornozelo agem para restaurar o CM da pessoa para uma posição estável. Para pequenas perturbações externas que causam perda de equilíbrio para a frente (como quando uma plataforma se desloca para trás), a ativação muscular costuma dar-se na sequência distal para proximal: a atividade do músculo gastrocnêmio inicia-se cerca de 90 a 100 ms após o início da perturbação, seguida pelos músculos posteriores da coxa 20 a 30 ms depois, e, finalmente, a ativação dos músculos paraespinais.[119,120] Em resposta à instabilidade para trás, a atividade muscular começa no músculo tibial anterior, seguida pelos músculos quadríceps e abdominais.

Estratégia de transferência de peso (plano lateral)

A estratégia de movimento utilizada para controlar as perturbações médio-laterais envolve transferir o peso do corpo lateralmente de uma perna para a outra. Os quadris são os pontos-chave do controle da estratégia de transferência de peso. Eles movem o CM no plano lateral, principalmente por meio da ativação dos músculos abdutores e adutores do quadril, com alguma contribuição dos inversores e eversores do tornozelo.[120]

Estratégia de suspensão

A estratégia de suspensão é observada durante tarefas de equilíbrio quando uma pessoa abaixa rapidamente o CM do seu corpo flexionando os joelhos e, assim, causando flexão associada dos tornozelos e quadris.[118] A estratégia de suspensão pode ser combinada com a estratégia de tornozelo ou de transferência de peso para favorecer a efetividade de um movimento de equilíbrio.[118]

Estratégia de quadril

Para perturbações externas rápidas e/ou amplas ou para movimentos executados com o CG perto dos limites de estabilidade, é empregada a estratégia de quadril.[118] A estratégia de quadril usa flexão ou extensão rápida do quadril para mover o CM dentro da BA.[181] À medida que o tronco rapidamente roda em uma direção, são geradas forças horizontais (de cisalhamento) contra a superfície de apoio na direção oposta, movendo o CM na direção oposta à do tronco.[118] A atividade muscular associada à estratégia de quadril tem sido estudada fazendo com que uma pessoa fique em pé transversalmente sobre uma trave de equilíbrio estreita enquanto a superfície de apoio subitamente se move para trás (ou seja, a pessoa balança para frente) ou para a frente (a pessoa balança para trás).[68] Em resposta a uma oscilação do corpo para a frente, os músculos costumam ser ativados em uma sequência proximal

para distal: os músculos abdominais começam cerca de 90 a 100 ms após o início da perturbação, seguidos pela ativação do músculo quadríceps. A oscilação do corpo para trás resulta em ativação dos músculos paraespinais primeiro, seguida pela dos posteriores da coxa. Uma pessoa não pode usar a estratégia de quadril para restaurar o equilíbrio quando está andando sobre superfícies escorregadias porque as intensas forças horizontais geradas fazem com que os pés escorreguem.

Estratégia do passo

Se uma força intensa desloca o CM além dos limites de estabilidade, um passo para a frente ou para trás é usado para alargar a BA e recuperar o controle do equilíbrio. O passo descoordenado que ocorre após um tropeção sobre uma superfície irregular é um exemplo da estratégia do passo.

Estratégias combinadas

Pesquisas têm mostrado que os padrões de movimento das respostas às perturbações posturais são mais complexos e variáveis do que havia sido originalmente descrito por Nashner.[87] A maioria das pessoas saudáveis usa combinações de estratégias para manter o equilíbrio, dependendo das demandas de controle. As exigências de controle do equilíbrio variam de acordo com a tarefa e o ambiente. Por exemplo, ficar em bipedestação dentro de um ônibus em movimento implica demandas de controle mais altas do que ficar em bipedestação sobre uma superfície fixa. Portanto, durante o tratamento de distúrbios do equilíbrio, é importante variar a tarefa e o ambiente para que a pessoa desenvolva estratégias de movimento em situações diferentes.

Controle do equilíbrio sob condições variadas

Equilíbrio em bipedestação

Quando uma pessoa está tranquilamente em bipedestação, o corpo oscila como um pêndulo invertido em torno da articulação do tornozelo.[181] A meta do equilíbrio é manter o CM do corpo com segurança dentro da BA. Para atingir essa meta, é utilizada a estratégia de tornozelo, segundo a qual os músculos do tornozelo (flexores plantares/dorsiflexores, inversores/eversores) são ativados de forma automática e seletiva para contrapor a oscilação do corpo em diferentes direções. Outros músculos que ficam tonicamente ativos para manter a postura ereta quando se está em um apoio tranquilo são os músculos glúteo médio e tensor da fáscia lata, o iliopsoas para impedir a hiperextensão do quadril e os paraespinhais torácicos (com alguma intervenção intermitente dos abdominais).[7] O alinhamento do corpo contribui para a estabilidade quando a pessoa está em um apoio tranquilo. Ficar em bipedestação com o corpo no alinhamento ideal permite a manutenção do equilíbrio com a menor quantidade de gasto energético muscular.[159]

Equilíbrio em bipedestação com perturbações

As perturbações do equilíbrio em bipedestação podem ser internas (ou seja, movimento voluntário do corpo) ou externas (forças aplicadas ao corpo). Os dois tipos de perturbação envolvem a ativação de sinergias musculares, mas a ordem da resposta é proativa (ou seja, antecipatória) para perturbações geradas internamente e reativa para perturbações geradas externamente.[181]

Experimentos com plataformas em movimento têm dado muitas informações sobre as estratégias motoras (estratégias de tornozelo, de quadril e do passo) e padrões de ativação muscular associados, resultantes de quando uma pessoa está em pé sobre uma superfície que inesperadamente faz uma translação ou inclinação.[88,117-119] Com a repetição de uma perturbação da plataforma, ocorre o aprendizado por adaptação, caracterizado por uma redução significativa da resposta reativa.[106,117] Por exemplo, Nashner[117] descobriu que a rotação de uma plataforma para cima desencadeava, a princípio, as contrações reflexas dos músculos gastrocnêmios das pessoas, dando-lhes a falsa impressão de que seus corpos estavam caindo para a frente; com a repetição das inclinações, a resposta do músculo gastrocnêmio diminuía e por volta da quarta repetição, estava completamente ausente. Assim, a experiência prévia e o controle antecipatório proativo têm uma influência importante nas respostas de equilíbrio.

Equilíbrio durante o levantamento usando o corpo como um todo

Um dos meios mais comuns de desafiar o equilíbrio no dia a dia pode ocorrer ao levantar caixas ou outros objetos grandes que estão no chão ou em um nível baixo com relação ao CM da pessoa (Fig. 8.4). A perda de equilíbrio durante o levantamento pode resultar em queda, escorregão ou lesão da coluna vertebral.[4,141,155]

Levantamento do CM. Durante o levantamento, o movimento do corpo em direção à carga perturba a posição do CM. Quando uma carga é levantada na frente do corpo, o CM é transferido para a frente durante a flexão do tronco e das pernas, o que é um distúrbio interno do equilíbrio. O CM é ainda mais deslocado para a frente quando a carga é acrescida às mãos, criando um distúrbio externo do equilíbrio. Nesse caso, são necessários ajustes posturais antecipatórios para contrapor o momento do corpo inteiro para trás (linear horizontal e angular) ao deslocamento do corpo e à magnitude esperada da carga.[31,61,62] O SNC estima a quantidade de momento necessária para levantar a carga com base na experiência prévia com a carga ou outros objetos com propriedades físicas similares (como tamanho, peso e densidade).[62] A geração do momento linear horizontal para trás serve para manter o CM do corpo dentro da base de apoio. A geração do momento angular é essencial para o movimento da pessoa com a carga em direção à postura ereta.

Quantidade antecipada de peso e momento. A quantidade de momento do corpo como um todo e a força de levantamento gerada são dimensionadas para o peso previsto para

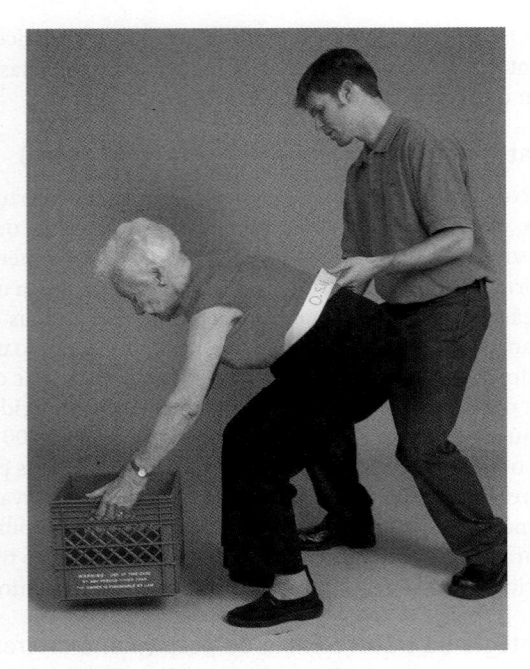

Figura 8.4 Equilíbrio durante o levantamento com a carga à frente do corpo e os joelhos flexionados.

a carga.[62] Quando se espera uma carga pesada, são necessários níveis suficientes de momento horizontal para trás e angular para contrapor a carga adicional, o que tende a tracionar e rodar o CM do corpo para a frente. Diferenças sutis na postura de levantamento, que refletem as diferenças subjacentes no momento, ocorrem quando as pessoas levantam uma carga leve em comparação com uma carga pesada (Fig. 8.5). As pessoas tendem a flexionar mais seus quadris e joelhos e transferir mais seu peso para trás quando levantam uma carga pesada (círculos verdes) do que quando levantam uma leve (círculos claros).

Perda de equilíbrio. A perda de equilíbrio durante o levantamento pode ocorrer quando as pessoas superestimam ou subestimam o peso da carga.[61] Quando o peso da carga é superestimado, é gerado um momento excessivo, e o corpo tende a tombar para trás. A maioria das pessoas compensa essa perda de equilíbrio dando um passo para trás. Quando o peso da carga é subestimado, é gerado momento insuficiente, e o corpo tende a tombar para a frente, resultando na volta rápida da carga para o solo.

Estilo de levantamento. O estilo de levantamento realmente parece afetar os desafios do equilíbrio. Manter os joelhos mais estendidos durante o levantamento (Fig. 8.6) reduz o risco de perda de equilíbrio, especialmente quando os músculos quadríceps são fracos. Pesquisas que compararam estilos de levantamento descobriram que a perda de equilíbrio era mais comum quando as pessoas usavam um estilo no qual os joelhos ficavam mais flexionados em comparação a quando eles ficavam mais estendidos.[27,30,61,167]

Instruções de levantamento. Os médicos costumam instruir os pacientes a levantarem cargas com o estilo de levantamento que usa as pernas, com os joelhos dobrados e

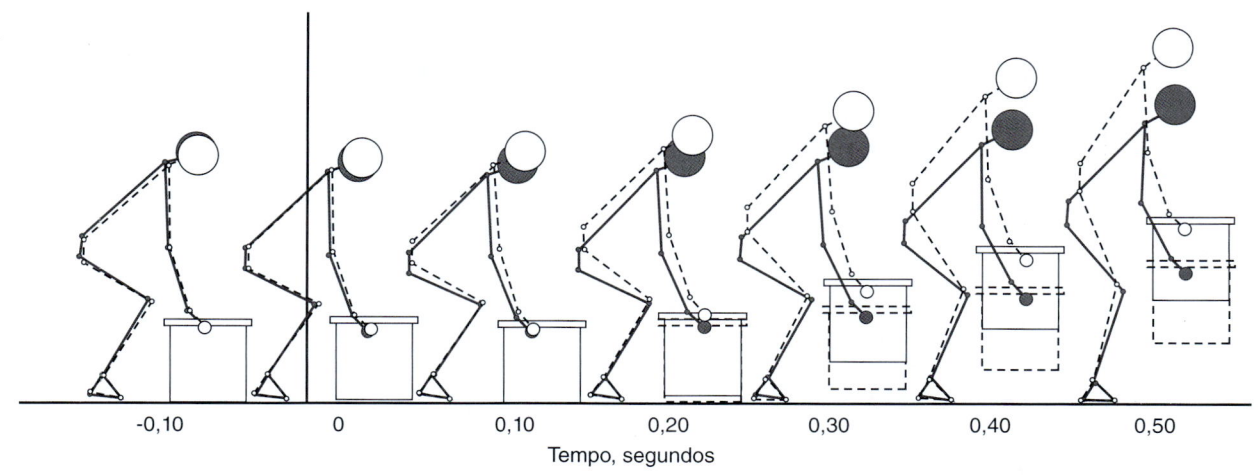

Figura 8.5   Ajustes posturais para levantar uma carga pesada *versus* leve. Quando a pessoa se aproxima de uma carga (indicado pela barra vertical no momento 0), ficam evidentes, logo no início do levantamento, diferenças sutis nos ajustes posturais antecipatórios. Quando se espera uma carga pesada (círculos escuros) ocorre uma maior flexão do tronco, quadris e joelhos em comparação a quando se espera uma carga leve (círculos claros). (Adaptada de Heiss DG, Shields RK, e Yack HJ: Anticipatory control of vertical lifting force and momentum during the squat lift with expected and unexpected loads. J Orthop Sports Phys Ther 31(12):708-723; discussion 724-709, 2001.[61])

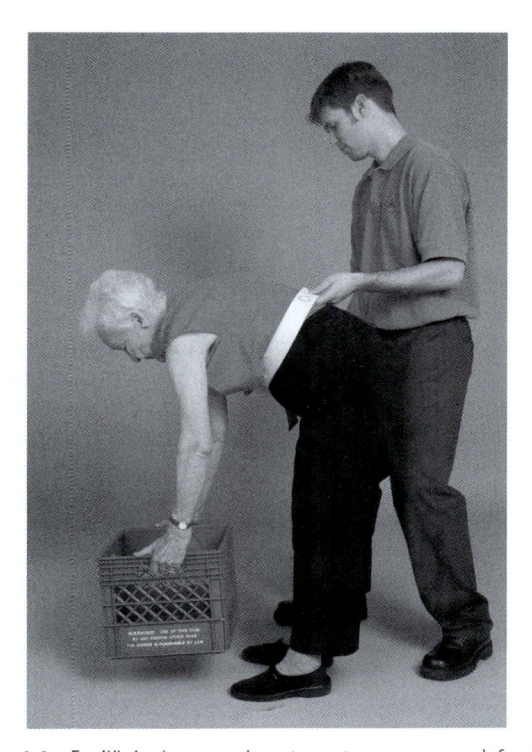

Figura 8.6   Equilíbrio durante o levantamento com a carga à frente do corpo e os joelhos estendidos.

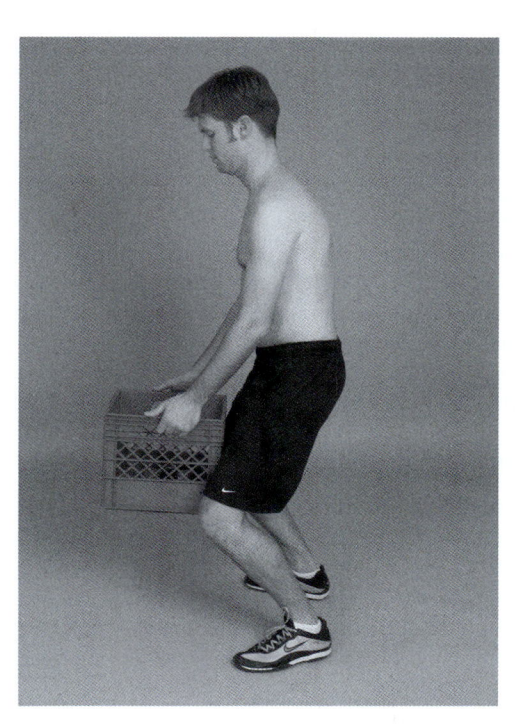

Figura 8.7   Levantamento com agachamento tendo o tronco ereto e o objeto posicionado entre os pés.

o tronco ereto (Fig. 8.7).[112,162] Essa recomendação baseia-se na pressuposição de que o levantamento com uso das pernas impõe menores cargas compressivas sobre a coluna do que outros estilos de levantamento, como o curvado, com os joelhos retos e o tronco flexionado.[95] Essa pressuposição provavelmente é válida quando a carga a ser erguida pode ser posicionada entre os pés (Figs. 8.7 e 8.8). Contudo, van Dieen et al.[171] encontraram poucas evidências na literatura de biomecânica para confirmar que o levantamento com uso das pernas resulta, de modo geral, em cargas mais bai-

xas na coluna vertebral do que aquele que usa o tronco. Pesquisas recentes que empregaram modelos biomecânicos sofisticados indicam que o levantamento com uso das pernas resulta em maiores forças compressivas sobre a coluna vertebral em comparação com o que usa o tronco quando a carga não está posicionada entre as pernas.[23,36,89,139] Embora os pesquisadores tenham encontrado dados consistentes de que os momentos de curvamento e a distensão das fáscias são substancialmente maiores com o levantamento que usa o tronco, comparado ao com agachamen-

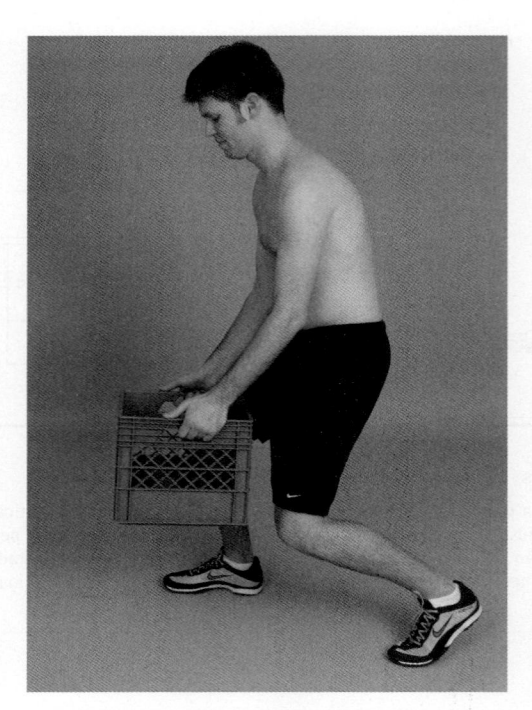

Figura 8.8   Levantamento com a base de apoio alargada tendo o tronco ereto e o objeto posicionado entre os pés.

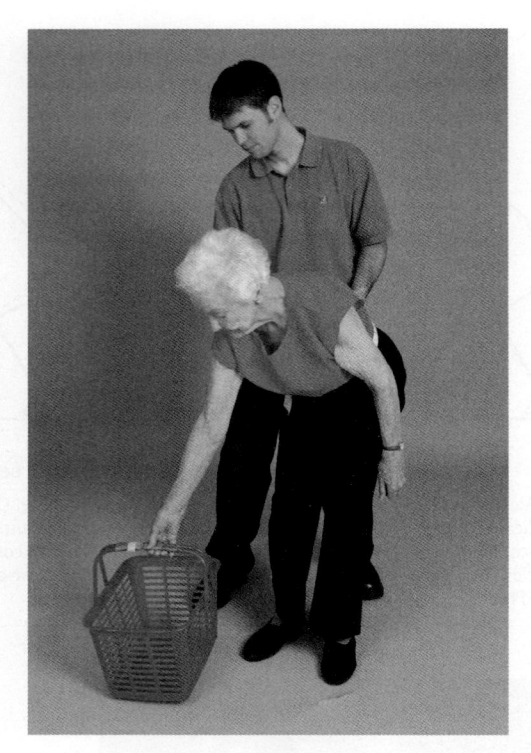

Figura 8.9   O levantamento com o objeto ao lado do corpo e o tronco em flexão lateral e rotação resulta em altas cargas na região lombar da coluna vertebral e deve ser evitado.

to,[36,37] a magnitude dos momentos de curvamento sobre a coluna vertebral parece ficar bem abaixo do limiar de lesão.[2,36,172]

Com base na literatura atual, parece que se o objetivo do treino para levantamento for reduzir a carga na região lombar da coluna vertebral, outros fatores que têm um efeito mais substancial nessa redução devem ser enfatizados em vez da escolha de um estilo de levantamento, sobretudo quando não é possível posicionar a carga entre as pernas.

Recomendação clínica

Fatores importantes para o levantamento de peso seguro incluem manter a coluna vertebral em posição neutra, levantar a carga lentamente, otimizar a posição horizontal e vertical da carga, evitando levantamentos assimétricos (por causa do aumento nos momentos das forças laterais e rotacionais sobre a coluna vertebral) (Fig. 8.9), e reduzir o peso da carga.[172]

Se houver uma preocupação com a manutenção do equilíbrio – especialmente em idosos –, os estilos de levantamento nos quais os joelhos ficam mais estendidos, como no com semiagachamento e curvado, são provavelmente mais seguros. Em pessoas jovens com músculos quadríceps fortes, o levantamento com as pernas afastadas, uma na frente da outra, para alargar a base de apoio, reduz o risco de perda de equilíbrio.

Equilíbrio na marcha humana sem perturbação

Durante a marcha, o CM fica sempre fora da BA, exceto durante o curto período de apoio duplo.[181] Portanto, a meta do equilíbrio é mover o corpo para fora da BA, deixando que ele caia para a frente, prevenindo, contudo, uma queda. Para alcançar essa meta, a pessoa precisa ser capaz de manter o equilíbrio e a postura da parte superior do corpo (ou seja, cabeça, braços e tronco) e o alinhamento vertical do corpo contra a gravidade. Os músculos do tronco e dos quadris (flexores/extensores no plano sagital; abdutores/adutores no plano frontal) mantêm a parte superior do corpo equilibrada, e os músculos extensores dos membros inferiores impedem o colapso vertical.[181,182] Os músculos do tornozelo controlam a aceleração anterior/posterior ou medial/lateral do CG do corpo, mas não são capazes de prevenir quedas.[181] O controle motor fino do pé durante a fase de balanço, envolvendo a ativação antecipada dos dorsiflexores do tornozelo, assegura o levantamento mínimo dos dedos (0,55 cm) para prevenir tropeções.[135]

COMPROMETIMENTO DO EQUILÍBRIO

O comprometimento do equilíbrio pode ser causado por lesão ou doença em qualquer estrutura envolvida nos três estágios do processamento de informações (impulso sensorial, integração sensório-motora e geração da resposta motora).

Comprometimento dos impulsos sensoriais

Déficits proprioceptivos têm sido implicados como fatores que contribuem para os comprometimentos de equilíbrio após lesões ou patologias de membros inferiores e tronco. A diminuição no senso de posição articular tem sido relatada em pessoas com entorses recorrentes de tornozelo,[14,46,49,54] lesões ligamentares de joelho,[6,134,148] doença articular degenerativa[6] e dor lombar (DL).[17,51,94] Essas mesmas condições também têm sido associadas ao aumento da oscilação postural em comparação com o grupo de controle.[3,33,46,49,94,113,129,178] Não está claro se a diminuição no senso de posição articular acontece por causa de alterações nos receptores articulares ou nos receptores musculares.

Déficits somatossensoriais, visuais ou vestibulares podem comprometer o equilíbrio e a mobilidade.

- A redução da atividade somatossensorial nos membros inferiores causada por polineuropatias periféricas nos idosos e em pessoas com diabetes está associada com déficits de equilíbrio[143,144,160,169] e com um aumento no risco de quedas.[76,144] Essas pessoas tendem a depender mais de uma estratégia de quadril para manter o equilíbrio do que aquelas sem déficits somatossensoriais.[69]
- A perda visual ou déficits específicos na acuidade, na sensibilidade ao contraste, na visão no campo periférico e na percepção de profundidade causados por doença, trauma ou envelhecimento podem comprometer o equilíbrio e levar a quedas.[25,80]
- Pessoas com lesão do sistema vestibular decorrente de infecções virais, de lesão por traumatismo craniano (LTC) ou de envelhecimento podem sofrer vertigem (sensação de estar girando) e instabilidade postural. Black et al.[12] constataram que pacientes com perda bilateral grave da função vestibular são incapazes de usar estratégias de quadril mesmo quando estão em bipedestação transversalmente sobre uma trave de equilíbrio estreita, embora as estratégias de tornozelo não estejam afetadas.

Comprometimento da integração sensório--motora

Danos nos gânglios da base, no cerebelo ou na área motora suplementar comprometem o processamento das informações sensoriais que chegam, resultando em dificuldade na adaptação das informações sensoriais em resposta a mudanças ambientais e na perturbação dos ajustes posturais antecipatórios e reativos.[70,120,159] Quando o apoio é perturbado por translações de uma plataforma, pacientes com doença de Parkinson tendem a ter uma amplitude de movimento menor do que a normal por causa da coativação dos músculos dos dois lados do corpo, enquanto pacientes com lesões cerebelares tipicamente demonstram amplitudes de resposta maiores.[159]

Problemas de organização sensorial que se manifestam como dependência excessiva de um senso em particular para o controle do equilíbrio ou uma inabilidade mais generalizada de selecionar um sentido apropriado para o controle do equilíbrio quando um ou mais sensos dão informações imprecisas têm sido demonstrados em pacientes com uma ampla variedade de condições neurológicas.[159] Pessoas que dependem fortemente dos impulsos visuais (dependentes visuais) ou dos impulsos somatossensoriais (dependentes da superfície) tornam-se instáveis ou caem em condições nas quais o senso preferido está ausente ou impreciso, ao passo que aquelas com problemas generalizados de adaptação ficam instáveis em qualquer condição em que um impulso sensorial não seja acurado.

Déficits biomecânicos e da resposta motora

Os déficits nos componentes motores do controle do equilíbrio podem ser causados por comprometimentos do sistema musculoesquelético (ou seja, má postura, limitações na ADM articular, diminuição no desempenho muscular) e/ou neuromuscular (coordenação motora comprometida, dor). O mau alinhamento postural, como a cifose torácica típica do idoso, que desloca o CM para longe do centro da BA, aumenta a chance da pessoa de exceder seus limites de estabilidade.[120] Considerando que cada segmento dentro das pernas exerce forças sobre seus segmentos adjuntos, o comprometimento da ADM ou da força muscular em uma articulação pode alterar a postura e os movimentos de equilíbrio ao longo de todo o membro. Por exemplo, a restrição da mobilidade do tornozelo causada por contraturas ou pelo uso de uma órtese tornozelo-pé e/ou fraqueza dos dorsiflexores do tornozelo elimina o uso da estratégia de tornozelo, resultando em maior uso dos músculos do quadril e do tronco para controle do equilíbrio.[19,150]

Em pessoas com condições neurológicas [como acidente vascular encefálico, LTC, doença de Parkinson], a falha em gerar forças musculares adequadas em razão do tônus anormal ou do comprometimento da coordenação das estratégias motoras pode limitar a habilidade de recrutar os músculos necessários para o equilíbrio.[159]

A dor pode alterar os movimentos, reduzir os limites normais de estabilidade da pessoa e, se for persistente, pode produzir comprometimentos secundários de força e de mobilidade.

Déficits com o envelhecimento

Quedas são comuns e uma causa importante de morbidade, mortalidade, redução da função e admissões prematuras em clínicas de repouso de pessoas acima dos 65 anos.[25,38,126,147,149] Os fatores de risco mais comuns associados com quedas nos idosos estão relacionados no Quadro 8.2. A maioria das quedas dos idosos deve-se, provavelmente, a interações complexas entre múltiplos fatores de risco. Os profissionais de saúde são encorajados a seguir as diretrizes publicadas de prevenção de quedas para pessoas idosas ao prescreverem tais tipos de intervenções.[1]

Com o envelhecimento, ocorre um declínio em todos os sistemas sensoriais (somatossensorial, visão, vestibular) e nos três estágios de processamento das informações (processamento sensorial, integração sensório-motora e resposta motora).[96,159] Em comparação com adultos jovens, os adultos idosos têm mais dificuldade para manter o equilíbrio quando impulsos sensoriais provenientes de mais de

<table>
<tr><td colspan="2">QUADRO 8.2   Fatores de risco para quedas mais comuns entre os idosos</td></tr>
</table>

QUADRO 8.2   Fatores de risco para quedas mais comuns entre os idosos

- Fraqueza muscular
- História de quedas
- Déficit na marcha
- Déficit de equilíbrio
- Uso de dispositivo auxiliar
- Déficit visual
- Artrite
- Comprometimento das atividades diárias
- Depressão
- Comprometimento cognitivo
- Idade acima de 80 anos

(De American Geriatrics Society British Geriatrics Society, American Academy of Orthopaedic Surgeons Panel on Fall Prevention: Guidelines for the prevention of falls in older persons. *J Am Geriatr Soc* 49:664-672, 2001.[1])

um sistema encontram-se muito reduzidos, particularmente quando precisam depender apenas dos impulsos vestibulares para controle do equilíbrio.[144,184] Estudos de padrões de resposta de adultos idosos a perturbações na plataforma têm mostrado que as seguintes estratégias motoras modificam-se em comparação com os adultos jovens:

- Latências de resposta mais lentas.[161,184]
- Uso mais frequente de estratégia de quadril para controle do equilíbrio.[71]
- Limitações na habilidade de manter o equilíbrio quando desafiados com perturbações de magnitude e velocidade crescentes.[97]

Tem sido demonstrado nas pessoas mais velhas um comprometimento nos ajustes posturais antecipatórios antes da realização de movimentos voluntários, e isso pode explicar a alta incidência de quedas durante atividades como caminhar ou levantar e carregar objetos.[45,79] Medidas de resultado válido e confiável para avaliar o risco de queda em idosos estão listadas na Tabela 8.2. Os testes *BESTest*, *mini-BESTest* e *Brief-BESTest* são avaliações para o risco de queda que surgiram recentemente e que têm sido estudadas principalmente na população com doença de Parkinson.[40]

Recomendação clínica

A *atenção dividida*, como quando uma pessoa faz duas tarefas simultaneamente (i. e., caminhar enquanto faz uma tarefa cognitiva ou motora secundária), pode levar tanto à instabilidade postural como a quedas, em particular no idoso.[142,158] Podem ser usadas na clínica as versões modificadas do teste *Timed Up-and-Go*[138] com tarefas cognitivas e motoras secundárias para avaliar a influência da atenção dividida no controle do equilíbrio.[104,156] Se forem encontrados déficits, deve-se permitir que os pacientes pratiquem a caminhada enquanto fazem também tarefas secundárias, progredindo para a execução de múltiplas tarefas, de acordo com suas melhoras no desempenho.

Pessoas idosas que já tenham sofrido uma ou mais quedas podem desenvolver medo de cair, o que leva à perda de confiança na habilidade de realizar tarefas rotineiras, restrição nas atividades, isolamento social, declínio funcional, depressão e diminuição da qualidade de vida.[25,91] O medo de cair origina-se com mais frequência do medo da institucionalização do que do medo da lesão.[75] Pessoas com medo de cair demonstram uma percepção dos limites de estabilidade que são menores do que seus limites de estabilidade reais e alterações na marcha que incluem diminuição do tamanho da passada, redução da velocidade, au-

TABELA 8.2   Medidas de resultados para avaliação do risco de queda

Medida de resultado	Pontuação perfeita	Linha de corte da pontuação (sensibilidade, especificidade)*
Teste de equilíbrio de Berg	56	< 46 (25%, 87% para prever qualquer queda e 42%, 87% para múltiplas quedas)[115]
Escala de Tinetti de avaliação da mobilidade orientada pelo desempenho	28 (subescala de equilíbrio 16, subescala de marcha 12)	< 20 para idosos (64%, 66%)** e pessoas com doença de Parkinson (76%, 66%)[86]
Teste Timed up-and-go	N/A (teste cronometrado)	> 13,5 segundos (87%, 87%)[156]
Four Square Step Test	N/A (teste cronometrado)	> 15 segundos (89%, 85%)[35]
Índice dinâmico da marcha	24	< 20 (67%,86%)[185]
Avaliação funcional da marcha	30	< 23 (100%, 72%)[185]
Teste de sentar-levantar (TSL) cinco vezes	N/A (teste cronometrado)	15 segundos (55%, 65%)[18]
Escala ABC	100%	< 67% (84%, 88%)[92]

*Valores de sensibilidade e especificidade para o idoso que mora na comunidade. **Valores de sensibilidade e especificidade para idosos que moram em instituições residenciais com cuidados médicos.

mento da separação entre os pés e aumento do tempo de apoio duplo.[24,105] É importante que os profissionais avaliem os pacientes quanto ao medo de cair com instrumentos como a Escala ABC (da sigla em inglês para Atividades Específicas de Confiança no Equilíbrio)[140] ou a Escala de Eficácia das Quedas,[166] para que possam ser implementadas intervenções baseadas em evidências capazes de reduzir o medo de cair e de promover atividades físicas, sociais e funcionais.[16,164,175]

Déficits decorrentes de medicamentos

Há um aumento no risco de quedas entre pessoas idosas que tomam quatro ou mais medicamentos e entre aquelas que fazem uso de alguns específicos (como hipnóticos, sedativos, antidepressivos tricíclicos, tranquilizantes, drogas anti-hipertensivas), por causa da vertigem ou de outros efeitos colaterais.[1,25] Pessoas que caíram precisam ter seus medicamentos revistos e alterados ou interrompidos, conforme o que for apropriado para prevenir futuras quedas.

TRATAMENTO DO EQUILÍBRIO COMPROMETIDO

Exame e avaliação do equilíbrio comprometido

Os elementos fundamentais de uma avaliação abrangente de pessoas com problemas de equilíbrio incluem:

- Uma história minuciosa das quedas (se o surgimento dessas foi súbito ou gradual; a frequência e a direção das quedas; as condições ambientais, as atividades e a presença de tontura, vertigem ou atordoamento no momento da queda; medicações atuais e passadas; presença do medo de cair).
- Avaliações para identificar comprometimentos nos impulsos sensoriais (proprioceptivos, visuais, vestibulares) e no processamento sensorial (integração sensório-motora, controle do equilíbrio antecipatório e reativo) e comprometimentos biomecânicos e motores (alinhamento postural, força e resistência muscular, ADM e flexibilidade articular, coordenação motora, dor) que estejam contribuindo para os déficits do equilíbrio.
- Testes e observações para determinar o impacto dos déficits no sistema de controle do equilíbrio e no desempenho funcional.
- Avaliações ambientais do lar da pessoa para determinar ameaças que aumentem o risco de quedas no local.[25]

Os testes e as medidas geralmente usados para cada uma das três categorias de avaliação do equilíbrio são apresentados na Tabela 8.3. Os profissionais devem selecionar cuidadosamente uma variedade de testes e medidas que avaliem todos os tipos de controle do equilíbrio.

Testes de equilíbrio estático

O equilíbrio estático pode ser avaliado observando-se a habilidade do paciente de manter diferentes posturas.

- O teste de Romberg[127] examina a habilidade do paciente de ficar em pé com os pés paralelos e unidos, com os olhos abertos e depois fechados, durante 30 segundos.
- O teste de Romberg sensibilizado, também conhecido como Romberg em tandem,[127] requer que o paciente fique em pé com um pé adiante do outro, braços cruzados no peito e olhos fechados, por um minuto. Os testes de Romberg e de Romberg em *tandem* são instrumentos de avaliação que ajudam o fisioterapeuta a decidir se há necessidade de testes mais específicos para determinar a causa do desequilíbrio ou estabelecer o *status* de equilíbrio do paciente.
- No teste de equilíbrio unipodálico (*Single-Leg Balance Stance*, SLB)[173] pede-se ao paciente para ficar em pé sobre apenas uma perna, sem calçados, braços cruzados na frente do tórax ou com as mãos nos quadris, sem deixar que uma perna toque a outra. São feitas três tentativas de 30 segundos para cada perna, sendo registrado o melhor tempo ou um tempo médio das três tentativas. O SLB é confiável e vem sendo considerado um previsor de quedas em idosos que vivem na comunidade[173] e de entorses de tornozelo em atletas.[168]
- O teste *Stork Stand*[84] é feito com o paciente posicionado em pé, sobre os dois pés, com as mãos nos quadris, depois levantando uma perna e colocando os dedos daquele pé contra o joelho da outra perna. Ao comando do avaliador, o paciente levanta o calcanhar para ficar em pé sobre os dedos e tenta equilibrar-se pelo tempo mais longo possível, sem deixar que o calcanhar toque o solo ou o outro pé se afaste do joelho. Adultos normais devem ser capazes de equilibrar-se por 20 a 30 segundos sobre cada perna.

Testes de equilíbrio dinâmico

O controle do equilíbrio dinâmico pode ser avaliado observando-se a facilidade com que o paciente é capaz de ficar em pé ou sentado sobre superfícies instáveis (p. ex., espuma ou bola suíça), a transição de uma posição para outra (p. ex., transferências de decúbito dorsal para sentado ou de sentado para em pé) e fazer atividades como caminhar, saltar, pular com um pé e com os dois pés.

- O teste de sentar-levantar cinco vezes (5 × TSL) pode ser usado para avaliar o controle do equilíbrio ao mover-se entre a sedestação e a bipedestação.[34] A pessoa senta em uma cadeia com os braços cruzados no tórax e então levanta e senta o mais rápido possível, cinco vezes consecutivas cronometradas. Descobriu-se que uma pontuação de > 15 segundos no 5 × TSL prediz quedas recorrentes (sensibilidade de 55%, especificidade de 65%) em 2.735 idosos que moram na comunidade.[18]

TABELA 8.3	Avaliações de equilíbrio e intervenções	
Categoria de avaliação do equilíbrio	**Testes clínicos e medidas***	**Intervenções na presença de déficits**
Estático	Observação do paciente mantendo posturas diferentes; teste de Romberg;[127] Romberg sensibilizado (um pé adiante do outro);[127] teste de apoio unipodálico,[173] *teste Stork Stand*[84]	Variar as posturas Variar as superfícies de suporte Incorporar cargas externas
Dinâmico	Observações do paciente em pé ou sentado em uma superfície instável ou realizando transições posturais e atividades funcionais; teste de sentar-levantar (5 × TSL) cinco vezes[34]	Mover superfícies de suporte Mover cabeça, tronco, braços, pernas Atividades de transição e locomotoras
Antecipatório (*feedforward*)	Observações do paciente recebendo uma bola, abrindo portas, erguendo objetos de pesos diferentes; teste de alcance funcional;[39] teste de alcance multidirecional;[128] *Star Excursion Balance Test*[132]; teste de equilíbrio Y[152]	Alcançar Receber Chutar Erguer Curso de obstáculos
Reativo (*feedback*)	Observação das respostas do paciente a empurrões (pequenos ou amplos, lentos ou rápidos, antecipados e não antecipados); teste de retropulsão (*pull test*);[116] *Push and Release Test* (PRT);[81] *Postural Stress Test*[183]	Balanço corporal em pé Estratégia de tornozelo Estratégia de quadril Estratégia de passo Perturbações
Organização sensorial	Teste clínico de interação sensorial e equilíbrio (CTSIB)[157], CTSIB modificado, *Balance Error Scoring System* (BESS)[58]	Reduzir os impulsos visuais Reduzir as pistas somatossensoriais
Equilíbrio durante atividades funcionais	Escala de equilíbrio de Berg (EEB)[11]; *Timed Up and Go Test* (TUG)138; Escala de Tinetti de avaliação da mobilidade orientada pelo desempenho (POMA);[165] *Balance Evaluation Systems Test* (*BESTest*) ou *Mini-BESTest*[72]; *Four Square Step Test* (*FSST*);[35] índice dinâmico da marcha (DGI);[159] avaliação funcional da marcha (AFM);[186] escala de equilíbrio e mobilidade de idosos que residem na comunidade;[73] avaliação da mobilidade de alto nível (HiMat);[179] *Dizzness Handicap Inventory* (DHI)[82]	Atividades funcionais Atividades com tarefas duplas ou múltiplas (p. ex., caminhar fazendo uma tarefa cognitiva ou motora secundária)
Segurança durante a marcha, locomoção ou equilíbrio	Observações; avaliações em casa; escala de eficácia das quedas;[166] escala de atividades específicas de confiança no equilíbrio (ABC)[140]	Equilíbrio dentro dos limites de estabilidade; modificações ambientais; dispositivos assistivos; suporte externo

*Com ou sem o uso de dispositivos ou equipamentos assistivos, adaptativos, ortóticos, de proteção, de suporte ou protéticos.

Testes de controle postural antecipatório

O controle postural antecipatório é avaliado fazendo-se o paciente realizar movimentos voluntários que requerem o desenvolvimento de uma resposta postural para contrapor um distúrbio postural previsto. A habilidade do paciente de receber uma bola, abrir portas, levantar objetos de pesos diferentes e alcançar objetos distantes sem perder o equilíbrio é indicativa de controle antecipatório adequado.

- O teste de alcance funcional[39] e o teste de alcance multidirecional[128] requerem que o paciente alcance em diferentes direções o mais distante possível, sem mudar a BA. Há dados normativos e os testes são confiáveis e válidos.[128]

- O *Star Excursion Balance Test* (SEBT) é um teste de alcance do membro inferior que desafia os limites de esta-

bilidade da pessoa.[132] O paciente é instruído para alcançar o mais distante possível com uma perna em cada uma das oito direções prescritas, enquanto mantém o equilíbrio sobre a perna contralateral. O teste é confiável[64,90] e tem validade para detectar déficits de equilíbrio dinâmico em pessoas com instabilidade crônica do tornozelo, deficiência do ligamento cruzado anterior ou síndrome da dor patelofemoral; prever o risco de lesão dos membros inferiores em atletas do ensino médio; e mostrar melhora no desempenho depois de um treinamento de equilíbrio em pacientes com instabilidade crônica do tornozelo e em adultos saudáveis.[8,55,137] Com base em pesquisas que sugerem que há redundância nas oito direções do SEBT, um teste mais eficiente em termos de tempo é o *Y-Balance Test* (YBT).[152] O paciente realiza movimentos de alcançar com a perna em apenas três direções (anterior, posteromedial e posterolateral). O YBT foi considerado confiável e válido e é capaz de prever lesões de membro inferior em atletas.[93,136,137,152]

Teste de controle postural reativo

As respostas posturais automáticas ou o controle reativo podem ser avaliados pela resposta do paciente às perturbações externas.

- Empurrões pequenos ou amplos, lentos ou rápidos, com ou sem aviso, aplicados em direções diferentes sobre o esterno, porção posterior do tronco ou pelve, são amplamente usados, porém não são quantificáveis ou confiáveis. O clínico estima de modo subjetivo as respostas como normais, boas, razoáveis, ruins ou incapazes.
- O teste de retropulsão (*pull test*),[116] o *Push and Release Test*,[81] e o *Postural Stress Test*[183] são medidas mais objetivas e confiáveis do controle postural reativo.

Testes de organização sensorial

O teste clínico de interação sensorial e equilíbrio (*Clinical Test of Sensory Integration on Balance Test*, CTSIB), também chamado de teste da "espuma e cúpula",[157] mede a habilidade do paciente de equilibrar-se sob seis condições sensoriais diferentes.

1. Em pé sobre uma superfície firme, com olhos abertos (informação visual, somatossensorial e vestibular precisa).
2. Em pé sobre uma superfície firme, com olhos fechados (informação somatossensorial e vestibular precisa).
3. Em pé sobre uma superfície firme, usando uma cúpula feita de uma lanterna japonesa modificada (informação somatossensorial e vestibular precisa, informação visual imprecisa).
4. Em pé sobre uma almofada de espuma com olhos abertos (informação visual e vestibular precisa, somatossensorial imprecisa).
5. Em pé sobre uma espuma com olhos fechados (informação vestibular precisa, somatossensorial imprecisa).
6. Em pé sobre uma espuma usando a cúpula (informação vestibular precisa, somatossensorial e visual imprecisas).

O paciente fica em pé com os pés paralelos e braços ao lado do corpo, ou mãos sobre os quadris. É feito um mínimo de três tentativas de 30 segundos em cada condição.

- As pessoas que dependem fortemente dos impulsos visuais para o equilíbrio (ou seja, dependentes visuais) se tornarão instáveis ou cairão nas condições 2, 3, 5 e 6.
- Aquelas que dependem fortemente dos impulsos somatossensoriais (ou seja, dependentes da superfície) mostrarão déficits nas condições 4, 5 e 6.
- Com problemas de adaptação generalizados, as pessoas são instáveis nas condições 3, 4, 5 e 6.
- Pessoas com perda vestibular são muito instáveis nas condições 5 e 6.

Observação: Tendo em vista que não foi observada diferença de escores entre as condições 2 e 3 e as condições 5 e 6,[29] as partes com uso da cúpula foram removidas do CTSIB. A versão modificada consiste nas quatro condições de olhos abertos e fechados, primeiramente com a pessoa em pé no solo e, em seguida, sobre um pedaço de espuma. Uma versão computadorizada do CTSIB usando uma placa de força e um ambiente visual móvel é chamada de teste de organização sensorial (TOS).[120]

O *Balance Error Scoring System* (BESS) é um teste clínico de estabilidade postural que requer que a pessoa assuma três diferentes posições posturais (sobre duas pernas, sobre uma perna e pernas em tandem) enquanto está em pé sobre uma superfície firme e em pé sobre um pedaço de espuma com os olhos fechados, por um total de seis tentativas de 20 segundos cada.[58] O examinador observa a possível ocorrência de seis tipos de erros no desempenho, como abrir os olhos, pisar, tropeçar ou cair. O desempenho é pontuado adicionando um ponto para cada erro cometido. O BESS tem confiabilidade moderada a boa entre avaliadores, tendo utilidade na identificação de déficits de equilíbrio em pessoas com concussão, instabilidade funcional do tornozelo, uso de órtese externa de tornozelo, fadiga e idade avançada.[9,58]

Testes funcionais

Os testes funcionais são usados para determinar as limitações nas atividades e restrições à participação e para identificar tarefas que um paciente precisa praticar. Há quatro escalas de mobilidade (escala de Tinetti de avaliação da mobilidade orientada pelo desempenho [POMA],[165] teste *Timed Up-and-Go* [TUG],[138] Escala de equilíbrio de Berg e *Four Square Step Test* [FSST])[35] e duas escalas de marcha (índice dinâmico da marcha[159] e avaliação funcional da marcha)[186] que podem ser facilmente usadas para avaliar o desempenho do equilíbrio durante atividades funcionais. A maioria desses testes foi elaborada para avaliar o risco de quedas no idoso, com a exceção da avaliação funcional da marcha, que foi desenvolvida para uso específico de pacientes com distúrbios vestibulares. A ferramenta clínica mais abrangente para avaliação do equilíbrio atualmente disponível é o *Balance Evaluation Systems Test* (BESTest), um teste de 36 itens que consiste em tarefas de equilíbrio emprestadas de diversas medidas de equilíbrio que avaliam 6 sistemas subjacentes ao controle de equilíbrio (limitações biomecânicas, limites de estabilidade/verticalidade, ajustes posturais antecipatórios, respostas posturais, orientação sensorial e estabilidade na marcha).[72] O BESTest foi encurtado para 14 itens (*mini-BESTest*) e depois para 6 itens (*brief-BESTest*) com o objetivo de ampliar seu uso na prática clínica.[44,133] A escala de equilíbrio e mobilidade de idosos que residem na comunidade[73] e o instrumento de avaliação da mobilidade de alto nível (HiMAT)[179] podem ser usados para avaliar o equilíbrio e a mobilidade em pessoas com alto nível de deambulação e função, que contudo tenham alguns déficits de equilíbrio. O *Dizziness Handicap Scale* de 25 itens é um questionário que pode avaliar o impacto da tontura e da falta de firmeza percebidas pelo paciente nas atividades funcionais em pessoas com distúrbios vestibulares.[82]

Treinamento de equilíbrio

Há muitos fatores a serem considerados quando se desenvolve um programa de intervenção para comprometimentos do equilíbrio. A maioria dos programas de intervenção para o equilíbrio requer uma abordagem em múltiplos sistemas. Por exemplo, uma pessoa que vem experimentando repouso prolongado no leito ou inatividade após uma enfermidade pode precisar de um programa que inclua alongamento dos membros inferiores e do tronco para melhorar o alinhamento postural e a mobilidade, exercícios de fortalecimento para melhorar o desempenho motor e atividades de equilíbrio dinâmicas e funcionais para melhorar a habilidade de realizar com segurança as atividades diárias.

O foco de atenção é importante para que se possa melhorar o desempenho do equilíbrio por meio de treinamento. Um *foco externo de atenção* significa que a pessoa em teste está atenta ao ambiente externo ao praticar o controle de equilíbrio.[26,188] Por exemplo, se a pessoa estiver se equilibrando em uma prancha inclinada, a instrução seria "manter a prancha horizontal"; ou, se estiver segurando uma barra com a mão estendida, a instrução seria "manter a barra horizontal".[10,26] Um foco externo de atenção será mais eficaz para a aprendizagem motora do que uma instrução ou *feedback* que promova um *foco interno de atenção* e que oriente o aluno a se concentrar nos movimentos ou nas posições do corpo - por exemplo, manter os pés na horizontal sobre uma prancha inclinada, ou manter ereta a postura do tronco. Foi sugerido que um foco externo de atenção facilita o uso de processos de controle inconscientes, rápidos e reflexos (p. ex., automaticidade) e acelera o processo de aprendizagem.[26,187,189]

Os procedimentos expostos adiante são oferecidos com base nas intervenções sugeridas previamente (ver Tab. 8.3), que são baseadas nos déficits identificados no controle estático, dinâmico, antecipatório e reativo, assim como em problemas que envolvem a organização sensorial, a função e a segurança. Para procedimentos específicos que abordem problemas musculoesqueléticos como força, mobilidade articular, flexibilidade ou postura, ver os capítulos que tratam dessas intervenções ou os que enfocam regiões específicas do corpo.

Como em geral o treinamento de equilíbrio envolve atividades que desafiam os limites de estabilidade do paciente, é importante que o fisioterapeuta dê os passos necessários para garantir a segurança do paciente. O Quadro 8.3 relaciona medidas de segurança que devem ser consideradas e utilizadas pra prevenir quedas e lesões durante a fisioterapia.

Recomendação clínica

Os *déficits cognitivos* podem ter um impacto considerável no sucesso dos programas de treinamento de equilíbrio. Quando os déficits são de moderados a graves e a pessoa é incapaz de seguir instruções, pode não ser seguro realizar exercícios específicos para o equilíbrio e esses podem ter um sucesso limitado. Nesses casos, aconselha-se a prática repetitiva de atividades funcionais comuns.

Controle estático do equilíbrio

Atividades para promover o controle do equilíbrio estático incluem fazer o paciente permanecer nas posturas sentada, semiajoelhada, ajoelhada alta e em bipedestação sobre uma superfície firme.

- Para promover o *foco externo de atenção*, peça ao paciente que segure uma barra com o braço estendido, instruindo-o a manter a barra em uma posição horizontal.
- Atividades mais desafiadoras incluem praticar o apoio com um pé à frente do outro e sobre uma perna só (Fig. 8.10), avanços e posições agachadas.
- Deve-se progredir essas atividades trabalhando em cima de superfícies macias (como espuma, areia, grama), tornando mais estreita a base de apoio, movendo os braços ou fechando os olhos.
- Fornecer resistência por meio de pesos de mão ou resistência elástica (Figs. 8.11 e 8.12).
- Acrescentar uma tarefa secundária (como apanhar uma bola ou fazer cálculos mentais) para aumentar ainda mais o nível de dificuldade (Fig. 8.13).

Controle dinâmico do equilíbrio

Para promover o controle dinâmico do equilíbrio, as intervenções podem envolver:

QUADRO 8.3　**Segurança durante os exercícios de equilíbrio**

1. Usar uma cinta de deambulação sempre que o paciente praticar exercícios ou atividades que desafiem ou desestabilizem o equilíbrio.
2. Ficar em bipedestação atrás e ao lado do paciente com um braço próximo ou segurando a cinta de deambulação, e o outro braço em cima do ombro ou próximo dele (sobre o tronco, não sobre o braço).
3. Fazer os exercícios perto de um corrimão ou entre barras paralelas para que o paciente possa segurar quando necessário.
4. Não fazer exercícios perto de beiradas agudas de equipamentos ou objetos.
5. Ter uma pessoa na frente e outra atrás ao trabalhar com pacientes com alto risco de quedas ou durante atividades que apresentam alto risco de lesões.
6. Verificar os equipamentos para assegurar-se de que estão operando corretamente.
7. Cuidar do paciente ao subir e descer dos equipamentos (como esteiras rolantes ou bicicletas estacionárias).
8. Certificar-se de que o solo esteja limpo e sem resíduos.

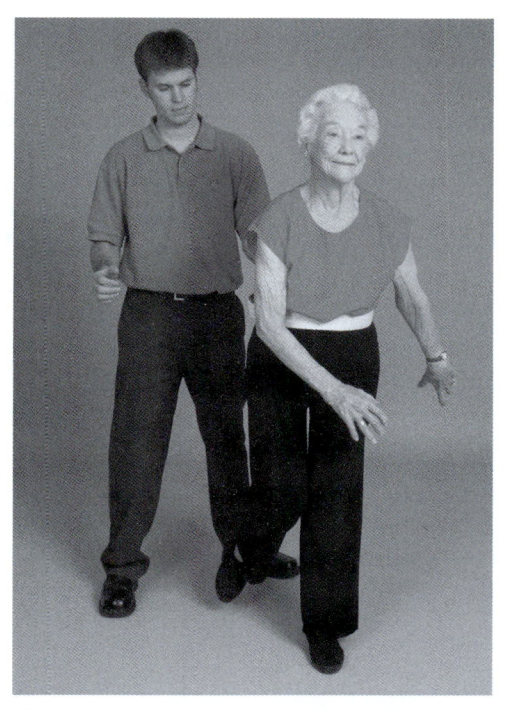

Figura 8.10 Equilíbrio durante o apoio sobre uma perna.

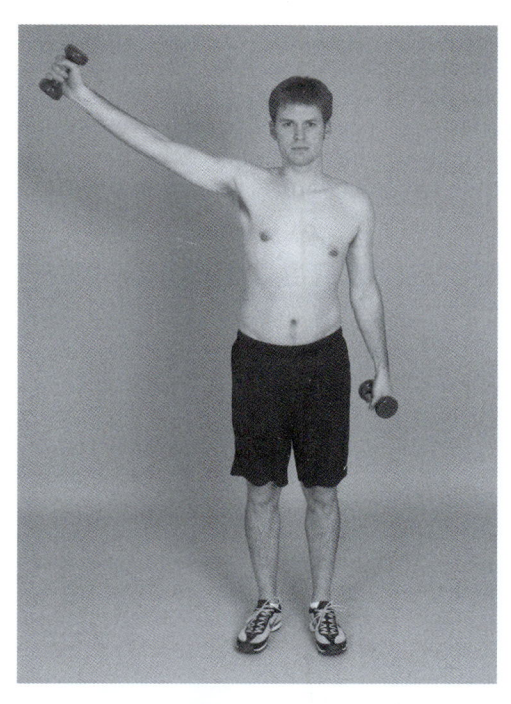

Figura 8.12 Equilíbrio em bipedestação com o braço abduzido e segurando um peso.

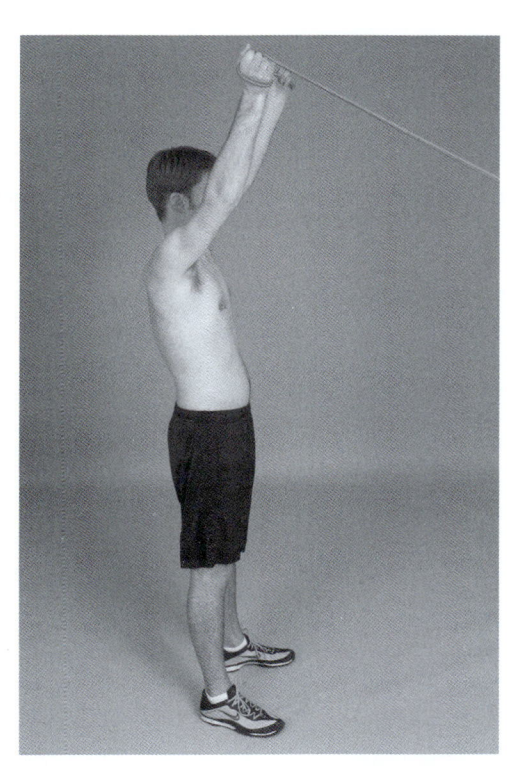

Figura 8.11 Equilíbrio em bipedestação com a resistência para os braços fornecida pela resistência elástica.

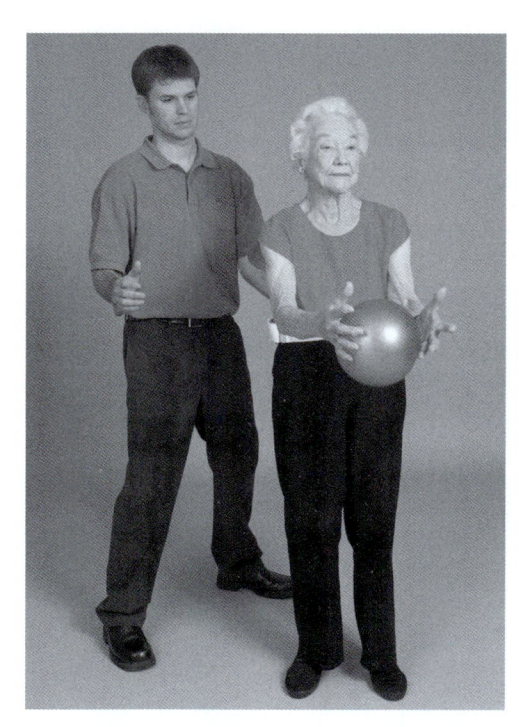

Figura 8.13 Equilíbrio em bipedestação ao apanhar uma bola.

- Pedir ao paciente para praticar controle do equilíbrio estando sobre superfícies que se movem, como sentado sobre uma bola terapêutica, em pé sobre tábuas proprioceptivas (Fig. 8.14) ou pulando em uma minicama elástica. Para promover um foco externo, instrua o paciente a se concentrar em não deixar que a bola role, ou a manter a tábua proprioceptiva nivelada.
- Progredir as atividades sobrepondo movimentos como transferir o peso corporal, rodar o tronco, mover a cabeça ou os membros superiores (Fig. 8.15).

- Variar a posição dos braços de abertos ao lado do corpo para acima da cabeça (Fig. 8.16).
- Praticar exercícios de degraus começando com alturas pequenas, depois miniavanços até avanços completos. Para promover o foco externo, peça ao paciente que imagine que tem uma prancha contra suas costas; então,

peça-lhe que empurre com a maior força possível sobre o solo abaixo da perna de apoio.
- Progredir o programa de exercícios para incluir pular, saltar objetos, pular corda e saltar de um banco pequeno mantendo o equilíbrio.
- Fazer o paciente realizar exercícios de braço e de perna estando em pé com apoio normal, apoio com um pé à frente do outro e apoio sobre uma perna só (Fig. 8.17).

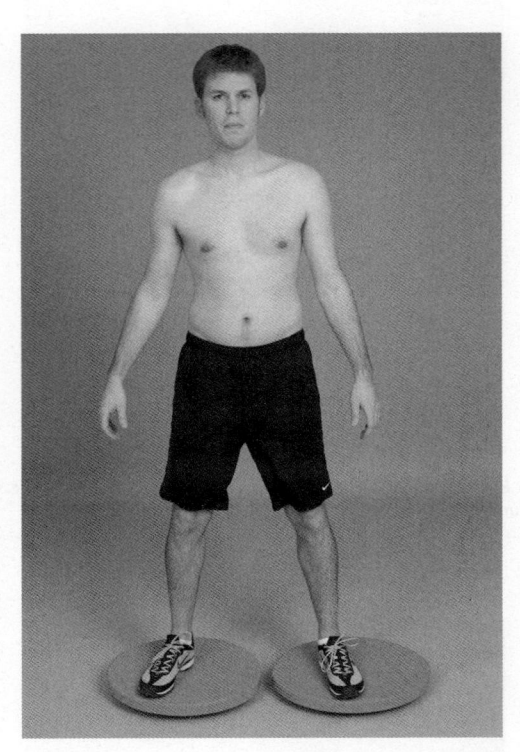

Figura 8.14 Equilíbrio em bipedestação sobre tábuas proprioceptivas redondas.

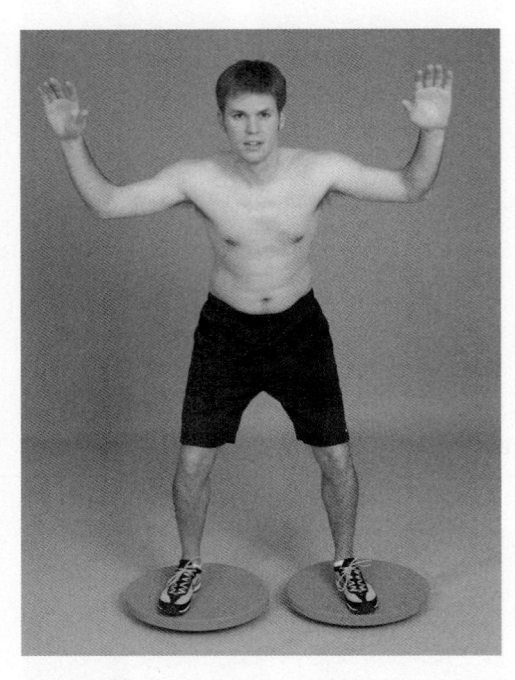

Figura 8.16 Equilíbrio em bipedestação sobre tábuas proprioceptivas redondas com os braços acima da cabeça.

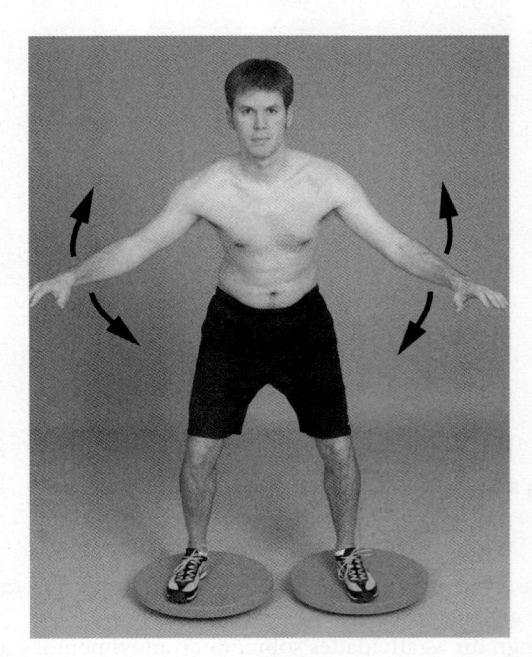

Figura 8.15 Equilíbrio em bipedestação sobre tábuas proprioceptivas redondas fazendo movimentos de braço.

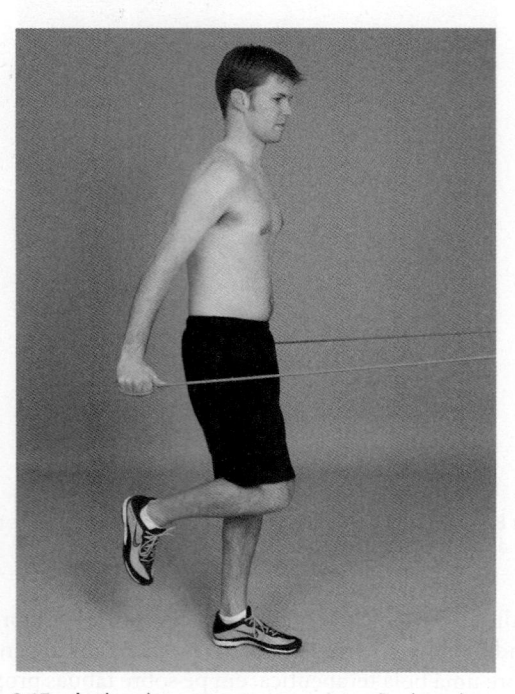

Figura 8.17 Apoio sobre uma perna com extensão de ombro resistida usando resistência elástica.

Controle antecipatório do equilíbrio

Deve-se fazer o paciente praticar o controle antecipatório do equilíbrio realizando o seguinte:

- Estender o braço em todas as direções para tocar ou pegar objetos, apanhar ou chutar uma bola. Para promover o foco externo, instrua o paciente a se concentrar no objeto. Por exemplo, tocar levemente o objeto, pegar a bola com suavidade, ou chutar a bola para longe.
- Usar diferentes posturas para variar (p. ex., sentado, em bipedestação, ajoelhado) e arremessar ou rolar uma bola com diferentes velocidades e alturas (Fig. 8.18).
- Usar tarefas funcionais que envolvam múltiplas partes do corpo para aumentar o desafio do controle postural antecipatório, fazendo o paciente levantar objetos de pesos variados em diferentes posturas com velocidades variadas, abrir e fechar portas com maçanetas e pesos diferentes ou manobrar por um trajeto com obstáculos.

Controle reativo do equilíbrio

Deve-se fazer o paciente treinar o controle reativo do equilíbrio com as seguintes atividades:

- Fazer o paciente trabalhar para aumentar gradualmente a quantidade de oscilação em diferentes direções quando estiver em pé sobre uma superfície estável firme. Solicitar que o paciente se concentre na quantidade de força com que os pés estão pressionando o solo, para a promoção de um foco externo de atenção.
- Para enfatizar o treino da *estratégia de tornozelo*, fazer o paciente ficar em bipedestação sobre uma perna com o tronco ereto.

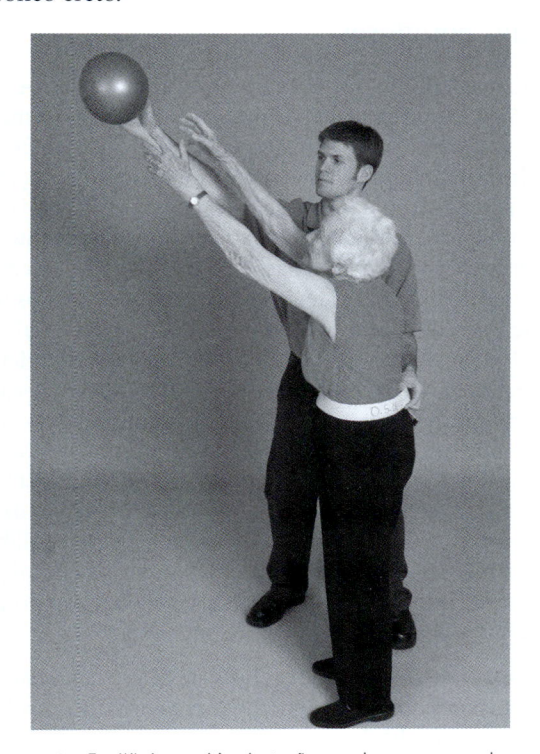

Figura 8.18   Equilíbrio em bipedestação ao alcançar e apanhar a bola acima da cabeça.

- Para enfatizar o treino da *estratégia de quadril*, fazer o paciente andar sobre uma trave de equilíbrio ou linhas desenhadas no solo; inclinar o tronco estando com um pé à frente do outro ou sobre uma perna só; ficar em pé sobre uma minicama elástica, prancha de balanço ou prancha deslizante.
- Para enfatizar a *estratégia do passo*, fazer o paciente posicionar cada pé sobre um banquinho ou dar passos cruzando as pernas à frente ou atrás (andar trançando as pernas).
- Para aumentar o desafio durante essas atividades, acrescentar forças externas previsíveis e imprevisíveis. Por exemplo, fazer o paciente levantar caixas idênticas na aparência, porém com pesos diferentes; arremessar e pegar bolas com pesos e tamanhos diferentes; ou, enquanto anda na esteira, parar e reiniciar subitamente a esteira ou aumentar/diminuir a velocidade.

Organização sensorial

Muitas das atividades descritas previamente podem ser utilizadas variando a dependência de sistemas sensoriais específicos.

- Para reduzir ou desestabilizar os *impulsos visuais*, deve-se fazer o paciente fechar os olhos, usar óculos com lentes prismáticas ou mover os olhos e a cabeça juntos durante a atividade de equilíbrio.
- Para diminuir a dependência de *pistas somatossensoriais*, os pacientes podem tornar mais estreita a BA, ficar em bipedestação sobre espuma ou sobre uma prancha inclinada.

Equilíbrio durante atividades funcionais

O fisioterapeuta deve enfocar atividades similares às limitações funcionais identificadas na avaliação. Por exemplo:

- Se houver limitações para estender os braços, o paciente deve trabalhar em atividades como tentar pegar um copo sobre uma prateleira, alcançar atrás de si (como para posicionar o braço dentro da manga da camisa) ou pegar uma bola fora do centro. Para a promoção do foco externo, instrua o paciente a se concentrar no objeto (p. ex., manter a água no copo nivelada ou pegar a bola com suavidade).
- Fazer o paciente realizar duas ou mais tarefas simultaneamente aumenta o nível de complexidade da tarefa.
- Praticar atividades recreativas que o paciente gosta, como golfe, aumenta a motivação para a prática ao mesmo tempo em que desafia o controle do equilíbrio (Fig. 8.19).

Segurança durante a marcha, locomoção ou equilíbrio

Para enfatizar a segurança, o fisioterapeuta deve fazer com que o paciente pratique atividades de oscilação postural dentro dos seus limites reais de estabilidade e progrida as atividades dinâmicas enfatizando a promoção da

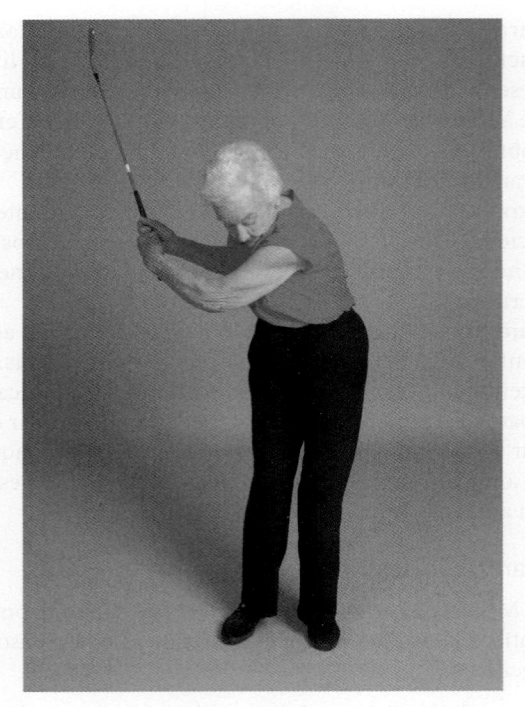

Figura 8.19 Equilíbrio funcional durante o *swing* do golfe.

função e em um foco externo de atenção. Se os déficits de equilíbrio não puderem ser modificados, podem ser necessárias modificações ambientais, dispositivos auxiliares e aumento do suporte familiar ou externo para garantir a segurança.

Recomendação clínica

Os *dispositivos assistivos*, como andadores com rodas, costumam ser prescritos apropriadamente como uma medida compensatória para pessoas com deficiências de equilíbrio variadas. Contudo, os clínicos devem estar cientes de que esses dispositivos quando regulados ou usados de forma incorreta pelo paciente podem precipitar sua queda. Desse modo, os clínicos devem regular os dispositivos da maneira apropriada e prover instruções sobre seu uso correto, de modo a prevenir quedas desnecessárias.

Fatores ambientais e de saúde

Além dos exercícios e atividades de treinamento de equilíbrio, os profissionais devem abordar vários outros fatores que afetam o equilíbrio para reduzir o risco de quedas.[102]

Pouca visão

Para abordar o problema de pouca visão, encoraje exames regulares dos olhos com ajustes das prescrições de óculos e cirurgia de catarata, se necessário. Outras recomendações são usar chapéu e óculos de sol quando o sol está muito forte, tomar precauções extras quando está escuro e certificar-se de que as luzes estão acesas ao andar pela casa à noite. É importante aconselhar os pacientes a evitarem o uso de óculos bifocais quando estiverem andando, porque os óculos com lentes simples são mais seguros para melhorar a percepção de profundidade e sensibilidade aos contrastes, especialmente em escadas.[101]

Perda sensorial

Pessoas com perda sensorial nas pernas devem ser alertadas para tomarem cuidado extra ao andar sobre carpetes macios ou solo irregular e para usarem uma bengala ou outro dispositivo se necessário. Recomenda-se que elas usem calçados firmes de borracha com saltos baixos. Devem ser encorajados exames médicos regulares para assegurar que os níveis de glicose sanguínea e outros fatores (como colesterol, lipídeos) estejam sob controle, de modo a minimizar danos aos nervos sensoriais decorrentes de doenças como diabetes e doença vascular periférica. Deve-se aconselhar o paciente a buscar cuidados médicos caso apresente qualquer sintoma de tontura.

Medicamentos

Os pacientes devem ser orientados sobre a influência de certos medicamentos, como sedativos e antidepressivos, no seu risco de quedas. Por exemplo, se esses medicamentos forem usados à noite para ajudar a dormir, as pessoas devem tomar precauções extras ao levantar para ir ao banheiro.

Programas de exercícios de equilíbrio baseados em evidências para prevenção de quedas em idosos

Considerando que pelo menos um terço das pessoas com 65 anos ou mais experimentam quedas pelo menos uma vez a cada ano, os fisioterapeutas podem desempenhar um importante papel na prevenção desses eventos. Evidências acumuladas de ensaios clínicos randomizados indicam que o exercício terapêutico é um instrumento efetivo na prevenção de quedas, especialmente se forem incorporados a uma estratégia abrangente que vise aos fatores de risco de saúde, ambientais e comportamentais que contribuem para as quedas.[52,111] A seleção dos exercícios e atividades para o treinamento do equilíbrio deve basear-se em dois fatores principais: o risco de queda da pessoa e o local onde o treinamento será feito. Fatores econômicos e de transporte também têm seu papel nessas decisões. Como as pessoas podem cair enquanto estão participando de um treinamento e de programas de exercícios para equilíbrio, é fundamental que haja proteções adequadas no local para prevenir as quedas. Com base nessas questões, são propostas as diretrizes a seguir.

- Pessoas idosas que não têm história de quedas e não têm pontuações que as coloquem na categoria "de risco" nos testes de equilíbrio convencionais devem participar de programas de exercícios individuais ou em grupo na comunidade, os quais incorporem fortalecimento muscular, equilíbrio e exercícios de coordenação.

- Pessoas que tenham risco para quedas, com base nos testes de equilíbrio convencionais, porém não desenvolveram uma história de quedas, devem participar de programas de exercícios individuais ou em grupo nos quais haja líderes bem treinados e uma equipe de apoio que as supervisione e as proteja de maneira apropriada durante atividades que desafiam o equilíbrio.
- Pessoas com risco de queda e que tenham uma história de quedas requerem um programa de exercícios supervisionado, elaborado de forma individualizada por um fisioterapeuta ou assistente de fisioterapia e, se for apropriado, um cuidador que seja treinado para supervisionar e proteger a pessoa durante as atividades de exercícios domiciliares. Esse programa pode ser desenvolvido na clínica ou no domicílio.

Recomendação clínica

De acordo com as melhores evidências atuais, um programa de exercícios para reduzir o risco de quedas deve incluir pelo menos 2 horas por semana dedicadas a exercícios e atividades para melhorar o equilíbrio.[154]

Programas de exercícios que incorporam vários tipos de exercícios, como o treinamento de equilíbrio, treinamento de força/resistência e movimentos repetitivos constantes nos três planos (p. ex., tai chi ou *square stepping*) são efetivos para a redução da frequência e do risco de quedas.[53]

Embora a caminhada proporcione muitos benefícios para a saúde, o tempo dedicado a um programa de exercícios de caminhada deveria ser *em adição* ao tempo gasto no treinamento de equilíbrio e não um substituto dele.

Programa de exercícios domiciliares para redução do risco de quedas de pessoas em alto risco

O local onde a pessoa mora pode ser a melhor opção para um programa de prevenção de quedas baseado em exercícios para aqueles que estão em alto risco de quedas. As razões pelas quais a casa pode ser o melhor local para esses programas incluem: 1) a pessoa opera com maior frequência nesse ambiente, portanto, o treinamento se dá no local onde as quedas têm maior probabilidade de ocorrer; e 2) a pessoa pode participar com o máximo de sua capacidade física sem o estresse e fadiga que podem estar associados às questões de transporte.

Programa de exercícios domiciliares de Otago

O programa de exercícios de Otago[20,48,145] é um programa eficaz, em termos de custo, supervisionado por um fisioterapeuta para redução de quedas em pessoas idosas fragilizadas. Ele consiste em uma série de 17 exercícios de força e de equilíbrio elaborado individualmente, que é realizado pelo menos três vezes por semana. O programa de exercícios de 30 minutos é complementado com um plano de caminhada com o objetivo de caminhar durante 30 mi-

nutos pelo menos duas vezes por semana. O programa é designado para ser realizado durante um ano sob a supervisão de fisioterapeutas ou profissionais de saúde treinados por fisioterapeutas.[48] Os dois primeiros meses do programa de Otago é a Fase de Administração da Fisioterapia, durante a qual o fisioterapeuta realiza a avaliação inicial, instrui o paciente nos exercícios e avança com os programas de exercício e de caminhada.[22] Segue-se a Fase de Autoadministração, na qual o paciente executa o programa com a assistência de um cuidador, se necessário. Consultas de acompanhamento pelo fisioterapeuta estão programadas para 6, 9 e 12 meses. O fisioterapeuta pode obter o treinamento e recursos gratuitos para a implementação do Programa de Exercícios Otago *on-line*, por meio do Centro de Educação Geriátrica na Universidade da Carolina do Norte em Chapel Hill.[22]

- O paciente recebe um folheto com ilustrações e instruções sobre cada exercício. Há vídeos *on-line*.
- São usados pesos nos tornozelos para prover resistência durante os exercícios de fortalecimento das pernas, os quais visam aos músculos que estendem e abduzem o quadril e flexionam e estendem o joelho.[48]
  - A quantidade de resistência deve basear-se na quantidade de peso que a pessoa pode levantar por 8 a 10 repetições do exercício, antes de fatigar-se. A maioria das pessoas começa usando tornozeleiras com pesos de 1 ou 2 kg.
  - A meta é que a pessoa seja capaz de fazer duas séries de 10 repetições antes de aumentar a quantidade de peso.
  - Os músculos dorsiflexores e flexores plantares do tornozelo são fortalecidos usando o peso corporal como resistência (Fig. 8.20 e Fig. 8.21).

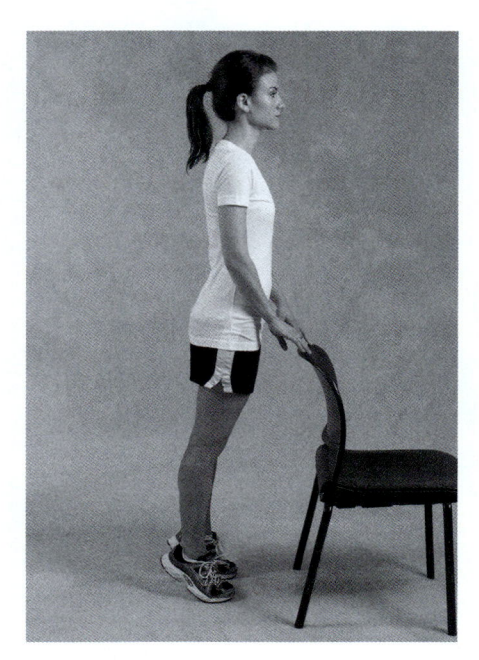

Figura 8.20 Levantamento sobre a ponta dos dedos para fortalecer os flexores plantares.

– O Quadro 8.4 fornece uma lista de exercícios de fortalecimento do programa de exercícios de Otago.

■ O componente de treinamento de equilíbrio do programa de exercícios de Otago é também elaborado de modo individual e enfatiza exercícios dinâmicos bastante relacionados às atividades funcionais (Fig. 8.22).[48] Dependendo da habilidade da pessoa, os exercícios de equilíbrio podem ser feitos segurando em uma peça larga e estável da mobília ou em um balcão da cozinha, e progredidos com a realização de exercícios sem suporte (Fig. 8.23). Os exercícios do treinamento de equilíbrio estão relacionados no Quadro 8.4.

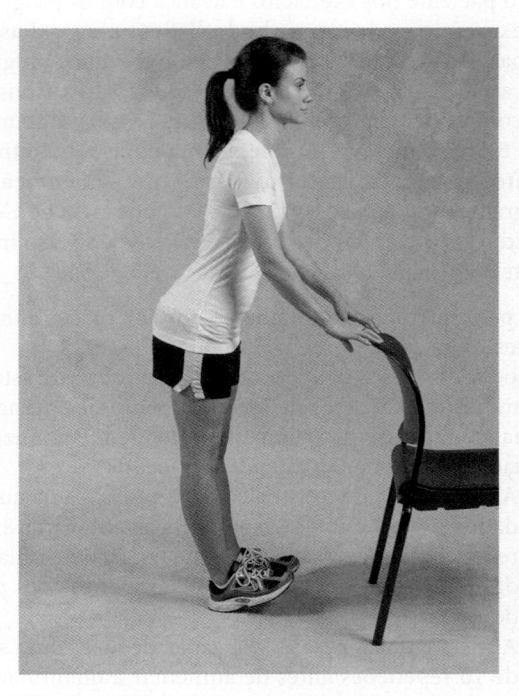

Figura 8.21   Transferência de peso para trás sobre os calcanhares e elevação dos dedos para fortalecer os dorsiflexores.

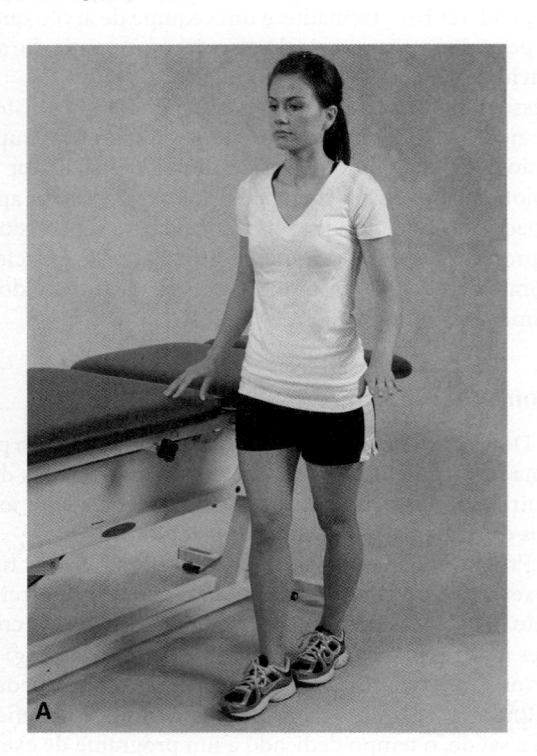

A

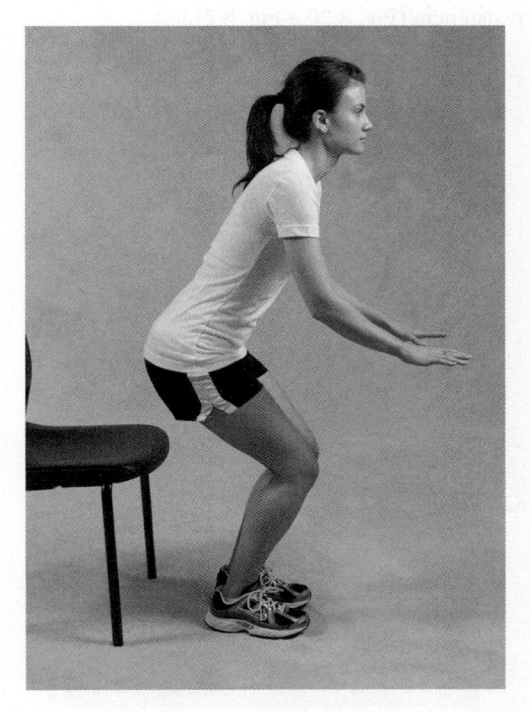

Figura 8.22   A prática da transferência de sedestação para bipedestação é uma atividade funcional importante para fortalecer as pernas e melhorar o equilíbrio dinâmico.

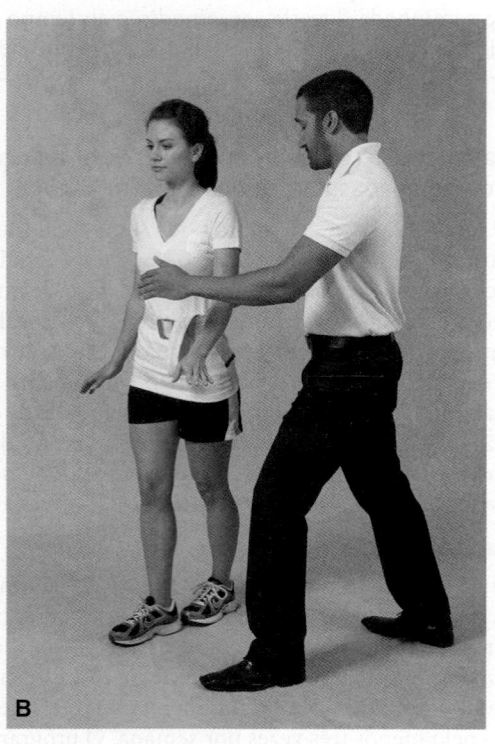

B

Figura 8.23   Marcha com um pé adiante do outro **(A)** feita com toque leve em uma superfície firme para suporte e **(B)** feita sem suporte externo. Note que o terapeuta fica próximo para garantir a segurança do paciente.

QUADRO 8.4 Programa de exercícios domiciliares de Otago[22,48]

Exercícios de aquecimento

Fazer cinco repetições de cada um dos seguintes exercícios de flexibilidade:

- Levantar-se, ficar ereto e olhar à frente. Virar a cabeça lentamente para a direita e depois para a esquerda, tanto quanto possível.
- Levantar-se, ficar ereto e olhar para a frente. Colocar uma mão no queixo. Orientar a cabeça diretamente para trás (colocar o queixo para dentro).
- Levantar-se e ficar ereto com os pés afastados na largura dos ombros. Colocar as mãos na parte inferior da região lombar. Delicadamente, arquear as costas (extensão).
- Levantar-se, ficar ereto e colocar as mãos nos quadris. Não mover os quadris. Girar o mais longe possível para a direita, confortavelmente. Girar o mais longe possível para a esquerda, confortavelmente.
- Sentar-se ou ficar em pé. Apontar o pé para cima e depois apontar o pé para baixo.

Fortalecimento dos membros inferiores*

Treinamento de equilíbrio**

Com a pessoa sentada em uma cadeira firme, de encosto reto e bem apoiada:

- Acrescentar tornozeleiras com peso apropriado e fazer o paciente realizar extensão de joelho unilateral. Repetir com a perna oposta.

Com a pessoa em pé e voltada para uma mesa, com as duas mãos sobre o móvel:

- Colocar tornozeleiras com peso apropriado e fazer o paciente realizar flexão de joelho unilateral. Repetir com a perna oposta.
- Ajustar o peso da tornozeleira se necessário e fazer o paciente realizar abdução unilateral do quadril. Repetir com a perna oposta.
- Elevações de panturrilha – levantamentos sobre a ponta dos pés para fortalecer os flexores plantares do tornozelo.
- Elevações na ponta dos pés – transferir o peso para trás sobre os calcanhares para fazer a dorsiflexão do tornozelo.
- Flexões de joelhos – 10 repetições, 3 vezes.
- Andar para trás – 10 passos, 5 vezes.
- Caminhar e mudar de direção – fazer o traçado de um "8", 2 vezes.
- Deslocamento lateral – 10 passos, 5 vezes.
- Ficar em pé com um pé adiante do outro – 10 segundos com cada pé.
- Andar com um pé adiante do outro – 10 passos, 5 vezes.
- Ficar de pé sobre uma das pernas – manter por 30 segundos; repetir com a outra perna.
- Caminhar sobre os calcanhares – 10 passos, 5 vezes.
- Caminhar sobre a ponta dos pés – 10 passos, 5 vezes.
- Andar com um pé adiante do outro, para trás – 10 passos, 5 vezes.
- Transferência de sedestação para bipedestação – levantamentos com duas mãos, com uma mão ou sem suporte, dependendo da habilidade. Repetir 5 ou 10 vezes.
- Caminhada na escada – segurando o corrimão, subir e descer 12 degraus.

*Cada exercício deve ser feito lentamente (p. ex., 2-3 segundos para erguer o peso e 4-6 segundos para abaixar o peso) e ao longo da amplitude de movimento funcional completa. A meta é fazer cada exercício em duas séries de 10 repetições. Para progredir as elevações de panturrilha e de dedos dos pés, solicite ao paciente que tente o exercício sem se apoiar na mesa com as mãos.

**O nível mais fácil para os exercícios de equilíbrio é usar as duas mãos para suporte. A progressão para os níveis mais difíceis (suporte de uma mão e sem uso das mãos para suporte) depende da habilidade de completar o número determinado de repetições ou o tempo, usando movimentos suaves, controlados. Para progredir os exercícios para sem o uso de suporte, o instrutor deve ter confiança de que a pessoa poderá recuperar o equilíbrio com segurança usando estratégias da parte inferior do corpo, tais como a troca de passos. O número de repetições listadas representa o nível mais avançado.

- Um programa de caminhada é parte do programa de exercícios Otago.[48] É dito para as pessoas caminharem pelo menos 30 minutos por dia na sua velocidade usual. O plano de caminhada pode ser executado por meio de caminhadas com durações mais curtas (p. ex., 10 minutos) ao longo do dia.

Programa supervisionado em grupo com incorporação de fortalecimento, caminhada e atividades funcionais

Os programas de exercícios multimodais, incorporando fortalecimento muscular, marcha, equilíbrio, coordenação e exercícios funcionais, produzem efeitos benéficos no equilíbrio, pelo menos em curto prazo.[74] Os programas mais efetivos para melhorar o equilíbrio duram pelo menos 3 meses e são feitos três vezes por semana com a inclusão de exercícios dinâmicos na posição em pé.[74]

Evidências em foco

Um exemplo de programa em grupo supervisionado vem de um estudo de Means et al.[111] que investigaram os efeitos de um programa elaborado para melhorar o equilíbrio em idosos residentes na comunidade, com ou sem história de quedas. O programa incorporou atividades como alongamento, fortalecimento, exercícios de coordenação, mecânica corporal, treinamento de equilíbrio, manobras de treinamento de sobrevivência e caminhada para resistência física. Os participantes compareceram a sessões de exercícios de 90 minutos, três vezes por semana, em grupos de seis a oito pessoas cada. Os exercícios foram feitos sob a direção de um fisioterapeuta. No início, os participantes foram encorajados e se exercitarem em um nível "razoavelmente leve" (igual a 11 na escala de esforço percebido de Borg, que vai de 6 a 20 pontos[13]). Depois da primeira semana, os participantes foram encorajados a se exercitarem em um nível de intensidade "um tanto quanto pesado" (igual a 13 na escala de Borg). Os participantes que compareceram a esse programa abrangente de exercícios de 6 semanas mostraram uma redução no tempo para completar um curso de obstáculos (p. ex., caminhar, subir es-

cadas, abrir portas, levantar de uma cadeira, caminhar sobre objetos) e no número de quedas e lesões ligadas às quedas por até 6 meses após a participação.

O Quadro 8.5 fornece diretrizes gerais para repetições dos exercícios, duração da caminhada visando a resistência física e progressão de um programa supervisionado em grupo.[111]

QUADRO 8.5   Programa de exercícios de equilíbrio com incorporação de fortalecimento, marcha e atividades funcionais[96]

Semana 1
Exercícios de flexibilidade (5 repetições mantendo 15 segundos)
Alongamento dos músculos posteriores da coxa
Alongamento dos músculos glúteo máximo e flexores do quadril
Alongamento dos músculos gastrocnêmio e sóleo
Alongamento dos músculos paraespinais
Exercícios de fortalecimento (determinação da linha de base de força preferida da faixa elástica para exercícios de membros inferiores – 1 repetição máxima)
Músculos dos membros inferiores (faixa elástica: 1 série de 8 a 10 repetições para cada perna)
Músculo quadríceps (levantamentos da perna estendida e a partir da postura sentada)
Músculos posteriores da coxa
Músculo glúteo máximo
Músculo glúteo médio
Músculos dos membros superiores (5 a 10 repetições)
Exercícios de flexão dos braços
Músculos abdominais (5 repetições)
Exercícios abdominais com os braços atrás da cabeça

Instrução da mecânica corporal para:
Ficar em bipedestação
Sentado
Deitado
Levantar objetos
Alcançar objetos
Carregar objetos
Levantar-se do chão
Subir e descer escadas
Linha de base da avaliação da marcha (determinar a distância confortável máxima)

Semana 2
Exercícios de flexibilidade (como acima)
Exercícios de fortalecimento: músculos dos membros inferiores (faixa elástica: 1 série de 10 repetições cada perna), músculos dos membros superiores (10 repetições), músculos abdominais (5 a 10 repetições)
Exercícios posturais (10 repetições mantendo 10 segundos)
Cabeça e pescoço
Tronco

Exercícios de coordenação
Movimentos recíprocos das pernas (10 repetições, olhos fechados)
Ponte (10 repetições)
Sentado/em pé (5 repetições)
Exercício de trança (2 repetições)
Movimento recíproco do tornozelo (10 repetições)
Escada de mão (posicionada horizontalmente no solo): passos à frente (2 repetições)

Manobras de "sobrevivência"
Exercícios de recuperação do solo: "se cair, como levantar--se"
Subir e descer escadas com segurança (prática individual)
Resistência física para caminhadas (comece com 75 a 100% de minutos basais caminhados; aumente de forma confortável)

Semana 3
Exercícios de flexibilidade (5 repetições mantendo por 20 segundos)
Exercícios de fortalecimento: membros inferiores (2 séries de 10 repetições), membros superiores (flexões de braço, 10 a 15 repetições), abdominais (flexões, 10 a 15 repetições)
Exercícios posturais (15 repetições mantendo por 10 segundos)
Exercícios de coordenação (aumento das repetições)
Manobras de sobrevivência: prática (recuperação do solo/escadas)
Resistência física para caminhadas (0 a 6 minutos, velocidade confortável)

Semana 4
Exercícios de flexibilidade (5 repetições mantendo por 25 segundos)
Exercícios de fortalecimento: membros inferiores (2 a 3 séries de 10 repetições), membros superiores (flexões de braço, 15 repetições), abdominais (flexões, 15 repetições)
Exercícios posturais (20 repetições mantendo por 10 segundos)
Exercícios de coordenação (aumentando as repetições)
Recíprocos de pernas (olhos fechados)
Trança (sem segurar, olhos abertos)

(continua)

> **QUADRO 8.5** | **Programa de exercícios de equilíbrio com incorporação de fortalecimento, marcha e atividades funcionais[96] (continuação)**
>
> Escada de mão horizontal (passos para a frente, para os lados e para trás)
> Manobras de sobrevivência: prática (recuperação do solo/escadas)
> Resistência física para caminhadas (3 a 8 minutos, velocidade confortável)
>
> **Semana 5**
> Exercícios de flexibilidade (5 repetições mantendo por 30 segundos)
> Exercícios de fortalecimento: membros inferiores (3 séries de 10 repetições), membros superiores (flexões de braço, 15 a 20 repetições), abdominais (flexões, 15 a 20 repetições)
> Exercícios posturais (25 repetições mantendo por 10 segundos)
> Exercícios de coordenação: como acima, aumentando as repetições, mais:
> Trança (sem segurar, olhos fechados)
> Flexão plantar/dorsiflexão recíproca de tornozelo (25 repetições)
>
> Manobras de sobrevivência: prática (recuperação do solo/escadas)
> Resistência física para caminhadas (6 a 10 minutos, velocidade confortável)
>
> **Semana 6**
> Exercícios de flexibilidade (5 repetições mantendo por 30 segundos)
> Exercícios de fortalecimento: membros inferiores (3 séries de 10 repetições), membros superiores (flexões de braço, 20 repetições), abdominais (flexões, 15 a 20 repetições)
> Exercícios posturais (25 repetições mantendo por 10 segundos)
> Exercícios de coordenação (como acima, aumentando as repetições)
> Resistência física para caminhadas (8 a 12 minutos, velocidade confortável)
> Manobras de sobrevivência: prática (recuperação do solo/escadas)

Programa de exercícios em grupo para múltiplos sistemas com incorporação de um circuito de atividades focadas em comprometimentos do equilíbrio e da função

Nitz e Choy[130] investigaram a eficácia de um programa de treinamento de equilíbrio que integrava exercícios individuais e em grupo com foco em força, coordenação, sistemas sensoriais (visão, percepção, vestibular), cognição, tempo de reação e estabilidade estática e dinâmica. Pessoas idosas residentes na comunidade, com uma história recente de quedas, foram divididas aleatoriamente em dois grupos. Um grupo participou do programa de treinamento de equilíbrio que abordava atividades para múltiplos sistemas. O grupo de controle participou de um programa de exercícios mais tradicional. Os participantes dos dois grupos receberam um folheto educativo sobre como prevenir quedas em casa e participaram de sessões de exercícios de 1 hora, uma vez por semana, durante 10 semanas. Os exercícios foram conduzidos por um fisioterapeuta e assistidos por um ou dois estudantes quando eram feitas atividades em grupos pequenos (6 participantes por grupo).

Após a intervenção, os dois grupos relataram uma redução no número de quedas. A redução nas quedas foi maior no grupo que realizou o programa do circuito de treinamento; estes participantes também apresentaram maiores índices de melhora nos testes funcionais de habilidade para realizar atividades diárias. Embora o programa de circuito de treinamento elaborado por Nitz e Choy[130] claramente incorpore muitas atividades importantes para abordar os múltiplos sistemas que afetam o equilíbrio, os resultados devem ser interpretados com cuidado, pois a amostra é pequena e houve uma alta proporção de desistências ao longo do estudo.

A Tabela 8.4 fornece os detalhes do programa de exercícios para equilíbrio, consistindo em um circuito de treinamento e atividades em grupo, do estudo de Nitz e Choy.[130]

Tai chi para o treinamento de equilíbrio

O *tai chi* tem se tornado uma forma popular de exercício para o treinamento de equilíbrio. Trata-se de um programa de exercícios tradicional chinês que consiste em uma sequência de movimentos do corpo como um todo, feitos de maneira lenta e relaxada, enfatizando a consciência do alinhamento postural e a respiração sincronizada. Os quatro tipos de *tai chi* são Yang, Sun, Chen e Wu, e diferenciam-se em termos de princípios, formas e funções. O estilo Yang de *tai chi* é o mais popular e praticado atualmente e consiste em 24 formas de posturas e movimentos.[103] Os programas de *tai chi* para idosos podem adotar uma versão simplificada com apenas 6 a 12 formas.[103] Durante o treinamento de *tai chi*, os participantes aprendem a controlar o deslocamento do CM do corpo enquanto estão em bipedestação e a aumentar a força e a flexibilidade dos membros inferiores durante os regimes de movimento físico.[28]

Entre as características dos exercícios de *tai chi* e a base teórica terapêutica de como ele pode afetar a postura e o equilíbrio, podem-se destacar:[176]

- O ritmo lento, contínuo e regular dos movimentos facilita a integração sensório-motora e a percepção do ambiente externo (ver Fig. 8.2).
- A ênfase na manutenção da postura vertical aumenta o alinhamento postural e a percepção de orientação.
- A transferência de peso contínua de uma perna para a outra facilita o controle antecipatório do equilíbrio, a coordenação motora e a força dos membros inferiores.

TABELA 8.4   Programa de circuito de treinamento para abordar comprometimentos e função do equilíbrio[130]

Atividade	Respostas pretendidas	Progressão da atividade
Sentar-levantar-sentar	Força de membros inferiores Habilidade funcional Múltiplas tarefas	Diminuir a altura da cadeira Acrescentar/remover assistência para membros superiores Segurar um item nas mãos, equilibrar um copo com/sem água ou em cima de uma bandeja/pires Acrescentar uma tarefa cognitiva à tarefa manual
Passos em todas as direções (para a frente, para os lados, para trás)	Escolher o tempo de reação do passo Força e coordenação de membros inferiores	Aumentar a velocidade do passo Passos sobre uma superfície macia Fechar os olhos
Estender as mãos até os limites de estabilidade	Desafiar os limites de estabilidade Estimulação vestibular e integração Fortalecimento de membros superiores e inferiores	Colar objetos em uma parede na frente do corpo, alcançando os limites em todas as direções acima e abaixo, sem mudar a posição dos pés Dar um passo à frente para apanhar objetos transferidos para uma prateleira alta ao lado e atrás, progredir alcançando mais longe e aumentando o peso e o tamanho dos objetos
Subir e descer um degrau	Fortalecimento e resistência à fadiga de membros inferiores Tempo de reação do passo	Dar passos para a frente, para trás e para os lados sobre blocos de alturas variadas; aumentar a altura, as repetições e a velocidade dos passos
Prática de estratégia de equilíbrio de tornozelo, quadril e membro superior	Fortalecimento de membros inferiores Treinamento de estratégia de equilíbrio	Ficar em pé de frente para uma parede com os dedos tocando uma linha traçada a 0,5 m da parede. Inclinar-se para trás na direção da parede, mantendo o equilíbrio e fazendo dorsiflexão dos pés, ao mesmo tempo usando o movimento dos braços para ter equilíbrio enquanto se abaixa em direção à parede
Tarefa de alcance lateral	Fortalecimento muscular mediolateral nos membros inferiores Estimulação vestibular e integração Desafiar os limites de estabilidade Múltiplas tarefas e impulsos proprioceptivos conflitantes	Ficar em pé entre uma mesa alta e uma baixa posicionadas lateralmente, apanhar objetos de uma mesa e transferir para a outra Afastar as mesas e aumentar o peso e o tamanho dos objetos para aumentar o desafio Realizar a tarefa em pé sobre um colchonete
Jogos com bola	Múltiplas tarefas Coordenação olho-mão Estimulação vestibular Atividade balística de membros superiores e inferiores	Usar bolas de praia infláveis e progredir para bolas menores e mais duras ou 2 a 3 bolas por vez Acrescentar uma tarefa cognitiva, como citar um animal que começa com a letra G, enquanto arremessa, apanha ou chuta a bola
Caça ao tesouro com cartas; ordenar por naipe	Estratégias para lidar com conflitos visuais Estimulação vestibular e desafio dos limites de estabilidade	Antes da sessão, esconder as cartas na sala, de modo que para pegá-las os participantes precisem inclinar-se para procurar embaixo dos móveis, alcançar no alto ou detectar a carta no meio de um fundo estampado. É possível fazer equipes vermelhas e pretas, e o time que retornar com mais cartas para o ponto de coleta dentro de 5 minutos será o vencedor. Acrescente o desafio cognitivo de encontrar/classificar as cartas de acordo com o naipe

- Finalmente, os movimentos dinâmicos amplos, fluentes e circulares dos membros promovem ganho de ADM articular e flexibilidade (Fig. 8.24). Essas características devem ser consideradas ao se recomendar aulas de *tai chi* para os pacientes, de modo a garantir que os instrutores sigam esses princípios e que os pacientes sejam apropriados para essas atividades.

Evidências em foco

A eficácia de um treinamento como o *tai chi* depende da duração do programa, que pode variar de 4 semanas a 1 ano, e das populações-alvo. Os estudos têm mostrado que o *tai chi* melhora o controle do equilíbrio em pé por meio da realização de movimentos de cabeça, tronco e braços simultaneamente com a transferência de peso.[5,77] Pessoas mais velhas que participaram de um programa em grupo de *tai chi* relataram uma redução significativa no medo de cair em comparação com aqueles que não se exercitam, talvez porque o treinamento leva a um aumento da auto-percepção do equilíbrio.[5,151,191]

Contudo, o treinamento de *tai chi* demonstrou melhoras menos robustas no equilíbrio dinâmico durante funções como a marcha e mudanças de direção.[5,77,98,151] Isso pode explicar por que as evidências são conflitantes quanto a se o *tai chi* reduz as quedas ou o risco de quedas entre pessoas acima dos 50 anos.[59,98,103] Por essa razão, o *tai chi* deve ser considerado apenas como parte de um programa abrangente de prevenção de quedas e não ser defendido como única intervenção com exercícios.

Programas de exercícios de equilíbrio baseados em evidências para condições musculoesqueléticas específicas

Há cada vez mais evidências de que programas de exercícios de equilíbrio específicos podem prevenir e/ou tratar de modo eficaz déficits no controle do equilíbrio associados a lesões e patologias de tronco e membro inferior.

Entorses de tornozelo

Atividades terapêuticas como o treinamento de equilíbrio unipodal em superfícies instáveis são recomendadas na fase pós-aguda de reabilitação para entorses de tornozelo, graças ao seu potencial para melhorar o controle do

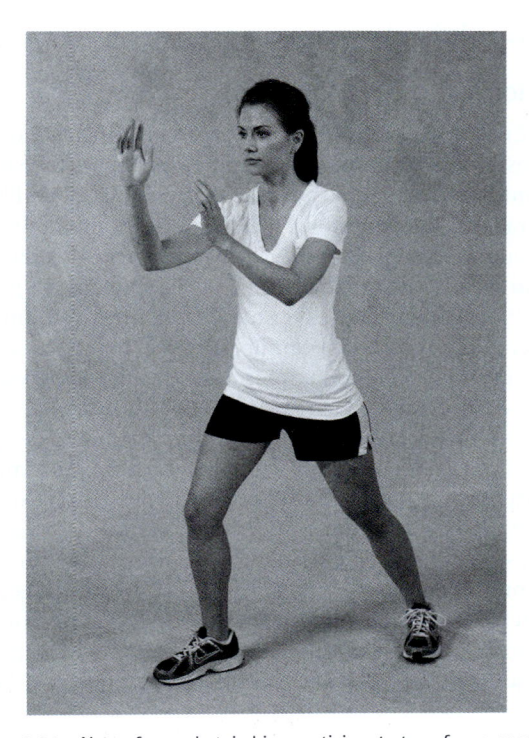

Figura 8.24 Nesta forma de tai chi, o participante transfere o peso corporal para uma perna, enquanto move os braços.

equilíbrio estático e dinâmico.[107] Tendo em vista a interdependência entre os segmentos do membro inferior e do tronco, sobretudo durante atividades esportivas nas quais a energia é transferida das pernas através do tronco para os braços, ou vice-versa, também é importante que sejam consideradas as regiões acima do tornozelo, por ocasião do planejamento de um programa para a reabilitação de entorses de tornozelo.[83,125] Portanto, o treinamento para o controle do equilíbrio deve incorporar atividades que requeiram recrutamento e coordenação da musculatura do quadril e do tronco. Pesquisadores usaram os testes BESS, SEBT ou YBT para documentar déficits no controle do equilíbrio e melhorias no desempenho em pessoas com lesões no tornozelo.[107]

Várias revisões sistemáticas concluíram que os programas de treinamento de equilíbrio podem melhorar o equilíbrio estático e dinâmico e reduzir o risco de entorses de tornozelo em pessoas com uma história dessas entorses.[65,78,109,177] Programas de sucesso utilizam um disco de equilíbrio ou plataformas de equilíbrio instáveis, progressões com apoio unipodálico e chutes resistidos da perna não envolvida contra uma faixa ou tubo elástico.[41,60,108,114,146,174] Os programas normalmente são conduzidos pelo menos três vezes por semana ao longo de uma temporada de competições para prevenção, ou duas a três vezes por semana durante cerca de 6 a 8 semanas após uma lesão. Consultar o Capítulo 22 para mais informações sobre reabilitação em seguida a uma entorse de tornozelo.

Evidências em foco

Um programa de equilíbrio desenvolvido por McGuine e Keene[108] reduziu o risco de entorses de tornozelo em 38% em homens (n = 112) e mulheres (n = 261) jogadores de futebol e basquete, alunos do ensino médio, especialmente naqueles com história de entorses de tornozelo. Os participantes fizeram o exercício de apoio unipodálico (Fig. 8.25), progredindo o exercício do solo para um disco de equilíbrio, com os olhos abertos e fechados. Os participantes fizeram as atividades de equilíbrio 5 dias por semana nas primeiras 5 semanas e 3 dias por semana no resto da temporada. Cada exercício durou 30 segundos por perna, e as pernas eram alternadas durante um período de repouso de 30 segundos entre as repetições.

Lesões do ligamento cruzado anterior

Tem sido mostrado que os programas de treinamento proprioceptivo e de equilíbrio, feitos de forma individual ou combinada com o treinamento neuromuscular que inclui pliométricos de membro inferior (conforme descrito no Cap. 23), estabilização de tronco, fortalecimento (ver o Cap. 16) e treinamento funcional específico para o esporte (ver os Caps. 21 e 23), reduzem lesões de ligamento cruzado anterior (LCA) em cerca de 50% em adolescentes e em adultos.[47,163] Esses programas de treinamento proprioceptivo e de equilíbrio com frequência consistem em exercícios de equilíbrio bipodálico e unipodálico, progredindo de

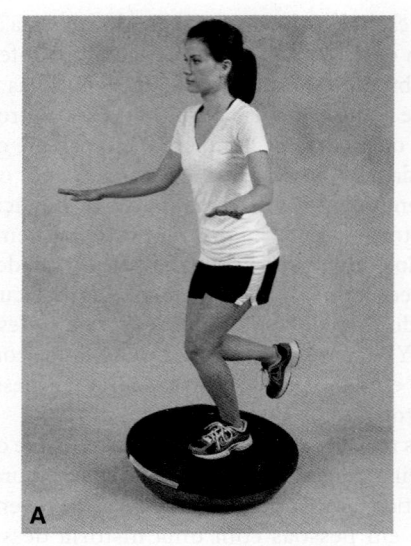

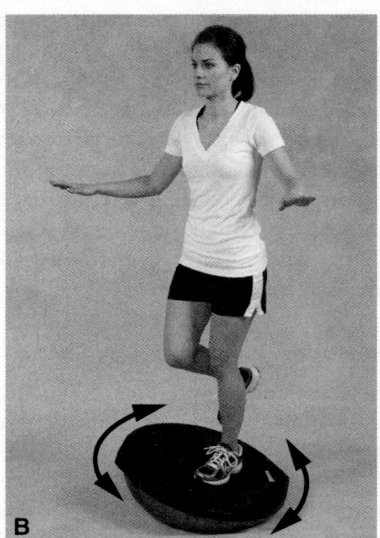

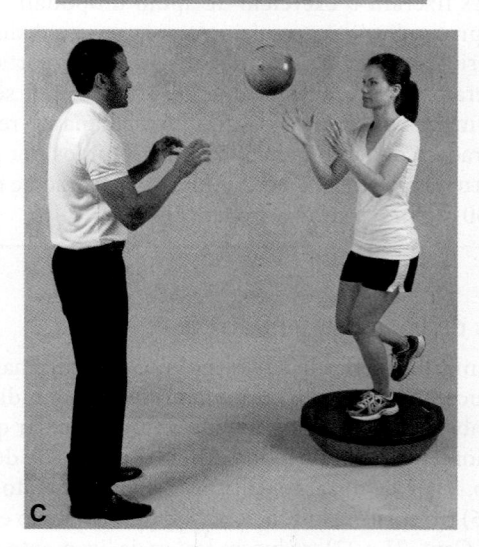

Figura 8.25   Programa de equilíbrio para reduzir a incidência de entorses de tornozelo em atletas usando um disco de equilíbrio: **(A)** agachamento sobre uma perna (joelho flexionado de 30° a 45°), **(B)** apoio unipodálico enquanto faz a rotação do disco; e **(C)** apoio unipodálico enquanto realiza atividades funcionais (i.e., receber uma bola).

superfícies firmes para instáveis, tais como discos de equilíbrio para tornozelo, pranchas inclinadas ou espuma, com variações como agachar ou apanhar uma bola.[21,43,50,110] Os exercícios de equilíbrio em geral eram feitos por 10 a 15 minutos diariamente durante o treinamento antes da temporada de jogos e 3 vezes por semana durante a temporada, para prevenção. Sessões de treinamento neuromuscular com duração superior a 20 minutos parecem ser mais efetivas que sessões mais curtas, com relação à redução de lesões do LCA em atletas do sexo feminino.[163]

Benjaminse et al.[10] recentemente propuseram novas técnicas com o objetivo de melhorar o treinamento de equilíbrio para prevenção de lesões do LCA. Essas técnicas baseiam-se no conceito de que a aprendizagem motora é aprimorada quando as estratégias de instrução incorporam um foco externo de atenção, sobretudo no caso das habilidades motoras complexas exigidas para a prática esportiva. Uma técnica fácil de implementar na prática clínica é o uso de treinamento em díades, em que os atletas praticam em pares, observando e fornecendo *feedback* quanto ao desempenho de cada um. Por exemplo, um atleta faz um exercício como o salto unipodal nas direções para a frente e para trás e de um lado para o outro e termina aterrissando nos dois pés. O segundo atleta observa o desempenho, fornece *feedback* após uma série de saltos e, em seguida, ele também faz o exercício, enquanto o primeiro atleta desempenha o papel de observador e treinador.[10] A alternância dos papéis de praticante e observador, que promove o diálogo entre os aprendizes, parece incentivar um maior esforço e processamento cognitivo, o que pode explicar por que algumas pesquisas revelaram maior retenção e transferência da habilidade motora quando se opta pelo treinamento em díades, em comparação com outras formas de prática individual ou em grupo.[153,190]

Dor lombar

Em estudos laboratoriais, pessoas com DL exibem respostas posturais alteradas que induzem perturbações do equilíbrio.[85,99] Em resposta aos distúrbios no equilíbrio, a estratégia compensatória mais comum exibida por pessoas com lombalgia crônica é a cocontratação dos músculos do tronco, com o objetivo de enrijecer a coluna vertebral.[124,170] Os déficits no controle postural podem ser detectados por testes de equilíbrio, como o SEBT descrito neste capítulo.[132] Tendo em vista que o tronco representa cerca de metade da massa do corpo, do ponto de vista biomecânico é razoável propor que o treinamento de equilíbrio deva ser incorporado a uma intervenção multimodal abrangente para lombalgia, conforme descrito nos Capítulos 15 e 16. Até o momento, as evidências sugerem que as intervenções destinadas à melhoria do controle neuromuscular do tronco em pessoas com lombalgia contribuem para relatos de diminuição da dor e melhora da função do paciente; no entanto, as melhorias demonstradas no equilíbrio ou nas reações posturais permanecem indefinidas.[99,100,124]

ATIVIDADES DE APRENDIZADO INDEPENDENTE

Pensamento crítico e discussão

1. Uma pessoa está sofrendo quedas ao levantar-se de uma cadeira. Usando os princípios biomecânicos de equilíbrio, quais ajustes a pessoa pode fazer imediatamente para aumentar sua estabilidade e prevenir as quedas?

2. Diferencie e descreva vários movimentos de equilíbrio que dependem principalmente do controle motor em alça aberta (proativo) em comparação com aqueles que utilizam controle em alça fechada.

3. Revise as estratégias de tornozelo, de quadril e do passo e discuta como elas são desencadeadas e quais músculos-chave são ativados para controlar o equilíbrio.

4. Pense sobre as vezes que você caiu no passado. Qual atividade você estava fazendo no momento em que caiu? Quais fatores musculoesqueléticos, neurológicos e/ou contextuais contribuíram para a ocorrência da queda? Quais foram as consequências da queda? Que diferenças você esperaria entre suas quedas e aquelas sofridas por uma pessoa idosa?

5. Diferencie e discuta atividades de tratamento que você usaria para treinar aspectos estáticos, dinâmicos, antecipatórios, reativos e de organização sensorial do controle do equilíbrio. Dê exemplos de como você poderia avançar cada uma das atividades.

6. Para uma pessoa idosa com história de quedas, quais aspectos do ambiente domiciliar talvez precisem ser modificados para maximizar sua segurança e independência?

7. Diferencie entre foco de atenção interno e externo. Forneça exemplos de instruções verbais que você usaria para promover um foco de atenção externo para o treinamento do controle do equilíbrio estático, dinâmico, antecipatório e reativo.

8. O sucesso dos programas de treinamento de equilíbrio depende da cooperação do paciente. Quais estratégias você poderia usar para aumentar a probabilidade de uma pessoa aderir a um programa de exercícios domiciliares e assegurar que os resultados do tratamento serão alcançados? Ver no Capítulo 1 uma discussão sobre estratégias de ensino para um exercício eficaz.

Prática de laboratório

1. Com um parceiro, prenda 1 metro de madeira na parede, horizontalmente, na altura do ombro. Meça a quantidade máxima de oscilação anterior e posterior registrando o deslocamento máximo do ombro durante um período de 30 segundos com a pessoa parada na posição de bipedestação em cada uma das seguintes condições:

- Em bipedestação sobre uma superfície firme com os pés unidos, os braços sobre os quadris e os olhos abertos.
- Em bipedestação sobre uma superfície firme com os pés unidos, os braços sobre os quadris e os olhos fechados.
- Em bipedestação sobre uma superfície macia de espuma com os pés unidos, os braços nos quadris e os olhos abertos.
- Em bipedestação sobre uma superfície macia de espuma com os pés unidos, os braços nos quadris e os olhos fechados.

Em cada uma das condições, quais impulsos sensoriais estão disponíveis para a pessoa manter o equilíbrio? Como a quantidade de oscilação varia em cada condição e por quê?

2. Com um parceiro, observe o movimento do corpo durante as seguintes atividades:

- Em bipedestação, com os pés separados na largura dos ombros, balance voluntariamente o corpo para a frente e para trás, progredindo de amplitudes pequenas para amplas.
- Em bipedestação, com os pés separados, peça a seu parceiro que posicione a mão sobre seu esterno e empurre-o para trás, primeiro suavemente e depois com uma força maior.
- Em bipedestação, com os pés posicionados um à frente do outro (dedos tocando o calcanhar da frente), peça a seu parceiro que o empurre delicadamente para trás.
- Coloque uma órtese tornozelo-pé ou botas de esqui que restrinjam os movimentos do tornozelo e peça a seu parceiro que o empurre para trás delicadamente.

Qual estratégia de movimento é desencadeada em cada atividade e por quê?

3. Pratique a realização de atividades de tratamento que você usaria para treinar aspectos estáticos, dinâmicos, antecipatórios, reativos e de organização sensorial do controle do equilíbrio conforme descrito na Tabela 8.2. Avance cada uma das atividades para desafiar ao máximo seu equilíbrio. Pratique a realização de atividades de tratamento que promovam um foco de atenção externo durante o equilíbrio estático, dinâmico, antecipatório e reativo.

Estudos de caso

1. Um homem de 20 anos, jogador de futebol, sofreu uma fratura médio-tibial direita em um acidente de carro e precisou usar gesso longo de perna durante seis semanas. Você recebe o paciente para fisioterapia uma semana após a retirada do gesso. Ele gostaria de voltar a jogar futebol, mas atualmente é incapaz de manter o equilíbrio sobre a perna direita para chutar a bola. Quais comprometimentos de base poderiam estar causando esses problemas de equilíbrio e como você elaboraria um programa de exercícios para alcançar suas metas? Como você poderia incorporar o foco de atenção externo no programa de tratamento desse cliente?

2. Uma mulher de 75 anos caiu na banheira e sofreu uma fratura pélvica do lado direito, precisando ficar em repouso no leito durante duas semanas. Você visita a paciente em casa após a alta hospitalar. Ela tem fraqueza generalizada, descondicionamento, é instável sobre os

pés e tem muito medo de cair. No momento, ela está usando um andador para deambulação. Antes de cair, ela era completamente independente em todas as atividades diárias e gostava de caminhar na vizinhança no fim da tarde. Elabore um programa de equilíbrio progressivo para essa mulher restaurar seu nível prévio de funcionalidade.

3. Um aposentado de 70 anos fez cirurgias bilaterais de substituição do joelho. Ele gostaria de retomar seu *hobby* favorito de velejar, mas perdeu a confiança em sua habilidade de equilibrar-se em condições dinâmicas. Elabore um programa de exercícios e treinamento de equilíbrio que o ajude a retornar às suas atividades recreativas. Que sugestões você tem para aumentar sua segurança ao velejar? E se o seu *hobby* fosse golfe, em vez de velejar? Compare e contraste os exercícios e ati-

vidades que você prescreveria para esses dois desafios diferentes. Como você incorporaria um foco de atenção externo para ajudá-lo a melhorar seu *swing* no golfe?

4. Uma mulher obesa de 56 anos, com diabetes, está sendo tratada por causa de dor lombar. Ela relata falta de firmeza ao caminhar, em particular em ambientes escuros. Tem dificuldade para manter o equilíbrio durante as condições 2, 3, 5 e 6 do teste CTSIB. Quais fatores podem estar contribuindo para sua falta de firmeza? Elabore um programa de exercícios que aborde suas deficiências de equilíbrio.

5. Uma mulher ativa e vibrante de 70 anos busca orientação sobre o melhor meio de manter sua saúde e seu preparo físico. Quais os componentes principais de um programa de exercícios abrangente para ela? Dê exemplos de exercícios que ela deve fazer.

REFERÊNCIAS BIBLIOGRÁFICAS

1. American Geriatrics Society British Geriatrics Society, American Academy of Orthopaedic Surgeons Panel on Fall Prevention: Guidelines for the prevention of falls in older persons. J Am Geriatr Soc 49:664–672, 2001.

2. Adams, MA, and Hutton, WC: Has the lumbar spine a margin of safety in forward bending? Clin Biomech (Bristol, Avon) 1(1):3–6, 1986.

3. Alexander, KM, and LaPier, TL: Differences in static balance and weight distribution between normal subjects and subjects with chronic unilateral low back pain. J Orthop Sports Phys Ther 28(6):378–383, 1998.

4. Andersson, GB: Epidemiologic aspects on low-back pain in industry. Spine 6(1):53–60, 1981.

5. Au-Yeung, SS, Hui-Chan, CW, and Tang, JC: Short-form tai chi improves standing balance of people with chronic stroke. Neurorehabil Neural Repair 23(5):515–522, 2009.

6. Barrack, RL, Skinner, HB, and Buckley, SL: Proprioception in the anterior cruciate deficient knee. Am J Sports Med 17(1):1–6, 1989.

7. Basmajian, JV, and DeLuca, CJ: Muscles Alive: Their Functions Revealed by Electromyography, ed. 5. Baltimore: Williams & Wilkins, 1985.

8. Basnett, CR, et al: Ankle dorsiflexion range of motion influences dynamic balance in individuals with chronic ankle instability. Int J Sports Phys Ther 8(2):121–128, 2013.

9. Bell, DR, Guskiewicz, KM, Clark, MA, and Padua, DA: Systematic review of the balance error scoring system. Sports Health 3(3):287–295, 2011.

10. Benjaminse, A, et al: Optimization of the anterior cruciate ligament in-jury prevention paradigm: novel feedback techniques to enhance motor learning and reduce injury risk. J Orthop Sports Phys Ther 45(3): 170–182, 2015.

11. Berg, KO, Wood-Dauphinee, SL, Williams, JI, and Maki, B: Measuring balance in the elderly: validation of an instrument. Can J Public Health 83 Suppl 2:S7–11, 1992.

12. Black, FO, Shupert, CL, Horak, FB, and Nashner, LM: Abnormal postural control associated with peripheral vestibular disorders. Prog Brain Res 76: 263–275, 1988.

13. Borg, G: Perceived exertion as an indicator of somatic stress. Scand J Rehabil Med 2(2):92–98, 1970.

14. Boyle, J, and Negus, V: Joint position sense in the recurrently sprained ankle. Aust J Physiother 44(3):159–163, 1998.

15. Braune, W, and Fischer, O: On the Center of Gravity of the Human Body. Berlin: Springer-Verlag, 1984.

16. Brouwer, BJ, Walker, C, Rydahl, SJ, and Culham, EG: Reducing fear of falling in seniors through education and activity programs: a randomized trial. J Am Geriatr Soc 51(6):829–834, 2003.

17. Brumagne, S, Cordo, P, Lysens, R, Verschueren, S, and Swinnen, S: The role of paraspinal muscle spindles in lumbosacral position sense in individuals with and without low back pain. Spine 25(8):989–994, 2000.

18. Buatois, S, et al: Five times sit to stand test is a predictor of recurrent falls in healthy community-living subjects aged 65 and older. J Am Geriatr Soc 56(8):1575–1577, 2008.

19. Burtner, PA, Woollacott, MH, and Qualls, C: Stance balance control with orthoses in a group of children with spastic cerebral palsy. Dev Med Child Neurol 41(11):748–757, 1999.

20. Campbell, AJ, et al: Randomised controlled trial of a general practice programme of home based exercise to prevent falls in elderly women. BMJ 315(7115):1065–1069, 1997.

21. Caraffa, A, Cerull,i G, Projetti, M, Aisa, G, and Rizzo, A: Prevention of anterior cruciate ligament injuries in soccer. A prospective controlled study of proprioceptive training. Knee Surg Sports Traumatol Arthrosc 4(1):19–21, 1996.

22. Centers for Disease Control and Prevention: Tools to Implement the Otago Exercise Program: A Program to Reduce Falls, ed. 1. Available at http:// www.med.unc.edu/aging/cgec/exercise-program/tools-for-practice/ ImplementationGuideforPT.pdf. Accessed July 23, 2015.

23. Chaffin, DB, and Page, GB: Postural effects on biomechanical and psychophysical weight-lifting limits. Ergonomics 37(4):663–676, 1994.

24. Chamberlin, ME, Fulwider, BD, Sanders, SL, and Medeiros, JM: Does fear of falling influence spatial and temporal gait parameters in elderly persons beyond changes associated with normal aging? J Gerontol A Biol Sci Med Sci 60(9):1163–1167, 2005.

25. Chandler, JM, and Duncan, PW: Balance and falls in the elderly: issues in evaluation and treatment. In Guccione, AA (ed): Geriatric Physical Therapy. St, Louis: Mosby, Inc, 1993, pp 237–251.

26. Chiviacowsky, S, Wulf, G, and Wally, R: An external focus of attention enhances balance learning in older adults. Gait Post 32(4):572–575, 2010.

27. Chow, DH, Cheng, IY, Holmes, AD, and Evans, JH: Postural perturbation and muscular response following sudden release during symmetric squat and stoop lifting. Ergonomics 48(6):591–607, 2005.

28. Christou, EA, Yang, Y, and Rosengren, KS: Taiji training improves knee extensor strength and force control in older adults. J Gerontol A Biol Sci Med Sci 58(8):763–766, 2003.

29. Cohen, H, Blatchly, CA, and Gombash, LL: A study of the clinical test of sensory interaction and balance. Phys Ther 73(6):346–351; discussion 351–344, 1993.

30. Commissaris, DA, and Toussaint, HM: Load knowledge affects low-back loading and control of balance in lifting tasks. Ergonomics 40(5): 559–575, 1997.

31. Commissaris, DA, Toussaint, HM, and Hirschfeld, H: Anticipatory postural adjustments in a bimanual, whole-body lifting task seem not only aimed at minimising anterior—posterior centre of mass displacements. Gait Post 14(1):44–55, 2001.

32. Cordo, PJ, and Nashner, LM: Properties of postural adjustments associated with rapid arm movements. J Neurophysiol 47(2):287–302, 1982.

33. Cornwall, MW, and Murrell, P: Postural sway following inversion sprain of the ankle. J Am Podiatr Med Assoc 81(5):243–247, 1991.

34. Csuka, M, and McCarty, DJ: Simple method for measurement of lower extremity muscle strength. Am J Med 78(1):77–81, 1985.

35. Dite, W, and Temple, VA: A clinical test of stepping and change of direction to identify multiple falling older adults. Arch Phys Med Rehabil 83(11):1566–1571, 2002.

36. Dolan, P, Earley, M, and Adams, MA: Bending and compressive stresses acting on the lumbar spine during lifting activities. J Biomech 27(10): 1237–1248, 1994.

37. Dolan, P, Mannion, AF, and Adams, MA: Passive tissues help the back muscles to generate extensor moments during lifting. J Biomech 27(8): 1077–1085, 1994.

38. Donald, IP, and Bulpitt, CJ: The prognosis of falls in elderly people living at home. Age Ageing 28(2):121–125, 1999.

39. Duncan, PW, Weiner, DK, Chandler, J, and Studenski, S: Functional reach: a new clinical measure of balance. J Gerontol 45(6):M192–197, 1990.

40. Duncan, RP, et al: Comparative utility of the BESTest, mini-BESTest, and brief-BESTest for predicting falls in individuals with Parkinson disease: a cohort study. Phys Ther 93(4):542–550, 2013.

41. Emery, CA, Rose, MS, McAllister, JR, and Meeuwisse, WH: A prevention strategy to reduce the incidence of injury in high school basketball: a cluster randomized controlled trial. Clin J Sport Med 17(1):17–24, 2007.

42. Faber, MJ, Bosscher, RJ, and van Wieringen, PC: Clinimetric properties of the performance-oriented mobility assessment. Phys Ther 86(7): 944–954, 2006.

43. Filipa, A, et al: Neuromuscular training improves performance on the star excursion balance test in young female athletes. J Orthop Sports Phys Ther 40(9):551–558, 2010.

44. Franchignoni, F, Horak, F, Godi, M, Nardone, A, and Giordano, A: Using psychometric techniques to improve the Balance Evaluation Systems Test: the mini-BESTest. J Rehabil Med 42(4):323–331, 2010.

45. Frank, JS, Patla, AE, and Brown, JE: Characteristics of postural control accompanying voluntary arm movement in the elderly. Soci Neurosci Abstr 13:335, 1987.

46. Freeman, MA, Dean, MR, and Hanham, IW: The etiology and prevention of functional instability of the foot. J Bone Joint Surg Br 47(4):678–685, 1965.

47. Gagnier, JJ, Morgenstern, H, and Chess, L: Interventions designed to prevent anterior cruciate ligament injuries in adolescents and adults: a systematic review and meta-analysis. Am J Sports Med 41(8):1952–1962, 2013.

48. Gardner, MM, Buchner, DM, Robertson, MC, and Campbell, AJ: Practical implementation of an exercise-based falls prevention programme. Age Ageing 30(1):77–83, 2001.

49. Garn, SN, and Newton, RA: Kinesthetic awareness in subjects with multiple ankle sprains. Phys Ther 68(11):1667–1671, 1988.

50. Gilchrist, J, et al: A randomized controlled trial to prevent noncontact anterior cruciate ligament injury in female collegiate soccer players. Am J Sports Med 36(8):1476–1483, 2008.

51. Gill, KP, and Callaghan, MJ: The measurement of lumbar proprioception in individuals with and without low back pain. Spine 23(3):371–377, 1998.

52. Gillespie, LD, et al: Interventions for preventing falls in elderly people. Cochrane Database Syst Rev (4):CD000340, 2003.

53. Gillespie, LD, et al: Interventions for preventing falls in older people living in the community. Cochrane Database Syst Rev 9:CD007146, 2012.

54. Glencross, D, and Thornton, E: Position sense following joint injury. J Sports Med Phys Fitness 21(1):23–27, 1981.

55. Gribble, PA, Hertel, J, and Plisky P: Using the Star Excursion Balance Test to assess dynamic postural-control deficits and outcomes in lower extrem- ity injury: a literature and systematic review. J Athl Train 47(3):339–357, 2012.

56. Grigg, P: Articular neurophysiology. In Zachazewski, JE, and Quillen, WS (eds): Athletic Injury Rehabilitation. Philadelphia: WB Saunders, 1996: 152-169.

57. Grigg, P, Finerman, GA, and Riley, LH: Joint-position sense after total hip replacement. J Bone Joint Surg Am 55(5):1016–1025, 1973.

58. Guskiewicz, KM: Postural stability assessment following concussion: one piece of the puzzle. Clin J Sport Med 11(3):182–189, 2001.

59. Hackney, ME, and Wolf, SL: Impact of tai chi Chu'an practice on balance and mobility in older adults: an integrative review of 20 years of research. J Geriatr Phys Ther 37(3):127–135, 2014.

60. Han, K, Ricard, MD, and Fellingham, GW: Effects of a 4-week exercise program on balance using elastic tubing as a perturbation force for individuals with a history of ankle sprains. J Orthop Sports Phys Ther 39(4): 246–255, 2009.

61. Heiss, DG, Shields, RK, and Yack, HJ: Anticipatory control of vertical lifting force and momentum during the squat lift with expected and unexpected loads. J Orthop Sports Phys Ther 31(12):708–723; discussion 724–709, 2001.

62. Heiss, DG, Shields, RK, and Yack, HJ: Balance loss when lifting a heavier-than-expected load: effects of lifting technique. Arch Phys Med Rehabil 83(1):48–59, 2002.

63. Hellebrandt, FA, Tepper, RH, and Braun, GL: Location of the cardinal anatomical orientation planes passing through the center of weight in young adult women. Am J Physiol 121:465–470, 1938.

64. Hertel, J, Miller, SJ, and Denegar, CR: Intratester and intertester reliability during the Star Excursion Balance Tests. J Sport Rehabil 9:104–116, 2000.

65. Holmes, A, and Delahunt, E: Treatment of common deficits associated with chronic ankle instability. Sports Med 39(3):207–224, 2009.

66. Horak, F, and Shupert, C: The role of the vestibular system in postural control. In Herdman, S (ed): Vestibular Rehabilitation. New York: F.A. Davis, 1994.

67. Horak, FB: Postural orientation and equilibrium: what do we need to know about neural control of balance to prevent falls? Age Ageing 35 Suppl 2:ii7–ii11, 2006.

68. Horak, FB, and Nashner, LM: Central programming of postural movements: adaptation to altered support-surface configurations. J Neurophysiol 55(6):1369–1381, 1986.

69. Horak, FB, Nashner, LM, and Diener, HC: Postural strategies associated with somatosensory and vestibular loss. Exp Brain Res 82(1):167–177, 1990.

70. Horak, FB, Nutt, JG, and Nashner, LM: Postural inflexibility in parkinsonian subjects. J Neurol Sci 111(1):46–58, 1992.

71. Horak, FB, Shupert, CL, and Mirka, A: Components of postural dyscon- trol in the elderly: a review. Neurobiol Aging 10(6):727–738, 1989.

72. Horak, FB, Wrisley, DM, and Frank J: The Balance Evaluation Systems Test (BESTest) to differentiate balance deficits. Phys Ther 89(5):484–498, 2009.

73. Howe, JA, Inness, EL, Venturini, A, Williams, JI, and Verrier, MC: The Community Balance and Mobility Scale—a balance measure for individuals with traumatic brain injury. Clin Rehabil 20(10):885–895, 2006.

74. Howe, TE, Rochester, L, Neil, F, Skelton, DA, and Ballinger, C: Exercise for improving balance in older people. Cochrane Database Syst Rev 11: CD004963, 2011.

75. Howland, J, et al: Fear of falling among the community-dwelling elderly. J Aging Health 5(2):229–243, 1993.

76. Huang, HC, Gau, ML, Lin, WC, and George, K: Assessing risk of falling in older adults. Public Health Nurs 20(5):399–411, 2003.

77. Huang, Y, and Lui, X: Improvement for balance control ability and flexibility in the elderly Tai Chi Chuan (TCC) practitioners: a systematic review and meta-analysis. Arch Gernotol Geriatr 60:233–238, 2015.

78. Hubscher, M, et al: Neuromuscular training for sports injury prevention: a systematic review. Med Sci Sports Exerc 42(3):413–421, 2010.

79. Inglin, B, and Woollacott, M: Age-related changes in anticipatory postural adjustments associated with arm movements. J Gerontol 43(4): M105–113, 1988.

80. Jack, CI, Smith, T, Neoh, C, Lye, M, and McGalliard, JN: Prevalence of low vision in elderly patients admitted to an acute geriatric unit in Liverpool: elderly people who fall are more likely to have low vision. Gerontology 41(5):280–285, 1995.

81. Jacobs, JV, Horak, FB, Van Tran, K, and Nutt, JG: An alternative clinical postural stability test for patients with Parkinson's disease. J Neurol 253(11):1404–1413, 2006.

82. Jacobson, GP, and Newman, CW: The development of the Dizziness Handicap Inventory. Arch Otolaryngol Head Neck Surg 116(4):424–427, 1990.

83. Jamison, ST, et al: Randomized controlled trial of the effects of a trunk stabilization program on trunk control and knee loading. Med Sci Sports Exerc 44(10):1924–1934, 2012.

84. Johnson, BL, and Nelso, JK: Practical Measurements for Evaluation in Physical Education, ed. 4. Minneapolis, MN: Burgess, 1979.

85. Jones, SL, Hitt, JR, DeSarno, MJ, and Henry, SM: Individuals with nonspecific low back pain in an active episode demonstrate temporally altered torque responses and direction-specific enhanced muscle activ- ity following unexpected balance perturbations. Exp Brain Res 221(4): 413–426, 2012.

86. Kegelmeyer, DA, Kloos, AD, Thomas, KM, and Kostyk, SK: Reliability and validity of the Tinetti Mobility Test for individuals with Parkinson disease. Phys Ther 87(10):1369–1378, 2007.

87. Keshner, EA: Reflex, voluntary, and mechanical process in postural stabilization. In Duncan, PW (ed): Balance Proceedings of the APTA Forum. Alexandria, VA: American Physical Therapy Association, 1990.

88. Keshner, EA, Woollacott, MH, and Debu, B: Neck, trunk and limb muscle responses during postural perturbations in humans. Exp Brain Res 71(3):455–466, 1988.

89. Kingma, I, Bosch, T, Bruins, L, and van Dieen, JH: Foot positioning instruction, initial vertical load position and lifting technique: effects on low back loading. Ergonomics 47(13):1365–1385, 2004.

90. Kinzey, SJ, and Armstrong, CW: The reliability of the star-excursion test in assessing dynamic balance. J Orthop Sports Phys Ther 27(5):356–360, 1998.

91. Lachman, ME, et al: Fear of falling and activity restriction: the survey of activities and fear of falling in the elderly (SAFE). J Gerontol B Psychol Sci Soc Sci 53(1):P43–50, 1998.

92. Lajoie, Y, and Gallagher, SP: Predicting falls within the elderly community: comparison of postural sway, reaction time, the Berg balance scale and the Activities-specific Balance Confidence (ABC) scale for comparing fallers and non-fallers. Arch Gerontol Geriatr 38(1):11–26, 2004.

93. Lehr, ME, et al: Field-expedient screening and injury risk algorithm categories as predictors of noncontact lower extremity injury. Scand J Med Sci Sports 23(4):e225–232, 2013.

94. Leinonen, V, Kankaanpaa, M, Luukkonen, M, et al: Lumbar paraspinal muscle function, perception of lumbar position, and postural control in disc herniation-related back pain. Spine 28(8):842–848, 2003.

95. Leskinen, TP, Stalhammar, HR, Kuorinka, IA, and Troup JD: A dynamic analysis of spinal compression with different lifting techniques. Ergonomics 26(6):595–604, 1983.

96. Light, KE: Information processing for motor performance in aging adults. Phys Ther 70(12):820–826, 1990.

97. Lin, SI, Woollacott, MH, and Jensen, JL: Postural response in older adults with different levels of functional balance capacity. Aging Clin Exp Res 16(5):369–374, 2004.

98. Logghe, IH, Verhagen, AP, Rademaker, AC, et al: The effects of tai chi on fall prevention, fear of falling and balance in older people: a meta-analysis. Prev Med 51(3–4):222–227, 2010.

99. Lomond, KV, Henry, SM, Hitt, JR, DeSarno, MJ, and Bunn JY: Altered postural responses persist following physical therapy of general versus specific trunk exercises in people with low back pain. Man Ther 19(5):425–432, 2014.

100. Lomond, KV, et al: Effects of low back pain stabilization or movement system impairment treatments on voluntary postural adjustments: a randomized controlled trial. Spine J 15(4):596–606, 2015.

101. Lord, SR, Dayhew, J, and Howland A: Multifocal glasses impair edge-contrast sensitivity and depth perception and increase the risk of falls in older people. J Am Geriatr Soc 50(11):1760–1766, 2002.

102. Lord, SR, et al: The effect of an individualized fall prevention program on fall risk and falls in older people: a randomized, controlled trial. J Am Geriatr Soc 53(8):1296–1304, 2005.

103. Low, S, Ang, LW, Goh, KS, and Chew, SK: A systematic review of the effectiveness of tai chi on fall reduction among the elderly. Arch Gerontol Geriatr 48(3):325–331, 2009.

104. Lundin-Olsson, L, Nyberg, L, and Gustafson Y: Attention, frailty, and falls: the effect of a manual task on basic mobility. J Am Geriatr Soc 46(6): 758–761, 1998.

105. Maki, BE: Gait changes in older adults: predictors of falls or indicators of fear. J Am Geriatr Soc 45(3):313–320, 1997.

106. Maki, BE, Whitelaw RS: Influence of expectation and arousal on center-of-pressure responses to transient postural perturbations. J Vestib Res 3(1):25–39, 1993.

107. Martin, RL, Davenport, TE, Paulseth, S, Wukich, DK, and Godges, JJ, Orthopaedic Section American Physical Therapy A: ankle stability and movement coordination impairments: ankle ligament sprains. J Orthop Sports Phys Ther 43(9):A1–40, 2013.

108. McGuine, TA, and Keene, JS: The effect of a balance training program on the risk of ankle sprains in high school athletes. Am J Sports Med 34(7):1103–1111, 2006.

109. McKeon, PO, and Hertel, J: Systematic review of postural control and lateral ankle instability, part I: can deficits be detected with instrumented testing. J Athl Train 43(3):293–304, 2008.

110. McLeod, TC, Armstrong, T, Miller, M, and Sauers JL: Balance improvements in female high school basketball players after a 6-week neuromuscular-training program. J Sport Rehabil 18(4):465–481, 2009.

111. Means, KM, Rodell, DE, and O'Sullivan, PS: Balance, mobility, and falls among community-dwelling elderly persons: effects of a rehabilitation exercise program. Am J Phys Med Rehabil 84(4):238–250, 2005.

112. Miller, RL: When you lift, bend your knees. Occup Health Saf 45(3): 46–47, 1976.

113. Mizuta H, et al: A stabilometric technique for evaluation of functional instability in the anterior cruciate ligament deficient knee. Clin J Sport Med 2:235–239, 1992.

114. Mohammadi, F: Comparison of 3 preventive methods to reduce the recurrence of ankle inversion sprains in male soccer players. Am J Sports Med 35(6):922–926, 2007.

115. Muir, SW, Berg, K, Chesworth, B, and Speechley, M: Use of the Berg Balance Scale for predicting multiple falls in community-dwelling elderly people: a prospective study. Phys Ther 88(4):449–459, 2008.

116. Munhoz, RP, et al: Evaluation of the pull test technique in assessing postural instability in Parkinson's disease. Neurology 62(1):125–127, 2004.

117. Nashner, LM: Adaptations of human movement to altered environments. Trends in Neurosci 5:358–361, 1982.

118. Nashner, LM: The anatomic basis of balance in orthopaedics. In Wallman, HW (ed): Orthopedic Physical Therapy Clinics of North America. Philadelphia: W.B. Saunders, 2002.

119. Nashner, LM: Fixed patterns of rapid postural responses among leg muscles during stance. Exp Brain Res 30(1):13–24, 1977.

120. Nashner, LM: Sensory, neuromuscular, and biomechanical contributions to human balance. In Duncan, PW (ed): Balance Proceedings of the APTA Forum. Alexandria, VA: American Physical Therapy Association, 1990.

121. Nashner, LM, Shupert, CL, Horak, FB, and Black, FO: Organization of posture controls: an analysis of sensory and mechanical constraints. Prog Brain Res 80:411–418; discussion 395–417, 1989.

122. Nashner, LM, Woollacott, M, and Tuma, G: Organization of rapid responses to postural and locomotor-like perturbations of standing man. Exp Brain Res 36(3):463–476, 1979.

123. Nashner, LM, and Woollacott, MH: The organization of rapid postural adjustments of standing humans: an experimental-conceptual model. In Talbott, RE, and Humphrey, DR (eds): Posture and Movement. New York: Raven, 1979.

124. Navalgund, A, Buford, JA, Briggs, MS, and Givens, DL: Trunk muscle reflex amplitudes increased in patients with subacute, recurrent LBP treated with a 10-week stabilization exercise program. Motor Control 17(1):1–17, 2013.

125. Neptune, RR, Wright, IC, and van den Bogert, AJ: Muscle coordination and function during cutting movements. Med Sci Sports Exerc 31(2): 294–302, 1999.

126. Nevitt, MC: Falls in the elderly: risk factors and prevention. In Masdeu, JC, Sudarsky, L, and Wolfson, L (eds): Gait Disorders of Aging: Falls and Therapeutic Strategies. Philadelphia: Lippincott-Raven, 1997, pp 13–36.

127. Newton, RA: Review of tests of standing balance abilities. Brain Inj 3:335–343, 1989.

128. Newton, RA: Validity of the multi-directional reach test: a practical measure for limits of stability in older adults. J Gerontol A Biol Sci Med Sci 56(4):M248–252, 2001.

129. Nies, N, and Sinnott, PL: Variations in balance and body sway in middle-aged adults. Subjects with healthy backs compared with subjects with low-back dysfunction. Spine (Phila Pa 1976) 16(3):325–330, 1991.

130. Nitz, JC, and Choy, NL: The efficacy of a specific balance-strategy training programme for preventing falls among older people: a pilot randomised controlled trial. Age Ageing 33(1):52–58, 2004.

131. Nolte, J: The Human Brain: An Introduction to Its Functional Anatomy, ed. 5. St. Louis: Moby, Inc., 2002.

132. Olmsted, LC, Carcia, CR, Hertel, J, and Shultz SJ: Efficacy of the Star Excursion Balance Tests in detecting reach deficits in subjects with chronic ankle instability. J Athl Train 37(4):501–506, 2002.

133. Padgett, PK, Jacobs, JV, and Kasser, SL: Is the BESTest at its best? A suggested brief version based on interrater reliability, validity, internal consistency, and theoretical construct. Phys Ther 92(9):1197–1207, 2012.

134. Pap, G, Machner, A, Nebelung, W, and Awiszus, F: Detailed analysis of proprioception in normal and ACL-deficient knees. J Bone Joint Surg Br 81(5):764–768, 1999.

135. Patla, AE, et al: Identification of age-related changes in the balance-control system. In Duncan, PW (ed): Balance Proceedings of the APTA Forum. Alexandria, VA: American Physical Therapy Association, 1990.

136. Plisky, PJ, et al: The reliability of an instrumented device for measuring components of the star excursion balance test. N Am J Sports Phys Ther 4(2):92–99, 2009.

137. Plisky, PJ, Rauh, MJ, Kaminski, TW, and Underwood, FB: Star Excursion Balance Test as a predictor of lower extremity injury in high school basketball players. J Orthop Sports Phys Ther 36(12):911–919, 2006.

138. Podsiadlo, D, and Richardson, S: The timed "Up & Go": a test of basic functional mobility for frail elderly persons. J Am Geriatr Soc 39(2): 142–148, 1991.

139. Potvin, JR, McGill, SM, and Norman, RW: Trunk muscle and lumbar ligament contributions to dynamic lifts with varying degrees of trunk flexion. Spine 16(9):1099–1107, 1991.

140. Powell, LE, and Myers, AM: The Activities-specific Balance Confidence (ABC) Scale. J Gerontol A Biol Sci Med Sci 50A(1):M28–34, 1995.

141. Puniello, MS, McGibbon, CA, and Krebs, DE: Lifting characteristics of functionally limited elders. J Rehabil Res Dev 37(3):341–352, 2000.

142. Rankin, JK, Woollacott, MH, Shumway-Cook, A, and Brown, LA: Cognitive influence on postural stability: a neuromuscular analysis in young and older adults. J Gerontol A Biol Sci Med Sci 55(3):M112–119, 2000.

143. Resnick, HE, et al: Independent effects of peripheral nerve dysfunction on lower-extremity physical function in old age: the Women's Health and Aging Study. Diabetes Care 23(11):1642–1647, 2000.

144. Richardson, JK: Factors associated with falls in older patients with diffuse polyneuropathy. J Am Geriatr Soc 50(11):1767–1773, 2002.

145. Robertson, MC, Campbell, AJ, Gardner, MM, and Devlin, N: Preventing injuries in older people by preventing falls: a meta-analysis of individual-level data. J Am Geriatr Soc 50(5):905–911, 2002.

146. Ross, SE, and Guskiewicz, KM: Effect of coordination training with and without stochastic resonance stimulation on dynamic postural stability of subjects with functional ankle instability and subjects with stable ankles. Clin J Sport Med 16(4):323–328, 2006.

147. Rubenstein, LZ, Josephson, KR, and Robbins, AS: Falls in the nursing home. Ann Intern Med 121(6):442–451, 1994.

148. Safran, MR, et al: Proprioception in the posterior cruciate ligament deficient knee. Knee Surg Sports Traumatol Arthrosc 7(5):310–317, 1999.

149. Sattin, RW: Falls among older persons: a public health perspective. Annu Rev Public Health 13:489–508, 1992.

150. Schenkman, ML: Interrelationship of neurological and mechanical factors in balance control. In Duncan PW (ed.): Balance Proceedings of the APTA Forum. Alexandria, VA: American Physical Therapy Association, 1990.

151. Schleicher, MM, Wedam, L, and Wu, G: Review of tai chi as an effective exercise on falls prevention in elderly. Res Sports Med 20(1):37–58, 2012.

152. Shaffer, SW, et al: Y-balance test: a reliability study involving multiple raters. Mil Med 178(11):1264–1270, 2013.

153. Shea, CH, Wulf, G, and Whitacre, C: Enhancing training efficiency and effectiveness through the use of dyad training. J Mot Behav 31(2): 119–125, 1999.

154. Sherrington, C, and Tiedemann, A: Physiotherapy in the prevention of falls in older people. J Physiother 61(2):54–60, 2015.

155. Shu, Y, Southard, S, Shin, G, and Mirka, GA: The effect of a repetitive, fatiguing lifting task on horizontal ground reaction forces. J Appl Biomech 21(3):260–270, 2005.

156. Shumway-Cook, A, Brauer, S, and Woollacott, M: Predicting the probability for falls in community-dwelling older adults using the Timed Up & Go Test. Phys Ther 80(9):896–903, 2000.

157. Shumway-Cook, A, and Horak, FB: Assessing the influence of sensory interaction of balance. Suggestion from the field. Phys Ther 66(10): 1548–1550, 1986.

158. Shumway-Cook, A, and Woollacott, M: Attentional demands and pos- tural control: the effect of sensory context. J Gerontol A Biol Sci Med Sci 55(1):M10–16, 2000.

159. Shumway-Cook, A, and Woollacott, MH: Motor Control: Theory and Practical Applications, ed. 2. Philadelphia: Lippincott, Williams & Wilkins, 2001.

160. Simoneau, GG, Ulbrecht, JS, Derr, JA, Becker, MB, and Cavanagh, PR: Postural instability in patients with diabetic sensory neuropathy. Diabetes Care 17(12):1411–1421, 1994.

161. Studenski, S, Duncan, PW, and Chandler, J: Postural responses and effector factors in persons with unexplained falls: results and methodologic issues. J Am Geriatr Soc 39(3):229–234, 1991.

162. Sturdevant, R: Prescription for workplace safety: bend and lift correctly to avoid back injuries! J Tenn Med Assoc 86(10):457, 1993.

163. Sugimoto, D, Myer, GD, Foss, KD, and Hewett, TE: Dosage effects of neuromuscular training intervention to reduce anterior cruciate ligament injuries in female athletes: meta- and sub-group analyses. Sports Med 44(4):551–562, 2014.

164. Taggart, HM: Effects of tai chi exercise on balance, functional mobility, and fear of falling among older women. Appl Nurs Res 15(4):235–242, 2002.

165. Tinetti, ME: Performance-oriented assessment of mobility problems in elderly patients. J Am Geriatr Soc 34(2):119–126, 1986.

166. Tinetti, ME, Richman, D, and Powell, L: Falls efficacy as a measure of fear of falling. J Gerontol 45(6):P239–243, 1990.

167. Toussaint, HM, Commissaris, DA, and Beek, PJ: Anticipatory postural adjustments in the back and leg lift. Med Sci Sports Exerc 29(9): 1216–1224, 1997.

168. Trojian, TH, and McKeag, DB: Single leg balance test to identify risk of ankle sprains. Br J Sports Med 40(7):610–613; discussion 613, 2006.

169. Uccioli, L, et al: Body sway in diabetic neuropathy. Diabetes Care 18(3):339–344, 1995.

170. van Dieen, JH, Cholewicki, J, and Radebold, A: Trunk muscle recruitment patterns in patients with low back pain enhance the stability of the lumbar spine. Spine (Phila Pa 1976) 28(8):834–841, 2003.

171. van Dieen, JH, Hoozemans, MJ, and Toussaint, HM: Stoop or squat: a review of biomechanical studies on lifting technique. Clin Biomech (Bristol, Avon) 14(10):685–696, 1999.

172. van Dieen, JH, and Visser, B: Estimating net lumbar sagittal plane moments from EMG data. The validity of calibration procedures. J Electromyogr Kinesiol 9(5):309–315, 1999.

173. Vellas, BJ, Wayne, SJ, Romero, L, Baumgartner, RN, Rubenstein, LZ, and Garry, PJ: One-leg balance is an important predictor of injurious falls in older persons. J Am Geriatr Soc 45(6):735–738, 1997.

174. Verhagen, E, et al: The effect of a proprioceptive balance board training program for the prevention of ankle sprains: a prospective controlled trial. Am J Sports Med 32(6):1385–1393, 2004.

175. Walker, JE, and Howland, J: Falls and fear of falling among elderly persons living in the community: occupational therapy interventions. Am J Occup Ther 45(2):119–122, 1991.

176. Wayne, PM, et al: Can tai chi improve vestibulopathic postural control? Arch Phys Med Rehabil 85(1):142–152, 2004.

177. Webster, KA, and Gribble, PA: Functional rehabilitation interventions for chronic ankle instability: a systematic review. J Sport Rehabil 19(1):98–114, 2010.

178. Wegener, L, Kisner, C, and Nichols, D: Static and dynamic balance responses in persons with bilateral knee osteoarthritis. J Orthop Sports Phys Ther 25(1):13–18, 1997.

179. Williams, GP, Greenwood, KM, Robertson, VJ, Goldie, PA, and Morris, ME: High-Level Mobility Assessment Tool (HiMAT): inter-rater relia- bility, retest reliability, and internal consistency. Phys Ther 86(3): 395–400, 2006.

180. Winstein, CJ, and Mitz, AR: The motor system. II Higher centers. In Cohen, H (ed): Neuroscience for Rehabilitation. Philadelphia: JB Lippincott, 1993.

181. Winter, DA: A.B.C. (Anatomy, Biomechanics, and Control) of Balance During Standing and Walking. Waterloo, Ontario: Waterloo Biomechanics, 1995.

182. Winter, DA, Patla, AE, Frank, JS, and Walt, SE: Biomechanical walking pattern changes in the fit and healthy elderly. Phys Ther 70(6):340–347, 1990.

183. Wolfson, LI, Whipple, R, Amerman, P, and Kleinberg, A: Stressing the postural response. A quantitative method for testing balance. J Am Geriatr Soc 34(12):845–850, 1986.

184. Woollacott, MH, Shumway-Cook, A, and Nashner, LM: Aging and posture control: changes in sensory organization and muscular coordination. Int J Aging Hum Dev 23(2):97–114, 1986.

185. Wrisley, DM, and Kumar, NA: Functional gait assessment: concurrent, discriminative, and predictive validity in community-dwelling older adults. Phys Ther 90(5):761–773, 2010.

186. Wrisley, DM, Marchetti, GF, Kuharsky, DK, and Whitney, SL: Reliability, internal consistency, and validity of data obtained with the functional gait assessment. Phys Ther 84(10):906–918, 2004.

187. Wulf, G: Attention and motor skill learning. Champaign, IL: Human Kinetics, 2007.

188. Wulf, G, Hoss, M, and Prinz, W: Instructions for motor learning: differential effects of internal versus external focus of attention. J Mot Behav 30(2):169–179, 1998.

189. Wulf, G, McNevin, N, and Shea, CH: The automaticity of complex motor skill learning as a function of attentional focus. Q J Exp Psychol A 54(4):1143–1154, 2001.

190. Wulf, G, Shea, C, and Lewthwaite, R: Motor skill learning and performance: a review of influential factors. Med Educ 44(1):75–84, 2010.

191. Zijlstra, GA, et al: Interventions to reduce fear of falling in community-living older people: a systematic review. J Am Geriatr Soc 55(4): 603–615, 2007.

Exercícios aquáticos

Elaine L. Bukowski, PT, DPT, MS, (D)Abda Emeritus

■ **Contexto e princípios dos exercícios aquáticos** 318

DEFINIÇÃO DE EXERCÍCIO AQUÁTICO 318

METAS E INDICAÇÕES PARA O EXERCÍCIO AQUÁTICO 318

PRECAUÇÕES E CONTRAINDICAÇÕES PARA OS EXERCÍCIOS AQUÁTICOS 318
Precauções 318
Contraindicações 319

PROPRIEDADES DA ÁGUA 319
Propriedades físicas da água 319
Hidromecânica 321
Termodinâmica 321
Centro de flutuação 321

A TEMPERATURA DA ÁGUA E O EXERCÍCIO TERAPÊUTICO 322
Regulação da temperatura 322
Exercícios de mobilidade e controle funcional 322
Condicionamento aeróbio 322

PISCINAS PARA EXERCÍCIOS AQUÁTICOS 323
Piscinas terapêuticas tradicionais 323
Piscinas para pacientes individuais 323

EQUIPAMENTOS ESPECIAIS PARA OS EXERCÍCIOS AQUÁTICOS 323
Colares, anéis, cintos e coletes 324
Barras para piscina 324
Luvas, palmares e sinos Hydro-tone® 325
Nadadeiras e botas Hydro-tone® 325
Pranchas para piscina 325

CUIDADOS COM A PISCINA E SEGURANÇA 325

■ **Intervenções com exercícios que utilizam o ambiente aquático** 326

EXERCÍCIOS DE ALONGAMENTO 326
Técnicas de alongamento manual 326
Técnicas de alongamento da coluna vertebral 326
Técnicas de alongamento do ombro 327
Técnicas de alongamento do quadril 328
Técnicas de alongamento do joelho 328
Autoalongamento com equipamento aquático 329

EXERCÍCIOS DE FORTALECIMENTO 330
Exercícios com resistência manual 330
Técnicas de resistência manual para membros superiores 331
Técnicas de resistência manual para membros inferiores 333
Estabilização dinâmica do tronco 335
Exercícios de fortalecimento independentes 335

CONDICIONAMENTO AERÓBIO 338
Intervenções de tratamento 338
Resposta fisiológica à marcha/corrida em águas profundas 339
Forma apropriada de corrida em águas profundas 339
Monitoramento dos exercícios 339
Seleção do equipamento 339

ATIVIDADES DE APRENDIZADO INDEPENDENTE 340

Terapia aquática, o uso da água com fins de reabilitação, data de vários séculos atrás. O uso da água com fins restauradores tem crescido em popularidade e vem sendo empregado cada vez mais para facilitar o exercício terapêutico. As propriedades singulares do ambiente aquático fornecem aos profissionais opções de tratamento que seriam de outro modo difíceis ou impossíveis de serem executadas no solo. Por meio da utilização de dispositivos flutuadores e profundidades de imersão variadas, o profissional tem flexibilidade para posicionar o paciente (em decúbito dor-

sal, sentado, ajoelhado, em decúbito ventral, lateral ou verticalmente) com qualquer quantidade de apoio de peso desejada. O exercício aquático tem sido utilizado com sucesso na reabilitação de uma grande variedade de populações, incluindo pacientes pediátricos,[8,30,39,49,55,73,78,84] ortopédicos,* neurológicos[41,54,56,61,63] e cardiopulmonares.[23,48,77]

---

*[1,4,9,11,12,13,14,19,21,27,31,41,50,68,80]

■ Contexto e princípios dos exercícios aquáticos

DEFINIÇÃO DE EXERCÍCIO AQUÁTICO

Exercício aquático refere-se ao uso da água (em piscinas ou tanques de imersão com diferentes profundidades) que facilita a aplicação de várias intervenções terapêuticas estabelecidas, como alongamento, fortalecimento, mobilização articular, treinamento de equilíbrio e treino de marcha e condicionamento físico.

METAS E INDICAÇÕES PARA O EXERCÍCIO AQUÁTICO

O propósito específico do exercício aquático é facilitar a recuperação funcional, proporcionando um ambiente que aumente a habilidade do paciente e/ou do fisioterapeuta de realizar diferentes intervenções terapêuticas. O exercício aquático pode ser utilizado para alcançar as seguintes metas específicas:

- Facilitar os exercícios de amplitude de movimento (ADM).[33,82]
- Iniciar o treinamento resistido.[25,50,66,76,81]
- Facilitar atividades de apoio de peso.[4]
- Melhorar a aplicação de técnicas manuais.[5,69]
- Fornecer um acesso tridimensional ao paciente.[16,69]
- Facilitar os exercícios cardiovasculares.[17,58,59,72]
- Iniciar a simulação de atividades funcionais.[53,57,76,82]
- Minimizar o risco de lesão ou de recorrência de lesão durante a reabilitação.[29,82]
- Favorecer o relaxamento do paciente.[33,46]

Embora algumas pesquisas apoiem essas metas do exercício aquático, Hall et al.[41] citaram a necessidade de mais estudos com projetos robustos que abordem a temperatura da água, profundidade de imersão e parâmetros do atendimento.

PRECAUÇÕES E CONTRAINDICAÇÕES PARA OS EXERCÍCIOS AQUÁTICOS

Embora a maioria dos pacientes tolere facilmente os exercícios aquáticos, os profissionais precisam considerar os vários aspectos fisiológicos e psicológicos da imersão que afetam a escolha do ambiente aquático.

Precauções

Medo da água

O medo da água pode limitar a efetividade de qualquer atividade em imersão. Pacientes temerosos costumam sentir um aumento dos sintomas durante e após a imersão, em virtude da defesa muscular, resposta de estresse e forma imprópria de se exercitar. Em geral, os pacientes necessitam de um período de orientação durante o qual são dadas instruções relativas aos efeitos da imersão no equilíbrio, ao controle do corpo submerso e ao uso correto dos dispositivos de flutuação.[57]

Distúrbios neurológicos

Pacientes atáxicos podem sentir um aumento da dificuldade de controlar os movimentos voluntários. Pacientes com esclerose múltipla e intolerância ao calor podem fatigar-se com a imersão em temperaturas acima de 33°C.[12,59,61] Pacientes com epilepsia controlada requerem monitoramento cuidadoso durante o tratamento em imersão e precisam ser medicados previamente de maneira adequada.[16,47]

Distúrbios respiratórios

A imersão na água pode afetar de modo adverso a respiração de um paciente que tenha distúrbio respiratório. A expansão do pulmão tende a ser inibida pela pressão hidrostática contra a parede torácica. Além disso, o aumento da circulação na cavidade torácica pode inibir ainda mais a expansão dos pulmões em virtude do aumento da circulação para o centro do corpo. A captação máxima do oxigênio é mais baixa durante a maioria das formas de exercício na água do que nos exercícios em terra.[12,16]

Evidências em foco

Embora essas precauções tenham sido citadas, Kurabayashi et al.[48] compararam a imersão até o nível do nariz e boca com a não imersão. Os participantes gastaram 30 minutos por dia, cinco dias por semana, durante dois meses, em uma piscina com a temperatura da água mantida em 38°C. Houve uma diferença significativa no grupo de imersão com um aumento da %CVF ($p = 0,058$), aumento da $VEF_{1,0\%}$ ($p = 0,018$), aumento do pico de fluxo ($p = 0,039$) e aumento da P_{ao2} ($p = 0,010$). Com base nesses achados, eles recomendaram o uso da imersão subtotal para melhorar a função respiratória de pessoas com enfisema pulmonar crônico. Pechter et al.[59] compararam 30 minutos de exercícios aeróbios na água com exercícios aeróbios em terra feitos duas vezes por semana durante 12 semanas. O grupo que se exercitou na água demonstrou aumentos no pico de VO_2, pico de pulso de O_2, pico de ventilação e pico de carga, assim como diminuições na creatinina sérica, taxa de filtração glomerular, cistatina-C sérica, proporção proteína/creatinina, pressão arterial sistólica e diastólica, colesterol total no soro e triglicerídeos séricos. Eles recomendaram o uso do exercício aquático de baixa intensidade para melhorar a função cardiorrespiratória e renal em pessoas com insuficiência renal crônica.

Disfunção cardíaca

Pacientes com angina, pressão arterial anormal, doença cardíaca ou mecanismos de bombeamento do sangue comprometidos também requerem monitoramento cuidadoso.[20,23,77,79] Cider et al.[24] demonstraram aumentos significativos na carga de trabalho, VO_{2pico} e capacidade de deambulação, e na função muscular em pacientes com insuficiência cardíaca congestiva e diabetes melito tipo 2. Teffaha et al.[74] demonstraram resultados similares de aumento no VO_{2pico} em pacientes com insuficiência cardíaca crônica ou doença arterial coronariana com função ventricular esquerda normal.

Evidências em foco

Meyer e Leblanc[55] proveram um algoritmo para tomada de decisão clínica ao se prescrever terapia aquática para pacientes com disfunção do ventrículo esquerdo e/ou insuficiência cardíaca congestiva estável. Na revisão da literatura, eles sugeriram o seguinte para reabilitação e prevenção secundária: 1) Respostas hemodinâmicas anormais temporárias podem ser desencadeadas pela imersão até o pescoço. 2) A terapia na água é absolutamente contraindicada para pacientes com insuficiência cardíaca congestiva descompensada. 3) Sentir-se bem na água não equivale a ter tolerância ventricular esquerda ao aumento de carga de volume causado pela imersão. 4) Se pacientes que sofreram previamente infartos graves do miocárdio e/ou insuficiência cardíaca congestiva conseguem dormir em decúbito dorsal, eles podem ser capazes de tolerar o banho em uma posição semissentada, desde que a imersão não exceda o nível do processo xifoide. 5) Pacientes que tiveram infarto do miocárdio e apresentam onda-Q com mais de 6 semanas de duração podem exercitar-se em uma piscina por razões ortopédicas, desde que o façam na posição ereta e a imersão não exceda o nível do processo xifoide.

Feridas abertas pequenas e cateteres

Feridas abertas pequenas e traqueotomias podem ser cobertas com curativos à prova d'água. Pacientes com cateter intravenoso, cateter de Hickman e outras sondas abertas requerem o fechamento e a fixação apropriados.[16] Deve-se tomar precauções também com pacientes que têm tubos de gastrostomia e drenos ou cateteres suprapúbicos. É essencial que seja observada a ocorrência de reações adversas durante a terapia aquática.[18]

Contraindicações

As contraindicações à terapia aquática incluem qualquer situação que crie a possibilidade de efeitos adversos para o paciente ou para o ambiente aquático.[10] Esses fatores incluem:

- Insuficiência cardíaca incipiente e angina instável.
- Disfunção respiratória; capacidade vital abaixo de 1 litro.
- Doença vascular periférica grave.
- Perigo de sangramento ou hemorragia.
- Doença renal grave (os pacientes são incapazes de se adaptar à perda de líquido durante a imersão).

- Feridas abertas sem curativo oclusivo, colostomia e infecções de pele, como pé de atleta e impinge.
- Intestino ou bexiga sem controle (acidentes intestinais requerem evacuação da piscina, tratamento químico e, possivelmente, drenagem).
- Menstruação sem proteção interna.
- Infecções ou doenças transmissíveis pela água e pelo ar (exemplos incluem gripe, infecções gastrintestinais, febre tifoide, cólera e poliomielite).
- Convulsões não controladas ao longo do último ano (criam um problema de segurança para o profissional e para o paciente caso seja necessária remoção imediata da piscina).[18]

PROPRIEDADES DA ÁGUA

As propriedades singulares da água e da imersão apresentam implicações fisiológicas profundas na aplicação do exercício terapêutico. Para utilizar a água de modo eficiente, os profissionais precisam ter uma compreensão básica acerca do significado clínico das propriedades estáticas e dinâmicas da água no que diz respeito a como elas afetam a imersão humana e o exercício.

Propriedades físicas da água

As propriedades proporcionadas pela flutuabilidade, pressão hidrostática, viscosidade e tensão superficial têm efeito direto sobre o corpo que está no ambiente aquático.[12,35,40]

Flutuabilidade (Fig. 9.1)

Definição. Flutuabilidade é a força ascendente que trabalha em oposição à gravidade.

Propriedades. O princípio de Arquimedes afirma que um corpo imerso experimenta um impulso para cima igual ao volume de líquido deslocado.[40]

Significado clínico. Os efeitos da flutuabilidade incluem:

- A flutuabilidade deixa o paciente relativamente sem peso e retira a carga das articulações ao reduzir a força da

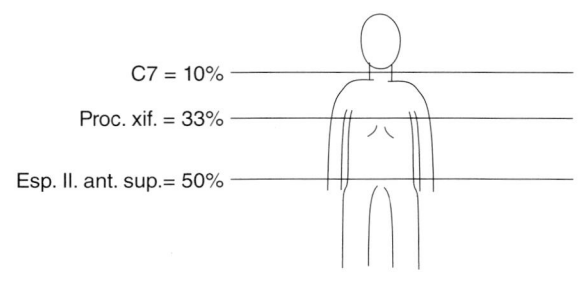

Apoio de peso em imersão

C7 = 10%
Proc. xif. = 33%
Esp. Il. ant. sup.= 50%

Figura 9.1 Porcentagem de apoio de peso em diferentes profundidades de imersão.

gravidade sobre o corpo. Por sua vez, isso permite que o paciente realize movimentos ativos com maior facilidade.

- A flutuabilidade provê resistência ao movimento quando um membro é movido contra a força da flutuação. Essa técnica pode ser usada para fortalecer os músculos.
- A quantidade de ar nos pulmões afetará a flutuabilidade do corpo. A flutuabilidade será aumentada com pulmões completamente inflados e diminuirá com a deflação dos pulmões.
- A composição do corpo também afeta a flutuabilidade. Pacientes obesos terão maior flutuabilidade, pois o tecido adiposo tem uma gravidade específica mais baixa. Pacientes com densidade óssea maior terão menos flutuabilidade do que aqueles com densidade óssea menor.
- A flutuabilidade permite que o profissional tenha um acesso tridimensional ao paciente.

Recomendação clínica

Patologia do manguito rotador. Um paciente que esteja se recuperando de um reparo do manguito rotador pode usar a força de flutuação para aumentar a amplitude de movimento na abdução e/ou flexão do ombro enquanto realiza o movimento dentro da água imerso até o nível do pescoço.[14] Ao fazer a extensão do ombro a partir de uma posição de 90° de flexão, a força de flutuação age como resistência quando o paciente traciona o braço para baixo através da água.

Pressão hidrostática

Definição. A pressão hidrostática é a pressão exercida pela água sobre objetos imersos.

Propriedades. A lei de Pascal afirma que a pressão exercida pelo líquido sobre um objeto imerso é igual em todas as superfícies do objeto. À medida que a densidade da água e a profundidade da imersão aumentam, o mesmo ocorre com a pressão hidrostática.

Significado clínico. Os efeitos da pressão hidrostática incluem:

- A pressão aumentada reduz ou limita o edema, assiste o retorno venoso, induz a bradicardia e induz direcionamento central para o fluxo sanguíneo periférico.
- A proporcionalidade da profundidade e da pressão permite que os pacientes realizem os exercícios com maior facilidade quando estão mais próximos da superfície.

Recomendação clínica

Regulação do desempenho. Barbosa et al.[6] compararam as adaptações fisiológicas do exercício aquático em níveis diferentes de imersão e o exercício em terra. Os participantes realizaram o mesmo exercício em terra, imersos até o quadril e imersos até o tórax por 6 minutos. As respostas fisiológicas foram mais altas quando o exercício foi feito com imersão até o quadril do que quando imerso até o tórax e quando se exercitando em terra do que imerso em qualquer profundidade. O terapeuta deve considerar uma progressão de imersão até o tórax, para imersão até o quadril, para exercícios em terra, de modo a aumentar as demandas fisiológicas do paciente.

Viscosidade

Definição. Viscosidade é o atrito que ocorre entre as moléculas de líquido resultando em resistência ao fluxo.

Propriedades. A resistência decorrente da viscosidade é proporcional à velocidade do movimento pelo líquido.

Significado clínico. A viscosidade da água cria resistência a todos os movimentos ativos.

- Aumentar a velocidade do movimento aumenta a resistência.
- Aumentar a área de superfície do movimento na água aumenta a resistência.

Recomendação clínica

Linfedema. Jamison[44,45] citou a efetividade da pressão hidrostática e viscosidade para aumentar o fluxo linfático e reduzir o edema em pacientes com linfedema. Contudo, é preciso ter cuidado, já que a posição pendente do membro pode cancelar esse efeito. Atividades aquáticas recomendadas incluem Watsu® (uma forma de Zen Shiatsu na água que incorpora alongamentos que liberam bloqueios e produzem relaxamento), Jahara, *ai chi* (uma forma de *tai chi* na água), aeróbia na água, método Halliwick® (uma técnica que aumenta o equilíbrio, força, coordenação e flexibilidade) e facilitação neuromuscular proprioceptiva aquática. O leitor pode consultar a lista de referências adiante para obter informações adicionais sobre essas intervenções:

- Watsu®: Dull, H: *WATSU® Freeing the Body in Water*, 4.ed., Victoria, BC: Trafford Publishing, 2008.
- Jahara: *Jahara Journal* 10° Anniversary Edition, 2007-2008. Disponível em: http:/www.jahara.com. Acessado em 9 de março de 2015.
- *Ai chi*: Sova, R: Ai Chi – *Balance, Harmony and Healing*. Port Washington, WI: DSL Ltd., 1999.
- Water aerobics: Sova, R: *Essential Principles of Aquatic Therapy and Rehabilitation*. Port Washington, WI: DSL, Ltd., 2003.
- Método Halliwick: Duffield, MH, Skinner, AT and Thompson, AM: *Duffield's Exercise in Water*. Philadelphia: W.B, Saunders, 1983.
- FNP Aquática: Jamison, L, and Ogden, D: *Aquatic Therapy Using PNF Patterns*. Tuscon, AZ: Therapy Skills Builders, 1994.

Tensão superficial

Definição. A superfície de um líquido age como uma membrana sob tensão. A tensão superficial é medida como força por unidade de comprimento.

Propriedades. A atração das moléculas da superfície é paralela à superfície. A força resistiva da tensão superficial modifica-se proporcionalmente ao tamanho do objeto que se move pela superfície do líquido.

Significado clínico. O efeito da tensão superficial inclui:

- Um membro que se move na superfície realiza mais trabalho do que se for mantido embaixo da água.
- Usar o equipamento na superfície da água aumenta a resistência.

Hidromecânica

Definição. A hidromecânica compreende as propriedades físicas e as características do líquido em movimento.[40]

Componentes do fluxo. Três fatores afetam o fluxo; eles são o fluxo laminar, fluxo turbulento e arrasto.

- *Fluxo laminar.* Movimento no qual todas as moléculas movem-se paralelas entre si; tipicamente, um movimento lento.
- *Fluxo turbulento.* Movimento no qual as moléculas não se movem paralelas entre si; tipicamente, movimentos mais rápidos.
- *Arrasto.* Os efeitos cumulativos da turbulência e da viscosidade do líquido agindo sobre um objeto em movimento.

Significado clínico do arrasto. À medida que a velocidade do movimento pela água aumenta, a resistência ao movimento também aumenta.[7]

- O movimento da água que passa pelo paciente requer que este trabalhe mais intensamente para manter sua posição na piscina.
- A aplicação de equipamentos (luvas/palmares/botas) aumenta o arrasto e a resistência conforme o paciente move o membro pela água.[62]

Recomendação clínica

Como aumentar a resistência ao movimento. Se a meta for aumentar a produção de força muscular durante a parte inicial da extensão do joelho, o terapeuta deve considerar o uso de uma *hydro-boot* ou equipamento similar para aumentar a força de arrasto na perna/pé. Barbosa et al.[5] mediram o arrasto hidrodinâmico nas condições de pé descalço e usando *hydro-boot* para determinar os coeficientes de arrasto em um modelo de perna/pé humano durante o exercício simulado de extensão-flexão do joelho. A influência da resistência da água criou uma força de arrasto mais alta quando a *hydro-boot* foi usada durante a parte inicial da extensão.

Termodinâmica

A temperatura da água tem efeito sobre o corpo e, portanto, sobre o desempenho no ambiente aquático.[16]

Calor específico

Definição. Calor específico é a quantidade de calor (calorias) necessária para elevar a temperatura de 1 grama de substância em 1°C.[40]

Propriedades. A velocidade de mudança da temperatura depende da massa e do calor específico do objeto.

Significado clínico. A água retém 1.000 vezes mais o calor do que o ar. As diferenças na temperatura entre o objeto imerso e a água equilibram-se com uma mudança mínima na temperatura da água.

Transferência de temperatura

- A água conduz a temperatura 25 vezes mais rápido que o ar.
- A transferência de calor aumenta com a velocidade. Um paciente que se move pela água perde a temperatura corporal mais rápido que um paciente imerso em repouso.

Centro de flutuação (Fig. 9.2)

No ambiente aquático, o corpo é afetado pelo centro de flutuação, e não pelo centro de gravidade.[33,39,40]

Definição. O centro de flutuação é o ponto de referência de um objeto imerso sobre o qual as forças de flutuabilidade (verticais) do líquido atuam de forma previsível.

Propriedades. As forças verticais que não fazem intersecção com o centro de flutuação criam movimentos de rotação.

Significado clínico. Na posição vertical, o centro de equilíbrio humano está localizado no esterno.

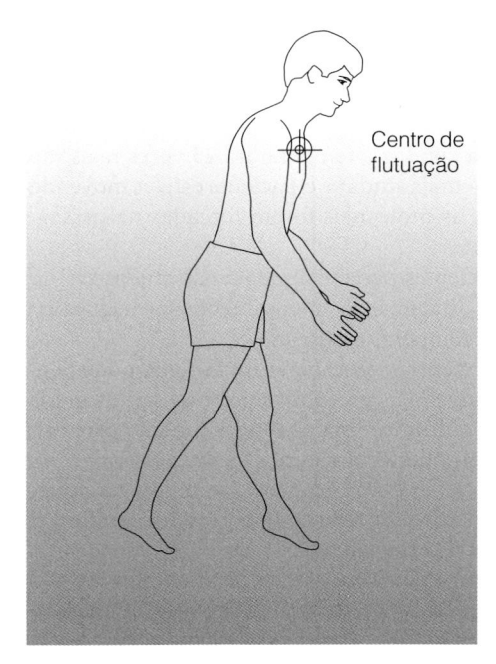

Centro de flutuação

Figura 9.2   Centro de flutuação.

- Na posição vertical, dispositivos de flutuação posicionados posteriormente fazem com que o paciente se incline para a frente; flutuadores posicionados anteriormente fazem o paciente inclinar-se para trás.
- Durante exercícios unilaterais com resistência manual, o paciente revolve-se em torno do profissional em um movimento circular.
- Um paciente com amputação unilateral de membro inferior inclina-se em direção ao lado do membro residual quando na posição vertical.
- Pacientes apoiados no piso da piscina (i. e., sentados, ajoelhados, em pé) experimentam aspectos do centro de flutuação assim como do centro de gravidade.

A TEMPERATURA DA ÁGUA E O EXERCÍCIO TERAPÊUTICO

Os comprometimentos de um paciente e as metas da intervenção determinam a escolha da temperatura da água. Em geral, são utilizadas temperaturas mais frias para o exercício de maior intensidade e temperaturas mais aquecidas para exercícios de mobilidade, flexibilidade e para relaxamento muscular.[12,16,18] Para o conforto do paciente, a temperatura do ar ambiente deve ser 3°C mais alta que a temperatura da água. Uma escolha incorreta da temperatura da água ou do ar ambiente pode afetar adversamente a habilidade do paciente de tolerar ou manter o exercício em imersão.

Regulação da temperatura

- A regulação da temperatura durante o exercício em imersão difere daquela do exercício no solo por causa de alterações na condução da temperatura e na habilidade do corpo de dissipar calor.[2,12,16,18] Com a imersão, há menos pele exposta ao ar, resultando em menor oportunidade de dissipar calor por meio dos mecanismos normais de sudorese.
- A água conduz a temperatura 25 vezes mais rápido que o ar[12] – mais ainda se o paciente estiver movendo-se pela água e as moléculas forem forçadas na passagem pelo paciente.
- Os pacientes percebem pequenas mudanças na temperatura da água mais intensamente que pequenas mudanças na temperatura do ar.
- Com o tempo, a temperatura da água pode penetrar até os tecidos mais profundos. Sabe-se que as mudanças na temperatura interna são inversamente proporcionais à espessura do tecido adiposo subcutâneo.[12]
- Os pacientes são incapazes de manter o aquecimento central adequado durante o exercício em imersão com temperaturas abaixo de 25°C.[12,26]
- Por outro lado, o exercício em temperaturas acima de 37°C pode ser prejudicial se prolongado ou mantido em alta intensidade. A imersão em água quente pode aumentar as demandas cardiovasculares em repouso e no exercício.[67]

- No exercício com água a 37°C na altura da cintura, o estímulo térmico para aumentar a frequência cardíaca vence o deslocamento em direção central do fluxo sanguíneo periférico por causa da pressão hidrostática.
- Em temperaturas acima ou iguais a 37°C, o débito cardíaco aumenta de forma significativa mesmo estando em repouso.[18]

Exercícios de mobilidade e controle funcional

- Exercícios aquáticos incluindo os de flexibilidade, fortalecimento, treino de marcha e relaxamento podem ser feitos em temperaturas entre 26°C e 35°C.[2,12,16,18]
- O exercício terapêutico feito na água aquecida (33°C) pode ser benéfico para pacientes com lesões musculoesqueléticas dolorosas agudas, por causa dos efeitos de relaxamento, bem como do aumento do limiar da dor e diminuição do espasmo muscular.[2,12,16,18]

Condicionamento aeróbio

O treinamento cardiovascular e o exercício aeróbio devem ser feitos com a água em temperaturas entre 26°C e 28°C. Essa faixa maximiza a eficiência do exercício, aumenta o volume sistólico e não eleva a frequência cardíaca até os níveis que ocorrem em água mais quente.[2,12,16,71]

- O treinamento aeróbio intenso, acima de 80% da frequência cardíaca máxima do paciente, deve ser feito em temperaturas entre 22°C e 26°C para minimizar o risco de exaustão térmica.[2,16,22,71]

Recomendação clínica

Há vários fatores a considerar quanto aos tempos de imersão e temperatura da piscina.[12,15,16,65,79]

Em decorrência do aumento nas demandas impostas aos sistemas de regulação da temperatura do paciente quando ele se exercita dentro de uma piscina, recomenda-se o seguinte:

- Usar em geral um tempo de imersão máximo de 20 minutos para pacientes sem comprometimento do sistema cardiopulmonar. Começar com sessões de 10 minutos e aumentar o tempo conforme a tolerância.
- Sempre monitorar os sinais vitais para garantir a segurança do paciente.
- Em geral temperaturas da água entre 36°C e 37°C são consideradas altas e entre 26°C e 35°C são consideradas baixas. Além das diretrizes adiante, o fator "fadiga do paciente" precisa ser considerado.
- Temperaturas mais altas são recomendadas para pacientes com artrite reumatoide, exceto no estágio agudo.
- Temperaturas mais baixas são recomendadas para pacientes com espasticidade ou para aqueles cujo tempo de imersão será de 20 a 45 minutos.
- Para flexibilidade geral, fortalecimento, treino de marcha e relaxamento, a faixa de temperatura pode ser entre 26°C e 35°C.[2,12,16,18]

- O treinamento cardiovascular e o exercício aeróbio devem ser feitos com a água em temperaturas entre 26°C e 28°C.

PISCINAS PARA EXERCÍCIOS AQUÁTICOS

As piscinas usadas para terapia aquática têm formas e tamanhos variados. Os locais onde as piscinas são alojadas precisam ter ventilação adequada para evitar o acúmulo de condensação nas paredes, janelas e piso. Deve haver um vestiário para troca da roupa e para o banho.

Piscinas terapêuticas tradicionais (Fig. 9.3)

As piscinas terapêuticas tradicionais medem pelo menos 30 m de comprimento e 7,5 m de largura. A profundidade em geral começa em 0,9 a 1,2 m, com um fundo inclinado que progride até 2,7 a 3 m.

- Esse tipo de piscina maior pode ser usado para grupos de pacientes e terapeutas que conduzem a sessão de dentro da piscina.
- A entrada para piscinas terapêuticas maiores inclui rampas, degraus, escadas ou guindastes.
- Essas piscinas têm sistemas internos de cloração e filtração.

Piscinas para pacientes individuais (Fig. 9.4)

As piscinas projetadas para o uso do paciente individual são em geral unidades menores, independentes.

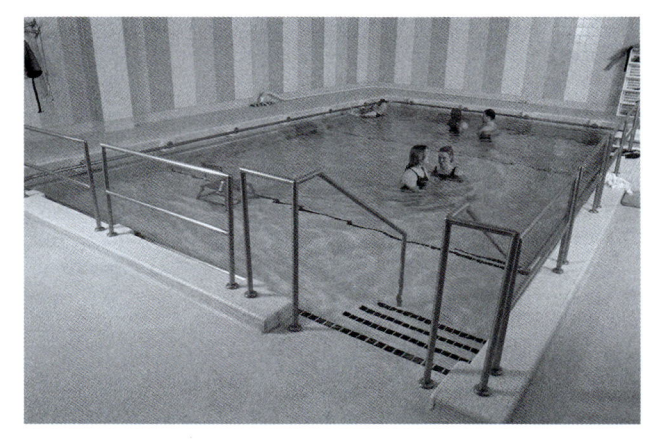

Figura 9.3 Piscina terapêutica tradicional. (Cortesia de F.A. Davis Co., Philadelphia, PA.)

- Essas piscinas independentes têm a entrada por uma porta ou um ou dois degraus laterais.
- O terapeuta provê instruções ou orientações pelo lado de fora da piscina.
- Além dos sistemas de filtração internos, essas unidades podem incluir esteiras, correntes ajustáveis e variações na profundidade da água.

EQUIPAMENTOS ESPECIAIS PARA OS EXERCÍCIOS AQUÁTICOS

Existe uma grande variedade de equipamentos para uso nos exercícios aquáticos. O equipamento aquático é

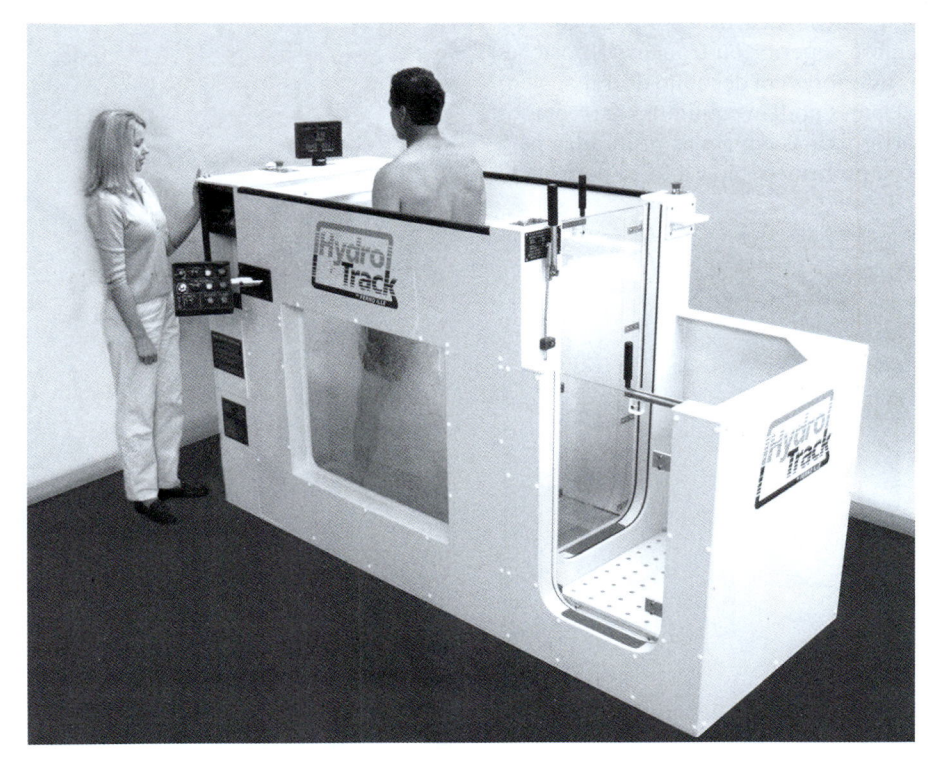

Figura 9.4 Hydro Track®, esteira submersa em unidade independente. (Cortesia de Ferno-Washington Inc., Wilmington, OH.)

usado para dar um suporte de flutuação ao corpo ou a um membro, para desafiar ou assistir o equilíbrio e gerar resistência ao movimento. Palmares para resistência, flutuadores, pranchas de piscina, bancos e cadeiras com peso são apenas alguns dos vários tipos de equipamentos que podem ser usados. O profissional pode aumentar a intensidade dos exercícios acrescentando ou removendo o equipamento. O tipo de equipamento usado é determinado pelo nível funcional do paciente no momento e pelas metas específicas da sessão de terapia.

Colares, anéis, cintos e coletes

O equipamento projetado para assistir no posicionamento do paciente, ajudando-o a flutuar, pode ser aplicado ao pescoço, aos membros ou ao tronco. Colares cervicais infláveis são usados no paciente deitado para suportar o pescoço e manter a cabeça fora da água (Fig. 9.5). Anéis de flutuação vêm em tamanhos variados e são usados para suportar os membros em qualquer posição de imersão (Fig. 9.6). Com frequência, os anéis são usados nos punhos e nos tornozelos durante técnicas manuais para assistir o posicionamento e o relaxamento do paciente. Existem vários tipos de cintos que podem ser usados para assistir na flutuação de um membro ou de todo o corpo (Fig. 9.7). Os cintos e os coletes são usados para posicionar os pacientes em decúbito dorsal, ventral ou verticalmente, para atividades em águas rasas ou profundas.

Barras para piscina

Halteres flutuantes (barras para piscina) podem ser encontrados em comprimentos curtos e longos. São úteis para suportar o membro superior ou tronco em posições eretas e os membros inferiores em decúbito dorsal ou ventral (Fig. 9.8). Os pacientes podem equilibrar-se (sentados ou em pé) sobre barras longas em águas profundas para desafiar o equilíbrio, a propriocepção e a força do tronco.

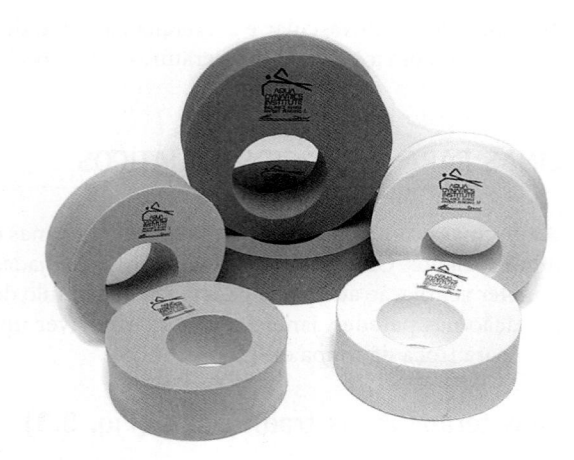

Figura 9.6 Anéis de flutuação. (Cortesia de Rothhammer International, Inc., San Luis Obispo, CA.)

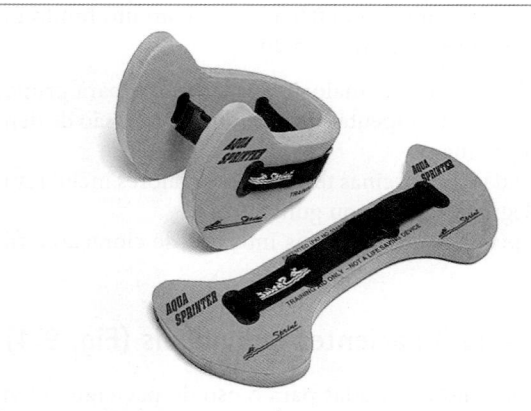

Figura 9.7 Cintos de flutuação. (Cortesia de Rothhammer International, Inc., San Luis Obispo, CA.)

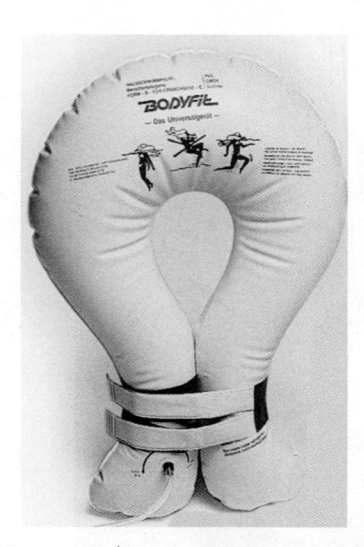

Figura 9.5 Colar cervical. (Cortesia de Rothhammer International, Inc., San Luis Obispo, CA.)

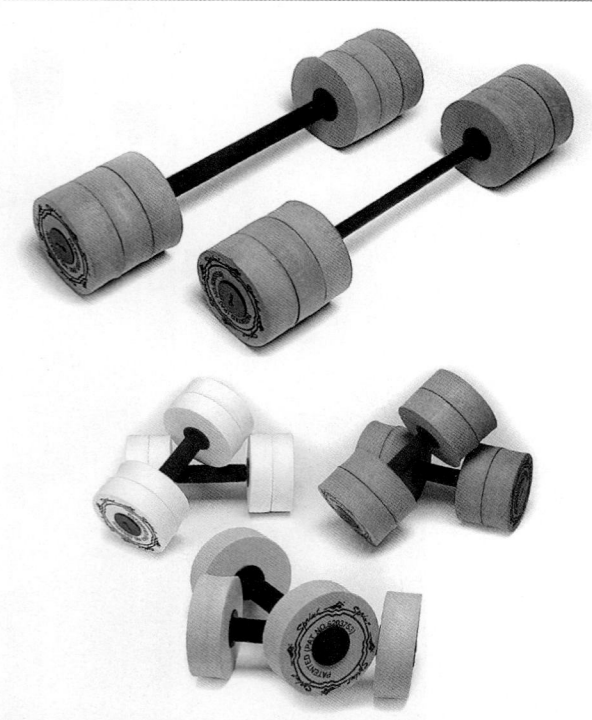

Figura 9.8 Barras para piscina. (Cortesia de Rothhammer International, Inc., San Luis Obispo, CA.)

Luvas, palmares e sinos Hydro-tone®

A resistência contra os movimentos dos membros superiores é conseguida com o uso de luvas inteiriças para natação ou palmares progressivamente maiores (Fig. 9.9). Esses dispositivos não flutuam e, portanto, apenas resistem ao movimento na direção em que ele ocorre. Os sinos Hydro-tone® são dispositivos plásticos largos, com aberturas, que aumentam o arrasto durante os movimentos dos membros superiores. Os sinos geram substancialmente mais resistência que as luvas ou palmares.

Nadadeiras e botas Hydro-tone®

O uso de nadadeiras ou botas durante movimentos de membros inferiores gera resistência em decorrência do aumento da área de superfície que se move pela água. As nadadeiras são especialmente úteis para desafiar a força do quadril, do joelho e do tornozelo. As botas Hydro-tone® são mais efetivas durante a marcha e a corrida em águas profundas (Fig. 9.10).

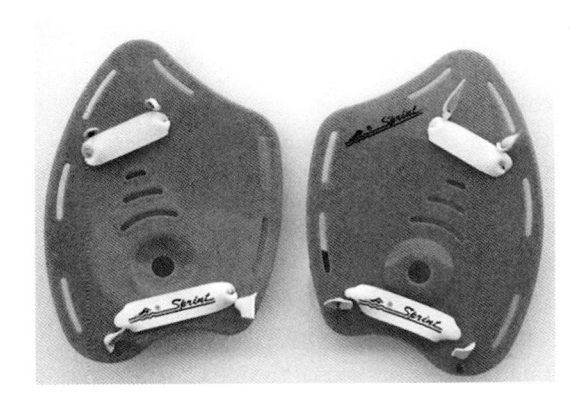

Figura 9.9 Palmares. (Cortesia de Rothhammer International, Inc., San Luis Obispo, CA.)

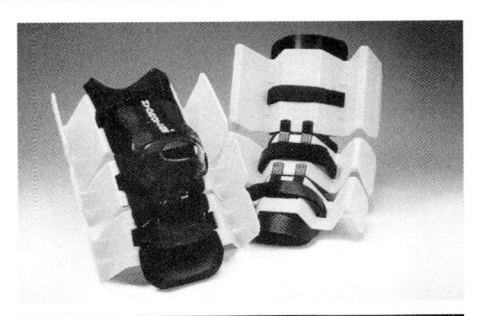

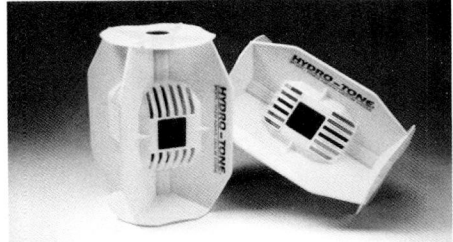

Figura 9.10 Botas e sinos Hydro-tone®. (Cortesia de Rothhammer International, Inc., San Luis Obispo, CA.)

Pranchas para piscina

As formas e os estilos das pranchas de piscina (Fig. 9.11) variam muito entre os fabricantes. Contudo, continuam sendo um instrumento aquático versátil e efetivo para ampliar qualquer programa de exercícios. Podem ser usadas para prover flutuação em decúbito ventral ou dorsal, para criar resistência contra padrões de marcha no raso quando seguradas na posição vertical, ou para desafiar o equilíbrio sentado, ajoelhado ou em pé em águas profundas.

CUIDADOS COM A PISCINA E SEGURANÇA

As piscinas terapêuticas requerem cuidados e limpeza regulares para evitar a proliferação de *Pseudomonas aeruginosa* (uma infecção que causa foliculite).[33,42,43,51] O uso frequente aumenta o carbono orgânico total, assim como a amônia e o nitrogênio orgânico encontrados na piscina.

- A limpeza deve ser feita pelo menos duas vezes por semana e os níveis de cloro e pH verificados duas vezes por dia.
- Todas as superfícies por onde se caminha em torno da piscina devem ser antiderrapantes e livres de obstáculos. A água que espirra para fora deve ser enxugada imediatamente para evitar escorregões e quedas.
- As regras e regulamentos de segurança são essenciais, assim como os procedimentos de emergência, e devem estar descritos em local visível e ser observados por todos os envolvidos no uso da piscina terapêutica.[83]
- Salva-vidas devem estar prontamente disponíveis e pelo menos um membro da equipe com certificação em ressuscitação cardiopulmonar (RCP) deve estar sempre presente.

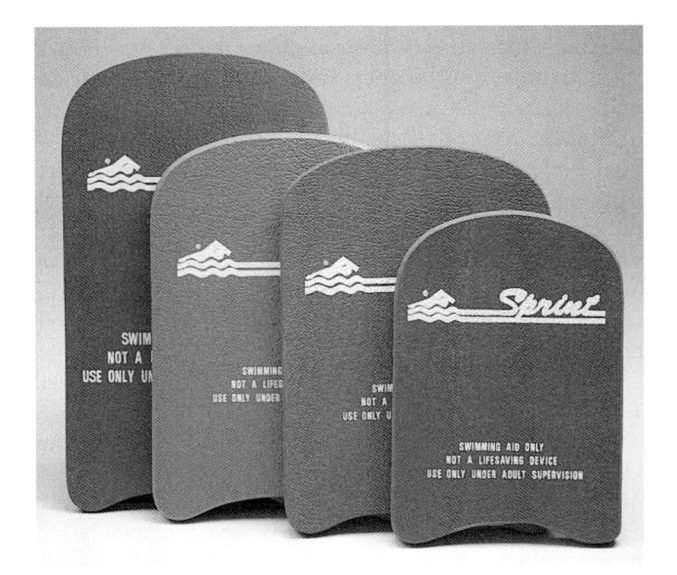

Figura 9.11 Pranchas de piscina. (Cortesia de Rothhammer International, Inc., San Luis Obispo, CA.)

Recomendação clínica

Antes da primeira sessão terapêutica, deve-se discutir com o paciente a agenda do tratamento, os procedimentos a serem usados e a vestimenta apropriada para a piscina. Esse é um bom momento para rever a experiência prévia do paciente em piscinas e suas expectativas para as sessões, verificar se há problemas de intestino ou bexiga, o uso de algum equipamento de assistência ou adaptativo e de medicamentos.

■ Intervenções com exercícios que utilizam o ambiente aquático

EXERCÍCIOS DE ALONGAMENTO

Os pacientes podem tolerar exercícios de alongamento em imersão melhor do que no solo por causa dos efeitos de relaxamento, aquecimento dos tecidos moles e facilidade de posicionamento.[1,21,33,82] Contudo, a flutuação cria um ambiente especificamente menos estável que no solo. Portanto, recomenda-se que se considerem cuidadosamente as indicações para o alongamento aquático.

Técnicas de alongamento manual

O alongamento manual é feito tipicamente com o paciente em decúbito dorsal, com água na altura da cintura, usando dispositivos de flutuação no pescoço, na cintura e nos pés. De maneira alternativa, o paciente pode estar sentado em degraus. O decúbito dorsal facilitado por flutuadores melhora (em comparação com a técnica usada no solo) tanto o acesso ao paciente como o controle pelo profissional, assim como a posição do paciente.

Contudo, a turbulência proveniente da atividade das ondas pode afetar adversamente tanto o paciente como a habilidade do profissional de realizar o alongamento manual. Podem ser experimentadas dificuldades para manter e perceber as sutilezas do alongamento no final da amplitude e para fazer a estabilização escapular no decúbito dorsal facilitado por flutuadores. Evidências informais indicam que é aconselhável a consideração cuidadosa de todos os fatores antes de iniciar o alongamento manual no ambiente aquático.[5,69]

As técnicas de alongamento manual descritas nesta seção são consideradas técnicas passivas, mas podem ser adaptadas para utilização de técnicas de inibição muscular. Os princípios do alongamento são os mesmos discutidos no Capítulo 4.

Os seguintes termos são usados para descrever as técnicas de alongamento:

- *Posição do profissional.* Descreve a orientação do profissional em relação ao paciente.
- *Posição do paciente.* Inclui o posicionamento sentado ou ereto assistido pela flutuação (AF) e o decúbito dorsal facilitado por flutuadores (FF).
- *Posicionamento das mãos.* A mão fixa, que estabiliza o paciente, é tipicamente a mesma mão (ipsilateral) do membro afetado do paciente e é posicionada proximalmente sobre o membro afetado. A mão que se movimenta, que conduz o membro do paciente ao longo do movimento desejado e aplica a força de alongamento é, em geral, a mão oposta (contralateral) ao membro afetado do paciente e é posicionada distalmente.
- *Direção do movimento.* Descreve o movimento da mão que se move.

Técnicas de alongamento da coluna vertebral

Região cervical da coluna vertebral: flexão

Posição do profissional

Em pé atrás da cabeça do paciente, de frente para os pés.

Posição do paciente

Decúbito dorsal SF, sem colar cervical.

Posicionamento das mãos

Colocar as mãos em concha sobre a cabeça do paciente, com os antebraços em supinação e os polegares posicionados lateralmente. De forma alternativa, posicionar as mãos em pronação com os polegares na nuca. Isso resulta em uma posição mais neutra do punho no final da amplitude do alongamento.

Direção do movimento

Enquanto o profissional flexiona a região cervical da coluna vertebral, o paciente tenderá a afastar-se dele, caso não se tenha o cuidado de realizar o movimento lentamente.

Região cervical da coluna vertebral: flexão lateral (Fig. 9.12)

Posição do profissional

Em pé ao lado do paciente, de frente para ele.

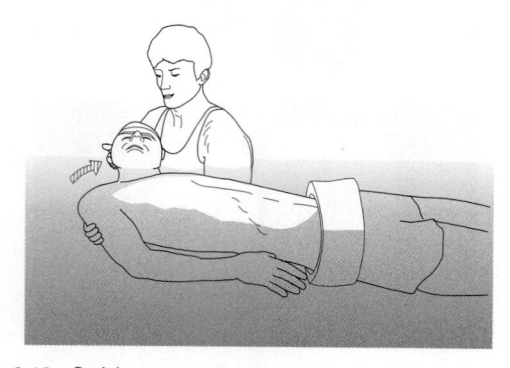

Figura 9.12   Posicionamento das mãos e estabilização no alongamento para aumentar a flexão cervical lateral.

Posição do paciente

Decúbito dorsal SF, sem colar cervical.

Posicionamento das mãos

Estender a mão fixa dorsalmente por baixo do paciente e segurar o braço contralateral; suportar a cabeça com a mão que se movimenta.

Direção do movimento

Mover o paciente em flexão lateral e aplicar a força de alongamento com a intensidade desejada. Essa posição impede que o paciente se afaste, já que a mão fixa estabiliza o paciente junto ao profissional.

Regiões torácica e lombar da coluna vertebral: flexão/inclinação lateral (Fig. 9.13)

Posição do profissional

Em pé no lado oposto ao que será alongado, de frente para a cabeça com os quadris ipsilaterais em contato (ou seja, se for alongar o lado esquerdo do tronco, o quadril direito do fisioterapeuta ficará contra o quadril direito do paciente).

Posição do paciente

Decúbito dorsal SF, se tolerado. O braço do paciente no lado a ser alongado é abduzido até o final da amplitude para facilitar o alongamento.

Posicionamento das mãos

Segurar o braço abduzido do paciente com a mão fixa; alternativamente, segurar no músculo deltoide se o braço do paciente não estiver abduzido. A mão que se move fica na face lateral do membro inferior no lado a ser alongado (o posicionamento mais distal melhora a alavanca com o alongamento).

Direção do movimento

Com o paciente estabilizado pelo seu quadril, tracioná-lo em flexão lateral. Essa técnica permite uma variabilidade no posicionamento do paciente e das mãos do fisioterapeuta com o objetivo de isolar segmentos distintos da coluna vertebral.

Técnicas de alongamento do ombro

Flexão do ombro (Fig. 9.14)

Posição do profissional

Em pé no lado a ser alongado, de frente para a cabeça.

Posição do paciente

Decúbito dorsal SF com o ombro afetado posicionado em leve abdução.

Posicionamento das mãos

Segurar o cinto de flutuação com a mão fixa; a mão que se move fica no cotovelo do membro afetado.

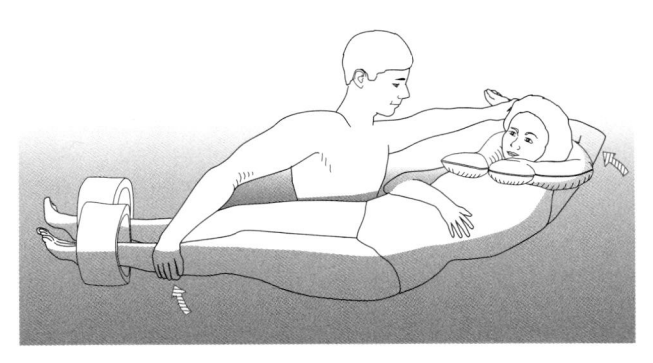

Figura 9.13 Posicionamento das mãos e estabilização no alongamento para aumentar a flexão lateral do tronco.

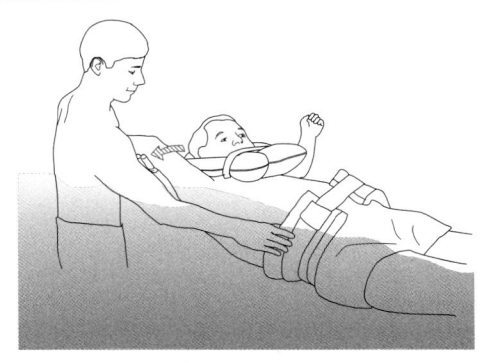

Figura 9.14 Posicionamento das mãos e estabilização no alongamento para aumentar a flexão de ombro.

Direção do movimento

Após posicionar o braço no grau de abdução desejado, conduzir o braço em flexão e aplicar a força de alongamento com a mão que se move.

Abdução do ombro

Posição do profissional

Em pé no lado afetado, de frente para a cabeça, com o quadril em contato com o quadril do paciente.

Posição do paciente

Decúbito dorsal SF.

Posicionamento das mãos

Estabilizar a escápula com a mão fixa; a mão que se move segura medialmente na articulação do cotovelo afetado.

Direção do movimento

Conduzir o braço em abdução e aplicar a força de alongamento. O contato com o quadril proporciona estabilização adicional conforme a força de alongamento é aplicada.

Rotação lateral do ombro

Posição do profissional

Em pé ao lado do membro afetado, de frente para a cabeça.

Posição do paciente

Decúbito dorsal SF; posicionar o braço no grau de abdução desejado com o cotovelo em 90°.

Posicionamento das mãos

Segurar o lado medial do cotovelo do paciente com a face palmar da mão fixa enquanto os dedos seguram lateralmente; segurar o meio do antebraço com a mão que irá se mover.

Direção do movimento

A mão que se move conduz o antebraço dorsalmente até rodar lateralmente o ombro e aplicar a força de alongamento.

Rotação medial do ombro

Posição do profissional

Em pé ao lado do membro afetado do paciente, de frente para os pés.

Posição do paciente

Decúbito dorsal SF; posicionar o braço no grau de abdução desejado com o cotovelo flexionado 90°.

Posicionamento das mãos

Estabilizar a escápula com a face dorsal da mão fixa entrando a partir da axila; a mão que se move fica na região distal do antebraço.

Direção do movimento

Conduzir o antebraço no sentido palmar e aplicar a força de alongamento. Ter o cuidado de observar a articulação do ombro para evitar um impulso para a frente e substituição do movimento.

Técnicas de alongamento do quadril

Extensão do quadril

Posição do profissional

Ajoelhado sobre um joelho no lado afetado do paciente.

Posição do paciente

Decúbito dorsal SF com o quadril estendido e o joelho levemente flexionado.

Posicionamento das mãos

Estabilizar o membro afetado do paciente prendendo o dorso do seu pé com sua coxa ipsilateral. Segurar o cinto de flutuação com a mão que se move e conduzir o movimento com a mão fixa sobre o joelho.

Direção do movimento

Direcionar o paciente caudalmente com a mão que se move. Para aumentar o alongamento sobre o músculo reto femoral, abaixar o joelho do paciente para dentro da água. O movimento é realizado lentamente para limitar a substituição pelo movimento de mobilização vertebral e da pelve.

Rotação lateral do quadril

Posição do profissional

De frente para a face lateral da coxa do paciente com o braço ipsilateral embaixo do joelho flexionado do paciente.

Posição do paciente

Decúbito dorsal SF; quadril flexionado 70° e joelho flexionado 90°.

Posicionamento das mãos

Segurar o cinto de flutuação com a mão contralateral (fixa) enquanto a mão ipsilateral (que se move) segura a coxa.

Direção do movimento

Rodar lateralmente o quadril com a mão que se move enquanto o corpo do paciente continua na água, criando uma força de alongamento.

Rotação medial do quadril

Posição do profissional

De frente para a face lateral da coxa envolvida, com o braço ipsilateral embaixo do joelho flexionado.

Posição do paciente

Decúbito dorsal SF; quadril flexionado 70° e joelho flexionado 90°.

Posicionamento das mãos

Estabilizar o cinto de flutuação com a mão contralateral (fixa) enquanto segura a coxa com a mão ipsilateral (que se move).

Direção do movimento

Rodar medialmente o quadril enquanto o corpo do paciente continua na água, criando a força de alongamento.

Técnicas de alongamento do joelho

Extensão do joelho com o paciente sobre degraus

Posição do profissional

Semiajoelhado ao lado do joelho afetado com o tornozelo do membro afetado apoiado na sua coxa.

Posição do paciente

Semirreclinado nos degraus da piscina.

Posicionamento das mãos

Colocar uma mão proximal e a outra distal à articulação do joelho.

Direção do movimento

Estender o joelho do paciente.

Flexão do joelho com o paciente sobre degraus

Posição do profissional

Semiajoelhado lateralmente ao joelho afetado.

Posição do paciente

Semirreclinado nos degraus da piscina.

Posicionamento das mãos

Segurar a porção distal da tíbia com a mão ipsilateral; a mão contralateral estabiliza a face lateral do joelho afetado.

Direção do movimento

Aplique a força de alongamento em flexão.

Flexão do joelho com o paciente em decúbito dorsal (Fig. 9.15)

Posição do profissional

Semiajoelhado lateralmente ao joelho afetado, com a face dorsal do pé do paciente presa sob a coxa ipsilateral.

Posição do paciente

Decúbito dorsal SF; joelho afetado flexionado.

Posicionamento das mãos

Posicione a mão ipsilateral (fixa) na porção distal da tíbia e a mão contralateral (que se move) no cinto de flutuação para puxar o corpo sobre o pé fixo.

Direção do movimento

Puxar o corpo do paciente sobre o pé fixo, criando alongamento para aumentar a flexão do joelho. Abaixar o joelho do paciente para dentro da água para estender o quadril e aumentar o alongamento no reto femoral. Realizar o movimento devagar para limitar a substituição espinal e pélvica.

Alongamento dos músculos posteriores da coxa

Posição do profissional

De frente para o paciente; apoiar o membro afetado do paciente no seu ombro ipsilateral.

Posição do paciente

Decúbito dorsal SF, joelho estendido.

Posicionamento das mãos

Colocar as duas mãos sobre a região distal da coxa.

Direção do movimento

Começar na posição agachada e levantar-se gradualmente para flexionar o quadril do paciente e aplicar a força de alongamento. Manter a extensão do joelho puxando o paciente para mais perto e aumentando o alongamento.

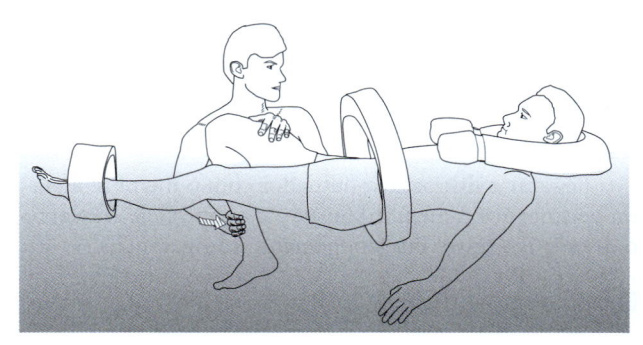

Figura 9.15   Posicionamento das mãos e estabilização no alongamento para aumentar a flexão de joelho.

Autoalongamento com equipamento aquático

Em geral, o plano de intervenção consiste em instruir o paciente para que faça o alongamento de forma independente.[12,16,71,75] O autoalongamento pode ser feito com a água na altura da cintura ou em águas profundas. Nos dois casos, o paciente frequentemente utiliza a beira da piscina para estabilização.

A aplicação de dispositivos flutuadores pode ajudar a alongar e aumentar a intensidade do alongamento em meio aquático.[82] Contudo, os dispositivos flutuadores não são necessários para a obtenção de um alongamento AF. Ou seja, como a flutuabilidade age sobre qualquer membro submerso, o posicionamento correto do paciente produz um leve alongamento. As diretrizes adiante descrevem o uso do equipamento para alongamento mecânico; as descrições aplicam-se de forma igualitária para serem usadas sem equipamento de flutuação. Prover pistas verbais e demonstrar visualmente para o paciente o posicionamento e a forma do exercício ajudam a alcançar os efeitos de alongamento desejados.

Esta seção não descreve o posicionamento para autoalongamento de cada parte do corpo. Tipicamente, o posicionamento para o autoalongamento em imersão reflete o posicionamento tradicional no solo.

Os termos adiante são usados para descrever as técnicas de autoalongamento.

- *Posição do paciente.* Inclui AF (sentado/em pé), FF (decúbito dorsal) ou vertical.
- *Assistida pela flutuação.* Usando a flutuabilidade natural da água para "flutuar" o membro em direção à superfície.
- *Assistida por equipamentos.* Inclui o uso de dispositivos flutuadores presos ou mantidos distalmente em um membro.

Adiante, alguns exemplos de autoalongamento.

Flexão de ombro e abdução

Posição do paciente

Ereto, imersão no nível do pescoço.

Equipamento

Haltere de flutuação pequeno ou grande, ou munhequeira de flutuação.

Direção do movimento

Segurar o dispositivo flutuador com o membro afetado permite que o membro flutue até a superfície enquanto o dispositivo provê um alongamento suave.

Flexão de quadril (Fig. 9.16)

Posição do paciente

Ereto, imerso até a cintura, ou sentado na beira da piscina ou degraus com os quadris imersos.

Equipamento

Haltere de flutuação pequeno ou tornozeleira de flutuação. Para flexão de quadril com flexão de joelho, colocar a tornozeleira ou o haltere na região proximal do joelho. Para flexão de quadril com extensão de joelho (para alongar os posteriores da coxa), colocar a tornozeleira ou o haltere no tornozelo.

Direção do movimento

Permitir que o dispositivo flutue provocando a flexão do quadril, aplicando alongamento aos músculos extensores do quadril ou aos posteriores da coxa.

Extensão do joelho

Posição do paciente

Sentado em degraus ou na beira da piscina com o joelho em uma posição confortável.

Equipamento

Haltere pequeno ou tornozeleira de flutuação.

Direção do movimento

Permitir que o dispositivo flutuador estenda o joelho em direção à superfície aplicando o alongamento para aumentar a extensão do joelho.

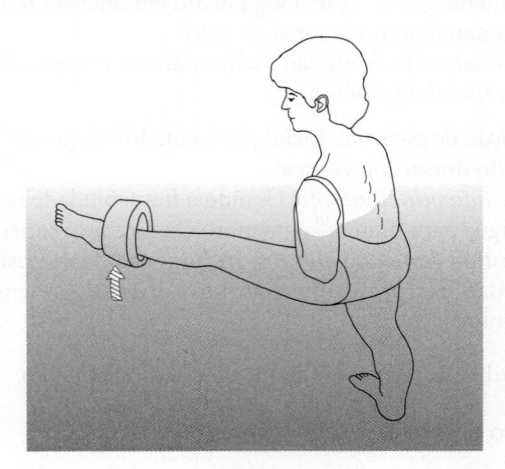

Figura 9.16 Técnica de autoalongamento para aumentar a flexão do quadril (alongar os músculos posteriores da coxa) usando equipamento aquático.

Flexão do joelho

Posição do paciente

Em pé, imerso até a cintura, com quadril e joelho na posição neutra; aumentando a quantidade de extensão de quadril, aumenta-se o alongamento sobre os músculos extensores de joelho biarticulares.

Equipamento

Haltere pequeno ou tornozeleira de flutuação.

Direção do movimento

Permitir que o dispositivo flutuador flexione o joelho em direção à superfície, aplicando o alongamento aos extensores do joelho.

EXERCÍCIOS DE FORTALECIMENTO

Por reduzir a compressão articular, proporcionar resistência tridimensional e suprimir a dor percebida, os exercícios de fortalecimento em imersão podem ser iniciados com segurança mais cedo no programa de reabilitação do que os exercícios de fortalecimento tradicionais no solo.[76,82] Tanto os exercícios de fortalecimento manuais como os mecânicos costumam ser feitos com a água na altura da cintura. Contudo, alguns exercícios de fortalecimento mecânico podem também ser feitos em águas profundas. Com frequência, a imersão altera a mecânica do movimento ativo. Por exemplo, as forças verticais da flutuabilidade suportam o membro superior imerso e alteram as demandas musculares sobre o complexo do ombro.[82] Além disso, estudos têm demonstrado que a demanda sobre os membros inferiores está inversamente relacionada ao nível de imersão durante o fortalecimento em cadeia fechada.[6,7]

Exercícios com resistência manual

A aplicação de exercícios aquáticos com resistência manual para os membros é feita, em geral, de modo concêntrico, em cadeia fechada.[5,69] Os exercícios aquáticos com resistência manual são elaborados para fixar o segmento distal do membro enquanto o paciente contrai o(s) grupo(s) muscular(es) designado(s). As mãos do profissional proporcionam fixação primária e direção durante a contração. À medida que o paciente contrai seus músculos, o corpo move-se sobre o segmento distal fixado ou para longe dele (geralmente, sobre o segmento fixado do membro inferior e para longe do segmento fixado do membro superior). O movimento do paciente pela água viscosa gera resistência, e o corpo do paciente produz as forças de arrasto. Pistas verbais dadas pelo profissional são essenciais para orientar o paciente sobre quando se deve contrair e quando se deve relaxar, sincronizando, assim, o profissional e o paciente.

A estabilização do segmento distal do membro é essencial para manter a forma apropriada e isolar os músculos desejados. Contudo, a estabilização apropriada não é possível no decúbito dorsal FF para os exercícios excêntricos ou para a estabilização rítmica dos membros. O corpo do paciente tenderá a inclinar-se e girar na água. Além disso, o profissional terá dificuldades para gerar uma força de resistência adequada, e o corpo do paciente facilmente se moverá na superfície da água com mínimo arrasto, produzindo uma contraforça inadequada à resistência do profissional. Quando em decúbito dorsal, alguns movimentos, como a adução e a abdução horizontal do ombro, devem ser evitados por causa da dificuldade que o paciente pode ter para isolar os grupos musculares apropriados. Contudo, para muitos movimentos, o ambiente aquático permite o treinamento resistido em cadeia fechada em planos de movimento praticamente ilimitados.

Os termos adiante referem-se aos exercícios com resistência manual na água.

- *Posição do profissional.* Descreve a orientação do profissional em relação ao paciente.
- *Posição do paciente.* Decúbito dorsal facilitado por flutuadores (SF).
- *Posicionamento das mãos.* A mão de condução é, em geral, a mão ipsilateral ao membro afetado do paciente e é posicionada, tipicamente, de forma mais proximal. Esta dirige o corpo do paciente enquanto os músculos se contraem para mover o corpo pela água. A mão da resistência costuma ser a mão contralateral e é posicionada, tipicamente, na extremidade distal do grupo muscular que está se contraindo no segmento específico. Um posicionamento mais distal aumenta a resistência geral.
- *Direção do movimento.* Descreve o movimento do paciente.

Técnicas de resistência manual para membros superiores

Flexão/extensão do ombro (Figs. 9.17 A e B)

Posição do profissional

Lateral ao ombro afetado do paciente, de frente para os pés.

Posição do paciente

Decúbito dorsal SF; membro afetado flexionado 30°.

Posicionamento das mãos

Colocar a face palmar da mão de condução na articulação acromioclavicular do paciente. A mão da resistência segura o antebraço distal. Um posicionamento alternativo para a mão da resistência pode ser a região distal do úmero; este posicionamento altera o recrutamento muscular.

Direção do movimento

A flexão ativa do ombro contra a resistência faz com que o corpo do paciente se afaste do profissional. A extensão ativa do ombro a partir da posição flexionada faz com que ele deslize em direção ao profissional.

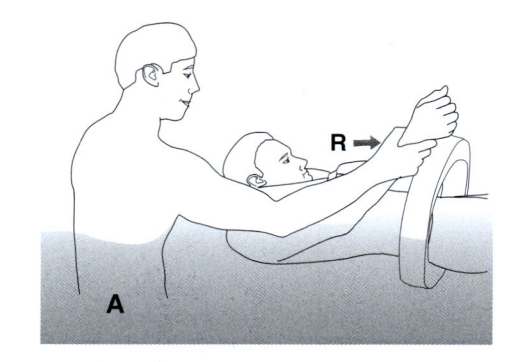

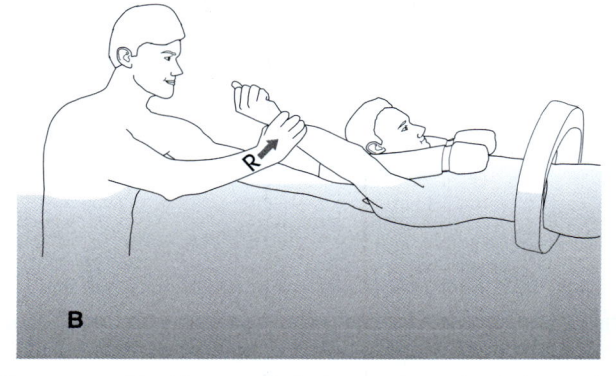

Figura 9.17 Exercício com resistência manual para fortalecimento dos flexores de ombro. **(A)** Posição inicial e **(B)** posição final.

Observação: o paciente precisa ser capaz de flexionar ativamente ao longo de 120° para que seja fornecida a resistência apropriada.

Abdução do ombro

Posição do profissional

Lateralmente ao membro afetado do paciente, de frente para o meio do corpo.

Posição do paciente

Decúbito dorsal SF; membro afetado na posição neutra.

Posicionamento das mãos

Envolver a face palmar da mão de condução na região proximal do úmero com o polegar anteriormente e os outros dedos posteriormente. Colocar a mão da resistência na face lateral da região distal do úmero.

Direção do movimento

O profissional determina a quantidade de rotação lateral e de flexão de cotovelo. A abdução ativa contra a mão da resistência faz com que o corpo do paciente deslize para longe do membro afetado e do profissional.

Rotação medial/lateral do ombro (Figs. 9.18 A e B)

Posição do profissional

Lateralmente ao membro afetado do paciente, de frente para o meio do corpo.

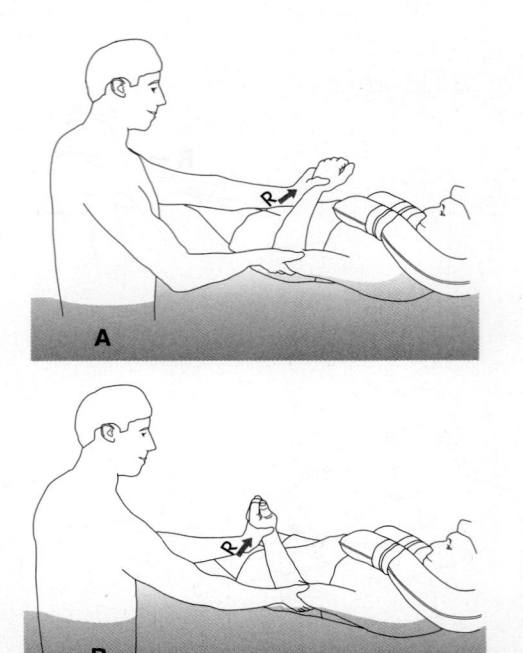

Figura 9.18   Exercício com resistência manual para fortalecimento da rotação lateral do ombro. **(A)** Posição inicial e **(B)** posição final.

Posição do paciente

Decúbito dorsal SF; o cotovelo do membro afetado flexionado 90°, com o ombro na quantidade desejada de abdução e rotação iniciais.

Posicionamento das mãos

Colocar a face palmar da mão de condução na face lateral do cotovelo. A mão da resistência segura a face palmar da porção distal do antebraço. Um método alternativo requer que o profissional "troque" de mãos. A mão ipsilateral do profissional torna-se a mão de condução e segura o cinto de flutuação lateralmente. A mão contralateral do profissional torna-se a mão da resistência. Esta abordagem permite uma melhor estabilização; contudo, o profissional perde contato com o cotovelo do paciente e precisa indicar-lhe como manter o grau desejado de abdução de ombro durante o exercício.

Direção do movimento

A rotação medial ativa feita pelo paciente contra a mão da resistência faz com que o corpo deslize em direção ao membro afetado; a rotação lateral ativa faz com que o corpo deslize para longe do membro afetado.

Padrão diagonal D₁ unilateral de flexão/extensão do membro superior

Posição do profissional

Em pé ao lado do membro não afetado do paciente, de frente para o meio do corpo e para os pés.

Posição do paciente

Decúbito dorsal SF; membro afetado rodado medialmente e pronado, com leve flexão anterior.

Posicionamento das mãos

Segurar os epicôndilos medial e lateral do úmero distal com a mão de condução. Colocar a mão da resistência na superfície dorsal do antebraço distal.

Direção do movimento

Antes da contração, avisar o paciente para executar os movimentos articulares específicos, esperados nos padrões diagonais. A contração ativa ao longo do padrão de flexão D_1 faz com que o corpo deslize para longe do profissional. Na posição final de D_1, segure os epicôndilos medial e lateral do úmero distal com a mão de condução. A mão da resistência estará na face palmar do antebraço distal. A partir da posição fletida, o profissional avisa o paciente para contrair o membro ao longo do padrão de extensão D_1.

Padrão diagonal D₂ unilateral de flexão/extensão do membro superior (Figs. 9.19 A e B)

Posição do profissional

Em pé lateralmente ao ombro afetado do paciente, de frente para o meio e para os pés.

Posição do paciente

Decúbito dorsal SF; membro afetado aduzido e rodado medialmente.

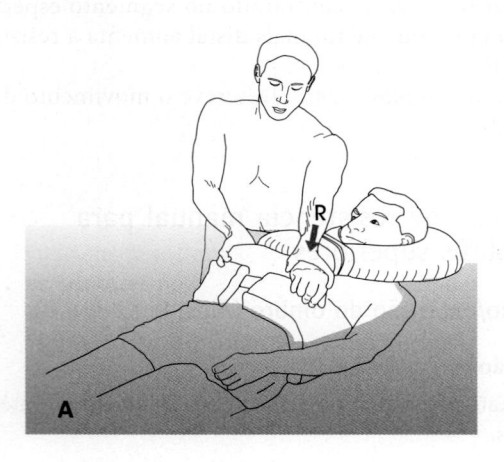

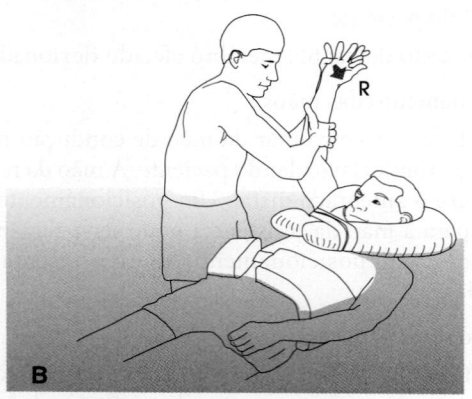

Figura 9.19   Exercício com resistência manual para padrão diagonal D_2 unilateral de flexão de membro superior. **(A)** Posição inicial e **(B)** posição final.

Posicionamento das mãos

Segurar os epicôndilos medial e lateral do úmero distal com a mão de condução. Envolver a face palmar da mão da resistência na região dorsal e medial do punho até a superfície palmar.

Direção do movimento

O movimento ativo ao longo do padrão de flexão D_2 faz com que o corpo deslize para longe do profissional. A partir da posição completamente fletida, avisar o paciente para, então, fazer o movimento ao longo da extensão D_2, fazendo com que o paciente se mova em direção ao profissional.

Padrão diagonal D_2 bilateral de flexão/extensão do membro superior (Figs. 9.20 A e B)

Posição do profissional

Em pé, de frente para a cabeça do paciente, no sentido caudal.

Posição do paciente

Decúbito dorsal SF; membros superiores aduzidos e rodados medialmente.

Posicionamento das mãos

Usar ambas as mãos para promover resistência. Segurar a face dorsal de cada punho do paciente, envolvendo medialmente à superfície palmar.

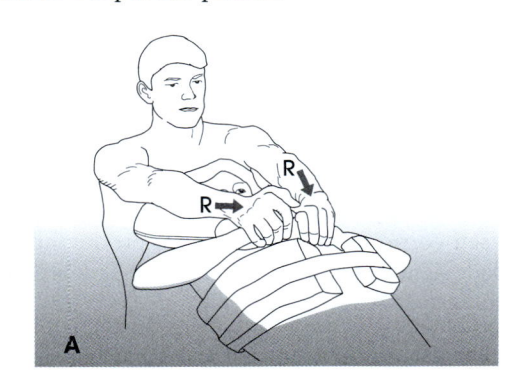

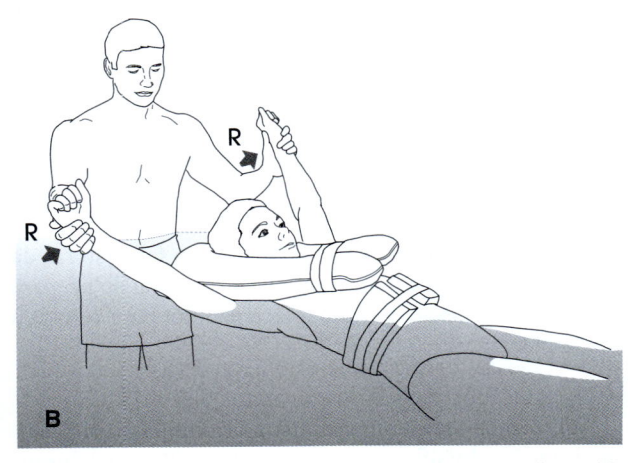

Figura 9.20 Exercício com resistência manual para padrão diagonal D_2 bilateral de membro superior. **(A)** Posição inicial e **(B)** posição final.

Direção do movimento

A contração ativa ao longo do padrão de flexão D_2 faz com que o corpo deslize para longe do profissional. A partir da posição completamente fletida, avisar o paciente para contrair o membro ao longo da extensão D_2, fazendo com que o paciente se mova em direção ao profissional.

Técnicas de resistência manual para membros inferiores

Adução do quadril

Posição do profissional

Em pé lateralmente ao membro afetado do paciente, de frente para o meio do corpo.

Posição do paciente

Decúbito dorsal SF; quadril abduzido.

Posicionamento das mãos

Colocar a mão de condução sobre o cinto de flutuação e a mão da resistência sobre a região medial da coxa do paciente.

Direção do movimento

A contração ativa dos músculos adutores do quadril faz com que a perna afetada aduza à medida que a perna contralateral e o corpo deslizam em direção à perna afetada e ao profissional.

Abdução do quadril (Fig. 9.21)

Posição do profissional

Em pé ao lado do membro afetado do paciente, de frente para o meio do corpo.

Posição do paciente

Decúbito dorsal SF; quadril aduzido.

Posicionamento das mãos

Colocar a mão de condução sobre o cinto de flutuação ou sobre a face lateral da coxa e o polegar e a base da mão da resistência sobre a face lateral da perna do paciente.

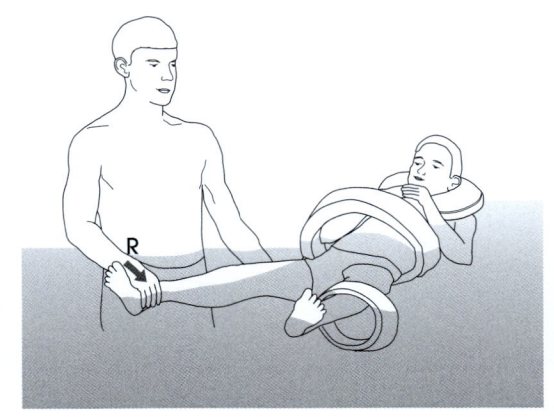

Figura 9.21 Exercício com resistência manual para fortalecimento da abdução de quadril com a resistência aplicada à face lateral da perna.

Direção do movimento

A contração ativa dos músculos abdutores do quadril faz com que a perna afetada abduza enquanto a perna contralateral e o corpo deslizam, afastando-se da perna afetada e do profissional.

Flexão de quadril com flexão de joelho (Fig. 9.22)

Posição do profissional

Em pé ao lado do membro afetado do paciente, de frente para a cabeça.

Posição do paciente

Decúbito dorsal SF.

Posicionamento das mãos

Colocar a mão de condução sobre o cinto de flutuação ou na região lateral do quadril. A mão da resistência segura próximo à região distal da articulação tibiofibular.

Direção do movimento

A contração ativa dos músculos flexores de quadril e do joelho faz com que o corpo do paciente deslize em direção ao profissional e ao membro distal que está fixo.

Rotação medial/lateral de quadril

Posição do profissional

Em pé ao lado do membro afetado do paciente, de frente para o meio do corpo.

Posição do paciente

Decúbito dorsal SF; quadril na posição neutra com 0° de extensão e joelho flexionado 90°.

Posicionamento das mãos

Colocar a mão de condução sobre a região distal e medial da coxa, para resistir à rotação medial, e lateralmente, para resistir à rotação lateral. Colocar a mão da resistência na região distal da perna.

Direção do movimento

A contração ativa dos músculos rotadores do quadril (alternando entre rotação medial e lateral) faz com que o corpo do paciente deslize para longe do segmento distal fixado.

Precaução: evitar esse exercício com pacientes que apresentem possível instabilidade medial ou lateral na articulação do joelho.

Extensão do joelho

Posição do profissional

Em pé nos pés do paciente, de frente para a cabeça.

Posição do paciente

Decúbito dorsal SF.

Posicionamento das mãos

Colocar a mão de condução na região lateral da coxa do paciente e a mão da resistência sobre a face dorsal da articulação tibiofibular distal.

Direção do movimento

A contração ativa do músculo quadríceps contra a mão da resistência direciona o corpo para longe do profissional à medida que o joelho se estende.

Movimentos do tornozelo

Posição do profissional

Em pé ao lado da perna afetada, de frente para os pés.

Posição do paciente

Decúbito dorsal SF.

Posicionamento das mãos

O posicionamento das mãos cria um braço de alavanca curto no tornozelo do paciente. À medida que o paciente se move fazendo os movimentos resistidos de tornozelo, todo o seu corpo move-se pela água, produzindo uma quantidade significativa de arrasto e demanda sobre o complexo do tornozelo.

Precaução: para pacientes com frouxidão ligamentar e tornozelos instáveis ou com musculatura comprometida nessa região, o profissional deve avisar ao paciente para que evite o esforço máximo durante a contração a fim de evitar possíveis lesões.

Dorsiflexão ou flexão plantar do tornozelo

Posicionamento das mãos

Colocar a mão de condução sobre a face lateral da perna e a mão da resistência sobre a face dorsal do pé, para resistir à dorsiflexão, e sobre a face plantar, para resistir à flexão plantar.

Direção do movimento

O corpo do paciente move-se em direção ao profissional durante a dorsiflexão e afasta-se do profissional durante a flexão plantar.

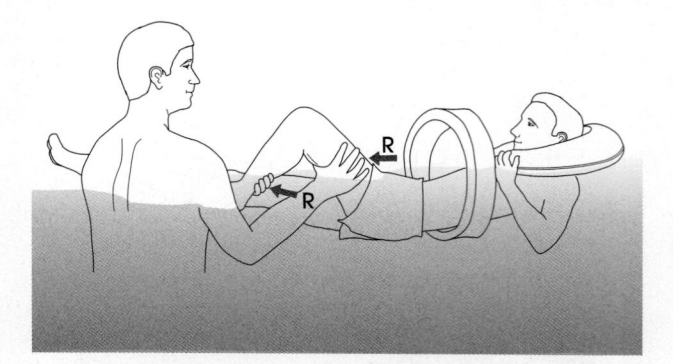

Figura 9.22 Exercício com resistência manual para fortalecimento dos flexores de quadril e joelho.

Inversão e eversão do tornozelo

Posicionamento das mãos

Colocar a mão de condução sobre a face lateral da perna durante a inversão e sobre a face medial da tíbia durante a eversão. Para resistir à inversão, segurar a face medial dorsal do pé; para resistir à eversão, segurar a região lateral do pé.

Direção do movimento

Durante a inversão, o corpo do paciente desliza em direção ao profissional, e durante a eversão, desliza para longe do profissional.

Estabilização dinâmica do tronco

Aplicando os conceitos utilizados para os exercícios de estabilização da coluna no solo (ver Caps. 15 e 16), o profissional pode desafiar o controle dinâmico e a força dos músculos do tronco no ambiente aquático. O decúbito dorsal SF cria um ambiente perceptivo singular para o paciente.

Estabilização dinâmica do tronco: plano frontal (Fig. 9.23)

Posição do profissional

Segurar o paciente nos ombros ou nos pés.

Posição do paciente

Tipicamente, o paciente é posicionado em decúbito dorsal com os dispositivos de flutuação no pescoço, na cintura e nas pernas.

Execução

Fazer o paciente identificar sua posição neutra da coluna vertebral, contrair o abdome (ver Cap. 16) e manter a posição da coluna (contraindo isometricamente os abdominais). Mover o paciente de um lado para o outro pela água; monitorar e avisar o paciente para evitar flexão lateral do tronco – uma indicação de que ele não está mais estabilizando a coluna.

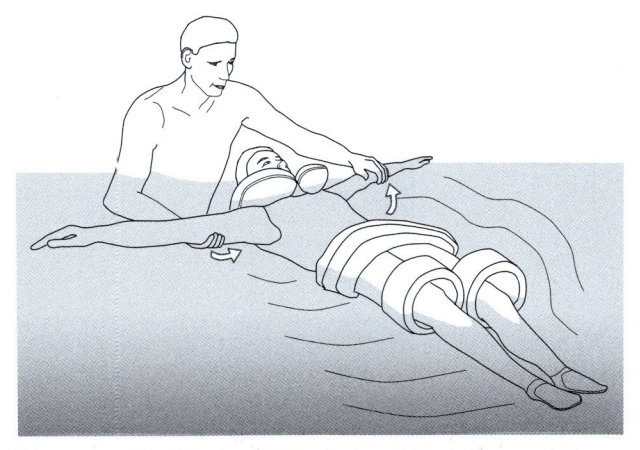

Figura 9.23 Exercício de estabilização isométrica de tronco usando movimentos laterais do tronco.

Intensidade

Mover o paciente mais rápido pela água aumenta o arrasto e a intensidade do exercício. Segurar o paciente mais distalmente aumenta a intensidade do exercício.

Estabilização dinâmica do tronco: multidirecional

Posição do profissional

Em pé perto dos ombros ou dos pés do paciente e segurando o membro do paciente para prover fixação enquanto ele se contrai.

Posição do paciente

Tipicamente, o paciente é posicionado em decúbito dorsal com os dispositivos de flutuação no pescoço, na cintura e nas pernas.

Execução

Instruir o paciente a assumir uma posição neutra da coluna, contrair o abdome e "manter" a coluna estável. Instruir o paciente a executar padrões resistidos unilaterais ou bilaterais dos membros enquanto mantém a coluna neutra e o controle abdominal. Monitorar o paciente e avisá-lo para que ele evite movimentos no tronco – uma indicação de que ele não está mais estabilizando com os músculos abdominais profundos e espinhais (globais). Os movimentos de membros superiores incluem flexão, abdução e padrões diagonais do ombro. Os movimentos dos membros inferiores incluem flexão de quadril e joelho e abdução e adução de quadril.

Intensidade

Os padrões unilaterais demandam mais que os padrões bilaterais. Aumentar a velocidade ou a duração aumenta a intensidade do exercício.

Exercícios de fortalecimento independentes

Com frequência, os pacientes realizam independentemente os exercícios de fortalecimento em imersão. Como a resistência criada durante o movimento pela água depende da velocidade, os pacientes são capazes de controlar a quantidade de trabalho realizado e as demandas impostas aos elementos contráteis.[2,16,38] Em geral, o posicionamento e a realização de atividades de fortalecimento assistidas por equipamentos na água refletem o que se faz tradicionalmente no solo. Contudo, o ambiente aquático permite que os pacientes assumam muitas posições (decúbito dorsal, ventral, lateral, sentado, vertical). A atenção no posicionamento específico do paciente permite que os profissionais utilizem as propriedades de flutuabilidade da água e/ou as propriedades de flutuabilidade e de resistência dos equipamentos, podendo assistir ou resistir o movimento do paciente.[2,14,16,62] Antes de iniciar atividades de fortalecimento em imersão, os pacientes devem ser orientados sobre os efeitos da velocidade e da área de superfície sobre a resistência. Não estão descritos exercícios específicos para o fortalecimento mecânico de cada parte do corpo. Apenas exercícios selecionados serão discutidos e ilustrados para reforçar os conceitos principais e os princípios de aplicação.

Os termos adiante são usados para o exercício assistido por equipamentos:

- Assistido pela flutuação (AF): movimento vertical direcionado paralelo às forças verticais de flutuação que assistem o movimento (o paciente pode usar equipamento de flutuação para assistir a mobilidade).
- Suportado pela flutuação (SF): movimento horizontal com as forças verticais de flutuação eliminando ou minimizando a necessidade de suporte de um membro contra a gravidade (o paciente pode usar equipamentos de flutuação para assistir a mobilidade).
- Resistido pela flutuação (RF): movimento direcionado contra as forças verticais de flutuação ou perpendicularmente a elas, criando arrasto (realizado sem equipamento).

- Super-resistido pela flutuação (SRF): o uso do equipamento gera resistência, aumentando a área de superfície total que se move pela água por meio da criação de arrasto. O aumento da velocidade de movimento pela água gera um arrasto adicional.

Exercícios de fortalecimento dos músculos dos membros (Figs. 9.24 A, B, C, D e E)

Os exercícios aquáticos de fortalecimento para músculos dos membros superiores e inferiores mais comuns estão resumidos na Tabela 9.1.[2,16] Em geral, os pacientes são posicionados em pé, imersos até o nível do ombro para o fortalecimento de membros superiores e até o nível do meio do tronco para o fortalecimento de membros inferiores. Contudo, muitos exercícios podem ser feitos com o paciente posicionado verticalmente em águas profundas.

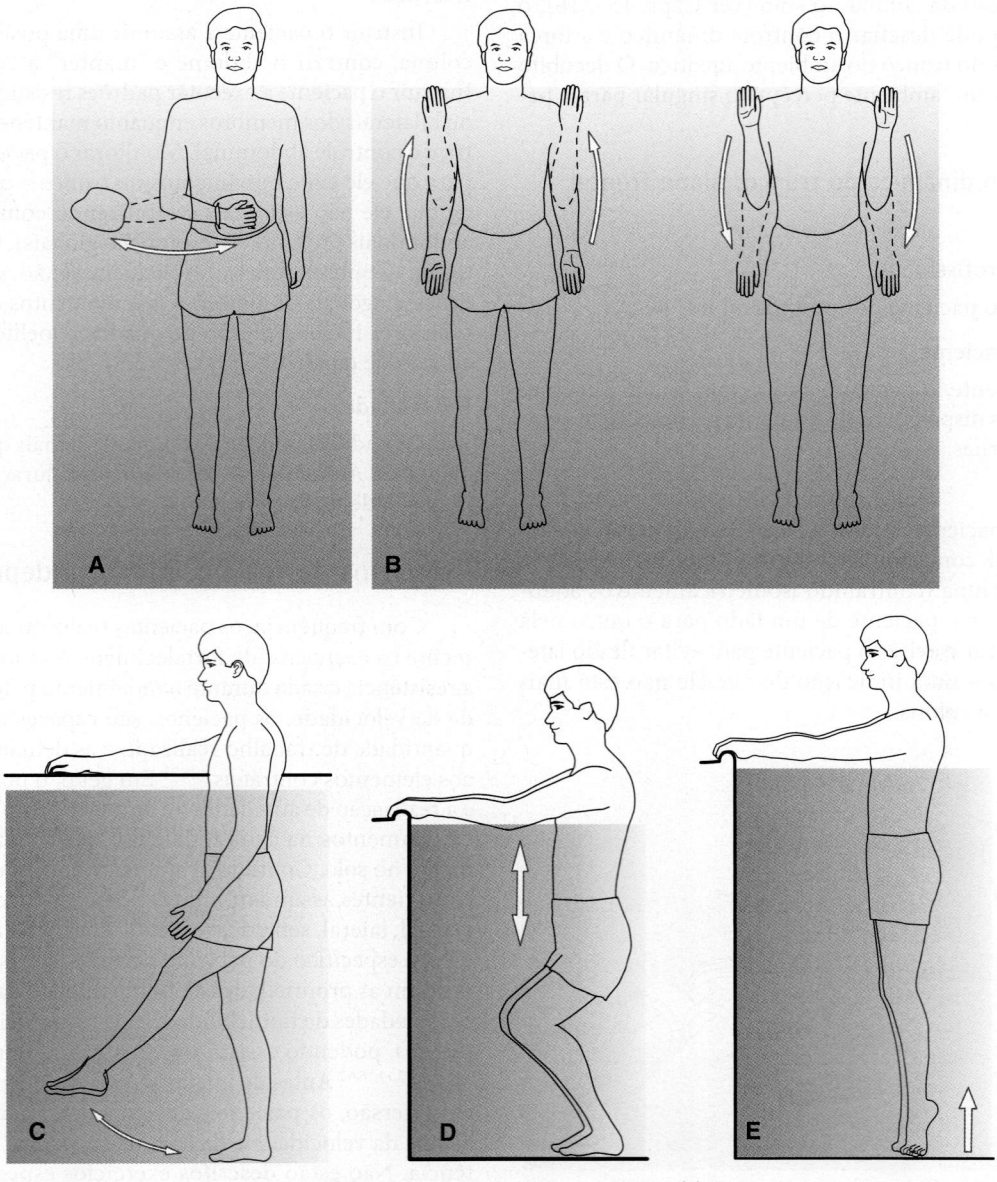

Figura 9.24 Resistência mecânica para fortalecimento **(A)** da rotação medial e lateral do ombro, **(B)** flexão e extensão do cotovelo, **(C)** flexão e extensão do quadril, **(D)** agachamento funcional e **(E)** flexão plantar do tornozelo.

TABELA 9.1	Resumo dos movimentos usados para exercícios de fortalecimento de membros superiores e inferiores
Ombro	Flexão/extensão
	Abdução/adução
	Abdução/adução horizontal
	Rotação medial/lateral
	Diagonais unilaterais
	Diagonais bilaterais
Cotovelo	Flexão/extensão
	Diagonais
	Empurrar/puxar
Quadril	Flexão/extensão
	Abdução/adução
	Rotação medial/lateral
	Diagonais unilaterais
	Diagonais bilaterais
Joelho	Flexão/extensão
	Diagonais

TABELA 9.2	Resumo dos exercícios de fortalecimento para região lombar da coluna vertebral
Em pé	Padrões de marcha: para a frente, para trás, lateral, passo de esgrimista, com elevação dos joelhos
	Apoio unilateral/bilateral com movimentos de membros superiores
Semirreclinado	Bicicleta
	Abdução/adução de quadril
	Bater as pernas
	Padrões de facilitação neuromuscular proprioceptiva bilaterais para membros inferiores
	Flexão/extensão uni e bilateral de quadril e joelho
Decúbito dorsal	Ponte com um haltere longo posicionado nos joelhos
	Pernadas de natação
Decúbito ventral	Pernadas de natação
Águas profundas	Exercícios de estabilização vertical; contração abdominal com movimentos de braço e perna nas posições carpada e de cruz
	Sentado sobre um haltere; contração abdominal e equilíbrio enquanto realiza movimentos unilaterais e bilaterais dos braços
	Em pé sobre uma prancha de piscina ou haltere; contração abdominal e equilíbrio enquanto realiza movimentos de pedalar e/ou de braço

O decúbito ventral ou dorsal é útil quando os profissionais desejam progredir os pacientes ou quando os pacientes requerem o fortalecimento em uma posição específica ou para um esporte específico. Alguns exercícios, mais notavelmente aqueles diagonais bilaterais para membros inferiores, requerem que o paciente seja posicionado em decúbito dorsal, ventral ou verticalmente em águas profundas.

Fortalecimento dos músculos da região lombar da coluna vertebral

A estabilização muscular da região lombar da coluna vertebral pode ser feita com níveis de água rasos, médios ou profundos. Os pacientes costumam ser instruídos a manter a coluna neutra contraindo o abdome (ver Cap. 16) enquanto realizam atividades funcionais ou movem os membros. A habilidade do paciente de estabilizar a coluna pode ser desafiada aumentando-se a duração da atividade, a velocidade ou a área de superfície do movimento pela água e acrescentando dispositivos flutuadores em águas profundas. Os exercícios estão resumidos na Tabela 9.2.

Exercícios de fortalecimento dos músculos do tronco: em pé

- Pedir ao paciente para segurar uma prancha de piscina na posição vertical na água, a fim de aumentar a resistência enquanto caminha em várias direções.
- Pedir ao paciente para usar apoio unilateral e bilateral durante movimentos dos membros superiores. A flutuabilidade e as forças turbulentas da água requerem a co-

contração dos músculos do tronco para estabilizar o corpo que está imerso; o uso de equipamento (sinos Hydro-tone®, palmares, faixas elásticas) para aumentar a resistência faz com que aumente a necessidade de co-contração dos músculos do tronco.

Exercícios de fortalecimento dos músculos do tronco: semirreclinado

Os pacientes podem usar espaguetes, halteres flutuantes ou pranchas de piscina como suporte. O profissional pode ainda desafiar o paciente fazendo-o segurar o equipamento de flutuação, como os palmares, e, então, estabilizar o tronco contra o movimento. A Tabela 9.2 sugere uma variedade de movimentos para os membros inferiores.

Exercícios de fortalecimento dos músculos do tronco: decúbito dorsal

São usados diferentes movimentos de pernas da natação em decúbito dorsal. O paciente deve ser instruído a concentrar-se em contrair o abdome e manter a posição neutra da coluna enquanto move as pernas. É possível fazer a ponte enquanto se mantém a coluna na posição neutra, posicionando um haltere longo nos joelhos.

Exercícios de fortalecimento dos músculos do tronco: decúbito ventral

Na posição de decúbito ventral, são usados diferentes movimentos de pernas próprios da natação, como a pernada básica, enquanto o paciente contrai o abdome e mantém a coluna em uma posição neutra.

Exercícios de fortalecimento dos músculos do tronco em águas profundas

É comum que os exercícios de estabilização feitos em águas profundas com o paciente posicionado verticalmente requeiram a contração isométrica dos músculos abdominais.[68,80] Deve-se enfatizar a identificação da posição neutra da coluna, a ativação da contração do abdome e a manutenção da coluna na posição estável enquanto são realizadas as diferentes atividades. Utiliza-se qualquer combinação de movimentos unilaterais ou bilaterais, de membros superiores e/ou inferiores para desafiar ainda mais o esforço de estabilização. Dispositivos para mãos ou pernas devem ser acrescentados para aumentar a resistência e o desafio quando o paciente puder manter um bom controle de estabilização. As variações incluem:

- Alterar as posições do tronco, como fazer a posição carpada ou de cruz.
- Sentar-se sobre um haltere e pedalar para a frente ou para trás, ou movendo os membros superiores em qualquer combinação de movimentos.
- Ficar em pé sobre uma prancha ou haltere e mover os membros superiores em várias combinações de movimento, primeiro sem e depois com equipamento. Essas atividades em pé tipicamente induzem a contração isométrica abdominal obrigatória e desafiam o equilíbrio.

CONDICIONAMENTO AERÓBIO

Exercícios aquáticos enfatizando o condicionamento aeróbio/cardiovascular podem ser um componente integral de muitos programas de reabilitação.[58,81] Em geral, o exercício aeróbio/cardiovascular é feito com o paciente suspenso verticalmente em piscinas profundas sem que os pés toquem o fundo da piscina. Atividades alternativas que podem ser feitas com profundidade média, 1,2 m a 1,8 m de profundidade, incluem correr, executar braçadas de natação, usar bicicleta estacionária e esteira submersa. A compreensão das várias opções de tratamento, respostas fisiológicas, métodos de monitoramento, forma apropriada e seleção do equipamento permite que os profissionais usem essa forma de exercícios de forma efetiva e segura em um programa de reabilitação.

Intervenções de tratamento

Marcha/corrida em águas profundas (Fig. 9.25). A caminhada e a corrida em águas profundas são os exercícios verticais mais comuns para resistência cardiovascular nesse cenário. As alternativas incluem movimentos tipo *cross-country* e marcha com joelhos elevados. O treinamento cardiovascular em águas profundas, o qual pode ser usado como um precursor do treinamento cardiovascular em profundidade média ou no solo, elimina os efeitos do impacto nos membros inferiores e na coluna vertebral.

O paciente pode ser ancorado na beira da piscina para executar corrida em águas profundas em piscinas com espaço limitado. Alguns tanques pequenos oferecem jatos de resistência contra os quais o paciente pode mover-se.

Corrida lenta e rápida em profundidade média (corrida na esteira submersa). O exercício aeróbio em profundidade média, que pode ser usado como precursor do treinamento no solo, alivia os efeitos do impacto sobre a coluna e os membros inferiores. À medida que a tolerância do paciente ao impacto melhora, pode ser feita a corrida tranquila em profundidade média usando níveis cada vez mais rasos, de modo a aumentar o apoio de peso e a simulação funcional. Em piscinas com espaço limitado, pode-se "caminhar" contra a resistência de um tubo elástico (sem deslocamento).

Equipamento para imersão. Equipamentos que ficam submersos incluem bicicleta ergométrica, esteira ou ergômetro de membro superior.

Braçadas de natação. Para pacientes capazes de tolerar as posições necessárias para realizar vários tipos de nado (ADM de pescoço e ombro e posicionamento em decúbito

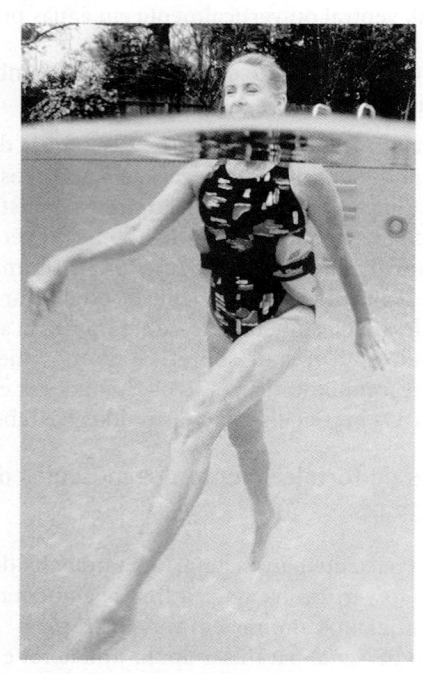

Figura 9.25   Marcha/corrida em águas profundas. (Cortesia de Rothhammer International, Inc., San Luis Obispo, CA.)

ventral, dorsal ou lateral), a natação pode ser um instrumento excelente para treinar e melhorar o preparo cardiovascular. A natação pode desencadear elevações significativamente maiores de frequência cardíaca, pressão arterial e $VO_{2máx}$, em comparação com outras atividades aquáticas. A natação contribui com o benefício adicional de fortalecimento de quadril e de tronco para alguns pacientes com problemas de coluna.

Precaução: recomendar a natação para nadadores com pouca habilidade e comprometimento cardíaco pode desafiar adversamente o sistema cardiovascular do paciente.

Resposta fisiológica à marcha/corrida em águas profundas

Têm sido relatadas várias respostas fisiológicas à marcha e corrida em águas profundas.[3,17,28,36,37,64]

Resposta cardiovascular. Pacientes sem comprometimento cardiovascular podem apresentar uma elevação menor da frequência cardíaca, ventilação e $VO_{2máx}$ comparados com exercícios similares no solo. Durante o exercício de baixa intensidade, os pacientes cardíacos podem experimentar sobrecargas cardiovasculares menores.[55] À medida que a intensidade do exercício aumenta, as sobrecargas cardiovasculares aproximam-se daquelas do exercício correspondente no solo.[6,77]

Efeito do treinamento. Os pacientes experimentam a transferência dos ganhos no $VO_{2máx}$ das condições aquáticas para o solo.[43] Além disso, o treinamento cardiovascular aquático mantém a força das pernas e o consumo máximo de oxigênio de corredores saudáveis.[36,37,47]

Forma apropriada de corrida em águas profundas

Instrução para os iniciantes. A instrução apropriada é importante para assegurar a forma correta, já que muitos iniciantes demonstram aprendizado rápido e significativo.[12] Uma vez submerso, o paciente deve manter a região cervical da coluna vertebral neutra e o tronco levemente flexionado para a frente com os braços ao lado do corpo. Durante a corrida, os quadris devem flexionar de maneira alternada até aproximadamente 80° com o joelho estendido e depois estender-se para a posição neutra enquanto o joelho flexiona.

Acomodando populações específicas de pacientes. Para pacientes com dor decorrente de posicionamento, associada a problemas de coluna, um cinto de flutuação posterior ajuda a manter uma posição de leve flexão anterior, e um colete de flutuação ajuda a manter a postura mais ereta e a coluna relativamente estendida. Pacientes com amputações unilaterais de membros inferiores podem ter dificuldade de manter a posição vertical. Posicionar o cinto de flutuação na lateral (no lado contralateral à amputação)

permite que o paciente permaneça na vertical mais facilmente.

Monitoramento dos exercícios

Monitorando a intensidade do exercício. Monitorar a percepção de esforço e a frequência cardíaca.

- *Percepção de esforço.* Como a habilidade pode afetar a técnica, escalas numéricas subjetivas representando a percepção de esforço podem identificar de forma inadequada o nível de intensidade para corredores novatos em águas profundas. Contudo, nos níveis submáximo e máximo de esforço, a graduação numérica subjetiva de esforço parece correlacionar-se adequadamente com a frequência cardíaca durante o exercício em imersão.[36]
- *Frequência cardíaca.* Por causa de alterações fisiológicas que ocorrem com a imersão no nível do pescoço, vários ajustes têm sido sugeridos na literatura para reduzir a frequência cardíaca máxima de imersão durante o exercício cardiovascular submáximo.[3,17,64] As diminuições sugeridas variam de 7 a 20 batimentos por minuto.[3,17,64] A frequência cardíaca em imersão pode ser monitorada de modo confiável manualmente ou com dispositivos eletrônicos de monitoramento à prova d'água.

Monitorando iniciantes. Deve-se ter o cuidado de monitorar regularmente a resposta cardiovascular de corredores novatos em águas profundas ou de pacientes com doenças cardíacas, pulmonares ou vasculares periféricas conhecidas.[55] Os corredores novatos em águas profundas podem experimentar níveis mais altos de percepção de esforço e de $VO_{2máx}$ do que experimentariam durante exercícios similares no solo.[28]

Seleção do equipamento

Equipamento para águas profundas. A escolha dos dispositivos flutuadores deve refletir o que se deseja para o paciente em termos de postura, conforto e nível de intensidade projetado. O dispositivo flutuador mais comum para corrida em águas profundas é o cinto de flutuação posicionado posteriormente (ver Fig. 9.7). Os pacientes que apresentam lesões ou sensibilidade de tronco podem precisar de um dispositivo de flutuação alternativo, como coletes, halteres flutuantes ou espaguetes. Se for dado ao paciente um equipamento de flutuação menor (i. e., cintos menores, menos espaguetes) ele precisará trabalhar mais intensamente para manter a flutuação adequada, aumentando desse modo a intensidade da atividade. Nadadeiras e botas projetadas especialmente podem ser aplicadas às pernas e aos pés para acrescentar resistência. Além disso, podem-se segurar nas mãos sinos ou halteres flutuadores para aumentar a resistência (ver Fig. 9.10).

Equipamento para profundidade média. Meias especialmente fabricadas podem ajudar a eliminar o problema potencial de rupturas de pele nos pés durante atividades de impacto, como a corrida. Os pacientes podem correr contra uma corrente forçada ou ancorados com tubos elásticos que oferecem resistência. O uso de espaguetes ao redor da cintura ou correr segurando uma prancha de piscina aumenta a quantidade de arrasto e a resistência contra a qual o paciente precisa mover-se.

ATIVIDADES DE APRENDIZADO INDEPENDENTE

Estudos de caso

Pós-operatório de meniscectomia artroscópica de joelho

Mike é um homem de 54 anos de idade que rompeu seu menisco medial direito jogando basquete. Há 2 semanas, ele fez um desbridamento artroscópico do pedaço de cartilagem rompido. Mike retornou ao seu trabalho de escritório como programador de computação, porém tem um forte desejo de voltar à sua rotina ativa de exercícios e competições esportivas de final de semana. O cirurgião disse-lhe que ele não tem limitações, exceto a dor.

História médica passada: Mike é saudável e não tem problemas médicos anteriores. Ele nunca sofreu uma lesão que o fizesse perder mais do que poucos dias de participação esportiva.

Status funcional: Mike está deambulando sem dispositivos auxiliares, mas manca levemente por causa de um joelho rígido. Ele é capaz de subir e descer escadas, mas apenas dando um passo por vez e fazendo a propulsão com a perna esquerda.

Status musculoesquelético: Mike tem apenas edema mínimo no joelho direito. Em uma escala de 1 a 10, ele estima sua dor como 1 em repouso e 3 durante a atividade. Sua ADM ativa de joelho é 5° a 100°. Ele tem ADM normal nas outras articulações da perna direita. Mike é capaz de fazer o levantamento da perna estendida e tem boa contração do músculo quadríceps. O teste muscular manual revela força de quadríceps 4/5, força de posteriores da coxa e gastrocnêmio 4/5. Também tem boa mobilidade articular patelofemoral.

Encaminhamento médico: a prescrição do médico de Mike diz: "Avaliar e tratar o joelho direito, PO de desbridamento meniscal artroscópico; pode utilizar exercícios no solo e aquáticos para ADM e força."

- Formalize um programa utilizando águas rasas (1,2 m de profundidade) para iniciar Mike em exercícios independentes para força e flexibilidade.
- Descreva quais técnicas manuais você seria capaz de realizar com Mike para melhorar a força ou a flexibilidade.
- À medida que Mike progride para ADM completa e força quase normal, como você usaria o ambiente aquático para simular as demandas do basquete?
- O que Mike pode fazer na piscina para manter seu preparo cardiovascular enquanto seu joelho se recupera?

Laceração de panturrilha

Cecily tem 30 anos de idade, é apresentadora da previsão do tempo na TV e é também uma maratonista de elite. Quatro dias atrás ela estava correndo, subindo um terreno inclinado, quando sentiu um "puxão" na panturrilha esquerda, no segmento imediatamente distal ao joelho. Ela decidiu participar de uma corrida de 10 km no dia seguinte, mas precisou abandonar a corrida após cerca de 5 km por causa de uma dor aguda na panturrilha. O médico disse a Cecily para usar muletas e apoiar 25% do peso corporal nos próximos 3 dias. Depois disso, ela pode começar a aumentar gradualmente o peso que coloca na perna ao longo da semana seguinte. O médico disse-lhe que ela deve estar apoiando todo o peso na perna em uma semana e ser capaz de correr em 3 semanas. Cecily está ansiosa para retornar ao seu esquema intensivo de treinamento.

História médica passada: Cecily é saudável, sem problemas médicos anteriores. Ela usa palmilhas para "pé chato" há muito tempo. Conta que já distendeu a panturrilha esquerda várias vezes durante sua carreira de maratonista, que começou no ensino médio.

Status funcional: Cecily chega ao consultório deambulando com muletas. Ela está colocando 25% do seu peso no pé esquerdo. Ela é capaz de subir e descer escadas sem dificuldades usando as muletas e/ou o corrimão.

Status musculoesquelético: Cecily tem um hematoma visível na cabeça medial do ventre muscular do gastrocnêmio esquerdo. Essa região está muito sensível à palpação e apresenta algum edema. Ela avalia sua dor em repouso como 1, em uma escala de 10 pontos, e sua dor durante a atividade como 2. A ADM do tornozelo é normal para todos os movimentos ativos e passivos, exceto a dorsiflexão. Ela faz dorsiflexão ativa de 5° e passiva de 8°. Você avalia sua força de tornozelo como 5/5 exceto para a flexão plantar, avaliada como 4/5; esta pode estar limitada em razão da dor. Você também observa que os músculos flexores do quadril, quadríceps e posteriores da coxa estão todos contraídos.

Encaminhamento médico: a prescrição dada pelo médico de Cecily diz: "Terapia aquática; avaliar e tratar distensão de panturrilha esquerda: treino de marcha, ADM, força. Progredir para exercícios no solo conforme a tolerância."

- Descreva um programa para abordar os comprometimentos e disfunções de Cecily utilizando o ambiente aquático.
- Em que profundidade média Cecily precisará estar para treinar a marcha dentro da água e ainda manter 25% do apoio de peso?
- Descreva um programa para águas profundas a fim de ajudar Cecily a manter seu alto nível de preparo cardiovascular.
- Qual equipamento poderá ser útil para assistir no alongamento independente em águas profundas e para o treinamento cardiovascular em águas profundas?

Dor lombar crônica

Desenvolva um programa aquático para um paciente que tem dor lombar crônica e precisa de um programa abrangente de flexibilidade e fortalecimento para as pernas e o tronco. O paciente tem apenas uma visita aprovada pelo seguro de saúde. Contudo, ele tem uma piscina em casa que vai gradualmente de 0,9 m para 2,1 m de profundidade. A área com 2,1 m tem apenas 3 m de comprimento e 1,5 m de largura. O paciente não tem outros problemas médicos que possam limitar seu desempenho no programa aquático.

REFERÊNCIAS BIBLIOGRÁFICAS

1. Al-Qubaeissy, KY, et al: The effectiveness of hydrotherapy in the man-agement of RA: a systematic review. Musculoskelet Care 11:3–18, 2013.
2. Adams, HP, Norton, CO, and Tilden HM: Aquatic Exercise Toolbox, updated ed. Champaign, IL: Human Kinetics, 2006.
3. Assis, MR, et al: A randomized controlled trial of deep water running: clinical effectiveness of aquatic exercise to treat fibromyalgia. Arthritis Rheum 55(1):57–65, 2006.
4. Ay, A, and Yurtkuran, M: Influence of aquatic and weight-bearing exercises on quantitative ultrasound variable in postmenopausal women. Am J Phys Med Rehab 84(1):52–61, 2005.
5. Babb, R, and Simelson-Warr, A: Manual techniques of the lower extremities in aquatic physical therapy. J Aquatic Phys Ther 4(2):7–15, 1996.
6. Barbosa, TM, Garrido, MF, and Bragada, J: Physiological adaptations to head-out aquatic exercises with different levels of body immersion. J Strength Cond Res 21(4):1255–1259, 2007.
7. Barbosa, TM, et al: Effects of musical cadence in the acute physiologic adaptations to head-out aquatic exercises. J Strength Cond Res 24(1): 244–250, 2010.
8. Barczyk, K, et al: The influence of corrective exercises in a water environment on the shape of the anteroposterior curves of the spine and on the functional status of the locomotor system in children with lo scoliosis. Orto Trauma Rehab 11(3):209–211, 2009.
9. Bartels, EM, et al: Aquatic exercise for the treatment of knee and hip osteoarthritis. Cochrane Database Syst Rev, 2009.
10. Batavia, M: Contraindications in Physical Rehabilitation: Doing No Harm. St. Louis: Saunders Elsevier, 3:1–51, 2016.
11. Beana-Beato, PA, et al: Effects of different frequencies (203 days/week) of aquatic therapy program in adults with chronic low back pain. A non-randomized comparison trial. Pain Med 13:145–158, 2013.
12. Becker, BE: Aquatic therapy: scientific foundations and clinical rehabil-itation applications. Phys Med Rehab 1(9):859–872, 2009.
13. Biscarini, A, and Cerulli, G: Modeling of the knee joint load in rehabilitative knee extension exercises under water. J Biomech 40(2):345–355, 2007.
14. Brady, B, et al: The addition of aquatic therapy to rehabilitation following surgical rotator cuff repair: a feasibility study. Physiother Res Int 13(3):153–161, 2008.
15. Broach, E, and Dattilo, J: The effect of aquatic therapy on strength of adults with multiple sclerosis. Ther Recreation 37:224–239, 2003.
16. Brody, LT, and Geigle, PR: Aquatic Exercise for Rehabilitation and Training. Champaign, IL: Human Kinetics, 2009.
17. Broman, G, et al: High intensity deep water training can improve aerobic power in elderly women. Eur J Appl Physiol 98(2):117–123, 2006.
18. Bukowski, EL, and Nolan, TP: Hydrotherapy: the use of water as a therapeutic agent. In Michlovitz, S, and Nolan, TP (eds): Modalities for Therapeutic Intervention, ed. 5. Philadelphia: F.A. Davis, 2011, pp 109–134.
19. Camilotti, BM, et al: Stature recovery after sitting on land and in water. Manual Ther 14(6):685–689, 2009.
20. Caminiti, G, et al: Hydrotherapy added to endurance training versus endurance training alone in elderly patients with chronic heart failure: a randomized pilot study. Int J Cardiol 148:199–203, 2011.
21. Cardoso, JR, et al: Aquatic therapy exercise for treating rheumatoid arthritis. Cochrane Database Syst Rev, 2009.
22. Choukroun, ML, and Varene, P: Adjustments in oxygen transport during head-out immersion in water at different temperatures. J Appl Physiol 68:1475–1480, 1990.
23. Cider, A, et al: Hydrotherapy—A new approach to improve function in older patients with chronic heart failure. Eur J Heart Hail 5:527–535, 2003.
24. Cider, A, et al: Aquatic exercise is effective in improving exercise performance in patients with heart failure and type 2 diabetes mellitus. Evidence-Based Complementary and Alternative Medicine, 2012.
25. Colado, JC, et al: Effects of a short-term aquatic resistance program on strength and body composition in fit young men. J Strength Cond Res 23:549–559, 2009.
26. Datta, A, and Tipton, M: Respiratory responses to cold water immersion: neural pathways, interactions, and clinical consequences awake and asleep. J Appl Physiol 100(6):2057–2064, 2006.
27. Delgado-Fernandez, M: Aquatic therapy improves pain, disability, quality of life, body composition and fitness in sedentary adults with chronic low back pain. Clin Rehab 28(4):350–360, 2014.
28. DeMaere, JM, and Ruby, BC: Effects of deep water and treadmill running on oxygen uptake and energy expenditure in seasonally trained cross country runners. J Sports Med Phys Fitness 37(3):175–181, 1997.
29. Devereux, K, Robertson, D, and Briffa, NK: Effects of a water-based program on women 65 years and over: a randomised controlled trial. Aust J Physiother 51:102–108, 2005.
30. Dumas, H, and Francesconi, S: Aquatic therapy in pediatrics: annotated bibliography. Phys Occup Ther Pediatr 20(4):63–78, 2001.
31. Eversden, L, et al: A pragmatic randomized controlled trial of hydrotherapy and land exercises on overall well being and quality of life in rheumatoid arthritis. BMC Musculoskelet Disord 8:23, 2007.
32. Fallon, RJ: Pseudomonas aeruginosa and whirlpool baths. Lancet 346(8978): 841, 1995.
33. Fappiano, M, and Gangaway, JMK: Aquatic physical therapy improves joint mobility, strength, and edema in lower extremity orthopedic injuries. J Aquatic Phys Ther 16(1):10–15, 2008.
34. Fatoye, FA, Goodwin, PC, and Yohannes, AM: The effectiveness of hydrotherapy in the management of RA: a systematic review. Musculoskelet Care 11:3–18, 2013.
35. Fischer-Cripps, AC: The Physics Companion. Philadelphia: Institute of Physics Publishing, 2003.
36. Frangolias, DD, and Rhodes, EC: Metabolic responses and mechanics during water immersion running and exercise. Sports Med 22(1):38–53, 1996.
37. Frangolias, DD, et al: Metabolic responses to prolonged work during treadmill and water immersion running. J Sci Med Sports 3(4):47–92, 2000.
38. Frey Law, LA, and Smidt, GL: Underwater forces produced by the Hydro-Tone® bell. JOSPT 23(4):267–271, 1996.
39. Getz, M, Jutzler, Y, and Vermeer, A: Effects of aquatic interventions in children with neuromotor impairments: a systematic review of the literature. Clinic Rehab 20:927–936, 2006.
40. Giancoli, DC: Physics: Principles With Applications, ed. 7. Upper Saddle River, NJ: Prentice Hall, 2014.
41. Hall, J, et al: Does aquatic exercise relieve pain in adults with neurologic or musculoskeletal disease? A systematic review and meta-

analysis of randomized controlled trials. Arch Phys Med Rehabil 89:873–883, 2008.

42. Hollyoak, VA, and Freeman, R: Pseudomonas aeruginosa and whirlpool baths. Lancet 346:644–645, 1995.

43. Hollyoak, VA, Boyd, P, and Freeman, R: Whirlpool baths in nursing homes: use, maintenance, and contamination with Pseudomonas aeruginosa. Commun Dis Rep CDR Rev 5:R102–R104, 1995.

44. Jamison, LJ: Aquatic therapy for the patient with lymphedema. J Aquatic Phys Ther 13(1):9–12, 2005.

45. Jamison, LJ: The therapeutic value of aquatic therapy in treating lymphedema. Comprehensive decongestive physiotherapy. Rehab Manage Interdiscipl J Rehab 13(6):29–31, 2000.

46. Jentoft, ES, Kvalik, AG, and Mendshoel, AM: Effects of pool-based and land-based aerobic exercise on women with fibromyalgia/chronic widespread muscle pain. Arthritis Rheum 45:42–47, 2001.

47. Kaneda, K, et al: Lower extremity muscle activity during different types and speeds of underwater movement. J Physiol Anthropol 26(2):197–200, 2007.

48. Kurabayashi, H, et al: Breathing out into water during subtotal immersion: a therapy for chronic pulmonary emphysema. Am J Phys Med Rehabil 79:150–153, 2000.

49. Lai, C, et al: Pediatric aquatic therapy on motor function and enjoyment in children diagnosed with cerebral palsy of various motor severities. J Child Neurol pii:088307381453549, 2014. [Epub ahead of print].

50. Lima, T, et al: The effectiveness of aquatic physical therapy in the treatment of fibromyalgia: a systematic review with meta-analysis. Clin Rehab 27(10):892–908, 2013.

51. Lutz, JK, and Jiyoung, L: Prevalence and antimicrobial-resistance of pseudomonas aeruginosa in swimming pools and hot tubs. Int J Environ Res Public Health 8:554–564, 2011.

52. Mannerkorpi, K, et al: Pool exercise combined with an education program for patients with fibromyalgia syndrome. A prospective randomized study. J Rheumatol 27:2473–2481, 2000.

53. McManus, BM, and Kotelchuck, M: The effect of aquatic therapy on functional mobility of infants and toddlers in early intervention. Pediatr Phys Ther 19(4):275–282, 2007.

54. Mehrholz, J, Kugler, J, and Pohl, M: Water-based exercises for improving activities of daily living after stroke. Cochrane Database of System Rev, 1, 2011.

55. Meyer, K, and Leblanc, MC: Aquatic therapies for patients with compromised left ventricular function and heart failure. Clin Invest Med 31: E90–E97, 2008.

56. Noh, DK, et al: The effect of aquatic therapy on postural balance and muscle strength in stroke survivors: a randomized controlled pilot trial. Clin Rehabil 22:966–976, 2008.

57. O'Neill, DF: Return to function through aquatic therapy. Athletic Ther Today 5:14–16, 2000.

58. Pariser, G, Madras, D, and Weiss, E: Outcomes of an aquatic exercise program including aerobic capacity, lactate threshold, and fatigue in two individuals with multiple sclerosis. J Neurol Phys Ther 30:82–90, 2006.

59. Pechter, U, et al: Beneficial effects of water-based exercise in patients with chronic kidney failure. Int J Rehabil Res 26(2):153–156, 2003.

60. Peterson, C: Exercise in 94 degrees F water for a patient with multiple sclerosis. Phys Ther 81:1049–1058, 2001.

61. Plecash, AR, and Leavitt, BR: Aquatherapy for neurodegenerative disorders. J Huntington's Dis 3:5–11, 2014.

62. Poyhonen, T, et al: Determination of hydrodynamic drag forces and drag coefficients on human leg/foot model during knee exercise. Clin Biomech 15(4):256–260, 2000.

63. Poyhonen, T, et al: Neuromuscular function during therapeutic exercise under water and on dry land. Arch Phys Med Rehabil 82:1446–1452, 2001.

64. Reilly, T, Dowzer, CN, and Cable, NT: The physiology of deep-water running. J Sports Sci 21(12):959–972, 2003.

65. Resnick, B: Encouraging exercise in older adults with congestive heart failure. Geriat Nurs 25:204–211, 2004.

66. Robinson, LE, et al: The effects of land vs. aquatic plyometrics on power, torque, velocity, and muscle soreness in women. J Strength Cond Res 18(1):84–91, 2004.

67. Sagawa, S, et al: Water temperature and intensity of exercise in maintenance of thermal equilibrium. J Appl Physiol 65(6):2413–2419, 1988.

68. Saggini, R, et al: Efficacy of two microgravitational protocols to treat chronic low back pain associated with discal lesions: a randomized controlled trial. Eura Medicophys 40:311–316, 2004.

69. Schrepfer, R, and Babb, R: Manual techniques of the shoulder in aquatic physical therapy. J Aquatic Phys Ther 6(1):11–15, 1998.

70. Silva, LE, et al: Hydrotherapy versus conventional land-based exercise for the management of patients with osteoarthritis of the knee: a randomized clinical trial. Phys Ther 88:12–21, 2008.

71. Sova, R: Essential Principles of Aquatic Therapy and Rehabilitation. Port Washington, WI: DSL, 2003.

72. Takeshima, N, et al: Water-based exercise improved health-related aspects of fitness in older women. Med Sci Sports Exerc 34:544–551, 2002.

73. Takken, T, et al: Aquatic fitness for children with juvenile idiopathic arthritis. Rheumatology (Oxford) 42:1408–1414, 2003.

74. Teffaha, D, et al: Relevance of water gymnastics in rehabilitation programs in patients with chronic heart failure or coronary artery disease with normal left ventricular function. J Cardiac Fail 17:676–683, 2011.

75. Vargas, LG: Aquatic Therapy: Interventions and Applications. Enumclaw, WA: Idyll Arbor, 2004.

76. Villalta, EM, and Peiris, CI: Early aquatic physical therapy improves function and does not increase risk of wound-related adverse events for adults after orthopedic surgery: a systematic review and meta-analysis. Arch Phys Med Rehabil 94:138–148, 2013.

77. Volaklis, KA, Spassis, AT, and Tokmakidis, SP: Land versus water exercise in patients with coronary artery disease: effects on body composition, blood lipids, and physical fitness. Am Heart J 154:E1–E6, 2007.

78. Vonder Hulls, DS, Walker, LK, and Powell, JM: Clinicians' perceptions of the benefits of aquatic therapy for young children with autism: a prelim- inary study. Phys Occup Ther in Pediatr 26(1–2):13–22, 2006.

79. Wadell, K, et al: Muscle performance in patients with chronic obstructive pulmonary disease—effects of a physical training programme. Adv Physiother 7:51–59, 2005.

80. Waller, B, Lambeck, J, and Daly, D: Therapeutic aquatic exercise in the treatment of low back pain: a systematic review. Clin Rehabil 23:3–14, 2009.

81. Wang, TJ, et al: Effects of aquatic exercise on flexibility, strength, and aerobic fitness in adults with osteoarthritis of the hip or knee. J Adv Nurs 57: 141–152, 2007.

82. Watts, KE, and Gangaway, JMK: Evidence-based treatment of aquatic physical therapy in the rehabilitation of upper-extremity orthopedic injuries. J Aquatic Phys Ther 15(1):19–26, 2007.

83. Wykle, MO: Safety first. Rehab Manage 16(6):24–27, 50, 2003.

84. Yilmaz, I, et al: Effects of swimming training on physical fitness and water orientation in autism. Pediatr Int 46:624–626, 2004.

Lesão, reparo e tratamento de tecidos moles

Carolyn Kisner, PT, MS

LESÕES DE TECIDOS MOLES 343
Exemplos de lesões de tecidos moles: distúrbios musculoesqueléticos 343
Condições clínicas resultantes de trauma ou patologia 344
Gravidade da lesão tecidual 345
Irritabilidade dos tecidos: estágios de inflamação e de reparo 345

TRATAMENTO DURANTE O ESTÁGIO AGUDO 346
Resposta dos tecidos: inflamação 346
Diretrizes de tratamento: proteção máxima (fase I) 346

TRATAMENTO DURANTE O ESTÁGIO SUBAGUDO 348
Resposta dos tecidos: proliferação, reparo e cicatrização 348

Diretrizes de tratamento: proteção moderada/ movimento controlado (fase II) 349

TRATAMENTO DURANTE O ESTÁGIO CRÔNICO 352
Resposta dos tecidos: maturação e remodelamento 352
Diretrizes de tratamento: proteção mínima ou nula/retorno à função (fase III) 352

TRAUMAS CUMULATIVOS: DOR CRÔNICA RECORRENTE 354
Resposta dos tecidos: inflamação crônica 354
Causas da inflamação crônica 354
Fatores contribuintes 355
Diretrizes de tratamento: inflamação crônica 355

ATIVIDADES DE APRENDIZADO INDEPENDENTE 357

O uso efetivo do exercício terapêutico no tratamento de distúrbios musculoesqueléticos depende de um raciocínio clínico sólido, baseado nas melhores evidências disponíveis, que justifiquem as intervenções de tratamento selecionadas. O exame da região envolvida é um pré-requisito importante para a identificação das deficiências que estão limitando, ou que podem estar impedindo uma participação integral nas atividades desejadas. Durante o processo do exame, também é importante determinar se os tecidos envolvidos estão no estágio agudo, subagudo ou crônico de recuperação, a fim de que o tipo e a intensidade dos exercícios não interfiram na recuperação, mas possam facilitar de maneira mais efetiva a cicatrização para o máximo retorno da função e a prevenção de problemas adicionais. Este capítulo e os subsequentes foram escritos pressupondo que o leitor tenha um conhecimento básico sobre exame, avaliação e planejamento de programas para problemas relacionados à ortopedia, para que seja capaz de fazer escolhas efetivas quanto aos exercícios que irão ajudar a atingir os objetivos da terapia.

Utilizando os princípios apresentados neste capítulo, o leitor deverá ser capaz de elaborar programas de exercícios terapêuticos e de escolher técnicas de intervenção que tenham a intensidade apropriada para o estágio de cicatrização dos distúrbios do tecido conjuntivo. Os capítulos subsequentes desta seção tratam de lesões específicas em articulações, tecidos moles, ossos e nervos, além de intervenções cirúrgicas comuns.

LESÕES DE TECIDOS MOLES

Exemplos de lesões de tecidos moles: distúrbios musculoesqueléticos

- Distensão: alongamento excessivo, esforço exagerado ou uso repetitivo do tecido mole. Tende a ser menos grave que uma entorse. Ocorre em decorrência de trauma leve ou traumas repetidos não habituais de pequeno grau.[4] Esse termo é usado com frequência para referir-se especificamente a alguns graus de comprometimento da unidade musculotendínea.[13]
- Entorse: distensão grave associada a sobrecarga intensa, estiramento ou laceração dos tecidos moles, como uma

cápsula articular, um ligamento, tendão ou músculo. Esse termo costuma ser usado em referência específica à lesão de um ligamento e é classificado como entorse de primeiro grau (leve), segundo grau (moderado) ou terceiro grau (grave).[13]

- Luxação: deslocamento de uma parte, geralmente as partes ósseas de uma articulação, que resulta em perda da relação anatômica e leva a dano dos tecidos moles, inflamação, dor e espasmo muscular.
- Subluxação: uma luxação incompleta ou parcial das partes ósseas em uma articulação; costuma envolver trauma secundário aos tecidos moles adjacentes.
- Ruptura ou laceração de músculo/tendão: se uma ruptura ou laceração é parcial, a dor é experimentada na região da fenda quando o músculo é alongado ou quando se contrai contra resistência. Se a ruptura ou laceração é completa, o músculo não exerce tração contra a lesão, de modo que alongamento ou contração do músculo não causa dor.[6]
- Lesões tendíneas/tendinopatia: *tendinopatia* é o termo geral que remete à lesão do tendão afetada por cargas mecânicas.[23,26] *Tenossinovite* é a inflamação da membrana sinovial que cobre um tendão. *Tendinite* é a inflamação do tendão; pode resultar na formação de cicatriz ou de depósitos de cálcio. *Tenovaginite* é a inflamação com espessamento da bainha tendínea. *Tendinose*, por sua vez, é a degeneração do tendão devida a microtraumas repetitivos.
- Sinovite: inflamação de uma membrana sinovial; excesso de líquido sinovial normal em uma articulação ou bainha tendínea causada por trauma ou doença.
- Hemartrose: sangramento dentro de uma articulação, geralmente em decorrência de trauma grave.
- Gânglios: tumefação da parede de uma cápsula articular ou bainha tendínea. Podem surgir após trauma e às vezes ocorrem junto a uma artrite reumatoide.
- Bursite: inflamação de uma bursa.
- Contusão: lesão decorrente de um golpe direto que resulta em ruptura capilar, sangramento, edema e resposta inflamatória.
- Síndromes de uso excessivo, lesões por esforço repetitivo, lesões por traumas cumulativos: sobrecarga e/ou desgaste por atrito repetido, submáximo, de um músculo ou tendão, que resulta em inflamação e dor.

Condições clínicas resultantes de trauma ou patologia

Em muitas condições que envolvem os tecidos moles, a patologia primária é difícil de definir ou o tecido cicatriza com limitações, o que resulta em perda secundária da função. Adiante, apresentam-se exemplos de manifestações clínicas resultantes de uma variedade de causas, incluindo aquelas listadas na seção anterior.

- Disfunção: perda da função normal de um tecido ou região. A disfunção pode ser causada pelo encurtamento adaptativo dos tecidos moles, aderências, fraqueza muscular ou qualquer condição que resulte em perda da mobilidade normal.
- Disfunção articular: perda mecânica da mobilidade articular normal nas articulações sinoviais; com frequência, causa perda de função e dor. Os fatores desencadeantes podem ser trauma, imobilização, desuso, envelhecimento ou uma condição patológica séria, como a artrite reumatoide.
- Contratura: encurtamento adaptativo da pele, da fáscia, do músculo ou da cápsula articular que impede mobilidade e flexibilidade normais daquela estrutura.
- Aderências: aderência anormal das fibras de colágeno às estruturas ao redor durante a imobilização, após trauma ou como complicação cirúrgica, restringindo elasticidade e deslizamento normais das estruturas envolvidas.
- Defesa muscular reflexa: contração prolongada de um músculo em resposta a um estímulo doloroso. A lesão primária causadora da dor pode ser em um tecido próximo ou subjacente, ou pode ser uma fonte de dor referida. Quando não é dor referida, o músculo em contração imobiliza funcionalmente o tecido lesionado contra o movimento. A defesa cessa quando o estímulo doloroso é aliviado.
- Espasmo muscular intrínseco: contração prolongada de um músculo em resposta às alterações circulatórias locais e metabólicas que ocorrem quando um músculo está em estado contínuo de contração. A dor é resultado do ambiente circulatório e metabólico alterado, de modo que a contração muscular se autoperpetua independentemente do fato de a lesão primária que causou a defesa inicial estar ainda irritável (Fig. 10.1). O espasmo pode ser também uma resposta do músculo a infecção viral, frio, períodos prolongados de imobilização, tensão emocional ou trauma muscular direto.
- Fraqueza muscular: diminuição na força da contração muscular. A fraqueza muscular pode ser resultado de lesão sistêmica, química ou local de um nervo do sistema nervoso central ou periférico ou da junção mioneural. Também pode ser resultado de uma agressão direta ao músculo ou simplesmente de inatividade.

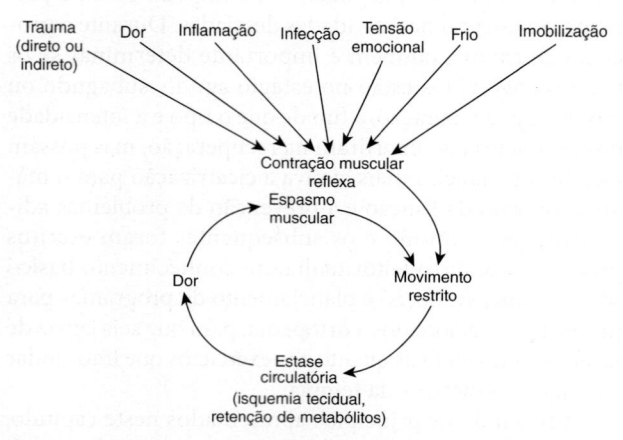

Figura 10.1   Ciclo autoperpetuado de espasmo muscular.

- Síndromes compartimentais miofasciais: o aumento da pressão intersticial dentro de um compartimento miofascial fechado, não expansível, comprometendo a função dos vasos sanguíneos, músculos e nervos. Resulta em isquemia e em perda muscular irreversível se não houver intervenção.[11] As causas incluem, mas não se limitam a, fraturas, trauma repetitivo, lesões por esmagamento, tração esquelética e roupas, curativos ou gessos apertados.

Gravidade da lesão tecidual

- *Grau 1 (primeiro grau)*. Dor leve no momento da lesão ou nas primeiras 24 horas. Edema leve, sensibilidade local e dor ocorrem quando o tecido é tensionado.[13,14]
- *Grau 2 (segundo grau)*. Dor moderada que requer a interrupção da atividade. O alongamento e a palpação do tecido aumentam a dor em grande medida. Quando a lesão afeta os ligamentos, algumas fibras são rompidas, o que resulta, por sua vez, em certo aumento da mobilidade articular.[13,14]
- *Grau 3 (terceiro grau)*. Ruptura quase completa ou completa, ou avulsão do tecido (tendão ou ligamento), com dor intensa. O alongamento do tecido é geralmente indolor; a palpação pode revelar a fenda. Um ligamento rompido resulta em instabilidade da articulação.[13,14]

Irritabilidade dos tecidos: estágios de inflamação e de reparo

Após qualquer agressão ao tecido conjuntivo, seja ela decorrente de lesão mecânica (incluindo cirurgia) ou de um irritante químico, as respostas vascular e celular são semelhantes (Tab. 10.1).[16] A irritabilidade ou sensibilidade dos tecidos é resultado dessas respostas e costuma dividir-se em três estágios que se sobrepõem, de inflamação, reparo, e maturação/remodelamento.[16,27,29] A tabela a seguir apresenta os sinais e os sintomas clínicos.

Estágio agudo (reação e inflamação)

Durante o estágio agudo, os sinais de inflamação estão presentes; são eles edema, rubor, calor, dor em repouso e perda de função.[16] Ao testar a amplitude de movimento (ADM), o movimento é doloroso, e o paciente costuma se proteger contra o movimento antes de poder completar a amplitude (Fig. 10.2A). A dor e o movimento comprometido são decorrentes do estado químico alterado que irrita as terminações nervosas, do aumento da tensão tecidual por causa do edema ou derrame articular, e da defesa muscular, que é o modo de o corpo imobilizar a área dolorosa. Em geral, esse estágio dura de 4 a 6 dias, a menos que a agressão se perpetue.

TABELA 10.1 Estágios da cicatrização do tecido: características, sinais clínicos e intervenções

Estágio agudo: reação inflamatória	Estágio subagudo: proliferação, reparo e cicatrização	Estágio crônico: maturação e remodelamento
Respostas e características dos tecidos		
Alterações vasculares	Remoção de estímulos nociceptivos	Maturação do tecido conjuntivo
Exsudação celular e agentes químicos	Crescimento de leitos capilares na área	Contratura do tecido cicatricial
Formação de coágulos	Formação de colágeno	Remodelamento da cicatriz
Fagocitose, neutralização de irritantes	Tecido de granulação	O colágeno alinha-se de acordo
Atividade fibroblástica inicial	Tecido muito frágil, facilmente lesionável	com a tensão
Sinais clínicos		
Inflamação	Diminuição da inflamação	Ausência de inflamação
Dor antes da resistência do tecido	Dor sincronizada com a resistência do tecido	Dor após a resistência do tecido
Metas e intervenções da fisioterapia para as fases da reabilitação		
Fase I	Fase II	Fase III
Máxima proteção	Proteção moderada/movimento controlado	Proteção mínima a nula/retorno à função
Controlar os efeitos da inflamação: repouso seletivo, gelo, compressão, elevação *Prevenir os efeitos prejudiciais do repouso:* movimento não destrutivo: ADM passiva, massagem e isométricos com cuidado	*Desenvolver uma cicatriz móvel:* alongamento seletivo, mobilização/manipulação das restrições *Promover a cicatrização:* exercícios ativos e resistidos não destrutivos, estabilização em cadeia aberta e fechada, resistência muscular à fadiga e exercícios de resistência cardiopulmonar, progredindo com cuidado em intensidade e amplitude	*Aumentar a qualidade tensiva da cicatriz:* exercícios de fortalecimento progressivo e resistência à fadiga *Desenvolver independência funcional:* exercícios funcionais e específicos

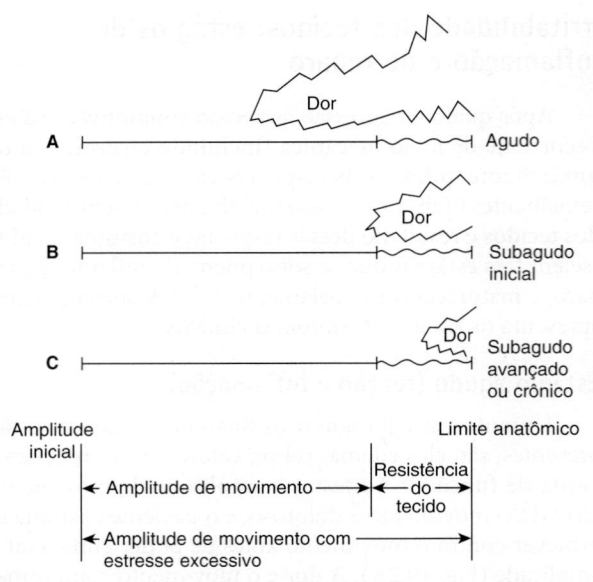

Figura 10.2   Dor experimentada durante a ADM quando o tecido envolvido está **(A)** no estágio agudo, **(B)** no estágio subagudo inicial e **(C)** no estágio subagudo avançado ou crônico.

Estágio subagudo (proliferação, reparo e cicatrização)

Durante o estágio subagudo, os sinais de inflamação diminuem progressivamente e, por fim, desaparecem. Ao testar a ADM, o paciente pode sentir dor em sincronia com o encontro da resistência do tecido no final da ADM disponível (Fig. 10.2B). A dor ocorre somente quando o tecido recém-desenvolvido é tensionado além de sua tolerância ou quando o tecido retraído é alongado. O teste muscular pode ser fraco, e a função, limitada, como resultado do enfraquecimento do tecido. Esse estágio em geral dura de 10 a 17 dias (14 a 21 dias após o início da lesão), mas pode durar até 6 semanas em alguns tecidos com circulação limitada, como os tendões.[8,27,29]

Estágio crônico (maturação e remodelamento)

Não há sinais de inflamação durante o estágio crônico. Pode haver contraturas ou aderências que limitam a amplitude e causam fraqueza muscular, limitando a função normal. Durante esse estágio, o tecido conjuntivo continua a se fortalecer e remodelar em resposta às pressões aplicadas a ele.[7,23,27,29] Dor no alongamento pode ser sentida ao testar estruturas encurtadas no final de sua amplitude disponível (Fig. 10.2C). A função pode ser limitada por fraqueza muscular, resistência física precária ou pouco controle neuromuscular. Esse estágio pode durar de 6 meses a 1 ano, dependendo do tecido envolvido e da quantidade de tecido lesionado.

Inflamação crônica

Pode ocorrer um estado de inflamação prolongada se o tecido lesionado for continuamente sobrecarregado além de sua capacidade de reparo. Há sintomas de aumento de dor, edema e defesa muscular que duram várias horas após uma atividade. Também ocorre uma sensação aumentada de rigidez após o repouso, perda de ADM 24 horas após a atividade, e rigidez progressivamente maior do tecido enquanto a irritação persistir.

Síndrome de dor crônica

A síndrome de dor crônica é um estado que persiste por mais de 6 meses. Inclui a dor que não pode ser vinculada a uma fonte de irritação ou inflamação, o que resulta em limitações nas atividades e restrições à participação que afetam muitos parâmetros funcionais.

TRATAMENTO DURANTE O ESTÁGIO AGUDO

Resposta dos tecidos: inflamação

O estágio de inflamação envolve respostas celulares, vasculares e químicas do tecido. Nas primeiras 48 horas após os tecidos moles sofrerem uma agressão, predominam as alterações vasculares. Ocorrem a exsudação de células e solutos dos vasos sanguíneos e a formação de coágulos. Durante esse período, começam a neutralização dos irritantes químicos ou estímulos nocivos, a fagocitose (limpeza dos tecidos mortos), a atividade fibroblástica inicial e a formação de novos leitos capilares. Esses processos fisiológicos servem como um mecanismo de proteção, e como um estímulo para a cicatrização e o reparo subsequentes.[16] Geralmente, esse estágio dura 4 a 6 dias, a menos que a agressão se perpetue.

Diretrizes de tratamento: proteção máxima (fase I)

O papel do fisioterapeuta durante a fase de proteção da intervenção é controlar os efeitos da inflamação, facilitar a cicatrização da ferida e manter a função normal nos tecidos e regiões não afetadas do corpo. As informações dadas aqui estão resumidas no Quadro 10.1.

Orientação ao paciente

Deve-se informar o paciente sobre a duração esperada dos sintomas (4 a 6 dias), o que ele pode fazer durante esse estágio, as precauções ou contraindicações e o que esperar quando os sintomas diminuírem. Os pacientes precisam ser assegurados de que os sintomas agudos normalmente terão vida curta e precisam aprender o que é seguro fazer durante esse estágio da recuperação.

Proteção do tecido lesionado

Para minimizar a dor musculoesquelética e promover a cicatrização, é necessário proteger a parte afetada pelo processo inflamatório durante as primeiras 24 a 48 horas. Isso se consegue, com frequência, por meio de repouso (tala, faixa, gesso), frio (gelo), compressão e elevação. Dependendo do tipo e da gravidade da lesão, métodos manuais de controle de dor e de edema, como massagem e oscilações articulares suaves (grau I), podem ser benéficos. Se um membro inferior estiver envolvido, pode ser neces-

QUADRO 10.1	DIRETRIZES DE TRATAMENTO Estágio agudo/fase de proteção

Comprometimentos estruturais e funcionais do corpo:
Inflamação, dor, edema, espasmo muscular
Movimentos comprometidos
Derrame articular (se a articulação estiver lesionada ou se apresentar artrite)
Uso diminuído das áreas associadas

Plano de tratamento	Intervenção (até 1 semana após a lesão)
1. Orientar o paciente.	1. Informar o paciente sobre o tempo de recuperação previsto e como proteger a parte enquanto mantém atividades funcionais apropriadas.
2. Controlar dor, edema, espasmo.	2. Frio, compressão, elevação, massagem (48 horas). Imobilização da parte (repouso, tala, faixa, gesso). Evitar posições que sobrecarreguem a parte. Oscilações articulares suaves (grau I ou II) com a articulação em posições indolores.
3. Manter a integridade e a mobilidade do tecido mole e da articulação.	3. Dosagem apropriada dos movimentos passivos dentro do limite de dor, específicos para a estrutura envolvida. Dosagem apropriada de isométricos intermitentes leves ou estimulação elétrica.
4. Reduzir o edema articular se os sintomas estiverem presentes.	4. Pode ser necessária intervenção médica caso o edema seja rápido (sangue). Proteger a parte (tala, gesso).
5. Manter a integridade e a função das áreas associadas.	5. Exercícios ativoassistidos, livres, resistidos e/ou aeróbios modificados, dependendo da proximidade com as áreas associadas e do efeito na lesão primária. Dispositivos adaptativos ou auxiliares conforme o necessário para proteger a parte durante atividades funcionais.

Precauções: é preciso usar uma dosagem apropriada de repouso e movimento durante o estágio inflamatório. Aumento da dor ou da inflamação é sinal de movimento em excesso.
Contraindicações: exercícios de alongamento e exercícios resistidos não devem ser feitos no local do tecido inflamado.

sária proteção com dispositivos auxiliares para deambulação com apoio parcial ou sem apoio de peso.

Prevenção de efeitos adversos da imobilidade

A imobilização completa ou contínua deve ser evitada sempre que possível, já que isso pode propiciar a aderência de fibrilas em desenvolvimento a tecidos adjacentes, o enfraquecimento do tecido conjuntivo e alterações na cartilagem articular.[6,24,25]

A *meta do tratamento em longo prazo* é a formação de uma cicatriz forte e móvel no local da lesão, de modo que haja restauração completa e indolor da função. Inicialmente, a rede de fibrilas formadas é aleatória. Ela adquire um arranjo organizado dependendo da ação das forças mecânicas sobre o tecido.[15] Para influenciar no desenvolvimento de uma cicatriz organizada, deve-se começar o tratamento durante o estágio agudo, quando tolerado, fazendo *movimentos passivos* cuidadosamente controlados.

Movimentos específicos ao tecido. Os movimentos específicos ao tecido devem ser dirigidos à estrutura envolvida de modo a prevenir aderência anormal das fibrilas em desenvolvimento a tecidos adjacentes e, assim, evitar futuro comprometimento da cicatriz. As técnicas específicas para os tecidos são descritas adiante.

Intensidade do movimento. A intensidade (dosagem) do movimento deve ser suave o suficiente para que as fibrilas não se soltem do local de cicatrização. O movimento em excesso e/ou cedo demais é doloroso e pode lesionar novamente o tecido. A dosagem do movimento passivo depende da gravidade da lesão. Alguns pacientes não toleram movimento algum durante as primeiras 24 a 48 horas; outros toleram apenas alguns graus de movimento passivo suave. O movimento passivo contínuo (ver Cap. 3) tem sido útil imediatamente após vários tipos de cirurgias articulares; fraturas intra-articulares, metafisárias e diafisárias; liberações cirúrgicas de contraturas extra-articulares e aderências; e outras condições selecionadas.[24,25] Qualquer movimento tolerado nesse estágio é benéfico, mas *não* deve aumentar a inflamação ou a dor. Em geral, o movimento ativo é *contraindicado* no local de um processo patológico ativo, a menos que seja uma doença crônica, como a artrite reumatoide.

Movimento geral. O movimento ativo é apropriado nas regiões adjacentes para manter a integridade de um tecido não lesionado e para ajudar na circulação e no fluxo linfático.

Precaução: se o movimento aumentar a dor ou a inflamação, significa que a dosagem está muito alta ou o movimento não deveria ter sido feito. Deve-se ter extremo cuidado com o movimento nesse estágio.

Intervenções e dosagens específicas

Amplitude de movimento passiva (ADMP). A ADMP dentro do limite da dor é importante para manter a mobilidade em articulações, ligamentos, tendões e músculos, tanto quanto para melhorar a dinâmica dos fluidos e manter a nutrição das articulações.[24,25] No início, a amplitude é provavelmente muito pequena.[31] O alongamento nesse estágio é contraindicado. Qualquer movimento ganho das técnicas de ADMP é resultante da diminuição de dor, edema e defesa muscular.

Técnicas de mobilização/manipulação articular de baixa dosagem. As técnicas de separação e deslizamento grau I ou II têm o benefício de melhorar a dinâmica dos fluidos na articulação para manter a saúde articular. Essas técnicas podem também promover inibição reflexa ou controlar a percepção de dor. As mobilizações articulares de baixa dosagem são benéficas em casos de patologias articulares e qualquer outra lesão de tecido conjuntivo que afete a mobilidade articular durante o estágio agudo.

Configuração muscular. As contrações musculares isométricas suaves feitas intermitentemente e com intensidade muito baixa, de modo a não causar dor ou compressão articular, têm vários propósitos. A ação de bombeamento do músculo em contração assiste a circulação e, portanto, a dinâmica dos fluidos. Quando há dano ou lesão muscular, as técnicas de configuração são feitas com o músculo na posição encurtada para ajudar a manter a mobilidade dos filamentos de actina-miosina, sem sobrecarregar o tecido rompido. Quando há lesão articular, a posição durante as técnicas de configuração é ditada pela dor; em geral, a posição de repouso da articulação é a mais confortável. Se forem toleradas, as técnicas de configuração intermitentes devem ser feitas em várias posições.

Massagem. A massagem serve para mover o fluido; se for aplicada com cuidado e suavemente no tecido lesionado, pode assistir na prevenção de aderências. As lesões tendíneas são tratadas com uma dosagem suave aplicada no sentido transversal às fibras para suavizar superfícies irregulares ou manter a mobilidade do tendão na sua bainha. Durante a massagem, o tendão é mantido tensionado. Ao tratar lesões musculares, o músculo costuma ser mantido na posição encurtada, de modo a não separar a área rompida que se encontra em processo de cicatrização.[6] A massagem para tratamento dos efeitos de edema será discutida no Capítulo 26.

Intervenções para áreas associadas

Durante a fase de proteção, é importante manter o estado fisiológico mais normal possível nas áreas do corpo relacionadas à região afetada. Devem-se incluir técnicas para manter ou melhorar os seguintes fatores:

Amplitude de movimento. Essas técnicas podem ser feitas ativa ou passivamente, dependendo da proximidade do tecido lesionado e do efeito sobre ele.

Exercícios de resistência. Exercícios de resistência podem ser aplicados na dosagem apropriada para os músculos que não estão diretamente relacionados ao tecido lesionado, a fim de preparar o paciente para o uso de dispositivos auxiliares, como muletas ou um andador, e para melhorar as necessárias atividades.

Atividades funcionais. Dispositivos de suporte ou adaptativos podem ser necessários conforme a área de lesão e as atividades esperadas.

Recomendação clínica

É importante prevenir a estase vascular, que pode ocorrer como resultado do edema e imobilidade. A circulação é favorecida encorajando-se a execução de atividades dentro de parâmetros seguros e com o uso de bandagens elásticas de suporte, a elevação do membro e o uso de massagem e técnicas isométricas leves apropriadas. Nos membros inferiores, deve-se fazer ADM ativa do tornozelo e dedos dos pés, se possível.

TRATAMENTO DURANTE O ESTÁGIO SUBAGUDO

Resposta dos tecidos: proliferação, reparo e cicatrização

Do segundo ao quarto dia após a lesão tecidual, a inflamação começa a diminuir, o coágulo começa a dissolver e inicia-se o reparo do local lesionado. Esse período, em geral, dura cerca de 10 a 17 dias (14 a 21 dias desde a ocorrência da lesão), mas pode durar até 6 semanas.

A síntese e a deposição de colágeno caracterizam esse estágio. Os estímulos nocivos são removidos, e os leitos capilares começam a crescer para dentro da área. Aumentam a atividade fibroblástica, a formação de colágeno e o desenvolvimento do tecido de granulação. Os fibroblastos estão presentes em grande número por volta do quarto dia após a lesão e continuam em grande número até por volta do dia 21.[28] Os fibroblastos produzem novo colágeno, e esse colágeno imaturo substitui o exsudato que originalmente formou o coágulo. Além disso, a atividade miofibroblástica começa por volta do quinto dia, causando o encolhimento (contração) da cicatriz.[28,29] Dependendo do tamanho da lesão, o fechamento da ferida costuma levar de 5 a 8 dias em músculos e pele, e 3 a 6 semanas em tendões e ligamentos.[8,29]

Durante esse estágio, o tecido conjuntivo imaturo produzido é fino e desorganizado; é bastante frágil e pode ser lesionado com facilidade caso seja excessivamente tensionado. Contudo, o crescimento e o alinhamento corretos podem ser estimulados com uma carga tensiva apropriada alinhada com as sobrecargas normais daquele tecido. Ao mesmo tempo, pode ser minimizada a aderência aos tecidos adjacentes.[5]

Diretrizes de tratamento: proteção moderada/movimento controlado (fase II)

O papel do fisioterapeuta durante esse estágio é fundamental. O paciente sente-se muito melhor porque a dor não é mais constante e o movimento ativo pode ser iniciado. É fácil começar a movimentar-se demais, cedo demais, ou pelo outro lado ser tentado a abordar muito cuidadosamente a intervenção e não progredir rápido o suficiente. A compreensão do processo de cicatrização e da resposta dos tecidos às cargas constitui a base das decisões importantíssimas feitas durante essa fase de intervenção. A chave é iniciar e progredir exercícios e atividades *não destrutivos* (i. e., exercícios e atividades dentro da tolerância dos tecidos em cicatrização, os quais podem, então, responder sem que ocorra nova lesão ou inflamação).[7] A informação que se segue está resumida no Quadro 10.2.

Orientação ao paciente

Deve-se informar o paciente sobre o que esperar nesse estágio, o tempo previsto para cicatrização e quais sinais e sintomas indicam que ele está forçando além da tolerância dos tecidos.

QUADRO 10.2 DIRETRIZES DE TRATAMENTO
Estágio subagudo/fase de movimento controlado

Comprometimentos estruturais e funcionais do corpo:

Dor no final da ADM disponível
Edema (diminuindo, mas ainda pode estar presente)
Derrame articular (diminuindo, mas pode ainda estar presente, caso articulações estejam envolvidas)
Contraturas de tecidos moles, músculos e/ou articulações (em desenvolvimento na região imobilizada)
Fraqueza muscular decorrente do uso reduzido ou da dor
Atividades de vida diária (AVD) e atividades instrumentais de vida diária (AIVD) restritas relacionadas aos tecidos envolvidos

Plano de tratamento	Intervenção (até 3 semanas após a lesão)
1. Orientar o paciente.	1. Informar o paciente sobre o tempo previsto de cicatrização e a importância de seguir as orientações. Ensinar exercícios domiciliares e encorajar atividades funcionais de acordo com o plano; monitorar e modificar conforme o paciente progredir.
2. Promover a cicatrização dos tecidos lesionados.	2. Monitorar a resposta do tecido à progressão dos exercícios; diminuir a intensidade se a dor ou inflamação aumentar. Proteger o tecido que está cicatrizando com dispositivos auxiliares, órteses, fitas ou faixas; aumentar progressivamente a quantidade de tempo que a articulação fica livre para mover-se a cada dia e diminuir o uso dos dispositivos auxiliares conforme a força nos músculos de suporte for aumentando.
3. Restaurar a mobilidade dos tecidos moles, músculos e/ou articulações.	3. Progredir de exercícios de ADM passiva para ativoassistida e ativa dentro dos limites da dor. Aumentar gradualmente a mobilidade da cicatriz, de modo específico para a estrutura envolvida. Aumentar progressivamente a mobilidade das estruturas relacionadas caso estejam limitando a ADM; usar técnicas específicas para cada estrutura.
4. Desenvolver controle neuromuscular, resistência à fadiga e força nos músculos envolvidos e relacionados.	4. Inicialmente, progredir os exercícios isométricos em ângulos múltiplos dentro da tolerância do paciente; começar cuidadosamente com resistência leve. Iniciar exercícios de ADMA, apoio de peso com suporte e exercícios de estabilização. À medida que a ADM, a mobilidade intra-articular e a cicatrização melhorarem, progredir os exercícios isotônicos aumentando as repetições. Enfatizar o controle do padrão de exercícios e a mecânica apropriada. Progredir a resistência mais adiante neste estágio.
5. Manter a integridade e a função das áreas associadas.	5. Aplicar exercícios progressivos de fortalecimento e estabilização, monitorando o efeito sobre a lesão primária. Retomar atividades funcionais de baixa intensidade que envolvam o tecido em processo de cicatrização e que não aumentem os sintomas.

Precauções: em geral, os sinais de inflamação ou edema articular diminuem precocemente neste estágio. Algum desconforto ocorrerá à medida que o nível de intensidade da atividade progredir, mas não deverá durar mais que algumas horas. Os sinais de movimento ou atividade em excesso são dor em repouso, fadiga, aumento da fraqueza e espasmo durante mais de 24 horas.

- É importante encorajar o paciente a retomar atividades normais que não exacerbem os sintomas, mas também alertá-lo contra o retorno a atividades recreativas, esportivas ou ocupacionais que possam ser prejudiciais ao processo de cicatrização.
- Deve-se ensinar ao paciente um programa de exercícios domiciliares e ajudá-lo a adaptar as atividades de trabalho e de recreação que sejam coerentes com as estratégias de intervenção, de modo que ele se torne um participante ativo do processo de recuperação.

Tratamento da dor e da inflamação

A dor e a inflamação diminuem à medida que a cicatrização progride.

- Os critérios para iniciar exercícios ativos e alongamento durante o estágio subagudo inicial incluem redução do edema, dor que não seja mais constante e dor que não seja exacerbada pelo movimento na amplitude disponível.
- Conforme são introduzidos novos exercícios ou sua intensidade progride, deve-se monitorar a resposta do paciente. Exercícios que progridem com demasiado vigor ou atividades iniciadas cedo demais podem lesionar tecidos recém-formados e ainda frágeis, e talvez retardem a recuperação, causem dor e perpetuem a resposta inflamatória.[7,27] Se os sintomas aumentarem, modifique a intensidade dos exercícios.

Início dos exercícios ativos

Em razão do uso restrito da região lesionada, há fraqueza muscular mesmo na ausência de patologia muscular. A fase subaguda da cicatrização é um período de transição durante o qual os exercícios ativos dentro da amplitude indolor dos tecidos lesionados podem ter início e progredir para exercícios cuidadosos focando resistência muscular à fadiga e fortalecimento, mantidos dentro da tolerância dos tecidos em cicatrização (movimentos não destrutivos). Se a atividade for mantida dentro de uma intensidade e uma frequência seguras, os sintomas de dor e edema sofrerão uma diminuição progressiva a cada dia. A resposta do paciente é o melhor guia de quão rápido ou vigorosamente se deve progredir. Considerando-se os parâmetros clínicos, se os sinais de inflamação aumentarem ou a ADM diminuir progressivamente, a intensidade do exercício e da atividade precisarão ser diminuídas, pois uma inflamação crônica pode ter se desenvolvido e uma cicatriz retraída pode tornar o tecido mais limitado.[2,3,17] Os sinais de estresse excessivo em razão de exercícios ou atividades são destacados no Quadro 10.3.

Exercícios isométricos submáximos em múltiplos ângulos. Exercícios isométricos submáximos são usados no início do estágio subagudo para começar a exercitar o controle e o fortalecimento dos músculos na região envolvida, sem os tensionar. Eles também podem ajudar o paciente a se conscientizar sobre o uso correto dos músculos. A intensidade e os ângulos de aplicação da resistência são determinados pela ausência de dor.

QUADRO 10.3	Sinais de estresse excessivo em exercícios ou atividades

- Dor decorrente de exercícios ou atividades que não diminui após 4 horas e não se resolve após 24 horas.
- Dor decorrente de exercícios ou atividades que começa mais cedo ou é maior que a da sessão anterior.
- Sensações progressivamente maiores de rigidez e diminuição da ADM ao longo de várias sessões de exercícios.
- Edema, rubor e calor no tecido em cicatrização.
- Fraqueza progressiva ao longo de várias sessões de exercícios.
- Diminuição do uso funcional da parte envolvida.

As progressões dos exercícios podem causar alguma dor temporária com duração de 4 horas; mas se os sinais e sintomas acima ocorrerem, os exercícios, atividades ou manobras de alongamento estão sendo muito intensos e devem ser modificados ou reduzidos em sua intensidade.

- Para iniciar o exercício isométrico em um músculo lesionado que está cicatrizando, deve-se colocá-lo na posição encurtada ou relaxada, de modo que a nova cicatriz não seja tracionada do local da separação do tecido.[5,27]
- Para iniciar os exercícios isométricos quando houver patologia articular, a posição de repouso da articulação pode ser a mais confortável. A intensidade da contração deve ser mantida abaixo da percepção de dor.

Exercícios de ADM ativa (ADMA). Atividades de ADMA, em amplitudes indolores, são usadas para desenvolver o controle do movimento.

- Inicialmente, deve-se usar movimentos isolados em um único plano. Deve-se enfatizar o controle do movimento usando exercícios concêntricos com resistência leve do músculo envolvido e dos músculos necessários para a mecânica articular apropriada.
- O uso de movimentos combinados ou de padrões diagonais pode facilitar a contração dos músculos desejados, mas é importante ter o cuidado de não usar padrões de movimento dominados por músculos mais fortes, com os músculos mais fracos não participando efetivamente nesse estágio inicial. Não se deve colocar uma carga além da capacidade dos músculos envolvidos ou enfraquecidos para participar do movimento.

Resistência muscular à fadiga. Os exercícios para resistência muscular à fadiga são enfatizados durante a fase subaguda porque as fibras musculares de contração lenta são as primeiras a atrofiar quando ocorre edema articular, trauma ou imobilização.

- Inicialmente, usa-se apenas a ADM ativa, com ênfase no controle. Mais tarde, durante a fase de cicatrização, é usado o exercício com baixa intensidade e muitas repetições, com resistência leve, em lugar de uma resistência de grande intensidade.
- O fisioterapeuta precisa ter certeza de que o paciente esteja usando padrões motores corretos, sem substitui-

ções, e de que ele está ciente da importância de interromper o exercício ou a atividade quando o músculo envolvido se fatigar ou o tecido envolvido desenvolver sintomas. Por exemplo, se o paciente estiver fazendo atividades de flexão ou de abdução do ombro, a substituição com elevação escapular deve ser evitada; ou, se o paciente estiver fazendo exercícios de elevação de perna, é importante a estabilização apropriada da pelve e da coluna para garantir a segurança e o aprendizado motor correto.

Exercícios de descarga de peso com apoio. O apoio de peso parcial, dentro da tolerância dos tecidos em cicatrização, pode ser útil no início para posicionar uma carga sobre a região de maneira controlada e estimular cocontrações estabilizadoras nos músculos.

- O reforço do fisioterapeuta ajuda a desenvolver a conscientização das contrações musculares apropriadas e o controle enquanto o paciente transfere o peso lateralmente ou no sentido anteroposterior. Conforme tolerado pelo paciente, deve-se progredir aumentando a amplitude de movimento ou diminuindo a quantidade de suporte ou de proteção.
- Acrescenta-se resistência para progredir o desenvolvimento de força nos músculos estabilizadores e de sustentação do peso.

Precaução: exercícios excêntricos e com resistência pesada, como o exercício de resistência progressiva, podem causar trauma adicional ao músculo, e não são usados no estágio subagudo inicial após lesão muscular quando a fraca qualidade da força de tração do tecido em cicatrização pode ser ameaçada.[18] Para lesões não musculares, os exercícios excêntricos podem não lesionar novamente a região, mas a resistência deve ser limitada a uma baixa intensidade nesse estágio para evitar dor muscular de início tardio. (Isso se contrasta ao uso de exercícios excêntricos para facilitar e fortalecer músculos fracos quando não tiver ocorrido lesão, aproveitando-se do maior desenvolvimento de tensão com menor gasto de energia nas contrações excêntricas, conforme descrito no Cap. 6.)

Início e progressão do alongamento

A mobilidade restrita durante o estágio agudo e a aderência da cicatriz em desenvolvimento geralmente causam diminuição da flexibilidade no tecido em cicatrização e nas estruturas relacionadas da região. Para aumentar a mobilidade e estimular o alinhamento apropriado da cicatriz em desenvolvimento, deve-se iniciar com técnicas de alongamento específicas para os tecidos envolvidos. Pode ser preciso usar mais que uma técnica para recuperar a ADM.

Aquecimento dos tecidos. Usar modalidades físicas ou exercícios de ADM ativa para aumentar a temperatura dos tecidos e relaxar os músculos para facilitar o alongamento.

Técnicas de relaxamento muscular. Os músculos que não estão relaxados interferem na mobilização articular e no alongamento passivo do tecido inerte. Se necessário, utilize técnicas de contração-relaxamento primeiro, para que seja possível levar os tecidos até o final da sua amplitude disponível.

Mobilização/manipulação articular. Se houver diminuição na mobilidade intra-articular restringindo a amplitude, é importante iniciar o alongamento com técnicas de mobilização articular específicas. Deve-se usar técnicas mantidas grau III ou oscilatórias graus III e IV para restaurar algum deslizamento articular antes do alongamento fisiológico, minimizando assim a compressão excessiva da cartilagem vulnerável. As técnicas de separação e deslizamento articular são aplicadas para alongar o tecido capsular que está restringindo o movimento (ver no Cap. 5 os princípios e técnicas de mobilização articular).

Técnicas de alongamento. O uso de técnicas de alongamento passivo, autoalongamento e alongamento mecânico prolongado visa a aumentar a extensibilidade do tecido conjuntivo inerte que permeia cada estrutura do corpo. Essas técnicas são interpostas às de inibição neuromuscular para relaxar e alongar os músculos que cruzam as articulações (ver no Cap. 4 os princípios e técnicas de alongamento).

Massagem. Podem ser usados vários tipos de massagem, por seus efeitos de mobilização dos tecidos moles. Por exemplo, a técnica de massagem com fricção transversal às fibras é usada para mobilizar ligamentos e tecidos nos locais de incisão para que se movam livremente ao redor da articulação. A massagem transversal às fibras também é usada no local da cicatriz muscular ou em aderências do tendão para ganhar mobilidade no tecido cicatricial. A intensidade e a duração da técnica são aumentadas de modo progressivo de acordo com a resposta do tecido.

Uso da nova amplitude. O paciente deve usar a nova amplitude para manter a extensibilidade dos tecidos ganha com as manobras de alongamento e para desenvolver o controle da nova amplitude. Deve-se ensinar exercícios domiciliares, incluindo resistência leve com uso do grupo muscular agonista na nova amplitude, assim como técnicas de autoalongamento. Deve-se também incentivar o paciente a incorporar a nova amplitude de movimento em suas atividades diárias.

Correção dos fatores contribuintes

É importante continuar a manter ou desenvolver um estado mais fisiológico e funcional tão normal quanto seja possível nas áreas do corpo relacionadas com a lesão. Deve-se corrigir qualquer comprometimento postural ou biomecânico na estabilidade, na flexibilidade do tecido conjuntivo e muscular, ou força muscular que possam ter contribuído para o problema ou que possam comprometer a recuperação total. Retome atividades funcionais de baixa intensidade, conforme a tolerância do paciente, sem exacerbar os sintomas. Continue a reavaliar o progresso do paciente e sua compreensão das atividades controladas.

TRATAMENTO DURANTE O ESTÁGIO CRÔNICO

Resposta dos tecidos: maturação e remodelamento

A retração da cicatriz decorrente da atividade dos miofibroblastos costuma encontrar-se completa por volta do 21º dia, e a cicatriz para de aumentar de tamanho, de modo que do dia 21 ao dia 60 há uma predominância de fibroblastos que são facilmente remodelados.[27] O processo de maturação começa durante o estágio subagudo tardio e continua por vários meses. A maturação e o remodelamento do tecido cicatricial ocorrem conforme as fibras de colágeno tornam-se mais espessas e reorientam-se em resposta às sobrecargas posicionadas sobre o tecido conjuntivo. O tempo de remodelamento é influenciado por fatores que afetam a densidade e o nível de atividade dos fibroblastos, incluindo o tempo de imobilização, a tensão posicionada sobre o tecido, o local da lesão e o suprimento vascular.

Maturação dos tecidos

As principais diferenças entre os estágios subagudo tardio e crônico relativas ao estado do tecido em cicatrização são a melhora na qualidade (orientação e força de tração) do colágeno e a redução do tamanho da lesão durante os estágios crônicos. A quantidade de colágeno estabiliza-se e há um equilíbrio entre síntese e degradação. Dependendo do tamanho da estrutura ou do grau da lesão ou da patologia, a cicatrização pode continuar por 12 a 18 meses, com aumento progressivo na qualidade tensiva do tecido lesionado.[8,19,28]

Remodelamento dos tecidos

Por causa do modo como as moléculas imaturas de colágeno são mantidas unidas (pontes de hidrogênio) e aderem-se aos tecidos adjacentes, elas podem ser facilmente remodeladas com um tratamento suave e persistente. Isso é possível por até cerca de 10 semanas. Quando não são tensionadas da forma apropriada, as fibras aderem-se aos tecidos adjacentes e formam uma cicatriz que restringe a mobilidade. À medida que a estrutura de colágeno se modifica formando pontes covalentes e espessando-se, torna-se mais forte e resistente ao remodelamento. Com 14 semanas, o tecido cicatricial não responde mais ao remodelamento. Consequentemente, uma cicatriz antiga responde mal ao alongamento.[5] O tratamento nessas condições requer alongamento adaptativo do tecido ao redor da cicatriz ou sua liberação cirúrgica.

Diretrizes de tratamento: proteção mínima ou nula/retorno à função (fase III)

O papel do fisioterapeuta durante essa fase é elaborar uma progressão dos exercícios de modo a sobrecarregar com segurança o tecido conjuntivo em maturação, tanto em termos de flexibilidade quanto de força, para que o paciente possa retornar às suas atividades habituais e volte a participar de situações normais de sua vida, inclusive trabalho, mobilidade na comunidade e recreação/prática esportiva. Pessoas que estejam retornando a atividades de alta intensidade requerem exercícios mais intensos, que preparem os tecidos para suportar as sobrecargas e treinem o sistema neuromuscular para responder às demandas da atividade (essa etapa pode ser chamada de fase IV).

Como o remodelamento do colágeno em maturação ocorre em resposta às sobrecargas impostas a ele, é importante usar forças controladas que simulem as sobrecargas normais sobre o tecido.[7,15,23] A capacidade de gerar força máxima pelo colágeno desenvolve-se na direção das forças impostas. A dor que o paciente experimenta nesse estágio surge apenas quando a tensão é aplicada nas contraturas ou aderências restritivas ou quando há dor muscular por causa do aumento da sobrecarga nos exercícios resistidos. Para evitar dor crônica ou recorrente, as contraturas precisam ser alongadas, ou as aderências, quebradas e mobilizadas. Sobrecargas excessivas ou anormais levam a nova lesão e inflamação crônica, o que pode ser prejudicial para o retorno à função. As informações a seguir estão resumidas no Quadro 10.4.

Orientação ao paciente

A menos que haja tecido cicatricial restritivo que exija técnicas manuais de intervenção, o paciente torna-se mais responsável por executar os exercícios do plano de tratamento.

- O paciente deve ser instruído sobre como progredir a resistência e o autoalongamento de modo biomecanicamente seguro e sobre como se automonitorar para a ocorrência de possíveis efeitos prejudiciais e sinais de carga excessiva (ver Quadro 10.3).
- Deve-se estabelecer diretrizes do que precisa ser obtido para retornar com segurança às atividades recreativas, esportivas ou de trabalho.
- É importante reexaminar e avaliar o progresso do paciente e modificar os exercícios conforme o progresso seja observado ou problemas sejam desenvolvidos.
- Recomendam-se modificações nas atividades diárias, ocupacionais ou esportivas caso estejam contribuindo para os comprometimentos do paciente e impedindo seu retorno às atividades desejadas.

Considerações para a progressão dos exercícios

A mobilidade intra-articular dentro de uma ADM útil (ou funcional) é necessária para evitar trauma articular. Se a mobilidade intra-articular estiver restrita, deverão ser usadas técnicas de mobilização/manipulação articular. Essas técnicas de alongamento podem ser vigorosas, desde que não resultem em sinais de aumento da irritação dos tecidos.

É necessária uma sustentação muscular adequada para proteger a articulação. Se houver fraqueza, padrões neuro-

QUADRO 10.4	DIRETRIZES DE TRATAMENTO Estágio crônico/retorno à função

Comprometimentos estruturais e funcionais do corpo:

Contraturas e aderências de tecidos moles e/ou articulações limitando a ADM normal ou a mobilidade intra-articular
Diminuição do desempenho muscular: fraqueza, pouca resistência à fadiga, controle neuromuscular ruim
Diminuição do uso da parte envolvida
Inabilidade de funcionar normalmente nas atividades esperadas

Plano de tratamento	Intervenção (> 3 semanas após a lesão)
1. Orientar o paciente.	1. Instruir o paciente sobre progressões seguras de exercícios e alongamentos. Monitorar a compreensão e a adesão do paciente. Ensinar meios de evitar que a parte seja novamente lesionada. Ensinar uma mecânica corporal segura. Proporcionar aconselhamento ergonômico.
2. Aumentar a mobilidade dos tecidos moles, músculos e/ou articulações.	2. Técnicas de alongamento específicas para o tecido encurtado: ■ Articulações e ligamentos selecionados (mobilização/manipulação articular) ■ Aderências de ligamentos, tendões e tecidos moles (massagem transversal às fibras) ■ Músculos (inibição neuromuscular, alongamento passivo, massagem e exercícios de flexibilidade)
3. Melhorar o controle neuromuscular, a força e a resistência muscular à fadiga.	3. Progredir os exercícios: ■ Resistência submáxima para máxima ■ Especificidade do exercício usando concêntricos e excêntricos resistidos, com e sem apoio de peso ■ De movimentos em plano simples para planos múltiplos ■ De movimentos simples para complexos, enfatizando movimentos que simulem atividades funcionais ■ Estabilidade proximal controlada com movimento distal sobreposto ■ Biomecânica segura ■ De baixo para alto número de repetições com velocidade baixa; progredir a complexidade e o tempo; progredir a velocidade e o tempo
4. Melhorar a resistência cardiopulmonar.	4. Progredir os exercícios aeróbios usando atividades seguras.
5. Progredir as atividades e a participação nas situações da vida.	5. Continuar a usar dispositivos de suporte e/ou auxiliares até alcançar uma ADM funcional com mobilidade intra-articular e até a força nos músculos de suporte ser adequada. Progredir o treino funcional com atividades simuladas, passando de protegidas e controladas para sem proteção e variáveis. Continuar os exercícios de fortalecimento progressivo e as atividades de treino avançado até que os músculos sejam fortes o suficiente e capazes de responder às demandas funcionais necessárias.

Precauções: não deve haver sinais de inflamação. Algum desconforto ocorrerá à medida que a intensidade da atividade for progredida, mas isso não deve durar mais do que algumas horas. Os sinais de que as atividades estão sendo progredidas rápido demais ou com uma dosagem muito grande são o edema articular, a dor com mais de 4 horas de duração ou com necessidade de medicamentos para alívio, bem como a diminuição na força ou a ocorrência prematura de fadiga com mais facilidade.

musculares falhos poderão se desenvolver quando as atividades funcionais forem tentadas. Um suporte inadequado ou padrões de movimento falhos podem resultar em microtraumas. O critério de força deverá ser um teste muscular grau 4 em uma escala de 5 pontos na musculatura do membro inferior para que se possa interromper o uso de dispositivos de suporte ou assistência para deambulação.

■ Para aumentar a força quando há perda de mobilidade intra-articular, usar exercícios isométricos em múltiplos ângulos da amplitude disponível.
■ Assim que a mobilidade intra-articular dentro da ADM disponível for restaurada, usar exercícios resistidos dinâmicos dentro da amplitude disponível. Isso não implica que uma ADM normal precise estar presente antes de

iniciar os exercícios dinâmicos e, sim, que deve haver mobilidade intra-articular dentro da amplitude disponível (ver no Cap. 5 informações sobre mobilidade intra-articular).

- Em resumo, a dinâmica articular e a força e flexibilidade musculares devem ser balanceadas enquanto a parte lesionada progride para os exercícios funcionais.

Progressão do alongamento

O alongamento de tecidos com contraturas ou aderências que estejam restringindo o movimento deve ser específico para o tecido envolvido e deve usar técnicas manuais como a mobilização/manipulação articular, a massagem miofascial, as técnicas de alongamento com facilitação neuromuscular proprioceptiva e o alongamento passivo, além da instrução sobre o autoalongamento (ver Caps. 4 e 5 e os exercícios de autoalongamento descritos nos Caps. 16 a 22). Nesse estágio, deve-se progredir a intensidade e a duração das manobras de alongamento desde que não haja sinais de aumento da irritação persistindo por mais de 24 horas.

Progressão dos exercícios para o desempenho muscular: desenvolvimento de controle neuromuscular, força e resistência à fadiga

À medida que os tecidos do paciente cicatrizam, não somente o tratamento é progredido para estimular a maturação e o remodelamento apropriados no tecido em cicatrização, como a ênfase é também colocada em exercícios progressivos controlados, elaborados para preparar o paciente para alcançar os resultados desejados.

- Se o paciente não estiver usando alguns dos músculos por causa de inibição, fraqueza ou dominância de padrões substitutos, isolar a ação muscular desejada ou usar movimentos unidirecionais para desenvolver consciência da atividade muscular e controle do movimento.
- Progredir os exercícios de movimentos isolados, unidirecionais e simples para padrões e movimentos multidirecionais complexos que requerem coordenação com todos os músculos envolvidos na atividade desejada.[30]
- Progredir os exercícios de fortalecimento para simular demandas específicas, incluindo atividades com e sem apoio de peso (cadeia fechada e aberta) e contrações tanto excêntricas quanto concêntricas.[22]
- Progredir os exercícios de estabilização, controle postural e equilíbrio de tronco, combinando-os com movimentos dos membros para padrões efetivos de movimento corporal total.[30]
- Ensinar uma mecânica corporal segura e fazer o paciente praticar atividades que simulem seu ambiente de trabalho.
- O desenvolvimento da resistência muscular à fadiga nos músculos mobilizadores primários e estabilizadores, assim como a resistência cardiopulmonar, é muitas vezes ignorado, porém é importante para prevenir lesões associadas com fadiga.

Retorno a atividades de alta demanda

Pacientes que precisam retornar a atividades com demanda acima do normal, como as necessárias na participação esportiva e em locais de trabalho pesado, continuam a progressão para exercícios ainda mais intensos como os pliométricos, o treino de agilidade e o desenvolvimento de habilidades.

- Deve-se desenvolver séries de exercícios que simulem as atividades ocupacionais[12] ou esportivas[2,30] usando um ambiente controlado, com resistência progressiva específica e exercícios pliométricos.
- Quando o paciente demonstrar capacidade, aumentam-se as repetições e a velocidade do movimento.
- Deve-se progredir desafiando o ambiente e introduzindo surpresas e eventos não controlados na atividade.[1,30]

Deve sempre ser enfatizada a importância de uma orientação apropriada para ensinar a progressão segura dos exercícios e como evitar sobrecargas prejudiciais. O retorno à atividade que causou a lesão antes de ter recuperado uma mobilidade funcional indolor, força, resistência à fadiga e habilidade de acordo com as demandas da tarefa provavelmente resultará em lesão recorrente e dor.

TRAUMAS CUMULATIVOS: DOR CRÔNICA RECORRENTE

Resposta dos tecidos: inflamação crônica

Quando o tecido conjuntivo é lesionado, ele passa pelo processo de reparo curativo que foi descrito nas seções anteriores. Contudo, no tecido conjuntivo que é repetidamente sobrecarregado além da habilidade de autorreparo, o processo inflamatório perpetua-se. A proliferação de fibroblastos com aumento da produção de colágeno e degradação do colágeno maduro leva a uma predominância de colágeno novo, imaturo. Isso tem um efeito geral de enfraquecimento do tecido. Além disso, a atividade miofibroblástica continua e pode levar a uma limitação progressiva da mobilidade.[27]

Causas da inflamação crônica

A dor prolongada ou recorrente e as limitações resultantes na atividade e na função ocorrem como resultado de uma sobrecarga sendo imposta a tecidos que são incapazes de responder à natureza repetitiva ou excessiva desta.

Uso excessivo, traumas cumulativos, esforço repetitivo. Esses termos descrevem a natureza repetitiva do evento desencadeante.[9] Microtraumas ou esforços repetitivos com carga excessiva resultam, com o tempo, em enfraquecimento estrutural, ou quebra por fadiga, do tecido conjuntivo, com o colapso das ligações transversas das fibras de colágeno e inflamação. No início, a resposta inflamatória decorrente dos microtraumas é subliminar, mas por fim se acumula até o ponto de a dor ser percebida e resultar em disfunção.

O microtrauma repetitivo dos tendões pode levar o tendão à degeneração.[29] Tem sido relatado que a inflamação ocorre nos estágios iniciais da tendinopatia, mas quando os tendões começam a se degenerar, a inflamação basicamente desaparece, levando alguns a afirmar que essa não é uma condição inflamatória.[23,27,29] Achados histológicos na tendinopatia têm mostrado uma resposta de cicatrização ruim, com degeneração do colágeno, afinamento e desorientação das fibras, hipercelularidade e revascularização desordenada.[26,27] As anormalidades subjacentes que resultam em um tendão enfraquecido não são prontamente resolvidas, o que acarreta perda de função.[26]

Trauma. O trauma que é seguido por traumas repetitivos sobrepostos resulta em uma condição que nunca cicatriza completamente. Isso pode ser resultado de um retorno muito precoce a atividades funcionais de alta demanda antes que a lesão original tenha cicatrizado de forma apropriada. A recidiva contínua de uma lesão recidivante leva aos sintomas de inflamação crônica e disfunção.

Recidiva de lesão de uma "cicatriz antiga". O tecido cicatricial não é tão maleável quanto o tecido adjacente que não foi lesionado. Se a cicatriz adere aos tecidos ao redor ou não se alinha apropriadamente às sobrecargas impostas ao tecido, ocorre uma alteração na transmissão de força e absorção da energia. Essa região torna-se mais suscetível a lesão com sobrecargas que o tecido saudável normal poderia suportar.

Contraturas ou mobilidade precária. Maus hábitos posturais ou imobilidade prolongada podem levar a contraturas dos tecidos conjuntivos que se tornam sobrecarregados com atividades repetidas ou vigorosas.

Fatores contribuintes

Dada a natureza da condição, geralmente há algum fator que perpetua o problema. Não somente é preciso identificar o tecido que está falhando e seu estágio de patologia, como a *causa mecânica* do trauma repetitivo precisa ser definida. É importante avaliar a mecânica defeituosa ou os maus hábitos que possam estar sustentando a irritação. As possibilidades incluem:

- *Desequilíbrio entre comprimento e força dos músculos* em torno da articulação, o que leva a uma mecânica defeituosa da mobilidade articular ou forças anormais através dos músculos.
- *Demanda excêntrica repetitiva, rápida ou excessiva* sobre músculos não preparados para suportar a carga, o que leva a falha dos tecidos, particularmente na região musculotendínea.[18]
- *Fraqueza muscular* ou uma incapacidade de responder a demandas excessivas de força, o que resulta em fadiga muscular com diminuição da contratilidade e da capa-

cidade de absorver choque e aumento da sobrecarga nos tecidos de suporte.[18]
- *Mau alinhamento ósseo ou suporte estrutural fraco* que causa uma falha na mecânica articular ou na transmissão de forças através das articulações (estabilidade articular precária, como ocorre no pé chato).[20]
- *Alteração na intensidade ou nas demandas usuais* de uma atividade, tal como um aumento ou mudança de um exercício ou rotina de treino ou uma mudança nas demandas nas atividades ocupacionais.[18]
- *Retorno a uma atividade cedo demais após uma lesão,* quando a unidade músculo-tendão está enfraquecida e não está pronta para as sobrecargas da atividade.[7,10]
- *Manutenção de posturas ou de movimentos desajeitados* que propiciam o posicionamento de partes do corpo em desvantagem mecânica, levando à fadiga postural ou à lesão.
- *Fatores ambientais,* como uma estação de trabalho não elaborada ergonomicamente para aquela pessoa, frio excessivo, vibração continuada ou superfície de apoio inapropriada (para ficar em pé, caminhar ou correr), o que pode contribuir com qualquer um dos fatores anteriores.
- *Fatores ligados à idade,* como quando uma pessoa tenta realizar atividades que fazia quando era mais jovem, mas seus tecidos não têm mais condições de suportar as sobrecargas aplicadas.[21]
- *Erros de treino,* como quando os métodos, a intensidade, a quantidade, os equipamentos ou a condição do participante são impróprios e levam a sobrecargas anormais.[20]
- *Uma combinação de vários fatores contribuintes* frequentemente é vista como a causa dos sintomas.

Diretrizes de tratamento: inflamação crônica

Quando o paciente tem sintomas e sinais de inflamação crônica, é imperativo que o tratamento comece com o controle da inflamação – em outras palavras, seja tratado como uma condição aguda. Assim que a inflamação estiver sob controle, o tratamento progride para lidar com os comprometimentos e limitações funcionais. As diretrizes de tratamento estão resumidas no Quadro 10.5.

Inflamação crônica: estágio agudo

Quando a resposta inflamatória é perpetuada em decorrência de irritação contínua dos tecidos, a inflamação precisa ser controlada para evitar os efeitos negativos da quebra contínua do tecido e a formação de cicatriz excessiva.

- Além do uso de modalidades e repouso da parte, é imperativo identificar e, em seguida, modificar o mecanismo de irritação crônica com um aconselhamento de atividades biomecânicas apropriado. Isso requer a cooperação do paciente. Deve-se descrever ao paciente como o tecido reage e se rompe sob uma inflamação contínua e explicar a estratégia de intervenção.

QUADRO 10.5   DIRETRIZES DE TRATAMENTO
Inflamação crônica/síndromes por traumas cumulativos

Comprometimentos estruturais e funcionais:

Dor de grau variado no tecido envolvido:
- Apenas após fazer atividades repetitivas
- Durante e após as atividades repetitivas
- Ao tentar fazer as atividades; impede a finalização da atividade
- Contínua e sem remissão

Contraturas ou aderências de tecidos moles, músculos e/ou articulações que limitam a ADM normal ou a mobilidade intra-articular

Fraqueza do tecido conjuntivo na região com dor

Fraqueza muscular e pouca resistência muscular à fadiga nos músculos posturais ou estabilizadores, assim como falhas nos músculos primários

Desequilíbrio de comprimento e força entre os músculos antagonistas; disfunção biomecânica

Posição defeituosa ou padrão de movimento que perpetua o problema

Redução do uso da região para atividades e participação em situações de vida desejadas

Plano de tratamento	Intervenção durante a inflamação crônica
1. Orientação ao paciente.	1. Aconselhar sobre a causa da irritação crônica e a necessidade de evitar sobrecarregar a parte inflamada. Adaptar o ambiente para reduzir as sobrecargas impostas ao tecido. Implementar um programa de exercícios domiciliares para reforçar as intervenções fisioterapêuticas.
2. Promoção da cicatrização; diminuição da dor e inflamação.	2. Frio, compressão, massagem. Repouso da parte lesionada (interrupção da sobrecarga mecânica, uso de tala, faixa, gesso).
3. Manutenção da integridade e mobilidade dos tecidos envolvidos.	3. Movimento passivo sem esforço, massagem e isométricos leves dentro dos limites da dor.
4. Desenvolvimento de suporte em regiões relacionadas.	4. Treino postural. Exercícios de estabilização.

Plano de tratamento	Intervenção – fases de movimento controlado e retorno à função
1. Orientação ao paciente.	1. Aconselhamento ergonômico sobre modos de prevenir a recorrência. Instrução domiciliar sobre a progressão segura de exercícios de alongamento e fortalecimento. Instrução sobre sinais de sobrecarga excessiva (ver Quadro 10.3).
2. Desenvolvimento de uma cicatriz forte e móvel.	2. Massagem de fricção transversa. Mobilização dos tecidos moles.
3. Desenvolvimento de equilíbrio no comprimento e força dos músculos.	3. Correção da causa da mecânica muscular e articular defeituosa com exercícios apropriadamente graduados de alongamento e fortalecimento.
4. Progressão da independência funcional.	4. Treino dos músculos para a função de acordo com a demanda; fornecimento de alternativas ou suporte caso não seja possível. Treino de coordenação e cadência. Desenvolvimento de resistência à fadiga.
5. Análise do trabalho/atividade.	5. Adaptação do ambiente e dos instrumentos em casa, no trabalho, nos esportes.

Precauções: se houver perda progressiva da ADM como resultado do alongamento, não continuar a alongar. Reavaliar a condição e determinar se há ainda uma inflamação crônica e contração da cicatriz ou se há defesa muscular protetora. Enfatizar a estabilização da parte lesionada e o treino com padrões de movimentos adaptativos seguros.

Recomendação clínica

Usar ilustrações para ajudar o paciente a compreender o mecanismo de colapso do tecido nas síndromes por traumas cumulativos – como o que acontece quando uma pessoa acerta repetidamente uma unha com um martelo ou repetidamente arranha uma área da pele antes que ela cicatrize – ajuda o paciente a visualizar o trauma repetido que ocorre no problema musculoesquelético e a compreender a necessidade de parar de "acertar ou irritar o machucado".

- Inicialmente, permitir apenas atividades com pouco esforço.
- Iniciar os exercícios com intensidades moderadas e seguras nos tecidos envolvidos, como faria em qualquer lesão aguda, e com intensidades corretivas apropriadas nas regiões relacionadas, sem sobrecarregar os tecidos envolvidos.

Estágios subagudo e crônico de cicatrização após a inflamação crônica

Assim que a dor constante decorrente da inflamação crônica tiver diminuído, progride-se o tratamento do paciente por um programa de exercícios com sobrecargas controladas até que o tecido conjuntivo na região envolvida tenha desenvolvido a habilidade de suportar as sobrecargas impostas pelas atividades funcionais.

- No local, se houver uma cicatriz com retração crônica que limita a amplitude ou que continuamente se torna irritada com microrrupturas, mobilizar a cicatriz no tecido usando massagem por fricção, manipulação dos tecidos moles ou técnicas de alongamento. Se ocorrer inflamação decorrente das manobras de alongamento,

tratá-la como uma lesão aguda. Como a inflamação crônica pode levar a proliferação do tecido cicatricial e contração da cicatriz, a perda progressiva de amplitude é um sinal de alerta de que a intensidade do alongamento está sendo vigorosa demais.

- A defesa muscular pode ser um sinal de que o corpo está tentando proteger a parte lesionada contra o movimento excessivo. Nesse caso, a ênfase é no desenvolvimento da estabilização da parte e no treino em padrões de movimento adaptativos seguros.
- Identificar a causa da má mecânica muscular e articular. Os exercícios de fortalecimento e estabilização, aliados a adaptações ocupacionais ou recreativas, são necessários para minimizar os padrões de movimentos irritantes.
- Como os problemas de irritação crônica frequentemente resultam de uma inabilidade de manter atividades repetitivas, a resistência muscular à fadiga é um componente apropriado do programa de reeducação muscular. Considerar a resistência à fadiga nos músculos estabilizadores posturais, assim como nos mobilizadores primários da atividade funcional desejada.
- Do mesmo modo como são tratados os pacientes no estágio crônico de cicatrização, progredir os exercícios para desenvolver independência funcional. Os exercícios tornam-se específicos para a demanda e incluem cadência, coordenação e habilidade.
- Programas de condicionamento e adaptação ao trabalho podem ser usados no preparo da pessoa para o retorno ao trabalho; o treino com exercícios específicos para o esporte é importante quando a pessoa vai retornar às atividades esportivas.

Observação: as síndromes por esforço repetitivo específicas são abordadas em detalhes nos capítulos associados com a região envolvida.

ATIVIDADES DE APRENDIZADO INDEPENDENTE

Pensamento crítico e discussão

1. Seu paciente sofreu uma lesão em um músculo. Relate os sintomas que ele irá apresentar durante cada estágio da inflamação e reparo, e descreva os princípios da intervenção com exercícios que devem ser usados durante cada estágio. Assim que você tiver identificado os princípios, escolha um músculo comumente lesionado, como os posteriores da coxa, e descreva os sintomas, os resultados dos testes, as metas do plano de tratamento

e as intervenções que você usaria para cada estágio da intervenção.
2. Faça a mesma atividade do item 1, mas use uma lesão ligamentar, como uma distensão do ligamento umeroulnar ou do ligamento talofibular anterior.
3. Descreva o mecanismo de lesão para as síndromes por esforço repetitivo comuns, como epicondilite lateral ou canelite, e explique as diferenças entre tais lesões e uma lesão traumática aguda.

REFERÊNCIAS BIBLIOGRÁFICAS

1. Arnheim, DD, and Prentice, WE: Principles of Athletic Training, ed. 3. Boston: McGraw-Hill, 1997.
2. Bandy, WD: Functional rehabilitation of the athlete. Orthop Phys Ther Clin North Am 1:269–281, 1992.
3. Barrick, EF: Orthopedic trauma. In Kauffman, TL (ed): Geriatric Rehabilitation Manual. New York: Churchill Livingstone, 1999.
4. Cailliet, R: Soft Tissue Pain and Disability, ed. 3. Philadelphia: F.A. Davis, 1996.
5. Cummings, GS, and Tillman, LJ: Remodeling of dense connective tissue in normal adult tissues. In Currier, DP, and Nelson, RM (eds):

Dynamics of Human Biologic Tissues. Philadelphia: F.A. Davis, 1992, p 45.

6. Cyriax, J: Textbook of Orthopaedic Medicine, Vol 1. Diagnosis of Soft Tissue Lesions, ed. 8. London: Bailliere & Tindall, 1982.

7. Davenport, TE, et al: The EdURep model for nonsurgical management of tendinopathy. Phys Ther 85(10):1093–1103, 2005.

8. Enwemeka, CS: Connective tissue plasticity: ultrastructural, biomechanical, and morphometric effects of physical factors on intact and regenerating tendons. J Orthop Sports Phys Ther 14(5):198–212, 1991.

9. Guidotti, TL: Occupational repetitive strain injury. Am Fam Physician 45:585–592, 1992.

10. Hawley, DJ: Health status assessment. In Wegener, ST (ed): Clinical Care in the Rheumatic Diseases. Atlanta: American College of Rheumatology, 1996.

11. Helgeson, K: Soft-tissue, joint, and bone disorders. In Goodman, CC, and Fuller, KS (eds): Pathology: Implications for the Physical Therapist, ed. 4, St. Louis, Elsevier/Saunders, 2015, p. 1285.

12. Isernhagen, SJ: Exercise technologies for work rehabilitation programs. Orthop Phys Ther Clin North Am 1:361–374, 1992.

13. Keene, J, and Malone, TR: Ligament and muscle-tendon unit injuries. In Malone, TR, McPoil, TG, and Nitz, AJ (eds): Orthopaedic and Sports Physical Therapy, ed. 3. St. Louis: CV Mosby, 1997, p 135.

14. Kellet, J: Acute soft tissue injuries: a review of the literature. Med Sci Sports Exerc 18:489–500, 1986.

15. Khan, JM, and Scott, A: Mechanotherapy: how physical therapists' prescription of exercise promotes tissue repair. Br J Sports Med 43:247–252, 2009.

16. Lazaro, RT and Bkurke-Doe, A: Injury, inflammation, healing, and repair. In Goodman, CC, and Fuller, KS (eds): Pathology: Implications for the Physical Therapist, ed. 4, St. Louis, Elsevier/Saunders. 2015, p 216.

17. McGinty, JB (ed): Operative Arthroscopy. Philadelphia: Lippincott-Raven, 1996.

18. Noonan, TJ, and Garrett, WE: Injuries at the myotendinous junction. Clin Sports Med 11:783–806, 1992.

19. Noyes, FR, et al: Advances in understanding of knee ligament injury, repair, and rehabilitation. Med Sci Sports Exerc 16:427–443, 1984.

20. Pease, BJ: Biomechanical assessment of the lower extremity. J Orthop Phys Ther Clin North Am 3:291–325, 1994.

21. Puffer, JC, and Zachazewski, JE: Management of overuse injuries. Am Fam Physician 38:225–232, 1988.

22. Rabin, A: Evidence in practice: is there evidence to support the use of eccentric strengthening exercises to decrease pain and increase function in patients with patellar tendinopathy? Phys Ther 86(3):450–456, 2006.

23. Riley, G: Tendinopathy–from basic science to treatment. Nat Clin Pract Rheumatol 4(2):82–89, 2008.

24. Salter, RB: Continuous Passive Motion, A Biological Concept. Baltimore: Williams & Wilkins, 1993.

25. Salter, RB: Textbook of Disorders and Injuries of the Musculoskeletal System, ed. 3. Baltimore: Williams & Wilkins, 1999.

26. Scott, A, Backman, L, and Speed, C: Tendinopathy: update on pathophysiology. J Orthop Sports Phys Ther 45(11):833–841, 2015.

27. Sharma, P, and Maffulli, N: Biology of tendon injury: healing, modeling, and remodeling. J Musculoskelet Neuronal Interact 6(2):181–190, 2006.

28. Tillman, LJ, and Cummings, GS: Biologic mechanisms of connective tissue mutability. In Currier, DP, and Nelson, RM (eds): Dynamics of Human Biologic Tissues. Philadelphia: FA Davis, 1992, p 1.

29. Wang, J: Mechanobiology of tendon. J Biomech 39(9):1563–1582, 2006.

30. Wilk, KE, and Arrigo, C: An integrated approach to upper extremity exercises. J Orthop Phys Ther Clin North Am 1:337–360, 1992.

31. Wynn Parry, CB, and Stanley, JK: Synovectomy of the hand. Br J Rheumatol 32:1089–1095, 1993.

Distúrbios de articulações, tecidos conjuntivos e ossos e seu tratamento

Carolyn Kisner, PT, MS

Jacob N. Thorp, PT, DHS, OCS, MTC

Karen Holtgrefe, PT, DHS, OCS

ARTRITE: ARTROSE 359
Sinais clínicos e sintomas 359
Artrite reumatoide 360
Osteoartrite: doença articular degenerativa 365

FIBROMIALGIA E SÍNDROME DE DOR MIOFASCIAL 368
Fibromialgia 368
Síndrome de dor miofascial 370

OSTEOPOROSE 371
Fatores de risco 371
Prevenção da osteoporose 372

Recomendações para os exercícios 373
Precauções e contraindicações 373

FRATURAS E IMOBILIZAÇÃO PÓS-TRAUMÁTICA 374
Fatores de risco 375
Consolidação óssea após uma fratura 375
Princípios de tratamento: período de imobilização 376
Pós-imobilização 377

ATIVIDADES DE APRENDIZADO INDEPENDENTE 379

As diretrizes gerais e os princípios para o desenvolvimento de intervenções com exercícios para pacientes com lesões nos tecidos moles foram apresentados no capítulo anterior. O propósito deste capítulo é apresentar os princípios de tratamento de patologias selecionadas que afetam articulações, tecidos conjuntivos e ossos. As características da artrite, da fibromialgia, da síndrome de dor miofascial, da osteoporose e das fraturas são descritas junto aos efeitos do exercício terapêutico nos comprometimentos associados a essas condições patológicas.

ARTRITE: ARTROSE

Artrite é a inflamação de uma articulação. Há muitos tipos de artrite, tanto inflamatórias quanto não inflamatórias, que afetam articulações e outros tecidos conjuntivos do corpo. Os tipos mais comuns tratados pelos fisioterapeutas são a artrite reumatoide e a osteoartrite. *Artrose* é a limitação de uma articulação, sem inflamação. A menos que a causa dos problemas articulares seja conhecida, como um trauma recente ou imobilidade, é necessária a intervenção médica para diagnosticar e oferecer o tratamento clínico para a patologia. A artrite traumática pode requerer aspiração se houver derrame articular sanguinolento.

O fisioterapeuta examina, integra e avalia as informações apresentadas e, em seguida, desenvolve um plano te-rapêutico mediante a escolha de intervenções que atendam às metas com segurança. É importante ter conhecimento da doença subjacente, para que se possa entender o prognóstico e tratar, com segurança, as deficiências do paciente, suas limitações nas atividades e restrições à participação.[61,75]

Sinais clínicos e sintomas

Sinais e sintomas comuns a todos os tipos de condição artrítica geralmente incluem o seguinte.

Mobilidade comprometida

O paciente costuma apresentar-se com sinais típicos de envolvimento articular que incluem um padrão característico de limitação (chamado de padrão capsular), em geral uma sensação terminal firme (exceto nos casos agudos, quando a sensação terminal pode estar protegida), uma mobilidade intra-articular diminuída e possivelmente dolorosa e um edema (derrame) articular.[79] Sinais e sintomas adicionais podem estar presentes dependendo do processo de doença específico. A Tabela 11.1 resume os sinais e os sintomas característicos da osteoartrite e da artrite reumatoide.

A artrose pode estar presente se a pessoa estiver se recuperando de uma fratura ou de outro problema que

TABELA 11.1	Comparação entre osteoartrite e artrite reumatoide[6,23,68,140]	
Características	**Osteoartrite**	**Artrite reumatoide**
Idade do surgimento	Em geral, após os 40 anos	Em geral, começa entre 15 e 50 anos de idade
Progressão	Em geral, desenvolve-se lentamente ao longo de vários anos em resposta a sobrecargas mecânicas	Pode desenvolver-se subitamente, dentro de semanas ou meses
Manifestações	Degradação da cartilagem, alteração da arquitetura articular, formação de osteófitos	Sinovite inflamatória e dano estrutural irreversível à cartilagem e ao osso
Envolvimento articular	Afeta poucas articulações (em geral, de forma assimétrica), tipicamente: – IFP, IFD, 1ª CMC das mãos – Regiões cervical e lombar da coluna vertebral – Quadril, joelhos e 1ªMTF dos pés	Em geral, afeta muitas articulações; é, com frequência, bilateral; tipicamente: – MCF e IFP das mãos, punhos, cotovelos, ombros – Região cervical da coluna vertebral – MTF, talonavicular e tornozelo
Sinais e sintomas articulares	Rigidez matinal (em geral, < 30 minutos), aumento da dor articular com o apoio de peso e atividades extenuantes; crepitação e perda de ADM	Rubor, calor, edema e rigidez matinal prolongada, dor articular aumenta com a atividade
Sinais e sintomas sistêmicos	Nenhum	Sensação geral de mal-estar e fadiga, perda de peso e febre; pode desenvolver nódulos reumatoides, pode ter sintomas oculares, respiratórios, hematológicos e cardíacos

exigiu imobilização. Há uma limitação na mobilidade intra-articular junto a outras contraturas de tecido conjuntivo e musculares que limitam a amplitude de movimento (ADM).

Desempenho muscular comprometido

A fraqueza por desuso ou inibição reflexa dos músculos estabilizadores ocorre quando há edema ou dor articular. A fraqueza ou inibição muscular leva a desequilíbrios de força e flexibilidade e a um suporte inadequado das articulações envolvidas. A assimetria na tração exercida pelos músculos pode ser uma força que deforma as articulações, ao mesmo tempo em que o suporte muscular inadequado torna a articulação mais suscetível ao trauma; por outro lado, um bom suporte muscular ajuda a proteger a articulação artrítica.

Equilíbrio comprometido

Os pacientes podem desenvolver déficits de equilíbrio decorrentes de impulsos sensoriais alterados ou diminuídos provenientes de mecanorreceptores articulares e fusos musculares. Isso é particularmente um problema nas articulações que sustentam o peso do corpo.[99,155]

Limitações funcionais e restrições à participação

A habilidade de executar atividades domésticas, comunitárias, ocupacionais ou sociais pode estar restrita em grau mínimo ou significativo. O paciente pode usar dispositivos adaptativos ou auxiliares para melhorar a função ou ajudar a prevenir possíveis forças deformantes. Têm sido desenvolvidos muitos sistemas de classificação e instru-mentos funcionais para uso em estudos clínicos e na prática de rotina com o intuito de medir a função do paciente e os resultados em resposta às intervenções.[65]

Artrite reumatoide

A artrite reumatoide (AR) é uma doença sistêmica, inflamatória, crônica, autoimune, primariamente de etiologia desconhecida e que afeta o revestimento sinovial das articulações, assim como outros tecidos conjuntivos. É caracterizada por um curso flutuante, com períodos de atividade e de remissão da doença. O surgimento e a progressão variam de sintomas articulares leves com dor e rigidez até edema abrupto, rigidez e deformidade progressiva.[4,6,87,97,124] Os critérios revisados para classificação da AR estão resumidos no Quadro 11.1. Esses critérios de classificação foram desenvolvidos a fim de enfatizar a identificação da doença em estágios mais precoces, em vez de nas características presentes em estágios mais avançados da doença.[2]

Características da AR

■ Caracterizada por uma sinovite erosiva simétrica[4] com períodos de exacerbação (crise) e remissão.[6,87,97] As articulações são envolvidas de modo característico com alterações inflamatórias iniciais na membrana sinovial, porções periféricas da cartilagem articular e espaços medulares subcondrais. Em resposta, forma-se um tecido de granulação (*pannus*) que cobre e causa erosão da cartilagem articular, do osso e dos ligamentos na cápsula articular. Podem formar-se aderências, que restringem a mobilidade articular. Com a progressão da doença, o

osso esponjoso (trabecular) torna-se exposto. Por fim, fibrose, anquilose óssea ou subluxação podem causar deformidade e incapacidade (Figs. 11.1 a 11.3).[6,124]
- Ocorrem alterações inflamatórias também nas bainhas tendíneas (tenossinovite); se forem sujeitos à fricção recorrente, os tendões podem ficar desgastados ou romper-se.

- Às vezes, ocorrem alterações patológicas extra-articulares. Elas incluem nódulos reumatoides, atrofia e fibrose de músculos com fraqueza muscular associada, fadiga e alterações cardíacas leves.
- Com frequência, vê-se deterioração e declínio progressivo no nível funcional da pessoa, atribuídos às alterações musculares e à fraqueza muscular progressiva,[35] levando a perdas econômicas importantes e um impacto significativo na vida familiar.[4]
- O grau de envolvimento varia. Algumas pessoas apresentam sintomas menores que requerem pequenas alterações no estilo de vida e medicamentos anti-inflamatórios leves. Outras apresentam alterações patológicas significativas nas articulações que requerem grandes adaptações no estilo de vida. A perda da função articular é irreversível e, com frequência, é necessária cirurgia para diminuir a dor e melhorar a função. A identificação precoce é essencial durante os estágios iniciais, com encaminhamento para um reumatologista que faça o diagnóstico e o tratamento médico para controlar a inflamação e minimizar o dano articular.[23]

Sinais e sintomas: períodos de doença ativa

- Com a inflamação sinovial, ocorrem derrame e edema das articulações, o que causa dor e limitação no movimento. A rigidez articular é exacerbada pela manhã. Em geral, há dor durante o movimento e um leve aumento na temperatura da pele pode ser detectado sobre as articulações. A dor e a rigidez pioram após atividades extenuantes.
- A doença costuma surgir nas articulações menores das mãos e dos pés, mais comumente nas articulações interfalângicas proximais. Os sintomas são, com frequência, bilaterais.

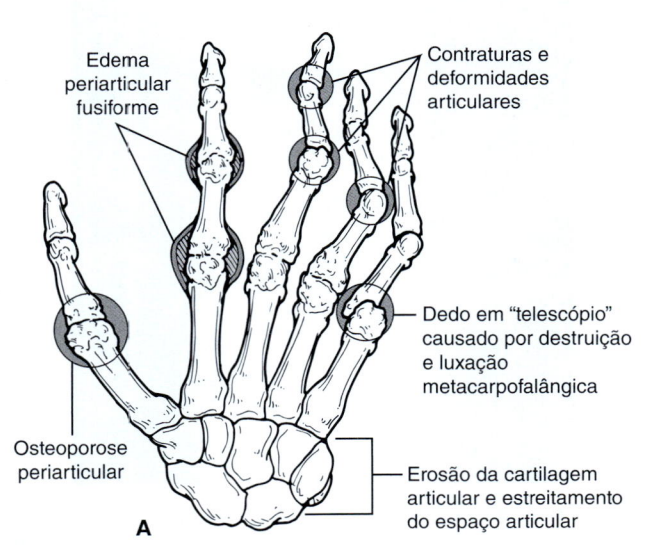
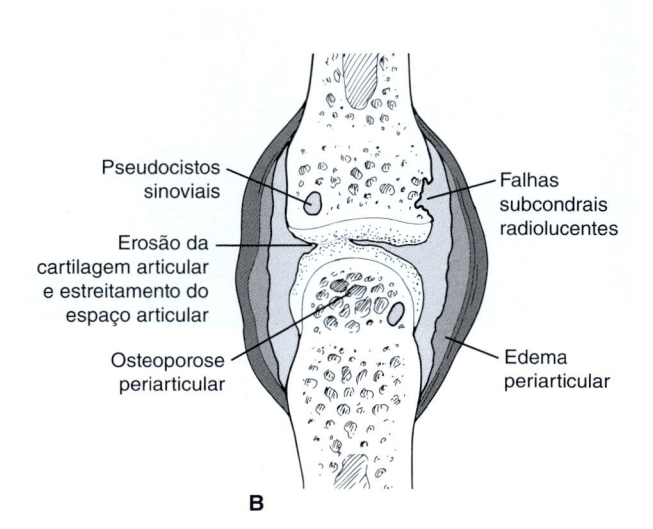

Figura 11.1   **(A)** Características radiográficas e deformidades articulares típicas da artrite reumatoide em pequenas articulações do punho e da mão. **(B)** Características radiográficas da artrite reumatoide em grandes articulações.

- Com a progressão, as articulações tornam-se deformadas e podem sofrer anquilose ou subluxação.
- A dor é, em geral, sentida nos músculos adjacentes; por fim, ocorrem atrofia e fraqueza musculares. A assimetria nas forças musculares e as alterações na linha de tração dos músculos e tendões somam-se às forças deformantes.
- A pessoa usualmente apresenta sintomas inespecíficos, como febre baixa, perda de apetite e de peso, mal-estar e fadiga.

Princípios de tratamento – período inflamatório ativo da AR

As diretrizes de tratamento estão resumidas no Quadro 11.2.

- *Orientação ao paciente.* Como os períodos de atividade da doença podem durar vários meses ou até mais de um ano, a orientação sobre o plano geral de tratamento, as atividades seguras e a proteção articular (Quadro 11.3) deve começar o mais cedo possível.[100] É essencial envolver o paciente no tratamento de modo que ele aprenda como conservar energia e evitar sobrecargas deformantes potenciais durante os exercícios e as atividades.

- *Proteção articular e conservação de energia.* É importante que o paciente aprenda a respeitar a fadiga e, quando estiver cansado, descansar para minimizar sobrecargas indevidas sobre todos os sistemas do corpo. Como as articulações inflamadas são facilmente lesionadas e o repouso é encorajado para proteger as articulações, ensina-se ao paciente como descansar as articulações em posições não deformantes e a intercalar repouso com a ADM.
- *Mobilidade articular.* São usadas técnicas suaves de separação e oscilação grau I e II para inibir a dor e minimizar a estagnação de líquido. As técnicas de alongamento não são aplicadas quando as articulações estão edemaciadas.
- *Exercício.* O tipo e a intensidade do exercício variam dependendo dos sintomas. O paciente é encorajado a fazer exercícios ativos no máximo da ADM possível (sem alongar). Se os exercícios ativos não forem tolerados por causa de dor e de edema, usam-se exercícios em ADM passiva. Assim que os sintomas de dor e os sinais de edema estiverem controlados com medicação, os exercícios podem progredir como se o quadro fosse sub-agudo.

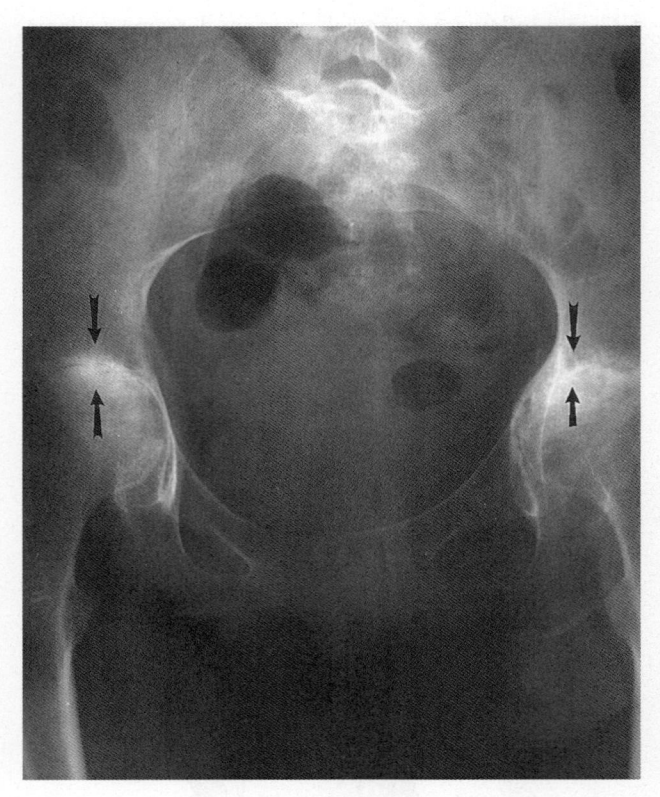

Figura 11.2 Artrite reumatoide avançada nas articulações do quadril. Observar que a destruição causada pela artrite reumatoide envolve todo o espaço articular e os ossos dos dois lados do espaço articular. Isso causa estreitamento concêntrico do espaço articular. As flechas apontam pequenas áreas de esclerose nas superfícies articulares superiores que recebem descarga de peso. Embora não seja característica primária da AR, pode ocorrer reparo esclerótico (principalmente na doença articular degenerativa) ao longo dos anos entre os episódios de exacerbação da AR. (De McKinnis, LN: *Fundamentals of Musculoskeletal Imaging*, 4.ed. Filadélfia: F.A. Davis, 2014, p. 53, com permissão.)

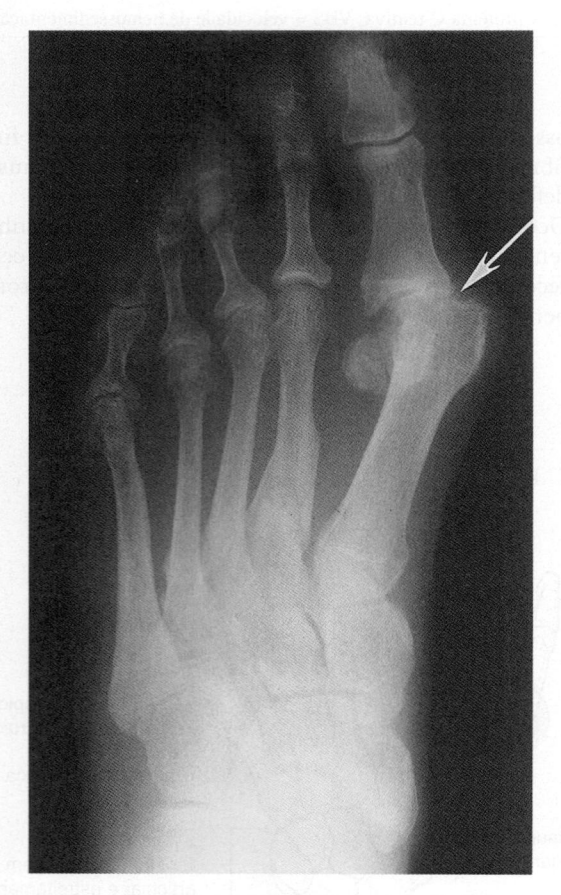

Figura 11.3 Artrite reumatoide do pé. A primeira articulação metatarsofalângica mostra erosão grave da superfície articular com subluxação do metatarsal (seta). (De McKinnis, LN: *Fundamentals of Musculoskeletal Imaging*, 4.ed. Filadélfia: F.A. Davis, 2014, p. 57, com permissão.)

QUADRO 11.2   DIRETRIZES DE TRATAMENTO
Artrite reumatoide/período de doença ativa

Comprometimentos estruturais e funcionais, limitações nas atividades e restrições à participação:
Sensibilidade e calor sobre as articulações envolvidas, com edema articular
Defesa muscular e dor ao movimento
Rigidez articular e mobilidade limitada
Fraqueza e atrofia muscular
Deformidade e anquilose potenciais decorrentes de processo degenerativo e tração muscular assimétrica
Fadiga, mal-estar, distúrbios do sono
Restrições nas AVD e AVDI

Plano de tratamento	Intervenção
1. Orientar o paciente.	1. Informar o paciente sobre a importância do repouso, da proteção articular, da conservação de energia e do desempenho da ADM. Ensinar programas de exercícios para serem realizados em casa e modificações de atividades que conservem energia e minimizem o estresse em articulações vulneráveis.
2. Aliviar a dor e a defesa muscular e promover relaxamento.	2. Modalidades Massagem suave Imobilização com tala Técnicas de relaxamento Medicamentos como prescritos pelo médico
3. Minimizar a rigidez articular e manter a mobilidade disponível.	3. Exercícios de ADM passiva ou ativoassistida dentro dos limites da dor, progressão gradual conforme a tolerância. Técnicas articulares suaves usando oscilações graus I e II.
4. Minimizar a atrofia muscular.	4. Isométricos suaves em posições indolores, progressão para ADM quando tolerada.
5. Prevenir deformidade e proteger as estruturas articulares.	5. Uso de equipamentos de suporte e auxílio para todas as articulações patologicamente ativas. Bom posicionamento no leito durante o repouso. Evitar atividades que sobrecarreguem as articulações.

Precauções: respeitar a fadiga e o aumento da dor; não sobrecarregar o osso osteoporótico ou ligamentos frouxos.

Contraindicações: não alongar articulações edemaciadas ou aplicar exercícios com resistência pesada que causem sobrecarga articular.

QUADRO 11.3   Princípios de proteção articular e conservação de energia[88,123]

- Monitorar as atividades e interrompê-las quando começar a desenvolver-se algum desconforto ou fadiga
- Usar episódios frequentes, porém curtos, de exercícios (três a cinco sessões por dia) em vez de uma sessão longa
- Alternar as atividades para evitar a fadiga
- Diminuir o nível das atividades ou omitir atividades provocantes caso se desenvolva dor articular e esta persista por mais de 1 hora após a atividade
- Manter um nível funcional de ADM articular e força e resistência musculares
- Equilibrar o trabalho com repouso para evitar fadiga muscular e corporal completa
- Aumentar o repouso durante as exacerbações da doença
- Evitar posições deformantes
- Evitar posicionamento estático prolongado; mudar de posições durante o dia a cada 20 a 30 minutos
- Usar músculos e articulações mais fortes e maiores durante as atividades, sempre que possível
- Usar equipamentos adaptativos apropriados

Recomendação clínica

Os exercícios terapêuticos não conseguem alterar de maneira positiva o processo patológico da AR, mas, se forem administrados cuidadosamente, podem ajudar a prevenir, retardar ou corrigir as limitações mecânicas e as forças deformantes que ocorrem e, portanto, ajudam a manter a função.

Evidências em foco

As **Diretrizes de prática clínica [DPC] para o exercício terapêutico no tratamento da artrite reumatoide em adultos** (*Clinical practice guidelines (CPG) for therapeutic exercise in the management of rheumatoid arthritis in adults*) recomenda o exercício terapêutico com base na força das evidências, encontradas em estudos controlados comparativos.[18]

■ *Treino funcional.* Podem ser necessárias modificações nas atividades da vida diária (AVD) para proteger as articulações. Se for preciso, devem ser usados talas e dispositivos auxiliares para proteção.

Precauções: os efeitos secundários de medicamentos esteroides podem incluir osteoporose e frouxidão ligamentar, portanto os exercícios não devem causar sobrecarga excessiva nos ossos ou nas articulações.

Contraindicações: não devem ser usadas técnicas de alongamento em articulações edemaciadas. Quando há derrame articular, a limitação do movimento se dá pelo excesso de líquido no espaço articular. Forçar o movimento na cápsula distendida faz com que ela fique excessivamente alongada, o que leva a subsequente hipermobilidade (ou subluxação) quando o edema se abate. Isso também pode aumentar a irritabilidade da articulação e prolongar a reação articular.

Princípios de tratamento – estágios subagudo e crônico da AR

Quando a intensidade da dor, o edema articular, a rigidez matinal e os efeitos sistêmicos diminuem, a doença é considerada subaguda. Geralmente, os medicamentos podem aliviar os sintomas agudos, de modo que o paciente possa se mover como se estivesse no estágio subagudo. O estágio crônico ocorre entre as exacerbações. Ele pode ter uma duração muito curta ou durar vários anos.

■ *Abordagem de tratamento.* É a mesma usada em qualquer distúrbio musculoesquelético subagudo e crônico, exceto pelas precauções apropriadas que precisam ser tomadas, já que as alterações patológicas decorrentes do processo de enfermidade tornam as partes mais suscetíveis ao dano.

■ *Proteção articular e modificação da atividade.* Continuar enfatizando a importância de proteger as articulações por meio da modificação das atividades, do uso de talas e dispositivos de assistência.

■ *Flexibilidade e força.* Para melhorar a função, o exercício deve ser direcionado para melhora da flexibilidade, da força e da resistência musculares, respeitando a tolerância das articulações.[35]

■ *Resistência cardiopulmonar.* Exercícios de condicionamento sem impacto ou de baixo impacto – como exercícios aquáticos, bicicleta, dança aeróbia e corrida/caminhada– feitos dentro da tolerância da pessoa com AR, melhoram a capacidade aeróbia, a atividade física e diminuem a depressão e a ansiedade.[10,105,132,159] Atividades em grupo, como exercícios aeróbios na água, também proporcionam suporte social junto à atividade. Uma revisão randomizada sugeriu que o treinamento aeróbio tem também um impacto positivo no estado cardiovascular do paciente com AR.[104]

Precauções: a cápsula articular, os ligamentos e os tendões podem estar estruturalmente enfraquecidos pelo processo reumático (também como resultado do uso de esteroides), de modo que a dosagem do alongamento e as técnicas de mobilização articular usadas para contrapor quaisquer contraturas ou aderências precisam ser cuidadosamente graduadas.

Contraindicações: alongamento vigoroso ou técnicas de manipulação com *thrusts* de alta velocidade.

Evidências em foco

Têm sido publicadas várias revisões sistemáticas em busca de melhores evidências sobre o uso do exercício terapêutico no tratamento da AR.[18,34,38,104] Embora haja poucos estudos randomizados bem controlados voltados para o resultado do exercício, estudos de relevância variada dão apoio ao fato de que o exercício terapêutico, incluindo fortalecimento funcional e exercício aeróbio, é benéfico para pacientes com AR e produz alívio da dor e melhora da força muscular e do estado funcional. Em uma das revisões,[38] os pesquisadores encontraram que o exercício moderado ou de alta intensidade em pacientes com AR teve efeito mínimo sobre a atividade da doença e nas evidências radiológicas de dano nas mãos e nos pés, e que as evidências radiológicas são insuficientes para determinar o efeito desses exercícios nas articulações maiores. Os revisores também relataram que exercícios de intensidade moderada ou alta em longo prazo (individualizados para proteger articulações com sinais radiológicos de lesão) melhoram a capacidade aeróbia, a força muscular, a habilidade funcional e o bem-estar psicológico em pacientes com AR.[38] Uma revisão sistemática mais recente, que envolveu ensaios clínicos randomizados sobre o efeito do exercício aeróbio em adultos com AR, descobriu que esse tipo de exercício melhorava a qualidade de vida, diminuía a dor, aumentava a função e não exacerbava a incapacidade nem os indicadores radiológicos.[136]

Osteoartrite: doença articular degenerativa

A osteoartrite (OA) é um distúrbio degenerativo crônico que afeta principalmente a cartilagem articular das articulações sinoviais, levando a remodelamento e crescimento ósseo nas margens das articulações (esporões e lábios) (Fig. 11.4). Também ocorre progressão do espessamento sinovial e capsular e derrame articular. Os comprometimentos decorrentes da OA levam a limitações nas atividades e a restrições à participação em um número substancial de pessoas, tendo um impacto social e financeiro significativo decorrente de intervenções cirúrgicas e médicas.[19]

Embora a etiologia da OA não seja conhecida, algumas causas possíveis são a lesão mecânica da articulação decorrente de uma grande sobrecarga ou de pequenas sobrecargas repetitivas e diminuição do movimento do líquido sinovial quando a articulação é imobilizada. Com a imobilização, ocorre uma rápida destruição da cartilagem articular, porque esta não é banhada pelo líquido sinovial em movimento e, assim, é privada de suprimento nutricional.[66,87]

OA também tem origem genética, especialmente as que afetam mãos e quadris e, até certo ponto, os joelhos.[42] Outros fatores de risco que mostram uma relação direta com a OA são obesidade, fraqueza do músculo quadríceps femoral, impacto articular, esportes com impacto repetitivo e movimentos de torção (p. ex., futebol, arremesso no beisebol, futebol americano) e atividades ocupacionais que requerem movimentos de ajoelhar e agachar com levantamento de objetos pesados.[42]

A percepção da dor em casos de OA é complexa, visto ser influenciada não só por fatores locais, mas também pela ativação de vias centrais produtoras de dor e por comportamentos psicológicos de evitação por medo em alguns indivíduos.[84,146]

Características da OA

- Com a degeneração, pode haver frouxidão capsular decorrente de remodelamento ósseo e distensão capsular, levando à hipermobilidade ou à instabilidade em alguns graus de movimento articular. Com a dor e a diminuição na vontade de mover-se, acabam desenvolvendo-se contraturas em partes da cápsula e do músculo sobrejacente, de modo que, conforme a doença progride, a mobilidade torna-se mais limitada.[42,68]
- A cartilagem, após fender e afinar, perde sua habilidade de suportar carga. Como resultado, pode ocorrer crepitação ou corpos soltos dentro da articulação. Por fim, o osso subcondral torna-se exposto. Há aumento da densidade do osso ao longo da linha articular, com perda óssea cística e osteoporose na metáfise adjacente. Durante os estágios iniciais, a articulação é geralmente assintomática porque a cartilagem é avascular e aneural, mas a dor torna-se constante nos estágios avançados.
- As articulações afetadas podem tornar-se alargadas. São comuns os nódulos de Heberden (alargamento da articulação interfalângica distal dos dedos da mão) e de Bouchard (alargamento das articulações interfalângicas proximais).
- As articulações mais comumente envolvidas são as que sustentam o peso do corpo (a do quadril e a do joelho), as regiões cervical e lombar da coluna vertebral, as articulações interfalângicas distais dos dedos da mão e a articulação carpometacarpal do polegar (Figs. 11.5 e 11.6).

Princípios de tratamento: OA

Dor, rigidez articular, redução no desempenho muscular e diminuição da capacidade aeróbia afetam a qualidade de vida e aumentam o risco de incapacidade da pessoa com OA.[43] As intervenções com exercícios terapêuticos e terapia manual são importantes no tratamento abrangente da OA.[116] As diretrizes de tratamento estão resumidas no Quadro 11.4.

- *Orientação ao paciente.* A orientação inclui ensinar ao paciente sobre a OA como doença, como proteger as articulações ao mesmo tempo em que permanece ativo e como lidar com os sintomas. O paciente é instruído em um programa domiciliar de exercícios seguros para melhorar o desempenho muscular, a ADM e a resistência.
- *Tratamento da dor – estágios iniciais.* A dor e a sensação de "rigidez" são queixas comuns durante os estágios iniciais. Geralmente, a dor ocorre em decorrência da atividade excessiva e da sobrecarga da articulação envolvida, e é aliviada com o repouso. Ocorrem breves períodos de rigidez de manhã ou após períodos de inatividade, por causa do espessamento do líquido nas articulações envolvidas após períodos de inatividade.[3] Movimentar-se alivia a sensação de estase e de rigidez. É importante ajudar o paciente a encontrar um equilíbrio entre ativi-

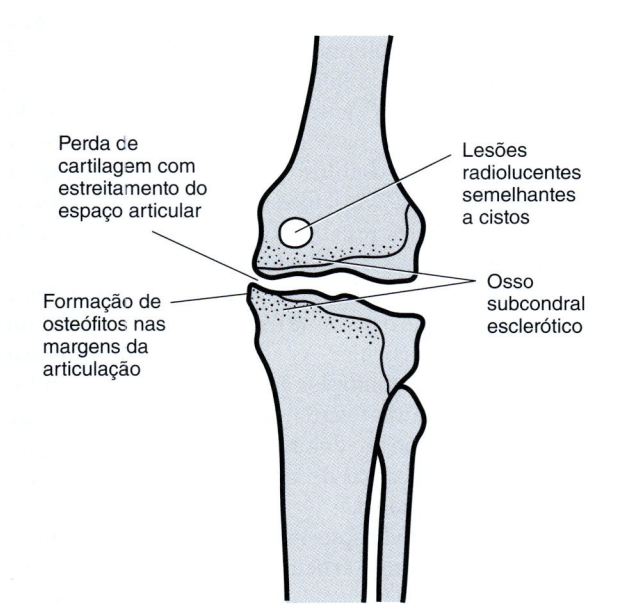

Perda de cartilagem com estreitamento do espaço articular

Lesões radiolucentes semelhantes a cistos

Formação de osteófitos nas margens da articulação

Osso subcondral esclerótico

Figura 11.4 Características radiográficas da osteoartrite. (De McKinnis, LN: *Fundamentals of Musculoskeletal Imaging*, 4.ed. Filadélfia: F.A. Davis, 2014, p. 60, com permissão.)

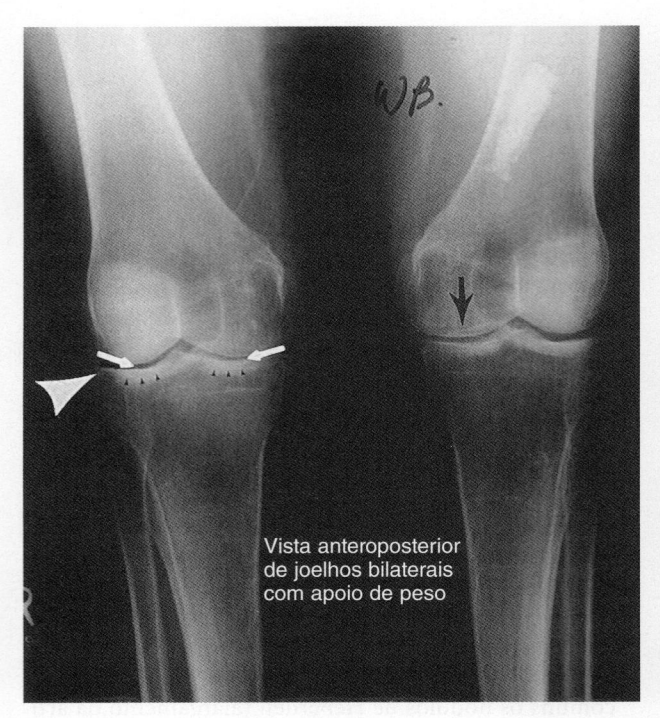

Vista anteroposterior
de joelhos bilaterais
com apoio de peso

Figura 11.5 Osteoartrite dos joelhos em uma mulher com 66 anos de idade. Essa radiografia foi feita em condições de apoio de peso. No joelho direito, a osteoartrite é evidenciada pelo espaço articular estreitado (setas brancas), formação de osteófitos nas margens da articulação (seta branca grande) e osso subcondral esclerótico (setas pretas pequenas) tanto no platô tibial medial quanto lateral. No joelho esquerdo, é interessante notar que, na área de mínima sobrecarga por apoio de peso, o osso subcondral perdeu a densidade e há rarefação na face medial da articulação. (De McKinnis, LN: *Fundamentals of Musculoskeletal Imaging*, 4.ed. Filadélfia: F.A. Davis, 2014, p. 60, com permissão.)

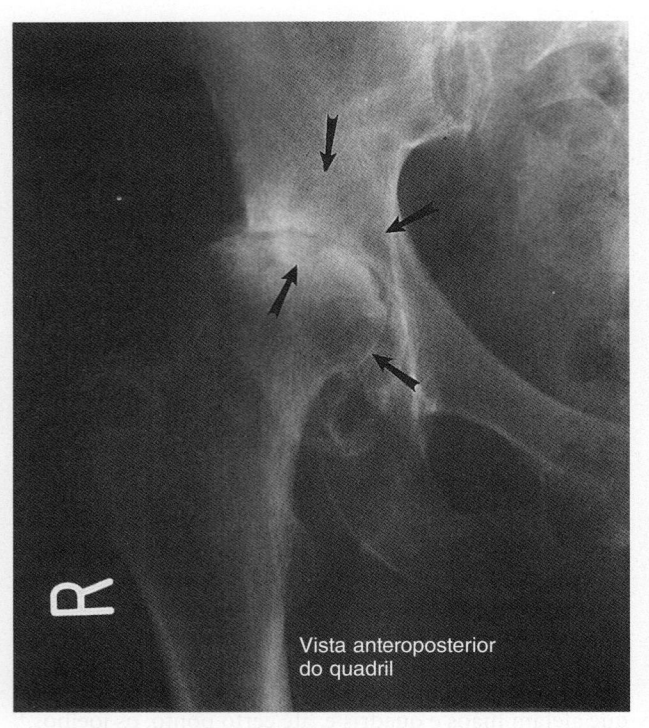

Vista anteroposterior
do quadril

Figura 11.6 Osteoartrite grave do quadril com pseudocistos. As áreas radiolucentes semelhantes a cistos (ovais) são causadas pela intrusão de líquido sinovial nas áreas de osso subcondral que se tornaram enfraquecidas por microfraturas. (De McKinnis, LN: *Fundamentals of Musculoskeletal Imaging*, 4.ed. Filadélfia: F.A. Davis, 2014, p. 61, com permissão.)

dade e repouso e corrigir as sobrecargas biomecânicas para prevenir, retardar ou corrigir as limitações mecânicas.

- *Tratamento da dor – estágios avançados.* Durante os estágios avançados da doença, a dor com frequência está presente durante o repouso. A dor pode ser decorrente do envolvimento do osso subcondral, da sinóvia e da cápsula articular, por estímulos inflamatórios e moleculares locais ou por influências psicológicas ou neurofisiológicas.[84,146] Na coluna vertebral, se o crescimento ósseo atinge a raiz nervosa, pode ocorrer dor radicular (ver Cap. 15). É preciso enfatizar a modificação das atividades e o uso de dispositivos de assistência e/ou talas para minimizar a sobrecarga articular. A dor que não pode ser tratada com a modificação das atividades (como discutido no próximo item) e com analgésicos costuma ser uma indicação para intervenção cirúrgica.

- *Dispositivos auxiliares e de suporte na atividade.* Com a progressão da doença, o remodelamento ósseo, o edema e as contraturas alteram a transmissão de forças através da articulação, o que contribui para perpetuar as forças deformantes e cria a deformidade articular. As atividades funcionais tornam-se mais difíceis e podem ser necessários dispositivos adaptativos ou auxiliares, como um as-

sento mais alto para o vaso sanitário, uma bengala ou um andador, para diminuir as sobrecargas dolorosas e manter a função. Um calçado com absorção de impacto pode diminuir as sobrecargas da OA nos joelhos.[42] A fisioterapia aquática e os exercícios em grupo feitos na água diminuem a dor e melhoram a função física de pacientes com OA nos membros inferiores.[36,154]

- *Exercícios resistidos.* O enfraquecimento progressivo do músculo ocorre pela inatividade ou pela inibição de regiões neuronais. Músculos fracos podem aumentar a disfunção articular.[3] Músculos fortes protegem a articulação. Os exercícios resistidos, dentro da tolerância da articulação, devem ser parte do programa de exercícios do paciente. É importante evitar forças deformantes e pesos elevados que o paciente não consegue controlar ou que causam dor articular. As adaptações incluem o uso de isométricos em múltiplos ângulos em posições indolores, a aplicação de resistência apenas pelos arcos de movimento que não são dolorosos e o uso de piscina para diminuir as sobrecargas de apoio de peso e melhorar o desempenho funcional.[52]

- *Alongamento e mobilização articular.* As técnicas de alongamento e mobilização articular são usadas para aumentar a mobilidade. O paciente deve aprender exercícios de autoalongamento e de flexibilidade e a importância do movimento ao longo de toda a ADM disponível para contrapor as restrições que estão se desenvolvendo.

QUADRO 11.4	DIRETRIZES DE TRATAMENTO Osteoartrite

Comprometimentos, limitações nas atividades e restrições à participação:
Dor com sobrecarga mecânica ou atividade excessiva
Dor em repouso nos estágios avançados
Rigidez após inatividade
Limitação de movimento
Fraqueza muscular
Diminuição da propriocepção e do equilíbrio
Limitações funcionais nas AVD e AVDI

Plano de tratamento	Intervenção
1. Orientar o paciente.	1. Ensinar sobre forças deformantes e prevenção. Ensinar um programa de exercícios domiciliares para reforçar as intervenções e minimizar os sintomas.
2. Diminuir os efeitos da rigidez.	2. Exercícios de ADM ativa. Técnicas de mobilização intra-articular.
3. Diminuir a dor decorrente de sobrecarga mecânica e prevenir forças deformantes.	3. Uso de talas e/ou equipamentos auxiliares para minimizar a sobrecarga ou corrigir uma biomecânica defeituosa, fortalecer músculos de suporte. Alternar atividade com períodos de repouso.
4. Aumentar a ADM.	4. Alongar restrições em músculos, articulações ou tecidos moles com técnicas específicas.
5. Melhorar o controle neuromuscular, a força e a resistência muscular.	5. Exercícios resistidos de baixa intensidade e repetições musculares.
6. Melhorar o equilíbrio.	6. Atividades de treinamento de equilíbrio.
7. Melhorar o condicionamento físico.	7. Exercício aeróbio sem impacto ou de baixo impacto.

Precauções: ao fortalecer músculos de suporte, o aumento da dor na articulação durante ou após os exercícios resistidos provavelmente significa que foi usado peso excessivo ou que a carga está sendo posicionada em uma parte inapropriada da ADM. Deve-se analisar a mecânica articular e ver em que ponto da amplitude estão ocorrendo as maiores forças compressivas. O exercício resistido máximo não deve ser feito através daquela ADM.

Evidências em foco

Em um ensaio clínico randomizado simples-cego de 109 pacientes com OA do quadril, relatou-se que manipulações e mobilizações específicas da articulação do quadril tiveram maior sucesso que os exercícios ativos na melhora da função muscular e da mobilidade articular. Os resultados medidos foram a percepção de melhora após o tratamento (81% *versus* 50%) na dor, na rigidez, na função do quadril e na ADM.[69]

- *Atividades de equilíbrio.* O senso de posição articular pode estar comprometido.[155] Os princípios e a descrição dos exercícios de equilíbrio podem ser vistos no Capítulo 8. Formas não tradicionais de exercício, como *tai chi,* mostraram-se efetivas para melhora do equilíbrio em pacientes com OA.[147]
- *Condicionamento aeróbio.* O paciente deve ser instruído sobre a realização de exercícios para melhorar a função cardiopulmonar.[17] O exercício escolhido deve ter baixo impacto nas articulações, como caminhada, pedalada e natação. Atividades que causem cargas repetitivas intensas nas articulações devem ser evitadas, como corrida e saltos.

Evidências em foco

As **Diretrizes de prática clínica [DPC] para o exercício terapêutico no tratamento da artrite reumatoide em adultos** *[CPG for therapeutic exercises and manual therapy in the management of osteoarthritis],* baseadas em uma revisão sistemática de ensaios clínicos randomizados controlados e estudos de observação, salientam a importância do exercício terapêutico e da atividade física para aumentar a força muscular, tratar a dor e melhorar a capacidade aeróbia e o *status* funcional de pacientes com OA.[19]

As **Diretrizes de prática clínica [DPC] para o tratamento da osteoartrite em adultos obesos ou com sobrepeso** *[CPG for the management of osteoarthritis in adults who are obese or overweight]* identificaram que os programas de emagrecimento que combinam atividade física (exercícios aquáticos e terrestres com a inclusão de treinamento de resistência, força muscular, ADM e exercícios aeróbios) são mais benéficos e demonstram melhores desfechos clínicos quanto ao alívio da dor, aumento da força muscular, *status* funcional e qualidade de vida, em comparação com a prática exclusiva da atividade física ou apenas com a dieta. Assim, as DPC recomendam aos fisioterapeutas que, ao tratarem indivíduos pertencentes a essa população, trabalhem com uma equipe interdisciplinar que inclua nutricionistas.[20]

Duas revisões sistemáticas de estudos elaborados para examinar as evidências dos efeitos do exercício no tratamento de OA de quadril e joelho descrevem um apoio ao uso do exercício aeróbio e dos exercícios de fortalecimento para reduzir a dor e a incapacidade.[127,128] O consenso da opinião dos especialistas citados por Roddy[123] é que há poucas contraindicações e que o exercício é relativamente seguro para pacientes com OA, mas que deve ser individualizado e centrado no paciente, considerando sua idade, comorbidades e mobilidade geral.

Uma revisão sistemática de 15 ensaios clínicos randomizados que se debruçaram em terapias para melhorar o equilíbrio e reduzir as quedas em pessoas idosas com OA de joelho concluíram que o treinamento de força muscular, *tai chi* e exercícios aeróbios melhoravam o equilíbrio e diminuíam o risco de quedas nessa população. Além disso, a revisão também constatou que os desfechos para o equilíbrio não melhoraram tão significativamente com exercícios aquáticos.[99]

Em outro estudo que acompanhou 285 pacientes com OA de joelho por 3 anos, os pesquisadores encontraram que os fatores que protegiam as pessoas dos maus resultados funcionais incluíam força e nível de atividade, bem como saúde mental, autoeficácia e suporte social.[138]

Fibromialgia e síndrome de dor miofascial

A fibromialgia (FM) e a síndrome de dor miofascial (SDM) são síndromes de dor crônica que, com frequência, são confundidas e usadas como sinônimos. Cada uma tem uma etiologia proposta distinta. Pessoas com FM processam os sinais nociceptivos de modo diferente daquelas sem FM,[131,148] e pessoas com SDM têm alterações localizadas no músculo.[45,56,57,137,141,148] Embora haja algumas similaridades, as diferenças são significativas e determinam o método de tratamento. Elas estão resumidas na Tabela 11.2.

Fibromialgia

A FM, como definida pelo American College of Rheumatology (ACR) em 1990,[158] é uma condição crônica caracterizada por dor disseminada que afeta várias partes do corpo (metade direita ou esquerda, superior ou inferior) e o esqueleto axial por mais de 3 meses. Sintomas adicionais incluem 11 pontos de hipersensibilidade (entre 18 possíveis) ao longo de todo o corpo (Fig. 11.7), sono não restaurador e rigidez matinal. Um problema final comum é a

TABELA 11.2	Similaridades e diferenças entre fibromialgia e síndrome de dor miofascial
Similaridades	
Dor nos músculos	
ADM diminuída	
Sobrecargas posturais	

Diferenças	
Fibromialgia	*Síndrome de dor miofascial*
Pontos de sensibilidade em áreas específicas	Pontos-gatilho no músculo
Sem padrões de dor referida	Padrões de dor referida
Sem banda de músculo encurtada	Banda de músculo encurtada
Fadiga e acordar com a sensação de que o sono não foi restaurador	Sem queixas de fadiga relacionadas

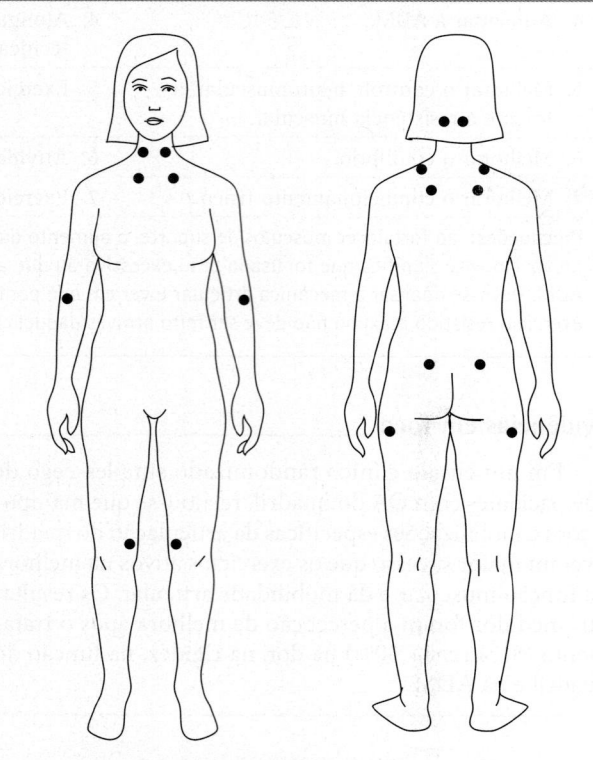

Figura 11.7 Pontos de hipersensibilidade na fibromialgia.

fadiga com subsequente diminuição da tolerância aos exercícios.

Evidências em foco

Em 2010, Wolfe et al.[157] desenvolveram critérios diagnósticos preliminares para complementar os critérios específicos da ACR, incluindo a medida da gravidade dos sintomas. Os autores recomendam o seguinte: um índice de dor generalizada (índice WPI) ≥ 7 e escala de gravidade dos sintomas (escala SS) ≥ 5, ou WPI 3 a 6 e SS ≥ 9. Esses critérios classificaram de modo correto 88,1% das pessoas com FM determinada a partir da classificação da ACR sem palpação de pontos de hipersensibilidade. A escala SS inclui itens como sintomas somáticos, não se sentir restaurado após o sono, fadiga e cognição.

Prevalência de FM

Estima-se que 2% da população – perto de 5 milhões de adultos com 18 anos ou mais – têm FM, sendo as mulheres bem mais afetadas do que os homens (3,4% para 0,5%). Além disso, a prevalência aumenta com a idade, com 7,4% das mulheres de 70 a 79 anos sendo afetadas.[86] Embora também tenha sido demonstrado que as mulheres têm dor de maior intensidade, os homens relatam maior duração dos sintomas de FM.[30]

Características da FM

Entre as características da FM estão:[148]

- Os primeiros sintomas de FM podem ocorrer em qualquer idade, mas em geral aparecem durante o início ou no meio da idade adulta.
- Em muitos dos casos diagnosticados, os sintomas desenvolvem-se após um trauma físico, como um acidente de carro ou uma infecção viral.
- Embora os sintomas variem de uma pessoa para outra, há algumas queixas que são características. A dor costuma ser descrita como de origem muscular e é predominantemente sentida na escápula, na cabeça, no pescoço, no tórax e na região lombar.
- Outro relato comum é uma flutuação significativa dos sintomas. Em certos dias, a pessoa pode estar livre de dor, e em outros dias a dor apresenta-se bastante aumentada. A maioria das pessoas relata que, quando estão em uma fase na qual os sintomas estão diminuídos, elas tentam fazer o máximo possível de atividades. Isso é seguido, com frequência, por vários dias de piora dos sintomas e inabilidade de realizar as atividades diárias usuais. Essa é normalmente a resposta ao exercício.
- Pessoas com FM têm uma incidência mais alta de tendinite, cefaleia, intestino irritável, disfunção da articulação temporomadibular, síndrome das pernas inquietas, prolapso da válvula mitral, ansiedade, depressão e problemas de memória.

Fatores que contribuem para uma crise

Embora a FM seja um distúrbio não inflamatório, não degenerativo e não progressivo, vários fatores podem afetar a severidade dos sintomas. Esses fatores incluem estresses ambiental, físico e emocional. A FM não é causada por esses vários tipos de estresse, mas é agravada por eles.

- O estresse ambiental inclui mudanças no tempo, especialmente alterações significativas na pressão barométrica, frio, umidade, nebulosidade e chuva.
- O estresse físico inclui atividades repetitivas, como digitar, tocar piano, aspirar o pó do chão; períodos prolongados na posição sentada e/ou em pé; e trabalho com rodízio de turnos.
- O estresse emocional inclui qualquer estresse normal da vida.

Princípios do tratamento: FM

Tipicamente, pessoas com FM apresentam tolerância mais baixa às atividades e ao exercício. Com frequência, as pessoas relatam dias "bons" e "maus", em que têm mais ou menos energia, respectivamente. Um componente importante do plano de intervenção é aprender a compassar as atividades ao longo do dia, de modo que o paciente não seja pressionado demais ou de menos.

Recomendação clínica

O Questionário de impacto da fibromialgia (*Fibromyalgia impact questionnaire* – FIQ), originalmente elaborado em 1991,[24] inclui 10 itens que avaliam o *status* funcional geral do paciente. Escores mais altos estão correlacionados com pior função. O FIQ tem sido aplicado em muitos estudos, para o acompanhamento do progresso[90,96,152] e também para prever desfechos bem-sucedidos.[121,152] Esse questionário foi modificado em 1997, 2002 e 2009, tendo sido demonstrado que é um instrumento válido e confiável. Estimou-se que a mínima diferença clinicamente relevante seja de 14%.

- *Exercício.* Estudos respaldam o uso do exercício, particularmente do exercício aeróbio, para a diminuição dos sintomas mais comuns associados à FM.[21,22,25,26,41,95]

Evidências em foco

As **Diretrizes de prática clínica [DPC] para exercícios de condicionamento aeróbio no tratamento da fibromialgia: parte 1** [*CPG for aerobic fitness exercises in the management of fibromyalgia: part 1*]21 e as **Diretrizes de prática clínica [DPC] para exercícios de fortalecimento no tratamento da fibromialgia: parte 2** [*CPG for strengthening exercises in the management of fibromyalgia: part 2*][22] contêm evidências emergentes de que os exercícios de condicionamento aeróbio e fortalecimento são benéficos no tratamento global da FM em termos de alívio da dor, melhora da força muscular, melhora da qualidade de vida, autoeficácia e redução da depressão e que programas de fortalecimento progressivo não causam exacerbação dos sintomas da FM induzidos pelo exercício. Essas diretrizes também recomendam programas individualizados com regimes terapêuticos diversificados, em virtude da variabilidade dos sintomas da FM.[22]

Um relato de evidências atualizado proveniente do Cochrane Collaborative[27] resumiu os achados de cinco ensaios clínicos randomizados relacionados à FM e ao exercício. Os revisores concluíram que, embora o treinamento de resistência de intensidade moderada e de intensidade moderada a alta possa melhorar a função, a dor, a força e a hipersensibilidade em pessoas com FM, um programa aeróbio de oito semanas trará desfechos ainda melhores. Além disso, os autores relataram que um programa de exercícios de baixa intensidade com duração de 12 semanas foi superior ao treinamento de flexibilidade na melhora da dor e da função.

Embora esses achados sejam apoiados por outros estudos publicados,[28] algumas evidências sugerem que a atividade aeróbia é suficiente.[62,76,78] Em um ensaio clínico randomizado controlado, 199 participantes com FM acompanharam diariamente seu número de passos. Os pesquisadores determinaram que pessoas que deram pelo menos 5.000 passos por dia tiveram melhores desfechos funcionais depois de 12 semanas, em comparação com aquelas que deram menos de 5.000 passos.[78] Outros estudos promoveram ainda uma combinação de treinamento de força e flexibilidade com o objetivo de melhorar os desfechos funcionais e diminuir a dor.[55,58,71,82,134,135]

- Intervenções adicionais:[64]
  - Medicamentos prescritos.
  - Medicamentos livres.
  - Orientação sobre fazer as atividades de forma mais lenta e regular em uma tentativa de evitar flutuações nos sintomas.
  - Terapia cognitivo-comportamental.
  - Evitar fatores de estresse.
  - Diminuir o consumo de álcool e de cafeína.
  - Modificações na dieta.
  - Terapia manual.[29,160]

Recomendação clínica

Ao iniciar qualquer tipo de exercício para pessoas com FM, é melhor começar com níveis mais baixos do que os recomendados pelo American College of Sports Medicine[5] para treino aeróbio e de fortalecimento e aumentar a atividade de maneira lenta. Se o exercício causar um aumento nos sintomas de FM, reduzir a intensidade e, ao mesmo tempo, encorajar o paciente a continuar sua participação nos exercícios.[21,22,25,70]

Síndrome de dor miofascial

A síndrome de dor miofascial (SDM) é definida como uma síndrome de dor crônica, de impacto regional.[56,141] A classificação típica da SDM compreende pontos-gatilho miofasciais (PGMF) em um músculo com um padrão referido específico de dor (Fig. 11.8), juntamente com sintomas sensitivos, motores e autônomos.[40,45,56,142,143]

O *ponto-gatilho* é definido como uma área hiperirritável em uma banda encurtada de músculo.[45,48,49,56,74] A dor proveniente desses pontos é descrita como lenta, persistente e profunda.

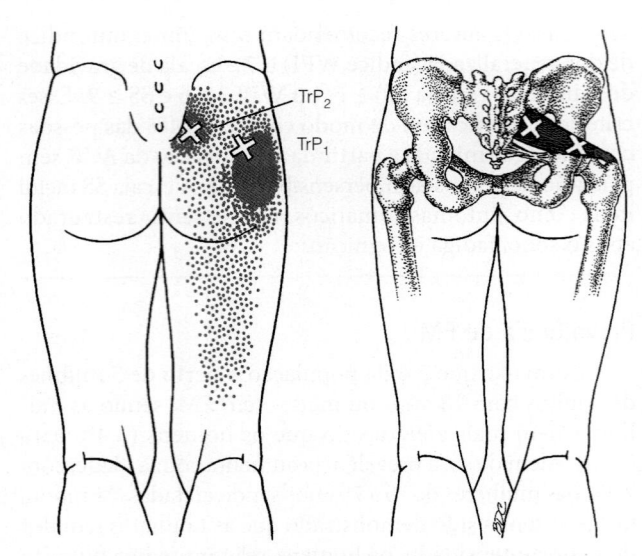

Figura 11.8 Padrão composto de dor referida (cinza-escuro) proveniente de pontos-gatilho (TrP) (X) no músculo piriforme direito (pontilhados em cinza). O X lateral (TrP1) indica o local mais comum de TrP. O pontilhado cinza localiza a parte de alastramento do padrão que pode ser sentida com uma dor de menor intensidade do que no padrão essencial (parte sólida cinza). A dor expandida pode estar ausente. (De Travell, JG, Simmons, DG: *Myofascial Pain and Dysfunction: The Trigger Point Manual: The Lower Extremities*, Vol 2. Williams & Wilkins, Baltimore, 1992, p. 188, com permissão.)

Possíveis causas dos pontos-gatilho

Embora a etiologia dos pontos-gatilho não seja completamente compreendida, algumas causas potenciais são:[56,141-143]

- Sobrecarga crônica do músculo que ocorre com atividades repetitivas ou que mantêm o músculo na posição encurtada.
- Sobrecarga aguda do músculo, como ao escorregar e reequilibrar-se, apanhar um objeto com peso inesperado, ou após trauma, como o que ocorre em um acidente de carro.
- Músculos mal condicionados, em comparação com músculos que são exercitados regularmente.
- Sobrecargas posturais, como ao ficar sentado por períodos prolongados, sobretudo quando o posto de trabalho não é adequado em termos ergonômicos, e diferenças no comprimento das pernas.
- Mecânica corporal ruim ao levantar objetos e em outras atividades.

Evidências em foco

Recentemente os pesquisadores têm se voltado para a participação dos PGMF como um fator que contribui para as cefaleias crônicas,[133] cefaleias por tensão,[46,47] dor cervical mecânica[31,44,122,161] e distúrbios do ombro.[31,67,92,133] Ademais, Iglesias-Gonzalez et al.[74] compararam pontos-gatilho ativos e latentes (PGLat) em participantes com dor lombar inespecífica. Os autores observaram uma correlação direta entre o aumento na quantidade de pontos-gatilho e a maior intensidade da dor ($p < 0,001$) e pior qualidade do sono ($p = 0,03$).

Lucas et al.[54] investigaram o padrão de ativação muscular (PAM) dos músculos da escápula durante a elevação do braço em pessoas que não tinham dor nem pontos-gatilho e nas pessoas que tinham pontos-gatilho latentes (PGLat). O grupo com PGLat teve uma diferença significativa no PAM (p < 0,05). Essas pessoas foram tratadas com placebo ou intervenção ativa para desativar os pontos-gatilho e, então, o PAM foi reavaliado. Houve uma diferença significativa (p < 0,05) no PAM após a desativação dos PGLat.

Tratamento – síndrome de dor miofascial

A dor decorrente dos pontos-gatilho é descrita como uma dor incômoda, persistente e profunda. Outros comprometimentos derivados dos pontos-gatilho incluem a redução da ADM quando o músculo está sendo alongado, diminuição da força muscular e aumento da dor com o alongamento do músculo. Os pontos-gatilho podem estar ativos (o que leva a um padrão clássico de dor) ou latentes (assintomáticos, a menos que sejam palpados). O tratamento consiste em três componentes principais:[1,16,45,80,94,141-143,150]

- *Corrigir a sobrecarga crônica.* Corrigir os fatores que contribuem para a sobrecarga crônica do músculo, por exemplo, uma postura indevida, atividades repetitivas, ou má técnica ao levantar pesos. Com frequência a correção se dá por meio de instruções, inclusive com a ênfase na importância de realizar mini-intervalos intermitentes. Se houver indicação, deve-se realizar uma avaliação ergonômica do ambiente de trabalho.
- *Eliminar o ponto-gatilho.* São usadas várias técnicas para eliminar pontos-gatilho:
  - Alongamento passivo tipo contrair-relaxar feito repetidamente até que o músculo aumente seu comprimento.
  - Alongamento ativo tipo contrair-relaxar também feito repetidamente.
  - Liberação do ponto-gatilho.
  - Crioalongamento com gelo em spray.
  - Modalidades.
  - Agulhamento seco (*dry needling*) ou injeção.
- *Fortalecer o músculo.* Normalmente, é indicada a prescrição de exercícios com o uso do protocolo de resistência muscular para a estabilização de grupos musculares do *core* e escapulares, com o objetivo de melhorar o desempenho muscular em geral.

Evidências em foco

Foi demonstrado que o agulhamento seco (*dry needling* [DN]) é uma intervenção de baixo risco que pode diminuir a intensidade da dor e seu limiar de pressão, assim como melhorar os desfechos funcionais em pessoas com PGMF.[16,83,125,149,161] Em um ensaio clínico randomizado controlado recentemente publicado, Ziaeifar et al. constataram que a técnica de DN diminuiu significativamente a intensidade da dor, quando comparada à técnica de compressão de pontos-gatilho da parte descendente do trapézio.[161] Além disso, uma metanálise mostrou a ocorrência de melhora imediata e no seguimento de quatro semanas da dor na região cervicotorácica quando o DN foi empregado como intervenção.[83]

Recomendação clínica

Se a causa do ponto-gatilho na síndrome da dor miofascial for uma sobrecarga crônica do músculo, o fator contribuinte deve ser eliminado antes que se aborde o ponto-gatilho. Quando a ADM for restaurada e o ponto-gatilho, abordado, inicia-se o fortalecimento muscular.

OSTEOPOROSE

A *osteoporose* é uma doença dos ossos que leva à diminuição do seu conteúdo mineral e ao seu enfraquecimento, o qual pode levar a fraturas, especialmente da coluna vertebral, do quadril e do punho. Aproximadamente 10 milhões de norte-americanos têm osteoporose, 80% dos quais são mulheres, e 34 milhões têm maior risco por causa de perda de massa óssea.[68] O diagnóstico de osteoporose é determinado pela pontuação T de um exame de densidade mineral óssea (DMO). A pontuação T é o número de desvios-padrão acima ou abaixo de um valor de referência (mulheres caucasianas jovens e saudáveis). A Organização Mundial da Saúde estabeleceu os seguintes critérios:[110,151]

- Normal: -1,0 ou acima.
- Osteopenia: -1,1 a -2,4.
- Osteoporose: -2,5 ou menos.

A diminuição de um desvio-padrão representa uma perda de 10 a 12% da DMO.

Fatores de risco

Osteoporose primária. Os fatores de risco para o desenvolvimento de osteoporose primária incluem pós-menopausa, descendência caucasiana ou asiática, história familiar, baixo peso corporal, pouca ou nenhuma atividade física, dieta deficiente em cálcio e vitamina D e tabagismo.[51,59,111] Fatores de risco adicionais incluem repouso prolongado no leito e idade avançada. (Ver Cap. 24 para mais informações sobre osteoporose na população idosa.)

Osteoporose secundária. A osteoporose secundária desenvolve-se em decorrência de outras condições médicas (como doenças gastrintestinais, hipertireoidismo, insuficiência renal crônica, consumo excessivo de álcool) e do uso de certos medicamentos, como os glicocorticoides.[51,112,151] Independentemente da etiologia, a osteoporose é detectada em radiografias por afinamento cortical, osteopenia (aumento da radiolucência óssea), alterações trabeculares e fraturas (Figs. 11.9 e 11.10).[102]

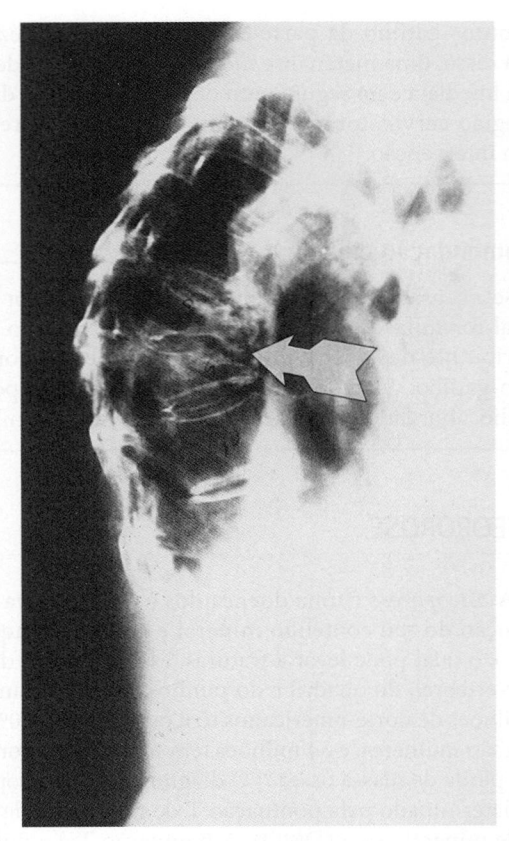

Figura 11.9 Osteoporose da coluna vertebral com múltiplas fraturas por compressão. A seta aponta para o espaço discal T8-T9, o qual está deformado pelo colapso dessas duas vértebras em decorrência de múltiplas fraturas por compressão. Esta mulher, de 94 anos de idade, tem cifose grave da região torácica da coluna vertebral (também conhecida como giba) acentuada pelo colapso vertebral em múltiplos níveis. A área esbranquiçada da metade inferior dessa radiografia lateral é a combinação das radiodensidades da pelve e dos órgãos abdominais. (De McKinnis, LN: *Fundamentals of Musculoskeletal Imaging*, 4.ed. Filadélfia: F.A. Davis, 2014, p. 63, com permissão.)

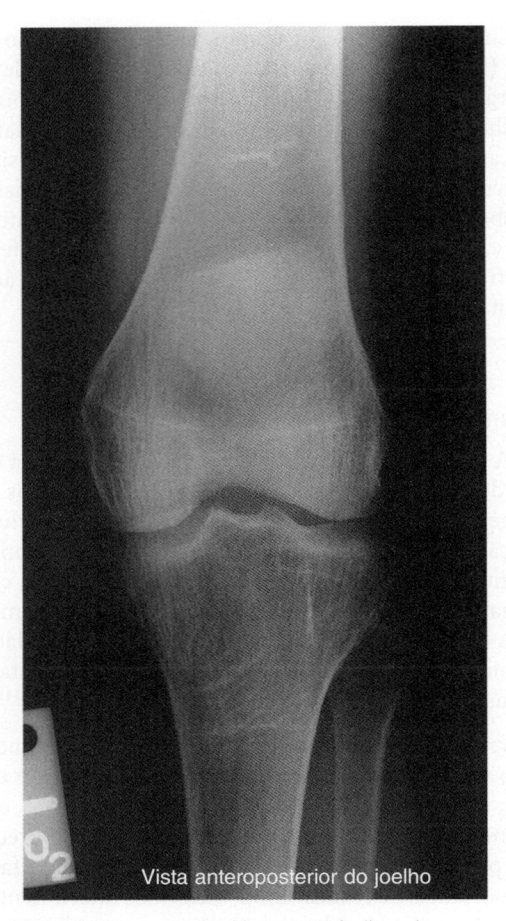

Vista anteroposterior do joelho

Figura 11.10 A osteoporose é evidente neste joelho pela acentuação das trabéculas remanescentes. As trabéculas diminuíram em número e em espessura, e as restantes orientadas verticalmente sobressaem-se em uma imagem de linhas finas e delicadas. (De McKinnis, LN: *Fundamentals of Musculoskeletal Imaging*, 4.ed. Filadélfia: F.A. Davis, 2014, p. 63, com permissão.)

Prevenção da osteoporose

A National Osteoporosis Foundation (NOF) recomenda cinco maneiras de prevenir a osteoporose:[113]

- Consumir alimentos que sejam bons para a saúde dos ossos, como frutas e vegetais.
- Manter uma dieta equilibrada rica em cálcio e vitamina D.
- Praticar regularmente exercícios que envolvam descarga de peso.
- Perseverar em um estilo de vida saudável com consumo moderado de álcool (limite: 2-3 doses por dia) e sem tabagismo.

O osso é um tecido vivo, que continuamente se substitui em resposta às demandas diárias impostas sobre ele. Em geral, essa substituição contínua mantém os ossos com seu máximo de força. Células dos ossos chamadas osteoclastos reabsorvem osso, sobretudo quando o cálcio é necessário para outras funções corporais vitais e não pode ser obtido em quantidade suficiente pela dieta. Outro tipo de célula, o osteoblasto, forma o osso. Esse ciclo é normalmente mantido em equilíbrio com a reabsorção óssea equivalendo à reposição até a terceira década da vida. Nesse ponto, o pico de massa óssea deve ter sido alcançado. Com o aumento da idade, há um desvio no sentido de uma maior reabsorção. Para mulheres, a reabsorção é acelerada durante a menopausa por causa da diminuição no estrogênio.[114,116,117,151] Já ficou demonstrado que tanto o exercício como a terapia farmacológica são meios efetivos de evitar a diminuição da densidade da massa óssea.[54,72,89] Bleicher et al.[11] acompanharam a densidade óssea de 1.100 homens com idades entre 70-97 anos, durante dois anos. Esses autores concluíram que a caminhada, um melhor equilíbrio e o uso de betabloqueadores retardam o processo de absorção óssea.

Atividade física

Tem sido mostrado um efeito positivo da atividade física no remodelamento ósseo. Em crianças e adolescentes, essa atividade pode aumentar o pico de massa óssea. Em adultos, tem-se mostrado que a atividade física mantém ou aumenta a densidade óssea; em idosos, reduz os efeitos de perda óssea ligada ao envelhecimento ou ao desuso.[51,115] A manutenção da, ou o aumento na, densidade óssea é importante para prevenir fraturas associadas à osteoporose. Ossos fracos em decorrência da osteoporose têm sido atribuídos à causa de mais de 1,5 milhão de fraturas por ano nos Estados Unidos, a um custo de 19 bilhões de dólares. Muitas dessas pessoas nunca retornam ao seu nível funcional anterior.[151]

Efeitos do exercício

A contração muscular (p. ex., exercícios de fortalecimento, treino de resistência) e a carga mecânica (apoio de peso) deformam o osso. Essa deformação estimula a atividade osteoblástica e melhora a densidade mineral óssea (DMO).[144]

Evidências em foco

Martyn-St James e Carroll[98] realizaram uma metanálise de programas prescritos de deambulação e sua influência na DMO do quadril e da coluna em mulheres pós-menopausa. Os resultados não relataram aumento na DMO na coluna, porém, um aumento significativo no colo do fêmur.

Huntoon, Schmidt e Sinaki[73] realizaram uma análise retrospectiva dos registros médicos comparando a taxa de refratura após fraturas por compressão vertebral em pacientes instruídos em programas de extensão da coluna após a vertebroplastia percutânea, com aqueles que não realizaram os exercícios. O grupo que não se exercitou sofreu refratura dentro de 4,5 meses em média, enquanto o tempo para ocorrência de refratura para o grupo que se exercitou foi em média 20,4 meses.

Um relato de evidências do Cochrane Collaborative[14] resumiu os achados de 18 ensaios randomizados relacionados ao exercício e à osteoporose em mulheres. Os revisores concluíram que o exercício, em particular a caminhada rápida, era efetivo na DMO da coluna e do quadril. O exercício resistido e com apoio de peso também foi benéfico na DMO da coluna.

Em uma metanálise, os autores concluíram que os exercícios de membros inferiores diminuíam a perda óssea em mulheres na pós-menopausa. As participantes que se exercitaram por mais tempo (12 meses) ou que se encontravam em um estágio mais inicial da pós-menopausa demonstraram as mudanças mais significativas.[126]

Recomendações para os exercícios

A NOF recomenda exercícios com apoio de peso para a prevenção da osteoporose, mas não especifica quais tipos de exercícios ou com que frequência devem ser feitos. Com base nas pesquisas atuais, são feitas as seguintes recomendações:*

---

* 8,9,12-15,32,33,50,51,53,60,63,73,77,81,85,98,103,107,108,115,118,119,130, 139,145,151

- Exercícios com apoio de peso, como caminhada, corrida leve, subida de escadas e saltos.
- Exercícios sem apoio de peso, como bicicleta ergométrica.
- Treinamento resistido (fortalecimento) com 8 a 10 exercícios, enfatizando os grupos musculares principais.

Modo: aeróbio

Frequência. 5 ou mais dias por semana.

Intensidade. 30 minutos de intensidade moderada (caminhada rápida) ou 20 minutos de intensidade vigorosa (corrida). É aceitável fazer 3 séries curtas por dia com 10 minutos de atividade.

Modo: resistido

Frequência. 2 a 3 dias por semana com um dia de repouso entre cada série de exercícios.

Intensidade. 8 a 12 repetições que levem à fadiga muscular.

Evidências em foco

Já foi comprovado que o uso de coletes ou mochilas com pesos melhora a densidade da massa óssea.[129,156] Também verificou-se que o aumento do peso altera o desequilíbrio na musculatura da coluna vertebral e concentra maior descarga de peso às estruturas ósseas desta.[156] Em pessoas com história de fratura vertebral, recomenda-se que carreguem até 1 kg nas costas, ou até 2 kg na frente.[156] Em um estudo de Roghani et al.[125] três grupos de mulheres foram acompanhados durante 6 semanas. Essas participantes se exercitavam três vezes por semana. Os grupos consistiam em um grupo de controle e dois grupos de exercício: em um deles, as mulheres usavam um colete com peso (4-8% do peso corporal) e no outro não havia peso extra. Os autores informaram que, embora os dois grupos de exercício tivessem aumentado a síntese de tecido ósseo, com diminuição da reabsorção óssea, o grupo que se exercitou com peso extra também demonstrou melhora no equilíbrio. (Ver fotos de um colete com peso nas Figs. 24.10A e B.)

Precauções e contraindicações

- Como a osteoporose modifica a forma dos corpos vertebrais (eles adquirem a forma de cunha) e provoca cifose torácica, devem ser evitados atividades e exercícios de flexão, como exercícios abdominais nas posições deitada e sentada, assim como o uso de aparelhos abdominais na posição sentada. A sobrecarga da coluna vertebral em flexão aumenta o risco de fratura por compressão vertebral.
- Deve-se evitar combinar flexão e rotação de tronco para reduzir a sobrecarga nas vértebras e nos discos intervertebrais.
- Ao realizar exercícios resistidos, é importante aumentar a intensidade progressivamente, porém, dentro da capacidade estrutural do osso.

Observação: ver no Capítulo 6 uma discussão sobre fraturas patológicas e as precauções que devem ser tomadas durante o exercício resistido, identificadas no Quadro 6.14.

Recomendação clínica

A utilização de um programa multimodalidades, com exercícios envolvendo descarga de peso, atividades de equilíbrio e fortalecimento, pode ajudar a reduzir o risco de quedas e as fraturas de quadril subsequentes em pessoas com osteoporose.[39,106,141] A caminhada resulta em benefícios cardiopulmonares, mas um programa de exercícios que envolva exclusivamente essa prática não parece ter efeito significativo no aumento da densidade óssea em pessoas diagnosticadas com osteoporose.[93,157]

FRATURAS E IMOBILIZAÇÃO PÓS-TRAUMÁTICA

Uma fratura é uma quebra estrutural na continuidade de um osso, uma placa epifisária ou uma superfície articular cartilaginosa.[132] Quando ocorre uma fratura, ocorre também algum grau de lesão nos tecidos moles que cercam o osso. Dependendo do local da fratura, a lesão dos tecidos moles relacionados pode ser séria, caso uma grande artéria ou nervo periférico também estejam envolvidos. Se a fratura for mais central, pode haver envolvimento do cérebro, da medula espinal ou das vísceras. As causas e os tipos de fraturas estão resumidos na Tabela 11.3 e ilustrados nas Figuras 11.11 a 11.13.

TABELA 11.3	Causas e tipos de fraturas[132]	
Força	**Efeito no osso**	**Tipo de fratura**
Curvamento (angular)	O osso longo se curva e causa falha no lado convexo da curvatura	Fratura transversa ou oblíqua Fratura em galho verde em crianças
Torção	Falha por tensão espiral no osso longo	Fratura em espiral
Tração reta (separação)	Falha por tensão decorrente da tração de ligamento ou músculo	Fratura com avulsão
Esmagamento (compressão)	Geralmente, no osso esponjoso	Fratura por compressão; fratura subperiosteal (tórus) em crianças
Microtraumas repetidos	Pequeno estalido no osso que não está acostumado às sobrecargas repetitivas/rítmicas	Fratura por fadiga ou fratura por estresse
Força normal sobre um osso anormal	Como ocorre na osteoporose, tumor ósseo ou outros ossos doentes	Fratura patológica

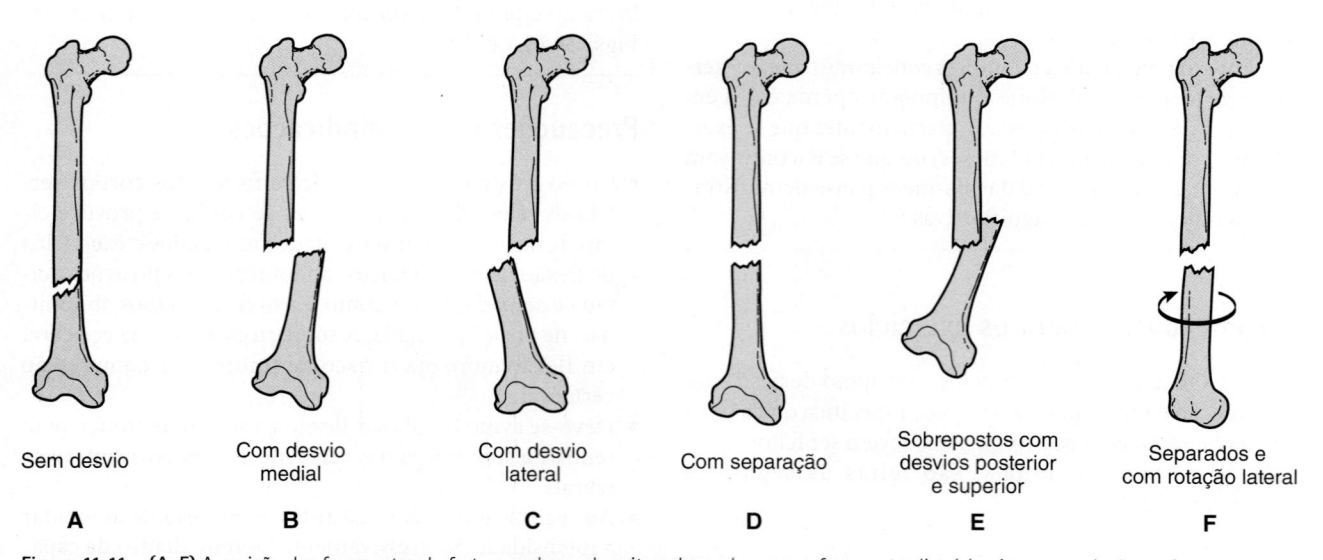

A	B	C	D	E	F
Sem desvio	Com desvio medial	Com desvio lateral	Com separação	Sobrepostos com desvios posterior e superior	Separados e com rotação lateral

Figura 11.11 (A–F) A posição dos fragmentos da fratura pode ser descrita pelo modo como o fragmento *distal* desvia-se em relação ao fragmento *proximal*. (De McKinnis, LN: *Fundamentals of Musculoskeletal Imaging*, 4.ed. Filadélfia: F.A. Davis, 2014, p. 82, com permissão.)

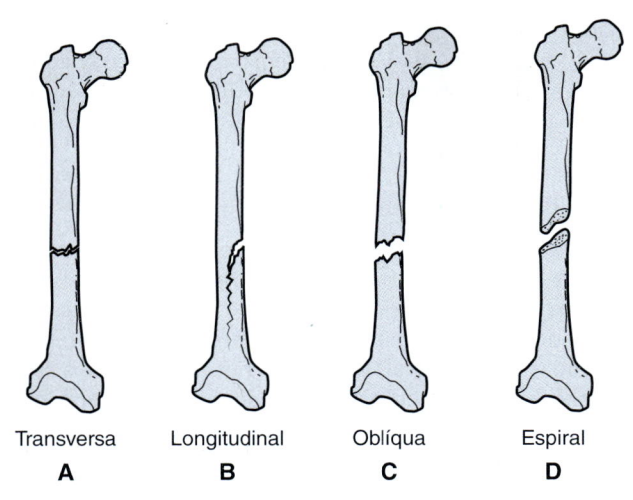

Figura 11.12   (A-D) A direção das linhas de fratura é descrita em referência ao eixo longitudinal do osso. (De McKinnis, LN: *Fundamentals of Musculoskeletal Imaging*, 4.ed. Filadélfia: F.A. Davis, 2014, p. 83, com permissão.)

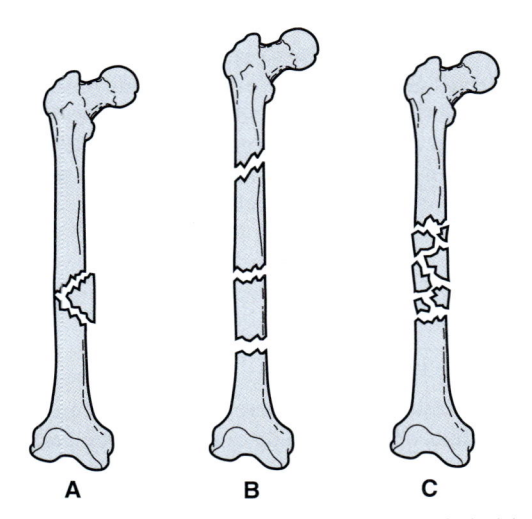

Figura 11.13   Fraturas *cominutivas* são fraturas com mais de dois fragmentos. Alguns padrões de fratura cominutiva que ocorrem com frequência são **(A)** o padrão em forma de cunha ou borboleta e **(B)** a fratura em 2 ou 3 níveis segmentares. **(C)** Outras fraturas com múltiplos fragmentos, mesmo que sejam centenas deles, são ainda descritas como cominutivas. (De McKinnis, LN: *Fundamentals of Musculoskeletal Imaging*, 4.ed. Filadélfia: F.A. Davis, 2014, p. 83, com permissão.)

Uma fratura é identificada por:[79]

- *Local:* diafisária, metafisária, epifisária, intra-articular.
- *Extensão:* completa, incompleta.
- *Configuração:* transversa, oblíqua ou espiral, cominutiva (dois ou mais fragmentos).
- *Relação entre os fragmentos:* sem desvio, com desvio.
- *Relação com o ambiente:* fechada (pele intacta), aberta (a fratura ou um objeto penetrou a pele).
- *Complicações:* locais ou sistêmicas; relacionadas à lesão ou ao tratamento.

O diagnóstico, a redução, o alinhamento e a imobilização para a cicatrização de uma fratura são procedimen-

tos médicos e não são discutidos neste texto. Em certas situações, porém, o fisioterapeuta faz a triagem inicial após um evento traumático ou examina um paciente após microtraumas repetitivos; além disso, o paciente pode sofrer uma lesão durante a sessão de fisioterapia. Portanto, o fisioterapeuta precisa estar ciente dos sintomas e sinais de uma fratura em potencial. Se houver suspeita de fratura, deve-se encaminhar o paciente para exame radiográfico, diagnóstico médico e tratamento. O Quadro 11.5 resume os sintomas e sinais típicos de uma possível fratura.

Fatores de risco

Os fatores de risco para fratura incluem:[66]

- Impacto súbito (p. ex., trauma, acidentes, abuso, ataque físico).
- Osteoporose (mulheres > homens).
- História de quedas (sobretudo com idade avançada, baixo índice de massa corporal e baixos níveis de atividade física).
- Esforço repetitivo (microtraumas repetidos).
- Patologia (osso anormalmente frágil em decorrência de processo neoplásico, má saúde ou doença).

(Ver Cap. 24 para outras informações sobre fatores de risco na população idosa.)

Consolidação óssea após uma fratura

A consolidação óssea tem (1) uma *fase inflamatória*, em que ocorre formação de hematoma e proliferação celular; (2) uma *fase de reparo*, em que há formação de calo ósseo que une a fenda e a ossificação; e (3) uma fase de remodelamento, durante a qual ocorre consolidação e remodelamento do osso.[10,79]

Consolidação do osso cortical

Fase inflamatória

Quando o osso cortical denso da diáfise de um osso longo é fraturado, os pequenos vasos sanguíneos são rom-

---

QUADRO 11.5   Sintomas e sinais de uma possível fratura

As situações abaixo devem alertar o fisioterapeuta sobre uma possível fratura:
- História de queda, golpe direto, lesão com entorse, acidente
- Dor localizada agravada pelo movimento e com a sustentação do peso
- Defesa muscular durante o movimento passivo
- Diminuição da função naquela parte
- Edema, deformidade, movimento anormal (pode ou não ser óbvio)
- Sensibilidade aguda evidente no local

pidos no local, o que resulta em sangramento interno seguido de coagulação normal. A quantidade de sangramento depende do grau de desvio da fratura e da quantidade de lesões do tecido mole na região.

Fase de reparo

Os estágios iniciais da cicatrização ocorrem no hematoma. As células osteogênicas proliferam-se a partir do periósteo e do endósteo para formar um calo espesso, o qual envolve o local fraturado. Nesse estágio, o calo não contém osso e é, portanto, radiolucente.

À medida que o calo começa a amadurecer, as células osteogênicas diferenciam-se em osteoblastos e condroblastos. Inicialmente, os condroblastos formam cartilagem perto do local da fratura, e os osteoblastos formam tecido ósseo primário.

Fase de remodelamento

- *Estágio de união clínica.* Quando o local de fratura está firme o suficiente a ponto de não mais se mover, está clinicamente unido. Isso ocorre quando um calo temporário que consiste em tecido ósseo primário e cartilagem cerca o local de fratura. O calo endurece de modo gradual conforme a cartilagem se ossifica (ossificação endocondral). No exame radiográfico, a linha de fratura ainda é aparente, mas há evidência de osso no calo. Em geral, nesse estágio, a imobilização não é mais necessária. O movimento das articulações relacionadas é permitido tendo-se o cuidado de evitar forças deformantes no local de cicatrização da fratura. Na avaliação, não deve ser sentido movimento do local da fratura ou dor, nem pelo paciente nem pelo fisioterapeuta.
- *Estágio de união radiológica.* O osso é considerado radiograficamente cicatrizado, ou consolidado, quando o calo temporário tiver sido substituído por osso lamelar maduro. O calo é reabsorvido, e o osso retorna ao normal.

Fixação interna rígida

Às vezes, é necessário realizar um procedimento cirúrgico para aplicar um dispositivo de fixação interna, como uma haste ou placa com parafusos, para proteger um osso em cicatrização. Isso permite que o osso seja mantido estável enquanto cicatriza, porém ocorre osteoporose por desuso do osso embaixo do dispositivo, já que as cargas normais são transmitidas através do dispositivo e desviam-se do osso. Portanto, o dispositivo de fixação é geralmente removido assim que a fratura está unida para reverter a osteoporose. Após a remoção da haste ou placa, o osso precisa ser protegido de cargas excessivas durante vários meses até que a osteoporose seja revertida.

Tempo de cicatrização

O tempo de cicatrização varia com a idade do paciente, o local e o tipo de fratura, se houve desvio, se houve necessidade de reparo cirúrgico, o grau de lesão aos tecidos moles e a irrigação sanguínea para os fragmentos. A cicatrização é avaliada pelo médico usando exames radiológicos e clínicos. O prognóstico para a cicatrização é influenciado por muitos fatores, inclusive a saúde da pessoa, sua idade e o uso de tabaco. Geralmente, as crianças cicatrizam em 4 a 6 semanas, adolescentes, em 6 a 8 semanas, e adultos, em 10 a 18 semanas.[66] Vários tipos de cicatrização anormal podem ocorrer. Eles estão resumidos no Quadro 11.6.

Consolidação do osso esponjoso

Quando a treliça de aparência esponjosa do osso trabecular ou esponjoso (na metáfise dos ossos longos e corpos dos ossos curtos e ossos chatos) é fraturada, a cicatrização ocorre primariamente pela formação de um calo interno (calo endosteal). Há uma irrigação sanguínea rica e uma área larga de contato ósseo, de modo que a união é mais rápida do que no osso cortical denso.

O osso esponjoso é mais suscetível às forças de compressão que resultam em fraturas por esmagamento ou por compressão. Se as superfícies da fratura são afastadas, o que pode ocorrer durante a redução da fratura, a cicatrização demora mais para ocorrer.

Cicatrização da placa epifisária

Se uma fratura envolve a placa epifisária, podem ocorrer distúrbios no crescimento e deformidade óssea conforme o esqueleto continua a amadurecer. O prognóstico dos distúrbios do crescimento depende do tipo de lesão, da idade da criança, da irrigação sanguínea para a epífise, do método de redução e se é uma lesão fechada ou aberta.

Princípios de tratamento: período de imobilização

Resposta tecidual local

Com a imobilização, ocorre enfraquecimento do tecido conjuntivo, degeneração da cartilagem articular, atrofia muscular, desenvolvimento de contraturas e diminuição da circulação.[37,66,101] Além disso, ocorre lesão de tecidos moles com sangramento e formação de cicatriz.[132] Como a imobilização é necessária para a consolidação óssea, a cicatriz do tecido mole não pode organizar-se ao longo das linhas de tensão conforme vai se desenvolvendo (descrito no Cap. 10). No início, o ideal é fazer uma mobilização não destrutiva dentro da tolerância do local de fratura, porém isso geralmente não é possível a menos que haja algum tipo de fixação interna para estabilizar o local da fratura. É impor-

---

QUADRO 11.6 — Tipos de cicatrização anormal de fraturas[66]

Consolidação viciosa: a fratura cicatriza em uma posição insatisfatória que resulta em deformidade óssea.
Atraso de consolidação: a fratura demora mais tempo para cicatrizar do que o normal.
Ausência de consolidação: a fratura não se consolida por meio de união óssea. Pode haver uma *união fibrosa* ou uma *pseudartrose*.

tante manter as estruturas nas áreas relacionadas em um estado o mais próximo possível do normal usando exercícios apropriados, sem comprometer o alinhamento do local de fratura enquanto ele cicatriza. O fisioterapeuta precisa ficar alerta às complicações que podem ocorrer após uma fratura (resumidas no Quadro 11.7).

Imobilização no leito

Se for necessário repouso ou imobilização no leito, como quando se usa tração esquelética, ocorrerão alterações fisiológicas secundárias sistematicamente no corpo. Exercícios gerais para as porções não envolvidas do corpo devem ser iniciados para minimizar esses problemas.

Adaptações funcionais

Quando há fratura de membro inferior, modos alternativos de deambulação, como com o uso de muletas ou de andador, são ensinados ao paciente que tem permissão de sair do leito. A escolha do dispositivo e do padrão da marcha depende do local de fratura, do tipo de imobilização e das capacidades funcionais do paciente. O médico do paciente deve ser consultado para determinar a quantidade de sustentação de peso permitida. As diretrizes de tratamento estão resumidas no Quadro 11.8.

Pós-imobilização

Comprometimentos

- Diminuição na ADM, na mobilidade intra-articular e na flexibilidade muscular.
- Atrofia muscular com fraqueza e pouca resistência à fadiga.

QUADRO 11.7	Complicações das fraturas[66]

- *Edema* que fica contido em um compartimento (compartimento fascial ou um gesso apertado) e leva a comprometimento nervoso e circulatório
- *Embolia gordurosa* (pode ocorrer na fratura de ossos com mais medula, como os ossos longos e a pelve) que migra para os pulmões e bloqueia os vasos pulmonares. Constitui-se uma ameaça potencial à vida
- *Ulceração da pele, lesão nervosa ou comprometimento vascular*
- *Problemas com dispositivos de fixação*, como o deslocamento de parafusos e a quebra de fios
- *Infecção* no local ou sistêmica
- *Nova fratura* no mesmo local
- *Atraso na consolidação ou consolidação viciosa*

- No começo, o paciente sente dor no início do movimento, mas esta deve diminuir progressivamente à medida que melhoram o movimento articular, a força muscular e a ADM.
- Se houve dano aos tecidos moles no momento da fratura, uma cicatriz inelástica restringe a mobilidade do tecido na região da cicatriz.

Princípios de tratamento – pós-imobilização

As diretrizes de tratamento estão resumidas no Quadro 11.9.

É necessário consultar o médico que fez o encaminhamento para determinar se ocorreu cicatrização clínica ou radiológica. Até que o local de fratura esteja radiologicamente cicatrizado, deve-se ter cuidado todas as vezes que

QUADRO 11.8	DIRETRIZES DE TRATAMENTO Pós-fratura/período de imobilização

Comprometimentos, limitações nas atividades e restrições à participação:
Inicialmente, inflamação e edema
Na área imobilizada, atrofia muscular progressiva, formação de contraturas, degeneração da cartilagem e diminuição da circulação
Potencial para enfraquecimento/complicações corporais gerais, caso esteja confinado ao leito (trombose venosa profunda, embolia pulmonar, pneumonia)
Limitações funcionais na AVD, na AVDI e no trabalho impostas pelo local de fratura e pelo método de imobilização usado

Plano de tratamento	Intervenção
1. Orientar o paciente.	1. Ensinar adaptações funcionais. Ensinar deambulação segura, mobilidade no leito.
2. Diminuir os efeitos da inflamação durante o período agudo.	2. Gelo, elevação.
3. Diminuir os efeitos da imobilização.	3. Isométricos intermitentes leves. Exercícios de ADM ativa para articulações acima e abaixo da região imobilizada.
4. Se o paciente estiver confinado ao leito, manter a força e a ADM nos grupos musculares principais.	4. Exercícios resistidos para os principais grupos musculares não imobilizados, especialmente no preparo para futura deambulação.

QUADRO 11.9 — DIRETRIZES DE TRATAMENTO
Pós-fratura/pós-imobilização

Comprometimentos:
Dor com o movimento, a qual diminui progressivamente
ADM diminuída
Mobilidade intra-articular diminuída
Aderências no tecido cicatricial
Diminuição da força e da resistência à fadiga

Plano de tratamento	Intervenção
1. Orientar o paciente.	1. Informar o paciente sobre limitações até que o local de fratura esteja radiologicamente cicatrizado. Ensinar exercícios domiciliares que reforcem as intervenções.
2. Prover proteção até que esteja radiologicamente cicatrizado.	2. Usar descarga de peso parcial no membro inferior e atividades não estressantes no membro superior.
3. Iniciar exercícios ativos.	3. Exercícios de ADM ativa, isométricos suaves em múltiplos ângulos.
4. Aumentar a mobilidade das articulações e dos tecidos moles.	4. Iniciar técnicas de alongamento e mobilização articular (usando graus III e IV) com a força aplicada no sentido proximal em relação ao local de fratura em cicatrização. Para o alongamento muscular, aplicar a força proximal ao local de cicatrização da fratura até que esteja radiologicamente cicatrizada.
5. Aumentar a força e a resistência muscular à fadiga.	5. À medida que a ADM aumenta e o osso cicatriza, iniciar exercícios resistidos e repetitivos.
6. Melhorar o preparo cardiorrespiratório.	6. Iniciar exercícios aeróbios seguros que não sobrecarreguem o local de fratura até que esteja cicatrizado.

Precauções: não aplicar forças de alongamento ou de resistência distalmente ao local de fratura até que o osso esteja radiologicamente cicatrizado. Não usar compressão ou atrito articular excessivos por várias semanas após o período de imobilização. Usar apoio de peso protegido até que o local esteja radiologicamente cicatrizado.

---

for posicionada uma carga no local de fratura, como ao aplicar resistência ou uma força de alongamento ou durante atividades de sustentação de peso. Assim que estiver radiologicamente cicatrizado, o osso terá integridade estrutural normal e poderá suportar as cargas normais.

O paciente deve ser examinado para identificar comprometimentos e determinar o estado funcional corrente, o nível de atividade e o resultado desejado. A ADM, a mobilidade articular, o desempenho muscular e outros comprometimentos são medidos e documentados. Em geral, todos os tecidos articulares e periarticulares são afetados na região que foi imobilizada.

As intervenções típicas incluem:

- **Mobilização articular.** As técnicas de mobilização articular são eficazes para recuperar a mobilidade intra-articular perdida sem traumatizar a cartilagem articular ou sobrecarregar o local de fratura.[79] A intervenção começa com alongamentos suaves e progride em intensidade conforme a reação articular se torna previsível.
- **Alongamento com FNP.** Durante o período pós-imobilização, são usadas técnicas de manutenção-relaxamento e de contração do agonista porque a intensidade pode ser controlada pelo paciente. É importante monitorar a intensidade da contração e não aplicar uma força resistiva ou de alongamento além do local de fratura até que haja cicatrização radiológica do osso, evitando, assim, uma força de curvamento no local de fratura. Assim que o osso estiver radiologicamente cicatrizado, a força de alongamento poderá ser aplicada além do local de fratura.
- **Atividades funcionais.** O paciente pode retomar as atividades normais com cuidado. Durante o período inicial pós-imobilização, é importante não traumatizar o músculo enfraquecido, a cartilagem, o osso e o tecido conjuntivo. É preciso continuar com sustentação de peso parcial por várias semanas após uma fratura de membro inferior até que o local de fratura esteja completamente cicatrizado e seja capaz de tolerar a sustentação de peso completa.
- **Desempenho muscular: fortalecimento e resistência muscular.** Por 2 a 3 semanas após a imobilização, como nem o osso nem a cartilagem podem tolerar forças compressivas ou de curvamento em excesso, os exercícios são iniciados com isométricos leves. À medida que a mobilidade intra-articular e a ADM melhoram, é feita uma progressão para resistência leve na amplitude disponível.

A força resistiva deve ser aplicada no sentido proximal em relação ao local de fratura até que o osso esteja radiologicamente cicatrizado. Uma vez cicatrizado, exercícios dinâmicos mais intensos e ERP podem ser iniciados.

■ *Mobilização do tecido cicatricial.* Quando há tecido cicatricial causando restrições, são usadas técnicas manuais para mobilizar a cicatriz. A escolha da técnica depende do tecido envolvido.

ATIVIDADES DE APRENDIZADO INDEPENDENTE

Pensamento crítico e discussão

1. Seu paciente sofreu uma lesão traumática na articulação do joelho em um acidente de carro. Dois dias após o acidente, há derrame articular, limitação da ADM e diminuição da mobilidade intra-articular. As radiografias revelaram não haver qualquer fratura na região. O paciente protege-se contra o movimento à medida que você se aproxima do final da amplitude disponível. Identifique os princípios de tratamento, as metas e o plano de tratamento para esse paciente. Descreva e pratique técnicas fisioterapêuticas específicas que você usaria na intervenção e descreva como você progrediria as técnicas ao longo dos estágios de cicatrização.
2. Desenvolva um programa de intervenções para um paciente com OA nos joelhos que tem dor ao subir e descer degraus e dificuldade para levantar-se de uma cadeira. Quais procedimentos de exame você fará? Quais testes funcionais você documentará? Como o programa pode diferir daquele para uma pessoa com sintomas de AR durante um período de doença ativa (fase aguda)? E durante um período de remissão (fase crônica)?
3. Descreva seu plano de tratamento e relacione intervenções específicas para uma mulher de 55 anos de idade,

no período pós-menopausa e que tem sinais iniciais de osteoporose. Quais instruções para a paciente seriam importantes incluir?

4. Uma pessoa sofreu uma fratura 6 semanas atrás, e o gesso acabou de ser removido do membro. Como o tratamento difere daquele de outras condições traumáticas 6 semanas após a lesão? Descreva quais precauções você seguirá e por que elas são importantes.
5. Sua paciente envolveu-se em um acidente de carro 6 meses atrás. Você a viu pela última vez há 3 meses, mas ela agora retornou com diagnóstico de FM. Seu médico recomenda exercício. Descreva seu programa de tratamento levando em consideração as características da FM e os benefícios e os problemas do exercício nesse grupo de pessoas.
6. Sua nova paciente é uma secretária que se apresenta com dor na região torácica da coluna vertebral e no pescoço. Ela descreve um surgimento gradual. Ela relata que fica sentada em frente ao computador durante 6 a 8 horas por dia e também faz ligações telefônicas regularmente. Você examina a paciente e encontra vários PGMF ativos. Descreva seu curso de tratamento para essa paciente. Como você abordará o efeito do trabalho em seu problema?

REFERÊNCIAS BIBLIOGRÁFICAS

1. Aguila, FJ, et al: Immediate effect of ultrasound and ischemic compression techniques for the treatment of trapezius latent myofascial trigger points in healthy subjects: a randomized controlled study. J Manipulative Physiol Ther 32:515–520, 2009.
2. Aletaha, D, et al: 2010 Rheumatoid arthritis classification criteria: an American College of Rheumatology/European League Against Rheumatism collaborative initiative. Ann Rheum Dis 69:1580–1588, 2010.
3. American College of Rheumatology Subcommittee on Osteoarthritis Guidelines: Recommendations for the medical management of osteoarthritis of the hip and knee: 2000 update. Arthritis Rheum 43(9): 1905–1915, 2000.
4. American College of Rheumatology Subcommittee on Rheumatoid Arthritis Guidelines: 2002 Update. Arthritis Rheum 46(2):328–346, 2002.
5. American College of Sports Medicine: American College of Sports Medicine's Guidelines for Exercise Testing and Prescription, ed. 8. Philadelphia: Lippincott Williams & Wilkins, 2010.
6. Anderson, RJ: Rheumatoid arthritis: clinical and laboratory features. In Klippel, JH (ed): Primer on the Rheumatic Diseases, ed. 12. Atlanta: Arthritis Foundation, 2001, p 218.
7. Bennett, RM, et al: The revised Fibromyalgia Impact Questionnaire (FIQR): validation and psychometric properties. Arthritis Res Ther 11(5):R120, 2009.
8. Bergland, A, Thorsen, H, and Kåresen, R: Effect of exercise on mobility, balance, and health-related quality of life in osteoporotic

women with a history of vertebral fracture: a randomized, controlled trial. Osteoporos Int 22(6):1863–1871, 2011.
9. Bergstrom, I, et al: Physical training preserves bone mineral density in postmenopausal women with forearm fractures and low bone mineral density. Osteoporos Int 19:177–183, 2008.
10. Bilberg, A, Ahlmen, M, and Mannerkorpi, K: Moderately intensive exer- cise in a temperate pool for patients with rheumatoid arthritis: a ran- domized controlled study. Rheumatology (Oxford) 44(4):502–508, 2005.
11. Bleicher, K, et al: Predictors of the rate of BMD loss in older men: findings from the CHAMP study. Osteoporos Int 24(7):1951–1963, 2013.
12. Bocalini, DS, et al: Strength training preserves the bone mineral density of postmenopausal women without hormone replacement therapy. J Aging Health 21:519–527, 2009.
13. Bolam, KA, van Uffelen, JG, and Taaffe, DR: The effect of physical exercise on bone density in middle-aged and older men: a systematic review. Osteoporos Int 24(11):2749–2762, 2013.
14. Bonaiuti, D, et al: Exercise for preventing and treating osteoporosis in postmenopausal women. Cochrane Database Syst Rev 2002(3):CD000333.
15. Borg, G, Hassmen, P, and Lagerstrom, M: Perceived exertion related to heart rate and blood lactate during arm and leg exercise. Eur J Appl Physiol 65:679–685, 1987.
16. Borg-Stein, J and Iaccarino, MA: Myofascial pain syndrome treatments. Phys Med Rehabil Clin N Am 23:357–375, 2014.
17. Brosseau, L, et al: Intensity of exercise for the treatment of osteoarthritis. Cochrane Database Syst Rev 2003(2):CD004259.

18. Brosseau, L, et al: Ottawa panel evidence-based clinical practice guidelines for therapeutic exercise in the management of rheumatoid arthritis in adults. Phys Ther 84(10):934–972, 2004.

19. Brosseau, L, et al: Ottawa panel evidence-based clinical practice guidelines for therapeutic exercises and manual therapy in the management of osteoarthritis. Phys Ther 85(9):907–971, 2005.

20. Brosseau, L, et al: Ottawa panel evidence-based clinical practice guidelines for the management of osteoarthritis in adults who are obese or overweigh. Phys Ther 91(6):843–861, 2011.

21. Brosseau, L, et al: Ottawa panel evidence-based clinical practice guidelines for aerobic fitness exercises in the management of fibromyalgia: part 1. Phys Ther 88:857–871, 2008.

22. Brosseau, L, et al: Ottawa panel evidence-based clinical practice guidelines for strengthening exercises in the management of fibromyalgia: part 2. Phys Ther 88:873–886, 2008.

23. Bruce, ML, and Peck, B: New rheumatoid arthritis treatments. Holistic Nurs Pract 19(5):197–204, 2005.

24. Burckhardt, CS, Clark, SR, and Bennett, RM: The Fibromyalgia Impact Questionnaire: development and validation. J Rheumatol 18:728–733, 1991.

25. Busch, A, et al: Exercise for treating fibromyalgia syndrome. Cochrane Database Syst Rev 2007(4):CD003786.

26. Busch, A, et al: Exercise for fibromyalgia: a systematic review. J Rheumatol, 35:1130–1144, 2008.

27. Busch, AJ, et al: Resistance exercise training for fibromyalgia. Cochrane Database Syst Rev 2013 (20):CD010884.

28. Carbonell-Baeza, A, et al: Does a 3-month multidisciplinary intervention improve pain, body composition and physical fitness in women with fibromyalgia? Br J Sports Med45(15):1189–1195, 2011.

29. Castro-Sánchez, AM, et al: Short-term effects of a manual therapy protocol on pain, physical function, quality of sleep, depressive symptoms, and pressure sensitivity in women and men with fibromyalgia syndrome: a randomized controlled trial. Clin J Pain 30(6):589–597, 2014.

30. Castro-Sánchez, AM, et al: Gender differences in pain severity, disability, depression, and widespread pressure pain sensitivity in patients with fibromyalgia syndrome without comorbid conditions. Pain Med 13(12): 1639–1647, 2012.

31. Catarero-Villanueva, I, et al: Effectiveness of water physical therapy on pain, pressure pain sensitivity, and myofascial trigger points in breast cancer survivors: a randomized, controlled clinical trial. Pain Med 13(11): 1509–1519, 2012.

32. Centers for Disease Control and Prevention: Physical activity for everyone. Available at http://www.cdc.gov/physicalactivity/everyone/guidelines/index. html. Accessed June 3, 2015.

33. Chodzko-Zajko, W, Proctor, D, and Singh, M: American College of Sports Medicine position stand on exercise and physical activity for older adults. Med Sci Sports Exerc 41:1510–1530, 2009.

34. Christie, A, et al: Effectiveness of nonpharmacological and nonsurgical interventions for patients with rheumatoid arthritis: an overview of systematic reviews. Phys Ther 87(12):1697–1715, 2007.

35. Clark, SR, Burckhardt, CS, and Bennett, RM: The use of exercise to treat rheumatic disease. In Goldberg, L, and Elliot, DL (eds): Exercise for Prevention and Treatment of Illness. Philadelphia: F.A. Davis, 1994, p 83.

36. Cochrane, T, Davey, RC, and Matthes Edwards, SM: Randomised controlled trial of the cost-effectiveness of water-based therapy for lower limb osteoarthritis. Health Technol Assess 9(31):1–114, 2005.

37. Cummings, GS, and Tillman, LJ: Remodeling of dense connective tissue in normal adult tissues. In Currier, DP, and Nelson, RM (eds): Dynamics of Human Biologic Tissues. Philadelphia: F.A. Davis, 1992, p 45.

38. De Jong, Z, and Vlieland, TP: Safety of exercise in patients with rheumatoid arthritis. Curr Opin Rheumatol 17(2):177–182, 2005.

39. de Kam, D, Smulders, E, and Weerdesteyn, V: Exercise interventions to reduce fall-related fractures and their risk factors in individuals with low bone density: a systematic review of randomized controlled trials. Osteoporos Int 20:2111–2125, 2009.

40. Dommerholt, J, Bron, C, and Franssen, J: Myofascial trigger points: an evidence-informed review. J Manual Manip Ther 14:203–221, 2006.

41. Evcik, D, et al: Effectiveness of aquatic therapy in treatment of fibromyalgia syndrome: a randomized controlled open study. Rheumatol Int 28: 885–890, 2008.

42. Felson, DT, et al: Osteoarthritis: new insights. Part 1: the disease and its risk factors. Ann Intern Med 133(8):635–646, 2000.

43. Felson, DT, et al: Osteoarthritis: new insights. Part 2: treatment approaches. Ann Intern Med 133(9):726–737, 2000.

44. Fernandes-de-las-Penas, C, Alonso-Blanco, C, and Miangolarra, JC: Myofascial trigger points in subjects presenting with mechanical neck pain: a blinded, controlled study. Manual Ther 12:29–33, 2007.

45. Ferández-de-Las-Peñas, C, and Dommerholt, J: Myofascial trigger points: peripheral or central phenomenon? Curr Rheumatol Rep 16(1):1–6, 2014.

46. Fernandes-de-las-Penas, C, Cuadrado, M, and Pareja, J: Myofascial trigger points, neck mobility, and forward head posture in episodic tensiontype headache. Headache 47:662–672, 2007.

47. Fernandes-de-las-Penas, C, et al: Myofascial trigger points and sensitization: an updated pain model for tension-type headache. Cephalagia 27:383–393, 2007.

48. Fernández-de-Las-Peñas, C, et al: Referred pain from myofascial trigger points in head, neck, shoulder, and arm muscles reproduces symptoms in blue-collar (manual) and white-collar (office) workers. Clin J Pain 28(6):511–518, 2012.

49. Fernández-Pérez, AM, et al: Muscle trigger points, pressure pain threshold, and cervical range of motion in patients with high level of disability related to acute whiplash injury. J Orthop Sports Phys Ther 42(7): 634–641, 2012.

50. Fiatorone, M, et al: Exercise training and nutritional supplementation for physical frailty in very elderly people. N Engl J Med 30(25):1769–1775, 1994.

51. Fletcher, JA: Canadian Academy of Sport and Exercise Medicine position statement: osteoporosis and exercise. Clin J Sport Med 23(6):504, 2013.

52. Foley, A, et al: Does hydrotherapy improve strength and physical function in patients with osteoarthritis—a randomized controlled trial comparing a gym based and a hydrotherapy based strengthening programme. Ann Rheum Dis 62(12):1162–1167, 2003.

53. Frontera, W, et al: Strength conditioning in older men: skeletal muscle hypertrophy and improved function. J Appl Physiol 64(3):1038–1044, 1988.

54. Gammage, KL, and Klentrou, P: Predicting osteoporosis prevention behaviors: health beliefs and knowledge. Am J Health Behav 35(3):371–383, 2011.

55. Gavi, MB, et al: Strengthening exercises improve symptoms and quality of life but do not change autonomic modulation in fibromyalgia: a randomized clinical trial. PLoS One Mar 20:9(3):e90767, 2014.

56. Gerwin, RD: Diagnosis of myofascial pain. Phys Med Rehabil Clin N Am 25:341–355, 2014.

57. Gerwin, R: The taut band and other mysteries of the trigger point: an examination of the mechanisms relevant to the development and maintenance of the trigger point. J Musculoskel Pain 16:115–121, 2008.

58. Giannotti, E, et al: Medium-/long-term effects of a specific exercise protocol combined with patient education on spine mobility, chronic fatigue, pain, aerobic fitness and level of disability in fibromyalgia. Biomed Res Int Epub Jan 29, 2014.

59. Gouveia, ER, et al: Functional fitness and bone mineral density in the elderly. Arch Osteoporos 7(1-2):75–85, 2012.

60. Guadalupe-Grau, A, et al: Exercise and bone mass in adults. Sports Med 39:439–468, 2009.

61. Guide to Physical Therapist Practice 3.0. Alexandria, VA: American Physical Therapy Association; 2014. Available at http://guidetoptpractice.apta.org/. Accessed May 6, 2015.

62. Harden, RN, et al: Home-based aerobic conditioning for management of symptoms of fibromyalgia: a pilot study. Pain Med 13(6):835–842, 2012.

63. Haskell, W, et al: Physical activity and public health: updated recommendations for adults from the American College of Sports Medicine and the American Heart Association. Circulation 116:1081–1093, 2007.

64. Hawkins, RA: Fibromyalgia: a clinical update. J Am Osteopath Assoc 113(9):680–689, 2013.

65. Hawley, DJ: Health status assessment. In Wegener, ST (ed): Clinical Care in the Rheumatic Diseases. Atlanta: American College of Rheumatology, 1996.

66. Helgeson, K: Soft-tissue, joint, and bone disorders. In Goodman, CC, and Fuller, KS (eds): Pathology, Implications for the Physical Therapist, ed. 4. St. Louis: Elsevier/Saunders, 2015, p 1285.

67. Hidalgo-Losano, A, et al: Muscle trigger points and pressure hyperalgesia in the shoulder muscles in patients with unilateral shoulder impinge- ment: a blinded, controlled study. Exp Brain Res 202:915–925, 2010.

68. Hockberg, MC: Osteoarthritis: clinical features and treatment. In Klippel, JH (ed): Primer on the Rheumatic Diseases, ed. 11. Atlanta: Arthritis Foundation, 1997, p 218.

69. Hoeksma, HL, et al: Comparison of manual therapy and exercise therapy in osteoarthritis of the hip: a randomized clinical trial. Arthritis Rheum 51(5):722–729, 2004.

70. Holtgrefe, K, McCloy, C, and Rome, L: Changes associated with a quota based approach on a walking program for individuals with fibromyalgia. JOSPT 37:717–724, 2007.

71. Hooten, WM, et al: Effects of strength vs aerobic exercise on pain severity in adults with fibromyalgia: a randomized equivalence trial. Pain Apr;153(4):915-023, 2012.

72. Hower, TE, et al: Exercise for preventing and treating osteoporosis in postmenopausal women. Cochrane Database Syst Rev 2011(7): CD000333.

73. Huntoon, E, Schmidt, C, and Sinaki, M: Significantly fewer refractures after vertebroplasty in patients who engage in back-extensor-strengthening exercises. Mayo Clin Proc 83:54–57, 2008.

74. Iglesias-González, JJ, et al: Myofascial trigger points, pain, disability, and sleep quality in patients with chronic nonspecific low back pain. Pain Med 14(12):1964–1970, 2013.

75. Iversen, MD: Physical therapy for older adults with arthritis: what is recommended? Int J Clin Rheumatol 5(1):37–51, 2010.

76. Jones, KD: Nordic walking in fibromyalgia: a means of promoting fitness that is easy for busy clinicians to recommend. Arthritis Res Ther Feb 16;13(1):103, 2011.

77. Kaelin, ME, et al: Cardiopulmonary responses, muscle soreness, and injury during the one repetition maximum assessment in pulmonary rehabilitation patients. J Cardiopulm Rehabil 19(6):366–372, 1999.

78. Kaleth, AS, Slaven, JE, and Ang, DC: Does increasing steps per day predict improvement in physical function and pain interference in adults with fibromyalgia? Arthritis Care Res 66(12):1887–1894, 2014.

79. Kaltenborn, FM, et al: Manual Mobilization of the Joints: Joint Examination and Basic Treatment, Vol I. The Extremities, ed. 8. Oslo, Norway: Norli, 2014.

80. Kannan, P: Management of myofascial pain of upper trapezius: a three group comparison study. Glob J Health Sci 4(5):46–52, 2012.

81. Karlsson, M, Nordqvist, A, and Karlsson, C: Sustainability of exercise induced increase in bone density and skeletal structure. Food Nutr Res 2008:52. DOI: 10.3402/fnr.v52i0.1872.

82. Kayo, AH, et al: Effectiveness of physical activity in reducing pain in patients with fibromyalgia: a blinded randomized clinical trial. Rheumatol Int Aug;32(8):2285–2292, 2012.

83. Kietrys, DM, et al: Effectiveness of dry needling for upper quarter myofascial pain: a systemic review and meta-analysis. J Orthop Sports Phys Ther 43(9):620–634, 2013.

84. Kittelson, AJ, et al: Future directions in painful knee osteoarthritis: harnessing complexity in a heterogeneous population. Phys Ther 94(3): 422–432, 2014.

85. Kukuljan, S, et al. Effects of a multi-component exercise program and calcium-vitamin-D3-fortified milk on bone mineral density in older men: a randomized controlled trial. Osteoporos Int 20:1241–1251, 2009.

86. Lawrence, RC, et al: Estimates of the prevalence of arthritis and other rheumatic conditions in the United States: Part II. Arthritis Rheum 58: 26–35, 2008.

87. Lazaro, RT, and Burke-Doe, A: Injury, inflammation, healing, and repair. In Goodman, CC, and Fuller, KS (eds): Pathology, Implications for the Physical Therapist, ed. 4. St. Louis: Elsevier/Saunders, 2015, p 216.

88. Leonard, JB: Joint protection for inflammatory disorders. In Lichtman, DM, and Alexander, AH (eds): The Wrist and Its Disorders, ed. 2. Philadelphia: WB Saunders, 1997, p 1377.

89. Levine, JP: Identification, diagnosis, and prevention of osteoporosis. Am J Manag Care 17 Suppl 6:S170–S176, 2011.

90. Lima, TD, et al: The effectiveness of aquatic physical therapy in the treatment of fibromyalgia: a systematic review with meta-analysis. Clin Rehabil 27(10):892–908, 2013.

91. Lucas, K, Polus, B, and Rich, P: Latent myofascial trigger points: their effects on muscle activation and movement efficiency. J Body Movt Ther 8:160–166, 2004.

92. Lucas, K, Rich, P, and Polus, B: How common are latent myofascial trigger points in the scapular positioning muscles? J Musculoskel Pain 16:279–286, 2008.

93. Ma, D, Wu, L, and He, Z: Effects of walking on the preservation of bone mineral density in perimenopausal and postmenopausal women: a systematic review and meta-analysis. Menopause 20(11):1216–1226, 2013.

94. Majlesi, J, and Unalan, H: High power pain threshold ultrasound technique in the treatment of active myofascial trigger points: a randomized, double blind, case-control study. Arch Phys Med Rehabil 85: 833–836, 2004.

95. Mannerkorpi, K, et al: Pool exercise for patients with fibromyalgia or chronic widespread pain: a randomized controlled trial and sub-group analyses. J Rehabil Med 41:751–760, 2009.

96. Marcus, DA, et al: Including a range of outcome targets offers a broader view of fibromyalgia treatment outcome: results from a retrospective review of multidisciplinary treatment. Musculoskel Care 12(2):74–81, 2014.

97. Margolis, S, and Flynn, JA: Arthritis: The Johns Hopkins White Papers. Baltimore: The Johns Hopkins Medical Institutions, 2000.

98. Martyn-St James, M, and Carroll, S: Meta-analysis of walking for preservation of bone mineral density of postmenopausal women. Bone 43:521–531, 2008.

99. Mat, S, et al: Physical therapies for improving balance and reducing fall risk in osteoarthritis of the knee: a systematic review. Age Ageing 44(1):16–24, 2015.

100. Matteson, EL: Rheumatoid arthritis: treatment. In Klippel, JH (ed): Primer on the Rheumatic Diseases, ed. 12. Atlanta: Arthritis Foundation, 2001, p 225.

101. McDonough, A: Effect of immobilization and exercise on articular cartilage: a review of literature. J Orthop Sports Phys Ther 3(1):2–5, 1981.

102. McKinnis, LN: Fundamentals of Musculoskeletal Imaging, ed. 4. Philadelphia: F.A. Davis, 2014.

103. McNamara, AJ, Pavol, MJ, and Gunter, KB: Meeting physical activity guidelines through community-based group exercise: "better bones and balance." J Aging Phys Act 21(2):155–166, 2013.

104. Metsios, GS, et al: Rheumatoid arthritis, cardiovascular disease, and physical exercise: a systematic review. Rheumatology 47(3):239–248, 2007.

105. Minor, MA, et al: Efficacy of physical conditioning exercise in patients with rheumatoid arthritis and osteoarthritis. Arthritis Rheum 32(11):1396–1405, 1989.

106. Moayyeri, A: The association between physical activity and osteoporosis fractures: a review of the evidence and implications for future research. Ann Epidemiol 18:827–835, 2008.

107. Mosti, MP, et al: Maximal strength training in postmenopausal women with osteoporosis or osteopenia. J Strength Cond Res 27(10):2879–2886, 2013.

108. Morganti, C, et al: Strength improvements with 1 yr of progressive resist- ance training in older women. Med Sci Sports Exerc 27(6):906–912, 1995.

109. National Osteoporosis Foundation. Available at http://nof.org/articles/235. Accessed June 3, 2015.

110. National Osteoporosis Foundation. Available at http://nof.org/articles/8. Accessed June 3, 2015.

111. National Osteoporosis Foundation. Available at http://nof.org/articles/2. Accessed June 3, 2015,

112. National Osteoporosis Foundation. Available at http://nof.org/articles/6. Accessed June 3, 2015,

113. National Osteoporosis Foundation. Available at http://nof.org/learn/prevention. Accessed June 3, 2015,

114. National Osteoporosis Foundation. Available at http://nof.org/learn/bonebasics. Accessed June 3, 2015,

115. National Osteoporosis Foundation. Available at http://nof.org/exercise. Accessed June 3, 2015.

116. Nedergaard, A, Henriksen, K, Karsdal, MA, and Christian, C: Musculoskeletal ageing and primary prevention. Best Pract Clin Obstet Gynaecol Oct;27(5):673–688, 2013.

117. Nelson, M, and Wernick, S: Strong Women, Strong Bones, Updated. New York: Berkley Publishing Group, 2006.

118. Nelson, M, et al: Physical activity and public health in older adults: recommendation from the American College of Sports Medicine and the American Heart Association. Circulation 116:1094–1105, 2007.

119. Nelson, M, et al: Physical activity and public health in older adults: recommendation from the American College of Sports Medicine and the American Heart Association. Med Sci Sports Exerc 39:1435–1445, 2007.

120. NICE: Osteoarthritis: care and management. Available at http://www.nice.org.uk/guidance/cg177/chapter/1-recommendations, 2011. Accessed May, 9, 2015.

121. Oh, TH, et al: Predictors of clinical outcome in fibromyalgia treatment program: single center experience. PM R Apr;4(4):257–263, 2012.

122. Olveira-Campelo, N, de Melo, CA, Alburquerue-Sendin, F, and Machado, JP: Short- and medium-term effects of manual therapy on cervical active range of motion and pressure pain sensitivity in latent myofascial pain of the upper trapezius muscle: a randomized controlled trial. J Manipulative Physiol Ther 36(5):300–309, 2013.

123. Phillips, CA: Therapist's management of patients with RA. In Lichtman, DM, and Alexander, AH (eds): The Wrist and Its Disorders, ed. 2. Philadelphia: WB Saunders, 1997, p 1345.

124. Pincus, T: Rheumatoid arthritis. In Wegener, ST (ed): Clinical Care in the Rheumatic Diseases. Atlanta: American College of Rheumatology, 1996, p 147.

125. Rayegani, SM, Bayat, M, Bahrami, MH, Raeissadat SA, and Kargozar, E: Comparison of dry needling and physiotherapy in treatment of myofascial pain syndrome. Clin Rheumatol 34:859–864, 2014.

126. Polidoulis, I, Beyene, J, and Cheung, AM: The effect of exercise on pQCT parameters of bone structure and strength in postmenopausal women—a systematic review and meta-analysis of randomized controlled trials. Osteoporos Int 23(1):39–51, 2012.

127. Roddy, E, et al: Evidence-based recommendations for the role of exercise in the management of osteoarthritis of the hip or knee—the MOVE consensus. Rheumatology 44(1):67–73, 2005.

128. Roddy, E, Zhang, W, and Doherty, M: Aerobic walking or strengthening exercise for osteoarthritis of the knee? A systematic review. Ann Rheum Dis 64(4):544–548, 2005.

129. Roghani, T, et al: Effects of short-term aerobic exercise with and without external loading on bone metabolism and balance in postmenopausal women with osteoporosis. Rheumatol Int 33(2):291–298, 2013.

130. Rotstein, A, Harush, M, and Vaisman, N: The effect of a water exercise program on bone density of postmenopausal women. J Sports Med Phys Fitness 48:352–359, 2008.

131. Russel, IJ: Fibromyalgia syndrome. In Mense, S, and Simons, D (eds): Muscle Pain, Understanding its Nature, Diagnosis, and Treatment. Philadelphia: Lippincott Williams & Wilkins, 2001, pp 289–337.

132. Salter, RB: Textbook of Disorders and Injuries of the Musculoskeletal System, ed. 3. Baltimore: Williams & Wilkins, 1999.

133. Sanita, P, and de Alencar, F: Myofascial pain syndrome as a contributing factor in patients with chronic headaches. J Musculoskel Pain 17:15–25, 2009.

134. Sañudo, B, et al: Effects of exercise training and detraining in patients with fibromyalgia syndrome: a 3-yr longitudinal study. Am J Phys Med Rehabil 91(7):561–569, 2012.

135. Sañudo, B, et al: Effects of a prolonged exercise program on key health outcomes in women with fibromyalgia: a randomized controlled trial. J Rehabil Med 43(6):521–526, 2011.

136. Scarvell, J, and Elkins, M: Aerobic exercise is beneficial for people with rheumatoid arthritis. Br J Sports Med 45(12): 1008–1009, 2011.

137. Shah, J, and Gilliams, E: Uncovering the biochemical milieu of myofascial trigger points using in vivo microdialysis: an application of muscle pain concepts to myofascial pain syndrome. J Bodywork Movt Ther 12:371–384, 2008.

138. Sharma, L, et al: Physical functioning over three years in knee osteoarthritis: role of psychosocial, local mechanical, and neuromuscular factors. Arthritis Rheum 48(12):3359–3370, 2003.

139. Shaw, C, McCully, K, and Posner, J: Injuries during the one repetition maximum assessment in the elderly. J Cardiopulm Rehabil 15(4): 283–287, 1995.

140. Simon, LS: Arthritis: new agents herald more effective symptom management. Geriatrics 54(6):37–42, 1999.

141. Simons, D: Myofascial pain caused by trigger points. In Mense, S, and Simons, D (eds): Muscle Pain, Understanding its Nature, Diagnosis, and Treatment. Philadelphia: Lippincott Williams & Wilkins, 2001, pp 205–288.

142. Simons, D, Travell, J, and Simons, L: Myofascial Pain and Dysfunction: The Trigger Point Manual, Vol 1, ed. 2. Baltimore: Williams & Wilkins, 1999.

143. Simons, D: Review of enigmatic MTrPs as a common cause of enigmatic musculoskeletal pain and dysfunction. J Electromyogr Kinesiol 14: 95–107, 2004.

144. Sinaki, M: Effect of physical activity on bone mass. Curr Opin Rheumatol 8:376–383, 1996.

145. Sinaki, M: Exercise for patients with osteoporosis: management of vertebral compression fractures and trunk strengthening for fall prevention. PM R 4(11):882–888, 2012.

146. Sofaat, N, Ejindu, V, and Kiely, P: What makes osteoarthritis painful? The evidence for local and central processing. Rheumatology 50(12):22157–2165, 2011.

147. Song, R, et al: Effect of tai chi exercise on pain, balance, muscle strength, and perceived difficulties in physical functioning in older women with osteoarthritis: a randomized clinical trial. J Rheumatol 30(9):2039–2044, 2003.

148. Starlanyl, D, and Copeland, M: Fibromyalgia and Chronic Myofascial Pain, ed. 2. Oakland: New Harbinger Publications, 2001.

149. Tekin, L, et al: The effect of dry needling in the treatment of myofascial pain syndrome: a randomized double-blinded placebo-controlled trial. Clin Rheumatol 32(3):309–319, 2013.

150. Tough, E, White, A, and Cummings, TM: Acupuncture and dry needling in the management of myofascial trigger point pain: a systematic review and meta-analysis of randomized controlled trials. Eur J Pain 13:3–10, 2009.

151. United States Department of Health and Human Services: Bone health and osteoporosis: a report by the Surgeon General (2004). Available at http://www.surgeongeneral.gov/library/bonehealth/content.html. Accessed March 20, 2015.

152. Van Abbema, R, Van Wilgen, CP, Van Der Schans, CP, and Van Ittersum, MW: Patients with more severe symptoms benefit the most from an intensive multimodal programme in patients with fibromyalgia. Disabil Rehabil 33(9):7430750, 2011.

153. Waddington, G, Dickson, T, Trathen, S, and Adams, R: Walking for fitness: is it enough to maintain both heart and bone health? Aust J Prim Health 17(1):86–88, 2011.

154. Waller, B, et al: Effect of therapeutic aquatic exercise on symptoms and function associated with lower limb osteoarthritis: systematic review with meta-analysis. Phys Ther 94(10):1383–1395, 2014.

155. Wegener, L, Kisner, C, and Nichols, D: Static and dynamic balance responses in persons with bilateral knee osteoarthritis. J Orthop Sports Phys Ther 25:13–18, 1997.

156. Wendlova, J: The importance of carrying a backpack in the rehabilitation of osteoporotic patients (biomechanical analysis). Bratisl Lek Listy 112(1):41–43, 2011.

157. Wolfe, F, Clauw, D, and Fitzcharles, M: The American College of Rheumatology preliminary diagnostic criteria for fibromyalgia and measurement of symptom severity. Arthritis Care Res 62:600–610, 2010.

158. Wolfe, F, Smythe, HA, and Yunus, MB: The American College of Rheumatology 1990 criteria for the classification of fibromyalgia: report of the Multicenter Criteria Committee. Arthritis Rheum 33:160–172, 1990.

159. Ytterberg, SR, Mahowald, ML, and Krug, HE: Exercise for arthritis. Baillieres Clin Rheumatol 8(1):161–189, 1994.

160. Yuan, SL, Berssaneti, AA, and Marques, AP. Effects of shiatsu in the management of fibromyalgia symptoms: a controlled pilot study. J Manipulative Physiol Ther Sept;26(7):426–443, 2013.

161. Ziaeifar, M, Arab, AM, Karimi, N, and Nourbakhsh, MR: The effect of dry needling in patients with a myofascial trigger point in the upper trapezius muscle. J Bodyw Mov Ther 18(2):298–305, 2014.

Intervenções cirúrgicas e tratamento pós-operatório

Lynn Colby, PT, MS

John Borstad, PT, PHD

INDICAÇÕES PARA INTERVENÇÃO CIRÚRGICA 384

DIRETRIZES PARA O TRATAMENTO PRÉ E PÓS-
-OPERATÓRIO 385

Considerações sobre o tratamento pré-
-operatório 387

Considerações sobre o tratamento pós-
-operatório 387

Complicações pós-operatórias potenciais e redução
de riscos 390

Trombose venosa profunda e embolia pulmonar:
uma visão mais detalhada 391

VISÃO GERAL DE CIRURGIAS ORTOPÉDICAS COMUNS E
SEU TRATAMENTO PÓS-OPERATÓRIO 394

Abordagens cirúrgicas 395

Uso de enxertos de tecido 395

Reparo, reinserção, reconstrução, estabilização ou
transferência de tecidos moles 396

Liberação, alongamento ou descompressão de
tecidos moles 398

Procedimentos articulares 399

Procedimentos ósseos extra-articulares 404

ATIVIDADES DE APRENDIZADO INDEPENDENTE 406

Há uma grande quantidade de lesões, doenças e distúrbios do sistema musculoesquelético que pode estar associada a níveis de comprometimento tão significativos a ponto de exigir uma intervenção cirúrgica. Esses comprometimentos podem afetar todos os tecidos musculoesqueléticos – músculos, tendões, ligamentos, cartilagens, fáscias, cápsulas articulares ou ossos – dos membros superiores, inferiores ou da coluna vertebral. Idealmente, a cirurgia é precedida por um exame e uma avaliação minuciosos dos comprometimentos e do estado funcional do paciente, combinados com a sua orientação pré-operatória. Em seguida à cirurgia, normalmente se justifica um curso planejado de reabilitação pós-operatória.

Este capítulo fornece uma visão geral das indicações de intervenção cirúrgica para patologias musculoesqueléticas, considerações sobre o tratamento pré-operatório, fatores que influenciam os resultados da cirurgia, diretrizes gerais de reabilitação pós-operatória, além de identificar complicações potenciais que podem interferir na aquisição de resultados funcionais ideais. O capítulo termina com uma visão geral dos vários tipos de procedimentos cirúrgicos ortopédicos que podem ser feitos para o tratamento de condições musculoesqueléticas.

As descrições de procedimentos cirúrgicos selecionados usados em lesões ou distúrbios comuns de cada região dos membros estão nos Capítulos 17 a 22. Nesses capítulos, são apresentadas diretrizes e progressões para o tratamento pós-operatório de cirurgias específicas com base nos princípios de cicatrização dos tecidos e prescrição de exercícios abordados no Capítulo 10, e não na adesão a protocolos específicos. Esses princípios podem ser aplicados pelo fisioterapeuta ao elaborar intervenções com exercícios para pacientes que estão passando por procedimentos cirúrgicos atuais e poderão também servir como base para futuras estratégias de reabilitação, à medida que as intervenções cirúrgicas se modificarem e evoluírem.

INDICAÇÕES PARA INTERVENÇÃO CIRÚRGICA

Muitas condições musculoesqueléticas agudas, recorrentes ou crônicas podem ser tratadas com sucesso usando-se medidas conservadoras (não cirúrgicas), incluindo repouso, proteção com imobilização ou uso de dispositivos auxiliares, medicamentos, exercícios terapêuticos, terapia manual e treinamento funcional, assim como agentes físicos ou eletroterapia. Contudo, se um programa conservador não obteve sucesso em modificar adequadamente as deficiências ou na restauração da função, ou se a gravidade da condição do paciente é tal que o tratamento não cirúrgico não é uma opção apropriada, a intervenção cirúrgica torna-se o tratamento de escolha. As indicações para uma variedade de cirurgias musculoesqueléticas estão identificadas no Quadro 12.1.[11,13,16,62]

Diretrizes para o tratamento pré e pós-operatório

Embora a intervenção cirúrgica possa corrigir ou reduzir condições e comprometimentos adversos associados com patologias musculoesqueléticas, um programa de reabilitação cuidadosamente planejado e progredido é essencial para que o paciente alcance resultados funcionais ideais após a cirurgia. Em uma situação ideal, a reabilitação começa com a orientação ao paciente e com a "pré-habilitação" antes da cirurgia e continua após a cirurgia com a intervenção direta de um fisioterapeuta seguida pelo autocuidado em longo prazo no pós-cirúrgico.

Considerações sobre o tratamento pré-operatório

Aconselha-se que antes de uma cirurgia eletiva, pré-planejada, seja feito um contato com o paciente, preferencialmente de forma individualizada, mas também pode ser realizado em grupo. No atual ambiente de prestação de serviços de saúde, tem se tornado cada vez mais difícil conseguir liberação para reembolso de uma consulta pré-operatória com um paciente individual. Contudo, o contato pré-operatório com um grupo de pacientes agendados para cirurgias semelhantes pode ser possível. Os benefícios da comunicação e instruções no contato pré-operatório com os pacientes incluem a capacidade de avaliar seu quadro funcional pré-operatório, discutir as metas e expectativas após a cirurgia, estabelecer um bom relacionamento e orientar o paciente com relação à reabilitação pós-operatória. Há vários elementos no atendimento pré-operatório:

um exame e uma avaliação abrangentes do estado pré-operatório do paciente; a orientação do paciente e uma oportunidade para que ele faça perguntas sobre o procedimento; instruções concernentes ao atendimento pós-operatório e, se apropriado, um programa estendido de exercícios pré-operatórios.

Exame e avaliação pré-operatórios

Se uma consulta pré-operatória individual é aprovada para um paciente, ela possibilita ao fisioterapeuta realizar um exame minucioso a fim de documentar os comprometimentos e o estado funcional do paciente antes da cirurgia.[61,74] Avaliando os achados do exame, o fisioterapeuta pode identificar as necessidades e metas do paciente, documentar o nível funcional pré-cirúrgico e gerar um prognóstico com relação aos resultados funcionais esperados após a cirurgia.

O exame de fatores específicos é particularmente importante para determinar metas realistas e estimar os resultados funcionais relevantes da cirurgia e da reabilitação pós-operatória.[74] Esses fatores também são enfatizados no exame pós-operatório e em avaliações subsequentes durante a reabilitação.

- *Dor.* Medir quantitativamente o nível de dor do paciente com uma escala analógica visual ou uma escala que identifique o grau de dor durante atividades funcionais específicas.
- *Amplitude de movimento e integridade articular.* Medir a amplitude de movimento (ADM) tanto ativa quanto passiva da articulação ou membro envolvido e comparar com a ADM das áreas não envolvidas. Avaliar a qualidade do movimento articular ativo. Avaliar a estabilidade articular com o uso de testes de mobilidade acessória passiva e com testes especiais, específicos para limitações passivas.
- *Integridade da pele.* Observar a presença de cicatrizes de lesões ou cirurgias anteriores, particularmente aquelas que estão aderidas e restringem a mobilidade da pele, do tecido conjuntivo subjacente e das articulações.
- *Desempenho muscular.* Avaliar a força muscular das áreas afetadas, estando ciente de que a dor afeta adversamente a força. Avaliar a força funcional dos segmentos do corpo não afetados em antecipação às necessidades pós-operatórias, como a deambulação usando dispositivos auxiliares, transferências e atividades da vida diária (AVD).
- *Postura.* Identificar as posições preferidas do paciente em termos de conforto e qualquer anormalidade postural que possa afetar a ADM e a função.
- *Análise da marcha.* Analisar as características da marcha, o tipo de dispositivo de suporte ou proteção usado atualmente e o grau de apoio de peso tolerado durante a deambulação.
- *Estado funcional.* Identificar as limitações de atividades e as habilidades funcionais pré-operatórias do paciente e sua percepção de incapacidade associada às restrições à participação, usando um instrumento de medida quantitativo autorrelatado. O fisioterapeuta deve usar uma

---

QUADRO 12.1	Indicações para cirurgia de distúrbios musculoesqueléticos dos membros e da coluna vertebral

- Dor incapacitante em repouso ou durante atividades funcionais
- Limitação acentuada de uma mobilidade passiva ou ativa
- Instabilidade grosseira de uma articulação ou segmentos ósseos
- Deformidade articular ou alinhamento articular anormal
- Degeneração estrutural significativa
- Edema articular crônico
- Falha em um tratamento conservador (não cirúrgico) ou cirúrgico feito previamente
- Perda significativa de função que leva à incapacidade como resultado de qualquer um dos fatores precedentes

medida de desfecho válida e confiável, específica para a região do corpo.

Orientação pré-operatória ao paciente: métodos e base teórica

A orientação ao paciente pode ser iniciada no pré-operatório, tanto durante uma sessão de instrução individual com o paciente como durante uma reunião com um grupo de pacientes que planejam fazer cirurgias semelhantes. Algumas instituições de grande porte voltadas para o tratamento agudo, por exemplo, têm descrito programas para pacientes com cirurgias de substituição articular agendadas que enfocam a instrução pré-operatória em grupo, feita por membros da equipe de várias disciplinas, incluindo enfermagem, fisioterapia e terapia ocupacional.[28,46,52] O programa em grupo também pode incluir uma visita às salas de cirurgia e de recuperação. Acredita-se que programas como esse ajudam o paciente a compreender o que esperar no dia da cirurgia e durante os primeiros dias de pós-operatório e podem aliviar parte de sua ansiedade com relação à cirurgia e à experiência hospitalar.

A instrução pré-operatória concede ao paciente uma oportunidade de familiarizar-se com os cuidados que precisará ter com a ferida, as precauções especiais que precisarão ser seguidas após a cirurgia e o uso de equipamentos de auxílio ou suporte como muletas, tala ou tipoia.[61,74] É importante também por possibilitar ao paciente praticar e aprender os exercícios pós-operatórios iniciais sem o empecilho da dor pós-operatória ou os efeitos colaterais dos analgésicos, como a desorientação e a sonolência.[61,74] Se estiver programada cirurgia ambulatorial, as instruções pré-operatórias abrangem habilidades que o paciente precisará para ficar seguro em casa, além dos exercícios pós-operatórios que podem ser feitos em casa antes de iniciar a reabilitação formal com o fisioterapeuta.

Componentes da orientação pré-operatória ao paciente

- *Visão geral do plano de tratamento.* Explicar ao paciente o plano geral de tratamento esperado para o período pós-operatório.
- *Precauções pós-operatórias.* Alertar o paciente sobre precauções ou contraindicações ao posicionamento, movimento ou apoio de peso que precisarão ser seguidas no pós-operatório.
- *Mobilidade no leito e transferências.* Ensinar ao paciente como se mover na cama ou realizar transferências para cadeira de rodas com segurança, incorporando as precauções pós-operatórias necessárias.
- *Exercícios pós-operatórios iniciais.* Ensinar ao paciente os exercícios que serão iniciados logo no começo do período pós-operatório. Esses exercícios normalmente incluem:
  - *Exercícios de respiração profunda e tosse.* Explicar a base teórica da realização de exercícios de respiração profunda de maneira periódica ao longo do dia.
  - *Exercícios ativos do tornozelo (bombeamento circulatório).* Ensinar ao paciente como reduzir a incidência de estase venosa pós-operatória e diminuir o risco de trombose venosa profunda (TVP).
  - *Exercícios isométricos intermitentes leves para as articulações imobilizadas.*
- *Treino de marcha.* Ensinar o uso de dispositivos de suporte, como muletas ou andador, que poderão ser necessários para o apoio de peso com suporte durante a deambulação após a cirurgia.
- *Cuidados com a ferida.* Explicar ou reforçar os cuidados pós-operatórios com a incisão para que ocorra uma boa cicatrização da ferida.
- *Controle da dor.* Orientar em relação ao uso correto da crioterapia para o controle da dor pós-operatória.

Evidências em foco

Embora as orientações pré-operatórias sejam consideradas um componente valioso da preparação e recuperação da cirurgia, as evidências em favor de sua efetividade são limitadas. McDonald et al. revisaram 18 estudos randomizados ou semirrandomizados que avaliaram a efetividade das orientações pré-operatórias aos pacientes antes de uma artroplastia de quadril ou de joelho; constataram que não houve benefício adicional na diminuição da ansiedade ou na melhora de desfechos cirúrgicos, como dor, função ou quantidade de eventos adversos.[58]

Um programa de exercícios pré-operatórios estendido

A justificativa para implementar um programa de exercícios antes de um procedimento cirúrgico planejado é limitar a progressão adicional de comprometimentos (p. ex., déficits de força e de ADM de longo prazo) que ocorreram como resultado da condição musculoesquelética que tornou necessária a cirurgia, melhorar a probabilidade de que o aprendizado continue e os exercícios sejam executados corretamente depois da cirurgia e aumentar a probabilidade de obter desfechos funcionais satisfatórios no pós-operatório.[47,75]

O programa de exercícios pré-operatórios pode ser particularmente benéfico se, depois da cirurgia, for necessário um período prolongado de imobilização ou de redução na descarga de peso.

Evidências em foco

Vários estudos têm sido feitos para determinar a efetividade do programa de exercícios iniciado antes de um procedimento cirúrgico ortopédico planejado. Os resultados desses estudos têm sido variados. Kean et al.[47] estudaram o impacto funcional de um programa de fortalecimento iniciado antes de uma osteotomia alta da tíbia em um grupo de pacientes relativamente jovens e ativos com osteoartrite do compartimento medial. Catorze sujeitos (13 homens e 1 mulher, idade média de 48 anos) participaram de um programa de treinamento resistido isocinético supervisionado para os grupos musculares do quadríceps e posteriores da coxa, feito 3 vezes por semana durante 12 semanas antes da cirurgia, que levou a ganhos de força significativos. Eles também participaram da reabilitação pós-operatória. O estado funcional do grupo que participou do experimento foi comparado com o grupo de controle de pacientes similares que também fizeram osteotomia alta da tíbia e reabilitação pós-operatória, porém não participaram do treinamento resistido pré-operatório. Com 6 meses pós-operatórios, o grupo que fez o treinamento resistido pré-operatório apresentava uma pontuação significativamente melhor que o grupo de controle em duas subescalas AVD e participação recreativa/esportiva de um instrumento de medidas quantitativas elaborado para avaliar a função em pessoas com artrite de joelho.

Em contraste, Rooks et al,[75] que estudaram um grupo de pacientes com artroplastia total de quadril ou joelho agendada, encontraram que apesar de um aumento de 20% na força do membro inferior como resultado do programa de exercícios pré-operatórios, não houve melhoras significativas no funcionamento pós-operatório em comparação com o grupo de controle. Houve diferenças fundamentais nesses estudos: o tipo de programa de treinamento resistido pré-operatório, as médias de idade dos participantes e o grau de artrite nas articulações.

Uma revisão sistemática recente de 17 estudos que utilizaram a pré-habilitação antes de uma cirurgia demonstrou que não houve benefício para os pacientes em comparação com os cuidados comuns em qualquer momento depois da cirurgia. Os programas de pré-habilitação consistiram em exercícios aeróbios, treinamento de força e/ou treinamento de tarefas funcionais; as principais medidas de desfecho incluíam qualidade de vida, dor, readmissão no hospital e internação em casas de repouso. Em sua maioria (13), os estudos avaliaram pacientes que planejavam uma artroplastia de quadril ou joelho. O único achado positivo foi que uma dosagem de 500 horas de pré-habilitação minimizava a necessidade de reabilitação pós-operatória.[15]

Considerações sobre o tratamento pós--operatório

Um programa de reabilitação bem planejado, composto de uma sequência cuidadosamente progredida de exercícios terapêuticos e treino funcional, assim como a orientação constante ao paciente, é fundamental para o tratamento pós-operatório. O tratamento de reabilitação apropriado leva em consideração muitos fatores, e todos eles podem afetar os componentes e a progressão do programa pós-operatório. Esses fatores estão descritos no Quadro 12.2. O sucesso final do procedimento cirúrgico está intimamente ligado à eficácia da reabilitação pós-cirúrgica.

Para elaborar um programa de reabilitação seguro, efetivo e eficaz para um paciente, o fisioterapeuta precisa familiarizar-se com o procedimento cirúrgico realizado, compreender suas indicações e sua base teórica, além de estar ciente de precauções especiais relacionadas com a

| QUADRO 12.2 | Fatores que influenciam os componentes, a progressão e os resultados de um programa de reabilitação pós-operatória |

- Extensão da patologia ou dano dos tecidos
  - Tamanho ou gravidade da lesão
- Tipo e características próprias do procedimento cirúrgico
- Fatores ligados ao paciente
  - Idade, extensão dos comprometimentos pré-operatórios e limitações funcionais
  - História de saúde, particularmente o uso de medicamentos e diabetes
  - Estilo de vida, incluindo tabagismo
  - Necessidades, metas, expectativas e suporte social
  - Nível de motivação e habilidade para aderir a um programa de exercícios
- Estágio de cicatrização dos tecidos envolvidos
- Características dos tipos de tecidos envolvidos
  - Resposta à imobilização e à remobilização
- Integridade das estruturas adjacentes aos tecidos envolvidos
- Filosofia do cirurgião

cirurgia e comunicar-se de forma efetiva com o paciente, o cirurgião e outros membros da equipe de reabilitação.[31]

Exame e avaliação pós-operatórios

Cada programa de reabilitação pós-operatória elaborado individualmente deve ser baseado em exames iniciais e na avaliação contínua do paciente. Além dos componentes do exame pré-operatório já comentados nesta seção, a avaliação da integridade tegumentar é também importante após a cirurgia. A incisão deve ser inspecionada antes e depois de cada sessão de exercícios a fim de que qualquer evidência de infecção ou atraso na cicatrização da ferida seja identificada. A inspeção do local cirúrgico inclui os itens observados no Quadro 12.3.

Fases da reabilitação pós-operatória

A reabilitação pós-operatória é tipicamente dividida em fases, e cada uma delas contém metas e intervenções sugeridas. Essas fases são identificadas de várias maneiras: pelas fases de transição da cicatrização dos tecidos, as quais podem se sobrepor (aguda/inflamatória, subaguda/proliferativa, crônica/remodelamento), pelo nível de atividade permitido (iniciais, intermediárias, avançadas), pelo grau de proteção dos tecidos em cicatrização (proteção máxima, moderada, mínima) ou simplesmente por números sequenciais (p. ex., I, II, III).

Assim como no tratamento não cirúrgico de patologias musculoesqueléticas, essas fases refletem os estágios de cicatrização dos tecidos moles e dos ossos envolvidos. Além disso, as fases de reabilitação pós-operatória precisam levar em conta as características específicas do procedimento

> **QUADRO 12.3   Inspeção da incisão cirúrgica**
>
> - Verificar se há sinais de vermelhidão ou necrose tecidual ao longo da incisão e ao redor das suturas
> - Palpar ao longo da incisão e observar sinais de hipersensibilidade e de edema
> - Palpar para determinar evidências de aumento de calor
> - Verificar se há sinais de drenagem; observar a cor e a quantidade de secreção no curativo
> - Observar a integridade de uma incisão através de uma articulação *durante* e *após* o exercício
> - À medida que a incisão cicatriza, verificar a mobilidade da cicatriz

cirúrgico, tais como o tipo de acesso cirúrgico ou a fixação dos tecidos usados.

Em geral, as metas e intervenções ao longo das fases de reabilitação pós-operatória são estabelecidas de modo a obter uma progressão segura do paciente em direção à recuperação funcional. Logo após a cirurgia, a ênfase do tratamento é na minimização da dor, na prevenção de complicações pós-operatórias e na retomada de um grau seguro de mobilidade funcional, ao mesmo tempo protegendo o local cirúrgico. Mais tarde, à medida que os tecidos cicatrizam e o paciente se recupera da cirurgia, as intervenções são dirigidas para a restauração ou melhora da ADM, força, controle neuromuscular, estabilidade, equilíbrio e resistência muscular e cardiopulmonar, assim como para a habilidade do paciente de realizar todas as atividades funcionais necessárias e desejadas.

As fases da reabilitação pós-operatória não levam em conta as qualidades, necessidades e habilidades individuais de cada paciente, nem consideram como determinada modificação com relação ao procedimento cirúrgico normal pode influenciar os cuidados terapêuticos. Portanto, as fases não são pensadas como programas prescritivos, mas sim como diretrizes gerais de tratamento. Para desenvolver um programa de reabilitação individualizado, as diretrizes sugeridas para cada fase devem ser modificadas com base nos resultados do exame pós-operatório continuado do paciente.

Sem deixar de considerar as diferenças entre vários procedimentos cirúrgicos e o fato de que a recuperação de cada paciente após a cirurgia é singular, as diretrizes para a reabilitação pós-operatória nesta seção estão divididas em três fases amplas, que se sobrepõem, com base no grau de proteção das estruturas operadas. As características dessas três fases são as seguintes:

- *Fase de proteção máxima.* Esse é o período pós-operatório inicial, quando a proteção dos tecidos operados é fundamental na presença de inflamação dos tecidos e de dor. Após algumas cirurgias, é necessária a imobilização da área operada durante essa fase. Em outros casos, é aconselhável posicionar cargas de baixa intensidade sobre os tecidos operados logo após a cirurgia, fazendo exercícios de ADM passiva ou assistida precocemente, dentro de uma amplitude protegida ou dentro da tolerância per-

mitida do paciente. Em ambas as situações, também são indicados exercícios isométricos intermitentes leves para prevenir a atrofia muscular por desuso. O tempo de duração da proteção máxima varia de poucos dias até 6 semanas, dependendo do tipo de cirurgia e dos tecidos envolvidos.

- *Fase de proteção moderada.* Essa é a fase intermediária da reabilitação, quando a inflamação diminuiu, a dor e a hipersensibilidade são mínimas, e os tecidos são capazes de suportar níveis gradualmente crescentes de carga. Os critérios para progredir para essa fase em geral incluem a ausência de dor em repouso e a disponibilidade de pelo menos um movimento limitado, sem dor, no membro operado. A restauração da ADM e da artrocinemática normal enquanto os tecidos continuam a cicatrizar e se remodelar, a melhora do controle neuromuscular e da estabilidade e o aumento gradual da força são enfatizados durante essa fase. Dependendo das características de cicatrização dos tecidos operados, essa fase começa tipicamente cerca de 4 a 6 semanas após a cirurgia e continua por 4 a 6 semanas adicionais.

- *Fase de proteção mínima/retorno à função.* Durante essa fase avançada, é exigida pouca ou nenhuma proteção dos tecidos operados. Para progredir para essa fase, deve ser alcançada ADM ativa completa ou quase completa, indolor, e a cápsula articular (caso tenha sido envolvida) deve estar estável do ponto de vista clínico. A força necessária para iniciar essa fase varia muito após diferentes procedimentos. A reabilitação enfoca a restauração da força funcional e a participação em atividades funcionais progredidas gradualmente. Essa fase começa cerca de 6 a 12 semanas após a cirurgia e pode continuar por até 6 meses ou mais.

O Quadro 12.4 resume as diretrizes gerais de tratamento para a reabilitação pós-operatória, incluindo comprometimentos funcionais e estruturais comuns que precisam ser abordados e um plano de tratamento com a sugestão de metas e intervenções para cada fase da reabilitação. As diretrizes pós-cirúrgicas para cirurgias específicas em cada região estão descritas no Capítulo 15 e nos Capítulos 17-22.

Progressões com base no tempo e em critérios

A duração de cada fase da reabilitação pode variar muito de um procedimento cirúrgico para outro. Por exemplo, imediatamente após uma meniscectomia artroscópica, a fase de proteção máxima, durante a qual o movimento da articulação operada é limitado à mobilização passiva ou assistida dentro de uma amplitude protegida, pode estender-se por apenas 1 dia de pós-operatório. Contudo, após um reparo complexo de tendão na mão, a proteção máxima pode ser necessária por várias semanas.

Embora as descrições publicadas da reabilitação pós-operatória tipicamente incluam períodos de tempo estimados para cada fase de um programa, esses períodos de tempo precisam ser vistos apenas como uma diretriz geral. A determinação da prontidão do paciente para avançar de

QUADRO 12.4   **DIRETRIZES DE TRATAMENTO**
Reabilitação pós-operatória

Comprometimentos estruturais e funcionais:
Dor pós-operatória devida à perturbação dos tecidos moles
Edema pós-operatório
Complicações pulmonares e circulatórias potenciais
Rigidez articular ou limitação da mobilidade decorrente da lesão dos tecidos moles e da imobilização pós-operatória necessária
Atrofia muscular por desuso devida à imobilização
Perda de força para atividades funcionais
Apoio de peso limitado
Perda potencial de força e de mobilidade nas articulações não operadas

Fase de proteção máxima

Plano de tratamento	Intervenção
1. Orientar o paciente no preparo para o autocuidado.	1. Instrução sobre posicionamento e movimentos seguros dos membros e precauções ou contraindicações pós-operatórias especiais.
2. Diminuir a dor pós-operatória, a defesa muscular ou o espasmo.	2. Exercícios de relaxamento. Uso de modalidades como estimulação nervosa transcutânea (TENS), frio ou calor. Mobilização passiva contínua (MPC) durante o período pós-operatório inicial.
3. Prevenir infecção da ferida.	3. Instrução ou revisão do tratamento apropriado da ferida (limpeza e troca do curativo da incisão).
4. Minimizar o edema pós-operatório.	4. Elevação do membro operado. Exercícios ativos de bombeamento muscular nas articulações distais. Uso de faixas compressivas. Massagem suave de distal para proximal.
5. Prevenir complicações circulatórias e pulmonares, como trombose venosa profunda, embolia pulmonar ou pneumonia.	5. Exercícios ativos para musculatura distal. Exercícios de respiração profunda e tosse.
6. Prevenir rigidez articular residual desnecessária ou contraturas de tecidos moles.	6. Exercícios de MPC ou ADM passiva ou ativoassistida iniciados no período pós-operatório imediato.
7. Minimizar a atrofia muscular nas articulações imobilizadas.	7. Exercícios isométricos.
8. Manter a mobilidade e a força nas áreas acima e abaixo do local operado.	8. Exercícios de ADM ativa e resistida para áreas não operadas.
9. Manter a mobilidade funcional, protegendo ao mesmo tempo o local operado.	9. Equipamentos adaptativos e dispositivos auxiliares.

Fase de proteção moderada/mobilidade controlada

Plano de tratamento	Intervenção
1. Orientar o paciente.	1. Ensinar o paciente a monitorar os efeitos do programa de exercícios e fazer ajustes caso o edema ou a dor aumentem.
2. Restaurar gradualmente a mobilidade dos tecidos moles e das articulações.	2. Exercícios de ADM ativoassistida ou ativa dentro dos limites da dor. Procedimentos de mobilização articular.
3. Estabelecer uma cicatriz móvel.	3. Massagem suave na e ao redor da cicatriz em maturação.
4. Fortalecer os músculos envolvidos e melhorar a estabilidade articular.	4. Exercícios em múltiplos ângulos contra a resistência crescente. Exercícios isométricos alternantes e procedimentos de estabilização rítmica. Exercícios dinâmicos contra a resistência leve em posições de cadeia aberta e fechada. Atividades funcionais leves com o membro operado.

(continua)

QUADRO 12.4   DIRETRIZES DE TRATAMENTO
Reabilitação pós-operatória (continuação)

Fase de proteção mínima/retorno à função

Plano de tratamento	Intervenção
1. Continuar a orientação do paciente.	1. Enfatizar a incorporação gradual, porém progressiva, do desempenho muscular, da mobilidade e do equilíbrio melhorados nas atividades funcionais.
2. Prevenir nova lesão ou complicações pós-operatórias.	2. Reforçar o automonitoramento e examinar os sinais e os sintomas de uso excessivo; identificar atividades que não sejam seguras.
3. Restaurar a mobilidade completa das articulações e dos tecidos moles, se possível.	3. Técnicas de alongamento articular (mobilização) e autoalongamento.
4. Maximizar o desempenho muscular, a estabilidade dinâmica e o controle neuromuscular.	4. Exercícios de fortalecimento progressivo com uso de cargas e velocidades maiores e padrões de movimento combinados. Integrar movimentos e posições em exercícios que simulem atividades funcionais.
5. Restaurar o equilíbrio e o movimento coordenado.	5. Treinamento progressivo de equilíbrio e de coordenação.
6. Adquirir ou reaprender habilidades motoras específicas.	6. Aplicar os princípios de aprendizado motor (prática apropriada e *feedback* durante o treinamento específico para cada tarefa).

Precauções: além das precauções já abordadas, relacionadas aos estágios de reparo e de cicatrização dos tecidos, há várias precauções adicionais que são de importância particular para o paciente no pós-cirúrgico.

- Evitar posições, movimentos ou apoio de peso que possam comprometer a integridade do reparo cirúrgico.
- Manter a ferida limpa para evitar infecção pós-operatória. Monitorar a drenagem da ferida e os sinais de infecção sistêmica ou local, como aumento de temperatura.
- Evitar, durante pelo menos 6 semanas, o alongamento vigoroso e de alta intensidade ou os exercícios resistidos quando tecidos moles, como músculos, tendões ou cápsulas articulares, tenham sido reparados ou reinseridos, de modo a assegurar cicatrização e estabilidade adequadas.
- Modificar o nível e a seleção das atividades físicas, se necessário, para prevenir o desgaste prematuro e a laceração dos tecidos moles e articulações reparados ou reconstruídos.

uma fase de reabilitação pós-operatória para a fase seguinte não deve se basear somente no tempo, mas também no cumprimento pelo paciente de critérios predeterminados, como a ausência de dor ou a restauração de uma quantidade particular de ADM ou nível de força. Contudo, atualmente, a maioria das diretrizes e dos protocolos publicados é baseada no tempo e oferece pouca ou nenhuma informação para a tomada de decisões baseada em critérios.

Reabilitação pós-operatória em perspectiva

A reabilitação pós-operatória após um procedimento cirúrgico ortopédico costuma ser um processo extenso. Dado o número limitado de sessões de fisioterapia disponíveis que podem ser justificadas para o tratamento pós-operatório, é altamente improvável que um fisioterapeuta tenha contato direto contínuo com um paciente ao longo de todas as fases de um programa de reabilitação. Consequentemente, a chave para os resultados pós-operatórios bem-sucedidos é o autocuidado efetivo em longo prazo que inclui a orientação pós-operatória precoce ao paciente dirigida pelo fisioterapeuta, seguida por um programa domiciliar com intervenções selecionadas – em particular, uma progressão de exercícios que tenham sido cuidadosamente ensinados e que sejam periodicamente monitorados e modificados pelo fisioterapeuta durante cada fase da reabilitação.[38]

Complicações pós-operatórias potenciais e redução de riscos

Há inúmeras complicações sérias que podem ocorrer após uma cirurgia, e cada uma delas pode afetar adversamente os resultados da cirurgia e da reabilitação pós-operatória. As complicações podem se manifestar precocemente (em um período de 6 meses após a cirurgia) e/ou tarde. Alguns aspectos da orientação pré-operatória ao paciente e das intervenções pós-operatórias são dirigidos para a redução dos riscos de ocorrência de complicações. As complicações potenciais estão descritas a seguir e listadas no Quadro 12.5.[3,13,45,79]

QUADRO 12.5 Complicações pós-operatórias potenciais

- Disfunções pulmonares, incluindo pneumonia e atelectasia
- Infecção local ou sistêmica
- Trombose venosa profunda ou embolia pulmonar
- Atraso na cicatrização dos tecidos
- Déficits na função muscular secundários à compressão com torniquete, que resultam em isquemia ou compressão nervosa
- Falha, afrouxamento ou deslocamento dos dispositivos de fixação interna
- Atraso na união óssea após fratura, osteotomia ou fusão articular
- Ruptura do tecido mole que cicatrizou de forma incompleta após reparo ou reconstrução
- Subluxação ou luxação de superfícies articulares ou implantes
- Aprisionamento de nervo pelo tecido cicatricial resultando em dor ou alterações sensoriais
- Aderências e cicatrizes que levam a contraturas de tecidos moles e hipomobilidade articular
- Afrouxamento dos implantes articulares secundário à osteólise periprotética ou infecção

Complicações pulmonares

O risco de pneumonia ou de atelectasia (colapso do pulmão causado por obstrução dos brônquios) é mais alto durante o período pós-operatório inicial. A anestesia geral e o uso de medicamentos para dor aumentam o risco dessas complicações, assim como o confinamento prolongado no leito. Exercícios respiratórios profundos iniciados no dia da cirurgia e a ação de ficar em pé e deambular precocemente são atividades que podem reduzir esse risco.

TVP e embolia pulmonar

Embora haja um risco maior de desenvolvimento de TVP e embolia pulmonar subsequente em todos os pacientes que passaram por uma cirurgia, esse risco é particularmente maior após artroplastia total de quadril ou de joelho.[21,89] O terapeuta deve estar familiarizado com os sinais, sintomas e fatores de risco para essas complicações e para as intervenções de prevenção ou tratamento. A seção seguinte deste capítulo contém mais informações detalhadas sobre TVP e embolia pulmonar.

Subluxação ou luxação

Se uma cápsula articular sofreu uma incisão durante a cirurgia, como ocorre na artroplastia total ou em um reparo do lábio, há risco aumentado de luxação pós-operatória. Esse risco pode ser reduzido por meio da orientação ao paciente e da instrução de exercícios. Por exemplo, um programa pré ou pós-operatório tipicamente inclui ensinar a um paciente o uso apropriado de um dispositivo de imobilização removível, tal como uma tala ou tipoia, e quais posições devem ser evitadas durante os exercícios e as AVD, de modo que o local da incisão fique protegido de excessos de carga.

Mobilidade restrita em decorrência da formação de aderências e de tecido cicatricial

Contraturas pós-operatórias podem se formar à medida que tecidos reparados ou submetidos à incisão progridem ao longo do processo de cicatrização. O movimento da área operada, feito o mais cedo possível após a cirurgia com exercícios de ADM ou mobilização passiva contínua (MPC) dentro de uma amplitude segura, é dirigido à manutenção da extensibilidade dos tecidos moles enquanto eles cicatrizam e à prevenção de contraturas pós-operatórias.

Falha, desvio ou afrouxamento da fixação interna

A descarga de peso excessiva ou prematura antes da consolidação óssea após redução aberta e fixação interna de uma fratura pode causar perda de aposição osso-osso no local da fratura. O levantamento de objetos pesados após o reparo de tecidos moles no membro superior pode causar ruptura dos tecidos que foram suturados mas ainda não estão completamente cicatrizados. O uso apropriado de dispositivos de suporte, como muletas ou um andador, para controlar o apoio de peso durante a deambulação e a progressão apropriada dos exercícios e das atividades funcionais pode reduzir o risco dessas complicações pós-operatórias.

Trombose venosa profunda e embolia pulmonar: uma visão mais detalhada

Trombose é um acúmulo de sangue coagulado no sistema circulatório. A trombose venosa de membro inferior pode ocorrer no sistema venoso superficial ou profundo (Fig. 12.1).[35] A trombose em uma das veias superficiais na panturrilha em geral é pequena e se resolve sem consequências graves.[73] Por outro lado, a formação de trombo em uma veia profunda na panturrilha, coxa ou região pélvica, conhecida como TVP, tende a ser maior e pode causar complicações sérias. Quando um coágulo se solta da parede de uma veia e se desloca no sentido proximal, ele é chamado de *êmbolo*. Quando um êmbolo afeta a circulação pulmonar, se diz que ocorreu uma *embolia pulmonar*, um distúrbio com potencial de ameaçar a vida.[35,73]

Fatores de risco para TVP

Uma TVP de membro inferior é uma complicação comum após lesão musculoesquelética, cirurgia, imobilização prolongada do membro ou repouso no leito e é atribuída à estase venosa, lesão e inflamação das paredes de uma veia ou a um estado de hipercoagulação do sangue.[39,87] Os fatores de risco para TVP estão relacionados no Quadro 12.6.[32,35,39,73]

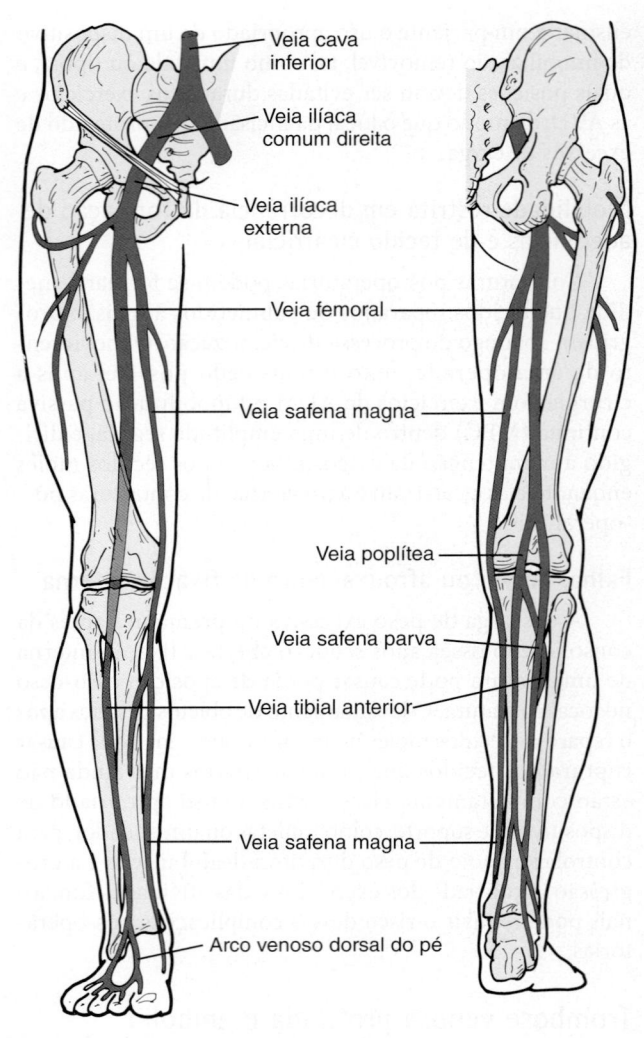

Figura 12.1   Veias do membro inferior.

Veia cava inferior
Veia ilíaca comum direita
Veia ilíaca externa
Veia femoral
Veia safena magna
Veia poplítea
Veia safena parva
Veia tibial anterior
Veia safena magna
Arco venoso dorsal do pé

- Imobilização pós-operatória ou pós-fratura
- Repouso prolongado no leito
- Estilo de vida sedentário ou episódio prolongado de posicionamento sentado
- Posição em pé prolongada (> 6 horas)
- Trauma de vasos venosos
- Paralisia de membro
- Malignidade ativa (nos últimos 6 meses)
- História de trombose venosa profunda ou embolia pulmonar
- Idade avançada
- Obesidade
- Insuficiência cardíaca congestiva
- Uso de contraceptivos orais
- Gestação

Trombose venosa profunda: sinais e sintomas

Durante os estágios iniciais de uma TVP, apenas 25 a 50% dos casos podem ser identificados pelas manifestações clínicas, tais como dor mal localizada ou intensa, edema ou mudanças na temperatura e cor da pele, em especial calor e rubor.[2,35,39,73]

Os Critérios de Wells[88] fornecem ao profissional de saúde um instrumento para a definição da probabilidade de haver TVP de membro inferior, quando há suspeita desse problema. Os critérios incluem a história e sinais físicos do paciente; a presença de duas ou mais características clínicas indica que é provável a existência de uma TVP, enquanto o achado de menos de duas características sugere que essa complicação é improvável.[88] O Quadro 12.7

QUADRO 12.7	Critérios de Wells para probabilidade de trombose venosa profunda[88] (um escore de 2 ou mais pontos indica probabilidade de TVP)	
Característica clínica		**Pontos**
Câncer ativo (tratamento em curso, dentro de 6 meses, ou cuidados paliativos)		1
Paralisia, paresia ou imobilização recente com gesso dos membros inferiores		1
Imobilização no leito recente por 3 dias ou mais, ou cirurgia importante que exigiu anestesia geral ou regional nas últimas 12 semanas		1
Hipersensibilidade ao longo da distribuição do sistema venoso profundo		1
Edema na perna inteira		1
Edema de panturrilha, pelo menos 3 cm maior do que no lado assintomático		1
Edema depressível restrito à perna sintomática		1
Veias colaterais superficiais		1
TVP previamente documentada		1
Diagnóstico alternativo pelo menos tão provável quanto TVP		−2

lista os critérios de Wells. Nos casos em que uma TVP é provável com base nas características clínicas presentes, devem ser iniciados testes clínicos para confirmar ou descartar a condição. Apenas métodos de exame por imagem, como a ultrassonografia, Doppler venoso ou venografia, podem confirmar uma TVP.[2,87]

Embolia pulmonar: sinais e sintomas

Como já foi descrito, a embolia pulmonar é uma consequência possível da TVP. Os fatores de risco para embolia pulmonar são similares àqueles já identificados para TVP (ver Quadro 12.6).

Os sinais e sintomas de embolia pulmonar variam de modo considerável dependendo do tamanho do êmbolo, extensão do envolvimento pulmonar e a presença de problemas cardiopulmonares coexistentes.[93] Os sinais e sintomas característicos são falta de ar (dispneia) súbita, respiração rápida e superficial (taquipneia) e dor no peito localizada na face lateral do tórax, que se intensifica com a respiração profunda e a tosse. Outros sinais e sintomas incluem edema nos membros inferiores, ansiedade, febre, sudorese excessiva (diaforese), tosse e sangue na expectoração (hemoptise).[93]

Se o paciente se apresentar com sinais e sintomas de possível embolia pulmonar, recomenda-se o encaminhamento médico imediato para diagnóstico e tratamento definitivo.

Redução do risco de trombose venosa profunda

Deve-se empenhar todos os esforços para reduzir o risco da ocorrência de uma TVP e a tromboflebite subsequente em pacientes que foram submetidos a procedimentos cirúrgicos, em particular nos procedimentos de membro inferior. As intervenções médicas, farmacológicas e relacionadas aos exercícios mencionadas adiante são implementadas para a redução dos riscos.[21,43,87,89]

- Uso profilático de terapia anticoagulante (heparina de alto peso molecular) para o paciente de alto risco em decorrência de cirurgia de membro inferior ou que se encontra em repouso no leito prolongado.
- Elevação das pernas quando em decúbito dorsal ou sentado.
- Evitar períodos prolongados na posição sentada, em especial para o paciente usando aparelho gessado longo na perna.
- Iniciar a deambulação o mais cedo possível após a cirurgia, de preferência não esperar mais de um ou dois dias pós-operatórios.
- Exercícios ativos de "bombeamento" (dorsiflexão, flexão plantar e circundução ativas do tornozelo) feitos de maneira regular ao longo do dia quando em decúbito dorsal.
- Uso de meias compressivas para dar suporte às paredes das veias e minimizar o empoçamento venoso.
- Uso de um aparelho de compressão pneumática sequencial para pacientes em repouso no leito.

Recomendação clínica

Além do tratamento médico/farmacológico com a administração de drogas anticoagulantes pós-operatórias,[21,89] tem-se mostrado que exercícios ativos de bombeamento circulatório do tornozelo realizados por 1 minuto em intervalos regulares durante o dia aumentam o fluxo sanguíneo venoso (por até 30 minutos após o exercício) e diminuem a estase venosa na panturrilha após uma artroplastia total de quadril.[60] Portanto, pensa-se que os exercícios de bombeamento circulatório do tornozelo diminuem o risco do desenvolvimento de TVP. A deambulação precoce (antes do segundo dia) após a cirurgia também promove a circulação e reduz o risco de TVP.[89]

Tratamento da TVP

Tratamento agudo. Se for confirmada a presença de TVP e de tromboflebite resultante, a intervenção médica imediata é essencial para reduzir o risco de embolia pulmonar. O tratamento inicial inclui a administração de medicamentos anticoagulantes, colocação do paciente em repouso no leito, elevação do membro envolvido e uso de meias compressivas graduadas. O tempo relatado para repouso no leito pode ser de apenas 2 dias ou até mais de uma semana.[1] O Quadro 12.8 resume as diretrizes para o tratamento da TVP aguda e da tromboflebite.[1,54]

Evidências em foco

A APTA desenvolveu uma *diretriz para a prática clínica* (DPC) para o tratamento de pessoas em risco ou diagnosticadas com tromboembolia venosa, que oferece 14 ações essenciais que o fisioterapeuta deve considerar em sua tomada de decisão com relação ao tratamento de pacientes com esse problema.[42] Em geral, os principais pontos são que os fisioterapeutas:

- São parte integrante da equipe de cuidados da saúde que atua na identificação das pessoas em risco tromboembolia venosa e TVP de membro inferior.
- Devem preconizar medidas preventivas naquelas pessoas já determinadas como de risco; devem aplicar os critérios de Wells para a avaliação do grau de risco de TVP.
- Devem mobilizar pacientes com TVP confirmada em membro inferior, tão logo tenham sido alcançados os níveis terapêuticos da medicação anticoagulante.
- Podem minimizar futuras complicações em pacientes que tiveram TVP por meio de orientações, compressão mecânica e exercícios.[42]

Durante o período de repouso no leito, os exercícios em geral são contraindicados porque o movimento do membro envolvido pode causar dor e acredita-se que aumente a congestão nos canais venosos quando os tecidos

QUADRO 12.8	DIRETRIZES DE TRATAMENTO
	Trombose venosa profunda e tromboflebite

Comprometimentos estruturais e funcionais:
Dor não localizada ou dor localizada em geral na panturrilha
Hipersensibilidade, calor e edema à palpação

Plano de tratamento	Intervenção
1. Aliviar a dor durante o período inflamatório agudo.	1. Repouso no leito, tratamento farmacológico (terapia anticoagulante sistêmica); elevação do membro inferior afetado, mantendo o joelho em leve flexão.
2. Quando os níveis terapêuticos da medicação anticoagulante tiverem sido administrados, iniciar as atividades de mobilidade.	2. Deambulação e treinamento de atividades funcionais progressivamente aumentados, com uso de meias elásticas com gradiente de pressão.
3. Ao cederem os sintomas agudos, readquirir a mobilidade funcional.	3. Continuar a deambulação gradual, com uso de meias elásticas com gradiente de pressão.
4. Prevenir a recorrência de desordem aguda.	4. Continuar o tratamento médico e farmacológico apropriado. Usar estratégias para prevenir TVP.

Contraindicações: movimento passivo ou ativo ou aplicação de calor úmido; uso de bomba de compressão pneumática sequencial.
Precauções: após a alta, porém enquanto continuar o uso de medicamentos anticoagulantes, evitar esportes de contato e atividades físicas com alto risco de queda.

estão inflamados. Atualmente sugere-se que a deambulação poderá ter início depois que a terapia anticoagulante alcançar níveis terapêuticos; e o fisioterapeuta deve consultar a equipe médica quanto ao momento ideal para dar início a essa intervenção.[42]

Evidências em foco

Aldrich et al.[1] conduziram uma revisão sistemática da literatura para determinar quando se deve permitir que um paciente com TVP deambule. A revisão revelou um número limitado de estudos (um total de cinco, três dos quais ensaios randomizados controlados) abordando essa questão. Os resultados desses estudos sugerem que a deambulação precoce, iniciada nas primeiras 24 horas após o início da terapia anticoagulante, não aumenta a incidência de embolia pulmonar em pacientes que não têm embolia pulmonar e que têm reserva cardiopulmonar adequada. Contudo, se o paciente tem uma embolia pulmonar conhecida, o programa de deambulação precisa ser iniciado com mais cuidado. É importante notar que, nos estudos revisados, todos os pacientes que participaram do programa de deambulação precoce usaram meias compressivas.

Os resultados também revelaram que a deambulação precoce está associada a uma resolução mais rápida da dor e do edema. Os autores da revisão foram incapazes de identificar estudos que tenham investigado o início e a progressão de outras formas de exercício para pacientes com TVP.

Precauções pós-hospitalização. Depois da alta hospitalar, o paciente tipicamente continua com os medicamentos anticoagulantes por cerca de 6 meses. Durante esse perío-

do de tempo, o paciente precisa evitar esportes de contato, corrida e esqui; contudo, a caminhada ou corrida leve na esteira ergométrica e o uso de um aparelho elíptico são permitidos. O uso obrigatório de capacete também é aconselhável durante a participação em atividades com alto "risco de queda".[32]

VISÃO GERAL DE CIRURGIAS ORTOPÉDICAS COMUNS E SEU TRATAMENTO PÓS-OPERATÓRIO

O tratamento cirúrgico de condições musculoesqueléticas engloba muitos procedimentos. Os procedimentos cirúrgicos ortopédicos podem ser divididos em várias categorias amplas, incluindo reparo, reinserção, reconstrução, estabilização, substituição, realinhamento, transferência, liberação, ressecção (excisão), fixação e fusão.[17,37,77] Exemplos de procedimentos específicos nessas categorias estão identificados na Tabela 12.1.

O propósito desta seção final do capítulo é dar descrições breves de alguns procedimentos cirúrgicos nessas categorias e uma visão geral ampla do papel dos exercícios terapêuticos na reabilitação pós-operatória. Fatores como a duração da imobilização após a cirurgia e o momento oportuno para iniciar, a intensidade e a progressão dos exercícios irão variar, dependendo das técnicas cirúrgicas usadas, da filosofia do cirurgião e da resposta do paciente à cirurgia e à terapia pós-operatória. Os Capítulos 17 a 22 contêm descrições mais extensas de procedimentos cirúrgicos selecionados e progressões de tratamento pós-operatório para cada região dos membros superiores e inferiores.

TABELA 12.1	Métodos gerais e exemplos de cirurgias musculoesqueléticas
Métodos cirúrgicos	**Exemplos de procedimentos**
Reparo	Tenorrafia, reparo de tendão; reparo de menisco ou ligamento; reparo de cartilagem articular
Liberação ou descompressão	Miotomia, tenotomia, fasciotomia; capsulotomia, tenólise; aumento do comprimento de músculo-tendão; liberação retinacular; descompressão subacromial artroscópica
Ressecção ou remoção	Sinovectomia, meniscectomia, capsulectomia; desbridamento e lavagem; laminectomia; excisão de tecido mole ou de neoplasma ósseo
Realinhamento ou estabilização	Transferência de tendão, tenodese; realinhamento do mecanismo extensor; capsulorrafia, desvio capsular; osteotomia
Reconstrução ou substituição	Tenoplastia; reconstrução labiocapsular; reconstrução ligamentar; condroplastia; artroplastia
Fusão ou fixação por união óssea	Artrodese; redução aberta com fixação interna

Para descrições mais detalhadas de cirurgias específicas e as técnicas operatórias para condições musculoesqueléticas pela perspectiva do cirurgião ortopédico, muitos livros e periódicos estão disponíveis para consulta.[17,33,37,59,66,80,90] Além disso, para elaborar e implementar programas de exercícios pós-operatórios individuais, seguros e efetivos, o fisioterapeuta precisa ter uma compreensão clara dos aspectos únicos da cirurgia de cada paciente. Essa informação está disponível no prontuário operatório do registro médico do paciente e pode ser complementada por meio da comunicação com o cirurgião.

Abordagens cirúrgicas

Procedimento aberto

Um procedimento cirúrgico aberto envolve uma incisão de comprimento e profundidade adequados através das camadas superficial e profunda da pele, da fáscia, dos músculos e da cápsula articular, de modo que o campo operatório possa ser completamente visualizado pelo cirurgião durante o procedimento.[57,77] O termo *artrotomia* é usado para descrever um procedimento aberto no qual a cápsula articular recebe uma incisão e as estruturas articulares são expostas. As abordagens abertas são necessárias em algumas cirurgias, como substituição articular, artrodese, fixação interna de fraturas e para alguns reparos e reconstru-

ções de tecidos moles, como lacerações de tendão ou de ligamento. Ocorre um distúrbio extensivo dos tecidos moles durante o procedimento aberto, sendo necessário um longo período de reabilitação enquanto os tecidos moles cicatrizam.

Procedimento artroscópico

A artroscopia é usada como instrumento diagnóstico e um meio de tratar uma variedade de distúrbios intra-articulares.[29,59,72,82] Os procedimentos artroscópicos costumam ser feitos de modo ambulatorial e geralmente sob anestesia local.

A artroscopia envolve várias incisões muito pequenas (portais) na pele, no músculo e na cápsula articular para a inserção de um endoscópio a fim de visualizar o interior da articulação por meio de uma câmera, e de instrumentos cirúrgicos em miniatura, motorizados, usados para os procedimentos. As técnicas artroscópicas são mais frequentemente usadas para procedimentos cirúrgicos no ombro e no joelho[57,59,72,82] mas vêm sendo usadas cada vez mais frequentemente para distúrbios na articulação do quadril.[20,29]

Os procedimentos incluem reparos ou reconstrução de ligamentos, tendão e cápsula, desbridamento de articulações, meniscectomia, reparo de cartilagem articular e sinovectomia. Como as incisões para os portais são muito pequenas, ocorre o mínimo de perturbação dos tecidos moles durante os procedimentos artroscópicos. Portanto, a reabilitação geralmente, porém nem sempre, pode prosseguir de modo mais rápido do que após um procedimento aberto.

Procedimento assistido por artroscopia

Um procedimento assistido por artroscopia usa artroscopia em uma parte do procedimento, entretanto também requer um campo cirúrgico aberto para aspectos selecionados do procedimento artroscópico.[57,59] Isso é, às vezes, chamado de procedimento com "mini-incisão".[31]

Uso de enxertos de tecido

Em muitos procedimentos ortopédicos para reparar estruturas lesionadas, enxertos de tecido são implantados durante o processo de reparo. Por exemplo, enxertos de tecidos moles são rotineiramente usados para reconstruir ligamentos de joelho ou de tornozelo. Os enxertos também são usados em procedimentos de reparo da cartilagem articular e muitos procedimentos ósseos.

Tipos de enxertos

Os enxertos de tecido podem ser agrupados em várias categorias: autoenxertos, aloenxertos e enxertos sintéticos.[51]

Autoenxerto. Um autoenxerto, também chamado de enxerto autógeno ou autólogo, usa o tecido colhido de um local doador do corpo do próprio paciente. Enxertos de tendão da patela, por exemplo, têm sido usados por mais de quatro décadas para reconstrução intra-articular do ligamento cruzado anterior ou posterior.[69] Mais recentemente, os autoenxertos também têm sido usados para implante osteocondral no reparo de pequenas falhas articulares localizadas dos côndilos femorais.[19] Os riscos associados ao uso de autoenxertos incluem a necessidade de dois procedimentos cirúrgicos e o potencial de consequências negativas no local doador.

Aloenxerto. Um aloenxerto usa tecido fresco ou criopreservado vindo de uma fonte que não é o paciente, tipicamente de um doador que foi a óbito. Esse tipo de enxerto é usado quando o autoenxerto de uma cirurgia anterior falhou ou quando não se consegue um autoenxerto apropriado. Os aloenxertos estão associados a diversos riscos, por exemplo, a transmissão de doenças do doador, o comprometimento da força do enxerto em decorrência da esterilização e o insucesso secundário à rejeição imune. Aloenxertos não são uma opção para o implante de cartilagem articular porque a criopreservação destrói os condrócitos articulares.

Enxertos sintéticos. Materiais como Gore-Tex® e Dacron® oferecem uma alternativa ao tecido humano e têm sido usados de forma limitada para reconstrução de ligamentos do joelho. Contudo, os ligamentos sintéticos têm apresentado, até agora, uma alta taxa de falha e não têm mantido sua integridade com o tempo.[19] O implante de ligamentos sintéticos também tem sido associado à sinovite crônica do joelho.

Reparo, reinserção, reconstrução, estabilização ou transferência de tecidos moles

O reparo, a reinserção ou a reconstrução cirúrgica de tecidos moles podem ser necessários após a lesão grave de um músculo, tendão ou ligamento.[37,48,55,62] A reconstrução e a estabilização cirúrgica de uma cápsula articular podem ser indicadas para reduzir uma frouxidão capsular excessiva que esteja contribuindo para a instabilidade de uma articulação.[56,91] A transferência de uma unidade músculo-tendão pode ser necessária para melhorar a estabilidade de uma articulação instável ou para favorecer o controle e a função neuromuscular.

Embora existam várias cirurgias inclusas nessa categoria, o fisioterapeuta deve sempre considerar os efeitos da imobilização e da remobilização, bem como as características de cicatrização dos tecidos moles envolvidos ao elaborar um programa de exercícios pós-operatórios.

Reparo muscular

A laceração ou ruptura completa de um músculo é algo raro, mas pode ocorrer se o músculo que já esteja em um estado de contração levar um golpe direto ou for alongado de maneira forçada.[17]

Procedimento

O reparo cirúrgico imediato após uma laceração grave ou mesmo a ruptura completa de um músculo é raro, porque a inflamação afeta a textura do tecido muscular, tor-

nando difícil manter as suturas no lugar. Um paciente pode alcançar um resultado mais satisfatório com o reparo tardio (cerca de 48 a 72 horas após a lesão), depois que os sintomas agudos tiverem diminuído. Para o reparo, o músculo é posicionado novamente em oposição, suturado e imobilizado de modo a ser mantido inicialmente na posição encurtada enquanto começa a cicatrizar.[62,77]

Tratamento pós-operatório

- Exercícios isométricos graduais do músculo suturado podem ser iniciados imediatamente após a cirurgia.
- Quando a imobilização é removida, exercícios de ADM ativa, com ênfase na mobilidade controlada dentro de uma amplitude protegida, podem ser iniciados para recuperar a mobilidade articular e prevenir contraturas.
- A descarga de peso fica parcialmente restrita até que o paciente alcance um bom nível funcional de força e flexibilidade no músculo reparado.
- Exercícios resistidos com baixa carga e grande número de repetições são lentamente progredidos, de modo a proteger o músculo em cicatrização; os exercícios não devem desencadear dor.
- O alongamento vigoroso ou o retorno ao nível completo de atividade são contraindicados até que a cicatrização dos tecidos moles esteja completa – em cerca de 6 a 8 semanas após a cirurgia.

Reparo de tendão

A laceração ou o rompimento de tendão em uma pessoa jovem é, em geral, resultado de um trauma grave.[68] Em uma pessoa idosa, essa lesão é, com frequência, resultado da deterioração progressiva do tendão combinada com um movimento súbito, não usual, ou forçado.[6] Os tendões costumam romper-se na junção musculotendínea ou tendo--óssea.[68] Locais comuns de laceração ou ruptura aguda são o tendão bicipital no ombro ou o tendão do calcâneo.[49]

Em pacientes com tenossinovite crônica de mão e punho, os tendões extensores podem sofrer erosão com o tempo e acabar rompendo-se ao longo do dorso da mão.[7,13] Os tendões superficiais da mão e do pé também são vulneráveis a lacerações, que podem exigir reparo cirúrgico. Os tendões flexores dos dedos, por exemplo, são comumente rompidos como resultado de uma laceração profunda na palma da mão.

Além da dor aguda que ocorre no momento da lesão de um tendão, uma cisão, ruptura ou laceração completa causa perda da habilidade de gerar tensão na unidade músculo-tendão e resulta em fraqueza, porém pouca dor. Em uma laceração parcial, há dor significativa durante a contração muscular ativa ou o alongamento da unidade músculo-tendão.

Procedimento

A ruptura ou laceração completa de um tendão deve ser reparada imediatamente ou dentro de poucos dias após a lesão. Caso contrário, o tendão começará a encurtar-se, tornando difícil a reinserção. Após o tendão ser suturado, a unidade músculo-tendão reparada é mantida na posição encurtada, como na ruptura completa de um músculo.

Pode ser necessário um período mais longo de imobilização para um tendão reparado do que para um músculo reparado, porque o suprimento vascular dos tendões é precário.[24,26] Contudo, o retorno à mobilização envolvendo um grau limitado de forças tensivas sobre o tendão reparado é iniciado o mais cedo possível para prevenir ou minimizar aderências que possam prejudicar o deslizamento do tendão.

Tratamento pós-operatório

- A contração isométrica é iniciada imediatamente após a cirurgia para prevenir aderências do tendão à bainha ou aos tecidos circunjacentes e para promover o alinhamento do tecido em cicatrização. Se for possível remover a imobilização para breves períodos de exercício, a mobilização passiva ou a contração ativa do grupo muscular antagonista ao músculo que teve o tendão reparado, dentro de uma amplitude protegida, também podem ser permitidas alguns dias após a cirurgia.[7,14]
- Movimentos antigravitacionais controlados são iniciados depois que o tendão reparado tenha tido várias semanas para cicatrizar.
- A descarga de peso pode ficar restrita após um reparo de tendão de membro superior ou inferior, e atividades de levantamento de objetos pesados são geralmente contraindicadas por até 6 a 8 semanas depois de um reparo de membro superior.
- Como a unidade músculo-tendão precisa ser mantida na posição encurtada por várias semanas, a recuperação da amplitude completa pode ser difícil. Contudo, o alongamento vigoroso e o exercício resistido de alta intensidade não devem ser iniciados antes de pelo menos 8 semanas após o reparo, quando a cicatrização do tendão já tiver ocorrido.[14]

Observação: para informações detalhadas sobre reabilitação pós-operatória de reparo de tendões no ombro, nos dedos ou no tornozelo, ver Capítulos 17, 19 e 22, respectivamente.

Reparo ou reconstrução de ligamentos

Após uma laceração ampla ou completa de um ligamento, ou quando um ligamento não pode ser aproximado para cicatrização por meio de redução fechada, é indicada a intervenção cirúrgica para reparo ou reconstrução. O reparo envolve aproximar e suturar o ligamento rompido, enquanto a reconstrução é feita com enxerto de tecido tirado de um local doador. As articulações do joelho, tornozelo e cotovelo são os locais mais comuns de lesão ligamentar e intervenção cirúrgica.[33,48,50,90]

Procedimentos

Há muitos procedimentos cirúrgicos que envolvem reparo ou reconstrução ligamentar. O que há de comum nessas cirurgias é que, no pós-operatório, a articulação é mantida em uma posição que coloca um nível seguro de tensão sobre o ligamento suturado ou reconstruído durante o processo de cicatrização.[50,55] A duração da imobilização varia de acordo com o local e a gravidade da lesão e o tipo de reparo ou reconstrução que foi feito.[11,16,77,90]

Tratamento pós-operatório

A reabilitação após uma cirurgia ligamentar enfatiza a mobilização precoce com proteção, o fortalecimento progressivo e atividades com apoio de peso para tensionar os tecidos em cicatrização de modo consistente, porém seguro.[50,69,90] A velocidade com que o programa é progredido depende de muitos fatores, como o tipo de reparo ou reconstrução que foi feito. Por exemplo, a reabilitação após a reconstrução do ligamento cruzado anterior com uso de enxerto de tendão da patela e fixação osso-osso pode ser progredida mais rapidamente do que após um procedimento de estabilização de tecidos moles que envolve um enxerto de posterior da coxa.[16,27,55] A taxa de avanço também depende do local do reparo ou reconstrução. Por exemplo, é preciso usar um suporte, por exemplo, uma órtese, e restringir o apoio de peso se o reparo tiver sido em uma articulação potencialmente instável e até que o controle muscular possa proteger de maneira adequada a articulação.

Geralmente, a reabilitação pós-operatória de uma cirurgia ligamentar é um processo extenso. Para pacientes que desejam retornar a atividades ocupacionais ou esportivas de alta demanda, o período de reabilitação pode levar de pelo menos 6 meses até 1 ano, até que estejam prontos.[27,55]

Observação: a reabilitação após a reconstrução de ligamentos do joelho e tornozelo é abordada nos Capítulos 21 e 22.

Estabilização e reconstrução da cápsula

Uma cápsula articular com frouxidão excessiva perde a capacidade de proporcionar a estabilidade passiva apropriada da articulação. Em consequência, a hiperfrouxidão da cápsula pode ser a causa subjacente da instabilidade sintomática de uma articulação, podendo variar de uma subluxação até uma instabilidade grosseira com luxação recorrente. Articulações particularmente vulneráveis à instabilidade são aquelas com pouca estabilidade inerente, em especial a articulação glenoumeral.

Em alguns casos, uma pessoa fica predisposta à instabilidade porque a frouxidão capsular e a hipermobilidade articular são congênitas e afetam muitas articulações do corpo.[76] Na maioria das vezes, a instabilidade articular é causada por uma lesão capsular aguda, decorrente de luxação traumática, ou como resultado de sobrecargas repetitivas aplicadas à cápsula quando a articulação se acha em posições extremas.[56] Essa segunda possibilidade é vista com mais frequência em atletas praticantes de esportes como beisebol e tênis, que envolvem movimentos repetitivos de ombro no final da amplitude.[84]

A estabilização ou reconstrução cirúrgica de uma cápsula articular é indicada para o paciente com luxação traumática e avulsão ou fratura da cápsula ou do lábio associada, luxação recorrente ou subluxação sintomática apesar de um curso de tratamento não cirúrgico, ou ainda uma luxação que não pode ser reduzida (fixa).[56,72,84,94]

Procedimentos

Os procedimentos cirúrgicos elaborados para reduzir a frouxidão capsular e o volume articular e restaurar ou melhorar a estabilidade da articulação podem ser agrupados em várias categorias e são realizados usando uma via de acesso aberta ou artroscópica. O procedimento aberto, que requer artrotomia, é usado quando é necessária a redução aberta da articulação ou há dano extensivo do lábio, avulsão da cápsula ou uma fratura. O acesso artroscópico é tipicamente usado para reduzir a frouxidão capsular e em alguns procedimentos de reconstrução.[56,94]

Exemplos de procedimentos de estabilização e reconstrução da articulação glenoumeral usados para instabilidade anterior, posterior, inferior ou multidirecional incluem:

Capsulorrafia (desvio capsular). Para a capsulorrafia feita por meio de acesso artroscópico ou aberto, é feita uma incisão em uma porção específica da cápsula, e esta é tensionada por imbricação/pregueamento (sobreposição e, em seguida, sutura) do tecido redundante.

Reconstrução labiocapsular. A reconstrução labiocapsular envolve o reparo artroscópico ou aberto de uma lesão capsular e ruptura do lábio, fazendo a reinserção do lábio na margem da glenoide junto à estabilização da cápsula.

Capsulorrafia assistida por eletrotermia. Para a capsulorrafia eletrotermicamente assistida com uso de um acesso artroscópico, a energia térmica (*laser* ou radiofrequência) é emitida para a cápsula a fim de causar o encolhimento das regiões de frouxidão identificadas.[91]

Tratamento pós-operatório

Depois de qualquer procedimento de estabilização ou reconstrução articular, a meta do tratamento pós-operatório é restaurar o equilíbrio entre a estabilidade articular e a mobilidade funcional, ao mesmo tempo protegendo a cápsula articular e outros tecidos reparados durante a cicatrização. A duração do período de imobilização e a escolha e progressão dos exercícios pós-operatórios e das atividades funcionais dependem de fatores como a direção pré-operatória da instabilidade, do acesso cirúrgico, do tipo de procedimento de estabilização, da reconstrução e da fixação dos tecidos, bem como da qualidade do tecido do paciente.

Os exercícios pós-operatórios enfocam o seguinte:

- Restauração da ADM, em que são enfatizados movimentos ativos dentro de uma amplitude protegida durante a reabilitação inicial. Movimentos que tensionam a porção da cápsula que foi estabilizada ou reparada são progredidos cuidadosamente.
- Quando os exercícios de fortalecimento são permitidos no programa, a ênfase é colocada no fortalecimento dos músculos estabilizadores dinâmicos da articulação.

Observação: progressões detalhadas dos exercícios pós-operatórios após a estabilização cirúrgica do ombro estão apresentadas no Capítulo 17.

Transferência ou realinhamento de tendão

A transferência ou realinhamento de uma unidade músculo-tendão altera a linha de tração, o potencial de geração de força e a excursão do músculo.[71] Transferências podem ser indicadas, por exemplo, para melhorar a estabilidade de uma articulação instável do ombro ou para estabilizar uma patela que apresenta luxação crônica. Embora um procedimento de realinhamento altere a linha de tração, ele não modifica a ação da unidade músculo-tendão. Por exemplo, depois de um realinhamento do mecanismo extensor para luxação recorrente da patela, o músculo quadríceps continua sendo um extensor do joelho.

Em alguns casos, indica-se a transferência de tendão de uma superfície óssea para outra em um paciente com déficit neurológico significativo a fim de prevenir deformidades e melhorar o controle funcional.[71] Com esse tipo de procedimento, não somente a linha de tração da unidade músculo-tendão é alterada, como a ação do músculo é também modificada. Por exemplo, a transferência da inserção distal do músculo flexor ulnar do carpo para a superfície dorsal do punho muda a ação da unidade músculo-tendão, de músculo flexor para extensor do punho. Esse procedimento pode ser indicado para uma criança com paralisia cerebral a fim de prevenir contraturas em flexão de punho e melhorar a extensão ativa do punho para a preensão funcional.[71]

Procedimentos

Durante um procedimento típico de transferência ou realinhamento de tendão, a inserção distal da unidade músculo-tendão costuma ser removida de sua inserção óssea e reinserida em um osso diferente, em um local diferente do mesmo osso ou em tecidos moles adjacentes.[62,71,77] A unidade músculo-tendão realinhada é então imobilizada na posição encurtada por certo período de tempo.

Tratamento pós-operatório

- Como no reparo de tendão, as contrações isométricas e a mobilização protegida feitas precocemente são importantes para manter o deslizamento do tendão. Movimentos resistidos são progredidos de forma gradual e cuidadosa para proteger o tendão reinserido.
- Se o propósito da transferência foi modificar a função do músculo, o *biofeedback* e a estimulação elétrica do músculo são geralmente usados para ajudar o paciente a aprender controlar as novas ações da unidade músculo-tendão transferida.[77]

Observação: a reabilitação após uma transferência de tendão para artrite reumatoide de mão e punho está descrita no Capítulo 19. O Capítulo 21 contém informações sobre a reabilitação após o realinhamento do tendão da patela para disfunção femoropatelar crônica.

Liberação, alongamento ou descompressão de tecidos moles

Uma incisão ou secção nos tecidos moles pode ser feita para melhorar a ADM, prevenir ou minimizar deformidades progressivas ou aliviar a dor. Os procedimentos incluem miotomia, tenotomia ou fasciotomia.[11,62,77]

A liberação cirúrgica dos tecidos moles pode ser indicada para um paciente jovem com artrite grave que tenha resultado em contraturas e em quem a substituição articular não é indicada, ou como um procedimento preliminar para adultos antes da substituição articular.[13] As liberações também são realizadas em pacientes com doenças miopáticas e neuropáticas, tais como distrofia muscular e paralisia cerebral, para melhorar a mobilidade funcional.[77] A liberação dos tecidos moles para conseguir a descompressão dos tecidos e o alívio da dor pode ser indicada para um paciente com síndromes compressivas ou compartimentais, como síndrome do impacto no ombro ou síndrome do túnel do carpo.[11,62]

Procedimentos

Durante a liberação ou o alongamento de um grupo muscular encurtado, uma porção da unidade músculo-tendão é seccionada por meio de um procedimento cirúrgico e os tecidos fibróticos recebem incisão. O tendão também pode receber incisão parcial, como no alongamento em Z, para permitir uma extensibilidade maior. As estruturas que sofreram a incisão são, então, imobilizadas em uma posição alongada, exceto durante o exercício.[62,77] Aliada ao exercício, alguma forma de tala ou órtese na posição corrigida é sempre usada no pós-operatório para manter a ADM que foi ganha com o procedimento.

Durante os procedimentos de descompressão, as fáscias que estão causando pressão sobre músculos, tendões ou nervos podem ser liberadas ou removidas. Alguns procedimentos de descompressão também envolvem a remoção de osteófitos ou a alteração das estruturas ósseas que estão criando pressão excessiva sobre os tecidos moles.

Tratamento pós-operatório

- Exercícios de MPC e/ou ADM ativoassistida são tipicamente iniciados 1 ou 2 dias após a cirurgia. À medida que a cicatrização dos tecidos moles progride, é seguida por exercícios de ADM ativa nas amplitudes obtidas.[11,77]
- O fortalecimento dos antagonistas do músculo que foi alongado e o uso funcional nos limites da ADM disponível também são iniciados precocemente para manter o controle ativo do movimento dentro da amplitude recém-obtida.

Procedimentos articulares

A cirurgia ortopédica que envolve as articulações de membros superiores e inferiores é feita com mais frequência para manejo da dor e da disfunção associada com artrite ou lesão aguda. As intervenções cirúrgicas para artrite variam do desbridamento artroscópico e lavagem de uma articulação ou o reparo de uma pequena lesão condral até uma artroplastia total ou fusão articular. Segue-se uma visão geral desses procedimentos.

Desbridamento e lavagem artroscópica

O desbridamento e lavagem de uma articulação envolvem a remoção artroscópica da cartilagem fibrilada, retalhos condrais instáveis e fragmentos de cartilagem ou osso no interior de uma articulação.[13] Osteófitos também podem ser ressecados. Esse procedimento é mais indicado para aliviar a dor articular e os "estalidos", "movimentos de catraca" ou "travamentos" durante o movimento articular.

Sinovectomia

A sinovectomia envolve a remoção da sinóvia (revestimento da articulação) na presença de inflamação articular crônica. É feita tipicamente em pacientes que têm artrite reumatoide com sinovite proliferativa crônica, porém com alterações articulares mínimas.[13,41,61,92] É indicada quando o tratamento médico falhou em aliviar a inflamação articular por 4 a 6 meses.

Procedimento

A sinovectomia de uma articulação costuma ser realizada usando um acesso artroscópico e é mais comumente feita no joelho, no cotovelo, no punho e nas articulações metacarpofalângicas (MCF).[7,13,41,61,92] Quando a sinóvia se prolifera nas bainhas sinoviais dos tendões, é chamada de tenossinovite. A remoção da sinóvia em excesso das bainhas tendíneas é conhecida como tenossinovectomia. Esse procedimento é feito com mais frequência para a sinovite crônica do punho, a fim de liberar a sinóvia dos tendões extensores da mão, e é, portanto, também chamado de procedimento de remoção dorsal.[13,61,92]

Embora a sinóvia tenda a se regenerar, a ressecção da sinóvia inflamada alivia temporariamente a dor e o edema, e acredita-se que proteja a cartilagem articular e os tendões de danos enzimáticos, secundários à tenossinovite.[13,41]

Tratamento pós-operatório

- Quando é usado um acesso artroscópico, exercícios de ADM passivos ou assistidos (ou MPC) e isométricos intermitentes leves são iniciados imediatamente ou dentro de 24 horas após a cirurgia. Os exercícios progridem rapidamente para ADM ativa. Após uma sinovectomia do joelho, por exemplo, a descarga de peso parcial, conforme tolerado durante a deambulação, progride para apoio de peso completo após cerca de 10 a 14 dias. Depois de uma sinovectomia de punho ou de cotovelo, o levantamento de objetos pesados é restrito por várias semanas.
- Após uma sinovectomia aberta, a progressão dos exercícios e AVD prossegue mais lentamente do que após uma sinovectomia artroscópica.
- A progressão do programa de reabilitação baseia-se na resposta do paciente ao exercício, em combinação com a resposta aos medicamentos para a doença inflamatória primária. Deve-se evitar ao máximo exercícios excessivos ou atividades que possam aumentar a dor articular ou o edema.[7,61,92]

Procedimentos na cartilagem articular

A intervenção cirúrgica para reparo de falhas da cartilagem articular (lesões osteocondrais) tem se mostrado particularmente desafiadora em razão da capacidade limitada de cicatrização desse tipo de tecido conjuntivo.[19,64] Contudo, vários procedimentos para articulações sintomáticas dos membros têm sido desenvolvidos com esse fim. Os critérios de seleção entre um procedimento e outro se baseiam no tamanho da lesão condral e em fatores ligados ao paciente, como idade e habilidade de participar do processo de reabilitação.

Procedimentos

Artroplastia por abrasão, perfuração subcondral e microfratura. São usados vários procedimentos artroscópicos para promover a cicatrização de pequenos defeitos condrais em articulações sintomáticas por meio da estimulação da resposta de reparo ligada à medula, levando ao crescimento local de fibrocartilagem.[19,64,82] As lesões do côndilo femoral medial e da face posterior da patela são tratadas com mais frequência usando um desses procedimentos.

A artroplastia por abrasão, também conhecida como condroplastia por abrasão, e a perfuração subcondral envolvem a abrasão ou a perfuração de uma superfície articular até a camada superficial de osso subcondral com uma trefina ou broca artroscópica motorizada. Os efeitos positivos desses procedimentos têm sido, na melhor das hipóteses, questionáveis e possivelmente não são mais efetivos que o desbridamento artroscópico no alívio dos sintomas.[19]

Evidências em foco

Uma avaliação de longo prazo da artroplastia por abrasão para lesões cartilaginosas em espessura total de côndilo medial do fêmur observou que, 20 anos após o procedimento, 68% dos pacientes informaram Knee Society Scores ≥ 70 e a não realização de outros procedimentos cirúrgicos no joelho. Todos os pacientes tiveram MPC até a alta hospitalar, 6-8 horas de MPC por dia após a alta e descarga de peso com proteção durante um mínimo de 6 semanas.[78] Em uma média de 38,1 meses, os desfechos para a perfuração subcondral do tálus demonstraram melhoras na dor e em duas medidas distintas de desfecho padronizadas. A descarga de peso com uma bota para deambulação se limitou à tolerância durante 2 semanas, seguida por descarga de peso total e exercícios ativos.[18]

Observação: Apesar das evidências em apoio a desfechos funcionais no longo prazo depois de uma artroplastia por abrasão ou perfuração subcondral,[18,78] os benefícios locais e específicos para o tecido parecem ser de curta duração. Como o tecido que substitui a fibrocartilagem não tem as qualidades da cartilagem hialina original, o novo tecido tende a deteriorar-se prontamente após sua formação.[11,19]

Uma técnica mais nova, a microfratura da cartilagem articular, foi elaborada para o reparo de falhas osteocondrais muito pequenas (< 1,5 cm^2). Esse procedimento envolve o uso de uma furadeira artroscópica não motorizada para penetrar o osso subcondral de maneira sistemática e expor a medula óssea. Estudos iniciais desse procedimento sugerem que a microfratura alivia os sintomas de modo mais efetivo do que a artroplastia por abrasão ou a perfuração subcondral, possivelmente porque o uso de um instrumento não motorizado reduz o potencial de dano aos tecidos decorrente da necrose térmica.[19,64] Contudo, uma comparação recente dos procedimentos de microfratura e de perfuração subcondral para defeitos osteocondrais do tálus não observou diferenças, no longo prazo, nos desfechos entre esses dois procedimentos.[18] Uma revisão sistemática recente de estudos de níveis I e II sobre microfratura denota que esse procedimento proporciona benefícios consideráveis no curto prazo para pacientes mais jovens e para aqueles com pequenos defeitos; contudo, houve relato frequente de osteoartrite e deficiências que necessitaram de procedimentos cirúrgicos adicionais no seguimento de longo prazo.[36]

Transplante de condrócitos. O transplante de condrócitos, também conhecido como implante de condrócitos autólogos (ICA),[34,64] é elaborado para estimular o crescimento da cartilagem hialina visando ao reparo de defeitos focais da cartilagem articular e à prevenção da deterioração progressiva da cartilagem articular que leva à osteoartrite.[12,19,34,63,64] Foi introduzido como uma alternativa à artroplastia por abrasão durante o meio da década de 1990, visando a defeitos focais (com 2,5 a 4 cm^2) condrais e osteocondrais, com espessura completa e sintomáticos do joelho, especificamente lesões dos côndilos femorais ou da patela.[12]

O transplante de condrócitos ocorre em dois estágios. Primeiro, a cartilagem articular saudável é colhida do paciente por meio de artroscopia. Os condrócitos são extraídos da cartilagem articular, ficam em cultura por várias semanas e são processados em laboratório para aumentar o volume do tecido saudável. A segunda fase é a de implantação, que atualmente requer procedimento aberto. Após os locais com defeito condral serem desbridados e cobertos com um retalho de periósteo, milhões de condrócitos autólogos são injetados embaixo do retalho e dentro da falha articular.[19] Foi informado sucesso a longo prazo na função e na satisfação dos pacientes em até 82% dos indivíduos submetidos a ICA.[70]

Autoenxertos e aloenxertos osteocondrais. Diferentemente do transplante de condrócitos, os enxertos osteocondrais envolvem o transplante de cartilagem articular intacta com um pouco de osso subjacente, resultando em um enxerto osso-osso.[64] Em um procedimento de enxerto osteocondral autógeno, colhe-se a cartilagem articular de um local doador do próprio paciente.[19] Como já foi observado (ver Quadro 12.10), uma desvantagem desse tipo de enxerto articular é a lesão do local doador, especificamente a criação de uma falha osteocondral neste. Para amenizar as preocupações quanto ao dano do local doador do paciente, foi desenvolvida a mosaicoplastia osteocondral. Durante esse procedimento, plugues osteocondrais de pequeno diâmetro são retirados de um local doador e encaixados sob pressão no defeito condral.[9]

Em contraste, um procedimento de aloenxerto osteocondral transplanta a cartilagem articular intacta de um doador que foi a óbito. Contudo, podem ser usados apenas enxertos intactos frescos, cujo suprimento é limitado e podem ser armazenados por apenas poucos dias. Isso ocorre porque o congelamento prévio do material para enxerto, visando ao armazenamento e ao uso futuro, destrói os condrócitos articulares e causa, assim, perda do enxerto.

Tratamento pós-operatório

A reabilitação após todos os procedimentos articulares descritos nesta seção, com exceção do desbridamento artroscópico, é um processo lento e árduo.[12,19,34,44,63,64] O exercício é um aspecto importante do tratamento pós-operatório em cada estágio da reabilitação. A mobilização passiva precoce, às vezes com MPC, e o apoio de peso com suporte são essenciais para promover a maturação e manter a saúde dos condrócitos implantados ou de um enxerto osteocondral. O apoio de peso completo é permitido por volta de 8 a 9 semanas. Um programa bem controlado de exercícios progressivos continua por 6 meses a 1 ano para que se alcancem resultados funcionais ideais.[34,44]

Observação: informações mais detalhadas sobre a reabilitação após procedimentos de reparo da cartilagem articular e de lesões osteocondrais estão apresentadas no Capítulo 21.

Artroplastia

Qualquer procedimento articular de reconstrução destinado a aliviar a dor e melhorar a função, é chamado, em termos gerais, de artroplastia. Essa definição engloba as artroplastias de ressecção, interposição e substituição, procedimentos que podem, ou não, incluir um implante articular.

Procedimentos

Artroplastia de ressecção. A artroplastia de ressecção, também conhecida como artroplastia de excisão, envolve a remoção de osso periarticular de uma ou ambas as superfícies articulares. É deixado um espaço que é ocupado pelo tecido fibrótico cicatricial durante o processo de cicatrização.[13,61] A artroplastia de ressecção tem sido feita em várias articulações para aliviar a dor, incluindo o quadril, o cotovelo, o punho e o pé. Embora seja um procedimento mais antigo e usado atualmente com menos frequência do que no passado, esse tipo de artroplastia ainda é considerado apropriado em casos selecionados. A ressecção da cabeça do rádio nos estágios avançados de artrite da articulação umerorradial[22] ou uma fratura cominutiva grave da cabeça do rádio[65] e a ressecção da porção distal da ulna (procedimento de Darrach) para artrite em estágio avançado da articulação radiulnar[24] são ainda usadas como procedimentos de excisão primários para reduzir a dor. Contudo, a artroplastia de ressecção do quadril (procedimento de Girdlestone) é usada atualmente apenas como um procedimento de salvamento (p. ex., após uma artroplastia de substituição total de quadril ter falhado, quando uma artroplastia de revisão não é possível).[13]

Apesar da utilidade da artroplastia de ressecção, ela tem também várias desvantagens:

- Possível instabilidade articular.
- No quadril, uma discrepância significativa no comprimento das pernas e um resultado estético ruim por causa do encurtamento do membro operado.
- Desequilíbrio e fraqueza muscular persistentes.

Observação: a reabilitação após uma artroplastia de ressecção da cabeça do rádio é discutida no Capítulo 18.

Artroplastia de ressecção com implante. Para a artroplastia de ressecção com implante, um implante artificial é inserido para ajudar no remodelamento da nova articulação. Isso é, às vezes, chamado de artroplastia de excisão com implante.[22,61] O implante em geral é feito de um material de silicone flexível e se torna encapsulado por tecido fibroso à medida que a articulação é formada novamente.

Artroplastia de interposição. A artroplastia de interposição é a colocação de uma cobertura biológica em uma articulação para prover uma nova superfície articuladora. Após as superfícies da articulação envolvida serem desbridadas, um material estranho é posicionado (interposto) entre as duas superfícies articulares.[5,61] Uma variedade de materiais pode ser inserida entre as superfícies articulares, incluindo o tendão da fáscia, silicone ou metal.

Esse tipo de artroplastia é usado com mais frequência nos pacientes jovens com dor incapacitante e perda da função decorrentes da deterioração grave de uma superfície articular, nos quais a artroplastia com substituição articular não é apropriada. Alguns exemplos de artroplastia de interposição são a cobertura da cavidade glenoidal com fáscia[5] e a artroplastia de interposição de tendão na articulação carpometacarpal (CMC) do polegar.[23]

Artroplastia de substituição. A artroplastia de substituição inclui a substituição total ou a substituição parcial de uma articulação. A substituição articular total é um procedimento comum de reconstrução para aliviar a dor e melhorar a função em pacientes com degeneração articular grave associada com artrite em estado avançado (Fig. 12.2).[13,57,61,66]

Os procedimentos de substituição articular total envolvem a ressecção das duas superfícies articuladoras afetadas e a sua substituição por componentes artificiais, enquanto a artroplastia de substituição parcial envolve a ressecção e a substituição de apenas uma das superfícies articuladoras de uma articulação.[13,61,66] Além de ser usada em casos de artrite em estágio avançado quando apenas uma das superfícies articuladoras de uma articulação se deteriorou, a substituição parcial também é uma opção após fraturas de colo femoral e porção proximal do úmero.[13]

- *Materiais, modelos e métodos de fixação.* As substituições protéticas têm sido desenvolvidas e refinadas para quase todas as articulações dos membros, mas têm sido usadas com mais frequência e maior sucesso no quadril e no joelho do que nas articulações menores do pé e da mão.[13,61,66] Os materiais, os modelos e os métodos de fixação usados para a artroplastia de substituição estão resumidos no Quadro 12.9. Os implantes protéticos são feitos de materiais inertes, especificamente ligas metálicas, material de polietileno de alta densidade (plástico) e, às vezes, material cerâmico. Os modelos dos componentes podem ser desde livres (recapeamento), sem estabilidade inerente, até modelos parcialmente estáveis ou completamente estáveis (articulados), que oferecem estabilidade à articulação. Em quase todos os modelos, uma superfície articular é metálica e a outra é plástica. A escolha da fixação é baseada, em parte, na previsão das cargas que serão impostas aos implantes protéticos no decorrer do tempo. A fixação cimentada com uso de cimento acrílico (polimetilmetacrilato) tende, com o tempo, a quebrar-se na interface osso-cimento, resultando em afrouxamento mecânico do implante e em dor.[13,66,79] Portanto, a fixação cimentada é usada principalmente para pacientes idosos ou sedentários que têm pouca probabilidade de posicionar altas cargas sobre os implantes. A fixação com osteointegração, uma forma de fixação sem cimento, é obtida pelo crescimento de osso para dentro da superfície exterior do revestimento poroso de um implante. Pensa-se que essa forma de fixação, defendida para os pacientes mais jovens e ativos, tem menor probabilidade de afrouxar com o tempo.[13,66,79] Mais re-

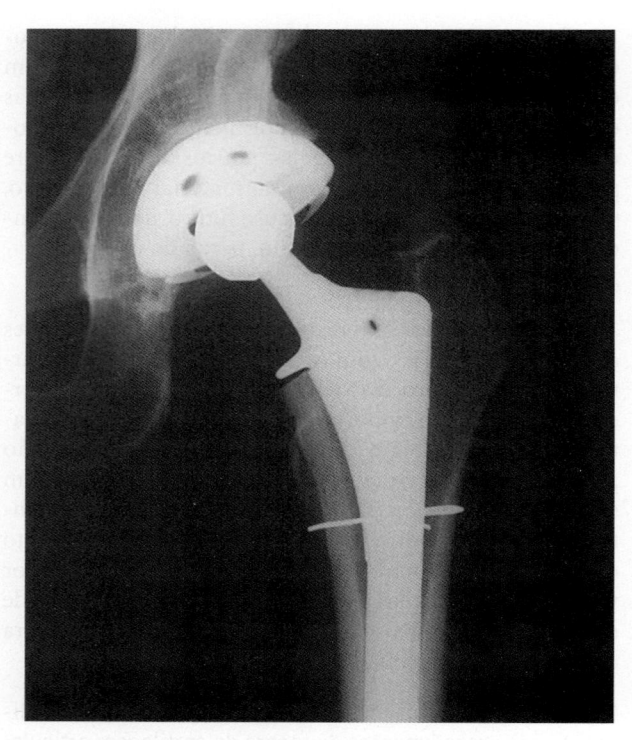

Figura 12.2 Artroplastia de substituição total do quadril. Tanto a porção acetabular quanto a porção femoral da articulação foram substituídas por componentes protéticos. (De McKinnis, LN: *Fundamentals of Musculoskeletal Imaging*, 4.ed. Filadélfia, FA Davis, 2014, p. 387, com permissão.)

---

centemente, um implante protético não cimentado e não poroso tem sido desenvolvido e usado com um componente bioativo que estimula o crescimento ósseo. A fixação é conseguida pelo encaixe do implante com o osso adjacente.[66]

Observação: as descrições dos implantes estão revistas, articulação por articulação, nos Capítulos 17 a 22.

- ***Artroplastia minimamente invasiva versus artroplastia tradicional.*** Um avanço recente na artroplastia de substituição articular que pode ter um impacto significativo na reabilitação pós-operatória e seus resultados é o desenvolvimento de técnicas cirúrgicas minimamente invasivas, que envolvam menor perturbação dos tecidos moles que a artroplastia tradicional. Atualmente, os procedimentos minimamente invasivos estão sendo usados para artroplastia total de quadril e de joelho.[4,10,85] Embora os procedimentos tradicionais de substituição de quadril e de joelho tenham dado excelentes resultados durante décadas,[13,67,79] eles impõem trauma substancial à pele, aos músculos e à cápsula articular, levando à dor pós-operatória significativa, a qual, por sua vez, afeta o tempo necessário para a recuperação pós-operatória. Comparadas às técnicas cirúrgicas usadas para a substituição tradicional de quadril e de joelho, os procedimentos minimamente invasivos usam incisões de pele menores, menos divisão muscular para expor a articulação e menor perturbação da cápsula no preparo para a inserção dos implantes protéticos. Por exemplo, em uma substituição de

---

QUADRO 12.9	Materiais, modelos e métodos de fixação para artroplastia de substituição articular

Materiais dos implantes
- Rígido: metal inerte (liga de cobalto-cromo, liga de titânio ou cerâmica)
- Semirrígido: plástico (polímeros de alta densidade, como o polietileno)

Modelos dos implantes
- Livres (recapeamento); sem estabilidade inerente
- Parcialmente estáveis
- Completamente estáveis (articulados); estabilidade inerente

Métodos de fixação
- Cimentado
  - Cimento acrílico (polimetilmetacrilato)
- Não cimentado
  - Fixação biológica (crescimento ósseo microscópico para dentro de uma superfície protética porosa)
  - Encaixe entre um componente não poroso e o osso usando um composto bioativo aplicado ao componente para melhorar a integração óssea (*macrointerlock*)
  - *Press fit* (fixação sob pressão inicial entre o osso e o implante)
  - Parafusos, pinos ou pregos
- Híbrido
  - Componente não cimentado para uma superfície articular e componente cimentado para a superfície articular oposta

quadril minimamente invasiva, são usadas uma ou duas incisões pequenas (< 10 cm de comprimento) em vez de uma única incisão (com 15 a 30 cm de comprimento e divisão muscular extensiva), que é tipicamente usada na substituição tradicional de quadril.[10] Um acompanhamento de 2 anos indica que pacientes que passaram pela substituição total de joelho minimamente invasiva tiveram menos dor, melhor mobilidade inicial e estadia hospitalar mais curta do que pacientes que fizeram a substituição tradicional de joelho.[85] Esses benefícios iniciais para os pacientes tratados com cirurgia minimamente invasiva de artroplastia do joelho não se traduziram em melhor desempenho funcional, dor, ADM, ou desfechos cirúrgicos após 8 ou 12 semanas, quando comparados aos pacientes que foram submetidos a uma técnica aberta convencional.[81,86]

- ***Contraindicações à artroplastia de substituição articular.*** Apesar dos resultados funcionais positivos após uma artroplastia de substituição articular, nem todos os pacientes com doença articular avançada são candidatos a esses procedimentos. As contraindicações estão listadas no Quadro 12.10.[13,61,66] Embora as opiniões variem quanto a essas contraindicações serem absolutas ou relativas, há uma concordância geral de que a infecção é uma grande preocupação.

Tratamento pós-operatório

O tratamento pós-operatório, incluindo intervenções com exercícios terapêuticos, após tipos selecionados de artroplastia de substituição articular das principais articulações dos membros, está descrito em detalhes nos Capítulos 17 a 22.

Artrodese

Artrodese é a fusão cirúrgica das superfícies de uma articulação. É indicada como intervenção cirúrgica primária em casos de dor articular intensa associada com artrite em estágio avançado e instabilidade articular nos quais a mobilidade da articulação é uma preocupação secundária.[8,83] A artrodese das articulações dos membros também é reservada para pacientes com fraqueza significativa dos músculos que cercam uma articulação como resultado de anormalidades neurológicas, como uma neuropatia peri-férica do tornozelo ou uma lesão grave do plexo braquial.[62,77] Além disso, pode ser o único procedimento de salvamento disponível para um paciente cuja artroplastia total tenha falhado e que não é candidato para uma artroplastia de revisão.[53]

A artrodese é mais usada nas regiões cervical ou lombar da coluna vertebral, no punho, no polegar e no tornozelo, mas também tem sido usada no ombro e no quadril. Por exemplo, a artrodese de uma ou mais articulações do tornozelo e do pé (Fig. 12.3) é o procedimento mais frequentemente usado para aliviar a dor associada com artrite grave.[83]

A posição ideal da articulação depende até certo ponto das necessidades ou metas funcionais de cada paciente e pode variar levemente em algumas articulações, como o cotovelo e o tornozelo. Por exemplo, a posição ideal de fusão do cotovelo para o membro superior dominante é, em geral, entre 70 e 90°. Contudo, no membro não dominante, o cotovelo precisa de mais extensão para atividades auxiliares.[8] Para uma mulher, a posição ideal da artrodese do tornozelo pode ser com uma flexão plantar um pouco maior do que para um homem, possibilitando o uso de calçados com salto um pouco mais alto.[77] As posições ideais para artrodese estão relacionadas na Tabela 12.2.

Embora a artrodese elimine a dor e crie estabilidade na articulação envolvida, apresenta também desvantagens. Como as cargas e os movimentos necessários para as atividades funcionais são transferidos para as articulações acima e abaixo da articulação fundida, há o potencial de desenvolvimento de sobrecargas excessivas que levam à dor e hipermobilidade nessas articulações com o tempo.

QUADRO 12.10	Contraindicações para artroplastia total

- Infecção ativa na articulação
- Osteomielite crônica
- Infecção sistêmica
- Perda substancial de osso ou tumores malignos que impeçam a fixação adequada do implante
- Paralisia significativa dos músculos ao redor da articulação
- Articulação neuropática
- Motivação insuficiente do paciente

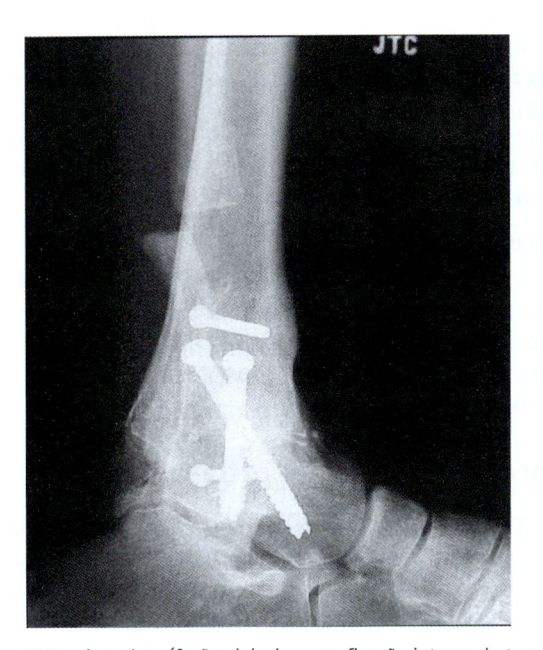

Figura 12.3 Artrodese (fusão cirúrgica com fixação interna do tornozelo). (De Logerstedt, DS, Smith, HL. *Postoperative Management of the Foot and Ankle*. Independent Study Course 15.2. Postoperative Management of Orthopedic Surgeries. Orthopedic Section. La Crosse, WI: APTA, Inc., 2005, com permissão.)

TABELA 12.2 Posições ideais para artrodese	
Articulação	**Posição**
Ombro	Com 15° a 30° de abdução e flexão e 45° de rotação medial: uma posição que permita à mão alcançar a boca
Cotovelo	Membro superior dominante: 70° a 90° de flexão e posição média de pronação/supinação de antebraço; membro não dominante: maior extensão no cotovelo do que no membro dominante
Punho	Leve extensão
MCF do polegar	Com 20° de flexão
Quadril	Com 10° a 15° de flexão para permitir ao paciente deambular e sentar-se confortavelmente
Tornozelo	
Articulação tibiotalar	Neutra (90°) ou em leve equino para mulheres que usam salto baixo
Articulação subtalar	Neutra a valgo
Coluna vertebral	Neutra de modo que seja mantida a lordose ou cifose normal

Procedimento

A fusão das superfícies articulares na posição de função máxima é obtida com fixação interna (p. ex., pinos, pregos, parafusos, placas, enxertos ósseos). Inicialmente, no pós-operatório, a articulação é imobilizada com gesso acima e abaixo do local da artrodese por 6 a 12 semanas. Mais tarde, uma órtese é usada até que ocorra a consolidação óssea e a anquilose completas.[8]

Tratamento pós-operatório

- Como o movimento não é possível na articulação fundida, a ADM e a força precisam ser mantidas acima e abaixo da articulação operada.
- O apoio de peso é restringido até que haja evidências de consolidação óssea.

Procedimentos ósseos extra-articulares

Duas das razões mais comuns para uma intervenção cirúrgica que envolva estruturas ósseas fora de uma articulação são fraturas que requerem redução aberta combinada com fixação interna e uma deformidade ou mau alinhamento de osso, às vezes associada com artrite.

Redução aberta e fixação interna de fraturas

As fraturas são tratadas com redução aberta ou fechada. O processo de consolidação óssea e tratamento da fratura, abordado no Capítulo 11, aplica-se independentemente do método de redução. Na maioria dos casos nos quais a redução aberta é necessária, algum tipo de dispositivo de fixação interna é usado para estabilizar e manter o alinhamento do local da fratura enquanto este cicatriza.

Procedimentos

Durante a cirurgia, após o local da fratura ser exposto, podem ser usados vários tipos de dispositivos de fixação interna, como pinos, pregos, parafusos, placas ou hastes, para alinhar e estabilizar os fragmentos ósseos.[17,77] A fratura intertrocantérica do fêmur, por exemplo, é comumente estabilizada com uma placa de compressão e parafusos, como mostra a Figura 12.4. Após a fratura ter cicatrizado, pode ser necessária uma segunda cirurgia para remover alguns ou todos os dispositivos de fixação interna, que tendem a migrar com o tempo.

Tratamento pós-operatório

As maiores prioridades no pós-operatório são manter a estabilidade do local da fratura, de modo que possa ocorrer a consolidação óssea, e tirar o paciente da cama o mais precocemente possível. A progressão da reabilitação após a estabilização cirúrgica de uma fratura depende não apenas de fatores como o tipo e a gravidade da fratura, e a idade e o estado de saúde do paciente, mas também do método de fixação interna usado.

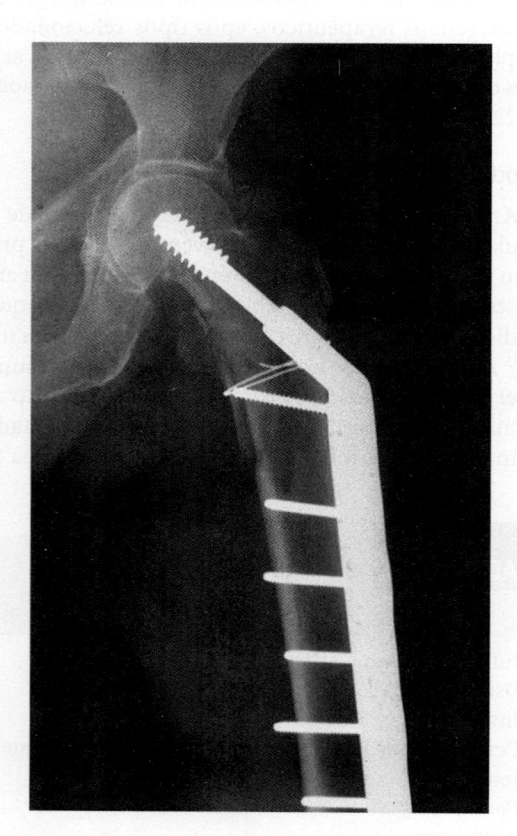

Figura 12.4 Fratura intertrocantérica do fêmur esquerdo, fixada com placa de compressão e parafusos. (De McKinnis, LN: *Fundamentals of Musculoskeletal Imaging*, 4.ed. Filadélfia, FA Davis, 2014, p. 64, com permissão.)

Alguns métodos de fixação eliminam a necessidade de imobilização externa do local da fratura, possibilitando assim que o paciente inicie movimentos assistidos ou ativos do membro envolvido e o apoio de peso com suporte logo após a cirurgia. Contudo, em outras fraturas é necessária a imobilização externa e restrições ao apoio de peso, mesmo com o uso de fixação interna.[17,77]

Durante o tratamento pós-operatório, não apenas é necessário proteger o local da fratura enquanto ele cicatriza, mas os tecidos lesionados associados à fratura ou à cirurgia precisam ser também manejados de forma apropriada enquanto cicatrizam.

Observação: as intervenções cirúrgicas e o tratamento pós-operatório após uma fratura de quadril são discutidos no Capítulo 20.

Osteotomia

Osteotomia – o corte e o realinhamento cirúrgico do osso – é um procedimento extra-articular indicado para o tratamento de comprometimentos associados com muitos distúrbios musculoesqueléticos. É feita mais frequentemente no joelho ou no quadril.[13] A osteotomia é usada, por exemplo, para reduzir a dor e corrigir deformidades em pacientes selecionados, como um adulto jovem com degeneração articular focal moderada no compartimento medial e uma deformidade em varo do joelho causada por osteoartrite[40,61] ou uma criança que apresente deterioração articular grave do quadril e dor secundária à displasia congênita, ou doença de Legg-Calvé-Perthes (necrose avascular da cabeça do fêmur).[62]

Cortar e realinhar o osso perto da articulação envolvida transfere as cargas de apoio de peso para superfícies articulares intactas, reduzindo, assim, a dor articular e prevenindo a continuação da deterioração da cartilagem articular envolvida.[13,77] Pensa-se ainda que a redistribuição das cargas nas superfícies articulares pode estimular o crescimento de fibrocartilagem no compartimento da articulação sem carga.[25] Uma osteotomia bem-sucedida retarda a necessidade de substituição articular total em pacientes que provavelmente terão de fazer uma artroplastia de revisão mais cedo do que a média dos pacientes com artrite degenerativa.

A osteotomia também é usada para corrigir deformidades angulares ou rotacionais do osso que ocorrem em distúrbios congênitos ou do desenvolvimento, como luxação congênita do quadril, luxação do quadril adquirida na paralisia cerebral ou deformidades congênitas do pé.[77] A osteotomia também é necessária para o encurtamento ou alongamento cirúrgico de um osso a fim de corrigir uma discrepância grave no comprimento das pernas.[17,77]

Procedimentos

Vários procedimentos são classificados como osteotomias. Alguns exemplos são:

- Osteotomia tibial com cunha de abertura com acesso medial ou lateral seguida pela fixação com placa e parafuso, que é um procedimento para corrigir uma deformidade em varo ou valgo, mudar o eixo mecânico do joelho e transferir a carga nas superfícies articulares de um paciente com artrite degenerativa em apenas um compartimento do joelho.[40,47]
- Osteotomia com cunha medial da região distal do fêmur para corrigir uma deformidade em valgo do joelho e transferir as cargas do apoio de peso para fora da cartilagem deteriorada no compartimento lateral do joelho.[61]
- Osteotomia intertrocantérica da região proximal do fêmur, com reposição da cabeça do fêmur para mudar a área onde ocorre o apoio de peso em um paciente com artrite ou necrose avascular do quadril.[61]
- Osteotomia periacetabular, com reposição do acetábulo para melhorar a cobertura da cabeça do fêmur em um paciente com displasia congênita do quadril e luxação recorrente que não poderiam ser tratadas efetivamente com métodos não cirúrgicos, como a imobilização.[77]

Durante uma osteotomia, os músculos e outros tecidos moles podem precisar ser rebatidos para expor o campo operatório e, então, reinseridos ou reposicionados. Como em qualquer tipo de reparo de tecido mole, as unidades músculo-tendão perturbadas durante a cirurgia precisam ser protegidas de cargas excessivas no pós-operatório.

Tratamento pós-operatório

A principal preocupação no tratamento pós-operatório é manter a aposição osso-osso para a cicatrização do local da osteotomia. Alguns procedimentos permitem a mobilização articular precoce e o apoio de peso com suporte, porque a fixação interna mantém a aposição dos fragmentos da osteotomia. Outros requerem imobilização externa adicional (gesso) das articulações acima e abaixo do local da osteotomia até que ocorra união óssea, o que pode levar até 8 a 12 semanas.[25,61] A recuperação funcional plena após a osteotomia pode levar até 6 meses.

Os exercícios pós-operatórios, quando permitidos, incluem:

- Se for necessária imobilização com gesso, o paciente pode iniciar exercícios de ADM ativa das articulações acima e abaixo do local da osteotomia para prevenir rigidez articular e fraqueza muscular indevida.
- Quando o movimento e o apoio de peso são permitidos, seja imediatamente após a cirurgia ou quando o gesso é removido, são realizados exercícios ativoassistidos e ativos, progredindo-se para exercícios resistidos leves com o objetivo de restaurar a ADM articular e a força (ver discussão sobre tratamento de fraturas após imobilização no Cap. 11).
- O apoio de peso geralmente é feito com suporte por 4 a 6 semanas ou mais.

ATIVIDADES DE APRENDIZADO INDEPENDENTE

Pensamento crítico e discussão

1. Pediram que você desenvolvesse dois programas de orientação pré-operatória para grupos de pacientes que têm procedimentos de artroplastia total de quadril ou de joelho agendados. Quais tópicos devem ser abordados em sua apresentação? Por que é importante que os pacientes os compreendam antecipadamente? Em que os dois programas são similares? Em que diferem?

2. Você está vendo pela primeira vez um paciente idoso que fez uma redução aberta com fixação interna de uma fratura da região proximal do fêmur no dia anterior. Quais seriam as prioridades no exame inicial desse paciente? Qual é a ênfase geral do tratamento pós-operatório, incluindo metas e intervenções, durante as fases de proteção máxima, moderada e mínima da reabilitação pós-operatória?

3. Qual é o papel do fisioterapeuta na prevenção geral ou tratamento de uma TVP de membro inferior? Quais são os sinais e sintomas de TVP que um paciente de risco para esse problema precisa aprender a identificar? Quando você suspeita que um paciente que está sendo atendido por causa de algum tipo de cirurgia ortopédica de membro inferior está desenvolvendo uma TVP, quais perguntas você deve fazer ao paciente? O que você deve fazer antes de contatar o médico do paciente?

4. Descreva brevemente as diversas intervenções cirúrgicas para reparo da cartilagem articular. Descreva os prós e contras de cada intervenção e os resultados no longo prazo.

5. Diferencie os seguintes tipos de cirurgias de tecidos moles ou osso usados primariamente no tratamento da artrite: artrodese, artroplastia, reparo de cartilagem articular, desbridamento e osteotomia. Descreva brevemente cada cirurgia e compare e contraponha o tratamento pós-operatório com respeito ao uso do exercício terapêutico.

6. Discuta as semelhanças e as diferenças do tratamento pós-operatório das seguintes cirurgias de tecidos moles: reparo muscular, reparo de tendão, transferência de tendão, reconstrução ligamentar, reparo de uma cápsula articular, tenotomia ou miotomia e procedimentos de descompressão.

REFERÊNCIAS BIBLIOGRÁFICAS

1. Aldrich, D, and Hunt, DP: When can the patient with deep vein thrombosis begin to ambulate? Phys Ther 84(3):268–273, 2004.
2. Anand, SS, et al: Does this patient have a deep vein thrombosis? JAMA 279:1094–1099, 1998.
3. Armstrong, AD, and Galatz, LM: Complications of total elbow arthroplasty. In Williams, GR, et al (eds): Shoulder and Elbow Arthroplasty. Philadelphia: Lippincott Williams & Wilkins, 2005, pp 459–473.
4. Baerga-Varela, L, and Malanga, GA: Rehabilitation and minimally invasive surgery. In Hozack, M, et al (eds): Minimally Invasive Total Joint Arthroplasty. Heidelberg: Springer Verlag, 2004, pp 2–5.
5. Ball, CM, and Yamaguchi, K: Interpositional arthroplasty. In Williams, GR, et al (eds): Shoulder and Elbow Arthroplasty. Philadelphia: Lippincott Williams & Wilkins, 2005, pp 49–56.
6. Metzger, PC, Lombardi, M, and Barrick, EF: Orthopedic trauma. In Kauffman, TL (ed): Geriatric Rehabilitation Manual, ed. 2. New York: Churchill Livingstone, 2007, pp 167–171.
7. Batts Shanku, CD: Rheumatoid arthritis. In Hansen, RA, and Atchison, B (eds): Conditions in Occupational Therapy, ed. 2. Philadelphia: Lippincott Williams & Wilkins, 2000.
8. Beckenbaugh, RD: Arthrodesis. In Morrey, BF, and Sanchez-Sotelo, J (eds): The Elbow and Its Disorders, ed. 4. Philadelphia: WB Saunders, 2009, pp 949–955.
9. Berlet, GC, Mascia, A, and Miniaci, A: Treatment of unstable osteochondritis dessicans lesions of the knee using autogenous osteochondral grafts (mosaicplasty). Arthroscopy 15:312–316, 1999.
10. Berry, DJ, et al: Minimally invasive total hip arthroplasty: Development, early results, and critical analysis. J Bone Joint Surg Am 85:2235–2246, 2003.
11. Brinker, M, and Miller, M: Fundamentals of Orthopedics. Philadelphia: WB Saunders, 1999.
12. Brittberg, M, et al: Treatment of deep cartilage defects in the knee with autologous chondrocyte transplantation. N Engl J Med 331:889–895, 1994.
13. Buckwalter, JA, and Ballard, WT: Operative treatment of arthritis. In Klippel, JH, et al (eds): Primer on the Rheumatic Diseases, ed. 13. Atlanta: Arthritis Foundation, 2008, pp 613–623.
14. Burks, R, Burke, W, and Stevanovic, M: Rehabilitation following repair of a torn latissimus dorsi tendon. Phys Ther 86(3):411–423, 2006.
15. Cabilan, CJ, Hines, S, and Munday, J: The effectiveness of prehabilitation or preoperative exercise for surgical patients: a systematic review. JBI Database System Rev Implement Rep 13(1):146–187, 2015.
16. Canavan, PK: Rehabilitation in Sports Medicine: A Comprehensive Guide. Stamford, CT: Appleton & Lange, Stamford, 1998.
17. Chapman, M: Chapman's Orthopaedic Surgery, Vols 1–4, ed. 3. Philadelphia: Lippincott Williams & Wilkins, 2004.
18. Choi, J-I, and Lee, K-B: Comparison of clinical outcomes between arthroscopic subchondral drilling and microfracture for osteochondral lesions of the talus. Knee Surg Sports Traumatol Arthrosc DOI 10.1007/ s00167-015-3511-1, 2015.
19. Chu, CR: Cartilage therapies: Chondrocyte transplantation, osteochondral allografts, and autografts. In Pedowitz, RA, O'Connor, JJ, and Akeson, WH (eds): Daniel's Knee Injuries: Ligament and Cartilage Structure, Function, Injury, and Repair, ed. 2. Philadelphia: Lippincott Williams & Wilkins, 2003, pp 227–237.
20. Colvin, AC, Harrast, J, and Harner, C: Trends in hip arthroplasty. J Bone Joint Surg 94(4):e23, 2012.
21. Comp, PC, et al: Prolonged enoxaparin therapy to prevent venous thromboembolism after primary hip or knee replacement. J Bone Joint Surg Am 83:336–343, 2001.
22. Cooney, WP: Elbow arthroplasty: historical perspective and current concepts. In Morrey, BF (ed): The Elbow and Its Disorders, ed. 3. Philadelphia: WB Saunders, 2000, p 581.
23. Cooney III, WP: Arthroplasty of the thumb axis. In Morrey, BF (ed): Reconstructive surgery of the joints, ed. 2. New York: Churchill Livingstone, 1996, pp 313–339.
24. Cooney III, WP, and Berger, RA: The distal radioulnar joint. In Morrey, BF (ed): Joint Replacement Arthroplasty, ed. 3. Philadelphia: Churchill Livingstone, 2003, pp 226–243.

25. Coventry, MB, Ilstrup, DM, and Wallrichs, SL: Proximal tibial osteotomy: a critical long-term study of eighty-seven cases. J Bone Joint Surg Am 75:196–201, 1993.

26. Cummings, GS, and Tillman, LJ: Remodeling of dense connective tissue in normal adult tissues. In Currier, DP, and Nelson, RM (eds): Dynamics of Human Biologic Tissues. Philadelphia: F.A. Davis, 1992, p 45.

27. D'Amato, M, and Bach, BR: Knee injuries. In Brotzman, SB, and Manske, RC (eds): Clinical Orthopedic Rehabilitation, ed. 3. Philadelphia: Mosby, 2011, pp 211–314.

28. D'Lima, DD, et al: The effect of preoperative exercise on total knee replacement outcomes. Clin Orthop 326:174–182, 1996.

29. Enseki, JR, et al: The hip joint: arthroscopic procedures and postoperative rehabilitation. J Ortho Sports Phys Ther 36(7):516–525, 2006.

30. Enwemeka, CS: Connective tissue plasticity: ultrastructural, biomechanical, and morphometric effects of physical factors on intact and regenerating tendons. J Orthop Sports Phys Ther 14(5):198–212, 1991.

31. Fealey, S, Kingham, TP, and Altchek, DW: Mini-open rotator cuff repair using a two-row fixation technique: outcomes analysis in patients with small, moderate, and large rotator cuff tears. Arthroscopy 18(6):665–670, 2002.

32. Fink, NL, and Stoneman, PD: Deep vein thrombosis in an active military cadet. J Orthop Sports Phys Ther 36(9):686–697, 2006.

33. Galatz, LM (ed): Orthopedic Knowledge Update: Shoulder and Elbow, ed. 3. Rosemont, IL: American Academy of Orthopedic Surgeons, 2008.

34. Gillogly, SD, Voight, M, and Blackburn, T: Treatment of articular cartilage defects of the knee with autologous chondrocyte implantation. J Orthop Sports Phys Ther 28(4):241–251, 1998.

35. Smirnova, IV: The cardiovascular system. In Goodman, CC, and Fuller, KS (eds): Pathology: Implications for the Physical Therapist, ed. 4. Philadelphia: Elsevier, 2015, pp 538–665.

36. Goyal, D, et al: Evidence-based status of microfracture technique: A systematic review of level I and II studies. Arthroscopy 29(9):1579–1588, 2013.

37. Green, DP, et al (eds): Green's Operative Hand Surgery, ed. 6. Philadelphia: Churchill Livingstone, 2011.

38. Grotle, M, et al: What's in team rehabilitation care after arthroplasty for osteoarthritis? Results of a multicenter, longitudinal study assessing structure, process, and outcome. Phys Ther 40(1):121–131, 2010.

39. Hansen, M: Pathophysiology: Foundations of Disease and Clinical Intervention. Philadelphia: WB Saunders, 1998.

40. Hart, JA, and Sekel, R: Osteotomy of the knee: is there a seat at the table? J Arthoplasty 4(Suppl 1):45–49, 2002.

41. Hatrup, SJ: Synovectomy. In Morrey, BF (ed): Reconstructive Surgery of the Joints, ed. 2. New York: Churchill Livingstone, 1996, p 1599.

42. Hillegass, E, et al: Role of physical therapists in the management of individuals at risk for or diagnosed with venous thromboembolism: Evidence based clinical practice guideline. Phys Ther 96(2): 143–166, 2016.

43. Hull, RD, et al: Extended out-of-hospital low-molecular-weight heparin prophylaxis against deep venous thrombosis in patients after elective hip arthroplasty. Ann Intern Med 1355:858–869, 2001.

44. Irrgang, JJ, and Pezzullo, D: Rehabilitation following surgical procedures to address articular cartilage lesions in the knee. J Orthop Sports Phys Ther 28(4):232–240, 1998.

45. Jacobson, MD, et al: Muscle function deficits after tourniquet ischemia. Am J Sports Med 22(3):372–377, 1994.

46. Jones, RE, and Blackburn, WD: Joint replacement surgery preoperative management. Bull Rheum Dis 47(4):5–8, 1998.

47. Kean, CO, et al: Preoperative strength training for patients undergoing high tibial osteotomy: a prospective cohort study with historical controls. J Orthop Sports Phys Ther 41(2):52–59, 2011.

48. Keene, J, and Malone, TR: Ligament and muscle-tendon unit injuries. In Malone, TR, McPoil T, and Nitz, AJ (eds): Orthopaedic and Sports Physical Therapy, ed. 3. St. Louis: Mosby, 1997, p 135.

49. Khan, RJK, et al: Treatment of acute Achilles tendon rupture: a meta-analysis of randomized controlled trials. J Bone Joint Surg AM 87(10): 2202–2210, 2005.

50. Khatod, M, and Akerson, WH: Ligament injury and repair. In Pedowitz, RA, O'Connor, JJ, and Akeson, WH (eds): Daniel's Knee Injuries: Ligament and Cartilage Structure, Function, Injury, and Repair, ed. 2. Philadelphia: Lippincott Williams & Wilkins, 2003, pp 185–201.

51. Kim, CW, and Pedowitz, RA: Principles of surgery. Part A. Graft choice and the biology of graft healing. In Pedowitz, RA, O'Connor, JJ, and Ake- son, WH (eds): Daniel's Knee Injuries: Ligament and Cartilage Structure, Function, Injury, and Repair, ed. 2. Philadelphia: Lippincott Williams & Wilkins, 2003, pp 435–455.

52. King, L: Case study: physical therapy management of hip osteoarthritis prior to total hip arthroplasty. J Orthop Sports Phys Ther 26(1):35–38, 1997.

53. Kitaoka, HB: Complications of replacement arthroplasty of the ankle. In Morrey, BF (ed): Joint Replacement Arthroplasty, ed. 3. Philadelphia: Churchill Livingstone, 2003, pp 1151–1171.

54. Knight, CA: Peripheral vascular disease and wound care. In O'Sullivan, SB, and Schmitz, TJ (eds): Physical Rehabilitation: Assessment and Treatment, ed. 4. Philadelphia: FA Davis, 2001, p 583.

55. Laimins, PD, and Powell, SE: Principles of surgery. Part C. Anterior cru- ciate ligament reconstruction: Techniques past and present. In Pedowitz, RA, O'Connor, JJ, and Akeson, WH (eds): Daniel's Knee Injuries: Ligament and Cartilage Structure, Function, Injury, and Repair, ed. 2. Philadelphia: Lippincott Williams & Wilkins, 2003, pp 227–223.

56. Matsen, FA, et al: Glenohumeral instability. In Rockwood, Jr, et al (eds): The Shoulder, Vol 2, ed. 3. Philadelphia: Saunders, 2004, p 655.

57. Matsen, FA, et al: Glenohumeral arthritis and its management. In Rockwood, Jr, CA, et al (eds): The Shoulder, Vol 2, ed. 3. Philadelphia: Saunders, 2004, p 879.

58. McDonald, S, et al: Preoperative education for hip or knee replacement. Cochrane Database Syst Rev 13, 2014.

59. McGinty, JB (ed): Operative Arthroscopy, ed. 3. Philadelphia: Lippincott Williams & Wilkins, 2003.

60. McNally, MA, and Mollan, RAB: The effect of active movement of the foot on venous blood flow after total hip replacement. J Bone Joint Surg Am 79:1198–1201, 1997.

61. Melvin, JL, and Gall, V (eds): Rheumatologic Rehabilitation Series, Vol 5: Surgical Rehabilitation. Bethesda, MD: American Occupational Therapy Association, 1999.

62. Mercier, LR: Practical Orthopedics, ed. 6. St. Louis: Mosby, 2008

63. Minas, T, and Nehrer, S: Current concepts in the treatment of articular cartilage defects. Orthopedics 20:525–538, 1997.

64. Mirzayan, R: Cartilage Injury in the Athlete. New York: Thieme, 2006.

65. Morrey, BF: Radial head fracture. In Morrey, BF, and Sanchez-Sotelo, J (eds): The Elbow and Its Disorders, ed. 4. Philadelphia: WB Saunders, 2009, pp 381–388.

66. Morrey, BF (ed): Joint Replacement Arthroplasty, ed. 4. Philadelphia: Wolthers Kluwer Health/Lippincott Williams & Wilkins, 2010.

67. NIH Consensus Development Panel on Total Hip Replacement. JAMA 273:1950–1956, 1995.

68. Noonan, TJ, and Garrett, WE: Injuries at the myotendinous junction. Clin Sports Med 11:783–806, 1992.

69. Noyes, FR, et al: Biomechanical analysis of human ligament grafts used in knee ligament repairs and reconstructions. J Bone Joint Surg Am 66:334–352, 1984.

70. Pareek, A, et al: Long-term outcomes after autologous chondrocyte implantation: a systematic review at mean follow-up of 11.4 years. Cartilage doi:10.1177/1947603516630786, 2016.

71. Peljovich, A, Ratner, JA, and Marino, J: Update of the physiology and biomechanics of tendon transfer surgery. J Hand Surg 35A:1365–1369, 2010.

72. Peterson, CA, Alteck, DW, and Warren, RE: Shoulder arthroscopy. In Rockwood, CA, and Matsen, FA (eds): The Shoulder, Vol 2, ed. 2. Philadelphia: WB Saunders, 1998, p 290.

73. Riddle, DL, et al: Diagnosis of lower extremity deep vein thrombosis in outpatients with musculoskeletal disorders: a national survey study of physical therapists. Phys Ther 84(8):717–728, 2004.

74. Roach, JA, Tremblay, LM, and Bowers, DL: A preoperative assessment and education program: implementation and outcomes. Patient Educ Couns 25:83–88, 1995.

75. Rooks, DS, et al: Effect of preoperative exercise on measures of functional status in men and women undergoing total hip and knee arthroplasty. Arthritis Rheum 55:700–708, 2006.

76. Saccomanno, MR, et al: Generalized joint laxity and multidirectional instability of the shoulder. Joints 1(4):171–179, 2013.

77. Salter, RB: Textbook of Disorders and Injuries of the Musculoskeletal System, ed. 3. Baltimore: Williams & Wilkins, 1999.

78. Sansone, V, et al: Long-term results of abrasion arthroplasty for full-thickness cartilage lesions of the medial femoral condyle. Arthroscopy 31(3):396–403, 2015.

79. Scott, RD: Total Knee Arthroplasty, ed. 2. Philadelphia: Saunders, 2015.

80. Scott, WN (ed): Insall & Scott Surgery of the Knee, ed. 5. Philadelphia: Churchill Livingstone, 2012.

81. Stevens-Lapsley, JE, et al: Minimally invasive total knee arthroplasty: surgical implication for recovery. J Knee Surg 26(3):195–201, 2013.

82. Tasto, JP, et al: Surgical decisions and treatment alternatives—meniscal tears, malalignment, chondral injury and chronic arthrosis. In Pedowitz, RA, O'Connor, JJ, and Akeson, WH (eds): Daniel's Knee Injuries: Ligament and Cartilage Structure, Function, Injury, and Repair, ed. 2. Philadelphia: Lippincott Williams & Wilkins, 2003, pp 567–586.

83. Thomas, RH, and Daniels, TR: Ankle arthritis. J Bone Joint Surg Am 85:923–936, 2003.

84. McMahon, PJ, Lee, TQ, and Tibone, JE: Biomechanics and pathologic lesions in the overhead athlete. In Iannotti, JP, and Williams, GR (eds): Disorders of the Shoulder: Diagnosis and Management, ed. 2. Philadelphia: Lippincott Williams & Wilkins, 2007.

85. Tria, Jr, AJ: Advances in minimally invasive total knee arthroplasty. Orthopedics 26(8 Suppl):859–863, 2003.

86. Wegrzyn, J, et al: No benefit of minimally invasive TKA on gait and strength outcomes. A randomized controlled trial. Clin Orthop Relat Res 471:46–55, 2013.

87. Weinmann, EE, and Salzman, EW: Deep vein thrombosis. N Engl J Med 331:1630–1641, 1994.

88. Wells, PS, et al: Evaluation of D-dimer in the diagnosis of suspected deepvein thrombosis. N Eng J Med 349:1227–1235, 2003.

89. White, RH, et al: Predictors of rehospitalization for symptomatic venous thromboembolism after total hip arthroplasty. N Engl J Med 343: 1758–1764, 2000.

90. Wiesel, BB, et al: Orthopedic Surgery: Principles of Diagnosis and Treatment. Philadelphia: Wolthers Kluwer Health/Lippincott Williams & Wilkins, 2011.

91. Wilk, KE, and Andrews, JR: Rehabilitation following thermal assisted capsular shrinkage of the glenohumeral joint: current concepts. J Orthop Sports Phys Ther 32(6):268–287, 2002.

92. Wynn Parry, CB, and Stanley, JK: Synovectomy of the hand. Br J Rheumatol 32:1089–1095, 1993.

93. Young, BA, and Flynn, TW: Pulmonary embolism: the differential diagnosis dilemma. J Orthop Phys Ther 35(10):637–642, 2005.

94. Zazzali, MS, and Vad, VB: Shoulder instability. In Donatelli, RA (ed): Physical Therapy of the Shoulder, ed. 4. St. Louis: Churchill Livingstone, 2004, pp 483–505.

Distúrbios dos nervos periféricos e seu tratamento

Carolyn Kisner, PT, MS
Cindy Johnson Armstrong PT, DPT, CHT

REVISÃO DA ESTRUTURA DO NERVO PERIFÉRICO 410
Estrutura do nervo 410
Características de mobilidade do sistema
   nervoso 410
Locais comuns de lesão dos nervos periféricos 411

■ **Função nervosa comprometida 422**

LESÃO E RECUPERAÇÃO NERVOSA 422
Mecanismos de lesão nervosa 423
Classificação das lesões nervosas 423
Recuperação das lesões nervosas 423
Diretrizes de tratamento: recuperação de uma
   lesão nervosa 425

DISTÚRBIOS DA TENSÃO NEURAL 427
Sintomas e sinais de comprometimento da
   mobilidade neural 427
Causas dos sintomas 428
Princípios de tratamento 428
Precauções e contraindicações para os testes
   neurodinâmicos e seu tratamento 429
Testes e técnicas de mobilização neural para o
   quadrante superior 429
Testes e técnicas de mobilização neural para o
   quadrante inferior 431

■ **Diagnósticos musculoesqueléticos com
   envolvimento de uma função nervosa
   comprometida 432**

SÍNDROME DO DESFILADEIRO TORÁCICO 432
Diagnósticos relacionados 432
Etiologia dos sintomas 433
Locais de compressão ou aprisionamento 434
Comprometimentos estruturais e funcionais
   comuns na SDT 435

Limitações comuns nas atividades e restrições à
   participação 435
Tratamento não cirúrgico da SDT 435

SÍNDROME DO TÚNEL DO CARPO 436
Etiologia dos sintomas 436
Exame 436
Comprometimentos estruturais e funcionais
   comuns na STC 437
Comprometimentos funcionais comuns, limitações
   nas atividades e restrições à participação 438
Tratamento não cirúrgico da STC 438
Intervenção cirúrgica e tratamento pós-operatório
   para a STC 439

COMPRESSÃO DO NERVO ULNAR NO CANAL DE
GUYON 440
Etiologia dos sintomas 440
Exame 440
Comprometimentos estruturais comuns 441
Comprometimentos funcionais comuns, limitações
   nas atividades e restrições à participação 441
Tratamento não cirúrgico 441
Liberação cirúrgica e tratamento
   pós-operatório 441

SÍNDROME DA DOR REGIONAL COMPLEXA 441
Sinais e sintomas de SDRC 441
Etiologia dos sintomas 441
Evolução clínica 442
Comprometimentos estruturais comuns da
   SDRC 442
Comprometimentos funcionais comuns, limitações
   nas atividades e restrições à participação 443
Tratamento 443

ATIVIDADES DE APRENDIZADO INDEPENDENTE 446

Os exercícios terapêuticos e as técnicas de fisioterapia manual relacionadas não teriam efeito se o sistema nervoso e todos os seus componentes não ativassem, controlassem e modificassem as respostas do sistema motor, além de receber e interpretar o *feedback* de uma varieda-de de receptores sensoriais em todo o corpo. Em razão de sua íntima proximidade com todas as estruturas do tronco e dos membros, os nervos podem ser tensionados ou lesionados em diferentes condições musculoesqueléticas, posturas e microtraumas repetitivos que resultam em sintomas neurológicos, comprometimentos estruturais e funcionais, limitações nas atividades e restrições à participação. A primeira seção deste capítulo faz uma revisão dos aspectos principais da anatomia e das consequências das lesões do sistema nervoso periférico com o propósito de estabelecer uma base para as diretrizes de tratamento, incluindo as intervenções com exercícios terapêuticos e fisioterapia manual que serão descritas no decorrer do capítulo. No tratamento de pacientes com comprometimentos musculoesqueléticos, com frequência o fisioterapeuta não pensa nos componentes do sistema nervoso central. Embora este capítulo aborde principalmente o sistema nervoso periférico, é indispensável saber que o sistema nervoso central tem um papel fundamental no início e no controle do movimento. Considerações sobre o controle motor na reabilitação total de um indivíduo com envolvimento musculoesquelético são abordadas especialmente no Capítulo 8.

O desenvolvimento de um plano de atendimento e de técnicas de intervenção é diferente para pacientes com comprometimentos decorrentes de envolvimento nervoso. Lesões nervosas podem resultar em limitações funcionais e restrições à participação significativas devidas à paralisia e à deformidade resultante. Utilizando os princípios apresentados neste capítulo com conhecimento e habilidades de examinar e avaliar os sistemas neural, muscular e esquelético, o leitor deve ser capaz de elaborar programas de exercícios terapêuticos para pacientes com limitações decorrentes de lesões ou restrições de mobilidade no sistema nervoso periférico. Vários problemas de aprisionamento de nervo periférico são descritos, com o objetivo de ilustrar intervenções terapêuticas, inclusive a síndrome do desfiladeiro torácico e a síndrome do túnel do carpo. Este capítulo inclui ainda uma seção sobre a síndrome da dor regional complexa tipo I (distrofia simpática reflexa) e tipo II.

REVISÃO DA ESTRUTURA DO NERVO PERIFÉRICO

Estrutura do nervo

Os componentes periféricos do sistema neuromuscular incluem os motoneurônios alfa e gama, seus axônios e os músculos esqueléticos por eles inervados; os neurônios sensitivos e seus receptores localizados nos tecidos conjuntivos, articulações e vasos sanguíneos; e os neurônios do sistema nervoso autônomo. O tecido conjuntivo envolve cada axônio (endoneuro), assim como os fascículos (perineuro) e as fibras nervosas inteiras (epineuro).[3,78] O axolema é a membrana da superfície do axônio. As células de Schwann ficam entre o axolema e o endoneuro; elas formam a mielina, que funciona isolando o axônio e aumentando a velocidade de condução dos potenciais de ação ao longo da fibra nervosa. As exceções são as fibras muito pequenas, que são amielínicas. Um nervo periférico pode consistir em um único ou em vários fascículos. A estrutu-

ra de um nervo periférico com seu tecido conjuntivo e camadas vasculares está ilustrada na Figura 13.1, e a localização dos seus corpos celulares está resumida no Quadro 13.1.

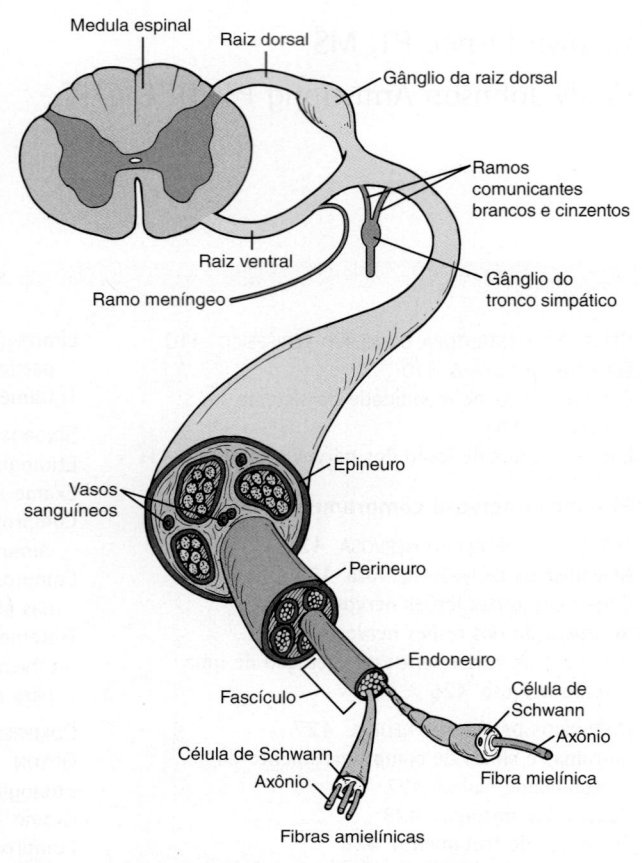

Figura 13.1   Nervo periférico e suas coberturas de tecido conjuntivo.

QUADRO 13.1	Conteúdo dos nervos periféricos e localização de seus corpos celulares

Os nervos periféricos contêm uma mistura de neurônios motores, sensitivos e simpáticos.

- Motoneurônios alfa (fibras eferentes somáticas): corpos celulares localizados na coluna anterior da medula espinal; inervam os músculos esqueléticos.
- Motoneurônios gama (fibras eferentes): corpos celulares localizados nas colunas laterais da medula espinal; inervam as fibras musculares intrafusais do fuso muscular.
- Neurônios sensitivos (fibras aferentes somáticas): corpos celulares localizados nos gânglios das raízes dorsais; inervam os receptores sensitivos.
- Neurônios simpáticos (fibras aferentes viscerais): corpos celulares localizados nos gânglios simpáticos; inervam as glândulas sudoríparas, os vasos sanguíneos, as vísceras e as glândulas.

Características de mobilidade do sistema nervoso

Em 1991, David Butler,[15] um dos terapeutas que originalmente estudaram a neurodinâmica, descreveu o sistema nervoso periférico e central como um trato contínuo de tecido; de um modo simplificado, é como um "H" deitado. Em termos estruturais e funcionais, há uma continuidade entre os tecidos conjuntivos, os impulsos transmitidos entre os neurônios e o fluxo químico de neurotransmissores. O sistema nervoso é elaborado para ser móvel e para suportar as forças mecânicas, sendo ao mesmo tempo capaz de conduzir impulsos.

Quando uma articulação se move e o leito de um nervo é tensionado, o deslizamento do nervo ocorre em direção à articulação que está se movendo (convergência); e quando a tensão é aliviada, o deslizamento desse ocorre no sentido oposto ao da articulação (divergência). Inicialmente, a excursão do nervo ocorre adjacente à articulação em movimento, mas essa excursão progride mais distalmente da articulação em movimento à medida que o movimento do membro continua.[61,71,79]

É necessária uma mobilidade substancial do sistema nervoso para que uma pessoa se mova durante atividades funcionais. Durante o movimento de um membro, antes que haja aumento de tensão no próprio nervo, todo o nervo periférico se move, e ocorre movimento entre os tecidos conjuntivos e os tecidos neurais. Essa mobilidade é permitida sem que haja tensão indevida no tecido nervoso porque:

- O arranjo da medula espinal, raízes nervosas e plexos permite mobilidade. Se qualquer parte do sistema nervoso for colocada sob tensão, a força pode ser dissipada ao longo do sistema, sendo evitada a ocorrência de isquemia nervosa.
- O tecido conjuntivo ao redor de nervos individuais e de feixes de nervos (epineuro, perineuro, endoneuro) absorve as forças tênseis antes que o próprio nervo seja distendido.
- O perineuro especificamente, a primeira defesa contra tensões excessivas, possibilita distensões de 18-22% antes que ocorra falha, graças à sua elasticidade e força longitudinal.

Estudos ultrassonográficos *post-mortem* e *in vivo* da mobilidade e distensão do nervo mediano têm mostrado um movimento do nervo de 0,1 e 12,5 mm, dependendo da posição e do movimento de cada uma das articulações do membro superior e pescoço, 0,1 e 4,0 mm para o nervo ulnar, 0,7 e 5,2 mm para o nervo tibial e 0,1 e 3,5 mm para o nervo isquiático, assim como uma aparência ondulada quando em repouso (sem carga) e uma retificação do nervo quando sob tensão.[19,25,72] A distensão calculada na posição de alongamento (ver teste neurodinâmico do membro superior para o nervo mediano descrito na seção sobre comprometimentos dos nervos periféricos, mais adiante neste capítulo) foi de 2,5 a 3%.[25,72]

Locais comuns de lesão dos nervos periféricos

A compressão e/ou lesão dos nervos do sistema nervoso periférico pode ocorrer em qualquer parte do seu trajeto, desde as raízes nervosas até sua terminação nos tecidos do tronco e dos membros. À medida que cada nervo sai do forame intervertebral e dirige-se a seu destino periférico, há locais que aumentam sua suscetibilidade à tensão ou à compressão. Os sintomas e sinais de comprometimento nervoso são alterações ou perdas sensoriais e fraqueza motora na distribuição das fibras nervosas envolvidas. Como os nervos são compostos de tecido conjuntivo inervado e vasos sanguíneos situados em torno dos axônios, dor isquêmica ou dor por tensão também podem ocorrer quando esses tecidos são tensionados. Além disso, como os nervos periféricos incluem fibras simpáticas, podem ocorrer respostas autonômicas. Sempre que estiverem presentes sinais e sintomas neurológicos, todo o nervo deve ser testado quanto à mobilidade e aos sinais de compressão em pontos-chave ao longo do seu trajeto.

Nesta seção, são identificados os principais locais de compressão, tensão ou lesão dos nervos periféricos nas regiões dos quadrantes superior e inferior, incluindo suas origens nas raízes nervosas e vias em cada plexo.

Raízes nervosas

As raízes nervosas emergem do canal vertebral e atravessam os forames da coluna vertebral, onde podem ser pinçadas em decorrência de várias patologias da coluna que reduzem o espaço nos forames, como a doença degenerativa de disco, a doença articular degenerativa, lesões de disco e a espondilolistese. Com espaço reduzido no canal vertebral ou forame (estenose), os movimentos de extensão, flexão lateral ou rotação vertebral para o lado da estenose diminuem ainda mais o espaço no ponto onde a raiz nervosa passa e podem causar ou perpetuar os sintomas. Se aderências comprimem ou tensionam uma raiz nervosa, os testes de mobilidade neural (descritos adiante neste capítulo) podem reproduzir sintomas quando a coluna vertebral é inclinada (fletida lateralmente) para o lado oposto ao que está causando os sintomas. Quando há envolvimento, os sintomas e sinais incluem alterações sensoriais e/ou perda de função motora no dermátomo respectivo e padrões de miótomos (Fig. 13.2 e Quadro 13.2). As raízes nervosas do quadrante superior incluem C5 a T1, e as do quadrante inferior, L1 a S3. As diretrizes de tratamento para pessoas com sintomas ligados à raiz nervosa estão descritas no Capítulo 15.

Plexo braquial

Depois de emergir do forame, as fibras nervosas dividem-se em ramos primários anterior e posterior. As fibras vasomotoras provenientes do tronco simpático unem-se aos ramos primários anteriores para avançar dentro do plexo braquial e nervos periféricos até as extremidades. O plexo braquial é formado pelas divisões primárias anterio-

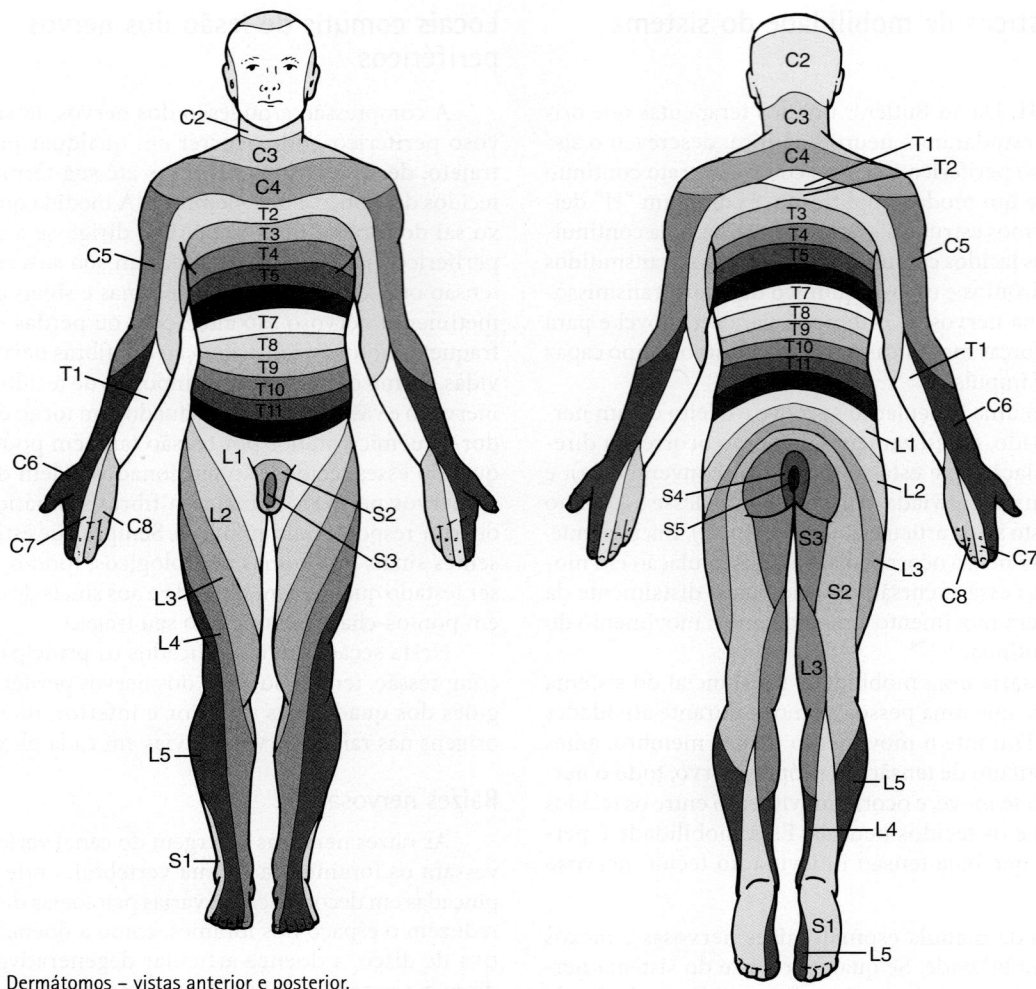

Figura 13.2   Dermátomos – vistas anterior e posterior.

Músculos-chave para teste dos miótomos dos quadrantes superior e inferior[52]

Quadrante superior

C1-2	Flexão cervical
C3	Flexão cervical lateral
C4	Elevação escapular
C5	Abdução do ombro
C6	Flexão do cotovelo e extensão do punho
C7	Extensão do cotovelo e flexão do punho
C8	Extensão do polegar
T1	Abdução dos dedos

Quadrante inferior

L1-2	Flexão do quadril
L3	Extensão do joelho
L4	Dorsiflexão do tornozelo
L5	Extensão do hálux
S1	Eversão e flexão plantar do tornozelo, extensão do quadril
S2	Flexão do joelho
S3	Sem teste de uma ação específica; músculos intrínsecos do pé (exceto o abdutor do hálux)

res das raízes nervosas C5-T1 (Fig. 13.3). Ele funciona como o centro de distribuição para a organização dos conteúdos de cada nervo periférico. Além disso, Butler[16] sugere que o padrão ondulado do plexo braquial contribui para a mobilidade dos nervos de tal modo que, quando a tensão é aplicada em qualquer nervo periférico, ela é transmitida para várias raízes de nervos cervicais em vez de apenas para uma raiz nervosa.

O plexo braquial avança através da região conhecida como desfiladeiro torácico. Há três locais primários para compressão ou aprisionamento das estruturas neurovasculares nessa região (ver Fig. 13.19, mais adiante neste capítulo):

- *Triângulo interescaleno:* margeado pelos músculos escalenos anterior e médio e a primeira costela. O triângulo interescaleno contém a artéria subclávia e os troncos superior, médio e inferior do plexo braquial.
- *Espaço costoclavicular:* entre a clavícula, o músculo subclávio, e o ligamento costocoracoide anteriormente e a primeira costela e os músculos escaleno anterior e médio posteriormente. Esse espaço contém os vasos subclávios e as divisões do plexo braquial.

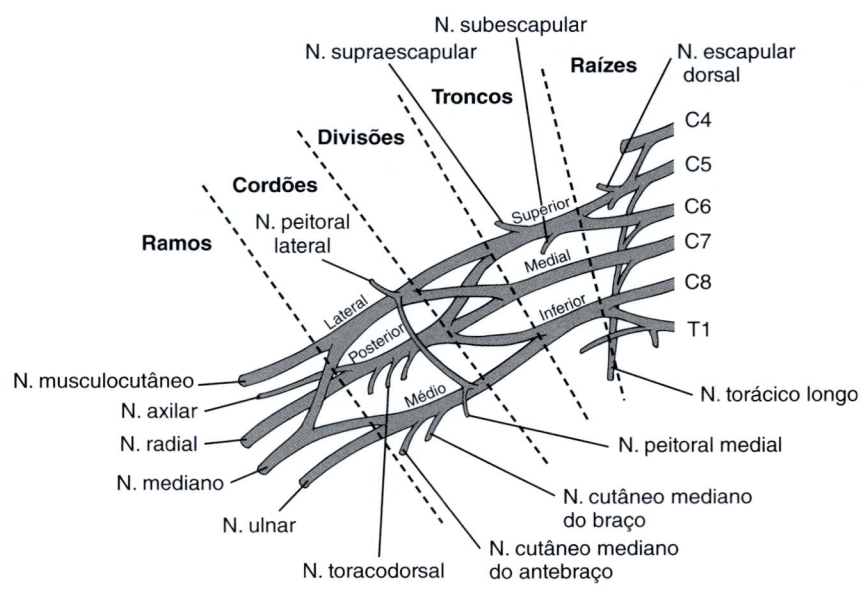

Figura 13.3   Plexo braquial.

- *Espaço retropeitoral menor:* inferior ao processo coracoide, anterior à segunda até a quarta costelas e posterior ao peitoral menor. Esse espaço contém os cordões do plexo braquial e a artéria e o nervo axilares.
- Anomalias estruturais, por exemplo, uma costela cervical, um processo transverso de C7 alongado, ou uma consolidação viciosa de uma fratura clavicular, também podem comprimir ou encarcerar uma parte do plexo.

Quando sintomas vasculares e/ou neurológicos são causados por comprometimentos no desfiladeiro torácico, são comumente chamados de síndrome do desfiladeiro torácico. As características dessa síndrome e as diretrizes de tratamento estão descritas adiante neste capítulo.

Outras lesões do plexo braquial incluem as seguintes.

- **Lesões do plexo superior (C5,6):** a lesão mais comum do plexo envolve a compressão ou laceração do tronco superior. O mecanismo envolve depressão do ombro e flexão lateral do pescoço para o lado oposto. Ocorre perda de abdução e de rotação lateral do ombro e fraqueza na flexão de cotovelo e na supinação do antebraço (a mão assume uma posição semelhante à de um garçom recebendo discretamente uma gorjeta). A paralisia de Erb ocorre com lesões durante o parto quando o ombro é distendido para baixo, embora Benjamin[5] tenha alertado que há fatores maternos e do bebê que poderiam contribuir para essa lesão, além das forças aplicadas durante o parto. Uma "queimação" ocorre em lesões que podem ser contínuas, como quando um jogador de futebol americano aterrissa sobre a parte superior do tronco e o ombro com a cabeça e o pescoço fletindo lateralmente na direção oposta.
- **Lesões do plexo médio (C7):** raramente vistas isoladas.
- **Lesões do plexo inferior (C8, T1):** geralmente, são decorrentes da compressão por uma costela cervical ou alongamento do braço acima da cabeça. A paralisia de Klumpke (paralisia dos músculos intrínsecos da mão) ocorre em lesões de parto quando o bebê se apresenta com o braço acima da cabeça.[5]
- **Lesão completa ou total do plexo:** a paralisia completa devida à lesão total do plexo braquial pode ocorrer como uma complicação do parto; é conhecida como paralisia de Erb-Klumpke e está associada com a síndrome de Horner em um terço dos pacientes que são gravemente afetados.[5]

Nervos periféricos no quadrante superior

O plexo braquial termina em cinco nervos periféricos primários que são responsáveis pela inervação dos tecidos dos membros superiores: (1) nervo musculocutâneo, (2) axilar, (3) mediano, (4) ulnar e (5) radial. Locais comuns de lesões por compressão ou tensão de cada um dos nervos estão descritos nesta seção. Os padrões de fraqueza muscular e comprometimentos primários ligados a lesões de nervo periférico no quadrante superior estão resumidos na Tabela 13.1.

Nervo axilar: C5,6

O nervo axilar (Fig. 13.4) emerge do cordão posterior do plexo braquial, passa lateralmente pela axila, envia um ramo para o músculo redondo menor, avança por trás do colo cirúrgico do úmero e inerva o músculo deltoide e a pele sobre ele. O nervo axilar fica vulnerável à lesão na luxação de ombro e fraturas do colo cirúrgico do úmero. Se o tronco superior do plexo braquial for distendido ou lesionado, isso afeta a função do nervo axilar. A abdução e a rotação lateral do ombro são comprometidas quando esse nervo é afetado.

Nervo musculocutâneo: C5,6

O nervo musculocutâneo (Fig. 13.4) emerge do cordão lateral do plexo braquial e cruza a axila com o nervo mediano; penetra no coracobraquial e o inerva, avançando,

TABELA 13.1	Padrões de fraqueza muscular e perda funcional nas lesões de nervos periféricos do membro superior			
Nervo	Músculos afetados com a lesão nervosa	Causas comuns de lesão nervosa	Deformidade	Perda funcional primária
Axilar (C5,6)	Deltoide	Luxação do ombro	"Ombro quadrado" em razão da atrofia do músculo deltoide	Fraqueza na abdução de ombro e rotação lateral; observam-se levantamento do ombro e inclinação lateral do tronco para abduzir/fletir o braço
	Redondo menor	Fratura do colo cirúrgico do úmero		
Musculocutâneo (C5-7)	Coracobraquial Bíceps braquial Braquial	Ferimento por projéteis	Atrofia (retificação) ao longo da superfície flexora do braço	Fraqueza na flexão de cotovelo especialmente com o antebraço supinado; pode haver leve subluxação da cabeça do úmero
Mediano (C6-8, T1)	*Antebraço:* Pronador redondo Palmar longo Flexor profundo dos dedos (porção radial) Flexor radial do carpo Flexor superficial dos dedos Flexor longo do polegar Pronador quadrado *Punho e mão:* Oponente do polegar Abdutor curto do polegar Flexor curto do polegar (cabeça superficial) Lumbricais I e II	Pinçamento no pronador redondo hipertrofiado Compressão no túnel do carpo	Mão símia com atrofia da eminência tenar	Pronação de antebraço ausente, garra fraca; sem abdução e oposição do polegar e, portanto, incapaz de preensão entre as pontas dos dedos, entre a ponta e a polpa e entre as polpas
Ulnar (C8, T1)	*Antebraço:* Flexor ulnar do carpo Flexor profundo dos dedos (porção ulnar) *Punho e mão:* Abdutor, oponente e flexor do dedo mínimo Lumbricais III e IV Interósseos Adutor do polegar Flexor curto do polegar (cabeça profunda)	Túnel ulnar Pinçamento entre as cabeças do flexor ulnar do carpo Compressão no canal de Guyon no punho	Garra parcial com atrofia entre os metacarpais, com atrofia da eminência hipotenar e desvio ulnar do dedo mínimo	Uso do 4º e do 5º dedos para garras de potência esféricas e cilíndricas, adução do polegar; perda da abdução e adução dos dedos

(continua)

TABELA 13.1	Padrões de fraqueza muscular e perda funcional nas lesões de nervos periféricos do membro superior *(continuação)*			
Nervo	**Músculos afetados com a lesão nervosa**	**Causas comuns de lesão nervosa**	**Deformidade**	**Perda funcional primária**
Radial (C5-8, T1)	Tríceps braquial e ancôneo Braquial Braquiorradial Extensor radial longo e curto do carpo e extensor ulnar do carpo Extensor comum dos dedos e do quinto dedo Supinador Abdutor longo do polegar Extensor longo e curto do polegar	Compressão na axila Lesão no sulco musculoespiral Lesão no colo radial	Punho caído	Nas lesões altas que afetam o músculo tríceps, não consegue empurrar; supinação fraca; incapaz de fechar o punho ou agarrar objetos a menos que o punho seja estabilizado em extensão

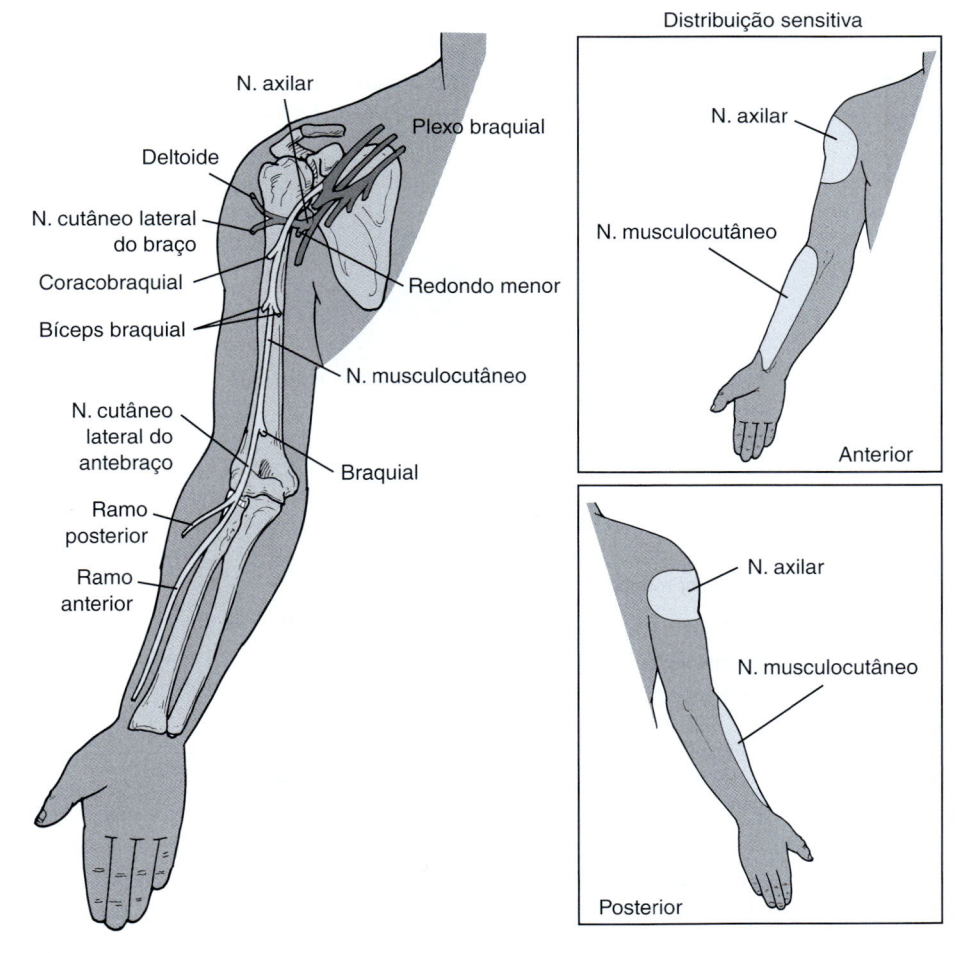

Figura 13.4   Inervação sensitiva e motora dos nervos axilar (C5,6) e musculocutâneo (C5,6).

então, distalmente para inervar os músculos bíceps e braquial. Continua entre esses músculos até a superfície flexora do cotovelo; após emergir da fáscia profunda no cotovelo, torna-se o nervo cutâneo lateral do antebraço. A compressão isolada desse nervo não é comum; a lesão do cordão lateral no tronco superior do plexo braquial afeta o nervo musculocutâneo. Quando afetado, o paciente não consegue flexionar o cotovelo com o antebraço em supinação e pode ter alguma instabilidade no ombro.

Nervo mediano: C6-8

Feixes dos cordões medial e lateral do plexo braquial unem-se na parte mais alta do braço para formar o nervo mediano (Fig. 13.5). Este percorre a face medial do úmero até o cotovelo, onde fica profundo na fossa cubital embaixo da aponeurose bicipital, região medial ao tendão do bíceps e artéria braquial; move-se, então, para dentro do antebraço entre as duas cabeças do músculo pronador redondo. A hipertrofia desse músculo pode comprimir o nervo mediano e, assim, produzir sintomas que se confundem com a síndrome do túnel do carpo, exceto pelo fato de que os músculos do antebraço (pronador redondo, flexores do punho, flexores extrínsecos dos dedos) são envolvidos, além dos músculos intrínsecos.

Para entrar na mão, o nervo mediano passa pelo túnel do carpo no punho, junto dos tendões flexores. O túnel do carpo é coberto pelo ligamento transverso do carpo, que é grosso e relativamente inelástico. O aprisionamento do nervo mediano no túnel, chamado de síndrome do túnel do carpo, causa alterações sensoriais e fraqueza progressiva dos músculos inervados por ele distalmente ao punho. As características dessa síndrome e as diretrizes de tratamento estão descritas mais adiante neste capítulo.

Nervo ulnar: C8, T1

O nervo ulnar (Fig. 13.6) emerge do cordão medial do plexo braquial na borda inferior do músculo peitoral menor e desce pelo braço ao longo da face medial do úmero. Passa posteriormente à articulação do cotovelo no sulco entre o epicôndilo medial do úmero e o olécrano da ulna. O sulco é coberto por uma bainha fibrosa que forma o túnel ulnar. O nervo possui mobilidade considerável para alongar-se em torno do cotovelo à medida que este flexiona, embora possa ser facilmente irritado ou aprisionado nesse local por causa de sua localização superficial e posição anatômica.[28] Passa, então, entre a cabeça do úmero e a da ulna do músculo flexor ulnar do carpo, outro local onde a compressão pode ocorrer.[28] Os músculos extrínsecos inervados pelo nervo ulnar são o flexor ulnar do carpo e a metade ulnar do flexor profundo dos dedos.

O nervo ulnar entra na mão através de uma depressão formada pelo osso pisiforme e o hâmulo do osso hamato e fica coberto pelo ligamento palmar do carpo e o músculo palmar curto, formando o canal de Guyon. Trauma ou apri-

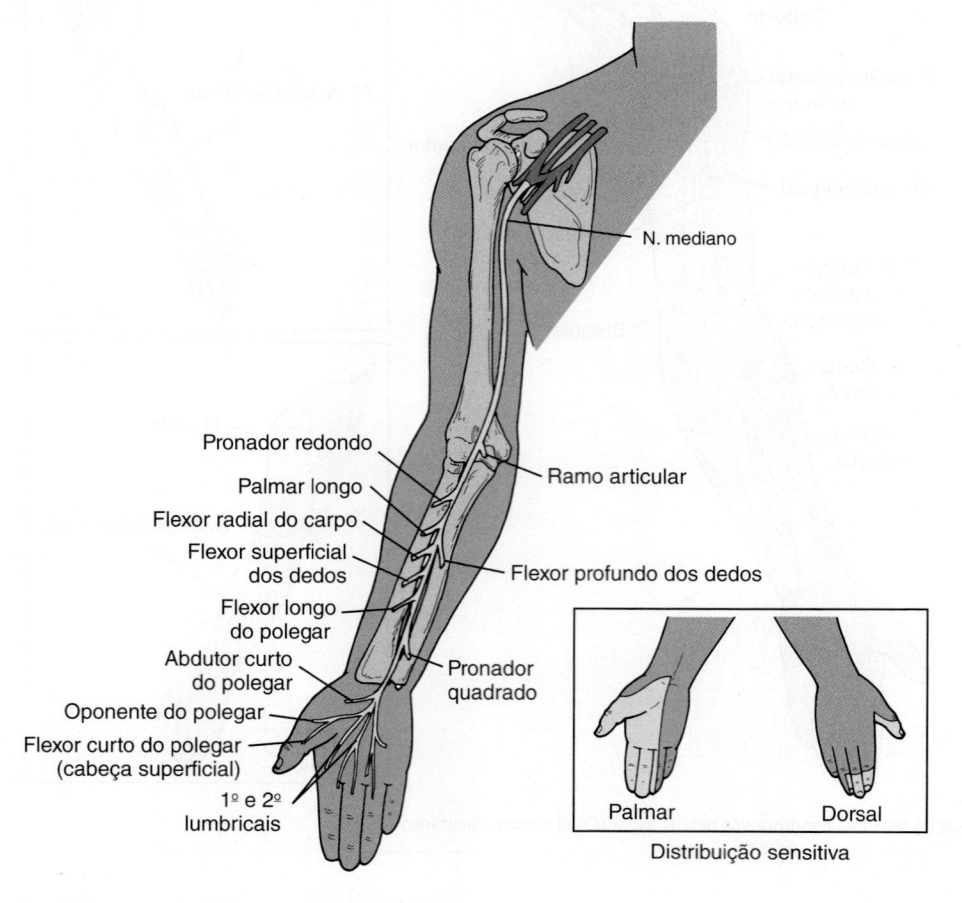

Figura 13.5 Inervação sensitiva e motora do nervo mediano (C6-8, T1).

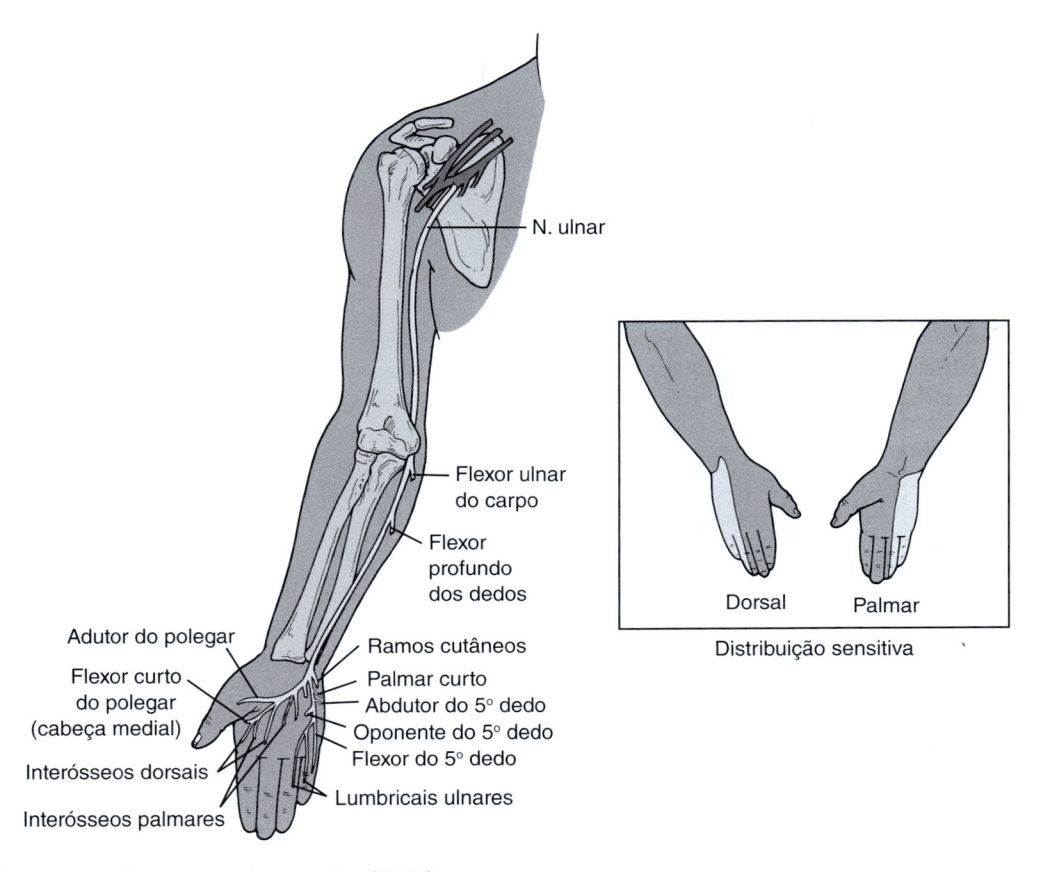

Figura 13.6   Inervação sensitiva e motora do nervo ulnar (C8, T1).

sionamento nessa região causam alterações sensitivas e fraqueza progressiva dos músculos inervados distalmente ao local, resultando em uma deformidade de mão em garra parcial. A lesão do nervo após sua bifurcação leva ao envolvimento parcial, dependendo do local da lesão.[27,28] As características do pinçamento do nervo ulnar no túnel e as diretrizes de tratamento estão descritas adiante neste capítulo.

Nervo radial: C6-8, T1

O nervo radial (Fig. 13.7) emerge diretamente do cordão posterior do plexo braquial na borda inferior do músculo peitoral menor. À medida que desce pelo braço, ele se curva em torno da face posterior do úmero no sulco espiral entre as cabeças lateral e medial do músculo tríceps braquial, e continua até a face radial do cotovelo. No braço, inerva os músculos tríceps braquial, ancôneo e porção superior do grupo extensor e supinador do antebraço. A lesão desse nervo pode ocorrer nas luxações de ombro e nas fraturas no meio do úmero. Também conhecida de todos os fisioterapeutas é a "paralisia das muletas", uma condição de compressão nervosa causada pelo apoio sobre muletas axilares. A "paralisia do sábado à noite" ocorre quando se dorme com a cabeça de outra pessoa apoiada no braço que está pendurado no encosto de uma cadeira ou janela aberta do carro. O músculo tríceps é envolvido apenas se a compressão ou lesão do nervo ocorrer perto da axila. No cotovelo, o nervo radial penetra no septo muscular lateral

anterior ao epicôndilo lateral e passa embaixo da origem do extensor radial curto do carpo; divide-se, então, em um ramo superficial e outro profundo. O ramo profundo pode ficar aprisionado enquanto passa sob a margem do músculo extensor radial curto do carpo e a fenda fibrosa no supinador, causando fraqueza progressiva dos músculos extensores e supinadores de punho e dedos (exceto o músculo extensor radial longo do carpo, que é inervado proximalmente à bifurcação). A compressão pode ocorrer nesse local e pode ser erroneamente chamada de cotovelo de tenista (epicondilite lateral – ver Cap. 18). O ramo profundo passa ao redor do colo do rádio e pode ser lesionado em uma fratura da cabeça do rádio. O nervo radial superficial pode sofrer trauma direto que cause alterações sensitivas na sua distribuição.

O nervo radial entra na mão pela superfície dorsal como nervo radial superficial, que é apenas sensitivo; portanto, a sua lesão no punho ou mão não causa qualquer fraqueza motora. A influência do nervo radial na musculatura da mão é inteiramente proximal ao punho. A lesão proximal ao cotovelo resulta em queda do punho e inabilidade de estender ativamente o punho e os dedos. Isso afeta a relação comprimento-tensão dos flexores extrínsecos dos dedos, resultando em uma garra inefetiva, a menos que o punho seja imobilizado em extensão parcial. A lesão ao nervo radial no meio do antebraço afeta somente os músculos supinador e extrínsecos abdutor e extensor longo do polegar.[47]

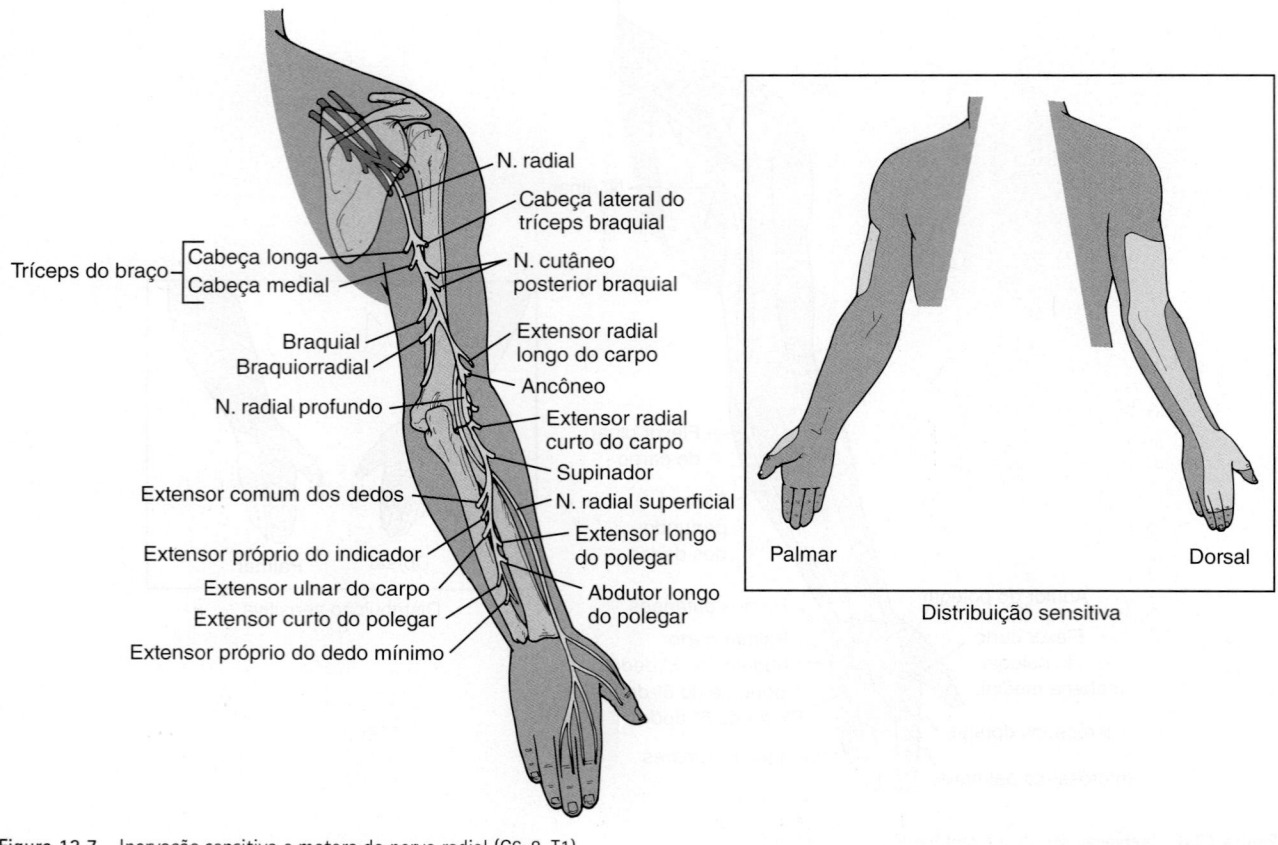

Figura 13.7 Inervação sensitiva e motora do nervo radial (C6–8, T1).

Plexo lombossacral

O plexo lombar é formado pelas divisões primárias anteriores das raízes nervosas L1, L2, L3 e parte de L4 (Fig. 13.8A); o plexo sacral é formado por L4, L5, S1 e partes de S2 e S3 (Fig. 13.8B). Como no plexo braquial, os ramos e divisões do plexo lombossacral organizam o conteúdo de cada um dos nervos periféricos que avançam pelo membro inferior. Além disso, os ramos primários anteriores do plexo recebem fibras simpáticas pós-ganglionares da cadeia simpática que inerva os vasos sanguíneos, glândulas sudoríparas e músculos piloeretores dos membros inferiores. Lesões isoladas do plexo lombar ou sacral não são comuns; os sintomas surgem com mais frequência de lesões em discos ou deformidades espondilíticas que afetam uma ou mais raízes nervosas ou em decorrência da tensão ou compressão de nervos periféricos específicos.

Nervos periféricos do quadrante inferior

O plexo lombossacral termina em três nervos periféricos primários que são responsáveis pela inervação dos tecidos dos membros inferiores. Eles são os nervos femoral e obturatório, do plexo lombar, e o nervo isquiático, do plexo sacral. Locais comuns de lesões por compressão ou tensão estão descritos nesta seção. Os padrões de fraqueza muscular em casos de lesão de nervo periférico no qua-

drante inferior e de comprometimentos primários estão resumidos na Tab. 13.2).

Nervo femoral: L2-4

O nervo femoral (Fig. 13.9) forma-se das três divisões posteriores do plexo lombar. Ele emerge da borda lateral do músculo psoas, superior ao ligamento inguinal, e desce por baixo do ligamento até o triângulo femoral, lateral à artéria femoral, para inervar o grupo muscular sartório e quadríceps. O músculo iliopsoas é suprido superiormente ao ligamento. O nervo pode apresentar lesões decorrentes de trauma, como fraturas da pelve ou da região superior do fêmur, durante a redução de luxação congênita do quadril ou em consequência da pressão durante um parto com fórceps – resultando em fraqueza na flexão do quadril e em perda de extensão do joelho. Os sintomas podem ocorrer em razão da presença de neurite no diabetes melito.

Nervo obturatório: L2-4

O nervo obturatório (Fig. 13.9) forma-se das três divisões anteriores do plexo lombar. Desce pelo canal obturatório no forame obturatório medial até o lado medial da coxa para inervar o grupo de músculos adutores e o obturador externo. A lesão isolada desse nervo é rara, embora possa ser causada pela pressão uterina e pelo dano durante o parto. Se lesionado, a adução e rotação lateral da coxa

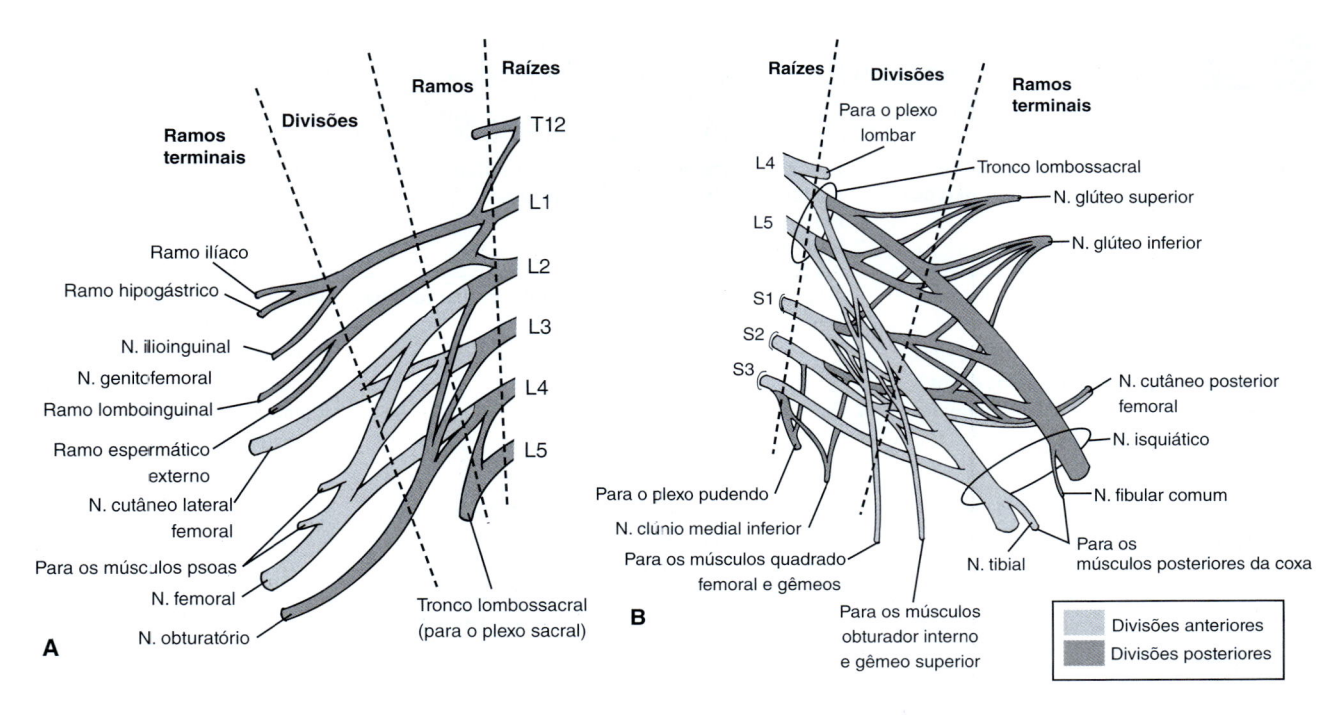

Figura 13.8 Plexo lombar **(A)** e sacral **(B)**.

TABELA 13.2	Padrões de fraqueza muscular e perda funcional nas lesões de nervos periféricos do membro inferior			
Nervo	**Músculos afetados com a lesão nervosa**	**Locais comuns de compressão/tensão nervosa ou causas de lesão nervosa**	**Deformidade/ sintomas**	**Perda funcional primária**
Femoral (L2-4)	Ilíaco Sartório Pectíneo Grupo do quadríceps	Fraturas pélvicas ou da região superior do fêmur, durante a redução de luxação congênita do quadril ou provocadas pela pressão durante um parto com fórceps	Atrofia na região anterior da coxa	Fraqueza ou inabilidade de flexionar a coxa e estender o joelho. Perturbações da marcha e do apoio de peso: incapaz de controlar a flexão do joelho durante a resposta à carga ou a flexão de quadril para iniciar o balanço
Obturatório (L2-4)	Obturador externo Grupo muscular adutor	Similar ao nervo femoral. Pressão decorrente de útero grávido e parto difícil	Atrofia da região medial da coxa	Dificuldade para cruzar as pernas. Comprometimento da adução e rotação lateral da coxa
Isquiático: se divide nos nervos tibial e fibular comum	Grupo dos posteriores da coxa Adutor magno	Compressão devida ao encurtamento do músculo piriforme; luxação de quadril; fratura do fêmur	"Ciática" – dor que irradia na região posterior da coxa e perna; atrofia da região posterior da coxa, perna e pé	Flexão de joelho fraca e perda de controle do tornozelo e do pé afetando todas as fases da marcha

(continua)

TABELA 13.2	Padrões de fraqueza muscular e perda funcional nas lesões de nervos periféricos do membro inferior *(continuação)*			
Nervo	Músculos afetados com a lesão nervosa	Locais comuns de compressão/tensão nervosa ou causas de lesão nervosa	Deformidade/ sintomas	Perda funcional primária
Tibial (L4–S3): se divide nos nervos plantar medial e lateral	Flexores plantares Poplíteo Tibial posterior, flexor longo dos dedos e flexor longo do hálux		Atrofia na panturrilha	Inabilidade de fazer a flexão plantar do tornozelo ou flexionar os dedos. Comprometimento da marcha no apoio terminal
Nervos plantar medial e lateral	Abdutor do hálux, flexor curto do hálux, lumbricais, interósseos e quadrado plantar	Comprometimento no túnel do tarso; irritação decorrente de pé chato ou pé cavo	Deformidades do pé, como pé cavo e dedos em garra; distensão do pé, calcanhar doloroso	
Fibular comum (L4–S2): se divide nos nervos fibular profundo e superficial		Compressão ao cruzar as pernas; lesão decorrente de fratura na cabeça/colo da fíbula		Comprometimento da marcha durante a resposta à carga na batida do pé e durante a fase de balanço com excessiva flexão de quadril (marcha escavante) para levantar os dedos do chão
Nervo fibular profundo	Dorsiflexores do tornozelo; extensores dos dedos; fibular terceiro		Queda do pé; pode desenvolver pé valgo	
Nervo fibular superficial	Fibular longo e curto		Pode desenvolver equinovaro	

ficam comprometidas, e a pessoa passa a ter dificuldade para cruzar as pernas.

Nervo isquiático: L4, 5; S1-3

O nervo isquiático (Fig. 13.10) emerge do plexo sacral como o maior nervo do corpo; suas partes componentes, os nervos tibial e fibular comum, podem ser diferenciadas na bainha comum. Os músculos na região das nádegas (rotadores externos e glúteos) são inervados pelos pequenos nervos do plexo sacral, que emergem proximalmente à formação do nervo isquiático. O nervo isquiático deixa a pelve através do forame isquiático maior e normalmente avança abaixo, embora, às vezes, através do músculo piriforme. A síndrome do piriforme pode ocorrer em razão de um músculo encurtado que causa compressão e irritação do nervo nesse local. O nervo fica protegido embaixo do músculo glúteo máximo enquanto avança entre o túber isquiático e o trocanter maior, embora possa ocorrer lesão nessa região durante uma luxação ou redução de quadril. A porção tibial do nervo isquiático inerva os músculos posteriores da coxa biarticulares e uma porção do adutor magno; a porção fibular comum inerva a cabeça curta do bíceps femoral. Proximal à cavidade poplítea, o nervo isquiático termina quando os nervos tibial e fibular comum emergem como estruturas separadas.

Nervo tibial/tibial posterior: L4, 5; S1-3

O nervo tibial (Fig. 13.10) forma-se a partir dos ramos anteriores primários do plexo sacral, avança até o nervo fibular comum como nervo isquiático e, então, emerge como um nervo separado proximalmente à fossa poplítea. Após passar pela fossa poplítea, envia um ramo que se une a um ramo do nervo fibular comum para formar o nervo sural e continua como nervo tibial posterior. Na perna, inerva os músculos do compartimento posterior, incluindo os músculos flexores plantares, poplíteo, tibial posterior e flexores extrínsecos dos dedos.

No seu acesso ao pé, o nervo ocupa um sulco atrás do maléolo medial junto aos tendões do tibial posterior, flexor longo do hálux e flexor longo dos dedos; o sulco é coberto

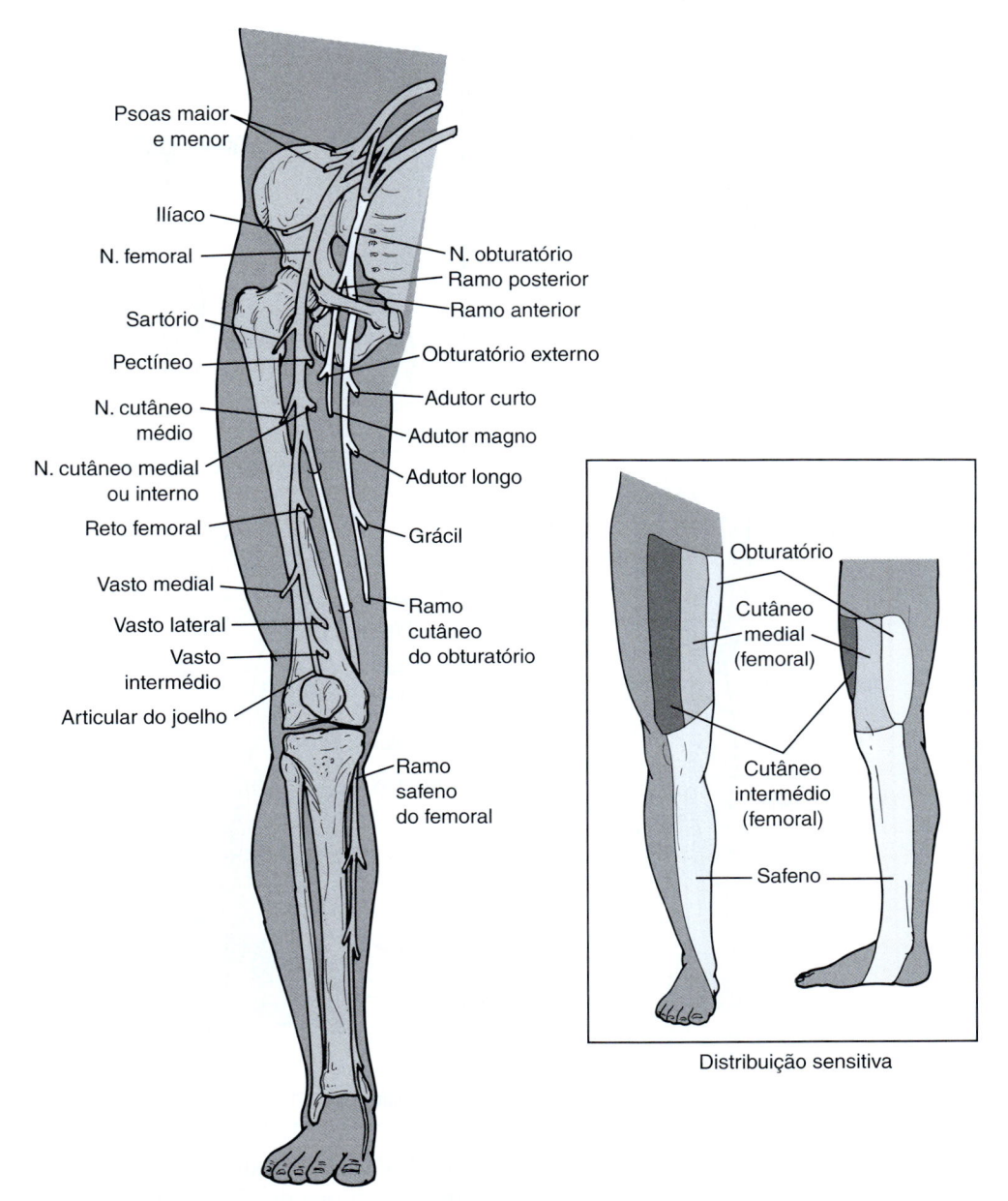

Figura 13.9   Inervações sensitivas e motoras dos nervos femoral (L2-4) e obturatório (L2-4).

por um ligamento e forma, assim, um túnel. O aprisionamento, geralmente decorrente de uma lesão que ocupa o espaço, é conhecido como *síndrome do túnel do tarso*. O nervo, então, divide-se nos nervos plantar e calcâneo, mediais e laterais.

Nervos plantar e calcâneo. Os nervos plantar e calcâneo podem ser aprisionados quando se curvam sob a face medial do pé e passam por aberturas no músculo abdutor do hálux, especialmente durante a pronação excessiva do pé, o que força os nervos contra as aberturas com a margem fibrosa do músculo. Os sintomas desencadeados são similares à distensão aguda do pé (hipersensibilidade na face plantar posteromedial do pé), calcanhar doloroso (nervo calcâneo inflamado) e dor em um pé cavo. Os nervos plan-

tares medial e lateral inervam todos os músculos intrínsecos do pé, exceto o extensor curto dos dedos. O padrão de inervação do nervo plantar lateral no pé corresponde ao nervo ulnar na mão, e o nervo plantar medial corresponde ao nervo mediano. Fraqueza e alterações posturais no pé, como um pé cavo e dedos em garra, podem ocorrer por compressão ou lesão nervosa.

Nervo fibular comum: L4, 5; S1,2

Depois de bifurcar-se a partir do nervo isquiático na região do joelho, o nervo fibular comum (Fig. 13.11) passa entre o tendão do bíceps femoral e a cabeça lateral do músculo gastrocnêmio, emite um ramo que se une ao nervo tibial para formar o nervo sural, passa, depois, lateralmente ao redor do colo da fíbula e segue através de uma aber-

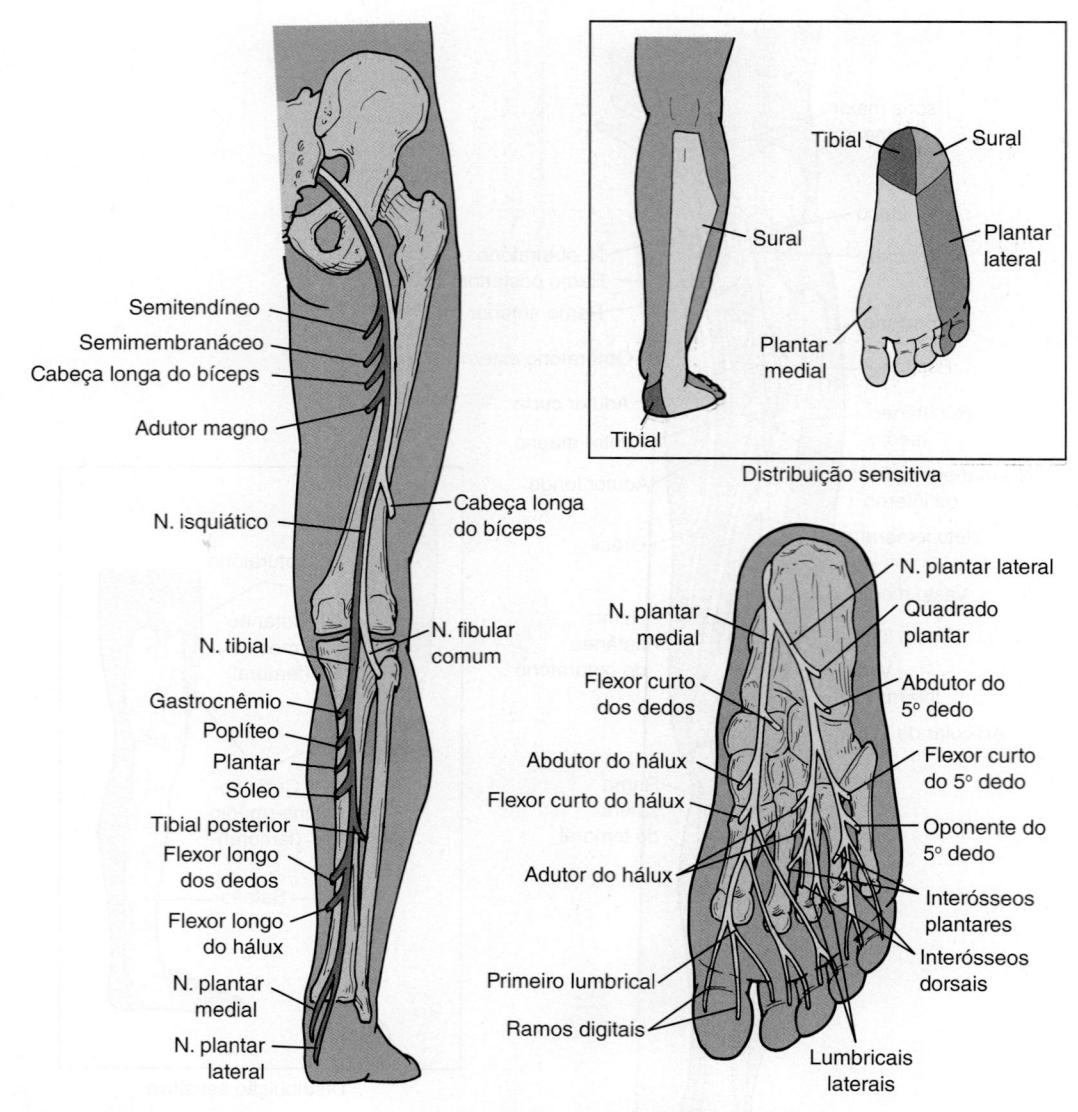

Figura 13.10 Inervações sensitivas e motoras do nervo isquiático (L4, 5, S1-3) e nervo tibial (L4, 5, S1-3).

tura no músculo fibular longo. A pressão ou força contra o nervo nessa região pode causar neuropatia, incluindo alterações sensitivas e fraqueza nos músculos dos compartimentos anterior e lateral da perna. Também ocorre lesão em decorrência de fratura da cabeça da fíbula, ruptura do ligamento colateral lateral do joelho ou quando o gesso aplicado está muito apertado. Além disso, a maioria das pessoas já sentiu o "pé adormecer" em decorrência da pressão contínua ao ficar com as pernas cruzadas. O nervo fibular comum bifurca-se logo abaixo do colo da fíbula nos nervos fibulares superficial e profundo.

Nervo fibular superficial. O nervo fibular superficial desce pela parte anterior da fíbula, inervando os músculos fibular longo e curto e continua com inervações cutâneas. A lesão desse nervo apenas afeta primariamente a eversão. Com o tempo, pode desenvolver-se pé equinovaro em decorrência de uma inversão sem oposição.

Nervo fibular profundo. O nervo fibular profundo desce pela perna ao longo da membrana interóssea e da porção distal da tíbia, inervando os músculos dorsiflexores de tornozelo, extensores dos dedos e fibular terceiro. No pé, inerva o extensor curto dos dedos. A lesão do nervo fibular profundo resulta em pé caído e eversão sem oposição durante a marcha. Com o tempo, pode desenvolver-se pé valgo.

■ Função nervosa comprometida

LESÃO E RECUPERAÇÃO NERVOSA

A lesão de um nervo periférico pode resultar em comprometimentos motores, sensitivos e/ou simpáticos. Além disso, a dor pode ser um sintoma de tensão ou de compressão nervosa, pois o tecido conjuntivo e as estruturas vasculares ao redor e dentro dos nervos periféricos são iner-

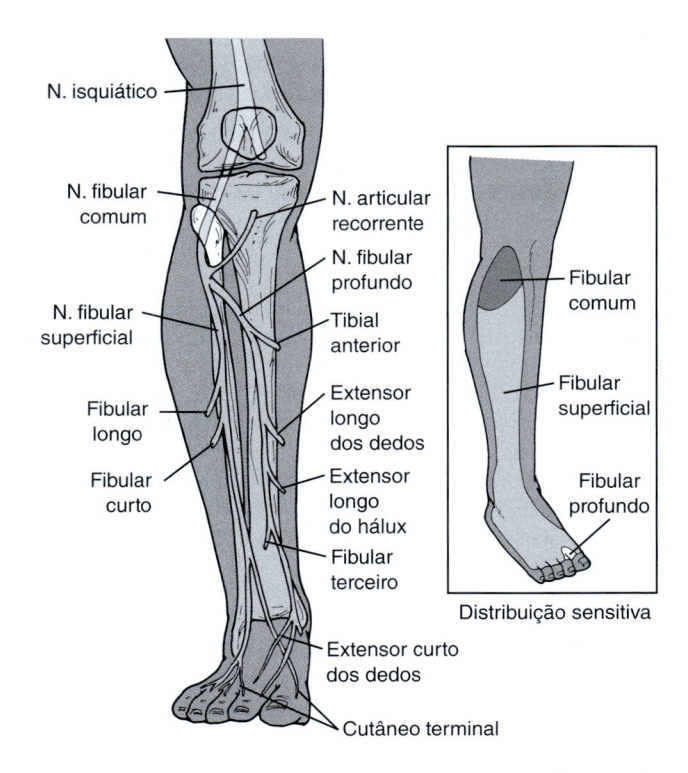

Figura 13.11   Inervação sensitiva e motora do nervo fibular (L4,5, S1,2).

vados e a função do nervo periférico é sensível aos estados hipóxicos. Conhecer o mecanismo de lesão e os sinais e sintomas clínicos ajuda o profissional a determinar o resultado potencial do paciente e a desenvolver um plano de cuidados.[38,71,74]

Mecanismos de lesão nervosa

Os nervos são móveis e capazes de suportar torção e distensão consideráveis por causa de seu arranjo. Contudo, são suscetíveis a vários tipos de lesão e de disfunção, como:[13,71,74]

- Compressão (pressão mantida aplicada externamente, como ao usar um torniquete, ou internamente em decorrência do pinçamento de um osso, tumor ou tecidos moles que resultam em lesão mecânica ou isquêmica).
- Laceração (faca, arma de fogo, complicação cirúrgica, lesão por injeção).
- Distensão (tensão excessiva, laceração decorrente de forças de tração).
- Radiação.
- Eletricidade (raio, mau funcionamento elétrico).
- Injeção (anestesia local, esteroides ou antibióticos).

A lesão pode ser completa ou parcial e produz sintomas de acordo com o local da agressão.

As lesões biomecânicas do sistema nervoso periférico resultam mais comumente de fricção, compressão e distensão.[13,16,71] Uma lesão secundária pode ser decorrente de sangue ou edema. As forças compressivas podem afetar a

microcirculação do nervo e causar congestão venosa e redução do transporte axoplasmático,[53,71] desse modo bloqueando os impulsos nervosos; se for mantida, pode causar dano nervoso. O endoneuro ajuda a manter a pressão dos líquidos e pode prover um amortecimento para os nervos, sobretudo quando estão perto da superfície e sujeitos a maior pressão.

A lesão pode ser aguda, em decorrência de trauma, ou crônica, por traumas repetitivos ou aprisionamento. Locais onde um nervo periférico é mais vulnerável à compressão, fricção ou tensão incluem os túneis (de tecidos moles, ósseos ou fibro-ósseos), ramos do sistema nervoso (especialmente se o nervo fizer um ângulo abrupto), pontos onde um nervo fica relativamente fixo ao passar perto de estruturas rígidas (através de uma proeminência óssea) e em pontos de tensão específicos.

A resposta à lesão pode ser fisiopatológica ou patomecânica e levar a sintomas derivados da tensão adversa sobre o sistema nervoso. Os resultados podem ser intraneurais e/ou extraneurais:[16]

- **Intraneurais.** A patologia que afeta os tecidos de condução (p. ex., hipóxia ou desmielinização) ou os tecidos conjuntivos do nervo (como uma cicatriz no epineuro ou irritação da dura-máter) pode restringir a elasticidade do próprio sistema nervoso.
- **Extraneurais.** A patologia que afeta o leito do nervo (p. ex., sangue), aderências do epineuro a outro tecido (como um ligamento) e o edema de tecidos adjacentes a um nervo (como uma estenose foraminal) podem restringir o movimento grosseiro do sistema nervoso em relação aos tecidos adjacentes.

Classificação das lesões nervosas

As lesões nervosas são classificadas com base nos sistemas de Seddon ou de Sunderland; ambos baseiam-se em alterações estruturais e funcionais que ocorrem no nervo com graus diferentes de lesão.[3,33,38,62,75,78] Esses sistemas descrevem o grau de lesão às subestruturas do nervo e o efeito no prognóstico. O sistema de Seddon descreve três níveis de patologia: neuropraxia, axonotmese e neurotmese. A classificação de Sunderland detalha cinco níveis de lesão e potenciais de recuperação. As características da classificação de Seddon das lesões nervosas estão resumidas no Quadro 13.3 e são comparadas com a classificação de Sunderland na Figura 13.12.

Recuperação das lesões nervosas

O tecido nervoso que ficou irritado por causa de tensão, compressão ou hipóxia pode não sofrer dano permanente e mostrar sinais de recuperação quando os fatores irritantes forem eliminados.[16] Quando o nervo é lesionado, a recuperação depende de vários fatores, como a extensão da lesão do axônio e da bainha de tecido conjuntivo ao redor, a natureza e o nível da lesão, o momento e a técnica de reparo (se necessário) e a idade e a motivação da pessoa.[13,74]

QUADRO 13.3   Classificação de Seddon e características da lesão nervosa[3,33,38,61,75,78]

Neuropraxia
- Desmielinização segmentar
- Potencial de ação mais lento ou bloqueado no ponto de desmielinização; normal acima e abaixo do ponto de compressão
- O músculo não atrofia; sintomas sensitivos temporários
- Causa: isquemia leve devida à compressão ou tração nervosa
- A recuperação geralmente é completa

Axonotmese
- Perda de continuidade axonal, porém as coberturas de tecido conjuntivo permanecem intactas
- Degeneração walleriana distalmente à lesão
- Atrofia das fibras musculares e perda sensorial

- Causa: compressão ou alongamento prolongado, acarretando infarto e necrose
- A recuperação é incompleta – pode ser necessária intervenção cirúrgica

Neurotmese
- Rompimento completo da fibra nervosa com perturbação das coberturas de tecido conjuntivo
- Degeneração walleriana distalmente à lesão
- Atrofia das fibras musculares e perda sensorial
- Causa: ferimento com arma de fogo ou cortante, avulsão, ruptura
- Não ocorre recuperação sem cirurgia – a recuperação depende da intervenção cirúrgica e do novo crescimento correto das fibras nervosas individuais dentro dos tubos endoneurais

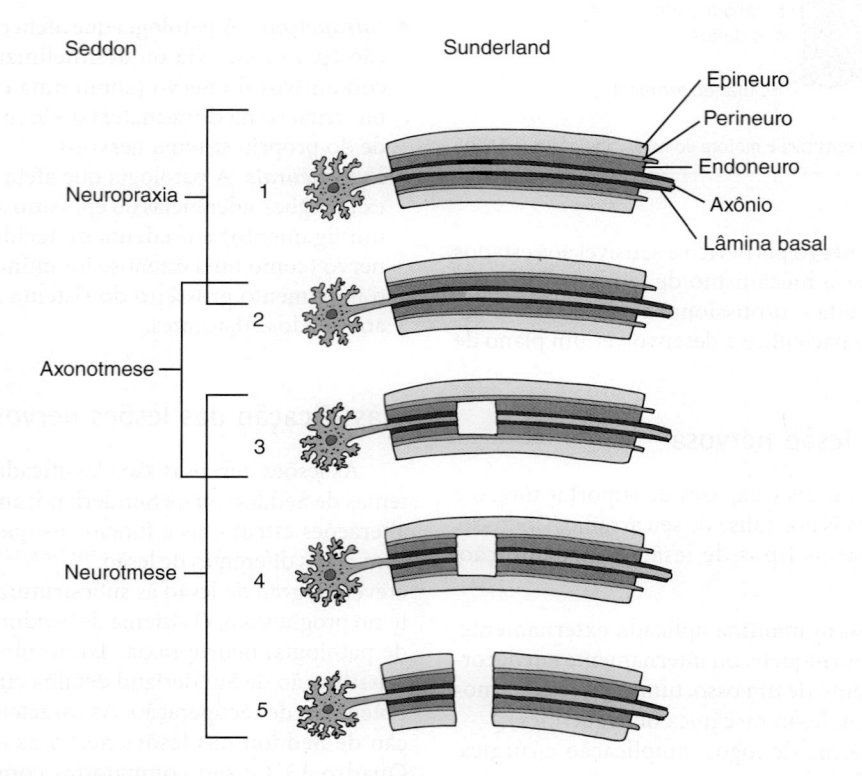

Figura 13.12 Comparação entre a classificação de Sunderland e de Seddon das lesões nervosas. (1) Lesão de primeiro grau (neuropraxia): comprometimento estrutural mínimo — recuperação completa; (2) segundo grau (axonotmese): comprometimento axonal completo com degeneração walleriana — geralmente, recuperação completa; (3) terceiro grau (pode ser axonotmese ou neurotmese): comprometimento do axônio e endoneuro — prognóstico ruim sem cirurgia; (4) quarto grau (neurotmese): comprometimento do axônio, endoneuro e perineuro — prognóstico ruim sem cirurgia; (5) quinto grau (neurotmese): comprometimento estrutural completo — prognóstico ruim sem microcirurgia.[74]

- **Natureza e nível da lesão.** Quanto maior o dano ao nervo e aos tecidos, maior a reação tecidual e ocorrência de cicatriz. Além disso, a face proximal de um nervo tem mais combinações de fibras motoras, sensitivas e simpáticas, de modo que uma perturbação nesse segmento resulta em maior chance de desorganização das fibras, afetando assim a regeneração. Considera-se, em geral, que a regeneração ocorre a uma taxa de 1 mm por dia, mas estimativas de 0,5 a 9 mm por dia foram relatadas com base na natureza e na gravidade da lesão, na duração da denervação, na condição dos tecidos e na necessidade ou não de cirurgia.[3,13,62]

■ *Momento e técnica de reparo.* As lesões por laceração ou por esmagamento que comprometem a integridade de todo o nervo requerem reparo cirúrgico. O momento do reparo é crítico, assim como a habilidade do cirurgião e a técnica usada para alinhar os segmentos de modo acurado e evitar tensão na linha de sutura para uma regeneração nervosa ótima. Resultados potenciais diferentes de regeneração após o reparo nervoso também têm sido relatados com base em grupamentos de nervos específicos.[3,38,74]
  – Potencial regenerativo excelente: nervos radial, musculocutâneo e femoral.
  – Potencial regenerativo moderado: nervos mediano, ulnar e tibial.
  – Potencial regenerativo fraco: nervo fibular.
■ *Idade e motivação do paciente.* O sistema nervoso precisa adaptar-se e reaprender a usar as vias depois que a regeneração tiver ocorrido. A motivação e a idade do paciente têm um papel importante, especialmente nas pessoas muito jovens ou idosas.[74]

Resultados de regeneração nervosa

Smith[74] descreveu cinco resultados possíveis de regeneração nervosa:

1. Reinervação exata do seu órgão-alvo nativo, com retorno da função.
2. Reinervação exata do seu órgão-alvo nativo, porém sem retorno da função por causa da degeneração do órgão final.
3. Receptor errado reinervado no território apropriado; portanto, impulsos impróprios.
4. Reinervação do receptor em território errado, causando falsa localização dos impulsos.
5. Ausência de conexão com um órgão terminal.

Diretrizes de tratamento: recuperação de uma lesão nervosa

Em geral, a recuperação da lesão nervosa é observada na ocorrência em três fases.

■ *Fase aguda.* Logo após uma lesão ou cirurgia, quando a ênfase é na cicatrização e na prevenção de complicações.
■ *Fase de recuperação.* Quando ocorre a reinervação. A ênfase é no retreino e na reeducação.
■ *Fase crônica.* Quando o potencial de reinervação atingiu um pico e há déficits residuais significativos. A ênfase é no treino de funções compensatórias.

O tratamento precisa considerar não apenas a cicatrização nervosa, mas também a cicatrização dos tecidos em geral (ver Cap. 10). As diretrizes de tratamento nessas três fases de recuperação da lesão do nervo periférico estão resumidas no Quadro 13.4.

Fase aguda

Após uma lesão ou imediatamente após uma cirurgia (p. ex., após descompressão e liberação ou após reparo de um nervo lacerado), pode haver um breve período de imobilização durante um mínimo de três semanas para proteger o nervo, minimizar a inflamação e minimizar a compressão ou tração no local lesionado/reparado. A órtese específica ou posição da órtese dependerá do nervo lesionado ou reparado. Deve-se incentivar imediatamente o movimento ativo das articulações não envolvidas. Assim que for permitido, iniciam-se os seguintes.

■ *Controle da dor e do edema.* Elevação, compressão e uso de modalidades (neuroestimulação elétrica transcutânea [TENS], estimulação galvânica com alta voltagem [HVGS]) para a descontinuação dos medicamentos.

QUADRO 13.4 | **DIRETRIZES DE TRATAMENTO**
Recuperação da lesão nervosa periférica

Fase aguda: imediatamente após lesão ou cirurgia
■ Imobilização: tempo prescrito pelo cirurgião
■ Movimento: quantidade e intensidade definidas pelo tipo de lesão e pelo reparo cirúrgico
■ Uso de talas ou órteses: pode ser necessário para prevenir deformidades
■ Orientação ao paciente: proteção da parte (ver Quadro 13.5)

Fase de recuperação: sinais de reinervação (contração muscular, sensibilidade aumentada)
■ Retreinamento motor: "segurar" o músculo na posição encurtada
■ Dessensibilização: múltiplas texturas para estimulação sensitiva; vibração
■ Reeducação sensitiva discriminativa: identificação de objetos com (e depois sem) pistas visuais

Fase crônica: o pico do potencial de reinervação é atingido com sinais mínimos ou ausentes de recuperação neurológica
■ Função compensatória: a função compensatória é minimizada durante a fase de recuperação, mas é enfatizada quando a recuperação neurológica completa não ocorreu
■ Cuidados preventivos: ênfase nos cuidados com a região envolvida pelo resto da vida (ver Quadro 13.5)

QUADRO 13.5 — Técnicas de dessensibilização e reeducação sensorial

Sugestões de modalidades graduadas e procedimentos para dessensibilização:

- Usar múltiplos tipos de texturas ou contatos para estimulação sensorial, tais como algodão, materiais ásperos, lixas com graus variados e Velcro®. As texturas podem ser envolvidas em torno de bastões para serem manipuladas com os dedos ou para serem deslizados pela pele durante 1-3 minutos.
- Colocar partículas de contato, tais como bolas de algodão, feijões, macarrão, areia e outros materiais com graus variados de asperez dentro de baldes ou latas, de modo que o paciente possa passar a mão ou pé envolvido através do material. Fazer o paciente começar manipulando ou colocando o membro na textura menos irritante durante 1-3 minutos. Conforme a tolerância melhorar, progredir para a textura seguinte com um estímulo um pouco mais irritante, porém tolerável. O progresso máximo ocorre quando a textura mais irritante é tolerada.
- Usar vibração. O padrão de recuperação após uma lesão nervosa começa com a sensação de dor (hipersensibilidade) e prossegue para a percepção de vibração lenta (30 cps), toque com movimento, toque constante, vibração rápida (256 cps) e percepção de proximal para distal.[74]

Sugestões para retreinar o cérebro para identificar um estímulo:

- Começar usando um estímulo de toque com movimento, por exemplo, passando a ponta emborrachada de um lápis sobre a área. O paciente primeiro observa, depois fecha os olhos e tenta identificar onde o toque ocorreu.
- Progredir do toque com movimento para o uso de toque constante.
- Quando o paciente for capaz de localizar o toque constante, progredir para a identificação de objetos familiares de vários tamanhos, formatos e texturas.
- Para a mão, usar objetos familiares de casa e de higiene pessoal, como chaves, moedas, talheres, blocos, escova de dentes e alfinetes de segurança.
- Para os pés, fazer o paciente caminhar sobre superfícies diferentes, como grama, areia, madeira, cascalho e superfícies irregulares.

- **Movimento.** Começar com exercícios que visem à amplitude de movimento (ADM) das articulações não envolvidas para minimizar contraturas de articulações e tecidos conjuntivos.
- **Tratamento com órteses.** O uso de uma órtese pode ser necessário para prevenir deformidades causadas por desequilíbrios de força (p. ex., o uso de uma tala para nervo radial para prevenir queda de punho, uma órtese de nervo mediano para posicionar o polegar em oposição,

uma órtese de flexão plantar para prevenir a queda de pé), para prevenir sobrecargas indevidas no tecido nervoso em cicatrização e para facilitar novos movimentos, na medida em que ocorre a reinervação.
- **Orientação ao paciente.** O paciente precisa aprender movimentos seguros e modos de proteger o nervo lesionado e de evitar lesões decorrentes da perda de sensibilidade.

Fase de recuperação

A fase de recuperação começa com sinais de reinervação (contração muscular voluntária e hipersensibilidade). Com a regeneração e a recuperação do nervo, iniciam-se as seguintes:[26]

- **Reeducação motora.** Quando ocorrerem sinais de contração muscular voluntária, iniciar exercícios de "colocar e manter", com o posicionamento do músculo na posição encurtada; em seguida, pedir ao paciente para sustentar a posição. Oferecer assistência conforme a necessidade para impedir que aquela parte "caia" fora da posição encurtada.
  - Usar estimulação elétrica neuromuscular para reforçar esse esforço ativo.
  - Quando os músculos demonstrarem algum grau de controle, iniciar exercícios de ADM ativoassistida com a gravidade eliminada. Continuar a proteger os músculos fracos com uma órtese, conforme a necessidade.
- **Dessensibilização.** À medida que os nervos se regeneram, a pessoa sente um aumento da sensibilidade (hipersensibilidade) na área em que previamente não havia sensação. Deve-se usar uma série de modalidades e procedimentos graduados para diminuir a irritabilidade, ampliar a representação cortical e aumentar a reintegração dos impulsos sensoriais.[26] O Quadro 13.5 apresenta algumas sugestões.
- **Reeducação sensorial discriminativa.** Esse é o processo de retreino do cérebro para que identifique um estímulo depois que a hipersensibilidade tiver diminuído. O Quadro 13.5 resume algumas técnicas.
- **Orientação ao paciente.** Instruir o paciente a retomar o uso do membro gradualmente, ao mesmo tempo monitorando a dor, o edema ou qualquer descoloração; se necessário, modificar ou evitar temporariamente atividades agravantes. Enquanto o nervo estiver recuperando-se ou se a recuperação do nervo estiver incompleta, ensinar ao paciente cuidados preventivos para evitar lesões (ver Quadro 13.6).

Fase crônica

Se o potencial de reinervação tiver alcançado o pico e não houver sinais de reinervação ou estes forem mínimos, enfatizar o treino de funções compensatórias. É provável que a pessoa continue a usar órtese de suporte, e os cuidados preventivos precisarão ser tomados indefinidamente.

QUADRO 13.6	Instruções para o paciente sobre cuidados preventivos após lesão nervosa

Enquanto o nervo está se regenerando ou quando a recuperação do nervo está incompleta:
- Inspecionar a pele regularmente; prover pronto tratamento de ferimentos ou bolhas.
- Compensar o ressecamento da pele usando cremes ou óleos para massagem.

No membro superior:
- Evitar manusear objetos quentes, frios, agudos ou abrasivos.
- Evitar garras mantidas; mudar com frequência o uso dos instrumentos.
- Redistribuir a pressão na mão aumentando o tamanho dos cabos.

- Usar luvas de proteção.

No membro inferior:
- Usar calçados de proteção que se ajustem de forma apropriada.
- Inspecionar os pés regularmente, observando se há pontos de pressão (área avermelhada) e modificar os calçados para prover proteção caso ocorram.
- Não andar descalço, especialmente no escuro ou em superfícies ásperas.
- Transferir frequentemente o peso quando ficar em pé por longos períodos.

DISTÚRBIOS DA TENSÃO NEURAL

Em geral, o sistema nervoso tem mobilidade considerável para adaptar-se à ampla gama de movimentos impostos a ele pelas atividades diárias. Ainda assim, há locais onde os nervos ficam vulneráveis a uma pressão ou tensão maior, sobretudo quando cargas ou distensões excessivas ou repetitivas são impostas aos tecidos que cercam os nervos ou aos próprios nervos. Se um nervo é comprimido na sua passagem perto de uma estrutura óssea ou através de um espaço confinado, poderá ser indevidamente deformado quando ocorrer um movimento proximal ou distal ao local. Isso pode ser agravado se houver tecido cicatricial aderido ou um edema que esteja restringindo seu alongamento e mobilidade. Ao examinar um paciente, o fisioterapeuta precisa ficar alerta aos sintomas descritos por ele e ser capaz de compreender e interpretar sinais positivos que são detectados com manobras de teste.

Esta seção resume os testes de provocação e descreve as técnicas que têm sido relatadas para mobilizar os componentes do sistema nervoso de modo que melhore os resultados do paciente.[16,62,71]

Sintomas e sinais de comprometimento da mobilidade neural

História

Fatores vasculares e mecânicos podem levar à patologia nervosa. A dor é o sintoma mais comum. As respostas sensoriais, relatadas como parestesias ou dor ao alongamento, ocorrem quando os tecidos estão na posição de alongamento neural.[21] O raciocínio clínico é usado para compreender o possível mecanismo de lesão, como uma agressão patológica ao tecido nervoso ou tecidos ao redor ou sintomas decorrentes de padrões de movimento que tensionam os tecidos neurais e reproduzem os sintomas.[71]

Testes de provocação

São feitas manobras com testes neurodinâmicos para detectar tensão ou compressão no tecido neural. Teste de tensão do membro superior (ULTT, sigla em inglês para *upper limb tension test*), teste neurodinâmico de membro superior (ULNT, *upper limb neurodynamic test*), elevação da perna estendida (SLR, *straight leg raise*) e teste de tensão com inclinação (*slump*) anterior são termos familiares que descrevem vários testes e procedimentos que serão descritos mais adiante nesse capítulo.[16,71] Pontos relativos a esses testes:

- Como as posições de teste alongam os nervos ao longo de múltiplas articulações, cada articulação da cadeia precisa ser testada separadamente com respeito a limitações na ADM, mobilidade e provocação de sintomas antes do teste neurodinâmico, de modo que qualquer restrição que ocorra durante este não seja resultado de limitações nos tecidos articulares ou periarticulares.[16,71] Coppieters et al.[21] demonstraram que a posição alongada alterava a ADM disponível e as respostas sensoriais em 35 homens normais durante o teste neurodinâmico e reiteraram a importância de observar outras influências antes da realização desse teste.
- Testes adicionais para avaliar a função nervosa incluem a palpação do nervo, teste de sensibilidade, teste dos reflexos, teste de destreza e teste de força muscular.[16,26,71]
- As posições e manobras dos testes usados para detectar tensão e mobilidade do nervo são as mesmas posições e manobras usadas no tratamento.
- Testar primeiramente o lado não envolvido ou menos sintomático. Se o teste do lado não envolvido causar sintomas, deve-se levar em consideração a sensibilidade das raízes nervosas ou a sensibilização central.[16]
- Faça os testes ativamente antes de fazê-los passivamente para diminuir a ansiedade do paciente em relação à realização da manobra. Se perceber que o teste ativo produz sensibilização, determine se há necessidade de fazer também um teste passivo. Um teste ativo positivo também informará ao fisioterapeuta que os deslizamentos neuro-

dinâmicos seriam um complemento apropriado ao plano de cuidados.

- Para que um teste seja considerado positivo, ele deve (1) reproduzir os sintomas do paciente (dor ou parestesias) no âmbito da distribuição do nervo que está sendo testado, além de (2) demonstrar diferenças entre os lados e as respostas normais conhecidas, além de (3) dar suporte aos achados do exame completo, incluindo padrão e localização dos sintomas, achados físicos (i. e., força, ADM, mobilidade articular) e, finalmente, (4) constatar que as manobras de sensibilização alteram os sintomas do paciente.[11,71] As manobras de sensibilização produzem dor ou parestesias quando o sistema neurológico é alongado através das várias articulações, ou essas respostas são aliviadas quando uma das articulações (geralmente a mais proximal ou mais distal) é removida da posição alongada.

Procedimento geral de teste: O examinador alonga cuidadosamente o nervo através de cada articulação de maneira sucessiva, até que haja sintomas de provocação (isso está descrito com detalhes na seção de técnicas). Quando os sintomas ocorrem, anota-se a posição final. Assim que os sintomas são provocados ou ocorre limitação no movimento, o examinador sensibiliza a manobra ao mover uma das articulações para fora da posição de alongamento ou ao mover uma das articulações proximal ou distalmente em uma posição mais alongada, para ver se os sintomas são aliviados ou provocados, respectivamente.

Causas dos sintomas

Originalmente, Butler[15] propôs que os sintomas resultam da aplicação de tensão sobre algum componente do sistema nervoso; então, esse autor se referiu a esse grupo de testes como "testes de tensão neural." Butler acreditava que, se a compressão estiver impedindo a mobilidade normal, ocorrem sinais de tensão quando o nervo é tensionado, seja proximal ou distalmente ao local de compressão. A restrição aos movimentos pode ser decorrente de inflamação e de formação de cicatrizes entre o nervo e o tecido por onde este avança ou de alterações no próprio nervo. A restrição do movimento poderia ser decorrente da inflamação ou da formação de cicatrizes entre o nervo e os tecidos circundantes, ou de alterações efetivamente ocorridas no nervo em si. Mais recentemente, Butler adotou o conceito de "neurodinâmica" introduzido por Shacklock em 1995. A justificativa é que "dinâmica" é um termo mais abrangente, que se afasta um pouco das causas estritamente mecânicas, de modo a incluir aspectos fisiológicos e também mudanças na plasticidade do sistema nervoso.[16,71]

Evidências em foco

Estudos *post mortem* e *in vivo* com imagens de ultrassonografia demonstraram que a ADM da articulação em movimento, a distância da articulação em movimento até o local da lesão, a posição das articulações adjacentes, a quantidade de articulações em movimento e se o movimento articular alonga ou encurta o leito nervoso são aspectos que, sem exceção, influenciam a excursão nervosa[18-20,25,39,72] e que o alongamento ou encurtamento dos nervos isquiático, tibial e plantar ocorrem em vários graus com os movimentos do quadril, joelho, tornozelo e dedos do pé.[1,11,18,20] Além disso, Coppieters[18] demonstrou que ocorre maior excursão do nervo isquiático com o movimento simultâneo das articulações do quadril/joelho, em comparação com qualquer uma das técnicas de tensionamento.

Tal como acontece com muitas técnicas de testes manuais, a sensibilidade e validade dos testes ainda não foram determinadas. Embora o volume de evidências continue sendo limitado, estudos mais recentemente publicados demonstram que a confiabilidade e a validade do ULNT são promissoras.[60,68,81] Além disso, vêm surgindo evidências de que o ULNT pode não se prestar apenas para o teste do plexo braquial e nervos periféricos e para o tratamento, mas que também pode ser eficaz para doenças na região cervical, incluindo radiculopatia cervical, neuropatias de aprisionamento e síndrome do desfiladeiro torácico.[48] A literatura vem demonstrando a eficácia das intervenções fundamentadas nas manobras neurodinâmicas.[17,29,42] Uma revisão sistemática das pesquisas sobre a eficácia terapêutica da mobilização neural avaliou 10 ensaios clínicos randomizados controlados.[29] Embora a maioria desses estudos tenha descrito benefícios, a revisão questionou a qualidade dos estudos e expressou a necessidade de haver mais homogeneidade e controle nos estudos futuros, de modo a fornecer evidências para o uso da mobilização neural como intervenção terapêutica.

Princípios de tratamento

Os princípios da mobilização neural baseiam-se nas propriedades anatômicas e biomecânicas dos nervos periféricos e em sua resposta à tensão e à distensão. O objetivo da mobilização neural é maximizar a excursão do nervo, ao mesmo tempo que minimiza a tensão. Distensão é definida como a mudança no comprimento do nervo induzida por uma força de tensão longitudinal.[67] Para que o sistema nervoso seja mobilizado normalmente, ele deve suportar a força de tração, deslizar em seu espaço recipiente e ter compressibilidade.[71]

Os princípios de tratamento são semelhantes aos de qualquer técnica de mobilização; contudo, o maior erro cometido pelos profissionais ao utilizar essas técnicas é a agressividade excessiva e a aplicação exagerada e com demasiada rapidez.[16,61,71]

- A intensidade da manobra deve estar de acordo com a irritabilidade do tecido, a resposta do paciente e a mudança nos sintomas. Quanto maior a irritabilidade, mais suave deve ser a técnica.
- Quando aplicada adequadamente, a técnica deve ser assintomática, lenta e rítmica, com o uso de um movimento oscilatório.

- ***Técnica de flossing neural.*** Posicionar o paciente no ponto de resistência do tecido ou de início dos sintomas. Em seguida, mover duas articulações na cadeia simultaneamente para que o tecido neural deslize proximal ou distalmente. Por exemplo, para deslizar o nervo mediano proximalmente, já na posição de resistência do tecido ou do início dos sintomas, fazer a flexão simultânea do cotovelo com a flexão cervical ou do punho contralateral simultaneamente com a flexão do cotovelo.
- ***Técnica de deslizamento neural.*** O posicionamento do paciente é o mesmo utilizado na técnica de *flossing* neural. Tirar a carga sobre o nervo, colocando o tecido neural em uma posição de folga. Para tanto, flexionar lateralmente o segmento proximal na direção do lado envolvido ou liberar a posição do segmento distal. Em seguida, lentamente e de maneira oscilante, usando movimentos amplos, mover com suavidade um segmento para dentro e para fora do ponto de resistência do tecido.
- Após a realização de vários tratamentos e depois de a resposta do tecido ser conhecida, ensina-se ao paciente a praticar técnicas de automobilização.

Precauções e contraindicações para os testes neurodinâmicos e seu tratamento

A compreensão científica da patologia e dos mecanismos que ocorrem ao se mobilizar o sistema nervoso é incompleta. O terapeuta deve sempre fazer uma revisão subjetiva e um exame físico minuciosos para condições envolvendo "sinal de alerta vermelho" antes de fazer o teste neurodinâmico e o tratamento. É preciso cautela ao impor carga ao sistema neurológico durante a execução dessas técnicas. Os sintomas neurológicos de formigamento ou de aumento da dormência não devem perdurar, ao ser liberada a posição.[16,67,71]

Precauções:

- Saber quais outros tecidos são afetados pelas posições e manobras.
- Identificar a irritabilidade dos tecidos envolvidos e não agravar os sintomas com carga excessiva ou movimentos repetidos.
- Identificar se a condição está piorando e com que velocidade. Uma condição que piora rapidamente requer maior cuidado do que uma condição de progressão lenta.
- Ter cuidado se houver uma doença ativa ou outra patologia afetando o sistema nervoso.
- Observar se há sinais de comprometimento vascular. O sistema vascular se encontra próximo do sistema nervoso e em momento algum deve apresentar sinais de comprometimento durante a mobilização do sistema nervoso.

Contraindicações:

- Sinais neurológicos agudos ou instáveis.
- Sintomas de cauda equina relacionados à coluna vertebral, incluindo mudanças no controle de intestino e bexiga e na sensação perineal.

- Lesão ou sintomas de medula espinal.
- Neoplasia e infecção.

Testes e técnicas de mobilização neural para o quadrante superior

Nervo mediano – ULNT 1 (passiva) (Fig. 13.13)

Esta manobra é usada ao examinar e tratar sintomas relacionados à distribuição do nervo mediano, incluindo a síndrome do túnel do carpo.[16]

Posição do paciente e procedimento: começar com o paciente em decúbito dorsal, perto da sua lateral (sem uso de travesseiros na cabeça ou nos joelhos) com o braço do paciente sobre a coxa do fisioterapeuta. Colocar a mão o mais próximo possível do paciente em um punho e posicioná-la na face superior do ombro do paciente, empurrando-a contra a mesa para controlar a elevação do ombro durante a abdução do braço (com manutenção de posições equivalentes do ombro). Abduzir o braço até aproximadamente 110°, mantendo o cotovelo em flexão de 90°. Manter as posições do ombro e do cotovelo, estender o punho e os dedos da mão, incluindo o polegar (o fisioterapeuta usa seu polegar e dedo indicador). Fazer supinação do antebraço e, em seguida, fazer rotação lateral do ombro. Estender lentamente o cotovelo, mantendo constantes as posições do punho e do ombro. Interromper a extensão do cotovelo no momento em que o paciente relatar sintomas ou o fisioterapeuta sentir tensão no tecido.

Para sensibilizar a manobra: pedir ao paciente para flexionar lateralmente a região cervical da coluna, afastando-a do lado do teste e indagar se esse movimento exacerba os sintomas. Em seguida, pedir ao paciente para flexionar lateralmente a região cervical da coluna em direção ao lado do teste e perguntar se esse movimento alivia ou diminui seus sintomas (se houver preocupação em "conduzir" o paciente para uma resposta específica, o profissional de

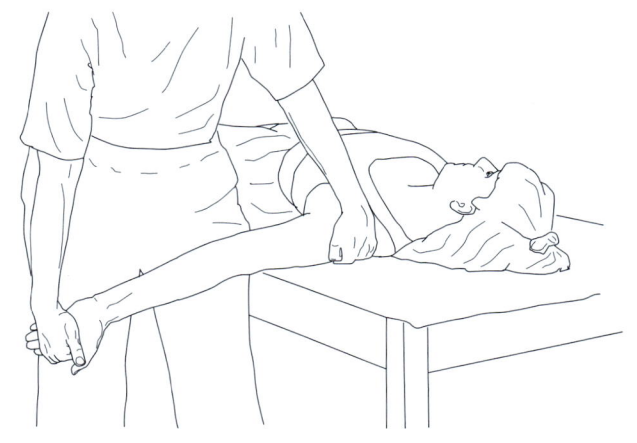

Figura 13.13 A posição de máximo alongamento no nervo mediano inclui depressão do complexo do ombro; abdução de ombro até 110°; extensão do cotovelo; rotação lateral do ombro e supinação do antebraço; extensão de punho, dedos e polegar; e, finalmente, flexão lateral do pescoço para o lado oposto.

saúde pode perguntar se o movimento aumenta ou diminui os sintomas, ou se estes permanecem inalterados) durante o movimento de sensibilização em particular.[16]

Evidências em foco

Empregando imagens de ultrassonografia, Coppieters et al.[20] examinaram a excursão longitudinal do nervo mediano, usando variações de movimentos de pescoço e cotovelo que causavam deslizamento ou tensionamento do nervo mediano. Para a técnica de deslizamento, a flexão do cotovelo e a flexão lateral do pescoço eram feitas de forma simultânea na mesma direção; para a técnica de tensionamento, a extensão do cotovelo e flexão lateral do pescoço eram feitas de forma simultânea em direções opostas; e para as quatro técnicas, apenas uma articulação (cotovelo ou pescoço) era movida após o posicionamento prévio da outra articulação.

Os resultados mostraram diferenças significativas na quantidade de movimento do nervo com as diferentes técnicas (P < 0,0001). A maior excursão ocorreu com a técnica de deslizamento quando as duas articulações foram movidas na mesma direção (10,2 +/-2,8 mm); a menor excursão ocorreu com a técnica de tensionamento quando as duas articulações foram movidas em direções opostas (1,8 +/-4,0 mm). As técnicas nas quais apenas uma articulação se moveu demonstraram maiores excursões quando o cotovelo se moveu (5,6 e 5,5 mm) do que quando o pescoço se moveu (3,3 e 3,4 mm). Esses testes foram feitos em voluntários saudáveis e, portanto, não podem ser generalizados para os efeitos terapêuticos em pacientes com patologias diferentes que afetam o nervo mediano.

Nervo radial ULNT 2 (Fig. 13.14)

Esta manobra é importante quando se examinam e tratam sintomas relacionados à depressão do complexo do ombro, distribuição do nervo radial e na diferenciação entre cotovelo de tenista e síndrome do túnel radial, bem como síndrome de de Quervain e envolvimento do nervo radial sensitivo superficial.[16]

Posição do paciente e procedimento: começar com o paciente em decúbito dorsal; sequencialmente, aplicar suave depressão de ombro, depois, abduzir levemente o ombro até cerca de 10°, estender o cotovelo, a seguir, realizar rotação medial de todo o braço (inclusive pronação do antebraço). Manter o cotovelo em extensão e acrescentar flexão de punho, dedos e polegar, e por fim fazer desvio ulnar do punho. Mantendo essa posição, abduzir lentamente o ombro até que os sintomas sejam reproduzidos, ou até que a tensão seja percebida no tecido. A posição de alongamento completo inclui a flexão lateral da região cervical da coluna, em afastamento do lado do teste. Em seguida, solicitar que o paciente flexione lateralmente a região cervical da coluna em direção ao lado do teste, observando se os sintomas aumentam ou diminuem.

Nervo ulnar – ULNT 3 (Fig. 13.15)

Esta manobra é importante quando os sintomas estão relacionados ao plexo braquial inferior ou ao nervo ulnar e na diferenciação entre epicondilose medial e síndrome do pronador.[16]

Posição do paciente e procedimento: começar com o paciente em decúbito dorsal. Sequencialmente, aplicar extensão do punho e pronação do antebraço seguida por flexão do cotovelo. Manter essa posição e acrescentar rotação lateral do ombro e depressão do complexo do ombro. Finalmente, fazer abdução do ombro até cerca de 110° ou até que o paciente sinta os sintomas. Na posição de alongamento completo, acrescentar flexão lateral da parte cervical da coluna vertebral, afastando-se do lado do teste. Em seguida, solicitar que o paciente flexione lateralmente a região cervical da coluna em direção ao lado do teste, observando aumento ou diminuição dos sintomas.

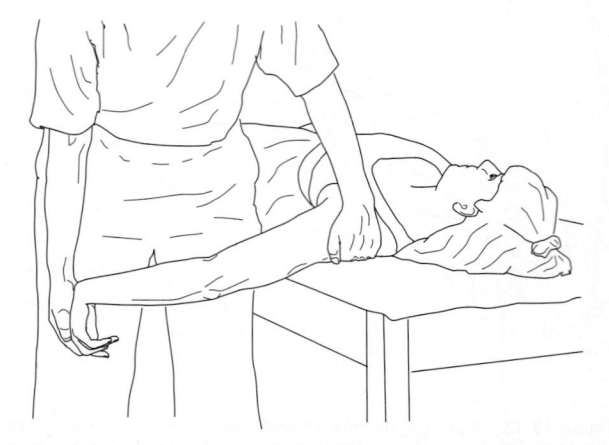

Figura 13.14 A posição de máximo alongamento do nervo radial inclui depressão do complexo do ombro; abdução do ombro; extensão do cotovelo; rotação medial do ombro e pronação do antebraço; flexão de punho, dedos e polegar; desvio ulnar do punho; e, finalmente, flexão lateral do pescoço para o lado oposto.

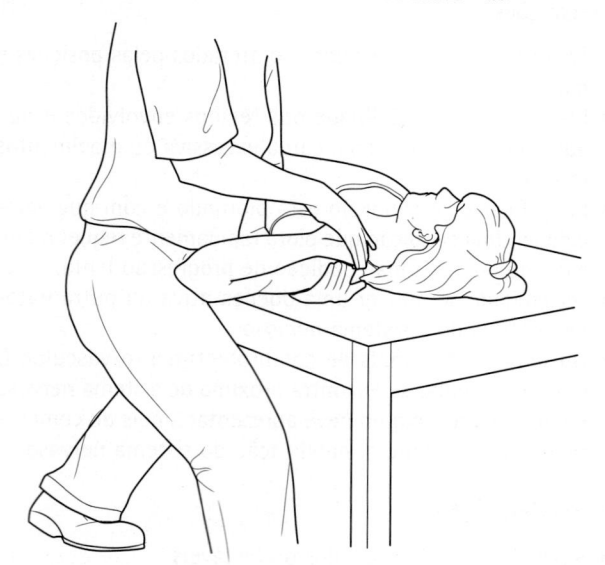

Figura 13.15 Posição de máximo alongamento no nervo ulnar inclui depressão do complexo do ombro; rotação lateral e abdução do ombro; flexão do cotovelo; supinação do antebraço e extensão do punho; e, finalmente, flexão lateral do pescoço para o lado oposto.

Testes e técnicas de mobilização neural para o quadrante inferior

Nervo isquiático: elevação da perna estendida (Fig. 13.16)

Posição do paciente e procedimento: paciente em decúbito dorsal. Erguer o membro inferior, mantendo-o na posição de perna estendida elevada (PEE) e acrescentar dorsiflexão de tornozelo. Algumas variações podem ser feitas para ajudar na diferenciação da carga neural: dorsiflexão de tornozelo, dorsiflexão com eversão, flexão plantar de tornozelo com inversão, adução de quadril, rotação medial de quadril e flexão passiva do pescoço.[16] A manobra também pode ser feita na posição sentada com pernas estendidas (e tronco inclinado para a frente – ver adiante) e decúbito lateral. Essas várias posições do membro inferior e do pescoço são usadas para diferenciar posteriores da coxa encurtados ou distendidos de locais possíveis de restrição ou mobilidade nervosa no plexo lombossacral e nervo isquiático.[11,34,73] São usadas modificações nas posições do tornozelo em conjunto com variações nas posições do quadril e do joelho para diferenciar comprometimentos do pé, como fascite plantar e síndrome do túnel do tarso.[1]

Assim que o tecido neurológico envolvido estiver em uma posição tensionada, manter a posição alongada e, então, mover alguns graus uma das articulações, aumentando e diminuindo a posição do alongamento, como ao fazer flexão plantar e dorsiflexão do tornozelo ou flexão e extensão do joelho.

- A dorsiflexão de tornozelo com eversão tensiona mais o trato tibial.
- A dorsiflexão do tornozelo com inversão tensiona o nervo sural.
- A flexão plantar do tornozelo com inversão tensiona o trato fibular comum.
- A adução do quadril enquanto se faz a EPE tensiona ainda mais o sistema nervoso porque o nervo isquiático fica lateral ao túber isquiático; a rotação medial do quadril enquanto se faz a EPE também aumenta a tensão no nervo isquiático (ver Fig. 13.16).
- A flexão cervical passiva enquanto se eleva a EPE traciona a medula espinal no sentido cranial e coloca todo o sistema nervoso em alongamento.[16]
- A tensão nos nervos plantares medial e lateral aumenta com a extensão dos dedos e é maior com a dorsiflexão do tornozelo do que com a flexão plantar.[1]

Técnica de flossing neural: começar com o quadril e o joelho em flexão, estender simultaneamente essas duas articulações para obter o deslizamento máximo do nervo isquiático (a extensão do joelho impõe carga aos nervos tibial e isquiático; a extensão do quadril retira a carga sobre o nervo isquiático).[18]

Evidências em foco

Um estudo que utilizou a ultrassonografia do nervo isquiático sob diferentes movimentos de quadril e joelho demonstrou a seguinte biomecânica neural: ocorreu maior deslizamento com a extensão simultânea de quadril/joelho (aproximadamente cinco vezes maior do que com as técnicas de tensionamento de flexão de quadril com extensão do joelho, e duas vezes maior do que durante movimentos isolados do quadril e do joelho).[18]

Sentado com o tronco inclinado para a frente (Fig. 13.17)

Observação: esse teste é simplesmente o teste de elevação da perna estendida, mas executado na posição sentada, com o acréscimo de flexão da coluna vertebral para obtenção de maior tensão neural geral.

Posição do paciente e procedimento: começar com o paciente sentado com a coluna vertebral ereta. Fazer o paciente inclinar o tronco para a frente, flexionando o pescoço e a coluna vertebral. Para direcionamento, aplicar pressão adicional à flexão da parte cervical da coluna. Como manobra de sensibilização, fazer a dorsiflexão do tornozelo e depois estender o joelho o máximo possível até o ponto de resistência do tecido e reprodução do sintoma. Aliviar a pressão excessiva sobre a coluna vertebral e fazer o paciente estender ativamente o pescoço para ver se os sintomas diminuem. Aumentar e liberar a força de alongamento, movendo uma articulação da cadeia alguns graus,

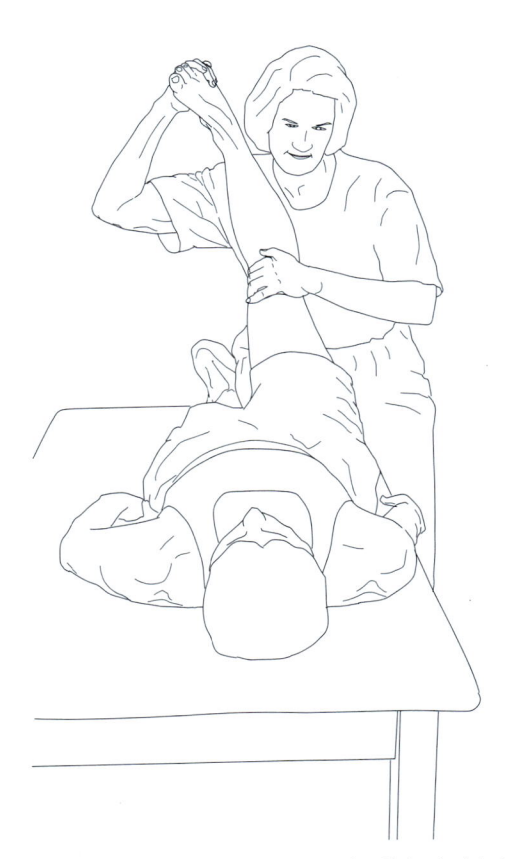

Figura 13.16 A posição de tensão do nervo isquiático inclui elevação da perna estendida com adução e rotação medial do quadril e dorsiflexão do tornozelo.

como ao fazer flexão e extensão do joelho ou dorsiflexão e flexão plantar do tornozelo, e observar a resposta.

Evidências em foco

Um estudo que avaliou a precisão do teste de tensão com inclinação (*slump*) anterior em pacientes com dor lombar constatou que o teste tinha grande sensibilidade na identificação daqueles indivíduos com dor neuropática; além disso, o estudo verificou que a adição do critério de dor distal ao joelho durante a manobra melhorou a especificidade.[80]

Nervo femoral: flexão do joelho em decúbito ventral (FJDV) (Fig. 13.18)

Posição do paciente e procedimento: decúbito ventral com a coluna vertebral em posição neutra (não estendida) e os quadris estendidos até 0°. Flexionar o joelho até o ponto de resistência e reprodução dos sintomas. Dor na parte lombar da coluna vertebral ou sinais neurológicos (mudança de sensibilidade na região anterior da coxa) são considerados positivos para tensão das raízes nervosas lombares altas e do nervo femoral. A dor na coxa pode ser causada por encurtamento do músculo reto femoral. É importante não hiperestender a coluna vertebral para evitar confundir com pressão na raiz nervosa decorrente da diminuição no espaço foraminal ou dor nas facetas ocasionada pelo movimento vertebral. Flexionar e estender o joelho alguns graus para aplicar e liberar a tensão.

Posição alternativa e procedimento: decúbito lateral com a perna envolvida por cima. Estabilizar a pelve e estender o quadril com o joelho flexionado até que os sintomas sejam reproduzidos. Manter a flexão do joelho, liberar e tensionar através do quadril, movendo-o alguns graus por vez.

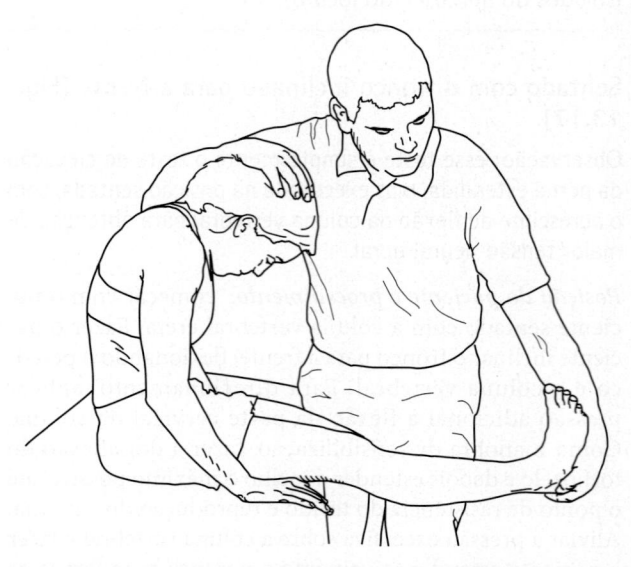

Figura 13.17   Sentado com inclinação do tronco para a frente; pescoço, tórax e região lombar fletidos, joelho estendido e tornozelo em dorsiflexão somente até o ponto de resistência do tecido e reprodução dos sintomas.

■ Diagnósticos musculoesqueléticos com envolvimento de uma função nervosa comprometida

SÍNDROME DO DESFILADEIRO TORÁCICO

O desfiladeiro torácico é a região no trajeto do plexo braquial desde um ponto imediatamente distal às raízes nervosas que saem do forame intervertebral até a borda inferior da axila (Fig. 13.19). O desfiladeiro é contornado medialmente pelos músculos escalenos anterior e médio e a primeira costela; posteriormente pela parte descendente do músculo trapézio e pela escápula; anteriormente pela clavícula, processo coracoide, músculo peitoral menor e fáscia deltopeitoral; e lateralmente pela axila. O plexo entra no desfiladeiro entre os músculos escalenos anterior e médio; a artéria subclávia avança posterior ao escaleno anterior; e a veia subclávia avança anterior ao escaleno anterior. Os vasos sanguíneos unem-se ao plexo braquial e avançam juntos embaixo da clavícula, sobre a primeira costela e embaixo do processo coracoide, posteriormente ao peitoral menor. Sintomas vasculares e/ou neurológicos nos membros superiores que não são coerentes com padrões de dermátomos e miótomos de raízes nervosas ou nervos periféricos devem levar o fisioterapeuta a suspeitar de problemas no desfiladeiro torácico.[45]

Observação: os locais de impacto do plexo braquial e das estruturas vasculares no interior do desfiladeiro torácico serão descritos mais adiante, ainda nesta seção.

Diagnósticos relacionados

A síndrome do desfiladeiro torácico (SDT) engloba uma variedade de problemas clínicos na região do comple-

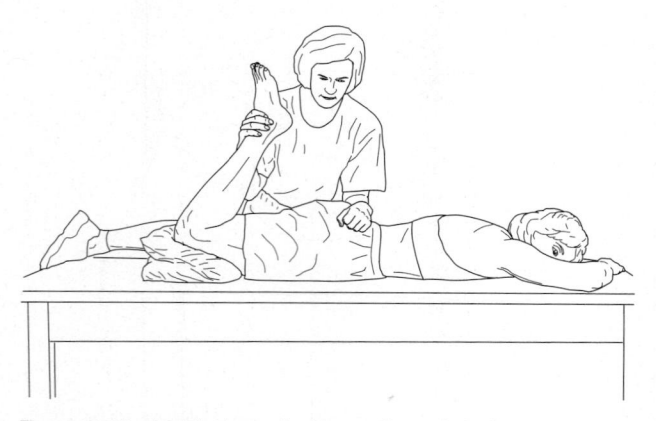

Figura 13.18   Posição de tensão do nervo femoral; decúbito ventral com a coluna vertebral em posição neutra, quadril estendido até 0° e joelho flexionado. É importante manter a coluna em posição neutra e não permitir sua extensão.

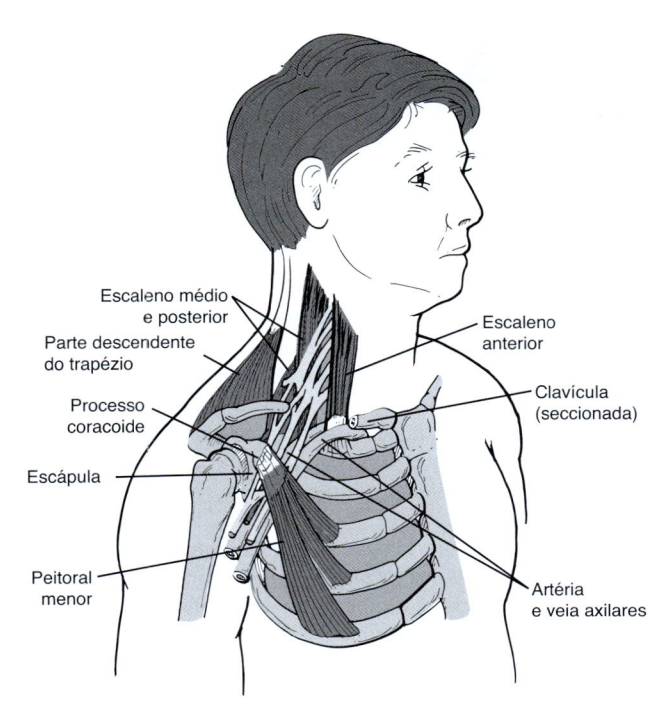

Figura 13.19 Região do desfiladeiro torácico margeada medialmente pelo músculo escaleno e primeira costela; posteriormente, pela parte descendente do músculo trapézio e escápula; anteriormente, pela clavícula, processo coracoide, músculo peitoral menor e fáscia deltopeitoral; e lateralmente, pela axila.

xo do ombro. O diagnóstico propriamente dito é controverso em virtude da complexidade clínica e da variabilidade na apresentação, que envolve sintomas neurológicos e vasculares de membro superior, incluindo dor, parestesia, dormência, fraqueza, descoloração, edema e perda de pulso. Os pacientes também podem se queixar de cefaleia, a qual pode estar ligada a postura, tensão ou comprometimento vascular. Os diagnósticos que têm sido usados para descrever a SDT incluem costela cervical, síndrome do escaleno anterior, síndrome costoclavicular, síndrome subcoracoide-peitoral menor, síndrome da queda dos ombros e síndrome de hiperabdução.[37,43,45,76,83] A SDT é categorizada em duas entidades clínicas específicas: SDT vascular e SDT neurológica ou neurogênica. A SDT vascular é ainda subcategorizada em arterial e venosa, enquanto a SDT neurogênica é ainda subdividida em neurogênica "verdadeira" ou em SDT controversa. Estima-se que mais de 90% dos casos sejam de origem neurogênica, enquanto 1% são arteriais e aproximadamente 3-5% são venosos.[37,43,76,83,84]

- **SDT neurogênica.** Esta condição é rara. O paciente apresenta alguma anormalidade anatômica, como uma costela cervical ou o processo transverso de C7 alongado. Ele descreve parestesias e dor ao longo da borda medial do braço e sente fraqueza muscular; há atrofia nos músculos intrínsecos da mão. Há também achados eletromiográficos (EMG) positivos.[76]
- **SDT neurogênica controversa, sintomática ou inespecífica.** Esta condição é a forma mais comum de SDT. Os sintomas são similares à SDT neurogênica verdadeira, mas não há anormalidades ósseas definidas detectadas por radiografia, nem de atrofia muscular ou achados EMG. A SDT controversa envolve a compressão intermitente do feixe neurovascular, em decorrência de má postura (sobretudo naquelas pessoas com grande quantidade de tecido mamário), da ocupação ou de incidentes esportivos. Os sintomas são agravados pela atividade repetitiva, em suspensão ou prolongada com movimentos acima da cabeça, projeção do ombro para a frente ou sua elevação e/ou atividades que deprimam o complexo do ombro. Os sintomas estão presentes em repouso e à noite.[76,83,84]
- **SDT vascular – arterial.** Essa condição é rara e em geral resulta de anormalidades estruturais como uma costela cervical ou outra anormalidade óssea. Ocorre compressão da artéria subclávia ou axilar durante o movimento do braço, especialmente com o uso acima da cabeça. Se o braço se fatiga com o uso acima da cabeça, a pessoa pode precisar adaptar os hábitos de trabalho de modo que se evite o risco de trauma repetitivo à artéria.
- **Síndromes vasculares – venosas.** A compressão da veia subclávia não ocorre tipicamente na SDT; os sintomas venosos podem ser decorrentes de alguma outra causa, como uma trombose. A trombose aguda (edema doloroso súbito com descoloração azulada do braço) costuma ser tratada de forma medicamentosa, mas o fisioterapeuta deve sempre suspeitar se ocorrer um edema inexplicável do braço. A trombose por esforço pode ocorrer pelo uso máximo súbito do braço ou pode ser de surgimento insidioso com o uso prolongado. Se isso ocorrer, o médico do paciente deverá ser contatado.

Etiologia dos sintomas

Foram identificados três fatores causadores da SDT que poderiam estar inter-relacionados ou existir separadamente: neuropatia compressiva, má postura e aprisionamento.

- **Neuropatia compressiva.** Pode ocorrer compressão de estruturas neurovasculares se houver uma diminuição no tamanho da área por onde o plexo braquial e os vasos subclávios passam. A compressão pode ser decorrente de hipertrofia muscular nos escalenos ou no peitoral menor, anormalidades anatômicas como uma costela cervical ou clavícula fraturada, encurtamento adaptativo de fáscias ou uma lesão ocupando o espaço.
- **Má postura.** As mudanças na postura, em particular cabeça anteriorizada com aumento da cifose torácica, escápulas protraídas e ombros para a frente, estreitam os espaços por onde passam as estruturas neurovasculares. Em específico, o encurtamento adaptativo dos músculos escalenos e peitoral menor pode comprimir os tecidos neurovasculares ou causar trauma repetitivo ou aderências com o uso excessivo.[61] Quando o ângulo da clavícula cai abaixo do nível da articulação esternoclavicular, o complexo do ombro causa tração no plexo. Além disso, a clavícula pode comprimir as estruturas neurovasculares

contra a primeira costela. Hipertrofia do tecido mamário, que pode causar fadiga postural ou pressão proveniente das alças de suporte do sutiã e do ato de carregar uma maleta, bolsa de mão ou tiracolo pesada, pode causar pressão por meio do complexo do ombro, fadiga nos estabilizadores escapulares ou tração através dos tecidos do complexo do ombro e do plexo braquial.

Evidências em foco

Um estudo apresentado por Pascarelli e Hsu[65] de 485 pacientes com dor e sintomas no quadrante superior ligados ao trabalho indicou que 70% dos pacientes apresentavam SDT neurogênicas ligadas à postura como um fator importante de uma série de eventos em cascata, incluindo 78% com ombros protraídos, 71% com postura de anteriorização da cabeça, 50% com hiperfrouxidão de dedos e cotovelos, 20% com disfunção simpática, 64% com síndrome do túnel ulnar, 60% com epicondilite medial, 70% com fraqueza muscular periférica e outras condições mistas como síndrome do túnel do carpo. Wood e Biondi[86] salientaram que, entre 165 pacientes com SDT, 44% também tinham compressão de um nervo distalmente, e o mais comum era que isso ocorresse no túnel do carpo (41 casos).

Um estudo cirúrgico relatou achados de que a aderência patológica do plexo braquial aos músculos escalenos com consequente tração das fibras nervosas era o mecanismo por trás dos sintomas e sugeriu que as aderências restritivas estavam diretamente relacionadas aos desvios posturais de longa duração e à síndrome de dor miofascial.[22]

- *Aprisionamento do tecido neural devido ao tecido cicatricial ou pressão.* O aprisionamento afeta a habilidade do tecido nervoso do plexo braquial de tolerar tensão enquanto passa por vários tecidos no desfiladeiro torácico. Uma possível explicação foi oferecida em um artigo de revisão feito por Crotti[23] no qual o círculo dor-imobilidade-fibrose que ocorre após um trauma (p. ex., após uma lesão de aceleração-extensão em um acidente de carro) leva ao desenvolvimento de aderências, que causam ou perpetuam sintomas de SDT. O teste de Halstead[52] e o teste neurodinâmico do membro superior para o nervo mediano[16] (ver Fig. 13.14) colocam o plexo braquial e o nervo mediano em alongamento e, se ocorrerem sintomas, podem indicar uma restrição no deslizamento nervoso. O teste de Halstead também pode obliterar o pulso radial que esteja indicando aprisionamento vascular. Lohman et al.[48] descreveram um estudo *post-mortem* que demonstrou a tensão em raízes de nervo cervical durante o teste neurodinâmico do membro superior. Eles sugeriram que esse teste poderia ser usado na avaliação clínica de doenças cervicais, inclusive a síndrome do desfiladeiro torácico.

Os fatores que contribuem para o desenvolvimento de SDT estão resumidos no Quadro 13.7.

| QUADRO 13.7 | Resumo dos fatores que contribuem para a síndrome do desfiladeiro torácico |

Há uma ampla mobilidade nas várias articulações do complexo do ombro que pode resultar em compressão ou pinçamento de nervos ou vasos na SDT.

- *Variações posturais,* como uma cabeça anteriorizada ou ombros curvos, levam ao encurtamento associado dos músculos escaleno, levantador, subescapular e peitoral menor e a uma clavícula deprimida.
- *Sobrecargas posturais,* como alças de sutiãs apertadas ou carregar uma maleta, mochila ou bolsa pesada, podem tensionar o complexo do ombro, criando pressão no desfiladeiro torácico ou tração no plexo braquial.
- *Padrões respiratórios* que continuamente usam a ação dos músculos escalenos para elevar as costelas superiores causam a hipertrofia desses músculos. Além disso, as costelas superiores elevadas diminuem o espaço sob a clavícula.
- *Fatores congênitos,* como uma costela acessória, um processo transverso longo da vértebra C-7 ou outras anomalias na região, podem reduzir o espaço para os vasos. Uma agressão traumática ou arteriosclerótica também pode levar a sintomas de SDT.
- *Lesões traumáticas,* como uma fratura de clavícula ou luxação subacromial da cabeça do úmero, podem lesionar o plexo e os vasos e, assim, levar a sintomas de SDT.
- *Hipertrofia e cicatrizes* nos músculos peitorais menores podem levar a sintomas de SDT.
- *Lesões* que resultam em inflamação, formação de tecido cicatricial e aderências podem restringir a mobilidade do tecido neural quando o nervo é tensionado. Isso pode ocorrer em qualquer parte, desde o forame intervertebral na coluna vertebral até a porção mais distal do nervo periférico.

Locais de compressão ou aprisionamento

Há três locais primários para compressão ou aprisionamento das estruturas neurovasculares que levam aos sinais de tensão ou compressão.[43,45]

- **Triângulo interescaleno:** *margeado pelos músculos escalenos anterior e médio e a primeira costela.* Quando esses músculos ficam hipertrofiados, encurtados ou têm variações anatômicas, ou se a primeira costela está elevada, podem comprimir a artéria subclávia ou os troncos superior, médio ou inferior do plexo braquial e, assim, afetar a mobilidade dos tecidos neurais durante os movimentos de cabeça e braço.

Os sintomas de disfunção nessa área são reproduzidos com a manobra de Adson, que diminui o espaço para o feixe neurovascular. Se a artéria for comprimida, observa-se, também, pulso diminuído.[45,52] A palpação dos músculos escalenos também pode provocar os sintomas.

- **Espaço costoclavicular:** *entre a clavícula, o músculo subclávio e o ligamento costocoracoide anteriormente, e a primeira costela, posteriormente.* A compressão do feixe neurovascular pode ocorrer entre a clavícula e a primeira costela, especialmente se a clavícula ficar deprimida por certo período, como ocorre ao carregar-se uma mala ou bolsa tiracolo pesada ou quando se tem uma postura desleixada. Uma clavícula fraturada ou anomalias na região também podem causar sintomas. Uma primeira costela elevada, que pode ocorrer com uma subluxação da primeira costela ou um padrão de respiração torácica alta (como o que se vê na asma ou no enfisema crônico) também estreitam o espaço costoclavicular.

Os sintomas causados por uma clavícula deprimida são reproduzidos quando os ombros são retraídos e deprimidos, como no teste Military Brace Test.[52] Se o paciente for solicitado a inspirar estando nessa postura e os sintomas forem reproduzidos, é a elevação da costela que está causando os sintomas. A mobilidade da clavícula e primeira costela deve também ser testada.

- **Intervalo retropeitoral menor:** *entre a segunda e a quarta costelas anteriormente, posterior ao músculo peitoral menor e inferior ao processo coracoide.* A compressão ou restrição de movimento das estruturas neurovasculares pode ocorrer nessa região se o músculo peitoral menor estiver encurtado em razão de má postura, com a escápula inclinada para a frente ou em decorrência de esforço repetitivo.

Manter os braços em uma posição elevada comprime os cordões do plexo braquial e a artéria e veia axilares. A compressão do feixe neurovascular nesse espaço pode ser testada com o uso do teste de Roos.[52] A palpação com pressão contra o músculo peitoral menor também pode reproduzir os sintomas neurológicos quando o músculo está encurtado.

Comprometimentos estruturais e funcionais comuns na SDT

- Sintomas intermitentes de dor, parestesia, dormência, fraqueza, descoloração e edema ligados ao plexo braquial e à distribuição vascular.
- Desequilíbrio entre comprimento e força muscular no complexo do ombro, com encurtamento das estruturas anteriores e mediais e fraqueza nas estruturas posteriores e laterais.
- Percepção de má postura no quadrante superior.
- Resistência insuficiente nos músculos posturais.
- Controle escapular deficiente.
- Padrão respiratório superficial caracterizado por respiração torácica alta.
- Pouca mobilidade da clavícula e da primeira costela.
- Sintomas neurológicos quando o plexo braquial é colocado na posição tensionada.

Limitações comuns nas atividades e restrições à participação

- Distúrbios do sono que podem ser decorrentes de um travesseiro muito alto ou da postura dos braços.
- Inabilidade de carregar no lado envolvido uma maleta, mochila, bolsa de mão ou tiracolo ou outros objetos pesados.
- Inabilidade para manter a posição de alcançar com os braços acima da cabeça por tempo prolongado.
- Inabilidade para trabalhar por muito tempo em computador ou escritório, acomodar um aparelho telefônico entre a cabeça e o ombro envolvido ou dirigir um carro por períodos prolongados.
- Incapacidade de fazer trabalho contínuo acima da cabeça, por exemplo, reparo de eletricidade ou pintura de teto.

Tratamento não cirúrgico da SDT

Com frequência recomenda-se o tratamento conservador para todos os tipos de SDT, na ausência de qualquer lesão neurológica ou vascular aguda ou progressiva. Além da fisioterapia, a principal ênfase do tratamento pode envolver medicação, injeções, repouso e modificação das atividades. Frequentemente, o tratamento fisioterapêutico envolve educação postural, exercícios de fortalecimento e de resistência, estabilização escapular e terapia manual.[81,84]

O profissional deve desenvolver um programa com intervenções que abordem especificamente as incapacidades, limitações nas atividades e restrições à participação presentes (Quadro 13.8). Queixas secundárias ou associadas, como pontos-gatilho miofasciais, transtornos da articulação glenoumeral (do ombro), doenças cervicais ou neuropatias periféricas distais, devem ser identificadas, e as intervenções apropriadas, incorporadas ao programa.[45,84] Devem ser consideradas as seguintes precauções e intervenções.

Precauções: exercícios para o complexo do ombro podem causar piora dos sintomas em alguns pacientes com SDT venosa ou arterial, ou eles podem estar progredindo favoravelmente e então os sintomas pioram. A piora dos sintomas neurológicos ou vasculares pode indicar perturbação axonal ou comprometimento vascular. O paciente deve ser encaminhado para o seu médico; poderá ser indicada descompressão cirúrgica.

- ***Orientação ao paciente.*** Ensinar ao paciente como modificar ou eliminar posturas e atividades provocadoras e recomendar-lhe um programa de exercícios domiciliares que inclua exercícios de flexibilidade, desempenho muscular e posturais (ver Cap. 14). Enfatizar a importância da cooperação do paciente para reduzir as sobrecargas nas estruturas nervosas e vasculares.
- ***Mobilidade do tecido nervoso.*** Usar manobras de mobilização neural caso os testes neurodinâmicos sejam positivos.[16,71,85] Eles estão descritos em seção anterior deste capítulo.

> ### QUADRO 13.8 Resumo das diretrizes de tratamento da síndrome do desfiladeiro torácico
>
> **Orientar o paciente**
> - Ensinar correção da postura.
> - Ensinar como modificar sobrecargas provocadoras.
> - Ensinar exercícios seguros para o programa domiciliar.
>
> **Corrigir o comprometimento postural**
> - Ver Capítulo 14.
>
> **Mobilizar o tecido neurológico que apresenta restrições**
> - Técnicas de mobilização neural caso o teste seja positivo para restrição de mobilidade.
>
> **Mobilizar articulações, tecido conjuntivo e músculos que apresentem restrições**
> - Técnicas manuais específicas para o tecido das estruturas restritas caso o teste seja positivo para restrição de mobilidade.
> - Exercícios de autoalongamento para restrições na flexibilidade muscular.
>
> **Melhorar o desempenho muscular**
> - Desenvolver o controle e a resistência à fadiga nos músculos posturais.
> - Progredir os exercícios de fortalecimento.
>
> **Corrigir padrões respiratórios falhos**
> - Relaxar os músculos da região superior do tórax.
> - Ensinar padrões de respiração abdômino--diafragmática ou costal bilateral (bibasilar).
>
> **Progredir a independência funcional**
> - Envolver o paciente em todos os aspectos do programa.

- *Mobilidade de articulações, músculos e tecido conjuntivo.* Usar técnicas manuais e de autoalongamento para abordar os comprometimentos de mobilidade. A mobilidade articular limitada pode estar presente nas articulações torácica, escapulotorácica, glenoumeral, esternoclavicular ou na primeira articulação costotransversária. Restrições musculares comuns com um componente postural comprometido incluem os músculos escalenos, o levantador da escápula, o peitoral menor, o peitoral maior, a porção anterior dos intercostais e suboccipitais curtos, entre outros. Os Capítulos 14 (seção sobre exercícios posturais) e 17 apresentam exercícios de alongamento para aumentar a mobilidade desses músculos.
- *Desempenho muscular.* Desenvolver um programa para aumentar o controle e a resistência à fadiga nos músculos posturais. Fraquezas comuns incluem, mas não se limitam a músculos adutores e rotadores da escápula para cima, rotadores laterais do ombro, músculos flexores profundos do pescoço e extensores torácicos. O Capítulo

14 (seção sobre exercícios posturais) apresenta exercícios posturais para melhorar o desempenho muscular.
- *Padrões respiratórios e costelas superiores elevadas.* Ensinar padrões de respiração abdômino-diafragmática ou bibasilar e o relaxamento da região superior do tórax se o paciente tender a usar padrões de respiração apical e tiver aumento de tensão nos músculos escalenos.
- *Independência funcional.* Aumentar a percepção e a habilidade do paciente de lidar com os sintomas por meio da orientação. Envolver os pacientes ativamente em todos os aspectos do programa e das intervenções.

SÍNDROME DO TÚNEL DO CARPO

O túnel do carpo é um espaço confinado entre os ossos do carpo no sentido dorsal e o ligamento transverso do carpo (retináculo flexor) no sentido palmar (Fig. 13.20). Nessa região, o nervo mediano é suscetível à pressão no seu trajeto pelo túnel com os tendões flexores extrínsecos dos dedos que estão indo para a mão. A síndrome do túnel do carpo (STC) é caracterizada pela perda sensitiva e pela fraqueza motora que ocorrem quando o nervo mediano é comprometido no túnel do carpo. Qualquer coisa que diminua o espaço no túnel do carpo ou faça com que os conteúdos do túnel se alarguem pode comprimir ou restringir a mobilidade do nervo mediano, causando uma lesão por compressão ou tração, isquemia e sintomas neurológicos distalmente ao punho.[2,7,53,54]

Etiologia dos sintomas

A etiologia é multifatorial, incluindo tanto fatores locais quanto sistêmicos.[54] Os fatores locais incluem aumento de espessura da sinóvia e cicatrizes nas bainhas tendíneas (tendinose) ou irritação, inflamação e edema (tendinite) como resultado de flexão, extensão ou de atividades de preensão repetitivas ou mantidas com o punho. Por essas razões, a STC é frequentemente classificada como uma síndrome de trauma cumulativo ou de uso excessivo. O edema na área do punho pode diminuir o espaço no túnel do carpo, seja tal edema decorrente do trauma local (como em uma queda ou golpe no punho, com ou sem fratura de carpo ou do rádio distal), luxação de carpo, ou osteoartrite ou de fatores sistêmicos, como gestação (alterações hormonais e retenção de água), artrite reumatoide ou diabetes. Posturas desajeitadas do punho (flexão ou extensão), forças compressivas decorrentes do uso mantido de equipamentos e a vibração contra o túnel do carpo também podem levar à compressão e ao trauma do nervo mediano.[2,7,54]

Exame

Em uma revisão sobre a sensibilidade e especificidade de vários testes usados na triagem de STC, MacDermid e Doherty[50] resumiram os principais sinais e sintomas que aumentam a probabilidade de um diagnóstico de STC.

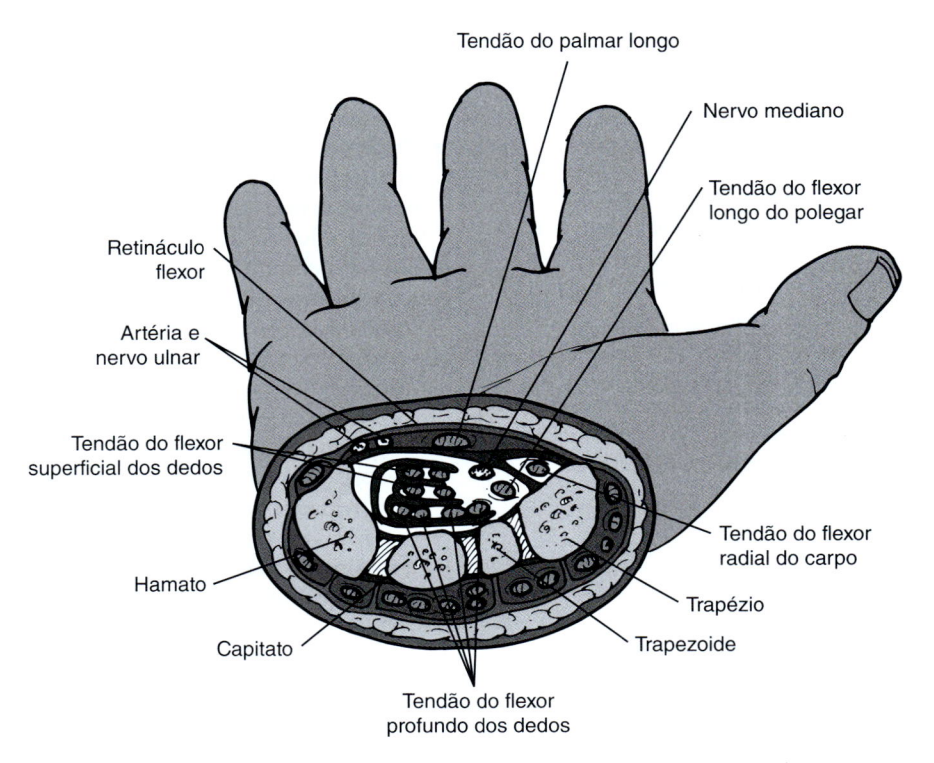

Figura 13.20 Limites do túnel do carpo.

História. Alterações sensoriais na distribuição do nervo mediano na mão (excluindo a palma, a qual é inervada pelo ramo cutâneo palmar do nervo mediano que se origina proximalmente ao túnel do carpo), dormência noturna e dor aliviada com movimentos leves do punho.

Achados clínicos positivos. Dependendo da gravidade, pode haver atrofia da eminência tenar. Os resultados dos testes incluem fraqueza do músculo tenar, teste de Phalen positivo (flexão mantida do punho), perda da discriminação entre dois pontos, teste positivo de compressão carpal e sinal de Tinel positivo (percussão do nervo mediano).[7,54] São usados estudos eletrofisiológicos (condução nervosa e eletromiografia) para auxiliar no diagnóstico diferencial.[2,7,54]

Áreas associadas para verificar. Já que pode haver outras causas para os sintomas do nervo mediano, como tensão, compressão ou mobilidade restrita das raízes nervosas no forame intervertebral cervical, do plexo braquial no desfiladeiro torácico ou do nervo mediano no seu trajeto pelos tecidos da região do antebraço (síndrome do pronador e síndrome do nervo interósseo anterior), cada um desses locais precisa ser examinado para excluir ou determinar se algum deles está contribuindo para os sintomas do nervo mediano (ver Fig. 13.5).[39,46,54]

Lesão por dupla compressão. Com a irritabilidade do nervo, é possível desenvolver o que é conhecido como lesão por dupla compressão,[16,40,51,55,61] de modo que o nervo desenvolve sintomas em outras áreas ao longo do seu trajeto,

assim como no local primário. Seror[69,70] relatou uma falta de evidências que apoiem a relação entre STC confirmada na SDT neurogênica verdadeira (< 1/100), embora a SDT neurogênica controversa fosse encontrada com frequência (sintomas e sinais clínicos leves a moderados) mesmo quando não havia achados significativos nos testes eletrodiagnósticos. Fernández-de-Las-Peñas et al.[31] demonstraram aumento da sensibilidade mecânica dolorosa do nervo em todo o nervo mediano em pessoas com STC, conforme medidas dos limiares de dor à pressão. Eles sugeriram que nessa condição ocorre sensibilização, tanto central quanto periférica, do tronco nervoso inteiro.

Comprometimentos estruturais e funcionais comuns na STC

- Aumento da dor e das parestesias na mão com o uso repetitivo.
- Fraqueza progressiva ou atrofia nos músculos tenares e nos dois primeiros lumbricais.
- Irritabilidade ou perda sensitiva na distribuição do nervo mediano (ver Fig. 13.5).
- Possível diminuição da mobilidade articular no punho e nas articulações metacarpofalângicas do polegar e dos dedos 2 e 3.
- Podem desenvolver-se alterações do sistema nervoso simpático.
- Postura anteriorizada ruim da cabeça e diminuição da ADM cervical.[24]

Comprometimentos funcionais comuns, limitações nas atividades e restrições à participação

- Diminuição nas atividades de preensão entre as pontas dos dedos, entre ponta e polpa e entre as polpas que exijam controle neuromuscular fino de oposição do polegar, como para abotoar roupas e manipular objetos pequenos.
- Evitar usar a área da mão onde há diminuição da sensibilidade.
- Inabilidade para realizar movimentos de punho ou de dedos sustentados ou repetitivos provocadores, como passar mercadorias pelo *scanner* em uma caixa registradora, trabalho em linha de montagem, manipulação de instrumentos de precisão, cortar/modelar cabelos, ou digitação.
- Distúrbios do sono.

Tratamento não cirúrgico da STC

As diretrizes estão resumidas no Quadro 13.9. Em pacientes com sintomas leves a moderados, a intervenção

QUADRO 13.9	Resumo das diretrizes para o tratamento não cirúrgico da síndrome do túnel do carpo

Proteger o nervo
- Aplicar uma órtese estática no punho na posição neutra durante a noite.
- Proteger áreas com sensibilidade diminuída.

Modificar a atividade e orientar o paciente
- Ensinar o paciente sobre as atividades provocadoras e como modificá-las.
- Ensinar exercícios seguros para o programa domiciliar.
- Ensinar ao paciente como proteger áreas com sensibilidade diminuída na mão (ver Quadro 13.5).

Mobilizar articulações, tecidos conjuntivos e músculos/tendões que estejam limitados
- Mobilizar os carpais se estiverem restringindo a mobilidade.
- Exercícios de deslizamento de tendão.
- Exercícios de mobilização do nervo mediano.

Melhorar o desempenho muscular
- Isométricos suaves em múltiplos ângulos.
- Progredir para aumentar a força e a resistência à fadiga.
- Habilidade fina dos dedos.

Progredir para independência funcional
- Envolver o paciente em todos os aspectos do programa.
- Automonitoramento dos sintomas.

conservadora é direcionada para a minimização ou eliminação do fator causal.[4,7,50,53,54,64] As considerações incluem as seguintes.

- *Proteção do nervo.* É altamente recomendável o uso de uma órtese estática para o punho durante a noite, na posição neutra, de modo que seja reduzida a compressão no túnel do carpo.[4,7,50,53,54,64]
- *Modificação de atividades e orientação ao paciente.* Identificar posturas e atividades.
  - *Modificação de atividades.* Modificar as atividades para manter o punho na posição neutra e reduzir a preensão forçada.
  - *Orientação.* Ensinar ao paciente sobre os mecanismos de compressão e seu efeito na circulação e na pressão sobre o nervo e como modificar ou eliminar posturas e atividades provocadoras. Também instruir o paciente para que observe as áreas onde a sensibilidade está diminuída para evitar que o tecido seja lesionado (ver Quadro 13.6).
  - *Programa de exercícios domiciliar.* Ensinar para o paciente a execução de exercícios seguros para um programa domiciliar. Enfatizar a importância da sua cooperação para reduzir a sobrecarga no nervo e em estruturas tendíneas. Incorporar exercícios posturais para regiões da coluna vertebral e complexo do ombro.
- *Técnicas de mobilidade*
  - *Mobilização articular.* Se houver restrição na mobilidade articular, mobilizar os carpais para aumentar o espaço no túnel do carpo (ver a Figura 5.39 e sua descrição no Capítulo 5).
  - *Exercícios de deslizamento do tendão.* Ensinar o paciente a executar exercícios de deslizamento do tendão para mobilizar os tendões extrínsecos; eles devem ser feitos suavemente para evitar aumento do edema (ver a Figura 19.17 e a descrição na seção de exercícios do Capítulo 19[4]).
  - *Mobilização do nervo mediano.*[4,16,30,54,64] As seis posições para mobilização do nervo mediano no punho e mão estão ilustradas na Figura 13.21. Começar com a posição A e progredir para cada posição subsequente até que os sintomas do nervo mediano apenas comecem a ser provocados (formigamento). Essa é a posição máxima a ser usada. Alternar entre essa posição e a precedente. Quando o paciente puder ser movimentado nessa posição sem sintomas, progredir para a próxima posição e repetir a rotina de mobilização. O exercício de mobilização deve ser feito 3 a 4 vezes por dia desde que os sintomas não sejam exacerbados; então, a intensidade e a frequência devem ser diminuídas, mas não eliminadas.

São recomendadas técnicas adicionais de mobilização do nervo mediano, incluindo todo o membro superior e o pescoço se os sintomas permitirem (ver Fig. 13.14 e a descrição dos princípios no início deste capítulo sobre neurodinâmica de membro superior).

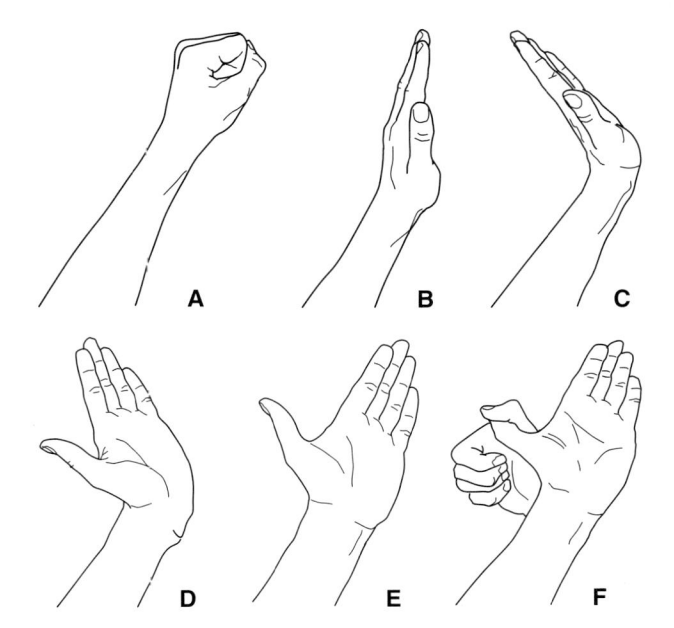

Figura 13.21   Posições para deslizamento do nervo mediano e mobilização da mão: **(A)** punho neutro com dedos e polegar flexionados; **(B)** punho neutro com dedos e polegar estendidos; **(C)** punho e dedos estendidos, polegar neutro; **(D)** punho, dedos e polegar estendidos; **(E)** punho, dedos e polegar estendidos e antebraço supinado; **(F)** punho, dedos e polegar estendidos, antebraço supinado e polegar alongado em extensão.

Evidências em foco

Bialosky et al.[6] compararam um grupo tratado com técnicas de mobilização do nervo mediano e um grupo tratado com uma técnica placebo que não colocava o nervo mediano inteiro em alongamento; a flexão/extensão de punho e dedos era consistente nos dois grupos. Uma série de testes foi conduzida no início e após 3 semanas de tratamento (duas vezes por semana por até seis sessões); os dois grupos receberam talas para serem usadas à noite. Não houve grupo de controle. A única diferença significativa entre os grupos foi uma redução da somação temporal dos sintomas no grupo que recebeu mobilização do nervo mediano. Os autores especularam que a melhora dos resultados na maioria das medidas vistas nos dois grupos estava relacionada ao fato de terem recebido terapia manual e era independente da força mecânica específica aplicada sobre o nervo mediano. Oskouei et al.[64] compararam dois grupos de pacientes com STC. Vinte pacientes e um total de 32 mãos foram designados para fisioterapia de rotina (grupo de controle) ou fisioterapia de rotina acrescida de neuromobilização (grupo de tratamento). No estudo, foram avaliados a escala de gravidade dos sintomas, escala visual analógica (EVA), escala de *status* funcional, teste de Phalen, teste neurodinâmico do nervo mediano e EMG (latência sensorial e motora distal). A fisioterapia de rotina consistiu no uso de uma órtese aplicada na posição neutra, neuroestimulação elétrica transcutânea (TENS) e ultrassom. Os autores observaram melhoras em ambos os grupos com a escala de gravidade dos sintomas, EVA, teste neurodinâmico do nervo mediano, e teste de Phalen; entretanto, hou-

ve melhora significativa na escala de *status* funcional e nos estudos de EMG apenas no grupo de tratamento. Os autores concluíram que a combinação de fisioterapia rotineira e neuromobilização é um tratamento não invasivo efetivo para pacientes com STC.

- ■ **Desempenho muscular**
  - *Exercícios isométricos suaves intermitentes em múltiplos ângulos.* Inicialmente, esses são os únicos exercícios resistidos feitos. É importante que não provoquem sintomas.
  - *Exercícios de fortalecimento e resistência à fadiga.* Acrescentar exercícios de estabilização proximal, fortalecimento postural e de resistência à fadiga.[53] Utilizar exercícios que preparem o paciente para o retorno às atividades funcionais.
  - *Velocidade, coordenação, resistência à fadiga e destreza fina dos dedos.* Enfatizar essas atividades quando os sintomas não forem mais provocados. Utilizar atividades que desenvolvam preensão entre as pontas dos dedos e entre ponta e polpa, de modo que melhore o uso dos músculos tenares.
- ■ **Independência funcional.** Ensinar ao paciente como monitorar sua mão quanto à recorrência de sintomas e fatores provocadores e como modificar as atividades para diminuir a lesão nervosa. Normalmente, a flexão de punho e o desvio ulnar sustentados, bem como a flexão e extensão de punho repetitiva combinados com garra e pinça, são os movimentos mais agravantes.

Evidências em foco

Em uma revisão de Cochrane de 21 ensaios que envolveram 884 pessoas, uma órtese de mão aliviou significativamente os sintomas de STC após 4 semanas; e em um ensaio que envolveu 21 pessoas, os sintomas foram significativamente diminuídos após 3 semanas com a mobilização dos ossos do carpo (em comparação com nenhuma intervenção). Outra evidência apoiou o uso de esteroides orais, ultrassom e ioga.[63]

Intervenção cirúrgica e tratamento pós-operatório para a STC

Quando as medidas conservadoras não aliviam os sintomas neurais ou os sintomas neurológicos são graves (dormência, fraqueza e dor persistentes, uso funcional reduzido da mão),[2,7,50,54] a descompressão cirúrgica com a transecção do ligamento transverso do carpo é feita para aumentar o volume do túnel do carpo e aliviar as forças compressivas sobre o nervo mediano. A cirurgia pode ser uma liberação aberta do túnel do carpo ou uma liberação assistida endoscopicamente.[2,7,54] A terapia pós-operatória está aberta à discussão, especialmente seguinte a uma liberação descomplicada do túnel do carpo; contudo, a fisioterapia pode ser iniciada após a cirurgia se houver restrições pós-operatórias. A contribuição mais importante após a cirurgia é o cuidado da ferida e as orientações ao paciente no que se refere a exercícios apropriados, restrições nas atividades e retorno à atividade.[30]

A dor no pilar é uma complicação relativamente incomum de etiologia desconhecida seguinte a uma cirurgia de túnel do carpo. A dor está localizada nas eminências tenar e hipotenar e deve ser diferenciada da dor da incisão ou da sensibilidade na cicatriz. Habitualmente, a dor diminui com o passar do tempo, e pode ser tratada com neuromodulação, com o uso de anestesia local.[30,56]

Fase de proteção máxima

Geralmente, é usado um curativo volumoso após a cirurgia. Remover a tala de proteção durante a fisioterapia.

Precaução: evitar flexão e extensão ativas de punho durante as duas primeiras semanas após a cirurgia.

- *Orientação ao paciente.* Orientar o paciente sobre as expectativas de recuperação. A diminuição inicial de força na preensão e pinça deve resolver-se gradualmente com o uso normal da mão.[53] Os sintomas neurológicos devem resolver-se com o tempo, e o toque leve retorna primeiro.
- *Cuidados com a ferida, controle do edema e da dor.*
- *Exercícios ativos de deslizamento do tendão.* Os exercícios de deslizamento de tendão (ver Fig. 19.17) são importantes para prevenir a formação de aderências decorrentes das restrições na mobilidade no túnel do carpo.[4]
- *Exercícios para áreas relacionadas.* Exercícios ativos com o antebraço, cotovelo e ombro são importantes para a introdução à fase inicial do tratamento pós-operatório.

Fases de proteção moderada e mínima

As suturas são removidas por volta do 10º ao 12º dia pós-operatório, quando é permitido um tratamento mais ativo.[30] O paciente deve ser capaz de retornar à atividade completa com 6 a 12 semanas. Os comprometimentos residuais podem incluir fraqueza e déficits sensitivos, edema persistente, mobilidade limitada, hipersensibilidade e dor.

As intervenções sugeridas incluem as seguintes.
- *Mobilização do tecido cicatricial.* Usar técnicas de mobilização dos tecidos moles na fáscia palmar e na cicatriz.
- *Neuromobilização progressiva.* Começar com técnicas suaves de neuromobilização para o nervo mediano tão logo os sintomas tenham desaparecido e a cicatriz esteja completamente resolvida. (2-3 semanas de pós-operatório)
- *Desempenho muscular.* Iniciar os exercícios isométricos de fortalecimento aproximadamente 4 semanas após a cirurgia. Progredir para exercícios de garra e pinça com cerca de 6 semanas. Enfatizar a força, a coordenação e a resistência à fadiga visando às metas funcionais. Os exercícios de punho e mão estão descritos e ilustrados com detalhes no Capítulo 19.
- *Exercícios de destreza.* Começar assim que ocorrerem sinais de recuperação motora. As sugestões incluem apanhar pequenos objetos usando padrões de preensão entre as pontas dos dedos, entre as polpas e entre ponta e polpa, virar cartas, empilhar peças do jogo de damas,

escrever e segurar com todos os dedos em volta da tampa de uma jarra fazendo o polegar mover-se de maneira circular pela margem interna.
- *Dessensibilização e reeducação sensorial discriminativa.* A dessensibilização do tecido cicatricial e da pele hipersensíveis é uma prioridade. À medida que o nervo se recupera, ajudar a dessensibilizar e a reprogramar a percepção.[30] Essas técnicas foram descritas anteriormente neste capítulo. Orientar o paciente sobre a progressão da recuperação nervosa, de modo que uma área que teve ausência de sensação pode ter aumento de sensibilidade e dor à medida que se recupera. Os sintomas geralmente são aliviados dentro de 1 a 6 meses.

COMPRESSÃO DO NERVO ULNAR NO CANAL DE GUYON

O aprisionamento do nervo ulnar no canal de Guyon, também chamado de túnel de Guyon ou túnel ulnar, é o segundo local mais frequente de compressão desse nervo, ficando atrás apenas do aprisionamento no cotovelo. Há três locais (zonas) onde o aprisionamento pode ocorrer.[27,28]

- A zona 1 é proximal à bifurcação do nervo; a compressão causa perda motora e sensorial combinadas.
- A zona 2 é distal à bifurcação do nervo; a compressão causa perda da função motora nos músculos da mão inervados pelo nervo ulnar.
- A zona 3 engloba o ramo sensorial; a compressão causa perda sensorial na eminência hipotenar, no dedo mínimo e em parte do dedo anular.

Etiologia dos sintomas

A lesão ou irritação do nervo ulnar no canal entre o hâmulo do hamato e o pisiforme é decorrente de pressão mantida, como ao escrever durante um tempo prolongado ou inclinar-se para a frente sobre os punhos estendidos, como no ciclismo: uso repetitivo da ação de garra dos 4º e 5º dedos, como ao tricotar, fazer nós ou usar alicates ou grampeadores, ou, ainda, em decorrência de um trauma, como ao cair sobre a borda ulnar do punho (com ou sem uma fratura do gancho do hamato); ou por causa de uma lesão que ocupa espaço, como um gânglio ou aneurisma da artéria ulnar.[27]

Exame

História. O paciente descreve sintomas sensoriais no dedo mínimo e lado ulnar do dedo anular e possível queixa de fadiga ou fraqueza na mão com movimentos repetitivos e de dificuldade em algumas atividades, tais como abrir potes ou girar maçanetas.

Achados clínicos positivos. Dependendo da gravidade, pode haver atrofia na eminência hipotenar e músculos intrínsecos e apresentar-se com postura em garra parcial. Resultados dos testes incluem fraqueza dos músculos intrínsecos, sinal de Tinel positivo (percussão do nervo ulnar) em cima do canal de Guyon.[27,28]

Áreas associadas para verificar. Pode haver outras causas para os sintomas de nervo ulnar, como tensão, compressão ou mobilidade restrita das raízes nervosas no forame intervertebral cervical, do plexo braquial no desfiladeiro torácico ou do nervo ulnar no seu trajeto pelo sulco bicipital; ou pode ocorrer pinçamento entre as cabeças do músculo flexor ulnar do carpo. Portanto, cada um desses locais precisa ser examinado para excluir ou determinar a possibilidade de algum deles ser a causa dos sintomas[28,61] (ver Fig. 13.6). Além disso, com a irritabilidade do nervo é possível desenvolver o que se conhece por lesão de dupla compressão,[40] de modo que o nervo desenvolve sintomas em outras áreas ao longo do seu trajeto, assim como no local primário.

Comprometimentos estruturais comuns

- Dor e parestesia ao longo do lado ulnar da palma da mão e no 4º e 5º dedos na distribuição do nervo ulnar (ver Fig. 13.6).
- Fraqueza progressiva ou atrofia dos músculos intrínsecos inervados pelo nervo ulnar.
- Mobilidade restrita nos músculos flexor e extensor ulnares do carpo.
- Possíveis aderências e mobilidade do pisiforme restrita.

Comprometimentos funcionais comuns, limitações nas atividades e restrições à participação

- Diminuição da força de preensão.
- Fadiga na mão durante atividades repetitivas ou prolongadas.
- Incapacidade de usar o 4º e o 5º dedos para garras de potência esférica ou cilíndrica.
- Habilidade diminuída para realizar a atividade provocadora.

Tratamento não cirúrgico

- Seguir as mesmas diretrizes da STC. Modificar a atividade provocadora, evitar pressão na base da palma da mão e proporcionar repouso com uma órtese ulnar em calha aplicada à mão.
- Mobilização do nervo ulnar: mover o punho em extensão e desvio radial, então aplicar uma pressão adicional e alongar em extensão contra os dedos anular e mínimo. Incluir pronação do antebraço e flexão do cotovelo para mover o nervo no sentido proximal. Para testar e mobilizar todo o nervo ulnar, ver Figura 13.15.

Liberação cirúrgica e tratamento pós-operatório

Quando os sintomas do paciente não melhoram com 6 a 12 semanas de tratamento conservador, ou quando há paralisia progressiva, perda muscular persistente e postura de dedos em garra, é feita a liberação cirúrgica do túnel ulnar.[27] Após a liberação, o punho é imobilizado por 3 a 5 dias; o tratamento, então, é iniciado com exercícios de ADM suaves. É importante seguir as mesmas diretrizes usadas para a cirurgia do túnel do carpo, porém com técnicas de mobilização para o nervo ulnar.

SÍNDROME DA DOR REGIONAL COMPLEXA

A síndrome da dor regional complexa (SDRC) é uma condição dolorosa incapacitante e, frequentemente, crônica, com prevalência estimada de 50 mil novos casos anuais diagnosticados nos Estados Unidos.[77] As causas mais frequentes da SDRC envolvem cirurgia e trauma, e ocorrem de forma aguda em cerca de 7% dos pacientes que apresentam fraturas de membro, cirurgia de membro ou outras lesões, sendo a cirurgia de mão um fator particularmente relevante.[12,77] A SDRC é diagnosticada exclusivamente com base em sinais e sintomas clínicos. Existem dois elementos-chave no diagnóstico da SDRC: o primeiro é a presença de uma dor contínua desproporcional ao evento causador, e o segundo é que não há outro diagnóstico que explique os sinais e sintomas.[8] Em geral, aceita-se a existência de três formas de SDRC, conforme está resumido no Quadro 13.10. A SDRC do tipo I é causada por um evento prejudicial inicial, como uma lesão por esmagamento ou lesão de tecidos moles, imobilização, um gesso apertado ou cirurgia; nesse tipo não há uma lesão nervosa identificada. A SDRC do tipo II envolve a presença de uma lesão nervosa identificável e, finalmente, a SDRC-NEOF (não especificada por outra forma) é aquela em que os sintomas são consistentes com SDRC, mas não foram determinados um evento prejudicial ou uma lesão específica como causa. Independentemente disso, é recomendável o atendimento clínico multidisciplinar, que se concentra em uma abordagem funcional.[9,12,14,32,36,44,59]

Sinais e sintomas de SDRC

A SDRC se distingue de outras condições de dor crônica pela presença de sinais que indicam alterações autônomas e inflamatórias importantes na região da dor. A dor é uma característica fundamental; entretanto, outros sinais e sintomas podem incluir anormalidades sensoriais (dor em queimação e alodinia), alterações tróficas, comprometimento da função motora e respostas emocionais/psicológicas[12,36,49,77] (ver Quadro 13.10).

Etiologia dos sintomas

O mecanismo de base que estimula o surgimento dessas síndromes não é claro; no entanto, houve um progresso significativo nos últimos anos em relação ao entendimento dos vários aspectos fisiopatológicos da SDRC.[8] Após um trauma ou cirurgia, a presença de inflamação é fisiológica; no entanto, na SDRC, a inflamação se prolonga inde-

> **QUADRO 13.10 Classificação e características clínicas das síndromes da dor regional complexa**
>
> **SDRC tipo 1**
> - Desenvolve-se após um evento nocivo desencadeante.
> - Dor espontânea ou alodinia/hiperalgesia.
> - Edema, anormalidades vasculares.
> - Atividade sudomotora anormal.
> - Origem não nervosa.
>
> **SDRC tipo II**
> - Desenvolve-se após uma lesão nervosa.
> - Não se limita ao território do nervo lesionado.
> - Edema; anormalidade no fluxo sanguíneo da pele.
> - Atividade sudomotora anormal.
>
> **SDRC–NEOF (não especificada por outra forma)**
> - Dano ou lesão específica que não foi determinada como a causa dos sintomas.
>
> **Características clínicas da SDRC (além das diferenças relacionadas acima)**
> - Os sintomas são mais acentuados distalmente em um membro.
> - Os sintomas progridem em intensidade e se alastram proximalmente.
> - Os sintomas variam com o tempo.
> - Há uma desproporção dos sintomas com respeito ao evento causador.
> - Foi excluído um diagnóstico específico, como diabetes ou fibromialgia.

finidamente. Os mediadores inflamatórios abundam, em um cenário de ausência de mediadores anti-inflamatórios. Essa resposta pró-inflamatória sensibiliza os sistemas nociceptivos periféricos e espinais, facilitando a liberação de neuropeptídeos indutores dos sinais de inflamação e que estimulam a proliferação de células ósseas e fibroblastos, bem como a disfunção endotelial, o que, por sua vez, acarreta alterações vasculares. Durante esse estágio inflamatório, ocorrem distúrbios na integração sensório-motora, o que resulta na perda da função motora e na distorção da representação corporal, levando à ocorrência de distúrbios autonômicos.[8,77]

Evolução clínica

Os sinais e sintomas clínicos parecem ser de natureza dinâmica, em que o membro afetado evolui de uma fase quente aguda (o membro mostra-se sensível, está inchado e apresenta temperatura elevada) para uma fase fria crônica (resolução do aspecto inflamatório, diminuição da temperatura e persistência da dor e da deficiência). Em geral, a evolução da SDRC se caracteriza pela transição de um estado agudo com características periféricas importantes (Fig. 13.22) para um estado crônico caracterizado por alterações centrais (p. ex., sensibilização central), incluindo dor persistente, juntamente com alterações cognitivas e de humor significativas.[12,49,77]

Recomendação clínica

É importante identificar os sintomas iniciais da SDRC porque a intervenção precoce pode prevenir a progressão.

Comprometimentos estruturais comuns da SDRC

- Dor ou hiperestesia no membro superior desproporcional a qualquer evento causador.
- Limitação de movimento e/ou disfunção motora (fraqueza, tremor, distonia).

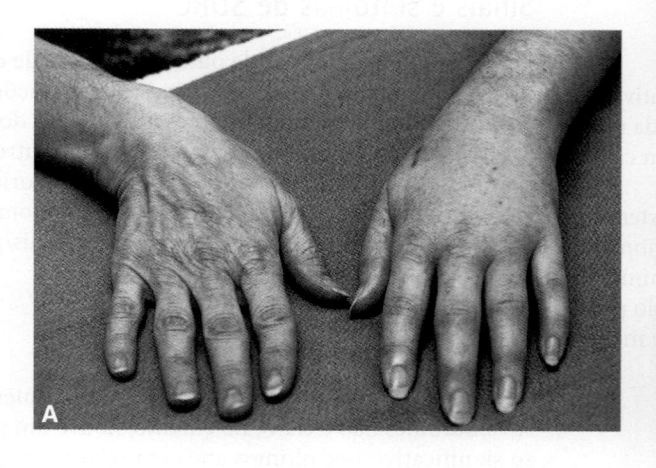
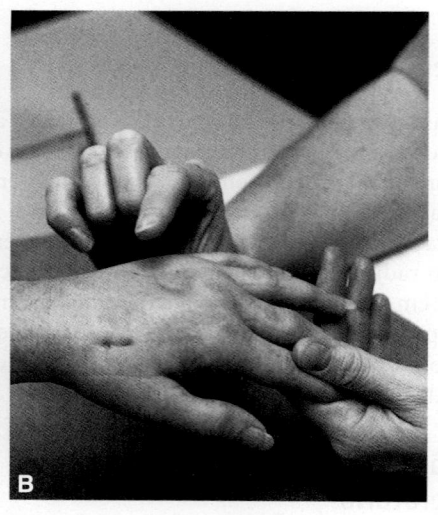

Figura 13.22 **(A)** Nos estágios iniciais da síndrome da dor regional complexa reflexa encontra-se um edema generalizado. Esse edema geralmente é localizado em cima do dorso da mão na área das articulações metacárpicas e interfalângicas proximais. **(B)** O edema geralmente é com cacifo, como indicado pela depressão que permanece depois que a pressão é removida.

- Sudomotor/edema: alterações no edema e/ou na sudorese e/ou assimetria do suor (hipo ou hiper-hidrose).
- Instabilidade vasomotora: assimetria da temperatura e/ou alterações e/ou assimetria na cor da pele.
- Alterações tróficas: aumento ou redução no crescimento dos pelos e das unhas e/ou alterações na pele (delgada ou lustrosa).

Comprometimentos funcionais comuns, limitações nas atividades e restrições à participação

- Comportamentos de evitação da dor, resultando em menor uso do membro envolvido nas AVD, o que pode causar atrofia muscular ou osteoporose/osteopenia em estágios crônicos.
- Maior lentidão ao iniciar o movimento e/ou maior lentidão e imprecisão na execução do movimento desejado com o membro envolvido.
- Anormalidades da marcha (quando há envolvimento do membro inferior).
- Limitações na capacidade de realizar trabalhos remunerados e/ou domésticos.
- Limitações na capacidade de participar em atividades de lazer.

Tratamento

Para um tratamento efetivo da SDRC, há necessidade de identificação e intervenção imediata. Dos pacientes com SDRC tratados no primeiro ano de lesão, 80% apresentarão melhora significativa e apenas 50% daqueles tratados após 1 ano mostrarão sinais de melhora.[44] Isso requer que o fisioterapeuta tome conhecimento das respostas à dor que excedam a reação habitual esperada após lesões aparentemente pequenas. O fisioterapeuta também deve estar em sintonia com os diagnósticos comuns que apresentam maior incidência para o desenvolvimento da SDRC. Além disso, o terapeuta deve estar alerta para a ocorrência de uma sintomatologia adversa, que pode ser tratada precocemente, apesar da possibilidade de um diagnóstico incorreto ou incompleto.[44,82]

Não há padrão-ouro para o tratamento da SDRC, embora existam evidências significativas que apoiam a integração da fisioterapia com enfoque na restauração funcional, em combinação com a farmacoterapia e a psicoterapia.[10,32,36,59] A restauração funcional baseia-se em uma progressão gradual e contínua, desde a ativação dos córtices pré-sensoriais (com imagens motoras) até movimentos ativos muito suaves, por exemplo, uma progressão da ADM ativa para atividades com descarga de peso, conforme está descrito mais adiante.[36] A ênfase deve recair no diagnóstico e tratamento precoces e na não implementação do tratamento farmacológico de forma independente para, com isso, evitar o desuso do membro afetado e as consequências psicológicas de uma vida com dor.[59]

Tratamento clínico. Os tratamentos clínico e farmacológico são medidas mais eficazes quando combinadas com a restauração funcional. Se um paciente não puder participar da terapia em virtude da dor ou de outros sintomas associados, a medicação poderá ajudar a facilitar seu progresso. Na fase inflamatória aguda, frequentemente o uso de corticosteroides orais resultará em benefício. Para abordar a dor leve a moderada, um analgésico simples ou o uso de opioides proporcionará alívio. Já nos casos de dor excruciante ou intratável, seu tratamento poderá tornar necessário um procedimento de bloqueio. Para a dor neuropática, o médico poderá prescrever agentes anticonvulsivantes ou antidepressivos tricíclicos. Como em muitos casos existe um componente emocional ou psicológico, a intervenção clínica pode incluir, além da psicoterapia, medicamentos para tratamento dessa área (sedativos, antidepressivos, ansiolíticos).[12,32,59] Como em todas as intervenções clínicas, mas sobretudo em casos de SDRC, é fundamental que o fisioterapeuta tenha completa compreensão da medicação, de modo a antecipar seu impacto no plano terapêutico do paciente.

Tratamento fisioterapêutico. Os objetivos para o tratamento de pacientes com SDRC são, entre outros, minimizar o edema, dessensibilizar o membro dolorido, normalizar a sensibilidade, promover o posicionamento normal, diminuir as reações de proteção muscular e aumentar o uso funcional do membro.[33,66] São poucas as evidências em apoio à eficácia da fisioterapia, apesar do fato de que a maior parte dos artigos publicados sobre SDRC citam o uso e a importância fundamental da intervenção fisioterapêutica.[9,12,66,73,82] Diante disso, o fisioterapeuta pode adotar uma abordagem prática considerando o senso comum, com base nos sinais e sintomas manifestados pelo paciente, como a irritabilidade dos tecidos, a condição vasomotora e as deficiências identificadas. As diretrizes para o tratamento da SDRC estão resumidas no Quadro 13.11.

- ***Dor e controle do edema.*** Usar modalidades como HVGS, TENS, ou calor ou gelo (dependendo do quadro vasomotor). A fluidoterapia é particularmente benéfica (apesar da carência de evidências empíricas), pois o exercício ativo pode ser combinado com essa modalidade e foi demonstrado que seu uso diminui a dor.[82] Utilizar massagem retrógrada (conforme a tolerância do paciente), elevação, mangas ou luvas de compressão e tratamento com compressão pneumática para o controle do edema.[82]
- ***Mobilidade.*** Nos estágios iniciais, usar exercícios ativos suaves para lidar com a rigidez.[82] É importante evitar o aumento de reações dolorosas que possam diminuir a mobilidade. Esse programa de mobilização breve deve ser seguido com frequência ao longo do dia.
  - Na mão, incluir exercícios de deslizamento de tendão (ver Cap. 19, Fig. 19.17).
  - Nos pés, usar movimentos de rolamento do pé sobre uma toalha, prancha de equilíbrio na posição sentada com progressão para a descarga de peso gradual, deslocamentos do peso e equilíbrio sobre o membro envolvido durante o treinamento de marcha.[32,36]
  - Também ficou demonstrado que a fisioterapia aquática facilita a descarga de peso precoce.[32]

QUADRO 13.11   Resumo das diretrizes de tratamento da síndrome da dor regional complexa tipo I (SDRC)

Intervenção inicial

Aliviar a dor e controlar o edema
- Modalidades.
- Massagem retrógrada.
- Compressão elástica com manga ou luva, com elevação.

Corrigir a incongruência sensório-motora
- Terapia com espelho.
- Imagens motoras graduadas.

Aumentar a mobilidade (específico para os tecidos envolvidos)
- Mobilização ativa suave, específica ao membro envolvido.

Melhorar o desempenho muscular
- Carga ativa (atividades em cadeia fechada).
- Tração.

Melhorar a circulação corporal total
- Exercício aeróbio de baixo impacto.
- Exercício aquático.

Dessensibilizar a área
- Técnicas de dessensibilização por breves períodos, 5 vezes ao dia.

Orientar o paciente
- Ensinar intervenções que tratem de respostas vasomotoras variáveis; quando usar calor, frio, exercícios suaves.

Estágio crônico

Controle da dor
- Modalidades fisioterapêuticas antes ou junto com o exercício, conforme a necessidade.
- Dessensibilizar a área.
- Progredir as técnicas de dessensibilização para aumentar a tolerância a várias texturas.

Aumentar a mobilidade (específica dos tecidos envolvidos)
- Mobilização/manipulação de articulações torácicas superiores e da região lombar da coluna (localização dos gânglios simpáticos) e mobilização/manipulação dos tecidos moles (de acordo com as indicações).
- Neuromobilização.
- Técnicas passivas e de autoalongamento.

Melhorar o desempenho funcional
- Monitorar e progredir com cuidado os exercícios de força muscular, resistência física e exercícios funcionais.

- **Desempenho muscular.** Facilitar as contrações musculares ativas. Incluir as articulações proximais aos sintomas (ombro/quadril); essas com frequência desenvolvem restrições por causa da dor ou do desuso. Utilizar a descarga de peso ativa com o uso de técnicas em cadeia fechada para os membros superior e inferior. O fisioterapeuta deve incluir atividades de tração, como carregar uma bolsa leve como exercício para o membro superior, a fim de proporcionar controle neuromuscular e também como estimulação das fibras aferentes. O objetivo é proporcionar uma carga ao tecido com mínimo movimento articular.
- **Terapia com espelho.** Os pacientes com SDRC têm uma percepção corporal alterada de seu membro afetado. Eles são mais lentos para "se conectar" com o membro afetado antes do movimento, e interrupções no planejamento e processamento motores já foram devidamente descritas na literatura. Com frequência, pacientes com SDRC protegem cuidadosamente o membro afetado e se abstêm das atividades normais por causa da dor. O objetivo da terapia com espelho é corrigir a incongruência sensório--motora pela visualização do membro não afetado na posição sentida do membro afetado. A terapia com espelho é um instrumento barato e de fácil acesso, que resulta em alívio significativo da dor para alguns pacientes com SDRC, sobretudo nos seus estágios iniciais.[57,58]
  - Posicionar o membro envolvido no interior da caixa com o membro não envolvido paralelo ao espelho.

Certificar-se de ter removido todas as joias, relógios ou outros objetos que possam confundir o encéfalo.
  - Pedir ao paciente que olhe para o espelho e veja o reflexo do membro, o que lhe dará a ilusão de estar olhando para o membro oculto.
  - Começar mantendo ambos os membros imóveis; em seguida, progredir com a mobilização do membro que está fora da caixa, enquanto mantém o membro oculto imóvel. Progredindo ainda mais, mobilizar o membro oculto dentro de seu limite, enquanto conduz o membro não envolvido ao longo de movimentos amplos. Como progressão final, mobilizar igualmente os membros.
- **Imagens motoras graduadas.** Esta abordagem tem como alvo a ativação de diferentes regiões do encéfalo de maneira gradativa. O tratamento consiste em três componentes, que incluem a discriminação esquerda/direita da área afetada, treinamento de imagens motoras e terapia com espelho. (Consultar o artigo de Moseley, para instruções detalhadas.[57,58])
  - A discriminação esquerda/direita interliga a representação encefálica inconsciente da parte do corpo da pessoa e/ou seu movimento. Isso deve ser feito com a maior rapidez possível para acessar áreas profundas de planejamento de movimentos no encéfalo.
  - Imagens motoras explícitas consistem em um movimento imaginado. Começar fazendo com que o pa-

ciente imagine um movimento afastado da área afetada, para que ele possa experimentar a tarefa e obter *feedback* sobre como ela deve ser percebida. Progredir trabalhando em direção à área afetada.

– A terapia com espelho está descrita na página 445.

- **Circulação corporal total e débito cardíaco.** Iniciar um programa de exercícios aeróbios de baixo impacto. Considerar o uso de exercícios aquáticos para facilitar a atividade, ao mesmo tempo que é minimizada a carga nos estágios iniciais.

- **Dessensibilização.** Utilizar técnicas de dessensibilização (como foi descrito anteriormente neste capítulo) por breves períodos, 5 vezes ao dia, como fazer o paciente trabalhar com diferentes texturas e percutir, pressionar ou vibrar. O fisioterapeuta deve iniciar as técnicas de dessensibilização fora da área de hipersensibilidade, estreitando gradualmente a área em direção à região de maior sensibilidade.[36,82]

- **Orientação ao paciente.** Enfatizar a importância de usar o membro afetado nas atividades de vida diária, mesmo se isso envolver leves aumentos na dor ou nos sintomas associados. É preciso cautela, sendo essencial trabalhar dentro dos limites de tolerância do paciente, de modo que a prática não reforce a ansiedade e o enfrentamento passivo, o que poderia acarretar mais comprometimento funcional.[9]

– Ensinar o paciente a realizar intervenções que tratam com respostas vasomotoras variáveis usando calor suave, exercícios suaves por curtos períodos ao longo do dia e partes associadas do membro.

– Como orientação ao paciente, o fisioterapeuta deve explicar como evitar o medo, usando os sintomas individuais, as crenças e os comportamentos do paciente. O paciente deve ser instruído a ver seus vários distúrbios autônomicos e vasomotores como uma condição que pode ser autocontrolada, em vez de uma doença em que o membro afetado precisa ser protegido. Durante a terapia, o paciente identifica situações dolorosas ou ameaçadoras, e o terapeuta aumenta gradualmente sua exposição a essas atividades até que os níveis de ansiedade tenham diminuído.[32]

Recomendação clínica

A dor pode continuar sendo uma variável ao longo de toda a recuperação do paciente e, portanto, o início de qualquer exercício terapêutico ou técnica de terapia manual deve ser cuidadosamente monitorado e adaptado ao paciente a cada visita para minimizar a exacerbação de sintomas.[82]

Evidências em foco

As evidências apoiam o uso efetivo de fisioterapia como intervenção inicial para SDRC (estágio agudo), mas há evidências contraditórias sobre sua efetividade durante os estágios avançados.[35,41] Em um estudo, os previsores primários de sucesso e satisfação dos pacientes durante a fase crônica após 6 meses de fisioterapia (avaliados após 12 meses) foi com o grupo de pacientes que iniciou a fisioterapia estando com uma linha basal de função mais elevada, ADM e força basal mais elevadas e menos dor inicialmente.[41]

ATIVIDADES DE APRENDIZADO INDEPENDENTE

Pensamento crítico e discussão

1. Seu paciente descreve alterações sensoriais intermitentes nos dedos indicador e médio. Quais as causas possíveis? Quais testes você usaria para examinar esse paciente? Quais resultados o levariam a determinar restrições na mobilidade nervosa?

2. Você tem um novo paciente que relata formigamento intermitente e sensação de peso nas mãos sempre que trabalha com as mãos acima da cabeça. Ele é mecânico de automóveis e com frequência precisa trabalhar desse modo. Identifique possíveis causas desses sintomas. Qual é geralmente a fonte das sensações de "formigamento"? Qual pode ser a fonte da sensação de "peso"? Por que a posição acima da cabeça pode causar tanto sintomas vasculares quanto neurológicos? Identifique possíveis locais que poderiam ser a origem desses sintomas. Quais testes você usaria para confirmar ou excluir suas hipóteses?

3. Um paciente de 19 anos de idade apresenta diagnóstico médico de síndrome da dor regional complexa do tipo I (SDRC) e a história adiante:

- História de dor na parte média do pé há 3 meses que aumenta quando fica em pé por mais de 5 minutos ou quando corre. Os sintomas vêm aumentando nas últimas 3 semanas;

- Foi detectada por radiografia uma fratura por estresse do navicular, sendo então aplicado um gesso abaixo do joelho, sem apoio de peso;

- O desconforto aumentou e tornou-se mais difuso, irradiando para a parte lateral do antepé e dedos mesmo depois dos medicamentos para dor serem prescritos;

- Os sintomas aumentaram com dor de queimação e em ferroada, edema e descoloração dos dedos;

- Exame 3 semanas após o posicionamento do gesso: dedos frios, edematosos, hiperestésicos e hiperidróticos. Os movimentos passivos e ativos do tornozelo e dos dedos eram moderadamente dolorosos. As radiografias mostraram osteoporose difusa.

Quais seriam as suas metas para esse paciente? Desenvolva um programa de intervenção.

4. Identifique e descreva atividades diárias e/ou posições que simulem as posições do teste neurodinâmico. Essas

atividades/posições podem ser queixas de um paciente que indicam a necessidade de um teste neurodinâmico adicional. Por exemplo, entrar em um carro estendendo a perna e curvando a cabeça simula a posição de pernas estendidas com tronco inclinado à frente.

Prática de laboratório

1. Com seu parceiro de laboratório, pratique cada uma das posições neurodinâmicas. Demonstre como você mobilizaria as restrições de cada um dos nervos.
2. Pratique cada um dos testes do desfiladeiro torácico e descreva a mecânica de cada teste. Identifique e pratique técnicas que você usaria para aumentar a mobilidade ou reduzir a compressão do plexo braquial em cada um dos locais onde poderia ocorrer compressão ou tensão. Elabore um programa de exercícios e a progressão para o tratamento dos comprometimentos que poderiam causar sintomas de SDT.

3. Pratique técnicas de dessensibilização e de reeducação sensorial fazendo cada uma das atividades adiante:
- Reúna 10 pedaços de materiais de várias texturas. Coloque-os na ordem do menos irritante para mais irritante. Pratique técnicas de estimulação sensorial esfregando suavemente cada material entre os dedos;
- Use cinco tubos ou baldes plásticos. Coloque o seguinte dentro de cada um: ervilhas ou feijões, macarrões espirais, areia, cascalho fino, sementes. Pratique a estimulação sensorial movendo a mão (ou pé) por cada uma das texturas;
- Solicite a seu parceiro de laboratório que coloque vários itens domésticos familiares dentro de um saco (como chave, moedas de tamanhos diferentes, abridor de latas). Sem olhar, tente identificar cada um.

REFERÊNCIAS BIBLIOGRÁFICAS

1. Alshami, AM, et al: Strain in the tibial and plantar nerves with foot and ankle movements and the influence of adjacent joint positions. J Applied Biomech 24:368–376, 2008.
2. Amadio, PC: Carpal tunnel syndrome: surgeon's management. In Skirven, TM, Osterman, AL, Fedorczyk, JM, and Amadio, PC (eds): Rehabilitation of the Hand and Upper Extremity, Vol I, ed. 6. Philadelphia, PA: Elsevier Mosby, 2011, pp 657–665.
3. Bathen, M, and Gupta, R: Basic science of peripheral nerve injury and repair. In Skirven, TM, Osterman, AL, Fedorczyk, JM, and Amadio, PC (eds): Rehabilitation of the Hand and Upper Extremity, Vol I, ed. 6. Philadelphia, PA: Elsevier Mosby, 2011, pp 591–600.
4. Baysal, O, et al: Comparison of three conservative treatment protocols in carpal tunnel syndrome. J Clin Pract 60:820–828, 2006.
5. Benjamin, K: Injuries to the brachial plexus: mechanisms of injury and identification of risk factors. Adv Neonatal Care 5(4):181–189, 2005.
6. Bialosky, JE, et al: A randomized sham-controlled trial of a neurodynamic technique in the treatment of carpal tunnel syndrome. J Orthop Sports Phys Ther 39(10):709–723, 2009.
7. Bickel, KD: Carpal tunnel syndrome. J Hand Surg 35A:147–152, 2010.
8. Birklein, F, and Schlereth, T: Complex regional pain syndrome—significant progress in understanding. Pain 156:S94–S103, 2015.
9. Birklein, F, O'Neill D, and Schlereth, T: Complex regional pain syndrome: An optimistic perspective. Neurology 84:89–96, 2015.
10. Borchers, AT, and Gershwin, ME: Complex regional pain syndrome: A comprehensive and critical review. Autoimmun Rev 13:241–265, 2014.
11. Boyd, BS, et al: Mechanosensitivity of the lower extremity nervous system during straight-leg raise neurodynamic testing in healthy individuals. J Orthop Sports Phys Ther 39(11):780–790, 2009.
12. Bruehl, S: Complex regional pain syndrome. BMJ 350:1–13, 2015.
13. Burnett, MG, and Zager, EL: Pathophysiology of peripheral nerve injury: a brief review. Neurosurg Focus 16(5):1–7, 2004.
14. Bussa, M, et al: Complex regional pain syndrome type I: a comprehensive review. Acta Anaesthesiologica Scandinavica 59:685–697, 2015.
15. Butler, DS: Mobilization of the Nervous System. New York: Churchill Livingstone, 1991.
16. Butler, DS: The Sensitive Nervous System. Adelaide, Australia: Noigroup Publications, 2000.
17. Coppieters, MW, Alshami, AM, and Babri, AS: Strain and excursion of the sciatic, tibial, and plantar nerves during a modified straight leg raising test. J Orthop Res 24:1883–1889, 2006.
18. Coppieters, MW, et al: Excursion of the sciatic nerve during nerve mobilization exercises: an in vivo cross-sectional study using dynamic ultrasound imaging. J Orthop Sports Phys Ther 45(10):731–737, 2015.
19. Coppieters, MW, and Butler, DS: Do "sliders" slide and "tensioners" tension? An analysis of neurodynamic techniques and considerations regarding their application. Man Ther 13:213–221, 2008.
20. Coppieters, MW, Hough, AD, and Dilley, A: Different nerve-gliding exercises induce different magnitudes of median nerve longitudinal excursion: an in vivo study using dynamic ultrasound imaging. J Orthop Sports Phys Ther 39(3):164–171, 2009.
21. Coppieters, MW, et al: Addition of test components during neurodynamic testing: effect on range of motion and sensory responses. J Orthop Sports Phys Ther 31(5):226–237, 2001.
22. Crotti, FM, et al: TOS pathophysiology and clinical features. Acta Neurochir Suppl 92:7–12, 2005.
23. Crotti, FM, et al: Post-traumatic thoracic outlet syndrome (TOS). Acta Neurochir Suppl 92:13–15, 2005.
24. De-La-Llave-Rincán, A, et al: Increased forward head posture and restricted cervical range of motion in patients with carpal tunnel syndrome. J Orthop Sports Phys Ther 39(9):658–664, 2009.
25. Dilley, A, et al: Quantitative in vivo studies of median nerve sliding in response to wrist, elbow, shoulder, and neck movements. Clin Biomech 18:899–907, 2003.
26. Duff, SV, and Estilow, T: Therapist's management of peripheral nerve injury. In Skirven, TM, Osterman, AL, Fedorczyk, JM, and Amadio, PC (eds): Rehabilitation of the Hand and Upper Extremity, Vol I, ed. 6. Philadelphia, PA: Elsevier Mosby, 2011, pp 619–633.
27. Earp, BE, Floyd, WE, Louie, D, Koris, M, and Protomastro, P: Ulnar nerve entrapment at the wrist. J Am Acad Orthop Surg 22:699–706, 2014.
28. Elhassan, B, and Steinmann, SP: Entrapment Neuropathy of the Ulnar Nerve. J Am Acad Orthop Surg 15:672–681, 2007.
29. Ellis, RF, and Hing, WA: Neural mobilization: a systematic review of randomized controlled trials with an analysis of therapeutic efficacy. J Man Manip Ther 16(1):8–22, 2008.
30. Evans, RB: Therapist's management of carpal tunnel syndrome: a practical approach. In Skirven, TM, Osterman, AL, Fedorczyk, JM, and Amadio, PC (eds): Rehabilitation of the Hand and Upper Extremity, Vol I, ed. 6. Philadelphia, PA: Elsevier Mosby, 2011, pp 666–677.

31. Fernández-de-Las-Peñas, C, et al: Specific mechanical pain hypersensitivity over peripheral nerve trunks in women with either unilateral epicondylalgia or carpal tunnel syndrome. J Orthop Sports Phys Ther 40(11): 751–760, 2010.

32. Freedman, M, Greis, AC, Marino, L, Sinha, AN, and Henstenburg, J: Complex regional pain syndrome: diagnosis and treatment. Phys Med Rehabil Clin N Am 25:291–303, 2014.

33. Freedman, M, et al: Electrodiagnostic evaluation of compressive nerve injuries of the upper extremities. Orthop Clin N Am 43:409–416, 2012.

34. George, SZ: Differential diagnosis and treatment for a patient with lower extremity symptoms. J Orthop Sports Phys Ther 30(8):468–472, 2000.

35. Guisel, A, Gill, JM, and Witherell, P: Complex regional pain syndrome: which treatments show promise? J Fam Pract 54(7):599–603, 2005.

36. Harden, RN, et al: Complex regional pain syndrome: practical diagnostic and treatment guidelines, ed. 4. Pain Med 14:180–229, 2013.

37. Hooper, TL, Denton, J, McGalliard, MK, Brismee, JM, and Sizer, PS: Thoracic outlet syndrome: a controversial clinical condition. Part 1: anatomy, and clinical examination/ diagnosis. J Man Manip Ther 18: 74–83, 2010.

38. Jacoby, SM, Eichenbaum, MD, and Osterman, AL: Basic science of nerve compressions. In Skirven, TM, Osterman, AL, Fedorczyk, JM, Amadio, PC (eds): Rehabilitation of the Hand and Upper Extremity, Vol I, ed. 6. Philadelphia, PA: Elsevier Mosby, 2011, pp 649–656.

39. Julius, A, et al: Shoulder posture and median nerve sliding. BMC Musculoskel Disord 5:23, 2004.

40. Kane, PM, Daniels, AH, and Akelman, E: Double crush syndrome. J Am Acad Orthop Surg 23:558–562, 2015.

41. Kemler, MA, Rijks, CP, and de Vet, HC: Which patients with chronic reflex sympathetic dystrophy are most likely to benefit from physical therapy? J Manipulatiave Phys Ther 24(4):272–278, 2001.

42. Kietrys, DM: Neural mobilization: an appraisal of the evidence regarding validity and efficacy. Orthop Pract 15(4):18–20, 2003.

43. Klaassen, Z, et al: Thoracic outlet syndrome: a neurological and vascular disorder. Clin Anat 27:724–732, 2014.

44. Koman, LA, Li, Z, Smith BP, and Smith, TL: Complex regional pain syn- drome: types I and II. In Skirven, TM, Osterman, AL, Fedorczyk, JM, and Amadio, PC (eds): Rehabilitation of the Hand and Upper Extremity, Vol I, ed. 6. Philadelphia, PA: Elsevier Mosby, 2011, pp 1470–1478.

45. Kuhn, JE, Lebus, GF, and Bible, JE: Thoracic outlet syndrome. J Am Acad Orthop Surg 23:222–232, 2015.

46. Lee, MJ, and LaStayo, PC: Pronator syndrome and other nerve compres- sions that mimic carpal tunnel syndrome. J Orthop Sprots Phys Ther 34(10):601–609, 2004.

47. Ljungquist, KL, Martineau, P, and Allan, C: Radial nerve injuries. J Hand Surg Am 40:166–172, 2015.

48. Lohman, CM, et al: 2015 Young Investigator Award winner: cervical nerve root displacement and strain during upper limb neural tension testing. Spine 40(11):793–800, 2015.

49. Lohnberg, JA, and Altmaier, EM: A review of psychosocial factors in complex regional pain syndrome. J Clin Psychol Med Settings 20: 247–254, 2013.

50. MacDermid, JC, and Doherty, T: Clinical and electrodiagnostic testing of carpal tunnel syndrome: a narrative review. J Orthop Sports Phys Ther 34(10):565–588, 2004.

51. Mackinnon, SE: Pathophysiology of nerve compression. Hand Clin 18:231–241, 2002.

52. Magee, DJ: Orthopedic Physical Assessment, ed. 5. Missouri: Saunders Elsevier, 2008.

53. Michlovitz, SL: Conservative interventions for carpal tunnel syndrome. J Orthop Sports Phys Ther 34(10):589–600, 2004.

54. Middleton, SD, and Anakwe, RE: Carpal tunnel syndrome. BMJ 349: 1–7, 2014.

55. Molinari, WJ, and Elfar, JC: The double crush syndrome. J Hand Surg 38A(4):799–801, 2013.

56. Monacelli, G, et al: The pillar pain in the carpal tunnel's surgery. Neurogenic inflammation? A new therapeutic approach with local anaesthetic. J Neurosurg Sci 52(1):11–15, 2008.

57. Moseley, GL: Graded motor imagery is effective for long-standing complex regional pain syndrome: a randomised controlled trial. Pain 108: 192–198, 2004.

58. Moseley, GL, Butler, DS, Beames, TB, and Giles, TJ: The Graded Motor Imagery Handbook. Adelaide, Australia: Noigroup Publications, 2012.

59. Murakami, M, Kosharskyy, B, Gritsenko, K, and Shaparin, N: Complex regional pain syndrome: update and review of management. Topics in Pain Management 30(7):1–10, 2015.

60. Nee, RJ, Jull, GA, Vincenzino, B, and Coppieters, MW: The validity of upper-limb neurodynamic tests for detecting peripheral neuropathic pain. J Orthop Sports Phys Ther 42(5):413–424, 2012.

61. Novak, CB: Upper extremity work-related musculoskeletal disorders: a treatment perspective. J Orthop Sports Phys Ther 34(10):628–637, 2004.

62. Novak, CB, and Mackinnon, SE: Evaluation of nerve injury and nerve compression in the upper quadrant. J Hand Ther 18:230–240, 2005.

63. O'Connor, D, Marshall, S, and Massy-Westropp, N: Non-surgical treatment (other than steroid injection) for carpal tunnel syndrome. Cochrane Database Syst Rev 1:CD003219, 2003.

64. Oskouei, AE, Talebi, GA, Shakouri, SK, and Ghabili, K: Effects of neuromobilization maneuver on clinical and electrophysiological measures of patients with carpal tunnel syndrome. J Phys Ther Sci 26:1017–1022, 2014.

65. Pascarelli, EF, and Hsu, YP: Understanding work-related upper extremity disorders: clinical findings in 485 computer users, musicians, and others. J Occup Rehabil 11(1):1–21, 2001.

66. Pollard, C: Physiotherapy management of complex regional pain syndrome. NZJ Physiother 41(2):65–72, 2013.

67. Porretto-Loehrke, A, and Soika, E: Therapist's management of other nerve compressions about the elbow and wrist. In Skirven, TM, Osterman, AL, Fedorczyk, JM, and Amadio, PC (eds): Rehabilitation of the Hand and Upper Extremity, Vol I, ed. 6. Philadelphia, PA: Elsevier Mosby, 2011, pp 695–709.

68. Schmid, AB, et al: Reliability of clinical tests to evaluate nerve function and mechanosensitivity of the upper limb peripheral nervous system. BMC Musculoskelet Disord 10:1–9, 2009.

69. Seror, P: Frequency of neurogenic thoracic outlet syndrome in patients with definite carpal tunnel syndrome: an electrophysiological evaluation in 100 women. Clin Neurophysiol 116(2):259–263, 2005.

70. Seror, P: Symptoms of thoracic outlet syndrome in women with carpal tunnel syndrome. Clin Neurophysiol 116(10):2324–2329, 2005.

71. Shacklock, M: Clinical Neurodynamics: A New System of Musculoskeletal Treatment. Philadelphia: Elsevier, 2005.

72. Silva, A, et al: Quantitative in vivo longitudinal nerve excursion and strain in response to joint movement: A systematic literature review. Clin Biomech 29:839–847, 2014.

73. Smart, KM, Wand, BM, and O'Connell, NE: Physiotherapy for pain and disability in adults with complex regional pain syndrome (CRPS) types I and II (review). Cochrane Database Syst Rev 2:1–101, 2016.

74. Smith, KL: Nerve response to injury and repair. In Skirven, TM, Oster- man, AL, Fedorczyk, JM, and Amadio, PC (eds): Rehabilitation of the Hand and Upper Extremity, Vol I, ed. 6. Philadelphia, PA: Elsevier Mosby, 2011, pp 601–610.

75. Smith, MB: The peripheral nervous system. In Goodman, CC, Fuller, KS, and Boissonnault, WG: Pathology: Implications for the Physical Therapist. Philadelphia: Saunders, 2003, pp 1140–1173.

76. Stewman, C, Vitanzo, PC, and Harwood, MI: Neurologic thoracic outlet syndrome: summarizing a complex history and evolution. Curr Sports Med Rep: ACSM 13(2):100–106, 2014.

77. Tajerian, M, and Clark, JD: New concepts in complex regional pain syn- drome. Hand Clinics 32:41–49, 2016.

78. Topp, KS, and Boyd, BS: Structure and biomechanics of peripheral nerves: nerve responses to physical stresses and implications for physical therapist practice. Phys Ther 86(1):92–109, 2006.

79. Turl, SE, and George, KP: Adverse neural tension: a factor in repetitive hamstring strain. J Orthop Sports Phys Ther 27:16–21, 1998.

80. Urban, LM, and Macneil, BJ: Diagnostic accuracy of the slump test for identifying neuropathic pain in the lower limb. J Orthop Sports Phys Ther 45(8):596–603, 2015.

81. Vanti, C, et al: The upper limb neurodynamic test I: intra- and intertester reliability and the effect of several repetitions on pain and resistance. J Manip Physiol Ther 33:292–299, 2010.

82. Walsh, MT: Therapist's management of complex regional pain syndrome. In Skirven, TM, Osterman, AL, Fedorczyk, JM, and Amadio, PC (eds): Rehabilitation of the Hand and Upper Extremity, Vol I, ed. 6. Philadelphia, PA: Elsevier Mosby, 2011, pp 1479–1492.

83. Watson, LA, Pizzari, T, and Balster, S: Thoracic outlet syndrome part 1: clinical manifestations, differentiation and treatment pathways. Man Ther 14:586–595, 2009.

84. Watson, LA, Tizzari, T, and Balster, S: Thoracic outlet syndrome part 2: conservative management of thoracic outlet. Man Ther 15:305–314, 2010.

85. Wehbe, MA, and Schlegel, JM: Nerve gliding exercises for thoracic outlet syndrome. Hand Clin 20(1):51–55, 2004.

86. Wood, VE, and Biondi, J: Double-crush nerve compression in thoracic outlet syndrome. J Bone Joint Surg Am 72(1):85–87, 1990.

Coluna vertebral: estrutura, função e postura

Carolyn Kisner, PT, MS

Jacob N. Thorp, PT, DHS, OCS, MTC

■ **Estrutura e função da coluna vertebral 450**

ESTRUTURA 450
Componentes funcionais da coluna vertebral 450
Movimentos da coluna vertebral 451
Artrocinemática das articulações zigoapofisárias (facetárias) 451
Estrutura e função dos discos intervertebrais e placas terminais cartilaginosas 453
Forames intervertebrais 454

INFLUÊNCIAS BIOMECÂNICAS NO ALINHAMENTO POSTURAL 454
Curvaturas da coluna vertebral 454
Gravidade 454

ESTABILIDADE 455
Estabilidade postural da coluna vertebral 455
Estruturas inertes: influência na estabilidade 456
Músculos: influência na estabilidade 456
Controle neurológico: influência na estabilidade 463
Efeitos da função dos membros na estabilidade da coluna vertebral 463
Efeitos da respiração na postura e na estabilidade 464
Efeitos da pressão intra-abdominal e da manobra de Valsalva na estabilidade 464

■ **Comprometimentos posturais 464**

ETIOLOGIA DA DOR 465

Efeito da tensão mecânica 465
Efeito do comprometimento no suporte postural dos músculos do tronco 465
Efeito da resistência muscular comprometida 465
Síndromes dolorosas relacionadas aos comprometimentos posturais 466

POSTURAS DEFEITUOSAS COMUNS: CARACTERÍSTICAS E COMPROMETIMENTOS 466
Regiões pélvica e lombar 466
Regiões cervical e torácica 468
Desvios no plano frontal: escoliose e assimetrias de membros inferiores 469

■ **Tratamento dos comprometimentos posturais 470**

DIRETRIZES GERAIS DE TRATAMENTO 471
Percepção e controle da postura da coluna vertebral 472
Postura, movimento e relações funcionais 473
Comprometimento da mobilidade de articulações, músculos e tecido conjuntivo 473
Desempenho muscular comprometido 473
Mecânica corporal 473
Ergonomia: alívio e prevenção 474
Manejo do estresse/relaxamento 475
Hábitos saudáveis de exercícios 476

ATIVIDADES DE APRENDIZADO INDEPENDENTE 477

Postura é o alinhamento das partes do corpo quando se está em pé, sentado ou deitado. É descrita pelas posições das articulações e dos segmentos do corpo e também em termos do equilíbrio entre os músculos que cruzam as articulações.[46] Comprometimentos nas articulações, nos músculos ou nos tecidos conjuntivos podem levar a posturas defeituosas; ou, reciprocamente, as más posturas podem levar a comprometimentos das articulações, dos músculos e dos tecidos conjuntivos, assim como a sintomas de desconforto e dor. Muitas queixas de base musculoesquelética podem ser atribuídas às sobrecargas que ocorrem em consequência de atividades repetitivas ou mantidas estando em um alinhamento postural habitualmente errado. Este capítulo revê as relações estruturais da coluna vertebral e dos membros em postura normal e anormal e descreve os mecanismos que controlam a postura. São apresentados os comprometimentos posturais comuns e as diretrizes gerais para seu tratamento. Exercícios específicos para as várias regiões do corpo são destacados neste capítulo e descritos com detalhes nos subsequentes na Parte IV do livro. O Capítulo 15 descreve as patologias comuns associadas à coluna vertebral e detalha as diretrizes para o atendimento; o Capítulo 16 descreve com detalhes os exercícios para coluna e as intervenções manuais.

■ Estrutura e função da coluna vertebral

ESTRUTURA

A estrutura da coluna vertebral consiste em 33 vértebras (7 cervicais, 12 torácicas, 5 lombares, 5 sacrais fundidas e 3 ou 4 coccígeas) e seus respectivos discos intervertebrais. Articulam-se com a coluna 12 pares de costelas na região torácica, o crânio no topo da coluna na articulação atlantoccipital e a pelve na articulação sacroilíaca (Fig. 14.1).

Componentes funcionais da coluna vertebral

Em termos funcionais, a coluna vertebral está dividida nos pilares anterior e posterior (Fig. 14.2).[16]

- O *pilar anterior* é feito dos corpos vertebrais e discos intervertebrais e é considerado a porção hidráulica da coluna, que sustenta o peso do corpo e absorve choques. O tamanho do disco influencia a quantidade de movimento disponível entre duas vértebras.
- O *pilar posterior*, ou arco vertebral, é constituído dos processos articulares e facetas articulares, que proveem o mecanismo de deslizamento para o movimento. A orientação das facetas influencia a direção do movimento. Fazem parte também da unidade posterior as alavancas ósseas, os dois processos transversos e o processo espinhoso, local onde os músculos se inserem e funcionam de modo a produzir e controlar os movimentos e prover estabilidade para a coluna vertebral.

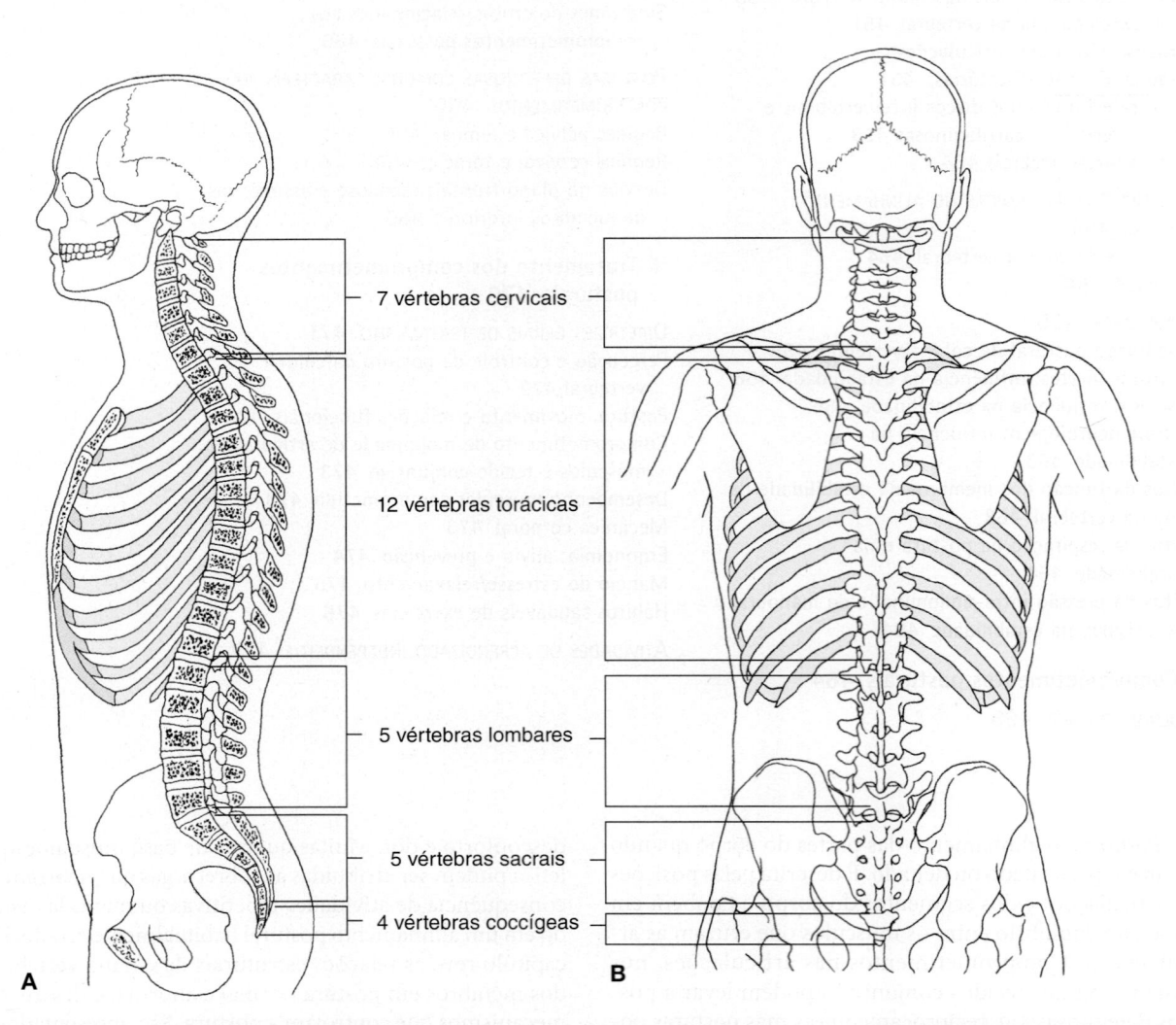

7 vértebras cervicais

12 vértebras torácicas

5 vértebras lombares

5 vértebras sacrais

4 vértebras coccígeas

A

B

Figura 14.1   (A) Vista lateral e **(B)** posterior mostrando as cinco regiões da coluna vertebral. (De Levangie P, e Norkin C [eds]: *Joint Structure and Function: A Comprehensive Analysis*, 5.ed. Filadélfia: F.A. Davis, 2011, p. 141 com permissão.)

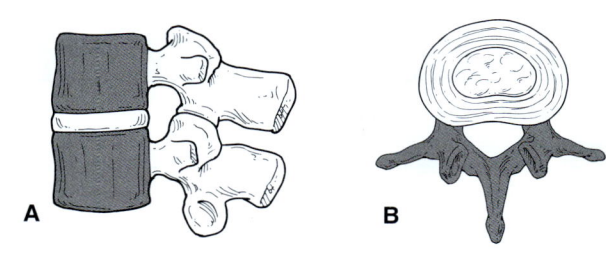

Figura 14.2 Segmento vertebral mostrando **(A)** a porção anterior envolvida no apoio de peso e absorção de choque e **(B)** o mecanismo de deslizamento posterior e o sistema de alavanca para as inserções musculares.

Movimentos da coluna vertebral

O movimento da coluna vertebral é descrito tanto em termos globais como na unidade funcional ou segmento móvel. A unidade funcional é compreendida por duas vértebras e as articulações entre elas (normalmente, duas articulações facetárias ou zigoapofisárias e um disco intervertebral). Em geral, o eixo de movimento para cada unidade fica no núcleo pulposo do disco intervertebral. Como a coluna pode mover-se de cima para baixo ou de baixo para cima, o movimento na unidade funcional é definido pelo que está ocorrendo com a porção anterior do corpo da vértebra superior (Fig. 14.3).

Os seis graus de movimento

Flexão/extensão. O movimento no plano sagital resulta em flexão (inclinação para a frente) ou extensão (inclinação para trás). Com a flexão, a porção anterior dos corpos se aproxima e os processos espinhosos se separam; com a extensão, a porção anterior dos corpos se separa e os processos espinhosos se aproximam.

Inclinação lateral. O movimento no plano frontal resulta em inclinação lateral (flexão lateral) para a esquerda ou para a direita. Com a inclinação lateral, as margens laterais dos corpos vertebrais se aproximam no lado para onde a coluna está se inclinando e se separam no lado oposto.

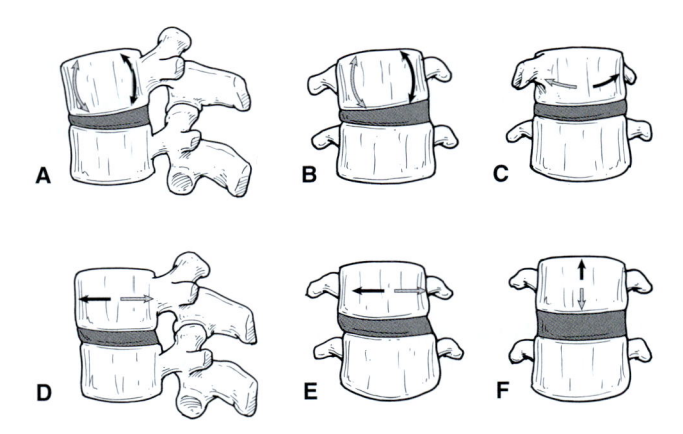

Figura 14.3 Movimentos da coluna vertebral. **(A)** Flexão/extensão (inclinação para a frente e para trás). **(B)** Flexão lateral (inclinação lateral). **(C)** Rotação. **(D)** Cisalhamento anterior/posterior. **(E)** Cisalhamento lateral. **(F)** Separação/compressão.

Rotação. O movimento no plano transverso resulta em rotação. A rotação para a direita resulta no movimento relativo do corpo das vértebras superiores para a direita e seus processos espinhosos para a esquerda; ocorre o oposto com a rotação para a esquerda. Se o movimento ocorre a partir da pelve para cima, ele ainda é definido pelo movimento relativo da vértebra de cima.

Cisalhamento anteroposterior. Ocorre cisalhamento para a frente ou para trás (translação) quando o corpo da vértebra superior faz uma translação para a frente ou para trás sobre a vértebra de baixo.

Cisalhamento lateral. Ocorre cisalhamento (translação) lateral quando o corpo da vértebra superior faz translação no sentido lateral sobre a vértebra de baixo.

Compressão/separação. Ocorre separação ou aproximação com uma força longitudinal, seja esta na direção dos corpos vertebrais ou no sentido contrário.

Artrocinemática das articulações zigoapofisárias (facetárias)

Cada região da coluna vertebral tem suas próprias considerações especiais no que diz respeito ao movimento artrocinemático e à função. A artrocinemática da área craniovertebral (suboccipital) está descrita adiante. O restante da região cervical da coluna vertebral e todas as facetas torácicas têm superfícies articulares relativamente planas e deslizam sobre a articulação facetária adjacente.[16] As facetas superiores da região lombar da coluna vertebral são côncavas e articulam-se com as facetas convexas inferiores adjacentes.[65] A artrocinemática está resumida na Tabela 14.1.

Costumam ocorrer movimentos combinados em um determinado nível segmentar quando a pessoa se inclina lateralmente ou gira a coluna. *Movimento combinado* é definido como uma "associação consistente de um movimento em torno de um eixo com outro movimento em torno de um eixo diferente"[16] e varia dependendo da região, da postura da coluna vertebral, da orientação das facetas e de fatores como a extensibilidade dos tecidos moles. Quando os movimentos de inclinação lateral e rotação se combinam, a abertura do forame é determinada pelo componente de inclinação lateral.

Região cervical da coluna vertebral. A região cervical pode ser dividida em região suboccipital (craniovertebral) e região cervical "típica".

- A *região craniovertebral* é composta do occipital, do atlas e das facetas superiores do áxis.
- A articulação atlantoccipital (AO) é considerada uma articulação tipo bola e soquete; as facetas convexas do occipital articulam-se com as facetas côncavas do atlas. Seus movimentos primários são acenar para a frente e para trás com a cabeça (flexão e extensão) (Fig. 14.4). Há uma quantidade pequena de inclinação lateral disponível na articulação AO; a rotação e a inclinação lateral se combinam em direções opostas nessa região.

TABELA 14.1	Artrocinemática da coluna vertebral		
Área vertebral	**Movimento articular**	**Movimento das facetas das vértebras superiores**	**Tamanho do forame**
Região suboccipital: atlantoccipital (A/O) e atlantoaxial (A/A)	Flexão	Os côndilos do occipital rolam no sentido anterior e deslizam no sentido posterior; o atlas desliza para a frente sobre o áxis	Mudança mínima
	Extensão	Os côndilos do occipital rolam no sentido posterior e deslizam no sentido anterior; o atlas desliza posteriormente sobre o áxis	Mudança mínima
	Rotação	A faceta ipsilateral do atlas vai no sentido posterior e a faceta contralateral no sentido anterior	Abertura ipsilateral, fechamento contralateral
	Inclinação lateral	Pequena quantidade na A/O: o côndilo ipsilateral do occipital desliza no sentido medial, o côndilo contralateral desliza no sentido lateral	Mudança mínima
Regiões cervical, torácica e lombar típicas	Flexão	As facetas inferiores deslizam para cima	Abertura bilateral
	Extensão	As facetas inferiores deslizam para baixo	Aproximação bilateral
	Rotação	As facetas ipsilaterais deslizam para baixo, as facetas contralaterais deslizam para cima	Separação ipsilateral; aproximação contralateral
	Inclinação lateral	As facetas ipsilaterais deslizam para baixo, as facetas contralaterais deslizam para cima	Aproximação ipsilateral; separação contralateral Observação: quando a inclinação lateral e a rotação se combinam, a abertura do forame é ditada pelo componente de inclinação lateral
Sacro	Flexão	Ocorre com a extensão lombar	NA
	Extensão	Ocorre com a flexão lombar	NA
	Rotação	Ocorre com a rotação lombar na direção contralateral	NA
	Inclinação lateral	Ocorre com a inclinação lateral lombar na direção contralateral	NA

- A articulação atlantoaxial (AA) consiste nas superfícies convexas do atlas articulando-se com as superfícies convexas do áxis; seu movimento primário é a rotação conforme o atlas faz um movimento de pivô em torno do dente do áxis. É importante notar que, durante a rotação, um lado do complexo articular AA comporta-se como se estivesse flexionando (movendo-se para a frente) e o outro lado como se estivesse se estendendo (movendo-se para trás) (Fig. 14.5).
- A região *cervical típica* inclui as facetas inferiores do áxis e o resto da região cervical da coluna vertebral; essa caracteriza articulações facetárias que estão anguladas em 45° a partir do plano horizontal. A inclinação lateral e a rotação tipicamente se combinam para o mesmo lado.
- Outra característica única da região cervical da coluna vertebral diz respeito às *articulações de Luschka*. Essas projeções ósseas provêem estabilidade lateral à coluna e reforçam o disco vertebral no sentido posterolateral.

Região torácica da coluna vertebral. As facetas torácicas começam com uma orientação no plano frontal e fazem a transição para uma orientação no plano sagital conforme se aproximam da região lombar da coluna vertebral. As costelas articulam-se com a região torácica nos processos transversos, corpos vertebrais e discos IV. Na postura ereta, a inclinação lateral e a rotação combinam-se tipicamente na mesma direção na região torácica superior e no sentido oposto na região torácica inferior,[16] embora tenha sido descrita certa variabilidade.[78]

Região lombar da coluna vertebral. Conforme as facetas lombares fazem a transição de uma orientação no plano sagital para o plano frontal, algumas das facetas têm uma orientação biplanar.[16] A combinação varia no fato de que, com a flexão lateral, a rotação ocorre para o mesmo lado; mas com a rotação a flexão lateral ocorre para o lado oposto;[16] há variabilidade com a flexão e a extensão.

ARTICULAÇÃO ATLANTOCCIPITAL

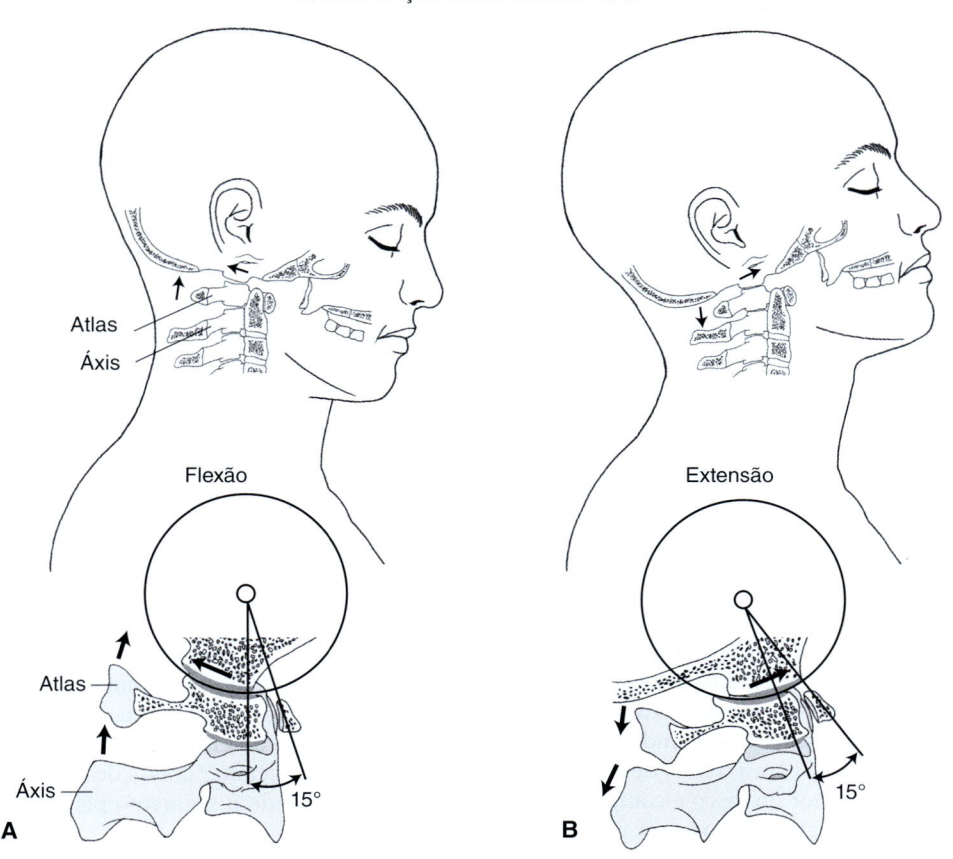

Figura 14.4   As articulações atlantoccipitais durante os movimentos de acenar com a cabeça. **(A)** Flexão. **(B)** Extensão. (De Levangie P, and Norkin C [eds]: *Joint Structure and Function: A Comprehensive Analysis*, 5.ed. Filadélfia: F.A. Davis, 2011, p. 141 com permissão.)

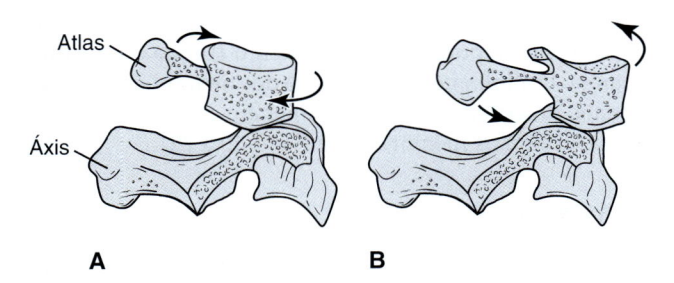

Figura 14.5   Rotação das articulações atlantoaxiais (vista lateral). **(A)** Rotação para a direita mostrando o movimento para trás da superfície articuladora direita de C1 sobre C2. **(B)** Rotação para a esquerda mostrando o movimento para trás da superfície articuladora direita de C1 sobre C2.

Estrutura e função dos discos intervertebrais e placas terminais cartilaginosas

O disco intervertebral, que consiste em anel fibroso e núcleo pulposo, é componente de um complexo de três articulações entre duas vértebras e placas terminais cartilaginosas adjacentes. A estrutura do disco dita sua função (Fig. 14.6).[16,50]

Anel fibroso.   A porção externa do disco é constituída de camadas densas de fibras de colágeno do tipo I. As fibras

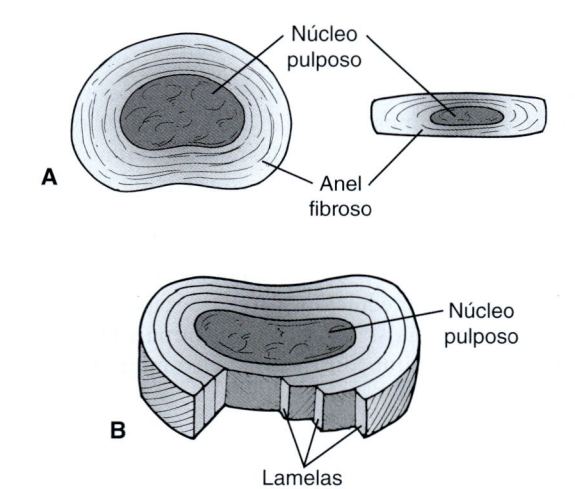

Figura 14.6   Disco intervertebral. **(A)** Os círculos do anel envolvem o núcleo pulposo, provendo um mecanismo para dissipação das forças compressivas. **(B)** A orientação das camadas do anel provê força de tração ao disco com movimentos em várias direções.

de colágeno em qualquer camada são paralelas e fazem um ângulo de cerca de 60-65° com o eixo da coluna, com a inclinação alternando em camadas sucessivas.[31,47] Por causa da orientação das fibras, a força de tração do disco é dada pelo anel quando a coluna é tracionada, rodada ou inclinada. Essa estrutura ajuda a restringir os vários movimentos da coluna, como um complexo ligamentar. O anel é firmemente ligado às vértebras adjacentes e as camadas são firmemente ligadas umas às outras. As fibras das camadas mais internas se unem com a matriz do núcleo pulposo. O anel fibroso tem o suporte dos ligamentos longitudinais anterior e posterior.

Núcleo pulposo. A porção central do disco é uma massa gelatinosa que, em geral, fica contida dentro dele, porém cujas fibras de colágeno do tipo II, que têm um alinhamento frouxo, se misturam com a camada interna do anel fibroso. Localiza-se na porção central do disco, exceto na região lombar da coluna vertebral, onde se situa mais perto da borda posterior do que da borda anterior do anel. Os proteoglicanos agregadores, normalmente em alta concentração no núcleo saudável, têm uma grande afinidade por água. A mecânica dos fluidos resultante do núcleo confinado funciona para distribuir a pressão de maneira regular por todo o disco e de um corpo vertebral para o seguinte quando em condições de carga. Por causa da afinidade pela água, o núcleo embebe água quando a pressão é reduzida sobre o disco e esprime a água para fora sob cargas compressivas. Essa dinâmica dos fluidos provê transporte para os nutrientes e ajuda a manter o tecido saudável no disco.

Com a flexão (inclinação para a frente) de um segmento vertebral, a porção anterior do disco é comprimida e a posterior é separada. O núcleo pulposo em geral não se move em um disco saudável mas pode apresentar uma leve distorção durante a flexão, com o potencial de redistribuir a carga pelo disco.[48] A imposição de uma carga assimétrica em flexão resulta em distorções do núcleo em direção ao canto posterolateral contralateral, onde as fibras do anel estão mais distendidas.

Placas terminais cartilaginosas. As placas terminais cobrem o núcleo pulposo na região superior e inferior e ficam entre o núcleo e os corpos vertebrais. Cada uma é circundada pelo anel apofisário do corpo vertebral respectivo.[16] As fibras de colágeno do anel fibroso interno inserem-se na placa terminal e se angulam no sentido central, desse modo encapsulando o núcleo pulposo. A nutrição se difunde a partir da medula dos corpos vertebrais até o disco via placas terminais.[16] As placas terminais também são responsáveis por impedir que o núcleo migre no sentido superior/inferior.

Forames intervertebrais

Os forames intervertebrais ficam entre cada segmento vertebral no pilar posterior. Seu limite anterior é o disco intervertebral; o limite posterior é a articulação facetária; e os limites superior e inferior são os pedículos das vértebras superior e inferior do segmento vertebral. O nervo espinal misto sai do canal vertebral através do forame junto com vasos sanguíneos e nervos meníngeos recorrentes ou sinuvertebrais. O tamanho dos forames intervertebrais

é afetado pelo movimento da coluna, sendo mais largos com a inclinação para a frente e no lado contralateral à inclinação e menores com a extensão e no lado ipsilateral à inclinação.

INFLUÊNCIAS BIOMECÂNICAS NO ALINHAMENTO POSTURAL

Curvaturas da coluna vertebral

A coluna do adulto é dividida em quatro curvaturas: duas *primárias*, ou posteriores, assim chamadas pelo fato de estarem presentes desde o nascimento e por possuírem uma convexidade posterior; e duas curvaturas *compensatórias*, ou anteriores, assim chamadas porque se desenvolvem conforme a criança aprende a erguer a cabeça e, mais tarde, a levantar-se, e porque possui uma convexidade anterior.

- As curvaturas posteriores situam-se nas regiões torácica e sacral. *Cifose* é um termo usado para denotar uma curvatura posterior. Postura cifótica refere-se à curvatura posterior excessiva da região torácica da coluna vertebral.[46]
- As curvaturas anteriores situam-se nas regiões cervical e lombar. *Lordose* é um termo também usado para designar uma curvatura anterior, embora alguns autores utilizem o termo para denotar condições anormais, como as que ocorrem quando o segmento pélvico encontra-se anteriorizado.[46]
- As curvaturas e a flexibilidade da coluna vertebral são importantes para suportar os efeitos da gravidade e de outras forças externas.[16,56]
- A estrutura de ossos, articulações, músculos e tecidos inertes dos membros inferiores é projetada para suportar peso; eles suportam e equilibram o tronco na postura ereta. O alinhamento e a função dos membros inferiores estão descritos com mais detalhes em cada um dos capítulos sobre os membros (ver Caps. 20 a 22).

Gravidade

Ao se observar a postura e a função, é importante compreender a influência da força da gravidade nas estruturas do tronco e dos membros inferiores. A força da gravidade impõe uma carga às estruturas responsáveis por manter o corpo ereto e, assim, oferece um desafio contínuo à estabilidade e ao movimento eficiente. Para que uma articulação que apoia peso mantenha-se estável ou em equilíbrio, a linha de gravidade da massa precisa passar exatamente através do eixo de rotação ou precisa haver uma força que contraponha o momento causado pela força da gravidade.[49] No corpo, a contraforça é gerada pelos músculos ou estruturas inertes. Além disso, a postura ereta geralmente envolve um leve balanço anterior/posterior do corpo de cerca de 4 cm, de modo que os músculos são necessários para controlar o balanço e manter o equilíbrio.

Na postura ereta, a linha da gravidade atravessa as curvaturas vertebrais, que se equilibram anterior e posteriormente, e fica perto do eixo de rotação das articulações dos membros inferiores. A seguir, será descrito o padrão da postura ereta equilibrada (Fig. 14.7).

Tornozelo. Para o tornozelo, a linha da gravidade fica anterior à articulação e, portanto, tende a rodar a tíbia para a frente, em torno do tornozelo. A estabilidade é fornecida pelos músculos flexores plantares, primariamente o músculo sóleo.

Joelho. A linha de gravidade normal passa anteriormente à articulação do joelho, o que tende a mantê-lo em extensão. A estabilidade é dada pelo ligamento cruzado anterior, pela cápsula posterior (mecanismo de trava do joelho) e pela tensão nos músculos posteriores do joelho (os músculos gastrocnêmio e posteriores da coxa). O músculo sóleo proporciona estabilidade ativa tracionando posteriormente a tíbia. Com os joelhos completamente estendidos, não é necessário suporte muscular a essa articulação para manter uma postura ereta; porém, se os joelhos flexionam levemente, a linha da gravidade se transfere para trás da articulação, e o músculo quadríceps femoral precisa contrair-se para impedir que o joelho se dobre.

Quadril. A linha da gravidade no quadril varia com o balanço do corpo. Quando ela passa pela articulação do quadril, há equilíbrio e não é necessário suporte externo. Quando a linha da gravidade é transferida posteriormente à articulação, ocorre alguma rotação posterior da pelve, mas que é controlada pela tensão nos músculos flexores do quadril (primariamente o iliopsoas). Durante a postura em pé relaxada, o ligamento iliofemoral proporciona estabilidade passiva à articulação, e a tensão muscular não é necessária. Quando a linha da gravidade é transferida anteriormente, a estabilidade é concedida pelo suporte ativo dos músculos extensores do quadril.

Tronco. Normalmente, a linha da gravidade no tronco passa pelos corpos das vértebras lombares e cervicais, e as curvaturas ficam equilibradas. Alguma atividade nos músculos do tronco e da pelve ajuda a manter o equilíbrio (isso é descrito com mais detalhes nas seções seguintes). À medida que o tronco se move, os músculos contralaterais se contraem e funcionam como cabos de sustentação. Desvios extremos ou contínuos são suportados por estruturas inertes.

Cabeça. O centro de gravidade da cabeça situa-se anteriormente às articulações atlantoccipitais. Os músculos cervicais posteriores se contraem para manter a cabeça equilibrada.

ESTABILIDADE

Quando na posição ereta, normalmente o centro de gravidade situa-se em um ponto ligeiramente anterior a S2 na pelve. Uma estrutura é estável desde que a linha de gravidade do centro de massa localize-se dentro da base de apoio. A estabilidade é melhorada abaixando o centro de gravidade ou aumentando a base de apoio. Na posição ereta, o corpo fica relativamente instável por ser uma estrutura alta com uma base de apoio pequena. Quando o centro de gravidade sai da base de apoio, ou a estrutura tomba ou alguma força precisa agir para manter a estrutura ereta. Tanto estruturas inertes como dinâmicas apoiam o corpo contra forças gravitacionais e outras forças externas. As estruturas ósseas e ligamentares inertes proporcionam tensão passiva quando uma articulação atinge o final da sua amplitude de movimento (ADM). Os músculos agem como cabos de sustentação dinâmicos e respondem às perturbações proporcionando forças contrárias para o torque da gravidade, assim como a estabilidade dentro da ADM, de forma que as estruturas inertes não sejam sobrecarregadas.

Estabilidade postural da coluna vertebral

A estabilidade da coluna é descrita em termos de três subsistemas: passivo (estruturas inertes/ossos e ligamentos),[24,64] ativo (músculos) e controle neural.[24,64] Os três subsistemas estão inter-relacionados e podem ser imaginados como um banquinho de três pernas; se qualquer uma delas não estiver fornecendo suporte, isso afetará a estabilidade de toda a estrutura.[64] A instabilidade de um segmento vertebral normalmente é uma combinação de dano tecidual, força ou resistência muscular insuficiente e controle neuromuscular inadequado.[3,24]

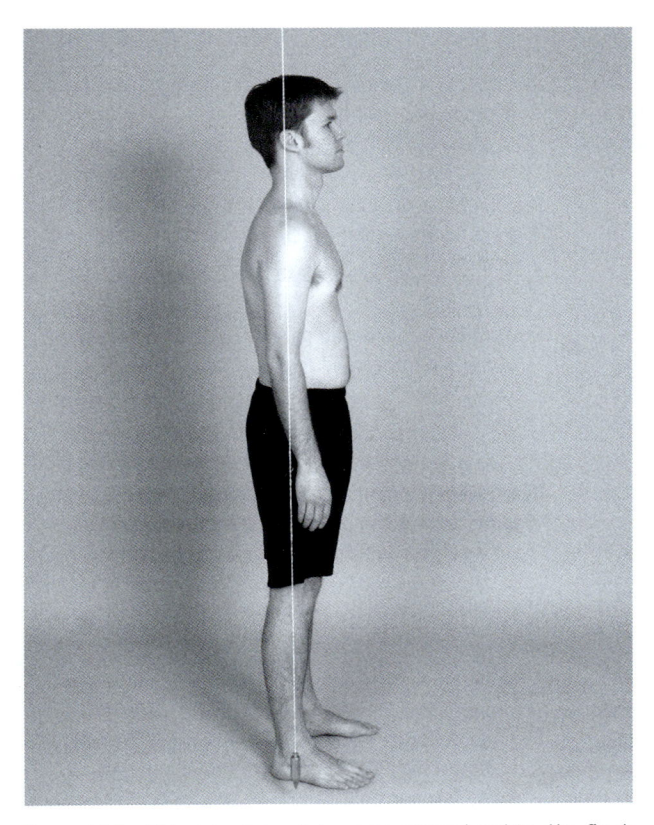

Figura 14.7 Vista lateral do alinhamento postural padrão. Um fio de prumo em geral é usado como referência e representa a relação das partes do corpo com a linha da gravidade. As referências de superfície ficam levemente anteriores ao maléolo lateral e ao eixo da articulação do joelho; e passam através do trocanter maior (levemente posteriores ao eixo da articulação do quadril), dos corpos das vértebras lombares e cervicais e da articulação do ombro e do lobo da orelha.

Estruturas inertes: influência na estabilidade

Penjabi[63,64] descreveu a ADM de qualquer segmento sendo dividida em uma zona elástica e uma neutra. Quando os segmentos vertebrais estão na zona neutra (meio da amplitude/amplitude neutra), as cápsulas articulares inertes e os ligamentos proporcionam mínima resistência passiva ao movimento e, portanto, mínima estabilidade. À medida que um segmento se move para a zona elástica, as estruturas inertes proporcionam retenção como resistência passiva ao movimento que ocorre. Quando uma estrutura limita o movimento em uma direção específica, ela proporciona estabilidade naquela direção. Além dos tecidos inertes que proporcionam estabilidade passiva ao limitar o movimento, os receptores sensitivos nas cápsulas articulares e ligamentos percebem o posicionamento e suas mudanças. A estimulação desses receptores proporciona *feedback* para o sistema nervoso central, influenciando, assim, o sistema de controle neural.[64,66] A Tabela 14.2 resume as características estabilizadoras dos tecidos inertes na coluna.

Músculos: influência na estabilidade

Os músculos do tronco não só agem como mobilizadores primários ou antagonistas do movimento causado pela gravidade durante a atividade dinâmica, mas também são importantes estabilizadores da coluna.[3,9,11,27,39,54,66] Sem a atividade estabilizadora dinâmica dos músculos do tronco, a coluna entraria em colapso na posição ereta.[14]

TABELA 14.2 Características estabilizadoras dos tecidos inertes na coluna vertebral		
Estruturas	**Características**	**Limites**
Orientação da faceta articular		
As facetas da região cervical da coluna vertebral se orientam no plano frontal com angulação oblíqua em direção ao plano transverso	Permite liberdade na inclinação para a frente (flexão) e para trás (extensão)	A cápsula fica tensa no final da flexão; as superfícies articulares se aproximam no final da extensão
Facetas da região torácica da coluna vertebral: coluna superior similar à cervical, facetas médias e inferiores mais no plano sagital	Rotação, inclinação lateral e inclinação para a frente são permitidas em vários graus pelas facetas	As facetas não restringem tanto quanto as costelas e os processos espinhosos
Facetas da região lombar da coluna vertebral no plano sagital com alguma curvatura no plano frontal[8]	Inclinação para a frente e para trás são permitidas	Restringem a rotação; a orientação no plano frontal proporciona estabilidade no final da amplitude em flexão[67]
Costelas		
	As costelas se aproximam no lado da concavidade da coluna vertebral com qualquer movimento	Restringem a inclinação para a frente, a inclinação lateral e a rotação na região torácica
Processos espinhosos		
	Os processos espinhosos se aproximam com a extensão; quanto mais longos os processos, maior a restrição	Restringem a extensão, especialmente na região torácica; podem aproximar-se na região lombar em uma pessoa flexível
Discos intervertebrais		
	Quanto maior a proporção entre a espessura do disco e a altura vertebral, maior a mobilidade	A região cervical da coluna vertebral é a mais móvel (proporção 2:5) Região lombar da coluna vertebral (proporção 1:3) A região torácica da coluna vertebral é a menos móvel (proporção 1:5)
Anel fibroso		
	Anéis organizados concêntricos se comportam de maneira similar aos ligamentos[8]	Algumas fibras ficam tensas em qualquer direção que o segmento vertebral rodar ou deslizar[42] Fibras frouxas no lado côncavo e tensas no lado convexo

(continua)

TABELA 14.2	Características estabilizadoras dos tecidos inertes na coluna vertebral *(continuação)*	
Estruturas	**Características**	**Limites**
Ligamentos		
	Frouxos no meio da amplitude, tensos no final dela	Inclinação para a frente limitada pelos ligamentos interespinais e supraespinais, ligamentos capsulares, ligamento amarelo e ligamento longitudinal posterior Inclinação para trás limitada pelo ligamento longitudinal anterior Inclinação lateral limitada pelos ligamentos intertransversários contralaterais, ligamento amarelo e ligamentos capsulares Rotação limitada pelos ligamentos capsulares
Fáscia toracolombar (lombodorsal)		
	O sistema fascial extenso consiste em várias camadas ao redor do eretor da espinha e do quadrado do lombo; tem função estática e dinâmica	Limita o final da amplitude de inclinação para a frente da região lombar da coluna vertebral (ver também função de estabilização dinâmica)
Músculos		
	Os músculos com elasticidade normal não causam limitações no movimento da coluna; normalmente proporcionam estabilidade dinâmica e controle	Quando os músculos desenvolvem contraturas, restringem o movimento oposto à sua direção de contração

Papel da atividade muscular global e segmentar

Tanto os músculos superficiais (globais) como os profundos (segmentares) desempenham funções essenciais para proporcionar estabilidade e manter a postura ereta. A Tabela 14.3 resume as características estabilizadoras desses dois grupos musculares.

Função dos músculos globais. Na região lombar da coluna, os músculos globais, sendo o mais superficial dos dois grupos, são os grandes cabos de sustentação que respondem às cargas externas impostas ao tronco, que deslocam o centro de massa (Fig. 14.8A). Sua reação é específica para a direção, de modo a controlar a orientação vertebral.[3,39] Os músculos globais são incapazes de estabilizar segmentos vertebrais individuais, exceto por meio de cargas compressivas, pois eles têm pouca ou nenhuma inserção direta nas vértebras. Se um segmento individual é instável, as cargas compressivas provenientes dos cabos de sustentação globais podem levar a uma situação dolorosa ou à sua perpetuação, à medida que os tecidos inertes são sobrecarregados no final da amplitude daquele segmento (Fig. 14.8B).

Função dos músculos profundos/segmentares. Os músculos mais profundos, segmentares, que têm inserções diretas nos segmentos vertebrais, proporcionam suporte dinâmico aos segmentos individuais da coluna e ajudam a manter cada um desses em uma posição estável, de modo que os tecidos inertes não sejam sobrecarregados nos limites de movimento (Fig. 14.9).[39,43,44,55]

Controle muscular na região lombar da coluna vertebral

A função muscular geral e as ações estabilizadoras dos músculos da coluna estão resumidas na Tabela 14.4.

Músculos abdominais (Fig. 14.10). Os músculos reto do abdome (RA), oblíquo externo (OE) e oblíquo interno (OI) são músculos flexores do tronco globais largos, multissegmentares, e funcionam como cabos de sustentação importantes para estabilizar a coluna contra perturbações posturais. O músculo transverso do abdome (TrA) é o mais profundo dos músculos abdominais e responde de forma singular às perturbações posturais. Insere-se posteriormente às vértebras lombares por meio das camadas posterior e média da fáscia toracolombar (Figs. 14.11 e 14.12) e pela sua ação desenvolve tensão, agindo como uma cinta de suporte em torno do abdome e das vértebras lombares. Somente o músculo TrA fica ativo tanto durante a flexão quanto a extensão isométrica, ao passo que os outros músculos abdominais têm a atividade diminuída com a extensão resistida. Isso é atribuído à função estabilizadora do músculo TrA.[13,41]

TABELA 14.3	Características estabilizadoras dos músculos que controlam a coluna vertebral	
Músculos globais	**Músculos segmentares profundos**	

Características

▪ Superficiais: mais afastados do eixo de movimento ▪ Cruzam múltiplos segmentos vertebrais ▪ Produzem movimento e fornecem uma função ampla, como cabos de sustentação ▪ Produzem cargas compressivas com contrações fortes	▪ Profundos: mais próximos do eixo de movimento ▪ Inserem-se em cada segmento vertebral ▪ Controlam a mobilidade segmentar; função de cabos de sustentação segmentares ▪ Maior porcentagem de fibras musculares do tipo I para resistência à fadiga

Região lombar

▪ Reto do abdome ▪ Oblíquos externo e interno ▪ Quadrado do lombo (porção lateral) ▪ Eretor da espinha ▪ Iliopsoas	▪ Transverso do abdome ▪ Multífido ▪ Quadrado do lombo (porção profunda) ▪ Rotadores profundos

Região cervical

▪ Esternocleidomastóideo ▪ Escalenos ▪ Levantador da escápula ▪ Parte descendente do trapézio ▪ Eretor da espinha	▪ Reto anterior e lateral da cabeça ▪ Longo do pescoço

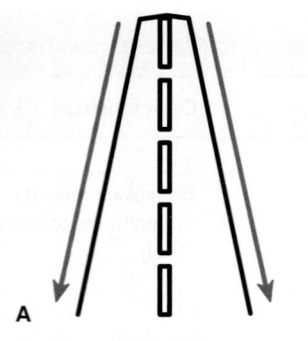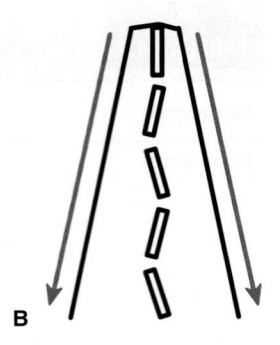

A **B**

Figura 14.8 **(A)** Função dos cabos de sustentação dos músculos globais do tronco, oferecendo estabilidade geral contra as perturbações. **(B)** A instabilidade na coluna multissegmentar não pode ser controlada pelos cabos de sustentação da musculatura global do tronco. A carga compressiva dos cabos de sustentação longos leva à sobrecarga nos tecidos inertes nas amplitudes finais de um segmento instável.

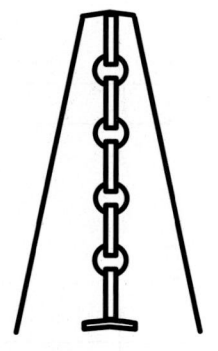

Figura 14.9 Músculos profundos inseridos em cada segmento da coluna fornecem estabilidade segmentar.

TABELA 14.4	Músculos da coluna vertebral e sua função estabilizadora	
Músculos	**Ação primária**	**Função estabilizadora**
Região lombar da coluna vertebral		
Reto do abdome (RA)	Flexão do tronco (exercícios abdominais na posição sentada)[53]	▪ Estabiliza a pelve contra forças de rotação anterior[68] ▪ Proporciona estabilidade como cabos de sustentação longos para as cargas de inclinação posterior (extensão) sobre a coluna
Oblíquos internos (OI) e oblíquos externos (OE)	A contração bilateral causa flexão do tronco; OE de um lado com o OI contralateral causam, juntos, a rotação diagonal do tronco com flexão; OE e OI do mesmo lado causam inclinação lateral do tronco	▪ Controlam cargas externas que poderiam causar inclinação posterior ou lateral da coluna ▪ Estabilizam a pelve (com o reto do abdome) contra forças de rotação anterior ▪ Contraem-se na manobra de tensionar a parede abdominal para tornar a coluna rígida; aumentam a carga compressiva ▪ Contraem-se com o músculo transverso do abdome para aumentar a pressão intra-abdominal e tensionam a fáscia toracolombar para estabilizar[13]

(continua)

TABELA 14.4 Músculos da coluna vertebral e sua função estabilizadora *(continuação)*

Músculos	Ação primária	Função estabilizadora
Transverso do abdome (TrA)	Contribui para a rotação[13]	■ Cria tensão por meio da fáscia toracolombar e aumenta a pressão intra-abdominal para prover estabilidade segmentar ■ Ativa-se com a manobra de "encolher a barriga" para dar estabilidade segmentar à coluna[67,76]
Quadrado do lombo (QL)	Elevação da pelve e inclinação lateral da coluna	■ Provê estabilidade nos planos frontal e sagittal[53] ■ Estabiliza as costelas contra a tração do diafragma durante a inspiração[4] ■ As fibras profundas fornecem estabilidade segmentar para as vértebras lombares
Multífido	Extensão da coluna e rotação contralateral	■ Estabiliza a coluna contra momentos de flexão e rotação e momentos de flexão lateral contralateral ■ As fibras profundas fornecem estabilidade segmentar às vértebras lombares ■ Ativado com as manobras de "encolher a barriga" e tensionar a parede abdominal para estabilização da coluna[67]
Rotadores intersegmentares e intertransversários	Esses músculos são ricos em fusos musculares e podem funcionar para a sensação de posição e movimento vertebral, mais do que para produzir torque para o movimento	■ Teoricamente, esses músculos estão posicionados para fazer pequenos ajustes segmentares de estabilização contra perturbações à postura
Músculos eretores da espinha (EE) superficiais (iliocostais, longuíssimos, espinais)	Extensores primários do tronco; extensão do tórax sobre a pelve causando inclinação da coluna para trás; também há inclinação lateral e translação posterior das vértebras	■ Antagonistas à gravidade – controlam o movimento do tronco durante atividades de inclinação para a frente ■ Cabos de sustentação longos que proporcionam estabilidade global ao tronco, respondendo às cargas externas e impedindo que o tronco ceda
Iliopsoas (ilíaco e psoas maior)	Músculos flexores primários do quadril e indiretamente extensores lombares; o músculo psoas cria uma força de cisalhamento anterior nas vértebras lombares	■ O músculo ilíaco estabiliza as articulações da pelve e do quadril e, portanto, influi indiretamente na postura da coluna ■ O músculo psoas comprime a região lombar da coluna durante as atividades de flexão do quadril[4] e auxilia na estabilização da região lombar da coluna no plano frontal, especialmente quando uma carga pesada é aplicada ao lado contralateral[2] ■ Função do processo transverso e forames do corpo vertebral do psoas maior diferem com base no grau de lordose, quando na posição sentada[62]

Região cervical da coluna vertebral

Esternocleidomastóideo e grupo escaleno	A contração bilateral causa flexão cervical; a contração unilateral causa inclinação lateral com rotação e flexão contralateral Quando o pescoço está estabilizado, os escalenos elevam as costelas superiores durante a inspiração e os músculos esternocleidomastóideos (ECM) elevam as clavículas e o esterno, que assiste na inspiração	■ Equilibram a cabeça sobre o tórax contra as forças de gravidade quando o centro de massa está em posição posterior
Parte descendente do trapézio e eretores da espinha cervicais	A contração bilateral causa extensão do pescoço e da cabeça; a contração unilateral causa inclinação lateral	■ Equilibram a cabeça sobre o tórax contra as forças de gravidade quando o centro de massa está em posição anterior

(continua)

TABELA 14.4	Músculos da coluna vertebral e sua função estabilizadora *(continuação)*	
Músculos	**Ação primária**	**Função estabilizadora**
Levantador da escápula	O músculo levantador da escápula trabalha com a parte descendente do trapézio para elevar a escápula	▪ Sustenta a postura da escápula
Longo do pescoço; reto da cabeça anterior e lateral	Flexores craniocervicais; o músculo longo do pescoço é o mobilizador primário para retração cervical (extensão axial)	▪ Proporcionam estabilidade segmentar à região cervical da coluna vertebral

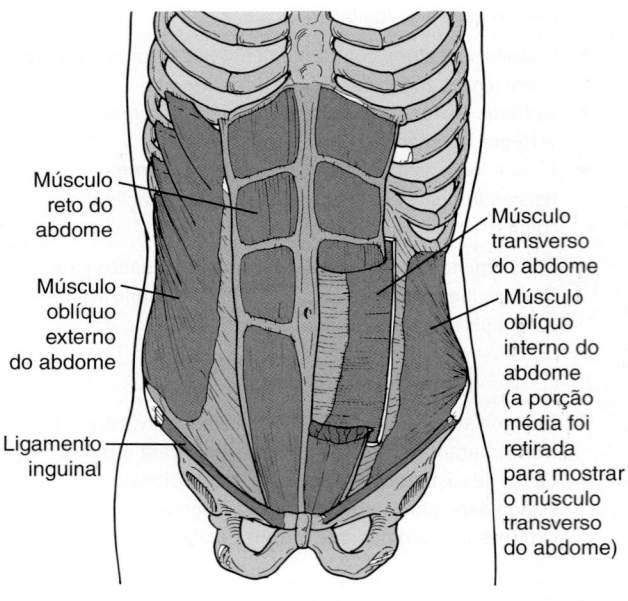

Figura 14.10   Músculos abdominais.

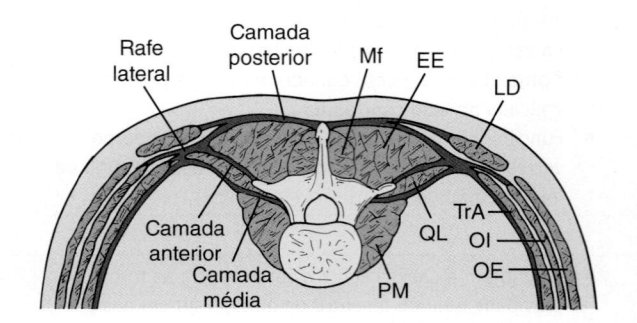

Figura 14.11   A secção transversa na região lombar mostra as relações das três camadas da fáscia toracolombar com os músculos da região e suas inserções na coluna. EE, eretor da espinha; Mf, multífido; TrA, transverso do abdome; OI, oblíquos internos; OE, oblíquos externos; LD, latíssimo do dorso; PM, psoas maior; QL, quadrado do lombo.

Atividade estabilizadora do transverso do abdome. Os primeiros estudos de pesquisa eletromiográfica das atividades dos músculos abdominais profundos em sua função de estabilização foram feitos com eletrodos de superfície e não faziam diferença entre a atividade dos músculos TrA e a do OI. Usando técnicas de imagem por ultrassom, a inserção de eletrodos de agulha fina em vários músculos tem produzido evidências de funções diferentes entre esses dois músculos durante perturbações do equilíbrio em pessoas saudáveis, assim como naqueles com doença lombar.[37]

O músculo TrA responde com uma atividade antecipatória durante movimentos rápidos de braços e pernas, antes que os outros abdominais se contraiam; ele funciona de forma coordenada com a respiração durante essas atividades.[39,43,44] O músculo TrA também tem um vínculo de coordenação com o períneo e com a função muscular do assoalho pélvico (ver Cap. 25),[7,15,57,69,70] assim como com as fibras do multífido.[39,42-44,55] A manobra de "encolher a barriga" é usada para ativar voluntariamente o músculo TrA e, com o treinamento, produz uma atividade mais independente desse músculo.[67,76] Foi demonstrado que o treinamento do TrA para controle postural e estabilidade melhora os desfechos em longo prazo nos pacientes em seu primeiro episódio de dor lombar.[32] (ver no Cap. 16 uma descrição dessa manobra).

Evidências em foco

Em um estudo envolvendo 42 controles saudáveis e 56 pessoas com dor nas costas, a espessura dos grupos musculares TrA e LM, medida com ultrassonografia, foi calculada em repouso e depois durante uma contração estabilizadora sem resistência. Os resultados foram expressos em forma de percentual da mudança na espessura durante esses períodos de medição. Os pesquisadores constataram que o aumento médio do grupo saudável foi de 60% para TrA e de 30% para LM. Esses achados foram confrontados com 40 e 20%, respectivamente, para o grupo com lombalgia.[19] No entanto, uma revisão sistemática relatou evidências conflitantes para uma relação percentual de mudança na espessura do LM e para os desfechos funcionais após várias intervenções conservadoras.[80]

Músculos eretores da espinha (Fig. 14.13). Os músculos eretores da espinha são extensores longos, multissegmentares, que começam como uma massa musculotendínea grande sobre as vértebras sacrais e lombares inferiores. São cabos de sustentação globais importantes para o controle do tronco contra perturbações posturais.

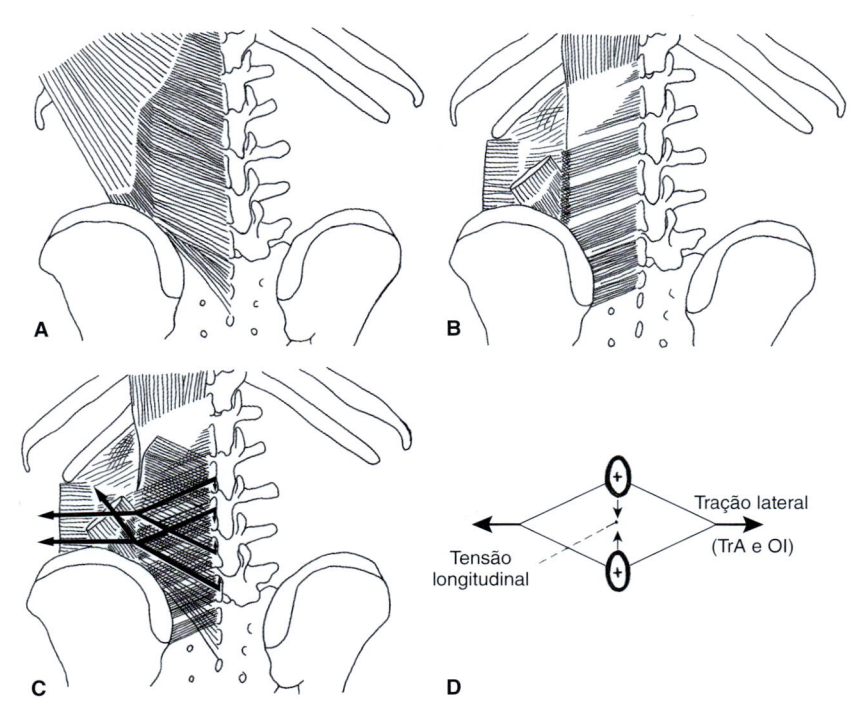

Figura 14.12 Orientação e inserções da camada posterior da fáscia toracolombar. A partir da rafe lateral, **(A)** as fibras da lâmina superficial são angula-das inferior e medialmente e **(B)** as fibras da lâmina profunda são anguladas superior e medialmente. **(C)** A tensão nas fibras anguladas da camada posterior da fáscia é transmitida para os processos espinhosos em direções opostas, resistindo à separação dos processos espinhosos. **(D)** Representação esquemática de uma tração lateral na rafe lateral, resultando em tensão entre os processos espinhosos lombares que se opõem à separação, provendo, desse modo, estabilidade à coluna. (A-C: adaptadas de Bogduk N e MacIntosh JE: The applied anatomy of the thoracolumbar fascia. Spine 9:164-170, 1984, p. 166-167, 169, com permissão; D: adaptada de Gracovetsky S, Farfan H and Helleur C: The abdominal mechanism. Spine 10:317-324, 1985, p. 319, com permissão.)

Atividade de estabilização dos multífidos. O grupo mus-cular multífido multifasciculado tem uma alta distribuição de fibras do tipo I e uma grande rede capilar, o que enfatiza seu papel de estabilizador tônico. Suas inserções segmen-tares são capazes de controlar o movimento dos segmentos da coluna, assim como aumentar sua rigidez. Os músculos multífido e eretor da espinha ficam encapsulados pelas ca-madas posterior e média da fáscia lombodorsal (ver Fig. 14.11), de modo que a massa muscular e a contração au-mentam a tensão da fáscia, aumentando sua função esta-bilizadora (ver adiante uma descrição deste mecanismo).

Em pacientes com comprometimento lombar, as fibras dos músculos multífidos atrofiam rapidamente no segmen-to vertebral;[6,33] em pacientes que passam por cirurgia para correção dos discos lombares, tem-se observado uma apa-rência de algo "roído por traças" no local.[66] Além disso, foi informado que pessoas com lombalgia apresentam uma quantidade significativamente aumentada de infiltração adiposa no LM, em comparação com controles saudá-veis.[10,18] Esse achado reflete que a qualidade do músculo poderia ser um fator precursor da lombalgia recorrente. As evidências sustentam a ideia de que o treinamento com exercícios específicos aumenta a função geral dos músculos multífidos e eretor da espinha.[17,32,34] Outros músculos pro-fundos que na teoria têm um papel importante na estabi-lidade segmentar, que porém até então têm sido difíceis de acessar por causa de sua profundidade, são os músculos intersegmentares (rotadores e intertransversários) e as fi-bras profundas do quadrado do lombo.

Evidências em foco

Um estudo demonstrou que a inatividade aumenta o risco de ocorrência de alto teor de gordura nos multífidos, bem como maior intensidade na dor e incapacidade.[73] Além disso, autores de uma revisão sistemática relataram que os músculos paravertebrais são significativamente menores em pacientes com lombalgia crônica.[22] Entretanto, nenhu-ma correlação significativa foi associada à diminuição da atividade física e à redução da área de seção transversa dos multífidos ou dos eretores da espinha.[73] Por outro lado, em outra revisão sistemática, os autores identificaram fortes evidências de que as alterações na espessura do TrA duran-te a contração não estavam relacionadas à intensidade da lombalgia e que havia incerteza quanto às mudanças nos músculos multífidos e nos desfechos clínicos.[79]

Fáscia toracolombar (lombodorsal). A fáscia toracolombar é um sistema fascial extenso nas costas, consistindo em várias camadas.[8,9,27-29] Ela cerca os músculos eretores da espinha, multífidos e quadrado do lombo, proporcionando, assim, suporte para esses músculos quando se contraem[28] (ver Fig. 14.11). O aumento da sua massa muscular aumen-ta a tensão na fáscia, talvez contribuindo para a função estabilizadora desses músculos.

A aponeurose do músculo latíssimo do dorso e as fi-bras dos músculos serrátil posterior inferior, oblíquo inter-no e transverso do abdome se unem na metade lateral da

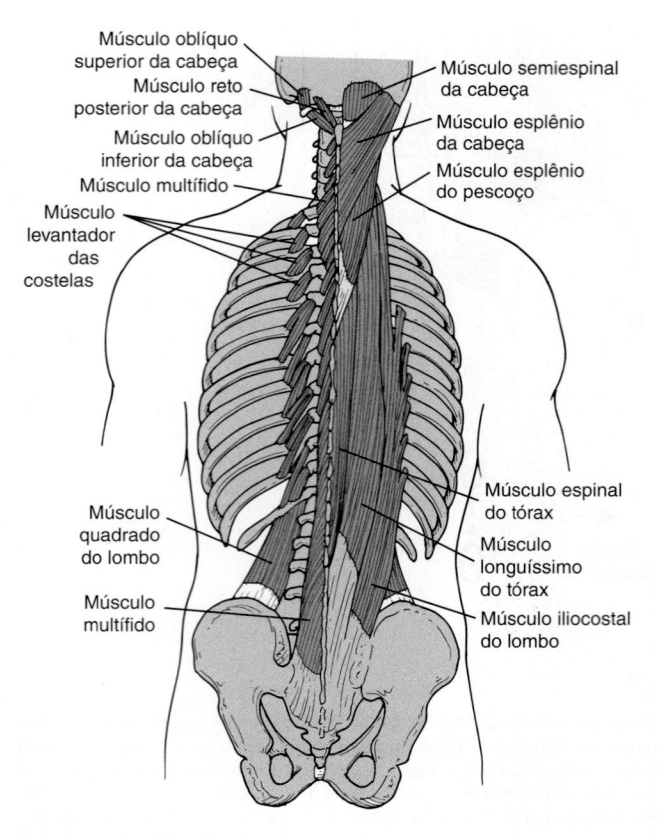

Músculo oblíquo superior da cabeça
Músculo reto posterior da cabeça
Músculo oblíquo inferior da cabeça
Músculo multífido
Músculo levantador das costelas
Músculo quadrado do lombo
Músculo multífido

Músculo semiespinal da cabeça
Músculo esplênio da cabeça
Músculo esplênio do pescoço
Músculo espinal do tórax
Músculo longuíssimo do tórax
Músculo iliocostal do lombo

Figura 14.13   Músculos da coluna.

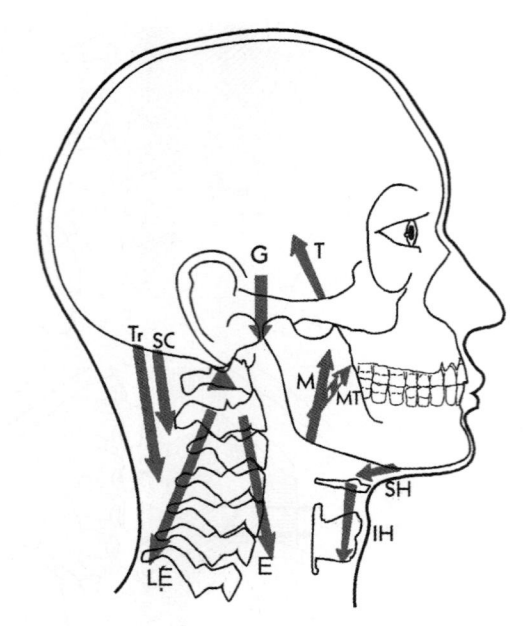

Figura 14.14   Equilíbrio da cabeça sobre a região cervical da coluna vertebral. Os músculos posteriores do pescoço (trapézio e semiespinal da cabeça) contrapõem o peso da cabeça. Os músculos que elevam a mandíbula (masseter, temporal, pterigóideo medial) mantêm a elevação da mandíbula em oposição à depressão mandibular causada pela força da gravidade e à tensão nos músculos anteriores do pescoço (grupos supra-hióideo e infra-hióideo). O escaleno e os músculos levantadores proporcionam estabilidade contra as forças de translação posterior e anterior sobre as vértebras cervicais. (Tr, trapézio; SC, semiespinal da cabeça; M, masseter; T, temporal; MT, pterigóideo medial; SH, supra-hióideo; IH, infra-hióideo; E, escaleno; LE, levantador da escápula; G, centro de gravidade; ▲, eixo de movimento.)

rafe da fáscia toracolombar, de modo que a contração desses músculos aumenta a tensão através da fáscia angulada, proporcionando forças estabilizadoras à região lombar da coluna vertebral[28] (ver Fig. 14.12). Além disso, a forma em "X" do latíssimo do dorso e do glúteo máximo contralateral tem o potencial de prover estabilidade à junção lombossacral.

Controle muscular na região cervical da coluna vertebral

O apoio da cabeça sobre a coluna se dá pela articulação atlantoccipital. O centro de gravidade da cabeça é anterior ao eixo da articulação e, portanto, tem um momento de flexão. O peso da cabeça é contrabalançado pelos músculos extensores cervicais (parte descendente do trapézio e eretor cervical da espinha). A maioria das pessoas que sofre estresse postural na cabeça e no pescoço sente tensão e fadiga nesses músculos, assim como nos músculos levantadores das escápulas (que mantêm a postura das escápulas) (Fig. 14.14). A posição da mandíbula e a tensão nos músculos de mastigação são influenciadas pela relação postural entre a região cervical da coluna vertebral e a cabeça.

Grupo dos levantadores da mandíbula. A mandíbula é uma estrutura móvel, mantida em sua posição de repouso parcialmente fechada por meio da ação dos músculos levantadores mandibulares (masseter, temporal e pterigóideo interno).

Grupo supra-hióideo e infra-hióideo. Os músculos anteriores do pescoço auxiliam na deglutição e no equilíbrio da mandíbula contra os músculos da mastigação. Esses músculos também funcionam para flexionar o pescoço quando se levanta do decúbito dorsal. Com uma postura de cabeça anteriorizada, eles, com o músculo longo do pescoço, tendem a ficar alongados e fracos, de modo que a pessoa levanta a cabeça usando os músculos esternocleidomastóideos (ECM). Além disso, no caso de uma postura anterior da cabeça, os músculos supra-hióideos tendem a empurrar a mandíbula para uma posição de depressão, em virtude de sua orientação e inserções no osso hioide e na mandíbula. Essa ação é neutralizada pelo grupo de músculos elevadores da mandíbula, que criam uma contração sustentada para manter a boca fechada.

Músculos reto anterior e lateral da cabeça, longo do pescoço e longo da cabeça (Fig. 14.15). Os músculos flexores craniocervicais profundos têm inserções segmentares e proporcionam suporte dinâmico à região cervical da coluna vertebral e à cabeça.[30] O músculo longo do pescoço é importante na ação de extensão axial (retração) e trabalha com o ECM para a flexão cervical. Sem a influência segmentar do longo do pescoço, o ECM causaria aumento da lordose cervical ao tentar a flexão.[5]

Músculo multífido. Com suas inserções segmentares, pensa-se que o músculo multífido tem uma função estabi-

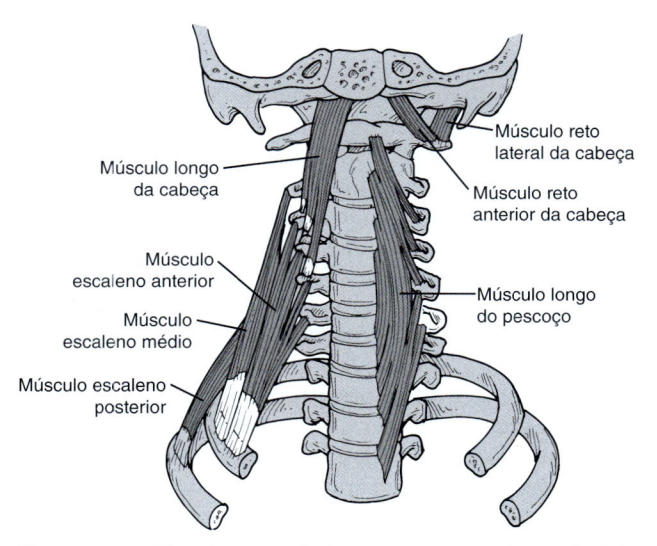

Figura 14.15 Musculatura profunda segmentar na região cervical da coluna vertebral: músculo reto anterior e lateral da cabeça, longo do pescoço, longo da cabeça e músculos escalenos.

Labels na figura: Músculo longo da cabeça, Músculo escaleno anterior, Músculo escaleno médio, Músculo escaleno posterior, Músculo reto lateral da cabeça, Músculo reto anterior da cabeça, Músculo longo do pescoço.

lizadora local na região cervical da coluna vertebral, similar à sua função na região lombar (ver Fig. 14.13).[30]

Papel da resistência muscular à fadiga

A força é um fator essencial para o controle de grandes cargas ou para responder a cargas intensas ou imprevistas (como durante um trabalho pesado, prática de esportes ou quedas); mas é necessário apenas cerca de 10% da contração máxima para prover estabilidade em situações comuns.[3] Pode ser necessário um pouco mais em um segmento lesionado por doença discal ou frouxidão ligamentar quando os músculos são chamados para compensar o déficit no suporte passivo.[3] Em um estudo que analisou 17 fatores mecânicos e a ocorrência de lombalgia em 600 indivíduos (idades de 20-65 anos), verificou-se que a maior associação com a dor lombar foi a baixa resistência muscular à fadiga nos músculos extensores das costas.[59]

São encontradas maiores porcentagens de fibras do tipo I do que do tipo II em todos os músculos da coluna, o que é um reflexo da sua função postural e estabilizadora.[58]

Controle neurológico: influência na estabilidade

Os músculos do pescoço e do tronco são ativados e controlados pelo sistema nervoso, que é influenciado pelos mecanismos periféricos e centrais em resposta às forças e atividades flutuantes. Basicamente, o sistema nervoso coordena a resposta dos músculos às forças esperadas e inesperadas no momento correto e com a intensidade correta por meio da modulação de rigidez e movimento de acordo com as várias forças impostas.[3,20,39]

Controle antecipatório e estabilidade da coluna. O sistema nervoso central ativa os músculos do tronco em antecipação à carga imposta pelo movimento dos membros para manter a estabilidade da coluna.[44] Pesquisas têm mostrado que há mecanismos antecipatórios que ativam as respostas posturais de todos os músculos do tronco, precedendo a atividade naqueles que movem os membros[39,42,44] e que a ativação antecipatória do músculo transverso do abdome e das fibras profundas do músculo multífido é independente da direção ou da velocidade do distúrbio postural.[37,38,43,55] A resposta dos músculos mais superficiais do tronco varia, dependendo da direção do movimento de braços e pernas, reflexo de sua função como cabos de sustentação postural, controlando o deslocamento do centro de massa quando o corpo muda de configuração.[39,44] Há relatos de diferenças nos padrões de recrutamento muscular de pacientes com dor lombar, ocorrendo atraso no recrutamento do músculo transverso do abdome, em todas as direções de movimento, e no recrutamento dos músculos reto do abdome, eretor da espinha e oblíquos abdominais em direções específicas, em comparação com pessoas saudáveis.[40]

Evidências em foco

Um estudo de Allisson et al.[1] coletou dados da atividade muscular dos grupos musculares TrA, oblíquos internos, eretor da espinha e multífidos bilateralmente em sete pessoas e obteve evidências que desafiam o conceito de simetria lateral com ação antecipatória na ativação do TrA e também contradizem estudos publicados previamente alegando que a contração do TrA independe da direção do movimento do braço que causa perturbações do tronco. Os dados obtidos dão apoio à estratégia de controle motor usando ativação antecipatória mas contestam a influência do suporte da coluna por meio de geração de força simétrica por causa da assimetria nos padrões de ativação dependentes do lado e direção do movimento do braço e, portanto, da direção das perturbações do tronco. Os autores reconhecem o valor do treinamento do TrA mas sugerem que são necessárias mais pesquisas para prover uma explanação sobre seu mecanismo de ação estabilizadora.

Efeitos da função dos membros na estabilidade da coluna vertebral

Sem a estabilização adequada da coluna, a contração da musculatura das cinturas (ou cíngulos) dos membros transmite forças proximalmente e provoca movimentos da coluna que colocam cargas excessivas nas estruturas da coluna vertebral e nos tecidos moles de suporte.

Recomendação clínica

- É necessária a estabilização da pelve e da região lombar da coluna vertebral pelos músculos abdominais contra a tração do músculo iliopsoas durante a flexão ativa do quadril para evitar o aumento da lordose lombar e o cisalhamento anterior das vértebras.
- A estabilização das costelas pelos músculos intercostais e abdominais é necessária para uma força efetiva nos

movimentos de empurrar provenientes dos músculos peitoral maior e serrátil anterior.

- A estabilização da região cervical da coluna vertebral pelo músculo longo do pescoço é necessária para prevenir lordose excessiva decorrente da contração da parte descendente do trapézio enquanto este funciona com os músculos do complexo do ombro nas atividades que envolvem levantar e puxar.

Fadiga muscular localizada. A fadiga localizada na musculatura que estabiliza a coluna pode ocorrer com a atividade repetitiva ou o esforço intenso, ou quando a musculatura não é efetivamente utilizada, em decorrência de posturas defeituosas. Há uma chance maior de lesão nas estruturas de suporte da coluna quando há fadiga dos músculos estabilizadores. Marras e Granata[52] relataram alterações significativas nos padrões de movimento entre a coluna e as articulações dos membros inferiores, assim como alterações significativas nos padrões de recrutamento muscular em levantamentos repetitivos durante um período extenso de tempo, resultando em aumento do cisalhamento anteroposterior na região lombar da coluna vertebral.

Desequilíbrios musculares. Desequilíbrios entre flexibilidade e força da musculatura de quadril, ombro e pescoço produzem forças assimétricas sobre a coluna e afetam a postura. Os problemas comuns estão descritos na seção adiante deste capítulo denominada "Posturas defeituosas comuns."

Efeitos da respiração na postura e na estabilidade

A inspiração e a extensão da região torácica da coluna vertebral elevam a caixa torácica e auxiliam na postura. Os músculos intercostais funcionam como músculos posturais para estabilizar e mover as costelas e agem como uma membrana dinâmica entre elas, prevenindo a sucção e a ruptura para fora dos tecidos moles durante as mudanças de pressão da respiração.[4] A função estabilizadora do músculo TrA também age com o músculo diafragma em uma resposta antecipatória aos movimentos rápidos do braço. A contração do músculo diafragma e o aumento da pressão intra-abdominal (PIA) ocorrem antes de um movimento rápido do braço, independentemente da fase da respiração ou da direção desse movimento.[39,41] As atividades tônicas dos músculos TrA e diafragma são moduladas para suprir as demandas respiratórias durante a inspiração e a expiração e proporcionam estabilidade à coluna quando há movimentos repetitivos dos membros.[35,36]

Efeitos da pressão intra-abdominal e da manobra de Valsalva na estabilidade

Durante a manobra de Valsalva, a contração dos músculos TrA, OI e OE aumenta a PIA.[13] A contração do músculo TrA sozinho empurra os conteúdos do abdome para cima contra o diafragma; portanto, para completar a câmara fechada, os músculos diafragma e do assoalho pélvico se contraem em sincronia com o TrA.[57] Há várias ideias que explicam como a PIA melhora a estabilidade da coluna vertebral. A pressão aumentada na câmara fechada pode funcionar diminuindo a carga das forças compressivas sobre a coluna e também aumenta o efeito estabilizador empurrando os músculos abdominais, aumentando a relação comprimento – tensão e a tensão sobre a fáscia toracolombar (Figs. 14.16 e 14.17).[69] Sugere-se também que a PIA pode agir impedindo o curvamento da coluna vertebral e desse modo prevenir a distensão ou falha dos tecidos.[12]

A manobra de Valsalva é uma técnica frequentemente usada por erguer cargas pesadas e apresenta riscos cardiovasculares potenciais (ver Cap. 6); portanto, recomenda-se que as pessoas aprendam a expirar enquanto mantêm as contrações abdominais para reduzir os riscos. Além disso, Hodges et al.[41] concluíram que, se um esforço estático de expulsão é mantido (segurando o ar enquanto os músculos abdominais se contraem), a ativação do músculo transverso do abdome é retardada. Como a ativação do músculo transverso do abdome é necessária para a estabilidade segmentar da coluna, a expiração durante o esforço reforça essa função estabilizadora.

■ Comprometimentos posturais

Para tomar boas decisões clínicas ao tratar pacientes com restrições (limitações funcionais) na atividade ou participação decorrentes de comprometimentos na coluna, é necessário compreender os efeitos de fundo que a má pos-

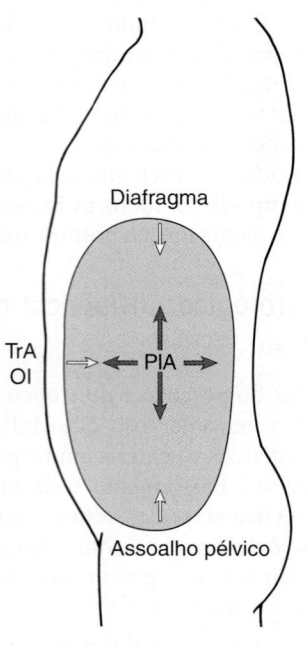

Figura 14.16 A contração coordenada dos músculos transverso do abdome, diafragma e musculatura do assoalho pélvico aumenta a pressão intra-abdominal, o que diminui a carga sobre a coluna e provê estabilidade.

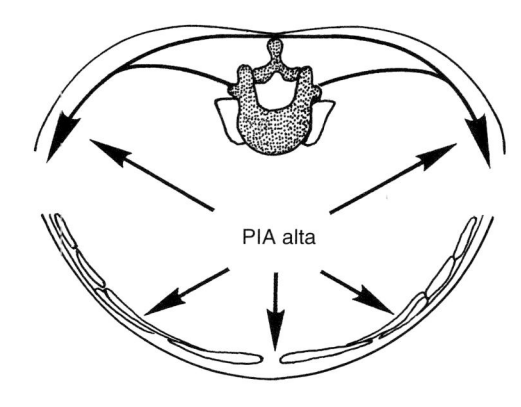

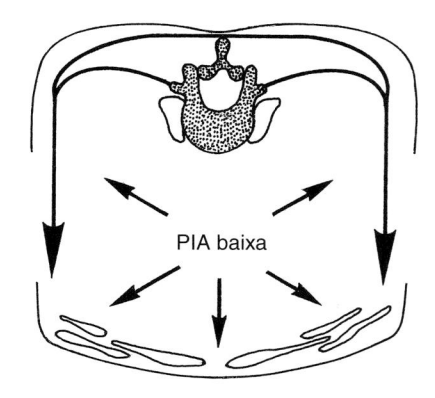

Figura 14.17   (A) A pressão intra-abdominal (PIA) aumentada empurra para fora o transverso do abdome e os oblíquos internos, gerando aumento da tensão sobre a fáscia toracolombar e resultando em aumento da estabilidade da coluna. **(B)** A pressão reduzida diminui o efeito estabilizador. (Adaptada de Gracovetsky S: *The Spinal Engine*. New York: Springer-Verlag Wein, 1988, p. 114, com permissão.)

tura exerce na flexibilidade, na força e na dor experimentadas pela pessoa. O comprometimento postural pode ser a causa de fundo da dor do paciente ou pode ser resultado de algum evento traumático ou patológico. Nesta seção, a etiologia da dor e dos comprometimentos posturais comuns está descrita com detalhes, seguida por diretrizes para o desenvolvimento de intervenções com exercícios terapêuticos.

ETIOLOGIA DA DOR

Os ligamentos, as cápsulas facetárias, o periósteo das vértebras, os músculos, a dura-máter anterior, as duas camadas durais, o tecido adiposo areolar epidural e as paredes dos vasos sanguíneos são inervados e respondem a estímulos nociceptivos.[16]

Efeito da tensão mecânica

A sobrecarga mecânica em estruturas sensíveis à dor, como o alongamento sustentado de ligamentos ou cápsulas articulares, ou a compressão dos vasos sanguíneos causa distensão ou compressão das terminações nervosas, levando à experiência da dor. Esse tipo de estímulo ocorre na

ausência de uma reação inflamatória. Não é um problema patológico e sim mecânico, pois não estão presentes sinais de inflamação aguda com dor constante.

O alívio da sobrecarga na estrutura sensível à dor alivia o estímulo doloroso e a pessoa não sente mais dor. Se as sobrecargas mecânicas excedem a capacidade de suporte dos tecidos, ocorre colapso. Quando não há uma recuperação adequada, distúrbios musculoesqueléticos ou síndromes de uso excessivo, com inflamação e dor, afetam a função sem que haja uma lesão aparente (ver Cap. 10). É importante o alívio das sobrecargas mecânicas (i. e., corrigindo a postura), além da diminuição da inflamação.

Recomendação clínica

Como ilustração dos efeitos mecânicos da sobrecarga prolongada nos tecidos, solicite a seu paciente/cliente que movimente um dos dedos até a extensão máxima e mantenha a posição com a outra mão. Depois de transcorrido algum tempo, quando ele começar a sentir algum desconforto, peça-lhe que mobilize o dedo para fora da posição de amplitude máxima e perceba o alívio. Enfatize que isso é o que acontece com suas articulações e ligamentos quando ele fica durante muito tempo com uma postura defeituosa.

Efeito do comprometimento no suporte postural dos músculos do tronco

Pouca atividade muscular é necessária para manter a postura ereta; porém, com o relaxamento total dos músculos, as curvaturas da coluna se tornam exageradas e o suporte estrutural passivo é requisitado para manter a postura. Quando cargas são continuamente impostas no final da amplitude, ocorre uma distensão, com deformação e redistribuição de líquido nos tecidos de suporte, tornando-os vulneráveis à lesão.[74]

O exagero contínuo das curvaturas leva ao comprometimento postural e a desequilíbrios de força e flexibilidade muscular, assim como a outras restrições nos tecidos moles ou hipermobilidade. Os músculos habitualmente mantidos em uma posição alongada tendem a se mostrar mais fracos durante testes de avaliação em virtude de um desvio na curva comprimento-tensão; isso é conhecido como *fraqueza de alongamento*.[46] Os músculos mantidos em uma posição habitualmente encurtada tendem a perder sua elasticidade. Esses músculos se mostram fortes durante os testes apenas na posição encurtada, mas se tornam fracos conforme são alongados. Isso é conhecido como *fraqueza de encurtamento*.[26]

Efeito da resistência muscular comprometida

A resistência dos músculos à fadiga é necessária para a manutenção do controle postural. Posturas mantidas requerem adaptações pequenas e contínuas nos músculos estabilizadores para sustentar o tronco contra forças flutuantes. Movimentos amplos repetitivos também exigem que os músculos respondam de modo a controlar a atividade. Em todo caso, à medida que há fadiga dos músculos, a mecânica do desempenho se modifica e a carga é transferida para os tecidos inertes de suporte da coluna no final das amplitudes.[71] Com um suporte muscular precário e uma carga mantida sobre os tecidos de sustentação inertes, ocorre deformação e distensão, causando sobrecarga mecânica. Além disso, as lesões ocorrem com mais frequência após uma série de atividades repetitivas ou longos períodos de trabalho e lazer, quando há fadiga muscular.

Síndromes dolorosas relacionadas aos comprometimentos posturais

Má postura. Má postura é uma postura que se desvia do alinhamento normal, porém sem limitações estruturais.

Síndrome dolorosa postural. A síndrome dolorosa postural refere-se à dor que resulta das sobrecargas mecânicas quando uma pessoa mantém a má postura por um período prolongado; a dor normalmente é aliviada com a atividade. Não há anormalidades na força muscular ou na flexibilidade; porém, se a má postura continua, consequentemente se desenvolvem desequilíbrios de força e flexibilidade.

Disfunção postural. A disfunção postural difere da síndrome dolorosa postural pelo fato de o encurtamento adaptativo dos tecidos moles e a fraqueza muscular estarem envolvidos. A causa pode ser a persistência de maus hábitos posturais, ou pode ser resultado de contraturas e aderências formadas durante a cicatrização de tecidos após trauma ou cirurgia. A sobrecarga nas estruturas encurtadas causa dor. Além disso, desequilíbrios de força e flexibilidade podem predispor a área à lesão ou a síndromes de uso excessivo, que o sistema musculoesquelético poderia suportar se estivesse em condições normais.

Hábitos posturais. Bons hábitos posturais são necessários no adulto para evitar síndromes dolorosas posturais e disfunção postural. Além disso, é importante um acompanhamento cuidadoso, com exercícios de flexibilidade e treinamento postural após trauma ou cirurgia, para prevenir comprometimentos decorrentes de contraturas e aderências. Na criança, bons hábitos posturais são importantes para evitar sobrecargas anormais nos ossos em crescimento e alterações adaptativas nos músculos e nos tecidos moles.

POSTURAS DEFEITUOSAS COMUNS: CARACTERÍSTICAS E COMPROMETIMENTOS

Cabeça, pescoço, tórax, região lombar da coluna vertebral e pelve estão inter-relacionados e os desvios em uma região afetam as outras áreas. Nesta seção, para maior clareza na apresentação, as regiões lombopélvica (quarto inferior) e cervicotorácica (quarto superior) serão descritas separadamente, com os comprometimentos típicos de comprimento e força muscular em cada região, e estão ilustradas na Figura 14.18.

Regiões pélvica e lombar

Postura lordótica

A postura lordótica (Fig. 14.18A) é caracterizada por aumentos no ângulo lombossacral (o ângulo formado pela borda superior do corpo da primeira vértebra sacral com a linha horizontal, que idealmente é de 30°), na lordose lombar e na inclinação pélvica anterior e na flexão do quadril. Com frequência é observada com aumento da cifose

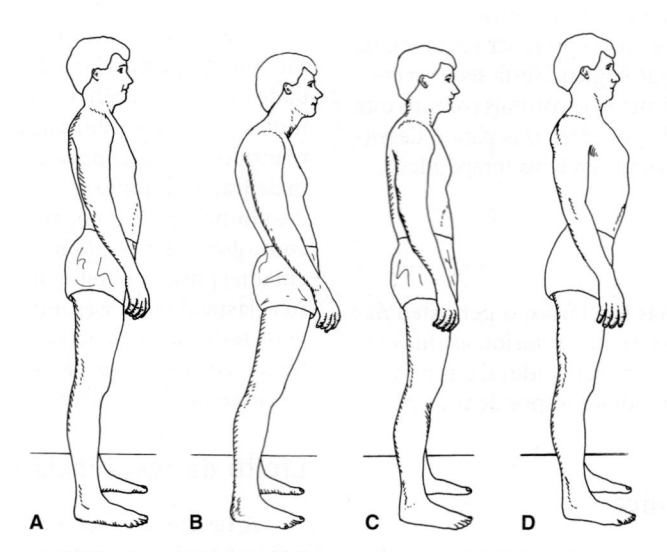

A   B   C   D

Figura 14.18   (A) Postura lordótica caracterizada por aumento do ângulo lombossacral, da lordose lombar, da inclinação anterior da pelve e flexão do quadril. (B) Postura relaxada ou desleixada, caracterizada por desvio excessivo do segmento pélvico anteriormente, resultando em extensão do quadril e desvio do segmento torácico posteriormente, provocando flexão do tórax sobre a região lombar superior da coluna vertebral. Também são vistos um aumento compensatório da cifose torácica e o deslocamento anterior da cabeça. (C) Postura de achatamento lombar caracterizada por diminuições no ângulo lombossacral e da lordose lombar e inclinação posterior da pelve. (D) Achatamento dorsal e cervical caracterizado por uma diminuição na curvatura torácica, escápulas deprimidas, clavículas deprimidas e um exagero na extensão axial (flexão do occipício sobre o atlas e achatamento da lordose cervical).

torácica e anteriorização da cabeça, sendo chamada de postura cifolordótica.[46]

Comprometimentos musculares potenciais

- Comprometimento na mobilidade dos músculos flexores do quadril (iliopsoas, tensor da fáscia lata, reto femoral) e dos músculos extensores lombares (eretor da espinha).
- Desempenho muscular comprometido em virtude de músculos abdominais (reto do abdome, oblíquos interno e externo e transverso do abdome) e extensores do quadril (glúteo máximo e posteriores da coxa) distendidos e fracos.

Fontes potenciais de sintomas

- Sobrecarga no ligamento longitudinal anterior.
- Estreitamento do espaço discal posterior e do forame intervertebral. Isso pode comprimir a dura-máter e os vasos sanguíneos de raízes nervosas relacionadas ou a própria raiz nervosa, especialmente se houver alterações degenerativas na vértebra ou no disco.
- Aproximação das facetas articulares. O peso pode passar a ser sustentado pelas facetas, causando irritação sinovial e inflamação articular e, eventualmente, pode acelerar as alterações degenerativas, caso a situação não seja corrigida.

Causas comuns

Má postura persistente, gestação, obesidade e músculos abdominais fracos são causas comuns.

Postura relaxada ou desleixada

A postura relaxada ou desleixada (Fig. 14.18B) também é chamada de pelve anteriorizada.[46] A quantidade de inclinação pélvica é variável, mas em geral há um desvio de todo o segmento pélvico anteriormente, causando extensão de quadril e desvio do segmento torácico posteriormente, resultando na flexão do tórax sobre a porção lombar alta. Isso resulta em aumento da lordose na porção lombar inferior, aumento da cifose na região torácica e, em geral, anteriorização da cabeça. A posição da região lombar média e alta depende da quantidade de desvio do tórax. Quando em pé por longos períodos, a pessoa em geral assume um apoio assimétrico no qual a maior parte do peso é sustentada por um dos membros inferiores, com queda da pelve (inclinação lateral) e abdução do quadril no lado que não está apoiando o peso. Isso afeta a simetria no plano frontal.

Uma postura desleixada na posição sentada ocorre quando há uma curvatura cifótica geral ao longo de todas as regiões torácica e lombar da coluna vertebral.

Comprometimentos musculares potenciais

- Comprometimento da mobilidade nos músculos abdominais altos (segmentos superiores do reto do abdome e oblíquos), intercostal interno, extensor do quadril e músculos extensores lombares inferiores com a fáscia correspondente.

- Desempenho muscular comprometido decorrente de músculos abdominais inferiores distendidos e fracos (segmentos inferiores do reto do abdome e oblíquos), músculos extensores da região torácica inferior e músculos flexores do quadril.

Fontes potenciais de sintomas

- Sobrecarga nos ligamentos iliofemorais, no ligamento longitudinal anterior da porção inferior da região lombar da coluna vertebral e ligamento longitudinal posterior da porção superior das regiões lombar e torácica da coluna vertebral. Nas posturas assimétricas, também há sobrecarga no trato iliotibial no lado do quadril elevado. Podem estar presentes outras assimetrias no plano frontal, descritas na seção seguinte.
- Estreitamento do forame intervertebral na porção inferior da região lombar da coluna vertebral, podendo comprimir os vasos sanguíneos, a dura-máter e as raízes nervosas, especialmente nas condições artríticas.
- Aproximação das facetas articulares na porção inferior da região lombar da coluna vertebral.

Causas comuns

Como o nome indica, há uma postura relaxada em que os músculos não são usados para prover suporte. A pessoa cede completamente aos efeitos da gravidade e somente as estruturas passivas no final de cada amplitude articular (como ligamentos, cápsulas articulares, aproximação óssea) proporcionam estabilidade. As causas podem ser a atitude (a pessoa sente-se confortável nessa posição desleixada), a fadiga (observada quando alguém precisa ficar em pé por períodos extensos) ou a fraqueza muscular (a fraqueza pode ser a causa ou o efeito da postura). Um programa de exercícios mal elaborado – enfatizando flexão torácica sem equilibrar a força com outros exercícios apropriados e treinamento postural – pode perpetuar esses comprometimentos.

Postura de achatamento lombar

A postura de achatamento lombar (ver Fig. 14.18C) é caracterizada por diminuição do ângulo lombossacral e da lordose lombar, extensão de quadril e inclinação posterior da pelve.

Comprometimentos musculares potenciais

- Comprometimento na mobilidade dos músculos flexores do tronco (reto do abdome, intercostais) e extensores do quadril.
- Desempenho muscular comprometido por conta dos músculos extensores lombares, e possivelmente flexores de quadril, distendidos e fracos.

Fontes potenciais de sintomas

- Ausência da curvatura fisiológica lombar normal, o que reduz o efeito de absorção de choque da região lombar e predispõe a pessoa à lesão.

- Tensão no ligamento longitudinal posterior.
- Aumento do espaço discal posterior, o que permite que o núcleo pulposo embeba líquido extra e, sob certas circunstâncias, possa sofrer uma protrusão posterior quando a pessoa tenta a extensão. Esse aumento da carga imposta sobre o disco pode levar a alterações degenerativas.

Causas comuns

Ficar continuamente em posição relaxada ou fletida quando sentado ou em bipedestação; ênfase excessiva nos exercícios de flexão em programas gerais de exercícios.

Regiões cervical e torácica

Dorso curvo (cifose aumentada) com anteriorização da cabeça

A postura de dorso curvo com anteriorização da cabeça (ver Fig. 14.18B) é caracterizada por um aumento na curvatura torácica, escápulas protraídas (ombros curvos) e cabeça anteriorizada (protraída). Uma cabeça anteriorizada envolve aumento da flexão nas regiões das partes cervical inferior e torácica superior da coluna vertebral, aumento da extensão das vértebras cervicais altas e extensão da região occipital sobre C1. Pode também haver disfunção na articulação temporomandibular com retrusão da mandíbula.

Comprometimentos musculares potenciais

- Comprometimento na mobilidade dos músculos do tórax anterior (músculos intercostais), músculos dos membros superiores originados no tórax (peitoral maior e menor, latíssimo do dorso, serrátil anterior), músculos da região cervical da coluna vertebral e cabeça que se inserem na escápula e na região superior do tórax (levantador das escápulas, esternocleidomastóideo, escaleno, parte descendente do trapézio) e músculos da região suboccipital (reto posterior maior e menor da cabeça, oblíquo inferior e superior da cabeça).
- Desempenho muscular comprometido em virtude de músculos eretores da espinha e retratores da escápula distendidos e fracos nas regiões cervical baixa e torácica alta da coluna vertebral (romboides, parte transversa do trapézio), músculos anteriores do pescoço (músculos supra-hióideo e infra-hióideo) e flexores da cabeça (reto anterior e lateral da cabeça, oblíquo longo superior do pescoço, longo da cabeça).
- Quando há sintomas na articulação temporomandibular, pode haver aumento de tensão nos músculos da mastigação (músculos pterigóideo, masseter, temporal).

Fontes potenciais de sintomas

- Sobrecarga no ligamento longitudinal anterior na região cervical alta da coluna vertebral e ligamentos longitudinal posterior e amarelo nas regiões cervical baixa e torácica da coluna vertebral.
- Fadiga dos músculos eretores da espinha torácicos e retratores da escápula.

- Irritação das articulações facetárias na região cervical alta da coluna vertebral.
- Estreitamento do forame intervertebral na região cervical alta, podendo ocorrer pinçamento dos vasos sanguíneos e raízes nervosas, especialmente se houver alterações degenerativas.
- Pinçamento do feixe neurovascular em virtude da retração do músculo escaleno anterior ou peitoral menor (ver "Síndrome do desfiladeiro torácico" no Cap. 13).
- Tensão em estruturas neurovasculares do desfiladeiro torácico em virtude da protração escapular.[45]
- Pinçamento do plexo cervical decorrente de retração do músculo levantador da escápula.
- Pinçamento dos nervos occipitais maiores em virtude da parte descendente do músculo trapézio encurtado ou tenso, levando a cefaleias por tensão.
- Dor na articulação temporomandibular proveniente de compressão articular causada por mau alinhamento mandibular e cefaleia de tensão, resultantes de tensão associada no grupo dos músculos elevadores da mandíbula (ver seção sobre "Disfunção da articulação temporomandibular" no Cap. 15).
- Lesões nos discos cervicais baixos decorrentes de postura defeituosa em flexão.

Causas comuns

- Efeitos da força de gravidade, postura desleixada e alinhamento ergonômico ruim no ambiente de trabalho ou em casa. Posturas ocupacionais ou funcionais que requerem inclinação da cabeça para a frente ou para trás por longos períodos, má postura sentada, como ao trabalhar no computador com teclado ou monitor mal posicionados, posturas relaxadas ou o resultado de uma má postura na região pélvica ou lombar da coluna são causas comuns de postura anteriorizada de cabeça. As causas são similares à postura lombar relaxada ou de achatamento lombar, em que a pessoa fica continuamente relaxada ou participa de programas gerais de exercícios com uma ênfase excessiva nos exercícios de flexão.

Postura de achatamento torácico e cervical

A postura de achatamento torácico e cervical (ver Fig. 14.18D) é caracterizada por uma diminuição na curvatura torácica, escápulas e clavículas deprimidas e diminuição da lordose cervical com aumento da flexão do occipital sobre o atlas. Está associada com uma postura militar exagerada, mas não é um desvio postural comum. Pode haver disfunção da articulação temporomandibular com protração da mandíbula.

Comprometimentos musculares potenciais

- Comprometimento da mobilidade nos músculos anteriores do pescoço, eretores da espinha torácicos e retratores da escápula e movimento escapular potencialmente restrito, o que diminui a liberdade de elevação do ombro.
- Desempenho muscular comprometido nos músculos protratores da escápula e intercostais anteriores do tórax.

Fontes potenciais de sintomas

- Fadiga dos músculos necessários para manter a postura.
- Compressão do feixe neurovascular no desfiladeiro torácico entre a clavícula e as costelas.
- Dor na articulação temporomandibular e alterações na oclusão.
- Diminuição da função de absorção de choque da curvatura cifolordótica, o que pode predispor o pescoço à lesão.

Causa comum

Como foi observado, esse não é um desvio postural comum e ocorre sobretudo quando há exagero da postura militar.

Desvios no plano frontal: escoliose e assimetrias de membros inferiores

Escoliose

Escoliose é definida como uma curvatura lateral na coluna. Normalmente envolve as regiões torácica e lombar. Em geral, em pessoas destras há uma leve curvatura em S, para a direita, na região torácica e esquerda na região lombar; ou uma leve curvatura toracolombar em C para o lado esquerdo. Pode haver assimetria nos quadris, na pelve e nos membros inferiores.

Escoliose estrutural. A *escoliose estrutural* envolve uma curvatura lateral irreversível com rotação fixa das vértebras (Fig. 14.19A). A rotação dos corpos vertebrais ocorre em direção à convexidade da curva. Na região torácica da coluna vertebral, as costelas rodam com as vértebras, de modo que há uma proeminência das costelas posteriormente no lado da convexidade da coluna e anteriormente no lado da concavidade. Na escoliose estrutural é detectada uma giba posterior nas costelas durante a inclinação para a frente (Fig. 14.19B).[49]

Escoliose não estrutural. A *escoliose não estrutural* é reversível e pode ser mudada com a inclinação para a frente ou para o lado e com mudanças de posição, como ao se colocar em decúbito dorsal, realinhar a pelve pela correção de discrepâncias no comprimento das pernas ou por meio de contrações musculares. Também é chamada de *escoliose funcional* ou *postural*.

Comprometimentos potenciais

- Comprometimento da mobilidade em articulações, músculos e fáscia no lado côncavo das curvas.
- Desempenho muscular comprometido decorrente de alongamento e fraqueza da musculatura no lado convexo das curvas.
- Se um quadril é aduzido, os músculos adutores daquele lado podem ter flexibilidade diminuída e os músculos abdutores ficam alongados e fracos. O oposto ocorre no membro contralateral.[46]
- Com a escoliose estrutural avançada, ocorre redução na expansão das costelas; o comprometimento cardiopulmonar pode restringir a função.

Fontes potenciais de sintomas

- Fadiga muscular e distensão ligamentar no lado da convexidade.
- Irritação da raiz nervosa no lado da concavidade.
- Irritação das articulações decorrente da aproximação das facetas no lado da concavidade.

Causas comuns: escoliose estrutural

Doenças ou distúrbios neuromusculares (como paralisia cerebral, lesão medular, doenças neurológicas ou musculares progressivas), distúrbios osteopáticos (como hemivértebra, osteomalacia, raquitismo, fratura) e distúrbios idiopáticos de causa desconhecida são causas comuns da escoliose estrutural.

Causas comuns: escoliose não estrutural

Diferença no comprimento das pernas (estrutural ou funcional), defesa muscular ou espasmo decorrente de estímulos dolorosos na coluna ou pescoço e posturas habituais ou assimétricas são causas comuns da escoliose não estrutural.

Desvios no plano frontal decorrentes de assimetrias nos membros inferiores

Qualquer desigualdade entre os membros inferiores tem um efeito na pelve que, por sua vez, afeta a coluna vertebral e as estruturas de suporte.[23] Ao lidar com postura, é imperativo avaliar o alinhamento dos membros inferiores, a simetria, a postura dos pés, a ADM, a flexibilidade muscular e a força. Ver nos Capítulos 20 a 22 os princípios, os procedimentos e as técnicas para tratar quadril, joelho, tornozelo e pé. Os desvios no plano frontal também podem ser vistos nos maus hábitos posturais, como ficar em pé sempre com a pelve caída para um lado, o que se observa com frequência nas posturas *relaxadas*. Isso pode resultar em desequilíbrios musculares no quadril

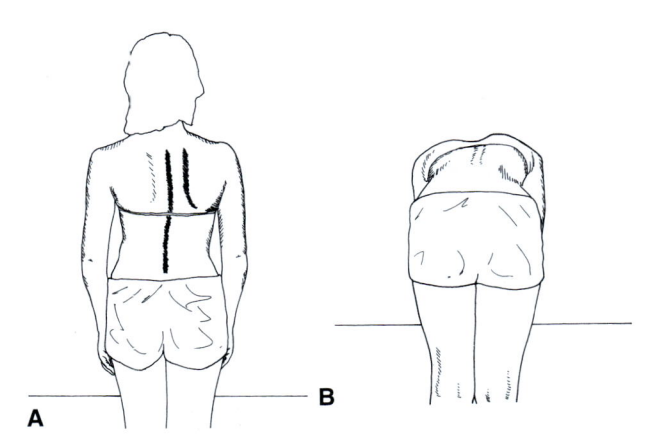

Figura 14.19   (A) Leve escoliose estrutural torácica direita e lombar esquerda com proeminência da escápula direita. (B) A inclinação para a frente produz uma leve giba posterior nas costelas, indicando rotação fixada das vértebras e da caixa torácica.

e na coluna e uma aparente discrepância no comprimento das pernas.

Desvios característicos

Quando há bipedestação com o peso igualmente distribuído entre os dois membros inferiores tem-se um desvio característico do ílio elevado no lado da perna mais longa (PL) e abaixado no lado da perna mais curta (PC) que, caracteristicamente, resultam nos desvios a seguir (Fig. 14.20).

- O lado da PL fica em adução de quadril, sujeito a maiores cargas de cisalhamento, e o lado da PC em abdução de quadril, sujeito a maiores cargas compressivas.
- A articulação sacroilíaca (SI) no lado da PL fica mais vertical, sofrendo maiores cargas de cisalhamento; no lado da PC fica mais horizontal, com maiores cargas compressivas.
- Inclinação lateral da região lombar da coluna vertebral em direção ao lado da PL, combinada com uma rotação no sentido oposto.
- A inclinação lateral das vértebras e a rotação comprimem o disco intervertebral no lado da PL e separam o disco no lado da PC; isso também causa cargas de torção.
- Há extensão e compressão das facetas lombares no lado da PL (porção côncava da curva) e flexão e separação das facetas lombares no lado da PC (porção convexa da curva).
- Há um estreitamento dos forames intervertebrais no lado da PL.
- As regiões torácica e cervical da coluna apresentam escoliose compensatória na direção oposta.

Comprometimentos musculares potenciais

- Comprometimento da mobilidade decorrente de flexibilidade diminuída nos adutores do quadril no lado da PL e abdutores no lado da PC. Também pode haver diferenças assimétricas nos músculos iliopsoas, quadrado do lombo, piriforme, eretor da espinha e multífido, com aqueles do lado côncavo da curva ou lado da PL tendo a flexibilidade reduzida.
- Desempenho muscular comprometido em decorrência de músculos distendidos e enfraquecidos, tipicamente os adutores de quadril no lado da PC, os abdutores no lado da PL e os músculos em geral no lado convexo da curva.

Fontes potenciais de sintomas

- As maiores forças de cisalhamento ocorrem nas articulações do quadril e SI no lado da PL, o que aumenta a sobrecarga nos ligamentos de suporte e diminui a superfície de apoio de peso da articulação. As alterações degenerativas ocorrem mais frequentemente nos quadris do lado da PL.[21]
- A estenose nos forames intervertebrais lombares no lado da PL pode causar congestão vascular ou irritação na raiz nervosa.
- Compressão das facetas lombares e irritação no lado da PL, acarretando alterações degenerativas.
- Colapso do disco decorrente de forças de torção e assimétricas.
- Tensão muscular, fadiga ou espasmos decorrentes de cargas e respostas assimétricas.
- Síndromes de uso excessivo nos membros inferiores.

Causas comuns

A assimetria nos membros inferiores pode ser resultado de desvios estruturais ou funcionais no quadril, no joelho, no tornozelo ou no pé. Problemas funcionais comuns incluem pé chato unilateral e desequilíbrios na flexibilidade dos músculos. As forças de reação do solo assimétricas resultantes, transmitidas para a pelve e a coluna, podem levar ao colapso de tecidos e ao uso excessivo, particularmente à medida que a pessoa envelhece, está acima do peso ou com descondicionamento geral decorrente de inatividade.

■ Tratamento dos comprometimentos posturais

Má postura é a causa de base de muitos distúrbios de coluna e membros. Com frequência, simplesmente corrigindo as sobrecargas posturais subjacentes, os sintomas primários podem ser minimizados ou mesmo aliviados. Em razão disso, as diretrizes a seguir podem tornar-se parte da maioria dos programas de reabilitação. Nesta seção, serão identificados exercícios para aplicação nos compro-

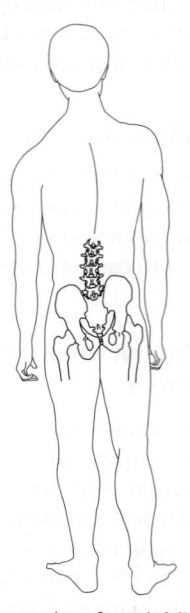

Figura 14.20 Assimetrias no plano frontal. A ilustração é de uma pessoa com uma perna mais longa e o ílio elevado no lado direito. Tipicamente são vistos, no lado da perna mais longa, adução de quadril, verticalização da articulação sacroilíaca (SI), inclinação lateral para o mesmo lado e rotação para o lado oposto da região lombar da coluna vertebral, além de compensações nas regiões torácica e cervical da coluna.

metimentos posturais e descritos com detalhes nos capítulos respectivos que se seguem.

DIRETRIZES GERAIS DE TRATAMENTO

Antes de desenvolver um plano de tratamento e escolher as intervenções que serão usadas, avalie e documente os achados do exame do paciente, incluindo a história, a revisão de sistemas e os testes e medidas específicos.

- Alinhamento postural (sentado e em bipedestação), equilíbrio e marcha.

- ADM, mobilidade articular e flexibilidade.
- Força e resistência muscular para repetições e atividades sustentadas.
- Avaliação ergonômica, se indicado.
- Mecânica corporal.
- Resistência cardiopulmonar/capacidade aeróbia, padrão respiratório.

No Quadro 14.1 estão relacionados os comprometimentos comuns e um resumo das informações a seguir sobre o tratamento de pacientes com postura comprometida.

QUADRO 14.1	DIRETRIZES DE TRATAMENTO Comprometimento postural

Comprometimentos estruturais e funcionais
- Dor decorrente de sobrecarga mecânica em estruturas sensíveis e tensão muscular
- Comprometimento da mobilidade em razão de restrições em músculos, articulações ou fáscias
- Desempenho muscular comprometido associado com um desequilíbrio no comprimento e na força muscular entre grupos musculares antagonistas
- Desempenho muscular comprometido associado com pouca resistência muscular à fadiga
- Controle postural insuficiente dos músculos estabilizadores da escápula e do tronco
- Diminuição da resistência cardiopulmonar
- Senso cinestésico de postura alterado, associado com pouco controle neuromuscular e hábitos posturais defeituosos prolongados
- Falta de conhecimento sobre o controle e a mecânica postural saudáveis

Plano de tratamento	Intervenção
1. Desenvolver percepção e controle do alinhamento vertebral.	1. Treinamento cinestésico; movimentos cervicais e escapulares, inclinações pélvicas, controle da coluna neutra. Utilizar procedimentos para desenvolver e reforçar o controle da postura na posição sentada, em pé, andando e realizando atividades funcionais determinadas.
2. Orientar o paciente sobre a relação entre a postura comprometida e os sintomas.	2. Praticar posições e movimentos para experimentar o controle dos sintomas em várias posturas.
3. Aumentar a mobilidade dos músculos, articulações e fáscias que estão causando restrições.	3. Alongamento manual e mobilização/manipulação articular; ensinar autoalongamento.
4. Desenvolver controle neuromuscular, força e resistência à fadiga nos músculos posturais e nos membros.	4. Exercícios de estabilização; progredir as repetições e os desafios com movimentos dos membros; avançar para exercícios dinâmicos de fortalecimento do tronco.
5. Ensinar uma biomecânica corporal segura.	5. Exercícios funcionais para preparo de uma mecânica corporal segura (agachamentos, avanços, estender os braços para várias direções, empurrar/puxar objetos, erguer e virar cargas com a coluna estável).
6. Avaliar ergonomicamente a casa e os ambientes de trabalho e recreação.	6. Adaptar o ambiente de trabalho, casa e recreação.
7. Aprender a lidar com o estresse e métodos de relaxamento.	7. Exercícios de relaxamento e alívio da sobrecarga postural.
8. Identificar atividades aeróbias seguras.	8. Implementar e prosseguir com um programa de exercícios aeróbios.
9. Desenvolver hábitos de exercícios saudáveis para automanutenção.	9. Integrar, na vida cotidiana, um programa de preparo físico, exercícios regulares e mecânica corporal segura.

Percepção e controle da postura da coluna vertebral

Inicialmente, a restrição na mobilidade de músculos ou de tecidos conjuntivos ou o mau alinhamento de um segmento vertebral podem impedir um bom alinhamento, mas o desenvolvimento da percepção de uma postura equilibrada por parte do paciente e seus efeitos devem começar o mais cedo possível no programa de tratamento, com manobras de alongamento e treinamento muscular.

Técnicas de treinamento postural

Isole cada segmento do corpo e treine o paciente para que aprenda a mover adequadamente esse segmento. Se uma região estiver fora de alinhamento, é provável que haja desvios compensatórios no alinhamento ao longo da coluna. Portanto, deve ser enfatizada a correção total da postura, incluindo o alinhamento dos membros superiores e inferiores. Dirija a atenção do paciente para a sensação de movimento apropriado e para a contração e o relaxamento muscular. Pode ser útil fazer o paciente assumir uma postura extremamente corrigida e então liberá-la um pouco, saindo da posição extrema em direção à posição média e, finalmente, manter a postura corrigida. Use técnicas de reforços verbais, táteis e visuais como as descritas a seguir:

- **Reforço verbal.** À medida que você interagir com o paciente, interprete com frequência as posições na coluna e as sensações de contração muscular que ele deveria estar sentindo.
- **Reforço tátil.** Ajude o paciente a posicionar a cabeça e o tronco no alinhamento correto e toque os músculos que precisam se contrair para mover e sustentar as partes no lugar.
- **Reforço visual.** Use espelhos, de modo que o paciente possa ver sua aparência, o que é necessário para adotar o alinhamento correto e, então, saber qual a sensação de estar alinhado de maneira apropriada.

Extensão axial (retração cervical) para diminuir uma postura de cabeça anteriorizada

Posição do paciente e procedimento: sentado ou em bipedestação, com os braços relaxados lateralmente. Toque levemente acima do lábio, abaixo do nariz, e peça ao paciente para levar a cabeça para cima e para longe de você, como se uma corda estivesse tracionando para cima a sua cabeça (Fig. 14.21A). Reforce verbalmente a postura correta e chame atenção para a sensação que isso provoca. Faça o paciente mover-se para o extremo da postura correta e depois retornar à linha mediana.

Retração da escápula

Posição do paciente e procedimento: sentado ou em bipedestação. Para oferecer estímulos táteis e proprioceptivos, resista suavemente ao movimento do ângulo inferior das escápulas e peça ao paciente para apertar uma contra a outra (retração). Sugira ao paciente imaginar que está "segurando uma moeda grande entre as escápulas" ou que

"está colocando os cotovelos dentro dos bolsos traseiros". O paciente não deve estender os ombros ou elevar as escápulas (Fig. 14.21B).

Inclinação pélvica e coluna neutra

Posição do paciente e procedimento: sentado, depois em bipedestação com a coluna contra uma parede. Ensine o paciente a rodar a pelve para a frente e para trás para isolar uma inclinação pélvica anterior e posterior. Depois que o paciente tiver aprendido a isolar o movimento, instrua-o a praticar o controle da pelve e da região lombar da coluna vertebral, movendo-se da lordose extrema para um achatamento lombar extremo e depois assumindo uma lordose média. Identifique a posição média como "coluna neutra", de modo que o paciente se familiarize com o termo. Mostre que a mão deve ser capaz de deslizar facilmente entre a coluna e a parede e que ele pode, então, sentir a coluna com um lado da mão e a parede com o outro lado. Se o paciente tiver dificuldade para inclinar a pelve, sugira que ele imagine que a pelve é um cesto com um fundo redondo e a cintura é a sua borda. Faça, então, o paciente imaginar virar o "cesto" para a frente e para trás e praticar esse movimento e, depois, encontrar a posição neutra da coluna.

Região torácica da coluna vertebral

Posição do paciente e procedimento: em bipedestação. A posição do tórax afeta a postura da região lombar e da pelve; consequentemente, a sensação do movimento torácico é incorporada ao treinamento postural da região lombar da coluna vertebral. À medida que o paciente assume uma postura levemente lordótica, faça-o inspirar e erguer a caixa torácica (extensão). Conduza-o a uma postura equilibrada, não extremamente estendida. Em bipedestação, com a coluna contra uma parede (como no treino prévio de inclinação pélvica), encoraje a extensão torácica.

Movimento e controle da coluna vertebral total

Posição do paciente e procedimento: sentado ou em bipedestação. Instrua o paciente a dobrar toda a coluna, primeiramente fletindo o pescoço, depois o tórax e depois a região lombar da coluna vertebral. Na volta do movimento ofereça um estímulo tátil, tocando primeiro a região lombar

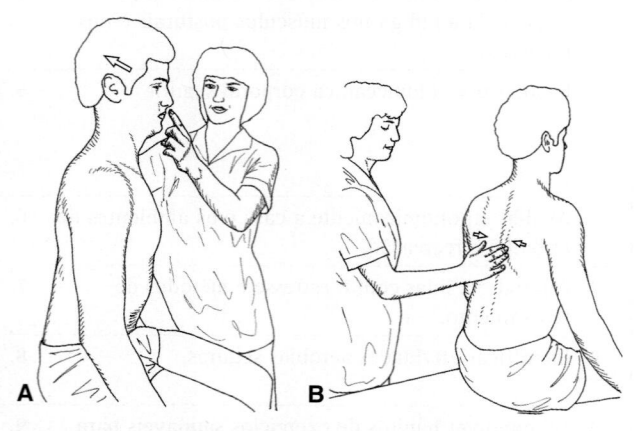

Figura 14.21   Treinando o paciente para corrigir **(A)** postura de cabeça anteriorizada e **(B)** escápulas protraídas.

enquanto o paciente a estende, e depois a região torácica da coluna vertebral, enquanto ele a estende e inspira para elevar a caixa torácica. Depois, dirija a atenção do paciente para a adução das escápulas enquanto você resiste suavemente ao movimento e levanta a cabeça dele em extensão axial; ao mesmo tempo, faça uma leve pressão contra o lábio superior do paciente (ver Fig. 14.21). Se o paciente corrigir em excesso sua postura, peça-lhe que relaxe levemente até uma posição neutra da coluna. Reforce verbal e visualmente a postura correta quando esta for obtida.

Técnicas de reforço. Não é possível para uma pessoa manter sempre uma boa postura. Portanto, reforce o desempenho correto e ensine o paciente a usar pistas ao longo do dia para verificar a postura. Por exemplo, instrua o paciente a verificar a postura todas as vezes que ele passar na frente de um espelho, parar no sinal vermelho quando estiver no carro, sentar-se para comer, entrar em uma sala ou começar a conversar com alguém. Descubra quais das rotinas do paciente podem ser usadas como reforço ou lembrete; instrua o paciente a praticar e relatar os resultados. Proporcione *feedback* positivo à medida que o paciente se tornar ativamente envolvido no processo de reaprendizado.

Suporte postural. Se necessário, forneça suporte externo com um colete de sustentação postural ou fita para prevenir posturas extremas de ombros curvos e escápulas protraídas. Esses suportes ajudam a treinar o funcionamento muscular correto, agindo como lembretes para que o paciente assuma a postura correta quando relaxa. Da mesma forma, prevenindo que a posição de alongamento ocorra, a fraqueza de alongamento pode ser corrigida. Esses dispositivos só devem ser usados temporariamente para o treinamento, de modo que o paciente não passe a depender deles.

Postura, movimento e relações funcionais

Depois que o paciente aprende como assumir posturas corretas é importante que ele experimente o efeito que as posturas defeituosas prolongadas ou repetitivas exercem sobre a dor e função, assim como perceba sua habilidade de alterar esses efeitos por meio da correção da postura.

Relação entre má postura e dor. Faça o paciente assumir a postura defeituosa e espere. Quando ele começar a sentir desconforto, chame atenção para a postura e instrua o paciente sobre como corrigi-la e a relatar sensação de alívio. Muitos pacientes não aceitam essa relação simples entre sobrecarga e dor; por isso, chame sua atenção para que observem em que postura estão (incluindo quando estão no trabalho, em casa, dirigindo ou andando de carro ou na cama) quando seus sintomas se desenvolvem e como eles podem controlar o desconforto com as técnicas a seguir.

Relação entre comprometimento postural e função dos membros. Fazer o paciente assumir sua má postura e tentar executar alguma atividade funcional, como estender o membro superior para o alto, mover o membro inferior ou abrir e fechar a mandíbula. Depois o paciente assume a postura corrigida, repete a mesma atividade e observa a diferença. Assim que a melhora na amplitude e qualidade do movimento é experimentada, o terapeuta dá um reforço de modo que o paciente possa compreender o valor do desenvolvimento e manutenção de um bom alinhamento durante a realização das atividades funcionais.

Comprometimento da mobilidade de articulações, músculos e tecido conjuntivo

Desequilíbrios musculares comuns no comprimento e na força foram descritos na seção anterior sobre comprometimentos posturais. É muito importante a identificação das restrições de mobilidade específicas a fim de que as técnicas de alongamento sejam seletivas. Por exemplo, as áreas de transição entre as regiões cervicotorácica, toracolombar e lombossacral têm tipicamente maior mobilidade. Quando hábitos posturais defeituosos dominam, a mobilidade segmentar nessas áreas tende a tornar-se exagerada na direção da má postura. O alongamento deve ser feito com cuidado de modo a não acentuar o problema enquanto se tenta corrigir os tecidos com mobilidade reduzida. As técnicas de alongamento para as regiões cervical, torácica e lombar estão descritas no Capítulo 16. Técnicas de mobilização/manipulação da coluna direcionadas para segmentos hipomóveis específicos estão descritas nos Capítulos 15 e 16. Embora qualquer estrutura possa estar envolvida, particularmente após uma lesão ou condição patológica, em geral são vistos os comprometimentos na flexibilidade muscular identificados no Quadro 14.2. Estão incluídas referências de exercícios de autoalongamento e flexibilidade para cada grupo muscular. Instruções e precauções específicas estão descritas no texto que acompanha as figuras dos respectivos capítulos.

Desempenho muscular comprometido

Em geral, os músculos posturais que suportam o corpo em posturas mantidas sucumbem aos efeitos da gravidade, tornam-se menos ativos[61] e desenvolvem fraqueza de alongamento.[46] O fortalecimento sozinho não corrige esse problema, de modo que qualquer exercício que seja feito deve ser combinado com treinamento de controle postural, conforme descrito no início desta seção. Além disso, são necessários exercícios para resistência muscular, de modo a preparar os músculos para funcionar durante longos períodos de tempo. Finalmente, precisam ser feitas adaptações ambientais para minimizar as sobrecargas das posturas mantidas e repetitivas. Os músculos que tipicamente demonstram fraqueza de alongamento ou resistência postural pobre estão identificados no Quadro 14.3. Descrições aprofundadas dos exercícios estão nos capítulos identificados.

Mecânica corporal

O fortalecimento muscular para uma mecânica corporal segura inclui não só o fortalecimento de músculos específicos, mas também atividades funcionais que prepa-

| QUADRO 14.2 | Técnicas de autoalongamento para comprometimentos comuns de mobilidade |

- *Região suboccipital:* autoalongamento com aceno de cabeça; aplicar um autoalongamento suave contra o occipício usando a borda lateral da mão
- *Levantador da escápula:* autoalongamento com depressão escapular, flexão e rotação cervical para o lado oposto (ver Fig. 17.35, no Cap. 17)
- *Escalenos:* autoalongamento com extensão axial, inclinação lateral do pescoço para o lado oposto e, em seguida, rotação do pescoço em direção ao lado da restrição (ver posição na Fig. 16.3, no Cap. 16)
- *Peitoral maior e tórax anterior:* autoalongamento no canto da parede (ver Fig. 17.31, no Cap. 17) ou em decúbito dorsal sobre um rolo de espuma posicionado longitudinalmente sob a coluna (ver Fig. 16.1B, no Cap. 16)
- *Latíssimo do dorso:* autoalongamento em decúbito dorsal sobre um rolo de espuma, com os braços estendidos acima da cabeça (ver Fig. 16.1A, no Cap. 16)
- *Extensores lombares e do quadril:* autoalongamento em decúbito dorsal, aproximando os joelhos do tórax; ou na posição de quatro apoios, mover a região glútea para trás sobre os pés (ver Figs. 16.13 e 16.14, no Cap. 16)
- *Flexores lombares:* autoalongamento com flexões de braço em decúbito ventral ou estendendo o tronco para trás quando se está em pé (ver Fig. 16.15, no Cap. 16)
- *Flexores do quadril:* autoalongamento em decúbito dorsal na posição de Thomas ou em bipedestação fazendo um agachamento de esgrima modificado (ver Figs. 20.10 e 20.11, no Cap. 20).
- *Tensor da fáscia lata:* autoalongamento em decúbito dorsal ou lateral ou em pé. Estender, rodar lateralmente e, então, aduzir o quadril (ver Figs. 20.19, 20.20 e 20.21, no Cap. 20)
- *Alongamento do trato iliotibial no rolo de espuma:* em decúbito lateral sobre um rolo de espuma colocado perpendicular à coxa, rolar suavemente a coxa para a frente e para trás com o peso do corpo aplicando a força de alongamento (ver Fig. 21.22, no Cap. 21).
- *Piriforme:* autoalongamento em decúbito dorsal ou sentado e trazendo o joelho flexionado em direção ao ombro oposto. Flexionar, aduzir e rodar medialmente o quadril (ver Fig. 20.15, no Cap. 20).
- *Posteriores da coxa:* autoalongamento levantando a perna estendida em decúbito dorsal ou sentado com as pernas estendidas (ver Figs. 20.17 e 20.18, no Cap. 20)
- *Gastrocnêmio e sóleo (panturrilha):* autoalongamento na "posição de esgrimista", com o calcanhar da perna de trás mantido no solo, ou em pé sobre uma prancha inclinada ou na beira de um degrau (ver Fig. 22.9, no Cap. 22)

ram o corpo para sobrecargas específicas necessárias para uma função particular, conforme identificado no Quadro 14.4. A instrução sobre mecânica corporal está descrita com detalhes no Capítulo 16, na seção "Treinamento funcional".

Ergonomia: alívio e prevenção

É fundamental ajudar o paciente a adaptar as posturas e as atividades desempenhadas de forma continuada ou repetitiva no trabalho, em casa, em situações recreativas ou sociais, caso essas estejam contribuindo para sobrecargas posturais e distúrbios musculoesqueléticos.[60] Pode ser necessário usar um travesseiro lombar para suporte ou modificar o ambiente de trabalho (estação ou posto de trabalho) para aliviar posturas estressantes sustentadas. Existem vários recursos em inglês, como o *website* da Occupational Safety and Health Administration (http://www.osha.gov/SLTC/ergonomics/) e outros (http://ergo.human.cornell.edu/) que proporcionam informações sobre avaliação er-

| QUADRO 14.3 | Treinamento e técnicas de fortalecimento para comprometimentos musculares comuns |

- Ativar e aprender a controlar os músculos longo da cabeça e flexores profundos da cabeça (ver Figs. 16.39B e 16.59, no Cap. 16)
- Extensão cervical baixa (ver Fig. 16.40, no Cap. 16)
- Retração escapular e rotação lateral do ombro (ver Fig. 16.45, no Cap. 16, e Figs. 17.46 e 17.47, no Cap. 17)
- Estabilização da região lombar da coluna vertebral (ver Figs. 16.47 a 16.56, mais o texto que as acompanha, no Cap. 16)
- Abdução do quadril; músculo glúteo médio posterior; começar em decúbito lateral, progredir para bipedestação. Enfatizar a manutenção do quadril em extensão com leve rotação lateral enquanto faz a abdução (ver a posição na Fig. 20.26 B, no Cap. 20)

| QUADRO 14.4 | Exercícios funcionais em preparo para uma mecânica corporal segura |

- Empurrar e puxar objetos com os membros superiores (ver Fig. 17.58, no Cap. 17)
- Deslizamentos na parede – avançar para agachamento e agachamento com levantamento (ver Fig. 20.29, no Cap. 20)
- Avanços – progredir para avanços com levantamento, empurrando e puxando pesos (ver Fig. 20.32, no Cap. 20, e Figs 23.31 e 23.36, no Cap. 23)

gonômica e adaptação de ambientes de trabalho para aliviar sobrecargas posturais e distúrbios musculoesqueléticos. Os princípios das intervenções ergonômicas estão relacionados no Quadro 14.5.

Evidências em foco

Há fortes evidências, documentadas em um estudo prospectivo de 3 anos com 632 usuários de computador recém-contratados, de que uma estação de trabalho de computador pode ser a fonte dos sintomas se a cadeira, a mesa, o teclado, o mouse e o monitor estiverem posicionados de forma imprópria para a pessoa.[25,51] Também há evidências mescladas, resumidas em um estudo sistemático da literatura, sobre a relação entre postura, sobrecargas repetitivas no ambiente de trabalho e o desenvolvimento da dor lombar.[77] Em um estudo de seguimento com duração de 3 anos e que envolveu 12.550 trabalhadores, seus autores determinaram que ficar em pé por tempo prolongado, levantar peso de maneira incorreta e agachar/ajoelhar foram os principais fatores mecânicos relacionados com a dor lombar ligada ao trabalho.[72]

Manejo do estresse/relaxamento

Um componente do processo educativo é ensinar a pessoa a relaxar músculos tensos e aliviar a tensão postural. As técnicas de relaxamento muscular podem ser incorporadas ao longo do dia para aliviar a tensão postural e o treinamento consciente do relaxamento aumenta a percepção e o controle do paciente sobre a tensão nos músculos.

Precaução: essas técnicas não são apropriadas para tratar dor aguda decorrente de inflamação, edema articular ou alterações do disco. Se o paciente estiver se recuperando de uma condição patológica na coluna vertebral, deverá ser alertado de que as técnicas empregadas não deverão au-

---

QUADRO 14.5	Princípios básicos das intervenções ergonômicas

- Configurar a estação de trabalho de modo a manter tudo a fácil alcance e na altura adequada, para que as articulações trabalhem na posição neutra e posturas neutras possam ser mantidas
- Minimizar movimentos repetitivos excessivos
- Reduzir forças excessivas
- Minimizar a necessidade de manter uma posição estática de objetos ou de manter uma postura estática que levará à fadiga
- Minimizar os pontos de pressão
- Manter um espaço livre adequado em torno da estação de trabalho, para que haja segurança nos movimentos
- Mover com frequência a cabeça, a coluna vertebral e os membros ao longo de sua ADM
- Usar iluminação adequada

---

mentar os sintomas (nada além de uma sensação de alongamento nas condições crônicas), em especial sintomas radiculares. Deve-se também ter cuidado com a flexão nos pacientes com diagnóstico médico de hérnia de disco de modo que os sintomas não se alastrem para a periferia.

Técnicas de relaxamento muscular

Sempre que ocorre desconforto pela manutenção de uma postura constante ou de contrações musculares durante certo período de tempo, a ADM ativa na direção oposta ajuda a diminuir a sobrecarga nas estruturas de suporte, promovendo a circulação e mantendo a flexibilidade. Todos os movimentos são feitos lentamente, através da ADM completa, com o paciente prestando atenção particular à sensação dos músculos. Repita cada movimento várias vezes. Sugira ao paciente que faça pequenos intervalos de repouso ou micropausas no trabalho e em casa sempre que experimentar tensão, sobrecarga ou dor postural.

Região cervical e torácica superior

Posição do paciente e procedimento: sentado com os braços apoiados confortavelmente no colo, ou em pé. Instrua o paciente a:

- Inclinar a cabeça para a frente e para trás (a inclinação para trás é contraindicada quando houver sintomas de compressão de raiz nervosa – se uma dormência ou dor se irradiar pelo braço, examine o paciente com vistas à identificação da causa; ver no Cap. 15 intervenções para tratamento da compressão de raiz nervosa.)
- Inclinar lateralmente a cabeça para cada lado; depois, rodar a cabeça para cada lado.
- Rolar os ombros; protrair, elevar, retrair e depois relaxar as escápulas (em uma posição de boa postura).
- Circular os braços (circundução de ombros). Isso se faz com os cotovelos fletidos ou estendidos, em movimentos circulares pequenos ou amplos com os braços apontando para a frente ou para os lados. Devem ser feitos movimentos no sentido horário e anti-horário, mas conclua a circundução indo para a frente, para cima, ao redor e depois para trás, de modo que as escápulas terminem em uma posição retraída. Isso tem o benefício de ajudar a retreinar a postura apropriada.

Regiões torácica inferior e lombar

Posição do paciente e procedimento: sentado ou em bipedestação. Se em bipedestação, os pés devem ficar afastados na largura dos ombros com os joelhos levemente fletidos. Faça o paciente colocar as mãos na cintura com os dedos apontando para trás. Instrua o paciente a:

- Estender a região lombar da coluna vertebral inclinando o tronco para trás (ver Fig. 16.15B). Isso é particularmente benéfico quando a pessoa precisa ficar sentada ou em pé inclinada para a frente por períodos prolongados.
- Flexionar a região lombar da coluna vertebral contraindo os músculos abdominais, causando uma inclinação pélvica posterior; ou curvar o tronco para a frente enquanto estiver sentado, com os braços pendentes em direção

ao chão. Esse movimento é benéfico quando a pessoa fica em pé em uma postura lordótica ou desleixada por períodos prolongados.

- Fazer flexão lateral para os dois lados.
- Rodar o tronco virando para os dois lados enquanto mantém a pelve apontando para a frente.
- Levantar e andar em intervalos frequentes quando precisar ficar sentado por longos períodos.

Treinamento consciente de relaxamento para a região cervical

Técnicas específicas em visualização orientada para a região cervical desenvolvem no paciente a percepção cinestésica de um músculo tenso ou relaxado e de como reduzir de modo consciente a tensão no músculo. Além disso, se feitas tendo em mente as técnicas de treinamento postural descritas previamente neste capítulo, o paciente pode ser ajudado a identificar a redução na tensão muscular quando a cabeça estiver em correto equilíbrio e a região cervical da coluna vertebral alinhada em posição média.

Posição do paciente e procedimento: sentado confortavelmente com os braços relaxados (p. ex., apoiados em um travesseiro colocado no colo); os olhos ficam fechados. Posicione-se perto do paciente para aplicar estímulos táteis nos músculos e ajudar a posicionar a cabeça conforme necessário. Faça o paciente realizar a seguinte sequência de atividades.

- Usar respiração diafragmática e inspirar lenta e profundamente pelo nariz, permitindo que o abdome relaxe e se expanda; então, relaxar e permitir que o ar seja expirado pela boca aberta, relaxada. Essa respiração é reforçada em cada uma das atividades a seguir.
- Em seguida, relaxar a mandíbula. A língua repousa suavemente no palato duro, atrás dos dentes frontais com a mandíbula levemente aberta. Se o paciente tiver dificuldade para relaxar a mandíbula, faça-o estalar a língua e permitir que a mandíbula se abaixe. Pratique até que o paciente sinta a mandíbula relaxar e a língua estar apoiada atrás dos dentes frontais. Siga com a respiração relaxada.
- Flexionar lentamente o pescoço. Enquanto o paciente faz esse movimento, dirija sua atenção para os músculos cervicais posteriores e para a sensação desses músculos. Use estímulos verbais como: "Observe a sensação de aumento da tensão nos seus músculos enquanto sua cabeça vai para a frente".
- Em seguida, levantar devagar a cabeça até a posição neutra, inspirar lentamente e relaxar. Ajude o paciente a posicionar a cabeça de maneira apropriada e sugira que ele observe como os músculos se contraem para erguer a cabeça, e depois relaxar, quando a cabeça está equilibrada.

- Repita o movimento; novamente dirija a atenção do paciente para a sensação de contração e relaxamento dos músculos enquanto ele se movimenta. Pode ser usada a técnica de visualização com a respiração, por exemplo: "Encha sua cabeça com ar e sinta-a se elevando dos seus ombros enquanto você inspira e relaxa".
- Fazer o movimento em apenas uma parte da amplitude, observando a sensação dos músculos.
- Em seguida, apenas pensar em deixar a cabeça ir para a frente e depois tensionar os músculos (contração isométrica); pensar em trazer a cabeça para trás e relaxar. Reforce para o paciente a habilidade de influenciar a sensação de contração e relaxamento dos músculos.
- Finalmente, apenas pensar em tensionar os músculos e relaxar, deixando a tensão sair ainda mais dos músculos. Saliente que ele sente maior relaxamento ainda. Assim que o paciente aprender a perceber a tensão nos músculos, ele poderá pensar de modo consciente em relaxá-los. Enfatize o fato de que a posição da cabeça também influi na tensão muscular. Faça o paciente assumir várias posturas de cabeça e então as corrija até que a sensação seja reforçada.

Modalidades físicas e massagem

Assim que os sintomas agudos estiverem sob controle, o uso de modalidades físicas e massagem é minimizado ou diminuído, de modo que o paciente aprenda o autocuidado por meio de exercícios, relaxamento e reeducação postural e não se torne dependente de intervenções externas para seu conforto.

Hábitos saudáveis de exercícios

É importante integrar uma progressão de controle postural em todos os exercícios de estabilização, condicionamento aeróbio e atividades funcionais (ver Cap. 16). O paciente é cuidadosamente observado à medida que são impostos maiores desafios às atividades; se necessário, são feitos lembretes para que ele encontre a posição neutra da coluna vertebral e inicie a contração dos músculos estabilizadores antes da atividade. Por exemplo, quando colocar as mãos acima da cabeça, o paciente aprende a contrair os músculos abdominais para manter uma posição neutra da coluna e não permitir que esta se estenda em uma amplitude dolorosa ou instável. Isso é incorporado na mecânica corporal, como ao apanhar e erguer um objeto para colocá-lo em uma prateleira alta ou em atividades esportivas, ao levantar os braços para fazer um bloqueio ou arremessar uma bola. Assim que o paciente tiver se desenvolvido sob sua orientação, encoraje-o a continuar com um estilo de vida, preparo físico e biomecânica corporal saudáveis.

ATIVIDADES DE APRENDIZADO INDEPENDENTE

Pensamento crítico e discussão

1. Quais as diferenças funcionais no modo como a região cervical da coluna vertebral e a região lombar da coluna vertebral são usadas nas atividades cotidianas?
2. Explique como a má postura pode causar sintomas dolorosos.
3. Explique por que um programa de exercícios generalizados para correção da postura pode não ser benéfico para todos ou como pode ser prejudicial para algumas pessoas; discuta isso em relação a cada uma das posturas defeituosas descritas neste capítulo.

Prática de laboratório

1. Pratique identificando os efeitos que diferentes posturas têm nas diferentes regiões da coluna; ou seja, o que acontece às regiões cervical e lombar da coluna vertebral quando se está em decúbito dorsal, ventral, lateral, sentado e em pé. A coluna tende a mover-se em flexão ou extensão? Determine o que é necessário para modificar a posição; ou seja, se a flexão é enfatizada em uma determinada postura, o que é necessário para mover a coluna do paciente em uma posição mais neutra (amplitude média)?
2. Identifique e sinta o que acontece às várias partes da coluna quando se move de uma posição para outra (p. ex., rolar de decúbito dorsal para ventral e retornar, mover-se de decúbito dorsal para sentado, sentado para em pé e o reverso). O que acontece à região lombar da coluna vertebral e à pelve quando se caminha; como isso é afetado se a pessoa tem uma contratura em flexão de quadril ou uma contratura nos rotadores laterais do quadril?
3. Examine a postura em bipedestação de um companheiro de classe; então examine a ADM articular, a flexibilidade e a força muscular. Identifique quaisquer desequilíbrios musculares que possam haver no comprimento e na força; então elabore um programa de intervenção para influenciar mudanças nos comprometimentos. Use as diretrizes apresentadas neste capítulo e resumidas no Quadro 14.1, assim como nos Capítulos 16 a 22 para os exercícios sugeridos e sua aplicação segura.
4. Identifique e compare as similaridades e diferenças de flexibilidade e fraqueza muscular entre uma pessoa com lordose lombar excessiva e inclinação pélvica anterior e uma pessoa com uma postura desleixada que fica em pé com a pelve desviada para a frente e o tórax fletido. Que efeito cada postura pélvica tem na posição do quadril e quais músculos poderiam desenvolver restrições de mobilidade? Geralmente na postura desleixada o tórax e a região lombar alta da coluna vertebral ficam fletidos; o exercício abdominal sentado seria benéfico ou poderia contribuir para esse problema? Desenvolva um programa de exercícios que aborde os comprometimentos comuns de flexibilidade e força sem reforçar a má postura.

Estudos de caso

Caso 1

Seu paciente é um programador de computador de 35 anos que foi encaminhado para você em virtude dos sintomas de dor nas regiões cervical direita, posterior do ombro e braço. Os sintomas se tornam progressivamente piores quando ele está no trabalho; em geral, a dor começa dentro de 1 hora e atinge o grau 6/10 na hora do almoço. O mesmo ciclo ocorre à tarde. Há um ocasional "formigamento" no polegar e no indicador. Os sintomas têm piorado progressivamente nos últimos 3 meses, desde que ele foi colocado em um trabalho prioritário. As atividades recreativas incluem tênis e leitura; o tênis não causa sintomas, mas ler piora dores no pescoço.

O exame revela uma postura de cabeça anteriorizada e ombros curvos. A flexão de cabeça apresenta 50% da amplitude, a rotação e inclinação cervical, 80% da amplitude cada, e a rotação lateral de ombro é de 75°. Há uma restrição na flexibilidade dos músculos peitoral maior, peitoral menor, levantador da escápula e escalenos. O teste do quadrante cervical reproduz o formigamento na mão direita; todos os outros testes neurológicos são negativos. A força dos músculos supra-hióideos e infra-hióideo, retratores da escápula e rotadores laterais do ombro é 4/5.

- O que está provocando os sintomas e sinais do paciente? Quais as limitações funcionais? Qual o prognóstico?
- Identifique os comprometimentos e as metas funcionais.
- Estabeleça um programa de intervenção. Como você pode levar essa pessoa a progredir para a independência funcional?

Caso 2

Um mecânico de automóveis de 51 anos de idade é encaminhado para a fisioterapia em virtude de sintomas de dor no glúteo esquerdo e na coxa posterior. Os sintomas ficam piores quando ele fica em pé com as mãos acima da cabeça por mais de 15 minutos, o que ocorre quando ele trabalha embaixo de um carro que foi levantado. Carregar objetos pesados (> 20 kg), ficar em pé e caminhar por mais de meia hora aumentam os sintomas. Não houve um incidente desencadeante, mas os sintomas têm sido recorrentes no último ano. Os sintomas também aumentam com a atividade recreativa de fazer excursões carregando uma mochila. Os sintomas são aliviados quando ele está na cadeira de balanço, deitado em um sofá com os joelhos dobrados ou quando abraça os joelhos junto do tórax.

O exame revela uma postura de anteriorização da pelve quando o paciente está em pé; diminuição de flexibilidade na região lombar, glúteo máximo, posteriores da coxa (elevação da perna estendida até 60°) e abdominais superiores; e um aumento da dor quando ele se inclina para trás. A força dos abdominais inferiores é 3/5. Ele é capaz de fazer avanços de perna repetitivos e agachamentos parciais por, no máximo, 20 segundos.

- O que está provocando os sintomas e os sinais do paciente? Quais as limitações funcionais? Qual é o prognóstico?
- Identifique os comprometimentos e as metas funcionais.

- Estabeleça um programa de intervenção. Use a taxonomia das tarefas motoras discutida no Capítulo 1 (ver Figs. 1.6 e 1.7 e o texto que as acompanha) para desenvolver uma progressão de exercícios e tarefas que levem essa pessoa até a independência funcional.

REFERÊNCIAS BIBLIOGRÁFICAS

1. Allison, GT, Morris, SL, and Lay, B: Feedforward responses of transversus abdominis are directionally specific and act asymmetrically: implications for core stability theories. J Orthop Sports Phys Ther 38(5):228–237, 2008.
2. Andersson E, et al: The role of the psoas and iliacus muscles for stability and movement of the lumbar spine, pelvis, and hip. Scand J Med Sci Sports 5:10–16, 1995.
3. Barr, KP, Griggs, M, and Cadby, T: Lumbar stabilization: core concepts and current literature. Part 1. Am J Phys Med Rehabil 84:473–480, 2005.
4. Basmajian, JV: Muscles Alive, ed. 4. Baltimore: Williams & Wilkins, 1979.
5. Beazell, JR: Dysfunction of the longus colli and its relationship to cervical pain and dysfunction: a clinical case presentation. J Manual Manipulative Ther 6(1):12–16, 1998.
6. Beneck, GJ, and Kulig K. Multifidus atrophy is localized and bilateral in active persons with chronic unilateral low back pain. Arch Phys Med Rehabil 93(2):300–306, 2012.
7. Bo, K, Sherburn, M, and Allen, T: Transabdominal ultrasound measurement of pelvic floor muscle activity when activated directly or via a transverse abdominis muscle contraction. Neurourol Urodyn 22:582–588, 2003.
8. Bogduk, N, and MacIntosh, JE: The applied anatomy of the thoracolum- bar fascia. Spine 9:164–170, 1984.
9. Bogduk, N, and Twomey, LT: Clinical Anatomy of the Lumbar Spine and Sacrum, ed. 4. New York: Elsevier Churchill-Livingston, 2005.
10. Chen, YY, Pao, JL, Liam, CK, Hsu, WL, and Yang, RS. Image changes of paraspinal muscles and clinical correlations in patients with unilateral lumbar spinal stenosis. Eur Spine J 23(5):999–1006; 2014.
11. Cholewicki, J, Panjabi, MM, and Khachatryan, A: Stabilizing function of trunk flexor-extensor muscle around a neutral spine posture. Spine 22(19):2207–2212, 1997.
12. Cholewicki, J, et al: Intra-abdominal pressure mechanism for stabilizing the lumbar spine. J Biomech 32:13–17, 1999.
13. Cresswell, AG, Grundstrom, H, and Thorstensson, A: Observations on intra-abdominal pressure and patterns of abdominal intramuscular activity in man. Acta Physiol Scand 144:409–418, 1992.
14. Crisco, J: Stability of the human ligamentous lumbar spine. Clin Biomech 7:19–32, 1992.
15. Critchley, D: Instructing pelvic floor contraction facilitates transversus abdominis thickness increase during low-abdominal hollowing. Physiother Res Int 7(2):65–75, 2002.
16. Dalton, D: The vertebral column. In Levangie, P, and Norkin, C (eds): Joint Structure and Function: A Comprehensive Analysis, ed. 5. Philadelphia: F.A. Davis, 138–187, 2011.
17. Danneels, L, et al: The effects of three different training modalities on the cross-sectional area of the paravertebral muscles. Scand J Med Sci Sports 11:335–341, 2001.
18. D'hooge, R, et al: Increased intramuscular fatty infiltration without differences in lumbar muscle cross-sectional area during remission of recurrent low back pain. Man Ther 19(6):584–588, 2012.
19. Djordjevic, O, Djordjevic, A, and Konstantinovic, L. Interrater and intrarater reliability of transverse abdominal and lumbar multifidus muscle thickness in subjects with and without low back pain. J Orthop Sports Phys Ther 44(12):979–988, 2014.
20. Ebenbichler, GR, et al: Sensory-motor control of the lower back: impli- cations for rehabilitation. Med Sci Sports Exerc 33(11):1889–1898, 2001.
21. Farfan, HF, et al: The effects of torsion on the lumbar intervertebral joints: the role of torsion in the production of disc degeneration. J Bone Joint Surg Am 52(3):468–497, 1970.
22. Fortin, M, and Macedo, LG. Multifidus and paraspinal muscle group cross- sectional areas of patients with low back pain and control patients: a sys- tematic review with a focus on blinding. Phys Ther 93(7):873–888, 2013.
23. Friber, O: Clinical symptoms and biomechanics of lumbar spine and hip joint in leg length inequality. Spine 8:643–651, 1983.
24. Fritz, JM, Erhard, RD, and Hagen, BF: Segmental instability of the lumbar spine. Phys Ther 78(8):889–896, 1998.
25. Gerr, F, et al: A prospective study of computer users. I. Study design and incidence of musculoskeletal symptoms and disorders. Am J Ind Med 41:221–235, 2002.
26. Gossman, M, Sahrmann, S, and Rose, S: Review of length-associated changes in muscle. Phys Ther 62:1799–1808, 1982.
27. Gracovetsky, S, Farfan, H, and Helleur, C: The abdominal mechanism. Spine 10:317–324, 1985.
28. Gracovetsky, S, and Farfan, H: The optimum spine. Spine 11:543–573, 1986.
29. Gracovetsky, S: The Spinal Engine. New York: Springer-Verlag Wein, 1988.
30. Grant, R, Jull, G, and Spencer, T: Active stabilization training for screen based keyboard operators—a single case study. Aust Physiother 43(4): 235–232, 1997.
31. Hickey, DS, and Hukins, DW: Aging changes in the macromolecular organization of the intervertebral disc: an x-ray diffraction and electron microscopic study. Spine 7(3):234–242, 1982.
32. Hides, JA, Jull, GA, and Richardson, CA: Long-term effects of specific stabilizing exercises for first-episode low back pain. Spine 26:E243–E248, 2001.
33. Hides, JA, et al: Evidence of lumbar multifidus muscle wasting ipsilateral to symptoms in patients with acute/subacute low back pain. Spine 19(2):165–172, 1994.
34. Hides, JA, Richardson, CA, and Jull, GA: Multifidus muscle recovery is not automatic after resolution of acute, first-episode low back pain. Spine 21:2763–2769, 1996.
35. Hodges, P, and Gandevia, SC: Changes in intra-abdominal pressure during postural and respiratory activation of the human diaphragm. J Appl Physiol 89:967–976, 2000.
36. Hodges, P, and Gandevia, SC: Activation of the human diaphragm during a repetitive postural task. J Physiol 522:165–175, 2000.
37. Hodges, PW, and Richardson, CA: Altered trunk muscle recruitment in people with low back pain with upper limb movement at different speeds. Arch Phys Med Rehabil 80(9):1005–1012, 1999.
38. Hodges, PW, and Richardson, CA: Transversus abdominis and the superficial abdominal muscles are controlled independently in a postural task. Neurosci Lett 265(2):91–94, 1999.
39. Hodges, P, Cresswell, A, and Thorstensson, A: Preparatory trunk motion accompanies rapid upper limb movement. Exp Brain Res 134: 69–79, 1999.
40. Hodges, PW, and Richardson, CA: Delayed postural contraction of transversus abdominis in low back pain associated with movement of the lower limb. J Spinal Disord 11(1):46–56, 1998.

41. Hodges, PW, Gandevia, SC, and Richardson, CA: Contractions of specific abdominal muscles in postural tasks are affected by respiratory maneuvers. J Appl Physiol 83(3):753–760, 1997.

42. Hodges, PW, and Richardson, CA: Relationship between limb movement speed and associated contraction of the trunk muscles. Ergonomics 40(11):1220–1230, 1997.

43. Hodges, PW, and Richardson, CA: Feedforward contraction of transversus abdominis is not influenced by direction of arm movement. Exp Brain Res 114(2):362–370, 1997.

44. Hodges, PW, and Richardson, CA: Contraction of the abdominal muscles associated with movement of the lower limb. Phys Ther 77(2): 132–142, 1997.

45. Julius, A, et al: Shoulder posture and median nerve sliding. BMC Musculoskel Disord 5:23, 2004.

46. Kendall, FP, et al: Muscles: Testing and Function, with Posture and Pain, ed. 5. Baltimore: Lippincott Williams & Wilkins, 2005.

47. Klein, JA, and Hukins, DW: Collagen fiber orientation in the annulus fibrosus of intervertebral disc during bending and torsion measured by x-ray defraction. Biochim Biophys Acta 719:98–101, 1982.

48. Krag, MH, et al: Internal displacement distribution from in vitro loading of human thoracic and lumbar spinal motion segments: experimental results and theoretical predictions. Spine 12:1001–1007, 1987.

49. Levangie, P, and Norkin, C: Joint Structure and Function: A Comprehensive Analysis, ed. 5. Philadelphia: F.A. Davis, 2011.

50. Lundon, K, and Bolton, K: Structure and function of the lumbar intervertebral disc in the health, aging, and pathologic conditions. J Orthop Sports Phys Ther 31(6):291–306, 2001.

51. Marcus, M, et al: A prospective study of computer users. II. Postural risk factors for musculoskeletal symptoms and disorders. Am J Ind Med 41:236–249, 2002.

52. Marras, WS, and Granata, KP: Changes in trunk dynamics and spine loading during repeated trunk exertions. Spine 22(21):2564–2570, 1997.

53. McGill, SM: Low back exercises: evidence for improving exercise regimens. Phys Ther 78(7):754–765, 1998.

54. McGill, SM, and Norman, RW: Low back biomechanics in industry: the prevention of injury through safer lifting. In Grabiner, M (ed): Current Issues in Biomechanics. Champaign, IL: Human Kinetics, 1993.

55. Moseley, GL, Hodges, PW, and Gandevia, SC: Deep and superficial fibers of the lumbar multifidus muscle are differently active during voluntary arm movements. Spine 27:E29–36, 2002.

56. Neumann, DA: Kinesiology of the Musculoskeletal System: Foundations for Physical Rehabilitation. St. Louis: Mosby, 2002.

57. Neumann, P, and Gill, V: Pelvic floor and abdominal muscle interaction: EMG activity and intra-abdominal pressure. Int Urogynecol J 13:125–132, 2002.

58. Ng, JK-F, et al: Relationship between muscle fiber composition and functional capacity of back muscles in healthy subjects and patients with back pain. J Orthop Sports Phys Ther 27(6):389–402, 1998.

59. Nourbakhsh, MR, and Arab, AM: Relationship between mechanical factors and incidence of low back pain. J Orthop Sports Phys Ther 32(9): 447–460, 2002.

60. Novak, CB: Upper extremity work-related musculoskeletal disorders: a treatment perspective. J Orthop Sprots Phys Ther 34(10):628–637, 2004.

61. O'Sullivan, PB, et al: The effect of different standing and sitting postures on trunk muscle activity in a pain-free population. Spine 27(11): 1238–1244, 2002.

62. Park, RJ, et al: Changes in regional activity of the psoas major and quadratus lumborum with voluntary trunk and hip tasks and different spinal curvatures in sitting. J Orthop Sports Phys Ther 43(2): 74–83, 2013.

63. Penjabi, MM: The stabilizing system of the spine. Part I. Function, dysfunction, adaptation, and enhancement. J Spinal Disord 5:383–389, 1992.

64. Penjabi, MM: The stabilizing system of the spine. Part II. Neutral zone and instability hypothesis. J Spinal Disord 5:390–397, 1992.

65. Porterfield, JA, and DeRosa, C: Mechanical Low Back Pain: Perspectives in Functional Anatomy, ed. 2. Philadelphia: WB Saunders, 1998.

66. Richardson, C, Hodges, P, and Hides, J: Therapeutic Exercise for Lumbopelvic Stabilization: A Motor Control Approach for the Treatment and Prevention of Low Back Pain, ed. 2. Edinburgh: Churchill Livingstone, 2004.

67. Richardson, CA, et al: Techniques for active lumbar stabilisation for spinal protection: a pilot study. Aust J Physiother 38:105–111, 1992.

68. Richardson, CA, Toppenberg, R, and Jull, G: An initial evaluation of eight abdominal exercises for their ability to provide stabilisation for the lumbar spine. Aust J Physiother 36:6–11, 1990.

69. Sapsford, RR, et al: Co-activation of the abdominal and pelvic floor muscles during voluntary exercises. Neurol Urodynam 20:31–42, 2001.

70. Sapsford, RR, and Hodges, PW: Contraction of the pelvic floor muscles during abdominal maneuvers. Arch Phys Med Rehabil 82:1081–1088, 2001.

71. Sparto, PJ, et al: The effect of fatigue on multijoint kinematics, coordination, and postural stability during a repetitive lifting test. J Orthop Sports Phys Ther 25(1):3–11, 1997.

72. Sterud, T, and Tynes, T. Work-related psychosocial and mechanical risk factors for low back pain: a 3-year follow-up study of the general working population in Norway. Occup Environ Med 70(5):296–302, 2013.

73. Teichtahl, AL, et al: Physical inactivity is associated with narrower lumbar intervertebral discs, high fat content of paraspinal muscles and low back pain and disability. Arthritis Res Ther. May 17(1):114, 2015.

74. Twomey, LT: A rationale for the treatment of back pain and joint pain by manual therapy. Phys Ther 72:885–892, 1992.

75. Twomey, T, and Taylor, JR: Sagittal movements of the human lumbar vertebral column: a quantitative study of the role of the posterior vertebral elements. Arch Phys Med Rehabil 64:322–325, 1983.

76. Urquhart, DM, et al: Abdominal muscle recruitment during a range of voluntary exercises. Manual Ther 10(2):144–153, 2005.

77. Waddell, G, and Burton, AK: Occupational health guidelines for the management of low back pain at work: evidence review. Occup Med 51(2):124–135, 2001.

78. White, AA, and Panjabi, MM: Clinical Biomechanics of the Spine, ed. 2. Philadelphia: JB Lippincott, 1990.

79. Wong, AY, Parent, EC, Funabashi, M, and Kawchuk, GN. Do changes in transversus abdominis and lumbar multifidus during conservative treatment explain changes in clinical outcomes related to nonspecific low back pain? A systematic review. J Pain 15(4):377.e1–35, 2014.

80. Wong, AY, Parent, EC, Funabashi, M, Stanton, TR, and Kawchik, GN. Do various baseline characteristics of transversus abdominis and lumbar multifidus predict clinical outcomes in nonspecific low back pain? A systematic review. Pain 154(12):2589–2602, 2013.

Coluna vertebral: diretrizes de tratamento

Carolyn Kisner, PT, MS

Jacob N. Thorp, PT, DHS, OCS, MTC

■ **Patologias da coluna vertebral e comprometimentos da sua função 481**

PATOLOGIA DO DISCO INTERVERTEBRAL 481
Lesão e degeneração do disco 481
Patologias dos discos e condições relacionadas 483
Sinais e sintomas das lesões de disco e da estagnação de líquidos 483

RELAÇÕES PATOMECÂNICAS DE DISCOS INTERVERTEBRAIS E ARTICULAÇÕES FACETÁRIAS 486
Degeneração do disco 486
Patologias relacionadas 486

PATOLOGIA DAS ARTICULAÇÕES ZIGOAPOFISÁRIAS (FACETÁRIAS) 487
Diagnósticos e comprometimentos comuns decorrentes de patologias nas articulações facetárias 487

PATOLOGIA DAS VÉRTEBRAS 488
Fratura por compressão secundária à osteoporose 488
Doença de Scheuermann 489

PATOLOGIA DAS LESÕES DE MÚSCULOS E TECIDOS MOLES: DISTENSÕES, LACERAÇÕES E CONTUSÕES 489
Sintomas gerais decorrentes de trauma 489
Locais comuns de distensão lombar 489
Locais comuns de distensão cervical 489
Tensão muscular de origem postural 490
Estresse emocional 490
Limitações nas atividades e restrições à participação 490

PATOMECÂNICA DA INSTABILIDADE VERTEBRAL 490
Zona neutra 490
Instabilidade 490

■ **Diretrizes de tratamento com base nos estágios de recuperação e nas categorias diagnósticas 491**

PRINCÍPIOS DE TRATAMENTO DA COLUNA VERTEBRAL 491
Exame e avaliação 491
Diretrizes gerais para o tratamento de problemas agudos da coluna: fase de proteção máxima 493
Diretrizes gerais para o tratamento de problemas subagudos da coluna: fase de movimento controlado 498
Diretrizes gerais para o tratamento de problemas crônicos da coluna: fase de retorno à função 500

DIRETRIZES DE TRATAMENTO: TENDÊNCIA A NÃO APOIAR O PESO 500
Tratamento de sintomas agudos 500
Progressão 501

DIRETRIZES DE TRATAMENTO: TENDÊNCIA EXTENSORA 501
Princípios de tratamento 501
Indicações, precauções e contraindicações das intervenções: abordagem extensora 502
Intervenções que utilizam uma abordagem extensora na região lombar da coluna vertebral 503
Intervenções para tratar uma lesão de disco na região cervical da coluna vertebral 506

LESÕES DISCAIS: CIRURGIA E TRATAMENTO PÓS-OPERATÓRIO 507
Indicações para cirurgia 507
Cirurgias comuns 507
Procedimentos 508
Tratamento pós-operatório 508

DIRETRIZES DE TRATAMENTO: TENDÊNCIA FLEXORA 509
Princípios de tratamento 509
Indicações e contraindicações para intervenção: abordagem flexora 509
Técnicas que utilizam uma abordagem flexora 510

DIRETRIZES DE TRATAMENTO: ESTABILIZAÇÃO 511
Identificação da instabilidade clínica 511

Princípios de tratamento 511

DIRETRIZES DE TRATAMENTO: MOBILIZAÇÃO/MANIPULAÇÃO 512
Tratamento: região lombar da coluna vertebral 512
Tratamento: região cervical da coluna vertebral 513

DIRETRIZES DE TRATAMENTO: LESÕES DE TECIDOS MOLES 513
Tratamento durante o estágio agudo: fase de proteção 513
Tratamento nos estágios subagudo e crônico da recuperação: fases de movimento controlado e de retorno à função 514

■ **Tratamento de diagnósticos regionais 514**

REGIÃO TORÁCICA INFERIOR E LOMBOPÉLVICA 515
Fratura por compressão secundária à osteoporose 515
Espondilolistese 515
Espondilite anquilosante 515
Doença de Scheuermann 515
Subluxação costal 516
Disfunção da articulação sacroilíaca 516

REGIÕES CERVICAL E TORÁCICA SUPERIOR 518
Cefaleia tensional/cefaleia cervical 519
Cervicalgia 521
Radiculopatia cervical 521
Mielopatia cervical 522

DISFUNÇÃO DA ARTICULAÇÃO TEMPOROMANDIBULAR 522
Estrutura e função 522
Sinais e sintomas 523
Etiologia dos sintomas 523
Princípios de tratamento e intervenções 524

ATIVIDADES DE APRENDIZADO INDEPENDENTE 526

Em teoria, o tratamento de comprometimentos e limitações nas atividades (limitações funcionais) relacionados aos tecidos da coluna vertebral e do tronco é o mesmo tratamento das lesões dos tecidos dos membros. O principal fator de complicação na coluna é a proximidade de estruturas-chave da medula espinal e raízes nervosas. O desafio para o fisioterapeuta é identificar as relações funcionais complexas das articulações facetárias, articulações intervertebrais, músculos, fáscias e sistema nervoso e saber como examinar e avaliar a pessoa que se apresenta com dor e limitações funcionais. A atividade, em vez do repouso prolongado no leito, é aceita de longa data como importante no tratamento de pacientes com dor de origem na coluna vertebral e na postura,[2,242] porém é tarefa do fisioterapeuta definir quais atividades são benéficas e seguras durante o processo de recuperação e reabilitação.

O modelo médico de diagnóstico não serve, isoladamente, para direcionar as estratégias de intervenção com exercícios terapêuticos, em particular porque as queixas dos pacientes de dor nas costas ou no pescoço, com frequência, não estão relacionadas a patologias específicas. Têm sido realizados esforços para determinar o modo mais efetivo de classificar os pacientes com sintomas que afetam a função da coluna e do tronco de modo a tornar mais precisa a pesquisa dos resultados.[37,49,73,158,159,204,214] Além disso, resultados de algumas pesquisas estão começando a fornecer os critérios para previsão de resultados em subgrupos de pacientes com dor na coluna e no pescoço, de modo que os fisioterapeutas possam identificar melhor as intervenções com maior probabilidade de trazer resultados positivos.[9,14,38,42,103,145,198,200,233,249] A abordagem descrita neste texto apoia a importância do tratamento com base nos comprometimentos e distúrbios estruturais e funcionais presentes que estejam resultando em limitações da atividade, ao mesmo tempo que respeita a patomecânica, a fisiopatologia e as precauções ligadas aos diagnósticos médicos específicos.

O conteúdo deste capítulo tem três ênfases principais. A primeira seção revisa a patologia e patomecânica das estruturas da coluna vertebral. O foco da segunda seção está nos princípios e diretrizes de tratamento de pacientes com função da coluna comprometida. Essa seção inclui princípios de intervenção para categorias amplas de condições da coluna vertebral agudas, subagudas e crônicas, expandindo-se também para intervenções específicas nas categorias diagnósticas baseadas nas deficiências e em sua relação com as Diretrizes da Prática Clínica.[37,48] As técnicas elaboradas para o tratamento de comprometimentos singulares estão descritas nessas seções.

A terceira parte principal contém diagnósticos médicos próprios das regiões toracolombopélvica e toracocraniocervical superior. Como a função da articulação temporomandibular (ATM) está intimamente relacionada com a região cervical da coluna vertebral, também estão descritas, em conclusão do capítulo, as diretrizes de tratamento fisioterápico para os comprometimentos relacionados a essa articulação. As cefaleias musculoesqueléticas são muitas vezes desencadeadas por má postura e desequilíbrios nos músculos cervicais. Portanto, este capítulo será concluído com uma descrição das intervenções fisioterapêuticas para pacientes que sofrem com cefaleias.

As técnicas gerais de intervenção com exercícios terapêuticos para todos os comprometimentos da coluna e da postura estão descritas no Capítulo 16. Os Capítulos 14, 15 e 16 foram escritos supondo que o leitor já tenha estudado ou esteja cursando disciplinas que abordem o exame e a avaliação postural da coluna.

■ Patologias da coluna vertebral e comprometimentos da sua função

PATOLOGIA DO DISCO INTERVERTEBRAL

A estrutura e a função normais do disco intervertebral (IV) estão descritas no Capítulo 14. O trauma, assim como o envelhecimento normal, podem levar à degeneração do disco e afetar a mecânica de toda a coluna.[91,195]

Lesão e degeneração do disco

Vários autores têm definido os termos herniação, protrusão, prolapso e extrusão de maneira diferente.[23,65,148,158,213] A seguir, são apresentadas as definições usadas neste livro (Fig. 15.1):

- *Herniação:* deslocamento de material do disco além dos limites normais do espaço do disco IV. Pode incluir o núcleo pulposo, cartilagem, osso apofisário fragmentado ou anel fibroso. Os discos herniados são ainda descritos como *protrusões ou extrusões*, com base na forma do material externo ao espaço do disco.[88]
- *Protrusão:* o material discal que sofreu deslocamento tem continuidade com o material no interior do disco. A protrusão também é descrita como o material nuclear que fica contido pelas camadas externas do anel e estruturas ligamentares de suporte.
- *Extrusão:* extensão do material nuclear além dos limites do ligamento longitudinal posterior ou acima e abaixo do espaço discal, conforme detectado em imagem por ressonância magnética (IRM),[213] porém que ainda pode estar em contato com o disco,[158] ou pode ter sido completamente isolado.[65]
- *Sequestro:* o material discal extrudado não está mais contido pelo anel externo, separou-se e se afastou do disco IV.[65,158]

Colapso por fadiga e ruptura traumática

Uma diminuição na continuidade e integridade da estrutura do anel fibroso pode ser uma consequência do processo normal de envelhecimento, que resulta em fissu-

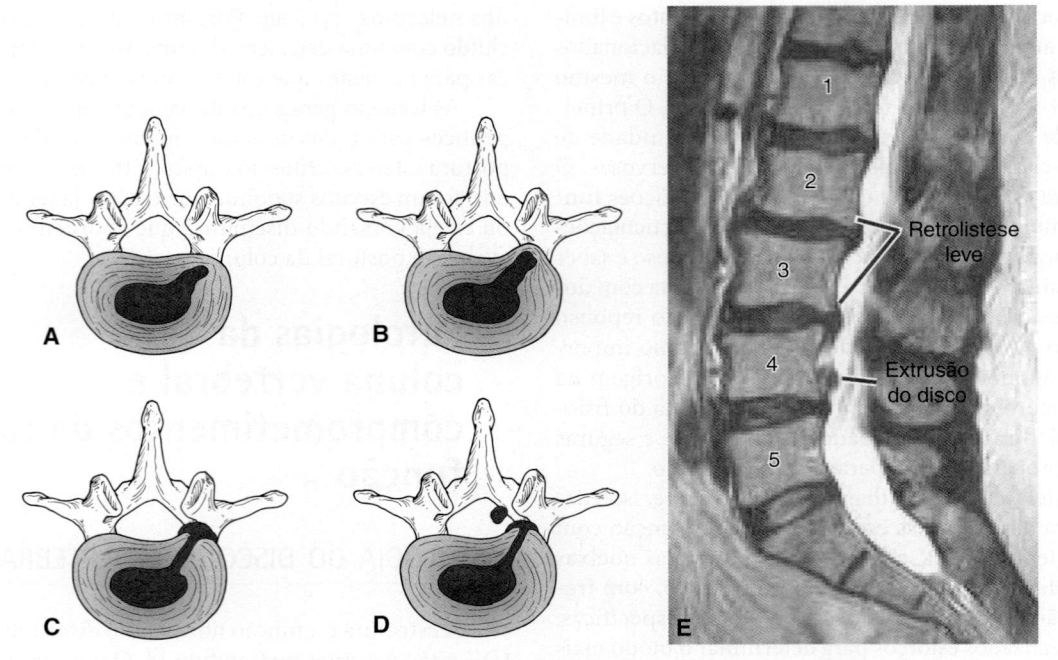

Figura 15.1   Ruptura do disco, mostrando **(A)** ruptura e compressão das camadas fibrosas do anel e deslocamento do material discal; **(B)** fissuras radiais com o material nuclear fazendo uma saliência contra o anel externo; **(C)** extrusão do material nuclear através do anel externo, porém ainda em contato com o disco; **(D)** sequestro do material nuclear para fora do anel; e **(E)** imagem por IRM de um paciente de 61 anos com dor lombar e sintomas irradiando para as pernas. O exame mostra doença discal degenerativa moderada em múltiplos níveis, de T12-L1 a L4-5, com leve retrolistese de L2 sobre L3 e L3 sobre L4. No nível de L4-5, observe uma pequena hérnia difusa do disco, com ampla extrusão discal paracentral dissecando-se no sentido cranial.

ras anulares, ou pode ter como causa o colapso por fadiga ou ruptura traumática.

Colapso por fadiga. Com o tempo, o anel se rompe em decorrência de cargas excessivas repetidas sobre a coluna em flexão com inclinação assimétrica para a frente e sobrecargas de torção.[3,4,66]

- Com as sobrecargas de torção, o anel se torna distorcido, mais obviamente na região posterolateral oposta à direção da rotação. As camadas do anel fibroso externo perdem sua coesão e começam a separar-se umas das outras. Cada camada age, então, como uma barreira separada para o material nuclear. Por fim, ocorrem lacerações radiais e há comunicação do material nuclear entre as camadas.[66]
- Com inclinações repetidas para a frente e sobrecargas de levantamento de objetos, ou diante de tensões posturais prolongadas, as camadas do anel são distendidas. Elas tornam-se firmemente unidas nas regiões posterolaterais, desenvolvem-se fissuras radiais e o material nuclear migra por entre as fissuras.[3,4] As camadas externas das fibras do anel podem conter o material nuclear desde que permaneçam como uma camada contínua.[3] Após a lesão, o núcleo tende a edemaciar-se e distorcer o anel. A distorção é mais grave na região onde as fibras anulares estão distendidas.[4] Se as camadas externas se rompem, o material nuclear pode sofrer herniação através das fissuras.
- Há tentativa de cicatrização, mas há pouca circulação no disco.[17] Pode ocorrer autosselamento da falha com gel nuclear ou proliferação de células do anel. Qualquer reparo fibroso é mais fraco do que o normal e leva muito

tempo em razão do estado relativamente avascular do disco.

Ruptura traumática. A ruptura do anel pode ocorrer como um evento único, ou pode ser sobreposta a um disco que sofreu quebra gradual dos anéis anulares. É mais comumente vista em lesões traumáticas em hiperflexão.[4]

Sobrecarga axial

A sobrecarga axial (compressão) da coluna normalmente resulta em dano à placa terminal ou fratura do corpo vertebral antes que haja qualquer dano ao anel fibroso.[25] A doença de Scheuermann ocorre quando o núcleo migra no sentido superior ou inferior por meio de uma fissura na placa terminal. Quando há uma fratura por compressão, a flexão e a carga axial em geral causam aumento da dor. A dor pode ocorrer sem envolvimento da raiz nervosa, embora possa haver dor referida nos membros. A doença de Scheuermann e a fratura por compressão são discutidas na terceira parte deste capítulo.

Idade

As pessoas são mais suscetíveis a lesões sintomáticas do disco entre os 30 e 45 anos de idade. Durante esse período o núcleo ainda é capaz de embeber água, porém o anel enfraquece em virtude da fadiga pelas cargas sustentadas ao longo do tempo e, portanto, tem menor capacidade de suportar pressões aumentadas quando há uma sobrecarga desproporcionalmente alta ou repetitiva. O material nuclear pode fazer protrusão para dentro das fissuras causadas pela laceração, que mais comumente são posterolaterais e, com o aumento da pressão, pode empurrar as fibras anulares externas, causando distorção do anel; ou o material nuclear pode sofrer extrusão do disco através de fissuras completas no anel.[3,17,66,148]

Alterações degenerativas

Qualquer perda de integridade do disco decorrente de infecção, doença, herniação ou defeito na placa terminal se transforma em estímulo para alterações discais degenerativas.[17] Um componente genético forte tem sido vinculado à degeneração discal, enquanto o tabagismo e uma história de levantamento de peso parecem ter pouco efeito nesse processo de doença.[16] Battie[16] identificou pessoas que receberam o diagnóstico de lesão de disco antes dos 21 anos de idade e descobriu que elas tinham quatro ou cinco vezes maior probabilidade de ter uma história familiar significativa de patologias do disco IV.

- A degeneração é caracterizada por alterações fibróticas progressivas no núcleo, perda de organização nos anéis do anel fibroso e perda das placas terminais cartilaginosas.[14]
- À medida que o núcleo se torna mais fibrótico, ele perde sua capacidade de embeber líquido. O conteúdo de água diminui e ocorre uma diminuição associada no tamanho do núcleo. Protrusões agudas de disco causadas por um núcleo pulposo saliente contra o anel ou a extrusão do núcleo através de um anel lacerado são raras em pessoas idosas.
- É possível ter protrusões do anel fibroso sem abaulamento decorrente de pressão nuclear. Tem sido demonstrada a degeneração mixomatosa com protrusão anelar nas lesões de disco em pessoas idosas.[248]

Efeito na mecânica da coluna vertebral

A lesão ou degeneração do disco afeta a mecânica da coluna em geral.[187] Durante os estágios iniciais há aumento de mobilidade do segmento, com flexão/extensão e translação para a frente e para trás maiores que o normal do corpo vertebral, levando à instabilidade segmentar. A distribuição de forças por todo o segmento é alterada, causando forças anormais nas facetas e estruturas de suporte.[31,66]

Patologias dos discos e condições relacionadas

Herniação do disco, estagnação de líquidos nos tecidos, dor discogênica e edema decorrente de inflamação são condições que podem ocorrer como resultado de posturas prolongadas em flexão, microtraumas repetitivos em flexão ou lesões traumáticas em flexão. No início, os sintomas podem ser exacerbados quando se tenta a extensão, porém depois diminuem ao se realizar movimentos de extensão cuidadosamente controlados. Vários estudos têm documentado que pacientes com uma herniação de núcleo pul-

poso (HNP), cujos sintomas diminuem com uma abordagem de tratamento extensora, respondem favoravelmente ao tratamento não cirúrgico.[9,26,48,133,201,220]

Estagnação de líquidos nos tecidos

Durante posturas da coluna mantidas por longos períodos em flexão no final da amplitude, os discos, as articulações facetárias e os ligamentos são colocados sob cargas sustentadas.[23] A pressão intradiscal aumenta e há cargas compressivas sobre a cartilagem das facetas e uma tensão de separação no ligamento longitudinal posterior e nas fibras posteriores do anel fibroso. Ocorrem deformação e transferência de líquido. O movimento súbito em extensão não permite a redistribuição dos fluidos e, assim, aumenta a vulnerabilidade do tecido distendido à lesão e à inflamação.[234] Os sintomas podem ser semelhantes aos descritos para lesões de disco, pois eles diminuem com movimentos repetidos de extensão e respondem ao tratamento descrito na seção de tratamento (em "Tendência extensora"), mais adiante neste capítulo.

Sinais e sintomas das lesões de disco e da estagnação de líquidos

Etiologia dos sintomas

O disco é inervado pelo nervo espinal misto e o ramo comunicante cinzento. Como apenas o terço externo do anel é inervado,[189] nem todas as protrusões de disco são sintomáticas.

Dor. Os sintomas de dor surgem em decorrência da pressão do disco ou dos tecidos edemaciados contra estruturas sensíveis à dor (ligamentos, dura-máter, vasos sanguíneos em torno das raízes nervosas) ou em virtude das substâncias químicas irritantes da inflamação quando há material discal herniado.[17,197]

Sinais e sintomas neurológicos. Os sinais neurológicos surgem em decorrência de pressão contra a medula espinal ou as raízes nervosas. Os únicos sinais e sintomas verdadeiramente neurológicos são a fraqueza específica do miótomo e as alterações sensitivas específicas do dermátomo. A dor que se irradia em um padrão de dermátomo, o aumento da atividade mioelétrica nos músculos posteriores da coxa, diminuição no teste de elevação da perna estendida e reflexos tendíneos profundos deprimidos também podem estar associados com estímulos de dor referida, provenientes dos músculos da coluna vertebral, ligamentos interespinais, discos e articulações facetárias e, portanto, não são sinais verdadeiros de pressão na raiz nervosa.[126,164]

Variabilidade de sintomas. Os sintomas são variáveis dependendo do grau e da direção da protrusão, assim como do nível vertebral da lesão.

- As protrusões posteriores ou posterolaterais são as mais comuns. Com uma pequena lesão posterior ou posterolateral, pode ocorrer pressão contra o ligamento longitudinal posterior ou contra a dura-máter ou suas extensões ao redor das raízes nervosas. O paciente pode descrever lombalgia grave na linha mediana ou dor que se alastra pelas costas até as nádegas e a coxa.

- Uma protrusão posterior larga pode causar sinais medulares como perda de controle vesical e anestesia em sela. Se uma protrusão larga na região cervical não é tratada ou não é diagnosticada, esta pode levar à mielopatia cervical.
- Uma protrusão posterolateral larga pode causar sinais medulares ou radiculares parciais.
- Uma protrusão anterior pode causar pressão contra o ligamento longitudinal anterior, resultando em dor lombar. Não ocorrem sinais neurológicos.
- Os níveis mais comuns de protrusão são os segmentos entre a quarta e a quinta vértebra lombar e entre a quinta vértebra lombar e o sacro,[149,190,191,217] embora possa ocorrer uma protrusão em qualquer nível, incluindo a região cervical da coluna vertebral. As hérnias de disco na região torácica da coluna são extremamente raras (apenas 1 em 1.000[190,191]), em parte por causa da proporção pequena entre disco e vértebra e da anatomia óssea estável da região torácica. Elas são mais comuns em T11 e T12 por causa da mobilidade aumentada nessa área. Comparativamente às hérnias na região lombar da coluna vertebral, as hérnias na região torácica são muito mais graves, pois se o disco herniar diretamente no sentido posterior, isso colocará a pessoa em risco de compressão da medula espinal.

Mudança dos sintomas. Os sintomas de uma lesão de disco podem mudar se a parede anular estiver íntegra, já que o mecanismo hidrostático continua intacto.[158,159]

Inflamação. Os conteúdos do núcleo pulposo no canal neural podem causar uma reação inflamatória e irritar o saco dural, as raízes nervosas ou sua cobertura. Os sintomas podem persistir por períodos extensos e não respondem a modificações puramente mecânicas. A dor lombar pode ser pior do que a dor na perna na posição do teste de elevação da perna estendida. A má resolução desse estímulo inflamatório pode levar a reações fibróticas, comprometimentos da mobilidade nervosa e dor crônica.[155,209,212] Normalmente é necessária a intervenção médica inicial com agentes anti-inflamatórios.[209] Contudo, pacientes com grandes fragmentos sequestrados obtêm maior sucesso com a cirurgia.[127,226]

Surgimento e comportamento dos sintomas das lesões de disco

Surgimento. O surgimento normalmente é entre os 20 e 55 anos de idade, porém é mais frequente no meio da terceira ou quarta década de vida. Exceto em casos de trauma, o surgimento sintomático na região lombar da coluna vertebral em geral está associado com a inclinação, inclinação e levantamento de peso ou tentativa de ficar em bipedestação após ter estado por muito tempo em uma postura recumbente, sentada ou inclinada para a frente. A pessoa pode ou não ter a sensação de algo se rompendo.[159] Embora lesões em discos cervicais não sejam tão prevalentes, uma

posição vertebral fletida prolongada, como ocorre na postura de cabeça anteriorizada, pode causar ou exacerbar sintomas de uma protrusão. Muitos pacientes têm uma história que os predispõe à má postura em flexão.

Comportamento doloroso. A dor pode aumentar gradualmente quando a pessoa está inativa, como ao ficar sentada ou depois de uma noite de descanso. O paciente normalmente descreve aumento da dor quando tenta sair da cama de manhã ou logo que fica em bipedestação. Os sintomas costumam ser agravados com atividades que aumentam a pressão intradiscal, como ficar sentado, inclinar-se para a frente, tossir, fazer algum esforço ou tentar se levantar depois de ter estado em uma posição fletida. Normalmente caminhar alivia os sintomas, exceto quando o abaulamento é largo ou o material nuclear sofreu prolapso e moveu-se além dos limites do anel.[159]

Dor aguda. Quando há inflamação durante a fase aguda, a dor está quase sempre presente, mas varia em intensidade, dependendo da posição ou atividade da pessoa.

Quando há lesão de disco lombar, inicialmente o desconforto é sentido na região lombossacral ou nos glúteos. Alguns pacientes experimentam uma dor que se estende para a coxa ou perna. Na região cervical da coluna vertebral, no início a dor é sentida na região médio-escapular e na área do ombro. A dormência ou fraqueza muscular (sinais neurológicos) não são observadas, a menos que a protrusão tenha progredido para um grau em que há compressão de raiz nervosa, medula espinal ou cauda equina.

Achados clínicos objetivos na região lombar da coluna vertebral

Observação: a informação a seguir está relacionada a uma protrusão nuclear contida, posterior ou posterolateral, na região lombar da coluna vertebral.[159] Os comprometimentos estão resumidos no Quadro 15.1.

QUADRO 15.1 **Resumo dos comprometimentos comuns relacionados às protrusões discais na região lombar da coluna vertebral**

- Dor, defesa muscular
- Postura fletida e desvio para o lado oposto (geralmente) ao lado sintomático
- Sintomas neurológicos nos dermátomos e possivelmente miótomos das raízes nervosas afetadas
- Aumento dos sintomas (avanço para a periferia) com posturas sentadas fletidas prolongadas, na transição de sentado para bipedestação, ao tossir e ao esforçar-se
- Mobilidade nervosa limitada, como ao fazer a elevação da perna estendida (normalmente entre 30° e 60°)
- Os sintomas avançam para a periferia durante testes repetidos de inclinação para a frente (flexão da coluna)

- O paciente normalmente prefere ficar em bipedestação e caminhar a ficar sentado.
- O paciente pode ter diminuição ou perda de lordose lombar e pode ter algum desvio lateral da coluna.
- A inclinação para a frente é limitada. Quando se repete o teste de inclinação para a frente, os sintomas aumentam ou mudam para a periferia. *Mudar para a periferia* significa que os sintomas são experimentados bem abaixo na perna (Fig. 15.2).
- A inclinação para trás é limitada; ao repetir o teste de inclinação para trás, a dor diminui ou centraliza.[140,146,250] *Centralização* significa que os sintomas se distanciam da perna ou ficam localizados na coluna. Se a protrusão não puder ser reduzida mecanicamente, a inclinação para trás fará que os sintomas se apresentem na periferia ou aumentem.
- Quando há um *desvio lateral* da coluna, a inclinação para trás aumenta a dor. Se o desvio lateral é corrigido primeiro, a repetição da inclinação para trás diminui ou centraliza a dor (ver Figs. 15.6 e 15.7 na seção de tratamento deste capítulo).
- O teste da flexão lombar passiva em decúbito dorsal (trazer os dois joelhos para o tórax) e o de extensão passiva em decúbito ventral (apoiando as mãos e estendendo os cotovelos) geralmente produzem sinais semelhantes aos dos testes em bipedestação; porém, os resultados podem não ser tão acentuados porque a gravidade é eliminada.
- Dor entre 30° e 60° de elevação da perna estendida é considerada positiva para interferência da mobilidade dural, porém não patognomônica para protrusão discal.[235]

- A protrusão nuclear contida pode ser influenciada pelo movimento porque o mecanismo hidrostático ainda está intacto. Uma laceração completa das camadas externas do anel perturba o mecanismo hidrostático, de modo que o material nuclear herniado ou prolapsado não pode ser influenciado pelo movimento.[158] A intervenção médica com anti-inflamatórios é importante durante a fase aguda. Pacientes com extrusões de disco podem responder às medidas conservadoras em virtude da resolução da inflamação e reabsorção do material discal.[213]

Achados clínicos objetivos na região cervical da coluna vertebral

- Os achados são similares aos da região lombar da coluna vertebral, exceto por se apresentarem nos respectivos dermátomos e miótomos das raízes nervosas cervicais.
- Inicialmente, o paciente pode apresentar-se com uma má postura de cabeça anteriorizada e manter a cabeça em uma posição de defesa, inclinada lateralmente ou rodada para o lado oposto ao lado sintomático.
- A flexão cervical faz os sintomas se apresentarem na periferia; as retrações de pescoço (extensão axial), seguidas de extensão, podem centralizar os sintomas de um abaulamento nuclear contido.
- Pode haver comprometimento na mobilidade dos nervos nos membros superiores.
- A tração manual pode aliviar ou centralizar os sintomas.
- Nos casos graves, o paciente pode manifestar sintomas bilaterais ou mielopatia cervical caracterizada por anormalidades na marcha, lesões de neurônio motor superior e/ou fraqueza e parestesia nas pernas, em decorrência da pressão sobre a medula espinal ou sua irritação.

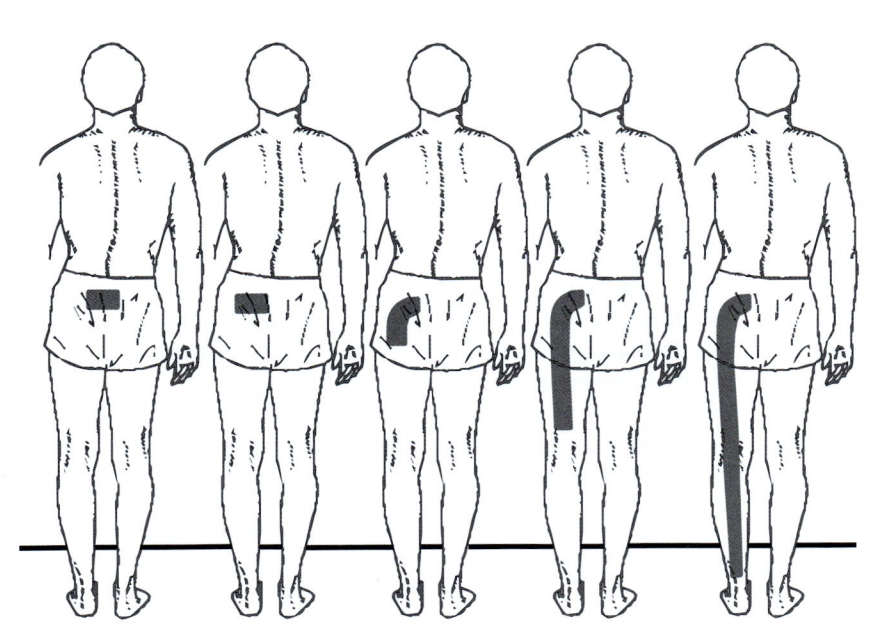

Figura 15.2   Exemplos de avanço dos sintomas para a periferia e sua centralização no quadrante inferior. A vista das imagens da esquerda para a direita ilustra o avanço dos sintomas para a periferia; da direita para a esquerda ilustra a centralização.

RELAÇÕES PATOMECÂNICAS DE DISCOS INTERVERTEBRAIS E ARTICULAÇÕES FACETÁRIAS

O disco e as facetas constituem um complexo triarticular entre duas vértebras adjacentes e são inter-relacionados em termos biomecânicos. Uma lesão de disco assimétrica afeta a cinemática de toda a unidade e das articulações acima e abaixo, resultando em movimentos assimétricos das facetas, sobrecargas anormais e, por fim, degeneração da cartilagem.[188]

Degeneração do disco

À medida que o disco se degenera, ocorre uma diminuição no conteúdo de água e na altura do disco. Os corpos vertebrais se aproximam e os forames IV e o canal vertebral se estreitam.[31] Isso é chamado de doença degenerativa discal.

Alterações iniciais

Inicialmente, há um aumento na folga do segmento vertebral, com aumento de sua mobilidade e translação. A oposição das superfícies das facetas se modifica e as cápsulas ficam restritas, resultando em irritação, edema e espasmo muscular.

Controle muscular alterado

A função alterada dos receptores articulares afeta negativamente o recrutamento muscular nas articulações edemaciadas.[212] A dor também tem sido citada como um fator para padrões de recrutamento alterados e diminuídos nos músculos estabilizadores da coluna.[108,109,112] O aumento das forças de atrito, decorrente de uma estabilização precária na amplitude média, aumenta a sobrecarga nas estruturas osteoligamentares de suporte, o que parece contribuir para a hipermobilidade ou instabilidade segmentar.[72]

Alterações ósseas progressivas

Eventualmente, com a irritação constante decorrente da mecânica incorreta, ocorrem alterações ósseas progressivas nas facetas e nas margens dos corpos vertebrais. Isso é denominado de espondilose, osteoartrite (OA) ou doença articular degenerativa (DAD). Há formação de osteófitos ao longo das facetas e formação de lábios e esporões espondilíticos ao longo dos corpos vertebrais, desenvolvendo-se a hipomobilidade.[165] Essas alterações aumentam o estreitamento dos forames associados e do canal vertebral. Na região cervical da coluna vertebral, as articulações uncovertebrais se espessam, ficam ásperas e distorcidas.[207]

Patologias relacionadas

Instabilidade segmentar (clínica)

A instabilidade segmentar tem sido descrita como um controle precário nas zonas neutras dentro da amplitude fisiológica de movimento da coluna em virtude de uma diminuição na capacidade de o sistema estabilizador neuromuscular controlar o movimento.[72,188] Do ponto de vista clínico, os pacientes demonstram dificuldade de movimento nas amplitudes médias de mobilidade vertebral e podem demonstrar desvios ou flutuações no movimento. (Ver seção "Patomecânica da instabilidade vertebral" neste capítulo.)

Estenose

Estenose é o estreitamento de uma passagem ou abertura. Na coluna, a estenose é qualquer comprometimento do espaço no canal vertebral (estenose central), canal de uma raiz nervosa ou forame (estenose lateral); pode ser congênita ou adquirida e pode ocorrer em qualquer idade. O estreitamento pode ser causado por estruturas constituídas de tecidos moles, como uma protrusão discal, cicatrizes fibróticas ou edema articular ou por estreitamento ósseo, como a formação de osteófitos espondilíticos ou espondilolistese; ou por má postura. Com a progressão, desenvolvem-se sintomas neurológicos. A extensão exacerba os sintomas.[175]

Evidências em foco

O relatório de um estudo em que pacientes com quatro ou mais das seguintes variáveis identificou uma especificidade de 0,98 para estenose central: sintomas bilaterais em MMII (membros inferiores), dor na perna pior que dor nas costas, dor durante a deambulação e/ou ao ficar em pé, alívio da dor na posição sentada e idade superior a 48 anos.[44]

Sintomas neurológicos: radiculopatia

Ocorrem sintomas radiculares ou medulares:

- Quando a protrusão do disco comprime a medula ou as raízes nervosas.
- Quando há uma diminuição na altura do disco decorrente de alterações degenerativas[196] ou translação excessiva da vértebra em virtude de forças de cisalhamento, resultando em diminuição do espaço do forame. A raiz nervosa é comprimida entre a ponta da faceta articular superior e o pedículo.
- Quando há uma resposta inflamatória causada por trauma, degeneração ou doença acompanhada de edema e estenose.
- Quando a espondilose resulta no crescimento de osteófitos sobre as facetas articulares ou ao longo das bordas dos discos dos corpos vertebrais, o que diminui o tamanho do canal vertebral ou dos forames IV.
- Quando há espondilolistese ou formação de cicatriz ou aderências após uma lesão ou cirurgia de coluna.

Disfunção

O ciclo de disfunção causado por lesão, dor e imobilidade muscular leva a mais restrição de movimentos, dor e imobilidade muscular, a menos que seja introduzida uma fisioterapia apropriada. Há descrições adicionais das patologias das articulações facetárias na próxima seção.

PATOLOGIA DAS ARTICULAÇÕES ZIGOAPOFISÁRIAS (FACETÁRIAS)

As articulações facetárias são articulações sinoviais que ficam envolvidas por uma cápsula e são sustentadas por ligamentos; elas respondem ao trauma e às alterações artríticas de modo similar a qualquer articulação periférica.

Vários tipos de estruturas similares a meniscoides ou invaginações das cápsulas facetárias estão presentes nas articulações zigoapofisárias da coluna. Elas são prolongamentos sinoviais que contêm tecido adiposo e vasos sanguíneos. Em alguns casos, desenvolve-se um tecido fibroso denso, como resultado das sobrecargas mecânicas.[23] Algumas pessoas descrevem que o encarceramento dessas estruturas entre as superfícies articuladoras ocorreu durante um movimento súbito ou não usual, sendo uma fonte de dor e limitação de movimento pela tensão sobre a cápsula bem inervada.[23,228] Bogduk[23] descreve o *mecanismo de travamento* da coluna como o "encarceramento externo" de meniscoides nas pregas supracapsulares ou infracapsulares, o que bloqueia, então, o retorno para a extensão a partir da posição fletida. É denominado "encarceramento externo" porque o meniscoide não consegue voltar para a cavidade articular; consequentemente, transforma-se em uma lesão que ocupa espaço nas pregas capsulares, causando dor à medida que encosta nas cápsulas e as distende.

Diagnósticos e comprometimentos comuns decorrentes de patologias nas articulações facetárias

A etiologia das patologias facetárias pode ser traumática, degenerativa ou sistêmica. O Quadro 15.2 resume os comprometimentos e as limitações funcionais.

Entorse facetária/lesão de cápsula articular

Normalmente há uma história de trauma, como uma queda ou um acidente de carro. As articulações reagem com efusão (edema) e limitação na amplitude de movimento (ADM), acompanhadas de defesa muscular. O edema pode causar estenose foraminal e sinais neurológicos.

Espondilose, osteoartrite e doença articular degenerativa

Espondilose e OA são termos sinônimos. Essa patologia pode também ser chamada de DAD. Osteoartrite envolve a degeneração do disco IV assim como das articulações facetárias. Normalmente há uma história de má postura, imobilização prolongada após lesão, ou trauma grave ou repetitivo.

- Durante os estágios iniciais das alterações degenerativas, há maior mobilidade intra-articular ou hipermobilidade/

QUADRO 15.2	Resumo dos comprometimentos e limitações comuns nas atividades relacionados à patologia das articulações facetárias

- *Dor:* quando a condição é aguda, há dor e defesa muscular em todos os movimentos; a dor nas condições subagudas e crônicas está relacionada a períodos de imobilidade ou atividade excessiva.
- *Mobilidade comprometida:* geralmente há hipomobilidade e redução da mobilidade articular nas articulações afetadas; pode haver hipermobilidade ou instabilidade durante os estágios iniciais.
- *Comprometimento postural.*
- *Extensão vertebral comprometida:* a extensão pode causar ou aumentar os sintomas neurológicos em virtude da estenose foraminal; portanto, a pessoa pode ser incapaz de manter ou realizar atividades de extensão repetitivas sem exacerbar os sintomas.
- *Qualquer atividade funcional que requeira flexibilidade ou repetição prolongada dos movimentos de tronco,* como levantar e carregar repetitivamente objetos pesados, pode exacerbar os sintomas na coluna artrítica.

instabilidade no complexo triarticular. Com o tempo, a sobrecarga decorrente da mecânica alterada leva à formação de osteófitos, esporões e lábios ao longo das margens articulares e corpos vertebrais. Isso resulta em hipomobilidade progressiva com estenose óssea. A invasão de osteófitos no canal vertebral e forames IV pode produzir sinais neurológicos, em especial com a extensão e a inclinação lateral da coluna.

- Normalmente, quando há hipomobilidade, ocorre uma hipermobilidade compensatória nos segmentos vertebrais adjacentes.
- A dor durante o movimento e/ou a rigidez articular após períodos de repouso são as principais razões para as pessoas buscarem a fisioterapia.
- A dor pode ser resultado das sobrecargas pela mobilidade excessiva ou da distensão de estruturas hipomóveis. Também pode ser decorrente da invasão dos osteófitos em desenvolvimento no espaço de algum tecido sensível à dor ou do edema e irritação em virtude de mobilidade excessiva ou anormal dos segmentos.
- A articulação que está se degenerando fica vulnerável ao pinçamento facetário, entorse e inflamação, como qualquer outra articulação artrítica.
- Em alguns pacientes, o movimento alivia os sintomas; em outros, o movimento irrita as articulações e os sintomas dolorosos aumentam.

Artrite reumatoide

Os sintomas de artrite reumatoide (AR) podem afetar qualquer uma das articulações sinoviais da coluna e das costelas. Há dor e edema.

- AR na região cervical da coluna vertebral apresenta problemas especiais. Há sintomas neurológicos sempre que as alterações degenerativas mudam ou o edema comprime o tecido neural. Os tecidos afetados por AR se tornam mais frágeis, com osteoporose e formação de cistos, erosão óssea e instabilidades decorrentes de necrose ligamentar. As lesões graves mais comuns são a subluxação atlantoaxial e as luxações entre C4-5 e C5-6.[163]
- A dor ou os sinais neurológicos que se originam na coluna podem ou não estar relacionados com subluxação. Portanto, esses sinais devem servir como uma precaução sempre que essa doença estiver presente, já que há possibilidade de dano à medula espinal.[163]
- Os exames radiográficos ou tomográficos são importantes para excluir instabilidades; sinais e sintomas sozinhos não são conclusivos.

Precaução: movimentos inapropriados da coluna em pacientes com AR, como a manipulação cervical, podem ser uma ameaça à vida ou extremamente debilitantes pelo potencial de causarem dano à medula espinal cervical ou artéria vertebral.[163]

Espondilite anquilosante (EA)

A espondilite anquilosante (EA) é uma doença reumática caracterizada pela inflamação crônica dos ligamentos nas áreas lombar e espinal.[80] A articulação óssea/cartilaginosa inflamada se funde em cerca de 20% da população.[241]

- A prevalência dessa patologia é de 1 a 3 a cada 1.000 pessoas, e o pico de diagnósticos se dá na metade da segunda década de vida.[59]
- Essa patologia parece começar na região lombar da coluna vertebral e progredir no sentido cefálico. As articulações sacroilíacas são afetadas quase que 100% das vezes, seguidas pelo pescoço (75%), área lombossacral (50%) e quadris e calcanhares (30%).[80,141]
- Há uma perda gradual de mobilidade e a pessoa se queixa de rigidez geral. O paciente pode no início queixar-se de dor bilateral nas articulações SI, na região torácica da coluna ou nos ombros. A pessoa acordará cedo com dor e rigidez e terá dificuldade para ficar ereta em pé.
- Nos casos avançados, as radiografias revelam uma coluna tipo "bambu". Essa imagem identifica onde o ligamento longitudinal anterior se fundiu com os corpos vertebrais. A diminuição nos espaços articulares pode também ser identificada na radiografia.[80,141]

Evidências em foco

Rudwaleit et al.[206] identificaram quatro variáveis que eram frequentemente observadas em pessoas com espondilite anquilosante. As variáveis foram rigidez com duração superior a 30 minutos, dor nas costas que melhora com o exercício, mas não com repouso, dor nas costas que acorda a pessoa na segunda metade da noite e dor alternada nas nádegas. Caso três ou mais desses parâmetros fossem observados, levava uma razão de probabilidade positiva de 12,4 e especificidade e sensibilidade de 0,97 e 0,34, respectivamente.

Precaução: a subluxação atlantoaxial é característica do envolvimento da região cervical da coluna vertebral. Deve-se ter extremo cuidado ao avaliar e manipular a região cervical para evitar que sejam causadas lesões sérias ou fatais.[80,141,239]

Pinçamento das articulações facetárias (bloqueio, fixação, encarceramento externo)

Com um movimento súbito ou não usual, o meniscoide de uma cápsula facetária pode ficar preso fora da cápsula, ser pinçado ou distendido, o que causa dor e defesa muscular. O surgimento é súbito e normalmente envolve inclinação para a frente e rotação.[23,234]

- Há perda de movimentos específicos e os movimentos testados provocam dor. Em repouso, a pessoa não sente dor.
- Não há sinais neurológicos verdadeiros, mas pode haver dor referida no dermátomo relacionado.
- Com o tempo, a articulação contralateral e o disco ficam sobrecarregados, levando a problemas nessas estruturas.

PATOLOGIA DAS VÉRTEBRAS

A sobrecarga axial (compressão) da coluna pode causar danos à placa terminal ou fratura do corpo vertebral. A fratura por compressão é uma complicação da osteoporose.

Fratura por compressão secundária à osteoporose

Prevalência, fatores de risco, prevenção, recomendações de exercícios gerais e precauções nos exercícios para osteoporose são descritos com detalhes no Capítulo 11, e as informações relativas à população idosa estão no Capítulo 24. As fraturas por compressão vertebral ocorrem com maior frequência na região toracolombar, em decorrência de uma queda ou trauma ou durante a realização de atividades da vida diária (AVD) básicas que requerem a inclinação do tronco para a frente.

- As fraturas em geral ocorrem durante a sexta ou sétima década de vida no corpo vertebral anterior.
- A dor pode ser referida para a região lombar da coluna vertebral ou para a região abdominal, com ou sem radiculopatia de membro inferior.
- Os pacientes se apresentam com aumento da cifose torácica (às vezes chamada de corcunda do idoso) e lordose lombar secundária à instabilidade, alterações ósseas (acunhamento) e fraqueza muscular.
- A prescrição de exercícios baseia-se na tolerância à dor de cada pessoa.

- Podem ser indicadas intervenções cirúrgicas, tais como vertebroplastia, nos casos graves ou a fim de prevenir a progressão.
- Na ausência de trauma, o risco de dor lombar (lombalgia) causada por uma patologia grave é inferior a 1% na população geral.[99] O fisioterapeuta deve ser incentivado a se preocupar, ao se deparar com vários sinais de alerta em comparação com um sinal ou sintoma isolado.

Evidências em foco

Henske et al.[98] identificaram cinco fatores principais que podem acusar uma fratura da coluna vertebral. Essas variáveis são: mais de 50 anos de idade, sexo feminino, história de trauma importante, dor e sensibilidade e/ou distração/lesão dolorosa concomitante. Além desses achados, o estudo relatou que uma pessoa com três ou mais das variáveis a seguir apresentou uma probabilidade pós-teste de 52% para uma fratura por compressão vertebral. As variáveis foram: idade superior a 70 anos, sexo feminino, trauma grave e uso prolongado de corticosteroides.

Doença de Scheuermann

A doença de Scheuermann é um enfraquecimento raro, congênito e/ou degenerativo, das placas terminais vertebrais, visto tipicamente em T10-L2.[149] O núcleo pulposo pode fazer uma protrusão vertical para dentro da placa terminal vertebral, o que pode levar à necrose óssea ou à formação de nódulos de Schmorl. A doença de Scheuermann pode também ser causada por suprimento sanguíneo insuficiente para o osso em crescimento. Essa patologia costuma ser vista na segunda década da vida e pode ser diagnosticada como "dor de crescimento". A intervenção deve estar relacionada com os sinais manifestados, com o cuidado de minimizar as forças compressivas incidentes nas vértebras.

PATOLOGIA DAS LESÕES DE MÚSCULOS E TECIDOS MOLES: DISTENSÕES, LACERAÇÕES E CONTUSÕES

Os comprometimentos e as limitações funcionais comuns estão resumidos no Quadro 15.3.

Sintomas gerais decorrentes de trauma

Com frequência, mais de um tecido é lesionado como resultado de trauma. A extensão do envolvimento do tecido pode não ser detectável durante a fase aguda.

- Há dor, edema localizado, hipersensibilidade à palpação e defesa muscular protetora, independentemente de o tecido lesionado ser inerte ou contrátil. A defesa muscular serve ao fim imediato de imobilizar a região. Se a contração muscular é prolongada, resulta no acúmulo de resíduos metabólicos e circulação lenta. O ambiente alterado

local resulta em irritação das terminações nervosas livres, de modo que o músculo continua a contrair-se e transforma-se em uma fonte de dor adicional (ver Fig. 10.1).
- As distensões ligamentares causam dor quando o ligamento é sobrecarregado. Se estiver rompido, haverá hipermobilidade do segmento.
- À medida que ocorre a cicatrização das estruturas envolvidas, pode ocorrer encurtamento adaptativo ou aderência de tecidos cicatriciais nos tecidos ao redor e restrições de mobilidade tecidual e alinhamento postural.

Locais comuns de distensão lombar

Um local comum de lesão na região lombar é ao longo da crista ilíaca. É onde muitas forças se convergem ao redor da inserção da rafe lateral da fáscia lombodorsal, músculos quadrado do lombo e eretor da espinha e ligamento iliolombar (ver Fig. 14.12). A lesão nessa região frequentemente ocorre durante quedas e com cargas repetidas sobre a região nos movimentos de levantamento ou torção.

Locais comuns de distensão cervical

Lesões comuns no pescoço e na região torácica alta ocorrem com um trauma em flexão/extensão. O trauma cervical grave pode resultar em fraturas vertebrais e lesões medulares. A discussão sobre as fraturas vertebrais e lesão medular está fora do escopo deste texto.

Lesões em extensão. Quando a cabeça acelera-se rapidamente em extensão, caso não haja algo que interrompa o movimento (como o apoio de cabeça em um carro) o occipício é freado pelo tórax. As estruturas posteriores, especialmente as articulações, são comprimidas. As estruturas anteriores (músculos longo do pescoço, supra-hióideo e

---

QUADRO 15.3	Resumo dos comprometimentos e limitações comuns nas atividades associados às lesões de músculos e de tecidos moles

Estágio agudo
- Dor e defesa muscular
- Dor durante contração ou alongamento do músculo
- Interferência nas AVD (rolar, virar, sentar-se, levantar-se a partir da posição sentada, ficar em pé, andar)

Estágios subagudo e crônico
- Desempenho muscular comprometido
- Mobilidade comprometida: podem existir contraturas no músculo e no tecido conjuntivo relacionado ou aderências no local onde o tecido foi lesionado
- Controle e estabilização da coluna comprometidos durante atividades funcionais
- Percepção postural comprometida
- Limitações nas AVDI, trabalho e atividades recreativas (dificuldade com posturas repetitivas ou mantidas, levantar, empurrar, puxar, alcançar e segurar cargas)

infra-hióideo) são distendidos. A mandíbula é tracionada em abertura, a cabeça condilar da ATM faz uma translação para a frente, sobrecarregando as estruturas articulares, e os músculos que controlam a elevação da mandíbula são distendidos (masseter, temporal, pterigóideos internos).

Lesões em flexão. Quando a cabeça acelera-se rapidamente em flexão e não há algo que interrompa o movimento (como o volante ou um *airbag* no carro), o movimento do queixo é interrompido pelo esterno. A mandíbula é forçada posteriormente, de modo que a cabeça condilar é empurrada para dentro do coxim retrodiscal na articulação. Os músculos cervicais posteriores, ligamentos, fáscias e cápsulas são distendidos.

Tensão muscular de origem postural

A tensão nos músculos e fáscias cervicais posteriores, escapulares e torácicos altos é comum com as sobrecargas posturais, como ao ficar por muito tempo sentado em frente a um computador, uma escrivaninha, ou concentrado em um *tablet* ou outro aparelho eletrônico. As estruturas na região lombar são tensionadas com as más posturas nas posições em pé e sentada. As sobrecargas posturais são descritas com detalhes no Capítulo 14.

Estresse emocional

O estresse emocional é expresso com frequência como um aumento de tensão na região cervical ou lombar posterior.

Limitações nas atividades e restrições à participação

A função muscular comprometida está por trás da maioria dos problemas vertebrais que apresentam dor ou mau controle e estabilização da coluna durante atividades funcionais.

Aguda. Durante a fase aguda, a defesa muscular interfere em atividades básicas, como a mobilidade na cama, sentar, levantar e andar, assim como a habilidade de participar de demandas familiares, ocupacionais e recreativas.

Subaguda e crônica. Nas condições subagudas e crônicas, os comprometimentos musculares resultam em pouca estabilização e pouco controle vertebral nas posições e atividades em que é necessário ficar ereto por tempo prolongado. A estabilidade da coluna vertebral é essencial para a maioria das atividades e precisa ser abordada para melhora da função.

Patomecânica da instabilidade vertebral

A estabilidade vertebral foi definida e descrita no Capítulo 14. O modelo mecânico de estabilidade, em que esta é mantida em cima da base de apoio pela função de cabos de sustentação da musculatura global e segmentar, foi revisto, assim como o modelo funcional proposto por Penjabi et al.,[185-187] em que a estabilidade é visualizada como um banco de três pernas que requer não apenas a função muscular ativa, mas também estruturas osteoligamentares passivas e controle neural do sistema nervoso central para programar a resposta muscular de estabilidade da coluna. As três pernas do banquinho são necessárias para estabilidade; a instabilidade ocorre quando uma (ou mais) das pernas não funciona de maneira apropriada.

Há vários graus de instabilidade. Pacientes que têm sintomas graves, evidência radiográfica de mobilidade excessiva e que não respondem ao tratamento conservador, tornam-se candidatos para a fusão vertebral.[72] A fusão cirúrgica das regiões cervical e lombar é discutida adiante neste capítulo. A instabilidade clínica que pode ser tratada por meio de intervenções com exercícios terapêuticos é definida por um aumento na zona neutra.

Zona neutra

A *zona neutra*[185,186] é a área que fica na ADM média de um segmento da coluna onde nenhuma estrutura osteoligamentar passiva é tensionada. Na coluna, a zona neutra é relativamente pequena (em geral apenas alguns graus de amplitude são possíveis entre quaisquer duas vértebras antes de alcançar a zona elástica dos tecidos inertes) e é controlada pela tensão dinâmica na musculatura segmentar que se insere em cada um dos segmentos da coluna.

A zona neutra pode ser visualizada como uma bolinha parada no fundo de uma tigela. Os lados da tigela representam as estruturas osteoligamentares que dão suporte passivo ao segmento vertebral. Quando a bola é movimentada, rola para a frente, para trás e para cima contra os lados da tigela, até que finalmente volta a se acomodar no meio. Uma tigela funda tem uma região menor onde a bola pode rolar para a frente e para trás e, portanto, tem menor mobilidade ou mais estabilidade; uma tigela rasa tem uma região mais larga onde a bola pode rolar de modo que há um deslocamento maior ou mais mobilidade (menos estabilidade) (Fig. 15.3A e B). Os músculos somados a esta visualização são representados como cordas distensíveis que ficam presas na bola e vão até a beira da tigela; eles ajudam a centralizar a bola no meio da tigela quando ocorrem perturbações (Fig. 15.3C). Em uma estrutura em que há menos estabilidade (mais movimento segmentar), os músculos têm maior responsabilidade em manter a zona neutra (a bola no meio da tigela).

Coluna neutra. Do ponto de vista clínico, o termo coluna neutra é usado para definir a amplitude média de mobilidade.

Instabilidade

Se há um aumento da zona neutra, o segmento pode apresentar sinais de instabilidade.[72,185-187] Pode ocorrer mais movimento segmentar em virtude de degeneração discal, espondilólise, espondilolistese ou frouxidão ligamentar; ou isso pode ser causado pelo mau controle neuromuscular dos músculos estabilizadores segmentares na manutenção da zona neutra por causa de fadiga, padrão de recrutamento alterado, inibição reflexa decorrente de dor ou alguma patologia.[72,186,187,236]A pessoa pode experimentar dor no pescoço ou na coluna quando ocorre algum movimento aberrante no segmento ou quando são impostas sobrecargas no final da amplitude (manter posturas relaxadas por um tempo prolongado ou uma sobrecarga súbita que os músculos não podem controlar).

Evidências em foco

Foi mostrado que ativação e função do músculo transverso do abdome (TrA) se modifica (atrasa e se torna mais fásica) em pacientes com dor lombar;[110,111] pode haver atrofia, alterações estruturais e também atividade eletromiográfica alterada no músculo multífido no nível vertebral doloroso,[46,105,203] possivelmente indicando uma ação estabilizadora menos efetiva desses músculos. Estudos também documentaram que o treinamento dos músculos segmentares profundos para controle postural e estabilidade melhora o resultado em longo prazo nas populações de pacientes com dor lombar aguda[104] e crônica,[183] assim como na dor do cíngulo do membro inferior após a gestação.[223] Na região cervical, estudos têm documentado que o treinamento da função estabilizadora da musculatura cervical profunda para o controle postural diminui a frequência e a intensidade dos sintomas das cefaleias cervicais.[121]

■ Diretrizes de tratamento com base nos estágios de recuperação e nas categorias diagnósticas

PRINCÍPIOS DE TRATAMENTO DA COLUNA VERTEBRAL

No momento de uma lesão lombar ou cervical, deficiências, limitações nas atividades e restrições à participação não são conhecidas. Até 60% das lesões agudas se resolvem dentro de uma semana, e até 90% se resolvem dentro de 6 semanas,[129] com taxa de recorrência inferior a 25%.[22,222,243] As restrições à participação dependem da extensão da lesão. Se esta envolve a medula espinal, podem ocorrer níveis de paralisia completa, o que implicará o uso de intervenções de reabilitação para o desenvolvimento de adaptações para a participação nas atividades de vida diária. Se envolve as raízes nervosas (também a cauda equina), podem ocorrer graus variáveis de perda sensorial em dermátomos específicos e fraqueza muscular em miótomos específicos, o que pode ou não interferir nas atividades

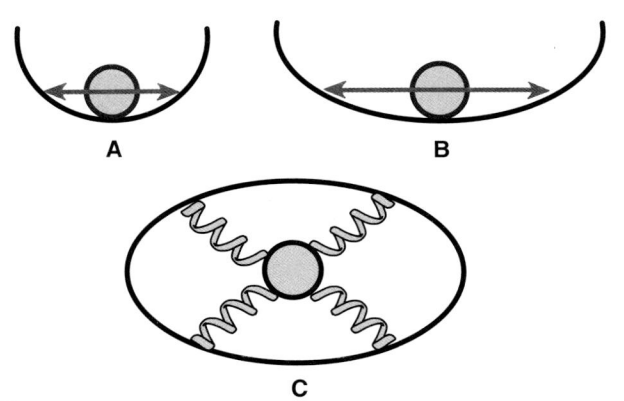

Figura 15.3   Zona neutra de um segmento vertebral representada como uma tigela, com seus lados representando os tecidos osteoligamentares e a bola em movimento representando a mobilidade segmentar. **(A)** Em uma tigela funda, quando algo perturba a bola, há pouco movimento conforme esta rola para a frente e para trás e se acomoda no centro da tigela – representando estabilidade. **(B)** Em uma tigela rasa, há mais mobilidade – representando maior mobilidade segmentar ou instabilidade. **(C)** Vendo a tigela de cima, cordas elásticas ligadas à bola e aos lados da tigela representam a função dinâmica dos músculos segmentares. Uma tensão apropriadamente graduada nas cordas elásticas estabiliza a bola quando algo perturba a unidade.

pessoais e ocupacionais cotidianas da pessoa. As raízes nervosas do quarto superior afetam a função de braços e mãos; as raízes nervosas do quarto inferior afetam a função dos membros inferiores, especialmente durante atividades de apoio de peso. Estudos sobre síndromes de dor crônica decorrentes de lesões na coluna parecem concluir que o grau de restrições à participação está relacionado com fatores psicológicos, econômicos e sociológicos, além da incidência prévia de lesões mais do que os tecidos realmente envolvidos.[135] O envolvimento das raízes nervosas e a evocação de dor com movimentos ativos em várias direções são mais comuns em pacientes que desenvolvem dor crônica. A discussão sobre o tratamento para lesões medulares e síndromes de dor crônica está fora do escopo deste livro.

Exame e avaliação

História, revisão de sistemas e avaliação. Levanta-se a história e faz-se a revisão dos sistemas do paciente para excluir qualquer condição séria, de modo a determinar se o paciente deve ser encaminhado para outro profissional ou se sua condição é apropriada para intervenção com fisioterapia. Então, caso seja seguro, são conduzidos testes e medições para determinar se a fonte dos sintomas pode ser influenciada por alterações mecânicas na posição ou no movimento e estabelecer uma linha basal, a partir da qual as alterações poderão ser documentadas. Técnicas e procedimentos de exame estão fora do escopo deste texto, porém é apresentado um breve resumo das preocupações na área vertebral para ajudar a enfocar as decisões críticas antes de estabelecer uma estratégia de intervenção.

■ *Condições proibitivas sérias relacionadas a condições ortopédicas* que devem ser encaminhadas para tratamento médico incluem sintomas e sinais medulares (lesões de neurônio motor superior), trauma recente em que não foi excluída a possibilidade de fratura ou instabilidade de coluna e dor intensa (especialmente dor que acorda a pessoa), que não pode ser explicada por parâmetros mecânicos.

- A *tensão psicológica* pode interferir na recuperação de um paciente; portanto, pode ser indicado o encaminhamento para um profissional apropriado, de modo a atender o paciente com uma abordagem multidisciplinar. O fisioterapeuta pode usar vários questionários psicossociais, incluindo o *Patient Health Questionnaire for Depression and Anxiety* (PHQ-4)[138] e a *Graded Chronic Pain Scale*[178,237] para determinar se há indicação de encaminhamento.

- Os *sintomas neurológicos* devem ser explorados em uma tentativa de relacioná-los com padrões de medula espinal, raiz nervosa, nervo espinal, plexo ou nervo periférico. As causas dos sinais radiculares frequentemente observadas por fisioterapeutas incluem protrusão de disco IV; estenose óssea, de tecidos moles ou vascular no canal medular ou forames intervertebrais; edema nas articulações facetárias; e distensão de raiz nervosa decorrente de restrição de mobilidade ou inflamação.

- Os *padrões de dor* devem ser explorados para determinar se eles se relacionam com um padrão musculoesquelético conhecido ou sinalizam uma condição médica. É importante reconhecer que a dor pode ser interpretada de vários modos e tem significados diferentes para pessoas diferentes; portanto, essa informação é interpretada como apenas um fator na determinação da causa dos sintomas.

Evidências em foco

Com base em fortes evidências, as **Diretrizes de Prática Clínica (DPC) para Lombalgia**[48] e para **Cervicalgia**[37] apoiam o uso de questionários de autorrelato (como o Índice de Incapacidade de Oswestry ou o Questionário de Incapacidade de Roland-Morris para a lombalgia e o Índice de Incapacidade Cervical ou a Escala Funcional Específica para o Paciente para dor no pescoço) para a identificação do *status* inicial de dor, função e incapacidade, com vistas ao monitoramento de mudanças. Com base na opinião de especialistas, as DPC para Lombalgia e Cervicalgia recomendam o monitoramento das limitações nas atividades e restrições à participação com o uso de medidas reprodutíveis e validadas.[37,48]

Estágio de recuperação. O tempo de duração de cada estágio de recuperação varia dependendo da referência usada. Em geral, o estágio agudo normalmente dura menos do que 4 semanas, o estágio subagudo, de 4 a 12 semanas, e o estágio crônico, acima de 12 semanas.[2] As síndromes de dor crônica em geral são condições que se estendem além de 6 meses.

- *Estágio inflamatório agudo.* O paciente experimenta dor constante e há sinais de inflamação. Nenhuma posição ou movimento alivia os sintomas completamente. É recomendada a intervenção médica com medicamentos anti-inflamatórios.

- *Estágio agudo sem sinais de inflamação.* Os sintomas são intermitentes e estão relacionados com deformação mecânica. Pode haver sinais de irritabilidade nervosa quando a raiz nervosa ou o nervo espinal é comprimido ou posto sob tensão. Com base na postura com que se apresenta, nos comprometimentos de movimento ou posições de alívio dos sintomas, o paciente pode ser classificado como portador de uma tendência extensora, flexora ou de evitar o apoio de peso. Essas categorias estão descritas com mais detalhes na próxima seção. Delitto et al.[49] classificaram os pacientes nesse estágio caso não possam ficar em pé por mais de 15 minutos, ficar sentados por mais de 30 minutos ou andar mais do que 400 m sem que seu estado piore.

- *Estágio subagudo.* Normalmente nesse estágio, certos movimentos e posturas de algumas atividades da vida diária instrumentais (AVDI) ainda provocam sintomas, como ao levantar objetos, passar aspirador no chão, fazer jardinagem ou outras atividades que requerem movimento repetitivo de cargas; desse modo, um estilo de vida básico não pode ser completamente retomado. Um exame mais minucioso é conduzido para identificar comprometimentos, limitações à atividade e restrições na participação específicos que poderiam interferir na recuperação.

- *Estágio crônico.* Quando esse estágio é alcançado, coloca-se ênfase no retorno do paciente a atividades com demandas de alto nível que requerem o manuseio de cargas repetitivas e mantidas por um período prolongado (desde o manuseio de materiais pesados até atividades domésticas repetitivas, que incluem levantar crianças pequenas, até atividades esportivas extenuantes).

Diagnóstico, prognóstico e plano de atendimento. Como já foi mencionado na introdução a este capítulo, patologias específicas e diagnósticos médicos com frequência não servem para orientar o fisioterapeuta na escolha de intervenções de tratamento apropriadas e, na literatura, podem ser encontrados vários sistemas de classificação dos pacientes para o tratamento dos comprometimentos musculoesqueléticos e limitações funcionais.[2,49,50,73,158,204,214] Além disso, estão disponíveis vários estudos de validação que confirmam as regras de previsão clínica para ajudar o fisioterapeuta a decidir quando desenvolver e modificar as intervenções.[14,38,41,42,75,103,145,200,233] Além disso, as **DPC para Cervicalgia**[37] e para **Lombalgia**[48] organizaram recomendações em relação às categorias da Classificação Internacional de Funcionalidade, Incapacidade e Saúde (CIF). Essas classificações estão disponíveis no Quadro 15.4.

O material no restante desta seção está organizado para integrar as categorias diagnósticas com base em comprometimento com o modelo clínico das patologias da coluna vertebral, ajudando, assim, o fisioterapeuta a escolher uma estratégia de intervenção que melhor favoreça a recuperação

QUADRO 15.4	Classificação do comprometimento da função corporal das DPC para Cervicalgia e Lombalgia relacionadas à categoria baseada na CIF e associações CID-10

Dor no pescoço*

- Dor no pescoço com déficits de mobilidade: cervicalgia; dor na região torácica da coluna
- Dor no pescoço com cefaleias: cefaleia, síndrome cervicocraniana
- Dor no pescoço com problemas de coordenação motora: entorse e tensão da região cervical da coluna
- Dor no pescoço com dor irradiada: espondilose com radiculopatia, distúrbio do disco cervical com radiculopatia

Lombalgia**

- Lombalgia aguda ou subaguda com déficits de mobilidade: disfunção lombossacral segmentar/somática
- Lombalgia aguda, subaguda ou crônica com deficiências de coordenação: instabilidades da coluna
- Lombalgia aguda com dor no membro inferior (referida): síndrome das costas retas, lombalgia aguda decorrente de deslocamento de disco invertebral
- Lombalgia aguda, subaguda ou crônica com dor irradiada: lombalgia aguda com dor isquiática
- Lombalgia aguda ou subaguda com relação cognitiva ou tendências afetivas: lombalgia, transtorno do sistema nervoso central, especificando como o sistema nervoso central é sensível à dor
- Lombalgia crônica com dor generalizada relacionada: lombalgia, distúrbio do sistema nervoso central, transtorno doloroso somatoforme persistente

---

*Childs, JD, et al: Neck pain: clinical practice guidelines linked to the International Classification of Functioning, Disability, and Health from the orthopedic section of the American Physical Therapy Association. *J Orthop Sports Phys Ther* 38(9):A1-A34, 2008. DOI:10.2519/jospt.2008.0303.

**Delitto, A, et al: Low Back Pain: Clinical practice guidelines linked to the International Classification of Functioning, Disability, and Health from the orthopaedic section of the American Physical Therapy Association. *J Orthop Sports Phys Ther* 42(4):A1-A57, 2012. DOI:10.2519/jospt.2012.0301.

do paciente. Diagnósticos médicos específicos com características e intervenções regionais únicas estão descritos na última parte deste capítulo. A Tabela 15.1 resume as intervenções para as patologias da coluna vertebral e condições.

As decisões relativas à abordagem de tratamento são determinadas pelas respostas do paciente às manobras de exame e às manobras que proporcionam o maior alívio dos sintomas. Os ajustes na intervenção ocorrem à medida que o paciente progride pelo processo de recuperação. As categorias descritas nesta e nas seções seguintes estão resumidas no Quadro 15.5.

Evidências em foco

Em duas revisões sistemáticas distintas, mas semelhantes, que usaram a preferência direcional no tratamento (a direção do movimento que diminuía os sintomas na avaliação inicial), ficou demonstrado que esta é uma abordagem eficaz nos casos em que houve centralização[154] ou quando comparada com outras opções terapêuticas.[224] Essa abordagem ficou ainda mais fundamentada com o estudo de Donelson et al.,[55] que avaliou 71 pacientes com lombalgia aguda a crônica, com e sem dor radicular na perna. Cada um dos participantes foi tratado durante duas semanas, de acordo com sua preferência direcional. No seguimento, 91-100% dos participantes relataram melhora significativa ou resolução completa na localização e duração da dor, ou no *status* neurológico.

Com base em evidências sólidas em pacientes com lombalgia aguda e dor relatada nos membros inferiores, as **DPC para Lombalgia** recomendam a utilização de movimentos, exercícios ou procedimentos repetitivos que promovam a centralização dos sintomas.[48]

Diretrizes gerais para o tratamento de problemas agudos da coluna: fase de proteção máxima

O uso de modalidades físicas, liberação miofascial e massagem para diminuir a dor e o edema decorrentes de sintomas agudos é apropriado durante esse estágio. Também é importante que o paciente se torne um participante ativo em seu programa. O treinamento cinestésico da postura neutra ou funcional da coluna, movimentos não destrutivos na amplitude indolor, percepção e ativação da musculatura segmentar e manobras de treinamento funcional básico são ensinados caso não exacerbem os sintomas. Intervenções específicas para vários comprometimentos, tendências específicas ou síndromes e patologias comuns na região da coluna estão descritas nas seções restantes deste capítulo. Técnicas específicas para treinamento cinestésico, ativação da musculatura segmentar profunda, treinamento de estabilização, manipulação das articulações e atividades de treinamento funcional para o estágio agudo nas regiões cervicais e lombar da coluna estão descritas no Capítulo 16. As diretrizes de tratamento do paciente com sintomas agudos estão resumidas no Quadro 15.6. Os pontos a seguir são fundamentais para todas as intervenções.

Orientação ao paciente

É importante envolver os pacientes em todos os aspectos da intervenção, incluindo informações sobre o progresso e resultados previstos, o tempo de recuperação dos tecidos inflamados ou da redução dos sintomas decorrentes de pressão sobre a raiz nervosa (se indicado) e as precauções e contraindicações.

TABELA 15.1	Resumo das intervenções para patologias da coluna vertebral e categorias diagnósticas relacionadas	

Patologia	Categoria diagnóstica	Resumo das intervenções
Osteoartrite (OA), doença articular degenerativa (DAD), espondilose *Estenose (central ou lateral), mielopatia, radiculopatia e/ou dor radicular podem ser patologias que confundem o diagnóstico por causa do edema articular e/ou formação de esporões e lábios*	Tendência flexora	▪ Educação postural ▪ Abordagem utilizando flexão ▪ Estabilização segmentar e global do tronco ▪ Mobilização/manipulação, conforme a necessidade ▪ Mobilização neural, se indicada ***Região cervicotorácica*** ▪ Estabilização cervical e escapular ▪ Flexibilidade para tórax anterior, complexo do ombro anterior, região cervical superior da coluna vertebral ***Região lombopélvica*** ▪ Flexibilidade anterior de tronco e quadris
Hérnia discal *DAD, estenose (central ou lateral), mielopatia, radiculopatia e/ou dor radicular podem ser patologias que confundem o diagnóstico*	Tendência extensora	▪ Educação postural ▪ Abordagem utilizando extensão ▪ Estabilização segmentar e global ▪ Mobilização/manipulação, conforme a necessidade ▪ Mobilização neural, se indicada **Contraindicação:** técnica de *thrust* de alta velocidade ***Região lombar*** ▪ Deslizamento lateral, se necessário; extensões de braço no solo, extensão da coluna ▪ Alongamento de MI e tronco, conforme a necessidade ***Região cervical*** ▪ Alinhar o queixo ▪ Estabilização escapular ▪ Alongamento de MS e cervical
Escoliose *Nos casos graves, haverá comprometimento dos sistemas respiratórios*	Variável, dependendo da região da escoliose e das deficiências	▪ Educação postural ▪ Alongamento do lado da concavidade ▪ Fortalecimento do lado da convexidade ▪ Estabilização segmentar e global ▪ Estabilização escapular ▪ Mobilização/manipulação, conforme a necessidade
Fratura por compressão decorrente de osteoporose	Tendência extensora	▪ Educação postural ▪ Abordagem utilizando extensão ▪ Estabilização segmentar e global do tronco ▪ Estabilização escapular ▪ Alongamento do quadril, conforme a necessidade ▪ Atividades e exercícios de apoio de peso ▪ Mobilidade no leito, conforme a necessidade ▪ Mobilização/manipulação, conforme a necessidade **Contraindicações:** técnicas de *thrust* de alta velocidade e manipulação articular agressiva, exercícios abdominais (com flexão de tronco)
Doença de Scheuermann	Tendência extensora	▪ Educação postural ▪ Abordagem utilizando extensão ▪ Exercícios de estabilização segmentar e global ▪ Alongamento de MI e tronco, conforme a necessidade ▪ Mobilização/manipulação, conforme a necessidade ▪ Mobilização neural, se indicada **Contraindicações:** técnicas de *thrust* de alta velocidade

(continua)

TABELA 15.1 Resumo das intervenções para patologias da coluna vertebral e categorias diagnósticas relacionadas *(continuação)*

Patologia	Categoria diagnóstica	Resumo das intervenções
Síndrome de dor postural	Estiramento postural, condição física ruim	▪ Educação postural ▪ Avaliação ergonômica e adaptações, conforme a necessidade ▪ Exercícios de estabilização segmentar e global ▪ Alongamento de membros e tronco, conforme a necessidade ▪ Exercícios de condicionamento ▪ Exercícios de relaxamento
Espondilolistese	Tendência flexora	▪ Educação postural ▪ Abordagem utilizando flexão ▪ Estabilização segmentar e global ▪ Alongamento de MI e tronco, conforme a necessidade ▪ Mobilização/manipulação, conforme a necessidade **Contraindicações:** manipulação e alongamento exagerados usando extensão
Espondilite anquilosante	Tendência extensora	▪ Educação postural ▪ Abordagem utilizando extensão ▪ Lordose lombar exagerada ▪ Estabilização segmentar e global ▪ Alongamento de MI e tronco, conforme a necessidade ▪ Mobilização/manipulação, conforme a necessidade **Contraindicações:** manipulação dos segmentos anquilosados
Entorse/dor na articulação sacroilíaca (SI)		▪ Educação postural ▪ Estabilização segmentar e global ▪ Alongamento de MI e tronco, conforme indicado ▪ Mobilização/manipulação e/ou técnicas de EM, conforme a necessidade ▪ Mobilização neural, se indicada
Subluxação costal		▪ Educação postural ▪ Estabilização escapular ▪ Alongamento de MS e cervical ▪ Mobilização/manipulação, conforme a necessidade
Hipomobilidade suboccipital *Avaliar a artéria vertebral quanto à tolerância às técnicas de mobilização/ manipulação articular e TEM*		▪ Educação postural ▪ Estabilização escapular ▪ Alongamento de MS e cervical ▪ Mobilização/manipulação, conforme a necessidade ▪ Energia muscular para melhorar a ADM
Cefaleias por tensão *Avaliar a artéria vertebral quanto à tolerância às técnicas de mobilização/ manipulação articular e TEM*	Cervical superior, tendência flexora; cervical inferior, tendência extensora	▪ Educação postural ▪ Abordagem utilizando flexão para a região cervical superior da coluna vertebral e extensão para a região cervical inferior da coluna ▪ Estabilização cervical e escapular ▪ Alongamento de MS, cervical e suboccipital ▪ Mobilização/manipulação, conforme a necessidade ▪ TEM para melhorar a ADM ▪ Manejo de estresse
Dor na articulação temporomandibular (ATM)/ dor facial *A dor cervical e deficiências de mobilidade podem ser variáveis que confundem o diagnóstico*	Postural	▪ Educação postural ▪ Educação postural da mandíbula ▪ Mobilização/manipulação da ATM ▪ Intervenções suboccipitais ▪ Exercícios de propriocepção de mandíbula e língua

QUADRO 15.5 Intervenção direcionada por categorias diagnósticas com base nos comprometimentos[49,73,158,204]

Geral: estágio de recuperação
- Agudo com inflamação (0-4 semanas).
- Agudo sem inflamação (0-4 semanas): sintomas intermitentes com sintomas agudos nas raízes nervosas.
- Subagudo (4-12 semanas).
- Crônico (> 12 semanas).
- Síndrome de dor crônica (> 6 meses).

Tendência a não apoiar o peso: abordagem utilizando tração
- O paciente não tolera ficar ereto para as AVD e AVDI básicas.
- O teste dos movimentos faz os sintomas piorarem.
- A tração (ou outros procedimentos que aliviam peso) diminui os sintomas.

Tendência extensora: abordagem utilizando extensão
- O paciente normalmente se apresenta com uma postura fletida – também pode estar presente um desvio lateral.
- Os testes de extensão diminuem ou centralizam os sintomas.
- O diagnóstico pode incluir lesões de disco intervertebral, postura comprometida em flexão, estagnação de líquidos.

Tendência flexora: abordagem utilizando flexão
- O paciente geralmente se apresenta com uma postura fletida e fica mais confortável quando em flexão.
- Os testes de extensão exacerbam ou estendem os sintomas para a periferia.

- Os diagnósticos podem incluir espondilose, estenose, lesões com carga extensora, articulações facetárias edemaciadas.

Hipermobilidade/instabilidade funcional: estabilização/abordagem utilizando imobilização
- Os pacientes se apresentam com o segmento (ou segmentos) vertebral hipermóvel e pouca estabilidade da coluna (segmentar ou global).
- Os diagnósticos podem incluir trauma, frouxidão ligamentar, espondilólise, espondilolistese.

Hipomobilidade: abordagem utilizando mobilização/manipulação
- Mobilidade restrita em um ou mais segmentos vertebrais.

Lesões musculares e de tecidos moles: abordagem utilizando exercícios
- O paciente geralmente se apresenta com uma postura de defesa ou aumento da tensão muscular.
- Os diagnósticos podem incluir distensões, lacerações, contusões, uso excessivo.

Síndrome de dor postural: abordagem utilizando exercício e condicionamento
- O paciente se apresenta com má postura; os sintomas aumentam com a posição sustentada.
- Os diagnósticos podem incluir estiramento postural, cefaleia cervicogênica, síndrome do desfiladeiro torácico, condição física ruim.
- Movimento, correção postural e exercícios diminuem os sintomas.

Evidências em foco

Com base em evidências de qualidade moderada, as **DPC para Lombalgia** recomendam a oferta de orientações e aconselhamento que incluam a promoção da importância de se permanecer ativo (incluindo a retomada das atividades normais e vocacionais), opções de autocuidado e evitação do repouso no leito durante a fase aguda, bem como uma explicação da história natural da dor nas costas, a força inerente da coluna vertebral e o uso de estratégias de enfrentamento da dor.[48]

Alívio dos sintomas ou conforto

Se um paciente está experimentando inflamação aguda decorrente de lesão traumática, a dor é constante; contudo, com frequência uma posição ideal de conforto ou redução dos sintomas pode ser determinada onde há a menor quantidade de sobrecarga sobre a região inflamada,

irritada ou edemaciada. Os termos *posição funcional ou amplitude funcional* são usados para descrever essa posição.[167] (A posição neutra é no meio da amplitude.) A amplitude funcional pode mudar para a pessoa à medida que os tecidos cicatrizam e a pessoa ganha mobilidade e força na região. Algumas condições patológicas em geral tendem a causar sintomas em uma porção da amplitude e são aliviadas em outra.[167] Os termos a seguir, que descrevem subcategorias de diagnósticos ou síndromes, foram popularizados com base nos trabalhos de Morgan,[167] Saal et al.,[209,211] Delitto et al.[49] e Fritz e George.[73]

Recomendação clínica

Para pacientes com lombalgia aguda ou crônica com ou sem dor radicular na perna, a utilização de exercícios que enfatizam a preferência direcional (flexão, extensão ou rotação com deslizamento lateral) resulta em melhora mais expressiva no desfecho, em comparação com o uso de exercícios não direcionais ou gerais.[14,55,224]

QUADRO 15.6   DIRETRIZES DE TRATAMENTO
Problemas agudos da coluna vertebral/fase de proteção

Comprometimentos, limitações nas atividades e restrições à participação

Dor e/ou sintomas neurológicos

Inflamação

Postura de defesa (prefere flexão, extensão ou evita o apoio de peso)

Habilidade limitada ao desempenhar AVD e AVDI

Plano de atendimento	Intervenção
1. Orientar o paciente.	1. Envolver o paciente em todas as atividades, para que aprenda o autocuidado. Informar o paciente sobre o progresso esperado e as precauções.
2. Diminuir os sintomas agudos.	2. Modalidades físicas, massagem, tração ou mobilização/manipulação conforme a necessidade. Repouso apenas nos primeiros dias, se necessário.
3. Ensinar percepção de posição e movimento do pescoço e pelve.	3. Treinamento cinestésico: movimentos cervicais e escapulares, inclinações pélvicas, coluna neutra.
4. Demonstrar posturas seguras.	4. Praticar posições e movimentos e experimentar o efeito na coluna. Ajudar o paciente a encontrar a posição funcional de conforto da coluna em decúbito dorsal, na posição sentada, em pé.
5. Iniciar a ativação neuromuscular e o controle dos músculos estabilizadores.	5. Técnicas de ativação dos músculos segmentares profundos: – Região lombar da coluna vertebral: manobra de "encolher a barriga", contração do multífido. – Região cervical da coluna vertebral: movimentos suaves da cabeça para a frente e para trás. – Estabilização básica: com movimentos de braço e perna (suporte passivo se necessário, progredir para o controle ativo).
6. Ensinar o desempenho seguro de AVD básicas; progredir para AVDI.	6. Rolar, sentar, ficar em pé e andar em posturas seguras. Progredir a tolerância para sentado > 30 minutos, em bipedestação > 15 minutos e andando > 1.600 m.

Tendência extensora – síndrome de extensão. Os sintomas dos pacientes são aliviados nas posições de extensão (lordose). Posturas fletidas mantidas ou movimentos de flexão repetitivos colocam carga na região do disco anterior, causando redistribuição de líquido nas áreas comprimidas e edema e deformação nas áreas distendidas. Com frequência, esse é o mecanismo de produção de sintomas com lesões posteriores ou posterolaterais do disco IV ou lesão do ligamento longitudinal posterior. Sempre que a patologia é um disco lesionado ou tecidos sob tensão ou edemaciados, movimentos repetidos de extensão e posições estendidas aliviam os sintomas, movendo o líquido para reverter a estase (essas técnicas são descritas na seção Tendência extensora, deste capítulo). Alguns pacientes se apresentam com um desvio lateral, o que normalmente requer a correção antes que a extensão alivie os sintomas.[158-160]

Tendência flexora – síndrome de flexão. Os sintomas do paciente são aliviados em posições de flexão da coluna e são provocados na extensão. Isso ocorre com frequência quando há comprometimento das facetas, do forame IV ou canal vertebral, como na estenose espinal, espondilose e espondilolistese (essas técnicas estão descritas na seção Tendência flexora, deste capítulo).

Tendência a não apoiar o peso – síndrome de tração. Os sintomas do paciente são aliviados nas posições em que ele não apoia o peso do corpo, como quando está deitado ou em tração. Os sintomas também são aliviados quando a pressão espinal é reduzida apoiando-se sobre os membros superiores (usando os apoios de braço para retirar o peso do tronco), ou inclinando o tronco contra um suporte, ou quando se está em uma piscina. A condição é considerada *sensível à gravidade* porque os sintomas pioram quando se fica em bipedestação, andando, correndo, tossindo ou fazendo atividades semelhantes que aumentem a pressão sobre a coluna. Com frequência a tração e a hidroterapia são as únicas intervenções que minimizam os sintomas durante a fase aguda.

Percepção cinestésica de posturas seguras e efeitos do movimento

Ensina-se o paciente a identificar e assumir a posição da coluna que seja mais confortável e reduza os sintomas, usando inclinações pélvicas para o posicionamento lombar e flexões e retificações de cabeça e queixo para posicionamento da região cervical da coluna vertebral, e ensina-se ao paciente como usar o posicionamento passivo para ajudar a manter a posição funcional durante o estágio agudo (Quadro 15.7). Se necessário (geralmente apenas nos casos graves e durante um período limitado, ou após a cirurgia), usa-se um colete ou colar cervical para dar suporte.

Desempenho muscular: ativação da musculatura segmentar e estabilização básica

Se o paciente tiver um problema cervical ou lombar, assim que for tolerado ensina-se ao paciente como ativar os músculos segmentares.

Região lombar: ativação da musculatura segmentar

Para a região lombar, é usada a manobra de *"encolher a barriga"* para ativar o músculo TrA e uma leve contração de abaulamento do músculo multífido. Podem ser necessárias técnicas de facilitação, descritas com detalhes na seção Ativação segmentar do Capítulo 16.

Região cervical: ativação da musculatura segmentar profunda

Para o paciente com dor cervical, flexões suaves da cabeça e a leve retificação da lordose cervical em decúbito dorsal são usadas para ativação dos músculos longo do pescoço e multífido.

Estabilização básica

Assim que o paciente aprende a ativar os músculos segmentares, movimentos simples de membros superiores e inferiores com a coluna estabilizada são acrescentados à intervenção para iniciar o treinamento dos estabilizadores globais. É usado o *pré-posicionamento passivo* quando o paciente é incapaz de manter sua posição funcional, como descrito no Quadro 15.7. Para problemas tanto cervicais como lombares, o paciente é instruído a, primeiro, fazer a manobra de "encolher e barriga", seguida por movimentos suaves do braço dentro de uma amplitude que não exacerbe os sintomas. Os movimentos de perna requerem maior controle lombopélvico e são introduzidos quando o paciente é capaz de demonstrar controle pélvico e os sintomas não são exacerbados com os movimentos. As sugestões para determinar as progressões dos exercícios são detalhadas na seção Estabilização do Capítulo 16.

Movimentos funcionais básicos

O paciente é ensinado a realizar movimentos simples para AVD ao mesmo tempo que protege a coluna na posição funcional. Esses movimentos incluem rolar de decúbito ventral para dorsal e reverso, mudar de deitado para sentado e reverso, sentado para em pé e reverso, e caminhar. As descrições dessas manobras estão na seção Atividades funcionais do Capítulo 16.

Precauções: as precauções especiais que possam se aplicar à condição do paciente devem ser revistas. Precauções específicas à condição do paciente são descritas nas seções restantes deste capítulo.

Diretrizes gerais para o tratamento de problemas subagudos da coluna: fase de movimento controlado

Quando os sinais e sintomas do processo inflamatório estiverem sob controle e a dor não for mais constante, o paciente avança para um programa seguro de exercícios de resistência à fadiga e fortalecimento visando preparar o tecido para as atividades funcionais e o treinamento de reabilitação. As atividades funcionais que podem ser realizadas com segurança são retomadas. A dor ainda pode interferir em algumas atividades diárias, mas não deve mais ser constante. As causas subjacentes dos comprometimentos nesse estágio podem ser falta de controle neuromuscular e estabilização, pouca percepção postural e mecânica corporal falha, diminuição de flexibilidade e força e descondicionamento generalizado. A intervenção nesse estágio é crítica porque ou o paciente sente-se bem e tende a exagerar nas atividades, lesionando novamente os tecidos, ou sente medo e não retoma os movimentos seguros de modo adequado, desenvolvendo comprometimentos que levam a restrições à participação. Os dois extremos podem atrasar o processo de recuperação.

As diretrizes de tratamento para problemas cervicais e lombares que requerem intervenções com movimentos controlados estão resumidas no Quadro 15.8. As técnicas específicas e progressões das intervenções resumidas aqui são descritas com detalhes no Capítulo 16.

QUADRO 15.7	Exemplos de posicionamento passivo da coluna vertebral

- *Decúbito dorsal:* com joelhos fletidos e pés apoiados na mesa, flexionar a região lombar da coluna vertebral; a extensão das pernas faz que essa região da coluna se estenda. Um travesseiro sob a cabeça flexiona o pescoço; um pequeno rolo sob o pescoço estabiliza uma lordose leve com a cabeça neutra.
- *Decúbito ventral:* o uso de um travesseiro sob o abdome flexiona a região lombar da coluna vertebral; a ausência de travesseiro estende a coluna. Para manter a região cervical da coluna vertebral em alinhamento neutro sem rotação, uma mesa com abertura para a cabeça ou um pequeno rolo de toalha colocado sob a testa provê espaço para o nariz de modo que o paciente não precise rodar a cabeça.
- *Sentado:* geralmente essa posição causa flexão da coluna, especialmente se os quadris e joelhos estiverem flexionados. Para enfatizar a flexão, os pés ficam apoiados em um banquinho; para enfatizar a extensão, um travesseiro lombar ou rolo de toalha é colocado na região lombar. Para aliviar o peso sobre a coluna, os braços são colocados sobre apoios na cadeira ou usa-se uma cadeira reclinada.
- *Em bipedestação:* essa posição geralmente causa extensão da coluna; para enfatizar a flexão, um pé é colocado sobre um banquinho.

QUADRO 15.8	DIRETRIZES DE TRATAMENTO
	Problemas subagudos da coluna vertebral/fase de movimento controlado

Comprometimentos, limitações nas atividades e restrições à participação

Dor: apenas quando uma carga excessiva é colocada sobre tecidos vulneráveis
Comprometimento da postura/falta de consciência postural
Comprometimento da mobilidade
Comprometimento do desempenho muscular: mau controle neuromuscular dos músculos estabilizadores; diminuição da
    resistência muscular e da força
Descondicionamento geral
Habilidade limitada para realizar AVDI por períodos extensos
Mecânica corporal defeituosa

Plano de atendimento	Intervenção
1. Orientar o paciente no autocuidado e em como diminuir os episódios de dor.	1. Engajar o paciente em todas as atividades enfatizando movimentos e posturas seguras. Programa de exercícios em casa. Adaptação ergonômica do ambiente de trabalho e domiciliar.
2. Avançar para consciência e controle do alinhamento postural.	2. Praticar o controle ativo da coluna em posições indolores e com todos os exercícios e atividades. Praticar correção da postura.
3. Aumentar a mobilidade nos músculos, articulações, fáscias e nervos restringidos.	3. Mobilização/manipulação articular, mobilização neural, inibição muscular, autoalongamento.
4. Ensinar técnicas para desenvolvimento de controle neuromuscular, força e resistência à fadiga.	4. Avançar com os exercícios de estabilização; aumentar as repetições (enfatizar a resistência muscular à fadiga). Iniciar exercícios de fortalecimento dos membros junto com a estabilização da coluna vertebral.
5. Desenvolver resistência cardiopulmonar.	5. Exercícios aeróbios de intensidade baixa a moderada; enfatizar a tendência postural.
6. Ensinar técnicas de alívio do estresse/relaxamento.	6. Exercícios de relaxamento e alívio de sobrecarga postural.
7. Ensinar mecânica corporal segura e adaptações funcionais.	7. Praticar a estabilidade da coluna em atividades de levantar, empurrar, puxar e alcançar objetos. Praticar atividades específicas para o resultado desejado, enfatizando controle postural da coluna, resistência à fadiga e cadência dos movimentos.

Modulação da dor

Nesse estágio, não é recomendado o uso de modalidades físicas para modular a dor. A ênfase é no aumento da percepção postural, força, mobilidade e controle da coluna do paciente e sua relação com a modulação da dor.

Treinamento cinestésico

O treinamento cinestésico progride usando-se técnicas de reforço. O controle antecipatório da musculatura segmentar profunda, o controle ativo da posição da coluna e a postura correta são reforçados de várias maneiras, até que a ativação e o controle se tornem habituais. O treinamento cinestésico se sobrepõe aos exercícios de estabilização.

Alongamento/manipulação

A flexibilidade diminuída de articulações, músculos e fáscias pode restringir a habilidade de o paciente assumir o alinhamento normal da coluna. São usadas técnicas manuais e de autoalongamento seguras para aumentar a mobilidade de músculos, articulações e tecido conjuntivo.

Desempenho muscular

Os exercícios progridem aumentando-se os desafios para controle, resistência e força nos músculos estabilizadores da coluna; estão incluídas atividades que aumentam o controle e a força da musculatura dos membros com a estabilização da coluna.

Recomendação clínica

Se um paciente continua a apresentar uma tendência flexora ou extensora, os exercícios são adaptados para enfatizar essa tendência particular e prevenir sobrecargas na direção que produz os sintomas.

■ Os exercícios de estabilização são usados para enfatizar o movimento e a resistência dos membros ao mesmo tempo mantendo o controle da posição da coluna. Usa-se o aumento do tempo e do número de repetições para aumentar a resistência muscular à fadiga em cada nível de desempenho.

- Deslizamentos na parede, agachamentos e avanços parciais, exercícios de empurrar e puxar contra resistência são usados para fortalecer os membros em preparo para atividades de levantar, alcançar, empurrar e puxar objetos.
- Quando o paciente aprende o controle efetivo da coluna com os músculos estabilizadores segmentares em uma variedade de rotinas de exercícios de estabilização, são introduzidos exercícios dinâmicos de fortalecimento de tronco e pescoço, como exercícios abdominais, de extensão de coluna e de movimentos cervicais. Deve-se ter o cuidado de monitorar os sintomas e modificar qualquer atividade que exacerbe o problema.

Condicionamento cardiopulmonar

A capacidade aeróbia normalmente fica comprometida após uma lesão. É importante orientar o paciente para que inicie ou retorne a um programa de condicionamento aeróbio seguro. Pode ser necessário ajudar o paciente a identificar atividades que não exacerbem os sintomas com origem na coluna vertebral, além de estabelecer metas e progressões para que seja alcançado o resultado desejado.

Manejo das sobrecargas posturais e exercícios de relaxamento

É comum que os sintomas do paciente sejam exacerbados com sobrecargas posturais mantidas como ficar sentado em frente a um computador, falar ao telefone (com a cabeça inclinada), usar um celular, ou inclinar-se repetidamente para a frente (vendedor de sapatos); portanto, a análise das posturas e atividades no trabalho, em casa ou recreativas é um componente necessário do programa do paciente. O paciente é, então, aconselhado sobre métodos para corrigir as sobrecargas posturais mantidas ou repetitivas. Além disso, devem ser encorajadas mudanças frequentes de posição e movimentos ao longo da ADM livre de dor. Pode ser necessário ensinar ao paciente como relaxar de maneira consciente a tensão nos músculos para aliviar o estresse. Os exercícios para relaxamento são descritos no Capítulo 14.

Atividades funcionais

Assim que o paciente tiver aprendido o controle e a estabilização da coluna vertebral e tiver desenvolvido flexibilidade e força adequadas para tarefas específicas, os componentes da tarefa são incorporados ao programa de exercícios e, depois, no estilo de vida diário do paciente. A mecânica corporal segura é incluída em todos os aspectos do tratamento.

Diretrizes gerais para o tratamento de problemas crônicos da coluna: fase de retorno à função

Pacientes que foram tratados nas fases aguda e subaguda de recuperação com exercícios graduados de forma apropriada provavelmente terão comprometimentos estruturais ou funcionais mínimos impedindo ou restringindo as atividades diárias. Pessoas que precisam manusear materiais pesados (como um trabalhador braçal, bombeiro, cuidador de crianças pequenas ou pacientes) ou que participam de atividades esportivas de alta demanda podem necessitar de um treinamento adicional de reabilitação para retornar com segurança a essas atividades de alta demanda e evitar uma nova lesão. Os comprometimentos de força, resistência à fadiga, controle neuromuscular e habilidades estão relacionados com as metas funcionais da pessoa. Nesse estágio, são enfatizados o condicionamento e o controle da coluna durante atividades de alta intensidade e repetitivas. Qualquer comprometimento de base que interfira nos resultados desejados precisa ser corrigido. As diretrizes de tratamento para o retorno à função estão resumidas no Quadro 15.9. As sugestões para progressão das técnicas de intervenção com exercícios ao longo dos estágios subagudo e crônico são descritas no Capítulo 16.

DIRETRIZES DE TRATAMENTO: TENDÊNCIA A NÃO APOIAR O PESO

Durante o exame, alguns pacientes não respondem às posições ou aos movimentos da coluna de extensão, flexão ou mesmo o posicionamento no meio da amplitude em razão da intensidade dos estímulos mecânicos provenientes de sua condição. A pessoa normalmente se sente mais confortável deitada e pode ter alívio parcial ou total com uma manobra de teste de tração na região dolorosa da coluna.

Para esses pacientes, o uso de procedimentos de tração ou o alívio do peso em uma piscina podem ser as intervenções de escolha até que os sintomas se estabilizem.

Tratamento de sintomas agudos

Tração

- Várias referências têm relatado os benefícios da tração em pacientes que atendem a esse critério.[27,40,74,193,217] A tração tem o benefício mecânico de separar temporariamente as vértebras, causando deslizamento mecânico das articulações facetárias na coluna e aumentando o tamanho dos forames IV. Se realizado de modo intermitente, esse movimento pode ajudar a reduzir a congestão circulatória e aliviar a pressão sobre a dura-máter, vasos sanguíneos e raízes nervosas nos forames IV. A melhora da circulação também pode ajudar a diminuir a concentração de irritantes químicos nocivos, provenientes de edema e inflamação.
- Pode ocorrer uma resposta neurofisiológica por meio da estimulação dos mecanorreceptores, o que pode modular a transmissão dos estímulos nociceptivos no nível da medula espinal ou tronco encefálico.

Piscina

Se a pessoa não tem medo de ficar na piscina, o uso de um colete salva-vidas em águas profundas reduz os efeitos da gravidade sobre a região lombar da coluna vertebral.

QUADRO 15.9	DIRETRIZES DE TRATAMENTO
	Problemas crônicos da coluna vertebral/fase de retorno às funções

Comprometimentos, limitações nas atividades e restrições à participação

Dor: apenas quando uma carga excessiva de natureza repetitiva ou mantida é colocada sobre tecidos vulneráveis por períodos prolongados

Mau controle neuromuscular e pouca resistência à fadiga em situações de alta intensidade ou desestabilizantes

Desequilíbrios de flexibilidade e força

Descondicionamento generalizado

Habilidade limitada ao desempenhar demandas físicas de alta intensidade por períodos de tempo prolongados

Plano de atendimento	Intervenção
1. Enfatize o controle da coluna em atividades repetitivas e de alta intensidade.	1. Pratique o controle ativo da coluna em várias atividades de transição que desafiem o equilíbrio.
2. Aumente a mobilidade nos músculos, articulações, fáscias e nervos restringidos.	2 Mobilização/manipulação articular, mobilização neural, inibição muscular e autoalongamento.
3. Melhore o desempenho muscular; força, coordenação e resistência à fadiga dinâmica de tronco e membros.	3. Avance com os exercícios dinâmicos resistidos de tronco e membros, enfatizando as metas funcionais.
4. Aumente a resistência cardiopulmonar.	4. Avance com a intensidade dos exercícios aeróbios.
5. Enfatize o uso habitual de técnicas de alívio de estresse/relaxamento e correção da postura.	5. Movimentos e posturas para aliviar a sobrecarga.
6. Ensine uma progressão segura para atividades de alto nível/alta intensidade.	6. Aplique possíveis mudanças ergonômicas ao ambiente de trabalho/domiciliar.
7. Ensine hábitos saudáveis de exercício para a automanutenção.	7. Prática progressiva usando um treinamento específico para as atividades que sejam coerentes com o resultado funcional desejado, enfatizando controle da coluna, resistência à fadiga, equilíbrio, agilidade, cadência e velocidade.

Quando os sintomas são reduzidos, pode ser possível iniciar e progredir suavemente com exercícios de estabilização nesse ambiente de flutuação para ir ao encontro de algumas das metas durante as fases aguda e subaguda. Os exercícios também podem progredir usando as propriedades da água para resistência e alongamento (ver descrição dos exercícios aquáticos no Capítulo 9).

Progressão

À medida que a recuperação ocorre, o paciente deve começar a tolerar o apoio de peso. Após reexame e avaliação, identifique os comprometimentos e as limitações funcionais e à participação. Se for determinada uma tendência para flexão ou extensão ou se houver áreas de hiper ou hipomobilidade, planeje as intervenções adequadamente.

DIRETRIZES DE TRATAMENTO: TENDÊNCIA EXTENSORA

Pacientes com uma tendência extensora normalmente assumem uma postura fletida ou uma postura fletida com desvio lateral do tronco ou pescoço, mas, durante o exame, manobras mantidas ou repetitivas de extensão reduzem ou aliviam seus sintomas. Esses pacientes podem se beneficiar de intervenções precoces que enfatizem a extensão dos segmentos envolvidos. Os comprometimentos podem ser causados por uma lesão contida do disco IV, estagnação de líquidos, lesão flexora ou desequilíbrios musculares decorrentes de má postura em flexão. McKenzie[158-160] desenvolveu um método de classificação desses pacientes com base na extensão de sua dor e/ou sintomas neurológicos. Ele também descreveu o fenômeno da mudança dos sintomas para a periferia ou para o centro que acompanha uma lesão que se expande e recede, frequentemente atribuído às lesões de discos IV (ver Fig. 15.2).

Muitas das técnicas que foram originalmente descritas por McKenzie[158-160] para tratar um paciente com lesão de disco aguda têm se mostrado benéficas no tratamento de pacientes com um conjunto de sinais e sintomas que os classificam na categoria de tendência extensora (síndrome de extensão).[71,73,145,211]

Princípios de tratamento

Como pacientes com sinais e sintomas de abaulamento do disco IV com frequência se encaixam na categoria de "tendência extensora", uma breve discussão acerca da resposta do disco intervertebral será apresentada aqui.

Efeitos das mudanças posturais na pressão do disco intervertebral

Mudanças relativas na postura e nas atividades afetam a pressão intradiscal. Quando comparada com o nível de pressão em bipedestação, a pressão intradiscal é menor quando se está em decúbito dorsal, aumenta quase 50% na posição sentada com quadris e joelhos fletidos e quase duplica na posição sentada e inclinada para a frente.[217] Sentar-se com uma inclinação de 120° no encosto e um suporte lombar de 5 cm de profundidade proporciona a carga mais baixa para o disco na posição sentada.[11] Portanto, deve-se evitar sentar com os quadris e joelhos flexionados ou na posição inclinada para a frente quando houver uma lesão aguda de disco. Se for necessário ficar sentado, deve haver um suporte para a região lombar da coluna vertebral com o tronco reclinado a 120°.

Efeitos do repouso no leito sobre o disco IV

Quando uma pessoa está deitada, as forças compressivas sobre o disco são reduzidas; com o tempo, o núcleo pode absorver mais água (embeber) para igualar as pressões. Quando se está deitado com a coluna em flexão, o líquido embebido se acumula posteriormente no disco, onde há um espaço maior. Então, ao se levantar, o peso corporal comprime o disco que está com o líquido aumentado e a pressão intradiscal aumenta fortemente. A dor ou os sintomas de uma protrusão discal são acentuados. Para evitar exacerbar os sintomas, deve-se evitar o repouso absoluto no leito durante a fase aguda.[48] O repouso no leito durante os primeiros dois dias (quando os sintomas são altamente irritáveis) pode ser necessário para promover o início da recuperação, mas deve ser intercalado com curtos intervalos na posição em bipedestação, caminhando e com movimentos apropriadamente controlados.[242]

Efeitos da tração no disco IV

A tração pode aliviar os sintomas de uma protrusão de disco, embora as evidências sejam conflitantes quanto aos efeitos benéficos em geral da tração.[40,48] Propõe-se que a separação dos corpos vertebrais possa ter o efeito de tensionar as fibras do anel e o ligamento longitudinal posterior, tendo, assim, um efeito de achatamento sobre a saliência do disco, ou pode diminuir a pressão intradiscal.[217] Se a tração alivia os sintomas, o tempo de aplicação precisa ser curto pois, com a diminuição da pressão, pode ocorrer embebição com líquido para igualar a pressão. Então, quando a tração é aliviada, a pressão aumenta e os sintomas são exacerbados.

Efeitos da flexão e extensão no disco IV e na estagnação de líquidos

O repouso em uma posição levemente inclinada para a frente costuma aliviar a dor em virtude do espaço potencial para o núcleo pulposo do disco IV. O paciente também pode desviar-se lateralmente para minimizar a pressão contra uma raiz nervosa. O movimento em extensão inicialmente causa aumento dos sintomas. Nas lesões de dis-co agudas, nas quais há um desvio lateral protetor e flexão lombar, as técnicas que causam desvio lateral da coluna em oposição ao desvio seguido pela extensão passiva da coluna (sustentada ou repetitiva) para comprimir mecanicamente a protrusão têm se mostrado um alívio para os sinais clínicos e sintomas em muitos pacientes.[133,159]

Pacientes que sentem dor causada por estagnação de líquidos, após terem estado em uma postura fletida mantida também experimentam alívio com o movimento de extensão.

Evidências em foco

Em um estudo envolvendo 20 pessoas com dor lombar que eram candidatos ao tratamento enfatizando a extensão, aqueles que experimentaram uma diminuição imediata na intensidade da dor (N = 10) de pelo menos 2/10 após o tratamento (mobilização de posterior para anterior seguida por extensões de braço no solo) demonstraram um aumento médio no coeficiente de difusão de 4,2% da região nuclear do disco IV L5-S1 medida por IRM. Aqueles que não experimentaram redução da dor (N = 10) não apresentaram alteração na difusão (diminuição média de 1,6%; P < 0,005).[18]

Efeitos dos exercícios isométricos e dinâmicos

Atividades isométricas (exercícios resistidos de inclinação pélvica, esforço, manobra de Valsalva) e exercícios ativos de flexão ou extensão de coluna aumentam as pressões intradiscais acima do normal. Portanto, eles precisam ser evitados durante o estágio agudo de uma lesão de disco. Contrações musculares fortes também exacerbam os sintomas se um músculo foi lesionado. Portanto, exercícios ativos e resistidos de extensão são evitados durante o estágio agudo.

Efeitos da defesa muscular

A defesa ou imobilidade muscular reflexa normalmente acompanha uma lesão aguda de disco e se soma às forças compressivas sobre ele. Modalidades físicas e tração oscilatória suave na coluna podem ajudar a diminuir a imobilidade.

Indicações, precauções e contraindicações das intervenções: abordagem extensora

Indicações. A extensão é usada quando a dor e/ou os sintomas neurológicos se centralizam (diminuem ou se movem mais proximalmente) durante manobras de teste em extensão repetida e avançam para a periferia (pioram) durante a flexão.[158] A extensão também é indicada para disfunções posturais em flexão com limitação na amplitude de extensão. Se nenhum movimento testado diminuir os sintomas, essa abordagem mecânica de tratamento não deverá ser usada. Isso foi ilustrado em um ensaio clínico randomizado de Hosseinifar et al.,[114] no qual pacientes com lombalgia inespecífica foram alocados em um grupo de exercícios de McKenzie (extensão) ou grupo de exercícios de estabilização. Após 18 sessões, o grupo de estabilização relatou uma diminuição significativa em sua dor e desfechos funcionais em comparação com o grupo McKenzie.

Precaução: um paciente com dor aguda na região da coluna, não influenciada pela mudança de posição ou movimento, precisa ser avaliado por um médico quanto a sinais de uma patologia grave.

Contraindicações: quando há uma lesão de disco, qualquer forma de exercício ou atividade que aumente a pressão intradiscal, como a manobra de Valsalva, flexão ativa do tronco, ou rotação do tronco é contraindicada durante a fase de proteção do tratamento. Qualquer movimento que leve os sintomas para a periferia sinaliza um movimento que é contraindicado durante o período agudo e subagudo inicial do tratamento. O avanço dos sintomas para a periferia com os movimentos de extensão pode indicar estenose, uma protrusão discal ampla ou patologia em um elemento posterior.[210] As contraindicações a movimentos específicos estão resumidas no Quadro 15.10.

Intervenções que utilizam uma abordagem extensora na região lombar da coluna vertebral

Tratamento de sintomas agudos

Se os sintomas forem graves, o repouso no leito é indicado com curtos períodos de caminhada em intervalos regulares. Caminhar normalmente promove extensão lombar e estimula a mecânica dos líquidos para ajudar a reduzir o edema no disco ou nos tecidos conjuntivos. Se o paciente não puder ficar em bipedestação, ereto, ele deverá usar muletas ou um andador para ajudar a aliviar o aumento de pressão pela postura inclinada para a frente.

Quando movimentos repetidos de flexão durante o teste aumentam os sintomas e os movimentos repetidos de extensão os diminuem ou centralizam, todas as atividades flexoras devem ser evitadas durante as fases iniciais da intervenção. O tratamento começa com as manobras descritas a seguir.

Extensão passiva

Posição do paciente e procedimento: decúbito ventral. Se a postura em flexão for acentuada, coloque travesseiros embaixo do abdome para dar suporte. Gradualmente aumente a quantidade de extensão removendo os travesseiros e então avance, fazendo o paciente levantar-se se apoiando nos cotovelos, permitindo que a pelve fique pendente (Fig. 15.4A). Ao fazer a propulsão, travesseiros colocados embaixo do tórax ajudam a aliviar a tensão sobre os ombros. Espere de 5 a 10 minutos entre cada incremento de extensão para permitir a redução do conteúdo de água e o tamanho da saliência discal. O procedimento deve ser acompanhado de centralização ou diminuição dos sintomas. Avance fazendo o paciente levantar o tronco apoiado sobre as mãos, permitindo que a pelve fique pendente (Fig. 15.4B).

Se a posição mantida de propulsão em decúbito ventral não for bem tolerada, faça o paciente realizar extensão lombar passiva de modo intermitente, repetindo *as flexões de braço em decúbito ventral* pelo menos 10 vezes, em uma tentativa de avançar para maior extensão a cada repetição. Se possível, solicite ao paciente que mantenha a posição final (como na Fig. 15.4B) depois da 10ª repetição, enquanto ele puder tolerar.

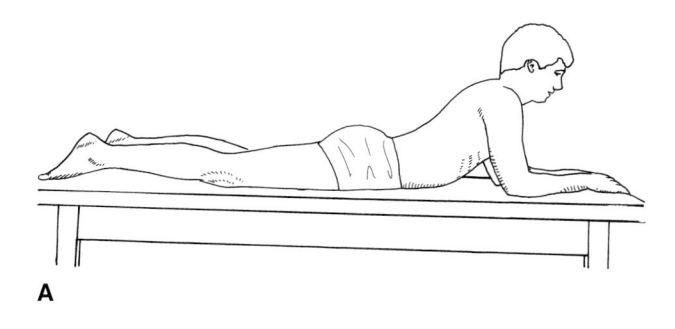

A

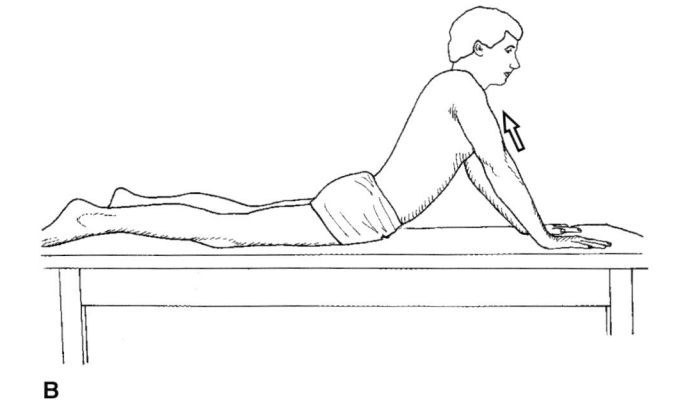

B

Figura 15.4   A extensão lombar é obtida **(A)** fazendo o paciente apoiar-se sobre os cotovelos e **(B)** empurrar-se sobre as mãos, permitindo que a pelve fique pendente.

QUADRO 15.10	Contraindicações a movimentos específicos da coluna vertebral

A *extensão* da coluna é contraindicada:[100]
- Quando nenhuma posição ou movimento diminui ou centraliza a dor descrita
- Quando está presente uma anestesia em sela e/ou fraqueza da bexiga (podendo indicar lesão medular ou de cauda equina)
- Quando um paciente está com uma dor tão extrema que mantém o corpo rigidamente imóvel em qualquer tentativa de correção

A *flexão* da coluna deve ser evitada:
- Quando a extensão alivia os sintomas
- Quando os movimentos de flexão aumentam a dor ou levam os sintomas para a periferia

Precaução: monitore com cuidado os sintomas do paciente. Eles devem diminuir de forma periférica (ou seja, alívio dos sintomas no pé e perna ou coxa e nádegas), porém podem aumentar na lombar (centralizar). Se os sintomas progredirem para baixo no membro inferior (avançarem para a periferia), interrompa imediatamente os exercícios e reavalie.[159]

Posições e procedimentos alternativos: se o paciente não tolerar a posição de decúbito ventral, posições alternativas podem ser efetivas:

- Sentado com um rolo lombar (ou rolo de toalha) colocado atrás da região lombar. Incluir movimentos de extensão repetitivos enquanto estiver na posição sentada, seja com balanço pélvico ou estendendo o tórax sobre a pelve estável.
- Em pé e fazendo extensões repetitivas para trás (Fig. 15.5).
- Em pé com as mãos colocadas em um balcão ou mesa e, em seguida, permitir que a pelve se incline para a frente produzindo uma extensão lombar. Essa pode ser uma postura sustentada, ou feita repetidamente.

Correção do desvio lateral

Se o paciente tem desvio lateral da coluna (Fig. 15.6), a extensão sozinha não pode reduzir uma protrusão nuclear do disco até que o desvio seja corrigido. Assim que o desvio é corrigido, o paciente precisa estender-se (conforme descrito anteriormente) para manter a correção.

Posição do paciente e procedimento: em bipedestação, com o cotovelo flexionado contra o lado da caixa torácica desviada. Fique em bipedestação no lado para o qual o tórax está desviado e coloque seu ombro contra o cotovelo do paciente. Então, envolva seus braços ao redor da pelve do paciente no lado oposto e simultaneamente tra-

cione a pelve em direção a você, ao mesmo tempo empurrando o tórax do paciente (Fig. 15.7). Essa é uma manobra gradual. Continue fazendo o desvio lateral se ocorrer a centralização dos sintomas. Se a correção for excessiva, a dor e o desvio lateral podem mover-se para o lado contralateral, o que é corrigido desviando-se o tórax para trás. O propósito é centralizar a dor e corrigir o desvio lateral. Assim que o desvio for corrigido, imediatamente faça o paciente inclinar-se para trás (Fig. 15.5). Novamente, espere um pouco. Avance para a extensão passiva com propulsão em decúbito ventral e flexões de braço, conforme descrito previamente.

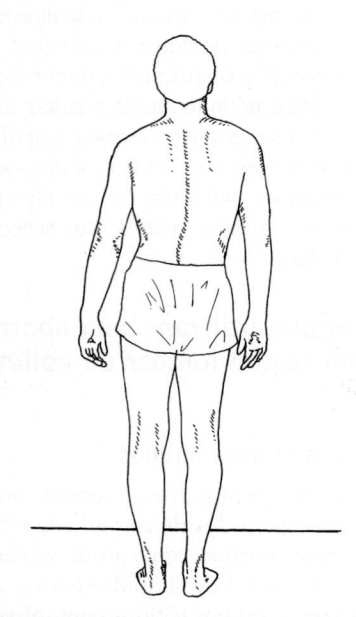

Figura 15.6   Paciente com desvio lateral da caixa torácica para a direita. A pelve está desviada para a esquerda.

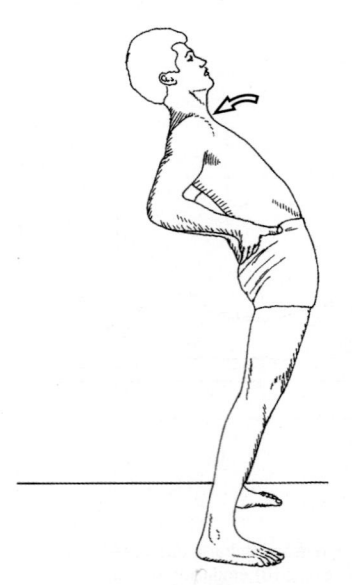

Figura 15.5   Inclinação para trás em bipedestação.

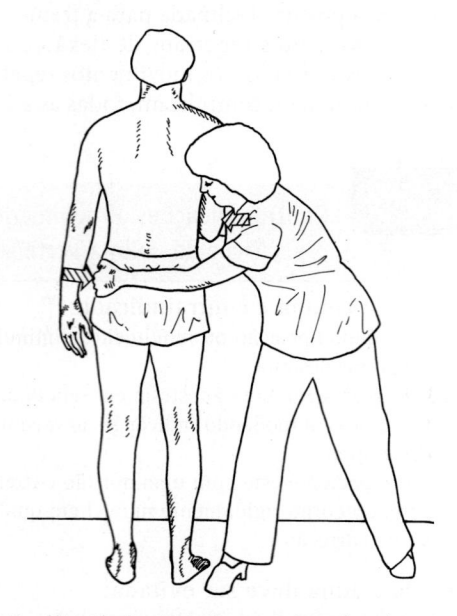

Figura 15.7   Uma técnica de deslizamento lateral usada para corrigir um desvio lateral do tórax é aplicada contra o cotovelo e a caixa torácica do paciente enquanto a pelve é tracionada para a direção oposta.

Posições alternativas do paciente e procedimento:

- Decúbito lateral sobre o lado para onde o tórax está desviado. Coloque um pequeno travesseiro ou um rolo de toalha embaixo do tórax. O paciente permanece nessa posição até que a dor centralize; então, ele rola para decúbito ventral e começa a extensão passiva fazendo propulsão e flexões de braço em decúbito ventral.
- Decúbito ventral. Tente deslizar lateralmente o tórax e a pelve em direção à linha mediana com pressão manual. As forças são iguais e em direção oposta. Assim que os sintomas centralizarem, instrua o paciente a iniciar a extensão passiva com propulsão e flexões de braço em decúbito ventral.

Ensinar a autocorreção do desvio lateral. O paciente coloca a mão do lado da caixa torácica desviada sobre a face lateral da caixa torácica e coloca a outra mão em cima da crista do ílio oposto; então empurra gradualmente essas regiões em direção à linha mediana e mantém a posição (Fig. 15.8).

Orientação ao paciente

- Ajude o paciente a identificar quais posições e movimentos aumentam ou diminuem a dor ou outros sintomas, realizando-as com supervisão. Ensine padrões de movimento seguros, para proteger a coluna, conforme está descrito nas diretrizes de tratamento de problemas agudos da coluna vertebral (ver Quadro 15.6).
- Instrua o paciente a repetir as atividades de extensão frequentemente, por exemplo, 10 vezes por hora, com correção do desvio lateral, se necessário, durante os primeiros dias. Quanto mais graves os sintomas, maior a frequência com que os exercícios de extensão devem ser realizados. Normalmente eles devem ser feitos logo ao levantar e após períodos prolongados em posição sentada e/ou inclinada.

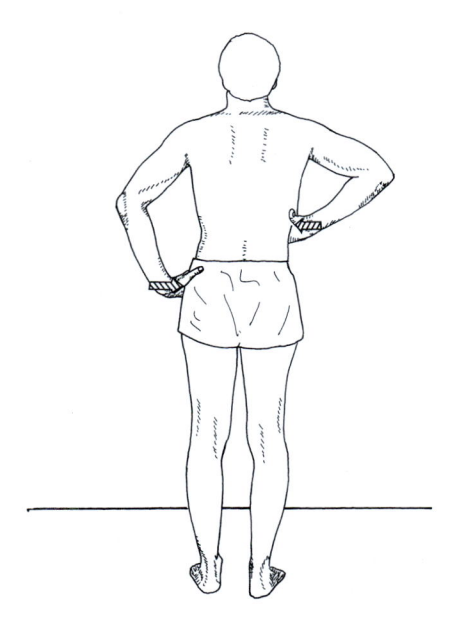

Figura 15.8   Autocorreção de um desvio lateral.

- Alerte o paciente para que interrompa a atividade imediatamente se a dor piorar ou avançar para a periferia durante os exercícios.
- Instrua o paciente a manter uma postura estendida com apoio passivo enquanto a lesão está regredindo. Por exemplo, faça o paciente usar um rolo de toalha ou travesseiro lombar enquanto está sentado. Isso é especialmente importante ao andar de carro ou ficar sentado em uma cadeira macia. Quando for para a cama, o paciente pode enrolar uma toalha, dobrada no sentido longitudinal 4 vezes, ao redor da cintura.
- Instrua o paciente a ter extremo cuidado se tiver que fazer atividades de flexão, como levantar um objeto pesado ou qualquer outra função que aumente a pressão intradiscal, por exemplo, esforçar-se em demasia.

Recomendação clínica

Se o seu paciente precisa fazer uma atividade que exija flexão ou esforço maior, instrua-o a, primeiramente, posicionar a coluna vertebral em extensão. Para tanto, deve estender a coluna e, em seguida, depois de completada a atividade, fazer extensões repetidas.

Tração lombar

A tração pode ser tolerada pelo paciente durante o estágio agudo e tem o benefício de alargar o espaço do disco e possivelmente reduzir a protrusão nuclear, diminuindo a pressão sobre o disco ou tensionando o ligamento longitudinal posterior.[217]

- O tempo de tração deve ser curto; as forças osmóticas logo se igualam. Contudo, depois de liberar a força e a tração, pode haver um aumento na pressão discal, levando ao aumento da dor. Use menos de 15 minutos de tração intermitente ou menos de 10 minutos de tração mantida.
- Carga elevada: é preciso mais da metade do peso corporal do paciente para separar as vértebras lombares.
- Se houver alívio completo inicialmente, é normal ocorrer uma exacerbação dos sintomas mais tarde.
- Se os sintomas forem aliviados com tração mecânica, instrua um familiar ou cuidador quanto à aplicação de uma tração unilateral à perna do membro envolvido para o tratamento domiciliar. Essa técnica de tração manual é aplicada intermitentemente por 10-15 segundos, com força suficiente para aliviar os sintomas, e pode ser feita ao longo do dia.

Manipulação articular

Podem ser utilizadas mobilizações/manipulações articulares graus I a IV antes das extensões de braço no solo, porém a manipulação de alta velocidade (técnica de *thrust*) não deve ser feita, já que pode promover inflamação no segmento. Os *thrusts* de alta velocidade também requerem um componente de rotação e isso pode aumentar a sobrecarga no disco.

Treinamento cinestésico, estabilização e atividades funcionais básicas

Assim que o paciente aprende a controlar os sintomas, deve ser enfatizado o seguinte:

- Ensine movimentos simples de coluna em amplitudes indolores usando inclinações pélvicas suaves. O paciente aprende a ter consciência do quanto ele pode inclinar a pelve para a frente e para trás e mover a coluna sem aumentar os sintomas. O balanço pélvico é feito em decúbito dorsal, sentado, na posição de quatro apoios (mãos e joelhos), decúbito ventral, lateral e em bipedestação. É importante permanecer dentro da habilidade de controle dos sintomas do paciente.
- Instrua o paciente a terminar todas as rotinas de exercício com a pelve inclinada anteriormente e com a coluna em extensão.
- Ensine ao paciente técnicas básicas de estabilização utilizando os músculos segmentares profundos do tronco enquanto mantém o controle da posição estendida da coluna e realiza movimentos simples dos membros. É importante alertar o paciente para que não prenda a respiração e provoque a manobra de Valsalva, o que pode aumentar excessivamente a pressão intradiscal.
- Encoraje atividades dentro da tolerância da pessoa, como caminhar ou nadar.
- Inicie o levantamento passivo da perna estendida com dorsiflexão e flexão plantar intermitentes para manter a mobilidade das raízes nervosas da região lombar da coluna vertebral.

Tratamento quando os sintomas agudos se estabilizam

Sinais de melhora

A melhora é observada com a diminuição da deformidade vertebral, aumento da mobilidade na coluna e sinais negativos de mobilidade dural. Diminuição da dor lombar com aumento dos sinais neurológicos verdadeiros é uma indicação de piora. O paciente é testado para determinar se os sintomas se estabilizaram; isso é possível realizando testes de flexão e extensão repetidas com o paciente em bipedestação e depois em decúbito dorsal e ventral, como feito inicialmente. Os testes podem ser positivos para comprometimentos estruturais (mobilidade restrita e tensão), porém não devem causar o avanço dos sintomas para a periferia, como quando a condição era aguda.[159]

Intervenção

A ênfase durante esse estágio é em *recuperar a função, desenvolver um plano de atendimento saudável para a coluna e ensinar ao paciente como prevenir recorrências*. A dor proveniente do encurtamento adaptativo diminui à medida que são restauradas a flexibilidade normal, força e resistência à fadiga.

Além das instruções gerais para os exercícios, ensine ao paciente estes princípios:

- Após quaisquer exercícios de flexão, faça exercícios de extensão, como flexões de braço em decúbito ventral ou extensão da coluna em bipedestação (ver Figs. 15.4 e 15.5).
- Se for necessário permanecer por longo tempo em uma postura fletida, interrompa a flexão com uma inclinação para trás pelo menos de hora em hora. Faça também inclinações pélvicas intermitentes, igualmente de hora em hora, ao longo do dia.
- Caso se desenvolvam ou sejam sentidos sintomas de protrusão discal, realize imediatamente flexões de braço em decúbito ventral, inclinações pélvicas anteriores na posição de quatro apoios ou inclinação para trás em bipedestação para prevenir a progressão dos sintomas.

Recomendação clínica

É importante que o paciente entenda que deve continuar com suas atividades diárias e que os sintomas geralmente podem ser tratados com posturas de extensão lombar e movimentos de inclinação pélvica. Instrua seu paciente a fazer uma extensão lombar repetida nas posições sentada, em pé ou em decúbito ventral de hora em hora enquanto acordado, além de movimentos na ADM lombar por meio da inclinação pélvica.

Intervenções para tratar uma lesão de disco na região cervical da coluna vertebral

As lesões de disco na região cervical da coluna vertebral são menos comuns do que na região lombar da coluna vertebral. Os discos herniados são mais comuns entre as vértebras C6 e C7; isso provavelmente decorre da maior mobilidade nessa região de transição entre a lordose cervical e a cifose torácica. Pode também ser resultado de degeneração, osteófitos ou má postura. Os pacientes podem se apresentar com neuropatia periférica e uma postura de cabeça anteriorizada sem diagnóstico de patologia discal. Os sintomas aumentam com atividades e posturas que aumentam a flexão na região cervical baixa e torácica alta e diminuem com a extensão nessa região (extensão axial ou retração do pescoço).[1]

O tratamento conservador é similar ao da região lombar da coluna vertebral e segue os mesmos princípios descritos na seção anterior. O tratamento médico inclui medidas farmacológicas para controle da dor e inflamação. Normalmente as extrusões de disco têm uma indicação cirúrgica em virtude do comprometimento potencial do canal vertebral e a pressão sobre a medula espinal.[213] Esses procedimentos estão descritos na próxima seção.

Fase aguda

Extensão axial passiva (retração cervical)

Posição do paciente e procedimento: comece com o paciente em decúbito dorsal, sem travesseiro sob a cabeça ou pescoço. Flexione suavemente o pescoço do paciente e permita que o pescoço seja posicionado contra a mesa de tratamento. Se o pescoço estiver desviado ou rodado para um lado, será preciso, primeiro, mover a cabeça e o pescoço para a linha mediana. Isso pode exigir um posicionamento progressivo suave, podendo levar 10 a 20 minutos para ser conseguido.

Progressão: progrida a extensão para hiperextensão da região cervical da coluna vertebral e, depois, avance para rotação. Seja cuidadoso e monitore atentamente os sinais e os sintomas; não avance se os sintomas avançarem para a periferia, indo para o braço.

Orientação ao paciente

Ensine o paciente a retrair a cabeça e o pescoço passivamente na posição sentada. O paciente pode empurrar o queixo suavemente (com cuidado para não empurrar muito forte a ponto de causar compressão da ATM) para dirigir o movimento. Tem sido visto que essa técnica melhora a amplitude do reflexo H e pode ser útil para melhorar a mobilidade e diminuir os sintomas de radiculopatia por meio da descompressão das raízes nervosas na região cervical baixa da coluna vertebral.[1]

Tração

A tração cervical pode aliviar os sintomas do paciente. Como já foi descrito para a tração lombar, durante a fase aguda, a tração mantida não deve durar mais do que 10 minutos e a tração intermitente, não mais do que 15 minutos. A dosagem é uma intensidade que cause separação vertebral (pelo menos 6 kg).

Recomendação clínica

Um familiar ou cuidador pode ser instruído para fazer a tração domiciliar. Essa pessoa apoia delicadamente a cabeça do paciente e aplica uma força de separação suficiente para diminuir os sintomas. Isso pode ser feito em incrementos de 10-30 segundos e pode ser realizado ao longo do dia.

Treinamento cinestésico para correção postural

Instrua o paciente na mecânica segura para manutenção da posição da cabeça. É importante ajudar o paciente a identificar a postura que centraliza os sintomas e ajustar o colar para manter essa posição.

Progressão conforme os sintomas se estabilizam

Siga as diretrizes do Quadro 15.8. Pode estar presente uma má postura cervical, torácica e escapular. Enfatize o treinamento cinestésico para percepção postural, exercícios de estabilização para controle postural com ênfase nos músculos escapulares e do ombro, adaptações ambientais para reduzir as sobrecargas posturais e atividades funcionais com uma mecânica vertebral segura.[89,139]

Evidências em foco

Kjellman e Oberg[130] distribuíram aleatoriamente 77 pessoas com dor cervical em um entre três dos seguintes grupos: exercícios gerais, exercícios de extensão de McKenzie e um grupo de controle (ultrassom e educação). As medidas dos resultados consistiram em intensidade da dor e o Índice de Incapacidade Cervical. Após 12 meses, todos os grupos apresentavam melhora significativa, sem diferença considerável entre os três grupos, com quase 70% dos pacientes relatando que estavam melhores ou completamente restaurados. Os autores notaram, contudo, que no curto prazo (durante as primeiras 3 semanas de tratamento), aqueles no grupo de exercícios de extensão tinham uma resposta ao tratamento mais favorável do que o grupo de exercícios gerais ou o grupo de controle, e havia uma tendência entre aqueles no grupo de exercícios de extensão de usar o sistema de saúde com menor frequência durante o período de 6 a 12 meses. A análise mostrou melhora significativa entre o grupo de exercícios de extensão e o grupo de controle após 3 semanas e após 6 meses (P < 0,05).

LESÕES DISCAIS: CIRURGIA E TRATAMENTO PÓS-OPERATÓRIO

Indicações para cirurgia

Os pacientes com radiculopatia de membro superior ou inferior, causada por irritação nervosa, nos quais as medidas conservadoras falharam, incluindo fisioterapia, medicamentos e injeções de esteroides, podem ser candidatos apropriados à cirurgia.[33,34,36,78,131,151,184,194,240]

Cirurgias comuns

Os dois procedimentos cirúrgicos mais comuns na coluna são a laminectomia e a fusão de uma ou mais vértebras.[152]

Laminectomia. A laminectomia é a remoção da lâmina. Uma laminectomia parcial ou hemilaminectomia é a remoção de apenas uma parte da lâmina; uma laminectomia completa é a excisão da lâmina inteira, do processo espinhoso e do ligamento amarelo inserido na lâmina. A desvantagem primária da laminectomia completa é que o segmento cirúrgico perde sua estabilidade anatômica.[34,36,100] Uma laminectomia é indicada tipicamente como alternativa à fusão em pacientes com uma pequena protrusão discal unilateral. Os benefícios da laminectomia são que os pacientes retêm a mobilidade segmentar e ao mesmo tempo têm os sintomas aliviados.

Fusões. As fusões são indicadas quando o paciente se apresenta com dor axial combinada com instabilidade, alterações degenerativas artríticas graves ou dor periférica que não pode ser controlada de outra maneira.[33,36,78,94,131,151,184,194,240] As vantagens de uma fusão vertebral são que esta reduz ou elimina a mobilidade do segmento, reduz a carga mecânica na área degenerada do disco e reduz a incidência de herniações adicionais no local afetado do disco.[240] Contudo, os efeitos de uma fusão podem acelerar os processos degenerativos, criar uma hipermobilidade nos segmentos vertebrais adjacentes e alterar a mecânica geral da coluna vertebral.[19,62,100,106]

Procedimentos

Fusão anterior do disco cervical. A fusão anterior do disco cervical (FADC) envolve uma incisão horizontal no(s) nível(is) das vértebras cervicais que serão fundidas. Tanto o músculo platisma quanto o longo do pescoço são interrompidos durante esse procedimento. Depois da excisão do disco, as vértebras adjacentes são então fixadas internamente com uma única placa unilateral e parafusos que se prendem diretamente nos corpos vertebrais. Embora as complicações sejam raras, podem incluir dor de garganta, rouquidão e dificuldade para engolir.[81] As complicações médicas envolvendo coração, pulmões e outros órgãos afetam cerca de 5% dos pacientes cirúrgicos após FADC.[152] Complicações neurológicas ou mais graves, incluindo mielopatia, radiculomielopatia e paralisia recorrente do nervo laríngeo, têm sido relatadas como variando de 1 a 4% da população pós-cirúrgica.[20,33,69] É mais provável que ocorram complicações em pacientes idosos (≥ 65 anos).[30]

Desfechos

Tem sido relatado que a dor diminui de modo significativo depois de uma FADC.[78,107,131,144,168,184,247] Os resultados bons a excelentes relatados chegam a 92%.[100]

Fusão lombar intersomática transforaminal. A fusão lombar intersomática transforaminal (FLIT) envolve uma incisão vertical centralmente ao longo da coluna vertebral posterior.[94] Os músculos paraespinais, incluindo o multífido, são afastados antes para a remoção da lâmina, processo espinhoso e ligamento amarelo. As vértebras são fundidas uma com a outra usando-se osso da facetectomia e osso autólogo da crista ilíaca.[94] As complicações, que ocorrem em 2 a 5% dos pacientes, incluem infecção, hemorragia epidural, lesão neural, instabilidade pós-cirúrgica, fibrose epidural e aracnoidite.[19,76,86,194,246] A infecção do local da cirurgia e as complicações da ferida têm sido citadas como as complicações pós-cirúrgicas mais comuns.[6] Hayashi et al.[96] relataram degeneração do segmento adjacente em 40% das pessoas após 121 meses de seguimento. As taxas de cirurgia adicional variam de 8-14%.[96,216] Foi também informado que a taxa de cirurgia de fusão varia de 70-96%.[76,143,170]

Desfechos

Foi relatada melhora significativa na EVA, nas pontuações do Índice de Incapacidade de Oswestry e em outros desfechos funcionais.[12,76,86,90,102,216] Berg et al.[19] identificaram que 84% das pessoas relatavam melhora e/ ou resolução completa da dor com 1 ano de pós-operatório e 86% com 2 anos. Os autores também relataram que 71% das pessoas tinham retornado ao trabalho após um ano. Em um estudo similar, Fujimori et al.[76] relataram uma diminuição de 3,4 pontos na escala visual analógica de dor e uma melhora de 14 pontos no Índice de Incapacidade de Oswestry, 1,3 ano após a cirurgia.

Laminectomia. As laminectomias podem ser feitas tanto na região lombar como cervical da coluna vertebral. Ambas envolvem um acesso posterior e são feitas de modo similar a uma fusão posterior, com a exceção de que as vértebras não são fixadas internamente entre si. O tempo de recuperação e o tempo para o retorno ao trabalho costumam ser muito mais rápidos quando comparados a uma fusão. Contudo, são seguidas diretrizes similares de reabilitação, conforme descrito na próxima seção. Foi relatado que a necessidade de nova cirurgia seguinte a uma laminectomia varia entre 14-33,8%,[32,216] e que o risco de necessidade de uma cirurgia de fusão ao longo da vida após a laminectomia é de 8%.[32]

Tratamento pós-operatório

O tratamento pós-operatório é similar para todos esses procedimentos cirúrgicos.

Fase de proteção máxima

- *Orientação ao paciente.* Orientar o paciente sobre as expectativas do cirurgião, o procedimento cirúrgico e a reabilitação envolvida no processo. Também, instruir o paciente sobre quaisquer restrições, conforme detalhado pelo cirurgião. Essas restrições costumam incluir não levantar peso (> 5 kg) por até 3 meses. Podem também ser impostas limitações nos movimentos ativos dependendo da preferência do cirurgião e do tipo de procedimento.
- *Manejo da ferida e controle da dor.* Ensinar o paciente a observar se há sinais de inflamação, tais como rubor, edema ou não fechamento da ferida.
- *Mobilidade no leito.* O paciente precisa reaprender a se mover no leito, já que pode estar usando uma órtese para a coluna vertebral que impede o movimento normal.
- *Órteses.* Para promover a cicatrização, paciente submetidos a FADC ou FLIT costumam receber um colar Filadélfia e depois um colar cervical macio ou uma órtese lombossacral, respectivamente, por até 3 meses. O paciente pode ter permissão para tirar a órtese durante o banho mas precisa colocá-la de volta imediatamente depois de vestir-se.
- *Exercícios.* Encorajar a marcha e os exercícios suaves de ADM (assistidos, em caso de necessidade) que possam ser feitos em decúbito dorsal. Incluir deslizamentos do calcanhar, exercícios de quadríceps em arco curto, isométricos de quadríceps e glúteos e bombeamento de tornozelo. Pacientes submetidos à laminectomia são instruídos a evitar extensão excessiva por causa do arco neural ósseo enfraquecido.

Contraindicações: os pacientes devem evitar banhos de chuveiro ou molhar a incisão até que esteja completamente fechada. Isso ocorre em geral entre 1 e 2 semanas após a cirurgia. Como descrito anteriormente, o paciente é instruído a seguir as diretrizes do cirurgião relativas às limitações nos movimentos e no levantamento de peso.

Fases de proteção moderada e mínima

- *Mobilização do tecido cicatricial.* Depois que o local de incisão cicatrizou, iniciar a mobilização da cicatriz para melhorar a mobilidade do tecido conjuntivo e diminuir a dor no local cirúrgico.
- *Alongamento progressivo e mobilização articular/manipulação do tecido que apresenta restrições.* Técnicas articulares suaves (grau I a II) nos segmentos adjacentes são indicadas para modulação da dor e melhora da ADM.
- *Desempenho muscular*
  - Iniciar exercícios de estabilização segmentar e progredir para estabilização global, conforme a tolerância do paciente.[97]
  - Abordar as metas do paciente dirigidas à minimização de restrições específicas nas atividades e deficiências.
  - Começar com exercícios em um único plano e progredir a complexidade de acordo com a tolerância do paciente.
- *Treino de marcha.* Assim que o paciente tiver permissão para deambular, em geral, um dispositivo de auxílio para deambulação é indicado para facilitar a postura ereta e retirar parte da sobrecarga na área cirúrgica.

Contraindicações

- O paciente precisa continuar obedecendo as contraindicações do cirurgião para promover a cicatrização ótima.
- As manipulações articulares nos níveis da fusão são contraindicadas.
- Os exercícios de extensão, incluindo extensões de braço no solo, são contraindicados em pacientes que fizeram laminectomia.

Evidências em foco

Várias pesquisas relatam melhora do *status* funcional em pacientes que iniciam a reabilitação em 12 semanas após a cirurgia na região lombar da coluna (com ou sem fusão).[157,176,177,208] Vários autores relatam que começar a reabilitação em 6 semanas tem desfechos inferiores quando comparados àqueles após uma espera de 12 semanas.[176,177,208]

DIRETRIZES DE TRATAMENTO: TENDÊNCIA FLEXORA

Os pacientes podem se apresentar com uma postura fletida, se revelando incapazes de estendê-la em virtude do aumento dos sintomas neurológicos e da diminuição da mobilidade; eles podem se beneficiar de intervenções precoces que enfatizem a flexão dos segmentos envolvidos para aliviar os sintomas. Os pacientes podem ter um diagnóstico médico de espondilose ou estenose espinal (central ou lateral), podem ter sofrido uma lesão com carga em extensão, ou pinçamento capsular ou articulações facetárias edemaciadas, de modo que os sintomas aumentam com a extensão. A posição fletida reduz ou alivia os sintomas.

Observação: a radiculopatia cervical é discutida na seção Tratamento de diagnósticos regionais, mais adiante neste capítulo.

Princípios de tratamento

As intervenções de fisioterapia enfocam o aumento do diâmetro do forame e minimização da irritação da raiz nervosa.

Efeito da posição. A flexão alarga os forames IV, ao passo que a extensão diminui o tamanho dos forames. Qualquer comprometimento da abertura foraminal, como um pinçamento causado por esporões ou lábios ósseos ou tecido edemaciado, reduz o espaço. O paciente pode descrever sintomas intermitentes ligados às raízes nervosas (dormência ou formigamento intermitente), sempre que o segmento envolvido se estender, indicando compressão mecânica. Sintomas constantes de raízes nervosas podem ser causados por inflamação e tecido edemaciado.

Efeito da tração. Tem sido demonstrado que a tração alarga os forames IV. O posicionamento da coluna em flexão antes da aplicação da tração proporciona o maior aumento de espaço.[145,193] A tração posicional, na qual o paciente é colocado em inclinação lateral para o lado ou direção oposta à dor e em rotação para o mesmo lado da dor, pode também ser benéfica para aumentar o diâmetro do forame lateral.

Efeito do trauma e irritação repetitiva. Edema nas articulações facetárias, decorrente de macro ou microtraumas, leva ao comprometimento do espaço foraminal. Com a degeneração e o aumento da mobilidade em um segmento vertebral, a instabilidade pode ser a causa de microtraumas repetitivos, levando a edema e dor.

Efeito do tecido meniscoide. O tecido meniscoide da cápsula articular pode ser pinçado com movimentos súbitos. Isso bloqueia movimentos específicos, como extensão e inclinação lateral para o lado envolvido. A manipulação e a tração normalmente aliviam os sintomas.

Indicações e contraindicações para intervenção: abordagem flexora

Indicações. A flexão é usada quando os sintomas neurológicos e/ou a dor são aliviados com a flexão e piorados com posições ou movimentos de extensão.

Contraindicações: posições, movimentos e exercícios de extensão, ou extensão com rotação, são contraindicados quando os sintomas neurológicos ou a dor piorarem com esses movimentos. Os exercícios de flexão são contraindicados quando os sintomas neurológicos ou a dor avançarem para a periferia durante flexão ou manobras repetidas de flexão (ver Quadro 15.10).

Técnicas que utilizam uma abordagem flexora

Em geral, as posturas e os exercícios de flexão da coluna são ensinados seguindo as diretrizes descritas nos Quadros 15.6, 15.8 e 15.9. As sugestões a seguir também devem ser consideradas para condições especiais.

Tratamento dos sintomas agudos

Instrução ao paciente

- Conforme descrito anteriormente neste capítulo, na seção sobre cuidados gerais na fase aguda, tão logo tenha sido identificada a posição funcional para o conforto, incentive o paciente a se mover ao longo de amplitudes indolores e a manter atividades diárias que não exacerbem os sintomas.
- Em geral, um suporte passivo, por exemplo, o uso de um colar cervical ou de um colete lombar, não é utilizado nem discutido com o paciente, exceto quando o suporte também é benéfico no tratamento de pacientes com AR ou outros distúrbios associados com hipermobilidade ou instabilidade.

Posição funcional de conforto

- Para tendência flexora na região lombar da coluna vertebral, a posição é normalmente com os quadris e joelhos flexionados, de modo que a região lombar fique flexionada.
- Na região cervical da coluna vertebral, a posição é no sentido da extensão axial (flexão cervical alta), com alguma flexão também na região cervical baixa.
- Quando há sinais neurológicos, a posição proporciona abertura máxima do forame IV para minimizar o pinçamento da raiz nervosa.

Tração

- Técnicas de separação e deslizamento articular suave intermitente podem inibir respostas musculares dolorosas e proporcionar movimento do líquido sinovial na articulação para promover recuperação.
- As dosagens precisam ser muito suaves (grau I ou II), para evitar distensão das cápsulas e são mais bem aplicadas com técnicas manuais durante o estágio agudo.
- Na presença de espondilose ou estenose, se um paciente não tem sinais de inflamação articular aguda, mas tem sinais de irritação de raiz nervosa, forças de tração mais fortes podem ser benéficas para causar a abertura do forame IV, o que ajuda a aliviar a pressão.

Contraindicação: se um paciente tem AR, a tração e as mobilizações/manipulações articulares na coluna são potencialmente perigosas em virtude de necrose ligamentar e instabilidade vertebral; portanto, elas não devem ser feitas.[163]

Correção de desvio lateral

Se o paciente tem um desvio lateral da região torácica com alívio dos sintomas quando em flexão, pode-se ensinar a ele a autocorreção.

Posição do paciente e procedimento: em bipedestação, com a perna oposta ao desvio sobre uma cadeira, de modo que o quadril fique com cerca de 90° de flexão. A perna no lado do desvio lateral é mantida estendida. Faça o paciente flexionar o tronco em cima da perna que está elevada e aplicar pressão tracionando o tornozelo (Fig. 15.9).

Correção de pinçamentos meniscoides

Quando há tecido sinovial ou meniscoide encarcerado em uma articulação facetária, bloqueando o movimento de extensão, a liberação do meniscoide encarcerado alivia a dor e a defesa muscular que a acompanha. As superfícies articulares precisam ser separadas e as cápsulas articulares, tensionadas.[23] As técnicas gerais incluem tração e manipulação.

- A tração da coluna pode ser aplicada manual ou mecanicamente. O paciente também pode aprender técnicas de autotração e tração por posicionamento. A tração aplicada no sentido longitudinal ao longo do eixo da coluna tem o efeito de deslizar as superfícies das facetas articulares e, assim, tensionar as cápsulas facetárias. A tração com inclinação para o lado contralateral e rotação da coluna tem o efeito de separar as superfícies das articulações facetárias, assim como tensionar as cápsulas.
- As técnicas de tração manual, autotração e tração por posicionamento usando rotação estão descritas na seção de alongamento do Capítulo 16.

Tratamento quando os sintomas agudos se estabilizaram

As diretrizes gerais para problemas subagudos e crônicos da coluna vertebral estão resumidas nos Quadros 15.8 e 15.9. A ênfase específica ao tratar pacientes com comprometimentos de mobilidade em razão de articulações facetárias hipo ou hipermóveis inclui:

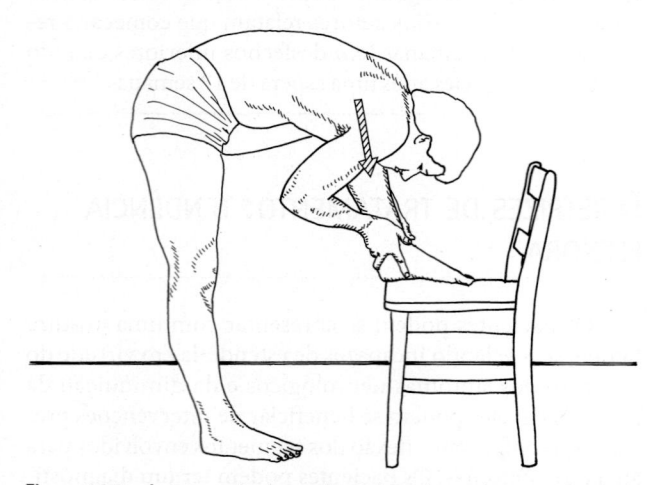

Figura 15.9   Autocorreção de um desvio lateral quando ocorre desvio do tronco durante a flexão.

- As articulações hipomóveis requerem alongamento, porém não se a técnica sobrecarregar uma região hipermóvel. As técnicas de tração podem ser efetivas se a região hipermóvel for estabilizada durante o alongamento. Para quem é treinado nas técnicas de mobilização/manipulação articular, elas são efetivas para o alongamento seletivo de articulações facetárias e têm se mostrado uma parte efetiva de uma abordagem de tratamento total quando há instabilidade em áreas específicas e mobilidade restrita em articulações facetárias adjacentes.[182] A ênfase é no desenvolvimento de estabilidade dinâmica por meio do controle muscular nas regiões hipermóveis enquanto se ganha mobilidade nas regiões restritas.
- A força e a flexibilidade da musculatura do tronco, quadril e complexo do ombro requerem o alongamento e o fortalecimento seletivos.
- Quando há alterações ósseas e esporões osteofíticos, o paciente deve evitar posturas e atividades de hiperextensão, como estender os braços ou olhar acima da cabeça durante períodos de tempo prolongados. As adaptações no ambiente podem incluir o uso de um banquinho para que os objetos a serem alcançados fiquem no nível do ombro. As posturas e os movimentos que enfatizam a flexão da coluna e, assim, aumentam o tamanho dos forames IV, em geral são preferidos.
- Para pacientes com AR, a ênfase é em estabilização e controle. Em virtude das instabilidades potenciais decorrentes do tecido necrótico e erosão óssea, as subluxações e luxações podem causar dano à medula espinal ou ao suprimento vascular, além de serem extremamente debilitantes ou mesmo representarem uma ameaça à vida.

Diretrizes de tratamento: estabilização

Pacientes com instabilidade segmentar – incluindo hipermobilidade, frouxidão ligamentar, diagnósticos como espondilólise, espondilolistese ou pouco controle neuromuscular da musculatura segmentar e estabilizadora global – requerem intervenções que melhorem a estabilidade. Alguns dos pacientes podem ter uma história de trauma, manipulações repetidas ou sinais iniciais de espondilose. O teste de mobilidade dos segmentos vertebrais revela aumento da mobilidade em um ou mais segmentos. A musculatura estabilizadora pode estar com a atividade diminuída, particularmente em resposta às perturbações posturais, e pode haver padrões respiratórios defeituosos. (Há mais informações sobre espondilolistese na seção final deste capítulo.)

Identificação da instabilidade clínica

O profissional médico, em geral, utiliza radiografias com sobrecarga para identificar a instabilidade. Aqueles com mais de 4 mm de translação ou 10° de rotação são considerados candidatos à cirurgia.[72] As radiografias po-

dem identificar problemas apenas nas estruturas passivas. Para identificar comprometimentos na musculatura e na habilidade de controlar o movimento, têm sido desenvolvidas técnicas que abordam especificamente a ativação e a resistência da musculatura segmentar profunda e a estabilização da musculatura global. Podem ser usados:

- *Qualidade do movimento.* Observe a ADM da coluna (em bipedestação) e observe se há algum entrave ou movimento aberrante. Os pacientes podem demonstrar dificuldade para mover-se suavemente nas amplitudes médias e demonstrar um desvio ou flutuação no movimento.[75]
- *Controle da musculatura segmentar profunda.* Na região lombar é possível palpar os músculos TrA e multífido enquanto o paciente tenta contraí-los. Dispositivos para medir a ativação, como o uso de uma unidade de *feedback* com biopressão ou imagem de ultrassom, têm sido desenvolvidos tanto para pesquisa quanto para uso clínico[113] (ver a próxima seção, Princípios de tratamento, assim como o Cap. 16).
- *Controle da musculatura global.* Vários protocolos têm sido desenvolvidos para testar a função estabilizadora da musculatura global.[79,92,203] Eles desafiam primariamente a capacidade de sustentação isométrica da musculatura anterior, posterior e lateral do tronco sob diferentes cargas. Foi demonstrado que os testes de extensão lombar passiva, de carga em extensão lombar e de elevação ativa da perna estendida são bons preditores de pacientes que podem precisar de exercícios de estabilização lombar.[199]

Princípios de tratamento

Suporte passivo

Embora não sejam costumeiramente recomendados, órteses ou coletes podem ser necessários para o suporte externo com o objetivo de proporcionar estabilidade e reduzir a dor, nos casos em que há instabilidade significativa.[72] Idealmente, esses dispositivos podem ser usados com o treinamento de controle dinâmico da musculatura segmentar.

Ativação da musculatura segmentar

A ativação da musculatura segmentar pode não ser automática em pacientes com dor ou instabilidade. As técnicas usadas para instruir os pacientes, além dos estímulos verbais e táteis, incluem o uso de um manguito de pressão para *biofeedback* (Chattanooga®) e imagem de ultrassom. A imagem de ultrassom é usada principalmente em instituições de pesquisa em virtude do custo do equipamento. O manguito de pressão tem se mostrado relevante em termos clínicos, já que provê *feedback* imediato aos pacientes.[113] O uso do manguito para teste e instrução da ativação da musculatura segmentar das regiões cervical e lombar está descrito com detalhes na seção Desempenho muscular do Capítulo 16.

Assim que o paciente aprende a ativar os músculos segmentares, coloca-se ênfase em manter a contração durante um período e em aumentar as repetições da sustentação estática para reforçar a função postural. Essas contrações são de baixa intensidade para minimizar a atividade compressiva dos músculos globais.[83]

Recomendação clínica

"Fortalecer o *core*" tornou-se uma frase popular em programas de exercícios gerais, em que seu significado se aplica a qualquer exercício que concentre a atenção na musculatura do tronco (geralmente os abdominais). Para *fins terapêuticos* nos cuidados de pacientes com instabilidade segmentar, inicialmente a ênfase recai no treinamento da ativação dos músculos segmentares profundos, seguida pelos músculos globais do tronco e, por fim, em ajudar o paciente a perceber a diferença nas ações e funções desses músculos. Essas técnicas são descritas em detalhes no Capítulo 16.

Região lombar

Inicialmente, o paciente é ensinado a encontrar e manter uma posição neutra da coluna usando inclinações pélvicas (amplitude média). O paciente é, então, instruído a realizar a manobra de "encolher a barriga" para ativar o músculo TrA, ou a aprender a contrair o músculo multífido fazendo o abaulamento do músculo. A coativação suave dos músculos do períneo facilita a contração desses músculos segmentares.[173]

Evidências em foco

Uma revisão das revisões sistemáticas de 2000-2011 sobre os exercícios de estabilização do *core* para lombalgia crônica chegou à conclusão de que os programas envolvendo tais práticas beneficiam pessoas com lombalgia inespecífica.[93] Além disso, foi relatado que a estabilização do *core* é mais eficaz na redução da lombalgia e na melhora dos desfechos funcionais, quando comparada aos exercícios convencionais.[29,119]

Região cervical

O paciente é ensinado a ativar a musculatura segmentar com um aceno suave da cabeça e leve retificação da lordose cervical.[83]

Progressão dos exercícios de estabilização

- A progressão da ativação da musculatura segmentar para os exercícios de estabilização geral usando a musculatura global enfatiza o controle cervical e pélvico, ao mesmo tempo sobrepondo movimentos dos membros. Estão incluídas atividades de apoio de peso, como os deslizamentos na parede, avanços parciais e agachamentos parciais com ênfase na manobra de "encolher a barriga" e no controle vertebral na posição neutra da coluna durante as atividades.
- As atividades funcionais são incorporadas às rotinas dos exercícios de estabilização. O paciente é encorajado a

ativar a musculatura segmentar de maneira consciente e manter uma posição neutra da coluna até que esta se torne habitual.

DIRETRIZES DE TRATAMENTO: MOBILIZAÇÃO/MANIPULAÇÃO

Observação: os termos *manipulação* e *mobilização* estão sendo atualmente usados como sinônimos, com uma tendência maior de uso do termo *manipulação* (ver Cap. 5). Os autores deste capítulo usam *manipulação* para as técnicas oscilatórias graduadas e técnicas de *thrust* de alta velocidade (HVT) para o movimento de alta velocidade e pequena amplitude realizado no final do limite patológico da articulação. Ao descrever ou documentar as técnicas de manipulação usadas, o terapeuta deve se lembrar de definir a intensidade (grau I-IV ou HVT) assim como o nível espinal (alvo), a direção de aplicação da força e a posição do paciente.

Alguns pacientes se beneficiam da manipulação da coluna durante os estágios iniciais de intervenção.[39,43,161] Segmentos vertebrais com hipomobilidade podem causar aumento de carga nos segmentos hipermóveis e requerer uma abordagem combinada de manipulação, assim como exercícios de estabilização.[116,182] As técnicas de manipulação para as regiões cervical, torácica e lombar da coluna vertebral estão descritas no Capítulo 16.

Tratamento: região lombar da coluna vertebral

Após ter determinado o segmento hipomóvel na região lombar da coluna vertebral, faça até duas tentativas de manipulação geral (com uso da técnica do rolamento lombar), seguidas pela instrução de exercícios de ADM. Isso é repetido por duas sessões, após as quais o paciente é instruído a realizar os exercícios de estabilização e progredido pelo tratamento, conforme resumido nos Quadros 15.8 e 15.9.

A técnica lombopélvica usada nos estudos de validação[38,39] e uma técnica alternativa[43] estão descritas no Capítulo 16. Os procedimentos de tração descritos na seção sobre ausência de apoio de peso no início deste capítulo podem ser também benéficos.

Evidências em foco

Em um ensaio controlado randomizado de 71 pessoas com dor lombar, Flynn et al.[68] determinaram que os pacientes com maior probabilidade de se beneficiarem da manipulação vertebral antes dos exercícios de estabilização eram aqueles que atendiam quatro ou cinco dos seguintes critérios: duração dos sintomas inferior a 16 dias, sem sintomas distais ao joelho; uma pontuação inferior a 19 em uma medida de medo/aversão; pelo menos um segmento lombar hipomóvel; e pelo menos uma das articulações do quadril com mais de 35° de rotação medial. Isso foi validado por Childs et al.[38] em um ensaio controlado, randomizado, feito em múltiplos centros, de 131 pacientes consecutivos.

Fritz et al.[75] relataram que aqueles que tinham testes positivos para hipomobilidade espinal tinham resultados melhores se a manipulação era incluída nas intervenções; e aqueles com hipermobilidade eram mais bem-sucedidos quando a estabilização era incluída.

As **DPC para Lombalgia**[48] citam evidências robustas em favor do uso de procedimentos de manipulação no tratamento de pacientes com deficiências de mobilidade em casos agudos, subagudos e crônicos de lombalgia e de dor nas coxas ou nádegas relacionadas à coluna, com a meta de reduzir a dor e melhorar a mobilidade.

Tratamento: região cervical da coluna vertebral

Tem sido mostrado que a manipulação cervical, em combinação com o exercício, diminui a dor cervical de forma significativa[7,63,64,87] assim como aumenta a ADM, a força dos membros superiores e pescoço e a resistência física.[27] Gross et al.[87] realizaram uma revisão Cochrane e identificaram forte evidência a favor da manipulação combinada com exercícios para diminuir a dor, em comparação com o grupo de controle.

Observação: o risco de lesões graves ou potencialmente fatais foi relatado como de 1 em 20 mil a 5 em 10 milhões.[88] Apesar dos potenciais riscos,[53,118] muitos autores informaram que não há risco de lesão da artéria vertebrobasilar como resultado da manipulação pela técnica de *thrust* de alta velocidade nas articulações cervicais.[15,35,101,227] Além disso, foi demonstrado que esse tipo de manipulação articular diminui a dor, em comparação com a tração,[251] diminui a dor e a incapacidade e melhora os desfechos dos pacientes, comparativamente às manipulações que não usam a técnica do *thrust*.[58,225]

É importante que a região torácica da coluna vertebral seja avaliada nos pacientes com problemas cervicais.[120,132] Não apenas a região torácica se move durante o movimento cervical como também tem uma propensão a deficiências de mobilidade. Além disso, há inserções musculares comuns nas duas regiões. A realização de manipulação articular e *thrust* de alta velocidade na região torácica da coluna em geral melhora os resultados em pacientes com queixas cervicais.[41,42,120,132,153]

Evidências em foco

Cleland e Childs[41] empregaram manipulação torácica, exercícios e orientações em 78 pacientes com dor cervical. Foi encontrada uma taxa de sucesso de 86% nos pacientes com três ou mais dos seguintes critérios: sintomas < 30 dias; ausência de sintomas distais ao ombro, a extensão cervical não agravava os sintomas; pontuação de atividade física do *Fear-Avoidance Belief Questionnaire-Physical Activity* (questionário de crenças e medos de pessoas com dor lombar) < 12; cifose torácica superior diminuída (T3-5); e extensão cervical < 30°.

Puentedura et al.[198] identificaram quatro variáveis clínicas que previam sucesso após a manipulação das articulações cervicais pela técnica do *thrust* de alta velocidade. As variáveis foram: duração dos sintomas inferior a 38 dias; expectativa do paciente de efetividade da manipulação com a técnica do *thrust* de alta velocidade; rotação para a esquerda e para a direita igual ou maior que 10°; e dor ao teste de mobilidade mediocervical na direção posterior a anterior. Caso três ou mais variáveis fossem identificadas, a chance de sucesso em curto prazo seria de 90%. Além disso, Bishop et al.[21] descobriram que aqueles pacientes que acreditavam que a manipulação seria bem-sucedida tiveram melhores desfechos.

DIRETRIZES DE TRATAMENTO: LESÕES DE TECIDOS MOLES

Como descrito anteriormente, podem ocorrer sintomas nos tecidos moles, incluindo os músculos, como resultado de trauma direto (lacerações/contusões), distensão decorrente de atividades mantidas ou repetitivas ou como um mecanismo de proteção (defesa/espasmo) após lesões em articulações ou outros tecidos. As diretrizes gerais de tratamento estão resumidas nos Quadros 15.6, 15.8 e 15.9. Além disso, estão descritas nesta seção considerações específicas para o tratamento de lesões musculares.

Tratamento durante o estágio agudo: fase de proteção

Controle da dor e da inflamação

Use modalidades apropriadas e técnicas de liberação miofascial para controlar dor e inflamação.

Região cervical da coluna vertebral

Nos casos de lesão grave, os colares cervicais proporcionam suporte passivo para aliviar os músculos do trabalho de dar suporte ou controlar a parte lesionada. Em geral, os colares cervicais ficam reservados a lesões em chicote graves e agudas, ou como intervenção pós-operatória, segundo recomendações do médico. O tempo de uso de um colar durante o dia está ligado à gravidade da lesão e à quantidade de proteção necessária. Descontinue essa forma de suporte passivo o mais rápido possível, para minimizar a dependência de seu uso pelo paciente.

Região lombar da coluna vertebral

Os coletes proporcionam suporte passivo na região lombar e podem ser usados em seguida a lesão grave ou no pós-operatório. Como na região cervical, o tempo que eles são usados deve estar relacionado com a quantidade de proteção necessária. Alguns pacientes tendem a tornar-se dependentes do colete e continuam a usá-lo mesmo depois da recuperação, quando não serve mais ao fim pretendido. Durante a recuperação, é melhor fortalecer o "colete" natural do corpo (os músculos abdominais profundos) e desenvolver uma mecânica efetiva da coluna (ver Cap. 16), em lugar de fazer com que o paciente dependa de suporte passivo.

Função muscular

Ao avaliar a função muscular, identifique a posição funcional na qual a intensidade dos sintomas do paciente diminui. Nos casos de lesão muscular, ela normalmente ocorre com o músculo na posição encurtada. Nessa posição, comece com técnicas de exercícios isométricos suaves intermitentes. A dosagem é crítica e a resistência, mínima. Use apenas o suficiente para gerar uma contração isométrica.

Região cervical da coluna vertebral

Posição do paciente e procedimento: decúbito dorsal. Fique em bipedestação na cabeceira da mesa de tratamento, apoiando a cabeça do paciente com suas mãos. Comece com o músculo que está em posição de defesa em sua posição encurtada. Peça ao paciente para sustentar enquanto você aplica uma leve resistência (leve o suficiente para mover apenas uma pena). Tanto a contração como o relaxamento devem ser graduais. Não deve ocorrer movimento do pescoço ou uma resistência brusca.

- Se houver lesão muscular, a técnica é repetida com o músculo mantido na amplitude encurtada durante vários dias antes de começar a alongá-lo.
- À medida que o músculo se regenera ou se não houver lesão muscular, avance com o tratamento alongando gradualmente o músculo que está em posição de defesa após cada contração e relaxamento. O movimento é feito somente na amplitude indolor do paciente; não é feito alongamento quando há defesa muscular.

Procedimento alternativo. Ação muscular reversa. Esses exercícios são válidos como uma atividade de desempenho muscular suave quando os movimentos do pescoço causam dor e defesa muscular. O pescoço não é movido, mas os músculos são estimulados a se contrair e relaxar. Os movimentos incluem elevação, depressão, adução e rotação escapular ativa. Se os sintomas não são exacerbados, usa-se flexão, extensão, abdução, adução e rotação ativas de ombro para estimular a função estabilizadora da musculatura cervical.

Região lombar da coluna vertebral

Posição do paciente e procedimento: decúbito ventral com os braços apoiados ao lado do corpo. Faça o paciente erguer a cabeça. Isso inicia uma contração isométrica (estabilizadora) dos músculos eretores lombares da espinha. Uma contração mais forte dos músculos extensores lombares ocorre quando a cabeça e o tórax são estendidos. A extensão alternada do quadril também causa uma contração isométrica dos músculos extensores lombares.

- Quando há uma lesão muscular, o músculo é mantido em sua amplitude encurtada por vários dias.

- Para progredir à medida que o músculo cicatriza ou quando não há lesão muscular, gradualmente permita que o músculo se alongue após cada contração, colocando um travesseiro sob o abdome e, então, fazendo o paciente estender o tórax sobre a região lombar da coluna vertebral através de uma amplitude maior. O alongamento é feito apenas dentro da tolerância durante a fase de cicatrização inicial. Não deve ocorrer aumento dos sintomas.

Posição alternativa e procedimento: decúbito dorsal. Faça o paciente pressionar suavemente a cabeça e o pescoço contra a cama, produzindo uma contração isométrica dos extensores da coluna.

Tração

Uma tração oscilatória suave pode provocar inibição reflexa da dor e ajudar a manter o líquido sinovial e a mobilidade intra-articular durante o estágio agudo, quando os músculos não permitem a ADM completa. Técnicas suaves são aplicadas mais efetivamente usando tração manual. Posicione a parte com o tecido lesionado em uma posição encurtada e use uma dosagem menor do que a que causa separação vertebral.

Precaução: técnicas de tração podem agravar uma lesão de músculo ou tecido mole se este for colocado em uma posição alongada durante a instalação do aparelho ou com uma dosagem de tração elevada durante o tratamento.[169]

Adaptação ambiental

Se houver atividades ou posturas que causaram o trauma ou continuam a provocar sintomas, identifique o mecanismo e modifique a atividade ou o ambiente para eliminar o potencial de recorrência do problema.

Tratamento nos estágios subagudo e crônico da recuperação: fases de movimento controlado e de retorno à função

Assim que os sintomas agudos estiverem sob controle, reexamine o paciente e determine quais os comprometimentos e limitações funcionais. Ver as diretrizes gerais para tratamento apresentadas nos Quadros 15.8 e 15.9.

■ Tratamento de diagnósticos regionais

A maioria das patologias da coluna vertebral pode afetar qualquer região na coluna e tende a se agrupar nas categorias diagnósticas descritas na seção anterior. Há várias patologias próprias da região torácica e lombopélvica e várias que são próprias da região craniocervical e torácica superior; as intervenções para essas patologias estão descritas nesta seção.

Região torácica inferior e lombopélvica

Fratura por compressão secundária à osteoporose

Como já descrito neste capítulo, as fraturas por compressão dos corpos vertebrais, secundárias à osteoporose, costumam ocorrer na região toracolombar como resultado de cargas axiais ou flexão de tronco. Os sintomas são provocados por atividades de flexão.

Intervenções

- Ensinar exercícios de estabilização para promover uma junção toracolombar neutra e desenvolver estabilidade espinal.
- Ensinar exercícios de estabilização escapular para ajudar a corrigir a postura e diminuir a progressão de uma cifose torácica, vista com frequência nas pessoas com osteoporose.
- Alongar os músculos antagonistas. Esses músculos incluem adutores horizontais e rotadores mediais do ombro, flexores e rotadores mediais do quadril.
- Instruir sobre técnicas corretas de levantamento de peso e aconselhar que o paciente evite flexão de tronco extrema e prolongada quando possível.
- Sempre que possível, instruir os pacientes que têm osteoporose sobre medidas de prevenção e exercícios seguros, conforme descrito no Capítulo 11.

Contraindicações: evitar atividades e exercícios de flexão de tronco, como inclinação para a frente para erguer objetos pesados e exercícios de tocar os dedos do pé e abdominais.

Espondilolistese

A espondilolistese é definida como um deslizamento anterior de uma vértebra sobre aquela diretamente abaixo. É graduada de acordo com a quantidade de movimento da vértebra superior em relação à que está logo abaixo, conforme identificado em uma radiografia. O grau I inclui todas as radiografias que demonstram um deslizamento de até 25%. O grau II é reservado aos pacientes que têm um deslizamento de 26 a 50%; o grau III indica um deslizamento de 51 a 75%; e o grau IV um deslizamento de mais de 75%.[85,245] Essa patologia pode ocorrer em qualquer idade e está associada à instabilidade no segmento envolvido. A espondilolistese pode ser resultado de uma má formação congênita na *pars interarticularis*, uma fratura traumática do arco vertebral ou alterações degenerativas associadas à idade ou à obesidade.

Intervenções fisioterapêuticas

- Usar a abordagem de flexão descrita na seção anterior.
- Exercícios de estabilização: incluir tanto estabilização segmentar como global.

- Alongar os flexores de quadril.
- Manipulações suaves (graus I e II) para modulação da dor. Evitar técnicas de *thrust* de alta velocidade, já que podem exacerbar os sintomas ou a instabilidade.

Espondilite anquilosante

Esse é um distúrbio reumático que acaba levando à ossificação dos ligamentos longitudinais anterior e posterior da coluna, assim como das articulações facetárias. A espondilite anquilosante aparece primeiro na adolescência e tem seu "pico" na metade da segunda década de vida.[80,120,239,241] Pessoas com essa patologia se queixam de dor nas articulações SI, região torácica ou lombar da coluna vertebral, ombro ou regiões do pé.

Rudwaleit et al.[206] identificaram as seguintes características em pessoas com espondilite anquilosante: rigidez > 30 minutos de duração; dor nas costas que melhora com o exercício, mas não em repouso; dor nas costas que acorda a pessoa apenas durante a segunda metade da noite; e dor alternada nas nádegas. No estudo, foi determinado que, se pelo menos três dessas quatro características estivessem presentes, a razão de probabilidade positiva seria de 12:4.

Intervenções

A intervenção fisioterapêutica primária para essa patologia é a orientação ao paciente. Os pacientes precisam ter uma boa compreensão do progresso da doença (pode ser necessário o encaminhamento para um reumatologista).

- Orientar o paciente sobre a postura apropriada ou "funcional" antes que a coluna se torne anquilosada. É necessária uma lordose lombar exagerada para facilitar uma cifose torácica funcional e prevenir que a fusão ocorra em uma postura na qual toda a coluna fique com postura cifótica. Isso pode ser conseguido instruindo os pacientes a dormirem em decúbito ventral e usarem um travesseiro ou rolo de toalha atrás da região lombar da coluna vertebral durante todas as atividades na posição sentada.
- Manipulações suaves (graus I e II) para modulação da dor nos segmentos não anquilosados.
- Estabilização de tronco segmentar e global e exercícios de estabilização escapular são essenciais para fortalecer os músculos em torno da coluna vertebral.
- Alongamento para manter a extensão de quadril e flexão de ombro, já que as extensões lombar e torácica podem acabar sendo perdidas.

Doença de Scheuermann

Essa patologia é similar à hérnia discal, exceto que o núcleo pulposo migra no sentido superior ou inferior, em vez de posterior ou posterolateral. A doença de Scheuermann é resultado de uma placa terminal vertebral enfraquecida. Essa fraqueza causa uma fissura e um colapso na habilidade da vértebra de suportar peso. O núcleo pulposo então se move pelo caminho que oferece menor resistência.

Tipicamente, pacientes com a doença de Scheuermann não têm sintomas radiculares, já que as raízes nervosas não estão envolvidas.

Intervenções

- Exercícios de estabilização segmentar e global.
- Alongamento de músculos encurtados.
- Educação postural.
- A manipulação articular pode ser usada para modulação da dor ou para melhorar a ADM.[125] Contudo, deve-se ter cuidado com as técnicas de alta velocidade.

Subluxação costal

As costelas se articulam com a região torácica da coluna vertebral e se movem com todas as atividades de braço e tórax. O local onde a costela se articula com a região torácica é chamado de articulação costovertebral. Essas articulações podem sofrer entorse ou se deslocar durante atividades envolvendo torção (ao tirar a carga do porta-malas de um carro ou ao balançar um taco de golfe), trauma (colisão de veículo ou queda) ou após um período de enfermidade prolongada com a ocorrência de tosse repetitiva ou violenta. A dor radicular (nervo intercostal) pode ou não ser envolvida, dependendo do mecanismo e gravidade da lesão. Técnicas de energia muscular (TEM) podem ser usadas para corrigir uma hipomobilidade de costela posterior ou anterior.

Intervenções   VÍDEO 15.1 ▶

TEM para corrigir uma costela que foi forçada e travou em uma posição posterior.

- *Posição do paciente:* sentada.
- *Técnica:* o paciente fica em pé do lado envolvido. Colocar uma mão lateral ao ângulo da costela enquanto faz resistência à adução horizontal (isometricamente) com a outra mão (Fig. 15.10). Durante a contração isométrica, desencadear uma força anteromedial na costela, tentando melhorar o movimento. Manter a contração e força por 3 a 5 segundos, repetindo 3 a 5 vezes.

TEM para corrigir uma costela que foi forçada e travou em uma posição anterior.

- *Posição do paciente:* sentada.
- *Técnica:* o terapeuta fica em pé no lado não envolvido. Colocar a mão medial no ângulo da costela enquanto faz resistência à abdução horizontal com a outra mão (Fig. 15.11). Durante a contração isométrica, desencadear uma força posterolateral na costela, tentando melhorar o movimento. A contração e a força são mantidas por 3 a 5 segundos e repetidas 3 a 5 vezes. Uma avaliação minuciosa das articulações facetárias torácicas e intervertebrais também está indicada.

Recomendação clínica

Além das TEM para corrigir disfunções das costelas, deve ser feito um exame minucioso da mobilidade IV torácica e da força da musculatura escapular, tendo em vista que a função dessas áreas também pode ser afetada por comprometimentos nas articulações costovertebrais. As manipulações IV torácicas são discutidas no Capítulo 16; os exercícios de estabilização escapular são apresentados no Capítulo 17.

Disfunção da articulação sacroilíaca

Tem sido demonstrada a ocorrência de entorse da articulação sacroilíaca (SI) em 10 a 33% da população de pacientes.[8,23,56,57,150,219] As deficiências podem ser traumáticas ou ter um surgimento insidioso. Os pacientes com frequência se queixam de dor localizada na região da articulação SI, com ou sem radiculopatia, dependendo do envolvimento do nervo isquiático. A dor em geral é aliviada com repouso e/ou retirando-se a carga da articulação. Uma inflamação não resolvida ou etiologia traumática pode resultar em uma articulação SI hipomóvel. Está fora do escopo deste livro discutir todas as deficiências de hipomobilidade, já que são pertinentes ao sacro e osso inominado. Quatro deficiências comuns incluem: hipomobili-

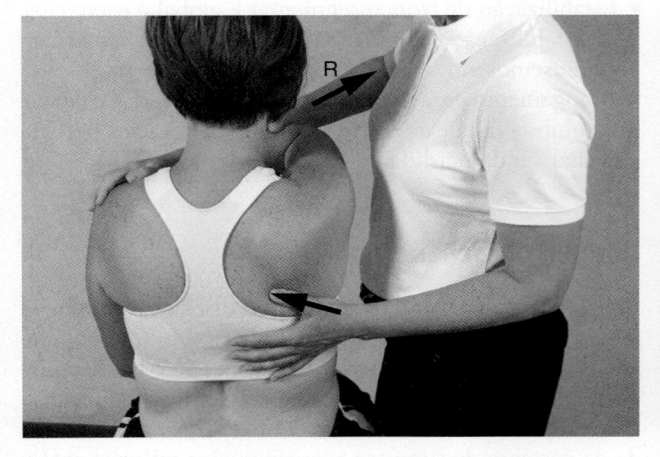

Figura 15.10   Técnica de EM para corrigir uma costela posterior.

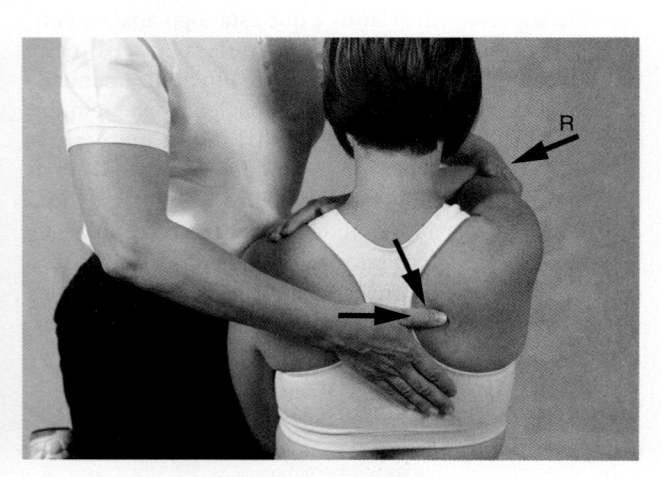

Figura 15.11   Técnica de EM para corrigir uma costela anterior.

dade da sínfise púbica e rotação anterior, posterior ou deslizamento superior do osso inominado (Fig. 15.12). As três primeiras podem ser corrigidas com TEM, enquanto a quarta pode requer técnicas de *thrust* de alta velocidade.

Identificação de deficiências da articulação SI

- *Observação e achados.* Com o paciente em pé, observar a partir da face posterior. Observar se há simetria na altura das cristas ilíacas, espinhas ilíacas posterossuperiores e espinhas ilíacas anterossuperiores. Com as mãos do terapeuta sobre essas referências ósseas, fazer o paciente marchar no lugar (teste da marcha) e observar o movimento do inominado. Se houver sinais positivos, conduzir testes adicionais, em decúbito dorsal e ventral, para verificar o envolvimento da articulação SI.[56,149,197]
- *Hipomobilidade geral da articulação SI.* A pelve "levantará" no lado restrito durante o teste da marcha.
- *Inominado em rotação anterior.* A espinha ilíaca posterossuperior (EIPS) ficará mais alta e a espinha ilíaca anterossuperior (EIAS) mais baixa no lado envolvido.
- *Inominado em rotação posterior.* A EIPS ficará mais baixa e a EIAS mais alta no lado envolvido.
- *Inominado deslocado superiormente.* Todas as referências ósseas da pelve estarão mais altas no lado do deslocamento.

Intervenções   VÍDEO 15.2 ▶

Técnica **"shot-gun"**. A técnica *"shot-gun"* é usada para tratar tanto a hipomobilidade da sínfise púbica quanto a hipomobilidade geral da articulação SI. A ideia usada para

descrever a mecânica dessa técnica é que ela cria uma lacuna seguida por uma compressão da articulação da sínfise púbica para melhorar a mobilidade, embora nenhum estudo conhecido tenha confirmado esse conceito.

- *Posição do paciente:* decúbito dorsal com joelhos flexionados e pés apoiados.
- *Técnica:* instruir o paciente para fazer uma contração contra a resistência do terapeuta até uma contração submáxima, alternando entre abdução e adução de quadril, em uma série de 3 a 5 repetições, sustentando cada contração por 3 a 5 segundos (Fig. 15.13).

TEM para corrigir um inominado em rotação anterior. As TEM para corrigir uma pelve em rotação anterior usam a força gerada pelo glúteo máximo em contração para rodar o inominado no sentido posterior.
- *Posição do paciente:* decúbito dorsal.
- *Técnica:* flexionar o quadril envolvido até o ponto de dor e/ou restrição, então fazer resistência a uma série de contrações isométricas submáximas de extensão de quadril (Fig. 15.14).

TEM para corrigir um inominado em rotação posterior. O paciente que tem inominado em rotação posterior pode ser tratado com TEM usando o músculo reto femoral.

- *Posição do paciente:* decúbito ventral.
- *Técnica:* estender passivamente o membro envolvido até a restrição ou ponto de dor, então aplicar resistência contra uma série de contrações isométricas submáximas de flexão de quadril (Fig. 15.15). Com uma mão sobre a

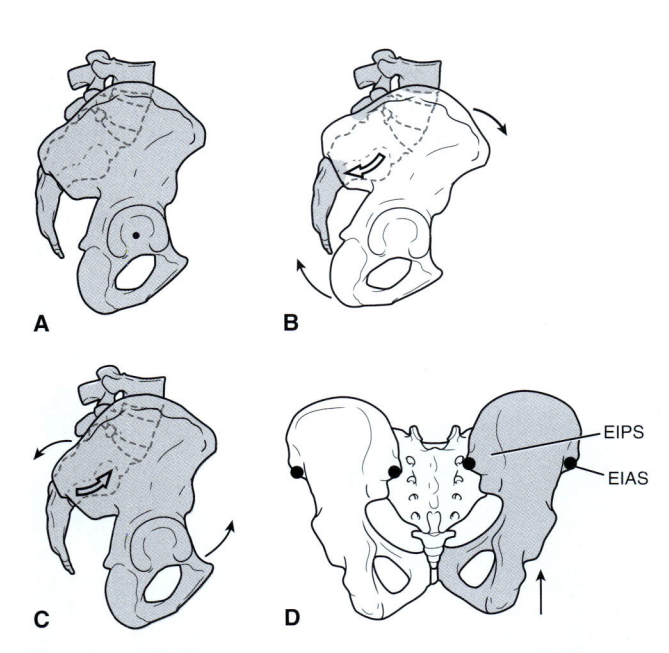

Figura 15.12   (A) Relação normal do sacro e inominado, (B) inominado em rotação anterior mostrando a EIAS inferior e EIPS superior, (C) inominado em rotação posterior mostrando a EIAS superior e EIPS inferior, (D) inominado deslocado superiormente mostrando EIAS e EIPS superiores à direita em comparação com o lado contralateral.

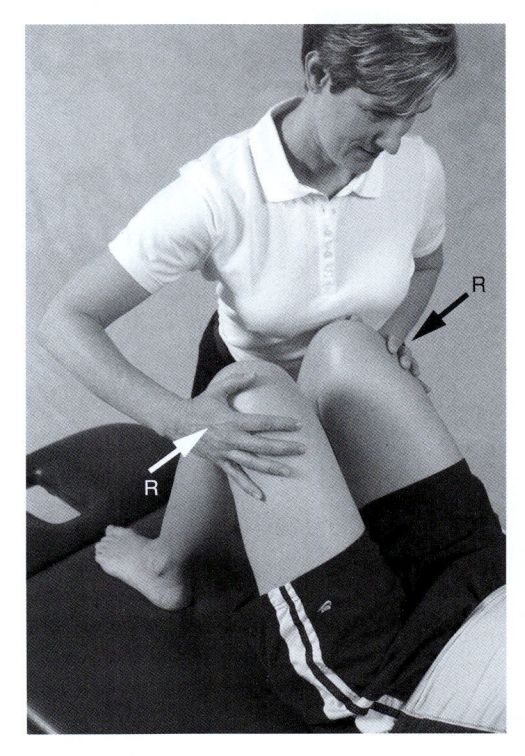

Figura 15.13   Técnica *"shot gun"* de EM.

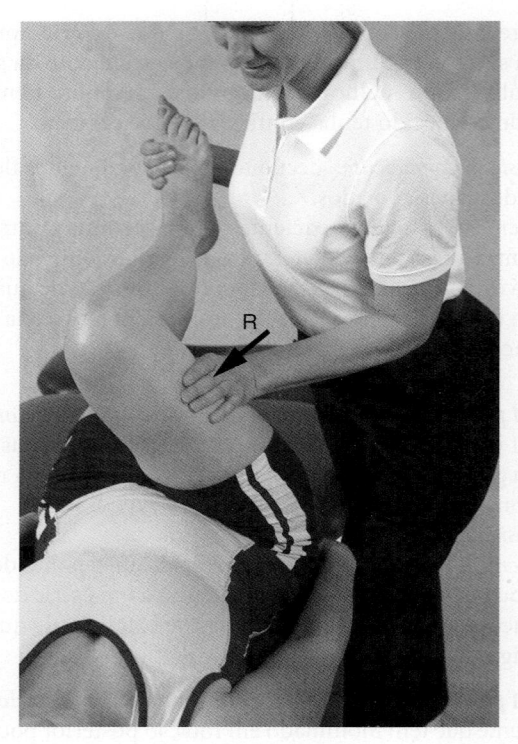

Figura 15.14 Técnica de EM do glúteo máximo para corrigir um osso inominado em rotação anterior.

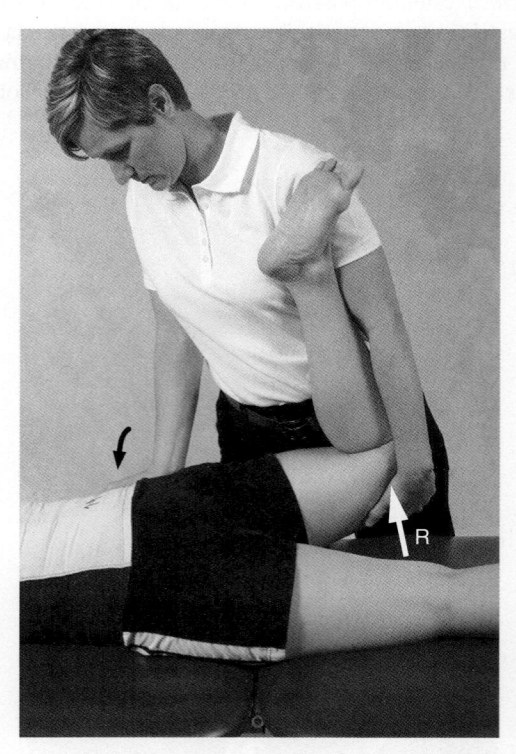

Figura 15.15 Técnica de EM do reto femoral para corrigir um osso inominado em rotação posterior.

pelve, o terapeuta ajuda a deslizar a pelve no sentido anterior, empurrando contra a espinha ilíaca posterossuperior, enquanto a outra mão levanta o fêmur.

Técnica de **thrust** *de alta velocidade para tratar um inominado deslocado superiormente.* O deslocamento para cima costuma ser resultado de trauma (como uma queda) ou escoliose. O tratamento utiliza *thrust* de alta velocidade, em vez de TEM. **VÍDEO 15.3** ▶

- *Posição do paciente:* decúbito dorsal.
- *Técnica:* segurar o tornozelo no lado da pelve envolvida. Colocar o membro em leve extensão, abdução e rotação medial do quadril. Isso colocará a articulação SI em uma posição livre, ao mesmo tempo provendo máxima estabilidade à articulação do quadril. Após uma série de duas ou três inspirações e expirações pelo paciente, aplicar uma "puxada" rápida durante a expiração final (Fig. 15.16).

REGIÕES CERVICAL E TORÁCICA SUPERIOR

A anatomia e artrocinemática da região craniocervical são descritas no Capítulo 14 e as intervenções fisioterapêuticas, no Capítulo 16. É, contudo, necessário discutir a significância dessa região, tanto como área de transição do pescoço para a cabeça quanto as precauções necessárias com respeito à artéria vertebral, já que esta atravessa essa região.

Essa região é importante porque o *nervo occipital maior* (ramo sensorial de C2) penetra no músculo semiespinal da cabeça antes de prover inervação para a porção posterior do couro cabeludo. A irritação desse nervo pode ser uma causa importante de cefaleia.

Essa área craniovertebral é também importante no que diz respeito à vulnerabilidade da *artéria vertebral*. As duas artérias vertebrais se originam das artérias subclávias antes de entrar no forame transverso de C6, bilateralmente, e subir até C1. Essas artérias são responsáveis por prover 20% do sangue para o cérebro. Depois que passam através de C1, as artérias têm seu trajeto ao longo da superfície superior do atlas antes de entrar no cérebro através do forame magno.

Precauções e contraindicações: Deve-se ter extremo cuidado durante manipulações de grau IV, técnicas de *thrust,*

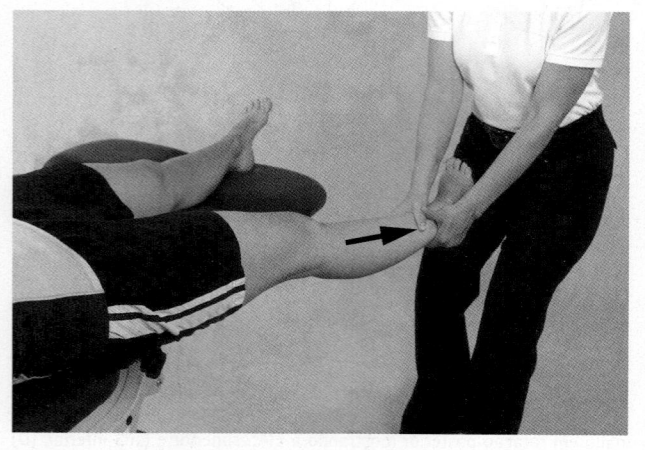

Figura 15.16 *Thrust* de alta velocidade para corrigir um osso inominado deslocado superiormente.

técnicas de energia muscular (TEM) e tração manual, de modo a não causar oclusão dessas artérias. Apenas 45° de rotação são suficientes para "dobrar" a artéria, e o lúmen pode estreitar-se para até 90% de seu tamanho original com uma inclinação lateral contralateral.[85,192] Isso pode ser aumentado quando combinado com a inclinação para trás. Desse modo, se o paciente tiver uma história de instabilidade, tal como AR ou uso prolongado de esteroides, ou tiver queixas de tontura ou déficits de equilíbrio, movimentos de manipulação da região craniovertebral não devem ser feitos.

Os fatores adicionais de risco são, entre outros, trauma cervical no último mês, infecção recente, hipertensão arterial, enxaqueca sem aura, baixo nível de colesterol e baixo índice de massa corporal.[47] Foi relatada a ocorrência de dissecção da artéria cervical, que consiste em uma ruptura ou hematoma na parede da artéria vertebral ou carótida interna, como uma potencial complicação em uma população muito pequena de indivíduos. Os primeiros sinais de alerta para dissecção foram resumidos em um estudo prospectivo de casos controle; são características neurológicas isquêmicas transitórias, visão embaçada e desequilíbrio, bem como tontura, disfasia e parestesia, além de fraqueza no braço.[230]

Recomendação clínica

Se um paciente relatar tontura associada ao movimento, seja cauteloso com as técnicas de exame e intervenções que usem rotação ou extensão da região cervical alta da coluna.

O tratamento específico de cefaleias e deficiências cervicais selecionadas está discutido nas seções a seguir.

Cefaleia tensional/cefaleia cervical

De acordo com a International Headache Society, as três categorias mais comuns de cefaleias são: primária (enxaqueca, cefaleia em salvas, ou cefaleia de tensão), secundária (cefaleias causadas por outro distúrbio) e neuralgias cranianas.[229] As cefaleias secundárias incluem aquelas que resultam de comprometimentos da região cervical da coluna vertebral ou disfunção temporomandibular (DTM). As cefaleias musculoesqueléticas são uma queixa comum nos casos de má postura. Cerca de 15 a 20% das cefaleias crônicas e recorrentes são diagnosticadas como cefaleias cervicais e estão relacionadas a comprometimentos musculoesqueléticos.[122] Com frequência, há tensão associada nos músculos cervicais posteriores e dor na inserção dos extensores cervicais, na junção cervicotorácica e/ou irradiando através da porção superior, lateral ou posterior do couro cabeludo.

Etiologia

Há muitos fatores que podem causar uma cefaleia cervical.[156] As cefaleias podem acompanhar uma lesão de tecidos moles ou ser causada por posturas incorretas ou man-

tidas por tempo prolongado, irritação ou pinçamento do nervo occipital maior ou contração mantida do músculo (decorrente de má postura ou tensão emocional) levando a isquemia. Os pontos-gatilho dos músculos cervicais podem, sem exceção, contribuir para a dor na região craniofacial.[10,123,142,232,244] Nas cefaleias cervicais, as articulações, ligamentos e estruturas neuronais da porção superior da região cervical da coluna vertebral costumam ficar inflamados ou disfuncionais.[13,61,77,181] Isso inclui inflamação dos nervos cranianos V, VII, IX, X e XI na medida em que descem para dentro da substância cinzenta de C1-3 e proporcionam sensação à face, testa, órbita, seios da face e região da ATM.[192]

As cefaleias podem estar relacionadas à disfunção de ATM[147,180] ou outras condições, tais como problemas cardiovasculares,[70,136] inflamação sistêmica,[27,137,205] alergias ou sinusite.[5] As deficiências cervicais, que podem levar às cefaleias, podem também se originar de uma mobilidade articular torácica defeituosa.[120,132] Independentemente da causa, em geral há um ciclo de dor, contração muscular, circulação diminuída e mais dor, o que leva à diminuição da função e potenciais deficiências nos tecidos moles e articulações.

Sinais e sintomas de apresentação

Os terapeutas podem tratar de modo eficaz as cefaleias quando estas são causadas por trauma ou estresse, se a função desencadear sua ocorrência e/ou a dor começar no pescoço e se tornar uma cefaleia.[218] É importante diferenciar as cefaleias cervicais e deficiências relacionadas no sistema musculoesquelético de outros tipos de cefaleias, como a cefaleia em salvas ou a enxaqueca, para o desenvolvimento de um plano de atendimento eficaz. O Quadro 15.11 identifica a história e os sintomas comuns associados às cefaleias cervicais, assim como sinais de alerta que requerem encaminhamento médico.[122]

Deficiências musculoesqueléticas

As deficiências musculoesqueléticas incluem:

- Deficiências articulares na região cervical da coluna vertebral superior e região craniovertebral (dor e restrições na mobilidade).
- Desempenho muscular deficiente (controle postural tônico e resistência à fadiga deficientes nos flexores cervicais superiores e profundos e possivelmente nos músculos multífido e suboccipital posterior pequeno).[122]
- Postura do complexo do ombro/escapular deficiente com desequilíbrios musculares relacionados.
- Postura lombar deficiente com desequilíbrios musculares relacionados.[156]
- Tecido neural deficiente por causa de pressão ou inflamação na região cervical superior/craniovertebral.
- Controle neuromotor deficiente.
- Mobilidade torácica superior deficiente.

Diretrizes gerais de tratamento

O tratamento é direcionado para a reversão das deficiências físicas, incluindo correção postural, manejo do estresse e prevenção de episódios futuros.[122]

QUADRO 15.11	História e sintomas de cefaleias cervicais

- Cefaleias unilaterais ou bilaterais com um lado predominante
- Dor no pescoço ou região suboccipital que se alastra para a cabeça
- A intensidade pode flutuar entre leve, moderada ou intensa.
- Precipitada por posturas mantidas ou movimentos do pescoço
- Pode ser precipitada por estresse (também comum em outros tipos de cefaleia)
- Pode estar relacionada a trauma, DAD ou um estilo de vida sedentário e estresse postural
- Mais prevalente em mulheres, porém sem tendência familiar
- Dor ou sensação alterada na face ou região da ATM

Sinais de alerta e precauções

Um encaminhamento para o médico é indicado se o paciente se queixar de qualquer um dos problemas adiante, já que a cefaleia provavelmente não será de origem musculoesquelética.

- Afirmar que é a primeira ou a pior cefaleia que já experimentou
- Relatar dor aguda ou picos de intensidade
- Relatar cefaleias vindo em salvas, i.e., ao longo do dia ou de várias horas, as cefaleias vêm e passam
- É relatada uma mudança na personalidade ou no comportamento

Consultar um especialista com histórico e cefaleia[88] relatados a seguir

- Sinais ou história cardíaca positiva: encaminhar ao cardiologista
- Dor bilateral ou em múltiplas articulações: encaminhar ao reumatologista
- Sinusite, dor facial, congestão ou pressão nasal: encaminhar ao otorrinolaringologista
- Perda/distúrbios da visão ou dor ao movimentar os olhos: encaminhar ao oftalmologista
- Sintomas de DTM: encaminhar a um centro da dor ou ao odontologista

Tratamento da dor

Recursos terapêuticos, massagem e exercícios isométricos leves são usados para interromper o ciclo de dor e tensão muscular.

Técnicas de tecidos moles e liberação miofascial. Várias formas de mobilização de tecidos moles, liberação miofascial e liberação de pontos-gatilho têm sido relatadas para diminuir a intensidade da dor e melhorar a ADM cervical.[67,115,117,166]

Agulhamento a seco. Foi relatado que essa intervenção terapêutica manual (*dry needling*) diminui a dor, tanto imediatamente quanto no seguimento de 4 semanas.[124,128]

Observação: A inclusão de tecidos moles, liberação miofascial e técnicas de agulhamento a seco estão além do escopo deste livro.

Mobilidade e desempenho muscular

Examinar a flexibilidade e força dos músculos na região cervical, torácica superior, complexo do ombro e região lombar da coluna vertebral, e elaborar um programa de exercícios para recuperar um equilíbrio na flexibilidade e controle neuromuscular junto com a correção postural e treinamento, como descrito no Capítulo 14 (ver Quadros 14.2 e 14.3). As intervenções que têm sido relatadas como indicadas para diminuir a intensidade e incidência de cefaleias cervicais incluem:[28,67,115,117,122,124,128,156,166]

Mobilidade e flexibilidade. Aumentar a mobilidade articular na região cervical da coluna vertebral e a flexibilidade nos músculos suboccipitais para aliviar a tensão naquela região assim como para ativar e treinar flexores cervicais profundos para controle da flexão da cabeça e retração cervical (descritas no Capítulo 16). O controle e suporte provenientes dos músculos segmentares profundos são o fundamento do tratamento.

Estabilização cervical. Utilizar exercícios de estabilização cervical conforme descrito em detalhes no Capítulo 16, enfatizando a manutenção tônica dos músculos segmentares profundos de modo isolado dos músculos globais.[122]

Estabilização escapular e postura. Treinar a parte ascendente do trapézio, os romboides e o serrátil anterior em posturas de manutenção tônica para melhorar o controle da postura escapulotorácica (descrito no Capítulo 17). A prescrição dos exercícios deve se concentrar nos aspectos de resistência à fadiga desses músculos.[28]

Manejo do estresse

Se a pessoa se encontra em situações que produzem tensão, são ensinadas técnicas de relaxamento, ADM e isométricos leves, assim como a mecânica apropriada da coluna vertebral.

Evidências em foco

Jull et al.[121] conduziram um estudo controlado, randomizado, em múltiplos centros, de 200 pessoas com cefaleia cervicogênica. Eles observaram a eficácia da terapia de manipulação e um programa de exercícios com carga leve apenas e em combinação, comparados com um grupo de controle, e encontraram que ambas as intervenções reduziam a frequência e intensidade das cefaleias e reduziam a dor cervical em comparação com o grupo de controle, e que os efeitos estavam mantidos no acompanhamento após 12 meses. A intervenção com exercícios consistiu primariamente de treino do controle postural do longo do pescoço e outros flexores profundos do pescoço assim como dos músculos serrátil anterior e a parte ascendente do trapézio e o aumento da resistência muscular à fadiga. (Ver no Cap. 16 uma descrição dos exercícios de estabilização cervical e no Cap. 17 uma descrição dos exercícios de estabilização escapular.) Exercícios de correção postural também eram realizados ao longo do dia e progredidos para exercícios isométricos resistidos e de flexibilidade.

Prevenção. Na base da prevenção de episódios futuros de cefaleias cervicais se encontra a orientação ao paciente para corrigir sobrecargas posturais, manter um equilíbrio saudável no comprimento e força dos músculos posturais e adaptar o ambiente da casa, trabalho ou recreação de modo a minimizar um alinhamento postural defeituoso repetitivo ou mantido por períodos prolongados.

Cervicalgia

Estima-se que 22 a 70% da população norte-americana terá dor cervical no decorrer da vida. A prevalência aumenta com a idade e quase 37% das pessoas têm dor cervical que dura mais do que 12 meses. Quase 25% de todos os pacientes vistos nas clínicas de fisioterapia ambulatorial apresentam essa queixa.[37]

As intervenções terapêuticas para cervicalgia seguem as mesmas diretrizes já descritas (ver "Diretrizes de tratamento" nos Quadros 15.6, 15.8 e 15.9). Como já foi identificado na seção Hipomobilidade: manipulação, é importante avaliar e tratar a região torácica da coluna de pessoas com deficiências cervicais,[132] pois esta se move durante os movimentos cervicais, influencia a postura cervical e tem inserções musculares comuns, além de também ser propensa a deficiências de hipomobilidade. A realização de manipulação articular e *thrust* de alta velocidade na região torácica da coluna com frequência melhora os resultados em pessoas com sintomas cervicais.[41,120,132] Pacientes com dor cervical também relatam mais sintomas de disfunção da ATM do que os controles saudáveis (ver diretrizes de tratamento para disfunção da ATM mais adiante, neste capítulo).[52]

Evidências em foco

As recomendações resumidas para intervenções no tratamento da dor cervical publicadas nas **DPC para Cervicalgia**[37] incluem:

- Mobilização/manipulação cervical com base em evidências robustas.
- Mobilização/manipulação torácica com base em evidências fracas.
- Exercícios de alongamento direcionados com base em evidências fracas.
- Exercícios de coordenação, fortalecimento e resistência com base em evidências robustas.
- Mobilização do quarto superior e mobilização neural com base em evidências moderadas.
- Tração com base em evidências moderadas.
- Orientações e aconselhamento do paciente com base em evidências robustas.

Raney et al.[200] aplicaram tração mecânica a 68 pacientes com dor cervical por 15 minutos em cada sessão.

Encontrou-se que a tração mecânica tinha 90% de sucesso em 90% dos pacientes quando eles atendiam a 4 dos 5 critérios adiante: (1) o paciente relatava periferização com o teste de mobilidade C4-7; (2) o paciente tinha um sinal de abdução positivo; (3) o paciente tinha 55 anos ou mais; (4) o paciente tinha um teste de tensão do nervo mediano positivo; e (5) o paciente experimentava alívio dos sintomas com a tração manual.

Tseng[233] acompanhou 100 pacientes com dor cervical e identificou 6 variáveis para o sucesso do paciente com a manipulação. O autor concluiu que, quando os pacientes atendiam a quatro dos critérios seguintes, sua chance de sucesso com o uso da manipulação cervical era de 89%. As variáveis foram: (1) índice de incapacidade cervical inicial < 11,5; (2) padrão de envolvimento bilateral; (3) não realizar trabalho sedentário > 5 horas por dia; (4) sentir-se melhor ao mover o pescoço; (5) não sentir piora à extensão do pescoço; e (6) diagnóstico de espondilose sem radiculopatia.

Radiculopatia cervical

A cervicalgia com dor e/ou sintomas neurológicos que se estendem até o braço pode ser o resultado de condições patológicas variadas, incluindo o estreitamento do forame IV em decorrência de inflamação e/ou alterações degenerativas nas facetas ou nos discos IV. Portanto, a estenose foraminal acompanhada de sinais neurológicos exige um exame cuidadoso com relação a quais posições, movimentos e atividades levam à produção de sintomas, bem como ao seu alívio. Então, as intervenções devem ser direcionadas para aliviar os sintomas. Geralmente, as intervenções são:

- Tração cervical.
- Exercícios de estabilização cervical que enfatizam o treinamento, fortalecimento e desenvolvimento da resistência nos flexores cervicais profundos, extensão axial/retração cervical, e postura escapular (esses exercícios estão descritos com detalhes no Cap. 16).
- Treinamento postural com ênfase em posturas que aliviam os sintomas (Cap. 14).

Evidências em foco

Fritz et al.[74] distribuíram aleatoriamente 86 pessoas com radiculopatia cervical em três diferentes grupos de intervenção para receber 4 semanas de tratamento, com seguimento de 12 meses após o término do tratamento. Todos os pacientes foram orientados a permanecer ativos e realizar exercícios todos os dias. Os grupos estudados foram: exercício apenas, exercício com tração mecânica intermitente (realizada em decúbito dorsal) e exercício com tração usando equipamento acoplado sobre a porta (de uso domiciliar). O grupo de tração mecânica demonstrou melhora significativa nos escores do Índice de Incapacitação do Pescoço em 6 e 12 meses, em comparação com os dois outros grupos. As práticas utilizadas no estudo foram exercícios de fortalecimento escapular e exercícios de estabilização cervical para os flexores cervicais profundos.

Uma revisão sistemática[231] chegou à conclusão de que os pacientes com radiculopatia cervical têm um curso natural favorável à recuperação. A revisão identificou que o uso de um colar cervical não era mais eficaz do que a fisioterapia ou tração. Também foi relatado que a tração não foi mais eficaz do que a tração placebo.

Cleland et al.[42] identificaram 96 pacientes consecutivos com radiculopatia cervical. Os pacientes tiveram uma taxa de sucesso de 90% ao usar uma intervenção que consistia em terapia manual, tração e exercícios de fortalecimento dos flexores profundos do pescoço quando atendiam aos seguintes critérios: < 54 anos de idade; mão dominante não afetada; o movimento de olhar para baixo não piorava os sintomas; e técnicas de energia muscular (TEM) e/ou de *thrust*, tração e fortalecimento dos músculos flexores profundos do pescoço compunham ≥ 50% do tempo durante as sessões de fisioterapia.

Mielopatia cervical

A mielopatia cervical é uma doença da medula espinal.[192] Resulta da degeneração ou estenose do canal central da medula espinal. A prevalência dessa doença é desconhecida. Uma pessoa com mielopatia cervical pode experimentar sintomas neurológicos nas duas mãos e pés. Além de uma marcha descoordenada, as pessoas que têm mielopatia cervical podem experimentar uma variedade de lesões de neurônio motor superior, incluindo deficiências de intestino e bexiga. A mielomalácia, vista na IRM, é o padrão-ouro para o diagnóstico acurado dessa doença.[45] Não há testes neurológicos ou sinais que ofereçam alta sensibilidade e especificidade.[45]

As intervenções terapêuticas baseiam-se nas deficiências associadas e na identificação da causa. Como essa doença é causada por degeneração, estenose ou espondilose, a sequência de intervenções para mielopatia cervical seguirá as mesmas diretrizes descritas para tais doenças. Isso inclui estabilização escapular, educação postural e manipulação das articulações cervicais e torácicas.

Evidências em foco

Rhee et al.[202] realizaram uma revisão sistemática da literatura do período de janeiro de 1956 até novembro de 2012 que comparou o tratamento conservador com a cirurgia em relação a seus desfechos em pacientes com mielopatia. Foi identificado apenas um ensaio clínico randomizado controlado que favoreceu o tratamento conservador em comparação com a cirurgia em pacientes com mielopatia leve. Considerando que a mielopatia cervical é tipicamente um distúrbio progressivo, a recomendação geral é que os pacientes precisam ser monitorados quanto à deterioração neurológica. Além disso, pacientes com sintomas moderados a graves devem ser aconselhados de que mesmo um evento traumático menos importante poderia piorar significativamente o quadro neurológico.

DISFUNÇÃO DA ARTICULAÇÃO TEMPOROMANDIBULAR

A função da articulação temporomandibular (ATM) está intimamente relacionada à função da região cervical da coluna vertebral alta e à postura. Em 44% dos pacientes, a dor cervical está associada à disfunção da ATM).[238] Por causa dessa íntima relação e a co-ocorrência de dor cervical e disfunção mandibular, foi incluída aqui uma breve descrição da estrutura, função, deficiências e intervenções relacionadas à ATM.

Estrutura e função

Cada ATM é descrita como uma articulação gínglimo-artrodial (combinação de uma articulação em dobradiça e uma articulação plana), consistindo no processo condilar da mandíbula articulando-se com o disco TM e a cavidade glenoidal do osso temporal (Fig. 15.17). Juntas, essas articulações realizam tarefas como mastigar, falar e bocejar.

Movimentos das ATM. Os movimentos possíveis incluem depressão da mandíbula (abertura da boca), desvio lateral e protrusão.

- Durante a depressão da mandíbula, o côndilo rola e desliza no sentido anterior sobre o disco TM, enquanto esse também desliza no sentido anterior para manter uma superfície congruente com a fossa (Fig. 15.18). A abertura da boca é facilitada primariamente pela gravidade, com mínima assistência dos músculos digástrico anterior e pterigóideo lateral.
- A protrusão ocorre quando ambas as ATM deslizam anteriormente.

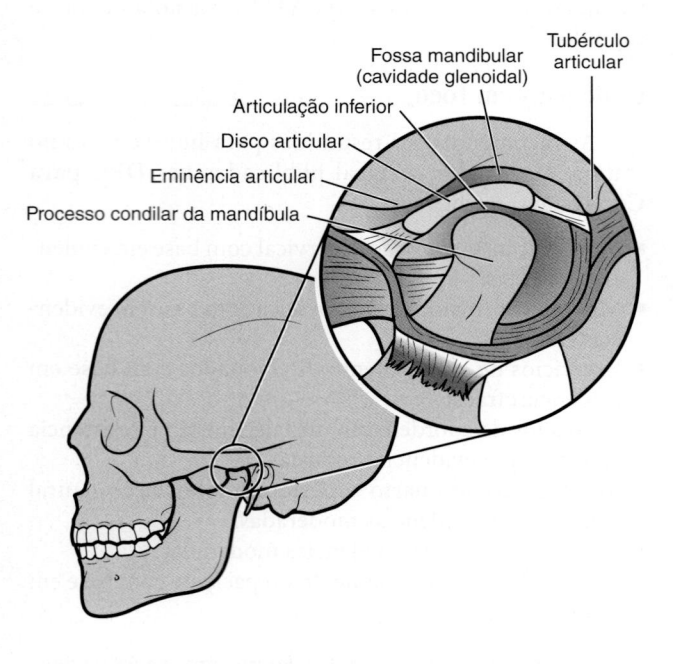

Figura 15.17 Estrutura da ATM.

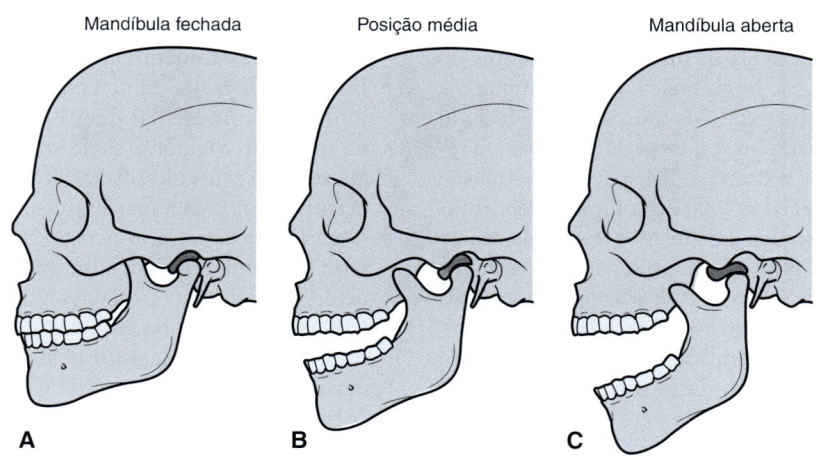

Mandíbula fechada · Posição média · Mandíbula aberta

A · **B** · **C**

Figura 15.18   Depressão da mandíbula: **(A)** relação entre processo condilar da mandíbula, disco TM e cavidade glenoidal com a mandíbula fechada; **(B)** conforme a mandíbula se abre, o processo condilar da mandíbula rola sobre o disco TM, então **(C)** o disco articular e o processo condilar da mandíbula deslizam no sentido anterior sobre a eminência articular.

- A excursão lateral envolve o giro ipsilateral da ATM no lugar com a ATM contralateral deslizando no sentido anterior. Tanto a protrusão quanto a excursão lateral são necessárias para triturar alimentos pequenos, como alface.

Sinais e sintomas

Os três sinais cardinais (principais) das deficiências da ATM são:[51,60,82,162,171,172,179]

- Dor na região da ATM que é afetada pelo movimento.
- Ruído articular durante o movimento.
- Restrições ou limitações no movimento da mandíbula.

A dor proveniente de várias fontes é com frequência citada como parte da síndrome da ATM.[174]

- A dor pode ocorrer localizada na ATM, no coxim retrodiscal abundantemente vascularizado e altamente inervado localizado na região posterior da articulação ou na orelha.
- A dor proveniente de espasmo muscular ou dor miofascial nos músculos masseter, temporal ou pterigóideo interno ou externo pode ser descrita como uma cefaleia ou dor facial.
- A tensão nos músculos da região cervical da coluna vertebral pode, por si só, ser dolorosa ou causar dor referida em virtude da irritação do nervo occipital maior, podendo ser descrita como uma cefaleia por tensão.

Etiologia dos sintomas

As deficiências da ATM e a dor em geral são resultado de trauma, má postura ou padrões de movimento defeituosos. Além disso, os sintomas podem resultar de:

- Higiene oral ruim.
- Mascar chicletes.
- Exercer muita pressão ao beijar na boca.

- Bruxismo (ranger os dentes).
- Fumo.
- Condições inflamatórias, como a AR.
- Respirar com a boca aberta.

Relação com a dor cervical

Duas teorias têm sido propostas para explicar por que a dor cervical pode causar desconforto na ATM.[215] As causas podem ser:

- Resultado de influências neurofisiológicas decorrentes da dor nos músculos da mastigação via reflexo tônico cervical e/ou a relação agonista/antagonista dos músculos cervicais anteriores e posteriores.
- Pacientes com dor cervical respondem por meio de bruxismo (ranger os dentes), o que pode levar a dor muscular ou na ATM.

Desequilíbrios mecânicos

Desequilíbrios entre cabeça, mandíbula, pescoço e complexo do ombro podem também precipitar sinais e sintomas na ATM. As causas podem ser:

- Má oclusão, redução da dimensão vertical da mordida ou outros problemas dentários.[134]
- Mecânica articular defeituosa decorrente de inflamação, subluxação do menisco (disco), luxação da cabeça condilar, contraturas articulares ou forças assimétricas decorrentes de desequilíbrios na mandíbula e na mordida. A mobilidade restrita resulta de períodos de imobilização após cirurgia de reconstrução ou fratura da mandíbula.
- Espasmo nos músculos da mastigação, causando forças articulares anormais ou assimétricas. O espasmo muscular pode ser resultado de tensão emocional, mecânica articular incorreta, lesão direta ou indireta ou de uma disfunção postural.
- Problemas nos seios faciais resultando em respiração bucal, o que indiretamente afeta a postura e a posição da mandíbula.

- Postura anteriorizada da cabeça resultando em retração da mandíbula, o que coloca os músculos anteriores do pescoço em uma posição estendida. Consequentemente, há um aumento na atividade dos músculos que fecham a mandíbula para contrapor-se à força de depressão mandibular causada pelos músculos digástricos. A extensão da cabeça sobre a região cervical da coluna vertebral superior coloca os músculos e os tecidos moles da região suboccipital em uma posição encurtada e eles perdem a flexibilidade. Além disso, os nervos e as articulações da região cervical alta se tornam comprimidos ou irritados.
- Um trauma súbito, como em um acidente com flexão/extensão no qual a mandíbula se abre forçadamente quando a cabeça vai rapidamente para trás em hiperextensão; um golpe direto em um acidente de carro, luta de boxe, queda ou trauma similar.
- O trauma mantido associado com uma cirurgia dentária prolongada na qual a boca é mantida aberta por um período extenso pode iniciar sintomas na ATM ou nos tecidos de suporte. Sobrecargas excessivas, como morder ou mastigar grandes pedaços de alimentos duros, também podem traumatizar as articulações.

Princípios de tratamento e intervenções

A abordagem de tratamento depende da causa dos sintomas e/ou limitações funcionais. É importante lembrar que "tratamentos agressivos e irreversíveis" devem ser evitados, se possível.[84] Em casos simples em que a postura, disfunção articular ou os desequilíbrios musculares são a fonte dos problemas, a intervenção com exercícios terapêuticos pode abordá-los diretamente. Em muitos casos pode ser necessário o encaminhamento para um dentista, otorrinolaringologista ou psicólogo para lidar com a patologia relacionada.[95] Uma avaliação completa é necessária antes do início de qualquer tratamento. O tratamento bem-sucedido de deficiências da ATM está diretamente relacionado à precisão no diagnóstico da patologia de fundo.[54]

Redução da dor e defesa muscular

O uso de recursos terapêuticos para modulação da dor e relaxamento costuma ser indicado durante os episódios agudos e dolorosos. Técnicas miofasciais extra e intraorais são indicadas para melhorar a mobilidade articular e muscular e para diminuir a dor. Além disso, a pessoa deve comer alimentos macios e evitar os que exijam abertura excessiva da mandíbula (i.e., maçã, milho-verde, sanduíche grande) ou movimentos firmes de mordida (i.e., cenouras) e movimentos de mastigação repetitivos (i.e., chicletes).

Técnicas para tecidos moles

As técnicas de tecidos moles a seguir podem ser realizadas pelo terapeuta e/ou incorporadas ao regime de exercícios domiciliares. Essas técnicas são sugeridas para reduzir a tensão muscular e/ou melhorar a mobilidade na região da ATM:

- *Massagem extraoral.* Executar usando uma técnica de movimento circular na região do músculo masseter ou temporal. Usar um movimento de massagem suave para facilitar o relaxamento muscular.
- *Liberação de ponto-gatilho intraoral.* Identificar um ponto de tensão muscular dentro dos tendões do temporal ou masseter. Manter pressão suave com a ponta do dedo até sentir o músculo relaxar. Repetir em múltiplas áreas do músculo onde a tensão muscular for identificada.
- *Uma liberação do seio petroso.* Essa técnica é indicada para pacientes com dor e limitação na ATM decorrentes de defesa muscular e/ou envolvimento dos seios da face. Colocar um dedo no lado bucal dos dentes maxilares e mover o dedo no sentido posterior e cefálico. Quando encontrar resistência, manter a pressão até ocorrer uma "liberação" ou amolecimento do músculo. É prudente avisar o paciente que essa técnica poderá ser um pouco desconfortável.

Relaxamento dos músculos da face e propriocepção e controle da língua

A seguir, as técnicas sugeridas:

- Coloque a ponta da língua no palato duro atrás dos dentes frontais e desenhe pequenos círculos ou letras no palato. Para um estímulo adicional, coloque uma bala redonda entre a língua e o palato; então, siga a margem circular com a ponta da língua.
- Coloque a ponta da língua sobre o palato duro e sopre o ar para vibrar a língua fazendo um som de "r r r r".
- Encha as bochechas com ar (boca fechada); então, deixe o ar sair em um sopro.
- Faça um som de "estalo" com a língua no céu da boca. Ao fazer isso, a mandíbula cai aberta rapidamente e retorna com os dentes um pouco separados; em geral, a língua se apoia no palato duro atrás dos dentes frontais. Essa é a posição de repouso da mandíbula e é também o primeiro passo para ensinar exercícios de relaxamento. (Os exercícios de relaxamento estão descritos no Cap. 14.)

Controle dos músculos da mandíbula e propriocepção da mandíbula

Primeiro, ensine a identificação da posição de repouso da mandíbula. Os lábios ficam fechados, os dentes levemente separados e a língua apoiada suavemente no palato duro, atrás dos dentes frontais. O paciente deve inspirar e expirar devagar pelo nariz, usando respiração diafragmática. A posição de repouso da mandíbula deve ser mantida ao longo do dia.

- Ensine o controle ao abrir e fechar a mandíbula através da primeira metade da ADM. Com a língua no céu da boca, o paciente abre a boca, tentando manter o queixo na linha mediana. Use um espelho para oferecer reforço visual. O paciente também é ensinado a palpar levemente o polo lateral de cada côndilo da mandíbula em ambos os lados e tentar manter a simetria entre o movimento dos dois lados ao abrir e fechar a boca.
- Uma alternativa para treinar a propriocepção articular é fazer o paciente colocar um dedo sobre um dente canino no maxilar (i.e., cúspide). O paciente abre e fecha lenta-

mente a boca, tentando colocar o canino mandibular correspondente em contato com seu dedo durante a elevação mandibular no final da amplitude. Essa técnica pode ser avançada instruindo-se o paciente para começar em excursão lateral e então tentar retornar a mandíbula para a posição correta.

- Se a mandíbula se desvia enquanto está abrindo ou fechando, faça o paciente praticar o desvio lateral para o lado oposto. O movimento lateral não deve ser excessivo ou causar dor.
- Avance para a aplicação de uma resistência suave com o polegar contra o queixo. Não sobrecarregue os músculos.

Técnicas de alongamento

Se a abertura da mandíbula estiver restrita, determine se isso decorre de tecidos hipomóveis ou de um menisco deslocado. O alongamento passivo e a mobilização/manipulação articular são usados para alongar tecidos retraídos. A separação articular pode ser usada para reposicionar um menisco que está bloqueando a abertura.

Alongamento passivo

Caso seja indicado, faça alongamento para aumentar a abertura da mandíbula. Comece colocando camadas de depressores de língua entre os incisivos centrais. O paciente pode trabalhar gradualmente para aumentar a quantidade de depressores de língua usados até que possa abrir quase o suficiente para inserir entre os dentes os dedos indicador e médio dobrados.

- O autoalongamento é feito colocando cada polegar sob os dentes superiores e os dedos indicador ou médio em cima dos dentes inferiores e empurrando os dentes abertos.

Técnicas de manipulação articular
VÍDEO 15.4 ▶

Posição do paciente e procedimento: decúbito dorsal ou sentado, com a cabeça apoiada e estabilizada. Faça técnicas de mobilização articular com uma ou duas mãos, usando luvas. A determinação das dosagens e as precauções para administração das técnicas de mobilização estão descritas no Capítulo 5.

- *Separação unilateral* (Fig. 15.19A). Use a mão oposta ao lado sobre o qual você está trabalhando. Coloque seu polegar na boca do paciente sobre os molares do fundo; os dedos ficam fora e em torno da mandíbula. A força é no sentido caudal (para baixo).
- *Separação unilateral com deslizamento* (Fig. 15.19B). Após fazer a separação da mandíbula, conforme descrito anteriormente, tracione-a na direção anterior (para a frente) com um movimento de inclinação. A outra mão pode ser colocada sobre a ATM para palpar a quantidade de movimento.
- *Separação bilateral* (Fig. 15.20). Se o paciente estiver em decúbito dorsal, fique em bipedestação na cabeceira da mesa de tratamento. Com o paciente sentado, fique em bipedestação na frente do paciente. Use os dois polegares,

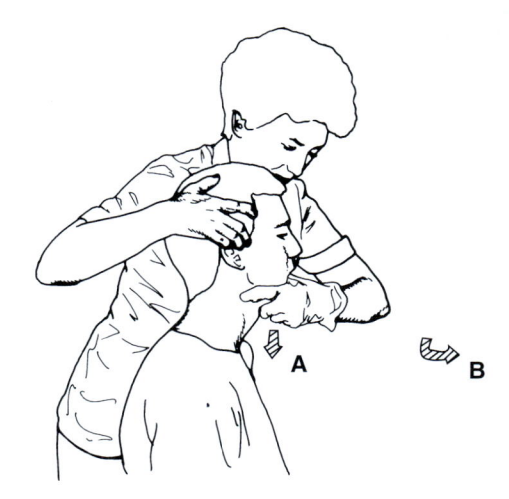

Figura 15.19 Separação unilateral da articulação temporomandibular. (A) A separação é no sentido caudal. (B) A seta indica separação com deslizamento no sentido caudal, depois anterior.

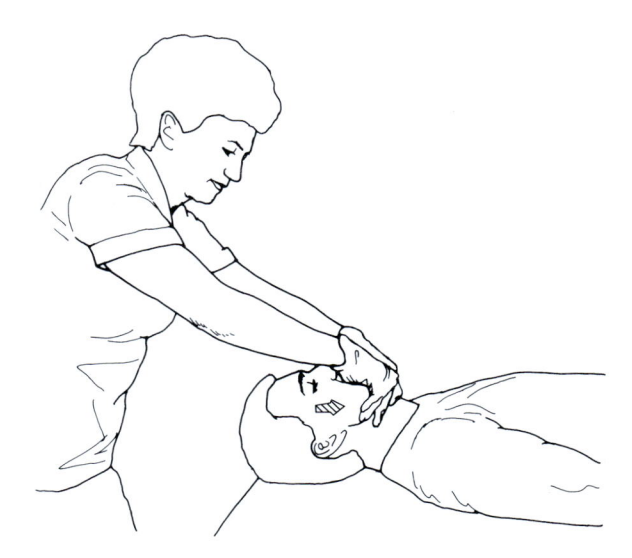

Figura 15.20 Separação bilateral da articulação temporomandibular com o paciente em decúbito dorsal.

colocando-os sobre os molares de cada lado da mandíbula. Os dedos são envolvidos na mandíbula. A força proveniente dos polegares é igual, em um sentido caudal.

- *Automanipulação.* Coloque rolinhos de algodão odontológico entre os dentes de trás e faça o paciente morder. Isso separa os côndilos a partir das fossas nas articulações.

Redução de desequilíbrios musculares no quadrante superior

Identifique desequilíbrios de flexibilidade e força no quadrante superior. Alongue músculos posturais que estejam causando restrições, ensine o relaxamento e, então, faça a reeducação do controle muscular apropriado. Exercícios de alongamento postural e reeducação da musculatura do pescoço e do ombro são descritos nos Capítulos 16 e 17, respectivamente.

ATIVIDADES DE APRENDIZADO INDEPENDENTE

Pensamento crítico e discussão

1. Quais as diferenças funcionais entre o modo como a região cervical da coluna vertebral e a lombar são usadas nas atividades diárias?
2. Explique como pessoas diferentes que sofrem lesões na coluna podem experimentar sintomas diferentes de dor que se irradia para a perna, dormência e formigamento no pé, dor profunda na perna ou simplesmente não apresentar sintomas na perna. O que cada um desses sintomas significa?
3. Explique por que algumas pessoas experimentam diminuição nos sintomas e melhora da função quando a ênfase da intervenção é na extensão da coluna, ao passo que outras melhoram quando a ênfase da intervenção é na flexão da coluna.
4. Identifique três causas comuns de cefaleias musculoesqueléticas. Quais são os indícios de cefaleias que podem ser identificados e que justificariam um encaminhamento para um médico?

Prática de laboratório

1. Pratique identificando as posições das regiões cervical e lombar da coluna vertebral estando em decúbito dorsal, ventral, lateral, sentado e em bipedestação. Determine o que é preciso para modificar a posição. Por exemplo, se a flexão é enfatizada, o que é necessário para causar extensão?
2. Identifique e sinta o que acontece às várias porções da coluna quando você se move de uma posição para outra, como ao rolar de decúbito dorsal para ventral e retornar, mover-se de decúbito dorsal para sentado, de sentado para bipedestação e o reverso.
3. Pratique métodos para desenvolver contrações musculares isométricas suaves que poderiam ser usadas durante a fase aguda de tratamento, tanto para a região cervical da coluna vertebral quanto para a lombar.
4. Pratique os diferentes exercícios proprioceptivos e técnicas de manipulação para a região da ATM.
5. Crie uma lista de prós e contras comparando e contrastando as mobilizações cervicais com as técnicas de *thrust* de alta velocidade. Quais são as precauções de segurança associadas a essas técnicas? Faça o teste da artéria vertebral em um parceiro do laboratório. No caso de baixa sensibilidade, como isso afeta sua interpretação dos resultados do teste?

Estudos de caso

Caso 1

Um homem de 45 anos de idade sofreu lesões em uma colisão traseira 4 dias atrás (foi atingido por um carro a cerca de 70 km/h quando estava parado no semáforo). Ele estava em um carro antigo, sem *air bag* ou apoio de cabeça corretamente posicionado, embora estivesse usando o cinto de segurança. Inicialmente, ele bateu no apoio de cabeça, que atingiu o meio da região cervical da coluna vertebral, permitindo que o pescoço se estendesse; depois, sua cabeça flexionou para a frente, mas não bateu em nada. Foi excluída a possibilidade de fraturas ou instabilidade cervical. A história médica não apresenta particularidades; ele bebe socialmente e parou de fumar há 5 anos. Ele é contador e em geral trabalha várias horas no computador, porém não tem conseguido trabalhar desde o acidente. Ele se apresenta usando um colar cervical e tem expressão facial de sofrimento. Afirma que tem tido dificuldade para dormir porque é acordado pela dor sempre que se movimenta.

> Dor: dor cervical posterior constante, cefaleias e dor que se irradia para a região do ombro bilateralmente; formigamento intermitente no polegar direito, indicador e dedo médio. A dor é avaliada como 8/10 quando em repouso, 10/10 quando tenta se movimentar.
>
> Achados positivos: postura anteriorizada da cabeça com defesa muscular. Ele é incapaz de mover-se mais do que 10° em flexão ou extensão, 25° em flexão lateral bilateralmente; rotação mínima. A tração suave da cabeça alivia os sintomas neurológicos. Há sensibilidade à palpação na parte descendente do trapézio e nos cervicais posteriores e anteriores do pescoço bilateralmente. Ocorre aumento da sensibilidade ao longo das margens facetárias de C4-5, 5-6 e 6-7, direita > esquerda.

- Com base nos comprometimentos e limitações funcionais citados, identifique metas e intervenções para esse paciente. Descreva as técnicas que você usaria e pratique-as em um parceiro do laboratório.
- Por quanto tempo você prevê que o paciente terá esses sintomas? Em que ponto você modificaria suas metas?

Caso 2

Suponha que você não tenha visto o paciente descrito no estudo de caso 1 até 4 semanas após o acidente. Ele não tem mais dor constante e retornou ao trabalho. Suas queixas estão na inabilidade de ficar sentado em frente ao computador por mais de meia hora sem que sua mão comece a formigar. A dormência ocorre após 1 hora de trabalho. As cefaleias começam após 2 horas de trabalho. A dor no pescoço e ombro é 6/10 por volta do meio do dia, hora em que ele toma anti-inflamatórios não esteroides para continuar trabalhando. Os testes positivos incluem postura anteriorizada da cabeça com ombros protraídos; diminuição da flexibilidade nos músculos suboccipitais, região anterior do tórax e rotadores internos do ombro. Flexão cervical 75%, extensão 50%, flexão lateral e rotação 75% bilateralmente. A extensão mantida da região cervical da coluna vertebral causa formigamento no polegar, indicador e dedo médio da mão direita. A força dos músculos adutores escapulares e rotadores laterais do ombro é 4/5; o teste de miótomos é normal bilateralmente.

- Quais as suas metas e intervenções para o paciente nesse estágio?
- Após estudar as técnicas descritas no Capítulo 16, descreva as técnicas que você usaria com esse paciente e pratique-as em um parceiro do laboratório.
- Para cada técnica de exercício terapêutico, pratique progressões e determine como você avançaria com esse paciente de modo a trabalhar sem exacerbar os sintomas.

Caso 3

Uma mulher de 55 anos de idade se apresenta com sinais iniciais de doença articular degenerativa da região lombar da coluna vertebral. Ela tem sido uma corredora ativa desde a faculdade. Ocasionalmente, tem participado de aulas de dança aeróbia. Sua história não apresenta particularidades. Ela tem três filhos crescidos e não tem queixas de dor lombar relacionada às gestações.

Sintomas atuais: períodos intermitentes de dor que se estende do meio da região lombar da coluna vertebral, passa pela nádega direita e coxa posterior. A dor começa após 15 minutos de corrida e progride para 8/10 após cerca de 25 a 30 minutos. Ela também se queixa de aumento da rigidez após ficar sentada por mais de 1 hora, em pé por mais de 15 minutos e quando caminha de manhã ou se levanta da cama. Ela é professora de ensino médio e preparadora física de um time de meninas também do ensino médio.

Achados-chave: postura lordótica, encurtamento na região lombar, nos músculos flexores do quadril e no tensor da fáscia lata. A força dos abdominais inferiores é 4/5. A inclinação da coluna para a frente aumenta a tensão na lombar, a inclinação para trás e as flexões de braço em decúbito ventral repetidas aumentam a dor nas nádegas. A inclinação lateral está diminuída em 25%, com algum desconforto com a pressão excessiva na flexão lateral direita.

- Com base nesses comprometimentos e limitações, identifique a irritabilidade da condição e determine as metas e a intervenção.
- Quais os fatores mais importantes a serem enfatizados para ajudar essa paciente a lidar com seus sintomas?
- Após estudar os exercícios do Capítulo 16, pratique as técnicas que você gostaria que essa paciente usasse. Também pratique como você avançaria com as técnicas e quais critérios você usaria para progressão.

Caso 4

Um homem de 42 anos de idade se apresenta com um diagnóstico médico de núcleo pulposo herniado na área de L5-S1. Os sintomas atuais começaram 4 dias atrás, quando ele se levantou da cama. Ele é uma pessoa sedentária, que joga golfe socialmente nos finais de semana (usa o carrinho para se deslocar) e está 22 kg acima do peso. Tem tido episódios ocasionais de dor lombar nos últimos 15 anos mas "nada como o atual".

História médica: fuma um maço de cigarros por dia e toma medicamentos para controle da pressão sanguínea. Ele descreve os sintomas como uma dor aguda que começa na região da nádega esquerda e se irradia até a parte de trás da coxa; há parestesia intermitente ao longo da borda lateral do pé, que pode ser notada quando ele está sentado. Ele descreve um aumento considerável nos sintomas quando tenta se levantar da cama ou de uma cadeira, ou sempre que se esforça. Ele tem sido incapaz de caminhar porque não consegue ficar em bipedestação ereto. Ao observá-lo, você nota que o paciente está em pé com uma inclinação pélvica posterior, inclinação do tronco para a frente e o tórax desviado para a direita.

Manobras do exame: todos os movimentos de flexão da coluna aumentam os sintomas; o deslizamento lateral do tórax para a esquerda, seguido por extensão lombar, centraliza os sintomas primariamente para dor lombar e nas nádegas.

- Com base nessa informação, identifique os comprometimentos e as limitações funcionais. Que tipo de intervenção deveria ser usada?
- Desenvolva uma sequência de técnicas de tratamento que você usaria durante a primeira visita. Inclua instruções e precauções. Pratique as técnicas.

Caso 5

Um homem de 61 anos de idade foi submetido a uma fusão lombar intersomática transforaminal nos níveis de L4-S1 há cerca de 8 semanas. Ele é um professor aposentado e gostaria de voltar a trabalhar no seu jardim e jogar golfe. Ele afirma que a dor está localizada na região lombar inferior, com grau 3/10 durante a atividade. Suas queixas atuais incluem dificuldade para levantar de superfícies baixas, como o vaso sanitário e o sofá. Ele também sente que está com a resistência física diminuída, já que é incapaz de caminhar com seu cachorro durante mais de 10 minutos de manhã. Ele gostaria de ser capaz de caminhar por pelo menos 1 hora.

História médica: o paciente relata que bebe uma taça de vinho durante o jantar e não fuma. Tem uma história positiva para hipertensão. O restante da história médica não revela alterações.

Exame: o paciente tem ADM completa de tronco, relatando dor no final da amplitude em todas as direções. O paciente tem força 4/5 na extensão bilateral de joelho e 3+/5 na flexão de quadril. Os abdominais apresentam 3/5. A sensação está intacta ao toque leve bilateralmente nos membros inferiores. O paciente deambula sem dispositivo de auxílio para deambulação, porém ainda usará uma órtese lombar removível (órtese lombossacral) nas próximas 4 semanas. O médico disse ao paciente para não erguer nada mais pesado do que 10 kg.

- Quais as suas metas e intervenções para esse paciente nesse estágio?
- Depois de estudar as técnicas descritas no Capítulo 16, descreva o que você usaria para esse paciente no nível atual de função e pratique o regime em um parceiro de laboratório. Quais critérios você usaria para progredir os exercícios? Como você incorporaria progressões funcionais nas rotinas de exercício?
- Como você discutiria com o paciente a retomada de suas atividades de jardinagem e golfe? Que modificações/precauções deveriam ser feitas?

Caso 6

Uma mulher de 22 anos se apresenta com dor na ATM no lado esquerdo, que se iniciou há cerca de 6 meses. Ela é estudante universitária (faculdade de direito) e relata que tem estado muito ocupada nos estudos. Ela também relata que está planejando seu casamento, que ocorrerá em 3 meses. Ela não se lembra de nenhum trauma prévio. Foi ao dentista e ele excluiu a possibilidade de qualquer patologia dentária (abcesso, fratura etc.). A queixa atual é dor duran-te a mastigação e abertura limitada, em especial ao bocejar. Sua história médica passada não apresenta alterações.

Exame: apresenta postura anteriorizada da cabeça com aumento da lordose cervical e sem desvio no plano frontal. A força e sensação bilateral do membro superior estão normais e simétricas. A amplitude de movimento cervical está limitada cerca de 25% com flexão e rotação bilateral. A paciente demonstra abertura de ATM de 50% do normal e excursão lateral 75% do normal. Há dor à palpação nos ventres musculares do masseter e temporal.

- Com base nessa informação, identifique as deficiências e limitações funcionais. Que tipo de intervenção deverá ser usada?
- Desenvolva uma sequência de técnicas de tratamento que você usaria durante a primeira sessão. Inclua instruções e precauções. Pratique as técnicas.
- Identifique métodos que a paciente poderá usar para tratar e/ou diminuir seu estresse.

REFERÊNCIAS BIBLIOGRÁFICAS

1. Abdulwahab, SS, and Sabbahi, M: Neck retractions, cervical root decompression, and radicular pain. J Orthop Sports Phys Ther 30(1):4–9, 2000.
2. Abenhaim, L, et al: The role of activity in the therapeutic management of back pain: report of the international Paris task force on back pain. Spine 25(4Suppl):S1–S33, 2000.
3. Adams, MA, and Hutton, WC: Gradual disc prolapse. Spine 10(6): 524–531, 1985.
4. Adams, MA, and Hutton, WC: The effect of fatigue on the lumbar intervertebral disc. J Bone Joint Surg Br 65(2):199–203, 1983.
5. Ah-See KW, and Evans AS: Sinusitis and its management. Br Med J 334 (7589):358, 2007.
6. Akamnonu, C, et al: Unplanned hospital readmission after surgical treatment of common lumbar pathologies: rates and causes. Spine 15:40(6): 423–428, 2015.
7. Akhter, S, et al: Role of manual therapy with exercise regime versus exercise regime alone in the management of non-specific chronic neck pain. Pak J Pharm Sci 27(6 Suppl):2125–2128, 2014.
8. Albert, H, Godskesen, M, and Westergaard, JG: Incidence of four syndromes of pregnancy-related pelvic joint pain. Spine 27(24):2831–2834, 2002.
9. Alexander, AH, Jones, AM, and Rosenbaum, DH: Nonoperative management of herniated nucleus pulposus: patient selection by the extension sign. Orthop Rev 21:181–188, 1992.
10. Amiri M, et al: Cervical musculoskeletal impairment in frequent intermittent headache. Part 2: subjects with concurrent headache types. Cephalalgia 27(8):891–898, 2007.
11. Anderson, B, et al: The influence of backrest inclination and lumbar support on lumbar lordosis. Spine 4:52–58, 1979.
12. Anderson, T, et al: The effect of electrical stimulation on lumbar spinal fusion in older patients: a randomized, controlled, multicenter trial. Spine 34(21):2241–2247, 2009.
13. Aprill C, Dwyer A, and Bogduk N: Cervical zygapophyseal joint pain patterns II. Spine 15(6):458–461, 1990.
14. Audrey, L, Donelson, R, and Fung, T: Does it matter which exercise? A randomized control trial of exercise for low back pain. Spine 29(23): 2593–2602, 2004.
15. Austin N, DiFrancesco LM, and Herzog W: Microstructural damage in arterial tissue exposed to repeated tensile strains. J Manipulative Physiol Ther 33(1):14–19, 2010.
16. Battie, MC, and Videman, T: Lumbar disc degeneration: epidemiology and genetic influences. Spine 29:2679–2690, 2004.
17. Beattie, PF: Current understanding of lumbar intervertebral disc degeneration: a review with emphasis upon etiology, pathophysiology, and lumbar magnetic resonance imaging findings. J Orthop Sports Phys Ther 38(6):329–340, 2008.
18. Beattie, PF, et al: The immediate reduction in low back pain intensity following lumbar joint mobilization and prone press-ups is associated with increased diffusion of water in the L5–S1 intervertebral disc. J Orthop Sports Phys Ther 40(5):256–264, 2010.
19. Berg, S, et al: Total disc replacement compared to lumbar fusion: a randomized controlled trial with 2-year follow-up. Eur Spine J 18:1512–1519, 2009.
20. Beutler, WJ, Sweeney, CA, and Connolly, PJ: Recurrent laryngeal nerve injury with anterior cervical spine surgery. Spine 26(12):1337–1342, 2001.
21. Bishop, MD, et al: Patient expectations of benefit from interventions for neck pain and resulting influence on outcomes. J Orthop Sports Phys Ther 43(7):457–465, 2013.
22. Bogduk, N: Management of chronic low back pain. Med J Aust 180(2): 79–83, 2004.
23. Bogduk, N, and Twomey, LT: Clinical Anatomy of the Lumbar Spine and Sacrum, ed. 4. New York: Elsevier Churchill-Livingston, 2005.
24. Boissonnault, WG: Primary Care for the Physical Therapist-E-book: Examination and Triage. St. Louis: Saunders, 2010.
25. Brinckmann, P: Injury of the annulus fibrosus and disc protrusions. Spine 11(2):149–153, 1986.
26. Broetz, D, Burkard, S, and Weller, M: A prospective study on mechanical physiotherapy for lumbar disk prolapse: five year follow-up and final report. Neurorehabilitation 26:155–158, 2010.
27. Bronfort, G, et al: A randomized clinical trial of exercise and spinal manipulation for patients with chronic neck pain. Spine 26(7):788–799, 2001.
28. Bronfort G, et al: Non-invasive physical treatments for chronic/recurrent headache. Cochrane Database Syst Rev (8), 2004. Art. No: CD001878, DOI: 10.1002/14651858.CD001878.pub3.

29. Brumitt, J, Matheson, JW, and Meira, EP: Core stabilization exercise prescription, part 2: a systematic review of motor control and general (global) exercise rehabilitation approaches for patients with low back pain. Sports Health 5(6):510–513, 2013.

30. Buerba, R, et al: Increased risk of complications after anterior cervical discectomy and fusion in the elderly: analysis of 6253 patients in the American College of Surgeons National Surgical Quality Improvement Program database. Spine 39(25):2062–2069, 2014.

31. Butler, D, et al: Discs degenerate before facets. Spine 15:111–113, 1990.

32. Bydon, M, et al: Clinical and surgical outcomes after lumbar laminectomy: an analysis of 500 patients. Surg Neurol Int 6(4):S190–193, 2015.

33. Carragee, EJ, et al: Injections and surgical interventions: results of the bone and joint decade 2000–2010 task force on neck pain and its associated disorders. Spine 33(45):S153–S169, 2008.

34. Carragee, EJ: The increasing morbidity of elective spinal stenosis surgery. J Am Med Assn 303(13):1309–1310, 2010.

35. Cassidy JD, et al: Risk of vertebrobasilar stroke and chiropractic care: results of a population-based case-control and case-crossover study. Spine 33(4):S176–183, 2008.

36. Chen, WJ, et al: Surgical treatment of adjacent instability after lumbar spine fusion. Spine 26(22):E519–E524, 2001.

37. Childs, JD, et al: Neck pain: clinical practice guidelines linked to the International Classification of Functioning, Disability, and Health from the orthopedic section of the American Physical Therapy Association. J Orthop Sports Phys Ther 38(9):A1–A34, 2008. DOI:10.2519/jospt.2008. 0303.

38. Childs, JD, et al: A clinical prediction rule to identify patients with low back pain most likely to benefit from spinal manipulation: a validation study. Ann Intern Med 141(12):920–928, 2004.

39. Childs, JD, et al: Clinical decision making in the identification of patients likely to benefit from spinal manipulation: a traditional versus an evidence based approach. J Orthop Sports Phys Ther 33(5):259–275, 2003.

40. Clarke, JA, et al: Traction for low back pain with or without sciatica. Cochrane Database Syst Rev (2), 2007. Art.No:CD003010. DOI: 10.1002/ 14561858.CD003010. pub4.

41. Cleland, JA, et al: Development of clinical prediction rule for guiding treatment of a subgroup of patients with neck pain: use of thoracic spine manipulation, exercise, and patient education. Phys Ther 87(1):9–23, 2007.

42. Cleland, JA, et al: Predictors of short-term outcome in people with a clinical diagnosis of cervical radiculopathy. Phys Ther 87(12):1619–1632, 2007.

43. Cleland, JA, et al: The use of a lumbar spine manipulation technique by physical therapists in patients who satisfy a clinical prediction rule: a case series. J Orthop Sports Phys Ther 36(4):209–214, 2006.

44. Cook, C, et al: The clinical value of a cluster of patient history and observational findings as a diagnostic support tool for lumbar spine stenosis. Physiother Res Int 16(3):170–178, 2011.

45. Cook, C, et al: Reliability and diagnostic accuracy of clinical special tests for myelopathy in patients seen for cervical dysfunction. J Orthop Sports Phys Ther 39(3):172–178, 2009.

46. Danneels, LA, et al: Differences in electromyographic activity in the multifidus muscle and the iliocostalis lumborum between healthy subjects and patients with sub-acute and chronic low back pain. Eur Spine J 11: 13–19, 2002.

47. Debette, S: Pathophysiology and risk factors of cervical artery dissection: what have we learnt from large hospital-based cohorts? Curr Opin Neurol 27(1):20–28, 2014.

48. Delitto, A, et al: Low Back Pain: Clinical practice guidelines linked to the International Classification of Functioning, Disability, and Health from the orthopaedic section of the American Physical Therapy Association. J Orthop Sports Phys Ther 42(4):A1–A57, 2012. DOI:10.2519/jospt.2012.0301.

49. Delitto, A, Erhard, RE, and Bowling, RW: A treatment-based classification approach to low back syndrome: identifying and staging patients for conservative treatment. Phys Ther 75(6):470–485, 1995

50. DeRosa, CP, and Porterfield, JA: A physical therapy model for the treatment of low back pain. Phys Ther 72:261–269, 1992.

51. De Wijer, A, et al: Reliability of clinical findings in temporomandibular disorders. J Orofac Pain 9(2):181–191, 1995.

52. De Wijer, A: Temporomandibular and cervical spine disorders. Thesis. Utrecht University. Utrecht, The Netherlands: Elinkwijk BV, 1995, as cited in De Wijer, A, et al: Reliability of clinical findings in temporo- mandibular disorders. J Orofac Pain 9(2):181–191, 1995.

53. DiFabio, RP: Manipulation of the cervical spine; risks and benefits. Phys Ther 79:50–65, 1999.

54. Dimitroulis, G, Dolwick, M, and Gremillion, H: Temporomandibular disorders. 1. Clinical evaluation. Aust Dent J 40(5):301–305, 1995.

55. Donelson, R, Long, A, Spratt, K, and Fung, T: Influence of directional preference on two clinical dichotomies: acute versus chronic pain and axial low back pain versus sciatica. PM R 4(9):667–681, 2012.

56. Dreyfuss, P, et al: Positive sacroiliac screening tests in asymptomatic adults. Spine 19(10):1138–1143, 1994.

57. Dreyfuss, P, et al: The value of medical history and physical examination in diagnosing sacroiliac joint pain. Spine 21(22):2594–2602, 1996.

58. Dunning JR, et al: Upper cervical and upper thoracic thrust manipulation versus non-thrust mobilization in patients with mechanical neck pain: multicenter randomized clinical trial. J Ortho Sports Phys Ther 42(1):5–21, 2012.

59. Dutton, M: Orthopedic Examination, Evaluation, and Intervention, ed. 2, New York: McGraw Hill Co, 2008.

60. Dworkin, SF, et al: A randomized clinical trial using research diagnostic criteria for temporomandibular disorders-Axis II to target clinic cases for tailored self-care TMD treatment programs. J Orofac Pain 16(1): 48–63, 2002.

61. Dwyer, A, Aprill, C, and Bogduk, N: Cervical zygapophyseal joint pain patterns I: A study in normal volunteers. Spine 15(6):453–457, 1990.

62. Ekman, P, et al: A prospective randomised study on the long-term effect of lumbar fusion on adjacent disc degeneration. Eur Spine J 18: 1175–1186, 2009.

63. Evans, R, et al: Supervised exercise with and without spinal manipulation performs similarly and better than home exercise for chronic neck pain: a randomized controlled trial. Spine 37(11):903–914, 2012.

64. Evans, R, et al: Two-year follow-up of a randomized clinical trial of spinal manipulation and two types of exercise for patients with chronic neck pain. Spine 27(21):2383–2389, 2002.

65. Fardon, DF, et al: Lumbar disc nomenclature: version 2.0. Recommendations of the combined task forces of the North American Spine Society, the American Society of Spine Radiology, and the American Society of Neuroradiology. Spine 39(24):E1448–E1465, 2014.

66. Farfan, HF, et al: The effects of torsion on the lumbar intervertebral joints: the role of torsion in the production of disc degeneration. J Bone Joint Surg Am 52(3):468–497, 1970.

67. Fernández de las Peñas C, et al: Predictor variables for identifying pa- tients with chronic tension-type headache who are likely to achieve short-term success with muscle trigger point therapy. Cephalagia 28: 264–275, 2008.

68. Flynn, T, et al: A clinical prediction rule for classifying patients with low back pain who demonstrate short-term improvement with spinal manipulation. Spine 27(24):2835–2843, 2002.

69. Flynn, TB: Neurologic complications of anterior cervical interbody fusion. Spine 7(6):536–539, 1982.

70. Franco, AC, Siqueira, JT, and Mansur, AJ: Facial pain of cardiac origin: A case report. Sao Paulo Med J 124(3):163–164, 2006.

71. Fritz, JM: Use of a classification approach to the treatment of 3 patients with low back syndrome. Phys Ther 78(7):766–777, 1998.

72. Fritz, JM, Erhard, RE, and Hagen, BF: Segmental instability of the lumbar spine. Phys Ther 78(8):889–896, 1998.

73. Fritz, JM, and George, S: The use of a classification approach to identify subgroups of patients with acute low back pain. Interrater reliability and short-term outcomes. Spine 25(1):106–114, 2000.

74. Fritz, JM, Thackeray, A, Brennan, GP, and Childs, JD: Exercise only, exercise with mechanical traction, or exercise with over-door traction for patients with cervical radiculopathy, with or without consideration of status on a previously described subgrouping rule: a randomized clinical trial. J Orthop Sports Phys Ther 44(2):45–57, 2014.

75. Fritz, JM, Whitman, JM, and Childs, JD: Lumbar spine segmental mobility assessment: an examination of validity for determining intervention strategies in patients with low back pain. Arch Phys Med Rehabil 86: 1745–1752, 2005.

76. Fujimori, T, et al: Does transforaminal lumbar interbody fusion have advantages over posterolateral lumbar fusion for degenerative spondylolisthesis? Global Spine J 5(2):102–109, 2015.

77. Fukui, S, Ohseto, K, Shiotani, M, et al: Referred pain distribution of the cervical zygapophyseal joints and cervical dorsal rami. Pain 68(1):79–83, 1996.

78. Garvey, TA, et al: Outcome of anterior cervical discectomy and fusion as perceived by patients treated for dominant axial-mechanical cervical spine pain. Spine 27(17):1887–1895, 2002.

79. Gilleard, WL, and Brown, MM: A electromyographic validation of an abdominal muscle test. Arch Phys Med Rehabil 75:1002–1007, 1994.

80. Goodman, C, Boissonnault, W, and Fuller, K: Pathology: Implications for the Physical Therapist, ed. 2. Philadelphia: Elsevier Science, 2003.

81. Gore, DR, and Sepic, SB: Anterior cervical fusion for degenerated or pro- truded discs. A review of one hundred forty-six patients. Spine 9: 667–671, 1984.

82. Goulet, JP, and Clark, GT: Clinical TMJ examination methods. J Calif Dental Assoc 18(3):25–33, 1990.

83. Grant, R, Jull, G, and Spencer, T: Active stabilization training for screen based keyboard operators–a single case study. Aust Physiother 43(4): 235–242, 1997.

84. Greene, CS: The etiology of temporomandibular disorders: implications for treatment. J Orofac Pain 15(2):93–105, 2001.

85. Greenspan, A: Orthopedic Imaging: A Practical Approach, ed. 4. Philadelphia: Lippincott Williams and Wilkins, 2004.

86. Grob, D, et al: A prospective, cohort study comparing translaminar screw fixation with transforaminal lumbar interbody fusion and pedicle screw fixation for fusion of the degenerative lumbar spine. J Bone J Surg Br 91(10):1347–1353, 2009.

87. Gross, AR, et al: A Cochrane review of manipulation and mobilization for mechanic neck disorders. Spine 29(14):1541–1548, 2004.

88. Gross, AR, et al: Clinical practice guidelines on the use of manipulation or mobilization in the treatment of adults with mechanical neck disorders. Man Ther 7:193–205, 2002.

89. Gross, A, et al: Exercises for mechanical neck disorders. Cochrane Database Syst Rev 28;1, 2015. CD:004250. DOI:10/1002/14561858.

90. Gu, G, et al: Clinical and radiological outcomes of unilateral versus bilateral instrumentation in two-level degenerative lumbar disease. Eur Spine J. May 23, 2015.

91. Hadjipavlou, AG, et al: The pathophysiology of disc degeneration: a critical review. J Bone Joint Surg Br 90(10):1261–1270, 2008.

92. Hagins, M, et al: Effects of practice on the ability to perform lumbar stabilization exercises. J Orthop Sports Phys Ther 29(9):546–555, 1999.

93. Haladay, DE, et al: Quality of systematic reviews on specific spinal stabilization exercise for chronic low back pain. J Orthop Sports Phys Ther 43(4):242–250, 2013.

94. Harms, JG, and Jeszenszky, D: The unilateral transforaminal approach for posterior lumbar Interbody fusion. Orthop Traumatol 6:88–99, 1998. In Schizas, D, et al: Minimally invasive versus open

transforaminal lumbar interbody fusion: evaluation initial experience. Int Orthop 33: 1683–1688, 2009.

95. Harrison, AL, Thorp, JN, and Ritzline, PD. A proposed diagnostic classification of patients with temporomandibular disorders: implications for physical therapists. J Orthop Sports Phys Ther 44(3):182–197, 2014

96. Hayashi, H, et al: Outcome of posterior lumbar interbody fusion for L4-L5 degenerative spondylolisthesis. Indian J Orthop May-Jun;49(3): 284–288, 2015.

97. Hebert, JJ, et al: Postoperative rehabilitation following lumbar discectomy with quantification of trunk muscle morphology and function: a case report and review of the literature. J Orthop Sports Phys Ther 40(7):402–412, 2010.

98. Henschke N, Maher CG, and Refshauge KM: A systematic review identifies five "red flags" to screen for vertebral fracture in patients with low back pain. J Clin Epidemiol. 61:110–118, 2008.

99. Henschke N, et al: Prevalence of and screening for serious spinal pathol- ogy in patients presenting to primary care settings with acute low back pain. Arthritis Rheum 60:3072–3080, 2009.

100. Herkowitz, HN: A comparison of anterior cervical fusion, cervical laminectomy, and cervical laminoplasty for the surgical management of multiple level spondylitic radiculopathy. Spine 13(7):774–780, 1988.

101. Herzog W, Leonard TR, Symons B, Tang C, and Wuest S. Vertebral artery strains during high-speed, low amplitude cervical spinal manipulation. J Electromyogr Kinesiol Oct 22(5):740–746, 2012.

102. Hey, HQ and Hee, HT: Open and minimally invasive transforaminal lumbar interbody fusion: comparison of intermediate results and complications. Asian Spine J Apr;9(2):185–193, 2015.

103. Hicks, GE, et al: Preliminary development of a clinical prediction rule for determining which patients with low back pain will respond to a sta- bilization exercise program. Arch Phys Med Rehabil 86:1753–1762, 2005.

104. Hides, JA, Jull, GA, and Richardson, CA: Long-term effects of specific stabilizing exercises for first-episode low back pain. Spine 26: E243–E248, 2001.

105. Hides, JA, et al: Evidence of lumbar multifidus muscle wasting ipsilateral to symptoms in patients with acute/subacute low back pain. Spine 19(2):165–172, 1994.

106. Hisey, MS, et al: Prospective, randomized comparison of cervical total disk displacement versus anterior cervical fusion: results at 48 months follow-up. J Spinal Disorder Tech 28(4):E237–243, 2015.

107. Hisey, MS, et al: Multi-center, prospective, randomized, controlled investigational device exemption clinical trial comparing Mobi-C cervical artificial disc to anterior discectomy and fusion in the treatment of symptomatic degenerative disc disease in the cervical spine. Int J Spine Sur 1(8), eCollection, 2014.

108. Hodges, PW, and Moseley, GL: Pain and motor control of the lumbopelvic region: effect and possible mechanisms. J Electromyogr Kinesth 13:361–370, 2003.

109. Hodges, PW, et al: Experimental muscle pain changes feedforward postural responses of the trunk muscles. Exp Brain Res 151:262–271, 2003.

110. Hodges, PW, and Richardson, CA: Altered trunk muscle recruitment in people with low back pain with upper limb movement at different speeds. Arch Phys Med Rehabil 80(9):1005–1012, 1999.

111. Hodges, PW, and Richardson, CA: Delayed postural contraction of transversus abdominis in low back pain associated with movement of the lower limb. J Spinal Disord 11(1):46–56, 1998.

112. Hodges, PW, and Richardson, CA: Contraction of the abdominal muscles associated with movement of the lower limb. Phys Ther 77(2): 132–142, 1997.

113. Hodges, P, Richardson, C, and Jull, G: Evaluation of the relationship between laboratory and clinical tests of transversus abdominis function. Physiother Res Int 1(1):30–40, 1996.

114. Hosseinifar, M, et al: The effects of stabilization and McKenzie exercises on transverse abdominis and multifidus muscle thickness,

pain, and disability: A randomized controlled trial in non specific chronic low back pain. J Phys Ther Sci. 25(12):1541–1545, 2013.

115. Hou, CR, Tsai, LC, Cheng, KF, Chung, KC, and Hong, CZ: Immediate effects of various physical therapeutic modalities on cervical myofascial pain and trigger-point sensitivity. Arch Phys Med Rehabil Oct;83(10): 1406–14, 2002.

116. Hoving, JL, et al: Manual therapy, physical therapy, or continued care by a general practitioner for patients with neck pain. Ann Intern Med 136:713–722, 2002.

117. Hsueh, TC, et al: The immediate effectiveness of electrical nerve stimulation and electrical muscle stimulation on myofascial trigger points. Am J Phys Med Rehabil 76(6):471–476, 1997.

118. Hurwitz, EL, et al: Frequency and clinical predictors of adverse reactions to chiropractic care in the UCLA neck pain study. Spine 30:1477–1484, 2005.

119. Inani, SB, and Selkar, SP: Effect of core stabilization exercises versus conventional exercises on pain and functional status in patients non-specific low back pain: a randomized clinical trial. J Back Musculoskeletal Rehabil 26(1):37–43, 2013.

120. Johansson, H, and Sojka, P: Pathophysiological mechanisms involved in genesis and spread of muscular tension in occupation muscle pain and in chronic musculoskeletal pain syndromes: a hypothesis. Med Hypotheses 35:196–203, 1991.

121. Jull, G, et al: A randomized controlled trial of exercise and manipulative therapy for cervicogenic headache. Spine 27(17):1835–1834, 2002.

122. Jull, G: Management of cervical headache. Manual Ther 2(4):182–190, 1997.

123. Jull, G, et al: Cervical musculoskeletal impairment in frequent intermittent headache. Part 1: subjects with single headaches. Cephalalgia 27(7):793–802, 2007.

124. Kalichman, L, and Vulfsons, S: Dry needling in the management of musculoskeletal pain. J Am Board Fam Med. Sep-Oct;23(5):640–646, 2010.

125. Kaltenborn, FM: The Spine: Basic Evaluation and Mobilization Techniques. Oslo: Olaf Norlis Bokhandel, 1993.

126. Kellegren, J: Observations on referred pain arising from muscle. Clin Sci 3:175–190, 1983.

127. Kerr, D, Zhao, W, and Lurie, JD: What are long-term predictors of outcomes for lumbar disc herniation? A randomized and observational study. Clin Orthop Relat Res 473(6):1920–1030, 2015.

128. Kietrys, DM, et al: Effectiveness of dry needling for upper-quarter myofascial pain: a systematic review and meta-analysis. J Orthop Sports Phys Ther 43(9):620–634, 2013.

129. Kinkade, S: Evaluation and treatment of acute low back pain. Am Fam Physician 75:1181–1188, 2007.

130. Kjellman, G, and Oberg, B: A randomized clinical control trial comparing general exercise, McKenzie treatment, and a control group in patients with neck pain. J Rehab Med 34:183–190, 2002.

131. Klein, GR, Vaccaro, AR, and Albert, TJ: Health outcome assessment before and after anterior cervical discectomy and fusion for radiculopathy: a prospective analysis. Spine 25(7):801–803, 2000.

132. Knutson, GA: Significant changes in systolic blood pressure post vectored upper cervical adjustment vs resting control groups: a possible effect of the cervicosympathetic and/or pressor reflex. J Man Phy Ther 24:101–109, 2001.

133. Kopp, JR, et al: The use of lumbar extension in the evaluation and treatment of patients with acute herniated nucleus pulposus. Clin Orthop 202:211–218, 1986.

134. Kraus, SL: TMJ Craniomandibular Cervical Complex: Physical Therapy and Dental Management. Atlanta: Clinical Education Associates, 1986.

135. Krause, N, and Ragland, DR: Occupational disability due to low back pain: a new interdisciplinary classification based on a phase model of disability. Spine 19:1011–1120, 1994.

136. Kreiner, M, et al: A quality difference in craniofacial pain of cardiac vs. dental origin. J Dent Res 89(9):965–9, 2010.

137. Kretapirom, K, et al: MRI characteristics of rheumatoid arthritis in the temporomandicular joint. Dentomaxillofac Radiol 42:3, 2013. Available at http://www.birpublications.org/doi/full/10.1259/dmfr/31627230. Accessed October 8, 2015.

138. Kroenke, K, et al: An ultra-brief screening scale for anxiety and depression: The PHQ–4. Psychosomatics 50(6):613–621, 2009.

139. Langevin, P, et al: Comparison of 2 manual therapy and exercise protocols for cervical radiculopathy: a randomized clinical trial evaluating short-term effects. J Orthop Sports Phys Ther 45(1):4–17, 2015.

140. Laslett, M, et al: Diagnosing painful sacroiliac joints: a validity study of a McKenzie evaluation and sacroiliac provocation tests. Aust J Physiotherapy 49:89–97, 2003.

141. Lee, HS, et al: Radiologic changes of cervical spine in ankylosing spondylitis. Clin Rheum 20:262–266, 2001.

142. Leeuw, R, and Klasser, G: Orofacial Pain: Guidelines for Assessment, Diagnosis, and Management, ed. 5. Chicago: American Academy of Orofacial Pain, Quintessence Pub Co, 2013.

143. Liang, Y, et al: Clinical outcomes and sagittal alignment of single-level unilateral instrumented transforaminal lumbar interbody fusion with a 4 to 5-year follow-up. Eur Spine Apr 14, 2015.

144. Liu, J, et al: Anterior cervical discectomy and fusion versus corpectomy and fusion in treating two-level adjacent cervical spondylotic myelopathy: a minimum 5-year follow-up study. Arch Orthop Trauma Surg 135(2):149–153, 2015.

145. Long, AL: The centralization phenomenon: its usefulness as a predictor of outcome in conservative treatment of chronic low back pain (a pilot study). Spine 20(23):2513–2521, 1995.

146. Long, A, Donelson, R, and Fung, T. Does it matter which exercise? A randomized control trial of exercise for low back pain. Spine 29(23): 2593–2602, 2004.

147. Louw, A, et al: The effect of neuroscience education on pain, disability, anxiety, and stress in chronic musculoskeletal pain. YAPMR Arch Phys Med Rehab 92(12):2041–56, 2011.

148. Lundon, K, and Bolton, K: Structure and function of the lumbar intervertebral disc in the health, aging, and pathologic conditions. J Orthop Sports Phys Ther 31(6):291–306, 2001.

149. Magee, DJ: Orthopedic Physical Assessment, ed. 5. St. Louis: Saunders Elsevier, 2008.

150. Maigne, JY, Aivaliklis, A, and Pfefer, F: Results of sacroiliac joint double block and value of sacroiliac pain provocation tests in 54 patients with low back pain. Spine 21(16):1889–1892, 1996.

151. Malter, AD, et al: Five-year reoperation rates after different types of lumbar spine surgery. Spine 23:814–820, 1998.

152. Marawar, S, et al: National trends in anterior cervical disc fusion procedures. Spine 35(15):1454–1459, 2010.

153. Masaracchio, M, et al: Short-term combined effects of thoracic spine thrust manipulation and cervical spine nonthrust manipulation in individuals with mechanical neck pain: a randomized clinical trial. J Orthop Sports Phys Ther. 43(3):118–127, 2013.

154. May, S, and Aina, A: Centralization and directional preference: a systematic review. Man Ther 17(6):497–506, 2012.

155. McCarron, RF, et al: The inflammatory effect of nucleus pulposus: a possible element in the pathogenesis of low-back pain. Spine 12:760–764, 1987.

156. McDonnell, MK, Sahrmann, SA, and Van Dillen, L: A specific exercise program and modification of postural alignment for treatment of cervicogenic headache: a case report. J Orthop Sports Phys Ther 35(1): 3–15, 2005.

157. McGregor, AH, et al: Rehabilitation following surgery for lumbar spinal stenosis. Cochrane Database Syst Rev. Dec 9;12:CD009644, 2013. DOI: 10.1002/145651858.

158. McKenzie, R, and May, S: The Lumbar Spine: Mechanical Diagnosis and Therapy, Vol 1, ed. 2. Waikanae, NZ: Spinal Publications, 2003.

159. McKenzie, R, and May, S: The Lumbar Spine: Mechanical Diagnosis and Therapy, Vol 2, ed. 2. Waikanae, NZ: Spinal Publications, 2003.

160. McKenzie, R: Manual correction of sciatic scoliosis. N Z Med J 89:22, 1979.

161. Mintken, PE, et al: Some factors predict successful short-term outcomes in individuals with shoulder pain receiving cervicothoracic manipulation: a single-arm trial. Phys Ther 90(1):26–42, 2010.

162. Mohl, ND: The anecdotal tradition and the need for evidence-based care for temporomandibular disorders. J Orofac Pain 13(4):227–231, 1999.

163. Moneur, C, and Williams, HJ: Cervical spine management in patients with rheumatoid arthritis. Phys Ther 68:509–515, 1988.

164. Mooney, V, and Robertson, J: The facet syndrome. Clin Orthop 115: 149–156, 1976.

165. Mooney, V: The syndromes of low back disease. Orthop Clin North Am 14(3):505–515, 1983.

166. Moraska, A, and Chandler, C: Changes in clinical parameters in patients with tension-type headache following massage therapy: a pilot study. J Man Manip Ther 16(2):106–112, 2008.

167. Morgan, D: Concepts in functional training and postural stabilization for the low-back injured. Top Acute Care Trauma Rehabil 2:8–17, 1988.

168. Muheremu, A, et al: Comparison of the sort- and long-term treatment effect of cervical disk replacement and anterior cervical disk fusion: a meta-analysis. Eur J Orthop Surg Traumatol May 5, Epub, 2014.

169. Murphy, MJ: Effects of cervical traction on muscle activity. J Orthop Sports Phys Ther 13:220–225, 1991.

170. Nam, WD, and Cho, JH: The importance of proximal fusion level selection for outcomes of multi-level lumbar posterolateral fusion. Clin Orthop Surg May;7(1):77–84, 2015.

171. Nassif, NJ, and Talic, YF: Classic symptoms in temporomandibular disorder patients: a comparative study. J Craniomandibular Pract 19(1): 33–41, 2001.

172. National Institutes of Health Technology Assessment Conference on Management of Temporomandibular Disorders, pp 15–120. Bethesda, MD. April 29–May 1, 1996.

173. Neuman, P, and Gill, V: Pelvic floor and abdominal muscle interaction: EMG activity and intra-abdominal pressure. Int Urogynecol J 13:125–132, 2002.

174. Nicholson, GG, and Gaston, J: Cervical headache. J Orthop Sports Phys Ther 31(4):184–193. 2001.

175. Nowakowski, P, Delitto, A, and Erhard, RE: Lumbar spinal stenosis. Phys Ther 76:187, 1996.

176. Oestergaard, LG, et al: Early versus late initiation of rehabilitation after lumbar spinal fusion: economic evaluation alongside a randomized controlled trial. Spine 38(23):1979–1985, 2013.

177. Oestergaard, LG, et al: The effect of early initiation of rehabilitation after lumbar spinal fusion: a randomized clinical study. Spine 37(21): 1803–1809, 2012.

178. Ohrbach, R, et al: The research diagnostic criteria for temporomandibular disorders. IV: evaluation of psychometric properties of the axis II measures. Orofac Pain 24(1):48–62, 2010.

179. Okeson, JP (ed): Orofacial Pain: Guidelines for Assessment, Diagnosis, and Management. Chicago: Quintessence Publishing Co, 1996.

180. Okeson, JP: Management of Temporomandibular Disorders and Occlusion. St. Louis: Elsevier/Mosby, 2013.

181. Oliveira-Campelo, NM, et al: The immediate effects of atlanto-occipital joint manipulation and suboccipital muscle inhibition technique on active mouth opening and pressure pain sensitivity over latent myofascial trigger points in the masticatory muscles. J Orthop Sports Phys Ther 40(5):310–307, 2010.

182. Olson, KA, and Dustin, J: Diagnosis and treatment of cervical spine clinical instability. J Orthop Sports Phys Ther 31(4):194–206, 2001.

183. O'Sullivan, PB, Twomey, LT, and Allison, GT: Altered abdominal muscle recruitment in patients with chronic low back pain following a specific exercise intervention. J Orthop Sports Phys Ther 27(2):114–124, 1998.

184. Palit, M, et al: Anterior discectomy and fusion for the management of neck pain. Spine 24(21):2224–2228, 1999.

185. Panjabi, MM: The stabilizing system of the spine. Part I. Function, dysfunction, adaption, and enhancement. J Spinal Disord 5:383–389, 1992.

186. Panjabi, MM: The stabilizing system of the spine. Part II. Neutral zone and instability hypothesis. J Spinal Disord 5:390–396, 1992.

187. Panjabi, MM, et al: On the understanding of clinical instability. Spine 19:2642–2650, 1994.

188. Panjabi, MM, Krag, MH, and Chung, TQ: Effects of disc injury on mechanical behavior of the human spine. Spine 9:707–713, 1984.

189. Paris, SV: Anatomy as related to function and pain. Ortho Clin North Am 14:475–489, 1983.

190. Paris, SV: S1-Introduction to Spinal Evaluation and Manipulation (Course Manual). St. Augustine, FL: University of St. Augustine, 2002.

191. Paris, SV, Irwin, ML, and Yack, L: S2-Advanced Evaluation and Manipulation of Pelvis, Lumbar, and Thoracic Spine (Course Manual). St. Augustine, FL: University of St. Augustine, 2004.

192. Paris, SV: S3-Advanced Evaluation & Manipulation of CranioFacial, Cervical & Upper Thoracic Spine (Course Manual). St. Augustine, FL: University of St. Augustine, 2000.

193. Pellechia, GL: Lumbar traction: a review of the literature. J Orthop Sports Phys Ther 20:262–267, 1994.

194. Phillips, FM, and Cunningham, B: Intertransverse lumbar interbody fusion. Spine 27:E37–E41, 2002.

195. Podichetty, VK: The aging spine: the role of inflammatory mediators in intervertebral disc degeneration. Cell Mol Biol 53(5):4–18, 2007.

196. Porter, RW, Hibbert, C, and Evans, C: The natural history of root entrapment syndrome. Spine 9:418–421, 1984.

197. Porterfield, JA, and DeRosa, C: Mechanical Low Back Pain: Perspectives in Functional Anatomy, ed. 2. Philadelphia: Saunders Company, 1998.

198. Puentedura, EJ, et al: Development of a clinical prediction rule to identify patients with neck pain likely to benefit from thrust joint manipulation to the cervical spine. J Orthop Sports Phys Ther 42(7):577–592, 2012.

199. Rabin, A, et al: The interrater reliability of physical examination tests that may predict the outcome or suggest the need for lumbar stabilization exercises. J Orthop Sports Phys Ther 43(2):83–90, 2013.

200. Raney, NH, et al: Development of a clinical prediction rule to identify patients with neck pain likely to benefit from cervical traction and exercise. Eur Spine J 18(3):382–391, 2009.

201. Rhee, JM, Schaufele, M, and Abdu, WA: Radiculopathy and the herniated lumbar disc. J Bone Joint Surg 88(9):2077–2080, 2006.

202. Rhee, JM, et al: Nonoperative management of cervical myelopathy: a systematic review. Spine 38(22):S55–67, 2013.

203. Richardson, C, Hodges, PW, and Hides, J: Therapeutic Exercise for Lumbopelvic Stabilization, ed. 2. Edinburgh: Churchill Livingstone, 2004.

204. Riddle, DL: Classification and low back pain: a review of the literature and critical analysis of selected systems. PHYS Ther 78(7):708–737, 1998.

205. Ringold, S, Tzaribachev, N, and Cron, RQ: Management of temporomandibular joint arthritis in adult rheumatology practices: a survey of adult rheumatologists. Pediatr Rheumatol Online J 10:(1):26, 2012.

206. Rudwaleit, M, et al: Inflammatory back pain in ankylosing spondylitis: a reassessment of the clinical history for application as classification and diagnostic criteria. Arthritis Rheum 54(2):569–578, 2006.

207. Russell, EJ: Cervical disc disease. Radiology 177(2):313–325, 1990.

208. Ruston, A, et al: Physiotherapy rehabilitation following lumbar spinal fusion: a systematic review and meta-analysis of randomized controlled trials. Brit Med J Open 2(4), 2012.

209. Saal, JA, Saal, JS, and Herzog, RJ: The natural history of lumbar intervertebral disc extrusions treated nonoperatively. Spine 15:683–686, 1990.

210. Saal, JA, and Saal, JS: Nonoperative treatment of herniated lumbar intervertebral disc with radiculopathy. An outcome study. Spine 14: 431–437, 1989.

211. Saal, JA: Dynamic muscular stabilization in the nonoperative treatment of lumbar pain syndromes. Orthop Rev 19:691–700, 1990.

212. Saal, JS, et al: High levels of inflammatory phospholipase A2 activity in lumbar disc herniations. Spine 15:674–678, 1990.

213. Saal, JS, Saal, JA, and Yurth, EF: Nonoperative management of herniated cervical intervertebral disc with radiculopathy. Spine 21(16):1877–1883, 1996.

214. Sahrmann, SA: Diagnosis and Treatment of Movement Impairment Syndromes. St. Louis: Mosby, 2002.

215. Santander, H, et al: Effects of head and neck inclination on bilateral sternocleidomastoid EMG activity in health subjects in patients with myogenic cranio-cervical-mandibular dysfunction. J Craniomandular Pract 13(3):181–191, 2000.

216. Sato, S, et al: Reoperation rate and risk factors of elective spinal surgery of degenerative spondylolisthesis: minimum 5-year follow-up. Spine J. Feb 11, 2015.

217. Saunders, HD, and Ryan, RS. Evaluation, Treatment, and Prevention of Musculoskeletal Disorders. Vol 1, ed. 4. Chaska, MN: The Saunders Group, 2004.

218. Schoensee, SK, et al: The effect of mobilization on cervical headaches. J Orthop Sports Phys Ther 21(4):184–196, 1995.

219. Schwarzer, A, Aprill, CN, and Bogduk, N. The sacroiliac joint in chronic low back pain. Spine 20:31–37, 1995.

220. Skytte, L, May, S, and Petersen, P: Centralization: its prognostic value in patients with referred symptoms and sciatica. Spine 30(11): 293–299, 2005.

221. Spencer, JD, Hayes, KC, and Alexander, IJ: Knee joint effusion and quadriceps reflex inhibition in man. Arch Phys Med Rehabil 65:171–177, 1984.

222. Stanton, TR, et al: After an episode of acute low back pain, recurrence is unpredictable and not as common as previously thought. Spine 33: 2923–2928, 2008.

223. Stuge, B, et al: The efficacy of a treatment program focusing on specific stabilizing exercises for pelvic girdle pain after pregnancy. Spine 29(4): 351–359, 2004.

224. Surkitt, LD, et al: Efficacy of directional preference management for low back pain: a systematic review. Phys Ther 92(5):652–665, 2012.

225. Survarnnato, T, et al: The effects of thoracic manipulation versus mobilization for chronic neck pain: a randomized controlled trial pilot study. J Phys Ther Sci 25:865–871, 2013

226. Sutheerayongprasert, C, et al: Factors predicting failure of conservative treatment in lumbar-disc herniation. J Med Assoc Thai 95(5):674–680, 2012.

227. Symons BP, Leonard T, and Herzog W: Internal forces sustained by the vertebral artery during spinal manipulative therapy. J Manipulative Physiol Ther 8:504–510, 2002.

228. Taylor, JR, and Twomey, LT: Age changes in lumbar zygapophyseal joints. Spine 11(7):739–745, 1986.

229. The International Headache Society: H.C.S. The international classification of headache disorders. Cephalagia 24:1–160, 2004.

230. Thomas, LC, et al: Risk factors and clinical presentation of cervical arterial dissection: preliminary results of a prospective case-control study. J Orthop Sports Phys Ther 45(7):503511, 2015.

231. Thoomes, EJ, et al: The effectiveness of conservative treatment for patients with cervical radiculopathy: a systematic review. Clin J Pain 29(12): 1073–1086, 2013.

232. Travell, JG, Simons, DG, and Simons, LS: Myofascial Pain and Dysfunction: The Trigger Point Manual. Baltimore: Lippincott Williams & Wilkins, 1998.

233. Tseng, YL, Wang, WT, and Chen, WY: Predictors for the immediate responders to cervical manipulation in patients with neck pain. Man Ther 11:306–315, 2006.

234. Twomey, LT: A rationale for the treatment of back pain and joint pain by manual therapy. Phys Ther 72:885–892, 1992.

235. Urban, L: The straight-leg-raising test: a review. J Orthop Sports Phys Ther 2:117–133, 1981.

236. Van Dieen, JH, Cholewicki, J, and Radeboid, A: Trunk muscle recruitment patterns in patients with low back pain enhance the stability of the lumbar spine. Spine 28(8):834–841, 2003.

237. Von Korff M, et al: Grading the severity of chronic pain. Pain 50(2): 133–149, 1992.

238. von Piekartz, H, and Ludtke, K: Effect of treatment of temporomandibular disorders (TMD) in patients with cervicogenic headache: a single-blind, randomized controlled study. Cranio 29(1):43–56, 2011.

239. Vinje, O, Dale, K, and Moller, P: Radiographic evaluation of patients with Bechterew's syndrome (ankylosing spondylitis) and their first-degree relatives. Scand J Rheumatology 14:119–132, 1985.

240. Vishteh, AG, and Dickman, CA: Anterior lumbar microdiscectomy and interbody fusion for the treatment of recurrent disc herniation. Neurosurgery 48:334–337, 2001.

241. Vlam, K, Mielants, H, and Veys, E: Involvement of the zygapophyseal joint in ankylosing spondylitis: relation to the bridging syndesmophyte. J Rheumotolgy 26:1738–1745, 1999.

242. Waddell, G: A new clinical model for the treatment of low back pain. Spine 12:632–644, 1987.

243. Wasiak R, et al: Recurrence of low back pain: definition-sensitivity analysis using administrative data. Spine 28:2283–2291, 2003.

244. Watson, DH, and Drummond, PD: Head pain referral during examination of the neck in migraine and tension-type headache. Headache: J Head Face Pain 52(8):1226–35, 2012.

245. Wiltse, LL, Newman, PH, and MacNab, I: Classification of spondylolis-thesis and spondylolysis. Clin Orthop 117:23–29, 1976.

246. Wong, AP, et al: Intraoperative and perioperative complications in minimally invasive transforaminal lumbar interbody fusion: a review of 513 patients. J Neurosurg Spine 22(5):487–495, 2015.

247. Xiao, SW, et al: Anterior cervical discectomy versus corpectomy for multilevel cervical spondylotic myelopathy: a meta-analysis. Eur Spine J 2491:31–30, 2015.

248. Yasuma, T, et al: Histological development of intervertebral disc herniation. J Bone Joint Surg Am 68(7):1066–1072, 1986.

249. Young, IA, et al: Manual therapy, exercise, and traction for patients with cervical radiculopathy: a randomized clinical trial. J Orthop Sports Phys Ther 89(7):632–642, 2009.

250. Young, S, Aprill, C, and Laslett, M: Correlation of clinical examination characteristics with three sources of chronic low back pain. Spine J 3(6): 460–465, 2003.

251. Zhu, L, Wei, X, and Wang, S: Does cervical spine manipulation reduce pain in people with degenerative cervical radiculopathy? A systematic review of the evidence, and a meta-analysis. Clin Rehabil Feb 12, 2013.

Coluna vertebral: intervenções com exercícios e manipulações

16

Carolyn Kisner, PT, MS

Jacob N. Thorp, PT, DHS, OCS, MTC

■ **Conceitos básicos de tratamento da coluna com exercícios 535**

INTERVENÇÕES FUNDAMENTAIS 535

ORIENTAÇÃO AO PACIENTE 536

DIRETRIZES GERAIS PARA OS EXERCÍCIOS 536
Senso cinestésico 538
Mobilidade/flexibilidade 538
Desempenho muscular 538
Resistência cardiopulmonar 538
Atividades funcionais 538

■ **Percepção cinestésica 538**

ELEMENTOS DO TREINAMENTO CINESTÉSICO – TÉCNICAS FUNDAMENTAIS 539
Posição de alívio dos sintomas 539
Efeitos do movimento sobre a coluna vertebral 539
Integração do treinamento cinestésico com os exercícios de estabilização e a mecânica corporal fundamental 539

PROGRESSÃO PARA O CONTROLE POSTURAL ATIVO E HABITUAL 540

■ **Mobilidade/flexibilidade 540**

REGIÕES CERVICAL E TORÁCICA ALTA – TÉCNICAS DE ALONGAMENTO 540
Técnicas para aumentar a extensão torácica 540
Técnicas para aumentar a retração cervical (extensão axial): alongamento do músculo escaleno 541
Técnicas para aumentar a flexão cervical alta: alongamento do músculo suboccipital 542
Tração como técnica de alongamento 542

TÉCNICAS DE MANIPULAÇÃO DAS ARTICULAÇÕES CERVICAIS 543
Manipulação para aumentar a flexão cervical 544
Manipulação para aumentar a extensão cervical 544
Manipulação para aumentar a rotação cervical 544

Manipulação para aumentar a rotação cervical e inclinação lateral 545
Manipulação para aumentar a rotação cervical e inclinação lateral: técnica alternativa 545

TÉCNICAS DE ENERGIA MUSCULAR PARA AUMENTAR A MOBILIDADE CRANIOCERVICAL 545
Técnicas para aumentar a flexão craniocervical 546
Técnicas para aumentar a rotação craniocervical 546

REGIÕES TORÁCICAS MÉDIA E BAIXA E REGIÃO LOMBAR: TÉCNICAS DE ALONGAMENTO 546
Técnicas para aumentar a flexão lombar 546
Técnicas para aumentar a extensão lombar 547
Técnicas para aumentar a flexibilidade lateral da coluna vertebral 548
Tração como técnica de alongamento 549

TÉCNICAS DE MANIPULAÇÃO E DE HVT DAS ARTICULAÇÕES TORÁCICAS E LOMBARES 550
Técnica de manipulação para aumentar a extensão da região torácica da coluna vertebral 550
Técnica de manipulação para aumentar a flexão da região torácica da coluna vertebral 551
Manipulação para aumentar a rotação da região torácica da coluna vertebral 551
Técnica de *thrust* com *pistol grip* para aumentar a mobilidade da região torácica da coluna vertebral 552
Técnica de *thrust* com os braços cruzados para aumentar a mobilidade da região torácica da coluna vertebral 552
Técnica de *thrust* com queda para aumentar a mobilidade da região torácica da coluna vertebral 553
Manipulação das costelas para restrição expiratória 553

Manipulação das costelas para restrição inspiratória 553
Manipulação de primeira costela elevada 554
Técnicas de manipulação para aumentar a extensão da região lombar da coluna vertebral 554
Manipulação para aumentar a rotação da região lombar da coluna vertebral 554
Manipulação para aumentar a inclinação lateral intervertebral lombar 555
HVT com rolamento lombar para aumentar a rotação lombar 555
Técnica de manipulação da articulação SI para aumentar a nutação (flexão) sacral 555
Técnica de manipulação da articulação SI para aumentar a contranutação (extensão) sacral 556
Manipulação de rotação posterior para o osso inominado 556

■ **Desempenho muscular: estabilização, resistência muscular e treinamento de força 557**

TREINAMENTO DE ESTABILIZAÇÃO: TÉCNICAS FUNDAMENTAIS E PROGRESSÕES 557
Diretrizes para o treinamento de estabilização 558
Ativação e treinamento dos músculos segmentares profundos 559
Exercícios de estabilização dos músculos globais 563

EXERCÍCIOS ISOMÉTRICOS E DINÂMICOS 573
Exercícios para a região cervical 573
Exercícios para as regiões torácica e lombar 575

■ **Resistência cardiopulmonar 580**

EXERCÍCIOS AERÓBIOS COMUNS E EFEITOS SOBRE A COLUNA VERTEBRAL 581
Pedalar 581

Caminhar e correr 581
Subir e descer escadas (*step*) 581
Esqui *cross-country* e aparelhos de esqui 582
Nadar 582
Aparelhos ergométricos para membros superiores 582
Aeróbia no *step* e dança aeróbia 582
Crossfit 582
Modismos 582

■ **Atividades funcionais 582**

TREINAMENTO FUNCIONAL INICIAL: TÉCNICAS FUNDAMENTAIS 582

PREPARAÇÃO PARA ATIVIDADES FUNCIONAIS: TÉCNICAS BÁSICAS DE EXERCÍCIOS 583
Exercícios de apoio de peso 584
Exercícios de estabilização nas transições 585

MECÂNICA CORPORAL E ADAPTAÇÕES AMBIENTAIS 586
Princípios de mecânica corporal: instrução e treinamento 586
Adaptações ambientais 586

TÉCNICAS DE EXERCÍCIOS INTERMEDIÁRIAS E AVANÇADAS PARA TREINAMENTO FUNCIONAL 587

Levantamentos repetitivos 587
Alcançar objetos repetitivamente 587
Empurrar e puxar repetitivamente 587
Rotação ou giro 587
Movimentos de transição 587
Transferência do treinamento 588

ORIENTAÇÃO PARA PREVENÇÃO 588

ATIVIDADES DE APRENDIZADO INDEPENDENTE 588

A anatomia básica, mecânica da coluna vertebral e a postura foram apresentadas no Capítulo 14. No Capítulo 15, são apresentadas a patomecânica e as patologias comuns e diretrizes de tratamento relacionadas à coluna vertebral. As diretrizes de tratamento foram apresentadas de acordo com os estágios de recuperação ou cicatrização dos tecidos e os subgrupos com base em categorias diagnósticas que refletem os comprometimentos e distúrbios dos movimentos. O Capítulo 16 é uma continuação desse material, em que são descritas as técnicas de intervenção que utilizam exercícios terapêuticos para o tratamento de comprometimentos do pescoço e do tronco.

Este capítulo está dividido em seis seções principais. A primeira seção descreve os conceitos básicos e as abordagens para intervenções com exercícios para problemas da coluna vertebral. Cada uma das cinco seções restantes descreve componentes das intervenções com exercícios para o pescoço e o tronco. Os tópicos abordados nessas seções incluem exercícios para senso cinestésico, mobilidade/flexibilidade (incluindo manipulação), desempenho muscular (incluindo estabilidade, resistência muscular à fadiga e força), resistência cardiopulmonar e atividades funcionais. Os princípios e técnicas para alívio do estresse e relaxamento, um componente importante da reabilitação total, são descritos com detalhes no Capítulo 14.

■ Conceitos básicos de tratamento da coluna com exercícios

É importante salientar que, embora a matéria deste capítulo seja apresentada em seções separadas, há uma sobreposição no uso das técnicas descritas em cada seção, do mesmo modo que há intervenções fundamentais que são básicas para todos os programas de exercícios.

INTERVENÇÕES FUNDAMENTAIS

Quando os pacientes buscam o tratamento de um fisioterapeuta, eles vêm com diferentes diagnósticos, comprometimentos e limitações funcionais e se encontram em estágios diferentes de recuperação ou de cicatrização dos tecidos. Contudo, o plano de tratamento para cada paciente precisa começar com intervenções fundamentais, de modo a estabelecer uma base para a elaboração de um programa efetivo de exercícios terapêuticos. As *intervenções fundamentais* são definidas como exercícios ou habilidades que todos os pacientes com comprometimentos da coluna devem aprender, independentemente de sua capacidade funcional no momento do exame e do tratamento inicial. As intervenções incluem treinamento cinestésico básico, treinamento básico de estabilização da coluna e treinamento funcional da mecânica corporal básica. Essas intervenções são resumidas no Quadro 16.1.

Depois que as habilidades fundamentais são aprendidas, as intervenções com exercícios progridem sequencialmente no nível das habilidades do paciente e sua disposição para aprender. Por exemplo, um paciente que inicia o tratamento com sintomas crônicos vários meses após o surgimento dos sintomas precisa primeiro se conscientizar das posições ou atividades que exacerbam os sintomas, assim como mover a coluna vertebral com segurança e também aprender os efeitos que as várias posturas e os diferentes movimentos têm sobre os sintomas (senso cinestésico *fundamental*). O paciente precisa aprender como ativar a musculatura estabilizadora segmentar profunda e, então, como utilizar esses estabilizadores profundos com a musculatura global para estabilizar a coluna durante os diferentes exercícios que utilizam os membros como carga (desempenho muscular *fundamental*). Finalmente, o paciente precisa aprender a mecânica corporal básica (atividades funcionais *fundamentais*), de modo a minimizar as sobrecargas na coluna durante as atividades diárias, antes de progredir para os exercícios que possam ser tolerados no estágio crônico de recuperação e retornar às atividades funcionais desejadas.

Os exercícios fundamentais estão descritos com detalhes antes das progressões do exercício em cada uma das seções respectivas deste capítulo. Os princípios de tratamento são semelhantes nas regiões cervical e lombar da coluna, e muitas das mesmas técnicas podem ser usadas ou modificadas para as duas regiões.

QUADRO 16.1　Intervenções fundamentais com exercícios para reabilitação da coluna

Essas intervenções fundamentais são adaptadas ou modificadas com base nas habilidades e respostas do paciente.

Treinamento cinestésico

- Consciência e controle do movimento seguro da coluna: movimentos suaves da cabeça e inclinações pélvicas.
- Consciência da posição neutra da coluna (se necessário, comece na posição de alívio dos sintomas do paciente) em decúbito dorsal, ventral, sentado e em pé.
- Consciência dos efeitos das atividades da vida diária e movimentos dos membros sobre a coluna (ver Treinamento funcional).

Treinamento de estabilização

- Ativação e contração mantida da musculatura segmentar profunda.
  - Região cervical: extensão axial controlada (retração cervical) com flexão craniocervical e extensão cervical inferior/torácica alta.
  - Região lombar: manobra de "encolher a barriga" e técnicas de ativação do músculo multífido.
- Controle dos músculos superficiais multissegmentares (globais) da postura da coluna com a carga dos membros.
- Suporte passivo da postura da coluna vertebral apenas se necessário; avanço para o controle ativo.
- Coordenação da ativação dos músculos segmentares com a manutenção da coluna estável na posição neutra (ou posição de alívio) com todos os movimentos de braço e perna.

Treinamento funcional (mecânica corporal básica com a coluna estável)

- Rolamento em bloco de decúbito dorsal para ventral, ventral para dorsal.
- Transição de decúbito dorsal para lateral para sentado e o retorno.
- Transição de sentado para em pé e o retorno.
- Caminhar.

ORIENTAÇÃO AO PACIENTE

A orientação ao paciente é um componente essencial de cada uma das metas e das intervenções. Envolve várias ideias. Primeiro, o paciente é um participante ativo na identificação dos resultados almejados; a orientação sobre os desfechos potenciais é parte desse processo. Em segundo lugar, o paciente pode precisar ser orientado sobre as limitações que terá em cada estágio da recuperação para que não fique preocupado imaginando que os sintomas agudos serão incapacitantes para sempre, nem se "exceda" nos exercícios e atividades durante o início da fase subaguda, causando exacerbação dos sintomas. Talvez depois o paciente precise ser desafiado a ir além das limitações percebidas durante os estágios avançados da recuperação.

Para assegurar que cada pessoa desenvolva o controle e aprenda como manejar os sintomas e comprometimentos, é importante que ela esteja envolvida em todas as atividades em cada estágio da recuperação e não seja apenas um receptor passivo do "tratamento". O paciente precisa de instrução sobre o quanto ele pode progredir com segurança em seu autocuidado, além do tempo gasto com supervisão profissional, de modo que possa atingir o nível máximo de retorno funcional com o mínimo de restrição nas atividades ou na participação.

Finalmente, o paciente precisa de instrução sobre a prevenção. Isso inclui modos seguros de se exercitar, mecânica corporal segura para o retorno às atividades de alta intensidade, modificação do ambiente de trabalho e domiciliar e atividades para minimizar o estresse.

Evidências em foco

As **Diretrizes de Prática Clínica (DPC) para lombalgia**, baseadas em evidências de força moderada, recomendam orientações e aconselhamento ao paciente, de modo a incluir a promoção da força anatômica/estrutural inerente à coluna vertebral, a explicação da dor, o prognóstico favorável da dor lombar (lombalgia), o uso de estratégias de enfrentamento da dor, a retomada precoce das atividades normais e a melhora dos níveis de atividade.[17]

DIRETRIZES GERAIS PARA OS EXERCÍCIOS

O exercício terapêutico é uma intervenção importante no tratamento de comprometimentos na região da coluna. Embora este texto não aborde técnicas de exame específicas, é fundamental enfatizar a importância de identificar os comprometimentos e as limitações estruturais e funcionais de cada paciente, suas restrições às atividades e à participação, assim como o estágio de cicatrização dos tecidos ou o estágio de reabilitação, de modo a estabelecer uma linha de base para o início das técnicas de intervenção e para medir o progresso rumo aos desfechos almejados.

Em geral, os elementos da função física apresentados a seguir são usados em todos os programas de intervenção para problemas de coluna. Essas cinco áreas estão relacionadas na Tabela 16.1 com intervenções delineadas para cada estágio da reabilitação. As intervenções estão descritas com detalhes nas seções restantes deste capítulo. Antes de desenvolver um programa de exercícios, é importante que o leitor tenha conhecimento das várias patologias da coluna vertebral, suas precauções e contraindicações especiais (ver Cap. 15), de modo que o paciente possa atingir seu potencial máximo com segurança.

TABELA 16.1   Intervenção para cada estágio da reabilitação

Fases de reabilitação	Fase I: Treinamento inicial	Fase II: Treinamento básico	Fase III: Treinamento intermediário a avançado
Intervenção	Proteção máxima a moderada da área lesionada, tecidos patologicamente envolvidos ou região dolorosa	Movimento controlado com proteção moderada a mínima	Retorno à função com proteção mínima a nenhuma

Cinco componentes da intervenção com exercícios

	Fase I	Fase II	Fase III
Percepção cinestésica ▪ Treino proprioceptivo de movimentos e posturas seguros	▪ Inclinação pélvica/retração cervical: passiva → ativoassistida → ativa em posições confortáveis* ▪ Percepção do que melhora ou piora os sintomas* ▪ Aprender a posição neutra da coluna (ou de alívio dos sintomas)*	▪ Controle ativo da coluna em decúbito dorsal, ventral, quatro apoios, sentado e em bipedestação ▪ Manutenção dinâmica de posições indolores com as atividades	▪ Uso habitual da coluna neutra em todas as atividades funcionais
Mobilidade/flexibilidade ▪ Mover, alongar, manipular tecidos limitadores	▪ Movimento para aliviar a estagnação de líquidos ▪ Alongamento do tronco: apenas nas posições de alívio da dor ▪ Alongamento dos membros: alongue os membros superiores e inferiores se isso não sobrecarregar a coluna ▪ Manipulação: graus I e II ▪ *Thrust* de alta velocidade, se indicado	▪ Movimento suave da coluna dentro da amplitude dolorosa ▪ Alongamento dos músculos dos membros superiores/inferiores; estabilização em posição de conforto da coluna (alívio) ▪ Manipulação: avançar para o grau III	▪ Mover-se nas amplitudes dolorosas para alongamento e manipulação conforme indicado
Desempenho muscular ▪ Treinamento de estabilização (músculos profundos para estabilidade segmentar, músculos globais para estabilidade geral) ▪ Resistência muscular ▪ Força e potência	▪ Ativação da musculatura profunda* ▪ Exercícios de estabilização com a carga dos membros (use o posicionamento passivo da coluna com travesseiros, talas e coletes, se necessário)*	▪ Exercícios de estabilização com a carga dos membros (controle ativo da posição da coluna) ▪ Enfatizar a resistência muscular ▪ Treinamento de perturbações ▪ Exercícios dinâmicos e de baixa intensidade para a coluna	▪ Estabilização com movimentos de transição e atividades funcionais; enfatizar a força ▪ Progressão para o fortalecimento dinâmico do tronco ▪ Progredir os exercícios de fortalecimento de tronco e membros em padrões que reforcem as metas de atividade
Resistência cardiopulmonar ▪ Treinamento aeróbio	▪ Somente se tolerado com máxima proteção na posição de conforto	▪ Intensidade baixa a moderada com proteção moderada a mínima ▪ Use atividades que enfatizem o alívio dos sintomas na coluna	▪ Alta intensidade (frequência cardíaca-alvo), várias vezes por semana
Atividades funcionais ▪ Mecânica corporal ▪ Habilidades para as atividades de casa, comunidade, trabalho, recreação, esporte	▪ Posturas seguras quando deitado, sentado e em bipedestação* ▪ Técnicas de estabilização da coluna ao rolar, mover-se de deitado para sentado, sentado para bipedestação*	▪ Fortalecimento dos membros superiores/inferiores enquanto se estabiliza a coluna ▪ Mecânica corporal estável na coluna ▪ Adaptações ambientais e ergonômicas	▪ Atividades funcionais de alta intensidade ▪ Resistência física e atividades de fortalecimento que simulem o retorno às atividades desejadas ▪ Praticar a prevenção

*Intervenções fundamentais para todos os pacientes.

Senso cinestésico

Uma das intervenções fundamentais para reabilitação da coluna é desenvolver no paciente o senso de posicionamento e movimentos da coluna vertebral seguros, assim como dos efeitos que as posições de decúbito dorsal, ventral, lateral, sentada e em pé têm sobre a coluna. A percepção de quais posturas melhoram ou pioram os sintomas e a identificação da posição neutra da coluna ou da posição de alívio são importantes para ajudar os pacientes a lidarem com seus sintomas. O senso e o controle da postura e dos movimentos da coluna progridem e são incorporados em todos os exercícios descritos nas seções restantes deste capítulo e são, também, a base dos exercícios para os membros.

Mobilidade/flexibilidade

Os exercícios de alongamento e flexibilidade, assim como as técnicas de mobilização/manipulação para aumentar a mobilidade dos tecidos limitadores, são usados de modo que o paciente possa assumir uma posição efetiva da coluna durante os exercícios para melhorar o desempenho muscular e os desfechos funcionais. Para pacientes que se encaixam na categoria diagnóstica de mobilização/manipulação (descrita no Cap. 15), técnicas de manipulação da coluna ou técnicas de *thrust* de alta velocidade (HVT – *high velocity thrust*) específicas podem ser indicadas durante o período de intervenção inicial e seguidas por exercícios de alongamento. Pode haver indicação para mobilização neural tanto na região cervical/membro superior como na região lombar/membro inferior. As indicações e técnicas são descritas no Capítulo 13.

Observação: os termos *mobilização* e *manipulação* são usados atualmente como sinônimos (ver Cap. 5). Os autores deste capítulo estão usando manipulação para referir-se às técnicas oscilatórias graduadas e o termo *thrust* de alta velocidade (HVT) para referir-se ao movimento de pequena amplitude e alta velocidade realizado no final do limite patológico da articulação.

Desempenho muscular

Na coluna, o desempenho muscular envolve não apenas força, potência e resistência, mas também estabilidade. A ativação dos músculos estabilizadores segmentares profundos, bem como dos músculos multissegmentados superficiais/globais do pescoço e do tronco, constitui técnica fundamental para o desenvolvimento da estabilidade da coluna vertebral. Inicialmente, enfatizam-se a percepção da contração muscular e o controle da posição da coluna durante os movimentos dos membros e a realização de atividades funcionais básicas. Então, progride-se com os exercícios para desafiar a capacidade de sustentação dos músculos estabilizadores, enfatizar a resistência muscular à fadiga, o equilíbrio e a força. Assim que a pessoa aprende a estabilização e o manejo efetivo dos sintomas, são iniciados exercícios dinâmicos de fortalecimento do pescoço e do tronco

para enfatizar a força na amplitude de movimento (ADM) completa. A maioria das pessoas está familiarizada com flexões de tronco, "abdominais" e extensões de tronco. A ênfase do exercício terapêutico está na execução segura dos exercícios, levando-se em consideração a biomecânica da coluna. Os exercícios devem ser escolhidos tendo-se em mente as metas funcionais e uma integração aos princípios discutidos na seção Atividades funcionais, neste capítulo.

Resistência cardiopulmonar

Os exercícios de condicionamento aeróbio são iniciados assim que o paciente possa tolerar atividades repetitivas sem exacerbação dos sintomas. A ênfase está no uso de posturas seguras da coluna enquanto se exercita. A atividade aeróbia aumenta a sensação de bem-estar do paciente e melhora o preparo cardiovascular e pulmonar. Os princípios de condicionamento aeróbio estão detalhados no Capítulo 7 e resumidos neste capítulo, com sugestões para a aplicação segura de exercícios aeróbios quando há comprometimentos da coluna.

Atividades funcionais

As atividades funcionais fundamentais incluem treinamento da mecânica corporal básica para rolar, passar de decúbito dorsal para sentado, sentado para bipedestação (e o reverso) e caminhar. Essas atividades são coordenadas com treino cinestésico e exercícios de ativação da musculatura segmentar e de estabilização. Quando o paciente é capaz, os exercícios de estabilização, resistência muscular e fortalecimento são integrados com as habilidades para a mecânica corporal (levantamentos, movimentos de empurrar, puxar, carregar), hábitos seguros de trabalho (adaptações ergonômicas) e atividades recreativas ou esportivas efetivas para que as metas da pessoa sejam alcançadas.

Evidências em foco

As **DPC para cervicalgia**[12] e **para lombalgia**[17] identificam evidências robustas para o uso de técnicas de manipulação e de *thrust* com vistas à redução da dor e da incapacidade em casos de deficiência de mobilidade; evidências robustas para o uso de exercícios de coordenação, fortalecimento e resistência à fadiga para o tronco; e evidências robustas em favor do uso de atividades progressivas para a aquisição de resistência à fadiga e de condicionamento físico no tratamento de pacientes com dores nas costas e pescoço. Há também fortes evidências que apoiam intervenções para subgrupos que respondem com exercícios de centralização e com preferências direcionais.

■ Percepção cinestésica

Meta. Desenvolver a propriocepção de posicionamento da coluna vertebral, movimento seguro e controle postural.

ELEMENTOS DO TREINAMENTO CINESTÉSICO: TÉCNICAS FUNDAMENTAIS

Posição de alívio dos sintomas

O paciente precisa aprender como mover a coluna e encontrar a amplitude de movimento ou posição em que os sintomas são minimizados. A posição de alívio dos sintomas é chamada de *posição de alívio* ou *posição de repouso*. A posição *neutra* da coluna é no meio da amplitude; o paciente pode ou não sentir-se inicialmente mais confortável nessa posição. Ver no Capítulo 15 uma discussão sobre tendências da coluna e sua relação com o alívio dos sintomas e patologias comuns.

Região cervical da coluna vertebral

Posição do paciente e procedimento: comece em decúbito dorsal; avance para sentado e outras posturas funcionais, conforme tolerado.

- Se o paciente estiver sentindo muita dor e não for capaz – ou não quiser – movimentar a cabeça, comece com movimentos passivos. Mova passivamente a cabeça e o pescoço com movimentos suaves de flexão e extensão, inclinação lateral e/ou rotação da cabeça para encontrar a posição mais confortável para o paciente. Se necessário, apoie a cabeça e o pescoço com travesseiros.
- Descreva a mecânica do que você está fazendo para o paciente.
- Faça o paciente identificar a mudança nos sintomas conforme o movimento ocorre na posição de alívio e saindo dela.
- Faça o paciente praticar mover-se para essa/fora dessa posição de modo a desenvolver controle.
- Se o paciente não puder manter essa posição enquanto está sentado e em bipedestação, o uso de um colar cervical pode ser apropriado durante o estágio agudo após uma lesão ou no pós-operatório, porém é importante ser criterioso, de modo que o paciente não se torne dependente do colar.

Região lombar da coluna vertebral

Posição do paciente e procedimento: comece em decúbito dorsal com as pernas estendidas ou com pernas fletidas e pés apoiados, depois sentado, em bipedestação e na posição de quatro apoios.
- Ensine o paciente a mover a pelve fazendo uma inclinação anterior e posterior ao longo de uma amplitude que seja confortável.
- Assim que o paciente tiver movido a pelve e a coluna por uma amplitude de movimento (ADM) segura, instrua-o a encontrar a posição em que há maior alívio dos sintomas.
- Se não for possível o movimento ativo e controlado, ensine o *posicionamento passivo* (ver Cap. 15, Quadro 15.6).

Faça o paciente realizar cada uma das posições a seguir e fazer uma associação entre a posição da coluna e o que ele sente. Enquanto estiver em decúbito dorsal, posicione passivamente a pelve em inclinação pélvica posterior e a região lombar da coluna em flexão (flexionando os membros inferiores e apoiando os pés) ou em inclinação pélvica anterior e a região lombar da coluna em extensão (colocando um pequeno travesseiro ou toalha dobrada embaixo da região lombar da coluna vertebral. Se o paciente tolerar a posição em decúbito ventral, posicione a região lombar da coluna vertebral em extensão com ele deitado, ou em flexão, colocando um ou dois travesseiros sob o abdome. A posição sentada encoraja a flexão da coluna; se a extensão for mais confortável, instrua a pessoa a usar um travesseiro lombar para suporte. Bipedestação normalmente faz que a coluna se estenda; se a flexão for desejada, instrua a pessoa a colocar um pé sobre um degrau enquanto estiver em pé.

Efeitos do movimento sobre a coluna vertebral

Assim que a posição funcional da coluna tiver sido determinada, é importante que o paciente sinta e aprenda quais movimentos pioram ou melhoram os sintomas. Em geral, o movimento dos membros para longe do tronco (flexão e abdução de ombro, extensão e abdução de quadril) causa extensão da coluna; o movimento que aproxima os membros do tronco (extensão e adução de ombro, flexão e adução de quadril) causa flexão da coluna.

- Faça o paciente encontrar a posição neutra ou funcional da coluna (de alívio); em seguida, mova os braços e depois as pernas, para sentir o efeito sobre a coluna. Enfatiza-se o controle da posição da coluna; faça o paciente praticar movimentos de braço e perna e tentar manter o controle da posição vertebral. Esses movimentos são os mesmos feitos nos exercícios básicos de estabilização e são descritos com detalhes na seção de desempenho muscular.
- Se o paciente não puder manter o controle ou se os sintomas piorarem, ele requer suporte ou posicionamento passivo para iniciar os exercícios de estabilização.

Integração do treinamento cinestésico com os exercícios de estabilização e a mecânica corporal fundamental

Assim que a percepção das posições e movimentos seguros for aprendida, ensine ao paciente técnicas de estabilização fundamentais para o desenvolvimento do controle neuromuscular da posição (ver a seção Desempenho muscular, neste capítulo) e ensine a mecânica corporal fundamental de rolar, mover-se de decúbito dorsal para sentado, sentado para bipedestação e de deambulação (ver a seção Atividades funcionais, neste capítulo).

PROGRESSÃO PARA O CONTROLE POSTURAL ATIVO E HABITUAL

A percepção e o controle da postura são descritos com detalhes no Capítulo 14 (ver Comprometimentos posturais na seção Diretrizes Gerais de tratamento e o Quadro 14.1). Descreve-se o uso de técnicas de reforço (verbais, visuais, táteis), assim como as atividades para treinar alinhamento e controle cervical, escapular, torácico e lombopélvico. É importante reforçar a relação entre a má postura e o desenvolvimento de sintomas dolorosos e identificar se há necessidade de suporte postural (temporário ou em longo prazo).

Integre a percepção postural e o controle dos segmentos vertebrais em todos os exercícios de estabilização, condicionamento aeróbio e atividades de treinamento funcional. Observe o paciente à medida que desempenha atividades mais desafiadoras e, se necessário, forneça lembretes para que ele encontre a posição neutra da coluna e inicie a contração dos músculos estabilizadores antes das atividades. Por exemplo, quando for estender as mãos acima da cabeça, ajude o paciente a se conscientizar da necessidade de contrair os músculos abdominais para manter uma posição neutra de coluna e não permitir que esta se estenda até uma amplitude dolorosa ou instável; isso deverá ser praticado até que a estabilização se torne habitual. Esse princípio também é incorporado na mecânica corporal, como ao apanhar um objeto e levantá-lo para colocá-lo sobre uma prateleira alta ou durante atividades esportivas, quando se estendem os braços para fazer um bloqueio ou arremessar uma bola.

■ Mobilidade/flexibilidade

Meta. Aumentar a ADM de estruturas específicas que estejam afetando o alinhamento e a mobilidade de pescoço e tronco.

Em geral, o alongamento é contraindicado na região de um tecido inflamado. Contudo, se houver posturas que aliviem os sintomas, mas sejam difíceis de realizar em virtude de restrição tecidual ou estagnação de líquidos, o alongamento ou movimento repetitivo para dentro da amplitude restrita pode ser apropriado. Por exemplo, tem-se mostrado que a extensão lombar alivia os sintomas de estagnação de líquidos ou de uma lesão de disco, contudo um paciente pode não ser capaz de assumir uma postura estendida em virtude de disfunção postural em flexão ou edema dos tecidos. O levantamento do tronco em extensão sobre os braços pode alongar o tecido retraído ou comprimir e massagear o material discal edemaciado ou o líquido estagnado, reduzindo os sintomas (ver Fig. 15.4 e a seção Diretrizes de tratamento: tendência extensora, no Cap. 15).

Uma irritação aguda de raiz nervosa decorrente de esporões ou lábios ósseos em uma coluna artrítica é outra situação na qual os sintomas agudos podem ser aliviados com o alongamento. A redução da pressão sobre as raízes nervosas com uma força de tração que cause alongamento e alargue os forames intervertebrais ou com procedimentos que ajudem a posicionar a coluna para a posição ideal podem aliviar os sintomas.[1]

As estruturas dos membros superiores e inferiores com mobilidade diminuída que restringem o alinhamento postural normal podem ser alongadas ou mobilizadas se as técnicas não sobrecarregarem a área de inflamação.

O alongamento é feito de forma contínua. Por meio do julgamento crítico, a intensidade e a duração do alongamento são determinadas com base na proximidade dos tecidos em cicatrização e a integridade e tolerância do tecido. Os princípios de alongamento para comprometimentos de mobilidade estão descritos no Capítulo 4.

Podem ser usadas técnicas de manipulação articular e técnicas de *thrust* de alta velocidade (HVT) para alongar cápsulas de articulações facetárias hipomóveis. Os princípios de manipulação articular estão descritos no Capítulo 5; as indicações para seu uso na coluna vertebral estão identificadas no Capítulo 15, na seção Diretrizes de tratamento: mobilização/manipulação.

Se indicado, também se ensinam ao paciente movimentos gerais de alívio de sobrecarga para reduzir a estagnação de líquidos após ficar por tempo prolongado na mesma postura. Esses movimentos estão descritos no Capítulo 14 na seção Tratamento de comprometimentos posturais.

Recomendação clínica

Em geral, o alongamento é contraindicado onde há tecidos inflamados.

Exceções:
- Uma estase de líquidos que restrinja o movimento pode responder bem aos movimentos repetitivos ou ao posicionamento mantido na amplitude que apresenta restrição.
- O pinçamento agudo de uma raiz nervosa pode ser aliviado com a tração para alargar o forame intervertebral.

Deve-se usar o julgamento clínico para determinar a intensidade e duração do alongamento com base na proximidade do tecido que está cicatrizando, sua integridade e tolerância.

REGIÕES CERVICAL E TORÁCICA ALTA: TÉCNICAS DE ALONGAMENTO

Técnicas para aumentar a extensão torácica

Autoalongamento

- *Posição do paciente e procedimento:* decúbito dorsal com joelhos fletidos e pés apoiados, mãos atrás da cabeça e cotovelos apoiados na maca. Progredir com os dois braços elevados acima da cabeça, ao mesmo tempo mantendo a coluna retificada sobre a maca. Para aumentar o alongamento, coloque um suporte ou toalha enrolada no sentido do comprimento sob a região torácica da coluna vertebral, entre as escápulas. Incorporar exercícios respiratórios para aumentar a mobilidade da caixa torácica e assistir na extensão torácica. Faça o paciente começar com os cotovelos unidos na frente da face e, então, inspirar enquanto os cotovelos são abaixados em direção à maca; manter a posição alongada; depois, expirar à medida que os cotovelos são aproximados novamente.

- *Posição do paciente e procedimento:* decúbito dorsal, com um rolo de espuma colocado longitudinalmente por toda a extensão da coluna. Se o paciente não puder se equilibrar sobre o rolo ou apresentar hipersensibilidade ao longo dos processos espinhosos decorrente da pressão, prenda dois rolos juntos com uma fita. O paciente eleva os dois braços acima da cabeça em uma posição de extensão completa de ombro e permite que a gravidade aplique a força de alongamento (Fig. 16.1A). O paciente, então, abduz e roda lateralmente os dois ombros (posição 90/90) de modo que as palmas fiquem apontando para o teto (Fig. 16.1B). Essa posição também alonga os músculos peitoral maior e subescapulares. Exercícios respiratórios podem ser acrescentados para mobilizar as costelas.

- *Posição do paciente e procedimento:* sentado sobre uma cadeira firme com encosto reto, tendo as mãos atrás da cabeça ou mantidas abduzidas e rodadas externamente a 90°. Então, o paciente leva os cotovelos para fora (para os lados) enquanto as escápulas são aduzidas e a região torácica da coluna vertebral é estendida (cabeça mantida neutra, não fletida). Para combinar com a respiração, faça o paciente inspirar enquanto afasta os cotovelos e expirar enquanto os cotovelos são aproximados na frente da face (Fig. 16.2).

Técnicas para aumentar a retração cervical (extensão axial): alongamento do músculo escaleno

Recomendação clínica

Como os músculos escalenos estão inseridos nos processos transversos da região cervical alta da coluna e nas duas costelas superiores, eles tanto flexionam a região cervical quanto elevam as costelas superiores ao se contraírem bilateralmente. Unilateralmente, os músculos escalenos fazem a flexão lateral da região cervical da coluna vertebral para o mesmo lado e sua rotação para o lado oposto. Para alongar de modo eficaz esse músculo, estabilizar a cabeça e aplicar a força de alongamento contra a porção superior da caixa torácica.

Alongamento manual

Posição do paciente e procedimento: sentado. Primeiro, o paciente faz extensão axial (recolhe o queixo e retifica o pescoço) e, então, flexiona lateralmente o pescoço para o

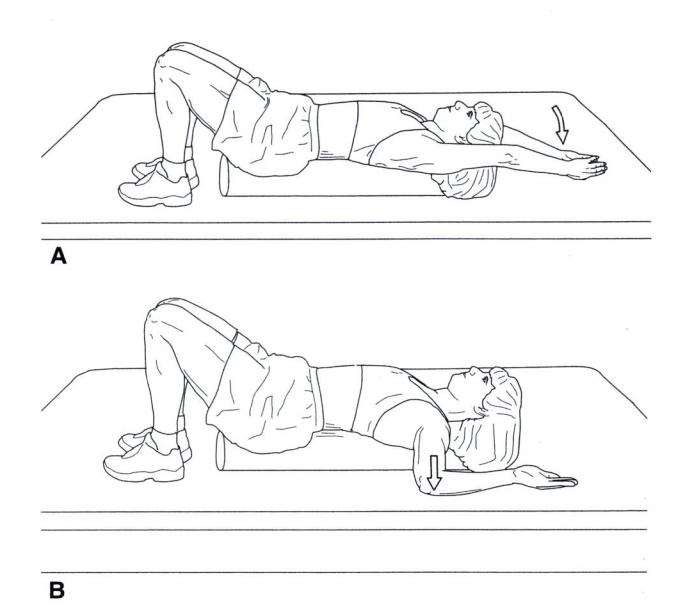

Figura 16.1 Alongamento com rolo de espuma para aumentar a flexibilidade da região anterior do tórax. **(A)** Com os braços totalmente para trás, os extensores de ombro também são alongados. **(B)** Com os ombros abduzidos e girados lateralmente, os músculos peitoral maior e outros rotadores internos são alongados. Para um alongamento menos intensivo, use um rolo de toalha colocado longitudinalmente sob a coluna.

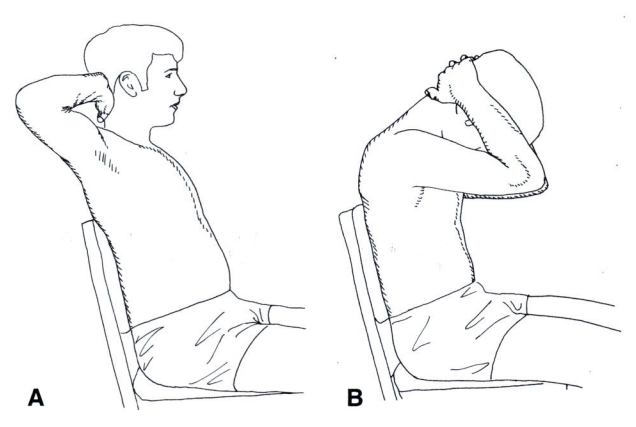

Figura 16.2 **(A)** A flexibilidade dos músculos anteriores do tórax e peitorais é aumentada por meio da adução da escápula e extensão da região torácica da coluna vertebral contra o encosto da cadeira. A inspiração aumenta o alongamento. **(B)** O paciente aproxima os cotovelos e flexiona a coluna para facilitar a expiração.

lado oposto e faz sua rotação em direção aos músculos retraídos. Fique em pé atrás do paciente, estabilize a cabeça com a outra mão ao redor do lado da cabeça e da face do paciente, mantendo a cabeça contra seu tronco ou pescoço. Colocar a outra mão atravessada sobre o topo da caixa torácica no lado da retração (Fig. 16.3). Instrua o paciente para inspirar e expirar; aplique uma pressão para baixo (resistindo à elevação da caixa torácica), enquanto o paciente inspira novamente. Conforme o paciente relaxar (expirar), tensionar o músculo o suficiente para diminuir a folga. Repita. Essa é uma manobra suave de alongamento com a técnica de contração-relaxamento. Essa técnica também pode ser feita na posição de decúbito dorsal.

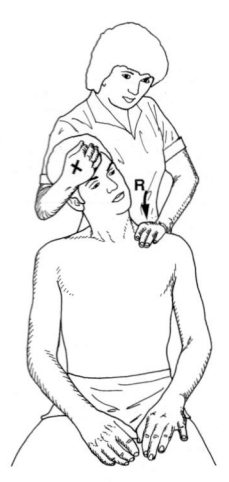

Figura 16.3   Alongamento unilateral ativo dos músculos escalenos (alongamento manual). O paciente primeiro realiza extensão axial, depois flexiona o pescoço para o lado oposto e faz a rotação para o mesmo lado dos músculos retraídos. O fisioterapeuta estabiliza a cabeça e a região superior do tórax enquanto o paciente inspira, contraindo o músculo contra a resistência. À medida que o paciente relaxa, a caixa torácica abaixa e alonga o músculo.

Autoalongamento

Posição do paciente e procedimento: em bipedestação perto de uma mesa, segurando embaixo dela. O paciente posiciona a cabeça em extensão axial, faz uma flexão lateral para o lado oposto e rotação para o mesmo lado que o músculo a ser alongado. Faça o paciente estabilizar a cabeça colocando a mão oposta sobre a parte de trás da região occipital. Para alongar, ele se inclina para longe da mesa, inspira, expira e mantém a posição alongada.

Técnicas para aumentar a flexão cervical alta: alongamento do músculo suboccipital curto

Alongamento manual

Posição do paciente e procedimento: sentado. Identifique o processo espinhoso da segunda vértebra cervical e estabilize-o com seu polegar ou a segunda articulação metacarpofalângica (e polegar e indicador ao redor dos processos transversos). Faça o paciente acenar lentamente, fazendo apenas um movimento de inclinação de cabeça sobre a coluna superior (Fig. 16.4). Guie o movimento colocando a outra mão na testa do paciente.

Autoalongamento

Posição do paciente e procedimento: decúbito dorsal ou sentado. Instrua o paciente para primeiro alinhar o queixo (extensão axial), depois acenar com a cabeça e trazer o queixo em direção à laringe, até que seja sentido um alongamento na área suboccipital.

- O paciente deve colocar uma leve pressão embaixo da região occipital com a palma da mão enquanto inclina a cabeça para a frente, de modo a reforçar o movimento.

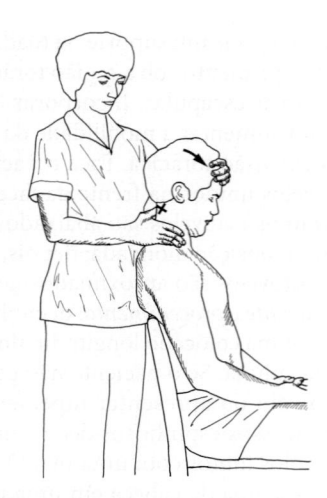

Figura 16.4   Alongamento dos músculos suboccipitais curtos. O fisioterapeuta estabiliza a segunda vértebra cervical enquanto o paciente lentamente acena com a cabeça.

- Para um *alongamento unilateral*, instruir o paciente a primeiro alinhar o queixo, fazer uma leve rotação (até 45°) para a esquerda ou direita, e então acenar.

Observação: o peso da cabeça exerce uma força de alongamento suficiente nesses exercícios; o paciente não deve aplicar tração sobre a cabeça na presença de patologia cervical.

Recomendação clínica

A postura do complexo do ombro está diretamente relacionada à postura cervical e torácica. As técnicas para aumentar a flexibilidade nos músculos do ombro e na região escapular estão descritas no Capítulo 17. São de importância primária os músculos:
- Peitoral maior (ver Figs. 17.30 a 17.32).
- Peitoral menor (ver Fig. 17.33).
- Levantador da escápula (ver Figs. 17.34 e 17.35).
- Rotadores internos do ombro (ver Fig. 17.26).

Tração como técnica de alongamento

Tração manual: região cervical da coluna vertebral

As técnicas de tração podem ser usadas com a finalidade de alongar os músculos e as cápsulas das articulações facetárias e para alargar os forames intervertebrais.[72] O diferencial da tração manual é que o ângulo de tração, a posição da cabeça e a aplicação da força (por meio de posicionamentos específicos da mão) podem ser controlados pelo fisioterapeuta; assim, a força pode ser aplicada especificamente com o mínimo de sobrecarga às regiões que não devem ser alongadas.

Posição do paciente: decúbito dorsal sobre uma maca de tratamento. O paciente deve estar o mais relaxado possível.

Posição do fisioterapeuta e posicionamento das mãos: em bipedestação na cabeceira da maca de tratamento, apoiando o peso da cabeça do paciente nas mãos. O posicionamento das mãos depende do conforto, do tamanho da cabeça do paciente e das mãos do terapeuta. As sugestões incluem:

- Colocar os dedos das duas mãos embaixo do occipital (Fig. 16.5A), ou colocar as mãos nos lados da face (sem cobrir as orelhas).
- Colocar uma mão na testa e outra embaixo do occipital (Fig. 16.5B).
- Colocar os dedos indicadores ao redor do processo espinhoso acima do nível vertebral a ser movido. Esse posicionamento de mão proporciona uma tração específica apenas aos segmentos vertebrais abaixo do nível em que os dedos são colocados. Uma cinta ao redor dos quadris do fisioterapeuta pode ser usada para reforçar os dedos e aumentar a facilidade de aplicação da força de tração (Fig. 16.5C).

Procedimento: varie a posição da cabeça do paciente em flexão, extensão, flexão lateral e flexão lateral com rotação até que o tecido a ser alongado fique tenso; então, aplique uma força de tração assumindo um apoio estável e inclinando-se para trás de maneira controlada. Se for usada uma cinta, a força será transmitida por meio desta. A força normalmente é aplicada de maneira intermitente com o aumento e a liberação suave e gradual da força de tração. A intensidade e a duração normalmente são limitadas pela força e resistência do fisioterapeuta.

Recomendação clínica

Ao aplicar tração cervical, quanto mais a cabeça da pessoa estiver flexionada, mais baixa na região cervical da coluna vertebral a força será direcionada. Quando em decúbito lateral, deve-se ter cuidado, pois a posição pode causar aproximação das facetas e forames no lado da concavidade, o que, por sua vez, pode causar sintomas radiculares ou de articulações facetárias naquele lado.

Autotração: região cervical da coluna vertebral

Posição do paciente e procedimento: sentado ou deitado. Faça o paciente colocar suas mãos atrás do pescoço com os dedos entrelaçados; a borda ulnar dos dedos e mãos fica sob o occipital e processo mastoide. O paciente faz, então, um movimento de levantamento da cabeça. A cabeça e a coluna podem ser colocadas em flexão, extensão, flexão lateral ou rotação para efeitos mais isolados. Ele pode aplicar a tração intermitentemente ou de maneira sustentada ao longo do dia.

Observação: várias formas de tração mecânica podem ser usadas na clínica e em casa. A posição, a dosagem e a duração da tração são determinadas pelo fisioterapeuta. As instruções para o uso do equipamento não estão descritas neste texto.

TÉCNICAS DE MANIPULAÇÃO DAS ARTICULAÇÕES CERVICAIS

Conforme já foi observado, os princípios de mobilização/manipulação articular estão discutidos com detalhes no Capítulo 5 e suas indicações para uso com comprometimentos específicos estão identificadas no Capítulo 15. As técnicas de manipulação da coluna estão indicadas para modulação da dor e melhora dos movimentos articulares.

Recomendação clínica

As manipulações das articulações vertebrais são graduadas de I a V. Todas as manipulações de vértebras e costelas, com a exceção das técnicas HVT de alta velocidade, são feitas durante 1 a 2 minutos e depois reavaliadas quanto à melhora da mobilidade ou diminuição da dor. A intervenção termina quando o resultado desejado é alcançado, ou de acordo com a tolerância do paciente.

- Grau I – oscilações de pequena amplitude são usadas para modulação da dor, em geral durante o estágio agudo após uma lesão.

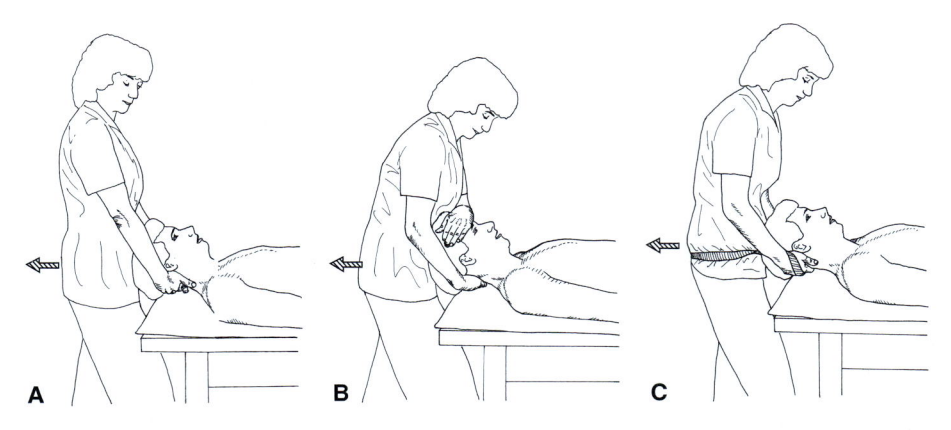

Figura 16.5   Tração cervical manual: **(A)** com os dedos das duas mãos embaixo do occipital; **(B)** com uma mão sobre a região frontal e a outra sob o occipital; e **(C)** usando uma cinta para reforçar as mãos durante a tração.

- Grau II – oscilações de grande amplitude são também usadas para modulação da dor. A dosagem e as indicações são similares às das manipulações grau I.
- Grau III – oscilações de grande amplitude que vão até a barreira restritiva na articulação têm a finalidade de melhorar a ADM articular e podem ser usadas durante os estágios subagudo ou crônico da cicatrização.
- Grau IV – oscilações de pequena amplitude que atravessam a barreira restritiva da articulação. Essas manipulações têm a finalidade de melhorar a ADM articular e devem ser usadas somente nos estágios crônicos da cicatrização.
- Grau V (HVT) – um *thrust* de alta velocidade e baixa amplitude aplicado no limite fisiológico do movimento articular. Essas manipulações são feitas apenas uma vez com a proposta única de melhorar a ADM.

Precauções:
- Se o procedimento de manipulação causar uma mudança na sensação ou aumento de dor que irradie para baixo no membro, ou se o paciente relatar sensação de tontura ou de que vai desmaiar, não executar outras manipulações.
- Deve-se ter extremo cuidado se o paciente relatar história atual de uso de corticosteroides ou dor excessiva.

Contraindicações:
- Fratura não consolidada.
- História de frouxidão articular ou ligamentar causada por trauma ou doenças sistêmicas, como artrite reumatoide.
- Doença ou oclusão de artéria vertebral.
- Inflamação/irritação articular aguda.
- Sintomas relacionados à cauda equina.

Manipulação para aumentar a flexão cervical (Fig.16.6)

Posição do paciente: Decúbito ventral com braços apoiados de forma confortável ao lado do corpo. Colocar um travesseiro embaixo da região clavicular para conforto do paciente e promover uma curva cervicotorácica neutra.

Posição do fisioterapeuta e colocação das mãos: em pé de um dos lados do paciente, com o corpo de frente para a sua cabeça. Usar um contato de dois polegares sobre o processo espinhoso do segmento superior que apresenta restrição no complexo triarticular.

Força de manipulação: usando a força através dos polegares, deslizar a vértebra superior em uma direção cefálica e anterior.

Manipulação para aumentar a extensão cervical (Fig. 16.7)

Posição do paciente: decúbito ventral com os braços apoiados de forma confortável ao lado do corpo, usar um travesseiro para conforto do paciente e para promover uma curva cervicotorácica neutra.

Posição do fisioterapeuta e colocação das mãos: em pé na cabeceira, com o corpo de frente para os pés do paciente. Usar um contato de dois polegares sobre o processo espinhoso do segmento superior do complexo triarticular que apresenta restrição.

Força de manipulação: usando uma força através dos polegares, deslizar a vértebra superior em uma direção caudal e posterior.

Manipulação para aumentar a rotação cervical (Fig. 16.8)

Posição do paciente: decúbito ventral com braços apoiados de forma confortável ao lado do corpo, usar um travesseiro para conforto do paciente e para promover uma curva cervicotorácica neutra.

Posição do fisioterapeuta e colocação da mão: em pé de um dos lados do paciente, com o corpo de frente para a sua cabeça. Usar um contato de dois polegares sobre o processo transverso da vértebra superior do complexo triarticular que apresenta restrição, para causar rotação em direção à restrição.

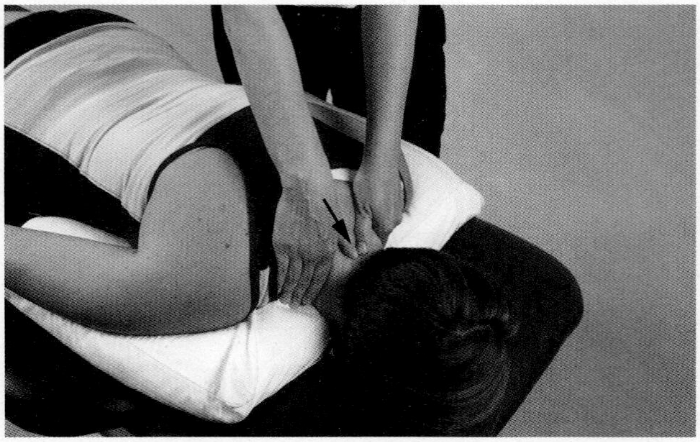

Figura 16.6 Manipulação para flexão cervical – decúbito ventral.

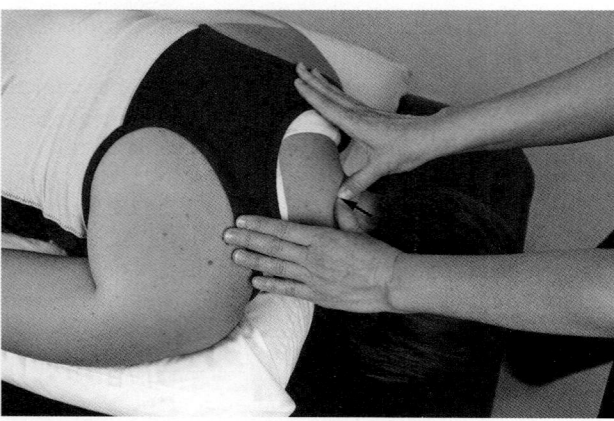

Figura 16.7 Manipulação para extensão cervical – decúbito ventral.

Força de manipulação: usando uma força através dos polegares, deslizar a vértebra superior em uma direção cefálica e anteromedial.

Manipulação para aumentar a rotação cervical e inclinação lateral (Fig. 16.9)
VÍDEO 16.1 ▶

Essa técnica aumenta o diâmetro do forame ipsilateral, como se vê com a rotação contralateral e inclinação lateral.

Posição do paciente: decúbito dorsal.

Posição do fisioterapeuta e colocação da mão: em pé na cabeceira, com uma mão (a mão oposta ao lado da restrição) apoiando a cabeça e a outra mão em contato com a face lateral da vértebra a ser manipulada. A porção medial da segunda articulação MCF deve ficar em contato com a margem da faceta e pilar a serem manipulados e o resto da mão do terapeuta relaxada sobre a porção posterolateral do pescoço do paciente. Colocar, de modo passivo, a cabeça e pescoço do paciente em flexão, rotação contralateral e inclinação lateral para retirar a folga, até que o segmento a ser tratado seja identificado.

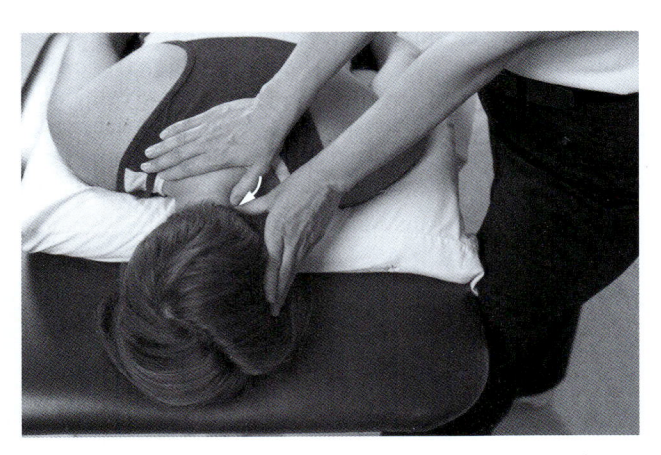

Figura 16.8 Manipulação para rotação cervical – decúbito ventral.

Força de manipulação: aplicando a força através da articulação metacarpal do segundo dedo, deslizar (ou deslizar para cima) a faceta cervical em uma direção anterior-superior-medial com um ângulo de 45°.

Manipulação para aumentar a rotação cervical e inclinação lateral: técnica alternativa (Fig. 16.10) VÍDEO 16.1 ▶

Esta técnica diminui o diâmetro do forame ipsilateral, como se vê com a rotação ipsilateral e inclinação lateral.

Posição do paciente: decúbito dorsal.

Posição do fisioterapeuta e colocação das mãos: em pé na cabeceira, com uma mão (a mão oposta ao lado da restrição) apoiando a cabeça do paciente e a outra mão em contato com a vértebra a ser manipulada. A porção medial da segunda articulação MCF deve ficar em contato com a margem da faceta e pilar a serem manipulados e o restante da mão do terapeuta relaxada na porção posterolateral do pescoço do paciente. Colocar, de forma passiva, a cabeça e o pescoço do paciente em extensão, rotação ipsilateral e inclinação lateral para diminuir a folga até que o segmento a ser tratado seja identificado.

Força de manipulação: usando uma força aplicada através da articulação MCF do segundo dedo, deslizar (ou deslizar para baixo) a faceta cervical em uma direção inferior-medial, com um ângulo de 45°.

TÉCNICAS DE ENERGIA MUSCULAR PARA AUMENTAR A MOBILIDADE CRANIOCERVICAL

A técnica de energia muscular (EM) usa a aplicação de contrações isométricas submáximas dos músculos cuja linha de tração pode causar o movimento acessório desejado de uma articulação; as técnicas EM são aplicadas com a finalidade de melhorar a mobilidade articular (ver Cap.

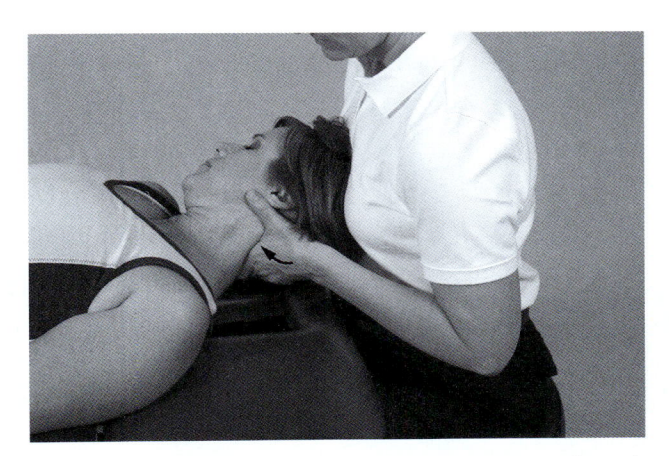

Figura 16.9 Manipulação com deslizamento superior para rotação cervical e inclinação lateral – decúbito dorsal.

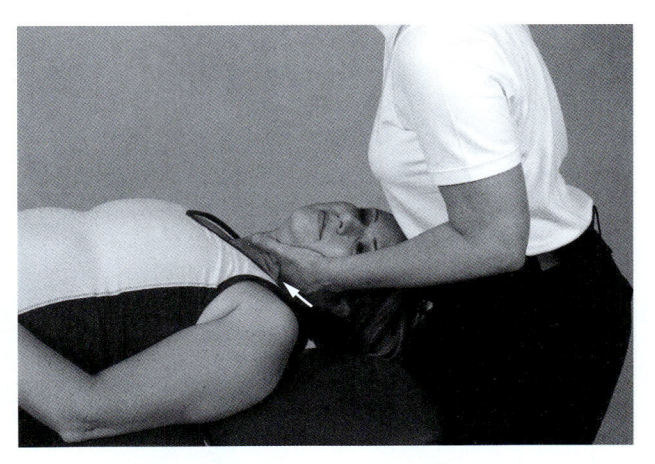

Figura 16.10 Manipulação com deslizamento inferior para rotação cervical e inclinação lateral – decúbito dorsal.

5). O paciente mantém uma contração muscular suave contra a resistência graduada do terapeuta durante 3 a 5 segundos e depois relaxa. Esse processo é repetido por 3 a 5 vezes. Quando executadas de maneira correta, as técnicas EM são extremamente seguras e indicadas para a maioria das restrições articulares resultantes de distúrbios musculoesqueléticos, em qualquer estágio da recuperação.

Precaução: deve-se ter muito cuidado ao aplicar as técnicas adiante de modo a não causar oclusão da artéria vertebral. O terapeuta deve testar a integridade da artéria vertebral antes de realizar essas técnicas de EM. Não realizar as técnicas de energia muscular se o paciente relatar alteração na sensação em algum dos membros superiores ou uma sensação de tontura ou de desmaio durante o preparo para essa técnica.

Técnicas para aumentar a flexão craniocervical (Fig. 16.11)   VÍDEO 16.2 ▶

Posição do paciente: decúbito dorsal com as mãos confortavelmente ao lado do corpo.

Posição do fisioterapeuta, colocação das mãos e esforço do paciente: em pé na cabeceira da maca. Apoiar o osso occipital com uma mão e colocar a outra mão atravessada sobre a testa. Pedir para o paciente olhar para cima suavemente, como se estivesse acenando com a cabeça para trás, e aplicar resistência contra o occipital do paciente, criando assim uma contração isométrica suave nos músculos suboccipitais. Quando o paciente relaxar, diminuir a folga movendo a cabeça passivamente através da nova amplitude.

Técnica alternativa: o terapeuta senta sobre um banco na cabeceira da maca, com os antebraços apoiados na maca. Uma mão estabiliza a vértebra C2 segurando o processo transverso entre as porções proximais do polegar e dedo indicador; a outra mão apoia o occipital. Mover a cabeça de forma passiva com a mão que está embaixo do occipital para diminuir a folga dos músculos suboccipitais; depois pedir para o paciente mover os olhos para cima. Isso causa uma contração isométrica suave nos músculos suboccipitais. O paciente mantém os olhos para cima durante 3 a 5

segundos e então relaxa. Depois que o paciente relaxar, diminuir a folga movendo a cabeça de forma passiva através da nova amplitude. Repetir esse procedimento três a cinco vezes ou até que o desfecho desejado seja alcançado. O movimento deve ocorrer somente entre o occipital e C2. A contração é suave, de modo a não causar extravasamento para os músculos multissegmentares eretor da espinha e parte descendente do trapézio. Esse procedimento emprega uma técnica de contração-relaxamento suave para o músculo reto posterior menor da cabeça.

Técnicas para aumentar a rotação craniocervical (Fig. 16.12)   VÍDEO 16.2 ▶

Posição do paciente: decúbito dorsal, com as mãos colocadas de forma confortável ao lado do corpo.

Posição do fisioterapeuta, colocação das mãos e esforço do paciente: em pé na cabeceira do paciente. Colocar as mãos nas laterais da cabeça do paciente com os dedos embaixo do occipital. Colocar a cabeça do paciente no final da amplitude de flexão cervical. Em seguida, rodar a cabeça do paciente na direção da restrição (p. ex., se houver restrição na rotação para a esquerda, colocar a cabeça no final da amplitude de rotação esquerda). Depois que o paciente estiver no final da amplitude, instruí-lo para que olhe para a direção oposta (no exemplo, olhar para a direita) enquanto o terapeuta oferece resistência ao movimento com pressão suave contra o lado da cabeça. Depois de sustentar por 3 a 5 segundos, o paciente relaxa e o terapeuta move a cabeça em maior rotação. Repetir conforme a necessidade.

REGIÕES TORÁCICAS MÉDIA E BAIXA E REGIÃO LOMBAR: TÉCNICAS DE ALONGAMENTO

Técnicas para aumentar a flexão lombar

Precaução: não aplique a técnica se a flexão causar uma alteração na sensibilidade, ou dor que se irradia pelo membro inferior.

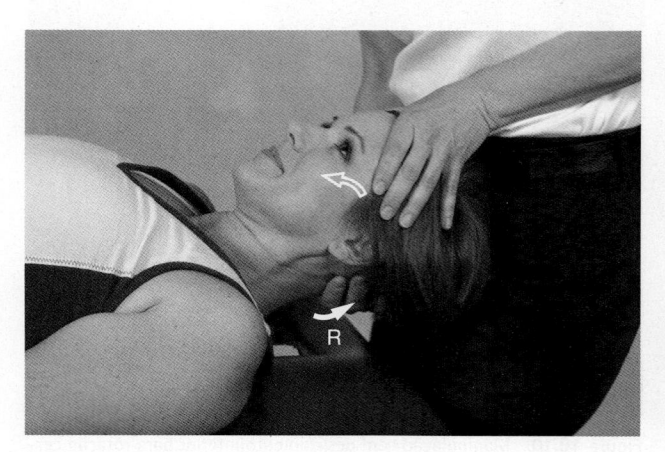

Figura 16.11   Energia muscular: flexão craniocervical.

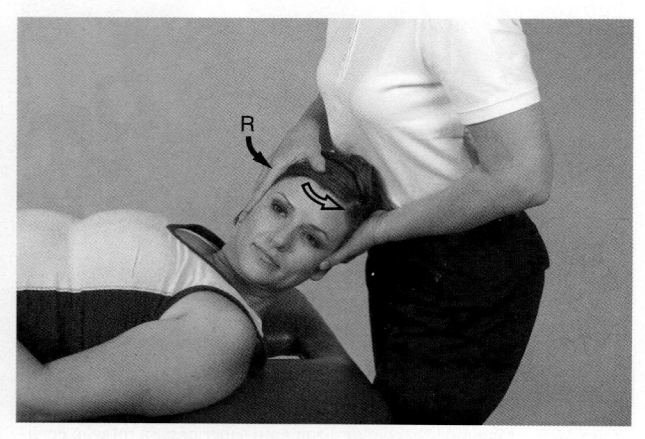

Figura 16.12   Energia muscular: rotação craniocervical.

Autoalongamento

- *Posição do paciente e procedimento:* decúbito dorsal com joelhos fletidos e pés apoiados. Primeiro, faça o paciente trazer um joelho e depois o outro em direção ao tórax, unir as mãos ao redor das coxas e tracioná-las para o tórax, elevando o sacro da maca (Fig. 16.13). O paciente não deve segurar ao redor da tíbia; isso tensiona as articulações do joelho à medida que a força de alongamento é aplicada.

- *Posição do paciente e procedimento:* em quatro apoios (sobre mãos e joelhos). Faça o paciente realizar uma inclinação pélvica posterior sem curvar o tórax (concentrar-se na flexão da região lombar e não da região torácica da coluna vertebral), manter a posição e, então, relaxar (Fig. 16.14A). Repetir; desta vez, trazer os quadris de volta para cima dos pés, manter e, depois, retornar para a posição de mãos e joelhos (Fig. 16.14B). Isso também alonga os músculos glúteo máximo, quadríceps femoral e os extensores de ombro.

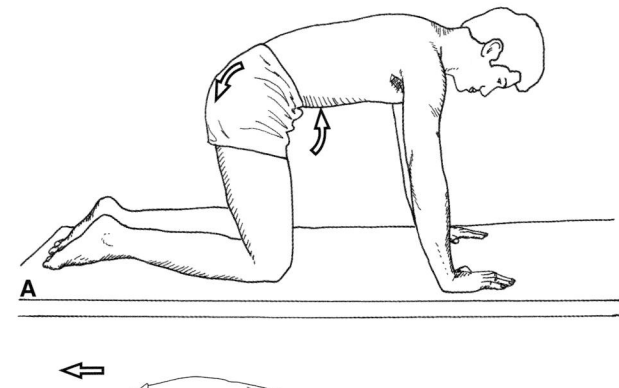

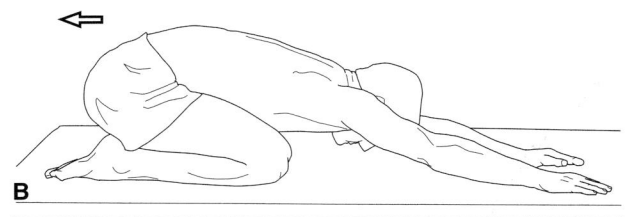

Figura 16.14 Alongamento da região lombar da coluna vertebral. **(A)** O paciente realiza uma inclinação pélvica posterior sem curvar o tórax. **(B)** O paciente move a região glútea para trás em cima dos pés para um maior alongamento.

Técnicas para aumentar a extensão lombar

Precaução: não utilize caso a extensão provoque uma mudança na sensação ou dor que se irradia para um membro.

Autoalongamento

- *Posição do paciente e procedimento:* decúbito ventral com as mãos colocadas embaixo dos ombros. Faça o paciente estender os cotovelos e levantar o tórax da maca, porém mantendo a pelve embaixo. Essa é uma flexão de braço em decúbito ventral (Fig. 16.15A). Para aumentar a força de alongamento, a pelve pode ser amarrada à mesa de

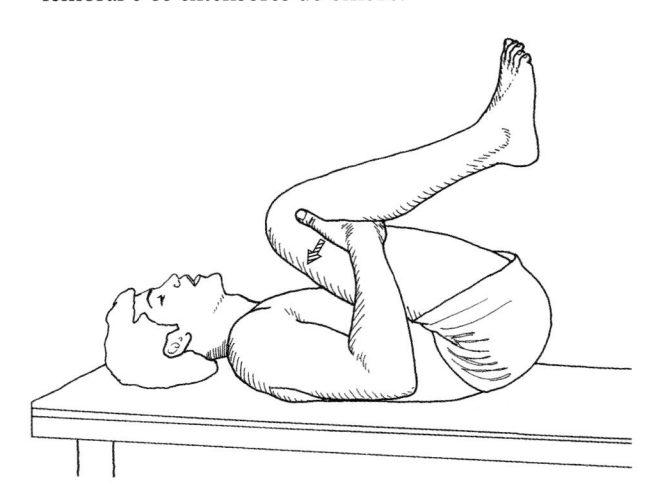

Figura 16.13 Autoalongamento dos músculos eretores da espinha lombares e tecidos posteriores da coluna. O paciente segura ao redor das coxas para evitar a compressão das articulações do joelho.

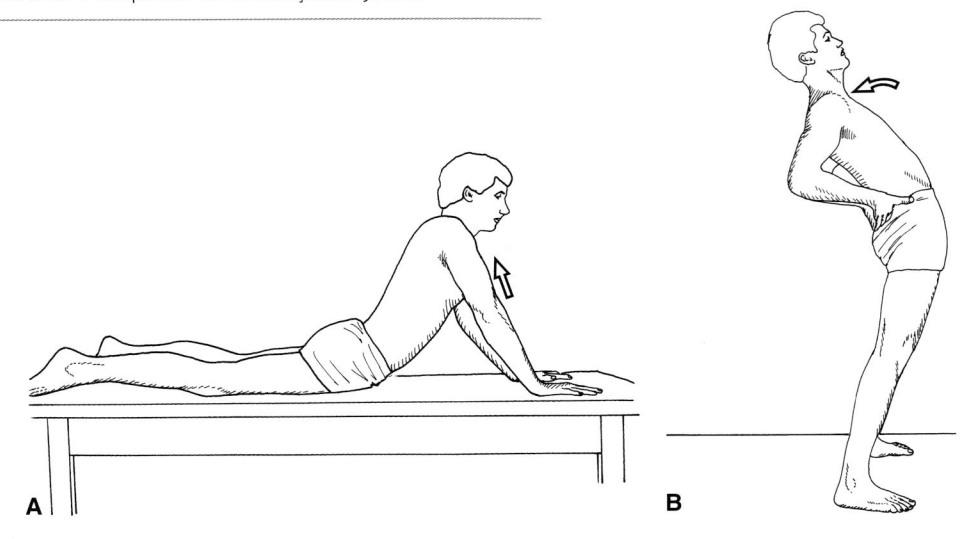

Figura 16.15 Autoalongamento dos tecidos moles anteriores da região lombar da coluna vertebral e articulações do quadril com o paciente **(A)** em decúbito ventral (fazendo uma "flexão de braço") e **(B)** em pé.

tratamento. Esse exercício também coloca os músculos flexores do quadril e os tecidos moles anteriores aos quadris em uma posição alongada, embora não os alongue de maneira seletiva.

- *Posição do paciente e procedimento:* em bipedestação, com as mãos posicionadas na área lombar baixa. Instrua o paciente a inclinar-se para trás (Fig. 16.15B).
- *Posição do paciente e procedimento:* em quatro apoios (mãos e joelhos). Instrua o paciente a permitir que a coluna fique pendente, criando extensão lombar. Isso, alternado com uma inclinação pélvica posterior (como na Fig. 16.14), também pode ser usado para ensinar o paciente a controlar o movimento pélvico.

Técnicas para aumentar a flexibilidade lateral da coluna vertebral

Técnicas de alongamento para aumentar a flexibilidade lateral são usadas para intervenção quando há flexibilidade assimétrica na flexão lateral, assim como para o tratamento de escoliose. É importante observar que não foi demonstrado que o alongamento corrige ou detém a progressão da escoliose estrutural, embora essas técnicas possam ser benéficas para obter alguma flexibilidade antes da fusão cirúrgica da coluna para correção de uma deformidade escoliótica. Também podem ser usadas para recuperar a flexibilidade no plano frontal quando está presente uma retração muscular ou fascial com disfunção postural. Todos os exercícios a seguir são elaborados para alongar estruturas hipomóveis na parte côncava da curvatura lateral.

Ao alongar o tronco, é necessário estabilizar a coluna acima ou abaixo da curva. Se o paciente tiver dupla curvatura, uma das curvas precisará ser estabilizada enquanto a outra é alongada.

- *Posição do paciente e procedimento:* decúbito ventral. Estabilize o paciente na crista ilíaca (manualmente ou com uma cinta) no lado da concavidade. Faça o paciente estender a mão em direção ao joelho com o braço no lado convexo da curva enquanto estende o braço oposto acima da cabeça (Fig. 16.16). Instrua o paciente a inspirar e expandir a caixa torácica no lado que está sendo alongado.
- *Posição do paciente e procedimento:* decúbito ventral. O paciente estabiliza a porção superior do tronco (curva torácica) segurando na beirada da maca com os dois braços. O terapeuta ergue os quadris e pernas e curva o tronco do paciente para o lado oposto à concavidade (Fig. 16.17).
- *Posição do paciente e procedimento:* sentado sobre os calcanhares. Faça o paciente inclinar-se para a frente de modo que o abdome fique apoiado nas coxas (Fig. 16.18A); os braços são estendidos acima da cabeça bilateralmente e as mãos ficam espalmadas no chão. Então, faça o paciente inclinar lateralmente o tronco para o lado oposto à concavidade, "andando" com as mãos para o lado convexo da curva. Mantenha a posição para obter um alongamento sustentado (Fig. 16.18B).

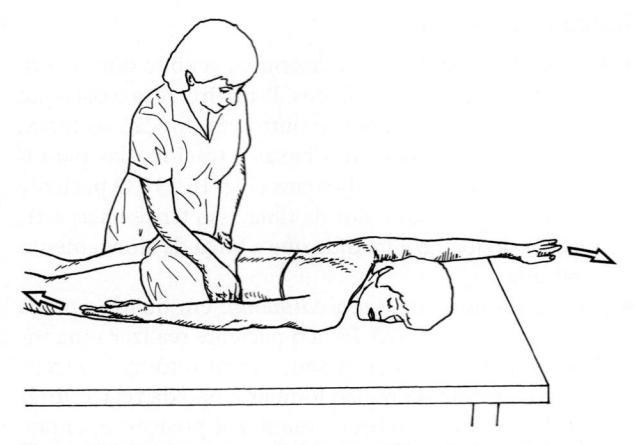

Figura 16.16 Alongamento de estruturas hipomóveis no lado côncavo da curvatura torácica. Na ilustração, um paciente com curvatura torácica direita e lombar esquerda. O fisioterapeuta estabiliza a pelve e a região lombar da coluna vertebral enquanto o paciente alonga ativamente a curvatura torácica ao estender o braço para cima no lado da concavidade e para baixo no lado da convexidade.

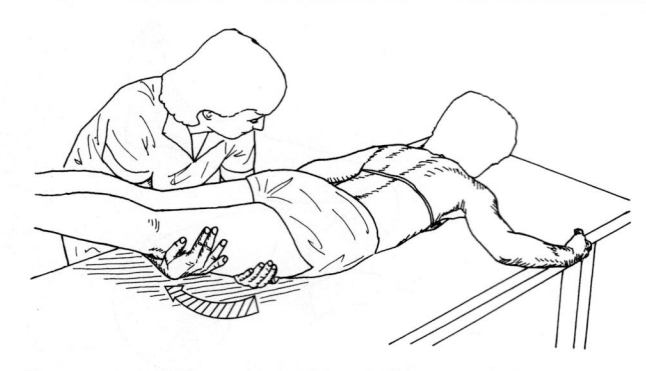

Figura 16.17 Alongamento de estruturas hipomóveis no lado côncavo de uma curvatura lombar esquerda. O paciente estabiliza a parte superior do tronco e a curvatura torácica enquanto o fisioterapeuta alonga passivamente a curvatura lombar.

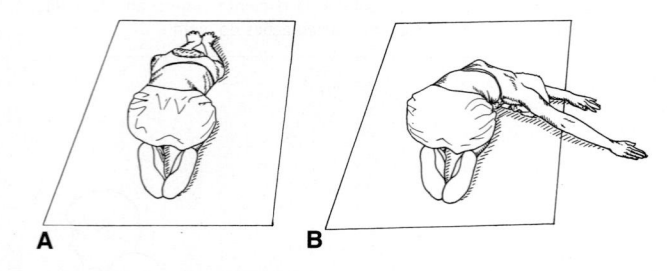

Figura 16.18 **(A)** Sentado sobre os calcanhares para estabilizar a região lombar da coluna vertebral. **(B)** As estruturas hipomóveis no lado côncavo de uma curvatura torácica direita são alongadas quando o paciente estende os braços acima da cabeça e move as mãos em direção ao lado convexo.

- *Posição do paciente e procedimento:* decúbito lateral sobre o lado convexo da curva. Coloque um rolo de toalha no ápice da curva e faça o paciente estender as mãos acima da cabeça com o braço que está virado para cima. Estabilize o paciente na crista ilíaca. Não permita que ele role para a frente ou para trás durante o alongamento. Mantenha essa posição por um tempo prolongado (Fig. 16.19).

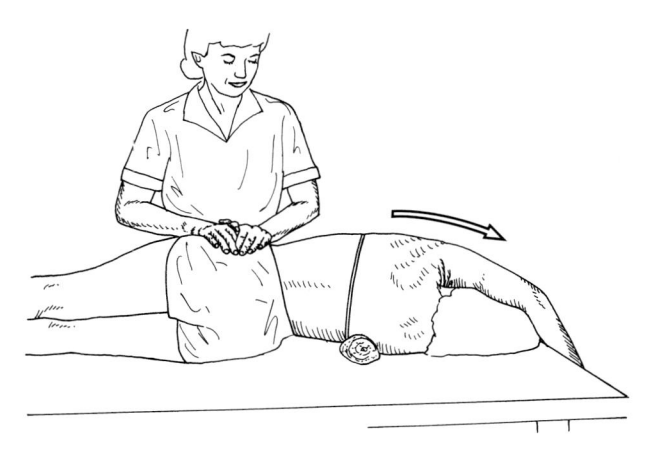

Figura 16.19 Alongamento de estruturas retraídas no lado côncavo de uma curvatura torácica direita. O paciente é posicionado em decúbito lateral com um rolo de toalha no ápice da convexidade. A região lombar da coluna vertebral é estabilizada pelo fisioterapeuta.

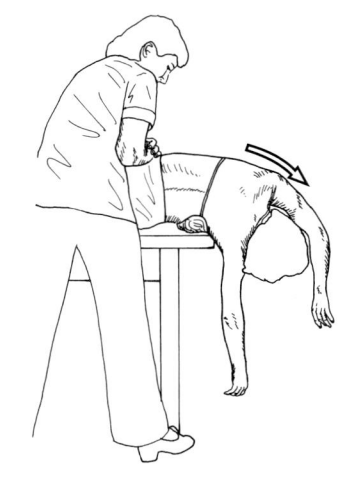

Figura 16.20 Em decúbito lateral na beira da maca para alongar estruturas hipomóveis de uma escoliose torácica direita. O fisioterapeuta estabiliza a pelve.

- *Posição do paciente e procedimento:* decúbito lateral na beira da maca de tratamento com um rolo de toalha no ápice da curva e o braço que está virado para cima estendido sobre a cabeça. Estabilize a crista ilíaca. Mantenha essa posição com a cabeça baixa pelo máximo de tempo possível (Fig. 16.20).

Recomendação clínica

Os músculos do quadril exercem um efeito direto na postura e no funcionamento da coluna vertebral, em função de suas inserções na pelve. É importante que eles tenham flexibilidade adequada para o alinhamento pélvico e vertebral apropriado. Além das técnicas de alongamento manual descritas no Capítulo 4 (ver Figs. 4.25-4.30), consultar o Capítulo 20 para técnicas de autoalongamento específicas do quadril. Têm importância primordial:

- A extensão do quadril (ver Figs. 20.10 e 20.11).
- A flexão do quadril (ver Fig. 20.12, também joelho ao tórax, como na Fig. 20.10).
- A rotação do quadril (ver Figs. 20.14 e 20.15).
- Os posteriores da coxa (ver Figs. 20.17 e 20.18).
- O tensor da fáscia lata (ver as Figuras 20.19-20.21).

Tração como técnica de alongamento

Tração manual: região lombar da coluna vertebral

A tração manual não é tão facilmente aplicada na região lombar como na região cervical. Pelo menos metade do peso corporal do paciente precisa ser movida e o coeficiente de atrito da parte a ser deslocada também precisa ser vencido para causar uma separação vertebral e alongamento. É útil colocar o paciente em uma maca de tração deslizante para facilitar o movimento e alongamento da coluna.

Posição do paciente: decúbito dorsal ou ventral. Estabilize o tórax com cintas que fiquem presas na cabeceira da mesa

ou peça para um assistente estabilizar o paciente ficando em pé na cabeceira e segurando os braços dele. Posicione o paciente de modo a obter o máximo alongamento dos tecidos hipomóveis.

- Para alongar em extensão, estenda os quadris.
- Para alongar em flexão, flexione os quadris.
- Para alongar em flexão lateral, mova os membros inferiores para um lado.

Posição do fisioterapeuta e procedimentos: posicione-se de modo que possa usar uma mecânica corporal efetiva e o peso do seu corpo.

- Se os membros inferiores forem estendidos para enfatizar a extensão da coluna, tracione a partir dos tornozelos.
- Se os membros inferiores forem flexionados para enfatizar a flexão da coluna, pendure as pernas nos seus ombros e exerça a força de alongamento com seus braços envolvidos nas coxas do paciente. Como alternativa, coloque uma cinta pélvica com as tiras em torno do paciente e tracione-as manualmente.
- Para deficiências unilaterais, tracionar apenas um membro.

Tração por posicionamento: região lombar da coluna vertebral

O valor da tração por posicionamento é que a força de tração primária pode ser dirigida para o lado em que os sintomas ocorrem ou pode ser isolada para uma faceta específica, sendo, portanto, benéfica para o alongamento seletivo.

Posição do paciente: decúbito lateral, com o lado a ser alongado para cima. Coloca-se um cobertor enrolado ou toalha grossa sob a coluna no nível em que a força de tração é desejada; isso causa a flexão para o lado oposto ao que vai ser tratado e, portanto, um deslizamento das facetas para cima (Fig. 16.21A).

Posição do fisioterapeuta: em bipedestação, ao lado da mesa de tratamento, de frente para o paciente. Determine o segmento que deve receber a maior parte da força de tração e palpe os processos espinhosos nesse nível e no nível acima.

Procedimento: o paciente relaxa na posição de flexão lateral. Acrescenta-se rotação para isolar uma força de separação no nível desejado. Rode a parte superior do tronco tracionando suavemente o braço sobre o qual o paciente está deitado, enquanto palpa ao mesmo tempo os processos espinhosos com sua outra mão para determinar quando a rotação chegou ao nível logo acima da articulação a ser separada. Então, flexione a coxa de cima do paciente, palpando novamente os processos espinhosos até que ocorra a flexão da porção inferior da coluna no nível desejado. O segmento em que essas duas forças opostas se encontram recebe, agora, a força de separação máxima causada pelo posicionamento (Fig. 16.21B).

Recomendação clínica

As mesas de tração mecânica podem exercer uma força de alongamento considerável nos tecidos das regiões torácica e lombar da coluna vertebral. As considerações sobre o posicionamento são as mesmas descritas para a tração manual. Instruções sobre o uso do equipamento não são parte deste texto.

TÉCNICAS DE MANIPULAÇÃO E DE HVT DAS ARTICULAÇÕES TORÁCICAS E LOMBARES

Tem sido mostrado que as técnicas de manipulação articular e HVT oferecem risco mínimo aos pacientes[8,21] e

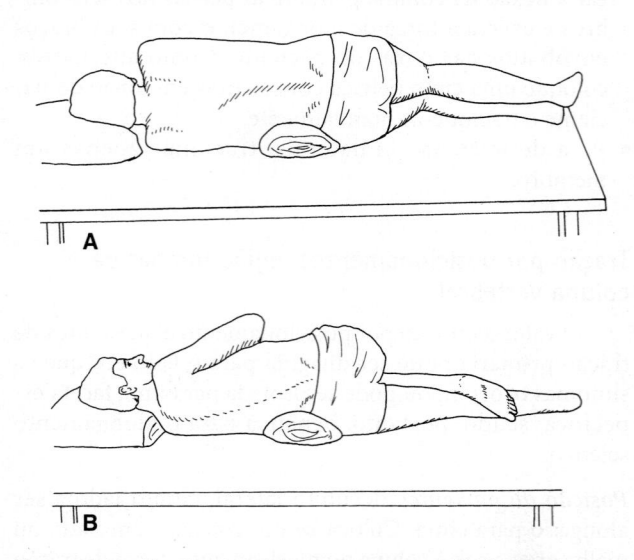

Figura 16.21 Tração por posicionamento para a região lombar da coluna vertebral. **(A)** O decúbito lateral sobre um rolo de 15 a 20 cm causa tração longitudinal nos segmentos do lado de cima. **(B)** O decúbito lateral com rotação acrescenta uma força de separação às facetas do lado de cima.

também são uma intervenção eficaz para a dor da coluna vertebral.[8,11,14,17,21] Embora as técnicas de HVT venham sendo praticadas na fisioterapia desde a década de 1920,[62] estas não devem ser executadas por estagiários de fisioterapia.[4,62] As indicações da manipulação articular e da HVT são discutidas no Capítulo 5.

Técnicas de *thrust* de alta velocidade (HVT) podem ser mais fáceis de executar se a aplicação da força for coordenada com a respiração do paciente. O paciente é instruído a respirar fundo várias vezes e na última expiração aplica-se uma força de alta velocidade e baixa amplitude. Deve-se ter cuidado para que o paciente não hiperventile durante esses procedimentos.

Recomendação clínica

Quando aplicar técnicas de manipulação da coluna vertebral:

- Modificar a força aplicada para modulação da dor.
- Coordenar a manipulação com alongamento e as técnicas de HVT com a respiração do paciente.
- HVT é uma técnica de baixa amplitude e alta velocidade.
- HVT é aplicada com apenas uma repetição.

Precauções:

- Não executar a manipulação se esta causar uma mudança na sensação ou houver dor que irradie pelo membro.
- Deve-se ter extremo cuidado quando realizar essas técnicas em paciente grávida, se o paciente relatar uma história atual de uso de corticosteroides ou tiver dor excessiva.

Contraindicações:

- Fratura não consolidada.
- História de frouxidão articular ou ligamentar causada por trauma ou doenças sistêmicas.
- Espondilolistese.
- Inflamação/irritação articular aguda.
- Sintomas de cauda equina.
- HVT é contraindicado em pessoas com história de osteoporose ou osteopenia.

Técnica de manipulação para aumentar a extensão da região torácica da coluna vertebral (Fig.16.22)   VÍDEO 16.3 ▶

Posição do paciente: decúbito ventral com braços apoiados de forma confortável ao lado do corpo. Colocar um travesseiro embaixo da região torácica para aumentar o conforto e promover uma curva cervicotorácica neutra.

Posição do fisioterapeuta e colocação das mãos: em pé de um dos lados do paciente, com o corpo de frente para a cabeça do paciente. Colocar a falange distal do segundo e terceiro dedos sobre os processos transversos do segmento vertebral superior a ser manipulado (Fig.16.22A). Essa técnica é também chamada de *V-spread*. Colocar a eminência hipotenar da outra mão por cima dos dois dedos que estão em contato (Fig. 16.22B).

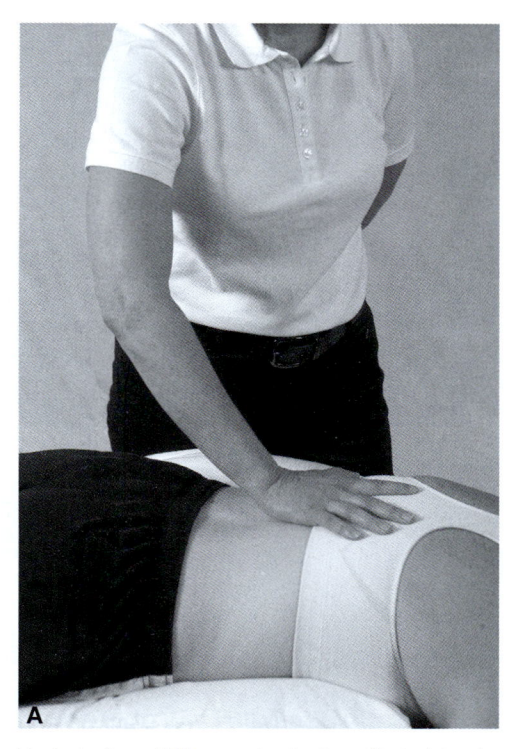 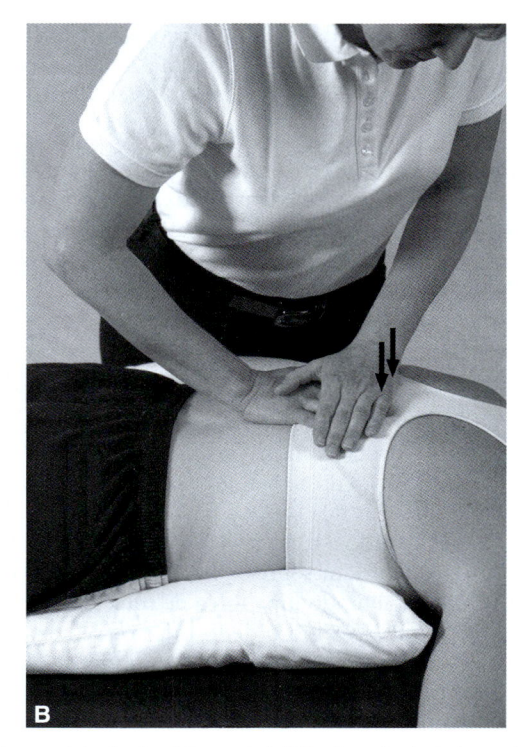

Figura 16.22 Manipulação ou HVT para extensão da região torácica da coluna vertebral – decúbito ventral: **(A)** colocação de dedos em *V-spread* sobre os processos transversos e **(B)** aplicação de força com a eminência hipotenar.

Força de manipulação: aplicar um deslizamento anterior. Os pontos de contato dos processos transversos servem como ponto de referência. A outra mão exerce uma força através da eminência hipotenar em uma direção anterior.

Técnica de manipulação para aumentar a flexão da região torácica da coluna vertebral

Posição do paciente: decúbito ventral com braços apoiados de forma confortável ao lado do paciente. Colocar um travesseiro embaixo da região torácica para aumentar o conforto do paciente e promover uma curva cervicotorácica neutra.

Posição do fisioterapeuta e colocação das mãos: a mesma usada para extensão torácica exceto que o contato *V-spread* ocorre sobre os processos transversos do segmento vertebral inferior a ser mobilizado.

Força de manipulação: aplicar um deslizamento anterior. Os pontos de contato sobre os processos transversos servem como ponto de referência. A outra mão exerce uma força através da eminência hipotenar em uma direção anterior. Modificar a intensidade da força para modulação da dor ou melhora da mobilidade.

Manipulação para aumentar a rotação da região torácica da coluna vertebral (Fig. 16.23) VÍDEO 16.3 ▶

Posição do paciente: decúbito ventral com braços apoiados de modo confortável ao lado do corpo. Colocar um traves-

seiro embaixo da região torácica para aumentar o conforto do paciente e promover uma curva cervicotorácica neutra.

Posição do fisioterapeuta e colocação das mãos: usando o contato *V-spread*, colocar um dedo sobre o processo trans-

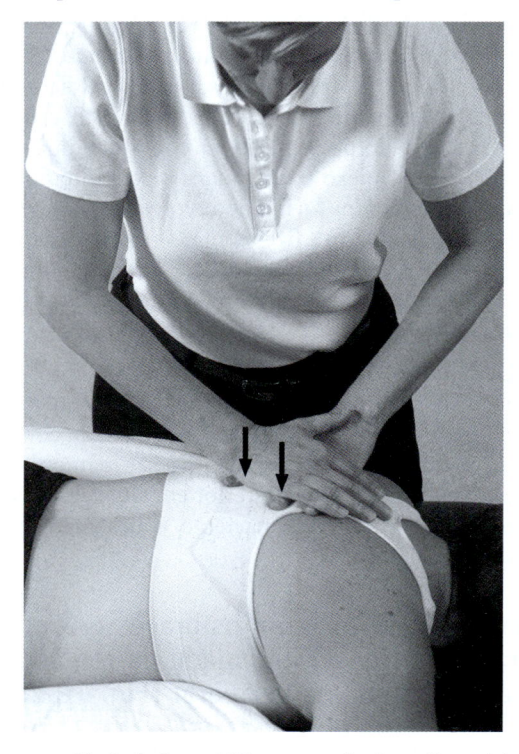

Figura 16.23 Manipulação ou HVT para rotação da região torácica da coluna vertebral à esquerda – decúbito ventral.

verso superior e o segundo dedo sobre o processo transverso inferior contralateral a ser mobilizado. A colocação dos dedos segue a "regra do dedo inferior" (ver "Recomendação clínica").

Força de manipulação: aplicar uma força dirigida anteriormente contra os processos transversos, com a mão contralateral pressionando através do contato dos dedos.

Recomendação clínica

Regra do dedo inferior

Ao aplicar o contato *V-spread* nos processos transversos contralaterais para avaliação ou manipulação da rotação torácica, a rotação de um segmento ocorre na direção do dedo que está sobre o processo transverso inferior.

Exemplo: manipulação do segmento T6-7 em rotação esquerda. O dedo superior fica sobre o processo transverso direito da T6, facilitando a rotação para a esquerda. Ao mesmo tempo, o dedo inferior sobre o processo transverso esquerdo de T7 está facilitando uma força de rotação para a direita (ver Fig. 16.23). Como o dedo inferior se acha sobre o processo transverso esquerdo, a "regra do dedo inferior" facilita a lembrança de que essa é uma manipulação para rotação esquerda.

Técnica de *thrust* com *pistol grip* para aumentar a mobilidade da região torácica da coluna vertebral (Fig. 16.24)   VÍDEO 16.4 ▶

Posição do paciente: decúbito dorsal com braços cruzados.

Posição do fisioterapeuta e colocação das mãos: em pé ao lado do paciente, de frente para sua cabeça. Rolar o paciente em direção ao terapeuta e estender o braço, cruzando-o sobre o corpo do paciente; fazer contato com a vértebra inferior do complexo triarticular a ser manipulado posicionando a mão em forma de revólver (*pistol grip*) (Fig. 16.24A e C) Depois que fizer contato, retornar passivamente o paciente para o decúbito dorsal. Para melhorar a rotação, usar a regra do dedo inferior descrita na Recomendação clínica anterior.

Força de manipulação: o terapeuta posiciona o próprio tronco diretamente sobre o segmento a ser manipulado. Uma separação no sentido cefálico é iniciada com o peso do corpo do paciente no segmento a ser manipulado; essa é seguida por uma força posterior em alta velocidade contra os braços cruzados do paciente, aplicada em direção à mesa (Fig. 16.24B).

Técnica de *thrust* com os braços cruzados para aumentar a mobilidade da região torácica da coluna vertebral (Fig. 16.25)

Posição do paciente: decúbito ventral com braços apoiados de forma confortável ao lado do corpo. Colocar um travesseiro embaixo da região torácica para aumentar o

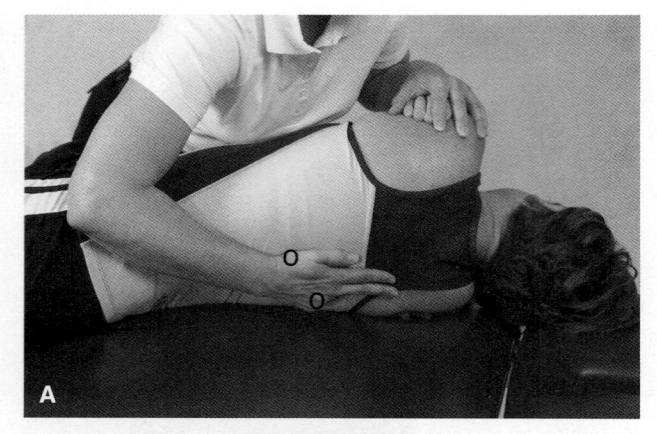

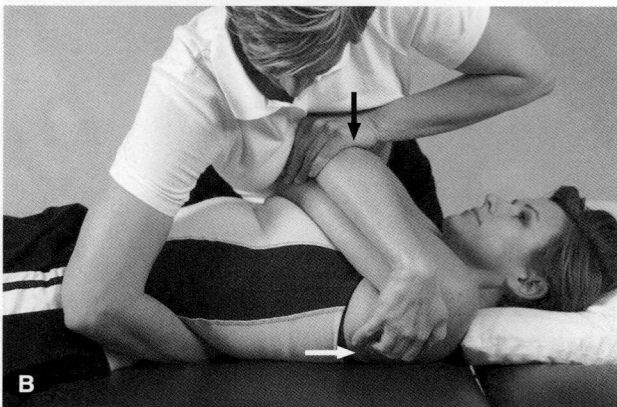

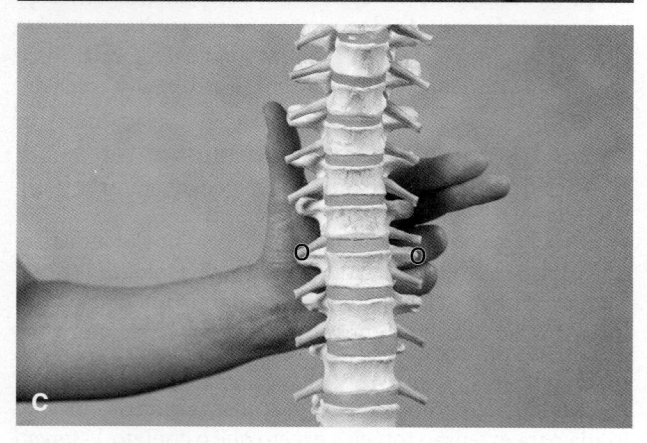

Figura 16.24 Manipulação da região torácica da coluna vertebral: **(A)** posição da mão sobre a região torácica da coluna vertebral usando *pistol grip* e **(B)** força de manipulação contra os braços cruzados do paciente. **(C)** *Pistol grip* sobre um modelo de coluna vertebral mostrando a articulação carpometacarpal do polegar sobre um processo transverso e a falange média flexionada sobre o processo transverso oposto.

---

conforto do paciente e promover uma curva cervicotorácica neutra.

Posição do fisioterapeuta e colocação das mãos: em pé ao lado do paciente. O terapeuta cruza os braços e coloca o pisiforme (eminência hipotenar) de uma mão sobre um processo transverso esquerdo e outro sobre o processo transverso direito do segmento a ser manipulado. Modificar o contato com o processo transverso para promover flexão,

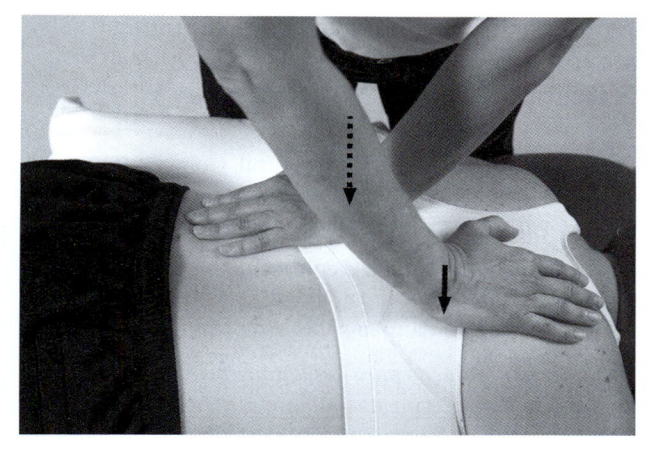

Figura 16.25   Manipulação da região torácica da coluna vertebral usando *thrust* com os braços cruzados.

extensão ou rotação, colocando o pisiforme sobre os processos transversos superior, inferior ou usando a "regra do dedo inferior" descrita nas seções anteriores.

Força de manipulação: uma força anterior é aplicada de modo simultâneo pelas eminências hipotenares. Isso pode ser útil tanto como manipulação quanto como intervenção HVT.

Técnica de *thrust* com queda para aumentar a mobilidade da região torácica da coluna vertebral (Fig. 16.26)   VÍDEO 16.5 ▶

Posição do paciente: em pé com braços cruzados.

Posição do fisioterapeuta e colocação das mãos: em pé atrás do paciente, o terapeuta coloca os braços ao redor dele. Colocar uma cunha de mobilização ou toalha dobrada no nível espinal desejado para direcionar a força ao segmento torácico específico. Segurar os cotovelos do paciente (a mão esquerda segura o cotovelo direito do paciente e a mão direita segura o cotovelo esquerdo). Se for incapaz de segurar os cotovelos, entrelaçar os dedos na frente do paciente.

Força de manipulação: o terapeuta se inclina para trás sobre os calcanhares enquanto aplica uma força de extensão sobre a coluna vertebral do paciente; então solta o peso rapidamente para baixo, de modo que os pés ficam retificados no solo.

Manipulação das costelas para restrição expiratória (Fig. 16.27)   VÍDEO 16.6 ▶

Posição do paciente: decúbito ventral com os braços apoiados de forma confortável ao lado do corpo ou acima da cabeça. Colocar um travesseiro embaixo da região torácica para aumentar o conforto do paciente e promover uma curva cervicotorácica neutra.

Posição do fisioterapeuta e colocação das mãos: em pé ao lado do paciente. A eminência hipotenar da mão caudal é colocada sobre o ângulo costal no nível da hipomobilidade

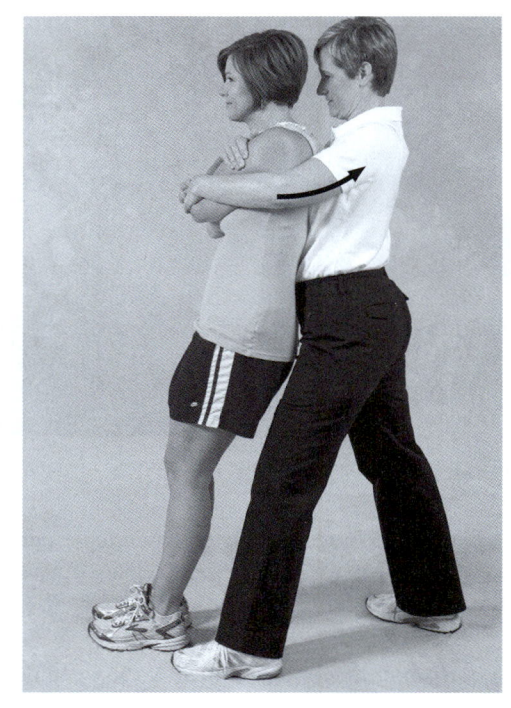

Figura 16.26   Manipulação da região torácica da coluna vertebral usando *thrust* com queda.

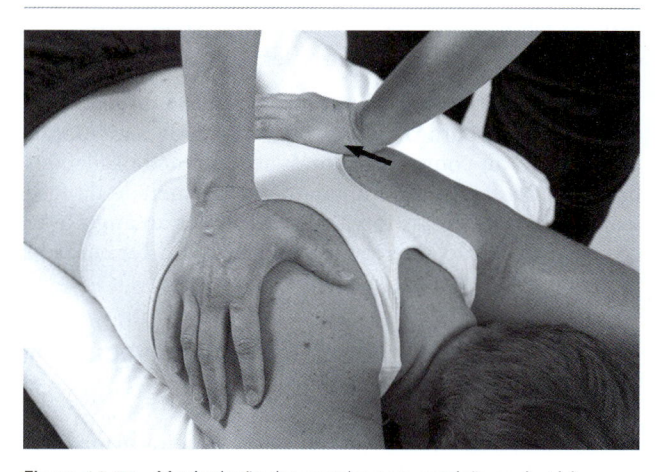

Figura 16.27   Manipulação das costelas para restrição expiratória.

e o resto da mão relaxa sobre as costas do paciente. A outra mão é colocada sobre a costela oposta para estabilizar a caixa torácica.

Força de manipulação: durante a expiração ativa do paciente, exercer uma série de quatro a cinco manipulações progressivas contra a costela que apresenta restrições nas direções anterior, caudal e medial durante a última metade da fase expiratória. Cuidar para que o paciente não faça hiperventilação.

Manipulação das costelas para restrição inspiratória (Fig. 16.28)

Posição do paciente: decúbito ventral com a escápula em protração no lado da restrição costal. Isso pode ser conse-

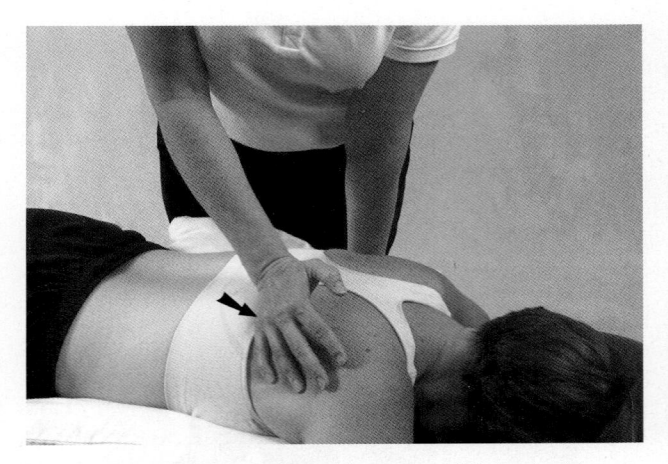

Figura 16.28   Manipulação das costelas para restrição inspiratória.

guido colocando o braço do paciente pendente para fora da maca. Colocar um travesseiro sob a região torácica para aumentar o conforto do paciente e promover uma curva cervicotorácica neutra.

Posição do fisioterapeuta e colocação da mão: em pé no lado oposto à restrição; estender o braço cruzando-o por cima do tórax e fazer contato do pisiforme ou eminência hipotenar de sua mão sobre a face inferior medial no ângulo da costela a ser manipulada. Estabilizar a porção superior do seu corpo com a mão contralateral apoiada na maca.

Força de manipulação: durante a expiração do paciente, aplicar a força para remover toda a folga da articulação costovertebral; continuar com quatro a cinco oscilações progressivas feitas aproximadamente na metade da fase inspiratória. Aplicar a força perpendicular ao ângulo da costela (na direção anterior, caudal e medial). Ter cuidado para que o paciente não faça hiperventilação.

Manipulação de primeira costela elevada (Fig. 16.29)   VÍDEO 16.7 ▶

Posição do paciente: sentado em uma cadeira firme com a coluna apoiada. A cabeça e pescoço são flexionados lateralmente em direção ao lado da restrição e rodados para o lado oposto para estabilizar as facetas em uma posição tensionada e relaxar o músculo escaleno.

Posição alternativa de cabeça/pescoço: a cabeça e a região cervical da coluna vertebral são rodadas para o lado da restrição de modo a posicionar posteriormente o processo transverso e colocar a primeira articulação costotransversária no final da amplitude alongada.

Posição do fisioterapeuta e colocação da mão: em pé atrás do paciente, com a cabeça do paciente estabilizada contra o tórax do terapeuta. Colocar a segunda MCF da outra mão sobre a primeira costela, lateral à articulação costotransversária.

Força de manipulação: exercer a força de manipulação ou HVT através da costela em uma direção caudal e medial durante a expiração do paciente.

Técnicas de manipulação para aumentar a extensão da região lombar da coluna vertebral (Fig. 16.30)   VÍDEO 16.8 ▶

Posição do paciente: decúbito ventral. Colocar um travesseiro embaixo da região abdominal para conforto do paciente e para prover uma curva lombossacral.

Posição do fisioterapeuta e colocação da mão: colocar o pisiforme (eminência hipotenar) sobre o processo espinhoso. Relaxar o resto da mão sobre as costas do paciente.

Força de manipulação para deslizamento anterior: empurrar na direção anterior usando a eminência hipotenar. O terapeuta alinha o tronco diretamente sobre o segmento, de modo que a força é direcionada para baixo, sem angulação.

Manipulação para aumentar a rotação da região lombar da coluna vertebral (Fig. 16.31)   VÍDEO 16.8 ▶

Posição do paciente: decúbito ventral. Colocar um travesseiro embaixo da região abdominal para conforto do paciente e para prover uma curva lombossacral neutra.

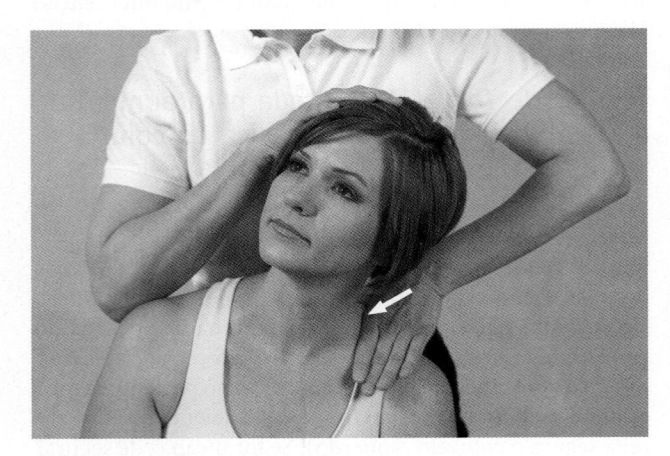

Figura 16.29   Manipulação de primeira costela elevada.

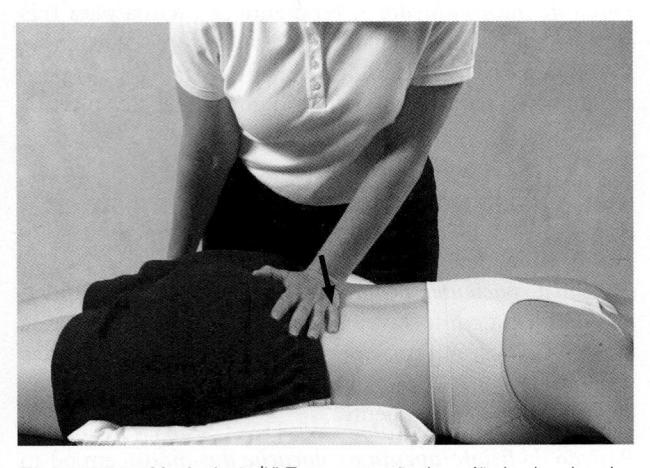

Figura 16.30   Manipulação/HVT para extensão da região lombar da coluna vertebral – decúbito ventral.

Posição do fisioterapeuta e colocação da mão: colocar o pisiforme (eminência hipotenar) sobre um processo transverso no lado oposto à direção do movimento que se deseja facilitar (i.e., se quiser promover rotação esquerda, colocar a eminência hipotenar sobre o processo transverso direito). Relaxar o resto da mão sobre as costas do paciente.

Força de manipulação para deslizamento anterior: empurrar em uma direção anterior e medial usando a eminência hipotenar.

Manipulação para aumentar a inclinação lateral intervertebral lombar (Fig. 16.32)
VÍDEO 16.9 ▶

Posição do paciente: decúbito lateral com o lado que apresenta restrição para baixo. Posicionar o paciente o mais próximo possível da beira da maca, com quadris e joelhos flexionados em 90°.

Posição do fisioterapeuta e colocação da mão: em pé de frente para o paciente. Colocar a ponta do dedo da mão caudal sobre o processo espinhoso superior para monitorar

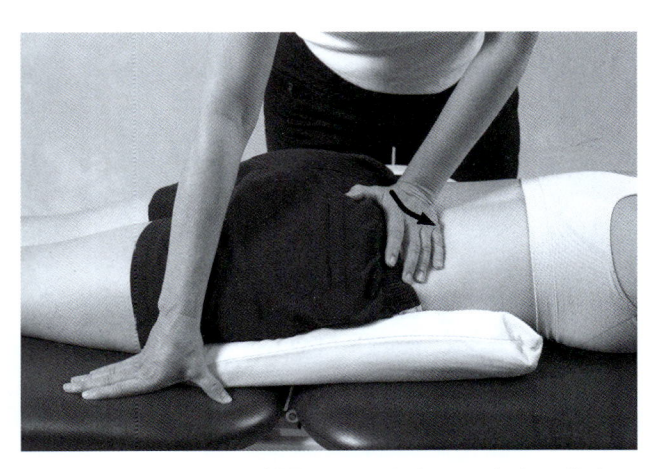

Figura 16.31   Manipulação/HVT para rotação à esquerda da região lombar da coluna vertebral – decúbito ventral.

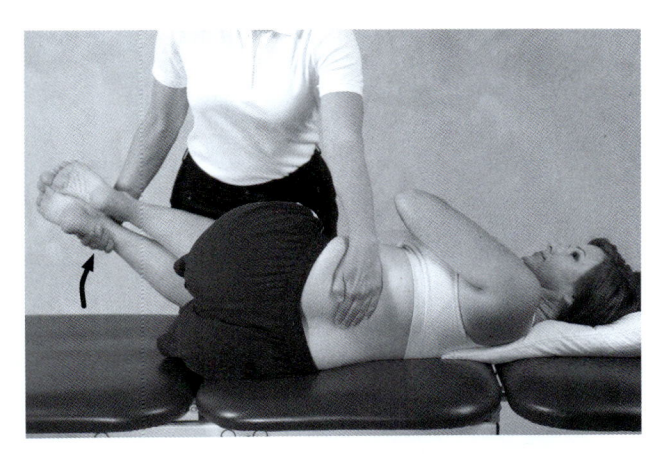

Figura 16.32   Manipulação para inclinação lateral da região lombar da coluna vertebral – decúbito lateral.

o movimento. De forma passiva, rodar o tronco do paciente para trás de modo a "diminuir a folga" até um pouco antes de sentir o segmento vertebral se mover. Agora, colocar a ponta dos dedos da mão cefálica sobre o processo espinhoso superior para monitorar o movimento. Flexionar as duas pernas do paciente (quadris) até um pouco antes de sentir o segmento vertebral se mover. As pernas do paciente podem então ser apoiadas na maca ou sobre a coxa do terapeuta.

Força de manipulação: erguer as pernas do paciente em rotação de quadril, fazendo com que a região lombar da coluna vertebral se curve para o lado na mesma direção das pernas erguidas.

HVT com rolamento lombar para aumentar a rotação lombar (Fig. 16.33)   VÍDEO 16.10 ▶

Posição do paciente: decúbito lateral com o lado que apresenta restrição para cima. Posicionar o paciente o mais perto possível da beira da maca e flexionar quadris e joelhos em 90°. Dar um travesseiro para o paciente segurar que possa agir como barreira física.

Posição do fisioterapeuta e colocação das mãos: em pé de frente para o paciente. Colocar as pontas dos dedos da mão cefálica sobre o processo espinhoso inferior para monitorar o movimento. Mover a perna de cima do paciente em flexão até um pouco antes de sentir o segmento vertebral inferior se mover. Manter a flexão do quadril do paciente estabilizando a perna entre o corpo do terapeuta e a maca, e mover a mão cefálica para o processo espinhoso superior para monitorar o movimento (Fig. 16.33A).

Rodar de forma passiva o tronco do paciente para trás de modo a "diminuir a folga" até um pouco antes de sentir o segmento vertebral superior se mover, e apoiar o antebraço sobre o tronco do paciente. O tronco do terapeuta deve estar diretamente sobre o segmento a ser manipulado (Fig. 16.33B).

Força de manipulação:
- O terapeuta exerce um *thrust* em rotação para baixo em direção à maca com o antebraço e a mão cefálicos enquanto aplica uma força de rotação através do antebraço caudal, tracionando a porção inferior do tronco do paciente em direção ao próprio corpo (Fig. 16.33B e C).
- Um método alternativo é usar o antebraço caudal e aplicar uma força de rotação através do osso inominado do paciente. Essa técnica (contato com o paciente) é particularmente útil quando se tenta aumentar a rotação em L5-S1.

Técnica de manipulação da articulação SI para aumentar a nutação (flexão) sacral (Fig. 16.34)   VÍDEO 16.11 ▶

Posição do paciente: decúbito ventral. Colocar um travesseiro embaixo da região abdominal para conforto do paciente e para prover uma curva lombossacral.

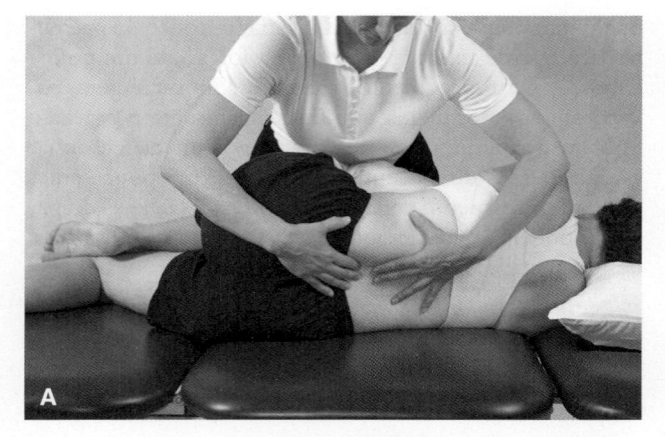

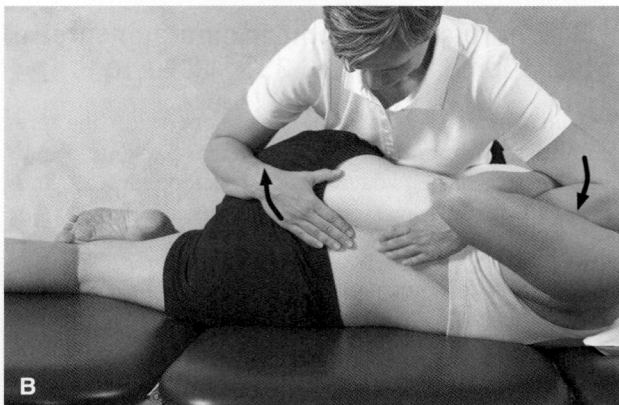

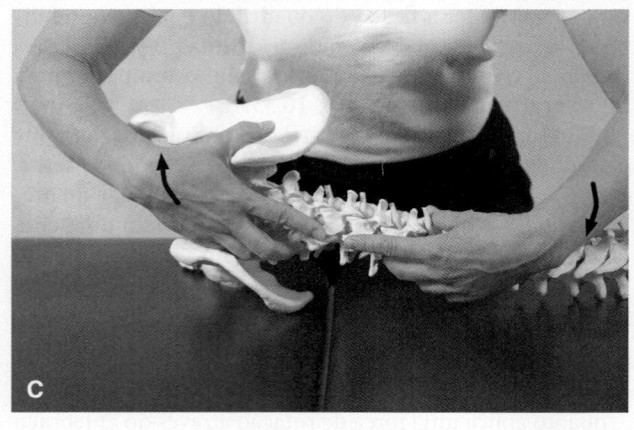

Figura 16.33   HVT com rolamento lombar: **(A)** monitorar o movimento na coluna enquanto o quadril é flexionado e estabilizado pelo tronco do terapeuta; **(B)** girar o tronco do paciente para trás de modo a diminuir a folga e aplicar uma força em rotação através da porção inferior da coluna, movendo o osso inominado para a frente; **(C)** forças de rotação aplicadas ao segmento acima e abaixo, incluindo o osso inominado, demonstradas em um modelo de coluna vertebral.

Posição do fisioterapeuta e colocação das mãos: colocar o pisiforme (eminência hipotenar) sobre a região da base do sacro (S1). Relaxar o resto da mão sobre as costas do paciente.

Força de manipulação para deslizamento anterior: empurrar com a eminência hipotenar na direção anterior e inferior.

Técnica de manipulação da articulação SI para aumentar a contranutação (extensão) sacral (Fig. 16.35)   VÍDEO 16.11 ▶

Posição do paciente: decúbito ventral. Colocar um travesseiro embaixo da região abdominal para conforto do paciente e para prover uma curva lombossacral neutra.

Posição do fisioterapeuta e colocação das mãos: colocar o pisiforme (eminência hipotenar) sobre a região do ápice do sacro (S5). Relaxar o resto da mão sobre o sacro do paciente.

Força de manipulação para deslizamento anterior: empurrar com a eminência hipotenar em uma direção anterior e inferior.

Manipulação de rotação posterior para o osso inominado (Fig. 16.36)   VÍDEO 16.11 ▶

Posição do paciente: decúbito dorsal com braços cruzados sobre o tórax. Mover o tronco e pernas do paciente em direção ao lado da restrição para criar uma inclinação lateral na região lombar da coluna vertebral.

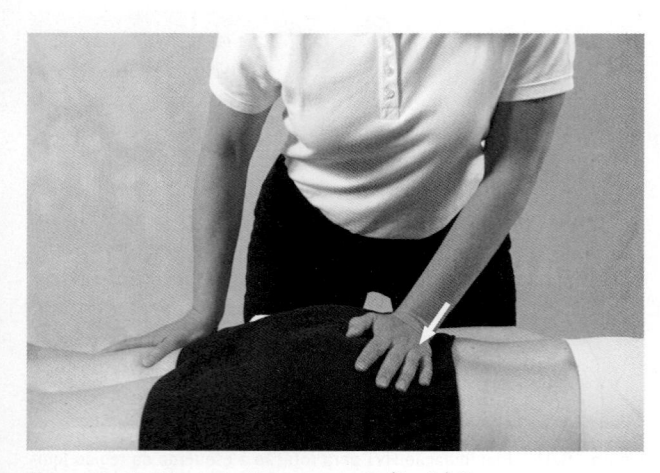

Figura 16.34   Manipulação para nutação (flexão) SI.

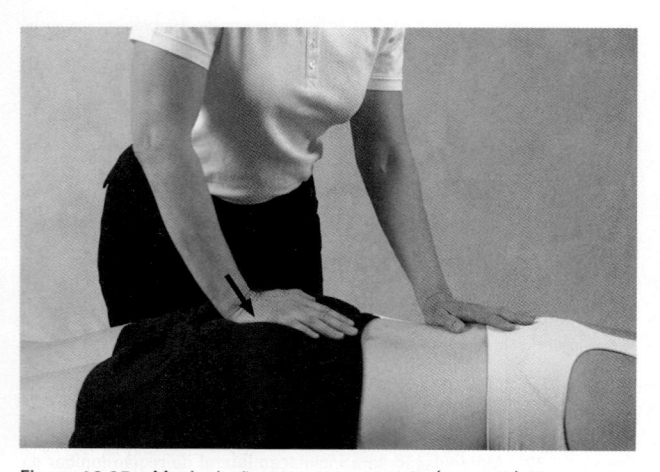

Figura 16.35   Manipulação para contranutação (extensão) SI.

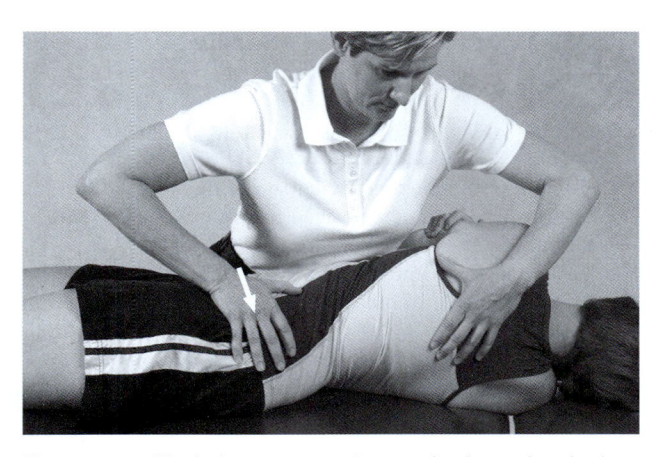

Figura 16.36   Manipulação para rotação posterior do osso inominado.

Posição do fisioterapeuta e colocação das mãos: em pé no lado oposto à restrição. O terapeuta faz contato com a espinha ilíaca anterossuperior (EIAS) oposta do paciente com a mão caudal. Com a mão cefálica, rola o tronco do paciente na sua direção.

Força de manipulação: exercer uma força posterior com oscilação progressiva ou HVT através da mão de contato no osso inominado.

■ Desempenho muscular: estabilização, resistência muscular e treinamento de força

Metas. (1) Ativar e desenvolver controle neuromuscular dos músculos estabilizadores segmentares profundos e globais da coluna para sustentar a coluna contra cargas externas; (2) desenvolver resistência à fadiga e força nos músculos do esqueleto axial para atividades funcionais; e (3) desenvolver o controle do equilíbrio em situações estáveis e instáveis.

Esta seção está dividida em duas seções principais. A primeira apresenta princípios e técnicas de exercícios de estabilização para as regiões cervical e lombar da coluna, com uma subseção sobre exercícios de controle motor para a ativação da musculatura segmentar e outra sobre estabilização da musculatura global. A segunda seção apresenta princípios e técnicas para exercícios isométricos, dinâmicos e funcionais gerais para pescoço e tronco.

TREINAMENTO DE ESTABILIZAÇÃO – TÉCNICAS FUNDAMENTAIS E PROGRESSÕES

Uma frase bem conhecida, "a estabilidade proximal possibilita a mobilidade distal", é um princípio básico da intervenção com exercícios terapêuticos. "Fortalecer o *core*" é uma expressão que se popularizou nos programas e aulas de exercícios gerais, respaldando a importância da ênfase nos exercícios da musculatura do tronco para dar suporte à coluna vertebral, embora não haja diferenciação das funções específicas dos diversos grupos musculares. As funções primárias dos músculos do tronco são prover a força estabilizadora para que a postura ereta possa ser mantida contra várias forças que perturbam o equilíbrio, prover uma base estável para que os músculos dos membros possam executar sua função de modo eficiente e sem sobrecargas indevidas nas estruturas vertebrais, com mobilização e controle dos movimentos do tronco durante as atividades funcionais.

No Capítulo 14, os dois sistemas musculares que proporcionam estabilidade e controle à coluna vertebral são identificados e detalhadamente descritos: a musculatura segmentar profunda e a musculatura global superficial (multissegmentar) (ver Figs. 14.10-14.15). Vários estudos têm mostrado padrões de recrutamento neuromuscular alterados ou atrasados nos músculos estabilizadores profundos da região lombar da coluna vertebral durante o movimento ativo em pessoas com dor lombar.[31,34,35,55,61] Os resultados de outros estudos têm mostrado melhora na habilidade de recrutar esses músculos com um treinamento específico[9,60] e melhores desfechos em comparação com pessoas que não receberam o treinamento.[30,60,61] Estudos também têm mostrado melhores desfechos em pacientes com dor cervical e cefaleias cervicogênicas com o recrutamento da musculatura estabilizadora profunda da região cervical da coluna vertebral com a estabilização total do tronco.[40,46,50,53]

Portanto, uma das áreas primárias enfatizadas durante a reabilitação após problemas da coluna vertebral é ensinar ao cliente/paciente como recrutar os músculos segmentares e, em seguida, como utilizá-los para que respondam com a musculatura global às várias forças e demandas impostas à coluna, melhorando, assim, a coordenação de sua função geral. A ativação da musculatura estabilizadora é, então, reforçada com a progressão para exercícios de resistência muscular e fortalecimento, quando são realizados exercícios aeróbios e prática de atividades funcionais ao longo do processo de reabilitação, esperando que a ativação muscular para a estabilização se torne automática durante todas as atividades diárias e desafios funcionais (Fig. 16.37).

O treinamento de estabilização segue os princípios básicos do aprendizado do controle motor, primeiro desenvolvendo a percepção das contrações musculares e da posição da coluna e depois desenvolvendo o controle em padrões de exercícios simples, avançando para exercícios complexos e, finalmente, demonstrando a manutenção automática de estabilidade e controle da coluna vertebral em uma progressão de atividades funcionais simples para complexas e em situações não planejadas.[75] Muitos dos exercícios podem ser usados para atingir mais de um propósito; e há uma sobreposição definida com o treinamento cinestésico, desempenho muscular e treinamento funcional. A escolha e a progressão dos exercícios descritas em cada uma das seções dependem do julgamento clínico da resposta do

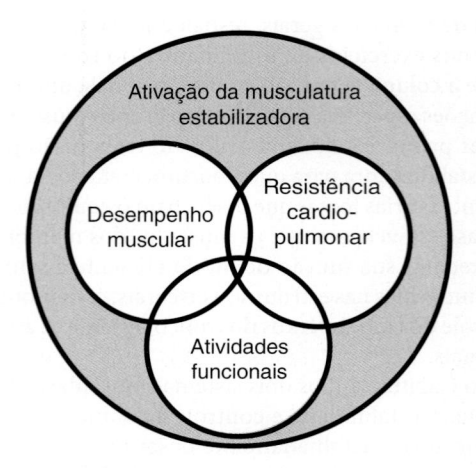

Figura 16.37 Os exercícios para melhorar o desempenho muscular, a resistência cardiopulmonar e as atividades funcionais são integrados dentro de um contexto de ativação da musculatura estabilizadora segmentar profunda e multissegmentar global da coluna vertebral.

paciente e do alcance das metas, não de um protocolo rígido com base no tempo ou dias após uma lesão. A habilidade de o paciente controlar a coluna em uma posição neutra ou sem tensão é essencial para todos os exercícios.

Recomendação clínica

O *treinamento de estabilização* segue os princípios básicos do aprendizado do controle motor.
1. O paciente desenvolve consciência das contrações musculares e posições da coluna vertebral.
2. O paciente desenvolve controle da coluna vertebral ao realizar padrões de exercícios simples com os membros.
3. O paciente demonstra controle da coluna ao progredir para exercícios complexos.
4. O paciente demonstra manutenção automática da estabilidade e controle da coluna vertebral em uma progressão de atividades funcionais de simples para complexas e situações não planejadas.

Há uma quantidade consideravelmente maior de pesquisas sobre a função muscular e sua ação estabilizadora na região lombar da coluna vertebral, em comparação com a região cervical. A região cervical da coluna vertebral requer mais mobilidade para posicionar a cabeça; contudo, depende das regiões torácica e lombar para prover uma base de estabilidade e controle postural. Embora haja considerações anatômicas próprias da região cervical da coluna vertebral, há uma sobreposição entre o treinamento de estabilização para problemas cervicais e lombares.

Diretrizes para o treinamento de estabilização

É importante compreender e usar os princípios e a progressão do treinamento de estabilização para uma instrução efetiva.[7,56,69-71] As diretrizes a seguir estão resumidas no Quadro 16.2.

QUADRO 16.2   Diretrizes para o treinamento de estabilização: princípios e progressão

1. Comece treinando a conscientização de movimentos seguros da coluna e a posição neutra ou de alívio dos sintomas.
2. Faça o paciente aprender a ativar a musculatura estabilizadora profunda enquanto estiver na posição neutra.
3. Acrescente movimentos dos membros para oferecer uma carga à musculatura global superficial enquanto mantém uma posição neutra estável da coluna (estabilização dinâmica).
4. Aumente as repetições para melhorar a capacidade de sustentação (resistência à fadiga) na musculatura estabilizadora; aumente a carga (modifique o braço de alavanca ou acrescente resistência) para melhorar a força enquanto mantém uma posição estável neutra da coluna.
5. Use contrações isométricas alternantes e técnicas de estabilização rítmica para favorecer a estabilização e o equilíbrio com cargas flutuantes.
6. Progrida para o movimento de uma posição para outra com movimentos dos membros, ao mesmo tempo mantendo a coluna em posição neutra estável (estabilização nas transições).
7. Use superfícies instáveis para melhorar a resposta estabilizadora e o equilíbrio.

---

1. O *treinamento cinestésico* para o senso de movimentos e posições seguras precisa preceder o treinamento de estabilização. Amplitude e posição funcionais nas quais os sintomas são mínimos ou ausentes são usadas para os exercícios de estabilização.[56] Quando a condição não é aguda, a maioria das pessoas acha que a posição média (posição neutra) é a sua posição funcional. É importante reconhecer que essa posição ou amplitude não é estática; nem é a mesma para todas as pessoas. Além disso, pode mudar à medida que os tecidos cicatrizam, os estímulos nociceptivos diminuem e a flexibilidade melhora.[56]
2. A *ativação* dos músculos segmentares profundos do tronco, especificamente dos músculos transverso do abdome (TrA) e multífido (Mf), em geral encontra-se atrasada ou ausente em pacientes com dor lombar.[31,35,61] Além disso, estudos usando imagens de ultrassom e IRM de pessoas com dor lombar unilateral mostram uma ativação diminuída e atrofia desses músculos profundos no lado dos sintomas, em comparação com o lado não envolvido durante a realização de contrações voluntárias.[22,79]
   Aprender a ativar de maneira consciente os músculos estabilizadores segmentares profundos sem contrair a musculatura global do tronco é o primeiro passo no desenvolvimento da ativação habitual para a estabilidade da coluna em pacientes com dor ligada a mau

controle da coluna vertebral e instabilidade segmentar. Assim que a pessoa aprende a ativação correta dos estabilizadores segmentares com a manobra de "encolher a barriga", essa manobra é usada antes de todos os exercícios e atividades para desenvolver a ativação e função estabilizadora inicial e, finalmente, a estabilização automática antecipatória pelos músculos.[36] Um estudo que envolveu 42 pessoas demonstrou que é possível alterar a ativação dos músculos abdominais de forma consciente e automática com exercícios específicos.[60]

Na região cervical os músculos flexores profundos, longo da cabeça e do pescoço e extensores profundos cervicais e torácicos altos são ativados para estabilizar a região cervical da coluna vertebral em uma posição neutra (extensão axial com leve lordose).

3. Os *movimentos dos membros* são acrescentados ao programa de estabilização para coordenar a atividade muscular segmentar com a musculatura estabilizadora global. A carga proveniente dos membros aumenta o desafio estabilizador para a musculatura. O paciente posiciona a coluna em uma posição neutra (usando movimentos de inclinação pélvica na região lombar e leves acenos de cabeça na região cervical), realiza a manobra de "encolher a barriga" e, então, começa a mover um ou vários membros enquanto mantém a posição neutra. Os movimentos dos membros são feitos dentro da tolerância dos músculos do tronco ou pescoço para controlar a posição neutra ou funcional. Isso é chamado de *estabilização dinâmica* porque os músculos estabilizadores na área da coluna precisam responder às forças em mudança que vêm dos movimentos dinâmicos dos membros. Os exercícios que requerem estabilização contra forças rotacionais no plano transverso sobre a pelve ativam, de modo mais consistente, mais os músculos oblíquos do abdome e estabilizadores profundos da coluna do que as forças resistivas no plano sagital.[68]

4. Assim que o controle da posição da coluna for estabelecido e o paciente puder ativar os músculos estabilizadores, *aumenta-se a resistência muscular e a força*. Aumentam-se também as repetições dos movimentos e aplica-se resistência aos membros. A intenção é desafiar os músculos do tronco para que se estabilizem contra essas forças aumentadas, contudo permanecendo dentro de sua tolerância e habilidade para controlar a posição da coluna. As repetições também ajudam a desenvolver o *hábito*; portanto, é importante usar instruções cuidadosas e proporcionar *feedback*. A fadiga é determinada pela inabilidade dos músculos do tronco ou pescoço de estabilizar a coluna em sua posição funcional ou pelo aumento da dor. Por exemplo:

- Comece com uma força de resistência que o paciente possa repetir por 30 a 60 segundos e manter a posição neutra da coluna; progrida as repetições durante até 3 minutos.
- Avance adicionando resistência ou aumentando o braço de alavanca dos membros; inicialmente reduza o tempo e depois avance outra vez, fazendo a nova atividade por 1 a 3 minutos.

- Outro modo de desenvolver resistência nos músculos do tronco é começar o exercício no nível mais difícil para aquele paciente e passar para níveis mais simples de resistência à medida que ele comece a fatigar-se, para que possa continuar se movendo. É importante que o paciente não perca o controle da posição funcional nem experimente aumento dos sintomas.

5. *Contrações isométricas alternantes* entre antagonistas e a *estabilização rítmica* dos músculos do tronco contra resistência manual também aumentam as contrações estabilizadoras. Quando feitas nas posições sentada e em bipedestação, as contrações e cocontrações alternantes também desenvolvem controle do equilíbrio.

6. Uma *estabilização de transição* se desenvolve à medida que o paciente passa de uma posição para outra com os movimentos dos membros. Isso requer contrações graduadas e ajustes entre os flexores e extensores do tronco e exige maior percepção e concentração.[7,56] Por exemplo, qualquer movimento de braços ou pernas para longe do tronco tende a fazer que a coluna se estenda. Os músculos abdominais (flexores do tronco) precisam se contrair para manter o controle da posição funcional da coluna. Isso ocorre, por exemplo, quando se ergue uma carga do solo até acima da cabeça. Então, à medida que os braços ou pernas se movem anteriormente em direção ao centro de gravidade, a coluna tende a flexionar, o que requer que os extensores se contraiam para manter a posição funcional (como ocorreria ao abaixar-se com um peso até o solo). É necessária maior concentração para manter a posição funcional da coluna quando nas atividades funcionais mais avançadas.

7. O *treino de perturbação (equilíbrio)*, em que o exercício é feito contra forças desestabilizadoras ou em superfícies instáveis, desenvolve as respostas neuromusculares para melhora do equilíbrio.

Ativação e treinamento dos músculos segmentares profundos

A função da musculatura segmentar (TrA e Mf na região lombar da coluna vertebral, longo do pescoço e outros músculos profundos na região cervical da coluna vertebral) está descrita no Capítulo 14 e os resultados do comprometimento funcional desses músculos estão descritos no Capítulo 15. As técnicas para ativação da musculatura segmentar estão descritas nesta seção.

Evidências em foco _____

Têm sido desenvolvidos e usados, tanto em pesquisas quanto na clínica, métodos de teste e treinamento da ativação da musculatura segmentar profunda.[48,65] A inserção, guiada por ultrassom, de pequenos eletrodos de fios finos tem fornecido informações valiosas em pesquisas concernentes à função e recuperação muscular,[36,37,63] e a imagem por ultrassom é um instrumento valioso de *biofeedback* para treinamento.[28,32,33,80] Até a presente data, o uso da imagem por ultrassom como *biofeedback* tem se mostrado proibitivamente caro para uso clínico no treino de ativação da musculatura profunda. Como um dispositivo alternativo, foi desenvolvido um aparelho de *biofeedback* por pressão (Stabilizer™; © 2006 Encore Medical, L.P.), que tem se mostrado de utilidade clínica no treino de ativação e controle da musculatura estabilizadora do tronco e pescoço.[38,76]

Musculatura cervical

Na região cervical, a meta é ativar e controlar os músculos que controlam a extensão axial (retração cervical). Isso requer flexão da cabeça, leve retificação da lordose cervical e retificação da cifose torácica superior (Fig. 16.38).

Flexores profundos do pescoço: ativação e treinamento (Fig. 16.39)   VÍDEO 16.12 ▶

Posição do paciente e procedimento: decúbito dorsal. Para flexão craniocervical e extensão axial suave, ensine o paciente a realizar movimentos de aceno de cabeça lentos e controlados sobre a região cervical alta (movimento de "sim"). Se o paciente tiver uma postura de cabeça anteriorizada significativa, colocar uma toalha dobrada sob a área occipital, de modo que não ocorra extensão da cabeça sobre o pescoço. Facilitar o movimento com pistas manuais para assegurar que o músculo longo do pescoço se contraia, ou que o esternocleidomastóideo fique em estado de repouso relativo. Uma vez que o paciente se mostre capaz de ativar o movimento, o Stabilizer™ (ou manguito de pressão arterial) pode ser usado para monitorar a quantidade de retificação cervical e medir a resistência muscular para manter a contração (Fig. 16.39).

O protocolo para uso do Stabilizer™ está resumido no Quadro 16.3.

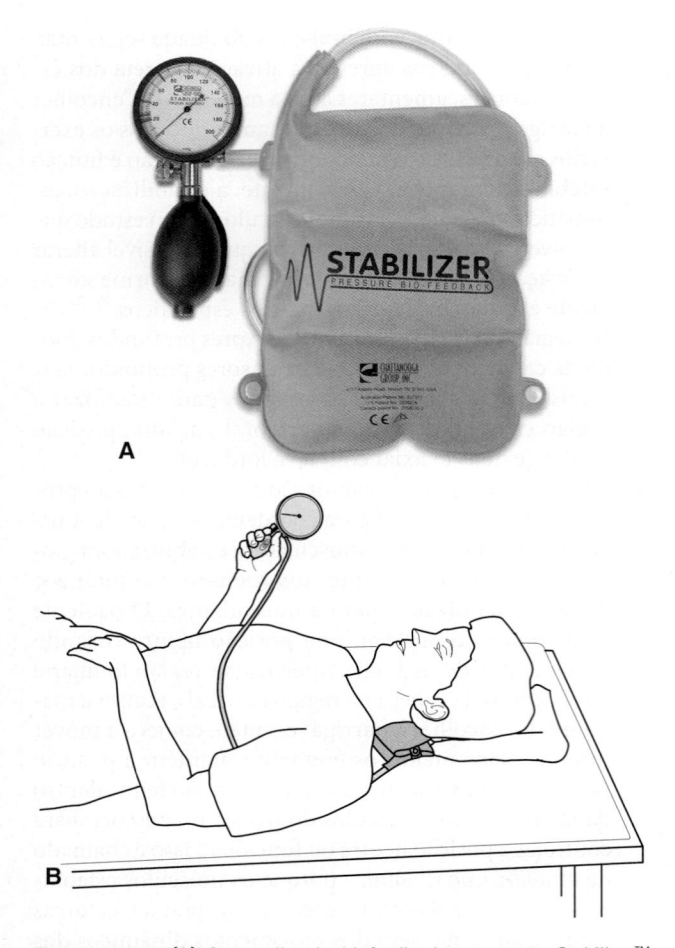

A

B

Figura 16.39   (A) O aparelho de *biofeedback* por pressão Stabilizer™ (© 2006 Encore Medical, L.P.) é usado para dar *feedback* visual ao paciente enquanto treina a estabilização da coluna vertebral. **(B)** O Stabilizer™, dobrado três vezes sob a região cervical da coluna vertebral, para testar e treinar a flexão da cabeça com extensão axial da coluna neutra.

Evidências em foco

Jull et al.[41] relataram que a execução controlada de flexão cervical alta aumenta a pressão no Stabilizer™ em até 30 mmHg e que a confiabilidade teste-reteste do teste de flexão craniocervical (conduzido em 50 pessoas assintomáticas 1 semana entre os testes) foi um coeficiente de correlação intraclasse (ICC, na sigla em inglês) de 0,81 para a pontuação de ativação e 0,93 para o indicador de desempenho (ver Quadro 16.3).

Ativação e treinamento dos extensores cervicais baixos e torácico alto

Posição do paciente e procedimento: decúbito ventral com a testa na maca de tratamento e os braços posicionados lateralmente. Faça o paciente levantar a testa da maca de tratamento, mantendo o queixo encolhido e os olhos focados na mesa para manter a posição neutra da coluna (reforce o movimento de flexão craniocervical aprendido na posição de decúbito dorsal). O levantamento da cabeça é um movimento pequeno (Fig. 16.40).

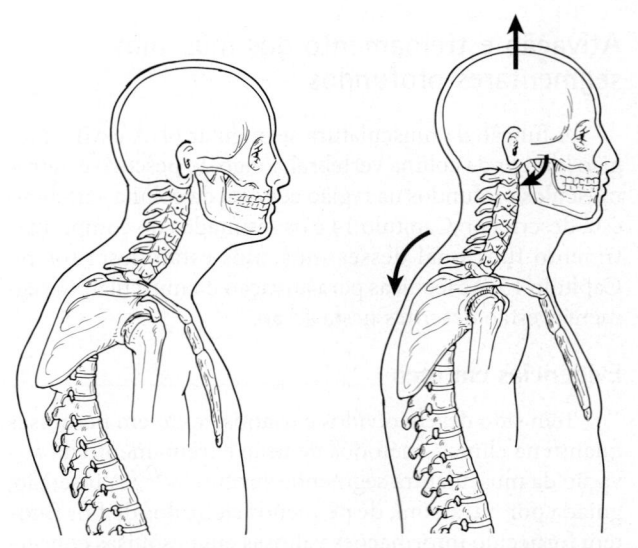

**Figura 16.38   **A extensão axial (retração cervical) envolve os movimentos de flexão da cabeça e de extensão das regiões cervical baixa e torácica alta, resultando em leve retificação da lordose cervical e "elevação" da cabeça.

> **QUADRO 16.3**   Teste e treinamento da ativação da musculatura segmentar profunda na região cervical da coluna vertebral
>
> - Coloque o manguito de pressão arterial ou o aparelho de *biofeedback* por pressão Stabilizer™ (dobrado em três) sob a região cervical da coluna vertebral e infle até 20 mmHg.
> - Instrua o paciente a fazer um leve aceno de cabeça e aumente a pressão no manguito para 22 mmHg e mantenha a pressão constante por 10 segundos.
> - Se o paciente conseguir (ou seja, puder manter a posição com mínima atividade muscular superficial), faça-o relaxar e repetir a flexão, dessa vez aumentando a pressão para 24 mmHg. Repita essa ativação gradualmente para até 30 mmHg (aumento total de 10 mmHg).
> - A pressão final é aquela que o paciente puder manter estável por 10 segundos.
> - A resistência muscular à fadiga (capacidade tônica ou de manutenção) dos flexores profundos do pescoço é medida pelo número de contrações mantidas por 10 segundos (até no máximo 10) na pressão final.
>
> Um indicador de desempenho pode ser usado para documentar uma medida objetiva. Multiplique o aumento de pressão pelo número de vezes que o paciente puder repetir as contrações de 10 segundos – com 100 refletindo a manutenção de um aumento de 10 mmHg por 10 repetições.[41]
>
> Adaptado, com permissão, do manual do fabricante que acompanha o Stabilizer™ © 2006 Encore Medical, L.P.

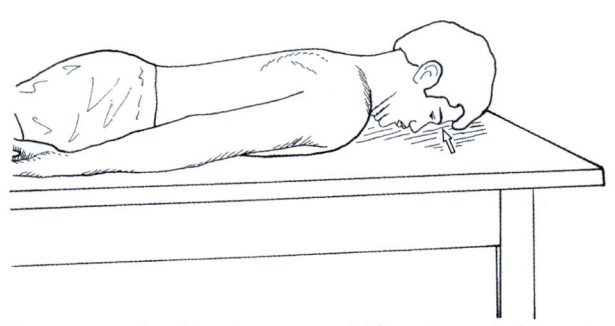

Figura 16.40   Exercícios de extensão axial (retração cervical) na posição de decúbito ventral.

Progressão

Assim que o paciente aprende a ativar a musculatura profunda e a assumir uma postura neutra na região cervical da coluna vertebral, encoraja-se a prática durante todo o dia, para que ocorra o desenvolvimento de um bom controle postural. O treinamento de estabilização tem início por meio da coordenação do controle da posição neutra da coluna vertebral com a carga proveniente dos membros superiores. Utilizam-se movimentos dos membros para estimular a resistência muscular e fortalecer a musculatura estabilizadora da coluna. Esses exercícios estão descritos na seção a seguir (Exercícios de estabilização da musculatura global).

Musculatura lombar

Têm sido descritas e usadas na prática clínica três técnicas para ativação dos músculos abdominais: a manobra de "encolher a barriga", o enrijecimento abdominal e a inclinação pélvica posterior (Fig. 16.41). Cada técnica difere na atividade de estabilização dos músculos abdominais e Mf.[67] Pesquisas têm mostrado que a manobra de encolher a barriga é mais efetiva na coativação dos músculos TrA e Mf do que as técnicas de enrijecimento abdominal e inclinação pélvica posterior,[38,67] e que a manobra de encolher a barriga leva à melhora nas estratégias posturais antecipatórias.[82] A manobra de encolher a barriga também funciona para aumentar a pressão intra-abdominal, deslocando a parede abdominal para dentro. Por isso, essa manobra é recomendada para o treinamento de estabilização; os outros dois métodos também serão descritos, principalmente para que o leitor possa identificar as diferenças.

Manobra de "encolher a barriga" (exercício de abaixamento abdominal) para ativação do TrA

VÍDEO 16.13 ▶

Posição do paciente: o treinamento pode ser mais fácil na posição de quatro apoios, com o efeito da gravidade atuando na parede do abdome. O decúbito dorsal (com joelhos fletidos de 70° a 90° e os pés apoiados na maca), o decúbito ventral ou a posição semirreclinada podem ser usados

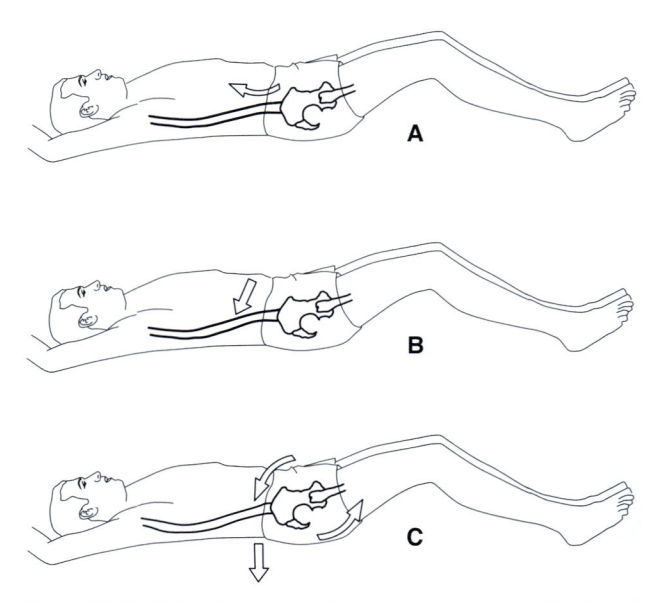

Figura 16.41   Três métodos para ativar a musculatura estabilizadora na região lombar da coluna vertebral. **(A)** Manobra de "encolher a barriga", em que o paciente retrai a região abdominal ("puxa" o umbigo em direção à coluna). **(B)** Enrijecimento abdominal, em que a contração isométrica dos músculos abdominais resulta em um alargamento lateral ao redor da cintura. **(C)** Inclinação pélvica posterior, em que a pelve é ativamente inclinada para trás e a região lombar da coluna vertebral se retifica.

se forem mais confortáveis para o paciente. É importante progredir o treinamento para sentado e em bipedestação o mais cedo possível.[51,54]

Procedimento: ensine o paciente usando demonstrações, pistas verbais e facilitação tátil. Explique que os músculos circundam o tronco e, quando ativados, a cintura se retrai para dentro.

- Faça a palpação do TrA em posição imediatamente distal à EIAS e lateral ao reto do abdome (RA) (Fig. 16.42). Quando o músculo oblíquo interno (OI) se contrai, sente-se uma saliência no músculo; quando o músculo TrA se contrai, sente-se uma retificação tensa. A meta é ativar o músculo TrA com mínima ou nenhuma contração do músculo OI. Essa é uma contração suave.

- Faça o paciente assumir uma posição neutra da coluna e tentar mantê-la enquanto encolhe e afunda os músculos abdominais suavemente.[65] Instrua-o a inspirar, expirar e, então, suavemente levar o umbigo em direção à coluna, para retrair a região abdominal. Feita a ativação, peça ao paciente que mantenha a contração e retome a respiração. Quando a manobra é feita corretamente, não há padrões substitutos; ou seja, há mínimo ou nenhum movimento da pelve (inclinação pélvica posterior), nenhuma separação ou depressão das costelas inferiores, não ocorre inspiração ou levantamento da caixa torácica, a parede abdominal não forma uma saliência e não é sentido aumento de pressão através dos pés. A manobra de "encolher a barriga" com a coluna vertebral em posição neutra aumenta a resposta do músculo TrA (observada no ultrassom como um aumento na espessura), quando comparado às posições sentada ou em pé desleixadas.[64]

Se um paciente tem dificuldade para ativar o músculo TrA, as duas técnicas de *feedback* a seguir têm se mostrado úteis no aprendizado.[25,66,67]

- *Biofeedback com pressão para teste clínico e feedback visual.* Com o paciente em decúbito ventral, o Stabilizer™ (ou manguito de pressão arterial) é colocado horizontalmente embaixo do abdome (centrado sob o umbigo).

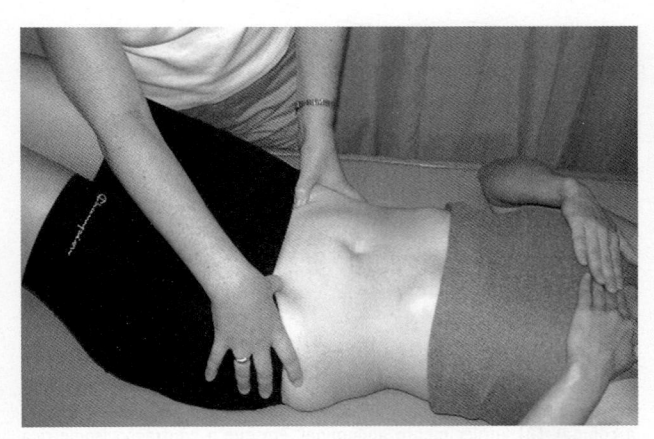

Figura 16.42   Palpação do músculo transverso do abdome (TrA) distal à espinha ilíaca anterossuperior e lateral ao músculo reto do abdome. A sensação no TrA é de uma folha tensa (o músculo saliente é o oblíquo interno) ao realizar uma manobra suave de "encolher a barriga".

Infle o Stabilizer™ até 70 mmHg. Faça o paciente realizar a manobra de encolher a barriga, conforme descrito anteriormente. Uma diminuição de 6 a 10 mmHg durante a manobra de encolher a barriga (sem substituições) indica a ativação correta dos músculos abdominais profundos. O mostrador do aparelho é largo e facilmente lido pelo paciente para um *feedback* imediato.

- *Biofeedback com eletrodos de superfície.* Podem ser usados eletrodos de superfície colocados sobre os músculos RA e oblíquos externos (OE), perto de suas inserções na oitava costela, juntamente com o manguito inflável. Deve haver de mínima a nenhuma ativação desses músculos se a manobra for feita corretamente.

Como ocorre na região cervical da coluna vertebral, o Stabilizer™ pode ser usado não só para treinar a ativação do músculo TrA, mas também para medir o controle durante um determinado período ou número de repetições. O protocolo está resumido no Quadro 16.4.

Enrijecimento abdominal

Em contraste com a manobra de "encolher a barriga", o enrijecimento abdominal ocorre por meio da contração isométrica dos abdominais e do alargamento ativo lateralmente em torno da cintura (ver Fig. 16.41B). Não ocorre flexão de cabeça ou tronco, nem elevação das costelas inferiores, nem protrusão do abdome ou pressão através dos pés. O paciente deve ser capaz de manter a posição enrijecida enquanto respira de maneira relaxada. Essa técnica vem sendo ensinada há muitos anos como um método de estabilização da coluna e tem sido mostrado que ativa os

---

QUADRO 16.4	Teste e treinamento da ativação da musculatura segmentar profunda (músculo transverso do abdome) na região lombar da coluna vertebral

- Paciente em decúbito ventral.
- Coloque um manguito de pressão arterial ou o aparelho de *biofeedback* por pressão Stabilizer™ horizontalmente sob o abdome com a margem inferior logo abaixo das espinhas ilíacas anterossuperiores (o umbigo no centro da unidade).
- Infle até 70 mmHg e instrua o paciente a realizar a manobra de "encolher a barriga".
- Se o procedimento foi feito corretamente, a pressão cai de 6 a 10 mmHg.
- Solicite ao paciente que mantenha uma leve contração enquanto retoma a respiração relaxada.
- Veja se o paciente pode manter a queda de pressão por até 10 segundos.
- A resistência muscular à fadiga (capacidade tônica ou de manutenção) do músculo transverso do abdome é medida pelo número de contrações de 10 segundos (até no máximo 10).

Adaptado, com permissão, do manual do fabricante que acompanha o Stabilizer™ © 2006 Encore Medical, L.P.

músculos oblíquos do abdome de forma coerente com sua função estabilizadora global.[48,67] Além disso, foi relatado que o enrijecimento abdominal ativa uma contração mais intensa nos OI do que os exercícios no plano sagital, inclusive os vários exercícios dinâmicos de flexão do tronco.[48] Foi também demonstrado que as instruções para que o paciente pratique o enrijecimento abdominal frequentemente ao longo do dia, tanto em combinação com um programa de exercícios de fortalecimento como de alongamento, melhoram os desfechos no tratamento da lombalgia ao longo de um período de 10 anos.[2]

Inclinação pélvica posterior

Os exercícios de inclinação pélvica posterior (ver Fig. 16.41C) ativam principalmente o músculo RA, que é usado principalmente para a atividade de flexão dinâmica do tronco. Esse é um músculo superficial que não possui inserções segmentares; portanto, não é enfatizado no treinamento de estabilização.[67] Esse exercício é usado para ensinar o senso de movimento da pelve e região lombar da coluna vertebral quando o paciente explora sua ADM lombar para encontrar a posição neutra ou a amplitude funcional da coluna.

Ativação e treinamento do músculo multífido (Mf)
VÍDEO 16.14 ▶

Posição do paciente e procedimento: decúbito ventral ou lateral. Coloque os dedos que farão a palpação (polegares ou indicadores) imediatamente laterais aos processos espinhosos da região lombar da coluna vertebral (Fig. 16.43).

- Palpe cada nível da coluna vertebral de modo a poder comparar a ativação do músculo Mf entre cada segmento e entre cada lado.
- Instrua o paciente a "estufar o músculo" contra seus dedos. Palpe a consistência da contração muscular em cada nível.
- As técnicas de facilitação incluem o uso da manobra de "encolher a barriga" e contrair suavemente os músculos do assoalho pélvico (como nos exercícios de Kegel, descritos no Cap. 24).

- Em decúbito lateral, a facilitação é feita aplicando-se suavemente a resistência manual contra o tórax ou a pelve para ativar a função de rotação do Mf.
- O paciente pode ser ensinado a palpar sozinho uma contração do Mf da seguinte maneira: sentar-se e rodar a pelve até encontrar a posição neutra. Com os dedos ou polegares posicionados ao longo dos processos espinhosos lombares, inclinar-se para a frente alguns graus. O Mf é, então, ativado. Diferenciar a contração do Mf da tensão na aponeurose do eretor da espinha, um músculo global.

Progressão

Assim que o paciente aprende a ativar a musculatura segmentar profunda, encoraja-se a prática ao longo do dia. A ativação da musculatura segmentar é, então, coordenada com treinamento de estabilização usando a musculatura global e a carga proveniente dos membros. Os movimentos dos membros são acrescentados e usados para estimular a resistência muscular, assim como fortalecer os músculos do tronco. Os exercícios de estabilização global são descritos na próxima seção.

Exercícios de estabilização dos músculos globais

Embora esta seção esteja dividida nas regiões cervical e lombar, muitos exercícios iguais podem ser usados para comprometimentos nas duas regiões em virtude das relações funcionais de todo o esqueleto axial.

Exercícios de estabilização para a região cervical

Estabilização com cargas progressivas nos membros

Em geral, os exercícios de estabilização começam na posição recostado e progridem para quatro apoios com o tronco apoiado sobre uma bola grande, sentado, sentado sobre uma bola grande, em bipedestação com a coluna apoiada contra uma parede e, finalmente, em bipedestação sem suporte. Para o treinamento avançado, os exercícios

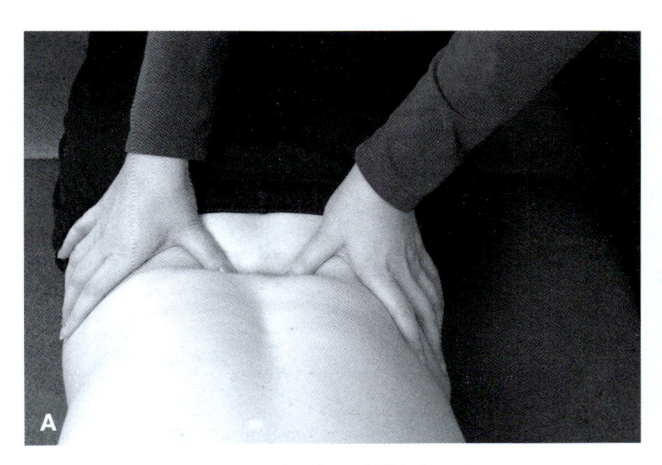
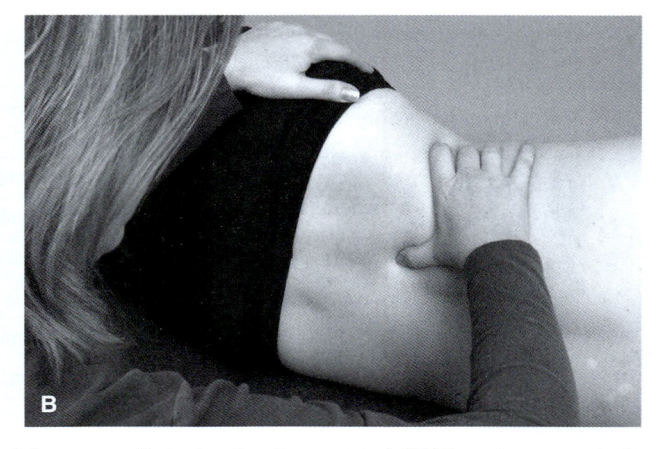

Figura 16.43 Palpação do músculo multífido lateralmente aos processos espinhosos na região lombar da coluna vertebral, **(A)** bilateralmente em decúbito dorsal e **(B)** unilateralmente em decúbito lateral.

são progredidos para bipedestação sobre uma superfície instável.

- Comece todos os exercícios com flexões craniocervicais suaves e extensão axial para a posição neutra da coluna para ativar os músculos segmentares profundos, conforme descrito na seção anterior. Durante as fases iniciais do treinamento, se o paciente tiver dificuldade para manter uma posição neutra da coluna, pode ser colocado um pequeno rolo de toalha embaixo do pescoço para suporte passivo.
- Inicialmente, a única carga de resistência vem de movimentos simples dos membros superiores. Quando o paciente puder realizar múltiplas repetições dos movimentos de membros superiores sem perder o controle da posição da coluna ou sem que haja exacerbação dos sintomas, acrescenta-se resistência com pesos de mão ou resistência elástica.
- Os princípios de resistência muscular e fortalecimento descritos no Capítulo 6 são usados para desafiar a musculatura estabilizadora da coluna.
- A Tabela 16.2 resume exercícios que utilizam a carga dos membros que enfatizam os músculos flexores e a Figura 16.44 ilustra a progressão básica dos exercícios em decúbito dorsal.
- A Tabela 16.3 resume os exercícios que utilizam a carga dos membros que enfatizam os músculos extensores cervicais baixos e torácicos altos, e a Figura 16.45 ilustra uma progressão básica de exercícios em decúbito ventral. É importante observar que esses exercícios não isolam os músculos flexores ou extensores, sendo essa designação fundamentalmente para ênfase, em virtude dos efeitos da gravidade.

Variações e progressões no programa de estabilização

Lembre o paciente de encontrar e manter a posição neutra da coluna ao fazer estes exercícios.

- *Carga dos membros.* Durante as fases iniciais do treinamento, limite a flexão de ombro a 90° de flexão e abdução. Assim que o paciente puder manter a estabilidade e os sintomas não estejam sendo provocados, são oferecidos maiores desafios com a elevação do membro superior na ADM completa. Movimentos unilaterais e assimétricos de membro superior requerem maior controle do que o movimento bilateral.
- *Resistência externa.* As Tabelas 16.2 e 16.3 resumem progressões com base em mudanças de posição. Além disso, qualquer que seja o exercício, o uso de cargas resistivas (pesos livres, resistência elástica, ou resistência manual) aumenta o desafio estabilizador. Embora a resistência externa aplicada através dos membros tenha o benefício de aumentar a força na musculatura destes, a meta principal é aumentar a resposta estabilizadora da musculatura cervical. Portanto, qualquer perda da postura neutra da coluna ou aumento dos sintomas cervicais sinaliza a necessidade de diminuir a intensidade da força de resistência.
- *Superfícies instáveis.* A aplicação de resistência externa enquanto se está sobre uma superfície instável, como uma bola grande (Fig. 16.46A), em decúbito ventral sobre uma bola (Fig. 16.46B) ou em bipedestação, apoiando a bola entre a cabeça e a parede (Fig. 16.46C), proporciona desafio adicional aos músculos para que respondam às perturbações. Podem ser usadas muitas variações desses exercícios para desafiar os músculos estabilizadores, desde que o paciente seja capaz de manter o controle.

TABELA 16.2　Estabilização cervical com carga progressiva dos membros – ênfase nos flexores cervicais
VÍDEO 16.15 ▶

Instruções: determine a quantidade de suporte e proteção necessários. Comece cada exercício com extensão axial para a posição neutra da coluna e mantenha-a durante o exercício; aumente as repetições dos membros e, depois, aumente a resistência antes de avançar para um novo desafio.	Máximo suporte ◄─────────────────► Mínimo suporte			
	Decúbito dorsal	Sentado (sentado sobre uma bola para menor estabilidade)	Bipedestação com apoio da parede	Bipedestação sem apoio (bipedestação sobre superfície instável para oferecer menos estabilidade)
Ativação segmentar profunda	Flexão craniocervical/extensão axial suave mantida por 10 segundos x 10 repetições			
Carga mínima dos membros	*Fase de proteção máxima a moderada*	Flexão de ombro de 90°		
		Abdução de ombro de 90°		
		Rotação lateral de ombro com braços ao lado do corpo		
	Fase de proteção moderada a mínima	Flexão de ombro até o final da amplitude		
		Abdução de ombro combinada com rotação lateral até o final da amplitude		
		Padrões diagonais		
Carga máxima dos membros	*Fase de proteção mínima a nenhuma*	Estender o braço para a frente, para fora e para cima em padrões funcionais		
		Atividades de empurrar/puxar e levantar objetos		

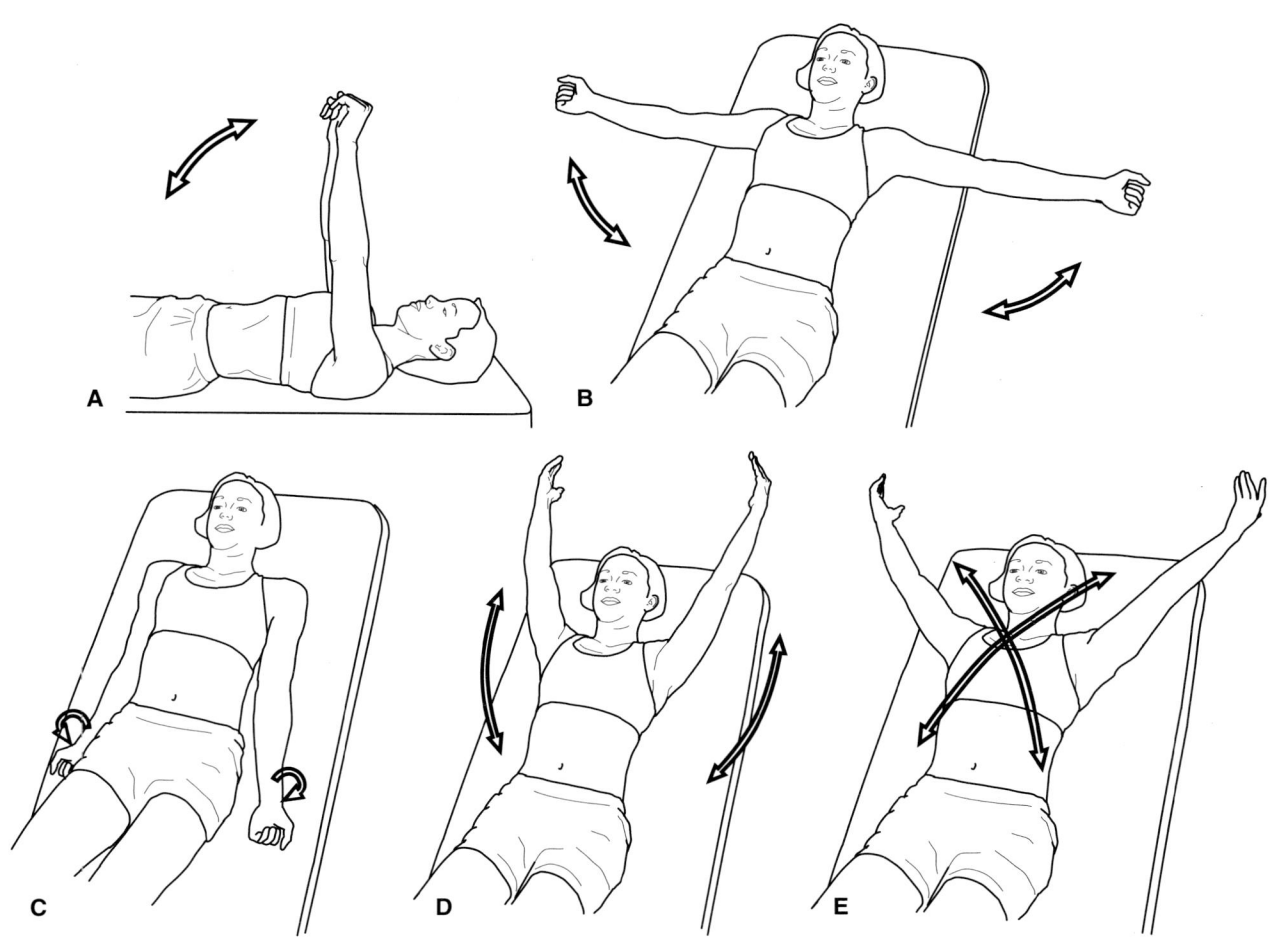

Figura 16.44 Uso dos membros como carga para a progressão da estabilização básica da musculatura cervical em decúbito dorsal. Fase de proteção máxima: **(A)** flexão de ombro até 90°; **(B)** abdução de ombro até 90°; **(C)** rotação lateral de ombro com braços ao lado do corpo. Fase de proteção moderada: **(D)** flexão e abdução de ombro até a amplitude final; **(E)** padrões diagonais.

■ *Resistência e força musculares.* Determine o nível máximo de resistência tolerada pela musculatura estabilizadora cervical e que não reproduza os sintomas. Diminua a intensidade e faça o paciente exercitar-se com múltiplas repetições naquele nível (20 a 30 repetições ou durante 1 minuto). A resistência pode, então, ser acrescentada para o fortalecimento (diminuir o número de repetições) naquele nível antes de avançar para o nível seguinte do treino de resistência à fadiga.

Integração dos exercícios de estabilização e do treinamento postural

O bom alinhamento postural do pescoço começa com a pelve e a região lombar da coluna vertebral e move-se para cima até as regiões escapular e torácica. O tórax precisa ser levantado a partir da pelve e a escápula retraída em uma posição confortável para que a região cervical da coluna vertebral assuma uma posição eficiente de extensão axial (retração cervical). Portanto, se necessário comece com o controle lombopélvico e desenvolva extensão torácica e retração escapular. Enquanto o paciente está realizando os movimentos dos membros para desenvolver estabilidade, reforce um bom alinhamento escapuloumeral.

É importante lembrar que o fortalecimento sozinho não corrige uma má postura e, portanto, devem-se utilizar as técnicas de reforço e adaptações ambientais que são discutidas no Capítulo 14.

Progressão do fortalecimento isométrico e dinâmico com as atividades funcionais

Quando o paciente demonstrar boa estabilização cervical e responder a diferentes mudanças de resistência nos membros superiores, podem ser integrados ao programa exercícios isométricos e dinâmicos. Estes estão descritos na próxima seção Exercícios isométricos e dinâmicos.

Exercícios de estabilização para a região lombar

Assim que o paciente aprender a ativar os músculos segmentares profundos na região lombar, explique que, antes de cada exercício, ele precisará encontrar a posição neutra da coluna, realizar a manobra de "encolher a barriga" e, então, manter o controle enquanto aplica uma carga de exercício com o movimento dos membros. A manobra de "encolher a barriga" desenvolve o padrão de contrair os músculos abdominais profundos e o Mf em um padrão

TABELA 16.3	Estabilização cervical com carga progressiva dos membros – ênfase nos músculos extensores cervicais e torácicos VÍDEO 16.16 ▶			
Instruções: determine a quantidade de suporte necessário e a quantidade de proteção. Comece cada exercício com extensão axial até a posição neutra da coluna e mantenha-a durante o exercício; aumente as repetições dos membros e, depois, aumente a resistência antes de avançar para um novo desafio.	**Máximo suporte** ◄——————————————————————► **Mínimo suporte**			
	Decúbito ventral com a testa sobre a mesa – levante a testa da mesa (Fig. 16.40)	Em quatro apoios sobre um banquinho acolchoado ou uma bola grande – mantenha os olhos focados no solo	Em bipedestação com as costas apoiadas na parede (uma bola atrás da cabeça para menor estabilidade)	Bipedestação sem apoio (bipedestação sobre superfície instável para oferecer menos estabilidade)
Ativação muscular segmentar profunda – flexão craniocervical/ extensão axial suave	Levante a testa da maca; segure por 10 segundos x 10 repetições			
Carga mínima dos membros	*Fase de proteção máxima a moderada*	Braços ao lado do corpo: gire lateralmente os ombros e aduza as escápulas		
		Braços na posição 90/90 (abduzidos e girados lateralmente), abduza horizontalmente os ombros e aduza as escápulas		
	Fase de proteção moderada a mínima	Eleve os ombros em flexão completa		
		Braços abduzidos em 90° e girados lateralmente, cotovelos estendidos: abduza horizontalmente os ombros e aduza as escápulas		
		Padrões diagonais de membros superiores		
Carga máxima dos membros	*Fase de proteção mínima a nenhuma*	Em bipedestação, sem apoio → bipedestação sobre uma superfície instável: ■ Estenda os braços para a frente, para fora e para cima em padrões funcionais ■ Atividades de empurrar/puxar e levantar objetos		
		Em bipedestação, sobre uma superfície instável: ■ Atividades de empurrar/puxar e alcançar objetos		

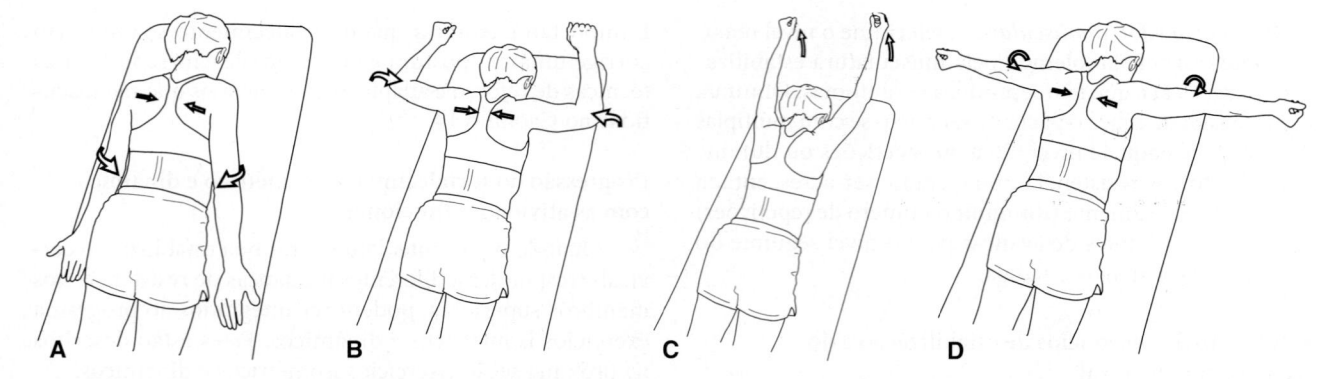

A   **B**   **C**   **D**

Figura 16.45   Carga dos membros para progressão de estabilização básica da musculatura cervical em decúbito ventral. Fase de proteção máxima: **(A)** braços ao lado do corpo, rotação lateral do ombro e adução escapular; **(B)** braços em 90/90, abdução horizontal e adução escapular. Fase de proteção moderada: **(C)** elevação de ombro na amplitude completa, **(D)** ombros em 90° com rotação lateral e cotovelos estendidos, abdução horizontal e adução escapular.

antecipatório e, depois, treina sua capacidade de manter a contração em coordenação com os músculos globais.[25]

Estabilização com carga progressiva proveniente dos membros

Começar com o paciente em decúbito dorsal para oferecer maior suporte e acrescentar exercícios em quatro apoios quando o paciente for capaz. Se o paciente não puder controlar a posição, posicione-o antes usando travesseiros, suportes ou coletes (ver Quadro 15.6 no Cap. 15).

■ Para melhorar a capacidade de manutenção da contração dos músculos estabilizadores, aumente a quantidade de

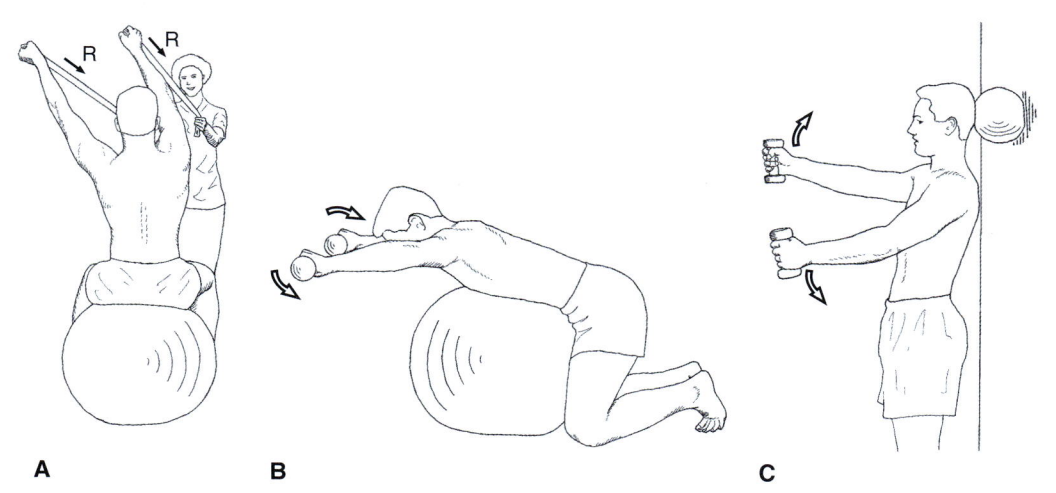

Figura 16.46 Superfícies instáveis proporcionam desafios maiores à musculatura estabilizadora cervical, requerendo maior controle. Os exemplos incluem a realização de movimentos de membros superiores, como os padrões diagonais **(A)** quando sentado sobre uma bola grande, **(B)** na posição de quatro apoios sobre a bola e **(C)** pressionando uma bola contra a parede. O uso de resistência externa também está ilustrado.

tempo que o paciente faz os exercícios. É importante que nenhum exercício seja continuado se o paciente não puder manter a posição estável. Se os músculos abdominais profundos não puderem fazer a estabilização, use padrões substitutos nos músculos superficiais que superem a ativação dos músculos profundos.

- O aparelho Stabilizer™ de *biofeedback* por pressão (ou um manguito de pressão arterial) podem ser usados como *feedback* durante esse treinamento inicial (ver diretrizes no Quadro 16.5).
- A Tabela 16.4 resume exercícios básicos para utilização da carga dos membros em decúbito dorsal, enfatizando os músculos abdominais, e as Figuras 16.47 e 16.48 ilustram a progressão dos exercícios.
- A Tabela 16.5 resume exercícios com a carga dos membros nas posições de quatro apoios e decúbito ventral que enfatizam os músculos extensores e a Figura 16.49 ilustra uma progressão básica de exercício.

Recomendação clínica

A utilização de carga dos membros no decúbito ventral impõe uma carga compressiva maior à região lombar da coluna vertebral[5,52] e não é possível quando há contraturas em flexão de quadril; portanto, os exercícios de extensão são iniciados na posição de quatro apoios, de modo que a região lombar da coluna vertebral possa ser mais facilmente colocada na posição neutra e o paciente possa aprender o controle.

Se o paciente não puder suportar o peso sobre os membros ou manter o equilíbrio na posição de quatro apoios, use um banco acolchoado ou uma bola grande para dar suporte adicional.

É importante manter a região cervical da coluna vertebral nessa posição neutra durante esses exercícios na posição em quatro apoios. O paciente deve ser capaz de alinhar a cabeça e focar os olhos no solo. À medida que os exercícios progridem, há um maior desafio e coativação de toda a musculatura estabilizadora.

Posição do paciente: decúbito dorsal com joelhos fletidos e pés apoiados.

- Coloque o manguito de pressão com três compartimentos horizontalmente sob a região lombar da coluna vertebral e transversalmente à área lombar.
- Posicione a coluna na posição neutra.
- Infle o manguito de pressão até a linha de base de 40 mmHg.
- Encolha a parede abdominal sem mover a coluna ou a pelve.
- A pressão deve permanecer em 40 mmHg (+/- 10 mmHg) enquanto são realizados os exercícios com a carga dos membros inferiores

Adaptado, com permissão, do manual do fabricante que acompanha o Stabilizer™ © 2006 Encore Medical, L.P.

Observação: as progressões dos exercícios descritas na Tabela 16.4 foram adaptadas de várias pesquisas que investigaram a confiabilidade, validade e sensibilidade de se mudar um nível de exercício com base na habilidade estabilizadora dos músculos abdominais usando a carga dos membros inferiores.[23,25,39] As progressões de exercícios descritas na Tabela 16.5 foram adaptadas de estudos eletromiográficos (EMG) que documentaram a atividade extensora com a carga dos membros nas posições de quatro apoios e decúbito ventral.[6,52]

Variações e progressões no programa de exercícios de estabilização

Para todos os exercícios, reforce a importância de, primeiro, encontrar a posição neutra da coluna (das regiões cervical e lombar), realizar a manobra de "encolher a barriga" e, então, manter a coluna neutra enquanto os movimentos dos membros são sobrepostos. É fundamental instruir o paciente a interromper os exercícios (ou diminuir a intensidade) assim que houver uma sensação de perda de controle da posição estável da coluna. É importante não avançar com o paciente além do que ele é capaz de controlar, para que se desenvolva a resposta muscular apropriada. A ênfase é, primeiro, na melhora da capacidade de manutenção estática (resistência à fadiga) dos músculos do tronco, seguida pelo fortalecimento. O treino de resistência dos músculos extensores do tronco está relacionado com a diminuição da dor e melhora da função durante os estágios iniciais de recuperação em pacientes com dor lombar subaguda.[13]

- **Ênfase na resistência muscular.** Determine um nível de exercício que o paciente pode realizar com várias repetições enquanto mantém a coluna estável na posição neutra. Faça-o exercitar-se naquele nível com a meta de aumentar o número de repetições ou o tempo. Assim que o paciente puder realizar as repetições durante 1 minuto, acrescente pesos, diminua as repetições e enfatize a força. Avance para o próximo nível de dificuldade para a resistência muscular.

- **Uso de apoios externos.** O uso do aparelho Stabilizer™ de *biofeedback* por pressão para ajudar o paciente a aprender o controle enquanto faz exercícios de estabilização abdominal foi descrito anteriormente (ver Quadro 16.5). Para exercícios na posição de quatro apoios, se o paciente tiver dificuldade para controlar a rotação do tronco, use um acessório, como um varão de cortina, posicionado ao longo da coluna. Faça o paciente tentar mantê-lo equilibrado enquanto realiza exercícios de braço e de perna (Fig. 16.50). Pode ser útil alertar o paciente para não transferir o peso enquanto o membro é movido – isso é difícil de fazer, porém é efetivo para ativar os músculos estabilizadores do tronco.

TABELA 16.4   Estabilização lombar básica com carga progressiva dos membros – ênfase nos abdominais

Instruções: paciente em decúbito dorsal com joelhos em 90° e pés apoiados. Coloque um manguito de pressão sob a região lombar da coluna vertebral e infle até 40 mmHg. Comece cada exercício com a manobra de "encolher a barriga" para ativar os músculos segmentares profundos. Determine o nível no qual o paciente pode manter uma pressão constante (pelve estável) enquanto realiza a atividade A, B ou C usando a atividade dos membros. Para melhorar a resistência à fadiga, diminua a carga e realize movimentos repetitivos por 1 minuto ou mais. Para fortalecer, aumente a carga.	Carga progressiva dos membros ⟶		
	A. Levantar a perna fletida até 90° de flexão de quadril	B. Deslizar o calcanhar até estender o joelho	C. Levantar a perna estendida até 45°

Menor intensidade	*Nível 1*: ativação da musculatura segmentar profunda	Encolher a barriga e manter a contração por 10 segundos
	Nível 2:	Membro inferior (MI) oposto na maca; o joelho da perna fletida cai em direção à mesa
	Nível 3: A, B ou C	MI oposto sobre a maca
	Nível 4: A, B ou C	Manter o MI oposto em 90° de flexão de quadril usando o membro superior (MS)
	Nível 5: A, B ou C	Manter o MI oposto em 90° de flexão de quadril (sem assistência do MS)
Maior intensidade	*Nível 6*: A, B ou C	Movimento bilateral dos MI

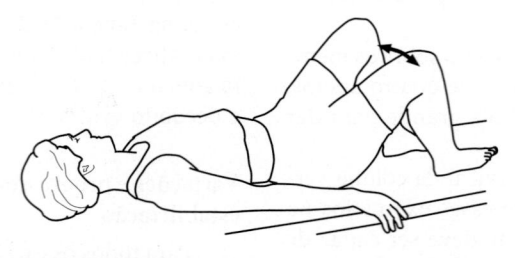

Figura 16.47   Queda do joelho com a perna fletida. Nível 2 de carga dos membros para estabilização básica dos músculos abdominais em decúbito dorsal. Isso requer controle para impedir a rotação da pelve; a estabilidade é assistida pelo membro inferior oposto quando este se acha fletido com o pé apoiado.

VÍDEO 16.17 ▶

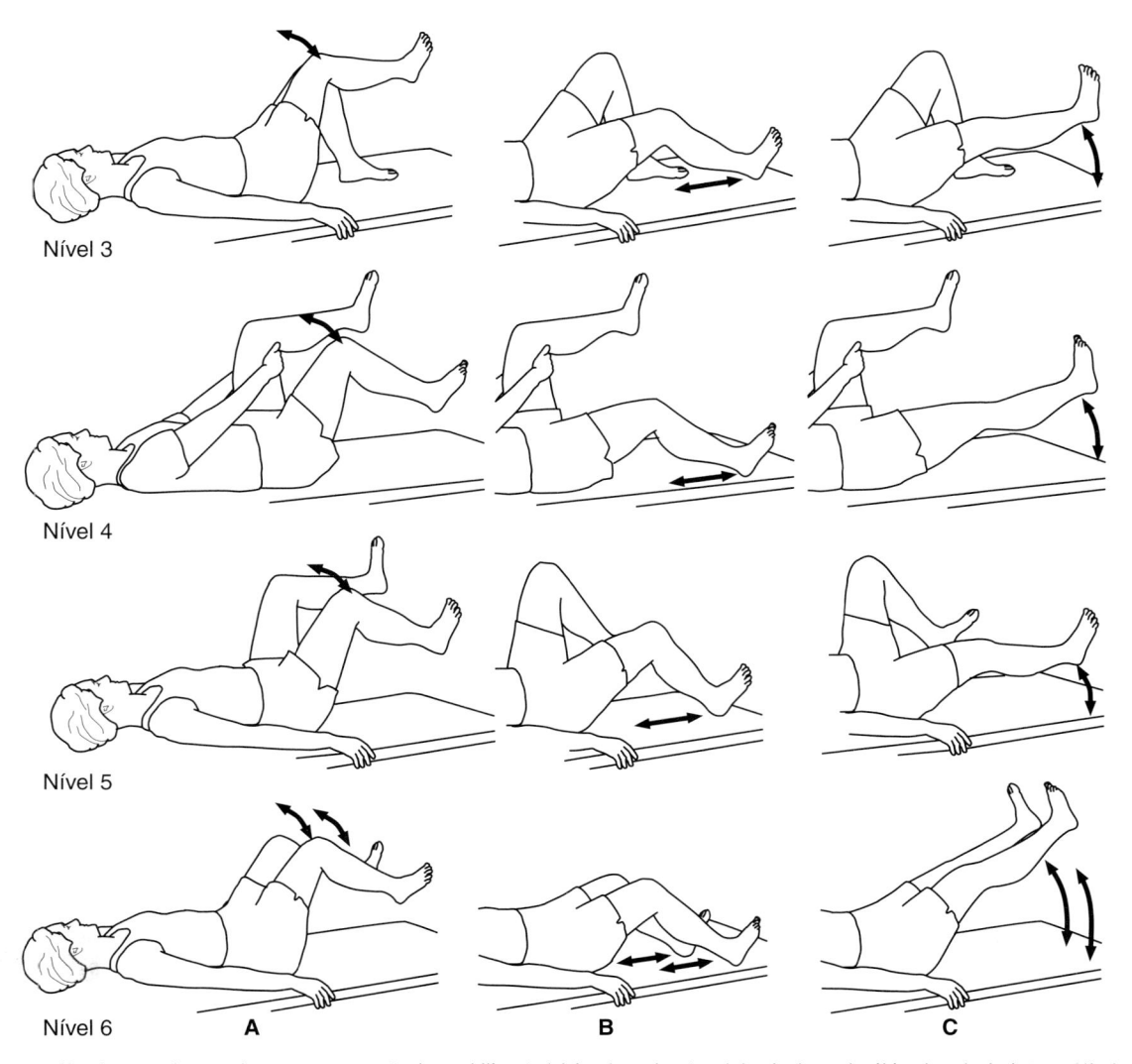

Nível 3

Nível 4

Nível 5

Nível 6   **A**   **B**   **C**

Figura 16.48 Uso da carga dos membros para progressão da estabilização básica dos músculos abdominais em decúbito dorsal, níveis 3 a 6. Nível 3, estabilidade assistida pelo membro oposto, tendo as pernas flexionadas e os pés apoiados; nível 4, estabilidade assistida pelo paciente segurando a perna oposta em 90°; nível 5, estabilidade desafiada pelo paciente sustentando ativamente a perna oposta em 90°; nível 6, estabilidade desafiada com os dois membros inferiores em movimento. **(A)** Elevação da perna fletida até 90°. **(B)** Deslizamento do calcanhar para estender o joelho. **(C)** Elevação da perna estendida até 45°. VÍDEO 16.18 ▶

TABELA 16.5	Estabilização lombar básica com carga progressiva dos membros – ênfase nos músculos extensores do tronco		

Instruções: paciente na posição de quatro apoios ou decúbito ventral. O paciente assume uma posição neutra de coluna nas regiões lombar e cervical (mantendo os olhos focados no solo ou na maca), realiza a manobra de encolher a barriga e move os membros. Os movimentos são repetidos ou alternados de um lado para o outro.		**Posição**	**Carga**
	Intensidade mais baixa ↓ Maior intensidade e compressão da coluna vertebral	Posição de quatro apoios	Flexione um membro superior (MS)
			Estenda um membro inferior (MI) deslizando-o pela mesa
			Estenda um MI e levante-o 15 a 20 cm da mesa
		Decúbito ventral – perto do final da amplitude de movimento, exigindo maior controle da posição neutra da coluna	Flexione um MS e estenda o MI contralateral
			Estenda um MI
			Estenda os dois MMII
			Levante a cabeça, os braços e MMII

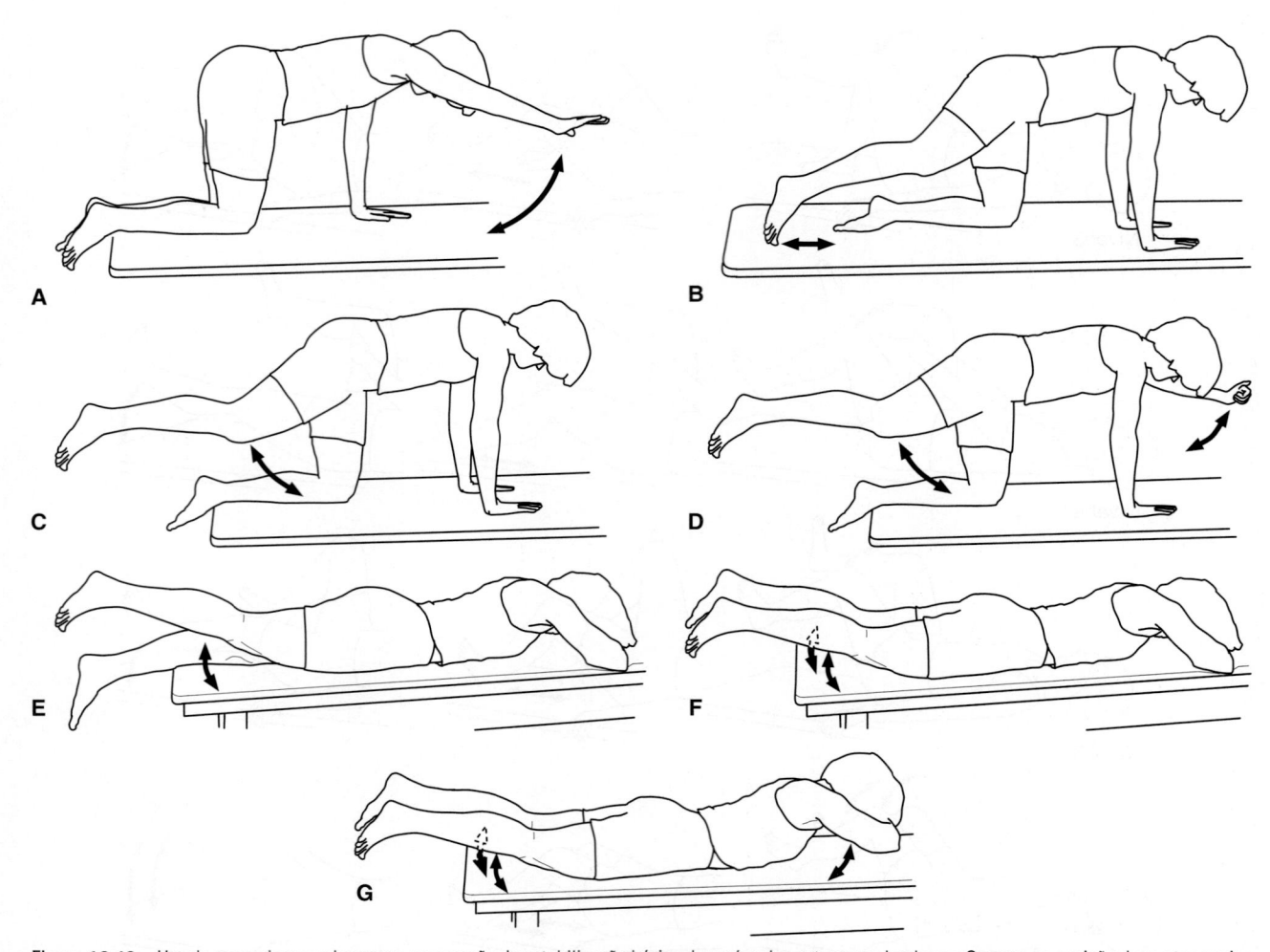

Figura 16.49　Uso da carga dos membros para progressão da estabilização básica dos músculos extensores lombares. Comece na posição de quatro apoios e aumente a intensidade **(A)** flexionando um MS, **(B)** estendendo um MI com um deslizamento de perna, **(C)** estendendo um MI levantando-o da maca, **(D)** flexionando um MS enquanto estende o MI contralateral e depois alternando para os membros opostos. Avance em decúbito ventral: **(E)** estendendo um MI, **(F)** estendendo os dois MI e **(G)** levantando cabeça, braços e tronco.　VÍDEO 16.19 ▶

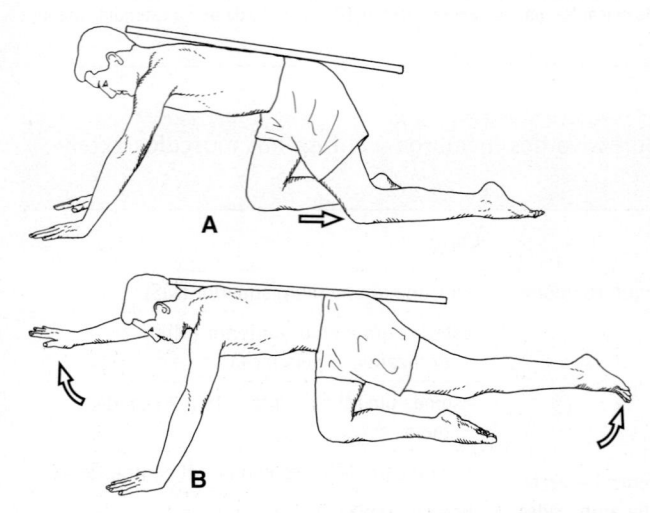

Figura 16.50　Equilibrar uma haste nas costas enquanto se faz exercícios na posição de quatro apoios proporciona um reforço para que o tronco não vire. **(A)** Deslizamentos simples de perna. **(B)** Levantamento simultâneo de braço e perna opostos e, em seguida, alternando os membros.

- *Carga dos membros.* Os Quadros 16.5 e 16.6 identificam uma progressão de exercícios em decúbito dorsal e de quatro apoios/ventral com a carga dos membros. Inicialmente faça o paciente realizar os movimentos repetitivamente; então, progrida alternando os membros ou movendo os quatro membros simultaneamente (Fig. 16.51). Isso exige que a musculatura estabilizadora se ajuste ao deslocamento das cargas. Os movimentos começam no plano sagital e, então, progridem para o plano transverso e padrões diagonais (unilaterais e bilaterais), em que o movimento para fora da linha mediana acrescenta um componente de rotação e aumenta o desafio da musculatura estabilizadora.

- *Resistência externa.* Use pesos, resistência elástica ou polias para exercícios de fortalecimento. Nas Figuras 16.52, 16.53 e 16.54 estão ilustradas várias sugestões. Embora os membros se beneficiem dos exercícios, o propósito principal é melhorar o desempenho dos músculos estabilizadores do tronco; portanto, quando ocorrerem sinais de fadiga, como um mau controle da estabilidade

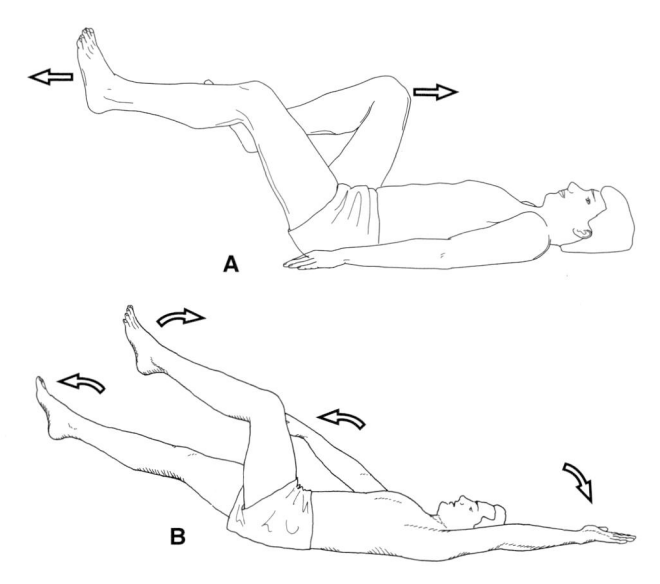

Figura 16.51 **(A)** Movimentos alternados dos MI com a "bicicleta modificada" ou **(B)** padrões recíprocos e alternantes usando os MS e MI simultaneamente requerem uma forte ação de controle nos abdominais.

da coluna (vistos como movimentos da pelve ou da região lombar da coluna vertebral), reduza a intensidade ou interrompa o exercício e permita a recuperação.

- *Mudanças de posição.* Aplique exercícios usando a carga dos membros nas posições sentada (com ou sem apoio), ajoelhada e em pé. Use também exercícios de ponte e prancha modificados para desafiar a função estabilizadora da musculatura do tronco. Esses exercícios estão descritos na seção a seguir: Exercícios isométricos e dinâmicos.
- *Atividades funcionais.* Exercícios como deslizamentos em parede, avanços parciais e "pontes" com movimentos dos membros usam os membros e o tronco durante o apoio de peso e preparam os músculos para atividades funcionais. Esses exercícios estão descritos na seção final, Atividades funcionais, mas também servem à finalidade de desafiar os músculos estabilizadores.
- *Superfícies instáveis.* Use uma bola grande, rolo de espuma ou prancha de equilíbrio para desafiar o equilíbrio do paciente e desenvolver a musculatura estabilizadora. Scott et al[73] documentaram aumento na área de secção transversa do Mf ao sentar sobre uma bola grande, em comparação com sentar sobre uma superfície firme. Com a bola, podem ser usadas muitas posições, como sentado ereto sobre a bola com os pés sobre o solo (Fig. 16.55), em decúbito dorsal com o tronco sobre a bola e os pés no solo (Fig. 16.60B), ou com os pés sobre um tablado baixo ou disco de equilíbrio. O rolo de espuma pode ser usado com o paciente em decúbito dorsal (Fig. 16.56), ajoelhado, em quatro apoios (com as mãos sobre um rolo e os joelhos sobre outro) ou em pé. Usar pesos de mão, resistência elástica ou polias presas em diferentes alturas (ver Fig. 16.54) para aumentar o desafio. **VÍDEOS 16.20 e 21** ▶

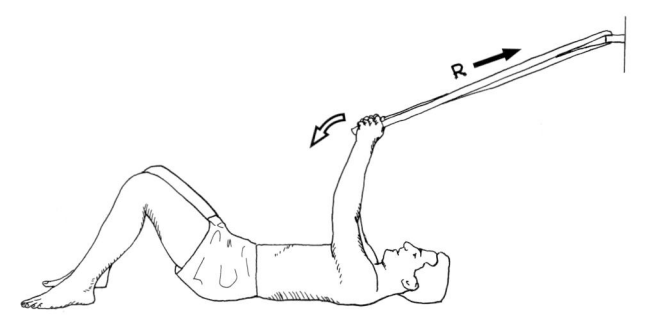

Figura 16.52 Desenvolvimento da ação estabilizadora dos músculos abdominais usando atividades de puxar para baixo contra uma força resistiva proveniente de polias ou faixas elásticas. Este exercício também pode ser feito sentado ou em bipedestação para aumentar o desafio em posições menos estáveis.

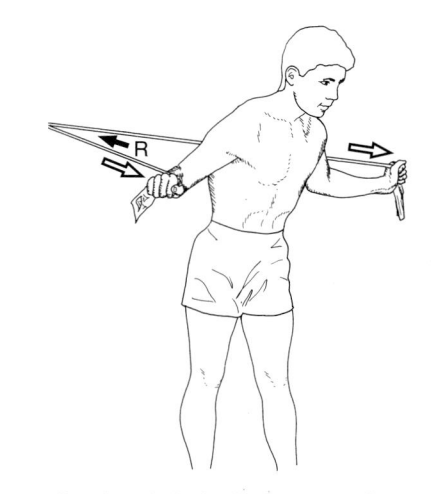

Figura 16.53 Uso de resistência elástica para treinar e fortalecer os músculos abdominais na posição ereta. A manobra de "encolher a barriga" para contrair os músculos estabilizadores segmentares profundos precede o movimento dos braços para a frente, contra a resistência.

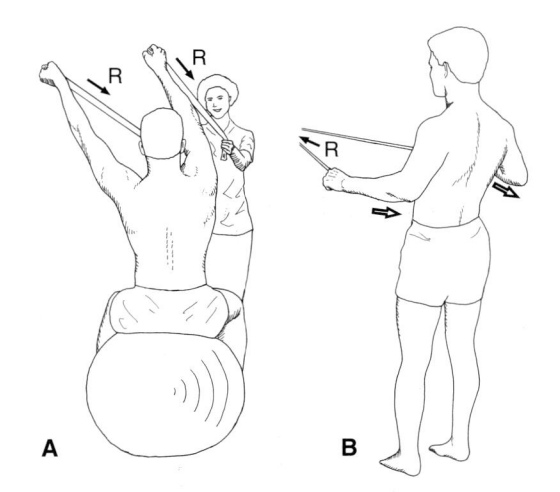

Figura 16.54 Uso de resistência elástica para treinar e fortalecer os músculos extensores da coluna para estabilização na posição ereta. **(A)** Padrões diagonais quando sentado em uma superfície instável e **(B)** em bipedestação.

Músculo quadrado do lombo: exercícios de estabilização   VÍDEO 16.22 ▶

O músculo quadrado do lombo tem sido identificado como um importante estabilizador da coluna nos planos frontal e transverso.[52,63] A ativação mais forte desse músculo ocorre com a posição de apoio (prancha) lateral. Os músculos OE também são ativados nessa posição.[48,52]

Posição do paciente e procedimento: comece em decúbito lateral. Faça o paciente apoiar-se nos cotovelos e, então, erguer a pelve, apoiando a parte inferior do corpo com a lateral do joelho que está por baixo. A posição pode ser mantida para um exercício isométrico ou realizada inter-mitentemente (Fig. 16.57A). Avance fazendo o paciente apoiar a parte superior do corpo com a mão (com o cotovelo estendido) e a face lateral do pé que está por baixo (Fig. 16.57B). Movimentos de braços e pernas (sem pesos, depois com pesos) são acrescentados para aumentar o desafio.

Evidências em foco

Usando imagem por ultrassom, Teyhen et al.[81] demonstraram que o exercício de suporte lateral (apoio sobre o braço em decúbito lateral) resultou na maior alteração na espessura dos músculos TrA e IO com a menor quantidade de sobrecarga lombar em comparação com cinco outros exercícios de tronco (*crunch* abdominal, manobra de encolher a barriga, levantamento de membros superiores e inferiores opostos em quatro apoios, extensão de membro inferior em decúbito dorsal e *sit back* abdominal).

Progressão para exercícios dinâmicos

Quando o paciente tiver desenvolvido controle, resistência à fadiga e força nos músculos estabilizadores em posições com ou sem apoio de peso, os exercícios dinâmicos de fortalecimento do tronco são iniciados em baixa

intensidade (ver a seção a seguir). A ênfase é no controle e na segurança.

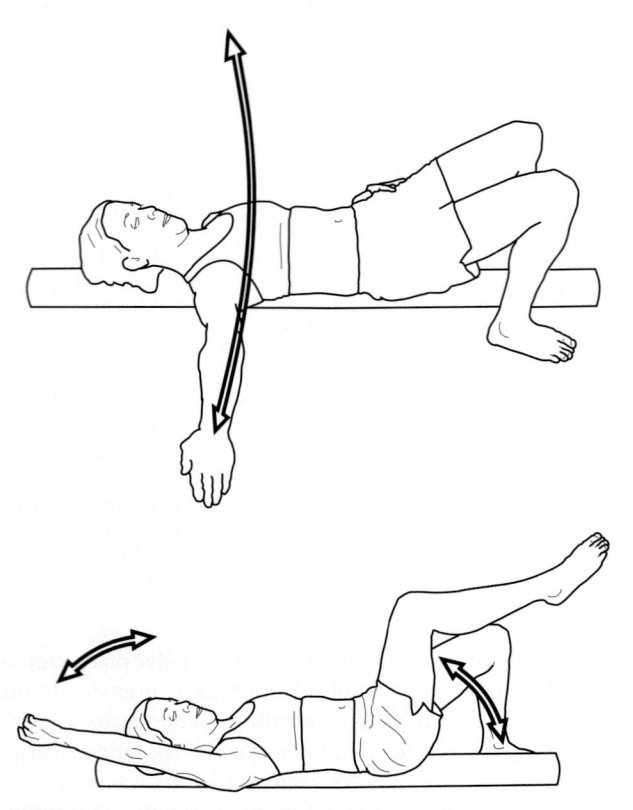

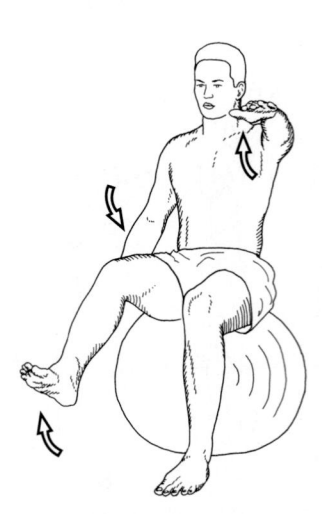

Figura 16.55   Para manter a estabilização da coluna quando sentado sobre uma bola grande e movendo os membros, são necessários força, equilíbrio e coordenação. Essa atividade é intensificada acrescentando-se pesos aos membros.

Figura 16.56   A ativação dos músculos estabilizadores do tronco ocorre para manter o equilíbrio sobre um rolo de espuma enquanto os membros se movem em vários planos: **(A)** abdução/adução horizontal de ombro e **(B)** flexão/extensão ipsilateral de quadril e ombro. Para aumentar o desafio, são acrescentados pesos.

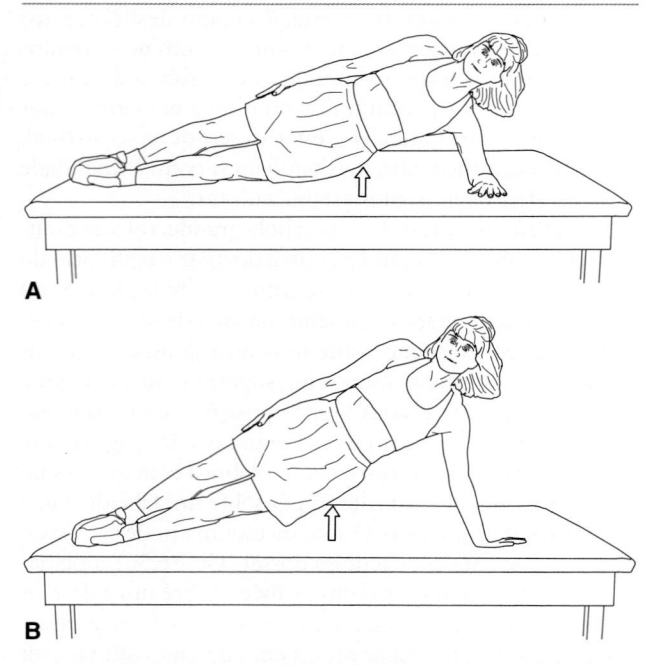

Figura 16.57   Treinamento de estabilização do músculo quadrado do lombo usando a ponte lateral em cadeia fechada (prancha lateral) **(A)** sobre cotovelo e joelho e **(B)** sobre mão e pé.

À medida que o paciente retorna às suas atividades da vida diária instrumentais (AVDI) e às atividades ocupacionais limitadas, instrua-o a incorporar nessas a ativação segmentar e as técnicas de estabilização global.

Evidências em foco

Em um estudo de seguimento ao longo de um período de 10 anos de pessoas com lombalgia recorrente, metade dos participantes foi ensinada a incorporar a prática de enrijecimento abdominal durante atividades cotidianas a um programa de exercícios de fortalecimento ou de flexibilidade; descobriu-se que, independentemente da intervenção com exercícios, as pessoas que realizaram com regularidade o enrijecimento abdominal durante suas atividades funcionais tiveram menos recorrências de lombalgia. Esse achado sugere que o enrijecimento abdominal aumenta os efeitos do exercício e melhora, no longo prazo, a prevenção da recorrência da lombalgia.[2]

EXERCÍCIOS ISOMÉTRICOS E DINÂMICOS

Os exercícios isométricos podem ser considerados exercícios estabilizadores, uma vez que ocorre pouco ou nenhum movimento nos segmentos da coluna vertebral. Contudo, eles estão incluídos nesta seção com os exercícios dinâmicos por causa do método de aplicação da força resistiva; ou seja, a força resistiva é aplicada diretamente ao esqueleto axial em vez de através da carga do membro, conforme descrito na seção de estabilização da coluna vertebral. A decisão de usar os exercícios isométricos descritos nesta seção precisa ser fundamentada nas metas da intervenção. Os exercícios podem ser combinados com os exercícios de estabilização em um programa de exercícios domiciliares.

Os exercícios dinâmicos com movimento da coluna podem ser introduzidos no programa de exercícios do paciente quando ele demonstrar técnicas efetivas de estabilização segmentar e global e tiver desenvolvido resistência na musculatura estabilizadora. Os exercícios dinâmicos não devem substituir os exercícios de estabilização. Em virtude da carga imposta à coluna, eles podem exacerbar os sintomas do paciente se forem introduzidos antes de haver estabilização e controle efetivos. São importantes na reabilitação total da pessoa com dor cervical, torácica ou lombar, já que resistência e força muscular dinâmica são necessárias para muitas atividades cotidianas e para trabalhos braçais e desempenho atlético.

Exercícios para a região cervical

Precaução: o uso de pesos externos via cabo ou sistema de polias aplicados diretamente na cabeça é contraindicado para treinamento de força cervical por causa da carga compressiva sobre a coluna vertebral e a potencial perda de controle durante o exercício.

Exercícios isométricos: autorresistência

A intensidade dos exercícios isométricos pode variar de leve a forte, dependendo dos sintomas e da tolerância do paciente.

Posição do paciente e procedimento: sentado.

- *Flexão.* Faça o paciente colocar as duas mãos na testa e empurrá-la contra as palmas como se fosse acenar, porém sem realizar movimento (Fig. 16.58A).
- *Inclinação lateral.* Faça o paciente pressionar uma mão contra o lado da cabeça e tentar flexionar lateralmente, como se tentasse aproximar a orelha do ombro, porém sem permitir movimentos.
- *Extensão.* Faça o paciente pressionar a parte posterior da cabeça contra ambas as mãos, que devem estar posicionadas atrás, próximas à parte superior da cabeça (Fig. 16.58B).
- *Rotação.* Faça o paciente pressionar uma mão contra a região superior e lateral ao olho e tentar virar a cabeça para olhar sobre o ombro, porém sem permitir o movimento.

Exercícios de resistência isométrica

Posição do paciente e procedimento: em pé com uma bola inflável do tamanho de uma bola de basquete entre a testa e uma parede. Faça o paciente manter o queixo encolhido e não deixar a cabeça anteriorizar-se. O paciente mantém a posição funcional enquanto sobrepõe movimentos de braço. Avance acrescentando pesos aos movimentos de braço (ver Fig. 16.46C).

Flexão cervical dinâmica

Posição do paciente e procedimento: decúbito dorsal. Se o paciente não puder encolher o queixo e flexionar o pescoço para levantar a cabeça da maca, comece com o paciente sobre uma prancha inclinada ou cunha de espuma grande, posicionada embaixo do tórax e cabeça para reduzir os efeitos da gravidade (Fig. 16.59). Faça o paciente praticar

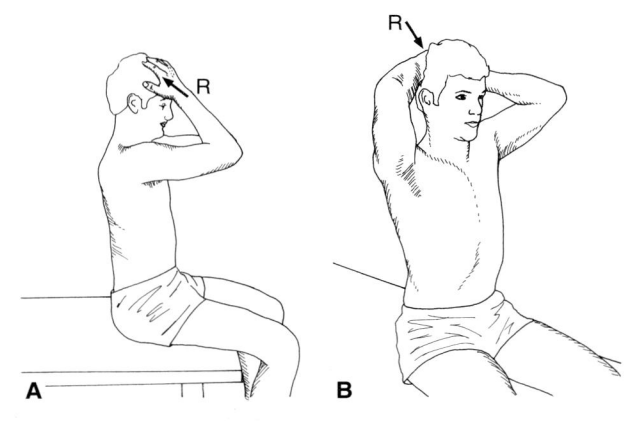

Figura 16.58 Autorresistência para **(A)** flexão cervical e **(B)** extensão axial isométricas.

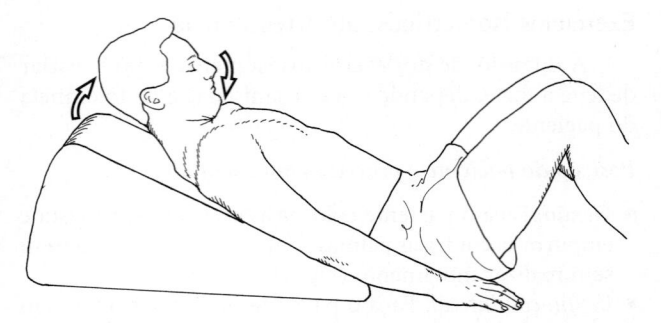

Figura 16.59 Treinamento dos flexores cervicais curtos ao mesmo tempo removendo a ação do músculo esternocleidomastóideo na flexão cervical, de modo a recuperar o equilíbrio de força para estabilização cervical anterior.

encolhendo o queixo e levantando a cabeça usando a flexão cervical. Dê assistência até que o padrão correto seja aprendido. Avance diminuindo o ângulo da prancha ou cunha e então acrescente resistência manual se o paciente não fizer movimentos compensatórios com os músculos esternocleidomastóideos (ECM).

Recomendação clínica

Normalmente quando há uma má postura de cabeça anteriorizada, o paciente faz substituições usando os músculos ECM para erguer a cabeça quando levanta do decúbito dorsal em vez de usar os flexores cervicais profundos que estão fracos e excessivamente alongados. Para corrigir esse desequilíbrio muscular, comece treinando a flexão da cabeça no modo descrito na seção de estabilização (ativação da musculatura segmentar profunda). Como exercício domiciliar, enfatize que ele "flexione" a cabeça e o pescoço em vez de simplesmente erguer a cabeça.

Resistência manual: músculos cervicais

Posição do paciente e procedimentos: decúbito dorsal. Fique em pé na cabeceira da mesa de tratamento, apoiando a cabeça do paciente em cada exercício.

- Coloque uma mão na cabeça do paciente para resistir ao movimento oposto. Não aplique resistência contra a mandíbula, pois a força será transmitida para a articulação temporomandibular. A resistência é aplicada contra as ações musculares isoladas ou ADM gerais, o que for melhor para desenvolver o equilíbrio e a função muscular.
- A resistência isométrica pode ser aplicada com a cabeça estando antes em qualquer posição desejada. Evite movimentos bruscos do pescoço ao aplicar ou liberar a resistência, aumentando gradualmente a intensidade, dizendo para o paciente equilibrar sua força, manter e, então, libere gradualmente, pedindo ao paciente para relaxar.

Treinamento intermediário e avançado

À medida que o paciente avança no programa de reabilitação, são enfatizados maiores desafios para a musculatura que estabiliza e controla o movimento, especialmente para aquelas pessoas que estão retornando ao trabalho, aos esportes ou atividades recreativas que impõem maiores demandas às estruturas cervicais.

Estabilização de transição para as regiões cervical e torácica alta da coluna vertebral

- *Posição do paciente e procedimento:* em pé com uma bola inflável do tamanho de uma bola de basquete entre a cabeça e a parede. Faça o paciente rolar a bola ao longo da parede, usando a cabeça. Isso exige que o paciente vire o corpo à medida que ele caminha.
- *Posição do paciente e procedimento:* sentado sobre uma bola grande. Faça o paciente andar de modo que a bola role para as costas e o tórax fique apoiado sobre ela (Fig. 16.60 A e B). A cabeça e o pescoço são mantidos em posição neutra, com ênfase nos flexores cervicais. Peça ao paciente que ande novamente, afastando as pernas ainda mais da bola, até que ela sirva de apoio para a cabeça. Agora, os músculos extensores é que são enfatizados (Fig. 16.60C). Então, faça o paciente andar com os pés para a frente e para trás, alternadamente estabilizando-se entre os músculos flexores e os extensores. Progrida para um treinamento avançado acrescentando movimen-

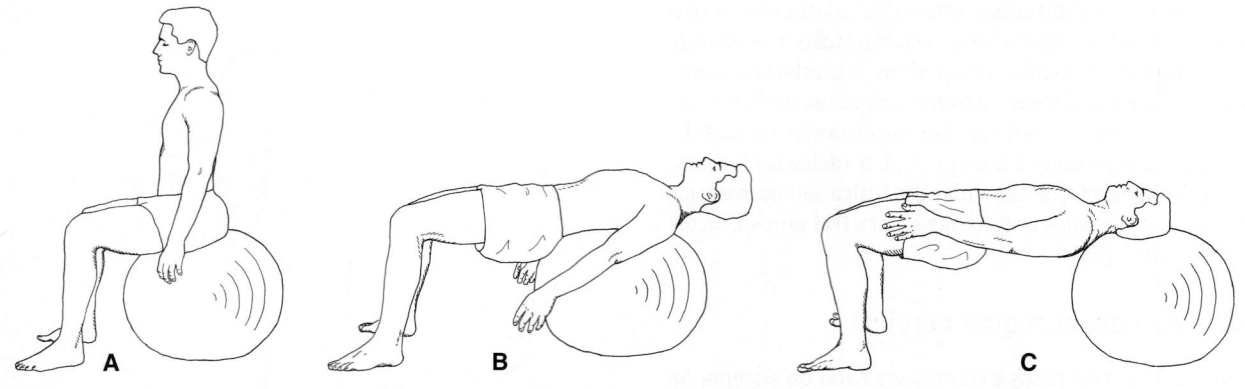

Figura 16.60 Exercícios avançados para fortalecimento dos flexores e extensores cervicais e torácicos altos como estabilizadores. Começando **(A)** sentado sobre uma bola grande, depois **(B)** caminhando para a frente ao rolar a bola coluna acima. Com a bola atrás da área torácica média, os flexores cervicais precisam fazer a estabilização. A caminhada para a frente continua até a bola ficar **(C)** sob a cabeça; os extensores cervicais precisam, agora, fazer a estabilização. Caminha-se para trás e para a frente entre as duas posições (B e C) para alternar o controle entre os flexores e os extensores. A progressão é feita acrescentando-se movimentos de braço ou movimentos de braço com pesos para aumentar a resistência.

tos de braço e, depois, movimentos de braço com pesos em cada uma das posições.

Observação: essa atividade requer força considerável nos extensores cervicais para suportar o peso corporal e deve ser feita apenas com o treinamento avançado de pacientes que progrediram apropriadamente para tolerar a resistência.

Exercícios funcionais

Elabore exercícios que simulem atividades funcionais específicas para o paciente. Identifique quais atividades sobrecarregam o pescoço do paciente e faça-o praticar modificações dessas atividades com a coluna mantida em posição neutra. Inclua atividades de empurrar, puxar, alcançar e levantar objetos (ver a seção Treinamento funcional mais adiante neste capítulo). Desafie o paciente com aumento de repetições e peso em padrões que simulem demandas funcionais.

Exercícios para as regiões torácica e lombar

Contrações isométricas alternantes e estabilização rítmica   VÍDEO 16.23 ▶

Posições do paciente e procedimentos: comece com o paciente em decúbito dorsal na posição mais estável (Fig. 16.61). Avance para sentado, ajoelhado e, depois, em bipedestação. Permanecer sentado, ajoelhado e em pé requer a ação de estabilização da musculatura do quadril, joelho, e quadril, joelho e tornozelo, respectivamente, assim como dos músculos da coluna. Aplique resistência diretamente contra os ombros ou a pelve do paciente, contra um bastão segurado pelo paciente (ver Fig. 16.61), ou contra os braços do paciente.

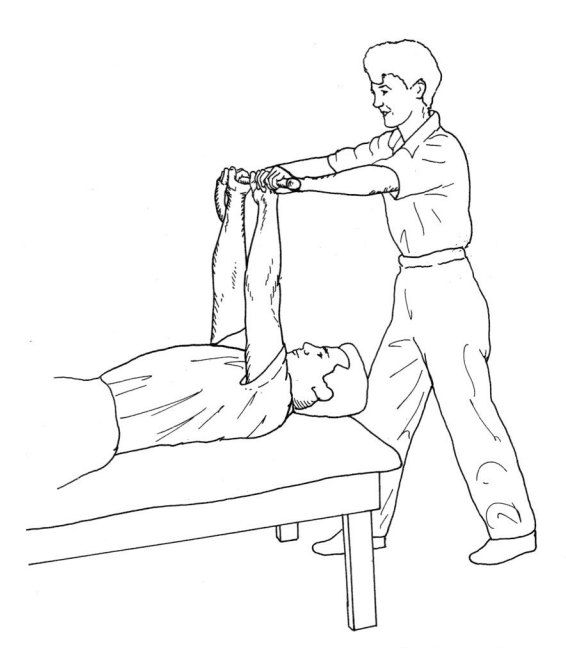

Figura 16.61   Resistência isométrica alternada aplicada nos planos sagital, frontal e horizontal com o paciente em decúbito dorsal para estimular a função estabilizadora da musculatura do tronco.

- Faça o paciente encontrar a posição neutra da coluna e, então, ativar os músculos estabilizadores com a manobra de "encolher a barriga" antes de aplicar a força resistiva. Instrua o paciente a "igualar sua força" enquanto aplica uma força para estimular contrações isométricas. Aplique a resistência em direções alternantes com uma velocidade controlada enquanto o paciente aprende a manter uma posição estacionária.
- Inicialmente, dê pistas verbais do tipo "resista à minha força, mas não faça mais força do que eu. Sinta seus músculos abdominais se contraindo. Agora estou puxando na direção oposta. Iguale a minha força e sinta os músculos das suas costas se contraindo".
- Avance mudando a direção da resistência sem dar pistas verbais e depois aumentando a velocidade e a força.
- Comece com uma resistência alternante no plano sagital; progrida para resistência lateral e, depois, no plano transverso. Tem sido mostrado que a resistência isométrica à rotação de tronco (resistência no plano transverso) é a mais efetiva para estimular os músculos oblíquos do abdome, TrA e extensores profundos da coluna.[68]
- Aumente o desafio fazendo com que o paciente sente em uma bola grande, enquanto estabiliza contra a resistência alternante.
- Também pode ser feita uma resistência alternante contra a rotação pélvica, fazendo o paciente assumir uma posição de ponte modificada. Aplique a resistência diretamente na pelve para estimular a rotação enquanto o paciente sustenta isometricamente a pelve e a coluna em uma posição estável.

Fortalecimento isométrico e dinâmico: músculos abdominais

Observação: os exercícios dinâmicos e isométricos de alta intensidade para a musculatura do tronco são iniciados somente em um estágio avançado durante o processo de reabilitação e não antes que o paciente tenha aprendido a ativar a manobra de "encolher a barriga" automaticamente para estabilização em todas as atividades funcionais.

Não há um exercício abdominal único que desafie todos os músculos abdominais;[52] portanto, é preciso incluir uma variedade de exercícios no programa, para envolver toda a região.

Evidências em foco

Estudos de EMG têm observado o recrutamento dos músculos do abdome em diferentes exercícios abdominais.[5,20,45,48,52,83] Embora ocorra alguma variação nos desfechos, com base no modelo de estudo e método de registro, em geral, os seguintes achados podem ser resumidos:

- Exercícios abdominais no solo com levantamento parcial do tronco (vários tipos) recrutam principalmente o músculo RA, com baixa atividade nos músculos oblíquos, TrA e psoas.
- Exercícios abdominais no solo com levantamento total do tronco (com pernas estendidas e joelhos fletidos)

mostram alta atividade do músculo reto e OE, alta atividade do psoas e alta compressão da região lombar da coluna vertebral. Abdominais com levantamento total e fixação dos calcanhares aumentam a atividade do músculo psoas.

- Levantamentos dos membros inferiores em suspensão na barra fixa apresentam alta atividade do OE e alta compressão da coluna vertebral.
- Levantamento de apenas uma perna em decúbito dorsal mostra atividade muscular abdominal global insignificante (o membro inferior oposto fornece estabilidade). Esses exercícios são usados principalmente no início das rotinas de exercícios de estabilização para treinar os músculos estabilizadores profundos sob cargas progressivas dos membros.
- Levantamentos de perna bilaterais em decúbito dorsal apresentam atividade aumentada nos músculos RA, OE e OI durante a primeira parte da amplitude de flexão de quadril e um aumento da carga sobre a coluna.
- Exercícios abdominais com levantamento parcial do tronco sobre uma superfície instável duplicam a atividade do músculo RA e aumentam a atividade dos músculos OE em quatro vezes, quando comparados com abdominais semelhantes sobre uma superfície estável.[83]
- *V-sits* demonstram a maior atividade muscular à EMG nos músculos RA e OE.[48]
- Ponte (prancha) em posição de decúbito ventral[15,43] e carpado com as pernas sobre uma bola grande demonstram grande atividade nos músculos RA, OE e OI.[20,43]

Músculo reto do abdome. Não há diferença seletiva entre a função do músculo RA superior e o inferior que seja significativa quanto aos parâmetros clínicos.[45] As duas porções se contraem fortemente em todos os tipos de exercícios com flexão de tronco e levantamento de pernas.[45,52] A contração mais forte ocorre nos *V-sits* e nas flexões abdominais no solo com levantamento parcial ou total do tronco.[48]

Músculos oblíquos externos. Os músculos OE se contraem com mais força nos abdominais de solo com levantamento total de tronco e nos abdominais diagonais para o lado oposto,[50] como também com *V-sits*.[48]

Músculos oblíquos internos. Os músculos OI se contraem com mais força nos abdominais diagonais para o mesmo lado e na ponte lateral (ver Fig. 16.57),[52] bem como com o retesamento e retração abdominais.[48]

Transverso do abdome. O uso da manobra de encolher a barriga antes do exercício abdominal com levantamento parcial do tronco, abdominal descendente e propulsão lateral, ativa um aumento na espessura do TrA (demonstrado com imagem por ultrassom).[81]

Flexão de tronco (abdominais): decúbito dorsal

Posição do paciente e procedimentos: decúbito dorsal ou deitado com joelhos fletidos e pés apoiados, com a região lombar da coluna vertebral em posição neutra. McGill[52] sugeriu que a região lombar da coluna vertebral fique apoiada sobre as mãos para manter uma leve lordose. Não se deve permitir que a coluna tenha um aumento de lordose

durante o exercício – isso indica fraqueza dos abdominais e, consequentemente, ocorre o levantamento do tronco em decorrência apenas da ação dos flexores do quadril.[42] Ao treinar os abdominais, os exercícios de levantamento do tronco devem ser feitos de forma lenta e controlada para ativar a função estabilizadora dos abdominais.[84]

Precauções: se um paciente sentir dor ou exacerbação dos sintomas radiculares com a flexão de tronco, esses exercícios não deverão ser feitos. Use exercícios de estabilização, conforme descrito na seção anterior, com a coluna mantida em uma posição neutra (leve lordose).

Abdominais com levantamento parcial do tronco. Primeiro, instrua o paciente a fazer a manobra de "encolher a barriga" para causar uma contração estabilizadora dos músculos abdominais.[81] Ele progride levantando os ombros até que as escápulas e o tórax se distanciem da mesa, mantendo os braços na horizontal (Fig. 16.62). Não é necessário sentar-se completamente já que, depois que o tórax desencosta da mesa, o resto do movimento é feito pelos músculos flexores do quadril.

- Aumente a dificuldade do abdominal fazendo o paciente mudar a posição dos braços de horizontais para cruzados no tórax, depois para trás da cabeça e depois ainda segurando um peso ou uma *medicine ball.*

Abdominais descendentes. Se o paciente for incapaz de realizar o abdominal ascendente, começar com abdominais descendentes, iniciando na posição sentada com joelhos e quadris flexionados e pés apoiados, ou sentado com joelhos estendidos, e descer o tronco apenas até o ponto no qual possa manter a região lombar da coluna vertebral retificada; então retornar à posição sentada.

- Assim que o paciente puder abaixar o tronco em toda a amplitude, inverta o movimento e faça um abdominal ascendente.

Abdominais diagonais. Faça o paciente estender uma mão em direção ao lado externo do joelho oposto enquanto levanta o tronco da mesa; depois disso, alternar. Inverta a ação muscular aproximando um joelho do ombro oposto; depois repita com o outro joelho. Os exercícios diagonais enfatizam os músculos oblíquos.

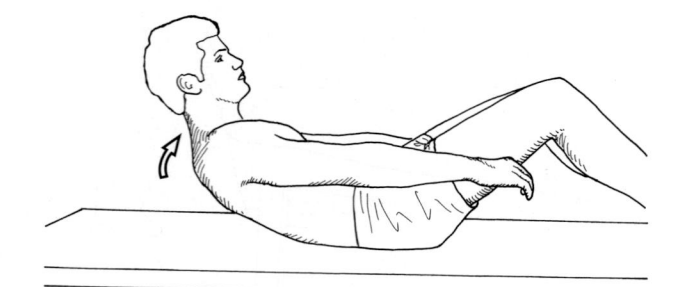

Figura 16.62   Levantamento do tronco para fortalecimento dos músculos abdominais. O tórax é fletido sobre a região lombar da coluna vertebral. Os braços estão representados na posição de menor resistência. A progressão é feita cruzando os braços no tórax e, depois, atrás da cabeça.

Abdominais ascendentes sobre uma superfície instável. Progredir os exercícios abdominais anteriores sobre uma superfície instável, como uma bola terapêutica grande (Fig. 16.63), rolo de espuma ou prancha de um sistema biomecânico de plataforma de tornozelo (BAPS).

Evidências em foco

Tem sido mostrado que tanto adultos saudáveis[24] como pacientes com dor lombar crônica[3,29] apresentam deficiência de equilíbrio. O uso de superfícies instáveis, como uma bola terapêutica ou uma prancha de equilíbrio, durante os exercícios abdominais ascendentes, aumenta a atividade nos abdominais OI e OE e no RA.[83] A pressuposição é que esses músculos geram aumento de atividade para manter o equilíbrio sobre superfícies instáveis.

Joelhos no tórax, duplo. Para enfatizar o RA inferior e os músculos oblíquos, faça o paciente manter uma inclinação pélvica posterior, depois aproximar os dois joelhos do tórax e retornar. Aumente a dificuldade diminuindo o ângulo de flexão dos quadris e joelhos (Fig. 16.64).

Elevações pélvicas. Faça o paciente iniciar com os quadris em 90° e os joelhos estendidos; em seguida, ele levanta as nádegas da mesa (movimento pequeno). Os pés se movem para cima em direção ao teto (Fig. 16.65). O paciente não deve empurrar a maca com as mãos.

Elevação bilateral das pernas estendidas. Faça o paciente começar com as pernas estendidas e, então, fazer uma inclinação pélvica posterior seguida pela flexão dos dois quadris, mantendo os joelhos estendidos. Se a pelve e a coluna não puderem ser mantidas estáveis, os joelhos devem ser fletidos até um grau que permita o controle. Se os quadris forem abduzidos antes de se iniciar esse exercício, uma sobrecarga maior será colocada nos músculos oblíquos do abdome.

Abaixamento bilateral da perna estendida. O abaixamento bilateral da perna estendida pode ser feito se a elevação bilateral com as pernas estendidas for difícil. Faça o paciente começar com os quadris a 90° e os joelhos estendidos e, então, abaixar os membros o máximo possível, mantendo a estabilidade da região lombar da coluna vertebral (a lordose não deve aumentar), seguida da elevação das pernas de volta para 90°. Ver "Precauções" a seguir, sobre o exercício de EPE bilateral.

Precauções:

- A forte tração do psoas maior causa forças de cisalhamento nas vértebras lombares. A elevação das pernas estendidas (EPE) bilateral também causa aumento das cargas compressivas na coluna.
- Se houver alguma dor lombar ou desconforto, especialmente quando há hipermobilidade ou instabilidade na coluna, os exercícios de elevação das pernas estendidas bilateral e de abaixamento não deverão ser feitos, mesmo que os abdominais estejam fortes o suficiente para manter a inclinação pélvica posterior.

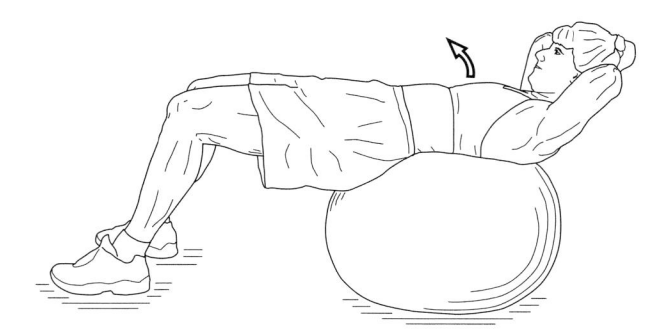

Figura 16.63 Abdominais sobre uma superfície instável. A superfície instável aumenta a atividade nos músculos oblíquos e reto do abdome.

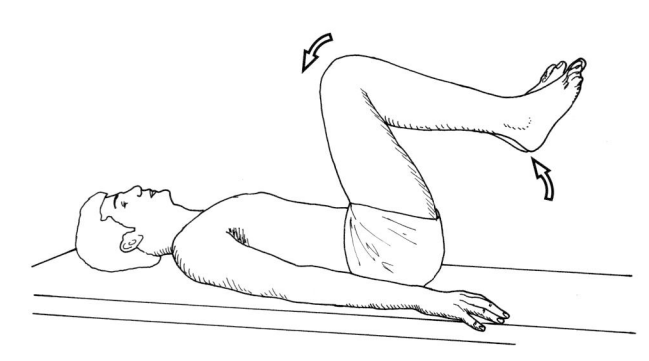

Figura 16.64 Fortalecimento dos músculos abdominais flexionando o quadril e a pelve sobre a região lombar da coluna vertebral. As pernas estão representadas na posição de menor resistência. A progressão é feita diminuindo-se o ângulo de flexão dos quadris até que as pernas possam ser levantadas com os joelhos estendidos, como na elevação pélvica.

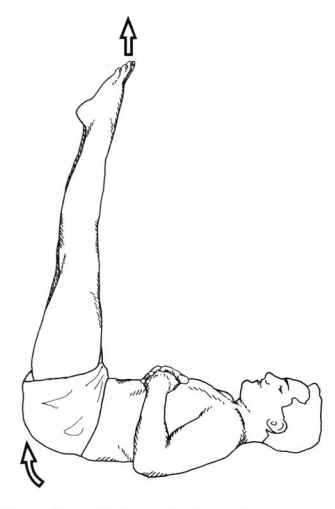

Figura 16.65 Elevações pélvicas. A elevação das pernas em direção ao teto por meio do levantamento da região glútea enfatiza o fortalecimento dos músculos abdominais inferiores.

- Certificar-se de que os pacientes não prendam a respiração (manobra de Valsalva), já que podem tentar usar o diafragma para prover estabilização.

Flexão de tronco (abdominais): sentado ou em bipedestação

Posição do paciente e procedimentos: sentado ou em bipedestação. Polias ou um material elástico são segurados no nível do ombro atrás do paciente. Aumente a resistência à medida que a força abdominal do paciente aumentar.

- Faça o paciente segurar os cabos ou pontas do material elástico em cada mão e flexionar o tronco, enfatizando o movimento de abaixar a caixa torácica em direção ao osso púbico e realizando uma inclinação pélvica posterior (Fig. 16.66).
- Faça o paciente realizar movimentos diagonais levando um braço para baixo em direção ao joelho oposto, enfatizando o movimento da caixa torácica em direção ao lado oposto da pelve. Repetir o movimento diagonal na direção oposta.

Flexão do tronco (abdominais): decúbito ventral

Posição do paciente e procedimentos: em decúbito ventral e com variações usando uma bola grande.

Pranchas (ponte em decúbito ventral). Solicite ao paciente que se apoie nos cotovelos e joelhos e eleve a pelve fora do chão, mantendo a coluna vertebral em posição neutra (Fig. 16.67A). Se o paciente tolerar, progrida para apoio nos cotovelos e dedos dos pés, mãos e joelhos ou mãos e dedos dos pés. Se possível, peça ao paciente que levante alternadamente uma perna e depois a outra (Fig. 16.67B) e, em seguida, um braço e a perna oposta. Exercícios de prancha com os braços sobre uma bola grande ou com as pernas na bola exigem intensa atividade de estabilização dos músculos abdominais.[15,20]

Rolamento na bola terapêutica. Peça ao paciente para começar com os joelhos no solo e com as mãos na bola; solicite então que ele role a bola afastando-a dos joelhos até que os antebraços estejam apoiados sobre a bola. Em se-

guida, retorne à posição ereta, mantendo a coluna em posição neutra (Fig. 16.68 A e B).

Carpado em uma bola terapêutica. Solicite ao paciente que comece com as pernas apoiadas na bola e as mãos no chão e, em seguida, role as pernas ao longo da bola enquanto movimenta a pelve para cima em uma posição carpada. Este é um exercício difícil, que exige intensa atividade dos músculos abdominais.[20]

Exercício avançado de prancha com flexões. Variações avançadas de exercícios em decúbito ventral que desafiam os músculos abdominais, em combinação com flexão de membros superiores estão ilustradas na seção Atividades

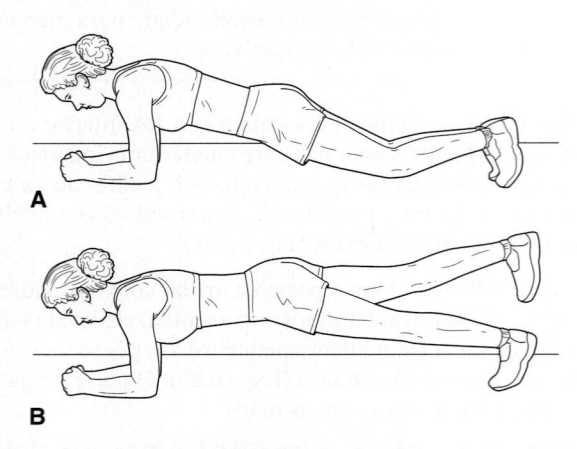

Figura 16.67   Posição de prancha **(A)** sobre cotovelos e joelhos, e **(B)** sobre cotovelos e dedos dos pés; a figura ilustra uma progressão com extensão alternada dos membros inferiores, na posição de cotovelos-dedos dos pés.

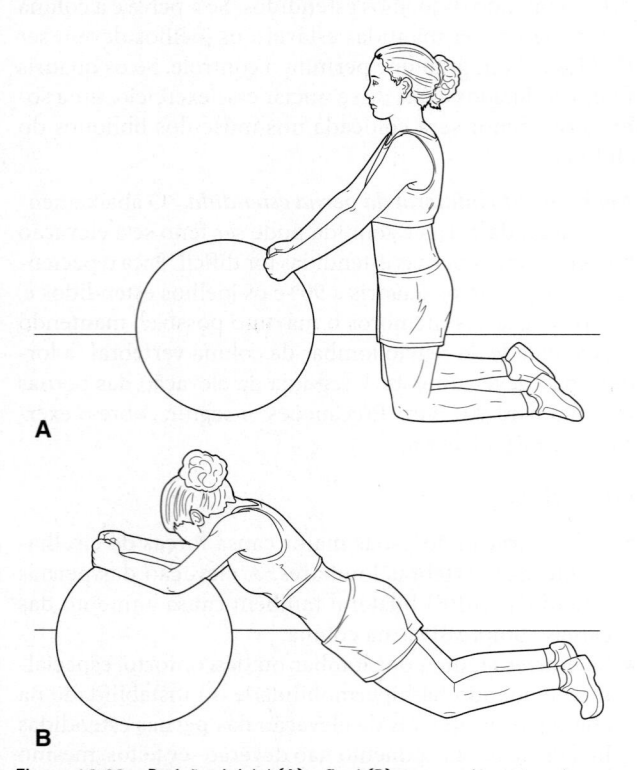

Figura 16.68   Posições inicial **(A)** e final **(B)** para o rolamento sobre uma bola terapêutica grande, para fortalecimento dos músculos abdominais.

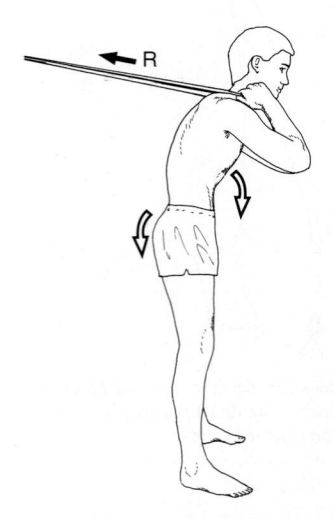

Figura 16.66   Flexão de tronco em bipedestação contra um material elástico para fortalecer os músculos abdominais. O paciente faz uma inclinação pélvica posterior e aproxima as costelas do púbis.

funcionais, mais adiante neste capítulo (ver Fig. 16.74) e no Capítulo 23 (ver Figs. 23.23 e 23.24).

Fortalecimento isométrico e dinâmico: músculos eretores da espinha e multífidos

O fortalecimento dos músculos extensores e uma melhora na proporção de força entre extensores e flexores dos músculos do tronco têm se mostrado importantes na diminuição dos sintomas em pacientes com dor lombar crônica (DLC).[78]

Evidências em foco

Lee et al.[44] determinaram que a relação extensores/flexores é um parâmetro sensível para prever a DLC. Após acompanhar 67 pessoas assintomáticas por 5 anos, eles encontraram um aumento na incidência de DLC naqueles que tinham força muscular extensora menor que a flexora. Danneels et al.[16] demonstraram que o treinamento resistido lombar intensivo (isométrico ou dinâmico) é necessário para desenvolver força e volume nos músculos paravertebrais. A seguir, um resumo de estudos específicos sobre desfechos de exercícios.

- Extensão dinâmica em decúbito ventral (arco em decúbito ventral), extensão de tronco isométrica e extensão de pernas isométrica: resultam em alta atividade tanto do Mf quando do eretor da espinha;[59] músculos extensores do tronco ativados em um nível mais alto com exercícios de extensão do tronco do que com exercícios de extensão das pernas;[18] e contrações mais fortes nos extensores quando ambos os membros inferiores são estabilizados durante a extensão do tronco.[19]
- Levantamentos de membro superior e inferior em quatro apoios e decúbito ventral: contrações mais fortes do que a ponte (incluindo ponte com pés apoiados na bola terapêutica ou ombros sobre a bola terapêutica).[19]
- Treinamento isolado do músculo Mf: requer um foco de baixa intensidade, conforme descrito na seção de estabilização.[65]

Exercícios de extensão em decúbito ventral ou em quatro apoios

A resistência pode ser aplicada em qualquer um dos seguintes exercícios feitos na posição recostada, com o paciente segurando pesos nas mãos ou com pesos presos ao redor das pernas.

Precauções: os exercícios de extensão em decúbito ventral (arco em decúbito ventral) são feitos no final da ADM de extensão da coluna e, portanto, podem não ser apropriados para pessoas com sintomas provenientes de condições como artrite, espondilolistese, compressão de raiz nervosa, ou outras condições com tendência flexora ou pacientes que desenvolvem sintomas sob condições de carga (como lesões de disco). Modifique o posicionamento para posições mais neutras da coluna, como a posição de quatro apoios, e enfatize a estabilização com contrações isométricas em vez de

fazer o movimento na extensão completa (ver Figs. 16.49A-D, 16.50 e 16.54).

Elevação torácica. Comece com os braços ao lado do corpo, avance colocando-os atrás da cabeça ou estendidos acima da cabeça à medida que a força melhorar. Faça o paciente recolher o queixo e levantar a cabeça e o tórax. Os membros inferiores precisam estar estabilizados (Fig. 16.69).

Levantamentos de perna. Inicialmente, faça o paciente erguer apenas uma perna, alternar com a outra perna e, finalmente, erguer as duas pernas e estender a coluna (ver Fig. 16.49 E-G). Estabilize o tórax fazendo o paciente segurar na lateral da mesa de tratamento.

Variações: Paciente em decúbito ventral sobre uma bola terapêutica grande; extensão da coluna combinada com resistência em membro superior e/ou membro inferior, similar aos exercícios descritos na seção de exercícios de estabilização (ver Fig. 16.46B).

Exercícios de extensão, sentado ou em bipedestação

Resistência elástica ou polias com pesos. Segure as polias ou a resistência elástica na frente do paciente no nível do ombro. Faça-o segurar nas pontas do material ou nos cabos e estender a coluna (Fig. 16.70).

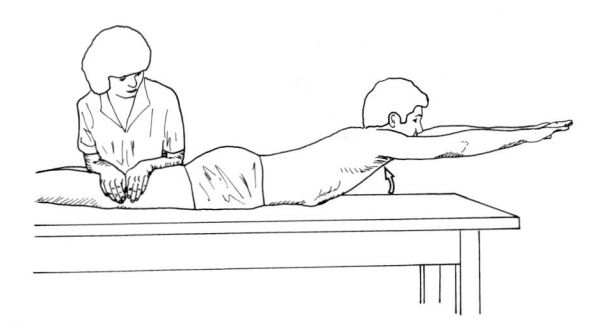

Figura 16.69 Fortalecimento dos extensores da coluna com os braços na posição que oferece resistência máxima. Uma resistência adicional pode ser conseguida segurando pesos nas mãos.

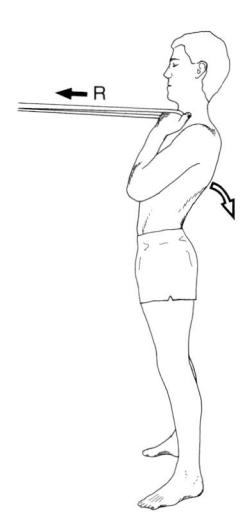

Figura 16.70 Uso de resistência elástica para extensão concêntrica e excêntrica da coluna.

Para rotação de tronco, use uma polia ou resistência elástica presa sob o pé ou em um objeto estável oposto ao lado a ser exercitado. Faça o paciente tracionar contra a resistência enquanto estende e roda a coluna. Mude o ângulo de tração da resistência para recriar padrões funcionais específicos para as necessidades do paciente (Fig. 16.71).

Inclinação lateral do tronco (músculos abdominais laterais, eretor da espinha e quadrado do lombo)

Os exercícios de flexão lateral do tronco são usados para fortalecimento geral dos músculos que fazem o movimento.

Evidências em foco

McGill[52] identificou o músculo quadrado do lombo como um dos mais importantes estabilizadores da coluna e documentou que o apoio lateral horizontal isométrico (prancha lateral) era um exercício efetivo para fortalecer esse músculo (ver discussão na seção de estabilização e na Fig. 16.57).

Os exercícios de flexão lateral também são usados quando há escoliose, embora tenha sido mostrado que o exercício sozinho não detém nem modifica a progressão de uma curvatura escoliótica estrutural. O exercício com outros métodos de correção, como uma órtese, é empregado com frequência.[10,57,58] Quando há uma curva lateral, os músculos no lado convexo geralmente se encontram alongados e enfraquecidos. Os exercícios a seguir são descritos para uso como exercícios de fortalecimento no lado da convexidade, embora possam ser usados bilateralmente para o fortalecimento simétrico. Os exercícios de estabilização para controle da coluna vertebral, como descrito previamente, podem ser benéficos para fortalecimento e condicionamento quando há escoliose.

- *Posição do paciente e procedimento:* em bipedestação. Coloque a resistência elástica embaixo do pé e faça o paciente segurar um peso na mão no lado da concavidade; então, faça-o flexionar lateralmente o tronco na direção oposta.
- *Posição do paciente e procedimento:* decúbito lateral sobre o lado côncavo da curvatura com o ápice na beira da maca ou tablado de modo que o tórax fique mais baixo. Se você tiver acesso a uma mesa articulada com uma extremidade que possa ser abaixada, comece com o ápice da curva na dobra da maca. Faça o paciente colocar o braço de baixo cruzado sobre o tórax, o braço de cima lateralmente sobre o corpo e levantar o tronco fazendo uma flexão lateral contra a gravidade. Avance com o paciente colocando as mãos unidas atrás da cabeça (Fig. 16.72). É preciso prover estabilização à pelve e aos membros inferiores.

■ Resistência cardiopulmonar

Meta. Desenvolver o condicionamento cardiopulmonar para resistência física e bem-estar geral.

Os exercícios de condicionamento aeróbio proporcionam muitos benefícios para o paciente com sintomas na coluna. A atividade não só melhora a resistência cardiopulmonar, mas também estimula a sensação de bem-estar e

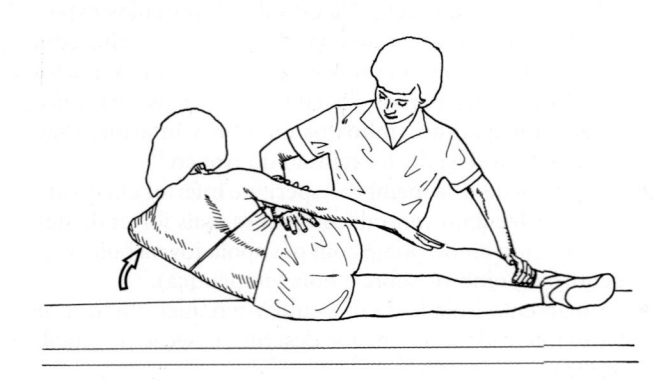

A

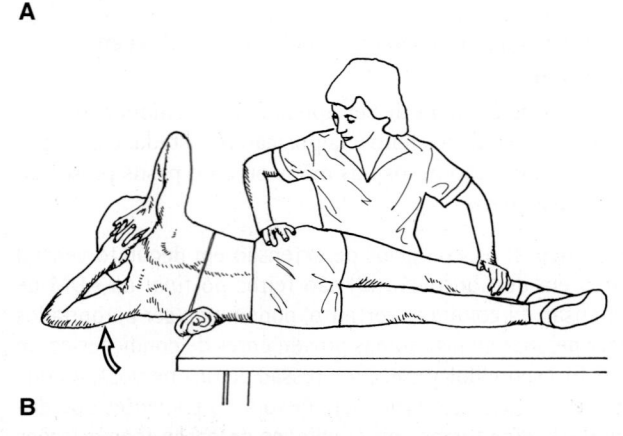

B

Figura 16.72 Fortalecimento antigravitacional da musculatura lateral do tronco. **(A)** A resistência será menor se o braço de cima ficar ao lado do corpo e o braço de baixo ficar cruzado sobre o tórax. **(B)** A resistência é aumentada posicionando-se os braços atrás da cabeça.

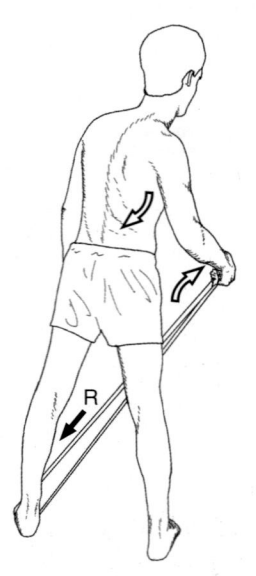

Figura 16.71 A rotação com extensão fortalece os músculos extensores da coluna em padrões funcionais.

alívio dos sintomas. O Capítulo 7 descreve princípios e procedimentos para o condicionamento cardiopulmonar. Também são expostas precauções específicas e sugestões para condições médicas. Para pacientes que se recuperam de lesões na coluna, cirurgia ou disfunção postural, os exercícios aeróbios podem ser iniciados assim que os sintomas de inflamação desaparecerem. Comece com intensidade baixa a moderada e trabalhe com o paciente para escolher atividades que não sobrecarreguem ainda mais as estruturas da coluna que estão se recuperando. Se for identificada uma tendência da coluna vertebral em particular (ver Cap. 15), escolha exercícios aeróbios que enfatizem essa tendência. Um breve resumo dos princípios é revisto no Quadro 16.6. As diretrizes para a aplicação segura de exercícios comuns de condicionamento quando há comprometimentos da coluna vertebral estão descritas nesta seção.

QUADRO 16.6	Resumo dos princípios de condicionamento aeróbio

1. Estabeleça a frequência cardíaca-alvo e a frequência cardíaca máxima.
   - A frequência cardíaca máxima geralmente é 220 menos a idade da pessoa ou pode ser a frequência cardíaca limitada por sintomas (a frequência em que surgem os sintomas cardiovasculares).
   - A frequência cardíaca-alvo é entre 60 e 80% da frequência cardíaca máxima.
2. Faça exercícios de aquecimento por 10 a 15 minutos, incluindo movimentos ativos de pescoço e tronco.
3. Individualize o programa de exercícios.
   - Selecione atividades que enfatizem o alívio dos sintomas na coluna vertebral do paciente se necessário (ver informações no texto).
   - Nem todas as pessoas estão no mesmo nível de preparo físico e, portanto, não podem fazer os mesmos exercícios. Qualquer exercício pode ser prejudicial se tentado por alguém que não é capaz de executá-lo apropriadamente.
   - Para evitar lesões por esforço repetitivo nas estruturas do sistema musculoesquelético, devem ser usados equipamentos apropriados, como um calçado correto, para suporte biomecânico durante os exercícios de apoio de peso.
4. Aumente a velocidade da atividade para alcançar a frequência cardíaca-alvo e mantenha essa frequência por 20 a 30 minutos.
5. Faça o desaquecimento por 5 a 10 minutos com movimentos corporais totais repetitivos lentos e atividades de alongamento.
6. A frequência dos exercícios aeróbios deve ser de 3 a 5 vezes por semana.
7. Sempre permaneça dentro da tolerância da pessoa. O uso excessivo normalmente ocorre quando há um aumento no tempo ou esforço sem tempo de repouso (recuperação) adequado entre as sessões. Aumente as repetições ou o tempo em não mais do que 10% por semana.[47] Se a dor começar durante os exercícios, leve em conta o aviso e reduza a sobrecarga.

EXERCÍCIOS AERÓBIOS COMUNS E EFEITOS SOBRE A COLUNA VERTEBRAL

Alguns exercícios aeróbios colocam a coluna em posições extremas. Eles serão revistos para que o leitor compreenda por que algumas atividades podem ser inapropriadas para pacientes com condições específicas. Se as modificações forem possíveis, deverão ser consideradas.

Pedalar

As bicicletas de rua posicionam a região toracolombar da coluna em flexão e a cervical alta em hiperextensão. Use esse exercício para pacientes que têm uma tendência flexora na região lombar, desde que não tenham sintomas cervicais altos. As modificações incluem usar uma bicicleta que posicione o corpo em uma postura mais ereta, como uma *mountain bike* ou bicicleta híbrida. Muitas bicicletas ergométricas também posicionam a pessoa em posturas eretas e, portanto, têm menor probabilidade de precipitar problemas cervicais.

Caminhar e correr

A postura ereta enfatiza as curvaturas normais da coluna; a extensão lombar é enfatizada ao caminhar e correr (no final da fase de apoio). Enfatize a importância de identificar a posição neutra da coluna, ativar a manobra de "encolher a barriga" e estabilizar a coluna enquanto caminha ou corre. Como o controle consciente não é possível durante todo o tempo de exercício, oriente o paciente a verificar sua postura e controle muscular frequentemente, por exemplo, cada vez que passar por um cruzamento, quando passar por outra pessoa ou se surgirem sintomas na região da coluna. Caminhar ou correr com a região cervical da coluna vertebral em retração (extensão axial) e as escápulas confortavelmente aduzidas, fazendo um balanço rítmico dos braços, reforça a estabilização cervical. O fácil acesso a esteiras, pistas ou estradas e trilhas tornou essas atividades populares. Correr é uma atividade de alto impacto e pode não ser tolerada por pessoas com lesões de disco intervertebral ou condições articulares degenerativas.

Subir e descer escadas (*step*)

Dispositivos à venda no mercado que simulam subida e descida de escadas com diferentes graus de resistência são usados para fortalecimento e condicionamento aeróbio. Degraus comuns também podem ser usados para condicionamento aeróbio. Essa atividade requer controle pélvico dos membros inferiores recíprocos porque o levantamento da perna de um lado enfatiza a flexão da coluna vertebral, enquanto o membro inferior contralateral e a coluna estão se estendendo. Ensine o paciente a manter a coluna neutra com os músculos estabilizadores agindo contra as forças rotacionais.

Esqui *cross-country* e aparelhos de esqui

O esqui *cross-country*, seja ao ar livre, seja em um aparelho, é uma atividade aeróbia de alta intensidade. O impulso que acompanha o movimento da perna para trás enfatiza a extensão da coluna. É importante ensinar o paciente a manter a coluna neutra e contrair os músculos abdominais estabilizadores.

Nadar

Nado de peito. O nado de peito enfatiza a extensão nas regiões cervical e lombar durante a inspiração. Ensine o paciente a não estender o pescoço na amplitude completa, mas manter a cervical na posição neutra e tirar a cabeça da água como uma unidade "sólida" com o tórax, apenas o suficiente para liberar a boca para a respiração.

Nado livre. O nado livre pode exacerbar problemas cervicais em virtude da rotação cervical repetitiva durante a inspiração; essa modalidade também enfatiza a extensão lombar durante a pernada. Ensine o paciente a inspirar usando uma técnica de "rolar em bloco", em que todo o corpo gira para um lado durante a tomada de ar e, depois, rola de volta para a posição de face para baixo, para a braçada. Isso requer boa estabilização da coluna.

Nado de costas. O nado de costas enfatiza a extensão da coluna por meio das pernadas e braçadas.

Nado borboleta. O nado borboleta move a coluna vertebral através da ADM completa; a ênfase é no controle da amplitude com os músculos estabilizadores.

Aparelhos ergométricos para membros superiores

Os aparelhos ergométricos proporcionam resistência para os membros superiores e também podem ser usados para o treinamento aeróbio. Os movimentos para a frente enfatizam a flexão da coluna vertebral e a protração do complexo do ombro; os movimentos para trás enfatizam a extensão da coluna e a retração do complexo do ombro. Ensine o paciente a assumir a postura da coluna vertebral neutra e a usar os músculos estabilizadores antes e durante a utilização do ergômetro para favorecer as respostas posturais. Se o aparelho puder ser usado em pé, a progressão para essa posição estimulará uma resposta corporal total.

Aeróbia no *step* e dança aeróbia

Os exercícios no *step* são semelhantes ao uso de escadas ou ao aparelho de *step*, exceto pelo salto e ressalto, que é normalmente acrescentado aos programas aeróbios de *step* mais avançados.

Os movimentos de dança assumem muitas formas e existem turmas abordando diferentes níveis de preparo e faixas etárias. Se possível, revise padrões de movimento seguros e ajude o paciente a identificar os limites seguros de sua amplitude da coluna vertebral e habilidades.

Crossfit

Este programa de treinamento de alta intensidade e força variável tem se tornado cada vez mais popular desde o início do século. Ele produz os benefícios do exercício aeróbio combinado com a formação de equipes. Smith et al.[74] acompanharam 43 participantes em um programa de 10 semanas. O VO_{2max} e o percentual de gordura corporal mostraram melhora depois do programa. Para determinar se as pessoas apresentam maior risco de lesão, Hak et al.[26] distribuíram questionários *on-line* para fóruns internacionais de *Crossfit*. Das 132 pessoas que responderam, 97 relataram uma lesão causada pelo treinamento, nove das quais com necessidade de cirurgia. Isso resultou em uma taxa de lesões de 3,1 por 1.000 horas de treinamento *Crossfit*. Essa taxa de lesões é semelhante à dos esportes olímpicos, como o halterofilismo e a ginástica. Como em todos os programas de exercícios, é importante fornecer instruções adequadas para o uso seguro dos equipamentos e aplicação de cada exercício levando em conta as habilidades ou limitações específicas de cada pessoa.

Modismos

As pessoas gostam de variedade e podem ser atraídas por figuras carismáticas e enérgicas que apresentam "novas" técnicas e rotinas de exercícios ou novos aparelhos. Os pacientes podem pedir sua opinião sobre o valor dessas atividades e técnicas. O conhecimento e a habilidade para analisar a biomecânica da atividade e as forças que são impostas através da coluna devem ser usados para dar recomendações sobre a segurança dos exercícios. Posturas extremas e cargas em alta velocidade (como chutes vigorosos e movimentos balísticos) podem lesionar tecidos vulneráveis na coluna e não devem ser tentados por pacientes que estejam se recuperando de problemas na coluna vertebral.

■ Atividades funcionais

Meta. Progredir para segurança com independência.

Observação: atingir o nível máximo de independência é a base de todas as metas do exercício terapêutico. O paciente desenvolve estabilidade segmentar e global na coluna, além de flexibilidade, resistência muscular e força, aprende como o exercício e a correção postural aliviam as sobrecargas e desenvolvem resistência cardiopulmonar – tudo isso para ser capaz de agir com segurança nas atividades diárias, incluindo trabalho, recreação e atividades esportivas.

TREINAMENTO FUNCIONAL INICIAL: TÉCNICAS FUNDAMENTAIS

O treinamento funcional inicial consiste no ensino das manobras básicas necessárias para AVD, como o modo de rolar com segurança, passar de deitado para sentado (e o reverso) e passar de sentado para bipedestação (e o reverso). Essas técnicas seguem a instrução do treinamento cinestésico inicial em que o paciente aprende a encontrar a posição neutra da coluna e experimenta o efeito que movimentos simples de braço e perna exercem sobre a coluna, assim como o treino de desempenho muscular inicial no qual o paciente aprende a ativar a musculatura do *core* para estabilização segmentar. Se o exame revelar problemas com atividades básicas de AVD, os exercícios descritos a seguir deverão ser incluídos no programa de treinamento inicial.

Rolamento. O rolamento com a coluna na posição neutra requer que, primeiro, o paciente encontre a posição neutra, faça a manobra de "encolher a barriga" e, então, role o tronco como um bloco.

- Pode ser útil sugerir que o paciente "imagine uma haste sólida ligando os ombros e a pelve, de modo a não ocorrer torção" ou sugerir que ele faça um "rolamento em bloco".
- Encoraje o paciente a usar os braços e a perna que está por cima para auxiliar no rolamento.

De decúbito dorsal para sentado/de sentado para deitado. Faça o paciente usar a manobra de rolamento em bloco (conforme descrito acima), para passar de decúbito dorsal para lateral, enquanto simultaneamente flexiona os quadris e joelhos e empurra com os braços.

- Ajude o paciente a focar a estabilização do tronco com comandos do tipo "empurre seu tronco como se fosse uma prancha; não permita que haja torção ou dobra".
- O reverso é praticado orientando o paciente a fazer um movimento em bloco abaixando-se para o decúbito lateral, apoiando-se primeiro no cotovelo e, depois, no ombro. Depois que estiver embaixo, o paciente pode rolar para o decúbito dorsal ou ventral usando a técnica de rolamento em bloco.

Sentado para bipedestação/bipedestação para sentado. O nível de função do paciente dita quanta assistência dos membros superiores será necessária para executar o "sentado para bipedestação" ou "bipedestação para sentado". Se os extensores de quadril e joelho não forem fortes o suficiente para elevar o corpo, o paciente precisará de uma cadeira com apoio para os braços, de modo que haja alguma alavanca para empurrar-se para cima; alternativamente, pode ser necessário um assento firme ou elevado.

- Para usar a técnica de coluna estável, instrua o paciente a encontrar a posição neutra da coluna rolando a pelve para a frente e para trás, ativar a manobra de "encolher a barriga" e, então, inclinar-se para a frente nos quadris mantendo, ao mesmo tempo, a posição neutra da coluna.
- Ajude o paciente a focar o movimento de quadril enquanto mantém a coluna "sólida como uma prancha." O reverso também é praticado.

Entrar e sair do carro. Entrar e sair do carro é algo que com frequência provoca sintomas nos pacientes com dor na região lombar ou na articulação sacroilíaca. Assim que for possível executar com segurança a transferência de sentado para bipedestação, faça o paciente praticar o seguinte:

- Aproximar-se da porta aberta de um carro e do assento, de costas para o banco; estabilizar a coluna na posição neutra com a manobra de "encolher a barriga" e, então, inclinar-se nos quadris e sentar.
- Uma vez sentado, flexionar os dois quadris e joelhos e girar todo o corpo como uma unidade, mantendo a coluna estável.
- Para sair do carro, manter os joelhos unidos e girar as pernas e o tronco para fora, como uma unidade. Assim que os pés estiverem no solo, inclinar-se nos quadris e levantar o tronco como uma unidade.

Caminhar. Para alguns pacientes, caminhar pode provocar sintomas.

- Lembre o paciente para que use a posição neutra da coluna e a manobra de "encolher a barriga" para estabilizar a coluna enquanto caminha.
- Não é possível manter o controle consciente por um longo período; portanto, lembre o paciente de verificar a postura da coluna e reativar a manobra de "encolher a barriga" sempre que os sintomas recorrerem.

PREPARAÇÃO PARA ATIVIDADES FUNCIONAIS: TÉCNICAS BÁSICAS DE EXERCÍCIOS

Assim que o paciente tiver aprendido a lidar com seus sintomas e os sintomas de inflamação diminuírem, devem ser iniciados exercícios de membros e tronco preparatórios para atividades funcionais como levantar, carregar, empurrar, puxar e alcançar em várias direções. Na fase subaguda ou de movimento controlado da reabilitação, a ênfase é no fortalecimento dos membros em padrões funcionais, ao mesmo tempo mantendo a coluna estável. O paciente deve ser capaz de realizar AVDI e atividades ocupacionais limitadas nesse estágio. Avalie o desempenho do paciente e modifique o que ele está fazendo para incluir posturas seguras da coluna e estabilização correta. Use as atividades nesta seção para preparar ou avançar a função do paciente.

Muitos dos exercícios de fortalecimento dos membros descritos nos capítulos específicos são apropriados para serem usados como preparo para o treinamento funcional. Com problemas posturais e recuperação de lesões lombares ou cervicais, é fundamental enfatizar a postura neutra (funcional) da coluna antes e durante exercícios corporais totais. Muitos dos padrões de estabilização e movimento descritos previamente neste capítulo também podem ser progredidos em intensidade, número de repetições, velocidade e coordenação no preparo para o retorno às atividades funcionais.

Exercícios de apoio de peso

Exercícios de ponte modificados

Exercícios de ponte modificados requerem a estabilização com os músculos flexores e extensores de tronco com o fortalecimento dos músculos glúteo máximo e quadríceps, em preparo para atividades de levantamento de peso. Os abdominais funcionam com o glúteo máximo no controle da inclinação pélvica e os músculos extensores lombares estabilizam a coluna contra a tração do músculo glúteo máximo.

Posição do paciente e procedimentos: comece com o paciente em decúbito dorsal, joelhos fletidos e pés apoiados. Faça o paciente concentrar-se na manutenção da posição neutra da coluna enquanto levanta e abaixa a pelve (flexionando e estendendo os quadris) (ver Fig. 20.28). Sustente a ponte para treinar o controle isométrico.

- Alterne os movimentos de braço; avance acrescentando pesos às mãos.
- Alterne o levantamento de um pé e depois do outro, marchando no lugar (Fig. 16.73A); avance fazendo extensão do joelho à medida que cada perna é levantada. Quando o paciente tolerar maior resistência, acrescente pesos aos tornozelos e coordene com movimento de braço (Fig. 16.73B).
- Faça abdução e adução das coxas sem deixar a pelve cair. Avance colocando os pés sobre um banquinho, cadeira ou bola grande e repetindo as atividades de ponte, ou colocando a bola terapêutica grande embaixo da região do ombro/pescoço, com os pés no solo.

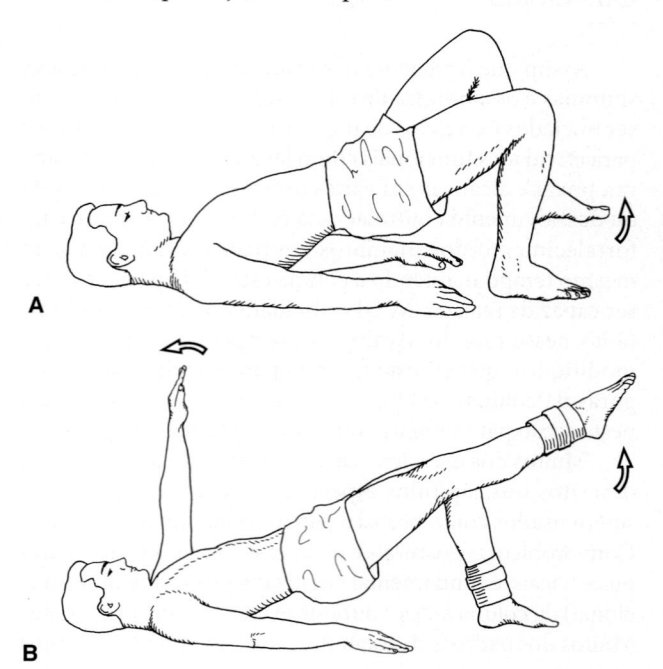

A

B

Figura 16.73 Manutenção da postura de ponte (modificada) para desenvolver controle de tronco e força do glúteo máximo com movimentos dos membros sobrepostos, **(A)** marchando no lugar e **(B)** com extensão dos membros. Para acrescentar pesos aos braços ou às pernas, é preciso ter maior força e controle.

Flexões de braço com estabilização de tronco

As flexões de braço usam o peso corporal para fortalecer o músculo tríceps e a musculatura do complexo do ombro no preparo para atividades de empurrar. A musculatura do tronco precisa prover estabilização contra a tração da musculatura do complexo do ombro, assim como o controle da posição neutra da coluna enquanto o corpo é levantado e abaixado.

Posições do paciente e procedimentos: em bipedestação de frente para uma parede ou em decúbito ventral com as mãos colocadas contra a parede ou solo, na frente dos ombros. Lembre o paciente de encontrar e manter a posição neutra da coluna enquanto realiza o exercício.

- Esses exercícios podem começar como flexões de braço na parede se o paciente não for forte o suficiente para levantar seu peso a partir do chão.
- Em decúbito ventral no solo, o paciente pode levantar o tronco usando os joelhos como ponto pivô ou pode realizar a flexão de braço levantando todo o corpo, usando os pés como ponto pivô.
- Para desafiar o paciente sobre uma superfície instável, ele inicia em decúbito ventral sobre uma bola grande. Faça o paciente caminhar para a frente com as mãos no solo, até que apenas as coxas fiquem apoiadas na bola, manter uma postura estável da coluna e fazer as flexões de braço. Para progredir, ele caminha ainda mais adiante com as mãos, até que apenas as pernas fiquem apoiadas na bola (Fig. 16.74). Atividades avançadas adicionais de flexão de braços estão descritas e ilustradas no Capítulo 23 (ver Figs. 23.21-23.24).

Deslizamentos na parede

Os deslizamentos na parede desenvolvem força nos músculos extensores de quadril e joelho para preparar os membros inferiores para atividades de agachamento e treinar uma mecânica corporal segura.

Posição do paciente e procedimento: em bipedestação com as costas na parede e a coluna mantida em posição neutra. Coloque uma toalha nas costas do paciente para que ele deslize com mais facilidade pela parede. O exercício é mais desafiador se uma bola grande for colocada entre a coluna

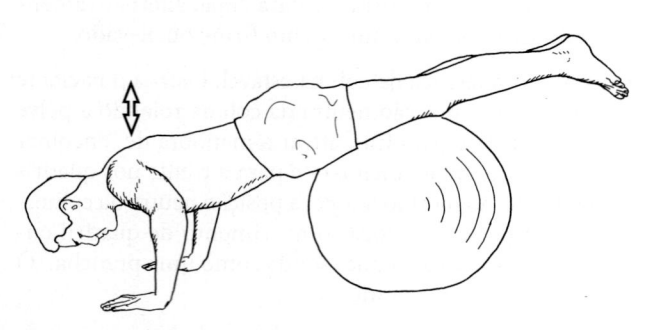

Figura 16.74 Atividades de flexão de braços com os membros inferiores equilibrados sobre uma bola grande, para fortalecimento dos braços e desenvolvimento de controle do tronco.

e a parede (Fig. 16.75). Faça o paciente deslizar a coluna na parede com um agachamento parcial e manter a posição para o fortalecimento isométrico dos músculos extensores de quadril e joelho ou mover-se para cima e para baixo para um fortalecimento concêntrico/excêntrico.

- Sobreponha movimentos de braço, como flexão/extensão alternada ou bilateral de ombro.
- Progrida com o fortalecimento, incorporando movimentos de uma perna com passos de marcha ou extensão alternada de joelho.
- Use pesos de mão para acrescentar resistência para o fortalecimento dos membros superiores e inferiores.

Avanços parciais, agachamentos parciais e exercícios com degraus

Avanços e agachamentos parciais estão descritos nos Capítulos 20 e 21. Eles são benéficos para o fortalecimento dos movimentos corporais totais na preparação para o aprendizado da mecânica corporal. Se necessário, comece fazendo o paciente se equilibrar segurando-se na beira da maca de tratamento ou outro objeto estável e, então, progredir para o equilíbrio com uma bengala (ver Fig. 20.32). Assim que for capaz de realizar múltiplas repetições sem segurar, acrescente pesos aos membros superiores como resistência.

- Acrescente movimentos de braço sincronizados com os movimentos de perna, como estender o braço para a frente e para baixo, de modo a desenvolver coordenação e controle.
- Progrida fazendo avanços sobre uma superfície instável e retornando à posição ereta.
- Acrescente atividades que envolvam subir e descer degraus, começando com um degrau baixo e progredindo com o aumento da altura.

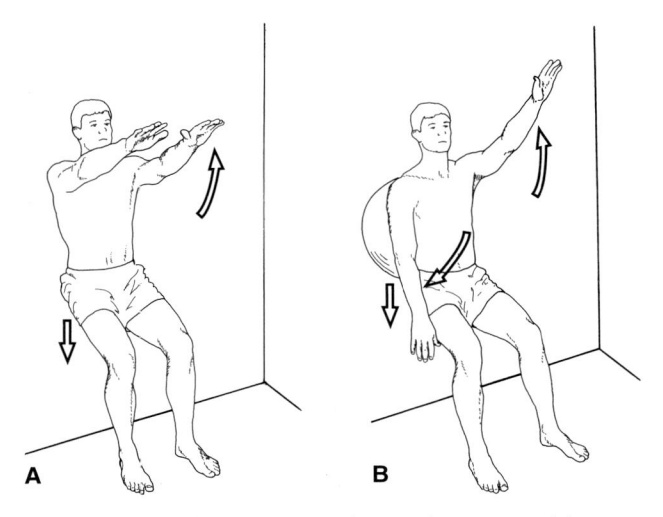

Figura 16.75 Deslizamentos na parede e agachamentos parciais para o desenvolvimento de força dos membros inferiores e a coordenação com a estabilidade do tronco em preparo para o treinamento da mecânica corporal. **(A)** Deslizamento das costas na parede com movimentos bilaterais de braço para acrescentar resistência. **(B)** Rolando uma bola grande parede abaixo, com movimento antagônico dos braços para desenvolver coordenação.

Marcha contra resistência

Prenda uma polia com pesos ou uma resistência elástica ao redor da pelve do paciente usando uma cinta ou faça o paciente segurar os cabos. O paciente deve caminhar para a frente, para trás ou na diagonal contra a força resistiva. A ênfase é dada para o controle da coluna (ver Fig. 23.34).

Avance fazendo o paciente empurrar e puxar objetos pesados, como um carrinho cheio ou uma caixa sobre a mesa. Enfatize a manutenção de uma posição estável da coluna enquanto os membros recebem a carga (ver Figs. 17.58, 18.21A, 23.18 e 23.36).

Exercícios de estabilização nas transições

Exercícios que causam movimentos em flexão e, em seguida, extensão (e vice-versa) da coluna desafiam o paciente para o controle da posição neutra da coluna. O paciente aprende a estabilizar a coluna contra movimentos alternados do tronco e dos membros.

Transferência de peso para a frente e para trás na posição de quatro apoios

Posição do paciente e procedimento: em quatro apoios. Faça o paciente balançar para trás de modo a apoiar as nádegas nos calcanhares, depois transferir o peso corporal para a frente sobre as mãos na posição de flexão de braço. O paciente concentra-se em controlar a pelve em posição neutra em vez de permitir a flexão completa da coluna quando transfere o peso para os calcanhares ou a extensão completa da coluna quando transfere o peso para as mãos.

Agachar e estender os braços

Posição do paciente e procedimento: comece em pé. Faça o paciente estender os braços para baixo enquanto se agacha parcialmente. A tendência é que a coluna flexione, portanto, faça o paciente concentrar-se em manter uma posição neutra da coluna com os músculos extensores da coluna. Então, o paciente se levanta e estende as mãos acima da cabeça. Isso faz que a coluna se estenda, portanto, faça o paciente concentrar-se no uso dos músculos flexores do tronco para estabilizar a coluna em posição neutra. Avance usando pesos nas mãos enquanto controla a postura neutra da coluna.

Transferir o peso e virar

Faça o paciente praticar a transferência de peso para a frente, para trás e lateralmente enquanto mantém a posição neutra da coluna e absorve as forças com os músculos de quadril e joelho. Ele deve praticar virar-se com pequenos passos e rodando os quadris, em vez de rodar a coluna. Instrua o paciente a imaginar duas barras rígidas conectando o ombro com o quadril de cada lado, não permitindo que ocorra torção da coluna. Embora ocorra algum movimento na coluna, a atividade ajuda o paciente a concentrar-se em uma coluna estável em vez de virar na amplitude completa. Avance usando pesos e fazendo o paciente pegar, levantar, virar e, em seguida, colocar o peso em um novo local.

MECÂNICA CORPORAL E ADAPTAÇÕES AMBIENTAIS

Princípios de mecânica corporal: instrução e treinamento

Para ensinar uma mecânica corporal segura é aconselhável não saturar o paciente com muitas instruções. A maioria das pessoas "sabe" que deve levantar objetos usando as pernas e não a coluna, porém tem uma técnica defeituosa. Inicie o treinamento sugerindo que o paciente encontre a posição neutra da sua coluna, realize a manobra de "encolher a barriga" e, então, faça o levantamento. Observe a técnica que ele usa e sugira modificações, se necessário. O agachamento frequentemente é ensinado como método preferido, contudo nem todos os pacientes serão capazes de agachar se tiverem certos comprometimentos, como dor ou fraqueza no joelho. Em algumas circunstâncias, uma pessoa pode ser mais estável fazendo um levantamento com uma perna à frente do que usando a técnica de agachamento.

Posição da região lombar da coluna vertebral

A posição da região lombar, seja esta fletida, estendida ou na amplitude média, levanta várias questões. Das três posturas, o levantamento com uma postura neutra da coluna proporciona maior estabilidade da coluna vertebral[27] e usa tanto o sistema ligamentar quanto o muscular para estabilização e controle.[77] Após uma lesão lombar, a postura preferida para os levantamentos pode precisar ser adaptada, dependendo do tipo de lesão e da resposta dos tecidos quando sobrecarregados.[77]

Flexão da coluna. Ao fazer um levantamento tendo a região lombar da coluna vertebral flexionada (inclinação pélvica posterior), o suporte da coluna é primariamente feito pelas estruturas inertes (ligamentos, fáscia lombodorsal, anel fibroso posterior e facetas); há pouca atividade muscular.

- A flexão ocorre quando alguém se inclina para a frente até o chão. Alguns têm sugerido que essa também pode ser a postura escolhida para um paciente que tenha lesionado os músculos da coluna porque os músculos ficam "quietos" quando a coluna está em flexão, considerando que os ligamentos proporcionam suporte.[77]
- O levantamento com a região lombar da coluna vertebral em flexão pode trazer alguns problemas. Quando se faz o levantamento lentamente com a coluna flexionada, a carga é mantida nos ligamentos e ocorre deformação dos tecidos inertes; isso aumenta a chance de lesão se o tecido já estiver enfraquecido. Além disso, com os músculos alongados e relaxados, estes podem ficar com uma relação comprimento-tensão desfavorável para responder rapidamente com força apropriada para resistir a mudan-

ças súbitas de carga. Há maior chance de distensão ligamentar quando uma pessoa faz um levantamento com a coluna flexionada.[77]

Extensão da coluna. Durante um levantamento com a região lombar da coluna vertebral estendida (lordótica), os músculos que apoiam a coluna ficam mais ativos do que quando estão flexionados, o que aumenta as forças compressivas sobre o disco. Além disso, as facetas são aproximadas (posição compactada). Essa postura alivia a sobrecarga nos ligamentos; porém, no caso de uma pessoa cujos músculos da coluna estejam em má condição e se fatiguem rapidamente, essa postura pode pôr em risco sua coluna ao fazer levantamentos repetitivos, já que os ligamentos não estão fornecendo suporte.[77]

Posição da carga

Reforce o conceito de levantar e carregar objetos o mais perto possível do centro de gravidade.

- Faça o paciente carregar os objetos perto de seu centro de gravidade e chame a atenção para a sensação de equilíbrio, de controle e de menor sobrecarga no pescoço e na coluna em comparação com a sensação ao carregar objetos em posições de maior esforço. Saliente que, ao fazer o levantamento, quanto mais próximo do centro de gravidade o objeto for mantido, menor será a sobrecarga nas estruturas de suporte.
- Faça o paciente transferir a carga de um lado para o outro e virar. Faça o paciente virar usando rotação de quadril e mínima rotação de tronco. A ação deve ser direcionada para as pernas enquanto a coluna é mantida estável.
- Simule a mecânica do local de trabalho do paciente e pratique uma mecânica segura.
- Ensinar o "levantamento do golfista" para apanhar objetos leves, como chaves, lápis e pequenos brinquedos. Isso é feito flexionando o tronco para a frente sobre um quadril enquanto o outro quadril se estende. Desse modo o paciente mantém a coluna em uma posição neutra e coloca a maior parte do trabalho sobre os membros inferiores.

Adaptações ambientais

A avaliação e modificação ergonômica da casa e do ambiente de trabalho são necessárias para corrigir sobrecargas, assim como prevenir a futura recorrência dos sintomas.

Considerações sobre casa, local de trabalho e carro

- As cadeiras e assentos dos carros devem ter apoio lombar para manter uma leve lordose. Se necessário, use um rolo de toalha ou almofada lombar.
- A altura da cadeira deve permitir que os joelhos flexionem para que os músculos posteriores da coxa não fiquem tensionados; as coxas devem ficar apoiadas no assento e os pés apoiados confortavelmente no solo.
- Devem ser usados apoios de braço caso seja necessário ficar sentado por tempo prolongado, reduzindo, assim,

a tensão nos ombros e na região cervical da coluna vertebral.

- A altura da escrivaninha ou mesa deve ser adequada para impedir que a pessoa se incline sobre o trabalho.
- Os hábitos de trabalhar e dirigir devem permitir mudanças frequentes de postura. Se for normalmente sedentário, o paciente deve levantar e caminhar de hora em hora.

Ambiente de dormir

- O colchão precisa prover um suporte firme para prevenir sobrecargas extremas. Se o colchão é mole demais, o paciente afunda e tensiona os ligamentos; se é duro demais, alguns pacientes podem não relaxar.
- Os travesseiros devem ser de altura e densidade confortáveis para promover o relaxamento, mas não devem colocar as articulações em posições extremas. Travesseiros de espuma de borracha tendem a causar aumento de tensão nos músculos em virtude da constante resistência que proporcionam.
- Se a pessoa deve dormir em decúbito ventral, lateral ou dorsal é algo que precisa ser analisado para cada paciente. Idealmente, uma postura confortável é aquela no meio da amplitude e que não sobrecarrega nenhuma estrutura de suporte. A dor que é sentida quando o paciente se levanta de manhã normalmente está relacionada à postura ao dormir; nesse caso, ouça atentamente a descrição das posturas do paciente ao dormir e veja se há uma relação com a dor. Com base nisso, tente modificar a posição de dormir. Lembre ao paciente que são necessárias várias semanas para modificar os hábitos.

TÉCNICAS DE EXERCÍCIOS INTERMEDIÁRIAS A AVANÇADAS PARA TREINAMENTO FUNCIONAL

À medida que o paciente aprende o controle da coluna vertebral enquanto faz os exercícios, as repetições são aumentadas para desenvolver resistência muscular à fadiga e acrescenta-se resistência para desenvolver força. Se coordenação, agilidade e equilíbrio forem necessários, isso será enfatizado. Nesse estágio considera-se que a pessoa já sabe as técnicas básicas de estabilização e está habitualmente assumindo a posição neutra da coluna e ativando a manobra de "encolher a barriga". Reforce a importância disso quando fizer os exercícios a seguir. Também se considera que o paciente deve ser capaz de controlar uma ADM da coluna vertebral maior sem apresentar sintomas. Adapte os exercícios para simular o retorno ao trabalho ou às atividades esportivas. Seguem alguns exemplos.

Levantamentos repetitivos

A habilidade de realizar levantamentos repetitivos durante um dia de trabalho é necessária em muitas profissões e pode resultar na recorrência dos sintomas. Para preparar para o retorno ao trabalho, aumente progressivamente as repetições das atividades de levantamento que o paciente precisa fazer, de modo a melhorar sua resistência muscular à fadiga. Marras e Granta[49] demonstraram que, ao fazer levantamentos repetitivos (por um período superior a 5 horas), as pessoas apresentavam uma mudança significativa no seu padrão de levantamento e nos padrões de recrutamento muscular, de modo que ocorria uma diminuição na estabilização da coluna (menor compressão) e um aumento no cisalhamento anterior/posterior na região lombar da coluna vertebral. Para reduzir o risco de recorrência de distúrbios lombares, o paciente precisa aprender a monitorar essas alterações e estar ciente de que deve corrigir os padrões defeituosos. Ajude o paciente a modificar e adaptar a mecânica corporal estável da coluna que foi iniciada nas técnicas básicas para simular o tipo de levantamento que ele fará em casa ou no trabalho. Inclua variações das tarefas de levantamento, de modo a prepará-lo para situações inesperadas.

Alcançar objetos repetitivamente

Alcançar objetos repetitivamente exige que o paciente aprenda a assumir uma passada confortável e, então, transferir seu peso para a frente e para trás sobre os membros inferiores, em vez de inclinar-se para a frente e para trás com a coluna. Os exercícios preparatórios devem incluir avanços parciais para a frente, para os lados e para trás. Durante a prática, faça o paciente usar um peso comparável ao das situações da vida real e fazer a ação repetitivamente, concentrando-se no controle da coluna e descansando apenas quando o controle não for mais possível.

Empurrar e puxar repetitivamente

Empurrar e puxar repetitivamente requer membros superiores fortes e uma coluna estável. As atividades preparatórias devem incluir empurrar e puxar uma resistência elástica ou polia colocada em alturas que simulem o ambiente de trabalho. Progrida para empurrar e puxar um carrinho carregado ou uma caixa pesada de um lado a outro em uma mesa. Reforce a importância de ativar os estabilizadores da coluna.

Rotação ou giro

Virar-se com uma carga é um componente da maioria das atividades de trabalho. Uma pessoa pode rodar a coluna para alcançar e colocar uma carga ao lado ou atrás. A rotação pode criar uma situação instável ou ser prejudicial para as estruturas da coluna vertebral. Portanto, é importante excluir a rotação do ato de virar. Faça o paciente "virar com a coluna estável", o que requer movimento e controle nos quadris, ou dar passos em direção à virada em vez de torcer e rodar a coluna.

Movimentos de transição

A maioria das atividades funcionais requer movimentos de transição, como estender a mão para baixo para pegar alguma coisa (flexão da coluna), depois estender a mão acima da cabeça para colocar o objeto em uma prateleira alta (extensão da coluna). Em atividades esportivas a atividade pode exigir que a pessoa se mova rapidamente de uma posição inclinada para a frente a uma posição estendida com os braços acima da cabeça (como no basquete ao driblar e depois arremessar). Prepare sequências de exercícios que simulem a velocidade e os movimentos do desfecho desejado; faça o paciente praticar mover-se nos padrões enquanto tenta manter o controle de sua posição e a amplitude funcional da coluna.

Transferência do treinamento

Idealmente, cada paciente avança ao longo da reabilitação até conseguir transferir as habilidades aprendidas para situações novas, porém intimamente relacionadas. Proporcione oportunidades variáveis de aprendizado, das mais simples às mais complexas, e ajude o paciente a analisar as adaptações bem-sucedidas em cada nova experiência (ver na Fig. 1.8 e texto relacionado no Cap. 1 para exemplos de como variar tarefas, de simples a complexas).

ORIENTAÇÃO PARA PREVENÇÃO

A orientação ocorre de forma contínua. Antes da alta, revise com o paciente as seguintes relações entre postura e dor:

- Ao sentir dor ou recorrência dos sintomas, verifique a postura. Evite qualquer postura por períodos prolongados. O paciente deve mudar de posição antes de sentir dor ou desconforto.
- Se forem necessárias posturas mantidas, faça pausas frequentes e realize exercícios de ADM apropriados pelo menos a cada meia hora. Termine todos os exercícios assumindo uma postura bem equilibrada.
- Evite hiperestender o pescoço ou ficar com uma postura de cabeça anteriorizada ou inclinada para a frente durante períodos prolongados. Encontre meios de modificar uma tarefa de modo a poder realizá-la no nível do olho ou com apoio lombar apropriado.
- Se estiver em uma situação que produz tensão, realize exercícios de relaxamento consciente.
- Use o bom senso e siga bons hábitos de segurança.
- Reveja o programa de exercícios domiciliares e explique como progredir de maneira segura e variar os exercícios para manter o interesse do paciente.
  - Ensine exercícios de flexibilidade, resistência muscular à fadiga e fortalecimento apropriados para o paciente manter a ADM, resistência e força muscular.
  - Aborde conceitos errados que o paciente possa ter sobre os exercícios e o tratamento da coluna.
  - Ensine ao paciente como progredir com segurança o programa de exercícios aeróbios. Reforce a importância de manter a resistência cardiopulmonar e seu efeito no tratamento dos sintomas.

ATIVIDADES DE APRENDIZADO INDEPENDENTE

Pensamento crítico e discussão

1. Observe uma dona de casa ou um trabalhador fazendo uma atividade que requeira empurrar, puxar, alcançar, levantar ou realizar outro padrão repetitivo. Analise quais movimentos componentes são parte do padrão total e decida se força, amplitude, resistência física, equilíbrio ou coordenação (ou uma combinação) são necessários nos membros superiores, inferiores e tronco. Decida o que é necessário para tornar a coluna segura enquanto faz essa atividade e elabore um programa de exercícios que englobe todos os componentes.
2. Vá até uma academia ou aula de ginástica e observe como as pessoas estão realizando os exercícios. Observe as atividades que causam sobrecarga à coluna. Como você modificaria cada exercício? Considere o uso seguro dos equipamentos, uma biomecânica segura e a instrução apropriada para os participantes. Você pode dizer qual o propósito de cada exercício (força, alongamento, resistência física, equilíbrio)? As instruções são dadas de forma apropriada para o nível dos participantes?
3. O que diz a legislação do seu país pertinente à execução de HVT por fisioterapeutas? Quais as situações nas quais você poderia fazer uma manipulação em vez de usar uma técnica HVT? Cite algumas situações nas quais você usaria uma técnica HVT em vez de uma técnica de manipulação.

Prática de laboratório

1. Com um parceiro de laboratório, pratique as técnicas de treinamento cinestésico e de ativação dos músculos segmentares profundos para as regiões cervical e lombar da coluna vertebral até que você se torne proficiente em sua realização e saiba identificar quando as técnicas estão sendo feitas corretamente. Em seguida, tente ensiná-las para um membro de sua família ou um amigo e veja se eles compreendem bem o que devem fazer.
2. Realize a progressão dos exercícios de estabilização da coluna descritos na seção de desempenho muscular. Comece no nível mais fácil e avance nos movimentos de perna e braço até que você sinta que está na sua resistência máxima para estabilização. Depois de descansar, cronometre 1 minuto, começando no nível mais difícil de movimento. A ideia é manter a coluna estável durante todo o minuto. Se você começar a sentir que está perdendo controle, diminua a quantidade de resistência nos membros (ou seja, mude do movimento com os dois membros em um padrão recíproco para o movimento de apenas um membro, enquanto o outro fica no solo). Isso também pode ser feito por 3 minutos. Você foi capaz de aceitar o desafio e ainda manter a coluna estável? Você sentiu seus músculos estabilizadores "trabalhando"?
3. Pratique fazer deslizamentos na parede, agachamentos parciais e avanços parciais com a coluna estável. Quando

você puder fazer o agachamento confortavelmente com a coluna estável, pratique levantar uma caixa do solo até a altura da mesa, depois do solo até a altura do ombro, colocando-a em uma prateleira a cada altura. Sinta o que está acontecendo à sua coluna. Então, repita as manobras com a coluna estável e veja se você pode controlar a posição da coluna com a manobra de "encolher a barriga". Quando você puder fazer o avanço confortavelmente, pratique levantar pequenos objetos do solo tendo uma perna à frente e a coluna estável. Finalmente, pratique levantar objetos do solo e virar (usando pernas e quadris para mudar a direção e não uma rotação da coluna) para colocar os objetos sobre uma mesa ou prateleira. Sinta o que acontece à coluna e repita as atividades com uma postura da coluna vertebral estável.

4. Reveja as indicações e contraindicações para manipulação da coluna vertebral. Pratique as manipulações cervicais com seu parceiro de laboratório, tanto em decúbito dorsal quanto ventral. Em que posição você tem melhor controle (paciente em decúbito dorsal ou ventral)?
5. Várias técnicas HVT foram discutidas neste capítulo. Quais são as contraindicações para HVT na coluna vertebral? Pratique três HVT para melhorar a flexão torácica. Como você modificaria a técnica se sua meta fosse melhorar a rotação para a esquerda?

Estudos de caso

Revise os casos descritos nos Capítulos 14 e 15 e modifique suas respostas com base nas informações que recebeu neste capítulo.

REFERÊNCIAS BIBLIOGRÁFICAS

1. Abdulwahab, SS: Treatment based on H-reflexes testing improves disability status in patients with cervical radiculopathy. Int J Rehabil Res 22(3): 207–214, 1999.
2. Aleksiev, AR: Ten-year follow-up of strengthening versus flexibility exercises with or without abdominal bracing in recurrent low back pain. Spine 39(13), 997–1003, 2014.
3. Alexander, KM, and LaPier, TL: Differences in static balance and weight distribution between normal subjects and subjects with chronic unilateral low back pain. J Orthop Sports Phys Ther 28(6):378–383, 1998.
4. American Physical Therapy Association: Position on thrust joint manipulation provided by physical therapists: White paper-manipulation. Available at http://www.apta.org/uploadedFiles/APTAorg/Advocacy/State/Issues/Manipulation/WhitePaperManipulation.pdf#search=%22http%2f%2fwww.apta.org%2fAM%2fTemplate.cfm%3fSection%ef%80%bdHome%22. Accessed September 30, 2015.
5. Andersson, EA, et al: Abdominal and hip flexor muscle activation during various training exercises. Eur J App Physiol 75:115–123, 1997.
6. Arokoski, JP, et al: Back and abdominal muscle function during stabilization exercises. Arch Phys Med Rehabil 82(8):1089–1098, 2001.
7. Bondi, BA, and Drinkwater-Kolk, M: Functional stabilization training. Workshop notes, Northeast Seminars, October 1992.
8. Bronfort, G, et al: Efficacy of spinal manipulation and mobilization for low back pain and neck pain: a systemic review and best evidence synthesis. Spine J 4:335–356, 2004.
9. Byström, MG, Rasmussen-Barr, E, and Grooten, WJ: Motor control exercises reduces pain and disability in chronic and recurrent low back pain: a meta-analysis. Spine 38(6):E350–358, 2013.
10. Cassella, MC, and Hall, JE: Current treatment approaches in the nonoperative and operative management of adolescent idiopathic scoliosis. Phys Ther 71:897–909, 1991.
11. Childs, JD, et al: A clinical prediction rule to identify patients with low back pain most likely to benefit from spinal manipulation: a validation study. Ann Intern Med 141(12):920–928, 2004.
12. Childs, JD, et al: Neck pain: clinical practice guidelines linked to the international classification of functioning, disability, and health from the Orthopaedic Section of the American Physical Therapy Association. J Orthop Sports Phys Ther 38(9):A1–A34, 2008
13. Chok, B, et al: Endurance training of the trunk extensor muscles in people with subacute low back pain. Phys Ther 79(11):1032–1042, 1999.
14. Cleland, JA, et al: The use of lumbar spine manipulation technique by physical therapists in patients who satisfy a clinical prediction rule: a case series. J Orthop Sports Phys Ther 36:209–214, 2006.
15. Czaprowski, D, et al: Abdominal muscle EMG-activity during bridge exercises on stable and unstable surfaces. Phys Ther Sport 15(3):162–168, 2014.
16. Danneels, LA, et al: The effects of three different training modalities on the cross-sectional area of the paravertebral muscles. Scand J Med Sci Sports 11:335–341, 2001.
17. Delitto, A, et al: Low back pain: clinical practice guidelines linked to the International Classification of Functioning, Disability, and Health from the orthopaedic section of the American Physical Therapy Association. J Orthop Sports Phys Ther 42(4):A1–A52, 2012.
18. De Ridder, E, et al: Posterior muscle chain activity during various extension exercises: an observational study. BMC Musculoskelet Disord 14:204, 2013.
19. Ekstrom, RA, Osborn, RW, and Haver, PL: Surface electromyographic analysis of the low back muscles during rehabilitation exercises. J Orthop Sports Phys Ther 38(12)736–745, 2008.
20. Escamilla, RF, et al: Core muscle activation during Swiss ball and traditional abdominal exercises. J Ortho Sports Phys Ther 40(5), 265–276, 2010.
21. Flynn, TM, Fritz, JM, and Wainner, RS: Spinal manipulation in physical therapist professional degree education: a model for teaching and inte- gration into clinical practice. J Orthop Sports Phys Ther 36(8):577–587, 2006.
22. Fortin, M, and Macedo, LG: Multifidus and paraspinal muscle group cross-sectional areas of patients with low back pain and control patients: a systematic review with a focus on blinding. Phys Ther 93(7):873–888, 2013.
23. Gilleard, WL, and Brown, JM: An electromyographic validation of an abdominal muscle test. Arch Phys Med Rehabil 75:1002–1007, 1994.
24. Granacher, U, et al: The importance of trunk muscle strength for balance, functional performance, and fall prevention in seniors: a systematic review. Sports Med 43:627–641, 2013.
25. Hagins, M, et al: Effects of practice on the ability to perform lumbar stabilization exercises. J Orthop Sports Phys Ther 29(9):546–555, 1999.

26. Hak, PT, Hodzovic, E, and Hickey, B: The nature and prevalence of injury during CrossFit training. J Strength Cond Res Nov 22, 2013.

27. Hart, DL, Stobbe, TJ, and Jaraiedi, M: Effect of lumbar posture on lifting. Spine 12(2):138–145, 1987.

28. Henry, SM, and Westervelt, KC: The use of real-time ultrasound feedback in teaching abdominal hollowing exercises to healthy subjects. J Orthop Sports Phys Ther 35(6):338–345, 2005.

29. Hicks, GE, et al: Trunk muscle composition as a predictor of reduced functional capacity in the health, aging and body composition: the moderating role of back pain. J Gerontol 60A(11):1420–1424, 2005.

30. Hides, JA, Jull, GA, and Richardson, CA: Long-term effects of specific stabilizing exercises for first-episode low back pain. Spine 26(11): E243–E248, 2001.

31. Hides, JA, Richardson, CA, and Gwendolen, AJ: Multifidus muscle recovery is not automatic after resolution of acute, first-episode low back pain. Spine 21(23):2763–2769, 1996.

32. Hides, JA, et al: Ultrasound imaging in rehabilitation. Aust J Physiother 41:187–193, 1995.

33. Hides, JA, Richardson, CA, and Jull, GA: Use of real-time ultrasound imaging for feedback in rehabilitation. Manual Ther 3:125–131, 1993.

34. Hodges, PW, and Richardson, CA: Transversus abdominis and the superficial abdominal muscles are controlled independently in a postural task. Neurosci Lett 265:91–94, 1999.

35. Hodges, PW, and Richardson, CA: Delayed postural contraction of transversus abdominis in low back pain associated with movement of the lower limb. J Spinal Disord 11(1):46–56, 1998.

36. Hodges, PW, and Richardson, CA: Contraction of the abdominal muscles associated with movement of the lower limb. Phys Ther 77(2):132–142, 1997.

37. Hodges, PW, and Richardson, CA: Feedforward contraction of transversus abdominis is not influenced by the direction of arm movement. Exp Brain Res 114:362–370, 1997.

38. Hodges, PW, Richardson, CA, and Jull, G: Evaluation of the relationship between laboratory and clinical tests of transversus abdominis function. Physiother Res Int 1(1):30–40, 1996.

39. Hubley-Kozey, CL, and Vezina, MJ: Muscle activation during exercises to improve trunk stability in men with low back pain. Arch Phys Med Rehabil 83:1100–1108, 2002.

40. Jull, G, et al: A randomized controlled trial of exercise and manipulative therapy for cervicogenic headache. Spine 27(17):1835–1843, 2002.

41. Jull, G, et al: Further clinical clarification of the muscle dysfunction in cervical headache. Cephalalgia 19:179–185, 1999.

42. Kendall, FP, et al: Muscles: Testing and Function, With Posture and Pain, ed. 5. Baltimore, MD: Lippincott Williams & Wilkins, 2005.

43. Kong, YS, Cho, YH, Park, and JW: Changes in the activities of the trunk muscles in different kinds of bridging exercises. Phys Ther Sci 25(12): 1609–1612, 2013.

44. Lee, FH, et al: Trunk muscle weakness as a risk factor for low back pain. Spine 24(1):54–57, 1999.

45. Lehman, GJ, and McGill, SM: Quantification of the differences in electromyographic activity magnitude between the upper and lower portions of the rectus abdominis muscle during selected trunk exercises. Phys Ther 81(5):1096–1101, 2001.

46. Lluch, E, et al: Effects of deep cervical flexor training on pressure pain thresholds over myofascial trigger points in patients with chronic neck pain. J Manip Phys Ther 36(9):604–611, 2013.

47. Lubell, A: Potentially dangerous exercises: are they harmful to all? Phys Sports Med 17:187–192, 1989.

48. Maeo, S, et al: Trunk muscle activities during abdominal bracing: comparison among muscles and exercises. J Sports Sci Med 12(3):467–474, 2013.

49. Marras, WS, and Granata, KP: Changes in trunk dynamics and spine loading during repeated trunk exertions. Spine 22(21):2564–2570, 1997.

50. McDonnell, KM, Sahrmann, SA, and Van Dillen, L: A specific exercise program and modification of postural alignment for treatment of cervicogenic headache: a case report. J Orthop Sports Phys Ther 35(1):3–15, 2005.

51. McGalliard, MK, et al: Changes in transversus abdominal thickness with use of the abdominal drawing in maneuver during a functional task. Phys Med and Rehab 2(3):187–194, 2010.

52. McGill, SM: Low back exercises: evidence for improving exercise regimens. Phys Ther 78(7):754–765, 1998.

53. McLean, SM, et al: A randomised controlled trial comparing graded exercise treatment and usual physiotherapy for patients with non-specific neck pain (the GET UP neck pain trial). Man Ther 18(3):199–205, 2013.

54. Mew, R: Comparison of changes in abdominal muscle thickness between standing and crook lying during active abdominal hollowing using ultrasound imaging. Man Ther 14(6):690–695, 2009.

55. Miura, T, et al: Individuals with chronic low back pain do not modulate the level of transversus abdominis muscle contraction across different postures. Man Ther 19(6):534–540, 2014.

56. Morgan, D: Concepts in functional training and postural stabilization for the low-back injured. Top Acute Care Trauma Rehabil 2:8–17, 1988.

57. Monticone, M, et al: Active self-correction and task-oriented exercises reduce spinal deformity and improve quality of life in subjects with adolescent idiopathic scoliosis. Results of a randomized controlled trial. Eur Spin J 23:1204–1214, 2014.

58. Negrini, S, et al: 2011 SOSORT Guidelines: orthopaedic and rehabilita- tion treatment of idiopathic scoliosis during growth. Scoliosis 7:3, 2102.

59. Ng, JK, and Richardson, CA: EMG study of erector spinae and multifidus in two isometric back extension exercises. Aust J Physiother 40:115–121, 1994.

60. O'Sullivan, PT, Twomey, L, and Allison, GT: Altered abdominal muscle recruitment in patients with chronic back pain following a specific exercise intervention. J Orthop Sports Phys Ther 27(2):114–124, 1998.

61. O'Sullivan, PT, et al: Altered patterns of abdominal muscle activation in patients with chronic low back pain. Aust Physiother 43(2):91–98, 1997.

62. Paris, SV: A history of manipulative therapy. JMMT 8(2):66–67, 2000.

63. Park, RJ, et al: Changes in regional activity of the psoas major and quadratus lumborum with voluntary trunk and hip tasks and different spinal curvatures in sitting. J Ortho Sport Phys Ther 43(2):74–82, 2013.

64. Reeve, A, and Dilley, A: Effects of posture on the thickness of transversus abdominis in pain-free subjects. Man Ther 14(6):679–684, 2009.

65. Richardson, C, Hodges, P, and Hides, J: Therapeutic Exercise for Lumbopelvic Stabilization: A Motor Control Approach for the Treatment and Prevention of Low Back Pain, ed. 2. Philadelphia: Churchill Livingstone, 2004.

66. Richardson, C, and Jull, G: A historical perspective on the development of clinical techniques to evaluate and treat the active stabilising system of the lumbar spine. Aust J Physiother Monogr 1:5–13, 1995.

67. Richardson, C, et al: Techniques for active lumbar stabilisation for spinal protection: a pilot study. Aust J Physiother 38:105, 1992.

68. Richardson, C, Toppenberg, R, and Jull, G: An initial evaluation of eight abdominal exercises for their ability to provide stabilisation for the lumbar spine. Aust J Physiother 36:6, 1990.

69. Robinson, R: The new back school prescription: stabilization training. Part I. Occup Med 7:17–31, 1992.

70. Saal, JA: The new back school prescription: stabilization training. Part II. Occup Med 7:33–42, 1992.

71. Saal, JA: Dynamic muscular stabilization in the nonoperative treatment of lumbar pain syndromes. Orthop Rev 19:691–700, 1990.

72. Saunders, HD, and Ryan, RS: Spinal traction. In Saunders, HD, and Ryan, RS (eds): Evaluation, Treatment and Prevention of Musculoskeletal Disorders, Vol 1. Spine, ed. 4. Chaska, MN: Saunders Group, 2004.

73. Scott, IR, Vaughan, ARS, and Hall, J: Swiss ball enhances lumbar multifidus activity in chronic low back pain. Phys Ther in Sport 16(1):40–44, 2015.

74. Smith, MM, et al: Crossfit-based high-intensity power training improves maximal aerobic fitness and body composition. J Strength Cond Res Nov;27(11):3159–3172, 2013.

75. Stevans, J, and Hall, KG: Motor skill acquisition strategies for rehabilitation of low back pain. J Orthop Sports Phys Ther 28(3):165–167, 1998.

76. Storheim, K, et al: Intra-tester reproducibility of pressure biofeedback in measurement of transversus abdominis function. Physiother Res Int 7(4): 239–249, 2002.

77. Sullivan, MS: Back support mechanisms during manual lifting. Phys Ther 69 38–45, 1989.

78. Takemasa, R, Yamamoto, H, and Tani, T: Trunk muscle strength in and effect of trunk muscle exercises for patients with chronic low back pain. Spine 20(23):2522–2530, 1995.

79. Teyhen, DS, et al: Changes in lateral abdominal muscle thickness during the abdominal drawing-in maneuver in those with lumbo-pelvic pain. J Orthop Sports Phys Ther 39(11):791–798, 2009.

80. Teyhen, DS, et al: The use of ultrasound imaging of the abdominal drawing-in maneuver in subjects with low back pain. J Orthop Sports Phys Ther 35(6):346–355, 2005.

81. Teyhen, DS, et al: Changes in deep abdominal muscle thickness during common trunk-strengthening exercises using ultrasound imaging. J Ortho Sports Phys Ther 38(10):596–605, 2008.

82. Tsao, H, and Hodges, PW: Immediate changes in feedforward postural adjustments following voluntary motor training. Exp Brain Res 181(4): 537–546, 2007.

83. Vera-Garcia, FJ, Grenier, SG, and McGill, SM: Abdominal muscle response during curl-ups on both stable and labile surfaces. Phys Ther 80(6): 564–569, 2000.

84. Wohlfahrt, D, Jull, G, and Richardson, C: The relationship between the dynamic and static function of abdominal muscles. Aust J Physiother 39:9–13, 1993.

Ombro e complexo do ombro

Carolyn Kisner, PT, MS

Lynn Colby, PT, MS

John D. Borstad, PT, PhD

■ **Estrutura e função do complexo do ombro** 593

ARTICULAÇÕES DO COMPLEXO DO OMBRO 593
Articulações sinoviais 593
Articulações funcionais 595
Estabilidade escapular 596

FUNÇÃO DO COMPLEXO DO OMBRO 597
Ritmo escapuloumeral 597
Elevação e rotação da clavícula durante o movimento umeral 597
Rotação lateral do úmero com elevação 598
Mecanismos dos músculos deltoide, manguito rotador curto e do supraespinal 598

DOR REFERIDA E LESÃO NERVOSA 598
Fontes comuns de dor referida na região do ombro 598
Distúrbios nervosos na região do complexo do ombro 598

■ **Tratamento de distúrbios do ombro e cirurgias** 598

HIPOMOBILIDADE ARTICULAR: TRATAMENTO CONSERVADOR 599
Articulação do ombro 599
Articulações acromioclavicular e esternoclavicular 605

CIRURGIA DA ARTICULAÇÃO DO OMBRO E TRATAMENTO PÓS-OPERATÓRIO 605
Artroplastia glenoumeral 605

SÍNDROMES DOLOROSAS DO OMBRO (DOENÇA DO MANGUITO ROTADOR E TENDINOPATIAS): TRATAMENTO CONSERVADOR 615
Patologias relacionadas e etiologia dos sintomas 615
Comprometimentos estruturais e funcionais comuns 618
Limitações comuns nas atividades e restrições à participação 619
Tratamento: síndromes dolorosas do ombro 620

SÍNDROMES DOLOROSAS DO OMBRO: CIRURGIA E TRATAMENTO PÓS-OPERATÓRIO 622
Descompressão subacromial e tratamento pós-operatório 622
Reparo do manguito rotador e tratamento pós-operatório 626

INSTABILIDADES DO OMBRO: TRATAMENTO CONSERVADOR 633
Patologias relacionadas e mecanismos de lesão 633
Redução fechada de luxação anterior 635
Redução fechada de luxação posterior 636

INSTABILIDADES DO OMBRO: CIRURGIA E TRATAMENTO PÓS-OPERATÓRIO 636
Procedimentos de estabilização da articulação do ombro e tratamento pós-operatório 636
Procedimentos de estabilização das articulações acromioclavicular e esternoclavicular e tratamento pós-operatório 644

■ **Intervenções com exercícios para o complexo do ombro** 645

TÉCNICAS DE EXERCÍCIOS DURANTE OS ESTÁGIOS AGUDO E SUBAGUDO INICIAL DE CICATRIZAÇÃO DOS TECIDOS 645
Mobilização precoce da articulação do ombro 645
Mobilização precoce da escápula 646
Controle neuromuscular inicial 647

TÉCNICAS DE EXERCÍCIOS PARA AUMENTAR A FLEXIBILIDADE E A AMPLITUDE DE MOVIMENTO 647
Técnicas de autoalongamento para aumentar a ADM do ombro 647
Exercícios manuais e de autoalongamento para músculos específicos 650

EXERCÍCIOS PARA DESENVOLVER E MELHORAR O DESEMPENHO MUSCULAR E O CONTROLE FUNCIONAL 653
Exercícios isométricos 654
Exercícios de estabilização 655
Exercícios dinâmicos de fortalecimento: músculos escapulares 658
Exercícios dinâmicos de fortalecimento: músculos glenoumerais 662
Progressão funcional para o complexo do ombro 666

ATIVIDADES DE APRENDIZADO INDEPENDENTE 668

A estrutura do complexo do ombro permite a mobilidade dos membros superiores. Como resultado, a mão pode ser colocada em quase todos os lugares dentro de uma esfera de movimento, sendo limitada principalmente pelo comprimento do braço e pelo espaço ocupado pelo corpo. A mecânica combinada das três articulações sinoviais e das duas articulações funcionais, juntamente com os inúmeros músculos que compreendem o complexo do ombro interagem para proporcionar e controlar a mobilidade. Ao estabelecer um programa de exercícios terapêuticos para tratar comprometimentos da função na região do ombro, como em qualquer outra região do corpo, as características anatômicas e cinesiológicas particulares precisam ser levadas em consideração, assim como o estado da patologia e as limitações funcionais impostas pelos comprometimentos.

Este capítulo está dividido em três seções principais. A primeira delas revisa brevemente a estrutura e a função do complexo do ombro. A segunda descreve distúrbios comuns do ombro e diretrizes para o tratamento conservador e pós-cirúrgico. Já a última descreve técnicas de exercícios em geral usadas para alcançar as metas de tratamento durante os estágios de cicatrização dos tecidos e as fases de reabilitação.

■ Estrutura e função do complexo do ombro

O complexo do ombro apresenta apenas uma inserção óssea no esqueleto axial (Fig. 17.1). A clavícula articula-se com o esterno por meio da pequena articulação esternoclavicular (EC), e essa reduzida área de contato articular é uma razão importante pela qual o membro superior pode ter uma mobilidade considerável. Contudo, a estabilidade fica prejudicada por esse arranjo articular, dependendo de um equilíbrio complexo entre os músculos escapulares e glenoumerais (GU) e as estruturas de tecidos moles das articulações do complexo do ombro.

ARTICULAÇÕES DO COMPLEXO DO OMBRO

O complexo do ombro é constituído por três articulações sinoviais (glenoumeral [GU] ou do ombro, acromioclavicular [AC] e esternoclavicular [EC]) e duas funcionais (escapulotorácica e supraumeral).

Articulações sinoviais

Articulação glenoumeral ou do ombro

A articulação glenoumeral (GU) ou do ombro é incongruente, tipo bola-e-soquete (esferoide), triaxial e com uma cápsula articular frouxa. É sustentada pelos tendões do manguito rotador e ligamentos GU (superior, médio, inferior) e coracoumerais (Fig. 17.2). A superfície óssea côncava, a cavidade glenoidal, está localizada na margem superolateral da escápula e está voltada sobretudo em uma direção lateral, um pouco anterior, e ligeiramente superior, o que proporciona mínima estabilidade à articulação. Um lábio fibrocartilaginoso, o lábio glenoidal, aprofunda a cavidade para maior congruência e estabilidade da articulação e serve como local de inserção para a cápsula. A superfície óssea convexa é a cabeça hemisférica do úmero. Apenas uma pequena parte da cabeça entra em contato com a cavidade de cada vez, permitindo um movimento umeral considerável, mas também com uma instabilidade potencial.[155]

Artrocinemática

De acordo com a teoria convexo-côncava de mobilidade articular (ver Cap. 5), com os movimentos do úmero (movimentos fisiológicos), a cabeça convexa rola na mesma direção e desliza na direção oposta dentro da cavidade glenoidal. A artrocinemática da articulação GU está resumida no Quadro 17.1.

Estabilidade

A estabilidade articular é dada por limitadores estáticos e dinâmicos (Tab. 17.1).[28,44,180,218,221] A relação estrutural da morfologia dos ossos, ligamentos e lábio glenoidal com as forças de adesão e coesão na articulação proporcionam estabilidade estática. Os tendões do manguito rotador se unem aos ligamentos e ao lábio glenoidal nos seus locais de inserção de modo que, ao se contraírem os músculos,

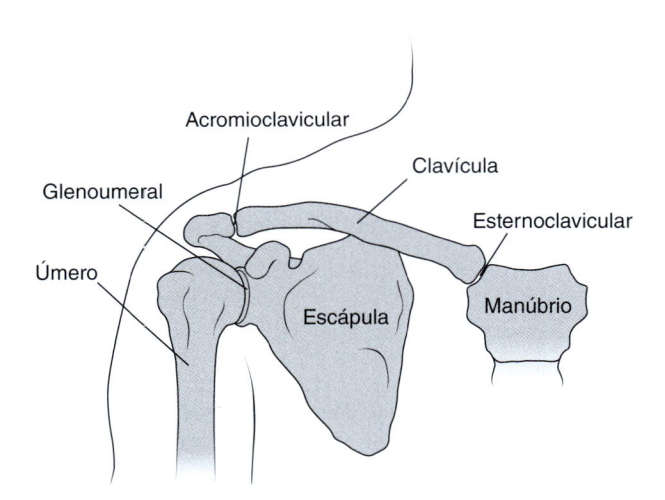

Figura 17.1   Ossos e articulações do complexo do ombro.

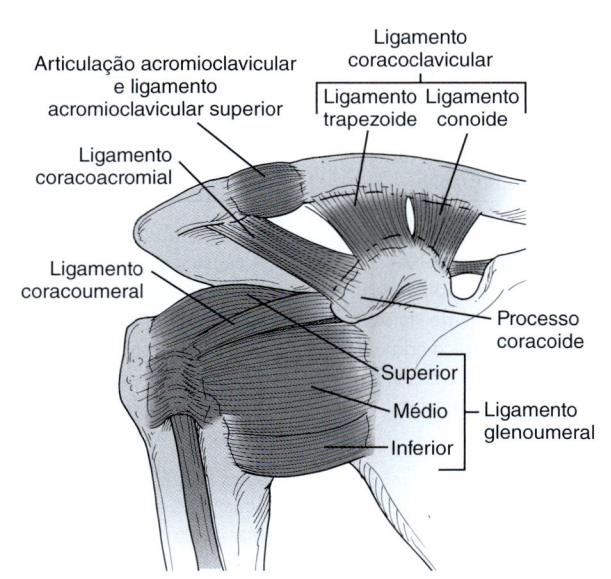

Figura 17.2   Ligamentos das articulações glenoumeral (GU) ou do ombro e acromioclavicular (AC).

QUADRO 17.1	Resumo da artrocinemática da articulação glenoumeral (GU) ou do ombro

Movimento fisiológico do úmero	Rolamento	Deslizamento
Flexão	Giro (mínimo rolamento e deslizamento)	
Adução horizontal	Anterior	Posterior
Rotação medial com 0° de abdução	Anterior	Posterior
Extensão	Giro (mínimo rolamento e deslizamento)	
Abdução horizontal	Posterior	Anterior
Rotação lateral com 0° de abdução	Posterior	Anterior
Abdução	Superior	Inferior

proporcionam estabilidade dinâmica pelo tensionamento dos limitadores estáticos (Fig. 17.3). A resposta coordenada dos músculos do manguito e a tensão nos ligamentos proporcionam graus variáveis de suporte, dependendo da posição e do movimento do úmero.[170,180,204] Além disso, a cabeça longa do músculo bíceps e a do músculo tríceps braquial reforçam a cápsula com suas inserções e proporcionam suporte articular superior e inferior ao ombro, respectivamente, quando atuam com os movimentos do cotovelo.[105] A cabeça longa do músculo bíceps, em particular, estabiliza contra a elevação do úmero[105] e contribui para a estabilidade anterior da articulação GU, resistindo às forças de torção quando o ombro é abduzido e girado lateralmente.[9,170] O controle neuromuscular, incluindo percepção de movimento e respostas motoras, é a base da coordenação dos limitadores dinâmicos.[218,221]

Articulação acromioclavicular

A articulação AC é triaxial plana, que pode ou não ter um disco. A cápsula fraca é reforçada pelos ligamentos AC superior e inferior (ver Fig. 17.2). A superfície óssea convexa é uma faceta na extremidade lateral da clavícula, e a superfície óssea côncava é uma faceta no acrômio da escápula.

Artrocinemática

Com os movimentos da escápula, a superfície côncava do acrômio desliza na mesma direção para a qual a escápula se move. Os movimentos que afetam essa articulação incluem a rotação superior da escápula (a escápula gira de modo que a cavidade glenoidal vira para cima), a rotação para baixo, movimento alar da borda vertebral (também chamado rotação medial/lateral) e inclinação do ângulo inferior.

TABELA 17.1	Estabilizadores estáticos e dinâmicos da escápula e da articulação glenoumeral ou do ombro	
Descrição	**Estabilizadores estáticos**	**Estabilizadores dinâmicos**
Escápula		
O peso do membro superior cria na escápula um momento de rotação para baixo e protração	■ Forças de coesão da bursa subescapular e ligamentos das articulações EC e AC ■ Fáscia escapulotorácica	A musculatura escapulotorácica, em especial a parte descendente, transversa e ascendente do trapézio, o serrátil anterior, o levantador da escápula e os romboides
Articulação do ombro		
Na posição pendente: quando a escápula está em alinhamento normal, o peso do braço cria um momento de translação inferior no úmero	■ A cápsula superior, o ligamento GU superior e o ligamento coracoumeral estão tensionados ■ As forças de adesão e coesão do líquido sinovial e a pressão articular negativa mantêm as superfícies unidas ■ Uma leve inclinação da glenoide e do lábio para cima aprofunda a cavidade e melhora a congruência; age como uma barreira inferior	Músculos do manguito rotador, deltoide, cabeça longa do bíceps braquial, peitoral maior, latíssimo do dorso e redondo maior
Quando o úmero está se elevando e a escápula está girando para cima	■ Tensão colocada nos limitadores estáticos pelo manguito rotador ■ Os ligamentos glenoumerais limitam as translações excessivas da cabeça do úmero	■ Músculos do manguito rotador e deltoide; a ação do cotovelo controla o suporte dos músculos biarticulares ■ A cabeça longa do músculo bíceps produz estabilização contra a elevação umeral

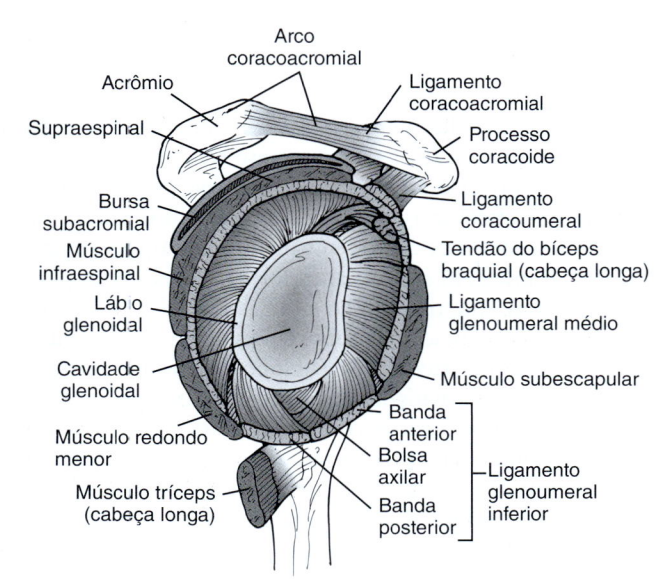

Figura 17.3 Face lateral da cavidade glenoidal (vista interior) mostrando as inserções do lábio glenoidal, da cápsula e dos ligamentos e sua relação com a musculatura do manguito rotador e da cabeça longa do músculo bíceps braquial.

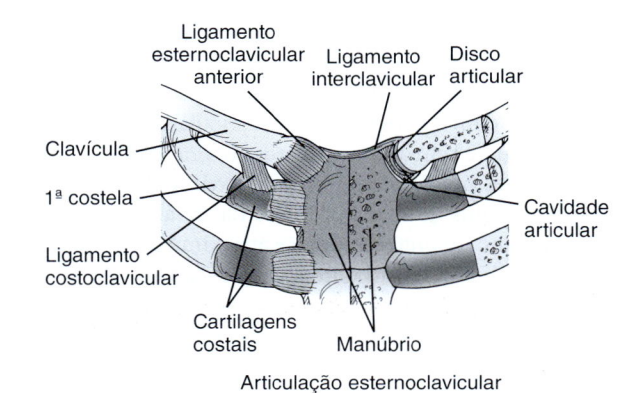

Figura 17.4 Ligamentos da articulação esternoclavicular (EC).

Estabilidade

Os ligamentos AC são suportados pelo forte ligamento coracoclavicular. Nenhum músculo cruza diretamente essa articulação para oferecer suporte dinâmico.

Articulação esternoclavicular

A articulação EC é incongruente, triaxial, selar, com um disco. Ela é sustentada pelos ligamentos EC anterior e posterior e pelos ligamentos interclavicular e costoclavicular (Fig. 17.4). A extremidade medial da clavícula é convexa de superior para inferior e côncava de anterior para posterior. O disco articular insere-se na extremidade superior. A porção superolateral do manúbrio com a primeira cartilagem costal é côncava de superior para inferior e convexa de anterior para posterior.

Artrocinemática

Os movimentos da clavícula ocorrem como resultado dos movimentos escapulares de elevação, depressão, protração (abdução) e retração (adução). A rotação da clavícula ocorre como um movimento acessório quando o úmero é elevado acima da posição horizontal e a escápula gira para cima; não pode ocorrer como um movimento voluntário isolado. A artrocinemática da articulação EC está resumida no Quadro 17.2.

Estabilidade

Os ligamentos que cruzam a articulação proporcionam estabilidade estática. Não há músculos cruzando a articulação para oferecer estabilidade dinâmica.[40]

QUADRO 17.2	Resumo da artrocinemática da articulação EC	
Movimento fisiológico da clavícula	**Rolamento**	**Deslizamento**
Protração	Anterior	Anterior
Retração	Posterior	Posterior
Elevação	Superior	Inferior
Depressão	Inferior	Superior

Articulações funcionais

Articulação escapulotorácica

Normalmente, há flexibilidade considerável nos tecidos moles, permitindo que a escápula deslize ao longo do tórax e participe de todos os movimentos dos membros superiores.

Movimentos da escápula

- *Elevação, depressão, protração e retração:* esses movimentos são vistos com os movimentos claviculares na articulação EC (Fig. 17.5A e B). A elevação e a depressão ocorrem no plano frontal, enquanto a escápula se move para cima e para baixo, respectivamente; a protração/retração ocorrem no plano transverso, enquanto a escápula se afasta ou se aproxima da coluna vertebral. Eles também são movimentos componentes quando o úmero se move.
- *Rotações superior e inferior:* esses movimentos são vistos com os movimentos claviculares na articulação EC e a rotação na articulação AC, e ocorrem concomitantemente, em vários planos, com os movimentos de úmero (Fig. 17.5C). A rotação superior, juntamente com a inclinação posterior e a rotação lateral da escápula, são movimentos componentes que ocorrem com a amplitude de movimento (ADM) completa de elevação do ombro (flexão,

abdução no plano escapular e abdução no plano frontal do úmero).[60,131]

- *Rotação medial e lateral e inclinação:* esses movimentos são vistos com o movimento na articulação AC concomitantemente com os movimentos do úmero (Fig. 17.5D). As rotações medial e lateral são movimentos no plano transverso nos quais a borda medial se afasta da caixa torácica (movimento alar) ou se aproxima dela, respectivamente. A inclinação anterior da escápula ocorre em conjunto com a rotação medial e a extensão do úmero quando a mão é colocada nas costas, enquanto a inclinação posterior ocorre durante a elevação do úmero.[64,133]

Estabilidade escapular

Relação postural. Na posição pendente, a escápula é estabilizada primariamente por meio de um equilíbrio de forças. O peso do braço cria, na escápula, um momento de rotação para baixo, protração e inclinação para a frente. Esses movimentos são equilibrados pelo suporte da parte descendente do músculo trapézio, serrátil anterior, romboides e parte transversa do trapézio.[116,181] (ver Tab. 17.1).

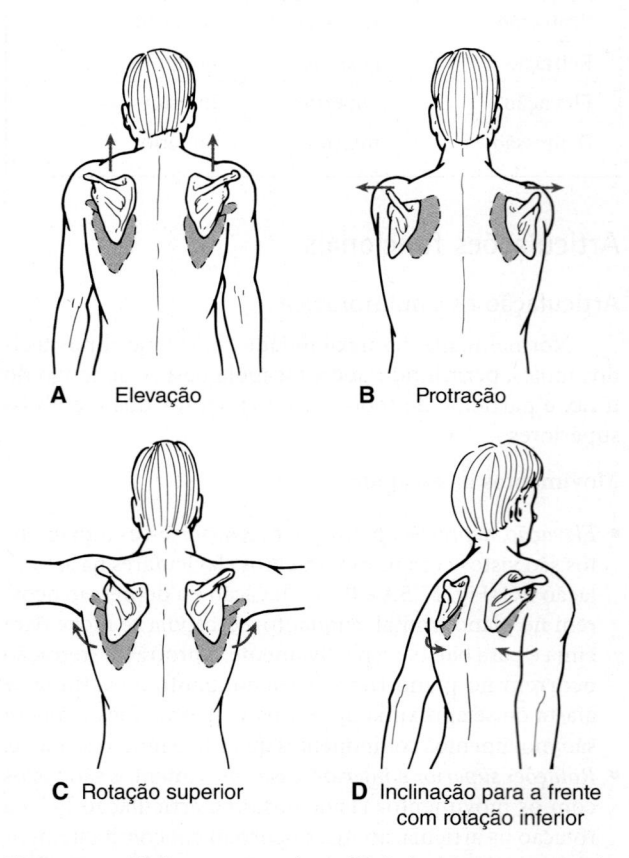

A Elevação

B Protração

C Rotação superior

D Inclinação para a frente com rotação inferior

Figura 17.5 Movimentos escapulares. **(A)** A elevação ocorre com o levantamento da clavícula na articulação EC quando os ombros são erguidos. **(B)** A protração (abdução) ocorre com a abdução clavicular na articulação EC quando o braço é estendido à frente. **(C)** A rotação superior ocorre com a rotação clavicular nas articulações EC e AC quando o ombro é flexionado e abduzido. **(D)** A inclinação para a frente (com a rotação para baixo) ocorre na articulação AC quando o ombro é estendido e girado medialmente.

Movimentos ativos do braço. Com os movimentos ativos do braço, os músculos da escápula funcionam em sincronia para estabilizar e controlar a posição dela, de modo que os músculos escapuloumerais possam manter uma relação comprimento-tensão efetiva enquanto trabalham para estabilizar e mover o úmero. Sem o controle de posição da escápula, a eficiência dos músculos umerais diminui. As partes descendente e ascendente do músculo trapézio, junto com o músculo serrátil anterior, gira a escápula para cima sempre que o braço se eleva, e o músculo serrátil anterior protrai a escápula sobre o tórax para alinhá-la durante a flexão ou atividades de empurrar. Durante a extensão do braço ou atividades de puxar, os músculos romboides atuam em sincronia com os músculos latíssimo do dorso, redondo maior e o manguito rotador para girar para baixo e retrair a escápula. Esses músculos estabilizadores também controlam de forma excêntrica a aceleração da rotação superior e protração da escápula.[157]

Má postura. Uma postura desleixada altera de forma significativa a cinemática escapular. Especificamente, sentar-se ou ficar em pé com um aumento da cifose torácica diminui a inclinação posterior e rotação lateral da escápula durante a elevação do braço.[60] Além disso, quando há má postura escapular, ocorrem desequilíbrios de comprimento e força muscular não só nos músculos escapulares, mas também nos umerais, alterando a mecânica da articulação GU. Uma inclinação da escápula para a frente (vista nas posturas de cabeça anteriorizada e aumento da cifose torácica) está associada com a diminuição da flexibilidade nos músculos peitoral menor, levantador das escápulas e escalenos, além da fraqueza nos músculos serrátil anterior ou trapézio. Essa postura escapular também altera a do úmero na cavidade glenoidal, que assume uma posição relativamente abduzida e girada medialmente com respeito à escápula (Fig. 17.6). Os rotadores internos GU podem se tornar menos flexíveis, e os rotadores externos podem enfraquecer, afetando a mecânica da articulação.

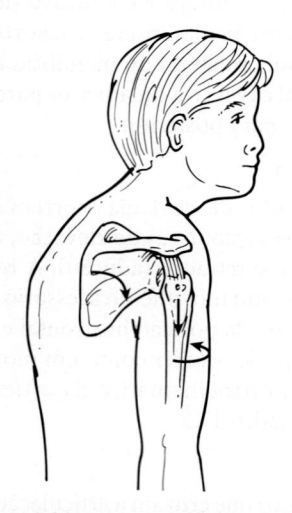

Figura 17.6 Postura defeituosa com a cabeça anteriorizada, cifose torácica e complexo do ombro mal posicionado resultam em inclinação para a frente e rotação da escápula para baixo, com relativa abdução e rotação medial do úmero quando o braço está em posição pendente.

Evidências em foco

Um estudo de Borstad e Ludewig,[15] observando o efeito do comprimento de repouso do peitoral menor na cinemática escapular de pessoas sem dor no ombro, documentou que pessoas com músculo peitoral menor encurtado (*n* = 25) tinham maior rotação medial escapular (protração) e menor inclinação posterior durante a elevação do braço em flexão, abdução e no plano escapular do que aquelas com músculo peitoral menor mais alongado (*n* = 25), dando, assim, evidências de alterações no comprimento do músculo peitoral menor e no movimento escapular. Em um estudo relacionado do mesmo autor,[16] encontrou-se uma correlação significativa entre os comprometimentos posturais de cifose torácica aumentada, rotação medial e inclinação para a frente da escápula, e uma diminuição no comprimento do músculo peitoral menor, dando apoio adicional à relação entre comprimento muscular e postura.

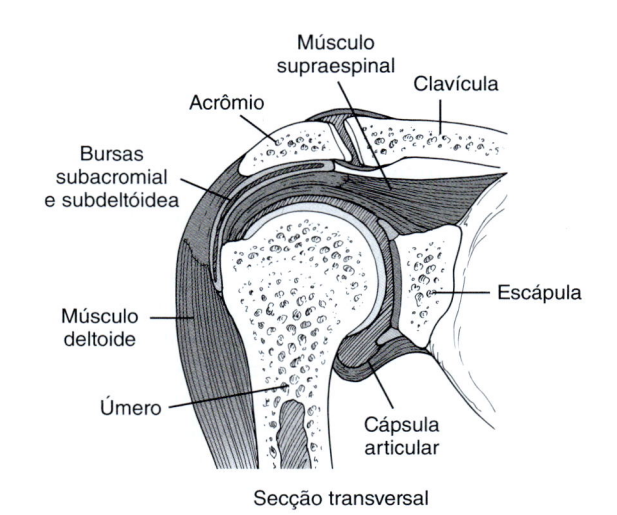

Figura 17.7   O músculo supraespinal e as bursas subacromial e subdeltóidea ficam no espaço supraumeral.

Espaço supraumeral (subacromial)

O arco coracoacromial, composto pelo acrômio e pelo ligamento coracoacromial, cobre as bursas subacromial e subdeltóidea, o tendão do músculo supraespinal e uma porção do músculo (Fig. 17.7).[116] Essas estruturas permitem a função normal do ombro e participam dela. O comprometimento desse espaço, em decorrência de uma função muscular inadequada, relações posturais e mecânica articular falhas, lesão de tecidos moles nessa região ou anomalias estruturais do acrômio, leva à síndrome do impacto.[15,101,109,114,130,233] Após uma laceração do manguito rotador, a bursa pode comunicar-se com a cavidade da articulação GU.[44]

FUNÇÃO DO COMPLEXO DO OMBRO

Ritmo escapuloumeral

O movimento da escápula, em sincronia com os movimentos do úmero, permite 150° a 180° de ADM do ombro em flexão ou abdução com elevação. A proporção tem uma variação considerável entre as pessoas, mas é comumente aceito que seja de 2:1 (2° de movimento GU para 1° de rotação escapular) ao final de uma elevação completa do braço. Durante o início (de 0° a 30° de abdução, 0° a 60° de flexão), o movimento ocorre principalmente na articulação GU, enquanto a escápula procura uma posição estável. No meio da ADM umeral, a escápula tem maior mobilidade, aproximando-se de uma proporção de 1:1 com o úmero; mais à frente na amplitude, a articulação GU novamente domina o movimento.[38,116,187]

- Os primeiros estudos analisavam apenas a rotação superior da escápula. As pesquisas tridimensionais mais recentes demonstraram que os movimentos escapulares componentes são rotação superior, inclinação posterior e rotação lateral da escápula durante a elevação comple-

ta do ombro (flexão, abdução no plano escapular e abdução no plano frontal do úmero).[101,131]
- Durante a elevação do úmero, o movimento sincronizado da escápula permite que os músculos que movem o úmero mantenham uma relação comprimento-tensão efetiva ao longo da atividade e ajuda a manter a congruência entre a cabeça do úmero e a cavidade enquanto diminui as forças de cisalhamento.[38,116,187]
- Os músculos que causam a rotação superior da escápula são as partes descendente e ascendente do trapézio e o serrátil anterior. A fraqueza ou paralisia completa desses músculos resulta em rotação da escápula para baixo quando os músculos deltoide e supraespinal se contraem ao ser tentada a abdução ou flexão. Esses dois músculos atingem a insuficiência ativa, e a elevação funcional do braço não pode ser conseguida, mesmo havendo ADM passiva e força normais nos músculos abdutores e flexores do ombro.[187]
- Durante a elevação do úmero, o músculo peitoral menor é alongado à medida que a escápula gira para cima, se retrai e inclina posteriormente. O movimento escapular restrito durante a elevação umeral, em decorrência de um músculo peitoral menor encurtado, resulta em padrões similares aos vistos em pacientes com sintomas de impacto e pode ser um fator de risco para o desenvolvimento da síndrome.[15]

Elevação e rotação da clavícula durante o movimento umeral

É normalmente aceito que os primeiros 30° de rotação superior da escápula ocorrem com a elevação da clavícula na articulação EC. Então, à medida que o ligamento coracoclavicular é tensionado, a clavícula gira de 38° a 55° em torno de seu eixo longitudinal, o que eleva sua extremidade acromial (pois esta tem a forma de manivela). Esse movimento permite que a escápula gire mais 30° na articulação

AC.[116] A perda de qualquer um desses componentes funcionais diminui a quantidade de rotação escapular e, assim, a ADM do membro superior.

Evidências em foco

Um estudo tridimensional[115] do movimento clavicular durante a flexão do úmero, a elevação do braço no plano escapular e a abdução até 115° usando sensores eletromagnéticos de superfície em 30 pessoas assintomáticas e nove pessoas com patologia do ombro documentou 11° a 15° de elevação clavicular, 15° a 29° de retração e 15° a 31° de rotação no eixo longo posterior, mostrando padrões similares, porém, amplitudes diferentes das dos estudos relatados previamente. As amplitudes de movimento clavicular acima de 115° não eram confiáveis em virtude do movimento da clavícula sob a pele.

Rotação lateral do úmero com elevação

Durante a elevação do braço, para o tubérculo maior do úmero deslocar o arco coracoacromial, o úmero precisa girar lateralmente. Músculos infraespinal e redondo menor fracos ou uma rotação lateral inadequada podem resultar em pinçamento dos tecidos moles no espaço supraumeral, causando dor, inflamação e, finalmente, perda de função.

Evidências em foco

Um estudo de elevação em flexão *in vivo*, no plano da escápula e em abdução, demonstrou cerca de 55° de rotação lateral em todos os planos.[189] Durante a abdução, a rotação lateral ocorreu em até 125°, seguida por alguma rotação medial; durante a flexão para a frente, a rotação lateral ocorreu até 50°, depois atingiu um platô. Por fim, a rotação lateral ocorreu novamente de 110° a 160°. Durante a elevação no plano escapular, a rotação lateral foi do início ao fim.

Mecanismos dos músculos deltoide, manguito rotador curto e supraespinal

Uma boa parte da força do músculo deltoide causa a translação do úmero para cima; se não houver oposição, isso leva à compressão dos tecidos moles no espaço supraumeral entre a cabeça do úmero e o arco coracoacromial.

- O efeito combinado dos músculos rotadores curtos (infraespinal, redondo menor, subescapular) causa compressão estabilizadora e translação para baixo do úmero na glenoide.
- As ações combinadas dos músculos deltoide e rotadores encurtados resultam em um equilíbrio de forças que eleva o úmero e controla sua cabeça.
- O músculo supraespinal tem um efeito estabilizador e compressivo significativo, além de um leve efeito de translação para cima sobre o úmero durante a elevação

do braço. Esse músculo funciona com o deltoide na elevação do úmero.
- A interrupção da função coordenada desses mecanismos pode levar a microtraumas nos tecidos e disfunção do complexo do ombro.

DOR REFERIDA E LESÃO NERVOSA

Para uma descrição detalhada dos padrões de dor referida, lesões de nervos periféricos no ombro, síndrome do desfiladeiro torácico (SDT) e síndrome da dor regional complexa e seu tratamento, ver Capítulo 13.

Fontes comuns de dor referida na região do ombro

Região cervical da coluna vertebral
- Articulações vertebrais entre C3 e C4 ou entre C4 e C5.
- Raízes nervosas de C4 ou C5.

Dor referida proveniente de tecidos relacionados
- O dermátomo C4 fica sobre o músculo trapézio na ponta do ombro.
- O dermátomo C5 fica na região dos músculos deltoide e lateral do braço.
- Músculo diafragma: dor percebida na parte descendente do músculo trapézio.
- Coração: dor percebida na axila e na região peitoral esquerda.
- Vesícula biliar: dor percebida na ponta do ombro e na região escapular posterior.

Distúrbios nervosos na região do complexo do ombro

Plexo braquial na síndrome do desfiladeiro torácico. Locais comuns para compressão são o triângulo do escaleno, o espaço costoclavicular e sob o processo coracoide, e o músculo peitoral menor.[104]

Nervo supraescapular na incisura supraescapular. Essa lesão ocorre em virtude de uma compressão direta ou distensão do nervo, como ao carregar uma mochila escolar pesada sobre os ombros.

Nervo radial na axila. A compressão ocorre em decorrência de pressão contínua, como ao apoiar-se em muletas axilares.

■ Tratamento de distúrbios do ombro e cirurgias

Para tomar decisões clínicas sadias ao tratar pacientes com distúrbios do ombro, é necessário compreender as várias patologias, procedimentos cirúrgicos e precauções associadas, e identificar comprometimentos, limitações funcionais e possíveis incapacidades que se apresentam. Nesta seção, estão apresentadas patologias comuns e cirurgias. O tratamento conservador e pós-operatório dessas condições está descrito nesta seção.

HIPOMOBILIDADE ARTICULAR: TRATAMENTO CONSERVADOR

Articulação do ombro

Podem ocorrer restrições de mobilidade na articulação GU decorrentes de patologias como artrite reumatoide (AR) ou osteoartrite (OA), em virtude de imobilização prolongada; ou por causas desconhecidas (ombro congelado idiopático). Podem também estar presentes comprometimentos associados no desempenho muscular e na mobilidade do tecido conjuntivo da região cervical e do complexo do ombro.

Patologias relacionadas e etiologia dos sintomas

AR e OA (artrite degenerativa). Esses distúrbios seguem o quadro clínico descrito no Capítulo 11.

Artrite traumática. Esse distúrbio ocorre em resposta a uma queda ou golpe forte no ombro.

Artrite pós-imobilização ou ombro rígido. Esse distúrbio ocorre como resultado da falta de movimento ou de efeitos secundários em virtude de condições como doença cardíaca, AVC ou diabetes melito.

Ombro congelado idiopático. Esse distúrbio, que também é chamado de capsulite adesiva ou periartrite, é caracterizado pelo desenvolvimento de aderências densas, espessamento e restrições capsulares, especialmente nas pregas pendentes da cápsula, em vez de alterações artríticas na cartilagem e no osso como se vê na AR ou na OA. O surgimento é insidioso e em geral ocorre entre os 40 e os 65 anos; não há uma causa conhecida (ombro congelado primário), embora problemas já mencionados, em que ocorre um período de dor e/ou restrição de mobilidade, como em AR, OA, trauma ou imobilização, possam levar a um ombro congelado (ombro congelado secundário). No ombro congelado primário, a patogênese pode ser uma inflamação crônica provocadora no tecido musculotendíneo ou sinovial, como o manguito rotador, o tendão bicipital ou a cápsula articular.[40,70,100,145,148] Pacientes com diabetes melito e doença da tireoide se encontram em maior risco de sofrer o distúrbio.[97]

Sinais clínicos e sintomas

Artrite da articulação GU. As características a seguir estão tipicamente associadas com os vários tipos de artrite da articulação GU, que levam à hipomobilidade.

- *Fase aguda.* Dor e defesa muscular limitam a mobilidade, em geral a rotação lateral e a abdução. A dor frequentemente é experimentada irradiando-se abaixo do cotovelo e pode perturbar o sono. O edema articular não é detectado em virtude da profundidade da cápsula GU, embora a sensibilidade possa ser percebida pela palpação do fórnix imediatamente abaixo da margem do processo acromial, entre as inserções das partes espinal e acromial do músculo deltoide.

- *Fase subaguda.* Frequentemente, a retração capsular, consistente com um padrão capsular (a rotação lateral e a abdução são as mais limitadas; a rotação medial e a flexão, as menos limitadas) começa a se desenvolver. O paciente pode sentir dor à medida que se aproxima do final da amplitude limitada. O teste de mobilidade acessória passiva revela uma diminuição na mobilidade intra-articular. Quando o paciente pode ser tratado à medida que a condição aguda começa a ceder, aumentando gradualmente a mobilidade de ombro e a atividade, em geral a complicação de contraturas articulares e de tecidos moles pode ser minimizada.[139,145]

- *Fase crônica.* A restrição progressiva da cápsula da articulação GU amplifica os sinais de mobilidade limitada em um padrão capsular com diminuição da mobilidade intra-articular. Há perda significativa da função com inabilidade de colocar as mãos acima da cabeça, para os lados ou nas costas. A dor normalmente é localizada na região deltóidea.

Ombro congelado idiopático. Essa entidade clínica progride ao longo de uma série de quatro estágios, seguindo um padrão clássico.[40,70,100,144,145,148]

- **Estágio 1.** Caracterizado pelo surgimento gradual da dor, que aumenta com o movimento e está presente à noite. É comum a perda do movimento de rotação lateral, com força intacta no manguito rotador. Esse estágio em geral dura menos de 3 meses.

- **Estágio 2** (Geralmente chamado de *estágio de "congelamento"*). Caracterizado por dor persistente e mais intensa, mesmo em repouso. Limitação de movimentos em todas as direções, que não pode ser completamente restaurada com injeção intra-articular. Esse estágio dura muitas vezes entre 3 e 9 meses.

- **Estágio 3** (*estágio "congelado"*). Caracterizado por dor apenas durante os movimentos, presença de aderências significativas e movimentos GU limitados. Os movimentos escapulotorácicos excessivos constituem uma compensação típica. Pode ser observada atrofia dos músculos deltoide, manguito rotador, bíceps e tríceps braquial. Depois de seu início, esse estágio dura de 9 a 15 meses.

- **Estágio 4** (*estágio de "descongelamento"*). Caracterizado por mínima dor, sem sinovite, porém com restrições capsulares significativas em virtude das aderências. A mobilidade pode melhorar de forma gradual durante esse estágio. Depois de seu início, ele dura de 15 a 24 meses, embora alguns pacientes nunca recuperem a ADM normal.

Algumas referências indicam que ocorre recuperação espontânea após, em média, dois anos a partir do início do problema,[70] embora outros tenham relatado limitações em longo prazo sem recuperação espontânea.[173] Uma terapia inapropriadamente agressiva no momento errado pode prolongar os sintomas.[13] As diretrizes de tratamento são progredidas com base na sequência dos estágios[100] e são as mesmas usadas para as patologias articulares agudas (proteção máxima durante os estágios 1 e 2), subagudas (movimento controlado durante o estágio 3) e crônicas (retorno à função durante o estágio 4), descritas nesta seção.

Comprometimentos estruturais e funcionais comuns

- Dor noturna e sono conturbado durante as crises agudas.
- Dor no movimento e, com frequência, durante o repouso nas crises agudas.
- Mobilidade: mobilidade intra-articular e ADM diminuídas, geralmente limitações na rotação lateral e abdução com alguma limitação na rotação medial e na flexão.
- Postura: possíveis compensações posturais inadequadas, com escápula protraída e inclinada anteriormente, ombros curvos, ou proteção do ombro dolorido em uma posição de elevação escapular e adução do braço.
- Diminuição do balanço do braço durante a marcha.
- Desempenho muscular: fraqueza muscular geral e pouca resistência à fadiga nos músculos GU com o uso excessivo dos músculos escapulares, levando à dor nos músculos trapézio, levantador da escápula e cervicais posteriores.
- Aumento da mobilidade escapulotorácica durante os movimentos do braço, para compensar a mobilidade GU limitada.

Limitações comuns nas atividades e restrições à participação

- Inabilidade para colocar as mãos acima ou atrás da cabeça, lateralmente e nas costas; desse modo, há dificuldade para vestir-se (colocar uma jaqueta ou casaco ou, no caso das mulheres, fechar o sutiã nas costas), colocar a mão no bolso traseiro da calça (para pegar a carteira), colocar as mãos para fora da janela do carro (para pegar um cartão de estacionamento), cuidados pessoais (como pentear o cabelo, escovar os dentes, lavar o rosto) e levar os talheres à boca.
- Dificuldade para levantar objetos pesados acima do nível dos ombros.
- Habilidade limitada para manter atividades repetitivas.

Hipomobilidade da articulação GU: tratamento – fase de proteção

Ver Diretrizes gerais para tratamento quando os sintomas são agudos no Capítulo 10 e no Quadro 10.1.

Orientar o paciente

- Informar o paciente sobre o que esperar em relação aos estágios de recuperação.
- Instruir o paciente em relação a movimentos seguros e modificações nas atividades que minimizem o estresse nas articulações.

Controle da dor, edema e defesa muscular

- A articulação pode ser imobilizada com uma tipoia para prover repouso e minimizar a dor.
- Períodos intermitentes de movimento passivo ou assistido dentro da ADM indolor/protegida e técnicas articulares oscilatórias suaves são iniciadas assim que o paciente tolerar o movimento, de modo a minimizar a formação de aderências.
- A mobilização suave dos tecidos moles dos músculos cervicais e periescapulares pode melhorar o conforto do paciente e minimizar a defesa muscular, assim como exercícios de ADM cervical e/ou mobilizações intervertebrais cervicais grau I ou II passivas.

Manutenção da integridade e da mobilidade dos tecidos moles

Precaução: se ocorrer aumento da dor ou irritabilidade na articulação após o uso das técnicas a seguir, a dosagem foi forte demais ou as técnicas deveriam ser modificadas diminuindo-se a amplitude de movimento passiva ou protelando os deslizamentos articulares.

Contraindicação: se houver restrições mecânicas causando limitação de movimento, o alongamento apropriado do tecido somente poderá ser iniciado *depois* que a inflamação ceder.

- *ADM passiva (ADMP)* em todas as faixas de movimento indolor (ver Cap. 3). À medida que a dor diminui, o paciente avança para ADM ativa, com ou sem assistência, usando atividades como fazer rolar uma pequena bola ou escorregar um pano sobre uma mesa com tampo liso. Podem ser fornecidos movimentos planares, multiplanares e circulares com a meta de mobilizar o ombro até o limite de seus movimentos disponíveis. É preciso certificar-se de que o paciente aprendeu a mecânica correta e evitar padrões incorretos, como elevação escapular ou postura curvada.
- *Tração articular passiva e deslizamentos, graus I e II,* com a articulação colocada em uma posição indolor (ver Cap. 5).
- *Os exercícios pendulares (de Codman)* são técnicas que usam os efeitos da gravidade para separar o úmero da cavidade glenoidal.[28,31] Elas ajudam a aliviar a dor por meio de tração suave e movimentos oscilatórios (grau II) e causam a mobilização precoce de estruturas articulares e líquido sinovial. Nenhum peso é usado durante essa fase do tratamento (ver Fig. 17.22).

Recomendação clínica

Muitos pacientes fazem os exercícios pendulares de maneira incorreta ao utilizar os músculos GU para iniciar o movimento dos ombros e ao realizar movimentos amplos. A técnica precisa ser ensinada de modo que sejam feitos movimentos pendulares pequenos e suaves, iniciados com o balanço do corpo, enquanto os músculos do ombro permanecem relaxados.[113]

■ *Contrações isométricas intermitentes suaves* para todos os grupos musculares do ombro e regiões adjacentes, incluindo os músculos cervicais e do cotovelo – em razão de sua íntima associação com o complexo do ombro. São dadas instruções para que o paciente contraia suavemente um grupo de músculos enquanto é aplicada uma leve resistência manual – suficiente apenas para estimular a contração muscular. Isso não deve provocar dor. A ênfase é na contração e no relaxamento rítmico dos músculos para ajudar a estimular o fluxo sanguíneo e prevenir a estase circulatória.

Manutenção da integridade e da função das áreas associadas

■ A síndrome da dor regional complexa tipo I é uma complicação potencial após lesão ou imobilidade do ombro. Portanto, podem ser dados à mão exercícios adicionais, como fazer o paciente apertar repetidamente uma bolinha ou outro objeto macio.
■ O paciente é instruído sobre a importância de manter as articulações distais ao complexo do ombro o mais ativas e móveis possível. Ele, ou um membro de sua família, é orientado a realizar exercícios de ADM do cotovelo, antebraço, punho e dedos várias vezes por dia enquanto o ombro estiver imobilizado. Se for tolerada, a ADM ativa ou resistida suave é preferível à ADM passiva por ter um maior efeito na circulação e na integridade muscular.
■ Se for observado edema na mão, instruir o paciente a elevá-la, sempre que possível, acima do nível do coração.
■ Devem também ser considerados exercícios de ADM da região cervical (ativos e/ou passivos), mobilizações das articulações intervertebrais e mobilização dos tecidos moles.

Recomendação clínica

Em condições em que potencialmente o estágio agudo/inflamatório será prolongado, como na AR e durante os estágios I e II do ombro congelado idiopático, é fundamental ensinar ao paciente exercícios ativoassistidos para manter a integridade muscular e articular e o máximo possível de mobilidade sem exacerbar os sintomas.

Hipomobilidade da articulação GU: tratamento – fase de movimento controlado

Quando os sintomas forem subagudos, seguir as diretrizes descritas no Capítulo 10, Quadro 10.2, enfatizando mobilidade articular, controle neuromuscular e instruções para os cuidados pessoais do paciente.

Controle da dor, edema e derrame articular

■ *Atividades funcionais.* É importante monitorar cuidadosamente as atividades. Se a articulação foi imobilizada, a quantidade de tempo que o ombro ficará livre para mover-se a cada dia será aumentada progressivamente.
■ *ADM.* Os movimentos das articulações GU e escapulares são progredidos até o ponto de início da dor. O paciente

é instruído a usar técnicas de ADM autoassistidas, como exercícios com bastão e de deslizar a mão sobre uma mesa.

Precaução: quando ocorre aumento da dor ou diminuição da mobilidade após essas técnicas, a atividade pode ser intensa demais ou o paciente pode estar usando uma mecânica incorreta. É recomendável reavaliar a técnica e modificá-la, restringindo a articulação a uma ADM mais segura, corrigindo movimentos falhos ou alterando a intensidade, frequência e/ou duração da técnica.

Aumento progressivo da mobilidade da articulação e dos tecidos moles

■ *Técnicas de mobilização articular passiva.* Grau III mantido ou graus III e IV oscilatórios que focam o tecido capsular restrito no final da ADM disponível são usados para aumentar a mobilidade da cápsula articular[94,207] (ver Figs. 5.15 a 5.20 no Cap. 5 e o Quadro 17.1). As técnicas aplicadas no final da amplitude incluem girar o úmero e, então, aplicar uma tração grau III ou um deslizamento grau III para alongar o tecido capsular restrito ou as aderências (ver Figs. 5.17, 5.21 e 17.20).
– Usar uma tração grau I em todas as técnicas de deslizamento. Se a articulação estiver altamente irritável e o deslizamento na direção da restrição não for tolerado, deslizar na direção oposta. À medida que a dor e a irritabilidade diminuírem, começar a deslizar na direção da restrição.[94]

Evidências em foco

As evidências apoiando as técnicas de mobilização articular são limitadas. Uma pesquisa com delineamento de estudo de caso em vários indivíduos, analisando sete pessoas com capsulite adesiva da articulação GU (duração média da doença de 8,4 meses, variação de 3-12 meses) tratadas com técnicas de mobilização no final da amplitude duas vezes por semana durante três meses, mostrou aumento da amplitude ativa e passiva e da capacidade da cápsula articular no final do tratamento e no acompanhamento após nove meses. Não foram usados grupos de controle; portanto, o curso natural da doença não pode ser excluído como explicação para a melhora.[207]

Um estudo com acompanhamento feito pelo mesmo autor designou aleatoriamente 100 pessoas com capsulite adesiva no estágio II para um grupo a receber técnicas de mobilização com graus elevados (alongamento no final da amplitude usando Maitland grau III ou IV) ou para um grupo a receber técnicas de mobilização com graus baixos (Maitland grau I ou II). Após três meses de tratamento, os dois grupos mostraram melhora clinicamente significativa, com aquele que recebeu as técnicas de mobilização com graus elevados apresentando melhora mais acentuada do que o outro com mobilização em graus menores. Como não houve grupo de controle, a progressão natural não pode ser excluída.[208]

Um estudo explorando o efeito da direção da mobilização articular demonstrou que, para aumentar a ADM de rotação lateral da articulação GU, um deslizamento posterior era mais eficaz do que um anterior. Pacientes com capsulite adesiva primária estágios II a IV receberam separação e também mobilizações de tração grau III sustentadas, mantidas por pelo menos 1 minuto, com duração do tratamento de 15 minutos, por seis sessões. As mobilizações anteriores eram progredidas colocando o úmero na amplitude final de flexão e de rotação lateral. No final da sexta visita, os participantes no grupo de mobilização anterior ($n = 10$) tinham um aumento na ADM de rotação lateral de 3°, enquanto aqueles no grupo de mobilização posterior ($n = 8$) tiveram um aumento de 31,3°, uma diferença estatisticamente significativa.[93]

Precaução: monitorar cuidadosamente a reação articular aos alongamentos de mobilização; se a irritabilidade aumentar, não deverão ser empregadas técnicas grau III ou IV até o estágio crônico de cicatrização.

- *Técnicas de automobilização.* As técnicas de automobilização a seguir podem ser usadas em um programa domiciliar.
  - DESLIZAMENTO CAUDAL. *Posição do paciente e procedimento:* sentado sobre uma superfície firme e com os dedos segurando embaixo da beirada do assento. O paciente inclina o tronco para o lado oposto ao do braço estabilizado (Fig. 17.8).
  - DESLIZAMENTO ANTERIOR. *Posição do paciente e procedimento:* sentado com os dois braços atrás do corpo ou em decúbito dorsal, apoiado em uma superfície sólida. O paciente sustenta o peso do corpo entre os braços (Fig. 17.9).
  - DESLIZAMENTO POSTERIOR. *Posição do paciente e procedimento:* decúbito ventral, apoiado nos dois cotovelos. O peso do corpo é transferido para baixo entre os braços (Fig. 17.10).
- *Alongamento manual.* As técnicas de alongamento manual são usadas para aumentar a mobilidade nos músculos e nos tecidos conjuntivos relacionados encurtados.
- *Exercícios de autoalongamento.* À medida que a reação articular se torna previsível e o paciente começa a tolerar o alongamento, são ensinadas as técnicas de autoalongamento (ver Figs. 17.24 a 17.29 na seção de exercícios).

Inibição do espasmo muscular e correção da mecânica incorreta

O espasmo muscular pode levar a um mecanismo defeituoso do músculo deltoide-manguito rotador e do ritmo escapuloumeral alterado quando o paciente tenta a elevação do braço (Fig. 17.11). A maior ativação relativa do deltoide pode resultar em uma translação da cabeça do úmero e em toque do tubérculo maior no arco coracoacromial, tornando difícil e/ou doloroso elevar o braço. Nesse caso, é necessária a reposição da cabeça do úmero com um deslizamento caudal antes de continuar com qualquer outra forma de exercício no ombro. O paciente também precisa aprender a evitar "erguer o ombro" quando está em repouso ou quan-

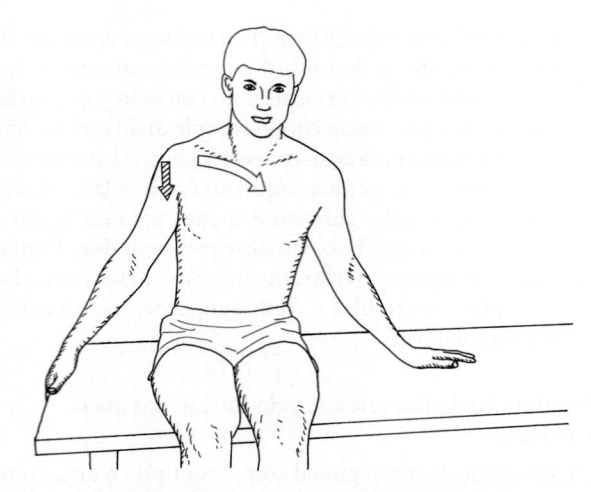

Figura 17.8 Automobilização. O deslizamento caudal do úmero ocorre à medida que a pessoa se inclina para o lado oposto ao do braço fixado.

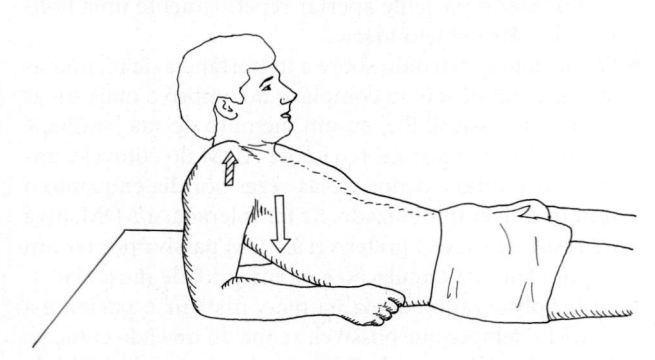

Figura 17.9 Automobilização. O deslizamento anterior do úmero ocorre à medida que a pessoa fica apoiada entre os braços fixos.

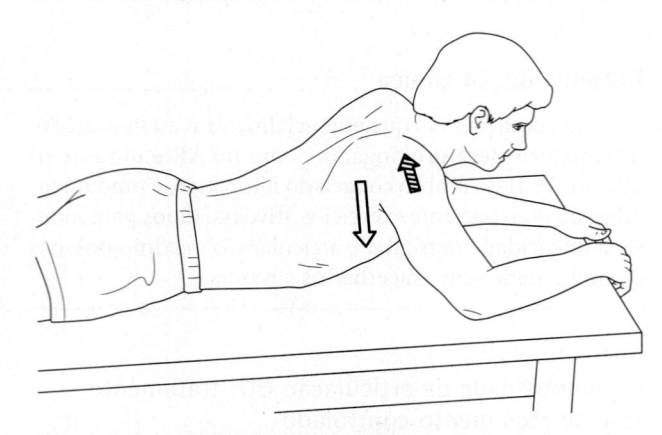

Figura 17.10 Automobilização. O deslizamento posterior do úmero ocorre à medida que a pessoa transfere seu peso para baixo, entre os braços fixados.

do eleva o braço. Ver também as Técnicas de mobilização com movimento na próxima seção.

- Técnicas de oscilação articular suave para ajudar a diminuir o espasmo muscular (grau I ou II).
- Técnicas articulares de deslizamento caudal mantido para reposicionar a cabeça do úmero na cavidade glenoidal.
- Apoio de peso protegido, como ao apoiar as mãos contra uma parede ou mesa, para estimular a cocontração dos

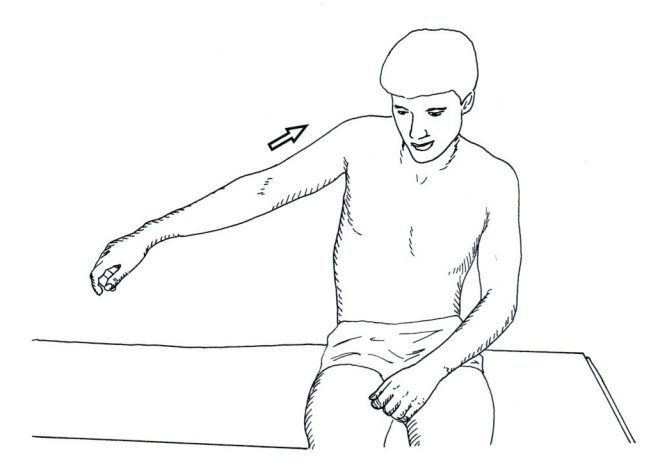

Figura 17.11 Mecânica incorreta com o paciente erguendo o ombro enquanto tenta abduzir o braço. Isso resulta em limitação da rotação da escápula para cima e em aumento na translação superior da cabeça do úmero.

músculos do manguito rotador e estabilizadores escapulares, além de melhorar o movimento do líquido sinovial por meio da compressão da cartilagem hialina. As técnicas são progredidas com o balanço suave para a frente, para trás e lateralmente, mudando de bilateral para unilateral, aumentando o ângulo da articulação ou acrescentando perturbações.

- Fortalecimento em rotação GU medial/lateral para facilitar a estabilização da cabeça do úmero (ver Fig. 17.52).
- O retreinamento dos movimentos para minimizar o modelo de substituição de elevação escapular pode ser iniciado proporcionando-se o *feedback* visual de um espelho ou *feedback* tátil da mão oposta colocada sobre a parte descendente do trapézio ipsolateral.

Melhora do percurso articular

As técnicas de mobilização com movimento (MM) podem ajudar a retreinar a função muscular para o percurso apropriado da cabeça do úmero.[136]

- *MM de ombro para restrição dolorosa da rotação lateral* (Fig. 17.12).
  - *Posição do paciente:* decúbito dorsal com uma toalha dobrada embaixo da escápula; o cotovelo fica próximo ao lado do tronco e flexionado em 90°. Uma bengala é segurada pelas duas mãos.
  - *Posição do fisioterapeuta e procedimento:* em pé ao lado oposto da maca, de frente para o paciente, as mãos passam em volta do tronco do paciente e seguram a face anteromedial da cabeça do úmero com as mãos reforçadas. Aplicar um deslizamento posterolateral graduado indolor na cabeça do úmero sobre a glenoide. Instruir o paciente a usar a bengala para empurrar o braço afetado na amplitude de rotação lateral previamente restrita. Sustentar o movimento por dez segundos e repetir em séries de cinco a dez vezes. É importante manter o cotovelo próximo do lado do tronco e assegurar que ele não experimente dor durante o procedimento. Ajustar o grau e a direção do deslizamento

conforme a necessidade para obter uma função livre de dor.

- *MM de ombro para restrição dolorosa da rotação medial e inabilidade de alcançar as costas com a mão* (Fig. 17.13).
  - *Posição do paciente:* em pé, com uma toalha sobre a parte descendente do músculo trapézio não afetado e a mão afetada na amplitude atual de posicionamento máximo sem dor, nas costas. A mão do paciente do lado afetado segura a toalha nas costas.
  - *Posição do fisioterapeuta e procedimento:* em pé, de frente para o lado afetado do paciente. Colocar a mão mais próxima das costas do paciente bem alto na axila

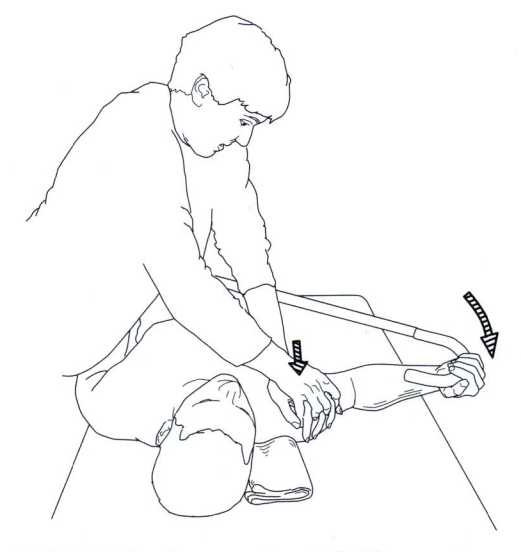

Figura 17.12 Mobilização com movimento (MM) para melhorar a rotação lateral da articulação GU. Um deslizamento posterolateral é aplicado à cabeça do úmero enquanto o paciente usa uma bengala para empurrar o braço até o final da amplitude de rotação lateral.

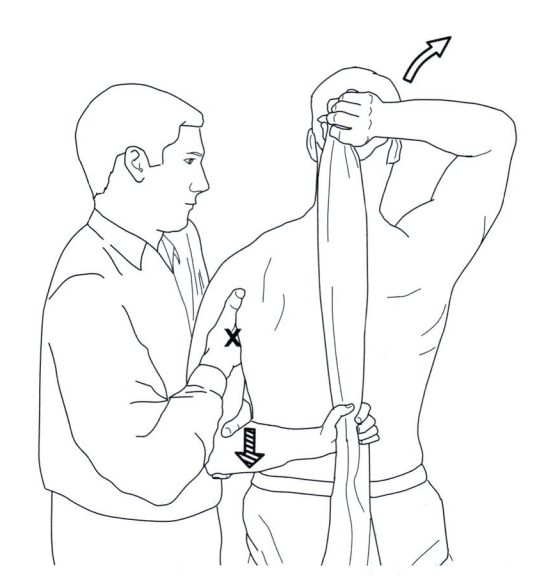

Figura 17.13 MM para melhorar a rotação medial da articulação GU. Um deslizamento inferior é aplicado ao úmero enquanto o paciente puxa para cima, utilizando uma toalha, a mão que está atrás.

com a palma apontando para fora, de modo a estabilizar a escápula com uma pressão para cima e para dentro. Com a mão mais próxima do abdome do paciente, prender o polegar na fossa cubital e segurar a parte inferior do úmero para prover um deslizamento inferior. Seu abdome fica em contato com o cotovelo do paciente para forçar o braço em adução. Fazer o paciente puxar a toalha com a mão não afetada, de modo a levar a mão afetada para cima das costas ao mesmo tempo que a força de mobilização está sendo aplicada em uma direção inferior. Assegurar-se de que o paciente não experimente dor durante o procedimento. Ajustar o grau e a direção do deslizamento conforme a necessidade para obter uma função indolor. O máximo deslizamento deve ser aplicado para se conseguir impor uma carga no final da amplitude.

- *MM de ombro para arco doloroso ou sinais de compressão.* Se além das restrições capsulares estiverem presentes sinais de compressão, a técnica de MM de elevação ativa pode ser apropriada (ver a Fig. 17.17 e a descrição na seção de compressão).

Melhora do desempenho muscular

- Deve ser primeiramente identificada e corrigida qualquer postura ou mecânica defeituosa do complexo do ombro, como elevação ou protração da escápula ou movimento excessivo de tronco que o paciente apresente ao mover o membro superior. Técnicas manuais e exercícios de alongamento e de fortalecimento são iniciados para corrigir desequilíbrios de comprimento ou força muscular, seguidos por uma ênfase no desenvolvimento do controle ativo da musculatura fraca. Assim que o paciente aprender a ativar os músculos fracos, avançar para o fortalecimento de padrões funcionais de movimento.
- Como as posturas ou a mecânica defeituosa do complexo do ombro podem ser influenciadas pela força ou pelo controle deficientes do tronco, é preciso considerar também a ênfase na estabilidade do tronco. Exercícios para tratar a má postura da coluna são descritos no Capítulo 16, visto que a retração cervical e a extensão torácica ativas são de importância especial para a função do ombro.
- Assim que a mecânica apropriada for restaurada, o paciente deverá realizar, diariamente, ADM ativa de todos os movimentos de ombro e retornar às atividades funcionais conforme a tolerância.

Hipomobilidade da articulação GU: tratamento – fase de retorno à função

Para comprometimentos articulares no estágio crônico, seguir as diretrizes do Capítulo 10, Quadro 10.4.

Aumento progressivo da flexibilidade e da força

- Os exercícios de alongamento e fortalecimento são progredidos de acordo com a tolerância do tecido articular. Nesse momento, o paciente deverá estar ativamente envolvido no autoalongamento e no fortalecimento, e a ênfase durante o tratamento será na manutenção da me-

cânica correta, em progressões seguras e nas estratégias de exercícios para o retorno à função. As progressões podem incluir aumentar a resistência e as repetições, realizar os exercícios em múltiplos planos, acrescentar perturbações e incorporar grupos musculares regionais (como os do tronco) aos exercícios dinâmicos.

- Se o tecido capsular ainda estiver restringindo a ADM, aplicar alongamento manual vigoroso e as técnicas de mobilização articular.

Preparo para demandas funcionais

Se o paciente estiver envolvido em atividades repetitivas de levantar pesos, empurrar, puxar, carregar ou pegar, os exercícios deverão ser progredidos para simular essas demandas. Ver sugestões na última seção deste capítulo e no Capítulo 23.

Evidências em foco

As **Diretrizes de Prática Clínica (DPC) para ombro dolorido e deficiências na mobilidade por capsulite adesiva** publicadas pela Seção Ortopédica da American Physical Therapy Association resumem e fazem recomendações para o tratamento que apoiam as orientações ao paciente (evidências moderadas), mobilização da articulação GU (evidências frágeis), modalidades físicas (evidências frágeis), manipulação translacional (evidências frágeis) e exercícios de alongamento (evidências moderadas) para o tratamento dessa população de pacientes.[97]

Tratamento da articulação GU: pós-manipulação sob anestesia

Ocasionalmente, nenhum progresso é feito, e o médico decide realizar uma manipulação sob anestesia. Após esse procedimento, ocorre uma reação inflamatória e a articulação é tratada como uma lesão aguda. Se possível, são iniciadas técnicas de mobilização articular e ADM passiva enquanto o paciente ainda está na sala de recuperação. Poderá ser feita uma intervenção cirúrgica, com incisão da prega capsular pendente, caso as aderências não sejam rompidas com a manipulação. O tratamento pós-operatório é o mesmo, com as considerações a seguir.[148]

- O braço é mantido elevado acima da cabeça em abdução e rotação lateral durante o estágio de reação inflamatória; os princípios de tratamento progridem como em qualquer outra lesão articular.
- Os exercícios terapêuticos são iniciados no mesmo dia, enquanto o paciente ainda se encontra na sala de recuperação, com ênfase na rotação medial e lateral em uma posição abduzida a 90° (ou mais).
- São usados procedimentos de mobilização articular, particularmente um deslizamento caudal, para prevenir a nova aderência da prega capsular inferior.
- Para dormir, pode ser preciso que o paciente posicione o braço em abdução por até três semanas após a manipulação.

Articulações acromioclavicular e esternoclavicular

Patologias relacionadas e etiologia dos sintomas

Síndromes por uso excessivo. As síndromes por uso excessivo da articulação AC podem ocorrer em razão de movimentos estressantes repetitivos da articulação com o braço na altura da cintura, como nos trabalhos em retíficas, linhas de montagem e construção civil,[71] ou de movimentos repetidos de extensão diagonal, adução e rotação medial, como no ataque do vôlei ou no saque do tênis. A articulação AC é suscetível às síndromes por uso excessivo combinadas à artrite ou após uma lesão traumática.

Subluxações ou luxações. Subluxações ou luxações da articulação AC ou EC geralmente são causadas por uma queda sobre o ombro ou sobre o braço estendido. Na articulação AC, com frequência, a extremidade distal da clavícula se desloca posterior e superiormente sobre o acrômio, e os ligamentos que sustentam a articulação AC podem se romper.[147] A queda ou outros eventos com forças elevadas, como um acidente de carro, podem causar fraturas na clavícula.[147] Após o trauma e o alongamento excessivo associado das cápsulas e ligamentos de uma das articulações, a hipermobilidade normalmente é permanente porque quase não há músculos proporcionando estabilidade direta a essas articulações.

Hipomobilidade. Pode ocorrer diminuição da mobilidade clavicular com a OA da articulação EC, e ela pode contribuir para uma SDT pelo comprometimento do espaço para o feixe neuromuscular, em seu trajeto entre a clavícula e a primeira costela (descrito no Cap. 13).

Comprometimentos estruturais e funcionais comuns

- Dor localizada na articulação ou no ligamento envolvidos.
- Arco doloroso perto do final da amplitude de elevação do ombro.
- Dor com a adução ou abdução horizontal do ombro.
- Hipermobilidade nas articulações quando há trauma ou uso excessivo.
- Hipomobilidade nas articulações quando há postura mantida, artrite ou imobilidade.

Limitações comuns nas atividades e restrições à participação

- Habilidade limitada para manter movimentos vigorosos repetidos do braço, como ao girar uma manivela, embalar ou montar objetos e no serviço de construção.[71]
- Inabilidade para alcançar acima da cabeça ou fazer atividades repetitivas acima da cabeça sem dor.

Tratamento não cirúrgico de distensão ou hipermobilidade das articulações AC ou EC

- Minimizar a carga sobre a articulação colocando o braço em uma tipoia para suportar seu peso.

- Fazer massagem transversa na cápsula ou nos ligamentos.
- Manter a ADM da articulação GU e escapulotorácica.
- Fornecer instruções sobre autoaplicação de massagem transversa caso ocorram sintomas articulares após uma atividade excessiva.
- Aumentar a força do complexo do ombro, tronco e pernas.
- Retornar gradualmente às atividades funcionais.

Tratamento não cirúrgico de hipomobilidade das articulações AC ou EC

São usadas técnicas de mobilização articular para aumentar a mobilidade articular (ver Figs. 5.22 a 5.24).

CIRURGIA DA ARTICULAÇÃO DO OMBRO E TRATAMENTO PÓS-OPERATÓRIO

Casos de deterioração grave de uma ou ambas as superfícies da articulação GU ou uma fratura aguda ou não consolidada da região proximal do úmero normalmente precisam ser abordados com intervenção cirúrgica. As doenças subjacentes, causando destruição articular avançada, incluem OA em estágio avançado, AR, artrite traumática, artropatias com laceração do manguito e osteonecrose (necrose avascular) da cabeça do úmero.

O procedimento cirúrgico mais comum usado para tratar uma patologia avançada da articulação do ombro é a *artroplastia GU*, em geral chamada simplesmente de *artroplastia de ombro*.[34] Em raras situações, a *artrodese* (anquilose cirúrgica) da articulação GU precisa ser escolhida como alternativa à artroplastia ou procedimento de salvamento.[124]

As metas desses procedimentos cirúrgicos e do programa de reabilitação pós-operatória são: (1) aliviar a dor, (2) melhorar a mobilidade ou estabilidade do ombro e (3) restaurar ou melhorar a força e o uso funcional do membro superior. A extensão com que essas metas são alcançadas depende da participação do paciente na reabilitação pós-operatória, das características próprias e da gravidade da doença subjacente, do modelo de prótese e das técnicas cirúrgicas, da integridade do mecanismo do manguito rotador e dos outros tecidos moles, da idade, do estado de saúde geral e do nível de atividade esperado para o paciente.[33,124,179,185]

Artroplastia glenoumeral

A artroplastia da articulação GU cai em várias categorias; as mais comuns delas são a *artroplastia de substituição total do ombro (ASTO)*,[124,141,179,185] na qual são substituídas as superfícies da glenoide e do úmero (Fig. 17.14), e a *artroplastia com substituição parcial (hemiartroplastia)*, em que uma superfície, a cabeça do úmero, é substituída.[59,124,143,179,234] A *artroplastia total reversa de ombro (ASTOr)* é outro tipo, tipicamente usada quando a integridade do manguito rotador está comprometida.[37,127,211] Outras categorias de artroplastia de ombro incluem as de interposição e recapeamento, envolvendo remoção menos extensiva de osso.[124,179,185,202]

Indicações para cirurgia

Os seguintes comprometimentos estruturais e funcionais associados com essas patologias são indicações amplamente aceitas para artroplastia de GU.[33,49,123,124,141,143,179,185,194,215]

- A indicação primária para a artroplastia da articulação GU é dor persistente e incapacitante (em repouso ou atividade), secundária à destruição dessa articulação.
- As indicações secundárias incluem perda de mobilidade ou estabilidade do ombro e/ou perda de força do membro superior, levando à inabilidade para realizar tarefas funcionais.

Procedimentos

Contexto

Modelos, materiais e fixação dos implantes. Desde o trabalho pioneiro de Neer durante as décadas de 1960 e 1970,[141,143] os modelos dos implantes e as técnicas cirúrgicas para substituição da articulação do ombro vêm evoluindo. Os modelos das ASTO atuais, compostos de um componente glenoidal de polietileno de alta densidade (em geral totalmente plástico) e um componente umeral modular feito de um metal inerte, aproximam-se bastante das características biomecânicas do ombro humano.[227] A exceção é a ASTOr, cujo *design* inverte a localização da bola-e-soquete do ombro original. Especificamente, a cavidade glenoidal é substituída por um componente "glenoesférico" convexo ligado a uma base na glenoide e à cabeça do úmero por uma taça com haste.[209] A fixação dos componentes

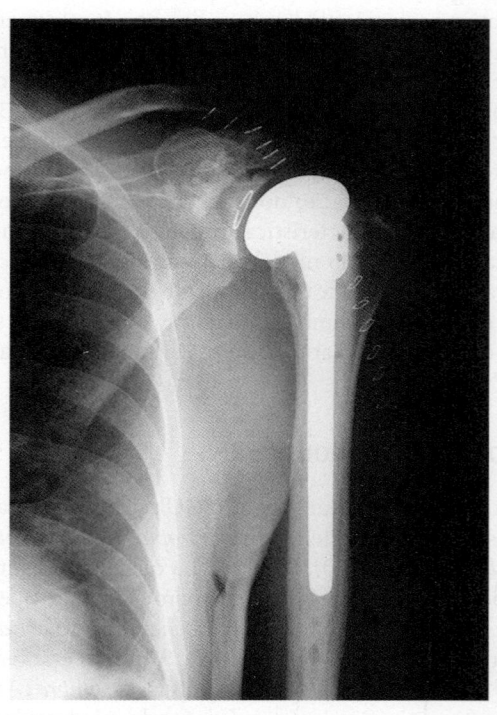

Figura 17.14 Vista pós-operatória anteroposterior do ombro mostrando uma prótese umeral cimentada tipo II de Neer e uma glenoide de polietileno sem revestimento metálico. (De Tovin, BJ, Greenfield, BH: *Evaluation and Treatment of the Shoulder – An Integration of the Guide to Physical Therapist Practice*. Philadelphia: F.A. Davis, 2001, p. 266, com permissão.)

protéticos é obtida com *press fit*, osteointegração ou cimento. O tipo de fixação escolhida pelo cirurgião depende do componente, da doença subjacente e da qualidade do suprimento ósseo. A fixação cimentada é mais frequentemente necessária em pacientes com osteoporose.[33,123,124,227]

Os modelos das substituições totais de ombro *sem estabilidade inerente, parcialmente estáveis* ou *completamente estáveis* proporcionam quantidades variadas de mobilidade e estabilidade à articulação GU. O Quadro 17.3 resume as características de cada um desses modelos.[33,123,124,176,179,185,202]

QUADRO 17.3	Modelos de implantes protéticos para substituição total do ombro

Sem estabilidade inerente
- Modelo anatômico com um componente glenoidal raso, pequeno, combinado com um componente umeral com haste
- É o modelo protético mais frequentemente usado
- Proporciona maior liberdade de movimentos do ombro, porém sem estabilidade inerente
- Indicado quando o mecanismo do manguito rotador está intacto ou pode ser reparado para prover estabilidade dinâmica à articulação GU

Parcialmente estáveis
- Um componente glenoidal maior, em forma de capuz ou de taça
- Algum grau de estabilidade articular inerente ao modelo
- Indicados quando a erosão da cavidade glenoidal pode ser compensada alargando-se a cavidade, juntamente com um manguito rotador funcional; embora no pré-operatório a cavidade seja deficiente, pode ser melhorada com reparo

Bola-e-soquete reverso
- Um pequeno soquete umeral que desliza sobre um componente glenoidal maior em forma de bola
- Acopla alguns graus de estabilidade com mobilidade para ombros que apresentam deficiência do manguito rotador que não pode ser reparada
- Proporciona uma alternativa às formas convencionais parcialmente estáveis de artroplastia de substituição total (ASTO) e hemiartroplastia do ombro

Completamente estáveis
- Modelos com um fulcro fixo tipo bola-e-soquete, com congruência entre os componentes da glenoide e do úmero
- Maior quantidade de estabilidade articular inerente, porém com menos mobilidade do que outros modelos
- Era tida como uma alternativa à hemiartroplastia em pacientes selecionados com deficiência do manguito rotador, artropatia com laceração do manguito ou luxação crônico-recidivante da articulação GU após artroplastia total (ASTO) prévia
- Raramente usada nos dias de hoje em razão da alta taxa de afrouxamento ou falha dos componentes

Escolha do procedimento. Há controvérsias sobre os critérios específicos para a escolha da ASTO *versus* ASTOr *versus* hemiartroplastia, mas, em geral, depende da etiologia e da gravidade da deterioração articular e da condição dos tecidos moles periarticulares, particularmente do mecanismo do manguito rotador.[124,186] Vários exemplos a seguir salientam a complexidade do processo de tomada de decisão clínica envolvido na escolha do procedimento operatório e do modelo protético.

Em pacientes com OA primária em estágio avançado, a articulação GU, em geral, exibe perda ou afinamento da cartilagem articular da cabeça do úmero e da porção posterior da cavidade glenoidal. O manguito rotador se encontra intacto em aproximadamente 90 a 95% desses pacientes, fazendo deles bons candidatos à ASTO ou hemiartroplastia.[33,123,176,179,185] Uma metanálise recentemente publicada encontrou melhores desfechos funcionais nos pacientes que receberam uma ASTO, mas os autores não observaram diferenças nos percentuais de instabilidade ou de revisão entre a ASTO e a hemiartroplastia.[48] A sinovite crônica, associada com a AR e outros tipos de artrite ligados à sinóvia, tende a causar erosão dos tecidos moles periarticulares, além das superfícies de uma articulação. Como consequência, a ruptura ou laceração com espessura completa de um tendão do manguito rotador (tipicamente do músculo supraespinal) desenvolve-se em 25 a 40% desses pacientes, e a ruptura do tendão do músculo bíceps, em uma porcentagem ainda maior.[59,176,185,202] Se os tecidos moles puderem ser reparados e suas funções, melhoradas, poderá ser indicada uma ASTO parcialmente estável. Se um reparo efetivo do manguito não puder ser obtido, uma ASTOr costuma ser indicada. Quando houver suprimento ósseo insuficiente para fixação de um implante glenoidal, a hemiartroplastia normalmente será o procedimento escolhido.[59,124,176,179,186,202]

A hemiartroplastia normalmente é usada quando a superfície articular e o osso subjacente da cabeça do úmero se deterioraram, mas a cavidade glenoidal está razoavelmente intacta, como se vê nos casos de osteonecrose.[33,124,185] Um paciente com dor crônica grave e perda de função como resultado de uma ruptura irreparável maciça do manguito rotador e o subsequente desenvolvimento de uma *artropatia por ruptura do manguito*, em geral, é um candidato para ASTOr. (O termo "artropatia por lesão do manguito rotador", usado pela primeira vez por Neer, refere-se à deterioração e ao eventual colapso da cabeça do úmero, um resultado em longo prazo infrequente, porém debilitante, de uma ruptura primária maciça e irreparável do manguito rotador.[124,176,215,234])

A deficiência crônica do mecanismo do manguito rotador frequentemente leva à migração superior da cabeça do úmero na cavidade glenoidal. Se um componente glenoidal de ASTO é inserido nessas condições, a migração superior cria uma articulação incongruente, que acentua o risco de afrouxamento e o desgaste prematuro do implante da glenoide.[32,79,176] A ASTOr foi desenvolvida para contornar essa complicação por meio da eliminação da translação entre a glenosfera e a superfície articular do úmero. Outras características da ASTOr incluem forças reduzidas

sobre o componente glenoidal, estabilidade inerente decorrente da congruência dos componentes e aumento dos braços de momento do deltoide. Uma limitação do *design* da ASTOr é uma diminuição na ADM GU.[20,127,209]

Procedimentos operatórios

ASTO, ASTOr e hemiartroplastia de ombro são procedimentos cirúrgicos abertos, realizados com o paciente em uma posição semirreclinada. Esses procedimentos operatórios envolvem os seguintes componentes[33,59,124,179,185]: (1) acesso anterior por uma incisão deltopeitoral que se estende da articulação AC até a inserção do músculo deltoide, para exposição cirúrgica adequada; (2) liberação (tenotomia) do tendão subescapular de sua inserção proximal no tubérculo menor; (3) capsulotomia anterior; (4) exposição da cabeça do úmero para uma osteotomia umeral; e (5) preparo do canal umeral para inserção do implante protético. É feito o desbridamento ou contorno da cavidade glenoidal para aceitar o implante para uma ASTO. Depois da colocação do componente, o subescapular é então reinserido e pode ser alongado (avanço medial ou zetaplastia) se a ADM para rotação lateral estiver limitada.

A reconstrução e o balanceamento dos tecidos moles são fundamentais para a função ótima após uma ASTO, ASTOr ou hemiartroplastia. "Balanceamento" refere-se ao alongamento ou encurtamento intraoperatório dos tecidos moles para restaurar uma tensão de repouso próxima da normal nos tecidos, de acordo com a possibilidade, particularmente no manguito rotador, no músculo bíceps e nas unidades musculotendíneas do músculo deltoide.

Os procedimentos concomitantes que podem ser necessários durante uma artroplastia de ombro incluem:

- Reparo do manguito rotador deficiente se a qualidade do tecido dele for suficiente.
- Dobra e tensionamento da cápsula quando há subluxação ou luxação crônica da articulação GU.
- Acromioplastia anterior para uma história de síndrome do impacto.
- Enxerto ósseo da glenoide se o suprimento ósseo for insuficiente para fixação do implante glenoidal.

Após o implante do(s) componente(s) protético(s) e o reparo dos tecidos moles, porém antes do fechamento da incisão na pele, o ombro é passivamente movido em todos os planos de movimento para que a estabilidade da articulação protética e a integridade dos tecidos moles reparados sejam visualmente avaliadas. Isso determina a ADM anatômica possível após a cirurgia e o quão agressivo poderá ser o programa pós-operatório.[33,124]

Complicações

Embora a incidência de complicações intra e pós-operatórias das artroplastias atuais seja baixa, mesmo uma única complicação pode afetar adversamente o desfecho funcional. A incidência de complicações após uma ASTO tende a ser mais alta em pacientes com deficiência no mecanismo do manguito rotador, osteoporose e uma história de instabilidade crônica da articulação GU.[78] Com exceção das complicações médicas, como uma infecção ou trombose venosa profunda, as específicas de uma artroplastia de ombro estão relacionadas no Quadro 17.4.[32,78]

Tratamento pós-operatório

Observação: a educação efetiva do paciente e a boa comunicação entre fisioterapeuta, cirurgião e paciente são a base de um programa de reabilitação efetivo e seguro. O tratamento pós-operatório é individualizado para abordar os procedimentos cirúrgicos específicos usados para atender às necessidades individuais de cada paciente.

Considerações especiais

Integridade do manguito rotador. Independentemente da causa subjacente de uma artrite GU avançada, as metas, os componentes e a velocidade de progressão de um programa de reabilitação após ASTO ou hemiartroplastia são influenciados pela integridade pré e pós-operatória do mecanismo do manguito rotador. O programa de reabilitação para um paciente com o manguito rotador intacto antes da artroplastia de ombro pode progredir mais rapidamente do que

---

QUADRO 17.4	Complicações específicas da artroplastia glenoumeral

Complicações intraoperatórias
- Alongamento insuficiente da unidade músculo-tendão de um músculo subescapular encurtado
- Dano intraoperatório do nervo axilar ou supraescapular, afetando os músculos deltoide e supraespinal/infraespinal, respectivamente
- Fratura do úmero

Complicações pós-operatórias ligadas aos tecidos moles
- Nova laceração de um mecanismo do manguito rotador que foi reparado
- Perturbação ou insucesso do subescapular reparado
- Instabilidade crônica ou luxação da articulação GU
- A incidência de luxação é mais alta após ASTOr do que após a ASTO
- Erosão progressiva da superfície articular da cavidade glenoidal (após hemiartroplastia)

Complicações pós-operatórias ligadas ao implante
- Após afrouxamento mecânico (asséptico), desgaste prematuro ou fratura do implante glenoidal de polietileno em casos de ASTO:
  - Vistas mais frequentemente em um ombro com manguito rotador deficiente
  - Em razão da sobrecarga excessiva na interface osso-prótese
  - Baixo índice nos modelos sem estabilidade inerente, porém incidência mais alta nos modelos completamente estáveis de geração mais antiga
- Afrouxamento da prótese umeral após hemiartroplastia

---

aquele para um paciente com uma deficiência do manguito rotador requerendo um reparo da estrutura no momento da cirurgia.

Se o manguito rotador estava intacto antes da cirurgia, a ênfase da reabilitação pós-operatória é na restauração da mobilidade do ombro e no uso funcional do braço o mais cedo possível, ao mesmo tempo protegendo os tecidos moles enquanto cicatrizam. Em contraste, quando o reparo é frágil ou há uma história pré-operatória de luxação GU recorrente, a reabilitação precisa aplicar uma ênfase maior na melhora ou na manutenção da estabilidade articular em vez de aumentar a mobilidade.[42,49,54,99,124]

ADM intraoperatória. As metas para uma ADM pós-operatória segura e estável baseiam-se nas medidas intraoperatórias da ADM obtidas antes do fechamento da incisão cirúrgica. Para um paciente com uma ASTO cujo implante não possua estabilidade inerente e que tenha estabilidade pós-operatória de ombro suficiente, a meta na conclusão da reabilitação é alcançar uma ADM ativa igual à ADM intraoperatória – idealmente, 140° a 150° de elevação de ombro e 45° a 50° de rotação lateral.[42,124] Em um paciente com uma ASTO inerentemente mais estável, um mecanismo do manguito rotador deficiente ou frouxidão GU, a ADM intraoperatória é tipicamente menor e as metas pós-operatórias focam mais o desenvolvimento de estabilidade dinâmica e menos a mobilidade do ombro. Após uma ASTOr, a ADM é limitada a 0° a 20° de rotação lateral e a 90° a 120° de elevação por 3 meses.[20,127]

Postura. Quando há aumento da cifose torácica e protração escapular,[103] é importante enfatizar uma postura ereta, sentada ou em pé, durante a elevação do braço, e incorporar ao programa pós-operatório exercícios de extensão da coluna vertebral e retração escapular.

Imobilização e posicionamento pós-operatório

No fechamento do procedimento cirúrgico, o braço operado é posicionado em algum tipo de imobilizador de ombro, geralmente uma tipoia ou, às vezes, uma tala, para proteger os tecidos moles reinseridos e reparados e para dar conforto.[33,124,176,185,204] O posicionamento pós-operatório inicial para proteger o ombro operado está detalhado no Quadro 17.5.

Inicialmente, o imobilizador é removido apenas para os exercícios e o banho. Um paciente que não precisou ter o manguito rotador reparado deixa de usar a tipoia durante o dia o mais rápido possível para prevenir a ocorrência de rigidez pós-operatória. Contudo, um paciente que foi submetido a reparo do manguito ou a outra reconstrução de tecido mole pode precisar usar uma tipoia ou tala quando estiver em locais cheios de gente ou durante o sono por aproximadamente quatro a seis semanas para proteger os tecidos reparados até que tenham cicatrizado o suficiente.[21,23,33,42,49,50,99,124,194]

O paciente submetido à ASTOr usa um imobilizador de ombro (tipoia e bandagem) continuamente durante pelo menos 3 a 4 semanas após a cirurgia, exceto para a higiene pessoal diária e ADM periódica durante o dia.[127]

QUADRO 17.5 Posicionamento após artroplastia do ombro: fase pós-operatória inicial (proteção máxima)

Decúbito dorsal
- Braço imobilizado em uma tipoia, que é usada continuamente
  - Cotovelo flexionado em 90°
  - Antebraço e mão apoiados no abdome
- Apoio do braço no cotovelo, acomodado em cima de um cobertor dobrado ou travesseiro, levemente afastado lateral e anteriormente à linha mediana do tronco:
  - Flexão anterior (10° a 20°), leve abdução e rotação medial do ombro
  - Cabeceira da cama elevada em cerca de 30°

Sentado
- Braço sustentado por uma tipoia, sobre um travesseiro no colo do paciente ou no apoio de braço de uma cadeira

Com um reparo frágil do manguito rotador
- Em alguns casos, se uma tipoia não oferecer proteção adequada ao manguito reparado, deverá ser usada uma tala de abdução

Progressão dos exercícios

As diretrizes para progressão dos exercícios durante cada fase da reabilitação após ASTO, ASTOr, ou hemiartroplastia apresentadas nesta seção foram tiradas do número limitado de protocolos publicados disponíveis, em sua maioria fundamentados na experiência clínica, e não em evidências de estudos controlados, nenhum deles se mostrando mais efetivo que o outro.[21,23,34,42,49,98,99,103,124,194,215] Embora quase todos esses protocolos tenham como base o tempo, atualmente contamos com protocolos fundamentados em critérios.[20,34,49,209,215] É importante observar que esses critérios e períodos sugeridos para progressão dos exercícios e atividades funcionais devem ser ajustados para cada paciente com base nas avaliações periódicas do estado dele e na comunicação constante entre o fisioterapeuta e o cirurgião.

Observação: as diretrizes para os exercícios desta seção são voltadas a pacientes *sem* deficiência do manguito rotador pré-operatória e que *não* fizeram reparo do manguito durante a ASTO ou hemiartroplastia. As modificações nas diretrizes para pacientes com um mecanismo do manguito rotador de má qualidade ou submetidos à ASTOr estão anotadas. Uma comparação entre diretrizes para exercícios pós-operatórios e precauções após ASTO *versus* ASTOr está resumida na Tabela 17.2.

Recomendação clínica

Lembrar-se de que, independentemente do *design* do implante, o alívio da dor é a meta primária da artroplastia de ombro, e a melhora na mobilidade funcional é uma meta

secundária. Embora as melhoras nas técnicas cirúrgicas e na tecnologia dos implantes atualmente permitam uma progressão mais acelerada da reabilitação pós-operatória que há algumas décadas, ainda é importante proceder de forma criteriosa durante cada fase da reabilitação para evitar fadiga muscular excessiva, irritação, afrouxamento do implante ou qualquer dano aos tecidos moles em cicatrização.

Exercício: fase de proteção máxima

A fase de proteção máxima da reabilitação após uma ASTO começa no primeiro dia pós-operatório e se estende por quatro a seis semanas. A ênfase da primeira fase é na orientação ao paciente, no controle da dor e no início dos exercícios de ADM para prevenir aderências dos tecidos e restaurar a mobilidade do ombro para as amplitudes obtidas durante a cirurgia o mais cedo possível. A mobilização precoce é permitida após a artroplastia de ombro não cimentada e cimentada.

Enquanto o paciente está hospitalizado, a orientação ao paciente inclui a revisão das precauções pós-operatórias iniciais e o ensino dos exercícios iniciais do programa domiciliar. As precauções durante as primeiras quatro a seis semanas após a ASTO, quando é crucial a proteção dos tecidos moles, estão resumidas no Quadro 17.6. A adesão do paciente a essas precauções é de vital importância durante essa fase da reabilitação.

Metas e intervenções. A fase de proteção máxima da reabilitação inclui as etapas a seguir.[21,23,34,42,49,50,98,99,124,194]

- ***Controlar a dor e a inflamação.***
  - Usar uma tipoia ou tala para conforto.
  - Usar medicamentos analgésicos e anti-inflamatórios prescritos.
  - Usar crioterapia, especialmente após os exercícios.
- ***Manter a mobilidade das articulações adjacentes.***
  - Movimentos ativos da coluna vertebral e da escápula (enquanto estiver usando o imobilizador de ombro e depois de ele poder ser removido para o exercício), para manter a mobilidade e minimizar a defesa muscular e o espasmo. Incorporar "rolamentos de ombro" elevando, retraindo e, em seguida, relaxando a escápula para reforçar uma postura ereta do tronco. Enfatizar a retração escapular ativa e a extensão da coluna vertebral.
  - Exercícios de ADM ativa da mão, do punho e do cotovelo quando o braço puder ser removido da tipoia.
- ***Restaurar a mobilidade do ombro.***
  - Movimentos de ombro passivos ou assistidos pelo fisioterapeuta *dentro dos limites seguros de ADM determinados durante a cirurgia*. Com o paciente em decúbito dorsal, o braço levemente afastado do lado do tronco sobre uma toalha dobrada e o cotovelo flexionado, fazer elevação do braço no plano da escápula conforme a tolerância, rotação lateral de no máximo 30° a 45° e rotação medial até apoiar o antebraço no tórax.

TABELA 17.2	Comparação entre diretrizes e precauções durante exercícios após artroplastia total de ombro e artroplastia total reversa de ombro	
	Artroplastia total de ombro (manguito rotador intacto)	**Artroplastia total reversa de ombro**
Progressão da reabilitação	Fase 1: 0-4 semanas PO Fase 2: 4-12 semanas PO Fase 3: +12 semanas PO	Fase 1: 0-6 semanas PO Fase 2: 6-12 ou 16 semanas PO Fase 3: +12 ou +16 semanas PO
Imobilização	■ Sem imobilização, a menos que o manguito rotador tenha sido reparado ■ Uso de tipoia para conforto quando o ombro estiver sem suporte, em locais públicos cheios de pessoas ou durante o sono por cerca de 4 semanas ■ A tipoia é removida para os exercícios logo após a cirurgia, conforme orientação do cirurgião	■ Tala de abdução (ombro no plano escapular) ■ Usada 24 horas/dia nas primeiras 3-4 ou até 6 semanas ■ Removida para os exercícios pendulares 3-4 vezes/dia e para a higiene pessoal
Restrições de ADM	*Com 0-4 semanas limitar:* ■ Elevação do braço: até 120° ■ Rotação lateral até 30° (braço ao lado do corpo) *Por 4-6 semanas limitar:* ■ Nenhuma extensão GU além da posição neutra *Depois de 6-12 semanas* ■ Permitidas adução, rotação medial e extensão combinadas	*Durante 12 semanas ou mais limitar:* ■ Nenhuma extensão ou rotação medial GU além da neutra ■ Nenhuma extensão, adução, rotação medial GU combinada ■ 0-20° de rotação lateral e até 90-120° de elevação do braço no plano escapular
Exercícios de ADM, alongamento e mobilização articular	*Durante a fase 1:* ■ Oscilações articulares grau I/II ■ ADMA: apenas escápula e articulações distais do membro ■ Exercícios pendulares ■ ADMP → ADMA-A da articulação GU — Executar em *decúbito dorsal* (0-3 semanas) — Progredir para ADMA-A sentado e em pé ■ ADMA de articulação GU com cerca de 4-6 semanas ■ Sem rotação medial ativa por pelo menos 6 semanas (para proteger o reparo do subescapular) *Durante a fase 2:* ■ Continuar a ADMA ■ Aumentar a rotação GU de forma gradual ■ Alongamento suave após 6-8 semanas, se necessário *Durante a fase 3:* ■ Progredir o autoalongamento no final da amplitude	*Durante a fase 1 (quando o imobilizador puder ser removido):* ■ Oscilações articulares grau I/II ■ ADMA: apenas escápula e articulações distais do membro ■ Exercícios pendulares ■ ADMA apenas da articulação GU ■ Observar restrições da ADM *Durante a fase 2:* ■ Aumentar a ADMP enquanto observa restrições de movimento ■ ADMA-A → ADMA da articulação GU — Começar em decúbito dorsal; progredir para sentado, em pé — Aumentar de forma gradual a rotação medial além da posição neutra *Durante a fase 3:* ■ Alongamento suave, se necessário, dentro das restrições de movimento

(continua)

TABELA 17.2	Comparação entre diretrizes e precauções durante exercícios após artroplastia total de ombro e artroplastia total reversa de ombro *(continuação)*	
	Artroplastia total de ombro (manguito rotador intacto)	**Artroplastia total reversa de ombro**
Exercícios resistidos	*Durante a fase 1:* ■ Apenas isométricos leves, SAP, dos músculos ET e deltoide com o ombro no plano escapular *Durante a fase 2:* ■ Ênfase na melhora da função do manguito rotador e dos músculos ET ■ Isométricos submáximos dos músculos GU combinados com leve apoio de peso (cadeia fechada) através do MS ■ Protelar a rotação resistida por várias semanas (para proteger o manguito rotador reparado) ■ Progredir para fortalecimento dinâmico com baixa resistência de cotovelo e punho; articulações ET e GU se a mecânica durante a ADMA permitir *Durante a fase 3:* ■ Progredir o ERP em padrões funcionais ■ Progredir os exercícios de estabilização em cadeia fechada	*Durante a fase 1:* ■ Apenas isométricos leves SAP dos músculos ET e deltoide com ombro no plano escapular *Durante a fase 2:* ■ Ênfase na melhora da função dos músculos deltoide e ET ■ Isométricos submáximos (apenas SAP) dos músculos GU e ET ■ Protelar a rotação resistida por várias semanas (para proteger o subescapular e redondo menor reparados, se preservados) ■ Progredir para fortalecimento dinâmico com baixa resistência do cotovelo e punho das articulações ET e GU se a mecânica durante a ADMA permitir — Apenas posições SAP (até por volta da semana 12) *Durante a fase 3:* ■ Iniciar exercícios de estabilização em cadeia fechada ■ Progredir os ERP de MS em padrões funcionais
Precauções com as AVD	*Para as primeiras 4-6 semanas:* ■ Observe as restrições de ADM: — Não avançar com a mão atrás das costas ou no bolso traseiro — Quando em decúbito dorsal, suportar o braço em um travesseiro para evitar extensão GU além da posição neutra — AVD leves são permitidas com o cotovelo ao nível da cintura (escrever, comer, lavar o rosto) ■ Não se inclinar sobre o braço envolvido (ao se levantar ou sentar em uma cadeira) ■ Limitar o levantamento de peso a 0,5 kg (xícara de café ou copo com água) *De 6-12 semanas:* ■ Limitar o levantamento de peso unilateral a 1,5 kg *Depois de 12 semanas:* ■ Limite final de levantamento de peso bilateral: 5-7,5 kg ■ Retorno gradual às atividades funcionais leves	*Para as primeiras 12 semanas:* ■ Observe as restrições de ADM durante as atividades funcionais: — Não avançar com a mão atrás das costas ou no bolso traseiro — Quando em decúbito dorsal, suportar o braço em um travesseiro para evitar extensão GU além da posição neutra ■ Por volta de 5-7 semanas, permitir AVD leves com o cotovelo ao nível da cintura (escrever, comer, lavar o rosto) ■ Não se inclinar sobre o braço envolvido (ao se levantar ou sentar em uma cadeira) ■ Limitar o levantamento de peso com o braço operado durante 12-16 semanas (nada mais pesado do que uma xícara de café ou copo com água) *Depois de 12-16 semanas* ■ Limitar o levantamento de peso unilateral a 3 kg ■ Limite final de levantamento de peso bilateral a 7,5 kg ■ Retorno gradual às atividades funcionais leves

ADMA-A = ADM ativoassistida; ADMA = ADM ativa; AVD = atividades da vida diária; GU = glenoumeral; SAP = sem apoio de peso; ET = escapulotorácico; MS = membro superior.

QUADRO 17.6   Precauções para a fase de proteção máxima da reabilitação após uma artroplastia do ombro

Exercício

- Sessões de exercício curtas, porém frequentes (quatro ou cinco vezes por dia).
- Baixo número de repetições por exercício.
- Apenas exercícios de ADM de ombro passivos ou assistidos e somente dentro dos limites de amplitude "seguros" anotados durante a cirurgia. *Absolutamente nenhum tipo de alongamento no final da amplitude.*
  - Rotação lateral passiva até a posição neutra após ASTOr ou menos de 30° após ASTO convencional para evitar sobrecarga excessiva no músculo subescapular que foi cirurgicamente reparado.
  - Durante a rotação passiva ou assistida do ombro com o paciente em decúbito dorsal, posicionar o úmero levemente anterior à linha mediana do corpo (colocando o braço sobre uma toalha dobrada), para evitar tensão excessiva na cápsula anterior e na linha de sutura.
  - Não fazer hiperextensão ou abdução horizontal (além da posição neutra) do ombro, para evitar sobrecarga na cápsula anterior.
  - Sem extensão, adução e rotação medial combinadas.
  - Se for usado um sistema de polias acima da cabeça para elevação assistida do braço, inicialmente *fazer o paciente ficar de frente para o batente e o equipamento*, de modo que a elevação do ombro ocorra somente dentro de uma amplitude limitada.
  - Manter o tronco ereto durante a elevação passiva ou assistida do braço quando sentado ou em pé, para evitar compressão subacromial dos tecidos moles.

  - Na maioria dos casos, não usar exercícios de ombro ativos (sem assistência), antigravitacionais, dinâmicos, particularmente rotação medial resistida.
  - Não usar exercícios resistidos (de fortalecimento).
  - Em geral, usar uma progressão mais gradual dos exercícios após ASTOr e para pacientes com mecanismo do manguito rotador gravemente lesionado e reparado, ou irreparável, que foram submetidos à ASTO convencional, do que para pacientes com manguito intacto no pré-operatório.

Atividades da vida diária

- Limitar as atividades àquelas que podem ser feitas com o cotovelo no nível da cintura, como comer ou escrever.
- Evitar alcançar as costas com a mão para ajeitar uma camisa, alcançar um bolso traseiro ou depois de usar o toalete.
- Evitar apoiar o peso sobre o membro operado, como impulsionar-se durante as transferências ou para mover-se na cama, especialmente nas primeiras semanas após a cirurgia.
- Evitar levantar objetos com o braço operado.
- Apoiar o braço em uma tipoia quando precisar passar períodos extensos em pé ou andando.
- Usar a tipoia para dormir ou em áreas em que houver aglomeração de pessoas.
- Não dirigir durante quatro a seis semanas.

- Exercícios pendulares (de Codman). Além desse exercício, encorajar o paciente a remover periodicamente a tipoia e balançar suavemente o braço durante a deambulação em casa.
- Mais tarde, durante essa fase, avançar para exercícios de ADM de ombro *autoassistida* (elevação e rotação) *em decúbito dorsal*, primeiro ajudando com a mão sadia e, mais tarde, usando um bastão ou vara de cortina. Acrescentar abdução horizontal à posição neutra e adução através do tórax segurando um bastão.
- Exercícios de ADM autoassistida de ombro, *na posição sentada ou em pé* com um bastão, realizando exercícios de "trocar a marcha" (ver Fig. 17.23), apoiando o braço na mesa e deslizando-o para a frente (ver Fig. 17.25), ou usando um sistema de polia acima da cabeça. Lembrar o paciente de manter o tronco ereto ao realizar movimentos assistidos de ombro quando estiver sentado ou em pé.
- Movimentos autoassistidos de levar a mão até pontos específicos (nariz, testa ou acima da cabeça se o conforto permitir) para simular movimentos funcionais.
- Para alguns pacientes, a transição para exercícios de ADM *ativa* (sem assistência) de ombro normalmente é possível com quatro semanas.

- Atividades funcionais com o cotovelo no nível da cintura, como levar a mão até a face e escrever, são permitidas.
- **Minimizar a inibição, a defesa e a atrofia musculares.**
  - Exercícios isométricos intermitentes suaves da musculatura do ombro (excluindo os músculos rotadores internos) com o cotovelo flexionado e o ombro no plano da escápula ou neutro. Ensinar esses exercícios antes da alta hospitalar, fazendo o paciente praticar isometricamente a contração dos músculos do ombro *sadio*. Adiar os exercícios isométricos intermitentes (leves) do ombro operado até cerca de quatro a seis semanas após a cirurgia.
  - Exercícios de estabilização escapular em posições sem apoio de peso. Os alvos são os músculos serrátil anterior e trapézio.

Observação: para um paciente submetido à ASTO com o reparo de uma laceração ampla do manguito rotador, pode não ser permitido iniciar exercícios de ADM imediatamente após a cirurgia. Quando a tipoia ou a tala puder ser removida para o exercício, fazer apenas os de ADM passiva ou assistida durante a primeira fase da reabilitação. A amplitude de elevação e rotação lateral do ombro permitida inicialmente pode ser menor do que para ombros que não precisaram ter o manguito reparado. Adiar ADM antigravitacional ativa (sem assistência) e exercícios isométricos leves até a segunda fase (cerca de seis semanas do pós--operatório, quando os tecidos moles reparados estão razoavelmente bem cicatrizados).

Após uma ASTOr, os pacientes devem respeitar o limite de levantamento de 500 g ou menos de peso durante 6 semanas, e a ADM de rotação lateral e elevação são limitadas a 0° a 20° e 90° a 120°, respectivamente, durante 3 meses.[20,127] Além disso, há precauções quanto à hiperextensão do ombro, levantamento de peso e apoio do peso corporal com o ombro envolvido após uma ASTOr.[20] (Ver precauções adicionais após ASTOr na Tab. 17.2.)

Critérios para progressão. Os critérios para o avanço até a segunda fase da reabilitação após ASTO são:

- ADM: pelo menos 90° de elevação passiva, pelo menos 45° de rotação lateral e 70° de rotação medial no plano da escápula com o mínimo de dor,[215] ou mobilidade passiva de ombro *quase* completa, com base nas medidas intraoperatórias, com pouca ou nenhuma dor.[34,99]
- Ao testar o músculo subescapular, ausência de dor durante a rotação medial isométrica resistida.[34]
- Habilidade para realizar, sem dor, a maioria das atividades da vida diária (AVD) no nível da cintura.[99]
- Para ASTOr, os critérios incluem tolerância da ADM assistida e demonstração da habilidade de ativar de modo isométrico a musculatura deltóidea e periescapular enquanto a articulação está posicionada no plano escapular.[20]

Exercício: fase de proteção moderada/movimento controlado

Embora os tempos sugeridos variem de uma fonte para a outra, a fase de proteção moderada/movimento controlado da reabilitação, que tipicamente inicia com cerca de quatro a seis semanas e se estende até no mínimo 12 a 16 semanas no pós-operatório, enfoca o estabelecimento gradual de controle ativo (sem assistência), a estabilidade dinâmica e a força do ombro, continuando ao mesmo tempo a aumentar a ADM.[21,23,42,49,98,99,124,194,215]

Precauções: durante essa fase da reabilitação, embora seja seguro colocar cargas crescentes (de alongamento ou resistência) nos tecidos moles periarticulares, é importante fazer isso gradualmente de modo a não irritar esses tecidos, que ainda estão cicatrizando. Portanto, continuar com sessões de exercícios curtas, porém frequentes e evitar alongamento vigoroso, exercícios resistidos ou uso excessivo do ombro envolvido durante as atividades funcionais.

Metas e intervenções. As metas e os exercícios para essa fase da reabilitação são descritos a seguir.

- ***Continuar a aumentar a ADM do ombro.***
  - Fazer uma transição de ADM passiva ou assistida para um alongamento de *baixa intensidade* e *indolor* em todos os planos de movimento anatômicos e diagonais a fim de alcançar a ADM intraoperatória.
  - Técnicas de mobilização articular suaves para restrições capsulares específicas.
  - Além do alongamento assistido pelo terapeuta, ensinar ao paciente como fazer exercícios suaves de autoalongamento para aumentar a elevação, rotação medial/lateral, extensão e adução/abdução horizontal. As sugestões estão mencionadas na seção Técnicas de exercícios deste capítulo.
- ***Desenvolver controle ativo e estabilidade dinâmica e melhorar o desempenho muscular (força e resistência) do ombro.***
  - Continuar ou fazer uma transição gradual para exercícios de ADM *ativos* de ombro, iniciando a abdução antigravitacional quando o paciente puder realizar o movimento sem elevar a escápula.
  - Exercícios de estabilização escapular e da articulação GU (isométricos alternantes e estabilização rítmica), podem progredir inicialmente sem apoio de peso, avançando em seguida para apoio leve.

Observação: para pacientes que fizeram ASTOr, manter as precauções de permanecer sem apoio de peso por até 12 semanas pós-operatórias.[20]

- Exercícios isométricos resistidos indolores de baixa intensidade (submáximos) dos músculos do ombro, incluindo o subescapular ou qualquer unidade músculo--tendão que tenha sido reparada.
- Começar com exercícios resistidos dinâmicos para a musculatura da escápula e do ombro (de 0° a 90° de elevação de ombro) usando pesos leves ou resistência elástica com grau leve. Começar em decúbito dorsal para dar apoio e estabilizar a escápula. Avançar para a posição sentada.
- Começar com treino de resistência à fadiga para membro superior com ergômetro estacionário ou um exercitador recíproco portátil colocado sobre uma mesa. Progredir aumentando as repetições ou o tempo para aumentar a resistência à fadiga muscular e cardiopulmonar.

Critérios para progressão. Para avançar até a fase final da reabilitação, o paciente precisa satisfazer os seguintes critérios:

- ADM passiva completa do ombro (com base nas amplitudes intraoperatórias)[34,99] ou pelo menos 130° a 140° de flexão e 120° de abdução de ombro passiva ou assistida indolor.[215]
- No plano da escápula, pelo menos 60° de rotação lateral e 70° de rotação medial passiva indolor.[215]
- Elevação ativa (não assistida) antigravitacional do braço de pelo menos 100° a 120° no plano da escápula, ao mesmo tempo mantendo a estabilidade articular e usando uma mecânica de ombro apropriada, particularmente sem erguer a escápula antes de levantar o braço.[215]
- Força dos músculos do manguito rotador e deltoide: 4/5.[49,99]
- Os pacientes que fizeram ASTOr devem ter melhoras na função documentadas e aumento de força dos músculos

deltoide e periescapulares antes de progredir para a fase seguinte.[20]

Exercício: fase de proteção mínima/retorno à função

A fase de proteção mínima/retorno às atividades funcionais em geral começa cerca de 12 a 16 semanas pós--operatórias (dependendo da qualidade e função do tecido do manguito rotador) e tipicamente se estende por vários meses.[49,99,215] O fortalecimento indolor dos músculos do complexo do ombro para estabilidade dinâmica e uso funcional do membro superior para realizar tarefas cada vez mais trabalhosas é o foco primário dessa fase. Para resultados ótimos, pode ser necessário que o programa de exercícios domiciliares continue por seis meses ou mais, e as atividades funcionais e recreativas talvez precisem ser modificadas.

Metas e intervenções. As metas e as atividades para a fase final da reabilitação incluem os pontos seguintes.[21,23,34,49,50,98,99,215]

- *Continuar a melhorar ou manter a mobilidade do ombro.*
  - Autoalongamento no final da amplitude.
  - Mobilização e automobilização articular grau III, se apropriado.[21,23,34,99]
- *Continuar a melhorar o controle neuromuscular e o desempenho muscular do ombro.*
  - Exercício com resistência progressiva (ERP) indolor com carga baixa e altas repetições da musculatura do ombro nos planos anatômicos e diagonais e em padrões de movimento que simulem tarefas funcionais ao longo da ADM disponível. Colocar o paciente em várias posições resistidas pela gravidade.
  - Exercícios resistidos de ombro em cadeia fechada, gradualmente aumentando o apoio de peso no membro superior.
  - Uso do membro superior envolvido para atividades de levantar, carregar, empurrar ou puxar cargas cada vez mais pesadas.
- *Retornar à maioria das atividades funcionais.*
  - Uso do membro superior operado para atividades funcionais gradualmente mais avançadas.
  - É possível realizar atividades recreativas, como natação e golfe.
  - Modificação de atividades ocupacionais ou recreativas de alta demanda e alto impacto, para evitar que sejam impostas forças excessivas à articulação GU, levando ao afrouxamento ou desgaste prematuro dos implantes protéticos.

Observação: para o paciente cujo manguito rotador não pode ser reparado ou continua significativamente deficiente em razão de um reparo frágil e que tem ADM de ombro limitada, porém indolor, pode ser necessária a modificação do ambiente e o uso de dispositivos auxiliares para que se alcance independência nas atividades funcionais.

Desfechos

À medida que os critérios de escolha dos pacientes, os modelos protéticos e as técnicas cirúrgicas vêm sendo refinados, os desfechos pós-operatórios da artroplastia de ombro têm melhorado. Várias fontes sugerem que os desfechos após ASTO, ASTOr ou hemiartroplastia são influenciados por muitos fatores, incluindo o tipo e a gravidade da doença subjacente, a integridade dos tecidos moles, o tipo e a qualidade do(s) procedimento(s) cirúrgico(s) realizado(s) e fatores ligados ao paciente, como sua participação no programa de reabilitação pós--operatória.[29,33,215] Os desfechos mais frequentemente relatados são o alívio da dor, qualidade de vida, a ADM de ombro passiva e ativa e a habilidade de realizar atividades funcionais.

Apesar de numerosas fontes enfatizarem que a participação do paciente na reabilitação pós-operatória é crucial para o sucesso dos desfechos, não há estudos apoiando essa opinião, já que todos os pacientes submetidos à artroplastia de ombro recebem alguma forma de instrução para a realização de exercícios pós-operatórios. Além disso, os protocolos publicados são rotineiramente modificados para irem ao encontro das necessidades de cada paciente, consequentemente dificultando comparações entre protocolos pós-operatórios.[215]

Alívio da dor. A diminuição da dor é o resultado mais consistente da artroplastia glenoumeral. Quase todos os pacientes – independentemente da doença subjacente, do tipo de artroplastia ou do modelo dos implantes protéticos – relatam alívio completo ou substancial da dor no ombro e melhora no uso funcional do braço.[33,123,124,139,141,143,152,156,188,211]

Tem-se mostrado que a extensão do alívio da dor está associada com a causa ou causas subjacentes da artrite GU. Neer et al.,[141] Matsen[123] e, mais recentemente, Norris e Iannotti[152] relataram que 90% dos pacientes com OA primária ou osteonecrose tiveram alívio completo ou quase completo da dor após uma ASTO. Resultados similares têm sido relatados para pacientes com OA que fizeram hemiartroplastia.[112,124,143]Pacientes com AR ou outras doenças ligadas à sinóvia também relataram alívio substancial da dor após ASTO ou hemiartroplastia, embora não em uma extensão tão grande quanto a descrita por pacientes com OA ou osteonecrose.[33,176,202] Contudo, em uma amostra de 191 pacientes após ASTOr, Wall et al. relataram significativa diminuição estatística na dor, conforme medidas obtidas na pontuação de Constant, independentemente do diagnóstico do paciente.[211]

Tem-se estudado também se a artroplastia total é mais ou menos efetiva que a hemiartroplastia para alívio da dor. Em um estudo prospectivo de pacientes com OA, as pontuações de dor pós-operatória foram similares nos dois grupos, com os pacientes no grupo de ASTO demonstrando melhora mais expressiva do que pacientes com hemiartroplastia, em virtude de um nível mais alto de dor pré-operatória.[156] Em outro estudo, pacientes com

OA foram designados aleatoriamente para fazer ASTO ou hemiartroplastia e foram avaliados no pós-operatório durante um período de 24 meses. Os resultados desse estudo indicaram que os dois grupos de pacientes relataram alívio significativo da dor e melhoras em outros parâmetros da qualidade de vida, sem diferenças significativas entre os grupos.[112] Ainda não foi claramente estabelecido se a ASTO é mais efetiva que a hemiartroplastia para o alívio da dor em pacientes com AR.[124,202]

ADM e uso funcional do membro superior. Apesar da ênfase na melhora da ADM e no uso do braço para atividades funcionais durante a reabilitação após a artroplastia de ombro, as melhoras nesses desfechos são menos previsíveis do que o alívio de dor, com o estado funcional melhorando de forma mais consistente que a ADM.[59,124,152,156,179,188,215] Em geral, pacientes com OA primária ou osteonecrose demonstram melhoras mais acentuadas na ADM ativa de flexão e rotação do que pacientes com AR, provavelmente por causa da maior incidência de deficiência no manguito associada com AR ou do uso de modelos protéticos intrinsecamente mais estáveis.[176,202,215] Por exemplo, em pacientes com OA ou osteonecrose, a flexão ativa média do ombro mudou de 105° para 161°, enquanto em pacientes com AR, a média variou de 75° a 105°.[188,215]

Tem sido relatada uma melhora significativa no estado funcional de pacientes com OA ou osteonecrose em seguida à artroplastia. Embora a melhora funcional após artroplastia tenha sido informada para pacientes com AR, muitos estudos usaram instrumentos de medição não padronizados, dificultando a comparação de seus resultados aos de outros.[215] Após uma ASTOr, pacientes com artropatia primária do manguito rotador, OA primária com lesão do manguito rotador e aqueles com rupturas maciças do manguito rotador tiveram desfechos funcionais e clínicos melhores do que os pacientes com artrite pós-traumática ou artroplastia de revisão.[211] Independentemente da doença subjacente, as fontes concordam que um bom funcionamento do mecanismo do manguito rotador é a base para ganhos significativos pós-operatórios na ADM ativa e habilidades funcionais.[33,185,215]

SÍNDROMES DOLOROSAS DO OMBRO (DOENÇA DO MANGUITO ROTADOR E TENDINOPATIAS): TRATAMENTO CONSERVADOR

A maioria dos tecidos moles do espaço supraumeral (ver Fig. 17.7) pode ser a causa de dor que limita o movimento e a função e interfere no sono. Chamada durante décadas de *síndrome do impacto*, essa causa comum e multifatorial de dor era considerada inicialmente o resultado da compressão mecânica e da irritação dos tecidos supraume-

rais.[80,109,117] Evidências recentes sugerem que mecanismos não compressivos como processos degenerativos de tendão e eventos de encarceramento também causam dor no ombro. Por essa razão, terminologias como tendinite, tendinopatia, doença do manguito rotador e dor anterior no ombro são por vezes empregadas, em lugar de síndrome do impacto. Vários fatores etiológicos para a doença do manguito rotador têm sido identificados e, portanto, levam a vários sistemas de classificação, que estão resumidos no Quadro 17.7.

Patologias relacionadas e etiologia dos sintomas

Frequentemente, a causa da doença do manguito rotador é multifatorial, envolvendo fatores tanto estruturais quanto mecânicos. Tradicionalmente, o termo síndrome do impacto e suas variantes recentes descrevem um grupo de sinais e sintomas que, em geral, incluem dor ao colocar a mão acima da cabeça, um arco doloroso no meio da amplitude de elevação do braço e testes de provocação positivos. Os pacientes frequentemente também relatam que acordam durante a noite com dor. Os sintomas que derivam da tendinopatia do manguito rotador normalmente são desencadeados com atividades excessivas ou repetitivas feitas com o braço acima da cabeça que impõem uma grande carga à articulação do ombro. Pode-se ter uma visão da natureza multifatorial da doença do manguito rotador por um sistema de classificação que descreve o impacto como *intrínseco* ou *extrínseco*, com os extrínsecos subclassificados como *primários*, *secundários* e *internos*.

Outros tipos de lesão musculotendínea na região do ombro podem ocorrer como resultado de uso excessivo, como na dor na região peitoral anterior em virtude de esportes com raquete ou em virtude de trauma, por exemplo, em uma queda, tração no braço, ou ao sofrer um acidente de carro.

Impacto intrínseco: doença do manguito rotador

Fatores intrínsecos são aqueles que comprometem a integridade estrutural das estruturas musculotendíneas e incluem alterações vasculares nos tendões do manguito rotador, sobrecarga dos tecidos por tensão e a desorientação e degeneração do colágeno.[61,135] Essas condições intrínsecas em geral envolvem o lado articular dos tendões e podem progredir para rupturas do manguito rotador no lado articular, vistas com maior frequência naqueles acima de 40 anos.[77]

Impacto extrínseco: compressão mecânica dos tecidos

Acredita-se que o impacto extrínseco ocorra como resultado da compressão mecânica do manguito rotador contra o terço anteroinferior do acrômio no espaço supraumeral durante atividades de elevação do braço (Fig. 17.15). Acredita-se que a compressão do tendão possa ser resultado de fatores anatômicos ou biomecânicos que diminuem as dimensões físicas do espaço supraumeral.

QUADRO 17.7 Categorias de síndromes dolorosas do ombro

A doença do manguito rotador e outras condições dolorosas do ombro têm fatores etiológicos variados e, portanto, podem ser classificadas de várias maneiras.

Com base no grau ou estágio da patologia do manguito rotador (classificação de Neer de doença do manguito rotador)[140]
- *Estágio I.* Edema, hemorragia (paciente normalmente com < 25 anos)
- *Estágio II.* Tendinite/bursite e fibrose (paciente normalmente com 25 a 40 anos)
- *Estágio III.* Esporões ósseos e ruptura de tendão (paciente normalmente com > 40 anos de idade)

Com base no tecido comprometido[40]
- Tendinite do músculo supraespinal
- Tendinite do músculo infraespinal
- Tendinite bicipital
- Lábio superior da glenoide e/ou instabilidade do tendão do bíceps
- Bursite subdeltóidea (subacromial)
- Outras distensões musculotendíneas (específicas do tipo de lesão ou trauma)
- Anterior – decorrente de uso excessivo em esportes em que se utiliza raquete (distensão dos músculos peitoral menor, subescapular, coracobraquial, cabeça curta do bíceps)
- Inferior – decorrente de trauma em veículo motorizado (distensão muscular da cabeça longa do tríceps, serrátil anterior)

Com base no comprometimento mecânico e na direção da instabilidade ou subluxação
- Instabilidade multidirecional decorrente de cápsula frouxa, com ou sem compressão
- Instabilidade unidirecional (anterior, posterior ou inferior), com ou sem compressão
- Lesão traumática com lacerações de cápsula e/ou lábio
- Surgimento insidioso (atraumático) decorrente de microtraumas repetitivos
- Frouxidão inerente

Com base nos microtraumas progressivos (classificação de Jobe)[92]
- *Grupo 1.* Impacto puro (geralmente em um atleta recreativo mais velho, com laceração parcial do manguito rotador abaixo da superfície e bursite subacromial)
- *Grupo 2.* Impacto associado com lesão labial e/ou capsular, instabilidade e síndrome do impacto secundária
- *Grupo 3.* Tecidos moles hiperelásticos, resultando em instabilidade anterior ou multidirecional e impacto (geralmente um lábio atenuado, porém intacto, laceração do manguito rotador abaixo da superfície)
- *Grupo 4.* Instabilidade anterior sem impacto associado (resultado de trauma; desencadeia luxação parcial ou completa)

Com base no grau e na frequência
- Instabilidade → subluxação → luxação
- Aguda, recorrente, fixa

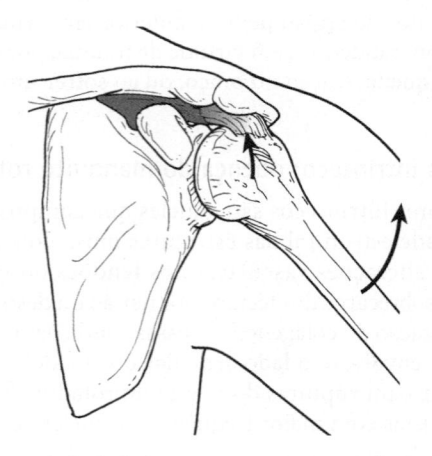

Figura 17.15 A diminuição no espaço supraumeral durante atividades repetitivas de elevação conduz aos sintomas de síndrome do impacto.

cromial. Neer[142] primeiro sugeriu que o tamanho e formato das estruturas que constituem o arco coracoacromial estão relacionados ao impacto do manguito rotador. Em estudos posteriores, variações do acrômio foram identificadas e classificadas em três formatos: tipo I (chato), tipo II (curvo) e tipo III (em gancho) (Fig. 17.16).[12] A patologia do manguito rotador pode estar associada aos formatos de acrômio tipo II e III, não ao tipo I.[1,133,233] Fatores anatômicos que diminuem o espaço supraumeral frequentemente terão que ser remediados com cirurgia.[61,168,233] Os fatores biomecânicos incluem alteração da orientação da clavícula ou escápula durante o movimento, ou aumento das translações anterossuperiores da cabeça do úmero, conforme pode ocorrer nos casos de retesamento da cápsula GU posterior.[74]

Impacto extrínseco secundário. O termo "impacto secundário" é usado para descrever a compressão mecânica dos tecidos supraumerais decorrente de hipermobilidade ou instabilidade da articulação GU, com aumento da translação da cabeça do úmero. A instabilidade pode ser multidirecional ou unidirecional e ocorrer com o comprometimento de limitadores estáticos (ligamentos GU) e/ou dinâmicos (insuficiência do manguito rotador).

- ***Instabilidade multidirecional.*** Algumas pessoas têm uma extensibilidade fisiológica aumentada no tecido conjun-

Impacto extrínseco primário. O impacto extrínseco primário pode resultar de fatores anatômicos ou biomecânicos. Os fatores anatômicos incluem variações estruturais no acrômio ou cabeça do úmero, e alterações hipertróficas degenerativas da articulação AC e do ligamento coracoa-

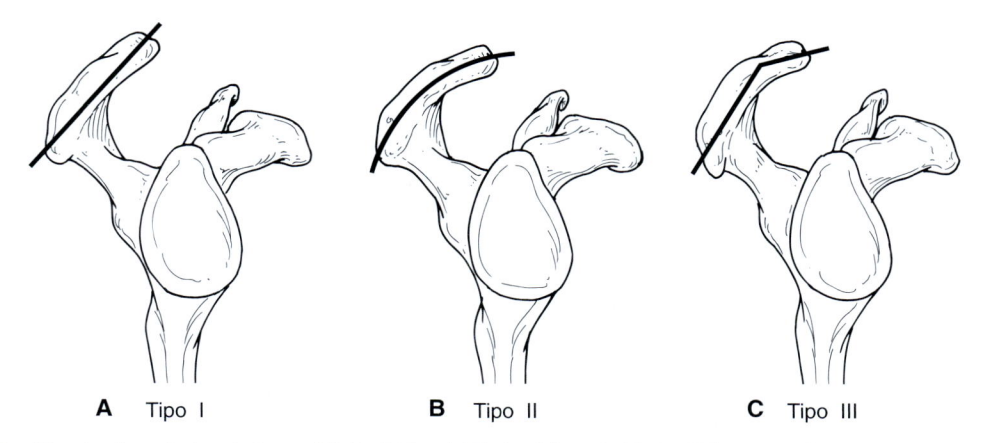

A Tipo I   **B** Tipo II   **C** Tipo III

Figura 17.16   Classificações do acrômio pela forma: **(A)** tipo I (chato); **(B)** tipo II (curvo); **(C)** tipo III (em gancho).

tivo, causando mobilidade excessiva nas articulações. Na articulação GU, esse aumento de extensibilidade permite que a cabeça do úmero apresente um grau de translação maior do que o normal em todas as direções.[156,181] Muitas pessoas, particularmente aquelas envolvidas em atividades executadas acima da cabeça, desenvolvem frouxidão da cápsula por sujeitarem continuamente a articulação a forças de distensão.[61,92] Uma articulação GU hipermóvel pode ser satisfatoriamente suportada pelos músculos fortes do manguito rotador; porém, assim que os músculos se fatigam, a estabilização precária da cabeça do úmero leva a uma mecânica umeral deficiente, trauma e inflamação dos tecidos supraumerais.[92,132] Quando há instabilidade multidirecional, a compressão mecânica dos tecidos no espaço supraumeral é, portanto, um efeito secundário do aumento nas translações da cabeça do úmero.[61]

■ ***Instabilidade unidirecional com ou sem impacto.*** A instabilidade unidirecional (anterior, posterior ou inferior) pode ser resultado de um tecido conjuntivo fisiologicamente frouxo, mas em geral é decorrente de trauma e, com frequência, envolve lacerações do manguito rotador. Com esses traumas, é frequente a ocorrência de dano ao lábio glenoidal e laceração de alguns ligamentos de suporte.

Impacto extrínseco interno. O impacto interno é um tipo relativamente recente de impacto extrínseco que ocorre em uma posição de elevação, abdução horizontal e máxima rotação lateral, primariamente em atletas arremessadores. Essa posição e um desvio posterossuperior da cabeça do úmero sobre a glenoide resultam no aprisionamento mecânico do tendão posterior do supraespinal entre a cabeça do úmero e o lábio. O impacto interno está associado à combinação de encurtamento da cápsula GU posterior e alterações na cinemática escapular.[106,138]

Tendinite/bursite

Neer identificou tendinite/bursite como uma síndrome do impacto estágio II (ver Quadro 17.7).[140] Contrastando com a tendinopatia, essas condições estão associadas a processos inflamatórios ativos e podem estar localizadas em um ou mais tecidos específicos. As próximas seções descrevem diagnósticos patológicos específicos e os sinais e sintomas de apresentação típicos.

Tendinite do supraespinal. Na tendinite do supraespinal a lesão é normalmente próxima da junção musculotendínea, resultando em um arco doloroso quando se leva a mão acima da cabeça. A dor também ocorre com os testes de provocação e com a palpação do tendão logo abaixo do aspecto anterior do acrômio quando a mão do paciente é colocada nas costas. É difícil diferenciar tendinite de bursite subdeltóidea em virtude da proximidade anatômica dessas duas estruturas.

Tendinite do infraespinal. Na tendinite do infraespinal, a lesão geralmente é perto da junção musculotendínea, resultando em um arco doloroso durante os movimentos com as mãos acima da cabeça, estendidas à frente ou cruzando diante do corpo. Pode apresentar-se como uma lesão de desaceleração (excêntrica) em virtude de sobrecarga durante atividades de arremessar, repetitivas ou forçadas. A dor ocorre quando é feita palpação do tendão logo abaixo do canto posterior do acrômio quando o paciente aduz o úmero horizontalmente e o gira lateralmente.

Tendinite bicipital. Na tendinite bicipital, a lesão envolve o tendão longo no sulco bicipital abaixo ou distal ao ligamento transverso do úmero. O edema no sulco ósseo é restritivo, aumentando e perpetuando o problema. Dor aparece no sinal de Speed e na palpação do sulco bicipital.[119] A ruptura ou luxação do tendão do bíceps pode comprometer sua função como depressor umeral durante a elevação do braço, promovendo a compressão dos tecidos no espaço supraumeral.[140,149]

Bursite (subdeltóidea ou subacromial). Quando aguda, os sintomas da bursite são os mesmos vistos em uma tendinite do supraespinal. Depois que a inflamação é controlada, não ocorrem sintomas nos movimentos resistidos.

Outros tecidos musculotendíneos comprometidos

A seguir, exemplos de outros problemas musculotendíneos na região do ombro.

- Os músculos peitoral menor, a cabeça curta do bíceps e o coracobraquial estão sujeitos a microtraumas, particularmente em esportes em que se usa raquete e que exigem um controle para trás e depois um balanço rápido do braço para a frente. Os estabilizadores da escápula, em particular os retratores, são também suscetíveis a microtraumas, já que funcionam para controlar o movimento da escápula para a frente.[111]
- A cabeça longa do músculo tríceps e os estabilizadores da escápula podem ser lesionados em acidentes de carro, quando o motorista segura firmemente na direção durante o impacto.
- Pode ocorrer lesão, uso excessivo ou trauma repetitivo em qualquer músculo sujeito à sobrecarga.[151] A dor ocorre quando o músculo envolvido é colocado em uma posição alongada ou quando se contrai contra a resistência. A palpação do local da lesão causa uma dor familiar.

Surgimento insidioso (atraumático)

Neer identificou lacerações do manguito rotador como uma síndrome do impacto estágio III, uma condição que ocorre tipicamente em pessoas acima dos 40 anos de idade após microtraumas repetitivos no manguito rotador ou na cabeça longa do músculo bíceps.[140] Com o envelhecimento, a porção distal do tendão do supraespinal fica particularmente vulnerável à compressão ou sobrecarga em virtude do esforço com o uso excessivo. Com as alterações degenerativas, pode ocorrer calcificação e, por fim, ruptura do tendão.[61,146,154] A isquemia crônica causada por tensão no tendão e diminuição na cicatrização no idoso são explicações possíveis, embora Neer tenha afirmado que, em sua experiência, 95% das lacerações eram iniciadas por desgaste compressivo, e não por comprometimento circulatório ou trauma.[140]

Comprometimentos estruturais e funcionais comuns

Vários comprometimentos têm sido relatados como comuns na doença do manguito rotador, embora não se saiba se são a causa ou o efeito da patologia.[28,114,117,157] Um exame minucioso da região cervical da coluna vertebral e complexo do ombro é necessário para diferenciar sinais e sintomas relacionados ao impacto primário e secundário ou a outras causas de ombro dolorido.[19,47,119] Deficiências comuns associadas à doença do manguito rotador e síndromes dolorosas no ombro estão resumidas no Quadro 17.8.

Comprometimento postural e desequilíbrios musculares

Cifose torácica aumentada, cabeça anteriorizada, escápula protraída e inclinada para a frente são, com frequência, identificados como fatores relacionados à síndrome do impacto. O alinhamento escapular defeituoso pode ser um fator na diminuição do espaço supraumeral e, portanto, levar à irritação dos tendões do manguito rotador nas atividades feitas com a mão acima da cabeça.[114] Uma má postura do quadrante superior leva a um desequilíbrio no comprimento e na força das musculaturas escapulotorácica e GU e diminui a efetividade das estruturas estabilizadoras dinâmicas e passivas na articulação GU.[221]

Com o aumento da cifose torácica, a escápula, em geral, fica protraída e inclinada para a frente, e a articulação GU fica em uma postura medialmente girada. Com essa postura, os músculos peitoral menor, levantador da escápula e rotadores internos do ombro podem se tornar retraídos; e os rotadores laterais do ombro e os músculos que giram a escápula para cima podem se apresentar fracos no teste e com pouca resistência muscular. Ao colocar a mão acima da cabeça, uma mecânica escapular e umeral defeituosa pode resultar em alterações no alinhamento da escápula e no controle muscular do complexo do ombro.

Evidências em foco

Em um estudo que examinou a cinemática de 52 pessoas (26 sem comprometimento de ombro e 26 com síndrome do impacto no ombro), Ludewig e Cook[114] documentaram atraso na rotação superior da escápula durante os 31° a 60° de amplitude de elevação umeral, inclinação incompleta da escápula para trás e elevação escapular excessiva em pessoas com síndrome do impacto. Todas essas alterações do movimento podem contribuir para a diminuição do espaço subacromial disponível. A pesquisa também documentou ativação diminuída da porção inferior do músculo serrátil anterior e maior ativação da parte descendente do músculo trapézio. A excessiva elevação escapular e a ativação da parte descendente do trapézio foram sugeridas como uma possível compensação para a reduzida função de inclinação posterior pelo músculo serrátil anterior.

Um estudo que usou uma técnica tridimensional para comparar a cinemática do complexo do ombro entre 12 pessoas assintomáticas e 10 pacientes sintomáticos informou que a 30° e 60° de abdução do plano escapular, as pessoas sintomáticas tiveram 7° e 6° a mais de elevação da articulação GU, respectivamente, com menor rotação ascendente escapulotorácica. Os autores sugerem que a mecânica alterada no grupo sintomático reflete mecanismos compensatórios no complexo do ombro, demonstrando interdependência regional das articulações.[107,108]

ADM torácica diminuída

A extensão torácica é um movimento componente necessário para que a mão alcance completamente acima da cabeça. A extensão torácica incompleta diminui a amplitude funcional de elevação do úmero. As explicações para essa interdependência regional incluem uma diminuição da mobilidade na região torácica da coluna vertebral, levando a uma mecânica escapulotorácica defeituosa e a alterações na atividade muscular.[73] Embora tenha sido observado que o aumento da cifose torácica diminui a elevação do ombro,[24,60,96,121] não há evidências diretas que rela-

| QUADRO 17.8 | Resumo dos comprometimentos comuns na doença do manguito rotador e tendinopatias |

Alguns, todos ou nenhum dos seguintes comprometimentos podem estar presentes:

- Dor na junção musculotendínea do músculo envolvido ao ser palpado, ao contrair-se contra resistência e ao ser alongado
- Sinais positivos de compressão (rotação medial forçada em 90° de flexão) e arco doloroso nas proximidades de 90° da elevação do braço
- Postura comprometida: cifose torácica, cabeça anteriorizada e escápula inclinada para a frente (anteriormente), com diminuição da mobilidade torácica
- Desequilíbrios musculares: músculos peitoral maior e menor, levantador da escápula e rotadores internos da articulação GU hipomóveis; músculos serrátil anterior e rotadores laterais da articulação GU fracos
- Cápsula articular GU posterior hipomóvel
- Hipomobilidade da região cervical e/ou torácica da coluna vertebral, em especial na presença de síndrome do impacto secundária
- Cinemática defeituosa com a elevação umeral: diminuição da inclinação posterior da escápula relacionada à fraqueza do músculo serrátil anterior; elevação escapular e uso excessivo da parte descendente do músculo trapézio; e ritmo escapuloumeral alterado durante a elevação ou abaixamento do braço
- Com uma ruptura completa do manguito rotador, inabilidade de abduzir o úmero contra a gravidade
- Nos casos agudos, dor referida nas zonas de referência de C5 e C6

cionam a mobilidade torácica ao movimento do ombro; estudos recentemente publicados que avaliaram o efeito da manipulação da região torácica da coluna vertebral naqueles com doença do manguito rotador relataram diminuição da dor sem alterações significativas na cinemática da escápula ou na ADM de elevação do ombro.[73,137]

Recomendação clínica

O movimento do ombro para colocar os braços completamente acima da cabeça é mais difícil quando há um aumento na cifose torácica e postura de cabeça anteriorizada. Essa relação pode ser usada como um instrumento educacional para demonstrar a um paciente a importância da postura da coluna vertebral. Primeiro, pede-se a ele para colocar o braço acima da cabeça estando em uma postura desleixada; depois, é solicitado a ele assumir uma "boa postura" e colocar novamente o braço acima da cabeça, observando a diferença na ADM. Sugere-se reforçar a importância da postura da coluna vertebral no tratamento e na prevenção de problemas do ombro.

Evidências em foco

Um estudo que comparou os efeitos da manipulação torácica na mecânica escapular e na dor em 47 participantes assintomáticos e 50 sintomáticos com sintomas de impacto no ombro demonstrou um decréscimo imediato na dor e uma pequena mudança na mecânica escapular no grupo sintomático em relação ao assintomático e naqueles que receberam um simulacro de tratamento.[73]

Uso excessivo e fadiga do manguito rotador

Se a musculatura do manguito rotador ou a cabeça longa do músculo bíceps se fatigam em virtude do uso excessivo, deixam de proporcionar as forças dinâmicas de estabilização, compressão e translação que suportam a articulação e controlam a mecânica articular normal. Pensa-se que esse seja um fator precipitador nas síndromes do impacto secundárias quando há frouxidão capsular e a estabilidade muscular depende de maior esforço muscular.[158] Sem essa estabilidade dinâmica, os tecidos no espaço subacromial podem, então, se tornar comprimidos como resultado de uma mecânica incorreta. Há também uma relação entre fadiga muscular e senso de posição articular no ombro, que pode ter um papel no desempenho comprometido nas atividades repetitivas com a mão acima da cabeça.[30]

Fraqueza muscular secundária a neuropatia

A fraqueza muscular pode estar relacionada ao comprometimento da função nervosa. A paralisia do nervo torácico longo tem sido associada com má mecânica escapular resultante da fraqueza do músculo serrátil anterior, uma disfunção motora que pode levar à compressão do manguito rotador na região supraumeral.[181]

Cápsula articular GU posterior hipomóvel

A perda da extensibilidade da cápsula articular GU posterior pode alterar negativamente as translações da cabeça do úmero. O aumento das translações superiores durante a elevação do braço foi informado em estudos que comprimiram experimentalmente a cápsula posterior, um efeito que diminuiria o espaço supraumeral disponível.[74]

Limitações comuns nas atividades e restrições à participação

- Nos estágios agudos, a dor pode interferir no sono, particularmente ao rolar sobre o ombro envolvido.
- Dor ao colocar a mão acima da cabeça, empurrar ou puxar.
- Dificuldade para erguer cargas pesadas.
- Inabilidade de manter atividades repetitivas de ombro (como alcançar, levantar, arremessar, empurrar, puxar ou balançar o braço).
- Dificuldade para vestir-se, particularmente passar uma camisa por cima da cabeça.

Tratamento: síndromes dolorosas do ombro

Observação: embora os sintomas possam ser "crônicos" em termos de longa permanência ou recidiva, se houver inflamação, o tratamento inicial prioritário será controlá-la.

Evidências em foco

Uma revisão de sete artigos científicos que informaram os desfechos de intervenções fisioterapêuticas conservadoras para ruptura do manguito rotador de espessura completa constatou que as abordagens terapêuticas mais bem-sucedidas foram aquelas que respeitaram o estágio de cicatrização dos tecidos e a irritabilidade dos sintomas, além da progressão do programa com base na resposta do paciente (estágio agudo, subagudo e reintegração às atividades normais).[88]

Tratamento: fase de proteção

Controle da inflamação e promoção da cicatrização

- Modalidades físicas e massagem transversa de baixa intensidade são aplicadas no local da lesão. Ao aplicar modalidades físicas, posicionar o membro para expor ao máximo a região envolvida.[41,45]
- Se houver necessidade de repousar a parte, descansar temporariamente o braço em uma tipoia.

Orientação ao paciente

O ambiente e os hábitos que evocam os sintomas devem ser modificados ou evitados completamente durante esse estágio. O paciente deve ser informado sobre a mecânica da irritação e da recuperação antecipada, e receber diretrizes sobre exercícios seguros nesse estágio da recuperação.

Manutenção da integridade e mobilidade dos tecidos moles

- ADM passiva, ativoassistida ou autoassistida iniciada dentro das amplitudes indolores.
- São iniciados isométricos leves em múltiplos ângulos e exercícios de estabilização protegida. É de particular importância, ao exercitar o ombro, estimular a função estabilizadora do manguito rotador e dos músculos bíceps braquial e escapulares em uma intensidade tolerada pelo paciente.

Precaução: é importante ter cuidado com exercícios durante esse estágio para evitar posições compressivas. Com frequência, o meio da abdução, com rotação medial, ou uma posição no final da amplitude quando o músculo envolvido é alongado (como ao colocar a mão nas costas) provoca uma resposta dolorosa.

Controle da dor e manutenção da integridade articular

Podem ser usados exercícios pendulares sem peso que produzem movimentos de tração e oscilação articular grau II inibidores da dor (ver Fig. 17.22 na seção de exercícios).

Desenvolvimento de sustentação nas regiões relacionadas

- São usadas técnicas de conscientização e correção posturais. (Ver informações relacionadas na seção Intervenções para comprometimentos posturais no Cap. 14.)
- Técnicas de suporte, como a fixação do ombro com correias ou a aplicação de fitas adesivas na região escapular, pistas táteis e espelhos podem ser usados para reforço. São necessários lembretes repetidos e a prática da postura correta durante todo o dia.

Evidências em foco

Em um ensaio clínico transversal, randomizado e controlado por placebo [109] com 120 pessoas (60 com síndrome do impacto e 60 sem sintomas), a correção da postura com *taping* resultou em um aumento significativo na flexão do ombro e na elevação no plano escapular nos dois grupos de participantes. A aplicação de *taping* nas regiões torácica e escapular com vistas à correção postural também resultou em menos anteriorização da cabeça, menor cifose torácica, menos deslocamento lateral da escápula, e menos posicionamento elevado e para a frente da escápula em ambos os grupos, em comparação com os efeitos da aplicação de *taping* placebo.

Tratamento: fase de movimento controlado

Assim que os sintomas agudos são controlados, a ênfase principal passa a ser no uso da região envolvida em movimentos progressivos, dentro de limites seguros e com uma mecânica apropriada, enquanto os tecidos cicatrizam. Os componentes individuais dos movimentos funcionais desejados são iniciados em um programa de exercícios controlados.[44,45,190,217,218,223] Quando há frouxidão funcional na articulação, a intervenção é direcionada para o aprendizado do controle neuromuscular e para o desenvolvimento de força nos músculos estabilizadores, tanto da escápula quanto da articulação GU.[95,180,201] Quando há uma restrição de mobilidade que impede a mecânica normal ou interfere na função, é feita a mobilização do tecido restritivo. As técnicas e as progressões dos exercícios específicos estão descritas mais adiante neste capítulo.

Orientação ao paciente

Nesse estágio é necessária a adesão do paciente ao programa, além de evitar que os tecidos em cicatrização sejam irritados. O programa de exercícios domiciliares progride conforme o paciente aprende a executar de forma segura e efetiva cada um deles. Continue reforçando os hábitos posturais corretos.

Desenvolvimento de tecidos fortes e móveis

- São usadas técnicas de terapia manual, como massagem transversa ou de fricção. O membro é posicionado de modo que o tecido fique alongado, se for um tendão, ou encurtado, se estiver no ventre muscular. A técnica é aplicada com o uso de forças e durações compatíveis com a tolerância do paciente.

- Após essas técnicas manuais, o paciente é instruído a realizar contrações isométricas com o músculo em várias posições da amplitude disponível. A intensidade da contração não deve causar dor.
- O paciente deve ser ensinado a autoadministrar a massagem e as técnicas isométricas.

Modificação do percurso articular e sua mobilidade

A MM pode ser útil para modificar o percurso articular e reforçar o movimento completo quando há uma restrição dolorosa à elevação do ombro decorrente de arco doloroso ou compressão[136] (ver, no Cap. 5, uma descrição dos princípios).

- *Deslizamento posterolateral com elevação ativa* (Fig. 17.17A)
  - *Posição do paciente:* sentado com o braço ao lado do corpo e a cabeça em retração neutra.
  - *Posição do fisioterapeuta e procedimento:* em pé no lado oposto ao braço afetado e passando uma das mãos através do tronco do paciente para estabilizar a escápula com a palma. A outra mão é colocada sobre a face anteromedial da cabeça do úmero. Aplicar um deslizamento posterolateral graduado da cabeça do úmero sobre a glenoide. Pedir para o paciente realizar a elevação previamente dolorosa. Manter a mobilização de deslizamento posterolateral tanto na elevação quanto no retorno à posição neutra. Assegurar-se de que não seja experimentada dor durante o procedimento. Ajustar o grau e a direção do deslizamento conforme a necessidade para obter uma função indolor. Acrescentar resistência ao músculo na forma de material elástico ou uma munhequeira com peso.
- *Autotratamento.* Uma cinta de mobilização proporciona deslizamento posterolateral enquanto o paciente eleva ativamente o membro afetado contra resistência progressiva até o final da amplitude (Fig. 17.17B).

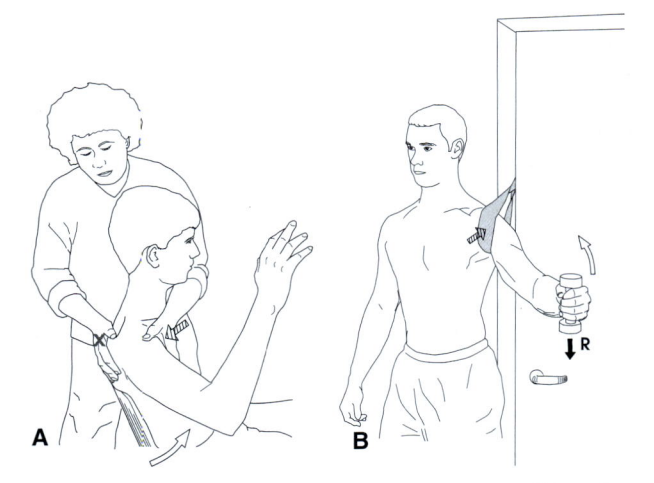

Figura 17.17 MM para modificar o percurso da articulação GU e melhorar a elevação ativa. Um deslizamento posterolateral é aplicado à cabeça do úmero **(A)** manualmente ou **(B)** com uma cinta para autotratamento, enquanto o paciente eleva ativamente o úmero. Um peso é usado para fortalecer os músculos através da amplitude indolor.

Desenvolvimento do equilíbrio em comprimento e força nos músculos do complexo do ombro

É importante elaborar um programa que aborde especificamente os comprometimentos do paciente. Intervenções típicas no complexo do ombro incluem, entre outras:

- *Alongar músculos encurtados.* Os músculos encurtados são, tipicamente, o peitoral maior, peitoral menor, latíssimo do dorso, redondo maior, subescapular e levantador da escápula.
- *Fortalecer e treinar os estabilizadores escapulares.* Os músculos estabilizadores escapulares incluem, normalmente, o serrátil anterior e a parte ascendente do trapézio para o movimento de inclinação posterior e rotação superior da escápula, e a parte transversa do trapézio e os romboides para retração escapular. É importante que o paciente aprenda a evitar a elevação escapular ao elevar o braço. Portanto, enfatizar a manutenção da depressão da escápula ao abduzir e flexionar o úmero.
- *Fortalecer e treinar os músculos do manguito rotador*, especialmente os rotadores laterais do ombro.

Desenvolvimento de estabilidade e resistência muscular

- Aplica-se uma resistência isométrica alternante nos músculos escapulares em *posições de cadeia aberta* (decúbito lateral, sentado, decúbito dorsal), incluindo protração/retração, elevação/depressão e rotação superior/ inferior, de modo que o paciente aprenda a estabilizar a escápula contra as forças externamente aplicadas (ver Fig. 17.37 na seção de exercícios).
- São combinados padrões escapulares e GU usando flexão, abdução e rotação. A resistência isométrica alternante é aplicada ao úmero enquanto o paciente se mantém contra a força resistiva em direções diferentes (ver Figs. 17.38, 17.39 e 17.42 na seção de exercícios).
- A *estabilização em cadeia fechada* é feita com as mãos do paciente fixadas contra uma parede, uma mesa ou no solo (posição de quatro apoios), enquanto o fisioterapeuta proporciona uma resistência isométrica alternante graduada ou uma estabilização rítmica. Observar se há um movimento alar anormal da escápula. Se ocorrer, os estabilizadores escapulares não estão fortes o suficiente para a demanda; desse modo, a posição deve ser modificada para reduzir o desafio (ver Fig. 17.43 na seção de exercícios). Isso pode ser conseguido mudando a posição do corpo do paciente em relação à gravidade ou com a modificação dos ângulos articulares.
- A *resistência muscular à fadiga* é progredida por meio do aumento da quantidade de tempo que a pessoa sustenta o padrão contra a resistência alternante. O limite é alcançado quando qualquer um dos músculos no padrão não puder mais manter a sustentação desejada. A meta nessa fase deve ser a estabilização por aproximadamente três minutos.

Progressão da função do ombro

À medida que o paciente desenvolve força nos músculos enfraquecidos, torna-se importante desenvolver um equilíbrio na força de todos os músculos do ombro e região escapular dentro da amplitude e da tolerância de cada um. Para aumentar a coordenação entre os movimentos da escápula e do braço, colocar dinamicamente cargas sobre o membro superior dentro da tolerância de sinergia com resistência submáxima. Para melhorar a resistência muscular à fadiga, aumentar o tempo durante o qual o paciente controla o padrão correto para até três minutos.

Tratamento: fase de retorno à função

O treinamento específico para o desfecho funcional desejado começa assim que o paciente tiver desenvolvido controle postural e for capaz de realizar os componentes básicos das atividades desejadas sem exacerbar os sintomas. Enquanto trabalha com o paciente, continuar a instruí-lo sobre como avançar no programa depois da alta e como prevenir recidivas. As sugestões estão resumidas no Quadro 17.9.

Aumento da resistência muscular à fadiga

Para aumentar a resistência muscular à fadiga, a aplicação de cargas repetitivas em padrões definidos é aumentada de três para cinco minutos.

Desenvolvimento de respostas motoras rápidas às sobrecargas impostas

- Os exercícios de estabilização são aplicados com maior velocidade e em durações menores, com transições mais rápidas entre as forças aplicadas.
- O treinamento pliométrico em padrões de cadeia aberta e fechada é iniciado caso um dos desfechos desejados seja a melhora da potência. (Ver Cap. 23.)

Progressão no treinamento funcional

O treinamento específico progride enfatizando a cadência e o sequenciamento dos eventos.

- O treinamento excêntrico avança para a carga máxima.

QUADRO 17.9	Instruções para o paciente prevenir recidiva de ombro doloroso

- Antes do exercício ou trabalho, massagear o tendão ou músculo envolvido; prosseguir fazendo contrações isométricas resistidas e, depois, realizar ADM completa e alongamento do músculo
- Fazer pausas na atividade se for de natureza repetitiva. Se possível, alternar uma atividade cansativa e provocadora com outras atividades ou padrões de movimento
- Manter um bom alinhamento postural; adaptar o assento ou a estação de trabalho para minimizar a sobrecarga. Se estiver relacionado a um esporte, buscar orientação sobre técnicas apropriadas e fazer adaptações no equipamento para uma mecânica segura
- Antes de iniciar uma nova atividade ou retornar a uma para a qual não está condicionado, começar um programa de fortalecimento e treinamento

- São feitas simulações das atividades funcionais desejadas – primeiro em condições controladas, depois em situações progressivamente desafiadoras usando exercícios de aceleração/desaceleração.
- O paciente é envolvido na avaliação do desempenho considerando a segurança, a provocação de sintomas, o controle postural e a facilidade de execução e, depois, pratica as adaptações para corrigir quaisquer problemas identificados.

SÍNDROMES DOLOROSAS DO OMBRO: CIRURGIA E TRATAMENTO PÓS--OPERATÓRIO

A intervenção cirúrgica é uma opção para as síndromes dolorosas do ombro quando o tratamento conservador não resolveu os sintomas ou não melhorou a função. Para uma pessoa que tenha síndrome do impacto primária resultante de variações estruturais no acrômio (ver descrições e a Fig. 17.16 na seção anterior), a descompressão subacromial pode ser feita. Uma pessoa com lacerações parciais ou completas do manguito rotador pode necessitar de reparo cirúrgico.

Descompressão subacromial e tratamento pós-operatório

Quando a dor e a perda de mobilidade funcional associada à síndrome do impacto primária/doença do manguito rotador não têm um resultado suficientemente bom com o tratamento não operatório, normalmente, é justificada a *descompressão subacromial*, elaborada para restaurar ou aumentar o volume do espaço subacromial e proporcionar espaço suficiente para o deslizamento dos tendões do manguito. A descompressão subacromial é também chamada de *acromioplastia anterior* ou *acromioplastia de descompressão*. Contudo, a acromioplastia, que altera a forma do acrômio é, tipicamente, porém nem sempre, um dos componentes da descompressão subacromial.[126]

Indicações para cirurgia

A seguir, as indicações geralmente aceitas para o tratamento cirúrgico de síndromes do impacto/doença do manguito rotador.[1,56,76,81,126,142,146,168,210]

- Dor durante atividades feitas com a mão acima da cabeça e perda da mobilidade funcional do ombro decorrente de impacto primário que persiste (tipicamente por três a seis meses ou mais), apesar da tentativa com intervenções não operatórias.
- Impacto estágio II (classificação de Neer; ver Quadro 17.7), com fibrose irreversível ou alterações ósseas do compartimento subacromial, depósitos calcificados nos tendões do manguito e crepitação subacromial sintomática.
- Manguito rotador intacto ou com laceração mínima.

Observação: pacientes que apresentam hipermobilidade da articulação GU ou instabilidade associada com uma ruptura com espessura parcial ou completa do manguito rotador não são candidatos à descompressão cirúrgica subacromial, apenas. Para esses pacientes, a descompressão subacromial é combinada com reparo concomitante da laceração do manguito; caso contrário, os procedimentos inerentes à descompressão subacromial podem piorar a instabilidade GU.[76,126,210]

Procedimentos

Acesso cirúrgico. A descompressão subacromial é feita usando-se um acesso artroscópico ou aberto. Embora o acesso aberto venha sendo usado com sucesso por muitos anos,[81,139,142,168] o procedimento preferido atualmente, na maioria dos casos, é o acesso artroscópico.[56,210] Diferentemente de um acesso aberto tradicional, em que a inserção proximal do músculo deltoide precisa ser desinserida e depois reparada antes do fechamento,[142] com um acesso artroscópico, o músculo deltoide permanece intacto, o que possibilita ao paciente recuperar o uso funcional do membro superior mais rapidamente após a cirurgia. Na maioria das vezes, o acesso aberto tradicional para descompressão subacromial é então reservado para alguns pacientes com ruptura maciça do manguito rotador, que também farão um reparo aberto. Outra opção, preferida por alguns cirurgiões, é um acesso por "mini-incisão", que envolve uma incisão vertical na inserção do músculo deltoide em vez de sua desinserção.[126]

Procedimentos componentes. Há vários procedimentos cirúrgicos que podem ser feitos para descompressão subacromial, dependendo da patologia observada durante o exame do ombro, antes ou durante a cirurgia.[1,56,71,76,126,153,210]

- Remoção da bursa subacromial (*bursectomia*), que se encontra tipicamente espessada (alargada) pela inflamação crônica
- Liberação do ligamento coracoacromial, que normalmente se encontra hipertrofiado e também pode estar desgastado, seguida pela ressecção ou recessão completa ou parcial
- Ressecção da protuberância acromial anterior e contorno da superfície inferior da porção remanescente do acrômio (*acromioplastia*) para alargar o espaço subacromial (Fig. 17.18).
- Remoção de osteófitos da articulação AC e, em alguns casos, ressecção da porção distal da clavícula quando há artrite avançada da articulação AC.

Tratamento pós-operatório

O tipo de acesso cirúrgico usado e o estado do manguito rotador afetam significativamente as decisões sobre reabilitação após descompressão subacromial. Se o manguito rotador está intacto no pré-operatório, a reabilitação após descompressão artroscópica progride bem rapidamente porque a musculatura do ombro é deixada intacta durante o procedimento. Em contraste, se é necessário o reparo do manguito rotador além da descompressão, ou é usado um acesso assistido por artroscopia (mini-incisão) ou uma abordagem aberta, a reabilitação progride mais lentamente para permitir que a musculatura do ombro, que foi reparada, tenha tempo para cicatrizar.

Observação: as diretrizes apresentadas nesta seção são para reabilitação pós-operatória após descompressão subacromial artroscópica para pacientes com impacto de ombro primário que têm o manguito rotador intacto. Quando a descompressão subacromial é combinada com o reparo do manguito rotador, são apropriadas as diretrizes apresentadas em uma seção adiante deste capítulo sobre reabilitação após reparo do manguito rotador.

Imobilização

Em seguida à cirurgia, o ombro é imobilizado e apoiado em uma tipoia com o braço posicionado ao lado do paciente ou em leve abdução e rotação medial, com o cotovelo flexionado em 90°. A tipoia é usada para conforto durante uma a duas semanas, porém removida para o exercício no dia seguinte à cirurgia.[126,210,219]

Progressão dos exercícios

As intervenções com exercício após descompressão subacromial visam várias das deficiências observadas no impacto do manguito rotador, discutidas previamente neste capítulo. Essa informação merece ser revista para que se compreenda por que os exercícios específicos estão incluídos no programa de reabilitação pós-operatória. Como a descompressão artroscópica, em geral, é feita ambulatorialmente, o paciente no início pode precisar realizar os exercícios prescritos em casa com pouca supervisão e depois fazer um acompanhamento por meio de uma série de atendimentos fisioterapêuticos na clínica algum tempo depois.

Exercício: fase de proteção máxima

A primeira fase da reabilitação após uma descompressão artroscópica começa no dia seguinte à cirurgia e se estende por três a quatro semanas. A ênfase é no controle da dor e no movimento assistido imediato, porém confortável, do ombro para prevenir restrições aos movimentos,

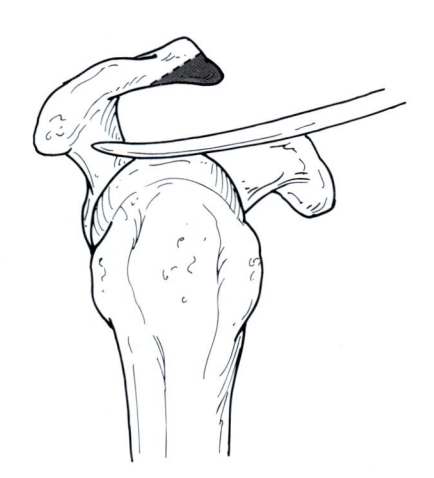

Figura 17.18 Acromioplastia artroscópica mostrando a linha de ressecção do acrômio anterior.

enquanto os tecidos moles cicatrizam. Conseguir uma ADM passiva completa ou quase completa do ombro operado é uma meta razoável a ser atingida de quatro a seis semanas do pós-operatório.[76]

A orientação ao paciente começa imediatamente e é direcionada para ajudá-lo a identificar e prevenir posturas que contribuam para os sintomas durante os exercícios e as AVD. A ADM ativa (sem assistência) do ombro é permitida assim que os movimentos se tornem indolores e um controle escapulotorácico e GU apropriado possa ser mantido. Isso pode ser possível já em duas semanas após a cirurgia.

Metas e intervenções. As metas e os exercícios a seguir são indicados para o estágio inicial de cicatrização dos tecidos.[1,2,34,76,126,219]

- **Controlar a dor e a inflamação.**
  - Usar uma tipoia quando o braço estiver pendente.
  - Usar crioterapia e medicamentos anti-inflamatórios prescritos.
  - Exercícios de relaxamento para o ombro.
- **Prevenir perda de mobilidade nas regiões adjacentes.**
  - Exercícios de ADM ativos de região cervical da coluna vertebral, cotovelo, punho e mão.
- **Desenvolver conscientização e controle posturais.**
  - Treinamento postural, enfatizando a retração cervical, extensão torácica, retração escapular e um complexo lombopélvico neutro.
- **Restaurar a mobilidade indolor no ombro.**
  - Exercícios de ADM assistidos de ombro conforme a tolerância à dor, inicialmente guiando o braço envolvido com o membro superior sadio e, depois, com uma bengala ou bastão. Iniciar em decúbito dorsal para prover à escápula estabilidade adicional contra o tórax e com o braço de cima sobre uma toalha dobrada em leve abdução e flexão. Os movimentos de ombro incluem elevar o braço no plano da escápula, flexão para a frente, abdução, rotação e abdução e adução horizontais. Avançar realizando exercícios em uma posição semirreclinada e, depois, sentado ou em pé enquanto mantém a extensão torácica.
  - Extensão assistida do ombro em pé, com um bastão mantido atrás das costas.
  - Alongamento das estruturas posteriores do ombro na amplitude indolor usando um alongamento através do tórax dentro da adução horizontal. Adiar até a próxima fase se for doloroso.
  - Exercícios de ADM ativos (não assistidos) de ombro e escápula dentro das amplitudes indolores mantendo o controle escapulotorácico e GU apropriado; começar em decúbito dorsal e avançar para a posição sentada. Os movimentos ativos de ombro são possíveis após cerca de duas semanas do pós-operatório.
- **Prevenir a inibição reflexa e a atrofia por desuso da musculatura do complexo do ombro.**
  - Isométricos de baixa intensidade, em múltiplos ângulos, *indolores* da musculatura GU com o braço apoiado e ênfase no manguito rotador contra resistência míni-

ma. Começar os isométricos submáximos após cerca de uma semana do pós-operatório. Resistir levemente com o membro superior não envolvido. Focar o aumento de repetições mais do que a resistência.[114,181]
  - Isométricos alternantes submáximos e exercícios de estabilização rítmica para os músculos escapulotorácicos com o braço envolvido apoiado pelo fisioterapeuta. Ter como alvo os músculos que fazem retração e rotação superior da escápula.

Critérios para progressão. Critérios para avançar para a segunda fase incluem:[34,76,98,126,219]

- Desconforto mínimo quando o ombro não está apoiado; o balanço do braço deve ser semelhante ao do oposto durante a deambulação;
- ADM *passiva* quase completa e indolor do ombro (mobilidade completa da escápula; pelo menos 150° de elevação do braço; rotação medial/lateral completa);
- Em decúbito dorsal, elevação *ativa* indolor do braço bem acima do nível do ombro;
- Rotação lateral *ativa* indolor do ombro de cerca de 45°;
- Graduação do teste muscular da região do ombro pelo menos regular (3/5) e preferivelmente boa (4/5).

Exercício: fase de proteção moderada

Os exercícios durante a segunda fase de reabilitação são dirigidos para a obtenção de ADM de ombro indolor completa e melhora do controle neuromuscular e do desempenho muscular do manguito rotador, estabilizadores da escápula e movimentadores primários. O paciente pode estar pronto para iniciar essa fase da reabilitação já com três a quatro semanas do pós-operatório, porém, mais frequentemente, com quatro a seis semanas. Essa fase se estende por um período de quatro a seis semanas, ou até que o paciente encontre os critérios para progredir para a próxima fase.

Metas e intervenções. As metas, os exercícios e as atividades durante a segunda fase da reabilitação são:[34,76,98,219]

- **Restaurar e manter a mobilidade passiva indolor completa do complexo do ombro e da parte superior do tronco.**
  - Mobilização articular, enfatizando deslizamento posterior e caudal do úmero e mobilidade escapulotorácica.
  - Autoalongamento de baixa intensidade dos músculos que poderiam restringir a amplitude suficiente de rotação superior da escápula e rotação do úmero, especificamente dos músculos levantadores da escápula, romboides, subescapular, latíssimo do dorso, redondo maior e peitoral maior e menor. Lembrar-se de que o encurtamento desses músculos pode contribuir para a compressão subacromial durante movimentos do braço acima da cabeça.
  - Autoalongamento dos músculos posteriores do ombro e cápsula posterior da articulação GU, à medida que essas estruturas podem ficar retraídas na presença de impacto no ombro.

– Autoalongamento do tronco superior e extensão torácica, ficando em decúbito dorsal sobre um rolo de toalha colocado verticalmente entre as escápulas.

– Usar a ADM ganha nos exercícios e padrões de movimentos funcionais durante as AVD.

- **Reforçar a conscientização e o controle posturais.**

– Continuar enfatizando o alinhamento cervical, torácico e lombopélvico durante os exercícios e atividades funcionais.

- **Desenvolver estabilidade dinâmica, força, resistência à fadiga e controle dos músculos escapulotorácicos e GU.**

– Exercícios de estabilização contra uma resistência aumentada e em posturas de apoio de peso. Enfatizar o fortalecimento isolado dos músculos serrátil anterior e trapézio.

– Ergometria de membros superiores para resistência muscular. Para evitar um arco compressivo, iniciar em pé, em vez de sentado.

– Exercícios dinâmicos de fortalecimento de músculos isolados do ombro contra cargas leves (0,5 kg a 2,5 kg de peso ou tubo elástico com grau leve), aumentando as repetições de forma gradual. Começar a elevação resistida do braço em decúbito dorsal para estabilizar a escápula contra o tórax; avançar para sentado ou em pé.

– Usar o braço envolvido para atividades funcionais que envolvem uma resistência leve.

Recomendação clínica

Ter como alvo os músculos que fazem a rotação para cima da articulação escapulotorácica (músculos serrátil anterior, partes descendente e ascendente do trapézio) e os músculos do manguito rotador,[184] assim como os músculos latíssimo do dorso, redondo maior e bíceps braquial, que agem como depressores da cabeça do úmero e, portanto, se opõem à translação superior durante a elevação ativa do braço. Inicialmente, fazer movimentos resistidos do úmero abaixo do nível do ombro; mais tarde, avançar para exercícios com a mão acima da cabeça se os movimentos permanecerem indolores.

Precaução: certificar-se de que o paciente pode realizar flexão e abdução ativa de ombro contra a gravidade sem elevar a escápula antes de progredir para exercícios resistidos acima do nível do ombro.

Critérios para progressão. Os critérios que devem ser satisfeitos para avançar à fase final da reabilitação são:[34,98,219]

- Testes de provocação negativos.
- ADM de ombro ativa completa, indolor, sem evidências de movimentos compensatórios.
- 75% ou mais de força da musculatura do ombro em comparação com o ombro sadio.[219]

Exercício: fase de proteção mínima e retorno à função

A fase final da reabilitação, normalmente, começa na 8ª semana do pós-operatório, quando os tecidos moles estão razoavelmente bem cicatrizados e requerem pouca ou nenhuma proteção. Os exercícios continuam até cerca de 12 a 16 semanas do pós-operatório, ou até que o paciente tenha retornado à atividade completa. Os exercícios são direcionados para uma continuidade na melhora da força e resistência dos músculos do complexo do ombro usando movimentos isolados e aqueles que simulam atividades funcionais. Pacientes veem, com frequência, melhora continuada do uso funcional do membro superior operado durante seis meses do pós-operatório.[2]

O tempo necessário para recuperação completa sem restrições depende muito do nível da demanda das atividades previstas. Um paciente que deseja voltar a praticar esportes competitivos necessita de uma progressão mais intensiva dos exercícios avançados (como treinamento pliométrico e exercícios específicos para o esporte) do que uma pessoa sedentária.[34,219,222]

Metas e intervenções. As metas, os exercícios e as atividades durante a fase final da reabilitação após a descompressão subacromial e na fase final do tratamento não operatório da síndrome do impacto primária são similares. Ver as informações apresentadas na seção anterior deste capítulo, assim como em outras fontes.[34,45,217,219,222]

Desfechos

Não parece haver diferença significativa nos resultados em longo prazo (ADM indolor e retorno às atividades funcionais desejadas) após uma cirurgia aberta ou artroscópica para síndrome do impacto primária, com ou sem doença do manguito rotador associada.[56,126,210] Com base nos achados de vários estudos de resultados com procedimentos abertos e artroscópicos, 85 a 95% dos pacientes relataram resultados bons a excelentes de 1,0 a 2,5 anos do pós-operatório.[1,76,126,210] Em geral, os pacientes que relataram a menor satisfação com suas funções após a cirurgia foram aqueles que participavam de atividades atléticas de alta demanda, envolvendo arremessos acima da cabeça, e aqueles com lesões ligadas ao trabalho que estavam recebendo compensações trabalhistas.[126]

Vários estudos de acompanhamento têm documentado vantagens no tratamento cirúrgico artroscópico comparado ao aberto no tratamento da doença do manguito rotador. As vantagens incluem menos dor no pós-operatório; restauração mais rápida de ADM completa e força; retorno mais rápido ao trabalho (com frequência em uma semana do pós-operatório); custo mais baixo (internação hospitalar mais curta ou cirurgia ambulatorial); e um resultado estético mais favorável.[1,76,126,210]

Embora os exercícios sejam rotineiramente prescritos após uma descompressão subacromial, pouquíssimos estudos têm focado a efetividade do exercício. Um estudo randomizado prospectivo observou a efetividade de um programa de exercícios supervisionados por um fisioterapeuta durante seis semanas em comparação a um programa de autotratamento após descompressão subacromial artroscópica.[2] Pacientes no grupo supervisionado pelo fisioterapeuta receberam instruções sobre os exercícios enquanto estavam no hospital e, depois, durante sessões semanais de terapia de uma hora durante seis semanas após a alta hospitalar. Os pacientes do grupo de autotratamento receberam instruções sobre os exercícios em uma ocasião antes da alta hospitalar. Os dois grupos receberam instruções escritas. Após seis semanas, 3, 6 e 12 meses, não houve diferenças significativas nos desfechos entre os dois grupos, com exceção de uma medida. Após três meses do pós-operatório, o grupo supervisionado pelo fisioterapeuta tinha um nível mais alto de dor do que o de autotratamento. Os autores concluíram que a instrução inicial dos exercícios dirigida pelo fisioterapeuta, seguida por um programa domiciliar de exercícios autoadministrado, atingia as metas da reabilitação de maneira tão efetiva quanto um programa supervisionado pelo fisioterapeuta.

Reparo do manguito rotador e tratamento pós-operatório

Há duas categorias amplas de rupturas do manguito rotador, definidas pela profundidade da laceração tendínea: espessura parcial ou completa. Os dois tipos podem precisar de tratamento cirúrgico. Uma *ruptura de espessura parcial* se estende inferior ou superiormente por apenas uma porção do tendão, a partir de sua superfície acromial (bursal) ou umeral (articular). Uma *ruptura com espessura completa* é uma laceração completa, que se estende por toda a profundidade do tendão.[76,83,126] Os dois tipos de laceração podem ter orientação paralela ou perpendicular à orientação primária das fibras do tendão.

Indicações para cirurgia

As indicações primárias para o tratamento cirúrgico de uma ruptura do manguito rotador confirmada por imagem são dor e comprometimento da função como resultado dos seguintes eventos:[5,76,83,126,159,210,231]

- Rupturas com espessura parcial ou completa dos tendões do manguito rotador com alterações degenerativas irreversíveis nos tecidos moles. Alguns pacientes com lesões no estágio II, e a maioria com lesões no estágio III (classificação de Neer), que continuam a apresentar sintomas e têm limitações funcionais após uma tentativa de tratamento não operatório, são candidatos à cirurgia.
- Ruptura aguda traumática dos tendões do manguito rotador, que pode estar combinada com avulsão do tubérculo maior, dano no lábio ou luxação aguda da articulação GU em pessoas sem história conhecida de lesão prévia no manguito. As lacerações traumáticas de espessura completa ocorrem com maior frequência em adultos jovens e ativos. As rupturas traumáticas completas ocorrem com maior frequência em adultos jovens e ativos.

Observação: o reparo cirúrgico não é indicado em pacientes assintomáticos, apesar da presença de uma laceração do manguito confirmada por imagem.

Procedimentos

Há várias opções operatórias para o reparo de uma ruptura de manguito rotador, incluindo cirurgia artroscópica, aberta e mini-incisão.[64,76,78,126,210] A escolha de uma das opções depende da gravidade e da localização da ruptura, do número de tendões envolvidos, da extensão das lesões associadas, da origem da ruptura (microtraumas repetitivos ou lesão traumática), da qualidade e mobilidade dos tecidos rompidos, da qualidade óssea, das considerações sobre o paciente (idade, saúde, nível de atividade) e da preferência e da experiência do cirurgião.

Tipo de reparo

O tipo de reparo do manguito é tipicamente classificado pelo acesso cirúrgico e pelas técnicas usadas. Há três categorias de reparo:[5,62,63,64,76,126,191,210,231]

- *Acesso artroscópico.* Todo o procedimento é feito por artroscopia e requer apenas algumas pequenas incisões na pele para a inserção dos instrumentos cirúrgicos.
- *Acesso por "mini-incisão" (assistido por artroscopia).* Há duas variações desse tipo de procedimento, ambas envolvendo descompressão subacromial artroscópica e um acesso *onde o deltoide é seccionado*. Em uma variação, apenas a descompressão subacromial é feita por artroscopia, ao passo que, na outra variação, uma parte do reparo do manguito propriamente dito também é feita por artroscopia.[231] Nos dois casos, é feita uma incisão anterolateral no acrômio que se estende distalmente (a 1,5 ou 3,5 cm, porém não mais do que 4 cm, para evitar o nervo axilar) ao longo da orientação das fibras do deltoide. O músculo deltoide é seccionado longitudinalmente entre suas porções anterior e média para permitir a visualização da laceração do manguito sem desinseri-lo de sua inserção proximal.[58,64,126,159,199]
- *Acesso aberto tradicional.* É feita uma incisão anterolateral que se estende obliquamente, indo do terço médio do aspecto inferior da clavícula, através do processo coracoide, até a face anterior da porção proximal do úmero. A inserção proximal do músculo deltoide precisa ser desinserida e rebatida para expor o campo operatório durante uma descompressão subacromial aberta e reparo aberto do manguito. Após o término do reparo do manguito, o músculo deltoide é reinserido no acrômio.[64,83,126] Conforme os reparos artroscópicos e assistidos por artroscopia vêm avançando, o uso do acesso aberto tradicional tem diminuído.

Componentes de um reparo do manguito rotador

Independentemente do acesso, a descompressão subacromial é feita (particularmente nas lacerações de manguito associadas com impacto crônico) antes da realização do reparo do manguito. Após a laceração ser visualizada, as margens do tendão lacerado são desbridadas e liberadas de qualquer aderência de tecidos moles. Então, o tendão do manguito é mobilizado para o avanço e a aposição ao osso que foi preparado para as suturas, seguida pela fixação *tendão-osso*. Dependendo se está sendo usado um acesso artroscópico ou assistido por artroscopia (mini-incisão), a fixação é conseguida por meio de suturas e âncoras, fixadores ou grampos de sutura.[58,62,76,126,198,210]

Além da descompressão subacromial, podem ser necessários outros procedimentos concomitantes durante o procedimento. Por exemplo, um ajuste da cápsula ou reconstrução labial podem ser feitos se houver instabilidade uni ou multidirecional da articulação GU. Como as alterações degenerativas no tendão da cabeça longa do bíceps braquial normalmente estão associadas com doença do manguito rotador crônica, pode também ser necessário um reparo desse tendão.

Escolha dos procedimentos cirúrgicos

O cirurgião pesa muitos fatores ao determinar que tipo de reparo do manguito é mais apropriado para cada paciente. Uma dessas considerações é a gravidade da laceração, incluindo espessura (parcial ou completa), tamanho e número de tendões lacerados. Embora haja alguma variabilidade na literatura, há quatro categorias geralmente aceitas que descrevem o tamanho longitudinal das lacerações do manguito rotador: *pequena* (1 cm ou menos), *média* (1 a 3 cm), *grande* (3 a 5 cm) e *maciça* (mais de 5 cm ou laceração completa de mais de um tendão).[5,58,76,212]

Uma pequena laceração do manguito *de espessura parcial* é tratada, em geral, de maneira cirúrgica com um acesso completamente artroscópico para desbridar as margens desgastadas do tendão lacerado, com um procedimento de descompressão subacromial. A porção lacerada do tendão pode ou não ser reparada.[5,76,126,191,198,210]

Historicamente, as lacerações do manguito pequenas e médias *com espessura completa* eram tratadas apenas com um acesso completamente artroscópico.[63,76,126] Mas com a evolução das técnicas artroscópicas, um número cada vez maior de rupturas grandes com espessura completa, e algumas rupturas maciças, vêm sendo tratadas com um acesso completamente artroscópico.[210,231] Contudo, apesar desses avanços cirúrgicos, as variações das cirurgias com mini-incisão (acesso com incisão do deltoide) frequentemente são a escolha do cirurgião para reparo de rupturas médias e grandes.[58,126,199] Mesmo algumas rupturas maciças são tratadas com um acesso de incisão do deltoide.[126,212] O acesso aberto tradicional, que requer desinserção e reparo do deltoide, agora é reservado principalmente para reparos de lacerações de múltiplos tendões associadas com lesão extensa do ombro.[58,126]

A localização da laceração do manguito, a quantidade de retração e mobilidade de uma laceração de espessura completa e a qualidade do tendão remanescente e do osso subjacente também influenciam a escolha do cirurgião com relação ao tipo de reparo do manguito que se espera ser mais efetivo.[76,126,198,210] Enquanto lacerações pequenas, médias e grandes do supraespinal ou infraespinal são rotineiramente tratadas com acessos artroscópicos ou através de mini-incisão, as lacerações do subescapular, em geral, são tratadas com um acesso tradicional aberto.[58] Quando a qualidade do tecido é ruim ou há retração significativa e pouca mobilidade do tendão lacerado, muitos cirurgiões acreditam que um reparo mais forte pode ser conseguido com um procedimento aberto do que com um reparo artroscópico.[76]

Tratamento pós-operatório

Após o reparo cirúrgico de um tendão do manguito rotador lacerado, há muitos fatores que influenciam as decisões sobre a posição e a duração da imobilização, a escolha e a aplicação dos exercícios e a velocidade de progressão do programa de reabilitação pós-operatória de cada paciente. Esses fatores e seu impacto potencial estão resumidos na Tabela 17.3. Eles também afetarão o prognóstico e os desfechos pós-operatórios.

Há pouco consenso na literatura ou praticado em instituições clínicas sobre como e com que extensão cada um desses fatores, singular ou coletivamente, têm um impacto sobre as decisões do cirurgião e do fisioterapeuta sobre o programa de reabilitação pós-operatória do paciente. Consequentemente, as diretrizes e os protocolos predeterminados para o tratamento pós-operatório do reparo do manguito rotador são variados e, às vezes, contraditórios.[5,34,53,55,58,64,76,126,208] Por exemplo, alguns autores têm sugerido que, se a desinserção e o reparo do músculo deltoide são componentes da cirurgia, os exercícios de fortalecimento desse músculo devem ser protelados por aproximadamente seis a oito semanas do pós-operatório, até que o músculo reparado tenha cicatrizado.[34,55,126] Contudo, outro autor sugeriu que a reabilitação deveria proceder de modo similar, independentemente de ter sido necessária a desinserção do deltoide, desde que tenha sido conseguida uma fixação segura do músculo.[74]

Dadas as diversas características dos pacientes submetidos ao reparo do manguito rotador e a variedade de opções cirúrgicas disponíveis, não é de se surpreender que não haja um programa pós-operatório único que possa ser usado para todos os pacientes ou que tenha se mostrado melhor nos desfechos conseguidos do que os demais. Portanto, para ir ao encontro das necessidades e metas de cada paciente, o fisioterapeuta pode usar protocolos publicados ou aqueles desenvolvidos em instituições clínicas individuais como diretrizes gerais para o tratamento pós-operatório. Modificações nos protocolos e diretrizes devem ser feitas com base no exame contínuo da resposta do paciente às intervenções e na comunicação frequente com o cirurgião.

Apesar das variações entre os programas pós-operatórios, eles compartilham três elementos comuns: (1) mobilização pós-operatória imediata ou precoce da articulação GU; (2) controle do manguito rotador para prover estabilidade dinâmica; e (3) restauração gradual da força e da resistência muscular. Esta seção apresentará diretrizes *gerais* de exercícios que incorporam esses elementos nas fases da reabilitação após um reparo artroscópico ou assistido por artroscopia (mini-incisão) de uma ruptura *de espessura completa* do manguito. Possíveis modificações e precauções necessárias em um procedimento tradicional aberto

TABELA 17.3	Fatores que influenciam a progressão da reabilitação após reparo do manguito rotador
Fatores	**Impacto potencial na reabilitação**
■ Surgimento de lesão	■ Compressão crônica e deficiência atraumática do manguito → progressão mais lenta do que após lesão traumática aguda
■ Tamanho e local da laceração	■ Lacerações maiores com mais tendões envolvidos → progressão mais lenta
■ Patologias associadas, como instabilidade ou fratura GU	■ Mais cirurgias envolvidas e potencial para período de imobilização mais longo → progressão mais lenta dos exercícios ou a necessidade de precauções adicionais
■ Força e mobilidade pré-operatórias do ombro	■ Fraqueza preexistente e atrofia dos estabilizadores dinâmicos ou mobilidade passiva e ativa limitada do ombro → progressão pós-operatória mais lenta
■ Saúde geral do paciente	■ Paciente com saúde precária; história de tabagismo; história de doença inflamatória → progressão mais lenta
■ História de injeção de esteroides ou falha de cirurgia prévia do manguito	■ Qualidade comprometida dos tecidos ósseo e tendíneo, o que afeta a segurança do reparo (fixação) → progressão mais lenta
■ Nível de atividade pré-lesão ou metas pós-operatórias	■ O nível mais alto de atividade aumenta o risco de nova lesão → um programa de treinamento pós-operatório mais extenso e avançado
■ Idade do paciente	■ Pacientes mais velhos → mais provável uma progressão mais lenta
■ Tipo de acesso cirúrgico	■ Acesso tradicional aberto (com desinserção e reparo do músculo deltoide) → progressão um pouco mais lenta do que após um reparo artroscópico ou assistido por artroscopia (mini-incisão/secção do deltoide)
■ Tipo de reparo	■ Tendão com tendão → progressão mais lenta do que no tendão com osso
■ Mobilidade (sem tensão excessiva no tendão reparado quando o braço estiver ao lado do corpo) e integridade do reparo	■ Quando a mobilidade é inadequada → duração mais longa do exercício dentro de uma ADM protegida durante o início da reabilitação
■ Adesão do paciente ao programa	■ A falta de adesão do paciente (vai além ou faz menos que o recomendado) pode afetar o desfecho
■ Filosofia, habilidade e treinamento do cirurgião	■ Todos esses fatores podem ter um impacto que poderia → tornar a progressão mais lenta ou mais acelerada

ou fatores como o tamanho e a localização da ruptura e a qualidade do reparo serão anotados.

Observação: as metas, as intervenções com exercícios e a progressão da reabilitação após o desbridamento, em vez do reparo de uma laceração de espessura parcial, são comparáveis ao tratamento pós-operatório de uma descompressão subacromial na síndrome do impacto do manguito apresentada na seção anterior deste capítulo.

Imobilização

A posição e a duração da imobilização do ombro operado após reparo do manguito rotador dependem de muitos fatores, como o tamanho, a gravidade e a localização da laceração, além do tipo e da qualidade do reparo. O tamanho da laceração do manguito determina em parte se o braço operado do paciente ficará apoiado em uma tipoia (ombro aduzido, girado medialmente e cotovelo flexionado em 90°) ou em uma órtese de abdução ou travesseiro (ombro elevado no plano da escápula a aproximadamente 45°, ombro girado medialmente e cotovelo flexionado). Pacientes que usam uma tala de abdução podem precisar que um membro da família segure o braço operado na po-

sição de 45° do ombro quando a tala for removida para o exercício, para vestir-se ou durante o banho.

A Tabela 17.4 resume as recomendações de imobilização para os acessos completamente artroscópicos e assistidos por artroscopia (mini-incisão)/com incisão no deltoide. A imobilização após um procedimento aberto tradicional, que envolve desinserção do deltoide e reparo, não está incluída na Tabela 17.4 em razão das variações nas diretrizes relatadas na literatura.[34,76,126,212]

A base teórica para imobilizar inicialmente o ombro em abdução está ligada a dois princípios. Na posição abduzida, o ombro é mantido em uma posição neutra mais relaxada, o que reduz a possibilidade de contrações musculares reflexas que poderiam afetar os reparos. Além disso, suportar o braço em abdução reduz a tensão sobre os tendões e, portanto, pode melhorar o fluxo sanguíneo para o tendão reparado.

Progressão dos exercícios

Independentemente de o paciente ter sido submetido a um reparo do manguito rotador com internação hospitalar ou ambulatorialmente, o contato com o fisioterapeu-

TABELA 17.4	Relações entre o tamanho da laceração do manguito rotador com o tipo e a duração da imobilização após um reparo artroscópico e um reparo assistido por artroscopia (mini-incisão)*
Tamanho da laceração	**Tipo e duração da imobilização**
Pequeno (≤ 1 cm)	Tipoia por 1-2 semanas; remoção para exercício no dia da cirurgia ou no primeiro dia do pós-operatório
Médio a grande (1 cm a 5 cm)	Tipoia ou órtese em abdução/travesseiro por 3-6 semanas; remoção para exercício nos dias 1-2 do pós-operatório
Maciço (> 5 cm)[†]	Tipoia ou órtese em abdução/travesseiro por 4-8 semanas; remoção para exercício nos dias 1-3 do pós-operatório

* Acesso completamente artroscópico e por mini-incisão (assistido por artroscopia/divisão do deltoide).

† Um acesso totalmente artroscópico não é normalmente usado para reparar lacerações maciças do manguito.

ta para a instrução dos exercícios após a cirurgia, em geral, é limitado a poucas visitas. Desse modo, para um programa de exercícios domiciliares efetivos e seguros, a ênfase da interação do fisioterapeuta com o paciente precisa ser na orientação ao paciente.

A seguir, estão as metas e as intervenções para cada fase da reabilitação após um reparo artroscópico ou assistido por artroscopia (mini-incisão) do manguito. As diretrizes gerais para os exercícios e as precauções após reparo do manguito rotador estão resumidas no Quadro 17.10. As precauções específicas para um tipo particular de laceração do manguito ou procedimento cirúrgico também estão indicadas. Os cronogramas sugeridos para cada fase são gerais e precisam ser ajustados com base nos fatores já observados (ver Tab. 17.3).

Exercício: fase de proteção máxima

As prioridades durante a fase inicial de reabilitação são a proteção do tendão reparado, que se encontra mais fraco aproximadamente três semanas após o reparo,[198] e a prevenção dos efeitos adversos potenciais da imobilização. Em quase todos os casos, durante os primeiros dias após a cirurgia, o dispositivo de imobilização é removido para breves sessões de exercícios de ADM passivos ou assistidos dentro de amplitudes protegidas e confortáveis (ver Tab. 17.4).

A fase de proteção máxima se estende por três a quatro semanas após um reparo completamente artroscópico ou assistido por artroscopia (mini-incisão) de lacerações pequenas ou médias ou por até seis a oito semanas após o

reparo de rupturas grandes ou maciças. Após o reparo artroscópico de uma laceração pequena ou média, é importante esforçar-se ao máximo para obter ADM passiva de ombro quase completa, particularmente a elevação e a rotação lateral, com cerca de seis a oito semanas do pós-operatório.[58,126,210]

Metas e intervenções. As metas a seguir e as intervenções escolhidas são iniciadas durante a fase de proteção máxima.[5,34,53,55,64,76,126,210,212]

- ***Controle da dor e da inflamação.***
  - Uso periódico de gelo.
  - Apoio do braço para conforto.
  - Exercícios de relaxamento para o ombro.
  - Oscilações grau I da articulação GU.
  - Uso de medicamentos prescritos pelo médico.
- ***Prevenção da perda de mobilidade das regiões adjacentes.***
  - Exercícios de ADM assistidos para o cotovelo.
  - Exercícios de ADM ativos para região cervical da coluna vertebral, punho e mão.
  - Elevação/depressão e protração/retração ativas escapulotorácicas.
- ***Prevenção da rigidez/restauração da mobilidade do ombro.***
  - Exercícios pendulares tipicamente no primeiro dia do pós-operatório ou quando o imobilizador puder ser removido para exercício. Enfatizar o uso da técnica correta e manter os músculos do ombro relaxados.
  - Exercícios de ADM passivos do ombro dentro de amplitudes seguras e indolores. Inicialmente, fazer exercícios em decúbito dorsal; começar com a elevação do braço e a rotação lateral no plano da escápula.
  - Exercícios de ADM autoassistidos usando a mão oposta ou um bastão durante uma a duas semanas para pacientes com reparos de lacerações pequenas a médias, e cerca de duas semanas mais tarde para pacientes com reparos de lacerações grandes.
  - Controle ativo do ombro com assistência, conforme a necessidade, dada pelo fisioterapeuta ou um membro da família. Com o paciente em decúbito dorsal, colocar o braço em 90° de flexão de ombro se for indolor. Nessa posição, o efeito da gravidade na musculatura do ombro é mínimo. Essa posição tem sido chamada de "posição do ponto de equilíbrio" do ombro.[53] Ajudar o paciente a controlar o ombro enquanto ele se move para o ponto de equilíbrio e fora dele, fazendo pequenos arcos e círculos com o braço.
  - Exercícios de ADM ativos de ombro na parte avançada dessa fase para pequenas lacerações e conforme os sintomas permitirem, inicialmente em decúbito dorsal com o cotovelo flexionado, mais tarde em uma posição semirreclinada com o cotovelo menos flexionado.

Precaução: usar apenas ADM passiva e não assistida por seis a oito semanas no caso de reparo de uma ruptura maciça do manguito ou após um reparo tradicional aberto com desinserção do deltoide.[34,212]

QUADRO 17.10　Diretrizes gerais para os exercícios e precauções após o reparo de uma laceração do manguito rotador com espessura completa

Mobilização precoce do ombro

- Fazer exercícios de ADM do ombro passivos ou assistidos dentro de amplitudes seguras e indolores com base na observação intraoperatória do cirurgião quanto à mobilidade e força do reparo e no nível de conforto do paciente durante o exercício
- Somente ADM passiva por seis a oito semanas após o reparo de uma laceração maciça do manguito ou após um acesso tradicional aberto para prevenir a avulsão do deltoide reparado
- Inicialmente fazer ADM passiva e assistida do ombro em decúbito dorsal para manter a estabilidade da escápula sobre o tórax
- Minimizar translações anterior e superior da cabeça do úmero e o potencial para compressão. Posicionar o úmero levemente anterior ao plano frontal do corpo e em leve abdução
- Enquanto estiver em repouso em decúbito dorsal, apoiar a porção distal do úmero sobre uma toalha dobrada
- Quando iniciar rotação passiva ou assistida do ombro em decúbito dorsal, posicionar o ombro em leve flexão e em aproximadamente 45° de abdução
- Quando iniciar extensão assistida do ombro, fazer o exercício em decúbito ventral (braço na beira da cama), a partir de 90°, chegando apenas perto da posição neutra. Mais tarde, progredir para exercícios ultrapassando as costas
- Quando realizar exercícios assistidos ou ativos na posição ereta (sentado ou em pé), certificar-se de que o paciente mantém uma postura de tronco ereto para minimizar a possibilidade de compressão
- Para assegurar a depressão adequada do úmero e evitar translação superior da cabeça do úmero quando começar a elevação ativa do braço, restaurar a força no manguito rotador, especialmente dos músculos supraespinal e infraespinal, antes de fortalecer dinamicamente os flexores e os abdutores do ombro
- Não permitir a flexão ou a abdução ativas do ombro, até que o paciente possa levantar o braço sem erguer o ombro

Exercícios de fortalecimento

- Quando iniciar isométricos resistidos para a musculatura escapulotorácica, certificar-se de apoiar o braço operado para evitar tensão excessiva na musculatura GU reparada

- Usar cargas baixas de exercício; os movimentos resistidos não devem causar dor
- Não fazer exercícios ou atividades com apoio de peso (cadeia fechada) durante seis semanas
- Protelar o fortalecimento dinâmico (exercícios com resistência progressiva) por, no mínimo, oito semanas do pós-operatório, se o reparo for forte e pequeno e, pelo menos por três meses em lacerações maiores
- Se o músculo supraespinal ou infraespinal foi reparado, proceder cuidadosamente ao aplicar resistência à rotação lateral da articulação GU
- Se o músculo subescapular foi reparado, proceder cuidadosamente ao aplicar resistência à rotação medial da articulação GU
- Após um reparo aberto, protelar os exercícios isométricos resistidos para o músculo deltoide reparado e a musculatura do manguito por pelo menos seis a oito semanas, a menos que haja uma orientação diferente

Exercícios de alongamento

- Evitar o alongamento vigoroso, o uso de procedimentos do tipo contração-relaxamento ou mobilizações articulares grau III por pelo menos seis semanas ou, muitas vezes, por 12 semanas do pós-operatório, para dar tempo aos tendões reparados de cicatrizarem e se fortalecerem
- Se os músculos supraespinal ou infraespinal foram reparados, inicialmente evitar alongamento no final da amplitude em rotação medial da articulação GU
- Se o músculo subescapular foi reparado, inicialmente evitar alongamento no final da amplitude em rotação lateral da articulação GU
- Se o músculo deltoide foi desinserido e reparado, inicialmente evitar extensão, adução e adução horizontal do ombro no final da amplitude

Atividades da vida diária

- Antes de usar o braço operado para atividades funcionais leves, esperar até cerca de seis semanas após um reparo artroscópico ou assistido por artroscopia (mini-incisão) e 12 semanas após um reparo tradicional aberto
- Após o reparo de uma laceração grande ou maciça do manguito, evitar usar o braço operado para atividades funcionais que envolvam resistência pesada (empurrar, puxar, erguer e carregar cargas pesadas) por 6 a 12 *meses* do pós-operatório

---

- *Prevenção ou correção de desvios posturais.*
  - Treinamento postural e exercícios para facilitar o alinhamento correto da coluna vertebral e a retração do ombro. (Ver Caps. 14 e 16.)
- *Desenvolvimento de controle dos músculos estabilizadores escapulotorácicos.*
  - Movimentos ativos da escápula.
  - Exercícios isométricos submáximos para isolar os músculos escapulares.[114] Cuidar para que o braço operado

fique sustentado, porém sem apoiar peso, para evitar tensão excessiva na musculatura GU reparada.
  - Exercícios de protração/retração escapular em decúbito lateral para facilitar a função do músculo serrátil anterior.
- *Prevenção de inibição e atrofia da musculatura GU.*
  - Exercícios isométricos de baixa intensidade (contra resistência mínima). Esses exercícios não devem provocar dor no tendão do manguito que está cicatrizan-

do. Começar já com uma a três semanas do pós-operatório, dependendo do tamanho da laceração e da qualidade do reparo.[34,53,55]

Precaução: as recomendações sobre a posição mais segura do ombro para iniciar o treinamento isométrico da musculatura GU após reparo do manguito são inconsistentes. Talvez a sugestão mais segura seja iniciar em uma posição que crie tensão mínima nos tendões reparados do manguito (ombro girado medialmente e elevado no plano escapular em cerca de 45°, além de cotovelo flexionado).[55] À medida que a força dos músculos do manguito melhora durante as fases tardias da reabilitação, os exercícios e as atividades podem ser realizados com o braço em uma posição mais funcional e desafiadora.

Critérios para progressão. Os critérios para avançar para a segunda fase incluem:

- Uma incisão bem cicatrizada.
- Dor mínima durante os movimentos assistidos de ombro.
- Melhora progressiva na ADM.

Exercício: fase de proteção moderada

O foco da segunda fase da reabilitação é desenvolver o controle neuromuscular, a força e a resistência à fadiga do ombro, ao mesmo tempo continuando a obter mobilidade completa ou quase completa, indolor, dessa parte. A ênfase é no desenvolvimento do controle dos músculos estabilizadores escapulotorácicos e do manguito rotador.

Para um paciente com reparo de uma laceração pequena ou média, essa fase começa cerca de quatro a seis semanas do pós-operatório e se estende por mais seis semanas. Para a maioria dos pacientes, os exercícios de fortalecimento começam, tipicamente, por volta de oito semanas do pós-operatório. Essa fase pode começar apenas depois de 12 semanas para um paciente com reparo de uma ruptura grande ou maciça.

Evidências em foco

Thomson et al.[193] realizaram uma revisão sistemática de onze ECR comparando a eficácia dos protocolos de reabilitação pós-operatória após o reparo do manguito rotador. Seis estudos avaliaram o efeito dos exercícios precoces de ADM e encontraram algumas evidências de melhores desfechos no início da recuperação, sem desfechos prejudiciais em longo prazo. No caso de lacerações pequenas a moderadas e boa fixação, os exercícios de ADM passiva podem começar um dia após a cirurgia, e os de ADM ativa são iniciados alguns dias depois. Pacientes com lacerações maiores e fatores adicionais, como má qualidade do tecido, doença sistêmica ou sedentarismo, devem adiar os exercícios de ADM passiva por 4-6 semanas e aguardar até 6-8 semanas após a cirurgia para realizar exercícios de ADM ativa. O uso de MPC (mobilização passiva contínua) é seguro após a cirurgia e pode facilitar o alívio da dor no curto prazo e reduzir a rigidez pós-operatória, mas no longo prazo não oferece nenhum benefício nos desfechos.

Metas e intervenções. As seguintes metas e intervenções são apropriadas durante essa fase da reabilitação.[5,34,53,55,58,126]

- ***Restaurar a mobilidade passiva completa ou quase completa, indolor, do ombro.***
  - ADM autoassistida, mantendo a posição no final da amplitude, por meio de exercícios com bastão ou polias em um único plano e em padrões combinados (diagonais). Acrescentar rotação medial de ombro, extensão além da posição neutra e adução horizontal.
  - Mobilização do local da incisão, se estiver bem cicatrizado, para prevenir a aderência da cicatriz.

Precaução: o uso de alongamento passivo e mobilizações articulares grau III, se iniciado durante essa fase da reabilitação, precisa ser feito com muito cuidado. O alongamento vigoroso não é considerado seguro por três a quatro meses, ou seja, o tempo necessário para que os tendões reparados tenham cicatrizado e se tornado razoavelmente fortes.[126]

- ***Aumentar a força e a resistência e restabelecer a estabilidade dinâmica da musculatura do ombro.***
  - Exercícios ativos de ADM do ombro, dentro de amplitudes indolores, aumentados de forma gradual. Continuar a fazer o paciente realizar elevação ativa do braço em decúbito dorsal até que o movimento possa ser iniciado sem primeiro erguer a escápula. Quando fizer a transição para posições eretas (sentada ou em pé), reforçar a importância de manter o tronco ereto durante os exercícios.
  - Exercícios de fortalecimento isométrico e dinâmico para músculos da região escapulotorácica. Usar primeiro isométricos alternantes em posições sem apoio de peso; então, avançar para estabilização rítmica durante atividades leves de apoio de peso para membro superior.
  - Exercícios isométricos submáximos em múltiplos ângulos da musculatura do manguito rotador e de outros músculos GU contra resistência gradualmente crescente.
  - Exercícios de fortalecimento dinâmico e treinamento de resistência da musculatura GU dentro de amplitudes indolores contra resistência leve, como um tubo elástico de grau leve ou um peso de 0,5 a 1 kg. Fazer os exercícios abaixo do nível do ombro se os movimentos ativos acima desse nível provocarem dor.
  - Ergometria de membro superior no nível do ombro ou imediatamente abaixo dele, contra resistência leve, para aumentar a resistência muscular à fadiga.
  - Uso do membro superior envolvido (sem carga ou com carga leve) para atividades funcionais *leves*.

Recomendação clínica

Como a fraqueza e a atrofia do manguito rotador estão, frequentemente, presentes antes da lesão, fortalecer e aumentar a resistência dos músculos do manguito antes de fortalecer dinamicamente os abdutores e flexores do ombro.

Critérios para progressão. Os critérios para transição para a fase final da reabilitação e retorno gradual às atividades sem restrições incluem:

- ADM passiva completa indolor.
- Melhora progressiva da força do ombro e da resistência muscular à fadiga.
- Uma articulação GU estável.

Exercício: fase de proteção mínima/retorno à função

Essa fase final, normalmente, não começa antes de 12 a 16 semanas do pós-operatório em pacientes com reparos fortes ou com 16 semanas ou mais nos reparos tênues. Ela pode continuar por até seis meses ou além, dependendo das atividades esperadas para o paciente.

Metas e intervenções. As metas e as intervenções durante essa fase final da reabilitação são compatíveis com as previamente discutidas para o tratamento conservador nos estágios avançados de distúrbios do manguito e para a fase final da reabilitação após descompressão subacromial. Contudo, a progressão das atividades após um reparo do manguito é mais gradual e o tempo para adesão às precauções é mais extenso.

Se a ADM completa ainda não foi restaurada quando essa fase estiver iniciando, incluir alongamento passivo da musculatura GU e mobilização articular. Incorporar atividades que movam o braço em ADM maiores, por exemplo, balançando suavemente um taco de golfe ou raquete de tênis, se os movimentos forem indolores. Atividades de fortalecimento avançadas, específicas para a tarefa, dominam essa fase da reabilitação.

Normalmente, não é permitido que o paciente retorne às atividades de alta demanda durante seis meses a um ano do pós-operatório, dependendo do seu nível de conforto, força e flexibilidade, assim como das demandas das atividades desejadas.

Desfechos

Um número considerável de estudos de desfechos do tratamento cirúrgico de lacerações do manguito rotador tem sido relatado na literatura, com o acompanhamento variando de menos de seis meses até cinco anos ou mais. Os desfechos comumente medidos são alívio da dor, ADM e força de ombro, função geral e satisfação do paciente.

Desfechos em longo prazo após reparos completamente artroscópicos, assistidos por artroscopia (mini-incisão) e abertos tradicionais são comparáveis.[76] Por exemplo, após o reparo completamente artroscópico de rupturas com espessura completa (a maioria pequenas ou médias, porém algumas grandes ou maciças), os desfechos gerais de vários estudos foram relatados como bons a excelentes em 84%[62,63] e 92%[191] dos pacientes acompanhados por dois a três anos. Esses resultados são comparáveis aos relatados para reparos abertos.[76,126] Contudo, tem sido mostrado que, independentemente do tipo de reparo operatório feito, o tamanho da lace-

ração do manguito influi nos desfechos pós-operatórios. Por exemplo, desfechos funcionais e alívio da dor em longo prazo comparavelmente favoráveis foram relatados após reparos assistidos por artroscopia (mini-incisão) e abertos tradicionais de rupturas pequenas a médias com espessura completa,[7,76,126] enquanto os resultados são menos favoráveis após reparos de rupturas grandes ou maciças.[126,212]

Outros fatores, como a agudeza ou a cronicidade da laceração e a idade do paciente, também afetam os resultados. Os reparos de rupturas agudas em pacientes jovens têm desfechos melhores do que os de rupturas com tamanhos similares associados a condições crônicas de síndrome do impacto e insuficiência do manguito em pacientes idosos (> 65 anos).[71] A presença de menos doenças associadas, como uma laceração do tendão do bíceps ou uma artropatia por lesão do manguito rotador, também está associada a melhores desfechos pós-operatórios.[126]

Alívio da dor. Embora os resultados de estudos individuais variem, uma revisão sistemática da literatura indicou que uma média de 85% dos pacientes que foram submetidos ao reparo operatório do manguito rotador relataram alívio satisfatório da dor. O alívio da dor após reparos artroscópicos e assistido por artroscopia (mini-incisão) varia entre 80 e 92%.[174] Isso é comparável aos resultados de estudos anteriores de reparos tradicionais abertos, em que foi relatado um alívio satisfatório da dor por 85 a 95% dos pacientes.[75,83] O tamanho pré-operatório da laceração tem um impacto no alívio da dor; especificamente, pacientes com rupturas pequenas e médias relatam uma porcentagem mais alta de satisfação com o alívio da dor do que aqueles com lesões grandes ou maciças.[75,126,174]

ADM do ombro. Em um estudo prospectivo descritivo de pacientes submetidos a reparo do manguito rotador, o fator pré-operatório com uma correlação mais próxima com a limitação em longo prazo da ADM de ombro após a cirurgia foi a inabilidade de colocar a mão atrás das costas.[203] A ADM pós-operatória de ombro também está associada ao tamanho da laceração, com um estudo mostrando que pacientes que tiveram reparos de rupturas pequenas a médias tinham mais flexão e abdução ativas do que aqueles com rupturas grandes.[83]

Força. A velocidade de recuperação da força muscular do ombro também parece estar associada com o tamanho da laceração; ou seja, a recuperação é mais rápida nos reparos das rupturas pequenas e médias do que no das rupturas grandes ou maciças. A restauração quase completa da força muscular do ombro ocorre gradualmente e pode levar um ano após o reparo de rupturas pequenas e médias, enquanto a recuperação da força após o reparo de rupturas grandes ou maciças é contraditória.[126,174] Embora a recuperação da força muscular do ombro ocorra gradualmente ao longo do primeiro ano pós-operatório, a maioria dos ganhos substanciais é vista nos primeiros seis meses.[126] Na maior parte dos casos, os pacientes atingem 80% da força no ombro operado (em comparação com o ombro não operado) em seis meses e 90% em cerca de um ano.[171]

Habilidades funcionais. Tem sido sugerido que os desfechos funcionais em longo prazo têm uma correlação com o tamanho da ruptura, o tipo de reparo, a qualidade do tecido e a integridade desse reparo.[126] Por exemplo, pacientes que fizeram um reparo assistido por artroscopia (mini-incisão) retornam às atividades funcionais cerca de um mês antes do que aqueles que fizeram um reparo aberto.[7] Contudo, esse desfecho pode estar distorcido pelo fato de os reparos assistidos por artroscopia (mini-incisão) serem feitos mais frequentemente em pacientes mais jovens com rupturas menos graves.

Por fim, em um estudo com pacientes que apresentaram recidiva de laceração do manguito rotador após o reparo, 80% deles tinham alcançado desfechos funcionais de bons a excelentes em curto prazo, medidos por critérios objetivos. Isso sugere ser inconsistente a evidência de haver relação direta entre a integridade do reparo e o desfecho funcional.[75]

INSTABILIDADES DO OMBRO: TRATAMENTO CONSERVADOR

Patologias relacionadas e mecanismos de lesão

A hipermobilidade da articulação GU pode ser atraumática ou traumática. A *hipermobilidade atraumática*, muitas vezes chamada de instabilidade, pode ser decorrente de frouxidão generalizada do tecido conjuntivo ou de microtraumas relacionados a atividades repetitivas. A *instabilidade traumática* é causada por um evento único ou uma sequência de eventos de força elevada que comprometem a integridade das estruturas estabilizadoras, com frequência luxando a articulação GU. Na luxação traumática, ocorre uma separação completa das superfícies articulares da articulação GU decorrente de forças diretas ou indiretas aplicadas ao ombro.[155] A instabilidade atraumática pode ser um fator predisponente para luxação traumática, em especial com atividades forçadas repetitivas executadas acima da cabeça.[85] A hipermobilidade da articulação GU, independentemente de ser atraumática ou traumática, costuma ser classificada como unidirecional ou multidirecional. Um efeito secundário da hipermobilidade é a síndrome dolorosa do ombro (descrita em uma seção anterior).

Hipermobilidade atraumática

Instabilidade unidirecional. A instabilidade unidirecional pode ser anterior, posterior ou inferior e é denominada de acordo com a direção na qual a mobilidade articular está aumentada. Pode ser resultado de frouxidão fisiológica do tecido conjuntivo ou de cargas não uniformes repetitivas sobre a articulação. Com o comprometimento das estruturas estabilizadoras, a cabeça do úmero pode continuar a luxar ou subluxar na direção da instabilidade. Isso pode levar à degeneração progressiva dos tecidos e, por fim, a rupturas nas estruturas de suporte.

- A *instabilidade anterior* em geral ocorre com forças posteriormente direcionadas aplicadas ao braço quando ele se encontra na posição de abdução e rotação lateral, resultando em translações anteriores da cabeça do úmero. Se essas forças ocorrem com frequência e força suficiente para comprometer as estruturas anteriores da articulação GU, ocorrerá instabilidade. Com frequência essas forças são autogeradas, como em atletas arremessadores que repetitivamente posicionam o braço de tal modo que a cápsula anterior é sobrecarregada. Sinais positivos incluem os testes de apreensão, carga e luxação e gaveta anterior.[119,220]

- A *instabilidade posterior* é muito menos comum, porém pode ocorrer em virtude de forças repetitivas posteriormente direcionadas aplicadas contra um úmero flexionado para a frente, fazendo a translação da cabeça do úmero posteriormente. Há um sinal de gaveta posterior positivo nos casos de instabilidade posterior.[119,220]

- A *instabilidade inferior* é tipicamente resultado de fraqueza/paralisia do manguito rotador e é vista com frequência em pacientes com hemiplegia.[68] É também prevalente em pacientes que repetitivamente colocam as mãos acima da cabeça (trabalhadores ou nadadores, por exemplo) e aqueles com instabilidade multidirecional. Essa instabilidade fica evidente com um sinal do sulco positivo.[119,220]

Instabilidade multidirecional. Considera-se que a articulação GU tenha uma instabilidade multidirecional quando a estabilidade está comprometida em mais de uma direção. Algumas pessoas têm uma extensibilidade maior, fisiológica, do tecido conjuntivo, o que causa mobilidade articular excessiva. Na articulação GU, esse aumento de extensibilidade permite translações da cabeça do úmero maiores do que as normais em todas as direções.[155,178] Muitas pessoas, em particular aquelas envolvidas em atividades executadas acima da cabeça, desenvolvem frouxidão da cápsula decorrente de, continuamente, sujeitar a articulação a forças distensivas.[61,92] A instabilidade multidirecional é confirmada por uma combinação de testes positivos já comentados na instabilidade unidirecional.

Deficiências estruturais e funcionais comuns

Com a instabilidade atraumática, os sintomas em geral são crônicos, intermitentes e dependentes da atividade. Os sintomas agudos são infrequentes, porém podem ocorrer se houver um aumento significativo das demandas impostas à articulação. A diminuição da resistência à fadiga dos músculos do manguito rotador pode ser um fator precipitador de trauma repetitivo da articulação.

Limitações comuns nas atividades e restrições à participação

- A possibilidade de recidiva ao repetir a posição de luxação ou com forças aplicadas ao braço nessa posição.
- Com a instabilidade anterior, habilidade restringida em atividades esportivas, como arremesso, natação, movimento de saque e cortada.
- Com a luxação posterior, habilidade restringida em certas atividades esportivas, como o movimento final de acompanhamento após o toque na bola durante um arremesso ou tacada de golfe; em atividades de empurrar, como ao abrir uma porta pesada ou apoiar-se nas mãos para levantar-se de uma cadeira.
- Desconforto ou dor ao dormir sobre o lado envolvido.
- Inabilidade para manter as posições do braço ou terminar tarefas que requerem esforço prolongado, em especial aquelas realizadas acima da cabeça.

Hipermobilidade traumática

Luxação traumática anterior do ombro. A luxação anterior ocorre mais frequentemente quando há uma força direcionada para o braço no sentido posterior enquanto o úmero está em uma posição de elevação, rotação lateral e abdução horizontal. A estabilidade, quando nessa posição, é dada pelo subescapular, ligamentos GU, em particular a banda anterior do ligamento inferior, e cabeça longa do bíceps.[105,170,204] Um golpe significativo no braço pode causar dano a essas estruturas e à inserção da cápsula anterior e lábio glenoidal (lesão de Bankart, ilustrada na Fig. 17.19).[43]

A luxação anterior traumática pode estar associada com ruptura completa do manguito rotador,[6,165] e a incidência aumenta nas pessoas com mais de 40 anos.[43] Também pode haver uma fratura por compressão na margem posterolateral da cabeça do úmero[43] (lesão de Hill-Sachs, Fig. 17.19). Da mesma forma, podem ocorrer lesões neurológicas ou vasculares durante as luxações.[72] O nervo axilar é o mais comumente lesionado, mas o plexo braquial ou um dos nervos periféricos podem ser distendidos ou comprimidos.

Luxação traumática posterior do ombro. A luxação traumática posterior do ombro é menos comum. O mecanismo de lesão, geralmente, é uma força aplicada ao braço quando o úmero está posicionado em flexão, adução e rotação medial, como ao cair sobre o braço totalmente estendido.[161] A pessoa lesionada queixa-se de sintomas ao fazer atividades como flexões de braço, supino ou no final do balanceio de golfe.[72]

Luxações recorrentes

Quando há frouxidão ligamentar e capsular significativas, podem ocorrer subluxações ou luxações recidivantes com qualquer movimento que reproduza as posições do úmero e as forças que produziram a instabilidade original, causando dor e limitação funcional significativas. Algumas pessoas podem voluntariamente provocar luxação anterior ou posterior do ombro sem apreensão e com mínimo desconforto.[155,182] A taxa de recidiva após a primeira luxação traumática é mais alta na população mais jovem (< 30 anos). Como eles são mais ativos e colocam maiores demandas sobre o ombro, defende-se uma imobilização mais longa (> 3 semanas) após a luxação em pacientes com menos de 30 anos. Uma imobilização mais curta (uma a duas semanas) é defendida para pacientes mais idosos.[125,128]

Comprometimentos estruturais e funcionais comuns

- Após uma lesão traumática aguda, os sintomas resultantes do dano tecidual incluem dor e defesa muscular em virtude de sangramento e inflamação.
- Quando uma luxação está associada com ruptura completa do manguito rotador, há uma inabilidade de abduzir o úmero contra a gravidade.
- Restrições articulares/hipermobilidades assimétricas. Quando há instabilidade anterior, a cápsula posterior pode ficar retraída; na instabilidade posterior, isso acontece com a cápsula anterior. Após a cicatrização de uma lesão decorrente de um evento traumático, podem ocorrer aderências capsulares.
- Nas luxações recidivantes, a pessoa pode luxar voluntariamente o ombro ou este pode luxar durante atividades específicas.

Limitações comuns nas atividades e restrições à participação

- Com a ruptura do manguito rotador, há inabilidade de fazer todas as atividades que usam elevação umeral.
- Possibilidade de recidiva ao replicar a posição de luxação ou com forças impostas ao braço nessa posição.
- Na luxação anterior, habilidade restrita para atividades esportivas como arremesso, natação, saque com movimento acima da cabeça e cortada no vôlei.
  - Habilidade restrita para vestir-se, como ao colocar uma camisa ou jaqueta, e para os cuidados pessoais, como pentear os cabelos para a parte de trás da cabeça.
  - Desconforto ou dor ao dormir sobre o lado envolvido.

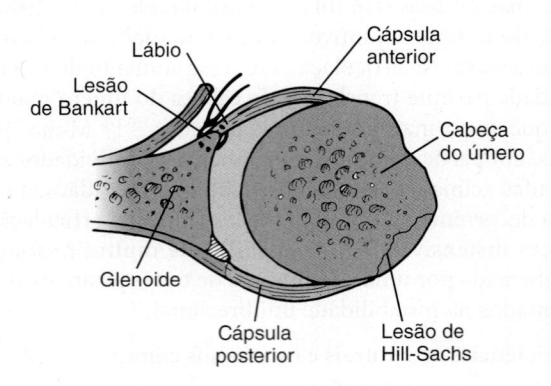

Figura 17.19 Lesões associadas com luxação anterior traumática da articulação GU. A lesão de Bankart é uma fratura da margem anterior da glenoide com o lábio inserido. Este é arrancado da glenoide anterior com um pequeno pedaço dela. Também pode ocorrer uma lesão de Hill-Sachs, que é uma fratura por compressão da cabeça do úmero posterolateral. (Adaptada de Tovin, BJ, Greenfield, BH: *Evaluation and Treatment of the Shoulder – An Integration of the Guide to Physical Therapist Practice.* Philadelphia: F.A. Davis 2001, p. 295, com permissão.)

- Na luxação posterior, habilidade restrita para atividades esportivas, como o final do movimento de acompanhamento após arremessar ou dar uma tacada no golfe; habilidade restrita em atividades de empurrar, como ao abrir uma porta pesada ou apoiar-se nas mãos para levantar-se de uma cadeira.

Redução fechada de luxação anterior

Observação: são descritas na literatura várias técnicas que utilizam alavancagem ou tração no úmero, com a meta de reduzir uma luxação anterior.[43] Em virtude do risco de fratura de úmero ou lesão ao plexo braquial e dos vasos sanguíneos axilares durante a redução, os autores deste livro recomendam que essas técnicas devem ser feitas somente por profissionais especialmente treinados para lidar com essas potenciais complicações.

Tratamento: fase de proteção

Proteção do tecido em cicatrização

- A restrição das atividades é recomendada por seis a oito semanas em um paciente jovem. Quando se usa tipoia, o braço é tirado desta apenas para o exercício controlado. Durante a primeira semana, o braço do paciente pode ficar continuamente imobilizado em razão da dor e da defesa muscular.
- Um paciente mais velho, menos ativo (> 40 anos de idade) pode requerer imobilização por apenas duas semanas.
- A posição de luxação deve ser evitada durante os exercícios, ao vestir-se ou ao fazer outras atividades cotidianas.

Evidências em foco

Tradicionalmente, tem sido instituída a imobilização após uma luxação anterior aguda de ombro. Contudo, um comentário clínico de observação dos desfechos de vários estudos indica que a literatura não apoia o uso da tipoia tradicional para imobilização do ombro após luxação anterior de ombro primária.[85] Também foi observada a ocorrência de um número significativamente menor de novas luxações, nos casos em que houve restrição das atividades por seis a oito semanas naqueles com < 30 anos de idade em comparação com a restrição à atividade para menos de seis semanas. O comentário também apoiou o posicionamento do úmero em adução e rotação lateral (e não rotação medial) durante a imobilização, para uma melhor aproximação entre o lábio glenoidal desinserido (lesão de Bankart) e o colo glenoidal.

Promoção da saúde tecidual

Assim que forem tolerados pelo paciente, iniciam-se exercícios de ADM protegidos, isométricos intermitentes dos músculos do manguito rotador, deltoide e do bíceps braquial, além de técnicas de mobilização articular grau II (com o úmero ao lado do corpo ou em posição de repouso).

Precauções: para não comprometer a cicatrização da cápsula e de outros tecidos lesionados após uma luxação anterior, a ADM em rotação lateral é feita com o cotovelo ao lado do paciente, com o ombro flexionado no plano sagital e com o ombro na posição de repouso (no plano da escápula, abduzido a 55° e 30° a 45° anteriores ao plano frontal), porém não na posição abduzida a 90°. O antebraço é movido da rotação medial máxima) para 0°, ou possivelmente com 10° a 15° de rotação lateral.

Contraindicação: a extensão além de 0° é contraindicada.

Tratamento: fase de movimento controlado

Provimento de proteção

O paciente continua a proteger a articulação e a evitar o retorno pleno às atividades sem restrições. Se uma tipoia estiver sendo usada, o paciente aumenta o tempo sem ela. A tipoia é usada quando o ombro está cansado ou se houver necessidade de proteção contra forças externas.

Aumento da mobilidade do ombro

- As técnicas de mobilização são iniciadas usando todos os deslizamentos apropriados, exceto o anterior. O deslizamento anterior é *contraindicado*, embora a rotação lateral seja necessária para a elevação funcional do úmero. Para um alongamento seguro para aumentar a rotação lateral, o ombro é colocado na posição de repouso (abduzido a 55° e aduzido horizontalmente a 30°); o úmero é, então, girado lateralmente até o limite de sua amplitude, após o qual uma força de tração grau III é aplicada perpendicularmente ao plano de tratamento na cavidade glenoidal (Fig. 17.20).
- As estruturas articulares posteriores são passivamente alongadas com técnicas de autoalongamento para adução horizontal.

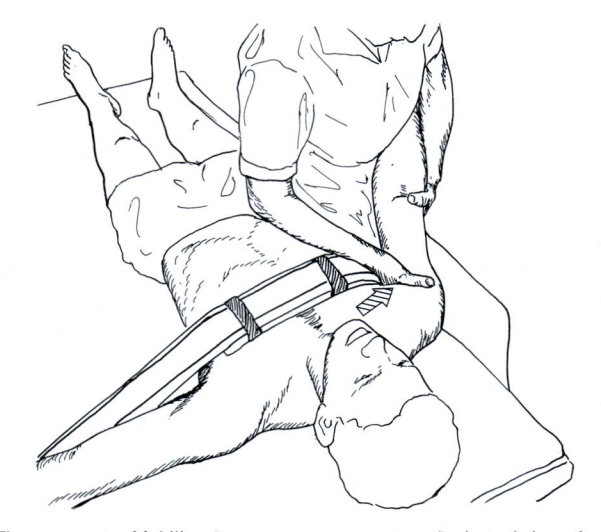

Figura 17.20 Mobilização para aumentar a rotação lateral da articulação GU quando um deslizamento anterior é contraindicado. Colocar o ombro na posição de repouso, girá-lo lateralmente e, então, aplicar uma força de tração grau III.

Aumento da estabilidade e da força dos músculos do manguito rotador e da escápula

Tanto os rotadores internos como os externos precisam ser fortalecidos à medida que ocorre a cicatrização.[22] Os rotadores internos e os adutores precisam ser fortes para suportar a cápsula anterior. Os rotadores externos precisam ser fortes para estabilizar a cabeça do úmero contra as forças de translação anterior e participar no par de forças dos músculos deltoide-manguito rotador ao abduzir e girar lateralmente o úmero. A força muscular escapulotorácica é importante para a função normal do ombro e para manter a escápula em alinhamento normal. São iniciados os seguintes exercícios:

- Exercícios *isométricos resistidos* com a articulação posicionada ao lado e progredidos para várias posições indolores dentro das amplitudes disponíveis.
- Apoio de peso parcial e exercícios estabilizadores.
- Exercícios de *resistência dinâmica*, limitando a rotação lateral em 50° e evitando a posição de luxação.
- Com três semanas, exercícios *de resistência isocinética* supervisionada para rotação medial e adução em velocidades de 180° por segundo ou mais podem ser usados.[7] Posição do paciente em pé com o braço ao lado do corpo ou em leve flexão e cotovelo flexionado a 90°. O paciente faz rotação medial começando na posição zero com a mão apontando anteriormente e movendo-a pela frente do corpo.
- Progredir até posicionar o ombro em 90° de flexão. Fazer o paciente realizar o exercício a partir de zero até rotação medial completa. Não posicione em 90° de abdução.
- Com cinco semanas, todos os movimentos de ombro são incorporados aos exercícios com equipamento isocinético ou com outros equipamentos mecânicos, exceto na posição de 90° de abdução com rotação lateral.

Tratamento: fase de retorno à função

Restauração do controle funcional

São enfatizados:

- Um equilíbrio na força de todos os músculos do ombro e da região escapular.
- Coordenação entre os movimentos escapulotorácicos e de braço.
- Resistência à fadiga para cada exercício, conforme descrito previamente, para instabilidades do ombro.
- À medida que a estabilidade melhora, avançar da seguinte forma:
  - Treinamento excêntrico até a carga máxima.
  - Aumento da velocidade e do controle de movimentos combinados.
  - Simulação dos padrões funcionais desejados para as atividades.

Retorno à função máxima

- O paciente pode retornar às atividades normais quando não houver desequilíbrio de força muscular, estiver ocorrendo boa coordenação durante movimentos habilidosos

e o teste de apreensão for negativo. A reabilitação completa leva de 2,5 a 4 meses.[4]

- É importante que o paciente aprenda a identificar sinais de fadiga e compressão e que seja orientado sobre como reduzir a carga de exercício quando tais sinais forem observados.

Redução fechada de luxação posterior

A abordagem de tratamento é a mesma da luxação anterior, com a exceção de evitar a posição de flexão do úmero com adução e rotação medial durante as fases aguda e de cicatrização.

Recomendação clínica

O uso de tipoia após uma luxação posterior poderá ser desconfortável em virtude da posição aduzida e girada medialmente do úmero, sobretudo se a tipoia elevá-lo, de modo que a cabeça faça translação na direção superior e posterior. O paciente pode ficar mais confortável com o braço pendendo livremente, sendo ao mesmo tempo mantido imóvel.

Quando for permitida a movimentação, iniciar as técnicas de mobilização articular usando todos os deslizamentos apropriados, exceto o posterior. O deslizamento posterior é *contraindicado*. Caso se desenvolvam aderências que limitem a rotação medial, a mobilidade poderá ser recuperada com segurança colocando o ombro na posição de repouso (abduzido a 55° e aduzido horizontalmente a 30°), girando-o medialmente até o limite de sua amplitude e aplicando uma força de tração grau III, perpendicular ao plano de tratamento na cavidade glenoidal (o mesmo que na Fig. 17.20, porém com o braço girado medialmente).

INSTABILIDADES DO OMBRO: CIRURGIA E TRATAMENTO PÓS-OPERATÓRIO

Com frequência, são necessários procedimentos de estabilização cirúrgica para reparar instabilidades crônicas recidivantes e lesões traumáticas agudas nas articulações GU, AC e EC para restaurar a função. As informações sobre o contexto das instabilidades e lesões da articulação GU, que frequentemente ocorrem com as luxações dessa articulação, estão descritas nas seções anteriores sobre tratamento conservador. As lesões que ocorrem comumente em casos de instabilidade GU são as lesões de Bankart, de Hill-Sachs, de Hill-Sachs reversa e rupturas do manguito rotador.

Procedimentos de estabilização da articulação do ombro e tratamento pós-operatório

Se uma tentativa razoável de tratamento conservador não teve sucesso na prevenção de recidiva de instabilidade da articulação GU, a estabilização cirúrgica pode ser considerada. A instabilidade recorrente de origem traumática responde mais favoravelmente ao tratamento cirúrgico do que as instabilidades atraumáticas.[11,125] Pacientes ativos jovens que sofreram uma luxação anterior traumática aguda pela primeira vez podem escolher submeter-se à cirurgia sem um curso prévio de reabilitação, pois há uma taxa particularmente alta de nova luxação nesse grupo após o tratamento conservador.[125,128]

Evidências em foco

Em um pequeno estudo randomizado[18] de atletas jovens que sofreram luxação anterior de ombro traumática aguda pela primeira vez, um grupo de pacientes ($n = 14$) participou de um programa de reabilitação conservador de imobilização e exercícios, e outro grupo ($n = 10$) foi submetido à estabilização artroscópica (reparo de uma lesão de Bankart) e à reabilitação pós-operatória. Os pacientes foram acompanhados ao longo de 36 meses, em média. Nove (75%) dos 12 pacientes que receberam tratamento conservador e estavam disponíveis para acompanhamento experimentaram instabilidade recorrente, ao passo que, dos nove pacientes que receberam tratamento operatório e estavam disponíveis para acompanhamento, apenas um (11,1%) experimentou instabilidade recorrente. Seis dos nove pacientes tratados de modo conservador que experimentaram instabilidade recorrente fizeram, depois, um reparo aberto de Bankart.

Em outro estudo randomizado[102] de pacientes jovens (idade média de 22 anos) que sofreram luxações anteriores traumáticas, eles participaram ou de uma tentativa de tratamento conservador ou de estabilização artroscópica imediata. Ao longo de um período de dois anos, 47% dos pacientes do grupo de tratamento conservador, porém apenas 15% do grupo cirúrgico, experimentaram recidiva da luxação. Esses estudos demonstram que, em pacientes jovens, a estabilização cirúrgica inicial, seguida por reabilitação pós-operatória, reduz significativamente a incidência de instabilidade recorrente em comparação ao tratamento conservador.

Indicações para cirurgia

A seguir, as indicações comuns para estabilização cirúrgica da articulação GU.[125,128,195,210,213]

- Episódios recorrentes de luxação ou subluxação da articulação GU que comprometem as atividades funcionais.
- Instabilidade unidirecional ou multidirecional durante movimentos ativos do ombro, causando apreensão ao colocar o braço em posições de luxação potencial e levando ao uso comprometido do braço para atividades funcionais.
- Impacto ligado à instabilidade do ombro (síndrome do impacto secundária).
- Frouxidão articular inerente significativa, resultando em luxação involuntária recorrente.
- Alta probabilidade de episódios subsequentes de nova luxação após uma luxação traumática aguda em pacientes jovens envolvidos em atividades de alto risco (com as mãos acima da cabeça), ocupacionais ou esportivas.
- Luxações associadas a lacerações significativas do manguito, tubérculo deslocado ou fraturas da margem glenoidal.
- Luxação irredutível (crônica, fixada).
- O tratamento conservador falhou na resolução da instabilidade e na restauração da função.

Procedimentos

Os procedimentos elaborados para melhorar a estabilidade e prevenir a instabilidade recorrente da articulação GU precisam equilibrar a estabilização da articulação com a retenção de uma mobilidade funcional quase normal. Os procedimentos de estabilização, que podem envolver as porções anterior, posterior ou inferior da cápsula, são realizados, atualmente, usando um acesso artroscópico ou aberto, dependendo do tipo de lesão (ou lesões) presente e de procedimento escolhido pelo cirurgião.[125,128,161,190,210] Os procedimentos abertos de estabilização têm um alto índice de sucesso (baixa recidiva de luxação) e têm sido considerados o padrão durante anos. Contudo, com os avanços nas técnicas artroscópicas e nos métodos de fixação dos tecidos, o uso e o sucesso dos procedimentos de estabilização artroscópicos têm sido muito mais comuns.[210]

A luxação anterior recorrente (unidirecional) é, de longe, a forma mais comum de instabilidade GU tratada com estabilização cirúrgica.[128] Em contraste, instabilidades posteriores ou posteroinferiores são menos frequentemente tratadas com estabilização cirúrgica.[161] Os procedimentos cirúrgicos podem ser organizados em várias categorias.

Reparo de Bankart. O reparo de Bankart envolve um reparo aberto ou artroscópico de uma lesão de Bankart (desinserção do complexo capsulolabial da margem anterior da glenoide) (ver Fig. 17.19), que comumente acompanha uma luxação anterior traumática. Durante o reparo é feita uma reconstrução capsulolabial anterior para reinserir o lábio na superfície do lábio glenoidal.[3,65,85,90,125,172,175,210]

Para o reparo aberto, a inserção umeral do músculo subescapular é desinserida (removida) ou recebe uma incisão longitudinal para acesso à lesão e à cápsula.[67,125,172,175] Ocasionalmente, o acesso é conseguido pelo intervalo do manguito rotador, o que permite que o subescapular continue intacto.[125] Quando o músculo subescapular é desinserido, este é reparado após o lábio ter sido reinserido. No acesso artroscópico, são usados múltiplos locais para os portais, e o subescapular não é afetado.[3,210] O reparo de uma lesão de Bankart é combinado com um desvio capsular anterior quando há redundância capsular.

No procedimento aberto, o lábio é reinserido com suturas transglenoidais diretas ou âncoras de sutura, ao passo que no acesso artroscópico são usadas suturas transglenoidais, âncoras de sutura ou tachas.[85,210] Geralmente, se consegue uma fixação mais segura com um reparo aberto do que com um artroscópico, embora recentemente sejam observados avanços na fixação artroscópica dos tecidos.[210]

Capsulorrafia (desvio capsular). A capsulorrafia, que pode ser feita usando um acesso aberto ou artroscópico, envolve o ajuste da cápsula para reduzir a redundância capsular e o volume geral da cápsula por meio de incisão, sobreposição do tipo "camisa dentro da calça" (imbricação) e, então, a fixação da porção frouxa ou distendida da cápsula (pregueamento) com suturas diretas, âncoras de sutura, tachas ou grampos.[69,90,125,128,161,210,228]

O procedimento de desvio capsular é projetado na direção (ou direções) da instabilidade: anterior, inferior, posterior ou multidirecional (anteroinferior ou posteroinferior). Por exemplo, se um paciente tem instabilidade anteroinferior recorrente (multidirecional), é feito um ajuste capsular anterior ou inferior em que a porção anterior ou inferior da cápsula recebe uma incisão, é ajustada por imbricação (pregueamento) e ressuturada. A maioria dos procedimentos de ajuste capsular é feita para reduzir a instabilidade anterior.[10,125,128,228]

Capsulorrafia assistida eletrotermicamente. A capsulorrafia assistida eletrotermicamente (ETAC, na sigla em inglês) envolve um acesso artroscópico que usa energia térmica (emissão térmica com radiofrequência ou laser não ablativo) para fazer as estruturas capsuloligamentares frouxas encolherem e se retraírem. O procedimento, também chamado de ajuste capsular assistido termicamente (TACS) ou encolhimento termocapsular, pode ser usado sozinho, porém é mais comumente usado em conjunto com outros procedimentos artroscópicos, como reparo de uma laceração glenoidal, um ajuste capsular, desbridamento de uma laceração parcial do manguito rotador ou descompressão subacromial.[54,57,125,132,197,205,210,224]

Tem sido mostrado, em estudos animais e *post mortem* humanos, que a energia térmica inicialmente torna as fibrilas de colágeno mais extensíveis; porém, à medida que o tecido de colágeno das estruturas capsuloligamentares cicatriza, ele encurta ou "encolhe", causando uma diminuição na frouxidão capsular.[84,183] Quando um ou mais dos ligamentos GU é desinserido ou se são detectadas lesões no manguito rotador que podem contribuir para a instabilidade, faz-se reparo por artroscopia antes da ETAC.

Capsulorrafia posterior (desvio capsular posterior ou posteroinferior). A instabilidade recorrente posterior ou posteroinferior involuntária pode ser abordada com um ajuste capsular aberto ou artroscópico para remover a redundância posterior e inferior da cápsula.[11,125,160,161,195,196,210] Podem ser necessários procedimentos adicionais de tecidos moles, como reparo de uma laceração labial posterior (lesão de Bankart reversa) ou, em raros casos, o pregueamento e o avanço do músculo infraespinal para reforçar a cápsula posterior. Ombros sem uma glenoide posterior efetiva podem ser tratados cirurgicamente com aumento capsulolabial[210] ou, ocasionalmente, com uma osteotomia da glenoide.[125,161]

Empregando uma estabilização artroscópica posterior, pode ser realizado um ajuste capsular e reparo do lábio posterior com a musculatura do ombro permanecendo intacta.[160] Para uma estabilização aberta, é feita uma incisão posterolateral, o músculo deltoide é dividido e é feita uma incisão nos músculos infraespinal, redondo menor e cápsula posterior.[161,196] Em alguns casos de instabilidade multidirecional traumática, a capsulorrafia anterior é usada para aumentar a tensão da cápsula posterior indiretamente.[125,161,210]

Reparo de uma lesão SLAP. Uma laceração do lábio superior é classificada como uma lesão SLAP (sigla em inglês para "lábio superior estendendo-se de anterior para posterior").[46,195,210,225] Algumas lesões SLAP estão associadas a uma laceração do tendão na inserção proximal da cabeça longa do músculo bíceps e instabilidade anterior recorrente da articulação GU. Um reparo artroscópico envolve desbridamento da porção lacerada do lábio superior, abrasão da superfície óssea da glenoide superior e reinserção do lábio e tendão do bíceps com tachas ou âncoras de sutura. A estabilização anterior concomitante também é feita quando uma instabilidade está presente.

Tratamento pós-operatório

Considerações gerais

Como na reabilitação após o reparo de lacerações do manguito rotador, as diretrizes para o tratamento pós-operatório de estabilização cirúrgica da articulação GU baseiam-se em muitos fatores. Esses fatores, todos eles podendo influir na composição e na progressão de um programa pós-operatório, estão resumidos na Tabela 17.5. Fatores adicionais como a filosofia e o treinamento do cirurgião e muitas variáveis ligadas ao paciente (saúde geral, medicamentos, estado funcional antes da lesão, metas pós-operatórias, educação, cooperação) que afetam a reabilitação após a estabilização GU e o reparo do manguito rotador já foram abordados (ver Tab. 17.3).

O conteúdo desta seção identifica os princípios *gerais* de tratamento nas três fases amplas de reabilitação pós-operatória de uma variedade de procedimentos de estabilização cirúrgica e reconstrução da articulação GU. Essas diretrizes gerais não abordam as inúmeras variações dos programas de reabilitação recomendados para procedimentos de estabilização específicos. Contudo, estão disponíveis na literatura muitos protocolos detalhados ou descrições de programas de reabilitação com base em casos para o uso após procedimentos específicos e para tipos específicos de instabilidades de ombro e lesões associadas.[34,54,85,98,150,163,205,225,232]

Independentemente do tipo de instabilidade, doença associada ou do procedimento de estabilização cirúrgica, um programa de reabilitação pós-operatória precisa se fundamentar nos achados de um exame abrangente e ser individualizado para ir ao encontro das necessidades únicas de cada paciente. O foco da reabilitação pós-operatória é restaurar a mobilidade indolor do ombro e a força e resistência à fadiga na musculatura, particularmente dos estabilizadores articulares dinâmicos, para suprir as necessidades funcionais do paciente, *ao mesmo tempo que previne a recidiva de instabilidade do ombro.*

TABELA 17.5	Fatores que influenciam o programa de reabilitação pós--cirúrgica de instabilidade recidivante da articulação GU
Fatores	**Impacto potencial na reabilitação**
■ Surgimento atraumático de instabilidade	■ Reabilitação pós-operatória mais conservadora por causa do risco maior de luxação recorrente[125]
■ Gravidade das lesões associadas	■ Uma maior gravidade ou número de lesões associadas tornará a progressão da reabilitação mais lenta
■ Falha de uma estabilização cirúrgica prévia	■ Progressão mais lenta
■ Direção da instabilidade	■ A estabilização de instabilidade anterior permite avanço mais rápido do que a de instabilidades posteriores ou multidirecionais[161]
■ Tipo de acesso cirúrgico	■ Menos dor pós-operatória nos procedimentos artroscópicos, porém a taxa de progressão é essencialmente a mesma após procedimentos de estabilização abertos e artroscópicos porque a velocidade de cicatrização dos tecidos reparados é equivalente nos dois procedimentos
■ Tipo de procedimento	■ A capsulorrafia assistida eletrotermicamente requer progressão mais lenta do que no ajuste capsular artroscópico ou aberto sem aplicação térmica[54,164,205] ■ A reconstrução óssea requer progressão mais lenta do que após uma reconstrução de tecidos moles
■ Variáveis do paciente ■ Integridade do tecido ■ Estado pré-operatório dos estabilizadores dinâmicos ■ Frouxidão articular generalizada	■ A progressão da reabilitação pós-operatória é mais conservadora para o paciente inativo com instabilidade atraumática multidirecional que tem frouxidão articular generalizada e pouca força pré--operatória dos estabilizadores dinâmicos (musculares)

Imobilização

Posição. A posição em que o ombro do paciente é imobilizado após a cirurgia é determinada pela direção (ou direções) da instabilidade antes do procedimento. Após a reconstrução cirúrgica para instabilidade recorrente anterior ou anteroinferior, o ombro é imobilizado com uma tipoia ou tala com o braço ao lado do corpo ou em graus variados de abdução e rotação medial, com o braço levemente anterior ao plano frontal do corpo.[90,125] Após a cirurgia para uma instabilidade posterior ou posteroinferior, o membro superior é apoiado em uma órtese e o ombro é imobilizado na posição de "aperto de mão" (rotação neutra de 10° a 20° de rotação lateral, 20° a 30° de abdução, cotovelo flexionado e braço ao lado do corpo ou, às vezes, com o ombro em leve extensão).[125,161]

Duração. A duração da imobilização – ou seja, o período de tempo antes que o uso do imobilizador seja *completamente* eliminado – é determinada por muitos fatores, incluindo o tipo de instabilidade, o(s) procedimento(s) realizado(s) e a avaliação intraoperatória do cirurgião. Esse período pode variar de uma a três semanas, ou mesmo de seis a oito semanas. Contudo, o período de imobilização contínua do ombro operado (antes que a mobilização do ombro possa ser iniciada) é o mais curto possível, e varia dependendo do tipo de procedimento. Por exemplo, após um procedimento de estabilização anterior, pode ser necessário utilizar o imobilizador continuamente por apenas um ou poucos dias, porém em alguns casos por até uma a duas semanas.[128] Em contraste, reparos de instabilidades posteriores ou multidirecionais, que estão associadas com uma recidiva mais elevada da luxação, geralmente requerem um período de imobilização mais longo.[125,161,196] Após um procedimento de estabilização posterior, o ombro pode ficar continuamente imobilizado e a ADM pode ser protelada por até seis semanas do pós-operatório.[98,161]

Os tempos de imobilização também variam com base nos fatores que influenciam todos os aspectos da reabilitação pós-operatória (ver Tab. 17.4). Por exemplo, a duração da imobilização geralmente é mais curta no paciente idoso do que no jovem porque o primeiro tem mais possibilidade de desenvolver rigidez pós-operatória do ombro do que o segundo. Em contraste, um paciente com hiperelasticidade generalizada ou um mais jovem envolvido em atividades de alta demanda, requer um período mais longo de imobilização para reduzir o risco de nova luxação.[125]

Progressão dos exercícios

Do mesmo modo que ocorre com a posição e a duração da imobilização, as decisões sobre quando o braço poderá ser temporariamente removido do imobilizador para começar os exercícios de ombro e com que extensão os movimentos específicos de ombro serão permitidos também se baseiam em vários dos fatores já citados (ver Tab. 17.5).

Recomendação clínica

Durante as primeiras semanas de reabilitação após um procedimento de estabilização cirúrgica, a determinação de quais amplitudes ficam dentro de limites de movimento "seguros" baseia-se na extensão da ADM intraoperatória que foi possível sem tensionar excessivamente os tecidos reparados, ajustados ou reconstruídos. Essa informação pode estar disponível no relatório da cirurgia ou deve ser comunicada pelo cirurgião ao fisioterapeuta antes do início dos exercícios pós-operatórios.

A reabilitação após a estabilização anterior (ajuste capsular anterior ou reparo de Bankart) é similar após procedimentos abertos e artroscópicos. Nos dois casos, há precauções que precisam ser tomadas, particularmente durante as primeiras seis semanas após a cirurgia, enquanto os tecidos moles estão cicatrizando. Nesse período após um procedimento aberto, a cápsula anterior e o subescapular desinserido e reparado precisam ser protegidos de sobrecargas. Com uma estabilização artroscópica anterior, embora o subescapular permaneça intacto, também é necessário proteger a fixação da cápsula anterior durante a fase inicial da reabilitação porque a fixação dos tecidos moles pode não ser tão segura quanto a usada em um procedimento aberto.

Precauções: as precauções após procedimentos de estabilização anterior ou reconstrução, artroscópicos ou abertos, estão resumidas no Quadro 17.11.[34,67,85,98,125,128,150,210] As precauções para o ajuste capsular termicamente assisti-

do,[54,57,164,205,224] os procedimentos de estabilização posterior[98,160,161] e o reparo de uma lesão SLAP[34,46,225] estão no Quadro 17.12.

Evidências em foco

Em um estudo de quatro anos de acompanhamento feito por Sachs et al.[175] de 30 pacientes que sofreram luxação anterior traumática e foram submetidos a um reparo aberto de Bankart (que incluiu remoção e reparo do tendão do subescapular), apenas a função do músculo subescapular pós-operatória apresentou correlação significativa com a percepção do paciente de um desfecho bem-sucedido após a cirurgia. Embora apenas dois pacientes (6,7%) tenham relatado recidiva de instabilidade no período de quatro anos, sete pacientes (23%) tinham incompetência do músculo subescapular. Especificamente, a força média do subescapular nesses pacientes era de apenas 27%, em comparação com o ombro intacto, ao passo que nos pacientes restantes, que diziam ter um subescapular funcionando de forma competente, a força média era de 80% do ombro não operado. Não houve perda significativa de força nos outros músculos do ombro em qualquer um dos grupos.

QUADRO 17.11   Precauções após estabilização glenoumeral anterior e/ou reparo de Bankart*

- Limitar rotação lateral (RL), *abdução horizontal* e *extensão* (posições do ombro que tensionam a cápsula anterior) durante as primeiras seis semanas do pós-operatório
  - Após uma estabilização artroscópica, embora o músculo subescapular esteja intacto, para evitar que a fixação seja prejudicada, limitar a RL em 5° a 10°, com o braço em leve abdução ou ao lado do corpo nas primeiras duas semanas.[35] Então, progredir gradualmente para 45° nas duas a quatro semanas seguintes, com o ombro em maior abdução. Com uma estabilização frágil, pode ser preciso limitar a RL para apenas a posição neutra nas primeiras quatro a seis semanas do pós-operatório[210]
  - Após um procedimento aberto envolvendo remoção e reparo do subescapular, limitar a RL em 0° (sem RL além da posição neutra), em não mais de 30° a 45° ou nos limites "seguros" identificados durante a avaliação intraoperatória por quatro a seis semanas[34]
  - Adiar a RL combinada com abdução completa do ombro por pelo menos seis semanas[85]
- Após uma estabilização artroscópica, progredir a flexão anterior do ombro mais cuidadosamente do que após uma estabilização aberta
- Após procedimentos ósseos, adiar os exercícios de ADM passivos ou assistidos por seis a oito semanas para dar tempo para a consolidação óssea[125,128]

- Não fazer alongamento passivo vigoroso para aumentar a RL no final da amplitude por 8 a 12 semanas após procedimentos artroscópicos ou abertos, exceto no caso de pacientes com tecidos com qualidade hipoelástica[210]
- Quando o alongamento for permitido, evitar posicionar o ombro em abdução e rotação lateral durante procedimentos de mobilização articular grau III
- Após procedimentos com desinserção e reparo do subescapular, não fazer rotação medial (RM) *ativa* ou *resistida* por quatro a seis semanas; evitar levantar objetos, especialmente se for necessário manter uma mão contra a outra[34,67,85,150]
- Evitar atividades envolvendo posições que tensionam a face anterior da cápsula por cerca de quatro a seis semanas
  - No início da reabilitação, evitar atividades funcionais que exijam RL, especialmente se combinadas com abdução horizontal, como ao erguer o braço para colocar um casaco ou camisa
  - Evitar apoiar o peso sobre o membro superior, particularmente se o ombro estiver estendido, por exemplo, ao apoiar-se nos braços da cadeira para se levantar
- Quando fizer o fortalecimento dinâmico do manguito rotador, manter o ombro em cerca de 45°, em vez de 90°, de abdução

*As precauções se aplicam primariamente à reabilitação inicial durante as primeiras seis semanas após a cirurgia, exceto quando anotado. A ADM permitida durante a fase inicial da reabilitação depende do tipo de patologia, procedimento cirúrgico, qualidade dos tecidos do paciente (grau de hiper ou hipoelasticidade) e da avaliação intraoperatória da estabilidade do ombro.

Dos pacientes com um músculo subescapular razoavelmente forte no acompanhamento de quatro anos, 91% relataram resultados bons a excelentes, e 100% indicaram que fariam a cirurgia novamente. Contudo, entre os pacientes com músculo subescapular substancialmente fraco, 57% relataram resultados bons a excelentes, porém apenas 57% fariam a cirurgia novamente. Os pesquisadores sugeriram que o reparo do tendão do subescapular e a proteção do músculo nas primeiras semanas após a cirurgia eram decisivos para a função do ombro e a percepção de sucesso de desfechos dos pacientes.

Exercício: fase de proteção máxima

A fase inicial da reabilitação se estende por cerca de seis semanas após a cirurgia, período em que é necessário proteger a cápsula que foi ajustada ou as estruturas que foram reparadas ou reconstruídas, como o lábio ou o subescapular, ao mesmo tempo que se procura minimizar as consequências negativas da imobilização. Os exercícios podem começar no dia após o da cirurgia para pacientes selecionados que fizeram um procedimento de estabilização anterior,[39] mas mais frequentemente são iniciados uma a duas semanas do pós-operatório.[98,150] Atividades de ADM são proteladas por um período de tempo mais longo após uma estabilização termicamente assistida,[54,57,164,205,224] um procedimento de estabilização posterior[98,160,161] ou reparo de uma lesão SLAP e laceração do tendão do bíceps[34,47,225] (ver Quadro 17.12).

Metas e intervenções. As metas e os exercícios para a fase de proteção máxima estão resumidos nesta seção.[34,54,85,150,222,232]

| QUADRO 17.12 | Precauções após procedimentos selecionados de estabilização glenoumeral |

Ajuste capsular termicamente assistido

- Ser extremamente cuidadoso com exercícios de ADM nas primeiras quatro a seis semanas do pós-operatório, porque o colágeno nas estruturas capsuloligamentares termicamente tratadas é inicialmente mais extensível (mais vulnerável ao alongamento), até que cicatrize. Alguns pacientes podem iniciar exercícios de ADM dentro de amplitudes seguras no dia seguinte à cirurgia, enquanto outros podem precisar adiar os exercícios de ADM completamente durante duas semanas ou mais.
- Durante o sono, imobilização completa (tipoia ou faixa) por duas semanas ou mais.
- As precauções para exercícios de ADM dependem da direção da instabilidade, da qualidade do tecido do paciente (hiper ou hipoelástico) e da extensão dos procedimentos cirúrgicos concomitantes necessários. Por exemplo, progredir os pacientes com hiperelasticidade congênita com mais cuidado do que aqueles com hipoelasticidade.

Procedimento de estabilização posterior e/ou reparo de Bankart reverso

- Adiar todos os exercícios de ombro ou limitar a elevação do braço em 90° e rotação medial (RM) para neutra ou não mais do que 15° a 20° e adução horizontal até a posição neutra (até seis semanas do pós-operatório).
- Restringir o apoio de peso dos membros superiores, particularmente quando o ombro estiver flexionado, para evitar sobrecarga na face posterior da cápsula, por exemplo, durante exercícios de estabilização escapulotorácica e GU em cadeia fechada e em atividades funcionais, durante pelo menos seis semanas do pós-operatório.
- Evitar exercícios resistidos que direcionem a carga e sobrecarreguem a cápsula posterior, como exercícios de supino e flexões de braço em decúbito ventral, até bem tardiamente no programa de reabilitação, ou evite-os permanentemente.

Reparo de uma lesão SLAP

- Para lesões SLAP em que o tendão do bíceps é desinserido, progredir na reabilitação com mais cuidado do que quando o bíceps permanecer intacto.
  - Limitar a elevação passiva ou assistida do braço em 60° nas primeiras duas semanas, e em 90° durante três a quatro semanas do pós-operatório.
  - Fazer somente rotação umeral passiva assistida com o ombro no plano da escápula nas primeiras duas semanas (RL apenas até a posição neutra ou até 15° e RM até 45°); durante a terceira e a quarta semanas, progredir a RL para 30° e a rotação medial para 60°.
- Evitar posições que criem tensão no bíceps, como a combinação de extensão de cotovelo com extensão de ombro (p. ex., para alcançar atrás das costas) durante as primeiras quatro a seis semanas do pós-operatório.
- Adiar as contrações ativas do músculo bíceps (flexão de cotovelo com supinação do antebraço) por seis semanas, e exercícios resistidos para o músculo bíceps ou levantamento e carregamento de objetos pesados por até 8 a 12 semanas do pós-operatório, dependendo da extensão e do tipo de reparo no músculo bíceps; então, progredir cuidadosamente.
- Se o mecanismo de lesão foi uma queda sobre mão e braço hiperestendidos, causando compressão articular, progredir os exercícios de apoio de peso gradualmente.
- Se também estiver presente instabilidade anterior, seguir as precauções do Quadro 17.13.
- Evitar posições de abdução combinada com rotação lateral máxima, já que isso produz forças de torção na base da inserção do músculo bíceps na glenoide.

- *Controlar a dor e a inflamação.*
  - Usar uma tipoia para conforto quando o braço estiver pendente ou para proteção quando em áreas públicas. Quando estiver sentado, remover a tipoia (se for permitido) e apoiar o antebraço sobre a mesa ou um apoio de braço largo, com o ombro posicionado em abdução e rotação neutra para proporcionar suporte, mas impedir contraturas potenciais dos músculos subescapulares e outros rotadores internos do ombro.
  - Usar crioterapia e medicamentos anti-inflamatórios prescritos.
  - Exercícios de relaxamento de ombro.
- *Prevenir ou corrigir comprometimentos posturais.*
  - Enfatizar a extensão da coluna e a retração escapular; evitar cifose torácica excessiva.
- *Manter a mobilidade e o controle das regiões adjacentes.*
  - Exercícios de ADM ativos da região cervical, cotovelo, antebraço, punho e dedos no dia após a cirurgia.
  - Movimentos escapulotorácicos ativos.

Precaução: inicialmente, fortalecer os músculos escapulotorácicos em posições de cadeia aberta para evitar a necessidade de apoiar o peso sobre o membro superior operado. Quando as atividades com apoio de peso forem iniciadas, ser cuidadoso sobre a posição do ombro operado para evitar sobrecargas indevidas na porção vulnerável da cápsula durante cerca de seis semanas do pós-operatório.

- *Restaurar a mobilidade do ombro protegendo tecidos retesados ou reparados.*
  - Exercícios pendulares nas primeiras duas semanas do pós-operatório.
  - Exercícios de ADM autoassistidos e exercícios com bastão para a articulação GU, *dentro de amplitudes protegidas*, já com duas semanas ou, no mais tardar, em seis semanas do pós-operatório. A elevação do ombro é inicialmente em decúbito dorsal; iniciar a rotação de úmero com o ombro em uma posição levemente abduzida e flexionada; para tanto, usar uma toalha enrolada sob o úmero, para posicionamento e suporte.
  - Nas cirurgias de estabilização anterior, progredir gradualmente para ADM quase completa por seis a oito semanas, exceto para rotação lateral, extensão e abdução horizontal, além da posição neutra.
  - Nas cirurgias de estabilização posterior, progredir cuidadosamente em flexão, adução horizontal e rotação medial.
  - Progredir para exercícios de ADM ativos de ombro quando o movimento puder ser feito sem dor, apreensão ou uso de movimentos compensatórios, como erguer a escápula para iniciar a abdução do braço.
  - Usar o braço operado para atividades funcionais *no nível da cintura*, sem resistência externa e *sem apoio de peso*, por duas a quatro semanas do pós-operatório.
- *Prevenir a inibição reflexa e a atrofia por desuso da musculatura GU.*
  - Exercícios isométricos de baixa intensidade em múltiplos ângulos da musculatura GU já na primeira semana ou com três a quatro semanas do pós-operatório.

Ter cuidado com a rotação medial resistida após reparos do subescapular.

- *Possível* início de exercícios dinâmicos contra resistência *leve* dentro de amplitudes de movimento protegidas com quatro a seis semanas, enfatizando os estabilizadores GU.
- Ser particularmente cuidadoso ao aplicar qualquer tipo de resistência à musculatura lacerada ou desinserida cirurgicamente, que sofreu uma incisão ou foi avançada e depois reparada. Note que, após um reparo de lesão SLAP, a flexão de cotovelo e a elevação de ombro resistidas resultarão em aumento da carga tênsil do tendão da cabeça longa do bíceps.

Observação: em alguns casos, os exercícios dinâmicos contra resistência leve são protelados até a fase intermediária da reabilitação (cerca de seis a oito semanas do pós-operatório), quando é necessária apenas proteção moderada.

Critérios para progressão. Os critérios para avançar para a segunda fase da reabilitação são:[34,54,85,98]

- Uma incisão bem cicatrizada.
- Progresso razoável na ADM.
- Dor mínima.
- Ausência de senso de apreensão quanto à instabilidade durante os movimentos ativos.

Exercício: fase de proteção moderada

A fase de proteção moderada da reabilitação começa cerca de seis semanas do pós-operatório e continua até aproximadamente 12 a 16 semanas. O foco é manter a estabilidade articular enquanto se alcança ADM ativa quase completa (sem assistência) do ombro; continuar a desenvolver controle neuromuscular, força e resistência à fadiga da musculatura escapulotorácica e GU; e usar o membro superior por meio de ADM cada vez maiores para atividades funcionais.

Metas e intervenções. As metas e as intervenções para a fase intermediária de reabilitação são as seguintes:[34,54,85,98,222,232]

- *Recuperar ADM ativa indolor, quase completa, do ombro.*
  - Continuar exercícios ativos de ADM com a meta de obter amplitude quase completa em 12 semanas.
  - Incorporar os ganhos da ADM nas atividades funcionais.
  - Fazer alongamento e mobilização grau III em posições que não provoquem instabilidade. Após um procedimento de estabilização anterior, prestar atenção particular no aumento da adução horizontal, já que, normalmente, as estruturas posteriores podiam estar retraídas no pré-operatório e continuam nessa situação no pós-operatório.
- *Continuar a aumentar a força e a resistência da musculatura do ombro.*
  - Alternar isométricos contra resistência crescente enfatizando a musculatura da escápula e a do manguito rotador.

– Exercícios resistidos dinâmicos iniciados ou progredidos usando pesos e resistência elástica com ênfase nos músculos estabilizadores escapulotorácicos e GU. Começar em posições na amplitude média, progredindo para posições no final da amplitude. Enfatizar tanto a fase concêntrica da ativação muscular quanto a excêntrica.

– Fortalecimento dinâmico em padrões de movimento diagonais e funcionais simulados.

– Ergometria de membros superiores para melhorar a resistência muscular à fadiga. Incluir movimentos para a frente e para trás.

– Apoio de peso progressivo nos membros superiores durante exercícios de fortalecimento e estabilização.

Precauções: *após uma estabilização anterior*, não iniciar fortalecimento dinâmico dos músculos rotadores internos a partir da rotação lateral completa, particularmente na posição de 90° de abdução. Ao fortalecer os músculos extensores de ombro, não estender o braço posteriormente ao plano frontal. Do mesmo modo, durante o fortalecimento dos abdutores horizontais, não fazer a abdução horizontal posterior ao plano coronal. Além disso, manter o ombro em rotação neutra durante a abdução e a adução horizontais. *Após uma estabilização posterior*, não iniciar o fortalecimento dinâmico dos músculos rotadores externos a partir da rotação medial completa.

Critérios para progressão. Os critérios de progressão para a fase final da reabilitação e o foco dos exercícios são similares aos já discutidos para a fase final da reabilitação após reparo do manguito rotador.

Exercício: fase de proteção mínima/retorno à função

Essa fase, em geral, se inicia com cerca de 12 semanas do pós-operatório ou tardiamente com até 16 semanas, dependendo de características individuais do paciente e do procedimento cirúrgico. O alongamento deve continuar até que tenha sido conseguida uma ADM compatível com as necessidades funcionais. Os ganhos na ADM são possíveis por até 12 meses enquanto o tecido colágeno continua a remodelar-se. Os exercícios resistidos para melhorar a força e a resistência à fadiga são progredidos para simular movimentos envolvidos em atividades funcionais, incluindo posições que provocam instabilidade. O treinamento pliométrico (discutido no Cap. 23) é introduzido e progredido gradualmente, sobretudo em pacientes que pretendem retornar à prática de esportes ou atividades ocupacionais de alta demanda. A participação nas atividades ocupacionais e esportivas, normalmente, leva até seis meses do pós-operatório.

Precauções: alguns pacientes podem ter restrições permanentes às atividades funcionais que envolvam movimentos de alto risco e que podem causar recidiva da instabilidade. Após alguns procedimentos de estabilização anterior, pode não ser aconselhável ou possível a rotação lateral completa em 90° de abdução.[98]

Desfechos

O sucesso no desfecho pós-operatório envolve a recuperação da habilidade de participar das atividades funcionais desejadas sem recidiva de instabilidade da articulação GU. Há uma grande quantidade de estudos que descrevem vários desfechos após procedimentos de estabilização. Contudo, a maioria dos estudos que comparam o sucesso de uma intervenção cirúrgica com outra não é randomizada – o que é compreensível, já que o exame do cirurgião é a base para determinar qual procedimento será mais apropriado e terá maior probabilidade de produzir bons resultados em cada paciente.

Embora os exercícios pós-operatórios sejam consistentemente descritos como essenciais para bons desfechos após uma cirurgia de estabilização, não foram identificadas na literatura avaliações recentes que comparassem a efetividade dos programas de exercícios pós-operatórios após a estabilização da articulação GU. Como ocorre nas decisões cirúrgicas, a maioria dos programas de reabilitação pós-operatória é individualizada para suprir as necessidades de cada paciente, tornando difícil a comparação dos desfechos.

Os resultados da cirurgia e da reabilitação pós-operatória são, tipicamente, relatados para doenças, populações de pacientes e procedimentos cirúrgicos específicos; usa-se uma variedade de medidas de desfecho para avaliar a efetividade. Apesar dessa falta de consistência nos relatos, podem ser feitas algumas generalizações.

Recidiva da instabilidade. A instabilidade recorrente de origem traumática responde mais favoravelmente ao tratamento cirúrgico do que a instabilidade atraumática.[11,125] Além disso, a taxa de recidiva da instabilidade é substancialmente mais alta em pacientes jovens (< 30 a 40 anos) e naqueles que retornaram a atividades ocupacionais de alta demanda ou esportes competitivos, com movimentos acima da cabeça, do que naqueles menos ativos e mais velhos (> 30 a 40 anos).[125,210]

As taxas de nova luxação após procedimentos abertos e artroscópicos também têm sido comparadas, com as taxas de recidiva após estabilização artroscópica mais altas do que após estabilização aberta.[35,125] Em uma revisão de estudos sobre procedimentos de estabilização anterior, a taxa média de nova luxação após uma estabilização aberta (reparo de lesão de Bankart) era de 11% (variação de 4 a 23%), porém após a estabilização artroscópica as taxas de recidiva eram de 18% (variação de 2 a 32%) quando usada fixação por meio de sutura transglenoidal e de 17% (variação de 0 a 30%) na fixação por meio de tachas.[85] Em outra revisão de estudos recentes, as taxas de recidiva da instabilidade anterior após um reparo de Bankart artroscópico variaram entre 8% e 17%.[210] A diminuição das taxas de nova luxação após procedimentos artroscópicos tem sido atribuída às melhoras em técnicas artroscópicas. Atualmente, em muitos casos, a estabilização artroscópica tem se mostrado igual à estabilização aberta para pacientes com instabilidade unidirecional anterior.[35,210,214] Contudo, nas instabilidades multidirecionais, os desfechos após estabilização artroscópica ainda não são iguais àqueles após uma estabilização aberta.[210]

Os desfechos após procedimentos de estabilização para instabilidades anteriores e posteriores também têm sido comparados. A estabilização cirúrgica de uma instabilidade *anterior* unidirecional recorrente tem mostrado resultados mais previsíveis e taxas mais baixas de recidiva do que a estabilização de instabilidades *posteriores* ou *multidirecionais*.[11,125,161,210,228] A taxa média de recidiva para instabilidade posterior após estabilização artroscópica tem sido particularmente alta. Uma fonte relatou uma taxa de 30 a 40% de nova luxação,[196] e outra, taxas de até 50%.[210] Em contraste, após os procedimentos de estabilização anterior, foram relatadas taxas médias de recidiva de 11 e 17 a 18%, respectivamente, para procedimentos abertos e artroscópicos.[85]

À medida que o diagnóstico pré-operatório melhora e a escolha de candidatos apropriados para cirurgia é aperfeiçoada, a recidiva da instabilidade após estabilização posterior tem diminuído. Em um estudo[160] com acompanhamento médio de 39,1 meses, a taxa de recidiva da instabilidade após estabilização artroscópica posterior foi de apenas 12,1%. Os pacientes nesse estudo tinham idade média de 25 anos e uma história de luxação involuntária ou voluntária da articulação GU associada à lesão traumática aguda e microtraumas repetitivos crônicos.

Com respeito à ETAC como procedimento primário de estabilização, Hawkins et al.[82] relataram falha em 37 de 85 pacientes (35%). As falhas eram procedimentos que resultavam na necessidade de uma estabilização de revisão, instabilidades recorrentes ou dor recalcitrante e rigidez. Os autores observaram que, na sua prática, a ETAC é agora reservada primariamente para reforçar um pregueamento ou outros procedimentos em circunstâncias especiais.

ADM de ombro. Após estabilização anterior aberta e reparo de Bankart, que normalmente requer desinserção e reparo do subescapular, foi relatada uma perda média de 12° de rotação lateral.[65] Tem sido sugerido que a perda de rotação lateral de ombro é menor após procedimentos artroscópicos do que após procedimentos abertos.[85] Contudo, em um estudo não randomizado que comparou procedimentos de estabilização anterior aberta e artroscópica, não foram encontradas diferenças estatisticamente significativas na perda na rotação lateral entre os grupos, com reduções médias de 9° e 11°, respectivamente.[35]

Após uma estabilização GU aberta para instabilidade decorrente de microtraumas repetitivos, a perda pós-operatória de rotação lateral de ombro é a razão mais comum para atletas envolvidos em esportes em que são executados movimentos acima da cabeça serem incapazes de retornar com sucesso às competições. A perda de rotação do ombro é relatada como menor após proce-

dimentos de estabilização artroscópica, possibilitando, dessa forma, que uma porcentagem maior desses atletas volte a competir.[164] O acompanhamento inicial de pacientes submetidos à estabilização capsular termicamente assistida foi encorajador,[57] porém os desfechos em longo prazo não respaldam altas taxas de sucesso. Atualmente, o maior estudo de atletas que executam movimentos acima da cabeça, submetidos à estabilização termicamente assistida, acompanhou 130 pacientes por uma média de 29,3 meses. Desses atletas, 113 (87%) voltaram a competir após 8,4 meses, em média. Embora a ADM pós-operatória não tenha sido relatada, a implicação foi que o retorno da ADM após a estabilização artroscópica termicamente assistida era suficiente para uma alta porcentagem de atletas conseguir voltar a competir.[164] Um estudo de seguimento recentemente publicado que analisou 101 pacientes com instabilidade leve a moderada que foram submetidos a retração térmica da cápsula para estabilização relatou insucesso em cerca de um terço dos ombros (31%) após uma média de 39 meses. Observaram-se melhores desfechos (dor, instabilidade e função) nos participantes com instabilidade anterior unidirecional ou reparo concomitante do lábio.[200] Por outro lado, uma comparação de desfechos após 2 anos não revelou diferenças estatisticamente ou clinicamente significativas entre participantes que foram aleatoriamente distribuídos para receber desvio capsular aberto ($n = 26$) ou retração térmica ($n = 28$) para MDI e insucesso no tratamento conservador.[134]

Procedimentos de estabilização das articulações acromioclavicular e esternoclavicular e tratamento pós-operatório

Estabilização da articulação acromioclavicular

A separação grau III, na qual os ligamentos AC e coracoclavicular são completamente rompidos, pode ser reduzida e estabilizada por meio de cirurgia com várias técnicas.[147,167] Os procedimentos cirúrgicos para as luxações agudas incluem estabilização primária da articulação AC com fios de Kirschner, pinos de Steinman, parafusos ou, mais recentemente, tachas, suturas ou fios de fibras de material bioabsorvível. Outros procedimentos incluem uma transferência músculo-tendão que move a ponta do processo coracoide, os tendões inseridos do coracobraquial e a cabeça curta do bíceps na superfície inferior da clavícula[154] ou o uso do procedimento de Weaver-Dunn, que envolve a ressecção da região distal da clavícula e a transferência do ligamento CA do acrômio para o corpo da clavícula em sua região distal.[147] Com base em um pequeno corpo de evidências da literatura, parece que os melhores resultados são obtidos com procedimentos de estabilização primária AC e coracoclavicular. Luxações AC crônicas, geralmente associadas com alterações degenerativas da articulação AC, são mais frequentemente tratadas com ressecção da região distal da clavícula, combinada com estabilização coracoclavicular.[153,167]

Estabilização da articulação esternoclavicular

Embora a maioria das luxações EC seja tratada de forma conservadora, uma luxação posterior aguda da articulação EC que não pode ser reduzida com sucesso usando uma manobra fechada, ou uma articulação EC que é luxada de maneira recorrente são tratadas cirurgicamente. A redução cirúrgica de uma luxação anterior traumática não é recomendada.[166,229] As opções cirúrgicas para luxações EC posteriores incluem redução aberta com reparo dos ligamentos estabilizadores ou ressecção de uma porção da clavícula medial e fixação da clavícula remanescente na primeira costela ou esterno usando um enxerto de tecido mole.[166,229]

Tratamento pós-operatório

Após a estabilização cirúrgica da articulação AC ou EC, o ombro é imobilizado por até seis semanas.[39] As intervenções com exercícios são direcionadas para a recuperação funcional à medida que os sinais de cicatrização permitirem. Nenhum músculo proporciona estabilização dinâmica para as articulações AC e EC, sendo necessário o desenvolvimento de força escapular e GU para proporcionar estabilidade indireta.

Durante as primeiras semanas de imobilização, o paciente é encorajado a realizar ADM ativa de punho e mão. Apoiando o cotovelo sobre uma mesa, é permitido que ele realize ADM ativa de cotovelo e antebraço. O membro operado, se estiver apoiado, pode ser usado para atividades funcionais leves, como segurar um utensílio ou digitar, mas o apoio de peso e a ADM de ombro são completamente proibidos durante as primeiras seis semanas.[39]

Quando a imobilização puder ser removida, a restauração da mobilidade de ombro e cotovelo e o controle neuromuscular do complexo do ombro são o foco do programa de exercícios. Nesse ponto, são iniciados exercícios de ADM de ombro (passivos, progredindo para ADM assistidos), movimentos escapulares ativos, e exercícios isométricos leves da musculatura do ombro. Também são introduzidos e progredidos exercícios de estabilização, fortalecimento dinâmico da musculatura de ombro e escápula e alongamento para restaurar a ADM completa. Atividades funcionais são gradualmente integradas no programa de reabilitação.

■ Intervenções com exercícios para o complexo do ombro

TÉCNICAS DE EXERCÍCIOS DURANTE OS ESTÁGIOS AGUDO E SUBAGUDO INICIAL DE CICATRIZAÇÃO DOS TECIDOS

Durante as fases de *proteção* e *movimento precoce controlado* do tratamento, quando a inflamação está presente

ou apenas começou a diminuir e os tecidos em cicatrização não devem ser tensionados, a mobilização precoce pode ser utilizada para inibir dor, diminuir a defesa muscular e ajudar a prevenir os efeitos prejudiciais da imobilização completa. Também é importante tratar áreas associadas, como as regiões cervical e a torácica da coluna vertebral, as escápulas e o membro superior remanescente, para aliviar as sobrecargas no complexo do ombro e prevenir a estagnação de líquido no membro.

Diretrizes gerais para o tratamento durante o estágio agudo estão descritas no Capítulo 10, e precauções específicas para várias patologias e intervenções cirúrgicas no ombro estão identificadas na segunda seção principal deste capítulo.

Mobilização precoce da articulação do ombro

A mobilização precoce normalmente é uma atividade de ADM passiva (ADMP) aplicada ao longo de amplitudes indolores. Quando tolerada, pode ser iniciada ADM ativo-assistida (ADMA-A). As técnicas manuais de ADMP e ADMA-A estão descritas com detalhes no Capítulo 3. Esta seção expande a apresentação de exercícios autoassistidos.

Exercícios com bastão

■ *Posição do paciente e procedimento:* iniciar exercícios de ADMA-A usando uma bengala, bastão ou régua-T em decúbito dorsal para prover estabilização e controle da escápula. Os movimentos geralmente realizados são flexão, abdução, elevação no plano da escápula e rotação medial/lateral (Fig. 17.21A).

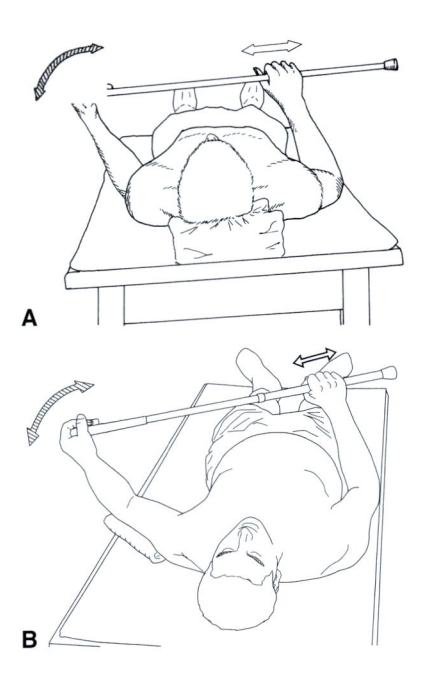

Figura 17.21 Rotação de ombro autoassistida usando uma bengala (**A**) com o braço ao lado e (**B**) em abdução no plano escapular. Para aliviar a tensão sobre a cápsula anterior, elevar a porção distal do úmero com uma toalha dobrada.

- Se for necessário aliviar a tensão na cápsula anterior após um reparo cirúrgico da cápsula ou lábio, colocar uma toalha dobrada embaixo da porção distal do úmero para posicionar o braço anteriormente ao plano frontal do corpo enquanto o paciente faz rotação medial ou lateral (Fig. 17.21B).
- Quando tratar uma síndrome do impacto de ombro (primária ou secundária), fazer o paciente segurar o bastão com o antebraço em supinação durante a flexão e a abdução do ombro pode ajudar a incentivar a rotação lateral do úmero.

Rolar a bola ou tirar o pó da mesa

Posição do paciente e procedimento: sentado com o braço apoiado na mesa, a mão colocada sobre uma toalha ou bola de 15 a 20 cm e o úmero no plano da escápula. Fazer o paciente iniciar movimentos circulares suaves do ombro, movendo o tronco para a frente, para trás e para o lado, permitindo que a mão role a bola ou "tire o pó da mesa". À medida que a dor for diminuindo, fazer o paciente usar os músculos do ombro para mover ativamente a bola ou toalha ao longo de ADM maiores.

Lavar a parede (janela)

Posição do paciente e procedimento: em pé, com a mão empurrando uma toalha ou bola contra uma parede lisa. Instruir o paciente a realizar movimentos circulares no sentido horário e anti-horário com a mão deslizando a toalha ou rolando a bola. Avançar nessa atividade fazendo o paciente alcançar para cima e para fora o mais distante que tolerar sem desencadear sintomas.

Exercícios pendulares (de Codman)

Posição do paciente e procedimento: em pé, com o tronco flexionado nos quadris cerca de 90°. O braço fica pendente de forma relaxada, para baixo, em uma posição entre 60° e 90° de flexão de ombro (Fig. 17.22).

- É iniciado um movimento de pêndulo ou balanço do braço, fazendo o paciente mover o tronco levemente para

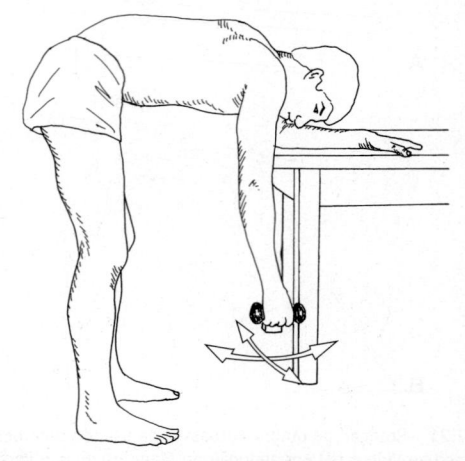

Figura 17.22 Exercícios pendulares. Para tração suave, não se usa peso. O uso do peso produz uma força de tração (alongamento) grau III.

trás e para a frente. Podem ser feitos movimentos de flexão, extensão, abdução e adução horizontal e circundução, dependendo da direção de balanço do tronco.[32] Aumentar o arco de movimento conforme a tolerância. Essa técnica não deve causar dor.

- Se o paciente não puder manter o equilíbrio quando estiver inclinado para a frente, deve segurar em uma estrutura sólida ou ficar em decúbito ventral sobre uma mesa.
- Se o paciente experimentar dor lombar por ficar inclinado, usar o decúbito ventral.
- Para produzir uma força de tração maior na articulação GU, acrescentar um peso à mão ou munhequeiras com peso. Os pesos devem ser usados somente quando as manobras de alongamento articular forem iniciadas mais à frente nos estágios subagudo e crônico – e, nesse caso, somente com a escápula estabilizada pelo fisioterapeuta ou colocando-se uma cinta em torno do tórax e da escápula, de modo que a força de alongamento seja dirigida para a articulação, e não para os tecidos moles da região escapulotorácica.

Precauções: se um paciente sentir tontura quando se levantar depois de ter estado inclinado, fazê-lo sentar-se e descansar. Se ocorrer aumento da dor ou diminuição da ADM, a técnica pode ser uma escolha inapropriada. Os exercícios pendulares também são inapropriados para um paciente com edema periférico.

Evidências em foco

Uma análise eletromiográfica (EMG) recente[113] demonstrou um pico da porcentagem de contração isométrica voluntária máxima acima de 15% nos músculos supraespinal e infraespinal quando sujeitos assintomáticos realizavam exercícios pendulares de diâmetro largo, independentemente de serem executados da maneira correta (usando o movimento do tronco para criar o movimento GU) ou incorreta (usando os músculos do ombro para criar o movimento GU). Esses níveis de ativação muscular podem ser altos demais para os tecidos recém-reparados. Exercícios com diâmetro menor mantêm a porcentagem dos níveis de ativação abaixo de 15% para o infraespinal e abaixo de 10% para o supraespinal.

Exercícios de "trocar a marcha"

Posição do paciente e procedimento: sentado, com o braço envolvido ao lado do corpo segurando uma bengala ou bastão com a ponta apoiada no solo para suportar o peso do braço. Instruir o paciente a mover a extremidade superior do bastão para a frente e para trás, diagonalmente ou lateral e medialmente, em um movimento similar ao usado para trocar a marcha do carro (Fig. 17.23).

Mobilização precoce da escápula

A ADMP e a ADMA-A da escápula estão descritas no Capítulo 3. Durante a fase aguda, o decúbito lateral normalmente é mais confortável do que o ventral. Se o pacien-

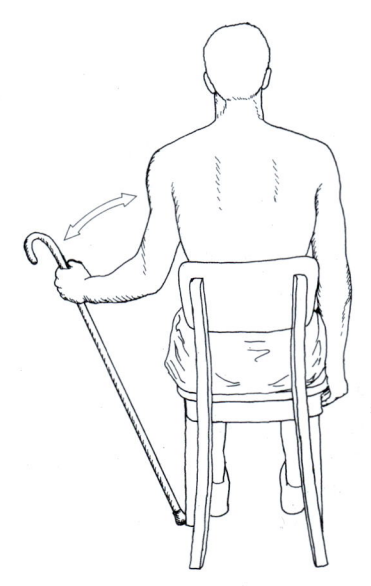

Figura 17.23 Exercício de "trocar a marcha". Rotação de ombro autoassistida usando uma bengala. Também podem ser feitos movimentos de flexão/extensão e padrões diagonais.

te puder fazer elevação/depressão e protração/retração escapular ativa, usar a posição sentada.

Controle neuromuscular inicial

Frequentemente, os músculos do manguito rotador ficam inibidos após trauma ou cirurgia.[217] Iniciar os exercícios a seguir para estimular a ativação e desenvolver o controle em músculos-chave logo que forem tolerados pelo paciente.

Isométricos intermitentes em múltiplos ângulos

Iniciar exercícios isométricos suaves em múltiplos ângulos para músculos rotadores internos e externos em posições indolores de flexão umeral ou abdução no plano da escápula. Ativar os músculos escapulares e GU remanescentes com técnicas isométricas suaves em posições que não exacerbem os sintomas.

Apoio de peso protegido

Sentado à frente de uma mesa; fazer o paciente apoiar-se nas mãos ou cotovelos e mover-se suavemente de um lado para o outro. Isso ajuda a acomodar a cabeça do úmero na cavidade glenoidal e estimula a ação muscular.

TÉCNICAS DE EXERCÍCIOS PARA AUMENTAR A FLEXIBILIDADE E A AMPLITUDE DE MOVIMENTO

Para recuperar o controle neuromuscular e a função no complexo do ombro, pode ser necessário aumentar a flexibilidade em músculos e fáscias que estejam restringin-

do o movimento, para que seja possível o alinhamento apropriado do complexo do ombro e as amplitudes funcionais. Os princípios de inibição muscular e alongamento passivo estão apresentados no Capítulo 4. As técnicas para alongar articulações retraídas no complexo do ombro foram discutidas anteriormente neste capítulo com referência ao Capítulo 5 (procedimentos de mobilização/manipulação articular). Técnicas manuais e de autoalongamento específicas estão descritas nesta seção.

Evidências em foco

Em um estudo randomizado de 20 pessoas com comprometimento da mobilidade da articulação GU, o grupo experimental foi submetido a uma intervenção de mobilização dos tecidos moles do subescapular, seguida pela técnica de contração-relaxamento contra a resistência manual dos rotadores internos; então, seus membros foram movidos ativamente por meio do padrão D_2 de PNF (flexão, abdução e rotação lateral). O grupo de controle não recebeu tratamento; eles descansaram por 10 minutos. Aqueles que foram submetidos às intervenções tiveram um aumento pós-tratamento imediato na rotação lateral de 16,4° ± 5,5°, comparados com 0,9° ± 1,5° no grupo de controle e um aumento no alcance acima da cabeça de 9,6 ± 6,2 cm, comparado com 2,4 ± 4,5 cm no grupo de controle. Esse aumento nos movimentos no grupo que foi submetido à intervenção foi significativamente maior do que o aumento no grupo de controle.[66] Embora os resultados sejam positivos, como os resultados em longo prazo não foram avaliados, é importante reforçar a necessidade de uma continuidade nos exercícios de autoalongamento e ADM como parte do programa de exercícios domiciliar do paciente.

Técnicas de autoalongamento para aumentar a ADM do ombro

Ensinar ao paciente um alongamento prolongado de baixa intensidade. Enfatizar a importância de não usar alongamentos balísticos no final da amplitude.

Para aumentar a flexão e a adução horizontal: alongamento cruzado no tórax

- *Posição do paciente e procedimento:* sentado ou em pé. Ensinar o paciente a aduzir horizontalmente o ombro retraído colocando o braço através do tórax e, depois, aplicando uma pressão adicional mantida no braço, puxando-o em direção ao tórax (Fig. 17.24A).

Observação: o alongamento cruzado no tórax é usado para aumentar a mobilidade das estruturas da articulação GU posterior, sendo empregado normalmente nas síndromes de impacto do ombro.[129]

- *Posição do paciente e procedimento:* decúbito lateral sobre o lado afetado, com o ombro e o cotovelo fletidos em 90° e o braço em rotação medial. Solicitar ao paciente que alongue o braço afetado em adução horizontal cruzando o corpo, segurando com o outro braço com firmeza no cotovelo e levantando-o da mesa. Essa posição em decúbito lateral proporciona estabilização à escápula (Fig. 17.24B).[226]

Para aumentar a flexão e a elevação do braço

Posição do paciente e procedimento: sentado com o lado envolvido próximo da mesa, antebraço apoiado ao longo da beira dela e cotovelo levemente flexionado (Fig. 17.25A). Fazer o paciente deslizar o antebraço para a frente ao longo da mesa, ao mesmo tempo curvando-se a partir da cintura. No final, a cabeça deverá estar nivelada com o ombro (Fig. 17.25B).

Para aumentar a rotação lateral

- *Posição do paciente e procedimento:* em pé de frente para o batente da porta, com a palma da mão contra a beira dele e cotovelo flexionado a 90°. Enquanto o paciente mantém o braço ao lado do corpo ou em leve abdução (com uma toalha dobrada ou um pequeno travesseiro embaixo da axila), fazer o paciente virar para o lado oposto à mão que está fixada (Fig. 17.26A).
- *Posição do paciente e procedimento:* sentado ao lado de uma mesa com o antebraço apoiado na mesa e o cotovelo flexionado a 90°. Fazer o paciente inclinar-se a partir da cintura, levando a cabeça e o ombro para o nível da mesa (Fig. 17.26B).

Precaução: evitar a posição de alongamento (ilustrada na Fig. 17.26B) se houver instabilidade GU anterior.

Para aumentar a rotação medial

- *Posição do paciente e procedimento:* em pé de frente para um batente de porta com o cotovelo fletido a 90° e o dorso da mão contra esse batente. Fazer o paciente virar o tronco em direção à mão fixa.
- *Posição do paciente e procedimento:* decúbito lateral sobre o lado afetado com ombro e cotovelo flexionados a 90° e braço girado medialmente até a posição final (como

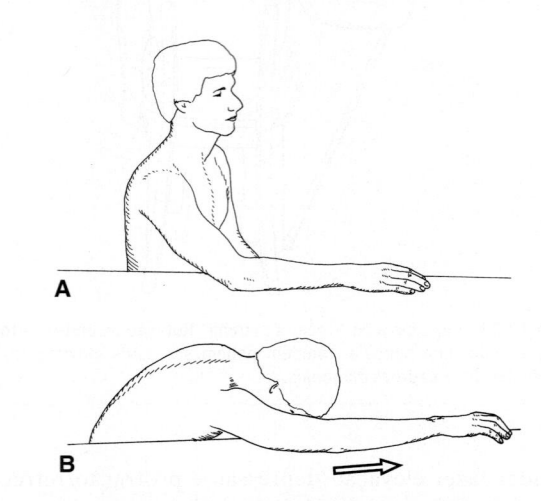

Figura 17.25 **(A)** Posições inicial e **(B)** final do autoalongamento para aumentar a flexão do ombro com elevação.

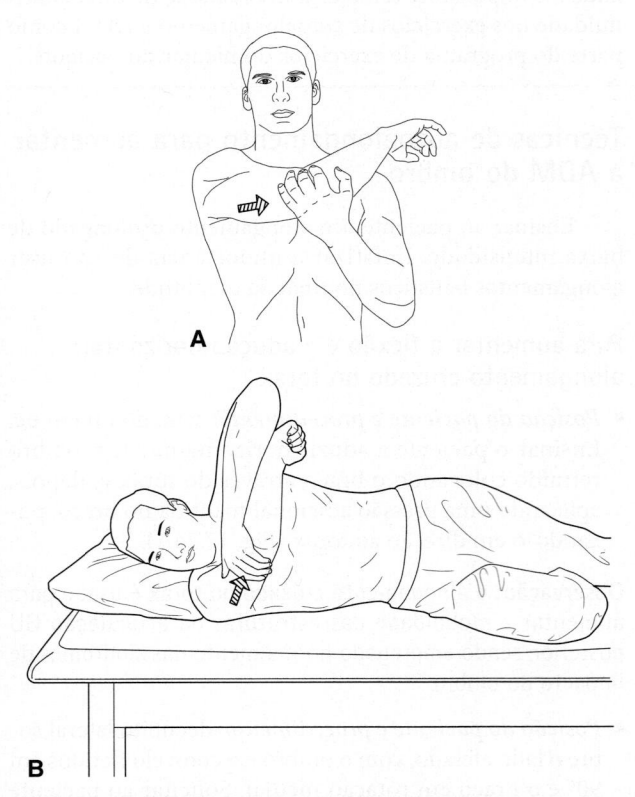

Figura 17.24 Autoalongamento para aumentar a adução horizontal em pé **(A)** e na posição de quem dorme "de lado", para estabilizar a escápula **(B)**.

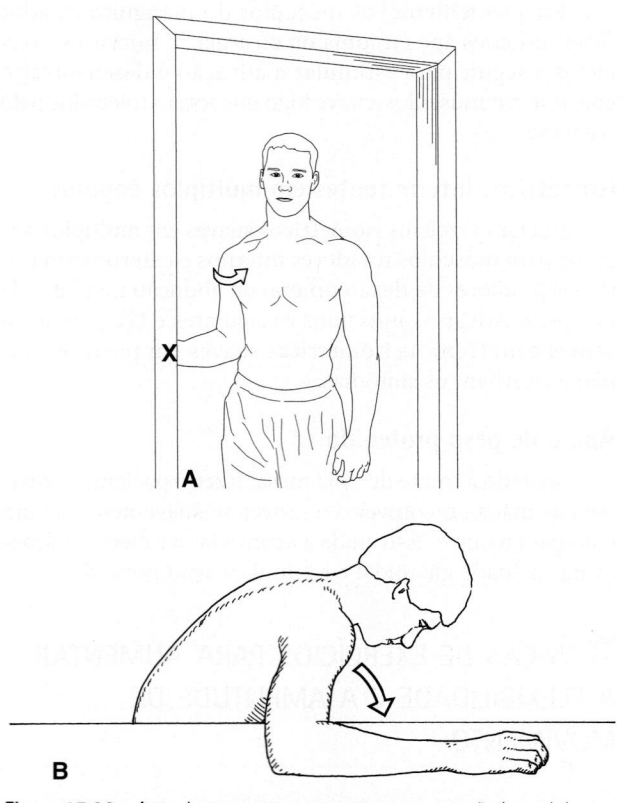

Figura 17.26 Autoalongamento para aumentar a rotação lateral do ombro **(A)** com o braço ao lado do corpo usando o batente da porta e **(B)** com o braço no plano escapular usando uma mesa para estabilizar o antebraço.

quem dorme "de lado"). Então, fazer o paciente empurrar o antebraço em direção à mesa com a mão oposta (Fig. 17.27).

Evidências em foco

O alongamento horizontal cruzado no tórax, descrito anteriormente nesta seção (ver Fig.17.24) pode também aumentar a ADM de rotação medial GU. Em sujeitos com perda de rotação medial GU de pelo menos 10°, em comparação com o ombro contralateral, a realização desse alongamento cinco vezes por dia durante 30 segundos por 4 semanas aumentou de forma significativa a rotação medial GU e a rotação GU total em comparação com o ombro oposto e com um grupo de controle.[129] Resultados similares foram relatados em outro estudo que utilizou o alongamento em adução horizontal,[122] embora também tenha sido demonstrado que o alongamento em decúbito lateral (posição de quem dorme "de lado" – ver Fig. 17.24B) aumenta a rotação medial GU, a rotação GU total e o alcance do braço no alto das costas em comparação com o ombro oposto.[129]

Para aumentar a abdução e a elevação do braço

Posição do paciente e procedimento: sentado de lado perto de uma mesa, o antebraço apoiado sobre ela com a palma para cima (em supinação) e apontando em direção ao lado oposto da mesa (Fig. 17.28A). Fazer o paciente deslizar o braço através da mesa enquanto a cabeça é levada para baixo em direção ao braço e o tórax se afasta da mesa (Fig. 17.28B).

Para aumentar a extensão do braço

Posição do paciente e procedimento: em pé de costas para a mesa, as duas mãos segurando na beira com os dedos apontando para a frente (Fig. 17.29A). Fazer o paciente iniciar um agachamento, deixando os cotovelos flexionarem (Fig. 17.29B).

Precaução: se o paciente tiver propensão à subluxação ou luxação anterior, essa técnica de alongamento não deverá ser usada.

Para aumentar a rotação medial, a extensão e a inclinação escapular

Posição do paciente e procedimento: sentado ou em pé. Instruir o paciente a segurar uma toalha (ou bastão) com uma ponta em cada mão, colocando um dos braços por cima da cabeça e aquele a ser alongado nas costas, na parte inferior da coluna; então, ele deve puxar a toalha (ou bastão) para cima com a mão que está acima da cabeça (ver posição na Fig. 17.13). Esse alongamento é usado para aumentar a habilidade de alcançar as costas. É um alongamento generalizado que não isola tecidos retraídos específicos. Antes de usá-lo, cada componente do movimento

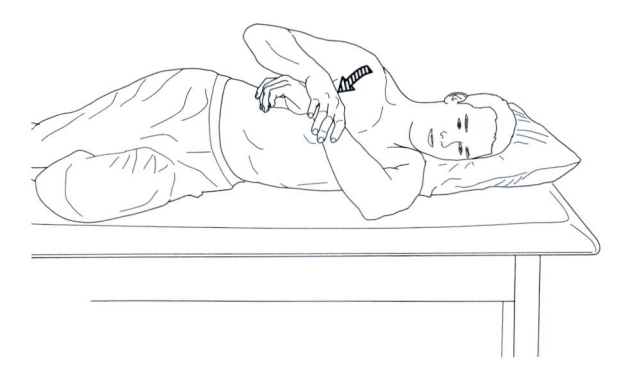

Figura 17.27 Autoalongamento em decúbito lateral (na posição de quem dorme "de lado") para aumentar a rotação medial do ombro usando uma mesa para estabilizar o úmero.

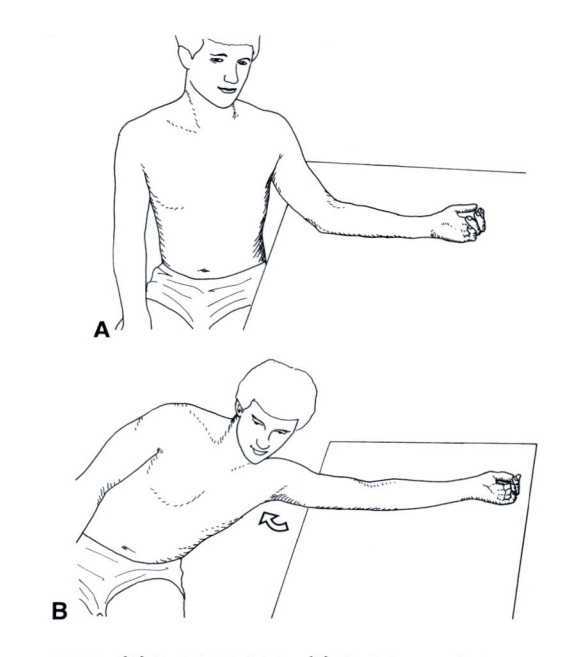

Figura 17.28 (A) Posições inicial e (B) final de autoalongamento para aumentar a abdução do ombro com elevação.

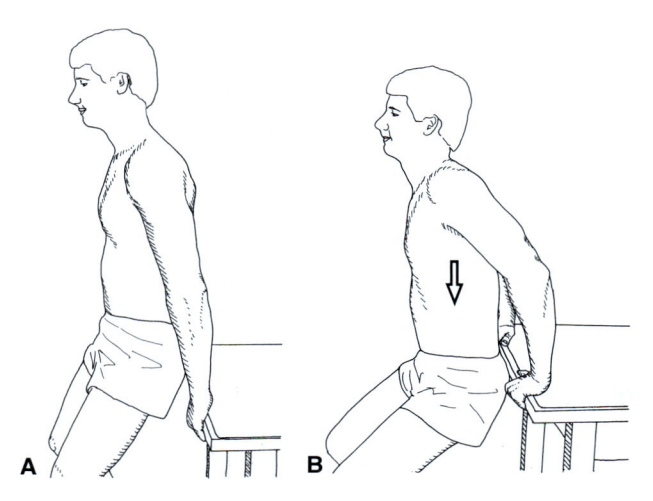

Figura 17.29 (A) Posições inicial e (B) final de autoalongamento para aumentar a extensão do ombro.

deve ser alongado separadamente, de modo que nenhum componente se torne excessivamente alongado em relação aos outros.

Precaução: se o paciente tiver uma instabilidade anterior ou multidirecional da articulação GU ou tiver feito uma cirurgia recente de estabilização anterior para corrigir um ombro luxado, esse exercício não deverá ser feito até a fase avançada do programa de reabilitação, quando a cápsula estiver bem cicatrizada, pois o movimento força a cabeça do úmero contra a cápsula anterior.

Exercícios manuais e de autoalongamento para músculos específicos

O alongamento manual de músculos multiarticulares específicos, que afetam o alinhamento do complexo do ombro, é apresentado nesta seção com as técnicas de autoalongamento para esses músculos.

Para alongar o músculo latíssimo do dorso

Alongamento manual

Posição do paciente e procedimento: decúbito dorsal com quadris e joelhos flexionados, de modo que a pelve fica estabilizada em inclinação pélvica posterior. Se necessário, usar uma mão para dar estabilização adicional à pelve. Com a outra mão, segurar a porção distal do úmero e flexionar, girar lateralmente e abduzir de maneira parcial o ombro até o final da amplitude disponível. Instruir o paciente a fazer uma contração em extensão, adução e rotação medial enquanto provê resistência para uma manobra de contrair-relaxar. Durante a fase de relaxamento, alongar o músculo (ver Fig. 4.16B).

Autoalongamento

- *Posição do paciente e procedimento:* decúbito dorsal com joelhos fletidos e pés apoiados, com a pelve estabilizada em inclinação posterior e braços flexionados, girados lateralmente e um pouco abduzidos acima da cabeça o máximo possível (polegares apontando para o solo). Permitir que a gravidade proporcione a força de alongamento. Instruir o paciente a não permitir que a coluna se arqueie.
- *Posição do paciente e procedimento:* em pé de costas para uma parede, pés para a frente o suficiente para permitir que os quadris e os joelhos flexionem parcialmente e retifiquem a coluna contra a parede, com os braços em posição de "mãos ao alto" (abduzidos a 90° e girados lateralmente a 90°, se possível). Dizer ao paciente para deslizar o dorso das mãos para cima o máximo possível na parede, sem permitir que a coluna se arqueie.

Observação: esse exercício também é usado para ativar a parte ascendente do trapézio e o músculo serrátil anterior enquanto eles giram para cima e deprimem a escápula durante a abdução umeral.

Para alongar o músculo peitoral maior

Alongamento manual

Posição do paciente e procedimento: sentado sobre a mesa de tratamento ou *mat*, com as mãos atrás da cabeça. Ajoelhar atrás do paciente e segurar seus cotovelos (Fig. 17.30). Fazê-lo inspirar enquanto ele traz os cotovelos para trás (abdução horizontal e adução escapular). Segurar os cotovelos nesse ponto terminal enquanto o paciente expira. Não é necessário um alongamento forçado contra os cotovelos porque a caixa torácica está alongando a inserção proximal do músculo peitoral maior bilateralmente. À medida que o paciente repete a inspiração, mova mais uma vez os cotovelos para cima e para fora até o final da amplitude disponível, mantendo a posição enquanto o paciente expira. Repetir sucessivamente apenas três vezes para evitar hiperventilação.

Precaução: não deve ocorrer hiperventilação porque a respiração é lenta e confortável. Se o paciente ficar tonto, esperar ele descansar; então, instruir de novo a técnica apropriada. Certificar-se de que a cabeça e o pescoço do paciente sejam mantidos em posição neutra, não anteriorizada.

Autoalongamento

- *Posição do paciente e procedimento:* em pé, de frente para um canto ou porta aberta, com os braços em T reverso ou em V contra a parede (Fig. 17.31 A e B). Fazer o paciente inclinar o corpo inteiro para a frente a partir dos tornozelos (joelhos levemente flexionados). O grau de alongamento pode ser ajustado pela quantidade de movimento para a frente.
- *Posição do paciente e procedimento:* sentado ou em pé e segurando um bastão, com os antebraços em pronação e os cotovelos flexionados a 90°. Então, fazer o paciente

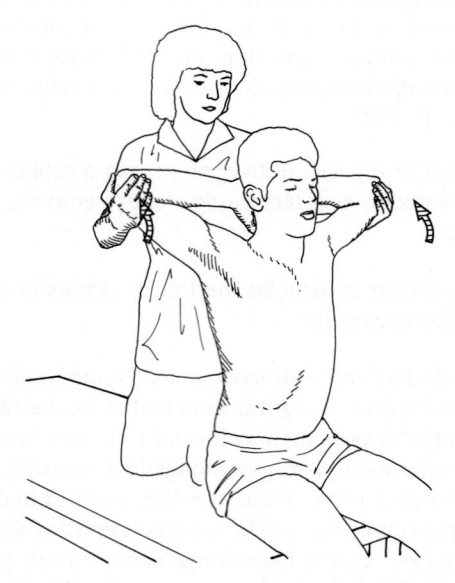

Figura 17.30 Alongamento ativo do músculo peitoral maior. A fisioterapeuta puxa de forma suave os cotovelos posteriormente conforme o paciente inspira e, depois, os mantém na posição final enquanto ele expira.

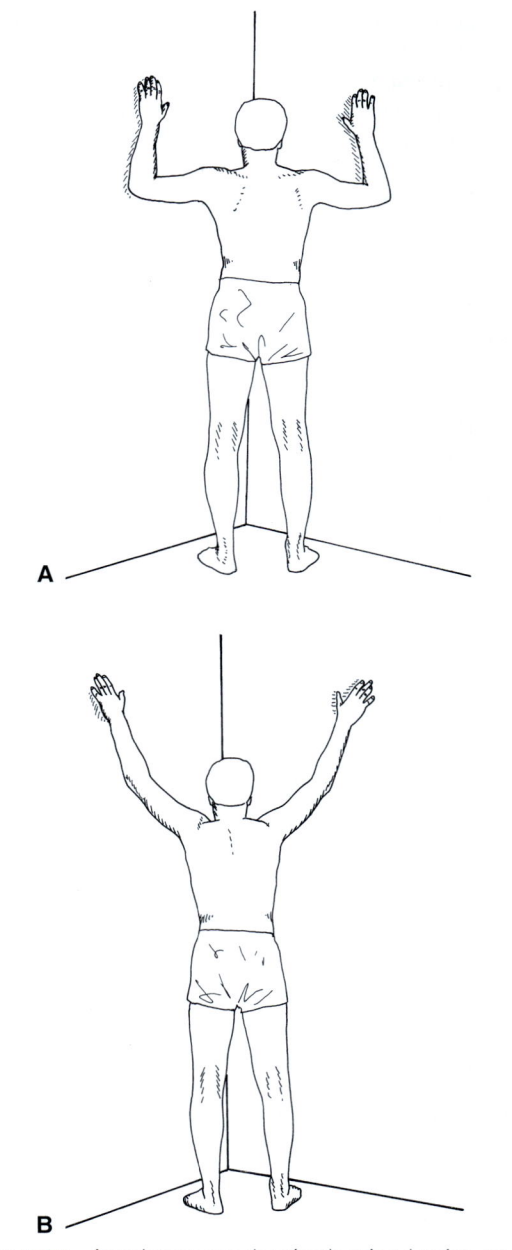

Figura 17.31   Autoalongamento do músculo peitoral maior com os braços em uma posição T reversa para alongar **(A)** a porção clavicular e em uma posição V para alongar **(B)** a porção esternal.

levantar os ombros e colocar o bastão atrás da cabeça e ombros (Fig. 17.32). As escápulas são aduzidas e os cotovelos, levados para fora. Combinar com a respiração, fazendo o paciente inspirar enquanto posiciona o bastão atrás dos ombros e, depois, expirar enquanto mantém essa posição alongada.

Para alongar o músculo peitoral menor

Alongamento manual   VÍDEO 17.1 ▶

Posição do paciente e procedimento: sentado, colocar uma mão posteriormente sobre a escápula e a outra anteriormente sobre o ombro, logo acima do processo coracoide

(Fig. 17.33). À medida que o paciente inspira, inclinar a escápula posteriormente, pressionando-a para cima e para trás contra o processo coracoide e para baixo contra o ângulo inferior da escápula; então, segurar a escápula na posição final enquanto o paciente expira. Repetir, reajustando a posição final em cada inspiração e estabilizando conforme o paciente expira.

Autoalongamento

Posição do paciente e procedimento: em pé com o úmero envolvido em 90° de abdução, cotovelo em 90° de flexão e antebraço estabilizado contra um batente. Instruir o paciente a girar o tronco para o lado oposto ao ombro envolvido até sentir um alongamento.[17] Observe que esse alongamento pode não ser apropriado para pacientes com instabilidade anterior, já que essa é a sua posição de apreensão e pode distender excessivamente as estruturas GU limitadoras anteriores.

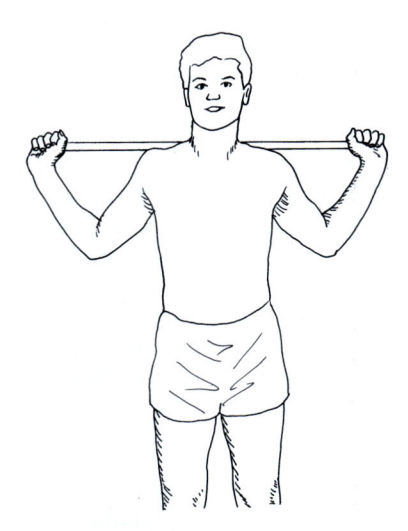

Figura 17.32   Exercícios com bastão para alongar o músculo peitoral maior.

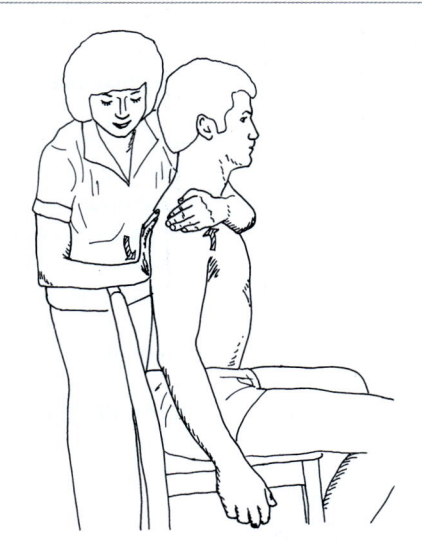

Figura 17.33   Alongamento ativo do músculo peitoral menor. A fisioterapeuta segura a escápula e o processo coracoide na posição final enquanto o paciente expira.

Para alongar o músculo levantador da escápula

Observação: o músculo levantador da escápula se insere no ângulo superior da escápula e a faz girar para baixo e se elevar; também se insere nos processos transversos das vértebras cervicais superiores e faz que se curvem para trás e girem ipsolateralmente. Para minimizar a sobrecarga na região cervical da coluna vertebral, recomenda-se que essa região e a cabeça sejam posicionadas no final da amplitude e estabilizadas, e que a força de alongamento seja aplicada contra a escápula.

Alongamento manual   VÍDEO 17.1 ▶

Posição do paciente e procedimento: sentado com a cabeça girada para o lado oposto ao encurtamento (olhando para longe do lado encurtado) e inclinada para a frente até que uma leve tração seja sentida na parte posterolateral do pescoço. O braço no lado da retração é abduzido e a mão é colocada atrás da cabeça para ajudar a estabilizá-la na posição girada. Ficar em pé atrás do paciente e fazer a estabilização com um braço; colocar a outra mão (do mesmo lado do músculo retraído) sobre o ângulo superior da escápula (Fig. 17.34). Com o músculo, agora, na posição alongada, fazer o paciente inspirar e, depois, expirar. Manter o ombro e a escápula para baixo, de modo a manter o alongamento enquanto o paciente inspira novamente (ele contrai o músculo contra a resistência da mão fixadora). Para aumentar o alongamento, pressionar para baixo contra o ângulo superior da escápula. Esse não é um alongamento forçado, e sim uma manobra suave de contrair-relaxar. Não alongar o músculo forçando a rotação sobre a cabeça e o pescoço.

Autoalongamento

- *Posição do paciente e procedimento:* em pé, com a cabeça inclinada para o mesmo lado e girada para o lado oposto ao encurtamento, colocar a mão ipsolateral atrás da cabeça e o cotovelo flexionado contra uma parede. A outra mão pode ser apoiada na testa para estabilizar a cabeça. Instruir o paciente a deslizar o cotovelo para cima da parede enquanto inspira e, depois, manter a posição enquanto expira (Fig. 17.35A).
- *Posição do paciente e procedimento:* sentado com a cabeça inclinada para o mesmo lado e girada para o lado oposto ao encurtamento. Para estabilizar a escápula, fazer o paciente estender para baixo e para trás com a mão no lado da retração e segurar no assento da cadeira. A outra mão é colocada na cabeça para tracioná-la suavemente para a frente e para o lado, em uma direção oblíqua oposta à linha de tração do músculo encurtado (Fig. 17.35B).

Para alongar a parte descendente do músculo trapézio

Alongamento manual

- *Posição do paciente e procedimento:* sentado com a mão ipsolateral atrás das costas para estabilizar a escápula e a cabeça girada para o lado encurtado. Ficar em pé atrás do paciente e aplicar o alongamento acrescentando uma combinação de flexão cervical, mais rotação para o lado encurtado e inclinação lateral para o lado oposto. Um alongamento manual mais agressivo pode ser feito usando do a outra mão para deprimir a porção distal da clavícula e a escápula.

Precaução: a aplicação da força de alongamento contra a cabeça não deve ser feita se o paciente apresentar sintomas cervicais.

Autoalongamento

Posição do paciente e procedimento: sentado ou em pé com a mão ipsolateral atrás das costas para estabilizar a escápula. Instruir o paciente para girar o pescoço em direção ao lado encurtado, depois fazer a inclinação lateral em afastamento do lado oposto e, então, acrescentar a flexão do pescoço. O paciente pode usar o braço contralateral para segurar a própria cabeça para aplicar o alongamento (Fig. 17.36).

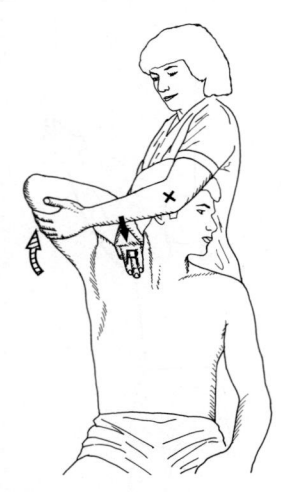

Figura 17.34 Alongamento do músculo levantador da escápula. A fisioterapeuta estabiliza a cabeça e a escápula enquanto o paciente inspira, contraindo o músculo contra a resistência. À medida que o paciente relaxa, ocorre depressão da caixa torácica e da escápula, o que alonga o músculo.

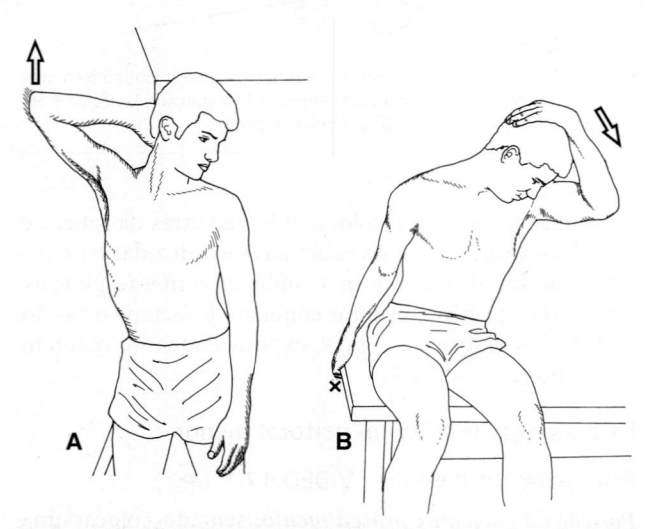

Figura 17.35 Autoalongamento do músculo levantador da escápula **(A)** usando rotação superior da escápula e **(B)** depressão da escápula.

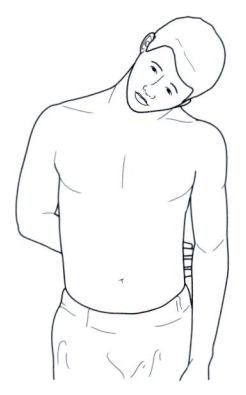

Figura 17.36 Autoalongamento da parte descendente do músculo trapézio.

EXERCÍCIOS PARA DESENVOLVER E MELHORAR O DESEMPENHO MUSCULAR E O CONTROLE FUNCIONAL

O desenvolvimento do controle da musculatura escapulotorácica e GU é fundamental para correção da patomecânica do complexo do ombro e para melhora da força, resistência muscular, potência e desempenho de atividades funcionais. Durante a observação do alinhamento e do movimento escapular, se for identificada inclinação excessiva da escápula, movimento alar ou um ritmo escapuloumeral descoordenado durante a elevação do úmero, é importante corrigir essas falhas mecânicas com exercícios apropriadamente escolhidos. A estabilização e o controle insuficientes da rotação e da translação GU durante a elevação do úmero também necessitam de uma seleção de exercícios que enfatizem o treinamento da musculatura do manguito rotador.

- Os exercícios descritos nas seções a seguir começam no nível mais simples ou menos cansativo e progridem para os mais complexos e difíceis.
- Os exercícios também progridem da ativação muscular uniplanar ou isolada para o uso de padrões funcionais combinados.
- Inicialmente, escolher exercícios que ajudem o paciente a focar a ativação dos músculos corretos com a cadência e o sequenciamento apropriados para contrapor os comprometimentos identificados.
- Então, aumentar o desafio enfatizando padrões de exercícios que preparem a musculatura para responder às demandas funcionais.

Não importa qual seja o nível do exercício, é importante desafiar os pacientes em intensidades nas quais eles consigam trabalhar, de modo que possam progredir com segurança para os níveis mais intensos. Antes de ensinar os exercícios resistidos e as atividades de treinamento funcional apresentados nesta seção, é fundamental que o leitor entenda e aplique os princípios dos exercícios resistidos,

do treinamento em cadeia aberta e fechada, da especificidade do treinamento, condicionamento aeróbio e treinamento de equilíbrio descritos nos Capítulos 6 a 8. Também é importante aplicar os princípios de cicatrização dos tecidos descritos no Capítulo 10 e integrar as precauções para os exercícios associadas a várias patologias do ombro e intervenções cirúrgicas apresentadas neste capítulo. Como a postura tem um efeito direto na função do complexo do ombro, ver nos Capítulos 14 e 16 os princípios e os exercícios para correção de comprometimentos posturais que poderiam ser a causa subjacente de uma mecânica incorreta do complexo do ombro. Além dos exercícios descritos nesta seção, exercícios de alta demanda, como o treinamento pliométrico[216] e atividades avançadas de equilíbrio e estabilidade, que podem ser apropriados no programa de reabilitação do ombro para pessoas selecionadas, são apresentados no Capítulo 23.

O Quadro 17.13 resume a sequência para progressão dos exercícios visando melhorar o desempenho muscular e função do complexo do ombro para levar a pessoa à recuperação funcional.

QUADRO 17.13	Resumo das progressões dos exercícios para a função do ombro

- Desenvolver percepção e controle dos músculos fracos ou mal utilizados. Enfatizar a ativação da musculatura escapulotorácica e do tronco antes da musculatura glenoumeral.
- Para uma musculatura fraca ou reparada cirurgicamente, começar com exercícios isométricos e em múltiplos ângulos contra mínima resistência e ADM ativoassistida em posições de cadeia aberta e fechada, dentro de amplitudes indolores ou protegidas.
- Proporcionar resistência e repetições apenas suficientes para desafiar os músculos, sem provocar os sintomas.
- Incluir exercícios concêntricos e excêntricos.
- Desenvolver controle nos músculos posturais para dar estabilidade à região escapular e à articulação do ombro usando exercícios de estabilização em posições de cadeia aberta e fechada.
- À medida que o controle estabilizador se desenvolver nos músculos da escápula e GU, progredir para exercícios resistidos dinâmicos, enfatizando o controle muscular escapular e do manguito rotador durante movimentos em cadeia aberta e fechada.
- Isolar e fortalecer primeiro os movimentos e os músculos fracos, para que não sejam dominados por movimentos substitutos e ações musculares com sincronia inapropriada.
- Desenvolver resistência muscular à fadiga simultaneamente ao desenvolvimento de força muscular.
- Progredir para padrões combinados de movimentos que simulem atividades funcionais e treinar os grupos musculares para que funcionem em uma sequência coordenada de controle e movimento.

(continua)

QUADRO 17.13   Resumo das progressões dos exercícios para a função do ombro *(continuação)*

- Integrar tarefas funcionais simples ao programa de exercícios e progredir para atividades mais complexas e desafiadoras, sempre incorporando uma mecânica corporal apropriada.
- Implementar exercícios corporais totais para melhorar a resistência cardiopulmonar e o equilíbrio.
- Conforme a necessidade, baseando-se nas metas funcionais, incorporar ao programa de reabilitação do ombro exercícios excêntricos de alta intensidade, treinamento pliométrico (exercícios de alongamento-encurtamento rápido)[216] e exercícios de agilidade com velocidades de movimento cada vez maiores.

Exercícios isométricos

Os exercícios isométricos são aplicados ao longo de uma sequência de contrações muito suaves até a máxima, e são aplicados em diferentes comprimentos musculares, modificando-se os ângulos articulares. A escolha da intensidade, do comprimento muscular ou do ângulo articular e o número de repetições baseiam-se na força atual, no estágio de recuperação após uma lesão ou cirurgia e/ou na patomecânica da região.

Músculos escapulares

Posição do paciente e procedimento: decúbito lateral, ventral ou sentado com o braço apoiado, se necessário. Fazer resistência contra a elevação, a depressão, a protração ou a retração, pressionando diretamente sobre a escápula na direção oposta ao movimento.

Depressão (parte ascendente do músculo trapézio). A ativação da parte ascendente do músculo trapézio é indicada quando há uma inclinação da escápula para a frente e atraso na rotação superior da escápula, algo visto com frequência nas síndromes do impacto. Aplicar a resistência contra o ângulo inferior da escápula (Fig. 17.37A).

Protração (músculo serrátil anterior). A ativação do músculo serrátil anterior é enfatizada quando há um movimento alar da escápula, rotação superior atrasada ou incompleta da escápula com elevação GU, ou com rotação inferior acelerada ("queda") da escápula durante o ato de abaixar do braço. Aplicar a resistência contra a borda axilar da escápula ou o processo coracoide ou, indiretamente, contra o úmero posicionado no plano da escápula (Fig. 17.37B).

Retração (músculos romboides e trapézio). A ativação dos grupos musculares romboides e trapézio é enfatizada quando a postura escapular está protraída (abduzida), como se vê, tipicamente, nos casos de cabeça anteriorizada e aumento da postura cifótica. Aplicar resistência contra a margem medial da escápula.

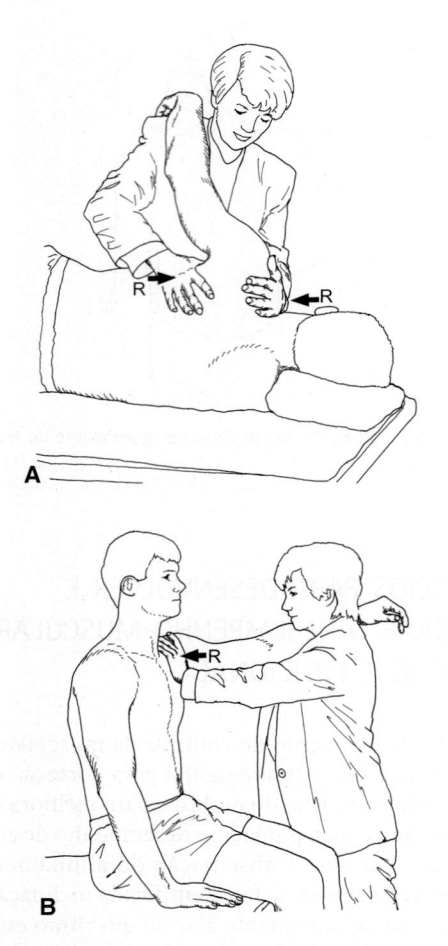

Figura 17.37   Resistência manual isométrica ou dinâmica para os músculos escapulares. **(A)** Resistência contra a elevação/depressão. **(B)** Resistência contra a protração/retração. Direcionar o paciente de modo que ele estenda o braço através do ombro do fisioterapeuta para protrair a escápula enquanto este aplica a resistência contra o processo coracoide e o processo acromial. A outra mão do fisioterapeuta é colocada atrás da escápula para resistir à retração.

Isométricos em múltiplos ângulos: músculos GU

Posição do paciente e procedimento: decúbito dorsal, sentado ou em pé. Se ocorrer dor pela compressão articular, uma leve força de tração na articulação GU à medida que a resistência for aplicada pode diminuir o desconforto do paciente.

Rotação medial e lateral. Posicionar o úmero ao lado do paciente em leve flexão, leve abdução ou leve elevação no plano da escápula e com o cotovelo flexionado a 90°. Aplicar resistência contra a superfície dorsal do antebraço para resistir à rotação lateral (Fig. 17.38A) e na superfície palmar para resistir à rotação medial (Fig. 17.38B).

Abdução. Manter o úmero na posição neutra para rotação e resistir à abdução em 0°, 30°, 45° e 60°. Se não houver contraindicações ao movimento acima de 90°, pré-posicionar o úmero em rotação lateral antes de elevá-lo e aplicar resistência acima de 90° de abdução.

Elevação no plano escapular. Posicionar a meio caminho entre flexão e abdução e aplicar resistência em várias posi-

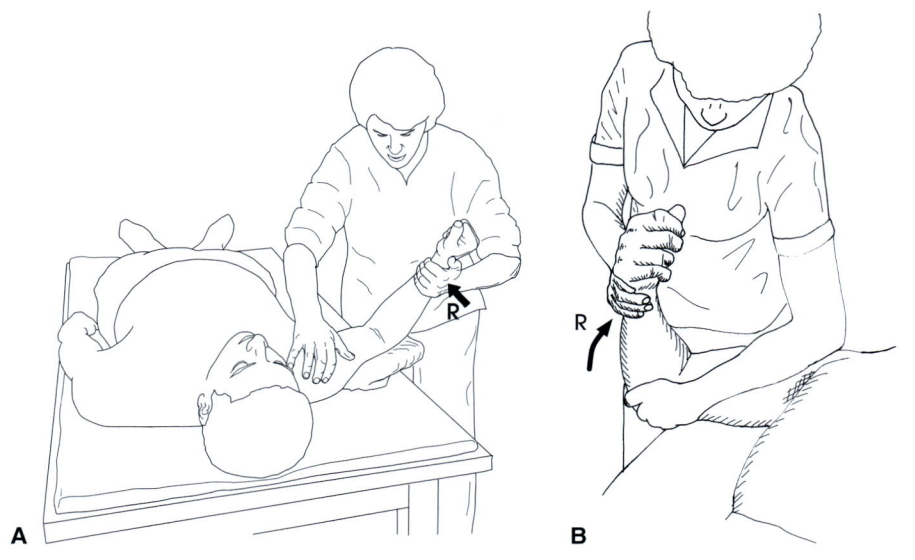

Figura 17.38 Resistência isométrica ou dinâmica contra a rotação de ombro. **(A)** Rotação lateral com o ombro no plano da escápula. **(B)** Rotação medial com o ombro em 90° de abdução.

ções da amplitude, por exemplo, em 30° e 60° no plano da escápula (Fig. 17.39).

Extensão. Posicionar o úmero ao lado do corpo ou em várias posições de flexão e aplicar resistência contra ele.

Adução. Posicionar o úmero entre 15° e 30° de abdução e aplicar resistência contra ele.

Flexão de cotovelo com antebraço em supinação. Posicionar o úmero ao lado do corpo, com rotação neutra. Aplicar resistência à flexão do antebraço, causando tensão na cabeça longa do bíceps. Mudar a posição do ombro, aumen-

tando a flexão ou a extensão, e repetir a aplicação da resistência isométrica contra a flexão de cotovelo.

Isométricos em múltiplos ângulos autoaplicados

Ensinar ao paciente como aplicar, de maneira independente, a resistência isométrica usando posições e intensidades coerentes com as metas terapêuticas. O paciente pode usar a mão oposta (Fig. 17.40) ou um objeto estacionário, como uma parede ou um batente de porta (Fig. 17.41).

Exercícios de estabilização

A aplicação de exercícios isométricos alternantes e técnicas de estabilização rítmica (descritos no Cap. 6) visa ao desenvolvimento de força e estabilidade dos grupos musculares proximais em resposta às cargas que se modificam. O complexo do ombro funciona em atividades feitas tanto em cadeia aberta quanto fechada e, portanto, os músculos devem ser treinados para responder às duas situações.

- Começar o treinamento dos músculos escapulares de modo que, ao se contrair, os músculos da articulação GU tenham uma base estável sobre a qual possam produzir força (estabilidade escapular).
- Inicialmente, aplicar a resistência alternante devagar e pedir ao paciente para "segurar" contra a resistência.
- No início do treinamento, também pode ser necessário dizer ao paciente de que modo você vai empurrar para ajudá-lo a focar os músculos em contração e as forças alternantes.
- À medida que o paciente aprender a responder, contraindo os músculos apropriados e estabilizando as articulações, aumentar a rapidez com que a resistência é transferida e diminuir os avisos verbais para favorecer as respostas automáticas.

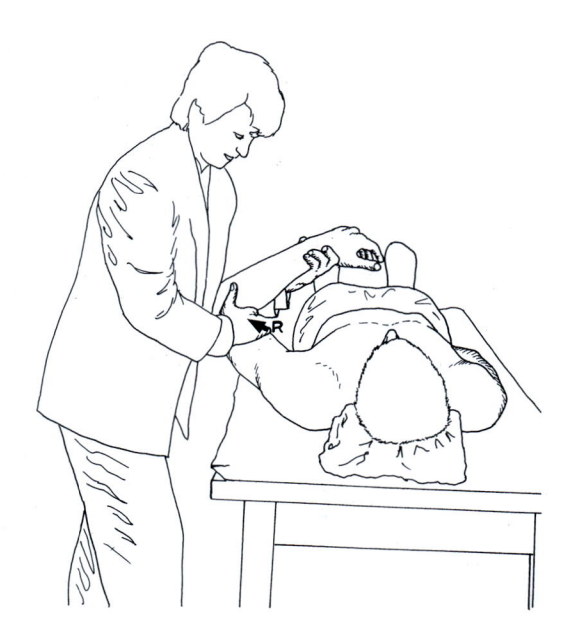

Figura 17.39 Resistência isométrica em elevação no plano escapular. O ombro é posicionado entre 30° e 60° de elevação, e é aplicada uma resistência manual controlada contra o úmero.

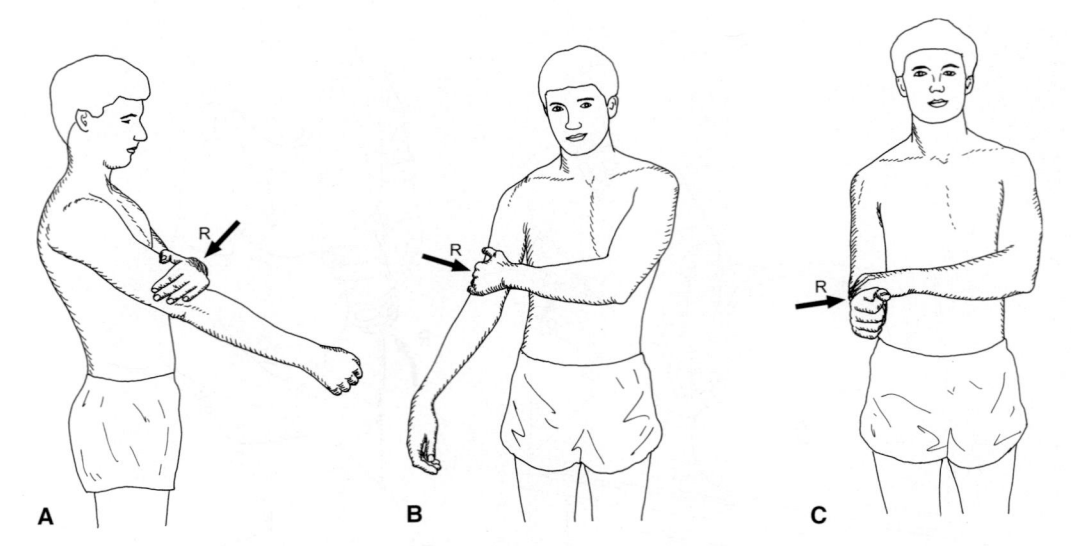

Figura 17.40   Autorresistência para exercícios isométricos de **(A)** flexão, **(B)** abdução e **(C)** rotação de ombro.

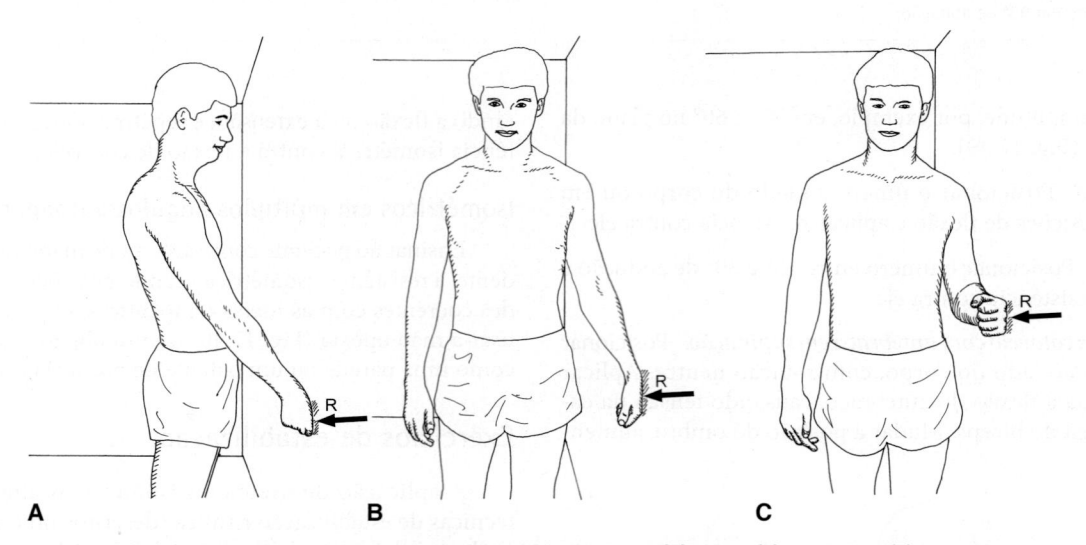

Figura 17.41   Usando uma parede para oferecer resistência nos exercícios isométricos de **(A)** flexão, **(B)** abdução ou **(C)** rotação de ombro.

Exercícios de estabilização em cadeia aberta para os músculos escapulares   VÍDEO 17.2 ▶

Começar com o paciente em decúbito lateral, com o membro afetado por cima. Acomodar o antebraço do membro envolvido em cima do seu ombro. O grau de flexão, abdução no plano escapular ou abdução de ombro pode ser controlado pelo seu apoio e pela posição relativa do paciente. Progredir para sentado, com o braço do paciente acomodado sobre seu ombro; aplicar resistência contra todos os movimentos escapulares da mesma maneira, conforme descrito previamente.

Elevação/depressão da escápula. Aplicar a resistência manual com sua mão de cima colocada superiormente e a outra inferiormente ao redor da escápula (ver Fig. 17.37A).

Protração/retração da escápula. Aplicar a resistência com sua mão de cima colocada ao longo da margem medial e a outra em torno do processo coracoide (ver Fig. 17.37B).

Rotação superior e inferior da escápula. Para proporcionar resistência, posicionar uma mão ao redor do ângulo inferior e a outra ao redor do acrômio e do processo coracoide.

Exercícios de estabilização em cadeia aberta para o complexo do ombro

Posição do paciente e procedimento: decúbito dorsal segurando um bastão ou bola com cotovelos estendidos e ombros flexionados em 90°. Ficar em pé atrás da cabeça do paciente e segurar o bastão; instruí-lo a se manter contra sua resistência ou igualar sua força. Empurrar, puxar e girar o bastão em várias direções (Fig. 17.42). A resistência também pode ser aplicada diretamente contra o braço ou o antebraço.

■ Se o membro normal oferecer assistência demais, aplicar a técnica de estabilização apenas no membro envolvido.
■ À medida que o paciente obtiver controle, progredir para sentado e depois em pé e fazê-lo segurar o braço em

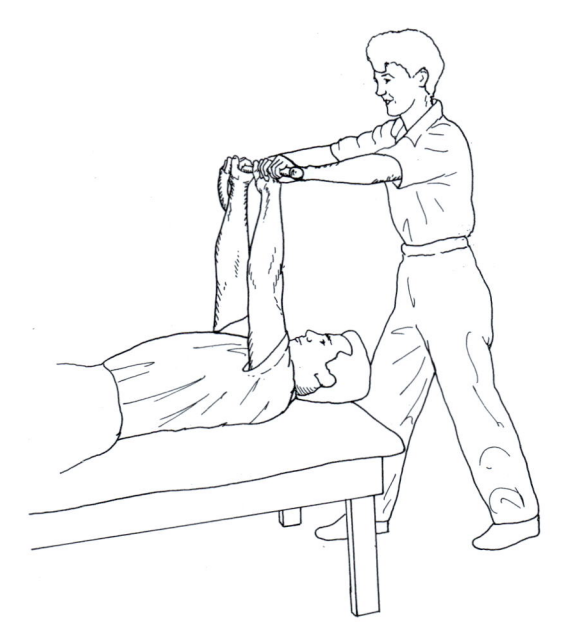

Figura 17.42 Exercícios de estabilização. O paciente estabiliza a musculatura do complexo do ombro (isometricamente) contra a resistência imposta pelo fisioterapeuta. A resistência à flexão/extensão, abdução/adução e rotação é aplicada em uma sequência rítmica.

várias posições enquanto uma resistência alternante é aplicada. Observar a escápula para ter certeza de que está bem estabilizada. Caso contrário, retornar aos exercícios descritos anteriormente ou diminuir a intensidade da resistência. Avançar esses exercícios para os padrões funcionais à medida que a força e o controle melhorarem.

Recomendação clínica

Estudos têm documentado que, quando pessoas saudáveis[110] ou pacientes com instabilidade do ombro[26] usam o BodyBlade® durante exercícios GU dinâmicos (ver Fig. 23.17), como flexão e abdução do ombro, os músculos estabilizadores escapulotorácicos são ativados em maior extensão do que quando os exercícios são feitos usando pesos ou resistência elástica.

Exercícios de estabilização estáticos em cadeia fechada (apoiando o peso)

O apoio de peso ativa os músculos estabilizadores nas articulações proximais e pode ser um estímulo para melhorar a dinâmica dos líquidos da cartilagem articular, conforme descrito no Capítulo 5. No início do tratamento, durante a fase de movimento controlado, se os tecidos em cicatrização tolerarem, pode ser benéfico começar os exercícios de estabilização em posições com apoio de peso protegidas. A quantidade e a intensidade de apoio de peso e resistência avançam à medida que os tecidos cicatrizam.

Observação: se for observado movimento alado da escápula quando o paciente estiver apoiando peso, não avançar nesses exercícios até que haja força suficiente para estabilizar a escápula contra a caixa torácica.

Evidências em foco

Buscando uma resposta sobre quando os exercícios de apoio de peso dos membros superiores poderiam ser incluídos em um programa, Uhl et al.[206] analisaram os músculos peitoral maior, as partes clavicular e espinal do deltoide, supraespinal e infraespinal com EMG de superfície em uma progressão de exercícios estáticos em 18 pessoas saudáveis. As posições para os exercícios isométricos incluíam a "de reza" (para simular o apoio de peso contra uma parede), de quatro apoios, de três apoios, de quatro apoios com dois apoios (um membro superior e o membro inferior contralateral), a usada para fazer "flexões de braço" no solo (com ombros flexionados a 90°), a mesma com os pés elevados 45 cm e depois usando apenas um braço. Houve uma correlação significativa entre posturas com apoio de peso crescente e o aumento da atividade muscular ($r = 0,97$, $p < 0,01$) em todos os músculos. Também, o músculo infraespinal foi o mais ativo dos testados em todas as posições, exceto na "de reza" (na qual o peitoral maior foi o mais ativo).

Os autores sugeriram que as posições "de reza" e de quatro apoios eram apropriadas para a reabilitação inicial em virtude do baixo nível de atividade em todos os músculos; que as posições de três apoios e de dois apoios (membros contralaterais) em quatro apoios colocavam uma demanda intermediária no músculo infraespinal e na musculatura deltoide; e que as posições de "flexões de braço" colocavam uma alta demanda no músculo infraespinal. Eles também concluíram que as posições usando as duas mãos exigiam menos da parte espinal do músculo deltoide, porém colocavam uma carga maior sobre a parte clavicular do músculo deltoide e peitorais, e que a flexão de braço no solo com apenas um braço colocava uma alta demanda em todos os músculos, exceto no supraespinal.

■ *Estabilização escapular.*

Posição do paciente e procedimento: decúbito lateral sobre o membro não envolvido. Tanto o cotovelo quanto o ombro do braço envolvido são flexionados em 90°, com a mão colocada sobre a mesa e apoiando algum peso. Resistir aos movimentos escapulares de elevação/depressão e retração diretamente contra a escápula; resistir à protração empurrando contra o cotovelo.

■ *Isométricos alternados com apoio de peso protegido.*
   VÍDEO 17.3 ▶

Posição do paciente e procedimento: sentado, com os antebraços apoiados nas coxas ou sobre a mesa; ou em pé com as mãos apoiadas na mesa. Inclinar-se para a frente levemente, de modo a colocar um pouco do peso corporal sobre os membros. Aplicar uma leve força de resistência contra os ombros e pedir ao paciente para igualar essa força e "segurar". Aplicar a resistência em várias direções.

■ *Progressão dos exercícios de estabilização em cadeia fechada.*

Posição do paciente e procedimento: em pé, com o ombro em 90° e uma ou ambas as mãos apoiadas na parede ou sobre uma bola (Fig. 17.43).

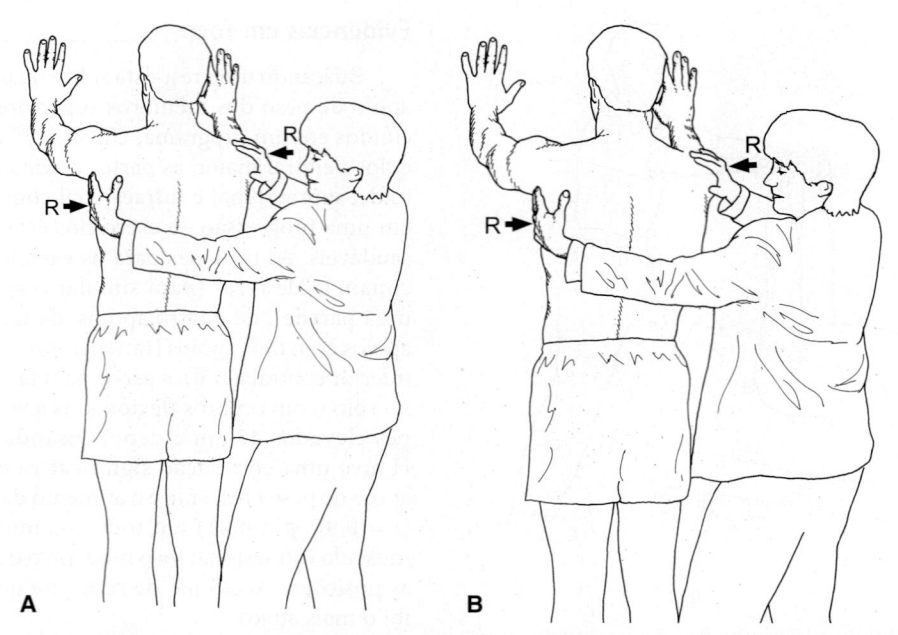

Figura 17.43 Exercícios de estabilização escapular e glenoumeral em cadeia fechada. **(A)** Apoio bilateral em posição de mínimo apoio de peso com as duas mãos contra a parede. **(B)** Apoio unilateral sobre uma superfície menos estável (bola). O fisioterapeuta aplica resistência alternante enquanto o paciente se estabiliza contra a resistência, ou aplica resistência à medida que o paciente se move de um lado para outro.

– Atividades adicionais mais avançadas incluem colocar o paciente em posição de quatro apoios com as mãos no solo. Aplicar resistência alternante contra os ombros ou o tronco e pedir ao paciente para resistir à sua força. Empurrar o tronco para a frente aumenta o efeito do peso corporal sobre os membros superiores e requer a ação do músculo serrátil anterior para fazer uma estabilização mais vigorosa contra a força adicional. Como já foi comentado, se a escápula fizer um movimento alar, reduzir a resistência ou o grau de apoio de peso.

– Progredir ainda mais colocando as mãos sobre superfícies instáveis, como uma prancha ou disco de equilíbrio ou sobre uma bola, para exigir maior controle neuromuscular e reações de equilíbrio. Cada uma dessas atividades também pode ser feita com o peso apenas sobre o membro superior envolvido.

Exercícios dinâmicos de estabilização em cadeia fechada (apoio de peso)

A estabilização dinâmica em posições de apoio de peso requer os músculos estabilizadores, para manter o controle da escápula e da articulação GU enquanto o peso do corpo é movido sobre o membro ou membros fixos.

■ *Posição do paciente e procedimento:* em pé, com ombros flexionados a 90° e mãos apoiadas contra uma parede ou sobre uma mesa. Fazer o paciente transferir o peso do corpo de um membro para o outro (balançar para a frente e para trás). Aplicar a resistência contra os ombros (ver Fig. 17.43).

■ *Progressão:* fazer o paciente levantar alternadamente um membro superior e depois o outro, de modo que um sustente o peso corporal e se estabilize contra a carga que está sendo transferida.

– Aplicar resistência manual aos ombros ou amarrar um peso ao redor de cada punho.

– Aplicar resistência manual aos ombros ou tronco, variando sua direção, seu ritmo e sua quantidade de força.

■ *Posição do paciente e procedimento:* quatro apoios com as duas mãos sobre uma superfície estável; o paciente levanta a perna ipsolateral e depois contralateral para aumentar a atividade do serrátil e parte ascendente do trapézio, respectivamente.[118]

– *Progressão:* fazer o exercício com as duas mãos sobre uma prancha de equilíbrio, disco de equilíbrio ou BOSU™, ou realizar levantamentos alternados das pernas enquanto apenas uma mão apoia o peso sobre uma superfície estável ou instável (ver Cap. 23).

Exercícios dinâmicos de fortalecimento: músculos escapulares

É muito importante que os músculos estabilizadores proximais do tórax, do pescoço e da escápula funcionem apropriadamente, antes que seja iniciado o fortalecimento dinâmico daqueles que movem a articulação GU por meio da ADM, de modo a evitar uma mecânica defeituosa. Os exercícios de fortalecimento podem ser feitos em posições de cadeia aberta ou fechada. Avançar nos exercícios com repetições e resistência dentro dos limites mecânicos dos tecidos envolvidos.

Inicialmente, aplicar resistência leve com múltiplas repetições, para desenvolver o controle dinâmico e a resistência muscular à fadiga. À medida que o controle se desenvolver, avançar para padrões de movimento combinados e treinamento para que os grupos musculares funcionem em uma sequência coordenada. Começar com atividades funcionais simples e avançar para mais complexas e desafiadoras. São necessárias tanto a resistência quanto a força muscular para o controle postural e dinâmico das atividades.

Evidências em foco

Muitos estudos têm sido feitos para identificar a ativação muscular durante uma variedade de exercícios do complexo do ombro. Dois estudos de EMG[51,86] analisaram exercícios adotados, com frequência, para fortalecer os músculos escapulares usando pesos livres ou tubos elásticos contra resistência máxima. Os achados desses dois estudos e de uma revisão de literatura subsequente[162] indicaram o grau de ativação dos músculos trapézio e serrátil anterior durante os exercícios a seguir.

- *Erguer o ombro, em pé:* ativa fortemente a parte descendente do músculo trapézio.
- *Elevação completa do braço acima da cabeça em decúbito ventral:* ativa as três porções dos músculos trapézio e serrátil anterior quando o úmero está alinhado com as fibras da parte ascendente do trapézio.
- *Rotação lateral em decúbito ventral com o ombro posicionado em 90° de abdução e o cotovelo flexionado em 90°:* ativa fortemente a parte ascendente do músculo trapézio. Essa posição é o "melhor exercício" para causar depressão máxima da escápula e isolar a parte ascendente do músculo trapézio das porções média e superior.[51]
- *Abdução horizontal em decúbito ventral com o ombro em rotação lateral:* ativa as partes ascendente e transversa do músculo trapézio.
- *Movimento de remar, sentado ou em decúbito ventral:* enfatiza a parte transversa do músculo trapézio mais que as partes descendente e ascendente do trapézio.[162]
- *Flexões de braço no solo com um* plus: ativação forte do serrátil anterior.[162]
- *Exercícios diagonais* e *abdução de ombro no plano da escápula acima de 120°:* atividade mais intensa no músculo serrátil anterior do que no trapézio.
- *Exercícios isolados de protração:* não ativam o músculo serrátil anterior em um grau tão alto quanto os exercícios de elevação do braço.[51]

Em outro estudo, baseado em evidências sugerindo que a ativação da parte descendente do trapézio deveria ser minimizada em comparação com a de outros músculos escapulotorácicos durante o movimento, Cools et al.[36] examinaram vários exercícios observando as proporções de ativação entre os músculos. Os exercícios favoráveis (aqueles com menor ativação da parte descendente do trapézio e maior ativação da parte ascendente e transversa) incluíam flexão em decúbito lateral, rotação lateral em decúbito lateral, abdução horizontal em decúbito ventral com rotação lateral do úmero e extensão em decúbito ventral. Os exercícios favoráveis para menor ativação da parte descendente do trapézio e maior ativação do serrátil anterior incluíam remada alta e elevação do braço com rotação lateral do úmero, tanto no plano sagital quanto no escapular.

Retração escapular (romboides e parte transversa do trapézio)

Os exercícios a seguir foram elaborados para isolar a retração escapular. Assim que o paciente for capaz de retrair a escápula contra a resistência, combinar os padrões com a articulação GU para progredir a força e os padrões funcionais conforme descrito nas próximas seções.

- *Posição do paciente e procedimento:* decúbito ventral, sentado e em pé. Instruir o paciente a bater palmas atrás da região lombar da coluna vertebral. Essa atividade deve causar adução escapular. Prestar atenção às escápulas aduzidas e fazer o paciente manter a posição de adução das escápulas enquanto os braços são abaixados ao lado do corpo. Fazer o paciente repetir a atividade sem mover o braço.
- *Posição do paciente e procedimento:* decúbito ventral, com o braço pendente na beira da mesa e um peso na mão. Instruir o paciente a comprimir uma escápula contra a outra (Fig. 17.44). Progredir esse exercício para remada em decúbito ventral e abdução horizontal contra a gravidade (descrita adiante).
- *Posição do paciente e procedimento:* sentado ou em pé com o ombro flexionado em 90° e os cotovelos estendidos. Fazer o paciente segurar cada ponta de uma faixa ou tubo elástico preso na altura do ombro, ou de uma polia com dois cabos nessa mesma altura, e tentar aproximar as escápulas tracionando contra resistência.

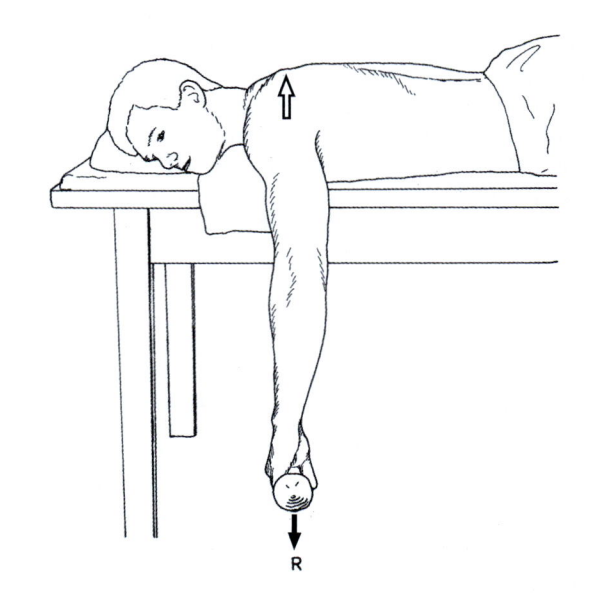

Figura 17.44 Retração escapular contra uma resistência segurada na mão, em decúbito ventral.

Retração escapular combinada com abdução horizontal/extensão de ombro (músculos romboides, parte transversa do trapézio, parte espinal do deltoide)

- *Posição do paciente e procedimento:* decúbito ventral com ombros abduzidos em 90°, cotovelos flexionados e antebraços apontando verticalmente em direção ao solo. Instruir o paciente a realizar abdução horizontal com retração escapular. Esse exercício também pode ser feito com cotovelos estendidos para uma maior resistência (Fig. 17.45). Avançar nesse exercício acrescentando pesos e, então, fazendo o paciente realizar o movimento de "remar", em pé ou sentado na frente de um pedaço de faixa elástica presa no nível do ombro.

- *Pressão no canto da parede.*
Posição do paciente e procedimento: em pé de costas para um canto, ombros abduzidos a 90° e cotovelos flexionados. Instruir o paciente a pressionar os cotovelos nas paredes e empurrar o peso do corpo para a frente (Fig. 17.46).

Retração escapular e abdução horizontal do ombro combinada com rotação lateral (músculos romboides, trapézio, parte espinal do deltoide, infraespinal, redondo menor)

- *Posição do paciente e procedimento:* decúbito ventral com ombros abduzidos a 90° e girados lateralmente a 90° (posição 90/90). Os cotovelos podem ficar flexionados em 90° (posição mais fácil) ou estendidos (posição mais difícil). Instruir o paciente a levantar o braço da mesa a alguns graus. Para fazer isso corretamente, as escápulas precisam aduzir simultaneamente. Uma ADM maior pode ser usada se esses exercícios forem feitos sobre uma bancada estreita, de modo que o braço possa começar em uma posição aduzida horizontalmente.

- *Posição do paciente e procedimento:* sentado ou em pé com os ombros na posição 90/90. Segurar o meio de um pedaço de faixa elástica na frente do paciente, levemente acima dos ombros, e fazê-lo segurar em cada ponta. Então, fazer o paciente puxar as mãos e os cotovelos para trás (movimento de abdução horizontal e rotação lateral do ombro) enquanto aduz simultaneamente as escápulas (Fig. 17.47).   **VÍDEO 17.4** ▶

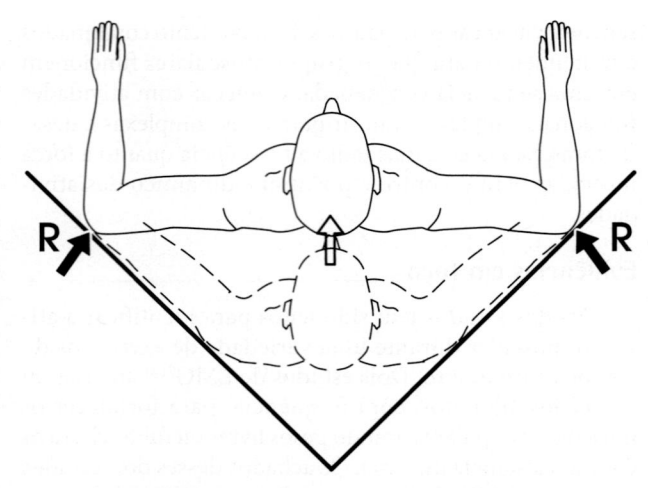

Figura 17.46   Pressão para fora em um canto para fortalecer a retração escapular e a abdução horizontal do ombro (vista superior).

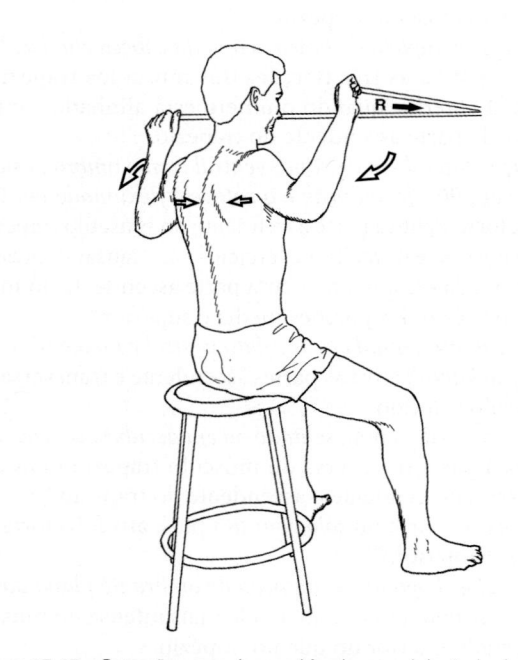

Figura 17.47   Retração escapular combinada com abdução horizontal do ombro e rotação lateral contra a resistência.

Protração escapular (músculo serrátil anterior)

- *Posição do paciente e procedimento:* sentado ou em pé com os ombros flexionados em cerca de 90° e cotovelos estendidos. Segurar um pedaço de faixa elástica atrás do paciente, no nível do ombro, ou usar um sistema de polias. Instruir o paciente a "empurrar" para fora contra a resistência sem girar o corpo (Fig. 17.48).
- *Posição do paciente e procedimento:* decúbito dorsal com o braço flexionado a 90° e levemente abduzido, cotovelo estendido. Colocar um peso leve na mão se a resistência for tolerada e fazer o paciente "empurrar" o peso para cima sem girar o corpo.

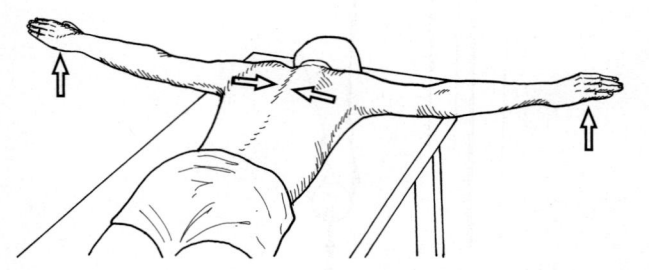

Figura 17.45   Exercícios de abdução horizontal e retração escapular, com os braços posicionados para que a gravidade ofereça resistência máxima. A rotação lateral dos ombros (polegares apontando para cima) enfatiza as partes transversa e ascendente do trapézio. Para progredir ainda mais com o exercício, podem ser colocados pesos nas mãos do paciente.

Recomendação clínica

De acordo com um estudo de Ekstrom et al.,[51] exercícios de protração isolados não ativam o músculo serrátil anterior de maneira tão efetiva quanto os que envolvem a rotação superior dinâmica da escápula, como ocorre durante a elevação do braço.

■ *Flexões de braço com um* plus. VÍDEO 17.5 ▶

Posição do paciente e procedimento: em pé e apoiando os antebraços ou mãos contra uma parede. Fazer o paciente colocar os antebraços ou as mãos diretamente na frente ou um pouco ao lado dos ombros e empurrar o tronco para longe da parede. Então, instruir o paciente a "dar um empurrão extra" para protrair as escápulas. Avançar nas flexões de braço, mudando o apoio da parede para a mesa, depois para o solo em decúbito ventral com os joelhos apoiados e, finalmente, flexões de braço no solo sobre a ponta dos dedos dos pés, com joelhos estendidos (Fig. 17.49). Acrescentar pesos ao redor do tronco se o paciente for capaz de tolerar uma resistência maior.

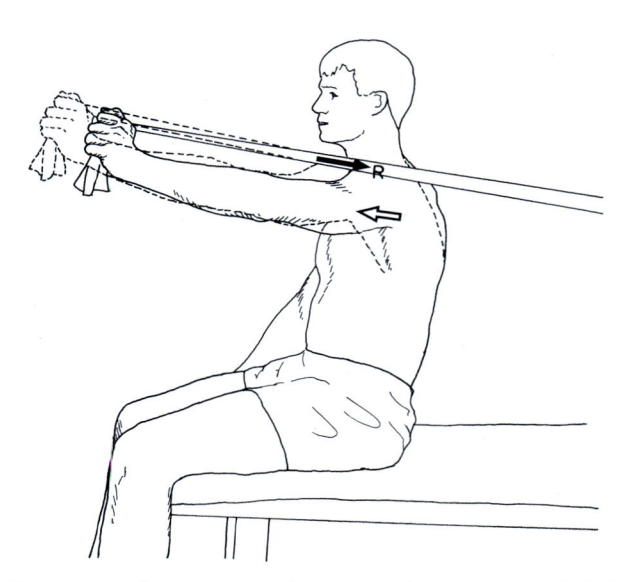

Figura 17.48 Protração escapular, empurrando contra uma resistência elástica.

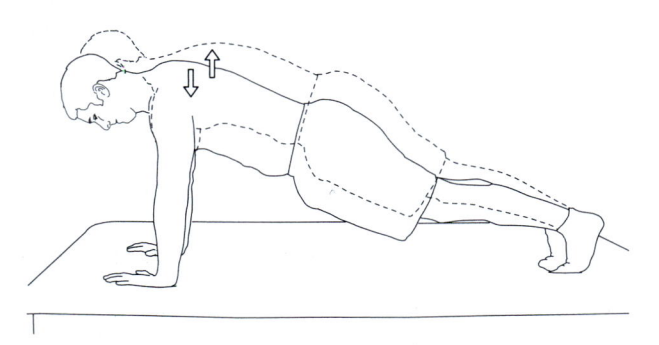

Figura 17.49 Flexões de braço com um *plus* para fortalecer a protração escapular.

■ *Flexões de braço no solo com* plus *e levantamentos de perna.*

Posição do paciente e procedimento: quatro apoios. Fazer uma flexão de braço no solo como um *plus* sobre uma superfície estável. Depois levantar alternadamente os membros inferiores. Progredir para uma superfície instável (ver exemplos no Cap. 23).

Recomendação clínica

Um estudo examinando a ativação muscular escapulotorácica comparou a ativação durante variações do exercício de flexão de braço com um *plus* realizado em quatro apoios. Os achados desse estudo demonstraram que elevar a perna ipsolateral durante a flexão de braço com um *plus* aumentava a atividade do serrátil anterior, enquanto o levantamento da perna contralateral aumentava a atividade da parte ascendente do trapézio.[118]

Depressão escapular (parte ascendente do trapézio, serrátil anterior inferior)

■ *Posição do paciente e procedimento:* sentado com o cotovelo flexionado. Aplicar uma resistência manual para cima embaixo do cotovelo e pedir ao paciente que empurre suas mãos para baixo. Também pode ocorrer o deslizamento caudal da cabeça do úmero (Fig. 17.50A).

■ *Extensão de cotovelos em cadeia fechada.* VÍDEO 17.5 ▶

Posição do paciente e procedimento: sentado ou em pé com as duas mãos sobre blocos, apoios de braço de uma cadeira ou barras paralelas. Fazer o paciente apoiar-se nas mãos e erguer o corpo. Depois que os cotovelos estiverem completamente estendidos, enfatizar a depressão escapular (Fig. 17.50B).

Rotação superior da escápula com depressão (parte ascendente do trapézio, serrátil anterior)

Não é possível isolar do movimento do úmero a rotação superior da escápula com depressão. A ação de rotação superior dos músculos trapézio e serrátil anterior requer uma coordenação com a elevação do úmero. Como já foi observado neste capítulo, um paciente pode fazer substituições com elevação escapular usando primariamente a parte descendente do trapézio, de modo que este exercício é executado prestando-se atenção à manutenção da escápula em depressão enquanto é feita a rotação superior.

■ *Deslizamento do braço contra uma parede.*

Posição do paciente e procedimento: em pé com as costas na parede, calcanhares afastados o suficiente da parede para fazer uma inclinação pélvica posterior confortavelmente, mantendo as costas retas contra a parede. Começar com os braços levemente abduzidos e girados lateralmente e os cotovelos flexionados a 90°. A parte dorsal dos braços deve ficar contra a parede. Fazer o paciente deslizar as mãos e os braços para cima na parede (abdução) o mais alto possível, enquanto mantém a coluna reta contra a parede.

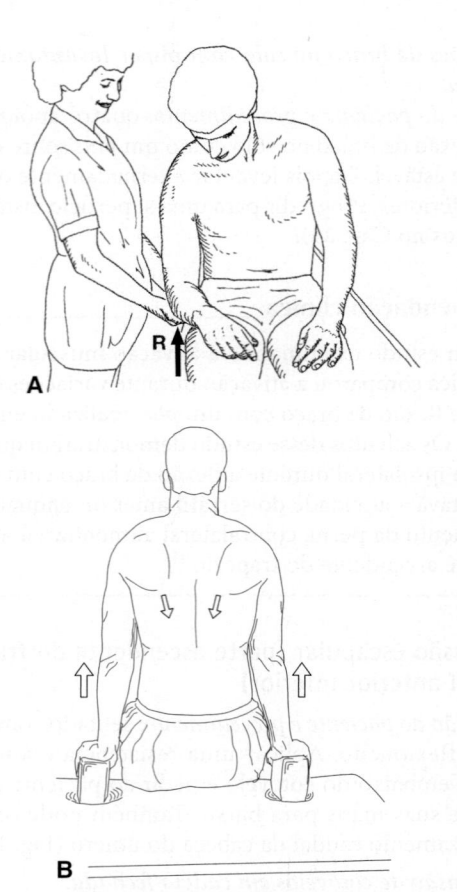

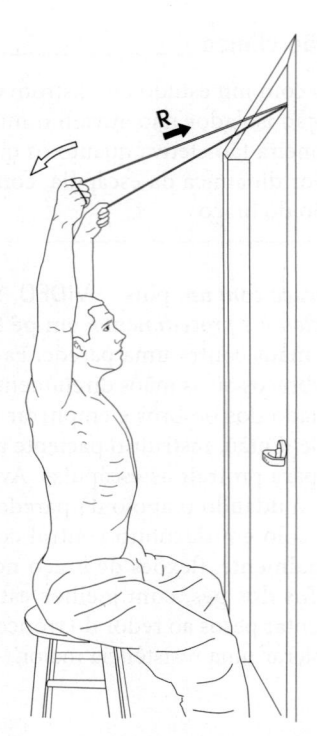

Figura 17.51 Depressão escapular com rotação superior da escápula contra resistência elástica (também ativa a parte descendente e transversa do trapézio e o serrátil anterior).

Figura 17.50 Exercícios que enfatizam a parte ascendente do trapézio. **(A)** Depressão do complexo do ombro contra resistência manual. **(B)** Depressão do complexo do ombro em cadeia fechada usando o peso do corpo como resistência.

- *Movimento de Superman em decúbito ventral.*
Posição do paciente e procedimento: decúbito ventral com o úmero elevado acima da cabeça. Pedir ao paciente para levantar só um pouco o braço da mesa. Esse movimento no final da amplitude pode não ser possível para pacientes com mobilidade GU restrita ou síndrome do impacto.
- *Movimento de Superman vertical.*
Posição do paciente e procedimento: sentado ou em pé com braços em uma posição confortável acima da cabeça. (Essa posição poderá ser usada se o paciente tiver um ombro retraído e não puder fazer o movimento de Superman em decúbito ventral.) Assegurar resistência com uma faixa elástica acima da cabeça, na frente do paciente. Instruí-lo a mover o ombro em maior flexão com depressão escapular. A depressão escapular é mais importante; pode ser necessário usar pistas táteis na parte ascendente do músculo trapézio para ajudar o paciente a focar a depressão escapular, não sua elevação (Fig. 17.51).

Exercícios dinâmicos de fortalecimento: músculos glenoumerais

A força dinâmica da musculatura GU combinada à força dos estabilizadores da escápula é necessária para o movimento ativo, indolor, do complexo do ombro durante atividades funcionais. Devem ser incorporados exercícios de fortalecimento em cadeia aberta e fechada aos programas de reabilitação do ombro e prevenção de lesões. Muitos dos exercícios usados para fortalecer os músculos escapulares em posições com ou sem apoio de peso, descritos na parte anterior, também fortalecem de maneira dinâmica alguns músculos GU. Outros exercícios para melhorar a força dinâmica do complexo do ombro em padrões de movimento anatômicos e diagonais estão descritos nesta seção.

Evidências em foco

Vários estudos EMG têm investigado os exercícios comumente usados para ativar e fortalecer os músculos do ombro usando pesos livres ou resistência elástica.[8,14,86,162,163] Os achados desses estudos indicam a extensão da ativação dos músculos do manguito rotador, deltoide, peitoral maior e latíssimo do dorso em condições de carga máxima durante os exercícios a seguir.
- *Erguer os ombros:* causa maior ativação nos músculos subescapular, trapézio e latíssimo do dorso; também ativa o supraespinal, o infraespinal e o serrátil anterior.[86]
- *Remada sentada com pegada média e fechada:* ativa o músculo subescapular.[86]
- *Remada sentada com pegada aberta:* ativa os músculos infraespinal e trapézio e, em uma extensão menor, o supraespinal.[86]
- *Rotação lateral em decúbito ventral e lateral e no plano da escápula:* ativa os músculos infraespinal e redondo menor.[8,14,162,163]

- *Rotação medial:* o movimento do antebraço pelo corpo, com o braço ao lado do tronco e o cotovelo flexionado a 90°, ativa os músculos subescapular e peitoral maior.[86,162]
- *Soco direto:* provoca maior ativação nos músculos supraespinal e parte clavicular do deltoide; a resistência também ativa o peitoral maior e o infraespinal.[86]
- *Abdução horizontal em 100° com rotação lateral completa:* ativa os músculos supraespinal e partes acromial e espinal do deltoide.[163]

Rotação lateral do ombro (músculos infraespinal, redondo menor) VÍDEO 17.6 ▶

Posicionar o braço ao lado do paciente ou em diferentes posições de abdução, elevação no plano escapular ou flexão. Flexionar o cotovelo em 90° e aplicar a força resistiva em ângulo reto com o antebraço. Certificar-se de que o paciente gire o úmero e não estenda o cotovelo. Quando o braço estiver posicionado ao lado do paciente, uma toalha dobrada colocada entre o cotovelo e a lateral da caixa torácica o lembrará de manter o cotovelo ao lado e garantirá uma técnica apropriada.[162] Contudo, isso não altera significativamente o recrutamento dos músculos rotadores externos.[163] Como indicado nas evidências já apresentadas, a rotação lateral aplicada em decúbito lateral (braço ao lado do corpo), decúbito ventral na posição 90/90 e em pé com o úmero no plano escapular (45° de abdução, 30° de adução horizontal) produz as contrações mais fortes desses músculos em comparação com outros exercícios de rotação lateral.[162,163]

- *Posição do paciente e procedimento:* sentado ou em pé, usando resistência elástica ou uma polia de parede posicionada na frente do corpo, no nível do cotovelo. Fazer o paciente segurar o material elástico ou o cabo da polia e girar o braço para fora (Fig. 17.52A).
- *Posição do paciente e procedimento:* decúbito lateral sobre o lado normal, com o ombro envolvido para cima e o braço apoiado no lado do tórax, com um rolo de toalha embaixo do cotovelo. Fazer o paciente segurar um peso na mão, usar uma munhequeira com peso ou resistência elástica e girar o braço através da ADM desejada.
- *Posição do paciente e procedimento:* decúbito ventral sobre uma mesa de tratamento, braço apoiado na mesa com o ombro em 90°, se possível, e cotovelo flexionado com antebraço sobre a beira da mesa. Levantar o peso o máximo possível, girando o ombro, sem estender o cotovelo (Fig. 17.52B).
- *Posição do paciente e procedimento:* sentado com o cotovelo flexionado a 90° e apoiado na mesa, de modo que o ombro fique na posição de repouso (plano escapular). O paciente levanta o peso da mesa, girando o ombro (Fig. 17.52C).

Rotação medial do ombro (músculo subescapular)

Posicionar o braço ao lado do paciente ou em diferentes posições de flexão, abdução ou elevação no plano escapular. O cotovelo fica flexionado em 90°, e a força resistiva é mantida na mão.

- *Posição do paciente e procedimento:* decúbito lateral sobre o lado envolvido com o braço para a frente em flexão parcial. Fazer o paciente erguer o peso a partir da mesa fazendo rotação medial (Fig. 17.53).
- *Posição do paciente e procedimento:* sentado ou em pé, usando resistência elástica ou um sistema de polias, com a linha de força tracionando lateralmente e no nível do cotovelo. Fazer o paciente puxar para a frente do tronco em rotação medial.

Abdução do ombro e abdução do braço no plano escapular (músculos deltoide e supraespinal)

Os exercícios de abdução são classicamente feitos com o úmero movendo-se no plano frontal. É comumente aceito que a maioria das atividades funcionais ocorre com o úmero em 30° a 45° à frente do plano frontal, onde o arco de movimento está mais alinhado com a cavidade glenoidal da escápula. Muitos exercícios de abdução podem ser adaptados para serem feitos no plano escapular.

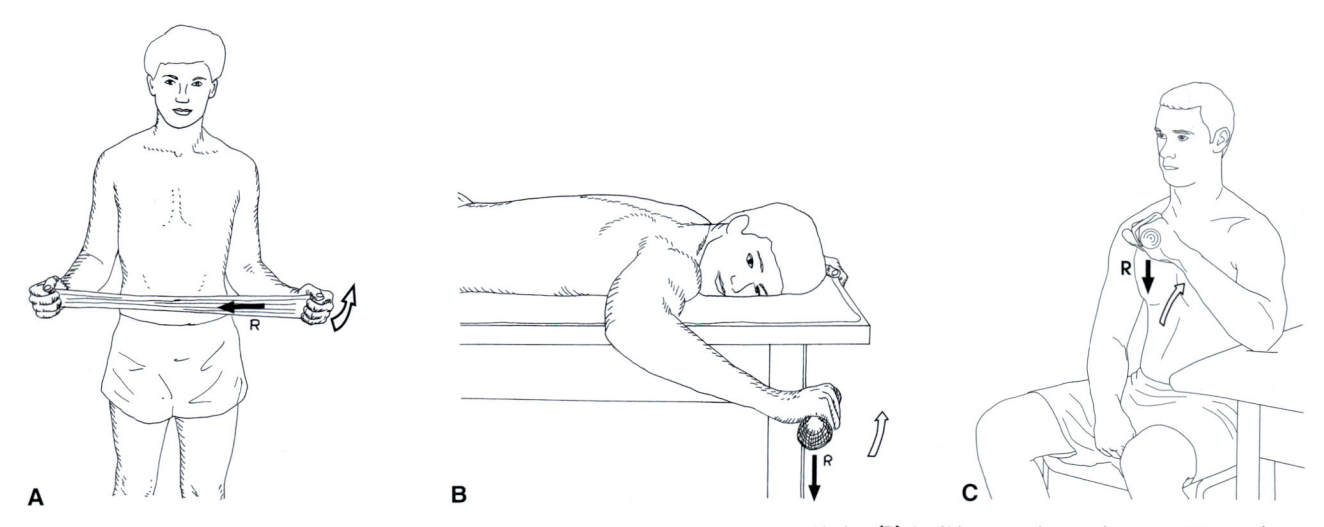

Figura 17.52 Rotação lateral resistida com **(A)** o braço ao lado do corpo usando resistência elástica, **(B)** decúbito ventral com o braço em 90° usando um peso livre e **(C)** sentado com o ombro em elevação no plano escapular usando um peso livre.

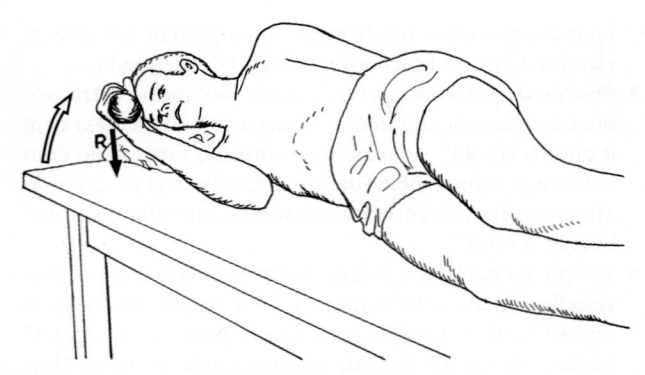

Figura 17.53   Rotação medial resistida do ombro usando um peso de mão. Para resistir à rotação lateral, colocar o peso na mão de cima do paciente.

Precaução: ensinar ao paciente que, quando o ombro se elevar além de 90°, este precisará sempre rodar lateralmente para evitar a colisão do tubérculo maior com o acrômio. Se o paciente tiver síndrome do impacto, limitar a amplitude para evitar um arco doloroso.

- *Posição do paciente e procedimento:* sentado ou em pé com um peso na mão. Fazer o paciente abduzir o braço em 90° e, então, girar lateralmente e elevar o braço através do resto da amplitude. Esse mesmo movimento pode ser feito com resistência elástica presa embaixo do pé do paciente, mas com cuidado, pois, quanto mais o elástico alongar, maior será a resistência. O paciente poderá não ser capaz de completar a ADM em virtude do aumento de resistência no final da amplitude.
- *Posição do paciente e procedimento:* decúbito lateral com o braço envolvido por cima e o cotovelo estendido. Fazer o paciente levantar um peso até 90°. O maior efeito da resistência é no início da amplitude. Em 90°, toda a força é aplicada através do eixo longo do osso.
- *Posição do paciente e procedimento:* em pé com o úmero girado lateralmente (*posição lata cheia*). Fazer o paciente levantar o braço, afastando-o do lado do corpo no plano da escápula, a meio caminho entre a abdução e a flexão (Fig. 17.54). Aplicar resistência com um peso de mão ou uma faixa elástica presa embaixo do pé do paciente. A elevação do braço na posição de "lata cheia" pode também ser feita em decúbito ventral com o braço na lateral da maca.

Evidências em foco

Estudos de EMG têm confirmado que nenhum exercício é capaz de isolar a ação do músculo supraespinal dos outros do manguito rotador ou deltoide.[120,201] O músculo supraespinal é efetivamente ativado tanto no exercício de "lata vazia" (úmero em rotação medial)[91,217] quanto no de "lata cheia".[89,120,201] Esse músculo também se contrai fortemente com o *press* militar[201] e nos exercícios de abdução horizontal com rotação lateral.[14,120,230] Esses achados parecem dar ao fisioterapeuta várias escolhas de exercícios para fortalecimento do músculo supraespinal. Contudo, muitos autores,[45,52,87,89,192] assim como os deste texto, têm sugerido que o exercício de "lata vazia" não deve ser usado para reabilitação do ombro, pois pode causar compressão dos tecidos supraumerais, especialmente à medida que o braço se aproxima de 90° e se eleva acima disso. Para confirmar esse fato, tem sido demonstrado que o exercício de "lata vazia", quando comparado ao de "lata cheia", orienta a escápula em quantidades maiores de rotação medial e inclinação anterior, posições que, segundo se acredita, aumentam o risco de impacto subacromial.[192] Em contraste, a posição de "lata cheia" minimiza a chance de impacto.[45,89,162]

Flexão de ombro (parte clavicular do deltoide, manguito rotador, serrátil anterior)

Posição do paciente e procedimento: sentado, em pé ou em decúbito dorsal, cotovelo estendido e polegar apontando para a frente. O paciente move o ombro em flexão anterior. Se um peso livre for usado em decúbito dorsal, a maior força resistiva será no início da amplitude; em pé, a maior força resistiva é quando o ombro é flexionado até a posição de 90°. Também é possível usar resistência elástica, mantendo-a presa embaixo do pé do paciente ou de um objeto sólido no chão.

- **Press-up** *militar.*

Posição do paciente e procedimento: sentado, braço ao lado do corpo em rotação neutra a levemente girada lateralmente com cotovelo flexionado e antebraço na posição média

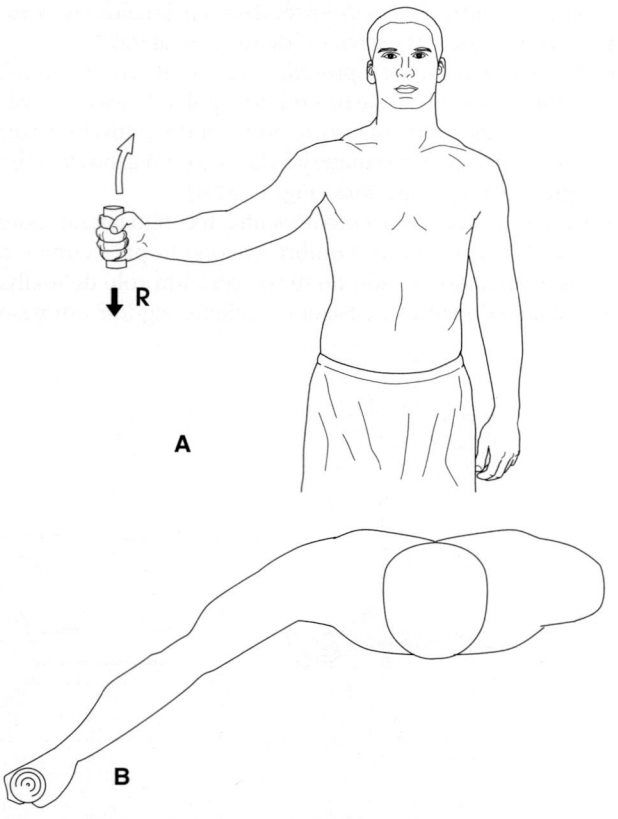

Figura 17.54   Abdução no plano da escápula. Isso é chamado de exercício da "lata cheia", porque o ombro é mantido em rotação lateral, como se estivesse levantando uma latinha cheia. **(A)** Vista frontal. **(B)** Vista de cima. Se o ombro for mantido em rotação medial, o exercício é chamado de "lata vazia".

(polegar apontando posteriormente). O paciente levanta o peso na vertical até a posição acima da cabeça (Fig. 17.55).

Adução de ombro (músculos peitoral maior, redondo maior, latíssimo do dorso)

Posição do paciente e procedimento: sentado ou em pé, com o braço abduzido. Fazer o paciente puxar para baixo contra um sistema de polia ou resistência elástica posicionada acima da cabeça. A maior resistência é quando a linha da força resistiva faz um ângulo reto com o braço do paciente.

Adução horizontal de ombro (parte clavicular do deltoide, coracobraquial, peitoral maior)

Posição do paciente e procedimento: decúbito dorsal. Começar com um ou os dois braços para fora, em abdução horizontal. Fazer o paciente trazer os braços para a frente, em adução horizontal, até que fiquem na vertical.

Extensão de ombro (parte espinal do deltoide, latíssimo do dorso, romboides)

■ *Posição do paciente e procedimento:* decúbito ventral com o braço na beira da mesa em 90° de flexão. Fazer o paciente levantar o peso e estender o ombro. A flexão simultânea do cotovelo enquanto se estende o ombro é mais fácil (braço de alavanca mais curto); manter o cotovelo em extensão enquanto se estende o ombro é mais difícil (braço de alavanca mais longo).

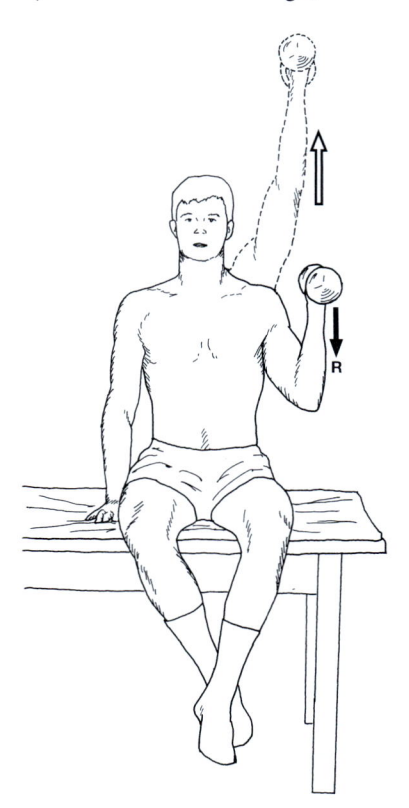

Figura 17.55   *Press* militar. Começar com o braço ao lado do corpo em rotação neutra a levemente lateral, com cotovelo flexionado e antebraço na posição média (polegar apontando posteriormente), e erguer o peso acima da cabeça.

■ *Posição do paciente e procedimento:* sentado ou em pé com o braço flexionado. Uma polia ou resistência elástica é mantida acima da cabeça. Fazer o paciente puxar para baixo contra a resistência em extensão.

Flexão de cotovelo (músculo bíceps braquial)

■ *Rosca bíceps.*

Posição do paciente e procedimento: sentado ou em pé. Fazer o paciente flexionar o cotovelo segurando um peso de mão e mantendo o antebraço em supinação e o braço ao lado ou com o ombro se movendo em leve extensão (ver Fig. 18.11).

Observação: como o bíceps braquial é um músculo biarticular, não serve apenas para sua função primária de flexionar o cotovelo; sua cabeça longa assiste os músculos do manguito rotador, agindo como um estabilizador dinâmico adicional da articulação GU, aproximando a cabeça do úmero da cavidade glenoidal e deprimindo a cabeça do úmero quando o braço se eleva e a escápula gira para cima.[116] Desse modo, em um programa de reabilitação do ombro, o músculo bíceps braquial precisa ser fortalecido.

Exercícios usando padrões de movimento diagonais (FNP)   VÍDEO 17.4 ▶

Os padrões de facilitação neuromuscular proprioceptiva (FNP) utilizam todo o membro superior ou abordam regiões específicas, como a escápula. Aplicar a resistência manualmente para enfatizar músculos específicos no padrão, ajustando o posicionamento das mãos e a resistência (ver no Cap. 6 uma descrição completa dos padrões). Conforme o controle melhorar, ensinar o paciente a fazer exercícios que utilizam padrões diagonais com pesos ou resistência elástica (Fig. 17.56).

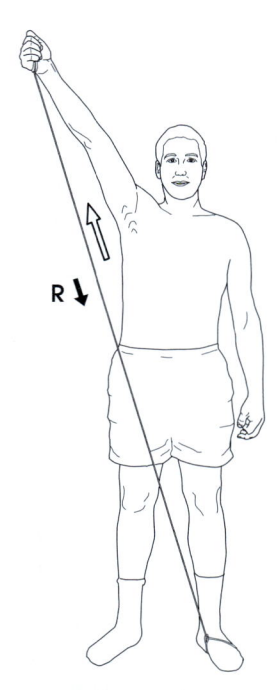

Figura 17.56   Padrão de FNP (flexão D₂), enfatizando flexão, abdução e rotação lateral de ombro contra resistência elástica.

Progressão funcional para o complexo do ombro

Um elemento essencial de um programa de reabilitação do ombro e prevenção de lesões é uma sequência de exercícios e atividades progredidos com cuidado, elaborados para alcançar as metas funcionais necessárias e desejadas. A seção final deste capítulo fornece um resumo dos componentes-chave de uma progressão funcional para o ombro. Essa progressão tipicamente inclui uma variedade de exercícios em cadeia aberta e fechada, em padrões de movimento combinados que simulam atividades funcionais e melhoram ainda mais a força, potência e resistência muscular à fadiga. Há atividades para equilíbrio, coordenação, agilidade e condicionamento aeróbio integradas na progressão funcional. Alguns exemplos de atividades estão apresentados aqui. Ver no Capítulo 23 outros exemplos de atividades para treinamento funcional avançado.

Exercícios usando padrões de movimento combinados com atividades funcionais

Os exercícios em padrões de movimento combinados tipicamente requerem uma coordenação entre as funções estabilizadoras e dinâmicas dos músculos escapulotorácicos e GU e envolvem o controle de todo o membro superior e do tronco, e às vezes do membro inferior. Alguns dos exercícios de fortalecimento já apresentados neste capítulo empregam resistência contra movimentos combinados.

Os movimentos componentes de atividades funcionais, como empurrar, puxar, levantar, abaixar e carregar objetos, envolvem padrões de movimentos combinados e devem ser praticados em condições cada vez mais desafiadoras. Adiante, há alguns exemplos.

- *Aparelho de remo.*
Posição do paciente e procedimento: sentado com as pernas estendidas. Fazer o paciente prender a resistência elástica embaixo dos pés ou ao redor de um objeto sólido. Segurar ambas as pontas do material elástico e puxar para trás, fazendo uma ação de remar com os braços (Fig. 17.57). Variar a largura da empunhadura. Para um desafio maior, fazer o movimento de remar sentado sobre uma superfície instável, como uma bola suíça. Como alternativa, um sistema de cabos com pesos pode ser usado para prover resistência.

- *"Dar a partida no cortador de grama."*
Posição do paciente e procedimento: em pé com quadris parcialmente flexionados e segurando-se na mesa ou em uma cadeira para equilíbrio com a mão do membro superior sadio. Fazer o paciente passar o braço diagonalmente através da linha mediana e segurar um pedaço de faixa elástica que está presa embaixo do pé do lado saudável ou fixada na perna de uma poltrona ou cama. Então, fazer o paciente puxar a faixa diagonalmente e para cima, como se fosse dar a partida em um cortador de grama (ver Fig. 18.19). Esse padrão de movimento combinado também pode ser simulado com um peso livre.

- *Empurrar um carrinho de transporte com carga.*
Posição do paciente e procedimento: em pé com uma base de apoio estável. Começar empurrando o carrinho sobre uma superfície lisa, levando cargas leves (Fig. 17.58). Enfatizar a mecânica corporal apropriada. No início, usar os dois braços para empurrar; depois progredir empurrando com uma mão ou empurrando cargas mais pesadas sobre superfícies irregulares. Variar a atividade ajustando a largura da empunhadura, a posição dos braços ou alternando entre movimentos de empurrar e de puxar.

Equipamento

Uma variedade de aparelhos para exercício pode ser usada ou modificada para fortalecimento do complexo do ombro usando padrões de movimento combinados. A criatividade para adaptar equipamentos e exercícios de modo a satisfazerem os desafios progressivos dos membros superiores, sem exacerbar ou causar recidiva de sintomas, é essencial. Exemplos de equipamentos e usos potenciais são identificados na Tabela 17.6. Muitas das

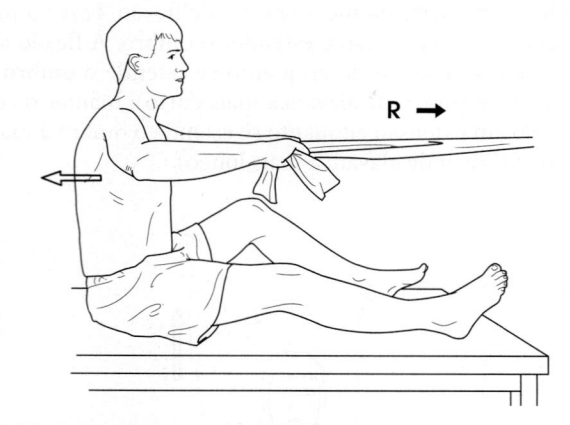

Figura 17.57 Movimento simulado de remar contra resistência elástica.

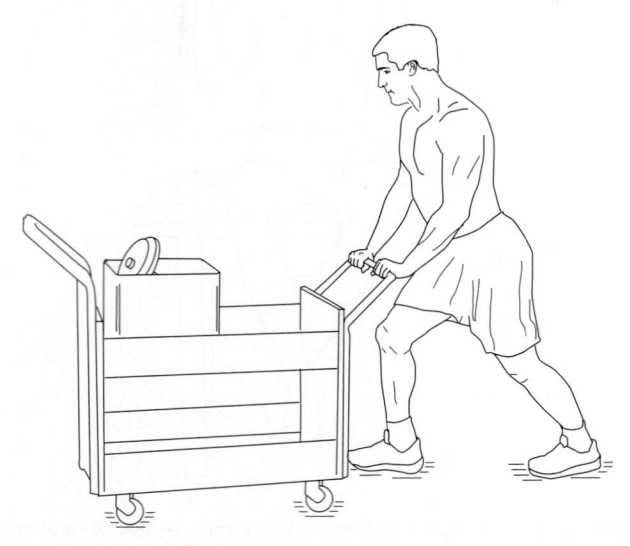

Figura 17.58 Empurrar um carrinho de transporte com carga para simular uma atividade funcional e incorporar a mecânica corporal apropriada.

atividades mencionadas estão descritas e mostradas com detalhes no Capítulo 23.

Integração das atividades funcionais

A progressão funcional em um programa de reabilitação do ombro precisa integrar princípios de treinamento específicos para a tarefa, incluir uma sequência de movimentos simples e fáceis para realizar as atividades e depois progredir para atividades funcionais complexas e desafiadoras. É importante que o paciente use os padrões reais e os tipos de contração muscular que ocorrerão nas suas atividades funcionais necessárias e desejadas.

Primeiro, as atividades simuladas devem ser feitas com a supervisão e a condução do terapeuta para evitar posições dolorosas ou mecânica defeituosa durante os movimentos do ombro. Depois, a atividade pode ser feita de modo independente em casa ou no trabalho. Por exem-plo, começar com o paciente simulando os movimentos envolvidos na atividade de retirar os pratos de uma lava-louça e colocá-los em uma prateleira baixa ou lavar as janelas com pequenos movimentos circulares. Se for necessário apanhar e arremessar uma bola ou balançar um taco de beisebol ou de golfe, o paciente deverá praticar os padrões corporais totais.

Uma pessoa que tenha um estilo de vida sedentário pode precisar fazer adaptações posturais e uma análise ergonômica do seu ambiente domiciliar ou estação de trabalho para alterar sobrecargas repetitivas. Por outro lado, um atleta ou trabalhador industrial, que precisa executar atividades de alta demanda durante um período extenso de tempo, pode precisar desenvolver resistência muscular e cardiopulmonar à fadiga ou fazer um treinamento de alta intensidade, por exemplo, com exercícios pliométricos, para desenvolver potência e agilidade.

TABELA 17.6 Equipamentos para exercícios e usos possíveis na reabilitação do complexo do ombro	
Equipamento para exercício	**Uso possível**
BodyBlade™	Mover o braço em planos de movimento anatômicos e diagonais, em padrões circulares (sentido horário ou anti-horário), ou ao mover a escápula em afastamento do corpo ou em direção a ele, como ocorre ao empurrar ou puxar.
Aparelho de remo	Usar conforme designado para treinamento de resistência e fortalecimento do tronco e membro superior. Enfatizar a retração escapular e a estabilização do tronco ao tracionar para trás.
Ergômetro para a parte superior do corpo	Pedalar para a frente ou para trás (movimentos de empurrar ou puxar) contra resistência progressiva durante um período extenso para desenvolver resistência cardiopulmonar e muscular à fadiga. Para um paciente com síndrome do impacto, deve-se enfatizar a rotação posterior para trabalhar a retração escapular e para atingir as estruturas posteriores do ombro enfraquecidas ou subutilizadas, bem como minimizar a ação de estruturas anteriores em uso excessivo ou retesadas.
Rolo de espuma, bola pequena, equipamento de equilíbrio (prancha ou disco de equilíbrio ou BOSU™)	Exercícios de estabilização ou treinamento de perturbação em decúbito ventral com as mãos apoiadas ou em quatro apoios, sobre uma ou ambas as mãos. Enfatizar a transferência de peso do membro superior ou alternar os movimentos de braço ou perna.
Aparelho de *step*	Em posição ajoelhada, realizar movimentos de "subir degraus" com os membros superiores, empurrando os degraus com as mãos. Enfatizar a protração durante o movimento de empurrar.
Esteira ergométrica	Ajoelhar na extremidade da esteira e realizar caminhada com a mão para a frente e para trás.
ProFitter™	Em posição ajoelhada no chão, próximo ao equipamento, colocar as mãos sobre a plataforma e deslizar a plataforma de um lado para o outro, ou para a frente e para trás, fazendo mudanças rápidas de direção.

ATIVIDADES DE APRENDIZADO INDEPENDENTE

Pensamento crítico e discussão

1. Descrever como os músculos escapulotorácicos e GU funcionam como estabilizadores dinâmicos do ombro.
2. Quais fatores podem restringir a rotação superior normal da escápula e como uma rotação superior escapular inadequada afeta adversamente a elevação do braço?
3. Descrever as relações entre postura cervical e torácica, orientação da escápula e elevação do braço.
4. Quais mecanismos e estruturas poderiam ser fontes de dor na síndrome do impacto do ombro de causa extrínseca?
5. Como estão inter-relacionadas a compressão e a instabilidade na síndrome do impacto secundária?
6. Descrever as diferenças e similaridades entre instabilidade atraumática e traumática da articulação GU.
7. Uma paciente experimentou lesão traumática de ombro ao cair em uma escada de concreto de cinco degraus há duas semanas. Agora, ela apresenta um padrão capsular, mobilidade intra-articular diminuída e defesa muscular com movimentos GU passivos. Ela não usa ativamente o membro em virtude da dor. Você observa edema na mão. Quais complicações potenciais podem se desenvolver caso ela não seja tratada? Elaborar um programa de exercícios para essa paciente em seu nível presente de envolvimento. O que você ensinaria à paciente sobre seus sintomas, comprometimentos e parâmetros para recuperação?
8. Uma pessoa com história de diabetes desenvolveu ombro congelado. Ela tem sentido desconforto no ombro há vários meses, mas só procurou tratamento há uma semana, quando se tornou incapaz de lavar ou pentear os cabelos com a mão esquerda. Descrever seu plano de intervenção e instruções para essa paciente. Explicar como você determinará a intensidade com que a perda de ADM será abordada.
9. Durante os estágios inicial e intermediário de um programa de reabilitação, quais tipos de atividade funcional (AVD, ocupacionais ou esportivas) deveriam inicialmente ser evitados ou modificados por pacientes com história de luxação anterior recorrente da articulação GU? O que seria diferente para um paciente com história de luxação posterior recorrente da articulação GU?
10. Quais critérios os pacientes com cada um dos diagnósticos de ombro a seguir deveriam satisfazer antes de progredir para exercícios e atividades funcionais *com as mãos acima da cabeça*: síndrome do impacto primária; instabilidade GU anterior; ombro congelado; pós-operatório de reparo do manguito rotador?

Prática de laboratório

1. Com seu parceiro de laboratório, revisar e praticar testes e medidas-chave que você pode ter de fazer para determinar o que está causando a dor no ombro e/ou a função diminuída de membro superior. O que cada um desses testes indica?

2. Mobilizar a escápula com técnicas manuais.
3. Mobilizar a cápsula da articulação GU com técnicas manuais; praticar técnicas de MM para o ombro.
4. Ensinar a seu parceiro uma série de técnicas de automobilização para a cápsula da articulação GU.
5. Usando a estabilização apropriada, alongar manualmente todos os principais grupos musculares do ombro.
6. Ensinar a seu parceiro técnicas de autoalongamento efetivas para cada um desses grupos musculares.
7. Praticar uma sequência de exercícios para fortalecer os músculos da escápula usando resistência manual (aplicada pelo fisioterapeuta). Usar posições de cadeia aberta e fechada.
8. Ensinar a seu parceiro uma sequência progressiva de exercícios de fortalecimento que ele poderá fazer em um programa de exercícios domiciliares para desenvolver a estabilidade e o controle dinâmico da escápula. Aplicar técnicas de perturbação que desafiem a habilidade dos músculos escapulotorácicos de estabilizar a articulação.
9. Ensinar a seu parceiro uma sequência progressiva de exercícios de fortalecimento que ele poderia fazer em um programa de exercícios domiciliares para desenvolver força, estabilidade e resistência à fadiga dos músculos GU. Fazer seu parceiro realizar um número específico de repetições de cada exercício usando um nível específico de resistência.
   - Descrever posturas ou movimentos inadequados que você observa enquanto seu parceiro executa cada exercício.
   - Descrever os sinais de fadiga que você pode observar e os indicadores de técnicas inadequadas do exercício.
10. Desenvolver uma série de atividades funcionais para complementar os exercícios de autoalongamento e autofortalecimento que você ensinou a seu parceiro.

Estudos de casos

1. A guia de encaminhamento da paciente prescreve: avaliar e tratar dor no ombro decorrente de acidente de carro. Ela sofreu uma colisão frontal no veículo que estava dirigindo. A paciente descreve dor no ombro sempre que estende a mão acima da cabeça. Ela é enfermeira e acha que os sintomas pioram sempre que coloca as soluções no suporte de soro, uma atividade frequente para ela. O exame revela dor durante a protração escapular, extensão do cotovelo e extensão de ombro contra resistência, com dor à palpação na cabeça longa do tríceps perto da sua inserção na glenoide inferior, assim como dor no serrátil anterior na axila. Outros comprometimentos incluem músculos romboides e parte ascendente do trapézio fracos (4-/5).
   - Explicar o mecanismo potencial de lesão desses músculos nesse tipo de acidente.
   - Explicar por que as tarefas dessa paciente, que envolvem movimentos do braço em posições acima da cabeça, podem perpetuar os sintomas.

- Esboçar um plano de tratamento para lidar com os sintomas agudos e progredir para um programa de exercícios terapêuticos.
- Identificar uma meta mensurável de desfecho funcional e as intervenções que você usaria para alcançar essa meta.
- À medida que os sintomas da paciente melhorassem, como você faria a progressão do programa de exercícios?

2. Seu paciente descreve dor sempre que coloca a mão acima da cabeça. Ele gosta de jogar vôlei nos finais de semana, mas, fora isso, tem uma vida sedentária. No exame, você observa atrofia moderada na fossa infraespinal, escápula protraída e cifose torácica com anteriorização da cabeça. Você o coloca na posição de quatro apoios antecipando a instrução de exercícios de estabilização rítmica em cadeia fechada e protração escapular, e observa que a escápula assume uma posição alada acentuada.
- Descrever quais músculos provavelmente se mostrarão fracos no teste, com base nessas observações.
- Como você modificaria o exercício em quatro apoios para desenvolver controle e força nos músculos envolvidos com um nível de resistência seguro?
- Com base em suas pressuposições de envolvimento muscular, desenvolver um plano de intervenção para esse paciente que inclua um programa de exercícios domiciliares. Indicar parâmetros (frequência, repetições), posições, segurança e progressões.

3. Você recebeu um encaminhamento para "avaliar e tratar" um paciente de 62 anos de idade que foi submetido a uma artroplastia total de ombro para OA há duas semanas. O paciente vem usando uma tipoia para suporte e proteção do ombro operado, mas tem permissão para removê-la diariamente para fazer exercícios pendulares e ADM ativa de cotovelo, punho e mão.
- Antes de iniciar seu exame e desenvolver um programa de exercícios, que informação adicional você precisaria ter do cirurgião?
- Que informação você gostaria de colher do paciente?
- Quais procedimentos de exame você desejaria realizar durante a visita inicial do paciente?
- Desenvolver, implementar, ensinar e, então, fazer a progressão de uma série de exercícios ao longo de um período de seis visitas de atendimento ao paciente.

4. Seis meses atrás, seu paciente foi submetido a uma cirurgia para reparo de uma lesão de Bankart e estabilização da cápsula anterior (ajuste capsular), após uma luxação anterior traumática da articulação GU. O paciente, agora, tem ADM completa e 90% de força no ombro após o programa de reabilitação. Ele deseja voltar a praticar esportes recreativos, como tênis, softbol e vôlei, mas teme que o ombro possa luxar durante essas atividades. Elaborar um programa de reabilitação avançada para que o paciente retorne gradualmente às atividades recreativas desejadas.

REFERÊNCIAS BIBLIOGRÁFICAS

1. Altchek, DW, et al: Arthroscopic acromioplasty: technique and results. J Bone Joint Surg Am 72:1198–1207, 1990.
2. Anderson, NH, et al: Self-training versus physiotherapist supervised rehabilitation of the shoulder in patients with arthroscopic subacromial decompression: a clinical randomized study. J Shoulder Elbow Surg 8: 99–101, 1999.
3. Arciero, RA, et al: Arthroscopic Bankart repair versus nonoperative treatment for acute, initial anterior shoulder dislocation. Am J Sports Med 22(5):589–594, 1994.
4. Aronen, JG, and Regan, K: Decreasing the incidence of recurrence of first time anterior dislocations with rehabilitation. Am J Sports Med 12(4): 283–291, 1984.
5. Arroyo, JS, and Flatow, EL: Management of rotator cuff disease: Intact and repairable cuff. In Iannotti, JP, and Williams, GR (eds): Disorders of the Shoulder: Diagnosis and Management. Philadelphia: Lippincott Williams & Wilkins, 1999, p 31.
6. Atef, A, et al: Prevalence of associated injuries after anterior shoulder dislocation: a prospective study. Int Orthop 40(3):519–24, 2015.
7. Baker, CL, and Liu, SH: Comparison of open and arthroscopically-assisted rotator cuff repair. Am J Sports Med 23(1):99–104, 1995.
8. Ballantyne, BT, et al: Electromyographic activity of selected shoulder muscles in commonly used therapeutic exercises. Phys Ther 73(10): 668–692, 1993.
9. Bassett, RW, et al: Glenohumeral muscle force and movement mechanics in a position of shoulder instability. J Biomech 23:405–415, 1990.
10. Bigliani, LV, et al: Inferior capsular shift procedure for anterior-inferior shoulder instability in athletes. Am J Sports Med 22(5):578–584, 1994.
11. Bigliani, LV, et al: Shift of the posteroinferior aspect of the capsule for recurrent posterior glenohumeral instability. J Bone Joint Surg Am 77(7):1011–1020, 1995.
12. Bigliani, LJ, et al: The relationship of acromial architecture to rotator cuff disease. Clin Sports Med 10(4):823–838, 1991.
13. Binder, AI, et al: Frozen shoulder: a long-term prospective study. Ann Rheum Dis 43(3):361–364, 1984.
14. Blackburn, TA, et al: EMG analysis of posterior rotator cuff exercises. J Athl Train 25:40–45, 1990.
15. Borstad, JD, and Ludewig, PM: The effect of long versus short pectoralis minor resting length on scapular kinematics in healthy individuals. J Orthop Sports Phys Ther 35(4):227–238, 2005.
16. Borstad, JD: Resting position variables at the shoulder: evidence to support a posture-impairment association. Phys Ther 86(4):549–557, 2006.
17. Borstad, JD, and Ludewig, PM: Comparison of three stretches for the pectoralis minor muscle. J Shoulder Elbow Surg 15(3):324–330, 2006.
18. Bottoni, CR, et al: A prospective, randomized evaluation of arthroscopic stabilization versus nonoperative treatment of patients with acute trau- matic, first-time shoulder dislocations. Am J Sports Med 30(4):576–580, 2002.
19. Boublik, M, and Hawkins, RJ: Clinical examination of the shoulder complex. J Orthop Sports Phys Ther 18(1):379–385, 1993.
20. Boudreau, S, et al: Rehabilitation following reverse total shoulder arthroplasty. J Orthop Sports Phys Ther 37(12):734–743, 2007.

21. Brems, JJ: Rehabilitation following total shoulder arthroplasty. Clin Orthop 307:70–85, 1994.

22. Brostrom, LA, et al: The effect of shoulder muscle training in patients with recurrent shoulder dislocations. Scand J Rehabil Med 24(1):11–15, 1992.

23. Brown, DD, and Friedman, RJ: Postoperative rehabilitation following total shoulder arthroplasty. Orthop Clin North Am 29:535, 1998.

24. Bullock, MP, Foster, NE, and Wright, CC: Shoulder impingement: the effect of sitting posture on shoulder pain and range of motion. Man Ther 10:28–37, 2005.

25. Burkhead, WZ, and Buark, DA: History and development of prosthetic replacement of the glenohumeral joint. In Williams, GR, et al (eds): Shoulder and Elbow Arthroplasty. Philadelphia: Lippincott, Williams & Wilkins, 2005, pp 3–10.

26. Buteau, JL, Eriksrud, O, and Hasson, SM: Rehabilitation of a glenohumeral instability utilizing the body blade. Physiotherapy Theory and Practice 23(6):333–349, 2007.

27. Cahill, JB, Cavanaugh, JT, and Craig, EV. Total shoulder arthroplasty rehabilitation. Techniques Shld Elbow Surg 15(1):13–17, 2014.

28. Cain, PR, et al: Anterior stability of the glenohumeral joint. Am J Sports Med 15(2):144–148, 1987.

29. Cameron, B, Glatz, L, and Williams, GR: Factors affecting the outcome of total shoulder arthroplasty. Am J Orthop 30:613–623, 2001.

30. Carpenter, JE, Blasier, RB, and Pellizzon, GG: The effects of muscle fatigue on shoulder joint position sense. Am J Sports Med 26(2):262–265, 1998.

31. Codman, EA: The Shoulder. Boston: Thomas Todd, 1934.

32. Cofield, RH, Chang, W, and Sperling, JW: Complications of shoulder arthroplasty. In Iannotti, JP, and Williams, GR (eds): Disorders of the Shoulder: Diagnosis and Management. Philadelphia: Lippincott Williams & Wilkins, 1999, p 571.

33. Cofield, RH, et al: Shoulder arthroplasty for arthritis. In Morrey, BF (ed): Joint Replacement Arthroplasty, ed. 3. Philadelphia: Churchill Livingstone, 2003, pp 438–449.

34. Cohen, BS, Romeo, AA, and Bach, BR: Shoulder injuries. In Brotzman, SB, and Wilk, KE (eds): Clinical Orthopedic Rehabilitation, ed. 2. Philadelphia: Mosby, 2003, pp 125–250.

35. Cole, BJ, et al: Comparison of arthroscopic and open anterior shoulder stabilization: a two- to six-year follow-up study. J Bone Joint Surg Am 82: 1108–1114, 2000.

36. Cools, AM, et al: Rehabilitation of scapular muscle balance. Which exercises to prescribe? Am J Sports Med 35(10):1744–1751, 2007.

37. Cuff, D, et al: Reverse shoulder arthroplasty for the treatment of rotator cuff deficiency. J Bone Joint Surg Am 90(6):1244–1251, 2008.

38. Culham, E, and Peat, M: Functional anatomy of the shoulder complex. J Orthop Sports Phys Ther 18(1):342–350, 1993.

39. Culp, LB, and Romani, WA: Physical therapist examination, evaluation, and intervention following the surgical reconstruction of a grade III acromioclavicular joint separation. Phys Ther 86(6):857–869, 2006.

40. Cyriax, J: Textbook of Orthopaedic Medicine, Vol 1. Diagnosis of Soft Tissue Lesions, ed. 8. London: Bailliere Tindall, 1982.

41. Cyriax, J: Textbook of Orthopaedic Medicine, Vol 2. Treatment by Manipulation, Massage and Injection, ed. 10. London: Bailliere Tindall, 1980.

42. Dahm, DL, and Smith, J: Rehabilitation and activities after shoulder arthroplasty. In Morrey, BF (ed): Joint Replacement Arthroplasty, ed. 3. Philadelphia: Churchill Livingstone, 2005, pp 502–511.

43. Dala-Ala, B, Penna, M, et al: Management of acute anterior shoulder dislocation. Br J Sports Med 48(16):1209–1215, 2014.

44. Davies, GJ, and Dickoff-Hoffman, S: Neuromuscular testing and rehabilitation of the shoulder complex. J Orthop Sports Phys Ther 18(2): 449–458, 1993.

45. Davies, GJ, and Durall, C: "Typical" rotator cuff impingement syndrome: it's not always typical. PT Magazine 8(5):58–71, 2000.

46. Dodson, CC, and Altchek, DW: SLAP lesions: an update on recognition and treatment. J Orthop Sports Phys Ther 39(2):71–80, 2009.

47. Donatelli, RA, et al: Differential soft tissue diagnosis. In Donatelli, RA (ed): Physical Therapy of the Shoulder, ed. 4. St. Louis: Churchill Livingstone, 2004, p 89.

48. Duan, X, et al: Total shoulder arthroplasty versus hemiarthroplasty in patients with shoulder osteoarthritis: A meta-analysis of randomized controlled trials. Sem Arthritis Rheumatism 43:297–302, 2013.

49. Duralde, XA: Total shoulder replacements. In Donatelli, RA (ed): Physical Therapy of the Shoulder, ed. 4. St. Louis: Churchill Livingstone, 2004, pp 529–545.

50. Edmonds, A: Shoulder arthroplasty. In Clark, GL, et al (eds): Hand Rehabilitation. New York: Churchill Livingstone, 1998, p 267.

51. Ekstrom, RA, Donatelli, RA, and Soderberg, GL: Surface electromyographic analysis of exercises for the trapezius and serratus anterior muscles. J Orthop Sports Phys Ther 33(5):247–258, 2003.

52. Ellenbecker, TS, and Cools, A: Rehabilitation of shoulder impingement syndrome and rotator cuff injuries: an evidence-based review. Br J Sports Med 44(5):319–327, 2010.

53. Ellenbecker, TS, Elmore, E, and Bailie, DS: Descriptive report of shoulder range of motion and rotational strength 6 and 12 weeks following rotator cuff repair using mini-open deltoid splitting techniques. J Orthop Sports Phys Ther 36(5):326–335, 2006.

54. Ellenbecker, TS, and Mattalino, AJ: Glenohumeral joint range of motion and rotator cuff strength following arthroscopic anterior stabilization with thermal capsulorrhaphy. J Orthop Sports Phys Ther 29(3):160–167, 1999.

55. Ellenbecker, TS: Etiology and evaluation of rotator cuff pathologic conditions and rehabilitation. In Donatelli, RA (ed): Physical Therapy of the Shoulder, ed. 4. St. Louis: Churchill Livingstone, 2004, p 337.

56. Ellman, H: Arthroscopic subacromial decompression. In Welsh, RP, and Shephard, RJ (eds): Current Therapy in Sports Medicine, Vol 2. Toronto: BC Decker, 1990.

57. Fanton, G, and Thabit, G: Orthopedic uses of arthroscopy and lasers. In Griffin (ed): Orthopedic Knowledge. Update Sports Medicine. Rosemont, IL: American Academy of Orthopedic Surgeons, 1994.

58. Fealy, S, Kingham, TP, and Altchek, DW: Mini-open rotator cuff repair using a two-row fixation technique outcomes analysis in patients with small, moderate and large rotator cuff tears. Arthroscopy 18:665–670, 2002.

59. Fenlin, JM, and Friedman, B: Shoulder arthroplasty: massive cuff deficiency. In Iannotti, JP, Williams, GR (eds): Disorders of the Shoulder: Diagnosis and Management. Philadelphia: Lippincott Williams & Wilkins, 1999, p 559.

60. Finley, MA, and Lee, RY: Effect of sitting posture on 3-dimensional scapular kinematics measured by skin-mounted electromagnetic tracking sensors. Arch Phys Med Rehabil 84(4):563–568, 2003.

61. Fu, FH, Harner, CD, and Klein, AH: Shoulder impingement syndrome: a critical review. Clin Orthop Rel Res 269:162–173, 1991.

62. Gartsman, GM, and Hammerman, SM: Full-thickness tears: arthroscopic repair. Orthop Clin North Am 28:83–98, 1997.

63. Gartsman, GM, Khan, M, and Hammerman, SM: Arthroscopic repair of full thickness tears of the rotator cuff. J Bone Joint Surg Am 80:832–840, 1998.

64. Ghodadra, NS, et al: Open, mini-open, and all-arthroscopic rotator cuff repair surgery: indications and implications for rehabilitation. J Orthop Sports Phys Ther 39(2):81–89, 2009.

65. Gill, T, et al: Bankart repair for anterior instability of the shoulder. J Bone Joint Surg Am 79:850–857, 1997.

66. Godges, JJ, et al: The immediate effects of soft tissue mobilization with proprioceptive neuromuscular facilitation on glenohumeral external rotation and overhead reach. J Orthop Sports Phys Ther 33(12):713–718, 2003.

67. Greis, PE, Dean, M, and Hawkins, RJ: Subscapularis tendon disruption after Bankart reconstruction for anterior instability. J Shoulder Elbow Surg 5:219–222, 1996.

68. Griffin, JW: Hemiplegic shoulder pain. Phys Ther 66(12):1884–1893, 1986.

69. Gross, RM: Arthroscopic shoulder capsulorrhaphy: does it work? Am J Sports Med 17:495–500, 1989.

70. Grubbs, N: Frozen shoulder syndrome: a review of literature. J Orthop Sports Phys Ther 18(3):479–487, 1993.

71. Guidotti, TL: Occupational repetitive strain injury. Am Fam Physician 45(2):585–592, 1992.

72. Haig, SV: Shoulder Pathophysiology Rehabilitation and Treatment. Gaithersbury, MD: Aspen Publishers, 1996.

73. Haik, MN, et al: Scapular kinematics pre- and post-thoracic thrust manipulation in individuals with and without shoulder impingement symptoms: a randomized controlled study. J Orthop Sports Phys Ther 44(7): 475–487, 2014.

74. Harryman, DT, et al: Translation of the humeral head on the glenoid with passive glenohumeral motion. J Bone Joint Surg Am 72(9): 1334–1343, 1990.

75. Harryman, DT II, et al: Reports of the rotator cuff: correlation of functional results with integrity of the cuff. J Bone Joint Surg Am 73:982–989, 1991.

76. Hartzog, CW, Savoie, FH, and Field, LD: Arthroscopic acromio-plasty and arthroscopic distal clavicle resection, mini-open rotator cuff repair: Indications, techniques, and outcome. In Iannotti, JP (ed): The Rotator Cuff: Current Concepts and Complex Problems. Rosemont, IL: American Academy of Orthopedic Surgeons, 1998, p 25.

77. Hashimoto, T, Nobuhara, K, and Hamada, T: Pathologic evidence of degeneration as a primary cause of rotator cuff tear. Clin Orthop Rel Res 415:111–120, 2003.

78. Hattrup, SJ: Rotator cuff repair: relevance of patient age. J Shoulder Elbow Surg 4:95–100, 1995.

79. Hattrup, SJ: Complications in shoulder arthroplasty. In Morrey, BF (ed): Joint Replacement Arthroplasty, ed. 3. Philadelphia: Churchill Livingstone, 2003, pp 521–542.

80. Hawkins, RJ, and Abrams, JS: Impingement syndrome in the absence of rotator cuff tear (stages 1 and 2). Orthop Clin North Am 18(3):373–382, 1987.

81. Hawkins, RJ, et al: Acromioplasty for impingement with an intact rotator cuff. J Bone Joint Surg Br 70(5):795–797, 1988.

82. Hawkins, RJ, Krishnan, SG, and Karas, SG: Electrothermal ar-throscopic shoulder capsulorrhaphy: a minimum 2-year follow-up. Am J Sports Med 35(9):1484–1488, 2007.

83. Hawkins, RJ, Misamore, GW, and Hobeika, PE: Surgery for full-thickness rotator cuff tears. J Bone Joint Surg Am 67:1349–1355, 1985.

84. Hayashi, K, et al: The effect of nonablative laser energy on joint capsular properties: an in vitro mechanical study using a rabbit model. Am J Sports Med 23(4):482–487, 1995.

85. Hayes, K, et al: Shoulder instability: management and rehabilitation. J Orthop Sports Phys Ther 32(10):497–509, 2002.

86. Hintermeister, RA, et al: Electromyographic activity and applied load during shoulder rehabilitation exercises using elastic resistance. Am J Sports Med 26(2):210–220, 1998.

87. Horrigan, JM, et al: Magnetic resonance imaging evaluation of muscle usage associated with three exercises for rotator cuff reha-bilitation. Med Sci Sports Exerc 31(10):1361–1366, 1999.

88. Hutcherson, A and Phelan, T: Evidence-based physical therapy pro-tocol for conservative treatment of full-thickness rotator cuff tear. Orthop Practice 25(4):221–230, 2013.

89. Itoi, E, et al: Which is more useful, the "full can test" or the "empty can test," in detecting the torn supraspinatus tendon? Am J Sports Med 27(1): 65–68, 1999.

90. Jobe, FW, et al: Anterior capsulolabral reconstruction of the shoulder in athletes in overhead sports. Am J Sports Med 19:428–434, 1991.

91. Jobe, FW, and Moynes, DR: Delineation of diagnostic criteria and a rehabilitation program for rotator cuff injuries. Am J Sports Med 10(6): 336–339, 1982.

92. Jobe, FW, and Pink, M: Classification and treatment of shoulder dysfunction in the overhead athlete. J Orthop Sports Phys Ther 18(2): 427–432, 1993.

93. Johnson, AJ, et al: The effect of anterior versus posterior glide joint mobilization on external rotation range of motion in patients with shoulder adhesive capsulitis. J Orthop Sports Phys Ther 37(3):88–99, 2007.

94. Kaltenborn, FM, et al: Manual Mobilization of the Joints: Joint Examination and Basic Treatment, Vol 1. The Extremities, ed. 8, Norli: Oslo, Norway, 2014.

95. Kamkar, A, Irrgang, JJ, and Whitney, SI: Nonoperative management of secondary shoulder impingement syndrome. J Orthop Sports Phys Ther 17(5):212–224, 1993.

96. Kanlayanaphotporn, R: Changes in sitting posture affect shoulder range of motion. J Bodywork Movement Ther 18:239–243, 2014.

97. Kelley, MJ, al: Shoulder pain and mobility deficit: adhesive capsuli-tis. Clinical practice guidelines linked to the International Classification of Functioning, Disability, and Health. J Orthop Sports Phys Ther 43(5): A1–A31, 2013.

98. Kelley, MJ, and Leggin, BG: Shoulder rehabilitation. In Iannotti, JP, and Williams, GR (eds): Disorders of the Shoulder: Diagnosis and Management. Philadelphia: Lippincott Williams & Wilkins, 1999, p 979.

99. Kelley, MJ, and Leggin, BG: Rehabilitation. In Williams, GR, et al (eds): Shoulder and Elbow Arthroplasty. Philadelphia: Lippincott, Williams & Wilkins, 2005, pp 251–268.

100. Kelley, MJ, McClure, PW, and Leggin, BG: Frozen shoulder: evidence and a proposed model guiding rehabilitation. J Orthop Sports Phys Ther 39(2):135–148, 2009.

101. Kibler, WB, et al: Scapular summit 2009: introduction. J Orthop Sports Phys Ther 39(11): A1–A8, 2009.

102. Kirkley, A, et al: Prospective randomized clinical trial comparing effectiveness of immediate arthroscopic stabilization versus immo-bilization and rehabilitation in first traumatic anterior dislocations of the shoulder. Arthroscopy 15:507–514, 1999.

103. Kosmahl, EM: The shoulder. In Kauffman, TL (ed): Geriatric Rehabilitation Manual. New York: Churchill Livingstone, 1999, p 99.

104. Kuhn, JE, Lebus, GF, and Bible, JE: Thoracic outlet syndrome. J Am Acad Orthop Surg 23:222–232, 2015.

105. Kumar, VP, Satku, K, and Balasubramaniam, P: The role of the long head of the biceps brachii in the stabilization in the head of the humerus. Clin Orthop 244:172–175, 1989.

106. Laudner, KG, et al: Scapular dysfunction in throwers with patho-logic internal impingement. J Orthop Sports Phys Ther 36(7):485–494, 2006.

107. Lawrence, RL, et al: Comparison of 3-dimensional shoulder complex kinematics in individuals with and without shoulder pain, part 1: sternoclavicular, acromioclavicular, and scapulothoracic joints. J Orthop Sports Phys Ther 44(9):636–645, 2014

108. Lawrence, RL, et al: Comparison of 3-dimensional shoulder complex kinematics in individuals with and without shoulder pain, part 2: glenohumeral joint. J Orthop Sports Phys Ther 44(9): 646–655, 2014.

109. Lewis, JS, Wright, C, and Green, A: Subacromial impingement syn-drome: the effect of changing posture on shoulder range of move-ment. J Orthop Sports Phys Ther 35(2):72–87, 2005.

110. Lister, JL, et al: Scapular stabilizer activity during bodyblade, cuff weights, and thera-band use. J Sport Rehabil 16:50–67, 2007.

111. Litchfield, R, et al: Rehabilitation for the overhead athlete. J Orthop Sports Phys Ther 18(2):433–441, 1993.

112. Lo, IK, et al: Quality-of-life outcome following hemiarthroplasty or total shoulder arthroplasty in patients with osteoarthritis: a prospec-tive randomized trial. J Bone Joint Surg Am 87(10):2178–2185, 2005.

113. Long, JL, et al: Activation of the shoulder musculature during pen-dulum exercises and light activities. J Orthop Sports Phys Ther 40(4): 230–237, 2010.

114. Ludewig, PM, and Cook, TC: Alterations in shoulder kinematics and associated muscle activity in people with symptoms of shoulder impingement. Phys Ther 80(3):276–291, 2000.

115. Ludewig, PM, et al: Three-dimensional clavicular motion during arm elevation: reliability and descriptive data. J Orthop Sport Phys Ther 34(3):140–149, 2004.

116. Ludewig, PM, and Borstad, JD: The shoulder complex. In Levangie, PM, and Norkin, CC (eds): Joint Structure and Function: A Comprehensive Analysis, ed. 5. Philadelphia: F.A. Davis, 2011.

117. Lukasiewics, AC, et al: Comparison of 3-dimensional scapular position and orientation between subjects with and without shoulder impingement. J Orthop Sports Phys Ther 29(10):574–583, 1999.

118. Maenhout, A, et al: Electromyographic analysis of knee push up plus variations: what's the influence of the kinetic chain on scapular muscle activity? Br J Sports Med 44(14):1010–1015, 2009.

119. Magee, DJ: Orthopedic Physical Assessment, ed. 5. St. Louis: Saunders Elsevier, 2008.

120. Malanga, GA, et al: EMG analysis of shoulder positioning in testing and strengthening the supraspinatus. Med Sci Sports Exerc 28(6):661–664, 1996.

121. Malmström, EM, et al: A slouched body posture decreases arm mobility and changes muscle recruitment in the neck and shoulder region. European J Applied Physiol 115(12):2491–2503, 2015.

122. Manske, RC, et al: A randomized controlled single-blinded comparison of stretching versus stretching and joint mobilization for posterior shoulder tightness measured by internal rotation motion loss. Sports Health Multidisc Approach 2(2):94–100, 2010.

123. Matsen, FA: Early effectiveness of shoulder arthroplasty for patients who have primary degenerative disease. J Bone Joint Surg Am 78(2):260–264, 1996.

124. Matsen, FA, et al: Glenohumeral arthritis and its management. In Rockwood, CA, et al (eds): The Shoulder, Vol 2, ed. 3. Philadelphia: Saunders, 2004, pp 879–1007.

125. Matsen, FA, et al: Glenohumeral instability. In Rockwood, CA, et al (eds): The Shoulder, Vol 2, ed. 3. Philadelphia: Saunders, 2004, pp 655–794.

126. Matsen, FA, et al: Rotator cuff. In Rockwood, CA, et al (eds): The Shoulder, Vol 2, ed. 3. Philadelphia: Saunders, 2004, pp 795–878.

127. Matsen III, FA, et al: The reverse total shoulder arthroplasty. J Bone Jt Surg Am 89(3):659–667, 2007.

128. Matthews, LS, and Pavlovich, LJ: Anterior and anteroinferior instability: diagnosis and management. In Iannotti, JP, and Williams, GR (eds): Disorders of the Shoulder. Philadelphia: Lippincott Williams & Wilkins, 1999, p 251.

129. McClure, P, et al: A randomized controlled comparison of stretching procedures for posterior shoulder tightness. J Orthop Sports Phys Ther 37(3):108–114, 2007.

130. McClure, PW, et al: Shoulder function and 3-dimensional kinematics in people with shoulder impingement syndrome before and after a 6-week exercise program. Phys Ther 84(9):832–848, 2004.

131. McClure, PW, et al: Direct 3-dimensional measurement of scapular kinematics during dynamic movements in vivo. J Shoulder Elbow Surg 10(3):269–277, 2001.

132. Meister, K, and Andrews, JR: Classification and treatment of rotator cuff injuries in the overhand athlete. J Orthop Sports Phys Ther 18(2): 413–421, 1993.

133. Miller, MD, Flatlow, EL, and Bigliani, LU: Biomechanics of the coricoacromial arch and rotator cuff: kinematics and contact of the subacromial space. In Iannotti, JP (ed): The Rotator Cuff: Current Concepts and Complex Problems. Rosemont, IL: American Academy of Orthopedic Surgeons, 1998, p 1.

134. Mohtadi, NG, et al: Electrothermal arthroscopic capsulorrhaphy: old technology, new evidence. A multicenter randomized clinical trial. J Shld Elbow Surg 23(8):1171–1180, 2014.

135. Morrison, DS, Greenbaum, BS, and Einhorn, A: Shoulder impingement. Orthop Clin North Am 31(2):285–293, 2000.

136. Mulligan, BR: Manual Therapy "NAGS," "SNAGS," "MWM's" etc., ed. 4. Wellington, New Zealand: Plane View Press, 1999.

137. Muth, S, et al: The effects of thoracic spine manipulation in subjects with signs of rotator cuff tendinopathy. J Orthop Sports Phys Ther 42(12):1005–1016, 2012.

138. Myers, JB, et al: Scapular position and orientation in throwing athletes. Am J Sports Med 33(2):263–271, 2005.

139. Neer, CS: Surgery in the shoulder. In Kelly, WH, et al (eds): Surgery in Arthritis. Philadelphia: WB Saunders, 1994, p 754.

140. Neer, CS: Impingement lesions. Clin Orthop 173:70–77, 1983.

141. Neer, CS, Watson, KC, and Stanton, FJ: Recent experiences in total shoulder replacement. J Bone Joint Surg Am 64:319–337, 1982.

142. Neer, CS: Anterior acromioplasty for the chronic impingement syndrome in the shoulder: a preliminary report. J Bone Joint Surg Am 54(1):41–50, 1972.

143. Neer, CS: Replacement arthroplasty for glenohumeral osteoarthritis. J Bone Joint Surg Am 56(1):1–13, 1974.

144. Neviaser, AS, and Hannafin, JA: Adhesive capsulitis: a review of current treatment. Am J Sports Med 38(11):2346–2356, 2010.

145. Neviaser, RJ, and Neviaser, TJ: The frozen shoulder: diagnosis and management. Clin Orthop 223:59–64, 1987.

146. Neviaser, RJ: Ruptures of the rotator cuff. Orthop Clin North Am 18(3):387–394, 1987.

147. Neviaser, RJ: Injuries to the clavicle and acromioclavicular joint. Orthop Clin North Am 18(3):433–488, 1987.

148. Neviaser, TJ: Adhesive capsulitis. Orthrop Clin North Am 18(3):439–443, 1987.

149. Neviaser, TJ: The role of the biceps tendon in the impingement syndrome. Orthop Clin North Am 18(3):383–386, 1987.

150. Nixon, RT, and Lindenfeld, TN: Early rehabilitation after a modified inferior capsular shift procedure for multidirectional instability of the shoulder. Orthopedics 21(4):441–445, 1998.

151. Noonan, TJ, and Garrett, WE: Injuries at the myotendinous junction. Clin Sports Med 11(4):783–806, 1992.

152. Norris, TR, and Iannotti, JR: Functional outcome after shoulder arthroplasty for primary osteoarthritis: a multicenter study. J Shoulder Elbow Surg 11(2):130–135, 2002.

153. Nuber, GW, and Bowen, MK: Disorders of the acromioclavicular joint: Pathophysiology, diagnosis, and management. In Iannotti, JP, and Williams, GR (eds): Disorders of the Shoulder. Philadelphia: Lippincott Williams & Wilkins, 1999, p 739.

154. O'Brien, M: Functional anatomy and physiology of tendons. Clin Sports Med 11(3):505–520, 1992.

155. O'Brien, SJ, Warren, RF, and Schwartz, E: Anterior shoulder instability. Orthop Clin North Am 18(3):395–408, 1987.

156. Orfaly, RM, et al: A prospective functional outcome study of shoulder arthroplasty for osteoarthritis with an intact rotator cuff. J Shoulder Elbow Surg 12:214–221, 2003.

157. Paine, RM, and Voight, M: The role of the scapula. J Orthop Sports Phys Ther 18:386–391, 1993.

158. Payne, LZ, et al: The combined dynamic and static contributions to sub-acromial impingement: a biomechanical analysis. Am J Sports Med 25(6):801–808, 1997.

159. Pollock, RG, and Flatow, LL: The rotator cuff. Full-thickness tears. Mini-open repair. Orthop Clin North Am 28(2):169–177, 1997.

160. Provencher, MT, et al: Arthroscopic treatment of posterior shoulder instability: results in 33 patients. Am J Sports Med 33(10):1463–1471, 2005.

161. Ramsey, ML, and Klimkiewicz, JJ: Posterior instability: diagnosis and management. In Iannotti, JP, and Williams, GR (eds): Disorders of the Shoulder: Diagnosis and Management. Philadelphia: Lippincott Williams & Wilkins, 1999, p 295.

162. Reinold, MM, Escamilla, T, and Wilk, KE: Current concepts in the scientific and clinical rationale behind exercises for glenohumeral and scapulothoracic musculature. J Orthop Sports Phys Ther 39(2):105–117, 2009.

163. Reinold, MM, et al: Electromyographic analysis of the rotator cuff and deltoid musculature during common shoulder external rotation exercises. J Orthop Sports Phys Ther 34(7):385–394, 2004.

164. Reinold, MM, et al: Thermal-assisted capsular shrinkage of the gleno-humeral joint in overhead athletes: a 15- to 47-month follow-up. J Orthop Sports Phys Ther 33(8):455–467, 2003.

165. Robinson, CM, et al: Injuries associated with traumatic anterior gleno-humeral dislocations. J Bone Jt Surg 94:18–26, 2012.

166. Rockwood, CA, and Wirth, MA: Disorders of the sternoclavicular joint. In Rockwood, CA, and Matsen, FA (eds): The Shoulder, Vol 1, ed. 3. Philadelphia: Saunders, 2004, p 597.

167. Rockwood, CA, Williams, GR, and Young, DC: Disorders of the acromioclavicular joint. In Rockwood, CA, and Matsen, FA (eds): The Shoulder, Vol 1, ed. 3. Philadelphia: Saunders, 2004, p 521.

168. Rockwood, CA, and Lyons, FR: Shoulder impingement syndrome: diagnosis, radiographic evaluation, and treatment with a modified Neer acromioplasty. J Bone Joint Surg Am 75(3):409–424, 1993.

169. Roddey, TS, et al: A randomized controlled trial comparing 2 instructional approaches to home exercise instruction following arthroscopic full-thickness rotator cuff repair surgery. J Orthop Sports Phys Ther 32(11):548–559, 2002.

170. Rodosky, MW, and Harner, CD: The role of the long head of the biceps muscle and superior glenoid labrum in anterior stability of the shoulder. Am J Sports Med 22:121–130, 1994.

171. Rokito, AS, et al: Strength after surgical repair of the rotator cuff. J Shoulder Elbow Surg 5:12–17, 1996.

172. Rowe, CR: Anterior glenohumeral subluxation/dislocation: the Bankart procedure. In Welsh, RP, and Shephard, RJ (eds): Current Therapy in Sports Medicine, Vol 2. Toronto, BC Decker, 1990.

173. Rundquist, PJ, and Ludewig, PM: Correlation of 3-dimensional shoulder kinematics to function in subjects with idiopathic loss of shoulder range of motion. Phys Ther 85(7):636–647, 2005.

174. Ruotolo, C, and Nottage, WM: Surgical and nonsurgical management of rotator cuff tears. Arthroscopy 18:527–531, 2002.

175. Sachs, RA, et al: Open Bankart repair: correlation of results with post-operative subscapular function. Am J Sports Med 33(10):1458–1462, 2005.

176. Safron, O, Seebauer, L, and Iannotti, J: Surgical management of the rotator cuff tendon-deficient arthritic shoulder. In Williams, GR, et al (eds): Shoulder and Elbow Arthroplasty. Philadelphia: Lippincott Williams & Wilkins, 2005, pp 105–114.

177. Salamh, PA, and Speer, KP: Post-rehabilitation exercise considerations following total shoulder arthroplasty. Strength Conditioning J 35(4): 56–63, 2013.

178. Schenk, T, and Brems, JJ: Multidirectional instability of the shoulder: pathophysiology, diagnosis, and management. J Am Acad Orthop Surg 6:65–72, 1998.

179. Schenk, T, and Iannotti, IP: Prosthetic arthroplasty for glenohumeral arthritis with an intact or repairable rotator cuff: indications, techniques, and results. In Iannotti, JP, and Williams, GR (eds): Disorders of the Shoulder: Diagnosis and Management. Philadelphia: Lippincott Williams & Wilkins, 1999, p 521.

180. Schieb, JS: Diagnosis and rehabilitation of the shoulder impingement syndrome in the overhand and throwing athlete. Rheum Dis Clin North Am 16(4):971–988, 1990.

181. Schmitt, L, and Snyder-Mackler, L: Role of scapular stabilizers in etiology and treatment of impingement syndrome. J Orthop Sports Phys Ther 29(1):31–38, 1999.

182. Schwartz, E, et al: Posterior shoulder instability. Orthop Clin North Am 18(3):409–419, 1987.

183. Selecky, MT, et al: The effects of laser-induced collagen shortening on the biomechanical properties of the inferior glenohumeral ligament complex. Am J Sports Med 27(2):168–172, 1999.

184. Sharkey, NA, and Marder, RA: The rotator cuff opposes superior translation of the humeral head. Am J Sports Med 23(3):270–275, 1995.

185. Smith, CA, and Williams, GR: Replacement arthroplasty in glenohumeral arthritis: intact or repairable rotator cuff. In Williams, GR, et al (eds): Shoulder and Elbow Arthroplasty. Philadelphia: Lippincott Williams & Wilkins, 2005, pp 75–103.

186. Smith, KL, and Matsen, FA: Total shoulder arthroplasty versus hemi-arthroplasty—current trends. Orthop Clin North Am 29(3):491–506, 1998.

187. Smith, LK, Weiss, EL, and Lehmkuhl, LD: Brunnstrom's Clinical Kinesiology, ed. 5. Philadelphia: F.A. Davis, 1996.

188. Sperling, JW, and Cofield, RH: Results of shoulder arthroplasty. In Morrey, BF (ed): Joint Replacement Arthroplasty, ed. 3. Philadelphia: Churchill Livingstone, 2003, p 511–520.

189. Stokdijk, M, et al: External rotation in the glenohumeral joint during elevation of the arm. Clin Biomech 18(4):296–302, 2003.

190. Tate, AR, et al: Comprehensive impairment-based exercise and manual therapy intervention for patients with subacromial impingement syndrome: a case series. J Orthop Sports Phys Ther 40(8):474–493, 2010.

191. Tauro, JC: Arthroscopic rotator cuff repair: analysis of technique and results in 2- and 3-year follow-up. Arthroscopy 14:45–51, 1998.

192. Thigpen, CA, et al: Scapular kinematics during supraspinatus rehabilitation exercise: a comparison of full-can versus empty-can techniques. Am J Sports Med 34(4):644–652, 2006.

193. Thomson, S, Jukes, C, and Lewis J: Rehabilitation following surgical repair of the rotator cuff: a systematic review. Physiotherapy 102(1): 20–28, 2015.

194. Thornhill, TS, et al: Shoulder surgery and rehabilitation. In Melvin, I, and Gall, V (eds): Rheumatologic Rehabilitation Series, Vol 5. Surgical Rehabilitation. Bethesda, MD: American Occupational Therapy Association, 1999, p 37.

195. Tibone, JE, and McMahon, PJ: Biomechanics and pathologic lesions in the overhead athlete. In Iannotti, JP, and Williams, GR (eds): Disorders of the Shoulder: Diagnosis and Management. Philadelphia: Lippincott Williams & Wilkins, 1999, p 233.

196. Tibone, JE, and Bradley, JP: The treatment of posterior subluxation in athletes. Clin Orthop 291:124–137, 1993.

197. Tibone, JE, et al: Glenohumeral joint translation after arthroscopic, nonablative thermal capsuloplasty with a laser. Am J Sports Med 26(4):495–498, 1998.

198. Ticker, JB, and Warner, JP: Rotator cuff tears: principles of tendon repair. In Iannotti, JP (ed): The Rotator Cuff: Current Concepts and Complex Problems. Rosemont, IL: American Academy of Orthopedic Surgeons, 1998, p 17.

199. Timmerman, LA, Andrews, JR, and Wilk, KE: Mini-open repair of the rotator cuff. In Wilk, KE, and Andrews, JR (eds): The Athlete's Shoulder. New York: Churchill-Livingstone, 1994.

200. Toth, AP, et al: Thermal shrinkage for shoulder instability. HSS J 7(2): 108–14, 2011.

201. Townsend, H, et al: Electromyographic analysis of the glenohumeral muscles during a baseball rehabilitation program. Am J Sports Med 19:264–272, 1991.

202. Trail, IA: Replacement arthroplasty in synovial-based arthritis. In Williams, GR, et al (eds): Shoulder and Elbow Arthroplasty. Philadelphia: Lippincott Williams & Wilkins, 2005, pp 113–129.

203. Trenerry, K, Walton, J, and Murrrell, G: Prevention of shoulder stiffness after rotator cuff repair. Clin Orthop 430:94–99, 2005.

204. Turkel, SJ, et al: Stabilizing mechanisms preventing anterior dislocation of the glenohumeral joint. J Bone Joint Surg Am 63(8):1208–1217, 1981.

205. Tyler, TF, et al: Electrothermally-assisted capsulorrhaphy (E.T.A.C.): a new surgical method for glenohumeral instability and its rehabilitation considerations. J Orthop Sports Phys Ther 30(7):390–400, 2000.

206. Uhl, TL, et al: Shoulder musculature activation during upper extremity weight-bearing exercises. J Orthop Sports Phys Ther 33:109–117, 2003.

207. Vermeulen, HM, et al: End-range mobilization techniques in adhesive capsulitis of the shoulder joint: a multiple-subject case report. Phys Ther 80(12):1204–1213, 2000.

208. Vermeulen, HM, et al: Comparison of high-grade and low-grade mobilization techniques in the management of adhesive capsulitis of the shoulder: randomized controlled trial. Phys Ther 86(3):355–368, 2006.

209. Volpe, S, and Craig, JA: Postoperative physical therapy management of a reverse total shoulder arthroplasty. Orthopedic Physical Therapy Practice 21(2):11–17, 2009.

210. Wahl, CJ, Warren, RF, and Altchek, DW: Shoulder arthroscopy. In Rockwood, CA Jr, et al (eds): The Shoulder, Vol 1, ed. 3. Philadelphia: Saunders, 2004, pp 283–353.

211. Wall, B, et al: Reverse total shoulder arthroplasty: a review of results according to etiology. J Bone Jt Surg Am 89(7):1476–1485, 2007.

212. Warner, JJP, and Gerber, C: Treatment of massive rotator cuff tears: posterior-superior and anterior-superior. In Iannotti, JP (ed): The Rotator Cuff: Current Concepts and Complex Problems. Rosemont, IL: American Academy of Orthopedic Surgeons, 1998, p 59.

213. Warner, JP: Treatment options for anterior instability: open vs. arthroscopic. Operative Tech Orthop 5:233–237, 1995.

214. Weiss, KS, Savoie, FH: Recent advances in arthroscopic repair of traumatic anterior glenohumeral instability. Clin Orthop 400:117–122, 2002.

215. Wilcox, KB, Arslanian, LE, and Millett, PJ: Rehabilitation following total shoulder arthroplasty. J Orthop Sports Phys Ther 35(12):821–835, 2005.

216. Wilk, KE, et al: Stretch-shortening drills for the upper extremities: theory and clinical application. J Orthop Sports Phys Ther 17(5):225–239, 1993.

217. Wilk, KE, and Arrigo, C: An integrated approach to upper extremity exercises. Orthop Phys Ther Clin North Am 1:337–360, 1992.

218. Wilk, KE, and Arrigo, C: Current concepts in the rehabilitation of the athletic shoulder. J Orthop Sports Phys Ther 18(1):365–378, 1993.

219. Wilk, KE, and Andrews, JR: Rehabilitation following arthroscopic subacromial decompression. Orthopedics 16(3):349–358, 1993.

220. 2Wilk, KE, Andrews, JR, and Arrigo, CA: The physical examination of the glenohumeral joint: emphasis on the stabilizing structures. J Orthop Sports Phys Ther 25:380, 1997.

221. Wilk, KE, Arrigo, CA, and Andrews, JR: Current concepts: the stabilizing structures of the glenohumeral joint. J Orthop Sports Phys Ther 24: 364–379, 1997.

222. Wilk, KE, Meister, K, and Andrews, JR: Current concepts in the rehabilitation of the overhead throwing athlete. Am J Sports Med 30(1): 136–151, 2002.

223. Wilk, KE, et al: Shoulder injuries in the overhead athlete. J Orthop Sports Phys Ther 39(2):38–54, 2009.

224. Wilk, KE, et al: Rehabilitation following thermal-assisted capsular shrinkage of the glenohumeral joint: current concepts. J Orthop Sports Phys Ther 32(60):268–287, 2002.

225. Wilk, KE, et al: Current concepts in the recognition and treatment of superior labral (SLAP) lesions. J Orthop Sports Phys Ther 35(5): 273–291, 2005.

226. Wilk, KE, Hooks, TR, et al: The modified sleeper stretch and modified cross-body stretch to increase shoulder internal rotation range of motion in the overhead throwing athlete. J Orthop Sports Phys Ther 43(12): 891–894, 2013.

227. Williams, GR, and Iannotti, JP: Biomechanics of the glenohumeral joint: influence on shoulder arthroplasty. In Iannotti, JP, and Williams, GR (eds): Disorders of the Shoulder: Diagnosis and Management. Philadelphia: Lippincott Williams & Wilkins, 1999, p 471.

228. Wirth, MA, Blatter, G, and Rockwood, CA: The capsular imbrication procedure for recurrent anterior instability of the shoulder. J Bone Joint Surg Am 78(2):246–259, 1996.

229. Wirth, MA, and Rockwood, CA: Disorders of the sternoclavicular joint: pathophysiology, diagnosis, and management. In Iannotti, JP, and Williams, GR (eds): Disorders of the Shoulder: Diagnosis and Management. Philadelphia: Lippincott Williams & Wilkins, 1999, p 763.

230. Worrell, TW, et al: An analysis of supraspinatus EMG activity and shoulder isometric force development. Med Sci Sports Exerc 24(7): 744–748, 1992.

231. Yamaguchi, K, et al: Transitioning to arthroscopic rotator cuff repair: the pros and cons. J Bone Joint Surg Am 85:144–155, 2003.

232. Zazzali, MS, et al: Shoulder instability. In Donatelli, RA (ed): Physical Therapy of the Shoulder, ed. 4. St. Louis: Churchill Livingstone, 2004, pp 483–504.

233. Zuckerman, JD, et al: The influence of coracoacromial arch anatomy on rotator cuff tears. J Shoulder Elbow Surg 1:4–14, 1992.

234. Zuckerman, JD, Scott, AJ, and Gallagher, MA: Hemiarthroplasty for cuff tear arthropathy. J Shoulder Elbow Surg 9(3):169–172, 2000.

Complexo do cotovelo e do antebraço

Carolyn Kisner, PT, MS

Lynn Colby, PT, MS

Cindy Johnson Armstrong, PT, DPT, CHT

■ **Estrutura e função do cotovelo e do antebraço 676**

ARTICULAÇÕES DO COTOVELO E DO ANTEBRAÇO **676**
Características e artrocinemática da articulação do cotovelo 676
Características e artrocinemática das articulações do antebraço 677

FUNÇÃO MUSCULAR NO COTOVELO E NO ANTEBRAÇO **678**
Ações primárias no cotovelo e no antebraço 678
Relações dos músculos do punho e da mão com o cotovelo 678

DOR REFERIDA E LESÃO NERVOSA NA REGIÃO DO COTOVELO **679**
Fontes comuns de dor referida na região do cotovelo 679
Distúrbios nervosos na região do cotovelo 679

■ **Tratamento de distúrbios e cirurgias do cotovelo e do antebraço 679**

HIPOMOBILIDADE ARTICULAR: TRATAMENTO CONSERVADOR **679**
Patologias relacionadas e etiologia dos sintomas 679

Comprometimentos estruturais e funcionais comuns 679
Limitações comuns nas atividades e restrições à participação 680
Hipomobilidade articular: tratamento – fase de proteção 680
Hipomobilidade articular: tratamento – fase de movimento controlado 680
Hipomobilidade articular: tratamento – fase de retorno à função 682

CIRURGIA ARTICULAR E TRATAMENTO PÓS-OPERATÓRIO **682**
Ressecção ou artroplastia da cabeça do rádio 683
Artroplastia total do cotovelo 686

MIOSITE OSSIFICANTE **695**
Etiologia dos sintomas 695
Tratamento 695

LESÕES POR ESFORÇO REPETITIVO: SÍNDROMES DE TRAUMA REPETITIVO **695**
Patologias relacionadas 695
Etiologia dos sintomas 696
Comprometimentos estruturais e funcionais comuns 696
Limitações comuns nas atividades e restrições à participação 696
Tratamento conservador das lesões por esforço repetitivo: fase de proteção 696

Tratamento conservador: fase de movimento controlado e de retorno à função 697

■ **Intervenções com exercícios para o cotovelo e o antebraço 699**

TÉCNICAS DE EXERCÍCIOS PARA AUMENTAR A FLEXIBILIDADE E A AMPLITUDE DE MOVIMENTO **699**
Técnicas manuais, mecânicas e de autoalongamento 699
Técnicas de autoalongamento: músculos dos epicôndilos medial e lateral 701

EXERCÍCIOS PARA DESENVOLVER E MELHORAR O DESEMPENHO MUSCULAR E O CONTROLE FUNCIONAL **702**
Exercícios isométricos 702
Exercícios dinâmicos de fortalecimento e de resistência à fadiga 702
Progressão funcional para o cotovelo e o antebraço 705

ATIVIDADES DE APRENDIZADO INDEPENDENTE **707**

Para a função normal do membro superior, é necessário que o complexo do cotovelo esteja livremente móvel, porém forte e estável. A conformação do cotovelo e do antebraço acrescenta mobilidade à mão no espaço, encurtando e alongando o membro superior e girando o antebraço. Os músculos proporcionam controle e estabilidade à região enquanto a mão é usada para várias atividades, desde comer, vestir-se e fazer a higiene pessoal, até movimentos de empurrar, puxar, virar, erguer, arremessar, pegar e alcançar objetos, ou, ainda, para o uso coordenado de equipamentos, instrumentos e máquinas.[78,82,84] A maior parte das atividades cotidianas requer um arco de flexão e extensão de 100° no cotovelo, especificamente entre 30° e 130°, assim como 100° de rotação do antebraço divididos de igual modo entre pronação e supinação.[78,82] Tarefas como beber e comer requerem primeiro a flexão do cotovelo, enquanto uma tarefa como a de alcançar os cadarços do sapato requer uma substancial extensão do cotovelo.

A lesão ou doença de estruturas ósseas, articulares ou de tecidos moles no cotovelo e no antebraço podem causar dor e comprometer a mobilidade, a força, a estabilidade e o uso funcional do membro superior. A perda de flexão ativa ou passiva do cotovelo interfere na higiene pessoal e na alimentação, enquanto a perda de extensão do cotovelo restringe a habilidade de usar as mãos no apoio para levantar-se de uma cadeira ou de alcançar objetos distantes. Em geral, a perda da flexão terminal do cotovelo contribui mais do que a perda da extensão terminal para a limitação de função.[78,82]

As relações anatômicas e cinesiológicas do cotovelo e do antebraço são descritas na primeira seção deste capítulo. O Capítulo 10 apresenta informações sobre princípios de cicatrização dos tecidos moles e seu tratamento; o leitor deve estar familiarizado com essa matéria antes de prosseguir para a elaboração de um programa de exercícios terapêuticos a fim de melhorar a função do cotovelo e do antebraço.

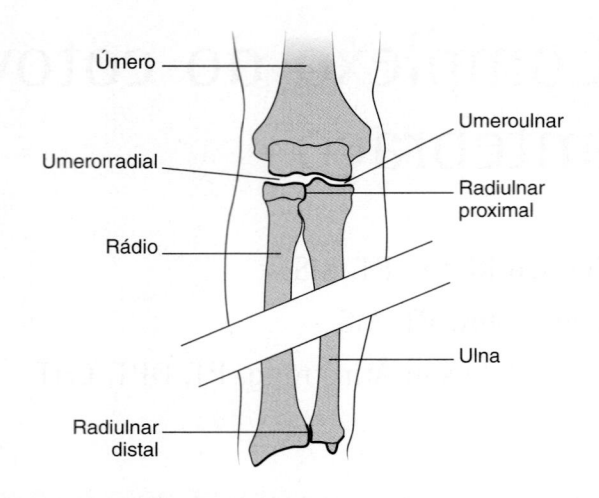

Figura 18.1   Ossos e articulações do cotovelo e do antebraço.

Estrutura e função do cotovelo e do antebraço

A extremidade distal do úmero possui duas superfícies articulares: a tróclea, que se articula com a ulna, e o capítulo, que se articula com a cabeça do rádio (Fig. 18.1). A flexão e a extensão ocorrem entre essas duas superfícies articulares. O rádio também se articula com a incisura radial da ulna, na articulação radiulnar proximal. Essa articulação contribui para a pronação e supinação junto à articulação radiulnar distal. A cápsula do cotovelo engloba as articulações umeroulnar, umerorradial e radiulnar proximal. A articulação radiulnar distal fica estruturalmente separada do complexo do cotovelo, embora sua função esteja relacionada de forma direta à articulação radiulnar proximal.[82]

ARTICULAÇÕES DO COTOVELO E DO ANTEBRAÇO

Há quatro articulações envolvidas na função do cotovelo e do antebraço: umeroulnar, umerorradial, radiulnar proximal e radiulnar distal.

Características e artrocinemática da articulação do cotovelo

O cotovelo é uma articulação composta, envolta por uma cápsula articular frouxa, sustentada por dois ligamentos principais – o colateral da ulna (medial) e o colateral do rádio (lateral) – que proporcionam estabilidade medial e lateral, respectivamente.[82,84]

Articulação umeroulnar

Características.   A articulação umeroulnar (UU) é classificada como uma dobradiça modificada. A tróclea, estrutura em forma de ampulheta posicionada medialmente na

extremidade distal do úmero, é convexa. A incisura troclear na ulna proximal é côncava (ver Fig. 5.27). Os movimentos primários nessa articulação são a flexão e a extensão.

Artrocinemática.   Durante a flexão/extensão, a incisura troclear côncava rola e desliza na mesma direção na qual a ulna se move, de modo que com a flexão do cotovelo a incisura rola e desliza ao redor da tróclea convexa em uma direção anterior. Com a extensão do cotovelo, a incisura rola e desliza em uma direção posterior.[82]

O eixo de rotação tem trajetória ligeiramente superior, no sentido medial a lateral, em virtude do alongamento distal da tróclea. Essa assimetria na tróclea leva a ulna a se desviar lateralmente em relação ao úmero durante a extensão, o que é conhecido como valgo cubital normal ou "ângulo de transporte". Essa situação também resulta em uma angulação em varo à flexão do cotovelo.[82,84] (Ver Quadro 18.1.)

Articulação umerorradial

Características.   A articulação umerorradial (UR) é classificada como do tipo dobradiça-pivô modificado. O capítulo esférico, posicionado lateralmente na extremidade distal do úmero, é convexo. A parte óssea côncava, a cabeça do rádio, fica na extremidade proximal do osso. Nessa articulação ocorrem flexão/extensão e pronação/supinação.

Artrocinemática.   À medida que o cotovelo flexiona e se estende, a cabeça côncava do rádio desliza na mesma direção que o movimento ósseo; desse modo, com a flexão do cotovelo a cabeça do rádio côncava desliza anteriormente, e com a extensão, posteriormente. Com a pronação e a supinação do antebraço, a cabeça do rádio gira sobre o capítulo (ver Quadro 18.1).[82]

Ligamentos do cotovelo

Ligamento colateral medial (ulnar).   O complexo ligamentar colateral medial (ulnar) consiste em feixes de fibras que podem ser diferenciados nas porções anterior, posterior e transversa (Fig. 18.2A). Diferentes porções do ligamento

QUADRO 18.1	Resumo da artrocinemática das articulações do cotovelo e do antebraço		

Movimento fisiológico	Rolamento	Deslizamento
Articulação umeroulnar	*Movimento da superfície articular ulnar*	
Flexão	Anterior	Anterior
Extensão	Posterior	Posterior
Articulação umerorradial	*Movimento da superfície articular radial*	
Flexão	Anterior	Anterior
Extensão	Posterior	Posterior
Pronação/ supinação	Giro	
Articulação radiulnar proximal	*Movimento da margem da cabeça do rádio*	
Pronação	Anterior (palmar)	Posterior (dorsal)
Supinação	Posterior (dorsal)	Anterior (palmar)
Articulação radiulnar distal	*Movimento da superfície articular radial distal*	
Pronação	Anterior (palmar)	Anterior (palmar)
Supinação	Posterior (dorsal)	Posterior (dorsal)

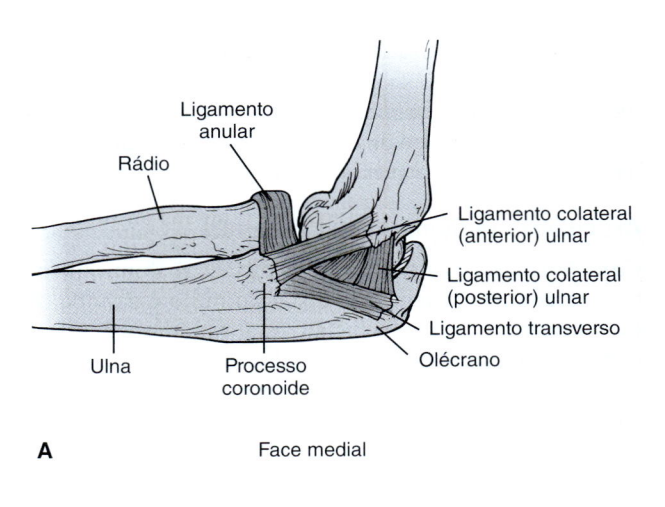

A   Face medial

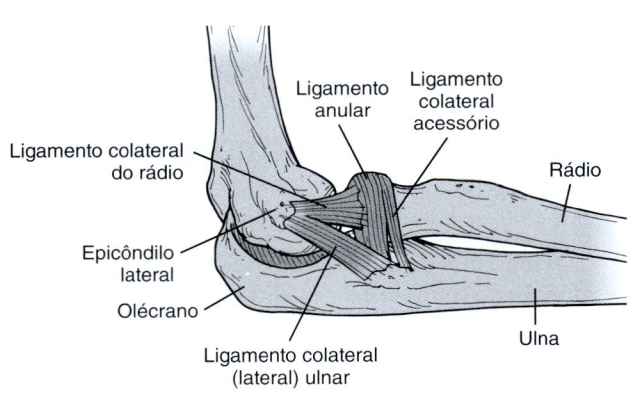

B   Face lateral

Figura 18.2   **(A)** As três partes do ligamento colateral ulnar (medial) estão representadas na face medial do cotovelo direito. A musculatura e a cápsula articular foram removidas para mostrar as inserções ligamentares. **(B)** O complexo ligamentar colateral lateral inclui o ligamento colateral do rádio (lateral), ligamento colateral lateral ulnar e o ligamento anular. A musculatura e a cápsula articular foram removidas para mostrar as inserções ligamentares. (De Norkin CC: The elbow complex. In Levangie PK and Norkin CC (eds): *Joint Structure and Function*: A *Comprehensive Analysis*, 5.ed. Filadélfia: F.A. Davis, 2011, p. 277, com permissão.)

são tensionadas em diferentes amplitudes de movimento (ADM), fornecendo suporte medial para o cotovelo contra sobrecargas em valgo e limitando a extensão do cotovelo no final da amplitude. O ligamento também mantém a aproximação das superfícies articulares. Atividades como o golfe ou que envolvam arremesso impõem sobrecargas significativas ao complexo ligamentar colateral medial (ulnar).[84]

Ligamento colateral lateral (radial).   O complexo ligamentar colateral lateral (radial), um ligamento em forma de leque na superfície lateral do cotovelo, é composto pelo ligamento colateral lateral radial, o ligamento colateral lateral ulnar e o ligamento anular. Esse complexo proporciona estabilidade à face lateral do cotovelo contra forças em varo e em supinação, estabiliza a articulação umerorradial, resiste à tração longitudinal e previne a translação posterior da cabeça do rádio (Fig. 18.2B).[84]

Características e artrocinemática das articulações do antebraço

Tanto a articulação radiulnar proximal como a distal são articulações uniaxiais do tipo pivô que trabalham juntas para produzir pronação e supinação (rotação) do antebraço.[84]

Articulação radiulnar proximal (superior)

A articulação radiulnar (RU) proximal situa-se dentro da cápsula da articulação do cotovelo, porém é uma articulação distinta.

Características.   A margem convexa da cabeça do rádio articula-se com a incisura radial côncava da ulna e o ligamento anular. Esse ligamento circunda a margem da cabeça do rádio e a estabiliza contra a ulna (ver Fig. 18.2). O movimento principal da articulação RU proximal é de pronação/supinação.

Artrocinemática.   À medida que o antebraço gira em pronação e supinação, a margem convexa da cabeça do rádio rola e desliza em oposição ao movimento ósseo, de modo que com a pronação a cabeça rola anteriormente (no sentido palmar) e desliza posteriormente (dorsalmente) sobre a incisura radial, e com a supinação, rola posteriormente (dorsalmente) e desliza anteriormente (no sentido palmar) quando o rádio cruza sobre a ulna relativamente fixa. Além disso, na articulação umerorradial a cabeça do rádio gira sobre o capítulo dentro do ligamento anular durante a pronação e a supinação[82] (ver Quadro 18.1).

Articulação radiulnar distal (inferior)

Características. A articulação RU distal é anatomicamente separada na extremidade distal do rádio e da ulna. A incisura ulnar côncava na região distal do rádio articula-se com a incisura convexa na cabeça da ulna. Essa articulação, junto à articulação RU proximal, participa primariamente na pronação/supinação.

Artrocinemática. À medida que o antebraço gira, o rádio côncavo desliza na mesma direção do movimento fisiológico. Esse desliza anteriormente (no sentido palmar) com a pronação e posteriormente (dorsalmente) com a supinação (ver Quadro 18.1).[82,84]

FUNÇÃO MUSCULAR NO COTOVELO E NO ANTEBRAÇO

Os músculos da região do cotovelo afetam não somente a função do cotovelo e do antebraço, como também a do punho e dos dedos.

Ações primárias no cotovelo e no antebraço

Flexão do cotovelo

Músculo braquial. O braquial é um músculo uniarticular que se situa profundamente ao bíceps braquial e se insere perto do eixo de movimento da ulna, de modo que não é afetado pela posição do antebraço ou do ombro. Em decorrência de sua grande área de secção transversa, o braquial produz a maior força entre todos os músculos que cruzam o cotovelo, e sua função exclusiva é a flexão do cotovelo.[68,82,84]

Músculo bíceps braquial. O bíceps é um músculo biarticular que cruza o ombro e o cotovelo e se insere perto do eixo de movimento do rádio, de modo que também age como supinador do antebraço. Funciona mais efetivamente como flexor do cotovelo entre 80° e 100° de flexão. Para uma relação comprimento-tensão ideal durante uma contração forçada, o ombro estende-se de modo a alongar o músculo que está agindo no cotovelo e antebraço.[82,84]

Músculo braquiorradial. Com sua inserção bem distante do cotovelo na região distal do rádio, o músculo braquiorradial funciona principalmente fornecendo compressão das superfícies articulares e dando estabilidade à articulação. O braquiorradial é um flexor do cotovelo primário, especialmente durante movimentos rápidos contra grande resistência, funcionando como pronador quando o antebraço se encontra em supinação, e como supinador quando o antebraço se encontra em pronação, sobretudo durante movimentos rápidos de supinação/pronação.[82,84]

Extensão do cotovelo

Músculo tríceps braquial. A cabeça longa do músculo tríceps braquial cruza tanto o ombro como o cotovelo; as outras duas cabeças são uniaxiais. A cabeça longa funciona de maneira mais efetiva como um extensor do cotovelo quando o ombro flexiona e faz adução simultaneamente. Isso mantém uma relação comprimento-tensão ideal no músculo. Tendo em vista que o tríceps se insere na ulna, não no rádio, esse músculo não tem qualquer papel na rotação do antebraço.[82,84]

Músculo ancôneo. O músculo ancôneo estabiliza o cotovelo durante atividades de extensão, e também durante a supinação e a pronação ativas do antebraço.[68,82]

Supinação do antebraço

Músculo supinador. O músculo supinador apresenta uma extensa inserção proximal, inserindo-se distalmente ao longo do terço proximal do rádio. Esse músculo pode produzir uma força significativa, independentemente da posição, velocidade ou força do movimento do cotovelo.[82,84]

Músculo bíceps braquial. O músculo bíceps age como supinador quando o cotovelo é simultaneamente flexionado ou durante atividades moderadas a muito exigentes de supinação estando o cotovelo em flexão de 90°.[82,84]

Músculo braquiorradial. O músculo braquiorradial contribui para a pronação e a supinação durante movimentos em amplitude curta e de grande intensidade. Independentemente da posição do antebraço, o braquiorradial gira o antebraço à posição neutra (polegar para cima) a partir de uma posição de supinação ou pronação completa.[82]

Pronação do antebraço

Músculo pronador redondo. O músculo pronador faz tanto a pronação do antebraço como a estabilização da articulação radiulnar proximal e ajuda a aproximar a cabeça do rádio para manter contato com o capítulo. O pronador redondo é mais ativo nas atividades de pronação com maior potência.[82,84]

Músculo pronador quadrado. O músculo pronador quadrado é o pronador mais ativo e consistentemente utilizado. Esse músculo também estabiliza a articulação RU distal, ao comprimir a incisura ulnar do rádio contra a cabeça da ulna durante as atividades de pronação.[82,84]

Relações dos músculos do punho e da mão com o cotovelo

Muitos músculos que atuam no punho e na mão têm sua inserção nos epicôndilos medial e lateral do úmero. Isso permite o movimento efetivo dos dedos e punho com o antebraço posicionado em pronação ou supinação. Esses músculos proporcionam estabilidade ao cotovelo, porém contribuem pouco para o seu movimento. A posição do cotovelo afeta a relação comprimento-tensão dos músculos durante suas ações sobre o punho e a mão.[60,84] Para mais informações sobre a função do punho e da mão, ver Capítulo 19.

Músculos flexores do punho. Têm sua origem no *epicôndilo medial* os músculos flexor radial do carpo, flexor ulnar do carpo, palmar longo, flexor superficial dos dedos e flexor profundo dos dedos.

Músculos extensores do punho. Têm sua origem no epicôndilo lateral os músculos extensor radial longo e curto do carpo, extensor ulnar do carpo e extensor dos dedos.

DOR REFERIDA E LESÃO NERVOSA NA REGIÃO DO COTOVELO

Para uma descrição detalhada dos padrões de dor referida e lesões de nervos periféricos que cruzam o cotovelo e a região do antebraço, ver Capítulo 13. A Tabela 13.1 resume o envolvimento muscular e perda funcional que ocorre em cada uma das lesões nervosas.

Fontes comuns de dor referida na região do cotovelo

Foi relatada a ocorrência de sintomas radiculares referidos das raízes nervosas de C5 e C6 em pacientes com dor na região lateral do cotovelo, e das raízes nervosas de C6 e C7 em casos de dor na região medial do cotovelo.[2,22,96]

Distúrbios nervosos na região do cotovelo

Nervo ulnar. O nervo ulnar avança posteromedialmente ao olécrano, onde entra no túnel ulnar. Depois de deixar o túnel ulnar, o nervo avança entre as duas cabeças na origem do flexor ulnar do carpo. Os locais mais comuns em que ocorre compressão desse nervo na região do cotovelo se situam no túnel ulnar, entre as duas cabeças do flexor ulnar do carpo.[10,18]

Nervo radial. O nervo radial atravessa o septo muscular lateral em um ponto anterior ao epicôndilo lateral e passa entre o braquial e o bíceps medialmente e, lateralmente, entre o braquiorradial, o extensor longo radial do carpo e o extensor curto radial do carpo. Dentro de uma área situada 3 cm proximal ou distalmente ao cotovelo, o nervo se ramifica em nervo interósseo posterior e nervo sensitivo superficial. O nervo interósseo posterior avança posteriormente, até ingressar no túnel (canal) radial/supinador, localizado entre as duas cabeças do supinador, na arcada de Fröhse (arco supinador). São locais comuns de compressão a região abaixo do radial curto do carpo (na arcada de Fröhse) e a borda distal do músculo supinador.[63,90]

Nervo mediano. O nervo mediano cruza a região do cotovelo anterior e profundamente na fossa cubital, medial ao tendão do músculo bíceps e da artéria braquial, onde se encontra bem protegido. O nervo então progride entre as cabeças ulnar e umeral do músculo pronador redondo e mergulha sob o músculo flexor profundo dos dedos. Pode ocorrer o encarceramento entre as cabeças do músculo pronador redondo, sob o ligamento de Struthers, pela aponeurose bicipital ou profundamente ao flexor superficial dos dedos.[10]

■ Tratamento de distúrbios e cirurgias do cotovelo e do antebraço

Para se fazer boas escolhas clínicas ao tratar pacientes com distúrbios de cotovelo e antebraço, é necessário compreender as diferentes patologias, procedimentos cirúrgicos e precauções associadas e identificar os comprometimentos estruturais e funcionais, limitações da atividade e restrições à participação (limitações funcionais e possíveis incapacidades observadas). Nesta seção, estão apresentadas as patologias e procedimentos cirúrgicos. As diretrizes conservadoras e pós-operatórias para o tratamento dessas condições são descritas nesta seção.

HIPOMOBILIDADE ARTICULAR: TRATAMENTO CONSERVADOR

Patologias relacionadas e etiologia dos sintomas

Este complexo articular é afetado por patologias como artrite reumatoide (AR), artrite reumatoide juvenil (ARJ) e doença articular degenerativa, assim como reações articulares agudas após trauma, luxação ou fraturas. Desenvolvem-se contraturas e aderências pós-imobilização na cápsula articular e tecidos adjacentes sempre que a articulação é imobilizada com gesso ou tala. Isso ocorre tipicamente após luxações e fraturas do úmero, rádio ou ulna. O leitor deve consultar no Capítulo 11 informações básicas sobre artrite e fraturas.

Comprometimentos estruturais e funcionais comuns

Estágio agudo. Quando os sintomas são agudos, o derrame articular, reação de defesa muscular e dor restringem a flexão e a extensão do cotovelo, e normalmente há dor em repouso. Fraturas e luxações dependem de intervenção médica; contudo, com um treinamento apropriado, o fisioterapeuta é capaz de manipular subluxações, por exemplo, a subluxação distal ou proximal da cabeça do rádio (ver Figs. 5.29 e 5.31, respectivamente).

Estágios subagudo e crônico. Normalmente existe um padrão capsular nos estágios subagudo e crônico da cicatrização tecidual. A flexão do cotovelo fica mais restrita que a extensão. Há uma sensação terminal firme e diminuição da mobilidade intra-articular. Na artrite de cotovelo de longa duração, a pronação e supinação também se tornam restritas, há uma sensação terminal firme e diminuição na mobilidade intra-articular na articulação RU proximal. A artrite na articulação RU distal resulta em dor quando se aplica uma pressão adicional.

Limitações comuns nas atividades e restrições à participação (limitações funcionais/incapacidades)

- Dificuldade para girar uma maçaneta ou chave de ignição.
- Dificuldade ou dor nas atividades de empurrar e puxar, como ao abrir e fechar portas.
- Restrição nas atividades em que a mão deve ser levada à boca para comer e beber ou à cabeça para os cuidados pessoais e uso do telefone.
- Dificuldade ou dor para apoiar-se para levantar de uma cadeira.
- Inabilidade para carregar objetos com o braço estendido.
- Alcance limitado da mão.

Hipomobilidade articular: tratamento – fase de proteção

Ver as diretrizes de tratamento relacionadas aos estágios de cicatrização dos tecidos no Capítulo 10, Quadro 10.1.

Orientação ao paciente

- Informar o paciente quanto à duração prevista para os sintomas agudos e ensinar métodos de proteção articular e como modificar as atividades da vida diária. Por exemplo, o paciente deve evitar atividades que impliquem levantar objetos ou apoiar-se com o membro superior envolvido.
- Instruir o paciente a evitar fadiga excessiva realizando os exercícios frequentemente durante o dia, porém limitando o número de repetições em cada sequência (série) de exercícios.

Reduzir os efeitos da inflamação ou derrame sinovial e proteger a área

- A imobilização intermitente ou limitada com uma tipoia ou órtese estática proporciona repouso ao membro, porém a imobilização completa pode levar à hipomobilidade articular, contraturas e limitação na mobilidade; portanto, devem ser os períodos frequentes de movimento controlado dentro de uma amplitude indolor.

Recomendação clínica

Dor e rigidez pós-traumáticas são ocorrências comuns após o tratamento cirúrgico e conservador de fraturas e luxações. As estruturas de tecidos moles, como músculos e ligamentos, também estão sujeitas a danos por essas lesões. Para restaurar a função do cotovelo, é fundamental que haja boa comunicação entre o fisioterapeuta e o médico, a fim de que sejam obtidos desfechos satisfatórios. A chave para minimizar a rigidez é a mobilização precoce. Ao mesmo tempo que limita a extensão, a minimização da

imobilização com o uso de uma órtese articulada possibilita a mobilização precoce e proporciona proteção da articulação.

- Técnicas de separação ou oscilações suaves grau I ou II na posição de repouso podem inibir a dor e mover o líquido sinovial para nutrir as articulações envolvidas (ver no Capítulo 5 princípios de aplicação e técnicas).

Manter a mobilidade dos tecidos moles e das articulações

- Exercícios de ADM passiva ou ativoassistida dentro dos limites da dor, incluindo flexão/extensão e pronação/supinação.
- Exercícios isométricos submáximos intermitentes em múltiplos ângulos dos flexores e extensores do cotovelo, pronadores e supinadores do antebraço e flexores e extensores do punho em posições indolores.

Manter a integridade e a função das áreas relacionadas

- Devem ser encorajadas atividades e ADM de ombro, punho e mão dentro da tolerância do paciente.
- Caso se desenvolva edema de mão, o braço deverá ser elevado sempre que possível e deverão ser aplicadas técnicas de massagem retrógradas, como descrito no Capítulo 26.

Hipomobilidade articular: tratamento – fase de movimento controlado

Se existir hipomobilidade articular, a ADM é aumentada utilizando técnicas de mobilização articular, assim como alongamento passivo e técnicas de inibição muscular, seguindo os princípios descritos nos Capítulos 4 e 5. O Quadro 18.2 destaca várias precauções importantes caso as restrições articulares estejam relacionadas a trauma.

Aumentar a mobilidade articular e dos tecidos moles

A intensidade das técnicas de alongamento e mobilização é ditada pelos tecidos em processo de cicatrização, a patologia específica e a técnica cirúrgica, bem como o nível de dor, mobilidade e qualidade do movimento no extremo da amplitude articular. O alongamento vigoroso não deve ser feito até estágios mais avançados da cicatrização. Como é observado no Quadro 18.2 o alongamento de alta intensidade dos flexores do cotovelo é contraindicado após trauma em razão do potencial de desenvolver uma formação óssea heterotópica.

- *Técnicas de mobilização articular passiva.* Como várias articulações estão envolvidas em cada movimento do cotovelo, é importante identificar quais das articulações estão com a mobilidade intra-articular diminuída. Para as técnicas específicas a serem usadas, ver Figuras 5.28 a 5.33 e suas descrições no Capítulo 5. Progredir cada téc-

| QUADRO 18.2 | Precauções após lesão traumática do cotovelo |

- A ossificação heterotópica (OH) do tecido lesionado é uma potencial complicação e se manifesta na forma de inchaço de tecidos moles, calor e sensibilidade. Em caso de OH, o alongamento se torna ineficaz e contraindicado.
- Após a cicatrização de fraturas no cotovelo e antebraço, a consolidação viciosa não é rara e impede a ADM completa. Uma sensação terminal óssea ou uma aparência anormal do cotovelo ou do antebraço devem alertar o fisioterapeuta para a causa desse comprometimento. Exames radiográficos são úteis para verificar o problema. Não há alongamento ou mobilização que altere a ADM do paciente. O alongamento indiscriminado pode levar à hipermobilidade das articulações relacionadas, o que pode causar trauma e dor adicional.

nica posicionando a articulação no final da amplitude disponível antes de aplicar a técnica de mobilização.

Recomendação clínica

Para progredir a mobilidade articular nas amplitudes terminais de flexão e extensão, pode ser necessário enfatizar os movimentos acessórios de varo e valgo, respectivamente. Isso pode ser alcançado com técnicas de deslizamento ulnar (para extensão limitada) e radial (para flexão limitada).

- *Manipulação para reduzir uma subluxação proximal da cabeça do rádio.* A subluxação proximal do rádio pode ser resultado de uma queda sobre a mão totalmente estendida. A cabeça do rádio é empurrada proximalmente dentro do ligamento anular e colide contra o capítulo. Essa lesão às vezes acompanha uma fratura da região distal do rádio (fratura de Colles) ou do escafoide e não é identificada como um comprometimento até depois que a fratura se consolidou e o gesso foi removido. Ela com frequência é ignorada, em função do foco no local da fratura, bem como na restrição articular e de tecidos moles causada pela limitada mobilização do cotovelo durante a consolidação da fratura. A palpação dos espaços articulares revelará a redução no espaço no lado envolvido, em comparação com o lado não envolvido. Pode haver limitação na flexão ou extensão do cotovelo, na flexão de punho e na pronação.

Recomendação clínica

Se a condição for aguda (e sem fratura), aplica-se uma tração distal no rádio para reposicionar a cabeça do rádio. Se a condição for crônica, é necessário um alongamento repetitivo com tração distal mantida grau III no rádio (ver Fig. 5.29), além de técnicas de alongamento de tecidos mo-

les e de fortalecimento necessárias para aumentar a mobilidade.

- *Manipulação para reduzir uma subluxação distal da cabeça do rádio.* Em geral, a subluxação distal do rádio é vista como uma lesão aguda em crianças e às vezes rotulada de "cotovelo de tenista" quando ocorre em adultos. É o resultado de uma tração forçada pela mão, como quando uma criança se afasta bruscamente da pessoa que a está levando pela mão ou alguém aplica uma força brusca para levantar um objeto pesado. A força faz o rádio mover-se no sentido distal em relação à ulna. A cabeça do rádio é incapaz de deslizar proximalmente no ligamento anular quando se tenta a supinação, o que faz a pessoa manter o antebraço em pronação. Ou a supinação se acha restrita, ou o paciente se protege contra o movimento.

Recomendação clínica

Em uma criança que sofreu lesão por tração e diante de uma subluxação distal da cabeça do rádio é aplicada uma manipulação compressiva rápida (empuxo em alta velocidade) juntamente com supinação (ver Fig. 5.31) para reposicionar a cabeça do rádio. Pode haver trauma de tecidos moles associado à lesão, que deve ser tratado com frio e compressão.

- *Alongamento manual e autoalongamento.* Usar técnicas de alongamento manual e inibição para aumentar a flexibilidade dos tecidos periarticulares que possam estar restringindo a mobilidade. O uso de uma munhequeira com peso colocada ao redor da região distal do antebraço, com o paciente cuidadosamente posicionado para um alongamento efetivo, proporciona um movimento de baixa intensidade e longa duração, e é uma alternativa ao alongamento passivo manual. Se a ADM do cotovelo não melhorar de forma constante após os sintomas agudos terem cedido, o paciente pode precisar usar uma tala dinâmica ajustável que aplique uma força de alongamento de baixa intensidade durante períodos de tempo estendidos. Essas intervenções de alongamento estão descritas no Capítulo 4.
- *Instruções domiciliares.* Ensinar ao paciente manobras de autoalongamento seguidas por exercícios ativos utilizando a nova amplitude. A última seção deste capítulo apresenta algumas sugestões.

Melhorar o trajeto da articulação do cotovelo

Uma técnica de mobilização com movimento (MM) que consiste em um deslizamento radial suave combinado com movimento ativo indolor de flexão ou extensão do cotovelo ou de preensão, também indolor (dependendo do comprometimento ou limitação funcional do paciente), juntamente com uma pressão adicional passiva indolor pode melhorar o trajeto da superfície articular, permitindo que os músculos movam a articulação de maneira indolor[20,21,107] (ver os princípios de MM no Cap. 5).

- *Posição do paciente e manobra:* decúbito dorsal com cotovelo flexionado ou estendido até o final da amplitude disponível. Uma cinta de mobilização é presa ao redor da região proximal do antebraço, na linha da articulação, e nos quadris do fisioterapeuta, de tal modo que a cinta fique horizontal. Estabilizar a região distal do úmero; para tanto, se projetar para dentro da cinta e segurar com firmeza os côndilos umerais. Com a outra mão, estabilizar o antebraço na altura do punho. O fisioterapeuta deve mover lentamente seus quadris e aplicar um deslizamento lateral suave na ulna proximal por meio da cinta. O fisioterapeuta deve tomar o cuidado de não fazer com que a articulação deslize de forma excessivamente agressiva. Fazer o paciente produzir um movimento de flexão ou extensão ativa do cotovelo, aplicando uma pressão passiva adicional no final da amplitude. No caso da extensão, o fisioterapeuta deve certificar-se de levar em conta o ângulo de transporte do cotovelo, o que pode alterar o plano de movimentação. O movimento deve ser repetido por 6-10 vezes e por até três séries (Fig. 18.3). Essa é uma técnica indolor.[20,21,79,107]

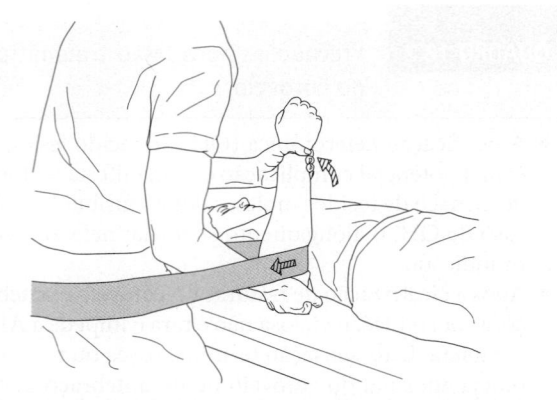

Figura 18.3 Mobilização com movimento (MM) para melhorar a flexão de cotovelo. Aplica-se um deslizamento lateral a partir da região proximal da ulna enquanto o paciente faz a flexão ativa, seguida por um alongamento passivo no final da amplitude.

Melhorar o desempenho muscular e as habilidades funcionais

Iniciar exercícios ativos e resistidos leves em posições de cadeia aberta e fechada para desenvolver controle, resistência e força nos músculos do cotovelo e antebraço. Assim que o paciente melhorar, adaptar os exercícios e progredir para atividades funcionais. Exercícios específicos estão descritos na seção referente a eles deste capítulo. Deve-se incluir o complexo do ombro, punho e mão no programa de exercícios, já que sua flexibilidade e força influem na recuperação da função do cotovelo.

Hipomobilidade articular: tratamento – fase de retorno à função

Melhorar o desempenho muscular

Progredir os exercícios de autoalongamento e fortalecimento conforme a tolerância do tecido articular. Ensinar ao paciente progressões seguras e estratégias de exercícios que promovam o retorno à função. Usar exercícios que simulem as repetições e demandas das atividades cotidianas, como empurrar, puxar, erguer, carregar e agarrar objetos, preparando as articulações e músculos para tarefas específicas.

Restaurar a mobilidade funcional de articulações e tecidos moles

Se as restrições permanecerem, usar técnicas vigorosas de alongamento manual ou mecânico e técnicas de mobilização articular.

Promover a proteção articular

Condições artríticas crônicas podem exigir modificações nas atividades com cargas elevadas para minimizar as sobrecargas deformantes nas articulações envolvidas.

CIRURGIA ARTICULAR E TRATAMENTO PÓS-OPERATÓRIO

Com frequência, é necessária uma intervenção cirúrgica intra-articular ou extra-articular para o tratamento de fraturas ou luxações graves que afetam as articulações do cotovelo e os tecidos moles adjacentes. Essas lesões podem requerer uma redução aberta com fixação interna ou uma excisão artroscópica ou aberta de fragmentos ósseos. Em adultos, a fratura mais comum na região do cotovelo é a da cabeça e colo do rádio. Esse tipo de fratura é responsável por mais de um terço de todas as fraturas do cotovelo.[57,87,99,101,106,112] Essa lesão em geral ocorre quando uma pessoa cai sobre a mão totalmente estendida, estando o cotovelo também estendido e o antebraço em pronação, o que causa uma fratura da cabeça do rádio combinada com possíveis lesões simultâneas na região, como outras fraturas, luxações, ou lesões de ligamento.[49,57,101,106,112]

Se o rádio proximal está desviado e a fratura da cabeça do rádio é cominutiva, as opções cirúrgicas são uma redução aberta com fixação interna, fixação *low-profile*, excisão de fragmentos da cabeça do rádio, ou artroplastia da cabeça do rádio. O Quadro 18.3 resume as vantagens e desvantagens das opções cirúrgicas para o tratamento de fraturas com desvio da cabeça do rádio. Contudo, as fraturas da cabeça do rádio são relativamente raras em crianças. Quando ocorrem, é preferida a redução fechada.[99]

Surgem pequenos defeitos osteocondrais, em uma ou mais superfícies articulares do complexo do cotovelo, em pessoas esqueleticamente maduras ou imaturas (com frequência no atleta arremessador), como resultado de trau-

QUADRO 18.3 Opções cirúrgicas para fraturas com deslocamento da cabeça do rádio

Redução aberta e fixação interna
- *Vantagens:* técnica preferível, se for possível obter uma fixação estável e se houver possibilidade de reparar danos ligamentares significativos; a mobilização pós--operatória precoce é permitida.
- *Desvantagens:* não são úteis para fraturas que não podem ser reconstruídas, e menos práticas do que a ressecção da cabeça do rádio para fraturas gravemente cominutivas ou osteoporose.

Fixação *low-profile*
- *Vantagens:* melhora dos movimentos de rotação e flexão do antebraço, com menos tecido cicatricial, em comparação com outras técnicas. É permitida a mobilização imediata da articulação do cotovelo.
- *Desvantagens:* em fase inicial de desenvolvimento, incluindo a biocompatibilidade, o que pode ser problemático com a escolha dessa técnica.

Ressecção da cabeça do rádio
- *Vantagens:* para fraturas gravemente cominutivas, não passíveis de redução e instáveis; não há risco de bloqueio mecânico do movimento articular por mau alinhamento dos fragmentos da fratura ou da fixação interna; a ADM precoce é permitida.
- *Desvantagens:* aumento da deformidade em valgo é possível, com potencial para alterações degenerativas precoces na articulação umeroulnar. Dor persistente

e limitação do movimento com essa técnica. Mesmo diante de ligamentos intactos, já foi observada uma alteração na cinemática e na estabilidade do cotovelo.

Excisão de fragmentos da cabeça do rádio
- *Vantagens:* não tão comumente usada, em função de melhorias nos sistemas de fixação. No entanto, é uma técnica usada quando há pequenos fragmentos deslocados que bloqueiam o movimento, ou fragmentos soltos. Usada nos casos em que outros sistemas de fixação não são viáveis em virtude do tamanho pequeno do fragmento, cominuição ou osteopenia.
- *Desvantagens:* fragmentos que se articulam com a articulação radiulnar proximal não devem ser excisados, por causa da interferência na rotação do antebraço.

Artroplastia da cabeça do rádio
- *Vantagens:* técnica indicada para fraturas cominutivas com deslocamento da cabeça e colo do rádio, em que não é possível uma redução anatômica e fixação interna estável e há lesões associadas aos tecidos moles. Foi demonstrado que os implantes da cabeça do rádio restauram a cinemática e a estabilidade da cabeça do rádio.
- *Desvantagens:* são muitos os implantes disponíveis que não contam com estudos que comparam desfechos clínicos ou resultados no longo prazo.

---

mas repetitivos. Esses defeitos, dependendo do tamanho, das características e da localização, podem requerer intervenção cirúrgica, por exemplo, a remoção ou fixação interna de um fragmento, microfratura ou implante autólogo osteocondral ou condrocitário, caso as medidas conservadoras tenham sido ineficazes.[1,31,45,89]

A doença articular no estágio inicial ou de longa duração (AR, ARJ, artrite pós-traumática) associada à proliferação sinovial, destruição das superfícies articulares das articulações do cotovelo e que leva à dor, limitação de movimento e comprometimento da função do membro superior pode também precisar ser tratada com cirurgia extra--articular ou intra-articular. Por exemplo, no estágio inicial da AR, em que a proliferação sinovial está presente, porém as superfícies articulares estão ainda em boa condição, a *sinovectomia artroscópica* ou *aberta* é o procedimento de escolha para o alívio da dor caso os medicamentos não tenham controlado a doença.[22,26,98] Ocasionalmente, uma artrite avançada é tratada por meio de cirurgia com uma *artroplastia de interposição* (apenas em pacientes jovens, com menos de 40 anos, e de forma seletiva),[72,98] *ressecção da cabeça do rádio* com ou sem implante protético e sinovectomia concomitante, ou *artrodese* (como um procedimento de salvamento).[12,67] Contudo, hoje em dia, o procedimento cirúrgico mais comum usado para tratar uma destruição grave da articulação do cotovelo é a *artroplastia total do cotovelo* (ATC).[29,48,98] A Tabela 18.1 resume como

a gravidade da doença articular e a extensão do envolvimento dos tecidos moles influi na escolha do procedimento cirúrgico para o complexo do cotovelo.[33,46,98]

As metas da cirurgia e reabilitação pós-operatória do complexo articular do cotovelo incluem (1) alívio da dor, (2) restauração do alinhamento ósseo e estabilidade articular e (3) força e ADM suficientes para permitir o uso funcional do cotovelo e membro superior. Os procedimentos cirúrgicos feitos para aliviar a dor e melhorar a estabilidade do cotovelo tendem a ser mais bem-sucedidos do que os feitos apenas para aumentar a ADM. A formação óssea heterotópica, que leva à rigidez articular, é geralmente uma complicação das fraturas ósseas, luxações e cirurgias da articulação do cotovelo.[4,86] Portanto, a única meta de melhorar a ADM raramente será uma indicação para cirurgia.

Ressecção ou artroplastia da cabeça do rádio

Indicações para cirurgia

Adiante são apresentadas as indicações citadas com frequência para a ressecção ou artroplastia da cabeça do rádio.

- Fratura cominutiva grave ou uma fratura-luxação da cabeça ou colo do rádio que não pode ser reconstruída e estabilizada no lugar com fixação interna.[57,67,87,101,106,112]

TABELA 18.1   Gravidade da doença articular do cotovelo e escolha do procedimento cirúrgico

Gravidade da doença articular	Escolha do procedimento cirúrgico
■ Sinovite leve: as superfícies articulares estão normais ou minimamente deterioradas; osteoporose	■ Tratamento conservador/médico
■ Sinovite moderada: alguma perda de cartilagem articular; estreitamento do espaço articular, porém o contorno articular é mantido	■ Acesso artroscópico para sinovectomia ou ressecção da cabeça do rádio com sinovectomia
■ Sinovite moderada a grave: perda da cartilagem articular; perda do espaço articular; ligamentos colaterais intactos	■ Artroplastia total do cotovelo com revestimento da articulação ou, em uma criança em crescimento, possivelmente artroplastia de interposição
■ Sinovite grave: destruição da cartilagem articular; perda completa do espaço articular (articulação osso a osso); instabilidade articular significativa; perda óssea; anquilose	■ Artroplastia total do cotovelo com estabilidade inerente parcial

■ Sinovite crônica e deterioração leve das superfícies articulares associadas com artrite das articulações UR e RU proximal, resultando em dor articular em repouso ou movimento, possível subluxação da cabeça do rádio e perda significativa da função do membro superior.[57,106]

Contraindicações: a ressecção da cabeça do rádio é contraindicada para crianças em crescimento.[99] A ressecção sem substituição da cabeça do rádio não é uma opção apropriada em presença de instabilidade do cotovelo; uma fratura cominutiva com desvio; e quando não é possível obter uma fixação interna estável.[57,74,112] Como nas outras articulações, a artroplastia também é contraindicada quando há infecção ativa.

Procedimento

Contexto

Escolha do procedimento. Dependendo da integridade dos ligamentos e da estabilidade do complexo do cotovelo, pode ser selecionada a ressecção da cabeça do rádio, ou uma artroplastia com implante pode ser a melhor escolha. Os resultados de estudos biomecânicos demonstram alteração na cinemática e na estabilidade após a excisão da cabeça do rádio, ao passo que o uso de um implante restaura a estabilidade e a cinemática de modo similar à cabeça do rádio nativa.[13,57] O uso de um implante protético é considerado em caso de mais de três fragmentos de fratura, fratura de mais de 20-50% do processo coronoide com uma fratura da cabeça do rádio e quando há instabilidade clínica do cotovelo decorrente do comprometimento dos ligamentos de suporte.[57,74,75,87]

Modelos, materiais e fixação dos implantes. Há uma quantidade crescente de implantes protéticos de cabeça do rádio disponíveis para os cirurgiões. São três as considerações principais na escolha do implante apropriado: (1) dimensionamento, (2) alinhamento e (3) fixação da haste. Atualmente, os implantes disponíveis são: implantes com espaçadores, hastes de pressão (*press-fit*) e de crescimento interno e articulações bipolares e cerâmicas. Os implantes

de silicone não são mais usados em função da considerável incidência de falha, com ocorrência de sinovite causada pelo silicone. Hoje em dia, são usados implantes metálicos modulares (de titânio) para a cabeça do rádio com cabeças e hastes separadas, o que possibilita melhor dimensionamento e facilidade de implantação. No entanto, o implante ideal da cabeça do rádio ainda está para ser projetado e fabricado.[15,57,74,75]

Visão geral do procedimento cirúrgico

As técnicas de implante atuais variam em decorrência da variedade de implantes disponíveis; contudo, alguns cirurgiões usam uma abordagem com a divisão do extensor dos dedos, e dividem os ligamentos colateral do rádio e anular, preservando a integridade dos ligamentos colaterais radial e ulnar.[57] Outros cirurgiões expõem a articulação por meio de uma abordagem posterolateral (de Kocher) entre os músculos extensor ulnar do carpo e ancôneo,[87,112] enquanto outros preferem a abordagem de Kaplan entre o extensor dos dedos e o extensor radial curto do carpo.[101] Independentemente da abordagem, a cabeça do rádio é exposta, e é realizada uma osteotomia radial no nível do ligamento anular para a ressecção da cabeça. No caso de uma fratura grave, talvez haja necessidade de excisar também uma parte do colo do rádio. Ao expor o campo cirúrgico, o cirurgião se empenha em não separar os ligamentos intactos. Concomitantemente, faz-se uma sinovectomia, caso esteja presente uma sinovite proliferativa (tipicamente observada na AR e na ARJ).[57,74]

Quando é inserido um implante, o canal medular do rádio é preparado para aceitar a haste da prótese. Caso o cotovelo esteja instável, as estruturas ligamentares são reparadas. Se houver insuficiência no ligamento colateral lateral ulnar, ele pode ser reforçado com um autoenxerto do palmar longo ou um aloenxerto.[57,74,75]

Complicações

Complicações intraoperatórias. A danificação do nervo interósseo posterior é uma preocupação durante a ressecção cirúrgica da cabeça do rádio, independente de ser incluída ou não uma substituição com implante de cabeça no procedimento.[67] Quando um implante é inserido, o mau posicionamento ou cálculo impreciso do seu tamanho podem causar dor pós-operatória e instabilidade umerorradial, comprometimento da ADM e, por fim, contribuir para o seu desgaste prematuro.[15,87,101,112]

Complicações pós-operatórias. As complicações pós-operatórias da ressecção, com ou sem implante, podem incluir demora no fechamento da ferida, infecção, ADM limitada no cotovelo e/ou antebraço, síndrome do túnel do rádio, afrouxamento cubital, dor persistente e um senso de instabilidade. Pode ocorrer uma leve migração proximal do rádio se a ressecção não incluir o implante de uma prótese da cabeça do rádio.[57,74,112] Essa complicação pode ou não se associar à dor no cotovelo ou punho. Após a ressecção no caso de uma fratura grave da cabeça do rádio, uma osteoartrite na articulação UR pode também desenvolver-se com o tempo.[67]

Como em todos os tipos de artroplastia com implante, o afrouxamento asséptico ou desgaste e fratura do implante em longo prazo são complicações que podem ocorrer e requerem uma artroplastia de revisão.

Tratamento pós-operatório

As metas e intervenções, a velocidade da progressão e a extensão do programa de reabilitação, assim como os desfechos finais, são muito dependentes da extensão da lesão dos tecidos moles pela lesão ou inflamação crônica, da integridade dos tecidos reparados, em particular dos ligamentos de suporte do complexo do cotovelo, da filosofia do cirurgião e das expectativas do paciente quanto à cirurgia e sua resposta ao tratamento.

Imobilização

Dependendo da extensão da cirurgia e do procedimento realizado, o cotovelo pode ser imobilizado em uma tala posterior ou uma órtese articulada de proteção com bloqueio extensor por até três semanas. O cotovelo deve ser posicionado em 45-90°, com o antebraço em pronação média e o punho na posição neutra. Quando o movimento do cotovelo for permitido (normalmente já em 1 a 3 dias após a cirurgia ou mais adiante se foi necessária uma reconstrução significativa dos ligamentos), a tala não articulada é removida para o exercício em um arco de movimento protegido, porém recolocada em seguida e usada à noite por um período extenso de tempo a fim de proteger os tecidos em cicatrização. Se a estabilidade do cotovelo estiver em risco, o paciente pode precisar usar a órtese articulada continuamente para que os tecidos em cicatrização tenham suporte. A órtese será ajustada de modo a possibilitar o aumento na ADM, à medida que a força tênsil dos tecidos for melhorando.[15,35,112]

Exercício: fase de proteção máxima

Metas e intervenções. A primeira fase da reabilitação (fase inflamatória) se estende pelas primeiras 2-3 semanas após a cirurgia e enfoca a orientação ao paciente enfatizando os cuidados com a ferida, controle da dor e redução do edema, além de exercícios para suprimir os efeitos adversos da imobilização, ao mesmo tempo protegendo os tecidos moles reparados que mantêm a estabilidade do cotovelo. As metas e intervenções ligadas aos exercícios mencionadas adiante são tipicamente incluídas nessa fase inicial.[11,35]

- ***Tratar do edema.*** Fazer com que o paciente eleve o braço a um nível superior ao do coração (punho acima do cotovelo; cotovelo acima do ombro) e colocar o braço em uma manga de compressão.
- ***Manter a mobilidade das articulações não operadas.*** Exercícios de ADM ativa de ombro, punho e mão imediatamente após a cirurgia.
- ***Manter a mobilidade do cotovelo e do antebraço.*** Iniciar ADM protegida com suavidade dentro de 2-3 dias no pós-operatório. Dependendo da extensão do procedimento cirúrgico ou do tecido em processo de cicatrização, fazer o paciente remover a órtese estática várias vezes por dia para auto-ADM (passiva ou ativoassistida) do cotovelo e antebraço, dentro de amplitudes indolores (limitar a extensão, para proteger os tecidos em cicatrização). Em geral, a ADM ativa é permitida em uma semana no pós-operatório e tem início em não mais do que 3 semanas no pós-operatório, caso haja uma fratura ou luxação instável que requeira imobilização. Contudo, e como observado anteriormente, alguns pacientes precisam usar uma tala articulada (com um bloco extensor) que ofereça estabilidade adicional durante os exercícios de ADM, caso tenha ocorrido reconstrução associada de ligamento ou tecido mole.

Recomendação clínica

Alguns movimentos específicos podem inicialmente precisar ser restringidos para prevenir tensão excessiva nos ligamentos reconstruídos. As restrições variam dependendo da extensão do comprometimento ligamentar e de quais ligamentos foram reparados. Por exemplo, se o complexo colateral do rádio foi reparado, fazer exercícios de ADM com o antebraço em pronação, com o objetivo de proteger o ligamento em processo de cicatrização.[35]

- ***Minimizar a atrofia muscular.*** Exercícios isométricos intermitentes submáximos, indolores, em múltiplos ângulos da musculatura de cotovelo e antebraço.

Exercício: fases de proteção moderada e mínima

Metas e intervenções. A fase intermediária da reabilitação (fase fibroplástica) começa quando a cicatrização da ferida é satisfatória e os movimentos ativos do cotovelo são relativamente indolores (cerca de 2-3 semanas no pós-operatório) e se prolonga até aproximadamente 8 semanas no pós-operatório. Essa fase da reabilitação é caracterizada pelos esforços contínuos de restaurar a ADM quase completa ou pelo menos funcional suficiente para atividades da vida diária, ao mesmo tempo mantendo a estabilidade do cotovelo. Exercícios para melhorar a força e a resistência muscular do membro superior e o uso do cotovelo envolvido em atividades funcionais leves são introduzidos e progredidos.

■ *Aumentar a ADM*, em particular quando forem observadas contraturas no pré-operatório.
- Alongamento manual suave (prolongado e de baixa intensidade), técnicas de manutenção-relaxamento ou autoalongamento.
- Técnicas de mobilização articular grau II inicialmente, seguidas por mobilizações grau III quando os tecidos ósseos e moles estiverem bem cicatrizados.

Contraindicação: ao aplicar técnicas de mobilização articular, não fazer alongamentos de valgo/varo no final da extensão/flexão, em particular se a cabeça do rádio não tiver sido substituída por um implante protético ou se a integridade dos ligamentos de suporte e a estabilidade das articulações forem questionáveis.

- Intervenção com baixa carga e longa duração com o uso de uma órtese progressiva estática.
■ *Melhorar a força funcional e a resistência muscular.*
- Exercícios resistidos com carga baixa (máximo 0,5 a 1 kg – sem dor), enfatizando muitas repetições.
- Iniciar exercícios de resistência de preensão e pinça.
- Uso do membro superior operado para atividades da vida diária (AVD) *leves*.

Exercício: fase de nenhuma proteção, ou de proteção mínima

Metas e intervenções. A fase final (de remodelagem) varia de 2-6 meses. As metas dessa fase são maximizar a ADM, aumentar a força e a resistência à fadiga e melhorar a função.

■ *Maximizar a ADM*
- Iniciar técnicas mais agressivas, evitando alongar excessivamente os tecidos moles e incitar uma resposta inflamatória.
- Progredir para técnicas de mobilização articular de graus III e IV, em combinação com alongamento pelas técnicas manuais e de manutenção-relaxamento nos limites da ADM.
- Utilizar técnicas de *gapping* radial (lateral) e ulnar (medial) para restaurar a flexão e a extensão no final da amplitude, respectivamente.
- A intervenção ortótica deve ter início por volta de 8 semanas após a lesão ou cirurgia, caso isso já não tenha sido feito. Deve-se começar com uma órtese progressiva estática (mais efetiva para a extensão) ou dinâmica (mais efetiva para a flexão), devendo ser determinado um esquema para uso.
■ *Restaurar a força e a resistência à fadiga*
- Progredir com um programa resistido com o uso de pesos livres, faixas elásticas resistivas e/ou aparelhos de musculação, com envolvimento de todo o membro superior.
■ *Retomar as atividades recreativas e no trabalho.*

As orientações ao paciente são um elemento-chave que o ajudarão a retornar, com segurança, às atividades físicas. Inicia-se um retorno gradual às atividades funcionais de níveis mais elevados, com a incorporação, especificamente, do retorno às atividades ocupacionais e/ou desportivas, com ênfase no desempenho muscular.

Desfechos

Os desfechos antecipados após um reparo cirúrgico da cabeça do rádio em casos de fraturas gravemente desviadas e cominutivas ou artrite avançada são um cotovelo estável e o movimento indolor (flexão/extensão e pronação/supinação) dentro de amplitudes funcionais. Os desfechos pós-operatórios em curto prazo da artroplastia de ressecção, com e sem implante, são similares com respeito ao alívio da dor e mobilidade funcional. Contudo, pacientes com instabilidade pré-operatória que necessitam de um implante com reconstrução de ligamentos e os com um reparo frágil das estruturas ligamentares têm resultados menos satisfatórios do que aqueles com um cotovelo estável.

Alguns pacientes podem desenvolver um leve aumento (cerca de 5° a 10°) na folga em valgo do cotovelo, sem queixas de instabilidade durante atividades funcionais quando os ligamentos estão intactos antes da cirurgia ou reparados por ocasião da cirurgia. Outros podem desenvolver dor e instabilidade associadas ao aumento da frouxidão ligamentar, o que compromete os desfechos. Em um estudo de Hall et al., foi identificada uma instabilidade rotatória posterolateral associada com um ligamento colateral ulnar deficiente após, em média, 44 meses em apenas 16,6% dos pacientes (7 de 42) que relataram dor lateral no cotovelo e uma sensação de instabilidade ou fraqueza após ressecção da cabeça do rádio (sem implante).[49]

Seguinte à redução aberta e fixação interna para fraturas de cabeça do rádio, os desfechos têm sido bons para os casos em que foram obtidas uma redução anatômica e fixação interna rígida, com início precoce da mobilização no pós-operatório. Também têm sido favoráveis os desfechos para procedimentos que utilizaram implantes de metal rígido para a cabeça do rádio. Os desfechos desses estudos incluem o alívio da dor, estabilidade e ADM suficiente de cotovelo e antebraço para as atividades funcionais, levando a uma satisfação do paciente relativamente alta.[57,74]

Artroplastia total do cotovelo

Indicações para cirurgia

ATC é uma opção de tratamento para pacientes com AR; pacientes com artrite debilitante em fase tardia do cotovelo; pacientes com fratura não consolidada da parte distal do úmero; pacientes com tumor ósseo, osteonecrose ou instabilidade disfuncional; bem como pacientes que não obtiveram sucesso com o tratamento conservador ou previamente submetidos a procedimentos cirúrgicos sem sucesso; e pacientes com mais de 60-65 anos de idade e cujas demandas físicas são relativamente modestas.[14,27,29,51,58] No entanto, desde a introdução da primeira ATC cimentada há várias décadas, as indicações para esse procedimento se ampliaram consideravelmente, à medida que evoluíram os modelos de implantes protéticos e as técnicas cirúrgicas.

Atualmente, a ATC é considerada como opção para o paciente mais jovem, dependendo de suas demandas pós-operatórias.[25,28,46,88] Um seguimento de longo prazo de pacientes que haviam sido tratados com ATC aos 40 anos ou antes para vários tipos de artrite do cotovelo demonstrou que 93% continuaram apresentando desfechos bons a excelentes em duração média de 91 meses após a cirurgia.[25,88]

Além do tratamento da artrite avançada, hoje a ATC é considerada uma alternativa cirúrgica de escolha, em lugar da redução aberta e fixação interna, para o tratamento de fraturas intra-articulares da parte distal do úmero com intensa cominuição sofridas por pacientes idosos.[27,29,66]

Contraindicações: as contraindicações absolutas e relativas para a ATC estão identificadas no Quadro 18.4.[29,71] É importante observar, contudo, que, com exceção da infecção ativa, não há consenso sobre quais contraindicações são absolutas ou relativas.

Procedimento

Contexto

As relações estruturais complexas entre as articulações UU, UR e RU proximal tornam o desenvolvimento de uma articulação protética de cotovelo uma tarefa desafiadora. Desde a introdução e o uso das primeiras substituições totais cimentadas de cotovelo,[33] melhoras crescentes no modelo, nos materiais, na fixação e na técnica cirúrgica têm contribuído para desfechos cada vez mais previsíveis e bem-sucedidos.[29,33] Os sistemas de substituição do cotovelo incluem um implante umeral e um ulnar (Fig. 18.4), e alguns modelos também incluem a substituição da cabeça do rádio.[33,58,61,73,76]

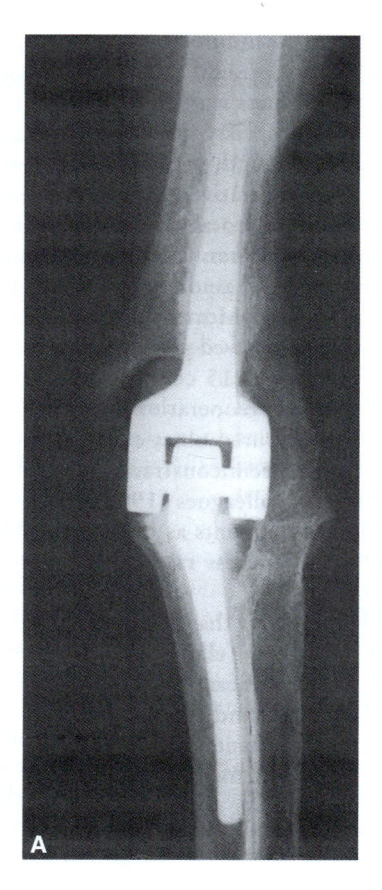

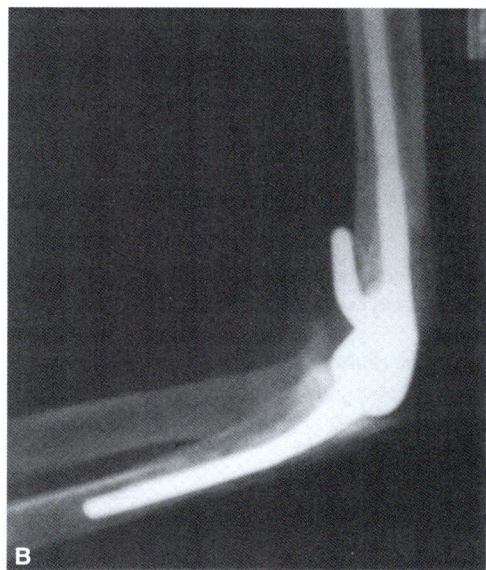

Figura 18.4   Radiografias **(A)** anteroposterior e **(B)** lateral mostrando uma artroplastia total do cotovelo com colocação de uma prótese de Conrad-Morrey (articulada/semirrestritiva). (De Field LD and Savoié FH, III: *Master Cases: Shoulder and Elbow Surgery.* Nova York: Thieme, 2003, com permissão.)

QUADRO 18.4	Contraindicações à artroplastia total do cotovelo

Absolutas
- Presença de infecção ativa (aguda ou subaguda) na pele, tecido mole, ou osso
- Anquilose completa da articulação do cotovelo de origem neuropática
- Pele com grave contração, cicatrizes ou queimaduras, resultando em tecidos moles de má qualidade no cotovelo
- Potência muscular inadequada da musculatura do cotovelo

Relativas
- Não cooperação do paciente
- História de infecção prévia do cotovelo
- Instabilidade crônica
- Ossificação heterotópica ou anquilose indolor
- Estoque ósseo insuficiente
- Mão disfuncional
- Um paciente jovem com alta demanda

Modelo do implante e considerações sobre a escolha. Os primeiros modelos eram implantes metal-metal de úmero e ulna, *articulados (conectados, tipo dobradiça)* e *completamente restritivos*, que permitiam apenas flexão e extensão da articulação do cotovelo.[29,33,46,93] Esses modelos não admitiam os movimentos normais de varo, valgo e rotação, e, desse modo, os implantes afrouxavam de forma rápida na interface osso-cimento. A fadiga do metal no elo dos componentes protéticos e a luxação articular eram também complicações comuns.[9,27] À medida que informações mais precisas sobre as características biomecânicas da articulação do cotovelo se tornaram conhecidas, os modelos protéticos evoluíram. Além de um arco funcional de flexão e extensão, os modelos contemporâneos proporcionam 5° a 10° de varo e valgo e um pequeno grau de rotação (Fig. 18.5).[27,33,56,58]

Os modelos de substituições totais de cotovelo podem ser classificados em duas categorias gerais: *articulados* (conectados) e *não articulados* (livres).[7] Em vez de oferecerem estabilidade total, como ocorria com os primeiros componentes, os implantes articulados umerais e ulnares são agora menos limitados e, como tal, são chamados de modelos *semirrestritivos*.[8,58,73,76] Os modelos classificados como não articulados favorecem uma articulação umeroulnar mais anatômica e com preservação do tecido ósseo, com um componente adicional de cabeça do rádio, em um esforço de aumentar a estabilidade.[8,34,46,58] O avanço mais recente em modelos de implantes é a prótese conversível ou híbrida, que pode ser inserida como um sistema de substituição tanto articulado como não articulado. O uso de uma substituição híbrida possibilita ao cirurgião determinar o modelo mais adequado com base nas observações e avaliação durante a cirurgia.[8,58]

Os critérios para uso de uma ATC articulada ou não articulada se baseiam em parte nas características desses modelos com respeito à estabilidade. Os modelos articulados derivam a estabilidade inerente de um ou dois pinos,

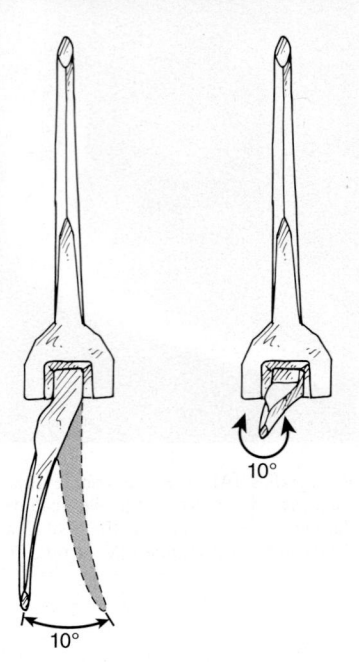

Figura 18.5 Um modelo articulado, semirrestritivo, é caracterizado por uma tolerância de vários graus de varo-valgo e rotação axial na articulação. (De Morrey BF [ed]: *The Elbow and Its Disorders*, 4.ed. Filadélfia: Saunders Elsevier, 2009, p. 766, com permissão de Mayo Clinic Foundation.)

que unem os componentes umeral e ulnar.[73] Além disso, alguns modelos com estabilidade parcial têm uma borda anterior para aumentar a estabilidade da articulação e diminuir o risco de luxação posterior.[33,77] Sistemas de implante não articulados, embora às vezes chamados de modelos sem estabilidade, possuem, na verdade, graus variáveis de estabilidade inerente ao modelo baseados no grau de congruência das superfícies articuladoras.[34,58,61] Quanto menor a restrição imposta às superfícies articulares dos implantes, mais o sistema substituto depende dos tecidos moles ao redor, em particular dos ligamentos colaterais, para estabilidade articular.

Nos Estados Unidos, os implantes com estabilidade parcial (*conectados*) são os tipos mais comuns de próteses usadas para o cotovelo. No geral, os modelos articulados, por terem estabilidade inerente, são considerados mais apropriados para o uso com um espectro mais amplo de pacientes (incluindo aqueles com cotovelos instáveis) do que os não articulados.[29,33,56,58] Embora tanto os modelos articulados como os não articulados obtenham algum grau de estabilidade das estruturas capsuloligamentares de suporte e da musculatura do cotovelo, a integridade desses tecidos moles é de longe mais crítica para o uso bem-sucedido dos modelos não articulados do que o dos articulados.[8,29,33,56,58]

Além das considerações ligadas à estabilidade, a etiologia e extensão da destruição articular, o grau de deformidade, a qualidade do estoque ósseo disponível e o treinamento e experiência do cirurgião são fatores que influem no tipo de sistema de substituição usado.[33]

Materiais e fixação. O componente umeral de titânio possui uma haste, tem a superfície articuladora feita de uma liga cobalto-cromo e faz uma interface com a superfície articuladora de polietileno de alta densidade do componente ulnar com haste.[8,33] Hoje em dia, os componentes protéticos são cimentados no lugar com polimetilmetacrilato, um cimento acrílico. Alguns modelos também têm uma borda extramedular revestida de material poroso para a osteointegração. Atualmente, não foi ainda desenvolvida uma fixação totalmente não cimentada para a ATC.[29,33]

Visão geral do procedimento cirúrgico

A seguir é apresentada uma breve visão geral dos elementos típicos envolvidos em uma ATC.[29,3,34,46,61,73,76] É feita uma incisão longitudinal na face posterior do cotovelo, levemente lateral ou medial olécrano. O nervo ulnar é isolado, desviado temporariamente e protegido durante o procedimento. A inserção na porção distal do músculo tríceps é desinserida e rebatida lateralmente (*acesso com músculo tríceps rebatido*) ou recebe uma incisão longitudinal e é retraída ao longo da linha mediana (*acesso com incisão no músculo tríceps*).[29,34,76] O *acesso que preserva o músculo tríceps*, desenvolvido mais recentemente, é usado em alguns casos. Ele envolve incisões nas faces medial e lateral da articulação do cotovelo. Esse acesso preserva a inserção do tendão no tríceps no olécrano, porém torna a inserção dos implantes tecnicamente mais difícil.[9,46]

No decorrer do procedimento, os ligamentos e outros tecidos moles são liberados conforme a necessidade, a face posterior da cápsula recebe uma incisão e é retraída, e a articulação é luxada. Em preparo para os implantes, pequenas porções das regiões distal do úmero e proximal da ulna são ressecadas. Dependendo do estado da cabeça do rádio, da integridade dos ligamentos colaterais e do modelo da prótese, a cabeça do rádio pode ou não ser retirada. Então são preparados os canais intramedulares do úmero, ulna e possivelmente do rádio, e os componentes são inseridos para serem testados no lugar. A ADM disponível e a estabilidade da articulação protética são verificadas durante a cirurgia e são feitas radiografias para confirmar o alinhamento apropriado dos implantes. Os componentes são então cimentados no lugar, e a cápsula e qualquer ligamento que tenha sido rompido antes da cirurgia ou liberado durante o procedimento são reparados na extensão possível ou necessária com base no modelo da prótese e na qualidade das estruturas. O mecanismo extensor, caso tenha sido removido ou recebido uma incisão, é seguramente reinserido ou reparado com meticulosidade. Após uma possível transposição anterior do nervo ulnar e sua colocação cuidadosa em uma bolsa subcutânea, a incisão é fechada, um curativo compressivo estéril e uma tala posterior e/ou anterior para imobilizar o cotovelo e o antebraço são aplicados. O braço é elevado para controlar o edema periférico.[29]

Complicações

Embora a incidência de complicações venha declinando de forma constante nas últimas décadas à medida que a seleção de pacientes, modelo protético e técnica cirúrgica vêm melhorando, continuam a ocorrer complicações após ATC com mais frequência do que após artroplastia total do quadril, joelho ou ombro.[56,108]

Evidências em foco

Na metade da década de 1990, uma revisão abrangente da literatura indicou que as taxas gerais de complicações após ATC variavam de 20 a 45%. Contudo, uma recente revisão sistemática de resultados de estudos subsequentes (publicados entre 1993-2009) apontou que a taxa média geral de complicações após uma ATC primária contemporânea (modelos semirrestritivos e não restritivos) era de 24,3% (± 5,8%).[108]

As complicações são classificadas como intraoperatórias, pós-operatórias precoces (antes de 6 semanas) e pós-operatórias tardias (após 6 semanas).[85]

Complicações intraoperatórias. Complicações intraoperatórias, como uma fratura e mau posicionamento dos componentes, podem afetar de maneira significativa os desfechos em curto e longo prazo. O dano ou a irritação do nervo ulnar, seja transitório ou permanente, também pode ocorrer durante a cirurgia em decorrência do seu manuseio ou nas primeiras semanas após a cirurgia por causa de compressão,[9,56,85,108] tipicamente causando parestesia, porém não fraqueza.[97]

Complicações pós-operatórias. A infecção profunda, uma preocupação após qualquer cirurgia, tem sua ocorrência relatada com uma média de 3,3% (±2,9%) dos casos após a ATC atual.[56,108] Essa taxa é mais alta para ATC do que para as artroplastias de grandes articulações em virtude da camada fina de tecidos moles que cobre a articulação do cotovelo e porque a maioria dos pacientes submetidos à ATC tem artrite inflamatória e um sistema imune comprometido pelos medicamentos.[56,97,108]

Outras complicações pós-operatórias, incluindo instabilidade articular, problemas na cicatrização da ferida e insuficiência do músculo tríceps, são de preocupação particular durante as fases inicial e intermediária da reabilitação. Apesar das melhorias contínuas no *design* dos implantes, na fixação e nas técnicas cirúrgicas, algumas complicações podem ocorrer vários meses ou mesmo anos após a cirurgia. Essas complicações incluem o afrouxamento asséptico (biomecânico) dos implantes protéticos com o tempo na interface osso-cimento (a complicação mais comum em longo prazo e a razão para as artroplastias de revisão), falha periprotética e falha mecânica ou desgaste prematuro dos componentes.[9,43,46,56,108]

É importante que o fisioterapeuta esteja familiarizado com a incidência e possíveis causas das complicações após ATC para que possa estruturar e progredir de modo efetivo um programa de reabilitação pós-operatória que diminua pelo menos parte dos fatores de risco associados a essas complicações. A incidência e características de algumas complicações (instabilidade articular, insuficiência do tríceps, afrouxamento protético) após ATC e os fatores que contribuem para elas estão resumidos no Quadro 18.5.[9,85,97,108] As precauções para reduzir o risco dessas e de outras complicações são abordadas na seção a seguir, sobre o tratamento pós-operatório.

Tratamento pós-operatório

A meta geral da reabilitação após uma ATC é obter ADM indolor das articulações do cotovelo, assim como força suficiente no membro superior para atividades funcionais, ao mesmo tempo minimizando o risco de complicações pós-operatórias precoces ou tardias. Essa meta é mais bem atingida com um programa de reabilitação individualizado baseado no exame minucioso do estado pós-operatório de cada paciente.

Imobilização

Como observado anteriormente, logo após a cirurgia é aplicado um curativo compressivo macio. Uma bem acolchoada tala posterior anterior, ou articulada é usada para imobilizar o cotovelo de modo a manter a estabilidade e proteger as estruturas à medida que cicatrizam. As recomendações para o período de duração e posições da imobilização variam.

Posição. A posição da imobilização varia com base em inúmeros fatores, como o acesso cirúrgico, modelo do implante e tecidos moles que foram reparados e precisam de proteção.[7,29,34] Se, por exemplo, foi usado um acesso em que o músculo tríceps foi rebatido para uma ATC articulada, a

QUADRO 18.5   Análise de três complicações potenciais após artroplastia total do cotovelo

Instabilidade articular

- *Incidência.* Uma das complicações mais comuns após ATC; predominantemente um problema na artroplastia não articulada;[9,56,108] taxa geral de luxação e instabilidade sintomática da ATC contemporânea, média de 3,3% (± 2,9%).[108]
  - Incidência maior com ressecção prévia da cabeça do rádio.
  - Taxas de instabilidade mais altas nos implantes não articulados (relatada em 4-15%, média de 8%)[61] do que nos articulados (relatada em 0-14%, média de 3,5%).[55]
- *Características.* Surgimento precoce ou tardio; associada com dor e perda de função.
  - Perturbação de um complexo LCL reparado → instabilidade posterolateral, rotatória e em varo; perturbação de um LCM reparado → instabilidade posteromedial e em valgo.
  - Perturbação do mecanismo do músculo tríceps → diminuição das forças compressivas dinâmicas através da articulação.
- *Fatores contribuintes.* Liberação excessiva ou inadequada ou falha no reparo dos tecidos moles → estabilizadores estáticos ou dinâmicos deficientes (possivelmente por causa da imobilização pós-operatória inadequada e de cargas pós-operatórias excessivas através do cotovelo, particularmente durante o período pós-operatório inicial, antes de os tecidos moles reparados terem cicatrizado), o mau posicionamento dos implantes e o desgaste em longo prazo do polietileno do componente ulnar aumentam o risco de instabilidade.[9,61,85]

Insuficiência do músculo tríceps

- *Incidência.* Ocorre primariamente após acessos cirúrgicos que afetam o mecanismo do tríceps; manifesta-se tanto na artroplastia articulada quanto na não articulada, em geral durante o primeiro ano pós-operatório.[97] Exemplos de taxas de ocorrência relatadas em estudos retrospectivos são 1,8% de 887 cotovelos,[24] 11% de 28 cotovelos[55] e 2,4% (± 2,4%) de 2.938 cotovelos relatados em uma revisão sistemática de literatura recente de ATC contemporânea.[108]
  - Risco geral mais elevado em pacientes com cirurgia prévia do cotovelo antes da ATC.[24]
  - Características. Ruptura parcial ou completa ou avulsão do mecanismo extensor (durante o período pós-operatório inicial ou tardio) → fraqueza (particularmente no final da extensão), com frequência de dor posterior no cotovelo e dificuldade com atividades de empurrar e funções acima da cabeça, como pentear o próprio cabelo.
  - Fatores contribuintes. Ocasionalmente trauma pós-operatório, porém é mais comum a falha em uma reinserção cirúrgica ou reparo de um tendão de má qualidade; ADM ou cargas prematuras ou excessivas no mecanismo extensor durante a reabilitação inicial ou durante o uso funcional do braço em longo prazo.[61]

Afrouxamento do implante

- *Incidência.* É a complicação pós-operatória mais comum; ocorre mais nos implantes articulados (semirrestritivos) do que nos não articulados (não restritivos). As taxas gerais são mais baixas com os designs contemporâneos de ATC (média, 5,1%, ± 3,4%)[56,108] do que nos primeiros modelos, porém permanecem mais altas do que após as artroplastias de quadril, joelho e ombro.[85] Quanto mais restritivo o modelo, maior o risco de afrouxamento do implante.
  - A taxa relatada de afrouxamento detectada por exame clínico em estudos individuais dos implantes contemporâneos com até 6 anos de acompanhamento varia de 0-6%.[55,77]
  - Taxas de 0-3% relatadas em pacientes com AR durante um acompanhamento médio de 3,8 anos[56,77] e em pacientes com artrite pós-traumática com um acompanhamento médio de 5 anos.
  - A incidência de afrouxamento observado em exame radiológico é uniformemente mais alta do que o afrouxamento percebido pelo exame clínico (em que o paciente torna-se sintomático).
- *Características.* O afrouxamento asséptico (biomecânico), uma complicação tardia, ocorre na interface osso-cimento, normalmente na do componente ulnar;[46,56] o afrouxamento percebido pelo exame clínico está associado com dor. Exclui o afrouxamento causado por infecção.[9,56]
- *Fatores contribuintes.* Técnica de cimentação inadequada, mau posicionamento do implante e falta de adesão do paciente às modificações nas atividades pós-operatórias. Atividades com cargas elevadas e alto impacto colocam o paciente em maior risco de afrouxamento do implante.

posição escolhida é a extensão completa ou quase completa do cotovelo para proteger o tendão do tríceps que foi reinserido, com o antebraço na posição neutra.[7,29,34,51,73,77] Em contraste, em uma ATC não articulada, que normalmente requer o reparo do complexo ligamentar lateral de um dano pré-operatório ou a liberação para exposição operatória da articulação, a posição da imobilização é um grau moderado de flexão com limitação à supinação completa do antebraço para aliviar a tensão sobre os ligamentos reparados.[7,85] Se o paciente sofreu uma contratura em flexão do cotovelo significativa no pré-operatório e ela foi liberada na cirurgia, pode ser escolhida uma tala anterior com o cotovelo colocado na quantidade de extensão disponível. Uma posição estendida é também indicada quando estão presentes sintomas de neuropatia ulnar para aliviar a pressão no túnel ulnar.[9,77,85]

Duração. O período de imobilização contínua após a cirurgia, que é o mais curto possível para evitar rigidez, também varia muito, sendo de 1 a 2 dias até várias semanas (em pacientes imunossuprimidos ou com AR e com uma pele delgada e friável).[29]. Esse período de tempo depende do modelo da prótese, acesso cirúrgico, integridade das estruturas ligamentares, observações intraoperatórias feitas pelo cirurgião e da integridade da pele e subsequente cicatrização da ferida. Em geral, modelos não articulados ou de recapeamento, que têm pouca estabilidade inerente, requerem um período de imobilização mais longo do que os articulados/semirrestritivos.[9]

Quando há risco aumentado de um atraso na cicatrização da ferida por causa da má qualidade da pele do paciente ou de uma história de diabetes, tabagismo ou uso de esteroides, o cotovelo pode ser continuamente mantido em extensão por 10 a 14 dias no pós-operatório para limitar a tensão sobre a incisão posterior.[3,77,85] Mesmo depois que é permitido remover a tala para os exercícios ou cuidados pessoais, o paciente é aconselhado a continuar usando a tala à noite para proteção por até 6 semanas.[7,29,51] Se houve uma contratura em flexão no pré-operatório, uma tala ajustável que mantém o cotovelo em extensão é usada com regularidade durante o dia para produzir um alongamento prolongado, e uma tala estática (de repouso) é usada à noite para manter o braço em uma posição estendida confortável. Esse regime pode ser seguido por 8 a 12 semanas no pós-operatório para prevenir a recorrência da contratura.[29,51,73,77]

Progressão dos exercícios

A progressão de um programa de exercícios pós-operatórios após uma ATC pode variar consideravelmente dependendo de muitos fatores. Os fatores-chave e seu impacto na reabilitação pós-operatória estão identificados na Tabela 18.2.[7,34,110] O processo de reabilitação prossegue mais rápido quando é usado um acesso que preserva o músculo tríceps, para inserção de uma substituição articulada, em um paciente cuja incisão está cicatrizando bem. No outro lado do espectro, no qual a reabilitação precisa progredir com muito cuidado, é usado um acesso que rebate o músculo tríceps para uma substituição não articulada, exigindo a liberação e o reparo do complexo ligamentar lateral em um paciente com pele de má qualidade.

Assim como a progressão do exercício se baseia nas características únicas da cirurgia de cada paciente, as precauções são determinadas de maneira similar. É muito importante que o fisioterapeuta conheça o estado dos tecidos moles reparados para incorporar as precauções necessárias no programa de exercícios. As informações sobre o relato operatório e a íntima comunicação com o cirurgião são as melhores fontes para esses detalhes. Precauções específicas para os exercícios e uso funcional do membro superior operado estão resumidos no Quadro 18.6.[7,14,73,97,110] A orientação ao paciente sobre essas precauções deve ocorrer ao longo do programa de reabilitação. A adesão do paciente às precauções assegura desfechos mais positivos e diminui a possibilidade de complicações pós-operatórias

TABELA 18.2	Fatores que influenciam a progressão do exercício após artroplastia total do cotovelo
Fatores	**Impacto na reabilitação**
■ Modelo da prótese: articulada/ semirrestritiva *versus* não articulada/ revestimento da superfície articular	■ Exercícios de ADM precoce e uso do membro superior operado para AVD leves com substituições articuladas/semirrestritivas, que em geral não requerem reparo ligamentar para estabilidade articular ■ Movimento mais protegido e controlado durante o exercício e atraso no uso para AVD com as substituições não articuladas/revestimento da superfície articular, que tipicamente requerem reparo dos ligamentos de suporte para estabilidade
■ Acesso cirúrgico: preservando o músculo tríceps *versus* realizando uma incisão nele ou rebatendo-o	■ Exercícios de ADM pós-operatórios iniciais permitidos por uma amplitude de flexão maior e exercícios resistidos precoces antigravitacionais ativos de extensão de cotovelo com cargas baixas e AVD leves quando o acesso cirúrgico preserva o músculo tríceps
■ Estado pré-operatório e pós-operatório dos ligamentos de suporte do cotovelo	■ Mobilização precoce e com menos proteção durante o exercício, menor proteção durante AVD e menos tempo com tala durante o dia e à noite se os ligamentos estavam intactos no pré-operatório e não foi feita sua liberação e/ou reparo durante a artroplastia
■ Cicatrização da ferida	■ Mais tempo de imobilização do cotovelo com uma tala extensora ou atraso na flexão no final da amplitude se a qualidade da pele posterior for ruim e houver probabilidade de atraso na cicatrização da incisão
■ Neuropatia ulnar	■ Pode requerer uma imobilização mais demorada com uma tala extensora ou atraso no início dos exercícios para recuperar a flexão do cotovelo
■ Liberação cirúrgica da contratura em flexão do cotovelo	■ Pode requerer o uso de uma tala extensora à noite

QUADRO 18.6　Precauções específicas após artroplastia total do cotovelo

Exercícios de ADM

- Fazer exercícios de ADM somente dentro do arco de movimento obtido durante a cirurgia.
- Para reduzir a tensão pós-operatória no mecanismo do músculo tríceps que foi reparado, evitar flexão no final da amplitude durante ADM assistida e extensão antigravitacional ativa do cotovelo por 3 a 4 semanas.
- Também evitar a flexão precoce do cotovelo até o final da amplitude para diminuir a tensão sobre a incisão e reduzir o risco de comprometimento da cicatrização da ferida.
- Se a estabilidade do cotovelo for questionável após uma artroplastia total do cotovelo não articulada, limitar a extensão completa do cotovelo e a rotação do antebraço, em particular a supinação, além da posição neutra, durante 4 semanas para evitar sobrecarga nos ligamentos laterais reparados. Com uma substituição não articulada, o maior risco de instabilidade é ao estender o cotovelo além de 40° a 50°.[7]
- Se forem observados sintomas de compressão no nervo ulnar, evitar o posicionamento prolongado ou alongamento no final da amplitude de flexão.

Exercícios de fortalecimento

- Adiar a extensão resistida do cotovelo por 6 semanas (ou até 12 semanas) se o acesso cirúrgico usado envolveu rebater o músculo tríceps.
- Quando fortalecer o ombro, aplicar a resistência acima do cotovelo para eliminar as cargas através da articulação do cotovelo.

- O treinamento com peso usando cargas moderadas e altas não é apropriado após a artroplastia total do cotovelo.

Atividades funcionais

- Evitar mover ou carregar objetos com o membro operado durante 6 semanas ou objetos mais pesados que 0,5 kg por 3 meses.
- Se o mecanismo do músculo tríceps foi desinserido e reparado, evitar movimentos de empurrar por pelo menos 6 semanas ou até 3 meses, incluindo fazer a propulsão da cadeira de rodas, apoiar a mão para levantar de uma cadeira e usar andador, muletas (exceto os modelos com plataforma de antebraço) ou bengala durante pelo menos 6 semanas, ou até por 3 meses.
- Se foi implantada uma substituição não articulada, não levantar objetos pesados durante tarefas cotidianas com o cotovelo estendido para evitar forças de cisalhamento pelo reparo do ligamento lateral, que poderia contribuir para instabilidade posterolateral.
- Limitar os levantamentos repetitivos a 0,5 kg durante os primeiros 3 meses, 1 kg nos próximos 6 meses e não mais do que 2,5 kg depois disso. Nunca erguer mais do que 5 a 7 kg em um único levantamento.[7,34,61]
- Não participar de atividades recreativas como golfe, vôlei e esportes de raquete, que impõem cargas elevadas ou impacto no cotovelo.

---

em curto ou longo prazo ligadas ao exercício e ao uso do braço operado para atividades funcionais.

Exercício: fase de proteção máxima

O enfoque durante a primeira fase da reabilitação, que se estende por um período de cerca de 4 semanas, inclui controle da inflamação, dor e edema com o uso de medicamentos conforme a necessidade, aplicação de frio e elevação periódica do braço operado. A ênfase é também colocada na inspeção cuidadosa da ferida, proteção dos tecidos moles reparados quando começam a cicatrizar e exercícios iniciais de ADM para eliminar os efeitos adversos da imobilização sem colocar em risco a estabilidade da articulação protética. A ADM assistida, conforme a tolerância e dentro das amplitudes obtidas no intraoperatório, é iniciada tipicamente 2 a 3 dias após uma ATC articulada e alguns dias depois de uma ATC não articulada se o cotovelo estiver estável.[7,29,37]

Recomendação clínica

Quando há instabilidade pré-operatória significativa do cotovelo ou o reparo dos ligamentos liberados durante a cirurgia é questionável, a ADM do cotovelo costuma ser protelada por 7-10 dias. Ao ser iniciado o movimento, o paciente pode precisar usar uma tala articulada por 4 a 5

semanas, que permita apenas flexão e extensão e restrinja a rotação do antebraço.[7,14,37]

Metas e intervenções. As metas e intervenções com exercícios durante essa primeira fase incluem:[7,14,37,51,61,73,77]

- *Manter a mobilidade do ombro, punho e mão.*
  - ADM ativa dessas regiões durante o período pós-operatório imediato. Isso é particularmente importante para o paciente com AR ou ARJ com envolvimento dessas articulações.
- *Recuperar a mobilidade do cotovelo e do antebraço.*
  - Após uma ATC articulada ou quando o cotovelo está estável após uma ATC não articulada, começar com a flexão/extensão e pronação/supinação de cotovelo suaves autoassistidas com o cotovelo confortavelmente flexionado e o antebraço na posição média, progredindo para ADM ativa conforme a tolerância. À medida que os sintomas agudos forem cedendo, fazer o paciente manter a posição na amplitude final para aplicar um alongamento com intensidade muito baixa.
  - Se o mecanismo do músculo tríceps foi rebatido e reparado, limitar a flexão assistida em 90° a 100° nas primeiras 3 a 4 semanas para evitar o alongamento excessivo do tendão do tríceps que foi reparado.

Durante esse mesmo período, fazer a flexão/extensão ativa do cotovelo na posição sentada ou em bipedestação, em vez de em decúbito dorsal, para evitar a extensão antigravitacional, que poderia também causar tensão excessiva ao mecanismo do músculo tríceps que foi reinserido e sua subsequente insuficiência.[7] Quando o paciente está sentado ou em bipedestação, a extensão do cotovelo é assistida pela gravidade; o movimento é controlado por uma contração excêntrica dos flexores do cotovelo.

– Se foi implantada uma substituição articulada que utilize um acesso no qual o músculo tríceps é preservado, há pouco ou nenhum risco de instabilidade pós-operatória precoce ou comprometimento do mecanismo do músculo tríceps. Portanto, a ADM ativa em todos os planos de movimento é permitida imediatamente.

Observação: alguns autores recomendam que após uma artroplastia articulada que envolveu um acesso com o músculo tríceps rebatido – caso tenha sido conseguida uma reinserção segura do tendão do tríceps –, os exercícios de ADM devem progredir conforme a tolerância, sem restrições.[14,29,77]

▪ *Minimizar a atrofia da musculatura do membro superior.*
– Exercícios isométricos intermitentes, suaves e indolores da musculatura do cotovelo (não resistidos) com o membro na tala e, mais tarde, isométricos em múltiplos ângulos quando a tala puder ser removida.
– Exercícios isométricos resistidos de baixa intensidade para ombro, punho e mão.
– Uso da mão em atividades funcionais leves já com 1 a 2 semanas no pós-operatório se tiver sido inserida uma substituição articulada, porém várias semanas depois após uma ATC não articulada.[14,29,37,73,77]

Exercício: fases de proteção moderada e mínima

Com cerca de 4 a 6 semanas no pós-operatório, os tecidos moles já cicatrizaram o suficiente para suportar cargas cada vez maiores. Com cerca de 12 semanas, desde que não tenham ocorrido complicações, será necessária apenas uma proteção mínima; dessa forma, o paciente pode retomar a maioria das atividades funcionais com a imposição de apenas algumas restrições. Contudo, o tempo recomendado de retorno a um nível razoavelmente pleno de atividade com as restrições correntes relativas ao levantamento de peso varia de 6 semanas[34,61,73] a 3 a 4 meses.[7,14,29]

Metas e intervenções. O enfoque da reabilitação durante as fases intermediária e final é melhorar a ADM até a extensão obtida no período intraoperatório, recuperar a força e resistência da musculatura do cotovelo e usar o braço operado para atividades funcionais cada vez mais difíceis, com uma restrição permanente para levantamento de objetos com 2,5 kg ou mais.[14,29] Contudo, essas metas precisam ser alcançadas sem perturbar os tecidos moles reparados ou comprometer a estabilidade do cotovelo protético. A força e a resistência muscular normalmente continuam a melhorar por até 6 a 12 meses no pós-operatório por meio do uso cuidadoso do braço operado nas atividades funcionais.

A orientação ao paciente, em especial com respeito à retomada das atividades funcionais, continua até que ele receba alta da fisioterapia. As metas e intervenções a seguir são acrescentadas durante as fases de proteção moderada e mínima da reabilitação.[7]

▪ *Aumentar a ADM do cotovelo.*

Observação: é da opinião destes autores que o uso de técnicas de mobilização articular para aumentar a ADM do cotovelo ou do antebraço é inapropriada após uma ATC, em particular com implantes articulados ou quando a estabilidade do cotovelo é questionável. É mais prudente adiar o alcance de uma mobilidade completa do cotovelo do que colocar em risco a estabilidade da articulação.

▪ Autoalongamento manual de baixa intensidade.
▪ Usar intervenção com uma tala dinâmica que ofereça um alongamento de baixa carga e longa duração,[104] conforme descrito e ilustrado no Capítulo 4 (ver Fig. 4.13), ou usar talas estáticas alternadas fabricadas na extensão máxima, porém confortável.[29]

Precauções: enfatizar a extensão até o final da amplitude antes de enfatizar a flexão no final da amplitude a fim de proteger a cápsula posterior e o mecanismo do músculo tríceps. Se estiverem presentes sintomas de síndrome do túnel ulnar (dor ao longo do antebraço medial e mão, parestesia ou hiperestesia decorrentes de compressão ou encarceramento do nervo ulnar), evitar o posicionamento prolongado ou repetido no final da amplitude ou o alongamento para aumentar a flexão de cotovelo.[3,14,18]

▪ *Recuperar a força funcional e a resistência muscular do membro operado.*

Observação: alguns autores defendem o uso progressivo do membro superior operado para recuperar a força e resistência muscular, em vez de um programa de exercícios.[61,73,77]

– Exercícios isométricos resistidos em múltiplos ângulos após 5 semanas, caso já não tenham sido iniciados.
– AVD *leves* (inicialmente < 0,5 kg de peso) feitas com o braço posicionado ao lado do tronco e o cotovelo flexionado. Se foi usado um acesso cirúrgico com o músculo tríceps rebatido, incorporar atividades que exijam flexão do cotovelo, por exemplo, comer, beber ou escovar os dentes, antes da extensão. De início, modificar as atividades para evitar aquelas que requerem levantamento de objetos com o cotovelo estendido e movimentos de empurrar, como apoiar-se para levantar da cadeira ou usar um andador, muletas axilares ou uma bengala.
– Exercícios dinâmicos de resistência em cadeia aberta somente após 6 semanas, e normalmente depois desse período usar pesos leves (0,5 kg) ou resistência elástica com grau leve. Enfatizar repetições cada vez maiores em vez de aumento de resistência.
– Levantamentos repetitivos durante exercícios e atividades funcionais limitados a 0,5 kg nos primeiros 3 meses e 1 kg nos próximos 3 meses. Limitar permanentemente levantamentos repetitivos para não mais

de 2,5 kg e um único levantamento para não mais de 5 a 7 kg.[7,14,29,34,61] (ver no Quadro 18.6 restrições adicionais para os exercícios de fortalecimento e atividades funcionais).

– Atividades em cadeia fechada com carga baixa, como flexões de braço na parede, após 6 semanas ou mais tarde (quando o mecanismo do tríceps e a cápsula posterior estiverem cicatrizados).

Contraindicações: após ATC não são permitidos exercícios resistidos progressivos (ERP) com cargas altas, levantamentos pesados durante atividades domiciliares e ocupacionais e atividades recreativas que imponham cargas elevadas ou impacto aos membros superiores (como esportes que usam raquete, arremessos ou golfe). Essas atividades precisam ser permanentemente evitadas para reduzir o risco de complicações, como instabilidade do cotovelo, afrouxamento do implante e desgaste do polietileno.[28,37,56,59,61,108]

Desfechos

Embora os resultados do uso inicial da ATC durante a década de 1970 tenham sido insatisfatórios, as melhoras no desenho e fixação de próteses, técnicas cirúrgicas, tratamento pós-operatório e critérios de escolha dos pacientes têm tornado esse procedimento uma opção de tratamento segura para alívio da dor, restauração da estabilidade articular, melhora da função física e reaquisição da participação dos pacientes.

Os desfechos da ATC e da reabilitação pós-operatória são analisados tipicamente com uma combinação de instrumentos em que o paciente relata o alívio da dor, função e qualidade de vida (p. ex., Formulário de avaliação do cotovelo relatado pelo paciente ou o Questionário de deficiências do braço, ombro e mão [DASH]), e instrumentos aplicados pelo médico (como o Questionário de Cirurgiões de Ombro e Cotovelo Norte-americanos ou a pontuação de Mayo para o desempenho do cotovelo, que também inclui medidas de ADM, força e funções específicas de ombro e cotovelo).[6,56,88,91]

Por conta da variedade de instrumentos usados, a comparação entre os estudos normalmente é difícil.

Alívio da dor e satisfação do paciente. O alívio completo ou quase completo da dor é o desfecho mais consistentemente positivo e previsível após uma artroplastia do cotovelo, ocorrendo em mais de 85% dos pacientes.[29,91]

Como foi observado no início desta discussão sobre ATC, embora as indicações tenham se expandido nas últimas quatro décadas, a artroplastia do cotovelo continua sendo usada com mais frequência em pacientes com AR e, em seguida, por pacientes com artrite pós-traumática. Estudos de acompanhamento de pacientes com essas e outras patologias de base que fizeram ATC articulada ou não articulada indicam uma taxa geral alta de satisfação e apontam que 80-100% dos pacientes relatam resultados "bons" ou "excelentes" após ATC articulada[25,48,55,91] e não articulada.[34,61,88,91]

ADM e uso funcional do membro superior. Os progressos na ADM do cotovelo após ATC melhoraram, juntamente com a evolução nos implantes e nas técnicas cirúrgicas, embora a diminuição da dor e a manutenção da estabilidade do cotovelo protético no pós-operatório sejam prioridades maiores que obter ADM completa. Os resultados da maior parte dos estudos de artroplastias articuladas[48,55,91] e não articuladas[57,91] indicam algum aumento no arco de extensão/flexão do cotovelo e rotação do antebraço em pacientes com artrite pós-traumática avançada, AR e ARJ. Relatos informais sugerem que a maior parte dos ganhos são obtidos dentro de 6 a 12 semanas, porém ocasionalmente em até 6 meses no pós-operatório. Pacientes com pouco movimento ativo no cotovelo decorrente de instabilidade pré-operatória têm exibido uma melhora acentuada da mobilidade ativa no pós-operatório. Alguns exemplos de arcos de extensão/flexão obtidos após ATC são 15° a 133°,[37,50] 19° a 140°,[55] 22° a 135°,[27] e 28° a 131°, com pronação/supinação de 68° e 62°, respectivamente.[48] É importante lembrar que os arcos de 100° (de 30° a 130° de extensão/flexão e 50° de pronação/supinação) são necessários para a maioria das atividades funcionais.[78] Portanto, em todos esses estudos a ADM funcional de extensão e flexão foi conseguida.

É importante observar que, ao rever a literatura para redigir este resumo, não foram encontrados estudos que comparassem desfechos após diferentes abordagens de reabilitação.

Taxas de durabilidade da ATC. A "taxa de durabilidade" (o ponto no qual é necessária uma artroplastia de revisão) após a ATC dos dias de hoje parece depender mais da patologia de fundo do paciente do que do tipo de prótese implantada.[46] Estudos relativamente recentes em longo prazo de pacientes com AR, por exemplo, têm indicado que a taxa de durabilidade dos implantes é de 90-92% com uma média de 5 anos[43,55,91] e de 86% com um mínimo de 10 anos[43,48,91] após uma artroplastia articulada (semirrestritiva), e após uma artroplastia não articulada. As taxas gerais de sobrevivência das próteses tendem a ser mais baixas, e o risco de artroplastia de revisão mais alto, em pacientes com artrite pós-traumática ou osteoartrite primária do que naqueles com AR. Isso pode ser decorrente dos níveis de atividade que em geral são mais altos em indivíduos com artrite pós-traumática do que naqueles com doenças inflamatórias, sendo, portanto, impostas cargas maiores ao cotovelo desses pacientes.[43,108]

Para obter os melhores resultados em longo prazo, é um consenso generalizado que o paciente precisa ser seletivo no tipo de atividade ocupacional ou recreativa que vai realizar, modificando e eliminando aquelas que impõem cargas elevadas e alto impacto ao cotovelo.

Como ocorre em todos os tipos de artroplastia total, as taxas de sobrevivência da ATC se deterioram com o tempo independente da patologia de fundo, do tipo de implante e da extensão das cargas impostas ao cotovelo.[43]

MIOSITE OSSIFICANTE

Os termos *miosite ossificante* e *ossificação heterotópica* (OH) ou *formação óssea ectópica* são muitas vezes usados como sinônimos para descrever a formação de osso em locais atípicos do corpo.[70] Algumas referências usam o termo miosite ossificante para denotar somente a ossificação no músculo. Com mais frequência, o termo é usado para caracterizar de forma geral a OH ou formação óssea na unidade músculo-tendão, na cápsula ou em estruturas ligamentares. Neste texto, os termos miosite ossificante e ossificação heterotópica são usados como sinônimos.

Etiologia dos sintomas

Foi relatado que a prevalência da OH após uma fratura do cotovelo chega até a 40%, estando mais costumeiramente localizada na face posteromedial do cotovelo.[94] OH pode ocorrer em seguida a uma fratura cominutiva da cabeça do rádio, uma fratura-luxação (fratura supracondilar ou da cabeça do rádio) do cotovelo ou uma laceração do tendão do músculo braquial.[53,70,81,94] Pacientes com traumatismo cranioencefálico ou lesão medular concomitante, e aqueles com queimaduras nos membros também são muito mais propensos ao desenvolvimento dessa complicação.[53,70,81,94] São fatores de risco adicionais para a ocorrência de OH: atraso na fixação interna e uso de enxerto ósseo e/ou substitutos de osso-enxerto. Casos mais graves de OH estão associados a uma fratura concomitante da parte distal do úmero, lesão da tríade e fratura-luxação do cotovelo. O retardo na intervenção aumenta o risco de ocorrência de OH.[81,94] Embora alguns autores acreditem que, após uma lesão, a mobilização excessiva ou alongamentos agressivos exacerbem a OH, outros propõem que a OH ocorre por causa da imobilidade. Não há evidências nem consenso indicando que o alongamento excessivo ou a realização de fisioterapia contribuem para a OH.[94]

As manifestações clínicas da OH envolvem uma restrição do movimento articular após a ocorrência de um trauma incitante. A palpação de uma sensação de bloqueio na extensão ou flexão terminal é também uma indicação de OH e não de contratura articular.[94] A ossificação heterotópica tem seu início em aproximadamente 2 semanas após a lesão, e o paciente com frequência apresenta inchaço, calor e dor. À medida que o processo continua, o calor, o eritema e o inchaço desaparecerão de forma gradual, o que pode ser acompanhado por uma perda gradual dos movimentos do cotovelo.[70] Observa-se sensibilidade à palpação na região distal do músculo braquial. Após o período inflamatório agudo, a formação óssea heterotópica é depositada no músculo entre as fibras musculares individuais, e não dentro delas, ou ao redor da cápsula articular durante um período de 2 a 4 semanas. Isso torna o músculo muito firme ao toque. Embora essa condição possa restringir permanentemente a mobilidade do cotovelo, na maioria dos casos o osso heterotópico é em grande parte reabsorvido ao longo de alguns meses, e a mobilidade retorna quase ao normal.[70]

Tratamento

Deve-se considerar o uso profilático de AINE para pacientes em alto risco de experimentar OH. Se houver contraindicações gastrintestinais, a radioterapia também poderá ser considerada. Pode-se considerar uma excisão cirúrgica nos casos em que a OH é sintomática e/ou limita o arco funcional dos movimentos no cotovelo, sobretudo se interferir nas atividades ou capacidade de participação do paciente. Ao ser considerada uma intervenção cirúrgica, deve-se ter em mente a relação risco-benefício.[70,81] Se for tratado cirurgicamente, com frequência o cotovelo é manejado com movimentos passivos contínuos e uma órtese articulada ajustável. Ao serem iniciados os exercícios de ADM, o alongamento passivo deve ser introduzido com extrema cautela no cotovelo pós-traumático e/ou pós-cirúrgico inflamado, para que seja evitada a exacerbação da inflamação, o que poderia resultar em contratura do cotovelo.[69]

LESÕES POR ESFORÇO REPETITIVO: SÍNDROMES DE TRAUMA REPETITIVO

As lesões por esforço repetitivo podem ocorrer em qualquer estrutura musculotendínea da região do cotovelo, inclusive nos músculos flexores e extensores do cotovelo, porém são mais comuns nos músculos inseridos nos epicôndilos lateral ou medial em resposta a movimentos repetitivos e forçados do punho. Evidências atuais demonstram que as nomenclaturas tradicionais, *tendinite* ou *epicondilite*, não refletem com precisão a real patologia dessas condições. Ficou demonstrado que essas condições têm natureza degenerativa e não refletem um processo inflamatório, o que fica indicado pela inexistência de células inflamatórias e que, na verdade, a patologia envolve disfuncionalidade dos tecidos vascular e fibroso e desorganização do colágeno.[39,40,83] Os termos *tendinose* e *tendinopatia* referem-se às alterações degenerativas no tecido tendíneo, e incluem elementos fibroblásticos e vasculares imaturos e resultam no enfraquecimento da estrutura tendínea.[38-40,83,105]

Patologias relacionadas

Epicondilite lateral (cotovelo de tenista)

O cotovelo de tenista costuma ser chamado de epicondilite lateral (apesar da literatura mais atual), epicondilalgia lateral, epicondilose lateral, ou tendinopatia lateral do cotovelo.[100,105] Os sintomas incluem dor sobre o epicôndilo lateral do úmero, principalmente durante atividades de preensão. Atividades como o golpe de esquerda (*backhand*) do tênis, que requerem uma estabilidade firme do punho, ou tarefas ocupacionais repetitivas como digitar no computador ou arrancar ervas daninhas no jardim, que requerem extensão repetida do punho, podem sobrecarregar a unidade musculotendínea e causar sintomas. O local com a incidência mais alta de envolvimento é a junção musculotendínea do extensor radial curto do carpo,[38,73,105] embora o extensor dos dedos também se encontre envolvido em aproximadamente 50% dos pacientes.[83]

Testes positivos de provocação incluem sensibilidade à palpação no epicôndilo lateral ou perto dele, dor durante a extensão resistida do punho feita com cotovelo estendido, dor com a extensão resistida do dedo médio e dor com a flexão passiva do punho com o cotovelo estendido e o antebraço em pronação.[39,63]

Observação: subluxação distal da cabeça do rádio, subluxação proximal da cabeça do rádio, artrite da cabeça do rádio, fratura da cabeça do rádio, orla sinovial pinçada síndrome do túnel radial, compressão de raiz cervical, e lesão de periósteo são também fontes possíveis de dor no cotovelo e, às vezes, são erroneamente chamadas de cotovelo de tenista.[16,83]

Tendinopatia medial do cotovelo (cotovelo de golfista)

O cotovelo de golfista, também conhecido como epicondilite medial, epicondilalgia ou epicondilose medial, envolve o tendão comum do flexor/pronador na junção entre o tendão e o periósteo perto do epicôndilo medial. Essa lesão está associada a movimentos repetitivos em flexão de punho, como balançar o taco de golfe, lançar uma bola, segurar e manipular papéis no trabalho ou levantar objetos pesados. Uma neuropatia ulnar concomitante é um achado comum.[5,83]

Testes positivos de provocação incluem sensibilidade à palpação no epicôndilo medial ou perto dele, dor durante a flexão resistida do punho feita com cotovelo estendido e dor durante a extensão passiva do punho feita com cotovelo estendido.

Etiologia dos sintomas

A causa mais comum de epicondilalgia medial ou lateral é o uso repetitivo excessivo ou o esforço excêntrico dos músculos do punho ou antebraço. Isso resulta em microdanos e lacerações parciais, em geral perto da junção musculotendínea quando o esforço excede a força dos tecidos e quando a demanda excede o processo de reparo. Com o trauma repetitivo, ocorre atividade fibroblástica e enfraquecimento do colágeno. Problemas recorrentes são vistos porque a cicatriz imóvel ou imatura resultante é lesionada novamente ao retornar às atividades antes que haja cicatrização ou mobilidade suficiente nos tecidos ao redor.

A ocorrência de hipersensibilidade à dor mecânica sobre os nervos radial e ulnar e seus troncos nervosos tem sido relatada em pacientes com epicondilalgia medial e lateral. Esses achados sugerem a presença de mecanismos de sensibilização periférica e central nessa população de pacientes.[16,32,41,42,59,83]

Comprometimentos estruturais e funcionais comuns

- Dor gradualmente crescente na região do cotovelo após atividade excessiva de punho e mão.
- Dor quando o músculo envolvido é alongado ou quando se contrai contra resistência.
- Diminuição da força e resistência muscular para a demanda.
- Diminuição da força de preensão, limitada pela dor.
- Diminuição da mobilidade das regiões cervical baixa e torácica alta da coluna vertebral.
- Sensibilidade à palpação sobre o epicôndilo lateral ou medial, ou na origem do tendão.

Limitações comuns nas atividades e restrições à participação

- Inabilidade de participar de atividades desafiantes, como esportes com raquete, arremessos ou golfe.
- Dificuldade para tarefas repetitivas de antebraço e punho, como separar ou montar partes pequenas, digitar no teclado, usar o *mouse*, atividades de preensão, usar um martelo, virar uma chave de fenda, manusear papéis ou tocar um instrumento de percussão.

Tratamento conservador das lesões por uso excessivo: fase de proteção

Diminuir a dor

- *Imobilização.* Repouso dos músculos imobilizando o punho à noite em uma tala do tipo *cock-up* (extensão).[19,20]
- *Diminuição da dor.* Foi demonstrado que o uso de uma órtese de contraforça (órtese não articulada para a região proximal do antebraço) diminui a dor e aumenta a força de preensão indolor e a função, por reduzir a transmissão de forças ao tendão comum.[19,47,52,83,96,111]
- *Instrução do paciente.* Instruir o paciente para o "repouso relativo", ou seja, manter-se em movimento e usar o braço, mas evitar todas as atividades que agravam o quadro, como ações fortes ou repetitivas de preensão.[39,83]
- *Crioterapia.* Usar gelo para ajudar a controlar a dor.[64]

Desenvolver mobilidade dos tecidos moles e articulações

- *Massagem de fricção transversa.* Aplicar uma massagem de fricção transversa no local da lesão. Para casos de tendinopatia lateral do cotovelo, localizar o tendão proximal do ERCC. Para tanto, localizar a cabeça do rádio, deslizar dorsalmente ao redor da cabeça do rádio e se aprofundar nos tecidos moles adjacentes à cabeça do rádio. Certificar-se de ter localizado o tendão correto, fazendo com que o paciente levante o dedo médio. Ensinar as técnicas de massagem de fricção transversa ao paciente em um programa de exercícios domiciliares.[54,80]
- *Mobilização neural.* Se ocorrer aumento dos sintomas durante o teste neurodinâmico do membro superior, usar as técnicas de mobilização neural descritas no Capítulo 13.
- *Mobilização de tecidos moles.* Aplicar mobilização de tecidos moles aos extensores ou flexores do punho para diminuir a rigidez dos tecidos moles e os pontos-gatilho

comumente associados à tendinopatia lateral e medial do cotovelo.

- *Técnicas de mobilidade muscular.* Aplicar técnicas suaves de manutenção-relaxamento nos músculos extensores ou flexores do punho (ver Cap. 6). Começar com os respectivos músculos na posição encurtada, com o cotovelo fletido e o punho em extensão (para técnica dos extensores de punho) ou em flexão (para a técnica dos flexores de punho). Repetir a resistência suave por 5 a 6 contrações e, em seguida, mover o punho em direção à posição neutra e repetir as contrações. Continuar a progredir a amplitude dos movimentos do punho sem avançar até a amplitude dolorosa. Uma vez que seja possível fazer contrações leves em toda a amplitude de movimento do punho de maneira indolor, progredir para o alongamento do músculo na região do cotovelo, aumentando a extensão do cotovelo. Essa progressão pode levar várias semanas. Depois das técnicas suaves de manutenção-relaxamento, realizar alongamento passivo indolor, conforme descrito no item a seguir.
- *Alongamento passivo.* Usar técnicas de alongamento passivo suaves e indolores para o alongamento dos músculos retesados. Manter os alongamentos durante pelo menos 20-30 segundos. Orientar o paciente que é melhor fazer uma menor quantidade de repetições, mantendo-as por 20-30 segundos seguidos e, em seguida, fazer alongamentos curtos e rápidos.
  - *Para alongar os extensores de punho,* estender o cotovelo, pronar o antebraço, fletir e desviar ulnarmente o punho, fletir os dedos e fazer pressão suave no dorso da mão, até que o paciente sinta um alongamento indolor no antebraço.
  - *Para alongar os flexores de punho,* estender o cotovelo, supinar o antebraço, estender e desviar radialmente o punho, estender os dedos e fazer pressão suave na palma da mão, até que o paciente sinta um alongamento indolor no antebraço.

Manter a função do membro superior

- *ADM ativa.* Fazer o paciente realizar ADM em todas as articulações para manter a integridade do membro superior.
- *Exercícios resistidos.* Fazer o paciente realizar exercícios de estabilização de ombro e escápula aplicando a resistência em um ponto proximal ao cotovelo.[17,62]

Tratamento conservador: fases de movimento controlado e de retorno à função

Utilizar as seguintes diretrizes de tratamento e intervenções quando a dor tiver desaparecido.

Aumentar a flexibilidade muscular

- *Técnicas de alongamento manual.* Continuar com o alongamento passivo como descrito anteriormente. Também usar técnicas de contração do agonista, manutenção-relaxamento e alongamento para alongar músculos retraídos em uma intensidade que cause uma sensação de aumento de comprimento, porém sem aumentar a dor (os princípios de aplicação dessas técnicas estão descritos no Capítulo 4).
- *Técnicas de autoalongamento.* O paciente pode usar uma parede (ver Fig. 18.10) e deslizar a mão por ela até sentir uma força de alongamento, ou pode usar a mão oposta para aplicar essa força. Essas técnicas estão descritas na seção de autoalongamento mais adiante no capítulo.
- *Massagem de fricção transversa.* Continue com essa técnica conforme descrito anteriormente.

Restaurar o trajeto articular da articulação RU

- *Mobilização com movimento (MM).* Essas técnicas indolores são usadas para corrigir um defeito posicional e promover uma melhora imediata na condição do paciente.[79] Vários pesquisadores têm relatado diminuição da dor e aumento da força de preensão durante ou logo após MM do cotovelo.[20,21,107] As técnicas a seguir são usadas quando o paciente sente dor ao cerrar o punho ou durante uma extensão resistida do punho. Se não forem conseguidos resultados imediatos, a técnica não é apropriada para o paciente, ou não está sendo executada no plano, grau ou direção correta de mobilização.[79]
  - *Posição do paciente e procedimento:* decúbito dorsal com antebraço em pronação, cotovelo em leve flexão e ombro em rotação medial. Colocar uma cinta de mobilização ao redor da região proximal do antebraço do paciente e ao longo do ombro oposto do fisioterapeuta, voltado para os pés do paciente. Estabilizar a parte distal do úmero com a mão proximal e utilizar a outra mão para estabilizar o punho durante um movimento de preensão, ou para prover resistência à extensão do punho, dependendo do sinal comparável do paciente. Aplicar um deslizamento lateral sustentado ao antebraço proximal por meio da cinta de mobilização, enquanto o paciente estende o punho lentamente por 6-10 vezes. Realizar até 3 séries de 10 repetições. Aplicar resistência indolor à extensão do punho, quando esse movimento for tolerado. O deslizamento lateral e a contração muscular devem ser indolores (Fig. 18.6A).
  - *Método alternativo:* com a mão de fora, estabilizar a região distal do úmero e aplicar suavemente uma força de deslizamento lateral contra a região proximal do antebraço com a mão de dentro. Fazer o paciente estender lentamente o punho ou apertar uma bolinha de espuma 6-10 vezes, conforme a tolerância (Fig. 18.6B). Tanto a força de deslizamento lateral quanto a contração muscular devem ser indolores. Adicionar um peso leve para proporcionar resistência à extensão do punho, quando tolerado.
- *Automobilização com movimento.* O paciente fica em bipedestação com o úmero do cotovelo envolvido estabilizado contra o batente da porta e o antebraço no vão. O cotovelo é posicionado em 90° com o antebraço em pronação e paralelo ao solo. O paciente aplica uma força de deslizamento lateral suave contra a região proximal do antebraço com a mão contralateral e, em seguida, faz

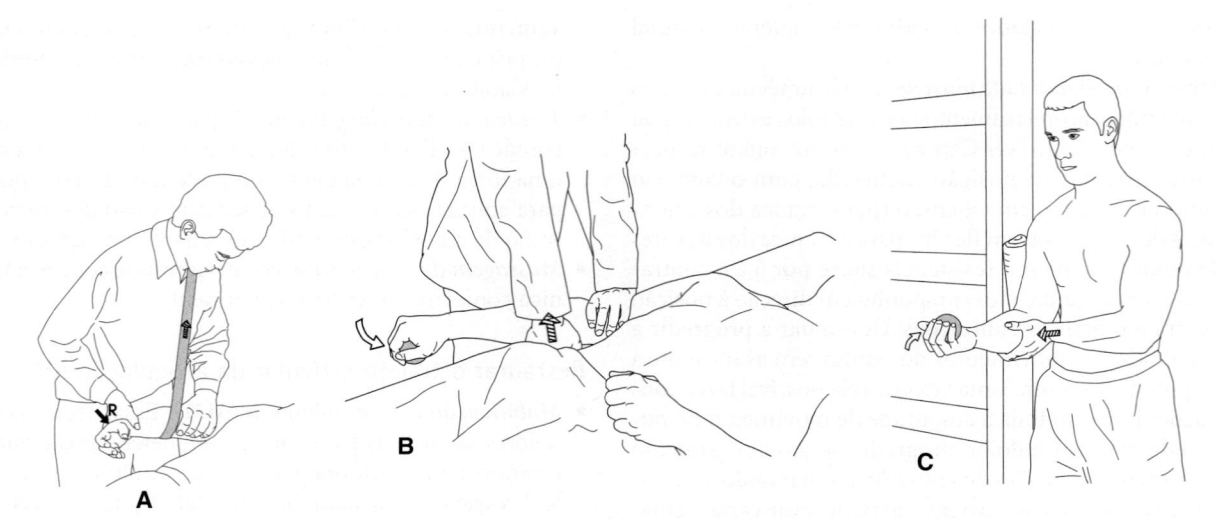

Figura 18.6 Mobilização com movimento (MM) para epicondilose lateral. O deslizamento lateral é aplicado ao antebraço, região proximal, **(A)** com extensão ativa do punho, **(B)** com o paciente apertando uma bolinha e **(C)** com automobilização.

movimentos lentos e suaves de apertar uma bolinha de borracha (Fig. 18.6C).

Melhorar o desempenho muscular e a função

- *Órtese ou cinta de contraforça para o cotovelo.* Usar uma órtese de cotovelo para ajudar a reduzir a carga sobre a unidade musculotendínea. Um efeito imediato desse tipo de órtese na melhora da força de preensão indolor em pessoas com epicondilose lateral tem sido apresentado.[47,52,96,111]
- *Exercício dinâmico resistido.* Progredir para os exercícios dinâmicos usando pesos livres e resistência elástica ou manual em amplitudes indolores. Usar inicialmente resistência de baixa intensidade com múltiplas repetições para melhorar a resistência muscular, então progredir para uma resistência mais intensa visando fortalecer e preparar os músculos para as demandas funcionais.
  - *Treinamento excêntrico:* incorporar uma progressão de contrações excêntricas da unidade musculotendínea envolvida, primeiro dentro de uma ADM de punho confortável contra uma carga de baixa intensidade, com velocidade lenta, e de preferência com o cotovelo em uma posição relativamente estendida.[20,92,100,103] O uso de um dinamômetro isocinético possibilita ao paciente realizar contrações repetitivas apenas excêntricas.[30] Se for usada resistência elástica ou pesos livres, o paciente deverá levantar o peso ou alongar a faixa elástica com a mão sadia quando estiver retornando para a posição inicial de extensão de punho.[65]
  - *Progressões:* progredir para velocidades mais rápidas antes de aumentar a resistência. Quando a resistência for aumentada, retornar a uma velocidade lenta e depois progredir novamente até uma velocidade mais rápida antes de aumentar a resistência, e assim por diante. De forma gradual, fazer as contrações excêntricas ao longo de uma ADM completa, indolor.

Evidências em foco

Surgiram evidências e um suporte moderado na literatura sugerindo que o treinamento com resistência excêntrica (em geral, combinado com um programa de alongamento estático) é efetivo no tratamento da epicondilose lateral; contudo, as evidências são fracas quanto ao uso de exercícios isocinéticos e isométricos.[92]

A justificativa teórica sugere que a aplicação progressiva de carga fica indicada para aumentar a força tênsil e a resistência muscular à fadiga. Uma abordagem terapêutica que inclua exercícios excêntricos realizados ao longo de 6-12 semanas com 3 séries de exercícios consistindo em 10-15 repetições é efetiva para o tratamento da epicondilose lateral e está avalizada pelas melhores evidências atuais.[40,64,65,92,103]

- *Padrões funcionais.* À medida que a flexibilidade e a força melhorarem e a dor for controlada, incorporar o treinamento funcional utilizando padrões funcionais nos exercícios. Enfatizar o controle da resistência ao longo do padrão. Se ocorrer dor ou desvio do padrão com movimentos compensatórios, fazer o paciente descansar antes de retomar novas repetições. Exercícios que simulam as atividades desejadas são progredidos, passando de movimentos lentos e controlados para movimentos em alta velocidade e com baixa resistência para melhorar a cadência (ver Fig. 18.22).
- *Fortalecimento e condicionamento geral.* Incorporar as partes não utilizadas ou subutilizadas dos membros ou tronco no programa de treinamento antes de retornar às atividades fatigantes.[38]
- *Exercícios pliométricos.* Acrescentar os pliométricos ao programa se as metas do paciente incluírem o retorno a atividades esportivas ou ocupacionais que exijam potência de cotovelo e antebraço. As sugestões estão descritas no Capítulo 23[38] e incluem:

- Quicar uma bola medicinal contra a parede ou o solo.
- Arremessar para o ar e apanhar uma bola pesada.
- Quicar uma bola de tênis sobre uma raquete de cabo curto; progredir para uma raquete de cabo longo.
- Movimentos rápidos excêntricos/concêntricos de cotovelo e antebraço usando resistência elástica.
- Passes rápidos de peito ou acima da cabeça usando uma bola pesada pliométrica.
- *Modificação das atividades.* Pode ser necessário modificar as atividades ou a técnica do paciente antes que este retorne a atividades repetitivas ou desgastantes. Por exemplo, pode ser preciso fazer aulas de tênis para corrigir técnicas impróprias, adaptar o uso de um martelo ou outro equipamento utilizado ou fazer modificações ergonômicas na mesa do computador.[38,39,109]

Observação: informações adicionais sobre recomendações ergonômicas para estações de trabalho com computador estão descritas no Capítulo 14.

Orientação ao paciente

- A orientação inclui conselhos e técnicas de prevenção, identificação dos fatores provocadores e dos sintomas de alerta.
- Ensinar ao paciente como reduzir as forças de sobrecarga que causaram o problema e treiná-lo novamente nas técnicas apropriadas.[38,39]
- Além dos exercícios, incluir instruções domiciliares sobre a aplicação de massagem transversa e alongamento do músculo envolvido antes de utilizá-lo.

Evidências em foco

Em um estudo descritivo de 60 pessoas com epicondilalgia lateral acompanhadas durante 6 meses após o início da intervenção com fisioterapia, Waugh et al.[109] relataram que 80% dos participantes continuaram a melhorar, porém apenas 33% tiveram resolução completa dos sintomas. A intervenção fisioterapêutica consistiu em 8 semanas de ultrassom, massagem transversa profunda e um programa de alongamento/fortalecimento para os músculos extensores do punho; 37% dos participantes também receberam tratamento para a região cervical da coluna vertebral ou ombro. No conjunto, 50% continuaram com alguma forma de intervenção terapêutica após as primeiras 8 semanas. Aqueles com desfechos piores tinham ocupações de trabalho repetitivas, com 92% das tarefas repetitivas envolvendo trabalho no computador.

Esse estudo também relatou que mulheres com sinais cervicais positivos e tarefas de trabalho repetitivas que envolviam o uso de computador tinham um prognóstico pior. Isso foi observado tanto com 8 semanas quanto com 6 meses. As recomendações ergonômicas para adaptações posturais ao usar um computador incluíram apoiar o antebraço, realizar movimentos suaves e manter os ombros relaxados.[109]

Intervenções com exercícios para o cotovelo e o antebraço

TÉCNICAS DE EXERCÍCIOS PARA AUMENTAR A FLEXIBILIDADE E A AMPLITUDE DE MOVIMENTO

Antes de iniciar um programa de alongamento muscular, certifique-se de que a cápsula articular não está restringindo o movimento. As técnicas para aumentar a mobilidade intra-articular nas articulações do cotovelo e antebraço foram discutidas previamente neste capítulo. Os princípios e técnicas para aplicação de mobilização articular estão apresentados no Capítulo 5.

Além da descrição dos princípios e técnicas de alongamento apresentadas no Capítulo 4, nesta seção estão descritas as técnicas manuais, mecânicas e de autoalongamento direcionadas para o cotovelo. Ao ensinar o autoalongamento para o paciente, deve-se enfatizar a importância de manter um alongamento prolongado de baixa intensidade e não aplicar uma força balística (movimentos bruscos no final da amplitude).

Técnicas manuais, mecânicas e de autoalongamento

Para aumentar a extensão do cotovelo

Alongamento mecânico – contratura em flexão leve

Posição do paciente e procedimento: decúbito dorsal com o braço apoiado na mesa de tratamento e uma toalha dobrada embaixo da região distal do úmero servindo de fulcro. Colocar uma munhequeira com pouco peso ao redor da região distal do antebraço. Posicionar o antebraço em pronação, na posição média, e depois em supinação para afetar cada um dos três músculos flexores. Fazer o paciente estabilizar o úmero na região proximal com a outra mão ou colocar uma bolsa de areia ou cinta ao longo do úmero, na região proximal. Instruir o paciente a manter o alongamento por um período estendido de tempo.[10]

Recomendação clínica

Dos três músculos que flexionam o cotovelo, apenas o bíceps braquial cruza o ombro; ele também faz a rotação do antebraço. Portanto, para alongar completamente o bíceps braquial, o ombro precisa ser estendido e o antebraço, colocado em pronação, além de ser estendido o cotovelo.

Autoalongamento: leve contratura em flexão

Posição do paciente e procedimento: sentado com o braço apoiado em uma mesa de tratamento e com uma toalha dobrada embaixo da porção distal do úmero, como um fulcro. Usando a mão oposta, fazer o paciente aplicar a força de alongamento contra a porção distal do antebraço posicionado em pronação, posição média, e depois em supinação, de modo a afetar cada um dos músculos flexores.

Alongamento mecânico: intervenção ortótica progressiva estática

Para reduzir uma contratura em flexão de cotovelo antiga, aplique uma força de alongamento mecânico de baixa intensidade e de longa duração com uma órtese progressiva estática, desse modo afetando as propriedades de deformação e tensão-relaxamento dos tecidos moles.[36,104]

Evidências em foco

Ulrich et al.[104] realizaram um estudo prospectivo para investigar a eficácia de um programa de alongamento, autoconduzido, com base nos princípios progressivos estáticos e de tensão-relaxamento (ver Fig. 4.7B) com 37 pacientes (37 cotovelos) com contraturas pós-traumáticas do cotovelo. Pacientes que apresentavam qualquer grau de ossificação heterotópica foram excluídos do estudo. Os pacientes usaram um protocolo de 30 minutos, 1 a 3 vezes por dia, com uma órtese progressiva estática de cotovelo, durante certo período de tempo (em média 10 semanas; variação de 2 a 25 semanas). A intensidade do alongamento era controlada pelo paciente.

Na conclusão do estudo, o ganho médio geral na ADM dos cotovelos foi significativo (26°, com variação de 2° a 60°), assim como os ganhos na amplitude de flexão e extensão de cada cotovelo individualmente. Antes do programa com o uso da órtese, a ADM geral de cotovelo era de 81°; na conclusão do programa, era de 107°. Durante o curso do estudo, a satisfação geral do paciente foi boa, e nenhum deles necessitou de medicamentos anti-inflamatórios. Os autores concluíram que o uso diário de uma órtese progressiva estática e a aplicação de princípios de tensão-relaxamento durante um período de tempo relativamente curto foram um meio eficaz de aumentar a ADM do cotovelo.

Alongamento manual: músculo bíceps braquial

Posição do paciente e procedimento: decúbito ventral, cotovelo no máximo de extensão que seja confortável e antebraço em pronação. Estabilizar a escápula e estender passivamente o ombro.

Alongamento mecânico: músculo bíceps braquial

Posição do paciente e procedimento: decúbito dorsal com uma munhequeira com peso leve ao redor da região distal do antebraço. O cotovelo fica em extensão, e o antebraço em pronação. Fazer o paciente estabilizar o úmero, na região proximal, com a mão oposta, e depois colocar o braço ao lado da mesa. Permitir que cotovelo e ombro se estendam o máximo possível e manter a posição alongada por um período de tempo estendido (Fig. 18.7A).

Autoalongamento: bíceps braquial

Posição do paciente e procedimento: em bipedestação ao lado da mesa. Fazer o paciente segurar na beira da mesa e caminhar para a frente, causando extensão de ombro com extensão de cotovelo (Fig. 18.7B). É importante observar que essa posição de alongamento não inclui pronação do antebraço.

Para aumentar a flexão do cotovelo

Autoalongamento: contratura leve em extensão

- *Posição do paciente e procedimento:* decúbito ventral sobre os cotovelos com antebraços apoiados no colchonete. Fazer o paciente abaixar o tórax o máximo que a flexão do cotovelo permitir e manter a posição pelo tempo máximo que tolerar.
- *Posição do paciente e procedimento:* sentado com cotovelo flexionado o máximo possível. Fazer o paciente empurrar o antebraço, na região distal, com a mão oposta para causar uma força de alongamento em flexão. Como alternativa, com o antebraço apoiado sobre uma mesa ou no apoio de braço de uma cadeira, fazer o paciente inclinar-se para a frente, flexionando o úmero contra o antebraço estabilizado e mantendo a posição pelo tempo tolerado.

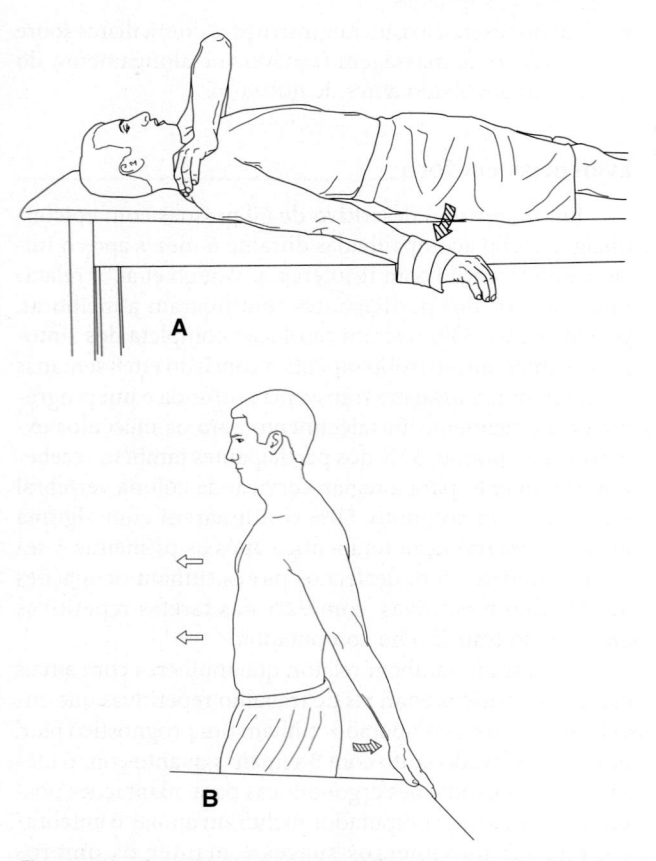

Figura 18.7 O autoalongamento da unidade musculotendínea do bíceps braquial inclui alongar a cabeça longa pela articulação do ombro **(A)** em decúbito dorsal e **(B)** em bipedestação.

Autoalongamento da cabeça longa do músculo tríceps

Posição do paciente e procedimento: sentado ou em bipedestação. Fazer o paciente flexionar o cotovelo e o ombro o máximo possível. A outra mão pode empurrar o antebraço para flexionar o cotovelo ou empurrar o ombro em mais flexão (Fig. 18.8). Manter a posição alongada pelo tempo tolerado.

Para aumentar a pronação e a supinação do antebraço

Posição do paciente e procedimento: sentado com cotovelo flexionado em 90° e apoiado em uma mesa ou estabilizado contra o lado do tronco.

Autoalongamento para aumentar a pronação

Fazer o paciente segurar na superfície dorsal do antebraço envolvido, de modo que a região hipotenar da mão assistente fique sobre a face dorsal do rádio, em uma posição imediatamente proximal ao punho, e os dedos envolvam a ulna. Fazer, então, o paciente pronar passivamente o antebraço e sustentar o alongamento pelo tempo tolerado. A força é aplicada contra o rádio, e não contra os carpais, de maneira a não lesionar o punho.

Autoalongamento para aumentar a supinação

Fazer o paciente colocar a região hipotenar da mão assistente sobre a face palmar do rádio envolvido em uma posição imediatamente proximal ao punho, supinar o antebraço e sustentar o alongamento pelo tempo tolerado. Certificar-se de que a força é aplicada contra o rádio, e não contra os carpais, de maneira a não lesionar o punho (Fig. 18.9).

Técnicas de autoalongamento: músculos dos epicôndilos medial e lateral

Para alongar os músculos extensores do punho (a partir do epicôndilo lateral)

- *Posição do paciente e procedimento:* sentado ou em bipedestação com o cotovelo estendido e o antebraço em pronação. Enquanto mantém essa posição, fazer o paciente realizar desvio ulnar do punho e flexionar punho e dedos; então aplicar uma força de alongamento suave contra o dorso da mão. O paciente deve ter uma sensação de alongamento ao longo da superfície dorsal do antebraço.
- *Posição do paciente e procedimento:* em bipedestação com cotovelo estendido, antebraço em pronação e dorso da mão contra uma parede (dedos apontando para baixo). Fazer o paciente então deslizar o dorso da mão parede acima, até sentir um alongamento no antebraço (Fig. 18.10). Para um alongamento adicional, fazer o paciente flexionar os dedos.

Para alongar os músculos flexores do punho (a partir do epicôndilo medial)

- *Posição do paciente e procedimento:* sentado ou em bipedestação, cotovelo estendido e antebraço em supinação.

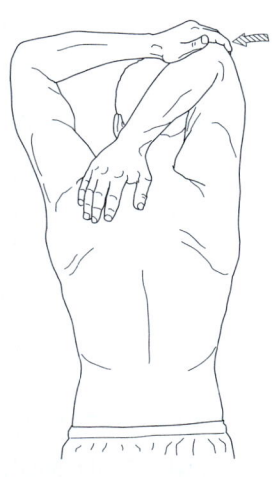

Figura 18.8 O autoalongamento da unidade musculotendínea do músculo tríceps braquial inclui alongar a cabeça longa pela articulação do ombro.

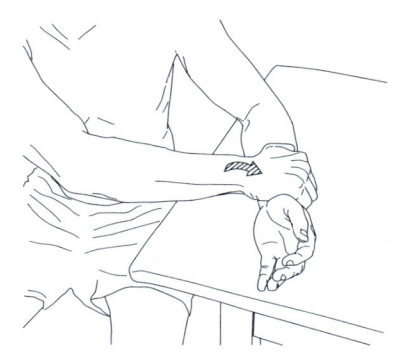

Figura 18.9 Autoalongamento do antebraço em supinação. O antebraço pode ser estabilizado sobre uma mesa (como está ilustrado) ou ao lado do paciente. É importante manter a flexão do cotovelo para que não ocorra rotação do ombro e também aplicar a força de alongamento contra o rádio, e não contra a mão.

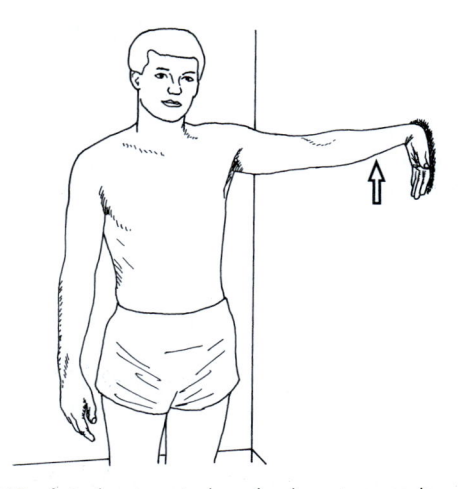

Figura 18.10 Autoalongamento dos músculos extensores do punho.

Enquanto mantém essa posição, fazer o paciente realizar desvio radial, estender o punho e aplicar com a outra mão uma força de alongamento suave contra a palma dessa mão. Deve haver uma sensação de alongamento ao longo da superfície palmar do antebraço.

- *Posição do paciente e procedimento:* em bipedestação, com cotovelo estendido e antebraço em supinação. Fazer o paciente colocar a palma da mão contra uma parede, dedos apontando para baixo, e depois mover a mão parede acima até sentir uma sensação de alongamento nos músculos flexores do punho.

EXERCÍCIOS PARA DESENVOLVER E MELHORAR O DESEMPENHO MUSCULAR E O CONTROLE FUNCIONAL

Além das condições já descritas neste capítulo, desequilíbrios de comprimento e força nos músculos que cruzam o cotovelo e antebraço podem ser o resultado de uma variedade de causas, como lesão nervosa, após cirurgia, trauma, desuso ou imobilização. Os exercícios apropriados para desenvolver controle neuromuscular, aumentar a força e melhorar a resistência muscular para o retorno às atividades funcionais podem ser escolhidos entre os exercícios a seguir e as técnicas descritas nos Capítulos 6 e 23.

Para pacientes que têm o cotovelo comprometido, exercícios para as regiões acima (complexo do ombro) e abaixo (punho e mão) devem também ser incorporados ao programa de exercícios terapêuticos a fim de prevenir complicações e restaurar a função apropriada em todo o quadrante superior. Os princípios gerais de tratamento de lesões agudas de tecido moles são discutidos no Capítulo 10. Os exercícios descritos nesta seção são para as fases de movimento controlado e retorno à função, quando os tecidos estão nos estágios subagudo e crônico da cicatrização e requerem apenas proteção mínima a moderada.

Exercícios isométricos

Exercícios isométricos em múltiplos ângulos

Usar resistência manual ou mecânica em várias posições ao longo da ADM disponível de flexão e extensão do cotovelo e rotação do antebraço. Isolar a musculatura-chave. Aplicar a resistência na região distal do antebraço, não na mão, para evitar forças através das articulações do punho.

Treinamento em ângulos específicos

Durante os exercícios isométricos, enfatizar posições articulares que simulem o uso do cotovelo nas atividades funcionais previstas. Por exemplo, para simular o carregamento de grandes caixas perto do tórax, fortalecer os músculos flexores do cotovelo em uma posição de 70° a 90° com o antebraço na posição média e em supinação. Enfatizar a importância de segurar objetos por períodos extensos de tempo, de modo a aumentar a resistência muscular necessária para o controle prolongado.

Exercícios isométricos alternantes e estabilização rítmica

Exercícios em cadeia aberta

Aplicar resistência manual às contrações isométricas alternantes dos antagonistas em múltiplos ângulos de flexão/extensão do cotovelo e de pronação/supinação do antebraço. Estabilizar o úmero e aplicar resistência ao antebraço.

Assim que o paciente for capaz de responder à resistência alternante em várias posições de cotovelo e antebraço e em velocidades variadas, progredir para exercícios isométricos alternantes usando padrões completos de membro superior. Para desenvolver ainda mais a estabilidade sobreposta ao movimento (estabilidade dinâmica), fazer o paciente segurar uma BodyBlade® vibratória em diferentes posições de cotovelo, antebraço e todo o membro superior, e depois durante movimentos variados.

Exercícios em cadeia fechada

O paciente pode posicionar-se em bipedestação com as mãos na parede ou sobre uma maca, na posição de quatro apoios ou em decúbito ventral para flexões de braço (usando joelhos ou dedos dos pés como fulcro). Fazer o paciente manter a posição desejada do cotovelo e aplicar exercícios isométricos alternantes e estabilização rítmica por meio de resistência manual contra os ombros e o tronco.

Exercícios dinâmicos de fortalecimento e de resistência à fadiga

Muitos músculos que cruzam a articulação do cotovelo são multiarticulares, como os bíceps, a cabeça longa do tríceps e os flexores e extensores do punho. É particularmente importante considerar a posição do ombro e do antebraço durante o treinamento resistido no cotovelo. Atividades dinâmicas de fortalecimento e resistência à fadiga para os *mobilizadores primários* do cotovelo, antebraço e punho que utilizam resistência manual ou mecânica estão registradas nesta seção. Padrões combinados de movimento durante atividades em cadeia aberta e fechada são abordados na última seção, descrevendo uma progressão funcional para o cotovelo e antebraço.

Flexão do cotovelo

Os músculos incluem o bíceps braquial, braquial e braquiorradial.

- *Posição do paciente e procedimento:* sentado ou em bipedestação, com o úmero ao lado do tórax (braço perpendicular ao solo). Fazer o paciente segurar um peso ou um pedaço de tubo ou faixa elástica (presa embaixo do pé ou no solo) e flexionar e estender o cotovelo. Isso fortalece os flexores do cotovelo concêntrica e excentricamente ao longo de toda ADM disponível para simular o levantamento e abaixamento funcional. Fazer esse movimento com o antebraço em supinação, pronação e na posição média.

■ *Posição do paciente e procedimento:* decúbito dorsal com o úmero apoiado na mesa de tratamento. Quando o paciente está em decúbito dorsal, a força resistiva de um peso livre ou da gravidade tem um efeito maior sobre os músculos perto do final da amplitude de extensão e pouco ou nenhum efeito à medida que o cotovelo se aproxima de 90°.

■ *Posição do paciente e procedimento:* em bipedestação ou sentado, segurando um peso com o antebraço em supinação. Fazer o paciente estender o ombro à medida que o cotovelo flexiona (Fig. 18.11). Esse movimento combinado alonga o músculo bíceps braquial sobre o ombro enquanto o músculo é encurtado para mover o cotovelo, desse modo mantendo com mais eficiência o comprimento ideal para o desenvolvimento de tensão máxima no músculo bíceps. Esse movimento combinado desenvolve controle para carregar objetos ao lado do corpo.

Extensão do cotovelo

Os músculos incluem o tríceps e o ancôneo.

■ *Posição do paciente e procedimento:* decúbito ventral, úmero abduzido em 90° e apoiado sobre um rolo de toalha na mesa de tratamento. Fazer o paciente estender o cotovelo enquanto segura um peso. Essa posição fortalece os músculos extensores do cotovelo a partir dos 90° de flexão até o final da extensão.

■ *Posição do paciente e procedimento:* decúbito dorsal com o ombro flexionado em 90° segurando um peso na mão. Fazer o paciente começar com o cotovelo flexionado e o

peso no ombro ipsilateral ou contralateral (ombro em rotação lateral ou medial); então estender e flexionar o cotovelo (levantar e, lentamente, abaixar o peso) para fortalecer os extensores do cotovelo concêntrica e excentricamente. Para ajudar a manter o ombro em uma posição estável, fazer o paciente estabilizar o úmero em 90° com a mão oposta.

Cabeça longa do músculo tríceps com extensão do cotovelo

Posição do paciente e procedimento: sentado ou em bipedestação, com o braço mantido acima da cabeça (ombro completamente flexionado) e cotovelo flexionado de modo que o peso fique próximo ao ombro (Fig. 18.12). Fazer o paciente levantar o peso acima da cabeça e depois abaixá-lo, produzindo, assim, contrações concêntricas e excêntricas. O paciente pode suportar o úmero com a mão oposta. Fazer esse exercício somente se o paciente tiver controle suficiente do ombro.

Pronação e supinação

Os músculos primários da pronação são o pronador redondo e quadrado; os músculos primários da supinação são o supinador e o bíceps braquial.

Posição do paciente: sentado ou em bipedestação com o cotovelo flexionado em 90°. Quando sentado, o antebraço pode ficar apoiado sobre uma mesa, para suporte mantido perto do tronco.

■ *Pesos livres.* Ao usar um peso livre para fortalecer os músculos pronadores e supinadores, ele precisa ser colocado de um lado ou do outro da mão (Fig. 18.13).

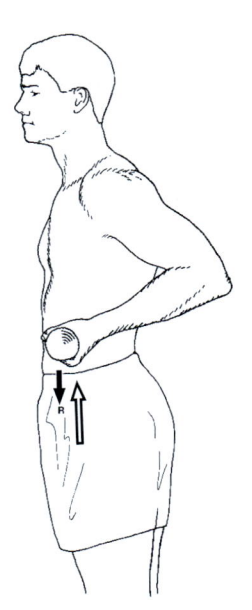

Figura 18.11 Flexão do cotovelo resistida, com ênfase no músculo bíceps braquial. O ombro estende-se enquanto o cotovelo flexiona com o antebraço em supinação. Essa ação combinada alonga a porção proximal da unidade musculotendínea pelo ombro enquanto este se contrai para mover o cotovelo, desse modo mantendo a relação comprimento-tensão ideal por uma ADM maior.

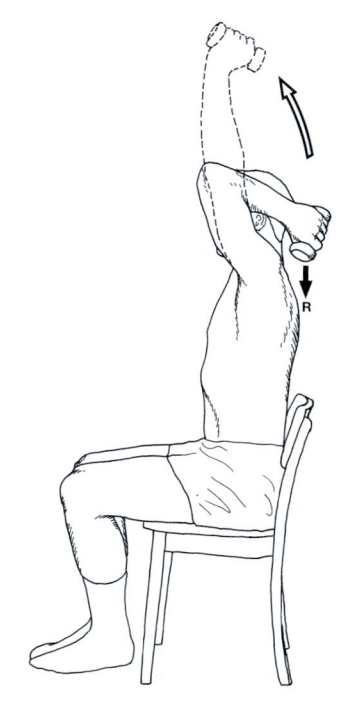

Figura 18.12 Extensão do cotovelo resistida, começando com a cabeça longa do músculo tríceps braquial alongada.

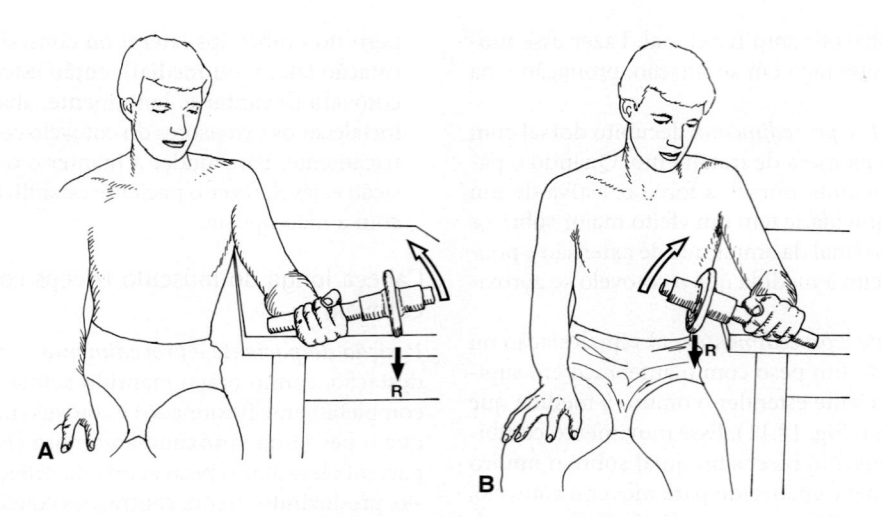

Figura 18.13   Exercício com resistência mecânica usando uma pequena barra com pesos colocados de modo assimétrico para fortalecer **(A)** os músculos pronadores do antebraço e **(B)** os músculos supinadores do antebraço. A barra pode também ser girada em um arco descendente para afetar a outra metade da amplitude de cada músculo, colocando-se o peso no lado ulnar da mão.

Enquanto o paciente gira a barra, certifique-se de que ele mantém o punho em posição neutra, de modo a não tensionar o punho, sobretudo nas amplitudes finais. O peso pode também ser conduzido ao longo de um arco descendente, colocando-se a resistência sobre o lado ulnar da mão.

- **Resistência elástica.** Fazer o paciente segurar com a mão saudável uma das pontas de uma faixa elástica ou prendê--la na maçaneta da porta (certificar-se de que a faixa elástica está firmemente presa). Pedir-lhe para segurar a outra ponta com o membro envolvido e girar o antebraço contra a resistência. Para maior resistência, enrolar a ponta da faixa em um bastão curto e fazer o paciente tracionar contra a força de resistência.

- **Atividade funcional.** Fazer o paciente ficar em bipedestação de frente para uma maçaneta com o braço mantido ao lado do corpo e o cotovelo flexionado em 90°, evitando assim a substituição com rotação de ombro. Solicitar que ele gire a maçaneta.

Flexão e extensão do punho

A flexão do punho envolve os músculos inseridos no epicôndilo medial; já a extensão, os músculos inseridos no epicôndilo lateral.

Observação: nos exercícios apresentados a seguir, quando o antebraço faz pronação, a resistência é contra os músculos extensores do punho; quando faz supinação, a resistência é contra os músculos flexores do punho.

- **Resistência elástica.** Amarrar juntas as duas pontas de uma faixa ou tubo elástico, formando uma alça. Sentado, o paciente coloca uma ponta da alça embaixo de um pé. Estabiliza o antebraço sobre a coxa e coloca a outra ponta da alça através do dorso da mão (Fig. 18.14) ou, ainda,

da palma para oferecer resistência aos extensores ou flexores do punho, respectivamente.

- **Pesos livres.** Paciente sentado, com antebraço apoiado na mesa e a mão na beira segurando um pequeno peso (Fig. 18.15). Estender e flexionar o punho contra a resistência.

- **Rolo de punho.** Sentado ou em bipedestação, com os cotovelos flexionados ou estendidos e os antebraços em pronação ou supinação. Amarrar uma corda com 60 a 120 cm no meio de um bastão curto; prender um peso na outra ponta da corda. Fazer o paciente segurar cada ponta do bastão e, com uma ação alternante do punho, girá-lo, fazendo a corda se enrolar nele e elevar o peso. Este é, então, abaixado com o movimento reverso (Fig. 18.16).

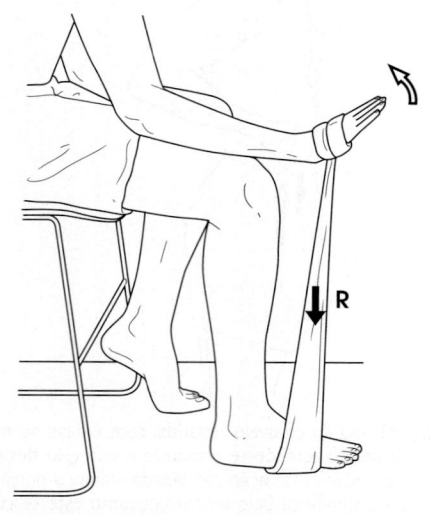

Figura 18.14   Fortalecimento dos extensores do punho usando resistência elástica sem o uso de preensão.

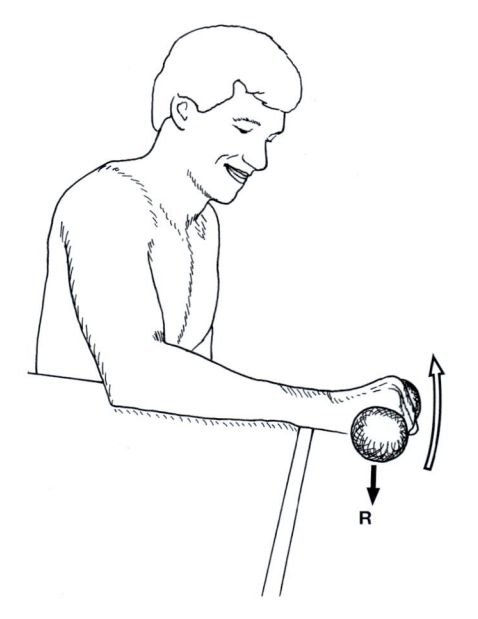

Figura 18.15 Fortalecimento dos extensores do punho usando um peso de mão para opor resistência.

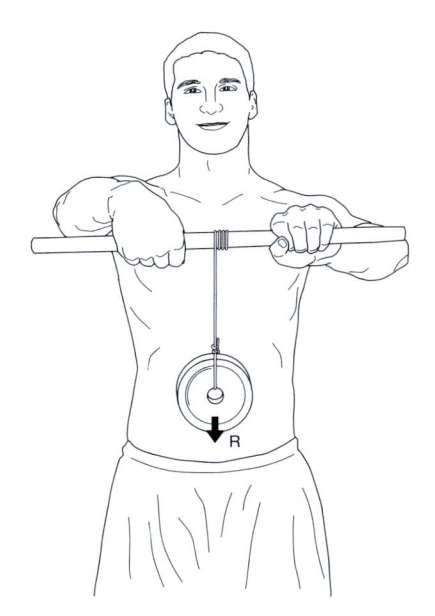

Figura 18.16 Exercício com rolo de punho para fortalecer a preensão e desenvolver os extensores do punho. Esse exercício requer estabilização nos músculos do complexo do ombro e cotovelo. Os cotovelos podem ficar flexionados ou os antebraços em supinação para enfatizar os flexores do cotovelo ou os músculos do epicôndilo medial, respectivamente.

Progressão funcional para o cotovelo e o antebraço

Um programa de reabilitação abrangente para cotovelo e antebraço, elaborado para alcançar as metas funcionais individuais, envolve uma sequência de intervenções de exercícios progredidos com cuidado, criados para desenvolver ou restaurar níveis suficientes de mobilidade, força, estabilidade, resistência muscular e potência. A última par-

te deste capítulo identifica os componentes integrantes e exemplos de intervenções com exercícios e atividades funcionais simuladas que costumam ser incluídas em uma progressão funcional para cotovelo e antebraço. Ver nos Capítulos 17 e 23 exercícios e atividades adicionais.

Observação: já que o cotovelo funciona principalmente durante atividades que também envolvem o ombro e a mão, devem ser usados padrões de exercícios combinados que fortaleçam a mobilidade e controlem todo o membro superior, sobretudo no que tange à estabilização proximal. É necessário cuidado para que não ocorram movimentos para compensar um elo fraco na cadeia.

Padrões diagonais

Padrões de FNP contra resistência manual ou mecânica. Usar padrões diagonais unilaterais ou bilaterais (conforme descrito no Capítulo 6), resistência manual, pesos livres, resistência elástica, um sistema de polias com peso ou um dinamômetro isocinético para prover resistência enquanto o paciente se move através dos padrões diagonais. Aumentar de forma gradual a resistência, a velocidade (se for apropriado com o equipamento escolhido) e as repetições.

Movimentos combinados de puxar objetos

Os músculos flexores do cotovelo são usados em atividades de puxar, levantar e carregar em cadeia aberta e fechada. Essas ações do membro superior também exigem força nos músculos retratores da escápula, extensores do ombro e musculatura de punho e mão. Muitos dos exercícios que estão descritos para o ombro no Capítulo 17 também envolvem flexão resistida do cotovelo e, portanto, podem ser usados para fortalecer grupos musculares durante movimentos de tracionar. Sugestões adicionais incluem:

- Tração bilateral contra resistência elástica (Fig. 18.17).
- Flexões de braço em cadeia fechada ou tração modificada usando uma barra posicionada acima da cabeça (Fig. 18.18).
- Padrão unilateral combinado de tracionar com simulação de "dar a partida no motor" de um cortador de grama (Fig. 18.19) ou movimentos bilaterais ou unilaterais de remar usando um aparelho de remo.
- Tração de uma variedade de objetos com peso usando um ou ambos os braços, enfatizando a flexão do cotovelo e a mecânica corporal apropriada.

Movimentos combinados de empurrar objetos

O músculo tríceps está envolvido nos movimentos de empurrar, que incluem variações na flexão do ombro e protração ou depressão escapular, de modo que os músculos que controlam esses movimentos funcionam junto com o músculo tríceps. Muitos dos exercícios descritos no Capítulo 17 para o ombro e no Capítulo 23 também envolvem extensão resistida do cotovelo e podem ser usados para fortalecer os grupos musculares acionados nos padrões de empurrar. Sugestões incluem:

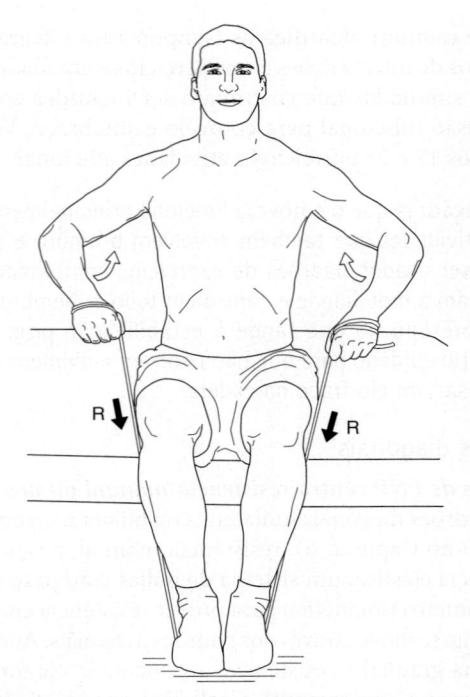

Figura 18.17   Tração bilateral contra resistência elástica.

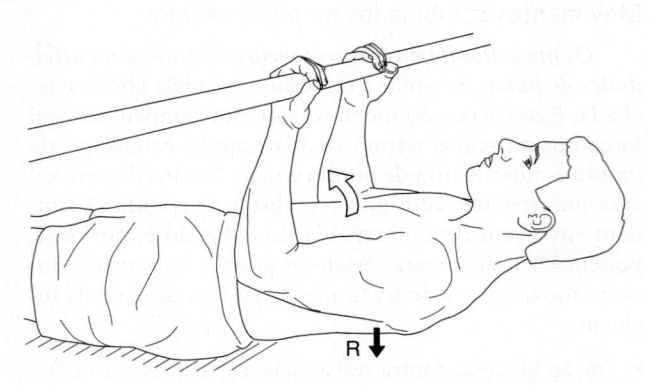

Figura 18.18   Flexões de braço modificadas na barra, em cadeia fechada, usando o peso da metade superior do corpo para resistência a fim de fortalecer os flexores do cotovelo. Este exercício pode ser feito na cama com um trapézio posicionado acima da altura da cabeça.

- *Press* militar (ver Fig. 17.55).
- Exercício "supino".
- Ergometria de membro superior (ver Fig. 6.55).
- Flexões de braço na parede e em decúbito ventral parcial ou completo (Fig. 18.20A).
- Extensões de cotovelo em cadeia fechada, na cadeira ou entre barras paralelas (Fig. 18.20B).
- Aparelho de *step*/simulador de escada com as mãos sobre os "degraus". Enfatizar a extensão do cotovelo.
- Empurrar uma variedade de objetos pesados com um ou dois braços, usando extensão dinâmica do cotovelo (Fig. 18.21).

Treinamento pliométrico (exercícios de alongamento–encurtamento)

A seguir, são apresentadas sugestões para aumentar a potência da musculatura do cotovelo usando exercícios

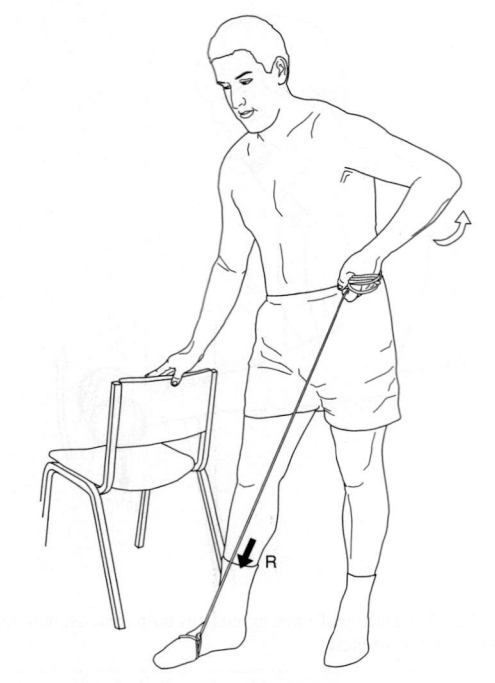

Figura 18.19   Simulação do "acionamento do cortador de grama" para fortalecimento funcional do membro superior.

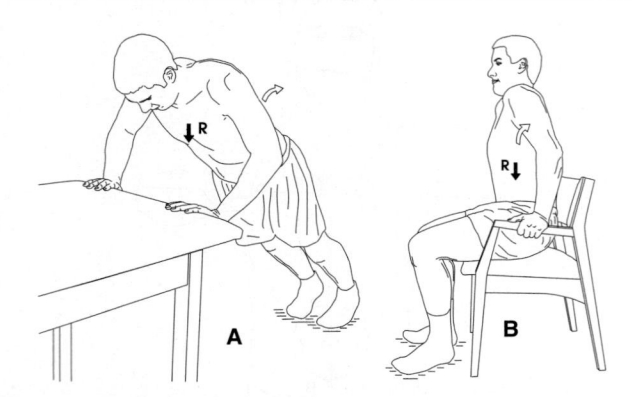

Figura 18.20   Fortalecimento do músculo tríceps em cadeia fechada. **(A)** Flexões de braço modificadas. **(B)** Flexões na cadeira.

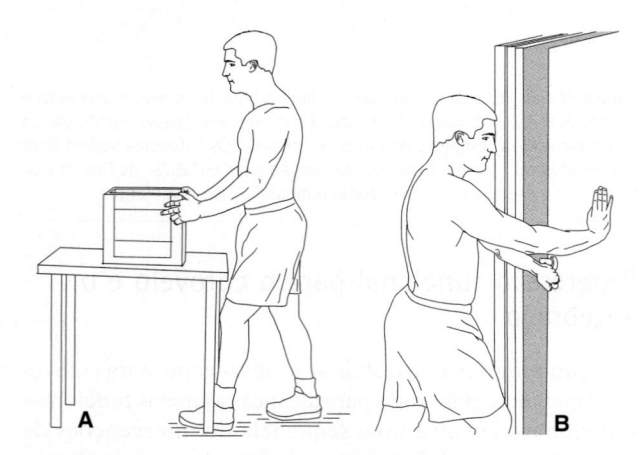

Figura 18.21   Fortalecimento do músculo tríceps com atividades de empurrar. **(A)** Empurrar objetos pesados ao longo de uma mesa. **(B)** Abaixar uma maçaneta e empurrar para abrir uma porta.

pliométricos.[10,38] Essas atividades de treinamento avançadas estão descritas no Capítulo 23.

- Fazer o paciente executar exercícios de flexão e extensão do cotovelo contra resistência elástica, enfatizando a reversão rápida entre movimentos excêntricos e concêntricos.
- Jogar uma *medicine ball* para o paciente e pedir para ele pegá-la e arremessá-la de volta rapidamente. Enfatizar movimentos de cotovelo com passes acima da cabeça, passes de peito e passes laterais.
- Fazer o paciente quicar uma bola contra uma parede ou quicar uma bola de tênis sobre uma raquete com o antebraço em pronação e em supinação.

Tarefas e atividades funcionais simuladas

Determinar os movimentos componentes das atividades funcionais desejadas pelo paciente, assim como tarefas ocupacionais ou recreativas. Fazer o paciente simular esses movimentos e praticar a tarefa inteira. As atividades podem envolver levantar, abaixar, carregar, empurrar, puxar, torcer, virar, pegar, arremessar ou balançar objetos. Por exemplo, se o paciente estiver se recuperando de traumas repetitivos nos músculos da região do epicôndilo lateral ao jogar tênis, fazê-lo praticar os diferentes golpes usando uma polia de parede (Fig. 18.22). Impor forças controladas para desafiar o paciente, aumentando o tempo ou as repetições, a velocidade ou a resistência.[38]

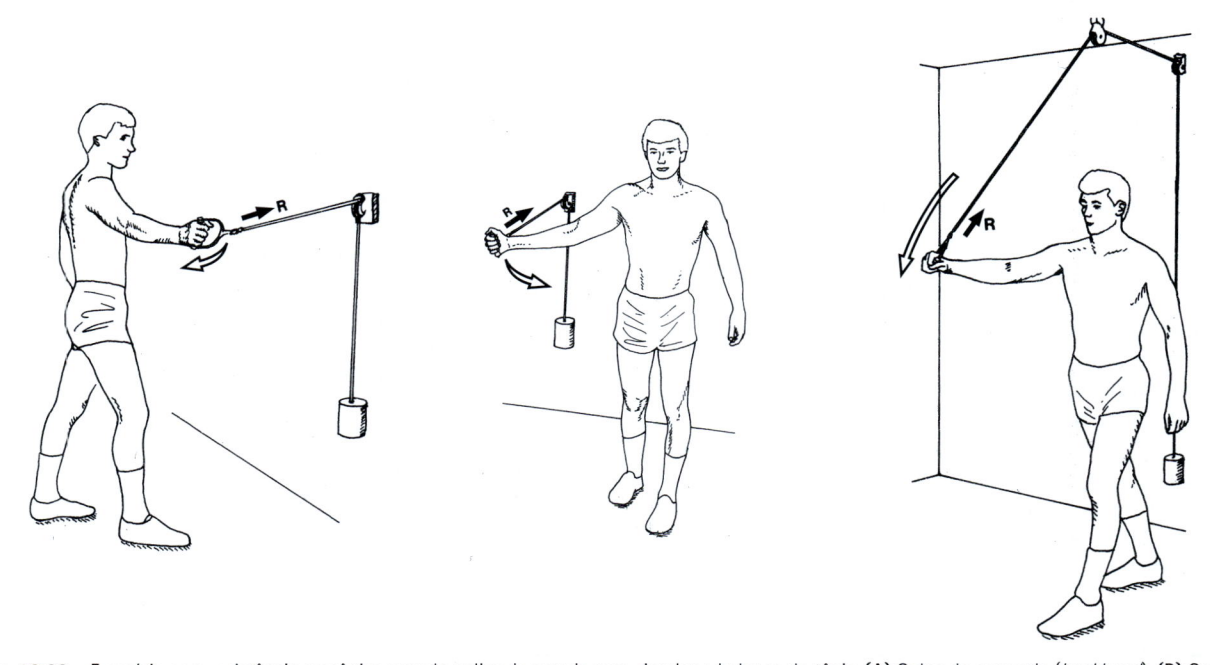

Figura 18.22 Exercício com resistência mecânica usando polias de parede para simular o balanço do tênis. **(A)** Golpe de esquerda (*backhand*). **(B)** Golpe de direita (*forehand*). **(C)** Saque.

ATIVIDADES DE APRENDIZADO INDEPENDENTE

Pensamento crítico e discussão

1. Diferencie epicondilite lateral e medial considerando a etiologia, os sinais, os sintomas e o tratamento. Anote as similaridades e as diferenças.
2. Desenvolva, compare e contraste o tratamento pós-operatório (incluindo progressão do exercício e precauções) de dois tipos de ATC: (1) implante semirrestritivo e acesso cirúrgico no qual o músculo tríceps foi rebatido e (2) uma substituição da superfície articular e acesso cirúrgico por meio de incisão no tríceps.
3. A meta é aumentar o desempenho muscular e a função dos músculos flexores do cotovelo que estão atualmente trabalhando com 3/5 do nível de força e resistência à fadiga de quatro repetições. Identifique exercícios que

poderiam ser usados para cada incremento de força, incluindo exercícios para força, resistência à fadiga, potência, controle, estabilidade e função. Detecte parâmetros para progressão de cada exercício e possíveis precauções.
4. Faça a mesma sequência de análise e identificação para aumentar o desempenho muscular e a função dos músculos extensores do cotovelo.
5. Analise as atividades domiciliares, ocupacionais ou esportivas a seguir. Identifique os componentes e a sequência de movimentos relacionados com cada uma dessas tarefas motoras; preste atenção em particular aos movimentos do cotovelo e do antebraço durante essas tarefas. Elabore uma sequência de exercícios para membro superior e atividades simuladas que possam ser incorpo-

radas em um programa de reabilitação avançado de preparo do paciente para o retorno às atividades desejadas após uma lesão de cotovelo.

- Limpar a casa.
- Jardinagem.
- Guardar compras do supermercado.
- Carpintaria.
- Vôlei.
- Tênis.
- Esportes com arremesso.

Prática de laboratório

1. Aplique técnicas de mobilização em um parceiro de laboratório para aumentar os seguintes movimentos de cotovelo e antebraço: flexão de cotovelo no meio e no final da amplitude; extensão de cotovelo no meio e no final da amplitude; e pronação e supinação do antebraço (articulações proximal e distal).
2. Demonstre técnicas de alongamento passivo e de manutenção-relaxamento para alongar os seguintes músculos que cruzam o cotovelo: braquial, braquiorradial, bíceps, cabeça longa do tríceps, extensor dos dedos, flexor ulnar do carpo, flexor radial do carpo.
3. Usando os seguintes equipamentos para oferecer resistência, demonstre pelo menos dois métodos (arranjos) para fortalecer músculos flexores/extensores de cotovelo e rotadores do antebraço: pesos livres, sistema de polias com peso e resistência elástica. Demonstre, então, uma sequência progressiva de exercícios resistidos para fortalecer os mesmos grupos musculares usando autorresistência (peso corporal ou resistência manual).

Estudos de caso

1. Descreva o problema mecânico que está causando comprometimentos no cotovelo e antebraço no cenário a seguir e quais técnicas poderiam ser usadas para intervenção. Uma paciente é encaminhada para você 4 semanas depois de sofrer uma fratura da região distal do rádio em uma queda sobre a mão espalmada com o braço totalmente estendido. Ela apresenta limitação nos movimentos de cotovelo, antebraço e punho. À palpação, você observa uma diminuição no espaço entre a face lateral da cabeça do rádio e o capítulo, assim como redução na mobilidade intra-articular em todas as articulações do cotovelo, antebraço e punho.
2. Uma paciente de 15 anos de idade com uma história de 5 anos de ARJ poliarticular acabou de ser submetida à sinovectomia aberta com ressecção da cabeça do rádio e implante para doença articular do cotovelo em estágio avançado. Antes da cirurgia, a paciente tinha dor intensa na região do cotovelo, não apresentava flexão/extensão de cotovelo nem rotação completa de antebraço e usava de forma limitada o braço para realizar atividade funcionais. Foi implementada a mobilização passiva contínua durante a hospitalização da paciente (3 dias). Um dia antes da alta, a paciente foi encaminhada para fisioterapia a fim de ser orientada sobre o programa domiciliar. Elabore um programa de exercícios para essa adolescente. Priorize e descreva cada exercício que você gostaria que ela fizesse na primeira semana em casa. Esboce um programa de exercícios para uso posterior no processo de reabilitação. A paciente planeja voltar às aulas em uma semana após a alta hospitalar. Indique se você recomendaria terapia ambulatorial; caso afirmativo, indique a frequência e duração; justifique a necessidade para essa recomendação.

REFERÊNCIAS BIBLIOGRÁFICAS

1. Ahmad, CS, and El Attrache, NS: Arthroscopy in the throwing athlete. In Morrey, BF, and Sanchez-Sotelo J (ed): The Elbow and Its Disorders, ed. 4. Philadelphia: Saunders Elsevier, 2009, pp 587–595.
2. Anandkumar S: The effect of sustained natural apophyseal glide (SNAG) combined with neurodynamics in the management of a patient with cervical radiculopathy: a case report. Physiother Theory Pract 31:140–145, 2015.
3. Aiello, BJ: Median nerve compression. In Burke, SL, et al (eds): Hand and Upper Extremity Rehabilitation, ed. 3. Missouri: Elsevier Churchill Liv- ingstone, 2006, pp 87–95.
4. Altman, E: Therapist's management of the stiff elbow. In Skirven, TM, et al (eds): Rehabilitation of the Hand and Upper Extremity, ed. 6. Philadelphia: Elsevier Mosby, 2011. 1075–1088.
5. Amin NH, Kumar NS, and Schickendantz, MS: Medical epicondylitis: evaluation and management. J Am Acad Orthop Surg 23:348–355, 2015.
6. Angst, F, et al: Comprehensive assessment of clinical outcomes and qual- ity of life after total elbow arthroplasty. Arthritis Rheum 53:73–82, 2005.
7. Antuna, SA: Rehabilitation after elbow arthroplasty. In Williams, GR, et al (eds): Shoulder and Elbow Arthroplasty. Philadelphia: Lippincott Williams & Wilkins, 2005, pp 475–484.
8. Armstrong, AD, King, GJW, and Yamaguchi, K: Total elbow arthroplasty design. In Williams, GR, et al (eds): Shoulder and Elbow Arthroplasty. Philadelphia: Lippincott Williams & Wilkins, 2005, pp 297–312.
9. Armstrong, AD, and Galatz, LM: Complications of total elbow arthroplasty. In Williams, GR, et al (eds): Shoulder and Elbow Arthroplasty. Philadelphia: Lippincott Williams & Wilkins, 2005, pp 459–473.
10. Aviles, SA, Wilk, KE, and Safran, MR: Elbow. In Magee, DJ, et al (eds): Pathology and Intervention in Musculoskeletal Rehabilitation. Missouri: Saunders Elsevier, 2009, pp 161–212.
11. Barenholtz, A, and Wolff, A: Elbow fractures and rehabilitation. Orthop Phys Ther North Am 10(4):525–539, 2001.
12. Beckenbaugh, RD: Arthrodesis. In Morrey, BF, and Sanchez-Sotelo, J (eds): The Elbow and Its Disorders, ed. 4. Philadelphia: Saunders Elsevier, 2009, pp 949–955.
13. Beingessner, DM, et al: The effect of radial head excision and arthroplasty on elbow kinematics and stability. J Bone Joint Surg Am 86: 1730–1739, 2004.
14. Bennett, JB, and Mehlhoff, TL: Total elbow arthroplasty: surgical technique. J Hand Surg (Am) 34:933–939, 2009.
15. Beredjiklian, PK: Management of fractures and dislocations of the elbow. In Skirven, TM, et al (eds): Rehabilitation of the Hand and Upper Extremity, ed. 6. Philadelphia: Elsevier Mosby, 2011, pp 1049–1060.

16. Berglund, KM, Persson BH, and Denison, E: Prevalence of pain and dysfunction in the cervical and thoracic spine in persons with and without lateral elbow pain. Man Ther 13:295–299, 2008.

17. Bhatt, JB, and Glaser, R: Middle and lower trapezius strengthening for the management of lateral epicondylalgia: a case report. J Orthop Sports Phys Ther 43:841–847, 2013.

18. Bickhart, NE: Ulnar nerve compression. In Burke SL, Higgins, JP, and McClinton, MA (eds): Hand and Upper Extremity Rehabilitation, ed. 3. Missouri: Elsevier Churchill Livingstone, 2006, pp 96–108.

19. Bisset, LM, Collins, NJ, and Offord, SS. Immediate effects of 2 types of braces on pain and grip strength in people with lateral epicondylalgia: a randomized controlled trial. J Orthop Sports Phys Ther 44:120–128, 2014.

20. Bisset, LM, and Vicenzo, B: Physiotherapy management of lateral epicondylalgia. J Physiother 61(4):174–81, 2015.

21. Bisset, L, et al: Mobilisation with movement and exercise, corticosteroid injection, or wait and see for tennis elbow: randomised trial. Br Med J. e-pub 2006.

22. Buckwalter, JA, and Ballard, WT: Operative treatment of rheumatic disease. In Klippel, JH (ed): Primer on the Rheumatic Diseases, ed. 12. Atlanta: Arthritis Foundation, 2001, pp 613–623.

23. Caridi, J, Pumberger, M, and Hughes, A: Cervical radiculopathy: A review. HSS Journal 7:265–272, 2011.

24. Celli, A, et al: Triceps insufficiency following total elbow arthroplasty. J Bone Joint Surg Am 87(9):1957–1964, 2005.

25. Celli, A, and Morrey, BF: Total elbow arthroplasty in patients forty years of age or less. J Bone Joint Surg (Am) 91:1414–1418, 2009.

26. Cil A, and Morrey, BF. Synovectomy of the elbow. In Morrey, BF, and Sanchez-Sotelo, J (eds): The Elbow and Its Disorders, ed. 4. Philadelphia: Saunders Elsevier, 2009, pp 921–934.

27. Cil, A, Veillette, CH, Sanchez-Sotelo, J, and Morrey, BF: Linked elbow replacement: a salvage procedure for distal humeral nonunion. J Bone Joint Surg 90:1939–1950, 2008.

28. Clifford, PE, and Mallon, WJ: Sports after total joint replacement. Clin Sports Med 24:175–186, 2005.

29. Cohen, MS, and Katolik, LI: Total elbow arthroplasty. In Wolfe, SW, Hotchkiss, RN, Pederson, WC, and Kozin, SH (eds): Green's Operative Hand Surgery, Vol 1, ed. 6. Philadelphia, PA: Elsevier: Churchill Livingstone, 2011, pp 959–973.

30. Coisier, JL, et al: An isokinetic eccentric programme for the management of chronic lateral epicondylar tendinopathy. Br J Sports Med 41:269–275, 2007.

31. Coleman, SH, and Altchek, DA: Arthroscopy and the thrower's elbow. In Wolfe, SW, Hotchkiss, RN, Pederson, WC, and Kozin, SH (eds): Green's Operative Hand Surgery, Vol 1, ed. 6. Philadelphia, PA: Elsevier: Churchill Livingstone, 2011, pp 945–958.

32. Coombes, BK, Bissett, L, and Vicenzino, B: Bilateral cervical dysfunction in patients with unilateral lateral epicondylalgia without concomitant cervical or upper limb symptoms: a cross-sectional case-control study. J Manip Ther 37:79–86, 2014.

33. Cooney, WP: Elbow arthroplasty: Historical perspective and current concepts. In Morrey, BF, and Sanchez-Sotelo, J (eds): The Elbow and Its Disorders, ed. 4. Philadelphia: Saunders Elsevier, 2009, pp 705–719.

34. Cresswell, T, and Stanley, D: Unlinked elbow arthroplasty. In Williams, GR, et al (eds): Shoulder and Elbow Arthroplasty. Philadelphia: Lippincott Williams & Wilkins, 2005, pp 333–345.

35. Davila, SA: Therapist's management of fractures and dislocations of the elbow. In Skirven, TM, et al (eds): Rehabilitation of the Hand and Upper Extremity, ed. 6. Philadelphia: Elsevier Mosby, 2011, pp 1061–1074.

36. Doornberg, JN, Ring, D, and Jupiter, JB: The effectiveness of static progressive splinting for post-traumatic elbow stiffness. J Orthop Trauma 20(6):400–404, 2006.

37. Edmonds, A: Elbow arthroplasty. In Burke, SL, Higgens, JP, and McClinton, MA (eds): Hand and Upper Extremity Rehabilitation, ed. 3. Missouri: Elsevier Churchill Livingstone 2006, pp 431–437.

38. Ellenbecker, TS, Pieczynski, TE, and Davies, GJ: Rehabilitation of the elbow following sports injury. Clin Sports Med 29:33–60, 2010.

39. Fedorczyk, JM: Tendinopathies of the elbow, wrist, and hand: histopathol- ogy and clinical considerations. J Hand Ther 25:191–201, 2012.

40. Fedorczyk, JM: Tennis elbow: blending basic science with clinical practice. J Hand Ther 19:146–153, 2006.

41. Fernandez-Carnero, J, et al: Widespread mechanical pain hypersensitivity as sign of central sensitization in unilateral epicondylalgia: A blinded, controlled study. Clin J Pain 25:555–561, 2009.

42. Fernández-de-las-Peñas, C, et al: Specific mechanical pain hypersensitivity over peripheral nerve trunks in women with either unilateral epicondylalgia or carpal tunnel syndrome. J Orthop Sports Phys Ther 40(11):751–760, 2010.

43. Fevang, B-TS, et al: Results after 562 total elbow replacements: a report from the Norwegian arthroplasty register. J Shoulder Elbow Surg 18:449–456, 2009.

44. Field, LD, and Savoié, FH, III: Master Cases: Shoulder and Elbow Surgery. New York: Thieme, 2003.

45. Field, LD, and Savoié, FH, III: Management of loose bodies and other limited procedures. In Morrey, BF, and Sanchez-Sotelo, J (eds): The Elbow and Its Disorders, ed. 4. Philadelphia: Saunders Elsevier, 2009, pp 579–586.

46. Gallo, RA, Payatakes, A, and Sotereanos, DG: Surgical options for the arthritic elbow. J Hand Surg 33(5):746–759, 2008.

47. Garg, R, et al: A prospective randomized study comparing a forearm strap brace versus a wrist splint for the treatment of lateral epicondylitis. J Should Elbow Surg 19:508–512, 2010.

48. Gill, DRJ, Morrey, BF, and Adams, RA: Linked total elbow arthroplasty in patients with rheumatoid arthritis. In Morrey, BF, and Sanchez-Sotelo, J (eds): The Elbow and Its Disorders, ed. 4. Philadelphia: Saunders Elsevier, 2009, pp 782–791.

49. Hall, JA, and McKee, MA: Posterolateral rotary instability of the elbow following radial head resection. J Bone Joint Surg Am 87(7):1571–1579, 2005.

50. Hastings, H, and Theng, CS: Total elbow replacement for distal humerus fractures and traumatic deformity: results and complications of semiconstrained implants and design rationale for the Discovery Elbow System. Am J Orthop 32:20–28, 2003.

51. Hughes, JS, Morrey, BF, and King, GJW: Unlinked arthroplasty: In Morrey, BF, and Sanchez-Sotelo, J (eds): The Elbow and Its Disorders, ed. 4. Philadelphia: Saunders Elsevier, 2009, pp 720–753.

52. Jafarian, FS, Demneh, ES, and Tyson, SF: The immediate effect of orthotic management on grip strength for patients with lateral epicondylosis. J Orthop Sports Phys Ther 39(6):484–489, 2009.

53. Jawa, A, Jupiter, JB, and Hotchkiss, RN: Complex traumatic elbow dislocation. In Wolfe SW, Hotchkiss, RN, Pederson, WC, and Kozin, SH (eds): Green's Operative Hand Surgery, Vol 1, ed. 6. Philadelphia, PA: Elsevier: Churchill Livingstone, 2011, pp 869–885.

54. Joseph, MF, Taft, K, Moskawa, M, and Denegar, CR: Deep friction massage to treat tendinopathy: a systematic review of a classic treatment in the face of a new paradigm of understanding. J Sports Rehab 21(4):343–353, 2012.

55. Kelly, EV, Coghlan, J, and Bell, S: Five- to thirteen-year follow-up of the GBS III total elbow arthroplasty. J Shoulder Elbow Surg 13:434–440, 2004.

56. Kim, JM, Mudgal, CS, Konopka, JF, and Jupiter, JB: Complications of total elbow arthroplasty. J Am Acad Orthop Surg 19:328–330, 2011.

57. King, JGW: Total elbow arthroplasty. In Wolfe SW, Hotchkiss, RN, Pederson, WC, and Kozin, SH (eds): Green's Operative Hand Surgery, Vol 1, ed. 6. Philadelphia, PA: Elsevier: Churchill Livingstone, 2011, pp 783–819.

58. Kokkalis, ZT, Schmidt, CC, and Sotereanos, DG: Elbow arthritis: Current concepts. J Hand Surg 34A:761–768, 2009.

59. Lee, BP, Adams, RA, and Morrey, BF: Wear and elbow replacement. In Morrey, BF, and Sanchez-Sotelo, J (eds): The Elbow and Its Disorders, ed. 4. Philadelphia: Saunders Elsevier, 2009, pp 880–884.

60. Lin, F, et al: Muscle contribution to elbow joint valgus stability. J Shoulder Elbow Surg 16:795–802, 2007.

61. Linscheid, RL, and Morrey, BF: Resurfacing elbow replacement arthroplasty. In Morrey, BF (ed): Joint Replacement Arthroplasty, ed. 3. Philadelphia: Churchill Livingstone, 2003, pp 303–315.

62. Lucado, AM, Kolber, MJ, and Cheng, MS. Upper extremity strength characteristics in female recreational tennis players with and without lateral epicondylalgia. J Orthop Sports Phys Ther 42:1025–1031, 2012.

63. Magee, DJ: Orthopedic Physical Assessment, ed. 6. St. Louis: Saunders, 2014.

64. Manias, P, and Stasinopoulos, D: A controlled clinical pilot trial to study the effectiveness of ice as a supplement to the exercise programme for the management of lateral elbow tendinopathy. Br J Sports Med 40:81–85, 2006.

65. Martinez-Sivestrini, JA, et al: Chronic lateral epicondylitis: comparative effectiveness of a home exercise program including stretching alone ver- sus stretching supplemented with eccentric or concentric strengthening. J Hand Ther 18(4):411–419, 2005.

66. McKee, MD, et al: A multicenter, prospective randomized, controlled trial of open reduction—internal fixation versus total elbow arthroplasty for displaced intra-articular distal humeral fractures in elderly patients. J Shoulder Elbow Surg 18(1):3–12, 2009.

67. Monica, JT, and Mudgal, CS: Radial head arthroplasty. Hand Clin 26:403–410, 2010.

68. Morrey, BF: Anatomy of the elbow joint. In Morrey, BF, and Sanchez-Sotelo, J (eds): The Elbow and Its Disorders, ed. 4. Philadelphia: Saunders Elsevier, 2009, pp 11–38.

69. Morrey, BF: Splints and bracing at the elbow. In Morrey, BF, and Sanchez- Sotelo, J (eds): The Elbow and Its Disorders, ed. 4. Philadelphia: Saunders Elsevier, 2009, pp 164–169.

70. Morrey, BF: Ectopic ossificans about the elbow. In Morrey, BF, and Sanchez-Sotelo, J (eds): The Elbow and Its Disorders, ed. 4. Philadelphia: Saunders Elsevier, 2009, pp 472–486.

71. Morrey, BF: Linked arthroplasty: rationale, indications and surgical technique. In Morrey, BF, and Sanchez-Sotelo, J (eds): The Elbow and Its Disorders, ed. 4. Philadelphia: Saunders Elsevier, 2009, pp 765–781.

72. Morrey, BF, and Larson, AN: Interposition arthroplasty of the elbow. In Morrey, BF, and Sanchez-Sotelo, J (eds): The Elbow and Its Disorders, ed. 4. Philadelphia: Saunders Elsevier, 2009, pp 935–948.

73. Morrey, BF: Linked arthroplasty. In Williams, GR, et al (eds): Shoulder and Elbow Arthroplasty. Philadelphia: Lippincott Williams & Wilkins, 2005, pp 475–484.

74. Morrey, BF: Radial head fracture. In Morrey, BF, and Sanchez-Sotelo, J (eds): The Elbow and Its Disorders, ed. 4. Philadelphia: Saunders Elsevier, 2009, pp 359–388.

75. Morrey, BF: Radial head prosthetic replacement. In Morrey, BF (ed): Joint Replacement Arthroplasty, ed. 3. Philadelphia: Churchill Livingstone, 2003, pp 294–302.

76. Morrey, BF: Semiconstrained total elbow replacement: indications and surgical technique. In Morrey, BF (ed): Joint Replacement Arthroplasty, ed. 3. Philadelphia: Churchill Livingstone, 2003, pp 316–328.

77. Morrey, BF, and Adams, RA: Results of semiconstrained replacement for rheumatoid arthritis. In Morrey, BF (ed): Joint Replacement Arthroplasty, ed. 3. Philadelphia: Churchill Livingstone, 2003, pp 329–337.

78. Morrey, BF, and An, K: Functional evaluation of the elbow. In Morrey, BF, and Sanchez-Santolo, J (eds): The Elbow and Its Disorders, ed. 4. Philadelphia: Saunders Elsevier, 2009, pp 80–89.

79. Mulligan, BR: Manual Therapy "NAGS," "SNAGS," "MWM'S" etc., ed. 6. Wellington: Plane View Press, 2010.

80. Nagrale, AV, Herd, CR, Ganvir, S, and Ramteke, G: Cyriax physiotherapy versus phonophoresis with supervised exercise in subjects with lateral epicondylalgia: a randomized clinical trial. J Man Manip Ther 17(3):171–178, 2009.

81. Nauth, A, et al: Heterotopic ossification in orthopaedic trauma. J Orthop Trauma 26:684–688, 2012.

82. Neumann, DA: Elbow and forearm. In Neumann, DA: Kinesiology of the Musculoskeletal System: Foundations for Rehabilitation, ed. 2. St. Louis: Mosby/Elsevier, 2010, pp 173–215.

83. Nirschl, RP, and Alvarado, GJ: Tennis elbow tendinosis. In Morrey, BF, and Sanchez-Sotelo, J (eds): The Elbow and Its Disorders, ed. 4. Philadelphia: Saunders Elsevier, 2009, pp 626–642.

84. Norkin, CC: The elbow complex. In Levangie, PK, and Norkin, CC (eds): Joint Structure and Function: A Comprehensive Analysis, ed. 5. Philadelphia: F.A. Davis, 2011, pp 271–304.

85. O'Driscoll, SW: Complications of total elbow arthroplasty. In Morrey, BF, and Sanchez-Santolo, J (eds): Joint Replacement Arthroplasty, ed. 3. Philadelphia: Churchill Livingstone, 2003, pp 352–378.

86. O'Driscoll, SW: Elbow dislocation. In Morrey, BF, and Sanchez-Santolo, J (eds): The Elbow and Its Disorders, ed. 4. Philadelphia: Saunders Elsevier, 2009, pp 436–449.

87. Pappas, N, and Bernstein, J: Fractures in brief: radial head fractures. Clin Orthop Relat Res 468:914–916, 2010.

88. Park, JG, Cho, NS, Song, JH, Lee, DS, and Rhee, YG: Clinical outcomes of semiconstrained total elbow arthroplasty in patients who were forty years of age or younger. J Bone Joint Surg 97:1781–1791, 2015.

89. Petrie, RS, and Bradley, JP: Osteochondral defects in the elbow. In Mirzayan, R (ed): Cartilage Injury in the Athlete. New York: Thieme, 2006, pp 201–216.

90. Pitts, G, and Umansky, SC: Radial nerve compression. In Burke SL, Higgins, JP, and McClinton, MA (eds): Hand and Upper Extremity Rehabilitation, ed. 3. Missouri: Elsevier Churchill Livingstone 2006, pp 109–120.

91. Plaschke, HC, Thillemann, TM, Brorson, S, and Olsen, BS: Outcome after total elbow arthroplasty: a retrospective study of 167 procedures performed from 1981 to 2008. J Should Elbow Surg 24(12):1982–1990, 2015.

92. Raman, J, MacDermid, JC, and Grewal, R: Effectiveness of different methods of resistance exercises in lateral epicondylosiss – a systematic review. J Hand Ther 25:5–26, 2012.

93. Ramsey, ML: The history and development of total elbow arthroplasty. In Williams, GR, et al (eds): Shoulder and Elbow Arthroplasty. Philadelphia: Lippincott Williams & Wilkins, 2005, pp 271–278.

94. Ranganathan, K, et al: Heterotopic ossification: basic-science principles and clinical correlates. J Bone Joint Surg 97:1101–1111, 2015.

95. Regan, WD, and Morrey, BF: Physical examination of the elbow. In Morrey, BF, and Sanchez-Sotelo, J (eds): The Elbow and Its Disorders, ed. 4. Philadelphia: Saunders Elsevier, 2009, pp 67–79.

96. Sadeghi-Demneh, E, and Jafarian, F. The immediate effects of orthoses on pain in people with lateral epicondylalgia. Pain Res Treat 2013:1–6, 2013.

97. Sanchez-Sotelo, J, and Morrey, BF: Total elbow arthroplasty. J Am Academy Orthop Surgeons 19(2):121–125, 2011.

98. Stanley, D: Surgical and postoperative management of elbow arthritis. In Skirven et al (eds): Rehabilitation of the Hand and Upper Extremity, ed. 6. Philadelphia: Elsevier Mosby, 2011. pp 1420–1426.

99. Stans, AA: Fractures of the neck of the radius in children. In Morrey, BF, and Sanchez-Sotelo, J (eds): The Elbow and Its Disorders, ed. 4. Philadelphia: Saunders Elsevier, 2009, pp 268–282.

100. Stasinopoulos, D, Stasinopoulos, K, and Johnson, MI: An exercise programme for the management of lateral elbow tendinopathy. Br J Sports Med 39:944–947, 2005.

101. Stevens, CG, and Wright, TW: Radial head fractures. Oper Tech Orthop 23:188–197, 2013.

102. Tanaka, N, et al: Kudo total elbow arthroplasty in patients with rheumatoid arthritis. J Bone Joint Surg Am 83:1506–1513, 2001.

103. Tyler, TF, Thomas, GC, Nickolas, SJ, and McHugh, MP: Addition of isolated wrist extensor eccentric exercise to standard treatment for chronic lateral epicondylosis: a prospective randomized trial. J Shoulder Elbow Surg 19:917–922, 2010.

104. Ulrich, SD, et al: Restoring range of motion via stress relaxation and static progressive stretch in posttraumatic elbow contractures. J Shoulder Elbow Surg 19:196–201, 2010.

105. van Hofwegen, C, Baker III, CL, and Baker Jr, CL: Epicondylitis in the athlete's elbow. Clin Sports Med 29:577–597, 2010.

106. Van Riet, RP, Van Glabbeek, F, and Morrey, BF: Radial head fracture. In Morrey, BF, and Sanchez-Sotelo, J (eds): The Elbow and Its Disorders, ed. 4. Philadelphia: Saunders Elsevier, 2009, pp 359–381.

107. Vicenzino, B, Cleland, JA, and Bisset, L: Joint manipulation in the management of lateral epicondylalgia: a clinical commentary. J Man Manip Ther 15(1):50–56, 2007.

108. Voloshin, I, et al: Complications of total elbow replacement: a systematic review. J Shoulder Elbow Surg 20:158–168, 2011.

109. Waugh, EJ, Jaglal, SB, and Davis, AM: Computer use associated with poor long-term prognosis of conservatively managed lateral epicondylalgia. J Orthop Sports Phys Ther 34(12):770–780, 2004.

110. Wilk, KE, and Andrews, JR: Elbow injuries. In Brotzman, SB, and Wilk, KE (eds): Clinical Orthopedic Rehabilitation, ed. 2. Philadelphia: Mosby, 2003, pp 85–123.

111. Yoon, JJ, and Bae, H: Change in electromyographic activity of wrist extensor by cylindrical brace. Yonsei Med J 54:220–224, 2013.

112. Yoon, AM, et al: Radial head fractures. J Hand Surg 37A:2626–2634, 2012.

Punho e mão

CAPÍTULO
19

Carolyn Kisner, PT, MS

Lynn Colby, PT, MS

Cindy Johnson Armstrong, PT, DPT, CHT

■ **Estrutura e função do punho e da mão 713**

ARTICULAÇÕES DO PUNHO E DA MÃO **713**
Articulação do punho: características e artrocinemática **713**
Articulações da mão: características e artrocinemática **714**

FUNÇÃO DA MÃO **716**
Músculos do punho e da mão **716**
Padrões de preensão **718**

PRINCIPAIS NERVOS SUJEITOS A PRESSÃO E TRAUMA NO PUNHO E NA MÃO **719**
Distúrbios neurais no punho **719**
Dor referida e padrões sensitivos **719**

■ **Tratamento de distúrbios e cirurgias do punho e da mão 719**

HIPOMOBILIDADE ARTICULAR: TRATAMENTO CONSERVADOR **719**
Patologias articulares comuns e comprometimentos associados **720**
Limitações comuns na função, nas atividades e restrições à participação **721**
Hipomobilidade articular: tratamento – fase de proteção **721**
Hipomobilidade articular: tratamento – fases de movimento controlado e de retorno à função **722**

CIRURGIA ARTICULAR E TRATAMENTO PÓS-OPERATÓRIO **724**
Artroplastia do punho **725**
Artroplastia com implante metacarpofalângico **728**
Artroplastia com implante interfalângico proximal **734**
Artroplastia carpometacarpal do polegar **737**

Ruptura de tendão associada com AR: tratamento cirúrgico e pós-operatório **740**
Síndromes DE TRAUMA REPETITIVO/ESFORÇO EXCESSIVO **743**
Tendinopatia **743**

LESÕES TRAUMÁTICAS NO PUNHO E NA MÃO **744**
Entorse simples: tratamento conservador **744**
Tendões flexores da mão lacerados: tratamento cirúrgico e pós-operatório **744**
Tendões extensores da mão lacerados: tratamento cirúrgico e pós-operatório **744**

■ **Intervenções com exercícios para punho e mão 761**

TÉCNICAS PARA MOBILIDADE MUSCULOTENDÍNEA **761**
Exercícios de deslizamento e bloqueio de tendão **761**
Mobilização do tecido cicatricial para aderências de tendão **764**

TÉCNICAS DE EXERCÍCIO PARA AUMENTAR A FLEXIBILIDADE E A AMPLITUDE DE MOVIMENTO **765**
Técnicas de alongamento geral **765**
Técnicas de alongamento para músculos intrínsecos e multiarticulares **765**

EXERCÍCIOS PARA DESENVOLVER E MELHORAR O DESEMPENHO MUSCULAR, O CONTROLE NEUROMUSCULAR E O MOVIMENTO COORDENADO **766**
Técnicas para fortalecer os músculos do punho e da mão **766**
Destreza e atividades funcionais **769**

ATIVIDADES DE APRENDIZADO INDEPENDENTE **769**

O punho é o elo final das articulações que posicionam a mão para atividades funcionais. Tem a função de controlar a relação comprimento-tensão dos músculos multiarticulares da mão à medida que se ajustam às várias atividades. Com frequência o punho é considerado a articulação mais complexa do corpo, tanto do ponto de vista anatômico quanto fisiológico. No entanto, existem dois pontos de consenso em relação a essa região do corpo: (1) a estrutura e a biomecânica do punho, assim como da mão, variam significativamente de pessoa para pessoa e (2) mesmo variações sutis podem promover diferenças na forma como ocorre uma atividade funcional específica.[9] A mão é uma ferramenta valiosa, por meio da qual controlamos e manipulamos nosso ambiente e expressamos ideias e talentos. A mão também tem uma importante função de fornecer *feedback* sensorial ao sistema nervoso central.

Este capítulo é dividido em três seções principais. A primeira seção faz uma breve revisão da estrutura e da função bastante complexas do punho e da mão – informações que são importantes para poder tratar de forma efetiva pacientes com patologia do punho e da mão. A segunda seção descreve distúrbios comuns e diretrizes para o tratamento conservador e pós-operatório. A última seção descreve técnicas de exercícios comumente usadas para alcançar as metas de tratamento durante os estágios de cicatrização dos tecidos e as fases de reabilitação.

■ Estrutura e função do punho e da mão

Os ossos do punho incluem a porção distal do rádio e a ulna. O escafoide (E), semilunar (SL), piramidal (Pir) e pisiforme (P) compõem a fileira proximal dos carpais; o trapézio (T), trapezoide (Tz), capitato (C) e hamato (H) compõem a fileira distal dos carpais. A mão e os cinco dedos são constituídos de cinco metacarpais e 14 falanges (Fig. 19.1).

ARTICULAÇÕES DO PUNHO E DA MÃO

Articulação do punho: características e artrocinemática

A articulação radiulnar (RU) distal não é considerada como parte da articulação do punho, embora a dor e os comprometimentos nessa articulação do antebraço sejam, com frequência, descritos pelo paciente como dor no punho. Sua estrutura e função são descritas no Capítulo 18.

A articulação do punho é multiarticular e feita de duas articulações compostas, as articulações radiocarpal/ulnocarpal e mediocarpal. É biaxial, permitindo flexão, extensão, desvio radial e desvio ulnar. Contudo, em decorrência de um eixo oblíquo de rotação, as atividades, em sua maioria, são desempenhadas em um movimento oblíquo do

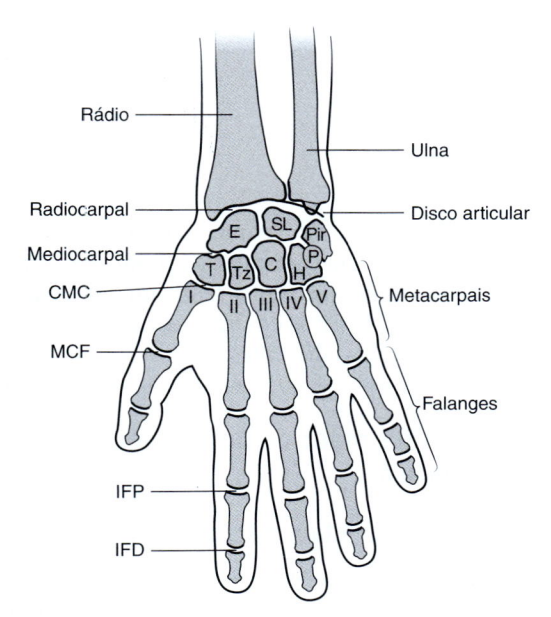

Figura 19.1   Ossos do complexo do punho e da mão.

punho, desde a extensão com desvio radial à flexão com desvio ulnar. Esse plano oblíquo de movimentos é conhecido como "movimento do arremessador de dardo" (MAD), sendo um conceito importante no que concerne ao desenvolvimento de planos terapêuticos para pessoas com transtornos do punho.[24,53] A estabilidade é fornecida por diversos ligamentos extrínsecos: colateral ulnar e radial, radiocarpal dorsal e palmar, ulnocarpal e o complexo da fibrocartilagem triangular, bem como inúmeros ligamentos intercarpais intrínsecos.[9,102]

O pisiforme é classificado como um osso carpal e está alinhado no sentido palmar ao piramidal, na fileira proximal de carpais. Não faz parte da articulação do punho propriamente dita, mas funciona como um osso sesamoide no tendão do flexor ulnar do carpo.

Articulação radiocarpal

Características.   As articulações radiocarpal (RC) e ulnocarpal (UC) são envolvidas por uma cápsula frouxa, porém forte, reforçada pelos ligamentos compartilhados com a articulação mediocarpal. A superfície articuladora bicôncava é a extremidade distal do rádio e o disco articular (parte integrante do complexo da fibrocartilagem triangular) e é angulada levemente no sentido palmar e ulnar.[9,102] A superfície articuladora biconvexa é a superfície proximal combinada do escafoide, semilunar e piramidal. O piramidal articula-se primariamente com o disco. Esses três ossos carpais são mantidos unidos por numerosos ligamentos interósseos.

Artrocinemática.   Durante os movimentos do punho, a fileira proximal convexa de ossos carpais desliza na direção oposta ao movimento fisiológico da mão. A artrocinemática é resumida no Quadro 19.1.

Articulação mediocarpal

Características.   A articulação mediocarpal é uma articulação composta entre as fileiras proximal e distal dos carpais. Tem uma cápsula que é também contínua com as articulações intercarpais. As superfícies distais combinadas da fileira distal dos carpais (escafoide, semilunar e piramidal) articulam-se com a fileira proximal dos carpais (trapézio, trapezoide, capitato e hamato).

Artrocinemática.   A articulação mediocarpal é dividida nos compartimentos radial e ulnar.
- O *compartimento ulnar* consiste nas superfícies articuladoras do capitato e hamato e é, em essência, convexo, deslizando nas superfícies articuladoras côncavas de uma porção do escafoide, semilunar e piramidal. Portanto, com a flexão e a extensão, assim como no desvio radial e ulnar, o componente distal do compartimento ulnar (capitato e hamato) desliza na direção oposta ao movimento fisiológico.
- O *compartimento radial* da articulação mediocarpal consiste nas superfícies articulares côncavas do trapézio e do trapezoide, que deslizam sobre a superfície distal convexa do escafoide. À flexão e à extensão, o componente distal do compartimento radial (trapézio e trapezoide) desliza na mesma direção que o movimento fisiológico.

QUADRO 19.1   Artrocinemática das articulações do punho e da mão

Movimento fisiológico	Rolamento	Deslizamento
Articulação radiocarpal: movimento da fileira proximal de carpais		
Flexão do punho	Palmar	Dorsal
Extensão do punho	Dorsal	Palmar
Desvio radial	Radial	Ulnar
Desvio ulnar	Ulnar	E e em menor medida o SL flexiona (movimento do lançador de dardo)[52,102]
		Radial
		E e em menor medida o SL estende (movimento do lançador de dardo)[52,102]
Articulações mediocarpais: movimento da fileira distal de carpais		
Flexão do punho	Palmar	C e H dorsal
	T e Tz palmar	
Extensão do punho	Dorsal	C e H palmar
		T e Tz dorsal
Desvio radial	Radial	C e H ulnar
		T e Tz ulnar
Desvio ulnar	Ulnar	C e H radial
		T e Tz radial
Articulações carpometacarpais dos dedos II–V: movimento da falange proximal		
Flexão (arco aumentado)	Palmar	Palmar
Extensão (arco diminuído)	Dorsal	Dorsal
Articulação carpometacarpal do polegar: movimento do primeiro metacarpal		
Abdução radial	Radial	Radial
Adução radial	Ulnar	Ulnar
Abdução palmar	Palmar	Dorsal
Adução palmar	Dorsal	Palmar
Articulações metacarpofalângicas dos dedos II–V: movimento da falange		
Flexão	Palmar	Palmar
Extensão	Dorsal	Dorsal
Abdução	Afastando-se do terceiro metacarpal	
Adução	Em direção ao terceiro metacarpal	
Articulações interfalângicas e articulação MCF do polegar: movimento da falange		
Flexão	Palmar	Palmar
Extensão	Dorsal	Dorsal

No entanto, durante o desvio radial e ulnar, já foi demonstrado por meio da cinerradiografia (estudos de TC tridimensional) que a fileira proximal dos ossos carpais "oscila" ligeiramente tanto na direção palmar como dorsal e, em menor extensão, "gira". O movimento de oscilar é mais pronunciado no escafoide, que se movimenta no sentido palmar (flexiona) durante o desvio radial, e um pouco dorsalmente (estende) durante o desvio ulnar.

Evidências em foco

De acordo com Moojen, a 20° de desvio ulnar, o escafoide roda dorsalmente cerca de 20° em relação ao rádio, e a 20° de desvio radial, o escafoide se movimenta no sentido palmar em torno de 15°, o que permite alguns graus a mais de desvio radial.[9,96,97,102] Ainda não se compreendeu devidamente o exato mecanismo que produz esse movimento; contudo, os pesquisadores teorizam que ele ocorre por causa das forças passivas dos ligamentos e da compressão entre ossos carpais adjacentes.[102]

Articulações da mão: características e artrocinemática

Articulações carpometacarpais dos dedos II a V

Características. As articulações carpometacarpais (CMC) ficam encerradas dentro de uma cavidade articular comum e incluem as articulações de cada metacarpal com a fileira distal de ossos carpais e as articulações entre as bases de cada metacarpal.

É difícil classificar as articulações dos dedos II e III, em virtude de suas superfícies articulares irregulares intertravadas; contudo, na maioria das vezes elas são consideradas articulações planas. Essas superfícies intertravadas, em combinação com ligamentos fortes, permitem pouquíssimo movimento, tendo em vista que a estabilidade nessas articulações é primordial para a estabilidade geral da mão e por formar o pilar central. As bases levemente convexas dos metacarpais IV e V articulam-se com a superfície levemente côncava do hamato e permitem uma importante mobilidade para a mão. As articulações dos metacarpais IV e V têm a capacidade de "dobrar" ou girar em direção ao centro da mão, o que aprofunda a concavidade palmar. Esse movimento ocorre pela flexão e rotação medial dos metacarpais IV e V que se movem na direção do terceiro dedo e que, com frequência, são chamados de "concha" da mão.[9,103] Esse movimento melhora a habilidade da mão de segurar objetos de diferentes tamanhos. A extensão dos metacarpais contribui para o achatamento da mão, melhorando a habilidade de soltar os objetos.

Artrocinemática. As superfícies proximais levemente côncavas dos metacarpais deslizam na direção palmar sobre as superfícies relativamente convexas da fileira distal dos carpais com a flexão e na direção dorsal com os movimentos de extensão da mão (ver Quadro 19.1).

Articulação carpometacarpal do polegar (dedo 1)

Características. A articulação CMC do polegar é uma articulação biaxial em forma de sela (selar) entre o trapézio e a base do primeiro metacarpal. O diâmetro longitudinal da superfície articular do trapézio é côncavo na direção dorsal para palmar, enquanto o diâmetro transversal da superfície articular é convexo na direção radial para ulnar. A superfície articular proximal da articulação do metacarpal do polegar é convexa na direção dorsal para palmar e côncava na direção radial para ulnar; portanto, em oposição à superfície do trapézio. A articulação CMC do polegar tem uma cápsula frouxa e grande amplitude de movimento (ADM), possibilitando ao polegar se opor totalmente aos outros dedos. Isso facilita bastante as atividades que envolvem preensão.[9,103]

Artrocinemática. No início dos anos de 1990, a American Academy of Orthopaedic Surgeons (AAOS), a American Society for Surgery of the Hand (ASSH), a International Federation of Societies for Surgery of the Hand (IFSSH) e a American Society of Hand Therapists (ASHT) adotaram uma mudança na terminologia relacionada aos movimentos da articulação CMC do polegar. Desde então, foram muitas as publicações nos Estados Unidos e em outros países a adotar essa terminologia em suas discussões sobre a articulação CMC do polegar.[13,72,84,100,114]

- Os movimentos anteriormente conhecidos como abdução e adução da articulação CMC são denominados *abdução e adução palmar* (ou seja, que se afastam ou vão em direção à palma); nesse plano, a superfície distal do metacarpal é convexa e a superfície proximal do trapézio é côncava. Considerando que o segmento distal se move sobre o segmento proximal, o movimento é convexo sobre côncavo; portanto, o metacarpal desliza na direção oposta do movimento fisiológico.

- Os movimentos anteriormente conhecidos como flexão e extensão da articulação CMC são denominados *abdução e adução radial* (ou seja, que se afastam ou vão em direção ao rádio). Nesse plano, a superfície distal do metacarpal é côncava, e a superfície proximal do trapézio é convexa; portanto, o movimento é côncavo sobre convexo e o metacarpal desliza na mesma direção do movimento fisiológico (ver Quadro 19.1).

Articulações metacarpofalângicas dos dedos II a V

Características. As articulações metacarpofalângicas (MCF) são articulações condiloides, o que permite os movimentos de flexão/extensão e abdução/adução. As articulações MCF dos dedos são circundadas por uma cápsula articular relativamente frouxa, o que permite um movimento acessório significativo e rotação axial da falange proximal. Essa mobilidade possibilita aos dedos se conformarem mais apropriadamente às formas dos objetos e aumenta o controle da preensão. Cada articulação é suportada por um ligamento palmar e dois colaterais. Os colaterais são tensionados na flexão completa e impedem a abdução e adução nessa posição.[9,103]

Artrocinemática. A extremidade distal de cada metacarpal é convexa e a falange proximal é côncava. A superfície proximal da falange proximal rola e desliza na mesma direção que o movimento fisiológico (ver Quadro 19.1).

Articulações interfalângicas e MCF do polegar

Características. Há uma articulação interfalângica proximal (IFP) e uma distal (IFD) para cada um dos dedos II a V. O polegar possui apenas uma articulação IF, embora a articulação MCF do polegar seja uniaxial e, portanto, funcione de modo similar às articulações IF. A articulação MCF do polegar difere no fato de ser reforçada por dois ossos sesamoides na superfície palmar, o que melhora a alavanca do músculo flexor curto do polegar. Cada uma dessas articulações é uma articulação uniaxial em dobradiça.

A cápsula de cada articulação é reforçada com ligamentos colaterais. Ao contrário das articulações MCF, os ligamentos colaterais das articulações IF permanecem relativamente constantes ao longo de toda ADM. Ocorre aumento na ADM de flexão/extensão das articulações MCF, com o movimento dos dedos II a V no sentido radial-ulnar. Isso permite maior oposição dos dedos ulnares ao polegar e também causa uma preensão potencialmente mais potente no lado ulnar da mão.

Artrocinemática. A superfície articuladora na extremidade distal de cada falange é convexa; a superfície articuladora na extremidade proximal de cada falange é côncava. Portanto, a superfície proximal de cada falange rola e desliza na mesma direção que o movimento fisiológico (ver Quadro 19.1).

Função da mão

Músculos do punho e da mão

A função complexa da mão ocorre como resultado de um sofisticado equilíbrio e controle de forças entre os músculos extrínsecos e intrínsecos do punho e da mão. As ações primárias e secundárias dos músculos da mão e do punho estão resumidas na Tabela 19.1 e ilustradas na Figura 19.2.

Relações comprimento-tensão

A posição do punho controla o comprimento dos músculos extrínsecos dos dedos. À medida que os dedos ou o polegar flexionam, o punho precisa ser estabilizado pelos músculos extensores do punho para impedir que o flexor

profundo e o flexor superficial dos dedos ou o flexor longo do polegar o flexionem simultaneamente. À medida que a preensão se torna mais forte, a extensão sincronizada do punho alonga os tendões flexores extrínsecos através do punho e mantém um comprimento geral mais favorável da unidade musculotendínea para uma contração mais forte.

Para uma extensão forte dos dedos ou do polegar, os músculos flexores do punho estabilizam ou flexionam o punho de modo que os músculos extensor dos dedos, extensor do indicador, extensor do dedo mínimo ou extensor longo do polegar funcionem de forma mais eficiente.

Mecanismo extensor

Em termos estruturais, a base do mecanismo extensor é formada pelo tendão do extensor dos dedos (com os ex-

TABELA 19.1 Músculos do punho e da mão		
Ação	**Movimentadores primários**	**Movimentadores secundários**
Punho		
Flexão	Flexor radial do carpo Flexor ulnar do carpo Palmar longo	Flexor superficial dos dedos Flexor profundo dos dedos Flexor longo do polegar
Extensão	Extensor radial longo do carpo Extensor radial curto do carpo Extensor ulnar do carpo Extensor dos dedos	Extensor do indicador Extensor do dedo mínimo Extensor curto do polegar Abdutor longo do polegar
Desvio radial	Flexor radial longo do carpo Extensor radial longo do carpo Extensor radial curto do carpo	Flexor longo do polegar Extensor curto do polegar Abdutor longo do polegar
Desvio ulnar	Flexor ulnar do carpo Extensor ulnar do carpo	
Polegar (dedo I)		
Oposição CMC	Oponente do polegar	
Adução radial CMC	Oponente do polegar	
Abdução radial CMC	Abdutor longo do polegar	Extensor longo do polegar
Abdução palmar CMC	Oponente do polegar Abdutor longo do polegar Abdutor curto do polegar Extensor curto do polegar	Flexor curto do polegar (cabeça superficial)
Adução palmar CMC	Adutor do polegar (primeiro interósseo palmar)	Flexor curto do polegar (cabeça profunda) Extensor longo do polegar
Flexão MCF	Flexor curto do polegar	Flexor longo do polegar
Extensão MCF	Extensor curto do polegar Extensor longo do polegar	Extensor longo do polegar
Flexão IF	Flexor longo do polegar	
Extensão IF	Extensor longo do polegar	
Dedos II a V (a função desses músculos varia com as posições/movimentos articulares)		
Flexão MCF	Lumbricais Interósseos palmares e dorsais Flexor superficial dos dedos Flexor profundo dos dedos	

(continua)

TABELA 19.1	Músculos do punho e da mão *(continuação)*	
Ação	**Movimentadores primários**	**Movimentadores secundários**
Extensão MCF	Extensor dos dedos Extensor do dedo mínimo Extensor do indicador	
Abdução MCF	Interósseos dorsais Abdutor do dedo mínimo	(Observação: os tendões da ala proximal dos interósseos têm mais influência na articulação MCF)[9]
Adução MCF	Interósseos palmares	
Flexão IF	Flexor superficial dos dedos (IFP apenas) Flexor profundo dos dedos (IFP e IFD)	
Extensão IF	Lumbricais, interósseos dorsais e palmares e extensor dos dedos via mecanismo extensor	(Observação: os tendões da ala distal dos interósseos têm mais influência nas articulações IF)[9]

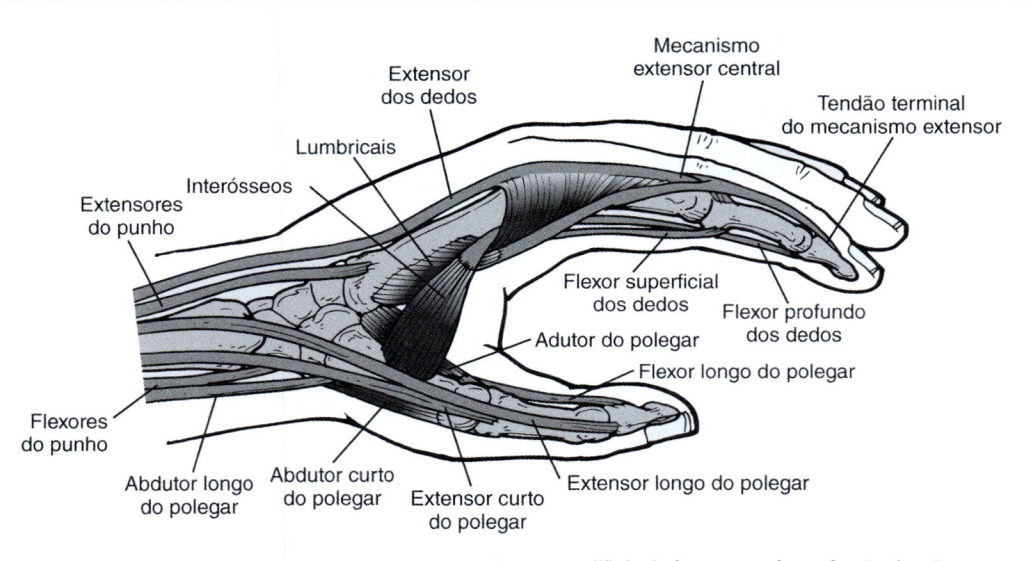

Figura 19.2 Os músculos extrínsecos e intrínsecos do punho e da mão criam um equilíbrio de forças que afeta a função da mão.

tensores do indicador e do dedo mínimo), a expansão extensora, o tendão central e as bandas laterais (estabilizadas pelo ligamento triangular), que se fundem no tendão terminal. Os componentes passivos do mecanismo extensor incluem o ligamento triangular e as bandas sagitais (que evitam o efeito de "corda de arco" do mecanismo extensor e centralizam os tendões extensores nas articulações MCF). Os componentes ativos do mecanismo extensor são os músculos interósseos dorsais, os interósseos palmares e os lumbricais (coletivamente chamados de músculos intrínsecos) (Fig. 19.3).[9,103]

- O tendão extensor dos dedos avança dorsalmente ao eixo da articulação MCF, e uma contração ativa do músculo extensor dos dedos produz tensão nas bandas sagitais, tracionando-as proximalmente, o que resulta em extensão da falange proximal.
- Uma contração isolada do músculo extensor dos dedos produz hiperextensão da articulação MCF com flexão da

articulação IF. A flexão da articulação IF decorre da tração passiva dos tendões flexores extrínsecos. Essa posição é chamada de garra ou posição de gancho.

- A extensão das articulações IFP e IFD é interdependente, ou seja, ao ocorrer extensão da articulação IFP, a articulação IFD também se estende e o movimento é produzido pelos músculos interósseos e lumbricais por meio de tração na expansão extensora.
- Também é preciso que ocorra tensão no tendão extensor dos dedos para que ocorra extensão da articulação IF. Isso se dá tanto pela contração ativa do músculo, provocando extensão da articulação MCF concomitantemente à contração dos músculos intrínsecos, quanto pela tensão passiva do tendão do extensor dos dedos, que ocorre junto com a flexão da articulação MCF.[9]
- Os músculos interósseos dorsal e palmar e os lumbricais avançam no sentido palmar ao eixo articular da articulação MCF e se inserem no mecanismo extensor proximal à articulação IFP. Assim, quando o extensor dos

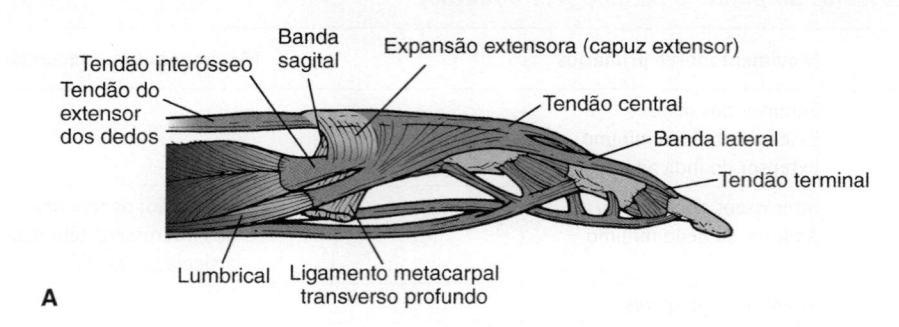

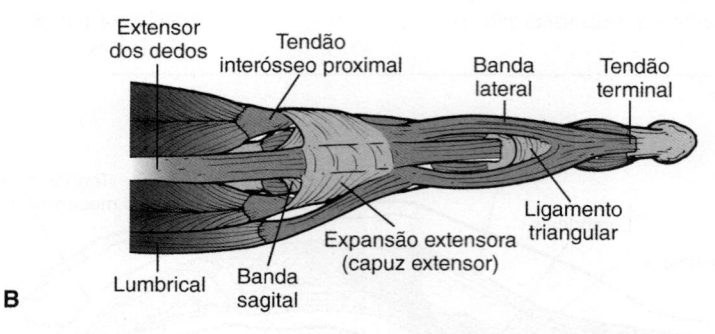

Figura 19.3   Estruturas anatômicas do mecanismo extensor: **(A)** vista lateral e **(B)** vista dorsal. Ver no texto descrição das relações funcionais.

dedos, os interósseos e os lumbricais se contraem simultaneamente, ocorre extensão da articulação MCF e das articulações IF. Contudo, quando os interósseos e os lumbricais se contraem na ausência de contração ativa do extensor dos dedos, ocorrerá flexão das articulações MCF e extensão das articulações IF.

Controle da mão livre (sem carga)

- Fatores anatômicos, contrações musculares e propriedades viscoelásticas dos músculos influenciam o movimento dos dedos.[9,103]
- Quando apenas os músculos extensores e flexores extrínsecos se contraem, ocorrem nos dedos movimentos que produzem a mão em garra.
- O movimento de fechar as mãos pode ocorrer pela contração dos músculos flexores extrínsecos, mas também requer a força viscoelástica dos músculos interósseos e, em menor extensão, dos lumbricais. Além disso, o músculo extensor dos dedos funciona como um "freio" nas articulações MCF, possibilitando um movimento mais refinado e controlado nas articulações IF.
- O movimento de abrir as mãos requer a contração sinérgica dos músculos extensores extrínsecos, bem como dos músculos intrínsecos, juntamente com a resistência viscoelástica do flexor profundo dos dedos.
- O movimento recíproco de flexão MCF e de extensão IF é causado pelos músculos intrínsecos. O lumbrical re-

move a tensão viscoelástica do tendão profundo e funciona, juntamente com os interósseos, como forte extensor IF.

Padrões de preensão

A natureza da atividade pretendida dita o tipo de preensão usado.[6,9,103]

Preensão de potência (preensão palmar completa)

Descrição. A preensão palmar (de potência) envolve prender um objeto com dedos parcialmente fletidos contra a palma da mão, usando a contrapressão do polegar em adução palmar. A preensão palmar é, antes de tudo, uma função isométrica. Os dedos assumem uma posição de flexão sustentada, que varia em grau na dependência do tamanho, forma e peso do objeto. O polegar reforça a ação dos dedos e ajuda a fazer pequenos ajustes para controlar a direção da força. Variedades incluem preensão cilíndrica, preensão esférica, preensão em gancho e preensão lateral.[9,102]

Controle muscular. Os músculos funcionam primariamente por meio de contrações isométricas.[6,9,101,102]

- A força máxima de preensão ocorre com o punho posicionado em leve extensão e ligeiro desvio ulnar, com a estabilização provida pelos extensores extrínsecos do punho.

- Os músculos flexores extrínsecos dos dedos, especialmente os músculos flexores profundos dos dedos IV e V, proporcionam a principal força para a preensão.
- O músculo extensor dos dedos fornece força compressiva às articulações MCF, o que aumenta a estabilidade e também proporciona uma força de equilíbrio para os músculos flexores.
- Os músculos interósseos rodam e abduzem radialmente a primeira falange, posicionando-a para comprimir o objeto externo e também flexionar a articulação MCF.
- Os músculos lumbricais não participam da preensão palmar (exceto o quarto).
- Os músculos tênares e o adutor do polegar fornecem forças compressivas contra o objeto que está sendo segurado.

Padrões de precisão

Descrição. Os padrões de preensão envolvem a manipulação de um objeto que não está em contato com a palma da mão, entre o polegar abduzido e os dedos. Os músculos funcionam primariamente de forma isotônica. As superfícies sensoriais dos dedos são usadas para fornecer o máximo impulso sensitivo para influenciar ajustes delicados. Com objetos pequenos, o manuseio de precisão ocorre primariamente entre o polegar e o indicador. Variações incluem a preensão polpa a polpa, ponta a ponta e polpa a lateral.

Controle muscular. A função dinâmica primária dos músculos inclui:[9,85,103]

- Os músculos extrínsecos fornecem a força compressiva para manter os objetos entre os dedos e o polegar.
- Para manipular um objeto, os músculos interósseos abduzem e aduzem os dedos, os músculos tênares controlam o movimento do polegar e os lumbricais ajudam a mover o objeto para longe da palma da mão. A quantidade de participação de cada músculo varia com a quantidade e direção do movimento.

Padrões de preensão combinados

Descrição. Os padrões de preensão combinados envolvem os dedos I e II (e, às vezes, o III) executando atividades de precisão, enquanto os dedos III a V suplementam com potência.

Pinça. A pinça requer que um objeto seja segurado entre o polegar e o dedo indicador ou médio, assim como no manuseio de precisão, porém pode requerer primariamente uma contração isométrica. A compressão entre o polegar e os dedos é feita pelos músculos da eminência tênar, o adutor do polegar, interósseos e flexores extrínsecos. Os lumbricais também participam.

Principais nervos sujeitos a pressão e trauma no punho e na mão

Para uma descrição detalhada das lesões e encarceramento de nervos periféricos na região do punho e da mão,

assim como das síndromes de dor regional complexa e seu tratamento, ver o Capítulo 13.

Distúrbios neurais no punho

Nervo mediano. O local mais comum para compressão do nervo mediano é o túnel do carpo.

Nervo ulnar. O local mais comum para compressão do nervo ulnar é o túnel ulnar (também chamado de canal de Guyon).

Dor referida e padrões sensitivos

A mão é o ponto terminal das raízes nervosas de C6, C7, C8 e T1 que seguem pelos nervos mediano, ulnar e radial (ver Figs. 13.5, 13.6 e 13.7). A lesão ou encarceramento desses nervos pode ocorrer em qualquer ponto ao longo do seu trajeto, desde a região cervical da coluna vertebral até sua terminação. O que o paciente percebe como dor ou distúrbio sensitivo na mão pode ser decorrente da lesão do nervo em qualquer lugar no seu trajeto, ou a dor pode derivar da irritação do tecido de origem segmentar comum, como as articulações facetárias zigapofisárias da coluna. Para que o tratamento seja efetivo, precisa ser direcionado para a fonte do problema e não para o local onde o paciente percebe a dor ou as alterações sensitivas. Portanto, é coletada uma história minuciosa e feito o exame de todo o quadrante superior, incluindo a região cervical da coluna vertebral, quando são relatados pelo paciente padrões de dor referida ou alterações sensitivas.[86,92]

■ Tratamento de distúrbios e cirurgias do punho e da mão

Para fazer escolhas clínicas corretas ao tratar pacientes com distúrbios do punho e da mão, é necessário compreender as várias patologias, procedimentos cirúrgicos e precauções associados e identificar a presença de deficiências estruturais, limitações nas atividades e restrições à participação. Nesta seção, estão apresentadas patologias e cirurgias comuns e o tratamento conservador e pós-operatório.

Hipomobilidade articular: tratamento conservador

Patologias como a artrite reumatoide (AR) e a doença articular degenerativa (DAD) afetam as articulações do punho e da mão e podem ter um efeito significativo na participação e nas habilidades funcionais de uma pessoa em decorrência da dor, comprometimento da mobilidade e deformidades articulares potenciais. O comprometimento da mobilidade de articulações, tendões e músculos também ocorre sempre que as articulações são imobilizadas em consequência de fraturas, trauma ou cirurgia. O Capítulo 11 descreve a etiologia e diretrizes gerais para o tratamento de comprometimentos decorrentes dessas patologias articulares. Esta seção enfoca intervenções específicas para punho e mão.

Patologias articulares comuns e comprometimentos associados

Artrite reumatoide

Adiante, um resumo dos sinais e sintomas e dos comprometimentos resultantes vistos tipicamente no punho e na mão com AR.[2,18,104,134]

Estágio agudo. Há dor, edema, calor e limitação no movimento decorrente de inflamação sinovial (sinovite) e proliferação tecidual, mais comumente nas articulações MCF, IFP e do punho, bilateralmente. Há também inflamação (tenossinovite) e proliferação sinovial nos tendões extrínsecos e bainhas tendíneas. Em pacientes com AR, pode-se também observar:

- Fraqueza muscular progressiva e desequilíbrios de comprimento e força entre agonistas e antagonistas e entre músculos intrínsecos e extrínsecos.
- A síndrome do túnel do carpo pode ocorrer em conjunto com a tenossinovite em razão de compressão do nervo mediano pelo tecido edemaciado.
- Fadiga sistêmica geral e muscular.

Estágios avançados. O enfraquecimento da cápsula articular, a destruição da cartilagem, a erosão óssea e a ruptura dos tendões, assim como o desequilíbrio nas forças musculotendíneas, levam a instabilidade das articulações, subluxações e deformidades (Fig. 19.4). As deformidades típicas e a patomecânica da mão incluem:[2,18]

- *Subluxação palmar do piramidal sobre o disco articular e a ulna.* O tendão do músculo extensor ulnar do carpo desvia-se no sentido palmar e causa uma força flexora na articulação do punho.

- *Subluxação ulnar dos carpais.* Isso causa desvio radial do punho.
- *Desvio ulnar dos dedos e subluxação palmar da falange proximal.* Ocorre alongamento ou ruptura dos ligamentos colaterais nas articulações MCF e um efeito semelhante à corda de um arco nos tendões extrínsecos.[2,18]
- *Deformidade em pescoço de cisne.* A frouxidão da articulação IFP com uma placa palmar excessivamente distendida e o tensionamento das bandas laterais do mecanismo extensor (efeito de corda de arco) resultam em hiperextensão das articulações IFP e flexão das IFD (Fig. 19.5A). Músculos interósseos encurtados ou hiperativos que tracionam os tendões extensores reforçam a hiperextensão das articulações IFP hipermóveis, e o aumento da tensão passiva no tendão do músculo flexor profundo dos dedos causa flexão da articulação IFD.
- *Deformidade em botoeira.* A distensão ou ruptura da banda central (expansão central) do capuz extensor faz as bandas laterais do mecanismo extensor migrarem na direção palmar da articulação IFP, causando flexão IFP e extensão IFD (Fig. 19.5B).
- *Deformidade em zigue-zague do polegar.* Os desequilíbrios musculares e a frouxidão ligamentar levam a luxação metacarpal do polegar e deformidades similares às de pescoço de cisne e botoeira. A retração no músculo adutor do polegar contribui para as deformidades do polegar.[2,104]

Doença articular degenerativa/osteoartrite e artrose pós-traumática

A idade e os traumas articulares repetitivos levam a alterações cartilaginosas e ósseas degenerativas nas articulações suscetíveis. A DAD, ou a osteoartrite (OA), envolve mais comumente a articulação CMC do polegar e articulações IFD dos dedos, embora os efeitos dos traumas possam ocorrer em qualquer articulação.

A artrose pós-traumática pode desenvolver-se em qualquer articulação do punho e da mão como resultado de uma fratura intra-articular grave ou uma fratura-luxação. No punho, por exemplo, a deficiência do ligamento

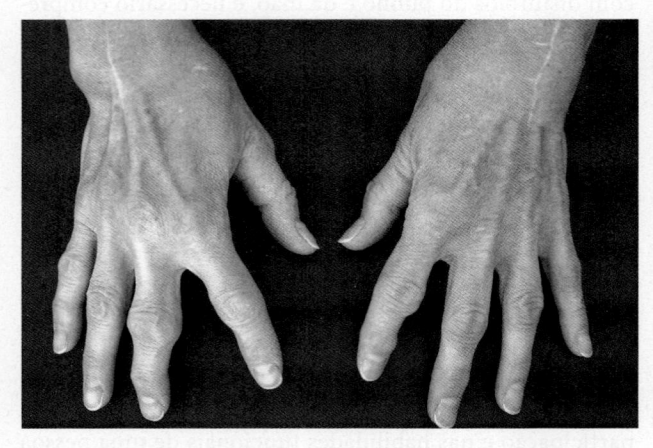

Figura 19.4   Deformidades articulares vistas na mão de um paciente com artrite reumatoide. Observar a hipertrofia das articulações IF, nódulos reumatoides e subluxação palmar do piramidal. Esse paciente foi submetido à fusão das articulações do punho por causa da dor e completa destruição das articulações, o que ajudou a prevenir o efeito deformante em corda de arco dos tendões extrínsecos nas articulações MCF. (Cortesia de Turtle Services Limited, www.turtleserviceslimited.org/.)

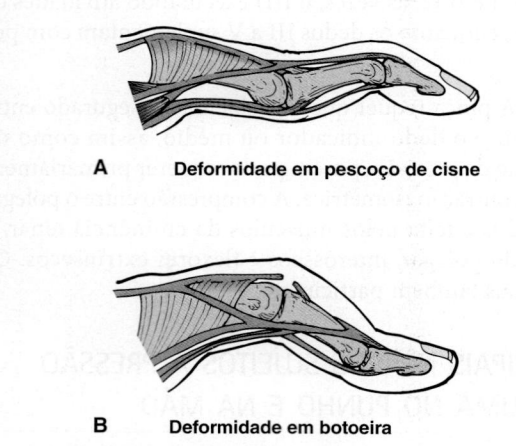

A   Deformidade em pescoço de cisne

B   Deformidade em botoeira

Figura 19.5   Deformidades em **(A)** pescoço de cisne e **(B)** botoeira. Ver no texto a descrição da patomecânica.

interósseo escafóideo-semilunar, como resultado de uma entorse grave do punho, pode alterar o alinhamento da articulação, o que pode, com o tempo, causar degeneração articular. Nos dedos, a articulação IFP é um local comum de fratura articular e subsequente degeneração.

Adiante, um resumo dos sinais e sintomas e comprometimentos resultantes vistos com frequência na DAD ou artrose pós-traumática.[15]

Estágio agudo. Durante os estágios iniciais da DAD, os sintomas incluem dedos doloridos e uma sensação de rigidez que se dissipa com o movimento. Após atividades cansativas ou trauma ocorre edema articular, calor e mobilidade restrita e dolorosa.

Estágios avançados. Com a degeneração ocorre frouxidão capsular resultando em hipermobilidade ou instabilidade; com a progressão, desenvolvem-se contraturas e limitação nos movimentos. As articulações afetadas podem se tornar alargadas ou subluxar (Fig. 19.6). Nessas articulações afetadas, desenvolve-se uma limitação tanto na flexão quanto na extensão e observa-se uma sensação terminal capsular firme. Há fraqueza muscular geral, diminuição na força de preensão e pouca resistência muscular à fadiga. A dor pode também ser um fator limitante nas atividades que utilizam pinça e preensão palmar.

Precaução: após um trauma, o fisioterapeuta precisa estar alerta para sinais de uma fratura no punho ou na mão porque fraturas em ossos pequenos podem não aparecer nas radiografias por até duas semanas. Os sinais incluem edema, espasmo muscular ao tentar o movimento passivo, aumento da dor quando o osso envolvido é forçado (p. ex., ao fazer o desvio em direção ao osso envolvido) e sensibilidade à palpação sobre o local da fratura.[64]

Hipomobilidade pós-imobilização

A imobilização pode ser necessária após uma fratura, cirurgia ou trauma, ou pode ser usada para repousar um

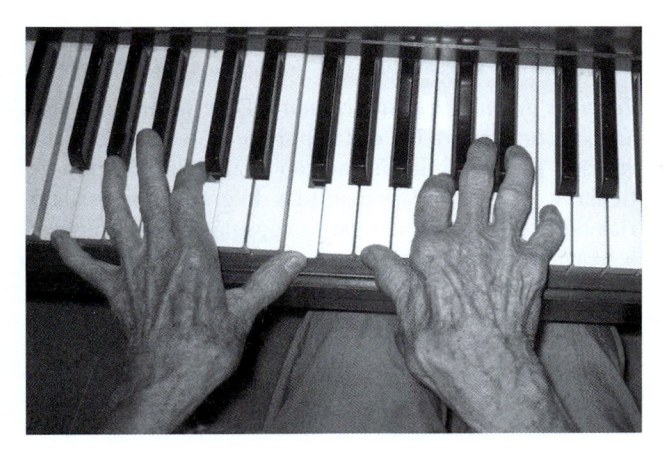

Figura 19.6   Estágios avançados de osteoartrite nas mãos de um pianista de 86 anos de idade. Observar a subluxação da articulação carpometa-carpal (CMC) na base de cada polegar. A atrofia dos primeiros interósseos dorsais, assim como os nódulos e alargamentos nas articulações são aparentes, mas a pessoa ainda está funcional.

segmento quando a pessoa suporta sobrecargas repetitivas. Podem ocorrer comprometimentos estruturais decorrentes da falta de movimento e contração muscular, incluindo:

- Diminuição da ADM e diminuição da mobilidade intra-articular com sensação terminal firme e dor ao se fazer uma pressão adicional.
- Aderências no tendão, decorrentes de inflamação em um tendão ou sua bainha.
- Diminuição no desempenho muscular incluindo fraqueza muscular, redução na força de preensão, diminuição da flexibilidade e da resistência muscular à fadiga.

Limitações comuns na função, nas atividades e restrições à participação

Quando uma patologia articular é aguda, muitas atividades de preensão são dolorosas, interferindo nas atividades da vida diária (AVD) e nas atividades instrumentais da vida diária (AVDI), como vestir-se, comer, fazer a higiene pessoal e toalete ou quase qualquer atividade funcional que exija pinçamento, preensão e destreza fina dos dedos, incluindo escrever e digitar.

A perda funcional pode ser mínima ou significativa, dependendo de quais articulações estão envolvidas; da quantidade de restrição aos movimentos, fraqueza residual, fadiga, ou perda de destreza; e do tipo de preensão ou quantidade de manuseio de precisão que o paciente necessita.

Hipomobilidade articular: tratamento – fase de proteção

As diretrizes gerais para o tratamento de lesões articulares agudas estão descritas no Capítulo 11, com as considerações especiais relativas aos pacientes com AR e OA resumidas nos Quadros 11.2 e 11.4, respectivamente.

Controlar a dor e proteger as articulações[15,111]

Orientação ao paciente. Ensinar ao paciente como proteger as articulações envolvidas e controlar a dor fazendo modificações nas atividades, exercícios de ADM e como usar um imobilizador de modo apropriado.[15,108,111]

Tratamento da dor. Além dos medicamentos ou anti-inflamatórios não esteroides prescritos pelo médico e das modalidades fisioterapêuticas, técnicas suaves de graus I ou II de separação e oscilação podem inibir a dor e mover o líquido sinovial, melhorando a nutrição das articulações envolvidas.

Órteses. Usar uma órtese para descansar e proteger as articulações envolvidas. Instruir o paciente a remover a órtese para breves períodos de movimentos leves ao longo do dia.

Modificação de atividades. Analisar as atividades cotidianas do paciente e recomendar adaptações ou dispositivos auxiliares para minimizar as sobrecargas repetitivas ou excessivas nas articulações. Isso é particularmente importante para pacientes com distúrbios artríticos crônicos para prevenir traumas repetitivos e minimizar as forças que deformam a articulação.[15,108] Alguns exemplos estão resumidos no Quadro 19.2.

QUADRO 19.2	Proteção articular no punho e na mão

Propósito. Desempenhar atividades cotidianas com o mínimo de dor, sobrecarga articular e gasto de energia. A maior parte desses princípios é aplicável a qualquer problema artrítico na mão, mas são especialmente importantes na mão afetada por artrite reumatoide.[15]

Respeitar a dor. Monitorar as atividades; parar quando começar a surgir fadiga ou desconforto. Modificar ou interromper qualquer atividade ou exercício que cause dor durante mais de 1 hora após a interrupção da atividade.

Manter a força e a ADM. Integrar os exercícios às atividades diárias.

- Procurar por sinais precoces de encurtamento nos músculos intrínsecos. Se estiverem encurtados, iniciar o alongamento. Uma causa da deformidade em pescoço de cisne é o encurtamento dos músculos interósseos que tracionam o tendão extensor, levando à hiperextensão de articulações IFP hipermóveis.
- Fortalecer o desvio radial das articulações MCF dos dedos para contrapor o desvio ulnar dos dedos que ocorre em muitas atividades funcionais.

Equilibrar o nível de atividade e repouso. É necessário mais repouso do que o normal durante as fases ativas da AR. Conservar energia e fazer as atividades do modo mais econômico ou fazer as atividades mais importantes primeiro.

Evitar posições deformantes ou ficar na mesma posição durante períodos prolongados.

Evitar o uso de atividades com preensão forte que facilitam a força deformante. Deformidades articulares típicas na AR incluem desvio radial e extensão do punho e desvio ulnar com subluxação palmar das articulações MCF. Sugestões adaptativas incluem:

- Abrir potes com a mão esquerda ou com um dispositivo auxiliar.
- Cortar a comida com a lâmina da faca fazendo uma protrusão a partir do lado ulnar da mão.
- Mexer a comida com a colher no lado ulnar da mão.
- Alargar os cabos dos talheres.
- Usar as articulações maiores e mais fortes sempre que possível. Por exemplo, carregar objetos em uma bolsa a tiracolo ou pendurada no antebraço ou usar as duas mãos ao invés de uma mão.
- Evitar movimentos de torcer ou espremer com os dedos. Tirar o excesso de água de um pano molhado pressionando as palmas de uma mão contra a outra.

Manter a mobilidade articular e tendínea e a integridade muscular

ADM passiva, assistida ou ativa. É importante mover as articulações conforme a tolerância porque a imobilidade da mão leva rapidamente a desequilíbrios musculares e formação de contraturas ou deterioração articular adicional. A fisioterapia aquática com água tépida é um método efetivo de combinar exercícios não cansativos, sem apoio de peso, com o calor terapêutico.

Exercícios de deslizamento de tendão. Fazer o paciente realizar movimentos completos nas articulações não envolvidas e o máximo de movimento possível nas articulações envolvidas para prevenir aderências entre os tendões longos ou entre os tendões e suas bainhas sinoviais.[59] Os exercícios de deslizamento de tendão estão descritos na seção de exercícios deste capítulo.

Exercícios isométricos de configuração muscular em múltiplos ângulos. Fazer exercícios isométricos suaves e indolores para toda a musculatura do punho e da mão. Exercícios resistidos de ADM, em geral, não são tolerados quando há derrame articular ou inflamação; desse modo, aplicam-se exercícios de resistência isométrica dentro da tolerância da dor.

Hipomobilidade articular: tratamento – fases de movimento controlado e de retorno à função

Quando houver patologia articular, aumentar a ADM utilizando técnicas de mobilização articular para alongar a cápsula, alongamento passivo e técnicas de inibição muscular para alongar o tecido conjuntivo periarticular e as unidades musculotendíneas, seguindo os princípios descritos nos Capítulos 4 e 5. É também fundamental determinar se ocorreu a formação de tecido cicatricial nas bainhas dos tendões longos da mão e, se esta for identificada, tentar restabelecer o deslizamento suave do tendão.

Aumentar a mobilidade intra-articular e os movimentos acessórios

Técnicas de mobilização articular. Determinar quais das articulações entre a RU distal, punho, mão ou dedos estão restritas por causa da diminuição da mobilidade intra-articular e aplicar técnicas mantidas do grau III ou oscilatórias do grau IV para alongar as cápsulas. Ver nas Figuras 5.33 a 5.43 a mobilização de articulações restritas na região distal do antebraço, punho, mão e dedos.

Precauções: para pacientes com AR, frequentemente as técnicas de mobilização articular estão contraindicadas, sobretudo na fase inflamatória. O fisioterapeuta deve modificar a intensidade das técnicas de mobilização articular e alongamento usadas para contrapor possíveis restrições. Isso é necessário porque o processo de enfermidade e a terapia com esteroides enfraquecem a qualidade tênsil do tecido conjuntivo que, consequentemente, pode ser rompido com mais facilidade.

Melhorar o percurso articular e o movimento indolor

Podem ser aplicadas técnicas de mobilização com movimento (MM) para aumentar a ADM e/ou diminuir a dor associada ao movimento[99] (os princípios de MM estão descritos no Cap. 5).

MM do punho. Colocar o paciente sentado com o cotovelo flexionado e o antebraço em supinação (a palma do paciente deve apontar para a sua face); estabilizar a região distal do rádio e da ulna com sua mão; colocar a outra mão no aspecto ulnar da fileira proximal dos carpais.

- Aplicar um deslizamento lateral suave e indolor na fileira proximal de carpais utilizando o espaço membranoso da sua mão. Fazer o paciente, então, estender ou flexionar ativamente o punho até o final da amplitude disponível e, com a mão livre, aplicar uma suave pressão adicional no final da amplitude indolor (Fig. 19.7).
- Pode ser necessário combinar uma rotação dorsal ou palmar dos carpais com o deslizamento para produzir uma carga indolor no final da amplitude.

O fisioterapeuta também pode usar a MM em pacientes que estejam sentindo dor sobre determinado osso carpal. Nesses casos, na realidade a MM é usada para "reposicionar" o osso carpal em relação a um carpal adjacente (proximal ou distal). Realizar um deslizamento dorsal ou palmar suave e sustentado sobre um osso carpal específico, enquanto o paciente faz flexão, extensão ou desvio radial ou ulnar na ausência de dor por 6 a 10 vezes, ou executa uma força de preensão igualmente indolor. Repetir por 3 séries de 6-10 repetições, certificando-se de que a técnica permaneça indolor.[99]

MM das articulações MCF e IF dos dedos. Com suavidade, Fazer deslizamento radial ou ulnar da falange envolvida em uma direção indolor, depois fazer o paciente flexionar ou estender ativamente o dedo e aplicar um alongamento in-

dolor no final da amplitude. Pode ser necessária a rotação medial ou lateral da falange mais distal aliada ao deslizamento medial ou lateral para obter uma pressão adicional indolor no final da amplitude.[99]

Melhorar a mobilidade, a força e a função

Examinar cuidadosamente os músculos multiarticulares e intrínsecos verificando se há restrição de mobilidade em consequência de contraturas ou aderências e padrões de movimento impróprios decorrentes de fraqueza ou desequilíbrios de força. Os exercícios de alongamento, deslizamento de tendão e fortalecimento estão descritos nas seções de exercícios deste capítulo. Utilizar técnicas que abordem de forma específica os comprometimentos demonstrados pelo paciente. Assim que a amplitude aumentar, é muito importante que o paciente use a nova amplitude em exercícios de ADM ativa e atividades funcionais.

Recomendação clínica

Músculos fortes ajudam a proteger as articulações, mas na mão o desequilíbrio entre as forças musculares causa deformidades. Os exercícios isométricos são ensinados em posições indolores, mostrando ao paciente como usar uma mão para impor resistência à outra, empregando posições e direções controladas com cuidado. Esses exercícios podem ser feitos ao longo do dia, sempre que o paciente sentir desconforto nas articulações.

Controle neuromuscular e força. Progredir os exercícios com forças controladas e não destrutivas para aumentar a força e o equilíbrio muscular entre os antagonistas e progredir o treinamento de resistência. Com articulações patológicas, ter cuidado ao aplicar pesos de modo a não forçar as articulações além da capacidade dos tecidos estabilizadores.

Atividades funcionais. Desenvolver exercícios que preparem o paciente para atividades funcionais. Considerar os padrões de preensão necessários para o trabalho do paciente, suas atividades recreativas e cotidianas. Incluir exercícios que exijam coordenação e destreza fina dos dedos.

Exercícios de condicionamento. Iniciar exercícios de condicionamento físico usando atividades que não provoquem sintomas articulares, como exercícios aquáticos ou ciclismo.

Proteção articular. Reforçar o uso de técnicas de proteção articular conforme o resumo do Quadro 19.2.

Evidências em foco

Em uma revisão sistemática da literatura de ensaios randomizados controlados feitos com pacientes adultos com AR, os revisores concluíram que há evidências apoiando a ideia de que o exercício terapêutico de baixa intensidade é benéfico para redução da dor e melhora do estado funcional (incluindo força da preensão palmar da mão) em pacientes com AR, enquanto os programas de exercícios de alta intensidade podem exacerbar os sintomas.[109]

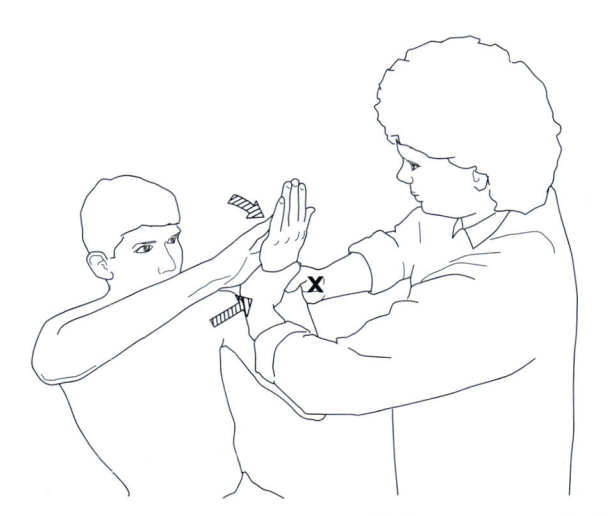

Figura 19.7 Mobilização com movimento (MM) para aumentar a flexão ou extensão do punho. Aplicar um deslizamento lateral muito suave enquanto o paciente flexiona ou estende ativamente o punho e então aplicar uma força de alongamento passivo no final da amplitude com a outra mão.

CIRURGIA ARTICULAR E TRATAMENTO PÓS-OPERATÓRIO

AR, OA ou artrite pós-traumática de longa instalação que afetam articulações e tecidos moles do punho e da mão podem levar a dor crônica, instabilidade e deformidade das articulações, restrições na ADM, perda de força na mão e comprometimento da função do membro superior. Quando o tratamento conservador não é suficiente, é indicada a intervenção cirúrgica combinada com uma reabilitação pós-operatória elaborada individualmente e supervisionada com cuidado para melhorar e restaurar a função.

Algumas das opções cirúrgicas mais comuns para tratamento da artrite de punho e mão estão relacionadas no Quadro 19.3.

Procedimentos de tecidos moles como sinovectomia, tenossinovectomia para tenossinovite crônica dos tendões extensores e flexores do punho, reparo de tendões rompidos, capsulotomia ou liberação de outros tecidos moles para correção de uma deformidade ou do equilíbrio muscular nas articulações do punho ou dos dedos são empregados de forma independente ou concomitante quando as superfícies articulares das articulações envolvidas estão razoavelmente intactas.[21,35,59,76,87,139] Quando a deterioração articular é significativa, a artroplastia de ressecção, como a ressecção distal da ulna (procedimento de Darrach) ou carpectomia da fileira proximal, artrodese ou artroplastia de implante, praticada em conjunto com o reparo ou reconstrução dos tecidos moles, é uma opção cirúrgica para a deterioração articular avançada.[21,76,80,139]

| QUADRO 19.3 | Intervenção cirúrgica para AR ou DAD do punho e da mão |

Procedimentos em tecidos moles
- Sinovectomia
- Tenossinovectomia
- Reparo, enxerto ou transferência/realinhamento de tendão
- Descompressão nervosa
- Reconstrução capsuloligamentar
- Liberação de contraturas
  - Capsulectomia/capsulotomia
  - Liberação de tendão
- Artroplastia de tecidos moles

Procedimentos articulares e ósseos
- Artroplastia de excisão/ressecção
  - Estiloidectomia
  - Carpectomia da fileira proximal
- Artroplastia de interposição de tendão/ressecção do trapézio
- Artroplastia com implante flexível de interposição
- Substituição da superfície articular/artroplastia total
- Artrodese

Alguns procedimentos são escolhidos para aliviar a dor e outros para minimizar ou retardar o aumento de uma deformidade. Por exemplo, quando o tratamento médico da AR do punho não controla de modo adequado a sinovite, é feita uma tenossinovectomia para remover a sinóvia proliferada das bainhas tendíneas e prevenir a erosão ou ruptura dos tendões antes que ocorra deformidade significativa e perda do controle ativo do punho e dos dedos.[32,35,76,139] Quando ocorre ruptura, reparos e transferências de tendão podem melhorar a função da mão e retardar ou prevenir a subluxação e luxação das articulações ou deformidades fixas.[32,35,59,61]

A artrodese parcial ou completa do punho e a artrodese da articulação individual de um dedo, como a articulação CMC do polegar, são procedimentos que fornecem resultados previsíveis e duráveis. A fusão corrige a deformidade e dá ao paciente estabilidade e alívio da dor com apenas algum comprometimento da função, apesar da perda de mobilidade articular.[76,80] Quando a fusão não é apropriada e o paciente tem necessidade de uma mobilidade funcional indolor, a artroplastia de implante, seja de interposição ou de substituição articular total, é uma opção possível. Em muitos casos é indicada uma combinação de procedimentos articulares e de tecidos moles.[17,21,35,80] Na maior parte das vezes, contudo, a artroplastia é reservada apenas para o paciente que precisa utilizar a mão somente em atividades de baixa demanda.

Metas gerais. As metas da cirurgia e tratamento pós-operatório da artrite avançada e das deformidades associadas do punho e da mão incluem:[17,21,32,59,80] (1) alívio da dor, (2) restauração de função normal ou suficiente do punho e da mão, (3) correção de instabilidade ou deformidade, (4) restauração da ADM e (5) melhora da força do punho e dos dedos para preensão palmar e pinça funcionais.

A seguir, uma discussão sobre vários tipos de artroplastia e as diretrizes gerais para o tratamento pós-operatório. São então apresentadas informações sobre o procedimento cirúrgico e a reabilitação pós-operatória de reparos e transferências de tendão associados a AR. Dada à complexidade da reabilitação da mão, as diretrizes dos exercícios sugeridas para cada fase, fundadas nos princípios de cicatrização dos tecidos, precisam ser individualizadas para cada paciente e determinadas pelo seu nível de participação no processo de reabilitação e sua resposta ao exercício.

Desfechos bem-sucedidos dependem da íntima comunicação entre cirurgião, fisioterapeuta e paciente ou familiar. Um programa de reabilitação pós-operatória efetiva combina fisioterapia precoce supervisionada com orientação ao paciente e progride para o paciente assumindo seu autocuidado em longo prazo.[59,81] Apesar de a reabilitação ser considerada essencial após cada uma das intervenções cirúrgicas abordadas nesta seção, os protocolos pós-operatórios variam e não foram comparados para cada tipo de procedimento, o que torna difícil sugerir que existe uma abordagem de tratamento ideal ao tratamento pós-operatório.

Artroplastia do punho

Embora a artrodese do punho continue sendo a intervenção cirúrgica mais comum para artrite de punho em estágio avançado, a artroplastia tem se tornado uma alternativa aceitável, em particular para pacientes com artrite e comprometimento na mobilidade de outras articulações dos membros. Conquanto não se tenha mostrado que a artrodese de punho limita a função do membro superior nas atividades cotidianas de pacientes com apenas artrite pós-traumática de punho, pensa-se que a perda de mobilidade do punho pode afetar de forma adversa certas funções, como os cuidados pessoais, em pacientes com AR que têm a mobilidade comprometida também em outras articulações dos membros superiores.[32,80,130] Para esses pacientes, a artroplastia do punho (substituição articular total) é uma opção que proporciona alívio dos sintomas ao mesmo tempo que retém alguma mobilidade no punho.[32,35,130]

Indicações para cirurgia

Seguem-se as indicações comuns para artroplastia do punho.[1,17,21,35,107,130]

- Dor intensa na região do punho como resultado da deterioração das superfícies articulares da região distal do rádio, dos carpais e da região distal da ulna decorrente de artrite crônica (normalmente AR, mas também OA e artrite pós-traumática), comprometendo a função da mão e do membro superior.
- Deformidade e limitação acentuada da mobilidade do punho, causando desequilíbrios musculotendíneos nos dedos.
- Subluxação ou luxação da articulação RC.
- Procedimento apropriado para as necessidades funcionais dos membros superiores *com baixa demanda*.
- É indicada para pacientes com envolvimento bilateral do punho, no qual a artrodese dos dois punhos limitaria a função geral ao invés de melhorá-la.
- Também apropriada para pacientes com rigidez significativa das articulações ipsilaterais do ombro, cotovelo ou dedos nas quais a artrodese unilateral do punho limitaria ainda mais, em vez de melhorar, o uso funcional do membro superior.

Contraindicações: o Quadro 19.4 identifica algumas contraindicações absolutas e relativas para artroplastia do punho e artroplastia das articulações dos dedos e polegar.[1,17,21,107]

Procedimentos

Modelos, materiais e fixação dos implantes

Nas últimas décadas, diversos esquemas para artroplastia total de punho têm sido desenvolvidos e consistentemente refinados, fazendo com que a artroplastia se torne disponível não apenas para pacientes com doença articular em estágio avançado, mas também para aqueles com deformidade grave e colapso da articulação do punho.[17,32,107,130] Contudo, a artroplastia total do punho ainda

QUADRO 19.4	Contraindicações para artroplastia do punho ou dos dedos

Absolutas
- Infecção ativa
- Uso esperado da mão para atividades de alta demanda (p. ex., trabalho manual) ou atividades esportivas de alto impacto (como tênis ou vôlei)
- Controle motor inadequado do punho ou mão como resultado de dano neurológico
- Ruptura dos extensores radiais do punho
- ADM limitada, porém sem dor

Relativas
- Deformidade grave e irreparável do punho ou dedos
- Ruptura de múltiplos tendões extensores dos dedos
- Qualidade do estoque ósseo ruim, inadequada
- Necessidade de auxílios de deambulação (como muletas ou andador) que impõem forças significativas ao longo do punho e da mão
- Sistema imune comprometido

é contraindicada para pessoas com uma mão não funcional decorrente de disfunção neurológica, bem como em pacientes de alta demanda, trabalhadores braçais e aqueles com histórico prévio de sepse ou infecção local profunda. A artroplastia total do punho também é contraindicada para aqueles que dependem do uso de dispositivos auxiliares para apoio durante a deambulação ou para transferências.

Os implantes usados na artroplastia total do punho passaram por mudanças consideráveis, com o objetivo de aumentar a sobrevida do implante. Atualmente existem três modelos de implantes aprovados pela Food and Drug Administration dos EUA: o Universal 2 (que usa uma articulação elipsoide com revestimento perolado poroso e parafusos radiais e ulnares com ângulo variável), o ReMotion (projetado para permitir algum grau de rotação intercarpal – a elipse de polietileno se encaixa em uma esfera no lado proximal da placa carpal) e o Maestro (que imita uma carpectomia de fileira proximal dos carpais e depende da substituição da cabeça do capitato). A articulação é obtida com um componente proximal de polietileno assentado no rádio. Estudos de seguimento demonstraram que o Universal 2 proporciona um arco de movimento total médio de 68° (42° de flexão e 26° de extensão e 1° [em média] de desvio radial e 26° de desvio ulnar) (Fig. 19.8A). O ReMotion produz um arco de flexão-extensão de 58°, e desvio radial/desvio ulnar de 30° (13° de desvio radial e 17° de desvio ulnar) (Fig. 19.8B). O Maestro, o mais novo dos implantes, produz um arco médio de flexão-extensão de 90° (43° de flexão e 47° de extensão) e um arco de desvio radial/ulnar de 43° (14° de desvio radial e 29° de desvio ulnar) (Fig. 19.8C), sendo o único implante atualmente comercializado a alcançar uma ADM funcional.[107,130,153]

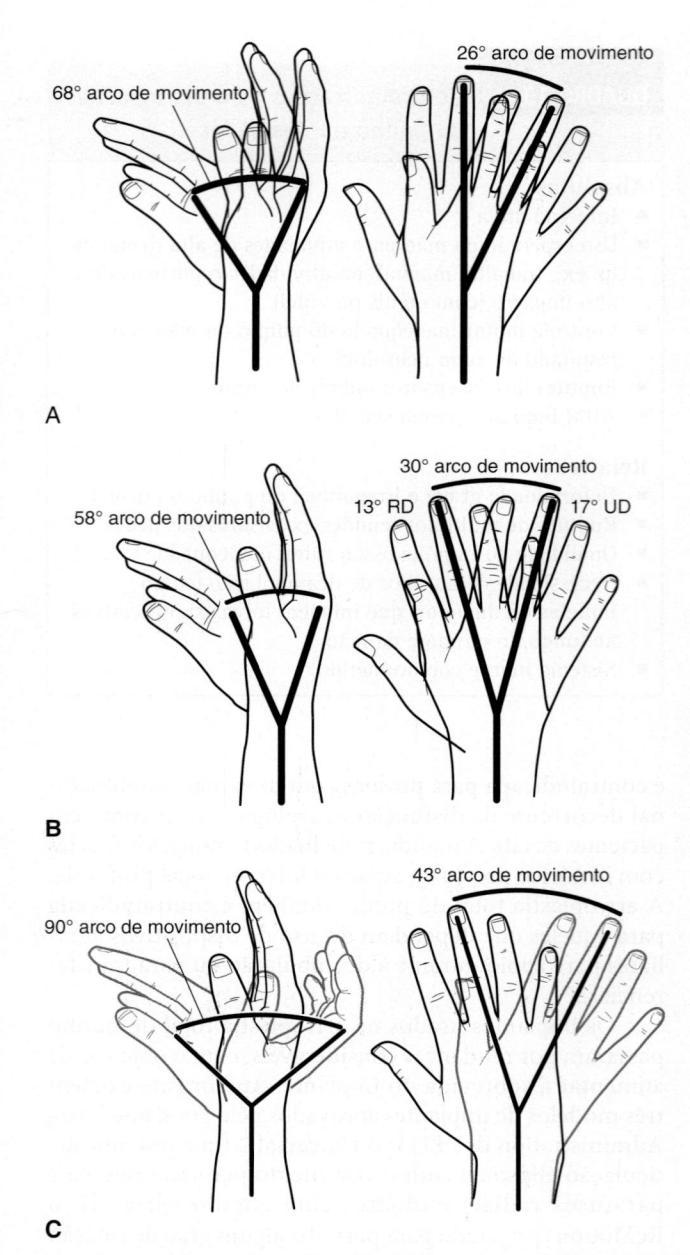

Figura 19.8   Arco de movimento obtido com os implantes articulares **(A)** Universal 2, **(B)** ReMotion e **(C)** Maestro.

Visão geral das cirurgias

A artroplastia total do punho requer uma incisão longitudinal na face dorsal do punho alinhada com o terceiro metacarpal.[17,21,80,130] A *remoção dorsal* concomitante (sinovectomia do punho e tenossinovectomia dos tendões extensores) é normalmente necessária. O retináculo recebe uma incisão e é rebatido, e os tendões extensores dos dedos são retraídos para o acesso à cápsula articular.

As porções distais do rádio, a fileira proximal (escafoide, semilunar e piramidal) e a metade proximal do capitato são ressecadas. O eixo de rotação para o punho situa-se no terço proximal do capitato; portanto, quanto mais próximo o centro do implante estiver em relação ao centro

normal original, melhor será o equilíbrio do implante e, por fim, melhor o desfecho funcional da artroplastia. Faz-se uma fusão intercarpal da fileira distal dos carpais para dar sustentação ao componente distal do implante que, subsequentemente, é fixado à fileira distal dos carpais. Em pacientes com instabilidade e subluxação da articulação radiocarpal, tipicamente é feita a reconstrução da cápsula e dos ligamentos para melhorar a estabilidade do punho. O equilíbrio dos tecidos moles é fundamental para se obter resultados satisfatórios.[80,130]

Após o fechamento da incisão dorsal, a mão é colocada em um curativo compressivo volumoso que se estende até acima ou abaixo do cotovelo e é elevado durante vários dias no pós-operatório para controlar o edema.

Tratamento pós-operatório

Imobilização

Dois a cinco dias após a cirurgia, o curativo volumoso é removido e o punho e o antebraço são colocados em uma órtese palmar curta que mantém o punho posicionado a cerca de 10° a 15° de extensão. A órtese permite ADM completa e sem limitações dos dedos e oposição do polegar. Nesse estágio, é importante incentivar a mobilidade do polegar e dos dedos enquanto em uso da órtese. No início, o paciente pode ter dificuldade com a ativação e o deslizamento dos músculos extensores dos dedos, por causa da abordagem cirúrgica; assim, será benéfico fazer com que o paciente realize exercícios de posicionar-manter para os extensores dos dedos, como uma forma de ajudar no deslizamento dos tendões e na ativação dos músculos.[26,80]

Dependendo da estabilidade da prótese, movimentos suaves de ADM ativa do punho poderão ter início já após duas semanas, progredindo para o alongamento passivo na ADM por volta da quarta semana. Durante as primeiras quatro a seis semanas, o paciente usará a órtese na maior parte do tempo, removendo-a apenas para o banho e a prática de exercícios.[26,80,130]

Progressão no exercício

Como na artroplastia de outras articulações grandes ou pequenas, as metas e progressão do exercício durante cada fase sucessiva da reabilitação após artroplastia do punho baseiam-se nos estágios de cicatrização dos tecidos moles. Quando são feitos também reparos concomitantes dos tendões extensores, as diretrizes e a época de início dos exercícios são ajustadas, e tomadas precauções especiais, conforme discussão à frente neste capítulo sobre reparo de rupturas de tendão extensor na AR.

Recomendação clínica

Ao implementar um programa de exercícios pós-operatórios após qualquer tipo de artroplastia de punho, a estabilidade do punho sempre tem precedência sobre a restauração de sua mobilidade. Algo interessante com respeito à ADM de punho é que os resultados de estudos biomecânicos feitos em pessoas normais executando uma variedade de atividades funcionais mostraram que, durante a maioria das atividades, não são usados mais do que 40° de flexão ou extensão de punho e outros 40° combinados de desvio radial e ulnar.[102]

Para proteção do punho após a artroplastia, as precauções identificadas no Quadro 19.5 precisam ser incorporadas aos exercícios pós-operatórios e atividades funcionais durante e após a reabilitação.[26,80,130,134]

Exercício: fases de proteção máxima e moderada

O enfoque da reabilitação durante a fase de proteção máxima é controlar a dor e o edema periférico, proteger o punho e prevenir a rigidez do resto do membro superior. Quando o imobilizador puder ser removido para os exercícios de punho, a proteção do punho ainda será essencial.

A ênfase durante a fase de proteção moderada (movimento controlado), que tipicamente se inicia com cerca de quatro semanas no pós-operatório, é restaurar de modo gradual o controle ativo e a mobilidade dos dedos, punho e antebraço sem colocar em risco a estabilidade do punho.

Metas e intervenções. As metas e intervenções a seguir devem ser consideradas antes e depois de o imobilizador de punho poder ser removido para o exercício.[26,80,130]

■ *Manter e posteriormente melhorar a mobilidade das articulações não operadas.*
– Iniciar os exercícios ativos de ADM dos dedos, cotovelo e ombro enquanto o punho estiver imobilizado e o uso da mão estiver restrito.
– Por volta de seis semanas no pós-operatório, nos casos em que havia limitação da mobilidade dos dedos no período pré-operatório, fazer alongamento passivo suave dos dedos inicialmente com o punho mantido na posição neutra e usar de forma seletiva uma ou várias órteses dinâmicas ou estáticas progressivas durante o dia para aumentar a mobilidade até um nível suficiente de função da mão.

■ *Restaurar o controle e a mobilidade do punho.*
– O controle do edema e os cuidados com a cicatriz constituem parte essencial do programa.
– Incluir ADM ativa e exercícios de deslizamento de tendão com o punho na posição neutra (ver Fig. 19.16A-E na seção de exercícios deste capítulo).

■ *Recuperar o uso da musculatura do punho, dedo e polegar.*
– Começar com exercícios isométricos intermitentes suaves (posicionar-manter) e progredir para exercícios isométricos resistidos de baixa intensidade para musculatura do punho e dos dedos.
– A mão começa a ser usada para atividades funcionais leves (mínima carga) com cerca de seis a oito semanas.[118]

Exercício: fase de proteção mínima/retorno à função

Durante a fase final da reabilitação, que em geral não se inicia antes de 8 a 10 semanas no período pós-operatório, a prioridade é a recuperação de força e resistência muscular suficientes de todo o membro superior para as atividades funcionais.[26,80] A orientação ao paciente enfoca a incorporação da proteção articular durante atividades funcionais (ver Quadro 19.2). O uso de uma órtese de repouso é aconselhável à noite, particularmente se uma contratura em flexão do punho persistir.

Metas e intervenções. As metas e intervenções a seguir podem ser progredidas conforme a extensão da proteção for diminuindo.

■ *Recuperar a força funcional da mão e do punho.*
– Transição para exercícios dinâmicos resistidos de baixa intensidade (cerca de 0,5 kg) de mão e punho.[26,81]
– Enfatizar padrões de movimentos funcionais simulados, como os vários tipos de atividades de preensão, certificando-se de reforçar os princípios de proteção articular. Se não tiver sido iniciado previamente, começar a usar a mão para atividades funcionais leves.[130]
– Aconselhar o paciente com relação a evitar atividades vigorosas repetitivas (p. ex., uso de martelo), trabalho manual pesado e esportes de contato.[130]

QUADRO 19.5	Precauções após artroplastia do punho

■ Evitar apoio de peso sobre a mão operada durante transferências, deambulação com dispositivos auxiliares ou outras atividades cotidianas.

■ Se forem necessários auxílios para deambulação por causa do envolvimento de articulações dos membros inferiores, usar muletas ou andador com apoio de antebraço.

■ Evitar atividades funcionais que imponham cargas com mais de 2,5 a 5 kg sobre o punho.

■ Usar uma órtese de punho para proteção adicional durante as atividades funcionais.

■ Abster-se permanentemente de atividades vocacionais ou recreativas de alto impacto, como trabalho pesado ou esportes com raquete.

Desfechos

Um desfecho bem-sucedido após artroplastia do punho dá ao paciente um punho estável, indolor e com ADM funcional. Os resultados pós-operatórios tipicamente medidos são alívio da dor, uso da mão para atividades funcionais, ADM do punho e do antebraço e força da preensão palmar. São usados instrumentos como o questionário DASH (sigla em inglês para Incapacidades de Braço, Ombro e Mão) e o questionário subjetivo PRWE (sigla em inglês para Avaliação do

Punho Estimada pelo Paciente) para avaliar a dor, função e satisfação.[107]

Para o paciente com artrite avançada em múltiplas articulações, o sequenciamento das cirurgias articulares é crítico para o sucesso nos desfechos. Por exemplo, a substituição de quadril ou joelho deve ser feita antes da artroplastia de punho para evitar a necessidade de apoiar o peso sobre a substituição de punho quando o paciente estiver usando um auxílio para deambulação.[1]

Alívio da dor. Exceto em caso de complicações, o alívio em curto e longo prazo da dor após uma artroplastia total do punho[17,21] é um achado consistente.[107,130] Por exemplo, Ferreres et al.[62] analisaram resultados em médio prazo com o uso do implante Universal 2 em 22 punhos (22 pacientes) com seguimento médio de 5,5 anos (variação de 3-9 anos). Quinze dos 22 pacientes apresentavam AR, 2 experimentaram destruição do punho pela doença de Keinbocks em estágio avançado e os 5 pacientes restantes apresentavam artrite inflamatória não reumatoide. Após o procedimento, 10 pacientes relataram estar muito satisfeitos e 10 pacientes estavam satisfeitos. A dor durante as AVD foi considerada ausente ou leve em 17 pacientes e, nos casos em que havia desconforto, este foi atribuído às articulações vizinhas enfermas. Resultados semelhantes foram encontrados com os implantes ReMotion e Maestro.[107]

ADM, força e função do punho e do antebraço. A melhora na ADM é menos previsível do que o alívio da dor. A ADM do punho obtida no pós-operatório é em geral cerca de 25-35° de extensão e 30-40° de flexão; 10° de desvio radial e 15° de desvio ulnar; contudo, essas variações podem variar muito.[130] O nível funcional de ADM ativa do punho parece ser retido por muitos anos.

A força da preensão palmar e o uso da mão operada para atividades funcionais melhoram rotineiramente após a artroplastia do punho. O alívio da dor tem um impacto óbvio na função da mão. O reparo concomitante dos tecidos moles, tal como o reparo de tendões rompidos, também contribui para a melhora da função.[107] Além disso, a artroplastia proporciona algum comprimento adicional ao punho, que por sua vez melhora a relação comprimento-tensão das unidades musculotendíneas que cruzam o punho.[17]

Complicações. As possíveis complicações, considerando que qualquer uma delas pode comprometer os desfechos após a artroplastia de punho, se enquadram em duas categorias gerais: intraoperatórias e pós-operatórias.[1,63]

Durante a cirurgia, há o risco de fratura do rádio ou dos ossos do carpo durante o implante do componente, em particular se o osso cortical estiver enfraquecido em decorrência da sinovite de longa duração. Essa complicação requer o uso de um enxerto ósseo e um longo período de imobilização, o que pode resultar em aderências no tendão e rigidez no punho no pós-operatório. Há também o risco de dano intraoperatório de um tendão extensor durante a exposição da articulação, o

que requer o reparo do tendão e a modificação dos exercícios pós-operatórios de modo a não impor uma tensão excessiva ao tendão reparado.[63]

As complicações pós-operatórias incluem infecção da ferida, luxação ou afrouxamento dos componentes, assim como desgaste e eventual quebra dos componentes.[1] Contudo, os resultados de modificações recentes nos modelos dos implantes que dependem de um componente distal fixo no carpo, com concomitante fusão intercarpal, diminuíram significativamente a incidência de afrouxamento, em comparação com modelos mais antigos fixados nas diáfises metacarpais.[63,130] As complicações podem requerer um procedimento alternativo ou uma artroplastia de revisão. Se uma artroplastia com implante de silicone falha, a artroplastia total do punho ainda é possível; se uma artroplastia total do punho falha em decorrência do afrouxamento mecânico ou falha nos componentes, a artroplastia de revisão e a artrodese do punho são ainda alternativas viáveis.[1,17,63,130]

Artroplastia com implante metacarpofalângico

A artroplastia das articulações MCF dos dedos (dedos II a V) combinada com a reconstrução necessária dos tecidos moles é o procedimento cirúrgico mais comum realizado para tratar comprometimentos da função e deformidade progressiva resultante de AR avançada da mão.[32,40,128] Em pacientes com AR, tem sido mostrada melhora da função da mão no decorrer do período de 1 ano após a artroplastia MCF, quando combinada com atendimento médico contínuo. Em contraste, o nível de função da mão não se deteriora, porém não melhora durante o mesmo período de tempo empregando-se apenas o tratamento médico contínuo.[33] A artroplastia é também uma opção para pacientes com OA idiopática e artrite pós-traumática das articulações MCF.[40,89,115,130,132]

Para que uma artroplastia MCF seja bem-sucedida, o paciente precisa ter tendões extensores dos dedos intactos ou estes precisam ser reparados. Os dois procedimentos podem ser feitos em etapas, um antes do outro, ou simultaneamente, de acordo com a determinação do cirurgião. Outros procedimentos para equilibrar os tecidos moles precisam também acompanhar a artroplastia MCF de modo a melhorar a função da mão no período pós-operatório.[33,88,132]

Quando estão envolvidas outras articulações além das MCF, o que em geral ocorre em pacientes com AR, as cirurgias são cuidadosamente sequenciadas. Por exemplo, se o punho está envolvido, pode ser necessária uma artrodese radiossemilunar ou uma artrodese total do punho para obter uma estabilidade indolor do punho na posição funcional antes da artroplastia MCF. Em contraste, uma deformidade em pescoço de cisne de um dedo é tratada com fusão da IFP em 30° a 40° de flexão, porém isso é feito tipicamente depois da artroplastia MCF, e não antes.[32,33,134]

Como na artroplastia de punho, as metas gerais dessa cirurgia e do tratamento pós-operatório são aliviar a dor, corrigir o alinhamento dos dedos, melhorar a abertura e preensão ativa da mão e melhorar a aparência estética.[32,88,130]

Indicações para cirurgia

Abaixo, seguem-se as indicações comuns para artroplastia das articulações MCF:[32,33,80,88,130]

- Dor na(s) articulação(ões) MCF e função reduzida da mão como resultado de deterioração das superfícies articulares, normalmente em consequência de AR, mas, às vezes, como resultado de OA ou artrite pós-traumática.
- Instabilidade, em geral combinada com subluxação palmar, e deformidade (flexão e desvio ulnar) da(s) articulação(ões) MCF que não podem ser corrigidas apenas com liberação e reconstrução de tecidos moles.
- Rigidez e diminuição da ADM ativa das articulações MCF, em geral associadas com um mecanismo extensor deficiente, causando inabilidade de abrir a mão para pegar objetos grandes.
- Aparência ruim da mão como resultado da deformidade.

Procedimentos

Modelos, materiais e fixação dos implantes

A artroplastia da articulação MCF é elaborada para proporcionar um equilíbrio entre estabilidade e mobilidade nas articulações MCF de pacientes com artrite avançada. Há vários modelos usando diferentes materiais e métodos de fixação que têm evoluído nas últimas décadas. Atualmente, existem três tipos de implantes disponíveis nos Estados Unidos para artroplastia MCF: implantes de articulações MCF de carbono pirolítico (pirocarbono), implantes de elastômero de silicone e implantes de substituição de superfície. Tanto o implante de carbono pirolítico como o implante de substituição de superfície tentam recriar uma anatomia mais normal e podem oferecer aos pacientes uma melhor função em longo prazo.[5,49,80,128] O implante de elastômero de silicone (Fig. 19.9) tem sido usado desde a década de 1960; assim, com o amplo conhecimento do material e a longa experiência de uso, trata-se de uma opção previsível e confiável em pacientes de baixa demanda.[5,32,80,130] Os implantes de elastômero de silicone têm sido tradicionalmente utilizados em pacientes com AR e, de forma menos comum, em casos de artrite degenerativa traumática ou isolada.

Evidências em foco

Kevin Chung et al.[37] fizeram o maior estudo de coorte prospectivo multicêntrico e colaborativo já publicado. Nele, os autores compararam o implante de elastômero de silicone com um grupo não cirúrgico. No total, foram recrutados 67 pacientes cirúrgicos e 95 pacientes não cirúrgicos com subluxação grave e/ou desvio ulnar dos dedos nas articulações MCF. Os desfechos envolveram o *Michigan Hand Outcomes Questionnaire* (MHQ), o *Arthritis Impact Measurement Scales 2* (AIMS2), força de preensão/pinça, o *Jebsen-Taylor Test*, desvio ulnar, folga extensora e arco de movimento nas articulações MCF. Aos 3 anos, havia dados disponíveis de 42 pacientes cirúrgicos e 73 pacientes não cirúrgicos. Esses dados demonstraram melhora significativa na média geral do escore MHQ e na função MHQ, AVD, estética e pontuação de satisfação no grupo cirúrgico em comparação com o grupo não cirúrgico. O desvio ulnar (20°), a folga extensora (30°) e o arco de movimento (99°) nas articulações MCF também melhoraram significativamente no grupo cirúrgico. Não foi observada melhora nas pontuações no AIMS2 e na força de preensão/pinça. As complicações foram relatadas como mínimas, com um percentual de fratura de 9,5%.

Como alternativa aos implantes de elastômero de silicone, foram desenvolvidos implantes bicomponentes convexo-côncavos. O implante de substituição de superfície (SRA, do inglês *surface replacement*) proporciona estabilidade medial-lateral em flexão, e o raio de curvatura das superfícies articulares possibilita a trajetória de um arco de movimento quase normal. Os componentes são projetados para serem cimentados; entretanto, componentes não cimentados estão sendo considerados para uso no futuro.[80,128] As indicações para o implante SRA são as mesmas para implantes de silicone; contudo, é fundamental que os ligamentos colaterais estejam funcionais, tanto com o modelo de substituição de superfície quanto no pirolítico.[49,128] O implante de carbono pirolítico demonstrou propriedades similares às do osso cortical, e modelos de desgaste não demonstraram evidência de desgaste nem de restos decorrentes do desgaste, nenhuma evidência de inflamação, e excelente incorporação entre o implante e o osso. As propriedades do material do implante de carbono pirolítico

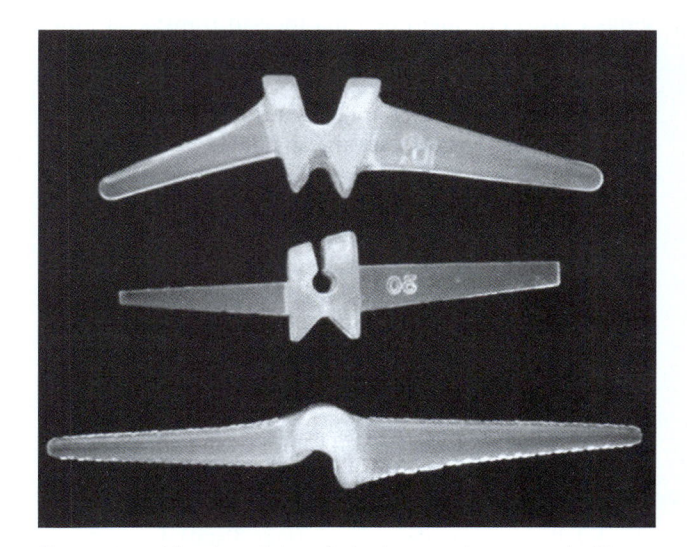

Figura 19.9 Vista lateral dos três implantes mais comuns de silicone: Neuflex (em cima), Avanta (no meio) e Swanson (embaixo). Observar que os implantes de Avanta e Swanson são do tipo 0° de curvatura. (De Manuel JLM e Weiss APC. Silicone metacarpophalangeal joint arthroplasty. In Strickland JW, Graham TJ [eds] *Master Techniques in Orthopedic Surgery – The Hand*, 2.ed. Filadélfia: Lippincott Williams & Wilkins, 2005, p. 393, com permissão.)

oferecem uma boa alternativa para pacientes com artrite degenerativa ou traumática da articulação MCF. Para pacientes com AR, em que há sinais de instabilidade, luxação e perda óssea cortical, os tradicionais implantes de silicone continuam sendo a opção mais favorável.[32,37,49,80,128]

Evidências em foco

Wagner et al.[146] fizeram um estudo prospectivo durante 14 anos (1998-2012) de 254 artroplastias MCF em 110 pacientes, com o uso do modelo de implante de pirocarbono. Destes, 164 pacientes padeciam de artrite inflamatória (51 precisavam tomar prednisona e 93 usavam metotrexato), 37 tinham artrite pós-traumática e 53 sofriam de osteoartrite. Das 254 artroplastias com mais de 14 anos, 26 necessitaram de cirurgia de revisão. Os percentuais de sobrevivência após 2, 5 e 10 anos foram de 96%, 89% e 77%, respectivamente. O risco de cirurgia de revisão foi maior em fumantes e naqueles pacientes com artrite inflamatória usuários de prednisona ou metotrexato. O percentual de sobrevida após 5 anos não foi significativamente diferente para artrite inflamatória (90%), osteoartrite (85%) e artrite pós-traumática (85%). Os autores concluíram que a experiência geral dos pacientes proporcionou alívio previsível da dor e melhorias na ADM e força de pinça, e que as artroplastias MCF com implante de pirocarbono demonstraram um percentual de sobrevida de quase 90% em 5 anos, com uma taxa relativamente baixa de complicações, independentemente do diagnóstico.

Visão geral das cirurgias

A artroplastia MCF e o equilíbrio dos tecidos moles relacionados envolvem os procedimentos expostos adiante.[5,40,88,115,128] O acesso cirúrgico às articulações MCF envolvidas é feito por meio de uma incisão transversa única sobre a face dorsal das cabeças dos metacarpais ou são feitas incisões longitudinais duplas entre os dedos indicador e médio e entre os dedos anular e mínimo. A cápsula articular é exposta por uma separação cuidadosa dos tendões extensores, que em geral são deslocados no sentido ulnar, a partir da cápsula subjacente e por meio de uma incisão longitudinal na expansão (capuz) extensora. Os tendões são retraídos; o ligamento colateral ulnar e, possivelmente, o ligamento colateral radial, se estiverem intactos, são rebatidos a partir da cabeça de cada metacarpal; e a face dorsal da cápsula recebe uma incisão (capsulotomia). São feitos todos os esforços para preservar os ligamentos colaterais radiais. Se necessário, é feita uma sinovectomia. Quando existe uma contratura em flexão significativa, a face palmar de cada cápsula pode também receber uma incisão para permitir maior extensão das articulações MCF.

É feita a excisão das cabeças (face distal) dos metacarpais e da face proximal das primeiras falanges das articulações envolvidas, e os canais intramedulares dos metacarpais e falanges proximais são alargados para aceitar os implantes protéticos. Após a inserção dos implantes, é verificada a ADM das articulações substituídas. É feito o reparo da cápsula articular, do ligamento colateral radial

(se preservado) e do mecanismo extensor de cada dedo. A ferida é então fechada, e são aplicados um curativo compressivo volumoso e uma órtese palmar de mão e antebraço. A mão é elevada para controlar o edema.[5,80,128]

Tratamento pós-operatório

Como na artroplastia do punho ou de outras articulações dos dedos, o programa de reabilitação pós-operatória é fundamentado nos princípios de cicatrização dos tecidos moles e inclui metas e intervenções específicas para cada fase, incluindo o uso de órteses dinâmicas e/ou estáticas e um programa supervisionado de exercícios domiciliares.

As diretrizes pós-operatórias gerais decorrentes de inúmeras fontes para a progressão dos exercícios combinadas com o uso de órteses para manter o alinhamento e proteger os tecidos moles enquanto cicatrizam estão resumidas nesta seção.[28,40,80] Essas diretrizes precisam ser individualizadas com base no tipo de artroplastia e procedimentos de tecidos moles realizados e nas respostas de cada paciente. A orientação contínua ao paciente e a íntima comunicação com o cirurgião são essenciais para resultados efetivos. A reabilitação pós-operatória continua por três a seis meses.

Imobilização

De início, o punho e a mão são continuamente imobilizados com um curativo compressivo volumoso e uma órtese palmar aplicada no final da cirurgia, com o punho colocado na posição neutra, as articulações MCF em extensão completa, leve desvio radial ou em posição neutra (em oposição à posição da deformidade) e as articulações distais (IFP e IFD) livres.[5,32,40,80,115]

A imobilização contínua não é muito longa, porém varia com o tipo de artroplastia, tipo e qualidade dos reparos dos tecidos moles e da estabilidade das articulações reconstruídas. Se foi feito somente o implante MCF, a mão permanece imobilizada por apenas poucos dias. Se, além da artroplastia MCF, tendões extensores rompidos também foram reparados ou transferidos, a mão permanece imobilizada por mais tempo para proteger os tendões.[61]

Órteses dinâmicas. Quando o curativo compressivo é removido, a mão é colocada em uma órtese MCF extensora dinâmica com uma barra de suporte (Fig. 19.10). A órtese é usada para proteger as estruturas em cicatrização, manter o alinhamento (para prevenir a recorrência de deformidades em flexão e desvio ulnar nas articulações MCF) e controlar e guiar a amplitude e plano de movimento durante os exercícios enquanto os tecidos moles cicatrizam.[20,33,80]

A órtese dinâmica mantém o punho em cerca de 10° a 15° de extensão e as articulações MCF na posição neutra (em 0°) e leve desvio radial, porém não controla o movimento nas articulações IF. Laços passando sob a falange proximal de cada dedo com linhas elásticas e de pesca, bandas de borracha, ou cordões elásticos presos na barra de suporte da órtese mantêm as articulações MCF na posição neutra (0°) quando a mão está em repouso, porém ainda permitem flexão ativa das articulações MCF dentro de uma amplitude funcional. As tiras para os dedos são

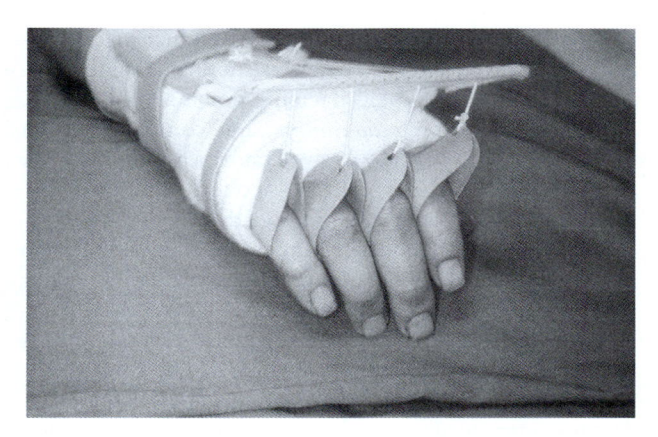

Figura 19.10   Uma órtese dinâmica de extensão com bandas elásticas presas a uma barra de suporte dorsal, usada após artroplastia MCF, permite a flexão MCF ativa, porém em repouso mantém as articulações MCF em extensão e às vezes em um leve desvio radial. (Cortesia de Janet Bailey, OTR/L, CHT.)

aplicadas em torno das falanges proximais com um ângulo de tração de 90° desde a falange proximal até a barra de suporte. É essencial manter as articulações MCF em posição neutra de extensão, quando em repouso. A tração também deve ser exercida na direção radial, a fim de evitar recorrência do desvio ulnar e também para que não venha a ocorrer instabilidade radial e ulnar, em decorrência da diminuição da tensão exercida na face radial da cápsula. O paciente usa a órtese dinâmica ao longo do dia, inclusive durante as sessões de exercício, por cerca de 6 semanas.[33,80,130]

Imobilizadores estáticos. Uma órtese dinâmica é usada durante a noite pelo paciente para dormir. A órtese noturna é construída com as articulações do punho e MCF em extensão neutra, com controle do alinhamento dos dedos. O paciente deve usar a órtese noturna durante 3-6 meses após a cirurgia, ou por mais tempo, o que dependerá do alinhamento articular e/ou da presença de uma folga extensora.[32,80]

Progressão dos exercícios

O movimento protegido feito com a órtese dinâmica é iniciado já com três a cinco dias ou, no mais tardar, com 10 a 14 dias no pós-operatório quando o curativo compressivo volumoso é removido e foram fabricadas as órteses.[20,32,40,80,128] Dentro da primeira semana, deve-se enfatizar o controle do edema e os movimentos suaves de ADM ativa e passiva para a flexão e extensão das articulações MCF abrigadas na órtese, com cuidadoso monitoramento do alinhamento e da rotação.[32,80] Os tempos podem variar com o tipo de procedimento realizado, patologia de base e estabilidade da articulação. Mesmo depois que o curativo volumoso é removido, os exercícios podem ser protelados em um paciente com tecidos moles de má qualidade e instabilidade articular potencial, ou demora na cicatrização da ferida.

As articulações MCF envolvidas dos pacientes com OA ou artrite pós-traumática em geral são estáveis no período pós-operatório. Portanto, os exercícios MCF em geral são iniciados mais cedo e progredidos de forma mais rápida

nesses pacientes do que é permitido para aqueles com AR, cujas articulações tendem a ser menos estáveis como resultado de inflamação nos tecidos e deformidades de longa instalação.[115]

Lubahn et al.[80] propuseram objetivos gerais após cirurgias de artroplastia da articulação MCF: cicatrização ideal da ferida, prevenção da aderência de cicatrizes, controle do edema pós-operatório, alinhamento neutro com um arco de movimento de 35-45° nas articulações MCF e ótimo desempenho nas AVD e nas atividades ocupacionais/não ocupacionais. Amadio e Shin[5] relataram um desfecho esperado de um arco de movimento de 30-40°; entretanto, Chung et al.[34] estudaram 162 pacientes com 180 artroplastias, e seus resultados demonstraram um arco de movimento de 28° para o dedo indicador, 28° para o dedo médio, 32° para o dedo anular e 35° para o dedo mínimo, valores um pouco menores do que em outros relatos. Independentemente disso, o tratamento adequado resulta em melhor movimento. O tratamento mais eficaz é aquele baseado na resposta dos tecidos de cada paciente aos exercícios e no programa de posicionamento ortótico. O desfecho mais importante é aquele no qual o paciente consegue movimentos funcionais nos dedos e a satisfação de que sua dor tenha sido aliviada e sua deformação melhorada.[33,37,80,128]

Recomendação clínica

Durante o curso da reabilitação, a flexão MCF ativa normalmente atinge um platô antes da extensão MCF ativa; a flexão se estabiliza com cerca de três a quatro meses, mas em geral a extensão continua a melhorar por até um ano.[46]

Exercício: fase de proteção máxima

Nas primeiras três semanas, a ênfase recai no controle do edema com movimentos de ADM ativa e alongamentos passivos leves realizados com a órtese em uso. A articulação MCF é flexionada com ênfase na posição de prateleira (flexão MCF com extensão IF), seguindo-se a lenta flexão dos dedos até a palma da mão. O enfoque deve estar na amplitude da articulação MCF. Durante a segunda semana de pós-operatório, aumenta a formação de colágeno em torno da cápsula e do implante, e a articulação se torna mais estável. Esse quadro pode se evidenciar como um aumento na rigidez das articulações MCF; portanto, é importante que o fisioterapeuta monitore a ADM, para ter certeza de que o movimento está sendo mantido durante esse período de produção e maturação da cicatriz.[80]

Recomendação clínica

Deve ser dada uma atenção especial ao dedo mínimo, pois esse dedo pode exibir fraca potência flexora, em decorrência de uma subluxação crônica na articulação MCF. A imobilização do dedo mínimo com esparadrapo junto a um dedo adjacente ao nível da falange proximal pode ajudar na flexão da articulação MCF desse dedo.[80]

Metas e intervenções. As metas e os exercícios adiante são enfatizados durante a fase de proteção máxima.[20,80,147]

- **Manter a mobilidade do ombro, cotovelo e antebraço.**
  - Fazer ADM ativa de ombro, cotovelo e antebraço. Isso é de importância particular para pacientes cuja AR esteja afetando múltiplas articulações do corpo.
- **Melhorar a ADM funcional dos dedos e manter o deslizamento dos tendões dentro de suas bainhas.**
  - Para facilitar a ADM, são iniciadas técnicas de controle do edema, incluindo mangas de proteção ou curativos compressivos.
  - Iniciar alongamentos passivo leve e ativo das articulações MCF, IFP e IFD em flexão e extensão dentro da órtese dinâmica. Enfatizar a posição de prateleira das articulações MCF e, em seguida, fazer flexão das articulações IFP e IFD até a palma da mão. Durante o movimento, monitorar cuidadosamente o alinhamento e a rotação.

Precauções: observar cuidadosamente a incisão durante a flexão MCF, certificando-se de evitar tensão excessiva sobre a pele e atraso no fechamento da ferida.

Prevenir aderências ao longo da cicatriz da incisão.
  - Fazer mobilização suave da cicatriz quando as suturas tiverem sido removidas.

Exercício: fases de proteção moderada e mínima

A *fase de proteção moderada* começa com cerca de três semanas, quando o implante está clinicamente estável. Nessa ocasião, a ênfase recai em alcançar uma extensão *ativa* completa das articulações MCF até a posição neutra (sem folga extensora) e continuar a aumentar a flexão MCF ativa para o uso funcional da mão. Se nesse ponto a flexão da articulação MCF não estiver percorrendo a amplitude desejada, o fisioterapeuta pode introduzir manguitos de flexão passiva ou tração com faixas de borracha. A essa altura, a frequência e duração do posicionamento da órtese serão determinadas pelos movimentos ativos e passivos do paciente.

Após quatro semanas, no estágio fibroblástico avançado, têm início exercícios de coordenação e equilíbrio muscular, com vistas à manutenção da flexão e da extensão. Exercícios de fortalecimento de intensidade baixa também podem ser iniciados. É importante revisar os princípios de proteção articular, modificando os comportamentos conforme a necessidade. Por volta de 5 semanas, são iniciadas AVD leves e atividades funcionais, com uso dos princípios de proteção articular. O paciente pode continuar usando a órtese dinâmica, conforme a necessidade, para ajudar no alinhamento e proporcionar uma ajuda à extensão, caso esteja presente alguma folga extensora. Com cerca de 6 semanas, pode ser permitido remover gradualmente a órtese extensora dinâmica (de uso durante o dia); contudo, em pacientes selecionados, o uso de uma órtese dinâmica para a mão poderá ajudar, com a meta de manter as articulações MCF em extensão, embora permitindo flexão durante as atividades funcionais.[80,128] Ou, se houver necessidade de suporte adicional para o alinhamento, poderá ser benéfico o uso de uma órtese para desvio ulnar macia aplicada à mão ou ao antebraço. A órtese noturna estática continuará sendo usada pelo paciente por mais 3-6 meses. Durante a *fase de proteção mínima*, que começa por volta de 8 semanas do período pós-operatório, a maturação da cicatriz está em curso; enfatizam-se o fortalecimento progressivo da musculatura do punho e da mão e o uso crescente da mão para atividades funcionais, ao mesmo tempo reforçando os princípios de proteção articular. Na maior parte dos casos, o paciente tem permissão para usar completamente a mão em tarefas funcionais leves a moderadas com 12 semanas de pós-operatório.

Metas e intervenções. As metas durante as fases de proteção moderada e mínima incluem os processos descritos a seguir.[20,40,80]

- **Continuar a aumentar a ADM e o controle ativo das articulações MCF.**
  - Fazer o paciente continuar os exercícios de flexão ativa com a órtese dinâmica, até que a órtese de uso diário tenha sido descontinuada. Continuar com o alongamento passivo, um dedo por vez, para aumentar a flexão.
  - Enfatizar a extensão MCF ativa com o punho na posição neutra e as articulações IF flexionadas (a posição de punho em gancho) para reforçar a ação do músculo extensor dos dedos (ED) e minimizar a influência dos extensores intrínsecos dos dedos. Esse movimento também promove o deslizamento dos extensores extrínsecos dentro das bainhas tendíneas.
  - Reforçar a extensão MCF, mantendo a posição estendida brevemente em cada repetição.
  - Ensinar o paciente a fazer desvio radial ativo das articulações MCF. Para tanto, o paciente deve posicionar a mão aberta com a palma para baixo sobre uma mesa, estabilizando o dorso da mão com a outra mão e deslizando ("caminhando") os dedos em direção ao polegar.
  - Incluir uma combinação de flexão ativa dos dedos e oposição do polegar para cada dedo, com ênfase no pinçamento almofada a almofada, em lugar do pinçamento lateral.
- **Restaurar a ADM do punho.**
  - Quando a órtese dinâmica puder ser removida durante o exercício, iniciar ADM ativa do punho, enfatizando sua extensão. Certificar-se de que os dedos estejam relaxados durante os movimentos do punho.
- **Melhorar a força funcional da mão e do punho.**
  - Com quatro semanas de pós-operatório, fazer o paciente iniciar a flexão e extensão isométricas contra resistência manual submáxima ou contra um objeto sólido. Então, começando por volta de 6 semanas, fazer uma transição para flexão e extensão dinâmica resistida dos dedos usando uma variedade de dispositivos para exercício, como um pequeno exercitador de mão com molas ou massa elástica.[80]
  - Incluir desvio radial resistido dos dedos. Por exemplo, fazer o paciente colocar a mão sobre uma mesa com a

palma para baixo e estabilizar o dorso da mão envolvida com a mão oposta. Abduzir o dedo indicador contra a resistência de uma faixa de borracha ou empurrar uma xícara de café fazendo que ela deslize ao longo da mesa.[20]

- **Recuperar o uso da mão para atividades funcionais enquanto protege as articulações operadas para prevenir a recorrência de deformidade.**
  - Reforçar os princípios de proteção articular e conservação de energia por meio da orientação ao paciente (ver Quadro 19.2). Enfatizar que ele deve evitar sobrecarregar os dedos na direção ulnar.
  - Fazer atividades funcionais simuladas de preensão palmar, começando com atividades leves. Usar a mão para atividades funcionais leves a moderadas com 5-6 semanas no pós-operatório.
  - Modificar as AVD que poderiam contribuir para sobrecargas deformantes sobre as MCF ou outras articulações envolvidas.[80] Durante atividades mais pesadas e desgastantes, considerar o uso de uma órtese pré-fabricada de neoprene para alinhamento dos dedos, montada sobre a mão.

Desfechos

Um desfecho bem-sucedido proporciona ao paciente articulações MCF propriamente alinhadas, estáveis, indolores, combinadas com a melhora da extensão ativa dos dedos e, ao mesmo tempo, retendo ou melhorando a flexão MCF suficiente para a preensão palmar funcional. Desses desfechos, o alívio da dor é o principal valor da artroplastia MCF.[37]

Alívio da dor e satisfação do paciente. O alívio da dor é excelente ou bom para a maior parte dos pacientes, e a correção de uma deformidade em flexão/desvio ulnar costuma ser suficiente após uma artroplastia MCF. Ambos os desfechos contribuem para a satisfação do paciente porque melhoram a função da mão e a sua aparência estética.[33,80,128]

ADM e função da mão. Como já foi observado, o resultado geral considerado ideal é de cerca de 70° de flexão ativa das articulações MCF com extensão ativa completa até a posição neutra e correção de desvio ulnar dos dedos.[80]

Esse grau de mobilidade possibilita ao paciente abrir a mão o suficiente para segurar objetos grandes, tocar a ponta dos dedos ulnares com a palma (o que é necessário para segurar objetos pequenos) e tocar as pontas do dedo indicador e polegar para pinça. Um grau menor de flexão MCF nos dedos indicador e médio é aceitável porque a limitação de mobilidade nas articulações MCF favorece a estabilidade e permite destreza e pinça sem comprometer a preensão palmar funcional. Em uma revisão de alguns estudos de curto e longo prazo de pacientes com vários tipos de artrite submetidos à artroplastia MCF, a amplitude pós-operatória de flexão/extensão MCF variou de forma considerável de um estudo para outro, com o arco médio de movimento ativo relatado de 40-45° para todos os dedos e uma folga extensora média de 15°. Ao comparar a mobilidade pré- e pós-operatória, a amplitude total de flexão/extensão pode aumentar apenas em uma extensão pequena ou moderada, mas o arco de movimento ativo pós-operatório em geral aumenta e se torna mais funcional. Poucos estudos têm comparado diretamente um tipo de implante protético com outro. Contudo, Delaney et al.[47] fizeram um estudo duplo-cego prospectivo recente de pacientes com AR, que os acompanhou por dois anos no pós-operatório, comparou os resultados de dois tipos de implante de silicone, o modelo de Swanson e o Neuflex® (ver Fig. 19.9). Os achados indicaram que houve uma melhora expressiva maior na flexão MCF de pacientes que receberam o modelo Neuflex® do que naqueles que receberam o implante de Swanson, mas não houve diferença significativa na extensão MCF ativa, desvio ulnar ou força da preensão palmar entre os dois grupos. É de interesse nesse estudo que o implante Neuflex®, que é realizado em 30° de flexão, não tenha afetado de forma adversa a extensão MCF ativa, uma preocupação dos pesquisadores.

Embora a melhora satisfatória da mobilidade MCF e a correção significativa da deformidade (diminuição do desvio ulnar dos dedos) sejam desfechos previsíveis após artroplastia articular, a força da preensão palmar e da pinça não parecem aumentar de forma significativa ou consistente, ou melhoram apenas modestamente. Por exemplo, resultados de um estudo de Chung et al.[33] mostraram que a força da preensão palmar e da pinça se mostrava diminuída 6 meses após a cirurgia (em comparação com as medidas pré-operatórias) e aumentou de modo gradual até alcançar os níveis pré-operatórios depois de cerca de 1 ano.

Complicações. Cerca de 70% dos implantes de silicone MCF sobrevivem dez anos antes que seja necessária revisão como resultado de diferentes complicações.[40,80,123] Contudo, algumas complicações pós-operatórias afetam os desfechos, mas não requerem cirurgia adicional. O atraso na cicatrização da ferida é uma complicação em curto prazo que pode ter um efeito adverso no restabelecimento de uma flexão MCF adequada para preensão palmar funcional.[134]

Como ocorre no punho, a complicação em longo prazo mais comum após uma artroplastia de implante de silicone é a fratura da prótese,[32,49,123] enquanto a subluxação ou luxação, o afrouxamento mecânico e a fratura do implante são razões comuns para a falha dos modelos de dois componentes feitos de metal e plástico e dos modelos de pirocarbono.[32,40,123] Acredita-se que essas complicações em longo prazo possam ser minimizadas com a prática de princípios de proteção articular, evitando-se de forma consistente cargas pesadas, atividade de alto impacto e forças deformantes nas articulações reconstruídas.

Artroplastia com implante interfalângico proximal

Há vários procedimentos articulares e em tecidos moles para tratar artrite e deformidades associadas das articulações IFP. Eles incluem liberação e reconstrução de tecidos moles para deformidades em pescoço de cisne e botoeira[32,134] e artroplastia de implante ou artrodese quando há destruição significativa das superfícies articulares.[1,136] A artroplastia IFP é usada com maior frequência para a OA em estágio avançado ou para a artrite pós-traumática do que para a AR, porém pode ou não ser preferível à artrodese para melhorar o uso funcional da mão.

Nos dedos ulnares, onde a mobilidade das articulações IFP é de importância particular para a preensão palmar funcional, a artroplastia pode ser o procedimento de escolha.[136] Contudo, no dedo indicador, em que a estabilidade da articulação IFP é uma necessidade para muitas atividades funcionais, a artrodese é em geral preferível.[4,73,128,145] Se as articulações MCF e IFP estão envolvidas, como costuma ser o caso em pacientes com AR, a articulação MCF em geral é substituída, mas a deformidade da articulação IFP (geralmente uma deformidade em pescoço de cisne) é corrigida por reconstrução dos tecidos moles ou fusão.[4,59]

Indicações para cirurgia

Em geral, a artroplastia de implante IFP é indicada para pacientes com envolvimento IFP isolado, em particular naqueles que não têm doença na articulação MCF. A artroplastia de implante de articulações contíguas (tanto MCF quanto IFP) não é recomendada.[59] As indicações comumente aceitas para artroplastia da articulação IFP se encontram a seguir.[4,59,60]

- Dor na articulação IFP e destruição das superfícies articulares (com ou sem subluxação articular) secundária à OA ou artrite pós-traumática (indicada com menor frequência para AR), quando o tratamento conservador não foi bem-sucedido.
- Perda de função da mão por causa de rigidez articular, deformidade e diminuição da ADM que não podem ser tratadas de modo conservador e/ou corrigidas com reconstrução de tecidos moles.
- Apenas ocasionalmente para uma deformidade em botoeira ou em pescoço de cisne isolada quando a fusão não é uma opção viável.

Observação: os pré-requisitos necessários para uma artroplastia da IFP incluem estoque ósseo adequado, sistema neurovascular intacto e mecanismos flexor/extensor funcionantes.[128]

Procedimento

Modelos, materiais e fixação dos implantes

O tipo de artroplastia de articulação IFP escolhida pelo cirurgião depende da patologia de base, da extensão dos comprometimentos e deformidades associadas e da experiência do cirurgião. Os implantes para articulação IFP disponíveis atualmente para pacientes sem AR são os implantes flexíveis de uma peça em elastômero de silicone (Swanson, Neuflex, ou SBI) e os implantes de substituição de superfície, como o de titânio-polietileno (TI) e de pirocarbono (PY).[5,23,44,80,136]

O implante de silicone, projetado por Swanson durante a década de 1960, continua em uso nos dias de hoje.[5,44,71,136] O modelo de substituição de superfície permite maior mobilidade articular do que o modelo de silicone de uma peça, porém não fornece estabilidade inerente. Portanto, quando a artroplastia IFP é considerada apropriada para pacientes com AR, que tipicamente têm estabilidade articular comprometida como resultado do dano aos tecidos moles periarticulares secundário à sinovite crônica, o implante de silicone de uma peça tende a ser usado para proporcionar alguma estabilidade para a articulação. Em contraste, a artroplastia de substituição de superfície é usada quase exclusivamente em pacientes com OA ou artrite pós-traumática, porque os ligamentos colaterais em geral estão intactos ou podem ser reparados.[5,44,59,71]

Visão geral das cirurgias

Em geral, é feita uma incisão longitudinal curva na face dorsal da articulação IFP. Ocasionalmente, é usado um acesso palmar ou lateral.[23,59,80] Na abordagem dorsal, usa-se tanto um *acesso central preservando o mecanismo extensor* (que deixa o tendão central intacto) ou um *acesso central com incisão no mecanismo extensor* (onde o tendão central recebe uma incisão longitudinal). Esta última abordagem é escolhida na presença de deformidade articular significativa. A Tabela 19.2 fornece uma visão geral dos tecidos moles que são liberados, reparados e requerem proteção durante o programa pós-operatório e das estruturas que permanecem intactas durante a cirurgia.[4,5,16,59,60,80]

Recomendação clínica

Embora algumas publicações forneçam descrições das diferentes abordagens cirúrgicas, é importante rever o relatório da cirurgia no prontuário médico do paciente para saber que tipo de abordagem cirúrgica foi usado e quais estruturas de tecidos moles receberam incisão, foram liberadas ou reparadas antes do fechamento e precisarão ser protegidas durante a reabilitação.

Porções da cabeça da falange proximal e a base da falange média são ressecadas. É feito o fresamento dos canais intramedulares das falanges proximal e média, e estes são preparados para o implante ou implantes protéticos, que é então inserido.

Se necessário, a placa palmar é liberada para uma contratura em flexão, e o mecanismo do tendão extensor, caso tenha sido seccionado no acesso, é reparado. Então a cápsula articular é reparada, a ferida é fechada e é colocado um curativo compressivo na mão, mantendo a articulação IFP em extensão.

TABELA 19.2	Comparação das abordagens cirúrgicas para artroplastia IFP	
Tipo de abordagem	**Estruturas liberadas, reparadas e protegidas no pós-operatório**	**Estruturas deixadas intactas**
Abordagem dorsal – técnica preservando o tendão extensor central	Ligamentos colaterais sofrem incisão/reparo; placa palmar afetada	Tendão central e mecanismo extensor intactos; permite-se ADM ativa logo após a cirurgia
Abordagem dorsal – técnica com secção do tendão extensor central	Tendão central sofre incisão no sentido longitudinal e é desinserido; ADM ativa demora após a cirurgia A placa palmar pode ou não ser afetada	Ligamentos colaterais intactos; provê estabilidade articular

Tratamento pós-operatório

Imobilização

Com aproximadamente três a cinco dias de pós-operatório, o curativo cirúrgico é removido e é fabricada sob medida uma órtese dinâmica extensora da articulação IFP, com o punho em 15° de extensão e com as articulações MCF em 20° de flexão. Essas órteses são montadas na mão para uso durante o dia e proporcionam uma ajuda à extensão passiva das articulações IFP e flexão ativa dessas articulações. Uma órtese estática localizada no antebraço, para uso noturno, também é fabricada com o punho em 15° de extensão, as articulações MCF em leve flexão e as articulações IF em extensão próxima à totalidade.[4,5,59,80,116]

A duração da imobilização varia com o tipo de artroplastia, se uma reconstrução do tendão extensor ou ligamento colateral dos dedos foi parte do procedimento e da filosofia do cirurgião; contudo, em geral aceita-se que a órtese dinâmica seja descontinuada por volta de quatro semanas, caso o paciente demonstre uma extensão completa das articulações IFP. Então, a parte ou partes lesionadas são protegidas durante o dia com imobilização com esparadrapo. O uso da órtese noturna protetora pode continuar por até três meses no pós-operatório, para aqueles pacientes que demonstrem dificuldade em manter a extensão e também para proteger a articulação(ões) reparada(s).[5,59,60,80,116]

Progressão dos exercícios

A sequência de exercícios após uma artroplastia IFP enfatiza o movimento precoce, porém protegido, das articulações operadas e adjacentes. Os exercícios da IFP na órtese dinâmica são iniciados com 3-5 dias de pós-operatório com um arco de movimento limitado, começando na amplitude de 0° a 30°. Por volta de duas semanas, o movimento da articulação IFP terá aumentado para 45°, se não houver folga extensora. Após quatro semanas, se o paciente demonstrar extensão ativa completa, o arco de flexão é aumentado para 60°. Por volta da sexta semana, deve ter sido alcançado um arco de movimento de 0-75°, quando então terão início alongamentos suaves. Transcorridos três meses, a meta é 0-75° e a prática de atividades, conforme a tolerância do paciente.[5,80,116]

As metas do exercício durante cada uma das fases seguintes da reabilitação após artroplastia IFP são similares às já detalhadas neste capítulo para reabilitação após artroplastia MCF. Somente as diretrizes e precauções próprias da artroplastia ou procedimentos IFP para correção associada de deformidades de tecidos moles específicas das articulações IFP estão abordadas nesta seção.

Exercício: fases de proteção máxima e moderada

As metas primárias das fases de proteção máxima e moderada da reabilitação após artroplastia IFP consistem no controle do edema periférico e restauração da mobilidade funcional da(s) articulação(ões) operada(s), sem comprometer o reparo ou reconstrução dos tecidos moles.

Na maior parte dos casos, a ênfase é na recuperação da extensão IFP ativa completa ou quase completa, ao mesmo tempo que aumenta de forma gradual a flexão IFP em 10° a 15° por semana.[5,60,80,116]

Recomendação clínica

É preciso que haja um equilíbrio entre os exercícios de ADM para recuperar a flexão e a extensão. A recuperação da flexão IFP não deve ocorrer à custa da obtenção da extensão IFP completa ou quase completa, para que haja pouca ou nenhuma folga extensora.[80]

Metas e intervenções. As metas e intervenções a seguir são recomendadas como diretrizes gerais durante as primeiras 6 a 8 semanas após a cirurgia. Protocolos detalhados descrevendo o uso de órteses e a progressão dos exercícios após diferentes tipos de artroplastias IFP podem ser encontrados em várias fontes.[5,60,80,116,148]

- *Manter a mobilidade das articulações do punho, MCF e IFD.*
  - Imediatamente após a cirurgia, iniciar ADM ativa de todas as articulações não limitadas pelo curativo volumoso.
- *Restaurar a ADM das articulações operadas.*
  - Iniciar flexão IFP ativa na órtese dinâmica na amplitude de 0-30° de cada articulação IFP envolvida durante duas semanas. Transcorridas essas duas semanas, caso não exista folga extensora, aumentar o movimento para 45°. Transcorridas quatro semanas, se a articulação IFP estiver demonstrando uma extensão ativa completa, o arco de flexão é aumentado para 60°. Por

volta de seis semanas de pós-operatório, a meta é alcançar uma amplitude de movimento ativo de 0-75° da articulação IFP.[5,60,80,116] Estabilizar as articulações MCF e IFD na posição neutra para direcionar o movimento à articulação IFP (isso promove a mobilidade articular e o deslizamento do tendão).

– Caso tenha sido corrigida uma *deformidade em botoeira* (o que requer a reconstrução do mecanismo extensor), seguir as diretrizes e precauções descritas no Quadro 19.6.[134]

– Se foi corrigida uma *deformidade em pescoço de cisne*, seguir as diretrizes e precauções anotadas no Quadro 19.7.[59] O acesso com incisão no mecanismo extensor central é necessário para corrigir uma deformidade em pescoço de cisne, pois permite que a tensão no mecanismo extensor seja ajustada e haja maior excursão da articulação IFP em flexão.

Precaução: durante os exercícios de ADM, é essencial evitar sobrecargas laterais e de rotação nas articulações operadas que possam comprometer a integridade dos ligamentos colaterais e a estabilidade articular.

Exercício: fase de proteção mínima/retorno à função

A meta primária da fase de proteção mínima muda da restauração da ADM funcional para a melhora da força na mão e no punho e gradual incorporação do uso seguro, porém progressivo, da mão em AVD funcionais. Essa transição ocorre por volta de 6 a 8 semanas de pós-operatório.

QUADRO 19.6 Diretrizes pós-operatórias e precauções após correção de uma deformidade em botoeira

Exercício

■ Manter o máximo de extensão possível na articulação IFP usando órtese e exercícios por três a seis semanas no pós-operatório. Remover a órtese apenas para os exercícios e cuidados com a ferida.

■ Iniciar exercícios de flexão IFD precoce com a articulação IFP estabilizada em extensão para manter o comprimento do ligamento retinacular oblíquo.

■ Iniciar exercícios ativos ou assistidos de flexão/extensão IFP com 10 a 14 dias pós-operatórios ou menos. Estabilizar a articulação MCF na posição neutra (sobre um livro ou na beira de uma mesa) durante movimentos IFP.

■ Enfatizar a extensão IFP e flexão IFD durante o exercício.

Precauções

■ Evitar hiperextensão da articulação IFD.

■ Como a correção de uma deformidade em botoeira requer um acesso cirúrgico com incisão no mecanismo extensor central e seu reparo, evitar exercícios resistidos e alongamento do mecanismo extensor da articulação IFP por 6 a 8 semanas ou até 12 semanas após a cirurgia.

QUADRO 19.7 Diretrizes pós-operatórias e precauções após correção de uma deformidade em pescoço de cisne

Exercício

■ Manter a(s) articulação(ões) IFP em 20° a 30° de flexão e a(s) articulação(ões) IFD em extensão completa com órtese estática para os dedos.[59]

■ Iniciar os exercícios ativos de ADM nas articulações IFP e IFD alguns dias após a cirurgia.[59]

■ Fazer exercícios de extensão IFD com a articulação IFP estabilizada em leve flexão.

■ Estabilizar a articulação IFD na posição neutra durante exercícios de ADM IFP.

■ Enfatizar flexão IFP e extensão IFD.

Precauções

■ Limitar a extensão IFP a 10° de flexão durante os exercícios para evitar alongamento excessivo da face palmar da cápsula.

■ Evitar flexão extrema da articulação IFD.

O estado dos reparos dos tecidos moles, em particular dos tendões extensores, determina quão precocemente os exercícios resistidos serão iniciados. Para melhores resultados, a reabilitação pode precisar continuar (por meio da adesão a um programa domiciliar) por 3-6 meses ou mais de pós-operatório.

Como na artroplastia MCF, exercícios de fortalecimento de baixa intensidade podem ser feitos com equipamentos especificamente projetados para reabilitação da mão, como a massa elástica para exercício ou por meio de atividades funcionais graduadas que envolvem movimentos resistidos. Os princípios de proteção articular (ver Quadro 19.4) são integrados na vida diária por meio da orientação ao paciente, cuidando para que continuamente sejam evitadas cargas laterais nas articulações IFP.

Desfechos

Após uma artroplastia da articulação IFP, um resultado ótimo proporciona ao paciente uma articulação indolor e móvel, porém estável e bem alinhada para uso funcional da mão.[16,59,80,128] O alívio da dor é o desfecho mais consistente após artroplastia IFP. Embora os pacientes costumem relatar uma melhora no uso da mão para as atividades funcionais, as melhoras na ADM e na força de preensão tendem a ser, na melhor das hipóteses, marginais.[49,148]

O sucesso nos desfechos depende do equilíbrio e reparo apropriados dos ligamentos colaterais, cobertura adequada dos tecidos moles e ausência de infecção após a cirurgia. Os desfechos são em geral melhores em pacientes com OA do que naqueles com artrite pós-traumática ou AR e em dedos sem deformidade pré-operatória,[128] mas não há evidências conclusivas de que um tipo de abordagem cirúrgica ou tipo de artroplastia atual seja superior a outro.[49]

A ADM ideal para uso funcional da mão após artroplastia da articulação IFP é 45° a 70° de flexão ativa e extensão ativa completa ou quase completa (sem folga extensora). Contudo, a ADM pós-operatória relatada na maioria dos estudos é substancialmente menor do que a ideal.[5]

Se o mecanismo do tendão extensor estiver intacto e um acesso preservando o mecanismo extensor central foi usado, o que permite o início precoce dos exercícios de mobilidade, podem ser esperados cerca de 10° a mais de flexão IFP do que quando é usado um acesso com incisão no mecanismo extensor central ou quando é necessário o reparo dos tendões extensores. Se uma deformidade em pescoço de cisne foi corrigida, uma leve contratura em flexão (de até 10°) na articulação IFP é aceitável para proteger a face palmar da cápsula articular e possivelmente evitar a recorrência da deformidade.

Complicações. As possíveis complicações que podem ocorrer após a artroplastia da IFP são similares àquelas associadas à artroplastia da articulação MCF. A esclerose em torno do implante e eventual afrouxamento ou quebra do implante são complicações de longo prazo vistas na artroplastia que utiliza implante de uma peça de silicone; contudo, a sinovite por silicone é rara.[49,123] A instabilidade articular, a subluxação e a luxação são complicações vistas nas substituições de superfície que empregam dois componentes de metal e plástico ou interposição de pirocarbono, pois esses modelos não têm estabilidade inerente. O afrouxamento é uma complicação de longo prazo que pode ocorrer independentemente de ser usada fixação cimentada ou não cimentada. Uma complicação única, relatada apenas nos modelos de pirocarbono, é um rangido audível do implante durante o movimento articular.[49,123]

Os pacientes precisam continuar evitando atividades forçadas de preensão palmar e alto impacto, e precisam praticar os princípios de proteção articular durante o resto da vida para prevenir complicações em longo prazo, como uma fratura do implante.[60]

Artroplastia carpometacarpal do polegar

A artrite da articulação CMC do polegar, também chamada de articulação trapeziometacarpal ou articulação basal, ocorre em um dos locais mais comuns de artrite no corpo. As constantes forças multiplanares às quais essa articulação está sujeita ao longo das atividades cotidianas, no trabalho e na recreação podem levar à artrite em uma em cada três mulheres, e em um em cada oito homens.[12,14,19] Dor é a principal razão que leva os pacientes a buscar tratamento. Com frequência, pacientes com artrite da articulação CMC descrevem uma sensação de dor constante que passa a ser aguda em atividades que envolvam preensão, pinçamento ou movimentos de torção. Dificuldade e dor ao escrever é uma queixa comum. Outras dificuldades com a participação ou limitações à atividade são específicas dos

objetivos recreacionais ou ocupacionais de cada paciente.[14,43]

Indicações para cirurgia

Adiante estão indicações comuns para artroplastia CMC do polegar.[12,14,19,110,132]

- O insucesso com o tratamento conservador inclui modificação das atividades, terapia para a mão, suporte com órtese, medicação anti-inflamatória e injeções intra-articulares de corticosteroides.
- Dor incapacitante e constante na base do polegar, especificamente na articulação CMC, como resultado de OA, artrite pós-traumática ou AR. Contudo, a maior parte das artroplastias CMC é feita para doenças articulares degenerativas e com menor frequência para doenças que envolvem a sinóvia.
- Instabilidade dorsorradial (subluxação ou luxação) do primeiro metacarpal sobre o trapézio, levando à deformidade em hiperextensão na articulação MCF do polegar.
- Rigidez e limitação da ADM do polegar (normalmente uma contratura em adução).
- Diminuição da força de pinça e preensão palmar decorrente de dor ou subluxação da articulação CMC.
- Quando uma artrodese da articulação CMC é inapropriada.

Procedimentos

Contexto e opções cirúrgicas

Há uma série de opções cirúrgicas para escolha. O tipo de procedimento escolhido depende do grau de frouxidão ligamentar, extensão da destruição das superfícies articulares, doença de base e demandas esperadas das mãos no pós-operatório e, mais frequentemente, da experiência do cirurgião e seu treinamento durante a residência ou especialização.[11,12,14,41,70] Badia[11] descreveu um sistema de classificação e tratamento baseado em achados artroscópicos para auxiliar os cirurgiões a determinarem o curso de tratamento mais apropriado, levando em conta o estágio da artrite. Esse autor define a osteoartrite em estágio artroscópico I como uma sinovite com cartilagem articular intacta, e o tratamento de escolha seria por sinovectomia. Define ainda o estágio artroscópico II como a perda de cartilagem articular no terço ulnar do metacarpal do polegar e no terço central do trapézio com ruptura do ligamento dorsal do rádio e atenuação do ligamento oblíquo anterior. Para esses pacientes, Badia recomenda sinovectomia, remoção de corpos soltos e retração térmica artroscópica (capsulorrafia) e, quando necessário, osteotomia de extensão metacarpal. Ele define o estágio artroscópico III como a perda de cartilagem articular no trapézio e metacarpal, para o qual recomenda a hemitrapeziectomia com artroplastia de interposição.[11,110] A artrodese, em vez da artroplastia, é uma opção para pacientes que usam a mão para atividades ocupacionais de alta demanda. Contudo, para o paciente cujas atividades colocam menor carga nas mãos, há vários procedimentos de tecidos moles e ossos que aliviam a dor e restauram a mobilidade articular, porém preservando a mobilidade funcional na base do polegar.[12,19,41,70,104] A retenção de alguma mobilidade na articulação CMC é particularmente importante para o paciente com AR, que tipicamente tem perda de mobilidade de outras articulações da mão e do punho.[138]

Atualmente, o cirurgião conta com oito procedimentos cirúrgicos comuns para tratamento da OA da articulação CMC já apresentados na literatura: (1) reconstrução do ligamento palmar, (2) osteotomia do metacarpal, (3) artrodese CMC, (4) substituição total da articulação, (5) trapeziectomia, (6) trapeziectomia com interposição de tendão, (7) trapeziectomia com reconstrução de ligamento e (8) trapeziectomia com reconstrução de ligamento e interposição de tendão (RLIT).[12,14,143] Entre esses procedimentos, a reconstrução ligamentar sozinha é usada quando há dor e instabilidade, com pouca ou nenhuma perda de cartilagem articular.[41] A ressecção do trapézio com interposição de tendão é de longe a abordagem de tratamento mais amplamente usada quando há subluxação articular e perda de espaço articular decorrente da deterioração de tal cartilagem.[14,19,22,59,70,110,132,138,143] Tem sido também mostrado que a ressecção do trapézio combinada com reconstrução ligamentar, porém sem interposição de tendão, é outra abordagem cirúrgica de tratamento efetiva.[19,22,110,143]

A artroplastia de substituição da superfície é uma alternativa à artroplastia de ressecção do trapézio/interposição de tendão para alguns pacientes selecionados com OA da articulação CMC. A artroplastia de substituição da superfície envolve o recapeamento de uma superfície articular ou a substituição das superfícies do trapézio e metacarpal (também conhecida como substituição total da superfície articular) com um implante rígido em forma de sela, de dois componentes, que é cimentado no lugar.[14,41,70,144] Um paciente precisa ter estoque ósseo de boa qualidade para ser candidato à artroplastia de substituição da superfície. Na última década, vem crescendo em popularidade a artroplastia total com uso de um implante cimentado semirrestritivo, que possibilita liberdade de movimento ao mesmo tempo que proporciona boa estabilidade. A principal vantagem com o uso de uma artroplastia total é que, se o implante for malsucedido ou o paciente se tornar sintomático, o implante pode ser removido e o trapézio ressecado. Com isso, é possível fazer o procedimento RLIT de rotina. No entanto, as atuais indicações para a artroplastia total se direcionam à paciente idosa com uso limitado da mão em decorrência de relato de ossificação heterotópica e afrouxamento de implante.[12,14] Por outro lado, os implantes mais modernos estão se revelando promissores em estudos preliminares por permitirem a prática de um procedimento minimamente invasivo, com ressecção óssea mínima, além de proporcionarem estabilidade suficiente, ao mesmo tempo que possibilitam o crescimento biológico na nova localização articular.[12,69,143,144]

Visão geral das cirurgias

Artroplastia de reconstrução de ligamento e interposição de tendão (RLIT). Na artroplastia RLIT, é feita uma incisão dorsal na base do polegar, com muita atenção para proteger os ramos do nervo radial superficial. O trapézio é ressecado (trapeziectomia), o tendão do extensor curto do polegar (ECP) é rebatido, sendo criado um orifício na base do metacarpal, perpendicularmente à placa ungueal. Uma porção do flexor radial do carpo (FRC) é coletada através de uma incisão transversa proximal. O tendão é passado através da base do metacarpal e entre os metacarpais do polegar e do dedo indicador. O que sobra do tendão é enrolado, formando uma bola, e inserido no espaço do trapézio. A cápsula é reparada, e o cirurgião se certifica de incluir a reconstrução do tendão no reparo. Antes da sutura da ferida, a articulação MCF é avaliada conforme indicação e tratada com uma capsulodese ou artrodese, juntamente com uma possível transferência do tendão ECP para a base do metacarpal I. A cápsula e os tecidos moles adjacentes são então reparados, e a ferida é fechada.[8,12,14,16,22,59,70]

Artroplastia de substituição da superfície. Na trapeziectomia parcial com interposição de um implante biológico, usa-se uma abordagem dorsal. O cirurgião remove aproximadamente 2 mm da superfície articular distal do trapézio e constrói uma calha rasa nas superfícies dorsais da base do metacarpal e do trapézio. A calha possibilita que o implante fique nivelado ao osso. O implante é inserido no espaço e fixado ao osso. A cápsula é suturada sobre o implante e, em seguida, o cirurgião fecha a ferida.[14,110,144] Com um modelo de dois componentes, após a cápsula receber uma incisão longitudinal, porções da região distal do trapézio e da base do primeiro metacarpal são ressecadas. O trapézio e o canal intramedular do metacarpal são preparados, e os componentes protéticos são inseridos e cimentados no lugar. É feito o reparo da cápsula, e como na artroplastia de interposição de tecidos moles, o abdutor longo do polegar poderá ser avançado para melhorar a estabilidade articular. A estabilidade articular e a ADM são avaliadas antes do fechamento e da aplicação de um curativo compressivo volumoso.

Tratamento pós-operatório

A meta geral da reabilitação após uma artroplastia CMC é desenvolver mobilidade indolor suficiente no polegar para atividades funcionais mantendo, ao mesmo tempo, a estabilidade articular para pinça e preensão palmar fortes. Pode levar até um ano após a cirurgia para o paciente atingir resultados ótimos.

Imobilização

Em todos os procedimentos, o polegar e a mão são imobilizados no período pós-operatório em um curativo compressivo volumoso e elevados por vários dias a uma semana para controle do edema.

Depois que o curativo pós-operatório é removido, a mão é colocada em uma órtese-spica estática de antebraço para polegar durante as primeiras quatro a seis semanas. Essa órtese é mais tarde substituída por uma órtese removível sob medida, com a articulação CMC imobilizada em abdução palmar (40° a 60°), a articulação MCF em leve flexão e o punho na posição neutra a leve extensão.[8,14,19,43,70] A articulação IF do polegar e os dedos são deixados livres.

A extensão de tempo durante a qual a articulação CMC fica *continuamente* imobilizada depende da cirurgia. Varia de apenas uma a duas semanas após a artroplastia com substituição total da superfície articular[43] a três a cinco semanas após uma artroplastia com reconstrução ligamentar/interposição de tendão ou artroplastia de recapeamento com implantes protéticos.[19,41,43,59,104]

Quando os exercícios de ADM são permitidos após a cirurgia, a órtese é removida com frequência durante o dia para sessões de exercício. A partir de 8 a 12 semanas, à medida que o paciente usa a mão para atividades funcionais, o tempo de uso da órtese durante o dia é gradualmente descontinuado. O uso de uma órtese noturna para estabilizar o polegar continua por 8 a 12 semanas ou até que a articulação esteja estável e, essencialmente, sem dor.[19]

Progressão dos exercícios

A progressão dos exercícios varia com o tipo de artroplastia. As diretrizes apresentadas nesta seção são para *artroplastia de reconstrução ligamentar/interposição de tendão*, ainda a forma mais comum de artroplastia CMC. As diretrizes de tratamento únicas para artroplastia com substituição total da superfície articular são também observadas. As precauções após artroplastia CMC estão resumidas no Quadro 19.8.[8,14,19]

Exercício: fase de proteção máxima

O enfoque das seis primeiras semanas de reabilitação é controlar a dor e o edema, manter a ADM nas articulações não imobilizadas e iniciar a mobilização protegida da articulação CMC quando for permitido remover a órtese-aparelho gessado do polegar para o exercício.[8,14,19,70]

Metas e intervenções. Sugerem-se as metas e intervenções seguintes por meio de exercícios para as primeiras 6 semanas após a cirurgia.

QUADRO 19.8	Precauções após artroplastia CMC do polegar

- Inicialmente abster-se da flexão CMC completa com adução radial (escorregar o polegar através da palma até a base do quinto dedo), já que esse movimento impõe uma tensão excessiva sobre a face dorsal da cápsula e a reconstrução ligamentar. Certificar-se de que é possível opor o polegar à ponta de cada dedo antes de tentar tocar a base do quinto dedo.
- Ao alongar para aumentar a abdução palmar CMC, aplicar a força de alongamento no metacarpal, não na primeira falange, para evitar hiperextensão ou comprometer a estabilidade da articulação MCF. Seguir a mesma precaução durante exercícios resistidos leves.
- Evitar pinça e preensão palmar forçadas por pelo menos 3 meses após a cirurgia.
- Modificar as AVD para limitar levantamentos pesados. Se, ocasionalmente, for necessário um levantamento pesado adicional, aconselhar o paciente a usar uma órtese de proteção.

- *Manter a mobilidade dos dedos e da articulação IF do polegar.*
  - Durante o período de imobilização contínua do punho e articulações CMC e MCF do polegar, fazer o paciente executar ADM ativa dos dedos, da articulação IF do polegar, cotovelo e ombro.
- *Iniciar a mobilização protegida do polegar e do punho.*
  - Quando for permitido, iniciar ADM ativa do punho e ADM controlada do polegar dentro de amplitudes protegidas .
  - Depois de uma artroplastia de interposição de tendão, a ADM protegida não é iniciada até cerca de 4-6 semanas após a cirurgia para que os tecidos moles reconstruídos tenham tempo para cicatrizar adequadamente.[8,41,43,70,110,138,147]
  - Após artroplastia com substituição total da superfície articular, a ADM poderá ser iniciada com cerca de uma semana no pós-operatório em razão da estabilidade inerente dos implantes cimentados.[41] Quando for permitido remover a órtese para exercício, iniciar ADM ativa do punho em todas as direções e ADM da articulação CMC com abdução radial e palmar, oposição e circundução. Incluir também flexão e extensão MCF ativa, tendo o cuidado de estabilizar a articulação CMC.

Exercício: fases de proteção moderada e mínima

Embora a recuperação da ADM continue sendo trabalhada, o foco da reabilitação durante as fases intermediária e final da reabilitação passa gradualmente a ser o desenvolvimento de força da preensão palmar e de pinça para as tarefas funcionais.

Metas e intervenções. Considere as metas e intervenções a seguir.

- *Restabelecer a mobilidade funcional da mão e do punho.*
  - Continuar os exercícios ativos de ADM usando amplitudes gradualmente maiores.
  - Com cerca de 8 semanas, iniciar exercícios suaves de autoalongamento.
- *Recuperar a força e o uso funcional da mão e do punho.*[8,19,43,138,147]
  - Com cerca de 8 semanas de pós-operatório, o paciente inicia exercícios isométricos contra resistência leve enfatizando a abdução palmar e radial, oposição e circundução.
  - Se a articulação CMC estiver estável e indolor, progredir para exercícios resistidos dinâmicos para recuperar a força da pinça e da preensão palmar.
  - Entre 8 e 12 semanas, remover a órtese ao usar a mão para AVD leves, como abotoar e desabotoar a roupa.
  - Incorporar princípios de proteção articular durante os exercícios de fortalecimento e AVD.
  - Continuar a aumentar o uso da mão para AVD leves a moderadas nas 4 a 6 semanas seguintes. Um paciente pode geralmente retornar ao trabalho fazendo tarefas leves com 3 a 4 meses e pode retomar a maior parte das atividades funcionais com cerca de 4 a 6 meses.

Desfechos

A maior parte dos estudos relatados na literatura tem pesquisado os desfechos da artroplastia com ressecção do trapézio/interposição de tendão, e há relatos muito limitados sobre os resultados da artroplastia de substituição da superfície articular. Um bom resultado geral após artroplastia CMC, baseado em dados de uma variedade de instrumentos que medem dor, ADM, função da mão, satisfação do paciente e qualidade de vida, é a ADM indolor da articulação basal do polegar e melhora na função da mão, como destreza, pinça e preensão palmar.[12,14,19,41,69] O tempo necessário para obter benefício máximo da cirurgia é comumente 6 a 12 meses.[14]

Entre os procedimentos disponíveis, a artroplastia de ressecção do trapézio/interposição de tendão, com ou sem reconstrução de ligamentos, produz os desfechos mais previsíveis e melhores.[14,41,70] Em uma revisão da artroplastia de interposição de tendão, os resultados parecem ser superiores quando o procedimento inclui reconstrução de ligamentos, possivelmente porque a articulação CMC fica mais estável com a reconstrução.[41]

Alívio da dor e satisfação do paciente. Independentemente do tipo de artroplastia CMC, o benefício mais consistente e previsível desses procedimentos é o alívio da dor.[12,14,19,41,59,77,143] Por exemplo, em uma revisão de desfechos de vários estudos para pacientes com OA que foram submetidos a artroplastia de interposição de tendão, com ou sem reconstrução ligamentar, 94% dos pacientes relataram alívio da dor em longo prazo.[132] Embora a interposição de tendão tenha o propósito de revestir a articulação deteriorada para tornar o movimento mais confortável, em um estudo prospectivo, randomizado, de pacientes com OA, os pesquisadores compararam os resultados da ressecção de trapézio e reconstrução ligamentar, com e sem o uso de interposição de tendão. Eles encontraram que 48 meses após a cirurgia em média, os dois grupos tinham alívio da dor igualmente satisfatório.[77]

A qualidade de vida do paciente também melhora após a artroplastia CMC. Em um estudo de acompanhamento de 103 pacientes com OA que fizeram artroplastia primária de interposição de tendão, os participantes completaram vários questionários de autoavaliação padronizados em média 6,2 anos após a cirurgia.[7] Em uma estimativa geral, 79 de 103 pacientes relataram que sua qualidade de vida tinha melhorado muito e outros 15 relataram melhora leve.

ADM e função da mão. A ADM ativa do polegar, em particular de oposição, e a destreza geralmente melhoram após a artroplastia CMC. O aumento da abdução radial e palmar alarga o espaço membranoso, facilitando a abertura da mão para segurar objetos grandes. Contudo, os resultados de alguns estudos de artroplastia de reconstrução ligamentar/interposição de tendão indicam que as ADM pré- e pós-operatórias são essencialmente as mesmas. Embora os dados sejam limitados, pensa-se que a artroplastia de substituição da superfície produz uma melhora acentuada na ADM quando comparada com procedimentos envolvendo apenas os tecidos moles, sobretudo no curto prazo.[41,69,143,144] Contudo, resultados de um estudo recente de artroplastia de substituição total da superfície articular (modelo metal--plástico, de dois componentes) mostrou que, embora tenha ocorrido um alívio significativo da dor e melhora da função bilateral da mão em alguns testes, não houve melhora significativa na amplitude da oposição ou força da preensão palmar e de pinça no acompanhamento médio de 3 anos após a cirurgia.[69,142]

Outros estudos que acompanharam os pacientes por vários anos após a cirurgia indicam, contudo, que as medidas da força da pinça e da preensão palmar, assim como o desempenho de tarefas funcionais, apresentaram uma melhora significativa.[41] Os resultados funcionais em longo prazo mais bem-sucedidos têm sido relatados para pacientes que usam a mão principalmente para atividades de baixa demanda.[12,14,69]

Complicações. As complicações variam com o tipo de artroplastia CMC. No geral, a taxa de complicações é baixa, sendo o alívio inadequado da dor e a recorrência da instabilidade articular as complicações mais comuns exigindo uma artroplastia de revisão. Em um estudo retrospectivo de 606 artroplastias primárias de interposição de tendão/reconstrução ligamentar feitas durante um período de 16 anos, apenas 3,8% precisaram ser submetidas a um procedimento de revisão para dor de origem mecânica.[42] A dor neuropática pode também desenvolver-se após artroplastia CMC. Ela pode ser causada pelo dano ou pinçamento do nervo radial (neurite sensitiva radial), síndrome do túnel do carpo ou síndrome da dor regional complexa.[14]

Para artroplastias que incluem implante de componentes protéticos, o afrouxamento e a luxação são as complicações mais comuns. No geral, o afrouxamento do implante tem maior probabilidade de ocorrer na fixação não cimentada, porém sua ocorrência tem sido relatada também nos procedimentos cimentados.[69,142]

Ruptura de tendão associada com AR: tratamento cirúrgico e pós-operatório

Contexto e indicações para cirurgia

As rupturas de tendões da mão são comuns em pacientes com tenossinovite crônica associada à AR. O local da ruptura pode ser no punho ou na mão. Quando um tendão se rompe, há uma súbita perda de controle ativo de um ou mais dedos. A ruptura de um único ou múltiplos tendões é em geral indolor e ocorre durante o uso normal da mão.[16,59,61,124] Essas rupturas são evidência de que os tendões estão gravemente enfermos.

Os tendões extensores são afetados com frequência bem maior do que os tendões flexores. Os tendões extensores que se rompem mais comumente, em ordem de frequência, são os tendões extensores dos dedos mínimo e anular e o extensor longo do polegar (ELP). O tendão flexor mais comum a se romper é o flexor longo do polegar (FLP).[2,59,51,81,124,125]

As causas da ruptura incluem infiltração de sinóvia proliferativa nas bainhas tendíneas e dentro dos tendões, o que subsequentemente enfraquece o tendão afetado; a abrasão e o desgaste de um tendão à medida que ele se move sobre uma proeminência óssea que se tornou áspera ou sofreu erosão pela sinovite; o uso periódico de injeções de esteroides no local ao longo do tempo; ou necrose isquêmica causada por pressão direta da sinóvia hipertrófica, em particular no retináculo dorsal, comprometendo o suprimento sanguíneo para um tendão. Locais comuns de abrasão que afetam os extensores são: a região distal da ulna, o tubérculo de Lister (radial) e a face palmar do escafoide no ponto onde faz contato com os tendões flexores.[2,59,61,81,124,125]

A indicação para cirurgia é a perda de função da mão. A ruptura de um único tendão, como o extensor do dedo mínimo, pode ou não comprometer a função do paciente, enquanto a ruptura de múltiplos tendões simultaneamente ou ao longo de certo período pode causar limitações funcionais significativas e incapacidade.

Procedimentos

Os procedimentos cirúrgicos disponíveis para tratamento de rupturas de tendões na AR variam dependendo de qual tendão (ou tendões) foi rompido, do número de tendões rompidos, da localização da ruptura, condição do tendão no local da ruptura e qualidade dos tendões intactos remanescentes da mão. As opções incluem:[16,38,59,81,124]

- *Transferência de tendão.* Um tendão é removido de sua inserção distal normal e inserido em outro local. Por exemplo, o extensor do indicador (EI) pode ser transferido se o ELP foi rompido. Um tendão flexor pode também ser transferido para a superfície dorsal da mão para agir como um extensor caso múltiplos tendões extensores tenham se rompido.[38,59,81,124,125]
- *Reconstrução com enxerto de tendão.* Uma porção de outro tendão que age como uma "ponte" é inserida entre as duas extremidades de um tendão rompido e suturada no local. O tendão do palmar longo é normalmente selecionado como tendão doador. Um tendão do extensor do punho pode ser escolhido se for feita artrodese do punho no momento da reconstrução do tendão.[38,59,81]
- *Anastomose de tendão (tenorrafia lado a lado).* O tendão rompido é suturado em um tendão intacto adjacente. Essa é uma opção comum no punho para os tendões extensores dos dedos.[81,124,125]
- **Reparo direto ponta a ponta.** As duas pontas do tendão rompido são colocadas novamente em oposição e suturadas. Essa opção é usada apenas ocasionalmente, porque as pontas dos tendões rompidos em pacientes com AR em geral estão desgastadas. Portanto, uma porção considerável do tendão (ou tendões) desgastado precisa ser

ressecada, o que encurta o tendão e dificulta a sutura ponta a ponta.[59,124]

Procedimentos concomitantes na mão reumatoide incluem tenossinovectomia, remoção de osteófitos das proeminências ósseas e reconstrução ligamentar ou artrodese para instabilidade. Se uma doença articular MCF avançada estiver também presente e a extensão passiva das articulações MCF estiver significativamente limitada, a artroplastia das articulações envolvidas poderá também ser indicada, seja simultaneamente com o procedimento do tendão ou em duas operações separadas, conforme determinação do cirurgião. Sem mobilidade articular adequada, os tendões extensores transferidos ou reconstruídos se tornam aderidos, com um resultado ruim.[124,125]

Tratamento pós-operatório

As diretrizes descritas nesta seção se aplicam apenas ao tratamento de transferências, reconstruções ou reparos de tendões extensores na mão reumatoide. Como foi mencionado anteriormente, a ruptura dos tendões extensores ocorre com frequência muito maior do que a ruptura dos tendões flexores. Como no tratamento pós-operatório de outras cirurgias descritas neste capítulo, o controle da dor e do edema e os exercícios para as articulações não envolvidas são sempre componentes essenciais da reabilitação.

As transferências e reconstruções de tendões são procedimentos delicados que requerem comunicação constante entre o fisioterapeuta e o cirurgião, assim como o envolvimento ativo do paciente no programa pós-operatório. O objetivo de qualquer transferência de tendão é a redistribuição da potência na mão, para que ocorra melhoria na função. É importante que haja comunicação com o paciente e que sejam estabelecidas metas e expectativas realistas, pois a transferência de tendão não retorna à normalidade o movimento da articulação, mas melhora o atual nível de funcionamento. Portanto, a educação do paciente é entremeada a cada fase da reabilitação.[81]

Imobilização

Um curativo compressivo volumoso é aplicado na mão e no punho no fechamento da cirurgia do tendão extensor para controlar o edema. O curativo compressivo cirúrgico é removido após alguns dias, e o punho e a mão são então imobilizados com uma órtese palmar de repouso montada no antebraço, que mantém o punho em 30-40° de extensão e as articulações MCF em 10-20° de flexão com as articulações IF livres para minimizar qualquer possível tensão na transferência.[81,125]

Por exemplo, após uma transferência lado a lado do extensor dos dedos ou reconstrução do tendão extensor, o punho e todos os dedos são imobilizados em extensão na órtese, mas o polegar fica livre para mover-se. Após a reconstrução de um tendão do ELP rompido ou transferência do tendão EI para restaurar a extensão do polegar, o punho é imobilizado em extensão e o polegar em abdução palmar, e as articulações MCF e IF em posição neutra ou em ligeira extensão, com os dedos livres para mover-se.[81]

A imobilização contínua do punho e dos dedos é mantida por cerca de 3 a 4 semanas para proteger os tendões que estão cicatrizando.[59,81,124,125] O uso da órtese durante o dia é descontinuado com cerca de 12 semanas, mas a órtese noturna, em geral, continua por 6 meses ou mais.

Recomendação clínica

O uso da órtese dinâmica e a mobilização precoce (poucos dias após a cirurgia) normalmente não são recomendados para reconstrução ou transferências de tendão na mão reumatoide. A cicatrização dos tecidos é mais lenta e o risco de nova ruptura é mais alto no período pós-operatório para pacientes com doença sistêmica de longa instalação (que provavelmente são tratados periodicamente com corticosteroides) do que em pacientes saudáveis que sofreram uma laceração aguda ou ruptura de um tendão na mão.[59,124,125]

Progressão dos exercícios

Durante cada fase da reabilitação pós-operatória de transferência ou reconstrução do tendão extensor, os exercícios são progredidos de forma bem lenta e gradual. As precauções durante o exercício e o uso funcional da mão estão resumidas no Quadro 19.9.

Exercício: fase de proteção máxima

Durante as primeiras 6 semanas após a cirurgia, as prioridades da reabilitação são o controle do edema e proteção dos tendões transferidos ou reconstruídos, seguidos pela mobilidade cuidadosamente controlada das áreas operadas para prevenir aderência dos tecidos em cicatrização. Em geral, é permitido remover a órtese de proteção para o exercício com cerca de 3 a 4 semanas. Se a qualidade do tendão for ruim e a segurança dos tecidos suturados for questionável, o exercício poderá ser protelado até cerca de 6 semanas do pós-operatório.[81]

QUADRO 19.9	Precauções após transferências ou reconstrução do tendão extensor na mão reumatoide

- Durante a fase inicial da reabilitação, não iniciar a extensão MCF a partir da flexão MCF completa disponível para evitar alongamento excessivo no(s) tendão(ões) operado(s).
- Adiar o alongamento para aumentar a flexão MCF se houver um déficit na extensão ativa.
- Evitar atividades ou posturas de mão que combinem flexão dos dedos ou adução e abdução radiais do polegar com flexão do punho, já que impõem cargas extremas sobre os tendões extensores reconstruídos ou transferidos. Se o paciente precisar usar as mãos para atividades de transferência, evitar o apoio de peso sobre o dorso da mão.
- Evitar atividades de preensão palmar vigorosas que possam alongar excessivamente ou romper o(s) tendão(ões) extensor(es) reconstruído(s) ou transferido(s).

Metas e intervenções. As metas e intervenções durante a primeira fase de reabilitação incluem:[61,81]

- **Manter a mobilidade do cotovelo e do antebraço, dos dedos que não estiverem imobilizados e outras articulações não envolvidas.**
  - Enquanto a mão operada estiver imobilizada, fazer ADM ativa de todas as articulações necessárias.
- **Restabelecer a mobilidade e o controle das unidades musculotendíneas extensoras reparadas ou transferidas.**
  - Quando a órtese puder ser removida para o exercício, iniciar movimentos ativos de punho com os dedos relaxados.
  - Iniciar extensão MCF assistida de cada um dos dedos ou do polegar, com o punho e as articulações IF de cada dedo estabilizadas na posição neutra.
  - Fazer exercícios de *posicionar-manter*, colocando, de modo passivo, a articulação MCF operada primeiro na posição neutra e depois em uma posição levemente estendida. Fazer o paciente manter brevemente a posição. Isso enfatiza a extensão no final da amplitude para prevenir uma folga extensora.
  - Progredir para extensão MCF ativa com o punho na posição neutra, inicialmente a partir de uma leve flexão MCF com a palma da mão sobre uma mesa e os dedos relaxados na beira.

Recomendação clínica

Para ajudar o paciente a aprender a nova ação de um tendão transferido, inicialmente fazer que o paciente enfoque a ação (função) original da unidade musculotendínea. Por exemplo, se o EI foi transferido para substituir a ação do ELP do polegar, fazer o paciente pensar na extensão do dedo indicador quando tentar estender ativamente o polegar. Use *biofeedback* ou estimulação elétrica funcional (FES) para assistir o aprendizado motor.[81]

- **Recuperar a flexão ativa dos dedos.**
  - Iniciar a flexão MCF dos dedos fazendo o paciente relaxar o ED após a extensão ativa em vez de flexionar ativamente os dedos.
  - Progredir para flexão MCF ativa dentro de uma amplitude protegida com o punho e articulações IFP estabilizadas em uma posição neutra. Com o punho e as articulações MCF estabilizadas em extensão, flexionar ativamente (posição de gancho/intrínseca negativa) e estender (posição de mão reta) as articulações IFP. A flexão IFP, estando o punho e a MCF em extensão, impede a rigidez das articulações IF sem aplicar alongamento ao tendão (ou tendões) do ED reparado(s). É importante alcançar o fechamento completo da mão com o punho em extensão nas primeiras quatro semanas, pois a incapacidade de conseguir o fechamento completo, particularmente do dedo anular e mínimo, indica uma restrição funcional em oposição a uma leve folga extensora.[124]

Exercício: fases de proteção moderada e mínima

Com 6 a 8 semanas no período pós-operatório, o tendão transferido ou reconstruído pode suportar a imposição de cargas maiores. O uso da mão para atividades funcionais leves em geral começa nesse momento. Com cerca de 8 semanas, o uso da órtese durante o dia é gradualmente diminuído e, em geral, descontinuado com 12 semanas no período pós-operatório, mas o uso da órtese durante a noite pode continuar por um período de até 6 meses, dependendo do funcionamento da transferência.[81]

Metas e intervenções. Considere as metas e intervenções a seguir para progredir no programa de reabilitação:

- **Continuar a aumentar a mobilidade ativa dos dedos operados.**
  - Acrescentar o alongamento passivo suave para aumentar a extensão ou flexão MCF se um ou ambos os movimentos estiverem restritos.
  - Continuar exercícios de extensão MCF ativos para prevenir uma folga extensora. Se a extensão MCF até a posição neutra for possível (sem folga extensora), fazer extensão MCF ativa com a palma da mão sobre uma superfície plana e estender cada dedo além da posição neutra.
  - Com o punho na posição neutra ou em leve extensão, aumentar gradualmente a flexão MCF tocando a palma da mão com cada ponta de dedo (primeiro posição reta e depois punho cerrado) ou o polegar a cada ponta de dedo e aos poucos até a base do quinto dedo.
- **Recuperar a força, o controle e o uso funcional da mão.**
  - Incorporar movimentos ativos dos dedos em atividades de destreza manual e coordenação que simulem atividades funcionais. Remover a órtese para atividades funcionais que envolvam preensão palmar leve, como apanhar ou segurar objetos leves ou dobrar roupas.
  - Com cerca de 8 a 12 semanas, acrescentar exercícios isométricos e dinâmicos com resistência *submáxima* para melhorar a força funcional e resistência da mão.
  - Por meio de uma orientação contínua ao paciente, reforçar princípios de proteção articular durante o uso funcional da mão.

Desfechos

Os resultados da intervenção cirúrgica e do tratamento pós-operatório de tendões rompidos na mão com AR dependem muito do grau de envolvimento pré-operatório das articulações e tecidos moles da mão e do punho. Em geral, é difícil diferenciar a melhora funcional pós-operatória resultante estritamente de uma transferência ou reconstrução de tendão dos procedimentos feitos ao mesmo tempo, como a artroplastia ou artrodese.

Deixando de lado as complicações, sendo a mais comum delas a reincidência de ruptura do tendão, é possível fazer algumas generalizações.[59,61] Pacientes com uma ruptura recente de um único tendão e que têm ADM passiva completa da articulação afetada conseguem um desfecho pós-operatório ótimo, que é a preensão palmar funcional plena e sem folga extensora no dedo envolvido. Quanto maior o número de rupturas de tendão ou comprometimentos associados, como contraturas articulares, deformidades fixas ou instabilidades articulares, mais complicado se torna o tratamento cirúrgico e piores os resultados.[59]

SÍNDROMES DE TRAUMA REPETITIVO/ESFORÇO EXCESSIVO

Distúrbios decorrentes de traumas cumulativos ou repetitivos no punho e na mão levam à perda significativa da função da mão e de horas de trabalho.[58] As causas estão relacionadas a movimentos repetitivos durante um longo período. A inflamação resultante pode afetar músculos, tendões, bainhas sinoviais e nervos. Os diagnósticos incluem síndrome do túnel do carpo, dedo em gatilho, doença de De Quervain e tendinopatia (tendinite/tenossinovite). O tratamento dos comprometimentos relacionados à síndrome do túnel do carpo e à compressão nervosa no canal de Guyon estão descritos no Capítulo 13.

Tendinopatia

Etiologia dos sintomas

O colapso patológico da estrutura do tendão resulta do uso continuado ou repetitivo do músculo envolvido além de sua capacidade de adaptação, dos efeitos da AR, da tensão excessiva sobre um músculo em contração (como ao segurar fortemente a direção do carro durante um acidente) ou quando a superfície do tendão ou sua bainha se tornam ásperas.[45,58,117,149]

Deficiências estruturais e funcionais comuns

- Dor sempre que o músculo relacionado se contrai ou quando há movimento que causa o deslizamento do tendão através da bainha.
- Calor e sensibilidade durante a palpação da região inflamada.
- Na AR, proliferação sinovial e edema nas bainhas tendíneas afetadas, como sobre o dorso do punho ou nos tendões flexores no túnel do carpo.
- Com frequência, há um desequilíbrio entre comprimento e força muscular ou pouca resistência à fadiga nos músculos estabilizadores. A falha pode ser mais proximal no cotovelo ou no cíngulo do membro superior (complexo do ombro), produzindo esforço excessivo e movimentos compensatórios na extremidade distal da cadeia.

Limitações comuns nas atividades e restrições à participação

Uma limitação comum da tendinopatia é a inabilidade de executar com a mão, no trabalho, recreação ou lazer, atividades de preensão ou movimentos repetitivos ou sustentados que requerem a contração da unidade musculotendínea envolvida, por causa da dor que piora com a atividade provocadora.[57]

Tratamento: fase de proteção

Seguir as diretrizes para lesões agudas descritas no Capítulo 10, com ênfase especial na orientação, no alívio da sobrecarga na unidade musculotendínea envolvida e na manutenção de um ambiente saudável para cicatrização com forças não destrutivas.

- *Orientação ao paciente.* Informar o paciente sobre o modo como o mecanismo de lesão e a atividade repetitiva estão provocando os sintomas e explicar a necessidade de modificar a atividade para permitir a recuperação. Envolver o paciente no programa de reabilitação.
- *Repouso da região.* Descansar as articulações relacionadas e o tendão envolvido com o uso de uma órtese.[78]
- *Mobilidade do tendão.* Se o tendão estiver em uma bainha, aplicar massagem de fricção transversa com o tendão na posição alongada de modo a desenvolver mobilidade entre ele e a bainha.[78]
- Instruir o paciente sobre exercícios de alongamento suave e de deslizamento de tendão para melhorar a mobilidade e prevenir aderências (estes estão descritos na seção de exercícios deste capítulo).
- *Integridade muscular.* Ensinar ao paciente como usar técnicas isométricas intermitentes em múltiplos ângulos em posições indolores seguidas por ADM indolor.

Tratamento: fases de movimento controlado e de retorno à função

- *Progressão dos exercícios.* Progredir para os exercícios dinâmicos, acrescentando resistência dentro da tolerância da estrutura musculotendínea em recuperação.
- *Avaliação biomecânica.* Avaliar a biomecânica da atividade funcional que está provocando os sintomas e elaborar um programa para recuperar um equilíbrio de comprimento, força e resistência à fadiga nos músculos. Com frequência, surgem problemas no punho e na mão em consequência da má estabilização ou resistência no ombro ou cotovelo.
- *Prevenção.* Continuar enfatizando a importância do automonitoramento dos sintomas, a manutenção de um programa de exercícios seguro e a redução de carga no punho/mão quando ocorrerem os sintomas.[45]

Evidências em foco

Backstrom[10] relatou o estudo de caso de um paciente diagnosticado com a doença de De Quervain com 2 meses de duração no qual foi usada mobilização com movimento (MM) além dos agentes físicos, exercícios e massagem com fricção transversa. A dor foi acentuadamente reduzida de 6/10 para 3/10 (50%) na terceira intervenção, e, ao completar 12 sessões, era de 0 a 1/10. O autor propôs que o mau alinhamento sutil das articulações do punho associado com a síndrome por esforço repetitivo perpetuou os sintomas e

que a MM ajudou a restaurar a artrocinemática normal. As técnicas de MM usadas incluíram movimentos ativos de polegar e punho enquanto era feito o deslizamento radial passivo da fileira proximal de carpais (similar à Fig. 19.7). Os princípios de MM estão descritos no Capítulo 5.

LESÕES TRAUMÁTICAS NO PUNHO E NA MÃO

Entorse simples: tratamento conservador

Após trauma decorrente de golpe ou queda, uma força de alongamento excessiva pode distender o tecido ligamentar de suporte. Pode haver fratura, subluxação ou luxação relacionadas.

Deficiências estruturais e funcionais comuns

- Dor no local envolvido sempre que uma força de alongamento é aplicada ao ligamento.
- Possível hipermobilidade ou instabilidade na articulação relacionada se os ligamentos de suporte estiverem rompidos.

Comprometimentos comuns na função, limitações na atividade e restrições à participação

- Com uma simples distensão, a dor pode interferir no uso funcional da mão por algumas semanas sempre que a articulação for distendida. Deve-se considerar o uso de uma órtese ou faixa para proteger o ligamento, sem limitação na função, desde que a órtese não interfira na tarefa.
- Com lacerações significativas há instabilidade, e a articulação pode subluxar ou luxar com as atividades provocadoras, sendo necessária intervenção cirúrgica.

Tratamento

Seguir as diretrizes do Capítulo 10 para o tratamento de lesões agudas com ênfase na manutenção da mobilidade, minimizando, ao mesmo tempo, a tensão sobre o tecido em cicatrização. Se for necessária imobilização para proteger a parte, apenas a articulação envolvida deverá ser imobilizada. As articulações acima e abaixo devem ficar livres para se mover. Isso mantém a mobilidade dos tendões longos nas suas bainhas que cruzam a articulação envolvida. Evitar posições de tensão e atividades que provoquem sintomas durante a cicatrização.

Tendões flexores da mão lacerados: tratamento cirúrgico e pós-operatório

Contexto e indicações para cirurgia

Lacerações dos tendões flexores da mão podem ocorrer em várias áreas (zonas) ao longo da superfície palmar dos dedos, palma, punho e antebraço distal e causam perda imediata de função da mão de acordo com os tendões rompidos. As estruturas musculotendíneas lesionadas dependem da localização e profundidade da ferida. O dano a um ou mais tendões pode ser acompanhado de lesões vasculares, nervosas e esqueléticas, o que pode causar perda adicional de função e complicar o tratamento. A ruptura aguda de um tendão flexor pode ainda ocorrer como resultado de uma lesão traumática fechada da mão.[3,12,101,129,137]

As superfícies palmares do antebraço, punho, da palma e dos dedos são divididas em cinco zonas; o polegar é dividido em três zonas. Essas zonas estão ilustradas na Figura 19.11. As referências anatômicas de cada uma das zonas estão descritas no Quadro 19.10.[65,82,90,127,129,134,137] O uso desse sistema de classificação das lacerações melhora a coerência da comunicação e pode servir de base para previsão dos resultados.[137]

O conhecimento da complexidade da anatomia, da cinesiologia da mão e das propriedades de cicatrização dos tendões é essencial para a compreensão dos comprometimentos e implicações funcionais causados pelo dano aos tendões flexores em cada uma dessas zonas. O Quadro 19.11 identifica comprometimentos comuns associados ao dano em cada uma das zonas.[90,112]

Os tendões flexores, quando lacerados ou rompidos, prontamente se retraem, requerendo assim intervenção cirúrgica na maioria dos casos para restaurar a função da mão e prevenir deformidade. O reparo e a reabilitação de lacerações na zona II, tradicionalmente chamada de "terra de ninguém", impõem um desafio particular aos cirurgiões de mão e fisioterapeutas.[82,95,122,127,129,137,153] Por causa do espaço confinado onde os flexores extrínsecos dos dedos se encontram e o suprimento vascular limitado para os tendões na zona II, os tecidos em cicatrização nessa área são propensos a aderências que restringem a excursão. A formação de tecido cicatricial durante o processo de cicatrização pode interromper o deslizamento do tendão na bainha sinovial e, subsequentemente, restringir a ADM dos dedos envolvidos.[122,137]

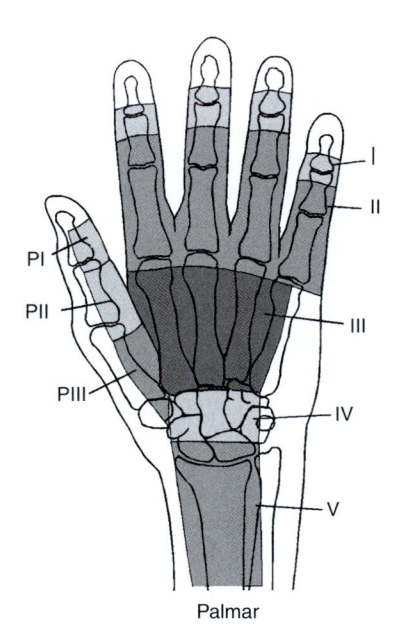

Figura 19.11   Zonas dos tendões flexores; face palmar da mão e do punho.

| QUADRO 19.10 | Zonas dos tendões flexores: referências anatômicas |

Zonas dos dedos, da palma, do punho e do antebraço

- I – da inserção do FPD na falange distal até um ponto imediatamente distal à inserção do FSD na falange média
- II – da inserção distal do tendão do FSD até o nível da crista palmar distal (imediatamente proximal ao colo dos metacarpais)
- III – do colo dos metacarpais, proximalmente ao longo dos metacarpais, até a borda distal do túnel do carpo
- IV – o túnel do carpo (área sob o ligamento transverso do carpo)
- V – área imediatamente proximal ao punho (margem proximal do ligamento do carpo) até a junção musculotendínea dos flexores extrínsecos na região distal do antebraço

Zonas do polegar

- P-I – da inserção distal do FLP sobre a falange distal do polegar até o colo da falange proximal
- P-II – da falange proximal, através da articulação MCF, até o colo do primeiro metacarpal
- P-III – do primeiro metacarpal até a margem proximal do ligamento do carpo

---

Na zona IV (o túnel do carpo), os tendões flexores extrínsecos dos dedos (flexor superficial dos dedos – FSD; flexor profundo dos dedos – FPD; flexor longo do polegar – FLP) ficam bem próximos uns dos outros. Uma lesão nessa zona pode levar à aderência entre tendões adjacentes dentro do túnel do carpo e ao comprometimento do deslizamento diferencial entre eles.[68]

Procedimentos

Tipos de procedimentos operatórios e momento da intervenção

Muitos fatores influenciam o tipo de reparo cirúrgico escolhido para o tratamento de uma lesão de tendão flexor.[65,90,127,134] Fatores ligados à lesão incluem o mecanismo de lesão; o tipo e a localização (zona) da laceração; a extensão de dano associado na pele, vascular, nervoso e esquelético; o grau de contaminação da ferida; e o tempo decorrido desde a lesão. Fatores ligados à cirurgia incluem o momento do reparo, a necessidade de fazer cirurgias em vários estágios e o contexto e a experiência do cirurgião de mão. Influências ligadas ao paciente são idade, saúde e estilo de vida (em especial a nutrição e o tabagismo). Esses fatores também têm um impacto significativo na reabilitação pós-operatória e nos resultados de um reparo de tendão.[82,95,137,153]

Tipos de reparo ou reconstrução. As opções cirúrgicas para reparo de lacerações ou de uma ruptura fechada dos tendões flexores podem ser classificadas pelo tipo de procedimento.[65,90,98,137]

QUADRO 19.11	Consequências das lesões na superfície palmar da mão, do punho e do antebraço

- *Zona I.* Apenas um tendão, o FPD, pode ser rompido assim como as polias retinaculares A-4 e A-5, importantes para manter a vantagem mecânica do FPD na flexão completa dos dedos (punho cerrado).
- *Zona II.* Os tendões do FSD e FPD, uma bainha sinovial com duas camadas e múltiplas polias anulares (incluindo A-1) do retináculo flexor (a bainha fibrosa que aproxima os tendões dos ossos subjacentes e os mantém relativamente próximos das articulações para uma excursão completa do tendão) podem também ser lesionados. A inabilidade de flexionar as articulações IFP e IFD ocorre quando ambos os tendões são rompidos. O dano potencial aos vínculos, estruturas vasculares que fornecem sangue e suplementam a nutrição derivada da difusão sinovial, pode comprometer a cicatrização do tendão.
- *Zona III.* Além da perda do FPD e FSD, o dano aos lumbricais pode perturbar a flexão MCF.
- *Zona IV.* A lesão nessa zona (no túnel do carpo) pode afetar todos os três flexores extrínsecos dos dedos – FPD, FSD, FLP –, o que compromete a flexão dos dedos e do polegar. A bainha sinovial também sofre dano. Uma lesão nervosa com frequência acompanha a laceração nessa zona.
- *Zona V.* A laceração no antebraço pode causar danos importantes aos tendões flexores dos dedos e do punho, resultando em perda da flexão do punho e dos dedos. Os nervos mediano e ulnar e as artérias radial e ulnar também correm superficialmente nessa zona.
- *Zonas P-I e P-II.* Pode ocorrer dano ao sistema de polia retinacular do polegar, bainha sinovial, além do FLP e possivelmente a inserção distal do FCP; a flexão IF e MCF é comprometida.
- *Zona P-III.* Dano potencial aos músculos tênares.

- ***Reparo direto.*** Um reparo ponta a ponta em que as extremidades do tendão são colocadas novamente em oposição e suturadas.
- ***Enxerto de tendão.*** Um tendão doador autógeno (autoenxerto), como o palmar longo, é suturado no lugar para substituir o tendão lesionado. Isso é necessário quando as pontas do tendão rompido não podem ser aproximadas sem criar tensão indevida. Os enxertos de tendão são feitos em um ou mais estágios dependendo da gravidade, do tipo e da localização da lesão.

Uma laceração reta em geral se presta bem a um reparo direto (ponta a ponta), enquanto uma laceração denteada que deixa o tendão puído pode requerer enxerto tendíneo.[150]

Momento de um reparo. Outro método de classificação e descrição dos reparos de tendão é o *momento* do reparo, de acordo com o tempo que se passou desde a lesão. O tempo de um reparo após lesão aguda de tendão é crítico porque as pontas rompidas do tendão começam a amolecer e deteriorar rapidamente, e a porção proximal do tendão

se retrai. Esses fatores tornam difícil a reinserção do tendão com um reparo forte no seu comprimento normal. Contudo, apenas uma laceração de tendão associada com dano importante do sistema vascular é considerada uma situação de emergência.[90,122,127] Embora se acredite que ocorram resultados melhores quando o reparo é feito dentro dos primeiros dias, um atraso de até 10 dias fornece resultados iguais aos de um reparo imediato. Uma demora acima de 2 semanas está associada a resultados piores.[127,137,150] Se um reparo precisar ser protelado por mais de 3 a 4 semanas, o reparo direto não será mais possível, sendo necessário um enxerto de tendão.[127]

As categorias de cirurgias com base no tempo decorrido incluem:[65,90,127,134]

- ***Reparo primário imediato.*** Reparo feito nas primeiras 24 horas após a lesão.
- ***Reparo primário tardio.*** Reparo feito em até 10 dias após a lesão.
- ***Reparo secundário.*** Reparo feito 10 dias a 3 semanas após a lesão.
- ***Reconstrução tardia.*** Cirurgia feita bem depois de 3 a 4 semanas, às vezes meses, após a lesão.
- ***Reconstrução em estágios.*** Múltiplas cirurgias separadas feitas durante um período de semanas ou meses.[98,121,122] A reconstrução em estágios possibilita ao cirurgião preparar meses antes do enxerto o leito de um tendão que foi extensivamente lesionado ou tenha muitas cicatrizes, para diminuir a possibilidade do desenvolvimento de aderências.

Uma laceração aguda simples e limpa de um tendão, sem lesões associadas na mão, em geral é tratada com um *reparo primário direto*, imediatamente ou poucos dias depois.[82,127,134] Contudo, se a ferida não estiver limpa, o *reparo primário tardio* permite um tempo de intervenção com medicamentos para reduzir o risco de infecção. Uma demora maior que exige um *reparo secundário* ou *reconstrução tardia* está em geral associada a múltiplas lesões, como perda extensiva da pele, fraturas que não podem ser estabilizadas imediatamente ou cicatrizes e contraturas de longa instalação. Se ocorrer o dano de uma ou mais polias dos tendões, elas precisam ser reparadas antes que o tendão lacerado possa ser reparado de modo efetivo.[121,122,127,137]

Entre as reconstruções em múltiplos estágios para lesões extensivas e complexas de tendão flexor na mão, a *reconstrução em dois estágios de Hunter com implante passivo ou ativo* é a mais amplamente conhecida. Durante o primeiro estágio desse procedimento, são ressecadas as porções com cicatrizes e aderências no tendão flexor lesionado. Um implante (espaçador) feito de silicone é então preso no lugar para agir como *espaçador de tendão* ao redor do qual uma nova bainha se desenvolverá durante um período de 3 meses. Além disso, o sistema retinacular de polias lesionado é reconstruído, e qualquer contratura que possa haver é liberada durante a primeira cirurgia. Durante a segunda fase, o implante é removido e um tendão doador (enxerto) é passado através da nova bainha e suturado no lugar.[98,121,127,137,153]

Visão geral das cirurgias

Alguns aspectos gerais das muitas variações dos procedimentos operatórios para lesões primárias de tendão flexor estão descritas nesta seção.[65,90,98,122,127,134,137] Contudo, uma revisão cuidadosa do relato operatório e a íntima comunicação com o cirurgião de mão são fontes necessárias de detalhes específicos da cirurgia de cada paciente.

Abordagem cirúrgica. Para o reparo de tendões lacerados dos dedos na zona II, por exemplo, o cirurgião pode escolher um acesso palmar em zigue-zague elaborado para evitar as linhas de carga ou uma incisão lateral, sendo a primeira a mais comum. No reparo do tendão lacerado, a incisão é feita entre as polias anulares para assegurar a melhor excursão. Esse acesso preserva a função das bainhas fibrosas que circundam os flexores dos dedos e mantêm os tendões próximos das articulações, impedindo que o tensionamento do tendão cause um efeito de "corda de arco".

Técnica de sutura. Para um reparo direto, após as pontas do tendão serem localizadas, preparadas e novamente opostas, há muitas técnicas delicadas para sutura dos tendões.[65,82,90 127,129,134,137,150] As suturas centrais e epitendíneas são usadas para manter as pontas do tendão unidas. Um número maior de passadas da sutura no local de reparo (p. ex., 4 ou 6 passadas em vez de 2) produz um reparo proporcionalmente mais forte. Suturas contínuas no epitendão, ancoradas, além das suturas centrais, parecem aumentar ainda mais a força inicial do reparo.[65,127,129,149]

Recomendação clínica

A técnica e o número de passadas de sutura influem na força inicial do reparo e, consequentemente, no tipo e no momento da mobilização permitida no pós-operatório.

A técnica de sutura precisa ainda abordar o suprimento vascular para o tendão reparado. Suturas não reativas são colocadas na face palmar não vascular do tendão de modo a não perturbar os vínculos, que ficam na face dorsal do tendão e proporcionam um suprimento sanguíneo para o tendão.[129,134,137] Quando presente, como nas zonas II e IV, a bainha sinovial é também reparada para restabelecer a circulação do líquido sinovial, uma fonte importante de nutrição para os tendões em cicatrização.[65,129]

Fechamento. Após todos os reparos terem sido completados, a incisão (ou incisões) é fechada, a mão e o punho são imobilizados em um curativo compressivo volumoso e elevados para controlar o edema. O curativo compressivo permanece no lugar por 1 a 3 dias. Quando o curativo cirúrgico volumoso é removido, este é substituído por um curativo compressivo leve e uma órtese.

Tratamento pós-operatório

Considerações gerais. Após a intervenção cirúrgica para uma lesão de tendão flexor, um tendão forte e bem cicatrizado deslizando livremente é a base para a restauração da mobilidade funcional e força na mão.[3,55,68,112] São feitos to-

dos os esforços para prevenir a formação de aderências que impeçam a excursão, protegendo, ao mesmo tempo, o tendão reparado enquanto este cicatriza. O Quadro 19.12 resume os fatores que contribuem para a formação de aderências após um reparo de tendão.[55,68,112,127]

Muitos dos fatores já observados ligados ao paciente e à lesão, considerados pelo cirurgião ao determinar a abordagem de tratamento cirúrgico mais apropriada para a lesão na mão de um paciente, também influenciam os componentes complexos e a progressão da reabilitação pós-operatória. Além disso, fatores ligados à cirurgia, como o tipo e momento do reparo, técnica de sutura, força do reparo do tendão e necessidade de procedimentos operatórios concomitantes, afetam a reabilitação e os resultados finais. Além disso, os fatores ligados à fisioterapia – em particular o momento quando a fisioterapia é iniciada, o uso de procedimentos de mobilização precoce ou tardia, a qualidade da imobilização, a habilidade do fisioterapeuta e, por fim, a qualidade e consistência do envolvimento do paciente no processo de reabilitação – também influem nos resultados.

Tem sido feita uma pesquisa extensiva sobre o processo de cicatrização do tendão, a força tênsil dos reparos tendíneos, formação de aderências, excursão e cargas (sobrecargas) impostas aos tendões reparados durante o movimento dos dedos. Muitos autores fornecem uma análise aprofundada e o resumo de estudos básicos e clínicos – em geral realizados com animais e *post-mortem*, mas alguns com seres humanos *in vivo* – e sua aplicação à reabilitação.[3,29,55,66,127,129,134]

O propósito desta seção é examinar e resumir conceitos e abordagens atuais de imobilização e exercício usados na reabilitação após lesão e reparo de tendão flexor. Os fisioterapeutas que tratam pacientes após reparo de tendão

---

QUADRO 19.12	Fatores que contribuem para a formação de aderências após lesão e reparo dos tendões

- Localização da lesão e reparo: risco mais alto na zona II flexora e III extensora; os tendões deslizam em uma área intimamente confinada.
- Extensão do trauma: risco mais alto com trauma extensivo e dano de estruturas associadas.
- Suprimento sanguíneo reduzido, subsequente isquemia e diminuição da nutrição para os tendões em cicatrização.
- Manuseio excessivo dos tecidos lesionados durante a cirurgia.
- Técnica de sutura inefetiva.
- Lesão ou ressecção dos componentes da bainha tendínea.
- Imobilização prolongada após lesão ou reparo, o que impede o deslizamento do tendão.
- Afastamento das extremidades do tendão reparado associado com tensão *excessiva* no tendão em cicatrização.

precisam estar familiarizados com os vários protocolos ou diretrizes pós-operatórios usados pelos cirurgiões de mão que encaminham os pacientes e aqueles descritos na literatura.

O conhecimento dos conceitos básicos de qualquer protocolo é essencial para uma comunicação efetiva do fisioterapeuta com o cirurgião. A habilidade do fisioterapeuta de aplicar e ensinar procedimentos de exercícios é igualmente necessária para a orientação efetiva ao paciente e para ajudá-lo a alcançar os melhores resultados funcionais. Esse conhecimento possibilita ao fisioterapeuta fazer julgamentos clínicos sólidos para determinar quando a progressão de atividades no protocolo preferido pelo cirurgião de mão que encaminhou o paciente é segura ou quando as atividades precisam ser ajustadas de acordo com as respostas de cada paciente. É preciso lembrar-se de que um protocolo regimentado é seguro e efetivo apenas na ausência de variáveis pós-operatórias, uma situação que certamente não ocorre na clínica.[39,112]

Abordagens de tratamento pós-operatório. Há duas abordagens básicas de tratamento após reparo do tendão flexor, caracterizadas pelo momento e tipo de exercício no programa. Elas são classificadas como *mobilização controlada precoce*, passiva ou ativa, e *mobilização tardia*.

Numerosos protocolos publicados, apresentando variabilidade considerável, se enquadram nessas categorias. A maior parte dos programas atuais enfatiza o movimento controlado (protegido) precoce após a cirurgia e incluem tanto exercícios passivos como ativos do dedo (ou dedos) operado. Avanços no tratamento cirúrgico (em particular na melhora da técnica de sutura) que estabelecem um reparo inicial de tendão relativamente forte permitem o uso da mobilização precoce.

Evidências em foco

Trumble et al.[140] estudaram 103 pacientes com reparo de tendão flexor na zona II, randomizados para realizar um protocolo de movimento ativo precoce com ação de posicionar-manter ou um protocolo de movimento passivo. A ADM foi medida 6, 12, 26 e 52 semanas após o reparo. As medidas de desfecho também incluíram testes de destreza, o questionário DASH de desfechos e uma pontuação da satisfação do paciente. Noventa e três pacientes completaram o estudo. Em todos os pontos do estudo, os pacientes tratados com o protocolo de movimento ativo tiveram maior ADM. Em 52 semanas, o movimento ativo total (MAT) do grupo de movimento ativo apresentou uma média de 156° +/- 25°, em comparação com 128° +/- 22° (p < 0,05) no grupo de movimento passivo. Os autores também relatam que o grupo de movimento ativo teve contraturas em flexão significativamente menores e maiores pontuações de satisfação (p < 0,05). Não houve diferença entre os grupos na pontuação DASH ou nos testes de destreza. Eles concluíram que a terapia por meio do movimento ativo proporciona mais movimento ativo dos dedos do que a terapia com movimento passivo depois do reparo do tendão flexor na zona II, sem risco de ruptura do tendão (3%). Além disso, Trumble et al. relataram que lesões nervosas concomitantes, lesões em vários dedos e histórico de tabagismo influenciam negativamente o desfecho final dos reparos em tendões.

O Quadro 19.13 resume a base teórica para a mobilização precoce, porém cuidadosamente graduada, já com 1 dia ou 2 após o reparo do tendão com base em quatro décadas de evidências derivadas de estudos científicos.[29,55,65,66,68,82,112,127,131,132] Contudo, há casos em que uma abordagem tradicional de mobilização tardia precisa ser usada. As indicações para uma imobilização prolongada (3 a 4 semanas) após reparo de tendão (e, portanto, mobilização tardia) estão observadas no Quadro 19.14.[48,112,122,127]

Os elementos fundamentais das abordagens de mobilização precoce passiva e ativa e a abordagem de mobilização tardia com respeito à imobilização e da seleção e progressão dos exercícios estão apresentados nas seções adiante. Descrições mais detalhadas dessas abordagens, assim como protocolos específicos defendidos por vários profissionais e pesquisadores, estão disponíveis em diversas publicações.[29,39,55,66,68,112,131,134,147,150]

Em todas as abordagens, as metas e intervenções pós-operatórias para redução da dor, controle de edema e manutenção da função em regiões não envolvidas (p. ex., cotovelo e ombro) estão de acordo com o tratamento que se segue a outros procedimentos operatórios previamente discutidos neste capítulo. A orientação ao paciente é de importância vital para resultados efetivos após uma cirurgia de mão.

QUADRO 19.13 | **Base teórica para a mobilização controlada precoce após reparo de tendão**

- Diminui o edema pós-operatório.
- Mantém o deslizamento do tendão e diminui a formação de aderências que possam limitar a excursão do tendão e, consequentemente, limitar a ADM funcional. O deslizamento deteriora-se em 10 dias após o reparo quando um tendão é imobilizado.
- Aumenta a difusão do líquido sinovial para nutrição do tecido, o que aumenta a velocidade de cicatrização do tendão.
- Aumenta a maturação da ferida e a força tênsil do tendão reparado mais rapidamente do que a imobilização contínua por meio de uma tensão com nível apropriado obtida com a mobilização precoce do tendão. O local do reparo perde força durante as primeiras 2 semanas após a cirurgia.
- Diminuição da formação de uma fenda no local reparado, que por sua vez aumenta a força tênsil do reparo.

Observação: a menos que haja uma anotação contrária, as diretrizes descritas nesta seção para imobilização e exercício são para lesão e reparo primário ou enxertos de tendão feitos em um estágio das unidades musculotendíneas do FSD e/ou FPD nas zonas I, II e III. As diretrizes são similares, porém não estão abordadas aqui para as zonas P-I e P-II do polegar. As diretrizes pós-operatórias para reconstruções em múltiplos estágios ou tardias são progredidas de maneira similar, porém mais cautelosa. Essa informação pode ser encontrada em outras publicações.[48,55,66,68,112,131]

Imobilização

A duração, o tipo e a posição da imobilização precisam ser considerados.

Duração da imobilização. Com algumas exceções previamente observadas (ver o Quadro 19.14), quando a imobilização prolongada (3 a 4 semanas) é necessária, o tendão reparado é continuamente imobilizado após a cirurgia por até 5 dias, enquanto o curativo compressivo volumoso é mantido no lugar. Isso dá algum tempo para que o edema pós-operatório diminua.

Tipo ou método de imobilização. Geralmente depende da preferência do cirurgião de mão e do fisioterapeuta, da abordagem ao exercício pós-operatório e do estágio de cicatrização dos tecidos. Se a mobilização do dedo operado é protelada por 3 a 4 semanas, um gesso ou órtese estática prevê a imobilização. As abordagens de mobilização precoce controlada requerem a fabricação de diferentes tipos de órteses personalizadas.

Há três tipos gerais de órteses usadas após reparo de tendão flexor: uma órtese dorsal estática com bloqueio;[50,55,68,112,127] uma órtese dorsal com bloqueio e tração

dinâmica, originalmente proposta por Kleinert[75,79] e modificada e melhorada depois por médicos e pesquisadores;[55,112,122] e uma órtese com tenodese dorsal e punho articulado.[29,112,127,134] As descrições dessas técnicas de aplicação de órteses estáticas e dinâmicas para imobilização e/ou exercício estão listadas no Quadro 19.15. A Figura 19.12 mostra um exemplo de órtese dorsal com bloqueio e tração dinâmica. A órtese permite extensão ativa do dedo envol-

---

QUADRO 19.15	Órteses dorsais estáticas e dinâmicas com bloqueio: posição e uso

Órtese estática dorsal com bloqueio

- Cobre a superfície dorsal de toda a mão e dois terços do antebraço (o polegar fica livre).
- Posicionada em flexão de punho e MCF e extensão IF para evitar tensão excessiva sobre o tendão flexor reparado. Os graus de flexão podem variar com a filosofia do cirurgião ou do fisioterapeuta e a abordagem (protocolo) usada.
- Tiras ao longo da face palmar da mão e antebraço mantêm o punho e os dedos posicionados corretamente.
- Restringe a extensão de punho e MCF.
- É usada durante as fases iniciais da reabilitação. As tiras distais da órtese são afrouxadas ou removidas para os exercícios precoces.
- Também usada como órtese noturna para proteção.

Órtese dorsal com bloqueio e tração dinâmica

- Permite a mobilização precoce da articulação operada enquanto a mão está na órtese.
- Uma faixa elástica (ou fio de náilon com uma tira de borracha) é presa na unha do dedo operado (ou nos quatro dedos), passa embaixo de uma barra palmar que age como uma polia e então se insere proximalmente no punho.
- Em repouso, a faixa elástica proporciona tração dinâmica que mantém o dedo operado em flexão.
- Permite a *extensão ativa* das articulações IF até a superfície da órtese dorsal.
- Quando os extensores IFP e IFD relaxam, a tensão proveniente da faixa elástica traciona o dedo, causando uma *flexão passiva*.

Órtese dorsal de tenodese com punho articulado

- Usada *exclusivamente* para as sessões de exercícios.
- Sem tração dinâmica com faixas elásticas.
- Permite flexão de punho completa e extensão de punho limitada (aproximadamente 30°), porém mantém as articulações MCF em pelo menos 60° de flexão e as articulações IF em extensão completa quando as tiras estão presas.
- Quando as tiras ao longo dos dedos são afrouxadas, permitem extensão ativa de punho durante a flexão IF passiva inicial e, mais tarde, quando a flexão dos dedos é mantida por vários segundos por meio da contração estática dos flexores IF.

QUADRO 19.14	Indicações para o uso de imobilização prolongada e mobilização tardia após reparo de tendão flexor

- Pacientes incapazes de compreender e participar ativamente de um programa de exercícios para mobilização controlada precoce. Isso inclui:
  - Crianças com menos de 5 anos de idade
  - Pacientes com capacidade cognitiva diminuída associada com traumatismo craniano, incapacidade ligada ao desenvolvimento ou comprometimento psicológico
- Pacientes que têm habilidade cognitiva para compreender e seguir um programa de mobilização controlada precoce, porém provavelmente não irão aderir ao programa. Isso inclui:
  - Paciente desmotivado
  - Pessoa impaciente, excessivamente zelosa, com uma história de reparo prévio que falhou
  - Pacientes nos quais o reparo de outras lesões ou cirurgias da mão necessitou de imobilização prolongada

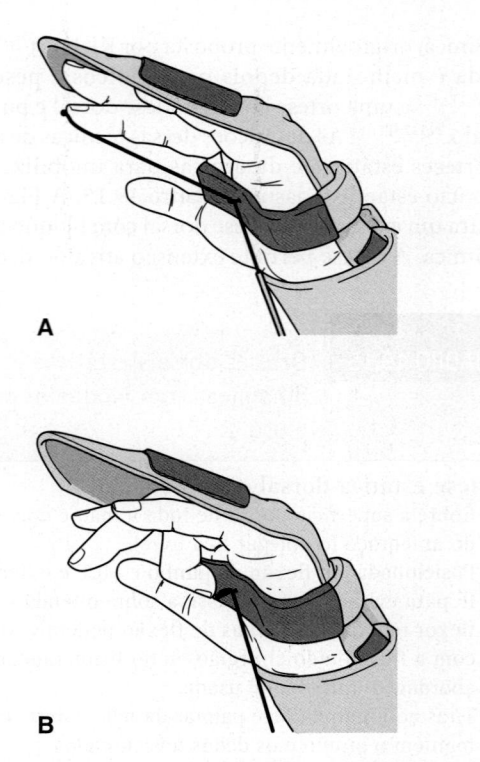

Figura 19.12   Órtese dorsal com bloqueio com tração dinâmica para mobilização controlada precoce após reparo do tendão flexor; **(A)** mostrando extensão ativa e **(B)** flexão passiva.

vido e a banda elástica retorna o dedo passivamente para uma posição fletida (ver na Figura 19.13A a representação de uma órtese dorsal de tenodese).

Posição da imobilização. A posição típica de imobilização para reparos dos tendões flexores nas zonas I, II e III é flexão de punho e MCF combinada com extensão IFP e IFD. Essa posição impede o alongamento completo e tensão indevida nos tendões FSD e/ou FPD reparados, minimizando, ao mesmo tempo, o risco de contraturas em flexão IF. Os graus recomendados de flexão de punho e MCF diferem um pouco de um autor para outro. As posições recomendadas variam de 10° a 45° de flexão de punho e 30° a 70° de flexão MCF com as articulações IF em extensão completa, porém confortável, dependendo da zona.[29,50,55,68,112,127,134] Em geral, o punho é posicionado com menos flexão do que as articulações MCF. A tendência com os anos tem sido fabricar órteses que permitem menos flexão de punho e MCF do que os primeiros protocolos recomendavam para aumentar o conforto do paciente e reduzir o risco de síndrome do túnel do carpo.[55,112]

O posicionamento após um reparo de zona IV geralmente é 60-70° de flexão MCF e punho na posição neutra.[68]

Exercício: abordagens de mobilização controlada precoce

Há duas abordagens básicas para a aplicação de mobilização controlada precoce para manter o deslizamento e prevenir aderências após reparo do tendão flexor: mobilização passiva precoce e mobilização ativa precoce.

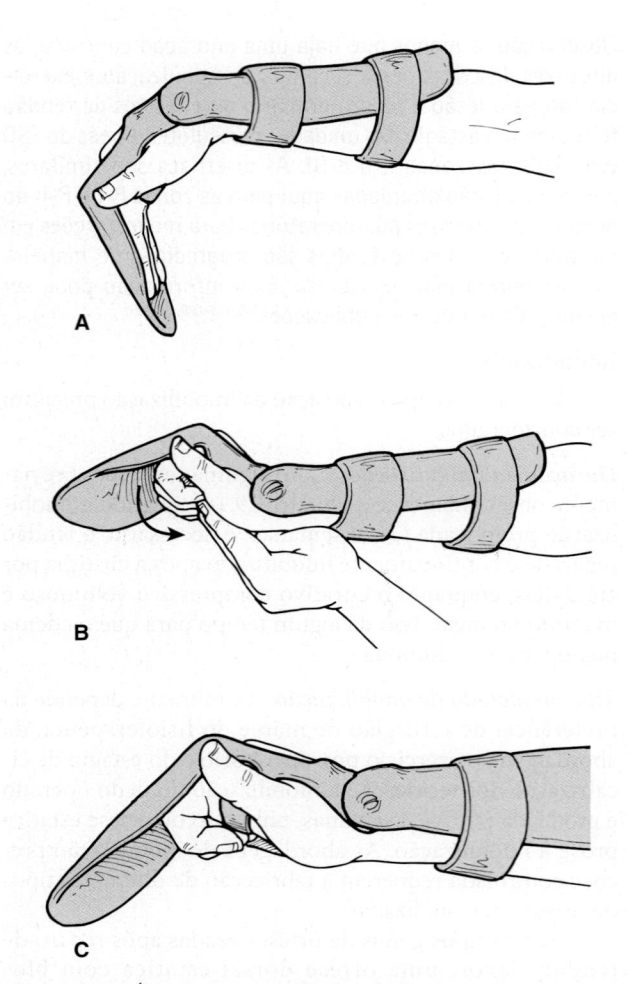

Figura 19.13   Órtese e exercícios para mobilização ativa precoce pós-reparo de tendão flexor. **(A)** Após a remoção do curativo compressivo cirúrgico e a fabricação de uma órtese estática dorsal com bloqueio, é fabricada uma órtese de tenodese com punho articulado. **(B)** A órtese de tenodese permite flexão completa de punho, porém limita a sua extensão em 30°. Durante o movimento precoce dos dedos, as articulações MCF são mantidas em pelo menos 60° de flexão enquanto as articulações IF são passivamente movidas e colocadas em flexão combinada. **(C)** Então o paciente estende ativamente o punho mantendo, ao mesmo tempo, a posição flexionada do dedo com uma contração muscular estática e a menor quantidade possível de tensão nos flexores dos dedos. (De Strickland JW. Flexor tendon injuries. In Strickland JW, Graham TJ [eds] *Master Techniques in Orthopedic Surgery – The Hand*, 2.ed. Filadélfia: Lippincott Williams & Wilkins, 2005, p. 262, com permissão.)

Contudo, o modo como a mobilização passiva ou ativa do tendão reparado é obtida varia entre os protocolos.

Mobilização passiva controlada precoce. Historicamente, o uso de mobilização passiva precoce baseia-se no trabalho de Duran e Houser[50] e no de Kleinert et al.[75,79] Ambos os grupos propuseram a flexão passiva precoce das articulações IF dentro de uma amplitude protegida no pós-operatório, porém usaram abordagens distintas à aplicação de órteses e exercícios. Duran defendeu o uso de uma órtese dorsal estática com bloqueio e remoção precoce da órtese ou afrouxamento das tiras de estabilização para os exercícios de ADM passiva das articulações IF do dedo(s) operado. Kleinert et al. defenderam o uso de uma órtese dorsal de bloqueio com tração dinâmica para o exercício precoce (ver Fig. 19.12). Dentro do que é permitido pela órtese, o paciente realiza *extensão ativa* do dedo operado. A banda elástica promove flexão passiva, permitindo assim a excursão do tendão reparado sem tensão ativa nos flexores dos dedos. Uma pressão manual suave em flexão composta máxima, com uso da mão não envolvida, pode ser acrescentada para aumentar a flexão passiva.

Observação: quando uma órtese dinâmica com tração é usada durante o dia, uma órtese dorsal estática é usada à noite para manter as articulações IF em extensão, o punho em 10-30° de flexão e as articulações MCF em 50-70° de flexão, de modo a prevenir contraturas em flexão IF.

Esses protocolos originais de mobilização passiva têm sido modificados nas últimas três décadas. Atualmente, alguns cirurgiões e fisioterapeutas usam elementos selecionados (órtese e/ou exercício) dessas abordagens de mobilização passiva.[29,31,113,122,140] Contudo, o uso de mobilização precoce *ativa* que impõe uma tensão controlada no tendão reparado está gradualmente substituindo as abordagens de mobilização passiva.[31,68,113,140]

Mobilização ativa controlada precoce. A característica primária que distingue uma mobilização ativa precoce de uma abordagem de mobilização passiva precoce é o uso de *contrações ativas com mínima tensão* das unidades musculotendíneas reparadas, iniciadas durante o estágio agudo de cicatrização dos tecidos, em geral nas primeiras 24 a 72 horas, mas não depois de 5 dias no pós-operatório.[29,55,68,112,127,134,140] Alguns exercícios passivos também são incorporados nos regimes ativos.

Com base principalmente em estudos experimentais com modelos animais, levanta-se a hipótese de que cargas suaves colocadas sobre um tendão reparado por meio de uma contração muscular estática ou dinâmica com uma intensidade muito baixa, que "traciona" o tendão reparado através de sua bainha, é um método mais efetivo de criar excursão (deslizamento) do tendão do que "empurrar" o tendão com o movimento passivo.[3,39,55,57,66] A mobilização ativa precoce tem se tornado mais amplamente aceita, porque técnicas de sutura mais fortes produzem um reparo que pode suportar cargas controladas precoces.

Precaução: proponentes da mobilização ativa precoce do tendão alertam que essa abordagem é recomendada apenas para reparos primários de tendão, em que tenham sido empregadas técnicas de sutura centrais e epitendíneas com quatro a seis passadas (em vez da sutura de duas passadas) mais fortes em pacientes cuidadosamente selecionados que tenham acesso à reabilitação com um fisioterapeuta de mão experiente e maior probabilidade de aderir ao regime prescrito de exercícios e uso de órtese.[29,31,55,66,127,131,134,137]

Há dois modos por meio dos quais a mobilização precoce ativa pode ser implementada. Os dois métodos são fundados na análise e aplicação de evidências da literatura científica sobre reparo e cicatrização, excursão e cargas impostas sobre tendões reparados.[31,39,55,134]

- ***Abordagem usando exercícios de posicionar-manter.*** Uma abordagem usa exercícios de "posicionar-manter" por meio de contrações musculares *estáticas* para gerar uma tensão ativa nos flexores dos dedos e impor tensão controlada sobre o tendão reparado (os exercícios de posicionar-manter estão descritos adiante nos exercícios específicos para cada fase). Essa abordagem de movimento ativo precoce é usada no protocolo de Indiana.[29,31,134,151]
- ***Abordagem dinâmica.*** A outra abordagem de mobilização ativa precoce, desenvolvida por Evans,[55,57] usa exercícios *dinâmicos* com tensão muscular mínima em arco curto para impor inicialmente uma tensão de baixa intensidade no tendão em cicatrização.
- ***Abordagem combinada.*** Um modelo conceitual, proposto por Groth,[66] para ser usado na mobilização ativa precoce e na aplicação de forças progressivas no tendão em cicatrização após reparo do tendão flexor, combinando elementos tanto da abordagem de posicionar-manter como da dinâmica. Além disso, na base teórica desse modelo, Groth discute os efeitos de cada nível de exercício nas cargas internas sobre o tendão e sua excursão de acordo com evidências importantes tiradas da literatura quando disponíveis.
  - Uma característica única do modelo de Groth é que ele se baseia em critérios, em vez de basear-se no tempo. Ao fornecer critérios para a progressão dos exercícios de acordo com a carga ideal a ser imposta ao tendão, esse programa proporciona um mecanismo para uma sequência individualizada de exercícios ajustada para cada paciente, em vez de usar tempos e progressões predeterminados.
- O modelo contém oito níveis progressivos de exercícios ativos, indo do menor até o maior nível de carga sobre o tendão. A sequência é precedida por exercícios de aquecimento (movimentos passivos lentos e repetitivos dos dedos em amplitudes protegidas). Como nas outras abordagens de mobilização ativa precoce, os exercícios são iniciados durante os primeiros dias após a cirurgia e progredidos até a conclusão da reabilitação pós-operatória. O Quadro 19.16 descreve a sequência de exercícios de oito níveis do modelo conceitual de Groth.[66,112,137]

Têm sido publicados muitos estudos retrospectivos e séries de casos prospectivos não randomizados descrevendo a efetividade das abordagens que incluem mobilização ativa precoce e mobilização passiva precoce na reabilitação pós-operatória do reparo de tendão flexor.

Evidências em foco

Chesney et al.[31] fizeram uma revisão sistemática dos protocolos de reabilitação dos tendões flexores pós-intervenção cirúrgica na zona II da mão. Os autores analisaram todos os protocolos de reabilitação publicados, com exceção da imobilização. Em termos gerais, os protocolos foram classificados como de flexão passiva e extensão ativa (tipo Kleinert), de movimento passivo controlado (tipo Duran), de "movimento passivo controlado" combinado (combinação dos protocolos de Kleinert e Duran, com elementos de

> **QUADRO 19.16** Uma sequência de exercícios para mobilização ativa precoce com carga progressiva no tendão após reparo do tendão flexor[66]
>
> **Aquecimento**
> Exercícios de aquecimento (movimentos passivos de dedo dentro de amplitudes protegidas) precedem cada sessão de exercício.
>
> **Níveis progressivos de exercício***
> - Nível 1 – flexão do dedo do tipo posicionar-manter
> - Nível 2 – flexão combinada ativa do dedo
> - Nível 3 – flexão em gancho e punho reto do dedo
> - Nível 4 – movimento articular isolado do dedo
> - Nível 5 – continuação dos exercícios dos níveis 1-4 e descontinuação da órtese de proteção introduzindo um uso gradualmente maior da mão nas atividades funcionais
> - Nível 6 – flexão combinada resistida do dedo
> - Nível 7 – exercícios resistidos em gancho e punho reto
> - Nível 8 – mobilização articular isolada contra resistência
>
> *Observação: a sequência dos exercícios vai da menor carga imposta ao tendão até a maior carga. São usadas mais repetições no nível mais baixo de carga e menos repetições nos níveis mais altos de carga. A progressão para o nível seguinte ocorre quando critérios específicos são alcançados.

ambos), e de movimento ativo precoce (com uso da ação de posicionar-manter). Os principais desfechos considerados pelos autores foram: percentual de ruptura de tendão, ADM do dedo lesionado e também a qualidade de vida e a satisfação do paciente. As conclusões de sua revisão demonstraram que os protocolos de movimento ativo precoce e protocolos combinados resultam em baixos percentuais de ruptura de tendão e em uma ADM aceitável; no entanto, não existe um protocolo que seja superior aos demais. A conclusão é que a literatura não favorece nenhum protocolo em especial, e que há necessidade de mais pesquisas, incluindo ensaios clínicos randomizados controlados que comparem os diferentes protocolos, lado a lado, para que seja determinado não só o protocolo mais eficaz, mas também para determinar qual protocolo tem melhor custo-benefício.

Exercício: fase de proteção máxima

Observação: as diretrizes para os exercícios descritos nesta seção enfocam a aplicação da mobilização ativa precoce após *reparos primários de tendões flexores da zona I, II ou III* e foram retiradas de várias fontes.

A fase de proteção máxima da reabilitação começa nos primeiros dias do pós-operatório e continua por 3 a 5 semanas, período quando o reparo de tendão é mais fraco. As metas dessa fase da reabilitação são o controle da dor e do edema e a proteção do tendão recém-reparado, impon-

do, ao mesmo tempo, cargas controladas muito baixas sobre o tendão para manter seu deslizamento adequado e prevenir aderências que possam restringir sua excursão. As intervenções nessa fase incluem elevação da mão, uso de órtese e seus cuidados, tratamento da ferida e cuidados com a pele, e exercícios passivos e ativos.

Durante a primeira fase da reabilitação, os exercícios são feitos dentro de uma órtese estática dorsal com bloqueio, ou de uma órtese de tenodese do punho (Fig. 19.13A) projetadas especificamente para o exercício. Com os dois tipos de órteses, as tiras de estabilização são afrouxadas para permitir a flexão do dedo. Os exercícios adiante são feitos em intervalos frequentes (de hora em hora) durante o dia e continuam por cerca das primeiras 4 semanas.

- ***Exercícios passivos de ADM.*** De hora em hora, fazer flexão e extensão passiva MCF, IFP e IFD em cada articulação individual na amplitude permitida pela órtese dorsal, seguida pela flexão passiva combinada nos limites da órtese. A flexão combinada pode incluir movimentos passivos nas posições de punho cerrado e punho reto.
- ***Movimentos independentes das articulações IFP e IFD para deslizamento diferencial dos tendões do FPD e FSD.*** Por exemplo, a articulação IFD precisa ser flexionada e estendida separadamente enquanto cada articulação IFP é estabilizada em flexão. Desse modo, à medida que a articulação IFD é passivamente estendida, o local reparado do FPD desliza distalmente, para longe do reparo do FSD.[68,112]

Precaução: é essencial manter as articulações MCF em flexão durante a ADM passiva das articulações IF para evitar alongamento excessivo do local do reparo, o que poderia causar um distanciamento das pontas do tendão que foram reaproximadas durante a extensão IF.

- ***Exercícios de posicionar-manter.*** Muitos programas iniciam exercícios de posicionar-manter dos dedos reparados com o paciente usando uma órtese dorsal com bloqueio[55,151] ou uma órtese de tenodese.[29,39,66,112] Com as articulações MCF em flexão, colocar passivamente as articulações IF em flexão e fazer o paciente manter a posição independentemente por cinco segundos por meio de uma contração estática mínima dos flexores dos dedos. Se o paciente estiver usando uma órtese de tenodese, combinar a flexão do tipo posicionar-manter do dedo com a extensão ativa do punho (Fig. 19.13B e C). Fazer o paciente relaxar e permitir que passivamente o punho flexione e os dedos se estendam. Inicialmente, fazer o paciente praticar isso com a mão não lesionada ou usar *biofeedback* para aprender como manter a posição produzindo o mínimo de força no FPD e FSD.

Evidências em foco

As pesquisas têm mostrado que é preferível fazer exercícios de posicionar-manter com o punho estendido e as articulações MCF colocadas em flexão, porque a extensão do punho é a posição na qual as articulações IF podem ser movidas pela contração do FSD e FPS com a *menor* força de contração e, portanto, um nível de carga muito baixo no tendão reparado.[29,39]

■ **Movimento em arco curto (MAC) com mínima tensão.** Alguns programas iniciam a flexão dinâmica ativa dos dedos nos primeiros dias após a cirurgia desde que a técnica de sutura e força do reparo permitam.[39,55,112] Contrações ativas que geram mínima tensão, apenas suficiente para vencer a resistência dos extensores e causar a excursão do tendão flexor, são feitas com o punho em leve extensão e as articulações MCF fletidas.

Exercício: fase de proteção moderada

A fase de proteção moderada começa com cerca de 4 semanas e continua por até 8 semanas no período pós-operatório. O enfoque durante essa fase é o aumento seguro da tensão sobre o tendão reparado, obtendo flexão e extensão ativa completa do punho e dos dedos e o deslizamento diferencial dos tendões. Caso tenha sido usada uma órtese de tenodese para os exercícios ativos iniciais, esta é descontinuada no início desta fase. Contudo, a órtese dorsal estática com bloqueio continua sendo usada durante o dia exceto durante os exercícios por até pelo menos 6 a 8 semanas. A órtese noturna continua sendo usada para proteção ou para diminuir ou prevenir uma contratura em flexão. Os exercícios incluem:

■ **Exercícios de posicionar-manter.** Os exercícios de posicionar-manter continuam, porém com tensão cada vez maior.
■ **ADM ativa.** Continuidade ou início de flexão e extensão ativa combinada das articulações IF com as articulações MCF fletidas, flexão/extensão MCF com as articulações IF relaxadas e flexão e extensão ativa do punho com os dedos relaxados.
■ **Exercícios de deslizamento e bloqueio de tendão.** Esses exercícios são iniciados com cerca de 5 a 6 semanas (ver Figs. 19.16 e 19.17 e as descrições na seção final deste capítulo).

Precaução: evitar a extensão do dedo combinada com extensão de punho por cerca de 6 a 8 semanas, já que essa posição coloca extrema tensão no tendão flexor reparado.

Exercício: fase de proteção mínima/retorno à função

A fase de proteção mínima/retorno à função começa com aproximadamente 8 semanas no pós-operatório e é caracterizada pela introdução gradual, porém progressiva, de exercícios resistidos para melhorar a força e a resistência à fadiga, exercícios de destreza e o uso da mão em atividades funcionais leves (0,5 a 1 kg) (ver na seção final deste capítulo os exercícios e atividades sugeridos).

O uso da órtese para proteção é descontinuado, porém pode ser necessário seu uso intermitente se o paciente apresentar folga extensora ou contratura em flexão persistentes. Após reparos primários de tendão flexor, a maioria dos pacientes retorna à atividade plena com 12 semanas após a cirurgia.

Exercício: abordagem de mobilização tardia

Em casos em que a imobilização contínua de um tendão flexor reparado se estendeu por 3 a 4 semanas (ver indicações no Quadro 19.14), algum grau de cicatrização do tendão e formação de aderências já ocorreu no momento em que os exercícios são iniciados.

Precaução: apesar do período extenso de imobilização, com 3 a 4 semanas, o reparo do tendão precisa ainda ser protegido usando-se uma órtese dorsal com bloqueio, e os exercícios precisam ser feitos em posições protegidas, progredindo de forma gradual.

Exercícios como ADM passiva, bloqueio de tendão e deslizamento de tendão e ADM ativa podem ser iniciados quando o gesso for removido. Os exercícios usados nas abordagens de mobilização precoce são apropriados. Indica-se também ao leitor referências adicionais que forneçam programas de exercícios detalhados para casos em que a mobilização tardia é necessária.[48,112]

Desfechos

Desfechos funcionais. Há um corpo substancial de evidências sobre reparos de tendões flexores, algumas baseadas em estudos longitudinais de desfechos clínicos.[137] Uma revisão da literatura[129] indicou que, com os avanços feitos na cirurgia e técnicas de reabilitação de tendão flexor nas últimas décadas, a recuperação de uma função boa ou excelente pode ser esperada em 80% ou mais dos pacientes após a lesão e o reparo de tendão flexor. Dois fatores que têm contribuído consideravelmente para uma alta taxa de desfechos favoráveis são o uso de melhores técnicas de sutura, produzindo um local de reparo forte, e a implementação da mobilização precoce nos programas de reabilitação.

Há vários instrumentos de análise quantitativa usados nos estudos dos desfechos de reparos de tendão.[112] É útil familiarizar-se com as avaliações utilizadas com mais frequência para compreender os achados dos estudos. Com alguns desses instrumentos, os resultados são relatados como excelentes, bons, regulares e ruins. Na maior parte das vezes, esses termos não são apenas descritores subjetivos, mas estão associados a instrumentos de medida objetivos. Por exemplo, no sistema Strickland[31] o termo refere-se a uma porcentagem da mobilidade ativa total "normal" (flexão ativa total menos déficits na extensão ativa) das articulações IFP e IFD obtida após reparos da zona I, II ou III e sua reabilitação.

Algumas generalizações podem ser feitas sobre os desfechos após reparo de tendão flexor. Os achados da literatura indicam que reparos primários imediatos e tardios (com até 10 dias após a lesão) fornecem desfechos igualmente positivos.[122] Contudo, não é surpresa que as reconstruções tardias e as reconstruções em múltiplos estágios acabem em desfechos piores (menor ADM ativa e passiva, maiores limitações funcionais) do que os reparos primários.[48,98,127] Isso está de acordo com os achados de que quanto maior a gravidade e o número de lesões associadas, menos favoráveis são os resultados.[112]

Estudos que remontam à década de 1980 têm documentado que a imobilização ininterrupta por 4 semanas leva a um retorno mais lento da força tênsil no tendão reparado e maior formação de aderências do que o uso de mobilização precoce.[112] Embora a imobilização prolongada continue sendo o tratamento de escolha para crianças com menos de 7 a 10 anos de idade,[54] surgiram evidências que demonstraram resultados positivos com o uso de protocolos de mobilização ativa e passiva precoce, dependendo da maturidade do desenvolvimento da criança e da ajuda de cuidadores.[94,106,141]

Estudos de várias abordagens à mobilização precoce passiva ou ativa após reparo do tendão flexor demonstram resultados superiores quando comparados aos desfechos após imobilização prolongada. Embora o uso da mobilização precoce na reabilitação depois do reparo de tendão flexor venha sendo bem documentado na literatura e seja agora a "norma" de tratamento, continuamos com limitadas evidências para uma indicação definitiva de qualquer protocolo como superior aos demais.[31]

O estudo prospectivo randomizado feito por Trumble et al.,[140] já comentado nesta seção, oferece um apoio adicional ao uso da mobilização ativa precoce no tratamento de tendões flexores reparados; mas ainda há necessidade de mais pesquisa, com estudos controlados randomizados.[31]

Complicações. A complicação precoce mais frequente após a cirurgia é a ruptura do tendão reparado, e a complicação tardia mais comum é a contratura em flexão ou déficit na extensão ativa das articulações IFD e/ou IFP reparadas, problemas tipicamente associados com aderências do tendão.[51,134] No geral, a taxa de complicações pós-operatórias é mais alta nos reparos da zona II do que nas outras zonas.[95] A maioria das rupturas costuma ocorrer com cerca de 10 dias no pós-operatório, quando o tendão reparado se encontra no estado mais enfraquecido.[95] A ruptura pode ocorrer durante atividades fortes de preensão ou como resultado do encontro com uma carga inesperadamente elevada, mas também enquanto o paciente está dormindo, se a mão não for protegida durante os primeiros meses após a cirurgia.

Embora haja consenso geral de que a mobilização precoce após o reparo do tendão reduz a formação de aderências, há preocupações de que o início precoce de exercícios com contrações ativas (estáticas ou dinâmicas) dos flexores das IFP ou IFD, que colocam tensão ativa no tendão recém-reparado, possa aumentar o risco de ruptura do tendão. No geral, contudo, as taxas de ruptura são baixas e parecem ser relativamente iguais àquelas vistas nos programas de flexão passiva/extensão ativa precoce.[51] Na revisão sistemática realizada por Chesney et al.,[31] o percentual de ruptura foi mais baixo nos protocolos combinados de Kleinert e Duran (2,3%) e mais alto nos protocolos de Kleinert (7,1%); contudo, não foi observada diferença estatística. Ocorreram percentuais de ruptura iguais (4%) nos reparos de tendão na zona II ao serem implementadas as abordagens de movimento passivo precoce e de movimento ativo precoce (posicionar-manter) ao tratamento.[140]

Tendões extensores da mão lacerados: tratamento cirúrgico e pós-operatório

Contexto e indicações para cirurgia

A laceração e ruptura traumática dos tendões extensores dos dedos, do polegar ou punho são frequentemente consideradas como menos graves do que a lesão dos tendões flexores. Sua localização superficial torna os tendões extensores vulneráveis à lesão durante o trauma no dorso da mão. Com frequência, considera-se que o tratamento e a reabilitação sejam menos problemáticos, consumam menos tempo e estejam associados a um prognóstico mais favorável, em comparação com as lesões em tendões flexores. Contudo, a experiência demonstrou que as lesões de tendões extensores podem ser igualmente complexas, demoradas, frustrantes e decepcionantes.[39,91,119] Além disso, os tendões extensores dos dedos são substancialmente mais finos do que os tendões flexores, tornando-os mais propensos à ruptura traumática, além da maior dificuldade em seu reparo.[52,105,119,130]

Como na superfície flexora, a superfície extensora da mão, do punho e do antebraço é dividida em zonas (Fig. 19.14). A superfície dorsal dos dedos e do punho é dividida em sete zonas e o polegar é dividido em quatro zonas. Cada

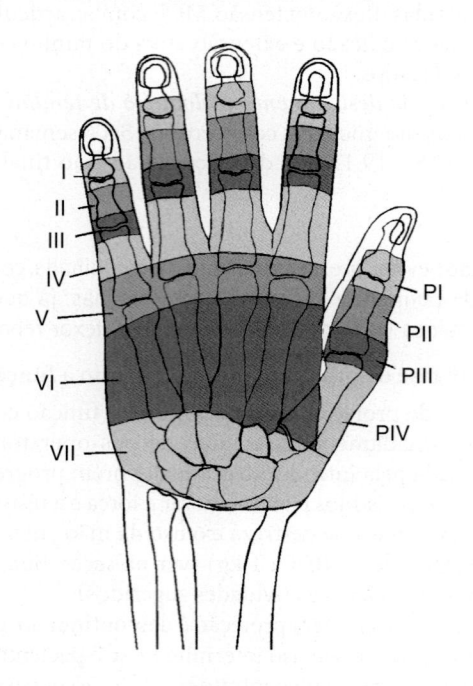

Dorsal

Figura 19.14   Zonas dos tendões extensores; face dorsal da mão e do punho.

uma dessas zonas é identificada por referências anatômicas específicas, conforme o Quadro 19.17.[52,56,91,105,119]As zonas ímpares correspondem à localização das regiões das articulações IFD, IFP, MCF e punho, enquanto as zonas pares correspondem aos ossos. Embora não esteja ilustrado na Figura 19.14, a superfície dorsal das regiões distal e intermediária do antebraço em geral é identificada pelas zonas VIII e IX, respectivamente. A área na articulação CMC do polegar é normalmente identificada como zona P-V.[52,56,105]

O mecanismo extensor de mão e punho é complexo. As características estruturais desse mecanismo variam em cada zona. A lesão em uma zona produz desequilíbrios compensatórios nas zonas adjacentes. O conhecimento da anatomia e da cinesiologia do mecanismo extensor é fundamental para a compreensão de como ocorrem os comprometimentos físicos e as limitações funcionais de um paciente, de acordo com as estruturas lesionadas em cada zona. O Quadro 19.18 identifica estruturas-chave e comprometimentos característicos associados com a ruptura ou laceração dos tendões em cada zona.[52,91,119,126,130] De todas as zonas extensoras, as lesões nas zonas III e VII impõem os maiores desafios cirúrgicos e de reabilitação, em virtude da complexidade das estruturas subjacentes nessa área e da possibilidade de perda funcional residual ou de deformidade. No entanto, as lesões na zona V são de longe as mais comuns. Lesões na zona V frequentemente acontecem como resultado de um soco na boca de outra pessoa, o que é conhecido como *mordida de briga*. Em tais casos, há alto risco de infecção e, em geral, tais lesões se tornam sépticas. Diante disso, há necessidade de desbridamento cirúrgico e do uso de antibióticos intravenosos, além do reparo do tendão.[91,130] Outras lesões também ocorrem na zona V, incluindo trauma contuso (fechado), que pode causar ruptura das bandas sagitais. As lesões agudas na zona V podem ser tratadas com uma órtese de extensão da articulação MCF por 6 semanas ou com uma órtese em ponte para banda sagital (semelhante à órtese de "extensão

---

QUADRO 19.17   Zonas dos tendões extensores: referências anatômicas

Zonas das superfícies dorsais dos dedos, da mão, do punho e do antebraço
- I – região da articulação IFD
- II – falange média
- III – região da articulação IFP
- IV – falange proximal
- V – ápice da região da articulação MCF
- VI – dorso da mão
- VII – região do punho/retináculo dorsal
- VIII e IX – regiões distal e intermediária do antebraço

Zonas do polegar
- P-I – região da articulação IF
- P-II – falange proximal
- P-III – região da articulação MCF
- P-IV – metacarpal
- P-V – região da articulação carpometacarpal

QUADRO 19.18   Consequências das lesões nas estruturas dorsais da mão e do punho

- *Zonas I e II*. O dano do terminal extensor leva à inabilidade de estender ativamente a articulação IFD (folga extensora) e termina por levar à contratura em flexão IFD e deformidade (dedo em martelo). Pode também desenvolver-se uma deformidade em pescoço de cisne secundária a um mecanismo extensor central sem oposição e migração dos mecanismos extensores proximalmente. O dano nessas zonas geralmente é resultado de uma ruptura fechada e não de uma laceração.
- *Zonas III e IV*. A lesão do tendão extensor central e possivelmente das bandas laterais resulta em inabilidade de estender ativamente a articulação IFP a partir de uma posição fletida em 90°. A contratura em flexão da articulação IFP e, por fim, uma deformidade em botoeira desenvolvem-se à medida que as bandas laterais deslizam no sentido palmar e causam hiperextensão da articulação IFD.
- *Zona V*. O dano dos tendões do extensor dos dedos (ED), extensor do indicador (EI) e extensor do dedo mínimo (EDM) e das bandas sagitais que cercam as articulações MCF causa inabilidade de estender ativamente as articulações MCF, resultando assim em contraturas em flexão MCF.
- *Zonas VI e VII*. As junturas tendíneas ao longo do dorso da mão (VI) e o retináculo dorsal (VII) sob o qual múltiplos tendões extensores do punho e dedos passam em íntima proximidade podem ser lesionados. Ocorre um efeito de "corda de arco" nos tendões extensores quando o retináculo, que age como uma polia, é lacerado. A bainha sinovial por onde os tendões deslizam na zona VII pode também ser lesionada, comprometendo subsequentemente a difusão sinovial e a nutrição dos tendões. Lesões nas zonas VI e VII podem resultar em perda de extensão dos dedos e do punho.
- *P-I e P-II*. A lesão do ELP e possivelmente do ECL (se a laceração ocorrer na região proximal da falange proximal) leva à perda de hiperextensão da articulação IF (deformidade de polegar em martelo) e extensão MCF enfraquecida
- *P-III e P-IV*. O dano do ECP leva ao enfraquecimento da extensão MCF e transfere as forças de extensão para a articulação IF, levando à deformidade em flexão da articulação MCF e a uma deformidade em hiperextensão da articulação IF quando o ELP está intacto.

---

relativa" descrita por Howell et al.), que posiciona a articulação MCF do dedo envolvido em hiperextensão relativa, em comparação com os dedos adjacentes (25-35°) e que deve ser usada por 8 semanas. No entanto, as lesões crônicas na zona V são tratadas com reparo primário e não com a reconstrução da banda sagital.[56,67,68,91,130]

Dependendo do tipo e da localização da lesão do mecanismo extensor e da extensão do dano esquelético, articular, vascular ou nervoso associado, a cirurgia pode ou não ser indicada. Os tendões do sistema extensor distais ao dorso da mão têm muitas inserções de tecidos moles ao longo de várias estruturas, o que torna menor sua probabilidade de encurtamento quando são lacerados ou rompidos do que a dos tendões flexores.[105] Como consequência, com a ruptura (lesão fechada) ou laceração simples nas zonas I a III, o tendão é colocado novamente em oposição e tratado com imobilização ininterrupta em uma órtese ou gesso durante 6-8 semanas enquanto cicatriza.[39,52,119,126,130] Por exemplo, esse é um curso de tratamento normal para uma deformidade de *dedo em martelo* (ou polegar em martelo), que é uma ruptura fechada do tendão extensor terminal, na zona I, normalmente por causa de uma hiperflexão forçada.[39,52,105,119,126,130]

Todavia, pode haver necessidade de uma intervenção cirúrgica, mesmo para uma simples lesão distal do tendão, para restaurar a ADM ativa, o equilíbrio muscular, a força e a função da mão e prevenir contraturas e deformidades. Embora os músculos extensores dos dedos sejam substancialmente mais fracos do que os flexores, um mecanismo extensor intacto é essencial para a preensão e liberação palmar funcional.[119]

Procedimentos

Tipos de reparos e reconstrução

As opções cirúrgicas para reparo de tendão extensor incluem um reparo direto (ponta a ponta) ou uma reconstrução. Do mesmo modo que no reparo ou na reconstrução do tendão flexor, as cirurgias são classificadas como reparo primário (imediato ou tardio em até 10 dias), secundário, ou reconstrução, que pode envolver um alongamento de tendão, enxertos tendíneos (para defeitos maiores que não podem ser tratados com procedimentos de alongamento de tendão), ou transferências de tendão.[119,126,130] Esses termos já foram definidos na seção anterior deste capítulo sobre reparo e reabilitação dos tendões flexores. Os procedimentos operatórios, como transferências de tendões extensores rompidos ou doentes associados com AR, também foram descritos anteriormente neste capítulo.

Visão geral dos procedimentos operatórios

Embora existam similaridades nas definições dos procedimentos utilizados em tendões extensores e flexores, há diferenças substanciais nas técnicas operatórias usadas para reparar tendões extensores *versus* flexores. Essas diferenças baseiam-se amplamente no fato de que os tendões extensores são morfologicamente mais finos e planos do que os tendões flexores. Isso leva à crença de que os reparos de tendão extensor são mais propensos ao afastamento das extremidades, têm menor força tênsil e maior probabilidade de se romperem do que os tendões flexores após o reparo. Contudo, técnicas de sutura mais fortes, especificamente elaboradas para reparo e reconstrução de tendões extensores, são usadas com maior frequência nos dias de hoje, permitindo a mobilização pós-operatória precoce do tendão reparado, amenizando, ao mesmo tempo, a possibilidade de afastamento das pontas e ruptura.[52,91,119,126]

Reparo primário da zona III. Os procedimentos operatórios para reparo de tendões extensores lacerados ou rompidos variam significativamente nas zonas distais *versus* proximais. Nesta visão geral será descrito apenas o reparo de laceração da zona III, simplesmente como exemplo. Descrições detalhadas de técnicas operatórias para reparo primário e reconstrução tardia de tendões extensores em todas as zonas da mão, do punho e antebraço podem ser encontradas em várias publicações.[16,52,91,105,126,130]

Lesões fechadas ou abertas no mecanismo extensor sobre a articulação IFP na zona III podem lesionar o mecanismo extensor central e/ou as bandas laterais. Isso pode resultar em uma folga extensora da articulação IFP e em hiperextensão da articulação IFD, o que é conhecido como deformidade em botoeira. A causa de uma deformidade em botoeira fechada envolve trauma contuso no dorso da articulação IFP e luxação palmar, que resulta em uma avulsão do mecanismo extensor central, com ou sem um fragmento ósseo. O tratamento para lesões agudas do mecanismo extensor central na zona III envolve o uso de uma órtese em extensão completa da articulação IFP durante 6 semanas, com o objetivo de permitir a cicatrização do mecanismo extensor central. Nesse período, são feitos exercícios ativos de flexão da articulação IFD de hora em hora para mobilizar dorsalmente as bandas laterais. Transcorridas as 6 semanas iniciais, o paciente usará uma órtese noturna por mais 4-6 semanas.[52,133] Para lesões abertas na zona III, o mecanismo extensor central é reparado e, se essa estrutura não for suficientemente robusta para um reparo direto, o cirurgião pode usar uma sutura-âncora na falange média para facilitar a fixação do tendão no osso.[52,133]

Se estiverem lesionadas, as bandas laterais são reparadas. Se uma deformidade em botoeira é evidente ou provável de desenvolver-se, um fio-K pode ser inserido para imobilizar a articulação IFP em extensão por cerca de 3 semanas, quando então é removido. Após o fechamento da área, um curativo compressivo volumoso imobiliza os tecidos reparados e controla o edema.[52,57,133]

Tratamento pós-operatório

Considerações gerais. A meta geral da reabilitação pós-operatória de lesão e reparo do tendão extensor é a mesma considerada após um reparo do tendão flexor – ou seja, restaurar a mobilidade e força da mão e do punho para atividades funcionais. A formação de aderências é uma preocupação após o reparo dos tendões extensores, assim como após o reparo dos tendões flexores. Como observado anteriormente, os tendões extensores dos dedos têm menor probabilidade de se retraírem após laceração ou ruptura em consequência de múltiplos elos dos tecidos moles do mecanismo extensor com as estruturas adjacentes. Contudo, essas inserções tornam os tendões extensores propensos à formação de aderências e perda de excursão durante o processo de cicatrização.[91,105,119] Como no tratamento após reparo do tendão flexor, a ênfase após o reparo do tendão extensor é a prevenção de aderências que restrinjam o deslizamento do tendão e limitem a ADM articular e o uso funcional da mão (ver no Quadro 19.12 uma revisão dos fatores que contribuem para a formação de aderências).

Os componentes e a progressão da reabilitação pós-operatória e os resultados finais do reparo do tendão extensor são influenciados por muitos dos mesmos fatores que influenciam a reabilitação e os resultados do reparo de tendão flexor, como a localização (nível) e gravidade da lesão, especificidades do procedimento ou procedimentos cirúrgicos, em particular o tipo de técnica de sutura e força do reparo, e o momento em que o paciente inicia o programa de reabilitação supervisionado por um fisioterapeuta de mão experiente, assim como seu acesso e nível de comprometimento com o programa.[39,56,57,91,119]

Abordagens de tratamento pós-operatório. Duas abordagens gerais de reabilitação após o reparo cirúrgico de lesões do tendão extensor estão descritas na literatura: imobilização prolongada, ininterrupta, esperando 3 a 6 semanas para iniciar a mobilização da região lesionada ou, em pacientes cuidadosamente selecionados, mobilização controlada precoce passiva ou ativa, iniciada nos primeiros dias pós-operatórios. A segunda possibilidade fundamenta-se na mesma base teórica da mobilização precoce de reparos de tendões flexores (ver Quadro 19.13).

Há situações em que uma abordagem de imobilização prolongada/mobilização tardia é o único método apropriado de tratamento (ver Quadro 19.14), e alguns estudos continuam mostrando que em muitos casos essa abordagem tradicional produz resultados aceitáveis.[39,56] Contudo, alguns estudos têm mostrado que reparos de tendão extensor, tratados com imobilização prolongada, são mais propensos ao desenvolvimento de aderências e produzem resultados apenas marginais (maior incidência de folga extensora, contratura articular e deformidade em botoeira). Além disso, esses e outros estudos têm mostrado que programas de mobilização precoce após o reparo *primário* de lesões agudas do tendão extensor nas zonas III e VII são efetivos e seguros[25,56,57,130] e produzem resultados superiores comparados com programas de imobilização prolongada/mobilização tardia.[39,56] Como consequência, as abordagens de mobilização precoce têm se tornado mais amplamente usadas nos últimos anos.

Deve-se observar, contudo, que a imobilização prolongada continua sendo o método escolhido com maior frequência para tratar lesões de tendão extensor nas zonas I e II.[39,56,57,119,126,130] A reconstrução tardia, que é mais complexa e normalmente envolve enxertos de tendão, também é tratada na maioria dos casos com imobilização contínua prolongada e mobilização tardia.[126]

Imobilização

A imobilização é tipicamente mantida com uma órtese palmar após o curativo cirúrgico volumoso ser removido alguns dias após a cirurgia. A duração, o tipo(s), as articulações imobilizadas e a posição da imobilização baseiam-se na localização (zona) da lesão e do reparo e nas estruturas envolvidas.

Duração da imobilização. Se o paciente é um bom candidato para o programa de mobilização precoce, a duração da imobilização ininterrupta normalmente é de apenas poucos dias. Se a mobilização tardia for o curso de ação mais apropriado, a imobilização ininterrupta poderá variar de 3 a 6 semanas. Nos programas de mobilização precoce, algum tipo de órtese de proteção é usado durante o exercício por cerca de 6 semanas após a cirurgia.

Tipos de imobilização. São usadas tanto órteses estáticas como dinâmicas ou uma combinação das duas. Dependendo das articulações imobilizadas, é indicada uma órtese montada no antebraço e punho, ou na mão, para bloquear a flexão excessiva na região do reparo e prevenir o alongamento do(s) tendão(ões) reparado(s). Uma órtese estática é considerada discreta, enquanto uma órtese dinâmica (ver Fig. 19.10), cuja barra de suporte é presa na superfície dorsal da órtese, sustentando as bandas elásticas, e com inserções de tipoias, é considerada chamativa. As tipoias e inserções das bandas elásticas mantêm os dedos em extensão durante o repouso, porém permitem flexão ativa.

Para um programa de mobilização tardia, uma órtese estática palmar ou removível é fabricada e usada continuamente (exceto durante os cuidados diários com a pele). Uma órtese dinâmica, usada durante o dia para as frequentes sessões de exercícios, é parte integral de muitos programas de mobilização precoce; mas, à noite, uma órtese estática deve ser usada para proteger o reparo. Alguns programas de mobilização ativa precoce usam apenas órteses estáticas que permitem a mobilização ativa quando as tiras são afrouxadas, porém, quando estão tensionadas, impedem o movimento excessivo das articulações. Órteses estáticas especiais pré-moldadas para os dedos reparados também são fabricadas e usadas apenas durante os exercícios em arco curto para limitar a amplitude de movimento permitida (ver Fig. 19.15).[56,83]

As articulações são imobilizadas na posição estendida ou em uma posição que coloque apenas mínima tensão sobre os tendões de modo a proteger o reparo de um alongamento excessivo e potencial afastamento das extremidades. Como exemplo, em um reparo de zona I ou II, a articulação IFD é colocada em hiperextensão; para a zona III/IV, as articulações IFP e às vezes as IFD são colocadas em extensão, mas, em um reparo de zona V/VI, o punho é mantido em 30° de extensão e as articulações MCF, em 30° a 45° de flexão. As posições recomendadas para as articulações proximais ou distais à zona lesionada variam consideravelmente. Várias publicações fornecem informações detalhadas sobre procedimentos de imobilização e aplicação de órteses após reparos de tendão extensor.[30,39,56,83]

Exercício: abordagem de mobilização controlada precoce ativa

À medida que o interesse na aplicação da mobilização precoce ativa após reparo de tendão vem crescendo, também cresce o número de estudos que descrevem detalhes dos programas de exercícios e seus resultados. Além do exemplo de um programa de mobilização precoce ativa para reparos de zona III/IV apresentado nesta seção, têm sido também propostas e detalhadas na literatura diretrizes para mobilização precoce das zonas V, VI e VII.[27,30,56,57,67,83,93]

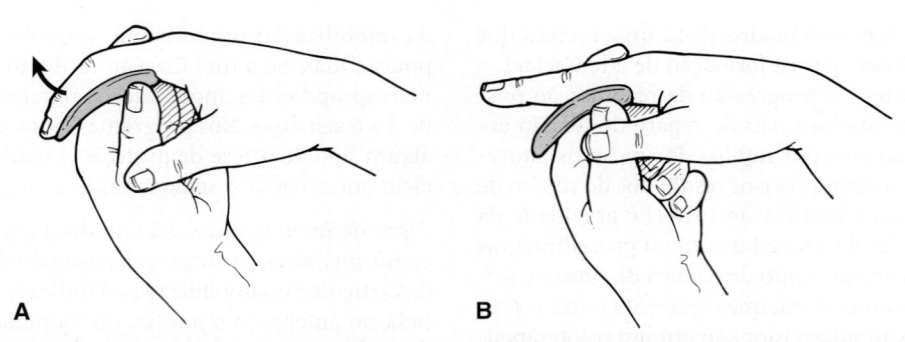

Figura 19.15   Uma das duas órteses estáticas palmares pré-moldadas usadas durante os exercícios precoces em arco curto das articulações IFP e IFD após reparo do mecanismo extensor nas zonas III/IV. Durante o exercício, o paciente sustenta ativamente o punho em aproximadamente 30° de flexão e mantém com a outra mão a articulação MCF na posição neutra ou em leve flexão. **(A)** Usando mínima tensão ativa durante a flexão IFP e IFD ativa combinada, a órtese inicialmente limita a flexão IFP e IFD em 30° e 20° a 25°, respectivamente, para prevenir alongamento excessivo do local do reparo. **(B)** O paciente faz a extensão completa ativa e lenta das articulações IFP e IFD e mantém brevemente a posição estendida.

Recomendação clínica

A característica peculiar comum a todos os programas de mobilização precoce ativa após reparo de tendão extensor é que contrações controladas ativas de baixa intensidade das unidades musculotendíneas reparadas são iniciadas nos primeiros dias pós-operatórios, ainda que dentro dos limites de algum tipo de órtese palmar estática.

Como já foi observado, os reparos de tendão extensor nas zonas III e IV são especialmente propensos à formação de aderências em consequência de múltiplas inserções de tecidos moles do mecanismo extensor nas estruturas circunjacentes e a interface osso-tendão larga na falange proximal ao longo da qual o mecanismo extensor precisa deslizar.[56,57,105,119] Evans[56,57] propôs um programa de mobilização precoce com órteses e exercícios para reparos do mecanismo extensor central envolvendo mínima tensão ativa dos extensores reparados para mobilização controlada em arco curto das articulações IFP e IFD.

Evidências em foco

Evans[56] comparou os resultados de um programa de imobilização prolongada/mobilização tardia e um programa de mobilização precoce em arco curto em 55 pacientes submetidos ao reparo primário de 64 dedos para lesão do mecanismo extensor central. Os pacientes de um grupo (36 dedos) foram tratados com 3 a 6 semanas (média de 32,9 dias) de imobilização contínua, enquanto os pacientes do grupo de mobilização precoce (28 dedos) iniciaram a movimentação ativa em uma amplitude protegida 2 a 11 dias (média de 4,59 dias) após a cirurgia. Depois de 6 semanas de tratamento, os pacientes do grupo de mobilização tardia apresentavam de forma significante menos flexão IFP (44°) do que o grupo de mobilização precoce (88°). Na alta, o grupo de mobilização tardia continuou a ter flexão IFP significativamente menor (72° após 76 dias) do que o grupo de mobilização precoce (88° após 51 dias). Além disso, na alta, o grupo de mobilização tardia tinha bem menos flexão IFD do que o grupo de mobilização precoce (37,6° e 45°, respectivamente). É ainda interessante observar que, na alta, o grupo de mobilização tardia, quando comparado

ao grupo de mobilização precoce, tinha folga extensora IFP significativamente maior (8,1° e 2,9°, respectivamente). Contudo, no início do tratamento, o grupo de mobilização tardia tinha uma folga extensora IFP de 13° enquanto o grupo de mobilização precoce tinha apenas 3° de folga.

Os elementos fundamentais do programa de mobilização ativa precoce em arco curto para reparos do mecanismo extensor central incluem os seguintes procedimentos de aplicação de órteses e exercícios:[30,56,57,83]

Uso de órteses palmares estáticas sob medida.   Nesta abordagem, são usados vários tipos de órteses sob medida. Uma órtese palmar estática montada na mão é fabricada e aplicada assim que o curativo cirúrgico é removido. A órtese mantém apenas as articulações IFP e IFD em 0° de extensão; o punho e as articulações MCF ficam livres. Essa órtese é removida para exercício de hora em hora durante o dia, mas recolocada entre as sessões de exercício.

- Uma órtese de repouso montada no antebraço é usada à noite para proteção durante pelo menos 6 semanas no pós-operatório.
- Duas órteses estáticas palmares pré-moldadas, montadas no dedo, são fabricadas e usadas apenas durante o exercício para limitar o movimento articular, a excursão do tendão extensor e o nível de tensão sobre o mecanismo extensor central reparado. Uma órtese é moldada para limitar a flexão IFP em 30° e a flexão IFD em 20° ou 25° durante o exercício. Uma segunda órtese pré-moldada é fabricada para manter a articulação IFP em extensão completa durante a flexão IFD isolada limitada a 30° a 35° (Fig. 19.15).
- A órtese de exercício IFP é revisada durante a segunda semana de exercícios para permitir 40° de flexão caso não haja folga extensora. A flexão IFP permitida pela órtese é aumentada gradualmente em 10° a cada semana desse momento em diante.

Progressão dos exercícios.   Ensina-se ao paciente o conceito de tensão ativa mínima (TAM) para proteger os tecidos em cicatrização durante a excursão do tendão. A TAM é a tensão apenas suficiente, gerada durante uma contração muscular ativa, para vencer a resistência elástica de um antagonista.[56]

- Os exercícios são iniciados dentro dos primeiros dias do pós-operatório e feitos de hora em hora ao longo do dia. Enquanto mantém ativamente o punho em 30° de flexão e estabiliza manualmente a articulação MCF na posição neutra a leve flexão, o paciente realiza flexão IFP e IFD ativa dentro dos limites permitidos pela órtese de exercício IFP (Fig. 19.15A), seguida pela extensão ativa completa mantida por vários segundos (Fig. 19.15B).
- O paciente também realiza flexão/extensão IFD isolada ativa na segunda órtese pré-moldada palmar que estabiliza a articulação IFP em extensão completa.
- Os exercícios continuam de modo regular durante o dia por várias semanas usando as órteses de exercício revisadas. O ideal é que ao fim de 4 semanas o paciente atinja 70° a 80° de flexão ativa e extensão completa da articulação IFP.
- A flexão combinada MCF, IFP e IFD (punho cerrado) é adiada por pelo menos 4 semanas ou até as órteses de exercício serem descontinuadas.
- Com cerca de 6 a 8 semanas, são iniciados exercícios resistidos de baixa intensidade aliados ao uso gradual da mão para atividades funcionais.

Exercício: abordagem de mobilização tardia

Se uma abordagem tradicional ao tratamento pós-operatório de reparo do tendão extensor for usada, os exercícios serão protelados por pelo menos várias semanas após a cirurgia. As considerações e precauções especiais para os exercícios usando uma abordagem de mobilização tardia estão resumidas por zonas no Quadro 19.19.[30,56]

As diretrizes dos exercícios resistidos para fortalecer a mão e a continuação ou modificação do uso da órtese para proteção não são abordadas neste resumo. Em geral, a órtese continua a ser usada durante o dia se uma folga extensora persistir e à noite para proteção por cerca de 12 semanas. Se a preensão estiver limitada por causa de flexão insuficiente do dedo, o alongamento passivo será iniciado ou uma órtese dinâmica de flexão poderá ser incorporada ao programa, alternando as órteses de flexão e extensão.

Exercícios resistidos para a unidade musculotendínea reparada não são iniciados até 8 a 12 semanas no pós-operatório, independentemente do local do reparo. Primeiro, a ênfase é colocada em fortalecer gradualmente os extensores para prevenir ou minimizar a folga extensora. Após 10 a 12 semanas, atividades resistidas de preensão palmar e pinça de *baixa intensidade* são iniciadas para fortalecer de maneira gradual os flexores caso não haja folga extensora.

Desfechos

Os desfechos, incluindo as complicações, após reparo de tendão extensor e reabilitação pós-operatória, estão bem documentados na literatura. As complicações precoces e tardias são similares às que ocorrem após o reparo de tendão flexor, incluindo ruptura, formação de aderências e limitação de mobilidade. Os desfechos normalmente medidos e relatados após o reparo de tendão extensor são ADM do punho e/ou dos dedos e força da preensão palmar, havendo apenas informações limitadas sobre o uso da mão para atividades funcionais.

A mobilidade dos dedos, em geral, é expressa em termos de distâncias "polpa a palma" ou MAT (movimento ativo total; flexão ativa menos folga extensora). Esses números são então comparados com a mão contralateral ou com a população "normal" e são, em geral, expressos como excelente, bom, regular ou ruim. Por exemplo, se a ADM é de apenas 75% da encontrada em pessoas normais ou se há < 15° de folga extensora em um dedo e flexão suficiente do dedo para que a polpa da falange distal toque o meio da palma, o resultado é descrito como "bom". Para compreender os resultados dos estudos sobre reparo de tendão, é necessário ter alguma compreensão dos vários instrumentos de medida.

Algumas generalizações sobre os desfechos podem ser tiradas da literatura com respeito à gravidade e localização da lesão. Como nas lesões de tendão flexor, quanto maior a extensão das lesões esqueléticas, articulares, vasculares ou nervosas associadas, piores os resultados do reparo com respeito à folga extensora e flexão dos dedos para a preensão palmar. Por exemplo, em um estudo de desfechos depois de uma imobilização prolongada após reparo de tendão extensor, 64% dos pacientes com lesões simples de tendão tiveram resultados bons, enquanto apenas 47% dos pacientes com lesões esqueléticas ou articulares associadas tiveram resultados bons.[105] No mesmo estudo, os pesquisadores verificaram que os reparos de lesões distais (zonas I a IV) tinham resultados menos favoráveis do que os reparos de lesões mais proximais (zonas V a VIII).

Os desfechos das diferentes abordagens ao tratamento pós-operatório de lesões de tendão extensor são relatados com frequência na literatura. Com respeito ao momento da intervenção cirúrgica, por exemplo, os reparos primários de lesões agudas (ruptura ou laceração), se feitos imediatamente ou protelados por até 10 dias, fornecem resultados igualmente bons.[119] Como foi observado ao longo desta seção sobre lesão e reparo de tendão extensor, numerosos estudos têm sido publicados descrevendo os resultados de várias abordagens ao tratamento pós-operatório. Embora alguns estudos apoiem o uso e a efetividade da imobilização prolongada para reparos de tendão extensor, há um uso crescente, contínuas modificações e refinamentos das abordagens com mobilização controlada precoce para ajudar os pacientes a obter os melhores desfechos possíveis.

Por exemplo, a órtese dinâmica de extensão, a base de protocolos de mobilização precoce passiva por mais de 20 anos, atualmente está sendo reavaliada. Embora alguns estudos[25,120] demonstrem que a órtese dinâmica chamativa continua sendo usada e é efetiva, outros estudos refletem um retorno ao uso da órtese estática mais discreta quando combinado com a mobilização ativa precoce.[56,93]

QUADRO 19.19   Considerações especiais para os exercícios após reparo do tendão extensor e imobilização prolongada

Zonas I e II
- As lesões de tendão nessas zonas são tipicamente tratadas de forma conservadora.
- ADM assistida das articulações IFP e MCF, enquanto a IFD é continuamente imobilizada em extensão por pelo menos 4 semanas, mas em geral por 6 a 8 semanas.
- Quando a órtese puder ser removida para exercício, fazer extensão IFD ativa e flexão ativa muito suave com as articulações MCF e IFP estabilizadas na posição neutra. Manter brevemente a posição estendida em cada repetição.
- Enfatizar a extensão ativa mais do que a flexão para evitar uma folga extensora.
- Depois que os exercícios forem iniciados, colocar a órtese entre as sessões de exercício por mais 2 semanas ou além, caso se desenvolva uma folga extensora.

Precaução: aumentar a flexão ativa da articulação IFD *muito gradualmente*, no início limitando a flexão em 20° a 25° durante a primeira semana de exercício. O FPD que é forte pode facilmente impor cargas excessivas sobre o tendão extensor terminal e causar uma fenda ou ruptura no reparo. Progredir a flexão ativa cerca de 10° por semana. Não tentar obter flexão IFD completa durante cerca de 3 meses.

Zonas III e IV
- Se as bandas laterais estiverem intactas, iniciar ADM assistida da IFD uma semana no pós-operatório enquanto a articulação IFP estiver imobilizada em extensão com uma órtese ou gesso cilíndrico. A mobilização IFD precoce impede a formação de aderências, a perda de extensibilidade das bandas laterais e ligamentos retinaculares oblíquos e a perda de mobilidade da articulação IFD.
- Se as bandas laterais foram danificadas e reparadas, protelar a ADM IFD por até 4 a 6 semanas no pós--operatório.
- Com no mínimo 3 a 4 semanas, porém em geral com 6 semanas, a órtese palmar é removida para ADM ativa das articulações IFP com as articulações MCF estabilizadas. Enfatizar a extensão ativa mais do que a flexão.

Precauções: progredir a flexão IFP em incrementos *muito graduais*; limitar a flexão IFP em 30° na primeira semana de exercícios de ADM da IFP. Aumentar mais 10° por semana caso não haja folga extensora.

- Se as articulações do punho e MCF tiverem sido imobilizadas no período pós-operatório, incluir

ADM ativa do punho com as articulações MCF e IFP estabilizadas e ADM MCF ativa com o punho e as articulações IFP estabilizadas em extensão.

Zonas V e VI
- Quando a órtese palmar puder ser removida para exercício (com 3 a 4 semanas ou até 6 semanas no pós-operatório), iniciar extensão MCF ativa ou assistida e flexão passiva com o punho e as articulações IF estabilizadas na posição neutra e o antebraço *em pronação*. Manter ativamente a posição estendida por alguns segundos em cada repetição. Deixar os extensores relaxarem para flexionar as articulações MCF.
- Acrescentar cuidadosamente flexão MCF ativa controlada dentro de uma amplitude protegida com o punho estabilizado em extensão.
- Enfatizar a extensão MCF ativa mais do que a flexão para prevenir uma folga extensora.

Precaução: inicialmente limitar a flexão MCF ativa a 30° nos dedos indicador e médio e 35° a 40° nos dedos anular e mínimo.

- Durante exercícios de flexão e extensão IF ativa, estabilizar as articulações MCF na posição neutra e o punho em leve extensão. Encorajar a mobilização IFD completa.
- Combinar extensão MCF ativa com flexão IFP ativa (posição de gancho do punho) e extensão IFP (posição de mão reta).
- Progredir em incrementos até a posição de punho cerrado ao longo de várias semanas caso não se desenvolva folga extensora.

Zona VII
- Se os extensores do punho estiverem intactos e apenas os extensores extrínsecos dos dedos tiverem sido reparados, seguir as diretrizes para reparos da zona V/VI.
- Se os extensores do punho tiverem sido reparados, com 3 a 4 semanas iniciar extensão ativa de punho a partir da posição neutra até a extensão completa em uma posição que elimine a gravidade (antebraço na posição média).
- Aumentar aos poucos a flexão do punho além da posição neutra com 5 a 8 semanas no pós-operatório.
- Fazer desvio radial e ulnar com o punho na posição neutra.

Em um estudo prospectivo, controlado e randomizado, Kitis et al.[74] compararam o tratamento com órtese estática e dinâmica pós-reparo dos tendões extensores nas zonas V a VII. Entre janeiro de 2009 e junho de 2011, esses autores compararam os resultados dos pacientes randomizados para um grupo estático (n = 25) e um grupo dinâmico (n = 27). Todos os pacientes foram submetidos a reparo do tendão extensor em 24 horas, usando o método de Kessler, com sutura central bifilamentar de náilon 4.0 e uma sutura circunferencial com náilon

6.0. Após a cirurgia, os pacientes foram atendidos na clínica no intervalo de 3-5 dias após a cirurgia. Vinte e cinco pacientes (39 dedos) foram tratados com movimento controlado com uma órtese palmar estática (punho em 30-35° de extensão e articulações MCF em 45° de flexão com a órtese estendendo-se distalmente até o meio da falange proximal) e 27 pacientes (44 dedos) foram tratados com uma órtese dinâmica. Os participantes no grupo estático foram autorizados a flexionar e estender ativamente suas articulações IF dentro dos limites da órtese. O movimento ativo do punho foi iniciado após 3 semanas com eliminação da gravidade, seguido pela extensão das articulações MCF e, então, pela extensão completa das articulações IF. Os exercícios foram feitos por 10 vezes a cada hora de vigília. Transcorridas 4 semanas, a órtese foi removida e iniciados os movimentos de ADM-A para o punho contra a gravidade. Por volta de 6 semanas, os pacientes foram autorizados a usar a mão envolvida para AVD leves e, em 8 semanas, foi introduzida resistência gradual. O grupo dinâmico recebeu uma órtese de extensão posicionada dorsalmente, o que permitia o movimento completo da articulação IF e 30° de flexão ativa da articulação MCF com extensão passiva por uma faixa de borracha. Os pacientes foram instruídos a flexionar ativamente as articulações MCF até 30°, conforme permitido pela órtese, 10 vezes a cada hora de vigília. Em 4 semanas, o grupo dinâmico teve permissão para fazer extensão ativa das articulações MCF e IF, e a órtese dinâmica foi descontinuada, exceto à noite. Em 5 semanas, esse grupo teve permissão para fazer flexão e extensão ativas do punho, assim como posicionar ativamente o punho fechado. Entre 8-12 semanas, o grupo dinâmico progrediu para exercícios resistidos e teve permissão para realizar atividades manuais normais. As medidas de desfecho incluíram a medida de MAT, força de preensão e o questionário DASH, que foram avaliados nos dois grupos após 4 e 12 semanas e 6 meses depois da cirurgia. Os autores informaram que não ocorreram rupturas tendíneas em nenhum dos grupos, tendo concluído que o uso de órteses dinâmicas para lacerações de tendões extensores nas zonas V a VII proporciona melhores desfechos funcionais, em comparação com o uso de órteses estáticas.

■ Intervenções com exercícios para punho e mão

TÉCNICAS PARA MOBILIDADE MUSCULOTENDÍNEA

A contração muscular ativa e os movimentos específicos dos dedos e punho são usados para manter ou desenvolver a mobilidade entre as unidades musculotendíneas multiarticulares e outras estruturas de tecido conjuntivo no punho e na mão. Como as aderências entre as várias estruturas podem causar restrições ou incapacidade, são usados, sempre que possível, *exercícios de deslizamento de tendão e de bloqueio de tendão* para desenvolver ou manter a mobilidade. Isso é de particular importância quando houve imobilização após trauma, cirurgia ou fratura e desenvolveram-se aderências de tecido cicatricial. Quando ocorrem restrições como resultado de aderência de tecido cicatricial entre os tendões ou entre tendões e os tecidos ao redor, as técnicas de mobilização descritas nesta seção podem ser necessárias. O uso de técnicas gerais de alongamento pode também ser necessário; elas estão descritas na próxima seção. Os exercícios de deslizamento e bloqueio de tendão descritos aqui podem também ser usados para desenvolver controle neuromuscular e movimento coordenado.

Exercícios de deslizamento e bloqueio de tendão

Exercícios de posicionar-manter

Os exercícios de posicionar-manter são uma forma de exercício (isométrico-estático) intermitente suave usado durante o período pós-operatório inicial após reparo de tendão, antes de iniciar ADM ativa, porém quando um nível mínimo de tensão sobre o tendão reparado e o movimento passivo da articulação forem benéficos para manter a mobilidade articular e a excursão do tendão.

■ Após reparo do tendão flexor, o paciente normalmente usa uma órtese dorsal com bloqueio[39,55,56,57] ou órtese de tenodese.[29,112,134] Com as articulações MCF em flexão, colocar passivamente as articulações IF em uma posição de flexão parcial e fazer o paciente manter a posição de maneira independente por 5 segundos fazendo uma contração estática mínima dos flexores dos dedos.

■ Se o paciente estiver usando uma órtese de tenodese, combinar a flexão do dedo do tipo posicionar-manter com a extensão ativa do punho (ver Fig. 19.13B e C). Fazer o paciente relaxar permitindo que o punho flexione e os dedos se estendam passivamente.

■ Após o reparo do tendão extensor, quando a órtese palmar com bloqueio puder ser removida para exercício, posicionar passivamente a articulação na zona do reparo, primeiro na posição neutra e depois em uma posição levemente estendida, utilizando a ponte na banda sagital, ou órteses de extensão relativa. Então fazer o paciente manter a posição por 5-10 segundos. Isso enfatiza a extensão no final da amplitude para prevenir uma folga extensora.

■ Fazer o paciente praticar o exercício com a mão não lesionada ou usar *biofeedback* para ensinar como manter a posição produzindo o mínimo de força.

Exercícios de deslizamento dos tendões flexores

Os exercícios de deslizamento dos tendões flexores são elaborados para manter ou desenvolver o deslizamento livre entre os tendões do FPD e FSD e entre os tendões e ossos no punho, na mão e nos dedos.[112] Há cinco posições nas quais os dedos se movem durante os exercícios de deslizamento de tendão: mão reta (todas as articulações estendidas); mão em gancho (articulações MCF estendidas, articulações IF em flexão); punho cerrado (todas as articulações fletidas); em ângulo reto, também chamada de posição intrínseca positiva (articulações MCF flexionadas, articulações IF estendidas); e punho reto (articulações MCF e IFP fletidas, IFD estendidas) (Fig. 19.16). Sugere-se a progressão adiante:

- Iniciar os exercícios com o punho na posição neutra.
- Assim que a amplitude completa dos movimentos dos dedos for alcançada, progredir fazendo os exercícios de deslizamento e com o punho em flexão e em extensão para estabelecer uma mobilidade combinada de dedos e punho.
- A excursão completa e o deslizamento dos tendões de todos os músculos extrínsecos são feitos iniciando-se com punho e dedos em extensão completa e movendo-se para flexão completa de punho e dedos, depois revertendo o movimento.

Posição de gancho do punho. Fazer o paciente mover da mão reta para posição de gancho flexionando as articulações IFD e IFP enquanto mantém a extensão MCF (Fig. 19.16A e B). O deslizamento máximo ocorre entre os tendões profundos e superficiais e entre o tendão profundo e o osso. (Há também o deslizamento dos tendões do extensor dos dedos; esse movimento é usado com os exercícios de deslizamento extensor).

Punho cerrado. Fazer o paciente assumir a posição de punho cerrado flexionando todas as articulações MCF e IF simultaneamente (Fig. 19.16C). Ocorre máximo deslizamento dos tendões profundos em relação à bainha e ao osso e sobre os tendões superficiais.

Punho reto. Fazer o paciente mover-se da posição de ângulo reto (Fig. 19.16D) para a punho reto flexionando as articulações IFP enquanto mantém as articulações IFD em extensão (Fig. 19.16E). O deslizamento máximo dos tendões superficiais ocorre em relação à bainha flexora e o osso.

Flexão do polegar. Fazer o paciente flexionar as articulações MCF e IF do polegar em toda a amplitude. Isso promove máximo deslizamento do flexor longo do polegar.

Exercícios de bloqueio do tendão flexor

Os exercícios de bloqueio para os tendões flexores (Fig. 19.17) não apenas desenvolvem o deslizamento dos tendões em relação às bainhas e aos ossos relacionados como também requerem controle neuromuscular de movimentos articulares individuais. Portanto, usam a mobilidade ganha nos exercícios de deslizamento de tendão flexor e são uma progressão desses exercícios. Progredir para resistência manual à medida que os tecidos cicatrizarem e puderem tolerar resistência.

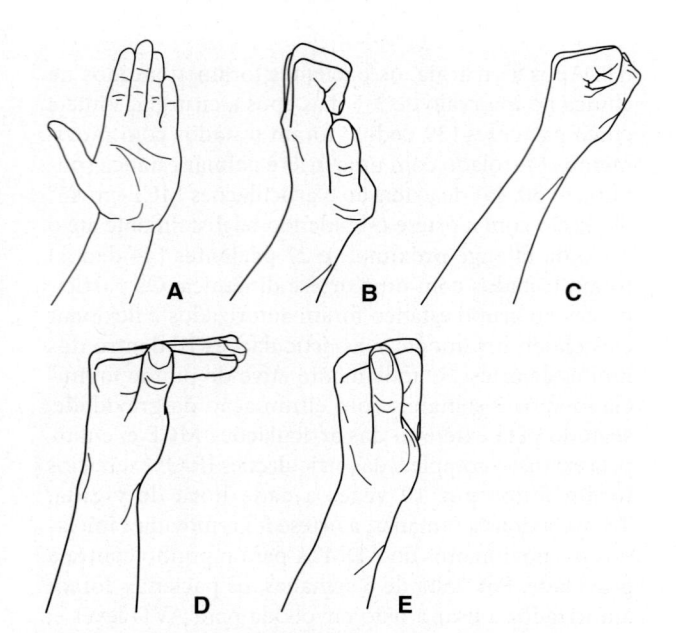

Figura 19.16   As cinco posições dos dedos usadas para exercícios de deslizamento de tendão flexor: **(A)** mão reta, **(B)** gancho, **(C)** punho cerrado, **(D)** ângulo reto (intrínseca positiva) e **(E)** punho reto.

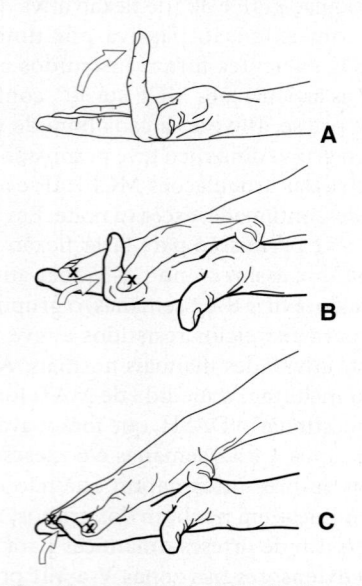

Figura 19.17   Exercícios de bloqueio de tendão flexor: **(A)** flexão MCF isolada de um dedo, **(B)** flexão IFP isolada (flexor superficial dos dedos) de um dedo e **(C)** flexão IFD isolada (flexor profundo dos dedos) de um dedo.

Precaução: esses exercícios não devem ser usados nos estágios iniciais da cicatrização do tendão flexor após reparo por causa da tensão colocada sobre os tendões.

Posição do paciente e estabilização: sentado com o antebraço em supinação e o dorso da mão apoiado na mesa. A mão oposta fornece estabilização e "bloqueio" contra o movimento indesejado. Cada dedo faz o exercício separadamente.

Flexão MCF isolada (lumbricais e interósseos palmares). Com a mão do paciente estabilizada, fazer o paciente flexionar apenas a articulação MCF de um dedo (Fig. 19.17A). Se necessário, os outros dedos são estabilizados em extensão contra a mesa usando a outra mão. Quando o controle melhora, a mão não precisa ser estabilizada contra a mesa.

Flexão IFP (flexor superficial dos dedos). Fazer o paciente estabilizar a falange proximal de um dedo com a outra mão e, se possível, flexionar apenas a articulação IFP de um dedo enquanto mantém a articulação IFD estendida e os outros dedos sobre a mesa (Fig. 19.17B).

Se o paciente tiver dificuldade para fazer isso, os outros dedos são estabilizados em extensão com a outra mão.

Flexão IFD (flexor profundo dos dedos). Fazer o paciente tentar flexionar apenas a falange distal (Fig. 19.17C). A falange média de um dedo é estabilizada com a outra mão. Variar esse exercício aumentando a amplitude de flexão MCF e IFP até onde o paciente começar a perder a mobilidade IFD; estabilizar o dedo nessa posição e fazer o paciente tentar a flexão IFD.

Punho cerrado. Quando estiver disponível um deslizamento de tendão completo e independente, o paciente deverá ser capaz de fazer um punho cerrado. Progredir os exercícios descritos acrescentando resistência.

Exercícios para reduzir a folga extensora

Os extensores extrínsecos dos dedos (extensor dos dedos, extensor do indicador e extensor do dedo mínimo) são mais superficiais do que os tendões flexores e, portanto, danificados mais facilmente. Sua função primária é estender as articulações MCF. A extensão das articulações IF requer uma interação ativa com os músculos intrínsecos da mão via mecanismo extensor. Aderências dentro de suas bainhas no punho ou entre o tendão e o osso restringem o deslizamento do tendão tanto proximal (restringindo a extensão ativa do dedo) como distalmente (restringindo a flexão ativa e passiva do dedo).

Quando a amplitude passiva completa de extensão estiver disponível, porém a pessoa não puder mover ativamente a articulação na amplitude completa de extensão, isso é chamado de *folga extensora*. Pode ocorrer como resultado de fraqueza, mas em geral é causada por aderências que impedem o deslizamento dos tendões quando os músculos se contraem.

Um dos propósitos dos exercícios adiante é manter a mobilidade e, desse modo, prevenir aderências. Os exercícios são também usados para recuperar o controle da extensão dos dedos. A mobilização de aderências é descrita imediatamente após os exercícios de deslizamento diferencial dos tendões extensores. As técnicas de alongamento estão descritas na próxima seção.

Extensão MCF isolada. Fazer o paciente mover da posição de punho cerrado (ver Fig. 19.16C) para a posição de gancho (ver Fig. 19.16B).

- Se o paciente tiver dificuldade para manter as articulações IF em flexão, fazê-lo enganchar os dedos ao redor de um lápis enquanto estende as articulações MCF.

- Começar com o punho na posição neutra e progredir para posicioná-lo em flexão e extensão enquanto faz extensão MCF.

Extensão IFP e IFD isolada. A extensão das articulações IF requer controle dos músculos intrínsecos e extrínsecos (extensor dos dedos).

- Para uma participação mais forte dos lumbricais, estabilizar a articulação MCF em flexão enquanto o paciente tenta a extensão IF, passando da posição de punho cerrado (ver Fig. 19.16C) para a posição de ângulo reto (ver Fig. 19.16D).
- Progredir estabilizando a palma da mão na beira da mesa (ou sobre um bloco) com a articulação IFP ou IFD parcialmente fletida na beira.
- Fazer o paciente estender a falange envolvida ao longo da ADM.

Extensão das articulações IF na amplitude terminal. Progredir para a amplitude terminal estabilizando toda a mão, a palma virada para baixo sobre uma superfície plana, fazendo o paciente estender a falange envolvida em hiperextensão. Se não houver amplitude suficiente disponível, colocar um lápis ou bloco embaixo da falange proximal ou média de modo que a articulação IFP ou IFD possa mover-se ao longo de uma amplitude maior (Fig. 19.18).

Exercícios de deslizamento de tendão extensor

O deslizamento diferencial dos tendões do extensor dos dedos para cada um dos dedos pode ser obtido com a seguinte progressão:

- Ensinar o paciente a flexionar passivamente as articulações MCF e IF de um dedo com a mão oposta enquanto mantém ativos os outros dedos em extensão.
- Se o paciente tiver dificuldade para fazer isso, começar com a mão envolvida apoiada sobre uma mesa com a palma para cima. Estabilizar três dos quatro dedos contra a mesa enquanto flexiona passivamente um deles (Fig. 19.19). Então instruir o paciente a tentar manter ativamente os dedos contra a mesa enquanto um dos dedos é passivamente flexionado.
- Progredir fazendo o paciente manter ativamente os dedos separados e em extensão e então flexionar ativamente um dedo por vez enquanto os outros permanecem estendidos.
- Fazer o paciente flexionar os dedos médio e anular enquanto mantém a extensão dos dedos indicador e mínimo (sinal do roqueiro). Isso promove o controle isolado

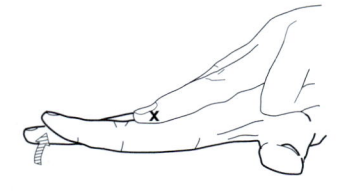

Figura 19.18 Extensão terminal da articulação IFP. A articulação MCF é estabilizada em extensão, e o paciente levanta as falanges média e distal para fora da mesa.

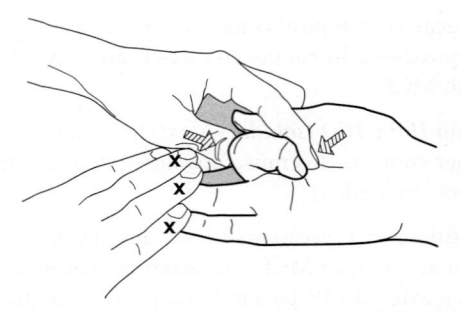

Figura 19.19   Deslizamento diferencial dos tendões extensores dos dedos. Cada dedo é movido em flexão enquanto os outros são estabilizados em extensão.

dos tendões do extensor do indicador e extensor do dedo mínimo enquanto promove seu deslizamento sobre os tendões do extensor dos dedos.

Mobilização do tecido cicatricial para aderências de tendão

Idealmente, os exercícios de deslizamento de tendão previamente descritos nesta seção mantêm ou desenvolvem a mobilidade entre os tendões longos e o tecido conjuntivo ao redor ou dentro de suas bainhas. Contudo, quando ocorre inflamação e imobilização durante o processo de cicatrização após trauma ou cirurgia, podem formar-se aderências de tecido cicatricial e prevenir o deslizamento dos tendões. A contração do músculo não resulta em movimento da articulação ou articulações distais ao local da cicatriz imóvel.

As técnicas para mobilizar o tecido cicatricial aderido incluem a aplicação de massagem transversa diretamente na aderência. Essa é sobreposta às técnicas de alongamento ativo e passivo (descritas na próxima seção) e técnicas de deslizamento de tendão já descritas. Para aplicar a massagem com fricção transversa, manter o tendão na sua posição alongada; aplicar pressão com seu dedo polegar, indicador ou médio e massagear perpendicular e longitudinalmente ao tendão, no sentido proximal e distal. Uma força mantida contra a aderência permite a deformação e eventual movimento da cicatriz. As técnicas para mobilizar os tendões flexores e extensores são apresentadas adiante.

Para mobilizar os tendões flexores longos dos dedos

As aderências entre os tendões flexores e suas bainhas ou entre os tendões e os ossos subjacentes restringem o seu deslizamento tanto no sentido proximal quanto distal, de modo que as articulações distais à cicatriz não flexionam enquanto o músculo se contrai. O movimento passivo de flexão das articulações distais à cicatriz aderida é possível se não houver restrições capsulares. A amplitude completa de extensão das articulações distais à cicatriz não é possível ativa ou passivamente em consequência da inabilidade do tendão de deslizar no sentido distal.

Adiante, é apresentada uma sugestão de progressão em intensidade na mobilização do tecido cicatricial:

- Começar a rotina de alongamento movendo passivamente o tendão no sentido distal, estendendo as articulações dos dedos o máximo possível, e segurar de forma sustentada para permitir a deformação. Em seguida, fazer a contração ativa do músculo flexor para criar uma força de alongamento no sentido proximal contra a aderência usando os padrões de movimento descritos para os exercícios de deslizamento de tendão (ver Fig. 19.16).
- Se o alongamento ativo e passivo, descrito na técnica acima, não liberar a aderência, estender as articulações MCF e IF o máximo permitido, estabilizando-as e então aplicar a massagem de fricção transversa com o polegar ou outro dedo no local da aderência enquanto o tendão é mantido na posição alongada. Aplicar a força de alongamento da massagem através do tendão e no sentido longitudinal, tanto proximal como distalmente. Quando aplicar a massagem com fricção no sentido proximal, pedir ao paciente para contrair simultaneamente o músculo flexor de modo a sobrepor uma força de alongamento ativa.
- Após a massagem de fricção, fazer o paciente repetir os exercícios de deslizamento do tendão flexor para utilizar a mobilidade que foi ganha.

Para mobilizar os tendões extensores e o mecanismo extensor

Se os tendões extensores ou o mecanismo extensor estiver com restrição de mobilidade por causa de aderências, a ação muscular não será transmitida pelo mecanismo para estender a articulação ou as articulações distais à restrição. Sem um deslizamento livre, poderá ocorrer folga extensora. Como definido anteriormente, folga extensora é a perda de extensão ativa quando há extensão passiva completa. Adiante, há uma progressão de intensidade para mobilização do tecido cicatricial.

- Alongar a aderência no sentido distal, flexionando passivamente a articulação distal ao local. Em seguida, fazer o paciente tentar estender ativamente a articulação e tensionar a cicatriz no sentido proximal.

Precaução: se a folga extensora aumentar (ou seja, a flexão aumentar, porém não houver extensão ativa ao longo da amplitude que aumentou), o tendão distal à aderência pode estar sendo alongado, mas não a aderência. Não continuar com o alongamento passivo em flexão, mas enfatizar a massagem de fricção aplicada no tecido cicatricial.

- Aplicar a massagem de fricção no local da aderência com o tendão mantido tensionado, segurando a articulação no final da sua amplitude de flexão. Aplicar a massagem de fricção transversalmente às fibras e nos sentidos distal e proximal. Quando aplicar a massagem de fricção no sentido proximal, fazer o paciente contrair ativamente os extensores para assistir no esforço de mobilização.
- Depois dessas técnicas de mobilização, fazer exercícios de deslizamento do tendão extensor, conforme descrição da seção anterior.

TÉCNICAS DE EXERCÍCIO PARA AUMENTAR A FLEXIBILIDADE E A AMPLITUDE DE MOVIMENTO

O alongamento dos músculos e estruturas de tecido conjuntivo do punho e da mão requer o conhecimento das relações anatômicas únicas das unidades musculotendíneas multiarticulares e do mecanismo extensor dos dedos. Estas estão descritas na primeira seção deste capítulo. Os princípios e técnicas de alongamento estão apresentados no Capítulo 4, e uma nota especial é feita sobre a importância da estabilização ao alongar músculos multiarticulares de mão e dedos. Isso é novamente enfatizado aqui. Além disso, como as cicatrizes e aderências podem restringir o deslizamento do tendão e, desse modo, a mobilidade dos dedos, é importante identificar essas restrições e utilizar técnicas específicas que abordem as aderências conforme o que está apresentado na seção anterior. Antes de alongar o músculo ou tecido conjuntivo, é preciso que haja também um deslizamento normal entre as superfícies articulares para que elas não sejam danificadas. Usar técnicas de mobilização articular para alongar a cápsula articular e restaurar o deslizamento (ver Cap. 5).

Observação: a posição do paciente na maioria dos exercícios de punho e mão é sentado com antebraço apoiado sobre uma mesa de tratamento, a menos que haja uma observação diferente.

Técnicas de alongamento geral

Quando for alongar para aumentar a flexão ou extensão de punho, é importante que os dedos fiquem livres para se moverem de modo que as unidades musculotendíneas flexoras e extensoras extrínsecas dos dedos não restrinjam a mobilidade do punho. De modo semelhante, ao alongar ligamentos e outros tecidos conjuntivos periarticulares através de articulações de dedos individuais, é importante que não haja tensão nos tendões multiarticulares. As técnicas adiante são aplicadas inicialmente pelo fisioterapeuta e depois ensinadas ao paciente como técnicas de autoalongamento no programa de exercícios domiciliares quando ele compreender como aplicar com segurança a força de alongamento e a estabilização.

Para aumentar a extensão do punho

- Fazer o paciente colocar a palma da mão sobre a mesa com os dedos flexionados na beira. A outra mão estabiliza a superfície dorsal da mão para manter a palma contra a mesa. Fazer então o paciente mover o antebraço para cima sobre a mão estabilizada (similar à Fig. 19.21, exceto que os dedos ficam na beira da mesa livres para se flexionarem e o alongamento ocorre apenas no punho).
- Fazer o paciente colocar as palmas das mãos unidas em ângulo reto e permitir que os dedos se entrelacem e flexionem. Instruir o paciente a pressionar a mão que apresenta restrições no sentido dorsal com a palma da outra mão e sustentar o alongamento.

Para aumentar a flexão do punho

- Fazer o paciente colocar a superfície dorsal da mão sobre uma mesa. A outra mão proporciona estabilização contra a palma da mão. Fazer o paciente mover o antebraço para cima sobre a mão estabilizada.
- Fazer o paciente sentar com o antebraço em pronação, apoiado na mesa, e o punho na beira da mesa. O paciente então pressiona a superfície dorsal da mão com a mão oposta, para flexionar o punho.
- Fazer o paciente unir o dorso de uma mão com o da outra. Então, com os dedos relaxados, mover os antebraços de modo que os punhos flexionem em direção a 90°.

Para aumentar a flexão ou extensão de articulações individuais dos dedos ou do polegar

Para aumentar a extensão em qualquer articulação, o antebraço do paciente fica em supinação; para aumentar a flexão, o antebraço fica em pronação, e a falange a ser alongada fica na beira da mesa. Mostrar ao paciente como aplicar a força de alongamento contra o osso distal enquanto estabiliza o osso proximal contra a mesa.

Técnicas de alongamento para músculos intrínsecos e multiarticulares

Autoalongamento dos músculos lumbricais e interósseos

Fazer o paciente estender ativamente as articulações MCF, flexionar as articulações IF e aplicar uma força de alongamento passivo no final da amplitude com a mão oposta (Fig. 19.20A).

Autoalongamento dos músculos interósseos

Fazer o paciente colocar a mão achatada sobre uma mesa com a palma para baixo e as articulações MCF estendidas. Instruir o paciente a abduzir ou aduzir o dedo apropriado e aplicar a força de alongamento na extremidade distal da falange proximal. A estabilização é feita segurando o dedo adjacente.

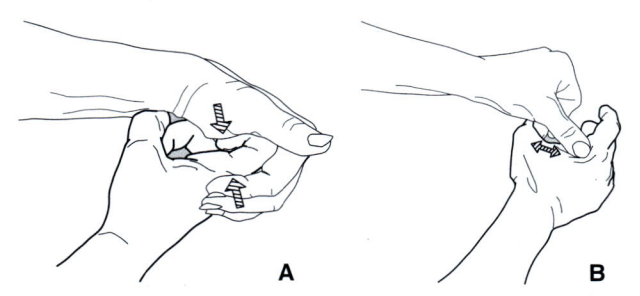

Figura 19.20 Autoalongamento **(A)** dos músculos lumbricais com extensão MCF e flexão IF; e **(B)** do músculo adutor do polegar com abdução CMC do polegar. Para aumentar a abdução do polegar, é essencial que a força de alongamento seja aplicada contra a cabeça do metacarpal e não nas falanges proximal ou distal.

Autoalongamento do adutor do polegar

Fazer o paciente apoiar a borda ulnar da mão na mesa e abduzir o polegar perpendicularmente à palma da mão. Instruí-lo a aplicar a força de alongamento com o polegar cruzado e o indicador ou dedo médio da outra mão contra a cabeça do metacarpal do polegar e o dedo indicador e tentar aumentar o espaço membranoso (Fig. 19.20B).

Precaução: é fundamental que o paciente não aplique a força de alongamento contra a falange proximal ou distal. Isso sobrecarrega o ligamento colateral ulnar da articulação MCF do polegar e pode levar à instabilidade naquela articulação, prejudicando o uso funcional do polegar. Na articulação CMC, a abdução palmar e radial ocorre na articulação entre o metacarpal e o trapézio.

Alongamento manual dos músculos extrínsecos

Como são músculos multiarticulares, o passo final em um alongamento progressivo é alongar cada tendão dos músculos extrínsecos sobre todas as articulações simultaneamente, mas não iniciar procedimentos de alongamento dessa maneira, pois pode ocorrer compressão articular e dano às articulações menores ou menos estáveis. Começar permitindo que o punho e as articulações mais proximais do dedo relaxem; alongar a unidade do tendão primeiro sobre a articulação mais distal. Estabilizar a articulação distal no final da amplitude e então alongar a unidade do tendão sobre a próxima articulação. Em seguida, estabilizar as duas articulações e alongar o tendão sobre a articulação seguinte. Progredir dessa maneira até que o comprimento desejado seja alcançado.

Precaução: não deixar as articulações IFP e MCF se hiperestenderem à medida que os tendões são alongados sobre o punho.

Autoalongamento do flexor profundo e superficial dos dedos

Fazer o paciente começar apoiando a palma da mão envolvida sobre uma mesa e estendendo primeiro a articulação IFD, usando a outra mão para retificar a articulação; manter a posição, então fazer o paciente retificar as articulações IFP e MCF sucessivamente. Se o paciente puder estender ativamente as articulações dos dedos até esse ponto, o movimento deverá ser feito sem assistência. Depois disso, com a mão estabilizada sobre a mesa, fazer o paciente começar a estender o punho conduzindo o braço para cima da mão. O paciente segue apenas até o ponto de sentir desconforto e mantém a posição; depois progride à medida que o comprimento melhora (Fig. 19.21).

Autoalongamento do extensor dos dedos

Os dedos são flexionados até a amplitude máxima, começando com a articulação mais distal primeiro e progredindo até que o punho seja simultaneamente flexionado. A mão oposta aplica a força de alongamento.

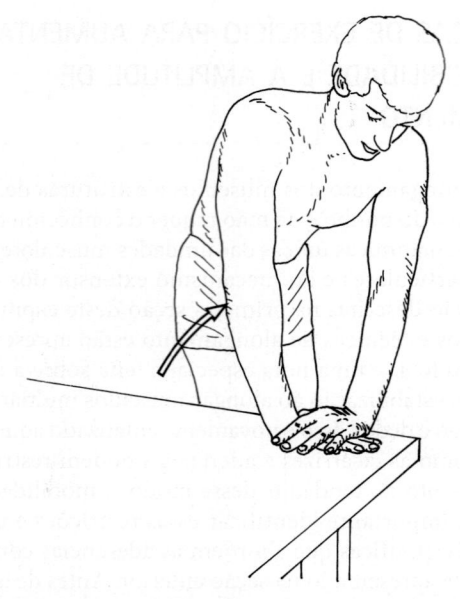

Figura 19.21 Autoalongamento dos músculos flexores extrínsecos dos dedos, mostrando a estabilização das pequenas articulações distais. Para isolar o alongamento nos músculos flexores do punho, permitir que os dedos flexionem na beira da mesa.

EXERCÍCIOS PARA DESENVOLVER E MELHORAR O DESEMPENHO MUSCULAR, O CONTROLE NEUROMUSCULAR E O MOVIMENTO COORDENADO

Os exercícios descritos nesta seção são para uso durante as fases de movimento controlado e retorno à função da reabilitação, quando os tecidos estão nos estágios subagudo e crônico de cicatrização e requerem apenas proteção moderada ou mínima. Além das condições já descritas neste capítulo, podem ocorrer desequilíbrios no comprimento e força dos músculos do punho e da mão como resultado de lesão nervosa, trauma, desuso ou imobilização.

Exercícios apropriados para desenvolver destreza fina dos dedos ou força e resistência muscular para uma preensão palmar forte ou repetitiva podem ser selecionados entre os exercícios adiante, ou suas adaptações. Os exercícios de bloqueio de tendão flexor e de deslizamento de tendão extensor descritos previamente nesta seção podem também ser usados para fortalecer a musculatura, acrescentando resistência manual ou mecânica. Os exercícios para força e resistência muscular de ombro, cotovelo e antebraço devem igualmente ser incluídos para restaurar a função apropriada no membro superior.

Técnicas para fortalecer os músculos do punho e da mão

Se a musculatura estiver fraca, usar exercícios de fortalecimento progressivo começando no nível da habilidade do paciente. Usar exercícios ativoassistidos, ativos ou resistidos manualmente, conforme descrições dos Capítulos 3 a 6 deste livro. Usar resistência mecânica para progredir nos exercícios de fortalecimento.

Para fortalecer a musculatura do punho

Permitir que os dedos relaxem. Exercitar os músculos do punho em grupos se sua força for similar. Se um músculo for mais fraco, o punho deverá ser conduzido ao longo da amplitude desejada para minimizar a ação dos músculos mais fortes. Por exemplo, com flexão de punho, se o flexor radial do carpo for mais forte do que o flexor ulnar do carpo, fazer o paciente tentar flexionar o punho em direção ao lado ulnar enquanto você conduz o punho para flexão e desvio ulnar. Se o músculo for forte o suficiente para tolerar resistência, aplicar resistência manual sobre o quarto e quinto metacarpais.

Flexão (músculos flexor ulnar e radial do carpo) e extensão (músculos extensor radial longo e curto do carpo e extensor ulnar do carpo) do punho O paciente senta com o antebraço apoiado na mesa, segurando um peso ou uma faixa elástica que esteja presa no chão. O antebraço é supinado para resistir à flexão ou pronado para resistir à extensão (Fig. 19.22).

Desvio radial (músculos flexor e extensor radial do carpo e abdutor longo do polegar) e desvio ulnar (músculos flexor e extensor ulnar do carpo) do punho. Em pé, fazer o paciente segurar uma barra com um peso apenas em uma extremidade. Para resistir ao desvio radial, o peso fica no lado radial do punho (Fig. 19.23A); para resistir ao desvio ulnar, o peso fica no lado ulnar do punho (Fig. 19.23B).

Progressão funcional para o punho. Progredir para padrões de movimento controlados que exijam a estabilização

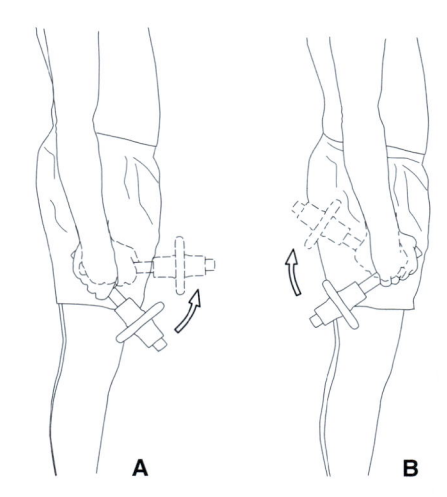

Figura 19.23 Resistência mecânica para fortalecer **(A)** desvio radial e **(B)** desvio ulnar do punho usando uma barra com peso.

do punho para atividades funcionais da mão, como movimentos repetitivos de preensão palmar, apanhar e soltar objetos de diferentes tamanhos e pesos e abrir e fechar a tampa de rosca de um pote. Desenvolver resistência muscular à fadiga e progredir para o padrão funcional desejado impondo cargas no membro superior até a tolerância dos estabilizadores do punho. Quando os estabilizadores começarem a fatigar, interromper a atividade.

Recomendação clínica

A progressão funcional dos exercícios para punho e mão deve incorporar o membro superior inteiro. Quando estiver fazendo exercícios de ombro, cotovelo ou antebraço, enfatize padrões seguros de movimento do punho ou a estabilização do punho (i. e., não deixe que o punho colapse em flexão ou extensão no final da amplitude).

Para fortalecer uma musculatura intrínseca fraca

Observação: o desequilíbrio de músculos intrínsecos fracos leva a uma mão em garra.

Flexão da articulação MCF e extensão da articulação IF (lumbricais). Começar com as articulações MCF estabilizadas em flexão. Fazer o paciente estender ativamente a articulação IFP contra resistência aplicada ao longo da falange média (a posição final é em ângulo reto). Aumentar a resistência aplicando-a contra a falange distal. A resistência pode ser aplicada manualmente ou com faixas de borracha.

- Fazer o paciente começar com as articulações MCF estendidas e as articulações IFP fletidas; então empurrar ativamente as pontas dos dedos para fora, fazendo o movimento combinado desejado (Fig. 19.24A e B). Para resistência, fazer o paciente empurrar os dedos contra a palma da outra mão (Fig. 19.24C) ou empurrá-los contra uma massa elástica para exercícios fazendo o movimento desejado.

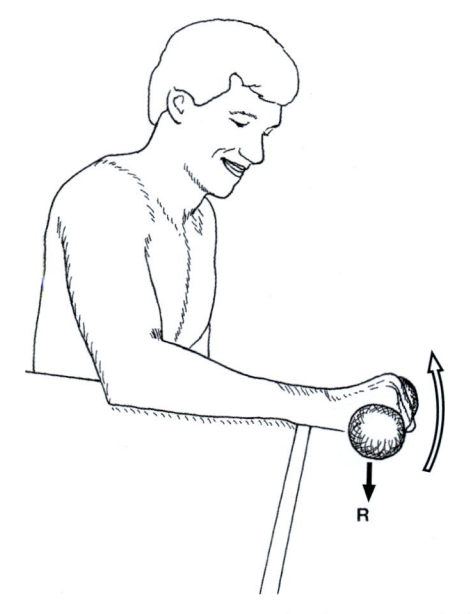

Figura 19.22 Resistência mecânica para fortalecer a extensão do punho. Observar que o antebraço está em pronação. Para resistir à flexão do punho, o antebraço fica em supinação.

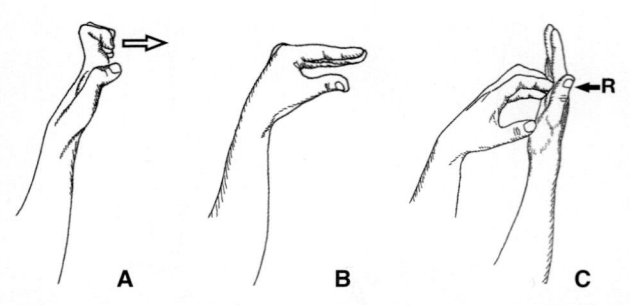

Figura 19.24   Para fortalecer a função muscular intrínseca para flexão MCF e extensão IF combinadas, o paciente começa com **(A)** extensão MCF e flexão IF e **(B)** força as pontas dos dedos para fora. O mesmo movimento é resistido **(C)** forçando as pontas dos dedos contra a palma da outra mão.

- Começar com todas as articulações dos dedos estendidas. Fazer o paciente manter as articulações IF em extensão e flexionar as articulações MCF até a posição de ângulo reto da mão. Aplicar resistência contra a falange proximal.

Abdução/adução isolada ou combinada de cada dedo (músculos interósseos dorsais e palmares). Fazer o paciente apoiar a palma da mão sobre uma mesa. Aplicar a resistência na extremidade distal da falange proximal, um dedo por vez, para abdução ou adução.

- Para uma adução autorresistida, fazer o paciente entrelaçar os dedos das duas mãos (ou com os dedos da sua mão) e comprimir os dedos ou apertar uma massa elástica para exercícios entre dois dedos adjacentes.
- Para uma abdução autorresistida, colocar uma faixa elástica ao redor de dois dedos e fazer o paciente afastar um dedo do outro.

Abdução palmar do polegar (músculos abdutor curto e longo do polegar). O paciente apoia o dorso da mão na mesa. Aplicar a resistência na base da primeira falange do polegar enquanto o paciente levanta o polegar, afastando-o da palma da mão.

- Colocar uma faixa elástica ou tira de massa elástica ao redor do polegar e da base do dedo indicador e fazer o paciente abduzir o polegar contra a resistência.

Oposição do polegar (oponente do polegar). Fazer o paciente usar vários padrões de preensão, como ponta a ponta e ponta a polpa, com o polegar em oposição a cada dedo sucessivamente e preensão lateral com o polegar aproximando-se da face lateral do dedo indicador.

- Fazer o paciente pinçar uma massa elástica, bolinha maleável ou um prendedor de roupas.

Para fortalecer uma musculatura extrínseca fraca dos dedos

Observação: o punho precisa ser estabilizado para que a ação da musculatura extrínseca da mão seja efetiva. Se a força do punho for inadequada para estabilização, estabilizá-lo manualmente durante os exercícios e colocar uma órtese para as atividades funcionais.

Extensão metacarpofalângica (músculos extensores dos dedos, do indicador e do dedo mínimo). Colocar a mão apoiada sobre uma mesa com a palma para baixo e os dedos na beira. Pôr uma pequena tira sobre a extremidade distal da falange proximal com um pequeno peso pendurado ou prender uma faixa ou tubo elástico ao redor da falange proximal e fazer o paciente estender a articulação MCF.

Flexão interfalângica (flexor profundo e superficial dos dedos). Ensinar ao paciente como aplicar autorresistência, começando com as mãos apontando em direções opostas e colocando as polpas de cada dedo de uma mão contra as polpas de cada dedo da outra mão (ou contra a sua mão) e então curvando os dedos contra a resistência proporcionada pela outra mão (Fig. 19.25).

Técnicas de resistência mecânica para função muscular intrínseca e extrínseca combinada

Observação: a estabilização apropriada é importante; ou os músculos estabilizadores do paciente precisam ser fortes o suficiente, ou as áreas enfraquecidas precisam ser suportadas manualmente. Se um peso causar sobrecarga porque o paciente não pode controlá-lo, o exercício será prejudicial em vez de benéfico.

Preguear uma toalha ou jornal. Estender uma toalha sobre a mesa. Fazer o paciente colocar a palma da mão para baixo sobre uma extremidade da toalha e pregueá-la com os dedos enquanto mantém a base da mão apoiada. O mesmo exercício pode ser feito colocando uma pilha de jornais embaixo da mão. O paciente amassa a folha de cima fazendo uma bola e a arremessa dentro de um cesto para trabalhar coordenação e habilidade, depois repete com as folhas seguintes sucessivamente.

Resistência com disco pesado. Fazer o paciente segurar uma anilha (disco pesado) da maneira descrita nos exercícios adiante:

- Com o antebraço em pronação (palma para baixo), pegar a anilha com as pontas dos cinco dedos distribuídas ao redor da beira externa. Fazer o paciente manter a posição para resistência isométrica. Para aumentar o efeito da resistência para os flexores, fazer o paciente estender um dedo de cada vez.

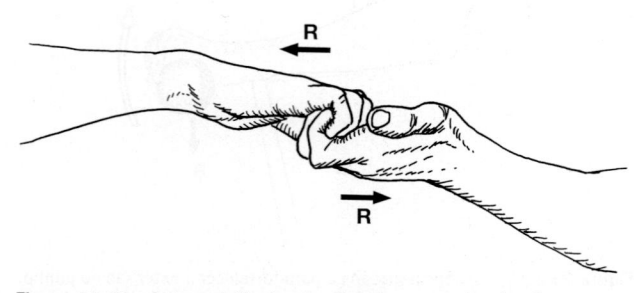

Figura 19.25   Autorresistência para fortalecer os músculos flexores extrínsecos dos dedos.

- Pegar o lado da anilha com uma preensão ponta a ponta ou polpa a polpa do polegar e dedos.
- Com a palma da mão virada para baixo sobre a mesa, colocar a anilha no dorso dos dedos e hiperestender os dedos, levantando a anilha.

Outros auxílios para resistência. Dispositivos para aplicar resistência, como a massa elástica para exercício, exercitadores de mão com mola e vários graus e tamanhos de bolas maleáveis podem ser usados para trabalhar músculos específicos ou no fortalecimento geral. Observar o padrão usado pelo paciente e certificar-se de que ele não faça substituições ou desenvolva forças prejudiciais.

Destreza e atividades funcionais

Destreza fina dos dedos

O uso funcional da mão para manipular objetos pequenos ou controlar com habilidade dispositivos delicados requer o uso do polegar em oposição aos dedos indicador e médio. Fazer o paciente realizar atividades como apanhar objetos pequenos de tamanhos variados, parafusar e desparafusar porcas de parafusos, desenhar, escrever, amarrar, abrir e fechar pequenas garrafas ou caixas e digitar em um teclado.

Atividades funcionais

Progredir para atividades específicas necessárias para AVD, atividades ocupacionais, hobbies ou funções recreativas. Para que o paciente possa retornar à função independente usando a mão, é necessário não apenas controle neuromuscular e força, mas também resistência muscular à fadiga, coordenação e destreza fina dos dedos para as habilidades desejadas. Isso exige um questionamento e análise cuidadosos dos resultados desejados pelo paciente. Todos os padrões de preensão fina e palmar precisam ser considerados. Os exercícios devem ser adaptados para ir ao encontro das metas.

ATIVIDADES DE APRENDIZADO INDEPENDENTE

Pensamento crítico e discussão

1. Rever todos os padrões de preensão palmar e pinça e identificar os músculos primários que funcionam na realização de cada ação.
2. Resumir os comprometimentos sensoriais e motores, deformidades e limitações das atividades e/ou restrições à participação associadas que possam ocorrer no punho e na mão como resultado de uma lesão de: (1) nervo medial, (2) nervo radial e (3) nervo ulnar.
3. Diferenciar entre uma deformidade de dedos em botoeira e uma em pescoço de cisne. Quais os fatores de base que contribuem para essas deformidades? Após o reparo cirúrgico de cada uma dessas deformidades, como um programa de exercícios deve ser elaborado para aumentar a função da mão e prevenir a recorrência dessas deformidades?
4. Identificar por zona estruturas-chave que poderiam ser lesionadas como resultado de uma laceração em cada zona das faces dorsal e palmar da mão e do punho. Quais comprometimentos funcionais ocorrem como resultado da lesão em cada zona?
5. Criar um caso para o uso de mobilização controlada precoce após o reparo cirúrgico de lesão de tendão flexor ou extensor. Explicar as características principais das diferentes abordagens de uso da mobilização precoce em um programa de exercícios. Também identificar as circunstâncias em que o uso da mobilização controlada precoce não seria aconselhável ou não seria possível.
6. Analisar e resumir as semelhanças e diferenças nos componentes e progressões dos programas de exercícios após reparos de tendão flexor ou extensor usando abordagens de mobilização controlada precoce *versus* mobilização tardia.

Prática de laboratório

1. Mobilizar cada articulação do antebraço, punho e dedos com técnicas de mobilização articular e alongamento passivo (consultar os Caps. 4 e 5).
2. Praticar cada exercício de deslizamento de tendão e identificar o propósito de cada um.
3. Ensinar ao seu parceiro exercícios de fortalecimento para cada músculo ou grupo muscular da mão usando uma massa elástica para exercícios.
4. Identificar três dispositivos de resistência alternativos que podem ser usados no fortalecimento de cada músculo e padrão de movimento da mão.
5. Observar alguém amarrando o cadarço do tênis, identificar os músculos em funcionamento e elaborar um programa de exercício que possa ser usado para desenvolver controle neuromuscular ou fortalecer cada um dos músculos.

Estudos de caso

1. Um paciente é encaminhado para você no início do desenvolvimento de sintomas originados da AR. Ele atualmente está em remissão da sua primeira crise séria da doença e deseja um programa de exercícios domiciliares de modo a melhorar com segurança o uso de suas mãos. Ele é um vendedor que viaja com frequência e mantém seus registros em um computador. Sua força de preensão está reduzida em 50%; ele tem 25% de perda de ADM articular e diminuição do jogo articular nas articulações do punho, MCF e IF. A hipertrofia sinovial detectável é mínima e não há subluxações articulares. Considerar quais precauções devem ser seguidas com essa doença a fim de prevenir forças deformadoras de exercícios aplicados indevidamente e forças diárias. Estabelecer um programa de intervenção para esse paciente.

2. Uma paciente é encaminhada para você 2 meses após uma fratura da região distal do rádio. Sua mão está inchada e sensível ao toque e ela atualmente está desenvolvendo contraturas e fraqueza na mão relacionadas à síndrome da dor regional complexa (SDRC) (ver Cap. 13). Existem contraturas articulares no antebraço, punho e mão. Você determina que a paciente está no segundo estágio da doença. Estabelecer um plano de intervenção.

3. Um paciente com AR, que acabou de fazer artroplastias para implante MCF dos dedos anular e mínimo, foi encaminhado a você para participar de um programa de exercícios. O paciente tem usado, nas últimas 4 semanas, uma órtese dinâmica de extensão que permite a flexão MCF ativa e assiste na extensão MCF. Ele agora tem permissão para remover a órtese para ADM ativa do punho e da mão. Seu exame revela que o paciente tem uma folga extensora e também restrição na flexão dos dedos. Elaborar e progredir um programa de exercícios para esse paciente. Quais precauções devem ser incorporadas em cada fase do programa?

4. Foi encaminhado para você um paciente que foi submetido, há 4 semanas, à artroplastia de interposição de tendão e reconstrução ligamentar para artrite pós-traumática da articulação CMC do polegar. A spica-gessada para o polegar foi removida com 3½ semanas após a cirurgia e o paciente agora está usando uma órtese-spica de punho com suporte para polegar que pode ser removida durante o exercício. Desenvolver e progredir um programa de exercícios para o paciente. Ele já retornou ao seu trabalho em um escritório e gostaria de ser capaz de voltar a jogar golfe de forma recreativa.

5. Uma criança de 8 anos de idade que sofreu uma laceração na zona III da face palmar dos dedos indicador e médio da mão não dominante enquanto esculpia uma abóbora foi encaminhada para você após o reparo cirúrgico dos tendões do FPD e FSD. A mão da criança foi imobilizada com gesso por 3 semanas após o reparo em uma posição de flexão de punho e dedos. A criança agora está usando uma órtese dorsal com bloqueio que pode ser removida para exercício. A extensão ativa e passiva da criança está significativamente limitada. Elaborar e progredir um programa de exercícios para essa criança. Identificar atividades que ela precisa fazer com supervisão direta e aquelas que ela pode fazer de forma independente.

REFERÊNCIAS BIBLIOGRÁFICAS

1. Adams, BD: Complications of wrist arthroplasty. Hand Clin 26: 213–220, 2010.

2. Alter S, Feldon, P, and Terrono, AL: Pathomechanics of deformities in the arthritic hand and wrist. In Skirven, TM, Osterman, AL, Fedorczyk, JM, and Amadio, PC (eds): Rehabilitation of the Hand and Upper Extremity, Vol II, ed. 6. Philadelphia, PA: Elsevier Mosby, 2011, pp 1321–1329.

3. Amadio, PC: Advances in understanding of tendon healing and repairs and effect on postoperative management. In Skirven, TM, Osterman, AL, Fedorczyk, JM, and Amadio, PC (eds): Rehabilitation of the Hand and Upper Extremity, Vol I, ed. 6. Philadelphia, PA: Elsevier Mosby, 2011, pp 439–444.

4. Amadio, PC, Murray, PM, and Linscheid, RL: Arthroplasty of the proximal interphalangeal joint. In Morrey, BF (ed): Joint Replacement Arthroplasty, ed. 3. Philadelphia: Churchill Livingstone, 2003, pp 163–174.

5. Amadio, PC, and Shin, AY: Arthrodesis and arthroplasty of small joints of the hand. In Wolfe SW, Hotchkiss, RN, Pederson, WC, and Kozin, SH (eds): Green's Operative Hand Surgery, Vol I, ed. 6. Philadelphia, PA: Elsevier: Churchill Livingstone, 2011, pp 389–406.

6. Anson, JG, et al: EMG discharge patterns during human grip movement are task-dependent and not modulated by muscle contraction modes: a transcranial magnetic stimulation (TMS) study. Brain Research 934: 162–166, 2002.

7. Angst, F, et al: Comprehensive assessment of clinical outcome and quality of life after resection interposition arthroplasty of the thumb saddle joint. Arthritis Rheum 53(2):205–213, 2005.

8. Ataker, Y, Gudemez, E, Ece, SC, Canbulat, N, and Gulgonen, A: Rehabilitation protocol after suspension arthroplasty of thumb carpometacarpal joint arthritis. J Hand Ther 25:374–383, 2012.

9. Austin, NM: The wrist and hand complex. In Levange, PK, and Norkin, CC (eds): Joint Structure and Function: A Comprehensive Analysis, ed. 5. Philadelphia: F.A. Davis, 2011, pp 305–353.

10. Backstrom, KM: Mobilization with movement as an adjunct intervention in a patient with complicated de Quervain's tenosynovitis: a case report. J Orthop Sports Phys Ther 32(3):86–97, 2002.

11. Badia, A: Trapeziometacarpal arthroscopy: A classification and treatment algorithm. Hand Clinics 22: 153–163, 2006.

12. Badia, A: Management of the osteoarthritic thumb carpometacarpal joint. In Skirven, TM, Osterman, AL, Fedorczyk, JM, and Amadio, PC (eds): Rehabilitation of the Hand and Upper Extremity, Vol II, ed. 6. Philadelphia, PA: Elsevier Mosby, 2011, pp 1356–1366.

13. Barakat, MJ, Field, J, and Taylor, J: The range of movement of the thumb. Hand 8:179–182, 2013.

14. Barron, OA, and Catalano, LW: Thumb basal joint arthritis. In Wolfe SW, Hotchkiss, RN, Pederson, WC, and Kozin, SH (eds): Green's Operative Hand Surgery, Vol I, ed. 6. Philadelphia, PA: Elsevier: Churchill Living- stone, 2011, pp 407–426.

15. Beasley J: Therapist's examination and conservative management of arthritis of the upper extremity. In Skirven, TM, Osterman, AL, Fedorczyk, JM, and Amadio, PC (eds): Rehabilitation of the Hand and Upper Extremity, Vol II, ed. 6. Philadelphia, PA: Elsevier Mosby, 2011, pp 1330–1343.

16. Beasley, RW: Surgery of the Hand. New York: Thieme, 2003.

17. Beckenbaugh, RD: Arthroplasty of the wrist. In Morrey, BF (ed): Joint Replacement Arthroplasty, ed. 3. Philadelphia: Churchill Livingstone, 2003, pp 244–265.

18. Bielefeld, T, and Neumann, DA: The unstable metacarpophalangeal joint in rheumatoid arthritis: anatomy, pathomechanics, and physical rehabilitation considerations. J Orthop Sports Phys Ther 35(8):502–520, 2005.

19. Bielefeld, TM, and Neumann, DA: Therapist's management of the thumb carpometacarpal joint with osteoarthritis. In Skirven, TM, Osterman, AL, Fedorczyk, JM, and Amadio, PC (eds): Rehabilitation of the Hand and Upper Extremity, Vol II, ed. 6. Philadelphia, PA: Elsevier Mosby, 2011, pp 1366–1375.

20. Biese, J, and Goudzward, P: Postoperative management of metacarpophalangeal implant resection arthroplasty. Orthop Phys Ther Clin North Am 10(4):595–616, 2001.

21. Bodell, LS, and Leonard, L: Wrist arthroplasty. In Berger, RA, and Weiss, A (eds): Hand Surgery, Vol II. Philadelphia: Lippincott Williams & Wilkins, 2004, pp 1340–1394.

22. Bodin, ND, Spangler, R, and Thoder, JJ: Interposition arthroplasty options for carpometacarpal arthritis of the thumb. Hand Clin 26: 339–350, 2010.

23. Bouacida, S, Lazerges, C, Coulet, B, and Chammas, M: Proximal interphalangeal joint arthroplasty with Neuflex implants: relevance of the volar approach and early rehabilitation. Chirurgie de la main, Elsevier Masson 33:350–355, 2014.

24. Brigstocke, GHO, Hearnden, A, Holt, C, and Whatling, G: In-vivo confirmation of the use of the dart thrower's motion during activities of daily living. J Hand Surg Eur 39:373–378, 2014.

25. Brüner, S, et al: Dynamic splinting after extensor tendon repair in zones V to VII. J Hand Surg Br 28(3):224–227, 2003.

26. Burke, SL: Wrist arthroplasty. In Burke, SL, Higgins, JP, McClinton, MA, Saunders, RJ, and Valdata, L (eds): Hand and Upper Extremity Rehabilitation, ed. 3. St Louis, MO, Elsevier Churchill Livingstone, 2007, pp 522–527.

27. Burns, MC, Berby, B, and Neumeister, MW. Wyndell Merritt immediate controlled active motion (ICAM) protocol following extensor tendon repairs in zone IV-VII: review of literature, orthosis design and case study—a multimedia article. Hand 8:17–22, 2013.

28. Burr, N, Pratt, AL, and Smith, PJ: An alternative splinting and rehabilitation protocol for metacarpophalangeal arthroplasty in patients with rheumatoid arthritis. J Hand Ther 15(1):41–47, 2002.

29. Cannon, NM: Diagnosis and Treatment Manual for Physicians and Therapists, ed. 4. Indianapolis: Hand Rehabilitation Center of Indiana, 2001.

30. Carney, KL, and Griffin-Reed, N: Rehabilitation after extensor injury and repair. In Berger, RA, and Weiss, APC (eds): Hand Surgery, Vol I. Philadelphia: Lippincott Williams & Wilkins, 2004, pp 767–778.

31. Chesney, A, et al: Systematic review of flexor tendon rehabilitation protocols in zone II of the hand. Plast Reconstr Surg 127:1583–1592, 2011.

32. Chim HW, Reese, SK, Toomey, SN, and Moran, SL: Update on the surgical treatment for rheumatoid arthritis of the wrist and hand. J Hand Ther 27:134–142, 2014.

33. Chung, KC, et al: A multicenter clinical trial in rheumatoid arthritis comparing silicone metacarpophalangeal joint arthroplasty with medical treatment. J Hand Surg Am 34(5):815–823, 2009.

34. Chung, KC, et al: Outcomes of silicone arthroplasty for rheumatoid metacarpophalangeal joints stratified by fingers. J Hand Surg 34A: 1647–1652, 2009.

35. Chung, KC, and Kotsis, SV: Outcomes of hand surgery in the patient with rheumatoid arthritis. Curr Opin Rheumatol 22:336–341, 2010.

36. Chung, KC, and Pushman, AG: Current concepts in the management of the rheumatoid hand. J Hand Surg 36A:736–747, 2011.

37. Chung, KC, et al: Long-term follow up for rheumatoid arthritis patients in a multicenter outcomes study of silicone metacarpophalangeal joint arthroplasty. Arthritis Care Res 64:1292–1300, 2012.

38. Chung, US, Kim, JH, Seo, WS, and Lee, KH: Tendon transfer or tendon graft for ruptured finger extensor tendons in rheumatoid hands. J Hand Surg Eur 35E:279–282, 2010.

39. Clancy, SP, and Mass, DP: Current flexor and extensor tendon motion regimens: a summary. Hand Clin 29:295–309, 2013.

40. Cooney, WP III, Linscheid, RL, and Beckenbaugh, RD: Arthroplasty of the metacarpophalangeal joint. In Morrey, BF (ed): Joint Replacement Arthroplasty, ed. 3. Philadelphia: Churchill Livingstone, 2003, pp 175–203.

41. Cooney, WP III: Arthroplasty of the thumb axis. In Morrey, BF (ed): Joint Replacement Arthroplasty, ed. 3. Philadelphia: Churchill Livingstone, 2003, pp 204–225.

42. Cooney, WP, III, Leddy, TP, and Larson, DR: Revision of thumb trapeziometacarpal arthroplasty. J Hand Surg Am 31(2):219–227, 2006.

43. Crosby, CA, et al: Rehabilitation following thumb CMC, radiocarpal and DRUJ arthroplasty. Hand Clin 29:123–142, 2013.

44. Daecke, W, et al: A prospective, randomized comparison of 3 types of proximal interphalangeal joint arthroplasty. J Hand Surg 37A: 1770–1779, 2012.

45. Davenport, TE, et al: The EdUReP model for nonsurgical management of tendinopathy. Phys Ther 85(10):1093–1103, 2005.

46. Delaney, R, and Stanley, J: A postoperative study of the range of move- ment following metacarpophalangeal joint replacement: optimum time of recovery. Br J Hand Ther 5(3):85–87, 2000.

47. Delaney, R, Trail, IA, and Nutall, D: A comparative study of outcome between the Neuflex and Swanson Silastic metacarpophalangeal joint replacements. J Hand Surg Br 30(1):3–7, 2005.

48. Diao, E, and Chee, N: Staged/delayed tendon reconstruction. In Skirven, TM, Osterman, AL, Fedorczyk, JM, and Amadio, PC (eds): Rehabilitation of the Hand and Upper Extremity, Vol I, ed. 6. Philadelphia, PA: Elsevier Mosby, 2011, pp 479–486.

49. Drake, ML, and Segalman, KA: Complications of small joint arthroplasty. Hand Clin 26:205–212, 2010.

50. Duran, RJ, and Houser, RC: Controlled passive motion following flexor tendon repair in zones II and III. In AAOS (ed): Symposium on Tendon Surgery in the Hand. St. Louis: CV Mosby, 1975.

51. Dy, CJ, et al: Complications after flexor tendon repair: A systematic review and meta-analysis. J Hand Surg 37A:543–551, 2012.

52. Dy, CJ, Rosenblatt, L, and Lee, SK: Current methods and biomechanics of extensor tendon repairs. Hand Clin 29, 261–268, 2013.

53. Edirisinghe, Y, et al: dynamic motion analysis of dart throwers motion visualized through computerized tomography and calculation of the axis of rotation. J Hand Surg Eur 39:364–372, 2014.

54. Elhassan, B, et al: Factors that influence the outcome of zone I and zone II flexor tendon repairs in children. J Hand Surg Am 31:1661–1666, 2006.

55. Evans, RB: Early active motion after flexor tendon repairs. In Berger, RA, and Weiss, APC (eds): Hand Surgery, Vol I. Philadelphia: Lippincott Williams & Wilkins, 2004, pp 709–735.

56. Evans, RB: Clinical management of extensor tendon injuries: the thera- pist's perspective. In Skirven, TM, Osterman, AL, Fedorczyk, JM, and Amadio, PC (eds): Rehabilitation of the Hand and Upper Extremity, Vol I, ed. 6. Philadelphia, PA: Elsevier Mosby, 2011, pp 521–554.

57. Evans, RB: Managing the injured tendon: Current concepts. J Hand Ther 25:173–190, 2012.

58. Fedorczyk, JM: Tendinopathies of the elbow, wrist and hand: Histopathol- ogy and clinical considerations. J Hand Ther 25:191–201, 2012.

59. Feldon, P, Terrono, AL, Nalebuff, EA, and Millender, LH: Rheumatoid arthritis and other connective tissue disorders. In Wolfe SW, Hotchkiss, RN, Pederson, WC, and Kozin, SH (eds): Green's Operative Hand Surgery, Vol II, ed. 6. Philadelphia, PA: Elsevier: Churchill Livingstone, 2011, pp 1993–2065.

60. Feldscher, SB: Postoperative management for PIP joint pyrocarbon arthroplasty. J Hand Ther 23(3):315–322, 2010.

61. Ferlic, DC: Repair of ruptured finger extensors in rheumatoid arthritis. In Strickland, JW, and Graham, TJ (eds): The Hand, ed. 2. Philadelphia: Lippincott Williams & Wilkins, 2005, pp 457–462.

62. Ferreres, A, Lluch, A, and del Valle, M: Universal total wrist arthroplasty: midterm follow-up study. J Hand Surg Am 36:967–973, 2011.

63. Gaspar, MP, Kane, PM, and Shin, EK: Management of complications of wrist arthroplasty and wrist fusion. Hand Clinics 31:277–292, 2015.

64. Green, JB, et al: Hand, wrist and digit injuries. In Magee, DJ, Zachazewski, JE, and Quillen, WS (eds): Pathology and intervention in musculoskeletal rehabilitation. St Louis, MO:Saunders Elsevier 2009, pp 213–305.

65. Griffin, M, et al: An overview of the management of flexor tendon injuries. The Open Orthop J 6:28–35, 2012.

66. Groth, GN: Pyramid of progressive force exercises to the injured flexor tendon. J Hand Ther 17(1):31–42, 2004.

67. Howell, JW, Merritt, WH, and Robinson, SJ: Immediate controlled active motion following zone 4-7 extensor tendon repair. J Hand Ther 18: 182–190, 2005.

68. Howell, JW, and Peck, F: Rehabilitation of flexor and extensor tendon injuries in the hand: Current updates. Injury, Int J Care Injured 44: 397–402, 2013.

69. Huang, K, Hollevoet, N, and Giddins, G: Thumb carpometacarpal joint total arthroplasty: a systematic review. J Hand Surg Eur 40E: 338–350, 2015.

70. Igoe, D, Middleton, C, and Hammert W: Evolution of basal joint arthroplasty and technology in hand surgery. J Hand Ther 27:115–121, 2014.

71. Jacobs, BJ, Verbruggen, G, and Kaufmann, RA: Proximal interphalangeal joint arthritis. J Hand Surg Am 35A:2107–2116, 2010.

72. Jacobs, MA, and Austin, NM: Orthotic Intervention for the Hand and Upper Extremity: Splinting Principles and Process, ed. 2. Baltimore, MD: Lippincott Williams & Wilkins, 2014, pp 26–46.

73. Jennings, CD, and Livingstone, DP: Surface replacement arthroplasty of the proximal interphalangeal joint using the SR PIP implant: long-term results. J Hand Surg Am 40 (3):469–473, 2015.

74. Kitis, A, et al: Comparison of static and dynamic splinting regimens for extensor tendon repairs in zones V to VII. J Plast Surg Hand Surg 46:267–271, 2012.

75. Kleinert, HE, Kutz, JE, and Cohen, MJ: Primary repair of zone 2 flexor tendon lacerations. In AAOS (ed): Symposium on Tendon Surgery in the Hand. St. Louis: CV Mosby, 1975, 91–104.

76. Kozlow, JH, and Chung, KC: Current concepts in the surgical management of rheumatoid and osteoarthritic hands and wrists. Hand Clinics 27:31–41, 2011.

77. Kriegs-AU, G, et al: Ligament reconstruction with or without tendon interposition to treat primary thumb carpometacarpal osteoarthritis: a prospective randomized study. J Bone Joint Surg Am 86(2):209–218, 2004.

78. Lee, MP, Biafora, SJ, and Zelouf, DS: Management of hand and wrist tendinopathies. In Skirven, TM, Osterman, AL, Fedorczyk, JM, and Amadio, PC (eds): Rehabilitation of the Hand and Upper Extremity, Vol I, ed. 6. Philadelphia, PA: Elsevier Mosby, 2011, pp 569–588.

79. Lister, GD, et al: Primary flexor tendon repair followed by immediate controlled mobilization. J Hand Surg 2(6):441–451, 1977.

80. Lubahn J, Wolfe, TL, and Feldscher, SB: Joint replacement in the hand and wrist: surgery and therapy. In Skirven, TM, Osterman, AL, Fedorczyk, JM, and Amadio, PC (eds): Rehabilitation of the Hand and Upper Extremity, Vol II, ed. 6. Philadelphia, PA: Elsevier Mosby, 2011, pp 1376–1398.

81. Lubahn J, and Wolfe, TL: Surgical treatment and rehabilitation of tendon ruptures and imbalances in the rheumatoid hand. In Skirven, TM, Osterman, AL, Fedorczyk, JM, and Amadio, PC (eds): Rehabilitation of the Hand and Upper Extremity, Vol I, ed. 6. Philadelphia, PA: Elsevier Mosby, 2011, pp 1399–1407.

82. Lutsky, KF, Giang, EL, and Matzon, JL: Flexor tendon injury, repair and rehabilitation. Orthop Clin N Am 46:67–76, 2015.

83. Lutz, K, Pipicelli, J, and Grewal, R. Complications of extensor tendon injuries. Hand Clin 31:301–310, 2015.

84. MacDermid, J (ed): Clinical Assessment Recommendations: Impairment- Based Conditions, ed. 3. Mt. Laurel, NJ: American Society of Hand Ther- apists, 2015.

85. Magee, DJ: Orthopedic Physical Assessment, ed. 5. St Louis, MO: Saunders, Elsevier, 2008.

86. Magee, DJ, Zachazewski, JE, and Quillen, WS: Pathology and Intervention in Musculoskeletal Rehabilitation. St Louis, MO: Saunders, Elsevier, 2009.

87. Malahias, M, et al: The future of rheumatoid arthritis and hand surgery – combining evolutionary pharmacology and surgical technique. The Open Orthop J 6:88–94, 2012.

88. Manuel, JL, and Weiss, AC: Silicone metacarpal phalangeal joint arthroplasty. In Strickland, JW, and Graham, TJ (eds): Master Techniques in Orthopedic Surgery: The Hand, ed. 2. Philadelphia, Lippincott Williams and Wilkins, 2005, pp 391–403.

89. Martin, AS, and Awan, HM: Metacarpophalangeal arthroplasty for osteoarthritis. J Hand Surg Am 40:1871–1872, 2015.

90. Mass, DP: Early repairs of flexor tendon injuries. In Berger, RA, and Weiss, APC (eds): Hand Surgery, Vol 1. Philadelphia: Lippincott Williams & Wilkins, 2004, pp 679–698.

91. Matzon, JL, and Bozentka, DJ: Extensor tendon injuries. J Hand Surg 35A:854–861, 2010.

92. McClure, P: Upper quarter screen. In Skirven, TM, Osterman, AL, Fedorczyk, JM, and Amadio, PC (eds): Rehabilitation of the Hand and Upper Extremity, Vol I, ed. 6. Philadelphia, PA: Elsevier Mosby, 2011, pp 124–131.

93. Merritt, WH: Relative motion splint: active motion after extensor tendon injury and repair. J Hand Surg Am 39:1187–1194, 2014.

94. Moehrlen, U, Mazzone, L, Bieli, C, and Weber, DM: Early mobilization after flexor tendon repair in children. Eur, J Pediatr Surg 19:83–86, 2009.

95. Moment, A, Grauel, E, and Chang, J: Complications after flexor tendon injuries. Hand Clin 26:179–189, 2009.

96. Moojen, TM, et al: Three-dimensional carpal kinematics in vivo. Clin Biomech 17:506–514, 2002.

97. Moojen, TM, et al: In vivo analysis of carpal kinematics and compara- tive review of the literature. J Hand Surg 28:81–872, 2003.

98. Moore, T, Anderson, B, and Seiler II, JG: Flexor tendon reconstruction. J Hand Surg 35(6):1025–1030, 2010.

99. Mulligan, BR: Manual Therapy "NAGS," "SNAGS," MWM, etc., ed. 6. Wellington: Plane View Press, 2010.

100. Nallakaruppan, V, et al: The effect of blocking radial abduction on palmar abduction strength of the thumb. J Hand Surg Eur 37E: 269–274, 2011.

101. Netscher, DT, and Badal, JJ: Closed flexor tendon ruptures. J Hand Surg Am 39 (11):2315–2323, 2014.

102. Neumann, DA: Wrist. In Neumann, DA (ed): Kinesiology of the Musculoskeletal System: Foundations for Rehabilitation, ed. 2. St Louis: Mosby/Elsevier, 2010, pp 216–243.

103. Neumann, DA: Hand. In Neumann, DA (ed): Kinesiology of the Muscu- loskeletal System: Foundations for Rehabilitation, ed. 2. St Louis: Mosby/ Elsevier, 2010, pp 244–297.

104. Neumann, DA, and Bielefeld, T: The carpometacarpal joint of the thumb: stability, deformity, and therapeutic intervention. J Orthop Sports Phys Ther 33(7):386–399, 2003.

105. Newport, ML: Early repair of extensor tendon injuries. In Berger, RA, and Weiss, APC (eds): Hand Surgery, Vol I. Philadelphia: Lippincott Williams & Wilkins, 2004, pp 737–752.

106. Nietosvaara, Y, et al: Flexor tendon injuries in pediatric patients. J Hand Surg Am 32:1549–1557, 2007.

107. Ogunro, S, Ahmed, I, and Tan, V: Current indications and outcomes of total wrist arthroplasty. Orthop Clin N Am 44:371–379, 2013.

108. Ottawa Panel: Ottawa Panel evidence-based clinical practice guidelines for patient education in the management of rheumatoid arthritis. Health Ed J 71:397–451, 2012.

109. Ottawa Panel: Ottawa Panel evidence-based clinical practice guidelines for therapeutic exercises in the management of rheumatoid arthritis in adults. Phys Ther 84(10):934–972, 2004.

110. Park, MJ, Lee, AT, and Yao, J: Treatment of thumb carpometacarpal arthritis with arthroscopic hemitrapeziectomy and interposition arthroplasty. Orthop 35(12):1759–1763, 2012.

111. Park, Y, and Chang, M: Effects of rehabilitation for pain relief in patients with rheumatoid arthritis: a systematic review. J Phys Ther Sci 28: 304–308, 2016.

112. Pettengill, K, and Van Strien, G: Postoperative management of flexor tendon injuries. In Skirven, TM, Osterman, AL, Fedorczyk, JM, and Amadio, PC (eds): Rehabilitation of the Hand and Upper

Extremity, Vol I, ed. 6. Philadelphia, PA: Elsevier Mosby, 2011, pp 457–478.

113. Quadlbauer, S, et al: Early passive movement in flexor tendon injuries of the hand. Arch Orthop Trauma Surg 136:285–293, 2016.

114. Rayan, G, and Akelman, E (eds): The Hand: Anatomy, Examination and Diagnosis, ed. 4. Lippincott Williams & Wilkins, Philadelphia, PA: American Society for Surgery of the Hand, 2011.

115. Rettig, LA, Luca, L, and Murphy, MS: Silicone implant arthroplasty in patients with idiopathic osteoarthritis of the metacarpophalangeal joint. J Hand Surg Am 30:667–672, 2005.

116. Riggs, JM, Lyden, AK, Chung, KC, and Murphy, SL: Static versus dynamic splinting for proximal interphalangeal joint pyrocarbon implant arthroplasty: a comparison of current and historical cohorts. J Hand Ther 24:231–239, 2011.

117. Riley, G: Tendinopathy—from basic science to treatment. Nat Clin Pract Rheumatol 4(2):82–89, 2008.

118. Rizzo, M, and Beckenbaugh, RD: Results of biaxial total wrist arthroplasty with a modified (long) metacarpal stem. J Hand Surg Am 28:577–584, 2003.

119. Rosenthal, EA, and Elhassan, BT: The extensor tendons: evaluation and surgical management. In Skirven, TM, Osterman, AL, Fedorczyk, JM, and Amadio, PC (eds): Rehabilitation of the Hand and Upper Extremity, Vol I, ed. 6. Philadelphia, PA: Elsevier Mosby, 2011, pp 487–520.

120. Sameem, M, et al: A systematic review of rehabilitation protocols after surgical repair of the extensor tendons in zones V-VIII of the hand. J Hand Ther 24:365–373, 2011.

121. Samora, JB, and Klinefelter, RD: Flexor tendon reconstruction. J Am Acad Orthop Surg 24:28–36, 2016.

122. Sandvall, BK, Kuhlman-Wood K, Recor, C, and Friedrich, JB: Flexor tendon repair, rehabilitation and reconstruction. Plast Reconstr Surg 132:1493–1503, 2013.

123. Satteson, ES, Langford, MA, and Li, Z: The management of complications of small joint arthrodesis and arthroplasty. Hand Clin 31:243–266, 2015.

124. Schindele, S, Kloss, D, and Herren, D: Options in extensor tendon reconstruction in rheumatoid arthritis. Elsevier, International Congress Series 1295:94–106, 2006.

125. Schindele, SF, Herren, DB, and Simmen, BR: Tendon reconstruction for the rheumatoid hand. Hand Clin 27:105–116, 2011.

126. Schubert, CD, and Guinta, RE: Extensor tendon repair and reconstruction. Clin Plastic Surg 41:525–531, 2014.

127. Seiler, JG: Flexor tendon injury. In Wolfe SW, Hotchkiss, RN, Pederson, WC, and Kozin, SH (eds): Green's Operative Hand Surgery, Vol I, ed. 6. Philadelphia, PA: Elsevier: Churchill Livingstone, 2011, pp 189–238.

128. Shin, AY, and Amadio, PC: The stiff finger. In Wolfe, SW, Hotchkiss, RN, Pederson, WC, and Kozin, SH (eds): Green's Operative Hand Surgery, Vol I, ed. 6. Philadelphia, PA: Elsevier: Churchill Livingstone, 2011, pp 355–406.

129. Singh, R, Rymer, B, Theobald, P, and Thomas, PBM: A review of current concepts in flexor tendon repair: physiology biomechanics, surgical technique and rehabilitation. Orthop Reviews 7:101–105, 2015.

130. Stanley, J: Arthoplasty and arthrodesis of the wrist. In Wolfe SW, Hotchkiss, RN, Pederson, WC, and Kozin, SH (eds): Green's Operative Hand Surgery, Vol I, ed. 6. Philadelphia, PA: Elsevier: Churchill Livingstone, 2011, pp 429–463.

131. Starr, HM, Snoddy, M, Hammond, KE, and Seiler, JG: Flexor tendon repair rehabilitation protocols: a systematic review. J Hand Surg 38A:1712–1717, 2013.

132. Steinberg, DR: Osteoarthritis of the hand and digits: metacarpophalangeal and carpometacarpal joints. In Berger, RA, and Weiss, APC (eds): Hand Surgery, Vol II. Philadelphia: Lippincott Williams & Wilkins, 2004, pp 1269–1278.

133. Straugh RJ: Extensor tendon injury. In Wolfe SW, Hotchkiss, RN, Pederson, WC, and Kozin, SH (eds): Green's Operative Hand Surgery, Vol I, ed. 6. Philadelphia, PA: Elsevier: Churchill Livingstone, 2011, pp 159–188.

134. Strickland, JW: Flexor tendon injuries. In Strickland, JW, and Graham, TJ (eds): Master Techniques in Orthopedic Surgery: The Hand, ed. 2. Philadelphia: Lippincott Williams & Wilkins, 2005, pp 251–266.

135. Strickland, JW, and Dellacqua, D: Rheumatoid arthritis in the hand and digits. In Berger, RA, and Weiss, APC (eds): Hand Surgery, Vol II. Philadelphia: Lippincott Williams & Wilkins, 2004, pp 1179–211.

136. Sweets, TM, and Stern, PJ: Proximal interphalangeal joint arthroplasty. J Hand Surg Am 35:1190–1193, 2010.

137. Taras JS, Martyak, GG, and Steelman, PJ: Primary care of flexor tendon injuries. In Skirven, TM, Osterman, AL, Fedorczyk, JM, and Amadio, PC (eds): Rehabilitation of the Hand and Upper Extremity, Vol I, ed. 6. Philadelphia, PA: Elsevier Mosby, 2011, pp 445–456.

138. Terrono, AL, Nalebuff, EA, and Philips, CA: The rheumatoid thumb. In Skirven, TM, Osterman, AL, Fedorczyk, JM, and Amadio, PC (eds): Rehabilitation of the Hand and Upper Extremity, Vol I, ed. 6. Philadelphia, PA: Elsevier Mosby, 2011, pp 1344–1355.

139. Trieb K: Treatment of the wrist in rheumatoid arthritis. J Hand Surg 33A:113–123, 2008.

140. Trumble, TE, et al: Zone-II flexor tendon repair: a randomized prospective trial of active place-and-hold therapy compared with passive motion therapy. J Bone Joint Surg Am 92:1381–1389, 2010.

141. von der Heyde, R: Flexor tendon injuries in children: rehabilitative options and confounding factors. J Hand Ther 28:195–200, 2015.

142. van Rijn, J, and Gosens, T: A cemented surface replacement prosthesis in the basal thumb joint. J Hand Sur 35(4):572–579, 2010.

143. Vermeulen, GM, et al: Surgical management of primary thumb carpometacarpal osteoarthritis: a systematic review. J Hand Surg 36A:157–169, 2011.

144. Vitale, MA, Taylor, F, Ross, M, and Moran, SL: Trapezium prosthetic arthroplasty (silicone, Artelon, metal and pyrocarbon). Hand Clin 29:37–55, 2013.

145. Vitale, MA, et al: Prosthetic arthroplasty versus arthrodesis for osteoarthritis and posttraumatic arthritis of the index finger proximal interphalangeal joint. J Hand Surg Am 40(10):1937–1948, 2015.

146. Wagner, ER, Weston, J, Houdek, MT, Moran, SL, and Rizzo, M: Pyrocarbon in metacarpophalangeal arthroplasty: a longitudinal analysis of 253 cases: level 4 evidence. J Hand Surg Am 40:e54, 2015.

147. Weiss, S, and Falkenstein, N: Hand Rehabilitation: A Quick Reference Guide and Review, ed. 2. St Louis: Mosby, 2004.

148. Wijk, I, et al: Outcomes of proximal interphalangeal joint pyrocarbon implant. J Hand Surg 35(1):A38–A43, 2010.

149. Wolfe, SW: Tendinopathy. In Wolfe SW, Hotchkiss, RN, Pederson, WC, and Kozin, SH (eds): Green's Operative Hand Surgery, Vol II, ed. 6. Philadelphia, PA: Elsevier: Churchill Livingstone, 2011, pp 2067–2088.

150. Wong, JKF, and Peck, F: Improving results of flexor tendon repair and rehabilitation: Plast Reconstr Surg 134:913e–925e, 2014.

151. Yen, CH, Chan, WL, Wong, WC, and Mak, KH: Clinical results of early active mobilization after flexor tendon repair. Hand Surg 13:45–50, 2008.

152. Yeoh, D, and Tourret, L: Total wrist arthroplasty: a systematic review of the evidence from the last 5 years. J Hand Surg 40E:458–468, 2015.

153. Yuste, V, et al: Influence of patient and injury-related factors in the outcomes of primary flexor tendon repair. Eur J Plast Surg 38:49–54, 2015.

Quadril

Carolyn Kisner, PT, MS

Lynn Colby, PT, MS

John Borstad, PT, PHD

■ **Estrutura e função do quadril 775**

CARACTERÍSTICAS ANATÔMICAS DA REGIÃO DO QUADRIL 775
Estruturas ósseas 775
Características e artrocinemática da articulação do quadril 775
Influência da articulação do quadril no equilíbrio e no controle
postural 776

RELAÇÕES FUNCIONAIS DA REGIÃO DO QUADRIL 776
Movimentos do fêmur e função muscular 776
Movimentos pélvicos e função muscular 776
Relações funcionais entre quadril, joelho e tornozelo durante o
apoio de peso 779
Patomecânica da região do quadril 780

O QUADRIL E A MARCHA 781
Função muscular do quadril durante a marcha 781
Efeito dos comprometimentos musculoesqueléticos na
marcha 782

DOR REFERIDA E LESÃO NERVOSA 782
Principais nervos sujeitos a lesão ou encarceramento 782
Fontes comuns de dor referida na região do quadril e das
nádegas 782

■ **Tratamento de distúrbios e de cirurgias do
quadril 782**

HIPOMOBILIDADE ARTICULAR: TRATAMENTO CONSERVADOR 782
Patologias relacionadas e etiologia dos sintomas 782
Comprometimentos estruturais e funcionais comuns 782
Limitações comuns nas atividades e restrições à
participação 783
Tratamento: fase de proteção 783
Tratamento: fases de movimento controlado e de retorno à
função 784

CIRURGIA ARTICULAR E TRATAMENTO PÓS-OPERATÓRIO 786

Procedimentos artroscópicos para o quadril 786
Artroplastia total do quadril 788
Hemiartroplastia do quadril 803

FRATURAS DO QUADRIL: TRATAMENTO CIRÚRGICO E
PÓS-OPERATÓRIO 804
Fratura do quadril: incidência, fatores de risco e impacto na
função 804
Locais e tipos de fraturas do quadril 805
Tratamento conservador 805
Redução aberta e fixação interna de fratura do quadril 805

SÍNDROMES DOLOROSAS DO QUADRIL: TRATAMENTO
CONSERVADOR 813
Patologias relacionadas e etiologia dos sintomas 813
Comprometimentos estruturais e funcionais comuns 814
Tratamento: fase de proteção 814
Tratamento: fase de movimento controlado 814
Tratamento: fase de retorno à função 815

■ **Intervenções com exercícios para a região do
quadril 815**

TÉCNICAS DE EXERCÍCIOS PARA AUMENTAR A FLEXIBILIDADE E A
AMPLITUDE DE MOVIMENTO 815
Técnicas para alongar estruturas que limitam a amplitude de
movimento do quadril 816
Técnicas para alongar músculos biarticulares que limitam a
amplitude de movimento do quadril 818

EXERCÍCIOS PARA DESENVOLVER E MELHORAR O DESEMPENHO
MUSCULAR E O CONTROLE FUNCIONAL 821
Exercícios em cadeia aberta (sem apoio de peso) 821
Exercícios em cadeia fechada (com apoio de peso) 824
Progressão funcional para o quadril 828

ATIVIDADES DE APRENDIZADO INDEPENDENTE 830

O quadril é semelhante à articulação glenoumeral por serem ambas articulações triaxiais, capazes de funcionar nos três planos e também por ser o elo proximal de seu membro. Em contraste com o ombro altamente móvel, o quadril é uma articulação estável que está adaptada para a posição ereta e para atividades com apoio de peso. Contudo, para uma pessoa desempenhar suas atividades da vida diária (AVD) de uma maneira considerada "normal", são necessários pelo menos 120° de flexão de quadril e 20° de abdução e rotação lateral.[120] As forças provenientes dos membros inferiores são transmitidas para cima por meio dos quadris, para a pelve e o tronco, durante a marcha e outras atividades de membros inferiores. No entanto, os quadris suportam o peso da cabeça, do tronco e dos membros superiores e, desse modo, a saúde da articulação do quadril é vital para a maioria das atividades funcionais.

Este capítulo está dividido em três seções principais. A primeira revê brevemente a anatomia e função do quadril e sua relação com a pelve, a parte lombar da coluna vertebral e o joelho. A segunda descreve distúrbios comuns do quadril e as diretrizes para o tratamento conservador e pós-operatório, expandindo as informações e os princípios de tratamento apresentados nos Capítulos 10 a 13. O leitor deverá estar familiarizado com essa matéria e com os componentes de um exame abrangente do quadril e da pelve antes de determinar um diagnóstico e prosseguir para o estabelecimento de um programa de exercícios terapêuticos. A terceira seção descreve as intervenções com exercícios comumente usadas para alcançar as metas de tratamento para a região do quadril.

■ Estrutura e função do quadril

O cíngulo do membro inferior une o membro inferior ao tronco e tem um papel significativo na função do quadril, assim como nas articulações vertebrais. Os ossos da articulação do quadril consistem na região proximal do fêmur e na pelve (Fig. 20.1). As características singulares da pelve e do fêmur que afetam a função do quadril são revisadas nesta seção. A função da pelve com respeito à mecânica da coluna é descrita com mais detalhes no Capítulo 14.

CARACTERÍSTICAS ANATÔMICAS DA REGIÃO DO QUADRIL

Estruturas ósseas

A estrutura da pelve e do fêmur é apropriada para dar apoio ao peso e transmitir proximal e distalmente as forças por meio da articulação do quadril.

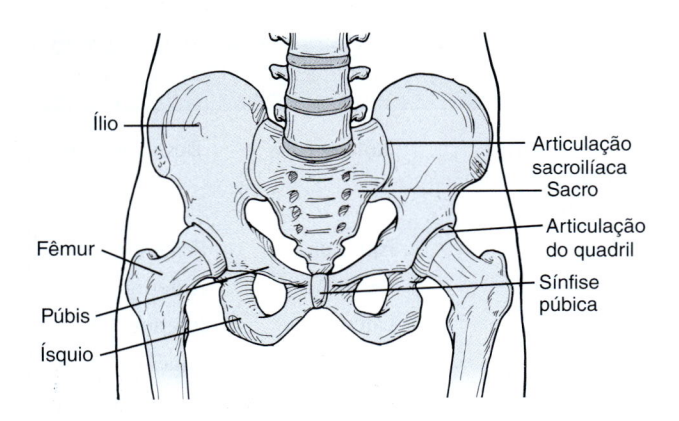

Figura 20.1   Ossos e articulações da pelve e do quadril.

Pelve

Cada osso ilíaco da pelve é formado pela união dos ossos ílio, ísquio e púbis, sendo, portanto, uma unidade estrutural. Os ossos ilíacos direito e esquerdo articulam-se anteriormente um com o outro na sínfise púbica e posteriormente com o sacro por meio das articulações sacroilíacas.[93] Ocorre uma leve movimentação nessas três articulações para atenuar as forças à medida que elas são transmitidas por meio da região pélvica, mas a pelve basicamente funciona como uma unidade em cadeia fechada.

Fêmur

A forma do fêmur é própria para controlar o efeito da gravidade sobre a cabeça, braços e tronco e para transmitir as forças de reação do solo até o acetábulo da pelve. No plano frontal, o ângulo de inclinação (normalmente de 125°) entre o eixo do colo femoral e o corpo do fêmur permite um momento de envergamento para atenuar essas forças, ocorrendo um leve curvamento anterior da diáfise do fêmur no plano sagital que também ajuda a absorver e transmitir a força.[93] Como ocorre no úmero, há um ângulo de torção formado pelo eixo transverso dos côndilos femorais e o eixo do colo do fêmur, que varia entre 8° e 25°, com um ângulo médio de 12°.

Características e artrocinemática da articulação do quadril

Características

O quadril é uma articulação do tipo bola e soquete (esferoide) triaxial constituída pela cabeça do fêmur e pelo acetábulo da pelve. É sustentado por uma cápsula articular forte que é reforçada pelos ligamentos iliofemoral, pubofemoral e isquiofemoral. As duas articulações do quadril se unem por meio da pelve óssea, que está integrada com a coluna vertebral através das articulações sacroilíacas e lombossacrais.[93]

Superfícies articulares

A parte óssea côncava da articulação do quadril, o acetábulo, está localizada na face lateral da pelve e voltada nas direções lateral, anterior e inferior (ver Fig. 20.1). O acetábulo é aprofundado por um anel de fibrocartilagem, o lábio do acetábulo. A cartilagem articular apresenta a forma de uma ferradura, sendo mais espessa na região lateral, onde as principais forças de apoio de peso são transmitidas. A porção central da superfície acetabular não é articular.

A parte óssea convexa é a cabeça esférica do fêmur, que está ligada ao colo femoral. Projeta-se nas direções anterior, medial e superior.

Ligamentos

Dos três ligamentos que reforçam a cápsula articular, os ligamentos iliofemoral e pubofemoral estão situados anteriormente (Fig. 20.2A), enquanto o ligamento isquiofemoral está localizado posteriormente (Fig. 20.2B).[93,117,121]

Há um consenso geral na literatura de que esses três ligamentos capsulares limitam a extensão excessiva do quadril e que o ligamento iliofemoral, também conhecido como ligamento em Y de Bigelow, é o mais forte dos três.[64,93,117,121] Além de sua capacidade de limitar a extensão, os outros movimentos ficam limitados por cada um desses ligamentos individualmente. Pensa-se também que o ligamento iliofemoral, que reforça a parte anterior da cápsula, também limita a rotação lateral do quadril.[117,121] Acredita-se que o ligamento pubofemoral, prestando suporte à porção inferior, assim como à porção anterior da cápsula, limita a abdução.[117,121] Por fim, o ligamento isquiofemoral, embora reforçando a face posterior da cápsula, pode também limitar a rotação medial e, quando o quadril está flexionado, a adução.[64,117,121]

Artrocinemática da articulação do quadril

Durante muitas atividades, como agachar-se, caminhar ou fazer exercícios do tipo *leg-press,* tanto a pelve como o fêmur se movimentam. Portanto, a mecânica articular pode ser descrita pelo movimento do fêmur no acetábulo ou da pelve quando se move sobre o fêmur.

Movimentos do fêmur. A cabeça do fêmur convexa desliza na direção oposta ao movimento fisiológico do fêmur. Assim, com a flexão e a rotação medial do fêmur, a superfície articuladora desliza posteriormente, e, com a extensão e rotação lateral, ela desliza anteriormente; com a abdução, desliza inferiormente; e com a adução, superiormente. A artrocinemática está resumida no Quadro 20.1.

Movimentos da pelve. Quando o membro inferior encontra-se estabilizado distalmente, como quando se está em pé ou durante a fase de apoio da marcha, o acetábulo côncavo move-se sobre a cabeça convexa do fêmur de modo que deslize na mesma direção que a pelve. A pelve é um dos elos de uma cadeia fechada; portanto, quando a pelve se move ocorre movimento nas duas articulações do quadril, assim como na região lombar da coluna vertebral.

Influência da articulação do quadril no equilíbrio e no controle postural

A cápsula articular é ricamente suprida com mecanorreceptores que respondem às variações na posição, na tensão e no movimento para controle da postura, do equilíbrio e movimento. As contrações musculares reflexas de toda a cadeia cinemática, conhecidas como estratégias de equilíbrio, ocorrem em uma sequência previsível quando o equilíbrio em pé é perturbado e recuperado. Patologias articulares, restrições de mobilidade ou fraqueza muscular podem prejudicar o equilíbrio e o controle postural. Ver no Capítulo 8 uma discussão aprofundada desses conceitos.

RELAÇÕES FUNCIONAIS DA REGIÃO DO QUADRIL

O quadril funciona durante atividades com e sem apoio de peso, que requerem que os músculos movimentem o fêmur ou controlem fêmur e pelve enquanto forças externas são impostas à região.

Movimentos do fêmur e função muscular

Os movimentos do fêmur e as ações musculares costumam ser descritos como ocorrendo nos três planos primários: flexão/extensão no plano sagital, abdução/adução no plano frontal e rotação medial/lateral no plano transverso. A maioria dos músculos no quadril pode gerar movimentos em diversos planos. As ações primárias e secundárias dos músculos do quadril estão resumidas na Tabela 20.1.[63,93,118]

Movimentos pélvicos e função muscular

A pelve é o elo de ligação entre a coluna e os membros inferiores (Fig. 20.3A). Assim, uma consequência do movimento da pelve é o movimento das articulações dos quadris e da região lombar da coluna vertebral. Outra conse-

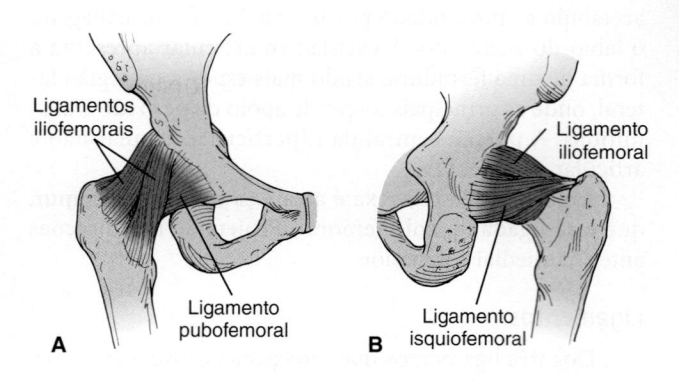

Figura 20.2   Ligamentos que dão suporte à articulação do quadril. **(A)** Vista anterior. **(B)** Vista posterior.

QUADRO 20.1	Resumo da artrocinemática da cabeça do fêmur na articulação do quadril

Movimentos fisiológicos do fêmur	Rolamento	Deslizamento
Flexão	Anterior	Posterior
Extensão	Posterior	Anterior
Abdução	Lateral	Inferior
Adução	Medial	Superior
Rotação medial	Medial	Posterior
Rotação lateral	Lateral	Anterior

TABELA 20.1	Músculos do quadril: função em cadeia aberta (sem apoio de peso)

Ação	Movimentadores primários	Movimentadores secundários (a ação depende da posição da articulação do quadril)
Flexão		
	■ Iliopsoas ■ Reto femoral (também estende o joelho) ■ Tensor da fáscia lata (também abduz e roda medialmente o quadril e mantém a tensão no trato iliotibial) ■ Sartório (também faz abdução e rotação lateral do quadril e flexão e rotação medial do joelho)	Pectíneo Adutor longo Adutor magno Grácil
Extensão		
	■ Glúteo máximo (também faz rotação lateral do quadril; as fibras superiores se inserem no trato iliotibial) ■ Posteriores da coxa: cabeça longa do bíceps femoral, semitendíneo, semimembranáceo (também flexiona o joelho)	Glúteo médio (fibras posteriores) Adutor magno Piriforme
Abdução		
	■ Glúteo médio ■ Glúteo mínimo ■ Tensor da fáscia lata (também flexiona o quadril)	Piriforme Sartório Reto femoral
Adução		
	■ Adutor magno ■ Adutor longo ■ Adutor curto ■ Grácil ■ Pectíneo	Bíceps femoral (cabeça longa) Glúteo máximo (fibras posteriores) Quadrado femoral Obturador externo
Rotação externa (lateral)		
	■ Obturador interno e externo ■ Gêmeo superior e inferior ■ Quadrado femoral ■ Piriforme ■ Glúteo máximo	Glúteo médio (fibras posteriores) Glúteo mínimo (fibras posteriores) Sartório Bíceps femoral (cabeça longa)
Rotação medial		
	Sem movimentadores primários	Glúteo médio (fibras anteriores) Glúteo mínimo (fibras anteriores) Tensor da fáscia lata Adutor longo e curto Adutor magno (fibras posteriores) Pectíneo

Observação: os movimentadores primários são descritos a partir da posição anatômica; as ações de alguns músculos se modificam de acordo com a posição do quadril.

quência desse sistema interligado é que a contração da musculatura do quadril produz o movimento pélvico por meio de ação reversa. Nesse caso, se não é desejável o movimento pélvico ao mover o fêmur na articulação do quadril, a pelve precisa ser estabilizada pela musculatura do tronco.

Inclinação pélvica anterior

As espinhas ilíacas anterossuperiores da pelve movem-se nas direções anterior e inferior e, desse modo, se aproximam da face anterior do fêmur à medida que a pelve roda para a frente em torno do eixo transverso das articulações do quadril (Fig. 20.3B). Isso resulta em flexão do quadril e aumento da extensão da região lombar da coluna vertebral.[93]

■ Os músculos que causam esse movimento são os flexores do quadril e extensores da coluna.

■ Quando o movimento desejado é a flexão do quadril por meio do movimento do fêmur, a pelve precisa ser estabilizada pelos músculos abdominais para impedir a inclinação pélvica anterior.

■ Quando se está em pé (bipedestação), a linha da gravidade do tronco desvia-se anteriormente ao eixo das ar-

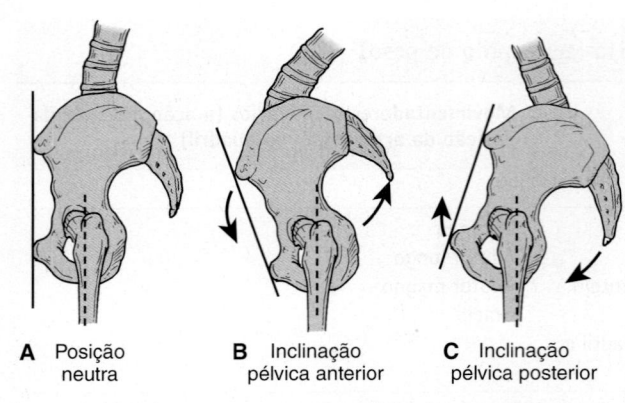

A Posição
neutra

B Inclinação
pélvica anterior

C Inclinação
pélvica posterior

Figura 20.3 (A) Posição neutra da pelve. (B) Inclinação pélvica anterior.
(C) Inclinação pélvica posterior. Com uma inclinação pélvica anterior, a
diminuição do ângulo entre a pelve e o o fêmur resulta em flexão de quadril, e com a inclinação pélvica posterior, o aumento do ângulo resulta em
extensão do quadril.

ticulações do quadril; o efeito é um momento de inclinação pélvica anterior. A estabilidade é dada pelos
músculos abdominais e extensores do quadril.

Inclinação pélvica posterior

As espinhas ilíacas posterossuperiores da pelve movem-se posterior e inferiormente, aproximando-se assim
da face posterior do fêmur à medida que a pelve roda para
trás em torno do eixo das articulações do quadril (Fig.
20.3C). Isso resulta em extensão do quadril e flexão da região lombar da coluna vertebral.[93]

- Os músculos que causam esse movimento são os extensores do quadril e flexores do tronco (abdominais).
- Quando o movimento desejado é a extensão do quadril
  por meio do movimento do fêmur, os extensores da região lombar da coluna estabilizam a pelve.
- Quando se está em pé com a linha da gravidade do tronco caindo posteriormente ao eixo das articulações do
  quadril, o efeito é um momento de força de inclinação
  pélvica posterior. A estabilidade dinâmica é dada pelos
  músculos flexores do quadril e extensores da coluna e
  pela estabilidade passiva do ligamento iliofemoral.

Desvio pélvico

Quando se está em pé, o desvio de translação anterior
da pelve resulta em extensão do quadril e extensão dos
segmentos vertebrais lombares inferiores. Há um desvio
compensatório posterior do tórax sobre a região lombar
alta da coluna vertebral com aumento da flexão desses segmentos vertebrais. Isso é visto com frequência nas posturas
desleixadas ou relaxadas (ver Fig. 14.18B no Cap. 14). Pouca
ação muscular é necessária; a postura é mantida pelo ligamento iliofemoral no quadril, ligamento longitudinal anterior da região lombar inferior da coluna e ligamentos
posteriores das regiões lombar alta e torácica da coluna
vertebral.

Inclinação pélvica lateral

O movimento pélvico no plano frontal resulta em movimentos opostos em cada articulação do quadril. O movimento pélvico é definido pelo que está ocorrendo na
crista ilíaca da pelve do lado oposto ao membro que está
apoiando o peso (ou seja, o lado da pelve que está se movendo). Quando uma crista se eleva, isso é chamado elevação do quadril; quando se abaixa, é chamado queda do
quadril ou da pelve. No lado que está elevado, ocorre adução do quadril; no lado que está abaixado, ocorre abdução
do quadril (Fig. 20.4A). Esses movimentos pélvicos também resultam em movimento da região lombar da coluna
com flexão lateral que ocorre em direção ao lado da pelve
elevada (a convexidade da curva lateral é em direção ao
lado abaixado).[93]

- Os músculos que promovem a inclinação pélvica lateral
  incluem o quadrado do lombo no lado da crista elevada
  e a tração muscular reversa do glúteo médio no quadril
  do lado da perna de apoio.
- Quando o movimento desejado é a abdução do quadril
  por meio do movimento do fêmur, a pelve precisa ser
  estabilizada pelos músculos abdominais laterais (oblíquo
  interno e externo) no lado do fêmur em movimento.
  Quando na posição em pé, o glúteo médio no lado da
  perna de apoio impede que a pelve se incline para baixo.
- Com uma postura desleixada assimétrica, a pessoa desvia
  o peso do tronco para cima de um dos membros inferiores e permite a queda da pelve no outro lado. O apoio
  passivo vem do ligamento iliofemoral e do trato iliotibial
  do lado elevado (perna de apoio).
- Quando se está em pé sobre uma perna, a gravidade cria
  um momento de adução no quadril, que tende a fazer
  que a pelve caia no lado sem apoio (queda do quadril ou
  da pelve). Isso é impedido pelo músculo glúteo médio ao
  estabilizar a pelve no lado do apoio.

Rotação pélvica

A rotação ocorre em torno de um membro inferior
que está fixado no solo. O membro inferior sem apoio balança para a frente ou para trás com a pelve. Quando o lado
da pelve que não está apoiado se move para a frente, isso é
chamado rotação anterior da pelve.[93] O tronco roda simultaneamente na direção oposta, enquanto o fêmur sobre o
lado estabilizado roda medialmente. Quando o lado da
pelve sem apoio se move para trás, isso é chamado rotação
posterior; o fêmur sobre o lado estabilizado roda lateralmente, ao mesmo tempo que o tronco roda na direção
oposta (Fig. 20.4B).

- Os músculos que produzem a rotação da pelve são os rotadores do quadril em sinergia com os músculos abdominais oblíquos, o transverso do abdome e o multífido.
- Quando a rotação de quadril por meio do movimento
  do fêmur é o movimento desejado, a pelve precisa ser
  estabilizada pela musculatura do tronco.

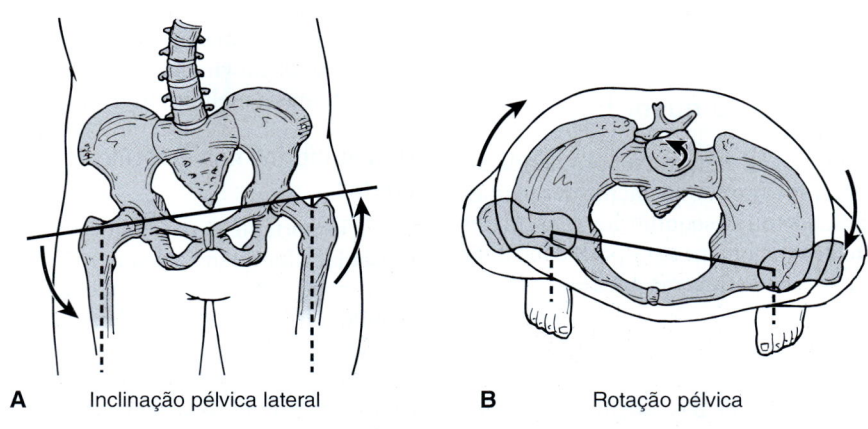

A   Inclinação pélvica lateral   **B**   Rotação pélvica

Figura 20.4 **(A)** Inclinação pélvica lateral. A elevação da crista ilíaca (elevação do quadril) causa uma adução relativa do quadril no lado mais alto, e o abaixamento da crista ilíaca (queda do quadril) causa uma abdução relativa do quadril no lado mais baixo. **(B)** Rotação pélvica. O movimento da pelve para a frente (rotação anterior) causa rotação lateral relativa do quadril; e o movimento para trás (rotação posterior) causa rotação medial relativa do quadril.

Movimento pelvifemoral

Ocorre um movimento combinado entre a região lombar da coluna vertebral e a pelve durante a inclinação máxima do tronco para a frente, como quando se tenta alcançar o solo ou os pés.[93] Esse movimento é conhecido também como ritmo lombopélvico.[26] Embora haja bastante variabilidade na participação de cada uma das articulações, costuma ser descrito como um movimento que inicia com a flexão da cabeça para a frente.

- À medida que a cabeça e a parte superior do tronco iniciam a flexão, a pelve desvia-se posteriormente para manter o centro de gravidade em cima da base de apoio.
- O tronco continua a inclinar-se para a frente, sendo controlado pelos músculos extensores da coluna até aproximadamente 45°. Nesse ponto, em uma pessoa com flexibilidade relativamente normal, os ligamentos posteriores tornam-se tensionados, e as facetas das articulações zigoapofisárias deslizam para cima, resultando em tensão passiva nas cápsulas das facetas.
- Assim que todos os segmentos vertebrais se acham no final da amplitude de movimento e estabilizados pelos ligamentos posteriores e pelas facetas, a pelve começa a rodar para a frente (inclinação pélvica anterior), sendo controlada pelos músculos glúteo máximo e posteriores da coxa.
- A pelve continua rodando para a frente até que o comprimento completo dos músculos seja alcançado. A amplitude de movimento (ADM) final na inclinação anterior é ditada pela flexibilidade dos vários músculos extensores da coluna e fáscias, assim como dos músculos extensores do quadril (inclusive os posteriores da coxa).

O retorno à posição ereta começa com os músculos extensores do quadril rodando a pelve para trás por meio de uma ação muscular reversa (inclinação pélvica posterior), e depois os músculos extensores da coluna fazendo a extensão da coluna, começando na região lombar até os níveis superiores. Ocorrem variações na sincronização normal dessa atividade em decorrência de treinamento (como em dançarinos e ginastas), maus hábitos, comprimento muscular ou fascial diminuído ou lesão e problemas de propriocepção.

Relações funcionais entre quadril, joelho e tornozelo durante o apoio de peso

Durante o apoio de peso, o controle das posições e movimentos do quadril afeta o alinhamento e a função de todo o membro inferior.

Flexão/extensão do quadril. A flexão do quadril resulta em flexão de joelho e dorsiflexão do tornozelo durante o apoio de peso. Essas ações são controladas pelos extensores do quadril (glúteo máximo e posteriores da coxa), extensor do joelho (quadríceps femoral) e flexores plantares do tornozelo (gastrocnêmio e sóleo). A extensão do quadril durante o apoio de peso produz a extensão do joelho por meio da tração posterior do fêmur e contribui para o mecanismo de trava do joelho.

Abdução/adução do quadril. Durante o apoio de peso unilateral, a gravidade cria um momento adutor no quadril que é estabilizado pelo glúteo médio (impedindo a queda da pelve). Tipicamente, isso resulta em um momento em varo no joelho, aproximando o compartimento medial do joelho. Contudo, se o glúteo médio é fraco, há aumento da adução do fêmur e aumento do momento em valgo no joelho, impondo uma carga maior sobre o ligamento colateral medial, ligamento patelofemoral medial e ligamento cruzado anterior.[133]

Rotação do quadril. A rotação medial do quadril resulta na rotação medial do fêmur sobre uma tíbia fixa no joelho. A força através da tíbia causa eversão do calcâneo e pronação do pé com o apoio de peso. O reverso ocorre com a rotação lateral do quadril. Essa resposta total em cadeia ocorre de modo repetido durante as fases de carga e apoio terminal da marcha conforme as forças de reação do solo são absorvidas e o corpo é movido para a frente. Uma resposta total em cadeia ocorre também durante a carga imposta aos membros na descida de escadas ou na aterrissagem de um salto.

Patomecânica da região do quadril

Uma estrutura anormal ou função comprometida no quadril – como uma diferença no comprimento das pernas, diminuição da flexibilidade ou desequilíbrios musculares de força e de momento de funcionamento – pode contribuir para sobrecarregar a coluna ou outras articulações dos membros inferiores.

Diminuição da flexibilidade

A diminuição na flexibilidade das estruturas ao redor da articulação do quadril faz que as forças de apoio de peso e o movimento sejam transmitidos para a coluna em vez de serem absorvidos na pelve. Por exemplo, flexores de quadril encurtados causam aumento da extensão lombar (lordose) quando o quadril se estende. As contraturas em flexão de quadril com sua extensão incompleta durante o apoio de peso também aumentam a carga sobre o joelho, porque ele não pode travar quando o quadril está em flexão a menos que o tronco seja inclinado para a frente. Durante o apoio de peso, músculos adutores encurtados causam queda pélvica no lado oposto ao encurtamento e inclinação lateral compensatória do tronco em direção ao lado do encurtamento. O oposto ocorre com os músculos abdutores encurtados.

Fraqueza muscular

Uma diminuição na força dos músculos abdutores, extensores e rotadores laterais do quadril está associada ao colapso do joelho em valgo (um aumento do valgo e rotação medial do fêmur) quando o joelho é flexionado durante atividades com apoio de peso, podendo contribuir para as deficiências em todo o membro inferior conforme descrito nos exemplos adiante.[133]

Deficiência patelofemoral. Momentos em valgo no joelho mais elevados como resultado de abdutores de quadril fracos têm sido associados às deficiências patelofemorais, algo que ocorre com maior frequência em mulheres do que em homens (ver Cap. 21).[133,134]

Distensão do ligamento cruzado anterior. O colapso em valgo e a diminuição na ativação dos extensores do quadril têm sido relatados como mais comuns em mulheres do que em homens que sofreram lesão do ligamento cruzado anterior. Tem sido sugerido que esse padrão aumenta o cisalhamento anterior da tíbia e a distensão do ligamento cruzado anterior ao receber uma carga (flexão de quadril-joelho durante a aterrissagem após um salto).[133]

Síndrome do piriforme. Uma fraqueza dos extensores e abdutores do quadril, que resulta em adução e rotação medial do quadril (colapso em valgo) durante atividades funcionais, foi identificada como a causa possível da compressão do nervo isquiático, secundária ao uso excessivo do músculo piriforme. O fortalecimento e retreinamento funcional do glúteo máximo e glúteo médio, junto à correção de padrões de movimento defeituosos, resultaram em alívio dos sintomas e melhora funcional.[159]

Desequilíbrios nos músculos do quadril e seus efeitos

É importante perceber que os desequilíbrios na função muscular (dominância de um músculo sobre outro durante a execução de uma atividade) causadores de padrões de mobilidade defeituosos podem ser decorrentes de déficits de força e comprimento, assim como de propriocepção e controle neuromuscular alterados.[63] Uma mecânica defeituosa decorrente da presença de qualquer desses fatores pode causar deficiências e dor no quadril, joelho ou coluna vertebral.[142] As síndromes do uso excessivo, dor nos tecidos moles e dor articular podem ocorrer em resposta a cargas anormais continuadas. Adiante, desequilíbrios comuns nos músculos do quadril que podem resultar em deficiências no membro inferior.

Tensor da fáscia lata (TFL) e/ou glúteo máximo encurtados. O TFL e cerca de um terço do glúteo máximo se inserem no trato iliotibial (TIT). Uma diminuição na flexibilidade de qualquer desses músculos tem um efeito na tensão transmitida através do TIT. As deficiências posturais que costumam estar associadas a um TFL ou glúteo máximo encurtado incluem a postura de inclinação pélvica anterior, postura desleixada ou dorso plano (ver Fig. 14.18 e a discussão pertinente no Cap. 14).[142] As síndromes do uso excessivo associadas à maior tensão no TIT incluem bursite trocantérica na região do quadril e síndrome do TIT no joelho (ver descrição na seção sobre deficiência patelofemoral no Cap. 21).

Dominância do TFL sobre o glúteo médio. O desequilíbrio resultante de uma fraqueza aparente do glúteo médio relacionada à dominância compensatória do TFL funcionando como abdutor do quadril resulta em aumento da tensão no TIT,[142] colapso em valgo do joelho durante o apoio de peso com flexão de quadril/joelho (ver Fig. 21.9) e aumento do ângulo Q dinâmico.[63] Isso pode levar à dor no retináculo lateral do joelho (síndrome do TIT) ou síndrome de dor patelofemoral decorrente do efeito em "corda de arco" sobre o mecanismo extensor (ver descrição do efeito em "corda de arco" e a Fig. 21.3 no Cap. 21).

Dominância dos músculos flexores do quadril biarticulares sobre o iliopsoas. A dominância dos músculos TFL, reto femoral e/ou sartório pode contribuir para uma mecânica defeituosa no quadril ou dor no joelho decorrente do uso excessivo desses músculos quando cruzam o joelho.

Dominância dos músculos posteriores da coxa sobre o glúteo máximo. A má postura e a diminuição na ativação funcional do glúteo máximo podem resultar em diminuição na flexibilidade desse músculo e diminuição na amplitude de flexão do joelho.[142] A flexão excessiva da região lombar da coluna poderá ocorrer sempre que a amplitude completa de flexão do quadril for tentada. Uma mobilidade limitada do glúteo máximo também causa aumento de tensão no TIT, uma alteração associada à dor na região trocantérica ou na região lateral do joelho.

Com a diminuição na ativação do glúteo máximo, os posteriores da coxa dominam como extensores do quadril.[142] O uso excessivo dos músculos posteriores da coxa pode resultar em cãibras do músculo nos exercícios de alta intensidade[165] ou pode resultar em diminuição na flexibilidade dos posteriores da coxa, assim como desequilíbrios musculares com o músculo quadríceps femoral no joelho.[142] Nesse desequilíbrio muscular, os posteriores da coxa dominam a função de estabilização do joelho por meio do aumento da tração posterior sobre a tíbia para estender o joelho nas atividades em cadeia fechada. Isso altera a mecânica no joelho e pode levar a síndromes do uso excessivo nos tendões dos posteriores da coxa ou dor na região anterior do joelho decorrente de modificação nas forças do quadríceps.[142]

Uso dos músculos laterais do tronco como abdutores do quadril. A dependência dos músculos laterais do tronco para realizar a tarefa de controlar a pelve, normalmente a cargo dos abdutores do quadril, resulta em movimento excessivo do tronco e aumento da sobrecarga na região lombar da coluna vertebral.

Comprimento assimétrico das pernas

Assimetrias funcionais e estruturais dos membros inferiores afetam a orientação e a postura da pelve.

Encurtamento de perna unilateral. Um encurtamento de perna unilateral causa inclinação pélvica lateral (queda no lado mais curto) e inclinação lateral do tronco para o lado oposto ao lado mais curto (convexidade da curva lombar em direção ao lado da perna mais curta). Isso pode levar a uma escoliose funcional ou até mesmo estrutural. As causas de uma perna mais curta podem ser assimetrias unilaterais do membro inferior como um pé chato, geno valgo, coxa vara, músculos do quadril encurtados, osso ilíaco rodado anteriormente, postura em pé inadequada ou assimetria no crescimento ósseo.

Coxa valga e coxa vara. Um ângulo de inclinação entre o colo e o corpo do fêmur patologicamente mais largo é chamado *coxa valga*, e um ângulo patologicamente menor é chamado *coxa vara*. A coxa valga unilateral resulta em uma perna de certa forma mais longa naquele lado e geno varo associado. A coxa vara unilateral leva a uma perna mais curta com geno valgo associado.

Anteversão e retroversão. Um aumento na torção do colo femoral é chamado *anteversão* e faz que o corpo do fêmur seja rodado medialmente; uma diminuição na torção é chamada *retroversão* e faz que o corpo do fêmur seja rodado lateralmente. A anteversão resulta com frequência em geno valgo e pé chato. A anteversão unilateral resulta em uma perna relativamente mais curta naquele lado; a retroversão causa os efeitos opostos.

O QUADRIL E A MARCHA

Durante o ciclo normal da marcha, o quadril segue por uma ADM de 40° de flexão e extensão (10° de extensão no final do apoio até 30° de flexão no meio do balanço e contato inicial). Ocorre também inclinação pélvica lateral e 15° de abdução/adução do quadril (10° de adução no contato inicial, 5° de abdução no início do balanço), e rotação medial/lateral do quadril juntamente com a rotação pélvica totalizando 15° de movimento no plano transverso (pico de rotação medial quando o membro acaba de receber a carga, pico de rotação lateral no final do pré-balanço). A perda de qualquer um desses movimentos afeta a suavidade do padrão da marcha.[130]

Função muscular do quadril durante a marcha

Flexores do quadril

Os flexores do quadril controlam a extensão do quadril no final do apoio, depois se contraem concentricamente para iniciar o balanço.[130] Com a perda da função flexora, observa-se um movimento posterior brusco do tronco para iniciar o balanço. As contraturas nos flexores do quadril impedem a extensão completa durante a segunda metade do apoio; com isso a passada é encurtada. Para compensar uma contratura flexora, a pessoa aumenta a lordose lombar ou caminha com o tronco inclinado para a frente.

Extensores do quadril

Os músculos extensores do quadril controlam o momento flexor durante a resposta à carga, e o músculo glúteo máximo inicia a extensão do quadril.[124,130] Com a perda da função extensora, ocorre um movimento posterior brusco do tronco no contato do pé para transferir o centro de gravidade do tronco para trás do quadril. Com contraturas no glúteo máximo, ocorre alguma diminuição na amplitude do balanço terminal à medida que o fêmur vai para a frente, ou a pessoa pode compensar rodando mais a pelve anteriormente. O membro inferior pode rodar para fora porque o componente de rotação lateral do músculo, ou o músculo glúteo máximo, pode impor maior tensão sobre o trato iliotibial por meio de sua inserção, levando a uma irritação ao longo da face lateral do joelho quando há excesso de atividade.

Abdutores do quadril

Os músculos abdutores do quadril controlam a inclinação pélvica lateral durante o apoio da perna oposta.[124,130] Com a perda de função do músculo glúteo médio, durante o apoio ocorre desvio lateral do tronco sobre o lado enfraquecido quando a perna oposta balança. Esse desvio lateral também ocorre nos casos de quadril doloroso para minimizar o torque produzido pela gravidade na cabeça, braços e tronco e, subsequentemente, diminuir a necessária força do músculo abdutor. O músculo tensor da fáscia lata também funciona como um abdutor, e quando se torna encurtado pode afetar a marcha.

Efeito dos comprometimentos musculoesqueléticos na marcha

As deformidades ósseas e articulares modificam o alinhamento do membro inferior e, desse modo, a mecânica da marcha. Condições dolorosas causam padrões de marcha antálgicos caracterizados pela diminuição do tempo na posição de apoio no lado doloroso para evitar o estresse da sobrecarga.

DOR REFERIDA E LESÃO NERVOSA

Basicamente, o quadril é inervado a partir do nível vertebral L3; a irritação na articulação do quadril em geral é sentida ao longo da referência do dermátomo L3 a partir da virilha, descendo na frente da coxa até o joelho.[38,90] Para uma descrição detalhada dos padrões de dor referida e lesões de nervos periféricos na região do quadril e das nádegas, ver Capítulo 13.

Principais nervos sujeitos a lesão ou encarceramento

Nervo isquiático. O encarceramento pode ocorrer quando o nervo isquiático passa profundamente ao músculo piriforme (ocasionalmente passa por cima ou através do piriforme).

Nervo obturatório. A lesão isolada é rara, embora possa ocorrer pressão prolongada na cabeça do feto durante o parto, ou lesão em casos de expulsão do feto com fórceps.

Nervo femoral. Pode ocorrer lesão como resultado de fraturas do fêmur superior ou pelve, durante a redução de luxação congênita de quadril ou por causa da pressão durante um trabalho de parto e expulsão com fórceps.

Fontes comuns de dor referida na região do quadril e das nádegas

Caso sintomas dolorosos provenientes de outras fontes sejam referidos na região do quadril, o tratamento primário precisará ser direcionado para a fonte da irritação. Fontes comuns de dor referida na região do quadril e das nádegas incluem:

- Raízes nervosas ou tecidos derivados dos segmentos vertebrais L1, L2, L3, S1 e S2.
- Articulações intervertebrais lombares e sacroilíacas.

■ Tratamento de distúrbios e de cirurgias do quadril

Para tomar decisões clínicas corretas ao tratar pacientes com distúrbios do quadril, é necessário compreender as várias patologias, os procedimentos cirúrgicos e as precauções associadas e identificar as deficiências estruturais e funcionais de apresentação de cada paciente, as limitações nas atividades e as restrições à participação. Nesta seção, patologias e cirurgias comuns na região do quadril são descritas. O tratamento conservador e pós-operatório dessas condições está também descrito nesta seção.

HIPOMOBILIDADE ARTICULAR: TRATAMENTO CONSERVADOR

Patologias relacionadas e etiologia dos sintomas

A osteoartrite (OA), artrite reumatoide (AR), necrose asséptica, o escorregamento epifisário, as luxações e deformidades congênitas podem levar a alterações degenerativas na articulação do quadril (ver Fig. 11.2).

Osteoartrite (doença articular degenerativa)

A osteoartrite é a doença artrítica mais comum da articulação do quadril. Os fatores etiológicos podem ser o processo de envelhecimento, trauma articular, sobrecargas anormais repetitivas, obesidade, distúrbios do quadril ligados ao desenvolvimento ou doença.[32] As alterações degenerativas incluem fissuras e perda de cartilagem articular, fibrose capsular e formação de osteófitos nas margens das articulações.[47] Esses efeitos normalmente ocorrem em regiões submetidas às maiores forças de carga, como ao longo da superfície superior de apoio de peso do acetábulo (ver Fig. 11.6).

Hipomobilidade pós-imobilização

Pode ocorrer uma restrição nos tecidos capsulares e na mobilidade dos tecidos periarticulares ao redor sempre que a articulação for imobilizada após uma fratura ou cirurgia.

Comprometimentos estruturais e funcionais comuns

- Dor sentida na virilha e referida ao longo da região anterior da coxa e joelho no dermátomo L3.
- Rigidez após o repouso.
- Mobilidade limitada com uma sensação terminal capsular firme.[153] Inicialmente, a limitação é apenas na rotação medial; em estágios avançados, o quadril fica fixo em adução, sem rotação medial ou extensão além da posição neutra e limitado a 90° de flexão.[38]
- Assimetria no apoio de peso do membro inferior e marcha antálgica, normalmente com uma claudicação compensada de músculo glúteo médio (abdutora) e menor velocidade de deslocamento (o que está ligado ao encurtamento das passadas e da duração da posição de apoio).[36]

- Extensão de quadril limitada que leva ao aumento das forças de extensão na região lombar da coluna vertebral e possivelmente dor nas costas.
- Extensão de quadril limitada prevenindo a extensão completa do joelho quando se está em pé ou durante a marcha, que leva ao aumento de carga sobre o joelho.
- Comprometimento do equilíbrio e controle postural.

Uma regra de previsão clínica (RPC) desenvolvida recentemente por Sutlive et al.[153] (resumida no Quadro 20.2) identifica cinco variáveis de exame que podem ser usadas para diagnóstico da OA do quadril. As variáveis diagnósticas baseiam-se em um estudo preliminar de 72 sujeitos com mais de 40 anos de idade e dor unilateral nas nádegas, virilha ou região anterior da coxa. Os pacientes com alterações radiográficas tinham uma probabilidade maior de apresentar sintomas clínicos relevantes. Não foi publicado estudo de validação nem análise de impacto dessa RPC.

Outras deficiências funcionais, tais como força muscular diminuída e limitações nas habilidades funcionais, têm sido identificadas em pessoas com OA de quadril.

Evidências em foco

Um estudo transversal recente comparou 26 pacientes com OA de quadril que não eram candidatos à cirurgia com um grupo de controle semelhante sem OA considerando a função e a incapacidade. Diferenças significativas entre os grupos incluíram nível de dor leve a moderada, diminuição da força de extensão do joelho e diminuição da ADM do quadril naqueles com OA de quadril. Em termos funcionais, aqueles com OA andavam uma distância mais curta em 6 minutos, porém não havia diferenças significativas na força dos flexores/extensores do quadril, flexores do joelho ou dorsiflexores/flexores plantares do tornozelo.[141]

QUADRO 20.2	**Regra de previsão clínica para o diagnóstico de osteoartrite do quadril[153]**

Variáveis*
- Autorrelato de que o agachamento agrava os sintomas.
- A flexão ativa do quadril causa dor na região lateral do quadril.**
- O teste do quadrante com adução causa dor na região lateral do quadril ou na virilha.
- A extensão ativa do quadril causa dor.
- A rotação medial passiva é ≤ 25°.**

---

*Os resultados do estudo indicaram que se 3 das 5 variáveis estivessem presentes, a probabilidade de ter OA de quadril aumentava de 29% para 68%; se 4 das 5 variáveis fossem identificadas, a probabilidade aumentava para 91%.

**A confiabilidade interexaminador para identificação das sensações terminais de flexão e rotação medial foi 0,85 e 0,88, respectivamente.

Limitações comuns nas atividades e restrições à participação (limitações funcionais/incapacidades)

Os comprometimentos da articulação do quadril interferem nas muitas atividades e AVD que envolvem apoio de peso.[31,141]

Estágios iniciais. Há dor progressiva durante o apoio de peso continuado, ao caminhar ou no final do dia após atividades repetitivas de membro inferior. A dor pode interferir no trabalho ou nas atividades domésticas rotineiras que envolvem apoio de peso prolongado.

Degeneração progressiva. Observa-se um aumento da dificuldade para levantar-se de uma cadeira, caminhar longas distâncias ou em superfícies irregulares, subir escadas, agachar e outras atividades envolvendo apoio de peso, assim como restrição em AVD rotineiras específicas como tomar banho, usar o banheiro e vestir-se (colocar calças, meias-calças, meias).

Recomendação clínica

Para medir a extensão das deficiências (p. ex., dor, ADM, força muscular) e limitações nas atividades e restrições à participação (distância ou velocidade de deambulação, capacidade de subir/descer escadas, AVD e qualidade de vida), usar instrumentos como: *Western Ontario and McMaster Universities Osteoarthritis Index* (WOMAC), *Arthritis Impact Measurement Scale* (AIMS), *Lower Extremity Functional Scale* (LEFS), *Hip disability and Osteoarthritis Outcome Score* (HOOS), *Harris Hip Score* e outros, identificados nas **Diretrizes de Prática Clínica** (DPC).[32,45]

Tratamento: fase de proteção

O Capítulo 11 descreve os princípios gerais e o plano de atendimento no tratamento da OA e da AR, e o Capítulo 10 descreve o tratamento geral das articulações durante os estágios agudo, subagudo e crônico de lesão e reparo de tecidos. Junto com o tratamento médico da doença para conter a inflamação e a dor, a correção da mecânica defeituosa é parte integral do tratamento para redução da dor no quadril. A mecânica defeituosa do quadril pode ser causada por condições como obesidade, diferença no comprimento das pernas, desequilíbrios de força e comprimento muscular, disfunção sacroilíaca,[31,32] má postura ou lesão de outras articulações da cadeia do movimento do quadril.[25] As metas e intervenções adiante são enfatizadas quando os sintomas são agudos e durante a fase de proteção do tratamento conservador.

Prover orientação ao paciente

- Explicar como as cargas do apoio de peso e outras atividades exercem um impacto nos sintomas e na saúde articular e descrever os modos pelos quais as intervenções podem minimizar os sintomas.

■ Ensinar padrões seguros de deambulação e um programa de exercícios domiciliares que enfatizem atividades sem impacto e ADM frequentes.

Diminuição da dor em repouso

■ Aplicar técnicas de oscilação grau I ou II com a articulação na posição de repouso.

■ Incentivar o paciente a balançar em uma cadeira de balanço para prover oscilações suaves às articulações dos membros inferiores e possível estímulo aos mecanorreceptores nas articulações.

Diminuição da dor durante atividades de apoio de peso

■ Providenciar dispositivos auxiliares para deambulação que ajudem a reduzir a carga sobre a articulação do quadril. Se a dor for unilateral, ensinar o paciente a andar com uma única bengala ou muleta no lado oposto à articulação dolorosa.

■ Se uma assimetria no comprimento das pernas estiver causando a sobrecarga na articulação do quadril, elevar gradualmente a perna mais curta aumentando a espessura da sola do sapato.

■ Modificar as cadeiras de modo a prover uma superfície elevada e firme e adaptar o vaso sanitário com um assento elevado para facilitar o ato de sentar e levantar.

Diminuição dos efeitos da rigidez e manutenção da mobilidade disponível

■ Ensinar ao paciente a importância de mover o quadril com frequência por meio da ADM ao longo do dia. Quando os sintomas agudos estiverem clinicamente controlados, fazer o paciente realizar ADM ativa ou assistida, se ele puder.

■ Se uma piscina estiver disponível, fazer o paciente realizar ADM no ambiente que permite flutuação.

■ Iniciar atividades sem impacto, como natação, aeróbia suave na água ou bicicleta ergométrica.

Tratamento: fases de movimento controlado e de retorno à função

À medida que os sintomas diminuírem, a ênfase do tratamento incluirá as metas e intervenções descritas adiante.

Aumento progressivo da mobilidade articular acessória e dos tecidos moles

Técnicas de mobilização articular.[32] Progredir a mobilização articular para os graus de alongamento (grau III mantido ou grau III e IV com oscilação) usando direções do deslizamento que alonguem o tecido capsular que está causando a limitação no final da ADM disponível (ver Figs. 5.45 a 5.47 no Cap. 5). O alongamento vigoroso não deve ser feito até o estágio crônico.

Técnicas de alongamento. Alongar todos os tecidos que estejam limitando a amplitude. As técnicas de alongamento manual sugeridas estão descritas no Capítulo 4 e as técnicas de autoalongamento estão descritas na seção de exercícios mais adiante neste capítulo.

Melhora do percurso articular e mobilidade indolor

As técnicas de mobilização com movimento (MM)[110] podem ser aplicadas por meio do uso de uma cinta de mobilização para produzir um deslizamento inferolateral indolor e então sobrepor o movimento no final da amplitude disponível. Como em todas as técnicas de MM, o paciente não deve sentir dor durante o procedimento. Os princípios de MM estão descritos no Capítulo 5; técnicas de MM específicas para o quadril estão descritas aqui.

Aumento da rotação medial

Posição do paciente: decúbito dorsal com o quadril envolvido flexionado e suportado em uma cinta de mobilização presa ao redor da região anteromedial proximal da coxa, que também envolve a pelve do fisioterapeuta.

Procedimento: estabilizar a pelve do paciente com a palma da mão que está mais próxima da cabeça do paciente. Usar a cinta de mobilização para produzir um deslizamento inferolateral indolor com a mão caudal segurando ao redor da coxa flexionada e da região superior da perna até criar uma rotação medial indolor no final da amplitude (Fig. 20.5A).

Aumento da flexão

Posição do paciente: decúbito dorsal com o quadril envolvido flexionado e uma cinta de mobilização presa ao redor da região anteromedial proximal da coxa e pelve.

Procedimento: estabilizar a pelve do paciente com a mão que está mais próxima da cabeça do paciente. Usar a cinta de mobilização para produzir um deslizamento inferolateral indolor segurando com a mão caudal ao redor da coxa flexionada e da canela até criar uma flexão indolor no final da amplitude (Fig. 20.5B).

Aumento da extensão

Posição do paciente: decúbito dorsal com a pelve perto do final da mesa de tratamento na posição do teste de Thomas (coxa oposta mantida contra o tórax) e uma cinta de mobilização presa ao redor da região proximal da coxa e na pelve do fisioterapeuta.

Procedimento: estabilizar a pelve do paciente com a palma da mão que está mais próxima da cabeça do paciente. Usar uma cinta de mobilização para produzir um deslizamento inferolateral indolor enquanto a mão caudal pressiona contra a coxa estendida até criar uma extensão indolor no final da amplitude (Fig. 20.5C).

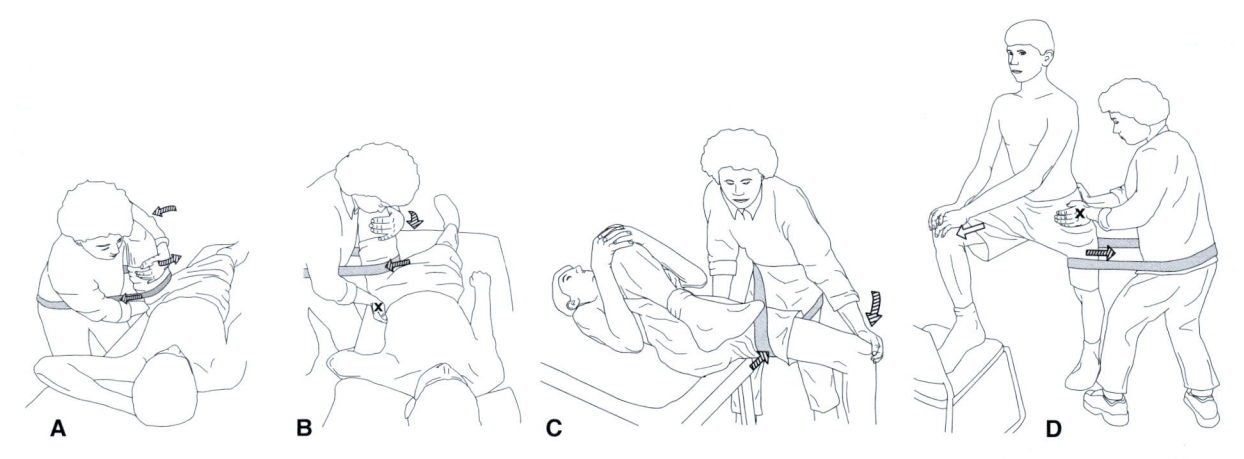

Figura 20.5   Mobilização com movimento usando um deslizamento inferolateral para aumentar, sem provocar dor, a **(A)** rotação medial, **(B)** flexão, **(C)** extensão e **(D)** um deslizamento lateral com aumento da extensão durante o apoio de peso.

Aumento da extensão durante o apoio de peso

Posição do paciente: em bipedestação com o pé não afetado sobre um banquinho e uma cinta de mobilização presa ao redor da região proximal da coxa e na pelve do fisioterapeuta.

Procedimento: estabilizar a pelve com as duas mãos e aplicar um deslizamento lateral indolor com a cinta de mobilização enquanto o paciente projeta o peso do corpo para a frente, produzindo uma extensão indolor do quadril afetado (Fig. 20.5D).

Melhora do desempenho muscular nos músculos de sustentação, equilíbrio e capacidade aeróbia

- Iniciar exercícios que desenvolvam força e controle da musculatura do quadril (especialmente dos músculos glúteo máximo, glúteo médio e rotadores) e que melhorem a estabilidade e o equilíbrio durante atividades com apoio de peso. Começar com resistência isométrica submáxima; progredir para resistência dinâmica à medida que o paciente tolerar o movimento. Se algum exercício exacerbar os sintomas articulares, reduzir a intensidade. Também reavaliar as atividades funcionais do paciente e adaptá-las para reduzir a sobrecarga.
- Progredir para exercícios funcionais conforme a tolerância usando atividades em cadeia fechada e com apoio de peso. O paciente poderá precisar de dispositivos auxiliares durante o apoio de peso. Usar uma piscina ou tanque para reduzir os efeitos da gravidade de modo a permitir a realização de exercícios com apoio de peso parcial, sem sobrecarga.
- Desenvolver percepção postural e equilíbrio.
- Progredir para um programa de exercícios aeróbios de baixo impacto (natação, ciclismo ou caminhadas, dentro da tolerância).

Orientações ao paciente

Ajudar o paciente a estabelecer um equilíbrio entre atividade e repouso e a aprender a importância de minimizar forças estressoras e deformantes mantendo a força muscular e a flexibilidade na região do quadril.

Evidências em foco

Duas revisões de estudos sistemáticos elaborados para examinar os efeitos do exercício no tratamento da OA de quadril e joelho confirmam a validade dos exercícios aeróbios e de fortalecimento para reduzir a dor e a incapacidade.[138,139] A opinião de consenso é que há poucas contraindicações, e que o exercício é relativamente seguro em pacientes com OA.[138] Contudo, o exercício deve ser individualizado e centrado no paciente, levando-se em consideração sua idade, comorbidade e mobilidade geral.

Uma revisão dos resultados[39] resumiu que os exercícios de intensidade moderada ou alta em pacientes com AR têm mínimo efeito sobre a atividade da doença, porém há evidências radiológicas insuficientes sobre o efeito nas grandes articulações. Exercícios com intensidade moderada ou de alta intensidade em longo prazo, individualizados para proteger articulações que apresentam lesões ao exame radiológico, melhoram a capacidade aeróbia, força muscular, habilidade funcional e o bem-estar psicológico em pacientes com AR.

Uma comissão designada pelo *Osteoarthritis Research International* realizou uma revisão sistemática extensa e desenvolveu uma recomendação de consenso para o tratamento de OA de quadril e joelho.[172] As intervenções sugeridas incluíram encaminhamento para um fisioterapeuta para avaliação e instrução de exercícios para "reduzir a dor e melhorar a capacidade funcional" assim como o uso de dispositivos assistivos quando apropriado. O relato também confirmou a importância dos exercícios aeróbios regulares, fortalecimento muscular e ADM.

As **Diretrizes de Prática Clínica (DPC) para OA de quadril** desenvolvidas pela seção de ortopedia da American Physical Therapy Association[32] recomendam o emprego de orientação ao paciente, treinamento funcional, de marcha e equilíbrio, terapia manual e exercícios de flexibilidade, fortalecimento e resistência física.

CIRURGIA ARTICULAR E TRATAMENTO PÓS--OPERATÓRIO

Existem muitas cirurgias articulares para o tratamento de doenças articulares do quadril em estágio inicial e avançado, ou de doenças e fraturas que comprometem o suprimento vascular para a cabeça do fêmur. Como resultado dos avanços na artroscopia do quadril, lesões pequenas ou médias com espessura completa da cartilagem articular do acetábulo e cabeça do fêmur, da mesma forma que com outras patologias articulares como rupturas do lábio do acetábulo, impacto femoroacetabular (IFA) e frouxidão capsular, podem agora ser tratadas artroscopicamente.[44,45,175,177] Um desses procedimentos, a *microfratura*, um tipo de condroplastia, é um procedimento que objetiva o reparo de pequenas lesões da cartilagem articular.[44] Outros procedimentos artroscópicos para o quadril incluem desbridamento para remoção de um fragmento solto no interior da articulação, ressecção labial ou reparo de uma laceração ou desgaste do lábio do acetábulo, *osteoplastia* e *ressecção da borda acetabular* para IFA, e *capsulorrafia* ou *plicatura* para frouxidão capsular.[44] Informações mais detalhadas sobre IFA podem ser encontradas em uma seção adiante sobre Síndromes dolorosas do quadril, neste capítulo, mas também em outras fontes.[45,175,176,177]

Os procedimentos cirúrgicos para tratar deterioração avançada da articulação do quadril incluem osteotomia (um procedimento extra-articular) e artroplastia, especificamente artroplastia de revestimento da superfície do quadril (substituição da superfície),[55,69] hemiartroplastia[99] e artroplastia total do quadril (ATQ).[37,76,94] A artrodese e artroplastia de ressecção do quadril são consideradas procedimentos de salvamento após uma artroplastia que falhou e quando a artroplastia de revisão é contraindicada ou não é exequível.[94]

As metas da cirurgia articular e do tratamento pós--operatório são proporcionar ao paciente (1) um quadril indolor, (2) uma articulação estável para o apoio de peso dos membros inferiores e a deambulação funcional e (3) ADM e força adequadas para o membro inferior nas atividades funcionais.

É importante que o fisioterapeuta tenha uma compreensão básica dos procedimentos cirúrgicos mais comuns para o tratamento de doenças e deformidades articulares e um conhecimento abrangente das intervenções apropriadas com exercícios terapêuticos e sua progressão em um programa de reabilitação pós-operatória efetivo e seguro. Nas seções adiante, uma visão geral dos dois procedimentos mais comuns – a ATQ e a hemiartroplastia – serão descritas com as diretrizes para o tratamento pós-operatório.

Procedimentos artroscópicos para o quadril

Indicações para a cirurgia

A seguir, indicações comuns para intervenções artroscópicas em função de lesões e transtornos que afetam a articulação do quadril:[44,45,175,176,177]

- Dor na face anterior do quadril/virilha como resultado de lesões focais da cartilagem articular do acetábulo ou da cabeça do fêmur, frequentemente observadas em conjunto com IFA e/ou laceração ou desgaste do lábio do acetábulo, não aliviada com tratamento conservador (não cirúrgico).
- Corpos soltos no interior da articulação, que resultam na ocorrência de cliques, travamento ou bloqueio da articulação do quadril.
- Afrouxamento da cápsula da articulação do quadril, que tipicamente leva à instabilidade anterior do quadril.
- Exame intra-articular do quadril.

Procedimentos

A seleção pelo cirurgião de um ou mais procedimentos artroscópicos para o quadril a fim de aliviar ou reduzir as deficiências estruturais ou funcionais do paciente se fundamenta em diversos critérios, incluindo o tipo, tamanho e localização do defeito ou lesão e fatores relacionados com o paciente, como idade, nível de atividade desejado e capacidade de participar de um programa de reabilitação pós-operatório.[44,45,175,176]

Condroplastia/microfratura. Pode-se realizar algum entre diversos procedimentos artroscópicos para o reparo de pequenas e médias lesões da cartilagem articular. A microfratura envolve a criação de pequenas fraturas no osso subcondral na área da lesão condral com o objetivo de estimular o crescimento da fibrocartilagem para substituir a cartilagem hialina danificada.[44]

Ressecção ou reparo de uma laceração no lábio do acetábulo.
A ressecção/remoção (desbridamento) artroscópica da porção instável do lábio lacerado ou desgastado, com preservação do máximo possível de tecido estável, é realizada com o objetivo de diminuir a dor no quadril ou a sensação de "aprisionamento" que o paciente possa ter experimentado ao longo de um período de tempo. É comum a seleção da técnica de reparo de laceração do lábio para o tratamento de lacerações agudas, normalmente causadas por trauma, e também para a preservação da congruência da articulação do quadril.

Osteoplastia e ressecção da borda acetabular. Esses procedimentos ósseos são planejados para reduzir as anormalidades estruturais da cabeça do fêmur e/ou acetábulo e para melhorar o subsequente suporte das estruturas ósseas, que muitas vezes levam à ocorrência de IFA e de desgaste ou ruptura labial, além de lesões da cartilagem articular.[44,176]

Modificação capsular: plicatura ou capsulorrafia termoassistida. Esses procedimentos são projetados para diminuir ou reduzir cirurgicamente o tamanho da cápsula articular, com o objetivo de diminuir a frouxidão capsular, a instabilidade articular e o risco de ocorrência de lacerações do lábio e de lesões da cartilagem articular.[44]

Cuidados pós-operatórios

Depois de qualquer procedimento artroscópico para o quadril, a reabilitação se fundamenta em critérios com base no tempo e está voltada para o tipo e número de procedimentos realizados. Além disso, a reabilitação deve ser individualizada a cada paciente.

As intervenções no programa pós-operatório incluem orientações ao paciente, com ênfase na prevenção de posições provocadoras de sintomas nos membros inferiores; descarga de peso com algum grau de proteção; e exercícios terapêuticos para melhorar a ADM e a flexibilidade, a força e a resistência, bem como o controle neuromuscular e o equilíbrio. As diretrizes para a reabilitação pós-operatória de procedimentos artroscópicos no quadril, descritas nesta seção, se fundamentam em vários artigos publicados na literatura e resumidos na Tabela 20.2.[44,45,175,176,177]

TABELA 20.2   Diretrizes para o tratamento pós-operatório depois de procedimentos artroscópicos de quadril

Tipo de procedimento artroscópico	Restrições à descarga de peso*	Diretrizes de exercícios e progressão*
Microfratura/condroplastia		
	▪ Restringir a descarga de peso para proteger a formação inicial de fibrocartilagem e para o controle da dor ▪ Descarga de peso mínima (com toque da planta do pé) durante 4-6 semanas[44] ou até 8 semanas[176] de pós-operatório, progredindo para a descarga de peso conforme tolerado ▪ Uso de dispositivos auxiliares de deambulação para proteção da articulação	▪ ADM de quadril — ADM ativoassistiva no primeiro dia de pós-operatório dentro de amplitudes protegidas — ADM completa permitida depois de 2 semanas ▪ Exercícios de fortalecimento e equilíbrio — ADM ativa após 2 semanas; evitar EPE em decúbito dorsal durante 3-4 semanas para minimizar as forças compressivas incidentes no quadril — ERP de baixa carga após 4-6 semanas — Exercícios resistidos e de equilíbrio com descarga de peso após 6 semanas
Ressecção ou reparo de uma laceração do lábio do acetábulo		
	▪ *Depois da ressecção e desbridamento:* descarga de peso parcial por até 2 semanas de pós-operatório ▪ *Após o reparo:* descarga de peso parcial por até 4 semanas de pós-operatório ▪ Progressão gradual da descarga de peso com base na irritabilidade articular e na dor ▪ Uso de dispositivos de assistência à deambulação para proteção articular	▪ ADM de quadril — ADM ativoassistiva no primeiro dia de pós-operatório, progredindo gradualmente para ADM ativa — Bicicleta ergométrica com o assento elevado (para limitar a flexão do quadril) na primeira semana de pós-operatório — Limitar a flexão do quadril a 80-90° — ADM completa (abdução e rotação lateral) permitida por volta de 2 semanas de pós-operatório ▪ Exercícios de fortalecimento e equilíbrio — ADM ativa por volta de 2 semanas, progredindo para exercícios resistidos com carga leve — Exercícios progressivos de descarga de peso e de equilíbrio incorporando as restrições à descarga de peso
Osteoplastia e ressecção da borda acetabular		
	▪ Descarga de peso mínima (com toque da planta do pé) durante 4-6 semanas para permitir a consolidação óssea, progredindo gradualmente para o descarga de peso conforme tolerado ▪ Uso de dispositivos de assistência à deambulação para proteção articular	▪ ADM de quadril — ADM ativoassistiva dentro de amplitudes protegidas no primeiro dia de pós-operatório — ADM completa permitida por volta de 2 semanas ▪ Exercícios de fortalecimento e de equilíbrio — ADM ativa permitida após 2 semanas: progredir adicionando resistência leve. — Evitar EPE em decúbito dorsal durante 3-4 semanas de pós-operatório para minimizar as forças compressivas incidentes no quadril. — Quando a descarga de peso for permitida conforme a tolerância, começar a progressão dos exercícios de descarga de peso e de equilíbrio.

(continua)

TABELA 20.2	Diretrizes para o tratamento pós-operatório depois de procedimentos artroscópicos de quadril *(continuação)*

Tipo de procedimento artroscópico	Restrições à descarga de peso*	Diretrizes de exercícios e progressão*
Modificação capsular: capsulorrafia por plicação ou termoassistida		

	■ Apoio parcial do peso durante 10-14 dias;[44] até 4 semanas[176]
	■ Uso de dispositivos de assistência à deambulação para proteção da cápsula articular
		■ ADM de quadril
		  − ADM ativoassistiva no primeiro dia de pós-operatório, progredindo gradualmente para ADM ativa. Após a modificação capsular anterior, limitar a rotação lateral além dos 10° durante 3-4 semanas[44,176]
		  − Bicicleta ergométrica na primeira semana de pós-operatório
		  − ADM completa permitida após 4 semanas de pós-operatório
		■ Exercícios de fortalecimento e de equilíbrio
		  − Exercícios resistidos com descarga de peso e exercícios de equilíbrio quando for permitida descarga de peso total

*Observação: as restrições de descarga de peso e de ADM variam, dependendo dos diagnósticos de base que tornaram necessário o procedimento(s) artroscópico(s).
EPE = elevação da perna estendida.

Intervenções pós-operatórias adicionais. Há uma série de intervenções comuns aos procedimentos cirúrgicos artroscópicos para o quadril abordados na Tabela 20.2. Esses procedimentos são o uso de uma órtese de Bledsoe modificada por 10-14 dias no pós-operatório para limitar o movimento do quadril. Outro dispositivo limitador da amplitude é um suporte antirrotação, que tem a função de limitar a rotação lateral por 10-14 dias após a ressecção ou reparo do lábio do acetábulo, microfratura e osteoplastia; e por até 4 semanas após a plicatura capsular ou capsulorrafia termoassistida. No entanto, a rotação medial ativa, a partir da posição neutra com o paciente em decúbito dorsal, deve ser iniciada já nos primeiros dias do pós-operatório a fim de reduzir o risco de formação de aderências capsulares. Em alguns casos, no pós-operatório opta-se pelo uso de uma unidade de MPC para flexão e extensão do quadril dentro de uma amplitude limitada. Exercícios de bombeamento de sangue para o tornozelo, com o objetivo de diminuir o risco de trombose venosa profunda (TVP) e exercícios isométricos (músculos quadríceps e glúteos) em geral são iniciados nos dias 1 e 2 do pós-operatório, respectivamente. Se a ADM passiva completa do quadril não for conseguida por volta de 4-6 semanas de pós-operatório, *é normal* o fisioterapeuta dar início a exercícios de alongamento para aumentar a flexibilidade dos músculos do quadril. Exercícios de estabilização direcionados à musculatura lombopélvica também são um componente integral do programa de reabilitação.

A bipedestação e a deambulação com muletas ou um andador, com descarga parcial de peso no lado operado, podem ser começadas já no dia da cirurgia, ou no dia seguinte. Antes que a descarga de peso total seja permitida, podem ser realizadas atividades aquáticas e deambulação, depois que a incisão estiver bem cicatrizada. A retomada das atividades funcionais ocorrerá de forma gradual, mas normalmente mais cedo após uma ressecção ou reparo do lábio, ou modificação capsular, em comparação com casos tratados com microfratura, osteoplastia ou ressecção da borda acetabular.

Reabilitação específica ao esporte. Considerando que a reabilitação pós-operatória para tratamento com procedimentos artroscópicos para o quadril evoluiu durante a última década, as diretrizes para o treinamento específico ao esporte, nas fases intermediária e avançada da recuperação, ainda estão sendo desenvolvidas na prática clínica e publicadas na literatura.[175,176]

Artroplastia total do quadril

Uma das intervenções cirúrgicas mais largamente realizadas para artrite avançada da articulação do quadril é a ATQ (Fig. 20.6). A OA é a patologia de base responsável pela maior parte dos procedimentos totais primários de quadril.[37]

Indicações para cirurgia

Adiante as indicações comuns para ATQ, também chamada de substituição total do quadril.[37,46,50,101]

■ Dor intensa no quadril durante o movimento e apoio de peso e limitação acentuada na mobilidade como resultado de deterioração articular e perda da cartilagem articular associada a OA, AR ou artrite traumática, espondilite anquilosante ou osteonecrose (necrose avascular).
■ Não consolidação de uma fratura, instabilidade ou deformidade do quadril.
■ Tumores ósseos.
■ Falha do tratamento conservador ou procedimentos prévios de reconstrução articular (osteotomia, artroplastia de revestimento da superfície, hemiartroplastia do corpo femoral, e ATQ primária).

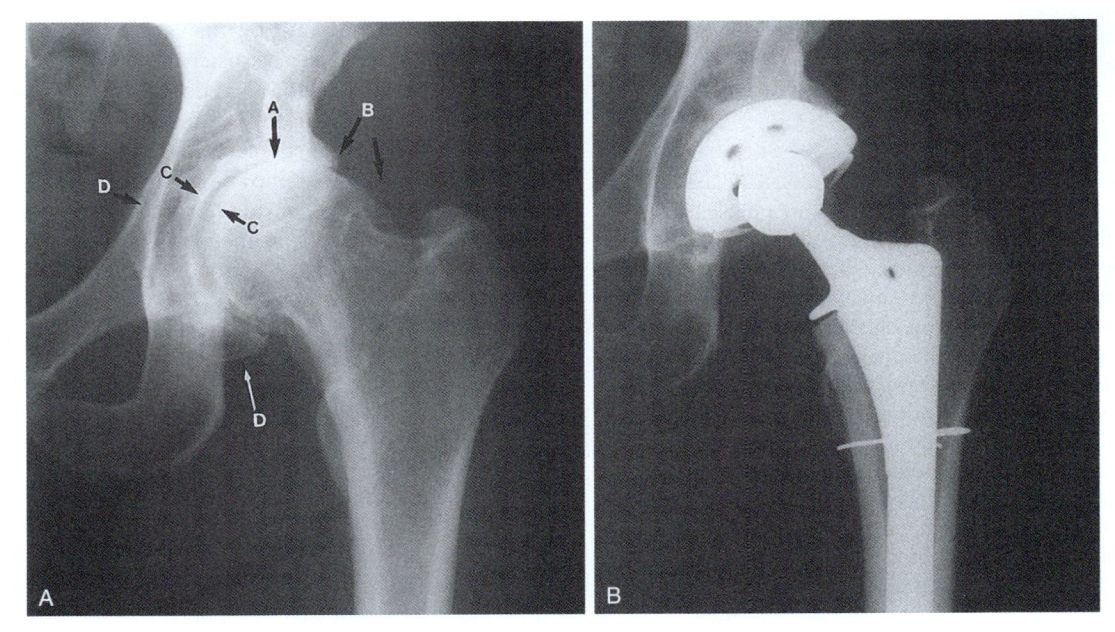

Figura 20.6   Artroplastia total do quadril. **(A)** A radiografia pré-operatória de uma articulação do quadril gravemente degenerada mostra os sinais clássicos de doença articular degenerativa. A seta A mostra um espaço articular estreitado com migração superior da cabeça do fêmur; B mostra a formação de osteófitos nas margens articulares do acetábulo e da cabeça do fêmur; C mostra esclerose de osso subcondral em ambos os lados da superfície articular; e D mostra protrusão acetabular (formação de uma cúpula óssea no acetábulo em resposta à migração superior e medial progressiva da cabeça do fêmur). **(B)** A radiografia pós-operatória mostra uma artroplastia total do quadril. Tanto a porção acetabular como femoral da articulação foram ressecadas e substituídas por componentes protéticos. (De McKinnis, LN: *Fundamentals of Musculoskeletal Imaging*, 4.ed., Filadélfia: F.A. Davis, 2014, p. 354, com permissão.)

Historicamente, a ATQ era reservada para pacientes com mais de 60 a 65 anos de idade ou para o paciente jovem muito inativo e com envolvimento articular múltiplo, como a AR, já que o tempo de vida projetado para os procedimentos primários de ATQ é de menos de 20 anos.[37,50] Contudo, com os avanços no *design* de componentes, materiais e fixação e com as melhoras nas técnicas cirúrgicas, a ATQ é atualmente uma opção para algumas pessoas mais jovens (< 60 anos de idade), moderadamente ativas.[8,51] Essas pessoas são aconselhadas pelo cirurgião a antecipar a necessidade de revisão da artroplastia mais adiante na vida.

Há muitos casos em que a ATQ é contraindicada. As contraindicações absolutas e relativas estão anotadas no Quadro 20.3.[8,14,37]

Atendimento pré-operatório

Em geral, o contato com o paciente no pré-operatório, antes da cirurgia eletiva, ocorre ambulatorialmente, de modo individual ou em grupo, alguns dias antes da cirurgia. Em muitos casos as sessões para informações ao paciente são coordenadas e conduzidas por uma equipe de profissionais de diversas especialidades que, provavelmente, estarão envolvidos com os cuidados do paciente no pós-operatório. Frequentemente, essas sessões consistem em uma combinação de orientação, avaliação e documentação do quadro pré-operatório do paciente, bem como de instrução a respeito do programa de exercícios pré-cirúrgico.[13,94,112,126] O Quadro 20.4 resume possíveis componentes do tratamento pré-operatório.[13,66,94,112,126]

QUADRO 20.3   **Contraindicações para artroplastia total do quadril**

Absolutas
- Infecção articular ativa
- Infecção sistêmica ou sepse
- Osteomielite crônica
- Perda significativa de osso após ressecção de um tumor maligno ou estoque ósseo inadequado que impeça fixação suficiente do implante
- Articulação neuropática do quadril
- Paralisia grave dos músculos ao redor da articulação

Relativas
- Infecção localizada, como na bexiga ou pele
- Função insuficiente do músculo glúteo médio
- Distúrbio neurológico progressivo
- Estoque ósseo femoral ou acetabular altamente comprometido/insuficiente associado à doença óssea progressiva
- Pacientes que requerem trabalho dental extensivo – a cirurgia dentária deve ser feita antes da artroplastia
- Pacientes jovens que precisam ou são mais propensos a participarem de atividades com alta demanda (cargas elevadas, alto impacto)

Evidências em foco

Wang et al.[166] conduziram um estudo randomizado, controlado, para determinar se um programa de exercícios individualizado iniciado antes de uma ATQ programada

| QUADRO 20.4 | Componentes do atendimento pré-operatório ligados à terapia: preparo para artroplastia total do quadril |

- Exame e avaliação da dor, ADM, força muscular, equilíbrio, estado deambulatório, comprimento dos membros inferiores, características da marcha, uso de dispositivos auxiliares, nível geral de função, nível percebido de incapacidade. Considerar a coleta de informações antes da operação com o uso de instrumento válido de medida de resultados, como o *Harris Hip Score, Hip Outcome Score*, ou a Escala Funcional para o Membro Inferior.
- Informação para pacientes e suas famílias sobre a doença articular e o procedimento operatório em termos que eles possam compreender.
- Precauções pós-operatórias e sua base teórica incluindo posicionamento e apoio de peso.
- Treinamento funcional para os primeiros dias pós-operatórios incluindo mobilidade no leito, transferências, treino de marcha com dispositivos auxiliares.
- Exercícios pós-operatórios iniciais.
- Critérios para alta hospitalar.

tinha um efeito nas habilidades de deambulação dos pacientes após a cirurgia. A função da marcha foi medida pelo teste de caminhada de 25 m e pelo teste de caminhada de 6 minutos. Os pacientes no grupo de exercícios ($n = 15$) participaram de duas sessões de exercícios na clínica e duas em casa utilizando bicicleta ergométrica e treino de resistência a cada semana, duas vezes por semana durante oito semanas antes da cirurgia. Após três semanas e continuando por 12 semanas pós-operatórias, esses pacientes retomaram seus regimes de exercícios individualizados. Os pacientes no grupo de controle ($n = 13$) receberam apenas instruções de rotina dadas pelo fisioterapeuta do hospital. Após três semanas pós-operatórias, o grupo de exercícios demonstrava velocidade da marcha e comprimento da passada significativamente maiores; com 12 semanas, apresentava uma distância de caminhada em 6 minutos significativamente maior do que o grupo de controle. Os pesquisadores concluíram que o programa individualizado de treino de força e resistência física, antes e depois da ATQ, melhorou a taxa de recuperação da função deambulatória.

Procedimentos

Contexto

Modelos e materiais das próteses. A ATQ tem sido feita com sucesso desde o início da década de 1960.[37,50] Sir John Charnley,[29] um cirurgião da Inglaterra, tem os créditos da pesquisa inicial e aplicação clínica da artroplastia total do quadril, que subsequentemente evoluiu para a artroplastia de quadril contemporânea. Uma variedade de modelos de implantes, materiais e acessos cirúrgicos tem sido desenvolvida e modificada ao longo dos anos.[37,50,69] Os sistemas de implante de quadril total atuais são tipicamente compostos de um componente femoral modular de metal inerte (cobalto-cromo e titânio) e um componente acetabular de polietileno de alta densidade. Ocasionalmente, são usados outros sistemas metal-metal[69,149] e os que utilizam superfícies cerâmicas.[37,69]

Fixação cimentada versus não cimentada. O aspecto revolucionário dos primeiros procedimentos de ATQ foi o uso do cimento acrílico, metilmetacrilato, para fixação protética. A fixação com cimento permitia o apoio de peso pós-operatório muito precoce e um período de reabilitação mais curto; antes do uso da fixação cimentada, os pacientes eram sujeitos a meses com apoio de peso restrito e mobilidade limitada.[37] A fixação cimentada continua sendo usada atualmente, em particular nas ATQ de pacientes idosos e em pacientes mais jovens porém fisicamente inativos, mas observa-se que tem suas desvantagens.[15,69,125,135]

Uma complicação pós-operatória significativa associada à fixação com cimento é o afrouxamento asséptico (mecânico) dos componentes protéticos na interface osso-cimento. Foi mostrado que o afrouxamento subsequentemente levava à recidiva gradual da dor no quadril e à necessidade de uma revisão cirúrgica.[15,37,135] Os pacientes que desenvolviam com maior frequência o afrouxamento foram identificados como os pacientes mais jovens e fisicamente ativos. Em contraste, o afrouxamento não era um problema particularmente prevalente nos pacientes idosos ou nos mais jovens com múltiplo envolvimento articular que têm um grau limitado de atividade física.[50,135]

O problema de afrouxamento mecânico deu origem ao desenvolvimento e uso da fixação não cimentada (biológica).[37,50] A fixação não cimentada é obtida pelo uso de implantes que permitem a osteointegração nas superfícies porosas, goticuladas ou em malha, ou por uma técnica precisa de *press-fit*.[17,85,160] Componentes femorais lisos (não porosos) são também usados com a artroplastia não cimentada. Alguns componentes são revestidos com um composto bioativo chamado hidroxiapatita, designado para promover o crescimento ósseo inicial.[28] A osteointegração ocorre ao longo de um período de 3 a 6 meses com o remodelamento ósseo que continua além desse período. Os primeiros estudos de longo prazo da fixação não cimentada têm demonstrado melhor durabilidade da fixação do componente acetabular do que do componente da haste femoral.[69]

As melhorias na fixação cimentada assim como na fixação não cimentada continuam, assim como o debate sobre os benefícios, indicações e desvantagens das duas formas de fixação. A fixação não cimentada costuma ser a escolhida para pacientes com menos de 60 anos de idade, fisicamente ativos e com boa qualidade óssea.[17,85,160] Seu uso continua crescendo enquanto a idade média do paciente submetido à ATQ diminui e se desenvolvem melhorias na fixação da haste femoral.[69] Contudo, a fixação cimentada continua sendo usada como rotina em pacientes com osteoporose e estoque ósseo diminuído assim como nos pacientes idosos.[15,125,135] Em alguns casos é escolhida uma combinação de procedimentos de fixação, conhecida como procedimento híbrido, que consiste no componente acetabular não cimentado e no componente da haste femoral cimentado.[113]

Visão geral dos procedimentos cirúrgicos

As abordagens cirúrgicas usadas para ter acesso à articulação envolvida e fazer o implante dos componentes protéticos durante uma ATQ podem ser divididas em duas categorias amplas: a tradicional (*convencional ou padrão*) e a *minimamente invasiva*. Os procedimentos originais de artroplastia de quadril envolveram o uso de incisões cirúrgicas bastantes longas (15 a 25 cm) para expor a articulação. Embora os resultados em longo prazo tenham sido bem-sucedidos, os acessos cirúrgicos *tradicionais* impõem trauma substancial aos tecidos moles e contribuem para um período de recuperação pós-operatória extenso.

Um avanço recente na artroplastia primária de quadril – o uso de acessos minimamente invasivos por meio de "mini-incisões" – permite a exposição adequada da articulação para inserção de componentes protéticos, porém diminuindo o trauma aos tecidos moles. Adiante, breves visões gerais dos vários tipos de acessos cirúrgicos *tradicionais* e minimamente invasivos, enfocando os músculos que sofrem incisão ou são deixados intactos durante o procedimento.[3,42,59,69,71,88] A integridade desses músculos e de outros tecidos moles que cercam o quadril protético influi na estabilidade pós-operatória e na extensão das restrições impostas ao paciente, mais notavelmente durante a fase inicial da recuperação pós-operatória.

Acessos cirúrgicos tradicionais. Há vários acessos que podem ser usados durante procedimentos tradicionais de ATQ: posterior (ou posterolateral), lateral, anterolateral, anterior e transtrocantérico. Cada um tem suas vantagens e desvantagens.[3,42,59] Além das informações a seguir, a Tabela 20.3 resume as características principais de cada acesso e seu possível impacto na função.

- ***Acesso posterior ou posterolateral.*** Esse é o acesso usado com maior frequência para ATQ primária. Para chegar à articulação por meio de acesso posterior, o músculo glúteo máximo recebe uma incisão alinhada com as fibras musculares. No acesso posterolateral, o intervalo entre os glúteos máximo e médio é seccionado. Os músculos piriformes e os tendões dos músculos rotadores externos curtos são seccionados perto de sua inserção. É feita uma incisão na cápsula, e o tendão do glúteo máximo pode ser liberado de sua inserção no fêmur, em preparo para a luxação posterior do quadril e a inserção dos componentes. Embora um glúteo médio intacto possa resultar na recuperação, mais cedo, de um padrão normal de marcha após a cirurgia, a desvantagem primária desse acesso é que ele está associado com a mais alta incidência de instabilidade articular pós-operatória e resultante subluxação ou luxação do quadril.[71,81,106,107] Para reduzir o risco de luxação pós-operatória, é defendido o reparo da cápsula posterior e dos músculos, para melhorar a contenção pelos tecidos moles na face posterior da cápsula.[30]

- ***Acesso lateral direto.*** Esse acesso requer a divisão longitudinal do músculo tensor da fáscia lata (TFL), liberação de até metade da inserção proximal do músculo glúteo médio e uma incisão longitudinal no músculo vasto lateral.[3,59] O músculo glúteo mínimo também é parcialmente desinserido do trocanter. O acesso lateral pode envolver uma osteotomia trocantérica. O comprometimento do mecanismo abdutor está associado a fraqueza pós-operatória dos abdutores, levando a anormalidades da marcha, como um sinal de Trendelenburg positivo.

- ***Acesso anterolateral.*** Nesse acesso, uma incisão é centralizada sobre o trocanter maior, lateral ao TFL. O TIT é seccionado. O terço anterior do glúteo médio e mínimo são desinseridos de suas inserções no trocanter maior e reinseridos no final.[71,88,96] Em alguns casos, o terço anterior do vasto lateral também é desinserido.[96] Diferentemente do acesso posterior/posterolateral, os rotadores laterais em geral permanecem intactos no acesso anterolateral. É feita uma capsulotomia e o quadril é deslocado no sentido anterior para a exposição adequada da articulação. Embora esse acesso permita o posicionamento preciso do implante e a correção do comprimento da perna, provendo uma estabilidade pós-operatória excelente, está associado a um atraso na recuperação dos músculos abdutores. Em consequência disso, as assimetrias pós-operatórias na marcha persistem por um período de tempo maior do que no acesso anterior.[88] Em comparação com o acesso posterior, a incidência de luxação pós-operatória é mais baixa no acesso anterolateral.[37,59] Portanto, este é também indicado para pacientes com desequilíbrios musculares associados ao AVC ou paralisia cerebral, cuja postura em bipedestação seja caracterizada por posições de flexão e rotação medial de quadril que os colocam em alto risco de luxação com o acesso posterior.[3,59]

- ***Acesso anterior.*** É feita uma incisão lateral e distal à espinha ilíaca anterossuperior, levemente anterior ao trocanter maior, e medial ao TFL. Embora nenhum músculo seja desinserido com esse acesso, o reto femoral e o sartório são afastados medialmente para expor a articulação. É feita uma incisão na cápsula e o quadril é luxado no sentido anterior, em preparo para a inserção dos componentes.[88] Uma vantagem importante do acesso anterior direto é que se permite o apoio de peso conforme a tolerância sobre o membro operado imediatamente após a cirurgia. Contudo, esse acesso é usado com pouca frequência na ATQ primária porque a visualização do campo cirúrgico é mais difícil.

- ***Acesso transtrocantérico.*** Esse acesso foi usado originalmente bem no início das ATQ primárias.[29] Hoje, contudo, é usado primariamente na artroplastia de revisão complexa. O acesso transtrocantérico envolve uma osteotomia do trocanter maior na inserção do glúteo médio e mínimo e proporciona exposição excelente para a inserção dos componentes protéticos.[71] Após o implante dos componentes, o trocanter é reinserido e fixado com fios no local para estabilizar o local da osteotomia. O

TABELA 20.3	Características dos acessos cirúrgicos tradicionais (convencionais) para ATQ e impacto potencial na função pós-operatória	
Acesso cirúrgico	**Envolvimento dos músculos do quadril e outros tecidos moles**	**Impacto na função pós-operatória**
Posterior ou posterolateral[37,42,59,71,81,106,107]		
	Glúteo máximo dividido em alinhamento com suas fibras com um acesso posterior Intervalo entre o glúteo máximo e médio dividido em um acesso posterolateral Rotadores laterais curtos e piriforme desinseridos e reparados Tendão do glúteo máximo possivelmente desinserido do fêmur reparado na conclusão Cápsula posterior seccionada e reparada Glúteo médio e TFL deixados intactos	Recuperação possivelmente mais cedo de um padrão de marcha normal porque o glúteo médio e o TFL são deixados intactos Maior risco de luxação ou subluxação do quadril protético
Lateral direto[37,59]		
	Divisão longitudinal do TFL Desinserção de até metade da inserção proximal do glúteo médio e mínimo; reinseridos antes do fechamento Incisão longitudinal no vasto lateral Capsulotomia e reparo	Fraqueza dos abdutores do quadril Possível obliquidade pélvica Atraso na recuperação de uma marcha simétrica
Anterolateral[37,59,71,88,96]		
	Incisão centrada sobre o trocanter maior e lateral ao TFL Desinserção do terço anterior do glúteo médio e mínimo e às vezes do vasto lateral; reinserção antes do fechamento Rotadores laterais em geral intactos Capsulotomia anterior e reparo	Fraqueza dos abdutores do quadril Atraso na recuperação de simetria na marcha Incidência mais baixa de luxação do quadril do que o acesso posterior
Anterior direto[37,59,88]		
	É feita uma incisão anterior e distal à EIAS, levemente anterior ao trocanter maior e medial ao TFL Nenhum músculo sofre incisão ou desinserção, porém o reto femoral e o sartório são afastados medialmente para dar acesso à articulação Capsulotomia anterior e reparo	Apoio de peso conforme a tolerância imediatamente após a cirurgia Recuperação mais rápida da força muscular do quadril e do padrão de marcha normal comparada ao acesso anterolateral
Transtrocantérico[37,59,71]		
	Osteotomia do trocanter maior na inserção do glúteo médio e mínimo Capsulotomia anterior e luxação Trocanter maior desinserido e fixado com fio no lugar antes do fechamento	Período estendido sem apoio de peso no membro operado Necessidade de precauções para a abdução Possível dor decorrente da irritação dos tecidos moles por causa do dispositivo para fixação interna

EIAS = espinha ilíaca anterossuperior; TFL = tensor da fáscia lata.

trocanter em geral é reinserido em uma posição que melhore a eficiência mecânica do músculo glúteo médio.[3,59] É necessário um período extenso sem apoio de peso sobre o membro operado e a adesão às precauções quanto à abdução até que ocorra a consolidação óssea. As complicações associadas à osteotomia trocantérica incluem não consolidação, dor e irritação dos tecidos moles maiores do que o usual em razão de uma quantidade considerável de fixação interna.

Acessos minimamente invasivos. Como na ATQ tradicional, a ATQ minimamente invasiva é um procedimento aberto. Contudo, nesses procedimentos minimamente invasivos a articulação é abordada por meio de uma ou duas incisões pequenas, normalmente definidas como ≤ 10 cm de comprimento.[14] As características desse tipo de acesso para ATQ estão resumidas no Quadro 20.5.

A base teórica para a ATQ minimamente invasiva (em oposição à ATQ tradicional) é que o uso de incisões me-

> ### QUADRO 20.5 | Características da artroplastia total do quadril minimamente invasiva
>
> - Extensão da incisão: < 10 cm, dependendo da localização do acesso e do tamanho do paciente.[14,71]
> - A maioria ou todos os músculos e tendões são deixados intactos.
> - Acesso com uma ou duas incisões.
>   - *Uma incisão:* posterior,[52] anterior[95,96,131] ou ocasionalmente lateral.[10,68]
>   - *Duas incisões:* duas incisões com 4 a 5 cm, uma anterior para inserção do componente acetabular e uma posterior para colocação do componente femoral.[5,13,140,154]
> - Localização da incisão e músculos afetados.
>   - *Acesso posterior:* uma incisão que se estende principalmente distal ao trocanter maior entre os músculos glúteo médio e piriforme; os rotadores laterais curtos podem ou não sofrer incisão (e mais tarde serem reparados), mas o mecanismo do abdutor é sempre deixado intacto.[52,170]
>   - *Acesso anterior:* uma incisão iniciando lateral e distalmente à espinha ilíaca anterossuperior, estendendo-se em uma direção distal e levemente posterior ao longo do ventre do músculo tensor da fáscia lata (TFL); os músculos sartório e reto femoral são retraídos medialmente e o músculo TFL, lateralmente, deixando todos os músculos intactos; sem precauções pós-operatórias.[13,95,96,131]
>   - *Acesso lateral:* usada com menor frequência; divide o terço médio do músculo glúteo médio; a incisão anterolateral na cápsula deixa a cápsula posterior intacta, eliminando a necessidade de precauções pós-operatórias para prevenir a luxação posterior.[10,68]

nores e técnicas que preservam os músculos reduz o trauma dos tecidos moles durante a cirurgia e pode melhorar e acelerar a recuperação pós-operatória do paciente.[9,14]

Os benefícios citados pelos defensores da ATQ minimamente invasiva são:[3,9,13,14,71,140]

- Diminuição da perda sanguínea.
- Redução da dor pós-operatória.
- Permanência hospitalar mais curta e menor custo de hospitalização.
- Recuperação mais rápida da mobilidade funcional.
- Melhor aparência estética da cicatriz cirúrgica.

Os proponentes da ATQ minimamente invasiva têm observado que os procedimentos são mais desafiadores do ponto de vista técnico, em especial no que diz respeito a inserção e alinhamento dos componentes da prótese.[4,10,170] Dependendo da experiência do cirurgião com o novo acesso e da seleção dos pacientes, tem-se especulado que a taxa de complicações pós-operatórias pode ser mais elevada.[4,10] Em geral, os resultados dos estudos têm apoiado os benefícios da ATQ minimamente invasiva durante a hospitalização, como menor perda sanguínea, dor pós-operatória

menos intensa e menor tempo de internação, quando comparados aos da ATQ tradicional.[122,137,170] Entretanto, ainda não ficou confirmada a reivindicação de recuperação rápida da mobilidade funcional, medida em geral pela análise da marcha, após ATQ minimamente invasiva em comparação com a tradicional.[42,96,131,137]

Diversos estudos compararam procedimentos com mini-incisão (MI) e procedimentos tradicionais com relação a desfechos intra-hospitalares e pós-cirúrgicos para ATQ. As revisões sistemáticas e metanálises mais recentes desses estudos relatam um pequeno benefício, mas mínimo, com o uso da cirurgia minimamente invasiva.[18,151,171] Ao ser usada uma abordagem posterior em pacientes com doença degenerativa do quadril, a MI resulta em melhora estatisticamente significativa na duração da cirurgia, duração da internação hospitalar, perda de sangue e na pontuação no instrumento *Harris Hip Score* para função.[18] Os autores dessa análise observam que as maiores pontuações no *Harris Hip Score* para pacientes tratados com MI não alcançam o limiar para a definição de uma diferença clinicamente relevante. Ao analisar estudos que utilizaram todas as abordagens cirúrgicas para diversos tipos de diagnósticos, a MI resulta em redução no tempo de internação hospitalar e na perda de sangue, mas sem quaisquer outros benefícios cirúrgicos, funcionais ou radiológicos.[171] Detalhes dos estudos que compararam esses procedimentos estão resumidos na seção de resultados da ATQ.

Implante dos componentes e fechamento. Após a luxação da articulação, é feita uma osteotomia no colo femoral e a cabeça é removida. Outra opção usada por alguns cirurgiões nos procedimentos minimamente invasivos é cortar o colo femoral *in situ* sem luxar o quadril.[13,95,154] É feito o fresamento e remodelamento do acetábulo, e uma taça de polietileno de alta densidade é inserida no acetábulo que foi preparado.[125] Em caso de necessidade, o canal intramedular da diáfise do fêmur poderá ser alargado, e a prótese metálica com haste será inserida no corpo.[15,135] Com ambos os componentes já posicionados, o cirurgião faz uma verificação radiográfica do seu alinhamento e, em seguida, avalia a estabilidade e a ADM.

Após o quadril protético ser reduzido, a cápsula é reparada. As camadas remanescentes de tecidos moles que sofreram incisão ou foram desinseridas são reparadas de forma segura e avaliadas apropriadamente para comprimento e mobilidade antes do fechamento.

Recomendação clínica

Embora as fontes publicadas contenham muita informação sobre *design* de implantes, métodos de fixação e tecidos moles seccionados ou desinseridos nos diferentes acessos convencionais e minimamente invasivos para ATQ, o melhor recurso que um fisioterapeuta pode usar para entender as características únicas da cirurgia de um paciente e então planejar um programa de reabilitação pós-operatório individualizado é o relatório da cirurgia encontrado no prontuário médico do paciente.

Complicações

A incidência de complicações intraoperatórias e pós-operatórias iniciais e tardias na ATQ tradicional primária é relativamente baixa. Alguns cirurgiões, contudo, têm expressado a preocupação de que pode haver uma incidência mais alta de complicações, em particular o mau posicionamento dos componentes protéticos, após procedimentos minimamente invasivos em decorrência de uma menor exposição da articulação do quadril durante a cirurgia e a natureza tecnicamente mais difícil desses acessos.[4,10] No momento, essas preocupações não têm sido apoiadas de forma consistente por estudos com base em evidências.[69,71] Embora apenas uma pequena porcentagem das complicações requeira artroplastia de revisão, qualquer complicação pode dificultar a reabilitação e diminuir a mobilidade funcional.

Complicações intraoperatórias. As complicações intraoperatórias associadas à ATQ incluem mau posicionamento dos componentes protéticos, fratura do fêmur, equalização insuficiente do comprimento das pernas e lesão nervosa.

Complicações pós-operatórias iniciais. Além das complicações médicas, como infecção, trombose venosa profunda (TVP) ou pneumonia, que podem ocorrer após qualquer cirurgia, complicações pós-operatórias que podem ocorrer durante o período inicial de recuperação (antes de 6 semanas ou até 2 a 3 meses) incluem problemas de cicatrização da ferida ou infecção, luxação da articulação protética, perturbação de um local de enxerto ósseo antes que tenha ocorrido consolidação óssea suficiente e discrepância funcional persistente no comprimento das pernas.[106]

Complicações tardias. As complicações tardias incluem afrouxamento mecânico do implante na interface osso-cimento ou osso-implante; desgaste do polietileno; fratura periprotética atraumática ou traumática; e em casos raros, ossificação heterotópica.[71] Dessas complicações tardias, o afrouxamento mecânico dos componentes é de longe a mais comum e tipicamente requer artroplastia de revisão.

Luxação: observação detalhada. A luxação do quadril operado é uma complicação que ocorre com maior frequência durante os primeiros 2 a 3 meses pós-operatórios, quando os tecidos moles ao redor da articulação do quadril estão cicatrizando. A frequência da luxação precoce após ATQ primária relatada atualmente é de < 1% até um pouco mais de 10%, com uma média de pouco menos de 2%.[100] Durante o primeiro ano pós-operatório, há uma taxa mais alta de luxação após a artroplastia de revisão (5,1%) do que da ATQ primária (1,7%).[73] A maioria das luxações é não traumática e ocorre no sentido posterior.[81,107] As luxações posteriores são frequentes, porém nem sempre estão associadas ao acesso cirúrgico posterior.[3,59] Embora menos comuns, também ocorrem luxações após um acesso anterior, anterolateral e lateral direto.[81,107,129] Fatores de risco ligados ao paciente e à cirurgia/prótese que podem contribuir para a luxação estão anotados na Tabela 20.4.[73,100] As precauções para reduzir o risco de luxação após ATQ estão abordadas na seção adiante sobre tratamento pós-operatório (ver Quadro 20.7). Embora uma primeira luxação em geral possa ser tratada com redução fechada e tratamento conservador, a luxação recorrente após ATQ tipicamente requer uma nova cirurgia.

Discrepância no comprimento das pernas: observação detalhada. A desigualdade no comprimento das pernas é uma das queixas mais comuns no período de recuperação inicial após ATQ e está associada à dor e a um senso de instabilidade e esforço durante a caminhada.[33,128] Uma discrepância funcional no comprimento das pernas e obliquidade pélvica que possa ser evidente quando se está em pé e andando, na maior parte dos casos, é resultado de espasmo muscular, fraqueza muscular (particularmente do músculo glúteo médio) e contratura residual dos músculos do quadril. Esse tipo de discrepância no comprimento das pernas em geral se resolve com o tratamento conservador durante o primeiro ano pós-operatório.[33] Contudo, uma discrepância verdadeira no comprimento das pernas pode ser resultado do alongamento excessivo do membro durante a cirurgia, mau posicionamento dos implantes protéticos (em geral do componente acetabular) ou luxação pós-operatória recorrente. Se for significativa, poderá ser necessária outra cirurgia ou uma artroplastia de revisão.[128] Diferenças no comprimento das pernas superiores a 20 mm estão associadas a anormalidades significativas na marcha e a uma prolongada dor na região lombar.[173]

Tratamento pós-operatório

Mobilização precoce

Após ATQ não há necessidade de imobilização do quadril operado. Pelo contrário, a reabilitação pós-operatória enfatiza o movimento precoce, e o paciente deve ser incentivado a mobilizar com regularidade o quadril ao longo da ADM permitida. Pode haver necessidade de abrir uma exceção a essa estratégia pós-operatória quando o paciente estiver em decúbito dorsal no leito, dependendo do tipo de acesso cirúrgico usado e da estabilidade do quadril protético. Em tais casos, o membro operado é posicionado em leve abdução e rotação neutra, com o uso de uma almofada ou cunha de abdução.[94]

Considerações sobre o apoio de peso

Após uma ATQ cimentada, os pacientes costumam ter permissão para apoiar todo o peso tolerado quase imediatamente após a cirurgia.[15,125,135] Em contraste, com uma ATQ não cimentada ou híbrida, em geral é preciso limitar o apoio de peso sobre o membro operado nas primeiras semanas ou mais. Diversos fatores afetam a extensão e duração das restrições pós-operatórias ao apoio de peso. O Quadro 20.6 resume esses fatores.

Embora seja habitual limitar o apoio de peso sobre o membro inferior operado após uma ATQ não cimentada e híbrida,[17,160] essa prática merece ser observada com mais atenção. A base teórica para restringir o apoio de peso baseia-se na pressuposição de que a carga precoce excessiva sobre o membro operado pode causar micromovimentos na interface osso-implante, desse modo colocando em

TABELA 20.4	Fatores de risco que contribuem para a luxação articular após artroplastia total do quadril	
Fatores ligados ao paciente		**Fatores ligados à cirurgia e prótese**
■ Idade > 80 a 85 anos[100,107] ■ ATQ para fratura de colo femoral		■ Acesso cirúrgico: risco mais elevado com acesso posterior do que com o anterior, anterolateral ou lateral
■ Diagnóstico médico: risco mais alto em pacientes com artrite inflamatória (principalmente AR) do que em pacientes com OA[73,174]		■ Design do componente femoral: maior risco com a cabeça femoral de menor tamanho[73] ■ Mau posicionamento do componente acetabular
■ Má qualidade dos tecidos moles em razão da doença inflamatória crônica ■ História de cirurgia prévia de quadril ■ Fraqueza (em particular do mecanismo abdutor)[69] e contraturas musculares pré e pós-operatórias ■ Disfunção cognitiva, demência		■ Equilíbrio inadequado dos tecidos moles durante a cirurgia ou má qualidade do reparo dos tecidos moles ■ Experiência do cirurgião

QUADRO 20.6	Restrições pós-operatórias iniciais ao apoio de peso após artroplastia total do quadril

Método de fixação
- *Cimentado.* Apoio de peso pós-operatório imediato, conforme a tolerância.[15,94,125]
- *Não cimentado e híbrido.* As recomendações variam desde apoio de peso parcial (toque dos dedos ou toque da planta) por pelo menos 6 semanas[17,76,81,97] até apoio de peso conforme a tolerância (sem restrições) imediatamente após a cirurgia.[13,20,22]

Acesso cirúrgico
- *Convencional* versus *minimamente invasivo.* Normalmente há maior restrição ao apoio de peso após um acesso convencional (tradicional) por causa do distúrbio cirúrgico e reparo mais extensivos do que após um acesso minimamente invasivo.[14] O apoio de peso conforme a tolerância pode ser permitido logo após esse tipo de procedimento.[13]
- *Osteotomia trocantérica.* Embora seja usada com pouca frequência, o apoio de peso fica restrito durante pelo menos 6 a 8 semanas ou possivelmente 12 a 16 semanas para a consolidação óssea.

Outros fatores
- *Uso de enxertos ósseos.* Não pode haver apoio de peso ou este fica restrito durante a consolidação óssea.
- *Osso do paciente com má qualidade.* Restrições estendidas de modo a não pôr em risco a estabilidade do implante protético.

risco a estabilidade inicial do implante, interferindo com a osteointegração e contribuindo para o eventual afrouxamento dos implantes protéticos. Porém, poucas evidências confirmam essas preocupações.[65]

Contudo, há também benefícios potenciais de níveis seguros do apoio de peso precoce após ATQ, especificamente a redução da desmineralização óssea em razão do menor apoio de peso e a recuperação mais rápida da mo-

bilidade funcional.[20,22] O apoio de peso progredido de forma gradual também promove a ativação dos músculos abdutores do quadril enfraquecidos, promovendo a estabilização da pelve em um padrão de marcha mais simétrico.[65]

Para fortalecer ainda mais os que defendem o apoio de peso precoce conforme a tolerância, tem sido estabelecido que muitos pacientes têm dificuldade para aprender e integrar as limitações de apoio de peso prescritas nas atividades funcionais da vida diária e consequentemente colocam cargas maiores do que as recomendadas sobre o membro operado, em particular depois que a dor pós-operatória diminui.[162] Por exemplo, uma análise recentemente publicada sobre a deambulação em superfícies niveladas e escadas demonstrou que pacientes pós-ATQ descarregavam em seus pés cargas entre 41-88% de sua carga de pico antes da cirurgia, mesmo depois de terem sido treinados com uma balança a descarregar apenas 10% da carga.[143] Sabe-se também que, em decúbito dorsal, alguns movimentos resistidos do membro inferior impõem cargas ao quadril consideravelmente maiores do que o peso corporal.[120]

À luz dessas considerações, a necessidade de restringir o apoio de peso após ATQ não cimentada atualmente está sendo reexaminada.

Evidências em foco

Vários ensaios clínicos randomizados controlados demonstraram que a descarga de peso imediata (conforme a tolerância do paciente) em seguida a uma artroplastia de quadril não cimentada ou híbrida não resulta em taxas mais altas de efeitos adversos.[20,22,74] Durante seis semanas, Bottner et al.[22] compararam pacientes que tiveram permissão para realizar descarga de peso imediata sem restrições com um grupo que realizou descarga de peso limitada aos dedos dos pés com a ajuda de duas muletas. Boden et al.[20] avaliaram um grupo que realizou descarga de peso imediata que inicialmente utilizou uma muleta em comparação com um grupo que usou duas muletas com descarga limitada a 10% do peso corporal por três meses. Kishida et al.[74] compararam um grupo que teve permissão para realizar descarga de peso total no segundo dia de pós-operatório com um grupo que realizou descarga de peso limitada com toque da planta do pé durante três semanas, descarga de peso parcial nas seis semanas seguintes e descarga de peso total em 6 semanas. Nenhum desses estudos detectou diferenças significativas entre os grupos em termos de efeitos adversos, incluindo a integridade da fixação do implante, por até 5 anos após a cirurgia. Os autores sugerem que a descarga de peso precoce (conforme tolerância do paciente) seguinte a uma ATQ primária não cimentada ou híbrida pode ser segura em pacientes mais jovens (< 60-65 anos de idade) com qualidade óssea excelente. É importante ter em mente que, nesses estudos, os pacientes eram relativamente jovens, em comparação com a maioria dos pacientes que são submetidos a uma artroplastia de quadril.

Uma revisão sistemática da literatura que comparou o apoio de peso com e sem restrição observa que há evidências moderadas a fortes apoiando a defesa do apoio de peso imediato conforme a tolerância para a população jovem, saudável, após uma ATQ primária não cimentada.[65] Contudo, na clínica, a responsabilidade de determinar a necessidade de apoio de peso com suporte durante a fase inicial da reabilitação pós-operatória após ATQ continua sendo do cirurgião.

Exercício progressivo e treinamento funcional

O uso de exercícios terapêuticos para pacientes após uma ATQ vem sendo parte da reabilitação pós-operatória há muitos anos. Apesar disso, os exercícios ideais e sua dosagem ainda não foram completamente estabelecidos, talvez porque os procedimentos e abordagens cirúrgicos continuem evoluindo e as intervenções ainda estejam se adaptando a essas mudanças. O levantamento para consenso nas intervenções de fisioterapia para reabilitação precoce do paciente internado que realizou artroplastia total do quadril é um passo à frente no desenvolvimento de diretrizes coerentes para o tratamento pós-operatório da ATQ,[43] embora muitos dos exercícios e atividades funcionais identificados no documento de consenso não foram avaliados para efetividade ou eficácia.[104] As metas, diretrizes e precauções para os exercícios e as atividades funcionais após ATQ primária discutidos nesta seção representam não apenas aquelas intervenções identificadas no consenso acima mencionado, mas também exercícios e atividades selecionados de outras fontes na literatura atual.[24,40,62,94,112,123,166]

Evidências em foco

Estudos relacionados, com delineamento de sujeito único, mediram *in vivo* as forças que agem sobre o quadril e as pressões de contato acetabular durante o exercício e a marcha.[53,79,80,152] Embora eles tenham analisado apenas dois pacientes após a inserção de uma endoprótese femoral, e não uma substituição articular total, os resultados levantam questões sobre as pressuposições feitas pelos clínicos com respeito à escolha e progressão de exercícios e atividades funcionais comuns durante a reabilitação após ATQ. Os resultados desses estudos sugerem que alguns exercícios ativos ou resistidos, como a contração isométrica dos músculos glúteos com esforço máximo ou o deslizamento de calcanhar sem assistência, e a abdução isométrica com resistência manual, podem gerar pressões de contato acetabular maiores do que as próprias atividades de apoio de peso.[53,152]

Reabilitação acelerada

Uma mudança que ocorreu no tratamento pós-operatório é a tendência de se defender a reabilitação acelerada, em particular para pacientes com menos de 60 a 65 anos de idade que foram submetidos à ATQ minimamente invasiva e desejam retomar um estilo de vida ativo o mais rápido possível após a cirurgia.[13,41] Embora a "reabilitação acelerada" após a ATQ minimamente invasiva não tenha sido definida com clareza, duas características se salientam: uma progressão rápida para o apoio de peso completo durante a deambulação e a descontinuidade do uso de muleta e bengala o mais cedo possível.

Há uma preocupação, contudo, de que progredir a deambulação desse modo, na presença de déficits de força e de equilíbrio pós-operatórios, pode resultar em assimetrias persistentes na marcha, aumentar o risco de lesão ou colocar em risco os resultados de curto e longo prazo.[42] Além disso, durante as atividades funcionais que requerem resistência à fadiga, uma fraqueza muscular e fadiga persistentes podem aumentar as cargas impostas ao quadril protético, desse modo contribuindo para o afrouxamento biomecânico dos componentes com o tempo.[147]

Portanto, antes de descontinuar o uso de um auxílio para deambulação, é importante recuperar força suficiente dos abdutores e extensores do quadril de modo a manter a estabilidade e simetria durante a deambulação. Com isso em mente, é óbvio que um programa individualizado de exercícios de fortalecimento precisa ser um componente integral da reabilitação acelerada.[65]

Exercício: fase de proteção máxima após ATQ tradicional

Comprometimentos estruturais e funcionais comuns exibidos pelos pacientes durante os estágios agudo e subagudo de cicatrização dos tecidos moles e na fase inicial de reabilitação pós-operatória após a ATQ são dor secundária ao procedimento cirúrgico, diminuição da ADM, defesa e fraqueza muscular, comprometimento da estabilidade e equilíbrio postural e mobilidade funcional diminuída (transferências e atividades de deambulação). Dependendo do tipo de fixação dos componentes usados e da preferência do cirurgião, inicialmente as restrições ao apoio de peso podem interferir em algumas atividades funcionais.

A ênfase dessa fase da reabilitação após um acesso cirúrgico convencional é a orientação ao paciente para reduzir o risco de complicações pós-operatórias precoces, em particular luxação do quadril operado. (Os fatores de risco para luxação após ATQ estão anotados na Tabela 20.4.) As precauções durante as atividades funcionais são determinadas pelo acesso cirúrgico usado e pelas informações da das pelo cirurgião sobre a estabilidade intraoperatória da substituição de quadril (Quadro 20.7).[81,94,106,107,129]

Os exercícios escolhidos e o treinamento funcional começam assim que o paciente está medicamente estável, em geral no dia da cirurgia, quando possível. A frequência de tratamento feito pelo fisioterapeuta é em geral duas vezes por dia até a alta hospitalar.[43,123] A permanência média no hospital após uma ATQ depende da idade: pacientes mais jovens ficam hospitalizados, em média, 3 dias; já pacientes idosos permanecem 4 dias internados.[169]

Metas e intervenções. As metas e intervenções adiante se aplicam aos dias pós-operatórios iniciais, enquanto o paciente está hospitalizado, continuando nas primeiras semanas após a cirurgia, quando o paciente está em casa, em uma clínica de atendimento subagudo ou uma moradia com cuidados de enfermagem especializados.

- **Prevenir complicações vasculares e pulmonares.**
  - Exercício de bombeamento circulatório do tornozelo para prevenir estase venosa, formação de trombos e possibilidade de embolia pulmonar.
  - Exercícios respiratórios profundos e higiene brônquica para prevenir atelectasia ou pneumonia pós-operatória, continuando até que o paciente esteja se movimentando de forma regular.
- **Prevenir a luxação ou subluxação pós-operatória do quadril operado.**
  - Orientar o paciente e o cuidador sobre restrições de movimento, mobilidade segura no leito, transferências e precauções durante outras AVD (ver Quadro 20.7).
  - Monitorar o paciente quanto a sinais e sintomas de luxação, como um encurtamento do membro inferior operado.

QUADRO 20.7   Precauções na mobilização pós-operatória precoce após artroplastia total do quadril*

Acesso posterior e posterolateral
ADM
- Evitar flexão do quadril > 90° e adução e rotação medial além da posição neutra.

AVD
- Fazer as transferências para o lado sadio ao ir da cama para a cadeira ou da cadeira para a cama.
- Não cruzar as pernas.
- Manter os joelhos um pouco mais baixos do que os quadris quando estiver sentado.
- Evitar sentar-se em cadeiras baixas e macias.
- Se a cama em casa for baixa, colocar blocos embaixo para levantá-la.
- Usar um assento de toalete elevado.
- Evitar curvar o tronco sobre as pernas quando for levantar ou sentar em uma cadeira ou ao vestir-se e despir-se.
- Para o banho, usar o chuveiro ou colocar uma cadeira dentro da banheira.
- Ao subir escadas, colocar a perna sadia à frente. Para descer, colocar a perna operada à frente.
- Para girar sobre o pé, usar o membro inferior sadio.
- Evitar atividades em pé que envolvam a rotação do corpo em direção ao membro operado.
- Dormir em decúbito dorsal com um travesseiro de abdução; evitar dormir ou descansar em decúbito lateral.

Acesso anterior/anterolateral e lateral direto
ADM
- Evitar flexão do quadril > 90°.**
- Evitar extensão, adução e rotação lateral do quadril além da posição neutra.
- Evitar o movimento combinado de flexão, abdução e rotação lateral do quadril.
- Se o glúteo médio tiver sofrido incisão e reparo ou se tiver sido feita uma osteotomia trocantérica, não fazer abdução ativa antigravitacional de quadril por pelo menos 6 a 8 semanas ou até que seja aprovada pelo cirurgião.

AVD
- Não cruzar as pernas.
- Durante a deambulação nos primeiros dias, avançar cada passo somente até o membro operado, sem ultrapassá-lo, para evitar hiperextensão.
- Evitar atividades que envolvam ficar em pé sobre o membro operado e rodar para o lado oposto ao lado envolvido.

Acesso através dos glúteos (osteotomia trocantérica)***
ADM
- Evitar adução do quadril além da posição neutra.
- Sem abdução de quadril ativa, antigravitacional, por pelo menos 6 a 8 semanas ou até que seja aprovada pelo cirurgião.
- Sem exercícios que envolvam apoio de peso sobre a perna operada.

AVD
- Dormir em decúbito dorsal com almofada de abdução.
- Não cruzar as pernas.
- Manter as restrições ao apoio de peso durante todas as AVD.

---

*As precauções se aplicam à artroplastia total de quadril tradicional e podem ou não ser necessárias após procedimentos minimamente invasivos, dependendo das diretrizes do cirurgião.

** Embora um acesso cirúrgico posterior esteja associado a um risco mais alto de luxação, é solicitado a todos os pacientes como rotina que limitem a flexão de quadril a < 90° e a rotação a < 45° por cerca de 6 semanas, independentemente do acesso cirúrgico usado.[129]

***Seguir as restrições de apoio de peso por 6 a 8 semanas ou até 12 semanas para que ocorra a consolidação óssea.

■ *Conseguir mobilidade funcional independente antes da alta.*
   – Mobilidade no leito, levantar e sentar em uma cadeira e treino de transferências, enfatizando o alinhamento apropriado do tronco e dos membros inferiores e a integração das restrições quanto ao apoio de peso e à mobilidade.

Recomendação clínica

O ato de levantar de uma cadeira impõe cargas particularmente elevadas à articulação do quadril, produzindo cargas cerca de oito vezes o peso corporal do paciente.[120] Quando é feita uma incisão na cápsula posterior durante a cirurgia, isso coloca o quadril envolvido em alto risco de luxação posterior até que os tecidos moles em torno da articulação do quadril tenham cicatrizado o suficiente (pelo menos 6 semanas) ou até que o cirurgião indique que as atividades funcionais sem restrições podem ser permitidas. Portanto, deve-se ensinar ao paciente a importância de sentar apenas sobre uma cadeira que seja elevada e evitar sentar-se sobre móveis macios e baixos.

■ Deambulação com um dispositivo auxiliar (inicialmente um andador ou duas muletas) imediatamente após a cirurgia, acatando as restrições de apoio de peso e precauções nas AVD ligadas à marcha. Enfatizar um padrão de marcha simétrico, estável. Progredir para uma muleta ou bengala, dependendo da dor, força dos abdutores do quadril e simetria da marcha.
■ Subir e descer escadas com um auxílio para deambulação, no início, um degrau por vez.

Precaução: mesmo se o paciente tiver permissão para apoiar todo o peso sobre o membro operado e descontinuar o uso de muleta ou bengala conforme a tolerância, ele deve continuar usando o auxílio para deambulação para um apoio de peso protegido durante as primeiras semanas após a cirurgia quando for subir e descer escadas, para reduzir o risco de colocar forças de torção excessivas sobre a articulação de quadril protética.[65]

■ *Manter um nível funcional de força e resistência muscular à fadiga nos membros superiores e no membro inferior não operado.*
   – Exercícios ativorresistidos em padrões de movimento funcionais, visando aos grupos musculares usados durante as transferências e a deambulação com dispositivos auxiliares.
■ *Prevenir inibição reflexa e atrofia da musculatura no membro operado.*
   – Exercícios isométricos intermitentes *submáximos* para os músculos quadríceps, extensores e abdutores do quadril – apenas o suficiente para desencadear uma contração muscular.

Precaução: caso tenha sido feita uma osteotomia trocantérica, evitar até mesmo as contrações isométricas de baixa intensidade dos músculos abdutores do quadril durante a fase pós-operatória inicial, a menos que isso seja inicial-

mente aprovado pelo cirurgião e feito estritamente com uma intensidade mínima (ver no Quadro 20.7 precauções adicionais após osteotomia trocantérica).

■ *Recuperar a mobilidade ativa e o controle do membro operado.*
   – Enquanto estiver na cama, exercícios de ADM ativo-assistidos do quadril dentro de amplitudes protegidas.
   – Exercícios de flexão e extensão ativa de joelho sentado em uma cadeira, enfatizando a extensão terminal do joelho.
   – Rotação ativa do quadril, mantendo as limitações de movimento, dependendo do acesso cirúrgico.
   – Se o estado dos músculos abdutores permitir, abdução de quadril ativa com a gravidade eliminada em decúbito dorsal, deslizando a perna sobre uma superfície de pouco atrito ou a abdução ativa antigravitacional combinada com rotação lateral (exercício "concha") em decúbito lateral (com um travesseiro entre as coxas para impedir que a adução do quadril vá além da posição neutra).
   – Exercícios de ADM ativos de quadril (movimentos pendulares para a frente e para trás) com o paciente em pé, apoiando as mãos em uma superfície estável para manter o equilíbrio.
   – Atividades de equilíbrio bilaterais com desvio de peso em cadeia fechada, levantamentos do calcanhar e miniagachamentos, enquanto o alinhamento simétrico é mantido, porém colocando apenas a quantidade de peso permitida sobre o membro operado.
■ *Prevenir uma contratura em flexão do quadril operado.*
   – Quando na posição de decúbito dorsal, evitar o uso de travesseiro sob o joelho do membro operado.

Critérios para progressão. Os critérios para avançar até a fase seguinte da reabilitação dependem muito das restrições quanto ao apoio de peso e ADM; contudo, os critérios adiante tipicamente precisam ser atendidos.

■ Incisão bem cicatrizada; sem sinais de drenagem ou infecção na ferida.
■ Nível de deambulação independente em superfícies niveladas, com uma muleta ou uma bengala ou sem auxílio para deambulação se as restrições de apoio de peso permitirem.
■ Habilidade de apoiar o peso completo sobre o membro operado sem dor e com o joelho completamente estendido.
■ ADM funcional do quadril.
■ Força muscular do quadril operado: pelo menos 3/5.

Exercício: fase de proteção moderada após uma ATQ tradicional

Após uma ATQ tradicional, a fase intermediária da reabilitação começa com cerca de 4 a 6 semanas pós-operatórias. O apoio de peso completo pode ser permitido para alguns pacientes, porém algum grau de proteção talvez seja necessário por 12 semanas pós-operatórias para outros pacientes. A extensão da proteção do quadril operado varia bastante dependendo do acesso cirúrgico, tipo de fixação usado e da preferência do cirurgião. A cicatrização completa dos tecidos moles e ossos continua por até um ano após a cirurgia.

Os exercícios descritos para essa fase podem ser executados com a supervisão do fisioterapeuta ou como parte de um programa domiciliar. Os exercícios e o treinamento funcional enfocam a restauração da força muscular (em particular dos músculos abdutores e extensores do quadril), estabilidade postural e equilíbrio, um padrão de marcha simétrico, resistência muscular e cardiopulmonar e ADM até níveis funcionais. Os exercícios direcionados para deficiências em outras regiões do corpo também podem ser incluídos para melhorar a função em geral.

As precauções pós-operatórias durante as AVD continuam por pelo menos 12 semanas e em geral por um tempo consideravelmente maior.[94,112] A orientação ao paciente deve se concentrar no seu retorno às atividades previstas em casa, no local de trabalho ou de recreação.

Metas e intervenções. Adiante, seguem as metas e intervenções da fase intermediária (proteção moderada) da reabilitação.

- *Recuperar a força e a resistência muscular, enfatizando a força dos abdutores e extensores do quadril.*

Precaução: o início e a progressão do treinamento resistido para fortalecer os músculos abdutores de quadril dependem da integridade do mecanismo abdutor, que pode ou não ter sido deixado intacto durante o acesso cirúrgico. Do mesmo modo, a progressão do treinamento em cadeia fechada de bilateral para unilateral depende de quando será permitido o apoio de peso completo sobre o membro operado.

- Com o paciente em bipedestação sobre o membro inferior sadio, exercícios em cadeia aberta dentro das amplitudes permitidas na perna operada contra resistência leve. No início, enfatizar o aumento do número de repetições, em vez do aumento da resistência, para melhorar a resistência muscular à fadiga.
- Exercícios bilaterais em cadeia fechada para fortalecer os extensores do quadril e do joelho, como miniagachamentos contra resistência elástica leve ou segurando pesos leves nas duas mãos quando for permitido ficar em pé sem apoio. Reforçar o alinhamento simétrico dos membros inferiores ao praticar exercícios em pé.
- Exercícios unilaterais em cadeia fechada, tais como elevação do quadril, dar passos para a frente e para o lado (para cima de um degrau baixo) enquanto em bipedestação sobre o membro operado e avanços parciais com o pé envolvido adiante, quando o apoio de peso completo for permitido sobre o membro inferior operado. Durante os exercícios sobre degraus e os avanços, aplicar resistência elástica em torno da face lateral da coxa do membro operado para fortalecer ao mesmo tempo os abdutores e extensores do quadril.
- *Melhorar a resistência cardiopulmonar.*
  - Programa de condicionamento aeróbio sem impacto, como bicicleta ergométrica progressiva, natação ou exercícios aeróbios na água.

- *Restaurar a ADM e, ao mesmo tempo, aderir às precauções.*
  - Alongamento assistido pela gravidade em decúbito dorsal até a posição neutra do teste de Thomas. Puxar o joelho não envolvido para perto do tórax enquanto relaxa o quadril operado (são necessários pelo menos 10° de extensão de quadril além da posição neutra para um padrão de marcha normal).
  - Descansar em decúbito ventral propiciando um alongamento passivo prolongado dos músculos flexores do quadril.
  - Integrar a ADM obtida nas atividades funcionais.

Precaução: verificar com o cirurgião antes de iniciar o alongamento dos flexores do quadril até a posição neutra ou em hiperextensão, especialmente no caso de o paciente ter sido operado por meio de um acesso anterior ou anterolateral. Além disso, a essa altura talvez a posição em decúbito ventral não seja permissível ou confortável para o paciente.

- *Melhorar a estabilidade postural, o equilíbrio e a marcha.*
  - Atividades progressivas de equilíbrio em bipedestação (ver Caps. 8 e 23).
  - Treino de marcha, enfatizando um tronco ereto, alinhamento vertical, comprimentos iguais dos passos e um alinhamento simétrico neutro da pelve e membros.
  - Se o apoio de peso completo ainda não for permitido, continuar ou progredir para o uso de uma bengala (na mão *contralateral* ao quadril operado) e progredir o apoio de peso sobre o membro operado. Praticar a marcha em superfícies irregulares e macias para desafiar o sistema de equilíbrio.
  - Continuar usando a bengala até que não haja mais restrição ao apoio de peso, ou se o paciente exibir grandes desvios da marcha, como um sinal de Trendelenburg positivo sobre o membro inferior operado, indicando fraqueza do abdutor do quadril. O uso da bengala é também recomendado durante períodos extensos de deambulação para diminuir a fadiga muscular.
  - Para pacientes selecionados, considerar a caminhada na esteira ergométrica para a prática de um padrão de marcha simétrico.

Evidências em foco

Foi mostrado que o uso de uma bengala na mão contralateral por um paciente após substituição de quadril diminui de modo significativo a atividade eletromiográfica (EMG) nos músculos abdutores do quadril, independentemente de ser aplicada na bengala uma força moderada ou quase máxima.[116] No mesmo estudo, o uso da bengala ipsilateral não produziu diminuição significativa na atividade EMG nos músculos abdutores do quadril. Não foi determinado nesse estudo o grau com que a diminuição na atividade EMG reflete uma redução nas forças impostas à articulação protética do quadril. Contudo, em estudos com delineamento de sujeito único feitos com dois pacientes com endoprótese femoral, as pressões de contato acetabular foram reduzidas com o uso de uma bengala na mão contralateral.[53,79,80]

Critérios para progressão. Os critérios para progredir para o treinamento avançado durante a fase final da reabilitação incluem:

- Deambulação indolor, com ou sem uma bengala.
- ADM e força funcional do membro operado.
- Independência nas AVD.

Exercício: fase de proteção mínima e retomada da atividade completa

Após a ATQ tradicional, a fase final da reabilitação começa quando o paciente alcançou os critérios para progredir. Isso em geral ocorre com cerca de 12 semanas pós-operatórias. O treinamento continuado para a restauração da força, resistência muscular e cardiopulmonar, equilíbrio e um padrão de marcha simétrico, deve ser o foco dessa fase, junto com uma retomada gradual das atividades funcionais ou sua modificação. O retorno das atividades funcionais ao nível completo pode levar ao menos um ano.[132]

Reabilitação estendida e modificação de atividades. A fraqueza dos abdutores do quadril, que leva à obliquidade pélvica e um padrão de marcha assimétrico, com frequência está presente no pré-operatório de pacientes com OA de quadril e tem sido mostrado que em alguns pacientes persiste por meses, após a ATQ.[147] Com isso em mente, os pacientes, em especial aqueles que desejam retornar a um estilo de vida ativo, podem ser beneficiar de um programa de treinamento de força estendido visando à musculatura do quadril.

Se houver serviços de reabilitação continuada disponíveis para o paciente, as atividades adiante deverão ser consideradas.

- Integrar treinamento de força, resistência à fadiga e equilíbrio em atividades funcionais simuladas para preparar para atividades independentes.
- Para melhorar a resistência à fadiga muscular e cardiopulmonar, aumentar de forma progressiva o tempo e a distância de um programa de marcha de baixa intensidade, feito 2 a 4 dias por semana, durante 30 minutos para cada sessão do programa.
- Por meio da orientação ao paciente, reforçar a importância de selecionar ou modificar as atividades de modo a reduzir ou minimizar as forças e demandas impostas ao quadril protético. Se o emprego do paciente envolver trabalho pesado, é aconselhável um retreinamento vocacional ou um ajuste nas atividades relacionadas ao trabalho.

Recomendação clínica

Quando estiver caminhando e carregando um objeto pesado em uma mão, sugerir ao paciente para que segure o peso do mesmo lado que o quadril operado. Estudos EMG têm mostrado que nessas circunstâncias as forças impostas aos músculos abdutores do quadril operado são significativamente mais baixas do que quando a carga é carregada no braço contralateral. Isso se mostrou válido com e sem o uso de uma bengala.[114,115] Na teoria, isso reduz a quantidade de carga imposta à substituição do quadril com o tempo.

Retorno às atividades esportivas. O paciente mais jovem, ativo, que foi submetido à ATQ, em geral tem um desejo de retomar atividades esportivas ou de preparo físico em algum ponto após a cirurgia. Vários fatores, incluindo o nível de demanda ou grau de impacto, movimentos de torção envolvidos na atividade, a frequência dos movimentos repetitivos e o potencial para quedas ou contato, influenciam as recomendações do cirurgião ou sua aprovação para que seu paciente possa participar de diferentes atividades atléticas. O peso corporal do paciente, seu nível geral de preparo físico e experiência com a atividade antes da cirurgia também afetam a decisão de a atividade ser ou não permitida.[34,61,75,97]

Para prolongar a vida da substituição do quadril, o paciente é alertado rotineiramente para se abster de esportes e atividades recreativas de alto impacto. As atividades que impõem forças pesadas em rotação sobre o membro operado são particularmente preocupantes e podem contribuir para o afrouxamento e desgaste em longo prazo dos implantes protéticos, com a eventual falha da substituição de quadril. Contudo, com um fundamento de força, resistência física e equilíbrio suficientes e o uso de uma biomecânica apropriada durante as atividades funcionais, o paciente pode retornar de forma gradual e segura para esportes e atividades físicas de impacto baixo e moderado após uma ATQ.

A Tabela 20.5 relaciona as atividades esportivas, recreativas e de preparo físico altamente recomendadas, recomendadas com cuidado ou não recomendadas com base em um levantamento feito em 2007 e no consenso de opinião dos cirurgiões de artroplastia.[75] Cerca de 90% dos cirurgiões que responderam concordaram que os pacientes poderiam retornar a atividades selecionadas em cerca de 6 meses após uma ATQ.

Desfechos

Alívio da dor, satisfação do paciente e qualidade de vida. Em sua maioria, os estudos que avaliaram a satisfação do paciente, assim como a avaliação da dor, da função e da qualidade de vida após ATQ, refletem uma diminuição acentuada na dor e melhora na função.[84,132] Contudo, às vezes há disparidade entre as percepções do paciente e do cirurgião. Um estudo feito por Lieberman et al.[87] mostrou que quando um paciente relatava pouca ou nenhuma dor em seguida à ATQ, as avaliações de dor e nível de satisfação do paciente e do cirurgião eram similares. Mas quando o paciente relatava dor contínua após a cirurgia, havia menos concordância entre as avaliações do paciente e do médico quanto ao nível de satisfação do paciente. Esse resultado explica por que há uma necessidade de avaliar os desfechos tanto pela perspectiva do paciente como do profissional de saúde.

Vários fatores podem contribuir para desfechos insatisfatórios no pós-operatório da ATQ. Fortin et al.[48] investigaram o momento de realização da ATQ e os desfechos subsequentes e determinaram que, não surpreendentemente, os pacientes com a pior função física e dor antes da cirurgia apresentavam os piores resultados 2 anos após a cirurgia. Os achados de um estudo prospectivo de longo prazo (média 3,6 anos) com pacientes submetidos à ATQ unilateral para OA também confirmaram que um nível pré-operatório mais alto de dor prevê desfechos piores.[119] Além disso, esse estudo revelou que uma idade mais avançada no momento da cirurgia e a presença de dor lombar pós-operatória são previsores de desfechos autoavaliados ruins.[119]

Funcionamento físico. Melhoras na ADM, estabilidade postural, força e mobilidade funcional ocorrem de maneira gradual após a ATQ. Os pacientes tipicamente atingem 90% do seu nível esperado de melhora funcional geral por volta do final do primeiro ano. Durante os próximos 1 a 2 anos, os pacientes relatam ganhos adicionais na força e melhora na função, que atingem um platô em cerca de 2 a 3 anos após a cirurgia.[132]

Trudelle-Jackson et al.[161] compararam ADM, força muscular estática e equilíbrio durante o apoio em uma perna em um grupo de 15 pacientes com idade média de 62 anos (faixa de 51-77 anos) um ano após ATQ primária unilateral. Eles não encontraram diferenças significantes na ADM entre o quadril operado e o não envolvido e encontraram diferenças pequenas, porém não estatisticamente significantes, na força da musculatura de quadril e joelho. Contudo, os autores encontraram diferenças substanciais entre a perna operada e a

perna não envolvida em todos os parâmetros de equilíbrio medidos durante o apoio em uma perna. Além disso, os níveis de função física autoavaliados pelo paciente mostraram-se moderadamente associados à força muscular, porém apenas fracamente associados à estabilidade postural.

Modelo do implante, fixação e acesso cirúrgico. Várias décadas de estudos indicam que tanto a ATQ cimentada como não cimentada têm fornecido desfechos pós-operatórios igualmente positivos em todas as áreas de avaliação, com o mais constante sendo a redução da dor.[85,135] Análises aprofundadas e informações atuais sobre os desfechos de *designs* protéticos específicos, assim como as avaliações dos desfechos de procedimentos cimentados, não cimentados e híbridos, podem ser encontradas nas referências já citadas na visão geral operatória da ATQ apresentada no início deste capítulo.

Woolson et al.[170] conduziram um estudo comparativo retrospectivo de 135 pacientes que tinham sido submetidos à ATQ primária, unilateral, com um acesso posterior convencional ou um acesso posterior minimamente invasivo. Os cirurgiões participantes determinaram quais pacientes atendiam os critérios para o procedimento minimamente invasivo com respeito à história de saúde e índice de massa corporal. Em consequência disso, os participantes do grupo minimamente invasivo eram mais magros e saudáveis do que os do grupo de ATQ convencional. Apesar disso, não houve diferenças significativas entre os grupos com respeito aos desfechos da cirurgia (tempo de cirurgia, perda de sangue, necessidade de transfusão), nem na permanência hospitalar ou na porcentagem de pacientes que receberam alta diretamente para casa. Contudo, foi identificada uma taxa mais alta de complicações no grupo minimamente invasivo, incluindo complicações na ferida, mau posicionamento do componente e discrepância no comprimen-

TABELA 20.5	Diretrizes para participação em atividades esportivas, recreativas e de preparo físico após ATQ[75]	
Permitidas	**Permitidas com cuidado e experiência anterior**	**Não permitidas***
■ Golfe	■ Pilates	■ Corrida leve/corrida rápida
■ Natação	■ Esqui *cross-country*	■ Beisebol/softbol
■ Caminhada (ao ar livre/esteira)	■ Patinação com *roller*	■ Raquetebol/*squash*
■ Bicicleta ergométrica ou uso de treinador elíptico	■ Patinação no gelo	■ Snow boarding
■ Aparelho de esqui *cross-country*	■ Esqui *downhill*	■ Aeróbia de alto impacto
■ Boliche		■ Esportes de contato (futebol americano, basquete, futebol)
■ Aeróbia de baixo impacto		
■ Caminhada rápida		
■ Trilhas		
■ Subida de escadas ou aparelhos de remo		
■ Tênis em duplas		
■ Uso de aparelhos de musculação		

Observação: não foi determinado no levantamento se tênis simples ou artes marciais eram permitidos.

to das pernas. Mais recentemente, Goosen et al. informaram não ter observado diferenças significativas na perda de sangue perioperatória ou nas complicações entre pacientes randomizados para grupos de ATQ com abordagem minimamente invasiva (n = 60) e tradicional (n = 60),[56] embora os tempos cirúrgicos tenham sido menores no grupo tratado com a abordagem minimamente invasiva. Na mesma linha, Repantis et al.[137] informaram não ter observado benefício perioperatório ou pós-operatório imediato no grupo tratado com a abordagem minimamente invasiva em comparação com a abordagem tradicional de ATQ. Nessa comparação, o mesmo cirurgião experiente realizou procedimentos minimamente invasivos com abordagem anterior (n = 45) ou procedimentos tradicionais com abordagem igualmente anterior (n = 45). Embora o grupo minimamente invasivo tenha revelado dor de menor intensidade por volta de 2 semanas após a cirurgia, não foram observadas diferenças entre os grupos em termos de função ou resistência da deambulação.[137]

Ogonda et al.[122] relataram o primeiro ensaio controlado randomizado comparando ATQ minimamente invasiva e tradicional em 219 pacientes submetidos a ATQ primária, unilateral, híbrida, realizada pelo mesmo cirurgião. Nos dois grupos, foi usada uma única incisão, acesso posterior, com as únicas diferenças sendo a extensão da incisão na pele e a extensão de perturbação do TFL durante o acesso minimamente invasivo. Todos os pacientes participaram de exercícios e treinamento funcional após a cirurgia. A única diferença significativa identificada foi a menor perda de sangue no grupo minimamente invasivo, e não foram encontradas diferenças significativas na dor pós-operatória e uso de medicamentos para dor, habilidade de fazer transferências e andar com um auxílio para deambulação, duração da permanência hospitalar e alta para casa ou para uma clínica de transição. Com 6 semanas após a cirurgia, continuava sem haver diferenças significativas entre os grupos com respeito à função ou complicações. Dorr et al.[42] relataram achados similares no ambiente hospitalar, com menos dor a cada dia pós-operatório e uma permanência hospitalar mais curta para um grupo de ATQ minimamente invasiva comparado ao grupo de ATQ tradicional.

Diversos estudos randomizados prospectivos têm sido conduzidos para comparar as melhoras na marcha após ATQ unilateral minimamente invasiva versus tradicional. Os resultados de um estudo feito por Mayr et al.[96] demonstraram melhora significativa em vários parâmetros da marcha após 6 semanas no grupo submetido à ATQ minimamente invasiva porém não no grupo de ATQ tradicional. Com 12 semanas, contudo, os dois grupos mostravam melhoras significativas na marcha, porém o grupo minimamente invasivo tinha melhorado em um número maior de parâmetros medidos. Em contraste, em outro estudo de marcha, não houve diferenças significativas nas características da marcha entre os grupos de ATQ minimamente invasiva e tradicional com

10 dias e com 12 semanas após a cirurgia.[131] Análises recentemente publicadas informaram resultados similares, não tendo sido observadas diferenças na velocidade da deambulação, comprimento da passada, cadência ou movimento pélvico e torácico entre os grupos com ATQ minimamente invasiva e os de abordagem tradicional.[109,136] É importante notar que a reabilitação pós-operatória nesses estudos foi uniforme entre os grupos, o que pode ter contribuído para os resultados similares nos grupos de ATQ minimamente invasiva e tradicional.

Por fim, Dorr et al.[42] também pesquisaram as melhoras na mobilidade funcional após ATQ e encontraram que 87% dos pacientes no grupo minimamente invasivo usava apenas um auxílio para deambulação (muleta ou bengala) no momento da alta versus 53% do grupo de ATQ tradicional. Contudo, não houve diferença significativa na distância caminhada no momento da alta entre os dois grupos. Diante de achados conflitantes provenientes de estudos como esses, é difícil tirar conclusões baseadas em evidências sobre o impacto dos procedimentos minimamente invasivos versus tradicionais de ATQ na deambulação pós-operatória inicial.

Impacto da reabilitação. Apesar do número de fontes na literatura enfatizando a importância dos programas de reabilitação ou, mais especificamente, do programa pós-operatório de exercícios e deambulação após ATQ, o impacto dessas intervenções pós-operatórias não tem sido claramente estabelecido. Estudos têm mostrado que o acesso aos serviços de fisioterapia durante a internação diminui[49,111] e não diminui[82] o tempo de hospitalização em instituições de tratamento agudo após ATQ. Também tem sido mostrado que o uso dos serviços de fisioterapia após ATQ aumenta a probabilidade de alta para casa, em vez de alta para outra instituição de recuperação.[49] A inclusão de intervenções com exercícios e treinamento de marcha, oferecidas pelo fisioterapeuta, além das instruções passadas por um grupo multidisciplinar especializado em quadril imediatamente após a cirurgia, resultou em maior ADM de quadril e em mais força e melhor mobilidade, em comparação com o fornecimento exclusivo de instruções 15 dias após a cirurgia.[163]

Em um estudo não randomizado sobre a eficácia de um programa de exercícios domiciliares de 6 semanas envolvendo pacientes com 6 a 48 meses pós-ATQ, os dois grupos de exercício (um realizando exercícios de ADM e isométricos para os músculos do quadril e o outro realizando exercícios de ADM isométricos e excêntricos) aumentaram sua velocidade de caminhada, enquanto no grupo de controle (sem programa de exercícios) isso não ocorreu. É interessante notar que foram observadas melhoras na força nos três grupos.[132]

Um ensaio clínico randomizado envolvendo pacientes tratados com ATQ posterolateral 3 meses após a cirurgia revelou que os participantes que participaram de 12 sessões de treinamento conduzidas por um fisioterapeuta com ênfase nas habilidades de deambulação tiveram progressos significativamente maiores em várias medidas de desfecho baseadas no desempenho e no autorrelato. Cinco meses após a cirurgia, os autores compararam um grupo de controle que não recebeu terapia supervisionada com um grupo de intervenção que realizou treinamento, tendo observado neste último grupo melhorias mais expressivas no teste de caminhada de 6 minutos, tempo de subida de escada, teste do número oito, índice de função muscular, ADM de extensão de quadril, *Harris Hip Score* e autoeficácia. As diferenças entre os grupos na distância percorrida e na subida de escada persistiram 12 meses após a cirurgia, e houve uma menor quantidade de eventos de queda relatados no grupo que treinou habilidades de caminhada.[62]

Mikkelsen et al. avaliaram o efeito de uma intervenção de treinamento de resistência progressiva duas vezes por semana após a ATQ, comparando-a a um programa domiciliar de exercícios de resistência padronizados para quadril e joelho. O grupo de intervenção (n = 32) realizou 30-40 minutos de exercícios unilaterais de fortalecimento de quadril em aparelhos de musculação, usando contração concêntrica e excêntrica e cargas que iam aumentando com base no número máximo de repetições, enquanto o grupo de controle (n = 30) realizou 10 repetições de movimentos de quadril e joelho sem imposição de carga duas vezes ao dia durante 4 semanas, seguidas dos mesmos movimentos contra resistência elástica por mais 6 semanas. Transcorridas 10 semanas de treinamento, foram observadas diferenças estatisticamente significativas entre os grupos na velocidade máxima de caminhada e tempo de subida de escada em favor do grupo de intervenção, mas não foram notadas outras diferenças significativas, incluindo medidas de força e potência do quadril.[102]

Hemiartroplastia do quadril

Indicações para cirurgia

Adiante, seguem algumas das principais indicações para substituição protética da região proximal do fêmur:[54,76,78]

- Fraturas intracapsulares (subcapitais, transcervicais) agudas com desvio da região proximal do fêmur em um paciente idoso com estoque ósseo ruim e baixo nível de atividade previsto após a cirurgia.[54,76,101,126,127,155]
- Falha na fixação interna de fraturas intracapsulares associada com a osteonecrose da cabeça do fêmur.[76,101,126]
- Degeneração grave da cabeça do fêmur associada à doença ou deformidade do quadril de longa instalação, resultando em dor incapacitante e perda de função, que não pode ser tratada com procedimentos não cirúrgicos.[76,101,127]

Observação: pacientes com doença degenerativa do quadril preexistente que sofrem uma fratura femoral são candidatos à ATQ primária, em vez da hemiartroplastia.[46,101] Fraturas intertrocantéricas agudas, gravemente cominutivas, são infrequentemente tratadas com hemiartroplastia primária.[101,156]

Evidências em foco

Uma avaliação recente da base de dados do American Board of Orthopaedic Surgery com relação às fraturas do colo femoral mostrou que, entre 1999 e 2011, o uso da ATQ aumentou 7%, enquanto o uso da hemiartroplastia diminuiu 4%. Pacientes com menos de 65 anos foram submetidos mais vezes à ATQ do que à artroplastia.[103]

Procedimentos

Contexto. Historicamente, fraturas agudas com desvio na região proximal do fêmur eram tratadas com endoprótese unipolar (cabeça fixa) não cimentada com haste metálica. A complicação primária associada a esses implantes com componente único, independentemente do modelo ou fixação, era a erosão progressiva da cartilagem acetabular e dor subsequente.

Para diminuir os problemas de desgaste acetabular, foi desenvolvida a hemiartroplastia bipolar. O modelo bipolar é composto de múltiplos componentes: uma prótese femoral metálica do tipo bola e cabo que se move livremente dentro de uma concha de polietileno, que, por sua vez, se insere dentro de uma taça de metal que se move dentro do acetábulo. O propósito do modelo com apoio de peso em múltiplas superfícies é dissipar as forças que antes atuavam diretamente no acetábulo por meio de componentes interpostos.[70,101,126] Atualmente são usadas tanto próteses modulares unipolares como bipolares, mas entre os cirurgiões existe debate com respeito às vantagens e desvantagens de um modelo ou do outro.[70,101,126]

Procedimento cirúrgico. O acesso posterolateral é o mais comumente usado para a hemiartroplastia. Após a visualização da articulação e remoção da cabeça do fêmur, a prótese metálica com haste é inserida no corpo do fêmur, na região proximal desse osso. A haste femoral é normalmente cimentada no lugar, embora venha sendo usada também a fixação por osteointegração. Os procedimentos de fechamento são semelhantes aos da ATQ.

Tratamento pós-operatório

Na maioria das vezes, os cuidados no pós-operatório e a reabilitação para a hemiartroplastia são similares aos descritos para a ATQ. Isso inclui as considerações e precauções para posicionamento e AVD, assim como os componentes e a progressão do programa de exercícios e deambulação. Como no tratamento pós-operatório da ATQ, há uma tendência de a escolha e progressão dos exercícios e atividades funcionais após hemiartroplastia também se basear na opinião de cirurgiões e fisioterapeutas sobre o potencial de exercícios específicos na reversão dos comprometimentos e melhora do desempenho funcional. Em consequência disso, a efetividade dos exercícios após a hemiartroplastia também permanece obscura. Estão disponíveis na literatura apenas informações limitadas sobre o impacto de exercícios específicos e de atividades ligadas à marcha na articulação do quadril propriamente dita após hemiartroplastia. Alguns achados de vários estudos utilizando delineamento de sujeito único, ou seja, o sujeito comparado consigo mesmo, feitos com dois pacientes com endoprótese femoral, já foram discutidos na seção anterior deste capítulo sobre ATQ.[53,79,80,152]

Precaução: dadas as preocupações significativas quanto à erosão da cartilagem acetabular em longo prazo após a hemiartroplastia, tem importância crítica evitar exercícios que impõem grandes forças de compressão ou de cisalhamento por meio da articulação do quadril. Os exercícios devem ser feitos inicialmente em um nível *submáximo* e depois progredidos gradualmente. Pode ser preciso evitar os deslizamentos de calcanhar sem assistência e os exercícios isométricos intermitentes dos músculos glúteos com esforço máximo durante a fase aguda de reabilitação pós-operatória.[152] Durante o período pós-agudo da reabilitação, exercícios de abdução de quadril manualmente resistida devem ser progredidos de forma gradual, porque se acredita que a abdução do quadril com esforço *máximo* pode gerar forças maiores por meio do quadril do que as atividades com apoio do peso protegido.[53]

Desfechos

Os procedimentos atuais de hemiartroplastia modular unipolar e bipolar parecem ter resultados similares no alívio da dor, resultado funcional e tipo e taxa de complicações.[76,101,126] Embora o desgaste acetabular tenha sido identificado como a preocupação principal após as substituições unipolares usadas há algumas décadas, a efetividade mecânica da prótese bipolar na prevenção da erosão acetabular ainda precisa ser firmemente estabelecida.[76] Em um estudo de pacientes residentes na comunidade com 65 anos ou mais (idade média de 80 anos) submetidos à hemiartroplastia com implante bipolar ou modular unipolar, não houve diferenças significantes entre os dois grupos após 1 ano e 4 a 5 anos de acompanhamento com respeito à funcionalidade nas atividades diárias ou nas taxas de luxação, infecção ou mortalidade.[167] Outro estudo sugeriu que a ADM articular pode diminuir com o tempo após uma hemiartroplastia bipolar, possivelmente em razão do modelo dos implantes. Essa amplitude diminuída não mostrou associação com uma diminuição nas habilidades funcionais.[70]

Por fim, o uso de hemiartroplastia *versus* fixação com parafuso para fraturas de colo femoral desviadas nos pacientes idosos foi examinado em um estudo retrospectivo amplo (mais de 4.000 pacientes) na Noruega.[54] Os resultados do estudo mostraram que os pacientes submetidos à hemiartroplastia tinham significativamente menos dor pós-operatória, menos cirurgias secundárias e estavam mais satisfeitos com os desfechos da cirurgia do que o grupo submetido à fixação interna (fixação com parafuso) do local da fratura.

FRATURAS DO QUADRIL: TRATAMENTO CIRÚRGICO E PÓS-OPERATÓRIO

Fratura do quadril: incidência, fatores de risco e impacto na função

Uma ocorrência musculoesquelética prevalente no idoso é a fratura do quadril ou, mais corretamente, fratura da porção mais proximal do fêmur na área da articulação do quadril. Os sinais e sintomas agudos de fratura de quadril são dor na virilha ou região do quadril, dor com o movimento ativo ou passivo do quadril ou dor durante o apoio de peso dos membros inferiores. O membro inferior fraturado parece estar vários centímetros mais curto e assume uma posição de rotação lateral.[76,127]

Nos Estados Unidos, a vasta maioria das fraturas de quadril ocorre em pessoas com idades entre 75 e 85 anos de idade, com as mulheres constituindo 77,2% das fraturas de quadril nessa faixa etária.[23] Mundialmente, a incidência de fratura de quadril permanece estabilizada e nos Estados Unidos parece ter diminuído levemente entre 1985 e 2005.[23] Contudo, espera-se que o número total de fraturas de quadril por ano aumente, principalmente pela maior proporção de idosos na população.[76,127] Menos de 3% das fraturas do quadril ocorrem em pessoas com menos de 50 anos.[76,127] Essas fraturas ou fraturas-luxação estão em geral associadas com um trauma de alto impacto e força elevada, ou em microtraumas repetitivos, por exemplo, decorrentes de corridas de longa distância.

Múltiplos fatores de risco, incluindo aqueles relacionados ao risco de quedas, contribuem para o aumento da incidência de fratura de quadril com a idade.[27] Os fatores de risco para quedas e o potencial de fraturas de quadril no idoso incluem perda de força muscular e flexibilidade relacionada à idade, déficits de equilíbrio e marcha associados a distúrbios musculoesqueléticos ou neurológicos, redução da visão, declínio cognitivo e efeitos de medicamentos. A osteoporose ligada à idade, uma perda de densidade e força óssea, ocorre tipicamente no fêmur proximal, rádio distal e coluna vertebral, o que torna esses locais mais suscetíveis à ocorrência de fraturas.[76,127] Um movimento rotacional vigoroso entre a pelve e o membro inferior ou o impacto decorrente de uma queda pode causar uma fratura na região proximal de um fêmur frágil. Embora 90% de todas as fraturas de quadril no idoso estejam associadas a uma queda,[76] não se sabe ainda se o trauma decorrente da queda causou a fratura do quadril ou se uma fratura patológica do quadril causou a queda.

Além dos mecanismos potenciais observados para a ocorrência de fratura, a inabilidade de absorver o impacto da queda também contribui para o risco de sofrer uma fratura.[127] Além disso, as características do ato de cair também se modificam com a idade. À medida que a velocidade da marcha diminui com a idade, a pessoa mais velha geralmente tropeça e cai para o lado, em vez de cair para a frente sobre a mão estendida como faria se estivesse caminhando com maior velocidade.[76,127]

A fratura de quadril no idoso está associada a deficiências funcionais significativas e à perda de independência. Muitos pacientes que sobrevivem mais de um ano após uma fratura de quadril têm limitações nas AVD e na mobilidade funcional, requerendo assistência para as transferências, para vestir-se, caminhar e subir escadas.[89,148] As limitações que podem ser atribuídas à fratura de quadril (não apenas a idade), combinadas a uma redução no nível de atividade e subsequente descondicionamento durante o período de recuperação, além da tendência a evitar atividades por medo de cair, tornam difícil o retorno às atividades que o paciente realizava antes da fratura e aos seus níveis funcionais.[89,91] Como consequência disso, os pacientes costumam requerer atendimento de enfermagem de longo prazo, ou alguns acabam sendo permanentemente institucionalizados em clínicas de cuidados especiais ou moradias com assistência de enfermagem.

As taxas de mortalidade pós-fratura diminuíram nos Estados Unidos de 1985 a 2005.[23] Esse declínio pode ser resultado de melhorias nas técnicas cirúrgicas, o que tem diminuído a necessidade de imobilização prolongada ou restrições no apoio de peso, desse modo reduzindo as complicações pós-operatórias tais como pneumonia e tromboembolia.

Locais e tipos de fraturas do quadril

As fraturas na região proximal do fêmur são classificadas em termos gerais como *intracapsulares* ou *extracapsulares* e depois subdivididas pela localização específica (Fig. 20.7). Locais e tipos específicos de fraturas de quadril estão anotados no Quadro 20.8.[76,98,101,155-157] Desses locais, as fraturas na região intertrocantérica são as mais comuns, respondendo por aproximadamente 50% de todas as fraturas na região proximal do fêmur.[98] As fraturas intracapsulares podem comprometer o suprimento vascular para a cabeça do fêmur, o que, por sua vez, aumenta o risco de retardo de consolidação, não consolidação ou osteonecrose (necrose avascular) da cabeça do fêmur. Essas complicações ocorrem com frequência bem maior nas fraturas intracapsulares com

QUADRO 20.8	Locais e tipos comuns de fraturas de quadril

Intracapsulares
- Local de fratura proximal à inserção da cápsula articular do quadril.
- Subdivididas em fraturas de cabeça do fêmur, subcapitais e do colo do fêmur (fraturas transcervicais ou basicervicais).
- Podem ser com desvio, sem desvio ou impactadas.
- Podem afetar o suprimento sanguíneo para a cabeça do fêmur, resultando em necrose avascular ou não consolidação.

Extracapsulares
- Local de fratura distal à cápsula até uma linha 5 cm distal ao trocanter menor.
- Subdivididas em fraturas intertrocantéricas (entre o trocanter maior e o menor) ou subtrocantéricas e estáveis ou instáveis (cominutivas).
- Não afetam o suprimento sanguíneo para a cabeça do fêmur, mas pode ocorrer não consolidação como resultado de falha na fixação.

desvio do que nas sem desvio.[76,101] As fraturas intracapsulares ocorrem com maior frequência na mulher idosa.[76,101]

Em contraste, a fratura-luxação e o trauma acetabular são mais comuns na pessoa jovem e ativa.[76] A maioria das fraturas-luxação ocorre no sentido posterior. Esse tipo de fratura em geral causa um comprometimento traumático do suprimento vascular para a cabeça do fêmur e dano à cartilagem articular. Com o passar do tempo, poderá ocorrer osteonecrose e artrite pós-traumática com esse tipo de trauma, exigindo a substituição protética da articulação do quadril.

Tratamento conservador

Em algumas poucas situações, o tratamento conservador é a única opção para o tratamento após fratura de quadril. A tração é uma alternativa apropriada para pessoas que não deambulam ou para pacientes clinicamente instáveis que não podem ser submetidos ao procedimento cirúrgico.[76,127] O paciente permanece na cama em tração durante o tempo necessário para que ocorra o início da cicatrização. Em seguida, é feita a mobilização da cama para uma cadeira. Se o apoio de peso ou a deambulação forem exequíveis, são protelados até que a consolidação óssea seja suficiente, em geral com 10 a 12 semanas ou mesmo 16 semanas no pós-operatório.

Redução aberta e fixação interna de fratura do quadril

Indicações para cirurgia

A intervenção cirúrgica por meio de uma redução aberta (ou possivelmente fechada) seguida pela estabiliza-

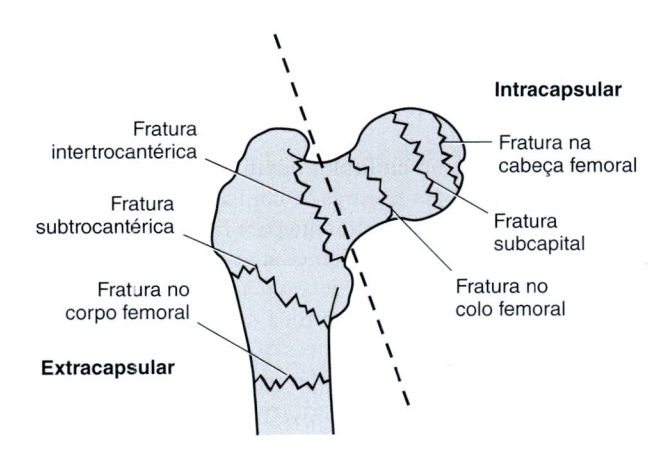

Figura 20.7   As fraturas da porção proximal do fêmur são divididas, de modo geral, em locais intracapsulares e extracapsulares. (De McKinnis, LN: *Fundamentals of Musculoskeletal Imaging*, 4. ed. Philadelphia: F.A. Davis, 2014, p 350, com permissão.)

ção com fixação interna (Figs. 20.8 e 20.9) é indicada para os seguintes tipos de fraturas da região proximal do fêmur:[76,127,155-157]

- Fraturas intracapsulares do colo femoral, com ou sem desvio.
- Fraturas-luxação da cabeça do fêmur.
- Fraturas intertrocantéricas estáveis ou instáveis.
- Fraturas subtrocantéricas.

No paciente idoso, fraturas intracapsulares com desvio são tipicamente tratadas com substituição protética da cabeça do fêmur (hemiartroplastia), em vez de fixação interna, para evitar uma incidência relativamente alta de não consolidação.[54,126] Não há, contudo, uma determinação definitiva de qual procedimento proporciona resultados superiores.[54] Algumas fraturas intertrocantéricas gravemente cominutivas (instáveis) também podem ser tratadas com hemiartroplastia.[76,101,156]

Procedimentos

A meta da cirurgia é obter estabilidade máxima e restaurar o alinhamento das estruturas ósseas do quadril. A cirurgia é indicada durante as primeiras 24 a 48 horas após a lesão, em particular nas fraturas do colo femoral intracapsulares em que o risco de comprometimento do suprimento vascular para a cabeça do fêmur é alto. Uma variedade de dispositivos de fixação interna é usada para estabilizar os vários tipos de fraturas da região proximal do fêmur. O tipo e a gravidade da fratura e as lesões associadas, assim como a idade do paciente e seu estado físico e cog-

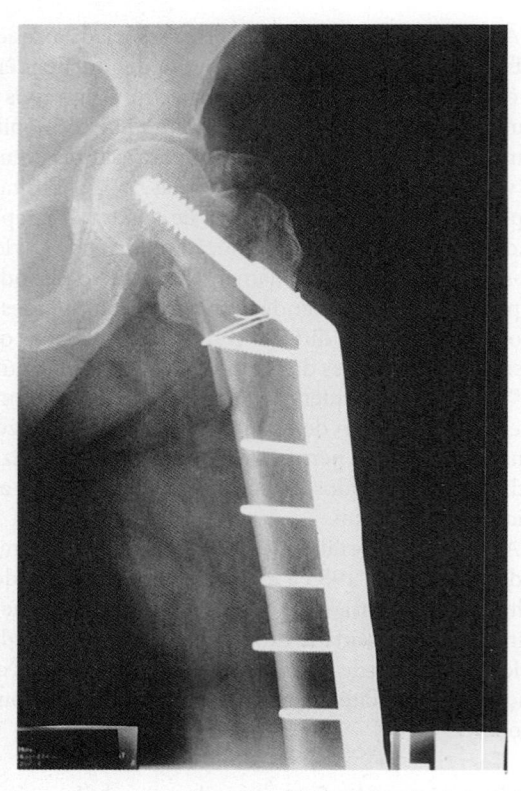

Figura 20.9   Fratura intertrocantérica do quadril. Essa imagem pós-operatória mostra a fixação da fratura com um dispositivo que combina uma placa lateral e parafusos. A linha de fratura é evidente, estendendo-se pela região intertrocantérica até a parte proximal do corpo do fêmur. Alguma cominução é evidente, e observa-se um grande fragmento na parte medial do corpo do fêmur. Podem ser vistas densidades aumentadas impostas nos tecidos moles. (De Mckinnis, LN: *Fundamentals of Musculoskeletal Imaging*, 4.ed. Filadélfia: F.A. Davis, 2014, p. 353, com permissão.)

nitivo, influenciam na escolha do procedimento pelo cirurgião.[76,127] O tipo de procedimento realizado, por sua vez, afeta a progressão da reabilitação pós-operatória.

Tipos de fixação e acesso cirúrgico. Os dispositivos de fixação interna mais comuns e modernos utilizados atualmente, com base no tipo de fratura, são:[2,76,127,155-157]

- A fixação com pino intramedular bloqueado proximalmente na cabeça femoral ou um parafuso de compressão deslizante para as fraturas intertrocantéricas ou subtrocantéricas.
- Fixação *in situ* com múltiplos parafusos ou pinos esponjosos paralelos para fraturas de colo femoral sem desvio ou impactadas e possivelmente para fraturas do colo femoral com desvio em pacientes ativos com menos de 65 anos de idade.
- Fixação extramedular dinâmica com um parafuso de quadril deslizante (de compressão) e placa lateral para fraturas intertrocantéricas estáveis; podem ser combinadas com uma osteotomia para fraturas instáveis (cominutivas). O parafuso dinâmico de quadril permite o deslizamento entre o parafuso e a placa e cria compressão por meio do local de fratura durante o apoio de peso inicial.

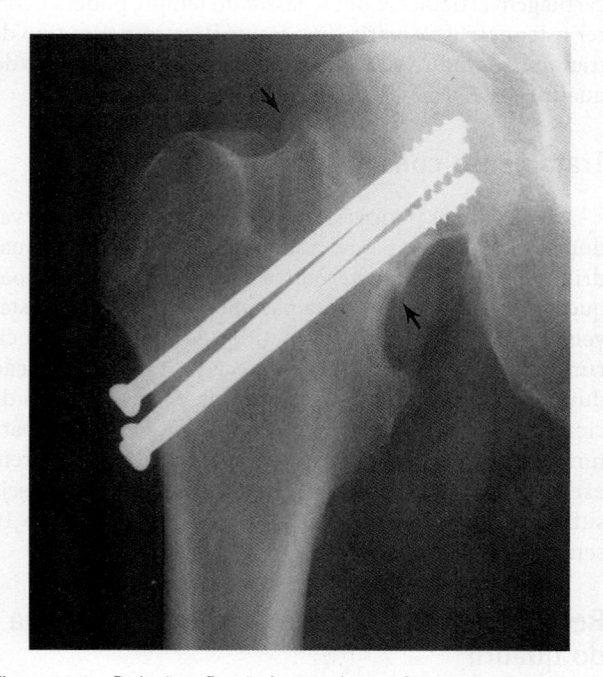

Figura 20.8   Redução e fixação interna de uma fratura completa do colo do fêmur. A restauração do alinhamento e uma boa compressão são obtidas via fixação com três parafusos de compressão. As setas pretas marcam a extensão da linha de fratura. (De McKinnis, LN: *Fundamentals of Musculoskeletal Imaging*, 4.ed. Filadélfia: F.A. Davis, 2014, p. 351, com permissão.)

Um acesso cirúrgico aberto ao longo da face lateral do quadril é usado para esses procedimentos de fixação, embora alguns aspectos dos procedimentos possam ser feitos percutaneamente. O grau de comprometimento dos tecidos moles difere em cada procedimento. Os músculos tensor da fáscia lata, vasto lateral ou glúteo médio podem receber uma incisão (paralela às fibras); normalmente é feita uma capsulotomia nas fraturas de colo femoral.

Tratamento pós-operatório

A meta final da intervenção cirúrgica e assistência pós-operatória de uma fratura de quadril é o retorno do paciente ao seu ambiente de vida preferido[108] com o nível de função pré-lesão.[76,127] Há concordância geral em se recomendar os serviços de reabilitação durante a recuperação, incluindo exercícios e treinamento funcional no pós-operatório ao longo do *continuum* terapêutico, e que tais serviços contribuem para desfechos melhores.[35,108]

Durante a fase inicial da reabilitação pós-operatória, que começa na unidade de tratamento intensivo, o enfoque é a mobilização, isto é, colocar o paciente em pé e em movimento o mais rápido possível protegendo, ao mesmo tempo, o local de fratura que foi estabilizado. Isso previne ou minimiza os efeitos adversos do repouso prolongado no leito. Além de ajudar o paciente a aprender a mover-se com segurança na cama, fazer as transferências e deambular independentemente com um dispositivo auxiliar, a reabilitação pós-operatória inicial tipicamente envolve a orientação ao paciente ou do seu cuidador, exercícios de respiração profunda e tosse, controle de edema do membro inferior (uso de meias compressivas), posicionamento apropriado no leito para evitar contraturas e um programa de exercícios.

Após a alta hospitalar, o treinamento funcional no pós-operatório e a progressão dos exercícios normalmente continuam sendo feitos em um local transitório de reabilitação subaguda ou de atendimento especializado de enfermagem, ou ainda na casa do paciente. Apesar do consenso de que a reabilitação após a alta hospitalar é um aspecto essencial do tratamento pós-operatório,[108] há poucas evidências sugerindo que um local de reabilitação seja superior ao outro em termos dos resultados funcionais, nem há evidências suficientes para a tomada de decisão sobre os componentes ideais da reabilitação subaguda.[35]

O que se sabe, contudo, é que a maior parte dos pacientes recebe alta dos serviços de reabilitação subaguda após terem alcançado a independência na deambulação e nas AVD necessárias. Na média, 85 a 95% dos pacientes que recebem fisioterapia em casa têm alta dos serviços com cerca de 7 a 9 semanas após a fratura de quadril.[92] Com frequência, os serviços precisam ser descontinuados apesar de haver comprometimentos persistentes e déficits funcionais e bem antes que os pacientes tenham alcançado o nível de função que tinham antes da lesão, o que, por sua vez, aumenta o risco de uma lesão futura.[19]

Considerações sobre o apoio de peso

A quantidade permitida de apoio de peso durante a deambulação inicial e as primeiras transferências é sempre determinada pelo cirurgião para cada paciente individualmente. Os fatores que influem na decisão são a idade do paciente e a qualidade óssea, local e padrão da fratura, tipo de fixação usada para estabilizar o local de fratura e o grau de estabilidade intraoperatória obtida.[76,78,127] As recomendações variam desde evitar completamente o apoio de peso, apoiar com o toque dos dedos do pé, apoiar com o toque da planta do pé (< 5 kg) até o apoio conforme a tolerância. Os métodos atuais de fixação interna têm diminuído a necessidade de um período extenso sem apoio de peso ou com apoio parcial (apenas tocando o solo com os dedos do pé) após a cirurgia.

Muitos procedimentos de fixação usados tornam possível o apoio de peso precoce. Alguns exemplos de fraturas e procedimentos de fixação nos quais o apoio de peso, conforme a tolerância, é permitido imediatamente após a cirurgia são:

- Fraturas do colo femoral sem desvio, rigidamente fixadas ou fraturas dessa região impactadas, tratadas com fixação *in situ*.[76,78,127,155]
- Fraturas intertrocantéricas estáveis (não cominutivas) tratadas com um parafuso de compressão dinâmico de quadril (deslizante) e placa de fixação lateral.[76,127,156]
- Fraturas intertrocantéricas e subtrocantéricas estáveis tratadas com pino intramedular travado e fixação osso a osso.[2,76,127,157]

Mesmo quando o apoio de peso é restringido durante a deambulação e as transferências, o local de fratura fica ainda sujeito a forças significativas em decorrência da ativação da musculatura do quadril. Por exemplo, mover-se no leito, sentar na beira da cama e exercícios ativos e resistidos de ADM são ações que geram forças através do quadril que se aproximam ou mesmo excedem aquelas impostas durante a deambulação sem suporte (com apoio de peso completo).[120] Tendo isso em consideração, alguns estudos têm investigado os riscos associados ao apoio de peso precoce após uma redução aberta e fixação interna de fratura do quadril.

Evidências em foco

Em um estudo, pacientes idosos com fraturas intertrocantéricas estáveis, assim como cominutivas, tratados com parafuso dinâmico de quadril e fixação com placa de compressão, tiveram permissão para apoiar o peso imediatamente após a cirurgia, conforme a tolerância, durante a deambulação com dispositivo auxiliar. Um ano após a cirurgia, não havia diferença significativa entre a taxa de falha nos implantes e cirurgias de revisão entre os pacientes com fraturas estáveis e aqueles com fraturas cominutivas. Os pesquisadores concluíram que pelo menos nos pacientes idosos com fraturas intertrocantéricas cominutivas e não cominutivas que podiam ser estabilizadas no período intraoperatório havia pouca justificativa biomecânica para restrições quanto ao apoio de peso no período pós-operatório.[78]

Foram excluídos dessa generalização os pacientes com fraturas complexas nos quais uma estabilização intraoperatória satisfatória não podia ser obtida, pacientes jovens com fraturas de colo femoral com desvio e fixação *in situ* e pacientes com doença óssea grave (p. ex., resultante de malignidade).

Apesar dos achados desse estudo e dos benefícios reconhecidos da deambulação precoce e do exercício, há sempre um risco, ainda que pequeno, de falha do dispositivo de fixação interna em alguns pacientes. Portanto, é importante identificar os sinais de possível deslocamento ou afrouxamento do dispositivo de estabilização da fratura conforme resumo do Quadro 20.9. A presença de qualquer um desses sinais ou sintomas deve ser relatada imediatamente ao cirurgião.[76,127]

Exercício e treinamento funcional

O comprometimento da mobilidade articular, ADM, do desempenho muscular, equilíbrio e da perda da mobilidade funcional são os problemas físicos mais comuns após uma redução aberta e fixação interna da fratura do quadril. O exercício e o treinamento funcional continuam sendo as intervenções incluídas como rotina na reabilitação pós--operatória atual para reduzir deficiências e melhorar os resultados funcionais.[92]

Os movimentos do quadril e mesmo do joelho são bastante dolorosos durante o período pós-operatório inicial, afetando a ADM e a força do membro inferior operado. Além disso, é necessário algum grau de proteção no curso da cicatrização dos tecidos moles (aproximadamente 6 semanas) e da consolidação óssea (10 a 16 semanas).[155-157] Todos esses fatores afetam a progressão do exercício e o treinamento funcional, assim como a região e a estabilidade do local de fratura, tipo de fixação interna usada e quais tecidos moles foram traumatizados no momento da lesão e durante a cirurgia. Considerações especiais para os exercícios e a deambulação após vários tipos de fraturas de quadril e cirurgias específicas estão anotadas no Quadro 20.10.[76,127,155-157]

As seções adiante apresentam o esboço de uma progressão de exercícios e um treinamento funcional após redução aberta e fixação interna de fraturas de quadril.

QUADRO 20.9　Sinais e sintomas de possível falha do mecanismo de fixação interna

- Dor intensa e persistente na virilha, coxa ou joelho que aumenta com o movimento do membro inferior ou com o apoio de peso
- Desigualdade progressiva no comprimento dos membros (encurtamento do membro inferior envolvido) que não estava presente imediatamente após a cirurgia
- Rotação lateral persistente do membro operado
- Um sinal de Trendelenburg positivo durante o apoio de peso sobre o membro envolvido que não se resolve com exercícios de fortalecimento

---

QUADRO 20.10　Considerações especiais sobre o exercício e a marcha após fixação interna de fraturas da região proximal do fêmur

- Múltiplos músculos do quadril são traumatizados pela fratura do quadril, levando à dor pós-operatória, inibição reflexa e fraqueza. As fraturas que envolvem esses locais causam dano aos seguintes músculos:
  - Trocanter maior: músculo glúteo médio
  - Trocanter menor: músculo iliopsoas
  - Região subtrocantérica: músculo glúteo máximo
- Os músculos tensor da fáscia lata (TFL) e vasto lateral (VL) em geral recebem uma incisão durante a cirurgia, o que causa dor pós-operatória, inibição e fraqueza durante a abdução do quadril e a flexão do joelho.
- Pode desenvolver-se a formação de aderências entre os músculos TFL e VL que receberam a incisão, o que restringe a mobilidade. A adução e rotação medial do quadril e a flexão do joelho alongam os músculos TFL e VL, respectivamente, durante os exercícios de ADM e, portanto, em geral são dolorosas.
- Quando há encurtamento do membro envolvido após uma fratura e fixação interna, a distância entre a inserção distal do músculo glúteo médio sobre o trocanter maior e o centro do eixo de movimento do quadril fica normalmente diminuída, desse modo diminuindo a vantagem mecânica do músculo, causando fraqueza e um sinal de Trendelenburg positivo durante a deambulação.
- Fraturas intracapsulares tipicamente traumatizam a cápsula, e a fixação interna requer uma incisão na cápsula (capsulotomia). Ambas predispõem a cápsula a restrições pós-operatórias.

Exercício: fase de proteção máxima

Os exercícios começam no primeiro dia pós-operatório para prevenir complicações e restaurar o controle do paciente sobre o quadril envolvido durante as atividades funcionais. Inicialmente, os exercícios são direcionados para a restauração da ADM do quadril envolvido e o desenvolvimento de equilíbrio e força nos membros superiores e no membro inferior sadio visando a facilitar a deambulação com um dispositivo auxiliar. É razoável esperar a obtenção de 80° a 90° de flexão ativa do quadril (com o joelho flexionado) com cerca de 2 a 4 semanas pós-operatórias.[76]

Não há consenso sobre o momento apropriado para iniciar os exercícios resistidos para o membro inferior envolvido. Exercícios resistidos de baixa intensidade *no quadril operado* podem ser protelados até 4 a 6 semanas no pós-operatório de modo que os músculos do quadril que sofreram uma incisão durante a cirurgia tenham tempo de cicatrizar. Contudo, os exercícios resistidos da musculatura do joelho e tornozelo podem ser iniciados tão logo o paciente os tolere.

Evidências em foco _____

Mitchell et al.[105] conduziram um ensaio randomizado e controlado para determinar os efeitos de 6 semanas de exercícios resistidos para o músculo quadríceps durante a fase inicial da reabilitação pós-operatória de uma fratura de quadril. O estudo incluiu 80 pacientes, descritos como "idosos frágeis" (todos > 65 anos de idade, média 80 anos). Todos passaram por um programa terapêutico convencional de exercícios de ADM e treinamento funcional após a cirurgia. Metade dos pacientes também passou por exercícios bilaterais de extensão de joelho contra resistência aos 16 dias após a cirurgia, começando com 3 séries de 12 repetições, inicialmente com intensidade de 50% de 1 RM, 2 vezes por semana, progredindo até uma intensidade de 80% por volta da quinta semana.

Após 6 semanas de treinamento resistido, a força do músculo quadríceps no grupo que recebeu intervenção aumentou bilateralmente de modo significativamente maior do que no grupo de controle. Com base em um teste de mobilidade funcional, o grupo que recebeu intervenção também demonstrou melhora significantemente maior nas deficiências funcionais e nas limitações da atividade *versus* grupo de controle. Contudo, não houve diferença significativa na melhora entre os grupos com respeito à velocidade da marcha ou nas pontuações de um teste medindo independência nas AVD. Não houve eventos adversos ligados ao treinamento durante o estudo.

Os autores concluíram que o treinamento resistido do músculo quadríceps com intensidade moderada a alta durante a recuperação inicial após uma fratura de quadril era funcionalmente benéfico e bem tolerado pelos participantes, apesar de sua idade e fragilidade.

Metas e intervenções. Adiante estão apresentados metas, exercícios e intervenções com treinamento funcional que costumam ser iniciados no ambiente hospitalar e continuam em casa ou em uma clínica de cuidados especializados após a alta hospitalar.[11,12,72,92] A orientação ao paciente, enfatizando o uso progressivo do membro operado, a segurança, prevenção de complicações pós-operatórias e redução do risco de uma queda futura, ocorre ao longo desta fase da reabilitação.

- ■ *Prevenir complicações vasculares e pulmonares.*
  - – Exercícios de bombeamento de tornozelo feitos regularmente ao longo do dia para manter a circulação e reduzir o risco de TVP e tromboembolia.
  - – Exercícios respiratórios profundos e limpeza das vias aéreas para prevenir complicações pulmonares.
- ■ *Melhorar a força nos membros superiores e membro inferior sadio.*
  - – Exercícios contra níveis progressivos de resistência visando aos grupos musculares-chave usados para levantar o peso corporal durante a mobilidade no leito, transferências em pé e deambulação com dispositivos auxiliares.
  - – Ênfase no treinamento em cadeia fechada, com a maior parte do peso sobre o membro sadio, como nos exercícios de ponte, para simular os padrões de movimento usados durante essas atividades.
- ■ *Restabelecer o equilíbrio, a estabilidade postural e a mobilidade funcional segura e independente dentro das restrições ao apoio de peso.*
  - – Atividades de transferência de peso com apoio bilateral.
  - – Elevação do corpo sobre calcanhares e dedos em apoio bilateral.
  - – Exercícios de estabilização em apoio bilateral (isométricos alternados/estabilização rítmica).
  - – Atividades de equilíbrio com perturbações iniciadas pelo próprio paciente ao tentar alcançar em diferentes direções.
  - – Mobilidade no leito, transferências e treino de marcha com um auxílio para deambulação.
- ■ *Prevenir a inibição reflexa pós-operatória da musculatura do quadril e joelho.*
  - – Exercícios isométricos (intermitentes) de baixa intensidade da musculatura do quadril e joelho do membro operado. Dependendo do local da fratura e sua estabilidade, fazer exercícios isométricos submáximos para os músculos glúteos, abdutores, adutores, quadríceps e posteriores da coxa.
- ■ *Restaurar a mobilidade e o controle do quadril operado e das articulações adjacentes.*
  - – ADM assistida, progredindo para ativa do quadril e joelho envolvidos em posições progressivamente mais desafiadoras, conforme a dor e a cicatrização da fratura permitirem. Por exemplo, em decúbito dorsal fazer os deslizamentos de calcanhar antes dos exercícios de elevação da perna estendida (EPE). O braço de momento mais curto quando o joelho está flexionado impõe cargas rotatórias mais baixas sobre o local de fratura do que um braço de momento longo.
  - – Inclinações pélvicas e movimentos de levar o joelho ao tórax com a perna *não envolvida* visando a prevenir a rigidez na região lombar da coluna vertebral.
  - – Flexão, abdução e extensão sem assistência, em pé sobre a perna sadia e segurando em uma superfície estável para equilíbrio, antes de progredir para EPE na posição horizontal.
  - – Exercícios resistidos dinâmicos de baixa intensidade em posições com e sem apoio de peso conforme a estabilidade do local de fratura permitir.

Precaução: quando iniciar exercícios isométricos intermitentes e dinâmicos do quadril envolvido após fraturas subtrocantéricas cominutivas que precisaram de uma reconstrução do córtex medial, adie as contrações dos músculos abdutores e adutores por 4 a 6 semanas para evitar sobrecargas no local de fratura.[157]

Exercício: fases de proteção moderada e mínima

Com cerca de 6 semanas, os tecidos moles estão cicatrizados; e com cerca de 8 a 12 semanas, dependendo da idade e saúde do paciente, já ocorreu certo grau de consolidação óssea. Por volta da sexta semana de reabilitação é permitido o apoio de peso pelo menos parcial ou mesmo completo conforme a tolerância, exceto em situações não usuais. Com cerca de 8 a 12 semanas, embora o paciente possa abandonar gradualmente o uso de um dispositivo auxiliar para deambulação, a maioria continua usando pelo menos uma bengala por mais algum tempo.

A ênfase durante as fases intermediária e final da reabilitação recai no aumento da força e controle funcional do membro inferior envolvido e no aumento gradual do nível de atividade funcional do paciente. Contudo, os pacientes com frequência recebem alta da terapia supervisionada com 7 a 9 semanas e nunca depois de 12 semanas pós-operatórias.

Programas estendidos de exercícios após cirurgia para fratura de quadril. Vários estudos têm mostrado que após

um curso convencional de reabilitação pós-operatória e com a liberação do paciente pelo cirurgião, é seguro e eficaz um programa estendido de exercícios resistidos para treino de força, progredidos com cuidado, com supervisão apropriada, iniciados já com 6 semanas ou tardiamente com 5 a 7 meses pós-operatórios (dependendo da intensidade do programa de exercícios).[19,60,67,91,145,146]

A intensidade, frequência e duração do programa estendido de exercícios variaram nesses estudos, e o equipamento usado para treinamento de resistência incluiu desde produtos com resistência elástica até aparelhos de musculação. As características dos programas de exercícios implementados em três dos estudos estão resumidas na Tabela 20.6. Detalhes adicionais e resultados desses estudos

TABELA 20.6	Resumo dos estudos de programas estendidos de exercícios após cirurgia para fratura de quadril			
Primeiro autor e tipo de estudo	**Participantes: (n) e idade média**	**Local, formato e momento da intervenção**	**Frequência, duração e tipos de exercícios**	**Características do treinamento com ERP**
Binder[19] ERC com dois grupos	n = 90 Grupo de intervenção: n = 46; 80 anos Grupo de controle: n = 44; 81 anos	Clínica; formato em grupo para o grupo de intervenção e programa domiciliar para o grupo de controle Iniciado não mais do que 16 semanas após a cirurgia	*Grupo de intervenção:* duas fases de 3 meses, sessões 3 vezes por semana Fase 1: total de 22 exercícios (flexibilidade, equilíbrio, treinamento aeróbio, exercícios resistidos de baixa intensidade) Fase 2: ERP com intensidade moderada a alta adicionados ao programa encurtado da fase 1 *Grupo de controle:* uma porção dos exercícios da fase 1, sem ERP	Uma ou duas séries, 6 a 8 repetições com 65% da 1-RM inicial progredindo para 3 séries, 8 a 12 repetições com 85-100% da 1-RM inicial Aparelhos de musculação Exercícios: flexão e extensão bilateral de joelho, *leg press*, supino, supino sentado, flexão de bíceps, remo sentado
Hauer[60] ERC com dois grupos	n = 28; todos com pelo menos 75 anos Grupo de intervenção: n = 15; 81,7 anos Grupo de controle: n = 13; 80,8 anos	Clínica; formato em grupo; iniciado 6 a 8 semanas após a fratura	*Grupo de intervenção:* Sessões 3 vezes por semana durante 3 meses; ERP, equilíbrio e treinamento funcional *Grupo de controle:* Alongamento, calistênicos sentados, tarefas de memória	Duas séries com 70-90% de 1-RM de intensidade Aparelhos de musculação e resistência do peso corporal Exercícios: *leg press*, extensão de quadril/joelho, flexão plantar
Mangione[91] ERC com três grupos	n = 33 Grupo de resistência: n = 11; 77,9 anos Grupo aeróbio: n = 12; 79,8 anos Grupo de controle: n = 10; 77,8 anos	Domiciliar; formato individual; iniciado 19,4, 19,7 e 12,6 semanas após a cirurgia, respectivamente, para os grupos de resistência, aeróbio e de controle	Total de 3 meses: 2 sessões por semana durante 2 meses, seguidas por 1 sessão por semana durante 1 mês	Três séries de 8 repetições com 8-RM de intensidade Aparelho de resistência portátil ou resistência com peso corporal Exercícios: extensão de quadril e joelho e abdução de quadril em decúbito dorsal, extensão de quadril em pé; flexão plantar em pé (subida de calcanhar)

(continua)

TABELA 20.6	Resumo dos estudos de programas estendidos de exercícios após cirurgia para fratura de quadril *(continuação)*			
Primeiro autor e tipo de estudo	**Participantes: (n) e idade média**	**Local, formato e momento da intervenção**	**Frequência, duração e tipos de exercícios**	**Características do treinamento com ERP**
Latham[83] ERC com dois grupos	n = 232 Grupo de intervenção: n = 120; 77,2 anos Grupo de controle: n = 112; 78,9 anos	Domiciliar; individualizado, pós-reabilitação tradicional Tempo desde a fratura 9,5 meses para o grupo de intervenção, 8,6 meses para o grupo de controle	Programa de 6 meses: três sessões por semana *Grupo de intervenção:* tarefas funcionais e exercícios em pé *Grupo de controle:* orientação nutricional voltada à saúde cardiovascular	Tarefas funcionais com resistência elástica Exercícios em pé com coletes com peso e degraus em alturas variáveis
Singh[150] ERC com dois grupos	n = 124 Intervenção: n = 62; 80,1 anos Controle: n = 62; 78,4 anos	Baseado nas manifestações clínicas; prescrito individualmente; treinamento começou 6-8 semanas após a fratura	Programa de 12 meses: duas vezes por semana *Grupo de intervenção:* ERP de alta intensidade *Grupo de controle:* cuidados multidisciplinares de rotina	ERP para o corpo inteiro (80% da força de pico para as partes superior e inferior do corpo) Treinamento progressivo de equilíbrio

estão abordados na conclusão desta seção sobre o tratamento pós-operatório de fraturas de quadril.

Recomendação clínica

Após a cirurgia para fratura de quadril, se uma pessoa idosa moderadamente frágil completar um curso padrão de terapia pós-operatória seguido por um programa de exercícios estendido com duração de cerca de 6 meses e que inclua o treinamento com exercícios resistidos progressivos, é razoável esperar que o membro fraturado alcance um nível de força pelo menos equivalente ao do membro não fraturado.[67]

Metas e intervenções. As metas e os exercícios adiante são apropriados durante as fases intermediária e avançada da reabilitação.

- *Aumentar a flexibilidade de músculos que estejam cronicamente encurtados.* Os músculos tipicamente envolvidos são os flexores plantares do tornozelo, flexores do quadril e posteriores da coxa. As técnicas de alongamento sugeridas são:
  - Alongamento do tendão do calcâneo estando sentado no leito com o joelho estendido usando uma toalha ou a assistência de um cuidador e mais tarde na posição em pé.
  - Alongamento dos músculos flexores do quadril em decúbito dorsal (posição do teste de Thomas).
  - Alongamento dos músculos posteriores da coxa sentado na beira de uma mesa com uma perna apoiada em flexão de quadril e extensão de joelho e a outra em extensão ao lado da superfície de suporte (ver Fig. 20.18).

- *Melhorar a força e a resistência muscular à fadiga dos membros inferiores para as atividades funcionais.* Ver, na seção sobre intervenções com exercícios mais à frente deste capítulo, as descrições dos próximos exercícios.
  - Exercícios ativos bilaterais em cadeia fechada, como miniagachamentos e levantamentos de calcanhar, usando uma mesa ou andador para suporte e equilíbrio e o peso corporal como fonte de resistência, assim que seja permitido o apoio de peso parcial sobre o membro inferior operado.
  - Avanços e passos para a frente e laterais sobre um degrau quando for permitido apoio de peso conforme a tolerância.
  - Exercícios de quadril e joelho em cadeia aberta, inicialmente contra resistência leve a moderada (até 2 kg), usando resistência elástica ou tornozeleiras com peso. Enfatizar a extensão e abdução do quadril para um impacto positivo na deambulação.
  - Fazer um treinamento específico para cada tarefa, como subir escadas ou carregar pequenas cargas enquanto caminha.
- *Melhorar a estabilidade postural, a resposta neuromuscular, o equilíbrio em pé e a mobilidade funcional.*
  - Uma progressão de atividades de equilíbrio apropriadas para a idade e nível de atividade desejado pelo paciente (ver Caps. 8 e 23).
  - Deambulação progressiva em superfícies variadas e com velocidades diferentes.
- *Aumentar a capacidade aeróbia/resistência cardiopulmonar.*
  - Bicicleta ergométrica, ergômetro de membro superior ou caminhada na esteira.

– Atividades de condicionamento aeróbio, possivelmente em um grupo de exercícios da comunidade apropriado para a idade, visando a aumentar a distância e velocidade da marcha.

Evidências em foco

Uma *DPC para o tratamento de fraturas do quadril no idoso*[1] apoia com evidências de nível moderado a ideia de que, nos aspectos físico e ocupacional, a fisioterapia supervisionada ao longo do período de tratamento melhora os desfechos funcionais e impede quedas; além disso, apoia enfaticamente a prática intensiva de fisioterapia depois da alta hospitalar em pacientes que experimentaram fratura do fêmur.

Desfechos

Desfechos gerais. A verdadeira medida de sucesso da intervenção cirúrgica e reabilitação pós-operatória da fratura de quadril é a extensão com que o paciente pode retornar ao seu nível de função pré-fratura. Tem-se mostrado que o nível de mobilidade funcional pré-lesão em pacientes com fraturas de colo femoral é um fator crítico na sobrevivência pós-operatória.[66] Em um estudo de acompanhamento de pacientes após fratura de quadril, somente 33% tinham recuperado seu nível de função pré-lesão nas AVD básicas e nas AVD instrumentais (AVDI) 1 ano após a cirurgia.[72] Dado o avanço da idade e do estado de saúde do paciente típico que sofre uma fratura de quadril, não surpreende que as taxas de mortalidade 1 ano no pós-operatório sejam altas, variando de 12 a 36% dependendo da idade média, estado de saúde geral e gravidade da fratura.[76] Contudo, passado 1 ano, as taxas de mortalidade ficam iguais às de pessoas com idade semelhante que não sofreram fratura de quadril.[76]

Entre os pacientes que sobrevivem 1 ano após a cirurgia, a habilidade de deambular independentemente (15 m sobre uma superfície não carpetada) foi observada em 83% dos participantes de um estudo.[11] Em outro estudo, 92% dos pacientes retornaram à deambulação independente, porém apenas 41% recuperaram seu nível de deambulação pré-fratura.[77] Em um estudo adultos idosos que vivem na comunidade (idade média 83,4 anos) 6 meses após a alta hospitalar de uma fratura de quadril relacionada à queda, 53,3% (48/90) haviam sofrido uma ou mais quedas.[148] A necessidade de um dispositivo auxiliar durante a deambulação após fratura de quadril e a história de queda pré-fratura do paciente foram previsores de queda após a alta hospitalar.

Impacto da reabilitação. De acordo com um relato do *National Center for Medical Rehabilitation Research,* o uso do exercício terapêutico é um dos fatores menos examinados que afetam os resultados após uma fratura de quadril.[168] As evidências mínimas efetivamente existentes indicam que a reabilitação está associada a resultados positivos. Por exemplo, em um estudo, o número de sessões de fisioterapia foi positivamente associado à habilidade de deambular independentemente.[11] Outro estudo indicou que a frequência das sessões de fisioterapia aumenta a probabilidade de recuperar a independência funcional e ir direto para casa depois de passar por uma instituição de terapia intensiva após uma cirurgia de fratura do quadril.[58]

Em um ensaio clínico randomizado controlado, pessoas que participaram de um programa de exercícios domiciliares de 1 mês apresentaram aumento na força dos extensores de joelho e na velocidade de caminhada em uma extensão maior do que o grupo de controle.[145] Outro ensaio clínico randomizado controlado que avaliou um programa de exercícios domiciliares com duração de 6 meses composto por tarefas funcionais e exercícios de fortalecimento demonstrou uma melhora significativa em medidas de desfecho subjetivas e baseadas no desempenho no grupo de intervenção em relação ao grupo de controle.[83] Outro estudo comparou os efeitos de um programa de 2 semanas de exercícios com descarga de peso *versus* sem descarga de peso iniciados durante a reabilitação na enfermaria. Encontrou-se que ambos os grupos apresentaram melhora substancial na força dos músculos de membros inferiores, equilíbrio, marcha e outras tarefas funcionais. Contudo, não houve diferença significativa entre os grupos.[146] Esse estudo confirma a importância dos dois tipos de exercício no início da reabilitação.

Nos estudos resumidos nesta seção (ver Tab. 20.6), a força muscular e o desempenho em uma variedade de testes de mobilidade funcional e AVD melhoraram em uma extensão significativamente bem maior nos grupos que participaram do treinamento resistido do que nos grupos que participaram de treinamento de baixa intensidade ou não fizeram treinamento resistido.[19,60,91] O grupo de treinamento resistido no estudo feito por Binder et al.[19] também relatou uma diminuição significante nos níveis percebidos de incapacidade, o que não ocorreu com o grupo de controle que realizou apenas exercícios de baixa intensidade. O grupo de treinamento resistido na pesquisa feita por Hauer et al.[60] mostrou melhora na percepção de firmeza para caminhar, porém sem alteração no medo de cair.

Com intensidade moderada a alta, o treinamento resistido após alta de um programa pós-operatório "convencional" de exercícios e treinamento funcional parece ser não apenas exequível como também seguro. Fora os relatos de dor muscular leve durante as primeiras semanas nos programas de exercícios resistidos, eventos adversos ligados ao treinamento foram relatados em apenas um estudo – e esses eventos não foram específicos ao quadril envolvido.[19] Um estudo mais recente que avaliou uma intervenção multidisciplinar com inclusão de exercícios de alta intensidade demonstrou uma redução no risco de morte e na institucionalização, além de menor dependência de dispositivos auxiliares.[150] Contudo, nem todos os programas de reabilitação estendida depois de uma fratura de quadril têm se mostrado efetivos. Os resultados de um estudo com pessoas que participaram de um programa de reabilitação multifacetada, domiciliar, de longa duração (incluindo treinamento extensivo de AVD e AVDI) durante 6 meses no pós-operatório não mostraram diferenças significativas em comparação a um programa pós-operatório tradicional que incluiu exercícios e deambulação durante um período de tempo idêntico.[158]

SÍNDROMES DOLOROSAS DO QUADRIL: TRATAMENTO CONSERVADOR

Patologias relacionadas e etiologia dos sintomas

Os sintomas dolorosos na região do quadril, quando não relacionados à artrite, podem ser causados por patologias envolvendo músculos, tendões, bolsas ou o lábio do acetábulo. Com frequência, os sintomas ocorrem como resultado do uso excessivo ou trauma repetitivo aos tecidos e pode haver fatores predisponentes de fundo, estruturais ou de mecânica defeituosa.

Evidências em foco

As **DPC para dor não artrítica na articulação do quadril ligada à Classificação Internacional das Funções, Incapacitação e Saúde**[45] identifica as estruturas intra-articulares como potenciais fontes de dor não artrítica do quadril, incluindo impacto femoroacetabular, instabilidade estrutural, lacerações do lábio, lesões condrais, corpos soltos e rupturas do ligamento redondo; também reconhece os comprometimentos estruturais extra-articulares no sistema musculoesquelético.

Fatores musculotendíneos

O esforço repetitivo ou trauma de qualquer músculo na região do quadril pode ser resultado de um esforço excessivo enquanto o músculo está se contraindo (em geral, em uma posição alongada) ou decorrente do uso repetitivo, não havendo tempo para o tecido lesionado cicatrizar entre as atividades.

Tendinite ou tração muscular. Problemas comuns incluem distensões dos músculos flexores e adutores do quadril e dos posteriores da coxa. Pouca flexibilidade e fadiga podem predispor uma pessoa à distensão e lesão durante uma atividade ou evento esportivo; e quedas súbitas, como escorregar em uma superfície lisa, podem causar uma distensão.

Trauma repetitivo. Os desequilíbrios de flexibilidade e força da musculatura do quadril podem resultar em uso excessivo dos músculos decorrente de atividades repetitivas ou de alta intensidade. As síndromes do uso excessivo comuns estão associadas à dominância do tensor da fáscia lata e do reto femoral como flexores, abdutores e rotadores mediais do quadril, músculos glúteo médio e glúteo mínimo aparentemente fracos e a dominância dos posteriores da coxa sobre o glúteo máximo com aparente fraqueza do glúteo máximo.[142] O uso excessivo do músculo piriforme com aparente fraqueza do glúteo máximo e médio também tem sido relatado.[159] Por causa da relação desses músculos com a pelve e o joelho, assim como o efeito da mecânica defeituosa na função de apoio de peso, os pacientes podem se apresentar com sintomas de dor lombar ou dor no joelho.

Bursite

Bursite trocantérica. Com inflamação na bolsa trocantérica, a dor é sentida sobre a porção lateral do quadril e possivelmente desce pela lateral da coxa até o joelho quando o trato iliotibial raspa sobre o trocanter maior. A pessoa pode sentir desconforto após ficar em pé assimetricamente por longos períodos com o quadril afetado elevado e aduzido e a pelve caída no lado oposto. A deambulação e subida de escadas agravam a condição. Desequilíbrios de flexibilidade muscular e força e a resultante má postura da pelve podem ser os fatores predisponentes levando à irritação de uma bursa.

Bursite do psoas. A dor é sentida na virilha ou na parte anterior da coxa e possivelmente na área patelar nos pacientes com inflamação da bolsa do psoas. É agravada durante atividades que requerem flexão excessiva e repetida do quadril.

Bursite isquioglútea (assento de alfaiate ou tecelão). Ao ocorrer inflamação da bolsa isquiática do músculo glúteo, a dor é sentida ao redor do túber isquiático, especialmente na posição sentada. Se o nervo isquiático adjacente estiver irritado por causa do edema, podem ocorrer sintomas de dor ciática.

Impacto femoroacetabular (IFA)

Trauma, impacto nos lábios do acetábulo, frouxidão capsular, displasia e degeneração são fatores causadores de rupturas no lábio do acetábulo, tipicamente levando à dor na região anterior do quadril ou na virilha.[6,57,86,164] Podem haver anormalidades estruturais associadas no acetábulo ou fêmur.[6] A patologia do lábio do acetábulo está associada à OA de quadril nos pacientes mais velhos.[57] Os pacientes em geral se apresentam com dor que é dependente da atividade e descrevem sintomas mecânicos, tais como um clique, travamento, fisgada ou falseio.[86] A dor na virilha costuma estar relacionada a uma ruptura anterior, e a dor nas nádegas está relacionada mais frequentemente a uma ruptura posterior. Na lesão anterior, os testes positivos costumam incluir: dor durante o teste de impacto (combinação de flexão, adução e rotação medial) e com o teste do quadrante (*scour test*).[6] O teste de rolamento da coxa pode desencadear a dor ou um clique ao rolar o fêmur em rotação medial e pode haver restrição na mobilidade e dor na virilha com o teste FABER (flexão, abdução, rotação medial).Têm sido relatados desequilíbrios de flexibilidade e força muscular, incluindo encurtamento dos flexores do quadril e extensores da região lombar da coluna vertebral, além de músculos glúteos e abdominais fracos e inibidos.[57] A imagem radiográfica e IRM (usando contraste de gadolínio) em geral são feitas para diagnóstico de patologia labial.

Recomendação clínica

Embora o IFA costume ser tratado por meio de cirurgia, defende-se um período de tratamento conservador que aborde possíveis deficiências biomecânicas. Deve-se enfatizar o alinhamento da articulação do quadril, reduzir forças que se dirijam anteriormente na articulação e desenvolver um equilíbrio de comprimento/força nos músculos do quadril. Fortalecer os abdutores do quadril, glúteo máximo, iliopsoas e rotadores laterais e desenvolver flexibilidade nos músculos posteriores da coxa. Evitar rotação de quadril sob carga (pivoteamento) e corrigir defeitos na marcha, como o de hiperextensão do joelho, que causa hiperextensão do quadril durante o apoio.[86] Nenhum exercício deve causar dor.

Comprometimentos estruturais e funcionais comuns

Dor. Quando há estiramentos musculotendíneos, ocorrem sintomas quando o músculo envolvido é contraído ou alongado ou quando a atividade que provocou a lesão é repetida, em geral restringindo a participação do paciente nas atividades diárias, na mobilidade pela comunidade, ou nos esportes. No caso de impacto (rupturas de bolsa ou labiais), os sintomas tipicamente ocorrem quando o tecido envolvido é pinçado entre estruturas que estão em oposição.

Desvios da marcha. Ocorre um apoio um pouco mais curto no lado doloroso. Pode haver um pequeno balanço brusco ou desvio na marcha para minimizar as forças incidentes nas estruturas comprometidas.

Desequilíbrio de flexibilidade muscular e controle neuromuscular. A flexibilidade ou padrões alterados de ativação nos músculos sinergéticos podem ser fatores desencadeantes de muitas síndromes dolorosas do quadril. Desequilíbrios estão descritos na seção introdutória deste capítulo e resumidos nas descrições das síndromes dolorosas do quadril.

Diminuição da resistência muscular à fadiga. A fadiga muscular pode levar à alteração na postura articular, tensão e desequilíbrios musculares conforme descrito acima.

Tratamento: fase de proteção

Orientações ao paciente

Aconselhar o paciente em relação à importância de se modificar atividades. Adequar as modificações às deficiências do paciente, como evitar a posição de impacto; alterar posições ao sentar, ficar em pé ou dormir que provoquem sintomas; usar temporariamente um dispositivo auxiliar com o objetivo de diminuir as tensões; ou evitar exercícios que agravem a condição do paciente.[45]

Controle da inflamação e promoção da cicatrização

Quando houver uma irritação crônica ou inflamação decorrente de lesão aguda, seguir as diretrizes descritas no Capítulo 10, com ênfase no repouso do tecido envolvido, evitando colocar tensão ou pressão sobre ele.

Desenvolvimento de suporte em áreas relacionadas

Iniciar exercícios para desenvolver máximo controle neuromuscular e alinhamento da pelve e do quadril, e desenvolver força nos músculos fracos. Evitar tensionar o tecido inflamado durante o exercício. A orientação e cooperação do paciente são necessárias para reduzir os traumas repetitivos.

Tratamento: fase de movimento controlado

Quando os sintomas agudos tiverem diminuído, iniciar um programa de exercícios progressivos dentro da tolerância dos tecidos envolvidos para melhorar o desempenho muscular. O programa deverá enfatizar a recuperação de um equilíbrio de comprimento, controle neuromuscular, força e resistência à fadiga nos músculos do quadril, tronco e do restante do membro inferior.

Desenvolvimento de uma cicatriz móvel e forte e recuperação da flexibilidade

Promover o remodelamento da cicatriz no músculo ou tendão por meio da aplicação de massagem transversal às fibras no local da lesão (se acessível), seguida por exercícios isométricos submáximos em múltiplos ângulos em posições que não provoquem dor.

Desenvolvimento do equilíbrio de comprimento e força nos músculos do quadril

Exercícios específicos estão descritos na seção de exercícios deste capítulo.

- Alongar os músculos que estiverem restringindo a mobilidade usando técnicas progressivas suaves. Instruir o paciente a fazer autoalongamento com a estabilização apropriada para assegurar que seja feito de modo seguro e efetivo.
- Iniciar o desenvolvimento de controle neuromuscular para treinar os músculos de modo a alinhar satisfatoriamente o fêmur, com ênfase na rotação lateral do quadril, rotação lateral em combinação com abdução, e extensão do quadril com ênfase no glúteo máximo.

- Assim que o paciente adquirir percepção do controle muscular apropriado e for capaz de manter o alinhamento do segmento, progredir para o fortalecimento dos músculos enfraquecidos ao longo da amplitude de movimento.
- Iniciar exercícios de apoio de peso controlado quando tolerado. Como a pessoa provavelmente já fica em pé e caminha durante as atividades da vida diária, ela pode não tolerar mais atividades em cadeia fechada do que as que foram já iniciadas no estágio de recuperação; portanto, deve-se prosseguir com cuidado. Observar atentamente os exercícios de modo que sejam usados padrões de movimento apropriados.

Recomendação clínica

Por causa do padrão defeituoso comum de aumento na adução e rotação medial do quadril durante o apoio de peso, pode ocorrer colapso do joelho em valgo. Aumentar a percepção do paciente para o alinhamento do joelho, fazendo o paciente focar a manutenção do joelho alinhado verticalmente com o pé ao descer escadas ou sentar.

- Os músculos não diretamente envolvidos na patologia deverão ser alongados e fortalecidos caso estejam contribuindo para as forças assimétricas. O paciente pode não ter coordenação ou força suficientes de tronco, o que também pode contribuir para o problema subjacente, caso os músculos do quadril tenham de fazer movimentos compensatórios excessivos. (Ver no Cap. 16 sugestões sobre o desenvolvimento de controle e função estabilizadora nos músculos do tronco.)
- Usar exercícios que incentivem a ativação muscular simétrica, como pedalar ou atividades com apoio de peso parcial e transferência de peso nas barras paralelas. Observar a coordenação entre os movimentos do tronco, quadril, joelho e tornozelo.
- O paciente deve se exercitar somente até ocorrer fadiga, quando surgem movimentos compensatórios, ou se sentir dor no segmento mais fraco da cadeia.

Desenvolvimento de resistência muscular e cardiopulmonar

- Para resistência muscular, ensinar o paciente a realizar cada exercício com segurança por 1 a 3 minutos antes de progredir para o próximo nível de dificuldade.
- Determinar atividades aeróbias que não exacerbem os sintomas do paciente. Pode ser que o paciente precise apenas modificar a intensidade das atividades usadas no seu programa aeróbio atual.

Orientações ao paciente

Iniciar um programa de exercícios domiciliares, assim que o paciente tiver demonstrado um correto controle neuromuscular, além de segurança e independência durante o alongamento, fortalecimento e atividades aeróbias. Proporcionar periodicamente instruções de acompanhamento para modificação e progressão do programa.

Tratamento: fase de retorno à função

- Progredir o treinamento em cadeia fechada e funcional para incluir equilíbrio, controle neuromuscular e resistência muscular.
- Usar os princípios da especificidade; aumentar a resistência excêntrica e a demanda por velocidade controlada caso isso seja necessário para o retorno ao trabalho, às atividades, ou a eventos esportivos.
- Progredir para padrões de movimento coerentes com o resultado desejado. Usar exercícios de aceleração/desaceleração e treinamento pliométrico.
- Avaliar a funcionalidade corporal total enquanto for feita a atividade desejada. Facilitar a cadência e o sequenciamento dos eventos apropriados durante os movimentos funcionais.
- Antes de voltar a executar a função desejada, fazer o paciente praticar a atividade em um ambiente controlado e durante um período limitado. Conforme a tolerância, introduzir variabilidade no ambiente e aumentar a intensidade das atividades resistidas.

Evidências em foco

As **DPC para dor não artrítica na articulação do quadril**[45] dão suporte a intervenções que envolvam orientações e aconselhamento ao paciente que minimize os fatores agravantes e controle a dor; procedimentos de mobilização das articulações e dos tecidos moles para restrições capsulares e fasciais da articulação do quadril; exercícios terapêuticos para flexibilidade, fortalecimento e condicionamento; e reeducação neuromuscular para coordenação.

Intervenções com exercícios para a região do quadril

Não importa qual seja a causa, o desequilíbrio de força ou da flexibilidade muscular no quadril pode levar a uma mecânica lombopélvica e de quadril anormal, predispondo um paciente à dor lombar, sacroilíaca e do quadril (ver Caps. 14 a 16). Uma mecânica anormal de quadril decorrente do desequilíbrio de flexibilidade e força muscular pode também afetar o joelho e o tornozelo durante atividades de apoio de peso, causando lesões por esforço repetitivo ou sobrecarga nessas regiões (ver Caps. 21 e 22).

TÉCNICAS DE EXERCÍCIOS PARA AUMENTAR A FLEXIBILIDADE E A AMPLITUDE DE MOVIMENTO

As técnicas de exercícios desta seção são sugestões para correção de limitações na flexibilidade da musculatura e tecidos periarticulares que cruzam o quadril. Os princípios e as técnicas de alongamento passivo e inibição neuromuscular estão apresentados no Capítulo 4 e os de mobilização/manipulação articular, no Capítulo 5. Técnicas específicas manuais e de autoalongamento estão descritas nesta seção.

Os exercícios de flexibilidade (autoalongamento), escolhidos de acordo com o grau de limitação e habilidade de participação do paciente, podem ser de valor para reforço das intervenções terapêuticas realizadas pelo fisioterapeuta. Nem todos os exercícios a seguir são apropriados para todos os pacientes. Em consequência, o fisioterapeuta deve escolher cada exercício e a intensidade apropriada para o nível de função de cada paciente e progredir cada exercício conforme indicado. Deve-se ter em mente que, quando o paciente for capaz de contrair o músculo oposto ao que está limitando a amplitude, não só o agonista que está sendo tratado, são acrescentados os benefícios da inibição recíproca dos músculos encurtados (antagonistas). Esse princípio é essencial para que seja obtido um controle articular efetivo da ADM recém-obtida.

Técnicas para alongar estruturas que limitam a amplitude de movimento do quadril

Observação: os músculos biarticulares podem restringir a ADM completa do quadril quando o paciente alonga simultaneamente a articulação do joelho. Esta primeira seção descreve alongamentos para aumentar exclusivamente os movimentos do quadril. Portanto, os músculos biarticulares precisam ser mantidos sem tensão através do joelho durante esses alongamentos. Técnicas para alongar músculos biarticulares específicos estão descritas na segunda seção.

Para aumentar a extensão do quadril

Flexões de braço em decúbito ventral

Posição do paciente e procedimento: decúbito ventral com mãos apoiadas em uma mesa na altura do ombro. Fazer o paciente pressionar as mãos, elevando o tórax e deixando a pelve pendente (ver Fig. 15.4B).

Precaução: este exercício também move a região lombar da coluna vertebral em extensão; se causar dor irradiada em direção à perna do paciente, em vez de apenas uma sensação de alongamento na região anterior do tronco, quadril e coxa, não deverá ser realizado.

Alongamento com o "teste de Thomas"

Posição do paciente e procedimento: decúbito dorsal com quadris perto da extremidade da mesa de tratamento, os dois quadris e joelhos flexionados e a coxa no lado oposto ao quadril encurtado mantida contra o tórax com os braços. Fazer o paciente abaixar lentamente a coxa a ser alongada em direção à mesa de forma controlada e permitir que o joelho se estenda de modo que o músculo reto femoral biarticular não limite a amplitude. Não permitir que a coxa gire lateralmente ou faça abdução. Direcionar o paciente para que deixe o peso da perna causar a força de alongamento e relaxe os músculos encurtados no final da amplitude (Fig. 20.10). O fisioterapeuta pode aplicar uma força de alongamento passivo manualmente ou uma técnica de

manutenção-relaxamento poderá ser usada pela aplicação de uma força na região distal da coxa (ver Fig. 4.26).

Alongamento de esgrimista modificado

Posição do paciente e procedimento: em pé na postura de esgrimista, com a perna envolvida para trás (estendida) e a perna não envolvida à frente. Posicionar a perna de trás no mesmo plano da perna à frente, com o pé apontando para a frente. Fazer o paciente primeiro inclinar a pelve posteriormente e depois transferir o peso corporal sobre a perna da frente até experimentar uma sensação de alongamento na região anterior do quadril da perna de trás (Fig. 20.11). Se o calcanhar do pé de trás for mantido no solo,

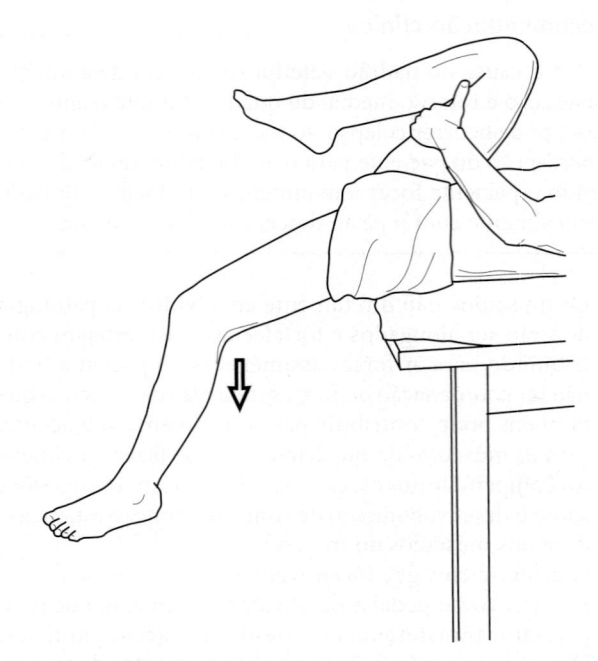

Figura 20.10 Autoalongamento para aumentar a extensão do quadril. A pelve é estabilizada mantendo-se o quadril oposto em flexão. O peso da coxa proporciona a força de alongamento à medida que o paciente relaxa. Permitir que o joelho se estenda enfatiza os flexores de quadril uniarticulares (músculo iliopsoas), ao passo que manter o joelho em flexão e o quadril neutro para rotação enquanto a coxa é abaixada enfatiza os músculos biarticulares reto femoral e tensor da fáscia lata.

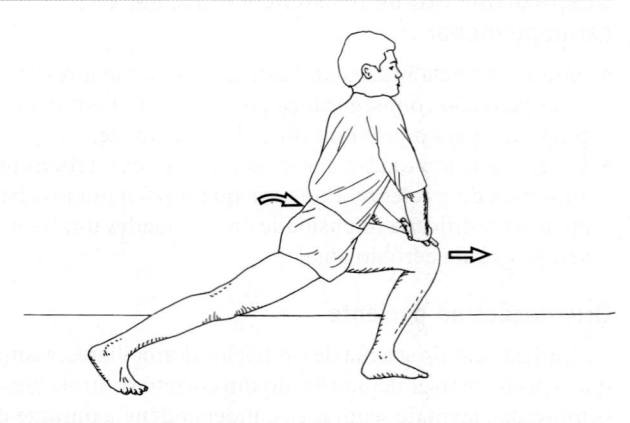

Figura 20.11 Autoalongamento dos músculos flexores do quadril e tecidos moles anteriores ao quadril usando uma postura de agachamento de esgrimista modificada.

esse exercício poderá também alongar o músculo gastroc-nêmio.

Alongamento de esgrimista na posição ajoelhada

Posição do paciente e procedimento: ajoelhar sobre o lado a ser alongado, com a outra perna (não envolvida) para a frente com flexão de quadril/joelho e pé apoiado no solo. Estimular o paciente a primeiro fazer uma inclinação pél-vica posterior e então transferir o peso corporal para cima da perna da frente até sentir uma sensação de alongamen-to na região anterior do quadril da perna de trás. O posi-cionamento do quadril envolvido em rotação medial pode melhorar esse alongamento.

Para aumentar a flexão do quadril

Alongamento bilateral com o joelho no tórax

Posição do paciente e procedimento: decúbito dorsal. Fazer o paciente trazer os dois joelhos em direção ao tórax e se-gurar firmemente as coxas até que experimente uma sen-sação de alongamento na região posterior do quadril. Monitorar a posição cuidadosamente porque, se a pelve levantar do *mat*, a região lombar da coluna vertebral se flexionará e a força de alongamento será transmitida para a coluna e não para os quadris.

Alongamento unilateral com o joelho no tórax

Posição do paciente e procedimento: decúbito dorsal. Fazer o paciente levar um joelho até o tórax e segurar a coxa firmemente contra ele enquanto mantém o outro membro inferior estendido sobre o *mat*. Essa posição isola a força de alongamento no quadril flexionado e ajuda a estabilizar a pelve.

Para enfatizar um alongamento do músculo glúteo máximo, fazer o paciente tracionar o joelho em direção ao ombro oposto.

Alongamento na posição de quatro apoios

Posição do paciente e procedimento: quatro apoios. Fazer o paciente balançar a pelve em inclinação anterior, causan-do extensão lombar (Fig. 20.12A); então manter a extensão lombar e desviar as nádegas para trás em uma tentativa de sentar sobre os calcanhares. As mãos permanecem para a frente (Fig. 20.12B). É importante não deixar a região lom-bar da coluna vertebral flexionar enquanto mantém a po-sição alongada, de modo que o alongamento afete o quadril.

Alongamento curto na cadeira

Posição do paciente e procedimento: sentado em uma ca-deira ou na beira de uma maca de exercício elevada (de modo que os quadris fiquem posicionados em 90° de fle-xão) com a pelve rodada anteriormente e a região lombar da coluna vertebral estendida para estabilizar a coluna. Fazer o paciente segurar a frente do assento da cadeira (ou da maca) e inclinar-se ou tracionar o tronco para a frente, mantendo a coluna arqueada de modo que o movimento ocorra somente nos quadris.

Para aumentar a abdução do quadril

Posição do paciente e procedimento: decúbito dorsal com os dois quadris flexionados 90°, joelhos estendidos, pernas e nádegas contra a parede. Fazer o paciente abduzir os dois quadris o máximo possível, deixando a gravidade causar a força de alongamento (Fig. 20.13).

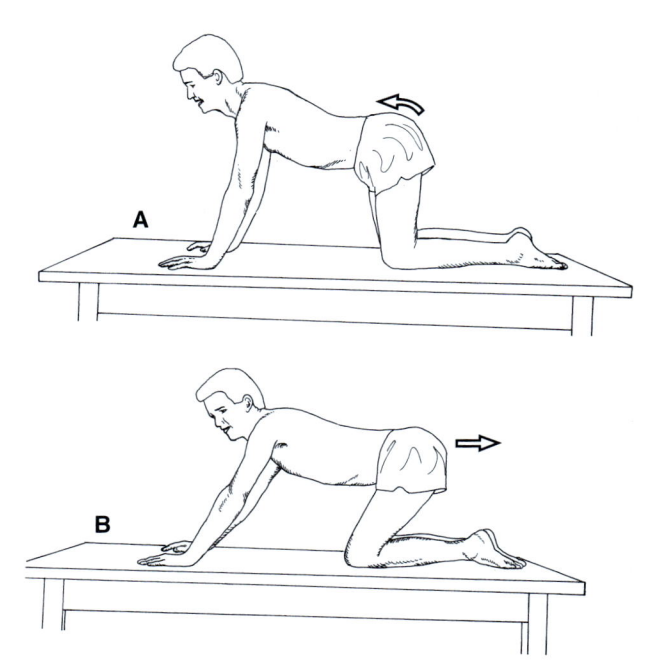

Figura 20.12   Autoalongamento do músculo glúteo máximo com estabi-lização da região lombar da coluna vertebral. **(A)** O paciente na posição de quatro apoios balança em inclinação pélvica anterior, causando extensão lombar. **(B)** Enquanto mantém a extensão lombar, o paciente transfere os glúteos para trás tentando sentar sobre os calcanhares. Quando a lordose não puder mais ser mantida, isso significa que foi atingida a amplitude final de flexão do quadril; essa posição é mantida para o alongamento.

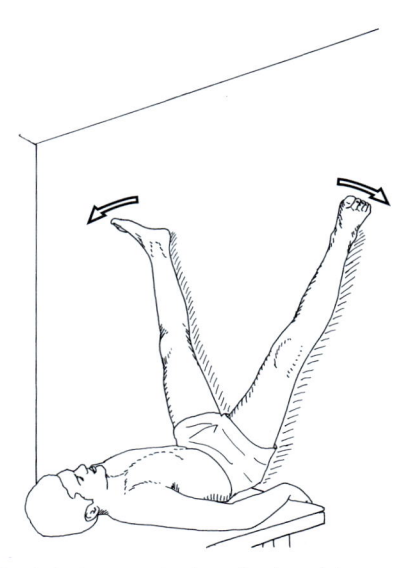

Figura 20.13   Autoalongamento dos músculos adutores com os quadris em 90° de flexão.

Para aumentar a abdução do quadril e a rotação lateral simultaneamente

- *Posição do paciente e procedimento:* sentado ou em decúbito dorsal com as plantas dos pés unidas e as mãos na superfície interna dos joelhos. Fazer o paciente empurrar os joelhos para baixo em direção ao solo com um alongamento mantido. O alongamento poderá ser aumentado tracionando-se os pés para mais perto do tronco.

Observação: quando esse alongamento for feito em decúbito dorsal, ensinar o paciente a estabilizar a pelve e a região lombar da coluna vertebral contraindo ativamente os músculos abdominais e mantendo a posição neutra da coluna.

- *Posição do paciente e procedimento:* sentado ou em decúbito dorsal com joelhos flexionados e pés apoiados (i. e., em gancho), colocar o tornozelo do membro a ser alongado sobre a coxa oposta (fazendo um "4" com as pernas) (Fig. 20.14). O paciente deve empurrar o joelho para baixo com uma mão enquanto estabiliza o tornozelo sobre a coxa com a outra mão.

Para aumentar o alongamento da musculatura posterior do quadril, fazer o paciente flexionar o tronco para a frente nos quadris (ou trazer o joelho flexionado em direção ao tórax se estiver em decúbito dorsal com joelhos flexionados) enquanto mantém a região lombar da coluna vertebral em extensão e a pelve na linha mediana (sem inclinar-se para um dos lados).

- *Posição do paciente e procedimento:* em pé na posição de esgrimista, porém com a perna de trás rodada lateralmente. Fazer o paciente transferir o peso para a perna da frente até experimentar uma sensação de alongamento na coxa medial da perna de trás.

Para aumentar a rotação medial do quadril

Posição do paciente e procedimento: Sentado sobre uma maca com as pernas estendidas, colocar a perna do quadril a ser alongado flexionada e cruzada sobre a perna oposta (Fig. 20.15). Manter o pé plantado e fazer a adução e rotação medial do quadril ao mover o joelho medialmente.

Técnicas para alongar músculos biarticulares que limitam a amplitude de movimento do quadril

Alongamento do músculo reto femoral

Observação: o músculo reto femoral é o único componente biarticular do grupo muscular quadríceps femoral. O reto femoral é alongado com o uso de extensão do quadril, enquanto o joelho é mantido em flexão.

Alongamento usando o "teste de Thomas"

Posição do paciente e procedimento: decúbito dorsal com quadris perto do final da mesa de tratamento, quadris e joelhos flexionados e a coxa do lado oposto ao quadril retraído mantida contra o tórax com os braços. Enquanto mantém o joelho flexionado, fazer o paciente abaixar a coxa a ser alongada de maneira controlada em direção à mesa. Não permitir que a coxa gire lateralmente ou faça abdução. Direcionar o paciente para deixar o peso da perna causar a força de alongamento e relaxar os músculos encurtados no final da amplitude. O paciente poderá tentar estender ainda mais o quadril contraindo os músculos extensores (ver Fig. 20.10, porém com o joelho flexionado).

Observação: esse é o mesmo alongamento usado para aumentar a extensão do quadril, exceto que, para alongar o músculo reto femoral, o joelho é mantido flexionado de modo que a amplitude para extensão do quadril seja menor.

Alongamento em decúbito ventral

Posição do paciente e procedimento: decúbito ventral com o joelho flexionado no lado a ser alongado. Fazer o paciente segurar o tornozelo daquele lado (ou colocar uma toalha ou tira de pano ao redor do tornozelo para tracioná-lo) e flexionar o joelho. À medida que o músculo aumentar sua flexibilidade, colocar uma pequena toalha dobrada embaixo da coxa, região distal, para estender ainda mais o quadril.

Observação: não deixar o quadril abduzir ou girar lateralmente, nem deixar a coluna se hiperestender.

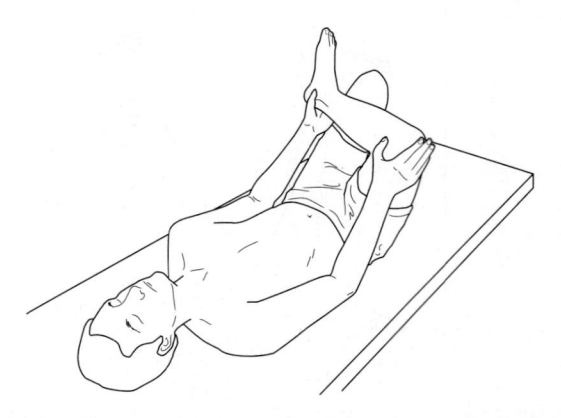

Figura 20.14 Autoalongamento para aumentar a abdução e rotação lateral do quadril na posição de pernas em "4".

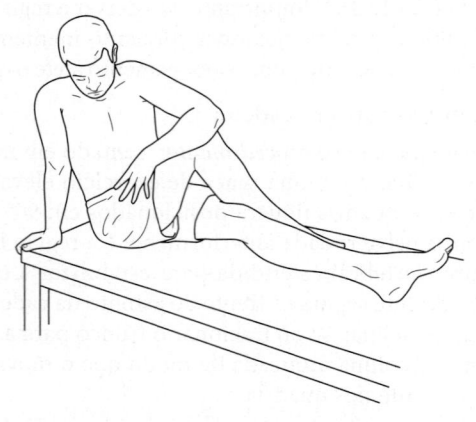

Figura 20.15 Autoalongamento para aumentar a rotação medial do quadril.

Alongamento em pé

Posição do paciente e procedimento: em pé com o quadril estendido, joelho flexionado e segurando o tornozelo. Instruir o paciente a manter uma inclinação pélvica posterior, abdução/adução neutra do quadril e não deixar a coluna arquear ou inclinar para o lado durante esse alongamento (Fig. 20.16).

Observação: se o músculo reto femoral estiver muito encurtado para que seja feito um alongamento com segurança dessa maneira, o paciente poderá colocar o pé sobre uma cadeira ou banco localizado atrás do corpo em vez de segurar o tornozelo.

Alongamento dos músculos posteriores da coxa

Observação: o grupo muscular biarticular dos posteriores da coxa é alongado pela flexão do quadril, com manutenção do joelho em extensão.

Elevação da perna estendida

Posição do paciente e procedimento: decúbito dorsal com uma toalha embaixo da coxa. Fazer o paciente realizar EPE com o membro restrito pela manutenção do joelho em extensão e flexão do quadril e tracionando a toalha para mover o quadril em mais flexão.

Alongamento dos posteriores da coxa no vão da porta

Posição do paciente e procedimento: decúbito dorsal sobre o solo, com uma perna ao longo do vão da porta e a outra perna (a que será alongada) levantada e apoiada no batente. Para um alongamento efetivo, a pelve e a perna oposta precisam permanecer no solo com o joelho estendido.

- Para aumentar o alongamento quando o paciente for capaz, fazê-lo mover as nádegas para mais perto do batente, mantendo o joelho estendido (Fig. 20.17A).

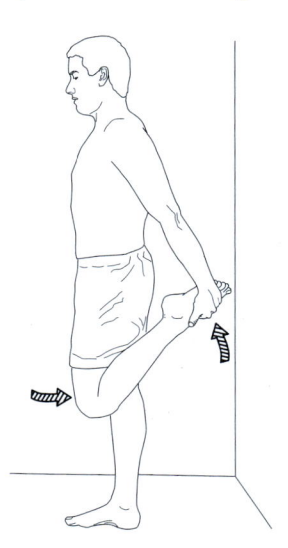

Figura 20.16 Autoalongamento do reto femoral na posição em pé. O fêmur é mantido alinhado com o tronco. Deve-se ter o cuidado de manter uma inclinação pélvica posterior e não arquear ou torcer a coluna.

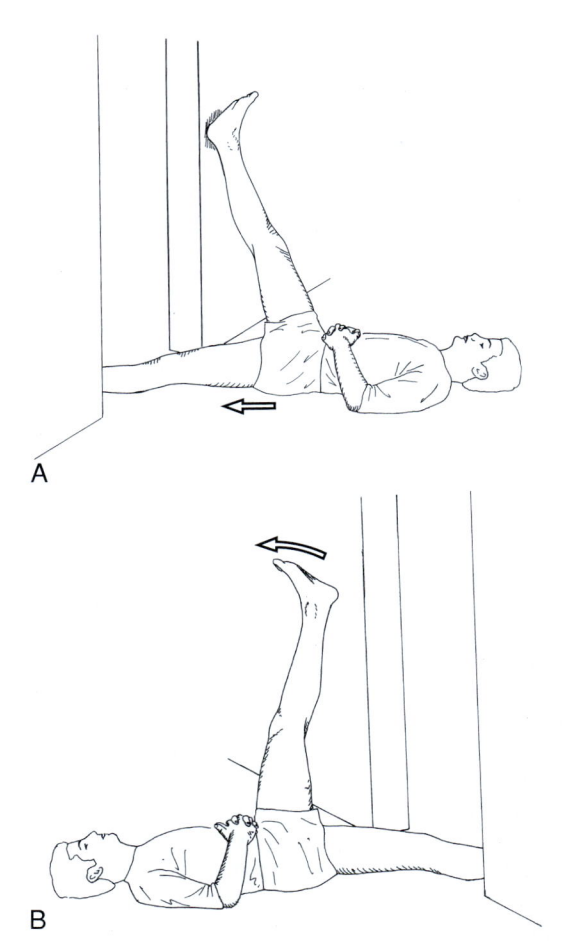

Figura 20.17 Autoalongamento dos músculos posteriores da coxa. Pode ocorrer um alongamento adicional se a pessoa (**A**) mover os glúteos para mais perto do batente da porta ou (**B**) levantar a perna afastando-a do batente.

- Ensinar o paciente a realizar a técnica de manutenção-relaxamento/contração do agonista pressionando o calcanhar da perna que está sendo alongada contra o batente da porta, causando uma contração isométrica, relaxando e então levantando a perna para longe do batente (Fig. 20.17B).

Alongamento dos posteriores da coxa na cadeira ou mesa

- *Posição do paciente e procedimento:* sentado com a perna a ser alongada estendida ao longo de outra cadeira ou sentado na beira de uma mesa de tratamento, com a perna a ser alongada sobre a mesa e o pé oposto no chão. Fazer o paciente inclinar o tronco para a frente em direção à coxa, mantendo a coluna estabilizada na posição neutra de modo que ocorra movimento apenas na articulação do quadril (Fig. 20.18).
- *Posição alternativa:* em pé com o membro a ser alongado sobre um banquinho ou assento de uma cadeira. O paciente inclina o tronco para a frente em direção à coxa, mantendo a coluna vertebral estabilizada na posição neutra de modo que o movimento ocorra apenas na articulação do quadril.

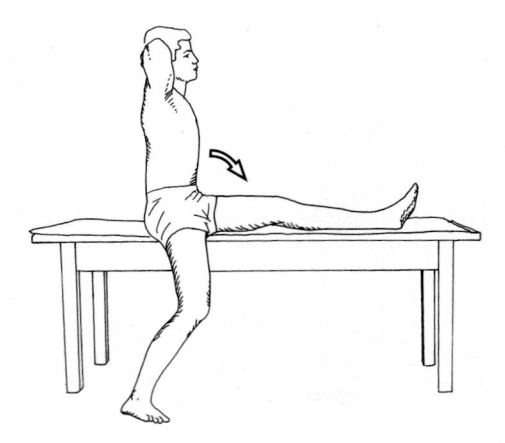

Figura 20.18 Autoalongamento dos músculos posteriores da coxa inclinando-se o tronco em direção ao joelho estendido, fazendo a flexão nos quadris.

Tocar os pés bilateralmente

Observação: os exercícios de tocar os pés bilateralmente são com frequência usados para alongar os músculos posteriores da coxa em aulas de exercícios. É importante saber que ao fazer o paciente alcançar os pés não se alongam seletivamente os músculos posteriores da coxa, mas alonga-se também as partes inferior e média da coluna vertebral. Tocar os pés é considerado um exercício de flexibilidade geral e tende a mascarar o encurtamento dos tecidos moles em uma região, alongando excessivamente áreas já flexíveis. Para que uma pessoa possa tocar os pés há uma combinação de vários fatores (como tipo corporal, comprimento do braço, tronco e perna, flexibilidade das regiões torácica e lombar e comprimento dos músculos posteriores da coxa e gastrocnêmios).

Posição do paciente e procedimento: em pé. Para desencorajar a ideia de "tocar os pés", ensinar o paciente a colocar as mãos sobre os quadris quando fizer a inclinação para a frente. Para alongar especificamente os músculos posteriores da coxa usando o método de inclinar-se para a frente na posição em pé, ensinar o paciente a primeiro fazer uma inclinação pélvica anterior para estender a coluna; depois manter a coluna estável e inclinar-se somente nos quadris ("dobradiça nos quadris") e ir somente ao longo da amplitude de inclinação para a frente em que a coluna puder ser mantida em extensão. A sensação de alongamento deverá ser sentida na região dos músculos posteriores da coxa.

Precaução: essa técnica de alongamento não deverá ser usada quando o paciente tiver comprometimentos lombares, porque a inclinação para a frente aumenta muito a ativação muscular e a carga mecânica nos tecidos da região lombar da coluna vertebral.

Para alongar o músculo tensor da fáscia lata e trato iliotibial

Observação: o tensor da fáscia lata (TFL) se insere no trato iliotibial (TIT), que se insere no mecanismo extensor e fáscia lateral do joelho. O TFL é um flexor, abdutor e rotador medial do quadril; para um alongamento eficaz, todos os três componentes precisam ser trabalhados. Além disso, para um alongamento eficaz do músculo, o TIT precisa ser posicionado através do trocanter maior e o joelho precisa estar flexionado. A adição da flexão do joelho em estágios mais avançados é uma técnica mais agressiva, que também pode melhorar a eficácia dos alongamentos do TFL.

Alongamento em decúbito dorsal

Posição do paciente e procedimento: decúbito dorsal com dois travesseiros sob os quadris e a coluna vertebral para posicionar os quadris em extensão. Instruir o paciente para cruzar o membro não envolvido por cima do membro envolvido, de modo que a coxa envolvida tenha espaço para se mover em adução e rotação medial. O pé do membro não envolvido é colocado lateral ao joelho da coxa aduzida e assiste na manutenção da posição alongada (Fig. 20.19).

Alongamento em decúbito lateral

- *Posição do paciente e procedimento:* decúbito lateral com a perna a ser alongada por cima. O membro de baixo fica flexionado para oferecer suporte, e a pelve, inclinada lateralmente de modo que a cintura fique contra a maca ou solo. Abduzir a perna de cima e colocá-la alinhada no plano do corpo (em extensão). Enquanto mantém essa posição, fazer o paciente girar lateralmente o quadril e então abaixar (aduzir) gradualmente a coxa até o ponto de alongamento (Fig. 20.20A).

Observação: é fundamental manter o tronco alinhado e não permitir que role para trás, pois se isso ocorrer o quadril poderá flexionar e o trato iliotibial escorregar na frente do trocanter maior, impedindo a ocorrência de um alongamento efetivo.

- *Progressão:* prender um cinto ou lençol em torno do tornozelo da perna envolvida, enquanto o paciente segura a outra ponta, passando-a sobre o ombro (Fig. 20.20B). Instruir o paciente a primeiro flexionar o joelho e abduzir o quadril e depois estender o quadril (isso garante que o TIT ficará posicionado sobre o trocanter maior). Então o paciente aduz o quadril em leve rotação lateral até sentir tensionar a face lateral do joelho. Se for tolerado, colocar um peso de 1 a 2 kg distalmente sobre a coxa lateral para aumentar o alongamento e manter a posição por

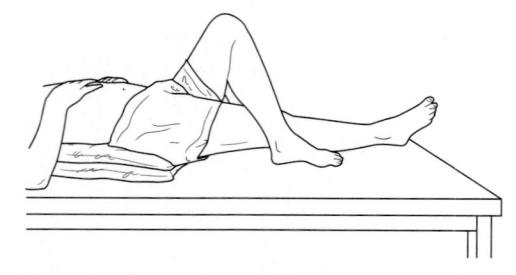

Figura 20.19 Autoalongamento do tensor da fáscia lata: decúbito dorsal. Travesseiros fornecem suporte à coluna vertebral e pelve, permitindo que os quadris se estendam. O pé cruzado por cima estabiliza o fêmur em adução e rotação lateral.

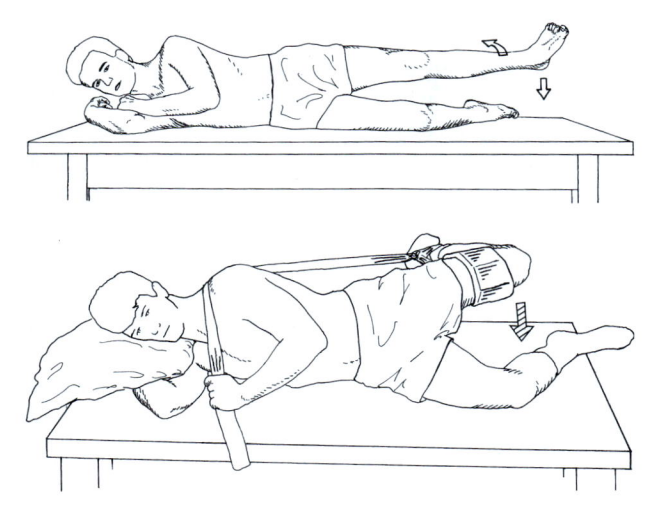

Figura 20.20   Autoalongamento do músculo tensor da fáscia lata: decúbito lateral. **(A)** A coxa é abduzida no plano do corpo; então é estendida e rodada lateralmente, depois abaixada lentamente. Um alongamento adicional pode ocorrer flexionando-se o joelho. **(B)** Progredir a intensidade do alongamento mantido, fazendo a tração do quadril em extensão com uma faixa e acrescentando um peso.

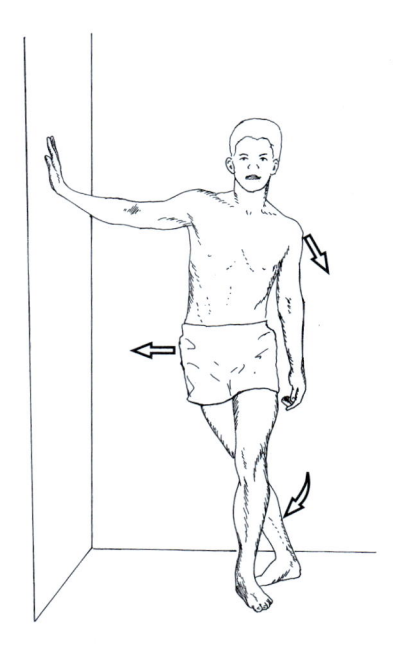

Figura 20.21   Autoalongamento do tensor da fáscia lata: em pé. A pelve desvia para o lado encurtado com um leve curvamento do tronco para o lado oposto. Um aumento do alongamento ocorre quando o membro é posicionado em rotação lateral antes do alongamento.

20 a 30 minutos (ver também o alongamento manual na Fig. 4.29).

- *Procedimento de liberação fascial para o TIT em decúbito lateral.* Ver a descrição e ilustração da liberação usando rolo de espuma no Capítulo 21 (ver Fig. 21.22).

Alongamento em pé

Posição do paciente e procedimento: em pé com o lado a ser alongado apontando para uma parede e a mão daquele lado apoiada na parede. Fazer o paciente estender, aduzir e girar lateralmente o membro a ser alongado, fazendo que cruze atrás do outro membro. Com os dois pés no chão, fazer o paciente desviar a pelve em direção à parede e permitir que o joelho normal flexione levemente (Fig. 20.21). Ocorre uma leve inclinação lateral do tronco para o lado oposto ao que está sendo alongado.

Exercícios para desenvolver e melhorar o desempenho muscular e o controle funcional

Durante as fases de movimento controlado e retorno à função da intervenção, quando apenas é necessária proteção moderada ou mínima dos tecidos em cicatrização, é importante que o paciente aprenda a desenvolver o controle do movimento do quadril enquanto mantém uma boa estabilidade do tronco. Para um músculo que não esteja funcionando normalmente ou porque outros músculos estão mais ativos, os exercícios começam desenvolvendo a conscientização do paciente das contrações musculares e movimentos por meio de exercícios isométricos gradativos e de uma ADM controlada. Se o encurtamento muscular impedir a ADM completa, o desenvolvimento de controle

muscular na nova amplitude adquirida precisará acompanhar imediatamente as atividades de alongamento. Os princípios para melhora do desempenho muscular assim como técnicas de exercícios de resistência manual e métodos de resistência mecânica estão descritos no Capítulo 6. A resistência aplicada manualmente deve ser usada quando os músculos estiverem fracos ou para ajudar o paciente a enfocar a ativação de músculos específicos.

Os exercícios descritos nas seções adiante poderão ser adaptados para os programas de exercícios domiciliares e progredidos por meio da integração dos exercícios de treinamento funcional avançado descritos no Capítulo 23. Escolher exercícios que desafiem o paciente a progredir em direção às metas funcionais estabelecidas no plano de atendimento.

Exercícios em cadeia aberta (sem apoio de peso)

Embora as atividades com apoio de peso dominem a função dos membros inferiores, quando um paciente está fraco ou tem pouco controle de músculos ou padrões de movimento específicos, é vantajoso iniciar exercícios em posições sem apoio de peso de modo que possa aprender a isolar a atividade muscular e o controle de movimentos específicos. Além disso, muitas atividades funcionais têm um componente sem apoio de peso, como a fase de balanço da marcha, o levantamento da perna até o próximo degrau na subida de escadas e o levantamento do membro inferior para dentro de um carro ou para cima da cama.

Para desenvolver controle e força de abdução do quadril (glúteo médio, glúteo mínimo e tensor da fáscia lata)

Observação: Quando se observa um paciente flexionando e girando medialmente a coxa ao abduzir o quadril, pode haver um desequilíbrio na ativação muscular entre o TFL e o glúteo médio. Com mais frequência, o TFL é dominante e as forças estabilizadoras decorrentes da ação do glúteo médio são controladas de modo deficiente com esse padrão de movimento.[142] Para o tratamento desse problema, as fibras posteriores dos músculos glúteo médio e mínimo precisam ser treinadas para que se contraiam e controlem a rotação lateral enquanto o músculo TFL relaxa. Se o paciente tiver bom controle rotacional, emprega-se a abdução utilizando a sinergia ideal entre esses músculos. As técnicas para cuidar desse desequilíbrio estão descritas nas seções adiante.

Abdução em decúbito dorsal

Posição do paciente e posicionamento: decúbito dorsal com quadris e joelhos estendidos. Fazer o paciente concentrar-se na abdução isolada do quadril enquanto mantém o tronco imóvel. Não deixar o fêmur rodar para fora em rotação lateral. A abdução em decúbito dorsal é a posição mais fácil para iniciar o movimento porque os efeitos da gravidade sobre os abdutores são eliminados.

- Para pacientes muitos fracos (teste muscular manual grau < 3/5), dar assistência ou colocar uma prancha deslizante ou toalha embaixo da perna para minimizar os efeitos da fricção.
- Se os abdutores não forem fortes o suficiente para progredir para o treinamento antigravitacional em decúbito lateral, colocar um peso, como uma bolsa de areia, ao longo da parte lateral da coxa ou tornozelo e fazer o paciente empurrar o peso para fora.

Abdução em decúbito lateral

Observação: se o TFL estiver encurtado, a amplitude de extensão ou adução poderá estar limitada. É importante alongar esse músculo (ver Figs. 20.19, 20.20 e 20.21) antes de realizar abdução de quadril para fortalecer o glúteo médio. Certificar-se de que o paciente não deixe o quadril flexionar ou rodar medialmente durante esses exercícios para minimizar a ação do TFL. Se o paciente tiver dificuldade para controlar a rotação do quadril enquanto estiver fazendo abdução em decúbito lateral, desenvolver primeiro a força nos rotadores laterais, conforme descrito mais adiante nesta seção.

Posição do paciente e procedimento: decúbito lateral com a perna de baixo flexionada para dar estabilidade. Fazer o paciente levantar a perna de cima em abdução, mantendo o quadril neutro para rotação e com leve extensão. Não permitir que o quadril flexione ou o tronco role para trás.

- Acrescentar pesos no tornozelo para proporcionar resistência à medida que a força do paciente melhorar.

Abdução em pé

Posição do paciente e procedimento: faça o paciente, enquanto estiver em pé sobre uma perna, trazer o membro inferior sem apoio de peso para o lado. Instruir o paciente a manter o tronco ereto, em alinhamento neutro, e evitar elevar a pelve e flexionar ou rodar o quadril que está abduzindo.

- Acrescentar resistência aplicando um peso de tornozelo na perna em movimento ou usando polias ou resistência elástica aplicada em ângulo reto com o membro em movimento.
- Os abdutores no membro inferior que está apoiando peso se contraem de forma isométrica para estabilizar a pelve (ver Fig. 20.26B).

Para desenvolver controle e fortalecer a extensão do quadril (músculo glúteo máximo)

Exercícios isométricos intermitentes dos glúteos

Posição do paciente e procedimento: decúbito ventral ou dorsal. Usar exercícios isométricos intermitentes para o glúteo, para aumentar a percepção do músculo em contração; ensinar o paciente a "endurecer" (contrair) as nádegas.

Levantamentos de perna com o tronco inclinado e apoiado

Posição do paciente e procedimento: com o paciente em pé ao lado da mesa de tratamento e o tronco flexionado e apoiado sobre a mesa, fazê-lo estender alternadamente um quadril e depois o outro. Isso é feito com o joelho flexionado para treinar o músculo glúteo máximo enquanto os posteriores da coxa ficam relaxados. Progredir acrescentando pesos ou resistência elástica à região distal da coxa.

Recomendação clínica

Ao tentar fazer uma extensão de quadril com o joelho flexionado, se ocorrer cãibra nos posteriores da coxa decorrente de insuficiência ativa, é porque o paciente está usando os posteriores da coxa em vez do glúteo máximo e deve aprender a alterar esse padrão de contração. Ajude-o a voltar o foco para o glúteo máximo, usando exercícios isométricos em várias posições, antes de progredir com o exercício.

Levantamentos de perna na posição de quatro apoios

Posição do paciente e procedimento: em posição de quatro apoios ou em decúbito ventral sobre uma grande bola de exercícios, fazer o paciente estender alternadamente cada quadril enquanto mantém o joelho flexionado (Fig. 20.22). Combinar esse exercício com estabilização de tronco, primeiro fazendo o paciente encontrar a posição pélvica neutra e contrair os músculos abdominais e depois estender o quadril (ver Cap. 16).

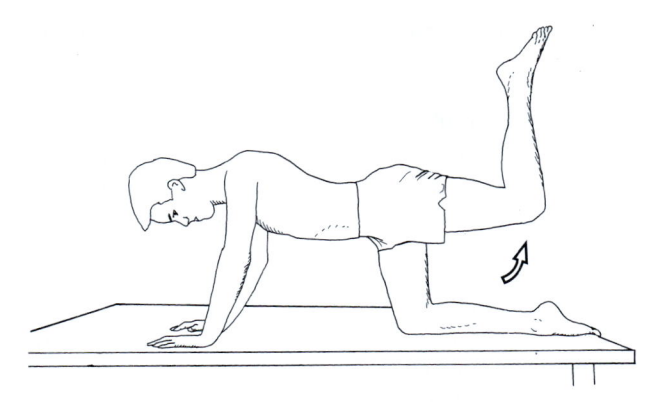

Figura 20.22 Treinamento isolado e fortalecimento do músculo glúteo máximo. Iniciando-se na posição de quatro apoios, o quadril é estendido enquanto o joelho é mantido flexionado para eliminar o uso dos músculos posteriores da coxa. O quadril não deve ser estendido além da ADM disponível para evitar causar sobrecarga às articulações sacroilíacas ou vertebrais lombares.

Recomendação clínica

Quando estiver instruindo um paciente para realizar exercícios de extensão de quadril, deve-se ter o cuidado de não permitir que o quadril vá além da sua amplitude disponível de extensão; caso contrário, o movimento causará sobrecarga na articulação sacroilíaca ou região lombar da coluna vertebral. Enfatizar a estabilização da coluna quando estiver realizando extensão de quadril.

Extensão em pé

Posição do paciente e procedimento: em pé, apoiado sobre apenas uma perna, fazer o paciente estender o quadril oposto (ver Fig. 20.6A). Instruir o paciente para que mantenha o tronco ereto em alinhamento neutro e não permita que o quadril em movimento se estenda além da amplitude normal.

- Para acrescentar resistência, aplicar um peso no tornozelo da perna que se move ou usar polias ou resistência elástica aplicada em ângulo reto com o membro em movimento.
- A musculatura do quadril no membro inferior que está apoiando peso precisa contrair-se isometricamente para estabilizar a pelve.

Para desenvolver controle e fortalecer a rotação lateral do quadril

Exercício isométrico em decúbito ventral

Posição do paciente e procedimento: em decúbito ventral, os joelhos do paciente ficam flexionados e separados em cerca de 25 cm. Fazer o paciente pressionar a face interna de um calcanhar contra a do outro, causando uma contração isométrica dos rotadores laterais. Isso também pode ser feito com os joelhos estendidos; enfatizar a sensação das coxas rolando para fora, não aduzindo.

Exercício "concha"

Observação: Os exercícios de concha combinam a rotação lateral com a abdução do quadril.

Posição do paciente e procedimento: em decúbito lateral, com os dois membros inferiores parcialmente flexionados nos quadris e os joelhos, e o calcanhar da perna de cima apoiado no calcanhar da perna de baixo, fazer o paciente levantar o joelho da perna de cima, mantendo os calcanhares unidos. Acrescentar resistência prendendo uma faixa elástica em torno das coxas ou colocando uma tornozeleira com peso em torno da coxa distal da perna de cima (Fig. 20.23).

- São variações do exercício em concha: começar com o paciente em decúbito dorsal, com os joelhos fletidos e pés apoiados (i. e., em gancho), com uma faixa elástica em torno da região distal da coxa para resistência; progredir para uma posição de ponte modificada ou de prancha lateral, usando a faixa elástica em torno do joelho para resistência. Essas duas últimas posições dependem de uma boa estabilização do tronco, enquanto o paciente movimenta os quadris ao longo do movimento de abdução/rotação lateral.

Rotação lateral em decúbito lateral: progressão

Posição do paciente e procedimento: fazer o paciente estender o quadril e o joelho de cima, alinhando o membro inferior com o tronco e depois rolando a perna para fora. Progredir até levantar todo o membro inferior em abdução quando o quadril estiver rodado lateralmente. Aplicar resistência elástica ou uma tornozeleira com peso em torno da coxa quando a resistência for tolerada.

Observação: não permitir que o paciente role o tronco para trás ou flexione o quadril, já que esse exercício é feito para minimizar a substituição pelo tensor da fáscia lata.

Sentado: rotação lateral

Posição do paciente e procedimento: sentado, com os joelhos flexionados na beira de uma mesa de tratamento, prender uma faixa elástica ou tubo ao redor do tornozelo do paciente e a perna da mesa no mesmo lado. Para uma rotação lateral resistida, fazer o paciente mover o pé em direção ao lado oposto, tracionando contra a resistência (Fig. 20.24).

Observação: não permitir substituição com flexão ou extensão de joelho ou abdução de quadril.

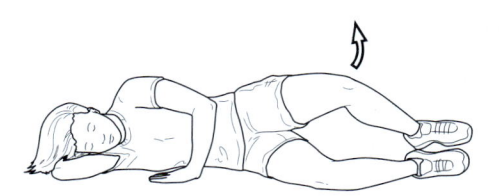

Figura 20.23 Exercícios "concha" para desenvolver o controle e iniciar o fortalecimento antigravitacional dos rotadores laterais. Para aumentar a resistência, pode-se envolver uma faixa de exercícios em torno das coxas ou acrescentar peso à perna que está por cima.

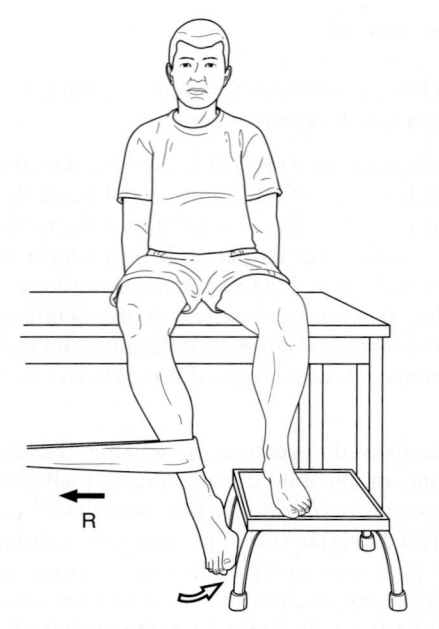

Figura 20.24   Fortalecimento dos rotadores laterais na posição sentada, usando resistência elástica.

Para desenvolver controle e força de flexão do quadril (iliopsoas e reto femoral)

Deslizamentos do calcanhar em decúbito dorsal

Posição do paciente e procedimento: começar com extensão de quadril e joelho e fazer o paciente flexionar o quadril e o joelho por meio do deslizamento do calcanhar em direção às nádegas.

Flexão de quadril e de joelho

Posição do paciente e procedimento: em pé na frente de um degrau ou banquinho e segurando em um objeto estável para equilíbrio, se necessário. O paciente ergue a perna (flexiona quadril e joelho), coloca o pé sobre o degrau e então retorna o pé até o solo. Repetir com a outra perna para um fortalecimento bilateral.

- Para progredir a resistência, adicionar pesos aos tornozelos e/ou aumentar a altura do degrau.
- As variações incluem fazer o paciente realizar flexão alternada de quadril/joelho (marchar com joelhos elevados) ou subir um lance de escadas.

Flexão de quadril com a perna estendida

Posição do paciente e procedimento: em pé e segurando em uma estrutura estável para obter equilíbrio, se necessário. Fazer o paciente flexionar o quadril enquanto mantém o joelho em extensão. Para resistência na posição em decúbito dorsal, colocar uma tornozeleira com peso; quando em pé, prender uma resistência elástica em torno da porção distal da coxa ou na perna do paciente.

Para desenvolver controle e fortalecer a adução do quadril

Adução em decúbito lateral

Posição do paciente e procedimento: com a perna de baixo alinhada no plano do tronco (extensão de quadril) e a perna de cima flexionada para a frente com o pé no solo ou a coxa apoiada em um travesseiro, fazer o paciente levantar a perna de baixo em adução. Podem ser acrescentados pesos ao tornozelo para progredir o fortalecimento (Fig. 20.25A). Uma posição mais difícil é fazer o paciente manter a perna de cima em abdução e aduzir a perna de baixo em direção à de cima (Fig. 20.25B).

Adução em pé

Posição do paciente e procedimento: fazer o paciente aduzir a perna cruzando-a na frente da perna de apoio. Acrescentar pesos ao tornozelo para proporcionar resistência ou prender uma resistência elástica ou polia em ângulo reto com a perna em movimento.

Exercícios em cadeia fechada (com apoio de peso)

Exercícios com apoio de peso no membro inferior envolvem todas as articulações da cadeia fechada e, portanto, não se limitam aos músculos do quadril. A maior parte das atividades coloca em ação músculos antagonistas biarticulares, de modo que cada músculo está sendo alongado por uma articulação enquanto é encurtado por outra, mantendo assim uma relação comprimento-tensão ideal. Além de causar o movimento, uma função primária dos músculos no apoio de peso é o controle contra as forças da gravidade

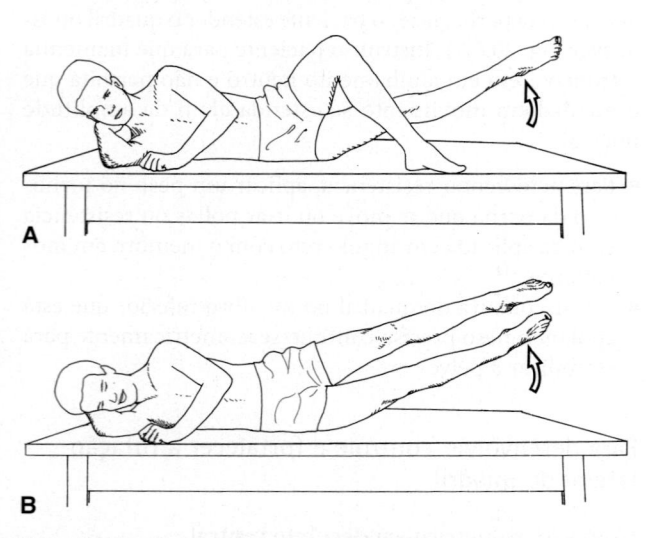

Figura 20.25   Treinamento e fortalecimento dos músculos adutores do quadril. **(A)** A perna de cima é estabilizada flexionando-se o quadril e apoiando o pé na mesa enquanto a perna de baixo é aduzida contra a gravidade. **(B)** A perna de cima é mantida isometricamente em abdução enquanto a perna de baixo é aduzida contra a gravidade.

e momento, garantindo equilíbrio e estabilidade. Portanto, os exercícios para os quadris descritos nesta seção incluem treinamento de equilíbrio e estabilização assim como exercícios de fortalecimento e funcionais. Exercícios mais avançados de equilíbrio e funcionais estão descritos no Capítulo 23.

Vários estudos EMG têm analisado os exercícios de membro inferior usados com frequência para fortalecer a musculatura do quadril, tanto em posições com apoio de peso quanto sem apoio de peso. Dois desses estudos, primariamente de exercícios com apoio de peso, estão resumidos no Quadro 20.11.[7,41]

| QUADRO 20.11 | Análise EMG de exercícios selecionados com apoio de peso, usados para fortalecer a musculatura dos membros inferiores* |

Glúteo máximo: > 40% CVM (contração forte)
- Deslizamento na parede sobre um membro,[7] agachamento sobre um membro e flexão e extensão de tronco em pé com um membro[41]
- Miniagachamento sobre um membro[7]
- Subida de degrau (de frente, de lado e de costas)[7]
- Avanços (transversais, para a frente, para os lados)[41]

Glúteo máximo: < 40% CVM
- Abdução de quadril em decúbito lateral, concha com 60° de flexão de quadril[41]
- Pulo transversal, pulo para a frente e concha com 30° de flexão de quadril[41]

Glúteo médio: > 40% CVM (contração forte)
- Abdução de quadril em decúbito lateral[41]
- Deslizamento na parede sobre um membro[7]
- Marcha lateral com uma faixa entre os joelhos, flexão e extensão de tronco em pé sobre um membro, pulo lateral[41]
- Subida de degraus de frente[7]
- Pulo lateral, pulo transversal, avanço transversal, pulo para a frente, avanço para a frente, concha com 30° de flexão de quadril[41]

Glúteo médio: < 40% CVM
- Avanços para os lados e exercício concha (em decúbito lateral) com 60° de flexão de quadril[41]

Bíceps femoral: < 40% CVM
- Agachamento na parede sobre uma perna, miniagachamento e subida de degrau de frente[7]
- As subidas de degrau de costas e de lado foram 10% e 9% CVM, respectivamente[7]

---

*O exercício "concha" foi feito em uma posição sem apoio de peso. Os exercícios estão relacionados dos mais eficazes para os menos eficazes na ativação de cada músculo, conforme normalização para suas próprias contrações voluntárias máximas (CVM).

Os exercícios feitos em posturas com apoio de peso descritos na próxima seção estão intimamente relacionados e são progredidos juntos, conforme a capacidade do paciente. Se o paciente não tolerar ou não tiver permissão para o apoio de peso completo, começar os exercícios com a assistência dos membros superiores, por exemplo, nas barras paralelas, ou utilizar uma piscina terapêutica se houver disponibilidade e o paciente não tiver feridas (ver Cap. 9).

Exercícios isométricos em cadeia fechada

Isométricos alternantes e estabilização rítmica

Posição do paciente e procedimento: em pé; começar com apoio bilateral e progredir para apoio unilateral. Os isométricos alternantes e a estabilização rítmica desenvolvem ajustes posturais às forças aplicadas.

- Aplicar resistência manual contra a pelve em direções alternadas e pedir ao paciente para resistir (com contrações isométricas). Deverá ocorrer pouco ou nenhum movimento.
- Variar a força e direção da resistência; também variar o local onde a força é aplicada, transferindo a resistência da pelve para os ombros e por fim contra os braços abertos (ver Fig. 22.15).
- No início, usar pistas verbais. Depois, conforme o paciente aprender o controle, aplicar as forças variáveis sem aviso.

Estabilização no apoio unipodálico

Posição do paciente e procedimento: em pé sobre a perna envolvida com uma resistência elástica colocada em torno da coxa do membro oposto e presa em uma estrutura vertical estável. Se o joelho estiver estável, a resistência poderá ser aplicada em torno do tornozelo. Fazer o paciente manter o alinhamento e a estabilidade do tronco e do membro que apoia o peso enquanto move o membro oposto para a frente, para trás e para o lado.

- Para resistir a *flexão do quadril da coxa que se move*, fazer o paciente ficar de costas para o local onde a resistência está presa. Isso requer estabilização dos músculos posteriores no lado do apoio.
- Para resistir a *extensão da coxa que se move*, fazer o paciente ficar de frente para onde a resistência está presa (Fig. 20.26A). Isso requer a estabilização dos músculos anteriores no lado do apoio.
- Para resistir a *abdução* e *adução*, fazer o paciente ficar posicionado de modo que a faixa elástica fique estendida em direção a um lado e depois ao outro (Fig. 20.26B).

Observação: embora o membro que não apoia o peso esteja se movendo contra uma resistência, a ênfase do exercício é desenvolver estabilidade e fortalecer o lado que apoia o peso. Portanto, a fadiga é determinada quando o paciente não consegue mais manter o membro de apoio ou a pelve estável.

Esses exercícios de estabilização podem ser usados para o treinamento de equilíbrio, fazendo o paciente variar a velocidade da perna em movimento.

Exercícios dinâmicos em cadeia fechada

Elevação de quadril/queda da pelve

Posição do paciente e procedimento: em pé. Posicionar o paciente com uma perna sobre um degrau de 5 a 10 cm e usando uma parede ou superfície estável para auxiliar o equilíbrio, se necessário. Pedir que alternadamente abaixe e levante a pelve no lado contrário à perna não apoiada (Fig. 20.27). Isso desenvolve controle nos músculos abdutores da perna de apoio e nos levantadores do quadril do lado sem apoio.

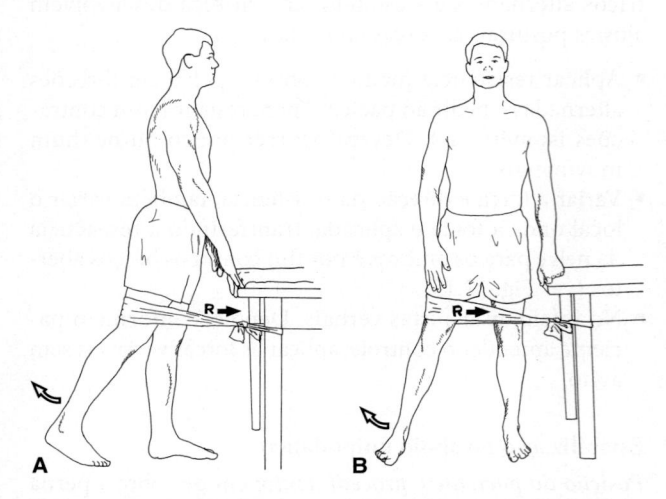

Figura 20.26 Exercícios de estabilização e fortalecimento em cadeia fechada com resistência elástica em torno da perna oposta. **(A)** A resistência à extensão à direita requer a estabilização dos músculos anteriores do lado esquerdo. **(B)** A resistência à abdução à direita requer estabilização pelos músculos à esquerda no plano frontal. Para aumentar a dificuldade, a resistência é movida no sentido distal ao longo da perna.

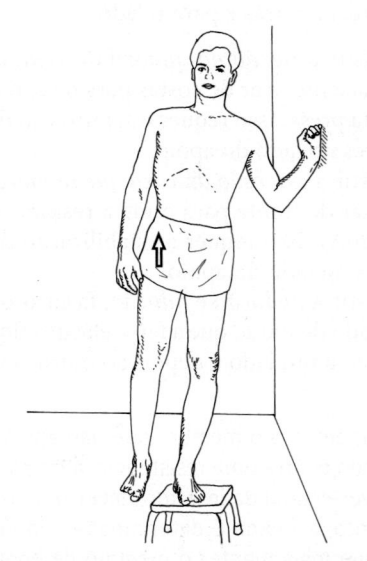

Figura 20.27 Treinamento dos músculos abdutores e elevadores do quadril para o fortalecimento e estabilidade no plano frontal.

Evidências em foco

Em um estudo EMG de Bolgla e Uhl,[21] 16 pessoas saudáveis formando uma série realizaram 6 exercícios diferentes para os abdutores usando um peso constante. Os autores documentaram contração voluntária máxima significativamente maior no músculo glúteo médio da perna de apoio (perna com apoio de peso) durante o exercício de queda da pelve do que durante outros exercícios de abdução do quadril. Além disso, a abdução do quadril em pé mostrou atividade abdutora de quadril significativamente maior no lado do apoio de peso do que no lado da perna que se movia (cadeia aberta); a atividade sobre o lado que apoiava o peso tinha uma contração voluntária máxima comparável à abdução de quadril em decúbito lateral.

Ponte

Posição do paciente e procedimento: começando em decúbito dorsal com joelhos fletidos e pés apoiados (i. e., em gancho), fazer o paciente pressionar a parte superior das costas e os pés contra a maca, elevar a pelve e estender os quadris. Isso fortalece os extensores do quadril em coordenação com os estabilizadores do tronco (Fig. 20.28).

- ***Progressões:*** aplicar resistência contra a região anterior da pelve, manualmente ou prendendo uma cinta com peso ao redor da pelve. Fazer o paciente sustentar a posição da ponte e alternadamente estender os joelhos. Para desafiar a propriocepção e o equilíbrio, fazer o paciente executar os exercícios de ponte usando uma bola de exercícios grande posicionada embaixo da coluna, estando os pés apoiados no solo, ou posicionada sob os pés com o paciente deitado no solo.
- ***Variação:*** aplicar resistência elástica em torno das coxas. Enquanto mantém a posição da ponte, o paciente abduz e roda lateralmente as coxas para coordenar o fortalecimento dos glúteos máximo e médio e dos rotadores laterais.

Deslizamentos na parede

Posição do paciente e procedimento: em pé e apoiando as costas contra uma parede, com pés para a frente e separados na largura dos ombros. O paciente deve escorregar as costas parede abaixo por meio da flexão de quadris e joe-

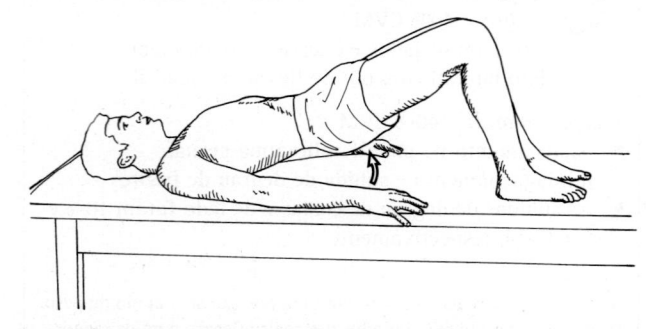

Figura 20.28 Treinamento e fortalecimento dos músculos extensores do quadril usando exercícios de ponte. A resistência pode ser acrescentada contra a pelve.

lhos, depois deslizar parede acima estendendo quadris e joelhos (Fig. 20.29A). Isso fortalece os extensores de quadris e joelhos de forma excêntrica e concêntrica. Se houver muito atrito das costas contra a parede durante o deslizamento, colocar uma toalha nas costas do paciente.

- *Progressões:* colocar uma bola de exercícios grande atrás da coluna. Isso requer controle adicional, pois a superfície é menos estável (Fig. 20.29B). Acrescentar movimentos e pesos nos braços para desenvolver coordenação e aumentar a força. Para desenvolver força isométrica, fazer o paciente manter a posição flexionada e sobrepor movimentos dos braços com pesos. Associar esses exercícios com a atividade funcional de sentar-levantar (com ajuda do braço, se necessário) sentando e levantando de cadeiras com várias alturas.

Agachamentos parciais/miniagachamentos
VÍDEO 20.1 ▶

Posição do paciente e procedimento: com apoio bilateral, o paciente abaixa o corpo flexionando quadris e joelhos, como se fosse sentar-se sobre uma cadeira. Acrescentar resistência fazendo o paciente segurar pesos nas mãos ou usar uma resistência elástica presa embaixo dos pés (ver Fig. 21.27). Progredir para técnicas seguras de levantamento de peso que envolvam agachamento.

Observação: para proteger o LCA, após a reconstrução desse ligamento, limitar a faixa de flexão do joelho para 0 a 60° (ver Quadro 21.11 no Cap. 21). O paciente abaixa os quadris como se estivesse se preparando para sentar em uma cadeira, de modo que os joelhos não se movam adiante dos dedos dos pés. Para reduzir a compressão patelofemoral, instruir o paciente para que agache apenas usando amplitudes indolores e evite agachamentos profundos com joelhos completamente flexionados.

- *Variações:* aplicar resistência elástica em torno das coxas. Enquanto faz a abdução e rotação lateral das coxas contra a resistência, o paciente realiza agachamentos parciais (Fig. 20.30) ou dá passos laterais para um lado, depois para o outro (quadris levemente flexionados) de modo a coordenar o fortalecimento dos glúteos máximo e médio e rotadores laterais.

Flexão e extensão do tronco em pé sobre um membro
VÍDEO 20.1 ▶

Posição do paciente e procedimento: em apoio unilateral com o quadril e joelho de apoio de peso em 30° de flexão. O paciente se inclina para a frente nos quadris e tenta alcançar os dedos do pé de apoio com a mão contralateral, enquanto estende o quadril e joelho da perna de trás que não está apoiando peso (Fig. 20.31). Então retorna à posição ereta inicial. Isso fortalece os extensores do quadril do membro de apoio de peso de forma excêntrica e concêntrica.

Degraus: subir e descer

Posição do paciente e procedimento: começar com um degrau baixo com 5 a 7 cm de altura; progredir a altura à

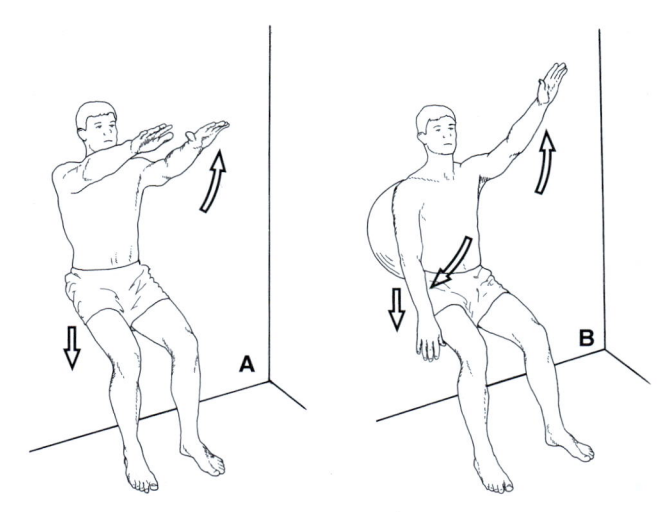

Figura 20.29 Deslizamentos na parede/agachamentos parciais para desenvolver o controle excêntrico do peso corporal. **(A)** Deslizamento da coluna parede abaixo, sobrepondo movimentos bilaterais dos braços para acrescentar resistência. **(B)** A coluna rola uma bola de exercícios parede abaixo, sobrepondo movimentos antagônicos dos braços para desenvolver coordenação.

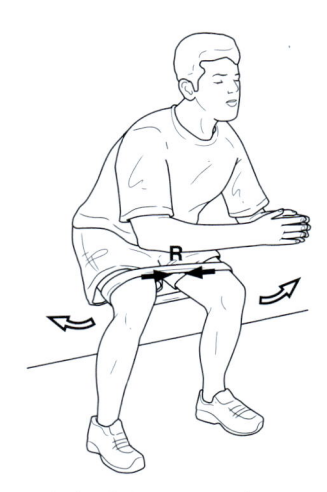

Figura 20.30 A resistência elástica em torno das coxas é usada para ativar os rotadores laterais e abdutores do quadril enquanto se realizam agachamentos parciais para desenvolver a força dos extensores de quadril e joelho.

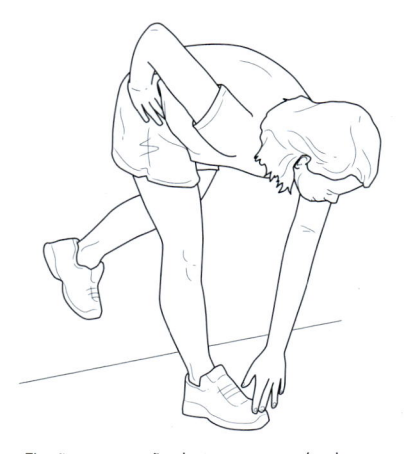

Figura 20.31 Flexão e extensão do tronco em pé sobre um membro para fortalecer os extensores do quadril e desenvolver controle no joelho.

medida que o paciente for capaz. Fazer o paciente subir e descer de lado, de frente e de costas.

- Certificar-se de que o pé inteiro está apoiado no degrau e que o corpo será levantado e depois abaixado com um movimento suave. Ao levantar o pé, certificar-se de que o paciente evita balançar o tronco ou arrastar o membro que está atrás.
- Certificar-se de que o paciente mantenha o tronco ereto e o joelho alinhado na vertical em cima do pé para prevenir adução e rotação medial do quadril e subsequente colapso em valgo. Se ocorrer posicionamento em valgo, reforçar a ativação do glúteo médio com a resistência manual aplicada sobre a face lateral da coxa da perna que está dando o passo (ver Fig. 21.28A).

- *Progressão:* além de elevar a altura do passo, aumentar a resistência por meio do uso de um cinto de pesos, faixa de resistência em torno da cintura (ver Fig. 21.28B), com pesos nas mãos ou em torno do tornozelo da perna que não estiver apoiando o peso do corpo.

Avanços parciais e completos

Posição do paciente e procedimento: Depois de assumir a posição de um passo à frente, flexionar o quadril e o joelho da perna que está à frente e depois retornar ereto. Repetir ou alternar as pernas. Começar com o joelho fazendo uma flexão de pequena amplitude e progredir até 90°. Instruir o paciente para manter o joelho alinhado com o pé que está adiante e não deixar que o joelho flexione além do pé.

- Se o paciente tiver dificuldade em controlar o movimento, fazer que use uma bengala ou um bastão para equilíbrio ou inicie a atividade segurando em uma superfície estável (barras paralelas, mesa de tratamento ou bancada) (Fig. 20.32).
- É importante instruir o paciente para manter os dedos apontando para a frente, fletir o joelho no mesmo plano que os pés e manter a coluna ereta.
- *Progressões:* as progressões incluem usar pesos nas mãos para resistência, dar uma passada mais larga ou fazer um avanço para a frente para cima de um pequeno degrau. Esse exercício é progredido para uma atividade funcional com o paciente fazendo um avanço e apanhando objetos no solo.

Observação: um paciente com LCA deficiente ou LCA que foi cirurgicamente reparado não deve flexionar o joelho para além dos dedos quando fizer avanços porque isso aumenta a força de cisalhamento e tensão no LCA. Pessoas com síndrome de dor patelofemoral tipicamente observam um aumento da dor nessas circunstâncias, porque o torque externo gerado pela força da gravidade que atua sobre o peso corporal é maior quando este é mantido posterior ao eixo de flexão/extensão do joelho. É importante adaptar a posição do joelho ou do corpo com base nos sintomas do paciente e na patologia apresentada.

Passo lateral contra resistência

Posição do paciente e procedimento: paciente em pé, ereto ou em posição de agachamento parcial, com uma faixa

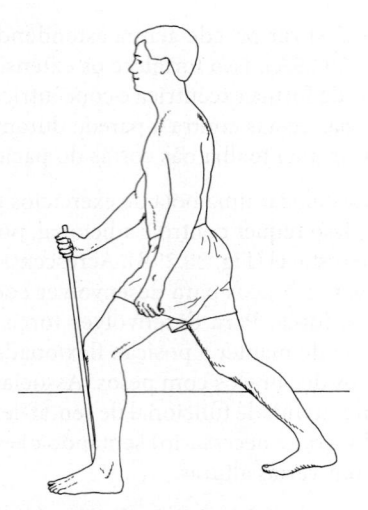

Figura 20.32 Avanço parcial com a assistência de uma bengala para desenvolver o equilíbrio e o controle para abaixar o peso corporal.

elástica passada em torno dos joelhos ou da parte distal das pernas (ou o paciente pode segurar as duas pontas da faixa – uma em cada mão – com a faixa presa sob os pés). Solicitar ao paciente que dê passos para o lado e retorne, ou caminhe para o lado com mais passos laterais (8 a 10 vezes) e em seguida retorne, avançando com a outra perna.

Evidências em foco

Em um estudo de EMG realizado por Berry et al.,[16] 24 adultos saudáveis realizaram passos laterais contra resistência com uma faixa elástica passada ao redor dos tornozelos, tanto na posição vertical como na de agachamento parcial. Os autores registraram de modo consistente níveis significativamente maiores de ativação muscular no glúteo máximo, glúteo médio e tensor da fáscia lata do membro estacionário, em comparação com o membro em movimento, nas duas posições. Os glúteos médio e máximo tiveram maior ativação na posição de agachamento, enquanto o tensor teve valores mais elevados na posição ereta.

Deslizamento lateral contra resistência

Posição do paciente e procedimento: em pé, ereto ou em posição de agachamento parcial, com uma faixa elástica passada em torno dos tornozelos. Colocar uma toalha sob o pé em movimento e solicitar que o paciente deslize esse pé pelo assoalho com a abdução de quadril e retorne realizando adução de quadril, mantendo a estabilidade na perna estacionária (Fig. 20.33).

Progressão funcional para o quadril

Para um paciente retornar à função completa, o nível de desafio do programa de exercícios precisa suprir as demandas que serão impostas durante tarefas ligadas às AVD, AVDI, trabalho ou esporte. Um resultado pode ser simplesmente aprender como andar para a frente, para trás e em

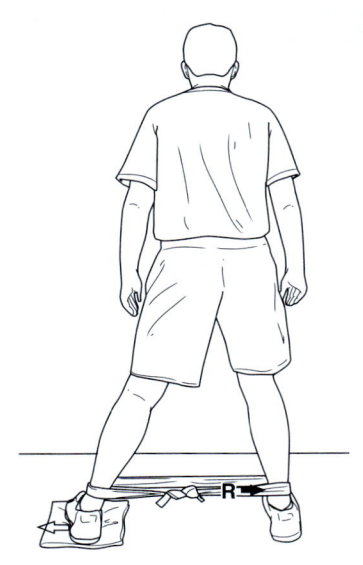

Figura 20.33 Deslizamentos laterais em pé, com resistência elástica; a perna estacionária proporciona estabilidade e controle do peso do corpo, enquanto a perna móvel desliza ao longo do piso em abdução e adução.

torno de obstáculos com segurança, ou pode envolver o desenvolvimento de um alto nível de força, resistência à fadiga, coordenação, equilíbrio e agilidade.

A progressão dos exercícios em geral começa com a ativação, o controle, a resistência à fadiga e o fortalecimento isolados dos músculos deficientes e progride para uma variedade de exercícios em cadeia aberta e fechada, em padrões de movimento combinados que simulam atividades funcionais, para melhorar ainda mais a força, potência e resistência muscular à fadiga. O equilíbrio, a coordenação, agilidade e o condicionamento aeróbio também são integrados ao programa de exercícios conforme melhora a tolerância ao apoio de peso.

Os componentes fundamentais das progressões dos exercícios funcionais para o quadril incluem o membro inferior inteiro, assim como o tronco e os membros superiores. As sugestões estão resumidas no Quadro 20.12. Os detalhes das progressões dos exercícios para o treinamento avançado estão descritos no Capítulo 23. Também ver no Capítulo 16 progressões dos exercícios de coluna vertebral e mecânica corporal segura, no Capítulo 7 os princípios do exercício aeróbio e no Capítulo 8 os princípios do treinamento de equilíbrio.

QUADRO 20.12   **Resumo das progressões funcionais para o quadril**

Para cada atividade, adaptar o exercício de modo a desafiar o paciente, porém evitar cargas que não sejam seguras para os tecidos.

- *Atividades de equilíbrio.* Iniciar atividades de equilíbrio no nível de apoio de peso permitido e progredir de atividades bilaterais para unilaterais. Acrescentar movimentos de braço no plano sagital e frontal; progredir para os planos transverso e diagonal. Avançar atividades de treinamento de equilíbrio/perturbações de superfícies estáveis para instáveis.
- *Atividades de deambulação.* Aumentar os desafios para a deambulação, por exemplo, caminhar em superfícies irregulares, virar, manobrar para trás e subir e descer rampas, primeiro com supervisão e depois sem assistência. Logo que o paciente for capaz, deve praticar levantar e sentar em cadeiras de alturas diferentes e subir e descer lances de escadas. Acrescentar resistência e velocidade conforme a tolerância.
- *Mecânica corporal segura.* Incorporar exercícios que preparem o paciente para usar uma mecânica corporal segura, tais como agachamentos e avanços repetitivos. Progredir os exercícios fazendo o paciente erguer e carregar ou empurrar e puxar cargas variadas como parte da rotina de exercícios. Utilizar padrões de movimento seguros que simulem os requisitos funcionais.

- *Treinamento aeróbio.* Exercícios de resistência cardiopulmonar que simulem demandas funcionais são introduzidos cedo no programa de reabilitação e progredidos conforme a tolerância do paciente.
- *Exercícios de agilidade.* Usar exercícios de agilidade, tais como manobrar em torno e sobre obstáculos. Incorporar corrida, saltos, pulos, desvios e deslocamentos laterais.
- *Treinamento de força avançado.* Incorporar carga excêntrica máxima na progressão de treino com pesos. Qualquer um dos exercícios já descritos pode ser adaptado, porém é crítico assistir o paciente durante a fase concêntrica do exercício e protegê-lo durante a fase excêntrica, já que a resistência é maior do que a que o músculo pode controlar de forma concêntrica. Também incluir o treinamento isocinético, em particular usando velocidades médias e rápidas (treinamento no espectro de velocidade) se houver equipamento disponível.
- *Treinamento pliométrico.* Se o paciente estiver retornando a atividades que requerem força e potência, incorporar os exercícios pliométricos. Por exemplo, fazer o paciente saltar de uma caixa ou degrau; flexionar os quadris, joelhos e tornozelos para absorver o impacto da aterrissagem; e imediatamente saltar de volta para cima da caixa ou degrau.

ATIVIDADES DE APRENDIZADO INDEPENDENTE

Pensamento crítico e discussão

1. Descreva a função dos grupos musculares primários da articulação do quadril em situações de cadeia aberta e fechada. Inclua seu papel na estabilização da pelve durante o apoio em uma perna e os efeitos sobre a coluna quando a pelve é movida pela musculatura do quadril.

2. Descreva o papel do quadril durante o ciclo da marcha. Inclua a atividade muscular, os movimentos necessários do quadril e da pelve e os padrões de marcha patológicos que possam estar relacionados à fraqueza muscular ou restrições de movimento.

3. Analise os tipos de desvio de marcha que um paciente poderia exibir após fixação interna de uma fratura da região proximal do fêmur, ATQ ou hemiartroplastia de quadril.

4. Após uma ATQ ou fixação interna de uma fratura de quadril, quais os sinais de que pode ter ocorrido luxação do quadril ou perda de estabilização da fratura?

Prática de laboratório

1. Identifique e pratique as técnicas que você usaria para tratar um comprometimento de mobilidade se os resultados do seu exame incluíssem diminuição da mobilidade intra-articular *versus* restrição de flexibilidade na musculatura do quadril. Incluir exercícios que poderiam ser usados em um programa de exercícios domiciliares.

2. Demonstre uma progressão de exercícios para desenvolver controle e força no músculo glúteo médio após substituição total do quadril.

3. Desenvolva uma rotina de exercícios e progressão para uma pessoa com fraqueza muscular do quadril que deseje retornar a um trabalho que exige caminhar, levantar objetos que pesam até 20 kg e subir escadas com pesos de 20 kg.

Estudos de caso

1. O Sr. C., 57 anos de idade, é um carteiro; ele caminha por sua rota de entregas há 32 anos. No último ano ele tem observado que seu quadril dói quando fica sentado por mais de 1 hora e que há um aumento acentuado na dor logo que levanta de uma cadeira e caminha. Ele também tem observado que há um maior desconforto nos seus quadris e joelhos quando chega ao final de cada dia de trabalho. O diagnóstico médico é de OA. O teste de força revela em geral 4/5 nos testes musculares manuais exceto no glúteo médio, que apresenta 3+/5. Há um leve encurtamento nos músculos flexores do quadril, incluindo o reto femoral e tensor da fáscia lata. Ele quer evitar ser um "candidato à cirurgia de substituição total do quadril".

■ Explique por que o trabalho do paciente poderia perpetuar esses sintomas.

■ Faça o esboço de um plano para tratar os sintomas; identifique metas mensuráveis e intervenções que você usaria para alcançar as metas.

■ O que o paciente pode fazer para proteger suas articulações do quadril?

2. A Sra. J., uma mãe de 31 anos de idade, tenista amadora e jogadora de boliche, está se recuperando de múltiplas fraturas no fêmur resultantes de um acidente de carro 3 meses atrás. Há consolidação radiológica de todos os locais de fratura, e ela agora tem permissão para apoiar completamente o peso sem restrições nas atividades. Ela tem comprometimentos de mobilidade significativos no quadril, decorrentes das restrições articulares e da fraqueza muscular.

■ Quais amplitudes articulares e níveis de força muscular são necessários para que ela retorne às suas atividades funcionais e recreacionais?

■ Faça o esboço de um plano para tratar os sintomas; identifique metas mensuráveis e intervenções que você usaria para alcançar as metas. Usando a taxonomia ou as habilidades motoras descritas no Capítulo 1, desenvolva uma série de tarefas motoras progressivamente mais desafiadoras em condições ambientais variadas.

3. O Sr. P. é um bombeiro de 32 anos de idade que distendeu seus músculos posteriores da coxa nas proximidades do túber isquiático enquanto puxava uma pessoa corpulenta para fora de um edifício incendiado. Isso aconteceu há 4 dias. Atualmente, ele sente dor considerável, especialmente quando se levanta ou senta em uma cadeira e ao subir e descer escadas, sendo ainda incapaz de sentar-se em superfícies duras (por causa da pressão e da posição de flexão do quadril). Sua flexão de quadril está limitada a 90° e a EPE a 45°. Ele tolera mínima resistência à extensão do quadril ou à flexão do joelho. Para poder voltar ao trabalho, o paciente precisa ser capaz de subir uma escada usando seu equipamento (18 kg) e cilindro de oxigênio (18 kg), carregando um instrumento de mão de 9 kg; além disso, ele precisa ser capaz de carregar uma pessoa de 80 kg nos ombros, arrastar um corpo pesado pelo chão, subir cinco lances de escadas com todo o equipamento, e correr 800 metros em 5 minutos.

■ Explique por que esse paciente apresenta comprometimento da função em termos biomecânicos.

■ Estabeleça metas que reflitam o tratamento dos comprometimentos e os resultados funcionais desejados.

■ Elabore um programa de intervenção em cada estágio de cicatrização dos tecidos.

■ Elabore uma série de exercícios que possam ser usados para preparar o Sr. P. para o retorno à função depois que o músculo tiver cicatrizado.

4. Você recebeu uma mulher de 78 anos de idade que vive em sua casa com o marido e que lhe foi encaminhada para fisioterapia domiciliar. Dez dias atrás ela foi submetida à ATQ cimentada com acesso posterolateral para atrite pós-traumática avançada associada a lesões sofridas em um acidente quando montava cavalos há 30 anos. Ela voltou do hospital há 5 dias. Está deambulando com andador em superfícies niveladas e o apoio de peso é tolerado. As metas da paciente em longo prazo são con-

seguir participar de um programa de preparo físico da comunidade para adultos idosos e voltar a viajar nas férias com seu marido.

■ Continue progredindo o programa de exercícios que foi iniciado no hospital.

■ Revise as precauções que ela precisará tomar nas próximas 6 a 12 semanas durante as AVD.

■ Faça sugestões sobre como ela ou seu marido poderiam adaptar o ambiente de casa para ajudá-la a aderir às precauções.

■ Para ajudá-la a alcançar as metas em longo prazo, elabore uma sequência de atividades funcionais progressivamente mais difíceis, integrando a taxonomia de tarefas motoras (abordada no Cap. 1) e os princípios de condicionamento aeróbio (discutidos no Cap. 5).

REFERÊNCIAS BIBLIOGRÁFICAS

1. American Academy of Orthopaedic Surgeons (AAOS): American Academy of Orthopaedic Surgeons Clinical Practice Guideline on Management of Hip Fracture in the Elderly. Rosemont, IL: AAOS, 2014.

2. Anglen, JO, and Weinstein, JN: Nail or plate fixation of intertrochanteric hip fractures: changing pattern of practice: a review of the American Board of Orthopedic Surgery database. J Bone Joint Surg Am 90(4): 700–707, 2008.

3. Antoniou, J, Greidanus, NV, and Proprosky, WG: Surgical approaches and anatomic considerations. In Pellicci, PM, Tria, AJ, and Garvin, KL (eds): Orthopedic Knowledge Update, 2. Hip and Knee Reconstruction. Rosemont, IL: American Academy of Orthopedic Surgeons, 2000, p 91.

4. Archibeck, MJ, et al: Second-generation cementless total hip arthroplasty: eight to eleven year results. J Bone Joint Surg Am 83:1666–1673, 2001.

5. Archibeck, MJ, and White, RE: Learning curve for the two-incision total hip replacement. Clin Orthop 429:232–238, 2004.

6. Austin, AB, et al: Identification of abnormal hip motion associated with acetabular labral pathology. J Orthop Sports Phys Ther 38(9):558–564, 2008.

7. Ayotte, NW, et al: Electromyographical analysis of selected lower extremity muscles during 5 unilateral weight-bearing exercises. J Orthop Sports Phys Ther 37(2):48–55, 2007.

8. Babis, GC, Morrey, BF, and Berry, DJ: The young patient: indications and results. In Morrey, BF, and Berry, DJ (eds): Joint Replacement Arthroplasty, ed. 3. Philadelphia: Churchill-Livingstone, 2003, pp 696–707.

9. Baerga-Varela, L, and Malanga, GA: Rehabilitation and minimally inva- sive surgery. In Hozack, WJ, et al (eds): Minimally Invasive Total Joint Arthroplasty. Heidelberg: Springer Verlag, 2004, pp 2–5.

10. Bal, BS, et al: Early complications of primary total hip replacement performed with a two-incision minimally invasive technique. J Bone Joint Surg Am 87(11):2432–2438, 2005.

11. Barnes, B, and Dunovan, K: Functional outcomes after hip fracture. Phys Ther 67:1675–1679, 1987.

12. Beaupre, LA, et al: Best practices for elderly hip fracture patients: a systematic overview of the evidence. J Gen Intern Med 20(11): 1019–1025, 2005.

13. Berger, RA, et al: Rapid rehabilitation and recovery with minimally invasive total hip arthroplasty. Clin Orthop 429:239–247, 2004.

14. Berry, DJ, et al: Minimally invasive total hip arthroplasty: development, early results, and critical analysis. J Bone Joint Surg Am 85:2235–2246, 2003.

15. Berry, DJ, and Duffy, GP: Cemented femoral components. In Morrey, BF, and Berry, DJ (eds): Joint Replacement Arthroplasty, ed. 3. Philadelphia: Churchill Livingstone, 2003, 617–636.

16. Berry, JW, et al: Resisted side stepping: the effect of posture on hip abductor muscle activation. J Orthop Sports Phys Ther 45(9):675–682, 2015.

17. Berry, DJ, Morrey, BF, and Cabanela, MG: Uncemented femoral compo- nents. In Morrey, BF, and Berry, DJ (eds): Joint Replacement Arthroplasty, ed. 3. Philadelphia: Churchill Livingstone, 2003, 637–656.

18. Berstock, JR, Blom, AW, and Beswick, AD: A systematic review and meta analysis of the standard versus mini-incision posterior approach to total hip arthroplasty. J Arthroplasty 29:1970–1982, 2014.

19. Binder, EF, et al: Effects of extended outpatient rehabilitation after hip fracture: a randomized controlled trial. JAMA 292(7):837–846, 2004.

20. Bodén, H, and Adolphson, P: No adverse effects of early weight bearing after uncemented total hip arthroplasty. Acta Orthop Scand 75(1):21–29, 2004.

21. Bolgla, LA, and Uhl, TL: Electromyographic analysis of hip rehabilitation exercises in a group of healthy subjects. J Orthop Sports Phys Ther 35(8):487–494, 2005.

22. Bottner, F, et al: Implant migration after early weight bearing in cement less hip replacement. Clin Orthop 436:132–137, 2005.

23. Brauer, CA, et al: Incidence and mortality of hip fractures in the United States. JAMA 302(14):1573–1579, 2009.

24. Bukowski, EL: Practice guidelines: acute care management following total hip arthroplasty (postoperative days 1–4). Orthop Phys Ther Pract 17(3):10–14, 2005.

25. Bullock-Saxton, JE: Local sensation changes and altered hip muscle function following severe ankle sprain. Phys Ther 74(1):17–28, 1994.

26. Cailliet, R: Low Back Pain Syndrome, ed. 5. Philadelphia: F.A. Davis, 1995.

27. Campbell, AJ, and Robertson, MC: Implementation of multifactorial interventions for fall and fracture prevention. Age Aging 35(Suppl 2): ii60–ii64, 2006.

28. Capello, WN, et al: Arc-deposited hydroxyapatite-coated cups. Clin Orthop 41:305–312, 2005.

29. Charnley, J: Total hip replacement by low friction arthroplasty. Clin Orthop 72:7–21, 1974.

30. Chu, FY, et al: The effect of posterior capsulorrhaphy in primary total hip arthroplasty. J Arthroplasty 15(2):194–199, 2000.

31. Cibulka, MT, and Delitto, A: A comparison of two different methods to treat hip pain in runners. J Orthop Sports Phys Ther 17(4):172–176, 1993.

32. Cibulka, MT, et al: Hip pain and mobility deficits—hip osteoarthritis: clinical practice guidelines linked to the international classification of functioning, disability, and health from the Orthopaedic Section of the American Physical Therapy Association. J Orthop Sports Phys Ther 39(4):A1–A25, 2009.

33. Clark, CR, et al: Leg-length discrepancy after total hip arthroplasty. J Am Acad Orthop Surg 14(1):38–45, 2006.

34. Clifford, PE, and Mallon, WJ: Sports after total joint replacement. Clin Sports Med 24:175–186, 2005.

35. Colon-Emeric, CS: Postoperative management of hip fractures: interventions associated with improved outcomes. BoneKEy Reports 1:Article Number 241, 2012. doi:10.1038/bonekey.2012.241

36. Constantinou, M, et al: Spatial-temporal gait characteristics in individuals with hip osteoarthritis: a systematic literature review and meta analysis. J Orthop Sports Phys Ther 44(4):291–303, 2014.

37. Coventry, MB, and Morrey, BF: Historical perspective of hip arthroplasty. In Morrey, BF and Berry, DJ (eds): Joint Replacement

Arthroplasty, ed. 4. Philadelphia: Churchill Livingstone, 2003, pp 557–565.

38. Cyriax, J: Textbook of Orthopaedic Medicine, Vol 1. Diagnosis of Soft Tissue Lesions, ed. 8. London: Bailliere Tindall, 1982.

39. De Jong, Z, and Vlieland, TP: Safety of exercise in patients with rheumatoid arthritis. Curr Opin Rheumatol 17(2):177–182, 2005.

40. Di Monaco, M, and Castiglioni, C: Which type of exercise therapy is effective after hip arthroplasty? A systematic review of randomized controlled trials. Eur J Phys Rehabil Med 49:893–907, 2013.

41. Distefano, LJ, et al: Gluteal muscle activation during common therapeutic exercises. J Orthop Sports Phys Ther 39(7):532–540, 2009.

42. Dorr, LD, et al: Early pain relief and function after posterior minimally invasive and conventional total hip arthroplasty: a prospective, randomized blinded study. J Bone Joint Surg Am 89:1153–1160, 2007.

43. Enloe, J, et al: Total hip and knee replacement treatment: a report using consensus. J Orthop Sports Phys Ther 23(1):3–11, 1996.

44. Enseki, KR, et al: The hip joint: arthroscopic procedures and post-operative rehabilitation. J Orthop Sports Phys Ther 36(7):516–525, 2006.

45. Enseki, K, et al: Nonarthritic hip joint pain: clinical practice guidelines linked to the international classification of functioning, disability and health from the orthopaedic section of the American Physical Therapy Association. J Orthop Sports Phys Ther 44(106):A1–A32, 2014.

46. Fehring, TK, and Rosenberg, AG: Primary total hip arthroplasty: indications and contraindications. In Callaghan, JJ, Rosenberg, AG, and Rubash, HE (eds): The Adult Hip, Vol II. Philadelphia: Lippincott-Raven, 1998, p 893.

47. Fife, RS: Osteoarthritis, epidemiology, pathology, and pathogenesis. In Klippel, JF (ed): Primer on Rheumatic Diseases, ed. 13. Atlanta: Arthritis Foundation, 2007.

48. Fortin, PR, et al: Timing of total joint replacement affects clinical outcomes among patient with osteoarthritis of the hip or knee. Arthritis Rheum 46(12):3327–3330, 2002.

49. Freburger, JK: An analysis of the relationship between utilization of physical therapy services and outcomes of care for patients after total hip arthroplasty. Phys Ther 80(5):448–458, 2000.

50. Galante, JO: An overview of total joint arthroplasty. In Clohisy, J, et al (eds): The Adult Hip, Vol II. Philadelphia: Lippincott Williams & Wilkins, 2014.

51. Garvin, KL, et al: Low wear rates seen in THAs with highly cross-linked polyethylene at 9 to 14 years in patients younger than age 50 years. Clin Orthop Rel Res doi 10.1007/s11999-015-4422-7, 2015.

52. Gerlinger, TL, Ghate, RS, and Paprosky, WG: Posterior approach: backdoor in. Orthopedics 28(9):931–933, 2005.

53. Givens-Heiss, DL, et al: In vivo acetabular contact pressures during rehabilitation. Part II. Post acute phase. Phys Ther 72(10):700–705, 1992.

54. Gjertsen, JE, et al: Internal screw fixation compared with bipolar hemiarthroplasty for treatment of displaced femoral neck fractures in elderly patients. J Bone Joint Surg Am 92:619–628, 2010.

55. Goldberg, VM: Surface replacement solutions for the arthritic hip. Orthopedics 28(9):943–944, 2005.

56. Goosen, JHM, et al: Minimally invasive versus classic procedures in total hip arthroplasty: A double-blind randomized controlled trial. Clin Orthop Rel Res 469:200–208, 2011.

57. Groh, MM, and Herrera, J: A comprehensive review of hip labral tears. Burr Rev Musculoskelet Med 2:105–117, 2009.

58. Gucione, AA, Fogerson, TL, and Anderson, JJ: Regaining functional independence in the acute care setting following hip fracture. Phys Ther 76(8):818–826, 1996.

59. Hanssen, AD: Anatomy and surgical approaches. In Morrey, BF, and Berry, DJ (eds): Joint Replacement Arthroplasty, ed. 3. Philadelphia: Churchill Livingstone, 2003, pp 566–593.

60. Hauer, K, et al: Intensive physical training in geriatric patients after severe falls and hip surgery. Age Aging 31:49–57, 2002.

61. Healy, WL, Iorio, R, and Lemos, MJ: Athletic activity after joint replacement. Am J Sports Med 29(3):377–387, 2001.

62. Heiberg, KE, et al: Effect of a walking skill training program in patients who have undergone total hip arthroplasty: Followup one year after surgery. Arthritis Care Res 64(3):415–423, 2012.

63. Heiderscheit, BC: Lower extremity injuries: is it just about hip strength? J Orthop Sports Phys Ther 40(2):39–41, 2010.

64. Hewitt, J, et al: The mechanical properties of the human hip capsule ligaments. J Arthroplasty 17:82–89, 2002.

65. Hol, AM, et al: Partial versus unrestricted weight bearing after an uncemented femoral stem in total hip arthroplasty: recommendation of a concise rehabilitation protocol from a systematic review of the literature. Arch Orthop Trauma Surg 130:547–555, 2010.

66. Holt, EM, et al: 1000 femoral neck fractures: the effect of pre-injury mobility and surgical experience on outcome. Injury 25(2):91–95, 1994.

67. Host, HH, et al: Training-induced strength and functional adaptations after hip fracture. Phys Ther 87(3):292–303, 2007.

68. Hozack, WJ: Direct lateral approach: splitting the difference. Orthopedics 28(9):937–938, 2005.

69. Huo, MH, Gilbert, NF, and Parvizi, J: What's new in total hip arthroplasty? J Bone Joint Surg Am 89:1874–1885, 2007.

70. Izumi, H, et al: Joint motion of bipolar femoral prostheses. J Arthroplasty 10(2):237–243, 1995.

71. Jacobs, CA, Christensen, CP, and Berend, ME: Sport activity after total hip arthroplasty: changes in surgical technique, implant design, and rehabilitation. J Sport Rehabil 18:47–59, 2009.

72. Jette, AM, Harris, BA, and Clearly, PD: Functional recovery after hip fracture. Arch Phys Med Rehabil 68(10):735–740, 1987.

73. Khatod, M, et al: An analysis of the risk of hip dislocation with a contemporary total hip registry. Clin Orthop Rel Res 447:19–23, 2006.

74. Kishida, Y, et al: Full weight-bearing after cementless total hip arthroplasty. Internat Orthop 25:25–28, 2001.

75. Klein, GR, et al: Return to athletic activity after total hip arthroplasty: consensus guidelines based on a survey of the Hip Society and American Association of Hip and Knee Surgeons. J Arthroplasty 22(2):171–175, 2007.

76. Koval, KJ, and Zuckerman, JD: Hip Fractures: A Practical Guide to Management. New York: Springer-Verlag, 2000.

77. Koval, KJ, et al: Ambulatory ability after hip fracture: a prospective study in geriatric patients. Clin Orthop 310:150–159, 1995.

78. Koval, K, et al: Weight bearing after hip fracture: a prospective series of 596 geriatric hip fracture patients. J Orthop Trauma 10(8):526–530, 1996.

79. Krebs, DE, et al: Exercise and gait effects on in vivo hip contact pressures. Phys Ther 71(4):301–309, 1991.

80. Krebs, DE, et al: Hip biomechanics during gait. J Orthop Sports Phys Ther 28(1):51–59, 1998.

81. Lachiewicz, PF: Dislocation. In Pellici, PM, Tria, AJ, and Garvin, KL (eds): Orthopedic Knowledge Update, 2. Hip and Knee Reconstruction. Rosemont, IL: American Academy of Orthopedic Surgeons, 2000, p 149.

82. Lang, KE: Comparison of 6- and 7-day physical therapy coverage on length of stay and discharge outcome for individuals with total hip and knee arthroplasty. J Orthop Sports Phys Ther 28(1):15–22, 1998.

83. Latham, NK, et al: Effect of a home-based exercise program on functional recovery following rehabilitation after hip fracture. A randomized clinical trial. JAMA 311(7):700–708, 2014.

84. Laupacis, A, et al: The effect of elective total hip replacement on health related quality of life. J Bone Joint Surg Am 75(11):1619–1626, 1993.

85. Lewallen, DG: Cementless primary total hip arthroplasty. In Pellicci, PM, Tria, AJ, and Garvin, KL (eds): Orthopedic Knowledge Update, 2. Hip and Knee Reconstruction. Rosemont, IL: American Academy of Orthopedic Surgeons, 2000, p 195.

86. Lewis, CL, and Sahrmann, SA: Acetabular labral tears. Phys Ther 86: 110–121, 2006.

87. Lieberman, JR, et al: Differences between patients' and physicians' evaluation of outcome after total hip arthroplasty. J Bone Joint Surg Am 78(6):835–838, 1996.

88. Lugade, V, et al: Gait asymmetry following an anterior and anterolateral approach to total hip arthroplasty. Clin Biomech 25(7):675–680, 2010.

89. Magaziner, J, et al: Changes in functional status attributable to hip fracture: a comparison of hip fracture patients to community-dwelling aged. Am J Epidemiol 157(11):1023–1031, 2003.

90. Magee, DJ: Orthopedic Physical Assessment, ed. 6. St. Louis: Saunders, Elsevier, 2014.

91. Mangione, KK, et al: Can elderly patients who have had a hip fracture perform moderate- to high-intensity exercise at home? Phys Ther 85(8):727–739, 2005.

92. Mangione, KK, et al: Interventions used by physical therapists in home care for people after hip fracture. Phys Ther 88(2):199–210, 2008.

93. Martin, RI, and Kivlan, B: The hip complex. In Levangie, PK, and Norkin, CC (eds): Joint Structure and Function: A Comprehensive Analysis, ed. 5. Philadelphia: F.A. Davis, 2011, pp 358–398.

94. Martin, SD, et al: Hip surgery and rehabilitation. In Melvin, JL, and Gall, V (eds): Rheumatologic Rehabilitation Series, Vol 5. Surgical Rehabilitation. Bethesda, MD: American Occupational Therapy Association, 1999, p 81.

95. Matta, JM, and Ferguson, TA: The anterior approach for hip replacement. Orthopedics 28(9):927–928, 2005.

96. Mayr, E, et al: A prospective randomized assessment of earlier functional recovery in THA patients treated by minimally invasive direct anterior approach: a gait analysis study. Clin Biomech 24:812–818, 2009.

97. McGrorey, BJ, Stewart, MJ, and Sim, FH: Participation in sports after total hip and knee arthroplasty: a review of the literature and survey of surgical preferences. Mayo Clin Proc 70(4):342–348, 1995.

98. McKinnis, LN: Fundamentals of Musculoskeletal Imaging, ed. 4. Philadelphia: F.A. Davis, 2014.

99. McMinn, DJW: Avascular necrosis in the young patient: a trilogy of arthroplasty options. Orthopedics 28(9):945–947, 2005.

100. Meek, RMD, et al: Epidemiology of dislocation after total hip arthroplasty. Clin Orthop 447:9–18, 2006.

101. Meere, PA, DiCesare, PE, and Zuckerman, JD: Hip fractures treated by hip arthroplasty. In Callaghan, JJ, Rosenberg, AG, and Rubash, HE (eds): The Adult Hip, Vol II. Philadelphia: Lippincott-Raven, 1998, p 1221.

102. Mikkelsen, LR, et al: Effect of early supervised progressive resistance training compared to unsupervised home-based exercise after fast-track total hip replacement applied to patients with preoperative functional limitations. A single-blinded randomized controlled trial. Osteoarthr Cartil 22:2051–2058, 2014.

103. Miller, BJ, et al: Changing trends in the treatment of femoral neck fractures. J Bone Joint Surg Am 96:e149(1–6), 2014.

104. Minns Lowe, CJ, et al: Effectiveness of land-based physiotherapy exercise following hospital discharge following hip arthroplasty for osteoarthritis: an updated systematic review. Physiother 101:252–265, 2015.

105. Mitchell, SL, et al: Randomized controlled trial of quadriceps training after proximal femoral fracture. Clin Rehabil 15(3):282–290, 2001.

106. Mohler, CG, and Collis, DK: Early complications and their management. In Callaghan, JJ, Rosenberg, AF, and Rubash, HE (eds): The Adult Hip, Vol II. Philadelphia: Lippincott-Raven, 1998, p 1125.

107. Morrey, BF: Dislocation. In Morrey, BF, and Berry, DJ (eds): Joint Replacement Arthroplasty, ed. 3. Philadelphia: Churchill Livingstone, 2003, pp 875–890.

108. Morris, AH, and Zuckerman, JD: National consensus conference on improving the continuum of care for patients with hip fracture. J Bone Joint Surg Am 84:670–674, 2002.

109. Muller, M, et al: The direct lateral approach: impact on gait patterns, foot progression angle and pain in comparison with a minimally invasive anterolateral approach. Arch Orthop Trauma Surg 132:725–731, 2012.

110. Mulligan, BR: Manual Therapy "NAGS", "SNAGS", "MWM'S" etc., ed. 6. Wellington: Plane View Services Limited, 2010.

111. Munin, ME, et al: Early inpatient rehabilitation after elective hip and knee arthroplasty. JAMA 279(11):847–862, 1998.

112. Munin, MC, et al: Rehabilitation. In Callaghan, JJ, Rosenberg, AG, and Rubash, HE (eds): The Adult Hip, Vol II. Philadelphia: Lippincott-Raven, 1998, p 1571.

113. Nelson, C, Lombardi, PM, and Pellicci, PM: Hybrid total hip replacement. In Pellicci, PM, Tria, AJ, and Garvin, KL (eds): Orthopedic Knowledge Update, 2. Hip and Knee Reconstruction. Rosemont, IL: American Academy of Orthopedic Surgeons, 2000, p 207.

114. Neumann, DA: An electromyographic study of the hip abductor muscles as subjects with hip prostheses walked with different methods of using a cane and carrying a load. Phys Ther 79(12):1163–1173, 1999.

115. Neumann, DA: Hip abductor muscle activity in patients with a hip prosthesis while carrying loads in one hand. Phys Ther 76(12):1320–1330, 1996.

116. Neumann, DA: Hip abductor muscle activity as subjects with hip prostheses walk with different methods of using a cane. Phys Ther 78(5): 490–501, 1998.

117. Neumann, DA: Hip. In Neumann, DA: Kinesiology of the Musculoskeletal System: Foundations for Rehabilitation, ed. 2. St. Louis: Mosby/Elsevier, 2010, pp 465–519.

118. Neumann, DA: Kinesiology of the hip: a focus on muscular actions. J Orthop Sports Phys Ther 40(2):82–94, 2010.

119. Nilsdotter, AK, et al: Predictors of patient relevant outcomes after total hip replacement for osteoarthritis: a prospective study. Ann Rheum Dis 62(10):923–930, 2003.

120. Nordin, M, and Frankel, VH: Biomechanics of the hip. In Nordin, M, and Frankel, VH (eds): Basic Biomechanics of the Musculoskeletal System, ed. 3. Philadelphia: Lippincott Williams & Wilkins, 2001, p 202.

121. Oatis, CA: Kinesiology: The Mechanics and Pathomechanics of Human Movement, ed. 3. Philadelphia: Lippincott Williams & Wilkins, 2016.

122. Ogonda, L, et al: A minimal-incision technique in total hip arthroplasty does not improve early postoperative outcomes: a prospective, randomized, controlled trial. J Bone Joint Surg Am 87(4):701–710, 2005.

123. Okoro, T, et al: What does standard rehabilitation practice after total hip replacement in the UK entail? Results of a mixed methods study. BMC Musculoskelet Disorders 14:91–98, 2013.

124. Olney, SJ, and Eng, J: Gait. In Levangie, PK, and Norkin, CC (eds): Joint Structure and Function: A Comprehensive Analysis, ed. 5. Philadelphia: F.A. Davis, 2011, pp 528–571.

125. Papagelopoulos, PJ, and Morrey, BF: Cemented acetabular components. In Morrey, BF, and Berry, DJ (eds): Joint Replacement Arthroplasty, ed. 3. Philadelphia: Churchill Livingstone, 2003, pp 602–608.

126. Papagelopoulos, PJ, and Sim, FH: Proximal femoral fracture: Femoral neck fracture. In Morrey, BF and Berry, DJ (eds): Joint Replacement Arthroplasty, ed. 3. Philadelphia: Churchill Livingstone, 2003, pp 722–732.

127. Parker, MJ, Pryor, GA, and Thorngren, K: Handbook of Hip Fracture Surgery. Oxford: Butterworth-Heinemann, 1997.

128. Parvizi, J, et al: Surgical treatment of limb-length discrepancy following total hip arthroplasty. J Bone Joint Surg Am 85(12):2310–2317, 2003.

129. Peak, EL, et al: The role of patient restrictions in reducing the prevalence of early dislocation following total hip arthroplasty. J Bone Joint Surg Am 87(2):247–253, 2005.

130. Perry, J: Gait Analysis: Normal and Pathological Function. Thorofare, NJ: Slack, 1992.

131. Pospischill, M, et al: Minimally invasive compared with traditional transgluteal approach for total hip arthroplasty. J Bone Joint Surg Am 92:328–337, 2010.

132. Poss, R: Total joint replacement: optimizing patient expectations. J Am Acad Orthop Surg 1(1):18–23, 1993.

133. Powers, CM: The influence of abnormal hip mechanics on knee injury: a biomechanical perspective. J Orthop Sports Phys Ther 40(2):42–51, 2010.

134. Prins, MR, and van der Wurff, P: Females with patellofemoral pain syndrome have weak hip muscles: a systematic review. Aust J Physiother 55:9–15, 2009.

135. Ranawat, CS, Rasquinna, VJ, and Rodriguez, JA: Results of cemented total hip replacement. In Pellicci, PM, Tria, AJ, and Garvin, KL (eds): Orthopedic Knowledge Update, 2. Hip and Knee Reconstruction. Rosemont, IL: American Academy of Orthopedic Surgeons, 2000, p 181.

136. Reininga, IHF, et al: Comparison of gait in patients following a computer navigated minimally invasive anterior approach and a conventional posterolateral approach for total hip arthroplasty: A randomized controlled trial. Orthop Res 31:288–294, 2013.

137. Repantis, R, Bouris, T, and Korovessis, P: Comparison of minimally invasive approach versus conventional anterolateral approach for total hip arthroplasty: a randomized controlled trial. Eur J Orthop Surg Traumatol 25:111–116, 2015.

138. Roddy, E, et al: Evidence-based recommendations for the role of exercise in the management of osteoarthritis of the hip or knee—the MOVE consensus. Rheumatology 44(1):67–73, 2005.

139. Roddy, E, Zhang, W, and Doherty, M: Aerobic walking or strengthening exercise for osteoarthritis of the knee? A systematic review. Ann Rheum Dis 64(4):544–548, 2005.

140. Rosenberg, AG: A two-incision approach: promises and pitfalls. Orthopedics 28(9):935–937, 2005.

141. Rydevik, K, et al: Functioning and disability in patients with hip osteoarthritis with mild to moderate pain. J Orthop Sports Phys Ther 40(10):616–624, 2010.

142. Sahrmann, SA: Diagnosis and Treatment of Movement Impairment Syndromes. St. Louis: CV Mosby, 2002.

143. Schaefer, A, et al: Incompliance of total hip arthroplasty (THA) patients to limited weight bearing. Arch Orthop Trauma Surg 135:265–269, 2015.

144. Shashika, H, Matsuba, Y, and Watanabe, Y: Home program of physical therapy: effect on disabilities of patients with total hip arthroplasty. Arch Phys Med Rehabil 77(3):273–277, 1996.

145. Sherrington, C, and Lord, SR: Home exercise to improve strength and walking velocity after hip fracture: a randomized, controlled trial. Arch Phys Med Rehabil 78:208–212, 1997.

146. Sherrington, C, Lord, SR, and Herbert, RD: A randomised trial of weight-bearing versus nonweight-bearing exercise for improving physical abilities in inpatients after hip fracture. Aust J Physiother 49:15–22, 2003.

147. Shih, CH, et al: Muscular recovery around the hip joint after total hip arthroplasty. Clin Orthop 302:115–120, 1994.

148. Shumway-Cook, A, et al: Incidence of and risk factors for falls following hip fracture in community-dwelling older adults. Phys Ther 85(7): 648–655, 2005.

149. Silva, M, Heisel, C, and Schmalzied, TP: Metal-on-metal total hip replacement. Clin Orthop 430:53–61, 2005.

150. Singh, NA, et al: Effects of high-intensity progressive resistance training and targeted multidisciplinary treatment of frailty on mortality and nursing home admissions after hip fracture: A randomized controlled trial. J Am Med Directors Assoc 13:24–30, 2012.

151. Smith, TO, Blake, V, and Hing, CB: Minimally invasive versus conven-tional exposure for total hip arthroplasty: A systematic review and meta-analysis of clinical and radiological outcomes. Internat Orthop 35:173–184, 2011.

152. Strickland, EM, et al: In vivo acetabular contact pressures during rehabilitation. Part I. Acute phase. Phys Ther 72(10):691–699, 1992.

153. Sutlive, TG, Lopez, HP, and Schnitker, D: Development of a clinical prediction rule for diagnosing hip osteoarthritis in individuals with unilateral hip pain. J Orthop Sports Phys Ther 38(9):542–550, 2008.

154. Tanzer, M: Two-incision total hip arthroplasty. Clin Orthop 441:71–79, 2005.

155. Taylor, KW, and Murthy, VL: Femoral neck fractures. In Hoppenfeld, S, and Murthy, VL (eds): Treatment and Rehabilitation of Fractures. Philadelphia: Lippincott Williams & Wilkins, 2000, p 258.

156. Taylor, KW, and Hoppenfeld, S: Intertrochanteric fractures. In Hoppenfeld, S, and Murthy, VL (eds): Treatment and Rehabilitation of Fractures. Philadelphia: Lippincott Williams & Wilkins, 2000, p 274.

157. Taylor, KW, and Murthy, VL: Subtrochanteric femur fractures. In Hoppenfeld, S, and Murthy, VL (eds): Treatment and Rehabilitation of Fractures. Philadelphia: Lippincott Williams & Wilkins, 2000, p 288.

158. Tinetti, ME, et al: Home-based multicomponent rehabilitation program for older persons after hip fracture: a randomized trial. Arch Phys Med Rehabil 80:916–922, 1999.

159. Tonley, JC, et al: Treatment of an individual with piriformis syndrome focusing on hip muscle strengthening and movement reeducation: a case report. J Orthop Sports Phys Ther 40(2):103–111, 2010.

160. Trousdale, TR, and Cabahela, ME: Uncemented acetabular components. In Morrey, BF and Berry, DJ (eds): Joint Replacement Arthroplasty, ed. 3. Philadelphia: Churchill Livingstone, 2003, pp 609–616.

161. Trudelle-Jackson, E, Emerson, R, and Smith, S: Outcomes of total hip arthroplasty: a study of patients one year postsurgery. J Orthop Sports Phys Ther 32(6):260–267, 2002.

162. Tveit, M, and Kärrholm, J: Low effectiveness of partial weight bearing: continuous recording of vertical loads using a new pressure-sensitive insole. J Rehabil Med 33:42–46, 2001.

163. Umpierres, CS, et al: Rehabilitation following total hip arthroplasty evaluation over short follow-up time: randomized clinical trial. J Rehabil Res Develop 51(10):1567–1578, 2014.

164. Valenzuela, F, et al: A retrospective study to determine the effectiveness of nonoperative treatment of hip labral tears. Orthop Practice 22(3): 147–152, 2010.

165. Wagner, T, et al: Strengthening and neuromuscular reeducation of the gluteus maximus in a triathlete with exercise-associated cramping of the hamstrings. J Orthop Sports Phys Ther 40(2):112–119, 2010.

166. Wang, AW, Gilbey, HJ, and Ackland, TR: Perioperative exercise programs improve early return of ambulation function after total hip arthroplasty: a randomized, controlled trial. Am J Phys Med Rehabil 81(11):801–806, 2002.

167. Wathe, RA, et al: Modular unipolar versus bipolar prosthesis: a prospective evaluation of functional outcomes after femoral neck fracture. J Orthop Trauma 9(4):298–302, 1995.

168. Weinrich, M, et al: Timing, intensity, and duration of rehabilitation for hip fracture and stroke: report of a workshop at the National Center for Medical Rehabilitation Research. Neurorehabil Neural Repair 18(1):12–28, 2004.

169. Wolford, ML, Palso, K, and Bercovitz, A: Hospitalization for total hip replacement among inpatients aged 45 and over: United States, 2000-2010. Centers for Disease Control and Prevention, National Center for Health Statistics, Data Brief Number 186, 2015.

170. Woolson, ST, et al: Comparison of primary total hip replacement performed with a standard incision or a mini-incision. J Bone Joint Surg Am 86:1353–1358, 2004.

171. Xu, C-P, et al: Mini-incision versus standard incision total hip arthroplasty regarding surgical outcomes: A systematic review and meta-analysis of randomized controlled trials. PLoS ONE 8(11): e80021, 2013.

172. Zhang, W, et al: OARSI recommendations for the management of hip and knee osteoarthritis, Part II: OARSI evidence-based, expert consen- sus guidelines. Osteoarthritis and Cartilage 16:137–162, 2008.

173. Zhang, Y, et al: Total hip arthroplasty: Leg length discrepancy affects functional outcomes and patient gait. Cell Biochem Biophys 72:215–219, 2015.

174. Zwartelé, RE, Brand, R, and Doets, HC: Increased risk of dislocation after primary total hip arthroplasty in inflammatory arthritis. Acta Orthop Scand 75(6):684–690, 2004.

175. Philippon, MJ, Weiss, DR, Cuppersmith, DA, Briggs, KK, and Hay, CJ: Arthroscopic labral repair and treatment of femoroacetabular in professional hockey players. Am J Sports Med 38: 99–104, 2010.

176. Pierce, CM, et al: Ice hockey goaltender rehabilitation, including on-ice progression, after arthroscopic hip surgery for femoroacetab- ular impingement. J Orthop Sports Phys Ther 43(3): 129–141, 2013.

177. Wahoff, M, and Ryan, M Rehabilitation after hip femoroacetabular impingement arthroscopy. Clin Sports Med 30:463–482, 2011.

Joelho

Lynn Colby, PT, MS

Carolyn Kisner, PT, M

John Borstad, PT, PHD

■ Estrutura e função do joelho 837

ARTICULAÇÕES DO COMPLEXO DO JOELHO 837
Articulação tibiofemoral 837
Articulação patelofemoral 838

FUNÇÃO DA PATELA 838
Alinhamento patelar 838
Compressão patelar 840

FUNÇÃO MUSCULAR 840
Função muscular extensora do joelho 840
Função muscular flexora do joelho 841
Estabilidade dinâmica do joelho 841

O JOELHO E A MARCHA 841
Controle muscular do joelho durante a marcha 841
Comprometimentos do quadril e do tornozelo 842

DOR REFERIDA E LESÕES NERVOSAS 842
Principais nervos sujeitos a lesão no joelho 842
Fontes comuns de dor referida 842

■ Tratamento de distúrbios e cirurgias do joelho 842

HIPOMOBILIDADE ARTICULAR: TRATAMENTO CONSERVADOR 842
Patologias articulares comuns e comprometimentos
  associados 842
Hipomobilidade articular: tratamento – fase de proteção 844
Hipomobilidade articular: tratamento – fases de movimento
  controlado e de retorno à função 844

CIRURGIA ARTICULAR E TRATAMENTO PÓS–OPERATÓRIO 847
Reparo de defeitos na cartilagem articular 848
Artroplastia total do joelho 849

DISFUNÇÃO PATELOFEMORAL: TRATAMENTO CONSERVADOR 861
Patologias patelofemorais relacionadas e etiologia dos
  sintomas 861
Comprometimentos comuns 863
Sintomas patelofemorais: tratamento – fase de proteção 864
Sintomas patelofemorais: tratamento – fases de movimento
  controlado e de retorno à função 864

INSTABILIDADE PATELAR: TRATAMENTO CIRÚRGICO E
PÓS–OPERATÓRIO 867
Visão geral das opções cirúrgicas 868

Realinhamento proximal do mecanismo extensor: reparo
  ou reconstrução do ligamento patelofemoral medial e
  procedimentos relacionados 868
Procedimentos de realinhamento distal: transferência do
  tendão da patela com o tubérculo tibial e procedimentos
  relacionados 874

LESÕES LIGAMENTARES: TRATAMENTO CONSERVADOR 875
Mecanismos de lesão 875
Lesões ligamentares na mulher atleta 876
Deficiências estruturais e funcionais comuns, limitações nas
  atividades e restrições à participação 877
Tratamento conservador das lesões ligamentares 878

LESÕES LIGAMENTARES: TRATAMENTO CIRÚRGICO E
PÓS–OPERATÓRIO 880
Contexto 880
Reconstrução do ligamento cruzado anterior 883
Reconstrução do ligamento cruzado posterior 894

RUPTURAS DE MENISCO: TRATAMENTO CONSERVADOR 897
Mecanismos de lesão 897
Deficiências comuns e limitações nas atividades 897
Tratamento 897

RUPTURAS DE MENISCO: TRATAMENTO CIRÚRGICO E
PÓS–OPERATÓRIO 897
Reparo de menisco 898
Meniscectomia parcial 902

■ Intervenções com exercícios para o joelho 903

TÉCNICAS DE EXERCÍCIOS PARA AUMENTAR A FLEXIBILIDADE E A
AMPLITUDE DE MOVIMENTO 903
Para aumentar a extensão do joelho 903
Para aumentar a flexão do joelho 904
Para aumentar a mobilidade do trato iliotibial no joelho 905

EXERCÍCIOS PARA DESENVOLVER E MELHORAR O DESEMPENHO
MUSCULAR E O CONTROLE FUNCIONAL 906
Exercícios em cadeia aberta (sem apoio de peso) 906
Exercícios em cadeia fechada (com apoio de peso) 909
Progressão funcional para o joelho 913

ATIVIDADES DE APRENDIZADO INDEPENDENTE 914

A articulação do joelho é projetada para mobilidade e estabilidade; produz o alongamento e encurtamento funcional do membro inferior para levantar e abaixar o corpo ou para mover o pé no espaço. Com o quadril e o tornozelo, apoia o corpo quando se está em pé e é a unidade funcional primária para atividades que envolvem caminhar, subir, descer e sentar.

Como nos outros capítulos desta parte do livro, este capítulo é dividido em três seções principais. Os tópicos mais importantes da anatomia e função do complexo do joelho são revistos na primeira seção deste capítulo, seguidos pelos conteúdos sobre tratamento de distúrbios e cirurgias. A terceira seção inclui intervenções com exercícios para a região do joelho. Os Capítulos 10 a 13 apresentam informações gerais sobre os princípios de tratamento. O leitor deverá estar familiarizado com a matéria desses capítulos e ter conhecimentos de exame e avaliação para que possa elaborar, de modo efetivo, um programa de exercícios fisioterapêuticos, a fim de melhorar a função do joelho em pacientes com comprometimentos decorrentes de lesão, patologia ou após uma cirurgia.

▓ Estrutura e função do joelho

Os ossos que constituem a articulação do joelho são o fêmur (região distal) com seus dois côndilos, a tíbia (região proximal) com seus dois platôs tibiais e o grande osso sesamoide dentro do tendão do músculo quadríceps femoral, a patela. É uma articulação complexa em termos anatômicos e biomecânicos (Fig. 21.1).[108] A articulação tibiofibular proximal, com relação à sua posição anatômica, situa-se próximo do joelho, mas é envolvida por uma cápsula articular separada e funciona com o tornozelo. Desse modo, a articulação tibiofibular proximal é discutida no Capítulo 22.

ARTICULAÇÕES DO COMPLEXO DO JOELHO

Uma cápsula articular frouxa envolve duas articulações: a tibiofemoral e a patelofemoral. Os recessos da cápsula formam as bursas suprapatelar, subpoplítea e do gastrocnêmio. As pregas ou os espessamentos da sinóvia persistem do tecido embriológico em até 60% das pessoas e podem se tornar sintomáticas com micro ou macrotraumas.[24,136]

Articulação tibiofemoral

Características. A articulação do joelho é uma junta biaxial do tipo dobradiça modificada, com dois meniscos interpostos suportados por ligamentos e músculos. A estabilidade anteroposterior é dada pelos ligamentos cruzados; a estabilidade mediolateral é dada pelos ligamentos colaterais medial (tibial) e lateral (fibular), respectivamente (Fig. 21.2).[37,108]

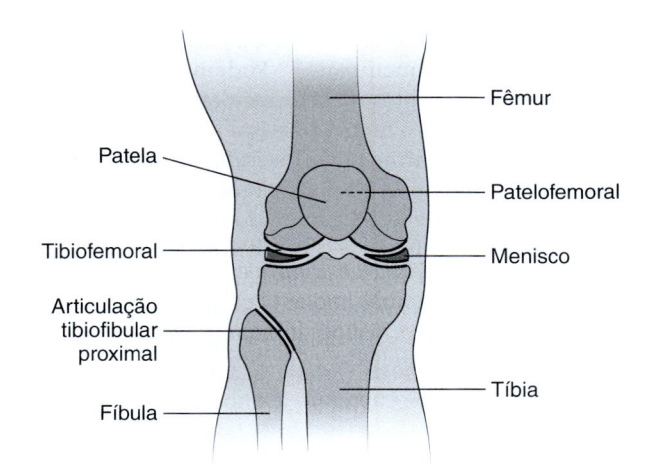

Figura 21.1   Ossos e articulações do joelho e perna.

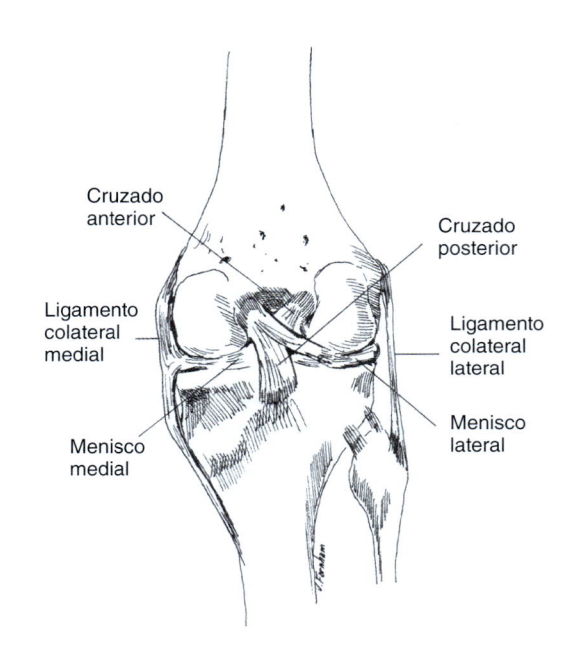

Figura 21.2   O menisco medial se prende nos ligamentos colateral medial, cruzado anterior e cruzado posterior. O menisco lateral também se prende no ligamento cruzado posterior (a cápsula articular foi removida para visualização). (De Hartigan E, Lewek M, e Snyder-Mackler L: The knee. In Levangie PK, e Norkin CC (eds.): *Joint Structure and Function: A Comprehensive Analysis*, 5.ed. Filadélfia: F.A. Davis, 2011, com permissão.)

- A parte óssea convexa é composta por dois côndilos assimétricos na extremidade distal do fêmur. O côndilo medial tem maior superfície do que o côndilo lateral, o que contribui para o mecanismo de travamento do joelho.
- A parte óssea côncava é composta dos dois platôs tibiais na região proximal da tíbia, com seus respectivos meniscos fibrocartilaginosos. O platô medial é mais largo do que o platô lateral.
- Os meniscos melhoram a congruência das superfícies articuladoras. Eles são ligados aos côndilos tibiais e à cápsula pelos ligamentos coronários, são ligados um ao

outro pelo ligamento transverso e à patela por meio dos ligamentos patelomeniscais.[108] Podem estar presentes também os ligamentos meniscofemorais anterior e posterior conectando o menisco lateral ao fêmur.[104] O menisco medial fica firmemente inserido na cápsula articular, assim como no LCM, ligamentos cruzados anterior e posterior (LCA e LCP) e músculo semimembranáceo. O menisco lateral insere-se no LCP e no tendão do músculo poplíteo, por meio de ligações capsulares.[108] Por causa das inserções mais extensas do menisco medial em comparação com o menisco lateral (ver Fig. 21.2), este último tem maior possibilidade de sofrer ruptura quando ocorre um golpe lateral no joelho.

Artrocinemática. A mecânica articular é afetada pelas posições de cadeia aberta e fechada do membro e estão resumidas no Quadro 21.1.

- Durante os movimentos da tíbia sem apoio de peso, em cadeia cinemática aberta, o platô côncavo desliza na mesma direção que o movimento do osso.
- Com os movimentos do fêmur sobre uma tíbia fixada com apoio de peso, em cadeia cinemática fechada, os côndilos convexos deslizam na direção oposta ao movimento do osso.
- Ocorre rotação axial entre a tíbia e o fêmur quando o joelho flexiona ou estende, em virtude dos côndilos assimétricos. Na extensão sem descarga de peso, a tíbia roda lateralmente sobre o fêmur; na flexão, ela gira medialmente.

Mecanismo de trava ou parafuso. A rotação axial que ocorre entre os côndilos femorais e a tíbia durante os graus finais de extensão é chamada de mecanismo de trava ou parafuso. Quando a tíbia se acha fixada com o pé de apoio no solo, a extensão terminal faz que o fêmur rode medialmente (o côndilo medial desliza mais posteriormente do que o côndilo lateral). Ao mesmo tempo, o quadril se move

em extensão. A tensão no ligamento iliofemoral, que ocorre com a extensão do quadril, reforça a rotação medial do fêmur para travar o joelho. À medida que o joelho é destravado, o fêmur roda lateralmente. O destravamento do joelho ocorre indiretamente com a flexão do quadril e diretamente por meio da ação do músculo poplíteo. Uma pessoa incapaz de travar o joelho em extensão por não conseguir a extensão completa do quadril (contratura em flexão do quadril) não consegue ser beneficiada com essa função estabilizadora passiva durante a bipedestação.

Articulação patelofemoral

Características. A patela é um osso sesamoide dentro do tendão do quadríceps femoral. Articula-se com a fossa intercondilar (troclear) na face anterior da porção distal do fêmur. Sua superfície articuladora é coberta com cartilagem hialina lisa. A patela fica embebida na porção anterior da cápsula articular e liga-se à tíbia pelo ligamento patelar. Muitas bursas cercam a patela.[108]

Biomecânica. À medida que o joelho flexiona, primeiramente a patela faz contato com a fossa intercondilar em sua margem inferior; o contato é mantido com a fossa à medida que aumenta a flexão. Durante a extensão, a patela permanece assentada na fossa, até perto da extensão completa do joelho, momento no qual ocorre uma pequena quantidade de translação patelar superior na fossa intercondilar proximal.[154] Se o movimento patelar está restrito, isso pode interferir na amplitude de flexão do joelho e contribuir para uma folga extensora durante a extensão ativa do joelho.[289]

FUNÇÃO DA PATELA

A função primária da patela é aumentar o braço de alavanca do momento de força do músculo quadríceps femoral em sua função de estender o joelho. A superfície cartilaginosa da patela também diminui a fricção e dissipa as forças exercidas entre a patela e os côndilos femorais.[108]

Alinhamento patelar

O alinhamento da patela no plano frontal é influenciado pela direção do vetor de força composto do grupo muscular quadríceps femoral e por sua inserção no tubérculo tibial por meio do tendão da patela. O resultado dessas duas forças opostas é um efeito de corda de arco sobre a patela, que produz uma tração lateral. Um método para estimar o efeito de corda de arco é medir o ângulo-Q. O *ângulo-Q* é formado pela intersecção de duas linhas: uma traçada da espinha ilíaca anterossuperior até o centro da patela e a outra se estendendo da tuberosidade da tíbia até o centro da patela (Fig. 21.3).[108,178] Um ângulo-Q normal, que tende a ser maior em mulheres do que em homens, tem de 10° a 15°. Um ângulo-Q maior sugere forças de corda de arco laterais maiores incidindo na patela.

QUADRO 21.1	Resumo da artrocinemática da articulação do joelho	
Movimento fisiológico	**Rolamento**	**Deslizamento**
Movimento da tíbia – cadeia aberta		
Flexão	Rotação posterior e medial	Posterior
Extensão	Rotação anterior e lateral	Anterior
Movimento do fêmur – cadeia fechada		
Flexão	Rotação posterior e lateral	Anterior
Extensão	Rotação anterior e medial	Posterior

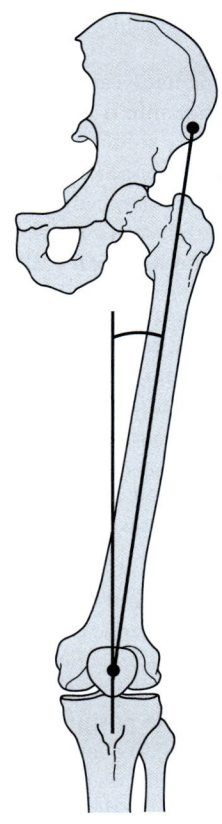

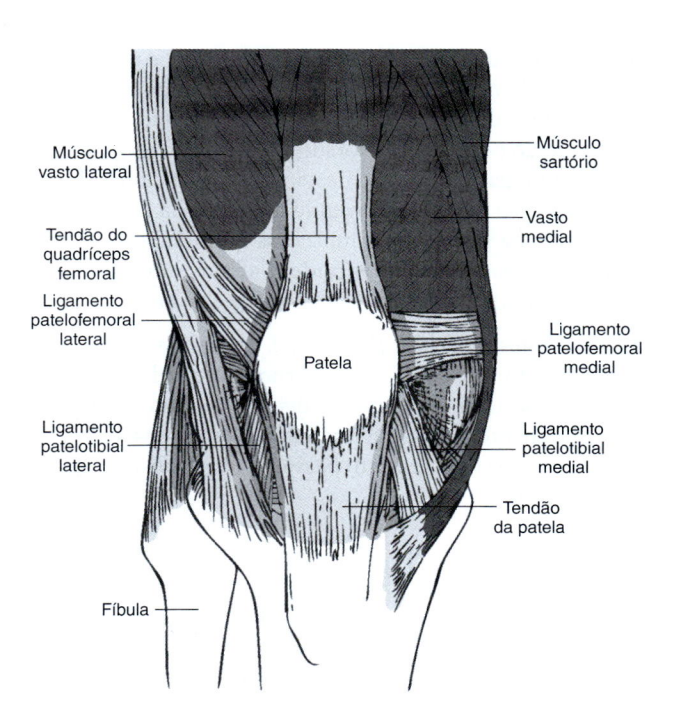

Figura 21.3   O ângulo-Q é formado pela intersecção de uma linha traçada do centro da patela até a espinha ilíaca anterossuperior e uma linha traçada do centro da patela até a tuberosidade da tíbia. Essas duas linhas representam as forças que criam o efeito de corda de arco da patela. O ângulo-Q aumentado é um fator que contribui para o trajeto excessivamente lateral da patela. (De McKinnis LN: *Fundamentals of Musculoskeletal Imaging*, 4. ed. Filadélfia: F.A. Davis, 2014, p. 375, com permissão.)

Figura 21.4   O retináculo extensor é reforçado medialmente pelo ligamento patelofemoral medial, que se orienta de modo transversal, e pelo ligamento patelotibial medial, que se orienta de modo longitudinal. Os ligamentos patelofemoral lateral e patelotibial lateral ajudam a resistir um deslizamento medial excessivo da patela. (De Hartigan E, Lewek M, e Snyder-Mackler L: The knee. In Levangie PK, e Norkin CC (eds.): *Joint Structure and Function: A Comprehensive Analysis*, 5.ed. Filadélfia: F.A. Davis, 2011, p. 403, com permissão.)

Forças que mantêm o alinhamento

Além dos limitadores ósseos da fossa troclear (sulco femoral), a patela é estabilizada por limitadores passivos e dinâmicos. A porção superficial do retináculo extensor, onde o vasto medial (VM) e o vasto lateral (VL) se inserem, proporciona estabilidade dinâmica à patela no plano transverso. Os ligamentos patelofemorais medial e lateral, que se inserem no tubérculo adutor medialmente e no trato iliotibial (TIT) lateralmente, são os limitadores passivos da patela no plano transverso.[108] Os ligamentos patelotibiais medial e lateral e o tendão da patela se combinam para estabilizar a patela contra a tração ativa direcionada superiormente do músculo quadríceps femoral (Fig. 21.4).

Desalinhamento e problemas no trajeto patelar

O desalinhamento e os problemas no trajeto patelar podem ser causados por vários fatores, inter-relacionados ou não.[99]

Ângulo-Q aumentado. Com um ângulo-Q aumentado pode haver aumento da força entre a faceta lateral da patela e o côndilo femoral lateral quando o joelho flexiona e apoia o peso corporal ao mesmo tempo. Em termos estruturais, um ângulo-Q aumentado pode ocorrer quando há uma pelve mais larga, anteversão femoral, coxa vara, geno valgo e/ou a tuberosidade da tíbia desviada lateralmente. Os movimentos do membro inferior no plano transverso que podem aumentar o ângulo-Q são rotação lateral da tíbia, rotação medial do fêmur e uma articulação subtalar em pronação. O valgo dinâmico do joelho (ver Fig. 21.9), no qual o centro da articulação do joelho se move no sentido medial com relação ao pé durante atividades de apoio de peso, também aumenta o ângulo-Q.[233,234]

Evidências em foco

Um estudo recente de IRM[277] que comparou a rotação femoral e orientação da patela em ângulos variados do joelho durante a descarga de peso em mulheres com dor patelofemoral (*n* = 15) e sem dor (*n* = 15), observou-se uma interação grupo-ângulo significativa em três de quatro variáveis de desfecho (rotação medial do fêmur, desvio lateral da patela e inclinação da patela, mas não rotação da patela). As participantes no grupo com dor patelofemoral demonstraram uma cinemática articular significativamente alterada em comparação às mulheres do grupo controle. A maior diferença entre os grupos foi a 0° de flexão. Os autores propõem que o aumento da rotação medial do fêmur é o principal mecanismo responsável por essas diferenças cinemáticas.

Retesamento de músculos e fáscias. Um TIT e um retináculo lateral encurtados impedem a translação medial da patela. Músculos flexores de tornozelo encurtados levam à pronação do pé durante a dorsiflexão de tornozelo, causando torção lateral da tíbia e desvio lateral funcional da tuberosidade da tíbia, promovendo aumento na força lateral que incide na patela.[166] Os músculos reto femoral e posteriores da coxa encurtados podem afetar a mecânica do joelho, causando movimentos compensatórios.[172]

Fraqueza dos músculos do quadril. A fraqueza dos músculos abdutores e rotadores externos do quadril pode resultar em adução do fêmur e valgo no joelho e contribuir para o aumento da rotação medial do fêmur observada no apoio de peso com carga em pessoas com síndrome da dor patelofemoral.[125,194]

Compressão patelar

Contato patelar. A superfície posterior da patela tem várias facetas. Ela não é completamente congruente em sua articulação com o sulco troclear no fêmur. Quando o joelho está em completa extensão (0°), a patela fica acima do sulco troclear. Com cerca de 15° de flexão, a borda inferior da patela começa a se articular com a face superior do sulco. À medida que a flexão do joelho aumenta, a patela desliza distalmente no sulco e uma área maior da superfície entra em contato. Além dos 60° de flexão, há controvérsia se a área de contato continua a aumentar, se estabiliza ou diminui, dependendo do estudo.[98,99] Além disso, à medida que o joelho flexiona além dos 90°, o tendão do quadríceps femoral entra em contato com o sulco troclear enquanto a patela desliza inferiormente.

Forças de compressão. Na extensão completa, como ocorre um contato mínimo a nenhum contato da patela com o sulco troclear, não há compressão das superfícies articulares. Além disso, o alinhamento quase paralelo do fêmur e da tíbia cria uma carga compressiva resultante muito pequena, por meio de um pequeno efeito de corda de arco no plano sagital. A força resultante desse efeito de corda de arco no quadríceps femoral e no tendão da patela causa aumento nas forças compressivas à medida que o joelho flexiona, mas há também uma maior área de contato das superfícies articulares para dissipar essas forças mais intensas. As forças de reação na articulação patelofemoral aumentam rapidamente entre os 30° e 60°, mas há controvérsia quanto à amplitude das forças de reação articular em graus maiores de flexão.

- Durante o agachamento, a força de reação articular continua aumentando até 90° e então nivela ou diminui, porque o tendão do quadríceps femoral começa a fazer contato com o sulco troclear e, desse modo, dissipa parte da força.[98]
- Em um exercício em cadeia aberta, sem apoio de peso, com peso livre na parte distal da perna, a maior força de reação articular na articulação patelofemoral ocorre em torno dos 30° de flexão.[98] Isso ocorre mais provavelmente por causa da mudança no braço no momento do peso

do que pela força resultante do quadríceps e do tendão da patela.
- Um ângulo-Q aumentado causa aumento da compressão na faceta lateral enquanto o joelho flexiona.[234]

FUNÇÃO MUSCULAR

Função muscular extensora do joelho

O grupo muscular quadríceps femoral é o único que cruza anteriormente ao eixo de flexão/extensão do joelho e é o mobilizador primário (agonista) para extensão do joelho. Os outros músculos que podem agir para estender o joelho requerem que o pé esteja fixo, criando uma cadeia fechada. Nessa situação, os músculos posteriores da coxa e o sóleo podem produzir ou controlar a extensão do joelho tracionando a tíbia para trás.

Função em cadeia fechada. Quando se está em pé e na fase de apoio da marcha, o joelho é uma articulação intermediária de uma cadeia fechada. O músculo quadríceps femoral controla a quantidade de flexão do joelho e também causa a extensão do joelho por meio da tração muscular reversa sobre o fêmur. Na postura ereta, quando o joelho está travado em extensão, o quadríceps femoral não precisa funcionar quando a linha da gravidade cai anteriormente ao eixo do movimento de flexão/extensão. Nesse caso, a tensão nos tendões dos músculos posteriores da coxa e gastrocnêmio fornece suporte à cápsula posterior do joelho.

Patela. A patela melhora a vantagem mecânica dos extensores do joelho ao aumentar o braço de momento entre o vetor de força extensor e o eixo de flexão/extensão do joelho. Seu maior efeito na alavanca do músculo quadríceps femoral é durante a extensão do joelho, de 60° a 30°, e diminui rapidamente de 15° a 0° de extensão.[101,108]

Torque. O pico de torque de extensão produzido pelo músculo quadríceps femoral ocorre entre 70° e 50°.[34] A vantagem fisiológica do quadríceps femoral diminui rapidamente nos últimos 15° de extensão do joelho em consequência da diminuição do seu comprimento. Isso, combinado com a diminuição da vantagem mecânica nos últimos 15°, exige do músculo um aumento significativo na sua força contrátil, quando grandes demandas são impostas ao músculo durante a extensão terminal.[101]

- Quando se está em pé, a assistência para a extensão vem do sóleo e dos músculos posteriores da coxa, assim como do mecanismo de trava mecânica do joelho. Além disso, o ligamento cruzado anterior e a tração do grupo muscular dos posteriores da coxa contrapõem a força de translação anterior do músculo quadríceps femoral.[75,171]
- Durante exercícios de extensão do joelho em cadeia aberta na posição sentada ou em decúbito dorsal, quando a força resistiva é máxima na extensão terminal em virtude do braço de momento da resistência, uma contração relativamente forte do quadríceps femoral é necessária para vencer as desvantagens fisiológicas e mecânicas do músculo, a fim de completar os 15° finais de movimen-

to.[101] Contudo, é importante mencionar que as cargas compressivas sobre a patela também diminuem no final da extensão em razão de sua localização superior com respeito ao sulco troclear e ao efeito relativamente pequeno de arco de corda no plano sagital do quadríceps femoral e do tendão da patela.

Recomendação clínica

Deve-se estar ciente do efeito da resistência externa e de como o músculo é desafiado de modos diferentes ao longo da amplitude de movimento. Durante exercícios em cadeia aberta com resistência fixa, como por exemplo um peso aplicado ao tornozelo, o torque de resistência é mais desafiador para o quadríceps femoral na extensão terminal, enquanto o desafio é mínimo na faixa intermediária da amplitude, onde o músculo é capaz de produzir maior tensão. Esse paradoxo influenciará a efetividade dos exercícios feitos pelo paciente, seu conforto durante o exercício e as cargas incidentes na articulação ao longo da amplitude de movimento.

Função muscular flexora do joelho

Os músculos posteriores da coxa são os flexores primários do joelho e também influenciam a rotação da tíbia sobre o fêmur. Como são músculos biarticulares, eles se contraem com mais eficiência quando, durante a flexão do joelho, a diminuição no seu comprimento é compensada pelo aumento no comprimento em decorrência da flexão de quadril. Durante atividades em cadeia fechada, com apoio de peso, os músculos posteriores da coxa podem assistir na extensão do joelho ao tracionar posteriormente a tíbia.

- O músculo gastrocnêmio pode também funcionar como flexor do joelho, mas sua função primária no joelho durante o apoio de peso é suportar a cápsula posterior contra forças de hiperextensão.
- O músculo poplíteo suporta a cápsula posterior e age no destravamento do joelho.
- O grupo muscular da pata de ganso (sartório, grácil, semitendíneo) proporciona estabilidade medial ao joelho e afeta a rotação da tíbia em cadeia fechada.

Estabilidade dinâmica do joelho

Pela incongruência entre os côndilos femorais arredondados e os platôs tibiais praticamente planos, há mínima estabilidade decorrente da arquitetura óssea. Os ligamentos cruzados e colaterais proporcionam estabilidade passiva significativa ao joelho ao longo do movimento articular. Estabilidade dinâmica é a habilidade de uma articulação de permanecer estável na presença de cargas que se deslocam rapidamente durante o movimento.[122] A estabilidade dinâmica envolve o controle motor do sistema neuromuscular para coordenar a atividade muscular em torno da articulação. As respostas complexas antecipatórias e de *feedback* mediadas pelo sistema nervoso central mo-

dulam a tensão muscular e são importantes para dar estabilidade dinâmica ao joelho sob as diferentes cargas e tensões impostas às estruturas articulares.[309] Como foi resumido em um comentário clínico feito por Williams,[309] vêm se acumulando evidências clínicas e científicas para substanciar os programas de exercícios que têm o propósito de desenvolver a estabilidade dinâmica do joelho; ou seja, melhorar o controle dinâmico do joelho por meio de respostas neuromusculares, de modo a reduzir a sobrecarga nos ligamentos do joelho e minimizar o risco de lesão durante atividades de alta intensidade.

O JOELHO E A MARCHA

Durante o ciclo normal da marcha, o joelho percorre uma amplitude de 60° (0° de extensão no contato inicial ou batida do calcanhar até 60° no final do balanço inicial). Ocorre alguma rotação medial do fêmur à medida que o joelho se estende no contato inicial e exatamente antes da saída do calcanhar.[108,212,228]

Controle muscular do joelho durante a marcha

A estabilidade durante o ciclo da marcha é controlada de maneira eficiente pela função normal dos músculos que se inserem no joelho.[212,228]

Quadríceps femoral. O músculo quadríceps femoral controla a quantidade de flexão do joelho durante o contato inicial (e resposta à carga) e, então, estende o joelho em direção ao apoio médio. Esse músculo novamente controla a quantidade de flexão durante o pré-balanço (da saída do calcanhar até a saída dos dedos) e impede a flexão excessiva do joelho (levantamento do calcanhar) durante o balanço inicial. Com a perda da função do quadríceps femoral, o paciente dá um impulso para a frente com o tronco durante o contato inicial para estabilizar a articulação, ao mover o centro de gravidade do tronco anteriormente ao eixo de flexão/extensão do joelho.[283]

Posteriores da coxa. Basicamente, os músculos posteriores da coxa desaceleram e controlam a extensão do joelho durante o balanço terminal. A perda de função faz o joelho realizar uma extensão descontrolada durante esse período. Os músculos posteriores da coxa também proporcionam suporte posterior à cápsula do joelho quando este é estendido durante o apoio. A perda dessa função resulta em *genu recurvatum* progressivo.[283]

Sóleo. Os músculos flexores plantares uniarticulares do tornozelo (principalmente o sóleo) ajudam a limitar a quantidade de flexão do joelho durante o pré-balanço controlando o movimento da tíbia para a frente sobre o pé fixo. A perda de função resulta em hiperextensão compensatória do joelho durante o pré-balanço. A perda do levantamento do calcanhar durante a fase de pré-balanço, que resulta em um atraso ou leve queda da pelve daquele lado, também pode ocorrer em casos de disfunção do sóleo.

Gastrocnêmio. O músculo gastrocnêmio fornece suporte posterior ao joelho quando em extensão, ao final da resposta à carga ou apoio completo e exatamente antes do pré-balanço ou saída do calcanhar. A perda de função do gastrocnêmio resulta em hiperextensão do joelho durante esses períodos, assim como perda da propulsão com a flexão plantar durante o pré-balanço ou impulso.

Comprometimentos do quadril e do tornozelo

Como o joelho é a articulação intermediária entre o quadril e o pé, problemas nessas duas áreas podem interferir na função do joelho durante a marcha. Adiante alguns exemplos.

Contraturas em flexão do quadril. A inabilidade para estender o quadril impede que o joelho se estenda um pouco antes do final do apoio (saída do calcanhar).

Desequilíbrios de comprimento e força. Quando há assimetria de comprimento, força e controle neuromuscular dos músculos do quadril e joelho, as forças desequilibradas podem sobrecarregar diversas estruturas no joelho, dando origem à dor durante a caminhada ou corrida. Por exemplo, um músculo tensor da fáscia lata ou glúteo máximo encurtado pode aumentar a tensão sobre o TIT, o que pode levar à dor na região lateral do joelho; ou pode afetar a cinemática da articulação patelofemoral e causar dor na região anterior do joelho. Rotadores laterais e abdutores de quadril fracos resultam em rotação medial do fêmur, o que pode criar um deslocamento lateral relativo da patela e subsequente dor patelofemoral.[277] O uso excessivo do grupo muscular dos posteriores da coxa pode resultar em aumentos compensatórios na ativação do músculo quadríceps femoral e resultando em dor na região anterior do joelho (ver Cap. 20 para uma discussão sobre desequilíbrios musculares no quadril).

Comprometimentos do pé. A posição e função do pé e tornozelo afetam as cargas transmitidas para o joelho. Por exemplo, com um pé chato ou pé valgo, ocorre rotação medial geral do membro inferior, com aumento do ângulo-Q e um aumento no efeito de corda de arco sobre a patela.[166]

DOR REFERIDA E LESÕES NERVOSAS

Para uma descrição detalhada sobre os padrões de dor referida e lesões de nervos periféricos na região do joelho, ver o Capítulo 13.

Principais nervos sujeitos a lesão no joelho

O nervo isquiático divide-se nos nervos tibial e fibular comum em um ponto imediatamente proximal à fossa poplítea. Esses nervos se acham relativamente bem protegidos profundamente na fossa.

- O *nervo fibular comum* (L2-4) torna-se superficial no local onde serpenteia ao redor da fíbula, logo abaixo de sua cabeça, local comum para lesão. Os sintomas de perda sensitiva e fraqueza muscular são distais a esse local.
- O *nervo safeno* (L2-4) é um nervo sensitivo que inerva a pele ao longo da face medial do joelho e da perna. Pode ser lesionado com trauma ou cirurgia nessa região, resultando em síndromes de dor crônica.

Fontes comuns de dor referida

As raízes nervosas e os tecidos derivados dos segmentos vertebrais L3 manifestam-se na face anterior, e aqueles de S1 e S2 manifestam-se na face posterior do joelho.[50] A articulação do quadril, que é primariamente inervada por L3, pode apresentar os sintomas na região anterior da coxa e do joelho. Em casos de dor referida, o exercício fisioterapêutico para o joelho é benéfico apenas para prevenir o desuso da musculatura do joelho; o tratamento primário precisa ser dirigido para a fonte da irritação do nervo.

■ Tratamento de distúrbios e cirurgias do joelho

Para fazer boas escolhas clínicas ao tratar pacientes com distúrbios do joelho, é necessário compreender as várias patologias, os procedimentos cirúrgicos e as precauções associadas, além de identificar a existência de deficiências estruturais e funcionais, limitações nas atividades e restrições à participação. Nesta seção, estão apresentadas patologias e procedimentos cirúrgicos comuns e descritos os tratamentos conservador e pós-operatório dessas condições.

HIPOMOBILIDADE ARTICULAR: TRATAMENTO CONSERVADOR

Patologias articulares comuns e comprometimentos associados

A osteoartrite (OA) e a artrite reumatoide (AR), assim como um trauma articular agudo, podem afetar as articulações do joelho. Além disso, pode ocorrer uma diminuição na flexibilidade e formação de aderências nas articulações e tecidos adjacentes sempre que a articulação é imobilizada após uma lesão, cirurgia ou fratura. A etiologia desses sintomas artríticos e articulares e as diretrizes de tratamento geral estão descritas no Capítulo 11; esta seção aplica tais informações ao tratamento da articulação do joelho.

Osteoartrite (doença articular degenerativa)

A OA, normalmente chamada de doença articular degenerativa, é a doença que mais afeta as articulações que sustentam o peso corporal. No joelho, a destruição da cartilagem articular costuma ser mais aparente no compartimento articular medial do que no compartimento lateral (Fig. 21.5).

Um terço das pessoas com mais de 65 anos têm evidência radiográfica de OA no joelho.[16] Dor, fraqueza muscular, frouxidão no compartimento articular medial e limitações no movimento afetam a função e levam à incapacidade. Em presença de OA, desenvolvem-se, comumente, deformidades no joelho, como geno varo, embora possa ocorrer geno valgo em alguns indivíduos. A instabilidade do joelho (a sensação de que o joelho está falseando ou se deslocando) também costuma ser relatada por pessoas com OA de joelho e contribui de modo significativo para o comprometimento da função física.[77] Fatores como excesso de peso, trauma articular, deformidades do desenvolvimento, fraqueza no músculo quadríceps femoral e rotação anormal da tíbia são identificados como fatores de risco para o desenvolvimento de OA do joelho.[6,16]

Evidências em foco

Uma investigação envolvendo 52 pacientes com OA no compartimento medial do joelho, feita por Schmitt et al.,[255] encontrou que o autorrelato de instabilidade do joelho contribuía para a limitação da função durante a vida diária. Contudo, os achados do estudo não mostraram relação direta entre a gravidade da instabilidade de joelho relatada e a quantidade de frouxidão articular medial, alinhamento em varo do joelho ou força do músculo quadríceps.

Em um estudo com 220 pacientes com OA, 95% dos indivíduos relatou falta de confiança no joelho durante a marcha; a dor durante a marcha e o medo do movimento se correlacionaram amplamente com a falta de confiança.[272]

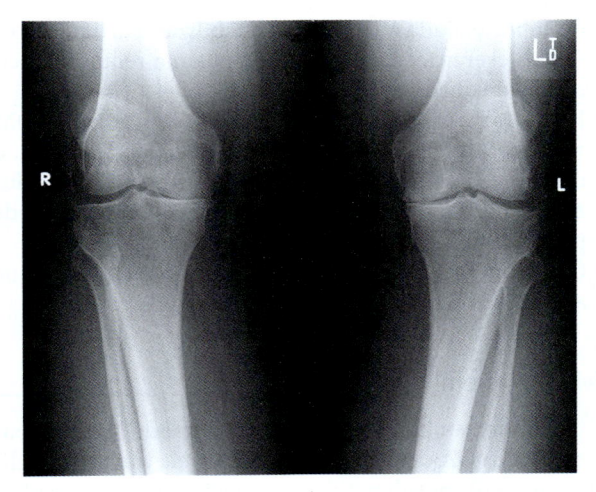

Figura 21.5   Doença articular degenerativa avançada bilateral no compartimento medial nos joelhos de um programador/analista de computação de 52 anos que subsequentemente foi submetido à artroplastia total do joelho.

Artrite pós-traumática

A *artrite pós-traumática* no joelho ocorre em resposta a qualquer lesão que afeta as estruturas articulares, particularmente após rupturas ligamentares e meniscais agudas. Com essas lesões, o edema articular pode ser imediato, indicando sangramento dentro da articulação, ou progressivo (levando mais de 4 horas para se desenvolver), indicando derrame seroso. Os sintomas agudos incluem dor, limitação nos movimentos e defesa muscular. O trauma, incluindo microtraumas repetitivos, é uma causa comum de alterações degenerativas na articulação do joelho.

Artrite reumatoide

A artrite reumatoide (AR) em estágio inicial normalmente se manifesta primeiro nas mãos e nos pés. Com a progressão do processo da doença, os joelhos podem também ser envolvidos. As articulações se tornam quentes e edemaciadas, e desenvolve-se limitação nos movimentos. Além disso, comumente se desenvolve uma deformidade em geno valgo durante os estágios avançados dessa doença.

Hipomobilidade pós-imobilização

Quando o joelho é imobilizado por várias semanas ou ainda por mais tempo, como após a cicatrização de uma fratura ou após uma cirurgia, a cápsula, os músculos e tecidos moles desenvolvem contraturas, e a mobilidade se torna restrita. Aderências podem restringir o deslizamento caudal da patela, o que limita a flexão do joelho e pode causar dor se o retesamento nos tecidos resultar em maiores forças compressivas na articulação patelofemoral. Pode ocorrer uma folga extensora com a extensão ativa do joelho quando a patela não desliza proximalmente durante a contração do músculo quadríceps femoral.[281] Isso em geral ocorre após reparos operatórios de alguns ligamentos do joelho, quando o joelho é imobilizado em flexão por um período prolongado.

Comprometimentos estruturais comuns

- Com o envolvimento articular, o padrão de limitação no joelho é, em geral, mais de perda de flexão do que de extensão.
- Quando há derrame (edema no interior da articulação), uma posição próxima de 25° de flexão costuma ser a mais confortável para o paciente, pois nela há maior distensibilidade capsular. Mínima mobilidade é possível por causa do edema.
- Ocorre inibição reflexa e resultante fraqueza do músculo quadríceps femoral por causa da distensão articular.[279] Os sintomas de distensão articular, rigidez, dor e inibição reflexa do músculo quadríceps femoral podem causar uma folga extensora (do quadríceps femoral), na qual a amplitude ativa de extensão do joelho é menor do que a amplitude passiva disponível.[281]
- Tem sido relatado um distúrbio nas respostas de equilíbrio, por exemplo, aumento da oscilação do corpo tanto em condições estáticas como dinâmicas, em pacientes com artrite do joelho.[300]

Comprometimentos comuns, limitações nas atividades e restrições à participação

- Com os sintomas agudos e nos estágios avançados de degeneração articular, há dor durante o movimento, apoio de peso e marcha, que pode interferir no trabalho ou em atividades rotineiras em casa ou na comunidade.
- Há limitação ou dificuldade no controle de atividades com apoio de peso controlado que envolvem flexão do joelho, como sentar e levantar de uma cadeira ou do vaso sanitário, descer e subir escadas, inclinar-se para a frente, agachar, ou levantar do chão.[74]
- No estágio final da artrite, a atividade física fica acentuadamente limitada, com menor participação nas atividades de lazer e nas que envolvem o cuidado da casa.[291]

Hipomobilidade articular: tratamento – fase de proteção

Ver no Capítulo 11 as diretrizes gerais para o tratamento de lesões articulares agudas e diretrizes específicas para OA e AR.

Controlar a dor e proteger a articulação

Orientações ao paciente. É importante ensinar ao paciente métodos para proteger a articulação, incluindo posicionamento no leito ou uso de talas para evitar contraturas deformantes, exercícios de amplitude de movimento (ADM) e isométricos intermitentes para manter a mobilidade e promover o fluxo sanguíneo, além de atividades funcionais seguras que reduzam as cargas sobre o joelho.

Adaptações funcionais. Instruir o paciente para que minimize a subida de escadas, use assentos elevados no vaso sanitário e evite sentar em cadeiras ou poltronas baixas para minimizar as grandes forças musculares nessas amplitudes de flexão de joelho durante o apoio de peso. Se necessário, durante uma fase de exacerbação da artrite, fazer o paciente usar muletas, bengalas ou um andador para distribuir as forças ao longo dos membros superiores enquanto caminha.

Manter a mobilidade dos tecidos moles e da articulação

Exercícios de ADM passivos, ativoassistidos ou ativos. Usar técnicas de ADM dentro dos limites da dor e mobilidade disponível. O paciente pode ser capaz de realizar ADM ativa em decúbito lateral com a gravidade eliminada ou executar ADM autoassistida.

Tração articular graus I ou II e deslizamentos anteriores/ posteriores. Aplicar técnicas manuais suaves, se tolerado, com a articulação próxima da, ou na, posição de repouso (25° de flexão). Essas técnicas são usadas para inibir a dor e manter a mobilidade articular. O alongamento é contraindicado nesse estágio.

Manter a função muscular e prevenir aderências da patela

Exercícios isométricos intermitentes. Fazer o paciente realizar exercícios isométricos intermitentes com foco nos músculos quadríceps femoral ("séries *quad*") e nos posteriores da coxa, com o joelho em posições sem produzir dor, séries *quad* com elevação da perna e isométricos intermitentes submáximos em cadeia fechada. Os exercícios isométricos intermitentes são descritos com detalhes na última seção deste capítulo. As séries *quad* podem ajudar a manter a mobilidade da patela quando a articulação tibiofemoral estiver imobilizada e, portanto, são ensinados rotineiramente após cirurgias ou quando a articulação está imobilizada.

Hipomobilidade articular: tratamento – fases de movimento controlado e de retorno à função

À medida que o derrame articular diminui e os tecidos são capazes de tolerar cargas maiores, as metas do tratamento se modificam para lidar com os comprometimentos que interferem nas atividades funcionais. O tratamento do paciente sofre progressão com a inserção de exercícios com movimentos controlados e atividades que enfocam o retorno seguro às atividades funcionais desejadas.

Orientar o paciente

- Informar o paciente sobre sua condição, o que esperar com respeito à recuperação e como proteger as articulações.
- Ensinar ao paciente exercícios seguros para fazer em casa, como progredi-los e como modificá-los quando os sintomas forem exacerbados pela doença, pelo uso excessivo, ou pelos exercícios. Tem sido mostrado que exercícios como os de fortalecimento, alongamento e ADM, especificamente elaborados, e o uso de uma bicicleta ergométrica melhoram os resultados funcionais em pacientes com OA em um programa de exercícios domiciliares.[59] É importante enfatizar que manter a força nos músculos de suporte ajuda a proteger e estabilizar a articulação e que os exercícios de equilíbrio ajudam a reduzir a incidência de quedas.
- Instruir o paciente para que realize exercícios de ADM ativos e técnicas isométricas com frequência durante o dia, em especial antes de apoiar o peso, de modo a reduzir os sintomas dolorosos que ocorrem com o apoio de peso inicial.[74]
- O paciente com OA ou AR deve ser alertado para que alterne atividade com repouso.

Evidências em foco

Em um estudo randomizado controlado[59] de 134 pacientes com OA dos joelhos, um grupo de tratamento clínico (*n* = 66) foi submetido a exercícios supervisionados, terapia manual e exercícios domiciliares por 4 semanas; e um grupo de exercícios domiciliares (*n* = 68) foi submetido apenas a exercícios domiciliares. Os resultados medidos consistiram na distância caminhada em 6 minutos e no WOMAC (Índice de Osteoartrite das Universidades do Oeste de Ontário e McMaster). Os dois grupos melhoraram nas medidas dos resultados após 4 semanas; o grupo que fez o tratamento na clínica melhorou 52% no WOMAC, enquanto o de exercícios domiciliares melhorou 26%. Ambos os grupos melhoraram 10% nas distâncias caminhadas em 6 minutos. Com 1 ano não havia diferença entre eles, e os dois grupos mostraram melhora acima das medidas básicas, embora tenha sido observado que o que recebeu tratamento na clínica estava menos propenso a tomar medicamentos para artrite e estava mais satisfeito com o resultado de sua reabilitação. A falta de manutenção no longo prazo salienta a importância da orientação ao paciente e sua adesão ao programa de exercícios domiciliares de longo prazo prescritos.

Diminuir a dor decorrente de sobrecarga mecânica

Continuar a usar dispositivos auxiliares para deambulação, se necessário. O paciente pode progredir para o uso de menos assistência ou pode deambular sem assistência por alguns períodos. Continuar a usar assentos elevados em vasos sanitários e cadeiras, se necessário, para reduzir as cargas mecânicas impostas ao tentar levantar.[74]

Aumentar a mobilidade intra-articular e a amplitude de movimento

Precaução: não aumentar a ADM a menos que o paciente tenha força suficiente para controlar a mobilidade já disponível. Uma articulação usada para apoio de peso que seja móvel, mas sem controle muscular adequado, causa comprometimento na estabilidade e dificulta a função de sustentação de peso do membro inferior.

Mobilização articular. Quando há perda de mobilidade intra-articular e articular, devem ser usadas técnicas de mobilização articular. Aplicar técnicas mantidas ou oscilatórias grau III ou grau IV nas articulações tibiofemorais e patelofemorais, com a articulação posicionada no final da amplitude disponível. (ver as Figs. 5.49 a 5.54 e suas descrições no Cap. 5). À medida que a ADM aumenta, integrar os movimentos acessórios de rotação que acompanham a flexão e a extensão.[134]

- Para aumentar a *flexão*, posicionar a tíbia em rotação medial e aplicar o deslizamento posterior contra a face anterior do platô tibial medial.
- Para aumentar a *extensão*, posicionar a tíbia em rotação lateral e aplicar o deslizamento anterior contra a face posterior do platô tibial lateral.
- Pode também ser feito o deslizamento medial e lateral da tíbia sobre o fêmur, a fim de recuperar a mobilidade para flexão e extensão.

Técnicas de alongamento. Técnicas de alongamento passivas e de facilitação neuromuscular proprioceptiva (FNP) são usadas para aumentar a extensibilidade dos músculos e tecidos moles não contráteis extracapsulares que restringem a mobilidade do joelho. Técnicas específicas estão descritas na última seção deste capítulo.

Precauções: técnicas que forçam o joelho em flexão, utilizando a tíbia como alavanca ou usando fortes contrações do músculo quadríceps femoral (durante uma manobra de manutenção-relaxamento), podem exacerbar os sintomas articulares.

Incorporar os seguintes procedimentos para minimizar o trauma articular decorrente do alongamento:

- Mobilizar as articulações patelofemoral e tibiofemoral antes do alongamento para facilitar a artrocinemática articular natural durante as manobras de alongamento.
- Aplicar massagem nos tecidos moles ou massagem de fricção para liberar aderências ou contraturas antes do alongamento. Incluir massagem profunda ao redor da borda da patela.
- Modificar a intensidade das contrações quando aplicar técnicas de alongamento com FNP, de modo a diminuir os efeitos da compressão articular. Se a ativação do músculo quadríceps femoral para a técnica de manutenção-relaxamento com o objetivo de aumentar a flexão do joelho agravar a dor na região anterior no joelho, pode-se usar uma técnica de contração do agonista com os músculos posteriores da coxa.
- Usar alongamentos de baixa intensidade e longa duração dentro da tolerância do paciente.

Mobilização com movimento. A mobilização com movimento (MM) pode ser aplicada para aumentar a ADM e/ou diminuir a dor associada ao movimento, para facilitar a artrocinemática articular. Mulligan[195] afirmou que a MM é mais efetiva com a perda de flexão do que de extensão do joelho. Os princípios de MM estão descritos no Capítulo 5.

MM: deslizamentos laterais ou mediais

Posição do paciente e procedimento: decúbito dorsal para extensão ou decúbito ventral para flexão. Aplicar deslizamento medial ou lateral ao platô tibial, sem provocar dor, com a mão ou usando um cinto de mobilização. A direção do deslizamento costuma ser na direção da dor (ou seja, dor na região lateral do joelho responde melhor ao deslizamento lateral da tíbia, enquanto a dor na região medial do joelho responde melhor ao deslizamento medial).[195]

- Mantendo a mobilização, peça ao paciente para mover ativamente até o final da amplitude indolor de flexão ou extensão disponível.
- Aumente a pressão, sem provocar dor, a fim de obter os benefícios da sobrecarga no final da amplitude.

MM: rotação medial da tíbia para flexão – técnica manual

Posição do paciente e procedimento: decúbito dorsal com o joelho flexionado no final da amplitude indolor disponível. Aplicar mobilização por rotação medial à tíbia, exercendo pressão manual com uma mão no platô tibial anteromedial, simultaneamente à pressão com a outra mão no platô tibial posterolateral, posterior à cabeça da fíbula.

- Mantendo a mobilização por rotação medial, peça ao paciente para flexionar o joelho usando um cinto de mobilização preso ao pé. Mantenha a posição no final da amplitude indolor disponível durante alguns segundos (Fig. 21.6).

MM: rotação medial para flexão – autocuidado

Posição do paciente e procedimento: em bipedestação, com o pé da perna envolvida sobre uma cadeira e o joelho flexionado. Posicionar o pé de modo que a tíbia fique medialmente rodada. Fazer o paciente aplicar pressão em rotação medial contra os platôs tibiais anteromedial e posterolateral e transferir o peso para a frente, de modo a flexionar o joelho no final da amplitude disponível sem provocar dor (Fig. 21.7).

Melhorar o desempenho muscular nos músculos de suporte

Os exercícios identificados nesta seção estão descritos com detalhes na última seção do capítulo.

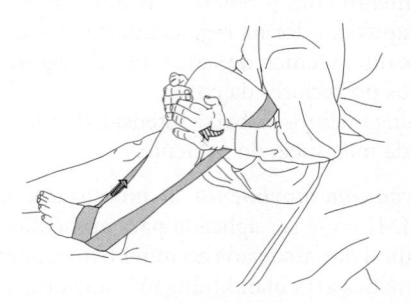

Figura 21.6   MM com rotação medial da tíbia para aumentar a flexão do joelho.

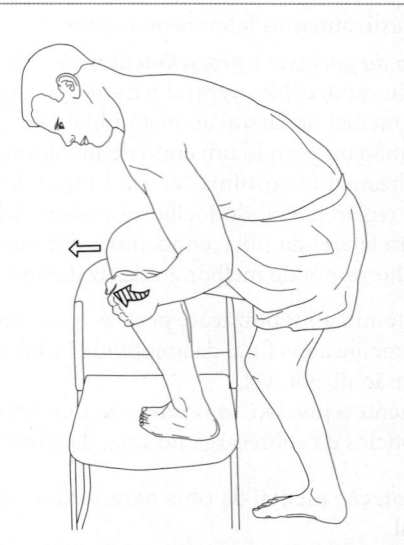

Figura 21.7   Autocuidado usando MM com rotação medial da tíbia para aumentar a flexão do joelho.

Fortalecimento progressivo. Iniciar com isométricos em múltiplos ângulos, tanto para os flexores como para os extensores do joelho e ADM ativa, exercícios em posições de cadeia aberta e fechada, usando uma progressão moderada de repetições e resistências em arcos de movimento livre de dor. A intensidade dos exercícios deve estar dentro da tolerância da articulação e não deve exacerbar os sintomas.

- Ao fazer exercícios em cadeia aberta, os pacientes experimentam menos dor com velocidades mais rápidas e resistência leve do que ao fazer os exercícios lentamente com resistência pesada.
- A resistência aplicada no meio da amplitude (45° a 90°) tende a exacerbar a dor patelofemoral, em decorrência das maiores forças articulares compressivas sobre a patela. Aplicar a resistência em arcos de movimento que sejam indolores nos dois lados da amplitude sintomática. Isso pode ser feito com o uso de resistência manual ou mecânica.
- Fortalecer a musculatura do quadril e do tornozelo com o uso de exercícios em cadeia aberta e fechada, de modo a equilibrar as forças que passam pelos membros inferiores, e progredir o paciente rumo à independência funcional (ver nos Caps. 20 e 22 exercícios de quadril e tornozelo).

Resistência muscular à fadiga. Aumentar as repetições em cada nível de resistência antes de progredir para uma resistência maior.

Treinamento funcional. As habilidades de subir escadas, sentar e levantar de cadeiras e do vaso sanitário e usar uma mecânica corporal segura para erguer objetos do chão estão, geralmente, comprometidas em pessoas com artrite de joelho. É muito importante fortalecer a musculatura do joelho fazendo modificações nas atividades funcionais, removendo gradualmente as modificações e progredindo a dificuldade conforme a força melhora.

- *Exercícios de subir e descer degraus (de frente, de costas e lateralmente).* Iniciar com um degrau de altura baixa e progredir até a altura de degrau necessária para que o paciente tenha mobilidade em casa e na comunidade. Progredir para atividades funcionais, como subir escadas ou rampas, dependendo do resultado desejado.
- *Deslizamentos na parede e miniagachamentos de até 90°, se tolerado.* Permanecer dentro de uma amplitude que não exacerbe os sintomas. Associar esses exercícios com atividades funcionais de sentar e levantar (com auxílio do braço da cadeira, se necessário) para – e a partir de – cadeiras de diferentes alturas. Determinar se é necessária uma adaptação na cadeira para segurança na função. Ensinar o alinhamento correto do membro inferior e a transferência posterior do peso para a ativação e o fortalecimento do glúteo máximo.
- *Avanços parciais.* Concentrar-se no controle do tronco e manter o joelho sobre o pé em posição de apoio durante o movimento. Fazer o paciente ativar a musculatura lombopélvica para estabilizar a pelve durante a atividade

de avanço. Para simular uma mecânica corporal efetiva, essa atividade é progredida com o aumento gradual da profundidade dos avanços para apanhar pequenos objetos do solo. Os avanços são um modo efetivo de ensinar a mecânica corporal para uma pessoa com comprometimento unilateral do joelho.

- **Atividades de equilíbrio.** As atividades de equilíbrio são iniciadas no nível que o paciente puder controlar. Sugestões detalhadas estão apresentadas nos Capítulos 8 e 23.
- **Deambulação.** Diminuir o uso de dispositivos auxiliares à medida que a força do músculo quadríceps femoral melhorar para um teste muscular manual nível 4/5 e à medida que o movimento articular durante a marcha se mostrar normalizado e simétrico. Praticar a deambulação em diversos terrenos e inclinações, e incluir mudanças de direção, primeiro com assistência e depois de maneira independente.

Melhorar a resistência cardiopulmonar

Selecionar e adaptar as atividades a fim de minimizar as sobrecargas que possam causar irritação ao joelho.

- **Natação, aeróbia na água e exercícios aquáticos** proporcionam um ambiente para melhora da função muscular e cardiopulmonar com menos trauma articular.
- **Pedalar** é uma forma de exercício de baixo impacto. Ajustar a altura do assento, de modo que o joelho faça extensão completa (mas não hiperextensão) quando o pedal estiver no ponto mais baixo de seu arco. Na bicicleta ergométrica, começar com resistência baixa e progredir conforme tolerância do paciente.
- **Atividades de alto impacto – com cuidado.** Para alguns pacientes, a progressão para correr e pular corda e outras atividades com alto impacto e velocidade mais rápida, ou para atividades mais intensas, pode ser feita desde que a articulação continue assintomática. Se houver deformidade articular e uma biomecânica apropriada não puder ser restaurada, o paciente deverá ser desencorajado para que não progrida para essas atividades, a fim de que sejam evitadas outras lesões articulares.

Desfechos

Duas revisões sistemáticas de estudos elaborados para examinar os efeitos do exercício no tratamento de OA de quadril e joelho descrevem um apoio aos exercícios aeróbios e de fortalecimento para reduzir a dor e a incapacidade.[248,249] O consenso da opinião de especialistas citado por Roddy[248] é que (1) há poucas contraindicações e (2) o exercício é relativamente seguro em pacientes com OA, mas deve ser individualizado e centrado no paciente, levando em consideração a idade, comorbidade e mobilidade geral. Do mesmo modo, a *Cochrane Database of Systematic Reviews*[80] e as *Philadelphia Panel Evidence-Based Clinical Practice Guidelines*[229] e, mais recentemente, o resumo de revisões

sistemáticas de estudos sobre intervenções de fisioterapia para pacientes com OA de joelho[127] indicaram que há evidências que apoiam os exercícios de fortalecimento e de alongamento e exercícios funcionais como intervenções para o tratamento da dor no joelho resultante de OA e para melhora da função física.

Em outro estudo, que acompanhou 285 pacientes com OA de joelho por 3 anos, os pesquisadores encontraram que os fatores que protegiam as pessoas de desfechos funcionais ruins incluíam nível de força e atividade, assim como saúde mental, autoeficácia e apoio social.[264]

Uma revisão dos desfechos[57] resumiu que exercícios moderados ou de alta intensidade para pacientes com AR têm mínimo efeito na atividade da doença, mas há evidência radiológica insuficiente do efeito nas grandes articulações. Essa revisão também sugeriu que exercícios de intensidade moderada a alta em longo prazo, individualizados para proteger articulações radiologicamente lesionadas, melhoram a capacidade aeróbia, força muscular, habilidade funcional e o bem-estar psicológico de pacientes com AR. Os pacientes com AR que participaram de um programa de atividade aeróbia, de fortalecimento e funcional e que continuaram nesse programa ao longo de um acompanhamento de 18 meses mantiveram a força dos músculos extensores do joelho, enquanto aqueles que não continuaram a se exercitar perderam força. Por ocasião do acompanhamento aos 18 meses, o condicionamento aeróbio declinou e a capacidade funcional foi mantida em ambos os grupos.[56]

Finalmente, uma revisão sistemática recente feita pela Osteoarthritis Research Society International recomendou o encaminhamento aos serviços de fisioterapia como forma de intervenção não farmacológica para melhorar a capacidade funcional de pacientes com OA sintomática.[318]

CIRURGIA ARTICULAR E TRATAMENTO PÓS-OPERATÓRIO

Está disponível uma gama de opções cirúrgicas para o tratamento da artrite do joelho, quando a dor e a sinovite não podem ser controladas com terapia conservadora e tratamento médico apropriados, ou quando a destruição das superfícies articulares, deformidade ou restrição de mobilidade progrediram até o ponto de as habilidades funcionais se acharem significativamente prejudicadas.

O procedimento cirúrgico escolhido depende dos sinais e sintomas do paciente, seu nível de atividade e idade, tipo de doença, gravidade do dano ou deformidade articular e envolvimento de outras articulações. O *desbridamento artroscópico* e a *lavagem* são usados para remover corpos soltos que possam estar causando edema e bloqueio intermitente do joelho.[17,260] Procedimentos desenvolvidos mais recentemente para reparar defeitos pequenos e localizados da cartilagem articular do joelho, como a *microfratura*,[94,262] o *transplante osteocondral com autoenxerto/mosaicoplastia*[13,106,143] e o *implante de condrócitos autólogos*,[44,95,303] parecem ser promissores.

A *sinovectomia* era o procedimento de escolha para um paciente jovem com derrame articular que não se resolve, proliferação sinovial e dor como resultado de AR ou AR juvenil, porém com mínima destruição das superfícies articulares, mas atualmente esse procedimento é usado com pouca frequência.[35,223,260] A *osteotomia* da região distal do fêmur ou da região proximal da tíbia (um procedimento extra-articular) redistribui as forças de apoio de peso entre a tíbia e o fêmur, em uma tentativa de reduzir a dor articular durante atividades com apoio de peso, e adia a necessidade de artroplastia do joelho.[17,35,260] No passado, a osteotomia tibial alta era considerada uma opção cirúrgica para o paciente ativo com menos de 50 a 55 anos de idade, sem doença sistêmica ativa, limitação significativa de movimento ou deformidade articular. Contudo, os avanços na artroplastia significaram que a substituição articular é, atualmente, realizada com maior frequência em pacientes mais jovens, o que torna a osteotomia é uma opção cirúrgica menos comum.[39]

Quando a erosão das superfícies articulares torna-se grave e a dor não se resolve, o procedimento de escolha para reduzir a dor, corrigir a deformidade e melhorar o movimento funcional é a *artroplastia total do joelho* (ATJ).[123,167,258] Apenas em situações altamente seletivas é utilizada a *artrodese* (fusão) do joelho, como um procedimento de salvamento para dar ao paciente um joelho estável e sem dor.

Independentemente do tipo de cirurgia escolhida, as metas da cirurgia e do tratamento pós-operatório são: (1) reduzir a dor; (2) corrigir a deformidade ou instabilidade; e (3) restaurar a função do membro inferior. Uma reabilitação pós-operatória progredida cuidadosamente é essencial para obter os melhores resultados funcionais.

Reparo de defeitos na cartilagem articular

As lesões de ligamentos ou meniscos do joelho e a disfunção patelofemoral aguda ou crônica estão em geral associadas com lesão da superfície articular. O tratamento cirúrgico de defeitos condrais tem sido um desafio por causa da limitação na capacidade de cicatrização da cartilagem articular.[44,153] Contudo, vários procedimentos cirúrgicos estão disponíveis para o reparo de lesões cartilaginosas, quando o tratamento conservador ou o desbridamento e a lavagem artroscópicos não tiverem sucesso. As estratégias para esses procedimentos cirúrgicos enfocam o reparo ou a restauração.[242] Os procedimentos de reparo da cartilagem incluem microfratura ou perfuração óssea,[94,153,242,262,282] enquanto os procedimentos de restauração variam da transferência de autoenxerto osteocondral (TAO) e transplante de aloenxerto osteocondral[13,18,106,143] ao implante de condrócitos autólogos.[95,153,242,303] Esses procedimentos são elaborados para estimular o crescimento da cartilagem hialina no reparo de defeitos focais da cartilagem articular e

para prevenir a deterioração progressiva da cartilagem articular que leva à OA.[44,153]

As descrições de procedimentos específicos para o joelho estão apresentadas nesta seção. Independentemente do procedimento escolhido para a cartilagem, cada um requer a habilidade e a disposição do paciente de aderir a um processo de reabilitação demorado.

Indicações para cirurgia

A indicação primária para reparo de um defeito na cartilagem articular é um joelho sintomático causado por uma lesão focal pequena ou relativamente grande da superfície da articulação tibiofemoral ou patelofemoral. Mais comumente, as lesões estão localizadas nas porções que apoiam o peso nos côndilos femorais medial ou lateral, o sulco troclear e as facetas articuladoras da patela.

Os critérios de seleção na escolha do procedimento incluem o tamanho da lesão condral, a profundidade da lesão, sua localização, o tempo decorrido desde a ocorrência do defeito e a idade e o nível de atividade pretendido pelo paciente. Em geral, defeitos maiores do que 1 a 2 cm², mas não com mais de 4 cm², são considerados apropriados para técnicas de restauração.[242] A maior parte dos pacientes submetidos a reparo de cartilagem articular é jovem e ativa.[44,153]

Recomendação clínica

Um sistema para classificação de lesões de cartilagem, desenvolvido pela International Cartilage Repair Society, baseia-se em uma escala graduada de cinco pontos. As lesões variam do grau 0 (cartilagem normal, sem defeitos observáveis) ao grau 4 (gravemente anormal, defeitos osteocondrais abrangendo toda a espessura da cartilagem).[32]

Procedimentos

Microfratura. A microfratura é indicada para reparo de defeitos bem pequenos, normalmente no côndilo femoral medial ou lateral ou na patela. O procedimento é realizado por meio de artroscopia e envolve o uso de uma furadeira não motorizada para penetrar sistematicamente o osso subcondral e expor a medula óssea. O procedimento de primeira escolha é elaborado para estimular uma resposta de reparo dependente da medula óssea que leva ao crescimento local de tecido cartilaginoso (fibrocartilagem) para reparar a lesão.[44,94,153,262,282] A condrogênese autóloga induzida por matriz é uma técnica mais recente que combina microfratura com a aplicação de uma bicamada de membrana de colágeno para estabilizar o crescimento interno e orientar o reparo.[242]

Transplante de autoenxerto osteocondral. Para lesões focais envolvendo tecido condral ou subcondral das superfícies do joelho que recebem descarga de peso, pode-se optar pelo transplante de enxerto osteocondral. É um procedimento artroscópico ou de mini-incisão que envolve o transplante de cartilagem articular madura intacta com algum osso subjacente, resultando em um enxerto osso a osso.[13,18,106,143] A *mosaicoplastia* é uma técnica similar que emprega enxertos (plugues) osteocondrais de pequeno diâmetro, coletados e encaixados sob pressão (*press-fit*) no defeito condral, em lugar de apenas um fragmento de tecido, como o utilizado no procedimento de TAO.[13,18,106,143]

Os locais doadores costumam ser porções que não apoiam peso e não se articulam, como a crista supracondilar das superfícies articuladoras do fêmur lateral.[13]

Implante de condrócitos autólogos. Esse procedimento, também chamado de transplante de condrócitos, é usado em pacientes mais jovens para defeitos condrais e osteocondrais com espessura completa (2 a 4 cm²) nos côndilos femorais ou na patela.[44,95,303] O procedimento ocorre em dois estágios. Primeiro, é colhida por artroscopia a cartilagem articular saudável do paciente. Então, os condrócitos são extraídos da cartilagem articular, cultivados por várias semanas e processados em laboratório para que o tecido saudável aumente em volume. A segunda fase envolve a implantação dos condrócitos durante uma artrotomia (procedimento aberto). Após os locais com defeito condral terem sido desbridados, eles são cobertos com um remendo de periósteo colhido da região proximal medial da tíbia, e este remendo é fixado com uma cola de fibrina. Então, milhões de condrócitos autólogos são injetados sob o remendo e dentro do defeito articular.

O posicionamento do paciente nas primeiras 4 horas após a cirurgia é crítico. Os pacientes são posicionados de modo que o efeito da gravidade distribua os condrócitos igualmente ao longo da base do defeito.[240] Por exemplo, após um reparo de superfície patelofemoral, o paciente é colocado na posição de decúbito ventral.

A maturação dos condrócitos implantados é um processo demorado. Pode levar até 6 meses para que o local do enxerto se torne firme e até 9 meses para que o enxerto se torne tão durável quanto o tecido saudável ao seu redor.[95]

Transplante de aloenxerto osteocondral. Para defeitos com mais de 4 cm², a única opção para reparo, embora usada com pouca frequência, é o aloenxerto osteocondral de cartilagem articular intacta proveniente de um doador que foi a óbito. Os enxertos intactos são coletados e armazenados por um período máximo de 4 semanas, antes da implantação no defeito.[55] Aloenxertos congelados também têm sido utilizados em pacientes escolhidos com bons resultados no longo prazo,[22,226] embora o congelamento do material do enxerto possa matar os condrócitos articulares, levando à falha do procedimento.[44,153]

Outros procedimentos. Quando uma patologia coexistente de ligamento ou menisco, ou um desalinhamento tibiofemoral ou patelofemoral são identificados antes ou durante um reparo cirúrgico é necessário fazer a reconstrução ou realinhamento a fim de que o reparo da cartilagem articular seja bem-sucedido. Os procedimentos mais comuns são reconstrução do LCA e reparo de menisco para defeitos articulares tibiofemorais e liberação retinacular lateral para defeitos patelares.[13,95]

Tratamento pós-operatório

Para um bom resultado após procedimentos de reparo da cartilagem articular, é essencial que o programa de reabilitação seja progredido de forma cuidadosa e monitorado de perto. Os componentes e a progressão de um programa de reabilitação, incluindo exercícios, deambulação e atividades funcionais, precisam ser cuidadosamente graduados para proteger o reparo ou enxerto e prevenir dano articular adicional, ao mesmo tempo que são aplicadas cargas controladas para estimular o processo de cicatrização.

A progressão dos exercícios pós-operatórios e das atividades funcionais após microfratura, transplante autólogo osteocondral e implante de condrócitos autólogos tem muitos elementos comuns que, contudo, variam em algum grau. Protocolos pós-operatórios detalhados e também diretrizes abrangentes para a prática clínica para cada um desses procedimentos têm sido publicados na literatura.[13,95,143,142,240] Além do tipo de reparo empregado, a progressão da reabilitação baseia-se no tamanho, na profundidade e localização do defeito articular, necessidade de procedimentos cirúrgicos concomitantes e fatores ligados ao paciente como idade, índice de massa corporal, história de saúde e nível de atividade pré-operatório.

As metas durante a reabilitação após um reparo de cartilagem articular são similares às encontradas na maioria dos programas de reabilitação do joelho apresentados neste capítulo. O apoio de peso protegido durante um período extenso de tempo e a mobilização precoce são essenciais após o reparo da cartilagem articular para promover a maturação e manter a saúde da cartilagem articular reparada ou implantada. Considerações especiais para exercícios e apoio de peso associadas a diferentes procedimentos feitos na cartilagem articular estão resumidas no Quadro 21.2.[13,95,143,142,240,303]

Artroplastia total do joelho

A artroplastia total do joelho (ATJ), também chamada de substituição total do joelho, é um procedimento largamente utilizado para artrite avançada do joelho. A ATJ é realizada principalmente em pacientes mais velhos (≥ 70 anos) com osteoartrite. Contudo, ao longo das últimas décadas a proporção de pacientes mais jovens submetidos à ATJ aumentou significativamente.[146] Durante esse período, as metas primárias da ATJ são aliviar a dor e melhorar a função física e qualidade de vida do paciente.[189,258]

Indicações para cirurgia

Adiante as indicações comuns para ATJ.[123,167,258]

- Dor articular intensa durante o apoio de peso ou movimento, comprometendo as habilidades funcionais.
- Destruição extensiva da cartilagem articular do joelho secundária à artrite avançada.
- Deformidade acentuada do joelho, como geno varo ou valgo.
- Instabilidade grosseira ou limitação de movimento.

- Falha do tratamento conservador ou de um procedimento cirúrgico prévio.

QUADRO 21.2	Considerações e precauções especiais para a reabilitação após reparo de cartilagem articular*

- Quanto maior a lesão, mais lenta e cuidadosa a progressão da reabilitação.
- A ADM precoce, porém controlada, é recomendada para facilitar o processo de cicatrização e começa imediatamente no dia da cirurgia ou um ou dois dias depois (MPC, exercícios passivos ou assistidos).
- O apoio de peso controlado (protegido) iniciado o mais cedo possível é benéfico para o processo de cicatrização, mas a adesão às restrições ao apoio de peso é crítica.
- A duração e o grau das restrições ao apoio de peso variam com o tamanho do defeito e tipo e localização do reparo.*
  - Períodos mais longos de apoio de peso com suporte após transplante osteocondral/mosaicoplastia e implante de condrócitos autólogos do que após uma microfratura.
  - Períodos mais longos de apoio de peso com suporte após um reparo de côndilo femoral (até 8 a 12 semanas) do que após um defeito patelar (até 4 semanas).
  - O apoio de peso completo é adiado por até 8 a 12 semanas.
- Uma órtese de proteção poderá ser usada no período pós-operatório.
  - Tipicamente travada em extensão, exceto durante o exercício.
  - Usada durante atividades com apoio de peso por 4 a 6 semanas.
  - Usada durante o sono por até 4 semanas.
  - Uma órtese que diminua a carga sobre a articulação poderá ser usada após o reparo de um defeito no côndilo femoral para transferir o peso para longe do reparo durante o período de apoio de peso com suporte.
- Retorno à atividade funcional.[142]
  - Em geral, esportes de baixo impacto, como a natação, patinação no gelo e com rodas, e ciclismo são permitidos com cerca de 6 meses.
- Esportes de alto impacto, como corrida leve ou de velocidade e exercícios aeróbios, são permitidos com:
  - 8-9 meses para lesões pequenas.
  - 9-12 meses para lesões maiores.
- Esportes de impacto ainda mais elevado, como tênis, basquete, futebol americano e beisebol, são permitidos com 12-18 meses.

*As considerações e precauções variam com o tamanho, a profundidade e localização do defeito articular, tipo de reparo cirúrgico e procedimentos concomitantes e fatores ligados ao paciente (p. ex., idade, índice de massa corporal, história de saúde e nível de atividade pré-operatório).

Procedimento

Contexto

A substituição protética de uma ou mais superfícies do joelho começou a desenvolver-se durante os anos de 1960. Para abordar os problemas com os primeiros modelos, surgiram modelos com dois componentes, semiestáveis – e as inovações nesse campo continuam até o presente. Para o paciente com dor intensa na região anterior do joelho, resultante da deterioração patelofemoral avançada, foi desenvolvido um modelo condilar total com três componentes que incluía o revestimento da articulação patelofemoral. Para a artrite avançada apenas na face medial ou lateral do joelho, a artroplastia de joelho unicompartimental (unicondilar – AUJ) foi desenvolvida como uma alternativa à ATJ.[197,217,252,290]

O conhecimento, por parte do fisioterapeuta, dos diferentes tipos de ATJ e AUJ usados atualmente favorece a comunicação entre ele e o cirurgião e fornece uma base para as decisões tomadas durante a reabilitação.

Tipos de artroplastia de joelho. Os procedimentos atuais de substituição de joelho podem ser divididos em várias categorias com base no modelo dos componentes, acesso cirúrgico e tipo de fixação (Quadro 21.3).[124,167,194,197,258,290] Uma categoria baseia-se no número de componentes implantados ou superfícies articulares substituídas; outra baseia-se no grau de congruência/estabilidade inerente intrínseca do desenho. A maioria dos procedimentos de ATJ atuais envolve um sistema protético com estabilidade parcial e dois componentes (bicompartimental) para substituir a região proximal da tíbia e a região distal do fêmur (Fig. 21.8). Esses sistemas são compostos tipicamente de um componente femoral, modular ou não modular, com uma superfície articuladora metálica, e um componente tibial simples, modular ou não modular, totalmente de polietileno ou com a parte de trás metálica e a superfície articuladora de polietileno.[124,167,258]

Ocasionalmente, quando a articulação patelofemoral é sintomática, escolhe-se um modelo tricompartimental que reveste também a face posterior da patela com um componente de polietileno.[123,167,258] Para o paciente mais jovem (< 55 anos de idade) com doença avançada apenas do compartimento medial ou lateral da articulação do joelho, escolhe-se em geral um modelo unicompartimental para substituir apenas um platô tibial e um côndilo femoral.[197,217,252,258,290]

LCM e LCL intactos são pré-requisitos necessários para uma ATJ com estabilidade parcial ou sem estabilidade inerente.[123,167,258] Os modelos totalmente estáveis, atualmente usados com pouca frequência, são reservados para o paciente com baixa demanda, que tem instabilidade acentuada no joelho, perda óssea extensiva ou deformidade grave ou que fez revisões prévias de uma ATJ.[123,167] Os modelos atuais completamente estáveis não são articulados, mas possuem estabilidade inerente mediolateral (ML) e anteroposterior (AP) e algum grau de rotação da tíbia sobre o fêmur para aliviar o problema de afrouxamento progressivo dos componentes protéticos com o tempo.[123,167]

QUADRO 21.3   Artroplastia total do joelho: modelos, acessos cirúrgicos, fixação

Número de compartimentos substituídos
- Unicompartimental: apenas as superfícies articulares mediais ou laterais substituídas
- Bicompartimental: todas as superfícies femorais e tibiais são substituídas
- Tricompartimental: substituição das superfícies femorais, tibiais e patelares

Modelo do implante
- Grau de estabilidade
  - Sem estabilidade: o modelo do implante não apresenta estabilidade inerente; usado primariamente na artroplastia unicompartimental
  - Com estabilidade parcial: proporciona algum grau de estabilidade, com pouco comprometimento da mobilidade; é o modelo mais comum usado na artroplastia total do joelho
  - Completamente estável: há uma congruência significativa entre os componentes; a maior estabilidade inerente, porém limitação considerável na mobilidade
- Modelo com apoio fixo ou apoio móvel
- Preservando o ligamento cruzado ou retirando/substituindo o ligamento cruzado

Acesso cirúrgico
- Convencional/tradicional *versus* minimamente invasivo
- Com incisão *versus* poupando o músculo quadríceps femoral

Fixação do implante
- Cimentada
- Não cimentada
- Híbrida

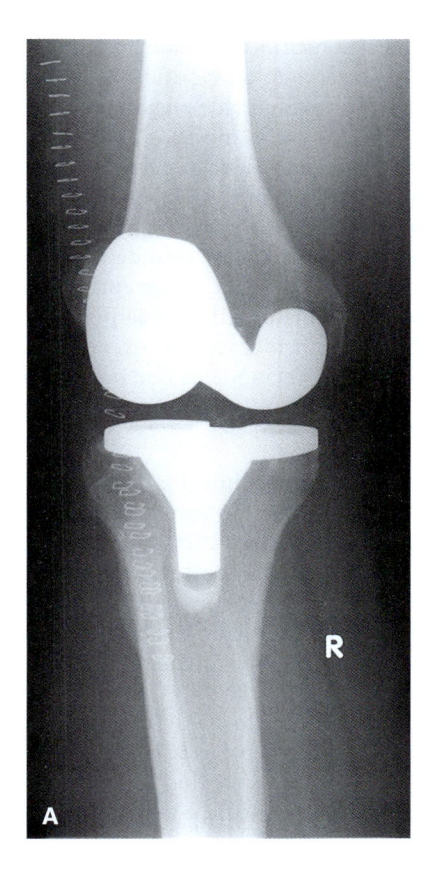

Os modelos de ATJ também são classificados como de apoio fixo ou apoio móvel. O desenvolvimento mais recente na evolução da ATJ é a introdução do joelho protético bicompartimental com apoio móvel. Um joelho com apoio móvel tem uma plataforma rotatória inserida entre os componentes femoral e tibial, cuja superfície de cima é congruente com o implante femoral (articulação duplamente curva) e a superfície de baixo é reta para rotação e deslizamento do componente tibial (articulação duplamente plana).[38,194,258] Um joelho com apoio fixo não tem tal suplemento.[60,258] O propósito do suplemento de apoio móvel é diminuir o desgaste em longo prazo do componente tibial de polietileno. O modelo de joelho com apoio móvel é recomendado para o paciente ativo, com menos de 55 a 65 anos de idade.[258]

Outro modo de classificar os modelos de ATJ baseia-se no estado do LCP. Os modelos são descritos como aqueles que preservam o cruzado ou o retiram e o substituem.[123,167,213,216,258] Embora o LCA seja rotineiramente re-

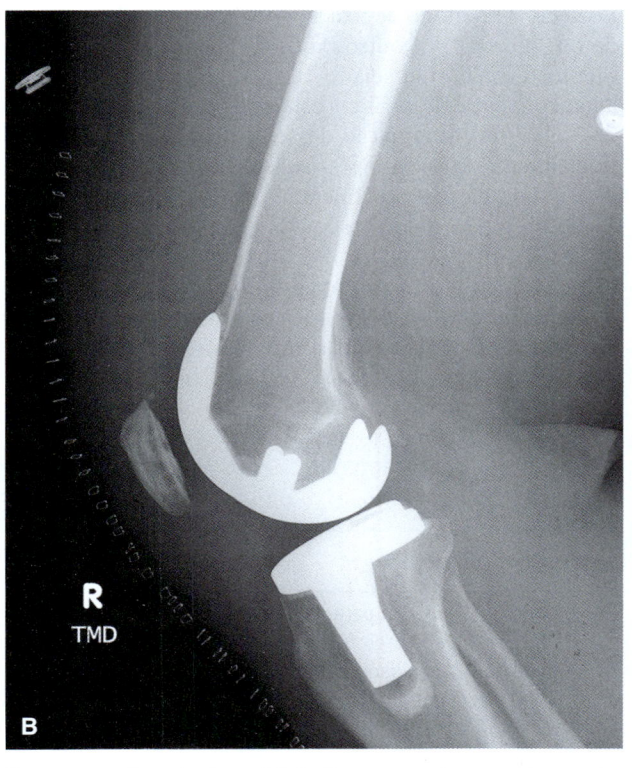

Figura 21.8   Artroplastia total do joelho preservando o cruzado posterior do joelho direito, com fixação cimentada. **(A)** Vista anteroposterior. **(B)** Vista lateral.

tirado durante a substituição do joelho, exceto na AUJ, o LCP pode ser preservado ou sacrificado. Se o LCP estiver intacto para prover estabilidade posterior ao joelho, poderá ser usado um dos vários modelos que retêm o cruzado e requerem menor congruência, permitindo algum grau de deslizamento AP. Quando o LCP está irreparavelmente deficiente, escolhe-se uma prótese que envolva a excisão do cruzado e o substitua. Esse tipo de modelo tem uma estabilidade posterior inerente decorrente da congruência dos componentes, uma proeminência posterior no componente tibial ou um mecanismo excêntrico posterior incluído no modelo. Os modelos que preservam e os que substituem o cruzado podem ter um apoio fixo ou apoio móvel.[258]

Acesso cirúrgico. Os procedimentos de ATJ e AUJ são também descritos em termos do acesso cirúrgico empregado.[28,41,197,258] Desde o início da artroplastia de joelho, tem sido empregado um acesso aberto com uma incisão anterior relativamente longa para possibilitar a exposição suficiente da articulação do joelho durante o procedimento. Um avanço recente é o desenvolvimento da artroplastia de joelho ***minimamente invasiva***.[28,197] É um procedimento aberto como aquele usado na artroplastia tradicional. Contudo, a ATJ minimamente invasiva envolve uma incisão menor que afeta menos os tecidos moles, desse modo reduzindo a dor pós-operatória e tornando mais rápida a recuperação. Acessos cirúrgicos convencionais (tradicionais) e minimamente invasivos estão descritos à frente nesta seção.

Fixação. O método de fixação – cimentado, não cimentado ou "híbrido" – é outro modo de classificar os procedimentos de ATJ. Ou seja, os implantes são mantidos no lugar com cimento acrílico, osteointegração (não cimentados) ou uma combinação desses dois métodos.[167,215,239,302] Inicialmente, quase todas as substituições totais de joelho dependiam da fixação cimentada. Contudo, uma complicação no longo prazo associada aos modelos iniciais de próteses cimentadas era o afrouxamento biomecânico, principalmente do componente tibial na interface osso--cimento, em que pacientes jovens e ativos corriam maior risco de afrouxamento dos componentes.[302]

Para abordar o problema do afrouxamento, foi introduzida a fixação não cimentada (biológica) que dependia do rápido crescimento do osso para dentro das superfícies de uma prótese com revestimento poroso ou perolado, a qual era recomendada principalmente para o paciente ativo jovem.[123,167,215,258,302] Além disso, foi defendido o uso de um revestimento de hidroxiapatita sobre a prótese para favorecer o crescimento ósseo.[260] Contudo, o acompanhamento no longo prazo demonstrou que, embora se conseguisse uma fixação confiável do componente femoral no osso, ocorria o afrouxamento do componente tibial a uma taxa ainda mais elevada com a fixação totalmente não cimentada em comparação com a fixação cimentada.[215,302] Esse achado deu origem à ATJ "híbrida", que combina a fixação cimentada do componente tibial e a fixação não cimentada do componente femoral.

Atualmente, a fixação completamente cimentada é usada com maior frequência e a totalmente não cimentada é usada com menor frequência. A decisão do cirurgião quanto a empregar uma fixação híbrida baseia-se na idade do paciente, sua qualidade óssea, nível de atividade esperado e o ajuste do encaixe do componente femoral obtido durante a cirurgia.[258] Continuam sendo elaboradas modificações no modelo para aumentar a fixação do componente tibial (p. ex., com pinos ou parafusos), embora o valor dessas mudanças nos modelos no longo prazo ainda precise ser determinado.[123,316]

Em resumo, continuam as pesquisas e os desenvolvimentos sobre biomecânica da ATJ, nos modelos, melhores métodos de fixação, materiais com maior durabilidade, assim como técnicas cirúrgicas e o uso de instrumentação sofisticada para o alinhamento e a colocação dos componentes protéticos.

Aspectos gerais da cirurgia

Pode ser usada uma incisão ao longo da linha média ou da face anteromedial do joelho com os acessos convencionais ou minimamente invasivos. As características principais desses dois tipos de acesso estão comparadas na Tabela 21.1.[28,41,197,258] Para alcançar a cápsula e fazer a artrotomia, o acesso pode envolver ou não uma incisão no músculo quadríceps femoral. O joelho é flexionado e os osteó-

TABELA 21.1	Características dos acessos convencional e minimamente invasivo para artroplastia total do joelho
Acesso tradicional	**Acesso minimamente invasivo**
■ Incisão anteromedial parapatelar, vertical ou curva, que vai da face distal do corpo femoral, avança medial à patela até o meio da tuberosidade da tíbia, com 8 a 12 cm[26] ou 13 a 15 cm[258] de comprimento	■ Comprimento da incisão anteromedial na pele reduzido para 6-9 cm[28]
■ Necessária a liberação de tecidos moles antes de fazer a eversão da patela	■ Sem eversão patelar
■ Liberação da cápsula anterior	■ Liberação da cápsula anterior
■ Luxação da articulação tibiofemoral antes dos cortes ósseos e implante dos componentes	■ Sem luxação tibiofemoral
	■ Cortes ósseos *in situ*
	■ Implante dos componentes *in situ*

fitos, meniscos e LCA são ressecados. Se a prótese a ser implantada for substituir o cruzado posterior, este também será retirado.

Uma série de técnicas cirúrgicas é realizada antes de inserir os implantes.[124,258] Em geral, a ATJ contemporânea emprega navegação assistida por computador guiada por imagem durante a cirurgia, ou blocos preparados sob medida, também com base em imagens pré-cirúrgicas, para assegurar a colocação e o alinhamento preciso dos componentes. Pequenas porções da região distal do fêmur e da região proximal da tíbia são removidas e preparadas para os implantes. Quando é indicado um implante patelar, a superfície da patela também é preparada e a prótese, inserida. Depois de inseridos os componentes experimentais, o cirurgião avalia a tensão dos tecidos moles, o equilíbrio dos ligamentos colaterais, a ADM e o trajeto patelar. O retináculo lateral pode ser liberado para melhorar o trajeto da patela.[144,258] São inseridos os componentes permanentes e é feito o reparo da cápsula e dos outros tecidos moles. A área é cuidadosamente irrigada e a ferida é fechada com o joelho estendido e com um pequeno dreno de sucção no lugar. É colocado um curativo estéril sobre a incisão, e a área é coberta do pé até a coxa com uma faixa compressiva.

Complicações

A incidência de complicações após ATJ é baixa. As complicações intraoperatórias, como uma fratura intercondilar ou lesão de um nervo periférico, são raras. Como a ATJ minimamente invasiva é considerada mais desafiadora em termos técnicos do que a ATJ tradicional, a taxa de complicações intraoperatórias, como uma fratura ou mau posicionamento do implante, são mais altas no acesso minimamente invasivo do que no acesso convencional.[28,87] Há um aumento na incidência de erros técnicos intraoperatórios associados à obesidade do paciente.[129]

As complicações pós-operatórias precoces e tardias incluem infecção, instabilidade articular, desgaste do polietileno e afrouxamento dos componentes. Como na artroplastia de outras partes, há um risco de problemas na cicatrização da ferida e trombose venosa profunda (TVP) durante os primeiros meses após a cirurgia. Embora a incidência de infecção periprotética profunda seja baixa, é a razão mais comum de falha precoce e necessidade de uma artroplastia de revisão. Em contraste, o desgaste do polietileno dos componentes patelar e tibial é a complicação tardia mais comum que requer revisão.[52,196] A incidência de afrouxamento biomecânico tem sido reduzida significativamente com os modelos protéticos mais novos e a melhora das técnicas cirúrgicas.[196,259] Quando desenvolve-se o afrouxamento mecânico com o tempo, este ocorre com mais frequência no componente tibial e com as ATJ não cimentadas ou híbridas do que nas substituições completamente cimentadas.[215]

Outras complicações pós-operatórias que podem comprometer a recuperação funcional de um paciente incluem flexão limitada do joelho, instabilidade articular que leva à subluxação[52,258] e instabilidade patelar ou problemas no trajeto que levam ao comprometimento da função do mecanismo extensor (com maior frequência, uma folga exten-

sora).[144,258] Além disso, tem-se demonstrado que a obesidade limita os resultados na mobilidade do paciente após ATJ comparados aos de pacientes não obesos.[129]

Tratamento pós-operatório

As metas e intervenções durante as fases progressivas da reabilitação pós-operatória da ATJ estão resumidas na Tabela 21.2. As diretrizes são semelhantes às para o tratamento após AUJ. As intervenções também podem incluir a orientação pré-operatória ao paciente, individualmente ou em grupo.[260] Após a cirurgia, os pacientes rotineiramente recebem treino de marcha e instruções para os exercícios enquanto estão hospitalizados e em um local de reabilitação subaguda. Muitos pacientes também recebem alguma terapia domiciliar ou ambulatorial após a alta da internação.

Um paciente passa de uma fase da reabilitação para a seguinte com base na avaliação de seus sinais e sintomas e em resposta às intervenções selecionadas, e não de acordo exclusivamente com períodos de tempo estabelecidos. Desse modo, o tempo anotado na Tabela 21.2 e descrito nas seções adiante serve apenas como uma diretriz geral.

Observação: as diretrizes pós-operatórias da Tabela 21.2 e as seções adiante refletem recomendações para pacientes que fizeram uma ATJ *primária* e com um acesso cirúrgico *convencional*. Os períodos sugeridos para a progressão dos exercícios e apoio de peso tendem a ser mais rápidos após uma AUJ do que uma ATJ e no acesso minimamente invasivo comparado com o tradicional, porém mais lentos após uma artroplastia complexa para revisão *versus* uma artroplastia primária.

Imobilização e mobilização precoce

Após uma ATJ primária o joelho é imobilizado em um curativo compressivo durante um dia ou é iniciada a mobilização passiva contínua (MPC) mecânica. A posição da imobilização após uma ATJ primária é, em geral, a extensão.[258] Embora seja atípica, uma abordagem alternativa para imobilizar o joelho é aplicar uma tala em flexão de 90° imediatamente após a cirurgia e por curtos intervalos durante os próximos 1 ou 2 dias para obter flexão de joelho o mais cedo possível, ao mesmo tempo mantendo o joelho em extensão com os exercícios.[117] Depois de uma artroplastia complicada de revisão, pode ser necessário um período extenso de imobilização.

Durante o período pós-operatório inicial, é aconselhável que o paciente use uma tala extensora posterior durante a deambulação até que o controle do músculo quadríceps femoral seja restabelecido. Uma tala em extensão também é indicada à noite para o paciente que está tendo dificuldade para alcançar extensão completa de joelho após a cirurgia ou que tinha uma contratura em flexão de joelho pré-operatória significativa.[39,258]

Em seguida à sua introdução original, a MPC era usada rotineiramente enquanto o paciente se achava hospitalizado após uma ATJ.[97] Naquela época, foram publicados inúmeros estudos que descreviam os benefícios da MPC, como a diminuição na necessidade de medicamentos anal-

TABELA 21.2	Artroplastia total do joelho: intervenções para cada fase da reabilitação		
Fase e duração geral	Fase de proteção máxima: semanas 1-4	Fase de proteção moderada: semanas 4-8	Fases de proteção mínima/retorno à função: depois da semana 8
Apresentação do paciente			
	▪ O paciente entra na reabilitação 1-2 dias após a cirurgia ▪ Curativo compressivo pós-operatório ▪ Dor pós-operatória controlada ▪ ADM 10°-60° ▪ Apoio de peso, conforme tolerado, com prótese cimentada; apoio de peso tardio no caso de prótese não cimentada ou híbrida	▪ Mínima dor ▪ Apoio de peso completo, exceto quando não cimentada ou híbrida ▪ ADM 0°-90° ▪ Derrame articular controlado ▪ Equilíbrio e mobilidade funcional deficientes ▪ Função muscular e resistência cardiopulmonar diminuídas	▪ Função muscular: 70% do membro não envolvido ▪ Sem sintomas de dor ou edema durante a fase anterior ▪ Equilíbrio e mobilidade funcional deficientes
Procedimentos-chave de exame			
	▪ Dor (escala de 1-10) ▪ Monitorar hemartrose ▪ ADM ▪ Mobilidade patelar ▪ Controle muscular ▪ Palpação de tecidos moles	▪ Avaliação da dor ▪ Derrame articular – circunferência ▪ ADM ▪ Mobilidade patelar ▪ Análise da marcha	▪ Avaliação da dor ▪ Teste de força muscular ▪ Alinhamento/estabilidade patelar ▪ Análise de marcha ▪ Estado funcional
Metas			
	▪ Controlar o edema pós-operatório ▪ Minimizar a dor ▪ ADM 0°-90° ▪ Força muscular do quadríceps 3/5 a 4/5 ▪ Deambular com ou sem dispositivo auxiliar ▪ Estabelecer um programa de exercícios domiciliares	▪ Reduzir o edema ▪ ADM 0°-110° ou mais ▪ Apoio de peso completo ▪ Força 4/5 a 5/5 ▪ Função de AVD irrestrita ▪ Melhorar o equilíbrio, controle neuromuscular e a mobilidade funcional ▪ Adesão ao programa de exercícios domiciliares	▪ Desenvolver um programa de manutenção e orientar o paciente sobre a importância da adesão, incluindo métodos de proteção articular ▪ Deambular na comunidade ▪ Melhorar a resistência cardiopulmonar e o preparo físico aeróbio
Intervenções			
	▪ Modalidades físicas para modular a dor ▪ Enfaixamento compressivo para controlar o derrame ▪ Bombeamento circulatório do tornozelo para minimizar o risco de TVP ▪ ADMA-A e ADMA ▪ Isométricos intermitentes dos músculos quadríceps femoral, posteriores da coxa e adutores (podem ser potencializados com estimulação elétrica) ▪ Mobilização patelar (graus I e II) ▪ Treino de marcha ▪ Programa de flexibilidade para os músculos posteriores da coxa, da panturrilha, TIT ▪ Exercícios de estabilização de tronco/pelve	▪ Mobilização patelar ▪ Programa de alongamento do MI ▪ Fortalecimento em cadeia fechada ▪ ERP com amplitude limitada ▪ Mobilização da articulação tibiofemoral, se apropriado e necessário ▪ Treinamento proprioceptivo ▪ Exercícios de estabilização e equilíbrio ▪ Exercícios aeróbios protegidos – natação, ciclismo ou caminhada	▪ Continuar como na fase anterior; avançar conforme apropriado ▪ Progressão de atividades funcionais avançadas e de equilíbrio ▪ Implementar exercícios específicos para déficits identificados e tarefas funcionais esperadas

gésicos pós-operatórios, diminuição na incidência de trombose venosa profunda e aumento ou recuperação mais rápida da ADM.[131,161,176] Contudo, com o passar do tempo essa prática diminuiu, por ter sido demonstrado que a mobilidade precoce é igualmente efetiva na promoção desses benefícios.[109]

A prática comum nas últimas duas décadas tem sido iniciar os exercícios pós-operatórios precocemente em seguida à ATJ, exceto em alguns casos de artroplastia complexa de revisão.[66] O Capítulo 3 inclui uma seção sobre a história e atuais diretrizes para o uso da MPC.

Considerações sobre o apoio de peso

A extensão com que o apoio de peso é permitido após uma ATJ primária depende do tipo de prótese implantada, tipo de fixação usada, idade e porte do paciente e qualidade óssea, e do uso de um imobilizador de joelho durante a deambulação ou nas transferências. Com uma *fixação cimentada*, tipicamente é permitido o apoio de peso conforme a tolerância logo após a cirurgia, usando muletas ou um andador. O paciente progride para o apoio de peso completo ao longo de um período de 6 semanas.[239]

Com a *fixação biológica/não cimentada*, as recomendações quanto ao apoio de peso variam desde permissão para apenas tocar o pé no solo durante 4 a 8 semanas, usando muletas ou um andador,[215] até o apoio de peso conforme a tolerância alguns dias após a cirurgia, também com muletas ou andador.[39,258,260]

O uso de bengala é indicado conforme o paciente progride do apoio de peso parcial para o completo. A deambulação sem um dispositivo auxiliar, em particular durante caminhadas fora de casa, não é aconselhável até que o paciente tenha obtido ADM de extensão de joelho ativa completa ou quase completa e força adequada na musculatura do quadríceps femoral e do quadril para controlar o membro inferior operado.[39,167,215,260]

Progressão dos exercícios

As metas e os exercícios para fases progressivas da reabilitação pós-operatória após a ATJ atual, registrados na Tabela 21.2, são discutidos nas seções adiante.[11,39,66,180,185,231,260,317] As precauções para os exercícios durante a reabilitação estão resumidas no Quadro 21.4.

Muitos dos exercícios descritos para a fase inicial da reabilitação estão relatados em um documento de consenso desenvolvido por fisioterapeutas para o tratamento de pacientes durante o período de hospitalização após ATJ.[66] Antes da alta da reabilitação hospitalar, um programa de exercícios domiciliares serve como base para o restante do processo de reabilitação, com alguns pacientes que também passam por uma reabilitação domiciliar ou ambulatorial com um número limitado de visitas.

Exercício: fase de proteção máxima

O enfoque do tratamento durante a primeira fase da reabilitação e nos estágios agudo/inflamatório e subagudo inicial de cicatrização dos tecidos, que se estendem por cerca de 4 semanas, é controlar a dor e o edema, obter independência na deambulação e nas transferências com o uso de um dispositivo auxiliar, prevenir complicações médicas pós-operatórias precoces, como pneumonia e TVP, e minimizar os efeitos adversos da imobilização pós-operatória. A meta para a ADM é obter 90° de flexão de joelho e extensão completa da articulação no final da primeira fase da reabilitação. Contudo, a extensão completa do joe-

---

| QUADRO 21.4 | Precauções nos exercícios após ATJ |

- Monitorar a integridade da incisão cirúrgica durante exercícios de flexão de joelho. Observar se há sinais de tensão excessiva no corte, como drenagem ou branqueamento da pele.
- Adiar a elevação da perna estendida (EPE) em decúbito lateral por 2 semanas após uma artroplastia cimentada e por 4 a 6 semanas após uma artroplastia não cimentada ou híbrida, de modo a evitar cargas em varo e valgo no joelho operado.
- Verificar com o cirurgião quando será permitido iniciar os exercícios contra resistência de baixa intensidade. Poderá ser com apenas 2 semanas ou com até 3 meses após a cirurgia.
- Caso tenha sido implantada uma prótese sacrificando o cruzado posterior (prótese com estabilização posterior), evitar fortalecer os posteriores da coxa na posição sentada para reduzir o risco de luxação posterior do joelho.[39]
- Técnicas de mobilização articular tibiofemoral para aumentar a flexão ou extensão do joelho podem ou não ser apropriadas dependendo do modelo dos componentes protéticos. É aconselhável discutir o uso dessas técnicas com o cirurgião antes de iniciá-las.
- Adiar atividades de apoio de peso sem suporte ou sem assistência até que a força dos músculos quadríceps femoral e posteriores da coxa seja suficiente para estabilizar o joelho.

---

lho pode não ser possível até que o edema articular desapareça.

Está bem estabelecido que a dor e o edema articular limitam a função do músculo quadríceps femoral. Além disso, há uma alta correlação entre a fraqueza desse músculo e as habilidades funcionais comprometidas durante o período inicial de recuperação após ATJ.[187] A recuperação da força muscular do músculo quadríceps femoral, particularmente no final da extensão, o mais cedo possível após a ATJ, é essencial para o controle funcional do joelho durante a deambulação e ao subir escadas. Além dos exercícios pós-operatórios iniciais, recomenda-se a estimulação elétrica neuromuscular ou *biofeedback* do quadríceps, já que esses procedimentos têm se mostrado seguros quando iniciados com apenas 2 dias após a cirurgia.[8,185]

Evidências em foco

Um estudo de Mizner et al.[188] mediu a ativação voluntária e a capacidade de produzir força do grupo muscular quadríceps femoral em 52 pacientes (idade média 64,9 anos, variação de 49 a 78 anos) 3 a 4 semanas após ATJ primária cimentada unilateral para OA e em 52 pessoas saudáveis (idade média 72,2 anos, variação de 64 a 85 anos) sem patologia de joelho. Todos os pacientes do grupo ATJ tinham participado de um programa de exercícios convencionais em seguida à cirurgia. A produção de força e a ativação voluntária do grupo muscular quadríceps femoral do membro operado eram, respectivamente, 64 e 26% menores no grupo da ATJ do que no grupo saudável, mas não houve diferenças significativas dos joelhos não envolvidos do grupo da ATJ em comparação com o grupo saudável. Com base nos resultados de seu estudo, os pesquisadores recomendaram o uso de estimulação elétrica neuromuscular ou *biofeedback* como adjunto para um programa individualizado de exercícios pós-operatórios para aumentar a produção de força muscular do quadríceps femoral após ATJ.

Os resultados de um estudo randomizado controlado prospectivo conduzido por Avramidis et al.[9] apoiam o uso de estimulação elétrica neuromuscular, além do programa de exercícios pós-operatórios para ATJ. Trinta pacientes agendados para ATJ primária foram designados aleatoriamente para dois grupos (15 pacientes por grupo). Durante o período pós-operatório, os pacientes dos dois grupos foram submetidos a um programa individualizado de exercícios e treino de marcha. Além disso, o grupo de tratamento recebeu estimulação elétrica no músculo vasto medial durante 4 horas por dia por 6 semanas, iniciando no segundo dia pós-operatório. Os pacientes do grupo de tratamento demonstraram uma velocidade de caminhada significativamente mais rápida do que os do grupo controle com 6 semanas e 12 semanas após a cirurgia.

Metas e intervenções. As metas e intervenções com exercícios adiante são incluídas na primeira fase da reabilitação após ATJ.[11,39,66,180,185,260,317]

- *Prevenir complicações vasculares e pulmonares.*
  - Exercícios de bombeamento circulatório do tornozelo com a perna elevada imediatamente após a cirurgia para prevenir estase venosa e reduzir o risco de TVP ou embolia pulmonar.
  - Exercícios respiratórios profundos.
- *Controle da dor e do edema.*
  - Gelo, compressão e elevação.
- *Minimizar a inibição reflexa ou a perda de força da musculatura do joelho e do quadril.*
  - Exercícios isométricos intermitentes do músculo quadríceps femoral (preferivelmente combinados com estimulação elétrica neuromuscular), dos músculos posteriores da coxa e extensores e adutores do quadril.
  - Exercícios ativoassistidos e ativos de elevação da perna estendida (EPE) em decúbito dorsal e ventral no primeiro ou segundo dia após a cirurgia, adiando EPE em decúbito lateral por 2 semanas após ATJ cimentada e por 4 a 6 semanas após substituição não cimentada/híbrida para evitar cargas em varo ou valgo sobre o joelho operado.
  - Exercícios de ADM ativoassistidos progredindo para ADM assistidos do joelho na posição sentada e em pé para uma extensão e flexão do joelho resistidas pela gravidade, respectivamente.
  - Conforme o apoio de peso sobre o membro inferior operado permitir, fazer extensão terminal do joelho em pé, deslizamentos pela parede na posição em pé, miniagachamentos e avanços parciais para desenvolver

o controle dos extensores do joelho e reduzir o risco de folga extensora.
- *Manter ou melhorar a força do membro inferior contralateral.*
  - ERP do membro inferior não operado, em particular o quadríceps e extensores e abdutores do quadril.[317]
- *Recuperar a ADM do joelho.*
  - Deslizamentos de calcanhar em decúbito dorsal ou sentado com o pé sobre o solo para aumentar a flexão do joelho.
  - Técnicas de facilitação e inibição neuromuscular, como a técnica de contração do agonista (descrita no Cap. 4), para diminuir a defesa muscular e aumentar a flexão do joelho.
  - Flexão do joelho assistida pela gravidade fazendo o paciente sentar e balançar a perna na beira de uma maca.
  - Extensão de joelho assistida pela gravidade ou autoassistida com o paciente em decúbito dorsal ou sentado com as pernas esticadas, feita periodicamente com um rolo de toalha embaixo do calcanhar e deixando o joelho sem apoio; ou pressionando suavemente a perna para baixo com as duas mãos na região distal do fêmur.
  - Técnicas suaves de deslizamento inferior e superior da patela.

Precaução: evitar colocar um travesseiro ou rolo de toalha embaixo do joelho quando em decúbito dorsal ou sentado com a perna operada elevada, para reduzir o risco de desenvolver uma contratura em flexão de joelho.

- *Melhorar a estabilidade e o equilíbrio do tronco.*
  - Exercícios de estabilização do tronco.
  - Atividades de equilíbrio na posição sentada e transferência de peso com apoio bilateral, porém aderindo às restrições de apoio de peso.
- *Restabelecer a mobilidade funcional.*
  - Treinamento de marcha aderindo às restrições no apoio de peso com o uso de dispositivo auxiliar apropriado.
  - Treinamento funcional (mobilidade no leito, transferências de sentado para em pé, AVD básicas).

Critérios para progredir. Os critérios de progressão para a fase intermediária da reabilitação incluem:

- Mínimo de edema e dor.
- Incisão bem cicatrizada, sem sinais de infecção.
- AVD básicas independentes e deambulação com dispositivo auxiliar apropriado.
- ADM ativa aproximando-se de completa ou quase completa, extensão de joelho ativa e 90° de flexão de joelho.

Exercício: fase de proteção moderada/movimento controlado

A ênfase da fase intermediária da reabilitação, que começa com cerca de 4 semanas e se estende por 8 a 12 semanas pós-operatórias, é obter aproximadamente 110° de flexão de joelho e extensão ativa de joelho até 0°, gradualmente recuperando a força e a resistência muscular do membro inferior, o equilíbrio, a resistência cardiopulmonar e a mobilidade funcional adicional.

Com cerca de 4 a 6 semanas pós-operatórias, quando uma extensão quase completa do joelho foi conseguida e a força do músculo quadríceps femoral é suficiente, a maioria dos pacientes faz uma transição para o uso de bengala durante as atividades de deambulação. Isso possibilita focar a normalização da marcha do paciente, os padrões utilizados para sentar-levantar, subir e descer escadas e a melhorar a velocidade e duração da caminhada. Em geral, a maior parte da melhora nas habilidades funcionais e na qualidade de vida do paciente tende a ocorrer com cerca de 3 meses pós-operatórios.[132]

Metas e intervenções.   As metas e intervenções com exercícios para a fase intermediária da reabilitação são as que seguem.[11,39,66,180,187,231,260,317]

- **Aumentar a força e a resistência muscular do joelho e do quadril.**
  - Exercícios isométricos em múltiplos ângulos e exercícios resistidos dinâmicos de baixa intensidade para os músculos quadríceps femoral, posteriores da coxa e musculatura do quadril (extensores, abdutores, rotadores laterais) contra uma resistência elástica de grau leve ou tornozeleira com peso.
  - Exercícios de EPE resistidos em várias posições para aumentar a força da musculatura do quadril e do joelho.
  - Conforme o apoio de peso permitir, continuar ou iniciar exercícios em cadeia fechada, incluindo extensão terminal de joelho resistida em pé, deslizamentos na parede, miniagachamentos, avanços parciais e a tarefa de sentar-levantar, enfatizando o alinhamento apropriado do membro inferior. Incluir deslizamento para a frente e para trás sentado em um banco com rodas para melhorar o controle funcional do joelho.
  - Acrescentar exercícios de subir/descer degraus estando de frente e de costas para o degrau, progredir subindo e descendo o degrau de lado. Reforçar o alinhamento apropriado do membro inferior. Para progredir, aumentar a altura do degrau ou fazer o exercício contra uma resistência elástica.
  - Bicicleta ergométrica com o assento posicionado o mais alto possível para enfatizar a extensão do joelho.
  - Incluir exercícios de fortalecimento para o membro inferior não operado.
- **Continuar a aumentar a ADM do joelho.**
  - Autoalongamento de baixa intensidade usando um alongamento prolongado ou a técnica de manutenção-relaxamento para aumentar a flexão e extensão do joelho caso a limitação persista. A flexibilidade dos músculos flexores do quadril, posteriores da coxa e da panturrilha também pode precisar ser aumentada para as atividades em pé e de deambulação.
  - Exercícios com bicicleta ergométrica utilizando o assento na posição mais baixa para aumentar a flexão do joelho.

- Técnicas de mobilização patelar inferior ou superior grau III para aumentar a flexão ou extensão do joelho, respectivamente, caso uma mobilidade insuficiente da patela esteja restringindo a ADM.
- **Melhorar o equilíbrio em pé e a estabilidade do tronco.**
  - Exercícios de estabilização do tronco.
  - Treinamento proprioceptivo e de equilíbrio que progride do apoio bilateral para unilateral sobre uma superfície estável, depois para atividades de equilíbrio sobre uma superfície instável.
  - Atividades funcionais de alcançar objetos curvando-se para a frente ou na posição em pé.
  - Andar com um pé atrás do outro, andar trançando os pés, inicialmente nas barras paralelas por questão de segurança (ver atividades adicionais no Cap. 23).

Precaução: normalmente é seguro iniciar a progressão das atividades de equilíbrio para pacientes com ATJ com cerca de 8 semanas pós-operatórias, porém esse tempo deve basear-se na habilidade de o paciente controlar o joelho durante o apoio, nas restrições ao apoio de peso e na ausência de dor.[231]

- **Continuar a melhorar a mobilidade funcional.**
  - Marcha simétrica, fazendo contato do calcanhar para os dedos, deambular em superfícies e inclinações variadas, ajoelhar e levantar para bipedestação e subir e descer escadas.
  - Exercícios funcionais: andar para trás, andar de lado, marchar, andar elevando os pés por cima de objetos pequenos.

Evidências em foco

Após uma ATJ ou AUJ, os pacientes com frequência relatam dificuldade ou inabilidade para ajoelhar, mesmo um ano após a cirurgia. Embora muitas atividades funcionais, como trabalho de casa e jardinagem, envolvam ajoelhar, nem sempre a orientação do paciente sobre essa habilidade é incluída na reabilitação pós-operatória. Jenkins et al.[130] conduziram um estudo controlado, randomizado, prospectivo, simples-cego para investigar o impacto da instrução no ato de ajoelhar após uma substituição parcial de joelho. Todos os pacientes participaram da reabilitação pós-operatória, porém, 6 semanas após a cirurgia, apenas metade tinha recebido uma única intervenção fisioterapêutica de aconselhamento e instrução sobre como ajoelhar. Um ano após a cirurgia, a habilidade de ajoelhar relatada pelo paciente era significativamente melhor no grupo que recebeu o aconselhamento e a instrução sobre como ajoelhar do que no grupo que não recebeu. Assim, os pesquisadores sugeriram que o aconselhamento e a instrução sobre como ajoelhar devem ser incluídos na reabilitação pós-operatória após uma substituição parcial de joelho. Embora os achados desse estudo possam ter implicações para pacientes submetidos a uma ATJ, os pesquisadores salientam que os resultados do estudo podem ser aplicados apenas aos pacientes após substituição parcial do joelho.

- *Melhorar a resistência cardiopulmonar.*
  - Condicionamento aeróbio em uma bicicleta ergométrica ou ergômetro de membro superior, enfatizando aumento da duração.

Critérios para progressão. Em geral, os critérios adiante precisam ser satisfeitos antes de se progredir para a fase final da reabilitação após ATJ:

- ADM ativa: extensão completa do joelho (sem folga extensora), 110° de flexão de joelho.
- Força de quadríceps/posteriores da coxa e músculos do quadril: pelo menos 70% (ou teste muscular grau 4/5) comparada à da perna não envolvida.
- Dor mínima ou nenhuma durante os exercícios e deambulação com ou sem uma bengala.

Exercício: fase de proteção mínima/retorno à função

A partir de 8 a 12 semanas após a cirurgia, a ênfase da fase final de reabilitação é nos exercícios de fortalecimento específicos para as tarefas pretendidas, treinamento proprioceptivo e de equilíbrio, treinamento funcional avançado (ver Cap. 23) e a continuidade do condicionamento cardiopulmonar para que o paciente desenvolva força, potência, equilíbrio e resistência necessários para o retorno a um nível pleno de atividades funcionais na comunidade (ver na Tab. 21.2 um resumo de metas e intervenções durante a fase final da reabilitação).

Apesar de persistirem déficits na força e potência, padrões de movimentos alterados e velocidade e resistência física insuficientes durante as atividades funcionais, os pacientes em geral recebem alta da fisioterapia supervisionada 2 a 3 meses após a cirurgia, depois de alcançarem uma ADM funcional no joelho e a habilidade de deambular de modo independente com um dispositivo auxiliar. Contudo, tem sido mostrado que os déficits na função física persistem em média por 10 meses[297] até um ano ou mais após a cirurgia.[187]

É provável que alguns pacientes, especialmente aqueles que vivem na comunidade, possam se beneficiar de um programa de exercícios intensivos durante as fases tardias da reabilitação para realizarem atividades físicas de alta demanda de modo mais eficiente, como subir e descer escadas e retornar para atividades recreativas selecionadas.

Evidências em foco

Moffet et al.[189] conduziram um estudo randomizado controlado simples-cego para determinar a efetividade de um programa de treinamento funcional supervisionado intensivo iniciado 2 meses depois de uma ATJ para OA. Os pacientes do grupo experimental (*n* = 38) participaram de sessões de exercícios de 60 a 90 minutos na clínica, duas vezes por semana, que consistiam em exercícios de fortalecimento dos grupos musculares de quadril e joelho, exercícios funcionais voltados para tarefas específicas e exercícios de condicionamento aeróbio. Os pacientes também

receberam um programa domiciliar para ser feito nos dias em que não participavam do programa supervisionado. Os pacientes do grupo controle (*n* = 39) participaram de um programa de exercícios domiciliares durante 6 semanas, recebendo visitas domiciliares periódicas de um fisioterapeuta. Não ocorreram eventos adversos ligados ao exercício durante o estudo.

Os pacientes foram avaliados por meio do teste de 6 minutos de caminhada e duas medidas de resultados funcionais e qualidade de vida (QV) feitas antes de iniciar o programa de exercícios (medida basal feita 2 meses após a cirurgia), na conclusão do programa de exercícios de 6 semanas e com 6 e 12 meses no pós-operatório. Os dois grupos eram comparáveis por ocasião da avaliação basal. Na conclusão da intervenção e nos acompanhamentos de 6 e 12 meses, os pacientes do grupo de exercícios intensivos caminharam distâncias significativamente mais longas (caminharam com uma velocidade maior) durante o teste de caminhada de 6 minutos do que aqueles do grupo controle. As habilidades funcionais e medidas de QV também foram muito melhores no grupo de exercícios intensivos do que no grupo controle, imediatamente após o programa de 6 semanas e com 6 meses de pós-operatório. Um ano após a cirurgia, não havia diferenças significativas nas medidas de função ou QV entre os dois grupos. Os pesquisadores concluíram que um programa intensivo de exercícios, orientado para a recuperação funcional e iniciado 2 meses após uma ATJ primária, era seguro e efetivo para melhora da função física e a QV.

Com a tendência de um número crescente de pacientes jovens (< 60 anos) e ativos serem submetidos à ATJ,[126] a orientação ao paciente é essencial para ajudá-los a compreender os efeitos prejudiciais de atividades repetitivas de alto impacto nos implantes protéticos (ligadas ao trabalho, ao preparo físico e às atividades recreativas) e aprender como selecionar atividades que promovam preparo físico, porém tenham menor chance de reduzir a longevidade do joelho protético.[110,147,174] De acordo com isso, os pacientes são aconselhados a participar de atividades físicas de baixo impacto após ATJ para reduzir o risco de desgaste e afrouxamento mecânico do componente com o tempo e a necessidade prematura de uma artroplastia de revisão.

Para o paciente que deseja participar de atividades atléticas após ATJ, há muitas coisas a considerar. Os fatores que influenciam a participação incluem o nível de demanda (intensidade e carga) de uma atividade atlética, o peso corporal do paciente, seu nível geral de preparo físico e experiência pré-operatória com a atividade, assim como a qualidade técnica da substituição do joelho e o equilíbrio ou reconstrução dos tecidos moles relacionados.[110,147]

As atividades para preparo físico e recreação que são altamente recomendadas, recomendadas com cuidado ou não recomendadas após ATJ estão listadas no Quadro 21.5.[110,147,174]

QUADRO 21.5	Recomendações para a participação em atividades físicas após ATJ

Altamente recomendado*
- Bicicleta ergométrica
- Natação, aeróbia na água
- Caminhar
- Golfe (preferivelmente usando carrinho)
- Dança de salão ou folclórica
- Tênis de mesa

Recomendado se praticado antes da ATJ**
- Ciclismo na rua
- Caminhada com velocidade/potência
- Aeróbia de baixo impacto
- Esqui *cross-country* (aparelho ou ao ar livre)
- Tênis de mesa
- Tênis em dupla
- Remo, canoagem
- Boliche

Não recomendado***
- Corrida leve e rápida
- Basquete
- Vôlei
- Tênis individual
- Beisebol, softbol
- Aeróbia de alto impacto
- Aparelho de *step*
- Handebol, raquetebol, squash
- Futebol e futebol americano
- Ginástica, acrobacia
- Esqui aquático

*Baixo impacto, baixa carga; apropriado na intensidade moderada ou alta em base regular para o preparo físico aeróbio.

**Impacto moderado; apropriado para recreação se feito com intensidade baixa ou moderada.

***Alto impacto, alta carga; o pico de carga ocorre durante a flexão do joelho.

Desfechos

Embora a substituição de joelho ideal, que simule a biomecânica normal da articulação do joelho nativo, ainda não tenha sido desenvolvida, nessa articulação a artroplastia tem se mostrado um procedimento de sucesso para pacientes com doença articular avançada. Uma quantidade extensa de pesquisas tem sido publicada sobre os resultados ligados ao paciente e a taxa de durabilidade associada a uma ampla variedade de modelos protéticos, técnicas cirúrgicas, métodos de fixação e tipos de materiais.[123,124,163,258,316] Por causa da variabilidade dos procedimentos e o fato de que os resultados em geral se baseiam em estudos retrospectivos, não randomizados, tem sido difícil tirar conclusões gerais.[259] Contudo, um estudo recente de larga escala (2.352 pacientes), randomizado, feito em múltiplos centros, com-

parando os resultados relacionados aos pacientes após três variações de *designs* de componentes de joelho total, não demonstrou diferenças significativas nas melhoras clínicas, funcionais e na QV nos grupos randomizados 2 anos após a cirurgia.[132]

Os desfechos relacionados ao paciente após artroplastia de joelho que têm mais influência na satisfação do paciente são o alívio da dor e uma melhor habilidade para realizar as atividades funcionais necessárias e desejadas por um número extenso de anos. Aproximadamente 90% dos pacientes submetidos à ATJ primária podem esperar 10 a 20 anos de função satisfatória antes de precisarem considerar uma artroplastia de revisão.[258] Por exemplo, Dixon et al.[60] observaram uma taxa de durabilidade de 92,6% da ATJ modular com apoio fixo em pacientes acompanhados por no mínimo 15 anos.

Os parâmetros medidos tipicamente por meio de instrumentos de autorrelato e de desempenho para determinar o sucesso da cirurgia de substituição de joelho são: nível de dor, QV geral, ADM de joelho, força da musculatura do joelho e a habilidade do paciente para realizar atividades funcionais com segurança e facilidade. Uma compreensão dos resultados baseados em evidências após ATJ pode ajudar o fisioterapeuta a desenvolver metas realistas para um paciente e determinar melhor o seu prognóstico.

Alívio da dor. Quase todos os pacientes submetidos à artroplastia de joelho relatam uma redução significativa na dor durante o movimento do joelho e apoio de peso, e a maioria dos pacientes relata alívio da dor de bom a excelente.[85,258,259,298]

ADM. A melhora na ADM do joelho não é tão previsível quanto o alívio da dor. A rigidez com frequência persiste depois que a recuperação inicial da cirurgia já ocorreu.[85] Contudo, tem sido também relatado que a ADM pode continuar a melhorar por até 12 a 24 meses no pós-operatório.[273] Os fatores que influenciam a ADM pós-operatória incluem ADM pré-operatória, doença de base, obesidade, dor pós-operatória e se foi feita uma artroplastia primária ou de revisão. Complicações como posicionamento ruim do componente, equilíbrio ou reconstrução inadequada dos tecidos moles, infecção e afrouxamento mecânico do implante podem afetar adversamente a ADM pós-operatória.[220,269]

Pacientes com ADM restrita no pré-operatório em geral continuam tendo limitações na flexão e/ou extensão do joelho durante o pós-operatório, mesmo com um programa agressivo.[269,273] Na verdade, o preditor mais importante da ADM de joelho pós-operatória em longo prazo é a ADM pré-operatória.[155,257,269] Por exemplo, em um estudo de 358 pacientes submetidos à ATJ primária para OA, a ADM total do joelho era 110° no pré-operatório e 113° no pós-operatório por causa da redução da contratura em flexão de joelho de 12° para 9° em média.[257] Os resultados de diversos outros estudos encontraram que apesar da participação do paciente em um programa de reabilitação pós-operatória ambulatorial ou domiciliar, não há mudança significativa na ADM de joelho pré ou pós-operatória com 6 meses[11,187] ou 12 meses após a cirurgia.[238]

Diferenças nos modelos das próteses, como de apoio móvel *versus* apoio fixo[38,258], ou entre os modelos que preservam o LCP e os que o substituem (estabilização posterior)[213,216,258] e o método de fixação[215,258] não parecem afetar os resultados da ADM após ATJ primária. Uma comparação entre cinco modelos de implantes que substituíam o ligamento cruzado posterior, por exemplo, não mostrou diferenças significativas na extensão da melhora da ADM do joelho entre eles.[257]

Uma ADM de joelho limitada tem um impacto substancial na função pós-operatória, em particular quando a flexão do joelho é menor do que 90° e a extensão do joelho está limitada em mais de 10° a 15°.[258] Com menos de 90° a 100° de flexão de joelho é difícil transpor escadas; e tendo menos de 105° é difícil levantar de uma cadeira com altura normal sem usar o apoio de braço.[258] Em um estudo retrospectivo de mais de 5 mil artroplastias do joelho, Ritter et al.[246] determinaram que um grau maior que 105° de flexão de joelho era necessário para uma função pós-operatória ótima. Os resultados do estudo indicaram que as melhoras funcionais eram mais significativas quando se obtinha pelo menos 128° de flexão de joelho após a cirurgia, porém ficavam substancialmente comprometidas quando se obtinha menos de 118°. Por outro lado, a falta de extensão completa de joelho em consequência de contratura ou uma folga extensora parece ser a fonte da percepção de dor ou instabilidade no joelho pelo paciente durante atividades de deambulação, particularmente ao subir e descer escadas.[144,258]

Força e resistência à fadiga. Leva no mínimo 3 a 6 meses após a cirurgia para o paciente recuperar a força nos músculos quadríceps femoral e posteriores da coxa até o nível pré-operatório.[144,187,273] A fraqueza do quadríceps femoral tende a persistir por mais tempo após a artroplastia do que a fraqueza dos músculos flexores do joelho.[273] Além disso, a fraqueza do quadríceps no lado contralateral (não operado) é um previsor de resultado funcional deficiente após 1 e 2 anos de ATJ unilateral.[317]

Estudos de pacientes após ATJ unilateral com acesso cirúrgico convencional têm mostrado que a força do músculo quadríceps femoral na perna operada apresenta alta correlação com o desempenho nos testes de habilidade funcional durante os primeiros 6 meses após a cirurgia.[187] Por exemplo, um estudo de Farquhar et al.[70] demonstrou que 3 meses após uma ATJ, os pacientes tinham fraqueza do quadríceps e um padrão de movimento alterado ao passar da posição sentada para a posição em pé, refletido pelo uso de aumento de flexão do quadril e maior dependência na força extensora do quadril, assim reduzindo a demanda sobre os extensores do joelho. Um achado de interesse adicional foi que 1 ano

após a cirurgia, apesar da melhora na simetria da força do quadríceps, o padrão alterado ao sentar-levantar persistia, talvez como resultado de hábito.[70]

A força do quadríceps femoral também é significativamente menor do que a de pessoas saudáveis com idade similar 6 meses a 1 ano após a cirurgia[67,85,187,298] e menor do que a da perna não envolvida 1 a 2 anos após a cirurgia.[251,270] Tem-se sugerido que a eversão da patela durante o acesso cirúrgico convencional pode contribuir para o comprometimento da função do mecanismo do quadríceps femoral após a cirurgia.[163,270]

Uma revisão sistemática recentemente publicada que abordou a força isométrica de membro inferior seguinte à ATJ concluiu que ocorreram déficits de força nos músculos quadríceps femoral, posteriores da coxa e panturrilha da perna envolvida em vários momentos no decorrer do período pós-operatório, em comparação com grupos controle sem comprometimento. Os déficits de força no quadríceps femoral e na panturrilha persistiram por até 3 anos após a cirurgia.[254]

Dado o número de estudos que identificaram fraqueza significativa do quadríceps femoral após ATJ e a alta correlação entre força do quadríceps femoral e desempenho funcional, há evidências substanciais que apoiam a importância dos exercícios de fortalecimento do quadríceps femoral nos programas de reabilitação pós-operatória para otimizar a função após ATJ.

Função física e nível de atividade. As melhoras mais notáveis e mais rápidas no desempenho físico após ATJ ocorrem durante as primeiras 12 semanas, com uma melhora adicional, porém pequena, ocorrendo depois desse período.[137] O alívio da dor parece melhorar de modo significativo a QV do paciente e sua habilidade para desempenhar atividades funcionais. Contudo, apenas 1 mês após a ATJ o desempenho funcional é dramaticamente pior do que o nível de função pré-operatório, apesar da participação do paciente em um programa de reabilitação desde o dia seguinte à cirurgia.[11]

Uma revisão sistemática da literatura feita por Ethgen et al.[69] revelou que o nível pós-operatório de função e QV de um paciente, medido por questionários de autorrelato, começa tipicamente a ultrapassar o nível pré-operatório após cerca de 3 meses, com a maior parte da melhora na função ocorrendo por volta de 6 meses. Contudo, os resultados de alguns estudos têm mostrado que podem ocorrer melhoras pós-operatórias adicionais durante 1 ano ou mais.[273,298]

Em geral, ao comparar a função pré e pós-operatória, pacientes com altas pontuações pré-operatórias nas medidas funcionais obtinham um nível mais alto de função no pós-operatório do que pacientes com pontuações funcionais pré-operatórias baixas.[79]

Um levantamento feito por Weiss et al.[301] de 176 pacientes (idade média 70,5 anos) 1 ano ou mais após ATJ identificou o nível de participação dos pacientes em atividades com graus diferentes de dificuldade e determinou quais atividades eram mais importantes para eles.

O levantamento também identificou atividades que eram difíceis após ATJ. Os resultados do levantamento indicaram que além das AVD básicas – caminhar, subir escadas, cuidados pessoais – os pacientes realizavam uma grande variedade de atividades terapêuticas e recreativas após ATJ. As atividades nas quais a mais alta porcentagem de pacientes participava eram exercícios de alongamento (73%), exercícios de fortalecimento de perna (70%), jardinagem (57%) e bicicleta ergométrica (51%). Essas mesmas atividades foram estimadas como importantes pelos pacientes. As funções que eram mais difíceis e causavam dor no joelho com maior frequência eram agachar-se (75%) e ajoelhar-se (70%).

Bradbury et al.[30] estudaram a participação esportiva pré e pós-operatória de 160 pacientes submetidos à ATJ 5 anos antes. No período pré-operatório não havia diferença significativa na ADM de joelho, habilidade de caminhar e nas radiografias dos pacientes que participavam e dos que não participavam de atividades esportivas. No pós-operatório, os pesquisadores encontraram que 51 (65%) dos 79 pacientes (idade média 73 no acompanhamento após 5 anos) que tinham participado regularmente (pelo menos duas vezes por semana) de atividades esportivas durante o ano anterior à cirurgia estavam participando de algum tipo de esporte no acompanhamento feito após 5 anos. Os pacientes tinham maior probabilidade de retornar a atividades de baixo impacto em vez de atividades de alto impacto. Dos pacientes que não participavam regularmente de um esporte antes da cirurgia, nenhum se interessou por algum esporte no pós-operatório.

Apesar do impacto positivo geral da ATJ na função física, estudos em longo prazo indicam que as habilidades funcionais tipicamente permanecem abaixo das normais na comparação com populações saudáveis de idade semelhante.[11,67,79] Um estudo que acompanhou 276 pacientes que viviam na comunidade 6 meses após uma ATJ primária revelou que a função física geral melhorou de modo significativo em todos os pacientes, embora 60% tenham relatado dificuldade moderada a extrema para descer escadas e 64% continuaram com um grau similar de dificuldade para tarefas domésticas pesadas.[133]

Os resultados de outro estudo indicaram que 1 ano após a ATJ, apesar da ausência relativa de dor e alguma melhora nas habilidades funcionais, déficits significativos na força e função eram aparentes quando comparados com as habilidades de pessoas saudáveis com idades semelhantes.[298] Os pacientes após ATJ tinham menor força na musculatura do joelho, velocidades de marcha e subida de escadas mais lentas e um nível de esforço percebido mais alto durante as atividades do que as pessoas saudáveis. Os autores salientaram que os pacientes pós-ATJ como um grupo eram mais pesados do que o grupo controle e sugeriram que o descondicionamento físico geral pode ter contribuído para as limitações funcionais pós-operatórias do grupo. Esse estudo enfatiza a necessidade de incluir um programa de condicionamento aeróbio de baixo impacto durante a reabilitação após ATJ.

DISFUNÇÃO PATELOFEMORAL: TRATAMENTO CONSERVADOR

Patologias patelofemorais relacionadas e etiologia dos sintomas

A síndrome da dor patelofemoral (SDPF) é um diagnóstico clínico que engloba inúmeros aspectos, envolvendo mais comumente uma descrição geral da dor na face anterior do joelho, provocada por atividades físicas como correr e pelo aumento nas forças compressivas incidentes na articulação patelofemoral (PF) durante atividades como agachar, sentar-se com os joelhos flexionados e subir e descer escadas.[46,151,313] A causa da dor anterior no joelho pode ser um trauma direto; o uso excessivo; uma trajetória patelar defeituosa; degeneração articular; desequilíbrios no comprimento dos tecidos moles e na força no quadril, joelho ou tornozelo/pé; ou uma combinação de tais fatores.[33,56,151,172,233,234,236,251,282,299,298] Para que o tratamento seja efetivo, deve-se tentar determinar os fatores causais com base na anamnese do paciente e em um exame abrangente. Para abarcar essa diversidade de causas potenciais, foram propostos vários sistemas de classificação, que estão resumidos nesta seção.[120,307] Além disso, alguns documentos de consenso coletados em pesquisas[46,54,235] organizaram essa condição em três categorias principais – local, distal e proximal – com o objetivo de identificar fatores etiológicos. Tendo em vista que as intervenções devem ser direcionadas ao problema de base, é útil analisar os vários diagnósticos no contexto dessas três categorias.

Fatores locais

Os fatores locais incluem as estruturas periféricas à própria articulação do joelho, como o coxim adiposo infrapatelar, os ligamentos, o tendão do músculo quadríceps femoral, o retináculo e o osso subcondral. Os sintomas podem ser provocados por uma mecânica defeituosa ou por atividades que influenciem diretamente os fatores locais, como as identificadas nos diagnósticos a seguir.

Instabilidade patelofemoral

A instabilidade inclui subluxação ou luxação em um episódio único ou em episódios recorrentes. Pode haver um ângulo-Q anormal, uma displasia troclear (sulco raso ou côndilo femoral lateral chato), patela alta, retináculo lateral encurtado e estabilizadores mediais inadequados (músculo vasto medial oblíquo e ligamento patelofemoral medial). Em geral, a instabilidade patelar é no sentido lateral. A luxação pode derivar de um trauma direto à patela ou de uma contração muscular forçada do quadríceps femoral enquanto o pé está plantado e o fêmur roda lateralmente enquanto o joelho está flexionando. A luxação recorrente é em geral uma indicação cirúrgica para o redirecionamento das forças estabilizadoras através da articulação PF.

Dor patelofemoral com desalinhamento ou disfunção biomecânica

Patela alta ou baixa e inclinação lateral da patela são alterações específicas do alinhamento possíveis na articulação patelofemoral. Os comprometimentos que podem contribuir para a disfunção biomecânica incluem um retináculo lateral encurtado, um músculo vasto medial oblíquo (VMO) fraco, déficits neuromusculares na musculatura do quadril, e hipermobilidade generalizada. Esses comprometimentos comumente resultam em evidência clínica de um trajeto patelar anormal e pode haver um disparo discordante do músculo quadríceps femoral.[120]

Evidências em foco

Embora seja amplamente relatado que o mau alinhamento PF é visto em pacientes com SDPF e pode estar associado com os sintomas, falta uma evidência para suportar a existência de alinhamento anormal na SDPF. Especificamente, como há pouca evidência para suportar a validade e confiabilidade de vários procedimentos de testagem usados correntemente para medir a posição e o trajeto patelar, apenas suposições podem ser feitas quanto à presença de mau alinhamento na SDPF.[311]

Dor PF sem desalinhamento

A dor patelofemoral sem desalinhamento inclui muitas subcategorias de lesões que causam dor na região anterior do joelho.

Lesões de tecidos moles. As lesões de tecidos moles incluem a síndrome da plica, síndrome do corpo adiposo, tendinite, síndrome do atrito do trato iliotibial e bursite.

- *A síndrome da plica* descreve uma condição ligada à irritação da articulação por vestígios do tecido sinovial embriológico em torno da patela durante o movimento. Com a irritação crônica, os vestígios do tecido tornam-se uma banda inelástica e fibrótica sensível à palpação. Quando os sintomas são agudos, o tecido é doloroso durante a palpação. A banda é em geral palpável medialmente à patela, embora haja variações em sua localização.[24,136]
- *A síndrome do corpo adiposo* envolve a irritação do coxim adiposo infrapatelar decorrente de trauma ou uso excessivo.
- *A tendinite* dos tendões patelar ou do músculo quadríceps femoral, chamada às vezes de *joelho de saltador*, com frequência ocorre em virtude do uso excessivo como resultado de saltos explosivos repetitivos. A hipersensibilidade ocorre na inserção dos tendões na patela. Os sintomas podem estar relacionados à (ou ser exacerbados pela) presença de encurtamento do quadríceps.[299]
- A síndrome do *atrito do TIT* é a irritação do TIT em sua passagem sobre o côndilo femoral lateral durante as atividades. A irritação pode ser o resultado de um músculo tensor da fáscia lata ou músculo glúteo máximo encurtado (ver discussão no Cap. 20). Como o TIT se insere na patela e no retináculo lateral, com essa síndrome também pode ocorrer dor na região anterior do joelho.
- *A bursite pré-patelar*, também conhecida como joelho de empregada, resulta de períodos prolongados na posição ajoelhada ou de pequenos traumas recorrentes na região anterior do joelho. Quando inflamada, pode haver restrição de mobilidade pelo edema e pela pressão direta; ou a pressão do tendão da patela provocará dor.

Retesamento do retináculo medial e lateral ou síndrome de pressão patelar. Há um aumento na pressão de contato entre a patela e a região distal do fêmur dentro do sulco troclear.

Osteocondrite dissecante da patela ou tróclea femoral. As lesões osteocondrais resultam em dor na retrossuperfície da patela que piora ao agachar-se, inclinar-se para a frente, deambular e descer degraus. Pode haver corpos soltos dentro da articulação, causando falseamento ou travamento do joelho.

Condromalacia patelar traumática. A condromalacia é o amolecimento e o fissuramento da superfície cartilaginosa da região posterior da patela, que pode ser diagnosticada com artroscopia ou artrografia.[120] Isso pode terminar predispondo a articulação à artrite degenerativa ou degeneração basal das zonas média e profunda da cartilagem.[96] As causas da condromalacia podem incluir trauma, cirurgia, sobrecarga prolongada ou repetida ou ausência das cargas normais, como ocorre durante períodos de imobilização.[214]

OA PF. A osteoartrite pode ser idiopática ou pós-traumática e é diagnosticada por alterações radiográficas coerentes com degeneração.

Apofisite. A doença de Osgood-Schlatter (apofisite de tração da tuberosidade da tíbia) e a síndrome de Sinding-Larsen Johansson (apofisite de tração do polo inferior da patela) ocorrem durante a adolescência por causa do uso excessivo durante o crescimento rápido. São condições autolimitantes.

Patela bipartida sintomática. A maioria das patelas bipartidas é assintomática (divisão em consequência de variantes na ossificação patelar), porém, um trauma pode perturbar a junção condro-óssea e causar os sintomas.[120]

Trauma. O trauma inclui ruptura de tendão, fratura, contusão e dano da cartilagem articular da patela que resultam em inflamação, edema, limitação da mobilidade e dor sempre que se contrai o músculo quadríceps femoral, como ao subir escadas, agachar e fazer uma extensão de joelho resistida.

Fatores proximais

Fatores originados na região do quadril e da pelve incluem aumento da adução e rotação medial do quadril durante tarefas específicas, como correr, e atividades que envolvem apenas um membro durante o agachamento, salto e aterrissagem. Estas alterações cinemáticas do quadril podem estar associadas à fraqueza dos músculos abdutores, extensores e rotadores laterais do quadril.

Evidências em foco

A declaração resumida da 3rd International Patello-femoral Pain Research Retreat[313] fez um apanhado dos estudos com evidências de maior adução do quadril em mulheres com dor patelofemoral (DPF) e resultados conflitantes com relação à queda pélvica contralateral. Estudos também identificaram momentos diminuídos na extensão de quadril durante a corrida, uma extensão isométrica mais fraca do quadril e um atraso na ativação no glúteo médio naqueles com DPF.

Fatores distais

Fatores originados nos pés incluem um pé em rotação lateral durante o apoio relaxado, eversão do retropé no contato do calcanhar, eversão atrasada ou prolongada do retropé durante a caminhada e a corrida e aumento da mobilidade da porção média do pé.[54] Ainda não está claro até que ponto esses fatores estão relacionados à ocorrência dos sintomas articulares PF.[313]

Evidências em foco

Uma revisão sistemática de sete estudos prospectivos[151] identificou o sexo feminino e o baixo torque de pico nos músculos quadríceps femoral como fatores de risco para o desenvolvimento de SDPF. Encontraram-se evidências contraditórias em relação ao momento de acionamento do VMO antes do vasto lateral (VL) e carência de evidências em favor da magnitude do ângulo-Q como fatores de risco. Em virtude das limitações dos estudos revisados, não foram identificados outros fatores de risco.

Comprometimentos comuns

Comprometimentos estruturais e funcionais. Os comprometimentos que podem estar associados à disfunção PF incluem:[33,56,136,151,172,230,233-236,251,296,299,313]

- Dor na região retropatelar.
- Dor ao longo do tendão da patela ou nos coxins adiposos subpatelares.
- Crepitação patelar; edema ou bloqueio do joelho.
- Alinhamento alterado do membro inferior (Fig. 21.9), em especial aumento da adução e rotação medial do quadril e valgo dinâmico do joelho que ocorre durante atividades de apoio de peso, como subir e descer escadas, agachar ou aterrissar após um salto.[125,177,233,234,236,247,278]
- Fraqueza da musculatura abdutora ou rotadora lateral do quadril e/ou dos músculos extensores.[25,125,177,230,233,234,247,278]
- Fraqueza e atrofia dos músculos quadríceps femoral.[93,94,151]
- Diminuição da flexibilidade do tensor da fáscia lata, posteriores da coxa, quadríceps ou músculos gastrocnêmio e sóleo.[230,233,237]
- Retináculo medial excessivamente alongado.
- Restrições no retináculo lateral, TIT ou estruturas fasciais em torno da patela.

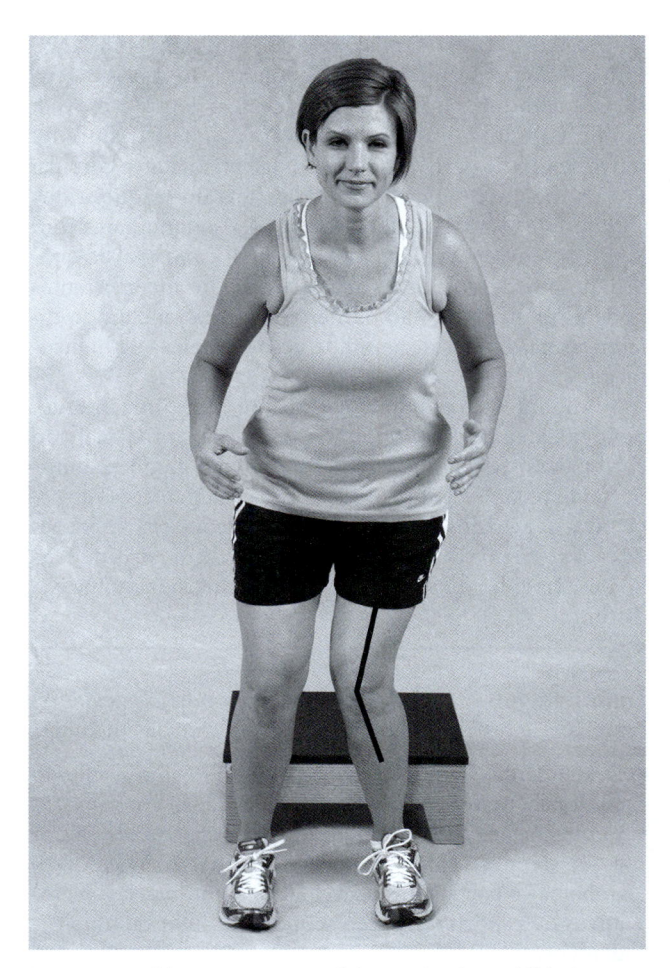

Figura 21.9 Adução e rotação medial excessiva do quadril (colapso em valgo do joelho) durante a descida de um degrau.

- Deslizamento medial ou inclinação medial da patela diminuídos.
- Pé pronado.

Evidências em foco

Há um número substancial de estudos que encontraram uma cinemática alterada no membro inferior e/ou déficits na força e ativação da musculatura do quadril em pessoas com dor PF, mais do que naqueles sem dor PF.[25,125,177,230,233-236,247,278] No geral, os achados da maioria desses estudos têm revelado maior adução e/ou rotação medial do quadril em pessoas com dor PF durante atividades de apoio de peso que envolvem flexão do joelho, como no agachamento, ao subir e descer escadas ou aterrissar de um salto. A diminuição da força dos extensores, rotadores laterais e/ou abdutores do quadril, em geral medida durante uma contração voluntária isométrica máxima, também tem sido identificada nas pessoas com dor PF.

McKenzie et al.[177] relataram diminuição na força dos extensores, abdutores e rotadores laterais do quadril, assim como excessiva adução e rotação medial do quadril, durante a descida e subida de escadas em pessoas com SDPF.

Souza et al.[278] também relataram que mulheres com SDPF tinham uma diminuição de força significativa nos extensores e abdutores do quadril e excessiva rotação medial, porém não um aumento na adução do quadril, durante movimentos de descida de escadas, aterrissagem e corrida. Em contraste, Bolgla et al.[25] identificaram fraqueza dos abdutores e rotadores laterais do quadril em mulheres com SDPF, porém sem evidência de cinemática anormal do quadril durante descida de escadas. Os achados inconsistentes podem ser atribuídos ao número de fatores, incluindo diferenças nas tarefas de apoio de peso e técnicas de mensuração.

Embora esses estudos sugiram que existe uma interdependência entre o joelho e as regiões mais proximais do corpo, em especial quadril, pelve e tronco, também é importante reconhecer que por causa da sua natureza retrospectiva, os achados demonstram associações e não relações de causa e efeito entre mecânica alterada do quadril, déficits no desempenho muscular do quadril e sinais e sintomas de disfunção PF.[113,233,236]

Limitações nas atividades e restrições à participação. As limitações e restrições associadas às deficiências incluem:

- Desempenho limitado das AVD básicas como resultado da dor ou mau controle do joelho (colapso em valgo).
- Limitações na mobilidade funcional relacionadas à dor e que são necessárias para desempenhar AVD e AVDI, trabalhar e participar de atividades comunitárias, recreativas ou esportivas, como sentar e levantar de uma cadeira ou entrar e sair de um carro, subir e descer escadas, andar, saltar ou correr.
- Inabilidade de manter posturas prolongadas de flexão do joelho, como sentar ou agachar, como resultado da dor e rigidez no joelho.

Sintomas patelofemorais: tratamento – fase de proteção

Quando os sintomas são agudos, tratar como qualquer problema articular agudo – com modalidades fisioterapêuticas, repouso, mobilização suave e exercícios isométricos intermitentes em posições que não provoquem dor. A dor e o derrame articular inibem o músculo quadríceps femoral,[286] sendo imperativo minimizar tais comprometimentos nessa fase do tratamento. O suporte da patela com órtese ou fita adesiva pode diminuir a dor e aliviar a carga em pacientes com deficiências identificadas no pé.[235]

Sintomas patelofemorais: tratamento – fases de movimento controlado e de retorno à função

Quando os sinais de dor e inflamação agudas não estiverem mais presentes, o tratamento é dirigido para a correção ou modificação dos fatores biomecânicos ou de alinhamento que podem estar contribuindo para o com-prometimento. Como não há um fator único ou uma combinação de fatores que tenha sido identificada na causa ou no efeito direto dos sintomas de dor PF, é importante desenvolver intervenções que abordem os comprometimentos específicos identificados durante o exame.[234] É também importante integrar o conceito de interdependência regional na aplicação das intervenções que utilizam exercícios, abordando os fatores locais, distais e proximais que possam estar impondo cargas excessivas à articulação PF.[113,233]

O tratamento durante as fases da reabilitação de movimento controlado e retorno à função costuma enfatizar o aumento da força, o controle dinâmico e a mobilidade indolor de joelho e quadril; a modificação de estratégias de movimento anormais que possam contribuir para as deficiências; a melhora na estabilidade do membro inferior, da pelve e do tronco; e a melhora do equilíbrio e das habilidades funcionais.

Orientar o paciente

Instruções. Como as cargas no final da amplitude e as posturas prolongadas tendem a exacerbar os sintomas, é importante instruir o paciente a evitar posições e atividades que provoquem os sintomas.

- Minimizar ou evitar subir e descer escadas até que os músculos do quadril e joelho estejam fortalecidos até um grau em que possam controlar a função do joelho sem sintomas.
- Não sentar com os joelhos excessivamente flexionados durante períodos prolongados, porque o aumento na flexão do joelho amplifica as forças compressivas que incidem na articulação PF. Quando estiver sentado, fazer periodicamente exercícios de ADM de joelho para aliviar a estagnação.

Programa de exercícios domiciliares. Usar um programa de exercícios domiciliares para reforçar o treinamento supervisionado. Antes da alta, dar instruções sobre a progressão segura dos exercícios e atividades funcionais.

Aumentar a flexibilidade dos tecidos limitadores

Identificar todas as estruturas que possam estar contribuindo para a má mecânica e estabelecer um programa de alongamento. Os músculos gastrocnêmio, sóleo, quadríceps femoral, posterior da coxa e tensor da fáscia lata (TFL) têm sido identificados como músculos específicos envolvidos na diminuição de flexibilidade de pessoas com disfunção patelofemoral.[230,233,296] Além das técnicas de autoalongamento descritas na seção de exercícios deste capítulo, as técnicas para alongar músculos biarticulares que cruzam quadril e joelho estão descritas no Capítulo 20 e as para alongar os que cruzam joelho e tornozelo estão descritas no Capítulo 22.

Como restrições ligadas à inserção do TIT e do retináculo lateral podem contribuir para a diminuição da mobilidade patelar e um trajeto patelar defeituoso em alguns pacientes com SDPF, técnicas específicas para abordar esses comprometimentos estão descritas nesta seção.

Mobilização patelar: deslizamento medial. Posicionar o paciente em decúbito lateral. Estabilizar os côndilos femorais com uma mão embaixo do fêmur e deslizar a patela medialmente com a base da outra mão (Fig. 21.10).[99] Há em geral maior mobilidade com o joelho perto da extensão; progredir posicionando o joelho em maior flexão antes de realizar o deslizamento medial.

Inclinação medial da patela. Posicionar o paciente em decúbito dorsal. Colocar a eminência tenar na base da mão sobre a face medial da patela. Aplicar uma força posterior à ponta da patela medialmente. Com a patela mantida nessa posição, a massagem de fricção transversa pode ser aplicada com a outra mão ao longo da borda lateral (Fig. 21.11). Ensinar o paciente a se autoalongar dessa maneira.

Bandagem patelar. Embora o uso de bandagem patelar para realinhar a patela e prover um alongamento prolongado possa ter seus méritos,[99,172] o benefício primário da bandagem parece ser a redução da dor na região anterior do joelho durante as atividades que provocam os sintomas, depois da aplicação da bandagem.[23,49] Não está claro o mecanismo subjacente ao alívio da dor com a aplicação da bandagem, mas pode ser resultado do realinhamento patelar ou da melhora da função neuromuscular.

Evidências em foco

Um estudo simples-cego em múltiplos centros demonstrou pouca ou nenhuma mudança no alinhamento patelar como resultado da aplicação de três técnicas diferentes de bandagem patelar. Ocorreu uma diminuição nos sintomas em 71 pessoas com SDPF, independentemente da

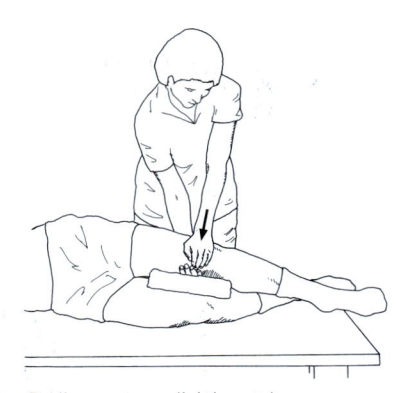

Figura 21.10 Deslizamento medial da patela.

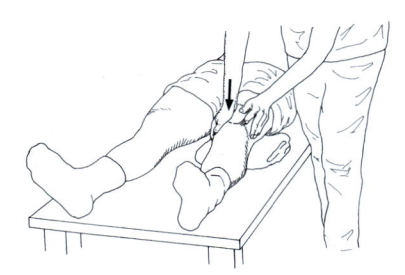

Figura 21.11 Inclinação medial da patela com massagem transversa ao longo da borda lateral.

direção com que a bandagem foi aplicada.[310] Os pesquisadores sugeriram que a bandagem pode alterar os impulsos proprioceptivos e aumentar a tolerância ao treinamento funcional; portanto, deve ser usada enquanto o foco do tratamento abordar a fraqueza proximal.

Melhorar o desempenho muscular e o controle neuromuscular

Como muitos dos diagnósticos possíveis caem na categoria de SDPF, várias influências podem estar precipitando ou perpetuando os sintomas. É importante ter em mente que nem todos os pacientes com sintomas PF se beneficiam dos mesmos exercícios. Consequentemente, é essencial que o fisioterapeuta elabore uma progressão de exercícios que aborde comprometimentos específicos de cada paciente. Além disso, hoje em dia já se aceita que os programas de exercícios para pacientes com SDPF devem ter por objetivo regiões proximais, e em especial os extensores e abdutores do quadril, de modo a afetar o alinhamento e o controle do joelho.[84,168,200,296] Também devem ser levados em consideração o comprometimento da força, a resistência à fadiga e o controle neuromuscular da musculatura do joelho e do quadril, bem como a estabilidade deficiente do tronco e da pelve.[233-236]

Além dos exercícios para o joelho descritos mais adiante neste capítulo, os exercícios para melhorar o desempenho muscular e controle funcional em regiões proximais e distais ao joelho estão descritos nos Capítulos 16, 20 e 22, respectivamente. Exercícios funcionais avançados para membros inferiores estão descritos no Capítulo 23.

Exercícios sem apoio de peso (cadeia aberta)

Há controvérsia com respeito às forças compressivas e sobrecargas na articulação PF que ocorrem nos exercícios em cadeia aberta.[67,98] O tipo de resistência (constante, variável ou isocinética) impõe diferentes demandas ao músculo quadríceps femoral em termos de esforço exigido ao longo da ADM. A força resultante vinda do tendão do quadríceps femoral e tendão da patela e a área de contato patelar também variam ao longo da ADM, o que subsequentemente faz variar a pressão e a carga nas superfícies articulares PF. Há pouco ou nenhum contato da patela com o sulco troclear entre 0° e 15° de flexão,[67] de modo que a dor sentida nessa faixa deve ser proveniente da irritação nos corpos adiposos patelares ou do tecido sinovial. Uma tensão maior sobre a patela ocorre com 60° e as maiores cargas compressivas, com 75°, de modo que a dor pode ser provocada nessas faixas quando o torque máximo proveniente da força resistiva é aplicado nessas amplitudes.[67] O local onde se localiza a patologia também afeta o local na amplitude em que o paciente sente dor.[98] Recomenda-se que, ao examinar o paciente, a ROM na qual a dor é sentida seja identificada e as cargas resistivas que causam dor naquela amplitude sejam evitadas.

Exercícios isométricos intermitentes do músculo quadríceps femoral (séries quad) em posições que não provoquem dor. O paciente deve fazer as séries *quad* com o joelho em diferentes posições. Como o local de irritação na ADM varia entre os pacientes com disfunção PF, identificar posições indolores de modo a assegurar uma carga não destrutiva.[67,98]

Séries quad com elevação da perna estendida. Fazer o paciente executar exercícios de EPE em decúbito dorsal ou sentado com pernas estendidas para focar o controle do quadríceps.

Progressão dos exercícios isométricos resistidos. Iniciar isométricos em múltiplos ângulos contra resistência de extensão do joelho em posições indolores conforme tolerado pelo paciente.

Extensão terminal em arco curto. Iniciar com o paciente em decúbito dorsal e joelho flexionado cerca de 20º (ver Fig. 21.23). Se for tolerado e o movimento não causar dor, uma leve resistência é aplicada ao tornozelo. O fortalecimento no final da extensão treina o músculo para função no ponto onde este é menos eficiente em consequência de sua posição encurtada e onde há mínima compressão articular, pois a patela se encontra num ponto superior no sulco femoral. A extensão do joelho ao final da amplitude é necessária para atividades como levantar a perna na cama, assim como para erguer a perna ao colocá-la dentro de um carro.

Precaução: se houver irritação no saco ou bursa suprapatelar, a extensão terminal do joelho poderá ser dolorosa e deverá ser evitada até que a dor diminua.

Exercícios com apoio de peso (cadeia fechada)

A progressão de exercícios em cadeia fechada/com carga axial, feitos tipicamente em posições de apoio de peso, deve ser um componente importante do programa de exercícios para SDPF visando reduzir os sintomas PF, aumentar o desempenho muscular e o controle dinâmico do joelho, quadril e tronco e melhorar o controle/tempo de resposta neuromuscular e o equilíbrio.[25,110,161,195,290] Como já foi discutido, se ocorrer alinhamento excessivo em valgo do joelho durante atividades com apoio de peso que envolvam flexão do joelho (agachamentos, avanços, subida ou descida de degraus ou aterrissagem de um salto), isso pode ser uma indicação de fraqueza dos abdutores, extensores e/ou rotadores laterais do quadril. O fortalecimento desses grupos musculares em posições de apoio de peso e a prática de estratégias de movimento no alinhamento correto devem ser uma prioridade.[12,26,115,168,200,296] Quando ocorre um valgo excessivo no joelho durante atividades com descarga de peso com envolvimento de flexão dinâmica do joelho (p. ex., agachamentos, afundos, subida ou descida de escadas ou a aterrissagem de um salto), isso pode indicar fraqueza dos abdutores, extensores e/ou rotadores laterais do quadril. Deve-se considerar como prioridade o fortalecimento desses grupos musculares em posições de descarga de peso e a prática de estratégias de movimento no alinhamento apropriado.[115,168,233,234,296]

Precaução: como ocorrem maiores cargas compressivas na patela quando o joelho está flexionado além de 60º duran-

te o apoio de peso, os exercícios e as atividades com o joelho flexionado além desse ângulo podem provocar sintomas. É importante ser cuidadoso quando o paciente estiver pronto para progredir além de 60º. Fazer o paciente monitorar cuidadosamente os sintomas e interromper o exercício caso os sintomas se desenvolvam.

- Se o apoio de peso for doloroso, iniciar com exercícios de apoio de peso parcial. Progredir para exercícios em pé conforme a tolerância.
- Para melhorar a força e a resistência muscular à fadiga, o paciente deverá fazer várias repetições dos exercícios apropriados até que os sintomas PF ou a perda de controle apenas comecem a surgir. É importante não forçar além desse ponto para evitar uma posição biomecânica errada ou perda de controle.
- Iniciar a extensão terminal do joelho contra resistência leve em bipedestação para treinar o controle do joelho na amplitude final (ver Fig. 21.26).
- Introduzir cedo miniagachamentos bilaterais, progredindo para unilaterais no início do programa de exercícios quando o apoio de peso e o agachamento parcial forem tolerados e não provocarem sintomas (ver Fig. 21.27). Certificar-se de que o joelho permaneça alinhado sobre os dedos durante o agachamento.
- Progredir os exercícios dinâmicos acrescentando ao programa deslizamentos em pé na parede com apoio nas duas pernas, depois em uma perna só, avanços curtos e em seguida longos e subidas e descidas de degraus de frente, de costa e laterais. Acrescentar resistência elástica para aumentar o desafio.
- Selecionar o equipamento para resistência visando ao fortalecimento progressivo e ao treinamento de resistência muscular à fadiga que incorpore apoio de peso, como os aparelhos de *leg press* sentado, Total Gym® e *step*.
- Combinar treinamento de equilíbrio e agilidade com exercícios de fortalecimento em posições de apoio de peso.
- Incluir treinamento pliométrico para pessoas que desejam retornar a atividades de alta demanda, caso não haja recidiva dos sintomas (ver Cap. 23).

Atividades funcionais

Praticar atividades funcionais simuladas e exercícios específicos para a atividade sem os sintomas provocadores, de modo a preparar o paciente para o retorno às atividades desejadas (ver Cap. 23). Se ocorrer alinhamento anormal do membro inferior durante as atividades com apoio de peso, apesar de melhoras na força e resistência muscular à fadiga, integrar a reeducação do movimento aos exercícios específicos para a atividade de modo a reforçar as estratégias de movimento apropriadas.

Modificar as sobrecargas biomecânicas

Avaliar a mecânica do membro inferior e modificar qualquer alinhamento defeituoso. Se o paciente exibir pronação excessiva do pé, uma órtese para o pé, por exemplo uma cunha medial, pode reduzir as cargas no joelho e diminuir a dor PF.[65,102]

Desfechos

Duas revisões sistemáticas da literatura enfocando a qualidade de ensaios clínicos randomizados controlados para SDPF revelou que as intervenções mais efetivas para reduzir a dor e melhorar a função eram o fortalecimento do músculo quadríceps femoral, a acupuntura e uma combinação de intervenções que inclui o fortalecimento desse músculo com bandagem patelar e *biofeedback*.[14,23,49] A efetividade de uma órtese patelar não foi refutada ou confirmada, nem o uso de técnicas de terapia manual, como alongamento e manipulação. Uma avaliação sistemática mais recente que observou especificamente os efeitos do exercício para SDPF concluiu que a terapia por exercícios é importante para o alívio da dor e melhora das medidas para pacientes que relataram limitações nas atividades e restrições à participação.[46]

Nenhuma abordagem de exercício em particular se mostrou superior a outra na redução dos sintomas e melhora da função. Uma revisão sistemática de estudos que utilizaram exercícios de fortalecimento do quadríceps femoral orientados por fisioterapeutas proporcionou fortes evidências de que não havia diferença na eficácia, com base no tipo de exercício usado.[145]

Existe um corpo de evidências substancial indicando que a diminuição de força e flexibilidade de regiões proximais ao joelho está associada à SDPF, e atualmente há ensaios clínicos randomizados controlados que documentaram a eficácia de programas de tratamento visando ao quadril, à pelve e ao tronco. Uma revisão sistemática e metanálise de estudos sobre a eficácia de programas de exercícios com ênfase na musculatura proximal concluiu que há evidências robustas apoiando a reabilitação proximal, com ou sem reabilitação do quadríceps femoral, com o uso de exercícios em cadeia cinética aberta e fechada para redução da dor e melhora da função em pessoas com SDPF.[149]

Fukuda[84] conduziu um estudo controlado, randomizado, de 70 mulheres sedentárias com dor na região anterior do joelho: 22 receberam exercícios de joelho que enfatizavam alongamento e fortalecimento da musculatura do joelho, 23 receberam o mesmo programa com a adição de fortalecimento e alongamento do quadril e 25 serviram de controle, não recebendo qualquer tratamento. Depois da intervenção (3 vezes por semana durante 4 semanas), ambos os grupos de exercícios mostraram melhora significativa na função e redução na dor, em comparação com o controle. O grupo que fez o programa de exercícios combinados de quadril e joelho mostrou uma melhora mais acentuada do que o grupo com exercícios apenas para o joelho em todas as medidas, embora apenas a diminuição da dor durante a descida de escada tenha alcançado significância estatística. Utilizando apenas exercícios de fortalecimento do quadril durante 8 semanas,[139] Khayambashi et al. documentaram melhora da dor e do estado de saúde em mulheres em comparação com o grupo que não fez exercício; ao longo de 6 meses de acompanhamento, a melhora permaneceu para as mulheres no grupo que se exercitou.

Dolak et al.[61] fizeram um ensaio clínico randomizado controlado com 33 mulheres com SDPF que realizaram fortalecimento de quadril ou fortalecimento do quadríceps femoral ao longo de quatro semanas; ambos os grupos fizeram os mesmos exercícios com descarga de peso por mais quatro semanas. Terminadas as quatro semanas iniciais, as mulheres no grupo de fortalecimento do quadril exibiram uma diminuição significativa na dor em comparação com o grupo de fortalecimento do quadríceps. Ao enfatizar a força do quadril e não sobrecarregar a patela com exercícios para o quadríceps durante as primeiras quatro semanas, os autores sugerem que a dor PF teve tempo para ser aliviada, ao mesmo tempo que o quadril era preparado para a fase de exercícios funcionais do programa. Os dois grupos exibiram melhora funcional (medida pelo teste de descida lateral de degrau) e, por volta de oito semanas, a dor tinha diminuído.[61]

Em um ensaio clínico randomizado com 31 mulheres atletas recreativas, Baldon et al.[12] mediram vários parâmetros, incluindo dor, função, cinemática, resistência do tronco à fadiga e força muscular excêntrica do quadril e do joelho. O grupo experimental praticou exercícios que enfatizavam o fortalecimento muscular do quadril, o controle dos movimentos do tronco e dos membros e o treinamento de estabilização funcional; o grupo controle fez alongamento e exercícios tradicionais que enfatizavam o fortalecimento do quadríceps femoral. As medições foram coletadas após oito semanas das intervenções, com seguimento das participantes após três meses. Em oito semanas, os dois grupos demonstraram diminuição da dor; as mulheres do grupo experimental demonstraram uma melhora mais proeminente e melhor função, incluindo melhor alinhamento do tronco e dos membros durante um agachamento em apoio unipodal após oito semanas e menos dor após três meses.[12]

INSTABILIDADE PATELAR: TRATAMENTO CIRÚRGICO E PÓS-OPERATÓRIO

Após o tratamento conservador de uma luxação patelar primária (primeira ocorrência), a taxa de recidiva é de 15 a 44% e chega a 50% após episódios subsequentes.[47] Quando o tratamento conservador da instabilidade patelar falha no controle da instabilidade e dos sintomas relacionados, incluindo luxação recorrente ou subluxação crônica, dor, crepitação ou degeneração da articulação PF, normalmente a cirurgia é indicada.

A intervenção cirúrgica pode ser usada para alterar o alinhamento da patela, corrigir desequilíbrios de tensão dos estabilizadores estáticos (ver Fig. 21.4), modificar o ângulo-Q (ver na Fig. 21.3 a descrição da medida do ângulo-Q), melhorar o trajeto da patela e desbridar ou reparar as superfícies articulares PF. O procedimento cirúrgico correto é determinado em seguida a um exame físico minucioso e uma avaliação radiográfica e artroscópica, com o objetivo de identificar a etiologia dos sintomas e os fatores que contribuem para a instabilidade patelar.

Visão geral das opções cirúrgicas

As opções cirúrgicas para instabilidade patelar lateral estão relatadas no Quadro 21.6.[40,45,47,85,86,88,89,119,183,184,199,221,232,241] Numerosas variações de procedimentos operatórios caem em cada uma dessas categorias. Alguns são procedimentos artroscópicos, enquanto outros envolvem um acesso aberto. Em geral, é necessária uma combinação de procedimentos.

Quando anormalidades dos tecidos moles contribuem para a instabilidade lateral da patela, em geral é selecionado um procedimento de realinhamento proximal, como um reparo ou reconstrução do LPFM ou imbricação do VMO. Um procedimento de realinhamento distal, que envolve uma osteotomia do tubérculo da tíbia com transferência do tendão da patela, é selecionado quando a causa de fundo da instabilidade patelar é uma anormalidade óssea. Pode também ser necessário o reparo de lesões condrais associadas à luxação patelar aguda ou recorrente ou ao trauma.[184] Em contraste, a ATJ ou patelectomia (um procedimento de salvamento) é feita apenas na artrite PF em estágio final e quando há colapso do espaço articular.[86,184,221]

As duas categorias gerais de cirurgias para instabilidade patelofemoral (realinhamento proximal e distal do mecanismo extensor) podem ser feitas com ou sem a liberação retinacular lateral (LRL). Como um procedimento independente, a LRL tem se mostrado útil para alívio ou redução da dor patelofemoral quando a causa da dor se origina da compressão das estruturas laterais do joelho (síndrome de compressão lateral) resultante da inclinação lateral excessiva da patela, porém não para o tratamento da instabilidade patelar lateral.[47,78,86,184,232]

Evidências em foco

Os resultados de várias revisões de literatura recentes[45,47,241] têm demonstrado que o uso de LRL *isoladamente* para instabilidade patelar lateral recorrente ou aguda fornece resultados ruins em longo prazo (altas taxas de recidiva para luxação). De acordo com outra revisão,[86] a LRL falhou em realinhar a patela no sentido mais medial. Todas as revisões concluíram que a LRL isoladamente não é eficaz para o tratamento de instabilidade lateral da patela.

Procedimentos operatórios que não o realinhamento proximal ou distal também são usados para instabilidade recorrente da patela. A trocleoplastia, que envolve o aprofundamento do sulco troclear, pode ser indicada se a displasia troclear estiver contribuindo para a instabilidade patelar.[47] Se estiver determinado que a deformidade rotacional excessiva do membro inferior é a causa de fundo do mau alinhamento patelar grave e da instabilidade recorrente, uma osteotomia tibial alta, desrotadora, supratubercular

pode ser indicada como alternativa aos procedimentos de realinhamento proximal ou distal.[224]

Após um realinhamento do mecanismo extensor proximal ou distal, vários fatores influenciam a taxa de progressão da reabilitação. Estes incluem o tipo de procedimento cirúrgico feito, a idade do paciente, seu estado geral de saúde e a gravidade dos sintomas patelofemorais antes da cirurgia, a presença de outras patologias, os resultados funcionais desejados e a adesão do paciente ao programa de exercícios domiciliares prescritos, assim como sua motivação para retornar às atividades funcionais.

Realinhamento proximal do mecanismo extensor: reparo ou reconstrução do ligamento patelofemoral medial e procedimentos relacionados

O reparo, realinhamento ou a reconstrução das estruturas de suporte patelar medial estáticas e dinâmicas são opções cirúrgicas para o paciente com instabilidade patelar lateral recorrente e dor associada com comprometimento da função.[4,40,47,201] O reparo ou a reconstrução do LPFM

QUADRO 21.6 Opções cirúrgicas para o tratamento de instabilidade patelar lateral e deficiências estruturais associadas

Procedimentos em tecidos moles e osso para instabilidade patelar
- Reparo ou reconstrução de ligamento patelofemoral medial com autoenxerto ou aloenxerto
- Imbricação (avanço) do retináculo medial
- Liberação retinacular lateral, incluindo liberação dos ligamentos laterais patelofemoral e patelotibial
- Imbricação e medialização do VMO
- Realinhamento distal do mecanismo extensor (anteromedialização da tuberosidade da tíbia e inserção do tendão da patela)
- Trocleoplastia (para melhorar o tamanho/forma do sulco da tróclea) no caso de displasia troclear

Procedimentos na cartilagem articular
- Desbridamento artroscópico
- Reparo de lesões da cartilagem articular patelofemoral (microfratura, autoenxerto osteocondral/mosaicoplastia, implante de condrócitos autólogos)
- Artroplastia de abrasão/condroplastia da superfície posterior da patela (usada com menor frequência no advento de cirurgias para reparo da cartilagem articular)

Procedimentos para artrite patelofemoral em estágio terminal
- ATJ ou artroplastia de substituição da superfície posterior da patela
- Patelectomia (procedimento de salvamento)

com ou sem LRL também pode ser feito após uma primeira ocorrência de luxação patelar lateral aguda resultante de trauma. Outros procedimentos de realinhamento proximal incluem imbricação do VMO (avanço) e *reefing*/encurtamento do retináculo medial. Esses procedimentos envolvendo tecidos moles são apropriados para o paciente com sistema esquelético imaturo e instabilidade patelar e podem ser usados junto com o realinhamento distal envolvendo osteotomia no paciente esqueleticamente maduro.[86,119]

Indicações para cirurgia

Embora as opiniões variem entre cirurgiões, são citadas as seguintes indicações para reparo ou reconstrução do LPFM e para outros procedimentos de realinhamento proximal, com ou sem LRL.[4,40,47,86,88,119,199,201,221,232]

- Deficiência (ruptura aguda, frouxidão crônica) das estruturas de suporte medial da patela, em particular do LPFM, que leva ao mau alinhamento e à instabilidade recorrente da patela
- Trajeto lateral excessivo (ou anormal) da patela e insuficiência do VMO.
- Forças compressivas laterais dolorosas na articulação PF e inclinação lateral persistente da patela, apesar de uma LRL prévia.
- Paciente esqueleticamente imaturo com instabilidade patelar, para fins de realinhamento.[119]

Contraindicações: procedimentos de realinhamento proximal não são apropriados para pacientes com degeneração articular da porção medial da patela, patela alta ou displasia troclear, pois a cirurgia pode exacerbar os sintomas ou não ter impacto sobre eles.[86,119]

Procedimentos

Contexto e visão geral da cirurgia

Os procedimentos de realinhamento proximal combinam um acesso cirúrgico aberto por meio de uma incisão parapatelar medial, precedida por um exame artroscópico do joelho, LRL, desbridamento de possíveis fragmentos osteocondrais soltos ou lesões de espessura parcial e, se necessário, microfratura no caso de lesões condrais de espessura completa.[184]

Reparo ou ajuste do LPFM. Uma luxação patelar lateral aguda em geral resulta na ruptura do LPFM e é tratada com reparo direto.[40,119] O reparo é também uma opção se o ligamento estiver frouxo como resultado de luxações recorrentes. Para expor o LPFM, o retináculo medial precisa ser aberto. Dependendo da localização da ruptura(s), o ligamento é reinserido no côndilo femoral, patela ou em ambas as superfícies ósseas por meio de âncoras para a sutura. Se ocorreu ruptura da substância intermediária do ligamento, os fragmentos de ligamento são reparados com suturas não absorvíveis com pontos interrompidos, em sobreposição (tipo jaquetão).

Reconstrução do LPFM. Esse procedimento é usado quando o LPFM é incompetente como resultado de luxação ou subluxação lateral recorrente ou se um reparo prévio ou encurtamento (*reefing*) do ligamento tiver falhado. A reconstrução envolve o reforço do LPFM com um enxerto autógeno de tendão do posterior da coxa, TFL ou quadríceps femoral, ou um aloenxerto.[4,62,201] Dependendo do tipo de reconstrução e enxerto selecionado, as pontas patelar e femoral do enxerto são presas com suturas em orifícios perfurados, âncoras para suturas ou fixação com parafuso. Em certos procedimentos, as perfurações não são necessárias, eliminando assim o risco de fratura da patela.

Imbricação (avanço) do VMO. Esse procedimento é feito para melhorar a relação comprimento-tensão em repouso do VMO ao mover o músculo para um local mais central e distal.[86,199,221,232]

Liberação retinacular lateral e outros procedimentos concomitantes. Quando é identificada uma inclinação lateral da patela, a LRL é indicada para reduzir a inclinação e restaurar o equilíbrio da patela na tróclea.[45,86,232,241] A LRL é feita por artroscopia através de vários portais parapatelares laterais. O procedimento "libera" as estruturas laterais que suportam a articulação patelofemoral, em especial as porções superficial e profunda do retináculo lateral e os ligamentos patelofemoral e patelotibial laterais, por meio de uma incisão que se estende do polo lateral superior da patela até um local imediatamente lateral e inferior ao tendão da patela.[184] A localização da incisão é tal que as artérias geniculadas laterais (superior e inferior) são cortadas e precisam ser imediatamente cauterizadas e suturadas. Contudo, a liberação deixa a porção tendínea do músculo VL intacta, de modo a não comprometer a função do quadríceps. A eletrocauterização[199] e, mais recentemente, a ablação por radiofrequência[89] são alternativas à incisão cirúrgica do retináculo. As vantagens desses métodos para liberação das estruturas laterais são menos sangramento e menos hemartrose subsequente.

Além do reparo ou da reconstrução do LPFM, os ligamentos patelotibial medial e patelomeniscal medial podem ser ajustados ou reparados.[86,88] Um procedimento de realinhamento distal ósseo também pode ser combinado com um reparo ou reconstrução de tecidos moles mediais.[86,88,199]

Complicações

As complicações pós-operatórias que podem ocorrer com qualquer uma das cirurgias patelofemorais incluem uma infecção superficial, uma infecção intra-articular, ou uma TVP. Aderências patelares e artrofibrose podem comprometer a ADM pós-operatória. Em casos raros, pode desenvolver-se a síndrome da dor regional complexa (ver Cap. 13).[48]

Complicações após realinhamento proximal. Várias complicações podem exacerbar a dor e aumentar as cargas nas superfícies articulares mediais, inclusive com o "tensionamento excessivo" do LPFM nativo ou do tecido do enxerto durante o reparo ou a reconstrução, ajuste excessivo das estruturas de outros tecidos moles mediais a colocação imprecisa do enxerto e/ou imbricação excessiva do VMO.[4,40,47] Uma cicatriz exagerada ou o encurtamento excessivo dos tecidos mediais também podem causar aumento da rotação patelar e trajeto medial excessivo, levando à erosão retropatelar e/ou ao aumento do risco de instabilidade *medial* da patela.[40,86] Em contraste, o ajuste ou o realinhamento medial inadequados do VMO podem resultar em nenhuma alteração na posição da patela, no seu trajeto ou nos sintomas do paciente. Embora o risco de fratura patelar seja baixo, essa é uma complicação que pode ocorrer durante procedimentos de reconstrução do LPFM que requerem a perfuração de orifícios na patela para colocação e fixação do enxerto.[47]

O encarceramento, a irritação ou um neuroma do nervo safeno na sua passagem pelo tubérculo adutor e na sua divisão no tendão da pata de ganso podem também ocorrer em qualquer procedimento envolvendo estruturas no lado medial do joelho.[86]

Complicações após a LRL. Por causa da localização da artéria geniculada, pode ocorrer hemartrose se esta não for cauterizada de forma adequada durante a cirurgia. Pode ocorrer lesão térmica na pele sobrejacente com a ablação por radiofrequência ou eletrocauterização.[89] Outra complicação, a subluxação patelar medial pós-operatória, pode desenvolver-se como resultado da liberação lateral se estendendo muito proximalmente, causando fraqueza no músculo VL. Em casos raros após um avanço do VMO, ocorre ruptura do tendão do quadríceps.

Tratamento pós-operatório

A reabilitação pós-operatória após reparo ou reconstrução do LPFM ou outros procedimentos de realinhamento proximal segue um curso resumido na Tabela 21.3.[4,40,88,164,201] O progresso do paciente através de cada fase da reabilitação é feito com base nos sinais e sintomas e no alcance de metas específicas para cada fase.[209]

Considerações sobre imobilização e apoio de peso

Após a cirurgia, um curativo compressivo é aplicado e o joelho é imobilizado com uma órtese articulada, com limitação de amplitude travada em extensão ou com uma tala

posterior para impedir flexão excessiva do joelho e proteger os tecidos moles. Alguns cirurgiões permitem uma ADM precoce dentro de uma amplitude protegida dentro de poucos dias após a cirurgia,[4,40,164,201] enquanto outros defendem a imobilização contínua por uma semana pós-operatória.[119,232] Dependendo da preferência do cirurgião, a ADM protegida é feita com o paciente usando uma órtese com limitação da amplitude, ou com ela removida para a terapia.

Durante a deambulação com muletas no período pós-operatório inicial, a órtese de joelho é travada em extensão. Sobre o membro operado, permite-se desde 25% de apoio de peso até o apoio conforme a tolerância. O apoio de peso completo com o imobilizador travado é permitido com cerca de 4 semanas após a cirurgia.[201] O apoio de peso completo com a órtese destravada e sem um dispositivo auxiliar é permitido apenas quando o paciente pode controlar o joelho e alcança extensão de joelho passiva e ativa completa, indolor (sem evidência de folga extensora/folga no quadríceps).[164,232]

Progressão dos exercícios

As metas dos exercícios após o realinhamento proximal são direcionadas para a restauração e melhora da função em todo o membro inferior e tronco, não apenas do joelho.[78,164,168,234] Como ocorre no tratamento conservador de disfunção patelofemoral, muitos dos exercícios para a reabilitação do paciente têm focado a recuperação de ADM indolor de joelho, manutenção da mobilidade patelar e recrutamento do mecanismo do quadríceps como uma unidade e do VMO em particular. Essas intervenções são elaboradas para prevenir ou remediar restrições patelares de movimento e uma folga extensora.[56,135,164,281,289] Um foco pós-operatório mais recente, porém igualmente importante, é a remediação dos déficits de força nos músculos do tronco, da pelve e os abdutores, rotadores laterais e extensores do quadril e a melhora da flexibilidade da musculatura de quadril e tornozelo.[125,168,230,233,234]

As metas dos exercícios, uma progressão das intervenções com exercícios e os critérios para progredir de uma

TABELA 21.3	Reparo ou reconstrução do LPFM: intervenção para cada fase da reabilitação pós-operatória		
Fase e duração geral	Proteção máxima: semanas 1-4	Fase de proteção moderada: semanas 4-8	Fase de proteção mínima: semanas 8-12 e além
Apresentação do paciente			
	▪ Reabilitação inicia dentro de 1-2 dias pós a cirurgia ▪ Dor pós-operatória ▪ ADM limitada ▪ Apoio de peso conforme a tolerância com a órtese travada em extensão	▪ Mínima dor ▪ Derrame articular controlado ▪ Apoio de peso completo com a órtese travada até alcançar a extensão de joelho ativa completa ▪ ADM funcional do joelho ▪ Capaz de realizar EPE (sem folga extensora) com cerca de 6 semanas	▪ Sem dor, edema ou sensibilidade ▪ Sem sinais ou sintomas de subluxação patelar durante a fase anterior ▪ Função muscular: pelo menos 75% (TMM 4/5) do membro não envolvido ▪ Sem restrições nas AVD e AVDI

(continua)

TABELA 21.3	Reparo ou reconstrução do LPFM: intervenção para cada fase da reabilitação pós-operatória *(continuação)*		
Fase e duração geral	**Proteção máxima: semanas 1-4**	**Fase de proteção moderada: semanas 4-8**	**Fase de proteção mínima: semanas 8-12 e além**
Procedimentos-chave de exames	▪ Dor (escala 0-10) ▪ Monitoramento de hemartrose ▪ ADM ▪ Controle muscular – habilidade de fazer isométricos intermitentes no quadríceps ▪ TMM: força do músculo quadríceps ▪ Palpação de tecidos moles	▪ Avaliação da dor ▪ Derrame muscular – circunferência ▪ ADM ▪ Controle muscular ▪ Análise da marcha	▪ Avaliação da dor ▪ Força muscular ▪ Equilíbrio neuromuscular ▪ Alinhamento e estabilidade patelar ▪ Estado funcional
Metas	▪ Controle pós-operatório do edema ▪ Minimizar a dor ▪ ADM do joelho: 0°-90° (no final da semana 4) ▪ Força muscular 3/5 ▪ Deambular com apoio de peso completo sobre o lado operado sem usar auxílio para deambulação, porém com a órtese travada ▪ Estabelecer um programa de exercícios domiciliares	▪ Controle do edema ▪ ADM do joelho: 0-120° (final da semana 6) ▪ 0°-135° (final da semana 8) ▪ Força 4/5 a 5/5 ▪ Melhorar o controle neuromuscular ▪ Normalizar o padrão da marcha ▪ Adesão ao programa domiciliar	▪ ADM funcional no joelho ▪ Força muscular de 75% comparada ao membro inferior não operado ▪ Retorno gradual às AVD e AVDI ▪ Orientar o paciente sobre como retornar as atividades lentamente, monitorando sinais e sintomas ▪ Desenvolver um programa de manutenção e orientar o paciente sobre a importância da adesão ao programa
Intervenções	▪ Bandagem compressiva para controle do derrame articular ▪ Modalidades fisioterapêuticas para modulação da dor ▪ Treino de marcha com muletas e órtese travada, apoio de peso conforme a tolerância ▪ Bombeamento de tornozelo ▪ Joelho: ADMA-A →ADMA com a órtese limitando a amplitude ▪ Mobilização patelar superior e inferior (graus I e II) ▪ Isométricos intermitentes: quadríceps, posteriores da coxa e glúteos (podem ser aumentadas com EENM indolor sobre o VMO) ▪ EPE em quatro apoios com a órtese travada para fortalecer o quadril ▪ Programa de flexibilidade para os posteriores da coxa, panturrilha e TIT	▪ Programa de flexibilidade para MI ▪ Continuar os exercícios de fortalecimento em cadeia aberta (sem folga na EPE) e em cadeia fechada ▪ ERP com limitação da amplitude ▪ Treinamento proprioceptivo ▪ Exercícios de estabilização e equilíbrio ▪ Treino de marcha ▪ Bicicleta ergométrica com baixa intensidade usando a órtese com limitação de amplitude para condicionamento aeróbio	▪ Continuar o alongamento para flexibilidade de MI ▪ Progredir os ERP para fortalecimento ▪ Exercícios avançados em cadeia fechada ▪ Programa de condicionamento aeróbio: ciclismo, natação ou caminhada ▪ Progressão de caminhada para corrida leve na semana 10 ▪ Exercícios de agilidade por volta da semana 10-12 ▪ Implementar exercícios específicos para a ocupação ou esporte ▪ Considerar o uso de órtese para atividades ocupacionais de alta demanda ▪ Treinamento específico para a tarefa. Tarefas funcionais simuladas baseadas em sinais e sintomas

fase da reabilitação para a seguinte após procedimentos de realinhamento proximal estão resumidos nas próximas seções.[88,164,201] As precauções nos exercícios após procedimentos de realinhamento extensor proximal e distal estão anotadas no Quadro 21.7.[119,164,201]

Exercício: fase de proteção máxima

Metas e intervenções. Durante as primeiras 4 semanas após a cirurgia, os tecidos patelares mediais reparados ou reconstruídos se encontram nos estágios agudo e subagudo de cicatrização e são vulneráveis a cargas excessivas. As metas e intervenções durante esse período são direcionadas à obtenção de deambulação independente com muletas, controle da dor e do edema, prevenção de complicações como a TVP ou aderências recuperação do controle do quadríceps e restauração da ADM do joelho, ao mesmo tempo protegendo os tecidos moles reconstruídos (ver Tab. 21.4).

- *Obter deambulação independente.* Treino de marcha com muletas para um apoio de peso protegido e órtese travada em extensão
- *Controle da dor e do edema.* Aplicar gelo e compressão regularmente ao longo do dia.
- *Orientações ao paciente.* Rever com o paciente as precauções sobre apoio de peso e exercícios para proteger os ligamentos reparados ou o tecido enxertado, que são mais vulneráveis a cargas excessivas (ver Quadro 21.7). Estabelecer e ensinar um programa de exercícios domiciliares.
- *Restaurar a ADM.* Fazer exercícios de flexão/extensão do joelho (ADMP, ADMA-A e ADMA) em um ou dois dias após a cirurgia. Respeitar as preferências do cirurgião com relação à remoção da órtese para ADM. Dependendo do tipo de reparo ou reconstrução realizado, a meta é obter a extensão passiva e ativa completa do joelho e pelo menos 90° de flexão no final da semana 4.[88,164,201] Alongar a musculatura do quadril e tornozelo, se estiver limitada.
- *Manter a mobilidade patelar.* Aplicar mobilização patelar suave (graus I e II) no sentido superior e inferior, para reduzir a dor e prevenir aderências.
- *Restabelecer o controle neuromuscular e melhorar o desempenho muscular.* Começar com isométricos intermitentes suaves do quadríceps para controle do joelho, potencializados com estimulação elétrica neuromuscular indolor ou *biofeedback*. Enquanto estiver usando a órtese travada em extensão, iniciar EPE em decúbito dorsal, ventral e lateral para controle do quadril. Com a órtese destravada, iniciar deslizamentos de calcanhar em amplitude parcial em decúbito dorsal e miniagachamentos e levantamentos de calcanhar bilaterais quando for possível 50% de apoio de peso indolor sobre o lado operado.

Critérios para progredir. Os critérios para progredir para a fase intermediária da reabilitação incluem:[164,201]

- Mínimo de dor e edema.
- Incisão cicatrizando bem, sem sinais de infecção.
- Extensão de joelho ativa, completa (sem evidência de folga extensora) e pelo menos 90° de flexão do joelho.

QUADRO 21.7 Precauções para os exercícios após realinhamento proximal ou distal do mecanismo extensor

- Iniciar exercícios de ADMP, ADMA ou ADMA-A usando uma órtese com dobradiça e limitação de amplitude para prevenir flexão excessiva ou sobrecarga em valgo do joelho.
- Progredir a flexão do joelho gradualmente, de modo a não comprometer as suturas após reparo ou reconstrução do LPFM, um avanço do músculo VMO, ou osteotomia do tubérculo tibial com a transferência medial do tendão da patela.
- Ao assistir a ADM de flexão/extensão de quadril e joelho em decúbito dorsal, ficar em pé no lado oposto ao membro operado para evitar impor uma sobrecarga em valgo ao joelho e alongar as estruturas mediais reparadas.
- Fazer EPE sobre o lado operado com a órtese travada em extensão.
- Iniciar exercícios com apoio de peso, como transferência de peso, com apoio bilateral e órtese do joelho travada em extensão.
- Iniciar exercícios bilaterais em cadeia fechada, como miniagachamentos, com a órtese de joelho destravada e limitação da amplitude, quando for permitido 50% de apoio de peso sobre o lado operado.
- Continuar mantendo a órtese travada em extensão durante o exercício em cadeia fechada ou deambulação durante o apoio de peso completo até que o controle do quadríceps tenha sido estabelecido (extensão ativa completa do joelho, sem folga extensora).
- Adiar os exercícios unilaterais em cadeia fechada que envolvam apoio de peso completo sobre o lado operado e sem órtese:
  - Por pelo menos 4 a 6 semanas após a reconstrução de tecidos moles.
  - Por pelo menos 8 semanas ou até que tenha ocorrido a cicatrização radiográfica após um realinhamento distal envolvendo uma osteotomia do tubérculo tibial.
- Não fazer contração voluntária máxima do músculo quadríceps femoral por pelo menos 12 semanas após o avanço do VM ou osteotomia do tubérculo tibial.

Exercício: fase de proteção moderada/movimento controlado

Metas e intervenções. Durante a fase intermediária da reabilitação (com cerca de 4 a 8 semanas pós-operatórias), os tecidos moles se encontram no estágio de reparo e remodelamento da cicatrização. Em geral, o apoio de peso completo, sem dispositivo auxiliar, porém com a órtese travada, é permitido com 4 a 6 semanas após a cirurgia. O paciente deve ser capaz de alcançar a ADM funcional do joelho por volta do final dessa fase da reabilitação.

Conforme os sintomas diminuem e a força do quadríceps melhora, o foco dessa fase da reabilitação é estabelecer um padrão de marcha normal com a órtese destravada, continuar a aumentar a ADM do joelho e restaurar a flexibilidade das estruturas do quadril e tornozelo. É igualmente importante desenvolver força e resistência à fadiga da musculatura do quadril e tronco, melhorar os tempos de controle/resposta neuromuscular, assegurar suficiente equilíbrio e propriocepção, recuperar a resistência cardiopulmonar e progredir e reforçar o programa de exercícios domiciliares.

- *Normalizar o padrão da marcha.* Se o apoio de peso completo for indolor e o controle do quadríceps for suficiente, praticar a marcha com muletas ou uma bengala com a órtese destravada.
- *Restaurar a ADM e a mobilidade articular.* Começar com alongamento prolongado de baixa intensidade e mobilização articular grau III para aumentar a ADM de áreas restritas. Obter 0° a 120° de ADM de joelho por volta da semana 6 e 0° a 135° por volta do final da semana 8.[4,88,164] Também alongar toda a musculatura encurtada. Em especial, avaliar os músculos gastrocnêmio, sóleo, posteriores da coxa e trato iliotibial, pois tem sido mostrado que estes se encontram encurtados em pacientes com disfunção PF.[230]
- *Melhorar o desempenho muscular.* Progredir o treinamento resistivo indolor em cadeia fechada e em cadeia aberta para aumentar a força e a resistência muscular à fadiga de todo o membro inferior. Enfatizar o fortalecimento dos extensores do joelho e extensores, abdutores e rotadores laterais do quadril (na seção anterior, sobre tratamento conservador, há sugestões de progressão de exercícios sem apoio de peso e com apoio de peso e descrições na parte final deste capítulo e no Cap. 20).

Precaução: certificar-se de que o paciente fará exercícios resistidos somente em amplitudes indolores e posições consistentes com as precauções de apoio de peso. Durante exercícios com apoio de peso, reforçar o alinhamento apropriado do membro inferior para evitar valgo do joelho durante a flexão.

- *Melhorar o controle e tempo de resposta neuromuscular, a propriocepção e o equilíbrio.* Enquanto estiver usando a órtese travada em extensão, iniciar treinamento neuromuscular/proprioceptivo e atividades de estabilização e equilíbrio sobre uma superfície estável e depois sobre superfícies instáveis. Enfatizar a manutenção do alinhamento apropriado do membro inferior. Progredir de apoio bilateral para unilateral e pela adição de movimentos uniplanares e, em seguida, multiplanares. Conforme o controle do joelho melhorar, destravar a órtese durante o treinamento.
- *Melhorar a resistência cardiopulmonar.* Iniciar um programa de bicicleta ergométrica usando a órtese com limitação de amplitude. Começar com uma regulagem de assento alto e baixa resistência. Se a cicatrização da ferida for adequada, iniciar caminhada e marcha ou corrida leve dentro de uma piscina.

Critérios para progredir. Os critérios a seguir devem ser alcançados para o paciente avançar para a fase final da reabilitação.[164]

- Ausência de edema ou de folga extensora.
- ADM de joelho: 0°-135°.
- Força suficiente da musculatura do joelho e quadril (pelo menos 75% comparado com o lado não operado) para iniciar atividades funcionais de membro inferior.

Exercício: fase de proteção mínima/retorno à função

Metas e intervenções. Durante a fase final da reabilitação, que se estende de 8 a 12 semanas e além, o paciente participa de forma gradual de atividades que impõem maiores demandas funcionais. Com cerca de 12 semanas pós-operatórias, o paciente deve ser capaz de iniciar corrida leve no solo e, com cerca de 16 a 20 semanas, retornar ao nível completo de atividade sem sintomas. Podem ser necessárias modificações ou limitações em algumas atividades, para que seja minimizado o risco de provocar sintomas, ou de recidiva da instabilidade.[4]

Enfatizar o treinamento específico para a atividade, sempre mantendo o alinhamento apropriado do membro inferior. Devem ser feitos esforços para modificar o estilo de vida do paciente de modo a evitar atividades que provoquem os sintomas, pelo menos temporariamente. Desenvolver e implementar um programa gerenciado pelo próprio paciente para que continue a melhorar e manter a força, flexibilidade e o equilíbrio, e elaborar um plano para garantir sua adesão.

Observação: continuar usando a bandagem patelar ou a órtese de direcionamento patelar durante o exercício pode ser útil durante a progressão dos exercícios e a transição para atividades funcionais de alta demanda.

Ver a progressão de exercícios discutida anteriormente no tratamento conservador avançado e os exercícios selecionados descritos nas seções finais deste capítulo e do Capítulo 20. Exercícios mais avançados, incluindo treinamento pliométrico e exercícios de agilidade, estão descritos no Capítulo 23.

Desfechos

Os desfechos relatados após reparo ou reconstrução do LPFM variam de forma considerável entre os estudos por causa de muitas diferenças nos procedimentos (alguns feitos de forma isolada e outros combinados com liberação lateral ou realinhamento distal). Após a primeira ocorrência de uma luxação lateral, as taxas de luxação patelar subsequente foram similares para o tratamento conservador e para o reparo cirúrgico, sugerindo que não há vantagem em submeter o paciente a uma cirurgia antes de um curso de exercícios conservadores.[219]

Camp et al.[40] realizaram um estudo retrospectivo de 27 pacientes com uma média de 19 anos (29 joelhos) submetidos ao reparo do LPFM para instabilidade patelar recorrente. A taxa de sucesso na prevenção de recorrência da luxação patelar para uma média de 4 anos após o reparo do LPFM foi de 72% (21 entre 29 joelhos), que os investigadores consideraram uma taxa relativamente alta de recorrência. Os pacientes que relataram luxação pós-operatória foram submetidos subsequentemente a outros procedimentos, incluindo reconstrução do LPFM e/ou realinhamento distal (osteotomia do tubérculo da tíbia). A instabilidade recorrente após a reconstrução do LPFM foi associada ao mau posicionamento do enxerto no LPFM durante a cirurgia.[27]

Em contraste, procedimentos de reconstrução do LPFM têm resultado em grande satisfação do paciente e baixas taxas de reluxação. Por exemplo, em uma série de casos retrospectiva, Drez et al.[62] relataram o uso de reconstrução do LPFM com um enxerto de tecido mole (e sem realinhamento distal) em 15 pacientes com instabilidade lateral recorrente após a primeira ocorrência de luxação patelar. Após um acompanhamento médio de 31,5 meses (mínimo de 2 anos), 93% dos pacientes tinham resultados excelentes (10 pacientes) ou bons (3 pacientes) em uma escala de resultados funcionais objetivos e de satisfação do paciente. Apenas 1 dos 15 pacientes relatou um episódio de subluxação durante o período de acompanhamento.

Em geral se concorda que a LRL feita isoladamente não é um procedimento eficaz para tratamento de instabilidade patelar aguda ou crônica.[45,47,232,241] Os resultados ruins podem ser atribuídos à inabilidade do LRL de alinhar a patela em uma posição mais medial.[86]

Resultados ruins, no geral, após os diversos procedimentos de realinhamento proximal descritos na literatura, parecem ser mais por causa da dor retropatelar do que da instabilidade recorrente.[119] Pacientes com hipomobilidade articular generalizada ou displasia troclear não corrigida tendem a ter uma alta taxa de reluxação e tipicamente requerem um procedimento de realinhamento distal.[88]

Procedimentos de realinhamento distal: transferência do tendão da patela com o tubérculo tibial e procedimentos relacionados

Para um paciente com subluxação/luxação recorrente da patela, o realinhamento distal do mecanismo extensor pode ser a intervenção cirúrgica escolhida. Uma transferência medial do tubérculo da tíbia é realizada para diminuir as forças que se dirigem lateralmente para a patela, melhorando o trajeto patelar e desviando as cargas de contato, afastando-as das lesões condrais da superfície articular distal e lateral da patela.[47,85] As transferências anteriores do tubérculo são feitas com a meta de aumentar o braço de alavanca da patela; isso diminui as forças no quadríceps e, por sua vez, as forças de contato patelofemoral.[105] As transferências medial e anterior combinadas são utilizadas nos casos em que o cirurgião julga necessário tanto o realinhamento como a redução das forças.[105] Os procedimentos de realinhamento distal podem ser usados isoladamente ou junto com a LRL ou com um procedimento de tecidos mo-

les proximal, como um reparo ou reconstrução do LPFM ou um *reefing* capsular.[47,88,199]

Indicações para cirurgia

Adiante, as indicações para os procedimentos de realinhamento distal.[47,85,86,184,199,221,232]
- Episódios recorrentes de instabilidade patelar lateral e a sensação de o joelho "ceder" por causa do desalinhamento patelar decorrente da lateralização da tuberosidade tibial e inserção do tendão da patela.
- Trajeto lateral doloroso da patela, sem instabilidade.
- Dor na região anterior do joelho associada a trajeto patelar ruim e artrose patelofemoral (defeitos condrais ou osteocondrais) nas superfícies retropatelares lateral e distal
- Ângulo-Q aumentado de forma anormal.
- Distância excessiva entre o tubérculo tibial e o sulco troclear (> 15 mm).

Contraindicação: os procedimentos ósseos não são recomendados para o paciente esqueleticamente imaturo cuja placa de crescimento na tuberosidade tibial esteja aberta. Pode desenvolver-se *recurvatum* do joelho com o fechamento prematuro dessa placa epifisária.[85,119]

Procedimentos

Contexto e visão geral da cirurgia

O propósito dos procedimentos de realinhamento distal é reduzir a instabilidade patelar e a dor na região anterior do joelho, por meio da redução das forças direcionadas lateralmente sobre a patela, redução da magnitude das forças de contato patelofemoral, e melhora do trajeto patelar.[47,85,86,221,232] Os procedimentos de realinhamento distal são feitos com o uso de um acesso cirúrgico aberto. Contudo, o exame artroscópico da articulação do joelho, o desbridamento da superfície articular da patela e, às vezes, uma LRL precedem o procedimento de realinhamento distal.

Têm sido relatadas várias técnicas de realinhamento distal.

Transferência do tubérculo tibial (procedimento de Elmslie-Trillat). É feita uma osteotomia da tuberosidade da tíbia; a proeminência óssea é então transferida medialmente e presa com uma fixação por parafusos.[47,85,88]

Anteriorização (elevação) do tubérculo tibial. Frequentemente, em combinação com uma transferência de tuberosidade da tíbia, esse procedimento envolve desviar anteriormente a tuberosidade da tíbia por meio de um enxerto ósseo.[232] Isso serve para reduzir as forças de contato sobre a patela e remover a carga das superfícies articulares da porção distal da patela.[47,85,232]

Medialização distal do tendão da patela. Este procedimento envolve apenas uma transferência de tecidos moles para o paciente esqueleticamente imaturo.

Complicações

Complicações raras, porém sérias, associadas com os procedimentos de realinhamento distal incluem fratura da tíbia durante a colocação de parafusos de fixação, lesão neurovascular durante a cirurgia, fechamento inadequado da pele ou formação de uma crosta sobre o local da osteotomia, infecção dos tecidos moles ou osteomielite e não consolidação do osso transposto.[85,232] A reluxação pode ocorrer lateralmente como resultado de uma subcorreção ou medialmente com a correção excessiva, em particular nos pacientes que retornam para atividades de alta demanda.[85,199]

A dor na tuberosidade anterior da tíbia decorrente dos parafusos de fixação não é rara. Desse modo, os parafusos são rotineiramente removidos 6 a 12 meses após a cirurgia.[85] Como em todas as cirurgias patelofemorais, podem ocorrer aderências patelares, restringindo a mobilidade do joelho. Como o realinhamento distal transfere as cargas retropatelares medial e proximalmente, a medialização excessiva do tubérculo tibial e tendão da patela pode causar pressão de contato excessiva na faceta patelar medial e compartimento medial, contribuindo para a artrose nessas áreas com o tempo.[47]

Tratamento pós-operatório

Considerações sobre imobilização e apoio de peso

Dependendo do tipo de fixação usada, a reabilitação após um realinhamento distal envolvendo procedimentos ósseos pode progredir de modo ainda mais gradual do que a reabilitação após o realinhamento proximal de tecidos moles. A deambulação com muletas, enquanto se usa um imobilizador de joelho travado em extensão, é permitida no dia seguinte à cirurgia. O apoio de peso é limitado ao mínimo (apenas tocar os dedos ou com a planta do pé) nas primeiras 4 semanas ou até a verificação radiográfica da ocorrência de formação de calo ósseo no local da osteotomia.[85,164] O apoio de peso é progredido de forma gradual, com o apoio de peso completo sem o imobilizador sendo permitido com 8 semanas se o controle do músculo quadríceps femoral for suficiente.[164]

Progressão dos exercícios

A ADM também é progredida mais gradualmente do que após procedimentos de tecidos moles (ver as precauções para os exercícios anotadas no Quadro 21.7). Uma órtese que limita a amplitude é usada, permitindo movimento de apenas 0° a 30°[164] ou 0° a 60°[88] de flexão durante a primeira semana, até 90° de flexão no final da quarta semana e 135° no final da oitava semana.[164] Os exercícios em cadeia fechada são iniciados com a órtese de joelho limitando a amplitude, de acordo com o apoio de peso permitido. Fora isso, os exercícios são similares aos usados no tratamento conservador, LRL e procedimentos de realinhamento proximal. O retorno à atividade plena geralmente leva cerca de 5 a 6 meses e baseia-se na consolidação óssea e força do membro inferior.

Desfechos

Pacientes sem degeneração da superfície retropatelar ou aqueles com lesões laterais e distais tendem a ter resultados melhores do que aqueles com lesões articulares mediais ou artrite PF avançada.[47,184] Os resultados após transferência do tubérculo medial tibial têm se mostrado melhores para pacientes com trajeto lateral doloroso da patela porém sem instabilidade patelar do que para pacientes com uma história de pelo menos 1 ano de instabilidade recorrente.[142] Contudo, porque a melhora ocorreu em ambos os grupos de pacientes, parece ser benéfica a transferência do tubérculo tibial para correção de mau trajeto doloroso e instabilidade recorrente.

Em geral, os procedimentos de realinhamento distal são combinados com um reparo proximal e/ou liberação lateral para corrigir o desalinhamento e aliviar os sintomas. Os resultados de estudos de procedimentos combinados refletem resultados bons a excelentes na maioria dos pacientes. Garth et al.[88] estudaram um grupo de adultos jovens (idade média 18 anos) com instabilidade patelar recorrente após sofrerem uma luxação lateral traumática aguda da patela. Depois de serem submetidos ao realinhamento distal combinado com reparo do LPFM e avanço do ligamento patelomeniscal, 90% (18 de 20) dos pacientes relataram resultados bons a excelentes na função do joelho, satisfação e ausência de recorrência dos sintomas de instabilidade em um acompanhamento mínimo de 24 meses. Os resultados de outro estudo[199] que avaliou a combinação de 3 procedimentos (liberação lateral, reparo das estruturas mediais de suporte e realinhamento distal) revelaram que 32 de 42 joelhos (76%) em 37 pacientes tiveram resultados bons ou excelentes em um acompanhamento médio de 44 meses (variando de 25 a 85 meses). No momento do acompanhamento, havia ocorrido reluxação em apenas quatro joelhos.

LESÕES LIGAMENTARES: TRATAMENTO CONSERVADOR

Mecanismos de lesão

As lesões ligamentares ocorrem com maior frequência em pessoas com 20 a 40 anos de idade, como resultado de lesões no esporte (como esqui, futebol, futebol americano), mas podem ocorrer em pessoas de todas as idades. O LCA é o ligamento lesionado com maior frequência. Em geral, mais de um ligamento é danificado como resultado de uma única lesão.

Evidências em foco

Entorses e distensões são classificadas como instabilidade do joelho e comprometimentos da coordenação dos movimentos nas **Diretrizes de Prática Clínica (DPC)** ligadas à Classificação Internacional de Funcionalidade, Incapacidade e Saúde (CIF).[159]

Ligamento cruzado anterior

As lesões do LCA ocorrem tanto em mecanismos de contato como sem contato (Fig. 21.12). O mecanismo de contato mais comum é um golpe na parte lateral do joelho, resultando em uma força em valgo no joelho. Esse mecanismo pode resultar em lesão não somente do LCA, mas também do LCM e do menisco medial. Essa lesão é chamada de "tríade infeliz" ou "tríade terrível", em razão da frequência com que essas três estruturas são lesionadas em golpe comum (Fig. 21.13).

O mecanismo sem contato mais comum é uma rotação lateral da tíbia sobre o pé de apoio plantado. A literatura confirma que esse mecanismo pode ser responsável por até 78% de todas as lesões de LCA.[208] O segundo mecanismo mais comum sem contato é a hiperextensão forçada do joelho.

Com a deambulação prolongada sobre um joelho com LCA deficiente, as estruturas secundárias responsáveis pela limitação (LCL e cápsula articular posterolateral) são sobrecarregadas, tornam-se frouxas e a pessoa pode desenvolver uma "marcha sem músculo quadríceps femoral".[116] A marcha em que esse músculo é evitado em joelhos com LCA deficiente foi documentada e descrita originalmente por Berchuck et al.[15] como uma diminuição na magnitude do momento de flexão em torno do joelho durante a fase de carga do membro na marcha, decorrente do esforço do paciente para reduzir a contração do quadríceps femoral.

Ligamento cruzado posterior

O LCP (Fig. 21.14) é mais comumente lesionado por um golpe forçado contra a tíbia anterior, estando o joelho flexionado, como um golpe contra o painel do carro em um acidente automobilístico ou ao cair sobre o joelho flexionado. Um estudo de Schulz[256] avaliando 587 joelhos com PCL deficiente agudo e crônico relatou que os três mecanismos de lesão mais comum eram um mecanismo de lesão "do painel do carro"/anterior (38,5%), seguido por uma queda sobre o joelho flexionado com o pé em flexão plantar (24,6%) e, por fim, uma hiperflexão violenta e súbita da articulação do joelho (11,9%).

Ligamento colateral medial

Lesões isoladas do LCM podem ocorrer por forças em valgo geradoras de elevadas cargas tensivas impostas através da linha articular medial do joelho. As lesões do LCM podem ser parciais ou incompletas e são classificadas de acordo com a classificação das lesões ligamentares I, II e III descrita no Capítulo 10 (ver Fig. 21.13).

Ligamento colateral lateral

As lesões do LCL não são frequentes e em geral resultam de uma força traumática em varo através do joelho que impõe tensão ao ligamento. Com esse mecanismo, não é raro que mais de um ligamento, a cápsula articular e, às vezes, os meniscos sejam também lesionados e resultem em instabilidade posterolateral do joelho.

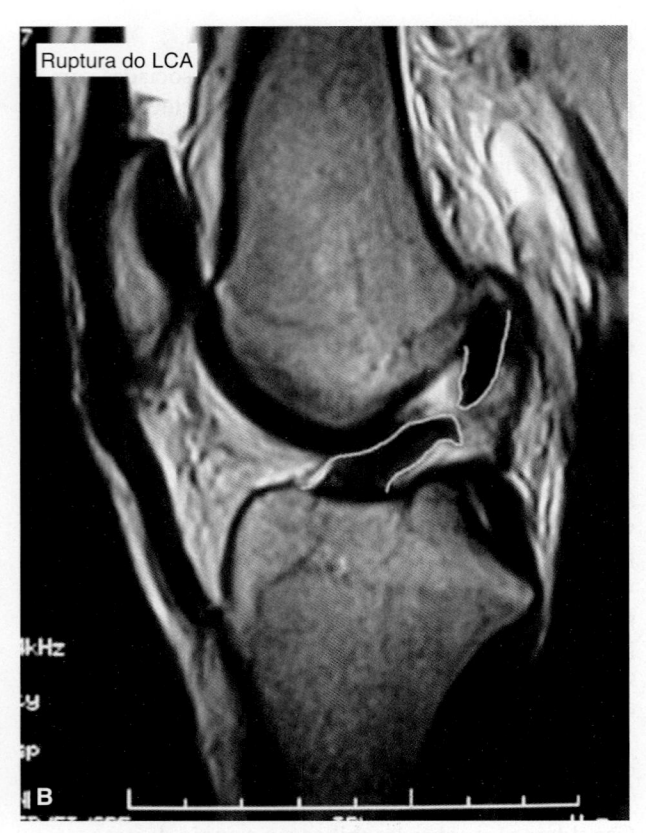

Figura 21.12 IRM sagital demonstrando uma ruptura completa da porção medial do ligamento cruzado anterior (delineado). (De McKinnis, LN: *Fundamentals of Musculoskeletal Imaging*, 4. ed. Filadélfia: F.A. Davis, 2014, p. 396, Fig. 13.48 B, com permissão.)

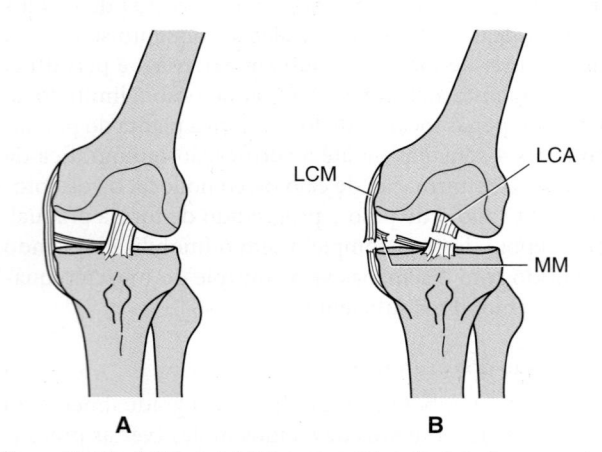

Figura 21.13 A "tríade infeliz", uma combinação de lesões no menisco medial (MM), ligamento colateral medial (LCM) e ligamento cruzado anterior (LCA). **(A)** ligamentos intactos estirados por uma força em valgo. **(B)** Ruptura do LCM, LCA e MM. (De McKinnis LN: *Fundamentals of Musculoskeletal Imaging*, 4. ed. Filadélfia: F.A. Davis, 2014, p. 395, Fig. 13.45 A e B, com permissão.)

Lesões ligamentares na mulher atleta

Com o aumento do número de mulheres atletas participantes em esportes organizados nos Estados Unidos desde a aprovação, em 1972, do Título IX, tem sido observado um aumento concorrente no número de mulheres

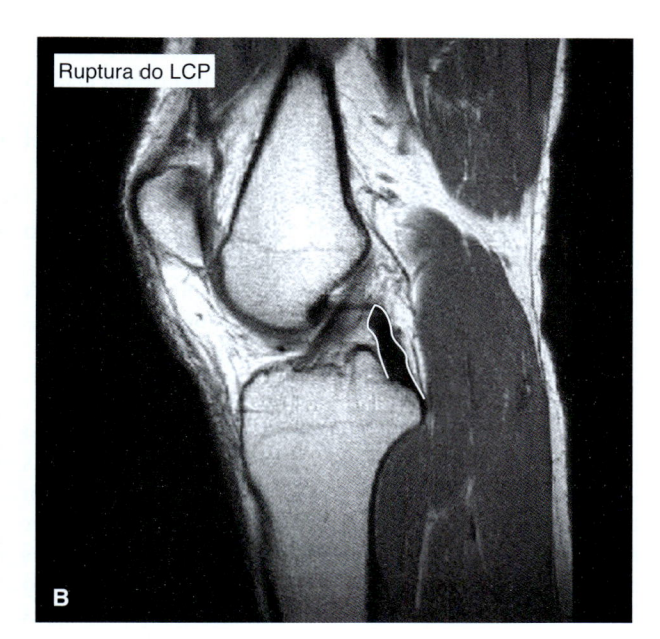

Ruptura do LCP

Figura 21.14 IRM sagital demonstrando uma ruptura do ligamento cruzado posterior vista como uma interrupção da estrutura em forma de corda (delineada). (De McKinnis LN: *Fundamentals of Musculoskeletal Imaging*, 4. ed. Filadélfia: F.A. Davis, 2014, p. 396, Fig. 13.47 B, com permissão.)

atletas lesionadas. Um percentual significativo dessas lesões é formado por lacerações do LCA, especificamente por mecanismos sem contato físico. O interessante é que quando ocorre uma lesão do LCA sem contato, a mulher tem três vezes mais possibilidade de romper o LCA do que o homem.[8] Esse fenômeno fez com que a American Academy of Orthopaedic Surgeons publicasse um documento de consenso examinando os fatores de risco e as estratégias de prevenção para lesão de LCA sem contato.[100] Além disso, clínicos e cientistas interessados na tendência de gênero da lesão de LCA vêm se reunindo periodicamente para apresentar pesquisas, desenvolver uma declaração de consenso e sugerir investigações futuras sobre a tendência de gênero nas lesões de LCA.[53]

Os fatores de risco identificados nos documentos de consenso gerados por esses grupos caem em quatro categorias principais: biomecânicos, neuromusculares, estruturais e hormonais, e estão resumidos a seguir.[53,100]

- *Os fatores de risco biomecânicos* incluíram o efeito da cadeia total (tronco, quadril, joelho e tornozelo) nas lesões de LCA, incluindo movimentos corporais dinâmicos desajeitados ou impróprios durante atividades como desaceleração e mudanças de direção. Por exemplo, o aumento da adução do quadril está relacionado ao aumento do valgo do joelho, o qual está associado ao risco de lesão de LCA em mulheres. Também a diminuição nos ângulos de flexão do quadril e do joelho tem sido demonstrada durante atividades de drible na mulher atleta.
- *Os fatores de risco neuromusculares* têm uma influência nos fatores biomecânicos, já que o controle neuromus-

cular influencia a posição e o movimento articulares. O colapso em valgo no joelho e a diminuição no uso dos extensores do quadril têm sido relatados como mais comuns em mulheres do que em homens que sofreram uma lesão de LCA. Tem sido sugerido que isso está relacionado a um aumento no cisalhamento anterior da tíbia e estiramento do LCA durante a desaceleração, por exemplo, na flexão de quadril-joelho quando aterrissando de um salto.[233] Não apenas as mulheres são mais fracas na força de quadril e joelho em comparação com os homens (normalizando para o peso corporal), como a cadência muscular e os padrões de ativação dos músculos quadríceps, posteriores da coxa e gastrocnêmio também diferem entre homens e mulheres.

- *Os fatores de risco estruturais* incluem tamanho do sulco femoral, tamanho do LCA e alinhamento do membro inferior. A altura do sulco femoral é menor e o ângulo do sulco é maior no homem em comparação com a mulher, o que pode afetar o tamanho do LCA. O LCA da mulher é menor do que o LCA do homem, mesmo quando ajustado para o tamanho corporal. O LCA na mulher tem um módulo de elasticidade mais baixo (i.e., é menos rígido) e uma força de falha mais baixa (i.e., falha com cargas mais baixas), o que significa maior mobilidade articular na mulher, em comparação com o homem.
- *As diferenças hormonais* entre homens e mulheres também têm sido postuladas como um possível fator ligado à maior incidência de lesões do LCA em mulheres. Existem sítios receptores hormonais para estrógeno, progesterona e testosterona no LCA de seres humanos. Os hormônios sexuais têm um efeito tempo-dependente que influencia as características do tecido do LCA, como o aumento do risco de lesão durante a fase pré-ovulatória do ciclo menstrual em mulheres.[159]

Deficiências estruturais e funcionais comuns, limitações nas atividades e restrições à participação

- Após trauma, a articulação em geral não apresenta edema por várias horas. Quando vasos sanguíneos são rompidos, o edema geralmente é imediato.
- Se for testado sem que a articulação esteja edemaciada, o paciente sente dor quando o ligamento lesionado é tensionado.
- Quando há uma ruptura completa, a instabilidade é detectada quando o ligamento rompido é testado.
- Quando ocorre efusão, a mobilidade fica restrita, a articulação assume uma posição de mínima tensão (em geral, flexionada em 25°) e ocorre inibição do músculo quadríceps femoral.[279]
- Quando a lesão é aguda, o joelho não pode apoiar o peso e a pessoa não consegue deambular sem um dispositivo auxiliar.
- Com uma ruptura completa, há instabilidade e o joelho pode falsear durante o apoio de peso, o que pode impe-

dir a pessoa de retornar a um trabalho ou esporte específico e a atividades de recreação que requerem estabilidade dinâmica do joelho.

Tratamento conservador das lesões ligamentares

Entorses agudas, rupturas ligamentares parciais do joelho e às vezes rupturas completas de um único ligamento do joelho podem ser tratadas de forma conservadora com repouso, proteção articular e exercício. Depois do estágio agudo de cicatrização, os exercícios devem ser direcionados para a recuperação da ADM normal, controle do equilíbrio, normalização do padrão de marcha e desenvolvimento do fortalecimento e resistência à fadiga dos músculos que suportam e estabilizam dinamicamente a articulação durante as atividades funcionais.[59,76,121] O grau de instabilidade após as lesões ligamentares afeta as demandas que o paciente poderá impor ao joelho quando retornar à atividade plena.

O nível de atividade pré-lesão de um paciente e o nível de atividade pós-lesão a que ele espera retornar influenciam o sucesso de um programa de tratamento conservador. Pessoas relativamente sedentárias podem em geral funcionar com alguma perda de estabilidade do joelho e esperar retornar às atividades pré-lesão após um curso de tratamento conservador. Para atletas selecionados que desejam retornar a atividades de alta demanda após uma lesão de LCA, um programa de reabilitação intensiva, incluindo treinamento de equilíbrio/perturbação para estimular o controle neuromuscular e desenvolver a estabilidade dinâmica do joelho, pode ser efetivo.[75,76] Em contraste, para pacientes com dano extensivo do ligamento ou lesões concomitantes (como dano meniscal) e estabilidade dinâmica ruim do joelho após um período de tratamento conservador, a reconstrução cirúrgica costuma ser recomendada para possibilitar o retorno ao trabalho ou esporte de alto nível e ao nível de função pré-lesão.

Evidências em foco

Os termos descritivos *"potencial coper"* e *"potencial noncoper"* têm sido usados na literatura[64,76,121,190] para identificar e classificar as pessoas logo após uma lesão de LCA que são boas candidatas à reabilitação conservadora *versus* maus candidatos para a reabilitação não operatória. *Potencial copers* são descritos como tendo estabilidade dinâmica suficiente do joelho, a habilidade de compensar após a lesão e bom potencial para retorno a atividades de alto nível pré-lesão após um curso de tratamento conservador. Em contraste, os *potencial noncopers* são os que se acredita terem pouco potencial para retornar às atividades pré-lesão após o tratamento conservador; essas pessoas tipicamente têm estabilidade dinâmica do joelho ruim e são aconselhadas a considerar o tratamento cirúrgico. Um estudo de Moksnes et al.[190] avaliou tanto *copers* quanto *noncopers* após 1 ano de reabilitação intensiva. Para aqueles não submetidos à cirurgia, 19 entre 27 *noncopers* (70%) mostraram excelente função de joelho e foram reclassificados como verdadeiros *copers*. No grupo de *copers*, 15 entre 25 (60%) eram verdadeiros *copers*. (O termo "verdadeiro *coper*" se aplica a pessoas capazes de retornar ao nível de atividade pré-lesão 1 ano após a lesão de LCA, sem episódios de falseio do joelho durante as atividades.)

Os resultados sugerem que a precisão prognóstica do exame de triagem é limitada e, portanto, confirmam a importância de incluir todos os pacientes com lesão de LCA na reabilitação intensiva, não apenas aqueles que inicialmente se encaixam na definição de *coper*.

Quando os ligamentos colaterais ou coronários estão envolvidos, por terem uma localização superficial, essas estruturas podem ser beneficiadas aplicando massagem transversa para alinhar as fibras em cicatrização e a manter sua mobilidade. Em virtude das características estruturais do LCM (um ligamento largo e chato com uma porção profunda e outra superficial, um alinhamento paralelo das fibras de colágeno e inserções em forma de leque, tanto proximais quanto distais), as lesões desse ligamento são tipicamente tratadas com uma abordagem conservadora (não cirúrgica).[306] O tratamento conservador de lesões ligamentares no joelho é descrito na Tabela 21.4; a progressão baseia-se nos sinais e sintomas com que o paciente se apresenta.[209]

Tratamento conservador: fase de proteção máxima

- Seguir os princípios descritos previamente neste capítulo para uma lesão articular aguda.
- Se possível, examinar antes que o derrame se estabeleça.
- Utilizar frio e compressão com repouso e elevação.
- Ensinar o apoio de peso protegido com o uso de muletas e apoio de peso parcial conforme a tolerância.
- Ensinar atividades seguras de transferências para evitar girar sobre o eixo do membro envolvido.
- Iniciar exercícios musculares isométricos intermitentes de quadríceps femoral. O joelho pode não se estender completamente para a realização de exercícios isométricos no final da amplitude, portanto, iniciar os exercícios na amplitude mais confortável para o paciente. À medida que o edema diminuir, iniciar ADM dentro da tolerância.

Tratamento conservador: da proteção moderada (movimento controlado) ao retorno à atividade

À medida que o edema diminuir, examinar o paciente em busca de comprometimentos e perdas funcionais. Iniciar o movimento articular e os exercícios para melhorar o desempenho muscular, estado funcional e condicionamento cardiopulmonar.[64,159]

Melhorar a mobilidade e a proteção articular

Mobilidade articular. Fazer deslizamentos na parede em decúbito dorsal (ver Fig. 21.19), mobilizações patelares e bicicleta ergométrica; encorajar o máximo de movimento possível. A menos que tenha havido um período extenso

TABELA 21.4	Tratamento conservador de lesões de ligamentos do joelho: intervenção para cada fase da reabilitação*		
Fase e duração geral	**Fase de proteção máxima: semanas 1-3**	**Fase de proteção moderada: semanas 3-6**	**Fase de proteção mínima: semanas 5-8 e além**
Apresentação do paciente			
	▪ Derrame articular ▪ Sensibilidade em pontos ▪ ADM diminuída	▪ Mínima hipersensibilidade ▪ Derrame articular controlado ▪ Sem aumento da instabilidade ▪ ADM completa ou quase completa	▪ Sem instabilidade ▪ Sem derrame ou hipersensibilidade ▪ Força 4/5 a 5/5 (TMM) ▪ Função de AVD irrestrita ▪ Função muscular 70% do membro não envolvido
Procedimentos-chave de exame			
	▪ Escala de dor ▪ Derrame articular ▪ Estabilidade ligamentar ▪ ADM ▪ Controle muscular ▪ Estado funcional ▪ Mobilidade patelar	▪ Escala de dor ▪ Derrame articular ▪ Estabilidade ligamentar ▪ ADM ▪ Controle/força muscular ▪ Estado funcional	▪ Estabilidade ligamentar ▪ Controle muscular ▪ Estado funcional
Metas			
	▪ Proteger os tecidos em cicatrização ▪ Prevenir inibição reflexa do músculo ▪ Diminuir o derrame articular ▪ Diminuir a dor ▪ Estabelecer um programa de exercícios domiciliares	▪ ADM completa indolor ▪ Restaurar a força muscular ▪ Normalizar a marcha sem dispositivos auxiliares ▪ Normalizar a função de AVD ▪ Aderir ao programa domiciliar	▪ Aumentar a força ▪ Aumentar a potência ▪ Aumentar a resistência à fadiga ▪ Melhorar o controle neuromuscular ▪ Melhorar a estabilidade dinâmica ▪ Recuperar a habilidade de funcionar no nível mais alto desejado ▪ Transição para um programa de manutenção
Intervenções			
	▪ Gelo, compressão, elevação e órtese de proteção, repouso ▪ Treino de deambulação com muletas; apoio de peso conforme a tolerância ▪ ADMP/ADMA-A ▪ Mobilização patelar (graus I e II) ▪ Isométricos intermitentes dos músculos quadríceps femoral, posteriores da coxa e adutores (pode ser aumentada com estimulação elétrica) ▪ EPE ▪ Condicionamento aeróbio	▪ Continuar isométricos em múltiplos ângulos ▪ Iniciar ERP ▪ Fortalecimento em cadeia fechada ▪ Exercícios de flexibilidade para MI ▪ Treinamento de resistência física (p. ex., bicicleta, piscina, aparelho de esqui) ▪ Treinamento de equilíbrio por meio de perturbação ▪ Exercícios de estabilização ▪ Iniciar um programa de caminhada/corrida leve no final dessa fase ▪ Iniciar exercícios específicos para a habilidade almejada no final dessa fase	▪ Continuar flexibilidade de MI ▪ Avançar o fortalecimento com ERP ▪ Avançar os exercícios de cadeia fechada ▪ Avançar o treinamento de equilíbrio por meio de perturbação ▪ Avançar o treinamento de resistência física ▪ Treinamento isocinético (se disponível) ▪ Progredir o programa de corrida; corrida rápida, tiros de corrida na velocidade máxima, corrida em oito e com mudanças bruscas de direção ▪ Implementar exercícios específicos para o esporte ou ocupação ▪ Determinar a necessidade de órtese protetora antes do retorno ao esporte ou trabalho

*Observação: baseia-se em uma lesão ligamentar grau II, mas pode ser acelerado para lesões grau I ou desacelerado para lesões grau III.

Adaptada de Wilk e Clancy, WG: Medial collateral ligament injuries: Diagnosis, treatment, and rehabilitation in knee ligament injuries. In Engle, RP (ed.): *Knee Ligament Rehabilitation.* Nova York: Churchill Livingstone, 1991, com permissão.

de imobilização, deve haver mínima necessidade de alongar contraturas.

Órteses de proteção. O uso de uma órtese pode ser necessário para atividades com apoio de peso, de modo a diminuir a carga sobre o ligamento em cicatrização ou prover estabilidade quando a integridade do ligamento estiver comprometida. As órteses podem ser de dois tipos: (1) órteses que limitam a amplitude no período pós-operatório, usadas para proteger os tecidos em cicatrização e descartadas nas fases avançadas da reabilitação, ou (2) órteses funcionais que são usadas durante a reabilitação avançada e também no retorno às atividades funcionais. O paciente precisa ser aconselhado a modificar as atividades até obter a estabilidade apropriada.

Melhorar o desempenho muscular

Força e resistência à fadiga. Iniciar exercícios isométricos para os músculos quadríceps femoral e posteriores da coxa e progredir para o treinamento dinâmico de força e resistência muscular. A força do quadríceps é importante para a estabilidade do joelho.[159]

- Utilizar resistência em cadeia tanto aberta quanto fechada.
  - Tem sido mostrado que exercícios em cadeia aberta são mais eficazes para aumentar a força do quadríceps do que o agachamento com uma perna em cadeia fechada em pacientes com lesão de LCA.[288]
  - Progredir os exercícios em cadeia fechada usando agachamentos parciais, subida de degraus, *leg press* e levantamentos de calcanhar.
- Reforçar as contrações do músculo quadríceps femoral com estimulação elétrica de alta intensidade, caso haja uma folga extensora.[275]

Evidências em foco

Eitzen et al.[64] relataram resultados de um programa de exercícios progressivos de 5 semanas com pacientes (n = 100) que tiveram uma lesão de LCA recente (dentro de 3 meses) antes de decidir fazer ou não a cirurgia reconstrutiva. Os testes prévios e posteriores incluíram força isocinética de quadríceps e dos posteriores da coxa, testes de quatro saltos sobre uma perna, dois questionários de autoavaliação e uma estimativa global da função do joelho. Tanto *potential copers* quanto *noncopers* sem lesões sintomáticas adicionais foram incluídos nesse estudo. O programa utilizou treinamento de força progressivo (resistência pesada em cadeia aberta e fechada), exercícios pliométricos, de equilíbrio e de estabilidade, e treinamento de perturbação. Foi calculada uma resposta padronizada média para cada variável que demonstrou melhoras relevantes do ponto de vista clínico em ambos os grupos. Eventos adversos (edema, dor ou falseio do joelho) ocorreram em apenas cinco indivíduos.

Controle neuromuscular. O controle neuromuscular é comprometido quando os músculos estabilizadores se fa-

tigam.[118] Deve-se enfatizar a reeducação neuromuscular (treinamento proprioceptivo) com treinos de estabilização, aceleração, desaceleração e de perturbação em posições de apoio de peso.[159] Começar com movimentos de baixa intensidade em um único plano e progredir para movimentos multiplanares de alta intensidade. Esses exercícios estão descritos no Capítulo 8 e resumidos na última seção deste capítulo.

Evidências em foco

Em um estudo randomizado controlado, 26 atletas com lesão aguda de LCA ou ruptura de enxertos de LCA participaram somente de um programa de reabilitação convencional ou de um programa de reabilitação convencional juntamente com treinamento de equilíbrio por meio de perturbação.[75] Daqueles do grupo de treinamento de equilíbrio por meio de perturbação (n = 12), apenas um teve uma reabilitação malsucedida, com o joelho falseando enquanto ele jogava futebol antes de completar o programa. No grupo controle (sem treinamento de equilíbrio por meio de perturbação; n = 14) metade das pessoas teve resultados ruins e foram consideradas de alto risco para recidiva de lesão no exame de acompanhamento feito após 6 meses. Os autores afirmaram que embora os dois grupos tenham retornado a um alto nível de atividade física, aqueles do grupo de treinamento de equilíbrio por meio de perturbação demonstraram melhores resultados em longo prazo.

Melhorar o condicionamento cardiopulmonar

Utilizar um programa que seja coerente com as metas do paciente, como ciclismo (começar com uma bicicleta ergométrica), corrida leve (começar andando em uma esteira), aparelho de esqui ou natação.

Progredir para o treinamento funcional

Desenvolver exercícios e treinamentos específicos que simulem as demandas das metas da pessoa.[294] As sugestões para o treinamento funcional estão descritas na seção de exercícios deste capítulo e do Capítulo 23.

LESÕES LIGAMENTARES: TRATAMENTO CIRÚRGICO E PÓS-OPERATÓRIO

Contexto

Os ligamentos do joelho são as estruturas estabilizadoras estáticas essenciais para os movimentos acessórios e rotacionais da articulação tibiofemoral (ver Fig. 21.2). Esses movimentos acessórios da articulação são a translação anterior e posterior e a translação medial/lateral, enquanto os movimentos principais de rotação são momentos em varo/valgo e de rotação em torno do eixo longitudinal. É necessário um suporte ligamentar forte, em parte, por causa da forma rasa da superfície articuladora tibial côncava que permite movimentos translacionais significativos quando não sofre alguma restrição. A perturbação traumática aguda ou a frouxidão crônica dos ligamentos resulta em movimentos acessórios e/ou rotacionais excessivos da articulação, o que pode comprometer as habilidades funcionais e acelerar a degeneração articular. Embora as lesões em cada um dos quatro ligamentos primários do joelho (LCA, LCP, LCM e LCL) sejam discutidas extensivamente na literatura, o LCA é, de longe, o ligamento mais lesionado e reparado cirurgicamente com maior frequência.[19,208]

Considerações gerais e indicações para cirurgia ligamentar. Os fatores que influem na decisão de fazer a reconstrução cirúrgica incluem o ligamento específico lesionado, localização e tamanho da lesão, grau de instabilidade experimentada pelo paciente, presença de outra patologia concomitante, como uma lesão de menisco ou cartilagem articular, e o potencial para alcançar o nível desejado de função para o qual o paciente deseja retornar.[1,2,72,138,186,271] O risco de ocorrer uma nova lesão e a prevenção de comprometimentos futuros também é algo a ser considerado, já que a lesão ligamentar aguda, se não tratada adequadamente, pode levar à instabilidade crônica da articulação.[19] Acredita-se que a instabilidade crônica, por sua vez, contribua para a degeneração da cartilagem articular com o tempo e o surgimento precoce de OA.[160] A intervenção cirúrgica para lesão ligamentar é indicada quando o paciente falhou em alcançar as metas funcionais estabelecidas em um programa de reabilitação conservador ou quando estão aparentes alterações degenerativas precoces da articulação. Muitos autores[19,33,82,186,267,271] recomendam a intervenção cirúrgica para lesões isoladas agudas de LCA e LCP após um breve período de tratamento dos sintomas agudos em pessoas recreativamente ativas. O tratamento cirúrgico de deficiências ligamentares crônicas é defendido quando a função do paciente se tornou limitada ou quando desenvolveu-se uma patologia secundária. Contudo, não há evidência sugerindo que a reconstrução do LCA previna ou reduza a taxa de progressão da destruição articular de surgimento precoce.[160]

Tipos de cirurgias ligamentares. As cirurgias de ligamento são classificadas em procedimentos *intra-articulares*, *extra-articulares* ou combinados. Podem ser feitas usando um acesso aberto, artroscopicamente assistido ou totalmente artroscópico.[33,150,186] Inicialmente, os procedimentos intra-articulares eram realizados por meio de um acesso aberto e envolviam o reparo direto do ligamento. O reparo era feito reaproximando e suturando o ligamento rompido. No pós-operatório, era necessário um longo período (em geral 6 semanas) de imobilização e apoio de peso restrito por causa do comprometimento extensivo dos tecidos associado ao acesso aberto e com a qualidade ruim da cicatrização do tecido ligamentar.[150] Os resultados cirúrgicos eram inaceitáveis em virtude das contraturas pós-imobilização, disfunção patelofemoral, fraqueza muscular e incidência inaceitavelmente alta de recorrência de ruptura. Em consequência disso, o uso do reparo direto foi abandonado e, assim, foram desenvolvidos procedimentos envolvendo reconstrução.

A reconstrução intra-articular de lesões ligamentares é o meio primário pelo qual as lesões do LCA e LCP são tratadas cirurgicamente. Em termos gerais, a reconstrução envolve o uso de um enxerto de tecido para simular a função do ligamento lesionado e agir como um limitador inerte do joelho.[20,33,150,165,186,205,271] Os primeiros procedimentos de reconstrução intra-articular eram feitos por meio de um acesso aberto e continuava sendo necessária uma imobilização pós-operatória prolongada.[150] Nos dias de hoje, a reconstrução ligamentar intra-articular é feita por meio de um acesso assistido por artroscopia ou por acesso totalmente artroscópico, causando bem menos morbidade aos tecidos e resultando em uma recuperação pós-operatória mais rápida.

Observação: as visões gerais dos procedimentos de reconstrução intra-articular do LCA e LCP são descritas mais adiante neste capítulo.

Os procedimentos de reconstrução extra-articular envolvem a transposição de estabilizadores musculotendíneos dinâmicos ou de limitadores de tecido estático para locais que proporcionam estabilidade lateral à articulação do joelho. Os procedimentos extra-articulares são usados raramente como procedimentos primários, pois não restauram a cinemática normal do joelho de modo tão efetivo quanto os procedimentos intra-articulares. O uso de procedimentos extra-articulares para melhorar a reconstrução intra-articular tem mostrado poucos benefícios extras.[150]

Enxertos: tipos, características da cicatrização e fixação. O tecido usado para a reconstrução intra-articular é, com mais frequência, um *autoenxerto* (tecido do próprio paciente) e ocasionalmente um *aloenxerto* (tecido de um doador) ou um *enxerto sintético* (Fig. 21.15).[140,182,205,267] Um aloenxerto ou enxerto sintético é usado somente quando um enxerto autógeno apropriado não está disponível, como quando o tecido do próprio paciente não é apropriado para colheita do enxerto.[150,205] Os autoenxertos são preferidos para a reconstrução intra-articular porque o remodelamento e a incorporação do aloenxerto ou do enxerto sintético após o implante pode ser mais lento do que com o tecido nativo do paciente.[182] (Ver no Cap. 12 e no Quadro 12.9 informações adicionais sobre enxertos de tecido.)

Embora uma variedade de tecidos venha sendo usada para reconstrução ligamentar do joelho,[140,152,165,182,191,205] um autoenxerto osso-tendão da patela-osso tem a mais longa história de uso bem-sucedido e contínuo como ligamento substituto, sendo considerado o padrão-ouro para reconstrução do LCA durante várias décadas,[33,71,150,152,194] e é ainda é o material de enxerto selecionado com maior frequência para esse procedimento.[20,72,81,140,152,165,186] Um enxerto alternativo que também se tornou amplamente utilizado para reconstrução do LCA é o enxerto do tendão semitendíneo-grácil.[71,150,152,191,263,287] As pesquisas têm mostrado que a força e rigidez desses enxertos são maiores do que as do LCA nativo.[263]

Existe um corpo de conhecimento extensivo sobre cicatrização, colocação e fixação do enxerto, assim como da força e rigidez de vários tecidos selecionados como enxer-

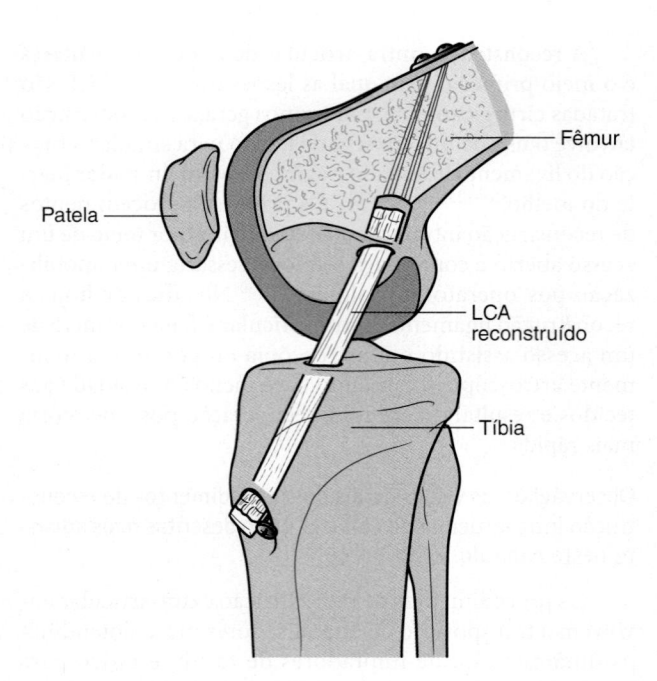

Patela

Fêmur

LCA reconstruído

Tíbia

Figura 21.15   Vista lateral do joelho ilustrando uma colocação de enxerto para reconstrução do LCA.

tos e suas respostas às cargas impostas. A maioria das pesquisas tem enfocado os enxertos para reconstrução do LCA, em função da incidência muito mais elevada e subsequentes reconstruções para essa lesão.[20,31,81,138,152,271]

Recomendação clínica

Como as características do tipo de enxerto e sua fixação afetam o processo de reabilitação e o resultado da cirurgia, é importante compreender que um enxerto passa por uma série de alterações após o implante enquanto cicatriza. De início, há um período de necrose avascular durante o qual o enxerto perde força substancial. Esse período é seguido por um período de revascularização, depois remodelamento e, finalmente, maturação, o que tipicamente leva pelo menos 1 ano. Durante as primeiras 6 a 8 semanas pós-operatórias, a integridade do enxerto é mais vulnerável a cargas excessivas porque a força do enxerto deriva apenas do dispositivo de fixação, não do enxerto propriamente dito.[20,31,138,140]

A necessidade de um longo período pós-operatório de imobilização e apoio de peso com suporte após reconstrução primária do LCA foi eliminada, em decorrência dos avanços na escolha do enxerto, sua preparação, colocação e fixação, além da evolução das técnicas artroscópicas.[20,31,271] Contudo, ainda há a necessidade de limitar e progredir cuidadosamente as cargas impostas ao enxerto em cicatrização durante o início da reabilitação.

Considerações gerais para reabilitação.   Os resultados esperados em seguida a uma cirurgia e reabilitação pós-operatória da reconstrução ligamentar são (1) restaurar a es-tabilidade e mobilidade articular, (2) obter apoio de peso indolor e estável, (3) força e resistência pós-operatórias suficientes para suprir as demandas funcionais e (4) habilidade de retornar às atividades pré-lesão.

Os bons resultados pós-operatórios começam, sempre que possível, com um programa *pré-operatório*, incluindo controle do edema, exercícios para minimizar a atrofia e manter a ADM, deambulação protegida e orientação ao paciente.[59,190,225,265] A intervenção pré-operatória em geral é possível porque a reconstrução ligamentar costuma ser adiada até que os sintomas agudos diminuam. Os exercícios usados para a terapia pré-operatória são similares aos usados para a fase inicial do tratamento conservador das lesões ligamentares já discutidas em seção anterior deste capítulo. Dependendo da localização e extensão da lesão, um programa pré-operatório de exercícios pode ser executado por várias semanas a vários meses antes de se decidir prosseguir com a cirurgia.[190] Independentemente da duração do programa pré-operatório de exercícios, estes não devem causar edema ou dor adicional.

A progressão e duração dos programas de reabilitação pós-operatória publicados na literatura variam. Nenhum programa tem se mostrado ideal. No decorrer da reabilitação, a comunicação aberta com o cirurgião possibilita ao fisioterapeuta discutir quaisquer precauções ou preocupações específicas para pacientes e procedimentos individuais.

Independentemente do ligamento lesionado ou dos procedimentos operatórios realizados, a ênfase da reabilitação está na restauração das habilidades funcionais do paciente, ao mesmo tempo protegendo a cicatrização do enxerto e prevenindo complicações pós-operatórias e a ocorrência de nova lesão. Tem sido mostrado que a mobilização e o apoio de peso controlados precocemente diminuem a incidência de complicações pós-operatórias, como contraturas, dor patelofemoral e atrofia muscular,[225,265,250,308] além de permitirem que os pacientes retornem à atividade o mais rapidamente possível, sem comprometer a integridade do ligamento reconstruído.[198,250]

Para progredir pacientes na reabilitação após reconstrução ligamentar, a prática contemporânea segue diretrizes baseadas no cumprimento de critérios específicos e metas ou desempenho mensuráveis em testes funcionais, e não em protocolos baseados no tempo.[112,155,157,198,209,308] Por exemplo, os exercícios e as atividades são progredidos somente depois que a extensão ativa completa de joelho é alcançada ou depois de obtido um nível específico em um teste de equilíbrio sobre uma perna. Defende-se essa transição para uma progressão baseada em critérios a fim de assegurar um retorno seguro a atividades esportivas de alto nível e prevenir relesão.[198,308]

Evidências em foco

Foram publicadas **Diretrizes de Prática Clínica (DPC)** que resumem as evidências disponíveis e oferecem recomendações para apoiar a tomada de decisão baseada em evidências durante a reabilitação pós-lesão ligamentar e sua cirurgia.[159] Uma DPC publicada informa a existência de evidências moderadas em apoio ao uso imediato de órtese após a cirurgia, mobilização imediata e estimulação elétrica neuromuscular para pacientes seguinte à reconstrução do LCA e também em favor da prática de exercícios na clínica e em casa para pacientes com comprometimento da estabilidade do joelho. A mesma DPC observa evidências robustas tanto para os exercícios com descarga de peso como para os exercícios sem, voltados para pacientes com comprometimento na estabilidade e na coordenação dos movimentos.[159]

Outra DPC informa que são moderadas as evidências em apoio a protocolos de reabilitação pós-operatória precoces, acelerados e não acelerados após a reconstrução do LCA, pois essas três opções tiveram desfechos similares.[3]

Reconstrução do ligamento cruzado anterior

Considerando que a capacidade de cicatrização de um LCA rompido é ruim, frequentemente recomenda-se a reconstrução cirúrgica para restaurar a estabilidade do joelho, particularmente na pessoa jovem e ativa.[19,138] Embora a incidência de recidiva de lesão do joelho seja mais baixa após reconstrução do LCA do que após o tratamento conservador, em particular nos pacientes com menos de 25 anos,[63] muitas pessoas que sofreram uma lesão primária aguda de LCA participam de um curso de tratamento conservador antes de decidir se irão submeter-se à reconstrução cirúrgica ou continuar com o tratamento conservador.[64,190]

Indicações para cirurgia

Embora não haja critérios rígidos para a seleção dos pacientes, as indicações mais frequentemente citadas para reconstrução do LCA incluem:[19,33,165,186,190,191]

- Instabilidade incapacitante do joelho decorrente de deficiência do LCA causada por uma ruptura aguda completa ou parcial ou por frouxidão crônica.
- Episódios frequentes de falseamento do joelho durante AVD rotineiras como resultado de uma estabilidade dinâmica do joelho significativamente deficiente, apesar de um curso de tratamento conservador.
- Um teste de rotação (*pivot shift*) positivo, indicativo de instabilidade rotatória associada com uma lesão de outras estruturas do joelho, como o LCM.
- Lesão do LCM no momento da lesão do LCA, impedindo a cicatrização do LCM sem limitações.
- Alto risco de recidiva de lesão em consequência da participação em atividades de alta demanda ligadas ao trabalho, esporte ou recreação.

Observação: o aumento da translação anterior da tíbia sobre o fêmur em comparação com o joelho contralateral não envolvido, conforme medida feita por um artrômetro, não é considerado uma indicação confiável para reconstrução do LCA porque não foi estabelecida uma correlação forte entre essas medidas de estabilidade e os sintomas de instabilidade do paciente.[19]

Contraindicações: contraindicações relativas, não absolutas, para a reconstrução do LCA estão anotadas no Quadro 21.8.[19,33,165,191]

Procedimentos

Visão geral da cirurgia

Acesso cirúrgico, seleção do enxerto e coleta. Para reduzir a morbidade dos tecidos e diminuir o tempo de recuperação, a atual prática de rotina para a maioria dos procedimentos de reconstrução usa técnicas assistidas por artroscopia ou técnicas endoscópicas.[19,20,71,150] Em um acesso assistido por artroscopia, apenas as porções intra-articulares do procedimento, como um desbridamento ou reparo de menisco, alargamento da fossa intercondilar do fêmur ou perfuração de túneis ósseos no fêmur e na tíbia, são feitos artroscopicamente.[150]

O procedimento de reconstrução do LCA mais comum atualmente é o procedimento assistido por artroscopia ou por endoscopia usando um autoenxerto. Quando é escolhido um enxerto osso-tendão da patela-osso, ele é colhido por meio de uma pequena incisão longitudinal sobre o tendão da patela do joelho envolvido[20,33,72,165,186] ou ocasionalmente do joelho contralateral.[267] É coletado o terço central do tendão, junto a pequenos fragmentos ósseos da patela e da tuberosidade tibial presos ao tendão. Esses fragmentos funcionam como plugues para a fixação do enxerto. Quando é selecionado um autoenxerto do tendão semitendíneo-grácil (enxerto do tendão de posterior da coxa), ele é colhido por meio de uma incisão centrada sobre a inserção tibial dos tendões do semitendíneo e grácil.[71,191,263,268,271,280,287] Vem se tornando mais comum o emprego de enxertos de tendão do posterior da coxa coletados com fragmentos ósseos aderidos para possibilitar uma incorporação ligamentar mais rápida.[169]

Embora um resumo de revisões sistemáticas tenha mostrado que não há diferença significativa nos resultados após o uso de enxertos de osso-tendão da patela-osso *versus* tendão de posterior da coxa,[159] há vantagens, desvantagens e complicações potenciais associadas a cada tipo de

QUADRO 21.8   Contraindicações relativas para a reconstrução do LCA

- Pessoa relativamente inativa com pouca ou nenhuma exposição a atividades ocupacionais, esportivas e recreativas que imponham altas demandas ao joelho
- Incapacidade de fazer modificações no estilo de vida para eliminar as atividades de alto risco
- Incapacidade de lidar com episódios infrequentes de instabilidade
- Artrite avançada do joelho
- Pouca probabilidade de seguir restrições pós--operatórias e aderir a um programa de reabilitação

autoenxerto. Por exemplo, pensa-se que a transição da fixação mecânica para a fixação biológica ocorre mais rapidamente com um enxerto de tendão da patela, que envolve a consolidação entre osso e osso, do que com um enxerto do tendão de posterior da coxa, que requer uma consolidação entre tendão e osso (6 a 8 semanas *versus* 12 semanas, respectivamente).[271] Outras vantagens e desvantagens relatadas desses dois tipos de autoenxertos estão resumidas nos Quadros 21.9 e 21.10.[1,71,150,152,169,250,263,268,280,287] Recentemente foi relatado o uso de autoenxerto osso-tendão de posterior da coxa-osso para reconstrução do LCA, permitindo uma consolidação entre osso e osso e oferecendo algumas das mesmas vantagens associadas ao autoenxerto de osso-tendão da patela-osso.[169]

Colocação e fixação do enxerto. Depois que o enxerto é colhido e preparado para implante, a instrumentação artroscópica é reinserida para perfurar túneis no osso femoral e tibial.[20,82,150,165] A colocação do enxerto (ver Fig. 21.15) é obtida passando o enxerto através dos túneis até sua posição final na tíbia e fêmur. Uma colocação anatômica precisa do enxerto é crucial para a restauração da estabilidade e mobilidade articular. Uma colocação imprópria do enxerto pode levar à perda de ADM no pós-operatório.[1] Um enxerto colocado em uma posição muito posterior pode resultar na impossibilidade de recuperar a flexão completa, e um enxerto colocado muito anteriormente pode limitar a extensão.[31]

Observação: uma ADM limitada em extensão pode ser causada pelo pinçamento do enxerto decorrente de uma fossa femoral com tamanho inadequado ou acúmulo de tecido

---

QUADRO 21.9   Vantagens e desvantagens/ complicações do autoenxerto osso--tendão da patela-osso

Vantagens
- Alta força tensiva e rigidez, similar ou maior do que o LCA
- Fixação do enxerto osso-osso segura e confiável com parafusos de interferência
- Revascularização/fixação biológica rápida (6 semanas) na interface osso-osso, permitindo uma reabilitação segura e acelerada
- Habilidade de retornar com segurança às atividades de alta demanda pré-lesão

Desvantagens/complicações potenciais
- Dor na região anterior do joelho na área onde foi colhido o enxerto
- Dor ao ajoelhar-se
- Disfunção do mecanismo extensor e patelofemoral
- Fraqueza muscular do músculo quadríceps femoral em longo prazo
- Fratura patelar durante a colheita do enxerto (rara, mas com efeitos adversos significativos)
- Ruptura do tendão da patela (rara)

QUADRO 21.10   Vantagens e desvantagens/ complicações do autoenxerto semitendíneo-grácil

Vantagens
- Alta força tensiva e rigidez, maiores do que o LCA com enxerto quádruplo
- Sem distúrbio da placa epifisária no paciente esqueleticamente imaturo
- Evidência de regeneração do tendão dos posteriores da coxa no local doador
- Perda de força flexora do joelho recuperada 2 anos após a operação

Desvantagens/complicações potenciais
- Dispositivos de fixação tendão-osso (particularmente fixação tibial) não tão confiáveis quanto a fixação osso-osso
- Tempo de cicatrização mais longo (12 semanas) na interface tendão-osso
- Distensão dos músculos posteriores da coxa no início da reabilitação
- Fraqueza dos músculos flexores do joelho em curto e longo prazo (não associada à limitação funcional)
- Possível aumento da translação anterior do joelho (não associado a limitações funcionais)

---

cicatricial na fossa.[1] Frequentemente se faz uma *sulcoplastia femoral* (alargamento da fossa intercondilar) durante a reconstrução para assegurar espaço adequado para o enxerto durante a extensão do joelho.

A fixação do enxerto é vital para o sucesso de uma reconstrução de LCA. Com um enxerto osso-tendão da patela-osso, ambos os plugues ósseos são presos nos túneis preparados (fixação osso-osso) por meio de uma fixação com parafusos (parafusos de interferência metálicos ou bioabsorvíveis).[31,33,82,152,165,271] Vários tipos de dispositivos de fixação de tecidos moles têm sido usados para prender o enxerto de tendão de posterior da coxa, incluindo botões (*endobuttons*), arruelas e grampos, embora também possam ser usados parafusos de interferência e de transfixação.[31,71,138,191,263] Apesar desses avanços na fixação, uma fixação tendão-osso forte, particularmente para fixação tibial, continua sendo um desafio.

Uma vantagem dos dispositivos atuais de fixação é que eles podem suportar forças tensivas precoces, porém controladas, impostas ao enxerto, com um baixo risco de comprometimento da segurança do enxerto, desde que se consiga a colocação e o ajuste apropriados dos dispositivos de fixação.[20,31,71] Isso, por sua vez, permite o início precoce do apoio de peso e ADM do joelho, ambos elementos típicos dos programas de reabilitação acelerados da atualidade.[21,90,112,157,198,263,250,308] Depois da fixação do enxerto e antes do fechamento, o joelho é movido ao longo da ADM para verificação da integridade do enxerto e a tensão sobre ele durante o movimento do joelho. Do mesmo modo que a colocação do enxerto, a tensão apropriada sobre ele no momento da fixação tem um efeito direto na mobilidade e estabilidade articular pós-operatória. Tensão insuficiente pode resultar em frouxidão excessiva do joelho e instabilidade potencial, e tensão em excesso pode limitar a ADM do joelho.[20] Depois que a incisão é fechada, um pequeno curativo compressivo é imediatamente colocado sobre o joelho, e em geral a perna é colocada em um imobilizador de joelho para proteção.

Complicações

Há diversas complicações intraoperatórias e pós-operatórias que podem comprometer os resultados de uma reconstrução do LCA (ver Quadros 21.9 e 21.10). Mesmo pequenos erros técnicos durante a reconstrução podem afetar de modo adverso a função. Como foi discutido na seção anterior, a colocação inapropriada do enxerto ou dos túneis ósseos, problemas com a colheita do enxerto, como um enxerto de comprimento inadequado, e a tensão imprópria sobre o enxerto podem afetar adversamente a estabilidade e mobilidade da articulação.[1,261] Um comprimento insuficiente do enxerto ocorre com maior frequência durante a colheita do enxerto de posterior da coxa do que de tendão da patela. Quando a fixação do enxerto é insuficiente, pode ocorrer deslizamento e falha precoce do enxerto.[261,263] Com um enxerto osso-tendão da patela-osso, um plugue ósseo pode fraturar-se durante a colheita ou implante, sendo necessário um autoenxerto alternativo ou um aloenxerto.[261]

Complicações pós-operatórias potenciais são dor no joelho, perda de mobilidade, déficits de força persistentes e estabilidade articular inadequada.[1,191,261] A dor na região anterior do joelho no local doador de um enxerto de tendão da patela ou na articulação patelofemoral é comum e pode afetar as atividades funcionais. Um neuroma do ramo infrapatelar do nervo safeno pode causar dor significativa no joelho ao ajoelhar-se.

A perda de extensão completa do joelho e fraqueza persistente do músculo quadríceps femoral são identificadas como complicações significativas após uma reconstrução de LCA, em particular se a extensão completa não for alcançada no pré-operatório.[170] Pode haver dano permanente ao mecanismo extensor após a colheita de enxerto de tendão da patela, levando a fraqueza do quadríceps femoral ou mesmo ruptura do tendão da patela em casos raros. A limitação da ADM do joelho pode estar presente antes da cirurgia ou desenvolver-se depois. Uma causa possível é o aumento do tecido cicatricial na fossa intercondilar, necessitando um alargamento artroscópico da fossa. A perda de mobilidade patelar também pode ser uma fonte de limitação na ADM do joelho.

Evidências em foco

McHugh et al.[175] avaliaram 102 pacientes (idade média 31 ± 1 ano) dentro de 2 semanas de uma reconstrução primária do LCA e 6 meses após a cirurgia para determinar os indicadores pré-operatórios da perda de mobilidade pós-operatória (perda da extensão do joelho) e fraqueza do músculo quadríceps femoral. Eles encontraram que pacientes com perda da extensão do joelho no pré-operatório tinham maior probabilidade de ter uma extensão de joelho limitada no pós-operatório. Contudo, um déficit de força muscular pré-operatória do quadríceps femoral não era um indicador de fraqueza pós-operatória do quadríceps femoral 6 meses após a cirurgia.

Finalmente, a falha do enxerto e a necessidade de uma reconstrução de revisão podem ocorrer mesmo na ausência de fatores de risco ligados à técnica cirúrgica. Tem sido mostrado que há maior probabilidade de ocorrer falha do enxerto durante os primeiros meses após a cirurgia.[83] Tem sido também sugerido que a causa mais comum de falha do enxerto é a falta de adesão do paciente à reabilitação pós-operatória, em particular o retorno prematuro às atividades de alto risco e alta carga articular.[1,83,261]

Tratamento pós-operatório

Com os avanços nas técnicas cirúrgicas e uma melhor compreensão da cicatrização do enxerto e do impacto das cargas sobre o enxerto em cicatrização, a mobilização e o apoio de peso pós-operatórios precoces – em geral chamados de "reabilitação acelerada" – têm se tornado o tratamento-padrão após reconstrução primária do LCA com enxerto autógeno para o paciente ativo, tipicamente jovem.[21,36,90,112,157,198,222,225,265,266,308] A reabilitação acelerada baseia-se na premissa de que um enxerto colocado com precisão e tensionado de forma apropriada não apenas é forte o suficiente para suportar as cargas da mobilização e o apoio de peso precoces, mas também que o enxerto está submetido a condições favoráveis para sua cicatrização em resposta a essas cargas.[20,36,265,266,250,308]

A Tabela 21.5 resume um programa acelerado contemporâneo para o tratamento pós-operatório de reconstrução primária do LCA. A sequência de metas e intervenções identificada na Tabela 21.5 e descrita nas fases de reabilitação que se seguem reflete diretrizes comuns a vários programas publicados na literatura.[21,36,90,112,159,181,198,222,225,243,245,250,265,288,308]

Observação: é importante reconhecer que embora o termo "acelerada" seja usado com frequência na literatura para caracterizar a reabilitação atual após reconstrução primária de LCA, não há consenso quanto à iniciação, progressão ou duração dos exercícios pós-operatórios, o apoio de peso e outras intervenções.

Imobilização e órteses de proteção

A base teórica para um breve período de imobilização e o uso de órteses na fase inicial da reabilitação após a reconstrução de LCA está fundamentada na proteção do enxerto contra estiramento excessivo e na prevenção da perda da extensão completa do joelho.[20,244,314] Contudo, com os avanços na fixação dos enxertos, o uso de imobilização e das órteses de proteção não é mais universalmente recomendado.[20,21,222,265,308]

As decisões quanto à imobilização e o uso de uma órtese pós-operatória baseiam-se em muitos fatores. Estes incluem a filosofia do cirurgião, o tipo de enxerto usado, observações intraoperatórias da qualidade da fixação, comorbidades e procedimentos cirúrgicos concomitantes e a avaliação do nível esperado de adesão do paciente ao programa de reabilitação pós-operatória.[112,225]

Tipos de órteses pós-operatórias. As órteses de joelho após uma reconstrução de LCA classificam-se em duas categorias amplas: *órteses de reabilitação* e *órteses funcionais*.[20,244,314] Órteses de reabilitação têm uma articulação com um mecanismo de trava capaz de restringir a ADM admitida. São usadas tipicamente nas primeiras 6 semanas após a cirurgia. Em contraste, uma órtese funcional é usada no retorno aos esportes ou atividades ocupacionais ou

esportivas de alta demanda para possivelmente reduzir o risco de nova lesão.

Uso de órtese e início e progressão de ADM de joelho. Se uma órtese de reabilitação é prescrita após a cirurgia, esta pode ou não ficar travada no início para manter o joelho em extensão completa. Se ficar travada em extensão completa por um curto período de tempo, a órtese será destravada para exercício assim que a ADM for permitida. A órtese é usada durante todo o dia por poucas ou até 6 semanas[20] e, às vezes, é usada também durante o sono, para proteção, na primeira semana pós-operatória.[225] A órtese de proteção é também travada em extensão completa du-

TABELA 21.5	**Reconstrução do LCA: intervenções na reabilitação pós-operatória acelerada**		
Fase e duração geral	**Fase de proteção máxima: dia 1 a semana 4**	**Fase de proteção moderada: semanas 4–10**	**Fase de proteção mínima: semanas 11–24**
Apresentação do paciente			
	▪ Hemartrose e dor ▪ ADM diminuída ▪ Ativação voluntária do quadríceps diminuída ▪ Deambulação com muletas ▪ Órtese de proteção (se prescrita)	▪ Dor controlada ▪ Derrame articular controlado ▪ ADM completa ou quase completa ▪ Força muscular regular+ a boa (3+/5 a 4/5) ▪ Controle muscular da articulação ▪ Deambulação independente	▪ Sem instabilidade articular ▪ Sem dor ou edema ▪ ADM completa do joelho ▪ Função muscular: 75% do membro não envolvido ▪ Marcha simétrica ▪ Função de AVD irrestrita ▪ Possível uso de órtese funcional (ou joelheira tubular)
Procedimentos-chave de exame			
	▪ Escala de dor ▪ Derrame articular – circunferência ▪ Estabilidade ligamentar – artrômetro (dias 7-14) ▪ ADM ▪ Mobilidade patelar ▪ Controle muscular ▪ Estado funcional	▪ Escala de dor ▪ Derrame – circunferência ▪ Estabilidade ligamentar – artrômetro ▪ ADM ▪ Mobilidade patelar ▪ Teste de força muscular ▪ Teste funcional	▪ Estabilidade ligamentar – artrômetro ▪ Teste de força muscular ▪ Teste funcional ▪ Exame clínico completo
Metas			
	▪ Proteger os tecidos em cicatrização ▪ Prevenir a inibição reflexa do músculo ▪ Diminuir o derrame articular ▪ ADM 0°-110° ▪ Controle ativo da ADM ▪ Apoio de peso de 75% até apoio conforme a tolerância ▪ Estabelecer um programa de exercícios domiciliares	▪ ADM completa indolor ▪ Força muscular 4/5 (TMM) ▪ Controle dinâmico do joelho ▪ Melhorar a percepção cinestésica ▪ Normalizar o padrão de marcha e função de AVD ▪ Aderir ao programa domiciliar	▪ Aumentar a força, resistência e potência musculares ▪ Aumentar o controle neuromuscular, a estabilidade dinâmica e o equilíbrio ▪ Recuperar a resistência cardiopulmonar à fadiga ▪ Transição para o programa de manutenção ▪ Recuperar a habilidade de funcionar no nível mais alto desejado ▪ Reduzir o risco de novas lesões

(continua)

TABELA 21.5	Reconstrução do LCA: intervenções na reabilitação pós-operatória acelerada *(continuação)*		
Fase e duração geral	**Fase de proteção máxima: dia 1 a semana 4**	**Fase de proteção moderada: semanas 4-10**	**Fase de proteção mínima: semanas 11-24**
Intervenções			
	■ Semanas 0-2 ■ Órtese de proteção, repouso, gelo, compressão, elevação ■ Treino de marcha: muletas, apoio de peso parcial a apoio conforme a tolerância ■ ADMP/ADMA-A (órteses com limitação de amplitude, se prescrita) ■ Mobilização patelar (graus I e II) ■ Isométricos intermitentes: quadríceps femoral, posteriores da coxa, adutores em múltiplos ângulos (podem ser potencializados com estimulação elétrica) ■ Exercícios de EPE assistidos – decúbito dorsal ■ Bombeamento circulatório do tornozelo ■ Semanas 2-4 ■ Continuar como acima ■ Progredir para apoio de peso completo; iniciar agachamentos em cadeia fechada; levantamentos de calcanhar/dedos ■ Continuar EPE nos quatro planos ■ ERP com carga baixa: posteriores da coxa ■ Iniciar extensão de joelho em cadeia aberta (amplitude de 90°-40°) ■ Estabilização de tronco/pelve ■ Condicionamento aeróbio: bicicleta ergométrica	■ Semanas 5-6 ■ Isométricos em múltiplos ângulos ■ Fortalecimento em cadeia fechada e ERP ■ Programa de alongamento do MI ■ Treinamento de resistência física (bicicleta, piscina, aparelho elíptico) ■ Treinamento proprioceptivo com apoio em uma perna: prancha inclinada, prancha de equilíbrio regulável (BOSU) ■ Exercícios de estabilização, uso de faixas elásticas, caminhada contra resistência elástica ■ Semanas 7-10 ■ Avançar o fortalecimento (incluir padrões de FNP), resistência física e exercícios de flexibilidade ■ Treinamento proprioceptivo: para exercícios no *step* em alta velocidade, desafios em superfícies instáveis e balancim ■ Iniciar um programa de caminhada/corrida no final dessa fase	■ Semanas 11-24 ■ Continuar o programa de alongamento do MI ■ Avançar ERP/iniciar treinamento isocinético (se desejado) ■ Avançar exercícios em cadeia fechada ■ Iniciar exercícios pliométricos: saltos e ressaltos ■ Iniciar exercícios pliométricos (ressaltos, pular corda, saltar de cima de um bloco: em uma ou duas pernas) ■ Treinamento de equilíbrio e proprioceptivo avançado ■ Exercícios progressivos de agilidade (em oito, padrões de habilidades específicas) ■ Trabalho simulado ou treinamento de resistência específico para o esporte ou trabalho ■ Transição para velocidade completa nas corridas de longa e curta distância e nos deslocamentos e dribles

rante a deambulação com muletas, para evitar uma lesão ao enxerto no caso de uma queda.[112,157,225,265,308] Quando a ADM é iniciada, a órtese de reabilitação pode ser regulada para aumentar progressivamente a amplitude de flexão do joelho permitida durante o exercício e as atividades funcionais.

Recomendação clínica

As diretrizes para duração da imobilização em extensão e o início e progressão da ADM de joelho variam bastante na literatura.[7,20,21,112,191,198,222,225,265,308] A literatura dá suporte ao início da mobilização de joelho imediata ou pelo menos precoce (dentro da primeira semana após a reconstrução primária, isolada, de LCA) para reduzir a dor e os efeitos adversos sobre a cartilagem articular e os tecidos moles em torno da articulação e para melhorar os resultados da ADM.[20,36,159]

A extensão ativa completa de joelho entre 90° e 110° na ADM de flexão é esperada com cerca de 4 a 6 semanas pós-operatórias. O uso da órtese é descontinuado com cerca de 6 semanas pós-operatórias se a extensão completa tiver sido alcançada. Dependendo da estabilidade do joelho, em alguns casos a órtese de proteção pode precisar ser usada por mais tempo. Esses prazos são progredidos mais lentamente quando a reconstrução do LCA é combinada com outro procedimento, como um reparo de ligamento colateral, menisco ou cartilagem articular.[222]

Alguns pacientes são aconselhados a usar uma órtese funcional para reduzir o risco de nova lesão durante as fases avançadas da reabilitação e durante sua participação em esportes de alta demanda ou trabalho manual pesado após completar o programa de reabilitação. Contudo, a eficácia das órteses funcionais após reconstrução de LCA não está clara, já que a literatura contém evidências conflitantes.[159]

Apesar do uso disseminado de órteses de proteção após reconstrução do LCA, a literatura provê uma análise crítica de sua eficácia durante o início da reabilitação e no retorno às atividades de alto risco.

Evidências em foco

A literatura reflete uma crença comum de que as órteses de proteção durante o início da recuperação e no retorno às atividades após uma reconstrução do LCA levam a melhores resultados por meio da diminuição da dor, edema articular e drenagem da ferida ao melhorar a extensão do joelho e proteger o enxerto de estiramento excessivo e o risco de uma nova lesão. Contudo, os resultados de uma revisão sistemática recente de Wright e Fetzer[314] de 12 ensaios controlados randomizados demonstraram que há evidência insuficiente para confirmar a eficácia do uso de órteses. Todos esses estudos, exceto um, focaram o uso de órteses durante o início da reabilitação. Os estudos revistos não revelaram diferenças significativas nos resultados, como dor pós-operatória, estabilidade anterior-posterior do joelho, ADM e testes funcionais, em grupos que usaram e não usaram órteses de proteção durante o início da recuperação. Não se pode tirar conclusões sobre a eficácia das órteses funcionais na prevenção de novas lesões durante atividades de alta demanda, pois a taxa de novas lesões foi muito baixa no estudo que avaliou esse resultado. A conclusão geral dos investigadores foi que as evidências disponíveis não suportam o uso rotineiro de órteses de proteção após reconstrução de LCA.

Considerações sobre o apoio de peso

O apoio de peso precoce é possível após uma reconstrução primária de LCA com autoenxerto osso-tendão da patela-osso ou tendão de posterior da coxa, decorrente dos avanços na fixação do enxerto. As recomendações para um período de apoio de peso com suporte imediatamente após a cirurgia variam, desde alguns graus de apoio de peso restrito nas primeiras 2 semanas até apoio de peso conforme a tolerância com o uso de duas muletas logo após a cirurgia.[21,71,157,198,222,250,265,294,308] O apoio de peso é aumentado durante as 2 a 3 semanas seguintes com base nos sintomas do paciente. O apoio de peso com suporte continua por um período de tempo mais longo quando outras estruturas do joelho foram lesionadas e/ou reparadas.[308]

O apoio de peso completo e a deambulação sem muletas, com ou sem uso de uma órtese de proteção destravada, é permitido em geral com cerca de 4 semanas, caso seja indolor e o paciente tenha alcançado extensão de joelho *ativa* completa e força suficiente do músculo quadríceps femoral para controlar o joelho.[21,112,191,198,225]

As recomendações sobre o apoio de peso não parecem basear-se no tipo de enxerto ou de fixação usado ou se uma órtese de proteção está sendo usada; em vez disso, parecem ser determinadas empiricamente. Os poucos estudos randomizados da literatura que avaliaram os efeitos do apoio de peso imediato e tardio durante as primeiras poucas se-

manas após a cirurgia indicam que ambas as opções produzem resultados similares.[20]

Evidências em foco

Tyler et al.[295] compararam os efeitos do apoio de peso imediato *versus* tardio durante as primeiras 2 semanas após reconstrução do LCA com fixação osso-tendão da patela-osso em 49 pacientes. As pessoas do grupo de apoio de peso imediato foram aconselhadas a apoiar o peso conforme a tolerância e deixar de usar muletas assim que se sentissem confortáveis. Já o grupo de apoio de peso tardio foi aconselhado a não usar calçado no lado operado e continuar sem apoiar o peso durante a deambulação com muletas nas primeiras 2 semanas. Após esse período, não foram colocadas restrições na progressão do apoio de peso. Nenhum dos grupos usou órteses de proteção. Com a exceção do estado de apoio de peso, o programa de reabilitação para todos os pacientes foi o mesmo.

Com uma média de 7,3 meses, não havia diferenças significativas entre os grupos com respeito à ADM do joelho, estabilidade do joelho, ativação do músculo VMO ou função geral. Contudo, os pacientes no grupo de apoio de peso imediato tiveram uma incidência mais baixa de dor na região anterior do joelho do que os pacientes do grupo de apoio de peso tardio (8 e 35%, respectivamente). Os pesquisadores concluíram que o apoio de peso imediato não comprometia a estabilidade ou função da articulação do joelho e era benéfico por resultar em uma incidência mais baixa de dor pós-operatória na região anterior do joelho.

Progressão dos exercícios

Uma progressão de exercícios e atividades funcionais selecionados cuidadosamente, combinada com a orientação ao paciente, são os fundamentos da reabilitação após lesão e reconstrução de LCA.

Exercício pré-operatório. Como a cirurgia tipicamente é adiada após a lesão até que os sintomas agudos tenham diminuído, há bastante tempo para implementar um programa de exercícios *pré-operatórios*, a fim de restaurar a ADM completa do joelho, particularmente a extensão, prevenir atrofia e fraqueza da musculatura da perna e melhorar a força e a flexibilidade da musculatura do quadril e tornozelo.[59,107,190,225,265,308]

Progressão do exercício pós-operatório. Após a reconstrução do LCA, o exercício começa imediatamente no primeiro dia pós-operatório. O uso de enxertos fortes, como os autoenxertos osso-tendão da patela-osso e do posterior da coxa quádruplo, assim como uma fixação confiável do enxerto, tornam a mobilização precoce possível.[21,112,198,222,225,265,308]

Às vezes, a MPC é usada enquanto o paciente está hospitalizado ou em casa após a alta. Embora seja um mecanismo válido para controlar a dor pós-operatória e iniciar a mobilização precoce,[171,265] a MPC tem sido usada com menor frequência para os cuidados pós-operatórios.[112] Duas revisões sistemáticas recentes indicam que não há benefício adicional em longo prazo do uso de MPC após reconstrução de LCA.[274,315]

Recomendação clínica

É importante lembrar que o enxerto de tendão passa por um processo necrotizante nas primeiras 2 a 3 semanas pós-operatórias, antes que comece a revascularização e ocorra gradualmente a maturação.[20,81,138,140] Portanto, os exercícios são progredidos com cuidado durante cada fase da reabilitação, mesmo durante um programa acelerado. Se tiver sido prescrita uma órtese de proteção, os exercícios serão feitos com a órtese.

A velocidade da progressão do exercício e treinamento funcional após reconstrução do LCA depende de muitos fatores. Por exemplo, fatores ligados ao paciente, como idade e estado de saúde antes da lesão, afetam o processo de cicatrização, sendo possível aos pacientes mais jovens e saudáveis uma progressão mais rápida. O tipo de enxerto e sua fixação também podem influenciar na progressão do exercício. Alguns autores defendem uma progressão mais rápida dos exercícios na fixação osso-osso com um enxerto de tendão da patela do que em uma fixação tendão-osso com um enxerto de posterior da coxa quádruplo, sugerindo que a consolidação osso-osso possa ser mais rápida do que a cicatrização entre tecido mole e osso.[112,225,308] Em contraste, outros defendem o mesmo programa acelerado para os dois procedimentos.[71,250,263] Se estiverem presentes lesões concomitantes ou se elas foram tratadas cirurgicamente, a progressão dos exercícios será mais gradual do que após lesão e reconstrução de LCA isolada.[222]

Os exercícios para fases progressivas da reabilitação após reconstrução do LCA, resumidas na Tabela 21.5, estão descritos nas seções adiante. As precauções para os exercícios estão anotadas no Quadro 21.11.[21,90,112,175,198,222,245,265,275,304,308]

Exercício: fase de proteção máxima

Durante o período pós-operatório inicial, existe um equilíbrio delicado entre a proteção adequada do enxerto e do local doador que estão cicatrizando e a prevenção de aderências, contraturas, degeneração articular, fraqueza muscular e atrofia associadas com a imobilização. A mobilização precoce impõe tensões que beneficiam o enxerto, porém que precisam ser cuidadosamente controladas para evitar uma tensão excessiva no enxerto durante as primeiras 6 a 8 semanas após o implante.

As metas e intervenções com exercícios abordadas adiante são enfatizadas nas primeiras 4 semanas após a cirurgia, quando é necessária uma proteção considerável das estruturas do joelho.[21,112,157,159,175,198,222,225,265,308]

Metas. Imediatamente após a cirurgia e ao longo das primeiras semanas pós-operatórias, além de controlar a dor e o edema e iniciar a deambulação com muletas, as metas do exercício são prevenir a inibição reflexa da musculatura do joelho, prevenir aderências, restaurar a mobilidade completa do joelho, recuperar a percepção cinestésica e o con-

---

| QUADRO 21.11 | Precauções com os exercícios após reconstrução do LCA |

Treinamento resistido – precauções gerais
- Progredir os exercícios mais gradualmente na reconstrução com enxerto de tendão dos posteriores da coxa do que no enxerto osso-tendão da patela--osso.
- Progredir com cuidado os exercícios de fortalecimento dos flexores do joelho, caso tenha sido colhido um enxerto de tendão de posteriores da coxa, e o fortalecimento dos extensores do joelho, caso tenha sido colhido um enxerto de tendão da patela.

Treinamento em cadeia fechada
- Quando fizer agachamento na posição ereta, cuidar para que os joelhos não se movam à frente dos dedos durante o abaixamento dos quadris, pois isso aumenta as forças de cisalhamento sobre a tíbia e pode impor uma tensão excessiva ao autoenxerto.
- Evitar fortalecimento em cadeia fechada do músculo quadríceps femoral entre 60° e 90° de flexão do joelho.*

Treinamento em cadeia aberta
- Durante os ERP para fortalecer a musculatura do quadril, colocar inicialmente a resistência acima do joelho até que a estabilidade e o controle do joelho estejam estabelecidos.
- Evitar extensão do joelho em cadeia aberta resistida (treinamento do quadríceps em arco curto) entre 45° ou 30° até a extensão completa por pelo menos 6 semanas ou até 12 semanas.*
- Evitar aplicar resistência na tíbia distal durante o fortalecimento do músculo quadríceps femoral.*

*A contração do quadríceps nessas posições e amplitudes causa a maior translação anterior da tíbia e pode criar cargas potencialmente excessivas sobre o enxerto durante o estágio inicial de cicatrização.[67,101,304,308]

---

trole neuromuscular do membro inferior e melhorar a força e a flexibilidade da musculatura do quadril e do joelho.

A meta para ADM de joelho é alcançar 90° de flexão e extensão passiva completa no final das primeiras 1 a 2 semanas, à medida que o edema articular diminuir, e, então, 110° a 125° de flexão com cerca de 3 a 4 semanas.

Intervenções. A dor e o edema local e periférico são controlados de modo convencional. Os exercícios começam no dia da cirurgia ou no dia seguinte, com ênfase em (1) prevenir complicações vasculares (TVP); (2) ativar a musculatura do joelho; e (3) restabelecer a mobilidade do joelho. A orientação ao paciente durante a primeira fase da reabilitação enfoca esses pontos no programa de exercícios domiciliares.

Recomendação clínica

É importante ativar e fortalecer o quadríceps no início do processo de reabilitação de modo a restabelecer o controle do joelho, em particular para atividades de apoio de peso seguras. Contudo, é igualmente importante ativar e fortalecer os posteriores da coxa, já que esses proporcionam um limitador dinâmico para restringir a translação anterior da tíbia sobre o fêmur.

Caso tenha sido prescrita uma órtese de proteção, os exercícios de apoio de peso são feitos usando a órtese. Exercícios de baixa intensidade em cadeia fechada e o treinamento proprioceptivo e de controle neuromuscular são iniciados logo que o apoio de peso for permitido. O valor dos exercícios precoces em cadeia fechada/apoio de peso e do treinamento proprioceptivo e de controle neuromuscular para o controle de quadríceps após uma reconstrução do LCA tem sido confirmado por muitos autores e está discutido na seção de exercícios deste capítulo.[11,36,59,112,121,157,181,198,243,245,265,250,308]

Os próximos exercícios são defendidos para a fase de proteção máxima.[21,90,112,157,175,181,198,222,225,243,245,265,304,308]

- **Exercícios de bombeamento do tornozelo.** Fazer bombeamento do tornozelo com frequência ao longo do dia para reduzir o risco de TVP.
- **Ativação voluntária isométrica e dinâmica da musculatura do joelho.**
  - Iniciar exercícios isométricos intermitentes para os músculos quadríceps femoral, posteriores da coxa, abdutores, adutores e extensores do quadril, dentro do nível de conforto do paciente. Uma contração isométrica do quadríceps com joelho em extensão completa gera pouca a nenhuma translação anterior da tíbia sobre o fêmur porque o joelho se encontra em uma posição travada.
  - Usar estimulação elétrica ou *biofeedback* para aumentar a ativação do músculo quadríceps femoral. Uma revisão de literatura recente concluiu que a estimulação elétrica neuromuscular pode ser mais eficaz na melhora da força do quadríceps do que apenas o exercício. Contudo, não foram encontradas diferenças no desempenho funcional em longo prazo.[141]
  - Fazer EPE nas quatro posições, primeiro com assistência, depois progredindo para movimentos ativos de quadril com o joelho mantido em extensão. Acrescentar resistência externa quando o paciente for capaz de manter o controle da extensão do joelho durante os movimentos do quadril.
  - Quando for permitido movimentar o joelho, iniciar exercícios isométricos de baixa intensidade em múltiplos ângulos para a musculatura do joelho, com ênfase no controle do quadríceps femoral e cocontração do quadríceps e posteriores da coxa.
  - Considerar o treinamento excêntrico de *baixa intensidade* do quadríceps entre 20 e 60° em um ergômetro excêntrico motorizado, se houver um disponível. Tem sido mostrado que o treinamento com trabalho negativo, se progredido de forma gradual, é seguro quando iniciado já com 3 semanas após uma reconstrução do LCA.[90]
  - Para ativar dinamicamente os músculos posteriores da coxa, incluir deslizamentos de calcanhar em decúbito dorsal até um nível confortável de flexão de quadril e joelho, flexão ativa de joelho em pé (exercício de flexões de posteriores da coxa sem resistência) e deslizamento *para a frente* sentado em um banco com rodas.

Precaução: protelar a ativação dinâmica dos flexores do joelho se tiver sido usado um enxerto de posterior da coxa para a reconstrução (ver Quadro 21.11).

- **ADM e mobilidade patelar.**
  - Iniciar ADM em uma amplitude protegida. Incluir ADMP controlada pelo fisioterapeuta ou ADMA-A, dentro do nível de conforto do paciente.
  - Incluir mobilização patelar para prevenir aderências.
  - Para aumentar a extensão passiva do joelho, pedir para o paciente assumir decúbito dorsal ou sentar com pernas estendidas e pressionar o calcanhar contra um rolo de toalha ou almofada enquanto o joelho fica sem apoio (ver Fig. 21.18).
  - Para aumentar a flexão do joelho, incluir deslizamentos na parede assistidos pela gravidade com o paciente em decúbito dorsal (ver Fig. 21.19) ou sentar na beira da cama deixando a perna pendente.
  - Alongar a musculatura de quadril e tornozelo quando a flexibilidade estiver limitada.
- **Controle e respostas neuromusculares, propriocepção, estabilidade e equilíbrio.**
  - Começar o treinamento neuromuscular com exercícios de estabilização de tronco e membro inferior com apoio bilateral. Fazer o paciente usar uma órtese de proteção travada em extensão, se prescrita. Distribuir o peso igualmente sobre os dois membros inferiores e colocar algum peso nos membros superiores para suporte. O paciente deve manter uma posição estável, bem alinhada, enquanto é aplicada resistência alternada, com direções e velocidades variadas, sobre a pelve.
  - Progredir o treinamento com atividades de transferência de peso e miniagachamentos bilaterais na amplitude de 0° a 30°, movimentos em degraus e marcha. Gradualmente, diminuir o apoio do membro superior. Quando o joelho estiver sem dor e for possível o apoio de peso completo, iniciar atividades de estabilização unilaterais.
  - Realizar movimentos multiarticulares, *não resistidos*, como bicicleta estacionária e exercícios sobre um aparelho de *leg press* sentado ou em um aparelho Total Gym® na posição semirreclinada, com 3 a 4 semanas. Se a cicatrização da incisão permitir, iniciar exercícios na piscina.

Critérios para avançar à fase seguinte. Os critérios incluem:

- O mínimo de dor e edema.
- Extensão de joelho *ativa* completa (sem folga extensora).

- No mínimo 110° de flexão do joelho.
- No mínimo 50 a 60% de força muscular no quadríceps femoral em relação ao lado contralateral (medida isometricamente em 60°).
- Sem evidência de frouxidão articular excessiva (determinada por medidas artrométricas).

Exercício: fase de proteção moderada/movimento controlado

A fase de proteção moderada, que começa cerca de 4 a 5 semanas no período pós-operatório ou no ponto em que os critérios identificados tenham sido alcançados, estende-se por cerca de 10 a 12 semanas pós-operatórias. A ênfase dessa fase é obter ADM completa de joelho e aumentar a força, estabilidade dinâmica e resistência à fadiga, assim como normalizar a marcha, o controle e tempo de resposta neuromuscular e o equilíbrio em preparo para a transição para atividades funcionais. Uma órtese de proteção pode ser usada para a marcha e a maioria dos exercícios até cerca de 6 semanas, quando o uso da órtese é gradualmente descontinuado.

Recomendação clínica

Com cerca de 8 a 10 semanas, a revascularização do enxerto está se tornando bem estabelecida, e, portanto, os exercícios podem ser feitos com mais vigor ao mesmo tempo que são monitoradas de perto as respostas do paciente.[81,138,140]

Metas. As metas da reabilitação durante a fase intermediária são obter ADM completa (extensão completa do joelho e 125° a 135° de flexão); melhorar a força e a resistência muscular do membro inferior; deambular sem dispositivos auxiliares ou órtese de proteção, usando um padrão de marcha normal; continuar a melhorar o controle/tempo de resposta neuromuscular, a propriocepção e o equilíbrio; e recuperar o preparo cardiopulmonar.

Intervenções. Incluir e progredir as intervenções adiante durante a fase de proteção moderada.[21,90,112,157,175,181,198,225,243,245,265,308]

- *ADM e mobilidade articular.*
  - Continuar o autoalongamento de baixa intensidade no final da amplitude até alcançar ADM completa de joelho.
  - Usar técnicas de mobilização articular grau III para restaurar a flexão completa do joelho.
  - Continuar os exercícios de flexibilidade para a musculatura de quadril e tornozelo, especialmente para os músculos posteriores da coxa, TIT e flexores plantares.
- *Força e resistência muscular.*
  - Continuar os exercícios em cadeia fechada contra a resistência do peso corporal (ponte, deslizamentos na parede, agachamentos parciais, avanços em linha reta, subida e descida de degraus, levantamento dos calcanhares).
  - Progredir de exercícios com apoio nas duas pernas para exercícios sobre uma perna.
  - Iniciar a extensão e abdução do quadril em cadeia aberta e a extensão/flexão de joelho contra resistência elástica leve em porções apropriadas da ADM do joelho (ver Quadro 21.11). A literatura oferece suporte ao treinamento em cadeia tanto fechada quanto aberta nos casos de deficiência do LCA[64,288] ou após reconstrução do LCA.[159]

Evidências em foco

Embora nas últimas décadas tenha sido enfatizado o fortalecimento em cadeia fechada,[36] estudos recentes também mostraram o valor de se incluir tanto exercícios em cadeia aberta quanto fechada no programa de reabilitação do LCA.[181] Bynum et al.[36] compararam a reabilitação em cadeia aberta e em cadeia fechada após reconstrução primária do LCA com autoenxerto osso-tendão da patela-osso. Quando os exercícios de fortalecimento foram iniciados, um grupo seguiu um programa em cadeia aberta e o outro, um programa em cadeia fechada. Um ano após a cirurgia, os pacientes do grupo de exercícios em cadeia fechada comparados com os do grupo de cadeia aberta tiveram significativamente menos dor na região anterior do joelho, uma estabilidade do joelho mais próxima do normal, conforme medida feita por artrômetro, um retorno mais precoce às atividades funcionais e maior satisfação geral com os resultados da cirurgia.

Um estudo subsequente feito por Mikkelsen et al.,[181] demonstrou que a adição de fortalecimento do quadríceps em cadeia aberta depois de 6 semanas pós-operatórias não resultou em diferenças significativas na frouxidão anterior do joelho entre o grupo que fez o fortalecimento em cadeia fechada e aberta e o grupo que fez apenas fortalecimento em cadeia fechada. Um número significativamente maior de participantes que realizou o treinamento adicional em cadeia aberta retornou aos esportes no nível prévio à lesão, em média dois meses antes, em comparação com os que treinaram apenas com exercícios em cadeia fechada.

- *Controle/respostas neuromusculares, propriocepção e equilíbrio.*
  - Progredir o treinamento neuromuscular com atividades de estabilização e equilíbrio estático e dinâmico com apoio bilateral, progredindo para unilateral, em superfícies estáveis e depois instáveis. Focar o desenvolvimento de respostas rápidas à resistência alternante e perturbações inesperadas em direções variadas.
  - A ênfase na estabilidade de quadril e lombopélvica, assim como na percepção de alinhamento correto do membro inferior e controle do joelho, é crucial para corrigir o alinhamento patomecânico ou os movimentos.[233]
- *Treino de marcha.* Praticar a deambulação em um ambiente controlado sem a órtese, ou com a órtese de proteção destravada e sem muletas. Enfatizar o alinhamen-

to simétrico, comprimento dos passos e a cadência para restabelecer um padrão de marcha normal.

- **Condicionamento aeróbio.** Continuar com a bicicleta ergométrica, aumentando a duração e a velocidade, ou iniciar um programa de caminhada/corrida dentro de uma piscina ou de natação, treinar em uma esteira ou usar um treinador elíptico ou aparelho de *step*.
- **Treinamento específico para a atividade.** Integrar ao programa de exercícios atividades funcionais simuladas ou componentes das atividades.

Critérios para avançar à fase seguinte. Os critérios para progredir para fases avançadas de reabilitação incluem:

- Ausência de dor e de derrame articular.
- ADM ativa completa do joelho.
- No mínimo 75% de força da musculatura do joelho comparada com o lado contralateral.
- Proporção > 65% da relação posteriores da coxa/quadríceps.
- Teste de salto funcional > 70% do lado contralateral.
- Sem evidência de instabilidade no joelho nas leituras artrométricas ou no exame clínico.

Exercício: fase de proteção mínima/retorno à atividade

A fase avançada da reabilitação e preparo para o retorno ao nível de atividade pré-lesão começa com cerca de 10 a 12 semanas no pós-operatório ou quando o paciente tiver alcançado critérios especificados. A maioria dos programas de reabilitação pós-reconstrução do LCA descritos na literatura continua até cerca de 6 meses no pós-operatório.[20,21,112,198,222,225,308] A intensidade e duração do treinamento baseiam-se tipicamente nas metas do paciente e no nível de atividade a que deseja retornar. Pessoas envolvidas em atividades com alta carga articular ligadas ao trabalho ou a esportes competitivos são aconselhadas a participar de um programa de exercícios de manutenção.

Metas. Com 12 a 24 semanas no período pós-operatório, a meta é aumentar ainda mais a força, resistência à fadiga e a potência; melhorar ainda mais a agilidade e o controle neuromuscular; e participar de atividades funcionais progressivamente mais desafiadoras.

Intervenções. As intervenções com exercícios durante a fase final da reabilitação incluem ERP com ênfase no treinamento excêntrico, fortalecimento avançado em cadeia fechada (avanços, subida e descida de degrau contra resistência elástica), treinamento neuromuscular avançado, equilíbrio, e treinamento de agilidade com mudanças de direção, aceleração e desaceleração, pliométricos e exercícios específicos para a atividade, combinados a um retorno gradual a atividades com demanda cada vez mais elevada. A orientação ao paciente, enfatizando a prevenção de novas lesões, continua pelas fases avançadas da reabilitação e à medida que o paciente retorna à atividade plena. (Ver exemplos de exercícios e atividades na seção sobre exercícios deste capítulo e no Cap. 23.)

Uma órtese funcional de joelho é usada em geral para reduzir o risco de recidiva de lesão durante atividades de alta demanda, particularmente aquelas que envolvem giros, torções, mudanças bruscas de direção ou saltos. Como já foi observado nesta seção, existem evidências conflitantes sobre o uso de órteses funcionais após reconstrução de LCA.[159] Para mais informações sobre a eficácia das órteses funcionais, ver a seção seguinte sobre Resultados.

Retorno à atividade. Os prazos recomendados para o retorno a atividades vigorosas, incluindo esportes competitivos, varia desde apenas 4 a 6 meses até um ano após a cirurgia.[21,250,263] Os critérios para retornar ao nível pré-lesão de atividade precisam ser individualizados para cada paciente e dependem dos achados do exame clínico, particularmente da força do quadríceps, estabilidade do joelho e das demandas esperadas no trabalho, atividades recreativas ou esportes. O Quadro 21.12 identifica critérios, sugeridos por vários autores,[107,148,157,198,250,304,308] que devem ser satisfeitos antes de um retorno a atividades de alto risco e alta carga articular.

QUADRO 21.12 | **Critérios para informar decisões sobre o retorno às atividades de alta demanda após reconstrução do LCA**

- Ausência de dor ou derrame articular no joelho durante a fase final de reabilitação
- ADM ativa completa de joelho
- Força do músculo quadríceps femoral > 85 a 90% do lado contralateral ou pico de torque/massa corporal entre 40 e 60% para homens e 30 e 50% para mulheres (testados a 300°/s e 180°/s, respectivamente)
- Força dos músculos posteriores da coxa 100% do lado contralateral
- Proporção posteriores da coxa/quadríceps > 70%
- Sem história pós-operatória de instabilidade/falseamento do joelho
- Teste de rotação (*pivot shift*) negativo
- Estabilidade do joelho medida por artrômetro: < 3 mm de diferença entre o lado reconstruído e o não lesionado
- Teste proprioceptivo: 100%
- Teste funcional (uma série de testes de pulo, salto e/ou agachamento): > 85 ou > 90% do lado contralateral ou valores normativos
- Pontuação relatada pelo paciente aceitável feita com um instrumento de medida de função do joelho abrangente e quantitativo, como o formulário internacional de documentação para avaliação subjetiva do joelho (*International Knee Documentation Committee Subjective Knee Form*)
- Confiança e motivação aceitáveis, com base em medidas de resultados padronizadas para variáveis psicológicas, como cinesiofobia ou prontidão emocional para o retorno às atividades

Desfechos

A reconstrução do LCA seguida por um programa de reabilitação pós-operatório cuidadosamente progredido é um meio confiável de restabelecer a estabilidade do joelho. As taxas de sucesso em longo prazo após a reconstrução de LCA variam de 82 a 95%, e a falha do enxerto levando a instabilidade recorrente ocorre em aproximadamente 8% dos pacientes.[2] Contudo, os resultados são atribuídos a numerosos fatores, incluindo idade, sexo e estado geral de saúde do paciente, nível de atividade pré-lesão, presença ou ausência de lesões associadas à lesão do LCA, o procedimento cirúrgico, complicações pós-operatórias e a adesão do paciente ao programa de reabilitação. Os efeitos dessas variáveis estão abordados nesta seção.

Seleção do enxerto e desfechos. Numerosos estudos prospectivos e retrospectivos têm sido conduzidos comparando os efeitos da seleção do enxerto nos resultados. Os autoenxertos de osso-tendão da patela-osso e de tendão de posterior da coxa são estudados com maior frequência. Uma revisão e análise extensiva da literatura revelou que, embora os dois tipos de enxertos tenham seus méritos e limitações (resumidos nos Quadros 21.10 e 21.11), os resultados funcionais no longo prazo (2 anos ou mais) são essencialmente os mesmos.[268]

Abordagens de reabilitação. São poucos os estudos que avaliaram os efeitos de certas variáveis do programa de exercícios pós-operatórios, como os componentes e a taxa de progressão da reabilitação e o grau de supervisão nos resultados. O treinamento neuromuscular é um elemento da reabilitação após reconstrução do LCA que tem sido estudado. Risber et al.[243] compararam um programa de treinamento neuromuscular e um programa de treino de força tradicional durante um período de 6 meses após reconstrução de LCA, tendo demonstrado que o grupo que fez treinamento neuromuscular teve pontuações significativamente melhores em testes funcionais selecionados, em comparação com o grupo que fez o treinamento de força tradicional. Não houve diferenças significativas entre os grupos quanto à dor no joelho, frouxidão articular, propriocepção ou força muscular no joelho. Embora o estudo não tenha incluído resultados de acompanhamento de longo prazo, os pesquisadores concluíram que o treinamento neuromuscular é um componente importante da reabilitação após reconstrução de LCA.

Beynnon et al.[21] compararam os resultados de um programa de reabilitação acelerado (19 semanas) e não acelerado (32 semanas) após reconstrução do LCA com autoenxerto osso-tendão da patela-osso. Os dois programas continham os mesmos componentes de reabilitação, mas foram implementados sobre duas estruturas de tempo diferentes. Com 24 meses após a cirurgia, não havia diferenças significativas na frouxidão do joelho, teste funcional, satisfação do paciente ou nível de atividade.

O efeito da supervisão durante a reabilitação também tem sido estudado. Especificamente, a reabilitação domiciliar com supervisão limitada do fisioterapeuta tem sido comparada com a reabilitação feita na clínica com supervisão do fisioterapeuta ao longo do programa. Duas revisões da literatura revelam que, na maior parte, essas duas abordagens produzem resultados similares.[20,315] É importante frisar que todos os pacientes que participaram dos diferentes estudos tiveram alguma instrução/supervisão direta de um fisioterapeuta. Os revisores enfatizaram a importância das avaliações e da instrução inicial dirigida pelo fisioterapeuta em um programa de exercícios, e recomendaram a supervisão periódica, em vez de contínua, durante o curso da reabilitação.

Órtese funcional. O efeito de uma órtese funcional durante as fases intermediária e avançada da reabilitação e de seu uso durante esportes de alto risco após o término da reabilitação não é claro. Risberg et al.[244] realizaram uma investigação prospectiva na qual 60 pacientes foram designados aleatoriamente para um grupo utilizando órtese ou um grupo sem órtese. Após a reconstrução do LCA com autoenxerto de tendão da patela, os pacientes do grupo com órtese usaram uma órtese de proteção por 2 semanas e depois usaram uma órtese funcional por mais 10 semanas. Na conclusão da reabilitação, o grupo com órtese foi aconselhado a usar a órtese funcional em todas as atividades de alta carga articular. O grupo sem órtese não usou órtese em momento algum durante ou após a reabilitação. Nos outros aspectos, os dois grupos passaram pelo mesmo programa de reabilitação e orientação ao paciente. Em um acompanhamento após 2 anos não havia diferenças significativas entre os grupos quanto a ADM de joelho, frouxidão articular do joelho, força muscular, teste funcional ou incidência de recidiva de lesão do LCA. Os resultados desses estudos são similares aos achados de um estudo randomizado controlado mais recente por McDevitt et al.,[173] no qual foi encontrado que o uso de uma órtese funcional "sem prescrição" durante 1 ano após a reconstrução do LCA durante todas as atividades de alta demanda (saltos, movimentos de rotação sobre o eixo do membro, mudanças bruscas de direção) não tinha impacto significativo na função do joelho ou na recidiva de lesão dessa articulação.

Sterret et al.[284] também investigaram o papel da órtese funcional na prevenção de recidiva de lesão em pacientes, retornando a atividades avançadas de alta demanda após reconstrução de LCA, especificamente esqui na neve. Os pesquisadores avaliaram 820 esquiadores que tinham sido submetidos à reconstrução do LCA com autoenxerto do tendão da patela há pelo menos 2 anos. Dos 820 esquiadores/funcionários com LCA reconstruído, 257 foram considerados em risco significativo de recidiva de lesão do LCA, com base nos resultados da avaliação feita antes da estação. Essas pessoas receberam uma órtese funcional de joelho e foram aconselhadas a utilizá-la para esquiar. Os 563 esquiadores/funcionários restantes não foram considerados em risco significativo de recidiva de lesão e não receberam uma órtese funcional. Ocorreram 61 casos de recidiva de lesões no LCA: 51 nos esquiadores que não usavam órtese e 10 naqueles que usavam órteses. O grupo sem órtese tinha 2,74 vezes mais probabilidade de sofrer recidiva de lesão do LCA do que o grupo com órtese. Os autores recomendaram o uso de órtese funcional de joelho após recuperação de uma reconstrução de LCA para pacientes que retornam a esportes de alta demanda no esqui independentemente de risco de recidiva de lesão avaliado.

Reconstrução do ligamento cruzado posterior

Em contraste com uma lesão do LCA, a lesão do LCP é relativamente infrequente.[312] Quando ocorre uma lesão do LCP, ela costuma ser acompanhada pelo dano de outras estruturas do joelho. Há um consenso geral de que uma lesão do LCP, combinada com uma lesão de outro ligamento ou estrutura do joelho, em geral justifica uma intervenção cirúrgica precoce.[73,210,211]

Quando ocorre uma lesão isolada do LCP, a maioria dos pacientes responde bem ao tratamento conservador e é capaz de retornar ao nível de atividade pré-lesão. Contudo, após uma lesão grave do LCP e com o passar do tempo, tem sido observado um aumento na incidência de OA no compartimento medial do joelho.[312] A análise do movimento do joelho com LCP deficiente demonstrou uma cinemática alterada no compartimento medial do joelho, especificamente uma subluxação anterior do côndilo femoral medial.[156] Essas alterações cinemáticas podem explicar as alterações degenerativas observadas no joelho com LCP deficiente e dão suporte para o tratamento da lesão com intervenção cirúrgica.

Indicações para cirurgia

Embora haja consenso limitado, as indicações mais frequentemente citadas para reconstrução cirúrgica do LCP incluem:[5,43,73,211,271,312]

- Ruptura completa ou avulsão do LCP com instabilidade posterolateral, posteromedial ou rotatória do joelho, combinada com dano de outro ligamento e, em geral, dos meniscos ou da cartilagem articular.
- Ruptura isolada sintomática grau 3 do LCP com mais de 8 a 10 mm de deslocamento tibial posterior, em comparação com o joelho contralateral, resultando em instabilidade durante atividades funcionais.
- Dor e instabilidade persistentes após não obter sucesso com um curso de tratamento conservador de lesão isolada de LCP.
- Insuficiência crônica do LCP associada à instabilidade posterolateral, dor, limitação nas atividades funcionais e deterioração das superfícies articulares do joelho.

Procedimentos

Visão geral da cirurgia

Há inúmeros procedimentos artroscópicos, assistidos por artroscopia ou abertos, disponíveis para o tratamento de laceração ou ruptura de LCP. Embora um mecanismo de laceração que envolva avulsão óssea aguda ocasionalmente seja tratado com reparo primário, a reconstrução é de longe o procedimento escolhido com maior frequência.[73] Como ocorre com o LCA, a reconstrução do LCP envolve o implante de um enxerto para substituir o ligamento lesionado. As opções de enxerto usando reconstrução com um ou dois feixes incluem o autoenxerto osso-tendão da patela-osso, autoenxerto de tendão do posterior da coxa ou do quadríceps femoral, aloenxerto do tendão do calcâneo ou do tibial anterior ou, ocasionalmente, um enxerto sintético.[5,43,73,211,271,312]

O procedimento operatório começa com uma artroscopia diagnóstica seguida pela colheita do enxerto. Há dois métodos de colocação de enxerto: túnel transtibial e fixação no leito tibial.[43] Com a técnica transtibial artroscópica, os túneis femorais e tibiais são perfurados e preparados, e o enxerto é passado por eles e preso nos túneis com dispositivos de fixação óssea ou de tecido mole. A técnica de fixação no leito tibial pode ser feita como um procedimento aberto através de uma incisão posteromedial ou, com menor frequência, como um procedimento artroscópico. Não foram identificadas diferenças significativas após os procedimentos transtibial *versus* fixação no leito tibial aberto.[43]

A colocação do enxerto deve ser precisa para simular a função do LCP nativo, independentemente do método usado. Antes do fechamento, o joelho é flexionado e estendido para ter certeza de que a colocação e tensão do enxerto permitem ADM completa. Depois do fechamento da ferida, aplica-se um curativo compressivo estéril e o joelho é imobilizado em extensão completa.

Complicações

Como a reconstrução do LCP envolve a face posterior do joelho, há o risco de lesão do feixe neurovascular poplíteo, particularmente durante a perfuração do túnel no osso tibial. No período pós-operatório, o sangramento pode levar à síndrome compartimental. Se foi colhido um autoenxerto de tendão da patela, o paciente pode experimentar dor na região anterior do joelho e dor ao ajoelhar. A mobilidade em flexão do joelho pode se tornar limitada no pós-operatório. Como em qualquer reconstrução ligamentar, pode ocorrer falha do enxerto, o que leva à instabilidade articular e à necessidade de uma reconstrução de revisão.[43,73]

Tratamento pós-operatório

Imobilização, órteses de proteção e apoio de peso

Em seguida à cirurgia, o joelho é imobilizado em uma órtese com dobradiça e limitação de amplitude, travada em extensão completa. O imobilizador é usado durante o dia e mesmo durante o sono nas primeiras 4 a 8 semanas para prevenir o deslocamento posterior da tíbia causado pela gravidade ou súbita contração dos flexores do joelho. Ela pode ser destravada ou removida para a fisioterapia a partir do primeiro dia até uma semana no pós-operatório, e removida para o banho após a primeira semana pós-operatória.[5,43,73,210,211,312] A órtese de proteção continua travada em extensão durante o apoio de peso e a deambulação por um período extenso de tempo.

Evidências em foco

Na teoria, a órtese de proteção é prescrita após reconstrução de LCP para prevenir a translação posterior da tíbia, que pode prejudicar o enxerto no estágio inicial da cicatrização. Contudo, os resultados de uma revisão de literatura recente indicam que não há evidência que suporte essa pressuposição.[159]

Em contraste com o apoio de peso após a reconstrução do LCA, o apoio de peso é progredido de forma mais gradual após uma cirurgia de LCP.[43,73,210,211,312] O tempo decorrido para iniciar e progredir o apoio de peso varia do apoio de peso parcial (cerca de 30%[43]) imediatamente após a cirurgia, usando duas muletas e a órtese de proteção travada em extensão[51,210,211] até ausência de apoio de peso por 1 a 5 semanas após a cirurgia.[73,312] O apoio de peso é aumentado ao longo de várias semanas enquanto se mantém a órtese travada em extensão. À medida que o controle do músculo quadríceps femoral melhora, possibilitando ao paciente estender completamente o joelho, e a dor e o derrame articular se acham bem controlados, a órtese é destravada para permitir o movimento em uma amplitude protegida durante a deambulação com muletas e exercícios de apoio de peso.

O uso de muletas é descontinuado e é permitido o apoio de peso completo com a órtese destravada quando o paciente alcançou critérios específicos (Quadro 21.13), o que ocorre em geral com cerca de 8 a 10 semanas pós-operatórias.[43,51,210,211] Atendidos esses critérios, a órtese então deixa de ser usada gradualmente.

Progressão do exercício

Após uma reconstrução do LCP, exercícios pós-operatórios feitos durante a reabilitação são similares aos usados após reconstrução do LCA (ver Tab. 21.5).[43,51,73,210,211] As diferenças-chave são que os exercícios progridem mais lentamente e aqueles que impõem forças de cisalhamento posterior sobre a tíbia são protelados durante as fases inicial e intermediária da reabilitação, quando o enxerto está mais vulnerável.

O fortalecimento do quadríceps é enfatizado para o controle do joelho após reconstrução do LCP, pois este age como limitador dinâmico da translação posterior da tíbia. Quando exercícios resistidos para músculos posteriores da coxa são iniciados durante a reabilitação avançada, eles são ajustados com base na estabilidade do joelho. O Quadro 21.14 resume precauções para exercícios e atividades funcionais após reconstrução do LCP.[43,51,210,211]

QUADRO 21.13	Critérios sugeridos para deambulação sem muletas após reconstrução do LCP

- Dor ou derrame articular mínimo ou ausente
- Extensão de joelho ativa completa (sem folga extensora) com uma elevação da perna estendida em decúbito dorsal
- Flexão de joelho ativa e passiva de 0° a pelo menos 90°
- Força do quadríceps: cerca de 70% comparada ao membro contralateral ou pelo menos grau 4/5 no teste muscular manual
- Ausência de desvios na marcha

Exercício: fase de proteção máxima

A ênfase durante a primeira fase da reabilitação, a fase de proteção máxima, que se estende por 4 a 6 semanas, é proteger a integridade do enxerto e, ao mesmo tempo, iniciar a recuperação da função, mobilidade e controle do quadríceps femoral.[43,51,73,210,211]

Metas. Durante essa fase da reabilitação, as metas são controlar ou reduzir os sintomas agudos, prevenir complicações vasculares, restabelecer o controle do quadríceps femoral, manter a mobilidade patelar, recuperar aproximadamente 90° de flexão de joelho com 2 a 4 semanas após o início da mobilização do joelho, iniciar exercícios para restabelecer o controle neuromuscular e o equilíbrio, melhorar a força e flexibilidade da musculatura do quadril e tornozelo, se estiverem limitadas, e melhorar o preparo cardiopulmonar.[43,51,210,211]

Intervenções. Controlar a dor e o edema com o uso de métodos efetivos como o frio, compressão e elevação. Imediatamente após a cirurgia, iniciar exercícios de bombeamento circulatório do tornozelo, técnicas de deslizamento patelar, exercícios isométricos intermitentes para o músculo quadríceps femoral (aumentados por estimulação elétrica neuromuscular) e exercícios de EPE em quatro posições usando a órtese de proteção travada em extensão completa. Usar um ergômetro de membro superior para condicionamento aeróbio. Estabelecer um programa domiciliar de exercícios.

Quando for permitido o movimento do joelho, seguir as precauções para exercícios na reabilitação precoce descritas no Quadro 21.14. Iniciar isométricos para o quadríceps femoral em múltiplos ângulos, indo desde a extensão completa até 25° a 30° de flexão. Realizar extensão assistida de joelho, progredindo para extensão ativa na posição sentada. Para recuperar a flexão do joelho, iniciar a flexão *assistida pela gravidade* na posição sentada. Manter a perna do paciente em extensão completa e fazer que controle o abaixamento da perna enquanto a gravidade induz a flexão do joelho.

| QUADRO 21.14 | Precauções para os exercícios após reconstrução do LCP |

Precauções gerais

- Evitar exercícios e atividades que imponham forças de cisalhamento posterior excessivas e causem deslocamento posterior da tíbia sobre o fêmur, desse modo perturbando o enxerto em cicatrização.
- No decorrer do processo de reabilitação, limitar o número de repetições de flexão do joelho para reduzir a abrasão ao enxerto do LCP.

Reabilitação precoce e intermediária

- Iniciar os exercícios para restaurar a flexão do joelho na posição sentada, permitindo que a gravidade flexione passivamente o joelho e os músculos posteriores da coxa, a fim de que permaneçam essencialmente inativos.
- Durante os exercícios de agachamento para aumentar a força do músculo quadríceps femoral:
  - Evitar flexão de tronco excessiva, já que esta causa aumento da atividade nos músculos posteriores da coxa.
  - Evitar flexão do joelho além de 60° a 70°, pois esta tende a causar a translação posterior da tíbia.
- Quando estiver fazendo exercícios em cadeia aberta para fortalecer a musculatura do quadril, como EPE resistidas em bipedestação, colocar a resistência acima do joelho.
- Protelar a flexão do joelho ativa em cadeia aberta contra a resistência da gravidade (decúbito ventral ou em pé) por 6 a 12 semanas.

Reabilitação avançada

- Protelar o treinamento de resistência para os flexores do joelho, como o uso de um aparelho de flexão de posteriores da coxa, por 5 a 6 meses.
- Quando fizer flexões resistidas dos músculos posteriores da coxa, usar cargas baixas.
- Evitar descer terrenos inclinados ao caminhar, praticar corrida leve ou trilhas.
- Evitar atividades que envolvam flexão de joelho combinada com desaceleração rápida quando um ou os dois pés estiverem plantados.
- Protelar o retorno a atividades funcionais vigorosas por pelo menos 9 a 12 meses.
- Considerar o uso de uma órtese funcional de joelho durante atividades de alta demanda.

Até onde as restrições de apoio de peso permitirem, e enquanto estiver usando a órtese travada, iniciar exercícios de estabilização de tronco e membro inferior e levantamento dos calcanhares em bipedestação, com suporte. Iniciar fortalecimento do quadríceps femoral bilateral em cadeia fechada segurando em uma superfície estável para apoio quando for permitido destravar a órtese de proteção. Como na reconstrução do LCA, a estabilização de quadril e lombopélvica é crítica para o controle dos movimentos patomecânicos no joelho.[233] Alongar a musculatura de quadril e tornozelo, em particular os posteriores da coxa, TIT e flexores plantares.

Critérios para avançar à fase seguinte. Os critérios para avançar para a fase intermediária do tratamento incluem:[43,51,210,211]

- Mínimo edema articular.
- Extensão ativa de joelho completa (sem folga extensora).
- Pelo menos 100° de flexão de joelho.
- Força de quadríceps grau 3/5 no teste muscular manual.
- Compreender o programa domiciliar e as precauções nos exercícios e atividades.

Exercício: fases de proteção moderada e mínima

Metas e intervenções. Como na reabilitação inicial, as metas e intervenções durante as fases intermediária e avançada da reabilitação após uma reconstrução do LCP são similares àquelas após reconstrução do LCA (ver Tab. 21.5), embora os prazos sugeridos continuem sendo mais extensos, em particular para o fortalecimento dos posteriores da coxa.

Os exercícios e as atividades durante a fase intermediária da reabilitação são essencialmente uma extensão daqueles iniciados durante a primeira fase. Com cerca de 9 a 12 semanas pós-operatórias o paciente deve ter alcançado ADM completa de joelho (0° a 135°), possibilitando a ele interromper o uso da órtese de proteção, se o controle muscular do quadríceps femoral for suficiente.[43,51,210,211]

Durante as fases intermediária e avançada da reabilitação, continuam as precauções para prevenir forças excessivas de translação posterior sobre a tíbia durante os exercícios e as atividades funcionais (ver Quadro 21.14). O fortalecimento continua a enfocar o músculo quadríceps femoral para restabelecer extensão completa ativa do joelho, enfatizando também a musculatura do quadríceps, quadril e tornozelo para o retorno às atividades funcionais com apoio de peso.

O início do treinamento de resistência para melhorar a força e a resistência muscular dos posteriores da coxa depende da estabilidade posterior do joelho. Normalmente, o fortalecimento dos músculos flexores do joelho é protelado até 2 a 3 meses no período pós-operatório e, quando iniciado, é progredido com cuidado. Iniciar o fortalecimento dos posteriores da coxa com exercícios em cadeia fechada, como ponte bilateral, progredindo para unilateral. Uma revisão recente da literatura recomenda um programa de agachamento excêntrico após reconstrução do LCP.[159] Acrescentar fortalecimento dos posteriores da coxa em cadeia aberta (flexões de posteriores da coxa) quando a estabilidade posterior do joelho permitir.

O treinamento neuromuscular avançado com pliométricos, atividades de equilíbrio e exercícios de agilidade, juntamente com o condicionamento aeróbio progressivo e treinamento específico para as atividades, são fundamentais para uma transição segura até um nível pleno de atividade funcional. O retorno completo a atividades vigorosas após reconstrução do LCP leva de 9 meses a 1 ano.[43,51,73,210,211]

RUPTURAS DE MENISCO: TRATAMENTO CONSERVADOR

Mecanismos de lesão

O menisco medial é lesionado com maior frequência do que o menisco lateral. Lesões meniscais podem ocorrer durante a rotação do fêmur sobre a tíbia durante a descarga de peso, quando o pé está firmemente fixo no solo, como ao girar sobre o pé, sair de um carro ou em muitas atividades relacionadas ao esporte ou trabalho. Lesões de menisco medial frequentemente acompanham as rupturas de LCA. Um simples agachamento ou trauma forte pode também causar uma ruptura.

Deficiências comuns e limitações nas atividades

As rupturas de menisco podem causar o bloqueio agudo do joelho ou sintomas crônicos com travamentos/bloqueios intermitentes. Ocorre edema articular e algum grau de atrofia do músculo quadríceps femoral, com dor na interlinha articular à hiperextensão forçada ou flexão máxima, em decorrência da tensão no ligamento coronário.[142] Quando há travamento/bloqueio articular, o joelho não se estende completamente e há uma sensação terminal em mola quando se tenta a extensão passiva. Se a articulação estiver edemaciada, em geral haverá limitação à flexão ou extensão máxima. O teste de McMurray ou teste de compressão/distração de Apley podem ser positivos.[162]

Quando a ruptura de menisco é aguda, o paciente pode ser incapaz de apoiar o peso sobre o lado envolvido. Com frequência ocorre um bloqueio ou falseamento inesperado durante a deambulação, causando problemas de segurança.

Tratamento

- Em geral o paciente pode mover ativamente a perna para "destravar" o joelho, ou o desbloqueio ocorre espontaneamente.
- A redução manipulativa passiva do menisco medial pode desbloquear o joelho (Fig. 21.16).
  - *Posição do paciente e procedimento:* decúbito dorsal. Flexionar passivamente o joelho envolvido e o quadril, e ao mesmo tempo rodar a tíbia medial e lateralmente. Quando o joelho estiver completamente flexionado, rodar lateralmente a tíbia e aplicar uma carga em valgo sobre o joelho. Manter a tíbia nessa posição e estender o joelho. O menisco pode estalar e ir para o lugar.
  - Uma vez reduzido, o joelho pode reagir como uma lesão articular aguda. Se isso ocorrer, tratar conforme descrito anteriormente neste capítulo, na seção sobre tratamento conservador de hipomobilidade articular.
- Depois que os sintomas agudos tiverem cedido, os exercícios deverão ser feitos em posições de cadeia aberta e fechada para melhorar a força, a resistência e a estabilidade funcional e preparar o paciente para atividades funcionais.

RUPTURAS DE MENISCO: TRATAMENTO CIRÚRGICO E PÓS-OPERATÓRIO

Quando ocorre uma laceração ou ruptura significativa do menisco, ou quando o tratamento conservador de uma ruptura parcial não teve sucesso, pode haver necessidade de intervenção cirúrgica. Os procedimentos cirúrgicos são elaborados para reter o máximo do menisco possível, de modo a preservar as funções de transmissão de carga e absorção de choque do tecido e reduzir as cargas sobre as superfícies articulares tibiofemorais.

As opções cirúrgicas primárias são a *meniscectomia parcial* e o *reparo de menisco*, ambas consideradas preferíveis à meniscectomia total.[285,292] A abordagem cirúrgica utilizada é influenciada pela localização e natureza da ruptura, assim como a idade e o nível de atividade do paciente. As rupturas localizadas na direção do perímetro vascularizado cicatrizam bem, enquanto as rupturas que se estendem para dentro da porção central, onde o suprimento vascular é menor, têm propriedades de cicatrização marginais (Fig. 21.17).[293] A idade e o nível de atividade do paciente são importantes no processo de tomada de decisão, pois tem sido mostrado que a remoção, mesmo de uma

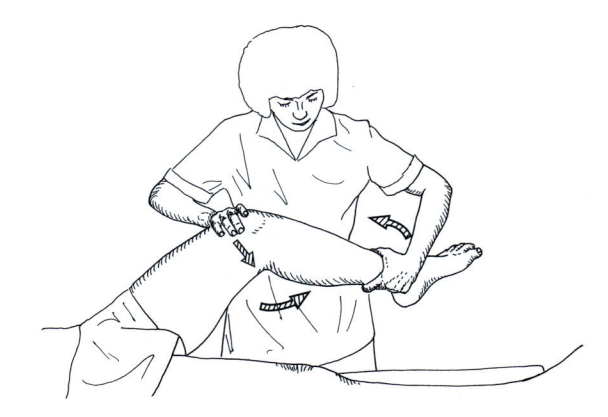

Figura 21.16 Manipulação para redução de um menisco medial. Rodar medial e lateralmente a tíbia enquanto flexionar o quadril e o joelho (não mostrado); então rodar lateralmente a tíbia e aplicar uma força em valgo no joelho enquanto você o estende. O menisco poderá estalar e ir para o lugar.

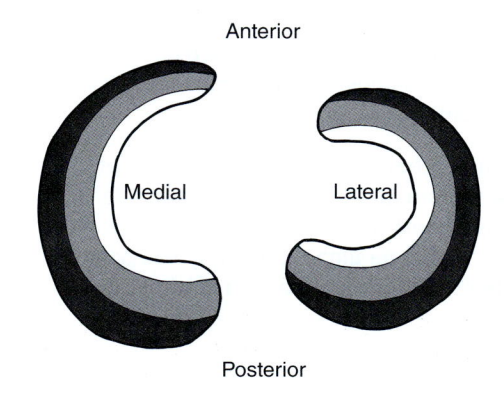

Figura 21.17 A vascularidade dos meniscos medial e lateral. A zona periférica (terço externo) é altamente vascular; o terço central é relativamente avascular; e o terço interno é avascular.

parte de um menisco, aumenta o risco em longo prazo de degeneração articular.[293]

A meniscectomia parcial tem sido frequentemente feita para tratar rupturas fragmentadas complexas e rupturas que envolvem a zona central (terço médio) relativamente avascular de um menisco.[292] Em contraste, rupturas periféricas geralmente prestam-se bem para reparo e não para excisão.[293] Contudo, o paciente jovem, ou mais velho, porém fisicamente ativo, com uma ruptura na zona central pode ser também bom candidato para um reparo.[111,203,204] Quando há dano extensivo de uma grande porção do menisco e determina-se que este não poderá ser salvo, a meniscectomia total continua sendo a única opção cirúrgica.[292]

Para o paciente relativamente jovem e/ou ativo, que foi submetido previamente a uma meniscectomia total e agora está sintomático como resultado de alterações osteoartríticas precoces na articulação tibiofemoral, vem sendo disponibilizada uma opção recentemente desenvolvida, o *transplante de menisco* com tecido de aloenxerto humano.[111,206,227] Embora a expectativa seja de que esse procedimento será malsucedido no longo prazo, com apenas 40% de taxa de sobrevida informada após 15 anos, os benefícios no curto prazo (resolução dos sintomas e melhora da função) tornam o procedimento justificado para essa população.[202]

A progressão da reabilitação pós-operatória e o tempo necessário para o retorno à atividade plena após cada um desses procedimentos dependem da extensão e localização da ruptura e do tipo de acesso cirúrgico e procedimento realizado. A reabilitação prossegue de forma mais conservadora após o reparo ou transplante de um menisco ou meniscectomia total do que após uma meniscectomia parcial. Qualquer dano e reparo ou reconstrução de outros tecidos moles do joelho também afetarão o curso e a progressão da reabilitação após a cirurgia.

Reparo de menisco

Indicações para cirurgia

O reparo de um menisco rompido é indicado nas seguintes situações:[111,203,292]

- Uma lesão no terço externo vascular do menisco medial ou lateral.
- Uma ruptura que se estende dentro do terço central, relativamente avascular, do menisco de uma pessoa jovem (abaixo de 40 anos) ou mais velha (acima de 50 anos) e fisicamente ativa.

Contraindicações: as contraindicações incluem a presença de uma ruptura localizada no terço avascular mais interno do menisco; uma ruptura em que há considerável fragmentação de tecido; ou uma ruptura que não pode ser completamente reaproximada durante a cirurgia.[111]

Procedimento

Visão geral da cirurgia

Antes do procedimento operatório, é feito um exame artroscópico abrangente da articulação que determina se a ruptura do menisco é adequada para reparo e identifica quaisquer lesões concomitantes. O reparo propriamente dito é feito usando um acesso aberto assistido por artroscopia ou um acesso completamente artroscópico.[111,192,193,203] A determinação de qual acesso escolher geralmente baseia-se na localização e natureza da ruptura.[292]

Há vários procedimentos cirúrgicos – chamados de técnicas *inside-out* (de dentro para fora), *outside-in* (de fora para dentro) ou *all-inside* (totalmente dentro) – para reparo de menisco. As técnicas *inside-out* e *outside-in* são assistidas por artroscopia, com uma porção do procedimento sendo feita por meio de uma incisão na face posteromedial ou posterolateral do joelho.[192,203] A técnica *all-inside* é completamente artroscópica.[193,293]

Há também várias técnicas de fixação com suturas não absorvíveis ou bioabsorvíveis, ou o uso de outros dispositivos de fixação, como dardos ou grampos. Das muitas variações no reparo de menisco, o reparo assistido por artroscopia com sutura *inside-out* é o mais comum e considerado por alguns da comunidade ortopédica como o "padrão-ouro".[111,192,203,293]

No início do procedimento são feitas pequenas incisões no joelho para as portas, e soro fisiológico é introduzido por meio de artroscopia na articulação para distender a cápsula. Depois que a articulação foi examinada, é feito o desbridamento artroscópico para remover todos os fragmentos instáveis de tecido e preparar o menisco rompido para o reparo. O reparo é feito endoscopicamente ou por meio de uma incisão posteromedial ou posterolateral. Durante o reparo, as margens da ruptura são aproximadas e suturadas a cada 3 a 4 mm para assegurar o fechamento completo (sem espaços). Todas as suturas são amarradas com o joelho completamente estendido ou em 10° de flexão para permitir a extensão completa no pós-operatório sem causar uma tensão indevida no menisco reparado.

Nos reparos de menisco, há vários métodos em uso para melhorar a cicatrização com a introdução de fatores de crescimento; também utiliza-se sangue endógeno no local da ruptura. Dois desses métodos são a trepanação (a criação de vários orifícios perfurados com um trépano) ou a raspagem da superfície lacerada de modo a causar sangramento local. Nessa mesma linha, pode-se criar um coágulo de fibrina com o sangue venoso do paciente; o coágulo será utilizado para melhorar a cicatrização.[128] Esses coágulos são aplicados à superfície da articulação tibial no local da laceração, antes do retesamento das suturas, e um estudo mais antigo informou redução nos insucessos de 64% para 8%.[114]

Depois do fechamento é aplicado um curativo compressivo para controlar o derrame articular pós-operatório, e o joelho é colocado em um imobilizador.

Observação: descrições detalhadas das técnicas de transplante de aloenxerto para menisco medial e lateral foram publicadas por vários autores.[91,111,206,207,227]

Complicações

As complicações específicas da cirurgia de menisco incluem dano intraoperatório do feixe neurovascular na face posterior do joelho durante o processo de sutura. No reparo do menisco medial há o risco de dano ao nervo safeno; e no reparo do menisco lateral há o risco de dano ao nervo fibular. No período pós-operatório, esses mesmos nervos podem ser encarcerados por tecido cicatricial aderente.[192,292,293]

No pós-operatório, uma contratura em flexão ou folga extensora compromete o alinhamento e a estabilidade do joelho durante a marcha e as atividades funcionais. O risco de falha do reparo é maior durante atividades que envolvem carga articular e flexão do joelho além de 45°. Esse risco é maior durante os primeiros meses pós-operatórios.[179,285]

Tratamento pós-operatório

Os fatores que influenciam os componentes e a progressão da reabilitação pós-operatória após um reparo de menisco estão relacionados no Quadro 21.15.[51,111,179,203] Algumas variáveis permitem uma reabilitação relativamente rápida, enquanto outras requerem uma progressão mais cautelosa. Por exemplo, o exercício e apoio de peso são progredidos mais rapidamente após o reparo de uma ruptura na zona periférica do que de uma ruptura central e após uma ruptura simples do que após uma ruptura com padrão complexo.

O desalinhamento do joelho afeta as forças compressivas impostas ao menisco reparado e, desse modo, influem na progressão do apoio de peso durante a deambulação e o exercício. Com o alinhamento em varo, o menisco medial reparado é sujeito a uma tensão aumentada e a um risco maior de deslocamento durante a cicatrização. Nesse caso, o apoio de peso precisa ser progredido mais lentamente do que é necessário quando há um alinhamento normal do joelho.[51]

Observação: embora os períodos de tempo variem um pouco nos protocolos pós-operatórios publicados, a progressão dos exercícios apresentados no programa de reabilitação que se segue é apropriada após o reparo *isolado* de menisco em um joelho estável. Essas mesmas diretrizes são apropriadas após transplante de menisco, embora a duração da reabilitação e a proteção do menisco transplantado sejam mais longas.[111,227] Se for feito um procedimento concomitante, como uma reconstrução ligamentar, também deverão ser feitos ajustes para proteger a estrutura afetada.

Imobilização, órtese de proteção e apoio de peso

Imobilização e órtese de proteção. O joelho é mantido em extensão completa, primeiro no imobilizador pós-operatório e depois com uma órtese longa de perna quando o curativo compressivo for removido alguns dias depois da cirurgia.[51,111,292] Ocasionalmente, para pacientes cuidadosamente selecionados com um reparo de zona periférica, não é usada órtese de proteção depois que o curativo pós-operatório é removido.[192] O paciente pode usar uma meia compressiva até a coxa para controlar o edema.

Para proteger o menisco reparado durante as primeiras semanas pós-operatórias, a órtese longa com limitação de amplitude é usada continuamente (dia e noite) e travada em extensão completa. A órtese pode ser destravada periodicamente durante o dia para iniciar exercícios precoces de

---

QUADRO 21.15 **Fatores que influenciam a progressão da reabilitação após reparo de menisco**

- Localização e tamanho da ruptura (ou seja, zona[s] afetada e sua vascularidade)
- Tipo de ruptura (padrão e complexidade da ruptura)
- Tipo de dispositivo de fixação cirúrgica usado
- Alinhamento da articulação do joelho (normal, varo, valgo)
- Lesões concomitantes (ligamento, defeito condral) com ou sem reconstrução ou reparo

---

ADM e para o banho. Dependendo do local da lesão e do reparo, o movimento de flexão deve ser regulado entre 0° até não mais do que 90° nas primeiras duas semanas ou mais. Em seguida, a cada semana a amplitude permitida pela órtese é aumentada em cerca de 10° até que a flexão completa seja alcançada.[111] A órtese é destravada durante todo o dia já com 2 semanas no pós-operatório, se o paciente tiver obtido extensão completa de joelho.

Após um reparo da zona central, o paciente tipicamente usa a órtese por cerca de 6 semanas ou até que o controle adequado do músculo quadríceps femoral tenha sido restabelecido. Depois de um transplante de menisco, a órtese pode ser usada por algumas semanas a mais.

Apoio de peso. Após um reparo de zona periférica, o apoio de peso parcial (variando de 25 a 50%) durante a deambulação, com muletas e a órtese travada em extensão completa, é permitido durante o período pós-operatório imediato (primeiras 2 semanas).[111] A porcentagem de peso corporal permitida durante o apoio de peso é progredida com maior cuidado após um reparo da zona central ou transplante de menisco. Se o controle do quadríceps femoral for suficiente, o apoio de peso completo poderá ser permitido com 4 semanas após um reparo periférico[111] e com 6 a 8 semanas após um reparo central ou transplante.[51,111,179,206,227]

Evidências em foco

Uma revisão recente da literatura resumiu os resultados de vários estudos que compararam os resultados de programas de reabilitação "convencionais" com "acelerados" após procedimentos de reparo meniscal.[142] Nos programas convencionais, a ADM de joelho e o apoio de peso foram protelados por certo período de tempo após a cirurgia, enquanto nos programas acelerados, a ADM e o apoio de peso conforme a tolerância foram permitidos imediatamente após a cirurgia. Essa revisão não mostrou efeitos prejudiciais decorrentes da reabilitação acelerada nem diferenças significativas nos resultados dos pacientes entre os grupos convencional e acelerado. É importante salientar, contudo, que havia cronogramas conflitantes para a taxa de progressão da mobilidade de joelho e do apoio de peso. Portanto, a ADM e o apoio de peso precisam ser progredidos de maneira gradual, independentemente do procedimento, e precisam basear-se nos sinais e sintomas do paciente.

Exercício: fase de proteção máxima

Os exercícios e o treinamento de marcha com muletas são iniciados no primeiro dia pós-operatório. Usa-se uma abordagem convencional para controlar a dor, o derrame articular e complicações vasculares. A orientação ao paciente enfoca o estabelecimento de um programa de exercícios domiciliares e o reforço das precauções sobre o apoio de peso. As precauções para os exercícios estão descritas no Quadro 21.16.[51,111,179,292,293]

QUADRO 21.16	Precauções com exercícios após o reparo de menisco*

Precauções gerais
- Progredir os exercícios e o apoio de peso mais gradualmente após um reparo de menisco da zona central ou transplante de menisco do que após um reparo de zona periférica.
- Se o paciente experimentar uma sensação de estalo no joelho durante o exercício ou atividade com apoio de peso, relatar imediatamente ao cirurgião.

Reabilitação inicial e intermediária
- Aumentar a flexão do joelho gradualmente, em especial após um reparo da zona central.
- Se a bicicleta ergométrica for usada para condicionamento cardiopulmonar, colocar o assento o mais alto possível para limitar a amplitude de flexão do joelho.
- Durante exercícios de apoio de peso, como avanços e agachamentos, não fazer flexão do joelho além de 45° durante 4 semanas ou além de 60° a 70° durante 8 semanas. A flexão além de 60° a 70° impõe forças de translação posterior sobre o menisco reparado, aumentando o risco de deslocamento durante o início da cicatrização.
- Adiar o uso de um aparelho de *leg press* por cerca de até 8 semanas. Limitar o movimento de 0° a 60°.
- Evitar movimentos de torção durante atividades de apoio de peso.
- Adiar as flexões dos posteriores da coxa até cerca de 8 semanas.

Reabilitação avançada
- Não fazer exercícios que envolvam agachamento profundo, avanços profundos, torções ou rotações sobre o pé por pelo menos 4 a 6 meses (quanto maior o ângulo de flexão, maior a carga sobre o menisco).
- Não iniciar o programa de corrida leve ou rápida por até 5 a 6 meses.

Retorno à atividade
- Abster-se de atividades recreativas e esportivas que envolvam altas forças repetitivas de compressão e cisalhamento articular.
- Evitar agachamento prolongado em flexão completa.

*Essas precauções também são aplicáveis após transplante do menisco, porém os intervalos de tempo para as precauções são mais longos.

Metas. Durante as primeiras 4 semanas após a cirurgia, as metas do exercício são recuperar a ADM funcional, prevenir restrições patelares, restabelecer o controle da musculatura do joelho, restaurar a estabilidade postural, melhorar a força e a flexibilidade do quadril e tornozelo e manter o preparo cardiopulmonar. Com cerca de 4 semanas, o paciente deve alcançar extensão de joelho ativa completa. As recomendações para a flexão máxima durante as primeiras 2 semanas variam de 60° a 90°.[29,51,111,179,292] Depois de 4 semanas, o paciente deve conseguir 120° de flexão de joelho.[111]

Intervenções. Durante as primeiras 4 semanas após o reparo de menisco, as intervenções adiante são incluídas.[29,51,111,179]

- **ADM do joelho.** A MPC pode ser prescrita de acordo com os critérios do cirurgião. Iniciar exercícios de ADMA-A e ADMA do joelho no dia seguinte à cirurgia, dentro de uma amplitude protegida. A flexão do joelho pode ficar restringida por uma órtese com dobradiça e amplitude limitada. Incluir exercícios como flexão de joelho assistida pela gravidade na posição sentada e exercícios assistidos, progredindo em seguida para deslizamentos ativos de calcanhar em decúbito dorsal.
- **Mobilidade patelar.** Ensinar ao paciente exercícios de deslizamento patelar grau I e II.
- **Ativação da musculatura do joelho.**
  - Enfatizar o controle muscular do quadríceps femoral em extensão completa com isométricos intermitentes, exercícios de EPE assistidos em decúbito dorsal e progressão assistida para a extensão/flexão ativa em cadeia aberta de joelho na posição sentada para controle concêntrico/excêntrico do quadríceps femoral. Aumentar a ativação muscular do quadríceps femoral com estimulação elétrica muscular ou *biofeedback*.
  - Fazer exercícios isométricos intermitentes e isométricos em múltiplos ângulos para os posteriores da coxa.
- **Controle e respostas neuromusculares, propriocepção e equilíbrio.**
  - Iniciar o treinamento de equilíbrio em pé dentro dos limites das restrições de apoio de peso e com a órtese travada em extensão.
  - Enfatizar exercícios de estabilização de tronco e de membro inferior.
  - Quando for permitido destravar a órtese durante o apoio de peso cuidadosamente controlado, iniciar exercícios bilaterais em cadeia fechada, como miniagachamentos e deslizamentos na parede em pé, inicialmente limitando a flexão a não mais de 45°.
- **Flexibilidade e força da musculatura do quadril e do tornozelo.**
  - Alongar os músculos posteriores da coxa e flexores plantares, caso estejam limitados.
  - Iniciar exercícios isométricos intermitentes para os músculos glúteos e adutores no primeiro dia pós-operatório. Fazer EPE nas quatro posições com a órtese travada (ou com a órtese destravada quando o paciente puder fazer EPE em decúbito dorsal sem folga extensora).

– Fazer levantamentos de calcanhar bilaterais quando for permitido 50% de apoio de peso sobre o membro operado.

■ *Função cardiopulmonar.* Usar um ergômetro de membro superior para exercícios de condicionamento aeróbio.

Critérios para avançar à fase seguinte. Devem ser alcançados os seguintes critérios:

■ O derrame articular e a dor devem ser mínimos.
■ Evidências de deslizamento superior da patela durante os exercícios isométricos do músculo quadríceps femoral.
■ Extensão ativa completa de joelho (ausência de folga extensora).
■ Aproximadamente 120° de flexão de joelho.

Evidências em foco

Uma **Diretriz de Prática Clínica (DPC)** para lesões meniscais e da cartilagem articular informa que há evidências moderadas em apoio ao uso do exercício terapêutico para o fortalecimento, resistência à fadiga e desempenho funcional para pacientes que foram submetidos a uma meniscectomia cirúrgica e para a aplicação de neuroestimulação elétrica com a meta de aumentar a força muscular em pacientes com lesões meniscais e condrais. Todas as demais recomendações concernentes a intervenções para pacientes com lesões meniscais ou cartilaginosas foram fracas ou conflitantes.[158]

Exercício: fase de proteção moderada/movimento controlado

A fase de proteção moderada se estende por 4 a 6 semanas até cerca de 12 semanas do período pós-operatório. A órtese de joelho é descontinuada com cerca de 6 a 8 semanas quando há controle adequado do joelho e ausência de folga extensora. É aconselhável o uso de uma bengala ou uma única muleta para prover algum grau de proteção durante a deambulação.

Metas. A ênfase durante a fase de proteção moderada da reabilitação é restaurar ADM completa de joelho, melhorar a flexibilidade, força e resistência muscular do membro inferior, continuar a restabelecer o controle neuromuscular e equilíbrio e melhorar o preparo aeróbio geral.

Intervenções. Incluir e progredir os exercícios e atividades adiante durante a fase intermediária da reabilitação:[29,51,111,179]

■ *ADM.* Progredir exercícios de alongamento com baixa carga e longa duração, caso o paciente esteja tendo dificuldades para alcançar ADM completa de joelho.
■ *Desempenho muscular (força e resistência muscular).*
– Iniciar bicicleta ergométrica contra resistência leve.
– Usar resistência elástica para exercícios de baixa intensidade em cadeia aberta e exercícios em cadeia fechada.
– Progredir os exercícios de fortalecimento de quadril e tornozelo. Enfatizar o fortalecimento dos abdutores e extensores do quadril.

■ *Controle/respostas neuromusculares, propriocepção e equilíbrio.* Em cada uma dessas atividades, enfatizar a manutenção do alinhamento correto do membro inferior.
– Continuar ou, se não tiverem sido iniciados anteriormente, iniciar exercícios em cadeia fechada. Acrescentar atividades de perturbação do equilíbrio (treinamento de equilíbrio por meio de perturbação) em pé sobre uma superfície instável, como uma minicama elástica ou BOSU (prancha oscilante).
– Quando o apoio de peso completo for permitido, iniciar atividades de equilíbrio unilaterais, avanços parciais e subida e descida de degraus. Praticar caminhada sobre uma superfície instável, como um colchão de espuma de alta densidade.
– Iniciar exercícios de agilidade de baixa intensidade.
■ *Flexibilidade do quadril e do tornozelo.* Alongar o TIT e o músculo reto femoral depois que o paciente tiver alcançado flexão completa do joelho com flexão do quadril.
■ *Preparo cardiopulmonar.* Iniciar um programa de bicicleta ergométrica ou marcha na piscina no início desta fase. Iniciar treinamento na esteira, caminhada no solo ou usar um aparelho de esqui *cross-country* ou treinador elíptico com cerca de 9 a 12 semanas.
■ *Atividades funcionais.* Retomar gradualmente atividades funcionais leves durante esta fase.

Critérios para avançar à fase seguinte. Com 12 a 16 semanas pós-operatórias, devem ser alcançados os seguintes critérios:

■ Não deve mais haver dor ou derrame articular.
■ ADM ativa de joelho deve ser completa.
■ A força do membro inferior (contração isométrica máxima): 60 a 80% comparada ao membro contralateral.

Exercício: fase de proteção mínima/retorno à atividade

Algum grau de proteção ainda é recomendado no início da fase final da reabilitação, que tipicamente se inicia com cerca de 12 a 16 semanas e pode continuar até 6 a 9 meses. O retorno a um alto nível de atividade física depende de se conseguir força adequada, ADM completa indolor e um exame clínico aceitável.[51,111,179]

Metas. A meta primária desta fase é preparar o paciente para retomar um nível pleno de atividades funcionais, usando padrões de movimento normais, enquanto se continua a orientá-lo, reforçando a importância de escolher atividades que não sobrecarreguem o menisco reparado (ver Quadro 21.16).

Intervenções. Durante o treinamento resistido avançado, enfocar padrões de movimento que simulem atividades funcionais. Iniciar e progredir gradualmente exercícios, como o treinamento pliométrico e exercícios de agilidade para melhorar a potência, coordenação e velocidade dos tempos de resposta. Continuar a salientar a importância do alinhamento correto de tronco e membro inferior. Aumentar a duração ou intensidade do programa de condicionamento aeróbio. Fazer a transição de um programa de caminhadas para um programa de corrida lenta ou rápida, se desejado, com cerca de 4 a 6 meses. Está disponível na literatura uma progressão detalhada de atividades de condicionamento aeróbio após reparo de menisco.[111,179]

Desfechos

O reparo de um menisco medial ou lateral é um procedimento bem testado que leva a resultados previsivelmente bem-sucedidos, em particular para o reparo com sutura de rupturas da zona periférica.[111,192,293] Embora os resultados do reparo de lesões que se estendem para dentro da zona central não sejam tão previsíveis, há evidência crescente de que os reparos nessa zona cicatrizam bem e proporcionam alívio dos sintomas em longo prazo.[203,204]

Embora o uso de diferentes técnicas cirúrgicas e a frequência de patologias e cirurgias concomitantes tornem difícil a comparação dos resultados dos estudos, várias generalizações podem ser feitas. Um dos fatores mais importantes que influenciam os resultados de um reparo de menisco é o estado do LCA. Quando ocorre uma lesão do LCA em combinação com uma ruptura de menisco, os pacientes submetidos à reconstrução do LCA têm melhores resultados do que os pacientes com deficiência do LCA. A ruptura recorrente de um menisco reparado ocorre com maior frequência em um joelho com LCA deficiente do que em um joelho com LCA estável.[204,293]

Apesar de a idade do paciente ser citada como um fator que influi nas decisões cirúrgicas quanto ao reparo de um menisco rompido, um estudo de Noyes et al.[203] demonstrou uma alta taxa de sucesso em um grupo de pacientes com 40 anos ou mais que tinham sido submetidos ao reparo de rupturas na zona central. Com respeito à reabilitação pós-operatória, não há um protocolo único que tenha se mostrado superior a outro nos resultados.[293]

Finalmente, os resultados em curto prazo do transplante de menisco com aloenxerto são promissores; porém, é difícil fazer um resumo, por causa da evolução das técnicas cirúrgicas. A efetividade em longo prazo dos procedimentos atualmente praticados continua obscura.[91,206,227]

Meniscectomia parcial

Indicações para cirurgia

Adiante, as indicações para meniscectomia parcial como opção cirúrgica na ruptura de um menisco.[292]

- Uma ruptura com deslocamento do menisco sofrida por uma pessoa idosa, inativa, associada a dor e bloqueio do joelho.
- Uma ruptura que se estende para dentro do terço central (menos vascularizado) do menisco, caso não se determine que este pode ser reparado após ser visualizado e verificado por meio de artroscopia.

- Uma ruptura localizada no terço mais interno (avascular) do menisco.

Procedimento

A meniscectomia artroscópica é feita tipicamente de forma ambulatorial sob anestesia local. São feitas pequenas incisões no joelho para as portas e é injetado soro fisiológico através de uma das portas, distendendo o joelho. A porção rompida do menisco é identificada, presa e cortada endoscopicamente com um bisturi ou tesoura cirúrgica e removida por aspiração. Os restos ou corpos soltos intra-articulares são também removidos. Depois o joelho é irrigado e drenado, as incisões da pele nos locais das portas são fechadas e é aplicado um curativo compressivo sobre o joelho.[285,292]

Tratamento pós-operatório

A meta geral da reabilitação após meniscectomia parcial é restaurar a ADM do joelho e desenvolver força no membro inferior para reduzir as cargas sobre o joelho e proteger suas superfícies articulares. A progressão dos exercícios e das atividades funcionais depende dos sinais e sintomas que o paciente apresenta.

Imobilização e apoio de peso

Um curativo compressivo é colocado sobre o joelho, mas não é necessário imobilizar o joelho no pós-operatório. Nos primeiros dias pós-operatórios, usa-se crioterapia, compressão e elevação da perna operada para controlar o edema e a dor. O apoio de peso é progredido conforme a tolerância.[51,292]

Exercício: fases de proteção máxima e moderada

Embora a situação ideal seja iniciar a instrução dos exercícios no dia da cirurgia ou no dia seguinte, a maioria dos pacientes não vê um fisioterapeuta para o exercício supervisionado imediatamente após um procedimento ambulatorial. Quando o paciente é encaminhado para a fisioterapia supervisionada, a ênfase em geral é colocada no estabelecimento de um programa de exercícios domiciliares. Nessas circunstâncias, é preferível ensinar ao paciente os exercícios iniciais para reduzir a atrofia e prevenir contraturas no *pré-operatório*, de modo que ele possa iniciar os exercícios em casa imediatamente após a cirurgia.

Depois de uma meniscectomia parcial artroscópica não há necessidade de um período extenso de proteção máxima no pós-operatório, já que ocorre pouco trauma aos tecidos moles durante a cirurgia. Contudo, a proteção moderada é aconselhada por cerca de 3 a 4 semanas. Todos os exercícios e atividades com apoio de peso devem ser indolores e progredidos de forma gradual nas primeiras semanas pós-operatórias.[29]

Metas. Durante a fase inicial da reabilitação, a ênfase do tratamento é no controle da inflamação e da dor, restabelecimento de deambulação independente e restauração do controle e ADM do joelho.

Intervenções. Logo após a cirurgia, iniciar exercícios isométricos intermitentes, EPE, ADM ativa de joelho e apoio de peso conforme a tolerância. O apoio de peso completo, em geral, é conseguido com 4 a 7 dias, e pelo menos 90° de flexão de joelho e extensão completa são conseguidos com cerca de 10 dias. Iniciar exercícios em cadeia fechada e bicicleta ergométrica alguns dias após a cirurgia ou conforme a dor e o estado de apoio de peso permitirem, com a meta de recuperar a força dinâmica e resistência do joelho à fadiga.

Precaução: pacientes submetidos à meniscectomia parcial precisam ser alertados a não se esforçarem demais muito rapidamente. A progressão muito rápida dos exercícios pode causar derrame articular recorrente e possível dano à cartilagem articular.

Exercício: fase de proteção mínima/retorno à atividade

Com 3 a 4 semanas no pós-operatório é necessária mínima proteção do joelho; porém, a ADM ativa, completa e indolor do joelho, bem como um padrão de marcha normal, devem ser alcançados antes de se progredir para exercícios de alta demanda. O treinamento resistido, atividades para ganho de resistência à fadiga, exercícios em cadeia fechada bilaterais e unilaterais e treinamento proprioceptivo/de equilíbrio para desenvolver o controle neuromuscular podem ser progredidos rapidamente. Atividades avançadas, como pliométricos, treinamento isocinético com esforço máximo e simulação de atividades funcionais de alta demanda, podem ser iniciadas já com 4 a 6 semanas ou 6 a 8 semanas pós-operatórias com ênfase no restabelecimento da mecânica normal do movimento.

Precaução: atividades de apoio de peso de alto impacto, como corrida leve ou saltos, se não incluídas no programa, devem ser acrescentadas e progredidas com cuidado para prevenir dano articular. Um alinhamento impróprio do membro inferior durante o apoio de peso, como colapso em valgo e/ou desnível pélvico, deve ser corrigido antes de avançar com atividades pliométricas e de alto impacto.

▣ Intervenções com exercícios para o joelho

Desequilíbrios de força e flexibilidade entre grupos musculares podem resultar de uma variedade de fatores, como desuso, mecânica articular defeituosa, edema articular, imobilização (decorrente de fratura, cirurgia ou trauma) e lesão nervosa. Além dos músculos posteriores da coxa e reto femoral, a maioria dos músculos biarticulares que cruza a articulação do joelho funciona primariamente no quadril ou tornozelo, embora tenha também um efeito no joelho. Quando há um desequilíbrio de comprimento ou força nos músculos do quadril ou tornozelo, mecânicas alteradas poderão se manifestar por todo o membro inferior[113,253] Ver nos capítulos sobre quadril e tornozelo e pé um quadro completo dessas inter-relações.

TÉCNICAS DE EXERCÍCIOS PARA AUMENTAR A FLEXIBILIDADE E A AMPLITUDE DE MOVIMENTO

Ao tentar aumentar a ADM, a mecânica das articulações tibiofemoral e patelofemoral e sua importância na função do membro inferior precisam ser respeitadas. Como o joelho é uma articulação para apoio de peso, há necessidade de mobilidade juntamente com força e estabilidade adequadas para a função normal.

Os princípios de alongamento passivo e alongamento com FNP estão apresentados no Capítulo 4; de mobilização/manipulação articular dos membros, no Capítulo 5; e técnicas dirigidas para restrições específicas na articulação tibiofemoral e na patela, no início deste capítulo. Outras técnicas manuais e de autoalongamento para aumentar a ADM do joelho estão descritas nesta seção.

Para aumentar a extensão do joelho

A diminuição na extensibilidade da musculatura dos posteriores da coxa e tecido periarticular posterior ao joelho pode restringir a extensão completa do joelho. Aumentar a extensão do joelho é um processo de dois passos. Primeiro, a extensão completa do joelho é obtida sem tensionar os músculos posteriores da coxa no quadril; para tanto o quadril é mantido em 0° de extensão ou próximo disso. Depois de ter obtido extensão completa do joelho, aplicar um alongamento no grupo muscular biarticular dos posteriores da coxa, flexionando progressivamente o quadril enquanto se mantém o joelho em extensão (posição de EPE). As técnicas para alongar os músculos posteriores da coxa usando EPE estão descritas no Capítulo 4 e na seção de exercícios do Capítulo 20.

Técnicas de alongamento com FNP

- *Posição do paciente e procedimento:* decúbito dorsal com o quadril e o joelho estendidos o máximo possível. Fazer o paciente realizar a contração isométrica dos flexores do joelho conforme você resiste com sua mão colocada proximalmente ao calcanhar; pedir ao paciente para relaxar e, então, estender passivamente o joelho até a amplitude recém-alcançada, ou fazer o paciente estender ativamente o joelho o máximo possível (técnicas de manutenção-relaxamento e manutenção-relaxamento/contração do agonista, respectivamente).
- *Posição do paciente e procedimento:* decúbito ventral com quadril e joelho estendidos o máximo possível. Colocar uma pequena almofada ou toalha de mão dobrada embaixo do fêmur, proximalmente à patela, para proteger a articulação patelofemoral de forças compressivas. Estabilizar a pelve para impedir a flexão de quadril e então aplicar a técnica de manutenção-relaxamento para aumentar a extensão do joelho.

Técnicas de alongamento passivo assistido pela gravidade

Usar um alongamento de baixa intensidade e longa duração para assegurar que o paciente permaneça o mais relaxado possível.

Perna pendente em decúbito ventral

Posição do paciente e procedimento: decúbito ventral, quadris estendidos, com os pés do paciente para fora da beira da mesa de tratamento. Colocar um rolo de toalha embaixo do fêmur do paciente, em um ponto imediatamente proximal à patela, e uma tornozeleira com peso ao redor do tornozelo. À medida que o músculo relaxar, o peso causará um alongamento passivo mantido sobre os músculos posteriores da coxa, aumentando a extensão do joelho.

Suporte de calcanhar em decúbito dorsal

- *Posição do paciente e procedimento:* decúbito dorsal com joelho estendido o máximo possível. Colocar um rolo de toalha ou almofada sob a parte distal da perna e calcanhar para elevar a panturrilha e o joelho da maca (Fig. 21.18). Para um alongamento sustentado, prender uma tornozeleira com peso em torno da porção distal do fêmur, porém proximal à patela, para evitar compressão patelar.

Observação: essa posição não é efetiva para contraturas graves em flexão de joelho. Use-a apenas para restrições que estejam próximas do final da amplitude de extensão do joelho.

Técnica de autoalongamento

Posição do paciente e procedimento: sentado com as pernas estendidas e a parte distal da perna apoiada sobre um rolo de toalha. Fazer o paciente empurrar para baixo com as mãos contra o fêmur logo acima da patela (não sobre ela) para causar uma força mantida, aumentando a extensão do joelho.

Para aumentar a flexão do joelho

Antes de fazer o alongamento para aumentar a flexão do joelho, certifique-se de que a patela está móvel e é

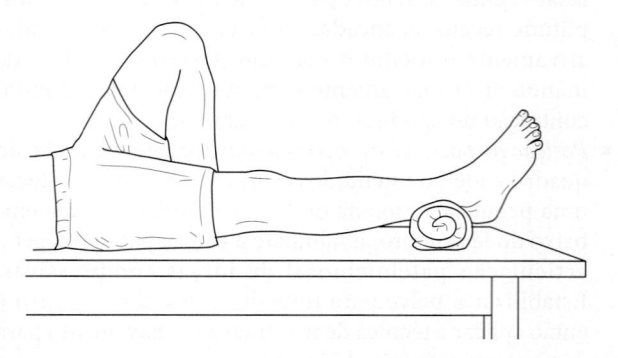

Figura 21.18 Suporte de calcanhar em decúbito dorsal para aumentar a extensão do joelho. Uma tornozeleira com peso ou bolsa de areia colocada sobre o fêmur distal aumenta a força de alongamento.

capaz de deslizar distalmente no sulco troclear enquanto o joelho flexiona; caso contrário, a flexão do joelho ficará limitada. As técnicas de mobilização patelar, para aumentar o deslizamento da patela, estão descritas no Capítulo 5 (ver Figs. 5.53 e 5.54). As técnicas para aumentar a mobilidade do TIT no joelho, para melhorar o trajeto patelar, estão descritas adiante nesta seção. Assim que a amplitude completa de flexão de joelho for restaurada, os músculos biarticulares reto femoral e TFL deverão ser alongados através da articulação do quadril, ao mesmo tempo mantendo o joelho em flexão. Essas técnicas estão descritas no Capítulo 20.

Técnicas de alongamento com FNP

Posição do paciente e procedimento: sentado com o joelho na beira da mesa de tratamento e flexionado o máximo possível. Colocar sua mão logo proximal ao tornozelo e aplicar resistência manual contra uma contração isométrica dos extensores do joelho. Fazer o paciente relaxar e depois flexionar passivamente o joelho até o final da amplitude, ou faça que ele flexione ativamente o máximo possível.

Técnica de alongamento passivo assistido pela gravidade

Posição do paciente e procedimento: sentado com as pernas pendentes e o joelho flexionado até o final da amplitude disponível. Instruir o paciente a relaxar os músculos da coxa e deixar o peso da perna causar um alongamento de baixa intensidade e longa duração. Posicionar um peso leve em torno da porção distal da perna para aumentar a força de alongamento.

Técnicas de autoalongamento

Deslizamento na parede em decúbito dorsal assistido pela gravidade

Posição do paciente e procedimento: decúbito dorsal com os glúteos perto de uma parede e os membros inferiores apoiados verticalmente contra ela (quadris flexionados, joelhos estendidos). Instruir o paciente a flexionar lentamente o joelho envolvido, deslizando o pé parede abaixo até experimentar uma sensação suave de alongamento. Manter a posição por um período de tempo, então deslizar o pé novamente parede acima (Fig. 21.19).

Autoalongamento com a perna não envolvida

Posição do paciente e procedimento: sentado com as pernas pendentes na beira de uma cama e os tornozelos cruzados. Usando a perna não envolvida, o paciente aplica pressão sustentada na perna envolvida logo acima do tornozelo para aumentar a flexão do joelho.

Balançar para a frente sobre um degrau

Posição do paciente e procedimento: em pé, com o pé do joelho envolvido sobre um degrau. Fazer o paciente balançar para a frente sobre o pé estabilizado, flexionando o joelho até o limite da sua amplitude, depois balançar para

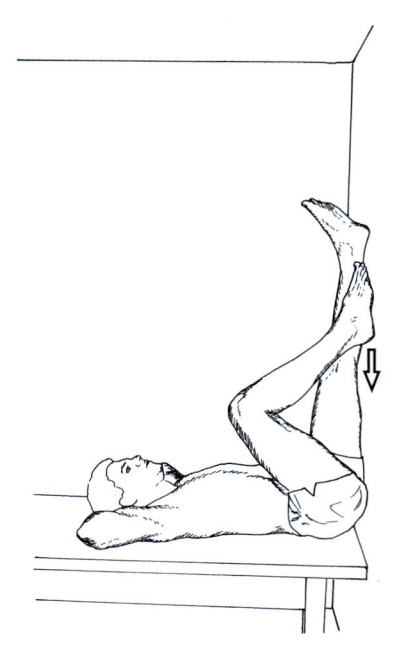

Figura 21.19   Deslizamento na parede em decúbito dorsal, assistido pela gravidade. O paciente flexiona o joelho até o limite de sua amplitude e mantém a posição para um alongamento sustentado.

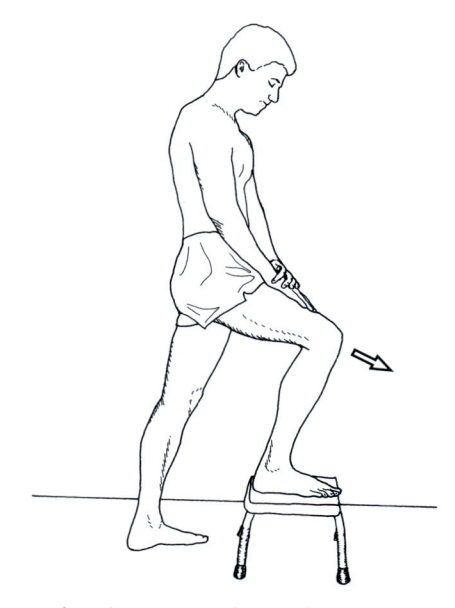

Figura 21.20   Autoalongamento sobre um degrau para aumentar a flexão do joelho. O paciente coloca o pé do lado envolvido sobre um degrau e balança para a frente sobre o pé estabilizado até o limite de flexão do joelho para alongar o músculo quadríceps femoral. Usar um degrau mais alto para uma flexão maior.

trás e para a frente de maneira lenta e rítmica; ou manter a posição alongada (Fig. 21.20). Iniciar com um degrau ou banco baixo; aumentar a altura à medida que mais amplitude for alcançada.

Precaução: não permitir que o paciente se mova em uma posição que cause pinçamento da face anterior do tornozelo.

Sentado

Posição do paciente e procedimento: sentado em uma cadeira com o joelho envolvido flexionado até o final da amplitude disponível e o pé firmemente plantado no solo. Fazer o paciente mover-se para a frente em uma cadeira, não permitindo que o pé escorregue. Permanecer na posição para um alongamento mantido e confortável dos músculos extensores do joelho (Fig. 21.21).

Para aumentar a mobilidade do trato iliotibial no joelho

O TIT é uma robusta banda fibrosa de tecido conjuntivo que não pode ser alongada com facilidade. A mobilidade de sua inserção distal no joelho é necessária para o trajeto patelar apropriado e a flexão do joelho (uma mobilidade restrita pode contribuir para a dor patelofemoral ou mau trajeto patelar). A inserção distal do TFL e cerca de um terço do glúteo máximo se inserem no TIT proximal e também afetam sua mobilidade. O alongamento desses músculos está descrito no Capítulo 20. A "liberação fascial com rolo de espuma" que se segue é usada para aumentar a mobilidade do TIT e seu efeito no joelho.

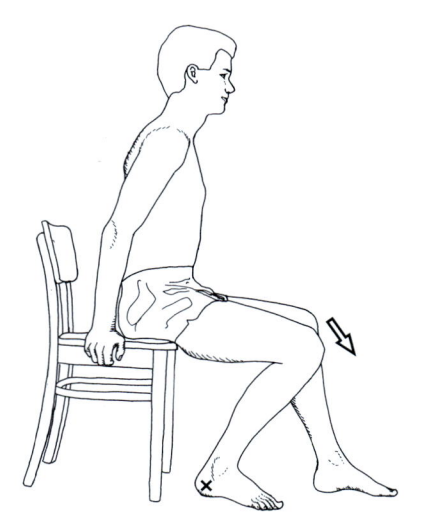

Figura 21.21   Autoalongamento em uma cadeira para aumentar a flexão do joelho. O paciente fixa o pé da perna envolvida no solo, depois move-se para a frente na cadeira sobre o pé estabilizado para fazer um alongamento mantido do músculo quadríceps femoral e aumentar a flexão do joelho.

Liberação fascial com rolo de espuma

Posição do paciente e procedimento: decúbito lateral com a coxa envolvida sobre um rolo de espuma (cilindro de espuma densa) posicionado perpendicular ao fêmur. Manter o quadril do lado envolvido em extensão, flexionar o quadril e o joelho voltados para cima e apoiar o pé inteiro no solo (Fig. 21.22). Fazer o paciente se apoiar no antebraço ou nas mãos para erguer o tronco e aduzir o quadril da perna envolvida. Então rolar a coxa lateral nos sentidos proximal e distal sobre o rolo ao longo do TIT ou manter uma pressão sustentada contra o TIT.

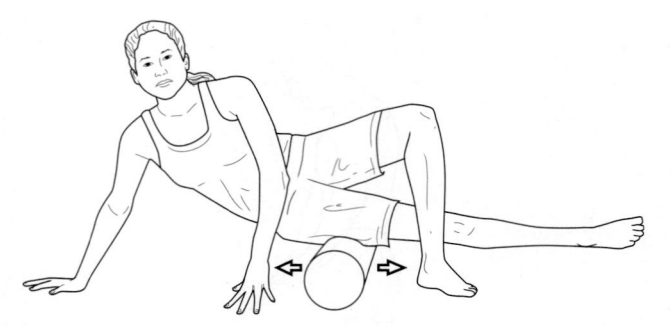

Figura 21.22 Liberação fascial com rolo de espuma para um trato iliotibial encurtado.

Observação: o pé plantado no solo, junto com as mãos, serve para guiar o movimento de rolamento e pode reduzir de forma parcial a pressão sobre a coxa lateral, tornando a técnica de liberação mais tolerável.

EXERCÍCIOS PARA DESENVOLVER E MELHORAR O DESEMPENHO MUSCULAR E O CONTROLE FUNCIONAL

A principal ênfase dos exercícios de fortalecimento para a musculatura do joelho está em desenvolver a estabilidade e uma biomecânica consistente patelofemoral e do mecanismo extensor. Depois que a estabilidade e a mecânica patelar estiverem bem estabelecidas, a ênfase passa para a coordenação e a cadência das contrações musculares, assim como a resistência à fadiga, necessária à realização das atividades funcionais. Para alcançar essa meta, os exercícios em cadeia fechada com ênfase em atividades de baixa intensidade (baixa resistência) e com número elevado de repetições são mais efetivos do que os exercícios em cadeia aberta para melhorar a estabilidade funcional dinâmica e a resistência muscular do joelho.

Embora o controle do joelho em cadeia fechada seja essencial, é importante lembrar que o joelho funciona tanto em cadeia aberta quanto em cadeia fechada durante a maioria das AVD. Não só os músculos quadríceps femoral e os posteriores da coxa funcionam com o uso de cocontrações durante as atividades em cadeia fechada, como também contraem independentemente, usando contrações concêntricas e excêntricas durante as atividades funcionais. Para a maior eficácia possível, um programa abrangente de reabilitação de joelho deve incorporar exercícios em todas essas diferentes condições. É também importante mudar a posição do quadril durante os exercícios de fortalecimento dos músculos quadríceps femoral e posteriores da coxa para afetar a relação comprimento-tensão dos músculos reto femoral e posteriores da coxa.[74]

- Nos exercícios que se seguem, os exercícios em cadeia aberta são descritos antes dos exercícios em cadeia fechada, simplesmente porque o apoio de peso após uma lesão ou cirurgia de joelho, em geral, precisa ser limitado por algum tempo.

- A ativação isolada da musculatura do joelho também é necessária para atividades funcionais envolvendo movimentos em cadeia aberta, como levantar a perna para entrar e sair da cama ou de um carro ou flexionar e estender o joelho para vestir-se.
- Tem sido mostrado que o quadríceps desenvolve maior força quando são usados exercícios em cadeia aberta do que em cadeia fechada.[288]
- O fortalecimento em cadeia fechada deve ser iniciado primeiro com apoio de peso parcial e, mais tarde, com o apoio de peso completo, assim que a cicatrização permitir e, então, integrado com o treinamento de equilíbrio e propriocepção e com as atividades funcionais com apoio de peso.

Tem sido feito um número considerável de pesquisas comparando forças de reação articular e função muscular durante exercícios em cadeia aberta e fechada. As comparações dos resultados são difíceis em razão dos diferentes modelos das pesquisas e variáveis nos exercícios.[67] A Tabela 21.6 resume os resultados de um estudo comparando dois exercícios dinâmicos, com recomendações para modificações nos exercícios em certos comprometimentos do joelho. Adaptações especiais também são salientadas nas seções de tratamento conservador e cirúrgico deste capítulo.

Exercícios em cadeia aberta (sem apoio de peso)

Para desenvolver o controle e a força de extensão do joelho (quadríceps femoral)

Muitos exercícios estáticos e dinâmicos podem ser usados para melhorar a função do músculo quadríceps femoral em posições de cadeia aberta. Em virtude das variações na orientação das fibras musculares e inserções dos músculos extensores do joelho, componentes individuais do grupo muscular quadríceps femoral impõem diferentes cargas biomecânicas sobre a patela.

Embora não seja possível isolar a contração de partes diferentes do músculo quadríceps femoral, pois estas têm uma inervação comum, a ênfase em geral recai na ativação dos músculos VMO e vasto medial para que seja evitada a possibilidade de um trajeto patelar lateral prejudicial. Estímulos táteis, *biofeedback* e estimulação elétrica sobre o músculo VMO podem reforçar a percepção do músculo em contração para o controle patelar.

Exercícios isométricos intermitentes para o músculo quadríceps femoral (séries *quad*)

Posição do paciente e procedimento: decúbito dorsal, sentado em uma cadeira (com o calcanhar no solo) ou sentado com os joelhos estendidos (ou flexionados poucos graus), porém não hiperestendidos. Fazer o paciente contrair o músculo quadríceps femoral isometricamente, causando um deslizamento proximal da patela; então manter a contração enquanto conta até 10 e repetir.

TABELA 21.6	Comparação entre as forças e ações musculares no joelho durante exercícios dinâmicos em cadeia aberta e fechada[67,304]	
Parâmetro	Exercício em cadeia aberta – resistência variável: sentado, aparelho extensor de joelho	Exercício em cadeia fechada – resistência variável: agachamento, aparelho de leg press (o corpo se afasta dos pés fixos)
Desenvolvimento do músculo reto femoral	Mais efetivo	Menos efetivo
Desenvolvimento do músculo VMO	Menos efetivo	Mais efetivo para o músculo VMO (e músculo VL)
Desenvolvimento de outros músculos	Nenhum	Efetivo para os músculos posteriores da coxa
Forças tensivas no LCA*	LCA sob tensão < 25°	
Forças tensivas no LCP*	LCP sob tensão de 25°-95° (pico em 1,0 × peso corporal)	LCP sob tensão através da amplitude (1,5-2.0 × peso corporal)
Compressão patelofemoral	Pico de tensão em 60°, pico de compressão em 75°+	A compressão aumenta com a flexão de joelho, pico em 90°+
Compressão tibiofemoral	Maior compressão (mais estabilidade) < 30°	Maior compressão (mais estabilidade) > 70°

*A amplitude 0°-25° deve ser excluída nos exercícios em cadeia aberta após lesão do LCA, mas pode ser incluída após lesão do LCP.
+Exercícios de agachamento: exercícios apenas entre 0° e 50° nas disfunções patelofemorais.
‡Exercício em cadeia aberta entre 0°-30° e 75°-90° nas disfunções patelofemorais. (Nota: há controvérsia na literatura com respeito às forças compressivas na articulação patelofemoral entre 0° e 30°.)

- Usar comandos verbais como "tente empurrar seu joelho para trás e endurecer o músculo da coxa" ou "tente contrair o músculo da coxa e puxar sua rótula para cima". Quando o paciente contrair o músculo da maneira correta, oferecer reforço verbal imediatamente e então fazer o paciente repetir a atividade.
- Fazer o paciente dorsiflexionar o tornozelo e então sustentar uma contração isométrica do músculo quadríceps femoral.[7]
- Monitorar o glúteo máximo para certificar-se de que o paciente não está compensando com extensão do quadril, como resultado de uma inibição do quadríceps.

Recomendação clínica

O exercício de EPE em decúbito dorsal combina flexão dinâmica do quadril com uma contração isométrica do músculo quadríceps femoral. A resistência efetiva da gravidade (ou qualquer peso adicional acrescentado ao tornozelo) diminui à medida que o membro inferior se eleva porque diminui o braço do momento da força resistiva. Como consequência, a maior resistência é encontrada durante os primeiros graus da EPE, e a resistência diminui progressivamente com a maior flexão do quadril. O reto femoral (que é também um flexor do quadril) é o músculo primário no grupo quadríceps femoral que fica ativo durante o exercício de EPE.[276]

Elevação da perna estendida

Posição do paciente e procedimento: decúbito dorsal com o joelho estendido. Para estabilizar a pelve e a região lombar da coluna vertebral, o quadril e joelho opostos são flexionados, e o pé é colocado com toda a planta sobre a mesa de exercício. Primeiro, instruir o paciente a contrair o músculo quadríceps femoral; depois levantar a perna em cerca de 45° de flexão do quadril enquanto mantém o joelho estendido; pedir ao paciente para segurar a perna nessa posição enquanto conta até 10, devendo em seguida baixá-la.

- Para progredir, fazer o paciente levantar a perna a apenas 30° e depois a apenas 15° de flexão de quadril e manter a posição.
- Para aumentar a resistência, colocar uma tornozeleira com peso ao redor do tornozelo do paciente.

Evidências em foco

Tem sido proposto que quando um EPE em decúbito dorsal é combinado com a rotação lateral ou adução isométrica do quadril, os músculos VMO ou VM são preferencialmente ativados e fortalecidos.[7,34,56,172] A base teórica para defender esses exercícios é que muitas fibras do músculo VMO se originam do tendão do adutor magno.[7,135] Embora vários autores[6] tenham defendido essas adaptações da EPE para aumentar as forças direcionadas medialmente sobre a patela, há uma falta de evidências para substanciar o efeito.

Abaixamento da perna estendida

Posição do paciente e procedimento: decúbito dorsal. Se o paciente não puder fazer o exercício de EPE por causa de uma folga ou fraqueza muscular de quadríceps femoral, iniciar colocando a perna passivamente na posição de 90° de EPE (ou até onde a flexibilidade dos músculos posteriores da coxa permitir) e fazer o paciente abaixar gradualmente o membro enquanto mantém o joelho completamente estendido.

- Estar preparado para controlar a descida da perna com sua mão sob o calcanhar à medida que o torque criado pela gravidade aumentar.
- Se o joelho começar a flexionar à medida que o membro for abaixado, fazer o paciente parar naquele ponto, depois levantar o membro até 90°.
- Fazer o paciente repetir o movimento e tentar abaixar o membro um pouco mais a cada vez, enquanto mantém o joelho estendido.
- Assim que o paciente puder manter o joelho estendido enquanto abaixar a perna através da ADM completa, os exercícios de EPE poderão ser iniciados.

Exercícios isométricos em múltiplos ângulos

- *Posição do paciente e procedimento:* decúbito dorsal ou sentado com as pernas estendidas. Fazer o paciente realizar levantamentos da perna flexionada com o joelho em múltiplos ângulos de flexão.
- *Posição do paciente e procedimento:* sentado na beira da mesa de tratamento. Quando tolerada, a resistência é aplicada imediatamente acima do tornozelo para fortalecer isometricamente o músculo quadríceps femoral em graus variados de flexão de joelho. Uma cocontração efetiva dos músculos quadríceps e dos posteriores da coxa poderá ser ativada (exceto nos últimos 10° a 15° de extensão do joelho) fazendo o paciente empurrar a coxa para baixo sobre a mesa enquanto mantém o joelho em extensão contra resistência.[103]

Recomendação clínica

Embora no passado tenha-se pensado que o músculo VMO era responsável pela fase terminal da extensão do joelho, está agora bem documentado que todos os componentes do grupo muscular quadríceps femoral ficam ativos durante a extensão ativa do joelho e que o músculo VMO afeta primariamente o alinhamento patelar.[276]

Extensão terminal do joelho em arco curto

Posição do paciente e procedimento: decúbito dorsal ou sentado com as pernas estendidas. Colocar um rolo de toalha ou almofada sob o joelho para apoiá-lo em flexão (Fig. 21.23). O paciente pode também assumir uma posição sentada com joelhos flexionados na beira da mesa, colocando o assento de uma cadeira ou banquinho embaixo do calcanhar para interromper a flexão do joelho no ângulo desejado. Iniciar com o joelho em poucos graus de flexão.

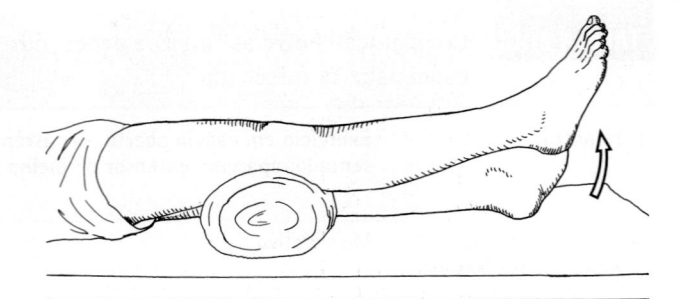

Figura 21.23 Exercício de extensão terminal em arco curto para fortalecer o músculo quadríceps femoral. Quando tolerada, é acrescentada resistência proximal ao tornozelo.

Aumentar os graus de flexão conforme a tolerância do paciente ou sua condição.

- De início, fazer o paciente estender o joelho somente contra a resistência da gravidade. Mais tarde, acrescentar tornozeleiras com peso para aumentar a resistência, se o paciente não experimentar dor ou crepitação.
- Combinar extensão terminal em arco curto com uma contração isométrica mantida e/ou EPE com o joelho em extensão completa.
- Para reduzir forças laterais de cisalhamento no joelho, fazer o paciente inverter o pé enquanto ele estende o joelho.[7,101]

Precaução: ao acrescentar resistência à porção distal da perna, a quantidade de força gerada pelo músculo quadríceps femoral aumenta significativamente nas amplitudes terminais de extensão do joelho. Nessa porção da amplitude, o quadríceps femoral tem pouca vantagem mecânica e um comprimento fisiológico ruim, ao mesmo tempo que precisa se contrair contra uma força de resistência externa que tem um braço de alavanca longo. A quantidade de força muscular gerada causa uma força de translação anterior sobre a tíbia, que é limitada pelo LCA. Esse exercício não é apropriado para um paciente durante a fase inicial da reabilitação pós-operatória, quando o ligamento reconstruído está mais vulnerável às cargas impostas.

Extensão em arco completo

Posição do paciente e procedimento: sentado ou em decúbito dorsal. Fazer o paciente estender o joelho de 90° até a extensão completa. Aplicar resistência ao movimento conforme a tolerância.

Recomendação clínica

A resistência aplicada entre 90° e 60° em uma posição sem apoio de peso causa menos translação tibial anterior do que o agachamento (uma atividade em cadeia fechada) nessa amplitude. A resistência aplicada na extensão em cadeia aberta entre 30° e 0°, contudo, aumenta a translação anterior mais do que a realização de miniagachamentos na mesma amplitude.[304]

- Aplicar a resistência através do arco completo de movimento apenas durante os estágios avançados da reabilitação, se o joelho estiver livre de dor, estável e assintomático. Se houver dor, a resistência deverá ser aplicada somente nas partes da amplitude que não apresentarem sintomas.
- Várias formas de equipamentos de resistência, discutidos no Capítulo 6, podem ser usadas para fortalecer os extensores do joelho. Enfatizar o treinamento com grande número de repetições e baixa resistência com equipamento de musculação e treinamento de velocidade média a alta com o equipamento isocinético, para minimizar as forças compressivas e de cisalhamento nas estruturas articulares do joelho durante o exercício. Quando usar o equipamento, a almofada tibial contra a qual o paciente empurra ao estender o joelho pode ser colocada proximalmente na perna de baixo para minimizar cargas excessivas nas estruturas de suporte do joelho.[305]
- Se uma tornozeleira com peso for colocada na tíbia para prover resistência, causará uma tração da articulação e tensão nos ligamentos quando o paciente estiver sentado ou em decúbito dorsal com o joelho flexionado 90° e a tíbia além da beira da mesa de tratamento. Para evitar essa tensão nos ligamentos, colocar um banquinho sob o pé para que este fique apoiado quando a perna estiver na posição pendente.[37]

Para desenvolver controle e força da flexão do joelho (posteriores da coxa)

Exercícios isométricos para os músculos posteriores da coxa (séries dos posteriores da coxa)

Posição do paciente e procedimento: decúbito dorsal ou sentado com pernas estendidas, joelho em extensão ou leve flexão com um rolo de toalha sob ele. Fazer o paciente contrair isometricamente os flexores do joelho ao empurrar suavemente o calcanhar apenas o suficiente para sentir a tensão se desenvolvendo no grupo muscular. Fazer o paciente relaxar e repetir a contração.

Exercícios isométricos em múltiplos ângulos

Posição do paciente e procedimento: decúbito dorsal ou sentado com pernas estendidas. Aplicar resistência manual ou mecânica contra uma contração muscular estática do posterior da coxa com o joelho flexionado em várias posições na ADM.

- Colocar a tíbia em rotação medial ou lateral antes da flexão resistida do joelho para enfatizar o músculo posterior da coxa medial ou lateral, respectivamente.
- Ensinar o paciente como aplicar autorresistência em múltiplos pontos da ADM, colocando o pé oposto atrás do tornozelo da perna a ser resistida.

Flexões de posterior da coxa

- *Posição do paciente e procedimento:* em pé, segurando em um objeto sólido para manter o equilíbrio. Fazer o paciente pegar o pé e flexionar o joelho (Fig. 21.24). A resistência máxima da gravidade ocorre quando o joelho

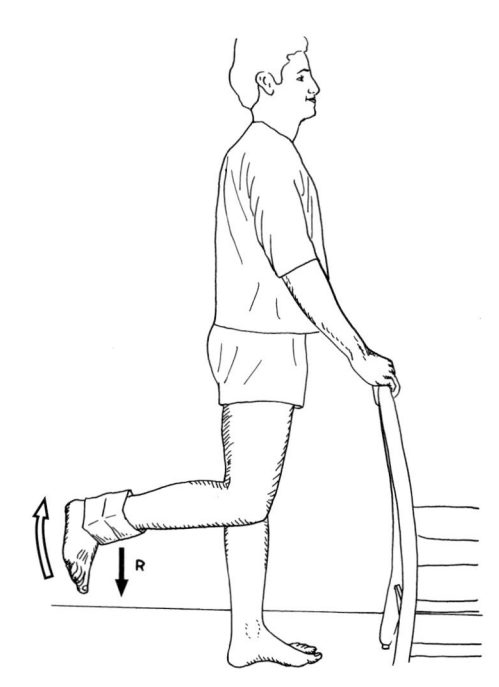

Figura 21.24 Flexões dos músculos posteriores da coxa; exercícios resistidos para os músculos flexores do joelho com o paciente em pé. A resistência máxima ocorre quando o joelho está em 90°.

está em 90° de flexão. Aplicar resistência com pesos de tornozelo ou uma bota com peso. Se o paciente flexionar o quadril, estabilize-o fazendo o paciente colocar a parte anterior da coxa contra uma parede ou objeto sólido.

- *Posição do paciente e procedimento:* decúbito ventral. Colocar um pequeno rolo de toalha ou espuma embaixo do fêmur em um local imediatamente proximal à patela para evitar sua compressão entre a mesa de tratamento e o fêmur. Usando uma tornozeleira com peso, fazer o paciente flexionar o joelho até apenas 90°. A resistência máxima da gravidade ocorre logo que o joelho começa a flexionar a partir de 0°. Se as flexões do músculo posterior da coxa forem feitas em decúbito ventral usando resistência manual, pode-se aplicar a resistência de um sistema de polias com peso ou do equipamento isocinético para os flexores de joelho através da amplitude completa de flexão do joelho.

Precaução: flexões dos músculos posteriores da coxa em cadeia aberta feitas contra resistência colocada na tíbia distal causam translação posterior da tíbia. Um paciente com lesão ou reconstrução do LCP deve evitar esse exercício durante os estágios iniciais de reabilitação.

Exercícios em cadeia fechada (com apoio de peso)

Exercícios progressivos em cadeia fechada são benéficos para ativação e treinamento da musculatura do membro inferior para responder a demandas funcionais específicas. À medida que o quadríceps femoral se contrai excentricamente para controlar a flexão do joelho ou se contrai concentricamente para estender o joelho, os posteriores da coxa e o sóleo funcionam para estabilizar a tíbia contra a força de translação anterior do quadríceps femoral na articulação do joelho. Essa sinergia, aliada à carga compressiva incidente nas articulações, proporciona suporte para os ligamentos cruzados.[67,218] Além disso, como o quadril se estende e o tornozelo faz flexão plantar enquanto o joelho se estende (e vice-versa) durante atividades em cadeia fechada, os músculos posteriores da coxa e gastrocnêmio (biarticulares) e o sóleo (uniarticular) mantêm uma relação comprimento-tensão favorável durante a ação sobre o quadril e o tornozelo, respectivamente.

Início dos exercícios em cadeia fechada. Em um programa de reabilitação, os exercícios em cadeia fechada podem ser incorporados a um regime de exercícios assim que o apoio de peso parcial ou completo for seguro. Em certas porções da ADM, os exercícios de fortalecimento em cadeia fechada geram menor força de cisalhamento sobre a articulação do joelho do que atividades de fortalecimento do quadríceps femoral em cadeia aberta. Portanto, a resistência pode ser acrescentada às atividades em cadeia fechada mais cedo após uma lesão ou cirurgia do que aos exercícios em cadeia aberta, enquanto ainda é preciso proteger estruturas em cicatrização como o LCA. Clinicamente, os exercícios em cadeia fechada possibilitam ao paciente desenvolver força, resistência à fadiga e estabilidade do membro inferior em padrões funcionais mais cedo após uma lesão ou cirurgia de joelho do que os exercícios em cadeia aberta. A progressão dos exercícios em cadeia fechada descritos no Capítulo 20 também é apropriada para os programas de reabilitação do joelho.

Apoio de peso parcial e técnicas de suporte. Se o paciente não tolerar ou não tiver permissão para apoiar totalmente o peso no membro envolvido, iniciar os exercícios com a assistência do membro superior, por exemplo, nas barras paralelas ou em uma piscina, para diminuir parcialmente o peso corporal e evitar uma carga biomecânica excessiva. Também considerar o uso de técnicas de bandagem ou órteses de suporte para assegurar o alinhamento apropriado durante o apoio de peso. Iniciar os exercícios no nível tolerado pelo paciente, no qual há controle completo sem exacerbar os sintomas.

Recomendação clínica

Como o joelho é o elo intermediário na cadeia do membro inferior, ele é influenciado significativamente pela função do quadril e tronco, assim como pela função do pé e tornozelo durante o apoio de peso.[113,234] Portanto, os exercícios para essas regiões devem ser incluídos na reabilitação do joelho, caso sejam detectados comprometimentos durante o exame. Observar especificamente:

- O encurtamento do TFL, glúteo máximo, reto femoral, posteriores da coxa ou do grupo muscular gastrocnêmio--sóleo.
- Fraqueza do glúteo médio, rotadores laterais ou glúteo máximo.

Exercícios isométricos em cadeia fechada

Os exercícios isométricos em cadeia fechada são feitos para facilitar a cocontração dos músculos quadríceps femoral e posteriores da coxa.

Exercícios isométricos intermitentes para cocontração

Posição do paciente e procedimento: sentado em uma cadeira com o joelho estendido ou levemente fletido e o calcanhar no solo. Fazer o paciente pressionar o calcanhar contra o solo e a coxa contra o assento da cadeira, concentrando-se na contração dos músculos quadríceps femoral e posteriores da coxa simultaneamente para facilitar a cocontração em torno da articulação do joelho. Manter a contração muscular, relaxar e repetir. Usar *biofeedback* para favorecer o aprendizado da cocontração.

Isométricos alternantes e estabilização rítmica

Posição do paciente e procedimento: em pé, com o peso distribuído igualmente entre os dois membros inferiores. Aplicar resistência manual contra a pelve em direções alternantes enquanto o paciente mantém a posição. Isso facilita as contrações isométricas dos músculos dos tornozelos, joelhos e quadris.

- Aumentar a velocidade de aplicação das forças resistivas para treinar a resposta dos músculos às mudanças bruscas nas forças.
- Progredir a atividade de estabilização aplicando resistência alternante contra os ombros para desenvolver estabilização de tronco e, então, fazer o paciente apoiar o peso somente no membro inferior envolvido enquanto a resistência é aplicada.
- Progredir para o apoio de peso em superfícies instáveis, conforme a melhora do equilíbrio e da estabilidade.

Exercícios isométricos em cadeia fechada contra resistência elástica

Posição do paciente e procedimento: em pé sobre o membro envolvido, com a faixa elástica ao redor da coxa do membro oposto e presa em um objeto estável (ver Fig. 20.26 no Cap. 20). Fazer o paciente flexionar e estender o quadril do membro inferior que não está apoiando o peso, usando velocidades variadas, para facilitar a cocontração dos músculos e a estabilização da perna de apoio. Esse exercício em cadeia fechada também facilita os impulsos proprioceptivos e o equilíbrio sobre o membro inferior que está apoiando peso (o membro envolvido).

Exercícios dinâmicos em cadeia fechada

Deslocamento sobre um banquinho com rodas

Posição do paciente e procedimento: sentado sobre um banquinho ou cadeira com rodas. O paciente "caminha" com os pés para a frente para usar os posteriores da coxa ou "caminha" para trás para usar o quadríceps (Fig. 21.25). Certificar-se de que o joelho esteja alinhado na vertical em cima do pé para evitar adução e rotação medial do quadril com subsequente alinhamento em valgo da perna.

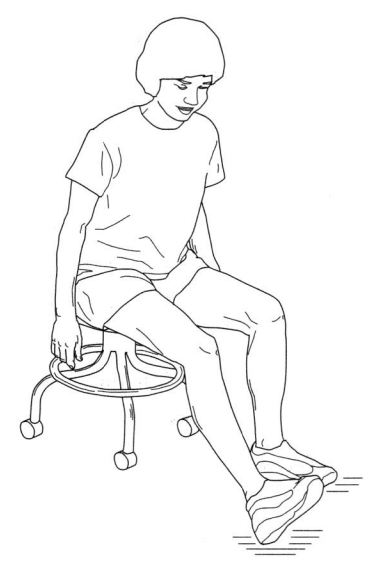

Figura 21.25   Deslocamento para a frente sobre um banquinho com rodas para fortalecer flexores de joelho e deslocamento para trás para fortalecer os extensores do joelho.

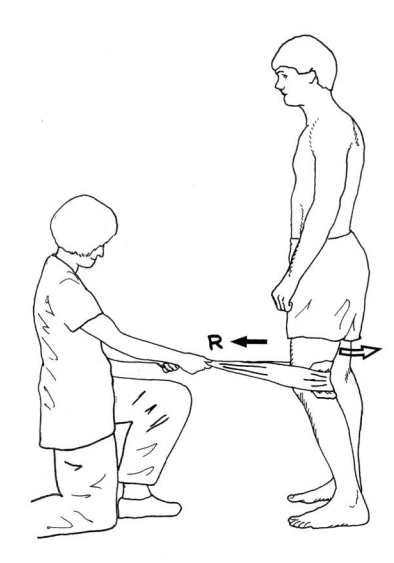

Figura 21.26   Extensão terminal unilateral do joelho em cadeia fechada.

- Aumentar o desafio do exercício fazendo o paciente dar a volta em torno de obstáculos colocados no trajeto, deslocar-se com o banquinho sobre um tapete ou tracionar contra uma resistência, por exemplo puxando outra pessoa que também esteja sobre um banquinho com rodas.

Observação: o paciente executa em pé todos os exercícios adiante.

Extensão terminal unilateral de joelho em cadeia fechada

Posição do paciente e procedimento: em pé, enrolar uma faixa elástica ao redor da região distal da coxa e prendê-la em uma estrutura fixa (Fig. 21.26). Fazer o paciente realizar extensão terminal de joelho ativamente com apoio de peso parcial a completo sobre o membro envolvido.

Agachamentos parciais, miniagachamentos e treinamento em arco curto

Posição do paciente e procedimento: começar fazendo o paciente flexionar os dois joelhos até 30° a 45° e depois retornar à extensão completa. Progredir usando uma resistência elástica colocada embaixo dos dois pés (Fig. 21.27A) ou segurando pesos nas mãos. O paciente deve manter o tronco ereto e concentrar-se na manutenção de uma transferência de peso posterior, abaixando os quadris antes de mover os joelhos como se fosse sentar. Os joelhos devem manter o alinhamento com os dedos do pé para prevenir o colapso em valgo e não devem se mover para a frente além dos dedos, de modo a assegurar a ativação dos glúteos e diminuir as forças sobre a articulação patelofemoral.

- Se necessário, progredir os agachamentos para amplitudes maiores de flexão do joelho durante as fases avançadas do tratamento.

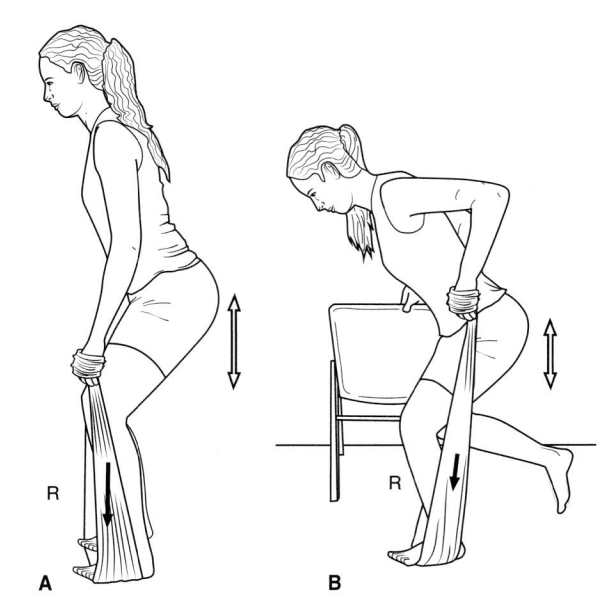

Figura 21.27   Miniagachamentos resistidos usando resistência elástica; treinamento em cadeia fechada, arco curto em **(A)** postura bilateral e **(B)** postura unilateral.

- Aumentar a dificuldade do exercício fazendo miniagachamentos resistidos unilaterais contra resistência (Fig. 21.27B) ou agachamento sobre superfícies instáveis. As atividades avançadas são descritas e ilustradas no Capítulo 23.

Deslizamentos em pé na parede

Posição do paciente e procedimento: em pé, com as costas contra a parede (ver Fig. 20.29A no Cap. 20). Flexionar os quadris e joelhos e deslizar a coluna parede abaixo e então parede acima, abaixando e levantando o peso corporal.

- Aplicar resistência elástica em torno das duas coxas, logo proximal aos joelhos, para prover maior resistência aos abdutores do quadril. Isso ajuda o paciente a manter o alinhamento vertical sobre os dedos dos pés para evitar ou corrigir um colapso em valgo.

- À medida que o controle melhorar, fazer o paciente mover-se em maior flexão de joelho, até no máximo 60°. A flexão de joelho além de 60° não é recomendada, de modo a evitar cargas de cisalhamento excessivas sobre a articulação tibiofemoral e forças compressivas sobre a articulação patelofemoral.
- Acrescentar o treinamento isométrico fazendo o paciente permanecer na posição de agachamento parcial. Se o paciente for capaz, ele mantém o agachamento parcial e estende alternadamente uma perna e depois a outra.
- Os deslizamentos de parede feitos com uma bola de ginástica nas costas diminuem a estabilidade e exigem mais controle (ver Fig. 20.29B no Cap. 20).
- Aumentar a dificuldade do exercício, realizando deslizamentos na parede com apoio unilateral (ver Fig. 23.29 no Cap. 23).

Subida e descida de degraus para a frente, para trás e lateralmente   VÍDEO 21.1 ▶

Posição do paciente e procedimento: iniciar com um degrau baixo, com 5 a 7 cm de altura, e aumentar a altura de acordo com a capacidade do paciente. Certificar-se de que o paciente mantém o tronco ereto e o joelho alinhado verticalmente sobre o pé para evitar colapso em valgo.

- Para reforçar o alinhamento apropriado do membro inferior e estimular a descarga do glúteo médio durante as subidas de degrau de frente, aplicar uma força resistiva manual graduada à face lateral da coxa que está na frente (Fig. 21.28A).
- Enfatizar o controle do peso corporal durante as atividades concêntrica (subida) e excêntrica (descida) do músculo quadríceps femoral. Para enfatizar esse músculo e minimizar a ação de empurrar dos flexores plantares do membro de trás, instruir o paciente para que o calcanhar de trás seja o último a deixar o solo e o primeiro a retornar.
- Acrescentar resistência com um cinto de pesos na cintura, pesos de mão, ou colocar resistência elástica (Fig. 21.28B) ou uma cinta presa a um sistema de polias ao redor dos quadris do paciente.
- Progredir para a subida ou descida de degraus a partir de superfícies mais altas e acrescentar movimentos de rotação.

Evidências em foco

Um estudo EMG[9] de cinco exercícios com descarga de peso na posição em pé com apoio unipodal demonstrou o seguinte recrutamento do quadríceps, da maior para a menor ativação (66% para 55% da contração isométrica voluntária máxima [CIVM]): agachamento (deslizamento) na parede, subida de degrau para a frente, reversa e lateral.

Um estudo cinemático que avaliou as forças na articulação patelar e as tensões durante atividades de subida de degrau para a frente, lateral, para trás e descida de degrau para a frente demonstrou que a tensão PF de pico era maior durante a fase excêntrica (em 7%) na descida de degrau

para a frente, em decorrência de um maior momento extensor de joelho, em comparação com as duas atividades de subida de degrau.[42]

Avanços parciais e completos

Os avanços podem ser feitos variando o comprimento da passada, colocando uma perna em avanço e trazendo a perna de trás para a frente, ou fazendo o avanço e empurrando a perna de volta para a posição inicial. Além disso, a manutenção da posição do avanço e a elevação e abaixamento do corpo com o tronco ereto funcionarão como uma progressão do exercício.

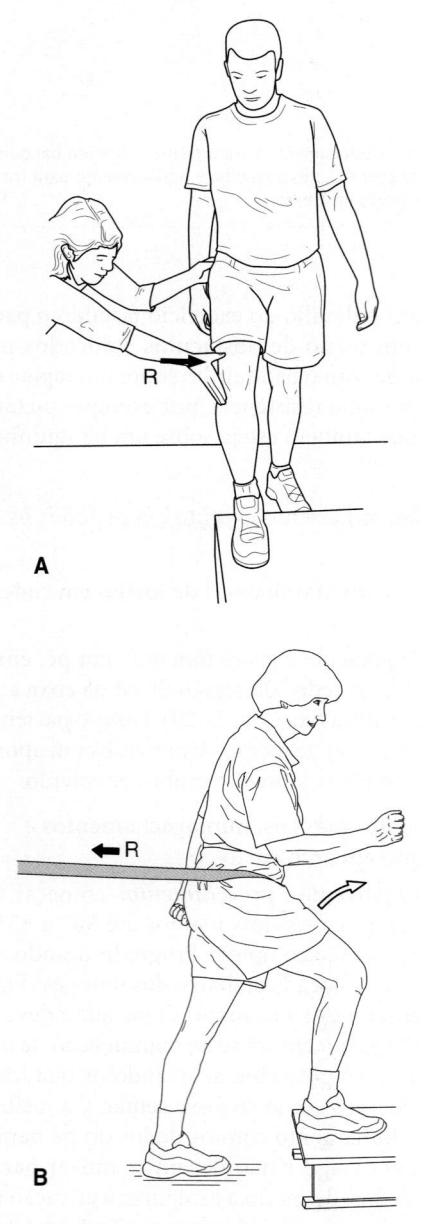

Figura 21.28   (A) Subida de degrau de frente, com pressão manual aplicada à porção lateral da coxa para reforçar o alinhamento apropriado do membro inferior e estimular o glúteo médio. **(B)** Subida de degrau resistida usando resistência elástica ou polia para fortalecer os extensores do joelho.

Posição do paciente e procedimento: o paciente começa com os pés unidos e então dá um passo à frente com o membro envolvido, usando uma passada pequena e flexionando um pouco o joelho (ver Fig. 20.32). Ele então retorna para a posição ereta estendendo o joelho e depois movimenta o pé para trás ao lado do outro pé. À medida que o paciente ganha controle, o comprimento da passada é aumentado e a flexão do joelho é aumentada de acordo.

- Manter o joelho alinhado com os dedos (para evitar adução e rotação medial do quadril) e não flexionar a perna da frente além de uma linha vertical que começa na ponta dos dedos.[68]
- Para aumentar o desafio, acrescente pesos em torno do tronco ou às mãos do paciente. A velocidade da atividade também é aumentada à medida que o controle melhora.
- Progredir fazendo o paciente avançar diagonalmente para a frente, depois para fora e para o lado, depois diagonalmente para trás e então diretamente para trás. (Ver no Capítulo 23 descrições e ilustrações de progressões avançadas.)

Progressão funcional para o joelho

No preparo para atividades funcionais, é importante desenvolver força, estabilidade, potência, resistência muscular e cardiopulmonar à fadiga, coordenação e cadência dos movimentos, bem como a habilidade no controle do equilíbrio e para responder a perturbações esperadas ou inesperadas. Cada um desses elementos é necessário para a aquisição das habilidades. O princípio da especificidade do treinamento é usado para progredir as atividades do paciente rumo aos resultados funcionais desejados. Segue-se um breve resumo dos componentes-chave de uma progressão funcional para reabilitação do joelho, com referências a outros capítulos para informações adicionais.

Treinamento de força e resistência muscular

Força. O fortalecimento avançado em geral envolve exercícios excêntricos com carga elevada ou treinamento no espectro de velocidade. Equipamentos de resistência, como um aparelho *leg press*, Total Gym® ou dinamômetro isocinético, proporcionam cargas progressivas para a musculatura do joelho, além das que a resistência elástica e as tornozeleiras com peso podem oferecer. Durante exercícios de extensão de joelho em cadeia aberta, com cargas elevadas, tem sido mostrado que a colocação da almofada tibial do dinamômetro junto à articulação do joelho reduz as forças de cisalhamento anterior nela incidentes.[305]

Resistência muscular à fadiga. Para melhorar a resistência muscular, os exercícios já descritos neste capítulo são progredidos aumentando-se o número de repetições ou o tempo em cada nível de resistência. O equipamento que costuma ser usado para treinamento cardiopulmonar, como a esteira, bicicleta ergométrica ou aparelho de *step*, também pode ser usado para desenvolver a resistência muscular à fadiga no membro inferior. As características dos regimes de exercícios designados para desenvolver a força e a resistência muscular à fadiga de forma progressiva e os atributos dos diferentes tipos de equipamentos estão abordados nos Capítulos 6 e 7.

Treinamento de resistência cardiopulmonar

A progressão de atividades aeróbias, como natação, ciclismo, caminhadas, corrida, e o uso de um ergômetro de membro superior, treinador elíptico, aparelho de *step* ou aparelho de esqui *cross-country*, é graduada de acordo com a tolerância do paciente e integrada em um programa de reabilitação para desenvolver a resistência cardiopulmonar. Essas atividades também aumentam a resistência muscular à fadiga em múltiplos grupos musculares. Se o paciente estiver planejando retornar a uma atividade esportiva, escolher uma atividade de condicionamento que melhor simule a atividade muscular empregada no esporte. Ver no Capítulo 7 as diretrizes para o treinamento.

Atividades proprioceptivas e de equilíbrio (treinamento de equilíbrio por meio de perturbação)

A progressão das atividades de equilíbrio que requerem controle de tronco e de membro inferior é um componente essencial do programa de reabilitação para melhorar ou restaurar as capacidades funcionais do paciente.[75,76,294,309] Assim que o apoio de peso total for permitido, o treinamento de equilíbrio pode progredir de atividades básicas com apoio bilateral sobre uma superfície estável, para atividades mais desafiadoras com apoio unilateral sobre superfícies instáveis. Os exemplos vão desde exercícios de estabilização contra forças resistivas alternantes, manutenção do equilíbrio durante movimentos multidirecionais dos braços, e transferência de peso controlada, movimentos de trocar passos e de marcha, até atividades mais desafiadoras, com apoio unilateral sobre superfícies instáveis. Uma sequência de atividades para controle postural e treinamento progressivo do equilíbrio está descrita e ilustrada nos Capítulos 8, 16 e 23.

Treinamento pliométrico e exercícios de agilidade

Treinamento pliométrico. O treinamento pliométrico, também chamado de exercícios de alongamento-encurtamento, é designado para melhorar a potência e desenvolver respostas neuromusculares rápidas. Essa forma de treinamento é apropriada durante a fase avançada de reabilitação para pacientes selecionados que pretendem retornar a atividades funcionais ou relacionadas a esportes de alta demanda. O treinamento envolve movimentos com alta velocidade e mudanças rápidas de direção. Exemplos de treinamento pliométrico de membro inferior incluem deslocamentos para a frente e para trás, deslocamentos laterais, o uso de um equipamento ProFitter® e pular para cima e para baixo de superfícies com alturas variadas, aterrissando com uma mecânica apropriada para reduzir o risco de lesão. Ver no Capítulo 23 uma progressão de atividades pliométricas para o membro inferior.

Agilidade. Os exercícios de agilidade são elaborados para desenvolver coordenação, equilíbrio e respostas neuromusculares rápidas. Os exercícios envolvem a prática de atividades que incluem mudanças de direção com velocidades de movimento variadas. As atividades incluem manobrar em torno de obstáculos no ambiente ou saltar sobre eles, primeiro andando e depois correndo, girando, driblando ou saltando. Há no Capítulo 23 exemplos de exercícios de agilidade.

Atividades simuladas ligadas ao trabalho e exercícios específicos para um esporte

Um componente final do programa de reabilitação individualizado envolve a prática de atividades que simulam as demandas físicas do trabalho ou atividades recreativas e esportivas desejadas pelo paciente. As atividades e os exercícios simulados possibilitam ao paciente a prática em condições supervisionadas para que receba *feedback* sobre a mecânica correta. Por exemplo, um paciente que está retornando a um trabalho em que fará levantamentos de peso repetitivos deve praticar atividades que desenvolvam força e resistência nos estabilizadores do tronco e nos extensores de quadril e joelho, para que seja mantida uma mecânica corporal segura.

Alguns exemplos de atividades iniciais de equilíbrio para o membro inferior estão descritos na seção de exercícios do Capítulo 20. Uma progressão das tarefas de levantamento e aplicação da mecânica corporal apropriada está descrita nos Capítulos 8 e 16. Descrições de exercícios específicos de cada esporte estão fora do escopo deste livro, porém podem ser encontradas em muitas fontes.

ATIVIDADES DE APRENDIZADO INDEPENDENTE

Pensamento crítico e discussão

1. Observe cada uma destas atividades funcionais: calçar meias e sapatos, levantar de uma cadeira ou pegar um ônibus na cidade.
   - Qual ADM é necessária na articulação do joelho para cada uma dessas atividades?
   - Se a mobilidade estiver restrita em flexão ou em extensão, quais músculos podem também se apresentar com mobilidade diminuída? Quais movimentos artrocinemáticos também podem estar limitados?
   - Quais músculos estão funcionando durante as atividades, e qual o nível de força necessário?
2. Descreva um programa de intervenção que leve em consideração a perda de força e/ou ADM que está limitando essas atividades. Qual é a progressão lógica da intervenção?
3. Para todos os músculos biarticulares que cruzam o joelho, descrever sua função, tanto no joelho como na articulação adjacente. Como cada músculo pode funcionar de modo mais eficiente no joelho em termos de sua relação comprimento-tensão?
4. Descreva a função do joelho durante o ciclo da marcha.
   - Qual ADM é necessária e quando, durante o ciclo da marcha, ocorre o grau máximo de flexão e extensão?
   - Durante o ciclo da marcha, quando cada um dos músculos fica ativo no joelho e quais são suas funções?
   - Quais desvios da marcha ocorrem quando há encurtamento muscular, fraqueza muscular e dor articular? Explique por que ocorre cada desvio.
5. Dois pacientes, ambos com cerca de 70 anos, submetidos à ATJ há 10 dias por causa de degeneração articular por OA no joelho direito, foram encaminhados para receberem atendimento domiciliar. Um paciente recebeu uma ATJ cimentada e o outro, uma ATJ "híbrida". Quais as diferenças e as semelhanças do seu tratamento pós-operatório para esses pacientes?
6. Descreva as estruturas envolvidas com uma liberação retinacular lateral, um realinhamento proximal do mecanismo extensor e um procedimento de realinhamento distal. Como essas diferenças têm um impacto na reabilitação pós-operatória?
7. Quais músculos podem estar fracos ou encurtados quando um paciente demonstra desnivelamento pélvico e colapso em valgo do joelho durante a flexão da articulação sobre uma perna 6 meses após a reconstrução do LCA? Descreva as intervenções que podem ser usadas para corrigir esses problemas.

Prática de laboratório

1. Elabore, monte e execute um percurso de treinamento em circuito para melhorar a ativação muscular dos posteriores da coxa e quadríceps femoral e exercícios de fortalecimento e equilíbrio. Sequencie as atividades a partir das básicas até as avançadas. Observe a precisão e segurança de cada exercício e anote as cargas envolvidas.
2. Usando resistência mecânica (polias, resistência elástica e pesos livres), monte exercícios apropriados para atendimento a cada uma das metas adiante:
   - Fortalecer o músculo quadríceps femoral com o maior torque mecânico ocorrendo com o joelho em 90°, 45° e 25°.
   - Fortalecer os músculos posteriores da coxa com o maior torque mecânico ocorrendo com o joelho em 90°, 45° e 0°.
3. Revise as técnicas de mobilização articular para o joelho; inclua deslizamentos básicos, movimentos acessórios, mobilizações patelares e técnicas de mobilização com movimento.
   - Identifique e pratique técnicas que aumentem a extensão do joelho, começando com o joelho em 45° e progredindo em incrementos de 15° até que a extensão completa seja alcançada.
   - Faça o mesmo para flexão de joelho, começando em 25° e progredindo em incrementos de 15° até que a amplitude completa seja alcançada. Quais movimentos acessórios são necessários?

- Quais movimentos do joelho podem estar restritos quando a patela não desliza distalmente?
- Qual função pode se perder quando a patela não desliza proximalmente?

4. Revise e pratique técnicas de mobilização de tecidos moles e da patela que são usadas para aumentar a mobilidade do retináculo lateral e do TIT. Como a mobilização desse tecido melhora o trajeto patelar? Quais músculos proximais ajudam a dar suporte ao alinhamento normal da patela durante atividades dinâmicas?

5. Revise e pratique técnicas de autoalongamento, com e sem equipamento, para todos os músculos biarticulares que cruzam o joelho.

Estudos de caso

1. J. é uma mulher de 49 anos de idade, mãe de 3 crianças. Ela tem boa saúde, mas recentemente tem experimentado uma dor considerável no joelho direito, em especial quando se levanta depois de ficar sentada por períodos prolongados, quando desce escadas e quando faz compras no *shopping* por mais de 2 horas. Tem uma história de fratura na região proximal da tíbia 15 anos atrás. Ela relata que levou um ano para que retornasse a uma mobilidade relativamente normal. No exame, você não observa deformidades óbvias nem edema articular. A flexão do joelho é de 125° com uma sensação terminal firme e dor quando se faz uma pressão adicional; a extensão é de 0° com uma sensação terminal firme e dor com pressão adicional. Há uma leve diminuição no movimento acessório de deslizamento posterior da tíbia e diminuição na mobilidade da patela à direita em comparação com a esquerda. A força dos músculos flexores e extensores do joelho é de 4/5 bilateralmente. Ela se queixa de dor no joelho direito ao agachar; a dor começa com 45° de flexão. A paciente interrompe o movimento quando os joelhos estão em 75°, dizendo que dói demais. Ela se inclina para a frente no nível da cintura para apanhar objetos do chão. Tem dificuldade para abaixar quando tenta sentar de forma controlada em uma cadeira baixa.

- Relacione seus comprometimentos e limitações funcionais e determine as metas apropriadas.
- Desenvolva um programa de exercícios para ir ao encontro das metas. Descreva os exercícios que você implementará e justifique por que são apropriados. Explique como você progredirá cada exercício e o programa.
- Relacione as técnicas manuais possíveis que seriam benéficas para a paciente e descreva a base teórica para cada uma.
- Discuta os exercícios domiciliares que você sugeriria e também como eles seriam ensinados à paciente.

2. R., 25 anos de idade, sofreu um sério acidente de carro e teve fraturas no fêmur e na patela no lado esquerdo. Sua perna foi imobilizada com gesso longo por 3 meses e com uma bota gessada por mais 1 mês. Foi permitido que ele apoiasse parcialmente o peso quando usava a bota gessada. O gesso foi removido esta manhã e agora ele vai iniciar sua reabilitação, embora não seja permitido que faça apoio de peso completo por mais 1 mês. Ele descreve rigidez e desconforto significativos quando tenta flexionar o joelho. A observação revela atrofia significativa na coxa e perna esquerda. Não há feridas abertas ou edema articular. A amplitude fica limitada a flexão de 25°, extensão de até 20° e sem mobilidade intra-articular nas articulações tibiofemorais ou patelofemorais. Ele demonstrou a habilidade de contrair isometricamente os músculos quadríceps femoral e posteriores da coxa, mas a força não pode ser testada.

- Responda às mesmas questões do caso anterior.
- Embora os pacientes deste e do caso anterior tenham restrições de mobilidade e demonstrem fraqueza, quais as diferenças nas suas estratégias de intervenção? Há diferentes precauções para seguir durante o tratamento? Caso afirmativo, quais são elas?

REFERÊNCIAS BIBLIOGRÁFICAS

1. Allum, R: Aspects of current management: complications of arthroscopic reconstruction of the anterior cruciate ligament. J Bone Joint Surg Br 85:12–16, 2003.

2. American Academy of Orthopedic Surgeons: ACL injury: does it require surgery? Available at www.orthoinfo.aaos.org; Accessed February 15, 2016.

3. American Academy of Orthopaedic Surgeons (AAOS): American Academy of Orthopaedic Surgeons clinical practice guideline on management of anterior cruciate ligament injuries. AAOS Sept 5:619, 2014.

4. Anbari, A, and Cole, BJ: Medial patellofemoral ligament reconstruction: a novel approach. J Knee Surg 21(3):241–245, 2008.

5. Anderson, JK, and Noyes, FR: Principles of posterior cruciate ligament reconstruction. Orthopedics 18(5):493–500, 1995.

6. Andriacchi, TP, and Numdermann, A: The role of ambulatory mechanics in the initiation and progression of knee osteoarthritis. Curr Opin Rheumatol 18:514–518. 2006.

7. Antich, TJ, and Brewster, CE: Modification of quadriceps femoris muscle exercises during knee rehabilitation. Phys Ther 66(8):1246–1251, 1986.

8. Arendt, E, and Dick, R: Knee injury patterns among men and women in collegiate basketball and soccer. Am J Sports Med 23(6):694–701, 1995.

9. Avramidis, K, et al: Effectiveness of electrical stimulation of the vastus medialis muscle in the rehabilitation of patients after total knee arthro- plasty. Arch Phys Med Rehabil 84(12):1850–1853, 2003.

10. Ayotte, NW, et al: Electromyographical analysis of selected lower extremity muscles during 5 unilateral weight-bearing exercises. J Orthop Sports Phys Ther 37(2):48–55, 2007.

11. Bade, MJ, Kohrt, WM, and Stevens-Lapsley, JE: Outcomes before and after total knee arthroplasty compared to healthy adults. J Orthop Sports Phys Ther 40(9):559–567, 2010.

12. Baldon, R, et al: Effects of functional stabilization training on pain, func- tion, and lower extremity biomechanics in women with patel-

lofemoral pain: a randomized clinical trial. J Ortho Sports Phys Ther 44(4):240–251, 2014.

13. Bartha, L, et al: Autologous osteochondral mosaicplasty grafting. J Orthop Sports Phys Ther 36(10):739–750, 2006.

14. Barton, CJ, Webster, KE, and Menz, HB: Evaluation of the scope and quality of systematic reviews on nonpharmacological conservative treatment for patellofemoral pain syndrome. J Orthop Sports Phys Ther 38: 529–541, 2008.

15. Berchuck, M, et al: Gait adaptations by patients who have a deficient anterior cruciate ligament. J Bone Joint Surg Am 72(6):871–877, 1990.

16. Berenbaum, F: Osteoarthritis, epidemiology, pathology, and patho-genesis. In Klippel, JH, et al (eds): Primer on the Rheumatic Diseases, ed. 12. Atlanta: Arthritis Foundation, 2001, pp 285–293.

17. Bert, JM: Arthroscopic treatment of degenerative arthritis of the knee. In Insall, JN, and Scott, WN (eds): Surgery of the Knee, ed. 5. New York: Churchill Livingstone, 2012, pp 229–234.

18. Bertlet, GC, Mascia, A, and Miniaci, A: Treatment of unstable os-teochondritis dessicans lesions of the knee using autogenous osteo-chondral grafts (mosaicplasty). Arthroscopy 15:312–316, 1999.

19. Beynnon, BD, et al: Treatment of anterior cruciate ligament injuries. Part 1. Am J Sports Med 33(10):1579–1602, 2005.

20. Beynnon, BD, et al: Treatment of anterior cruciate ligament injuries. Part 2. Am J Sports Med 33(11):1751–1767, 2005.

21. Beynnon, BD, et al: Rehabilitation after anterior cruciate ligament reconstruction: a prospective, randomized, double-blind comparison of programs administered over 2 different time intervals. Am J Sports Med 33(3):347–355, 2005.

22. Bianchi, G, et al: The use of unicondylar osteoarticular allografts in reconstructions around the knee. Knee 16:1–5. 2009.

23. Bizzini, M, et al: Systematic review of the quality of randomized, controlled trials for patellofemoral pain syndrome. J Orthop Sports Phys Ther 33(1):4–20, 2003.

24. Blackburn, TA, Eiland, WG, and Bandy, WG: An introduction to the plica. J Orthop Sports Phys Ther 3(4):171–177, 1982.

25. Bolgla, LA, et al: Hip strength and hip and knee kinematics during stair descent in females with and without patellofemoral pain syn-drome. J Orthop Sports Phys Ther 38(1):12–18, 2008.

26. Boling, NC, et al: Outcomes of a weight-bearing rehabilitation pro-gram for patients diagnosed with patellofemoral pain syndrome. Arch Phys Med Rehabil 87:1428–1435, 2006.

27. Bollier, M, et al: Technical failure of medial patellofemoral ligament reconstruction. Arthroscopy 27(8):1153–1159. 2011.

28. Bonutti, PM: Minimally invasive total knee arthroplasty—Midvastus approach. In Hozack, WJ, et al (eds): Minimally Invasive Total Joint Arthroplasty. Heidelberg: Springer, 2004, pp 139–145.

29. Boyce, DA, and Hanley, ST: Functional based rehabilitation of the knee after partial meniscectomy or meniscal repair. Orthop Phys Ther Clin North Am 3:555, 1994.

30. Bradbury, N, et al: Participation in sports after total knee replace-ment. Am J Sports Med 26(4):530–535, 1998.

31. Brand, J, Jr, et al: Graft fixation in cruciate ligament reconstruction. Am J Sports Med 28:761–774, 2000.

32. Brittberg, M, and Winalski, CS: Evaluation of cartilage injuries and repair. J Bone Joint Surg Am 85-A(Suppl 2):58–69, 2003.

33. Brodersen, MP: Anterior cruciate ligament reconstruction. In Morrey, BF (ed): Reconstructive Surgery of the Joints, ed. 2. New York: Churchill Livingstone, 1996, p 1639.

34. Brownstein, BA, Lamb, RL, and Mangine, RE: Quadriceps, torque, and integrated electromyography. J Orthop Sports Phys Ther 6(6):309–314, 1985.

35. Buckwalter, JA, and Ballard, WT: Operative treatment of arthritis. In Klippel, JH (ed): Primer on the Rheumatic Diseases, ed. 12. Atlanta: Arthritis Foundation, 2001, pp 613–623.

36. Bynum, EB, Barrick, RL, and Alexander, AH: Open versus closed kinetic chain exercises after anterior cruciate ligament reconstruc-tion: a prospec- tive study. Am J Sports Med 23(4):401–406, 1995.

37. Cailliet, R: Knee Pain and Disability, ed. 3. Philadelphia: F.A. Davis, 1992.

38. Callaghan, JJ, et al: Mobile-bearing knee replacement: concepts and results. Instr Course Lect 50:431–449, 2001.

39. Cameron, H, and Brotzman, SB: The arthritic lower extremity. In Brotzman, SB, and Wilk, KE (eds): Clinical Orthopedic Rehabilitation, ed. 2. Philadelphia: Mosby, 2003, pp 441–474.

40. Camp, CL, et al: Medial patellofemoral ligament repair for recurrent patellar dislocation. Am J Sports Med 38(11):2248–2254, 2010.

41. Carrey, CT, and Tria, AJ: Surgical principles of total knee replace-ment: incisions, extensor mechanism, ligament balancing. In Pellicci, PM, Tria, AJ, and Garvin, KL (eds): Orthopedic Knowledge Update, 2. Hip and Knee Reconstruction. Rosemont, IL: American Academy of Orthopedic Surgeons, 2000, p 281.

42. Chinkulprasert, C, Vachalathiti, R, and Powers, CM: Patellofemoral joint forces and stress during forward step-up, lateral step-up, and forward step-down exercises. J Orthop Sports Phys Ther (41(4):241–248, 2011.

43. Chu, BI, et al: Surgical techniques and postoperative rehabilitation for isolated posterior cruciate ligament injury. Orthop Phys Ther Prac 19(3):185–189, 2007.

44. Chu, C: Cartilage therapies: Chondrocyte transplantation, osteo-chondral allografts, and autographs. In Pedowitz, RA, O'Conor, JJ, and Akeson, WH (eds): Daniel's Knee Injuries: Ligament and Cartilage Structure, Function, Injury, and Repair, ed. 2. Philadelphia: Lippincott Williams & Wilkins, 2003, pp 227–237.

45. Clifton, R, Ng, CY, and Nutton, RW: What is the role of lateral reti-nacular release? J Bone Joint Surg Br 92(1):1–6, 2010.

46. Clijsen, R, Suchs, J, and Taeymans, J: Effectiveness of exercise ther-apy in treatment of patients with patellofemoral pain syndrome: systematic review and meta-analysis. Phys Ther, 94:1697–1708, 2014.

47. Colvin, AC, and West, RV: Patellar instability. J Bone Joint Surg Am 90: 2751–2762, 2008.

48. Cooper, DE, DeLee, MD, and Ramamurthy, S: Reflex sympathetic dystrophy of the knee. J Bone Joint Surg Am 71(3):365–369, 1989.

49. Crossley, K, et al: A systematic review of physical interventions for patellofemoral pain syndrome. Clin J Sport Med 11(2):103–110, 2001.

50. Cyriax, J: Textbook of Orthopaedic Medicine, Vol 1. Diagnosis of Soft Tissue Lesions, ed. 8. London: Bailliere Tindall, 1982.

51. D'Amato, M, and Bach, BR: Knee injuries. In Brotzman, SB, and Wilk, KE (eds): Clinical Orthopedic Rehabilitation, ed. 2. Philadelphia: Mosby, 2003, pp 251–370.

52. D'Antonio, JA: Complications of total hip and knee arthroplasty: lessons learned. In Hozack, WJ, et al (eds): Minimally Invasive Total Joint Arthroplasty. Heidelberg: Springer, 2004, pp 304–308.

53. Davis, I, Ireland, ML, and Hanaki, S: ACL injuries–the gender bias. J Orthop Sports Phys Ther 37(2):A1–A7, 2007.

54. Davis, IS, and Powers, C: Patellofemoral pain syndrome: proximal, distal, and local factors. J Orthop Sports Phys Ther 40(3):A3–A9, 2010.

55. De Caro, F, et al: Large fresh osteochondral allografts of the knee: A systematic clinical and basic science review of the literature. Arthroscopy 31(4):757–765. 2015.

56. de Jong Z, et al: Long-term follow-up of a high-intensity exercise pro- gram in patients with rheumatoid arthritis. Clin Rheumatol 28(6): 663–671, 2009.

57. de Jong, Z, and Vlieland, TP: Safety of exercise in patients with rheuma- toid arthritis. Curr Opin Rheumatol 17(2):177–182, 2005.

58. Dewan, AK, et al: Evolution of autologous chondrocyte repair and com- parison to other cartilage repair techniques. Biomed Research Interna- tional Article ID 272481:11 pages, 2014.

59. Deyle, GD, et al: Physical therapy treatment effectiveness for osteo-arthritis of the knee: a randomized comparison of supervised clini-cal exercise and manual therapy procedures versus a home exercise program. Phys Ther 85:1301–1317, 2005.

60. Dixon, MC, et al: Modular fixed-bearing total knee arthroplasty with retention of the posterior cruciate ligament: a study of patients followed for a minimum of fifteen years. J Bone Joint Surg Am 87(3):598–603, 2005.

61. Dolak, KL, et al: Hip strengthening prior to functional exercises reduces pain sooner than quadriceps strengthening in females with patellofemoral pain syndrome: a randomized clinical trial. J Orthop Sports Phys Ther 41(8):560–570, 2011.

62. Drez, D, Edwards, TB, and Williams, CS: Results of medial patellofemoral ligament reconstruction in the treatment of patellar dislocations. Arthroscopy 17(3):298–306, 2001.

63. Dunn, WR, et al: The effect of anterior cruciate ligament reconstruction on the risk of knee re-injury. Am J Sports Med 32(8):1906–1914, 2004.

64. Eitzen, I, et al: A progressive 5-week exercise therapy program leads to significant improvement in knee function early after anterior cruciate lig- ament reconstruction. J Orthop Sports Phys Ther 40(11):705–721, 2010.

65. Eng, JJ, and Peirrynowski, MR: Evaluation of soft foot orthotics in the treatment of patellofemoral pain syndrome. Phys Ther 73(2):62–68, 1993.

66. Enloe, J, et al: Total hip and knee replacement programs: a report using consensus. J Orthop Sports Phys Ther 23(1):3–11, 1996.

67. Escamilla, RF, et al: Biomechanics of the knee during closed kinetic chain and open kinetic chain exercises. Med Sci Sports Exerc 30(4):556–569, 1998.

68. Escamilla, RF, et al: Patellofemoral joint force and stress between a short- and long-step forward lunge. J Orthop Sports Phys Ther 38(11):681–690, 2008.

69. Ethgen, O, et al: Health-related quality of life in total hip and total knee arthroplasty: a qualitative and systematic review of the literature. J Bone Joint Surg Am 86:963–974, 2004.

70. Farquhar, SJ, Reisman, DS, and Snyder-Mackler, L: Persistence of altered movement patterns during a sit-to-stand task 1 year following unilateral total knee arthroplasty. Phys Ther 88(5):567–579, 2008.

71. Feller, JA, and Webster, KE: A randomized comparison of patellar tendon and hamstring tendon anterior cruciate ligament reconstruction. Am J Sports Med 31(4):564–573, 2003.

72. Fineberg, MS, Zarins, B, and Sherman, OH: Practical considerations in anterior cruciate ligament replacement surgery. Arthroscopy 16(7): 715–724, 2000.

73. Finger, S, and Paulos, LE: Arthroscopic-assisted posterior cruciate ligament repair/reconstruction. In Jackson, DW (ed): Master Techniques in Orthopedic Surgery: Reconstructive Knee Surgery, ed. 2. Philadelphia: Lippincott Williams & Wilkins, 2003, pp 159–177.

74. Fisher, NM, et al: Quantitative effects of physical therapy on muscular and functional performance in subjects with osteoarthritis of the knees. Arch Phys Med Rehabil 74(8):840–847, 1993.

75. Fitzgerald, GK, et al: The efficacy of perturbation training in nonoperative anterior cruciate ligament rehabilitation programs for physically active individuals. Phys Ther 80(2):128–140, 2000.

76. Fitzgerald, GK, Axe, MJ, and Snyder-Mackler, L: Proposed practice guidelines for nonoperative anterior cruciate ligament rehabilitation of phys- ically active individuals. J Orthop Sports Phys Ther 30:194–203, 2000.

77. Fitzgerald, GK, Piva, SR, and Irrgang, JJ: Reports of knee instability in knee osteoarthritis: prevalence and relationship to physical function. Arthritis Rheum 51:941–946, 2004.

78. Ford, DH, and Post, WR: Open or arthroscopic lateral release: indications, techniques, and rehabilitation. Clin Sports Med 16:29–49, 1997.

79. Fortin, PR, et al: Outcomes of total hip and knee replacement: preoperative functional status predicts outcomes at six months after surgery. Arthritis Rheum 42:1722–1728, 1999.

80. Fransen, M, McConnell, S, and Bell, M: Exercise for osteoarthritis of the hip or knee. The Cochrane Database of Systematic Reviews 2003, Issue 2. Art. No.: CD004376. doi:10.1002/14561858.CD004376.

81. Fu, FH, et al: Current trends in anterior cruciate ligament reconstruction. Part I. Biology and biomechanics of reconstruction. Am J Sports Med 27(6):821–830, 1999.

82. Fu, FH, et al: Current trends in anterior cruciate ligament reconstruction. Part II. Operative procedures and clinical correlations. Am J Sports Med 28(1):124–130, 2000.

83. Fujimoto, E, et al: An early return to vigorous activity may destabilize anterior cruciate ligaments reconstructed with hamstring grafts. Arch Phys Med Rehabil 85:298–302, 2004.

84. Fukuda, TY, et al: Short-term effects of hip abductors and lateral rotators strengthening in females with patellofemoral pain syndrome: a random- ized, controlled clinical trial. J Orthop Sports Phys Ther 40(11):736–742, 2010.

85. Fulkerson, JP: Anteromedial tibial tubercle transfer. In Jackson, DW (ed): Master Techniques in Orthopedic Surgery: Reconstructive Knee Surgery, ed. 2. Philadelphia: Lippincott Williams & Wilkins, 2006, pp 13–25.

86. Fulkerson, JP: Diagnosis and treatment of patients with patellofemoral pain (Review). Am J Sports Med 30:447–456, 2002.

87. Gandhi, R, et al. Complications after minimally invasive total knee arthroplasty as compared with traditional incision techniques: a meta-analysis. J Arthroplasty. 26:29–35, 2011.

88. Garth, WP, DiChristina, DG, and Holt, G: Delayed proximal repair and distal realignment after patellar dislocation. Clin Orthop 377:132–144, 2000.

89. Gasser, SI, and Jackson, DW: Arthroscopic lateral release of the patella with radiofrequency ablation. In Jackson, DW (ed): Master Techniques in Orthopedic Surgery: Reconstructive Knee Surgery, ed. 2. Philadelphia: Lippincott Williams & Wilkins, 2006, pp 3–13.

90. Gerber, JP, et al: Safety, feasibility, and efficacy of negative work exercise via eccentric muscle activity following anterior cruciate ligament reconstruction. J Orthop Sports Phys Ther 37(1):10–18, 2007.

91. Gersoff, WK: Meniscal transplantation. In Mirzayan, P (ed): Cartilage Injury in the Athlete. New York: Thieme, 2006, pp 263–271.

92. Giles, LS, et al: Does quadriceps atrophy exist in individuals with patellofemoral pain? A systematic literature review with meta-analysis. J Orthop Sports Phys Ther 43(11):766–776, 2013.

93. Giles, LS, et al: Atrophy of the quadriceps is not isolated to the vastus medialis oblique in individuals with patellofemoral pain. J Orthop Sports Phys Ther 45(8):613–619, 2015.

94. Gill, TJ, Asnis, PD, and Berkson, EM: The treatment of articular cartilage defects using the microfracture technique. J Orthop Sports Phys Ther 36(10):728–738, 2006.

95. Gillogly, SD, Myers, TH, and Reinold, MM: Treatment of full-thickness chondral defects in the knee with autologous chondrocyte implantation. J Orthop Sports Phys Ther 36(10):751–764, 2006.

96. Goodfellow, J, Hungerford, D, and Woods, C: Patello-femoral joint mechanics and pathology of chondromalacia patellae. J Bone Joint Surg Br 58(3):291–299, 1976.

97. Gose, JC: CPM in the postoperative treatment of patients with total knee replacements. Phys Ther 67(1):39–42, 1987.

98. Grelsamer, RP, and Klein, JR: The biomechanics of the patellofemoral joint. J Orthop Sports Phys Ther 28(5):286–298, 1998.

99. Grelsamer, RP, and McConnell, J: The Patella: A Team Approach. Gaithersburg, MD: Aspen, 1998.

100. Griffin, LY, et al: Noncontact anterior cruciate ligament injuries: risk factors and prevention strategies. J Am Acad Orthop Surg 8(3):141–150, 2000.

101. Grood, ES, et al: Biomechanics of the knee: extension exercise. J Bone Joint Surg Am 66(5):725–734, 1984.

102. Gross, MT, and Foxworth, JL: The role of foot orthoses as an intervention for patellofemoral pain. J Orthop Sports Phys Ther 33(11):661–670, 2003.

103. Gryzlo, SM, et al: Electromyographic analysis of knee rehabilitation exercises. J Orthop Sports Phys Ther 20(1):36–43, 1994.

104. Gupte, CM, et al: A review of the function and biomechanics of the meniscofemoral ligaments. Arthroscopy 19(2):161–171, 2003.

105. Hall, MJ, and Mandalia, VI: Tibial tubercle osteotomy for patella-femoral joint disorders. Knee Surg Sports Traumatol Arthroscopy Oct 2014, doi:10.1007/s00167-014-3388-4.

106. Hangood, L: Mosaicplasty. In Insall, JN, and Scott, WN (eds): Surgery of the Knee, Vol 1, ed. 3. New York: Churchill Livingstone, 2001, p 357.

107. Hartigan, EH, Axe, MJ, and Snyder-Mackler, L: Timeline for noncopers to return-to-sports criteria after anterior cruciate ligament reconstruction. J Orthop Sports Phys Ther 40(3):141–154, 2010.

108. Hartigan, E, Lewek, M, and Snyder-Mackler, L: The knee. In Levangie, PK, and Norkin, CC (ed): Joint Structure and Function: A Comprehensive Analysis, ed. 5. Philadelphia: F.A. Davis, 2011, pp 396–439.

109. Harvey, LA, Brosseau, L, and Herbert, RD: continuous passive motion following total knee arthroplasty in people with arthritis. Cochrane Database of Systematic Reviews Issue 2:Article number CD004260, 2014. doi: 10.1002/14651858.CD004260.pub3.

110. Healy, WL, Iorio, R, and Lemos, MJ: Athletic activity after total knee arthroplasty. Clin Orthop 390:65–71, 2000.

111. Heckman, TP, Barber-Westin, SD, and Noyes, FR: Meniscal repair and transplantation: indications, techniques, rehabilitation, and clinical outcomes. J Orthop Sports Phys Ther 36(10):795–815, 2006.

112. Heckman, TP, Noyes, FR, and Barber-Westin, SD: Autogenic and allogenic anterior cruciate ligament rehabilitation. In Ellenbecker, TS (ed): Knee Ligament Rehabilitation. New York: Churchill Livingstone, 2000, p 132.

113. Heiderscheidt, B: Lower extremity hip injuries: is it just about strength? (Editorial) J Orthop Sports Phys Ther 40(2):39–41. 2010.

114. Henning, CE, et al: Arthroscopic meniscal repair using an exogenous fibrin clot. Clin Orthop Relat Res 252:64–72. 1990.

115. Herrington, L, and Al-Sherhi, A: A controlled trial of weight-bearing versus nonweight-bearing exercises for patellofemoral pain. J Orthop Sports Phys Ther 37(4):155–160, 2007.

116. Hewett, TE, Blum, KR, and Noyes, FR: Gait characteristics of the anterior cruciate ligament-deficient varus knee. Am J Knee Surg 10(4): 246–254, 1997.

117. Hewitt, B, and Shakespeare, D: Flexion versus extension: a comparison of postoperative total knee arthroplasty mobilization regimes. Knee 8:305–309, 2001.

118. Hiemstra, LA, Lo, I, and Fowler, PJ: Effect of fatigue on knee proprioception: implications for dynamic stabilization. J Orthop Sports Phys Ther 31(10):598–605, 2001.

119. Hinton, RY, and Sharma, KM: Acute and recurrent patellar instability in the young athlete. Orthop Clin North Am 34:385–396, 2003.

120. Holmes, SW, and Clancy, WG: Clinical classification of patellofemoral pain and dysfunction. J Orthop Sports Phys Ther 28(5):299–306, 1998.

121. Hurd, WJ, Axe, MJ, and Snyder-Mackler, L: A 10-year prospective trial of a patient management algorithm and screening examination for highly active individuals with anterior cruciate ligament injury. Part 1. Outcomes. Am J Sports Med 36:40–47, 2008.

122. Hurd, WJ, Axe, MJ, and Snyder-Mackler, L: A 10-year prospective trial of a patient management algorithm and screening examination for highly active individuals with anterior cruciate ligament injury. Part 2. Determinants of dynamic knee stability. Am J Sports Med 36:48–56, 2008.

123. Insall, JN, and Clark, HD: Historic development, classification and characteristics of total knee prostheses. In Insall, JN, and Scott, WN (eds): Surgery of the Knee, Vol 2, ed. 3. New York: Churchill Livingstone, 2001, p 1516.

124. Insall, JN, and Easley, ME: Surgical techniques and instrumentation in total knee arthroplasty. In Insall, JN, and Scott, WN (eds): Surgery

of the Knee, Vol 2, ed. 3. New York: Churchill Livingstone, 2001, p 1553.

125. Ireland, ML, et al: Hip strength in females with and without patellofemoral pain. J Orthop Sports Phys Ther 33(11):671–676, 2003.

126. Jain, NB, et al: Trends in epidemiology of knee arthroplasty in the United States 1990–2000. Arthritis Rheum 52(12):3928–3933, 2005.

127. Jamtvedt, G, et al: Physical therapy interventions for patients with osteoarthritis of the knee: an overview of systematic reviews. Phys Ther 88(1):123–136, 2008.

128. Jarit, GJ, and Bosco, JA: Meniscal repair and reconstruction. Bull NYU Hosp Joint Diseases 68(2):84–90. 2010.

129. Jarvenpaa, J, et al: Obesity may impair the early outcome of total knee arthroplasty. Scand J Surg 99(1):45–49, 2010.

130. Jenkins, C, et al: After partial knee replacement patients can kneel, but they need to be taught to do so: a single-blind, randomized, controlled trial. Phys Ther 88(9):1012–1021, 2008.

131. Johnson, DP: The effect of continuous passive motion on wound healing and joint mobility after knee arthroplasty. J Bone Joint Surg Am 72(3):421–426, 1990.

132. Johnston, L, et al: The knee arthroplasty trial (KAT) design features, baseline characteristics, and two-year functional outcomes after alternative approaches to knee replacement. J Bone Joint Surg Am 91(1): 134–141, 2009.

133. Jones, CA, Voaklander, DL, and Suarez-Almazor, ME: Determinants of function after total knee arthroplasty. Phys Ther 83(8):696–706, 2003.

134. Kaltenborn, FM, et al: Manual Mobilization of the Joints: Joint Examination and Basic Treatment, Vol I. The Extremities, ed. 8. Oslo, Norway: Morli, 2014.

135. Karst, GM, and Jewett, PD: Electromyographic analysis of exercises pro- posed for differential activation of medial and lateral quadriceps femoris muscle components. Phys Ther 73(5):286–295, 1993.

136. Kegerreis, S, Malone, T, and Ohnson, F: The diagonal medial plica: an underestimated clinical entity. J Orthop Sports Phys Ther 9(9):305–309, 1988.

137. Kennedy, DM, et al: Assessing recovery and establishing prognosis following total knee arthroplasty. Phys Ther 88(1):22–32, 2008.

138. Khatod, M, and Akeson, WH: Ligament injury and repair. In Pedowitz, RA, O'Connor, JJ, and Akeson, WH (eds): Daniel's Knee Injuries: Ligament and Cartilage Structure, Function, Injury, and Repair, ed. 2. Philadelphia: Lippincott Williams & Wilkins, 2003, pp 185–201.

139. Khayambashi, K, et al: The effects of isolated hip abductor and external rotator muscle strengthening on pain, health status, and hip strength in females with patellofemoral pain: a randomized controlled trial. J Orthop Sports Phys Ther 42(1):22–29, 2011.

140. Kim, CW, and Pedowitz, RA: Principles of surgery. Part A. Graft choice and the biology of graft healing. In Pedowitz, RA, O'Connor, JJ, and Akeson, WH (eds): Daniel's Knee Injuries: Ligament and Cartilage Struc- ture, Function, Injury, and Repair, ed. 2. Philadelphia: Lippincott Williams & Wilkins, 2003, pp 435–455.

141. Kim, K, et al: Effects of neuromuscular electrical stimulation after anterior curciate ligament reconstruction on quadriceps strength, function, and patient-oriented outcomes: a systematic review. J Orthop Sports Phys Ther 40(7):383–391, 2010.

142. Koeter, S, Diks, MJ, and Anderson PG: A modified tibial tubercle osteotomy for patellar maltracking: results at two years. J Bone Joint Surg Br 89:180–185, 2007.

143. Koh, JL, Hangody, L, and Rathonyi, GK: Osteochondral autograft trans- fer (OATS/mosaicplasty). In Mirzayan, R (ed): Cartilage Injury in the Athlete. New York: Thieme Medical Publishing, 2006, pp 124–140.

144. Kolessar, DJ, and Rand, JA: Extensor mechanism problems following total knee arthroplasty. In Morrey, BF (ed): Reconstructive Surgery of the Joints, ed. 2. New York: Churchill Livingstone, 1996, p 1533.

145. Kooiker, L, et al: Effects of physical therapist-guided quadriceps-strengthening exercises for the treatment of patellofemoral pain

syndrome: a systematic review. J Orthop Sports Phys Ther 44(6):391–402, 2014.

146. Kremers, HM, et al: Prevalence of total hip and knee replacement in the United States. J Bone Joint Surg Am 97:1386–1397. 2015.

147. Kuster, MS: Exercise recommendations after total joint replacement: a review of the current literature and proposal of scientifically based guidelines. Sports Med 32(7):433–445, 2002.

148. Kvist, J: Rehabilitation following anterior cruciate ligament injury: current recommendations for sports participation. Sports Med 34:269–280, 2004.

149. Lack, S, et al: Proximal muscle rehabilitation is effective for patellofemoral pain: A systematic review with meta-analysis. Br J Sports Med 49(21): 1365–1376, 2015.

150. Laimins, PD, and Powell, SE: Principles of surgery. Part C. Anterior cruciate ligament reconstruction: Techniques past and present. In Pedowitz, RA, O'Connor, JJ, and Akeson, WH (eds): Daniel's Knee Injuries: Ligament and Cartilage Structure, Function, Injury, and Repair, ed. 2. Philadelphia: Lippincott Williams & Wilkins, 2003, pp 472–491.

151. Lankhorst, NE, Bierma-Zeinstra, SMA, Van Middlekoop, M: Risk factors for patellofemoral pain syndrome: a systematic review. J Orthop Sports Phys Ther 42(2):81–93, 2012.

152. Lee, S, et al: Outcome of anterior cruciate ligament reconstruction using quadriceps tendon autograft. Arthroplasty 20:795–802, 2004.

153. Lewis, PB, et al: Basic science and treatment options for articular cartilage injuries. J Orthop Sports Phys Ther 36(10):717–728, 2006.

154. Lin, F, et al: In vivo and noninvasive six degrees of freedom patellar tracking during voluntary knee movement. Clin Biomech 18:401–409, 2003.

155. Lizaur, A, Marco, L, and Cebrian, R: Preoperative factors influencing the range of movement after total knee arthroplasty for severe osteoarthritis. J Bone Joint Surg Br 79(4):626–629, 1997.

156. Logan, M, et al: The effect of posterior cruciate ligament deficiency on knee kinematics. Am J Sports Med 32(8):1915–1922, 2004.

157. Logerstedt, D, and Sennett, BJ: Case series utilizing drop-out casting for the treatment of knee joint extension motion loss following anterior cruciate ligament reconstruction. J Orthop Sports Phys Ther 37(7): 404–411, 2007.

158. Logerstedt, DS, et al: Knee pain and mobility impairments: meniscal and articular cartilage lesions. J Orthop Sports Phys Ther 40(6):A1–A35. 2010.

159. Logerstedt DS, et al: Knee stability and movement coordination impairments: knee ligament sprain. J Orthop Sports Phys Ther 40(4): A1–A37, 2010.

160. Lohmander, LS, et al: The long-term consequences of anterior cruciate ligament and meniscus injuries: osteoarthritis. Am J Sports Med 35: 1756–1769, 2007.

161. Lynch, PA, et al: Deep venous thrombosis and continued passive motion after total knee arthroplasty. J Bone Joint Surg Am 70(1):11–14, 1988.

162. Magee, DJ: Orthopedic Physical Assessment, ed. 6. Philadelphia: Saunders (Elsevier), 2014.

163. Mahoney, OM, et al: The effect of total knee arthroplasty design on extensor mechanism function. J Arthroplasty 17:416–421, 2002.

164. Mangine, RE, et al: Postoperative management of the patellofemoral patient. J Ortho Sports Phys Ther 28(5):323–335, 1998.

165. Manifold, SG, Cushner, FD, and Scott, WN: Anterior cruciate ligament reconstruction with bone-patellar tendon-bone autograft: Indications, technique, complications, and management. In Insall, JN, and Scott, WN (eds): Surgery of the Knee, Vol 1, ed. 3. New York: Churchill Livingstone, 2001, p 665.

166. Martin, RL, and Kivlan, B: The ankle and foot complex. In Levangie, PK, and Norkin, CC (eds): Joint Structure and Function. A Comprehensive Analysis, ed. 5. Philadelphia: F.A. Davis, 2011, pp 444–485.

167. Martin, SD, Scott, RD, and Thornhill, TS: Current concepts of total knee arthroplasty. J Orthop Sports Phys Ther 28(4):252–261, 1998.

168. Mascal, CL, Landel, R, and Powers, C: Management of patellofemoral pain targeting hip, pelvis, and trunk muscle function: 2 case reports. J Orthop Sports Phys Ther 33(11):642–660, 2003.

169. Matsumoto, A, et al: A comparison of bone-patellar tendon-bone and bone-hamstring tendon-bone autografts for anterior cruciate ligament reconstruction. Am J Sports Med 34(2):213–219, 2006.

170. Mauro, CS, et al: Loss of extension following anterior cruciate ligament reconstruction: analysis of incidence and etiology using IKDC criteria. Arthroscopy 24:146–153, 2008.

171. McCarthy, MR, et al: The effects of immediate continuous passive motion on pain during the inflammatory phase of soft tissue healing following anterior cruciate ligament reconstruction. J Orthop Sports Phys Ther 17(2):96–101, 1993.

172. McConnell, J: The management of chondromalacia patellae: a long-term solution. Aust J Physiother 32:215–233, 1986.

173. McDevitt, ER, et al: Functional bracing after anterior cruciate ligament reconstruction: a prospective, randomized, multicenter study. Am J Sports Med 32(8):1887–1892, 2004.

174. McGrory, BJ, Stuart, MJ, and Sim, FH: Participation in sports after hip and knee arthroplasty: review of literature and survey of surgeon pref- erences. Mayo Clin Proc 70:342–348, 1995.

175. McHugh, MP, et al: Preoperative indicators of motion loss and weakness following anterior cruciate ligament reconstruction. J Orthop Sports Phys Ther 27(6):407–411, 1998.

176. McInnes, J, et al: A controlled evaluation of continuous passive motion in patients undergoing total knee arthroplasty. JAMA 268(11): 1423–1428, 1992.

177. McKenzie, K, et al: Lower extremity kinematics of females with patellofemoral pain syndrome with stair stepping. J Orthop Sports Phys Ther 40(10):625–632, 2010.

178. McKinnis, LN: Fundamentals of Musculoskeletal Imaging, ed. 4. Philadelphia: F.A. Davis, 2014.

179. McLaughlin, J, et al: Rehabilitation after meniscus repair. Orthopedics 17(5):463–471, 1994.

180. Meier, W, et al: Total knee arthroplasty: muscle impairments, functional limitations, and recommended rehabilitation approaches. J Orthop Sports Phys Ther 38(5):246–256, 2008.

181. Mikkelsen, C, Werner, S, and Eriksson, E: Closed kinetic chain alone compared to combined open and closed kinetic chain quadriceps strengthening with respect to return to sports: a prospective, matched, follow-up study. Knee Surg Sports Traumatol Arthrosc 8:337–342, 2000.

182. Miller, SL, and Gladstone, JN: Graft selection in anterior cruciate ligament reconstruction. Orthop Clin North Am 33:675–638, 2002.

183. Minas, T, and Bryant, T: The role of autologous chondrocyte implantation in the patellofemoral joint. Clin Orthop 436:30–39, 2005.

184. Minas, T: Surgical management of patellofemoral disease. In Mizrayan, R (ed): Cartilage Injury in the Athlete. New York: Thieme, 2006, pp 273–285.

185. Mintken, PE, et al: Early neuromuscular electrical stimulation to optimize quadriceps muscle function following total knee arthroplasty: a case report. J Orthop Sports Phys Ther 37(7):364–371, 2007.

186. Mirza, F, et al: Management of injuries to the anterior cruciate ligament: results of a survey of orthopaedic surgeons in Canada. Clin J Sport Med 10(2):85–88, 2000.

187. Mizner, RL, Petterson, SC, and Snyder-Mackler, L: Quadriceps strength and time course of functional recovery after total knee arthroplasty. J Orthop Sports Phys Ther 35(7):424–436, 2005.

188. Mizner, RL, Stevens, JE, and Snyder-Mackler, L: Voluntary activation and decreased force production of the quadriceps femoris muscle after total knee arthroplasty. Phys Ther 83(4):359–365, 2003.

189. Moffet, H, et al: Effectiveness of intensive rehabilitation on functional ability and quality of life after first total knee arthroplasty: a single blind, randomized trial. Arch Phys Med Rehabil 85:546–555, 2004.

190. Moksnes, H, Snyder-Mackler, L, and Risberg, MA: Individuals with an anterior cruciate ligament-deficient knee classified as noncopers

may be candidates for nonsurgical rehabilitation. J Orthop Sports Phys Ther 38(10):586–595, 2008.

191. Mologne, TS, and Friedman, MJ: Arthroscopic anterior cruciate reconstruction with hamstring tendons: Indications, surgical technique, complications, and their treatment. In Insall, JN, and Scott, WN (eds): Surgery of the Knee, Vol 1, ed. 3. New York: Churchill Livingstone, 2001, p 681.

192. Mooney, MF, and Rosenberg, TD: Meniscus repair: The inside-out technique. In Jackson, DW (ed): Master Techniques in Orthopedic Surgery: Reconstructive Knee Surgery, ed. 2. Philadelphia: Lippincott Williams & Wilkins, 2003, pp 57–71.

193. Morgan, CD, and Leitman, EH: Meniscus repair: the all-inside arthroscopic technique. In Jackson, DW (ed): Master Techniques in Orthopedic Surgery: Reconstructive Knee Surgery, ed. 2. Philadelphia: Lippincott Williams & Wilkins, 2003, pp 73–91.

194. Morrey, BF, and Pagnano, MW: Mobile-bearing knee. In Morrey, BF (ed): Joint Replacement Arthroplasty, ed. 3. Philadelphia: Churchill Livingstone, 2003, pp 1013–1022.

195. Mulligan, BR: Manual Therapy "NAGS", "SNAGS", "MWM's": etc., ed. 6. Wellington: Plane View Services Limited, 2010.

196. Mulvey, TJ, et al: Complications associated with total knee arthroplasty. In Pellicci, PM, Tria, AJ, and Garvin, KL (eds): Orthopedic Knowledge Update 2. Hip and Knee Reconstruction. Rosemont, IL: American Academy of Orthopedic Surgeons, 2000, p 323.

197. Murray, DW: Mobile bearing unicompartmental knee replacement. Orthopedics 28(9):985–987, 2005.

198. Myer, GD, et al: Rehabilitation after anterior cruciate ligament reconstruction: criterion-based progression through the return-to-sport phase. J Orthop Sports Phys Ther 36(6):385–402, 2006.

199. Myers, P, et al: The three-in-one proximal and distal soft tissue patellar realignment procedure: results and its place in the management of patellofemoral instability. Am J Sports Med 27:575–579, 1999.

200. Nakagawa, TH, Muniz, TB, and Baldon, R: The effect of additional strengthening of hip abductor and lateral rotator muscles in patellofemoral pain syndrome: a randomized, controlled pilot study. Clin Rehabil 22:1051–1056, 2008.

201. Noyes, FR, and Albright, JC: Reconstruction of the medial patellofemoral ligament with autologous quadriceps tendon. Arthroscopy 22(8):904, e1–e7, 2006.

202. Noyes, FR, and Barber-Westin, SD: Meniscal transplantation in symptomatic patients under fifty years of age. Survivorship analysis. J Bone Joint Surg Am 97:1209–1219. 2015.

203. Noyes, FR, and Barber-Westin, SD: Arthroscopic repair of meniscus tears extending into the avascular zone with or without anterior cruciate ligament reconstruction in patients 40 years of age and older. Arthroscopy 16(8):882–829, 2000.

204. Noyes, FR, and Barber-Westin, SD: Arthroscopic repair of meniscal tears extending into the avascular zone in patients younger than twenty years of age. Am J Sports Med 30(4):589–600, 2002.

205. Noyes, FR, Barber, SD, and Mangine, RE: Bone-patellar ligament-bone and fascia lata allografts for reconstruction of the anterior cruciate lig- ament. J Bone Joint Surg Am 72(8):1125–1136, 1990.

206. Noyes, FR, Barber-Westin, SD, and Rankin, M: Meniscal transplantation in symptomatic patients less than fifty years old. J Bone Joint Surg Am 86(7):1392–1404, 2004.

207. Noyes, FR, Barber-Westin, SD, and Rankin, M: Meniscal transplantation in symptomatic patients less than fifty years old: surgical technique. J Bone Joint Surg Am 87(Suppl 1, Part 2):149–165, 2005.

208. Noyes, FR, et al: Arthroscopy in acute traumatic hemarthrosis of the knee: incidence of anterior cruciate tears and other injuries. J Bone Joint Surg Am 62:687–695, 1980.

209. Noyes, FR, DeMaio, M, and Mangine, RE: Evaluation-based protocol: a new approach to rehabilitation. J Orthop Sports Phys Ther 14(12): 1383–1385, 1991.

210. Noyes, FR, Heckman, TP, and Barber-Westin, SD: Posterior cruciate ligament and posterolateral reconstruction. In Ellenbecker, TS (ed): Knee Ligament Rehabilitation. New York: Churchill Livingstone, 2000, pp 167–185.

211. Noyes, FR, Barber-Westin, SD, and Grood, ES: New concepts in the treatment of posterior cruciate ligament ruptures. In Insall, JN, and Scott, WN (eds): Surgery of the Knee, Vol 1, ed. 3. New York: Churchill Livingstone, 2001, p 841.

212. Olney, SJ, and Eng, J: Gait. In Levangie, PK, and Norkin, CC (eds): Joint Structure and Function: A Comprehensive Analysis, ed. 5. Philadelphia: F.A. Davis, 2011, pp 528–571.

213. Ortiguera, CJ, Hanssen, AD, and Stuart, MJ: Posterior cruciate-substituting and sacrificing total knee arthroplasty. In Morrey, BF (ed): Joint Replacement Arthroplasty, ed. 3. Philadelphia: Churchill Livingstone, 2003, pp 982–992.

214. Outerbridge, RE, and Dunlop, J: The problem of chondromalacia patellae. Clin Orthop 110:177–196, 1975.

215. Pagnano, MW, Papagelopoulas, PJ, and Rand, JA: Uncemented total knee arthroplasty. In Morrey, BF (ed): Joint Replacement Arthroplasty, ed. 3. Philadelphia: Churchill Livingstone, 2003, pp 993–1001.

216. Pagnano, MW, and Rand, JA: Posterior cruciate ligament retaining total knee arthroplasty. In Morrey, BF (ed): Joint Replacement Arthroplasty, ed. 3. Philadelphia: Churchill Livingstone, 2003, pp 976–981.

217. Pagnano, MW, and Rand, JA: Unicompartmental total knee arthroplasty. In Morrey, BF (ed): Joint Replacement Arthroplasty, ed. 3. Philadelphia: Churchill Livingstone, 2003, pp 1002–1012.

218. Palmitier, RA, et al: Kinetic chain exercises in knee rehabilitation. Sports Med 11(6):402–413, 1991.

219. Palmu, S, et al: Acute patellar dislocation in children and adolescents: a randomized, clinical trial. J Bone Joint Surg Am 90:463–470, 2008.

220. Papagelopoulos, PJ, and Sim, FH: Limited range of motion after total knee arthroplasty: etiology, treatment, and prognosis. Orthopedics 20:1061–1065, 1997.

221. Papagelopoulos, PJ, Sim, FH, and Morrey, BF: Patellectomy and reconstructive surgery for disorders of the patellofemoral joint. In Morrey, BF (ed): Reconstructive Surgery of the Joints, ed. 2. New York: Churchill Livingstone, 1996, p 1671.

222. Paris, MJ, Wilcon, RB, III, and Millett, PJ: Anterior cruciate ligament reconstruction: surgical management and postoperative rehabilitation considerations. Orthop Phys Ther Pract 17(4):14–24, 2005.

223. Patel, D: Arthroscopic synovectomy. In Jackson, DW (ed): Master Techniques in Orthopedic Surgery: Knee Surgery, ed. 2. Philadelphia: Lippincott Williams & Wilkins, 2003, pp 417–425.

224. Paulos, L, et al: Surgical correction of limb malalignment for instability of the patella: a comparison of 2 techniques. Am J Sports Med 37(7):1288–1300, 2009.

225. Paulos, LE, Walther, CE, and Walker, JA: Rehabilitation of the surgically reconstructed and nonsurgical anterior cruciate ligament. In Insall, JN, and Scott, WN (eds): Surgery of the Knee, Vol 1, ed. 3. New York: Churchill Livingstone, 2001, p 789.

226. Pearsall, AW, et al: The evaluation of refrigerated and frozen osteochondral allografts in the knee. Surg Sci 2:232–241. 2011.

227. Pepe, MD, Giffin, JR, and Haner, CD: Meniscal transplantation. In Jackson, DW (ed): Master Techniques in Orthopedic Surgery: Reconstructive Knee Surgery, ed. 2. Philadelphia: Lippincott Williams & Wilkins, Philadelphia, 2003, pp 93–101.

228. Perry, J: Gait Analysis: Normal and Pathological Function. Thorofare, NJ: Slack, 1992.

229. Philadelphia Panel: Evidence-Based Clinical Practice Guidelines on Selected Rehabilitation Interventions for Knee Pain. Phys Ther 81(10): 1675–1700, 2001.

230. Piva, SR, Coodnight, EA, and Childs, JD: Strength around the hip and flexibility of soft tissues in individuals with and without patellofemoral pain syndrome. J Orthop Sports Phys Ther 35(12):793–801, 2005.

231. Piva, SR, et al: A balance exercise program appears to improve function for patients with total knee arthroplasty: a randomized, clinical trial. Phys Ther 90(6):880–894, 2010.

232. Post, WR, and Fulkerson, JP: Surgery of the patellofemoral joint: Indications, effects, results, and recommendations. In Insall, JN, and Scott, WN (eds): Surgery of the Knee, Vol 1, ed. 3. New York: Churchill Living- stone, 2001, p 1045.

233. Powers, CM: The influence of abnormal hip mechanics on knee injury: a biomechanical perspective. J Orthop Sports Phys Ther 40(2):42–51, 2010.

234. Powers, CM: The influence of altered lower-extremity kinematics on patellofemoral joint dysfunction: a theoretical perspective. J Orthop Sports Phys Ther 33(11):639–646, 2003.

235. Powers, CM, et al: Patellofemoral pain: proximal, distal, and local factors—2nd international research retreat. J Orthop Sports Phys Ther 42(6):A1–A54, 2012.

236. Prims, MR, and van der Wurff, P: Females with patellofemoral pain syndrome have weak hip muscles: a systemic review. Austral J Physiother 55(1):9–15, 2009.

237. Rabin, A, et al: Factors associated with visually assessed quality of movement during a lateral step-down test among individuals with patellofemoral pain. J Orthop Sports Phys Ther 44(12):937–946, 2014.

238. Rajan, RA, et al: No need for outpatient physiotherapy following total knee arthroplasty. Acta Orthop Scand 75(1):71–73, 2004.

239. Rand, JA: Cemented total knee arthroplasty: Techniques. In Morrey, BF (ed): Reconstructive Surgery of the Joints, ed. 2. New York: Churchill Liv- ingstone, 1996, p 1389.

240. Reinold, MM, et al: Current concepts in rehabilitation following articular cartilage repair procedures in the knee. J Orthop Sports Phys Ther 38(10):774–795, 2006.

241. Ricchetti, ET, et al: Comparison of lateral release versus lateral release with medial soft-tissue realignment for the treatment of recurrent patellar instability: a systematic review. Arthroscopy 23:463–468, 2007.

242. Richter, DL, et al: Knee articular cartilage repair and restoration techniques: A review of the literature. Sports Health doi:10.1177/1941738115611350. 2015.

243. Risberg, MA, et al: Neuromuscular training versus strength training first 6 months after anterior cruciate ligament reconstruction: a randomized, clinical trial. Phys Ther 87:737–750, 2007.

244. Risberg, MA, et al: The effect of knee bracing after anterior cruciate ligament reconstruction: a prospective, randomized study with two years' follow-up. Am J Sports Med 27:76–83, 1999.

245. Risberg, MA, et al: Design and implementation of a neuromuscular training program following anterior cruciate ligament reconstruction. J Orthop Sports Phys Ther 31(11):620–631, 2001.

246. Ritter, MA, et al: The effect of postoperative range of motion on functional outcomes after posterior-cruciate retaining total knee arthroplasty. J Bone Joint Surg Am 90(4):777–784, 2008.

247. Robinson, RL, and Nee, RJ: Analysis of hip strength in females seeking physical therapy for unilateral patellofemoral pain syndrome. J Orthop Sports Phys Ther 37(5):232–238, 2007.

248. Roddy, E, et al: Evidence-based recommendations for the role of exercise in the management of osteoarthritis of the hip or knee–The MOVE consensus. Rheumatology 44(1):67–73, 2005.

249. Roddy, E, Zhang, W, and Doherty, M: Aerobic walking or strengthening exercise for osteoarthritis of the knee? A systematic review. Ann Rheum Dis 64(4):544–548, 2005.

250. Roe, J, et al: A 7-year follow-up of patellar tendon and hamstring grafts for arthroscopic anterior cruciate ligament reconstruction: differences and similarities. Am J Sports Med 33(9):1337–1345, 2005.

251. Rossi, MD, and Hassan, S: Lower-limb force production in individuals after unilateral total knee arthroplasty. Arch Phys Med Rehabil 85: 1279–1284, 2003.

252. Saccomanni, B: Unicompartmental knee arthroplasty: a review of literature. Clin Rheumatol 29:339–346, 2010.

253. Sahrmann, S: Diagnosis and Treatment of Movement Impairment Syndromes. St. Louis: Mosby, 2002.

254. Schache, MB, McClelland, JA, and Webster, KE: Lower limb strength following total knee arthroplasty: A systematic review. Knee 21:12–20. 2014.

255. Schmitt, LC, et al: Instability, laxity, and physical function in patients with medial knee osteoarthritis. Phys Ther 88(12):1506–1516, 2008.

256. Schulz, MS, et al: Epidemiology of posterior cruciate ligament injuries. Arch Orthop Trauma Surg 123:186–191, 2003.

257. Schurman, DJ, and Rojer, DE: Total knee arthroplasty: range of motion across five systems. Clin Orthop 430:132–137, 2005.

258. Scott, RD: Total Knee Arthroplasty. Philadelphia: Saunders, 2006.

259. Scott, RD, et al: Long-term results of total knee replacement. In Pellicci, JM, Tria, AJ, and Garvin, KL (eds): Orthopedic Knowledge Update, 2. Hip and Knee Reconstruction. Rosemont, IL: American Academy of Orthopedic Surgeons, 2000, p 301.

260. Sculco, T, et al: Knee surgery and rehabilitation. In Melvin, JL, and Gall, V (eds): Rheumatologic Rehabilitation Series, Vol 5. Surgical Rehabilitation. Bethesda, MD: American Occupational Therapy Association, 1999, p 121.

261. Sekiya, JK, Ong, BC, and Bradley, JP: Complications in anterior cruciate ligament surgery. Orthop Clin North Am 34:99–105, 2003.

262. Sethi, P, Mirzayan, R, and Kharrazi, D: Microfracture technique. In Mirzayan, R (ed): Cartilage Injury in the Athlete. New York: Thieme Medical Publishers, 2006, pp 116–123.

263. Shaieb, MD, et al: A prospective, randomized comparison of patellar tendon versus semitendinosus and gracilis tendon autografts for anterior cruciate ligament reconstruction. Am J Sports Med 30(2):214–220, 2002.

264. Sharma, L, et al: Physical functioning over three years in knee osteoarthritis: role of psychosocial, local mechanical, and neuromuscular factors. Arthritis Rheum 48(12):3359–3370, 2003.

265. Shelbourne, KD, and Kloutwyk, TE: Rehabilitation after anterior cruciate ligament reconstruction. In Pedowitz, RA, O'Connor, JJ, and Akeson, WH (eds): Daniel's Knee Injuries: Ligament and Cartilage Structure, Function, Injury, and Repair, ed. 2. Philadelphia: Lippincott Williams & Wilkins, 2003, pp 493–500.

266. Shelbourne, KD, and Trumper, RV: Anterior cruciate ligament reconstruction: Evolution of rehabilitation. In Ellenbecker, TS (ed): Knee Ligament Rehabilitation. New York: Churchill Livingstone, 2000, pp 106–117.

267. Shelbourne, KD, and Urch, SE: Primary anterior cruciate ligament reconstruction using the contralateral autogenous patellar tendon. Am J Sports Med 28(5):651–658, 2000.

268. Sherman, OH, and Banffy, MB: Anterior cruciate ligament reconstruction: which graft is best? Arthroscopy 20(9):974–980, 2004.

269. Shoji, H, and Solomonov, M: Factors affecting postoperative flexion in total knee arthroplasty. Clin Orthop 13(6):643–649, 1990.

270. Silva, M, and Schmalzried, T: Knee strength after total knee arthroplasty. J Arthroplasty 18:605–611, 2003.

271. Singhal, MC, Fites, BS, and Johnson, DL: Fixation devices in ACL surgery: what do I need to know? Orthopedics 28(9):920–924, 2005.

272. Skou, ST, Rasmussen, S, et al: Knee confidence as it relates to self-reported and objective correlates of knee osteoarthritis: a cross-sectional study of 220 patients. J Orthop Sports Phys Ther 45(10):765–771, 2015.

273. Smidt, GL, Albright, JP, and Deusinger, RH: Pre- and postoperative functional changes in total knee patients. J Orthop Sports Phys Ther 6(1):25–29, 1984.

274. Smith, T, and Davies, L: The efficacy of continuous passive motion after anterior cruciate ligament reconstruction: a systematic review. Phys Ther Sport 8:141–152, 2007.

275. Snyder-Mackler, L, et al: Strength of the quadriceps femoris muscle and functional recovery after reconstruction of the anterior cruciate ligament. J Bone Joint Surg Am 77(8):1166–1173, 1995.

276. Soderberg, GL, and Cook, TM: An electromyographic analysis of quadriceps femoris muscle setting and straight leg raising. Phys Ther 63:1434–1438, 1983.

277. Souza, RB, et al: Femur rotation and patellofemoral joint kinematics: a weight-bearing magnetic resonance imaging analysis. J Orthop Sports Phys Ther 40(5):277–285, 2010.

278. Souza, RB, and Powers, CM: Differences in hip kinematics, muscle strength, and muscle activation between subjects with and without patellofemoral pain. J Orthop Sports Phys Ther 39(1):12–19, 2009.

279. Spencer, JD, Hayes, KC, and Alexander, IJ: Knee joint effusion and quadriceps reflex inhibition in man. Arch Phys Med Rehabil 65(4):171–177, 1984.

280. Spindler, KP, et al: Anterior cruciate ligament reconstruction autograft choice: bone-tendon-bone versus hamstring. Does it really matter? A systematic review. Am J Sports Med 32(8):1986–1995, 2004.

281. Sprague, R: Factors related to extension lag at the knee joint. J Orthop Sports Phys Ther 3(4):178–182, 1982.

282. Steadman, JR, et al: Outcomes of microfracture for traumatic chondral defects of the knee: average 11-year follow-up. Arthroscopy 19:477–484, 2003.

283. Steindler, A: Kinesiology of the Human Body Under Normal and Pathological Conditions. Springfield, IL: Charles C Thomas, 1955.

284. Sterett, WI, et al: Effect of functional bracing on knee injury in skiers with anterior cruciate ligament reconstruction: a prospective cohort study. Am J Sports Med 34(10):1581–1585, 2006.

285. Stone, RC, Frewin, PR, and Gonzales, S: Long-term assessment of arthroscopic meniscus repair: a two to six year follow-up study. Arthroscopy 6(2):73–78, 1990.

286. Stratford, P: Electromyography of the quadriceps femoris muscles in subjects with normal and acutely effused knees. Phys Ther 62(3):279–283, 1982.

287. Tadokoro, K, et al: Evaluation of hamstring strength and tendon regrowth after harvesting for anterior cruciate ligament reconstruction. Am J Sports Med 32(7):1644–1650, 2004.

288. Tagesson, S, et al: A comprehensive rehabilitation program with quadriceps strengthening in closed versus open kinetic chain exercise in patients with anterior cruciate ligament deficiency: a randomized, clinical trial evaluating dynamic tibial translation and muscle function. Am J Sports Med 36(2):298–307, 2008.

289. Tamburello, T, et al: Patella hypomobility as a cause of extensor lag. Research presentation. Overland Park, KS, May 1985.

290. Tanavalee, A, Choi, YJ, and Tria, AJ: Unicondylar knee arthroplasty: past and present. Orthopedics 28(12):1423–1433, 2005.

291. Thomas, SG, Pagura, SM, and Kennedy, D: Physical activity and its relationship to physical performance in patients with end stage knee osteoarthritis. J Orthop Sports Phys Ther 33(12):745–754, 2003.

292. Torchia, ME: Meniscal tears. In Morrey, BF (ed): Reconstructive Surgery of the Joints, ed. 2. New York: Churchill Livingstone, 1996, p 1607.

293. Tsai, AMH, and Pedowitz, RA: Meniscus injury and repair. In Pedowitz, RA, O'Connor, JJ, and Akeson, WH (eds): Daniel's Knee Injuries: Ligament and Cartilage Structure, Function, Injury, and Repair, ed. 2. Philadelphia: Lippincott Williams & Wilkins, 2003, pp 239–251.

294. Tyler, TF, and McHugh, MP: Neuromuscular rehabilitation of a female Olympic ice hockey player following anterior cruciate ligament reconstruction. J Orthop Sports Phys Ther 31(10):577–587, 2001.

295. Tyler, TF, et al: The effect of immediate weight bearing after anterior cruciate ligament reconstruction. Clin Orthop 357:141–148, 1998.

296. Tyler, TF, et al: The role of hip muscle function in the treatment of patellofemoral pain syndrome. Am J Sports Med 34:630–636, 2006.

297. Valtonen, A, et al: Muscle deficits persist after unilateral knee replacement and have implications for rehabilitation. Phys Ther 89(10):1072–1079, 2009.

298. Walsh, M, et al: Physical impairments and functional limitations: a comparison of individuals 1 year after total knee arthroplasty with control subjects. Phys Ther 78:248–258, 1998.

299. Waryasz, GR, and McDermott, AY: Patellofemoral pain syndrome (PFPS): a systematic review of anatomy and potential risk factors. Dyn Med 26:7–9, 2008.

300. Wegener, L, Kisner, C, and Nichols, D: Static and dynamic balance responses in persons with bilateral knee osteoarthritis. J Orthop Sports Phys Ther 25(1):13–18, 1997.

301. Weiss, JM, et al: What functional activities are important to patients with knee replacements? Clin Orthop 404:172–188, 2002.

302. Whiteside, LA: Fixation in total knee replacement: Bone ingrowth. In Pellicci, PM, Tria, AJ, and Garvin, KL (eds): Orthopedic Knowledge Up- date, 2. Hip and Knee Reconstruction. Rosemont, IL: American Academy of Orthopedic Surgeons, 2000, p 275.

303. Wiley, JW, Bryant, T, and Minas, T: Autologous chondrocyte implantation. In Mirzayan, R (ed): Cartilage Injury in the Athlete. New York: Thieme Medical Publishers, 2006, pp 141–157.

304. Wilk, KE, and Andrews, JR: Current concepts in the treatment of anterior cruciate ligament disruption. J Orthop Sports Phys Ther 15(6): 279–293, 1992.

305. Wilk, KE, and Andrews, JR: The effects of pad placement and angular velocity on tibial displacement during isokinetic exercise. J Orthop Sports Phys Ther 17(1):24–30, 1993.

306. Wilk, KE, and Clancy, WG: Medial collateral ligament injuries: Diagnosis, treatment, and rehabilitation in knee ligament injuries. In Engle, RP (ed): Knee Ligament Rehabilitation. New York: Churchill Livingstone, 1991, p 71.

307. Wilk, KE, et al: Patellofemoral disorders: a classification system and clin- ical guidelines for nonoperative rehabilitation. J Orthop Sports Phys Ther 28(5):307–322, 1998.

308. Wilk, KE, Reinold, MM, and Hooks, TR: Recent advances in the rehabilitation of isolated and combined anterior cruciate ligament injuries. Orthop Clin North Am 34:107–137, 2003.

309. Williams, GN, et al: Dynamic knee stability: current theory and implications for clinicians and scientists. J Orthop Sports Phys Ther 31(10): 546–566, 2001.

310. Wilson, T, Carter, N, and Gareth, T: A multicenter, single-masked study of medial, neutral, and lateral patellar taping in individuals with patellofemoral pain syndrome. J Orthop Sports Phys Ther 33(8):437–448, 2003.

311. Wilson, T: The measurement of patellar alignment in patellofemoral pain syndrome. Are we confusing assumptions with evidence? J Orthop Sports Phys Ther 37(6):330–341, 2007.

312. Wind, WM, Bergfeld, JA, and Parker, RD: Evaluation and treatment of posterior cruciate ligament injuries: revisited. Am J Sports Med 32(7):1765–1775, 2004.

313. Witvrouw, E, et al: Patellofemoral pain: consensus statement from the 3rd International Patellofemoral Pain Research Retreat held in Vancouver, September 2013. Br J Sports Med 48:411–414. 2014.

314. Wright, RW, and Fetzer, GB: Bracing after ACL reconstruction: a systematic review. Clin Orthop Relat Res 455:162–168, 2007.

315. Wright, RW, et al: A systematic review of anterior cruciate ligament reconstruction rehabilitation, part I: continuous passive motion, early weight bearing, postoperative bracing, and home-based rehabilitation. J Knee Surg 21:217–224, 2008.

316. Wright, TM: Biomechanics of total knee design. In Pellicci, PM, Tria, AJ, and Garvin, KL (eds): Orthopedic Knowledge Update, 2. Hip and Knee Reconstruction. Rosemont, IL: American Academy of Orthopedic Surgeons, 2000, p 265.

317. Zeni, JA, and Snyder-Mackler, L: Early postoperative measures predict 1- and 2-year outcomes after unilateral total knee arthroplasty: importance of contralateral limb strengthening. Phys Ther 90(1):43–55, 2010.

318. Zhang W, et al: OARSI recommendations for the management of hip and knee arthritis, Part II: OARSI evidence-based, expert consensus guidelines. Osteoarthritis and Cartilage 16:137–162, 2008.

Tornozelo e pé

Lynn Colby, PT, MS

Carolyn Kisner, PT, MS

Jonathan Rose, PT, MS, SCS, ATC

John Borstad, PT, PHD

■ **Estrutura e função do tornozelo e do pé 924**

RELAÇÕES ESTRUTURAIS E MOVIMENTOS **924**
Características anatômicas 924
Definição dos movimentos do pé e do tornozelo 924
Características e artrocinemática das articulações da perna, do tornozelo e do pé 925

FUNÇÃO DO TORNOZELO E DO PÉ **927**
Relações estruturais 927
Função muscular no tornozelo e no pé 928

O COMPLEXO DO TORNOZELO/PÉ E A MARCHA **928**
Função das articulações do tornozelo e do pé durante a marcha 928
Controle muscular do tornozelo e do pé durante a marcha 928

DOR REFERIDA E LESÃO NERVOSA **929**
Principais nervos sujeitos a pressão e trauma 929
Fontes comuns de referência sensitiva segmentar no pé 929

■ **Tratamento de distúrbios e cirurgias do pé e do tornozelo 929**

HIPOMOBILIDADE ARTICULAR: TRATAMENTO CONSERVADOR **929**
Patologias articulares comuns e etiologia dos sintomas 929

Deficiências estruturais e funcionais comuns, limitações nas atividades e restrições à participação 930
Hipomobilidade articular: tratamento – fase de proteção 931
Hipomobilidade articular: tratamento – fases de movimento controlado e de retorno à função 932

CIRURGIA ARTICULAR E TRATAMENTO PÓS-OPERATÓRIO **933**
Artroplastia total do tornozelo 934
Artrodese em tornozelo e pé 941

DOR NA PERNA, NO CALCANHAR E NO PÉ: TRATAMENTO CONSERVADOR **944**
Patologias relacionadas e etiologia dos sintomas 945
Comprometimentos estruturais e funcionais comuns, limitações nas atividades e restrições à participação 946
Dor na perna, no calcanhar e no pé: tratamento – fase de proteção 947
Dor na perna, no calcanhar e no pé: tratamento – fases de movimento controlado e de retorno à função 947

LESÕES LIGAMENTARES: TRATAMENTO CONSERVADOR **948**
Comprometimentos estruturais e funcionais comuns, limitações nas atividades e restrições à participação 948
Entorse do tornozelo: tratamento – fase de proteção 949
Entorse do tornozelo: tratamento – fase de movimento controlado 949

Entorse do tornozelo: tratamento – fase de retorno à função 950

LESÕES TRAUMÁTICAS DOS TECIDOS MOLES: TRATAMENTO CIRÚRGICO E PÓS-OPERATÓRIO **951**
Reparo de rupturas completas do ligamento lateral do tornozelo 951
Reparo de um tendão do calcâneo rompido 958

■ **Intervenções com exercícios para o tornozelo e o pé 967**

TÉCNICAS DE EXERCÍCIOS PARA AUMENTAR A FLEXIBILIDADE E A AMPLITUDE DE MOVIMENTO **967**
Exercícios de flexibilidade para a região do tornozelo 967
Exercícios de flexibilidade para limitação da mobilidade dos dedos 969
Alongamento da fáscia plantar do pé 969

EXERCÍCIOS PARA DESENVOLVER E MELHORAR O DESEMPENHO MUSCULAR E O CONTROLE FUNCIONAL **969**
Exercícios para desenvolver o controle neuromuscular dinâmico 969
Exercícios em cadeia aberta (sem apoio de peso) 970
Exercícios em cadeia fechada (com apoio de peso) 972
Progressão funcional para tornozelo e pé 973

ATIVIDADES DE APRENDIZADO INDEPENDENTE **974**

As articulações, os ligamentos e os músculos do tornozelo e do pé são projetados para dar estabilidade e mobilidade às estruturas terminais do membro inferior. Quando uma pessoa está em pé, o pé precisa suportar o peso do corpo com um gasto mínimo de energia muscular. Além disso, precisa ser ao mesmo tempo flexível e relativamente rígido de acordo com as diferentes demandas funcionais. Essa versatilidade permite que o pé absorva forças, se acomode a superfícies irregulares e funcione como uma alavanca estrutural ao fazer a propulsão do corpo para a frente durante a caminhada e a corrida.

É importante compreender com clareza a anatomia e a cinesiologia do tornozelo e do pé para tratar os comprometimentos nessa região do corpo. A primeira seção deste capítulo revê os pontos-chave das áreas que o leitor deverá conhecer e compreender. A segunda seção contém diretrizes para o tratamento de distúrbios e cirurgias na região do pé e do tornozelo, e a terceira seção descreve intervenções com exercícios para essa região. Os Capítulos 10 a 13 apresentam informações gerais sobre princípios de tratamento; o leitor deverá estar familiarizado com a matéria desses capítulos e ter conhecimentos sobre exame e avaliação, de modo a elaborar de maneira efetiva um programa de exercícios terapêuticos para melhorar a função do tornozelo e do pé em pacientes com comprometimentos decorrentes de lesão, patologia ou a recuperação após cirurgia.

Estrutura e função do tornozelo e do pé

Os ossos do tornozelo e do pé consistem nas regiões distais da tíbia e da fíbula, sete tarsais, cinco metatarsais e 14 falanges (Fig. 22.1).

RELAÇÕES ESTRUTURAIS E MOVIMENTOS

Características anatômicas

A perna é estruturalmente projetada para transmitir as forças de reação do solo a partir do pé, subindo até a

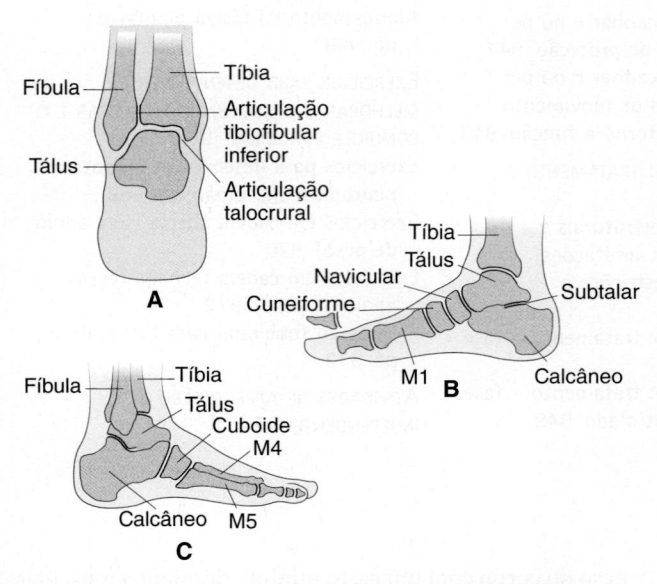

Figura 22.1 Ossos do tornozelo e do pé. **(A)** Vista anterior da parte inferior da perna e do tornozelo, **(B)** vista medial e **(C)** vista lateral do tornozelo e do pé.

articulação do joelho e do fêmur durante as atividades na posição ereta. Dependendo da atividade, o pé e o tornozelo fornecem uma base para a estabilidade ou movimento do membro distal, ajudando a perna no controle das forças e demandas. Os movimentos no tornozelo e no pé são definidos usando descritores do plano primário e descritores triplanares.

Perna

A tíbia e a fíbula formam a perna. Esses dois ossos são mantidos unidos por uma membrana interóssea existente entre os ossos, por ligamentos tibiofibulares inferiores anterior e posterior fortes que fornecem estabilidade para a articulação tibiofibular distal, e por uma cápsula forte que envolve a articulação tibiofibular proximal. Diferentemente do que ocorre no rádio e na ulna no membro superior, a tíbia e a fíbula não rodam uma em torno da outra, mas há um leve movimento entre os dois ossos, permitindo um maior movimento nas articulações do tornozelo.

Pé

O pé é dividido em três segmentos: retropé, mediopé e antepé.

Retropé. Os ossos tálus e calcâneo constituem o segmento posterior.

Mediopé. Os ossos navicular, cuboide e os três cuneiformes formam o segmento médio.

Antepé. Os cinco ossos metatarsais e as 14 falanges constituem o segmento anterior. Cada dedo tem três falanges, exceto o hálux, que tem duas.

Definição dos movimentos do pé e do tornozelo

Movimentos no plano primário

Embora os movimentos do pé e do tornozelo não ocorram puramente nos planos cardinais, ainda assim eles são definidos da seguinte forma.[71,211,293]

Movimento no plano sagital em torno do eixo frontal (coronal). A *dorsiflexão* é o movimento na direção dorsal que diminui o ângulo entre a perna e o dorso do pé, e a *flexão plantar* é o movimento na direção plantar. O movimento que ocorre nos dedos pode também ser chamado de dorsiflexão ou extensão, e flexão plantar ou flexão.

Movimento no plano frontal em torno do eixo sagital (anteroposterior). A *inversão* é o movimento em que o pé vira para dentro, e a *eversão* aquele em que o pé vira para fora. Normalmente, um movimento para dentro e para fora é descrito em termos de abdução e adução, porém como o pé situa-se em ângulo reto com a perna, os termos abdução e adução não se aplicam a esse movimento no plano frontal.

Movimento no plano transverso em torno do eixo vertical. A *abdução* é o movimento em que o pé se afasta da linha mediana e *adução* é o movimento em direção à linha mediana.

Movimentos triplanares

O movimento triplanar ocorre em torno de um eixo oblíquo em cada articulação do tornozelo e do pé. As definições descrevem o movimento do osso localizado distalmente sobre o osso localizado proximalmente. Quando o osso proximal se move sobre o osso distal que está estabilizado, como durante o apoio de peso, o movimento do osso proximal é o oposto, embora o movimento relativo na articulação seja o mesmo conforme a definição.

Pronação. Pronação é uma combinação de dorsiflexão, eversão e abdução. Durante a descarga de peso, a pronação das articulações subtalar e transversa do tarso faz com que haja uma depressão do arco do pé e ocorra uma supinação relativa do antepé com dorsiflexão do primeiro metatarsal e flexão plantar do quinto metatarsal. Essa é a posição livre ou móvel do pé e é assumida quando ele absorve o impacto da descarga de peso e as forças em rotação do resto do membro inferior, e quando o pé molda-se ao solo.[71]

Supinação. Supinação é uma combinação de flexão plantar, inversão e adução. Quando o pé está em cadeia fechada, apoiando peso, a supinação das articulações subtalar e transversa do tarso com uma torção em pronação do antepé (flexão plantar do primeiro metatarsal e dorsiflexão do quinto metatarsal) aumenta o arco do pé e esta é a posição de bloqueio ou estável das articulações do pé. Essa é a posição que o pé assume quando uma alavanca rígida é necessária para fazer a propulsão do corpo à frente durante a fase de impulso da deambulação.[211,293]

Observação: os termos *inversão* e *supinação*, assim como *eversão* e *pronação*, são, em geral, usados como sinônimos.[252] Este livro usa os termos de acordo com a definição dada acima.

Características e artrocinemática das articulações da perna, do tornozelo e do pé

As características de cada articulação da perna, tornozelo e pé ditam como elas contribuem para a função do complexo do tornozelo-pé.[211,293]

Articulações tibiofibulares

Anatomicamente, as articulações tibiofibulares superior e inferior são separadas do tornozelo, mas proporcionam movimentos acessórios que permitem maior movimento à região. A fusão ou imobilidade nessas articulações prejudica a função do tornozelo. O forte encaixe formado pelas extremidades distais da tíbia e da fíbula forma a superfície proximal da articulação do tornozelo (talocrural).

Características da articulação tibiofibular superior. A articulação tibiofibular superior é uma articulação sinovial plana formada pela cabeça da fíbula e uma faceta na região posterolateral da margem do côndilo da tíbia. A faceta aponta nos sentidos posterior, inferior e lateral. Embora esteja próxima da articulação do joelho, possui uma cápsula própria que é reforçada pelos ligamentos tibiofibulares anterior e posterior.

Características da articulação tibiofibular inferior. A articulação tibiofibular inferior é uma sindesmose com tecido fibroadiposo entre as duas superfícies ósseas. Essa forte articulação é suportada pelo ligamento interósseo tibiofibular da perna e ligamentos tibiofibulares anterior e posterior.

Movimentos acessórios. Com a dorsiflexão e a flexão plantar do tornozelo, ocorrem leves movimentos acessórios da fíbula. A direção do movimento é variável dependendo da orientação da faceta da articulação tibiofibular proximal e da elasticidade dos ligamentos tibiofibulares. Contudo, o movimento é necessário para permitir uma amplitude de movimento completa do tálus sobre o encaixe durante a dorsiflexão do tornozelo.

Articulação do tornozelo (talocrural)

Características. A articulação do tornozelo (talocrural) é uma articulação sinovial em dobradiça formada pelo encaixe (extremidade distal da tíbia e maléolos da tíbia e da fíbula) e pela tróclea (cúpula) do tálus. Essa articulação está envolta por uma cápsula relativamente fina e fraca. Esta, junto à articulação subtalar, é suportada medialmente pelo ligamento colateral medial (deltoide) e lateralmente pelos ligamentos colaterais laterais (talofibular e calcaneofibular anteriores e posteriores) (Fig. 22.2).

O maléolo da fíbula estende-se mais distal e posteriormente do que o maléolo da tíbia, de modo que o encaixe faz uma angulação para fora e para baixo. Isso faz o eixo de movimento rodar lateralmente 20° a 30° e inclinar para baixo 10°. A superfície do encaixe é congruente com a superfície articuladora do corpo do tálus.

A superfície do tálus tem forma de cunha, sendo mais larga anteriormente, e também tem a forma de cone, com o ápice apontando no sentido medial. Como resultado da orientação do eixo e da forma do tálus durante a dorsiflexão, o tálus também abduz e faz uma leve eversão (pronação). Quando o pé faz uma flexão plantar, o tálus também aduz e faz uma leve inversão (supinação). A dorsiflexão é a posição de bloqueio, estável, da articulação talocrural. A flexão plantar é a posição livre.

Recomendação clínica

É importante perceber que as posições de estabilidade do tornozelo e do pé nem sempre coincidem. Por exemplo, a articulação do tornozelo fica mais vulnerável à lesão quando a pessoa caminha com salto alto, porque a articulação talocrural fica menos estável na flexão plantar ao mesmo tempo que as articulações subtalar e transversa do tarso se acham na posição de bloqueio (rígida).

Artrocinemática. A superfície articuladora côncava é o encaixe; a superfície articuladora convexa é o corpo do tálus. Com os movimentos fisiológicos do pé, a superfície articuladora do tálus desliza na direção oposta. A artrocinemática está resumida no Quadro 22.1.

Articulação subtalar (talocalcânea)

Características. A articulação subtalar (talocalcânea) é uma articulação complexa com três articulações entre o tálus e o calcâneo. Tem um eixo de movimento oblíquo que passa a aproximadamente 42° do plano transverso e 16° do plano sagital, o que permite ao calcâneo fazer pronação e supinação em um movimento triplanar sobre o tálus.

A inversão (virar o calcanhar para dentro) e a eversão (virar o calcanhar para fora) no plano frontal podem ser isoladas somente com o movimento passivo. A articulação subtalar é suportada pelos ligamentos colaterais medial e lateral, que também suportam a articulação talocrural; pelo ligamento talocalcâneo interósseo no canal do tarso; e pelos ligamentos talocalcâneos posterior e lateral (ver Fig. 22.2). Em atividades em cadeia fechada, a articulação atenua as forças rotatórias entre a perna e o pé de modo que, em geral, não ocorre uma rotação excessiva para dentro e para fora do pé enquanto este mantém contato com a superfície de apoio.

Das três articulações entre o tálus e o calcâneo, a posterior é separada da anterior e média pelo canal do tarso. O canal divide a articulação subtalar em duas cavidades articulares. A articulação posterior tem sua própria cápsula. As articulações anteriores são envoltas pela mesma cápsula da articulação talonavicular, formando a articulação talocalcaneonavicular. Funcionalmente, essas articulações atuam juntas.

Artrocinemática. A faceta na base do tálus no compartimento posterior é côncava e a faceta oposta no calcâneo é convexa. As facetas das articulações anterior e média do tálus são convexas, enquanto as facetas opostas no calcâneo são côncavas. Com movimentos fisiológicos em cadeia aberta da articulação subtalar, a porção posterior convexa do calcâneo desliza em oposição ao movimento; as facetas anterior e média côncavas no calcâneo deslizam na mesma direção, similar ao movimento de girar uma maçaneta. Com o movimento componente de eversão, à medida que o calcâneo balança lateralmente, a superfície articuladora posterior desliza medialmente, e com a inversão a superfície articuladora posterior desliza lateralmente.

Articulação talonavicular

Características. Anatômica e funcionalmente, a articulação talonavicular faz parte de uma articulação complexa entre os ossos tálus e navicular, assim como as facetas anterior e medial da articulação subtalar. É suportada pelos ligamentos talonaviculares em mola, deltoide, bifurcado e dorsal. Os movimentos triplanares do navicular sobre o tálus funcionam junto à articulação subtalar, resultando em pronação e supinação.

Durante a pronação, no pé de apoio, a cabeça do tálus cai na direção plantar e medial, resultando em um pé flexível e com o arco longitudinal medial diminuído. Em essência, à medida que ocorre a eversão do calcâneo, este não pode fazer a dorsiflexão e abdução com o pé sobre o solo, de modo que o tálus faz uma flexão plantar e inversão sobre o calcâneo. Esse movimento para baixo e para dentro da cabeça do tálus resulta em um movimento para cima e para fora do navicular e um achatamento do arco. Durante a supinação ocorre o oposto, resultando em um pé estruturalmente estável e um arco longitudinal medial aumentado. O calcâneo faz a inversão e o tálus faz dorsiflexão e eversão, resultando em flexão plantar, inversão e adução do navicular.

Artrocinemática. A cabeça do tálus é convexa; a superfície articuladora proximal do navicular é côncava. Com os movimentos fisiológicos do pé, o navicular desliza na mesma direção que o movimento do antepé. No movimento de

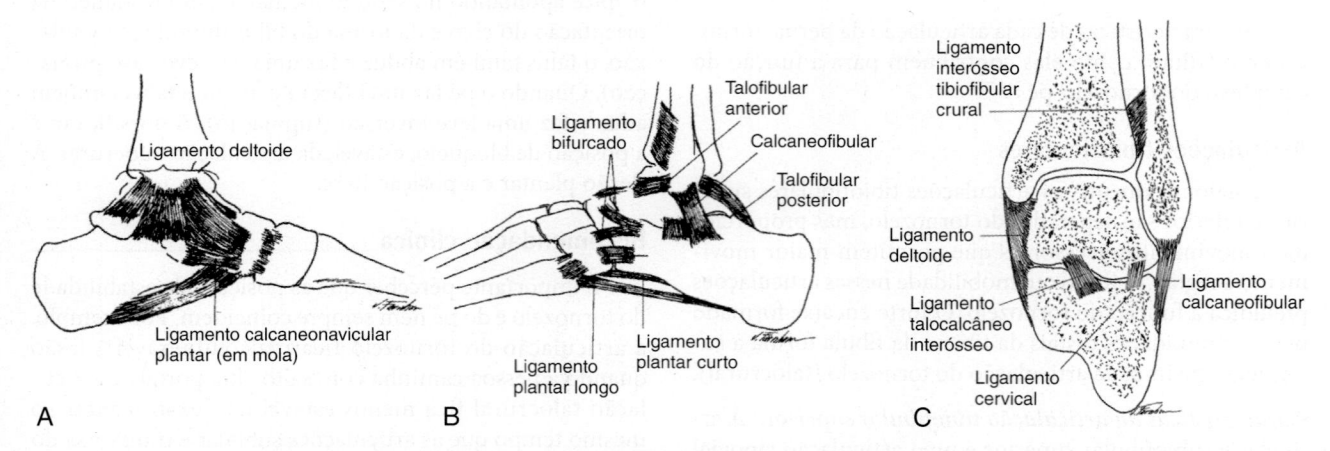

Figura 22.2   Ligamentos do tornozelo e do pé. **(A)** Vista medial, **(B)** vista lateral e **(C)** vista posterior (corte transverso). (De Martin RL e Kivlan, B: The ankle and foot complex. In Levangie PK e Norkin CC (eds): *Joint Structure and Function*, 5.ed. Filadélfia: F.A. Davis, A e B, p. 445; C, p. 449, com permissão.)

| QUADRO 22.1 | Artrocinemática das articulações do tornozelo e do pé | |

Movimento fisiológico	Rolamento	Deslizamento
Articulação talocrural: movimento do tálus		
Dorsiflexão	Anterior	Posterior
Flexão plantar	Posterior	Anterior
Articulação subtalar: movimento do calcâneo (superfície articuladora posterior)		
Supinação com inversão	Medial	Lateral
Pronação com eversão	Lateral	Medial
Articulação talonavicular: movimento do navicular (cadeia aberta)		
Supinação	Plantar e medial	Plantar e medial
Pronação	Dorsal e lateral	Dorsal e lateral
Articulações metatarsofalângicas e interfalângicas: movimento das falanges		
Flexão	Plantar	Plantar
Extensão	Dorsal	Dorsal

pronação em cadeia aberta, o navicular desliza dorsal e lateralmente (abdução e eversão), resultando em uma retificação do arco longitudinal medial. Com a supinação, o navicular desliza nos sentidos plantar e medial (adução e inversão) (ver Quadro 22.1).

Articulação transversa do tarso

Características. Esta articulação complexa do ponto de vista funcional localiza-se entre o retropé e o mediopé e inclui as articulações anatomicamente separadas talonavicular e calcaneocubóidea. A articulação talonavicular foi descrita na seção anterior. A articulação calcaneocubóidea tem a forma de sela. A articulação transversa do tarso participa dos movimentos triplanares de pronação/supinação do pé e faz movimentos compensatórios para acomodar variações no solo. Os movimentos acessórios passivos incluem abdução/adução, inversão/eversão e deslizamento dorsal/plantar.

Artrocinemática. A superfície articuladora do calcâneo é convexa na direção dorsal para plantar e côncava no sentido medial para lateral. A superfície articuladora do cuboide é reciprocamente côncava e convexa.

Articulações intertarsais e tarsometatarsais restantes

As articulações intertarsais e tarsometatarsais restantes são articulações planas que reforçam a função das articu-lações transversas do tarso e ajudam a regular a posição do antepé no solo durante o apoio de peso.

Articulações metatarsofalângicas e interfalângicas dos dedos

As articulações metatarsofalângicas (MTF) e inter-falângicas (IF) dos dedos são semelhantes às articulações metacarpofalângicas e IF das mãos, exceto que, nos dedos do pé, a amplitude de movimento (ADM) de extensão é mais importante do que a de flexão. A extensão das articu-lações MTF é necessária para uma marcha normal. Também, diferentemente do polegar, o hálux não funciona separadamente, com relação aos demais dedos do pé.

FUNÇÃO DO TORNOZELO E DO PÉ

Relações estruturais

Interdependência dos movimentos da perna e do pé. No pé de apoio, o movimento subtalar e a rotação da tíbia são interdependentes. A supinação da articulação subtalar re-sulta na (ou é causada pela) rotação lateral da tíbia e, de modo contrário, a pronação da articulação subtalar resulta na (ou é causada pela) rotação medial da tíbia.[211,293]

Arcos. Os arcos do pé são visualizados como uma placa osteoligamentar torcida, com as cabeças dos metatarsais sendo a cunha anterior da placa posicionada horizontal-mente e o calcâneo sendo a cunha posterior posicionada verticalmente. A torção produz os arcos longitudinal e transverso. Quando o pé está apoiando peso, a placa tende a distorcer e retificar levemente o arco.[211]

- O suporte primário dos arcos vem do ligamento em mola, com suporte adicional do ligamento plantar longo, apo-neurose plantar e ligamento plantar curto (ver Fig. 22.2). Durante o impulso na marcha, à medida que o pé faz flexão plantar e supinação, e as articulações MTF se es-tendem, aumenta a tensão sobre a aponeurose plantar, o que ajuda a aumentar o arco. Isso é chamado de "efeito molinete".
- No pé estático normal, os músculos contribuem pouco para suportar os arcos, contudo, sem tensão muscular, o suporte passivo é tensionado e a pronação do pé aumenta sob a carga durante o apoio. Nesse aspecto, os músculos contribuem para o suporte do arco durante a deambulação.

Efeito na postura. Quando se está em pé com o peso dis-tribuído igualmente entre os dois membros inferiores, se um pé/complexo do tornozelo estiver mais pronado do que o outro, o efeito geral será uma assimetria no plano frontal com uma "perna mais curta" naquele lado. Todas as refe-rências típicas (crista ilíaca, trocanter maior, crista poplítea, cabeça da fíbula e maléolo medial) no lado do pé pronado ficam ligeiramente mais baixas.

Posturas anormais do pé. Uma pessoa com uma deformi-dade do calcâneo em varo (observada sem apoio de peso) pode compensar ficando em pé com uma postura de calcâneo pronado (ou evertido).[72] A rotação medial da perna, o valgo do joelho e a rotação medial do fêmur podem também ser vistos com a postura de pronação do pé. Os termos pé plano, pé pronado e pé chato são, em geral, usados como sinônimos para significar uma postura do retropé em pronação e um arco longitudinal medial diminuído. Pé cavo e pé supinado descrevem um pé com o arco mais alto.[252]

Função muscular no tornozelo e no pé

Músculos flexores plantares. A flexão plantar é causada primariamente pelo músculo gastrocnêmio biarticular e pelo músculo sóleo uniarticular, com esses músculos se inserindo no calcâneo por meio do tendão do calcâneo.

Músculos flexores plantares secundários. Os outros músculos que passam posteriormente ao eixo de movimento de flexão plantar contribuem minimamente para esse movimento, mas têm outras funções.

- O músculo tibial posterior é um forte *supinador* e *inversor* que dá suporte ao arco longitudinal medial durante o apoio de peso[247] e controla e reverte a pronação durante a resposta de carga da marcha.
- Os músculos flexor longo do hálux e flexor longo dos dedos flexionam os dedos e ajudam a suportar o arco longitudinal medial. Para evitar dedos em garra (extensão MTF com flexão IF), os músculos intrínsecos precisam também atuar nas articulações MTF.
- Os músculos fibular longo e curto fazem primariamente a *pronação* do pé na articulação subtalar, e o longo dá suporte aos arcos transverso e longitudinal lateral durante atividades com apoio de peso.

Dorsiflexores. A dorsiflexão do tornozelo é causada pelos músculos tibial anterior (que também faz a inversão do tornozelo), extensor longo do hálux e extensor longo dos dedos (que também estendem os dedos) e fibular terceiro.

Músculos intrínsecos. Os músculos intrínsecos do pé funcionam de modo similar aos da mão (exceto que não há uma função parecida com a do polegar no pé). Além disso, dão suporte aos arcos durante a marcha.

Estabilidade em pé. Na posição normal em pé, a linha da gravidade passa anteriormente ao eixo da articulação do tornozelo, criando um momento de dorsiflexão. O músculo sóleo se contrai para contrapor o momento gravitacional, tracionando a tíbia. Outros músculos extrínsecos do pé ajudam a estabilizá-lo durante o balanço postural.

O COMPLEXO DO TORNOZELO/PÉ E A MARCHA

Durante o ciclo normal da marcha, o tornozelo percorre uma ADM de 32° a 35°. Ocorrem aproximadamente 7° de dorsiflexão no final do apoio médio quando o calcanhar começa a levantar e 25° de flexão plantar no final do apoio (saída dos dedos).[254]

Função das articulações do tornozelo e do pé durante a marcha

As funções de absorção de choque, adequação da forma ao terreno e propulsão do tornozelo e do pé incluem:[211,254,267]

- Durante a *resposta à descarga* (do contato do calcanhar com o solo até o apoio total do pé), o calcanhar bate no solo em posição neutra ou leve supinação. À medida que o pé desce para o solo, começa a fazer pronação rumo à sua posição livre. Todo o membro inferior roda para dentro, o que reforça a posição livre do pé. Com o pé em uma posição livre, este pode conformar-se às variações no contorno do solo e absorver parte das forças de impacto à medida que o pé é abaixado.
- Assim que o pé se firma no solo, inicia-se a dorsiflexão à medida que a tíbia avança sobre o pé. A tíbia continua a realizar a rotação medial, o que reforça a pronação da articulação subtalar e a posição livre do pé.
- Durante o *apoio médio* e continuando pelo *apoio terminal*, a tíbia começa a realizar a rotação lateral, o que inicia a supinação do retropé e o travamento da articulação transversa do tarso. Isso leva o pé à sua posição de bloqueio, que é reforçada à medida que o calcanhar levanta e o apoio recai sobre os dedos, causando a extensão dos dedos e o tensionamento da aponeurose plantar (efeito de molinete). Essa posição estável converte o pé em uma alavanca rígida, pronta para fazer a propulsão do corpo para a frente, à medida que se dá a flexão plantar do tornozelo produzida pela tração do grupo muscular gastrocnêmio-sóleo.

Controle muscular do tornozelo e do pé durante a marcha

Os músculos do tornozelo e do pé funcionam da seguinte maneira durante o ciclo da marcha.[211,254,267]

Músculos dorsiflexores do tornozelo. Os dorsiflexores do tornozelo funcionam durante o contato inicial do pé e resposta à descarga (do contato do calcanhar com o solo até o apoio completo do pé) para contrapor o torque de flexão plantar e controlar a descida do pé até o solo. Eles também funcionam durante a fase de balanço para evitar que o pé fique em flexão plantar e se arraste no solo. Quando os dorsiflexores não funcionam, toda a planta do pé bate no solo durante o contato inicial do pé, e o quadril e o joelho flexionam excessivamente durante o balanço (ou os dedos arrastam no solo).

Músculos flexores plantares do tornozelo. Os flexores plantares do tornozelo funcionam de maneira excêntrica, logo no início do apoio, para controlar a velocidade do movimento da tíbia para a frente. Então, decorridos cerca de 40% do ciclo (apoio médio), há uma explosão de atividade concêntrica para iniciar a flexão plantar do tornozelo para o impulso final. A perda de função resulta em um leve atraso do membro inferior durante o apoio terminal e na ausência de impulso.

Músculos eversores do tornozelo. A contração do músculo fibular longo no final da fase de apoio facilita a transferência de peso do lado lateral para o lado medial do pé. Também estabiliza o primeiro raio e facilita a torção em pronação das articulações tarsometatarsais à medida que ocorre um aumento da supinação no retropé.

Músculos inversores do tornozelo. O tibial anterior ajuda a controlar a força de pronação sobre o retropé e o tibial posterior ajuda a controlar a força de pronação no arco longitudinal medial durante a resposta à carga da marcha.

Músculos intrínsecos. Os músculos intrínsecos suportam os arcos transverso e longitudinal durante a marcha.

DOR REFERIDA E LESÃO NERVOSA

Vários nervos importantes terminam no pé. A lesão ou o encarceramento desses nervos pode ocorrer em qualquer parte ao longo do seu trajeto, desde a coluna lombossacral até perto de sua terminação nervosa. Para que o tratamento seja efetivo precisa ser direcionado para a fonte do problema. Portanto, quando o paciente relatar padrões de dor referida, alterações sensitivas ou fraqueza muscular, deve-se obter sua história clínica completa e fazer um exame minucioso. Para uma descrição detalhada e ilustrações dos padrões de dor referida e inervações de nervos periféricos na região do pé e tornozelo, ver o Capítulo 13 e ilustrações pertinentes.

Principais nervos sujeitos a pressão e trauma

Nervo fibular comum. A pressão sobre o nervo fibular comum (antes denominado peroneal) pode ocorrer em seu trajeto lateral em torno do colo da fíbula, quando ele passa através de uma abertura no músculo fibular longo.

Nervo tibial posterior. O encarceramento no túnel do tarso, que causa a síndrome do túnel do tarso, pode ocorrer em razão de uma lesão que invade o espaço posterior ao maléolo medial.

Nervos plantar e calcâneo. Esses ramos do nervo tibial posterior podem ser encarcerados quando passam sob a face medial do pé e através de aberturas no músculo abdutor do hálux. A pronação excessiva pressiona os nervos contra essas aberturas. A irritação dos nervos pode desencadear sintomas similares aos da distensão aguda do pé (hipersensibilidade na face plantar posteromedial do pé), calcanhar doloroso (nervo calcâneo inflamado) e dor em um pé cavo.

Fontes comuns de referência sensitiva segmentar no pé

O pé é o ponto terminal das raízes nervosas L4, L5 e S1 que correm nos ramos terminais dos nervos fibular e tibial. Pode ocorrer dor referida com irritação dos tecidos derivados dos mesmos segmentos vertebrais ou alterações sensitivas decorrentes de irritação ou dano a essas raízes nervosas (ver Fig. 13.2).

■ Tratamento de distúrbios e cirurgias do pé e do tornozelo

Para fazer boas escolhas clínicas ao atender pacientes com distúrbios do pé e do tornozelo, é necessário compreender as diferentes patologias, procedimentos cirúrgicos e precauções associadas e identificar corretamente os comprometimentos, limitações nas atividades e restrições à participação. Nesta seção, são apresentadas patologias e cirurgias comuns e descritos o tratamento conservador e o pós-operatório das condições com base nos princípios de cicatrização dos tecidos e intervenções com exercícios.

HIPOMOBILIDADE ARTICULAR: TRATAMENTO CONSERVADOR

Patologias articulares comuns e etiologia dos sintomas

Patologias como a artrite reumatoide (AR), artrite reumatoide juvenil (ARJ), doença articular degenerativa (DAD) e reações articulares agudas após trauma, luxações ou fraturas afetam o complexo do pé e do tornozelo. Quando uma articulação é imobilizada com gesso ou tala durante algum tempo, desenvolvem-se contraturas e aderências pós-imobilização nas cápsulas articulares e tecidos circunjacentes. Ver no Capítulo 11 informações básicas sobre artrite, rigidez pós-imobilização e etiologia dos sintomas. A seção adiante trata das condições articulares que ocorrem especificamente no tornozelo e no pé.

Artrite reumatoide (AR). A patologia do pé e do tornozelo decorrente de AR afeta comumente o antepé no início do processo de enfermidade; mais tarde, o retropé; e, com menor frequência, o tornozelo.[146,214] A ocorrência de AR nas articulações MTF, subtalar e talocrural do pé pode levar a instabilidades progressivas e deformidades dolorosas, como um hálux valgo e subluxação das cabeças dos metatarsais. Pode também ocorrer ruptura de tendões da musculatura do pé e do tornozelo como resultado da inflamação crônica, contribuindo, talvez, para a deformidade.[146]

Doença articular degenerativa (DAD) e trauma articular. Ocorrem sintomas degenerativos nas articulações que sofrem traumas repetitivos, com os sintomas articulares agudos sendo vistos, com frequência, junto com as entorses do tornozelo, instabilidades crônicas ou fraturas. A artrite pós-traumática que leva à DAD é de longe o tipo mais comum de artrite que afeta o tornozelo, sendo responsável por cerca de 70 a 80% de todas as artrites do tornozelo. Em contraste, a osteoartrite primária, um tipo comum de artrite no quadril e joelho, é rara no tornozelo, mesmo na população mais idosa.[214,346]

Rigidez pós-imobilização. Sempre que uma articulação é imobilizada após uma fratura ou cirurgia, podem ocorrer contraturas e aderências nos tecidos moles capsulares e nos tecidos periarticulares circunjacentes.

Gota. Os sintomas em geral afetam a articulação MTF do hálux, causando dor durante o apoio terminal, de modo que a fase de apoio torna-se mais curta e não há suavidade no impulso.

Deficiências estruturais e funcionais comuns, limitações nas atividades e restrições à participação

Na AR ocorrem muitos dos comprometimentos e deformidades listados adiante com a progressão da doença.[146,308] Com a DAD e rigidez pós-imobilização, apenas a(s) articulação(ões) afetada(s) fica(m) limitada(s).[44] As limitações nas atividades e restrições à participação ocorrem primariamente como resultado da perda da capacidade de apoiar o peso.

- **Mobilidade restrita.** Quando os sintomas são agudos, o paciente apresenta edema e mobilidade restrita, dolorosa, em particular durante atividades com apoio de peso. Quando os sintomas são crônicos, há limitação dos movimentos, diminuição da mobilidade intra-articular e uma sensação terminal capsular firme na articulação afetada.
  - *Articulações tibiofibulares proximal e distal.* A restrição na mobilidade acessória nessas articulações em geral ocorre após períodos de imobilidade, limitando o movimento do tornozelo e da articulação subtalar.
  - *Articulação talocrural.* A flexão plantar passiva é mais limitada do que a dorsiflexão (a menos que o grupo muscular gastrocnêmio-sóleo também esteja encurtado, caso no qual a dorsiflexão também se acha limitada).[57]
  - *Articulações subtalar, transversa do tarso e tarsometatarsal.* A limitação progressiva da supinação se desenvolve até que, eventualmente, a articulação se torna fixada em pronação, com o achatamento do arco longitudinal medial.[57] A posição de bloqueio dos tarsais (supinação) torna-se cada vez mais difícil de ser assumida durante a fase de apoio terminal (impulso) da marcha. Experimenta-se dor moderada a severa no pé quando há artrite no mediopé, em especial durante o apoio de peso.[277]
  - *Articulação MTF do hálux.* Desenvolve-se uma limitação geral na extensão e alguma limitação na flexão; as articulações MTF restantes são afetadas de forma variada. A falta de extensão restringe a fase de apoio terminal da marcha com uma inabilidade de levar o peso para cima das cabeças dos metatarsais. Isso exacerba a postura em pronação e a inabilidade de fazer a supinação do pé durante o impulso na marcha.

- **Deformidades do alinhamento.** As deformidades ocorrem por causa de uma variedade de fatores, incluindo desequilíbrios musculares, calçados inapropriados, trauma e hereditariedade, entre outros. As deformidades comuns do antepé estão descritas no Quadro 22.2.[205,308]
- **Fraqueza muscular e resistência muscular à fadiga diminuída.** A inibição resultante de dor e uso relativamente diminuído dos membros leva ao comprometimento da função muscular.
- **Comprometimento do equilíbrio e do controle postural.** Os receptores sensitivos nas articulações e ligamentos do tornozelo, assim como nos fusos musculares, fornecem informações importantes para o uso da *estratégia de tornozelo* para a manutenção do equilíbrio. A estratégia de tornozelo é usada no controle do equilíbrio durante as perturbações (ver Cap. 8). Quando há instabilidade, comprometimento muscular ou artrite, o *feedback* é defeituoso e ocorrem déficits de equilíbrio.
- **Maior frequência de quedas.** O comprometimento do equilíbrio ou um senso de instabilidade (falseio) no tornozelo pode levar a quedas frequentes ou ao medo de cair, desse modo restringindo a mobilidade na comunidade.[214]

QUADRO 22.2   Deformidades comuns do antepé relacionadas à artrite

- *Hálux valgo.* Esta deformidade no dedão (hálux) desenvolve-se à medida que a falange proximal desvia-se lateralmente em direção ao segundo dedo. Por fim, os músculos flexores e extensores do hálux desviam-se lateralmente e acentuam ainda mais a deformidade. A bursa sobre a face medial da cabeça do metatarsal pode tornar-se inflamada e levar o osso a hipertrofiar-se, causando um joanete doloroso.
- *Hálux limite/hálux rígido.* O estreitamento e a eventual obliteração do espaço da primeira articulação MTF ocorrem com a perda progressiva da extensão. Isso afeta o apoio terminal por não permitir que o pé role sobre as cabeças dos metatarsais e hálux para um impulso normal. Em vez disso, a pessoa gira o pé para fora e rola sobre a face medial do hálux. Esse padrão defeituoso acentua o hálux valgo e a pronação do pé, sendo em geral a articulação MTF bastante dolorosa.
- *Subluxação dorsal/luxação dorsal das falanges proximais nas cabeças dos metatarsais.* Quando isso ocorre, o coxim adiposo, que fica em geral sob as cabeças dos metatarsais, migra no sentido dorsal com as falanges, e o amortecimento protetor para o apoio de peso é perdido, causando dor, formação de calo e potencial ulceração.
- *Dedos em garra (hiperextensão MTF e flexão IF) e dedos em martelo (hiperextensão MTF, flexão IFP e hiperextensão IFD).* Estas deformidades resultam de desequilíbrios musculares entre os músculos intrínsecos e extrínsecos dos dedos. O atrito com o calçado pode levar à formação de calos sobre os dedos.

- *Apoio de peso doloroso.* Quando os sintomas são agudos, as atividades com apoio de peso são dolorosas, impedindo a deambulação independente e causando dificuldades para levantar de uma cadeira ou subir e descer escadas.
- *Desvios na marcha.* Se o paciente sente dor durante o apoio de peso, a fase de apoio fica mais curta, o apoio sobre apenas um dos membros é reduzido e o tamanho da passada sobre o lado do envolvimento diminui. Por causa da restrição na mobilidade e perda da flexão plantar e supinação efetivas no pé artrítico, assim como dor na área do antepé embaixo das cabeças dos metatarsais, o impulso não é efetivo durante o apoio terminal. Ocorre pouca ou nenhuma elevação do calcanhar; em vez disso, a pessoa levanta todo o pé envolvido para dar início à fase de balanço.
- *Deambulação diminuída.* Por causa da diminuição da mobilidade do tornozelo e do pé, que resulta na diminuição do comprimento da passada, a distância e a velocidade da deambulação diminuem; a pessoa pode requerer o uso de dispositivos auxiliares para deambulação. Se a dor, o equilíbrio ou a restrição de movimento forem graves, a pessoa talvez precise de uma cadeira de rodas para deslocar-se.

Hipomobilidade articular: tratamento – fase de proteção

As intervenções escolhidas para o tratamento dependem dos sinais e sintomas presentes. Para problemas agudos, siga as diretrizes gerais apresentadas no Capítulo 10 e resumidas no Quadro 10.1. As intervenções sugeridas para as várias metas estão descritas nesta seção.[158,214,308] O Quadro 22.3 lista as opções gerais para intervenções conservadoras para pessoas com artrite.

Orientar o paciente e fornecer proteção articular

- Ensinar um programa de exercícios domiciliares considerando as habilidades do paciente.
- Ensinar o paciente a estar ciente dos sinais de fadiga sistêmica (especialmente na AR), fadiga muscular local e esforço articular, e como modificar os exercícios e atividades para permanecer ativo dentro de níveis seguros.
- Enfatizar a importância de realizar diariamente exercícios de ADM e atividades para resistência física.
- Instruir o paciente para a proteção articular, incluindo especificamente como evitar posturas inadequadas do pé

QUADRO 22.3	**Intervenções conservadoras para a artrite de tornozelo**[108,242]

- Agentes anti-inflamatórios não esteroides
- Injeções de corticosteroides
- Viscossuplementação
- Fisioterapia
- Modificação das atividades
- Uso de órteses

e do tornozelo e a proteção dos pés das forças deformante causadas pelo apoio de peso, além de trauma imposto pelo uso de calçados impróprios.
- Se necessário, instruir o paciente sobre o uso seguro de dispositivos auxiliares para diminuir os efeitos do apoio de peso e a dor.

Diminuir a dor

Além dos medicamentos, injeções intra-articulares de corticosteroides ou anti-inflamatórios não esteroides prescritos pelo médico e do uso terapêutico de modalidades físicas, os procedimentos adiante são também usados para tratar os sintomas dolorosos.

- *Técnicas de terapia manual.* Técnicas suaves de separação e oscilação grau I ou II podem inibir a dor e mover o líquido sinovial dentro das articulações envolvidas, favorecendo sua nutrição.
- *Dispositivos ortopédicos.* Palmilhas e bons calçados ortopédicos ajudam a proteger as articulações, dando suporte e fazendo o realinhamento das forças.[158,277] Tem sido mostrado que esse suporte diminui a dor e melhora a mobilidade funcional. Podem também ser usadas talas ou órteses para estabilizar uma articulação artrítica.

Evidências em foco

Kavlak et al.[158] relataram os efeitos de dispositivos ortopédicos prescritos em 18 pacientes com AR (sem grupo de controle) e uma variedade de deformidades bilaterais nos pés, incluindo pé chato, hálux valgo, dedos em martelo, subluxação das cabeças dos metatarsais e outras. Todos os pacientes no estudo caminhavam pela comunidade e não tinham história de cirurgia no pé ou tornozelo. Todos os pacientes receberam a prescrição de palmilhas ortopédicas feitas sob medida e modificações nos calçados, como suporte para o arco longitudinal medial, estofamento metatarsal ou cunha no calcanhar e antepé para suprir suas necessidades individuais. A dor, as características tempo-distância da marcha e o gasto de energia durante a marcha foram medidos antes e depois de os pacientes terem usado as adaptações por três meses. Houve uma redução significativa na dor e gasto de energia durante a deambulação, além de um aumento na velocidade e comprimento da passada após o uso dos dispositivos ortopédicos por três meses. Não houve alterações significativas no ângulo do pé ou largura da base de apoio. Os autores concluíram que órteses e modificações nos calçados apropriadamente prescritas foram elementos importantes no tratamento conservador da dor no pé e comprometimento da marcha de pacientes com AR.

Manter a mobilidade das articulações e dos tecidos moles e a integridade muscular

- *Exercícios de ADM passivos, ativoassistidos ou ativos.* É importante mover as articulações conforme a tolerância.

Se os exercícios ativos forem tolerados, são preferíveis pelos benefícios da ação muscular, em lugar dos movimentos passivos.

- **Terapia aquática.** A terapia aquática é um método efetivo de combinar exercícios sem impacto assistidos pela flutuação com o calor terapêutico.
- **Exercícios isométricos intermitentes.** Aplicar resistência para a geração de exercícios isométricos musculares suaves em múltiplos ângulos em posições indolores e com uma intensidade que não exacerbe os sintomas.

Hipomobilidade articular: tratamento – fases de movimento controlado e de retorno à função

Examinar o paciente em busca de sinais de flexibilidade muscular diminuída, restrições articulares, fraqueza muscular e comprometimentos do equilíbrio. Iniciar os exercícios e procedimentos de mobilização no nível apropriado para a condição do paciente.

Precauções na artrite reumatoide (AR): modificar a intensidade das técnicas de mobilização articular e alongamento usadas para o controle das restrições do movimento, já que o processo de enfermidade e o uso de terapia esteroide enfraquecem a qualidade tensiva do tecido conjuntivo. Pode ser necessário continuar protegendo a articulação com órteses, calçados apropriados e dispositivos auxiliares para deambulação.[308] Encorajar o paciente a ser ativo, porém sem deixar de respeitar a fadiga e a dor.

Aumentar a mobilidade intra-articular e os movimentos acessórios

Técnicas de mobilização articular. Determinar quais articulações estão restritas por causa da mobilidade intra-articular diminuída e aplicar técnicas mantidas grau III ou oscilatórias grau III e IV para alongar as estruturas limitadas. (Ver as Figs. 5.55 a 5.64 e suas descrições no Cap. 5 para técnicas de mobilização das articulações da perna, tornozelo e pé.) A mobilização dos dedos do pé é similar à dos dedos da mão (ver Figs. 5.42 e 5.43).

Como as forças de apoio de peso e as alterações articulares com a artrite acentuam a pronação, a mobilização para aumentar a pronação deve ser feita no pé artrítico de forma cuidadosa. Executar essas técnicas apenas no pé rígido após imobilização, quando o pé não fizer pronação suficiente durante a resposta à carga na marcha.

Recomendação clínica

A extensão dos dedos do pé nas articulações MTF é importante durante o apoio terminal para o impulso normal da marcha e o desenvolvimento do efeito de molinete. O hálux requer de 40° a 50° de extensão para que funcione efetivamente durante essa fase da marcha.[254,267]

Melhorar o percurso na articulação talocrural

Aplicar técnicas de mobilização com movimento (MM) para aumentar a ADM e/ou diminuir a dor associada ao movimento.[241] Os princípios de MM estão descritos no Capítulo 5.

MM: flexão plantar

Posição do paciente e procedimento: decúbito dorsal com quadril e joelho flexionados e o calcanhar sobre a mesa (Fig. 22.3). Ficar em pé no final da mesa, de frente para o paciente, e fazer contato com a tíbia anterior do paciente com a palma da sua mão (para o pé direito, usar a mão esquerda). Produzir um deslizamento posterior indolor graduado da tíbia sobre o tálus. O paciente deverá agora ser incapaz de fazer a flexão plantar. Enquanto mantém o deslizamento posterior da tíbia, segurar o tálus com sua outra mão (para o pé direito, usar a mão direita) e criar um movimento passivo de flexão plantar no final da amplitude, fazendo com que o tálus role anteriormente.

A flexão plantar mantida precisa ser indolor. Repetir três a quatro vezes em séries de seis a dez e reavaliar a amplitude.

Mobilização com movimento (MM) para dorsiflexão

Posição do paciente e procedimento: o paciente fica em pé com o pé afetado sobre uma cadeira ou banquinho (Fig. 22.4). Ajoelhar no solo de frente para o paciente com uma cinta de mobilização em torno das suas nádegas e do tendão do calcâneo do paciente (estofada com uma toalha). Colocar o espaço membranoso das duas mãos em torno do colo do tálus, com as palmas sobre o dorso do pé. Segurar o pé para baixo e para trás e a articulação subtalar neutra para pronação/supinação. Usar a cinta para produzir uma força de deslizamento anterior graduada, indolor, na articulação do tornozelo. Enquanto mantém essa mobilização, fazer o paciente colocar um pé à frente, levando o tornozelo afetado para dorsiflexão e provocando uma pressão indolor no final da amplitude. Fazer 6 a 10 repetições para 3-4 séries e, em seguida, reavaliar.

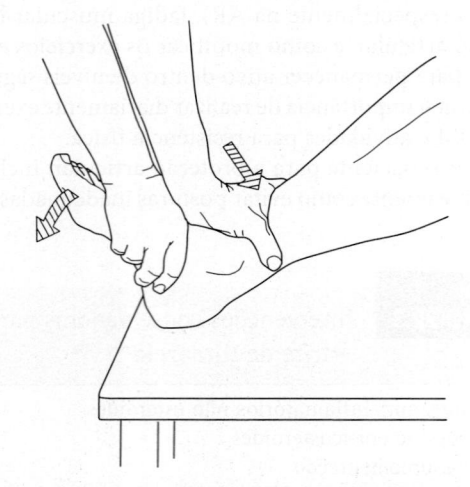

Figura 22.3 Mobilização com movimento para aumentar a flexão plantar do tornozelo. Manter um deslizamento posterior da tíbia ao mesmo tempo que move o tálus em flexão plantar. Isso não deve causar dor.

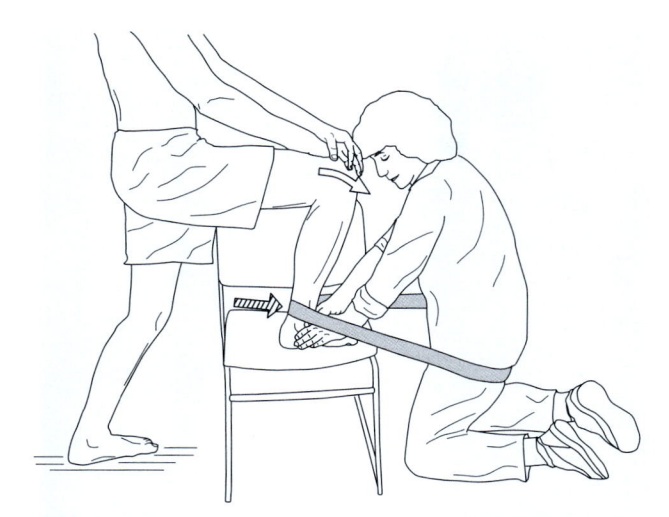

Figura 22.4   MM para aumentar a dorsiflexão do tornozelo. Manter um deslizamento anterior da tíbia com a cinta de mobilização ao mesmo tempo que o paciente faz um avanço à frente para mover o tornozelo em dorsiflexão. Isso não deve causar dor.

Aumentar a mobilidade dos tecidos moles e músculos

Executar técnicas de alongamento do modo descrito no Capítulo 4. As técnicas de autoalongamento estão descritas mais à frente neste capítulo.

Recuperar o equilíbrio de força nos músculos e preparar para atividades funcionais

Iniciar os exercícios resistidos em um nível apropriado para os músculos enfraquecidos. Iniciar com resistência isométrica em posições indolores e progredir para exercícios com resistência dinâmica por meio de amplitudes indolores com exercícios em cadeia aberta e fechada. Os exercícios resistidos estão descritos mais adiante neste capítulo.

Recomendação clínica

Usar uma piscina ou tanque para reduzir a carga sobre as articulações do pé e do tornozelo durante os exercícios de apoio de peso com carga reduzida, atividades de deambulação e exercícios aeróbios de baixo impacto.

Melhorar o equilíbrio e a propriocepção

Iniciar exercícios de equilíbrio protegidos e progredir a intensidade conforme a tolerância. Determinar o nível de estabilidade e segurança durante a deambulação e continuar a usar os dispositivos auxiliares, se necessário, para ajudar a prevenir quedas.

Desenvolver o preparo cardiopulmonar

Exercícios aeróbios com baixo impacto devem ser iniciados cedo no programa de tratamento e progredidos à medida que o paciente for capaz. Exercícios de aeróbia na água, natação, caminhar na esteira e pedalar podem estar

dentro da tolerância do paciente. Uma pessoa com OA ou AR não deve fazer exercícios aeróbios de alto impacto (saltar, pular e correr).

CIRURGIA ARTICULAR E TRATAMENTO PÓS-OPERATÓRIO

A artrite avançada do tornozelo ou das articulações do pé pode causar dor intensa, limitação dos movimentos, instabilidade ou deformidade geral e perda significativa da função durante atividades que requerem apoio de peso (Fig. 22.5). Ao contrário do que ocorre nas articulações do quadril e do joelho, o tornozelo é apenas raramente afetado por artrite idiopática primária, mesmo em idosos.[108,242,346] Na verdade, trauma é a causa mais comum de artrite no tornozelo e no pé. Quando o tratamento conservador não mais aliviar os sintomas, poderão ser necessárias as opções cirúrgicas para doença em fase inicial e avançada.[20,78,108,113,167,214,242,273,291,346,349,364] A seleção de um procedimento cirúrgico específico depende da articulação ou articulações envolvidas, extensão do dano articular, gravidade da instabilidade ou deformidade, qualidade óssea e das metas funcionais pós-operatórias do paciente.

As metas da cirurgia para a artrite são o alívio da dor, com preservação máxima da função. Reparo artroscópico de pequenas lesões osteocondrais, o desbridamento de uma articulação sintomática e a artroplastia de distração articular são procedimentos usados para o tratamento de alterações articulares iniciais, sobretudo naqueles com menos de 50 anos e cujos sintomas não estejam sendo controlados com tratamento conservador e que, além disso, não consideram passar por uma artrodese ou artroplastia.[108,214,243] Porém, esses procedimentos têm pouco a oferecer em termos de alívio sintomático ou melhora funcional quando há destruição significativa da cartilagem articular.[78,108,214,243,346,364] Para a artrite sintomática em estágio III, a artrodese e a artroplastia do tornozelo se tornam as opções cirúrgicas mais viáveis.[103,108,113,242] Tipicamente, a artrodese é realizada em pacientes mais jovens com demandas funcionais elevadas,[45,108,130,214,242,346] tendo a vantagem do alívio da dor durante a descarga de peso, mas com a desvantagem da mobilidade limitada nas atividades funcionais. Depois de uma artrodese do tornozelo, deve estar disponível um movimento compensatório indolor nas articulações adjacentes para absorção das forças de descarga de peso durante a deambulação. Embora a artrodese do tornozelo seja feita seis vezes mais frequentemente do que a artroplastia total do tornozelo,[276] a artroplastia de substituição vem se tornando um procedimento mais comum nos Estados Unidos.[20,108,273] A artroplastia de substituição do tornozelo[108,113,130,167,170,172,243,283,291] ou de dedos dos pés[349] tem a vantagem da preservação dos movimentos e de um previsível alívio da dor, com a desvantagem da ocorrência mais frequente de complicações.

Depois de uma cirurgia articular e reabilitação pós-operatória para o tornozelo e o pé, os benefícios que podem ser antecipados são:[108,214,242,243,346,349]

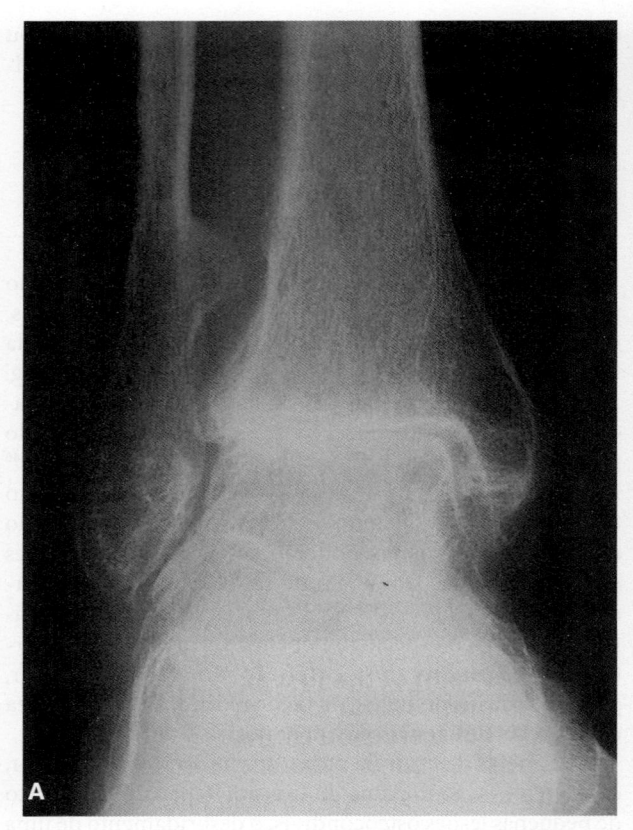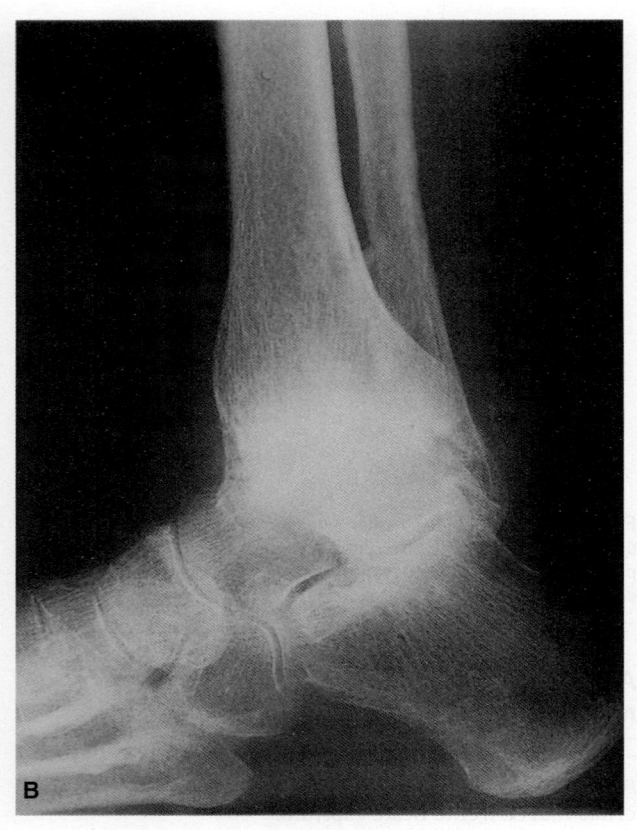

Figura 22.5 Artrite avançada do tornozelo. **(A)** A vista do encaixe do tornozelo mostra perda grave do espaço articular normal e erosão parcial da região lateral da tíbia. **(B)** A vista lateral mostra erosão da tíbia com leve perda do espaço articular na região subtalar e formação significativa de osteófitos na região anterior do tornozelo. (De Hasselman, CT, Wong, YS, Conti, SF: Total ankle replacement. In Kitaoka, HB (ed.): *Master Techniques in Orthopedic Surgery: The Foot and Ankle*, 2.ed. Filadélfia: Lippincott Williams & Wilkins, 2002, Fig. 39.1, p. 583, com permissão.)

- Alívio da dor durante o apoio de peso e movimento articular.
- Correção de deformidade.
- Restauração da estabilidade ou mobilidade das articulações envolvidas.
- Melhora da força e resistência muscular.
- Melhora da deambulação e atividades funcionais do membro inferior.

A reabilitação inclui exercícios pós-operatórios, treino de marcha com dispositivos auxiliares, fabricação de órteses para o pé, mobilização das articulações e tecidos moles, reeducação neuromuscular e educação do paciente, incluindo informações sobre modificações das atividades recreativas e de vida diária (AVD), assim como a escolha do calçado.

Artroplastia total do tornozelo

Pessoas com dor e incapacidade causadas por uma artrite sintomática avançada do tornozelo têm à disposição dois procedimentos possíveis, a artroplastia total do tornozelo (ATT) e a artrodese do tornozelo. A ATT é uma opção para pacientes cuidadosamente selecionados, com dor e comprometimento da mobilidade funcional associados à artrite sintomática avançada da articulação talocrural. A

ATT proporciona alívio da dor e, ao mesmo tempo, preserva a mobilidade funcional do tornozelo, desse modo reduzindo a sobrecarga nas articulações adjacentes de modo mais efetivo do que a artrodese.[108,243,318] Até recentemente, o candidato ideal para a ATT era a pessoa de mais idade (> 50 anos), magra, com mínima deformidade no pé ou no tornozelo e um estilo de vida de baixa demanda, e com ADM quase total.[113] Relatos recentes indicam que, embora a obesidade continue sendo um fator de risco para complicações pós-operatórias, a melhora na dor e na função também beneficia pessoas com menos de 50 anos.[167,283,371] Diante disso, a ATT vem sendo estendida como opção de tratamento para pessoas mais jovens e ativas (tipicamente aquelas com artrite pós-traumática ou AR), que desejam continuar realizando atividades de demanda moderada. A melhora do modelo dos implantes e da instrumentação para alinhamento do implante e o uso de fixação biológica por crescimento ósseo são responsáveis pela ampliação dos critérios de seleção para ATT,[66,108,113,130,131,243,283,291] o que resultou em um aumento no número de procedimentos de ATT.[273,276]

Indicações para cirurgia

- Embora a artrite do tornozelo em estágio avançado seja a indicação primária para ATT, são poucas as diretrizes clínicas que servem de base para indicações mais específicas para essa cirurgia.[66,108,113,130,243,283,291] As indicações comumente citadas descrevem o paciente adulto com artrite do tornozelo em estágio avançado, que não obteve sucesso com o tratamento conservador e que, além disso, sente dor intensa e persistente, com mobilidade funcional comprometida. As condições incluem doença articular degenerativa ou inflamatória avançada, incluindo artrite pós-traumática, OA, AR ou ARJ primárias ou necrose avascular da cúpula do tálus. Esse paciente deve ter:[108,243]

- Demandas físicas baixas a moderadas.
- Integridade suficiente dos ligamentos para estabilizar o tornozelo.
- Uma deformidade flexível que pode ser passivamente corrigida para a posição neutra ou não mais de 5° de um valgo do retropé.
- Fluxo vascular e invólucro de tecido mole adequados para possibilitar a cicatrização da ferida.

ATT também pode ser feita como procedimento de salvamento após uma artrodese do tornozelo para o paciente com dor persistente durante a descarga de peso e que tenha desfechos funcionais insatisfatórios no longo prazo.

Contraindicações

Atualmente, são numerosas as contraindicações absolutas e relativas à ATT.[108,113,243] As contraindicações absolutas incluem infecção ativa ou crônica do tornozelo, osteoporose grave ou estoque ósseo ruim, necrose avascular de uma porção significativa do corpo do tálus, neuropatia periférica com consequente diminuição na sensibilidade ou paralisia, comprometimento do suprimento vascular para o membro inferior e uso prolongado de corticosteroides. Como na substituição de outras articulações, a ATT é contraindicada para pessoas que ainda não atingiram a maturidade esquelética.

Contraindicações relativas incluem uma história remota de infecção, mau alinhamento grave (deformidade em varo ou valgo do retropé maior do que 20°), presença de instabilidade acentuada, limitação do arco total de movimento no plano sagital (dorsiflexão/flexão plantar combinadas) menor do que 20°, paciente positivo para uso de tabaco, obesidade e a necessidade de retornar a atividades físicas de alta demanda e alto impacto.

Procedimento

Modelos de implantes, materiais e fixação

Os sistemas atuais para tornozelo total consistem em três componentes: uma placa de base metálica fixada à tíbia, um componente metálico em forma de cúpula ou de côndilo que reveste o tálus e uma superfície de suporte de polietileno interposta entre os componentes tibial e talar.[108,113,243] Tendo em vista que os modelos de prótese contemporâneos mimetizam mais de perto as características de uma articulação normal do tornozelo, em vários desses sistemas a ADM disponível é quase equivalente à de um tornozelo normal.[353] A ATT atualmente praticada tam-

bém depende de muito menos ressecção óssea e tipicamente utiliza a fixação não cimentada (bioincrustação) com implantes metálicos revestidos por hidroxiapatita.[243]

Os implantes modernos estão divididos em duas categorias básicas: de plataforma fixa e plataforma móvel. Um sistema é considerado de plataforma fixa se a superfície de suporte de polietileno estiver fixada à placa de base tibial, e de plataforma móvel se o componente de polietileno não estiver fixo. O modelo com plataforma móvel permite o deslizamento da superfície articular (nas direções anterior--posterior e medial-lateral) e a rotação do componente de polietileno livre.[243,383] Teoricamente, o movimento do componente de polietileno em um modelo de plataforma móvel deve manter uma articulação congruente entre os componentes talar e de polietileno, o que diminui o desgaste mecânico.[243,292] No entanto, Valderrabano et al.[355] observaram pouquíssimo movimento anterior-posterior do componente talar de polietileno, notando que o projeto de plataforma móvel funcionava em grande parte como se fosse um modelo de plataforma fixa. Além do sistema escandinavo de substituição total do tornozelo (*Scandinavian Total Ankle Replacement*, STAR), os implantes aprovados para uso nos Estados Unidos são modelos de plataforma fixa (Fig. 22.6).[243]

Visão geral do procedimento cirúrgico

Procedimento geral de ATT. Embora haja numerosas variações dos procedimentos cirúrgicos envolvidos em uma ATT, adiante estão representados os componentes fundamentais.[17,34,108,130,167,209,243,307] Qualquer deformidade significativa acima ou abaixo da articulação do tornozelo é corrigida antes da aplicação dos implantes no sistema.[243] Uma

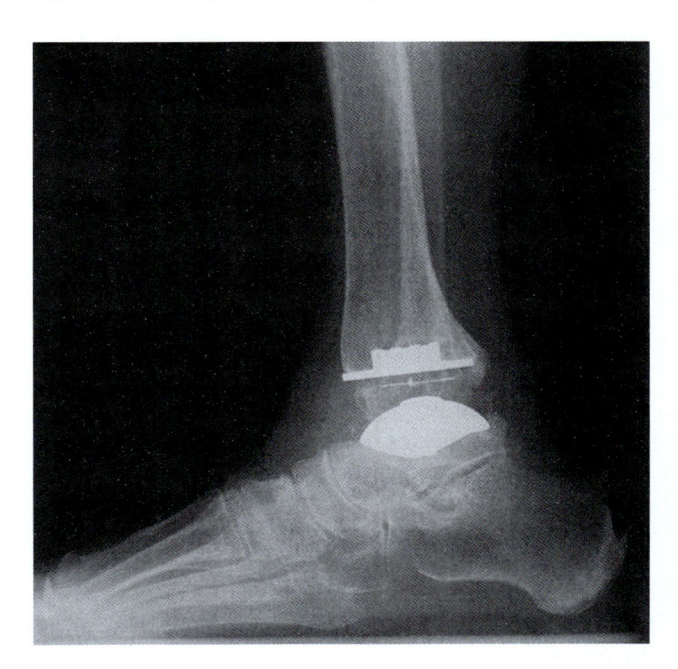

Figura 22.6   Artroplastia total do tornozelo. Vista lateral de uma substituição total do tornozelo em uma mulher de 78 anos de idade, 1 ano após cirurgia para artrite pós-traumática. (De Kitaoka, HB, e Claridge, RJ: Ankle replacement arthroplasty. In Morrey, BF (ed): *Joint Replacement Arthroplasty*, 3.ed., 2003, p. 1148, com permissão de The Mayo Clinic Foundation.)

incisão longitudinal anterior entre os tendões do tibial anterior e do extensor longo do hálux é a mais amplamente usada. O retináculo extensor e a cápsula recebem uma incisão para expor as articulações dorsais talonavicular e do tornozelo. A articulação é desbridada e os osteófitos são removidos da articulação talonavicular dorsal. Um dispositivo de separação externa é usado para separar as superfícies articulares e facilita a ressecção do osso. Pequenas porções da região distal da tíbia e cúpula talar são retiradas, e em seguida as superfícies articulares são preparadas. Em alguns casos, os recessos maleolares medial e lateral também são revestidos. São inseridos os implantes de prova para avaliar seu alinhamento e a amplitude de dorsiflexão disponível. Implantes permanentes são selecionados e inseridos. Qualquer procedimento de equilíbrio ou reparo de tecido mole será feito. Depois de suturada a ferida cirúrgica, aplica-se um curativo compressivo volumoso e uma órtese posterior ou aparelho de gesso curto bem acolchoado para controlar o edema e limitar a ADM.

Procedimentos auxiliares. Quando há menos de 5° de dorsiflexão, em razão de uma contratura do grupo muscular gastrocnêmio-sóleo, é feito um alongamento percutâneo do tendão do calcâneo. Quando há necessidade de uma superfície mais larga para fixação da prótese tibial, é feita a fusão da sindesmose tibiofibular com parafusos de fixação através de uma incisão lateral,[113,170,243] Se houver uma deformidade significativa em varo ou valgo do retropé, uma artrodese subtalar também poderá ser feita.[130,243,307] A estabilidade ligamentar é imperativa para que sejam obtidos desfechos satisfatórios; assim, se a instabilidade persistir durante a operação, após a aplicação dos implantes permanentes, o cirurgião fará uma reconstrução ligamentar lateral.[243]

Complicações

A atual taxa de complicações após as ATT contemporâneas parece ser mais baixa, em comparação com as taxas obtidas com as próteses e técnicas cirúrgicas iniciais.[114,123,167,243,371] Contudo, como poucos estudos de seguimento em longo prazo foram publicados, ainda não se tem um quadro completo com relação às reais taxas de complicações, e os relatos variam amplamente.[176,180,182,360] Krause et al.[176] compilaram dados de 20 estudos publicados entre 1999-2009, tendo informado uma taxa de complicação média após 5 anos de 29,5% (variação: 4,4-98,1%). Apesar dos progressos nos modelos de implantes, nas técnicas cirúrgicas e na seleção dos pacientes, têm sido informadas taxas de complicação acima dos 50% em avaliações de seguimento no médio e longo prazos.[176,180,182,302,321] As taxas de complicações são mais altas em pessoas obesas, pacientes diabéticos e em fumantes.[250,299,300,371]

As complicações podem ocorrer durante a operação, no período pós-operatório imediato e no longo prazo. Uma fratura do maléolo medial ou lateral é a complicação intraoperatória mais frequente; segundo relatos, ocorre em aproximadamente 10% dos procedimentos, e um estudo citou uma taxa de incidência de 38%.[11,108,176,243,290,302] Outras complicações intraoperatórias são: mau posicionamento dos

implantes, laceração de tendão e lesão nervosa. Como em todos os tipos de artroplastia, a infecção pós-operatória é uma complicação potencial. As taxas de infecção profunda variam de 1 a 5%.[176,263] O edema pós-operatório no tornozelo e no pé também aumenta o risco de um atraso na cicatrização da ferida, o que, por sua vez, geralmente prolonga o período de imobilização, atrasando, desse modo, a movimentação precoce do tornozelo e potencialmente levando a resultados ruins na ADM.[108,167,209,243,245] A síndrome do túnel do tarso, colisão de tecido mole ou síndrome da dor regional complexa, ocasionalmente se desenvolve e causa dor crônica no pé e no tornozelo. (As síndromes de dor regional complexa e as intervenções são descritas no Capítulo 13.) Um resumo das complicações pós-operatórias precoces e em longo prazo mais comuns associadas à ATT estão anotadas no Quadro 22.4.[17,108,113,130,176,180,182,243,263,291,302] Quaisquer dessas complicações podem afetar adversamente a progressão da reabilitação e os resultados, em curto e longo prazo, da ATT. Complicações persistentes ou graves podem exigir uma artroplastia de revisão ou artrodese do tornozelo.

Tratamento pós-operatório

Há poucas diretrizes na literatura sobre o tratamento pós-operatório de pacientes submetidos à ATT. As diretrizes disponíveis variam consideravelmente no que diz respeito à duração da imobilização, às restrições à descarga de peso e ao início e progressão dos exercícios. Há falta de evidências para confirmar se os exercícios de ADM devem ser iniciados com poucos dias após a cirurgia ou protelados

---

QUADRO 22.4   Complicações potenciais no pós--operatório de artroplastia total do tornozelo

Complicações pós-operatórias precoces → Consequência(s) potencial(is)
- Demora na cicatrização da ferida → um período mais extenso de restrição na mobilidade do tornozelo
- Atraso na consolidação ou ausência de consolidação de uma fusão da sindesmose tibiofibular → um período prolongado de imobilização e de restrição ao apoio de peso
- Síndrome do túnel do tarso ou síndrome de dor regional complexa

Complicações pós-operatórias tardias → Consequência(s) potencial(is)
- Migração ou impactação do componente → mau alinhamento e desgaste prematuro do componente
- Afrouxamento mecânico (asséptico) (com maior frequência do componente talar) → dor e comprometimento da mobilidade funcional
- Artrite do retropé (com maior frequência da articulação subtalar) → dor e habilidade de apoio de peso comprometida
- Formação de osso heterotópico → restrição na mobilidade

por várias semanas até que haja evidência de osteointegração nos implantes. Também não está claro se a mobilização precoce protegida tem um impacto positivo nos resultados da ADM ou se é prejudicial para a fixação do implante ou cicatrização da ferida.[243,292] Em decorrência da elevada taxa de complicações, normalmente o tratamento pós-operatório é menos agressivo (períodos mais longos de restrição do apoio de peso e de imobilização) para a ATT, em comparação com a artroplastia de quadril e joelho.

As diretrizes e precauções citadas nas seções adiante para o tratamento pós-operatório são um resumo das recomendações de vários autores com base em sua experiência e treinamento.[6,17,34,130,150,209,214,291]

Considerações sobre imobilização e apoio de peso

Imobilização. Depois da cirurgia e já com a ferida cicatrizada, é aplicado um curativo compressivo no tornozelo, e este é imobilizado na posição neutra com uma bota gessada bem estofada ou tala posterior. O dispositivo de imobilização é deixado no lugar durante 10-21 dias; transcorrido esse período, ele é substituído por uma bota gessada, bota com salto (para deambulação) de movimento controlado do tornozelo (MCT), ou uma órtese tornozelo-pé. A duração da imobilização contínua e o início dos exercícios de ADM variam, dependendo do tipo de fixação usada para o implante, dos tipos de procedimentos cirúrgicos concomitantes realizados durante a artroplastia e das recomendações do cirurgião. O tempo de imobilização depende de se levar em conta a cicatrização do tecido mais restritivo. Por exemplo, quando é feita uma sindesmose tibiofibular ou fusão subtalar, nenhum movimento é permitido por seis semanas ou até que haja evidência de consolidação óssea.[150,170] Se foi necessário um procedimento envolvendo tecidos moles (p. ex., reconstrução ligamentar), o período de imobilização poderá ser estendido. Caso não tenha ocorrido procedimento adjuvante, recomenda-se pelo menos duas a seis semanas de imobilização após a fixação não cimentada.[17,150,214,291]

Descarga de peso. As recomendações para o início e a extensão da descarga de peso após uma ATT variam significativamente e podem ser afetadas por muitos fatores, por exemplo, o transtorno causal, o tipo de fixação, os procedimentos adjuvantes, as características do paciente e a preferência do médico. As diretrizes variam desde a proibição da descarga de peso por três a seis semanas[6,150,214,291] até descarga de peso mínima no pós-operatório imediato, com progressão para descarga de peso conforme a tolerância dentro das primeiras duas semanas.[6,17,34,130,150,176] Procedimentos adjuvantes podem retardar a descarga de peso. Se tiver sido feita sindesmose tibiofibular ou fusão do retropé, ou se ocorreu durante a cirurgia uma fratura de maléolo que exigiu fixação, a descarga de peso não será permitida por pelo menos seis semanas.[167,170,176]

Na maioria dos casos, os pacientes conseguem fazer o apoio de peso completo por volta de seis semanas após a cirurgia.[6,130,150,214] O apoio de peso é iniciado com a perna em um imobilizador de tornozelo.[6,150,176] Depois do período de apoio de peso restrito, os pacientes gradualmente progridem para o apoio de peso completo no decorrer de várias semanas, usando ainda o imobilizador. Essa progressão gradual para o apoio de peso completo sem o imobilizador ocorre depois de 6 semanas.[150]

Exercício: fase de proteção máxima

A primeira fase da reabilitação pós-operatória, que se estende por cerca de seis semanas, enfoca o paciente tornando-se funcionalmente móvel, com atenção para a proteção do tornozelo operado. O controle do edema pós-operatório e a prevenção da trombose venosa profunda são essenciais durante esse período de restrição da mobilidade e do apoio de peso.[18] Durante essa fase, poderá ser permitido o início dos exercícios de ADM.[6,150,214]

Metas e intervenções. Além da elevação e da compressão para o controle do edema, da manutenção da mobilidade das articulações distais e proximais ao tornozelo, e do treinamento para melhorar a força e a resistência à fadiga nos membros superiores e no membro inferior não operado, as metas e intervenções incluem:[17,150,214,290]

- *Prevenir complicações pós-operatórias.*
  - Instruir o paciente com relação aos sinais/sintomas associados com trombose venosa profunda e infecção.
- *Restabelecer a deambulação independente e a mobilidade funcional.*
  - Treino de marcha com auxílios para deambulação.
  - Transferências e mobilidade.
  - Instrução do paciente com relação às restrições ao apoio de peso
- *Minimizar a atrofia dos músculos do tornozelo e do pé do membro operado*
  - Exercícios isométricos (contração muscular) de baixa intensidade da musculatura do tornozelo enquanto estiver usando o imobilizador.
- *Prevenir a rigidez no tornozelo e no pé operados e a perda de extensibilidade dos tecidos moles ao redor*
  - Fazer exercícios de ADM ativos dos dedos
  - Exercícios suaves de ADM ativa, quando for permitido remover a imobilização, e se a cicatrização da ferida for suficiente. Inicialmente, incluir ADM ativa de dorsiflexão e flexão plantar do tornozelo. A inversão, eversão e circundução podem ser adiadas até depois de 6 semanas após a cirurgia.[6,150]

Observação: a ADM do tornozelo operado pode ser permitida cedo, com apenas duas semanas após a cirurgia, ou adiada até depois da sexta semana pós-operatória.[150]

Exercício: fases de proteção moderada e mínima

Cerca de seis semanas após a cirurgia, geralmente o uso do imobilizador vai sendo gradualmente descontinuado e as restrições ao apoio de peso são removidas, exceto nos casos de cicatrização ruim dos tecidos moles ou atraso na osteointegração. Durante as fases moderada e mínima da reabilitação pós-operatória de ATT, a ênfase é no aumento da amplitude de dorsiflexão e de flexão plantar do tornozelo e no aumento da força dos flexores plantares.[6,150,214] A melhora do equilíbrio em pé e a propriocepção do tornozelo também são importantes para o retorno gradual às atividades funcionais. Geralmente a reabilitação formal é completada três a seis meses após a cirurgia.[150]

Recomendação clínica

O nível de atividade física possível após uma ATT depende de muitos fatores, incluindo as características do paciente (obesidade, estado geral de saúde), a doença subjacente (ARJ, OA ou AR), o envolvimento de outra articulação e as metas de recuperação do paciente. Esses fatores devem ser levados em consideração e discutidos por ocasião do estabelecimento das metas centradas no paciente.

Metas e intervenções. Durante as fases de proteção moderada e mínima, as metas e intervenções incluem:[6,150,292]

- **Obter 100% da ADM ganha durante a cirurgia.**
  - Exercícios de ADM ativa indolores, primeiro em posições sem apoio de peso e depois com apoio de peso. Incluir dorsiflexão, flexão plantar, inversão, eversão e circundução.
  - Alongar o grupo muscular gastrocnêmio-sóleo caso a dorsiflexão esteja limitada. Começar fazendo alongamentos com a toalha na posição sentada com pernas estendidas; progredir fazendo o paciente ficar em pé sobre uma cunha por um período prolongado.

Recomendação clínica

Há necessidade de um arco de movimento que varia de 20° de flexão plantar até 10° de dorsiflexão para a marcha normal sobre superfícies niveladas.[267] É preciso obter 20° de dorsiflexão para descer escadas.[205] A quantidade de dorsiflexão do tornozelo obtida ao pedalar uma bicicleta pode ser ajustada; para tanto, basta levantar ou abaixar o assento. Um assento mais baixo exige maior dorsiflexão.

- **Restaurar a força, a resistência muscular à fadiga e o equilíbrio nos membros inferiores para atividades funcionais.**
  - Exercícios resistidos em cadeia aberta com baixa intensidade e muitas repetições, inicialmente contra resistência elástica, progredindo para exercícios em cadeia fechada, tais como agachamentos, avanços e flexão plantar em pé (levantamento do arco).
  - Progredir as atividades de equilíbrios (de bilaterais para unilaterais) sobre superfícies estáveis e, progressivamente, com a introdução de superfícies instáveis. (Ver exemplos nos Caps. 8 e 23.)
- Melhorar a capacidade aeróbia e a resistência cardiopulmonar.
  - Natação, bicicleta ergométrica, caminhada na esteira ergométrica.
- Retomar um nível seguro de atividades ligadas ao trabalho e recreativas.
  - Integrar o treino de força e de equilíbrio em atividades funcionais simuladas.

- Modificar as atividades de modo a proteger as articulações.
- Orientar o paciente para que possa retornar a atividades seguras e apropriadas.

Precaução: não foram publicados ensaios clínicos demonstrando que a participação em atividades esportivas de alto nível estejam associadas a maior taxa de insucesso na ATT.[133] No entanto, o treinamento pliométrico e outras atividades que envolvem alto impacto e movimentos rápidos de parar e prosseguir geralmente são considerados inadequados após ATT.[197,354]

Retorno a atividades de preparo físico e esportes. Com os avanços nos modelos de ATT e nas técnicas cirúrgicas, assim como um maior conhecimento dos desfechos em longo prazo, é possível agora selecionar pacientes para que participem de atividades esportivas e de preparo físico de baixa demanda.[133,197,354] Esses pacientes normalmente são mais jovens (< 60 anos de idade), eram fisicamente ativos antes da cirurgia e foram submetidos a ATT unilateral para artrite pós-traumática. Recentemente foi publicado um consenso de recomendações indicando as atividades que os cirurgiões costumam recomendar ou proibir, de forma rotineira, seguinte a uma ATT (a Tab. 22.1 resume essas recomendações para atividades). Atividades de baixo impacto que não dependem de movimentos rápidos de parada e retomada são rotineiramente recomendadas; atividades de impacto moderado e aquelas realizadas com o uso de uma bota limitadora de movimento são permitidas a todos os pacientes com experiência prévia. Atividades de alto impacto, atividades com risco de contato ou colisão, ou atividades que dependem de mudanças bruscas de direção ou de saltos não são recomendadas.[133,354] A realização de atividades de condicionamento físico e esportivas é aconselhável somente após o término de um programa de reabilitação individualizado e se o paciente estiver livre de complicações.[197,250,354]

Desfechos

Embora as primeiras ATT possibilitassem alívio da dor durante algum tempo,[113] as taxas de complicações inaceitáveis levavam a desfechos funcionais ruins e à insatisfação dos pacientes.[113,291,292] As técnicas cirúrgicas modernas e candidatos cirúrgicos escolhidos com maior critério resultaram em desfechos mais encorajadores. Contudo, as taxas de sucesso no longo prazo ainda permanecem desconhecidas.[17,113,122,291,292] É importante observar que embora estudos prospectivos e retrospectivos tenham comparado modelos de implantes, até a presente data não foram publicados estudos comparando fatores de reabilitação, como descarga de peso precoce *versus* tardia ou exercícios de ADM após ATT.

Dor, ADM, nível geral de função, satisfação do paciente e complicações pós-operatórias são os desfechos relatados com mais frequência nos estudos de acompanhamento. Vários instrumentos de avaliação quantita-

TABELA 22.1	Recomendações de atividades sugeridas depois de uma ATT[197]	
Permitidas a todos os pacientes	**Permitidas aos pacientes com experiência prévia**	**Não recomendadas**
Condicionamento aquático/natação Ciclismo ■ de estrada ■ Bicicleta ergométrica Boliche Dança Aparelho elíptico e *step* Golfe Aeróbia de baixo impacto Pilates/ioga Caminhada/caminhada rápida	Tênis em dupla Trilhas (caminhada em áreas verdes) Patinação ■ Patinação com *roller* ■ Patinação no gelo Esqui ■ *Cross-country* ■ Alpino Treinamento de resistência para membro inferior ■ Pesos livres ■ Aparelhos de musculação Ciclismo de montanha (*mountain bike*)	Esportes de quadra ■ *Badminton* ■ Basquete ■ Raquetebol/*Squash* ■ Tênis individual ■ Vôlei Esportes de campo ■ Futebol americano ■ Futebol ■ Lacrosse ■ Beisebol/softbol Ginástica (olímpica, rítmica, artística) Aeróbia de alto impacto Trote/corrida *Snowboard* Esqui aquático

tivos são usados para medir o alívio da dor, a função pós-operatória e a satisfação do paciente. Dois exemplos de instrumentos de avaliação são a Escala de Osteoartrite do Tornozelo (AOS) e o questionário da American Orthopedic Foot and Ankle Society (AOFAS). Também são frequentemente informadas as taxas de durabilidade, isto é, o percentual de próteses que não exigem remoção em determinados pontos no tempo após a cirurgia.

Taxas de durabilidade da prótese. As taxas de durabilidade da artroplastia relatadas na literatura variam, mas parecem estar em ascensão.[113,182,251,318] Labek et al.[182] relataram taxas de durabilidade em 5 anos um pouco abaixo de 90% na maioria dos conjuntos de dados, e alguns conjuntos de dados demonstram taxas de durabilidade em 10 anos de aproximadamente 75%. Evidências de estudos prospectivos sugerem taxas de durabilidade semelhantes para pacientes com OA (artrite primária ou pós-traumática) e AR em seguimentos em médio (5 anos)[265] e longo prazos (14 anos).[173] No tocante à idade do paciente, estudos prospectivos indicam que não há diferença nas taxas de durabilidade dos implantes para pacientes com idade acima ou abaixo dos 50 anos em seguimentos de curto (3 anos)[66] ou médio prazos (seguimento médio de 6 anos).[170] Estudos retrospectivos sugerem que a obesidade afeta negativamente as taxas de durabilidade no longo prazo e resulta em maiores complicações pós-operatórias.[30,250,299,371]

Ao serem considerados os relatos de desfechos da ATT, é importante observar que muitos desses relatos publicados representam estudos conduzidos por desenvolvedores de implantes.[165] Labek et al.[180,181] observaram uma diferença significativa nas taxas de revisão nas amostragens de séries publicadas, em comparação com as taxas obtidas nos registros gerais norte-americanos. As taxas de revisão levantadas nesses registros são aproximadamente duas vezes mais altas do que as relatadas em estudos publicados em amostragens de séries de estudos. Labek et al.[180,182] sugerem que, como os desenvolvedores de implantes representam 50% do conteúdo da amostragem de séries publicadas, seus dados podem estar proporcionalmente super-representados, portanto, podem influenciar os desfechos relatados em revisões sistemáticas.

Alívio da dor, melhora funcional e satisfação do paciente em diferentes populações. Bai et al.[17] conduziram um estudo prospectivo para comparar os desfechos após ATT com plataforma móvel em pacientes com artrite pós-traumática *versus* OA primária. Em um acompanhamento médio de 38 meses, não foram encontradas diferenças significativas entre os grupos na ADM do tornozelo, nos achados radiográficos e em uma escala de avaliação tornozelo-retropé. As taxas de durabilidade dos implantes foram comparáveis entre os grupos de OA pós-traumática e primária (97 e 100%, respectivamente) na conclusão do estudo. Contudo, a taxa de complicações foi mais alta significativamente (38 *versus* 27%) no grupo de pacientes com artrite pós-traumática comparado com o grupo de OA primária.

Gaudot et al.[101] compararam em retrospectiva os desfechos de pacientes estatisticamente pareados com implantes ATT de plataforma móvel *versus* fixa. Os autores não encontraram diferença estatisticamente significativa nas complicações pós-operatórias entre os dois grupos em um seguimento médio de 24 meses. Embora os escores pós-operatórios AOFAS tenham sido significativamente maiores do que os escores pré-operatórios para os dois grupos, os escores pós-operatórios do grupo tratado com plataforma fixa foram significativamente maiores do que os do grupo de plataforma móvel. Não foram relatadas diferenças pós-operatórias entre os grupos para ADM do tornozelo ou imagem radiográfica. Os autores concluíram que as ATT de plataforma fixa apresentaram resultados equivalentes, se não melhores, em comparação com a plataforma móvel.

Em um estudo multicêntrico, Daniels et al.[58] acompanharam prospectivamente 281 indivíduos tratados com ATT durante um período médio de 5,5 anos. Dezessete por cento dos pacientes necessitaram de uma cirurgia de revisão subsequente, e a maior taxa de complicações foi de 19%. Todos os indicadores a seguir (AOS total final, dor, pontuações de incapacidade e pontuação no aspecto físico do SF-36) melhoraram significativamente ao serem comparados às medidas iniciais. Quando comparados a 107 pacientes submetidos à artrodese do tornozelo, não foram encontradas diferenças pós-operatórias significativas nos grupos para nenhuma das variáveis de desfecho.

Embora vários estudos não tenham encontrado diferença na ADM pré e pós-operatória, Ajis et al.[6] relataram melhora significativa na dorsiflexão 6 semanas e 6 meses após a cirurgia de ATT. Transcorridos 12 meses, a dorsiflexão aumentou de uma média pré-operatória de 6,6° para uma média pós-operatória de 12,0°, enquanto o arco total de movimento do plano sagital (da flexão plantar máxima à dorsiflexão máxima) aumentou de 22,7° no pré-operatório para 24,3° no pós-operatório, mas essa mudança não teve significância estatística.

Os desfechos dos sistemas de segunda geração com dois componentes, usados com frequência, e os modelos de terceira geração com três componentes (com plataforma móvel), desenvolvidos há pouco tempo, têm sido relatados, mas não foram diretamente comparados. Knecht[170] relatou desfechos positivos (redução da dor e aumento da função) em 66 pacientes submetidos a uma substituição de tornozelo com dois componentes, em média nove anos antes. O arco total médio de dorsiflexão e flexão plantar, medido em 33 pacientes, era de 18°.

Buechel et al.[34] acompanharam 50 pacientes (idade média de 49 anos), submetidos à substituição com plataforma móvel e fixação não cimentada. Eles relataram 48% de resultados excelentes e 40% de resultados bons em um acompanhamento médio de cinco anos (variando de 2 a 10 anos). Dos 50 pacientes do estudo, 26% relataram ausência de dor após a ATT, 60% relataram dor leve ou mínima e 14% relataram dor moderada ou intensa que interferia nas atividades funcionais. O arco total médio de dorsiflexão e flexão plantar era de 28°. Em um estudo de acompanhamento em curto prazo com 116 pacientes que receberam uma prótese diferente com apoio móvel, implantada em 122 tornozelos, 84% dos pacientes estavam satisfeitos, e, entre esses, 82% relataram resultados bons ou excelentes após em média 19,9 meses.[131] O arco total médio de dorsiflexão e flexão plantar do tornozelo era 39°. Embora os ganhos pós-opera-

tórios na ADM relatados nesses estudos fossem pequenos (em geral, apenas 5° a 10°), há relatos de que mesmo o ganho de poucos graus melhorou a mobilidade funcional.[292]

Participação em atividades físicas. Embora a maioria dos estudos de desfechos da ATT avaliem as taxas de durabilidade da prótese ou as mudanças nas variáveis clínicas, a habilidade de retornar a um estilo de vida fisicamente ativo é também de interesse. Naal et al.[246] compararam os níveis de atividade pré-operatória e pós-operatória de 101 pacientes submetidos a ATT secundária a artrite pós-traumática (46,5%), OA primária (34,7%) e AR (18,8%). Um ano antes da cirurgia, 62,4% estavam ativos em atividades esportivas e de preparo físico, enquanto 66,3% estavam ativos em média 3,7 anos após a cirurgia. Os tipos de atividades e a frequência de participação antes e após a cirurgia se mostraram essencialmente iguais. Contudo, 65% dos pesquisados indicaram que o desempenho durante suas atividades preferidas tinha melhorado após a ATT. A natação, o ciclismo e treino com pesos para preparo físico eram as atividades realizadas com maior frequência, antes e depois da cirurgia. Embora alguns pacientes tenham participado de esportes de alto impacto, como corrida, futebol e tênis, antes da cirurgia, poucos ou nenhum participaram dessas atividades no acompanhamento, talvez em virtude da educação recebida no pós-operatório. Dos três grupos diagnósticos, os pacientes no grupo de artrite pós-traumática informaram menor participação nos esportes e no preparo físico e eram os que demonstravam menor satisfação com sua habilidade de participar em esportes.

Schuh et al.[303] coletaram prospectivamente os percentuais de participação em atividades esportivas e recreacionais em 21 pacientes com ATT agendada. Após a realização da ATT, os percentuais de participação declinaram de 86% para 76%, mas essa mudança não teve significância estatística. As atividades mais comuns informadas após a ATT foram ciclismo (45%), natação (45%), caminhadas (25%), caminhada nórdica (20%) e esqui (15%). Uma revisão sistemática recentemente publicada de atividades pós-ATT indicou que a realização de atividades esportivas e recreacionais permanece relativamente inalterada em pacientes submetidos à ATT, e não há evidências que identifiquem alguma atividade esportiva como fator de risco para o insucesso da ATT.[133] Em geral, os cirurgiões se sentem à vontade em recomendar esportes de baixo impacto e atividades aeróbias para a maioria dos pacientes tratados com ATT.[197]

Valderrabano et al.[354] estudaram 147 pacientes (idade média de 59,6 anos, variando de 28 a 86 anos) que participaram de atividades esportivas e recreativas antes e depois de uma ATT. Desses pacientes, 89% tinham um diagnóstico pré-operatório de artrite pós-traumática ou OA primária, e somente 11% tinham um diagnóstico de AR. Um total combinado de 83% de todos os pacientes estudados relatou resultados excelentes ou bons, e 69%

estavam livres de dor no período pós-operatório. Pouco antes da cirurgia, 36% dos pacientes participavam de atividades esportivas/recreativas e 56% estavam ativos em média 2,8 anos após a cirurgia. Essa mudança é reflexo do aumento no nível de atividade dos pacientes com artrite pós-traumática e OA primária, não dos pacientes com AR. As atividades pré-operatórias relatadas com maior frequência (em ordem decrescente) foram ciclismo, natação, caminhada e aeróbia de baixo impacto. Depois da cirurgia, a caminhada foi relatada com maior frequência, seguida por ciclismo, natação e aeróbia. A única mudança significativa na atividade antes e depois da cirurgia foi o aumento da caminhada (a participação subiu de 25,5 para 52,8%). Os autores recomendaram que antes de iniciar qualquer atividade esportiva depois de uma substituição do tornozelo, o paciente deveria completar a reabilitação pós-operatória e estar livre de complicações.

Artrodese em tornozelo e pé

A artrodese (fusão) do tornozelo é a cirurgia usada com maior frequência para artrite avançada do tornozelo ou de uma ou mais articulações do pé e dedos.[20,273,276] Embora a taxa de ATT tenha aumentado, a artrodese do tornozelo é ainda realizada acima de seis vezes mais frequentemente do que a substituição.[276] A fusão do tornozelo (FT) é o procedimento escolhido para pacientes relativamente jovens e ativos com artrite pós-traumática e instabilidade geral do tornozelo e retropé.[315,346] A artrodese também é uma opção para pacientes com envolvimento de retropé ou antepé resultante de AR ou ARJ.[84,242,244] As deformidades do antepé, como hálux valgo ou hálux rígido, e a deterioração grave da articulação MTF do primeiro dedo também são tratadas com artrodese.[7,108,242,244]

Indicações para cirurgia

As indicações frequentemente citadas para fusão cirúrgica de articulações selecionadas do tornozelo e do pé são:[2,7,84,113,242,244,294,346]

- Dor debilitante, em particular durante o apoio de peso e degeneração articular grave secundária à artrite pós-traumática ou pós-infecciosa, OA, AR, ou outras artropatias inflamatórias.
- Instabilidade ou rigidez acentuada de uma ou mais articulações que não responde ao tratamento conservador.
- Deformidade dos dedos, pé ou tornozelo associada com desalinhamento articular crônico resultante de anomalias congênitas, distúrbios neuromusculares ou artrite.
- Osteonecrose do tálus
- Um procedimento de salvamento após falha de uma artroplastia total do tornozelo.

Em geral, as indicações para artrodese e artroplastia são muito parecidas. A artrodese tem sido a opção considerada "padrão-ouro" para pacientes mais jovens com demandas funcionais elevadas e movimentos compensatórios indolores.[214,242,346] Contudo, à medida que os implantes e as técnicas de artroplastia melhoraram, em pacientes com menos de 50 anos com as condições previamente citadas pode-se determinar o procedimento mais apropriado com base nos riscos e benefícios dos respectivos procedimentos.[243,283]

Contraindicações para a cirurgia

As contraindicações absolutas incluem comprometimento vascular ou infecção do membro. As contraindicações relativas são diabetes não controlado, tabagismo atual e artrose subtalar ipsilateral grave ou artrose no tornozelo contralateral.[242]

Observação: para pacientes com AR ou OA primária que envolva os dois tornozelos, a artrodese bilateral raramente é feita, porque a perda bilateral de dorsiflexão dificulta a capacidade do paciente de levantar de uma cadeira ou subir e descer escadas.

Procedimentos

Há muitos tipos de artrodese; contudo, todas envolvem o uso de enxertos ósseos combinados com dispositivos de fixação interna (ver Fig. 12.2) ou, ocasionalmente, fixação externa esquelética para anquilose óssea.[84,242] Um fator comum a todas as técnicas é o posicionamento adequado do tornozelo para maximizar a função: dorsiflexão/flexão plantar neutra, aproximadamente 5° de rotação lateral, 5° de valgo e leve translação posterior do tálus sob a tíbia.[108,242] A fixação interna é considerada a melhor técnica de fusão e pode ser conseguida por meio de múltiplos parafusos de compressão, pinos, uma haste intramedular ou uma placa. O tipo de fixação escolhida depende das articulações envolvidas e da extensão da deformidade. Para correção de deformidade grave ou ruptura de tendão, são necessários procedimentos concomitantes para os tecidos moles.[108,145,242]

Tradicionalmente, a artrodese no tornozelo ou pé é feita por meio de um acesso aberto. Na última década, contudo, a artrodese miniaberta, artroscopicamente assistida e completamente artroscópica do tornozelo têm se tornado opções cirúrgicas viáveis.[84,102,108,145,242,260,305,341] Embora antes fosse reservada para tornozelos com mínima deformidade, recentemente foi demonstrado que a fixação artroscópica é uma opção viável para tornozelos com deformidade superior a 15°.[59,104,289] O benefício do acesso artroscópico é a taxa reduzida de complicações na cicatrização da ferida por causa da menor agressão aos tecidos moles durante a cirurgia.[145,242,328,346] Têm sido relatados menos tempo de internação hospitalar, menor perda de sangue, morbidade mais baixa e redução no tempo transcorrido até a fusão óssea com o acesso artroscópico comparado. Contudo, esses possíveis benefícios baseiam-se amplamente em dados de estudos retrospectivos não randomizados e não em comparações controladas com uma abordagem aberta.[59,84,104,248,348,379]

Tipos comuns de artrodese

Artrodese do tornozelo. Esse procedimento faz a fusão do tálus com a tíbia em uma posição que maximiza a função: 0° de dorsiflexão e 5° a 10° de rotação lateral do pé sobre a tíbia para combinar com o ângulo de Fick contralateral.[108,242,294,346] Uma leve flexão plantar pode ser tolerada, mas uma articulação talocrural fixa em dorsiflexão pode resultar em dor intratável no calcanhar.[242] Assim que os osteófitos foram removidos e com as superfícies articulares tibial e talar já preparadas, a fixação interna é feita com dois ou três parafusos que conectam a tíbia e o tálus. A fixação da fíbula ao tálus e à tíbia com uma placa e parafusos transmaleolares pode funcionar como medida de estabilidade adicional. Frequentemente, o cirurgião usa um enxerto ósseo para reforçar a consolidação óssea.[242] Embora a artrodese do tornozelo proporcione alívio da dor e estabilidade ao tornozelo, a dorsiflexão e a flexão plantar são perdidas, e, como consequência, alteram-se a biomecânica e a velocidade da marcha, aumentando-se assim o gasto energético durante a deambulação.[346] O retropé e o antepé compensam em grande parte a perda de mobilidade no tornozelo. Contudo, um padrão de marcha assimétrico pode ser detectado na maioria dos pacientes submetidos a artrodese do tornozelo.[45]

Evidências em foco

Em um estudo realizado por Thomas et al.,[347] quando a marcha de 27 pacientes submetidos à artrodese tibiotalar, com uma duração média de 44 meses, foi analisada e comparada com a marcha de 27 sujeitos normais com idade comparável, os pesquisadores encontraram diferenças significativas entre os grupos. A cadência e o comprimento da passada se achavam significativamente diminuídos no grupo de artrodese, assim como os movimentos do retropé e mediopé durante as fases de balanço e apoio da marcha. Além disso, a avaliação radiográfica mostrou evidências de artrite grave no retropé em 15% dos sujeitos do grupo de artrodese.

Artrodese do retropé. Há indicação de artrodese do retropé em caso de falha no tratamento conservador (incluindo suportes para o arco plantar, calçados apropriados, imobilizadores para o tornozelo e retropé, além de medicação anti-inflamatória oral ou injetável). Dores intensas, instabilidade ou a deformidade crônica do retropé, como um pé valgo ou pé chato, resultantes de artrite avançada no retropé podem requerer uma artrodese tripla ou uma fusão uniarticular.[232,280,325] O procedimento pode ser uma artrodese tripla, talonavicular ou talocalcânea (subtalar). A artrodese tripla, em geral indicada para uma deformidade rígida no retropé, envolve a fusão das articulações talocalcânea, talonavicular e calcaneocubóidea.[5,231,280,325] A artrodese talocalcânea fica indicada para a correção do calcanhar em valgo, nos casos em que a articulação mediotarsal foi preservada. Uma fusão uniarticular, como uma artrodese talonavicular, pode ser suficiente para corrigir uma defor-

midade crônica, porém flexível, do retropé.[280] Na maioria dos casos, o retropé é posicionado em 5° de valgo nessas fusões.

A artrodese talonavicular, subtalar ou tripla proporciona estabilidade mediolateral permanente e alívio da dor no retropé, porém a pronação e a supinação do tornozelo são eliminadas ou ficam substancialmente diminuídas.[343] É interessante notar que a fusão apenas da articulação talonavicular reduz indiretamente a mobilidade nas articulações subtalar e calcaneocubóidea, desse modo proporcionando estabilidade no plano frontal sem fundir outras articulações.[331,343]

Artrodese do hálux. A artrodese da primeira articulação MTF para hálux rígido e hálux valgo proporciona alívio da dor em repouso e durante a deambulação em 80-90% dos pacientes.[7,60,86,97,280] A posição da fusão é rotação neutra, 10° a 20° de valgo, 15° a 30° de dorsiflexão. Embora o dedo possa não fazer contato com o solo durante a posição de apoio tranquila dos pés, essa posição permite um impulso adequado durante a deambulação e não imporá necessariamente o uso de calçados customizados.[60,97,280] Se as articulações MTF laterais também são envolvidas, a fusão do hálux é feita depois da artroplastia de excisão das articulações laterais.[97,280,349]

Em geral, as comparações entre a artrodese e a artroplastia da primeira articulação MTF têm favorecido a artrodese para o alívio da dor, equilíbrio, deambulação e aspecto estético.[280] Estudos recentemente publicados informam resultados contraditórios, com maior satisfação dos pacientes com a artroplastia, mas com resultados funcionais mais satisfatórios com a artrodese.[86,286] Ainda não foram determinados os desfechos no longo prazo das modernas próteses de primeira geração para MTF.[280]

Artrodese das articulações IF dos dedos. A fusão das articulações IF dos dedos em uma posição neutra nos casos de dedos em martelo, que ocorrem em geral no segundo e terceiro dedos, proporciona alívio da dor para deambulação e melhora no ajuste ao calçado.[146,280,334]

Complicações

A incidência geral de complicações associadas com artrodese é relativamente baixa, mas varia com a população de pacientes, articulações envolvidas e técnicas cirúrgicas.[242,346,379] A complicação mais comum é a ausência de consolidação, que ocorre em até 10% dos procedimentos de artrodese.[114,242,248,280,379] Quanto menor a área de superfície óssea e pior seu suprimento vascular, maior a incidência de ausência de consolidação. Os fatores que contribuem para isso incluem infecção pós-operatória, desalinhamento da articulação fundida e o uso de tabaco pelo paciente antes e depois da cirurgia.[168,231] A Tabela 22.2 resume os fatores de risco para a não consolidação em pacientes tratados com artrodese do pé e tornozelo.[242,344] Costumeiramente, a não consolidação deve ser tratada com artrodese de revisão.[242,379]

Além da dor e da diminuição na função associadas à não consolidação, pode ocorrer lesão nervosa em decor-

TABELA 22.2	Fatores de risco associados à não consolidação de artrodese[344]	
Fatores relacionados com o paciente		**Fatores cirúrgicos**
Sistêmicos	Locais	
Diabetes	Infecção	Cirurgia aberta/artroscópica
Tagismo/consumo de álcool	Vascularização	Estabilidade do constructo
Osteoporose	Necrose avascular	Experiência do cirurgião
Uso de AINE/corticosteroides	Lesão de tecidos moles	Artrodese de revisão
Adesão à descarga de peso		

rência do procedimento cirúrgico e, no pós-operatório, podem formar-se neuromas.[242] Essas condições podem acarretar dor e limitação da função no pós-operatório. Ocasionalmente, no pós-operatório ocorrem fraturas por estresse de um osso consolidado ou de osso adjacente. Uma artrite subsequente em articulações adjacentes tornará necessária a realização de artrodese em até 5% dos pacientes.[379] O atraso na cicatrização da ferida é um problema particular nos pacientes com má vascularização do pé e do tornozelo.

Tratamento pós-operatório

Imobilização. O método e duração da imobilização da articulação ou articulações fundidas são determinados pelo cirurgião com base no local da fusão, tipo de fixação usado, qualidade da fixação obtida, qualidade óssea do paciente e presença de fatores que afetam a consolidação óssea.

Depois da fixação cirúrgica e da sutura da ferida, são aplicados um curativo compressivo e uma tala, e eles são usados por 48 a 72 horas para controlar o edema.[84,242,280] Na artrodese do tornozelo ou retropé, depois que o curativo compressivo é removido, é aplicada uma bota gessada sem apoio de peso após a remoção do curativo pós-operatório. Tipicamente, a bota é usada por quatro a oito semanas, sendo trocada conforme a necessidade para acomodar as mudanças que ocorrem no edema do membro. Uma bota gessada ou uma bota rígida com salto (para deambulação) são aplicadas com cerca de quatro a oito semanas, e a imobilização continua por mais seis a oito semanas.[84,168,231,242,280,290,294] Depois da artrodese da primeira articulação MTF, o paciente recebe uma bota gessada ou calçado cirúrgico com uma sola reta, rígida, para proteger a articulação enquanto ela cicatriza.[86,97,280,286]

Quando há evidência radiográfica de fusão, o imobilizador é descontinuado ao longo de várias semanas.[84,242,280] Depois que o uso da tala é descontinuado, o paciente deve ser aconselhado sobre a escolha do calçado apropriado, sua modificação e ajuste. Pode ser necessário uso de órteses para o pé feitas sob medida para dar suporte, alívio de pressão ou absorção de choque.[285,314] Calçados com sola abaulada têm sido recomendados para pacientes após uma artrodese de tornozelo, mas um estudo biomecânico recentemente publicado determinou que o uso de calçados de corrida resultava em efeitos benéficos similares – ou mesmo melhores – nos parâmetros da marcha, inclusive na velocidade e força máxima do antepé.[14]

Considerações sobre o apoio de peso. Do mesmo modo que para a imobilização pós-operatória, o prazo e extensão do apoio de peso permitido após uma artrodese variam consideravelmente nas diretrizes publicadas.[36,84,112,183,242] As mesmas considerações que influem nas decisões sobre imobilização também influem na progressão do apoio de peso pós-operatório sobre o membro operado. A prática mais prevalente é restringir substancialmente o apoio de peso por um mínimo de 6 semanas após uma artrodese do tornozelo e retropé. A mobilidade ocorre com o paciente em cadeira de rodas, um andador comum, muletas ou com um andador para o joelho com rolamentos. Quando há evidência radiográfica de consolidação óssea, o apoio de peso parcial é iniciado com o paciente usando uma bota ou calçado rígido de cano curto. A maioria dos pacientes faz a progressão para o apoio de peso completo com calçados comuns com 12 a 16 semanas após a cirurgia. Em casos de artrodese do mediopé e antepé, o apoio de peso parcial a total é iniciado mais cedo – imediatamente ou dentro das primeiras 4 semanas.[28,112,183]

Evidências em foco

Em um esforço para reduzir o tempo de recuperação e melhorar a qualidade de vida após a artrodese, tem sido explorada a descarga de peso precoce. Cannon et al.[36] conduziram um estudo retrospectivo não randomizado com dois grupos de pacientes submetidos a artrodese do tornozelo artroscópica. Um grupo ($n = 15$) foi imobilizado e instruído a não fazer descarga de peso, ou a fazê-la na ponta dos pés por oito semanas. Um segundo grupo ($n = 21$) foi imobilizado em uma órtese removível e encorajado a descarregar o máximo de peso que fosse tolerável imediatamente após a cirurgia. Na comparação entre os dois, não houve diferenças entre os grupos quanto ao tempo transcorrido até a consolidação. Contudo, ainda são necessários mais ensaios clínicos randomizados controlados para que se possa avaliar com maior profundidade os efeitos da descarga de peso precoce.

Exercícios pós-operatórios. Antes da fusão óssea, é preciso ter o cuidado de evitar tensões na fixação. Inicialmente, os exercícios pós-operatórios enfocam a ADM ativa das articulações não operadas proximais ou distais às articulações que estão imobilizadas. Se o paciente estiver usando uma órtese removível, os exercícios de ADM ativa das articulações não operadas confinadas pelo imobilizador também poderão ser permitidos no início do programa de reabilitação.[36,385] Por exemplo, após uma artrodese do tornozelo ou retropé, além da ADM do joelho, são indicados exercícios para manter a mobilidade dos dedos do pé.[385] Para um paciente com AR, a ADM ativa é essencial em todas as articulações envolvidas que não estejam sendo limitadas pelo dispositivo de imobilização.

Depois que ocorre a fusão óssea e o uso do imobilizador é descontinuado, deve-se cuidar da fraqueza muscular pós-imobilização, comprometimentos do equilíbrio e hipomobilidades das articulações adjacentes. Deve-se levar em conta o tipo de fixação por ocasião da prescrição dos exercícios. Por exemplo, uma fusão subtalar limitará a inversão e a eversão do pé, reduzindo, assim, a capacidade de fortalecimento isotônico do tibial posterior.

Retorno às atividades físicas. Estudos com amostras relativamente pequenas investigaram a capacidade dos pacientes de retornar às atividades físicas após uma artrodese. Romeo et al.[285] compararam a frequência e o tipo de atividades esportivas recreativas em 33 pacientes (22 homens, 11 mulheres) após fraturas do calcâneo tratadas com artrodese da articulação subtalar. O percentual de indivíduos que relataram participação em esportes não mudou após a artrodese. Os autores observaram uma transferência das atividades de alto impacto para aquelas de baixo impacto, e de sessões de exercício com duração mais longa para mais curta. Shuh et al.[303] relataram que 18 em 20 pacientes (90%) informaram praticar atividade esportiva antes da artrodese do tornozelo; após a cirurgia, 15 em 20 relataram atividade semelhante. Embora os percentuais de atividades específicas tenham variado nesses estudos, as atividades pós-operatórias mais comuns foram ciclismo, natação, caminhada, esqui e caminhada com exercícios.[285,303] Uma pesquisa com cirurgiões e treinadores esportivos concluiu pela recomendação da participação em esportes de baixo impacto e pelo desencorajamento da participação em esportes de alto impacto.[365] A participação em esportes de baixo impacto que exigem dorsiflexão além da posição neutra, como o ciclismo, pode ser uma tarefa difícil após a artrodese do tornozelo, em virtude da restrição na dorsiflexão que é inerente ao procedimento.

Desfechos

Desfechos de curto e médio prazo. Após uma artrodese, deve-se esperar taxas de fusão óssea no tornozelo de mais de 90% em casos não complicados.[84,114,176,242,348] Os fatores que contribuem para a não consolidação óssea são a existência de vários locais de fusão, técnica aberta, maior deformidade pré-operatória e uma artropatia inflamatória subjacente. Quando a consolidação está completa após a artrodese, o alívio da dor e a estabilidade articular são desfechos previsíveis, os quais resultam em melhora na mobilidade funcional. No pós-operatório da artrodese de tornozelo, a velocidade de deambulação aumenta significativamente em comparação com as me-

didas tomadas na avaliação inicial; no entanto, a velocidade permanece consideravelmente reduzida quando comparada aos controles.[19,313,340] Considerando que ocorre a perda da dorsiflexão e da flexão plantar, a velocidade e a biomecânica da marcha ficam alteradas, resultando em um padrão de marcha assimétrico na maioria dos pacientes. Essas alterações ocasionam maior gasto energético e em compensação pelo retropé e mediopé.[32,96,288,313,340] Seguinte à artrodese de tornozelo, os pacientes continuam se deparando com desafios funcionais, como dificuldade para caminhar em superfícies irregulares e em rampas e para subir e descer escadas.

Desfechos no longo prazo. Embora a artrodese proporcione alívio da dor na articulação ou articulações fundidas, estudos biomecânicos demonstraram que o procedimento também impõe um aumento na carga sobre articulações contíguas.[142,368] Vários ensaios clínicos demonstraram uma aceleração das alterações degenerativas nas articulações subtalar e tarsometatarsal após uma artrodese do tornozelo.[19,77,79,96,313] Considerando que uma das indicações tradicionais para a artrodese é a idade abaixo dos 50 anos, desfechos funcionais adversos no longo prazo causam preocupação. Coester et al.[45] realizaram um estudo de seguimento em longo prazo de 23 pacientes submetidos à artrodese talocrural isolada para artrite pós-traumática, em média 22 anos antes. Eles encontraram um aumento substancial na incidência de artrite nas articulações do retropé e do mediopé, em comparação com as mesmas articulações do membro contralateral. Além disso, a dor no pé ipsilateral interferia na mobilidade funcional de quase todos os pacientes, com base nas informações de instrumentos de autorrelato de avaliação funcional padronizados. Por essa razão, o custo-benefício da artrodese no longo prazo, em comparação com a artroplastia, tem sido questionado. Dois estudos recentemente publicados concluíram que, embora os custos diretos associados à artrodese sejam significativamente menores do que para a artroplastia do tornozelo, este último procedimento resulta em cerca de 2 anos adicionais de vida ajustados pela qualidade.[54,179]

DOR NA PERNA, NO CALCANHAR E NO PÉ: TRATAMENTO CONSERVADOR

Frequentemente a causa da dor na perna, no calcanhar ou no pé é multifatorial, porém ocorre com muita frequência em decorrência de tensão ou sobrecarga biomecânica. A dor costuma ser descrita como lesão por esforço repetitivo decorrente de microtraumas recorrentes, porém também como um distúrbio degenerativo sem inflamação.[345] A maior tensão biomecânica pode ser por obesidade, hábitos de trabalho, alinhamento defeituoso no membro inferior, desequilíbrios musculares ou fadiga, alterações nos exercícios ou rotinas funcionais, erros de treinamento, calçado impróprio para o solo, demandas funcionais impostas aos pés ou uma combinação de vários desses fatores.[226,345] (ver Tab. 22.3).[213,226,345] Os sintomas persistem porque uma demanda contínua é colocada sobre o tecido antes que este tenha cicatrizado adequadamente. Uma causa comum que predispõe essa região às síndromes dolorosas é a pronação excessiva da articulação subtalar durante atividades envolvendo apoio de peso. A maior pronação pode estar relacionada a uma variedade de causas, incluindo mobilidade articular excessiva, controle neuromuscular inadequado, discrepância no comprimento das pernas, anteversão femoral, torção externa da tíbia, geno valgo ou desequilíbrios de flexibilidade e força muscular no membro inferior. Com frequência, há um complexo gastrocnêmio-sóleo hipomóvel relacionado à pronação anormal do pé.

Patologias relacionadas e etiologia dos sintomas

A musculatura extrínseca do pé pode desenvolver sintomas em sua inserção proximal na perna ou perto dela (canelite), ou onde cruza em torno de proeminências ósseas no tornozelo, ou nas suas inserções distais no pé (tendinopatia). Os sintomas podem também desenvolver-se nos músculos intrínsecos do pé, assim como na fáscia plantar (fascite plantar). Várias síndromes comuns são descritas nesta seção.

Dor no calcanhar

A dor no calcanhar é mais frequentemente percebida na superfície plantar no calcanhar ou nas proximidades da face posterossuperior do calcâneo. É comum a ocorrência de dor na superfície plantar, na inserção da fáscia plantar. Essa dor pode estar relacionada com a distensão excessiva desse tecido. A dor plantar também pode ser resultante de esporões no calcâneo ou de contusões do tecido causadas por forças de alto impacto ligadas a atividades de salto ou quedas. Com maior frequência, a dor na face posterior se localiza nas proximidades da inserção do tendão do calcâneo, em função de uma tendinopatia insercional ou inflamação de uma das bolsas do calcâneo.[345]

Evidências em foco

O Comitê de Dor no Calcanhar do American College of Foot and Ankle Surgeons (ACFAS) publicou **Diretrizes de prática clínica (DPC)**[345] que classificam a dor mecânica no calcanhar como dor plantar no calcanhar (inclusive fascite plantar, fasciose plantar e esporões no calcanhar) e dor posterior no calcanhar (inclusive tendinopatia insercional do calcâneo e bursite). A Seção Ortopédica da American Physical Therapy Association publicou duas **DPC** separadas, uma para a dor no tendão do calcâneo, rigidez e déficits de potência muscular (tendinite do calcâneo) e outra para dor no calcanhar (fascite plantar).[39,213,226] As recomendações dessas **DPC** estão incluídas nas seções que se seguem.

Fascite plantar. A dor em geral é sentida ao longo da face plantar do calcanhar, onde a fáscia plantar se insere no tubérculo medial do calcâneo. Tipicamente, o local fica muito sensível à palpação. A dor ocorre no apoio de peso inicial após períodos de repouso (dor ao se levantar), depois diminui, mas retorna conforme a atividade de apoio de peso aumenta.[213,226,345] Os comprometimentos associados incluem músculos gastrocnêmio-sóleo hipomóveis e dor ou restrição na fáscia plantar ao estender os dedos (efeito molinete).[98,213] Martin et al.[213] sugerem a realização de pesquisas que explorem o papel da diminuição da força da musculatura intrínseca como fator causal na dor da fáscia plantar. Um índice de massa corporal alto, calçado inapropriado e pé chato (*pes planus*) flexível ou um pé com arco excessivamente alto (pé cavo) podem ser fatores predisponentes. A dor é provocada pela pressão transmitida ao local irritado com o apoio de peso ou forças de tensão sobre a fáscia, como quando se estendem os dedos durante o impulso. O mecanismo da marcha pode estar prejudicado, com evitação do contato do calcanhar durante a resposta de carga e diminuição do impulso durante o apoio terminal. Embora um esporão infracalcâneo (esporão de calcâneo) seja frequentemente encontrado em indivíduos com fascite plantar, sua presença ou ausência não necessariamente se correlaciona com os sintomas.[345]

Tendinopatia e bursite na inserção do calcâneo. A dor é sentida na inserção no tendão do calcâneo.[39,345] Os comprometimentos associados incluem diminuição na dorsiflexão de tornozelo,[206,317,373] ADM subtalar anormal, diminuição da força de flexão plantar do tornozelo[206,310,311] e aumento da pronação do pé durante a deambulação ou corrida.[376] Os fatores de risco relatados incluem obesidade, hipertensão arterial, diabetes e o uso de certos medicamen-

TABELA 22.3 Fatores intrínsecos e extrínsecos associados à dor no calcanhar	
Fatores intrínsecos	**Fatores extrínsecos**
Pé do tipo cavo	Corrida
IMC alto	Aumento na rotina de exercícios
Diminuição na dorsiflexão do tornozelo	Demandas ocupacionais
Musculatura intrínseca do pé fraca	Trabalho em linha de montagem
Alinhamento impróprio do membro inferior	Trabalho que exige entrar e sair de veículos
Sexo feminino	Calçado inadequado

tos, incluindo fluoroquinolona (antibiótico) e estatinas.[39,40,210] As imagens de ultrassom podem ser capazes de identificar a tendinopatia antes do início da dor e da disfunção.[93,94] Uma vez que os sintomas se manifestam, a dor e a rigidez seguem um padrão típico de tendinopatia: os sintomas no tendão têm início após um período de inatividade e diminuem com o retorno à atividade, porém depois aumentam à medida que a atividade tem continuidade. Os sintomas podem desenvolver-se quando a pessoa troca os calçados de salto alto por calçados de salto baixo e, em seguida, faz uma longa caminhada.

Tendinose, tendinite e tenossinovite

Tendinopatia é um termo geral que indica o transtorno de um tendão. Tendinose descreve um tendão submetido a um processo degenerativo crônico e de longa duração, na ausência de mediadores ou células inflamatórias. Tendinite indica um processo inflamatório agudo no tendão. A diferenciação entre tendinite e tendinose é essencial para uma intervenção fisioterapêutica bem-sucedida. Tenossinovite é a inflamação da bainha sinovial do tendão, que pode ocorrer na bainha do tendão do tibial posterior em seu percurso posterior ao maléolo medial.

Qualquer um dos tendões dos músculos extrínsecos do pé pode se tornar irritado quando se aproxima do tornozelo e cruza por trás ou sobre ele ou no local de sua inserção no pé. A dor ocorre durante ou após uma atividade repetitiva. Quando o pé e o tornozelo são avaliados, a dor é sentida no local da lesão conforme a resistência é aplicada à ação muscular e também quando o tendão envolvido é alongado ou palpado.[39,345]

Um local comum para os sintomas de tendinopatia do calcâneo é o ponto situado 2-6 cm proximalmente à inserção do calcâneo na porção média do tendão.[39] No caso de uma tendinopatia do calcâneo, a perna afetada demonstrará diminuição na força e na resistência à fadiga dos flexores plantares, o que fica evidente pela limitação na capacidade de elevar o calcanhar do chão repetidamente, em comparação com o lado não afetado.[310] A degeneração tendínea no tendão do tibial posterior é uma fonte de dor comum que pode levar ao comprometimento da marcha ou à deformidade adquirida de pé plano.[178] Os sintomas nos tendões do tibial anterior ou posterior ou nos tendões dos fibulares também estão associados a atividades esportivas como corrida e esportes de quadra.

Evidências em foco

O volume 45, número 11 do *Journal of Orthopaedic & Sports Physical Therapy* (novembro de 2015) é uma edição especial do periódico que abrange a última palavra em ciência básica e aplicada no que se refere à fisiopatologia, exame, avaliação e tratamento das tendinopatias. Em relação ao pé e ao tornozelo, Michener e Kulig[233] comparam e contrastam as alterações fisiopatológicas e as estratégias terapêuticas para o controle da tendinopatia do supraespinal e do calcâneo. Couppe et al.[53] revisam a literatura relacionada com a aplicação de cargas excêntricas ao tendão do calcâneo como tratamento para a tendinose; esses autores concluíram que, em geral, a aplicação de carga ao tendão é benéfica, mas que a literatura atual não respalda uma estratégia ideal para tal aplicação. Silbernagel e Crossley[309] descrevem um processo de tomada de decisão baseado em evidências, utilizado para fazer com que atletas com tendinopatia na porção intermediária do calcâneo retornem à participação total no esporte, minimizando a probabilidade de recorrência.

Canelite

Este termo é usado para descrever uma dor na perna induzida pela atividade ao longo das faces medioposterior ou anterolateral dos dois terços proximais da tíbia. Pode incluir diferentes condições patológicas, como miotendinite, fraturas por estresse da tíbia, periosteíte, síndrome do compartimento ou irritação da membrana interóssea. A fadiga muscular decorrente de exercícios vigorosos com apoio de peso, frequentemente associada a um aumento significativo na intensidade ou duração, pode precipitar essa condição.

Canelite anterior. O tipo mais comum de canelite é o uso repetitivo do músculo tibial anterior. Um complexo gastrocnêmio-sóleo hipomóvel e um músculo tibial anterior fraco, assim como a excessiva pronação do pé quando a pessoa caminha ou corre,[306,350] estão associados com a canelite anterior. A dor aumenta com a dorsiflexão ativa e quando o músculo é alongado durante a flexão plantar.

Canelite posterior. Um complexo gastrocnêmio-sóleo encurtado e um músculo tibial posterior fraco ou inflamado, juntamente com aumento na pronação do pé, estão associados com uma canelite posterior medial. A dor é sentida à pronação passiva máxima do pé com pressão excessiva e/ou durante a supinação ativa contra resistência.

Comprometimentos estruturais e funcionais comuns, limitações nas atividades e restrições à participação

- Dor com a atividade repetitiva, durante a palpação do local envolvido, quando a unidade musculotendínea envolvida é alongada e ao aplicar resistência contra o músculo envolvido.
- Dor na descarga de peso inicial com atividades repetitivas envolvendo apoio de peso e marcha.
- Desequilíbrio de comprimento e força muscular, especialmente um grupo muscular gastrocnêmio-sóleo encurtado.
- Postura anormal do pé (pode ser decorrente de um calçado impróprio).
- Diminuição do tempo que a pessoa consegue se manter em pé.
- Diminuição da distância ou velocidade da deambulação, o que pode restringir as atividades associadas na comunidade e no trabalho e atividades esportivas ou recreativas.

Dor na perna, no calcanhar e no pé: tratamento – fase de proteção

Se houver sinais de inflamação (eritema, edema, calor), estes devem ser tratados como uma condição aguda, com repouso e modalidades físicas apropriadas (ver no Cap. 10 os princípios e diretrizes gerais). Para aliviar a sobrecarga as opções são: imobilização com gesso ou tala, com o pé em leve flexão plantar, um calço temporário para o calcanhar, um dispositivo ortopédico feito sob medida e colocado dentro do calçado ou, finalmente, o enfaixamento do calcanhar.[39,76,134,144,213] As intervenções na fase de proteção são:

- Aplicar massagem transversa no local da lesão.
- Contrações isométricas intermitentes submáximas.
- Alongamento passivo dos flexores plantares.
- Exercícios de ADM ativos dentro de amplitudes indolores.
- Modificar ou evitar certas atividades.
- Prescrição de bandagem de suporte ou órtese.[39,144,178,213,226,247,345]

Dor na perna, no calcanhar e no pé: tratamento – fases de movimento controlado e de retorno à função

Quando os sintomas se tornam subagudos, deve-se examinar todo o membro inferior, assim como o pé, para verificar se há um alinhamento anormal ou desequilíbrios na flexibilidade e na força muscular. A eliminação ou modificação dos fatores causais na cadeia cinética do membro inferior é importante para melhorar os desfechos e corrigir o alinhamento.[44,381] Podem ser necessários aparelhos ortopédicos para corrigir o alinhamento.[39,144,178,213,345] Uma análise abrangente dos movimentos, como a descrita por Cook et al.[46], também pode ter utilidade na determinação de padrões de movimento aberrantes, assimetrias, fraquezas ou rigidez remota à área dolorosa que podem estar contribuindo para o problema. As descrições detalhadas dos exercícios de alongamento e fortalecimento para o tornozelo e pé estão na última seção deste capítulo.

Evidências em foco

Um estudo randomizado feito em múltiplos centros, envolvendo 60 sujeitos com dor plantar no calcanhar, comparou dois grupos de tratamento, um recebendo agentes eletrofísicos e exercício e o outro tratado com intervenções manuais (técnicas vigorosas para tecidos moles e mobilização articular direcionada ao quadril, joelho e tornozelo/pé, conforme a necessidade) e exercício. Houve uma melhora significativa nas medidas funcionais e na dor nos dois grupos; os participantes que receberam intervenções manuais e exercício tiveram maiores diferenças no acompanhamento após 4 semanas (função e dor) e após 6 semanas (apenas função).[44] Pessoas com sintomas de dor plantar no calcanhar com menos de 7 meses de duração tinham maior probabilidade de responder positivamente ao tratamento, embora a idade e o IMC não estivessem relacionados à resposta ao tratamento.[218]

Orientar o paciente e prescrever exercícios domiciliares

- Ajudar o paciente a incorporar os exercícios domiciliares e a mobilização de tecidos moles e articulações em sua rotina diária.
- Se o paciente sente dor logo que apoia o peso, especialmente de manhã e depois de estar muito tempo sentado, deve-se ensiná-lo a fazer exercícios de ADM com o pé durante vários minutos antes de se levantar. Enfatizar ADM ativa em completa dorsiflexão.
- Ensinar a prevenção, incluindo os seguintes princípios:
  - Antes do exercício intenso, usar atividades repetitivas suaves de aquecimento seguidas pelo alongamento de músculos encurtados.
  - Usar suporte apropriado para o pé de acordo com as condições do solo.
  - Dar tempo para recuperação dos microtraumas após um trabalho de alta intensidade.

Aumentar a mobilidade de estruturas que limitam a amplitude

- O complexo muscular gastrocnêmio-sóleo se acha em geral hipomóvel em casos de problemas no pé e, se limitar a dorsiflexão, deve ser alongado. A restrição de mobilidade faz com que o pé faça pronação quando o tornozelo faz dorsiflexão.

Recomendação clínica

Instrua os pacientes com pé plano para que usem calçados bem estruturados, com suporte para o arco medial, quando estiverem fazendo o alongamento em pé dos músculos gastrocnêmio-sóleo, de modo a proteger o pé.[153]

- Quando houver dor no calcanhar, aplicar técnicas de mobilização dos tecidos moles.
  - Massagem profunda na inserção da fáscia plantar no tubérculo medial do calcâneo e tendão do gastrocnêmio-sóleo.
  - Mobilização articular direcionada para limitações específicas, tais como deslizamento lateral da articulação subtalar para melhorar a inversão do retropé e deslizamento posterior do tálus para melhorar a dorsiflexão do tornozelo.
  - Mobilização articular no joelho ou quadril, conforme a necessidade.[44]
- Exercícios de alongamento para a fáscia plantar, incluindo extensão dos dedos com dorsiflexão e eversão do tornozelo.[67]
- Exercícios de alongamento para alguma região do membro inferior que possa afetar o alinhamento e a função do pé e do tornozelo.

Melhorar o desempenho muscular

- Iniciar com exercícios isométricos resistidos e progredir para exercícios dinâmicos resistidos para pé e tornozelo em atividades de cadeia aberta e fechada.
- Desenvolver um equilíbrio de força entre os grupos musculares, especialmente os inversores e eversores, para suporte medial e lateral.[39,178]
- Enfatizar a resistência muscular à fadiga e treinar os músculos para que respondam a cargas excêntricas.
- Na fascite plantar, os músculos intrínsecos precisam ser fortalecidos. Incluir exercícios que exijam controle dos dedos, como recolher uma toalha ou apanhar outros objetos pequenos.

Evidências em foco

Correr descalço é uma tendência recente entre corredores recreativos. Foi proposto que a corrida descalça facilita o toque do mediopé durante a fase de contato do ciclo de corrida, reduzindo a força de reação do solo e diminuindo as lesões.[189,194,322] Evidências limitadas respaldam uma associação entre a corrida descalça e a diminuição da força de reação do solo por ocasião do impacto.[117] Também foi proposta a teoria de que a corrida descalça fortalece os músculos do pé e da perna e melhora a propriocepção.[190] Um estudo prospectivo recentemente publicado designou aleatoriamente 29 corredores experientes para um programa de corrida de 8 semanas realizado com os participantes usando calçados de corrida ou descalços. Embora ambos os grupos tenham demonstrado melhora significativa em algumas medidas de desfecho relacionadas com o desempenho, não foram observadas diferenças entre os grupos. Os autores sugerem que 8 semanas pode ser um tempo insuficiente para observar mudanças relacionadas com o uso do calçado.[240]

Lesões ligamentares: tratamento conservador

Entorse do tornozelo é uma das lesões musculoesqueléticas mais comuns em indivíduos fisicamente ativos que se encontram em maior risco do que a população em geral.[90,91,370] Em geral, entorses de primeiro, segundo e terceiro graus (graus I-III) são tratadas por procedimento conservador.[154,220] O tipo mais comum de entorse do tornozelo é causado por uma carga em inversão e pode resultar em uma ruptura parcial ou completa do ligamento talofibular anterior (TFA) e em geral do ligamento calcaneofibular (CF) (ver Fig. 22.2).[69,90,154,281,370] O ligamento talofibular posterior (TFP), o mais forte dos laterais, raramente sofrerá ruptura isolada; esse ligamento será rompido somente com cargas intensas em inversão.[278] Quando os ligamentos tibiofibulares inferiores são rompidos depois de uma tensão de torção do tornozelo, o encaixe torna-se instável.[21,140] Raramente os componentes do ligamento deltoide são tensionados; há uma maior probabilidade de uma avulsão ou fratura do maléolo medial com uma carga em eversão significativa. Dependendo da gravidade da lesão, a cápsula articular pode também ser envolvida e causar patologias intra-articulares, incluindo lesões da cartilagem articular.[327]

Estudos prospectivos de coorte observam que uma história de entorse do tornozelo prévia é um fator de risco para entorses futuras,[13,62,85,129,174,175,324,351] da mesma forma que a participação em atividades esportivas organizadas ou recreativas.[69,90,370] Foi demonstrado que o uso de um suporte externo (tornozeleira com cadarço ou esparadrapo esportivo no tornozelo) diminui a incidência de entorses do tornozelo.[68,147,188] As evidências são conflitantes com relação a idade, gênero, características físicas, controle postural, frouxidão ligamentar geral e tipo de pé como fatores de risco para entorse do tornozelo.[212] A Tabela 22.4 detalha os fatores de risco baseados em evidência associados a entorses laterais agudas do tornozelo.[212]

Comprometimentos estruturais e funcionais comuns, limitações nas atividades e restrições à participação

- Dor quando o tecido lesionado é distendido em lesões leves a moderadas.
- Mobilidade excessiva ou instabilidade da articulação relacionada no caso de rupturas completas.
- Déficit proprioceptivo manifestado como diminuição na habilidade de perceber o movimento passivo e o desenvolvimento de comprometimentos no equilíbrio.[374]
- Sintomas articulares relacionados e inibição muscular reflexa.[259]
- Possível diminuição da ADM na articulação talocrural, em distensões laterais recorrentes do tornozelo por causa de subluxação anterior e trajeto do tálus no encaixe comprometido.[366]

TABELA 22.4 Fatores intrínsecos e extrínsecos associados a entorse lateral de tornozelo aguda	
Fatores de risco intrínsecos	**Fatores de risco extrínsecos**
Entorse de tornozelo prévia[13,62,85,129,174,175,324,351]	Participação esportiva sem suporte externo[68,147,188]
Diminuição da ADM de dorsiflexão do tornozelo[62]	Não fazer aquecimento antes da atividade[124]
	Não realizar treinamento de equilíbrio/proprioceptivo[141,223,224,236,282,297,356,362]

- Déficits no controle postural após uma entorse lateral aguda do tornozelo, tanto no membro lesionado como no membro não lesionado.[192,225]
- Deambulação restrita (que requer um dispositivo auxiliar) durante as fases aguda e subaguda. Com a instabilidade crônica, a pessoa pode ter dificuldade para caminhar ou correr em superfícies irregulares ou fazer mudanças bruscas de direção; pode não ser capaz de aterrissar com segurança ao saltar ou pular.

Evidências em foco

Um ensaio clínico randomizado controlado (N = 40) incorporou um modelo de medidas repetidas para demonstrar a eficácia de um programa de treinamento de equilíbrio com uso de tubos elásticos como força de perturbação. Pacientes com instabilidade crônica do tornozelo (ICT) (n = 20) foram compatibilizados com indivíduos saudáveis normais (n = 20). Os participantes em cada grupo foram designados aleatoriamente para um grupo de exercícios de equilíbrio com tubo elástico ou para um grupo de controle. A distância de deslocamento total do centro de pressão foi medida no início do estudo, depois de 4 semanas de treinamento e em uma sessão de seguimento de quatro semanas. O programa de treinamento de equilíbrio contra resistência elástica de 4 semanas provocou melhora significativa no equilíbrio do grupo que realizou o exercício, em comparação com o grupo de controle; observou-se uma melhora significativa no grupo com ICT em comparação com o grupo normal saudável. As melhoras no equilíbrio persistiram 4 semanas após a intervenção. Os autores concluíram que se deveria considerar a resistência elástica para a perturbação do equilíbrio, tanto para uso domiciliar como clínico em pessoas com ICT.[120]

Entorse do tornozelo: tratamento – fase de proteção

Ver no Capítulo 10 princípios de tratamento durante estágios de inflamação e reparo.

Evidências em foco

A seção ortopédica da American Physical Therapy Association publicou uma **DPC** para orientar o tratamento de entorses ligamentares do tornozelo baseado em evidências.[212] A National Athletic Trainer's Association publicou uma declaração de posicionamento para orientação do tratamento conservador de entorses de tornozelo em atletas.[154] As recomendações desses dois documentos estão incorporadas na seção a seguir.

- Usar compressão, elevação e aplicações intermitentes repetidas de gelo para minimizar o inchaço.[25,26,105,358] Ensaios clínicos randomizados controlados não conseguiram demonstrar suporte consistente às modalidades elétricas ou acústicas.

- – Eletroterapia: há evidências moderadas tanto a favor como contra o uso da eletroterapia no tratamento da dor aguda e do edema, com uma tendência para a ausência de benefício.[88,208,227,316]
  – Ultrassom terapêutico: os profissionais de saúde não devem recorrer ao ultrassom terapêutico para o tratamento de entorses agudas do tornozelo.[363]
- Fornecer suporte externo (talas, órteses semirrígidas para o tornozelo ou bota de deambulação) em conjunto com descarga de peso functional e progressiva.[31,47,151]
- Usar técnicas suaves de mobilização articular para manter a mobilidade e inibir a dor.[195]
- Orientar o paciente.
  – Ensinar ao paciente a importância do uso de repouso, gelo, compressão e elevação e de aplicar gelo a cada 2 horas nas primeiras 24 a 48 horas.
  – Ensinar apoio de peso parcial com muletas e instruir o paciente em apoio de peso progressivo.
  – Ensinar exercícios isométricos intermitentes e flexões ativas dos dedos do pé para ajudar a manter a integridade muscular e assistir com a circulação.

Evidências em foco

Bleakley et al.[27] designaram aleatoriamente pacientes (N = 101) para grupos de reabilitação acelerada (RA) ou proteção padrão (PP) após entorses laterais agudas do tornozelo graus I e II (média de 2 dias após a ocorrência da lesão). Os participantes do grupo RA (n = 50) realizaram exercícios terapêuticos precoces, bem como crioterapia e aconselhamento com vistas a um aumento progressivo da descarga de peso. O grupo PP (n = 51) inicialmente realizou apenas crioterapia e recebeu aconselhamento para descarga de peso progressiva; os exercícios terapêuticos foram iniciados depois de transcorrida 1 semana. Depois da primeira semana, os dois grupos foram submetidos a um regime progressivo de exercícios terapêuticos que consistia em fortalecimento muscular, treinamento neuromuscular e exercício funcional específico ao esporte. O grupo RA demonstrou melhora significativa na função do tornozelo nas semanas 1 e 2 e atividade física significativamente maior durante a primeira semana. Depois de 16 semanas, ambos os grupos relataram boa função do tornozelo, com apenas quatro recidivas de lesão (duas em cada grupo). Esse resultado respalda o início precoce dos exercícios terapêuticos após uma entorse aguda do tornozelo.

Entorse do tornozelo: tratamento – fase de movimento controlado

- À medida que os sintomas agudos diminuem, continuar a proteger o ligamento envolvido usando uma tala durante o apoio de peso. As talas comerciais, como as infláveis, também podem dar estabilidade mediolateral, ao mesmo tempo que permitem a dorsiflexão e a flexão plantar.[22,118,159]
- Providenciar treinamento de marcha para normalização da deambulação sobre solo nivelado e em escadas.

- Aplicar massagem transversa nos ligamentos conforme a tolerância.
- Usar técnicas de mobilização articular grau II para manter a mobilidade da articulação, particularmente quanto ao deslizamento posterior do tálus.
- Avançar a resistência ou intensidade dos exercícios terapêuticos. Evitar inversão ao final da amplitude. Os exercícios devem ser realizados frequentemente ao longo do dia.
  - Exercícios de ADM ativos sem apoio de peso em dorsiflexão e flexão plantar, inversão e eversão, flexão de dedos e escrever o alfabeto no ar com o pé.
  - Sentar com o calcanhar no solo e fazer exercícios para a musculatura intrínseca do pé: agarrar toalha e apanhar objetos com os dedos.
- Alongar o grupo muscular gastrocnêmio-sóleo para restaurar uma dorsiflexão completa. Iniciar com alongamentos com uma toalha na posição sentada com as pernas estendidas e, em seguida, progredir para alongamentos com apoio de peso.
- À medida que o edema diminui e a tolerância ao apoio de peso aumenta, avançar para exercícios progressivos contra resistência (de fortalecimento e resistência à fadiga) e reeducação neuromuscular (equilíbrio e propriocepção).[141] Incluir exercícios isométricos e isotônicos, bicicleta ergométrica e exercícios com apoio de peso parcial a completo na prancha de equilíbrio. Inicialmente, fazer o paciente usar uma órtese ou tala que restrinja o movimento no final da amplitude a fim de prevenir a tensão excessiva sobre o ligamento em cicatrização.

Entorse do tornozelo: tratamento – fase de retorno à função

- Progredir os exercícios de fortalecimento acrescentando resistência elástica aos movimentos do pé na posição sentada com pernas estendidas (cadeia aberta) ou sentada com o calcanhar no solo para um apoio de peso parcial.
- Progredir o treinamento de reeducação neuromuscular para melhora do equilíbrio, da coordenação, estabilidade e respostas neuromusculares com apoio de peso completo. Desafiar progressivamente os estabilizadores dinâmicos do membro inferior pela introdução de graus variáveis de instabilidade na superfície e de perturbação externa.
- Incorporar padrões de movimento, tais como caminhar para a frente e para trás e dar passos laterais cruzados com uma resistência elástica presa em torno do membro não afetado.[120]
- Utilizar uma superfície instável, como um BOSU®, prancha de equilíbrio BAPS® ou um calçado ou bota de desestabilização do tornozelo.[73,74]
- Dependendo das metas finais da reabilitação, treinar o tornozelo com atividades de apoio de peso como caminhada em solo irregular, corrida leve, salto, salto unipodálico e corrida de maior intensidade, combinadas com atividades de agilidade como girar, rodar e transferir o peso lateralmente de forma controlada. Providenciar atividades de distração, como arremessos de uma bola para aumentar o automatismo do controle postural.[274,287]
- Quando o paciente estiver envolvido em atividades esportivas, o tornozelo deverá ser imobilizado com órtese ou esparadrapo e ele deverá usar calçados apropriados para proteger o ligamento de uma nova lesão.[68,147,188]

Recomendação clínica

Demonstrou-se que o uso de auxílio externo durante o treinamento neuromuscular diminui a ativação muscular no membro inferior.[88,261] Para maximizar o benefício neuromuscular do treinamento, escolher exercícios de equilíbrio e propriocepção que possam ser realizados com segurança sem o auxílio externo.

Evidências em foco

McKeon e Hertel[224] realizaram uma revisão sistemática da literatura para determinar a efetividade do treino de equilíbrio e coordenação para pessoas com instabilidade lateral do tornozelo. O treino profilático de equilíbrio reduziu substancialmente o risco de entorses do tornozelo; o efeito é maior naqueles com história prévia de entorses. As evidências mostrando que o treinamento prevenia as entorses do tornozelo eram inadequadas naqueles sem lesão prévia. A revisão também demonstrou que o treino de equilíbrio e coordenação melhorou de forma substancial os resultados do tratamento após entorses agudas do tornozelo. Um ensaio clínico randomizado controlado recente (N = 522), não incluído nessa revisão sistemática, observou uma redução de 35% na recorrência de entorses do tornozelo em participantes de um programa de treinamento proprioceptivo não supervisionado, seguindo os cuidados habituais para entorses laterais do tornozelo.[141] Deve-se implementar a reeducação neuromuscular para o treinamento de equilíbrio e proprioceptivo seguinte a uma entorse lateral do tornozelo, com a meta de reduzir as taxas de recidiva.[154,212]

Em um estudo prospectivo, 384 pacientes com entorse subaguda do tornozelo (< 2 meses de lesão) foram aleatoriamente designados para um entre três tipos de tratamento: grupo de treinamento (n = 120), grupo de órtese (n = 126) ou grupo de combinação (n = 138). O grupo de treinamento foi submetido a um programa de treinamento neuromuscular independente com duração de 8 semanas; o grupo de órtese recebeu uma órtese semirrígida para ser usada durante todas as atividades esportivas por 12 meses; e o grupo de combinação foi submetido a um programa de treinamento neuromuscular e recebeu uma órtese semirrígida para ser usada durante todas as atividades esportivas por 8 semanas. Analisou-se a ocorrência de novas lesões ao longo de 1 ano. Durante o seguimento de 1 ano, 69 participantes (20%) relataram uma entorse do tornozelo subsequente: 29 (27%) no grupo de treinamento, 17 (15%) no grupo de órtese e 23 (19%) no grupo de combinação. A taxa de ocorrência de nova lesão do grupo de órtese foi significativamente menor que a do grupo de treinamento, mas não houve diferença estatisticamente significativa do grupo de combinação. Não houve diferença entre os grupos na gravidade das entorses de tornozelo subsequentes. Indicou-se o uso da órtese por um período prolongado após a entorse lateral de tornozelo para reduzir as taxas de recidiva de lesão.[147]

Lesões traumáticas dos tecidos moles: tratamento cirúrgico e pós-operatório

Reparo de rupturas completas do ligamento lateral do tornozelo

Uma entorse lateral do tornozelo de terceiro grau (grau 3), que em geral ocorre como resultado de uma lesão grave em inversão, causa uma ruptura completa do ligamento TFA; com frequência, do ligamento CF; e, apenas ocasionalmente, do ligamento TFP (Fig. 22.7).[281] Quando os ligamentos TFA e CF são ambos rompidos, isso leva à instabilidade combinada das articulações tibiotalar e subtalar. O ligamento TFA tem mais probabilidade de ser rompido quando ocorre uma inversão forçada estando o tornozelo em flexão plantar.[164,304,357,384] Lesões associadas com uma entorse lateral do tornozelo incluem lesões da cartilagem articular (cúpula do tálus), ruptura ou subluxação do tendão do fíbular, uma fratura transversa do maléolo lateral ou uma fratura com avulsão da base do quinto metatarsal.[70,89,281,284,364]

Além de edema significativo, sensibilidade e dor, uma ruptura completa de um ou mais ligamentos laterais causa instabilidade mecânica acentuada e instabilidade funcional do tornozelo durante atividades com apoio de peso.[125,128,132] Uma instabilidade mecânica é definida como mobilidade

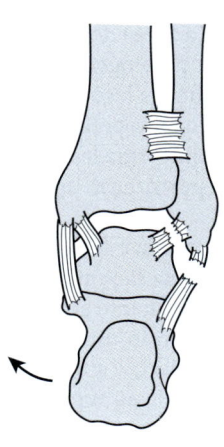

Figura 22.7   Ruptura completa do complexo ligamentar colateral lateral decorrente de uma lesão grave (grau 3) em inversão do tornozelo. (De McKinnis, LN: *Fundamentals of Musculoskeletal Imaging*, 3.ed. Filadélfia, FA Davis, 2010, p. 432, com permissão.)

do tornozelo, além da ADM fisiológica, aumento da inclinação talar e um sinal de gaveta anterior, indicação de frouxidão articular, enquanto a instabilidade funcional é caracterizada pela sensação de o tornozelo "falsear" experimentada pelo paciente.[125,132,329] A gravidade da instabilidade funcional do tornozelo não parece estar diretamente relacionada com a magnitude do desvio anterior da articulação ou com a inclinação do tálus.[56,132] Foi levantada a hipótese de que a instabilidade funcional do tornozelo é decorrente de déficits sensório-motores periféricos e centrais.[121,126] Isso pode explicar a sensação de "falseio" experimentada por muitos pacientes que não apresentam evidências de instabilidade mecânica no exame físico após uma entorse lateral de tornozelo. Apesar do movimento articular normal e da aparente inexistência de frouxidão, esses indivíduos relatam limitações funcionais significativas. Hiller et al.[128] propuseram múltiplos subgrupos de indivíduos com sintomas de instabilidade do tornozelo, propondo que a instabilidade do tornozelo resulta de uma interação entre instabilidades mecânica, funcional e percebida.

Depois de uma lesão aguda em inversão grau 3, o tratamento conservador obtém bons resultados na maioria dos pacientes. Contudo, alguns pacientes continuam tendo dor e uma sensação de "falseio", sofrem entorses recorrentes e desenvolvem instabilidade crônica. Para pacientes que mostraram instabilidade e não responderam ao tratamento conservador e para pacientes com lesões laterais agudas do tornozelo que participam regularmente de atividades de alto impacto, o reparo ou reconstrução cirúrgica pode ser necessário para lidar com a instabilidade e retorná-los ao nível desejado de função.[3,171,281] A meta geral da cirurgia e do tratamento pós-operatório é restaurar a estabilidade articular ao mesmo tempo que retém uma ADM funcional indolor nas articulações do tornozelo e subtalar.[3,171,281,296]

Indicações para cirurgia

As indicações citadas a seguir com frequência são feitas para reparo ou reconstrução cirúrgica das estruturas de tecidos moles da face lateral do tornozelo.[3,89,109,171,281,296]

- Instabilidade crônica, mecânica e funcional do tornozelo durante as atividades, que permanece sem solução após vários meses de tratamento conservador.
- Entorse lateral aguda do tornozelo de terceiro grau confirmada por radiografia ou artroscopia, resultando em uma ruptura completa dos ligamentos TFA e/ou CF.

Procedimentos

Tipos de procedimentos de estabilização

Há numerosos procedimentos cirúrgicos que podem ser usados para reparo ou reconstrução dos ligamentos laterais e estruturas de tecido mole associadas do tornozelo (Fig. 22.8).[37,52,89,109,143,171,266,281,296,320,338] Os procedimentos abertos podem ser classificados em duas categorias amplas: reparo e reconstrução.[215,281] As técnicas de reparo cirúrgico envolvem uma sutura anatômica direta ponta a ponta dos

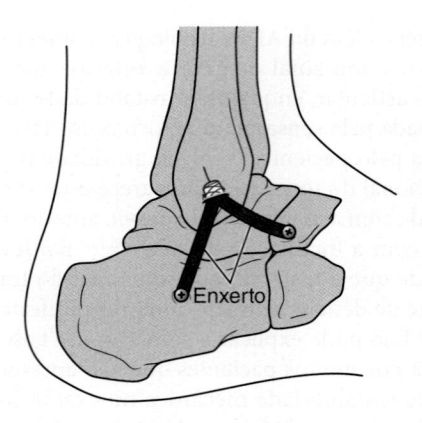

Figura 22.8 Vista lateral do tornozelo representando a reconstrução dos ligamentos TFA e CF rompidos usando um enxerto de tendão para aumentar a estabilidade. O avanço proximal do retináculo extensor (não mostrado) sobre os ligamentos reconstruídos e a fixação por suturas à fíbula distal provêm estabilidade adicional.

ligamentos TFA ou CF lacerados ou debilitados (distendidos); a reconstrução cirúrgica lança mão da tenodese (enxerto de tendão) para a reconstrução do complexo lateral do tornozelo. Esses procedimentos podem ser realizados por artroscopia ou procedimento aberto.[3,109,336]

O tipo de procedimento escolhido depende da gravidade e cronicidade da instabilidade, da presença de comorbidades, da idade do paciente e do nível de atividade pós-operatória esperado, além da preferência do cirurgião. Normalmente, o reparo é o procedimento preferido para pacientes com instabilidade lateral crônica do tornozelo que têm índice de massa corporal normal e necessidades para AVD. A reconstrução fica reservada para pessoas que pretendem exigir mais do tornozelo do que o normal.[109,215]

Reparo direto. A cirurgia usada com maior frequência para um reparo primário é um *procedimento de Broström modificado*, também conhecido como *procedimento de Broström-Gould*.[89,109,215,281] Esse procedimento envolve um reparo anatômico do ligamento TFA e/ou CF, com uma ou mais das seguintes técnicas:

- Reparo direto (ponta a ponta) de laceração na substância intermediária.
- Imbricação (sutura com a técnica em sobreposição [tipo jaquetão]) do ligamento estirado.
- Sutura do ligamento que sofreu avulsão ao osso com âncoras de sutura.

O reparo anatômico é reforçado pela sutura da porção lateral do retináculo extensor à fíbula, o que reforça as estruturas reparadas. O reforço retinacular é considerado um elemento essencial para o sucesso do procedimento.[109]

Reconstrução com aumento. Os procedimentos de reconstrução, em geral, são empregados quando o reparo direto não é uma opção por causa da baixa qualidade do tecido dos ligamentos TFA e/ou CF ou quando o paciente pesar mais de 90 a 115 kg, o que irá tensionar excessivamente um reparo direto. A reconstrução acompanhada de reforço também é usada como um procedimento de revisão quan-

do o reparo anterior direto falhou em impedir a recorrência de instabilidade. Os procedimentos atuais de reconstrução lateral do tornozelo propõem uma reconstrução anatômica dos ligamentos TFA e CF com autoenxerto ou aloenxerto de tendão. Esses procedimentos direcionam o enxerto de tendão transferido de modo a replicar as posições anatômicas dos locais de origem e inserção dos ligamentos TFA e CF.[109] O tendão transferido pode ser fixado ao osso com âncoras, parafusos de interferência ou dispositivos de endobotão.[109,171,281,336]

O tendão fibular curto ipsilateral é o enxerto autólogo mais utilizado. O tendão pode ser completamente excisado com a porção distal do músculo fixada ao fibular longo; ou o tendão pode ser dividido, com preservação da ação estabilizadora do músculo.[281,296] Para preservar a integridade do tendão fibular curto, desenvolveram-se procedimentos de reconstrução usando um autoenxerto de tendão do grácil[52,336] ou do semitendíneo,[137] ou um aloenxerto de tendão tibial anterior [83] ou tendão patelar-osso.[332]

Abordagem cirúrgica

Historicamente, o reparo e a reconstrução têm sido realizados em procedimentos abertos. A artroscopia, antes reservada ao exame perioperatório com o objetivo de orientar a reconstrução aberta, recentemente demonstrou resultados clínicos promissores no curto prazo.[3,48,51,110,166,217,336,337,361] O reparo direto e a reconstrução artroscópica apresentaram resultados promissores iniciais em relatos de séries de casos não randomizados. As técnicas variam, mas ambos os procedimentos seguem os princípios gerais de reparo e reconstrução já descritos. Em uma revisão sistemática recente, que incluiu relatos publicados de reparo artroscópico (21 estudos) e de reconstrução artroscópica (6 estudos), Matsui et al.[216] concluíram que não há evidências suficientes para apoiar um alto grau de recomendação para cirurgias minimamente invasivas.

Visão geral do procedimento cirúrgico

Antes de um reparo ou reconstrução abertos para instabilidade lateral do tornozelo, é feita uma artroscopia para avaliar a extensão da patologia intra-articular, já que uma alta porcentagem (77 a 95%) dos tornozelos com instabilidade crônica exibem patologia intra-articular associada, especificamente pequenas lesões de cartilagem articular, que segundo se acredita são precursoras da osteoartrite do tornozelo.[89,138,333] Quando uma lesão condral é identificada, costuma ser feita a perfuração subcondral artroscópica (microfratura).[138,339]

Depois da artroscopia, é feita uma incisão oblíqua ou curvilínea que começa na face anterior da região distal da fíbula e se estende distalmente ao longo da face lateral do tornozelo e do pé. Quando um procedimento de reparo direto (de Broström-Gould)[119] é usado, estruturas laceradas ou que sofreram avulsão são reparadas com suturas permanentes por excisão e por um padrão ponta a ponta, pela técnica em sobreposição (tipo jaquetão), ou por meio de orifícios perfurados no osso. O reparo é reforçado pela sutura da porção lateral do retináculo extensor à fíbula distal.[281] Se um enxerto de tendão do fibular curto é usado como reforço adicional (procedimento de Chrisman-Snook),[43] o tendão é seccionado no sentido longitudinal. Metade do tendão é transeccionada da junção musculotendínea, deixando intacta a inserção distal. Túneis ósseos são perfurados na fíbula e no calcâneo. O enxerto é passado através dos túneis ósseos e, depois do tensionamento apropriado, é fixado à base do quinto metatarsal ou à fíbula distal com suturas permanentes. Se o cirurgião decidir pelo uso de um enxerto de semitendíneo ou de grácil, perfurará um terceiro túnel ósseo no colo lateral do tálus e o enxerto livre será fixado no túnel com um parafuso de biotenodese.[52,83,281,338] Com um enxerto de fibular ou com um enxerto livre, o retináculo extensor é avançado proximalmente e suturado sobre o reparo do ligamento à fíbula distal, como reforço extra.

Antes do fechamento da ferida, a estabilidade e a ADM do tornozelo são verificadas. É aplicado um curativo compressivo no pé e no tornozelo e eles são colocados em um aparelho gessado bivalve ou uma tala posterior, com o tornozelo em 0° de dorsiflexão e leve eversão. A perna é elevada para controle do edema.

Tratamento pós-operatório

Os cuidados pós-operatórios variam de acordo com o procedimento e o cirurgião. Os procedimentos de reparo direto dependem de um reparo de sutura biomecanicamente mais fraco, em comparação com a robusta fixação da reconstrução com tecido de aloenxerto.[215,281] Por esse motivo, tradicionalmente a progressão pós-operatória do reparo direto tem sido mais conservadora do que em pacientes com reconstrução, apesar das poucas evidências em favor dessa abordagem.[217,270]

Em geral, o tratamento inicial consiste em um período (2-6 semanas) de imobilização sem descarga de peso, seguido por 2-4 semanas de descarga de peso conforme a tolerância do paciente, que recebe uma bota de deambulação.[264,281] Iniciam-se exercícios de ADM protegida após o período inicial de imobilização; o paciente deve evitar fazer inversão máxima. A progressão dos exercícios após a cirurgia é similar à usada para o tratamento conservador de entorses laterais do tornozelo. O tratamento pós-operatório se propõe a restaurar a ADM normal e o controle neuromuscular, mas também a prevenir novas lesões.[264]

Considerações sobre imobilização e apoio de peso

Imobilização. Depois que o edema diminuiu em algum grau, geralmente dentro de três a cinco dias no pós-operatório, o curativo compressivo e a tala ou o aparelho gessado de proteção é removido, sendo substituído por uma bota gessada. Dependendo do tipo e robustez do reparo, a bota poderá ser removida com duas a seis semanas e substituída por uma tala tipo estribo inflável, uma bota de gesso removível ou uma órtese para deambulação do tipo MAC (movimento ativo controlado), usada por várias semanas adicionais.[52,89,264,281,372] Após a remoção da bota ou órtese, os pacientes são incentivados a realizar dorsiflexão/flexão plantar em ADM ativa e inversão/eversão em ADM ativa restrita (arco de movimento de 10°-15°).[264]

Com 6 a 12 semanas, o paciente gradualmente interrompe o uso do imobilizador durante a deambulação. Contudo, pacientes que estiverem retornando a atividades atléticas que envolvam saltos, corrida e mudanças bruscas de direção são alertados para usarem um dispositivo ortótico de proteção ou para imobilizarem o tornozelo com esparadrapo por pelo menos três a seis meses para prevenir recidiva de lesão.

Descarga de peso. Embora relatórios recentes indiquem que a descarga de peso imediata conforme a tolerância é segura e benéfica,[235,270] frequentemente ainda recomenda-se um período sem descarga de peso em que o paciente usa uma órtese de proteção ou aparelho gessado.[264,281] Após a remoção do curativo compressivo, o retorno ao cronograma de descarga de peso pode variar. Embora Pearce et al.[264] tenham recomendado a descarga de peso conforme tolerância durante 10-14 dias após a cirurgia, outros autores recomendam que o paciente não faça uso dessa prática durante 6 semanas.[52,281,332,338] Normalmente, a descarga de peso total sem o imobilizador é permitida 6-12 semanas após a cirurgia.

Evidências em foco

Pacientes tratados com reconstrução do ligamento TFA com um autoenxerto de grácil com fixação por um parafuso de interferência foram aleatoriamente designados para um grupo de reabilitação típica (RT; imobilização/descarga de peso restrita; n = 15) ou um grupo de reabilitação acelerada (RA; sem imobilização/descarga de peso dentro da tolerância; n = 18). Todos os pacientes foram seguidos ao longo de 2 anos e as medidas de desfecho incluíram radiografia de estresse, pontuações funcionais autorrelatadas (sistema de pontuação de Karlsson e Peterson) e tempo transcorrido desde a cirurgia até o retorno integral à atividade. Dois anos após a cirurgia, ambos os grupos (RT e RA) demonstraram melhora significativa na estabilidade e nas pontuações funcionais, em comparação com as medidas obtidas antes da cirurgia. Não houve diferenças entre os grupos aos 2 anos em qualquer dessas medidas. Todos os pacientes puderam retornar à sua atividade esportiva prévia; o grupo RA retornou à atividade significativamente mais rápido que o grupo RT (13,4 ± 2,2 semanas *versus* 18,5 ± 3,5 semanas, respectivamente). Não foram observadas diferenças na capacidade de desempenho entre os grupos e nenhum caso de recidiva da lesão foi relatado por qualquer dos participantes dos dois grupos. Os autores concluíram que a mobilidade e a descarga de peso praticadas imediatamente após a reconstrução com fixação por parafuso de interferência são procedimentos seguros e preferíveis.[235]

Exercício: fase de proteção máxima

O foco da primeira fase da reabilitação, que se estende por quatro a seis semanas, é recuperar a mobilidade independente para atividades funcionais ao mesmo tempo que protege as estruturas laterais do tornozelo que foram reparadas ou reconstruídas. Em geral a deambulação com muletas, sem apoiar o peso sobre o membro operado, é iniciada imediatamente após a cirurgia. Algumas pessoas podem dar preferência ao uso de um andador com apoio de joelho com rodas, particularmente para períodos prolongados sem descarga de peso. Quando a pessoa está sentada, a elevação do pé operado é essencial para o controle do edema. O tornozelo pode ser imobilizado, o que impedirá a prática de exercícios de ADM. Se tais exercícios forem permitidos durante esse período, o paciente deverá iniciar exercícios de dorsiflexão/flexão plantar na ADM ativa e de inversão/eversão com amplitude restrita (arco de movimento de 10°-15°).[264] O paciente também poderá fazer exercícios isométricos intermitentes para a musculatura em uma posição neutra do tornozelo, usando ou não o imobilizador.[235,264]

Metas e intervenções. São limitadas as evidências que sugerem a prescrição de exercícios durante a fase pós-operatória imediata. As seguintes metas e intervenções relacionadas aos exercícios são apropriadas durante a primeira fase pós-operatória.[215,235,264,329,372]

- *Prevenir a inibição reflexa dos grupos musculares imobilizados.*
  - Exercícios isométricos intermitentes submáximos com o tornozelo na posição neutra, incluindo os músculos fibulares.
- *Evitar a rigidez do tornozelo e pé operados e a perda da extensibilidade dos tecidos moles circunjacentes.*
  - ADM ativa em uma faixa indolor para flexão plantar e dorsiflexão do tornozelo. ADM ativa em arco restrito, indolor para inversão e eversão (arco de movimento de 10°-15°).[264]
  - ADM ativa dos dedos do pé.
- *Maximizar a mobilidade independente.*
  - Treinamento de marcha e de transferências com dispositivo auxiliar apropriado. Adesão às restrições de apoio de peso.
- *Manter a força dos grupos musculares não imobilizados.*
  - Fazer exercícios ativos e resistidos do quadril e joelho do membro inferior operado e exercícios resistidos dos membros superiores e do membro inferior sadio.
  - Fazer miniagachamentos com apoio bilateral, com apoio de peso apropriado.

Exercício: fases de proteção moderada e mínima

As intervenções na fase de proteção moderada têm início com cerca de 4 a 6 semanas após a cirurgia. As estruturas em cicatrização são capazes de suportar níveis progressivos, porém controlados, de tensão. A ADM do tornozelo normalmente se acha limitada e pode apresentar dor quando é feita pressão adicional no final da amplitude. A força e o equilíbrio do membro inferior também se acham comprometidos.

Essa fase é caracterizada por uma retirada gradual do imobilizador ou órtese, a restauração da mobilidade integral e indolor no tornozelo. Os déficits de controle neuromuscular, força e equilíbrio devem ser tratados, ao mesmo tempo que é minimizado o risco de ocorrência de novas lesões. O treinamento da marcha restaura o processo normal de deambulação.

A fase de proteção mínima costuma ter início 8-12 semanas após a cirurgia. O foco da fase final da reabilitação é restaurar completamente a força e a resistência muscular à fadiga do membro inferior operado assemelhando-se ao lado saudável, restabelecer um padrão de marcha e corrida normal e indolor, e preparar o retorno do paciente às atividades ocupacionais, esportivas ou recreativas desejadas. As intervenções devem enfatizar a restauração da acuidade sensório-motora, redução dos déficits funcionais, melhora do controle postural e prevenção da recorrência de lesões.[264]

Recomendação clínica

Com precauções apropriadas, o retorno às atividades funcionais, incluindo esportes, pode ser possível em 3-4 meses após a cirurgia.[235,264,372] A força do músculo fibular, avaliada por dinamometria portátil, deve estar normal em comparação com o tornozelo contralateral.[264] Não deve ser observada qualquer instabilidade nos testes de gaveta anterior e de inclinação talar medial. Os testes funcionais a seguir ajudam a determinar a prontidão para retornar à progressão da prática esportiva:

- Testes de salto unipodal (para deslocamento horizontal; para deslocamento vertical; teste do pulo triplo; teste do pulo em figura de 8; teste de salto unipodal de 6 metros cronometrado).[192,298]
- *Star Excursion Balance Test.*[106,126,192]
- Questionário funcional *Foot and Ankle Ability Measure* (Medida de capacidade funcional para o pé e tornozelo).[38,81]
- Por fim, deve-se considerar a prontidão percebida pelo paciente para o retorno à prática esportiva.[12]

Metas e intervenções. As seguintes metas e intervenções relacionadas aos exercícios são apropriadas durante as fases intermediária e final da reabilitação:

- *Restaurar a ADM indolor do tornozelo operado.* Se o paciente foi tratado com estrita imobilização durante a fase de proteção máxima, não é raro que um paciente tenha apenas poucos graus de dorsiflexão do tornozelo além da posição neutra. Para aumentar a ADM do tornozelo:
  - Progredir a ADMA, com obtenção de ADM completa do tornozelo por volta de 8 semanas.
  - Iniciar movimentos multiplanares ativos, como a ADM ativa com o movimento de desenhar um oito com o pé ou letras do alfabeto com o tornozelo.
  - Se a restrição articular limitar a dorsiflexão ou flexão plantar, empregar técnicas de mobilização articular grau II ou III na articulação tibiotalar e tibiofibular.
  - Acrescentar exercícios de autoalongamento para melhorar a flexibilidade muscular, particularmente para o complexo gastrocnêmio-sóleo. Iniciar com alongamento com toalha e progredir para a posição em pé sobre uma cunha, durante um período mais longo.
- *Aumentar a força da musculatura do tornozelo e do pé nos dois membros inferiores.*

Recomendação clínica

Tem sido mostrado que a instabilidade funcional do tornozelo está associada a uma diminuição na força (pico de torque) dos eversores do tornozelo envolvido, quando comparados com os do tornozelo contralateral, em pessoas que não foram submetidas ao procedimento de estabilização cirúrgica.[295] Além disso, a extensão da perda de força na musculatura do tornozelo tem mostrado uma associação com a cronicidade da instabilidade.[1] Portanto, depois do reparo ou reconstrução cirúrgica dos ligamentos laterais, a melhora da força dos eversores é de particular importância para a estabilidade dinâmica do tornozelo.

- Fazer exercícios resistidos progressivos de todos os músculos do tornozelo em posições sem apoio de peso e, depois, com apoio de peso.
- Inicialmente, as elevações unilaterais da panturrilha devem ser feitas com a ajuda dos membros superiores, para que seja minimizada a probabilidade de nova lesão, em decorrência da perda de equilíbrio.
- Enfatizar o fortalecimento dos eversores do tornozelo. Para o fortalecimento dinâmico, fazer eversão contra resistência elástica ou manual nos planos cardinais ou diagonais.[116]
- Incluir fortalecimento bilateral de quadril e joelho em posições com apoio de peso, enfatizando o controle proximal (ver Caps. 20 e 21).
- Progredir para o treinamento pliométrico se o apoio de peso estiver indolor, o tornozelo estável com os testes de tensão e quando a pessoa puder fazer 25 elevações unilaterais do calcanhar.[264,311] Começar com salto bilateral, depois salto unipodálico para a frente, na diagonal, para trás e de um lado para outro. De início, os exercícios pliométricos devem ser feitos com suporte externo para o tornozelo (tala ou esparadrapo).[147,281] Ver no Cap. 23 uma descrição completa das atividades pliométricas.

■ *Melhorar a resistência muscular e o preparo cardiopulmonar.*
- Começar com deambulação dentro da piscina, natação, bicicleta ergométrica, caminhada na esteira ou usar um aparelho de esqui *cross-country*. Progredir para corrida em água profunda e caminhada ao ar livre, corrida leve ou corrida moderada. As atividades no solo devem, inicialmente, ser feitas com suporte externo para o tornozelo (tala ou esparadrapo).[147,281]

■ *Melhorar o controle neuromuscular, reações de equilíbrio, estabilidade dinâmica e agilidade.*
- Iniciar uma progressão de atividades de equilíbrio bilaterais para unilaterais, primeiro em uma superfície estável e, em seguida, introduzindo instabilidade progressiva na superfície (ver Caps. 8 e 23 para exemplos).
- Iniciar o treinamento de equilíbrio unilateral com cerca de seis semanas pós-operatórias ou quando o paciente for capaz de tolerar o apoio de todo o peso sobre o membro inferior operado.

- Progredir de uma superfície firme para uma superfície macia (minitrampolim ou espuma de alta densidade) e daí para uma superfície instável (prancha de equilíbrio ou BOSU®).
- Os cuidados também podem ser direcionados para a propriocepção do tornozelo com a ajuda de dispositivos de desestabilização específicos (bota ou sandália de desestabilização do tornozelo, bexiga natatória [*air bladder*]) com ADM moderada para inversão (10°-15°) localizados apenas sob o retropé.[74,92]
- Progredir para atividades visando melhora da agilidade, tais como deslocamento lateral cruzando uma das pernas na frente e atrás (cariocas), deslocamento lateral sem cruzar as pernas, uso de uma plataforma deslizante e atividades envolvendo giros e mudanças de direção.
- Ver no Capítulo 23 uma sequência de atividades de equilíbrio e agilidade.

Evidências em foco

Para pacientes com um tornozelo funcionalmente instável, o treinamento proprioceptivo/de equilíbrio usando pranchas de equilíbrio ou de balanço tem se mostrado um método efetivo de melhorar a propriocepção articular (senso de posição articular), a habilidade de ficar em pé sobre uma perna e de reduzir o tempo de reação muscular durante atividades de equilíbrio.[73,74,82] As evidências em relação ao efeito do treinamento de equilíbrio sobre a oscilação postural são controversas, embora seja cogitado que essa forma de treinamento muscular demonstre efetividade em curto prazo.[63,212,224] Em um estudo prospectivo de Verhagen et al.,[362] 1.127 jogadores profissionais de vôlei dos sexos masculino e feminino foram indicados aleatoriamente por time para um grupo de treinamento ou grupo de controle. Ao longo das 36 semanas da temporada de vôlei, os grupos de treinamento participaram de um programa de treinamento proprioceptivo que consistia em atividades de equilíbrio variadas, algumas sobre pranchas de equilíbrio. Os grupos de controle não receberam nenhum programa de treinamento. O grupo de treinamento e o grupo de controle fizeram o registro das lesões sofridas durante a temporada. Entre os jogadores que tinham uma história de entorse do tornozelo antes do início do estudo, aqueles que participaram do programa de treinamento de equilíbrio tiveram uma incidência significativamente menor de entorses laterais agudas no tornozelo durante a temporada do que aqueles do grupo de controle. Entre os jogadores do grupo de treinamento e do grupo de controle que não tinham uma história de entorses laterais do tornozelo, não houve diferença significativa na incidência de lesão do tornozelo durante a temporada. Os autores concluíram que o treinamento proprioceptivo foi efetivo para prevenir a recorrência de lesão lateral do tornozelo nos jogadores de vôlei adultos.

Embora esse e outros estudos não tenham envolvido pacientes submetidos à reabilitação após reparo ou reconstrução dos ligamentos laterais do tornozelo, programas de treinamento proprioceptivo como esse podem ser benéficos para o paciente que esteja no período pós-operatório.

■ *Restabelecer apoio de peso simétrico, indolor, durante a marcha e as atividades relacionadas.*
  - Começar o treino de marcha dentro de uma piscina ou no solo sobre uma superfície regular assim que a deambulação for permitida com o uso de uma órtese com controle do movimento do tornozelo (permitindo dorsiflexão e flexão plantar).
  - Enfatizar o apoio de peso simétrico ao mover-se da posição sentada para em pé e por fim ao subir e descer escadas.
  - Progredir para deambulação e atividades funcionais sem a órtese.
■ *Retornar com segurança às atividades funcionais e prevenir a recorrência da lesão.* Normalmente, a fase de reabilitação avançada ocorre entre 8 e 12 semanas de pós-operatório. O paciente deve demonstrar uma marcha normal sobre solo nivelado e irregular, e também ao subir/descer escadas. A força do tornozelo deve ser igual ou superior a 90% da força do outro lado.[342] Os resultados nos testes funcionais de salto (figura de 8, deslocamento lateral) devem evidenciar controle neuromuscular apropriado da descarga de peso e desempenho igual ou superior a 90% em comparação ao membro contralateral.[141,270] As precauções para reduzir o risco de recorrência da lesão no retorno aos esportes ou às atividades de alta demanda após um reparo ou reconstrução dos ligamentos laterais do tornozelo estão resumidas no Quadro 22.5.

QUADRO 22.5 Precauções ligadas às atividades para reduzir o risco de recidiva de lesão após reconstrução dos ligamentos laterais do tornozelo

■ Modificar as atividades, se possível, participando de esportes de baixo impacto, como natação, ciclismo, aeróbia de baixo impacto ou esqui *cross-country*.
■ Minimizar ou evitar a participação em atividades que envolvam alto impacto (basquete, vôlei), paradas e largadas rápidas e mudanças de direção (tênis, futebol) ou movimento em superfícies irregulares.
■ Se o paciente estiver envolvido em atividades associadas com alto risco de lesão do tornozelo:
  - Participar de um programa de prevenção de lesões que inclua treinamento proprioceptivo e pliométrico progressivo e continuar o programa durante a temporada esportiva.[82,362]
  - Usar um dispositivo ortopédico prescrito, como uma tala tipo estribo ou órteses funcionais que deem estabilidade mediolateral ao tornozelo.[68,147,159,221,222,326] Foi demonstrado que enfaixar o tornozelo com esparadrapo traz benefícios profiláticos em pessoas com histórico de entorse de tornozelo; contudo, tanto os custos elevados como a maior incidência de problemas do tegumento favorecem o uso da tala.[186,234,253]

Desfechos

Um bom desfecho pós-operatório de um reparo ou reconstrução lateral do tornozelo é um tornozelo que tem mobilidade completa, mas permanece estável e indolor durante as atividades funcionais. Revisões sistemáticas demonstram que os procedimentos de reparo e reconstrução podem presumivelmente restaurar a estabilidade e possibilitar o retorno dos pacientes à prática esportiva.[63,160,268] Os estudos publicados podem ser divididos naqueles que trataram pessoas com entorse lateral aguda do tornozelo e naqueles que trataram pessoas com instabilidade crônica do tornozelo (caracterizada por entorses recorrentes da articulação e por uma sensação de "falseio").

Tratamento cirúrgico da entorse lateral aguda do tornozelo. Kerkoffs et al.,[160] em uma Revisão Cochrane, compararam o tratamento cirúrgico com o conservador de entorses laterais agudas do tornozelo. Não foram observadas diferenças no retorno ao nível prévio de participação esportiva, mas a intervenção cirúrgica resultou em uma redução significativa na quantidade de casos de entorses recorrentes de tornozelo, em comparação com o grupo que recebeu tratamento conservador. Uma revisão recentemente publicada obteve resultados semelhantes, e seus autores observaram que a intervenção cirúrgica resulta em melhor estabilidade objetiva e em menores percentuais de recorrência.[268] É importante observar que muitos dos estudos incluídos nessas revisões foram publicados há mais de 20 anos e que apenas um dos estudos incluídos foi publicado nos últimos 10 anos. Um ensaio clínico randomizado controlado recente com recrutas militares (todos homens) comparou desfechos no longo prazo para indivíduos com entorse lateral aguda do tornozelo tratados com reparo direto (n = 25) ou com tratamento funcional (n = 26).[271] O tratamento funcional consistiu em descarga de peso imediata conforme a tolerância em uma órtese semirrígida de tornozelo durante 3 semanas e em exercícios terapêuticos orientados por um fisioterapeuta. Os indivíduos do grupo cirúrgico seguiram um regime pós-operatório semelhante de descarga de peso, órtese e exercício. Todos os pacientes dos dois grupos recuperaram seu nível de atividade anterior à lesão e completaram o serviço militar. Quinze (60%) dos participantes do grupo cirúrgico e 18 (69%) do grupo de tratamento funcional retornaram para o seguimento em longo prazo (duração média de 14 anos). A prevalência de recidiva foi de 1 em 15 no grupo cirúrgico e 7 em 18 no grupo de tratamento funcional. As radiografias de estresse não mostraram diferenças entre os grupos para o teste de gaveta anterior ou de inclinação talar medial. Na ressonância magnética foram observadas evidências de osteoartrite em 4 de 15 indivíduos no grupo cirúrgico e em 1 de 18 no grupo de tratamento funcional. Os autores concluíram que os dois métodos de tratamento são adequados para o retorno ao nível de atividade antes da lesão e que, embora o reparo cirúrgico diminua o risco subsequente de entorse do tornozelo, pode haver maior risco tardio de osteoartrite. Não há evidências suficientes derivadas de ensaios clínicos randomizados controlados de alta qualidade para que se possa recomendar consistentemente o tratamento cirúrgico de entorses laterais agudas do tornozelo.[160,268,271]

Tratamento cirúrgico da instabilidade crônica do tornozelo. São relativamente poucos os estudos que comparam o tratamento cirúrgico ao conservador para a instabilidade crônica do tornozelo. Uma revisão recente realizada por de Vries et al.[63] abrangeu quatro estudos que utilizaram vários procedimentos cirúrgicos diferentes, incluindo o reparo direto e a reconstrução. Todos os estudos foram considerados pelos autores como de alto risco de viés, geralmente relacionado com o processo de seleção dos pacientes e condição de cegamento. Os autores concluíram pela inexistência de evidências suficientes em apoio a qualquer técnica cirúrgica em detrimento das demais para a instabilidade crônica do tornozelo. É preciso que o paciente não tenha obtido sucesso com o tratamento conservador, especificamente o treinamento neuromuscular, antes de recorrer à estabilização cirúrgica. Após a cirurgia, o tratamento pós-operatório deve incluir mobilização precoce e descarga de peso *versus* 6 semanas de imobilização sem descarga de peso.

Reparo direto* versus *reconstrução com aloenxerto. Tanto o reparo direto como a reconstrução com aloenxerto resultam em previsível estabilidade e em satisfação do paciente em nível bom a excelente.[89,110,187,215,216,337] Embora não seja um resultado ideal, uma leve perda de movimento do tornozelo (5°-10° de inversão) ocorre com mais frequência após procedimentos de reconstrução cirúrgica.[135,338] Krips et al.[177] avaliaram dois grupos de atletas (n = 77) que foram submetidos a um procedimento de reparo direto (RD) ou à reconstrução com aloenxerto (RA) para casos de instabilidade lateral crônica do tornozelo com duração de 2-10 anos (média de 5,4 anos). Não foram observadas diferenças entre os grupos em relação à idade antes da cirurgia, nível de atividade ou gênero. Todos os participantes dos grupos RD e RA não obtiveram sucesso após 6 meses de tratamento conservador. O grupo RA teve um número significativamente maior de pacientes com diminuição na dorsiflexão de tornozelo, em comparação com o grupo RD (15/36 *versus* 3/41). Nos dois grupos, os pacientes não apresentaram limitação na flexão plantar, eversão ou inversão. Os indivíduos do grupo RD relataram suas habilidades funcionais como "excelentes" ou "boas" em um percentual significativamente maior do que os indivíduos do grupo RA (88% RD *versus* 58% RA). Os participantes do grupo RA relataram menor nível de atividade, menor potência no impulso do pé do membro operado durante a corrida e menor estabilidade percebida do tornozelo em comparação com os participantes do grupo RD. Os autores concluíram que o

reparo direto era uma escolha melhor do que a tenodese para o reparo primário da instabilidade crônica do tornozelo em uma população atlética.

Essa diferença nos desfechos está se tornando menos preocupante com as aprimoradas técnicas de reconstrução anatômica.[137,301,336,338] Ao que parece, as técnicas cirúrgicas aprimoradas de reconstrução anatômica com aloenxerto, que restauram mais de perto a cinemática do tornozelo, não estão associadas a uma ADM pós-operatória restrita ou a uma maior incidência de artrite.[272] Um estudo de coorte não randomizado comparou desfechos em pacientes após reparo (n = 61) ou reconstrução anatômica (n = 25) lateral do tornozelo. Em um período mínimo de 2 anos de seguimento, não foram observadas diferenças significativas em termos de satisfação, função (Índice de incapacidade de pés e tornozelos) ou níveis de atividade (Escala de atividade de Tegner). A ADM não foi avaliada.[215]

Uma revisão recentemente publicada concluiu pela insuficiência de evidências de alta qualidade apoiando fortemente algum procedimento cirúrgico específico para o tratamento da instabilidade do tornozelo.[63] Embora o reparo direto seja atualmente considerado o procedimento preferido para a estabilização primária do tornozelo, são necessárias mais pesquisas que comparem as técnicas de reconstrução com aloenxerto ao reparo direto, a fim de que se possa extrair uma conclusão sólida a respeito.[109,135,177,187,215,216] Qualquer que seja o procedimento, é improvável que a mecânica do movimento do retropé seja completamente restaurada.[272]

Participação em atividades esportivas. A maioria dos indivíduos retornou ao nível esportivo prévio após a cirurgia de estabilização lateral do tornozelo.[109,199,215] Em uma série consecutiva de 42 atletas profissionais com lesão aguda de ligamento lateral do tornozelo grau III, os pacientes foram tratados com estabilização direta do reparo (procedimento de Broström). Todos os atletas retornaram ao treinamento em uma média de 63 dias, e à participação esportiva integral em uma média de 77 dias. Quarenta pacientes relataram estar muito satisfeitos; dois se declararam parcialmente satisfeitos. Não houve complicações graves relacionadas à cirurgia.[372] A participação esportiva no longo prazo demonstra aumento do desgaste. Maffulli et al.[198] descreveram os percentuais de participação esportiva de 38 indivíduos 9 anos (variação de 5-13 anos) após o reparo de Broström para tratamento da instabilidade lateral crônica do tornozelo. Vinte e dois (58%) indivíduos praticavam esportes nos níveis precedentes à ocorrência da lesão; 6 (16%) ainda estavam ativos, mas em esportes menos exigentes (ciclismo e tênis); e 10 (26%) não realizavam mais atividades esportivas. Dos 10 pacientes que tinham abandonado a prática esportiva, 6 tinham sofrido uma lesão em inversão traumática subsequente no tornozelo reparado e não consideravam a participação esportiva como uma opção viável. Ao comparar os níveis iniciais com as radiografias simples de seguimento, foram observadas alterações degenerativas em 15 pacientes (39%); essas alterações degenerativas não se correlacionaram com o retorno à atividade esportiva. No geral, 76% dos participantes informaram desfechos bons a excelentes; 68% dos indivíduos não sofreram lesão subsequente por inversão no tornozelo; e 74% continuaram praticando o esporte.

Reparo de um tendão do calcâneo rompido

A ruptura aguda do tendão do calcâneo é uma lesão comum nos tecidos moles e ocorre com frequência cerca de três vezes maior em homens do que em mulheres na quarta a sexta décadas de vida e em pessoas que participam de exercícios ou atividades atléticas.[99,163,275] A ruptura, em geral, está associada a uma contração forçada dos músculos do grupo gastrocnêmio-sóleo (tríceps sural) durante uma aceleração súbita ou desaceleração abrupta, como ao saltar ou aterrissar.[16,35] Fatores degenerativos e mecânicos parecem aumentar o risco de ruptura aguda.[35] Acredita-se que a combinação de um tendão relativamente hipovascular, aumento da rigidez com o envelhecimento e microtraumas repetidos resulte em uma resposta reparativa inadequada e em atrito dos tendões viáveis. Uma sobrecarga mecânica concêntrica ou excêntrica completa a ruptura.[16,41,275,352] Outros fatores considerados como contributivos para a ruptura do tendão do calcâneo incluem diabetes, tabagismo, uso de antibióticos de quinolona antes da lesão, e injeções de esteroides no tendão ou no paratendão antes da lesão.[127,275]

O tendão, em geral, se rompe 3-4 cm proximalmente à sua inserção distal no calcâneo.[352] No momento da lesão, uma ruptura completa leva a dor, edema, uma falha palpável e fraqueza significativa na flexão plantar. No exame clínico, a presença coincidente dos três achados a seguir é altamente sugestiva de uma ruptura completa do tendão do calcâneo:[100]

- Um teste de Thompson anormal (o músculo da panturrilha é comprimido com o paciente em decúbito ventral provocando uma flexão plantar do tornozelo).
- Diminuição do ângulo de repouso do tornozelo em comparação com o lado contralateral (a posição de repouso normal ocorre a aproximadamente 20°-30° de flexão plantar).
- Defeito palpável no tendão do calcâneo.

Uma ruptura aguda do tendão do calcâneo pode ser tratada de modo conservador ou cirúrgico. As duas opções têm vantagens e desvantagens. Com o reparo cirúrgico seguido por reabilitação , há uma taxa mais baixa de recidiva de ruptura do tendão do que com o tratamento conservador.[23,148,162,163,375] Por outro lado, há também um risco de problemas pós-operatórios no fechamento da ferida, infecção e lesão nervosa com a cirurgia (normalmente o nervo sural) – risco que não está presente com o tratamento conservador. Qualquer que seja a estratégia terapêutica, haverá um período de recuperação relativamente longo e uma

fraqueza persistente, em comparação com o outro membro. Em geral, há concordância de que a intervenção cirúrgica é preferível para pessoas jovens e ativas e para atletas que desejam retornar à prática esportiva[64,193,200,323] e que o tratamento conservador é preferível para pessoas idosas e relativamente sedentárias.[42,87,163,378] No entanto, estudos recentemente publicados que utilizaram protocolos de reabilitação com mobilização funcional precoce demonstraram desfechos semelhantes para os tratamentos cirúrgico e conservador.[249,258,377,382] Atualmente, as evidências são insuficientes para que se possa apoiar com clareza o tratamento conservador *versus* cirúrgico. Os percentuais de recidivas da ruptura são relativamente baixos em seguida a qualquer dessas estratégias, desde que seja utilizada a mobilização precoce.[377,382] Tanto o paciente como o cirurgião precisam pesar as vantagens e desvantagens da cirurgia e do tratamento conservador para que se chegue a uma estratégia de tratamento individualizado.

Evidências em foco

Na última década, o tratamento conservador evoluiu de 6-8 semanas de imobilização e restrição da descarga de peso para uma abordagem de reabilitação mais acelerada e funcional.[80,229,249,377] A aplicação de carga controlada e progressiva no tendão durante a fase inflamatória proliferativa (dias a semanas após a lesão) se revelou benéfica à recuperação.[95] Olsson et al.[258] designaram aleatoriamente 100 indivíduos com ruptura aguda do tendão do calcâneo em um grupo de reparo cirúrgico (cirurgia; n = 49) ou em um grupo de tratamento não cirúrgico (conservador; n = 51). Ambos os grupos foram submetidos a um protocolo de reabilitação acelerada que incluía descarga de peso imediata conforme tolerado com o uso de uma bota de deambulação com três cunhas de calcanhar para manter o pé em uma posição equina (aproximadamente 20° de flexão plantar). Ao longo de 8 semanas, as cunhas de calcanhar foram sendo sequencialmente removidas, permitindo que a dorsiflexão aumentasse de forma progressiva até a posição neutra. Os dois grupos descontinuaram o uso da bota, passando a usar sapatos com palmilhas de elevação para o calcanhar (grupo cirúrgico em 6 semanas, grupo conservador em 8 semanas) e, em seguida, houve descontinuação das palmilhas (grupo cirúrgico em 10 semanas, grupo conservador em 14 semanas). Durante as primeiras 8 semanas, ambos os grupos realizaram exercícios, mas o grupo conservador se limitou à ADM ativa em flexão/extensão dos dedos dos pés. O grupo cirúrgico realizou exercícios progressivos de ADM ativa em amplitude limitada e exercícios resistidos leves para o grupo gastrocnêmio/sóleo. Após a fase inicial de proteção, os dois grupos realizaram um programa de reabilitação padronizado que incluía exercícios terapêuticos e funcionais; a progressão dos exercícios do grupo cirúrgico ocorreu mais rapidamente do que no grupo conservador. Não houve diferenças significativas entre os grupos nos sintomas autorrelatados, nível de atividade física ou qualidade de vida. Os dois grupos retornaram ao nível de atividade física prévio à ocorrência da lesão após 12 meses. Aos 12 meses, o grupo cirúrgico apresentou desempenho significativamente melhor nos testes de salto. Embora a diferença entre os grupos não tenha sido estatisticamente significativa, cinco pacientes do grupo conservador sofreram nova ruptura, ao passo que não ocorreu recidiva de ruptura no grupo cirúrgico. Os autores concluíram que, embora o reparo cirúrgico estável com aplicação acelerada de carga aos tendões possa ser feito sem complicações importantes em tecidos moles, o tratamento não demonstrou superioridade em comparação com o tratamento conservador em termos de resultados funcionais, atividade física ou qualidade de vida.

Indicações para cirurgia

As indicações adiante são citadas com frequência para o reparo ou a reconstrução cirúrgica de uma ruptura aguda ou crônica do tendão do calcâneo:

- Ruptura aguda, completa do tendão do calcâneo.[16,42,352]
- A pessoa que deseja retornar a atividades funcionais de alta demanda.[10,16,42,258,382]
- Ruptura crônica completa, previamente não diagnosticada ou não tratada, na qual não é possível a aposição ponta a ponta por procedimento conservador.[239,369]

Procedimentos

Reparo primário *versus* tardio

Há um número considerável de procedimentos cirúrgicos e técnicas para reparo ou reconstrução de um tendão do calcâneo rompido.[16,24,55,249,258,369,377] Um acesso cirúrgico aberto minimamente invasivo ou percutâneo pode ser usado para o reparo primário.[16,42,191,352] Embora técnicas minimamente invasivas tenham sido descritas,[199,201,196] em geral a abordagem aberta é usada para um reparo tardio que requeira a reconstrução de uma ruptura negligenciada de tendão do calcâneo (> 1 mês de ruptura).[4,269,369]

Em geral, o reparo primário de uma ruptura aguda é feito logo nos primeiros dias após a lesão. Em geral, isso é feito com um reparo direto, ponta a ponta, no qual as extremidades do tendão rompido são reaproximadas e suturadas juntas.[16,352] O reparo pode ser reforçado com um autoenxerto ou um aloenxerto, e isso costuma ser feito em caso de reparo tardio.[16,199,269,352] As estruturas que podem servir como enxerto doador são os tendões do flexor longo do hálux, plantar, fibular curto, semitendíneo ou um retalho de fáscia do músculo gastrocnêmio.[199,269,352]

Visão geral do procedimento cirúrgico

Reparo primário. Em um reparo aberto primário, é feita uma incisão posterior de aproximadamente 10 cm na porção distal da perna, medialmente ao tendão do calcâneo. A incisão posteromedial evita danos ao nervo sural. As extremidades do tendão são identificadas, desbridadas e suturadas em uma nova oposição.[16,352] As suturas no corpo do tendão podem ser complementadas com suturas epitendíneas para reforço do reparo.[258] Em alguns casos, utiliza-se reforço ao reparo primário, com evidências inconclusi-

vas.[42,352] No caso de um reparo percutâneo, as extremidades do tendão são localizadas e suturadas juntas através de várias feridas puntiformes pequenas criadas ao longo dos aspectos medial e lateral do tendão do calcâneo ou através de várias incisões transversais pequenas feitas diretamente sobre o tendão.[16,115,200,201,352] Um reparo com miniabertura usa uma incisão menor na pele (aproximadamente 5 cm) do que na abordagem aberta. A extremidade do tendão é identificada e suturada e depois ancorada a um orifício perfurado no osso para o reparo.[24,228] Nessas abordagens, o tendão é reparado enquanto o tornozelo é mantido em uma posição neutra ou em leve flexão plantar.

Reparo/reconstrução tardia. Para reconstrução do tendão com autoenxerto é feita uma segunda incisão para colheita do enxerto doador. Por exemplo, para um autoenxerto de tendão do fibular curto, a coleta é feita por meio de uma incisão de 2 cm na base do metatarsal V. O autoenxerto é introduzido, tensionado e suturado às extremidades opostas do tendão do calcâneo.[202]

Antes do fechamento, o tornozelo é movido em dorsiflexão passiva para avaliação da integridade do reparo ou reconstrução. Um curativo compressivo e uma tala posterior abaixo do joelho são aplicados após o fechamento com o tornozelo posicionado em aproximadamente 20° de equino.[16] Se o cirurgião for permitir o apoio de peso imediatamente ou muito cedo, será aplicada uma bota para deambulação com cunhas no calcanhar (aproximadamente 20°).[258]

Observação: um aparelho de gesso acima do joelho é aplicado (e depois substituído por um gesso abaixo do joelho) quando a qualidade do reparo é fraca.[16]

Complicações

As complicações associadas ao reparo ou à reconstrução cirúrgica de um tendão do calcâneo rompido estão resumidas no Quadro 22.6.[9,16,148,163,228,238,249,258,319,378,382] Os relatos de complicações normalmente distinguem a recidiva de ruptura de outras complicações. A nova ruptura no pós-operatório é uma ocorrência relativamente rara, com um percentual de incidência de aproximadamente 3-5%.[16,152] As complicações mais comumente relatadas são infecção, aderências e perturbações sensitivas do nervo sural.[152] Uma recente metanálise revelou uma razão de risco de 3,9 em favor do tratamento conservador para complicações que não sejam uma nova ruptura; com isso, há uma complicação extra (além da nova ruptura) que é esperada para um em cada sete pacientes tratados cirurgicamente.[319] O risco de complicações associadas ao tratamento cirúrgico diminui com as abordagens minimamente invasivas e percutâneas em comparação com uma abordagem aberta para reparo.[163,228,238]

Tratamento pós-operatório

As diretrizes para a reabilitação pós-operatória após o reparo primário aberto de uma ruptura aguda de tendão do calcâneo variam consideravelmente na literatura e na prática clínica. Historicamente, a cirurgia era seguida por

QUADRO 22.6 — Complicações após reparo primário de um tendão do calcâneo rompido

- Recorrência de ruptura do tendão ou falha do tendão para cicatrizar (separação palpável)
- Complicações na ferida: infecção, demora na cicatrização da incisão
- Lesão do nervo sural levando a alterações na sensibilidade da borda lateral do pé
- Cicatriz aderente ou hipertrófica
- Trombose venosa profunda ou embolia pulmonar
- Limitação na ADM do tornozelo como resultado de hipomobilidade articular, aderências de tecidos moles ou contraturas, levando a um comprometimento da função, tal como dificuldade para subir ou descer escadas decorrente de dorsiflexão limitada
- Déficits de força e resistência muscular, tipicamente dos flexores plantares
- Dor no local de um nó de sutura
- Síndrome de dor regional complexa (rara)

cerca de 6 semanas de imobilização e proibição da descarga de peso para que não ocorresse estresse no local do reparo. No entanto, estudos demonstraram que o tendão se beneficia da aplicação precoce de carga e movimento durante o processo de cicatrização.[15,155,169] Ao transferir os achados da pesquisa científica básica à prática clínica, estudos recentemente publicados utilizaram descarga de peso e mobilização precoce seguinte à reparação do tendão do calcâneo.[184,203,204,249,258,377] Os pacientes submetidos a reparo do tendão do calcâneo em conformidade com protocolos de descarga de peso e mobilização precoces demonstraram melhores desfechos, incluindo um retorno antecipado à deambulação, ao trabalho e aos níveis de atividade pré-lesão; maior satisfação do paciente; e nenhum aumento no percentual de recidiva de ruptura.[33,139,359] Esses achados levaram à recomendação de uma DPC da AAOS para que não se prescreva mais de 2 semanas de descarga de peso protegida (intensidade da recomendação: moderada) e para o uso de um dispositivo de proteção que permita a mobilização em 2-4 semanas de pós-operatório (intensidade da recomendação: moderada).[42]

Observação: no contexto da literatura que trata do pós-operatório no reparo do tendão do calcâneo, "mobilização precoce" sugere que o paciente está se tornando mais móvel; a mobilização ou aplicação de carga ao tendão é controlada com uma ADM lenta e progressiva do tornozelo. Evita-se a dorsiflexão máxima precoce do tornozelo durante a fase protegida da reabilitação. O Quadro 22.7 fornece diretrizes para o tratamento precoce pós-reparo do tendão do calcâneo.

As diretrizes para o tratamento seguinte a um reparo percutâneo também variam e costumam ser bastante similares às diretrizes pós-operatórias depois de um reparo ou uma reconstrução aberta. A descarga de peso e a mobilização precoces após um reparo percutâneo demonstraram desfechos positivos similares aos do reparo aberto.[8,61]

QUADRO 22.7 — Características dos programas de apoio de peso e remobilização precoces após reparo de ruptura aguda do tendão do calcâneo*

Diretrizes para o apoio de peso
- Iniciado conforme a tolerância usando muletas imediatamente após a cirurgia[156,203] ou após uma ou duas semanas[229,237,279,330,377] usando uma órtese abaixo do joelho com o tornozelo imobilizado, em geral em flexão plantar ou possivelmente na posição neutra
- Progredir gradualmente para o estado de apoio de peso completo entre três a seis semanas no pós-operatório[156,279,330,377]
- Órtese usada durante todas as atividades com apoio de peso por seis a oito semanas após a cirurgia[279,330]
- Apoio de peso completo sem a órtese funcional, porém usando calçados comuns com salto bilateral quando deixar de usar a órtese, cerca de seis a oito semanas no pós-operatório[156,326,330]

Exercícios de ADM
- Imediatamente[58,79,81,126] ou após 1-2 semanas[237,279,326,330,377] após a cirurgia, flexão plantar e dorsiflexão ativas do tornozelo operado, que devem ser iniciadas em uso de uma tala funcional ou órtese para evitar a dorsiflexão além dos 15° a 20° de equino, ou até não mais do que uma posição neutra
- Durante as primeiras 4-6 semanas e removendo a órtese, fazer inversão e eversão do tornozelo, mantendo o tornozelo em flexão plantar[377]
- Por volta de 6-8 semanas, o paciente pode fazer dorsiflexão até 10° além da posição neutra com a órtese, e inversão/eversão sem a órtese[156,237]

---

* Durante as primeiras 6 semanas de pós-operatório, todos os exercícios de ADM de tornozelo são feitos na posição sentada ou em decúbito dorsal. Além de 6-8 semanas de pós-operatório, as diretrizes são similares àquelas para a remobilização precoce e os programas convencionais (tradicionais).

Portanto, as diretrizes específicas para o reparo percutâneo não são abordadas nas seções adiante, mas podem ser encontradas em outros textos.[8,55,61,115,200]

Considerações sobre a imobilização e descarga de peso

Imobilização com abordagem de restrição na descarga de peso.

Essa abordagem pode ser utilizada para um reparo tênue ou para um reparo/reconstrução de um reparo primário malsucedido.[367] O tornozelo é imobilizado em aproximadamente 20° de flexão plantar por cerca de 6 semanas. O paciente permanece sem descarga de peso durante todo esse período, ou quase.[16,230,367] Transcorrido o período de imobilização rigorosa, o paciente recebe uma órtese MCT, geralmente permitindo a flexão plantar, mas limitando a dorsiflexão a 0°. Embora essa abordagem seja segura e esteja associada a um baixo risco de nova ruptura, alguns estudos demonstraram que ela provoca déficits na força (gastrocnêmio/sóleo) e na ADM (dorsiflexão) do tornozelo.[33,139,230,352,359]

Abordagem com remobilização e descarga de peso precoces. Seguinte ao reparo primário direto do tendão do calcâneo, atualmente recomendam-se a mobilização e a descarga de peso precoces, graças aos avanços nos procedimentos cirúrgicos e a uma melhor compreensão dos benefícios da aplicação de carga/mobilização precoces durante o processo de cicatrização do tendão.[42,229,249,330,377] No pós-operatório, o tornozelo é imobilizado em equino durante um breve período (menos de 2 semanas) para minimizar as complicações na ferida. Os pacientes devem ser incentivados a usar muletas e a descarregar o peso conforme sua tolerância com o uso de uma bota protetora ou órtese para deambulação que mantenha o tornozelo em aproximadamente 20° de flexão plantar.[42,258,352,377] Quando uma bota é prescrita, em geral é uma órtese articulada com movimento controlado do tornozelo (MCT), que pode ser travada em diferentes posições para limitar a amplitude máxima de dorsiflexão.[42,279]

Após o período inicial de imobilização (1-2 semanas), a órtese com MCT deve ser aberta para possibilitar o movimento em uma amplitude protegida, geralmente com limitação da dorsiflexão além da posição neutra.[237,249,258,377] Alternativamente, usa-se uma órtese dorsal rígida, que permite o movimento em flexão plantar, mas limita a dorsiflexão a 0°.[155,203] Durante as primeiras seis semanas de reabilitação, a órtese de proteção é usada durante a deambulação com descarga de peso progressiva e no restante do tempo (inclusive durante o sono), exceto quando removida para os cuidados com a ferida ou para realização de exercícios terapêuticos.

Quando o paciente é capaz de deambular em superfícies niveladas sem dor, apoiando todo o peso sobre o membro operado, a bota ou tala de proteção deixa gradualmente de ser usada (em geral, com seis a oito semanas após a cirurgia).[249,258] Depois de deixar de usar a órtese funcional ou tala, o paciente usará um salto de 1 ou 1,5 cm para os dois calçados, que é inicialmente usado de modo a diminuir o alongamento do tendão e reduzir as tensões incidentes nessa estrutura durante atividades funcionais.[249,258]

Embora as diretrizes publicadas para iniciar e progredir a descarga de peso e para permitir a mobilidade do tornozelo tenham diferido de um estudo para outro, ficou evidente que ao permitir que a pessoa descarregue o peso com uso de uma órtese limitadora de amplitude durante a fase de proteção inicial, haverá maior satisfação do paciente, um retorno mais rápido às atividades funcionais e nenhuma diferença nos percentuais de recidiva de ruptura.[33,139] Um fator comum a todos os protocolos é o uso de níveis seguros de aplicação das tensões, ao mesmo tempo com proteção do tendão que está cicatrizando. Uma comunicação estreita entre o cirurgião, o fisioterapeuta e o paciente é essencial para o sucesso. A Tabela 22.5 resume as diretrizes de imobilização e descarga de peso associadas ao

---

TABELA 22.5 Tratamento pós-operatório convencional após reparo ou reconstrução com enxerto* do tendão do calcâneo

Período de tempo pós-operatório	Tipo e posição da imobilização do tornozelo**	Diretrizes sobre apoio de peso
De 0-2 semanas	Curativo compressivo e órtese posterior OU Bota de ambulação regulada em 20° de equino OU Órtese com MCT que permite flexão plantar livre, mas limita a dorsiflexão a -20°	Descarga de peso parcial com muletas axilares bilaterais
De 2-4 semanas	Órtese (com MCT) que permite flexão plantar livre, mas limita a dorsiflexão a -20°	Descarga de peso conforme a tolerância em uma bota de deambulação ou órtese com MCT; usar muletas conforme a necessidade
De 4-6 semanas	Órtese com MCT que permite flexão plantar livre, mas limita a dorsiflexão a -10° (semana 4) e 0° (semana 5)	Descarga de peso total com bota de deambulação ou imobilizador, abandonar gradativamente as muletas
De 6-8 semanas	Órtese com MCT que permite flexão plantar livre, mas restringe a dorsiflexão para 10° (semana 6) Descontinuar a órtese com MCT em favor de calçados com palmilhas de elevação do calcanhar bilaterais de 1 a 1,5 cm (semana 7)	Descarga de peso total usando órtese funcional ou calçado com salto
Depois de 8 semanas	Descontinuar as palmilhas de elevação do calcanhar por volta da décima semana	Descarga de peso completo com calçados comuns sem salto por volta de 10 semanas

*Todos os períodos de tempo são cerca de 2 semanas mais longos após a reconstrução com enxerto de tendão.
**O imobilizador pode ser usado durante a deambulação por um período de tempo mais longo se a cicatrização da ferida estiver atrasada ou se a qualidade do reparo for tênue.

tratamento pós-operatório de pacientes submetidos a reparo do tendão do calcâneo.[33,42,139,258,377]

A flexão plantar e dorsiflexão ativa do membro inferior operado na órtese com MCT podem ser iniciadas imediatamente [155,203] ou em 1-2 semanas de pós-operatório.[201,237,249,258,330,377] De início, a órtese com MCT deve restringir a dorsiflexão além de 20° de equino. A ADM ativa de dorsiflexão pode aumentar à medida que a órtese com MCT permitir mais movimento. Durante as primeiras 2-4 semanas, e com a órtese removida, iniciam-se exercícios de inversão e eversão do tornozelo com o tornozelo em flexão plantar.[258,377] Inicialmente, toda a ADM é realizada ativamente, com o paciente sentado ou em decúbito dorsal. Após 6 semanas de pós-operatório, são introduzidos exercícios bilaterais em pé em apoio bipodal para melhorar a ADM ativa e passiva.[249,258,377]

Evidências em foco

Até o final da década de 1980, após um reparo do tendão do calcâneo, o tratamento pós-operatório de rotina consistia em seis semanas de imobilização em aparelho gessado. Como foi dito no parágrafo anterior, pesquisas subsequentes demonstraram os efeitos positivos da reabilitação funcional precoce.[155,203,229,249,258,330,377,382] No entanto, os primeiros regimes de reabilitação funcional envolviam sobretudo a descarga de peso precoce[49,50,330] ou exercícios precoces de mobilização do tornozelo,[155,156] mas não necessariamente uma combinação de ambos. Ensaios clínicos randomizados controlados de alta qualidade combinaram essas abordagens.[8,107,161,203,204] Recentemente, Huang et al.[139] concluíram uma revisão sistemática com metanálise que comparou as seguintes abordagens:

- Comparação 1 (AP precoce + ADM): descarga de peso precoce com um regime de exercícios com mobilização do tornozelo *versus* imobilização.
- Comparação 2 (apenas ADM precoce): exercícios isolados de mobilização precoce do tornozelo sem descarga de peso precoce *versus* imobilização.

Na comparação entre AP precoce + ADM *versus* imobilização, foram incluídos 279 indivíduos.[49,50,161,203,204] O tempo médio para permissão da descarga de peso foi de 4,1 dias. Os participantes que realizaram exercícios de descarga de peso precoce e ADM tiveram um desempenho significativamente melhor em 11 de 15 medidas de desfecho, em comparação com os participantes que receberam imobilização gessada. Os resultados significativamente melhores foram:

- Percentual de satisfação mais alto (93,6% *versus* 77,5%).
- Tempo transcorrido até o retorno ao esporte.
- Quantidade de participantes que retornaram ao esporte.
- ADM normal no tornozelo.
- Diminuição no alongamento do tendão.
- Maior percentual de capacidade de elevação na ponta do pé.

Ao serem comparados os dois grupos, não houve diferença nos percentuais de recidiva de ruptura ou de complicações importantes; contudo, o grupo de imobilização rígida com gesso teve uma taxa mais alta de complicações menores.

Para a comparação entre a ADM precoce *versus* imobilização, foram estudadas 171 pessoas.[155,156] O tempo médio para que fosse permitida a descarga de peso foi de 3,3 semanas. Quando comparados ao grupo de imobilização, os indivíduos que realizaram exercícios de ADM precoce tiveram resultados significativamente superiores no tempo transcorrido até o retorno ao esporte e na diminuição do alongamento do tendão. Não foi observada diferença entre os dois grupos nos percentuais de recidiva de ruptura ou de complicações importantes ou menores.

Com base nesses resultados, os autores concluíram que os protocolos que propõem a descarga de peso e ADM precoces obtêm resultados superiores quando comparados com a imobilização gessada ou prática precoce de exercícios de ADM de tornozelo com descarga de peso tardia. São relativamente poucas as vantagens demonstradas na comparação dos exercícios precoces de ADM sem descarga de peso *versus* imobilização rígida.

Duas séries de casos publicadas descreveram os resultados após um período de descarga de peso e ADM precoces sem o uso de uma órtese pós-operatória.[75,380] Um dia depois do reparo endoscópico do tendão do calcâneo, Doral permitiu que 28 homens descarregassem o peso conforme tolerado, com uso de muletas axilares e sem imobilizador/órtese/gesso. Em uma média de 28 meses de pós-operatório, os participantes não demonstraram diferença entre a força do tornozelo na flexão plantar, ADM do tornozelo, ou desempenho no teste de salto. Também não foi relatada recidiva de ruptura, e todos os pacientes retornaram ao mesmo nível esportivo e/ou de AVD pré-lesão. Yotsumoto et al.[380] investigaram a eficácia de uma nova técnica de reparo do tendão do calcâneo para possibilitar a mobilização precoce sem o uso de uma órtese de imobilização pós-operatória em 20 pacientes (14 homens, 6 mulheres). Depois da cirurgia, os participantes realizaram exercícios de ADM ativa e passiva do tornozelo. Iniciou-se descarga de peso parcial 1 semana após a confirmação de 0° de dorsiflexão, e a deambulação com descarga de peso total foi permitida em 4 semanas. Participantes que apresentavam forte tensão do grupo muscular gastrocnêmio/sóleo utilizaram palmilhas para elevação do calcanhar. Os autores relataram os seguintes tempos médios para a obtenção de resultados:

- ADM simétrica: 3,2 ± 0,7 semanas.
- Deambulação normal sem dor ou medo: 4,5 ± 0,7 semanas.
- 20 elevações na ponta do pé em apoio unipodal sobre o membro operado: 9,9 ± 1,7 semanas.
- Reintegração à atividade esportiva: 15,4 semanas.
- Reintegração ao trabalho: 12 semanas.

Não foram observadas complicações pós-operatórias, e os participantes alcançaram uma pontuação média de

98,3 ± 2,4 em 24 semanas após a cirurgia. Ambos os estudos concluíram que a mobilização precoce sem imobilização é uma opção viável para pacientes selecionados após o reparo do tendão do calcâneo.

Progressão dos exercícios

Embora a oportunidade de realização e a progressão do exercício possam diferir dependendo da cirurgia (reparo direto primário ou reconstrução de uma ruptura negligenciada), os tipos de exercícios incluídos em um programa pós-operatório são semelhantes. Nas fases da reabilitação adiante, é apresentada uma progressão de exercícios elaborados para ajudar o paciente a atingir certas metas de tratamento e, por fim, funcionar no nível pré-lesão. O momento para o início do apoio de peso sobre o membro operado, para os exercícios de ADM do tornozelo (particularmente dorsiflexão) e a retomada das atividades esportivas e ocupacionais nos níveis pré-lesão precisam ser determinados por meio de consulta ao cirurgião.

Exercício: fase de proteção máxima

O reparo do tendão do calcâneo é feito com frequência de modo ambulatorial. Portanto, a orientação ao paciente é essencial antes da cirurgia ou antes da alta. Essa orientação enfoca os cuidados com a ferida (caso o imobilizador seja removível), controle do edema periférico por meio da elevação do membro operado, treino de marcha com um dispositivo auxiliar apropriado, e um programa de exercícios domiciliares.

Metas e intervenções. As metas de tratamento adiante são apropriadas durante as primeiras 2 a 6 semanas após a cirurgia.

- *Restabelecer a deambulação independente e a mobilidade funcional.* Treinar a marcha e transferências em uso de uma órtese de proteção com dispositivos auxiliares, enfatizando as restrições na descarga de peso.
- *Manter a ADM das articulações não imobilizadas.* Na posição sentada, decúbito dorsal ou ventral, fazer exercícios de ADM ativa de quadril, joelho e dedos dos pés do lado operado enquanto o paciente estiver usando o imobilizador.
- *Prevenir a inibição reflexa dos grupos musculares imobilizados.* Nos primeiros dias após a cirurgia, iniciar exercícios isométricos intermitentes indolores submáximos do tornozelo enquanto em uso do imobilizador. Começar com exercícios isométricos dos dorsiflexores, inversores e eversores. Tipicamente, em duas semanas são iniciados exercícios isométricos intermitentes submáximos do grupo muscular gastrocnêmio/sóleo, embora um estudo recentemente publicado tenha incluído esse exercício no pós-operatório imediato.[258] Diante de um reparo estável, é possível iniciar o fortalecimento isotônico sem descarga de peso (resistência elástica de grau leve) de dorsiflexores, inversores, eversores e flexores plantares após 2 semanas.[258]

- *Prevenir a rigidez articular e a formação de aderências de tecidos moles no tornozelo e no pé operados.* Iniciar exercícios de ADM em amplitudes protegidas. A dorsiflexão ativa não deve exceder 0° nas primeiras 4 semanas;[33] a dorsiflexão na ADM ativa pode ser realizada na órtese com MCT, com a meta de prevenir o excessivo estiramento do tendão reparado. Deve-se fazer inversão e eversão ativas em uma posição de flexão plantar. A flexão plantar na ADM ativa pode ser realizada sem restrições.
- *Começar a restaurar as reações de equilíbrio em pé.* Realizar atividades de transferência de peso com apoio bilateral usando a órtese protetora. Usar as barras paralelas ou outra superfície estável para apoiar os membros superiores, se necessário.
- *Manter a resistência cardiopulmonar.* Usar um ergômetro de membro superior para treinamento de resistência física, se possível. Depois de 2 semanas, iniciar a bicicleta ergométrica enquanto em uso de uma órtese de proteção com resistência mínima.

Exercício: fase de proteção moderada

No final da fase de proteção máxima (tipicamente 4 a 6 semanas pós-operatórias), o paciente em geral tem permissão para apoiar completamente o peso sobre o membro operado com uma órtese funcional MAC ou bota de deambulação, com progressão até 0° de dorsiflexão. A retirada da órtese (passando para calçados com salto elevado) começa com cerca de 6 a 8 semanas após a cirurgia.[33,184,203,258,377] Enquanto o paciente vai descontinuando gradativamente a órtese, pode ser necessário retomar o uso de uma bengala ou muletas por um período de tempo, para normalização da mecânica da marcha.

Durante a fase de proteção moderada da reabilitação, que começa com cerca de 4 a 6 semanas e se estende até 12 semanas após a cirurgia, uma carga cada vez maior é colocada sobre o tendão operado. Os pacientes continuam com um programa de exercícios supervisionados, além de exercícios independentes. Inicialmente, o exercício pode ser completado na órtese de proteção; à medida que a órtese vai sendo descontinuada, os exercícios serão realizados sem o dispositivo. As precauções para a progressão dos exercícios e atividades funcionais estão anotadas no Quadro 22.8.[33,139,258,330,377]

Metas e intervenções. As metas e os exercícios adiante são implementados durante a fase intermediária da reabilitação:
- *Aumentar a ADM do tornozelo operado usando técnicas de mobilização articular e de alongamento.*
  - Técnicas de mobilização articular grau III se as articulações do tornozelo ou do pé estiverem restritas.
  - Exercícios suaves de autoalongamento, tais como um alongamento com toalha na posição sentada para aumentar a dorsiflexão do tornozelo estando o joelho levemente flexionado. Progredir para o alongamento com o joelho completamente estendido.
  - Autoalongamento manual suave para recuperação de inversão/eversão, dorsiflexão/flexão plantar e extensão dos dedos completas.

QUADRO 22.8   Precauções e diretrizes para exercícios e atividades funcionais após reparo do tendão do calcâneo*

Precauções gerais

- Progredir com muito cuidado todos os exercícios que imponham resistência ou alonguem o grupo muscular gastrocnêmio-sóleo de maneira intencional, seguindo as diretrizes pós-operatórias.
- Adiar todos os exercícios de apoio de peso unilateral sobre o lado operado até que seja possível o apoio sem dor.

Alongamento para aumentar a dorsiflexão do tornozelo

- Iniciar dorsiflexão com ADM ativa dentro da amplitude protegida por volta da terceira semana após a cirurgia.[33,258,377]
- Começar com alongamentos sem apoio de peso, como o alongamento com toalha com leve flexão do joelho.
- Limitar a dorsiflexão até não mais do que 10° além da posição neutra até 8 semanas após a cirurgia. Progredir para a completa dorsiflexão do tornozelo (simetria bilateral) por volta de 12 semanas.
- Iniciar alongamentos com apoio de peso na posição sentada com os pés no solo, sobre uma prancha de equilíbrio (< 10°) ou prancha oscilatória.
- Iniciar o alongamento em pé com apoio bilateral, com os joelhos dobrados apenas se o paciente não estiver sentindo dor. Isso pode ser feito com um alongamento de parede para corredor (modificado) ou com uma cunha de baixa inclinação (≤ 10°).
- Adiar o alongamento em pé unilateral ou alongamento em pé bilateral com calcanhares para fora da margem de um degrau até que sejam permitidas atividades avançadas no pós-operatório (aproximadamente em 12 semanas).

Exercícios resistidos

- Começar os exercícios de fortalecimento para musculatura do tornozelo e pé em posições sem apoio de peso contra cargas baixas (resistência elástica leve) antes de progredir para os exercícios em cadeia fechada contra o peso corporal.
- Iniciar as elevações de calcanhar em uma posição sentada, com adição gradual de resistência externa

antes de progredir para elevações bilaterais do calcanhar na posição de bipedestação.

- Progredir com cuidado os exercícios de levantamento e abaixamento do calcanhar, de bilaterais para unilaterais apenas se forem feitos sem dor (ver sequência sugerida no Quadro 20.12). Deve-se adiar o levantamento/abaixamento do calcanhar unilateral cerca de 10-12 semanas pós-operatórias.

Treinamento avançado (treino pliométrico, de agilidade e específico para o esporte)

- Começar o treinamento pliométrico dentro da piscina (progredindo a imersão do nível do tórax para o nível da cintura).
- Iniciar o programa avançado de treinamento no solo (corrida, pliométricos, etc.) após 12 semanas se a pessoa atender aos critérios a seguir:
  - O paciente consegue andar sem dor, com marcha normal e sem dispositivo auxiliar.
  - ADM normal para dorsiflexão (a dorsiflexão excessiva em comparação com o membro contralateral é indicativo de tendão alongado; o treinamento avançado talvez tenha que ser adiado).
  - Realizar 5 elevações na ponta do pé em apoio unipodal a ≥ 90% da altura máxima de elevação.
- Iniciar com atividade pliométrica bilateral no solo, ensinando as técnicas de aterrissagem corretas para a pessoa. Avançar para atividades unilaterais, depois de obter o alinhamento articular apropriado e a desaceleração controlada no membro operado.
- Iniciar o retorno à progressão de corrida sobre esteira sem inclinação.
- Ensinar ao paciente a técnica correta de aterrissagem para o alinhamento correto durante exercícios de saltar e pular.
- Usar uma órtese tornozelo-pé funcional prescrita ou aplicar bandagem no tornozelo durante atividades de alto impacto e alta velocidade para minimizar o risco de recorrência de ruptura do tendão.

---

*As precauções são aplicáveis às abordagens de reabilitação convencionais e com ADM/apoio de peso precoce.

- Na posição sentada, ADM ativa do tornozelo com o pé apoiado em uma prancha de balanço ou de equilíbrio.
- Autoalongamento em pé sobre uma cunha com apoio bilateral, para aumentar a dorsiflexão, com os joelhos levemente flexionados. Progredir para o alongamento com os joelhos completamente estendidos.
- Iniciar o alongamento em pé unilateral dos flexores plantares no final dessa fase da reabilitação (cerca de 12 semanas pós-operatórias).

- **Melhorar a força e resistência muscular à fadiga do membro inferior operado.** Iniciar a progressão dos exercícios

resistidos com baixa carga e muitas repetições, com 6 a 8 semanas. Iniciar com exercícios em cadeia aberta e progredir para exercícios em cadeia fechada, primeiro na posição sentada e, em seguida, em pé. Enfatizar a colocação de cargas excêntricas controladas sobre os flexores plantares. Fazer os exercícios em cadeia fechada sem a órtese, já que seu uso é descontinuado de forma gradual. Exemplos de exercícios resistidos incluem:

- Exercícios resistidos em cadeia aberta para musculatura do quadril, joelho e tornozelo contra um grau leve de resistência elástica.

– Exercícios em cadeia fechada, como levantamento/abaixamento unilaterais de calcanhar na posição sentada; acrescentar leve resistência, conforme tolerância, normalmente por volta de 8 semanas.

– Levantamento/abaixamento dos calcanhares em pé com apoio bilateral contra a resistência do peso corporal. Adiar o levantamento/abaixamento do calcanhar com apoio unilateral até cerca de 10-12 semanas após a cirurgia.[258,330]

– Avanços parciais com a perna envolvida adiante, miniagachamentos bilaterais e levantamento das pontas dos dedos.

– À medida que a força vai progredindo, usar resistência externa (pesos de mão, uma mochila pesada ou uma cinta com peso) para complementar o peso corporal aos exercícios em pé.

Recomendação clínica

Um programa de treinamento resistido deve enfocar a melhora da resistência muscular à fadiga assim como a força. Foi demonstrado que déficits substanciais na resistência à fadiga dos músculos do complexo gastrocnêmio-sóleo do membro operado, em comparação com o membro contralateral (conforme determinado pelo número de flexões plantares unilaterais em pé realizadas), persistem por pelo menos um ano após o reparo cirúrgico de rupturas do tendão do calcâneo.[29] Também ficou demonstrado que o complexo muscular gastrocnêmio/sóleo produz uma quantidade significativamente menor de trabalho, calculada com o uso da fórmula força × distância no teste de trabalho com elevação do calcanhar, em comparação com o membro contralateral cerca de 1 ano após a realização do reparo.[311]

■ *Melhorar as reações de equilíbrio.* Enquanto estiver usando a órtese funcional, iniciar ou continuar o treino proprioceptivo e de equilíbrio com apoio bilateral sobre uma superfície firme. Progredir para superfícies macias (espuma, bexiga natatória [*air bladder*], ou minitrampolim) e estreitar a base de apoio (postura em tandem, postura unilateral).

– Enquanto o uso da órtese continua, progredir para o treino de equilíbrio com apoio unilateral quando o apoio de peso completo for tolerado sobre o lado operado.

– Fazer a transição para uma sequência de exercícios de equilíbrio mais avançados usando calçados com bom suporte (em geral com uma palmilha para elevação na região do calcanhar) depois que foi descontinuado o uso da órtese funcional.

■ *Restabelecer um padrão de marcha simétrico.* Quando o apoio de peso completo estiver confortável e enquanto o uso da órtese estiver sendo gradativamente descontinuado, avançar com o treinamento de marcha, enfatizando o alinhamento simétrico e a transferência de peso, assim como comprimentos e tempos iguais nos passos, prestando atenção particular à fase de impulsão do lado operado.

■ *Melhorar a resistência cardiopulmonar.* Iniciar ou progredir com a caminhada na esteira com a superfície nivelada, ou usar bicicleta ergométrica (na posição deitada ou sentada) usando uma órtese funcional articulada, ou calçados comuns com salto alto. Se necessário, levantar o assento da bicicleta para acomodar uma limitação na dorsiflexão. Progredir para a caminhada na esteira inclinando a superfície.

Exercício: fase de proteção mínima/retorno à função

A fase final da reabilitação, que começa com cerca de 12 a 16 semanas após a cirurgia, é direcionada para o retorno do paciente ao nível de função pré-lesão, para as demandas ocupacionais esperadas e as atividades recreativas/atléticas desejadas. Os exercícios de alongamento terão continuidade se a ADM completa ainda não tiver sido alcançada. Durante essa fase, as intervenções devem enfatizar a transição para um programa de manutenção independente.

O treino de força e resistência muscular à fadiga continua, enfatizando a carga excêntrica do grupo muscular gastrocnêmio-sóleo com exercícios de abaixamento do calcanhar com apoio unilateral (ver Fig. 22.17) ou com equipamento para resistência. A descida de escadas com um pé em cada degrau também enfatiza a carga excêntrica. Dependendo do nível de atividade do paciente antes da lesão, o treinamento pliométrico pode ser iniciado dentro de uma piscina (ver Cap. 23).

Com os critérios funcionais já alcançados, depois de 12 a 16 semanas pós-operatórias pode-se começar com o treinamento pliométrico no solo e caminhada na esteira ergométrica inclinada.[229,258,377] Avançar para corrida leve e moderada, exercícios de agilidade (com mudanças de direção e rotação) e o treinamento específico para o esporte. A orientação ao paciente é prioritária e enfoca as maneiras de reduzir o risco de recidiva de ruptura do tendão reparado. Enfatizar um aquecimento ativo apropriado e um alongamento antes de atividades extenuantes. Se a força do membro operado estiver em um nível relativamente comparável à do membro contralateral (por dinamometria e/ou teste de elevação na ponta do pé),[335] o paciente progredirá da pliometria bilateral para unilateral.[258] Os pacientes têm a permissão para retomar os esportes aos poucos em quatro a seis meses após a cirurgia.[249,258,352,377] Os critérios clínicos para o retorno à atividade esportiva incluem a força e ADM dentro dos limites da normalidade. Os critérios funcionais incluem deambulação e corrida indolores e testes funcionais de salto com índices de simetria acima de 90% em relação ao membro contralateral.

Desfechos

O desfecho ideal é que o paciente retorne ao nível pré-lesão de atividade física sem dor ou recidiva de ruptura do tendão do calcâneo reparado. Pacientes submetidos ao reparo primário de uma ruptura aguda têm desfechos consistentemente melhores do que aqueles submetidos ao reparo tardio para uma ruptura crônica ou negligenciada. Um adiamento da cirurgia de até 30 dias após a ruptura não causará impacto negativo; porém, quanto mais longa a demora, piores os desfechos.[16,352] A população de pacientes com mais alto risco de recidiva de ruptura após reparo primário de uma ruptura aguda são pessoas ativas com 30 anos de idade ou mais jovens.[279] O risco geral de recidiva da ruptura é de aproximadamente 3%.[16,184,230,319]

Têm sido relatados os resultados de numerosos estudos que compararam métodos de tratamento de rupturas agudas de tendão. Os métodos comparados incluem tratamento cirúrgico e conservador, procedimentos abertos e minimamente invasivos, e tratamento conservador (imobilização limitada/restrição do apoio de peso) ou "reabilitação acelerada" (mobilização e apoio de peso precoces) tanto no tratamento operatório como no tratamento conservador. Os desfechos que costumam ser relatados são a taxa de recidivas de ruptura, ADM, força, nível de atividade funcional ou ligado ao esporte e satisfação do paciente. As seções que se seguem refletem algumas conclusões extraídas de revisões sistemáticas da literatura e de estudos individuais.

Tratamento conservador versus cirúrgico. Apesar da infinidade de ensaios clínicos randomizados controlados, ainda não ficou claro se o tratamento cirúrgico ou o tratamento conservador proporciona resultados superiores. As primeiras revisões sistemáticas concluíram que o tratamento cirúrgico resultou em menor número de recidivas de ruptura em comparação com o tratamento conservador.[23,163,378] No entanto, em geral os tratamentos pós-operatório e conservador incluíram restrição na descarga de peso e exercícios de ADM somente depois de 6 semanas, uma estratégia terapêutica que não está mais alinhada com as atuais **DPC**.[42]

Uma metanálise recentemente publicada incluiu resultados de 10 ensaios clínicos randomizados controlados que compararam desfechos cirúrgicos e conservadores em indivíduos com ruptura aguda do tendão do calcâneo.[319] Foi determinado que o tratamento pós-operatório (conservador *versus* reabilitação funcional) era uma causa significativa de heterogeneidade entre os estudos. Levando em consideração apenas os resultados de cinco estudos que empregaram reabilitação funcional (descarga de peso e ADM precoces), o tratamento cirúrgico e o tratamento conservador foram equivalentes em relação ao percentual de novas rupturas. Outros achados foram:

- Complicações (exceto recidiva de ruptura) favorecem o tratamento conservador (risco relativo: 3,9).
- O tempo transcorrido até o retorno ao trabalho favorece o tratamento cirúrgico (retorno ao trabalho 19 dias mais cedo).
- Os resultados da ADM não mostraram diferença clinicamente relevante.
- Os resultados de força muscular não mostraram diferença clinicamente relevante.
- Os desfechos funcionais não mostraram diferença clinicamente relevante.

Os autores concluíram que o tratamento conservador com reabilitação funcional deve ser considerado como uma opção terapêutica viável. Essa conclusão é repercutida pela metanálise realizada por van der Eng et al., que não encontraram diferença nos percentuais de recidiva de ruptura ou na ocorrência de complicações importantes ou menores entre pacientes tratados por cirurgia ou por procedimentos conservadores.[359] Apesar dos resultados ambíguos dessas metanálises, os cirurgiões geralmente consideram o tratamento cirúrgico a melhor opção para atletas de alto nível que desejam um retorno integral à atividade esportiva.[16]

Não importando se a opção foi pelo tratamento cirúrgico ou conservador, mais de 30% das pessoas relatam ter algum grau de comprometimento, incluindo dor, diminuição da força e/ou ADM em 1-5 anos após a lesão.[16,255,256,311,312] Estudos de atletas da Liga Nacional de Futebol Americano (NFL) e da Associação Nacional de Basquetebol (NBA) com ruptura do tendão do calcâneo demonstraram que apenas 61-78% dos atletas profissionais são capazes de retornar ao nível prévio de jogo após um reparo cirúrgico.[10,207,219,262] Os atletas de basquete da NBA que retornaram ao nível prévio de jogo demonstraram uma diminuição significativa no tempo de participação no jogo e na classificação de eficiência dos jogadores, em comparação a controles pareados.[10] Na temporada seguinte ao reparo, os atletas da NFL que tinham sido submetidos ao reparo do tendão do calcâneo participaram em um menor número de jogos e tiveram um nível de desempenho mais baixo quando comparados à temporada que precedeu a lesão.[207,262]

Olsson et al.[257] investigaram preditores de desfecho clínico em 93 pessoas após reparo agudo do tendão do calcâneo. Todos os participantes participaram de um protocolo de reabilitação acelerada, que consistia em descarga de peso e ADM precoces. As variáveis independentes (preditores) foram tratamento (cirúrgico *versus* conservador), idade, gênero, IMC e medidas relatadas pelos pacientes no momento da inclusão (Escala de Atividade Física e Escala Europeia de Qualidade de Vida). Embora o tratamento cirúrgico tenha resultado em menor grau de sintomas após 6 meses, não foi observada qualquer diferença na função entre participantes tratados cirurgicamente e por procedimentos conservadores após 6 e 12 meses. Uma idade mais avançada foi considerada um forte preditor de diminuição da função, tanto aos 6 como aos 12 meses. Indivíduos com IMC mais alto demonstraram maiores sintomas, mas sem que fosse observado qualquer efeito sobre a função.

Reparo aberto versus minimamente invasivo. Tradicionalmente, o reparo aberto tem sido considerado o "padrão-ouro" para o reparo do tendão do calcâneo, graças ao baixo percentual de recidiva de ruptura.[16] As técnicas percutâneas ou minimamente invasivas têm sido associadas a taxas de complicações gerais mais baixas, mas com aumento do risco de lesão do nervo sural.[16,162,163] Estudos recentemente publicados questionaram essas suposições.

Em um estudo com 211 pacientes tratados com reparo cirúrgico minimamente invasivo de uma ruptura do tendão do calcâneo, ocorreu lesão do nervo sural em 41 (19%) e recidiva de ruptura em 17 (8%).[228] Um estudo de coorte retrospectivo de 270 indivíduos submetidos a tratamento aberto (n = 169) ou a um reparo percutâneo do tendão do calcâneo não demonstrou diferença nos percentuais de complicações (importantes ou menores). Em ambos os grupos, a maioria dos pacientes retornou às atividades praticadas inicialmente cinco meses depois da cirurgia.[136] Uma revisão sistemática de reparos abertos *versus* minimamente invasivos observou desfechos comparáveis na ADM e na função do tornozelo na maioria dos estudos incluídos.[65] O reparo aberto resultou em um maior percentual de complicações, em comparação com os procedimentos minimamente invasivos (14% *versus* 6%, respectivamente), inclusive com maior taxa de recidiva de ruptura (3,4% *versus* 2,2%, respectivamente). O reparo minimamente invasivo resultou em maior número de lesões nervosas do que o reparo aberto (2,9% *versus* 1,8%, respectivamente). Os participantes retornaram mais rápido ao trabalho após procedimentos minimamente invasivos. Os autores concluíram que as cirurgias minimamente invasiva e aberta são procedimentos quase equivalentes em termos de desfechos, mas que o perfil de custo e de risco favorece a opção pelos procedimentos minimamente invasivos.

Resumo. Em resumo, ainda há controvérsias se é o tratamento cirúrgico ou o tratamento conservador a melhor opção para o tratamento de rupturas agudas do tendão do calcâneo.[111,185,352] Fica cada vez mais claro que as estratégias de tratamento pós-operatório e conservador previamente consideradas como "aceleradas" passaram a ser o padrão de referência terapêutica. Atualmente, a abordagem de reabilitação para o reparo primário do tendão do calcâneo é a prática precoce de descarga de peso e de exercícios de ADM.[33,80,139,157,184,230,249,258,319,352]

■ Intervenções com exercícios para o tornozelo e o pé

TÉCNICAS DE EXERCÍCIOS PARA AUMENTAR A FLEXIBILIDADE E A AMPLITUDE DE MOVIMENTO

A perda de flexibilidade no tornozelo e no pé pode ter várias causas. A restauração da mobilidade pode ser necessária para corrigir o alinhamento ou para uma biomecâni-

ca normal durante a caminhada e a corrida. As técnicas de mobilização articular são usadas para aumentar os movimentos acessórios das superfícies articulares. Essas técnicas estão descritas com detalhes no Capítulo 5. As técnicas de alongamento passivo manual e alongamento com FNP estão descritas no Capítulo 4. As técnicas de autoalongamento para melhorar a flexibilidade e a ADM são a ênfase desta seção.

Exercícios de flexibilidade para a região do tornozelo

Aumentar a dorsiflexão do tornozelo

Os músculos que restringem a dorsiflexão do tornozelo são o sóleo uniarticular e o gastrocnêmio biarticular. Para alongar efetivamente o gastrocnêmio, o joelho precisa estar estendido enquanto é feita a dorsiflexão do tornozelo. Para isolar o alongamento para o músculo sóleo, o joelho precisa ser flexionado durante a dorsiflexão, cancelando a tensão do músculo gastrocnêmio. A maioria dos exercícios de alongamento adiante pode ser adaptada com o joelho em flexão ou extensão, de modo que os dois músculos flexores plantares possam ser alongados.

Precaução: quando o paciente fizer exercícios com apoio de peso para alongar os músculos flexores plantares, deverá usar calçados com suporte para o arco ou um paninho dobrado colocado embaixo da borda medial do pé para minimizar a tensão sobre os arcos do pé.

Evidências em foco _____

Em um estudo de 30 sujeitos, 15 com pés planos e 15 com pés com alinhamento neutro, foram medidos os efeitos do alongamento em dorsiflexão com apoio de peso sobre o deslocamento da junção miotendínea do gastrocnêmio medial, o ângulo do retropé e a altura do navicular. Os resultados mostraram um desvio (alongamento) significativamente maior da junção miotendínea nos dois grupos quando o arco era suportado, com maior deslocamento ocorrendo nos sujeitos com pés planos. Quando os sujeitos com pés planos fizeram o alongamento sem suporte para o arco, houve um aumento significativo no ângulo do retropé e queda na altura do navicular.[153]

- *Posição do paciente e procedimento:* sentado com joelhos estendidos ou parcialmente fletidos. Fazer o paciente dorsiflexionar com força os pés, tentando manter os dedos relaxados.
- *Posição do paciente e procedimento:* sentado com joelhos estendidos ou parcialmente fletidos e uma toalha ou cinta sob o antepé. Fazer o paciente tracionar com força igual as duas pontas da toalha para mover o pé em dorsiflexão.
- *Posição do paciente e procedimento:* sentado com toda a planta do pé sobre o chão. Fazer o paciente escorregar o pé para trás, mantendo o calcanhar no chão.

- *Posição do paciente e procedimento:* em pé. Fazer o paciente dar um passo à frente com um pé, mantendo o calcanhar do pé de trás no chão (alongando assim o pé de trás). Se necessário, fazer o paciente apoiar as mãos contra uma parede. Para dar estabilidade ao pé, o paciente faz a rotação parcial da perna de trás para dentro, de modo que o pé assuma uma posição de supinação e trave suas articulações. O paciente então transfere o peso corporal adiante sobre o pé da frente. Para alongar o músculo gastrocnêmio, o joelho da perna de trás é mantido estendido; para alongar o músculo sóleo, o joelho da perna de trás é parcialmente flexionado.
- *Posição do paciente e procedimento:* em pé sobre uma prancha inclinada, com os pés apontando para cima e os calcanhares para baixo (Fig. 22.9). O maior alongamento ocorre quando o paciente se inclina para a frente. Como o peso do corpo está sobre os calcanhares, ocorre pouco alongamento dos arcos longos dos pés. É necessário pouco esforço para manter essa posição por períodos prolongados.
- *Posição do paciente e procedimento:* em pé, com o antepé na beira de um degrau ou banquinho e o calcanhar para fora. Fazer o paciente lentamente abaixar o calcanhar além do nível do degrau (descida de calcanhar).

Precaução: esse alongamento pode criar dor muscular, pois requer que o paciente controle uma contração excêntrica dos flexores plantares.

Aumentar a inversão

- *Posição do paciente e procedimento:* sentado, com o pé a ser alongado colocado cruzado sobre o joelho oposto. Fazer o paciente segurar as partes média e posterior do pé com a mão oposta e erguer o pé em inversão. Enfatizar a rotação do calcanhar para dentro e não apenas a torção do antepé.
- *Posição do paciente e procedimento:* sentado com joelhos estendidos, com uma toalha ou cinta embaixo do pé. Fazer o paciente tracionar o lado medial da toalha, de modo que o calcanhar e o pé rodem para dentro (Fig. 22.10). Essa técnica também pode ser usada para rodar o pé para fora, tracionando a parte lateral da toalha. É importante que o movimento inclua o calcanhar e não apenas o antepé.
- *Posição do paciente e procedimento:* sentado ou em pé, com os pés apontando para a frente. Fazer o paciente rolar para a borda lateral de cada pé, de modo que as plantas dos pés virem para dentro.
- *Posição do paciente e procedimento:* em pé ou caminhando, com o pé envolvido sobre uma prancha inclinada, colocando a face lateral do pé a ser alongado no lado inferior da prancha. O alongamento bilateral pode ser conseguido se forem colocadas pranchas com dobradiça em uma posição de V invertido e o paciente ficar em pé ou caminhar sobre elas.

Aumentar a flexão plantar e a eversão do tornozelo

Não é comum que a flexão plantar e a eversão estejam limitadas, pois em decúbito dorsal a gravidade faz a flexão plantar do pé e, quando se está em pé, o peso do corpo causa a eversão do pé. A eversão, que é um componente da pronação, é a posição livre do pé e é perpetuada pelo apoio de peso. A exceção para uma flexão plantar talocrural restrita é quando há um padrão capsular na articulação como resultado de artrite. Quando a restrição é por hipomobilidade articular, ela é tratada com técnicas de mobilização articular.

Aumentar a eversão e dorsiflexão do tornozelo

Posição do paciente e procedimento: sentado sobre a maca com os joelhos estendidos e uma toalha ou cinta passando por baixo da planta do pé. Fazer o paciente tracionar a porção lateral da toalha de modo que o calcanhar e o pé rodem para fora.

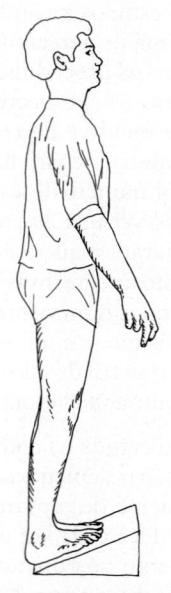

Figura 22.9   Autoalongamento do músculo gastrocnêmio para aumentar a dorsiflexão do tornozelo.

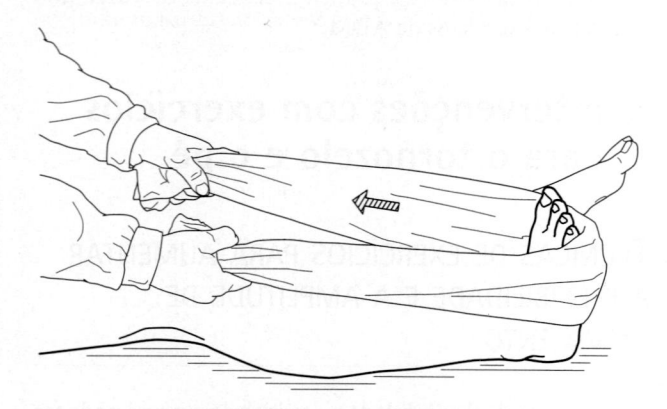

Figura 22.10   Autoalongamento do tornozelo e do pé em inversão tracionando com o lado medial da toalha.

Exercícios de flexibilidade para limitação da mobilidade dos dedos

O encurtamento dos músculos extrínsecos dos dedos ocorre com dedos em garra e dedos em martelo, fazendo com que as articulações MTF se estendam e as articulações IF flexionem. Há em geral fraqueza nos músculos intrínsecos. Para alongar os músculos intrínsecos, enfatizar a *flexão MTF* e a *extensão IF*.

Flexão MTF passiva

Posição do paciente e procedimento: sentado, com o pé cruzado sobre o joelho oposto. Mostrar ao paciente como estabilizar o pé sob as cabeças dos metatarsais (articulações MTF) com os polegares e flexionar passivamente as articulações MTF aplicando pressão contra as falanges proximais. Ou fazer o paciente tentar a flexão ativa das articulações MTF, assistindo o movimento se necessário.

Extensão IF passiva

Posição do paciente e procedimento: sentado, com o pé cruzado sobre o joelho oposto. Ensinar o paciente a estabilizar a falange proximal do dedo envolvido e alongar passivamente os músculos flexores longos através de cada articulação, movendo a falange média e/ou distal em extensão.

Flexão MTF ativa

Posição do paciente e procedimento: o pé apoiado sobre a beira de um banquinho ou sobre um livro, com as articulações MTF na beira. Fazer o paciente tentar flexionar as articulações MTF sobre a beira do banquinho. Idealmente, o paciente deve tentar manter as articulações IF dos dedos estendidas, mas muitas pessoas não conseguem fazer isso.

Extensão do hálux

A extensão do hálux na articulação MTF é crítica durante a fase de impulso da marcha. Além das técnicas de mobilização articular, devem ser usadas técnicas de alongamento passivo e autoalongamento.

- *Posição do paciente e procedimento:* sentado, com o pé apoiado no joelho oposto. Mostrar ao paciente como estabilizar o pé em torno da cabeça do primeiro metatarsal com uma mão e passivamente estender a articulação MTF aplicando pressão contra a falange proximal.
- *Posição do paciente e procedimento:* sentado com os pés apoiados no solo. Fazer o paciente deslizar para trás o pé que será alongado, flexionando o joelho, enquanto mantém os dedos no solo e levanta o calcanhar.
- *Posição do paciente e procedimento:* em pé, com o pé envolvido na posição de dar um passo para trás. O paciente pode apoiar as mãos contra uma parede para suporte. Fazer o paciente manter os dedos no solo e transferir o peso do corpo para a frente, erguendo o calcanhar até que sinta um alongamento embaixo do hálux. Pode ser usado um alongamento mantido ou um alongamento com balanço suave.

Alongamento da fáscia plantar do pé

- Posição do paciente e procedimento: sentado, com o pé cruzado sobre o joelho oposto. Ensinar o paciente a usar seus polegares para aplicar massagem profunda no sentido horizontal e longitudinal através da superfície plantar do pé.
- Posição do paciente e procedimento: sentado, com uma bola, um rolinho ou uma garrafa plástica embaixo do pé. Fazer o paciente rolar o pé para a frente e para trás através da superfície curva, usando o máximo de pressão que for confortável. Pode-se pressionar o joelho para baixo com uma ou as duas mãos para aplicar uma força adicional.

EXERCÍCIOS PARA DESENVOLVER E MELHORAR O DESEMPENHO MUSCULAR E O CONTROLE FUNCIONAL

As causas dos desequilíbrios de força e flexibilidade no tornozelo e no pé incluem desuso, imobilização, lesão nervosa e degeneração articular progressiva. Além disso, os desequilíbrios ocorrem por causa das cargas de apoio de peso que são impostas aos pés. Os desequilíbrios podem ser a causa ou o efeito da má biomecânica do membro inferior. Como os membros inferiores suportam o peso, o realinhamento apenas com exercícios de fortalecimento é de valor limitado. Os exercícios de fortalecimento feitos com uma correção consciente, alongamento apropriado, treinamento de equilíbrio e outras medidas necessárias (como o uso de palmilhas ou adaptações para os calçados, órteses, talas ou cirurgia) melhoram o alinhamento de modo a possibilitar um apoio de peso estruturalmente seguro. Além disso, o conhecimento dos tipos de calçados e superfícies que a pessoa usa para caminhar ou fazer as atividades esportivas pode levar à fonte da má biomecânica, que então pode ser ajustada. (Técnicas de adaptações ortopédicas para calçados, órteses e talas estão fora do escopo deste livro.)

A maioria das demandas funcionais sobre o tornozelo e o pé ocorre durante atividades com apoio de peso. Os impulsos cinestésicos provenientes dos receptores da pele, articulações e músculos, e as respostas articulares e musculares resultantes, são diferentes em atividades de cadeia aberta e fechada.[261] Portanto, é importante para a simulação de atividades funcionais usar, sempre que possível, exercícios com apoio de peso progressivo. Além dos exercícios descritos nesta seção, ver no Capítulo 23 exercícios funcionais para todo o membro inferior feitos em pé, que influenciam o controle muscular no quadril, joelho e tornozelo.

Exercícios para desenvolver o controle neuromuscular dinâmico

- *Posição do paciente e procedimento:* sentado, com pernas estendidas ou com os joelhos parcialmente flexionados. Fazer o paciente praticar a contração de cada um dos músculos principais, ao mesmo tempo que se concentra em suas ações, por exemplo, dorsiflexão com inversão (músculo tibial anterior), flexão plantar com inversão (músculo tibial posterior) e eversão (músculos fibulares).

- *Posição do paciente e procedimento:* sentado, com pernas estendidas ou com os joelhos parcialmente fletidos. Instruir o paciente a "desenhar" as letras do alfabeto no ar, direcionando o movimento com os dedos, porém fazendo o movimento no calcanhar. Para diversificar, fazer o paciente "escrever" usando letras maiúsculas, ou "escrever" palavras como seu nome ou endereço.
- *Posição do paciente e procedimento:* sentado em uma cadeira ou banco baixo, com os pés no solo. Colocar alguns objetos pequenos, como bolinhas de gude ou dados, de um lado do pé envolvido. Fazer o paciente apanhar um objeto por vez, curvando os dedos em torno dele e colocando-o dentro de uma caixa do outro lado do pé. Esse exercício enfatiza os músculos plantares, assim como a inversão e a eversão.
- *Posição do paciente e procedimento:* sentado, com os pés no solo, ou em pé. Fazer o paciente flexionar os dedos contra a resistência do solo. Colocar uma toalha ou papel de seda embaixo dos pés e fazer o paciente tentar amassá-lo, mantendo os calcanhares no solo e flexionando os dedos.
- *Posição do paciente e procedimento:* sentado, com os pés no solo. Fazer o paciente tentar elevar o arco longitudinal medial enquanto mantém o antepé e o retropé no solo. Deve ocorrer rotação lateral da tíbia, porém não abdução dos quadris. A atividade é repetida até que o paciente tenha controle consistente e depois é progredida sendo feita em pé.
- *Posição do paciente e procedimento:* sentado, com uma bola de tênis colocada entre as plantas dos pés. Instruir o paciente a rolar a bola de tênis para a frente e para trás, indo do calcanhar para o antepé.
- *Posição do paciente e procedimento:* sentado, com os dois pés ou apenas o pé envolvido sobre uma prancha de balanço ou de equilíbrio. Fazer o paciente realizar movimentos controlados de tornozelo e pé (com ou sem a assistência do pé normal) em dorsiflexão e flexão plantar e inversão e eversão (Fig. 22.11). Se o equipamento permitir, o paciente também poderá fazer circundução em cada direção. Progredir essa atividade com o paciente em pé, de modo a desenvolver ainda mais o controle e o equilíbrio.
- *Posição do paciente e procedimento:* em pé. Fazer o paciente praticar a caminhada enquanto se concentra em posicionar os pés e transferir o peso corporal em cada passo. O paciente começa aceitando o peso corporal sobre o calcanhar, depois transfere o peso ao longo da borda lateral do pé até a cabeça do quinto metatarsal, e através da cabeça do primeiro metatarsal e hálux para o impulso.

Exercícios em cadeia aberta (sem apoio de peso)

Flexão plantar

Posição do paciente e procedimento: sentado, com pernas estendidas e apoiadas sobre um rolo de toalha para elevar levemente o calcanhar da mesa de tratamento. Fazer o paciente segurar as pontas de uma faixa elástica que passa embaixo do antepé e fazer a flexão plantar do pé contra resistência (Fig. 22.12).

Eversão e inversão isométrica

Posição do paciente e procedimento: sentado com pernas estendidas ou sentado em uma cadeira com os joelhos flexionados.

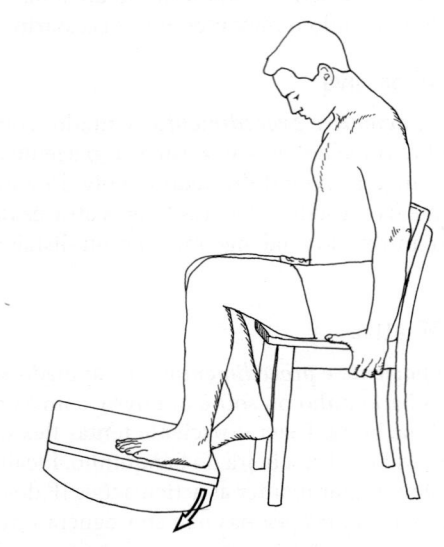

Figura 22.11 Usando uma prancha de balanço para desenvolver o controle dos movimentos do tornozelo com o paciente sentado. O pé normal poderá assistir o lado envolvido nas fases iniciais da reabilitação. Essa atividade pode ser progredida com o uso somente do pé envolvido e, em seguida, a pessoa faz os movimentos em pé.

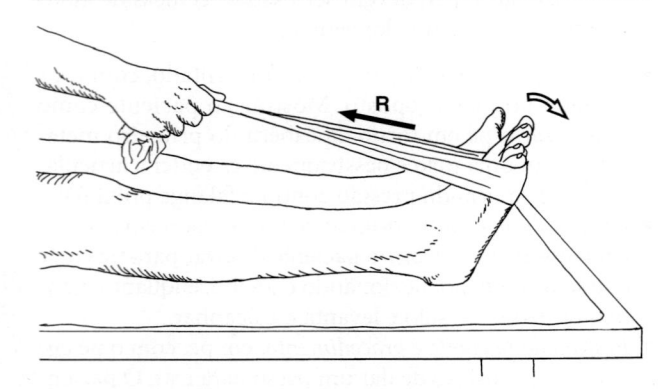

Figura 22.12 Resistência para os músculos flexores plantares do tornozelo usando material elástico.

- Para resistir à *eversão*, os tornozelos ficam cruzados; instruir o paciente a pressionar as bordas laterais dos dois pés, uma contra a outra.
- Para resistir à *inversão*, as bordas mediais dos pés são colocadas uma ao lado da outra; instruir o paciente a pressionar as bordas mediais dos pés uma contra a outra.

Eversão e inversão com resistência elástica

Posição do paciente e procedimento: sentado com as pernas estendidas, em decúbito dorsal ou sentado com os pés apoiados no solo.

- Para fortalecer os *eversores*, colocar uma alça de tubo elástico em torno dos dois pés e fazer o paciente everter um ou ambos os pés contra a resistência (Fig. 22.13). Instruir o paciente a manter os joelhos imóveis e girar o pé para fora, sem permitir que a coxa e a perna façam abdução ou rotação lateral.
- Para fortalecer os *inversores*, amarrar a faixa ou tubo elástico em uma estrutura que fique lateralmente ao pé. Novamente, fazer o paciente manter as pernas imóveis e rodar apenas o pé para dentro, sem permitir que o quadril faça adução e rotação medial.

Adução com inversão e abdução com eversão usando pesos

Posição do paciente e procedimento: sentado, com o pé no solo. Colocar uma toalha embaixo do antepé e um peso na ponta da toalha (Fig. 22.14). Fazer o paciente tracionar a toalha arrastando o peso pelo chão com o antepé, mantendo o calcanhar fixo no solo e girando o pé para dentro ou para fora.

Dorsiflexão

Posição do paciente e procedimento: sentado com as pernas estendidas, ou em decúbito dorsal com um rolo de toalha embaixo da porção distal da perna para elevar o calcanhar levemente. Amarrar as duas pontas de uma faixa ou tubo elástico no pé da cama (ou em outro objeto) e colocar o elástico sobre o dorso do pé. Fazer o paciente dorsiflexionar o tornozelo contra a resistência (Fig. 22.15).

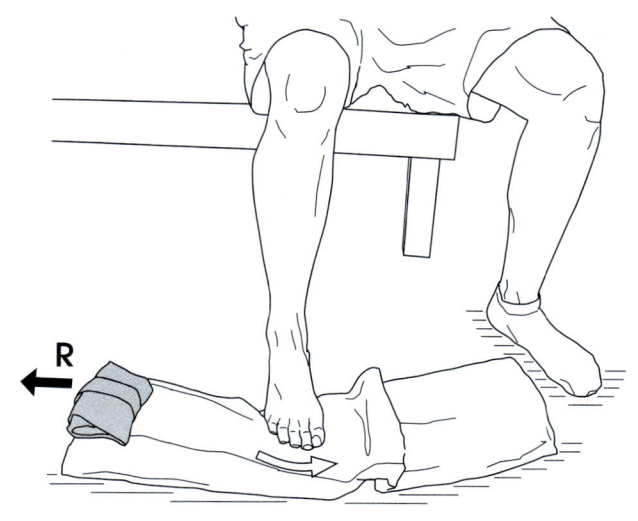

Figura 22.14   Resistência para adução e inversão do tornozelo com um peso na ponta da toalha. O calcanhar é mantido estacionário, enquanto o pé faz um movimento semelhante ao do limpador de para-brisa para arrastar a toalha pelo solo. A abdução com eversão pode ser resistida colocando o peso sobre a toalha na face medial do pé.

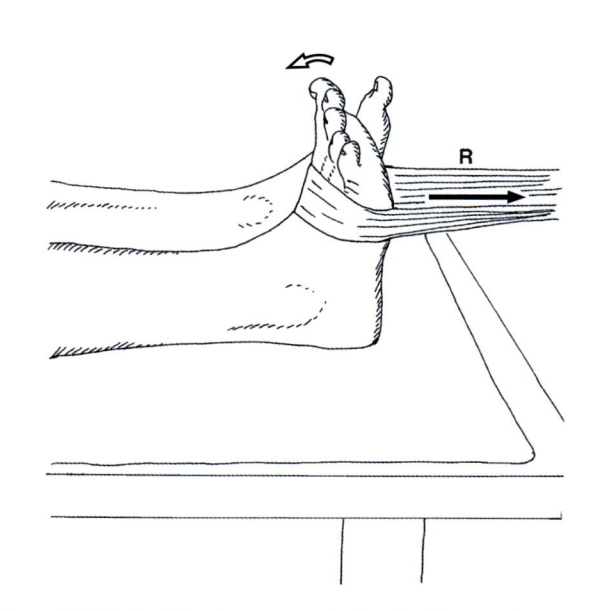

Figura 22.15   Resistência para os músculos dorsiflexores do tornozelo com material elástico.

Todos os movimentos do tornozelo

Posição do paciente e procedimento: sentado em uma cadeira ou em pé, com um ou ambos os pés dentro de uma caixa cheia de areia, espuma, ervilhas, feijões ou outro material similar que ofereça resistência aos vários movimentos do pé. Fazer o paciente fazer flexão plantar, dorsiflexão, inversão e eversão do pé e tornozelo, e flexionar os dedos com o pé no topo ou com o pé enterrado no material da caixa.

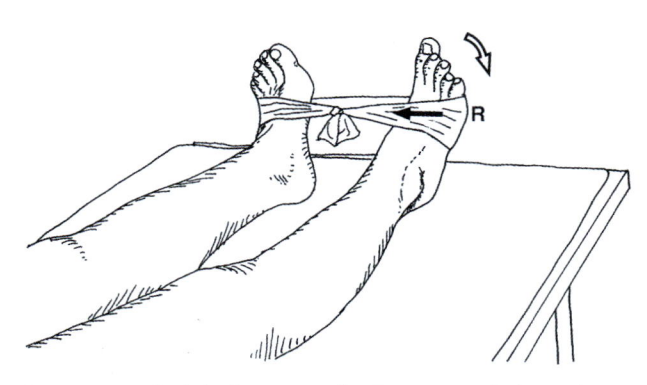

Figura 22.13   Resistência para os músculos eversores do tornozelo com material elástico.

Exercícios em cadeia fechada (com apoio de peso)

Para estes exercícios, o paciente permanece em pé. Se ele não tolerar inicialmente o apoio de peso completo sem reproduzir os sintomas, iniciar em pé nas barras paralelas usando as duas mãos para suporte, segurando em um objeto estável, preso a um sistema de suporte do peso corporal ou exercitando-se dentro de uma piscina para reduzir as forças de apoio de peso. Progredir de apoio bilateral para unilateral. Ver na Tabela 6.9 diretrizes gerais para a progressão dos exercícios em cadeia fechada.

Exercícios de estabilização

Começar os exercícios de estabilização para tornozelo e pé com apoio bilateral, progredindo para apoio unilateral, e progredindo na posição em pé sobre superfícies planas e estáveis e mais tarde para superfícies menos estáveis.

- Aplicar resistência à pelve do paciente em várias direções, enquanto ele tenta manter o controle. Inicialmente, usar pistas verbais, depois aplicar resistência sem avisar. Também aumentar a velocidade e a intensidade das forças de perturbação.
- Fazer o paciente segurar um bastão ou bengala com as duas mãos. Aplicar a resistência através do bastão em várias direções e com várias intensidades e velocidades enquanto o paciente tenta se manter estável (Fig. 22.16).
- Progredir para em pé sobre o pé envolvido apenas.
- Fazer o paciente ficar em pé sobre a perna envolvida e manter uma posição estável do tornozelo e pé enquanto move a perna oposta para a frente, para trás e para os lados, contra a resistência de uma faixa ou tubo elástico presos em torno do tornozelo do membro que se move e a perna de uma mesa (similar à Fig. 20.22).

Treinamento de fortalecimento dinâmico

- Fazer o paciente realizar elevações bilaterais dos dedos e calcanhares, e balançar jogando o peso sobre as bordas laterais dos pés. Progredir realizando esses exercícios unilateralmente. Quando tolerado, acrescentar resistência com uma mochila pesada, uma cinta com peso ou pesos de mão. Fazer progressão para saltos e, em seguida, para pulos sobre uma perna em superfícies niveladas e, finalmente, para cima e fora de uma plataforma com a meta de praticar cargas excêntricas e concêntricas explosivas.
- Para *carga excêntrica* do grupo muscular do gastrocnêmio-sóleo sem carga concêntrica do tornozelo afetado, fazer o paciente realizar a sequência adiante.[149] Estando posicionado perto de uma superfície estável (parede, balcão) e usando uma mão para equilíbrio, fazer o paciente ficar em pé em cima de uma plataforma baixa sobre o membro inferior *sadio* e com o pé do lado *afetado* em máxima flexão plantar com a porção anterior medial do pé sobre o solo. Transferir o peso corporal para cima da porção anteromedial do pé no lado *afetado* ao mesmo tempo que o membro inferior saudável é erguido da plataforma (*step*); em seguida, o paciente deve abaixar lentamente o calcanhar até o solo (Fig. 22.17) usando uma contração com alongamento do grupo muscular gastrocnêmio-sóleo. Repetir a sequência dando um passo para trás sobre a plataforma com o membro sadio.

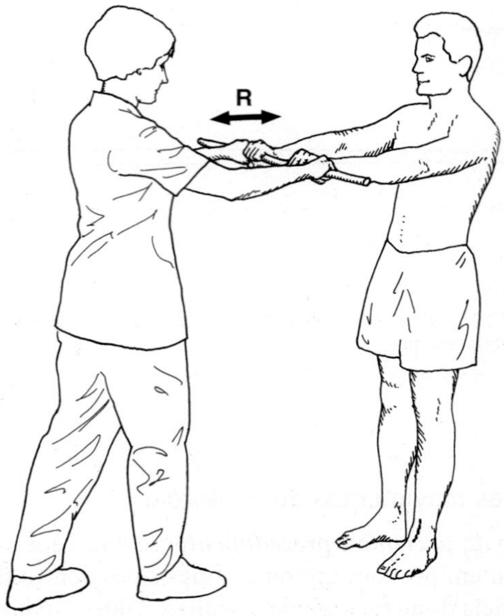

Figura 22.16 Exercícios de estabilização com o paciente em pé e mantendo o equilíbrio contra forças resistivas alternantes provenientes do fisioterapeuta. Este aplica a força por meio do bastão nas direções anteroposterior, lateral e em rotação. Esses exercícios podem ser progredidos com o paciente apoiado apenas no pé envolvido e pela remoção das informações visuais.

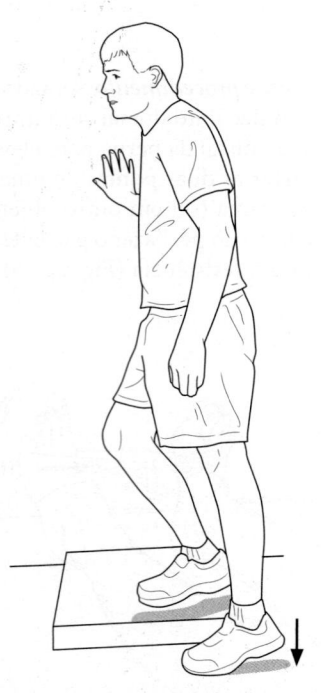

Figura 22.17 A aplicação de carga excêntrica ao grupo muscular gastrocnêmio-sóleo é conseguida transferindo o peso do pé sobre o degrau para a porção anteromedial do pé em flexão plantar e, em seguida, abaixando o calcanhar do tornozelo afetado.

Recomendação clínica

O treinamento resistido que enfatiza contrações excêntricas dos flexores plantares do tornozelo tem se mostrado eficaz para diminuir a dor e aumentar o funcionamento físico de pacientes com tendinopatia da porção média do calcâneo.[38] A carga excêntrica, enfatizando exercícios de abaixamento do calcanhar, também tem sido investigada para o tratamento da tendinopatia insercional do calcâneo, também com resultados promissores.[149]

Caminhada resistida

- Fazer o paciente caminhar sobre calcanhares e dedos, contra a resistência. Aplicar resistência manual contra a pelve do paciente ou fazer o paciente caminhar contra um sistema de polia com pesos ou resistência elástica fixa ao redor da pelve.
- Aplicar uma faixa elástica em torno do tornozelo do membro inferior sadio e prender a faixa em um objeto estável.[120] Enquanto apoia o peso sobre o membro inferior envolvido:
  - Trazer a perna sadia um passo para a frente contra a resistência da faixa elástica para fortalecer os dorsiflexores do tornozelo do membro que está apoiando o peso (Fig. 22.18 A e B).
  - Mover a perna sadia um passo para trás contra a resistência da faixa elástica para fortalecer os flexores plantares do tornozelo do membro que está apoiando o peso (Fig. 22.19 A e B).

Progressão funcional para tornozelo e pé

Como no treinamento funcional para quadril e joelho, deve-se implementar uma progressão de exercícios que prepare o paciente em recuperação de comprometimentos estruturais ou funcionais do tornozelo para que retorne com segurança às atividades ocupacionais e recreativas desejadas. Para vencer esses desafios, o paciente precisa desenvolver força, resistência à fadiga e flexibilidade suficientes, assim como potência, equilíbrio, coordenação, agilidade, preparo físico aeróbio e habilidades específicas para a tarefa. Ver nos Capítulos 7 e 8 os princípios de condicionamento aeróbio e treino de equilíbrio, respectivamente.

Uma progressão funcional dos exercícios para tornozelo e pé precisa envolver o corpo inteiro – membros inferiores, tronco e membros superiores. Uma variedade de exercícios avançados de estabilidade, equilíbrio, fortalecimento, pliométricos e de agilidade, que podem ser usados para o paciente com disfunção do tornozelo e/ou pé, estão descritos e ilustrados no Capítulo 23. Alguns dos exercícios de fortalecimento em cadeia fechada e progressões funcionais descritas nos Capítulos 20 e 21 também são aplicáveis (ver Quadro 20.12).

Há ainda equipamentos selecionados de grande valor para melhora da função do tornozelo e do pé. O treinamento usando uma bicicleta ergométrica, esteira, aparelho de esqui *cross-country* ou minicama elástica é útil para de-

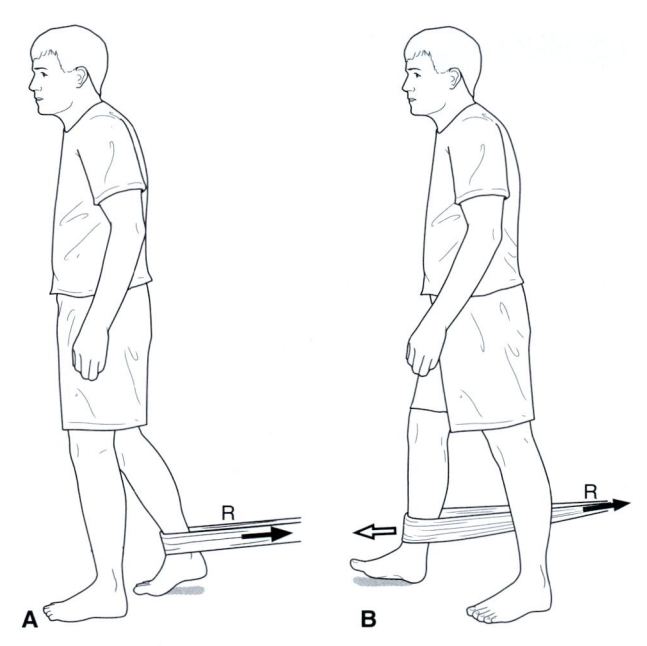

Figura 22.18   **(A)** Posição inicial para ativação dos dorsiflexores do tornozelo do membro que está apoiando o peso, movendo o membro oposto para a frente contra a resistência de uma faixa elástica; **(B)** posição final.

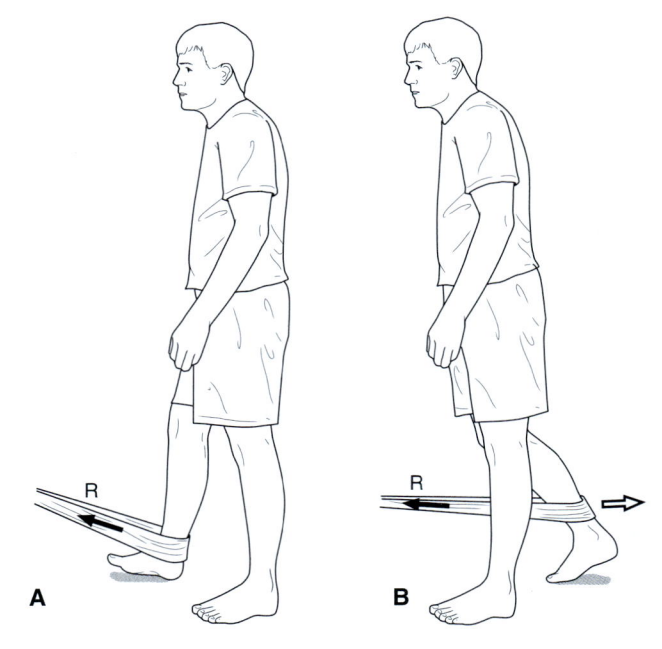

Figura 22.19   **(A)** Posição inicial para ativação dos flexores plantares do tornozelo do membro que está apoiando o peso, movendo o membro oposto para trás contra a resistência de uma faixa elástica; **(B)** posição final.

senvolver resistência à fadiga da musculatura do tornozelo. Uma plataforma deslizante pode ser usada para desenvolver coordenação, controle e estabilidade dinâmica do tornozelo. O uso de equipamentos para equilíbrio, como uma prancha de equilíbrio simples, disco de equilíbrio ou BOSU®, impõe um desafio significativo para os estabilizadores dinâmicos do tornozelo, assim como caminhar ou correr sobre superfícies irregulares.

ATIVIDADES DE APRENDIZADO INDEPENDENTE

Pensamento crítico e discussão

1. Observar como o pé e o tornozelo funcionam como uma unidade em várias atividades, como subir degraus, caminhar em superfícies irregulares e andar com salto alto *versus* salto baixo.
   - Quais movimentos ocorrem nas articulações talocrural, subtalar, transversa do tarso e MTF? Descrever as mudanças na mecânica com as diferentes atividades.
   - Quais músculos estão funcionando para mover ou controlar cada articulação? Descrever como os músculos funcionam e as mudanças de demanda com as diferentes atividades.
2. Descrever o papel do tornozelo e do pé durante o ciclo da marcha.
   - Qual ADM é necessária no tornozelo e quais músculos estão agindo para causar ou controlar o movimento? Quais outras forças estão causando ou controlando o movimento no tornozelo?
   - Quais desvios de marcha ocorrem quando há encurtamento muscular ou fraqueza no tornozelo? Descrever os desvios potenciais com envolvimento dos flexores plantares, inversores, eversores e dorsiflexores.
   - Depois de uma artrodese unilateral da articulação talocrural (tornozelo fundido na posição neutra), quais desvios ocorrerão no ciclo da marcha? De que modo esse procedimento irá afetar as articulações proximais do membro inferior e/ou a pelve e o tronco?
   - Descrever a mecânica e a função da pronação e supinação do pé durante o ciclo da marcha. Explicar como o ciclo da marcha poderia ser afetado se um paciente tivesse pé chato flexível *versus* pé supinado rígido.
3. Comparar e contrastar um programa de exercícios para um paciente submetido a reparo ou reconstrução de ligamentos laterais rompidos do tornozelo *versus* um paciente submetido a reparo de um tendão do calcâneo rompido. Como as precauções e a escolha dos exercícios diferem após esses dois tipos de reparo cirúrgico?
4. Discutir os benefícios e limitações da artroplastia total do tornozelo *versus* artrodese do tornozelo.

Prática de laboratório

1. Revisar todas as técnicas de mobilização articular para perna, tornozelo e pé; incluir deslizamentos básicos, movimentos acessórios e técnicas de mobilização com movimento.
   - Identificar e praticar técnicas que você poderia usar para aumentar a flexão plantar do tornozelo; começar com o tornozelo em zero e progredir em incrementos de 15° até que alcance flexão plantar completa.
   - Fazer o mesmo para dorsiflexão do tornozelo, inversão e eversão subtalar e extensão MTF.
2. Montar um circuito de treinamento para musculatura do pé e do tornozelo para aumentar a força, resistência muscular à fadiga, estabilidade, equilíbrio e reações neuromusculares. Sequenciar as atividades de básicas a avançadas e observar a precisão e a segurança de cada exercício. Identificar outros músculos no membro inferior, tronco ou braços que também estão sendo afetados pelos exercícios.

Estudos de caso

1. Carl tem uma história de AR há dez anos. Atualmente, os medicamentos estão controlando seus sintomas agudos, de modo que ele é capaz de caminhar com uma bengala. Suas queixas são o aumento da dor depois de 15 minutos de caminhada e rigidez considerável junto à fraqueza generalizada. Carl caminha com um passo curto e mínimo componente de impulso. ADM do tornozelo: dorsiflexão 10°, flexão plantar 15°, inversão 0°, eversão 8°. Ele fica em pé com os pés pronados, apresenta migração dorsal das primeiras falanges e dedos moderadamente em martelo. Ele tolera resistência moderada em toda musculatura da perna/tornozelo, embora seja incapaz de caminhar na ponta dos dedos ou fazer elevação bilateral dos dedos nem mesmo uma vez.
   - Relacionar seus comprometimentos e limitações nas atividades.
   - Desenvolver uma lista de metas de curto e longo prazos.
   - Desenvolver um programa de intervenção para ir ao encontro das metas. Como você iniciaria a intervenção? Como sequenciaria as intervenções? Quais técnicas usaria e como seria a progressão?
   - Descrever a base teórica para cada técnica manual e exercício que você usaria, para aqueles exercícios considerados como não apropriados, e para as intervenções domiciliares que você ensinaria ao paciente.
   - Identificar precauções que você usaria em suas intervenções, e também as que você ensinaria ao paciente.
2. Sandy sofreu uma fratura no terço distal da tíbia e fíbula como resultado de uma queda enquanto esquiava na neve. Ela ficou seis semanas imobilizada com um gesso longo de perna, seguidas por quatro semanas com bota gessada. Ela tinha permissão de apoiar parcialmente o peso enquanto usava a bota gessada. O gesso foi removido esta manhã. Ela descreveu rigidez significativa e desconforto quando tentou mover o tornozelo e o pé. A observação revela atrofia na perna, mas sem edema no local ou na articulação. A ADM no tornozelo e pé é mínima e não há deslizamento acessório da fíbula na articulação tibiofibular proximal ou distal. A força não pode ser testada, embora a paciente possa ativar todos os músculos.
   - Responder às mesmas perguntas do Caso 1.
   - Quais as diferenças entre Sandy e Carl, com relação às estratégias de intervenção e precauções?
   - Como você determinará a progressão das atividades de apoio de peso?

3. Ron é um programador de computador de 35 anos de idade que joga basquete recreativo. Ele sofreu uma entorse grave em inversão no tornozelo direito ao aterrissar sobre o pé de um oponente durante um jogo ocorrido recentemente. Ele enfaixou o tornozelo com um curativo compressivo e aplicou gelo por dois dias. No terceiro dia, fez uma radiografia. Não foram detectadas fraturas, mas ele apresenta uma instabilidade grau 2 no ligamento TFA. A observação revela edema significativo e descoloração na região anterior e lateral do tornozelo. O paciente apresenta um aumento acentuado da dor com os testes de inversão e flexão plantar, com o deslizamento anterior do tálus e com a palpação sobre o ligamento envolvido. Em razão da defesa muscular, a força não foi testada.

- Identificar comprometimentos estruturais e funcionais, limitações nas atividades e restrições à participação.
- Determinar as metas e uma estratégia de intervenção para esse paciente.
- Descrever como será a progressão do seu programa.
- Ron quer saber quando poderá retomar a prática de seu esporte favorito. Que critérios você usará para realizar essa estimativa e de que forma você irá proteger o tornozelo do paciente quando ele retornar ao esporte?

4. Jamaal é um dentista de 43 anos de idade que rompeu o tendão do calcâneo (esquerdo) durante uma partida de tênis no final de semana. No momento da lesão, ele sentiu uma dor aguda acima do calcanhar, que persistiu por um breve período de tempo. Depois que a dor passou, ele foi capaz de retornar para casa, onde descansou o resto do dia e aplicou gelo na face posterior da perna. Jamaal decidiu ir ao pronto-socorro no dia seguinte pois estava tendo alguma dificuldade para caminhar e para subir e descer escadas. O exame físico sugeriu um tendão do calcâneo rompido, o que foi confirmado por IRM. Foi feito um reparo primário aberto do tendão dois dias depois, sem internação. Após a cirurgia, o tornozelo envolvido foi imobilizado com uma bota gessada, com o tornozelo posicionado em flexão plantar por duas semanas. O paciente tem caminhado sem apoio de peso usando muletas desde a cirurgia. Na consulta com o cirurgião na segunda semana pós-operatória, o gesso foi removido e substituído por uma órtese tornozelo-pé, que foi regulada com leve flexão plantar. O paciente agora tem permissão para usar apoio de peso parcial sobre o pé envolvido, dentro da tolerância da dor, usando a órtese. O paciente foi encaminhado para fisioterapia para começar a reabilitação, usando uma abordagem de remobilização e apoio de peso precoces. O paciente tem permissão para remover a órtese para os exercícios de ADM do tornozelo.

- Descrever uma sequência de exercícios e critérios para progressão que você ensinaria a Jamaal que sejam consistentes com a abordagem de tratamento funcional acelerado para reparo do tendão do calcâneo.
- Quais precauções você incluiria no seu plano de tratamento?
- Descrever as estratégias de intervenção adicionais que serão usadas na preparação de Jamaal, com vistas ao retorno às partidas de tênis.

REFERÊNCIAS BIBLIOGRÁFICAS

1. Abdel-Aziem, AA, and Draz, AH: Chronic ankle instability alters eccen- tric eversion/inversion and dorsiflexion/plantarflexion ratio. J Back Musculoskelet Rehabil 27(1):47–53, 2014.
2. Abidi, NA, Gruen, GS, and Conti, SF: Ankle arthrodesis: indications and techniques. J Am Acad Orthop Surg 8(3):200–209, 2000.
3. Acevedo, JI, and Mangone, P: Ankle instability and arthroscopic lateral ligament repair. Foot Ankle Clin 20(1):59–69, 2015.
4. Ahmad, J, Jones, K, and Raikin, SM: Treatment of chronic Achilles tendon ruptures with large defects. Foot Ankle Spec 20(10):1–9, 2016
5. Ahmad, J, and Pedowitz, D: Management of the rigid arthritic flat-foot in adults: triple arthrodesis. Foot Ankle Clin 17(2):309–22, 2012.
6. Ajis, A, Henriquez, H, and Myerson, M: Postoperative range of motion trends following total ankle arthroplasty. Foot Ankle Int 34(5):645–656, 2013.
7. Alexander, IJ: Hallux metatarsophalangeal arthrodesis. In Kitaoka, HB (ed): Master Techniques in Orthopedic Surgery: The Foot and Ankle, ed. 2, Philadelphia: Lippincott Williams & Wilkins, 2002, pp 45–60.
8. Al-Mouazzen, L, et al: Percutaneous repair followed by accelerated rehabilitation for acute Achilles tendon ruptures. J Orthop Surg Hong Kong 23(3):352–356, 2015.
9. Amendola A: Outcomes of open surgery versus nonoperative management of acute Achilles tendon rupture. Clin J Sport Med 24(1):90–91, 2014.
10. Amin, NH, et al: Performance outcomes after repair of complete Achilles tendon ruptures in national basketball association players. Am J Sports Med 41(8):1864–1868, 2013.
11. Anderson, T, Montgomery, F, and Carlsson, A: Uncemented STAR total ankle prostheses. Three to eight-year follow-up of fifty-one consecutive ankles. J Bone Joint Surg Am 85–A(7):1321–1329, 2003.
12. Ardern, CL, et al: Psychological responses matter in returning to preinjury level of sport after anterior cruciate ligament reconstruction surgery. Am J Sports Med 41(7):1549–1558, 2003.
13. Arnason, A, et al: Risk factors for injuries in football. Am J Sports Med 32:5S–16S, 2004.
14. Arno, F, and Roman, F: The influence of footwear on functional outcome after total ankle replacement, ankle arthrodesis, and tibiotalocalcaneal arthrodesis. Clin Biomech 32:34–39, 2016.
15. Aspenberg, P: Stimulation of tendon repair: mechanical loading, GDFs and platelets. A mini-review. Int Orthop 31(6):783–789, 2007.
16. Azar, F: Traumatic disorders. In Canale ST and Beaty JH (eds) Campbell's Operative Orthopaedics, ed. 12. Philadelphia: Elsevier/Mosby; 2013, p. 2311–2362, 2013.
17. Bai, L-B, et al: Total ankle arthroplasty outcome comparison for post traumatic and primary osteoarthritis. Foot Ankle Int 31(12):1048–1056, 2010.
18. Barg, A, Henninger, HB, and Hintermann, B: Risk factors for symptomatic deep-vein thrombosis in patients after total ankle replacement who received routine chemical thromboprophylaxis. J Bone Joint Surg Br 93(7):921–927, 2011.

19. Barton, T, Lintz, F, and Winson, I: Biomechanical changes associated with the osteoarthritic, arthrodesed, and prosthetic ankle joint. Foot Ankle Surg 17(2):52–57, 2011.

20. Best, MJ, Buller, LT, and Miranda, A: National trends in foot and ankle arthrodesis: 17-year analysis of the National Survey of Ambulatory Surgery and National Hospital Discharge Survey. J Foot Ankle Surg 54(6):1037–1041, 2015.

21. Beumer, A, et al: Effects of ligament sectioning on the kinematics of the distal tibiofibular syndesmosis: a radiostereometric study of 10 cadaveric specimens based on presumed trauma mechanisms with suggestions for treatment. Acta Orthop 77(3):531–540, 2006.

22. Beynnon, BD, et al: A prospective, randomized clinical investigation of the treatment of first-time ankle sprains. Am J Sports Med 34(9): 1401–1412, 2006.

23. Bhandari, M, et al: Treatment of acute Achilles tendon ruptures: a systematic overview and metaanalysis. Clin Orthop 400:190–200, 2002.

24. Bijlsma, T, and van der Werken, C: Operative treatment of Achilles tendon rupture: a minimally invasive technique allowing functional after-treatment. Orthop Traumatol 8(4):285–290, 2000.

25. Bleakley, C, McDonough, S, and MacAuley, D: The use of ice in the treatment of acute soft-tissue injury: a systematic review of randomized controlled trials. Am J Sports Med 32(1):251–261, 2004.

26. Bleakley, CM, et al: Cryotherapy for acute ankle sprains: a randomised controlled study of two different icing protocols. Br J Sports Med 40(8):700–705, 2006.

27. Bleakley, CM, et al: Effect of accelerated rehabilitation on function after ankle sprain: randomised controlled trial. BMJ 340:c1964, 2010.

28. Blitz, NM, et al: Early weight bearing after modified lapidus arthodesis: a multicenter review of 80 cases. J Foot Ankle Surg 49(4):357–362, 2010.

29. Bostick, GP, et al: Factors associated with calf muscle endurance recovery 1 year after Achilles tendon rupture repair. J Orthop Sports Phys Ther 40(6):345–351, 2010.

30. Bouchard, M, et al: The impact of obesity on the outcome of total ankle replacement. J Bone Joint Surg Am 97(11):904–910, 2015.

31. Boyce, SH, Quigley, MA, and Campbell, S: Management of ankle sprains: a randomised controlled trial of the treatment of inversion injuries using an elastic support bandage or an Aircast ankle brace. Br J Sports Med 39(2):91–96, 2005.

32. Braito, M, et al: Are our expectations bigger than the results we achieve? A comparative study analysing potential advantages of ankle arthroplasty over arthrodesis. Int Orthop 38(8):1647–1653, 2014.

33. Brumann, M, et al: Accelerated rehabilitation following Achilles tendon repair after acute rupture—Development of an evidence-based treatment protocol. Injury 45(11):1782–1790, 2014.

34. Buechel, FFS, Buechel, FFJ, and Pappas, MJ: Ten-year evaluation of cementless Buechel-Pappas meniscal bearing total ankle replacement. Foot Ankle Int 24(6):462–472, 2003.

35. Calhoun, JH: Acute repair of the Achilles tendon. In Kitaoka, HB (ed): Master Techniques in Orthopedic Surgery: The Foot and Ankle, ed. 2. Philadelphia: Lippincott Williams & Wilkins, 2002, pp 311–332.

36. Cannon, LB, Brown, J, and Cooke, PH: Early weight bearing is safe following arthroscopic ankle arthrodesis. Foot Ankle Surg 10(3):135–139, 2004.

37. Cannon, LB, and Slater, HK: The role of ankle arthroscopy and surgical approach in lateral ankle ligament repair. Foot Ankle Surg 11(1):1–4, 2005.

38. Carcia, CR, Martin, RL, and Drouin, JM: Validity of the Foot and Ankle Ability Measure in athletes with chronic ankle instability. J Athl Train 43(2):179–183, 2008.

39. Carcia, CR, et al: Achilles pain, stiffness, and muscle power deficits: Achilles tendinitis. J Orthop Sports Phys Ther 40(9):A1–A26, 2010.

40. Carmont, MR, et al: Simultaneous bilateral Achilles tendon ruptures associated with statin medication despite regular rock climbing exercise. Phys Ther Sport 10(4):150–152, 2009.

41. Chen, TM, et al: The arterial anatomy of the Achilles tendon: anatomical study and clinical implications. Clin Anat 22(3):377–385, 2009.

42. Chiodo, CP, et al: American Academy of Orthopaedic Surgeons clinical practice guideline on treatment of Achilles tendon rupture. J Bone Joint Surg Am 92(14):2466–2468, 2010.

43. Chrisman, OD, and Snook, GA: Reconstruction of lateral ligament tears of the ankle. An experimental study and clinical evaluation of seven patients treated by a new modification of the Elmslie procedure. J Bone Joint Surg Am 51(5):904–912, 1969.

44. Cleland, JA, et al: Manual physical therapy and exercise versus electrophysical agents and exercise in the management of plantar heel pain: a multicenter randomized clinical trial. J Orthop Sports Phys Ther 39(8):573–585, 2009.

45. Coester, LM, et al: Long-term results following ankle arthrodesis for post traumatic arthritis. J Bone Joint Surg Am 83–A(2):219–228, 2001.

46. Cook, G: Movement: Functional Movement Systems: Screening, Assessment, Corrective Strategies. Aptos, CA, USA: On Target Publications, 2010.

47. Cooke, MW, et al: Treatment of severe ankle sprain: a pragmatic randomised controlled trial comparing the clinical effectiveness and cost effctiveness of three types of mechanical ankle support with tubular bandage. The CAST trial. Health Technol Assess Winch Engl 13(13):1–121, 2009.

48. Corte-Real, NM, and Moreira, RM: Arthroscopic repair of chronic lateral ankle instability. Foot Ankle Int 30(3):213–217, 2009.

49. Costa, ML, et al: Randomised controlled trials of immediate weight-bearing mobilisation for rupture of the tendo Achilles. J Bone Joint Surg Br 88(1): 69–77, 2006.

50. Costa, ML, et al: Immediate full-weight-bearing mobilisation for repaired Achilles tendon ruptures: a pilot study. Injury 34(11):874–876, 2003.

51. Cottom, JM, and Rigby, RB: The "all inside" arthroscopic Broström procedure: a prospective study of 40 consecutive patients. J Foot Ankle Surg 52(5):568–574, 2013.

52. Coughlin, MJ, et al: Comprehensive reconstruction of the lateral ankle for chronic instability using a free gracilis graft. Foot Ankle Int 25(4): 231–241, 2004.

53. Couppé, C, et al: Eccentric or concentric exercises for the treatment of tendinopathies? J Orthop Sports Phys Ther 45(11):853–863, 2015.

54. Courville, XF, Hecht, PJ, and Tosteson, ANA: Is total ankle arthroplasty a cost-effective alternative to ankle fusion? Clin Orthop 469(6): 1721–1727, 2011.

55. Cretnik, A, Kosanovic, M, and Smrkolj, V: Percutaneous suturing of the ruptured Achilles tendon under local anesthesia. J Foot Ankle Surg 43(2):72–81,2004.

56. Croy, T, et al: Anterior talocrural joint laxity: diagnostic accuracy of the anterior drawer test of the ankle. J Orthop Sports Phys Ther 43(12): 911–919, 2013.

57. Cyriax, J: Textbook of Orthopaedic Medicine, Vol 1. Diagnosis of Soft Tissue Lesions, ed. 8. London: Bailliére Tindall, 1982.

58. Daniels, TR, et al: Intermediate-term results of total ankle replacement and ankle arthrodesis: a COFAS multicenter study. J Bone Joint Surg Am 96(2):135–142, 2014.

59. Dannawi, Z, et al: Arthroscopic ankle arthrodesis: are results reproducible irrespective of pre-operative deformity? Foot Ankle Surg 17(4):294–299, 2011.

60. Dayton, P, and McCall, A: Early weightbearing after first metatarsophalangeal joint arthrodesis: a retrospective observational case analysis. J Foot Ankle Surg 43(3):156–159, 2004.

61. De la Fuente, C, et al: Prospective randomized clinical trial of aggressive rehabilitation after acute Achilles tendon ruptures repaired with Dresden technique. Foot 26:15–22, 2016.

62. de Noronha, M, et al: Intrinsic predictive factors for ankle sprain in active university students: a prospective study. Scand J Med Sci Sports 23(5): 541–547, 2013.

63. de Vries, JS, et al: Interventions for treating chronic ankle instability. Cochrane Database Syst Rev (8):CD004124, 2011.

64. Deangelis, JP, et al: Achilles tendon rupture in athletes. J Surg Orthop Adv 18(3):115–121, 2009.

65. Del Buono, A, Volpin, A, and Maffulli, N: Minimally invasive versus open surgery for acute Achilles tendon rupture: a systematic review. Br Med Bull 109:45–54, 2014.

66. Demetracopoulos, CA, et al: Effect of age on outcomes in total ankle arthroplasty. Foot Ankle Int 36(8):871–880, 2015.

67. Digiovanni, BF, et al: Plantar fascia-specific stretching exercise improves outcomes in patients with chronic plantar fasciitis. A prospective clinical trial with two-year follow-up. J Bone Joint Surg Am 88(8):1775–1781, 2006.

68. Dizon, JMR, and Reyes, JJB: A systematic review on the effectiveness of external ankle supports in the prevention of inversion ankle sprains among elite and recreational players. J Sci Med Sport 13(3):309–317, 2010.

69. Doherty, C, et al: The incidence and prevalence of ankle sprain injury: a systematic review and meta-analysis of prospective epidemiological stud- ies. Sports Med 44(1):123–140, 2014.

70. Dombek, MF, et al: Peroneal tendon tears: a retrospective review. J Foot Ankle Surg 42(5):250–258, 2003.

71. Donatelli, RA: Normal anatomy and biomechanics. In Donatelli, RA (ed): The Biomechanics of the Foot and Ankle, ed. 2. Philadelphia: F.A. Davis, 1996, p 3.

72. Donatelli, RA: Abnormal biomechanics. In Donatelli, RA (ed): The Biomechanics of the Foot and Ankle, ed. 2. Philadelphia: F.A. Davis, 1996, p 34.

73. Donovan, L, Hart, JM, and Hertel, J: Effects of 2 ankle destabilization devices on electromyography measures during functional exercises in individuals with chronic ankle instability. J Orthop Sports Phys Ther 45(3):220–232, 2015.

74. Donovan, L, et al: Rehabilitation for chronic ankle instability with or without destabilization devices: A randomized controlled trial. J Athl Train 51(3):233–251, 2016.

75. Doral, MN: What is the effect of the early weight-bearing mobilisation without using any support after endoscopy-assisted Achilles tendon repair? Knee Surg Sports Traumatol Arthrosc 21(6):1378–1384, 2013.

76. Drake, M, Bittenbender, C, and Royles, RE: The short-term effects of treating plantar fasciitis with a temporary custom foot orthosis and stretching. J Orthop Sports Phys Ther 41(4):221–231, 2011.

77. Dubois-Ferrière, V, et al: Clinical outcomes and development of symp- tomatic osteoarthritis 2 to 24 years after surgical treatment of tarsometatarsal joint complex injuries. J Bone Jt Surg Am 98(9):713–720, 2016.

78. Easley, ME, Sides, SD, and Toth, AP: Osteochondral lesions of the talus. In Mirzayan, R (ed): Cartilage Injury in the Athlete. New York: Thieme Medical Publications, 2006, pp 171–186.

79. Ebalard, M, et al: Risk of osteoarthritis secondary to partial or total arthrodesis of the subtalar and midtarsal joints after a minimum follow-up of 10 years. Orthop Traumatol Surg Res 100(4):S231–S237, 2014.

80. Ecker, TM, et al: Prospective use of a standardized nonoperative early weightbearing protocol for Achilles tendon rupture: 17 years of experience. Am J Sports Med 44(4):1004–1010, 2016.

81. Eechaute, C, et al: The clinimetric qualities of patient-assessed instruments for measuring chronic ankle instability: a systematic review. BMC Musculoskelet Disord 8:6, 2007.

82. Eils, E, and Rosenbaum, D: A multi-station proprioceptive exercise program in patients with ankle instability. Med Sci Sports Exerc 33(12):1991–1998, 2001.

83. Ellis, SJ, et al: Results of anatomic lateral ankle ligament reconstruction with tendon allograft. HSS J 7(2):134–140, 2011.

84. Elmlund, AO, and Winson, IG: Arthroscopic ankle arthrodesis. Foot Ankle Clin 20(1):71–80, 2015.

85. Engebretsen, AH, et al: Intrinsic risk factors for acute ankle injuries among male soccer players: a prospective cohort study. Scand J Med Sci Sports 20(3):403–410, 2010.

86. Erdil, M, et al: Comparison of arthrodesis, resurfacing hemiarthroplasty, and total joint replacement in the treatment of advanced hallux rigidus. J Foot Ankle Surg 52(5):588–593, 2013.

87. Erickson, BJ, et al: Trends in the Management of Achilles Tendon Ruptures in the United States Medicare Population, 2005-2011. Orthop J Sports Med doi:10.1177/2325967114549948, 2014.

88. Feger, MA, et al: Electrical stimulation as a treatment intervention to improve function, edema or pain following acute lateral ankle sprains: A systematic review. Phys Ther Sport 16(4):361–369, 2015.

89. Ferke, RD, and Chams, RN: Chronic lateral instability: arthroscopic findings and long-term results. Foot Ankle Int 28(1):24–31, 2007.

90. Ferran, NA, and Maffulli, N: Epidemiology of sprains of the lateral ankle ligament complex. Foot Ankle Clin 11(3):659–662, 2006.

91. Fong, DT-P, et al: A systematic review on ankle injury and ankle sprain in sports. Sports Med 37(1):73–94, 2007.

92. Forestier, N, Terrier, R, and Teasdale, N: Ankle muscular proprioceptive signals' relevance for balance control on various support surfaces: an exploratory study. Am J Phys Med Rehabil 94(1):20–27, 2015.

93. Fredberg, U, Bolvig, L, and Andersen, NT: Prophylactic training in asymptomatic soccer players with ultrasonographic abnormalities in Achilles and patellar tendons: the Danish Super League Study. Am J Sports Med 36(3):451–460, 2008.

94. Fredberg, U, and Bolvig, L: Significance of ultrasonographically detected asymptomatic tendinosis in the patellar and Achilles tendons of elite soccer players: a longitudinal study. Am J Sports Med 30(4):488–491, 2002.

95. Freedman, BR, et al: Nonsurgical treatment and early return to activity leads to improved Achilles tendon fatigue mechanics and functional outcomes during early healing in an animal model. J Orthop Res doi:10.1002/jor.23253, 2016.

96. Fuentes-Sanz, A, et al: Clinical outcome and gait analysis of ankle arthrodesis. Foot Ankle Int 33(10):819–827, 2012.

97. Fuhrmann, RA, and Pillukat, T: Arthrodesis of the first metatarsophalangeal joint. Oper Orthop Traumatol 24(6):513–526, 2012.

98. Fuller, EA: The windlass mechanism of the foot. A mechanical model to explain pathology. J Am Podiatr Med Assoc 90(1):35–46, 2000.

99. Ganestam, A, et al: Increasing incidence of acute Achilles tendon rupture and a noticeable decline in surgical treatment from 1994 to 2013. A nationwide registry study of 33,160 patients. Knee Surg Sports Traumatol Arthrosc 24(12):3730–3737, 2016.

100. Garras, DN, et al: MRI is unnecessary for diagnosing acute Achilles tendon ruptures: clinical diagnostic criteria. Clin Orthop 470(8):2268–2273, 2012.

101. Gaudot, F, et al: A controlled, comparative study of a fixed-bearing versus mobile-bearing ankle arthroplasty. Foot Ankle Int 35(2):131–140, 2014.

102. Gharehdaghi, M, Rahimi, H, and Mousavian, A: Anterior ankle arthrodesis with molded plate: technique and outcomes. Arch Bone Jt Surg 2(3):203–209, 2014.

103. Giannini, S, et al: The treatment of severe posttraumatic arthritis of the ankle joint. J Bone Joint Surg Am 89(3):15–28, 2007.

104. Gougoulias, NE, Agathangelidis, FG, and Parsons, SW: Arthroscopic ankle arthrodesis. Foot Ankle Int 28(6):695–706, 2007.

105. Green, T, et al: A randomized controlled trial of a passive accessory joint mobilization on acute ankle inversion sprains. Phys Ther 81(4):984–994, 2001.

106. Gribble, PA, Hertel, J, and Plisky, P: Using the Star Excursion Balance Test to assess dynamic postural-control deficits and outcomes in lower extremity injury: a literature and systematic review. J Athl Train 47(3):339–357, 2012.

107. Groetelaers, RPTGC, et al: Functional treatment or cast immobilization after minimally invasive repair of an acute Achilles tendon

rupture: prospective, randomized trial. Foot Ankle Int 35(8):771–778, 2014.

108. Grunfeld, R, Aydogan, U, and Juliano, P: Ankle arthritis: review of diagnosis and operative management. Med Clin North Am 98(2):267–289, 2014.

109. Guillo, S, et al: Consensus in chronic ankle instability: aetiology, assessment, surgical indications and place for arthroscopy. Orthop Traumatol Surg Res 99(8):S411–S419, 2013.

110. Guillo, S, et al: Arthroscopic anatomical reconstruction of the lateral ankle ligaments. Knee Surg Sports Traumatol Arthrosc 24(4):998–1002, 2016.

111. Gulati, V, et al: Management of Achilles tendon injury: A current concepts systematic review. World J Orthop 6(4):380–386, 2015.

112. Gutteck, N, et al: Immediate fullweightbearing after tarsometatarsal arthrodesis for hallux valgus correction—does it increase the complication rate? Foot Ankle Surg 21(3):198–201, 2015.

113. Guyer, AJ, and Richardson, G: Current concepts review: total ankle arthroplasty. Foot Ankle Int 29(2):256–264, 2008.

114. Haddad, SL, et al: Intermediate and long-term outcomes of total ankle arthroplasty and ankle arthrodesis. A systematic review of the literature. J Bone Joint Surg Am 89(9):1899–1905, 2007.

115. Haji, A, et al: Percutaneous versus open tendo-achilles repair. Foot Ankle Int 25(4):215–218, 2004.

116. Hall, EA, et al: Strength-training protocols to improve deficits in participants with chronic ankle instability: a randomized controlled trial. J Athl Train 50(1):36–44, 2015.

117. Hall, JPL, et al: The biomechanical differences between barefoot and shod distance running: a systematic review and preliminary meta-analysis. Sports Med 43(12):1335–1353, 2013.

118. Hals, TM, Sitler, MR, and Mattacola, CG: Effect of a semi-rigid ankle stabilizer on performance in persons with functional ankle instability. J Orthop Sports Phys Ther 30(9):552–556, 2000.

119. Hamilton, WG: Ankle instability repair: The Broström-Gould procedure. In Kitaoka, HB (ed): Master Techniques in Orthopedic Surgery: The Foot and Ankle, ed. 2. Philadelphia: Lippincott Williams & Wilkins, 2002.

120. Han, K, Ricard, MD, and Fellingham, GW: Effects of a 4-week exercise program on balance using elastic tubing as a perturbation force for individuals with a history of ankle sprains. J Orthop Sports Phys Ther 39(4):246–255, 2009.

121. Hass, CJ, et al: Chronic ankle instability alters central organization of movement. Am J Sports Med 38(4):829–834, 2010.

122. Hasselman, CT, Wong, YS, And Conti, SF: Total ankle replacement. In Kitaoka, HB (ed): Master Techniques in Orthopedic Surgery: The Foot and Ankle, ed. 2. Philadelphia: Lippincott Williams & Wilkins: p 583, 2002

123. Henricson, A, Nilsson, J-Å, and Carlsson, Å. 10-year survival of total ankle arthroplasties. Acta Orthop 82(6):655–659, 2011.

124. Herman, K, et al: The effectiveness of neuromuscular warm-up strategies that require no additional equipment, for preventing lower limb injuries during sports participation: a systematic review. BMC Med 10:75, 2012.

125. Hertel, J: Functional anatomy, pathomechanics, and pathophysiology of lateral ankle instability. J Athl Train 37(4):364–375, 2002.

126. Hertel, J: Sensorimotor deficits with ankle sprains and chronic ankle instability. Clin Sports Med 27(3):353–370, 2008.

127. Hess, GW: Achilles tendon rupture: a review of etiology, population, anatomy, risk factors, and injury prevention. Foot Ankle Spec 3(1):29–32, 2010.

128. Hiller, CE, Kilbreath, SL, and Refshauge, KM: Chronic ankle instability: evolution of the model. J Athl Train 46(2):133–141, 2011.

129. Hiller, CE, et al: Intrinsic predictors of lateral ankle sprain in adolescent dancers: a prospective cohort study. Clin J Sport Med 18(1):44–48, 2008.

130. Hintermann, B, et al: Conversion of painful ankle arthrodesis to total ankle arthroplasty. J Bone Joint Surg Am 91(4):850–858, 2009.

131. Hintermann, B, et al: The HINTEGRA ankle: rationale and short-term results of 122 consecutive ankles. Clin Orthop Rel Research 424:57–68, 2004.

132. Hirai, D, Docherty, CL, and Schrader, J: Severity of functional and mechanical ankle instability in an active population. Foot Ankle Int 30(11):1071–1077, 2009.

133. Horterer, H, et al: Sports activity in patients with total ankle replacement. Sports Orthop Traumatol 31:34–40, 2015.

134. House, C, Reece, A, and Roiz de Sa, D: Shock-absorbing insoles reduce the incidence of lower limb overuse injuries sustained during Royal Marine training. Mil Med 178(6):683–689, 2013.

135. Hsu, AR, et al: Intermediate and long-term outcomes of the modified Brostrom-Evans procedure for lateral ankle ligament reconstruction. Foot Ankle Spec 9(2):131–139, 2016.

136. Hsu, AR, et al: Clinical outcomes and complications of percutaneous Achilles repair system versus open technique for acute Achilles tendon ruptures. Foot Ankle Int 36(11):1279–1286, 2015.

137. Hua, Y, et al: Anatomical reconstruction of the lateral ligaments of the ankle with semitendinosus allograft. Int Orthop 36(10):2027–2031, 2012.

138. Hua, Y, et al: Combination of modified Broström procedure with ankle arthroscopy for chronic ankle instability accompanied by intra-articular symptoms. Arthrosc J Arthrosc Relat Surg 26(4):524–528, 2010.

139. Huang, J, et al: Rehabilitation regimen after surgical treatment of acute Achilles tendon ruptures: a systematic review with meta-analysis. Am J Sports Med 43(4):1008–1016, 2015.

140. Hunt, KJ, et al: Ankle joint contact loads and displacement with progressive syndesmotic injury. Foot Ankle Int 36(9):1095–1103, 2015.

141. Hupperets, MDW, Verhagen, EALM, and van Mechelen, W: Effect of unsupervised home based proprioceptive training on recurrences of ankle sprain: randomised controlled trial. BMJ 339:b2684, 2009.

142. Hutchinson, ID, et al: How do hindfoot fusions affect ankle biomechanics: A cadaver model. Clin Orthop 474(4):1008–1016, 2016.

143. Hyer, CF, and Vancourt, R: Arthroscopic repair of lateral ankle instabil- ity by using the thermal-assisted capsular shift procedure: a review of 4 cases. J Foot Ankle Surg 43(2):104–109, 2004.

144. Hyland, MR, et al: Randomized controlled trial of calcaneal taping, sham taping, and plantar fascia stretching for the short-term management of plantar heel pain. J Orthop Sports Phys Ther 36(6):364–371, 2006.

145. Ishikawa, S: Arthroscopy of the foot and ankle. In Canale ST & Beaty JH (ed)Campbell's Operative Orthopaedics, ed. 12. Philadelphia, PA, Elsevier/Mosby; 2013, pp 2379–2392.

146. Jaakkola, JI, and Mann, RA: A review of rheumatoid arthritis affecting the foot and ankle. Foot Ankle Int 25(12):866–874, 2004.

147. Janssen, KW, van Mechelen, W, and Verhagen, EALM: Bracing superior to neuromuscular training for the prevention of self-reported recurrent ankle sprains: a three-arm randomised controlled trial. Br J Sports Med 48(16):1235–1239, 2014.

148. Jiang, N, et al: Operative versus nonoperative treatment for acute Achilles tendon rupture: a meta-analysis based on current evidence. Int Orthop 36(4):765–773, 2012.

149. Johnson, P, et al: New regimen for eccentric calf-muscle training in patients with chronic insertional Achilles tendinopathy: results of a pilot study. Br J Sports Med 42:746–749, 2008.

150. Jones, C, et al: Understanding the postoperative course and rehabilitation protocol for total ankle arthroplasty. Foot Ankle Spec 8(3):203–208, 2015.

151. Jones, MH, and Amendola, AS: Acute treatment of inversion ankle sprains: immobilization versus functional treatment. Clin Orthop 455:169–172, 2007.

152. Jones, MP, Khan, RJK, and Smith, RLC: Surgical interventions for treating acute Achilles tendon rupture: key findings from a recent Cochrane Review. J Bone Jt Surg Am 94(12):e88, 2012.

153. Jung, D-Y, et al: Effect of medial arch support on displacement of the myotendinous junction of the gastrocnemius during standing wall stretching. J Orthop Sports Phys Ther 39(12):867–874, 2009.

154. Kaminski, TW, et al: National Athletic Trainers' Association position statement: Conservative management and prevention of ankle sprains in athletes. J Athl Train 48(4):528–545, 2013.

155. Kangas, J, et al: Achilles tendon elongation after rupture repair: a randomized comparison of 2 postoperative regimens. Am J Sports Med 35(1):59–64, 2007.

156. Kangas, J, et al: Early functional treatment versus early immobilization in tension of the musculotendinous unit after Achilles rupture repair: a prospective, randomized, clinical study. J Trauma 54(6):1171–1181, 2003.

157. Kauranen, KJ, and Leppilahti, JI: Motor performance of the foot after Achilles rupture repair. Int J Sports Med 22(2):154–158, 2001.

158. Kavlak, Y, et al: Outcome of orthoses intervention in the rheumatoid foot. Foot Ankle Int 24:494–499, 2003.

159. Kemler, E, et al: A systematic review on the treatment of acute ankle sprain: brace versus other functional treatment types. Sports Med Auckl NZ 41(3):185–197, 2011.

160. Kerkhoffs, GMMJ, et al: Surgical versus conservative treatment for acute injuries of the lateral ligament complex of the ankle in adults. Cochrane Database Syst Rev (2):CD000380, 2007.

161. Kerkhoffs, GMMJ, et al: Functional treatment after surgical repair of acute Achilles tendon rupture: wrap vs walking cast. Arch Orthop Trauma Surg 122(2):102–105, 2002.

162. Khan, RJ, and Carey Smith, RL: Surgical interventions for treating acute Achilles tendon ruptures. Cochrane Database Syst Rev (9):CD003674, 2010.

163. Khan, RJK, et al: Treatment of acute Achilles tendon ruptures. A meta-analysis of randomized, controlled trials. J Bone Joint Surg Am 87(10): 2202–2210, 2005.

164. Khawaji, B, and Soames, R: The anterior talofibular ligament: a detailed morphological study. Foot 25(3):141–147, 2015.

165. Kile, TA: Ankle arthrodesis. In Morrey, BF (ed): Reconstructive Surgery of the Joints, ed. 2. New York: Churchill Livingstone, 1996, p 1771.

166. Kim, ES, et al: Arthroscopic anterior talofibular ligament repair for chronic ankle instability with a suture anchor technique. Orthopedics 34(4):273, 2011.

167. Kitaoka, HB: Complications of replacement arthroplasty of the ankle. In Morrey, BF (ed): Joint Replacement Arthroplasty, ed. 3. Philadelphia: Churchill Livingstone, 2003, pp 1133–1141.

168. Kitaoka, HB: Subtalar arthrodesis In Kitaoka, HB (ed): Master Techniques in Orthopedic Surgery: The Foot and Ankle, ed. 2. Philadelphia: Lippincott Williams & Wilkins, 2013, pp 315–324.

169. Kjaer, M, et al: Metabolic activity and collagen turnover in human tendon in response to physical activity. J Musculoskelet Neuronal Interact 5(1):41–52, 2005.

170. Knecht, SI, et al: The Agility total ankle arthroplasty. Seven to sixteen year follow-up. J Bone Joint Surg Am 86–A(6):1161–1171, 2004.

171. Knupp, M, et al: Chronic ankle instability (medial and lateral). Clin Sports Med 34(4):679–688, 2015.

172. Kofoed, H, and Lundberg-Jensen, A: Ankle arthroplasty in patients younger and older than 50 years: a prospective series with long-term follow-up. Foot Ankle Int 20(8):501–506, 1999.

173. Kofoed, H, and Sorensen, TS: Ankle arthroplasty for rheumatoid arthritis and osteoarthritis: prospective long-term study of cemented replacements. J Bone Joint Surg Br 80(2):328–332, 1998.

174. Kofotolis, N, and Kellis, E: Ankle sprain injuries: a 2-year prospective cohort study in female Greek professional basketball players. J Athl Train 42(3):388–394, 2007.

175. Kofotolis, ND, Kellis, E, and Vlachopoulos, SP: Ankle sprain injuries and risk factors in amateur soccer players during a 2-year period. Am J Sports Med 35(3):458–466, 2007.

176. Krause, FG, et al: Impact of complications in total ankle replacement and ankle arthrodesis analyzed with a validated outcome measurement. J Bone Joint Surg Am 93(9):830–839, 2011.

177. Krips, R, et al: Sports activity level after surgical treatment for chronic anterolateral ankle instability. A multicenter study. Am J Sports Med 30(1):13–19, 2002.

178. Kulig, K, et al: Nonsurgical management of posterior tibial tendon dysfunction with orthoses and resistive exercise: a randomized controlled trial. Phys Ther 89(1):26–37, 2009.

179. Kwon, DG, et al: Arthroplasty versus arthrodesis for end-stage ankle arthritis: decision analysis using Markov model. Int Orthop 35(11): 1647–1653, 2011.

180. Labek, G, et al: Revision rates after total ankle arthroplasty in sample-based clinical studies and national registries. Foot Ankle Int 32(8): 740–745, 2011.

181. Labek, G, et al: Impact of implant developers on published outcome and reproducibility of cohort-based clinical studies in arthroplasty. J Bone Joint Surg Am 93(3):55–61, 2011.

182. Labek, G, et al: Outcome after total ankle arthroplasty-results and findings from worldwide arthroplasty registers. Int Orthop 37(9): 1677–1682, 2013.

183. Lamm, BM, and Wynes, J: Immediate weightbearing after Lapidus arthrodesis with external fixation. J Foot Ankle Surg 53(5):577–583, 2014.

184. Lantto, I, et al: Early functional treatment versus cast immobilization in tension after Achilles rupture repair: results of a prospective randomized trial with 10 or more years of follow-up. Am J Sports Med 43(9):2302–2309, 2015.

185. Lantto, I, et al: A prospective randomized trial comparing surgical and nonsurgical treatments of acute Achilles tendon ruptures. Am J Sports Med 44(9):2406–2414, 2016.

186. Lardenoye, S, et al: The effect of taping versus semi-rigid bracing on patient outcome and satisfaction in ankle sprains: a prospective, randomized controlled trial. BMC Musculoskelet Disord 13:81, 2012.

187. Lee, KT, et al: Long-term results after modified Brostrom procedure without calcaneofibular ligament reconstruction. Foot Ankle Int 32(2):153–157, 2011.

188. Leppänen, M, et al: Interventions to prevent sports related injuries: a systematic review and meta-analysis of randomised controlled trials. Sports Med 44(4):473–486, 2014.

189. Lieberman, DE, et al: Foot strike patterns and collision forces in habitually barefoot versus shod runners. Nature 463(7280):531–535, 2010.

190. Lieberman, DE: What we can learn about running from barefoot running: an evolutionary medical perspective. Exerc Sport Sci Rev 40(2):63–72, 2012.

191. Lim, J, Dalal, R, and Waseen, M: Percutaneous vs. open repair of the ruptured Achilles tendon—a prospective randomized controlled study. Foot Ankle Int 22:559–568, 2001.

192. Linens, SW, et al: Postural-stability tests that identify individuals with chronic ankle instability. J Athl Train 49(1):15–23, 2014.

193. Longo, UG, et al: Acute Achilles tendon rupture in athletes. Foot Ankle Clin 18(2):319–38, 2013.

194. Lorenz, DS, and Pontillo, M: Is there evidence to support a forefoot strike pattern in barefoot runners? A review. Sports Health Multidiscip Approach 4(6):480–484, 2012.

195. Loudon, JK, Reiman, MP, and Sylvain, J: The efficacy of manual joint mobilisation/manipulation in treatment of lateral ankle sprains: a systematic review. Br J Sports Med 48(5):365–370, 2014.

196. Lui, TH: A minimally invasive "overwrapping" technique for repairing neglected ruptures of the Achilles tendon. J Foot Ankle Surg 53(6): 806–809, 2014.

197. Macaulay, AA, van Valkenburg, SM, and DiGiovanni, CW: Sport and activity restrictions following total ankle replacement: a survey of orthopaedic foot and ankle specialists. Foot Ankle Surg 21(4):260–265, 2015.

198. Maffulli, N, et al: Isolated anterior talofibular ligament Broström repair for chronic lateral ankle instability: 9-year follow-up. Am J Sports Med 41(4):858–64, 2013.

199. Maffulli, N, et al: Less-invasive semitendinosus tendon graft augmentation for the reconstruction of chronic tears of the Achilles tendon. Am J Sports Med 41(4):865–871, 2013.

200. Maffulli, N, et al: Achilles tendon ruptures in elite athletes. Foot Ankle Int 32(1):9–15, 2011.

201. Maffulli, N, et al: Minimally invasive surgery for Achilles tendon pathologies. Open Access J Sports Med 1:95–103, 2010.

202. Maffulli, N, et al: Less-invasive reconstruction of chronic Achilles tendon ruptures using a peroneus brevis tendon transfer. Am J Sports Med 38(11):2304–2312, 2010.

203. Maffulli, N, et al: Early weightbearing and ankle mobilization after open repair of acute midsubstance tears of the Achilles tendon. Am J Sports Med 31(5):692–700, 2003.

204. Maffulli, N, et al: No adverse effect of early weight bearing following open repair of acute tears of the Achilles tendon. J Sports Med Phys Fitness 43(3):367–379, 2003.

205. Magee, D: Orthopedic Physical Assessment. St. Louis, MO, Elsevier Health Sciences, 2014.

206. Mahieu, NN, et al: Intrinsic risk factors for the development of Achilles tendon overuse injury: a prospective study. Am J Sports Med 34(2): 226–235, 2006.

207. Mai, HT, et al: The NFL orthopaedic surgery outcomes database (NO-SOD): The effect of common orthopaedic procedures on football careers. Am J Sports Med 44(9):2255–2262, 2016.

208. Man, IOW, Morrissey, MC, and Cywinski, JK: Effect of neuromuscular electrical stimulation on ankle swelling in the early period after ankle sprain. Phys Ther 87(1):53–65, 2007.

209. Mann, RA, DeOrio, JK, and Mann, JA: Total ankle arthroplasty. In Kitaoka, HB (ed). Master Techniques in Orthopedic Surgery: The Foot and Ankle, ed. 3. Philadelphia: Lippincott Williams & Wilkins, 2013, pp 551–568.

210. Marie, I, et al: Tendinous disorders attributed to statins: a study on ninety-six spontaneous reports in the period 1990-2005 and review of the literature. Arthritis Rheum 59(3):367–372, 2008.

211. Martin, RL, and Kivlan, B: The ankle and foot complex. In Levangie, PK, and Norkin, CC (eds): Joint Structure and Function, ed. 5. Philadelphia: F.A. Davis, 2011, pp. 440–481.

212. Martin, RL, et al: Ankle stability and movement coordination impairments: ankle ligament sprains. J Orthop Sports Phys Ther 43(9):A1–40, 2013.

213. Martin, RL, et al: Heel pain-plantar fasciitis: revision 2014. J Orthop Sports Phys Ther 44(11):A1–33, 2014.

214. Martin, RL, Stewart, GW, and Conti, SF: Posttraumatic ankle arthritis: an update on conservative and surgical management. J Orthop Sports Phys Ther 37(5):253–259, 2007.

215. Matheny, LM, et al: Activity level and function after lateral ankle ligament repair versus reconstruction. Am J Sports Med 44(5): 1301–1308, 2016.

216. Matsui, K, et al: Minimally invasive surgical treatment for chronic ankle instability: a systematic review. Knee Surg Sports Traumatol Arthrosc 24(4):1040–1048, 2016.

217. Matsui, K, et al: Early recovery after arthroscopic repair compared to open repair of the anterior talofibular ligament for lateral instability of the ankle. Arch Orthop Trauma Surg 136(1):93–100, 2016.

218. McClinton, SM, Cleland, JA, and Flynn, TW: Predictors of response to physical therapy intervention for plantar heel pain. Foot Ankle Int 36(4):408–416, 2015.

219. McCullough, KA, Shaw, CM, and Anderson, RB: mini-open repair of Achilles rupture in the national football league. J Surg Orthop Adv 23(4):179–183, 2014.

220. McGovern, RP, and Martin, RL: Managing ankle ligament sprains and tears: current opinion. Open Access J Sports Med 7:33–42, 2016.

221. McGuine, TA, Brooks, A, and Hetzel, S: The effect of lace-up ankle braces on injury rates in high school basketball players. Am J Sports Med 39(9):1840–1848, 2011.

222. McGuine, TA, et al: The effect of lace-up ankle braces on injury rates in high school football players. Am J Sports Med 40(1):49–57, 2012.

223. McGuine, TA, and Keene, JS: The effect of a balance training program on the risk of ankle sprains in high school athletes. Am J Sports Med 34(7):1103–1111, 2006.

224. McKeon, PO, and Hertel, J: Systematic review of postural control and lateral ankle instability, part II: is balance training clinically effective? J Athl Train 43(3):305–315, 2008.

225. McKeon, PO, and Hertel, J: Systematic review of postural control and lateral ankle instability, part I: can deficits be detected with instrumented testing. J Athl Train 43(3):293–304, 2008.

226. McPoil, TG, et al: Heel pain—plantar fasciitis: clinical practice guidelines linked to the international classification of function, disability, and health from the orthopaedic section of the American Physical Therapy Association. J Orthop Sports Phys Ther 38(4):A1–A18, 2008.

227. Mendel, FC, et al: Effect of high-voltage pulsed current on recovery after grades I and II lateral ankle sprains. J Sport Rehabil 19(4):399–410, 2010.

228. Metz, R, et al: Effect of complications after minimally invasive surgical repair of acute Achilles tendon ruptures: report on 211 cases. Am J Sports Med 39(4):820–824, 2011.

229. Metz, R, et al: Acute Achilles tendon rupture: minimally invasive surgery versus nonoperative treatment with immediate full weight-bearing—a randomized controlled trial. Am J Sports Med 36(9):1688–1694, 2008.

230. Metzl, JA, Ahmad, CS, and Levine, WN: The ruptured Achilles tendon: operative and non-operative treatment options. Curr Rev Musculoskelet Med 1(2):161–164, 2008.

231. Michelson, J: Triple arthrodesis of the Hindfoot. In Kitaoka, HB (ed): Master Techniques in Orthopedic Surgery: The Foot and Ankle, ed. 3. Philadelphia: Lippincott Williams & Wilkins, 2013, pp 343–360.

232. Michelson, J, and Amis, JA: Talus-calcaneus-cuboid (triple) arthrodesis. In Kitaoka, HB (ed): Master Techniques in Orthopedic Surgery: The Foot and Ankle, ed. 3. Philadelphia: Lippincott Williams & Wilkins, 2013, pp 343–360.

233. Michener, LA, and Kulig, K: Not all tendons are created equal: Implica- tions for differing treatment approaches. J Orthop Sports Phys Ther 45(11):829–832, 2015.

234. Mickel, TJ, et al: Prophylactic bracing versus taping for the prevention of ankle sprains in high school athletes: a prospective, randomized trial. J Foot Ankle Surg 45(6):360–365, 2006.

235. Miyamoto, W, et al: Accelerated versus traditional rehabilitation after anterior talofibular Ligament reconstruction for chronic lateral instability of the ankle in athletes. Am J Sports Med 42(6):1441–1447, 2014.

236. Mohammadi, F: Comparison of 3 preventive methods to reduce the recurrence of ankle inversion sprains in male soccer players. Am J Sports Med 35(6):922–926, 2007.

237. Moller, M, et al: Acute rupture of tendon Achilles. A prospective randomised study of comparison between surgical and non-surgical treatment. J Bone Joint Surg Br 83(6):843–848, 2001.

238. Molloy, A, and Wood, EV: Complications of the treatment of Achilles tendon rupture. Foot Ankle Clin 14(4):745–759, 2009.

239. Mulier, T, et al: The management of chronic Achilles tendon ruptures: gastrocnemius turn down flap with or without flexor hallucis longus transfer. Foot Ankle Surg. 9(3):151–156, 2003.

240. Mullen, S, et al: Barefoot running: The effects of an 8-week barefoot training program. Orthop J Sports Med 2(3):1–5, 2014.

241. Mulligan, BR: Manual Therapy "NAGS", "SNAGS", "MWM's": etc, ed. 4. Wellington: Plane View Press, 1999.

242. Murphy, GA: Ankle arthrodesis. In Canale ST and Beaty JH (ed) Campbell's Operative Orthopaedics, ed. 12. Philadelphia, PA, Elsevier/Mosby; 2013: pp 503–529.

243. Murphy, GA: Total ankle arthroplasty. In Canale ST & Beaty JH (eds) Campbell's Operative Orthopaedics, ed. 12. Philadelphia, PA, Elsevier/ Mosby; 2013: pp 486–502.

244. Muscarella, V, Sadri, S, and Pusateri, J: Indications and considerations of foot and ankle arthrodesis. Clin Podiatr Med Surg 29(1):1–9, 2012.

245. Myerson, MS, and Mroczek, K: Perioperative complications of total ankle arthroplasty. Foot Ankle Int 24(1):17–21, 2003.

246. Naal, FD, et al: Habitual physical activity and sports participation after total ankle arthroplasty. Am J Sports Med 237(1):95–102, 2009.

247. Neville, CG, and Houck, JR: Choosing among 3 ankle-foot orthoses for a patient with stage II posterior tibial tendon dysfunction. J Orthop Sports Phys Ther 39(11):816–824, 2009.

248. Nielsen, KK, Linde, F, and Jensen, NC: The outcome of arthroscopic and open surgery ankle arthrodesis: A comparative retrospective study on 107 patients. Foot Ankle Surg 14(3):153–157, 2008.

249. Nilsson-Helander, K, et al: Acute Achilles tendon rupture: a randomized, controlled study comparing surgical and nonsurgical treatments using validated outcome measures. Am J Sports Med 38(11):2186–2193, 2010.

250. Noelle, S, et al: Total ankle arthroplasty factors: age, obesity, and com- plications. Int Orthop 37:1789–1794, 2013.

251. Nunley, JA, et al: Intermediate to long-term outcomes of the STAR Total Ankle Replacement: the patient perspective. J Bone Joint Surg Am 94(1):43–48, 2012.

252. Oatis, CA: Biomechanics of the foot and ankle under static conditions. Phys Ther 68(12):1815–1821, 1988.

253. Olmsted, LC, et al: Prophylactic ankle taping and bracing: A numbersneeded-to-treat and cost-benefit analysis. J Athl Train 39(1):95–100, 2004.

254. Olney, SJ, and Eng, J: Gait. In Levangie, PK, and Norkin, CC (eds): Joint Structure and Function, ed. 5. Philadelphia: F.A. Davis, 2011, pp 528–571, 2011.

255. Olsson, N, et al: Ability to perform a single heel-rise is significantly related to patient-reported outcome after Achilles tendon rupture. Scand J Med Sci Sports 24(1):152–158, 2014.

256. Olsson, N, et al: Major functional deficits persist 2 years after acute Achilles tendon rupture. Knee Surg Sports Traumatol Arthrosc 19(8):1385–1393, 2011.

257. Olsson, N, et al: Predictors of clinical outcome after acute Achilles tendon ruptures. Am J Sports Med 42(6):1448–1455, 2014.

258. Olsson, N, et al: Stable surgical repair with accelerated rehabilitation versus nonsurgical treatment for acute Achilles tendon ruptures: a randomized controlled study. Am J Sports Med 41(12):2867–2876, 2013.

259. Palmieri-Smith, RM, Hopkins, JT, and Brown, TN: Peroneal activation deficits in persons with functional ankle instability. Am J Sports Med 37(5):982–988, 2009.

260. Panikkar, K, et al: A comparison of open and arthroscopic ankle fusion. Foot Ankle Surg 9(3):169–172, 2003.

261. Papadopoulos, ES, Nikolopoulos, CS, and Athanasopoulos, S: The effect of different skin-ankle brace application pressures with and without shoes on single-limb balance, electromyographic activation onset and peroneal reaction time of lower limb muscles. Foot 18(4):228–236, 2008.

262. Parekh, SG, et al: Epidemiology and outcomes of Achilles tendon ruptures in the National Football League. Foot Ankle Spec 2(6):283–286, 2009.

263. Patton, D, Kiewiet, N, and Brage, M: Infected total ankle arthroplasty: risk factors and treatment options. Foot Ankle Int 36(6):626–634, 2015.

264. Pearce, CJ, et al: Rehabilitation after anatomical ankle ligament repair or reconstruction. Knee Surg Sports Traumatol Arthrosc Off J ESSKA 24(4):1130–1139, 2016.

265. Pedersen, E, et al: Outcome of total ankle arthroplasty in patients with rheumatoid arthritis and noninflammatory arthritis. A multi-

266. center cohort study comparing clinical outcome and safety. J Bone Joint Surg Am 96(21):1768–1775, 2014.

266. Pereira, H, et al: Arthroscopic repair of ankle instability with all-soft knotless anchors. Arthrosc Tech 5(1):e99–e107, 2016.

267. Perry, J, and Burnfield, J. Gait Analysis: Normal and Pathological Function, ed. 2. Thorofare, NJ, Slack, 2010.

268. Petersen, W, et al: Treatment of acute ankle ligament injuries: a systematic review. Arch Orthop Trauma Surg 133(8):1129–1141, 2013.

269. Peterson, KS, et al: Surgical considerations for the neglected or chronic Achilles tendon rupture: a combined technique for reconstruction. J Foot Ankle Surg 53(5):664–671, 2014.

270. Petrera, M, et al: Short- to medium-term outcomes after a modified Broström repair for lateral ankle instability with immediate postoperative weightbearing. Am J Sports Med 42(7):1542–1548, 2014.

271. Pihlajamäki, H, et al: Surgical versus functional treatment for acute ruptures of the lateral ligament complex of the ankle in young men: a randomized controlled trial. J Bone Joint Surg Am 92(14):2367–2374, 2010.

272. Prisk, VR, et al: Lateral ligament repair and reconstruction restore neither contact mechanics of the ankle joint nor motion patterns of the hindfoot. J Bone Joint Surg Am 92(14):2375–2386, 2010.

273. Pugely, AJ, et al: Trends in the use of total ankle replacement and ankle arthrodesis in the United States Medicare population. Foot Ankle Int 35(3):207–215, 2014.

274. Rahnama, L, et al: Attentional demands and postural control in athletes with and without functional ankle instability. J Orthop Sports Phys Ther 40(3):180–187, 2010.

275. Raikin, SM, Garras, DN, and Krapchev, PV: Achilles tendon injuries in a United States population. Foot Ankle Int 34(4):475–480, 2013.

276. Raikin, SM, et al: Trends in treatment of advanced ankle arthropathy by total ankle replacement or ankle fusion. Foot Ankle Int 35(3): 216–224, 2014.

277. Rao, S, et al: Shoe inserts alter plantar loading and function in patients with midfoot arthritis. J Orthop Sports Phys Ther 39(7):522–531, 2009.

278. Rasmussen, O, Tovberg-Jensen, I, and Hedeboe, J: An analysis of the function of the posterior talofibular ligament. Int Orthop 7:41–48, 1983.

279. Rettig, AC, et al: Potential risk of rerupture in primary Achilles tendon repair in athletes younger than 30 years of age. Am J Sports Med 33(1):119–23, 2005.

280. Richardson, D: Arthritis of the foot. In Canale ST and Beaty JH (eds) Campbell's Operative Orthopaedics, ed. 12. Philadelphia, PA, Elsevier/ Mosby; 2013, pp 4027–4056.

281. Richardson, D: Sports injuries of the ankle. In Canale ST and Beaty JH (eds) Campbell's Operative Orthopaedics, ed. 12. Philadelphia: Elsevier/ Mosby; 2013, pp 4213–4253.

282. Riva, D, et al: Proprioceptive training and injury prevention in a professional men's basketball team: A six-year prospective study. J Strength Cond Res 30(2):461–475, 2016.

283. Rodrigues-Pinto, R, et al: Total ankle replacement in patients under the age of 50. Should the indications be revised? Foot Ankle Surg 19(4): 229–233, 2013.

284. Roemer, FW, et al: Ligamentous injuries and the risk of associated tissue damage in acute ankle sprains in athletes: A cross-sectional MRI study. Am J Sports Med 42(7):1549–1557, 2014.

285. Romeo, G, et al: Recreational sports activities after calcaneal fractures and subsequent subtalar joint arthrodesis. J Foot Ankle Surg 54(6): 1057–1061, 2015.

286. Rosenbaum, D, et al: First ray resection arthroplasty versus arthrodesis in the treatment of the rheumatoid foot. Foot Ankle Int 32(6):589–594, 2011.

287. Rotem-Lehrer, N, and Laufer, Y: Effect of focus of attention on transfer of a postural control task following an ankle sprain. J Orthop Sports Phys Ther 37(9):564–569, 2007.

288. Rouhani, H, et al: Multi-segment foot kinematics after total ankle replacement and ankle arthrodesis during relatively long-distance gait. Gait Posture 36(3):561–566, 2012.

289. Roussignol, X: Arthroscopic tibiotalar and subtalar joint arthrodesis. Orthop Traumatol Surg Res 102(1):S195–S203, 2016.

290. Saltzman, CL, et al: Surgeon training and complications in total ankle arthroplasty. Foot Ankle Int 24(6):514–518, 2003.

291. Saltzman, CL, et al: Prospective controlled trial of STAR total ankle replacement versus ankle fusion: initial results. Foot Ankle Int 30(7): 579–596, 2009.

292. Saltzman, CL, et al: Total ankle replacement revisited. J Orthop Sports Phys Ther 30(2):56–67, 2000.

293. Sammarco, GJ, and Hockenbury, RT: Biomechanics of the foot and ankle. In Nordin, M, and Frankel, VH (eds): Basic Biomechanics of the Musculoskeletal System, ed. 3. Philadelphia: Lippincott Williams & Wilkins, 2001, p 222.

294. Sammarco, V: Ankle arthrodesis with onlay graft. In Kitaoka, HB (ed): Master Techniques in Orthopedic Surgery: The Foot and Ankle, ed. 3. Philadelphia: Lippincott Williams & Wilkins, 2013, pp 583–596.

295. Santos, MJ, and Liu, W: Possible factors related to functional ankle instability. J Orthop Sports Phys Ther 38(3):150–157, 2008.

296. Schenck, RC, and Coughlin, MJ: Lateral ankle instability and revision surgery alternatives in the athlete. Foot Ankle Clin 14(2):205–214, 2009.

297. Schiftan, GS, Ross, LA, and Hahne, AJ: The effectiveness of proprioceptive training in preventing ankle sprains in sporting populations: a systematic review and meta-analysis. J Sci Med Sport 18(3):238–244, 2015.

298. Schilders, E, et al: Clinical tip: Achilles tendon repair with accelerated rehabilitation program. Foot Ankle Int 26(5):412–415, 2005.

299. Schipper, ON, et al: Effect of obesity on total ankle arthroplasty outcomes. Foot Ankle Int 37(1):1–7, 2016.

300. Schipper, ON, et al: Effect of diabetes mellitus on perioperative complications and hospital outcomes after ankle arthrodesis and total ankle arthroplasty. Foot Ankle Int 36(3):258–267, 2015.

301. Schmidt, R, et al: Reconstruction of the lateral ligaments: do the anatomical procedures restore physiologic ankle kinematics? Foot Ankle Int 25(1):31–36, 2004.

302. Schuberth, JM, Patel, S, and Zarutsky, E: Perioperative complications of the Agility total ankle replacement in 50 initial, consecutive cases. J Foot Ankle Surg 45(3):139–146, 2006.

303. Schuh, R, et al: Total ankle arthroplasty versus ankle arthrodesis. Comparison of sports, recreational activities and functional outcome. Int Orthop 36(6):1207–1214, 2012.

304. Self, BP, Harris, S, and Greenwald, RM: Ankle biomechanics during impact landings on uneven surfaces. Foot Ankle Int 21(2):138–144, 2000.

305. Sekiya, H, et al: Arthroscopic-assisted tibiotalocalcaneal arthrodesis using an intramedullary nail with fins: a case report. J Foot Ankle Surg 45(4):266–270, 2006.

306. Sharma, J, et al: Biomechanical and lifestyle risk factors for medial tibia stress syndrome in army recruits: a prospective study. Gait Posture 33(3):361–365, 2011.

307. Shi, K, et al: Hydroxyapatite augmentation for bone atrophy in total ankle replacement in rheumatoid arthritis. J Foot Ankle Surg 45(5): 316–321, 2006.

308. Shrader, JA: Nonsurgical management of the foot and ankle affected by rheumatoid arthritis. J Orthop Sports Phys Ther 29(12):703–717, 1999.

309. Silbernagel, KG, and Crossley, KM: A proposed return-to-sport program for patients with midportion Achilles tendinopathy: Rationale and implementation. J Orthop Sports Phys Ther 45(11):876–886, 2015.

310. Silbernagel, KG, et al: Evaluation of lower leg function in patients with Achilles tendinopathy. Knee Surg Sports Traumatol Arthrosc 14(11): 1207–1217, 2006.

311. Silbernagel, KG, et al: A new measurement of heel-rise endurance with the ability to detect functional deficits in patients with Achilles tendon rupture. Knee Surg Sports Traumatol Arthrosc 18(2):258–264, 2010.

312. Silbernagel, KG, Steele, R, and Manal, K: Deficits in heel-rise height and Achilles tendon elongation occur in patients recovering from an Achilles tendon rupture. Am J Sports Med 40(7):1564–1571, 2012.

313. Singer, S, et al: Ankle arthroplasty and ankle arthrodesis: gait analysis compared with normal controls. J Bone Joint Surg Am 95(24):e191 (1–10), 2013.

314. Sirveaux, F, et al: Increasing shoe instep improves gait dynamics in patients with a tibiotalar arthrodesis. Clin Orthop 442:204–209, 2006.

315. Smith, RW: Ankle arthrodesis. In Kitaoka, HB (ed): Master Techniques in Orthopedic Surgery: The Foot and Ankle, ed. 2. Philadelphia: Lippincott Williams & Wilkins, 2013, pp. 533–549.

316. Snyder, AR, et al: The influence of high-voltage electrical stimulation on edema formation after acute injury: a systematic review. J Sport Rehabil 19(4):436–451, 2010.

317. Solan, MC, Carne, A, and Davies, MS: Gastrocnemius shortening and heel pain. Foot Ankle Clin 19(4):719–738, 2014.

318. SooHoo, NF, Zingmond, DS, and Ko, CY: Comparison of reoperation rates following ankle arthrodesis and total ankle arthroplasty. J Bone Joint Surg Am 89(10):2143–2149, 2007.

319. Soroceanu, A, et al: Surgical versus nonsurgical treatment of acute Achilles tendon rupture: a meta-analysis of randomized trials. J Bone Joint Surg Am 94(23):2136–2143, 2012.

320. Southerland, CC: Arthroscopic reconstruction of the unstable ankle. In Nyska, M, and Mann, G (eds): The Unstable Ankle. Champaign, IL: Human Kinetics, 2002, pp 238–249.

321. Spirt, AA, Assal, M, and Hansen, ST: Complications and failure after total ankle arthroplasty. J Bone Joint Surg Am 86–A(6):1172–1178, 2004.

322. Squadrone, R, and Gallozzi, C: Biomechanical and physiological comparison of barefoot and two shod conditions in experienced barefoot runners. J Sports Med Phys Fitness 49(1):6–13, 2009.

323. Stavrou, M, et al: Review article: treatment for Achilles tendon ruptures in athletes. J Orthop Surg 21(2):232–235, 2013.

324. Steffen, K, et al: Self-reported injury history and lower limb function as risk factors for injuries in female youth soccer. Am J Sports Med 36(4):700–708, 2008.

325. Stegeman, M, et al: Outcome after operative fusion of the tarsal joints: A systematic review. J Foot Ankle Surg 54(4):636–645, 2015.

326. Stephenson, K, Saltzman, CL, and Brotzman, SB: Foot and ankle injuries. In Brotzman, SB, and Wilk, KE: Clinical Orthopedic Rehabilitation, ed. 2. Philadelphia: CV Mosby, 2003, pp 371–441.

327. Stockton, B, and Boyles, RE: Osteochondral lesion of the talus. J Orthop Sports Phys Ther 40(4):238–238, 2010.

328. Stone, JW: Arthroscopic ankle arthrodesis. In Kitaoka, HB (ed): Master Techniques in Orthopedic Surgery: The Foot and Ankle, ed. 3. Philadelphia: Lippincott Williams & Wilkins, 2013, pp 569–582.

329. Subotnick, SI: Return to sport after delayed surgical reconstruction for ankle instability. In Nyska, M, and Mann, G (eds): The Unstable Ankle. Champaign, IL: Human Kinetics, 2002, pp 201–205.

330. Suchak, AA, et al: The influence of early weight-bearing compared with non-weight-bearing after surgical repair of the Achilles tendon. J Bone Joint Surg Am 90(9):1876–1883, 2008.

331. Suckel, A, et al: Talonavicular arthrodesis or triple arthrodesis: peak pressure in the adjacent joints measured in 8 cadaver specimens. Acta Orthop 78(5):592–597, 2007.

332. Sugimoto, K, et al: Reconstruction of the lateral ankle ligaments with bone-patellar tendon graft in patients with chronic ankle instability: a preliminary report. Am J Sports Med 30(3):340–346, 2002.

333. Sugimoto, K, et al: Chondral injuries of the ankle with recurrent lateral instability: an arthroscopic study. J Bone Joint Surg Am 91(1):99–106, 2009.

334. Sung, W, Weil, L, and Weil, LS: Retrospective comparative study of operative repair of hammertoe deformity. Foot Ankle Spec 7(3): 185–192, 2014.

335. Svantesson, U, et al: Muscle fatigue in a standing heel-rise test. Scand J Rehabil Med 30(2):67–72, 1998.

336. Takao, M, et al: Ankle arthroscopic reconstruction of lateral ligaments (ankle anti-ROLL). Arthrosc Tech 4(5):e595–e600, 2015.

337. Takao, M, et al: Arthroscopic anterior talofibular ligament repair for lateral instability of the ankle. Knee Surg Sports Traumatol Arthrosc 24(4):1003–1006, 2016.

338. Takao, M, et al: Anatomical reconstruction of the lateral ligaments of the ankle with a gracilis autograft: a new technique using an interference fit anchoring system. Am J Sports Med 33(6):814–823, 2005.

339. Takao, M, et al: Arthroscopic drilling for chondral, subchondral, and combined chondral-subchondral lesions of the talar dome. Arthrosc J Arthrosc Relat Surg 19(5):524–530, 2003.

340. Tenenbaum, S, Coleman, SC, and Brodsky, JW: Improvement in gait following combined ankle and subtalar arthrodesis. J Bone Joint Surg Am 96(22):1863–1869, 2014.

341. Terrell, RD, et al: Comparison of practice patterns in total ankle replace- ment and ankle fusion in the United States. Foot Ankle Int 34(11): 1486–1492, 2013.

342. Terrier, R, et al: Impaired control of weight bearing ankle inversion in subjects with chronic ankle instability. Clin Biomech Bristol Avon 29(4):439–443, 2014.

343. Thelen, S, et al: The influence of talonavicular versus double arthrodesis on load dependent motion of the midtarsal joint. Arch Orthop Trauma Surg 130(1):47–53, 2010.

344. Thevendran, G, Younger, A, and Pinney, S: Current concepts review: risk factors for nonunions in foot and ankle arthrodeses. Foot Ankle Int 33(11):1031–1040, 2012.

345. Thomas, JL, et al: The diagnosis and treatment of heel pain: a clinical practice guideline-revision 2010. J Foot Ankle Surg 49(3):S1–S19, 2010.

346. Thomas, RH, and Daniels, TR: Ankle arthritis. J Bone Joint Surg Am 85–A(5):923–936, 2003.

347. Thomas, R, Daniels, TR, and Parker, K: Gait analysis and functional outcomes following ankle arthrodesis for isolated ankle arthritis. J Bone Joint Surg 88A:526–535, 2006.

348. Townshend, D, et al: Arthroscopic versus open ankle arthrodesis: a multicenter comparative case series. J Bone Joint Surg Am 95(2):98–102, 2013.

349. Turner, NSI, and Campbell, DCI: Prosthetic intervention of the great toe. In Morrey, BF (ed): Joint Replacement Arthroplasty, ed. 3. Philadelphia: Churchill Livingstone, 2003, pp 1121–1132.

350. Tweed, JL, Campbell, JA, and Avil, SJ: Biomechanical risk factors in the development of medial tibial stress syndrome in distance runners. J Am Podiatr Med Assoc 98(6):436–444, 2008.

351. Tyler, TF, et al: Risk factors for noncontact ankle sprains in high school football players: the role of previous ankle sprains and body mass index. Am J Sports Med 34(3):471–475, 2006.

352. Uquillas, CA, et al: Everything Achilles: knowledge update and current concepts in management: AAOS exhibit selection. J Bone Joint Surg Am 97(14):1187–1195, 2015.

353. Valderrabano, V, et al: Kinematic changes after fusion and total replace- ment of the ankle: part 1: range of motion. Foot Ankle Int 24(12): 881–887, 2003.

354. Valderrabano, V, et al: Sports and recreation activity of ankle arthritis patients before and after total ankle replacement. Am J Sports Med 34(6):993–999, 2006.

355. Valderrabano, V, et al: Mobile- and fixed-bearing total ankle prostheses: is there really a difference? Foot Ankle Clin 17(4):565–585, 2012.

356. Valovich McLeod, TC: The effectiveness of balance training programs on reducing the incidence of ankle sprains in adolescent athletes. J Sport Rehabil 17(3):316–323, 2008.

357. van den Bekerom, MPJ, et al: The anatomy in relation to injury of the lateral collateral ligaments of the ankle: a current concepts review. Clin Anat 21(7):619–626, 2008.

358. van den Bekerom, et al: What is the evidence for rest, ice, compression, and elevation therapy in the treatment of ankle sprains in adults? J Athl Train 47(4):435–443, 2012.

359. van der Eng, DM, et al: Rerupture rate after early weightbearing in operative versus conservative treatment of Achilles tendon ruptures: a meta-analysis. J Foot Ankle Surg 52(5):622–628, 2013.

360. van Heiningen, J, Vliet Vlieland, TPM, and van der Heide, HJL: The mid-term outcome of total ankle arthroplasty and ankle fusion in rheumatoid arthritis: a systematic review. BMC Musculoskelet Disord 14:306, 2013.

361. Vega, J, et al: All-inside arthroscopic lateral collateral ligament repair for ankle instability with a knotless suture anchor technique. Foot Ankle Int 34(12):1701–1709, 2013.

362. Verhagen, E, et al: The effect of a proprioceptive balance board training program for the prevention of ankle sprains: a prospective controlled trial. Am J Sports Med 32(6):1385–1393, 2004.

363. Verhagen, EALM: What does therapeutic ultrasound add to recovery from acute ankle sprain? A review. Clin J Sport Med 23(1):84–85, 2013.

364. Verhagen, RAW, et al: Systematic review of treatment strategies for osteochondral defects of the talar dome. Foot Ankle Clin 8(2):233–242, 2003.

365. Vertullo, CJ, and Nunley, JA: Participation in sports after arthrodesis of the foot or ankle. Foot Ankle Int 23(7):625–628, 2002.

366. Vicenzino, B, et al: Initial changes in posterior talar glide and dorsiflexion of the ankle after mobilization with movement in individuals with recurrent ankle sprain. J Orthop Sports Phys Ther 36(7):464–471, 2006.

367. Villarreal, AD, Andersen, CR, and Panchbhavi, VK: A survey on man- agement of chronic Achilles tendon ruptures. Am J Orthop 41(3): 126–131, 2012.

368. Wang, Y, et al: Effects of ankle arthrodesis on biomechanical performance of the entire foot. PLoS ONE 10(7): e0134340, 2015.

369. Wapner, KL: Delayed repair of the Achilles tendon. In Kitaoka, HB (ed): Master Techniques in Orthopedic Surgery: The Foot and Ankle, ed. 2. Philadelphia: Lippincott Williams & Wilkins, 2002, pp 323–335.

370. Waterman, BR, et al: The epidemiology of ankle sprains in the United States. J Bone Jt Surg Am 92(13):2279–2284, 2010.

371. Werner, BC, et al: Obesity is associated with increased complications after operative management of end-stage ankle arthritis. Foot Ankle Int 36(8):863–870, 2015.

372. White, WJ, McCollum, GA, and Calder, JDF: Return to sport following acute lateral ligament repair of the ankle in professional athletes. Knee Surg Sports Traumatol Arthrosc 24(4):1124–1129, 2016.

373. Whitting, JW, et al: Dorsiflexion capacity affects Achilles tendon loading during drop landings. Med Sci Sports Exerc 43(4):706–713, 2011.

374. Wikstrom, EA, et al: Bilateral balance impairments after lateral ankle trauma: a systematic review and meta-analysis. Gait Posture 31(4): 407–414, 2010.

375. Wilkins, R, and Bisson, LJ: Operative versus nonoperative management of acute Achilles tendon ruptures: a quantitative systematic review of randomized controlled trials. Am J Sports Med 40(9):2154–2160, 2012.

376. Willems, TM, et al: Gait-related risk factors for exercise-related lower-leg pain during shod running. Med Sci Sports Exerc 39(2):330–339, 2007.

377. Willits, K, et al: Operative versus nonoperative treatment of acute Achilles tendon ruptures: a multicenter randomized trial using accelerated functional rehabilitation. J Bone Joint Surg Am 92(17): 2767–2775, 2010.

378. Wong, J, Barrass, V, and Maffulli, N: Quantitative review of operative and nonoperative management of Achilles tendon ruptures. Am J Sports Med 30(4):565–575, 2002.

379. Yasui, Y, et al: Open versus arthroscopic ankle arthrodesis: a comparison of subsequent procedures in a large database. J Foot Ankle Surg 55(4):777–781, 2016.

380. Yotsumoto, T, Miyamoto, W, and Uchio, Y: Novel approach to repair of acute Achilles tendon rupture: early recovery without postoperative fixation or orthosis. Am J Sports Med 38(2):287–292, 2010.

381. Young, B, et al: A combined treatment approach emphasizing impairment-based manual physical therapy for plantar heel pain: a case series. J Orthop Sports Phys Ther 34(11):725–733, 2004.

382. Zhang, H, et al: Surgical versus conservative intervention for acute Achilles tendon rupture: A PRISMA-compliant systematic review of overlapping meta-analyses. Medicine 94(45):e1951, 2015.

383. Zhao, H, et al: A systematic review of outcome and failure rate of uncemented Scandinavian total ankle replacement. Int Orthop 35(12): 1751–1758, 2011.

384. Ziai, P, et al: The role of the medial ligaments in lateral stabilization of the ankle joint: an in vitro study. Knee Surg Sports Traumatol Arthrosc 23(7):1900–1906, 2015.

385. Zwipp, H, et al: High union rates and function scores at midterm followup with ankle arthrodesis using a four screw technique. Clin Orthop 468(4):958–968, 2010.

Treinamento funcional avançado

Lynn Colby, PT, MS

Carolyn Kisner, PT, MS

John Borstad, PT, PHD

EXERCÍCIOS PARA ESTABILIDADE E EQUILÍBRIO 986
Revisão das orientações 986
Exercícios avançados para estabilização e equilíbrio 987

EXERCÍCIOS PARA FORÇA E POTÊNCIA 993
Exercícios avançados de fortalecimento 994
Treinamento pliométrico: exercícios de alongamento-encurtamento 1002

ATIVIDADES DE APRENDIZADO INDEPENDENTE 1016

O treinamento funcional envolve o desenvolvimento e a progressão de programas de exercícios visando recuperar o nível de função pré-lesão. Para as pessoas cuja meta é retornar a atividades de alto nível no trabalho, lazer, recreação ou esporte, a reabilitação precisa evoluir para suprir as demandas previstas para essas atividades. Para o fisioterapeuta, isso requer um processo contínuo de tomada de decisão que envolve:

- Um conhecimento minucioso da anatomia, biomecânica e função do corpo humano.
- Uma compreensão da cicatrização dos tecidos, em especial do efeito do tempo na cicatrização e da resposta dos tecidos às cargas impostas.
- Uma compreensão das respostas neuromusculares às diferentes formas de exercício.
- A habilidade de examinar e avaliar os comprometimentos estruturais e funcionais que restringem a atividade e a participação funcional plena dentro do contexto das expectativas pessoais e sociais.
- O conhecimento dos diagnósticos, intervenções por meio de cirurgias e exercícios, precauções especiais e o potencial de cada paciente para atingir os resultados esperados.

O treinamento funcional pode ter início nas fases iniciais da reabilitação com técnicas específicas de ativação muscular e treinamento, elaboradas para desenvolver um equilíbrio de força entre os músculos sinergistas e antagonistas e a cadência das contrações. A estabilidade proximal é crítica para o funcionamento coordenado dos membros e, portanto, os exercícios para desenvolver estabilidade e equilíbrio também são incorporados logo nas fases iniciais da reabilitação.

À medida que vão melhorando a força, a resistência à fadiga e o controle da musculatura da região ou regiões envolvidas, deve-se dar maior ênfase ao fortalecimento dos grupos musculares em padrões funcionais, com o uso de exercícios com e sem descarga de peso. Deve-se assegurar que a atividade dos músculos mais fortes não venha a dominar os músculos comprometidos, mais fracos, durante a execução desses padrões funcionais. Com a melhora da função, os exercícios poderão se tornar mais específicos à atividade.

As habilidades motoras funcionais são compostas de um conjunto de movimentos executados em diferentes posições, assim como velocidades e repetições ou durações de tempo variadas. A base de um programa de exercícios terapêuticos relevante do ponto de vista funcional é a inclusão de movimentos específicos para a tarefa, sobrepostos a estabilidade, equilíbrio e função muscular suficientes para suprir as demandas funcionais necessárias, esperadas e desejadas na vida de um paciente.

O propósito deste capítulo é descrever diversos exercícios avançados para o treinamento funcional que envolvem o corpo como um todo e que podem ser apropriados para a fase final da reabilitação. O capítulo está dividido em duas seções. A primeira enfoca os exercícios avançados para estabilidade e equilíbrio e a segunda aborda exercícios avançados para força e potência. Os exercícios selecionados para essa fase da reabilitação baseiam-se no resultado desejado para o paciente, de modo que as habilidades motoras necessárias para tal resultado sejam aquelas enfatizadas no programa.

Recomendação clínica

Em todos os exercícios, sempre permanecer dentro das limitações de cicatrização dos tecidos comprometidos. Estar ciente das cargas impostas aos tecidos provenientes de posição, movimento, intensidade e velocidade de cada exercício. No início, enfatizar o alinhamento correto das articulações e do corpo com velocidades de movimento apropriadas durante o exercício. Depois, com o aumento da intensidade de um exercício, diminuir as repetições (ou tempo) até que o paciente seja capaz de realizar a atividade de modo seguro e efetivo.

EXERCÍCIOS PARA ESTABILIDADE E EQUILÍBRIO

Revisão das orientações

Estabilidade descreve a habilidade de manter ou retornar adequadamente o corpo ou sistema a um estado de equilíbrio quando forças externas impõem uma perturbação a esse corpo ou sistema. O conceito de que a estabilidade proximal é requisito para controle da mobilidade distal e uma função segura e efetiva pode ser aplicado não somente à estabilidade postural geral, mas também às articulações individuais.

Estabilidade articular. A estabilidade de cada articulação no corpo é necessária para uma função efetiva. Exemplos de estabilidade articular incluem a habilidade de manter a postura escapular e o alinhamento da articulação glenoumeral (do ombro) de modo que os músculos do úmero possam coordenar com segurança o movimento do membro superior[4] (ver Cap. 17). Outros exemplos são a estabilidade segmentar coordenada e a estabilidade global da coluna para o alinhamento postural e mecânica corporal segura (ver Caps. 14 e 16) e a estabilidade de quadris, joelhos e tornozelos para o controle durante atividades funcionais com apoio de peso (ver Caps. 20 a 22). Já que os exercícios específicos para estabilidade articular estão descritos com detalhes nos capítulos anteriores, o leitor deve consultá-los para estudo antes de progredir para os exercícios avançados descritos neste capítulo.

Estabilidade postural e equilíbrio. Para que uma pessoa seja capaz de executar atividades funcionais, é necessário ter equilíbrio – ou estabilidade postural – para manter a posição do corpo estável dentro do ambiente. Esses conceitos estão descritos com detalhes no Capítulo 8. Além disso, exercícios de estabilidade e equilíbrio em posturas eretas, apropriados logo no início dos programas de reabilitação, estão descritos em cada um dos capítulos sobre exercícios de membro inferior. Os parâmetros para progressão dos exercícios para equilíbrio estão resumidos na Tabela 23.1.

TABELA 23.1	Parâmetros para progressão dos exercícios de equilíbrio
Parâmetros	**Progressão**
Postura ereta	
	■ Sentado → ajoelhado → em pé
Base de apoio	
	■ Sentado: pés no solo → pés fora do solo
	■ Em pé: base alargada → estreita
	■ Em pé: apoio sobre as duas pernas → diminuição da base de apoio com os pés em linha → apoio sobre uma perna
Superfície de apoio	
	■ Superfície estacionária, firme ou plana → superfície móvel, macia, irregular (bola, prancha de equilíbrio, prancha deslizante, areia, cascalho, grama)
	■ Superfície larga → estreita (trave de equilíbrio, meio rolo de espuma)
Movimentos sobrepostos	
	■ Movimentos de cabeça, tronco e membros
	■ Movimentos de membros em amplitude pequena → larga
	■ Sem resistência → resistidos (pesos livres, resistência elástica)
Perturbações	
	■ Previstas → não previstas
	■ Baixa magnitude → alta magnitude
	■ Velocidade lenta → velocidade alta
Ambiente	
	■ Ambiente estacionário (fechado) → em movimento (aberto)
Tarefas funcionais	
	■ Tarefas simples → complexas
	■ Tarefas únicas → múltiplas

Recomendação clínica

Conforme os pacientes progridem nos exercícios avançados de reabilitação, é preciso lembrá-los com frequência para manterem a coluna na posição neutra e ativar os músculos do tronco de modo a estabilizar a coluna contra as forças impostas. Se em algum momento o paciente mostrar sinais de estabilidade de tronco insuficiente (como falta de controle da postura vertebral ou aumento de sintomas dolorosos), rever e implementar os exercícios de estabilização da coluna descritos no Capítulo 16.

Exercícios avançados para estabilização e equilíbrio

Posição sentada

Assim que o paciente puder sentar-se em uma superfície firme e estável e manter o equilíbrio ao mesmo tempo que estende os braços para todas as direções, empregando cargas variadas, pode-se progredir com o treinamento fazendo com que ele repita as mesmas tarefas em uma posição sentada em uma superfície instável. Algumas sugestões para tal superfície são uma almofada de espuma, prancha de equilíbrio, BOSU® ou uma bola suíça grande.

Posição sentada estendendo os braços

Fazer o paciente equilibrar-se sobre uma superfície instável e mover os braços em várias direções, primeiro com um membro e depois com ambos. Acrescentar pesos conforme a capacidade do paciente (Fig. 23.1)

Posição sentada com perturbações externas

Enquanto o paciente mantém o equilíbrio sentado sobre uma superfície instável:

- Mover a superfície em várias direções, primeiro de maneira lenta, aumentando a velocidade posteriormente.
- O paciente segura na mão um pedaço de faixa elástica que é tracionado pelo terapeuta. Alterar a velocidade e direção da tração.
- Arremessar uma bola para o paciente de modo que ele precise estender o braço em direções diferentes para devolver o arremesso (Fig. 23.2).
- Aumentar o desafio por meio da integração de um componente pliométrico na atividade de equilíbrio, como receber e arremessar uma *medicine ball*.
- Empurrar com as mãos o tronco do paciente enquanto ele realiza atividades de alcançar. Variar a intensidade, ponto de aplicação, momento da aplicação e direção da força manual utilizada.

Observação: consultar na seção adiante deste capítulo os exemplos de exercícios pliométricos que também melhoram o equilíbrio de um paciente.

Posição ajoelhada

Essas atividades podem ser feitas na posição *semiajoelhada* (equilibrando-se sobre um joelho com o outro membro à frente e o pé apoiado no solo) ou posição *ajoelhada alta* (apoiado sobre os dois joelhos com quadris estendidos). O nível de desafio pode ser ajustado ou progredido; para tanto, solicitar que o paciente movimente os braços em direções diferentes, com e sem carga, ajoelhe-se em superfícies estáveis ou instáveis, e responda a perturbações.

Ajoelhado em uma superfície estável

- Na posição semiajoelhada, o paciente coloca um laço de faixa elástica embaixo do pé que está na frente e executa padrões diagonais com o membro superior contra a resistência (Fig. 23.3A).

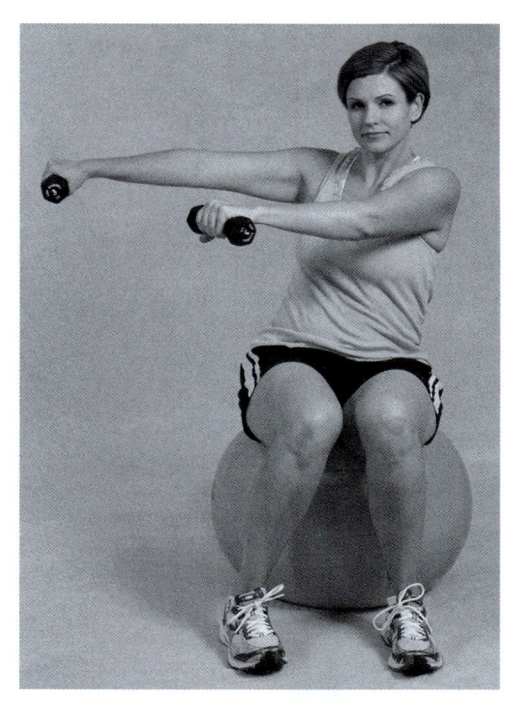

Figura 23.1 Movimentos resistidos com braços estendidos enquanto se mantém o equilíbrio sentado sobre uma superfície instável.

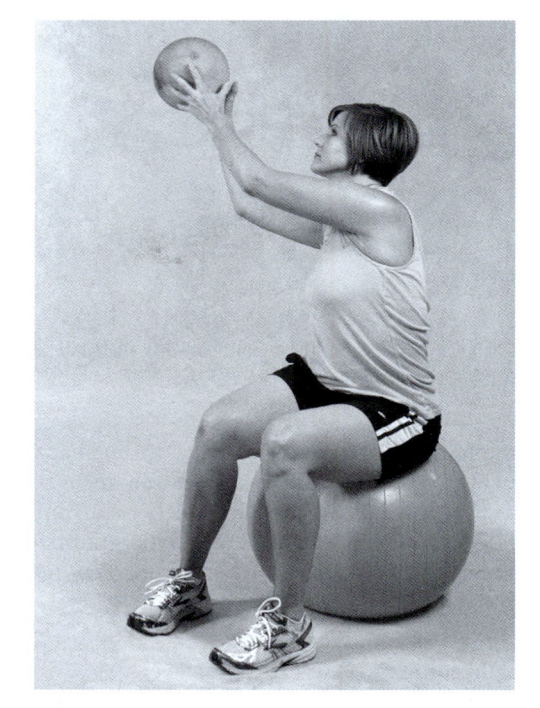

Figura 23.2 Mantendo o equilíbrio na posição sentada enquanto agarra e devolve uma bola.

- Enquanto na posição semiajoelhada ou ajoelhada alta, o paciente estende o braço e ergue um objeto pesado do solo com uma ou ambas as mãos, move o objeto pesado para cima e para os lados em diferentes padrões de movimento e retorna (Fig. 23.3B).

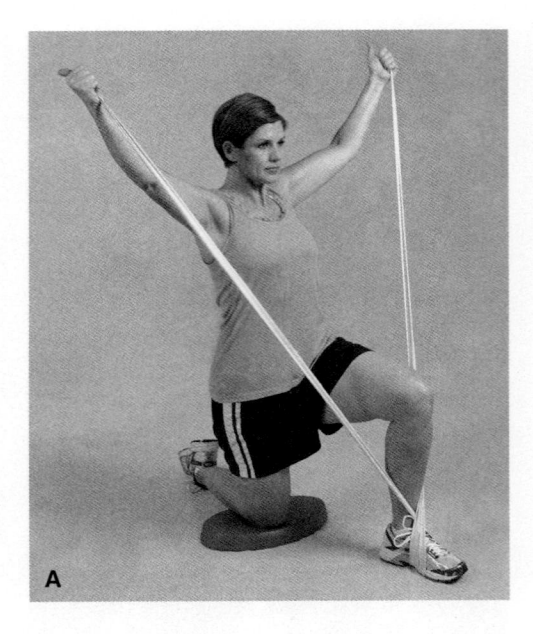

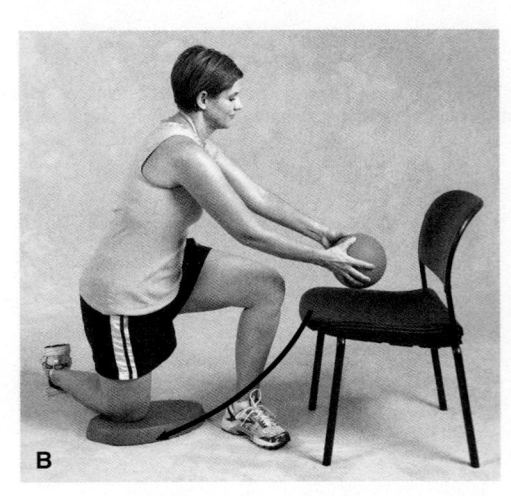

Figura 23.3   Equilíbrio na posição semiajoelhada **(A)** enquanto são feitos padrões diagonais contra resistência elástica e **(B)** enquanto um objeto pesado é movido de uma cadeira até o solo.

- Enquanto na posição semiajoelhada ou ajoelhada alta, o terapeuta arremessa uma bola de modo que o paciente precise estender os braços para receber e arremessar a bola de volta. Progredir essa atividade gradualmente, arremessando a bola para longe do tronco em múltiplas direções e com velocidades variáveis.

Ajoelhado sobre uma superfície instável

- O paciente ajoelha sobre um rolo, prancha de equilíbrio, BOSU® ou uma bola suíça grande parcialmente esvaziada e faz movimentos de braços em várias direções; progredir a atividade com movimentos dos braços contra resistência.
- Enquanto ajoelhado sobre uma superfície instável, o paciente recebe e retorna uma bola. Progredir usando uma *medicine ball* (Fig. 23.4), ou ajustando o local e a velocidade do arremesso da bola.

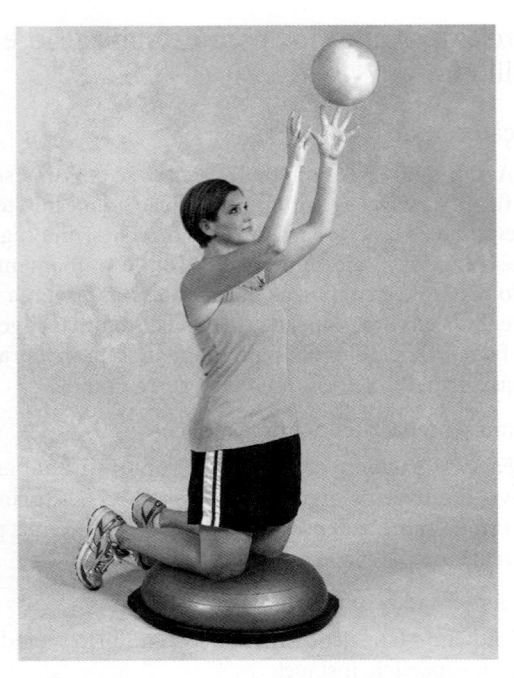

Figura 23.4   Equilíbrio na posição ajoelhada alta sobre um BOSU® enquanto uma bola é agarrada e arremessada.

Apoio bilateral

Depois que o paciente puder ficar em pé ereto e manter o equilíbrio enquanto estende os braços em todas as direções e sustentando diferentes cargas (usando pesos livres, sistema de polias ou resistência elástica), ele estará pronto para progredir para exercícios que ofereçam um desafio maior à estabilidade e ao equilíbrio, primeiro no apoio bilateral e depois no unilateral.

Apoio bilateral sobre uma superfície estável
VÍDEO 23.1 ▶

- Começar com o paciente em pé com os dois pés no solo, separados na largura do ombro ou um pé adiante do outro na distância de um passo.
  - Arremessar uma bola (comum ou *medicine ball*) de modo que o paciente precise estender os braços para fora, para cima ou para baixo para receber e retornar a bola. Quando indicado, lembrar o paciente de manter a coluna na posição neutra e contrair os abdominais enquanto estende os braços para cima, de modo a estabilizar a coluna e para que faça a rotação nos quadris, não na coluna, quando estender os braços para os lados ou para baixo.
  - Fazer vários movimentos de braço contra resistência elástica, com pesos livres ou enquanto controla um BodyBlade®.
- Progredir equilibrando-se sobre uma *base de apoio estreita* (posição *tandem*). O paciente fica em pé com um pé adiante do outro sobre uma superfície estável e estreita, tal como uma linha ou uma trave de equilíbrio no solo. Aplicar rápida resistência manual alternadamente contra a pelve do paciente (Fig. 23.5) ou aplicar movimentos rápidos de resistência puxando uma faixa elásti-

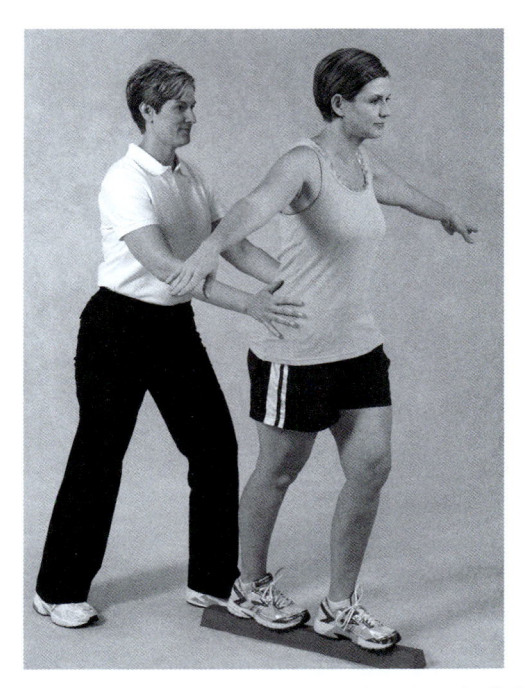

Figura 23.5   Equilíbrio sobre uma trave com a base de apoio diminuída, aplicando-se rapidamente uma resistência alternante contra a pelve.

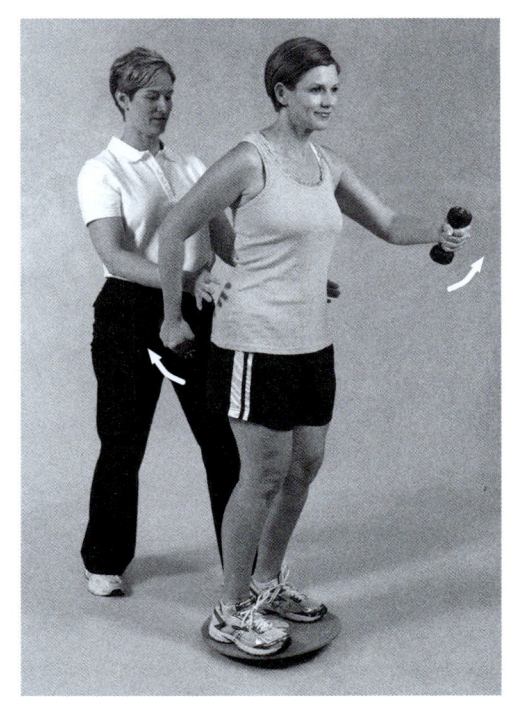

Figura 23.6   Equilíbrio com apoio bilateral sobre uma prancha de equilíbrio enquanto são feitos movimentos de braço.

ca presa pelas mãos do paciente. Variar o momento, a direção, a intensidade e o ponto de aplicação das forças usadas para ajustar ou progredir essa atividade.

- Progredir para uma marcha na qual cada pé é colocado exatamente à frente do outro (marcha *tandem*) sobre uma superfície estreita, porém estável. Podem ser acrescentadas perturbações manuais à pelve e ao tronco, a fim de aumentar o desafio a ser enfrentado pelo paciente.

Apoio bilateral sobre uma superfície instável

VÍDEO 23.2 ▶

- Sobre uma prancha de equilíbrio ou BOSU®, o paciente balança a plataforma para a frente e para trás e de um lado para o outro tentando controlar o movimento e manter o equilíbrio. Instruir o paciente para não deixar as beiradas da prancha baterem no solo.
- O paciente fica em pé sobre meio rolo de espuma (lado curvo para baixo), prancha de equilíbrio ou BOSU®; são acrescentadas as perturbações adiante conforme a capacidade do paciente.
  – Aplicar resistência alternante rápida contra a pelve do paciente.
  – Fazer o paciente realizar diferentes movimentos com os braços contra uma resistência elástica, segurando pesos livres (Fig. 23.6) ou enquanto controla um BodyBlade®.
  – Arremessar uma bola (com ou sem peso) repetidas vezes para o paciente (Fig. 23.7).
  – Fazer o paciente realizar agachamentos parciais (Fig. 23.8).

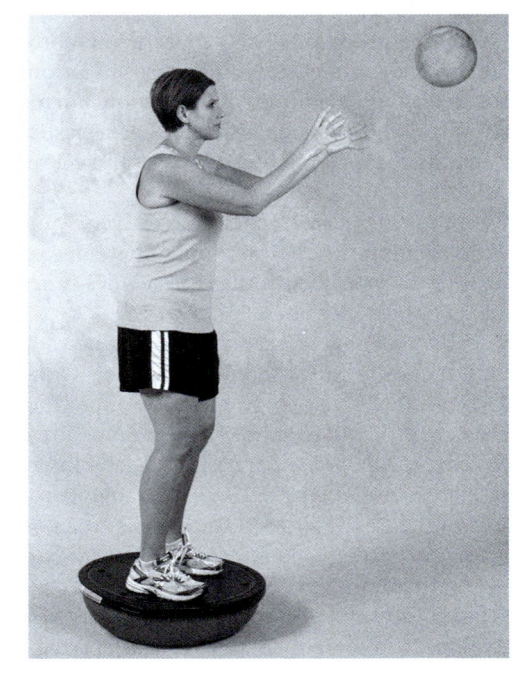

Figura 23.7   Equilíbrio em apoio bilateral sobre um BOSU® enquanto uma bola é agarrada e arremessada.

Apoio unilateral

O paciente começa praticando o apoio unilateral em pé sobre uma superfície estável, progredindo para uma superfície instável e acrescentando perturbações, conforme descrito nos exercícios de apoio bilateral.

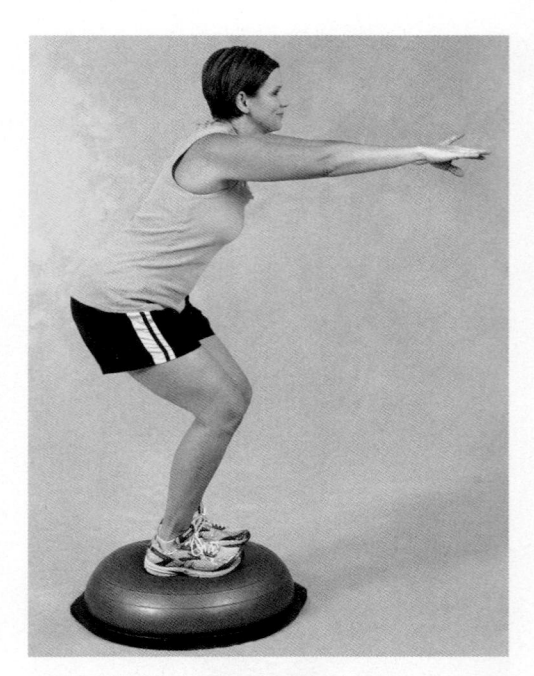

Figura 23.8   Equilíbrio sobre uma superfície instável enquanto são feitos agachamentos parciais.

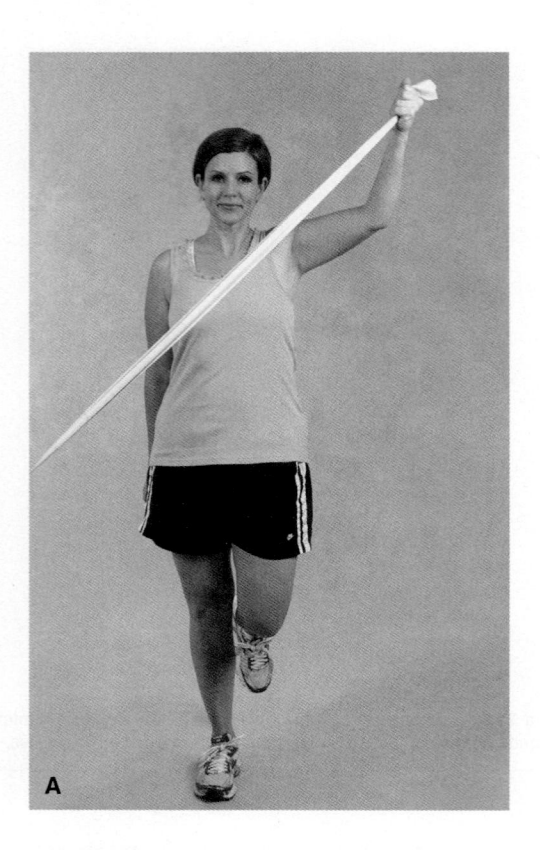

A

Apoio unilateral sobre uma superfície estável

VÍDEO 23.3 ▶

- O paciente realiza padrões diagonais de membro superior, uni ou bilateralmente, usando pesos livres ou faixas (tubos) elásticas enquanto se equilibra sobre um membro inferior (Fig. 23.9). Quando usar resistência elástica, mudar o ângulo de tração para variar o desafio e a resposta de equilíbrio.

- Fazer com que o paciente, enquanto estiver equilibrado sobre um membro inferior, pratique diferentes padrões de membro inferior que simulem atividades funcionais. Adiante, algumas sugestões.

  - Colocar no solo um riscado em forma de estrela (p. ex., com quatro linhas se intersectando). O paciente coloca um pé no centro do padrão e então toca o pé oposto em cada uma das linhas do padrão: diretamente à frente, na diagonal para a frente, lateralmente, na diagonal para trás (Fig. 23.10A), diretamente para trás e cruzando atrás (Fig. 23.10B). Depois troca os pés e repete o padrão no lado oposto.

  - Fazer um padrão de FNP alternante tal como flexão D_1 (flexão, adução e rotação lateral)/extensão (extensão, abdução, rotação medial) com uma perna enquanto segura um peso e faz a flexão/extensão do cotovelo oposto (Fig. 23.11).

  - Fazer o paciente caminhar lateralmente, depois progredir para movimentos trançando os pés ou movimentos cariocas, cruzando os passos na frente e atrás. Isso requer reações de equilíbrio alternantes de um membro inferior para o outro.

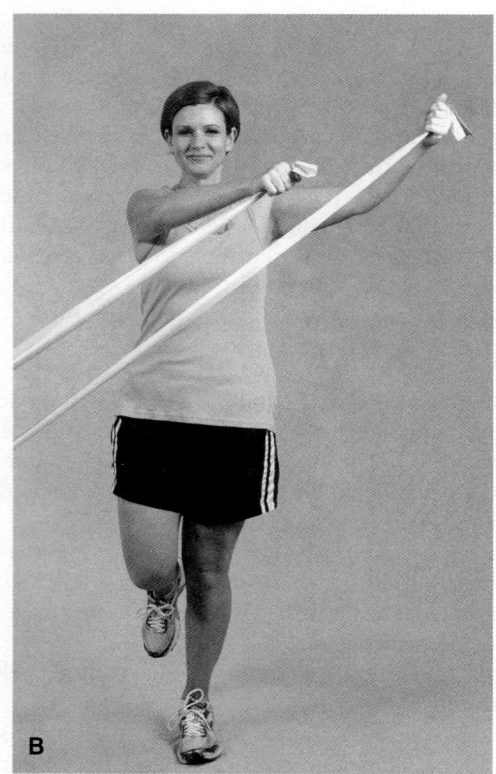

B

Figura 23.9   Equilíbrio em apoio unilateral enquanto são feitos padrões diagonais de membro superior contra resistência elástica: **(A)** unilateral e **(B)** bilateral.

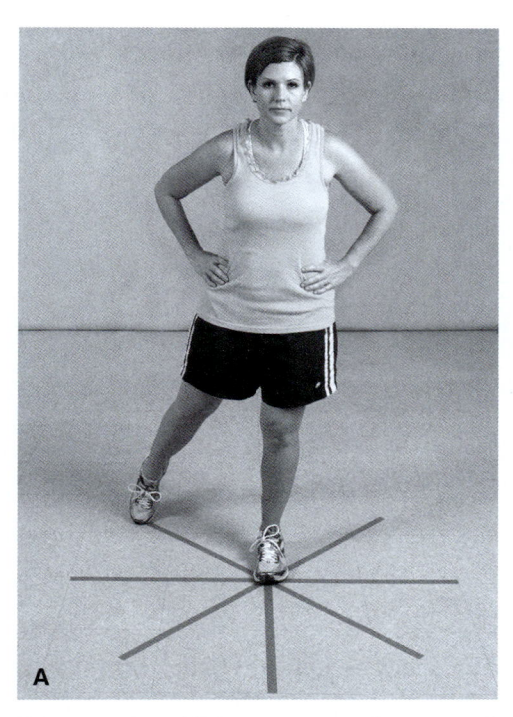

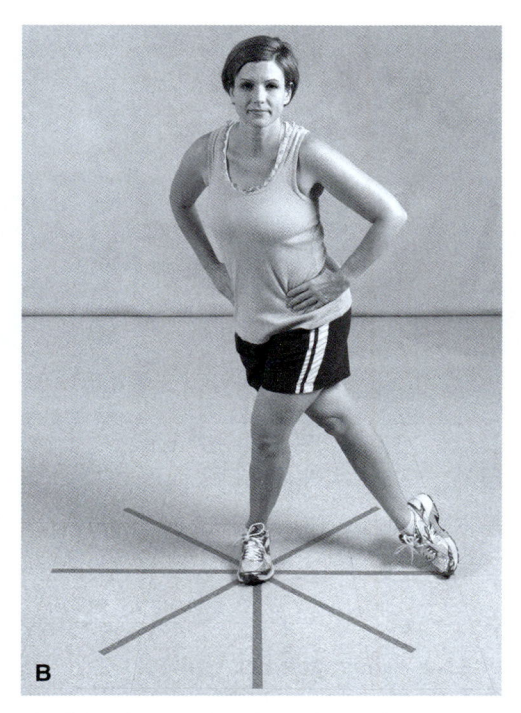

Figura 23.10   Manutenção do equilíbrio enquanto um pé toca em cada uma das linhas de um padrão de estrela no solo e retorna ao centro; **(A)** na diagonal para trás e **(B)** cruzando atrás da perna estacionária.

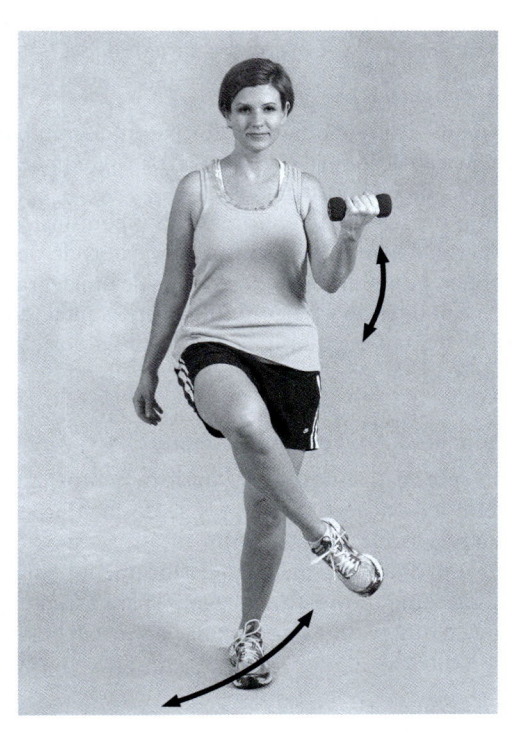

Figura 23.11   Equilíbrio com apoio unilateral enquanto é feito um padrão diagonal com o membro inferior. Os movimentos de membro superior acrescentam desafios ao equilíbrio.

– Curvar-se para um lado enquanto faz um agachamento parcial para erguer um objeto de uma cadeira ou do solo (Fig. 23.12).

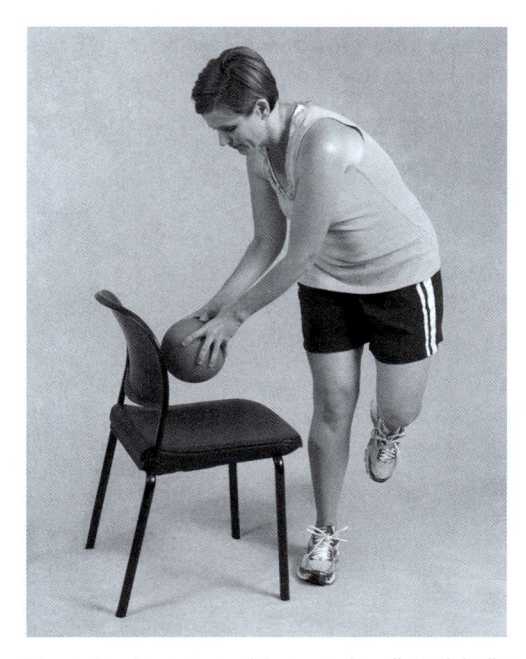

Figura 23.12   Agachamento parcial com apoio unilateral, inclinando-se para um lado e apanhando um objeto.

– Estender os braços para fora enquanto se inclina para a frente e estende uma perna, como na posição de "patinador" (Fig. 23.13A). Aumentar o desafio apanhando um peso do solo ou movendo de forma alternada os braços em "moinho", isto é, com rotação ao lado do corpo (sem ou com pesos em cada mão) (Fig. 23.13B).

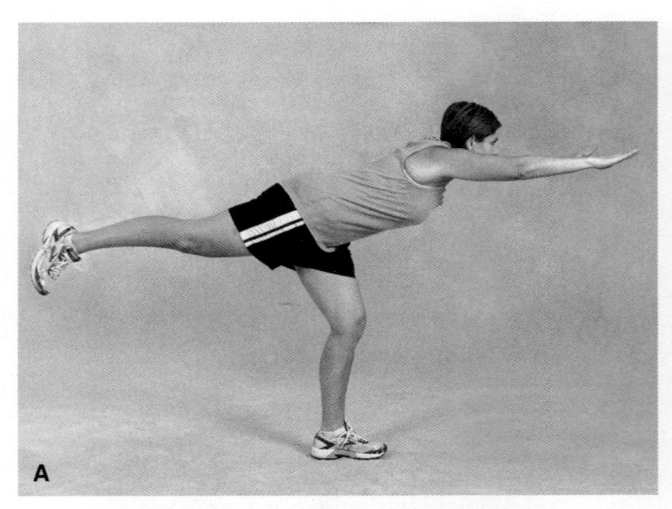
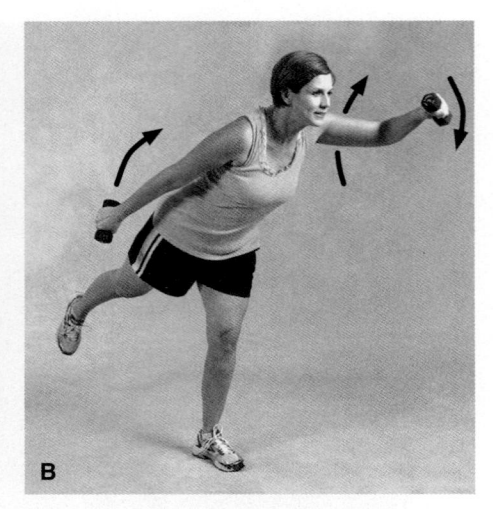

Figura 23.13   Manutenção do equilíbrio em apoio unilateral: **(A)** enquanto se inclina para a frente nos quadris e estende os dois braços; e **(B)** enquanto faz movimento de rotação dos braços ("moinho") segurando pesos nas mãos.

Apoio unilateral sobre uma superfície instável

- O paciente fica em pé sobre o lado curvo e depois sobre o lado plano de um BOSU®, prancha ou disco de equilíbrio e aplica resistência contra seu próprio tronco ou contra movimentos do membro superior usando resistência elástica (Fig. 23.14).
- Enquanto se equilibra sobre uma superfície instável, o paciente balança uma perna para a frente e para trás, primeiro lentamente, e depois aumentando a velocidade.

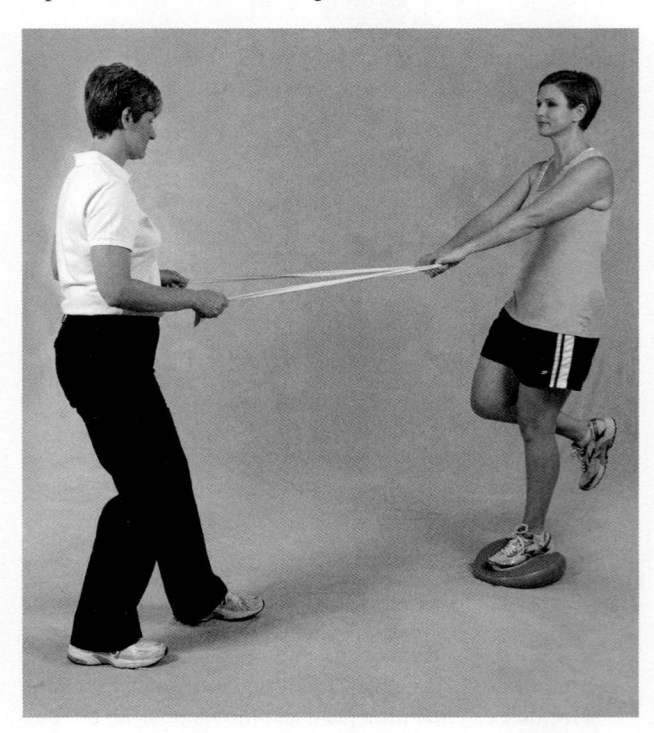

Figura 23.14   Perturbações no apoio unilateral usando resistência elástica enquanto o paciente se mantém sobre um disco de equilíbrio.

Atividades de mover e fixar   VÍDEO 23.4

O movimento seguido por uma interrupção brusca (pé ou pés plantados) não apenas requer um movimento coordenado para que a progressão do corpo seja interrompida em uma direção, mas também uma resposta rápida de equilíbrio para evitar a queda. Essas atividades também preparam a pessoa para habilidades que envolvem mudanças de direção rápidas e exercícios de agilidade.

Saltar e "congelar"

- O paciente salta de uma plataforma ou degrau baixo e mantém a posição final (Fig. 23.15A). Progredir saltando para cima da plataforma.
- Quando o paciente tiver aprendido o equilíbrio sobre uma perna e demonstrar controle no exercício de saltar e congelar, progredir pulando de cima de um degrau com um pé e mantendo a posição final, depois pulando para cima do degrau com um pé e mantendo a posição com essa perna (Fig. 23.15B).

Deslocamento lateral e "congelamento"

- O paciente realiza dois a três deslocamentos laterais e mantém a posição final, depois se desloca na direção oposta e "congela" (Fig. 23.16)
- Variar o padrão para incluir o deslocamento em outras direções, como mover-se na diagonal para a frente e para trás ou em um padrão curvo, congelando e depois revertendo a direção.

Correr e "congelar"

O paciente corre para a frente, lateralmente e para trás, "congelando" cada vez que você diz "congele" ou apita.

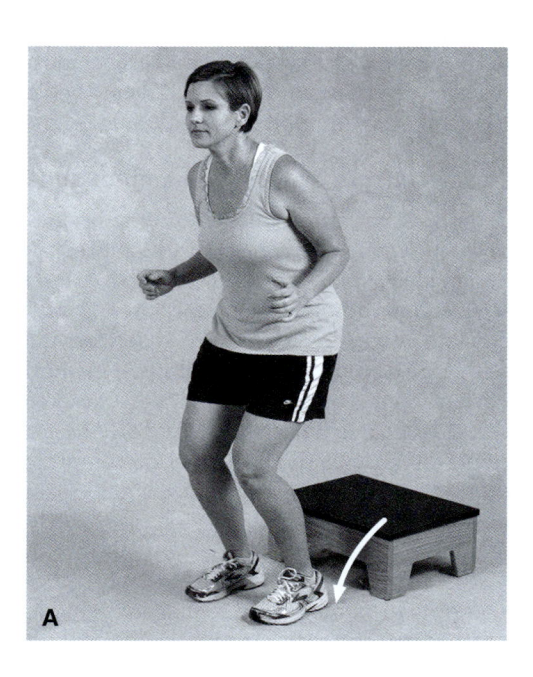
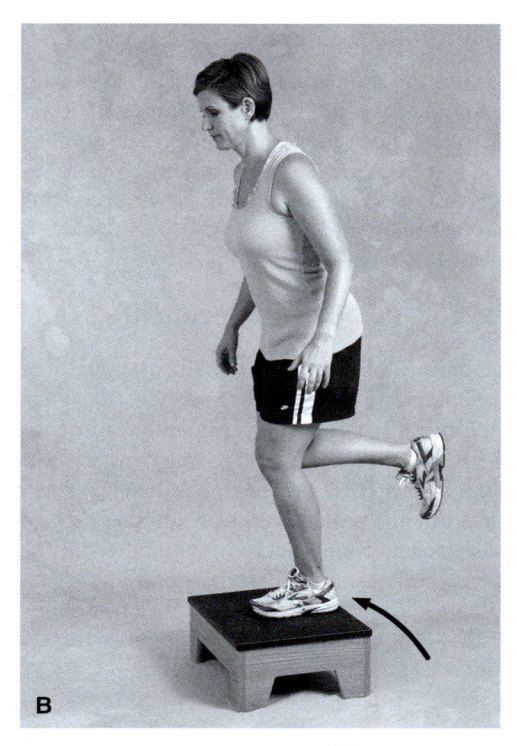

Figura 23.15 Sequência e progressão de saltar e congelar: **(A)** saltando de um degrau e mantendo a posição final e **(B)** pulando para cima de um degrau e mantendo a posição final.

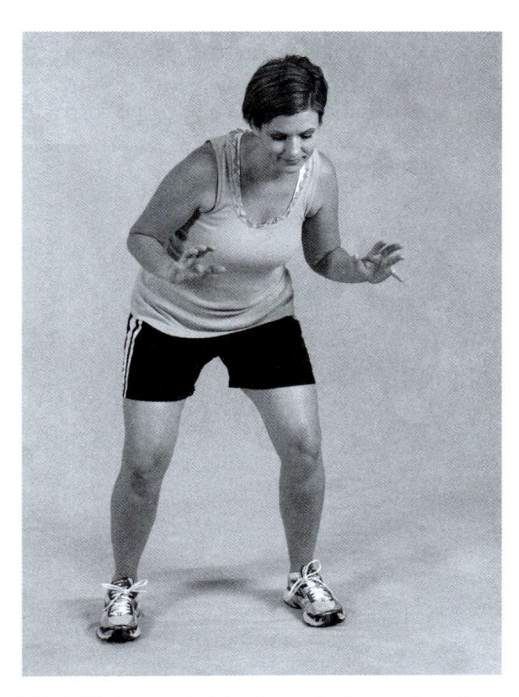

Figura 23.16 Deslocamento lateral seguido de congelamento.

EXERCÍCIOS PARA FORÇA E POTÊNCIA

A força e potência muscular são dois elementos essenciais para o bom desempenho de muitas tarefas funcionais e atividades de alta demanda, como mover objetos pesados no local de trabalho e em casa ou praticar determinados esportes. A resistência muscular à fadiga também é necessária quando o desempenho envolve tarefas funcionais ou recreativas que precisam ser repetidas ou mantidas ao longo do tempo. Ao elaborar programas de reabilitação funcional, ter em mente que algumas atividades funcionais podem envolver movimentos lentos, controlados ou repetitivos, enquanto outras requerem movimento de explosão ou envolvendo mudanças rápidas de direção. Em muitos casos, as atividades funcionais integram alguma combinação desses movimentos e requerem força, e o paciente deve estar envolvido na definição de suas circunstâncias específicas. Tão logo essas atividades funcionais tenham sido definidas, a elaboração de um programa de exercícios efetivo deve abordar as áreas de desempenho muscular associadas às qualidades únicas das atividades fisicamente exigentes desempenhadas por cada paciente.

O restante deste capítulo enfoca os exercícios designados para melhorar a força muscular e/ou potência de saída de modo específico, exercícios avançados de fortalecimento para os membros superiores e inferiores e exercícios pliométricos, que envolvem movimentos resistidos feitos em alta velocidade. Todos os exercícios descritos são construídos sobre uma base de estabilidade dinâmica oferecida pelas regiões proximais do corpo (complexo do ombro, tronco, cíngulo do membro inferior) e pelo equilíbrio. É de certa forma paradoxal, mas um programa de exercícios avançados de fortalecimento e treinamento pliométrico também impõe demandas significativas ao equilíbrio e à estabilidade dinâmica do paciente e, portanto, melhora essas áreas da função física.[10]

Recomendação clínica

Ao ensinar um programa de fortalecimento avançado e exercícios pliométricos a um paciente, sempre enfatizar o uso da técnica apropriada pelo paciente antes de aumentar a resistência oferecida, assim como o número de repetições e as séries de um exercício ou o número de exercícios em uma sessão de tratamento.

Exercícios avançados de fortalecimento

Conforme discutido no Capítulo 6, a resistência progressiva é um elemento necessário nos exercícios designados para desenvolver força muscular, enquanto o aumento da duração do exercício (repetições ou tempo) é necessário para desenvolver a resistência muscular à fadiga. Os exercícios de fortalecimento nesta seção utilizam padrões de movimento baseados na função e em movimentos corporais totais contra a resistência do peso corporal ou de cargas externas. Eles são implementados durante a fase avançada da reabilitação no preparo para o retorno do paciente às tarefas e atividades de alta demanda.

Muitos exercícios avançados de fortalecimento são feitos com aparelhos de musculação designados para trabalhar grupos musculares específicos ou usando diferentes regulagens e sistemas de polias com pesos e equipamentos isocinéticos. Os exercícios nesta seção, contudo, podem ser feitos com equipamentos simples, porém versáteis, para oferecer resistência, tais como pesos de mão ou faixas e tubos elásticos. Outros exercícios sugeridos envolvem o uso de equipamentos empregados tipicamente para o treinamento cardiopulmonar, como uma esteira ergométrica ou aparelho de *step*. Além disso, alguns dos exercícios descritos podem ser progredidos sendo executados sobre superfícies instáveis, usando-se equipamentos de equilíbrio selecionados para impor maiores desafios.

Fortalecimento avançado: membros superiores

Os exercícios adiante, feitos em posições de apoio de peso ou sem apoio de peso dos membros superiores, são designados para desenvolver a força de grupos musculares selecionados dos membros superiores. Contudo, o fortalecimento avançado de membros superiores também requer a ativação da musculatura de tronco e membros inferiores. Portanto, antes de progredir para esses exercícios, deve-se certificar de que o paciente desenvolveu estabilidade suficiente da musculatura escapular, do complexo do ombro e do tronco e, para tais exercícios, equilíbrio suficiente nas posições eretas.

Exercícios com BodyBlade®

- *Posição do paciente e procedimento:* sentado ou em pé, o paciente mantém a lâmina vibrando com uma ou as duas mãos em diferentes posições de ombro, com o cotovelo (ou cotovelos) estendido ou flexionado (Figs. 23.17A e B). Variar a velocidade, direção e amplitude das oscilações utilizadas pelo paciente para alterar as perturbações geradas pela lâmina.
- *Progressão:* mover a lâmina vibrando em diversos padrões anatômicos e diagonais de membro superior. Incorporar a rotação de tronco e transferência de peso sobre os membros inferiores de modo a exercitar o corpo como um todo.

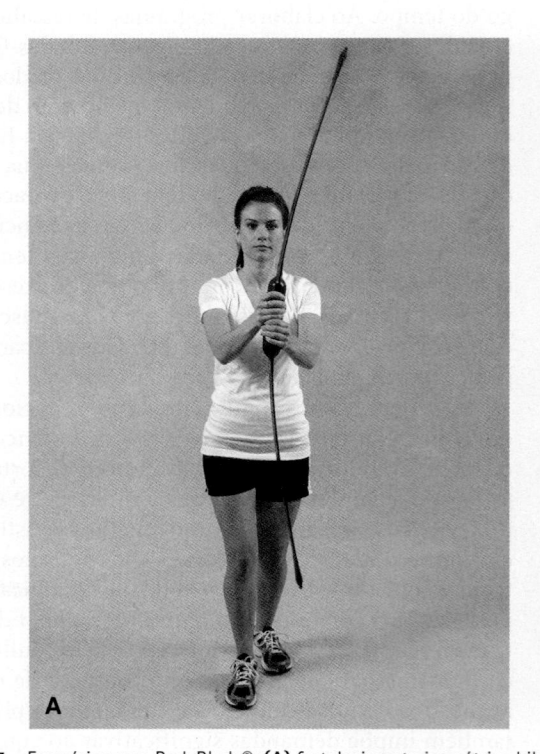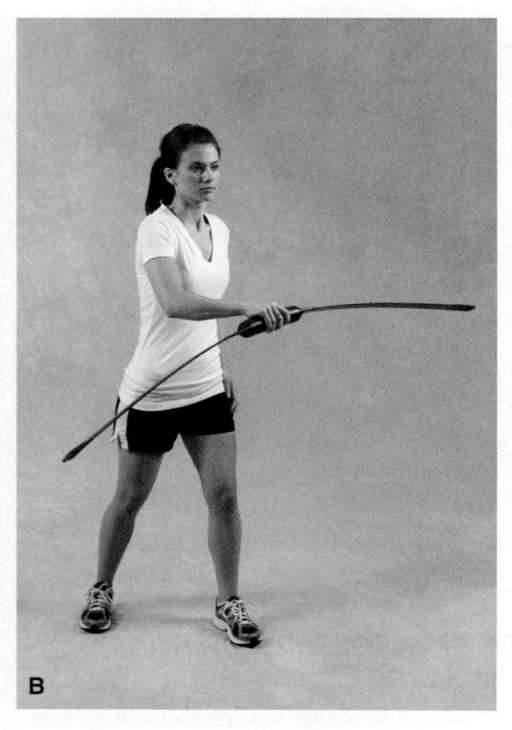

Figura 23.17 Exercícios com BodyBlade®: **(A)** fortalecimento isométrico bilateral dos rotadores de ombro com ativação adicional dos estabilizadores do tronco; e **(B)** fortalecimento isométrico unilateral dos flexores/extensores do cotovelo.

Exercícios com apoio de peso nos membros superiores usando equipamentos selecionados

- *Caminhar com as mãos sobre uma esteira ergométrica:* ajoelhado na extremidade de uma esteira ergométrica, o paciente "caminha" com as mãos enquanto apoia o peso através dos ombros. A superfície pode estar se movendo para a frente ou para trás.
- *"Escalando" com as mãos sobre um aparelho de* step: na posição ajoelhada e cada mão sobre um degrau do aparelho, o paciente empurra alternadamente os pedais para trabalhar os estabilizadores da escápula e extensores do cotovelo.

Exercícios de empurrar/puxar e levantar/abaixar objetos

Os exercícios adiante envolvem vários movimentos de empurrar e puxar ou levantar e abaixar. São úteis para desenvolver a força nos membros superiores para tarefas funcionais que requerem controle concêntrico e excêntrico da musculatura do ombro, cotovelo e antebraço, em padrões de movimento combinados para mover objetos de tamanhos e pesos variados de um local para outro. Dependendo do tamanho do objeto a ser movido, o exercício pode ser feito de modo bilateral ou unilateral. É importante lembrar ao paciente que ele deve usar uma mecânica corporal apropriada, mantendo a coluna neutra e contraindo os músculos estabilizadores do tronco durante a tarefa, além de manter uma base de apoio estável durante cada um dos exercícios.

- *Movimentos de empurrar ou puxar*
  - Fazer todos os movimentos de empurrar e puxar contra a resistência de uma faixa elástica, movendo os membros superiores para a frente, para trás, para cima e para baixo.
  - Usando um ergômetro de membro superior, fazer movimentos de empurrar ou puxar, "pedalando" contra a resistência no sentido anterior ou posterior. Ajustar a direção, velocidade e o arco de movimento para simular diferentes tarefas funcionais.
  - Reposicionar uma caixa de mantimentos pesada sobre uma superfície nivelada, fazendo movimentos de puxar (Fig. 23.18) ou empurrar (ver Fig. 18.21) de um lugar para outro.
- *Movimentos de levantar ou abaixar*
  - Erguer uma caixa de mantimentos pesada da superfície de uma mesa, mantê-la perto do corpo e abaixá-la para uma posição diferente na mesa.
  - Erguer e abaixar um objeto pesado de superfícies altas e baixas e de uma superfície para a outra (Fig. 23.19).

Elevação da pelve na posição sentada em uma superfície instável VÍDEO 23.5 ▶

- Posição do paciente e procedimento: sentado no solo com as pernas estendidas e os calcanhares apoiados sobre um rolo de espuma firme ou BOSU®, o paciente tira os quadris do solo fazendo uma elevação da pelve na posição sentada (Fig. 23.20A).

- *Posição do paciente e procedimento:* o paciente senta-se sobre um rolo de espuma firme, o lado plano de um BOSU® ou uma prancha de equilíbrio com as pernas no solo e as mãos sobre a superfície instável colocada a cada lado dos quadris e levanta a pelve para longe da superfície (Fig. 23.20B). Progredir aumentando o tempo enquanto os quadris estão suspensos, ou levantando uma perna para fora da superfície de apoio.

Flexão de braço no solo em decúbito ventral com a cabeça mais baixa que o tronco

Posição do paciente e procedimento: depois que o paciente puder executar uma flexão de braço em decúbito ventral com mãos e pés no solo, progredir para a flexão de braço no solo (também em decúbito ventral) com a cabeça mais baixa que o tronco usando uma prancha inclinada, uma bola suíça ou elevando os pés sobre uma plataforma para transferir mais peso corporal sobre os membros superiores (Fig. 23.21).

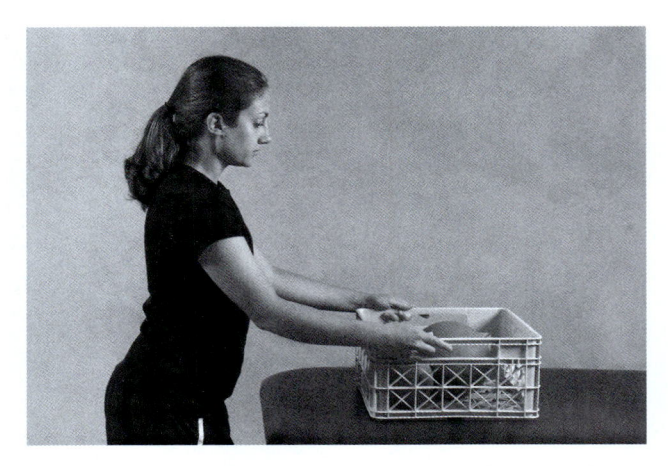

Figura 23.18 Fortalecimento da musculatura do ombro e cotovelo puxando (deslizando) um objeto pesado de uma posição para outra.

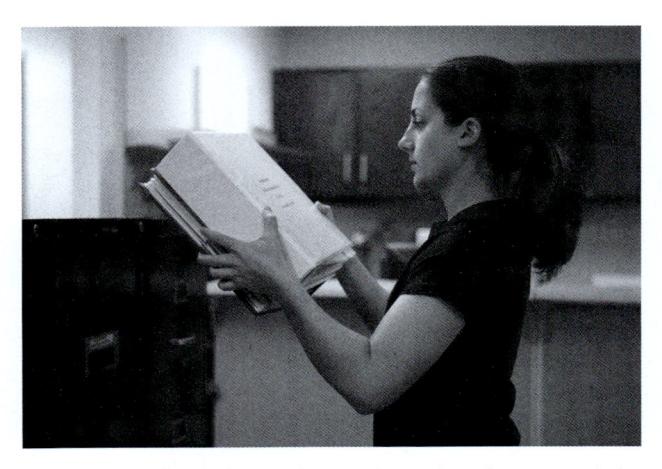

Figura 23.19 Fortalecimento da musculatura de ombro e cotovelo levantando ou abaixando um objeto pesado de uma superfície elevada.

Subida de degrau com membro superior combinada com flexões de braço no solo em decúbito ventral

VÍDEO 23.5 ▶

Posição do paciente e procedimento: o paciente faz uma flexão de braço com as duas mãos no solo em decúbito ventral. Enquanto mantém a posição final de extensão do cotovelo, move uma mão para cima e depois para baixo de uma plataforma baixa (Fig. 23.22). Repetir a sequência, aumentando de forma gradual o número de repetições. Esse exercício aumenta a força de apoio de peso sobre o membro que permanece no solo.

Flexões de braço em superfície instável

- *Posição do paciente e procedimento:* o paciente faz uma série de flexões de braço com as mãos no solo e os joelhos sobre um rolo de espuma (Fig. 23.23A).
- *Posição do paciente e procedimento:* o paciente faz uma série de flexões de braço com as mãos sobre um rolo de espuma ou bola pequena e os joelhos ou pés no solo (Fig. 23.23B).

- *Posição do paciente e procedimento:* o paciente faz uma série de flexões de braço com as mãos sobre uma prancha de equilíbrio, BOSU® ou bola pequena e os joelhos sobre um rolo de espuma (Fig. 23.23C).

"Caminhar" com as mãos tendo as pernas sobre uma bola **VÍDEO 23.5** ▶

- *Posição do paciente e procedimento:* em decúbito ventral com mãos no solo e membros inferiores sobre uma bola suíça grande, o paciente "caminha" para a frente e depois para trás sobre as mãos enquanto mantém os membros inferiores em contato com a bola (Fig. 23.24). Para aumentar o desafio, fazer uma flexão de braço (em decúbito ventral) entre as fases de "caminhar" para a frente e para trás.

"Caminhar" na posição plantígrada

O deslocamento na posição plantígrada com apoio sobre mãos e pés (também chamada de "marcha de urso")

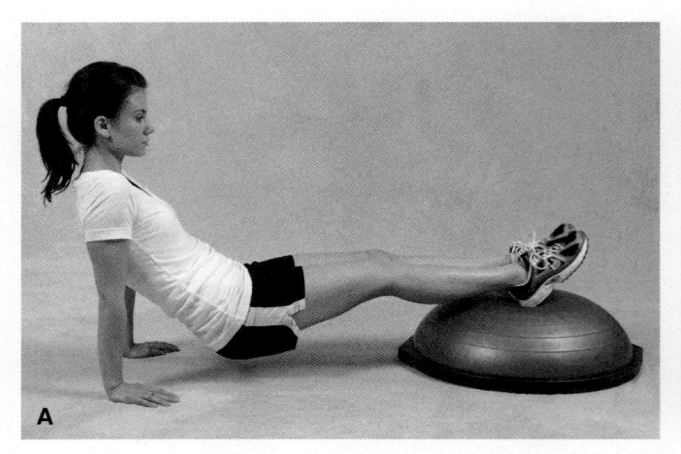 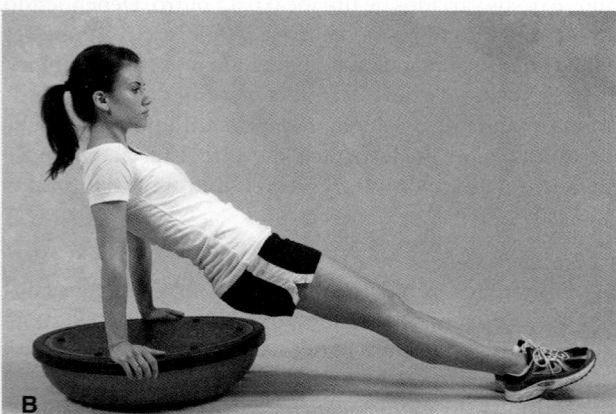

Figura 23.20 Flexões de braço na posição sentada com pernas estendidas **(A)** e as pernas apoiadas sobre uma superfície instável (macia); e **(B)** com as mãos sobre uma superfície instável.

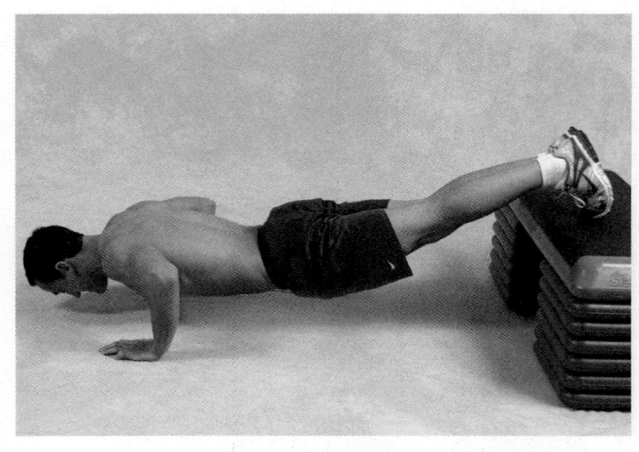 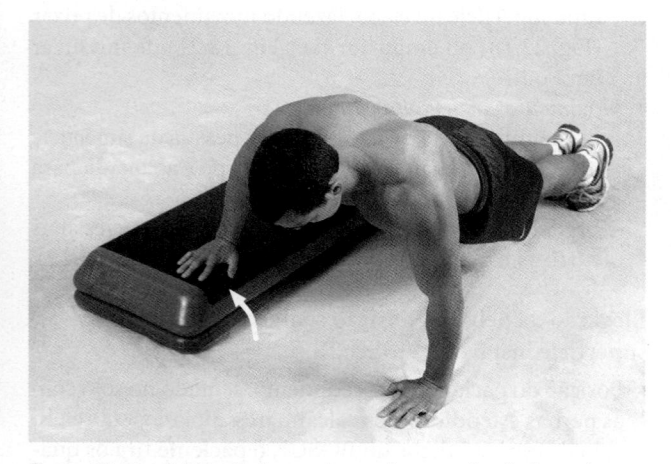

Figura 23.21 Flexões de braço no solo com a cabeça mais baixa que as pernas.

Figura 23.22 Subida de degrau do membro superior direito após uma flexão de braço no solo.

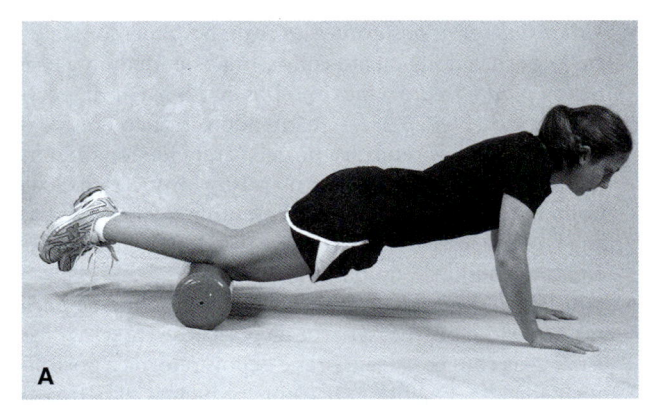

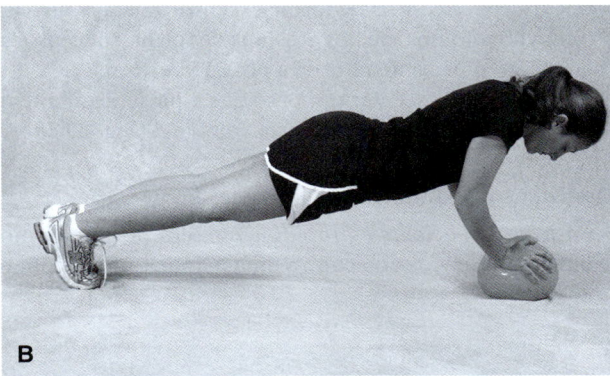

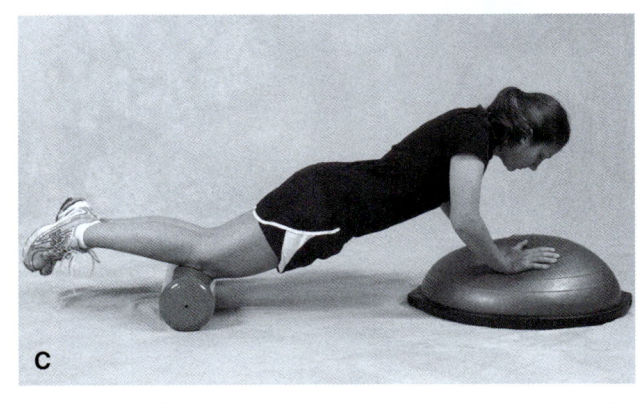

Figura 23.23 Flexões de braço no solo com apoio em uma superfície instável: **(A)** com as mãos no solo e os joelhos sobre um rolo de espuma; **(B)** com as mãos sobre uma bola pequena e os pés no solo; e **(C)** com as mãos sobre um BOSU® e os joelhos sobre um rolo de espuma.

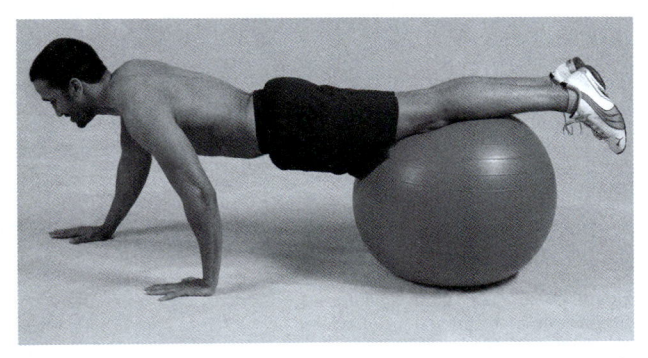

Figura 23.24 "Caminhar" com as mãos, rolando uma bola suíça grande com os membros inferiores.

coloca um peso considerável sobre os membros superiores e pode ser usado para desenvolver a força da musculatura que estabiliza as articulações escapulotorácicas e glenoumerais.

- *Posição do paciente e procedimento:* o paciente assume a posição plantígrada sobre mãos e pés e "caminha" para a frente, com apoio de peso em todos os quatro membros.
- *Progressão:* "caminhar" na posição plantígrada contra a resistência de uma faixa elástica presa em torno da pelve e fixada na parede ou em uma peça de equipamento pesada.

Fortalecimento avançado: membros inferiores
VÍDEO 23.6 ▶

Os exercícios adiante, alguns dos quais sendo progressões de exercícios descritos nos Capítulos 20 a 22, são feitos em padrões de movimento funcionais contra a resistência progressiva e implementados para desenvolver níveis avançados de força dos membros inferiores. Muitos desses exercícios também melhoram a estabilidade dinâmica do tronco e o equilíbrio.

Pontes pélvicas unilaterais em decúbito dorsal

Posição do paciente e procedimento: com um pé plantado no solo e o outro membro no ar com quadril e joelho em flexão ou flexão de quadril e extensão de joelho, o paciente levanta e abaixa a pelve, primeiro contra o peso corporal e depois segurando uma *medicine ball* com as duas mãos. Aumentar o desafio plantando o pé de apoio em uma superfície instável, como um BOSU® ou disco de equilíbrio pequeno (Fig. 23.25).

Pontes pélvicas em decúbito dorsal sobre uma superfície elevada

- *Posição do paciente e procedimento:* sentado no solo com as pernas estendidas e os dois pés sobre uma cadeira, plataforma ou bola suíça grande e as mãos apoiadas no solo, o paciente estende os quadris, levantando a pelve do solo (Fig. 23.26).

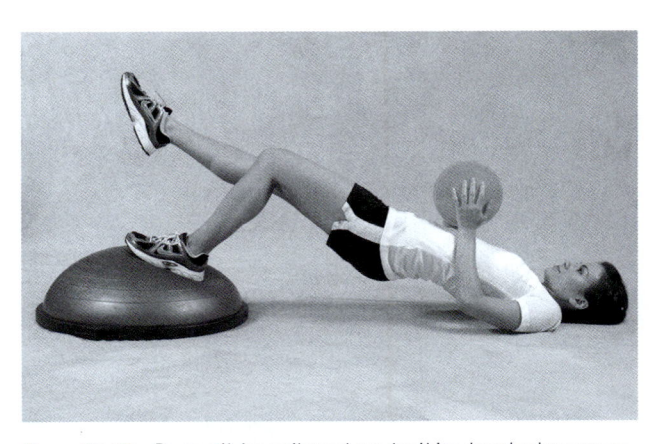

Figura 23.25 Ponte pélvica unilateral em decúbito dorsal sobre uma superfície instável enquanto uma medicine ball é mantida nas duas mãos para oferecer resistência adicional.

- *Progressão:* levantar os quadris do solo com apenas um pé colocado sobre a cadeira ou plataforma e a outra perna flexionada em direção ao tórax.

Flexões de posteriores da coxa em decúbito dorsal sobre uma bola   VÍDEO 23.6 ▶

- *Posição do paciente e procedimento:* em decúbito dorsal no solo, o paciente coloca os dois pés sobre uma bola suíça grande e flexiona os joelhos fazendo com que a bola role em direção aos quadris (Fig. 23.27). Além de fortalecer os posteriores da coxa, esse exercício também desafia os estabilizadores do tronco.
- *Progressão:* o paciente faz o exercício de modo unilateral, erguendo um pé da bola e usando apenas o outro pé para rolar a bola em direção aos quadris.

Fortalecimento de posteriores da coxa ou quadríceps: posição ajoelhada

- *Posição do paciente e procedimento:* o paciente começa na posição ajoelhada alta, sobre uma superfície estofada para melhorar o conforto.

- *Para fortalecer os posteriores da coxa:* o terapeuta estabiliza as pernas do paciente com as mãos enquanto ele se inclina *para a frente* o máximo possível a partir da posição vertical (Fig. 23.28A), mantendo o tronco ereto e o equilíbrio, depois retorna à posição ereta flexionando os joelhos. Além de fortalecer os posteriores da coxa de modo excêntrico e concêntrico em uma posição em cadeia fechada, esse exercício provê um desafio importante para o equilíbrio do paciente.
- *Para fortalecer o quadríceps:* o paciente inclina-se *para trás* o máximo possível a partir da posição ereta sem tocar as nádegas com os calcanhares e depois retorna à posição ajoelhada alta. Quando o paciente se inclina para trás, o quadríceps se contrai de forma excêntrica para controlar o movimento nos joelhos e depois de forma concêntrica enquanto o paciente retorna à posição vertical.
- *Progressão:* acrescentar um peso que o paciente mantém junto ao tórax como resistência adicional (Fig. 23.28B).

Deslizamentos unilaterais na parede: em pé

- *Posição do paciente e procedimento:* em pé com apoio unilateral e encostado contra uma parede (porém com o

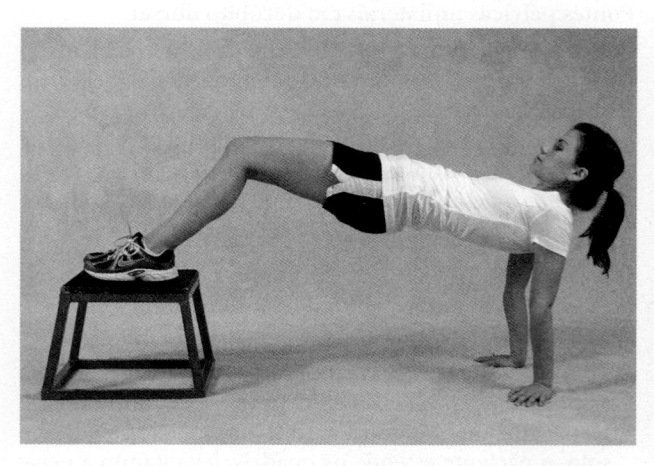

Figura 23.26   Ponte pélvica em decúbito dorsal com os membros inferiores elevados sobre uma plataforma ou cadeira e as mãos no solo.

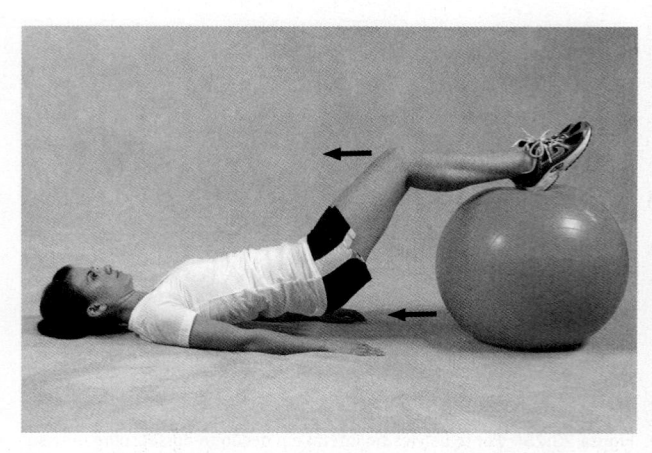

Figura 23.27   Flexões de posteriores da coxa em decúbito dorsal sobre uma bola.

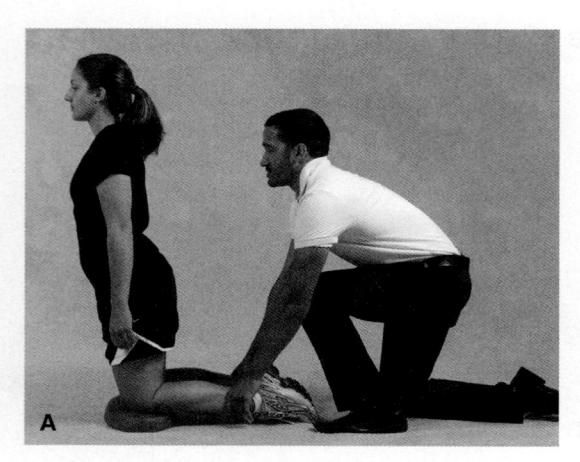

A

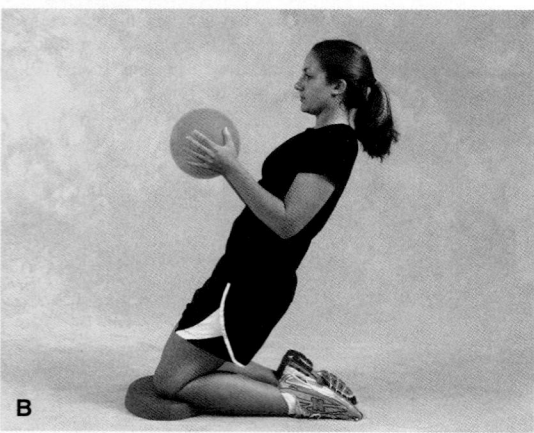

B

Figura 23.28   (A) Fortalecimento dos posteriores da coxa contra a resistência do peso corporal inclinando-se para a frente a partir da posição ajoelhada alta; (B) fortalecimento do quadríceps inclinando-se para trás a partir da posição ajoelhada alta, segurando uma medicine ball para aumentar a resistência.

pé de apoio afastado vários centímetros da parede), o paciente escorrega parede abaixo até o joelho ficar em flexão de 90° (Fig. 23.29), certificando-se de que o joelho não se mova em valgo, devendo ficar posterior à ponta do pé. Manter a posição, depois retornar para a posição em pé. Esse exercício fortalece os extensores de quadril e joelho de modo excêntrico e concêntrico.

- *Progressão:* segurar pesos nas duas mãos para uma resistência adicional. Aumentar de modo gradual o número de repetições e/ou a duração com que a posição de 90° é mantida. Aumentar o desafio colocando uma bola suíça grande atrás das costas para esses exercícios.

Agachamentos profundos

- *Posição do paciente e procedimento:* em apoio bilateral com pés separados a uma distância confortável, o paciente faz um agachamento profundo flexionando quadris e joelhos (Fig. 23.30). Manter o peso do corpo distribuído

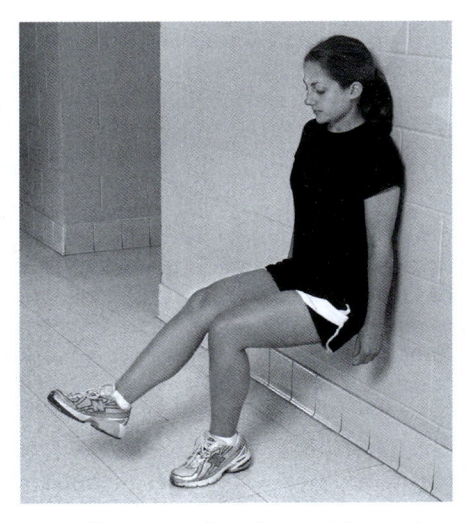

Figura 23.29 Deslizamentos unilaterais na posição em pé contra a parede, mantendo a posição no meio da amplitude.

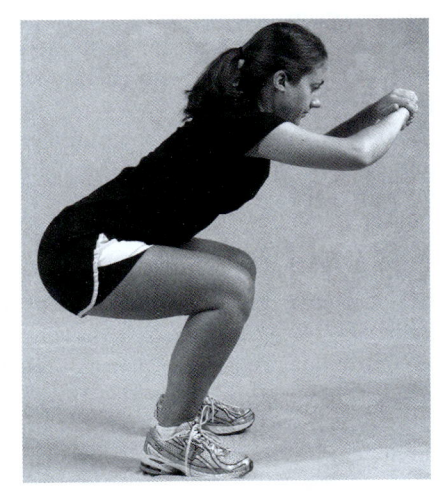

Figura 23.30 Agachamentos profundos mantendo a amplitude final enquanto se tenta manter os joelhos posteriores aos dedos do pé.

posteriormente através dos calcanhares e certificar-se de manter as pernas o mais vertical ao solo possível, de modo que os joelhos não se movam anteriores aos dedos dos pés. Manter a posição de agachamento profundo e depois retornar à posição em pé. O paciente deve posicionar os dois braços na frente do corpo para manter o equilíbrio ou colocar uma mão de leve sobre um balcão, se necessário.

- *Progressão:* fazer agachamentos profundos repetidos enquanto segura pesos ou combinando agachamentos com movimentos resistidos de membro superior. Essa atividade é benéfica para o desenvolvimento da mecânica corporal com pessoas que levantam cargas pesadas no local de trabalho.

Variações dos avanços   VÍDEO 23.6

- *Avanço profundo à frente:* mantendo o tronco na posição ereta, o paciente coloca um pé para a frente e faz um avanço profundo, flexionando o joelho que está na frente até uma posição de 90°, porém mantendo a perna vertical e o joelho posterior aos dedos do pé (Fig. 23.31A); depois retorna à posição em pé. Colocar uma mão de leve sobre uma superfície estável (parede, balcão) para manter o equilíbrio, se necessário.
  - Conforme o equilíbrio melhora, o paciente faz os avanços profundos à frente segurando uma *medicine ball* afastada do tórax e realizando rotação de tronco.
  - Colocar o pé que está à frente sobre uma superfície instável, como um disco de equilíbrio, enquanto realiza o exercício de avanço à frente.

Evidências em foco

Embora o exercício de avanço à frente seja feito tipicamente com o tronco ereto, há evidências mostrando que a mudança na posição do tronco e membros superiores altera o recrutamento de grupos musculares no membro inferior que está à frente durante o avanço. Farrokhi et al.[9] conduziram uma análise de movimento e estudo eletromiográfico (EMG) do membro inferior posicionado à frente durante variações no exercício de avanço tendo dez adultos saudáveis (5 homens, 5 mulheres) como sujeitos. Os pesquisadores encontraram um aumento pequeno, porém com significância estatística, no recrutamento dos músculos extensores do quadril (glúteo máximo e bíceps femoral) da perna da frente quando os avanços eram feitos com o tronco e membros superiores posicionados para a frente em comparação com o tronco ereto e os membros superiores posicionados ao lado do corpo. Esses achados confirmaram uma pressuposição clínica prévia. Em contraste, apesar de especulações clínicas de que a ativação dos músculos extensores do joelho pode aumentar na perna da frente se os avanços forem feitos com os braços acima da cabeça e o tronco em extensão completa, os resultados desse estudo revelaram que não há diferenças significantes nos níveis de ativação dos grupos musculares extensores do quadril ou do joelho em comparação com os avanços feitos com o tronco na posição ereta.

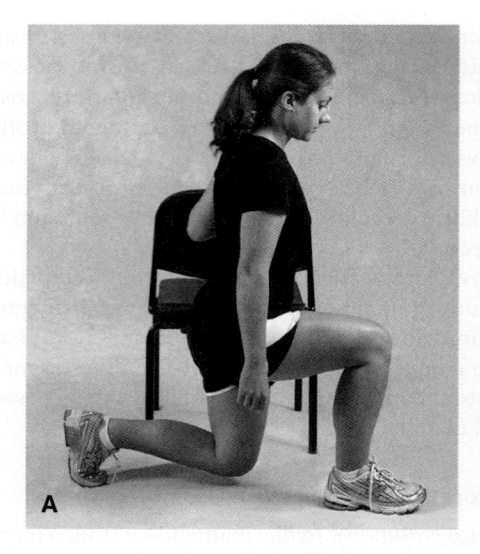

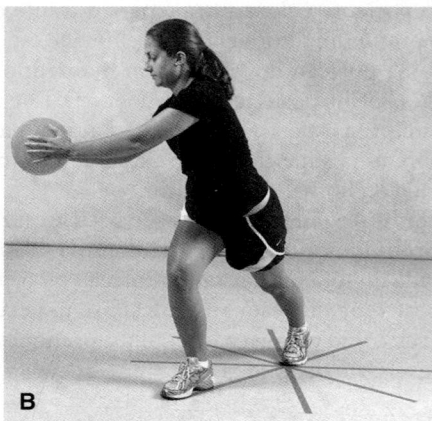

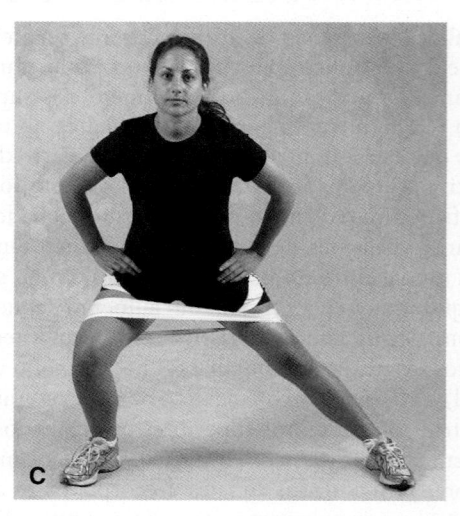

Figura 23.31 **(A)** Avanço profundo para a frente, tocando de leve uma superfície estável para manter o equilíbrio; **(B)** avanços multidirecionais sobre um padrão de estrela no solo; e **(C)** avanço lateral profundo contra resistência elástica.

- *Avanços multidirecionais:* o paciente realiza avanços na diagonal para a frente, para o lado, na diagonal para trás e depois diretamente para trás. Essa sequência é facilita-

da colocando-se no solo quatro linhas que se intersectam (em um padrão estrelado ou como os raios de uma roda) e fazendo o paciente manter um pé plantado na intersecção das linhas. O paciente dá os passos sobre cada linha (Fig. 23.31B) e retorna à posição ereta. O movimento na mesma direção pode ser repetido múltiplas vezes antes de se progredir para a linha seguinte ou o paciente pode dar um passo sobre cada linha de maneira sucessiva.

- *Avanços contra resistência aumentada:* aumentar a dificuldade do exercício fazendo avanços contra uma resistência elástica amarrada em torno das pernas (Fig. 23.31C) ou segurando pesos ou uma *medicine ball*, segurando uma cinta com peso ou um halter sobre os ombros. O controle dos pesos enquanto os avanços são feitos é benéfico para o desenvolvimento de força em pessoas que estão retornando aos seus locais de trabalho que exigem o levantamento de cargas pesadas.
- *Deslocamento por meio de avanços:* fazer uma série de avanços em várias direções para mover-se pelo solo ou apanhar objetos de altura cada vez menor (p. ex., de 40 até 10 cm) em diferentes locais no solo.
- *Avanço com salto:* ver a descrição e a Figura 23.63 na seção adiante sobre treinamento pliométrico.

Sentar e levantar de uma cadeira contra resistência elástica

- *Posição do paciente e procedimento:* o paciente senta-se contra a resistência de uma faixa elástica passada em torno da face posterior da pelve (Fig. 23.32A).
- *Posição do paciente e procedimento:* o paciente fica em pé contra uma resistência elástica passada em torno da face anterior da pelve (Fig. 23.32B).

Abaixar o calcanhar com a porção anterior do pé sobre um degrau, em apoio bilateral ou unilateral

- *Posição do paciente e procedimento:* em pé com os calcanhares na beira de um degrau ou plataforma baixa, o paciente desce e sobe o calcanhar usando um apoio bilateral da porção anterior dos pés. Colocar uma mão *de leve* sobre um corrimão ou superfície estável para manter o equilíbrio. A descida do calcanhar impõe uma carga excêntrica na musculatura do gastrocnêmio-sóleo contra a resistência do peso corporal.
- *Progressão:* fazer o mesmo exercício usando um cinto ou colete com peso ou segurando pesos (Fig. 23.33), depois progredir para o apoio unilateral.

Marcha contra resistência elástica

- *Posição do paciente e procedimento:* o paciente caminha para a frente (Fig. 23.34A), para os lados (Fig. 23.34B) e para trás contra uma resistência elástica passada em torno da pelve.
- *Posição do paciente e procedimento:* o paciente caminha para a frente contra uma resistência elástica amarrada em torno das coxas para o fortalecimento em cadeia fechada dos rotadores laterais (Fig. 23.35).

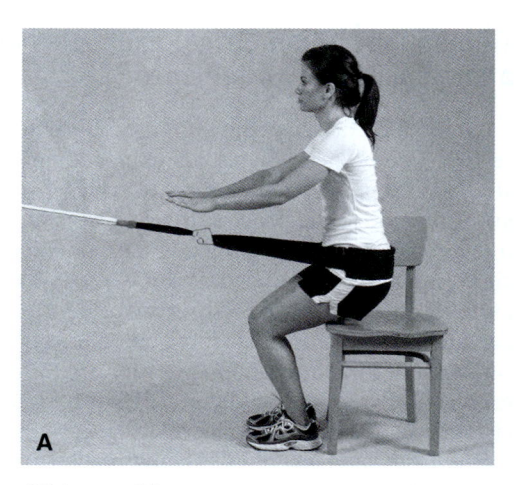 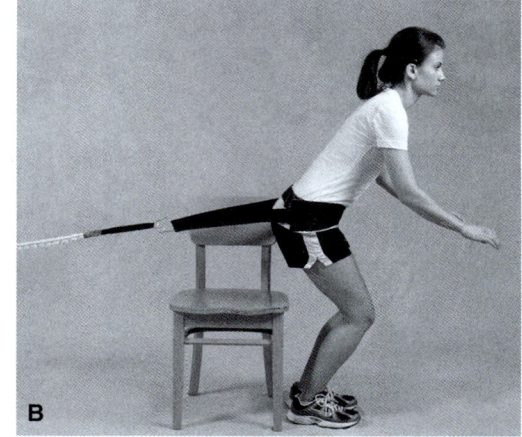

Figura 23.32 **(A)** Sentar e **(B)** levantar contra uma resistência elástica.

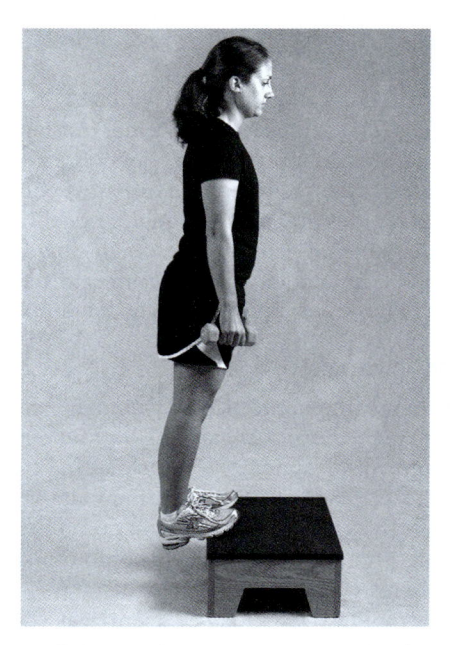

Figura 23.33 Abaixar o calcanhar tendo a ponta dos pés apoiadas em um degrau, segurando pesos para aumentar a resistência.

Puxar ou empurrar um objeto pesado

- *Posição do paciente e procedimento:* com os braços posicionados em uma posição estável e confortável, o paciente usa primariamente a força dos membros inferiores para puxar (Fig. 23.36) ou empurrar um objeto pesado, como um trenó ou carrinho com peso, pelo solo. Selecionar posições para puxar ou empurrar similares às tarefas ligadas ao trabalho ou atividades esportivas previstas. Certificar-se de que o paciente usa uma mecânica corporal apropriada.
- *Progressão:* aumentar gradualmente a quantidade de peso movido de um lugar para outro.

Largada e corrida contra resistência

Posição do paciente e procedimento: usando uma cinta colocada em torno do tronco e pelve, o paciente move-se a partir da posição inicial de largada tipicamente assumida em uma corrida e corre para a frente contra a resistência de uma corda elástica de grau pesado que esteja presa à cinta e fixada na parede ou em uma superfície estacionária (Fig. 23.37). Como alternativa, o paciente pode fazer uma corrida para trás contra a resistência.

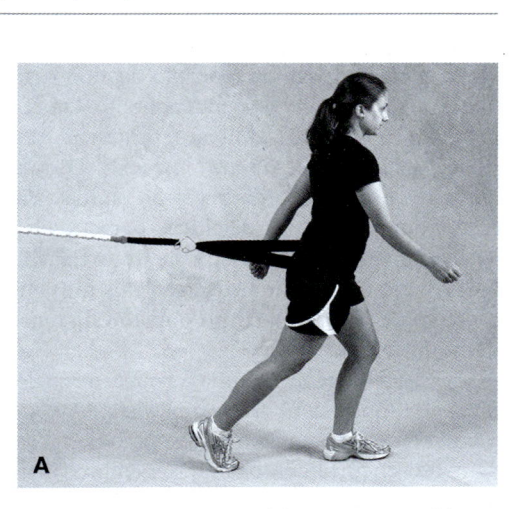 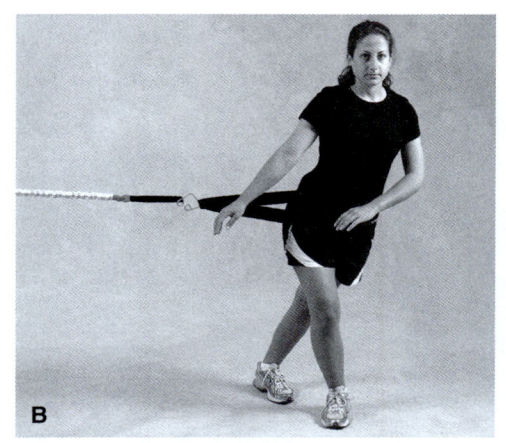

Figura 23.34 Marcha contra faixa elástica: **(A)** para a frente; e **(B)** em uma direção lateral contra uma resistência elástica passada em torno da pelve.

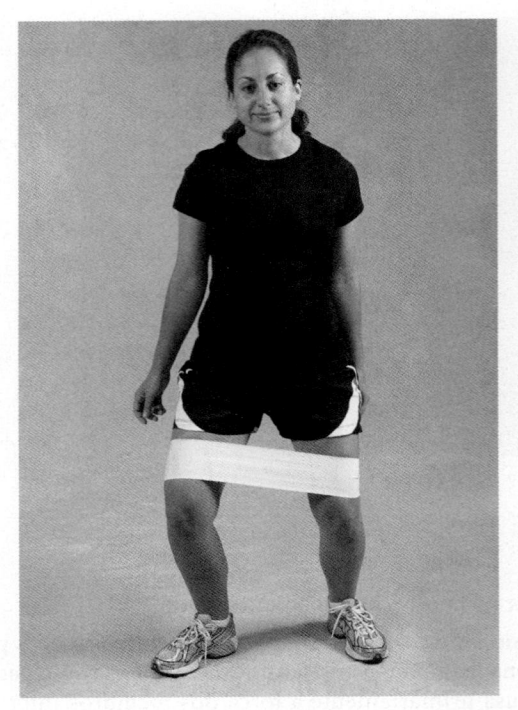

Figura 23.35   Marcha para a frente contra faixa elástica passada em torno das coxas para obter o fortalecimento em cadeia fechada dos rotadores laterais do quadril.

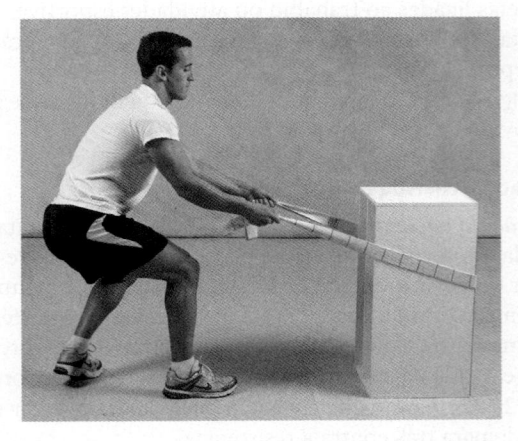

Figura 23.36   Tracionar objetos cada vez mais pesados pelo solo.

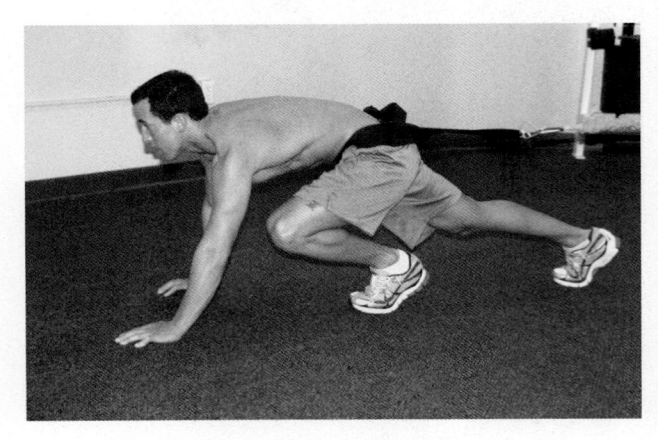

Figura 23.37   Largada de corrida contra resistência.

Treinamento pliométrico: exercícios de alongamento-encurtamento

A maioria dos equipamentos usados para treinamento resistido, como pesos livres, aparelhos de musculação ou sistemas de polias, é elaborada para desenvolver níveis avançados de força, proporcionando resistência durante movimentos lentos e controlados. Contudo, com frequência os movimentos funcionais durante atividades ocupacionais ou relacionadas ao esporte de alta demanda dependem de explosões de força ou potência reativas, desenvolvidas concomitantemente durante a maioria dos exercícios de construção de força. Um programa de exercícios de alta intensidade e alta velocidade, conhecido como *treinamento pliométrico*, não apenas melhora a força muscular como também desenvolve a saída de potência, as reações neuromusculares rápidas e a coordenação.[5,6,13] Essa forma de exercício também é recomendada para melhorar o desempenho atlético e reduzir o risco de lesão musculoesquelética.[5,6,8,11,19]

O treinamento pliométrico costuma ser integrado à fase avançada da reabilitação para treinar o sistema neuromuscular para reagir com rapidez, de modo a prepará-lo para atividades que requerem movimentos com início e interrupção rápidos ou mudanças rápidas de direção. Essa forma de treinamento é apropriada somente para pacientes selecionados com cuidado que desejam retornar às atividades funcionais e aos esportes de alta demanda.

Definições e características

O treinamento pliométrico,[5,13,16] também chamado de *exercício de alongamento-encurtamento*[19] ou exercício de alongamento-fortalecimento,[17] emprega uma carga muscular de excêntrica para concêntrica em alta velocidade, reações reflexivas e padrões de movimento funcionais. O treinamento pliométrico é definido como um sistema de treinamento resistido em alta velocidade caracterizado por contrações rápidas, resistidas e excêntricas (de alongamento) durante as quais o músculo aumenta de comprimento, seguidas imediatamente por uma reversão de movimento rápida com uma contração resistida concêntrica (de encurtamento) do mesmo músculo.[13,18,19] A fase de carga excêntrica rápida é o ciclo de alongamento e a fase concêntrica é o ciclo de encurtamento. O período de tempo entre os ciclos de alongamento e encurtamento é conhecido como fase de amortização. Durante a fase de amortização, ocorre uma reversão rápida na ação do músculo, mudando da desaceleração para a aceleração da carga. É importante que a fase de amortização seja muito breve, com uma rápida reversão dos movimentos com o objetivo de obter o máximo proveito da tensão aumentada no músculo.[6]

O peso corporal ou uma forma externa de carga, como faixas e tubos elásticos ou uma *medicine ball*, são fontes possíveis de resistência. Um exemplo de exercício de alongamento-encurtamento para os membros inferiores contra a resistência do peso corporal está representado na Figura 23.38. Outros exemplos de treinamento pliométrico para

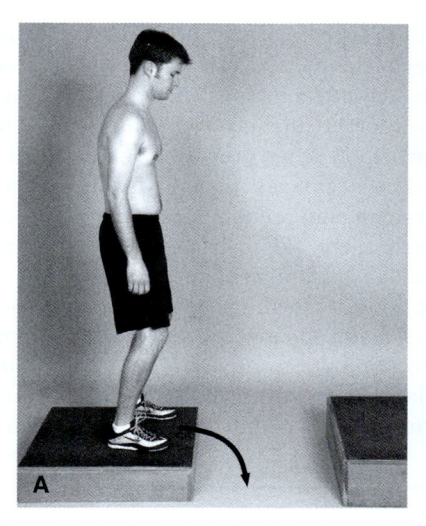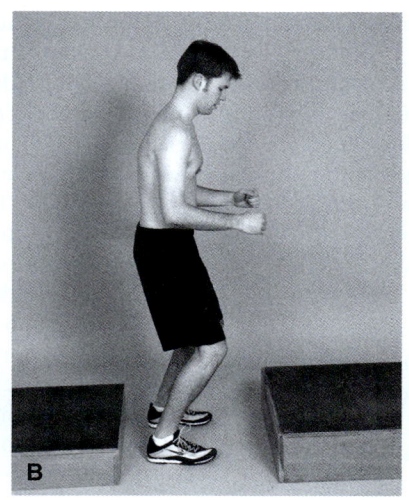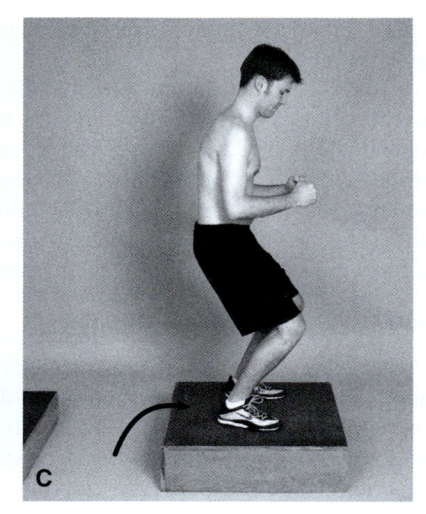

Figura 23.38   Sequência pliométrica de membro inferior contra resistência do peso corporal: **(A)** o paciente fica em pé em cima de uma plataforma baixa; **(B)** salta da plataforma até o solo, controlando o impacto por meio da contração com carga que alonga os extensores de quadril e joelho e os flexores plantares – a fase de alongamento; e **(C)** sem demora salta para a frente sobre a próxima plataforma usando uma contração concêntrica dos mesmos grupos musculares – a fase de encurtamento.

os membros superiores e inferiores estão anotados no Quadro 23.1.

Influências neurológicas e biomecânicas

Acredita-se que o treinamento pliométrico utiliza as propriedades elásticas em série do tecido conjuntivo e o reflexo de estiramento da unidade neuromuscular. As propriedades tipo mola dos componentes elásticos em série das unidades músculo-tendão criam a energia elástica durante a fase inicial de alongamento, enquanto o músculo se contrai de forma excêntrica e aumenta de comprimento submetido à carga. Essa energia elástica é armazenada de maneira breve e depois liberada ao sistema para uso durante a contração concêntrica que se dá logo a seguir. O armazenamento e liberação dessa energia elástica aumenta a produção de força da contração muscular concêntrica.[1,5,13,16]

Além disso, acredita-se que o ciclo de alongamento-encurtamento estimula os proprioceptores de músculos, tendões, ligamentos e articulações; aumenta a excitabilidade dos receptores neuromusculares; e melhora a reatividade do sistema neuromuscular. Portanto, o termo *treinamento neuromuscular reativo* também tem sido usado para descrever essa abordagem de exercício. De modo mais específico, pensa-se que a contração excêntrica com carga prepara os elementos contráteis do músculo para uma contração concêntrica por meio da estimulação e ativação do reflexo de estiramento monossináptico.[5,7,16] Os fusos musculares, receptores que ficam em paralelo com as fibras musculares, são sensíveis ao comprimento de um músculo e à velocidade do alongamento aplicado ao músculo e transmitem essa informação ao SNC por meio das vias aferentes. Os impulsos eferentes são então enviados de volta para o músculo a partir do SNC, o que facilita reflexivamente a ativação de uma contração de encurtamento.[3,12] Com base nesse mecanismo, quanto mais rápida a contração muscular excêntrica, maior a probabilidade do encurtamento

QUADRO 23.1	Atividades pliométricas para membros superiores e inferiores

Membros superiores
- Segurar e arremessar uma *medicine ball* com um parceiro ou contra uma parede, de modo bilateral e depois unilateral
- Exercícios de alongamento-encurtamento com tubos elásticos usando movimentos anatômicos e diagonais
- Balanço de um objeto pesado (*medicine ball*, taco de golfe, de beisebol)
- Quicar uma bola no solo ou contra uma parede
- Flexões de braço contra a parede ou sobre um balcão na posição em pé
- Flexões de braço com queda a partir de uma plataforma baixa até o solo e de volta para a plataforma
- Flexões de braço batendo palmas

Membros inferiores
- Saltos repetitivos no solo: no lugar; para a frente e para trás; de um lado para o outro; na diagonal para os quatro cantos; salto com rotação; salto em zigue-zague; mais tarde, salto sobre espuma
- Saltos verticais e movimentos de estender os braços com aterrissagem apropriada
- Saltos sequenciais no solo
- Saltar de uma caixa: no início saltar e congelar e depois saltar e voltar para cima da caixa, aumentando a velocidade e a altura
- Saltar de um lado para o outro (da caixa para o solo para a caixa)
- Saltar sobre objetos colocados no solo
- Atividades de pular: no lugar, através de uma superfície, sobre objetos no solo
- Saltos profundos (exercício avançado): saltar de uma caixa, agachando para absorver o choque e depois saltar e estender os braços o mais alto possível

reflexo ser ativado, juntamente com um reforço na contração concêntrica.

Tem sido sugerido que a habilidade de capturar essa energia elástica armazenada e ativar a facilitação neural depende da velocidade e magnitude do alongamento e do tempo de transição entre as fases de alongamento e encurtamento (a fase de amortização).[4,13] Uma diminuição na duração da fase de amortização aumenta, na teoria, a saída de força durante o ciclo de encurtamento.[1,5,16,18]

Efeitos do treinamento pliométrico

As evidências que mostram a efetividade do treinamento pliométrico no desenvolvimento de força muscular e potência são substanciais.[13] Há também evidências indicando que o treinamento pliométrico está associado a um aumento na habilidade do músculo de resistir ao alongamento, o que pode favorecer a capacidade de contenção dinâmica do músculo.[1] Além disso, há evidências promissoras sugerindo que o treinamento pliométrico pode favorecer o desempenho físico[2,11] e diminuir a incidência de lesão nos membros inferiores.[14,15]

Evidências em foco

Os resultados de uma revisão sistemática e metanálise da literatura recentemente publicada apoiam as conclusões de muitos estudos prévios de que o treinamento pliométrico é um método efetivo para melhorar a força muscular e a potência. Mostrou-se que os maiores ganhos na força ocorriam quando o treinamento era combinado com treino progressivo com pesos. A revisão também indicou que o treinamento pliométrico é benéfico para pessoas com níveis moderadamente baixos, assim como elevados, de preparo físico antes do início do treinamento.[13]

Têm sido feitos ainda estudos para investigar o impacto do treinamento pliométrico no desempenho de atividades selecionadas de membro superior e inferior. Carter et al.[2] realizaram um estudo prospectivo do efeito de um programa pliométrico na velocidade de arremesso de um grupo de jogadores de beisebol universitário. Após um teste prévio da velocidade de arremesso e força isocinética dos rotadores do ombro, os participantes foram designados de modo aleatório para um grupo de treinamento pliométrico (n = 13) ou para um grupo de controle (n = 11). Os dois grupos participaram de um programa de força e condicionamento fora da temporada de jogos que incluiu exercícios com resistência elástica para os rotadores do ombro; porém somente o grupo experimental realizou um programa de seis exercícios pliométricos com uma *medicine ball* para os membros superiores duas vezes por semana durante 8 semanas. Na conclusão do programa, a velocidade de arremesso do grupo pliométrico aumentou de modo significativo em comparação com o grupo de controle, porém a força do ombro entre os outros continuou sem apresentar diferenças significativas. Os investigadores concluíram que um programa combinado de exercícios de fortalecimento e treinamento pliométrico é superior para a melhora da velocidade de arremesso do que os exercícios de fortalecimento apenas.

Em um estudo prospectivo feito por Hewett,[11] dois grupos de mulheres atletas na faixa etária do ensino médio foram monitorados durante a temporada de participação em um dentre três esportes (futebol, vôlei e basquete). Um grupo (n = 366) participou de um programa de treinamento pré-temporada de seis semanas enquanto o outro grupo (n = 463) não. O treinamento pré-temporada enfocou técnicas de salto e aterrissagem. No final da temporada esportiva, houve uma incidência significativamente mais alta (3,6 vezes mais alta) de lesões de joelho no grupo não treinado do que no grupo treinado. Os investigadores concluíram que o treinamento pliométrico na pré-temporada pode reduzir o risco de lesão de joelho em mulheres atletas, possivelmente em virtude de um aumento na estabilidade dinâmica do joelho.

Aplicação e progressão dos exercícios pliométricos

O treinamento pliométrico é apropriado apenas nas fases avançadas da reabilitação para pessoas ativas, selecionadas com cuidado, que precisam alcançar um alto nível de desempenho físico em atividades específicas de alta demanda.

Contraindicações: as atividades pliométricas não devem ser implementadas na presença de inflamação, dor ou instabilidade articular significante.[4,6]

Preparação para os pliométricos. Antes de iniciar o treinamento pliométrico, o paciente deve ter uma base adequada de força muscular e resistência à fadiga, assim como flexibilidade nos músculos a serem exercitados.[6] Os critérios que devem ser alcançados para iniciar o treinamento pliométrico em geral incluem nível de força de 80 a 85% dos grupos musculares envolvidos (comparados com o membro contralateral) e 90 a 95% de ADM sem dor das articulações que serão movidas.[5] A força e estabilidade suficiente das regiões proximais do corpo (tronco e membro) para equilíbrio e controle postural são também pré-requisitos necessários. Por exemplo, a estabilidade escapulotorácica com ausência de movimento alar da escápula é necessária antes de engajar o paciente em uma progressão de flexões de braço avançadas.

Especificidade do treinamento. O exercício pliométrico deve ser elaborado tendo em mente atividades funcionais específicas e deve incluir padrões de movimento que simulam a atividade desejada.

Progressão e parâmetros. Ao planejar e implementar um programa de treinamento pliométrico, os exercícios devem seguir uma sequência de fácil para difícil e com progressão gradual. O Quadro 23.2 resume a sequência de uma amostra de atividades para treinamento pliométrico de membro superior.[2,5,16,18,19] Os programas também devem ser elaborados de modo individualizado para suprir as necessidades e metas de cada paciente. Notar que antes de iniciar cada sessão de atividades pliométricas deve ser feita uma série de exercícios de aquecimento de modo a reduzir o risco de lesão dos grupos musculares em contração.

| QUADRO 23.2 | Amostra de sequência pliométrica para os membros superiores |

Atividades de aquecimento
- Exercícios de tronco segurando uma bola leve: rotação, inclinação lateral, movimentos diagonais
- Exercícios de membro superior nos planos de movimento anatômicos e diagonais com tubos elásticos de grau leve
- Flexões de braço no solo

Para cada uma das atividades pliométricas adiante, fazer uma reversão rápida entre as fases excêntrica e concêntrica.

- Movimentos de arremesso bilateral de uma *medicine ball* com peso para – e de – um parceiro de exercício: flexão de tórax bilateral; arremesso acima da cabeça bilateral; arremesso para os lados bilateral
- RE/RI contra a resistência de um tubo elástico (primeiro com o braço posicionado um pouco afastado da lateral do tronco com alguma abdução de ombro e depois na posição 90/90 de ombro e cotovelo)
- Padrões diagonais contra resistência elástica
- Movimentos unilaterais de pegar/arremessar com uma *medicine ball*: arremessos laterais → arremessos acima da cabeça → arremessos de beisebol

Exercícios adicionais
- Exercícios de tronco segurando uma *medicine ball*: flexões abdominais, extensão da coluna, abdominais com arremesso bilateral, arremessos na posição sentada com as pernas estendidas
- Flexões de braço com apoio em uma parede ou balcão na posição em pé
- Flexões de braços no solo batendo palmas
- Flexões de braço de uma plataforma para o solo e retornando

Os parâmetros adiante devem ser considerados ao fazer a progressão de um programa pliométrico:

- *Velocidade dos exercícios.* Os exercícios devem ser feitos de forma rápida, porém com segurança. A velocidade do alongamento do músculo em contração é mais importante do que o comprimento do alongamento.[13,16] A ênfase deve ser na diminuição da fase de amortização ao fazer a transição de uma contração excêntrica para concêntrica. Isso treina o músculo para gerar tensão no tempo mais curto possível. Se for feita uma atividade de salto, por exemplo, a progressão da atividade pliométrica deve centrar-se na redução do tempo no solo entre cada salto.
- *Intensidade.* A resistência deve ser aumentada de modo gradual para não diminuir a velocidade da atividade. Os métodos para aumentar a resistência externa incluem o uso de uma cinta ou colete com peso, *medicine balls* mais pesadas ou resistência elástica com grau mais pesado; a progressão de atividades sobre duas pernas para atividades sobre uma perna; e um aumento na altura das plataformas para atividades de saltar e pular. A intensidade pode também ser aumentada fazendo a progressão de movimentos simples para complexos.

- *Repetições, frequência e duração.* O número de repetições de uma atividade deve ser aumentado desde que seja mantida a técnica correta do exercício. O número de exercícios pliométricos em uma sessão também é aumentado de modo gradual, trabalhando até seis atividades diferentes.[2] A frequência ótima de sessões pliométricas é duas sessões por semana, o que permite um período de recuperação de 48 a 72 horas entre as sessões.[5,13,16] Os benefícios máximos do treinamento costumam ocorrer dentro de uma duração de oito a dez semanas.[13]

Precauções. Em virtude da ênfase na carga excêntrica e a reversão rápida das contrações musculares concêntricas, o potencial de dano tecidual é maior com as atividades pliométricas. Como ocorre com outras formas de treinamento resistido de alta intensidade, precisam ser seguidas precauções especiais para garantir a segurança do paciente.[5,6,16] Essas precauções estão relacionadas no Quadro 23.3.

| QUADRO 23.3 | Precauções para o treinamento pliométrico |

- Se não forem permitidas atividades de impacto com carga elevada e com absorção de choque, não incorporar o treinamento pliométrico ao programa de reabilitação do paciente.
- Se for tomada a decisão de incluir atividades pliométricas em um programa de reabilitação para crianças ou pacientes idosos, selecionar apenas exercícios de alongamento-encurtamento de nível iniciante, contra resistência leve. Não incluir atividades de alto impacto com carga pesada – como saltar de uma altura para o solo ou saltos com pesos – que poderiam impor cargas excessivas às articulações.
- Certificar-se de que o paciente tem flexibilidade e força adequadas antes de iniciar os exercícios pliométricos.
- Usar calçados que proporcionem apoio aos exercícios pliométricos para os membros inferiores.
- Sempre fazer um aquecimento antes do treinamento pliométrico usando uma série de exercícios ativos, dinâmicos, de tronco e membros.
- Durante atividades de saltar, enfatizar as técnicas de aprendizagem para uma aterrissagem segura antes de progredir para saltos sequenciais.
- Progredir as repetições de um exercício antes de aumentar o nível de resistência usado ou a altura ou extensão dos saltos.
- Para atletas de alto nível que progridem para exercícios pliométricos de alta intensidade, aumentar os intervalos de repouso entre as séries e diminuir a frequência dos exercícios conforme a intensidade dos exercícios aumenta.
- Permitir tempo adequado para recuperação com 48 a 72 horas entre as sessões de atividades pliométricas.
- Interromper um exercício se o paciente não puder mais realizar a atividade pliométrica com boa forma e técnica de aterrissagem por causa da fadiga.

Exercícios pliométricos: membros superiores

Os exercícios pliométricos para os membros superiores podem ser feitos em diversas posições, com e sem apoio de peso, usando movimentos e resistências que visam um grupo muscular específico ou usando padrões de movimento combinados que envolvem múltiplos grupos musculares ao longo de todo o membro superior.[2,4,6,8,19] Muitos padrões combinados usados em atividades pliométricas incorporam estabilidade do tronco e equilíbrio na sequência de movimentos e em geral simulam as habilidades motoras funcionais desejadas que ocorrem durante o trabalho ou durante as atividades recreativas.

Nesta seção, são apresentados vários exercícios pliométricos para membros superiores que podem ser incorporados como componentes do treinamento funcional avançado na fase final da reabilitação.

Movimentos diagonais bilaterais de membro superior

Posição do paciente e procedimento: Posição em pé. Enquanto segura uma *medicine ball* com as duas mãos, o paciente realiza padrões diagonais (D_1 ou D_2) com uma transição rápida entre os padrões de flexão e extensão. Incorporar rotação de tronco aos padrões de movimento. Esses exercícios também desenvolvem a estabilidade dinâmica dos rotadores de tronco e membros inferiores.

Pressão de tórax (supino) bilateral e arremesso: decúbito dorsal

Posição do paciente e procedimento: decúbito dorsal com as duas mãos estendidas em direção ao teto. O paciente agarra uma *medicine ball* que é jogada de cima pelo terapeuta (Fig. 23.39), controla e abaixa a bola até o tórax (fase excêntrica) e depois a arremessa rapidamente na vertical de volta para o terapeuta. Conforme a bola se move em direção ao tórax, os flexores do ombro e extensores do cotovelo recebem uma carga excêntrica.

Pressão de peito bilateral e arremesso: em pé

Posição do paciente e procedimento: em pé e com os pés colocados em uma posição de passada para ajudar o equilíbrio, o paciente segura uma *medicine ball* com as duas mãos, trazendo-a até o tórax (fase excêntrica) (Fig. 23.40) e então

a arremessa de volta para o fisioterapeuta ou contra uma minicama elástica (fase concêntrica).

Receber e arremessar acima da cabeça, bilateralmente

Posição do paciente e procedimento: em pé com pés afastados em uma posição de passada para manter o equilíbrio, o paciente usa as duas mãos para pegar uma *medicine ball* que foi arremessada acima da cabeça, controlando o momento da bola com a musculatura do ombro e cotovelo (fase excêntrica) e depois arremessa a bola de volta rapidamente para o fisioterapeuta ou contra uma minicama elástica (fase concêntrica) (Fig. 23.41). Esse exercício visa os extensores do ombro e cotovelo.

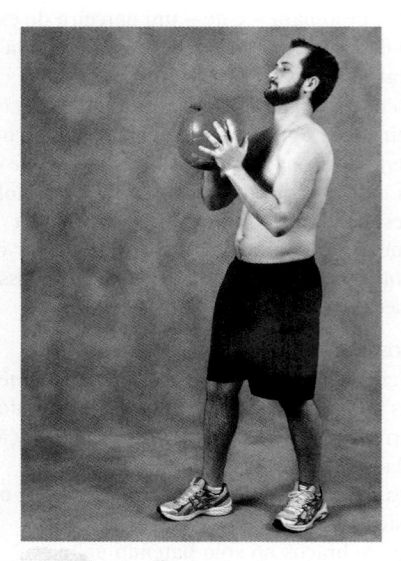

Figura 23.40 Flexão de tórax bilateral e arremesso – em pé.

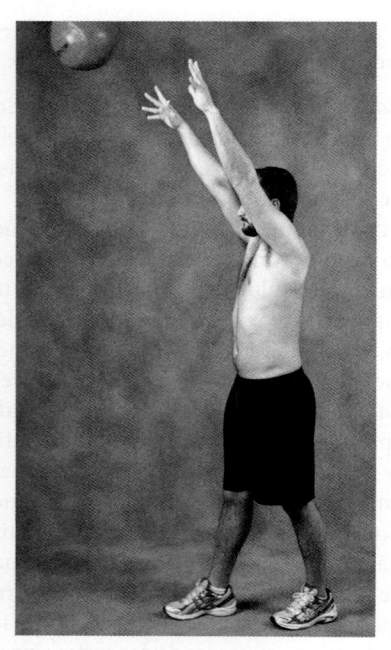

Figura 23.41 Receber e arremessar acima da cabeça.

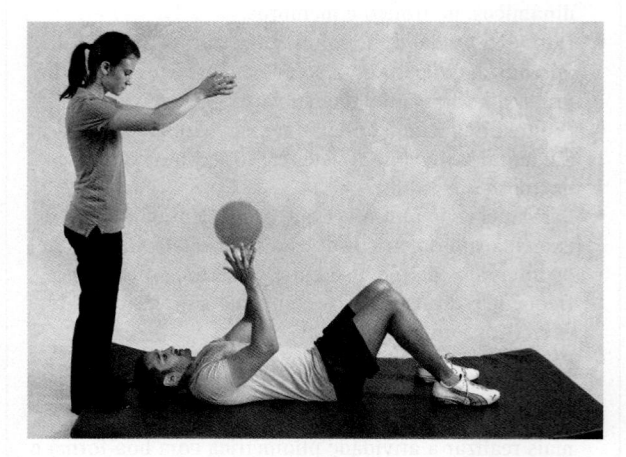

Figura 23.39 Flexão de tórax bilateral e arremesso – decúbito dorsal.

Arremessar e segurar na horizontal ao lado, bilateralmente   VÍDEO 23.7 ▶

Posição do paciente e procedimento: em pé com um lado do corpo afastado cerca de três metros de uma minicama elástica, o paciente segura uma *medicine ball* com as duas mãos tendo os braços posicionados através do tórax e depois arremessa a bola em direção à cama elástica, rodando o tronco e movendo os braços através do tórax no plano transverso. O paciente segura então a bola conforme ela é rebatida pela cama elástica, controlando o momento da bola ao deixar que os braços se movam para trás através do tórax e rodando o tronco (fase excêntrica). O paciente então arremessa a bola de volta para a cama elástica, revertendo os movimentos dos braços e tronco (fase concêntrica) (Fig. 23.42). Esse exercício visa os abdutores e adutores horizontais do ombro e rotadores do tronco. Se uma cama elástica não estiver disponível, o exercício pode ser feito com um fisioterapeuta ou parceiro de exercício.

Segurar e arremessar de uma mão para outra, acima da cabeça

Posição e procedimento: em pé ou ajoelhado com os membros superiores elevados cerca de 120° (alinhados logo anteriormente ao plano frontal do tronco), cotovelos estendidos e antebraços em supinação (palmas viradas para cima), fazer o paciente arremessar uma almofadinha de feijão ou *medicine ball* sobre a cabeça com um membro superior e segurá-la com a mão oposta, controlando o peso da bola com aquele ombro (fase excêntrica). Então arremessar a bola de volta para a outra mão fazendo a abdução do ombro (fase concêntrica). Repetir a sequência como se estivesse fazendo malabarismo com a bola acima da cabeça (Fig. 23.43). Esses exercícios visam os abdutores do ombro.

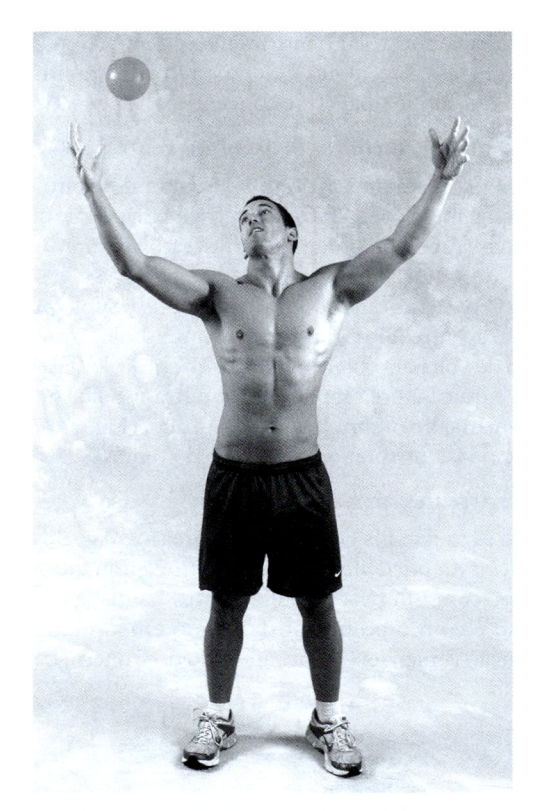

Figura 23.43   Receber e arremessar de uma mão para a outra, acima da cabeça.

Exercícios pliométricos unilaterais de ombro usando resistência elástica

As atividades pliométricas usando resistência elástica podem ser ajustadas para grupos de músculos-alvo individuais ou múltiplos grupos musculares dependendo da posição do paciente, linha de tração da resistência elástica e de quais articulações estão se movendo durante o exercício. Ver no Capítulo 6 uma revisão dos princípios de uso dos produtos com resistência elástica. Os parâmetros para rotadores de ombro estão descritos aqui.

- *Posição do paciente e procedimento:* para trabalhar os rotadores laterais do ombro, o paciente fica em pé de frente para uma parede ou batente da porta e segura a ponta de um pedaço de faixa ou tubo elástico preso na parede no nível dos olhos. Começar com o ombro e cotovelo na posição 90/90 (ombro abduzido 90° com rotação lateral completa e cotovelo flexionado 90°) (Fig. 23.44). O paciente libera a posição de rotação lateral, controlando o movimento em rotação medial (fase excêntrica) e depois reverte rapidamente o movimento movendo o ombro em rotação lateral (fase concêntrica). O elástico deve permanecer tensionado ao longo do exercício.

- *Posição do paciente e procedimento:* para trabalhar os rotadores mediais do ombro o paciente fica em pé de costas para o batente ou parede no qual a resistência elástica está presa. Começar com tensão no elástico enquanto o ombro está em 90° de abdução e rotação medial

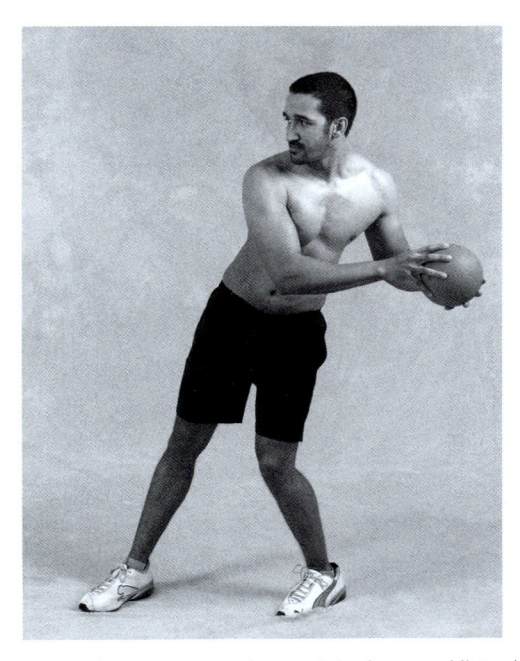

Figura 23.42   Arremessar e receber ao lado do corpo bilateralmente usando abdução horizontal e adução dos ombros com rotação de tronco.

completa e controlar o movimento do ombro em rotação lateral (fase excêntrica), depois retornar rapidamente para rotação medial (fase concêntrica).

Quicar uma *medicine ball*: decúbito ventral

Posição do paciente e procedimento: em decúbito ventral sobre uma mesa com a escápula retraída e a porção superior do braço (úmero) apoiada na mesa, posicionar o ombro em 90° de abdução e rotação lateral e o cotovelo em 90° de flexão. O paciente quica uma *medicine ball* no solo por meio da rotação medial do ombro; segura a bola, movendo o ombro de volta em rotação lateral sob controle (fase excêntrica); e quica a bola rapidamente outra vez fazendo a rotação medial do ombro (fase concêntrica) (Fig. 23.45). Esse exercício visa os rotadores mediais do ombro.

Pegar e arremessar: unilateral

Esses exercícios visam os rotadores mediais do ombro.

- ***Posição do paciente e procedimento:*** enquanto se acha em pé com um pé à frente do outro na distância de um passo e com o ombro posicionado em algum grau de abdução (braço levemente afastado do tronco), o pacien-

te fica de frente para o fisioterapeuta, segura uma *medicine ball* arremessada pelo profissional para um dos seus lados, permitindo que o ombro faça rotação lateral para controlar o momento da bola (fase excêntrica) (Fig. 23.46A) e retorna a bola usando primariamente a rotação medial do ombro (fase concêntrica). Se uma minicama elástica estiver disponível, o paciente pode fazer o exercício de forma independente.

- ***Posição do paciente e procedimento:*** em pé, com um pé adiante do outro na distância de um passo, o ombro em abdução e rotação lateral e o cotovelo flexionado, o paciente agarra e arremessa uma *medicine ball* usando rotação de ombro (um arremesso de basquete simulado) (Fig. 23.46B). Incorporar rotação de tronco ao movimento do ombro para trás e para a frente.   VÍDEO 23.7 ▶

Pegar e arremessar: unilateral reverso

Esse exercício visa primariamente os rotadores laterais do ombro no final da amplitude.

Posição do paciente e procedimento: o paciente assume uma posição semiajoelhada, de costas para o fisioterapeuta, com o ombro envolvido em abdução de 90° e rotação lateral, o cotovelo flexionado 90° e o antebraço em pronação (palma de frente para o terapeuta). Instruir o paciente a

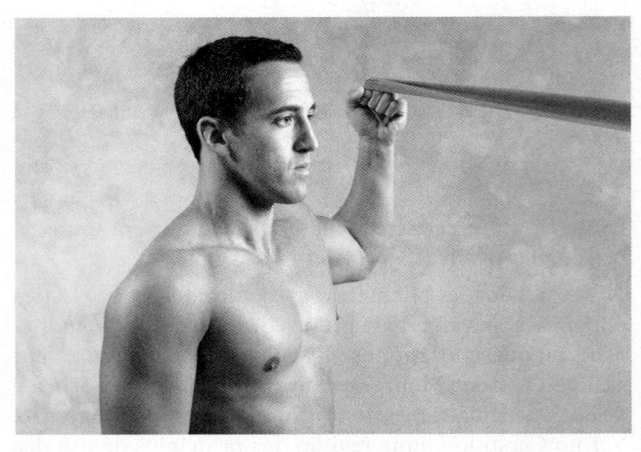

Figura 23.44   Exercício pliométrico unilateral para rotadores laterais do ombro usando resistência elástica.

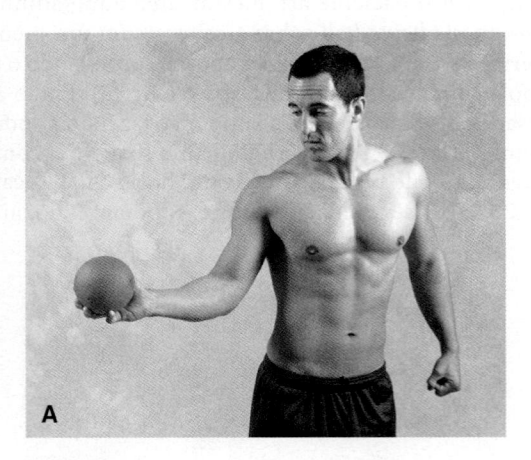

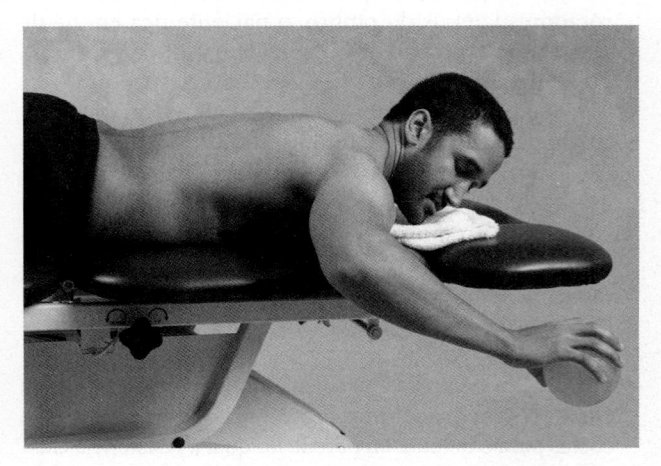

Figura 23.45   Exercício pliométrico unilateral para os rotadores mediais do ombro – quicar uma *medicine ball* em decúbito ventral.

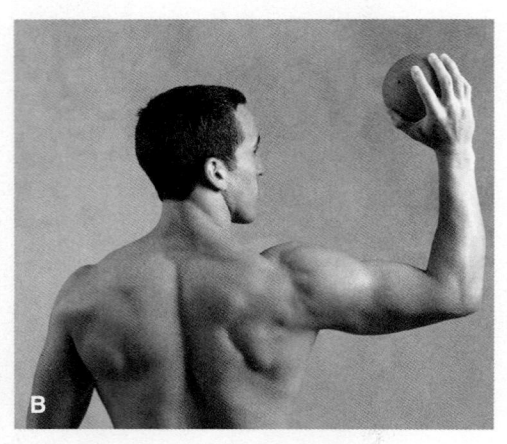

Figura 23.46   Exercício pliométrico unilateral para os rotadores mediais do ombro: **(A)** receber e arremessar ao lado do corpo e **(B)** um arremesso de beisebol simulado com ombro abduzido a 90° e cotovelo flexionado.

olhar para a mão e segurar um objeto macio e leve (bola ou saquinho de feijão) arremessado pelo fisioterapeuta em direção à sua mão; controlar o momento do objeto, permitindo que ombro se mova em rotação medial; e depois arremessar rapidamente o objeto de volta para o fisioterapeuta por meio da rotação lateral do ombro (Figs. 23.47A, B e C).

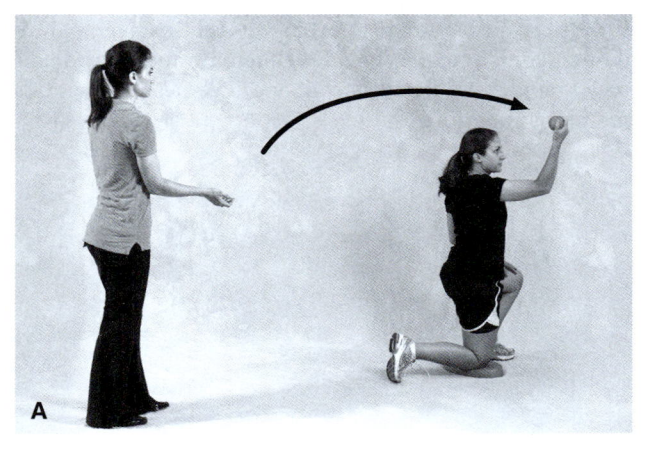

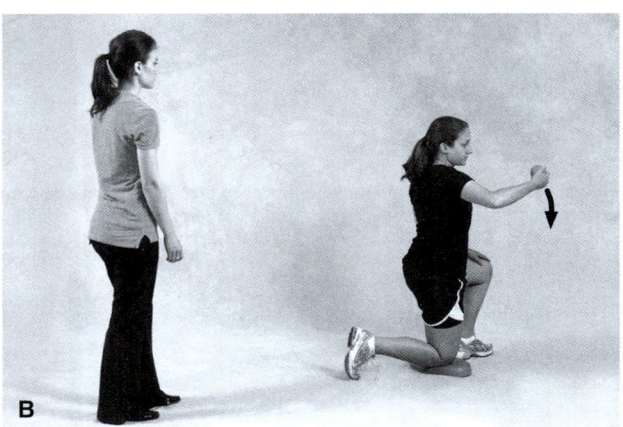

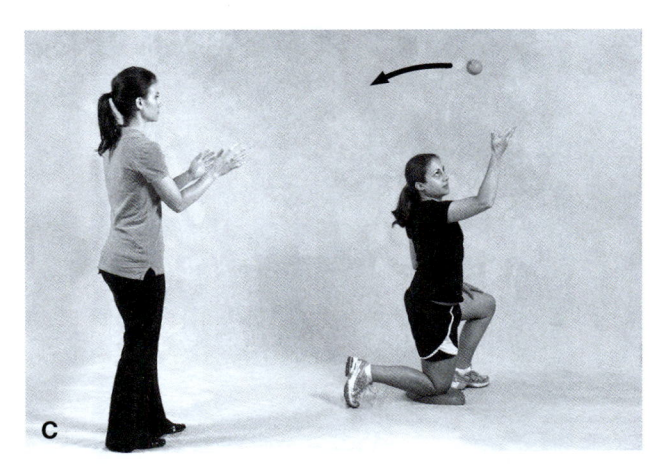

Figura 23.47   Exercício pliométrico unilateral para rotadores laterais do ombro – "pegar e arremessar" reverso: o paciente **(A)** segura um objeto macio e leve, com o ombro abduzido e rodado lateralmente e o cotovelo flexionado; **(B)** permite que o ombro faça rotação medial com controle e **(C)** faz a rotação lateral do ombro para arremessar o objeto de volta para o fisioterapeuta.

Arremessar e segurar com ação do cotovelo

■ *Posição do paciente e procedimento*: na posição em pé e com o braço posicionado ao lado do corpo, fazer o paciente arremessar com uma mão uma *medicine ball* no ar, usando primariamente flexão do cotovelo; segurar a bola, permitindo que o cotovelo se estenda com controle (fase excêntrica); e depois arremessá-la rapidamente no ar novamente (fase concêntrica) (Fig. 23.48). Esse exercício visa os flexores do cotovelo.

■ *Posição do paciente e procedimento*: em pé e com um ou ambos os braços posicionados acima da cabeça, o paciente segura uma *medicine ball* e a retorna para o fisioterapeuta ou para uma minicama elástica, usando primariamente ação do cotovelo. Esse exercício visa os extensores do cotovelo e pode ser feito de forma bilateral ou unilateral.

Arremessar e pegar: unilateral com ação do punho

Posição do paciente e procedimento: sentado, o paciente estabiliza o cotovelo sobre a coxa em cerca de 90° de flexão e com o antebraço em supinação, arremessa uma *medicine ball* ou saquinho de feijão no ar usando primariamente a flexão do punho; segura o objeto, permitindo que o punho se estenda sob controle (fases excêntricas); e então a arremessa rapidamente no ar mais uma vez (fase concêntrica) (Fig. 23.49). Esse exercício visa os flexores do punho.

Atividades esportivas simuladas

■ Quicar uma *medicine ball* ou bola de basquete contra uma parede (Fig. 23.50) ou no solo usando ações de cotovelo ou punho. Essa atividade visa os extensores do cotovelo ou flexores de punho.

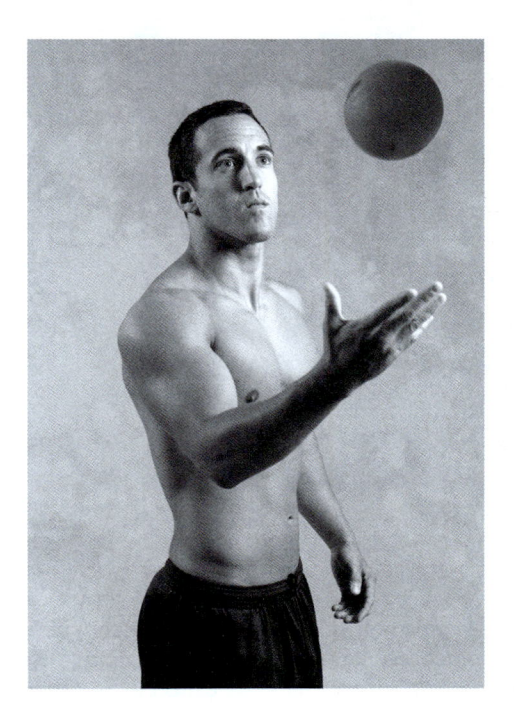

Figura 23.48   Exercício pliométrico unilateral visando os flexores do cotovelo.

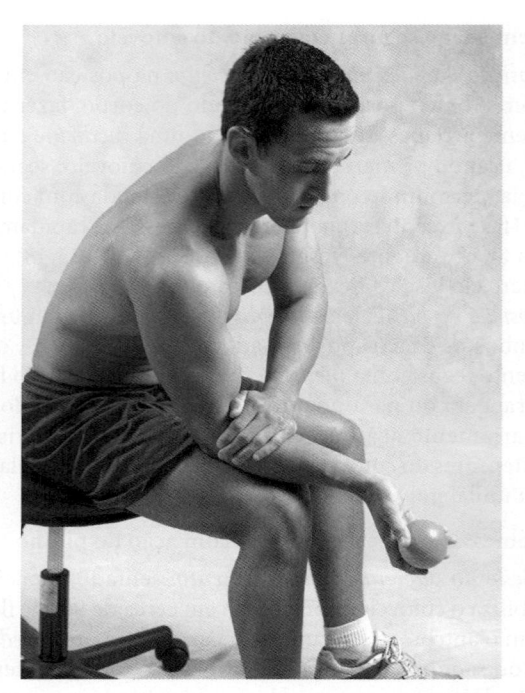

Figura 23.49 Exercício pliométrico unilateral visando os flexores do punho.

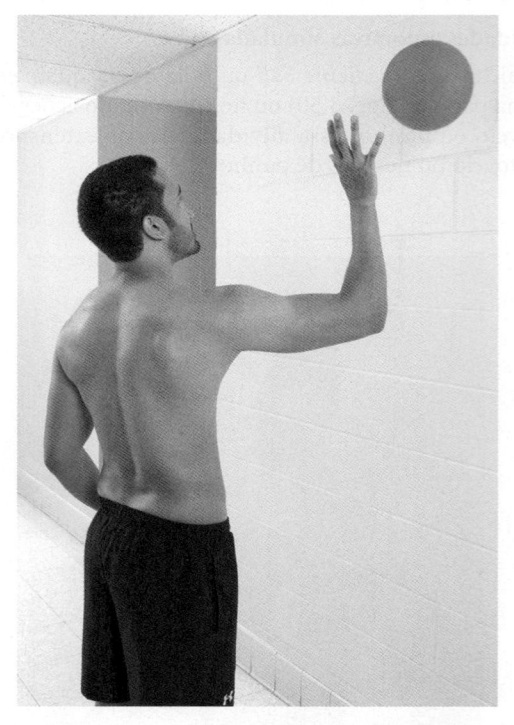

Figura 23.50 Bater uma bola contra a parede para trabalhar os flexores do punho.

■ Rebater uma bola de tênis ou de raquetebol no ar ou no solo (antebraço em supinação ou pronação, respectivamente) com uma raquete de cabo curto, progredindo para uma raquete de cabo longo. Essas atividades enfatizam os flexores de punho. Em contraste, rebater uma

bola no ar com o antebraço em pronação enfatiza os extensores do punho (Fig. 23.51).

■ Balançar um taco de golfe pesado (Fig. 23.52) ou taco de beisebol. O movimento para trás seguido por uma reversão rápida para a frente provê o estímulo pliométrico.

Movimentos com apoio de peso do membro superior sobre uma prancha deslizante

O uso de uma prancha deslizante, tal como uma ProFitter®, provê uma superfície móvel, instável, para o desempenho dos ombros que requerem mudanças de direção rápidas combinadas com apoio de peso através dos membros superiores.

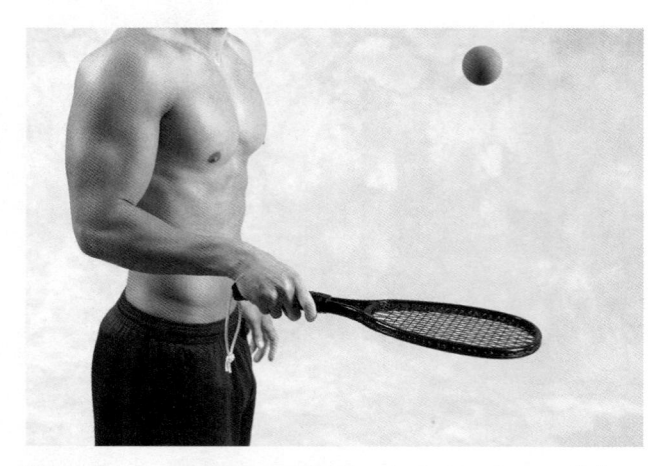

Figura 23.51 Usando uma raquete de cabo curto, quicar uma bola no ar com o antebraço em pronação para trabalhar os extensores do punho.

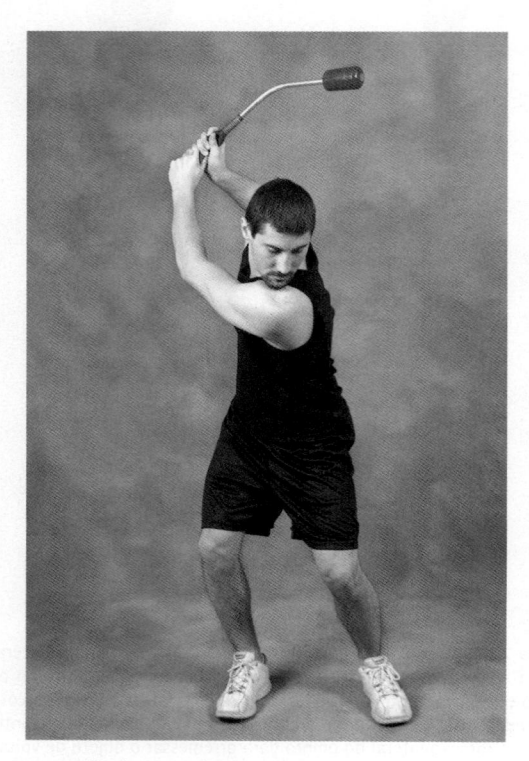

Figura 23.52 Praticar o *swing* de golfe usando um taco pesado.

- *Posição do paciente e procedimento:* o paciente coloca as duas mãos sobre uma prancha deslizante com mola enquanto ajoelha ao lado do equipamento. Transfere os braços de um lado para o outro a partir dos ombros (Fig. 23.53), aumentando a velocidade dos movimentos do ombro e as mudanças de direção de forma gradual.
- *Posição do paciente e procedimento:* o paciente ajoelha em uma extremidade da prancha deslizante e move os braços para a frente e para trás a partir dos ombros.
- *Progressão:* fazer os mesmos movimentos na posição ajoelhada e apoiando o peso sobre apenas uma mão.

Flexões de braço na parede

- *Posição do paciente e procedimento:* com o paciente em pé, afastado vários centímetros de uma parede (ou balcão), empurrá-lo suave e diretamente para a frente em direção à parede. Instruí-lo a manter o peso dividido por igual sobre as duas mãos, permitindo que os cotovelos flexionem sob controle (fase excêntrica) conforme o tronco se move em direção à parede (Fig. 23.54A). Então fazer o paciente empurrar-se rapidamente para longe da parede com as duas mãos (fase concêntrica) (Fig. 23.54B), segurar o paciente conforme ele cai para trás e depois empurrá-lo para a frente novamente para repetir a sequência.
- *Atividade alternativa:* o paciente realiza a sequência de modo independente, caindo para a frente em direção à parede e rapidamente empurrando-se para longe dela.
- *Progressão:* o paciente usa apenas uma mão para interromper a queda e empurrar-se para longe da parede.

Flexões de braço de um lado para o outro a partir de uma superfície no nível da cintura   VÍDEO 23.8 ▶

Posição do paciente e procedimento: em pé e mantendo os dois pés cerca de um metro afastados de uma superfície estável na altura da cintura (balcão, mesa pesada), o paciente cai para a frente e um pouco para a direita da linha mediana e retoma o controle com as mãos na beira do balcão ou mesa; empurra-se para trás e transfere braços e tronco para a esquerda, agarrando-se com as duas mãos; e empurra-se para trás novamente, movendo braços e tronco de volta para a direita, além da linha mediana (Fig. 23.55). Esse exercício coloca alternadamente maior peso sobre o membro superior direito e depois sobre o esquerdo.

Variações de flexões de braço no solo   VÍDEO 23.8 ▶

- *Flexões batendo palmas:* sobre o solo, o paciente realiza flexões de braço forçadas a partir de joelhos e pés; bate as mãos; retoma o apoio com as duas mãos, permitindo que os cotovelos flexionem (fase excêntrica); e faz rapidamente outra flexão de braço (fase concêntrica).
- *Flexões de braço com queda:* o paciente faz uma flexão de braço no solo a partir dos joelhos ou pés com as mãos sobre plataformas posicionadas com uma separação igual à largura dos ombros. Deixa que as duas mãos caiam até o solo junto com o tórax, controlando a descida do tronco (fase excêntrica); faz rapidamente outra flexão de braço (fase concêntrica); e retorna as duas mãos para as plataformas (Fig. 23.56A, B e C).

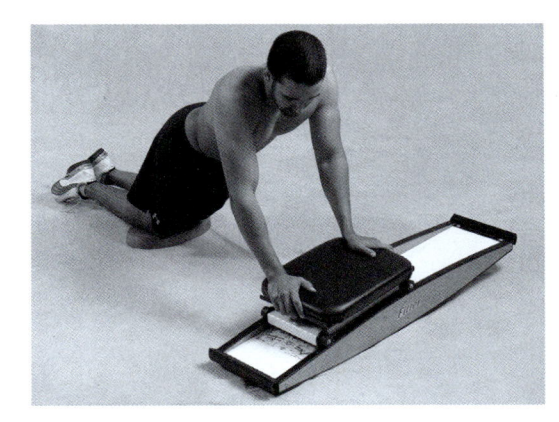

Figura 23.53 Exercício pliométrico bilateral com o peso apoiado nos membros superiores – movimentos de um lado para o outro com mudanças rápidas de direção usando um ProFitter®.

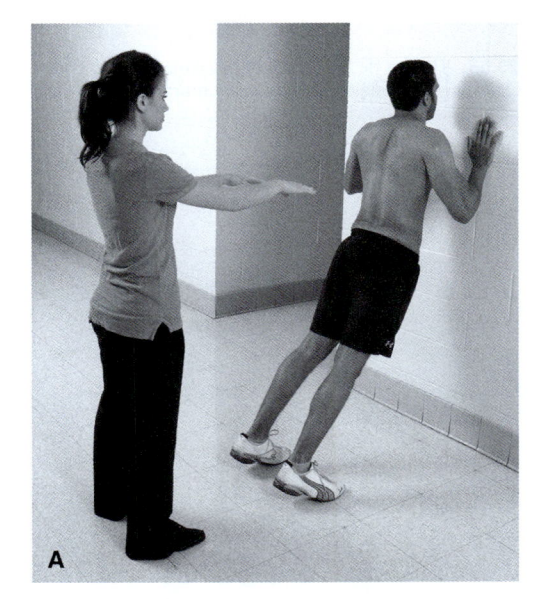

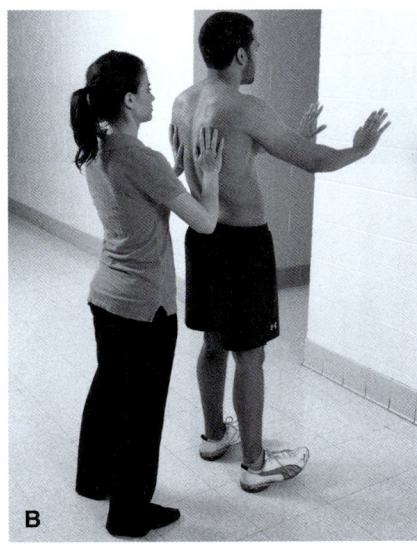

Figura 23.54 Flexões de braço repetidas contra uma parede: **(A)** caindo diretamente para a frente em direção à parede e retomando o controle com as duas mãos; e **(B)** empurrando-se para longe da parede até a posição ereta.

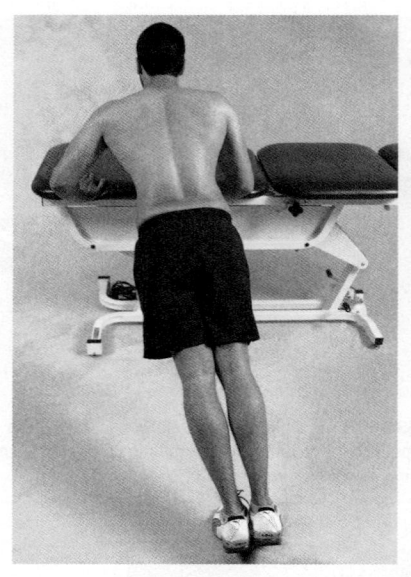

Figura 23.55 Flexões de braço alternadas para um lado e para o outro contra uma superfície estável na altura da cintura.

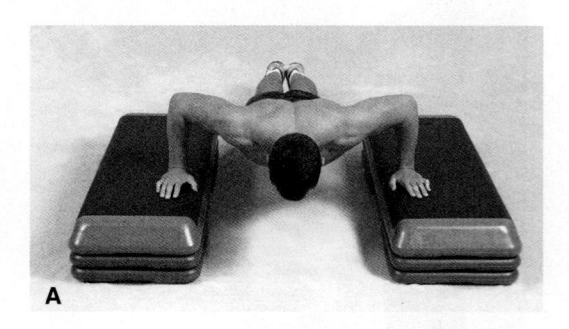

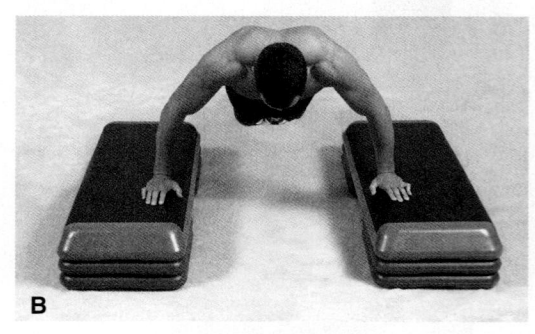

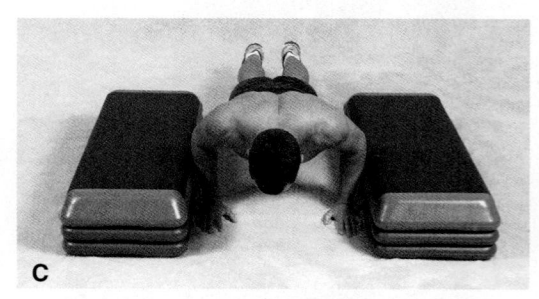

Figura 23.56 Flexões de braço com descida para o solo em decúbito ventral: **(A)** Posição inicial; **(B)** flexão de braço em decúbito ventral; e **(C)** as mãos descem até o solo permitindo que os cotovelos flexionem. O solo é pressionado estendendo-se os cotovelos e retornando rapidamente as mãos para as plataformas, como na posição *(A)*.

Exercícios pliométricos: membros inferiores

A maioria dos exercícios pliométricos para membros inferiores é feita na posição em pé e requer controle excêntrico e concêntrico dos extensores de quadril e joelho e flexores plantares do tornozelo contra o peso corporal.[6] Esses exercícios requerem estabilidade postural e equilíbrio por causa das mudanças rápidas de direção envolvidas. As atividades pliométricas podem ser progredidas acrescentando-se uma carga externa (como um cinto, colete ou mochila com peso) para aumentar o peso corporal ou primeiro realizando os exercícios com apoio bilateral (saltando) e depois no apoio unilateral (pulando com um pé só).

Os exercícios pliométricos adiante são exemplos de atividades de membro inferior que podem ser incorporadas na fase final da reabilitação em preparo para atividades funcionais que variam desde caminhadas pelas vizinhanças até esportes de alta intensidade.

Recomendação clínica

Orientar o paciente para que use um calçado que dê bom suporte ao realizar atividades de saltar e pular. Ao ensinar essas atividades, reforçar as técnicas apropriadas de aterrissagem. De modo específico, certificar-se de que o paciente flexiona o joelho (os joelhos) para absorver o choque, porém mantém a perna em alinhamento vertical no plano coronal, evitando assim o colapso em valgo do joelho (ou joelhos).

Chutar uma bola

Esses exercícios envolvem contrações rápidas excêntricas e concêntricas em cadeia aberta da musculatura do quadril. Certificar-se de que o paciente esteja usando calçados durante atividades que envolvem chutes.

- *Posição do paciente e procedimento:* em pé e de frente para um parceiro de exercício, fazer o paciente balançar um membro inferior para trás em extensão do quadril (fase excêntrica) e depois balançar rapidamente o mesmo membro para a frente em flexão de quadril (fase concêntrica) e chutar uma bola para o parceiro com a face anterior do pé. Essa atividade visa os flexores do quadril e extensores do joelho.
- *Posição do paciente e procedimento:* em pé com um ombro posicionado em direção a um parceiro de exercício, fazer o paciente ficar em pé sobre a perna mais próxima do parceiro, balançar o quadril oposto em abdução e depois aduzir rapidamente o quadril para chutar a bola de volta para o parceiro usando a face medial do pé (como em um chute de futebol). Esse exercício visa os adutores do quadril.

Transferir-se de sentado para em pé a partir de uma bola

Posição do paciente e procedimento: sentado, o paciente quica sobre uma bola suíça (estabilizada pelo terapeuta), levanta até ficar parcialmente em pé, senta-se novamente na bola e retorna rapidamente para a posição em pé parcial

(Fig. 23.57). Progredir o exercício até que chegue à posição em pé completa. Essa atividade requer contração dos extensores de quadril e joelho contra a resistência do peso do corpo. Para ser efetiva, precisam ocorrer reversões rápidas entre as fases de abaixar (excêntrica) e levantar (concêntrica).

Levantamentos bilaterais do calcanhar sobre uma minicama elástica

Posição do paciente e procedimento: em apoio bilateral, o paciente pula sobre uma minicama elástica realizando levantamentos e abaixamentos repetidos do calcanhar. Essa atividade visa os grupos musculares do gastrocnêmio e sóleo.

Deslocamento lateral

Posição do paciente e procedimento: o paciente dá vários passos rápidos para a direita, volta para a esquerda e repete a sequência. Esse exercício requer contrações rápidas dos abdutores e adutores do quadril contra o peso do corpo durante cada mudança de direção.

Movimentos laterais sobre uma prancha deslizante

Posição do paciente e procedimento: em pé sobre uma prancha deslizante, por exemplo, uma Pro-Fitter®, o paciente transfere o peso corporal de um lado para o outro (Fig. 23.58), aumentando de forma gradual a velocidade das mudanças de direção conforme a habilidade e coordenação melhoram.

Agachamentos com salto   VÍDEO 23.9 ▶

Posição do paciente e procedimento: o paciente move-se rapidamente de uma posição em pé para uma posição agachada (fase excêntrica) (Fig. 23.59A), faz uma transição rápida para um salto vertical (fase concêntrica) (Fig. 23.59B), retorna para a posição agachada e então faz outro

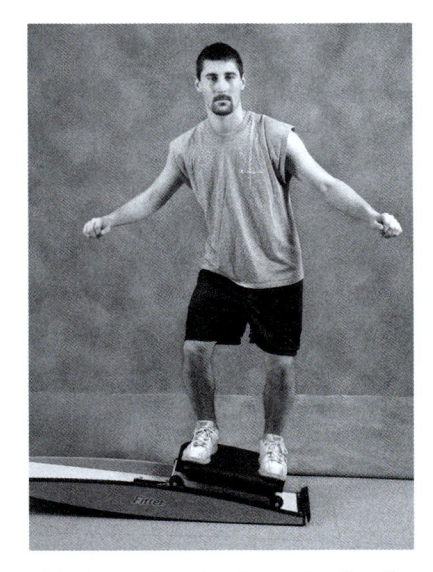

Figura 23.58 Movimentos laterais sobre um Pro-Fitter®.

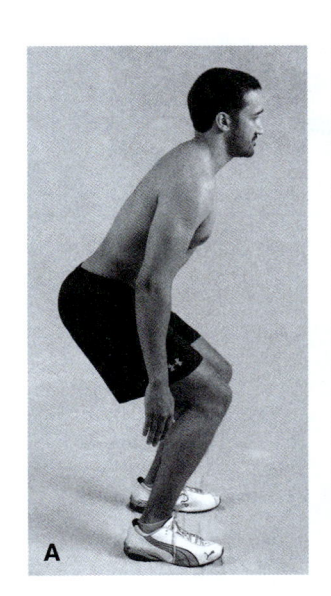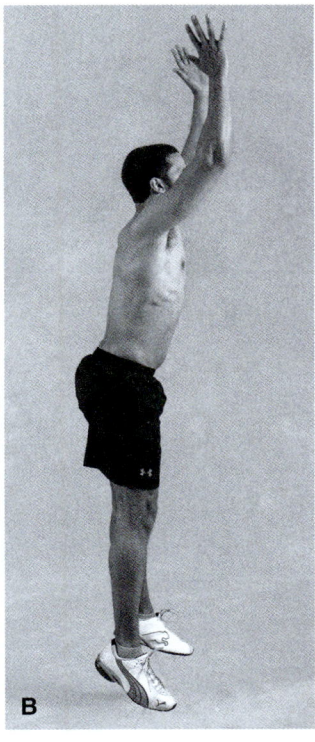

Figura 23.59 Agachamentos com salto: **(A)** a partir da posição agachada, fazer um **(B)** salto vertical.

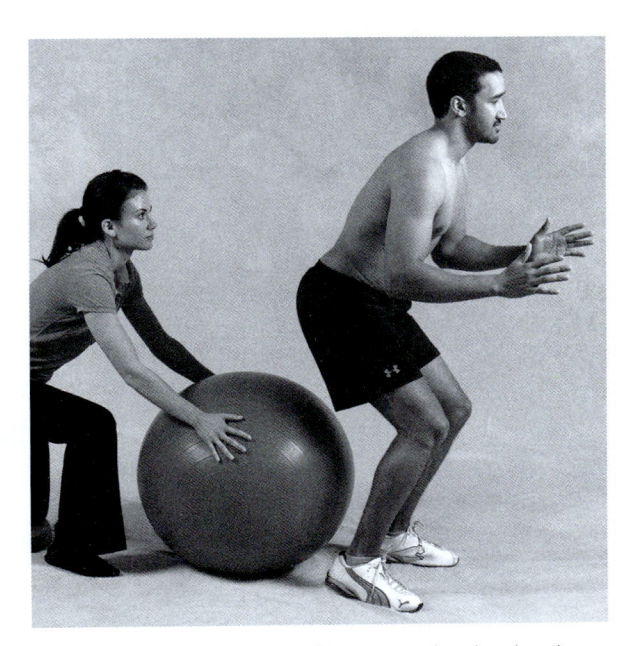

Figura 23.57 Mover-se de sentado para em pé, quicando sobre uma bola.

salto vertical. Ao aterrissar e mover-se para a posição agachada, certificar-se de que o paciente mantém as pernas alinhadas o mais próximo possível da posição vertical, para evitar um colapso em valgo.

Saltos contínuos

■ *Posição do paciente e procedimento:* o paciente começa posicionado com os pés separados na largura do ombro e faz múltiplos saltos para a frente, em linha reta, ao longo do solo (Fig. 23.60).

- *Progressões:* aumentar a velocidade com que a atividade é feita e depois aumentar a distância de cada salto. Quando for capaz, o paciente progride para pulos sucessivos com apoio unilateral, também ao longo do solo.

Saltos ou pulos em quatro quadrantes
VÍDEO 23.9 ▶

- *Posição do paciente e procedimento:* usando como guia duas linhas no solo que se intersectam em ângulo reto, o paciente salta para a frente, para trás, para os lados e na diagonal, de um quadrante para outro, usando mudanças rápidas de direção (Fig. 23.61).

Saltos carpados

- *Posição do paciente e procedimento:* o paciente começa em pé, abaixa rapidamente a porção inferior do corpo em uma posição de agachamento (fase excêntrica), faz

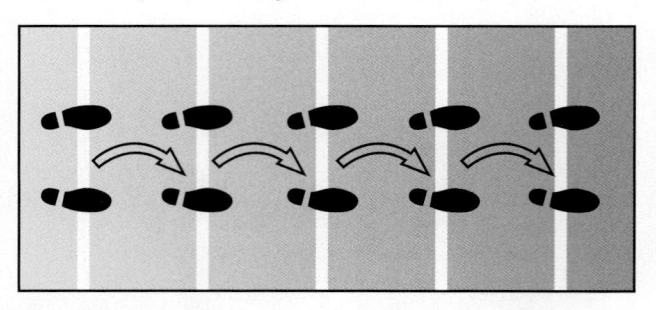

Figura 23.60 Executando uma série de saltos contínuos para a frente no solo.

um salto carpado o mais alto possível aproximando os joelhos do tórax (Fig. 23.62), aterrissa com alinhamento correto e retorna à posição agachada para iniciar o próximo salto carpado.

- *Progressão:* fazer uma série de saltos carpados de um lado para outro por cima de uma barreira.

Saltos com avanço VÍDEO 23.9 ▶

- *Posição do paciente e procedimento:* o paciente começa em pé em uma posição simétrica, salta na vertical e aterrissa em uma posição de avanço (fase excêntrica); então salta rapidamente na vertical (fase concêntrica) e novamente aterrissa na posição de avanço. Fazer múltiplas repetições aterrissando cada vez com o mesmo pé para a frente.
- *Atividade alternativa – saltos com avanço em tesoura:* fazer uma sequência de saltos com avanço, alternando a colocação do pé direito e depois do pé esquerdo na frente, como em um movimento de tesoura (Fig. 23.63A, B e C).
- *Progressão:* aumentar o desafio de fazer saltos com avanço enquanto usa um colete com peso ou segura pesos nas duas mãos.

Saltos ou pulos em zigue-zague para a frente

Posição do paciente e procedimento: o paciente salta ou pula sobre um riscado de zigue-zague no solo (Fig. 23.64). Progredir aumentando a velocidade do salto ou pulo e a distância entre os saltos ou pulos.

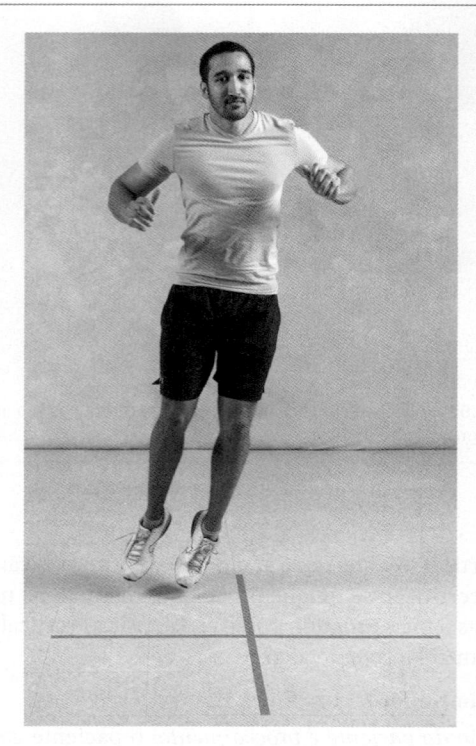

Figura 23.61 Saltar ou pular em cada quadrante.

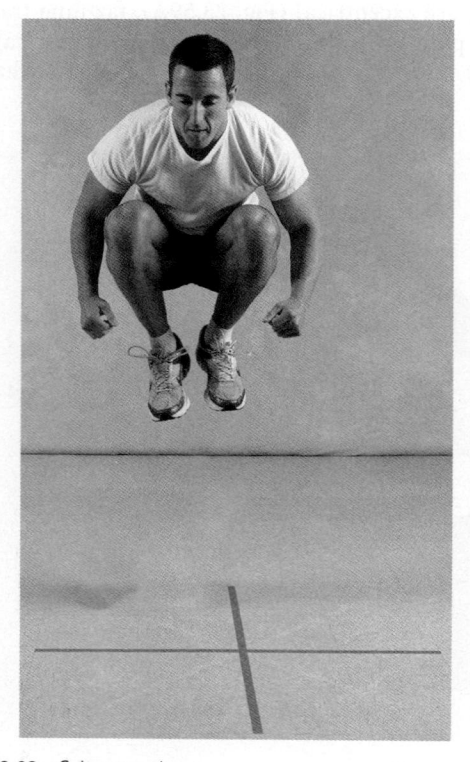

Figura 23.62 Salto carpado.

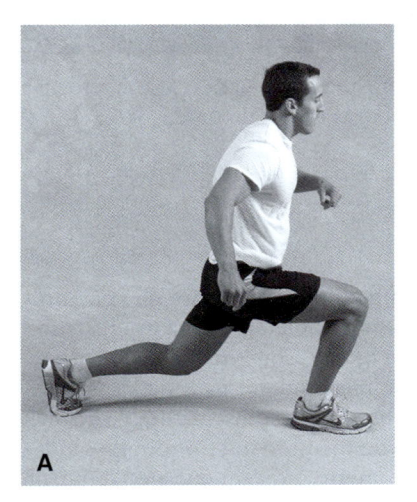 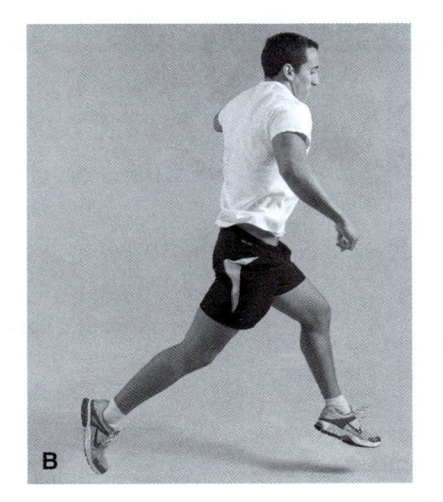 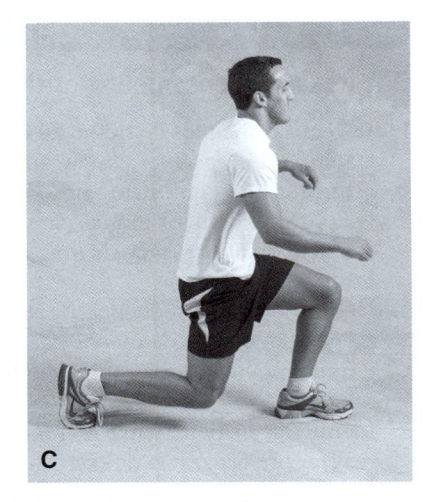

Figura 23.63 (A–C) Salto com avanço: de modo alternado aterrissar na frente com o membro inferior direito, depois com o esquerdo.

Pulando sobre objetos VÍDEO 23.9

Posição do paciente e procedimento: o paciente pula por cima de objetos de tamanhos diferentes colocados no solo, como em um percurso de obstáculos (Fig. 23.65).

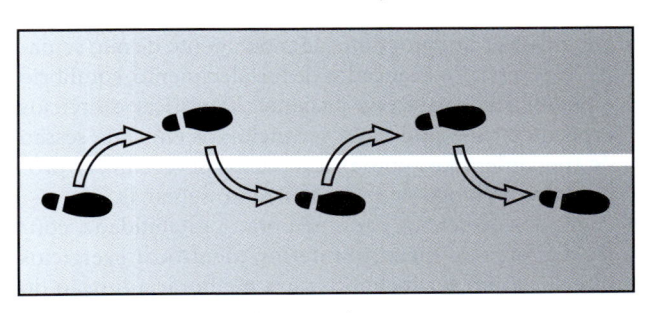

Figura 23.64 Pulo para a frente em zigue-zague.

Saltos ou pulos de plataforma simples

Posição do paciente e procedimento: o paciente salta com os dois pés e progride pulando com apenas um pé para cima e para baixo de uma plataforma simples e baixa, fazendo movimentos para a frente (Fig. 23.66), para trás e para os lados, certificando-se de usar a técnica de aterrissagem apropriada. Para progredir, primeiro aumentar a velocidade e as repetições da atividade de saltar ou pular, depois aumentar a altura da plataforma.

Saltos ou pulos em múltiplas plataformas

Posição do paciente e procedimento: o paciente salta (ou pula) de uma plataforma para o solo e então salta para a frente sobre outra plataforma (ver Fig. 23.38A, B e C). Progredir realizando a sequência com maior velocidade ou aumentando a altura das plataformas.

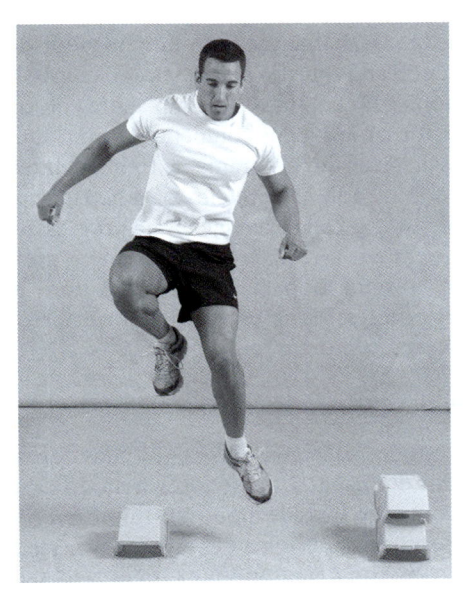

Figura 23.65 Pulo lateral por cima de objetos de tamanhos variados dispostos como em um circuito de obstáculos no solo.

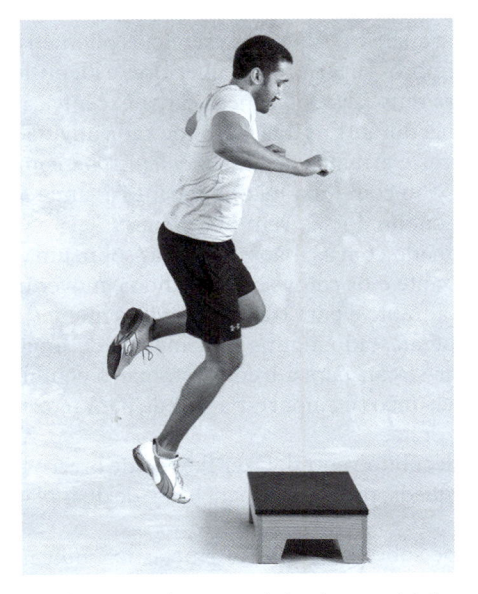

Figura 23.66 Pular para cima e para baixo de uma plataforma simples usando a técnica apropriada de aterrissagem.

ATIVIDADES DE APRENDIZADO INDEPENDENTE

Questões de pensamento crítico

1. Rever os princípios do treino de equilíbrio descritos no Capítulo 8. Descrever como cada uma das atividades avançadas de equilíbrio apresentadas neste capítulo (Cap. 23) podem ser usadas para favorecer os aspectos estático, dinâmico, antecipatório ou reativo do equilíbrio.

2. Desenvolver uma sequência de atividades de equilíbrio na posição em pé, da menor para a maior dificuldade, usando movimentos e equipamentos cada vez mais desafiadores.

3. Identificar os benefícios, assim como os riscos, de se realizar um programa de exercícios pliométricos (exercícios de alongamento-encurtamento).

4. Analisar as atividades do treinamento pliométrico relacionadas no Quadro 23.1 e determinar em quais grupos musculares poderiam ocorrer ganhos induzidos pelo treinamento na força e potência e quais tarefas funcionais cada uma das atividades poderia favorecer.

5. Desenvolver uma sequência pliométrica para os membros inferiores e tronco, progredindo do mais simples para o mais difícil (similar à sequência para os membros superiores descrita no Quadro 23.3).

Atividades de laboratório

1. Praticar a sequência de atividades de equilíbrio na posição em pé que você desenvolveu para responder à segunda pergunta das "Questões de pensamento crítico". Alternar-se com um parceiro de laboratório representando os papéis de fisioterapeuta e paciente. Se você for o fisioterapeuta, use precauções de segurança apropriadas, analise de forma crítica como seu paciente realiza cada tarefa de equilíbrio e dê a ele *feedback* para facilitar a aprendizagem do alinhamento e técnica corretos.

2. Fazer a análise de diversos exercícios pliométricos para os membros superiores ou inferiores e identificar quais grupos musculares recebem carga excêntrica ou concêntrica durante as duas fases de cada atividade.
   - Segurar e arremessar uma *medicine ball* com as duas mãos (ou com uma mão) enquanto assume a posição de decúbito dorsal, ventral e ereta.
   - Ajoelhado com as mãos colocadas sobre uma prancha deslizante e os cotovelos estendidos, mover os braços para a frente e para trás ou lateralmente.
   - Em pé afastado alguns centímetros de uma parede, deixar-se cair para a frente, retomar o equilíbrio com as duas mãos e empurrar a parede para retornar à posição ereta.
   - Em decúbito ventral, fazer flexões de braços bilaterais com queda, para cima e para baixo de duas plataformas baixas.
   - Em pé sobre uma minicama elástica, quicar com os calcanhares para fora e para cima da superfície usando apenas os movimentos do tornozelo.
   - Saltar de uma plataforma baixa para o solo e retornar – para a frente, para trás e lateralmente.

Estudos de caso

Caso 1

Você tem acompanhado uma jogadora de vôlei universitária de 21 anos que foi submetida a uma reconstrução artroscópica do LCA do joelho esquerdo há quatro meses. Ela agora tem ADM completa indolor na articulação, 80 a 85% de força no joelho esquerdo e musculatura de quadril comparada com a força do membro inferior direito saudável. As medidas do artrômetro indicam que a estabilidade A-P do joelho operado é comparável à do lado sadio. Contudo, seu desempenho em um teste de descida de degrau simples revela evidências contínuas de alinhamento anormal do membro inferior operado (adução de quadril excessiva e rotação medial, valgo de joelho e pronação do pé). Ela teve a aprovação de seu cirurgião para retornar aos jogos universitários com seis meses pós-operatórios, após ter completado um programa de treinamento avançado individualizado para suas necessidades e metas.

- Desenvolver um programa de treinamento de oito semanas de exercícios avançados de fortalecimento, equilíbrio e pliométricos para essa paciente. Identificar exercícios específicos que poderiam ser incluídos em cada sessão de treinamento e como os exercícios deveriam ser progredidos ao longo do período de oito semanas.
- Além dos exercícios para melhorar a estabilidade, controle e força do membro inferior, identificar exercícios que deveriam ser incluídos para melhorar a função do membro superior.

Caso 2

Você vem trabalhando com um "jogador de fim de semana" de 35 anos que foi diagnosticado com cotovelo de tenista crônico. Seus sintomas estão agora sob controle e ele quer retornar aos jogos competitivos no clube de tênis local. Desenvolver um programa de treinamento de fortalecimento avançado e exercícios pliométricos para essa pessoa. Identificar cada exercício e sua progressão em termos de repetições, resistência, controle e precauções. Incluir tanto exercícios para membros superiores e inferiores quanto progressões acrescentando um esforço coordenado do corpo como um todo.

Estudos de casos adicionais

Para estudos adicionais rever os estudos de caso adiante, retirados dos capítulos anteriores, e modificar as intervenções com exercícios de modo a incluir exercícios avançados baseados nas informações estudadas neste capítulo.

1. Estudo de caso 4 no Capítulo 17.
2. Estudos de caso 2 e 3 no Capítulo 20.
3. Estudos de caso 2, 3 e 4 no Capítulo 22.

REFERÊNCIAS BIBLIOGRÁFICAS

1. Benn, C, et al: The effects of serial stretch loading on stretch work and stretch-shorten cycle performance in the knee musculature. J Orthop Sports Phys Ther 27(6):412–422, 1998.

2. Carter, AB, et al: Effects of high volume upper extremity plyometric training on throwing velocity and functional strength ratios of the shoul- der rotators in collegiate baseball players. J Strength Cond Res 21(1): 208–215, 2007.

3. Chleboun, G: Muscle structure and function. In Levangie, PK, and Norkin, CC (eds): Joint Structure and Function: A Comprehensive Analysis, ed. 5. Philadelphia: F.A. Davis, 2011, pp 109–137.

4. Cools, AMJ, et al: Rehabilitation of scapular dyskinesis: from the office worker to the elite overhead athlete. Br J Sports Med 48(8):482–489, 2013.

5. Chu, DA, and Cordier, DJ: Plyometrics in rehabilitation. In Ellenbecker, TS (ed): Knee Ligament Rehabilitation. New York: Churchill Livingstone, 2000, p 321.

6. Davies, G, Riemann, BL, and Manske, R: Current concepts of plyometric exercise. International J Sports Phys Ther 10(6):760–786, 2015.

7. Drury, DG: The role of eccentric exercise in strengthening muscle. Orthop Phys Ther Clin North Am 9:515, 2000.

8. Ellenbecker, TS, Pieczynski, TE, and Davies, GJ: Rehabilitation of the elbow following sports injury. Clin Sports Med 29:33–60, 2010.

9. Farrokhi, S, et al: Trunk position influences the kinematics, kinetics, and muscle activity of the lead lower extremity during the forward lunge exercise. J Orthop Sports Phys Ther 38(7):403–409, 2008.

10. Filipa, A, et al: Neuromuscular training improves performance on the star excursion balance test in young female athletes. J Orthop Sports Phys Ther 40(9):551–558, 2010.

11. Hewett, TE: The effect of neuromuscular training on the incidence of knee injury in female athletes: a prospective study. Am J Sports Med 27(6):699–706, 1999.

12. McArdle, WD, Katch, FL, and Katch, VL: Exercise Physiology: Nutrition, Energy, and Human Performance, ed. 7. Philadelphia: Wolters Kluwer/ Lippincott Williams & Wilkins, 2009.

13. Sáez-Sáez de Villarreal, E, Requena, B, and Newton, RU: Does plyometric training improve strength performance? A meta-analysis. J Sci Med Sport 13:513–522, 2010.

14. Silvers, HJ, and Mandelbaum, BR: Preseason conditioning to prevent soccer injuries in young women. Clin J Sports Med 11(3):206, 2001.

15. Stanton, P, and Purdam, C: Hamstring injuries in sprinting: the role of eccentric exercise. J Orthop Sports Phys Ther 10(9):343–349, 1989.

16. Voight, M, and Tippett, S: Plyometric exercise in rehabilitation. In Prentice, WE, and Voight, ML (eds): Techniques in Musculoskeletal Rehabilitation. New York: McGraw-Hill, 2001, pp 167–178.

17. Voight, ML: Stretch strengthening: an introduction to plyometrics. Orthop Phys Ther Clin North Am 1:243–252, 1992.

18. Voight, ML, and Draovitch, P: Plyometrics. In Albert, M (ed): Eccentric Muscle Training in Sports and Orthopedics, ed. 2. New York: Churchill Livingstone, 1995, p 149.

19. Wilk, KE, et al: Stretch-shortening drills for the upper extremities: theory and clinical application. J Orthop Sports Phys Ther 17: 225–239, 1993.

Exercícios para o idoso

Barbara Billek-Sawhney, PT, EDD, DPT, GCS

Rajiv Sawhney, PT, DPT, MS, OCS

DEFINIÇÕES E DESCRIÇÕES APLICADAS AO IDOSO 1019
Definições: quantitativas e qualitativas 1019
Healthy People 2020 1021

COMPLEXIDADE DOS DIAGNÓSTICOS NA POPULAÇÃO IDOSA 1021
Tendências da saúde na população idosa 1021
Modelo de bem-estar durante o envelhecimento relacionado a
 doença, lesão e imobilidade 1022
Envelhecimento: primário e secundário 1022
Efeitos do envelhecimento ou senescência nos sistemas
 corporais 1022
Efeitos da diminuição da atividade 1025

BENEFÍCIOS DA ATIVIDADE FÍSICA E DO EXERCÍCIO 1027
A iniciativa *Choosing Wisely* 1027
Justificativa para o exercício e a atividade física 1027

CONSIDERAÇÕES ANTES DE IMPLEMENTAR O EXERCÍCIO 1029
Exame do adulto que está envelhecendo: destaques 1032

PRESCRIÇÃO DE EXERCÍCIOS PARA O IDOSO 1035
Programa multidimensional 1035

Exercício aeróbio para o idoso 1035
Exercícios de flexibilidade para o idoso 1037
Treinamento de equilíbrio para o idoso 1037
Exercício resistido para o idoso 1037
Treinamento funcional para o idoso 1046

DISTÚRBIOS COMUNS NOS IDOSOS E RECOMENDAÇÕES DE
EXERCÍCIOS 1046
Quedas em idosos 1046
Osteoporose 1050
Sarcopenia/fragilidade 1052
Osteoartrite 1053
Obesidade 1054
Câncer 1055
Diabetes melito tipo 2 1056
Incontinência urinária 1058

RESUMO 1059

ATIVIDADES DE APRENDIZADO INDEPENDENTE 1059

Os termos "América grisalha" ou "mundo grisalho" descrevem a tendência da população nos Estados Unidos e em muitas partes do mundo. O envelhecimento da população é uma dádiva universal proveniente do desenvolvimento da ciência e da tecnologia no século XX. Com a introdução de antibióticos, insulina, vacinas, técnicas cirúrgicas modernas e outros avanços médicos, os adultos estão vivendo mais.

A expectativa de vida na América do Norte, na maior parte da Europa e na Austrália é em média 75 anos.[201] Nos EUA, a expectativa de vida ao nascimento para o total da população é de 78,8 anos, 76,4 para homens e 81,2 para mulheres.[47] De 13-14% dos 318 milhões de cidadãos americanos (cerca de um em cada oito) têm mais de 65 anos.

Isso se compara aos 20% das populações da Alemanha e Itália e apenas 3% da população de Uganda. A estrutura etária do mundo também tem mudado; entre 1970-2014, a população mundial de pessoas com 65 anos ou mais aumentou de 5% para 7%. Desse modo, ao exercer a fisioterapia, a maioria dos profissionais pode prever que trabalhará com o idoso em alguma especialidade.

"O envelhecimento leva a um declínio da força e uma perda associada da independência."[65] A importância deste capítulo especial está declarada de forma sucinta nessa citação. Os fisioterapeutas são capazes de adaptar de maneira apropriada as intervenções, de modo a suprir as necessidades do idoso e possibilitar que otimizem seu potencial funcional. Ao longo deste capítulo será abordado o valor do exercício e da atividade física para os idosos.

DEFINIÇÕES E DESCRIÇÕES APLICADAS AO IDOSO

Definições: quantitativas e qualitativas

Quem são os idosos? A resposta varia muito quando se considera que os papéis se modificam enquanto alguém envelhece. Do ponto de vista histórico, nos Estados Unidos, o padrão tem sido 65 anos com base na elegibilidade para o sistema de saúde público (Medicare). Com o aumento da expectativa de vida, combinado a um aumento de 117% na porcentagem de adultos acima dos 65 anos que participam da força de trabalho,[52] pode-se questionar se essa idade continua definindo o "idoso". Porém, a idade de 65 anos ainda é usada como "idade especificada" para classificar uma pessoa como "idosa".

A maneira como um idoso se apresenta é bastante variável.[175] Um indivíduo com 75 anos pode ser um atleta, pode estar trabalhando em tempo integral ou parcial, ou pode ser uma pessoa sedentária com múltiplos problemas médicos e com dificuldade de realizar atividades da vida diária (AVD) básicas. Os profissionais de saúde podem documentar que "o paciente parece mais jovem do que sua idade cronológica" ou que "o paciente parece ser mais velho do que a idade cronológica". Na realidade, há grande variabilidade na população idosa, o que se reflete nos três cenários descritos no Quadro 24.1.

Conforme ilustrado no Quadro 24.1, a população idosa pode ser subdividida em idoso jovem, meio idoso e idoso avançado. Contudo, esses estágios são generalizações e podem não refletir todos os idosos.

- Os *idosos jovens* são aqueles com 65-74 anos e, em geral, incluem pessoas que acabaram de se aposentar e estão desfrutando os resultados do seu trabalho. O idoso jovem pode estar ocupado cuidando dos pais, ajudando a cuidar dos netos e a transportá-los nos seus momentos de lazer. Ou, essa pessoa pode continuar trabalhando em virtude do interesse pelo próprio trabalho, por causa de necessidades financeiras, interação social ou alguma combinação dos motivos mencionados. Lou, no Caso 1, se encontra no grupo de idosos jovens.
- Os *meio idosos* têm 75-84 anos. Em geral, experimentam mais alterações relacionadas à idade e podem estar tentando simplificar a vida; muitos podem descansar durante o dia. Mary Jane, no Caso 2, é um exemplo de meio idoso.
- Os *idosos de idade avançada* têm mais de 85 anos e tipicamente apresentam um declínio significativo na função física. Esse declínio pode refletir no significado da vida, nos relacionamentos e nas contribuições do idoso para a sociedade.[180,243] Como está observado no Caso 3, Juan acaba de entrar no estágio idoso de idade avançada, com 85 anos.

QUADRO 24.1   Três cenários de casos de idosos

Caso 1: idoso jovem

Lou é um homem de 72 anos que se exercita de forma regular na ACM local. Ele também tem um emprego de meio período no centro de condicionamento físico da mesma instituição. Seu histórico médico é normal e ele se define como alguém que sempre defendeu a prática de exercícios. Ele corre duas a quatro maratonas por ano há mais de 10 anos e também participa de triatlo *sprint*. Lou participou de uma maratona há pouco tempo e relata que esta pareceu ter muito mais do que 42 km, tendo feito o pior tempo da sua vida. Queixa-se de dor no joelho esquerdo. Ao exame, Lou parece ser saudável e muito mais jovem do que sua idade cronológica; tem veias tortuosas nas duas pernas abaixo dos joelhos.

Caso 2: meio idoso

Mary Jane é uma mulher de 82 anos com histórico de doença cardíaca de longa duração, múltiplos infartos do miocárdio, enxerto de desvio da artéria coronária (há 20 e 35 anos), hipertensão, fenômeno de Raynaud e insuficiência arterial, assim como um histórico de câncer de útero e histerectomia radical há 40 anos. Ela tem dor lombar, cervical, de quadril e de ombro de longa duração atribuída à osteoartrite. Mary Jane relata que toma 13 medicamentos por dia. Ela apresenta cifose acentuada e postura anteriorizada da cabeça. Relata ter 1,57 m de altura e pesar 40 kg, porém, aparenta ter cerca de 1,45 m de altura. Segundo ela, o médico não disse que ela tem osteoporose. O terapeuta acredita que é provável que tenha, já que aparenta ter uma perda de altura vertical de 12 cm. Ela admite que cai ocasionalmente, mas sem sofrer lesões reais. Descreve que alguns dias tem tontura

e dificuldade para sair da cama. Seus filhos relatam um aumento na confusão mental, mas ela parece ser episódica. Eles acreditam que sua mãe está tendo mini-AVC. Os AVC não foram diagnosticados. Mary Jane é independente nas AVDI e controla as finanças de propriedades alugadas. Ela gosta de cozinhar, trabalhar no jardim, passar tempo com a família e participar de eventos na igreja. Nega realizar exercícios regulares, mas diz que é capaz de caminhar três a quatro quarteirões, subir e descer lances de escadas várias vezes por dia e fazer exercícios de braço com uma faixa elástica que recebeu quando foi atendida na fisioterapia ambulatorial há quatro meses.

Caso 3: idoso avançado

Juan é um homem de 86 anos, trabalhador metalúrgico aposentado que reside com sua esposa. Está sendo atendido em casa por um fisioterapeuta de saúde domiciliar após um episódio de hemorragia interna, três dias de hospitalização aguda e duas transfusões de sangue. No momento sua queixa principal é falta de ar. Antes dessa enfermidade, era independente nas AVD, inclusive no trabalho do jardim e manutenção do carro, dirigia, visitava uma organização comunitária e comparecia às atividades de seus netos. O histórico médico passado inclui osteoartrite bilateral nos quadris, mãos e joelhos (com uma artroplastia total do quadril esquerdo há 10 anos), assim como DMT2, asbestose, obesidade, apneia obstrutiva do sono (ele não usa o aparelho de pressão positiva contínua nas vias aéreas - CPAP) e diminuição da audição. Levanta todos os dias por volta das 11h e tira uma soneca às 14h. No seu auge, Juan tinha 1,72 m e 102 kg. Seu prontuário hospitalar revela que tem 90 kg e parece ter 1,65 m de altura.

Exemplo de progressão do envelhecimento

Quando Juan se encontrava no estágio idoso jovem, vivia ocupado cuidando de sua mãe e de sua sogra, participava de forma ativa dos cuidados de seus netos e mantinha um pequeno negócio como empreendimento de meio período. No estágio de meio idoso, ele começou a queixar-se mais de dores no quadril decorrentes de osteoartrite (OA). Conforme seus netos cresceram, sua mãe e sogra morreram e ele parou de manter seu negócio, tornou-se menos engajado e, em seguida, menos ativo. Durante esse estágio continuou fazendo os serviços de manutenção do jardim e do carro, porém, tornou-se muito sedentário. No estágio atual de idoso avançado, experimenta mais problemas de saúde e numerosas dificuldades relacionadas à inatividade; ele passa longos períodos de tempo isolado e pensativo.

Healthy People 2020

A visão do *Healthy People 2020* para o idoso é "aumentar a proporção de idosos com função física ou cognitiva reduzida que se engajam em atividades físicas leves, moderadas ou vigorosas no tempo de lazer".[111] Há relatos de que 29,3% da população idosa experimenta limitações funcionais moderadas a graves. Além disso, cerca de um em cada três "idosos com redução na função física ou cognitiva se achavam engajados em atividades físicas leves, moderadas ou vigorosas no tempo de lazer em 2008".[111] Os homens se engajam mais nas atividades físicas do que as mulheres, e os caucasianos se envolvem 10% mais em atividades físicas do que os outros grupos raciais.

COMPLEXIDADE DOS DIAGNÓSTICOS NA POPULAÇÃO IDOSA

O modelo médico de uma relação de um para um entre sintomas e diagnóstico é atípico na população idosa que busca atendimento médico ou serviços de fisioterapia. O mais característico nos idosos é a presença de múltiplos problemas clínicos ou uma doença crônica, o que pode levar a inúmeros problemas. No parágrafo anterior, foi descrita a incidência de limitações funcionais. Essas limitações funcionais podem ser decorrentes de vários fatores e podem refletir a presença de diversos problemas médicos. Relata-se que cerca de 92% dos idosos têm pelo menos uma condição crônica, enquanto 77% dos idosos têm no mínimo duas condições crônicas.[170]

O caso de Mary Jane (ver Caso 2 no Quadro 24.1) exemplifica esse conceito de múltiplos problemas clínicos. Mary Jane foi submetida a uma histerectomia radical aos 37 anos, secundária a câncer, e, subsequentemente, experimentou uma menopausa precoce. Outros problemas clínicos que ela experimentou foram uma doença arterial coronariana grave, infarto do miocárdio e enxerto de desvio da artéria coronária. Na ausência de reposição hormonal ou outras intervenções preventivas, Mary Jane aparenta ter osteoporose, já que apresenta perda de altura e postura encurvada, embora não tenha feito um exame clínico para confirmar o diagnóstico. Mary Jane toma 13 medicamentos por dia. As reações adversas aos medicamentos cardíacos e a polifarmácia podem resultar em hipotensão ortostática e queixas de tontura. A polifarmácia e medicamentos cardíacos são fatores de risco para quedas.

Condições crônicas, lesões e novos problemas clínicos são fatores que podem impactar a qualidade de vida dos idosos. Diabetes melito tipo II (DMT2), OA, insuficiência cardíaca congestiva e demência são condições crônicas que muitos idosos experimentam.[170] Por exemplo, Juan (ver o Caso 3 no Quadro 24.1) tinha OA terminal no quadril quando se encontrava no estágio idoso jovem. Como consequência, ele restringiu suas caminhadas por causa da dor. Essa diminuição na mobilidade teve um impacto na força, mobilidade funcional e equilíbrio. Agora, seu comportamento sedentário tem um impacto adicional na qualidade de vida, que inclui o desenvolvimento da DMT2. Esse efeito cascata é cíclico e resulta em problemas ainda maiores.[87,128]

Tendências da saúde na população idosa

Saúde regular ou ruim é o descritor que quase 25% (23,1%) da população idosa dos Estados Unidos usa para descrever sua saúde.[169] Uma visualização rápida da "saúde do idoso" e a incidência dos diagnósticos pode ser encontrada na Tabela 24.1.

A incidência das doenças é um pouco diferente da incidência da mortalidade. Por exemplo, a doença cardíaca e o câncer são responsáveis por cerca de metade de todas as mortes nos Estados Unidos, enquanto a artrite é a incapacidade mais comum.[44,47,115,169,186] As quinze causas principais de morte entre pessoas com 65 anos ou mais nos EUA em 2013 foram: doença cardíaca, câncer, doença crônica das vias respiratórias inferiores (como enfisema), acidentes (como quedas), acidente vascular cerebral (AVC), doença de Alzheimer, diabetes, influenza e pneumonia, doença renal, suicídio, septicemia, doença hepática crônica, hipertensão, doença de Parkinson e pneumonite.[245]

TABELA 24.1	Incidência de diagnósticos na "saúde dos idosos" nos Estados Unidos[169]	
Problema de saúde crônico	**Homens**	**Mulheres**
Doença cardíaca	37%	26%
Hipertensão	54%	57%
Acidente vascular cerebral	9%	8%
Asma	10%	13%
Bronquite crônica ou enfisema	10%	11%
Câncer de qualquer tipo	28%	21%
Diabetes	24%	18%
Artrite	45%	56%
Problema auditivo de qualquer tipo	46%	31%
Problema oftalmológico de qualquer tipo	13%	15%

Modelo de bem-estar durante o envelhecimento relacionado a doença, lesão e imobilidade

Conforme as pessoas envelhecem, ocorre perda de força, perda de massa muscular e senescência. Isso resulta em deficiências na função e uma maior dependência para o desempenho de atividades funcionais.[27,36,54,70,92,128,206,208,213,216] Essas deficiências funcionais podem ser quantificadas, de modo que 14% dos idosos requerem assistência com as AVD e 35% têm dificuldade com as atividades funcionais necessárias para a independência.[65] Sehl e Yates[216] extrapolaram informações de 54.274 sujeitos em um modelo linear sobre diferentes sistemas do corpo humano e descreveram a taxa de perda de cada sistema. Essa taxa de perda chega a 3% por ano, inicia aos 30 anos e continua até os 70. Quando as pessoas são fisicamente ativas, elas costumam funcionar de modo mais independente do que as pessoas que têm doenças ou patologias. Enfermidades, doenças crônicas, lesões e imobilidade podem ter um impacto nas alterações ligadas à idade. Kauffman[128] se refere ao conceito de declínios na função relacionados à idade como uma "senescência linear", ao passo que Brown[36] se refere a esse conceito como a "compressão da enfermidade". Esses conceitos são representados de forma coletiva no Modelo de Envelhecimento com Bem-estar relacionado a Enfermidade, Lesão e Imobilidade (WAMI-3, na sigla em inglês para *wellness aging model related to illness, injury, and immobility*) ilustrado na Figura 24.1.

Nesse modelo, a idade é representada no eixo X, enquanto os comprometimentos de estrutura e função, tais como força muscular e óssea, longevidade, bem-estar mental, risco de quedas e mobilidade funcional, estão representados no eixo Y. Esse formato curvilíneo agudo desviado

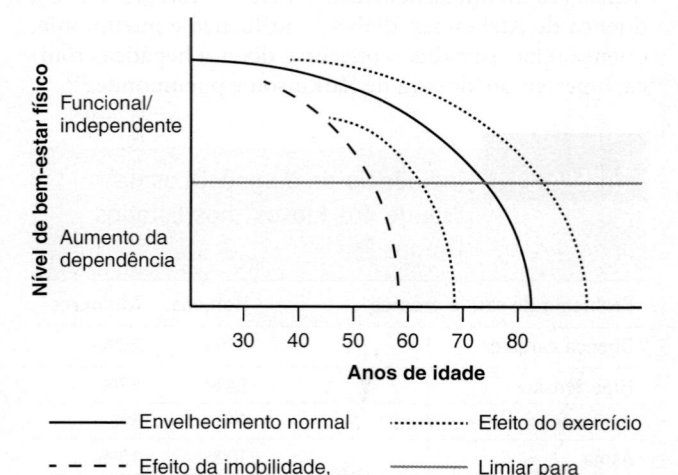

Figura 24.1 Modelo de Envelhecimento com Bem-estar relacionado a Enfermidade, Lesão e Imobilidade (WAMI-3), que demonstra os efeitos da imobilidade, enfermidade e/ou lesão sobre o bem-estar e o envelhecimento. A idade é representada no eixo X; deficiências de estrutura e função, incluindo – mas não se limitando a – força, potência, densidade óssea, risco de quedas e mobilidade funcional estão representadas no eixo Y. O bem-estar, atividade física e exercício resultarão em um desvio para a direita, de modo a diminuir a inclinação da curva.

para a direita demonstra como a atividade física e o exercício são necessários enquanto a pessoa envelhece. Pessoas que se encontram fisicamente ativas podem ter um desvio na função para a direita, ao passo que doença, lesão e inatividade resultam em um desvio para a esquerda na função. Billek-Sawhney e Wells[22] aplicaram essa relação a pessoas que se encontram em tratamento de câncer. Fatores específicos da doença, tais como fadiga e náusea relacionados ao câncer, são marcados no eixo Y, e o efeito dos tratamentos do câncer ao longo do tempo é marcado sobre o eixo X. Com atividade física e exercício, observou-se melhora na força, nível de energia, bem-estar mental e estado funcional. Esse modelo pode ser aplicado a uma grande quantidade de diagnósticos médicos, à imobilidade e à inatividade física, servindo como base para a importância de se permanecer ativo ao envelhecer. O WAMI-3 é uma modificação e compilação de numerosos diagramas e exemplifica o conceito de que a atividade física e o exercício acrescentam vida aos anos.[22,36,67,128,168] Bem-estar, atividade física e exercício resultarão em um desvio para a direita, de modo a diminuir a inclinação do declínio.

Evidências em foco

Em um estudo de quase 900 idosos, foi relatado que uma taxa de declínio mais lento da mobilidade estava associada a uma taxa de atividade física maior.[38] Cada hora adicional de atividade física estava associada a uma diminuição de cerca de 3% na taxa de declínio da mobilidade conforme medido na caminhada de 2,5 m e giro de 360°. Concluiu-se que tanto a atividade física quanto a força das pernas são preditores do declínio da mobilidade em idosos.

Envelhecimento: primário e secundário

O envelhecimento primário é um processo universal do desenvolvimento decorrente da passagem do tempo. Ele difere do envelhecimento secundário no idoso, resultante de doença, de desuso, do ambiente e de outros fatores.[180,233] Um exemplo de envelhecimento secundário é o idoso com DMT2 que desenvolve doença cardíaca e neuropatias periféricas.

Efeitos do envelhecimento ou senescência nos sistemas corporais

A *senescência* (do latim *senescere*, que significa "envelhecer") ocorre com uma diminuição na eficiência fisiológica de vários sistemas, em média de 2% ao ano, que se inicia aos 30 anos.[155,216] Ao longo do processo de envelhecimento, ocorre degradação da função dos órgãos vitais. Conforme as pessoas envelhecem, cada célula, tecido, órgão e sistema corporal se modifica. Os sinais mais visíveis são: surgimento de cabelos brancos, postura curvada, perda de massa muscular e rugas na face. Processos de envelhecimento similares não são tão visíveis, porém, ainda ocorrem por baixo da pele.

A desregulação imune, descrita como *imunossenescência*, é a deterioração do sistema imune relacionada à idade que causa câncer, infecção e doenças autoimunes. As alterações no sistema imunológico são evidentes com o aumento da prevalência de câncer no idoso. A diminuição da eficácia no nível celular e tissular resulta em aumento da suscetibilidade à infecção e ao comprometimento da vigilância ou monitoramento da condição da pessoa para a apresentação de uma enfermidade.[101] Além disso, a apresentação inicial da enfermidade pode ser diferente. Por exemplo, a apresentação de uma infecção de trato urinário no idoso pode ser um estado mental alterado em vez dos sinais usuais de febre ou infecção.

O impacto do exercício e da atividade física no envelhecimento pode ser ilustrado pela observação dos resultados do teste de esforço. O consumo máximo de oxigênio, mais bem conhecido como $VO_{2máx}$, está descrito no Capítulo 7. O cálculo do $VO_{2máx}$ em geral é feito com o teste de esforço. A visualização da fórmula e observação da mudança nos componentes da fórmula em resposta ao envelhecimento, imobilidade e atividade física/exercício, conforme resumido na Tabela 24.2, ajuda o leitor a compreender a importância do WAMI-3. Várias referências podem ser consultadas para se obter informações detalhadas sobre teste de esforço e cálculo de $VO_{2máx}$ com o uso da equação de Fick.[18,161,164,249]

Alterações nas células e órgãos

Com o envelhecimento ocorrem alterações celulares que podem incluir atrofia, hipertrofia, hiperplasia, displa-sia e neoplasia. Nos idosos, a atrofia pode ocorrer em músculos e no cérebro, a hipertrofia no coração e nos rins, a hiperplasia na próstata, a displasia no colo do útero e a neoplasia em carcinomas de células escamosas. Essas alterações também se refletem no consumo máximo de oxigênio no coração, no sistema vascular e em nível muscular.

A senescência no nível celular resulta em acúmulo nos tecidos de lipofuscina, um pigmento gorduroso marrom, e de outras substâncias gordurosas. O acúmulo de lipofuscina é uma característica do envelhecimento e não é degradável.[235] O tecido conjuntivo torna-se mais rígido. Os terapeutas identificam essas alterações no sistema musculoesquelético, porém, elas também ocorrem nos órgãos, vasos sanguíneos e vias aéreas, tornando-os mais rígidos. As alterações que ocorrem nas membranas dos tecidos dos pulmões têm um impacto no transporte de oxigênio e de nutrientes para os tecidos e afetam de modo negativo a remoção de dióxido de carbono e outros resíduos. Essas alterações ou perdas ocorrem de forma gradual e não são observáveis a menos que se combinem com uma doença, podendo, como consequência, desencadear uma cascata de problemas médicos.

Alterações nas reservas dos órgãos

Em geral, há uma reserva associada à função dos órgãos. A reserva cardíaca exemplifica esse conceito. Aos 20 anos, o coração "é capaz de bombear cerca de 10 vezes a quantidade de sangue realmente necessária para manter o corpo vivo. Depois dos 30 anos, uma média de 1% dessa

---

TABELA 24.2 Consumo máximo de oxigênio e o impacto do envelhecimento, enfermidade, lesão, imobilidade e exercício na atividade física

	Consumo máximo de oxigênio ($VO_{2máx}$)	Débito cardíaco (DC ou Q)			Diferença arteriovenosa de oxigênio ($a\text{-}VO_2$)	Comentários
	$VO_{2máx}$ =	FC	× VS ×		$(a\text{-}VO_2)$	DC = FC × VS
Envelhecimento	↓	FCR- sem mudança FCM- ↓	↓		↓	Com o envelhecimento são observados declínios na eficácia de cada componente.
Enfermidade	↓	FCR- ↑ ou ↓ FCM- ↓	↓		↓	A enfermidade pode ter um impacto sobre vários fatores; p. ex., a fraqueza do músculo cardíaco decorrente de um infarto do miocárdio pode diminuir o VS.
Imobilidade	↓	FCR- ↑ FCM- ↓	↓		↓	Similar ao envelhecimento, a imobilidade tem um impacto negativo sobre cada componente.
Com exercício/ treinamento físico	↑	FCR- ↓ FCM- ↑	↑		↑	Maior densidade capilar. Melhora na capacidade de extrair oxigênio. Aumento no número e tamanho das mitocôndrias.

reserva é perdida a cada ano".[156] As perdas na reserva dos órgãos têm maiores impactos no coração, pulmões e rins.[75] A quantidade de perda varia entre os órgãos na mesma pessoa e entre as pessoas. Esse conceito pode ser aplicado ao caso de Mary Jane, descrito no Quadro 24.1; Mary Jane tem doença cardíaca grave, mas não parece ter perdas relacionadas à idade no sistema respiratório.

Alterações nos sistemas

Os sistemas endócrino (produção de hormônios), imunológico, tegumentar, musculoesquelético, reprodutivo, urinário, cardiopulmonar, vascular, sensorial e nervoso central são todos impactados pelo processo de envelhecimento, e sua função pode ser vista como a linha sólida no WAMI-3 (ver Fig. 24.1). Muitos dos sistemas corporais,

embora nem todos, apresentam um desvio para a direita decorrente do exercício. Por exemplo, o sistema musculoesquelético apresenta um desvio para a direita com o exercício, mas, por outro lado, o sistema tegumentar que vai se tornando mais fino, grisalho e com perda de cabelo, não parece responder ao exercício e à atividade.[86] Em resposta ao envelhecimento, as mudanças nos sistemas do corpo têm um impacto não apenas na função dos órgãos, podendo também impactar a habilidade do corpo de funcionar. As alterações no sistema musculoesquelético ligadas ao envelhecimento têm impacto na força, na postura, na marcha, na coordenação, na velocidade do movimento e, como consequência, na habilidade funcional da pessoa. As alterações do sistema musculoesquelético relacionadas à idade estão destacadas na Tabela 24.3.

TABELA 24.3	Mudanças no sistema musculoesquelético com o envelhecimento[127,156,172,211]
Estrutura/função afetada	**Mudança típica relacionada à idade**
Densidade ou massa óssea	Diminuição da densidade ou massa óssea, osteopenia e/ou osteoporose
Osteoartrite	Dor, perda de mobilidade, força e função
Discos intervertebrais	Redução dos líquidos; os discos ficam mais finos e curtos
Vértebras	Perda de conteúdo mineral; cada vértebra fica mais fina; a coluna vertebral fica mais encurvada e comprimida; pode ocorrer formação de esporões ósseos
Arcos do pé	Ficam menos evidentes; leve perda da altura; perda de mobilidade
Ossos longos	Mais quebradiços em razão da depleção de mineral; diminuição da densidade óssea
Articulações	Mais rígidas e menos flexíveis, diminuição da mobilidade articular, flexão plantar do tornozelo, redução da mobilidade pélvica em todos os planos
Massa corporal magra	Perda de massa corporal magra, em parte como decorrência da atrofia muscular
Depósitos de lipofuscina e gordura	No tecido muscular, as fibras musculares encolhem e podem ser substituídas por tecido fibroso; isso fica mais evidente no aspecto magro e ossudo das mãos
Mudanças na marcha, velocidade, cadência	Podem ser observados vários componentes/aspectos da marcha, como a velocidade, menos suavidade e coordenação com assincronia de movimentos[127] A velocidade permanece estável até os 70 anos, depois diminui em aproximadamente 15%/década; o comprimento da passada diminui; geralmente a cadência não muda; o tempo de apoio duplo aumenta de 18% em adultos jovens para ≥ 26% em idosos saudáveis; a pelve apresenta maior rotação anterior e aumento da lordose lombar; ocorre rotação lateral das pernas de cerca de 5°; diminuição da oscilação dos braços, base de suporte mais ampla; podem estar presentes várias anormalidades na marcha, perda de reserva de marcha entre a velocidade de marcha autosselecionada e a velocidade de marcha rápida
Postura	Maior inclinação do corpo (dobrado) com os joelhos e quadris mais flexionados; cabeça projetada para a frente; ombros estreitados e pelve mais larga; maior rotação pélvica anterior, com aumento da lordose lombar; espaço vertical reduzido entre as costelas inferiores e a crista ilíaca
Movimento	Velocidade de movimentos diminuída, acompanhada por redução da amplitude
Músculos	Massa e resistência reduzidas (ver Tab. 24.7)
Unidade motora	Diminuição do número total de unidades motoras; aumento na taxa de inervação (cada neurônio motor inerva mais fibras musculares do que no indivíduo mais jovem); algumas fibras tipo II tornam-se seletivamente desnervadas e reinervadas a partir de fibras do grupo das fibras motoras tipo I (lentas)
Capacidade de contrair ou de gerar torque	Diminuída, em razão das mudanças no tecido muscular e no sistema nervoso
Força, potência e fadiga	Com o envelhecimento, a perda de potência é cerca de 10% maior do que a da força exclusivamente, ocorrendo simultaneamente aumento da fadiga
Variabilidade na força gerada	Maior variabilidade na aplicação da quantidade correta de força durante atividades motoras finas

Alterações nos sistemas neuromuscular e musculoesquelético

O envelhecimento normal resulta na perda de massa muscular que se inicia na quarta década de vida e progride com o avanço da idade. Aos 40 anos a perda de massa muscular/ano é de 0,5%, acima dos 50 anos aumenta para 1-2%, e acima dos 60 anos a perda/ano é de 3%.[131,210,258,274] Nos adultos que são sedentários, essa taxa de declínio é maior. Isso se combina às mudanças na qualidade do tecido muscular. A taxa de diminuição de força e potência é maior nas pessoas sedentárias, em comparação com pessoas que são fisicamente ativas, o que resulta em um desvio para a esquerda na curva da senescência (ver Fig. 24.1).[210] Idosos com 70 anos ou mais, quando comparados aos adultos mais jovens, demonstram diminuição de 50% na força e de 75% na potência.[31,112] A perda de massa muscular e força ocorre como resultado de muitos fatores, como redução no tamanho e número de fibras musculares, redução seletiva nas fibras do tipo II, diminuição na ativação neural e aumento da coativação de antagonistas (Fig. 24.2).[110,213,229] Quando uma fibra muscular perde sua inervação, as unidade motoras morrem e isso aumenta a perda de fibras musculares. Por volta dos 60 anos, há uma perda de cerca de 50% das unidades motoras que inervam fibras musculares individuais, em decorrência da morte de motoneurônios alfa na medula espinal.[213] A sarcopenia, que está associada ao envelhecimento e à perda de massa muscular, será discutida de forma específica mais adiante neste capítulo.

A fraqueza muscular afeta a marcha e atividades como subir e descer escadas. É comum que os distúrbios da marcha estejam associados ao envelhecimento; 35% dos adultos com mais de 70 anos têm uma marcha anormal. É comum que ocorra diminuição na velocidade da marcha e no comprimento da passada.[39,152] A marcha, que é a atividade física mais prevalente, tem um custo de energia maior nos idosos do que nos adultos mais jovens. Wert et al.[261] salientam a necessidade de o fisioterapeuta analisar a marcha e avaliar de forma específica pacientes idosos quanto à ausência de extensão do quadril, alargamento lateral dos passos e uma marcha mais lenta. Esses desvios na marcha resultam em perda de eficiência. Perdas similares na eficiência ocorrem nas AVD dos idosos, que também requerem um esforço maior.[125] Desse modo, os idosos têm uma eficiência energética menor e gastam mais energia para caminhar e desempenhar as AVD do que pessoas mais jovens.

As alterações no sistema musculoesquelético, tais como osteoporose, osteopenia e OA, acompanhadas de dor, rigidez e deformidade, afetam o equilíbrio e o número de quedas sofridas pelos idosos.[119] As alterações neuromusculares acarretam a perda de mobilidade e comprometimento da função. Combinadas, essas alterações afetam a independência e a qualidade de vida do idoso.[229]

Alterações sensoriais

As alterações sensoriais associadas ao envelhecimento têm um impacto profundo nos pacientes idosos no nível funcional e resultam em problemas na qualidade de vida. Por exemplo, quando se considera a perda de visão, o idoso pode ter dificuldade para ler o programa de exercícios domiciliares que foi prescrito ou preencher questionários necessários de registro para ser atendido e/ou relatar resultados. Com o envelhecimento, a quantidade de visão periférica (conhecida como campo visual periférico) sofre diminuições. Isso, combinado à perda de rotação da parte cervical da coluna, pode afetar a habilidade de dirigir um carro com segurança. O uso de lentes bifocais para lidar com a presbiopia afeta a marcha e o uso de escadas e guias, colocando o idoso em risco de quedas.[51] Além disso, o uso de lentes bifocais, combinado às alterações no senso de posição e à fraqueza muscular, afeta o equilíbrio e o risco de quedas. (Ver no Cap. 8 uma discussão sobre programas de exercícios de equilíbrio para lidar com o risco de quedas no idoso.)

Efeitos da diminuição da atividade

Imobilidade

Historicamente, o repouso no leito era prescrito para inúmeros problemas médicos, desde dor lombar até infarto do miocárdio. A imobilidade tem um impacto negativo em cada sistema do corpo e resulta em um desvio para a esquerda no WAMI-3 (ver Fig. 24.1). Há várias complicações médicas associadas à imobilidade prolongada, incluindo hipotensão ortostática, aumento da frequência cardíaca, diminuição da reserva cardíaca, atelectasia, pneumonia, trombose venosa profunda, embolia pulmonar, retenção urinária, constipação, atrofia muscular (que leva a fraqueza generalizada), contraturas, alterações nos tecidos moles, inflexibilidade metabólica (incluindo resistência à insulina), osteoporose, comprometimento da percepção sensorial, ruptura da pele e manifestações psicológicas como a depressão.[62,71,103,223] A mobilização precoce dos pacientes é

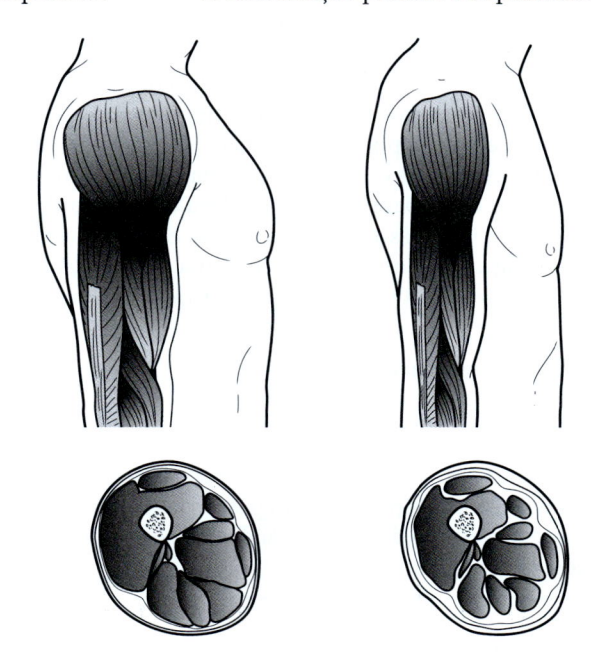

Figura 24.2 Alterações na massa muscular do braço relacionadas à idade, mostrando uma vista lateral e a área relacionada no corte transversal.

atualmente uma prática comum; onde não é, deveria se tornar o padrão de prática.

De modo similar aos efeitos do envelhecimento, cada sistema orgânico é impactado de forma negativa pela imobilização. Por exemplo, quando se considera a função cardíaca, o volume sistólico diminui cerca de 12% após os primeiros 30 dias de inatividade, e a frequência cardíaca máxima também diminui. Na sequência, o consumo máximo de oxigênio diminui, assim como o volume sanguíneo total e a concentração de hemoglobina, tornando o sistema cardiovascular (CV) menos eficiente e com uma menor reserva.[14,103,128,231,264] Esses conceitos estão destacados no impacto sobre o consumo máximo de oxigênio da Tabela 24.2.

O desuso muscular resulta em atrofia e perda de força muscular a uma taxa de cerca de 12% por semana ou 1-1,5% por dia decorrente do repouso no leito.[124] A perda de força nas pernas ocorre duas vezes mais rápido do que nos braços, com o quadríceps e os extensores da coluna apresentando a maior perda. Pode ocorrer uma perda de até 50% com 3 semanas de repouso no leito, enquanto a recuperação da força ocorre com apenas 10% por semana.[23,56,138,182] Nos músculos que são largos e bem treinados, há uma recuperação de força mais rápida.[124] A perda de força e a atrofia muscular têm um impacto muito maior do que apenas na força e potência; a fadiga muscular decorrente da diminuição na capacidade oxidativa para extrair oxigênio, diminuição na atividade metabólica, a degradação e perda de proteínas, o aumento das concentrações de cortisol e o metabolismo e função da glicose também são afetados.[23,124]

Hipocinesia

Define-se hipocinesia como uma "diminuição anormal da função muscular ou da mobilidade".[166] Esse comportamento sedentário nos idosos manifesta-se no gasto mínimo de energia e inatividade. Juan, no Caso 3 (ver Quadro 24.1) ilustra o conceito de hipocinesia. Juan fica deitado ou sentado por longos períodos de tempo e é inativo. Aos 85 anos, ele dorme em uma poltrona reclinada ou na cama até as 11h todas as manhãs e, então, após tomar o café da manhã, volta para a cama para um cochilo. Fica ereto e vendo televisão até o jantar às 17h. Juan só sai de casa para consultas médicas e, ocasionalmente, para uma organização fraternal. Em geral, está de volta para dormir antes das 22h.

Evidências em foco

Uma revisão sistemática feita por Harvey et al.[107] sobre a prevalência de comportamentos sedentários em idosos informa que em sua maioria os idosos são sedentários, que cerca de 60% dos idosos relatam passar > 4 horas/dia sentados, e um estudo descreve 67% dos idosos como sedentários > 8,5 horas/dia.

Comportamento sedentário

A falta de atividade física, ou comportamento sedentário, é agora identificada como um fator de risco modificável para inúmeras enfermidades. Comportamento sedentário é descrito como passar uma grande parte do tempo na posição deitada ou sentada e com um comportamento de baixo gasto de energia (< 1,5 METS durante as horas que caminha). Como referência, a realização de AVD básicas, como se arrumar, comer, fazer a higiene pessoal e vestir-se, tem um nível equivalente metabólico de 1,0-2,5 METS. As AVD instrumentais (AVDI), como arrumação leve da casa, lavar roupas, lavar louça, colocar a mesa ou arrumar a cama, aumentam a energia necessária para 1,5-4,0 METS. A American Heart Association relata que o risco de doença CV está diretamente relacionado ao comportamento sedentário. Adultos que assistem a > 4 horas de televisão por dia têm um risco 46% maior de morte por qualquer causa e 80% de aumento do risco de morte por doença CV. Além disso, aqueles que são ativos fisicamente e mantêm um peso saudável vivem cerca de 7 anos a mais do que adultos inativos que são obesos.[10] (Ver no Cap. 7 mais informações sobre gasto de energia e treinamento para pacientes com doenças crônicas.)

Perda de mobilidade funcional

O WAMI-3 (ver Fig. 24.1) representa de forma visual as diminuições na mobilidade funcional, força musculoesquelética e potência, força óssea, função CV e pulmonar, porém falha em descrever o impacto que essas alterações têm sobre a habilidade da pessoa de participar de atividades do dia a dia em casa e na vizinhança. A associação entre as diretrizes do treinamento de força duas vezes por semana recomendadas e as limitações funcionais foi descrita por um levantamento feito pelo *National Health Interview Survey* que entrevistou 6.763 adultos.[48] Quase 51% da população de idosos relatou limitações funcionais para se abaixar, inclinar ou ajoelhar. Os adultos que realizavam treinamento de força duas vezes por semana relatavam ter menos dificuldade com as nove atividades funcionais pesquisadas. As nove atividades eram:

1. Andar 400 m, cerca de 3 quarteirões.
2. Subir 10 degraus sem descansar.
3. Ficar em pé por cerca de 2 horas.
4. Ficar sentado por 2 horas.
5. Abaixar-se, inclinar-se ou ajoelhar-se.
6. Estender um braço acima da cabeça.
7. Segurar ou manusear objetos pequenos com os dedos.
8. Levantar e carregar 4,5 kg ("como uma sacola de supermercado cheia").
9. Empurrar ou puxar objetos grandes ("como uma poltrona").

O relato descobriu que idosos com limitações funcionais tinham menor probabilidade de realizar treinamento de força. Kraschnewski et al.[135] relataram que idosos com comprometimentos funcionais acreditam que são fracos demais para fazer atividades de fortalecimento. Essa crença tem um impacto sobre a autoeficácia e requer uma mudança de paradigma. Como fisioterapeutas, podemos ser um instrumento para fazer essa mudança por meio da educação, mentoria e orientação do idoso nas intervenções de fortalecimento.

O WAMI-3 pode também ser aplicado na perda de atividades funcionais, como a deambulação. A habilidade de caminhar dos idosos se modifica com o processo de envelhecimento. Isso é exemplificado nos EUA, onde 17,3% dos adultos com idades entre 55-64 anos e 56,1% das pessoas acima de 85 anos relatam dificuldade para caminhar 400 m.[214] A deambulação é afetada de forma direta pelo envelhecimento, mas pode ser melhorada por meio do treinamento de força.[81,93,135,164,178,233] Sayers[213] descreve uma relação curvilínea entre a força do músculo e a capacidade de realizar atividades funcionais.

Quando as pessoas ganham força, há uma melhora no desempenho da função até um ponto específico no qual melhoras adicionais na força resultam apenas em mudanças mínimas na função. Ao aplicar esse conceito para os Casos 1 e 3 do Quadro 24.1, se as idades tanto de Lou quanto de Juan fossem mudadas de forma hipotética para 75 anos, Lou seria mais forte do que Juan no ponto de referência. Então, mesmo que tivessem os mesmos ganhos de força, as melhoras funcionais de Lou seriam menores do que as de Juan por causa do nível de referência mais elevado.

BENEFÍCIOS DA ATIVIDADE FÍSICA E DO EXERCÍCIO

Há inúmeros benefícios em ser ativo fisicamente, em especial para o idoso. Os benefícios principais incluem (1) tornar mais lentas as alterações fisiológicas do envelhecimento; (2) melhorar a composição corporal; (3) dar apoio à saúde psicológica e cognitiva; (4) controlar doenças crônicas; (5) diminuir o risco de desenvolver doenças crônicas; (6) minimizar o risco de incapacidade física; e (7) aumentar o tempo de vida.[195] A frase "acrescentar vida aos anos" é usada em diversas fontes[272] para se referir à necessidade de envelhecimento saudável e é também um benefício da reabilitação fisioterapêutica. Esse conceito pode ser complementado ao se afirmar que "acrescentar vida aos anos" requer atividade física e treinamento resistido.

A iniciativa *Choosing Wisely*

Não é raro observar pacientes idosos realizando programas de exercícios que não oferecem resistência suficiente para o desenvolvimento de força a ponto de melhorar a função. Ficar sentado, apenas chutando ou marchando com um peso de 0,5 kg ou 1 kg em 3 séries de 10 repetições pode ser algo abaixo da dose necessária e inespecífico, e deve levar o terapeuta a questionar o propósito dos exercícios.

Em 2014, a iniciativa *Choosing Wisely* (escolha segura), entre a American Physical Therapy Association (APTA) e o American Board of Internal Medicine Foundation, abordou os programas de treinamento de força abaixo da dose em idosos. Uma em cada cinco recomendações da APTA salienta a importância de se desenvolver um programa cuja frequência, intensidade e duração dos exercícios esteja de acordo com as habilidades e metas do idoso. O Quadro 24.2 cita a declaração e proporciona uma explanação. É

QUADRO 24.2 Declaração *Choosing Wisely* da APTA sobre os programas de treinamento de força para idosos

"Não prescrever programas de treinamento de força abaixo da dose necessária para idosos. Em vez disso, ajustar a frequência, intensidade e duração do exercício de acordo com as habilidade e metas da pessoa."[8,11] "A melhora da força em idosos está associada a uma melhora da saúde, qualidade de vida e capacidade funcional e com a redução no risco de quedas. Com frequência são prescritas para idosos doses baixas de exercícios e atividade física, que são inadequadas do ponto de vista fisiológico para aumentar os ganhos de força muscular. A falha em estabelecer níveis basais acurados de força limita a adequação da dosagem e a progressão do treinamento de força, limitando, assim, os benefícios do treinamento. Um programa de treinamento de força desenvolvido com cuidado e de forma individualizada pode produzir benefícios significativos para a saúde dos idosos."[8,11]

---

fundamental que, ao se desenvolver um programa de fortalecimento, as necessidades do paciente sejam abordadas de maneira completa e que sejam prescritas intervenções apropriadas para melhorar a função.

Justificativa para o exercício e a atividade física

Com o treinamento de resistência, é possível melhorar a força muscular, a potência e a resistência à fadiga do idoso, assim como deter os efeitos do envelhecimento e melhorar a mobilidade. Tem sido mostrado que a melhora da força e da mobilidade favorece o equilíbrio e, como resultado, reduz a incidência de quedas e fraturas.[117,120,137,145,220,221,238] As atividades da vida diária podem ser realizadas com menos esforço e, desse modo, a independência funcional pode ser mantida por um período de tempo mais longo.[195] Apesar disso, apenas cerca de 21% de todos os idosos e menos de 10% dos idosos acima de 85 anos praticam atividades físicas de forma regular.[195] A importância da potência está bem documentada como relacionada mais fortemente com o desempenho das AVD do que a força sozinha.

É interessante notar que existem evidências fortes de que a atividade física reduz o risco de morte prematura. Há uma resposta ligada à dose associada a esse conceito. Portanto, o risco de morte prematura declina com um maior tempo e frequência (minutos/semana) de atividade física. Esses benefícios estão descritos no Quadro 24.3.

O treinamento de força com resistência progressiva pode aumentar a massa muscular, a força, a potência, a mobilidade funcional e o desempenho das AVD.[117,206] O treinamento de alta intensidade ou potência resulta em adaptações de força ainda maiores em comparação com o treinamento de intensidade baixa e moderada. O treinamento de potência favorece tarefas funcionais como levan-

| QUADRO 24.3 | Benefícios da atividade física e do exercício para o idoso (Reproduzido com permissão de Office of Disease Prevention and Health Promotion[185]) |

Evidência científica forte
- Risco mais baixo de morte precoce
- Risco mais baixo de doença cardíaca coronariana
- Risco mais baixo de acidente vascular cerebral
- Risco mais baixo de pressão arterial elevada
- Risco mais baixo de perfil lipídico sanguíneo adverso
- Risco mais baixo de diabetes melito tipo II
- Risco mais baixo de síndrome metabólica
- Risco mais baixo de câncer de cólon
- Risco mais baixo de câncer de mama
- Prevenção de ganho ponderal
- Perda de peso, particularmente em combinação com a redução na ingestão calórica
- Melhora do condicionamento cardiorrespiratório e muscular
- Prevenção de quedas
- Redução na depressão
- Melhor função cognitiva (para idosos)

Evidência científica moderada a forte
- Melhor saúde funcional (para idosos)
- Redução da obesidade abdominal

Evidência científica moderada
- Risco mais baixo de fratura de quadril
- Risco mais baixo de câncer de pulmão

- Risco mais baixo de câncer de endométrio
- Manutenção do peso após a perda de peso
- Aumento da densidade óssea
- Melhora da qualidade do sono

Outros benefícios
- Melhora da função imunológica por meio do treinamento aeróbio. Tem sido mostrado que o treinamento aeróbio, e não o treinamento resistido, tem um impacto sobre a inflamação crônica e, portanto, no sistema imunológico.[101] Isso fortalece o argumento de que se deve empregar um programa multidimensional em conjunto com um programa de treinamento resistido.
- Melhora da percepção especial, visual e reações físicas. Fregala et al.[86] constataram que a percepção espacial e visual, bem como as reações físicas melhoram com o treinamento resistido. Esse benefício pode estar relacionado à diminuição no risco de quedas, capacidade de evitar acidentes e melhora da função cognitiva. Os benefícios cognitivos potenciais do exercício resistido podem produzir melhora na qualidade de vida dos idosos.
- Aumento da ADM articular. Acredita-se que isso seja resultado da própria realização de movimentos e não dos exercícios de fortalecimento.[206]
- Menos claudicação intermitente sintomática.[190]
- Diminuição do risco de quedas.[17,68,137,145,187,206,226]

tar-se a partir da posição sentada e subir escadas[229], bem como minimiza as limitações funcionais e incapacidades.[203] Em termos funcionais, tem sido mostrado que, com o treinamento de resistência progressiva de alta intensidade, observa-se uma melhora na habilidade de passar da posição sentada para em pé, deambular sem dispositivo assistivo e alterar a habilidade do idoso de aumentar a velocidade espontânea da marcha.[206] Os benefícios da atividade física aumentam conforme a intensidade, frequência e duração dos exercícios aumentam.[21]

Deve-se observar que os músculos esqueléticos têm papéis secundários que incluem metabolismo, armazenamento de glicogênio, regulação da temperatura corporal, estabilização articular e função endócrina. Desse modo, a importância de aumentar a massa muscular ou minimizar sua perda com o envelhecimento precisa ser considerada como um benefício secundário do treinamento resistido.[238] Isso é muito importante quando se considera a farmacocinética e o envelhecimento. De modo simplista, farmacocinética é a absorção, distribuição, metabolismo e secreção de fármacos.[204] O envelhecimento pode ter um impacto na sensibilidade aos fármacos.[154]

O declínio na densidade óssea que em geral ocorre com o aumento da idade pode ser amenizado com o exercício. Há um risco mais baixo de fratura no quadril nos idosos que são fisicamente ativos, em especial as mulheres. Pessoas que fazem 120-300 minutos de atividade física de intensidade moderada a cada semana têm um risco reduzido de sofrer fratura de quadril. Tanto a atividade física quanto o

exercício são benéficos e requerem movimentos voluntários que resultam em gasto de calorias. As atividades físicas incorporam quaisquer movimentos, tais como limpar a casa, subir escadas, cuidar do jardim e fazer compras. O exercício, como uma forma de atividade física, é algo por natureza planejado, estruturado e repetitivo; inclui treinamento de força, aulas de exercício e ginástica aeróbia.[171]

Evidências em foco

Um metaestudo que analisou 160 ensaios sobre os benefícios do exercício para o sistema CV encontrou que nem todas as pessoas experimentam os mesmos benefícios com o exercício. Foi relatado que o exercício tem múltiplos efeitos benéficos e melhora de modo significativo o condicionamento CV e os biomarcadores, como os perfis lipídicos. Além disso, em pessoas com menos de 50 anos, homens e pessoas com DMT2, hipertensão, dislipidemia ou síndrome metabólica os benefícios do exercício são maiores.[144]

Kennis et al.[131] estudaram o impacto de longo prazo de um programa de treinamento de força com um ano de duração para idosos. Após um ano de treinamento, o desempenho muscular melhorou naqueles do grupo que se exercitou. Sete anos após ter cessado a intervenção com exercícios, os declínios relacionados à idade eram menores nos que participaram dos exercícios do que naqueles que não participaram.

O destreinamento foi estudado por Harris et al.[106] Após um programa de treinamento cessar, foram encontradas diminuições significativas na força nas semanas 6 e 20 pós-exercício, porém, a força era significativamente maior do que antes do início do programa de treinamento.

Os fisioterapeutas têm um papel singular na melhora da qualidade de vida dos idosos ao abordar os comprometimentos por meio do exercício, promoção da saúde e prevenção de doenças. Há inúmeras evidências que confirmam os benefícios positivos do exercício e das atividades nos adultos que estão envelhecendo.[86,91,101,104,131,149,153,190,196,197,206,226,233,238,257,259] O desvio à direita visto na Figura 24.1 oferece uma representação visível dos benefícios do exercício.

CONSIDERAÇÕES ANTES DE IMPLEMENTAR O EXERCÍCIO

O exame e a avaliação dos idosos são fundamentais antes de serem estabelecidas intervenções com exercícios e precisam levar em consideração o envelhecimento normal dos sistemas corporais, assim como a complexidade de diagnósticos, conforme já descrito neste capítulo. Indicamos ao leitor vários textos de fisioterapia citados na lista de referências bibliográficas que descrevem os procedimentos de exame.[151,60,100,209] A Tabela 24.4 resume a inspeção, entrevista, testes e medidas, além de considerações sobre o manejo do paciente idoso. Nesta parte serão descritos os itens importantes a enfatizar durante o exame do idoso.

TABELA 24.4 Resumo dos principais exames e considerações sobre o tratamento de pacientes idosos			
Inspeção	Revisão dos sistemas do corpo	Testes e mensurações	Considerações sobre o tratamento do paciente
Postura – cifótica, flexão torácica pronunciada, ombros arredondados, cabeça projetada para a frente	Tem osteoporose ou osteopenia? Já sofreu fratura(s) ou tem fratura por fragilidade? Já fez um teste de densidade óssea? Está tomando algum medicamento para tratar osteoporose? Qual era a sua altura aos 30 anos? Qual é a sua altura agora? Avaliar fatores de risco associados à osteoporose, p. ex., uso de corticosteroides.	Medir a altura vertical e, se possível, usar o instrumento de avaliação do risco de fratura (FRAX).[269] Avaliar o risco de sofrer quedas com uma medida padronizada. Usar medidas de tempo para avaliar o ritmo e rapidez da marcha autosselecionada; teste sentar-levantar em 30 segundos ou sentar-levantar cinco vezes (TSL30/5). Força de preensão. Medir a distância parede-trago ou parede-acrômio.	Tratar, mas encaminhar ao médico para DEXA. Se houver indicação, pedir teste de densidade óssea e utilizar instruções de segurança. Informar o paciente e o médico sobre os achados do teste para risco de queda e sobre a perda de altura vertical. Cautela, no caso de osteoporose ou osteopenia. Ao tratar o paciente, usar medidas de segurança.
Aparência de muita magreza e fragilidade, com atrofia muscular	Sente-se mais fraco ou notou perda de força? Há alguma atividade específica difícil de realizar, como vestir-se? Levantar-se de uma cadeira baixa? Já observou mudança no apetite? Já teve perda de peso inesperada? Perguntar sobre as refeições do paciente no dia anterior, com especial atenção à ingestão de proteínas. Teve alguma perda de peso? Já sentiu dificuldade para engolir ou sofreu sufocamento? Tem dificuldade para preparar suas refeições?	Observar a massa muscular. Fazer teste de força de preensão e comparar ao padrão. Testar velocidade da marcha. Avaliar a atividade repetida de sentar-levantar com uma medida padronizada, como o teste sentar-levantar em 30 segundos ou sentar-levantar cinco vezes (TSL30/5). Completar o instrumento de avaliação do risco de fratura (FRAX).	Tratar, mas encaminhar ao médico para descartar sarcopenia; considerar a realização de testes de albumina e pré-albumina. Encaminhar para consulta com um nutricionista. Possivelmente sarcopenia, mas pode ser alguma doença subjacente, como falência orgânica em estágio terminal, câncer, rabdomiólise etc. Tratar, mas considerar a necessidade de encaminhamento ao médico. No caso de perda de peso não intencional, retornar o paciente ao médico.

(continua)

TABELA 24.4	Resumo dos principais exames e considerações sobre o tratamento de pacientes idosos *(continuação)*		
Inspeção	**Revisão dos sistemas do corpo**	**Testes e mensurações**	**Considerações sobre o tratamento do paciente**
Obesidade ou sobrepeso	Ultimamente perdeu ou ganhou peso? Perguntar quando foi a última consulta com o médico.	Circunferência da cintura > 88 cm em mulheres e > 102 cm em homens.	Achado associado a maior risco de DM2, dislipidemia, hipertensão e doença cardiovascular. Pode ocorrer disfunção pulmonar restritiva, em razão do conteúdo abdominal que está impedindo o movimento eficaz do diafragma.
Pescoço volumoso	Ronca quando está dormindo? Acorda com frequência durante a noite? Acorda revigorado ou se sente cansado, irritado ou esquecido? Seu(sua) parceiro(a) diz que você para de respirar durante a noite?	Considerar a medição da circunferência do pescoço ou, em homens, obter o tamanho do colarinho. Medida ≥ 40,6 cm nas mulheres e ≥ 43,2 cm nos homens representa risco de apneia obstrutiva do sono (AOS).	Um pescoço volumoso é fator de risco para apneia obstrutiva do sono. Se isso for observado, pesquisar sintomas e propor recomendações adequadas ao médico, para um estudo do sono.
Uso de músculo acessório observado ao respirar	Qual é a distância mais longa que consegue andar? Precisa dormir sobre travesseiros? Revisar o histórico médico atual e precedente para determinar por que o paciente está usando seus músculos acessórios.	Ao fazer as perguntas, prestar atenção ao padrão de respiração e fonação do paciente. Avaliar a saturação de oxigênio, frequência respiratória, fonação. O uso de músculos acessórios ao descansar ou falar é anormal e só deve ser visível durante atividades vigorosas. Sons pulmonares, sons de voz, frêmito toracovocal.	Se o paciente não tiver um diagnóstico que explique o uso de músculos acessórios, entrar em contato com o clínico geral; talvez haja necessidade de reencaminhamento ao médico.
Edema em um membro (superior ou inferior)	Por que você está com um inchaço na perna (ou braço)? Qual foi a causa? Há quanto tempo o inchaço está presente? Alguma dor ou outros fatores? Qual tratamento está sendo feito ou você teve para o inchaço?	Inspeção (veias, infecção, vermelhidão, outros). Palpar com cuidado. Comparações de medidas de circunferência. Usar o modelo de predição clínica de Wells. Fazer o teste de Stemmers. Comparar os pulsos periféricos ao membro contralateral. Palpação. Avaliar edema.	Excluir linfedema, trombose venosa profunda, lesão aguda, celulite ou outra causa.

(continua)

TABELA 24.4	Resumo dos principais exames e considerações sobre o tratamento de pacientes idosos *(continuação)*		
Inspeção	**Revisão dos sistemas do corpo**	**Testes e mensurações**	**Considerações sobre o tratamento do paciente**
Edema de membro inferior	Por que você está com pernas inchadas? Há quanto tempo esse inchaço existe? Suas pernas estão cansadas ou pesadas? O inchaço diminui ao levantar as pernas? Já foi tratado para este inchaço? Como? Foi eficaz?	Inspeção (veias, infecção, vermelhidão, outros). Apalpar com cuidado. Em caso de insuficiência venosa, queixas de peso nas pernas e cansaço, pode haver manchas de hemossiderina e veias tortuosas nas pernas. Avaliar o local onde o edema desaparece. Usar o modelo de predição clínica de Wells. Revisar cuidadosamente os medicamentos. Fazer o teste de Stemmers. Avaliar o grau do edema.	A insuficiência venosa deve ser diferenciada de linfedema e de insuficiência cardíaca congestiva.
Lábios, orelhas e unhas apresentam um tom azulado	Está com falta de ar? Sente dispneia ao fazer esforço? Usa oxigênio suplementar em casa ou à noite?	Ao conversar com o paciente, verificar se há problemas com a fonação, observar se há dificuldade em manter uma conversa, se há uso de músculos acessórios.	Possíveis problemas cardiopulmonares.
Rubor dependente nas pernas; escassez de crescimento de pelos	Sente cãibras musculares ou dor nas pernas?	Avaliar bilateralmente e classificar os pulsos periféricos, incluindo as artérias dorsal do pé, tibial posterior, poplítea e femoral.	Considerar a correlação com diabetes, doença cardíaca, doença vascular periférica.
O rosto tem uma coloração avermelhada	Revisar o histórico médico prévio. Já teve dores de cabeça?	Avaliar a pressão arterial.	Hipertensão Rosácea
Distensão da veia jugular	Tem algum problema relacionado ao seu coração? Em caso afirmativo, pedir para descrever.	Procurar por distensão da veia jugular acima do nível da clavícula. Avaliar a distensão da veia jugular.	Descartar insuficiência cardíaca congestiva.
Geno varo, valgo; calcâneo valgo; nódulos de Heberden; perda de amplitude	Tem problemas com músculos e articulações, p. ex., artrite? Quais articulações estão doloridas? Suas articulações estão sempre inchadas? Sofre rigidez articular ao acordar? Quanto tempo até desaparecer?	Avaliar ADM articular. Avaliar a força. Avaliar o alinhamento articular.	Característica de osteoartrite.
Velocidade de marcha lenta, desvios da marcha ou desvios na trajetória	Qual a distância que consegue andar? Fica cansado depois de caminhar? Sofreu queda no ano anterior? Obter detalhes do contexto da queda. Julga ter dificuldade para andar ou se equilibrar?	Avaliar a velocidade da marcha e fazer outros testes padronizados.	Quedas acometem um em cada três idosos.

(continua)

TABELA 24.4	Resumo dos principais exames e considerações sobre o tratamento de pacientes idosos *(continuação)*		
Inspeção	Revisão dos sistemas do corpo	Testes e mensurações	Considerações sobre o tratamento do paciente
Dificuldade em levantar da cadeira	Tem dificuldade para se levantar? Tem dificuldade para subir escadas? Quais outras atividades são de difícil execução?	Fazer testes padronizados de potência, p. ex., o teste sentar--levantar em 30 s ou sentar--levantar cinco vezes (TSL30/5). Fazer o teste de subida da escada. Avaliar ADM e força.	Determinar a causa para a dificuldade.
Força da tosse	Já tossiu ou engasgou durante ou depois de comer?	Avaliar a tosse.	Em risco de aspiração.
Continência	Em uma área reservada, perguntar diretamente sobre continência urinária; ou seja, o paciente já teve perda de urina? Levanta-se da cama para ir ao banheiro > 2 vezes/noite ou > 8 vezes/dia? Sente que precisa correr para o banheiro?[32]	Essas três perguntas fornecem informações sobre pressão, urgência e incontinência mista.	Fazer triagem para incontinência urinária.
Atividade ou nível de exercício atual	Em média, quantos dias por semana pratica exercícios moderados a intensos, p. ex., uma caminhada rápida?[7] Em média, durante quantos minutos pratica exercício nesse nível?[7]	Essas duas perguntas compõem a avaliação dos sinais vitais durante a atividade física (SVAF).[7]	Avaliar atividade física.

Exame do adulto que está envelhecendo: destaques

Medicamentos

Durante a entrevista é muito importante rever não apenas os medicamentos, mas também levar em conta o número de medicamentos que o paciente está tomando. Polifarmácia, definida como o uso de três a quatro medicamentos ou mais, é um fator de risco para quedas nos idosos. Além disso, quando os medicamentos incluem diuréticos, antiarrítmicos e psicotrópicos, o risco de quedas aumenta.[105,139,140,242,276] A farmacocinética dos medicamentos e o modo como os fármacos são removidos do corpo se dão com uma taxa mais lenta nos idosos, e podem ser necessárias doses mais baixas. Infelizmente, os efeitos colaterais dos medicamentos podem resultar em uma série de sintomas secundários. O papel da fisioterapia e da farmacoterapia varia, dependendo do local onde se atua, e está fora do âmbito deste capítulo. A habilidade do paciente de tomar os medicamentos do modo prescrito, seguir o regime prescrito e continuar fazendo exames de sangue enquanto toma os medicamentos são questões cruciais para o idoso. Por exemplo, Mary Jane (ver Quadro 24.1) adia a tomada de seus diuréticos quando vai sair de casa para minimizar a frequência com que precisa urinar. Isso pode resultar em maior fadiga e uma insuficiência cardíaca descompensada.

O PAR-Q+ 2016

O Questionário de Prontidão para Atividade Física (PAR-Q, na sigla em inglês) foi desenvolvido em 1978 e revisado em 2002. O PAR-Q tem sido usado em muitos países como um instrumento de triagem de saúde prévia para determinar se uma pessoa é saudável o suficiente para participar de exercícios e atividades físicas. Infelizmente, os dois formatos de autorrelato estão desatualizados e foram elaborados para pessoas de 15-69 anos.[35,195,239] Quando usados em idosos, ocorrem numerosas respostas falso-positivas, o que leva a uma grande porção de idosos que necessitam de liberação médica antes de se engajarem em atividades físicas e exercícios.[41,42,122,212,237,254,255,256] O PAR-Q+ foi introduzido em 2011 e é revisado com frequência. O PAR-Q+ 2016 está disponível em http://sparmedx.com/?page_id=79. O PAR-Q+ 2016 [em inglês]. Se as questões são respondidas de forma negativa, o paciente é liberado para participar de exercícios. Se algum dos itens é positivo, o questionário continua. O PAR-Q+ 2016 difere das formas anteriores ao reduzir a barreira de ter que consultar um médico para liberação antes de participar da atividade física. "Os riscos de ser inativo fisicamente são muito maiores do que os riscos pequenos e transitórios observados após o exercício agudo, tanto em populações assintomáticas como sintomáticas, ao longo das diferentes faixas etárias."[35] O PAR-Q+ 2016 é recomendado para a triagem prévia de participação da fisioterapia ambulatorial como um componente do processo de exame fisioterapêutico.

Como fisioterapeutas, o uso do PAR-Q+ 2016 não elimina a aplicação do conhecimento clínico como profissionais do exercício, porém, é algo que se soma às habilidades de exame básicas. O monitoramento constante é um componente fundamental da fisioterapia. A obtenção dos sinais vitais em repouso, logo após a atividade e durante a recuperação, além da percepção de esforço (ver a escala de Borg na p. 1042) ajudam a determinar se as intervenções estão sendo feitas no nível apropriado ou se precisam ter sua intensidade ajustada.

Iniciativa de saúde global e os sinais vitais na atividade física

O conceito "Exercise is Medicine (EIM)"[®7] é uma iniciativa global de saúde desenvolvida em 2007 pelo American College of Sports Medicine (ACSM) para elevar a atividade física.[7,108,135,146] O foco da EIM baseia-se na premissa de que a atividade física é parte integrante da prevenção e do tratamento de doenças.[7] Essa iniciativa também é importante para os idosos.

Para avaliar o nível de atividade física, o ACSM defende o emprego dos sinais vitais da atividade física (PAVS, sigla em inglês para *physical activity vital signs*). O PAVS foi introduzido em 2010, teve sua validade demonstrada[58] e pode ser realizado de forma rápida, em menos de um minuto.[7] O PAVS é composto por duas questões que indagam o número médio de dias e minutos em que uma pessoa realiza atividade física. As questões são:

1. "Quantos dias por semana você se engaja em exercício moderado a extenuante (como uma caminhada rápida)?"
2. "Em média, quantos minutos por dia você se exercita nesse nível?"

Observou-se que o PAVS tem um impacto positivo nos resultados metabólicos.[97] Além disso, o índice de massa corporal e a obesidade estão relacionados com o PAVS; quanto mais alto o nível de atividade, menor o índice de massa corporal e obesidade.[98]

Índice de avaliação do risco de fratura e equilíbrio

Perry e Downey[193] salientam a necessidade de os fisioterapeutas incorporarem na triagem de rotina dos idosos o uso do Instrumento de avaliação do risco de fratura da Organização Mundial da Saúde[269] (FRAX®) e a triagem para o risco de quedas. O FRAX® está disponível *on-line* e em diversas línguas. Esse instrumento considera o país, densidade mineral óssea, idade, gênero e os fatores de risco clínicos para calcular a probabilidade de uma fratura em 10 anos. Os fatores de risco clínicos incluem baixo índice de massa corporal, fratura prévia por fragilidade, histórico parental de fratura de quadril, uso de glicocorticoides, tabagismo atual, ingestão de álcool de ≥ 3 unidades/dia, artrite reumatoide ou outras causas secundárias de osteoporose.[163,269] As quedas são fator causal de cerca de 90% de todas as fraturas apendiculares. Desse modo, é fundamental avaliar o risco de quedas e realizar intervenções apropriadas combinadas com exercícios de fortalecimento.[184] Ver no Capítulo 8 uma discussão aprofundada sobre avaliação do equilíbrio e intervenções.

Medidas objetivas para avaliar força, potência, risco de quedas e mobilidade funcional no idoso

Para avaliar a força, potência, risco de quedas e mobilidade funcional em idosos, podem ser usados vários testes e medidas. Alguns testes que costumam ser realizados para o adulto, visando a avaliar força e potência, são força de preensão manual, teste sentar-levantar cinco vezes (TSL5), o teste sentar-levantar em 30 segundos (TSL30) e o tempo para subir escadas.[72,220,252] Ao trabalhar com o idoso, o uso de um teste padronizado com um componente temporal pode proporcionar uma compreensão maior sobre potência, equilíbrio, resistência à fadiga, reserva, morbidade e mortalidade. A Tabela 24.5 ressalta várias medidas que podem ser usadas para examinar o idoso. O componente temporal para um teste proporciona compreensão sobre a potência da pessoa. As diretrizes específicas e escritas para os testes e medidas descritas na Tabela 24.5 podem ser encontradas em vários *sites* da internet, que incluem – porém não se limitam a – aqueles identificados no Quadro 24.4.

Potência. É muito importante que os fisioterapeutas usem testes e medidas para avaliar a potência porque esta se perde mais rápido do que a força com o envelhecimento. A potência está diretamente relacionada à capacidade da pessoa de manter independência e com o risco de quedas. Quanto maior a potência de uma pessoa, maior sua independência e mais baixo o risco de quedas.[220,238] Em virtude da natureza explosiva e do fator tempo na maioria dos testes relacionados na Tabela 24.5, eles fornecem uma medida objetiva de potência. Dos vários testes descritos na Tabela 24.5, a força de preensão manual está apenas levemente associada com a potência. Esse teste é válido por ser um preditor de mobilidade. Além disso, o teste de caminhada de 6 minutos (TC6) observa a distância máxima que uma pessoa pode cobrir em 6 minutos e, portanto, o modo como considerações pulmonares CV e a resistência muscular à fadiga impactam o desempenho. As vias energéticas usadas para cada um desses testes podem ser encontradas no Capítulo 7. Por exemplo, o TSL30 é anaeróbio e usa ATP-PC e ácido láctico, enquanto o TC6 é aeróbio e usa fosforilação oxidativa.[162]

Marcha, quedas, equilíbrio e resistência à fadiga. A velocidade da marcha ou caminhada é um teste que costuma ser feito para prever o estado de saúde futura, declínio funcional, risco de queda e medo de queda. A progressão ou regressão da velocidade da caminhada está ligada a alterações na qualidade de vida.[88]

- O teste *Timed Up and Go* (TUG) pode avaliar o risco de queda e esclarecer o estado de potência, marcha e equilíbrio de uma pessoa.[51,160,199,219,262]

TABELA 24.5	Testes para idosos[2,14,88,114,183,192,228,234]	
Teste	**Descrição**	**Interpretação**
Teste de potência ao subir escadas	Teste não padronizado. Medida baseada funcionalmente na força, potência e desempenho funcional das pernas em idosos. Os pacientes são cronometrados durante a subida de escadas. Pode ser usado corrimão para segurança, mas não para auxiliar a ascensão.	Embora esse teste tenha sensibilidade, apresenta grande variabilidade e não está normatizado. Recomenda-se a comparação antes e após as intervenções, mantendo todos os fatores inalterados; i. e., o número de passos, o uso de corrimão, subida e descida ou apenas subida, padrão recíproco ou não e as instruções.[183] Subir escadas é um item do *Dynamic Gait Index* (Índice da marcha dinâmica), e a pontuação da *Functional Gait Assessment* (Avaliação funcional da marcha) não é temporal, mas está na escala de comprometimento.
Velocidade da marcha escolhida pelo paciente e acelerada	É usado um percurso reto de 10 ou 20 m de comprimento, as pessoas são cronometradas nos 5 m ou 10 m intermediários para eliminar o tempo de aceleração e desaceleração. A comparação entre a marcha na velocidade escolhida e na velocidade acelerada fornece uma ideia sobre a reserva de marcha da pessoa.	A velocidade normal de marcha é 1,2-1,4 m/s; pessoas com velocidades de ≤ 0,4 m/s são consideradas deambuladores domiciliares, velocidades de 0,4-0,8 m/s são classificadas como deambuladores na vizinhança com limitações, e aqueles que caminham com velocidades de 0,8 m/s-1,2 m/s são classificados como deambuladores na vizinhança.
Teste *Timed Up and Go* (TUG)	A partir da posição sentada em uma cadeira convencional, as pessoas são cronometradas enquanto se levantam da posição sentada, caminham 3 m, fazem um giro, caminham de volta até a cadeira e sentam.	Idosos que levam ≥ 12 s correm alto risco de cair.
Sentar-levantar em 30 segundos	A partir da posição sentada em uma cadeira convencional, é contado o número de vezes que a pessoa senta e levanta em 30 s.	Um idoso com uma pontuação de ≤ 14,5 repetições encontra-se em alto risco de queda.
Sentar-levantar cinco vezes	A partir da posição sentada em uma cadeira convencional, a pessoa é cronometrada enquanto realiza cinco repetições do movimento sentar-levantar.	Uma pontuação de corte de < 15 s é preditora de quedas nos idosos.
Força de preensão manual	A partir da posição sentada em uma cadeira convencional, com a coluna, a pelve e os joelhos próximos de 90°, ombros em adução e rotação neutra, cotovelos flexionados em 90°, antebraços na posição neutra, punhos mantidos entre 0°-15° de desvio ulnar; o antebraço não é apoiado pelo examinador ou apoio de braço; o dinamômetro é apresentado na posição vertical e alinhado com o antebraço; a preensão manual máxima é a média de três tentativas.	Em mulheres, identificou-se que 20 kg são um preditor de mobilidade reduzida (sensibilidade = 0,67, especificidade = 0,73). Para homens com peso normal, o valor é 33 kg; para homens acima do peso, é 39 kg; para homens obesos, 40 kg.

(continua)

TABELA 24.5	Testes para idosos[2,14,88,114,183,192,228,234] *(continuação)*	
Teste	**Descrição**	**Interpretação**
Teste de 6 minutos de caminhada (TC6)[14]	Um teste de marcha submáxima que mede a distância máxima que uma pessoa pode caminhar em 6 minutos. Recomenda-se um percurso de 30 m, com a instrução para que o paciente caminhe durante 6 minutos continuamente. É permitido descansar conforme a necessidade. Mede-se a distância caminhada em 6 minutos. A coleta de dados sobre o nível de esforço percebido e os sinais vitais auxilia a interpretação.	Esse teste foi desenvolvido originalmente para doença respiratória crônica e, desde então, tem sido modificado na extensão e aplicado a diferentes populações (geriatria, doença pulmonar, acidente vascular cerebral, Parkinson, osteoartrite).[114] A idade mínima detectável em geriatria é 58,21 m.[192] Para o idoso que vive na vizinhança sem dispositivos assistivos de deambulação, as distâncias médias por idade e gênero são:[228]

Idade	Homens	Mulheres
60-69	572 m	538 m
70-79	527 m	471 m
80-89	417 m	392 m

QUADRO 24.4	*Sites* onde podem ser encontrados testes e medidas padronizados

American Physical Therapy Association, and the Neurology Section Outcome Measures Recommendations: http://www.neuropt.org/professional-resources/neurology-section-outcome-measures-recommendations

Assessments, Stroke Engine: http://www.strokengine.ca/assess/

Australian Lung Foundation, Pulmonary Rehabilitation Toolkit: http://www.pulmonaryrehab.com.au/index.asp?page=2

Centers for Disease Control STEADI Older Adult Fall Prevention: http://www.cdc.gov/steadi/51

Geriatric Examination Tool Kit by the Academy of Geriatric Physical Therapy: http://geriatrictoolkit.missouri.edu/SoG-Joint-Report-2013-GCode-Tests.pdf

Osteoarthritis Research Society International recommended performance-based tests: http://oarsi.org/sites/default/files/docs/2013/manual.pdf

Outcome Measures in Stroke Rehabilitation, Chapter 21, Evidence-Based Review of Stroke Rehabilitation: http://ebrsr.com/evidence-review/21-outcome-measures

Rehabilitation Measures Database: http://www.rehabmeasures.org/default.aspx

- O TSL30 é usado para avaliar a força, potência, resistência muscular à fadiga e equilíbrio dos membros inferiores.[51,126,165,273] Outra opção ao TSL30 é o teste TSL5, que avalia força, potência e equilíbrio.[26,37,66] A avaliação do TSL por 30 segundos permite uma maior compreensão sobre a resistência muscular à fadiga do paciente.[263]

Força de preensão manual. É relatado que a força de preensão, assim como a velocidade da marcha, é um preditor de mortalidade, incapacidade e tempo gasto em um hospital, podendo ser considerada um sinal vital.[24,25] Resultados negativos de saúde podem ser previstos a partir de um valor de preensão manual mais fraco.[24,25,69,136,158,188,241]

PRESCRIÇÃO DE EXERCÍCIOS PARA O IDOSO

Programa multidimensional

Um programa de exercícios balanceado, que inclua exercícios aeróbios, de flexibilidade, equilíbrio e resistência, deve ser parte de uma vida saudável (Fig. 24.3) e é essencial para o idoso.[43,129,164] Os princípios para desenvolver exercícios para cada um desses parâmetros estão descritos na Parte II deste livro, com diretrizes para cada região do corpo na Parte IV. Os efeitos do envelhecimento nos sistemas corporais e preocupações especiais que se referem a eles nos idosos estão apresentados no início deste capítulo. Também é enfatizada a importância de um exame detalhado para o paciente idoso, de modo a identificar deficiências estruturais e funcionais, assim como as comorbidades relacionadas, a fim de desenvolver um programa de exercícios seguro. O ponto-chave é: o programa de exercícios deve desafiar o paciente no seu nível atual e, então, ser progredido de modo a alcançar metas funcionais, ao mesmo tempo que se monitora o idoso todas as vezes para garantir sua segurança.

Exercício aeróbio para o idoso

Os princípios do exercício aeróbio estão descritos no Capítulo 7, incluindo diretrizes específicas para pacientes com doença coronariana, pessoas descondicionadas e pacientes com doenças crônicas, assim como para o idoso em geral.

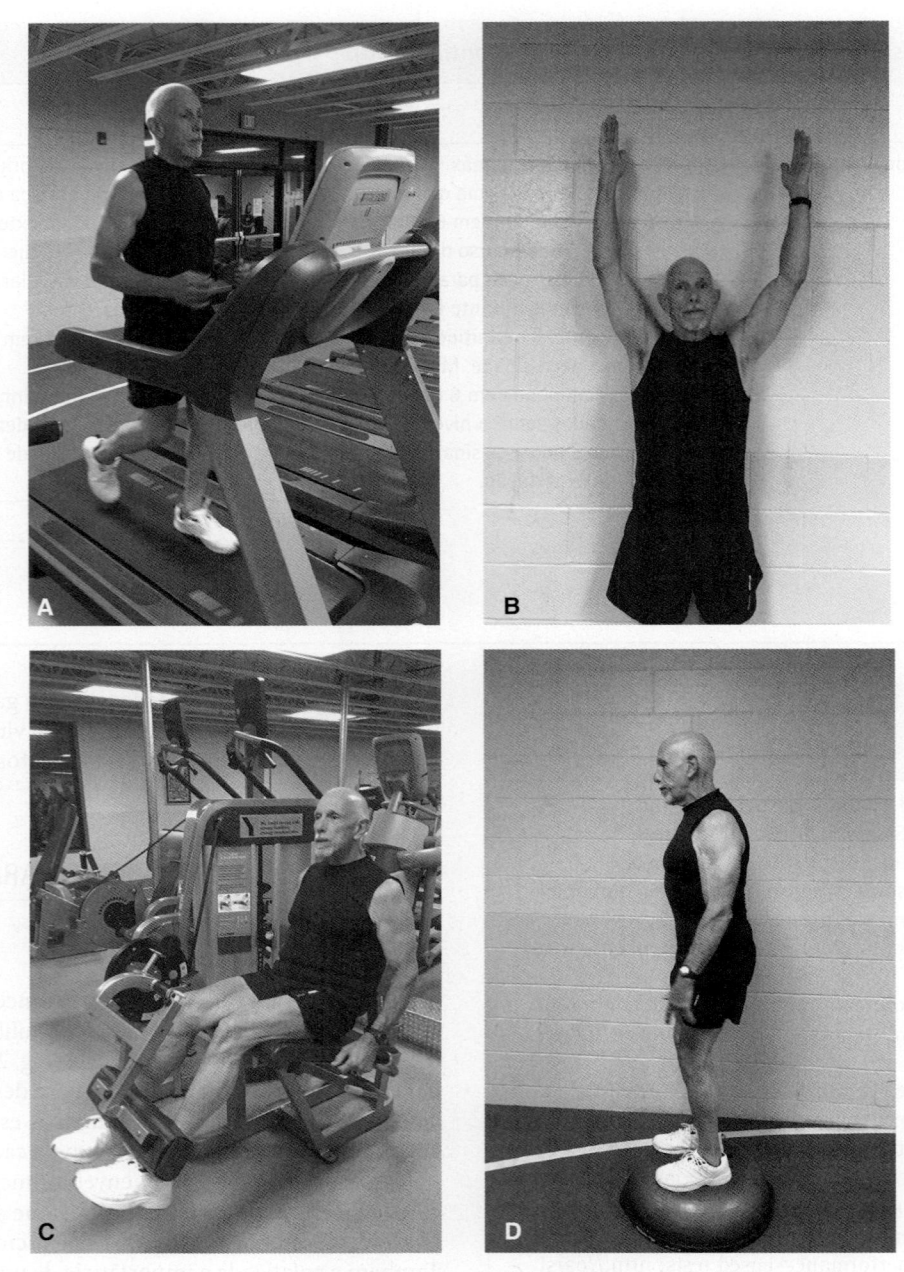

Figura 24.3   Um programa balanceado inclui exercícios **(A)** aeróbios, **(B)** de flexibilidade, **(C)** resistidos e **(D)** de equilíbrio.

Revisão das diretrizes

Ao fornecer instruções referentes aos exercícios aeróbios para o idoso, é importante lembrar:

- A frequência cardíaca máxima está relacionada à idade e diminui com esta (220 menos a idade é uma diretriz geral).
- O volume sistólico diminui com a idade, o que resulta na diminuição do débito cardíaco.
- A diferença arteriovenosa de oxigênio diminui como resultado de uma redução na massa corporal magra e na capacidade de transportar oxigênio.
- A captação máxima de oxigênio diminui, de modo que a capacidade aeróbia reduz cerca de 10% a cada década em homens sedentários.

- A pressão arterial aumenta em virtude do aumento na resistência vascular periférica.
- A frequência respiratória aumenta e a ventilação voluntária máxima diminui com a idade.

Recomendações

As recomendações para o treinamento aeróbio são a participação em 150 minutos de atividade aeróbia de intensidade moderada (caminhada rápida) ou 75 minutos de atividade aeróbia de intensidade vigorosa (trote ou corrida) a cada semana ou uma combinação equivalente de atividade aeróbia de intensidade moderada e vigorosa. As séries de atividades podem ser curtas, por exemplo, apenas 10 minutos de cada vez, de modo a obter o tempo total por semana.[197]

Teste da fala (talk test). O teste da fala é um conceito simples que pode ser empregado ao trabalhar com os pacientes. O conceito de ser capaz de manter uma conversa ou falar enquanto realiza a atividade parece estar relacionado com o exercício aeróbio de intensidade moderada, enquanto ser capaz de dizer apenas poucas palavras sem respirar ou ter dificuldade para manter uma conversa está relacionado à intensidade vigorosa. Tem sido demonstrado que o teste da fala é uma medida da intensidade do exercício aeróbio.[50,84,194,207,268]

Exercícios de flexibilidade para o idoso

Os princípios dos exercícios de alongamento e flexibilidade estão apresentados com detalhes no Capítulo 4.

Revisão das diretrizes

Ao dar instruções sobre os exercícios de mobilidade para o idoso, é importante lembrar:

- O alongamento de baixa intensidade e longa duração é a forma mais segura e eficiente de alongar.
- Com a idade, ocorre uma diminuição na força de tração máxima e a taxa de adaptação à tensão do tecido é mais lenta, o que resulta em uma tendência maior de rupturas com o alongamento.
- Quando há comorbidades, tais como deficiências nutricionais, desequilíbrios hormonais e diálise, o tecido conjuntivo pode ser lesionado com níveis mais baixos de tensão do tecido.

Recomendações

Para que os efeitos da flexibilidade e do alongamento sejam duradouros, é crucial usar toda a amplitude de movimento (ADM) recém-obtida. Deve-se encorajar o idoso a incluir atividades do dia a dia que requeiram a colocação das mãos acima da cabeça, afastadas lateralmente e atrás das costas, assim como mover o tronco, pescoço e articulações dos membros inferiores no máximo de ADM possível.

Treinamento de equilíbrio para o idoso

O Capítulo 8 proporciona material básico e princípios de exercícios para deficiências do equilíbrio, além de incluir uma parte extensiva sobre programas de exercícios de equilíbrio baseados em evidências para prevenção de quedas no idoso. Adiante neste capítulo (ver a seção sobre Distúrbios comuns nos idosos e recomendações de exercícios), há uma discussão sobre o risco de quedas no idoso com uma discussão detalhada sobre a importância do treinamento de equilíbrio, assim como exercícios de fortalecimento e exercícios específicos para tarefas visando à redução do risco.

Revisão das diretrizes

Ao fornecer instruções sobre os exercícios de equilíbrio para o idoso, é importante lembrar de:

- Certificar-se de que a pessoa tem um bom equilíbrio sentada antes de prosseguir para atividades em pé.

- Ter medidas de segurança no local, tais como uma superfície segura onde a pessoa possa segurar com uma ou duas mãos se necessário.
- Desafiar a pessoa em um nível seguro. Considerar:
  - Base de apoio (em pé sobre as duas pernas, apoio *tandem*, apoio unipodal).
  - Superfície de apoio (estacionária, plana, móvel, macia, disco de equilíbrio).
  - Movimentos sobrepostos (cabeça, tronco, membro, de amplitude pequena para grande).
  - Perturbações (previstas, magnitude, velocidade).
  - Arredores (imóveis, móveis).
- Incorporar tarefas funcionais quando estiver pronto:
  - De sentado para em pé usando mãos sobre os apoios da cadeira, progredir para levantar sem o uso das mãos.
  - Erguer-se na ponta dos pés; progredir caminhando sobre a ponta dos pés.
  - Transferir o peso para trás sobre os calcanhares; progredir caminhando sobre os calcanhares.
  - Andar e então fazer uma volta.
  - Andar lateralmente, andar para trás.
  - Estender as mãos acima da cabeça, atrás, para cada lado e em direção ao solo.

Recomendações

Classes de exercícios tais como *tai chi* ou outros programas de exercícios de equilíbrio em grupo podem proporcionar um ambiente divertido, ao mesmo tempo que são ensinados padrões de movimento que requerem equilíbrio. Deve-se encorajar cada pessoa a fazer as atividades de equilíbrio de forma independente em casa por pelo menos 15-20 minutos por dia e progredir para atividades mais desafiadoras, de acordo com a capacidade.

Exercício resistido para o idoso

Os princípios do exercício resistido e procedimentos gerais para o desenvolvimento de programas de resistência estão descritos com detalhes no Capítulo 6. Os exercícios resistidos costumam ser negligenciados conforme se envelhece, contudo, as pesquisas têm documentado o valor do treinamento de força para manutenção da independência funcional, assim como para a recuperação de diferentes condições patológicas.[101,104,117,137,185,187,190,206] Foi demonstrada a segurança do exercício resistido progressivo de alta intensidade para idosos com até 96 anos.[206] Embora os princípios do treinamento com exercício resistido para adultos jovens também se apliquem aos idosos,[233] pode ser necessário modificar os exercícios em função de condições clínicas como a osteoporose, talvez as progressões precisem ser mais lentas em virtude de alterações degenerativas, poderá ser necessária maior atenção à segurança e à prevenção de lesões por causa de alterações cognitivas e físicas, e as sessões podem demorar a começar em decorrência de flutuações nos níveis de glicose sanguínea (GS). Essa flutuação na GS não é exclusiva dos idosos; está sendo mencionada aqui porque o diabetes é uma das doenças crônicas mais comuns no idoso (ver a Tab. 24.1).

Embora o exercício inespecífico seja melhor do que nenhum exercício, é essencial que os idosos recebam um exame individualizado de suas necessidades e seja prescrito um programa que supra tais necessidades. Isso precisa ser combinado com o monitoramento constante e alterações no programa.[17] Cada sessão de exercício deve incorporar exercícios de aquecimento, flexibilidade, exercícios funcionais ou específicos para um esporte e um exercício de desaquecimento.[196] O componente de "exercício específico para o esporte" é interpretado como exercícios de retreinamento funcional e equilíbrio para o idoso que não esteja envolvido em esportes.

Como com qualquer paciente, ao iniciar com o idoso os exercícios de resistência progressiva, o exercício precisa ser supervisionado e modificado de modo que seja realizado de forma correta. Com muita frequência os pacientes usam estratégias compensatórias ao se exercitar ou podem falhar em realizar o exercício corretamente. Assim, ao introduzir o paciente na prática dos exercícios resistidos, deve-se usar primeiro um peso mais baixo para favorecer o aprendizado da técnica correta.[206] Isso também possibilita a adaptação do tecido conjuntivo ao treinamento com aumentos graduais no número de repetições e da resistência até alcançar a sobrecarga.[195,197]

Segurança e precauções especiais

Embora tenha sido mostrado que o treinamento resistido é seguro para idosos, é necessária uma supervisão constante do exercício para avaliar se há fraqueza por sobretreinamento, exacerbação de uma queixa musculoesquelética, ou se o paciente está se exercitando acima das suas capacidades CV, pulmonares ou musculoesqueléticas.

Usar intensidades subliminares caso os sintomas aumentem com o exercício. Ao realizar os exercícios resistidos, recomenda-se a respiração normal[164,195] e movimento somente dentro das amplitudes indolores.[195]

Revisão das diretrizes e recomendações

Escolha dos exercícios e equipamentos

Com base nos resultados do exame, determinar quais músculos e padrões de movimento precisam ser fortalecidos, de modo a alcançar as metas estabelecidas. Determinar posições seguras e equipamentos apropriados à capacidade do paciente no seu nível atual, proporcionar um desafio para progredir e abordar o princípio de especificidade do treinamento a fim de suprir as necessidades do paciente. Por exemplo, um paciente que recebe atendimento domiciliar pode se adaptar bem com exercícios resistidos baseados em movimentos funcionais, como os que estão ilustrados na Figura 24.4.

Um paciente que tenha acesso a uma academia de preparo físico, e goste desse ambiente, pode preferir aparelhos que proporcionem resistência, enquanto outro paciente pode preferir pesos livres. O uso de faixas de resistência elástica também tem se mostrado um meio efetivo e valioso para o treinamento de força e potência em idosos e pode ser adaptado com facilidade para uso na clínica, academia ou em casa (Fig. 24.5).[89,110,148,157,238] Algumas formas de resistência podem suprir várias metas. Por exemplo, os pacientes podem usar um colete de peso com a finalidade de produzir fortalecimento e/ou aumentar o peso corporal com o benefício de aumentar a densidade óssea. (O uso do colete de peso será discutido na seção sobre osteoporose.)

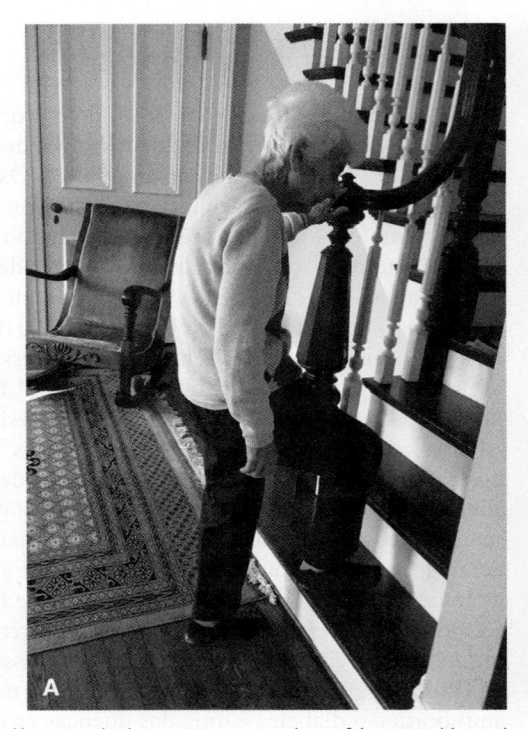
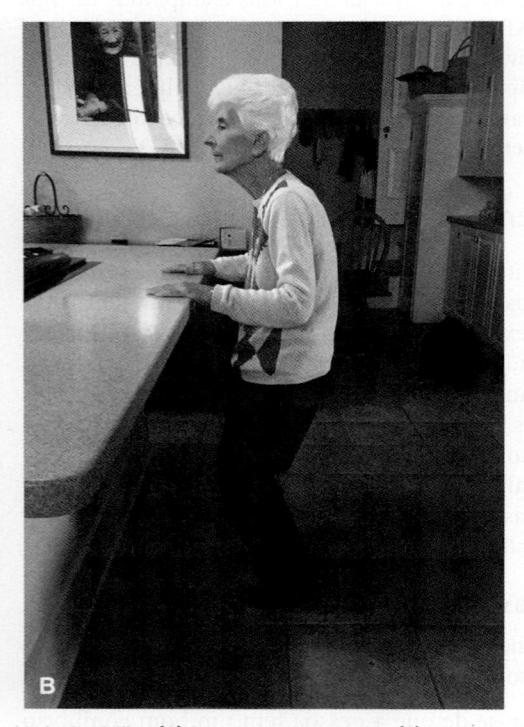

Figura 24.4 Um exemplo de programa que pode ser feito no ambiente de cuidado domiciliar. **(A)** Deambulação e escadas, **(B)** miniagachamentos,

(continua)

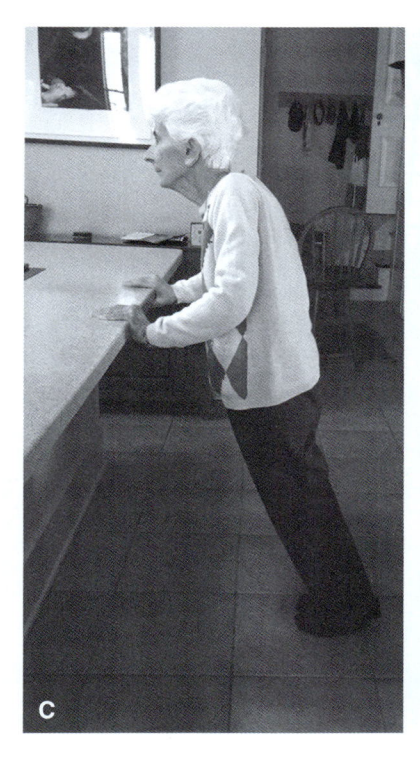
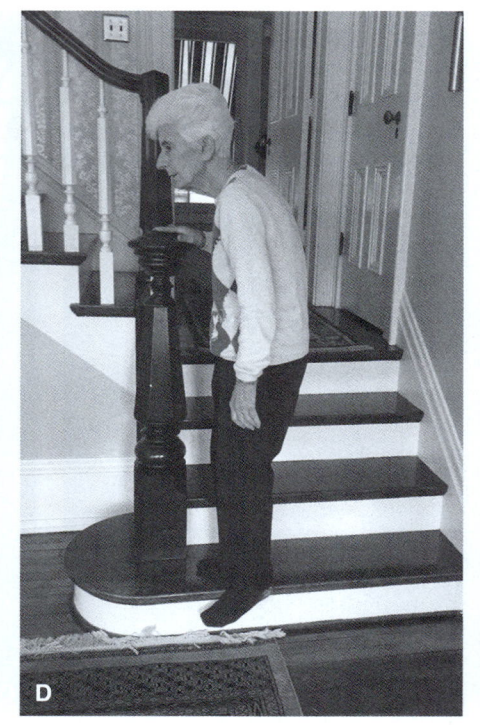
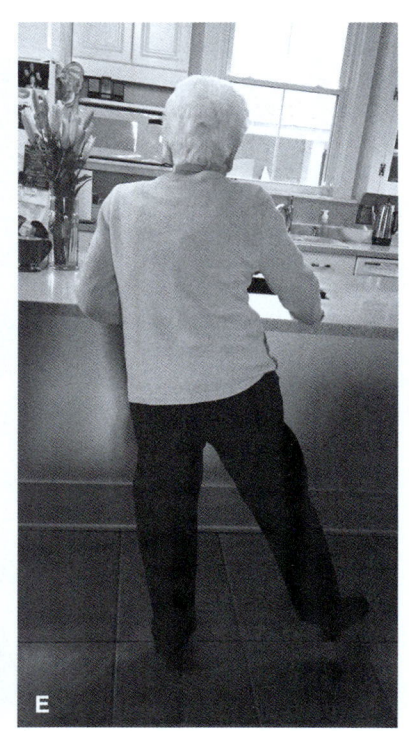
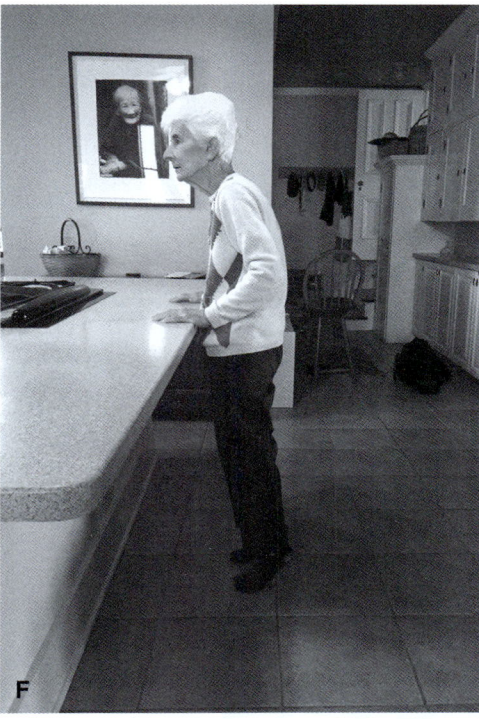
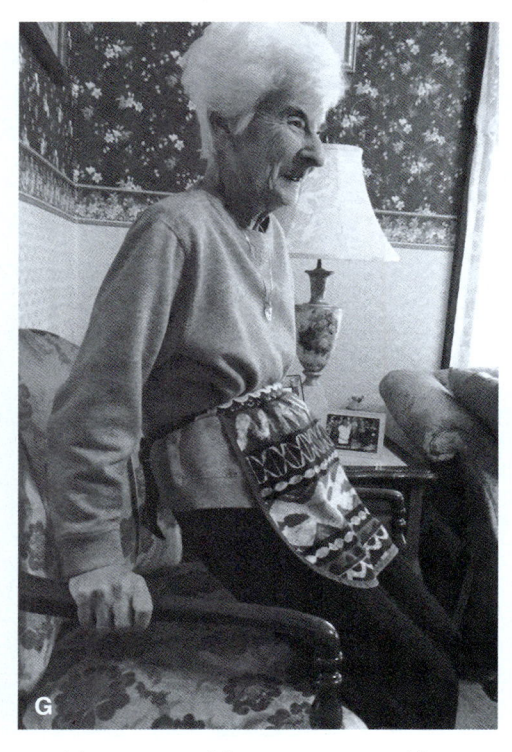

Figura 24.4 *(continuação)* **(C)** extensões de braço e/ou prancha frontal modificados, **(D)** *steps* laterais, **(E)** abdução de quadril, **(F)** levantamento dos calcanhares e **(G)** repetições de extensões de braço na posição sentada/sentar-levantar.

Um benefício secundário do uso de aparelhos de musculação é a melhora do equilíbrio. Isso decorre da necessidade de múltiplas transferências e movimentos de transição para entrar e sair do equipamento. Se uma pessoa fizer 3 séries de 10 exercícios diferentes em 8 aparelhos, ela realizará muitas transferências.

A Tabela 24.6 apresenta sugestões de exercícios que podem ser usados para incluir 8-10 grupos musculares em um programa de treinamento resistido para o idoso. Muitos dos exercícios estão ilustrados nos capítulos sobre coluna e membros (ver Caps. 16-23).

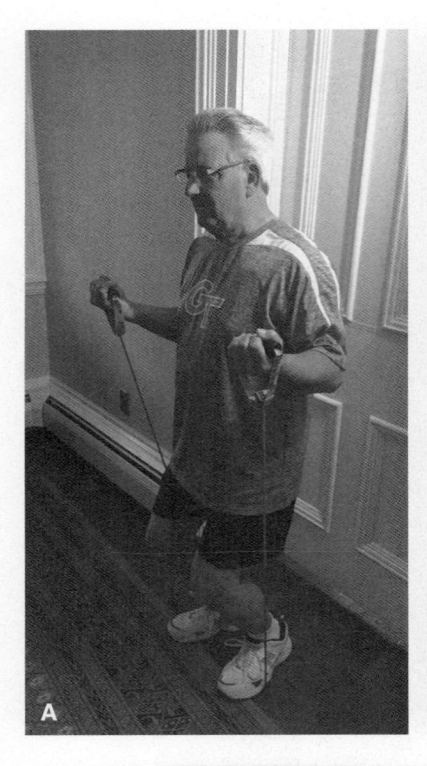
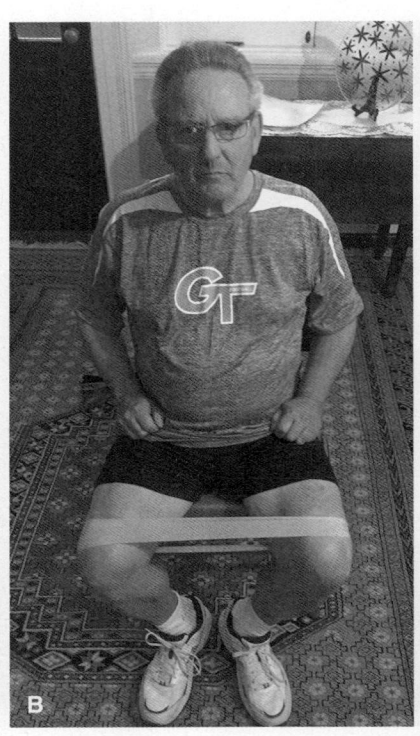
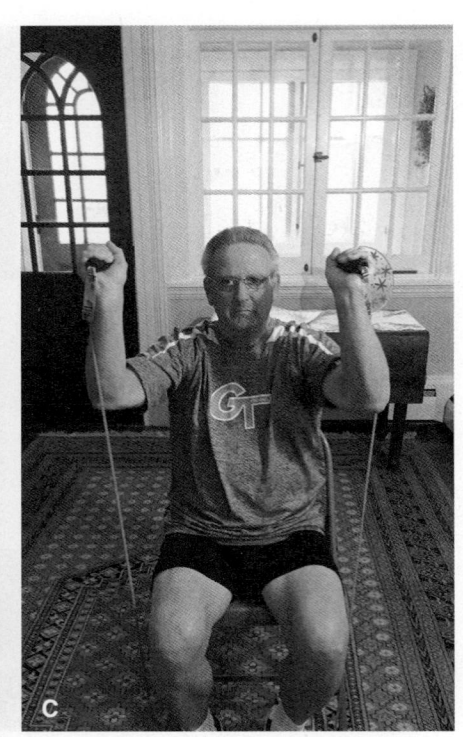
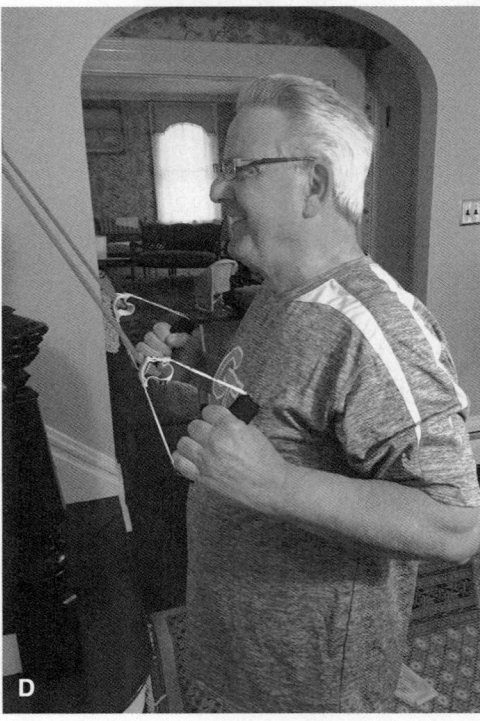
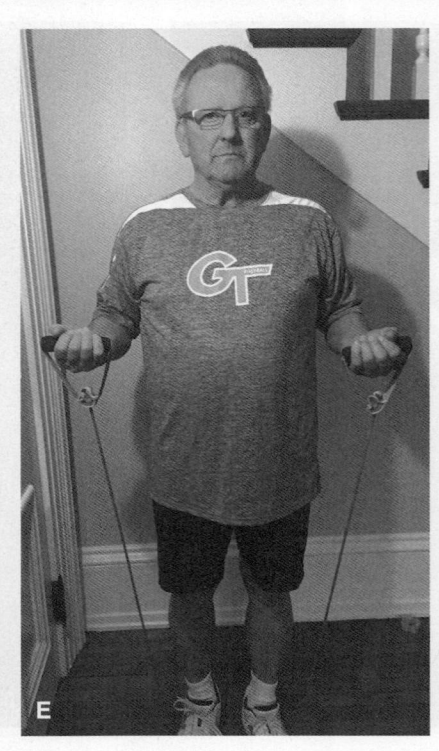
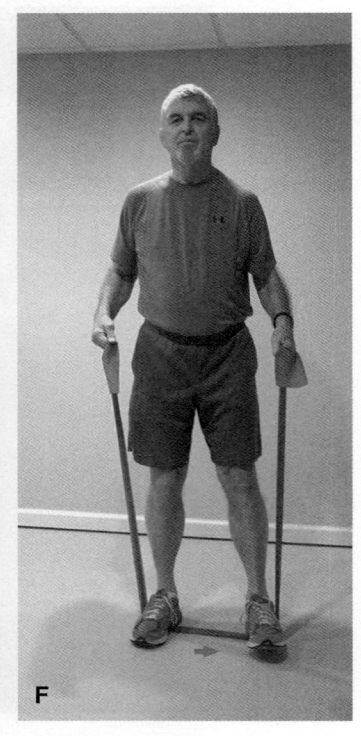

Figura 24.5   Exemplos de exercícios que podem ser feitos com o uso de faixas de resistência elástica no ambiente domiciliar. **(A)** Miniagachamentos/*leg press*, **(B)** abdução de quadril com rotação lateral, **(C)** desenvolvimento de ombros, **(D)** puxada de costas, **(E)** rosca bíceps e **(F)** apoio de peso com abdução de quadril enquanto o paciente caminha para os lados (ou realiza repetidamente abdução de quadril).

Escolha dos exercícios e equipamentos: modificações

Ao trabalhar com o paciente idoso, a presença de comorbidades, tais como OA de ombro, lesão do manguito rotador, osteopenia ou perda de ADM, resulta em uma necessidade de modificar os exercícios de acordo com a capacidade do paciente (Fig. 24.6). Os exercícios não devem ser dolorosos ou exacerbar um problema potencial. Por exemplo, em vez de fazer flexões de tronco ou agachamentos, que causam compressão dos corpos vertebrais, o paciente com osteoporose deve se exercitar em amplitude parcial sobre uma bola de ginástica larga ou BOSU™até uma posição neutra da coluna, evitando a flexão do tronco na amplitude completa.

As modificações nos exercícios que desafiam a pessoa podem também ser adaptadas para aqueles que apresentam perda da deambulação independente (Fig. 24.7). As limi-

tações do paciente ditam a escolha das intervenções. Por exemplo, se o paciente tem espaço limitado, a realização de exercícios no balcão da cozinha pode proporcionar uma superfície estável para exercícios em cadeia fechada e exercícios de equilíbrio (ver Fig. 24.4B, C, E, F e Fig. 24.9 adiante neste capítulo).

TABELA 24.6	Treinamento resistido de grupos musculares essenciais para idosos com o uso de aparelhos, apoio de peso e resistência externa dinâmica constante		
Grupo muscular	**Aparelho**	**Apoio de peso**	**Resistência externa dinâmica constante (DCER) com o uso de pesos livres, faixas elásticas, bolas pesadas, sistema de cabos etc.**
Extensores do quadril	*Leg press* Aparelhos de extensão do quadril	Ponte (o recrutamento dos posteriores da coxa é maior com menos flexão do joelho; o recrutamento dos glúteos é maior com mais flexão do joelho)	Extensão do quadril Flexores de joelho Extensão do quadril com flexão do joelho
Extensores do joelho	Aparelho para extensão do joelho	Miniagachamentos Agachamentos na parede *Steps* Avanços	Extensão de joelho com contração de quadríceps em arco longo e curto Elevação da perna estendida
Abdutores do quadril	Aparelho para abdução do quadril	Abduções de quadril em pé, trabalhar o membro que está em abdução e de forma isométrica o membro que está apoiando o peso Colocar a resistência elástica em torno das coxas ou tornozelos distalmente e caminhar lateralmente com quadris e joelhos semiflexionados (*monster walk*)	Abduções de quadril em decúbito dorsal, ventral e lateral *Clam shells* (em decúbito lateral, rotação lateral do quadril superior com joelho e quadril flexionado) Abduções de quadril em pé/com cabo, com resistência elástica
Rotadores laterais de quadril		*Monster walks* com resistência elástica em torno dos joelhos Abdução diagonal/rotação lateral de quadril com resistência elástica em torno dos tornozelos para enfatizar o glúteo médio	*Clam shells* na posição sentada ou decúbito lateral com resistência elástica em torno dos joelhos
Flexores plantares do tornozelo	*Leg press*	Elevação dos calcanhares	Em pé, elevar os calcanhares segurando pesos; sentado com as pernas estendidas, fazer flexões plantares com uma resistência elástica na planta do pé
Flexores do tronco	Aparelho de retificação e rotação para abdominais **Contraindicação:** flexão de tronco na presença de diagnóstico potencial ou real de osteopenia/osteoporose. A alternativa é fazer exercícios de estabilização	Prancha Prancha lateral Rolamento na bola de ginástica em decúbito ventral Modificar os exercícios se forem dolorosos, os ombros podem precisar ficar menos flexionados	Abdominais parciais/abdominais completos Progressão do exercício de estabilização, começando em decúbito dorsal, progredindo para as posições sentada e em pé com resistência. **Contraindicação:** flexão de tronco (abdominais parciais ou completos) com osteopenia/ osteoporose

(continua)

TABELA 24.6 Treinamento resistido de grupos musculares essenciais para idosos com o uso de aparelhos, apoio de peso e resistência externa dinâmica constante *(continuação)*

Grupo muscular	Aparelho	Apoio de peso	Resistência externa dinâmica constante (DCER) com o uso de pesos livres, faixas elásticas, bolas pesadas, sistema de cabos etc.
Extensores do tronco	Aparelho para extensão do tronco **Cuidado:** artrite ou estenose podem causar sintomas neurológicos	Ponte	Progressão dos exercícios de estabilização, começando na posição de quatro apoios, progredindo para a posição sentada e em pé com resistência
Retratores da escápula, extensores do ombro	Aparelho de puxada alta, remo	Pressão para fora de costas no canto da parede	Posições Y e T com peso em decúbito ventral ou sobre uma bola de ginástica grande; sentado e usando resistência elástica/sistema de cabos
Rotadores laterais do ombro	Sistema de cabos		Rotação lateral do ombro em decúbito lateral ou sentado
Abdutores do ombro	Aparelho de elevação lateral	Em posição de quatro apoios, movimentos no plano diagonal ou reto Mover uma bola sobre a parede	Elevações laterais Flexão do ombro Extensão do ombro
Flexores do cotovelo	Aparelho para rosca bíceps	Flexões de braços na barra fixa, com ou sem assistência; o uso de um assistente pode possibilitar o desempenho bem-sucedido das flexões; flexões de braços na barra fixa a partir da posição sentada	Flexões de cotovelo
Extensores do cotovelo	Aparelho para extensão do cotovelo	Flexões de braço com *plus* (movimento de arquear e curvar o tronco enquanto os braços estão estendidos) Flexões de braço na parede com *plus* Mergulhos de tríceps	Extensão do cotovelo

Intensidade do exercício

A intensidade baseia-se na carga, repetições e séries, conforme descritas no Capítulo 6. Avers e Brown[16] relatam que, quando os exercícios ou atividades são feitos abaixo de 60% 1 RM, podem ocorrer melhoras leves de 5-10% nos testes de força, porém, a melhora pode ser mais pelo recrutamento de unidades motoras e aprendizado motor do que por alterações reais na força do músculo. Os primeiros ganhos de força rápidos obtidos após o início do treinamento resistido são atribuídos às adaptações neurais e ao aprendizado motor. Os pacientes costumam ter alta da terapia antes das 12 semanas necessárias para obtenção de ganhos de força reais.[210] Desse modo, é essencial que terapeutas e assistentes eduquem os pacientes sobre a necessidade de continuar a se exercitar após a alta em programas oferecidos pela vizinhança ou se exercitar de forma independente.

Escala de Borg. A escala de Borg original de 6-20 (ver Quadro 25.4 no Cap. 25) foi elaborada de modo a corresponder à resposta de frequência cardíaca; ou seja, uma pontuação 9 estava correlacionada a um esforço muito leve e uma frequência cardíaca de 90 batimentos/minuto.[30] A escala 6-20 era considerada de difícil compreensão, então foi desenvolvida uma escala revisada de 0-10 (ver Quadro 6.6 no Cap. 6). Embora sejam medidas subjetivas da intensidade do exercício, ambas as escalas de Borg proporcionam uma percepção valiosa da intensidade do exercício. Para determinar 60% de uma intensidade de 1 RM, várias estratégias podem ser empregadas. Avers e Brown[16] relatam que o limiar de 60% é quando uma pessoa pode realizar 15 repetições com um índice de esforço percebido (IEP) de 12-13 na escala de Borg original ou 3-4 na escala de Borg modificada. Isso é descrito como trabalho ou esforço de "razoavelmente leve" a "moderadamente intenso". Ao usar qualquer uma das escalas de Borg para medir intensidade, é importante empregar um tempo para explicar a escala, incluindo os valores em cada extremidade da escala. O paciente é aconselhado a estimar sua quan-

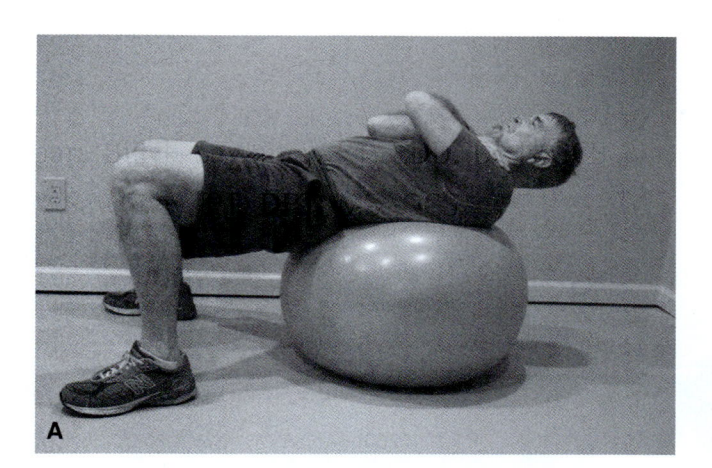
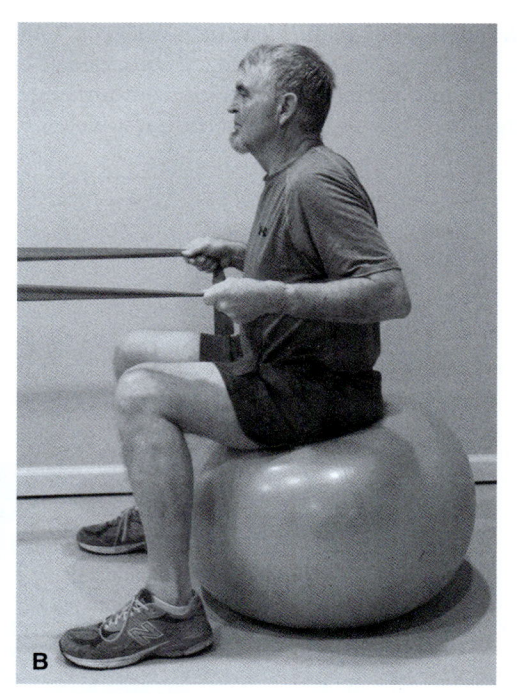
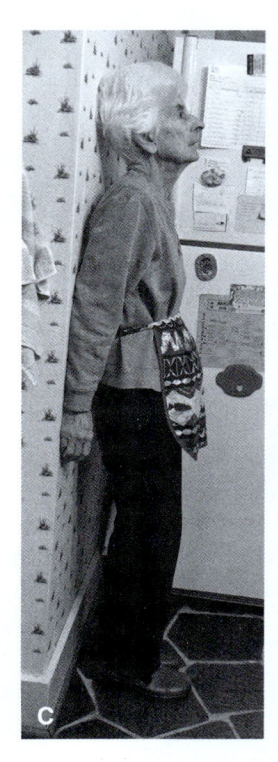
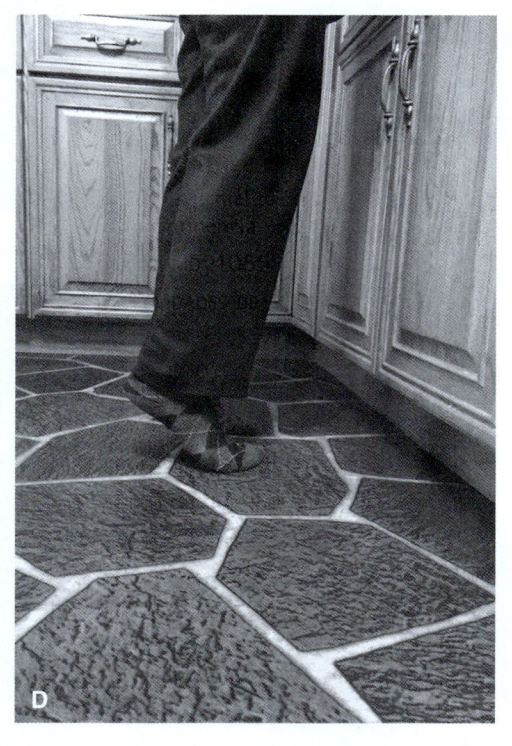

Figura 24.6 Exemplos de modificações nos exercícios para atender às necessidades dos idosos. **(A)** Fortalecimento abdominal sem produzir flexão de tronco usando uma bola de ginástica grande ao longo da amplitude parcial, **(B)** equilíbrio sentado combinado com fortalecimento dos músculos posturais extensores, **(C)** treinamento postural usando a parede para indicação tátil, e **(D)** flexão plantar com apoio de peso usando suporte.

tidade total de esforço e fadiga combinando todas as sensações, como sobrecarga física, esforço e fadiga, bem como evitar focar um aspecto, tal como uma dor nas pernas. O terapeuta deve confirmar o autorrelato do paciente ou nível de esforço, repetindo o número para o paciente. O uso de uma das escalas IEP de Borg é especialmente útil quando as medidas de frequência cardíaca são difíceis ou quando o paciente está utilizando medicamentos que têm impacto nas respostas da frequência cardíaca à atividade física.[29,195,248]

Determinação da quantidade de resistência. Outra abordagem para escolher a intensidade apropriada é ensinar o desempenho correto do exercício com uma intensidade (carga) mais baixa e observar a realização do exercício, estando atento a qualquer mudança na qualidade do desempenho, como substituições musculares ou incapacidade de prosseguir por toda a amplitude. (Ver no Quadro 6.2 do Cap. 6 sinais específicos de fadiga muscular.) Quando a

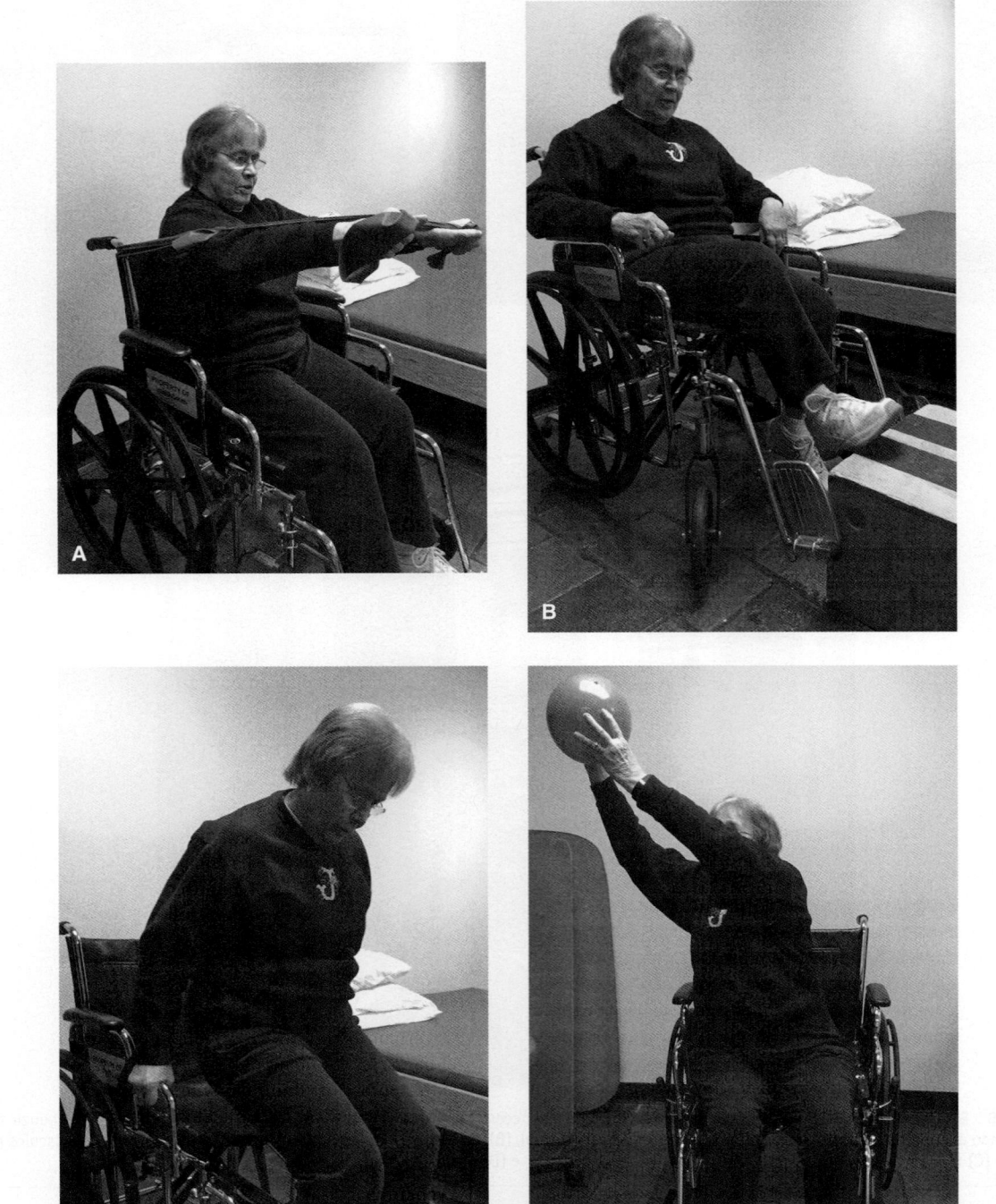

Figura 24.7 Um exemplo de exercícios que foram modificados para atender às necessidades de uma idosa na cadeira de rodas. **(A)** Protração da escápula com faixa elástica, **(B)** *step* em posição sentada (elevar a altura conforme a paciente melhora), **(C)** extensões de braço pressionando os apoios da cadeira com pés no solo e **(D)** padrões diagonais na posição sentada com bola (pode ser usada bola com peso).

pessoa é capaz de completar 8 repetições de maneira correta, porém menos de 15, a intensidade está apropriada. Quando é incapaz de completar 8 repetições ou mostra sinais de fadiga muscular, o peso deve ser diminuído. Se for fácil demais realizar 15 repetições, o peso deve ser aumentado.

São recomendados protocolos de fortalecimento com diferentes intensidades para idosos. A Tabela 24.7 destaca alguns para comparação.

Séries

Pesquisas feitas por Ribeiro et al.[210] demonstraram que a realização de 3 séries de treinamento resistido era mais efetiva para fortalecimento dos músculos do que a realização de 1 série de exercícios, em mulheres idosas, após 12 semanas de treinamento. Desse modo, quando se propõe a continuidade do treinamento com exercícios resistidos progressivos após o paciente receber alta da fisioterapia, são recomendadas 3 séries se a meta for continuar aumentando a força muscular.[210] Ratamess et al.[205] recomendaram um repouso de 1-2 minutos entre séries com velocidade moderada, porém, um aumento para 3-5 minutos de repouso no treinamento em alta velocidade. Em vez de o

paciente ou cliente ficar sentado sobre o equipamento durante esse período de repouso, recomenda-se que empregue a *recuperação ativa* e trabalhe um grupo muscular diferente. Por exemplo, para aplicar a recuperação ativa aos exercícios de Lou, do Caso 1 descrito no Quadro 24.1, ele deve fazer seus exercícios de fortalecimento com uma série no aparelho de *leg press*, depois uma série na mesa flexora, depois uma série na máquina de remo e então uma série de mergulhos de tríceps. Após completar a primeira série de todos os quatro exercícios, ele deve repetir o circuito, fazendo uma segunda série e depois uma terceira série. O circuito realizado por diferentes grupos musculares proporciona o repouso ou recuperação necessários.

Frequência do exercício

São recomendadas 24-48 horas entre as sessões de treinamento resistido para os mesmos grupos musculares, a fim de que ocorra uma adaptação segura quando se trabalha em uma intensidade de 60%.[129] Em diferentes locais de prática profissional, tais como atendimento agudo, reabilitação subaguda e atendimento especializado, os pacientes podem ser vistos uma ou duas vezes por dia, 5-7 dias por semana. Nessas circunstâncias, o foco em diferentes grupos

TABELA 24.7	Três protocolos de treinamento resistido recomendados para idosos				
Intensidade	Séries	Repetições por série (reps/série)	Frequência	Progressão	Potência
Recomendações de Avers e Brown[16]					
60% de 1 RM é a carga mínima de exercício necessária	1 série para pessoas destreinadas (mais séries se possível, embora o risco de lesão aumente com múltiplas séries)	Estabelecer as reps na intensidade desejada	2-3 vezes/semana; 24-48 horas de repouso entre as sessões do mesmo grupo muscular	Aumentar a carga 2-10% assim que for capaz de realizar 12-15 reps	Iniciar potência assim que sejam feitas 2 séries de um exercício com boa forma e sem dor com uma carga inicial de 20% de 1 RM. Aumentar de forma gradual até chegar a 60% de 1 RM.
Recomendações de Haskell et al.[108] e Nelson et al.[179]					
Intensidade moderada a alta (em Borg modificada, 3 = moderada e 5 = forte ou pesada)	1 série se a meta for aumentar a força; 2-3 séries são mais eficazes	8-12 reps	≥ 2 vezes/semana	Aumentos graduais na quantidade de peso ou dias/semana	Não abordado
Recomendações de Symons & Swank[233]					
50-80% 1 RM	2-3 séries	10-15 reps	2-3 dias/semana	Não especificado	Deve incluir exercício resistido com maior velocidade incorporado ao treinamento

musculares ou em atividades variadas, tais como habilidades específicas para uma tarefa, postura, equilíbrio, resistência à fadiga, fortalecimento e alongamento, deve ser alternado entre as sessões de modo a permitir uma adaptação segura dos tecidos.[16] A incorporação de outras dimensões da reabilitação, como a reeducação neuromuscular e exercícios de equilíbrio, é inestimável quando se considera a necessidade potencial de intervenções funcionais. Recomenda-se o emprego de um programa de exercício multidimensional, como o descrito adiante.[129,157] A frequência mínima de realização de exercícios de fortalecimento, para afetar ossos e músculos, é de duas sessões por semana.[129]

Velocidade do exercício – potência

Com o envelhecimento ocorre uma perda preferencial da potência que é atribuída à perda de fibras musculares do tipo II e uma diminuição na velocidade de contração.[112,208,213] O treinamento de potência não deve ser implementado com o idoso até que tenha sido estabelecida uma base; ou seja, a capacidade de realizar três séries de cada exercício antes de ser acrescentado um componente de potência ao treinamento.

Para melhorar a potência, o uso de movimentos rápidos com resistência leve é descrito como o modo mais prático e amplamente aceito.[208] Os pacientes devem realizar a fase concêntrica de cada repetição o mais rápido possível, com o ciclo excêntrico-concêntrico combinado durando cerca de 2-3 segundos.[110,167,208,232] (A Tab. 24.8 proporciona diretrizes para o treinamento de potência em idosos.[112]) De modo similar às diretrizes para o treinamento resistido, recomenda-se uma recuperação de 48 horas entre cada treinamento de potência. Mizko et al.[167] descobriram que o treinamento de potência era mais eficaz do que o treinamento de força para melhorar a função de idosos que moravam na vizinhança (idade média 72,5 +/- 6,3 anos).

Progressão

Ao fazer a progressão de um programa de exercícios, são usadas as mesmas diretrizes empregadas para outras populações, porém, com um monitoramento contínuo quanto à segurança e à possibilidade do surgimento de lesões ou fraqueza por excesso de trabalho. É essencial iniciar com uma intensidade mais baixa e progredir lentamente.

TABELA 24.8	Diretrizes para incorporar potência ao treinamento resistido para idosos[112]	
Série 1	8 repetições	45% de 1 RM
Série 2	8 repetições	60% de 1 RM
Série 3	≥ 8 repetições	75% de 1 RM

A porção concêntrica de cada repetição deve ser feita o mais rápido possível. As porções excêntricas devem ser controladas por cerca de 3 segundos.

Treinamento funcional para o idoso

O treinamento funcional costuma ser planejado para obter independência ou melhorar atividades básicas como subir degraus, levantar e sentar em uma cadeira, alcançar itens acima da cabeça ou no solo, ou simplesmente caminhar. Podem ser incorporados às intervenções a eficiência, tempo para realizar a tarefa, esforço e qualidade da tarefa. Os testes descritos na Tabela 24.5 ajudarão a guiar o terapeuta na elaboração de intervenções apropriadas para melhorar a função. Desse modo, se o problema for sentar-levantar, o paciente precisará trabalhar na tarefa de sentar-levantar. Se no início os músculos estiverem fracos demais para realizar a função sem substituições, o foco em músculos fracos específicos também se tornará parte da intervenção com exercícios.

DISTÚRBIOS COMUNS NOS IDOSOS E RECOMENDAÇÕES DE EXERCÍCIOS

Com o "mundo grisalho" e o aumento da expectativa de vida, muitas doenças que afetam idosos estão se tornando prevalentes. Nesta seção do capítulo, vários problemas comuns observados nos idosos apresentam o contexto anterior à discussão sobre intervenções com exercícios. Um diagnóstico médico não define o plano de tratamento de fisioterapia, embora o conhecimento da condição clínica sirva de alerta para o terapeuta com respeito a considerações especiais, precauções e/ou contraindicações às intervenções. O diagnóstico médico deve ser usado em conjunto com o exame clínico para determinar os comprometimentos estruturais e funcionais e para estabelecer metas realistas que melhorem a participação em atividades funcionais. Numerosas condições crônicas, como as relacionadas na Tabela 24.1, diversas outras enfermidades e lesões podem ameaçar a independência do idoso. Esta seção aborda condições e diagnósticos comuns observados entre os idosos, incluindo quedas, osteoporose, sarcopenia, OA, obesidade, câncer, DMT2 e incontinência. Cada um será descrito de forma breve, com referências cruzadas para outros capítulos dentro deste livro, em que informações adicionais são apresentadas.

Quedas em idosos

Contexto

Conforme as pessoas envelhecem, ocorre um aumento na incidência de quedas. Um entre cada três idosos cai a cada ano, com 20% dessas quedas resultando em lesões sérias.[17,51,90,109,116] Essa incidência é ainda maior no idoso internado. Na última década, o número de mortes atribuídas diretamente a lesões decorrentes de quedas aumentou, e é previsto que aumente ainda mais com o envelhecimento da geração *baby boomer* (nascidos nas décadas de 1950-60).

Avaliação do risco de quedas

Todos os idosos devem ser avaliados quando ao risco de quedas.[17,51] Deve-se perguntar a cada paciente:

1. Você sofreu alguma queda no último ano?
   – Em caso afirmativo, quantas vezes?
   – Em caso afirmativo, você se machucou quando caiu?
2. Você se sente desequilibrado quando está em pé ou caminhando?
3. Você tem medo de cair?

As três perguntas citadas foram retiradas de uma iniciativa dos Centros para Controle e Prevenção de Doenças do governo norte-americano (Centers for Disease Control and Prevention – CDC) denominada STEADI (*Stopping Elderly Accidents, Deaths and Injuries*).[51] Os itens 1 e 2 da avaliação são também recomendados por Avin et al. na Declaração de Diretrizes Clínicas da Academy of Geriatric Physical Therapy sobre o manejo de quedas em idosos que moram sozinhos.[17] A realização de uma análise multifatorial do risco de quedas não é necessária para todos os pacientes com 65 anos ou mais, porém, é essencial quando a triagem indica que houve uma queda nos últimos 12 meses, que há dificuldade para caminhar ou manter o equilíbrio, ou quando é relatado medo de cair.[17]

Recomendação clínica

O *site* da STEADI (Prevenção de Quedas no Idoso[51]) do CDC é de grande utilidade para todos os terapeutas e assistentes que trabalham com idosos: http://www.cdc.gov/steadi/index.html. A iniciativa STEADI proporciona um conjunto de ferramentas abrangentes com informação educacional para prestadores de serviços de saúde e pacientes idosos. Estão disponíveis, também, vídeos com instruções e um webinar. Um algoritmo para avaliação do risco de quedas e intervenções desenvolvido pela iniciativa STEADI é mostrado na Figura 24.8 a fim de proporcionar orientações sobre triagem, exame e intervenções úteis para fisioterapeutas que trabalham com idosos em risco de quedas.[51]

A importância do exercício para reduzir o risco de quedas

Um programa multidimensional que inclua exercícios resistidos, exercícios de equilíbrio, treinamento específico para a tarefa (marcha, sentar-levantar, levantar do solo), correção de riscos ambientais e seleção de calçados apropriados deve ser incluído nas intervenções para o paciente.[17,145-227] A academia de fisioterapia geriátrica da APTA relaciona cinco recomendações específicas baseadas no nível 1 de evidência forte.[17]

Exercícios inespecíficos, de baixa intensidade e programas de exercícios em grupo genéricos podem não suprir as necessidades do idoso nem reduzir o risco de quedas.[17] É crucial que sejam identificadas as necessidades para que haja uma adesão de longo prazo: é necessária uma dosagem de pelo menos 50 horas de exercícios desafiadores (ou seja, 2 horas por semana durante pelo menos 6 meses).[17] As melhoras não ocorrem de modo espontâneo e exigem mais tempo do que costuma ser aprovado pelos planos de saúde; desse modo, é fundamental que o paciente seja orientado sobre a importância de continuar fazendo o programa de exercícios prescrito.

Treinamento resistido

O treinamento de força nos idosos produz melhoras no equilíbrio e redução nas quedas.[137,145] As causas das quedas são multifatoriais, com a fraqueza das pernas sendo um fator de risco intrínseco. O fortalecimento dos músculos do tronco e membros inferiores com os exercícios resistidos e treinamento de potência está relacionado a uma redução nas quedas.[68,137,187] Descobriu-se que o treinamento de força beneficia o controle postural e diminui a variabilidade de reações durante o treinamento de estabilização.[68] Além disso, tem sido mostrado que o fortalecimento dos músculos do tronco melhora o desempenho das AVD nos idosos ao contribuir com a eficiência no uso dos membros superiores e inferiores e com a melhora do equilíbrio. Uma revisão sistemática feita por Grenacher et al.[96] respalda o uso do fortalecimento do *core* e dos exercícios de pilates como um adjunto ou alternativa aos programas de treinamento de equilíbrio e/ou resistência tradicionais para idosos.

Tai chi

Tai chi é uma prática mental e corporal que surgiu há séculos na Ásia. Incorpora posturas, movimentos suaves, foco mental, respiração e relaxamento e tem se mostrado benéfica na redução do risco de quedas.[130,148,173] Quando os movimentos são feitos rapidamente, o *tai chi* é considerado uma forma de defesa pessoal. O *tai chi* também beneficia portadores de doenças cardíacas, câncer e outras doenças crônicas, como o Parkinson, OA e fibromialgia.[173] Ao praticar *tai chi*, a força, autopercepção, respiração profunda, equilíbrio estático e dinâmico, ADM, resistência à fadiga, percepção de posicionamento e postural, apoio de peso e relaxamento são incorporados aos vários movimentos realizados.[130,148,173]

Treinamento de equilíbrio

A habilidade de manter o equilíbrio requer uma integração complexa dos sistemas somatossensorial, visual e vestibular – todos afetados com o envelhecimento. Deficiências que envolvem o equilíbrio estão apresentadas com detalhes no Capítulo 8, com uma descrição da avaliação de risco (ver Tabs. 8.2 e 8.3) e das intervenções (ver Quadros 8.4 e 8.5, Tab. 8.4 e figuras relacionadas no Capítulo 8). Assim como na progressão dos exercícios resistidos, as intervenções no equilíbrio devem ser progredidas de modo a desafiar o paciente com segurança (Fig. 24.9).

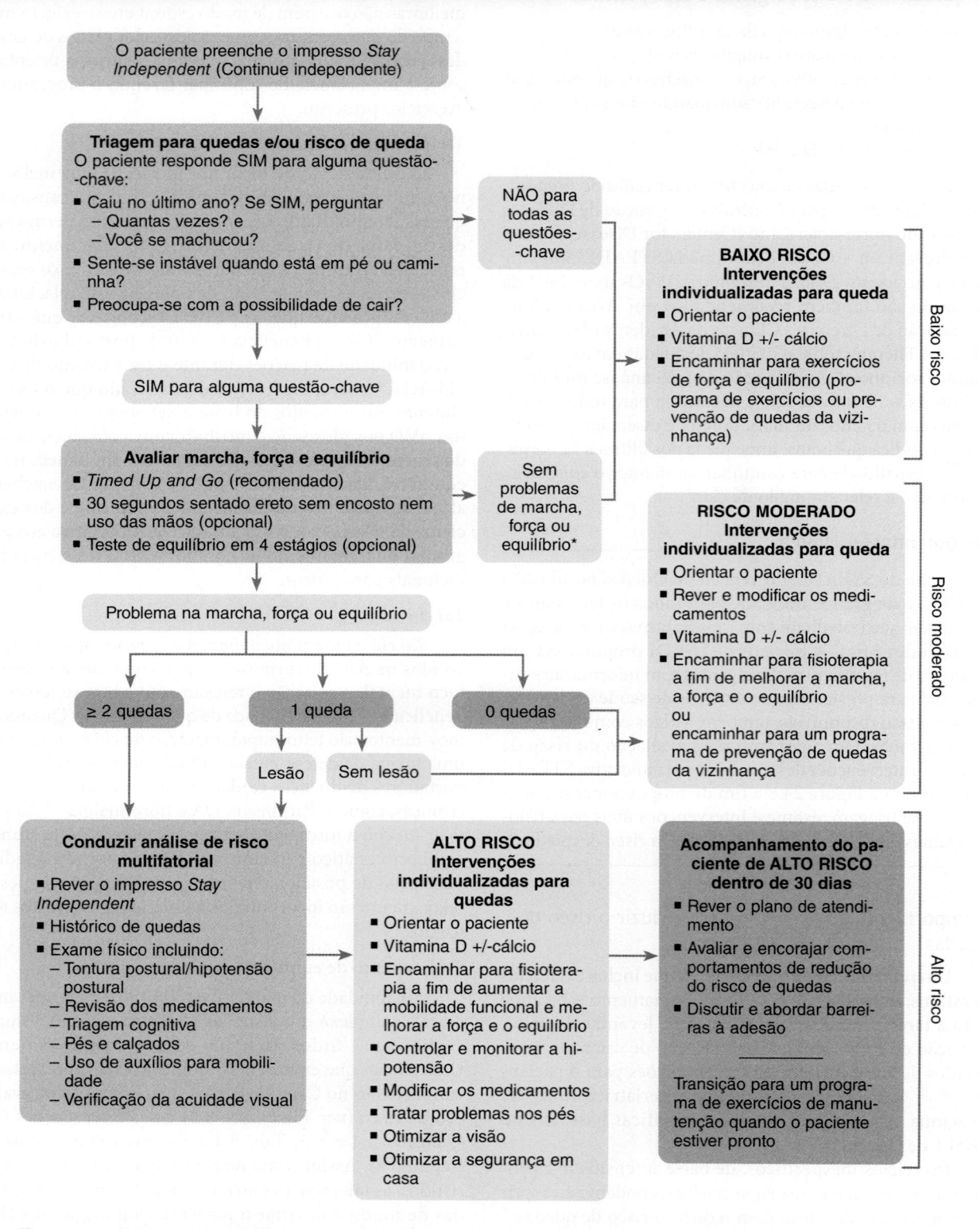

Algoritmo para avaliação do risco de quedas e intervenções

O paciente preenche o impresso *Stay Independent* (Continue independente)

Triagem para quedas e/ou risco de queda
O paciente responde SIM para alguma questão-chave:

- Caiu no último ano? Se SIM, perguntar
  – Quantas vezes? e
  – Você se machucou?
- Sente-se instável quando está em pé ou caminha?
- Preocupa-se com a possibilidade de cair?

NÃO para todas as questões-chave

SIM para alguma questão-chave

BAIXO RISCO
Intervenções individualizadas para queda
- Orientar o paciente
- Vitamina D +/- cálcio
- Encaminhar para exercícios de força e equilíbrio (programa de exercícios ou prevenção de quedas da vizinhança)

Baixo risco

Avaliar marcha, força e equilíbrio
- *Timed Up and Go* (recomendado)
- 30 segundos sentado ereto sem encosto nem uso das mãos (opcional)
- Teste de equilíbrio em 4 estágios (opcional)

Sem problemas de marcha, força ou equilíbrio*

Problema na marcha, força ou equilíbrio

RISCO MODERADO
Intervenções individualizadas para queda
- Orientar o paciente
- Rever e modificar os medicamentos
- Vitamina D +/- cálcio
- Encaminhar para fisioterapia a fim de melhorar a marcha, a força e o equilíbrio
  ou
  encaminhar para um programa de prevenção de quedas da vizinhança

Risco moderado

≥ 2 quedas   1 queda   0 quedas

Lesão   Sem lesão

Conduzir análise de risco multifatorial
- Rever o impresso *Stay Independent*
- Histórico de quedas
- Exame físico incluindo:
  – Tontura postural/hipotensão postural
  – Revisão dos medicamentos
  – Triagem cognitiva
  – Pés e calçados
  – Uso de auxílios para mobilidade
  – Verificação da acuidade visual

ALTO RISCO
Intervenções individualizadas para quedas
- Orientar o paciente
- Vitamina D +/-cálcio
- Encaminhar para fisioterapia a fim de aumentar a mobilidade funcional e melhorar a força e o equilíbrio
- Controlar e monitorar a hipotensão
- Modificar os medicamentos
- Tratar problemas nos pés
- Otimizar a visão
- Otimizar a segurança em casa

Acompanhamento do paciente de ALTO RISCO dentro de 30 dias
- Rever o plano de atendimento
- Avaliar e encorajar comportamentos de redução do risco de quedas
- Discutir e abordar barreiras à adesão

Transição para um programa de exercícios de manutenção quando o paciente estiver pronto

Alto risco

*Para esses pacientes, considerar análise de risco adicional (p. ex., revisão dos medicamentos, triagem cognitiva, síncope)

Figura 24.8   Algoritmo para Avaliação do Risco de Quedas e Intervenções do STEADI[51] (Reproduzido com permissão de Centers for Disease Control and Prevention: http://www/cdc/gov/steadi/).

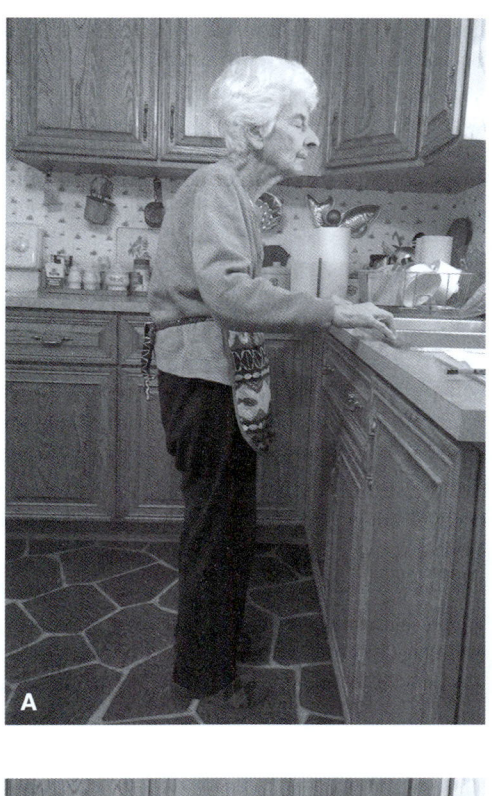
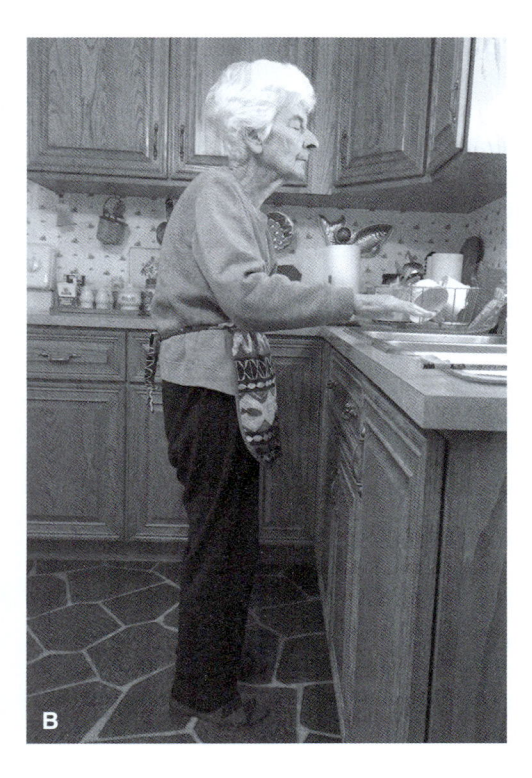
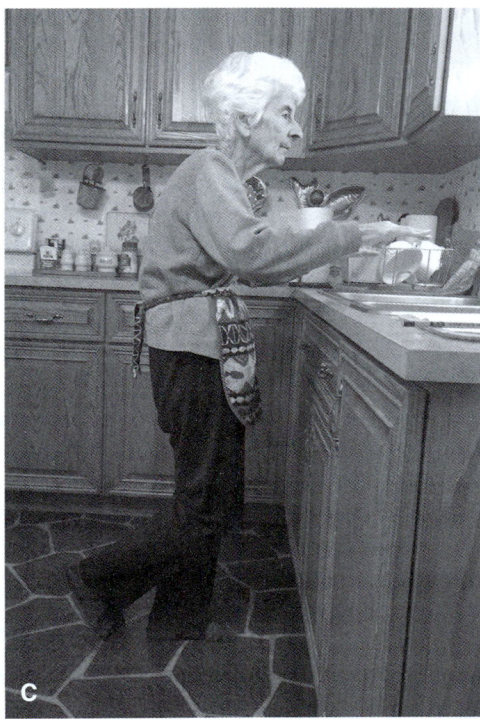
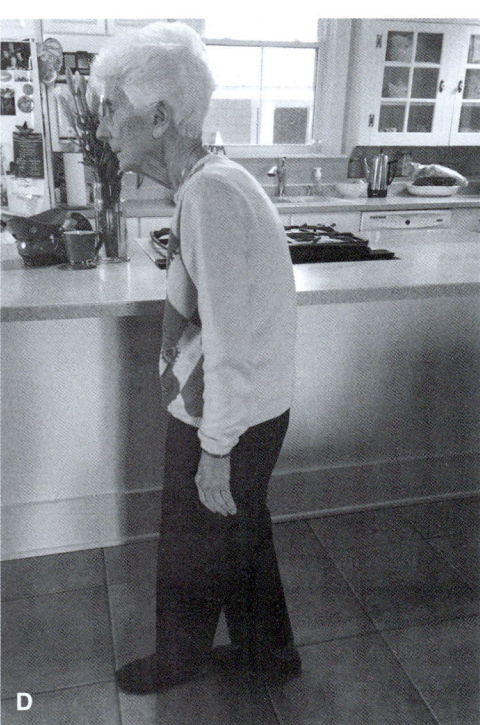

Figura 24.9 Um exemplo de progressão do programa domiciliar de exercícios de equilíbrio por meio da modificação da quantidade de apoio pelas mãos. **(A)** Ambas as mãos usando pistas táteis leves, com olhos fechados para aumentar o desafio; **(B)** as duas mãos levemente acima da superfície de apoio, com olhos fechados para maior desafio; **(C)** apoio unipodal e **(D)** apoio na posição de Romberg.

Osteoporose

Contexto

A osteoporose é considerada o distúrbio ósseo mais comum a resultar no risco de fraturas. O pico de massa óssea é atingido na terceira década da vida da mulher, e por volta dos 80 anos há uma perda de cerca de 30%. A morbidade e a mortalidade das fraturas de quadril se encontram entre as três fraturas mais comuns associadas à osteoporose. As fraturas de quadril resultam em um aumento de até 25% na mortalidade dentro de um ano após a fratura, outros 25% dos pacientes necessitam de cuidados de longo prazo e os 50% restantes não conseguem voltar ao estado anterior à fratura.[184] (Ver no Cap. 6 e Quadro 6.13 uma discussão sobre fraturas patológicas e precauções, e no Cap. 11 uma descrição detalhada da osteoporose com recomendações de intervenções com exercícios.)

Considerações para as intervenções

O treinamento de força, exercícios de apoio de peso e exercícios de extensão postural constituem a característica distintiva das intervenções para idosos visando à prevenção primária, secundária e terciária de osteoporose ou osteopenia. Em geral, essas são combinadas com uma dieta bem balanceada, cálcio e vitamina D adequados, cessação do tabagismo, consumo mínimo de álcool, estratégias de prevenção de quedas e possíveis intervenções farmacológi-

---

QUADRO 24.5	Considerações e recomendações para o manejo de pacientes com osteoporose

Considerações
- Perda de altura de > 3,8 cm aumenta a probabilidade da presença de fratura vertebral[184]
- Em alto risco de fraturas por fragilidade
- Quando o tronco está em flexão, as cargas compressivas sobre as vértebras são maiores
- Somente 20% das pessoas com fraturas por compressão osteoporótica recebem tratamento

Recomendações
- Avaliar todos os pacientes quanto ao risco de queda
- Utilizar o FRAX para avaliar todos os pacientes quanto ao risco de fratura[193,269]
- Orientar sobre os riscos e a importância do exercício
- O paciente deve:
  - fazer exercícios de fortalecimento com apoio de peso e exercícios resistidos que enfatizem a extensão postural, 2-3 vezes/semana
  - fazer atividades de resistência física com apoio de peso 3-5 vezes/semana
  - fazer fortalecimento da musculatura do *core* e abdominal em uma posição não flexionada
  - empregar boa mecânica corporal com a coluna em posição neutra
- Fazer os encaminhamentos apropriados para verificação da densidade óssea e consulta nutricional

---

cas.[184,265] O Quadro 24.5 resume considerações e recomendações ao trabalhar com o idoso que tem osteoporose ou risco para tal. (Ver também no Quadro 6.13 do Cap. 6 precauções que devem ser tomadas com o exercício resistido.)

Importância do exercício no manejo da osteoporose

Treinamento postural

O emprego de exercícios de extensão da coluna e exercícios posturais é de suma importância quando se considera a incidência de fraturas por compressão em pessoas com osteoporose ou em risco para essa condição. Schultz et al.[215] descobriram que, com o tronco em 30° de flexão, a carga de compressão sobre a terceira vértebra lombar é de 1.800 N com os braços no tórax e 2.610 N ao segurar um peso de 2 kg em cada mão. Isso é muito mais do que a força de 300-1.200 N necessária para fraturar uma vértebra osteoporótica.[77]

Treinamento resistido e exercícios de apoio de peso

As contrações musculares e a carga mecânica da coluna e dos membros que utilizam o treinamento resistido e os exercícios de apoio de peso estimulam a atividade dos osteoblastos, o que melhora a densidade óssea e reduz o risco de fraturas.[27,118,200] São recomendadas para a saúde óssea atividades de apoio de peso e de resistência física (3-5 vezes/semana) e exercícios resistidos (2-3 vezes/semana).[134] Uma revisão sistemática sobre a efetividade do exercício resistido para idosos com densidade óssea reduzida concluiu que o treinamento resistido era benéfico para a função física e AVD autorrelatadas.[265]

Exercícios com apoio de peso, tais como caminhar, correr e subir escadas, também têm o benefício de melhorar o condicionamento cardiopulmonar. Essas intervenções para osteoporose primária, secundária e terciária estão resumidas na Tabela 24.9.

Coletes de peso

Outra opção menos usada, mas que mostra resultados positivos, é o uso de um colete de peso no manejo da osteoporose (Fig. 24.10).[110,218,224,267] Coletes de peso são também usados para treinamento de potência, caminhadas e outras atividades. Os coletes de peso aumentam a resistência e o peso corporal ao se exercitar, caminhar e realizar as AVD. O aumento do peso da pessoa por meio do colete serve como estímulo para aumentar a densidade óssea enquanto o usuário se encontra fisicamente ativo.

Diretrizes recomendadas para o uso de coletes de peso. É essencial que o colete seja ajustável, que a maior parte do peso esteja sobre a pelve e que não haja áreas que causem dor. De forma similar ao uso de órteses, o uso do colete de peso deve iniciar de forma lenta e progredir gradualmente. Shaw e Stone[218] usaram um colete com peso inicial de 5% do peso corporal e fizeram aumentos de 1-2% até alcançar 10% do peso corporal. Isso foi seguido por um aumento mais gradual de 0,5-1% no peso a cada 2 semanas até obter 20% do peso corporal. Recomenda-se que o colete seja usado 3 dias por semana para realizar exercícios resistidos de

TABELA 24.9	Manejo da osteoporose primária, secundária e terciária			
	Descrição	**Exemplos clínicos**	**Entrevista, testes e medidas**	**Intervenções**
Primária	Prevenção de osteoporose ou osteopenia em alguém suscetível ao problema ou doença por meio de estratégias para promover a saúde geral	Uma mulher de 56 anos que está sendo atendida por ter síndrome de De Quervain na mão. Tem histórico familiar de osteoporose; o fluxo menstrual cessou há 2 anos. No exame, a paciente é magra, porém de natureza musculosa.	Você experimentou perda de altura? Teve alguma fratura depois de adulta? Tem usado esteroides? Fuma ou consome álcool de forma regular? Perguntar se gostaria de fazer uma avaliação total, considerar medir a altura, medida postural objetiva com a distância parede--trago; empregar o FRAX.	Focar a orientação, exercícios posturais e com apoio de peso, treinamento resistido, mecânica corporal e nutrição.
Secundária	Diagnóstico precoce de osteoporose ou osteopenia feito por meio da avaliação; o diagnóstico precoce possibilita o início da intervenção	Mulher de 60 anos com diagnóstico de osteoporose. É encaminhada para fisioterapia por causa de estenose espinal e hérnia de disco em C4-5, C5-6 e C6-7, dor cervical e sintomas radiculares. Está sendo tratada de forma conservadora e começou a tomar cálcio e medicamento para osteoporose visando a aumentar a densidade óssea antes de intervenções cirúrgicas e fusão da coluna.	Verificar se há mielopatias, envolvimento de intestino e bexiga, perda de equilíbrio, fraqueza das pernas e hiper--reflexia. Indagar com respeito aos sinais vitais da atividade física (PAVS); que tipo de exercício é feito pela paciente e sua disposição de modificar ou fazer alterações. Avaliar os reflexos tendinosos profundos de Babinski e Hoffman e a presença de clônus.	As intervenções são as mesmas usadas na prevenção primária, porém, enfatizar uma deambulação progressiva e exercícios de apoio de peso.
Terciária	Diagnóstico clínico de osteoporose e presença de fraturas por fragilidade, intervenções elaboradas para limitar o grau de incapacidade, promover a recuperação da função e minimizar a progressão da doença	Mulher de 75 anos que está sendo atendida 10 semanas após uma fratura por fragilidade do colo do fêmur, secundária a queda enquanto caminhava em uma superfície plana. A paciente tem histórico de 2 fraturas por compressão da coluna e uma perda de altura de 7 cm. Está sendo atendida de forma domiciliar (retornou para casa recentemente do atendimento especializado). Deambula com uma bengala convencional, apoio de peso conforme tolerado.	Perguntar à paciente se sente dor em repouso ou durante as atividades. Perguntar sobre o nível atual e prévio de função. A paciente tem medo de cair ou alguma restrição autoimposta de atividades? Usar medidas objetivas como velocidade da marcha, TUG, TSL30, preensão manual e postura.	Foco na função. Desafiar a paciente de modo progressivo conforme o estado melhora. Empregar exercícios de treinamento específicos para tarefas e com apoio de peso.

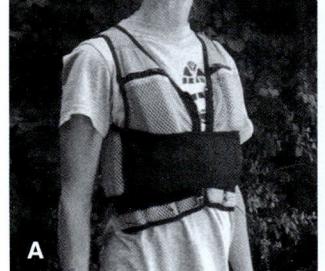 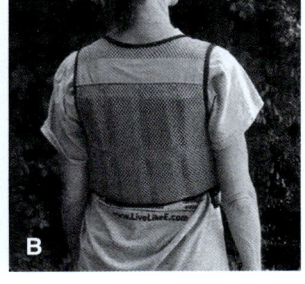

Figura 24.10   Imagens **(A)** anterior e **(B)** posterior de um colete de peso usado no manejo da osteoporose e/ou para aumentar o peso corporal durante exercícios resistidos.

potência, como saltar, ou por várias horas no dia a dia enquanto a pessoa está em movimento.[85,218,224,267] Um *site* que vende os coletes defende o uso durante 1 hora por dia, 5 dias por semana, com peso máximo no colete de 7 kg.[85] Como há uma escassez de evidências baseadas na clínica com relação ao uso, os autores deste capítulo recomendam o acompanhamento dos pacientes quanto à sua capacidade de manter uma boa postura e à ausência de dor, com um aumento gradual e monitorado do peso do colete até alcançar o peso desejado. De modo similar, o tempo gasto com o uso do colete deve começar baixo e progredir de modo gradual. O uso do colete de peso por pessoas com baixo peso deve ocorrer pelo tempo que a pessoa estiver deambulando e for capaz de tolerar seu uso. Se necessário, ou em resposta a alterações clínicas, a quantidade de peso deve ser ajustada de maneira apropriada. As diretrizes para seu uso na fisioterapia pediátrica e nos distúrbios de processamento sensorial não se aplicam ao idoso.

Sabe-se que um índice de massa corporal (IMC) < 21 kg/m² é um fator de risco para baixa densidade de massa óssea. Para aqueles com IMC baixo, é possível alcançar uma meta de carga máxima razoável com o colete, determinando um peso para IMC > 21 kg/m².

Precaução: alguns pacientes talvez não tolerem o colete de peso em decorrência de fragilidade clínica, dor ou fraqueza.[224,267]

Evidências em foco

Um estudo com 6 meses de duração, e 1 ano de acompanhamento, de 42 pessoas com osteopenia, consistindo de um programa de exercícios progressivos e orientação foi elaborado para estabelecer a viabilidade e adesão às intervenções, para identificar quaisquer eventos adversos e documentar mudanças na função dos membros inferiores. A porção resistida do programa incluía o uso de coletes de peso para aumentar a resistência durante as sessões de exercícios em grupo, que eram feitos 2 vezes por semana com a supervisão de um terapeuta e 1 vez por semana em casa. Os dados de 31 participantes que estavam disponíveis no acompanhamento após 1 ano mostraram que o programa foi viável, teve progressão de treinamento suficiente e teve alta adesão, sem eventos adversos. Houve melhoras significativas na densidade mineral óssea do trocanter no fêmur, assim como na força do quadríceps e equilíbrio dinâmico, com uma melhora geral na função dos membros inferiores.[102]

Sarcopenia/fragilidade

Contexto

A etimologia de *sarcopenia* tem origem grega de *sarx* (carne) e *penia* (pobreza).[240] É mais do que uma perda de massa muscular associada à idade. A sarcopenia causa uma cascata de respostas que fazem com que a fragilidade tenha um impacto no equilíbrio, marcha e função.[63] Essa doença é uma perda progressiva de 3-8% de massa muscular magra a cada década, que se inicia na terceira década e parece afetar 30% dos adultos com mais de 60 anos e 50% dos idosos acima de 80 anos (ver Fig. 24.2).[70,73,117,155,203,22,230,240] É importante a prática do exercício resistido regular combinada à ingestão apropriada de proteínas, necessárias para minimizar a perda de massa muscular. Marcell[155] relata que "a única intervenção sobre a qual todos concordavam… (para sarcopenia) era o exercício físico regular, com ênfase no treinamento envolvendo esforço com pesos para homens e mulheres idosos".

Obesidade sarcopênica. Quando uma pessoa apresenta tanto sarcopenia como obesidade, essa condição é descrita como obesidade sarcopênica (Fig. 24.11). O conceito de obesidade sarcopênica se refere à circunstância em que a massa muscular esquelética é deficiente em relação ao tecido adiposo.[63] Esse diagnóstico baseia-se na medida de massa de gordura e massa do músculo esquelético da coxa com o uso de absorciometria por raios X de dupla energia (DXA) ou imagem por ressonância magnética (IRM). Estima-se que 4-12% das pessoas acima de 60 anos têm obesidade sarcopênica. Essa doença é controlada com perda de gordura, aumento da ingestão de proteínas e realização de treinamento resistido.[63,70]

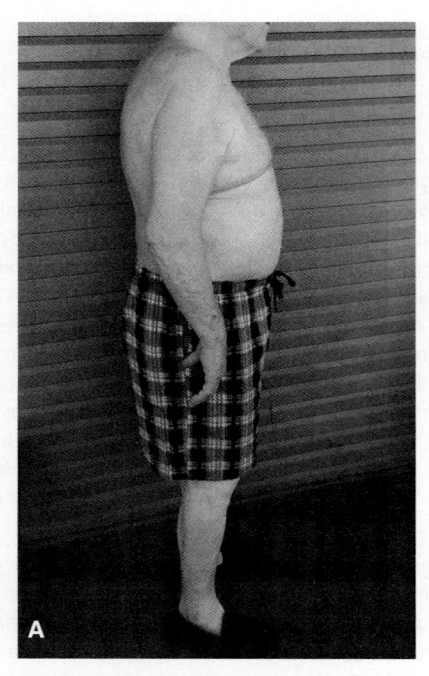

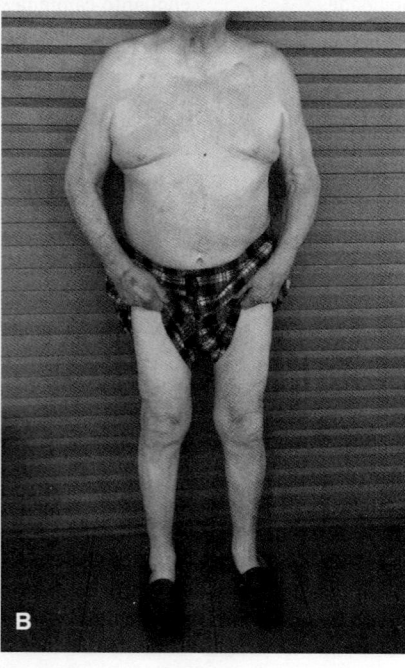

Figura 24.11   Idoso com obesidade sarcopênica; **(A)** vista lateral mostrando a postura e **(B)** vista frontal mostrando atrofia nas pernas maior do que nos braços.

Considerações para as intervenções

Ao trabalhar com a população idosa frágil, é fundamental considerar o risco de uma fratura por fadiga, a possibilidade de perda de equilíbrio e quedas, a nutrição do paciente e se as demandas do programa de exercícios excedem a ingestão nutricional. (Ver no Cap. 6 e Quadro 6.13 uma discussão sobre fraturas patológicas e precauções, e no Cap. 8 informações sobre equilíbrio e quedas.)

Importância do exercício no controle da sarcopenia

A natureza multifatorial da sarcopenia tem muitas facetas que são atribuídas de forma parcial à inatividade e à atrofia das fibras musculares de contração rápida (tipo II) que são recrutadas durante o exercício anaeróbio de alta intensidade. A inatividade física combinada com o remodelamento das unidades motoras, a redução dos níveis hormonais e a diminuição da síntese de proteínas podem contribuir para a sarcopenia. Felizmente, com o exercício resistido, a sarcopenia pode ser parcialmente revertida ou a progressão da perda pode se tornar mais lenta.[53,63,70,117,155,189,203,220,229,230,240]

Osteoartrite

Contexto

A osteoartrite é uma doença crônica comum que afeta 30-50% dos adultos acima de 65 anos.[147] Entre os idosos, a OA é a forma mais comum de artrite, com a maior incidência nos joelhos, seguida pelos quadris.[159] Essa doença degenerativa com desgaste e rupturas é relatada em pelo menos uma articulação por 80% dos idosos. O envolvimento das mãos ocorre com frequência, mas relata-se que o envolvimento de joelhos e quadris é mais incapacitante. (Ver no Cap. 11 uma descrição detalhada da OA e as diretrizes para o tratamento. Ver também nos Caps. 15 e 17-22 diretrizes específicas para o tratamento da OA na coluna e em cada uma das articulações dos membros.)

Considerações para as intervenções

No primeiro contato ao cumprimentar um paciente idoso, o terapeuta pode prestar atenção nas mãos do paciente e na presença de nódulos de Heberden ou Bouchard nas articulações interfalângicas distais e proximais, respectivamente. O paciente pode também apresentar joelho varo (geno varo), joelho valgo (geno valgo), calcâneo valgo ou outras deformidades associadas à OA.

Pacientes com OA precisam aprender a valorizar a importância do exercício; como fazer o automanejo durante exacerbações dolorosas; e como trabalhar no fortalecimento, alongamento, equilíbrio e condição aeróbia durante os períodos menos dolorosos. A integração do conhecimento de biomecânica com observações do paciente ao realizar os exercícios é essencial na condução do paciente no desempenho correto dos exercícios. Para o paciente manter a habilidade de automanejo da doença, ele precisa estar ciente do impacto do alinhamento e do que esperar ao fazer exercícios, em vez de adotar o ditado "não há ganho sem dor" (*no pain, no gain*).

Ao trabalhar com pacientes com OA:

- Evitar movimentos repetitivos e vigorosos nas articulações instáveis.
- Ser cauteloso se houver dor nas mãos que possa impactar a preensão durante o trabalho com pesos livres ou faixas elásticas.
- Observar o alinhamento, desempenho e resposta ao exercício e fazer modificações quando indicado.
- Modificar o programa quando o paciente tiver aumento da dor, fadiga, fraqueza ou edema articular, de modo a diminuir a carga sobre a articulação.
- Evitar exercícios de alongamento, fortalecimento e aeróbios que exacerbem os sintomas durante crises articulares agudas, porém, continuar a trabalhar na ADM das articulações envolvidas e realizar atividades de equilíbrio se os sintomas permitirem.
- Enfatizar o movimento de todas as articulações ao longo de sua ADM completa pelo menos uma vez por dia para prevenir a perda de ADM.

A perda de peso ou manutenção do peso ideal pode diminuir as forças compressivas, porém precisa ser considerada em relação à piora do risco de fratura por osteoporose.

Importância do exercício no manejo da OA

Apesar de ter OA, os idosos devem se esforçar para se manterem ativos fisicamente por meio do exercício, de modo a minimizar o risco de desenvolver outras doenças crônicas e reduzir seu peso corporal. Além disso, a falta de atividade pode somar-se ao problema da OA e, por conseguinte, contribuir para quedas, osteoporose e sarcopenia. Infelizmente, muitos pacientes com OA que estão experimentando dor deixam de se exercitar e fazer atividade física. Mat et al.[159] relatam que a OA de joelho é um fator de risco para quedas no idoso, e que o treinamento de força, *tai chi* e exercícios aeróbios melhoram o equilíbrio e reduzem o risco de quedas em idosos. Os benefícios do exercício regular para pessoas com OA são muitos. Tem sido mostrado que o exercício reduz a dor, ao mesmo tempo que favorece a função física, a qualidade de vida e a saúde mental em pessoas com OA.[197] Por exemplo, a realização de 130-150 minutos por semana de exercícios aeróbios de intensidade moderada e baixo impacto ajuda a controlar a dor, melhora a habilidade de realizar as atividades do dia a dia, melhora a qualidade de vida, diminui o nível de fadiga e melhora a ADM. Isso é complementado por um melhor controle do peso e menos anormalidades metabólicas.[141]

A fisioterapia aquática ou hidroterapia é destacada no Capítulo 9 deste livro. Foram mostrados os benefícios de um programa aquático de 12 semanas para pessoas com OA de quadril e joelho para redução da dor. Além disso, podem melhorar os autorrelatos de incapacidade e melhorar a qualidade de vida.[19,113]

Obesidade

Contexto

A obesidade epidêmica que assola os EUA está se tornando um problema global. Os EUA não são mais o líder mundial na incidência de obesidade.[225] Em todas as faixas etárias, incluindo os idosos, a obesidade epidêmica está aumentando.[251] De 1980-2013, o número estimado de pessoas acima do peso ou obesas em todo o mundo aumentou para 36,9% dos homens e 38% das mulheres.[181] Mais de 33% das pessoas acima de 65 anos nos EUA são obesas; a incidência é maior para o idoso jovem e menor para o idoso avançado.[80] A comorbidade da obesidade pode juntar-se a outros problemas que afetam os idosos. A adiposidade abdominal excessiva está associada ao aumento no risco de morbidade e mortalidade.[270]

Alterações na composição corporal

Conforme as pessoas envelhecem ocorrem mudanças na composição corporal, com diminuição na massa livre de gordura, aumento na massa adiposa e perda de altura decorrente da compressão dos corpos vertebrais e escoliose. A adiposidade abdominal, que é avaliada medindo-se a circunferência da cintura, proporciona ao profissional de saúde uma visão do estado de saúde da pessoa.[61,123,174,176,177,198,253,271] De acordo com os National Institutes of Health dos EUA, "embora a circunferência da cintura e o IMC estejam inter-relacionados, a circunferência da cintura fornece uma previsão de risco independente superior ao IMC".[176] A American Heart Association e o National Heart, Lung, and Blood Institute estabelecem > 88 cm para mulheres e > 102 cm para homens como os critérios para adiposidade abdominal. A International Diabetes Federation[236] utiliza diferentes linhas de corte para pessoas de grupos étnicos diferentes, com linhas de corte bem baixas como > 80 cm para mulheres e > 90 cm para homens. Em pessoas de estatura muito baixa ou muito alta, a circunferência da cintura deve ser menor do que a metade da altura. Por exemplo, se uma mulher tem 1,44 m de altura, a circunferência da sua cintura deve ser < 72 cm. Isso é mais apropriado do que usar uma linha de corte de > 88 cm.

Além de medir a circunferência da cintura, a circunferência do pescoço pode elucidar o potencial de apneia obstrutiva do sono. Uma circunferência de pescoço ≥ 40,6 cm em mulheres e ≥ 43,2 em homens somada ao sobrepeso ou obesidade são ambos fatores de risco para a síndrome da apneia obstrutiva do sono (SAOS).[4] A prevalência da SAOS aumenta entre a meia-idade e a idade avançada. O tamanho do pescoço está relacionado à adiposidade em pacientes não atléticos. Quando se observa um pescoço largo na inspeção, deve-se perguntar ao paciente se ele ronca quando dorme, se o sono é interrompido, se ele se sente fatigado ou não revigorado pela manhã ou se sente irritável e esquecido.

Impacto no sistema metabólico

Pessoas com adiposidade visceral têm risco aumentado de anormalidades metabólicas, como tolerância diminuída à glicose, sensibilidade reduzida à insulina e perfis lipídicos anormais, com aumento do risco para DMT2 e doença CV.[123,132] Outros riscos de saúde associados com o sobrepeso e a obesidade incluem OA, apneia do sono e hipertensão.[123]

Impacto no sistema respiratório

O impacto da obesidade no sistema respiratório não recebe a devida consideração.[275] O ganho de peso e o aumento do índice de massa corporal estão diretamente relacionados a diminuições nos volumes pulmonares características da disfunção pulmonar restritiva. A adiposidade abdominal tem um impacto direto na excursão do diafragma, diminuição do volume inspiratório e aumento no trabalho para respirar. A síndrome de hipoventilação por obesidade pode ocorrer com a obesidade clínica quando o índice de massa corporal é >30 kg/m². Nos pacientes obesos podem ocorrer problemas secundários que comprometem a respiração, como a hipercapnia. Ao avaliar e tratar um idoso com obesidade, essas comorbidades terão um efeito no programa de exercícios e poderão requerer modificações para manter parâmetros seguros.

Considerações para as intervenções

Os prestadores de serviços de saúde em locais variados avaliam a obesidade por meio de diferentes medidas, como o IMC, proporção cintura-quadril, ou a simples circunferência da cintura. Para determinar o IMC, usa-se uma tabela, um aplicativo de *smartphone* ou o peso da pessoa em quilos dividido pela altura em metros ao quadrado. A fórmula para o IMC é:

$$IMC = peso\ (kg)\ /\ [altura\ (m)]^2$$

Em atletas e pessoas musculosas o IMC pode estimar em excesso a gordura corporal, e em pessoas idosas o IMC pode subestimar a gordura corporal.[45,49,174] A OMS relata que não está claro qual medida é o melhor indicador de risco para doença CV, ao passo que outras referências recomendam o uso da proporção cintura-quadril por causa da relação direta do risco CV com a adiposidade central.[40,59,198,253]

Em virtude da relação da obesidade com disfunção pulmonar restritiva, é crucial observar o idoso durante toda atividade física. A pessoa respira com dificuldade, segundo observado pelo uso dos músculos acessórios da respiração? A fonação diminui? O paciente consegue conversar sem falta de ar em repouso ou durante a atividade (teste da fala)? O paciente limita sua fala para respirar (fonação)? Se o paciente tem falta de ar em repouso, dispneia durante o esforço ou um problema pulmonar como o enfisema, pode ser apropriado determinar a saturação de oxigênio do paciente. Esta diminui com o início da atividade e retorna rápido à linha basal com o término da atividade? Qual a frequência respiratória? O paciente usa oxigênio suplementar? Em caso negativo, isso seria necessário? Esse deveria ser dosado para um fluxo mais alto durante a realização do exercício? As atividades na posição sentada são preferidas àquelas na posição deitada por causa da ortopneia?

É fundamental olhar para o paciente como um todo. Um paciente obeso com queixa de dor no joelho precisa ser aconselhado sobre o impacto da obesidade e os benefícios da alimentação saudável e da atividade física. Para aumentar a atividade e ao mesmo tempo diminuir o impacto das forças de reação do solo sobre articulações que sustentam o peso, utilizar uma piscina para o programa de exercícios (ver Cap. 9) ou solicitar ao paciente que se exercite sentado em uma cadeira, colchonete ou bola de exercícios larga. Está bem estabelecido que os pacientes que recebem aconselhamento perderão peso e se exercitarão mais do que pacientes que não recebem aconselhamento.[246] Ao trabalhar com pacientes acima do peso e obesos, é fundamental evitar estigmatizá-los e estereotipá-los.[202,217] O Quadro 24.6 salienta os pontos-chave ao discutir a perda de peso com o paciente.

Importância do exercício no controle da obesidade

Incorporar a atividade física é essencial para um programa de perda de peso bem-sucedido e para manutenção da perda de peso.[74,121,132] A perda de peso por meio da dieta pode resultar em perda de massa livre de gordura e de massa corporal magra, enquanto o exercício combinado com restrição calórica pode prevenir a perda de músculo. Com a perda de massa muscular associada ao envelheci-

QUADRO 24.6	Considerações para discutir a perda de peso[202,217,246]

- Durante o exame, abordar primeiro a necessidade principal de fisioterapia do paciente.
- Se for indicado, medir a circunferência abdominal no ponto médio entre a margem inferior da última costela palpável e o topo de crista ilíaca na posição em pé, usando uma faixa de resistência elástica. Registrar "obesidade" como uma precaução.
- Realizar testes e medidas secundários conforme indicado, incluindo sinais vitais em repouso, logo após a atividade e na recuperação.
- Explicar os achados ao paciente sem emitir julgamento. Por exemplo, "seu peso corporal ou medida da cintura podem aumentar seu risco de problemas de saúde. Podemos conversar sobre minhas preocupações"? Discutir de maneira aberta acerca do peso, de forma respeitosa, usando termos como peso e peso corporal não saudável. Qual é a prontidão do paciente para mudar?
- Empregar o método "repita para mim" para assegurar-se de que o paciente compreendeu as implicações da obesidade para seu estado de saúde. O método "repita para mim" é quando se pede ao paciente (ou membro da família) para explicar com suas palavras o que foi ensinado pelo terapeuta a fim de verificar a compreensão.[1,3]
- Fornecer recursos valiosos, incluindo possíveis encaminhamentos a nutricionistas, especialistas clínicos e grupos de apoio.
- Documentar a orientação do paciente.

mento, é muito importante otimizar a massa corporal magra, abordando a obesidade por meio de um programa que aumente o gasto de energia e diminua a ingestão de energia.[49,74,32,251]

Câncer

Contexto

O câncer vem atrás da doença cardíaca como a segunda causa de morte mais comum nos EUA. O envelhecimento é o maior fator de risco para o desenvolvimento de câncer; é chamado de doença do idoso, sendo 68 anos a idade média para ocorrência de todos os tipos de câncer.[78] A probabilidade de desenvolver câncer ao longo da vida é de uma em duas para homens e uma em três para mulheres. A probabilidade de morrer de câncer é de uma em quatro para homens e uma em cinco para mulheres. Estima-se que a nutrição, inatividade e excesso de peso podem responder por 25-33% dos casos de câncer nos países de alta renda, como os EUA.[21]

Considerações para as intervenções

Anos após o término do tratamento, os sobreviventes de câncer permanecem em risco de recorrência do câncer primário, desenvolvimento de metástases e/ou desenvolvimento de novos tipos de câncer. A metástase pode ocorrer em qualquer momento; tumores primários podem desenvolver metástase na forma de tumores secundários no osso, nódulos linfáticos, pulmão, fígado e cérebro. O câncer de mama, pulmão e próstata tem mais probabilidade de desenvolver metástase no osso. O desenvolvimento de dor óssea em um sobrevivente de câncer deve ser considerado suspeito e sinal de alerta. No início a dor óssea pode ser cíclica, aumentando com a atividade, e depois tornar-se contínua (câncer avançado, metástase óssea). A dor pode mudar e passar a ter uma natureza contínua profunda ou aguda; a dor esquelética deve ser considerada como metástase potencial até que se prove o contrário.[5,22] Quando a coluna está envolvida, pode ocorrer compressão da medula espinal.[5]

Se houver metástase no osso, o paciente corre o risco de sofrer uma fratura patológica.[5,22] Por exemplo, uma paciente de 80 anos que está livre do câncer há 10 anos se apresentou com uma fratura espiral aguda do úmero que ocorreu quando levantou uma torradeira. Originalmente, foi feita uma triagem dessa paciente para verificar a possibilidade de ter sofrido abuso e, mais tarde, descobriu-se que ela estava com câncer no estágio IV, com metástases em ossos, pulmões e fígado provenientes do local primário do câncer de mama. Desse modo, é muito importante avaliar os pacientes de forma regular mesmo que o histórico de câncer seja remoto. Por causa do aumento do risco de fratura patológica, deve-se modificar a intensidade, assim como o local de aplicação da resistência ao elaborar programas de fortalecimento.

O terapeuta que trabalha com um paciente que esteja fazendo tratamento de câncer, ou seja, sobrevivente de câncer, precisa considerar os valores dos exames laboratoriais do paciente. Contudo, essa informação nem sempre é facilmente acessível para terapeutas que atendem em locais de prática independente. Como consequência, é essencial avaliar o paciente quanto a mudanças no estado de saúde. Por exemplo, aumento de fadiga ao realizar um programa de exercícios pode ser indicação de baixo nível de hemoglobina. Os registros médicos eletrônicos podem permitir acesso a informações importantes como plaquetas, leucócitos, neutrófilos, razão normalizada internacional (RNI), contagem de eritrócitos, hemoglobina e hematócrito. Indica-se ao leitor Billek-Sawhney e Wells[22] para informações aprofundadas sobre valores laboratoriais de importância específica para o paciente com câncer.

Os hospitais podem ter critérios específicos sobre quando interromper ou prosseguir a terapia com base nos valores laboratoriais. É fundamental considerar as metas da fisioterapia. Em hospitais, casas de repouso e durante a terapia domiciliar, é essencial assegurar que o paciente tenha segurança para o acesso ao banheiro e realização de AVD. Isso difere muito da realização de exercícios aeróbios ou resistidos para proporcionar bem-estar. Por exemplo, um paciente com hemoglobina de 8,1 g/dL pode ser avaliado quanto à sua capacidade de caminhar ao redor da casa ou do quarto para realizar AVD básicas, porém, não para a realização de exercícios resistidos.

Quando os neutrófilos, um tipo de leucócito, atingem um nível criticamente baixo, o paciente é descrito como neutropênico. Isso significa que o paciente se encontra em alto risco para infecções bacterianas. Os terapeutas sempre precisam aderir ao controle de infecção por meio da lavagem apropriada das mãos e limpeza dos equipamentos, assim como o uso de uma máscara ao perceber sintomas de resfriado. Além disso, ao trabalhar com pacientes sob risco aumentado de infecção, considerar o benefício de tratá-los em uma sala de tratamento privada ou área onde haja menor exposição a bactérias e outros contaminantes, ou fazer com que usem uma máscara para minimizar o risco de infecções transmitidas pelo ar.

Importância do exercício para o paciente com câncer

A adoção de um estilo de vida fisicamente ativo (150 minutos de atividade aeróbia de intensidade moderada por semana) tem se mostrado benéfica na prevenção do câncer, durante o tratamento de câncer e no tempo de sobrevivência ao câncer. Isso tem sido bem documentado para muitas formas de câncer.[6] A relação entre exercício e atividade física, bem como a manutenção de um peso corporal ideal, está relacionada a um risco mais baixo de câncer de cólon, mama, pulmão e próstata. A atividade física regular tem benefícios preventivos para os sobreviventes de câncer e pode reduzir o risco de uma doença crônica nova. Nos sobreviventes de câncer de mama ou de cólon, a probabilidade de recorrência ou morte prematura é diminuída naqueles que se exercitam.[197]

Os efeitos deletérios do câncer e seu tratamento podem ser amenizados por meio da atividade física e do exercício.[22,222] A reabilitação pode reduzir os efeitos adversos de dor, fadiga, perda de força, diminuição da capacidade CV,

linfedema, depressão, ansiedade, osteoporose ou osteopenia, náusea e numerosos outros efeitos colaterais do tratamento. A fadiga relacionada ao câncer é a queixa mais comum durante os tratamentos de câncer. Afeta 70-100% das pessoas durante e após o tratamento de câncer e tem se mostrado responsiva ao exercício. Os benefícios do exercício têm sido demonstrados com o exercício aeróbio e o exercício resistido. Silver e Gilchrist[222] relatam um nível de fadiga 40-50% mais baixo nos sobreviventes de câncer que se exercitam.

Diabetes melito tipo 2

Contexto

Estima-se que a incidência de DMT2 seja de 9,3% da população dos EUA e tenha agora proporções epidêmicas. Essa porcentagem aumenta para 25,9% das pessoas com 65 anos ou mais. Noventa por cento a 95% dos casos de diabetes melito são DMT2.[57]

Considerações para as intervenções

Riscos do exercício na DMT2

Considerando-se o risco de doença arterial coronariana e outras comorbidades da DMT2, poderá ser necessário que os pacientes obtenham liberação médica para participar de um programa de exercícios.[164,195] A doença metabólica descontrolada, incluindo DMT2, é considerada uma contraindicação relativa e um fator de risco relativo à participação em exercícios. A declaração de posicionamento do ACSM e a ADA (Americans with Disabilities Act) afirmam que "o teste de esforço antes do exercício é aconselhável principalmente para pessoas sedentárias com diabetes que querem realizar atividades mais intensas do que uma caminhada rápida".[57] A caminhada rápida, com uma velocidade de 4,8 km/h ou mais rápida, enquadra-se na categoria de exercício de intensidade moderada. O nível de IEP recomendado de 12-13, ou "um pouco pesado" na escala de Borg original (ver o Quadro 25.4 no Cap. 25) é a descrição correspondente.[9]

Monitoramento médico

O teste de esforço com eletrocardiograma (ECG) é recomendado para pessoas que:[12,57]

- Têm mais de 40 anos, com ou sem fatores de risco para doença CV, não incluindo DMT2.
- Têm mais de 30 anos, com uma das seguintes situações: DMT2 por mais de dez anos, hipertensão, fumante de cigarros, dislipidemia, retinopatia ou nefropatia.
- Têm doença arterial coronariana (DAC) conhecida ou suspeita, doença cerebrovascular e/ou neuropatia periférica.
- Têm neuropatia autônoma.
- Têm nefropatia avançada com insuficiência renal concomitante.

Em muitos locais de prática fisioterapêutica, comumente encontram-se pacientes que têm diagnóstico conhecido de DMT2, são hipertensos, têm DAC, neuropatia, nefropatia, retinopatia e são fumantes. Essas características podem ser relatadas com frequência nos pacientes com DMT2 após uma amputação. Desse modo, se não houver resultados e/ou exames de ECG disponíveis, é fundamental iniciar os pacientes em um programa de exercícios de baixo nível e monitorar as respostas.

Recomendação clínica

De acordo com Curtis et al.,[64] normalmente com o exercício há um aumento na frequência cardíaca que retorna rápido à linha basal. Quando essa recuperação é demorada (i. e., a recuperação dos pacientes é de < 22 batimentos/minuto em 2 minutos após o exercício, verificada em decúbito dorsal), ela é considerada uma resposta hemodinâmica anormal; o médico deve ser notificado e recomenda-se um ECG.

Hipoglicemia e insulina

A hipoglicemia é relatada como o "problema mais sério" para pessoas com diabetes.[195] O risco de hipoglicemia (baixo nível de glicose sanguínea) é menos comum em pessoas com DMT2 que não recebem insulina ou medicamentos que liberam insulina, também conhecidos como secretagogos. Os que usam insulina ou secretagogos devem suplementar o exercício com carboidratos para prevenir a hipoglicemia. O exercício não deve ser iniciado se a glicemia estiver baixa demais ou alta demais. As diretrizes de exercícios baseadas nos níveis de glicemia estão descritas na Tabela 24.10. Se essas diretrizes forem impraticáveis em alguns locais de atendimento, recomenda-se que sejam usados níveis de 100-300 mg/dL para o exercício.[12,191]

Precauções: quando estiver trabalhando com pessoas com DMT2 que usam insulina:[191,244]

- Evitar o exercício quando a insulina estiver no pico.
- Aconselhar o paciente a exercitar-se na mesma hora todos os dias.
- Considerar o momento da última refeição, avaliar com regularidade o nível de açúcar no sangue; se estiver baixo demais, o paciente deverá comer e atrasar o exercício; se estiver alto, deve-se ter cuidado e monitorar o paciente com atenção quando estiver se exercitando.
- Ter cautela quando estiver exercitando os músculos em que a insulina acabou de ser injetada para evitar acelerar a farmacodinâmica.
- Manter a hidratação.
- Reconhecer que a hipoglicemia pode ocorrer por até 48 horas após o exercício.
- Avaliar os pés quanto à ausência de sensibilidade protetora.

Com o advento das bombas de insulina, também conhecidas como infusão subcutânea contínua de insulina (ISCI), pessoas com diabetes recebem uma aplicação subcutânea contínua de insulina para obter um nível de glicose mais ajustado e menores variações da glicemia. As diretrizes de segurança para as bombas de insulina costumam ser dadas pelo fabricante da bomba.[33,99,142] Em geral, com o exercício a quantidade de insulina proveniente da bomba deve ser menor em decorrência da queda da glicemia induzida pelo exercício. Isso pode ser programado na bomba pelo paciente. Desse modo, recomenda-se que os pacientes verifiquem seu nível de açúcar sanguíneo antes, durante e após o exercício, em especial quando for novato para os exercícios ou tiver recebido a bomba de insulina recente-

TABELA 24.10	Diretrizes para o exercício baseadas nos níveis de glicose sanguínea (modificada de Partridge et al.[191] com permissão)	
Nível de glicose sanguínea	**O que fazer**	**Comentários**
< 70 mg/dL	O exercício não deve ser iniciado	Fornecer carboidratos imediatamente (suco de frutas, bala dura, tablete ou gel de glicose) e verificar de novo a glicose sanguínea; buscar atenção médica de emergência se os sintomas piorarem
70-100 mg/dL	Dar um petisco para comer	15 g de carboidrato para cada hora de atividade leve a moderadamente intensa; 25-50g para intensidade moderada ou maior; hidratar
100-300 mg/dL	Prosseguir com o programa de exercícios	A atividade extenuante ou atividade de longa duração (1-2 horas) requer aumento da ingestão de carboidratos; hidratar bem
> 300 mg/dL e uso de medicamentos orais	Teste de atividade de 10-15 minutos e verificar novamente	Se a glicose sanguínea subir, parar a atividade; se a glicose sanguínea cair, continuar verificando a cada 10-15 minutos
> 300 mg/dL e recebendo insulina	Verificar se há cetose (com fita teste de urina ou glucômetro que meça a cetose)	Se for (+) para cetonas, evitar a atividade; se (-), participar com monitoramento frequente de glicose a cada 10-15 minutos

mente. As diretrizes citadas devem ser empregadas e, em geral, se o exercício durar mais de 30 minutos, sugere-se a ingestão de mais carboidratos. Além disso, pode ser preciso diminuir a quantidade de insulina após o exercício. Deve-se ter cuidado para evitar o atrito decorrente de exercício em torno do local de infusão.[15]

Outras complicações

A presença de complicações microvasculares subjacentes, tais como retinopatia, nefropatia e neuropatia periférica e/ou autônoma, fornece ao profissional de saúde uma ideia sobre a gravidade da DMT2 e da capacidade do paciente de se exercitar. Nessas pessoas, deve-se ter o cuidado de evitar exercícios de alta intensidade por causa do risco de uma piora potencial das complicações microvasculares.[57,95,191] Além disso, é essencial realizar um exame abrangente dos pés e avaliar o uso dos calçados, já que pode haver diminuição da sensibilidade dos pés, articulação de Charcot, neuropatia e/ou úlceras neuropáticas.

Importância do exercício no controle da DMT2

O controle da DMT2 é descrito como uma abordagem de três partes que inclui exercício, dieta e medicamentos.[57,91,191] Essas três partes devem ser fundamentadas em uma base sólida de orientação do paciente. A orientação é muito importante para o automanejo com respeito ao exercício, dieta e farmacoterapia. É essencial compreender que podem ser feitas melhoras na ação sistêmica da insulina por meio do exercício. O exercício aeróbio moderado melhora os níveis de açúcar no sangue e a ação da insulina. Além disso, é mais eficaz combinar exercícios aeróbios e resistidos do que qualquer uma das intervenções isoladamente.[57] Observou-se que um programa de exercícios resistidos de 12 semanas melhorou a força muscular e a função de idosos, tanto dos que eram saudáveis quanto pré-diabéticos ou diagnosticados com DMT2. O exercício e a atividade física regulares para pessoas com DMT2 pode reduzir o risco de outras doenças e ajudar a melhorar o peso corporal. Os benefícios são maiores com o aumento do tempo e da intensidade do exercício.[197]

Incontinência urinária

Contexto

A incontinência urinária afeta de 26-46% dos adultos idosos.[32,94,266] Está associada ao avanço da idade, comprometimento da cognição e diminuição da mobilidade. Em homens pode ocorrer após um tratamento de câncer de próstata, e em mulheres pode ocorrer após a menopausa em decorrência da diminuição nos níveis de estrogênio. Apesar disso, não é considerada uma ocorrência normal primária do envelhecimento. Na incontinência urinária de esforço (IUE), os músculos que auxiliam a micção podem se tornar enfraquecidos por causa da perda de massa muscular e do desuso, de modo que a urina escapa com pouca pressão. Dependendo da fonte consultada, há quatro a cinco tipos de incontinência. O Quadro 24.7 mostra as formas mais comuns.[32,94,247,266] A IUE ocorre quando a pessoa tos-

---

QUADRO 24.7	Formas comuns de incontinência urinária

Incontinência urinária de esforço
- Forma mais comum de incontinência
- Músculos fracos no assoalho pélvico que permitem que a urina escape ao se exercitar, espirrar, levantar peso, ou mesmo rir

Incontinência urinária de urgência (ou bexiga hiperativa)
- Os músculos da bexiga se contraem e passam urina antes que a bexiga esteja cheia, causando uma necessidade de urinar descrita como síndrome da "chave na porta", na qual o vazamento começa antes que a pessoa chegue ao banheiro

Incontinência mista
- Quando o paciente experimenta tanto incontinência de esforço quanto de urgência

Incontinência funcional (ou incontinência urinária insensível)
- A pessoa pode não ter ciência da necessidade de ir ao banheiro (insensível) ou pode não chegar ao banheiro a tempo por causa de limitações na mobilidade (funcional)

---

se, ri, espirra, corre ou salta porque a pressão sobre a bexiga não é resistida pela contração muscular. A urgência, bexiga hiperativa, incontinência funcional ou incontinência por fluxo excessivo podem ocorrer de forma isolada ou combinada.

Considerações para as intervenções

Além de medicamentos e/ou cirurgia, o controle da IUE pode incluir o encaminhamento para fisioterapia para exercícios de assoalho pélvico, assim como mudanças de estilo de vida e comportamentais.[32,94,266] Os princípios básicos dessa área especializada são valiosos para todos os fisioterapeutas e assistentes que trabalham com idosos em todos os locais de prática. Os exercícios para a musculatura do assoalho pélvico podem ser ensinados de diferentes modos a fim de aumentar a força e desenvolver o controle da bexiga.[82] Dentro de 3-6 semanas de exercícios de fortalecimento muscular diários, o controle da bexiga pode melhorar. Assim como ocorre com o fortalecimento tradicional, as mudanças podem inicialmente decorrer de adaptações neurais, mas podem levar até 3 meses, e o excesso de exercício pode resultar em fraqueza por sobrecarga de trabalho. Se melhoras não forem observadas, o paciente deve ser encaminhado a um fisioterapeuta especializado no tratamento do assoalho pélvico.

Importância do exercício no controle da incontinência

Os exercícios de assoalho pélvico são uma abordagem eficaz de manejo conservador da incontinência.[76] Esses exercícios estão descritos no Capítulo 25. O tratamento de prolapso dos órgãos pélvicos, intercurso doloroso e outros problemas do assoalho pélvico estão fora do escopo deste livro. O leitor pode obter mais informações na seção sobre saúde da mulher da APTA.[28,34]

RESUMO

Contrariando o preconceito estereotipado de que o idoso não consegue aprender coisas novas, o idoso pode, certamente, aprender. "Pode levar mais tempo para o idoso codificar, armazenar e recuperar as informações, portanto, a velocidade com que novas informações são aprendidas pode ser mais lenta, e os idosos têm uma necessidade maior de que a informação nova seja repetida."[13] Isso pode ser válido para o exercício. As alterações associadas ao envelhecimento podem ser combatidas com exercício e atividade física, porém, requerem um comprometimento de longo prazo. A atividade física por meio do exercício é uma opção viável às intervenções farmacológicas, tanto para prevenção quanto manejo de doenças.[129,164]

Há muitos estereótipos associados ao envelhecimento, um deles é que depois de "velho" você não pode mais ficar forte. Esse é um mito que precisa mudar por meio da orientação do paciente, intervenções apropriadas e modelagem de papéis. É muito importante tornar-se o agente de mudança e criar essa alteração de paradigma, evitando a subdosagem das atividades de fortalecimento, flexibilidade, resistência à fadiga e equilíbrio ao examinar o estado do paciente, prescrever intervenções apropriadas, bem como modificar e ajustar o programa de exercícios do paciente conforme seu estado se altera. Os fisioterapeutas precisam olhar para o paciente como um todo, incorporar o bem-estar e agir de acordo com o que ensina. Um resumo das considerações práticas ao promover a atividade física para o idoso está apresentado no Quadro 24.8.

QUADRO 24.8 Considerações sobre a prática da fisioterapia para promover a atividade física para idosos

"Aja de acordo com o que ensina"
- Encoraje os idosos e seja um modelo para a mudança de paradigma de ser sedentário para tornar-se ativo após se aposentar.
- Seja visível e animado com ideias sobre exercício e atividade física.
- Crie um ambiente de socialização para o paciente.
- Encoraje a adesão a uma rotina.
- Demonstre interesse no nível de atividade do paciente.
- Encoraje outros membros de seu departamento ou clínica no processo.
- Promova a atividade física disponibilizando material impresso, patrocinando programas e sendo visível na vizinhança.
- Avalie e promova a atividade física para todos os pacientes.
- Prescreva o nível apropriado de atividade física depois de determinar a prontidão para mudar.
- Forneça uma prescrição de exercícios apropriada que aborde o nível do paciente e permita melhoras contínuas, e modifique as intervenções conforme o estado do paciente se modifica.
- Assegure-se de que as intervenções correspondam aos interesses e habilidades do idoso.
- Sirva como referência após a alta da fisioterapia.
- Considere ter um programa de bem-estar no local com um custo simbólico para os pacientes.
- Forneça uma lista de recursos dos programas na vizinhança local e de profissionais que possam ser recomendados aos pacientes.
- Desenvolva uma rede de encaminhamento para exercícios.
- Esteja disponível para os pacientes e profissionais que encaminham pacientes para consulta, orientação e colaboração.

ATIVIDADES DE APRENDIZADO INDEPENDENTE

Pensamento crítico e discussão

1. Reveja as subpopulações de idosos jovens, meio idosos e idosos avançados. Em grupos pequenos, discuta os diferentes idosos que você conhece que se encontram em cada subpopulação dessas categorias e que refletem um envelhecimento saudável e não saudável. Descreva sua apresentação física e mobilidade funcional.
2. Reflita sobre a iniciativa *Choosing Wisely* da APTA e do American Board of Internal Medicine Foundation e os programas de treinamento de força subdosados para idosos. Você vê alguma semelhança com suas observações e prática como estudante ou terapeuta? O que pode ser feito para mudar as intervenções adiante para um fortalecimento "com dose apropriada"? Modifique os três exercícios seguintes para que sejam apropriados em termos de dose: (a) extensão de joelho em arco completo, chutes com um peso de 1 kg, (b) remada com resistência elástica na posição sentada e costas apoiadas e (c) realização de miniagachamentos em pé com um andador.
3. Aplique o WAMI-3 aos cenários a seguir para explicar a um paciente a necessidade de realizar exercícios resistidos: (a) um paciente com OA de joelho que tem dor e dificuldade para descer escadas, (b) um paciente com insuficiência vascular periférica e (c) um paciente com fratura do colo do fêmur e redução aberta com fixação interna.
4. Diferencie o processo de envelhecimento primário e secundário para os pacientes do Quadro 24.1.
5. Desenvolva uma apresentação de instruções para seus colegas que aborde as mudanças com o envelhecimen-

to e a importância da atividade física e dos exercícios resistidos.

6. Qual impacto negativo um estilo de vida de comportamento sedentário tem sobre os idosos? Como isso se reflete no modelo WAMI-3?

7. Por que é fundamental realizar testes padronizados ao examinar pacientes adultos? Quais testes seriam mais apropriados para realizar em uma casa de repouso onde não há um percurso claro para avaliar a marcha? Quais testes seriam mais apropriados para o paciente idoso atendido em uma situação de fisioterapia para pacientes internados?

8. Um paciente idoso com novo diagnóstico de osteoporose está sendo atendido no leito em um hospital de atendimento agudo após uma fratura por compressão vertebral de T10; o paciente não quer participar da fisioterapia. Discuta estratégias que podem ser usadas para orientar e motivar o paciente de modo a abordar os benefícios da terapia e os efeitos deletérios da imobilidade.

9. Um homem de 78 anos está sendo atendido em um hospital de cuidados agudos por sepse após uma substituição de marca-passo. Ele é capaz de deambular a 0,3 m/s. Registre a avaliação ou interpretação profissional desse teste, de modo a qualificar o paciente para a fisioterapia especializada em uma casa de repouso após a alta hospitalar.

10. Como na Questão 9, este paciente faz o TSL5, porém requer o uso das mãos para realizar cinco repetições em 25 segundos. Registre os resultados do teste e a interpretação profissional do desempenho no teste.

11. Por que é essencial incluir exercícios de potência em um programa de treinamento de força para idosos?

12. Uma mulher de 68 anos que é obesa experimenta um aumento na dor do quadril com OA após o início de um programa de treinamento resistido. O que pode ter causado essa dor? O que pode ser feito para abordar a questão da dor?

13. Quais técnicas podem ser empregadas para iniciar a conversa sobre perda de peso com pacientes idosos?

14. Quais perguntas devem ser incorporadas à entrevista de um paciente de 65 anos com DMT1 ou DMT2 para assegurar que ele possa tolerar o exercício resistido? Quais estratégias podem ser empregadas para assegurar que o paciente continue o treinamento resistido após a alta da fisioterapia?

15. Você observa que sua nova paciente de 72 anos usa os músculos acessórios quando respira e tem uma fonação diminuída, lábios cianóticos e dedos em baqueta de tambor. Quais precauções especiais você precisará empregar ao trabalhar com essa paciente?

Prática de laboratório

1. Desenvolva e realize um programa abrangente/multidimensional de exercícios para cada um dos pacientes do Quadro 24.1.

2. Desenvolva e realize intervenções para osteoporose primária, secundária e terciária para os pacientes da Tabela 24.9.

3. Uma mulher de 91 anos, que vive de forma independe em casa, está interessada em "ficar mais forte". Seu histórico médico passado inclui um acidente vascular isquêmico transitório, osteoporose, infarto do miocárdio, câncer de mama e cirurgia pélvica para incontinência com a técnica de *sling*. Ela tem um histórico de três quedas no último ano. Possui um andador com rodas que está disposta a usar fora de casa. Desenvolva um programa abrangente – incluindo orientação – que possa ser feito usando o seguinte: o balcão da pia da cozinha, o lance de escadas até o andar de cima da casa com um corrimão e uma cadeira de cozinha convencional com apoios para os braços. Explique como "ficar mais forte" inclui equilíbrio e capacidade aeróbia.

4. Um homem de 65 anos viaja com frequência a trabalho. Ele gostaria de usar faixas de resistência elástica e/ou seu peso corporal para o fortalecimento. Desenvolva um programa abrangente que trabalhe 8-10 grupos musculares principais, incluindo a musculatura do *core*.

5. Realize cada um dos testes e medidas descritos neste capítulo, incluindo TUG, velocidade da marcha, TSL30, TSL5 e distância parede-trago.

Estudos de caso

1. Usando o estudo de caso 1 descrito no Quadro 24.1, responda às seguintes questões:

   a. Ao examinar Lou quanto à dor no joelho esquerdo, está aparente que ele tem restrição na dorsiflexão do tornozelo e retesamento do músculo gastrocnêmio maior do que o do sóleo. Quais alongamentos específicos são recomendados para Lou? Quais instruções específicas devem ser dadas a Lou? Desenvolva instruções escritas.

   b. Lou demonstra rotação medial do quadril e aumento da dor no joelho durante a descida recíproca de escadas. Demonstre e realize intervenções específicas que possam ser feitas sem equipamento.

   c. Aborde novamente o problema de fraqueza muscular, porém, empregue equipamento para levantamento de peso.

2. Usando o estudo de caso 2 descrito no Quadro 24.1, observou-se o seguinte ao levar Mary Jane de volta à sala de exame:

   a. Ela parece ser frágil e tem uma postura muito cifótica, o que faz com que fique curvada e olhando para o solo. Enquanto deambula para a sala de exame, você observa que ela tem uma velocidade de marcha eficaz, mas em dois episódios desviou-se do trajeto. A partir dessa breve introdução, quais perguntas importantes você faria a essa paciente? Quais testes devem ser feitos para avaliar melhor o equilíbrio?

   b. Quais medidas devem ser tomadas como resultado da observação de postura curvada? Há algum sinal de alerta que recomende precauções de segurança e possível encaminhamento para um exame de densidade óssea? Em caso afirmativo, quais seriam?

c. Mary Jane com frequência tem episódios de tontura que podem ser causados pelos medicamentos cardíacos. Sua prescrição de betabloqueadores pode embotar a resposta da frequência cardíaca aos exercícios. Quais precauções seriam necessárias enquanto ela se exercita?

d. Com base na perda de altura vertical de Mary Jane, registre a avaliação e necessidade de excluir a possibilidade de osteoporose e proponha recomendações apropriadas.

3. Usando o estudo de caso 3 descrito no Quadro 24.1, responda às seguintes questões:

a. Como as queixas neuromusculares e musculoesqueléticas afetam a independência funcional de Juan e sua habilidade de participar de atividades sociais fora de casa?

b. Juan não está disposto a comparecer à fisioterapia ambulatorial e afirma que realizará apenas três exercícios. Quais exercícios você recomenda que ele faça e por que esses três exercícios?

c. Escreva "1" meta objetiva e mensurável para Juan relacionada à sua orientação sobre a importância da atividade física e exercício, que atenda às diretrizes de documentação para reembolso.

d. Quais testes e medidas específicos poderiam medir melhor o declínio na mobilidade funcional de Juan?

e. Registre o desempenho de Juan no TSL30, a interpretação desses achados e uma meta apropriada. Ao realizar o TSL, Juan requer o uso dos braços. Ele consegue realizar apenas quatro repetições.

REFERÊNCIAS BIBLIOGRÁFICAS

1. Agency for Healthcare Research and Quality: Health Literacy Universal Precautions Toolkit, ed. 2. Available at http://www.ahrq.gov/sites/default/files/publications/files/healthlittoolkit2_3.pdf. Accessed March 2, 2016.

2. Almeida, GJ, et al: Interrater reliability and validity of the stair ascend/ descent test in subjects with total knee arthroplasty. Arch Phys Med Rehabil 91(6):932–938, 2010.

3. Always Use Teach-back! Training tool kit–45 minute interactive module. Available at http://www.teachbacktraining.org. Accessed July 12, 2016.

4. American Academy of Sleep Medicine: Obstructive sleep apnea, 2008. Available at http://www.aasmnet.org/resources/factsheets/sleepapnea.pdf. Accessed March 2, 2016.

5. American Cancer Society: Bone metastasis, 2016. Available at http://www. cancer.org/treatment/understandingyourdiagnosis/bonemetastasis/ bone-metastasis-what-is-bone-mets. Accessed June 2, 2016.

6. American Cancer Society: Cancer facts and figures 2014. Available at http://www.cancer.org/acs/groups/content/@research/documents/document/acspc-041777.pdf. Accessed June 26, 2016.

7. American College of Sports Medicine: Exercise is medicine, Healthcare Providers' Action Guide. Available at http://exerciseismedicine.org/ assets/page_documents/Complete%20HCP%20Action%20Guide.pdf. Accessed March 2, 2016.

8. American Family Physician: Choosing wisely. Available at http://www. aafp.org/afp/recommendations/viewRecommendation.htm?recommen dationId=210 , Accessed April 11, 2016.

9. American Heart Association: Moderate to vigorous – what is your level of intensity? Available at http://www.heart.org/HEARTORG/GettingHealthy/ PhysicalActivity/FitnessBasics/Moderate-to-Vigorous—-What-is-your- level-of-intensity_UCM_463775_Article.jsp. Accessed March 2, 2016.

10. American Heart Association: Physical activity improves quality of life, 2015. Available at http://www.heart.org/HEARTORG/GettingHealthy/ PhysicalActivity/FitnessBasics/Physical-activity-improves-quality-of-life_UCM_307977_Article.jsp. Accessed 7/21/2015.

11. American Physical Therapy Association: Five things physical therapists and patients should question, http://www.choosingwisely.org/societies/ american-physical-therapy-association/. Accessed April 11, 2016.

12. American Physical Therapy Association: Physical fitness and type II diabetes based on best available practice. Supplement to PT Magazine. October 2007. Available at www.apta.org/pfsp. Accessed March 2, 2016.

13. American Psychological Association: Older adults' health & age related changes, 1998. Available at http://www.apa.org/pi/aging/resources/guides/ older-adults.pdf. Accessed July 7, 2015.

14. American Thoracic Society: ATS statement: guidelines for the six-minute walk test. Am J Repir Crit Care Med 166:111–117, 2002.

15. Anima Corporation: Physical activity, ANM-14-4309A, 2015. Available at http://www.animas.com/sites/default/files/pdf/Physical%20%20Activity. pdf. Accessed June 27, 2016.

16. Avers, D, and Brown, M: White paper: Strength training for the older adult. J Geri Phys Ther 32(4):148–158, 2009.

17. Avin, KG, et al: Management of falls in community dwelling older adults: clinical guidance statement from the Academy of Geriatric Physical Therapy of the American Physical Therapy Association. Phys Ther 95(6):815–834, 2015.

18. Bacon, AP, et al: VO2max trainability and high intensity interval training in humans: a meta-analysis. Public Lib of Sci 16(8):e73182, 1–7, 2013.

19. Bartels, E, et al: Aquatic exercise for people with osteoarthritis in the knee or hip. Cochrane Reviews. March 23, 2016.

20. Bassey, EJ, et al: Leg extensor power and functional performance in very old men and women. Clin Sci 82:321–327, 1992.

21. Berger, NA, et al: Cancer in the elderly. Trans Am Clin Climatol Assoc 117:147–156, 2006.

22. Billek-Sawhney, B, and Wells, CL: Oncology implications for exercise and rehabilitation. J Acute Care Phys Ther, 18(4):12–19, Winter 2010.

23. Bloomfield, SA: Changes in musculoskeletal structure and function with prolonged bed rest. Med Sci Sport Ex 29(2):197–206, 1997.

24. Bohannon, RW: Grip strength predicts outcomes: letters to the editor. Age Ageing 3:320–323, 2006.

25. Bohannon, RW.: Hand-grip dynamometry predicts future outcomes in aging adults. J Geriatr Phys Ther 31:3–10, 2008.

26. Bohannon, RW: Reference values for the five-repetition sit-to-stand test: a descriptive meta-analysis of data from elders. Percept Mot Skills 103(1):215–222, 2006.

27. Bonaiuti, D, et al: Exercise for preventing and treating osteoporosis in postmenopausal women. Cochrane Reviews. April 22, 2002.

28. Borello-France DF, et al: Pelvic-floor muscle function in women with pelvic organ prolapse. Phys Ther 87(4):399–407, 2007.

29. Borg, GA: Borg's Rating of Perceived Exertion and Pain Scales. Champaign, IL: Human Kinetics, 1998.

30. Borg, GA: Psychophysical bases of perceived exertion. Med Sci Sports Exerc 14:377–381, 1982.

31. Bosco, C, and Komi, PV: Influence of aging on the mechanical behavior or leg extensor muscles. Eur J Appl Physiol Occup Physiol 45:209–212, 1980.

32. Boyle, E: Incontinence Management of the Geriatric Patient. UPMC Geriatric Residency Program, Capstone Project, Pittsburgh, PA, November 2015.

33. Boyle, ME, et al: Guidelines for application of continuous subcutaneous insulin infusion (insulin pump) therapy in the perioperative period. J Diab Sci Tech 6(1):184–190, 2012.

34. Braekken, IH, et al: Can pelvic floor muscle training reverse pelvic organ prolapse and reduce prolapse symptoms. An assessor-blinded, randomized, controlled trial. Am J Obstet Gyn 203(2):170.e1–170.e7, 2010.

35. Bredin, SS, et al: PAR-Q+ and ePARmed-X+: New risk stratification and physical activity clearance strategy for physicians and patients alike. Can Fam Phys 59:273–277, 2013.

36. Brown, MB: Strength training and aging. Top Geriatr Rehabil 15(3):1–5, 2000.

37. Buatois, S, et al. Five times sit to stand test is a predictor of recurrent falls in healthy community-living subjects aged 65 and older. J Am Geriatr Soc 56(8):1575–1577, 2008.

38. Buchman, AS, et al: Physical activity and leg strength predict decline in mobility performance in older adults. J Am Geriatr Soc 55:1618–1623, 2007.

39. Camicioli, R, and Rosana, C: Understanding gait in aging (part 1). International Parkinson and Movement Disorder Society. Available at http:// www.movementdisorders.org/MDS/News/Online-Web-Edition/Archived- Editions/Series-on-Gait—-Part-1.htm. Accessed October 12, 2015.

40. Cancer Council Victoria: Be a healthy weight. Available at http:// www. cutyourcancerrisk.org.au/how-to-cut-cancer-risk/maintain-weight#. V21CvUuIz8s. Accessed June 20, 2016.

41. Cardinal, BJ, and Cardinal, MK: Screening efficiency of the revised physical activity readiness questionnaire in older adults. J Aging Phys Activity 3:299–308, 1995.

42. Cardinal, BJ, Esters, J, and Cardinal, MK: Evaluation of the revised physical activity readiness questionnaire in older adults. Med and Science in Sports and Exer 28:468–472, 1996.

43. Carvalho, J, et al: Isokinetic strength benefits after 24 weeks of multi-component exercise training and combined training in older adults. Aging Clin Exp Res 22(1):63–69, 2010.

44. Centers for Disease Control and Prevention: Chronic disease prevention and health promotion, chronic disease overview, February 23, 2016. Available at http://www.cdc.gov/chronicdisease/overview/index.htm. Accessed June 16, 2016.

45. Centers for Disease Control and Prevention: Healthy weight, about adult BMI, 2014. Available at http://www.cdc.gov/healthyweight/assessing/ bmi/adult_bmi/index.html. Accessed June 25, 2016.

46. Centers for Disease Control and Prevention: Important facts about falling. Available at http://www.cdc.gov/homeandrecreationalsafety/falls/ adultfalls.html. Accessed March 2, 2016.

47. Centers for Disease Control and Prevention, National Center for Health Statistics: Deaths and mortality. Available at http://www.cdc.gov/nchs/ fastats/deaths.htm. Accessed June 27, 2016.

48. Centers for Disease Control and Prevention: National Health Interview Survey, 2014. Available at http://www.cdc.gov/nchs/nhis.htm. Accessed April 12, 2016.

49. Centers for Disease Control and Prevention: Physical activity for a healthy weight, 2015. Available at http://www.cdc.gov/healthyweight/physical_activity/. Accessed March 11, 2016.

50. Centers for Disease Control and Prevention: Physical activity: measuring physical activity intensity. Available at http://www.cdc.gov/physicalactivity/ basics/measuring/index.html. Accessed June 29, 2016.

51. Centers for Disease Control and Prevention: STEADI older adult fall prevention: prevention. Available at http://www.cdc.gov/steadi/. Accessed June 27, 2016.

52. Centers for Disease Control and Prevention: The National Institute for Occupational Safety and Health: Productive aging, and work. Available at http://www.cdc.gov/niosh/topics/productiveaging/data-andstatistics. html. Accessed June 27, 2016.

53. Chien, MY, Kuo, HK, and Wu, YT: Sarcopenia, cardiopulmonary fitness, and physical disability in community-dwelling elderly people. Am Phys Ther Assn 20(9):1277–1287, 2010.

54. Chmelo, EA, et al: Heterogeneity of physical function responses to exercise training in older adults. J Am Geriatr Soc 63:462–469, 2015.

55. Chodzko-Zajko, WJ, et al: ACSM, position. Stand, exercise and physical activity for older adults. Med Sci Sports Ex 41(7):1510–1530, 2009.

56. Choi, JY, Tasota, FJ, and Hoffman, LA: Mobility interventions to improve outcomes in patients undergoing mechanical ventilation: a review of the literature. Biol Res Nurs 10:21–33, 2008.

57. Colberg, SR, et al: Exercise and type 2 diabetes: American College of Sports Medicine and the American Diabetes Association: joint position statement. Med & Sci in Sports & Exer 42(12):2282–2303, 2010.

58. Coleman, KJ, et al: Initial validation of an exercise "vital sign" in electronic medical records. Med Sci Sports Exerc 44(11):2071–2076, 2012.

59. Collins N. Waist to height ratio 'more accurate than BMI.' The Telegraph. May 13, 2013. Available at http://www.telegraph.co.uk/news/health/news/ 10054519/Waist-to-height-ratio-more-accurate-than-BMI.html. Accessed June 23, 2016.

60. Cook, CE, and Hegedus, EJ: Orthopedic Physical Examination Tests, An Evidence-Based Approach, ed. 2. London: Pearson, 2013.

61. Cornier, MA, et al: Assessing adiposity: a scientific statement from the American Heart Association. Circulation 124:1996–2019, 2011.

62. Creutzfeldt, CJ, and Hough, CL: Get out of bed: immobility in the neurologic ICU. Crit Care Med 43(4):926–927, 2015.

63. Cruz-Jentoft, AJ, et al: Sarcopenia: European consensus on definition and diagnosis. Age Ageing 39(4):412–423, 2010.

64. Curtis, JM, et al: Prevalence and predictors of abnormal cardiovascular responses to exercise testing among individuals with type 2 diabetes the look AHEAD (action for health in diabetes) study. Diabetes Care 33(4):901–907, 2010.

65. Daly, M, et al: Upper extremity muscle volumes and functional strength after resistance training in older adults. J Aging Phys Act 21:186–207, 2013.

66. Deems-Dluhy, S, et al: Vestibular EDGE task force of the Neurology Section of the APTA: rehab measures: five times sit to stand test. Available at http://www.rehabmeasures.org/Lists/RehabMeasures/DispForm.aspx? ID=1015. Accessed July 12, 2016.

67. Dempsey, JA, and Seals, DR: Aging, exercise and cardiopulmonary function. In Lamb DR, Gisolfi, CV, and Nadel, E (eds): Exercise in Older Adults. Perspectives in Exercise Science and Sports Medicines. Carmel, IN: Cooper Publishing Group, 1995, pp 237–298.

68. DeSousa, PD, et al. Resistance strength training's effects on late components of postural responses in the elderly. J Aging and Phys Activity 21:208–331, 2013.

69. Desrossiers, J, et al: Normative data for grip strength of elderly men and women. Am J Occup Ther. 49(7):637–644, 1995.

70. Deutz, NEP, et al: Protein intake and exercise for optimal muscle function with gaining: recommendations from the ESPEN expert group. Clin Nutri 33:929–936, 2014.

71. Dittmer, DK, Teasell, R: Complications of immobilization and bed rest. Part 1: musculoskeletal and cardiovascular complications. Can Fam Phys 39:1428–1432, 1435–1437, 1993.

72. Dobson, F, et al: Osteoarthritis Research Society International, University of Melbourne. Recommended performance-based tests to assess physical function in people diagnosed with hip or knee osteoarthritis. Available at https://www.oarsi.org/sites/default/files/docs/2013/manual.pdf. Accessed June 27, 2016.

73. Doherty, TJ: Invited review: aging and sarcopenia. J App Physiology. 95(4):1717–1727, 2003.

74. Donnelly, JE, et al: American College of Sports Medicine position stand. Appropriate physical activity intervention strategies for weight loss and prevention of weight regain for adults. Med Sci Sports Ex 41(2):459–471, 2009.

75. Dugdale, DC, Zieve, D, and Black, B: Aging changes in organs-tissue-cells. US National Library of Medicine. Available at http://www.nlm.nih. gov/medlineplus/ency/article/004012.htm. Accessed July 7, 2015.

76. Dumoulin, C, and Hay-Smith, J: Pelvic floor muscle training versus no treatment, or inactive control treatments, for urinary incontinence in women. Cochrane Database Syst Rev 20(1):CD005654, 2010.

77. Edmondston, SJ, et al: Ex vivo estimation of thoracolumbar vertebral body compressive strength: the relative contributions of bone densitometry and vertebral morphometry. Osteoporosis Int. 7:42–148, 1997.

78. Ersler, WB: Cancer: a disease of the elderly. Available at http://www.oncologypractice.com/jso/journal/articles/0104s205.pdf. Accessed July 1, 2015.

79. Evans, WJ: Exercise strategies should be designed to increase muscle power. J Geron: Bio Sci 55A:M309–M310, 2000.

80. Falkhouri, THI, et al: Prevalence of obesity among older adults in the United States, 2007-2010. CDC, National Center for Health Statistics, NCHS Data Brief No. 106, September 2012. Available at http://www.cdc. gov/nchs/data/databriefs/db106.htm. Accessed June 6, 2016.

81. Fiatarone, MA, et al: Exercise training and nutritional supplementation for physical frailty in very elderly people. N Engl J Med 33:1769–1775, 1994.

82. Fine, P, et al: Teaching and practicing of pelvic floor muscle exercises in primiparous women during pregnancy and the postpartum period. Am J Obstet Gyn 197(1):107.e1–107e5, 2007.

83. Foldvari, M, et al: Association of muscle power with functional status in community-dwelling elderly women. J Geron: Bio Sci 55A:M192–M199, 2000.

84. Foster, C, et al: The talk test as a marker of exercise training intensity. J Cardiopul Rehab Prev 28(1):24–30, 2008.

85. Free, P: Weight vest for osteoporosis. Available at http://weightvest 4osteoporosis.com/. Accessed June 28, 2016.

86. Fregala, MS, et al: Resistance exercise may improve spatial awareness and visual reaction in older adults. J Strength Cond Res 28(8):2079–2087, 2014.

87. Fried, LP, et al: Diagnosis of illness presentation in the elderly. J Am Geriatr Soc 39:117–123, 1991.

88. Fritz, S, and Lusardi, M: White paper: walking speed: the sixth vital sign. J Geri PT 32(2):2–5, 2009.

89. Frontera, WR: Aging muscle. Crit Rev Phys Rehabil Med 18(1):63–93, 2006.

90. Fuller, GF: Falls in the elderly. Am Fam Physician 61(7):2159–2168, 2000.

91. Geirsdottir, OF, et al: Effect of 12-week resistance exercise program on body composition, muscle strength, physical function, and glucose metabolism in healthy, insulin-resistant, and diabetic elderly Icelanders. J of Gerontol A Biol Sci Med Sci 67(11):1259–1265, 2012.

92. Geirsdottir, OF, et al: Muscular strength and physical function in elderly adults 6-18 months after a 12-week resistance exercise program. Scand J Pulbic Health 43:76–82, 2015.

93. Gennuso KP, et al: Resistance training congruent with minimal guidelines improves functions in older adults: a pilot study. J Phys Act Health 10:769–776, 2013.

94. Ghaderi, F, and Oskouei, AE: Physiotherapy for women with stress urinary incontinence: a review article. J Phys Ther Sci 26(9):1493–1499, 2014.

95. Goodman, CC, and Fuller, KS: Pathology: Implications for the Physical Therapist, ed. 4. St. Louis: Saunders Elsevier, 2015.

96. Granacher, U, et al: The importance of trunk muscle strength for balance, functional performance, and fall prevention in seniors: a system- atic review. Sports Med 43:627–641, 2013.

97. Grant, RW, et al: Exercise as a vital sign: a quasi-experimental analysis of a health system intervention to collect patient-reported exercise levels. J Gen Intern Med 29(2):341–348, 2014.

98. Greenwood, JL, Joy, EA, and Stanford, JB: The physical activity vital sign: a primary care tool to guide counseling for obesity. J Phys Act Health 7(5)571–576, 2010.

99. Grunberger, G, et al: AACE consensus statement. Statement by the American Association of Clinical Endocrinologists Consensus Panel on Insulin Pump Management. B. Endocrine Practice, 16(5):September/ October, 2010.

100. Gulick, D: Ortho Notes Clinical Examination Pocket Guide. Philadelphia, PA: F.A. Davis, 2013.

101. Haaland, DA, et al: Is regular exercise a friend or foe of the gaining immune system? A systematic review. Clin J Sport Med 18(6):539–548, 2008.

102. Hakestad, K, et al: Exercises including weight vests and a patient education program for women with osteopenia: a feasibility study of the OsteoACTIVE rehabilitation program. J Orthop Sports Phys Ther 45(2):97–105, 2015.

103. Hamburg, NM, et al: Physical inactivity rapidly induces insulin resistance and microvascular dysfunction in healthy volunteers. Arterioscler Thromb Vasc Biol 27: 2650–2656, 2007.

104. Hamer, M, et al: Physical activity and mortality risk in patients with cardiovascular disease: possible protective mechanisms? Med and Sci in Sports & Exer 44(1):84–88, 2012.

105. Hammond, T, and Wilson, A: Polypharmacy and falls in the elderly: A literature review. Nurs Midwifery Stud 2(2):171–175, 2013.

106. Harris, C, et al: Detraining in the older adult: effects of prior training intensity on strength retention. J Strength and Conditioning Res 2(3):813–818, 2007.

107. Harvey, JA, Chastin, SFM, and Skelton, DA: Prevalence of sedentary behavior in older adults: A systematic review. Int J Environ Res Public Health 10(12):6645–6661, 2013.

108. Haskell, WL, et al: Physical activity and public health. Updated recommendation for adults from the American College of Sports Medicine and the American Heart Association. Circ 116:1081–1093, 2007.

109. Hausdorff, JM, Rios, DA, and Edelber, HK: Gait variability and fall risk in community-living older adults: a 1-year prospective study. Arch Phys Med Rehab, 82:1050–1056, 2001.

110. Hazell, T, Kenno, K, and Jakobi, J: Functional benefit of power training for older adults. J Aging Phys Act 15:349–359, 2007.

111. Healthy People 2020. Available at https://www.healthypeople. gov/2020/ topics-objectives/topic/older-adults. Accessed June 11, 2015.

112. Henwood, TR, Rick, S, and Taafe, DR: Strength versus muscle power- specific resistance training in community-dwelling older adults. J Geron Med Sci 63A(1):83–91, 2008.

113. Hinman, RS, Heywood, SE, and Day, AR: Aquatic physical therapy for hip and knee osteoarthritis: Results of a single-blind randomized controlled trial. Phys Ther 87(1):32–43, 2007.

114. Hoder, J, and Edge, PD: Rehab measures: 6 minute walk test. Task Force of the Neurology Section of the APTA. Available at http://www.rehabmeasures.org/Lists/RehabMeasures/PrintView.aspx?ID=895. Accessed February 29, 2016.

115. Hootman. JM, et al: Prevalence and most common causes of disability among adults—United States, 2005. MMWR 58(16):421–426, 2009.

116. Hornbrook, MC, et al: Preventing falls among community dwelling older persons: results from a randomized trial. Gerontologist 34:16–23, 1994.

117. Hunter, GR, McCarthy, JP, and Bamman, MM: Effects of resistance training on older adults. Sports Med 34:329–349, 2004.

118. Huntoon, EA, Schmidt, CK, and Sinaki, M: Significantly fewer refractures after vertebroplasty in patients who engage in back-extensor-strengthening exercises. May Clin Proc 83(1):54–57, 2008.

119. Hurd, R, Zieve, D, and Oglivie, I: Aging changes in the bones-muscles-joints. US National Library of Medicine, MedlinePlus. Available at https://medlineplus.gov/ency/article/004015.htm. Accessed July 12, 2016.

120. Ivey, FM, et al: Effects of age, gender, and myostatin genotype on the hypertrophic response to heavy resistance strength training. J Gerontol A Biol Sci Med Sci 55(11):M641–M648, 2000.

121. Jakicic, JM, et al: American College of Sports Medicine position stand. Appropriate intervention strategies for weight loss and prevention of weight gain for adults. Med Sci in Sports and Exer 33(12)2145–2156, 2001.

122. Jamnik, VK, Giedhill, N, and Shephard, RR: Revised clearance for par- ticipation in physical activity: Greater screening responsibility for qualified university-educated fitness professionals. J Appl Physiol Nutri Metab 32:1191–1197, 2007.

123. Jensen, MD, et al: 2013 AHA/ACC/TOS guideline for the management of overweight and obesity in adults, a report of the American College of Cardiology/American Heart Association Task Force on Practice Guide- lines and The Obesity Society. Circ 129 (suppl 2):S102–S138, 2014.

124. Jiricka, MK: Activity tolerance and fatigue pathophysiology: concepts of altered health states. In Porth, CM (ed): Essentials of Pathophysiology: Concepts of Altered Health States. Philadelphia: Lippincott Williams & Wilkins, 2008.

125. John, EB, Liu, W, and Gregory, RW: Biomechanics of muscular effort: Age-related changes. Med Sci in Sports & Ex 41(2):418–425, 2009.

126. Jones, CJ, Rikli, RE, and Beam, W: A 30-s chair stand test as a measure of lower body strength in community-residing older adults. Res Q Exerc Sport 70:113–119, 1999.

127. Judge, JO: Gait disorders in the elderly, professional version. Merck Manual, Professional Version, 2013. Available at http://www.merckmanuals. com/professional/geriatrics/gait-disorders-in-the-elderly/gait-disorders- in-the-elderly. Accessed July 7, 2015.

128. Kauffman, TL: Wholeness of the individual. In Kauffman, TL, et al (eds): A Comprehensive Guide to Geriatric Rehabilitation. Philadelphia: Elsevier, 2014, pp 3–6.

129. Kemmler, W, and von Stengel, S. Exercise frequency, health risk factors, and disease of the elderly. Arch Phys Med Rehab 94:2046–2053, 2013.

130. Kendrick, D, et al: Exercise for reducing fear of falling in older people liv- ing in the community. Cochrane Database Syst Rev 2014(11):CD009848.

131. Kennis, E, et al: Long-term impact of strength training on muscle strength characteristics in older adults. Arch Phys Med Rehabil 94:2054–2060, 2013.

132. Klein, S, et al: Weight management through lifestyle modification for the prevention and management of type 2 diabetes: rationale and strength, ADA Statement. Am J Clin Nutr 80(2):257-263, 2004.

133. Knight, J, Nigam, Y, and Jones, A. Effects of bedrest 1: cardiovascular, respiratory and haematological systems. Nurs Times 105(21):16–20, 2009.

134. Kohrt, WM, et al: American College of Sports Medicine Position Stand physical activity and bone health. Med Sci Sports Ex 36(11):1985-1996, 2004.

135. Kraschnewski, JL, et al: Is exercise used as medicine? Association of meeting strength training guidelines and functional limitations among older US adults. Prev Med 66:1–5, 2014.

136. Lamb, M: Rehab measures: hand-held dynamometer/grip strength. Available at http://www.rehabmeasures.org/Lists/RehabMeasures/DispForm.aspx?ID=1185. Accessed August 26, 2015.

137. Lee, IH, and Park, SY: Balance improvement by strength training for the elderly. J Phys Ther Sci 25:1591–1593, 2013.

138. Lehman, CA: Phenomena of concern to the clinical nurse specialist. In Foster, JB, and Prevost, SE (eds): Advanced Nursing of Adults in Acute Care. Philadelphia: F.A. Davis, 2012, p 36.

139. Leipzig, RM, Cumming, RG, and Tinetti, ME: Drugs and falls in older people: a systematic review and meta-analysis: I. Psychotropic drugs. J Am Geriatri Soc 47(1):30–39, 1999.

140. Leipzig, RM, Cumming, RG, and Tinetti, ME: Drugs and falls in older people: a systematic review and meta-analysis: II. Cardiac and analgesic drugs. J Am Geriatri Soc 47(1):40–50, 1999.

141. Leong, DJ, and Sun, HB: Osteoarthritis – why exercise? J Exerc Sports Orthop 1(1):4, 2014.

142. Leonhardi, BJ, et al: Use of continuous subcutaneous insulin infusion (insulin pump) therapy in the hospital: a review of one institution's experience. J Diabetes Sci Technol 2(6):948–962, 2008.

143. Li, F, et al: Tai chi and fall reductions in older adults: a randomized controlled trial. J Gerontol A Biol Sci Med Sci 2005(60):187–194.

144. Lin, X, et al: Effects of exercise training on cardiorespiratory fitness and biomarkers of cardiometabolic health: a systematic review and meta_analysis of randomized controlled trials. Available at http://jaha. ahajournals.org/citmgr?gca=ahaoa%3B4%2F7%2Fe002014. Accessed July 8, 2015.

145. Liu-Ambrose, T, et al: Both resistance and agility training reduce fall risk in 75-85 year old women with low bone mass: a six-month randomized controlled trial. J Am Geriatr Soc 52(5):657–665, 2004.

146. Lobelo, F, Stoutenberg, M, and Hutber, A: The Exercise Is Medicine Global Health Initiative: a 2014 update. Br J Sports Med. 48(22):1627–1633, 2013.

147. Loesser, RF: Age-related changes in the musculoskeletal system and the development of osteoarthritis. Clin Geriatr Med 26(3):371–386, 2010.

148. Lubans, DR, et al: Pilot randomized controlled trial: Elastic-resistance-training and lifestyle-activity interventions for sedentary older adults. J Aging Phys Act 21:20–32, 2013.

149. Lucotti, P, et al: Aerobic and resistance training effects compared to aerobic training alone in obese type 2 diabetic patients on diet treatment. Diabetes Res Clin Prac 94(3):395–403, 2011.

150. Macfarlane, DJ, et al: Validity and normative data for thirty-second chair stand test in elderly community-dwelling Hong Kong Chinese. Am J Hum Biol 18(3):418–421, 2006.

151. Magee, DJ: Orthopedic Physical Assessment, ed. 6. Missouri: Saunders, Elsevier, 2013.

152. Maki, BE: Gait changes in older adults: predictors of falls or indicators of fear? JABS 45(3):313–320, 1997.

153. Mancia, G, et al: 2007 Guidelines for management of arterial hypertension: the Task Force for the Management of Arterial Hypertension of the European Society of Hypertension (ESH) and the European Society of Cardiology (ESC). J Hypertens 25(6):1105–1187, 2007.

154. Mangoni, AA, and Jackson, SH: Age-related changes in pharmacokinetics and pharmacodynamics: basic principles and practical applications. Br J Clin Pharm 57:6–14, 2004.

155. Marcell, TJ: Sarcopenia: Causes, consequences, and preventions. J Gerontol A Biol Sci 58A(10):911–916, 2003.

156. Martin, LJ, Zieve, D, and Ogilvie, I: Aging changes in organs – tissue – cells. Medline Plus. Available at https://www.nlm.nih.gov/medlineplus/ ency/article/004012.htm. Accessed June 29, 2016.

157. Martins, WR, et al: Elastic resistance training to increase muscle strength in elderly: a systematic review with meta-analysis. Arch Geron Geri 57:8–15, 2013.

158. Massy-Westropp, NM, et al: Hand grip strength: age and gender stratified normative data in a population-based study. BMC Res Notes 4:127, 2011.

159. Mat, S, et al: Systematic review of physical therapies for improving balance and reducing falls risk in osteoarthritis of the knee: a systematic review. Age Ageing 44:16–24, 2015.

160. Mathias S, Nayak US, and Isaacs B: Balance in elderly patients: the "get-up and go" test. Arch Phys Med Rehab 67(6):387, 1986.

161. McArdle, WD, Katch, FI, and Katch, VL: Essentials of Exercise Physiology, ed. 4. Philadelphia: Lippincott Williams & Wilkins, 2011.

162. McArdle, WD, Katch, FI, and Katch, VL: Exercise Physiology, Nutrition, Energy, and Human Performance, ed. 8. Philadelphia: Lippincott Williams & Wilkins, 2014.

163. McCloskey, E, and the International Osteoporosis Foundation (2009): FRAX. Identifying people at high risk of fracture. Available at http:// www.iofbonehealth.org/sites/default/files/PDFs/WOD%20 Reports/ FRAX_report_09.pdf. Accessed February 29, 2016.

164. McDermott, AY, and Mernitz, H: Exercise and older patients: prescribing guidelines. Am Acad Fam Phys 74(3):437–444, 2006.

165. Macfarlane, DJ, et al: Validity and normative data for thirty-second chair stand test in elderly community-dwelling Hong Kong Chinese. Am J Hum Biol 18(3):418–421, 2006.

166. Merriam-Webster Medical Dictionary: Hypokinesia. Available at http:// www.merriam-webster.com/medical/hypokinesia. Accessed July 7, 2015.

167. Miszko, TA, et al: Effect of strength and power training on physical function in community-dwelling older adults. J Geron: Bio Sci 58A:171–175, 2003.

168. Mithal, A, et al: Impact of nutrition on muscle mass, strength, and performance in older adults. Osteoporos Int 24(5):1555–1566, 2013.

169. National Center for Health Statistics: Health, United States, 2014. US DHHS, CDC, DHHS Publication No. 2015-1232. Available at http:// www.cdc.gov/nchs/data/hus/hus14.pdf#001. Accessed July 12, 2016.

170. National Council on Aging: Healthy aging facts, 2016. Available at https://www.ncoa.org/resources/fact-sheet-healthy-aging/. Accessed June 27, 2016.

171. National Institute on Aging: Health and aging, exercise and physical activity: your everyday guide from the National Institute on Aging (2015). Available at https://www.nia.nih.gov/health/publication/ exercise-physical-activity/introduction. Accessed July 8, 2015.

172. National Institute of Health: Aging changes in the bones-muscles-joints, 2014. Available at https://www.nlm.nih.gov/medlineplus/ ency/article/ 004015.htm. Accessed April 12, 2016.

173. National Institute of Health, National Center for Complementary and Integrative Health: Tai chi and qi gong: in depth. Available at https:// nccih.nih.gov/health/taichi/introduction.htm. Accessed June 27, 2016.

174. National Institute of Health, National Heart, Lung, and Blood Institute: Aim for a healthy weight. Assessing your weight and health risk. Avail- able at http://www.nhlbi.nih.gov/health/educational/ lose_wt/risk.htm. Accessed July 12, 2016.

175. National Institute of Health, National Institute on Aging, Global Health and Aging: Changing role of the family. Available at https:// www.nia. nih.gov/research/publication/global-health-and-aging/ changing-role- family. Accessed June 27, 2016.

176. National Institute of Health: Obesity guidelines. Available at http:// www.nhlbi.nih.gov/health-pro/guidelines/current/obesity-guide-lines/ e_textbook/txgd/4142.htm. Accessed March 2, 2016.

177. National Institute of Health: Clinical guidelines of the identification, evaluation, and treatment of overweight and obesity in adults, the evidence report. Publication, No. 98-4083. Available at http://www. nhlbi.nih.gov/files/docs/guidelines/ob_gdlns.pdf. Accessed May 4, 2016.

178. Nelson, ME, et al: Effects of high-intensity strength training on multiple risk factors for osteoporotic fractures: a randomized controlled trial. JAMA 272:1909–1914, 1994.

179. Nelson, ME, et al: Physical activity and public health in older adults. Circulation 116: 1094–1105, 2007.

180. Newson, P: Presentation of illness in the elderly patient. Nurs Resident Care 9(5):218–221, 2007.

181. Ng, M, et al: Global, regional, and national prevalence of overweight and obesity in children and adults during 1980-2013: a systematic analysis for the Global Burden of Disease Study 2013. Lancet 384(9945):766–781, 2014.

182. Nigam, Y, Night, J, and Jones, A. Effects of bedrest 3: musculoskel-etal and immune systems, skin and self-perception. Nurse Times 105(23):18–22, 2009.

183. Nigthingale, EJ, Pourkazemi, F, and Hiller, CE: Systematic review of timed stair tests. JRRD 51(3):335–350, 2014.

184. North American Menopause Society: Position statement: manage-ment of osteoporosis in postmenopausal women: 2010. Menopause 17(1):25–54, 2010.

185. Office of Disease Prevention and Health Promotion: Physical activi-ty guidelines, Ch 2: physical activity has many benefits. Available at http:// health.gov/paguidelines/guidelines/chapter2.aspx. Accessed April 12, 2016.

186. Older Americans 2012: Key indicators of well-being. Available at http://www.agingstats.gov/main_site/data/2012_documents/docs/ entirechartbook.pdf. Accessed March 12, 2016.

187. Orr, R, Raymond, J, and Singh, MA: Efficacy of progressive resistance training on balance performance in older adults. A systematic review of randomized controlled trials. Sports Med 38(4):317–343, 2008.

188. Osterrieder, K, and Schultheis, S: Are decreased gait speed and grip strength reliable indicators for predicting loss of function in elderly patients? GeriNotes 21(5):16–20, 2014.

189. Paddon-Jones, D, and Rasmussen, BB: Dietary protein recommenda-tions and the prevention of sarcopenia: protein, amino acid me-tabolism and therapy. Curr Opin Clin Nutr Metab Care 12(1):86–90, 2009.

190. Parmenter, BJ, et al: High-intensity progressive resistance training improves flat-ground walking in older adults with symptomatic pe-ripheral arterial disease. J Am Geriatr Soc 61:1964–1970, 2013.

191. Partridge, T, Billek-Sawhney, B, and Partridge, J: Type II diabetes mellitus: exercise prescription and application for physical therapy. GeriTopics 19(1):12–20, 2011.

192. Perera, S, et al: Meaningful change and responsiveness in common physical performance measures in older adults. J Am Geri Soc 54(5):743–749, 2006.

193. Perry, SB, and Downey, PA: Fracture risk and preventions: a multidi-mensional approach. Phys Ther 92(1):164–178, 2012.

194. Persinger, R, et al: Consistency of the talk test for exercise prescrip-tion. Med Sci Sports Ex 36(9):1632–1636, 2004.

195. Pescatello, LS, et al: American College of Sports Medicine. ACSM's Guidelines for Exercise Testing and Prescription, ed. 9. Philadelphia: Lippincott Williams, & Wilkins, 2014.

196. Pescatello, LS, et al. American College of Sports Medicine position stand. Exercise and hypertension. Med Sci Sports Exerc 36(3):533–553, 2004.

197. Physical Activity Guidelines for Americans: Health.gov, chapter 5. Available at http://health.gov/paguidelines/guidelines/chapter5.aspx. Accessed August 23, 2015.

198. Pischon, T, Nothlings, U, and Boeing, H. Obesity and cancer. Proc Nutri Soci 67(2):1280145, 2008.

199. Podsiadlo, D, and Richardson, S: The timed "up & go": a test of basic functional mobility for frail elderly persons. J Am Geriatr Soc 39(2):142–148, 1991.

200. Polidoulis, I, Beyene, J, and Cheung, AM: The effect of exercise on pQCT parameters of bone structure and strength in postmeno-pausal women—a systematic review and meta-analysis of random-ized con- trolled trials. Osteoporos Inter 23(1):39–51, 2012.

201. Population Reference Bureau: 2014 world population data sheet. Available at http://www.prb.org/pdf14/2014-world-population-data-sheet_ eng.pdf. Accessed June 11, 2015.

202. Puhl, R, and Heuer, C: The stigma of obesity: a review and update. Obesity 17:941–964, 2009.

203. Puthoff, ML, and Nielsen, DH: Relationships among impairments in lower-extremity strength and power, functional limitations and disability in older adults. Phys Ther 87(10):1334–1347, 2007.

204. Ratain, MJ, and Plunkett, WK: Principles of pharmacodynamics. In Kufe, DW, et al (eds): Holland-Frei Cancer Medicine, ed. 6. Hamilton, ON: BC Decker, 2003.

205. Ratamess, NA, et al: Progression models in resistance training for healthy adults. Med Sci Sports Ex41(3):687–708, 2009.

206. Raymond, MJ, et al: Systematic review of high-intensity progressive resistance strength training of the lower limb compared with other intensities of strength training in older adults. Arch Phys Med Rehabil 94:1458–1972, 2013.

207. Reed, JL, and Pipe, Al: The talk test: a useful tool for prescribing and monitoring exercise intensity. Curr Opin Cardiol 29(5):475–480, 2014.

208. Reid, K, et al: Comparative effects of light or heavy resistance power training for improving lower extremity power and physical performance in mobility-limited older adults. J Gero Series A: Bio Sci Med Sci 70(3):374–380, 2015.

209. Reiman, MP: Orthopedic Clinical Examination With Web Resource. Champaign, IL: Human Kinetics, 2016.

210. Ribeiro, AS, et al: Resistance training in older women: comparison of singles vs multiple sets on muscle strength and body composition. Isokinetics and Exer Sci 23:53–60, 2015.

211. Rice, CL: Muscle function at the motor unit level: consequences of aging. Top Geriatr Rehabil 15(3):70–82, 2000.

212. Riebe, D, et al: Updating ACSM's recommendations for exercise preparticipation health screening. Med Sci Sports Ex 47(11):2473–2479, 2015.

213. Sayers, S: High-speed power training: a novel approach to resistance training in older men and women. A brief review and pilot study. J Strength Cond Res 21(2):518, 2007.

214. Schoenborn, CA, and Heyman, KM: Health characteristics of adults aged 55 years and over: US, 2004-2007. National Health Statistic Report 1-31. Available at http://www.cdc.gov/nchs/data/nhsr/nhsr016. pdf. Accessed August 12, 2016.

215. Schultz, A, et al: Loads in the lumbar spine—validation of a biomechanical analysis by measurements of intradiscal pressures and myoelectric signals. J Bone Joint Surg [Am] 64:713–720, 1982.

216. Sehl, ME, and Yates, FE: Kinetics of human aging. Rates of senescence between ages 30 and 70 years in healthy people. J Gerontol A Biol Sci Med Sci 56(5):B198–B208, 2011.

217. Setchell, J, et al: Physical therapists' ways of talking about overweight and obesity: Clinical implications. Phys Ther 96(6):865–875, 2016.

218. Shaw, JM, and Snow, CM: Weighted vest exercise improves indices of fall risk in older women. J Geron Med Sci 53(1):M53–M58, 1998.

219. Shumway-Cook, A, Brauer, S, and Woolacott, M. Predicting the probability for falls in community-dwelling older adults using the Timed Up & Go Test. Phys Ther 80(9):896–903, 2000.

220. Signorile, JF: Targeting muscular strength, power, and endurance. ACSMs Health Fit J 17(5):24–32, 2013.

221. Sillanpää, E, et al: Combined strength and endurance training improves health-related quality of life in healthy middle-aged and older adults. Int J Sports Med 33:981–986, 2012.

222. Silver, JK, and Gilchrist, LS: Cancer rehabilitation with a focus on evidence-based outpatient physical and occupational therapy interven- tions. AJPMR 90(suppl):S5–S15, 2011.

223. Singh, NA, Clements, KM, and Singh, MAF: The efficacy of exercise as a long-term antidepressant in elderly subjects: a randomized, controlled trial. J Gerontol: Med Sci 56A(8):M497–M504, 2001.

224. Snow, CM, et al: Long-term exercise using weighted vests prevents hip bone loss in postmenopausal women. J Geron Med Sci 55A(9):M489–M491, 2000.

225. Social Progress Index: Obesity data table, 2015. Available at http://www. socialprogressimperative.org/data/spi#data_table/countries/idr28/ dim1,dim2,com7,idr28,dim3. Accessed April 11, 2016.

226. Sousa, N, and Mendes, R: Comparison of effects of resistance and multicomponent training on falls prevention in institutionalized elderly women. JAGS 63(2):396–397, 2015.

227. Sousa, N, et al: The long-term effects of aerobic training versus combined training on physical fitness and cardiovascular diseases risk factors in overweight elderly men with high blood pressures. Br J Sports Med 47e3:9, 2013.

228. Steffen, TM, et al: Age-and gender-related test performance in community-dwelling elderly people: six-minute walk test, Berg Balance Scale, Timed Up & Go Test, and gait speeds. Phys Ther 82(2):128–137, 2002.

229. Steib, S, Schoene, D, and Pfeifer, K: Dose-response relationship of resistance training in older adults: a meta-analysis. Med Sci Sports Ex 42(5):902–914, 2010.

230. Stewart, VH, Saunders, DH, and Greig, CA: Responsiveness of muscle size and strength to physical training in very elderly people: a systematic review. Scan J Med Sci Sports 24:e1–e10, 2014.

231. Stuempfle, K, and Drury, DG: The physiological consequences of bed rest. J Exercise Physiol Online 10(3):32–41, 2007.

232. Suzuki, T, Bean, JF, and Fielding, RA: Muscle power of the ankle flexors predicts functional performance in community-dwelling older women. J Am Geriatr Soc 49(9):1161–1167, 2001.

233. Symons, TB, and Swank, AM: Exercise testing and training strategies for healthy and frail elderly. ACSM's Health & Fitness Journal 19(2):32–35, 2015.

234. Tan, FYH, et al: Reliability of the stair-climb test (SCT) of cardiorespiratory fitness. Adv Exerc Sports Physiol 10(3):77–83, 2004.

235. Terman, A, and Brunk, UT: Lipofuscin. J Biochem Cell Biol 36(8):1400–1404, 2004.

236. The International Diabetes Federation: The IDF consensus worldwide definition of the metabolic syndrome. Available at http://www.idf.org/ webdata/docs/MetSyndrome_FINAL.pdf. Accessed July 13, 2016.

237. The New PAR-Q+ and ePARmed-X+: Official website. Available at http://eparmedx.com/. Accessed July 12, 2016.

238. Thiebaud, RS, Funk, MD, and Abe, T: Home-based resistance training for older adults: a systematic review. Geriatrics & Gerontology Intl 14:750–757, 2014.

239. Thomas, S, Reading, J, and Shephard, RJ: Revision of the Physical Activity Readiness Questionnaire (PAR-Q). Can J Spt Sci 17(4):338–345, 1992.

240. Thompson, DR: Sarcopenia. Clin Geriatr Med 26:331–346, 2010.

241. Tieland, M, et al: Handgrip strength does not represent an appropriate measure to evaluate changes in muscle strength during an exercise intervention program in frail older people. Int J Sport Nutrition and Ex Metab 25:27–36, 2015.

242. Tinetti, ME: Preventing falls in elderly persons. N Engl J Med 348:42–49, 2003.

243. Transgenerational.org: The demographics of aging. Available at http:// transgenerational.org/aging/demographics.htm. Accessed June 17, 2015.

244. US Department of Health and Human Services, Health Resources and Services Administration: Lower extremity amputation prevention, 2012. Available at http://www.hrsa.gov/hansensdisease/leap/. Accessed April 11, 2016.

245. US Department of Health and Human Service, National Vital Statistics Reports: Department of Health and Human Services deaths data for 2013. Available at http://www.cdc.gov/nchs/data/nvsr/nvsr64/nvsr64_ 02.pdf. Accessed June 27, 2016.

246. US Department of Health and Human Services: Talking with patients about weight loss: tips for primary care providers. NIH publication 05-5634. Available at http://www.niddk.nih.gov/health-information/health-topics/weight-control/talking-with-patients-about-weight-loss-tips-for-primary-care/Documents/TalkingWPAWL.pdf. Accessed April 11, 2016.

247. US Department of Health and Human Services: Urinary incontinence in women. NIH publication 08-4132. Available at http://kidney.niddk.nih.gov/ KUDiseases/pubs/uiwomen/UI-Women_508.pdf. Accessed July 12, 2016.

248. Uttter, AC, Kang, J, and Robertson, RJ: ACSM current comment perceived exertion. ACSM, 2000. Available at https://www.acsm.org/docs/ current-comments/perceivedexertion.pdf. Accessed April 11, 2016.

249. Valentour, J: The Fick Equation by the American Council on Exercise. Available at https://www.acefitness.org/blog/1545/the-fick-equation. Accessed March 22, 2016.

250. Vella, C, and Kravitz L: Sarcopenia: the mystery of muscle loss. IDEA Personal Trainer 13(4):30–35, 2002.

251. Villareal, DT, et al: Obesity in older adults: technical review and position statement of the American Society for Nutrition and NAASO, The Obesity Society. Am J Clin Nutr 2(5):923–934, 2005. Available at http:// ajcn.nutrition.org/content/82/5/923.long. Accessed May 24, 2017.

252. Wanderley, FAC, et al: Aerobic versus resistance training effects on health-related quality of life body composition, and function of older adults. J Ap Geron 34(3):143–165, 2015.

253. Wang, Y, et al: Comparison of abdominal adiposity and overall obesity in predicting risk of type 2 diabetes among men. Am J Clin Nutr 81, 555–563, 2005.

254. Warburton, DER, et al: Evidence-based risk assessment and recommendations for physical activity clearance; consensus document 2011. APNM 36(S1):S266–s298, 2011.

255. Warburton, DER, et al: The ePARmed-X+ physician clearance follow-up. Health Fitness J Canada 7(2):35–38, 2014.

256. Warburton, DER, et al: The Physical Activity Readiness Questionnaire for Everyone (PAR-Q+) and Electronic Physical Activity Readiness Medical Examination (ePARmed-X+). Health Fitness J Canada 4(2):3–23, 2011.

257. Warburton, DER, Nicol, CW, and Bredin, SSD: Health benefits of physical activity: the Evidence. CMAJ 174(6):801–809, 2006.

258. Waters, DL, et al: Advantages of dietary, exercise-related, and therapeutic interventions to prevent and treat sarcopenia in adult patients: an update. Clin Interventions Aging 5:259–270, 2010.

259. Wen, CP, et al: Minimum amount of physical activity for reduced mor- tality and extended life expectancy: a prospective cohort study. Lancet 378(9798):1244–1253, 2011.

260. Wert, DM, et al: Gait biomechanics, spatial and temporal characteristics, and the energy cost of walking in older adults with impaired mobility. Phys Ther 90:977–985, 2010.

261. Whitney, JC, Lord, SR, and Close, JC: Streamlining assessment and intervention in a falls clinic using the Timed Up and Go Test and Physiological Profile assessments. Age Ageing 34(6):567–571, 2005.

262. Whitney, SL, et al: Clinical measurement of sit-to-stand performance in people with balance disorders: validity of data for the five-times-sitto-stand test. Phys Ther 85(10):1034–1045, 2005.

263. Wick, JY: Bedrest: implications for the aging population. Pharm Times, 2011. Available at http://www.pharmacytimes.com/publications/issue/ 2011/January2011/FeatureBedrest-0111. Accessed April 12, 2016.

264. Wilhelm, M, et al: Effect of resistance exercises on function in older adults with osteoporosis or osteopenia: a systematic review. Physiother

265. Canada 64(4):386–394, 2012. Available at https://www.ncbi.nlm.nih.gov/pmc/articles/PMC3484910/. Accessed May 24, 2017.

266. Wilson, L, et al: Annual direct cost of urinary incontinence. Obstet Gynecol 98:398–406, 2001.

267. Winters-Stone, KM, and Snow, CM: Site-specific response of bone to exercise in premenopausal women. Bone Dec;39(6):1203–1209, 2006.

268. Woltmann, ML, et al: Evident that the talk test can be used to regulate exercise intensity. J Strength Cond Res 29(5):1248–1254, 2015.

269. World Health Organization: FRAX WHO Fracture Risk Assessment Tool. Available at http://www.shef.ac.uk/FRAX/. Accessed June 4, 2016.

270. World Health Organization: Obesity and overweight, fact sheet no. 311. Available at http://www.who.int/mediacentre/factsheets/fs311/en/. Accessed May 4, 2016.

271. World Health Organization: Waist circumference and waist-hip ratio, report of a WHO expert consultation, 2008. Available at http://whqlibdoc.who.int/publications/2011/9789241501491_eng.pdf. Accessed March 2, 2016.

272. World Health Organization: World Health Day 2012: adding life to years. Available at http://www.wpro.who.int/mediacentre/releases/2012/ 20120404/en/. Accessed November 21, 2015.

273. Wright, AA, et al: A comparison of 3 methodological approaches to defining major clinically important improvement of 4 performance measures in patients with hip osteoarthritis. J Orthop Sports Phys Ther 41(5):319–327, 2011.

274. Zacker, RJ: Health related implications and management of sarcopenia. J Am Acad Phys Assistants 19(10):24–29, 2006.

275. Zammit, C, et al: Obesity and respiratory disease. Int J Gen Med 2010. Available at http://www.ncbi.nlm.nih.gov/pmc/articles/PMC2990395/ pdf/ijgm-3-335.pdf. Accessed March 2, 2016.

276. Ziere, G, et al: Polypharmacy and falls in the middle age and elderly population. Br J Clin Pharmacol 61(2):218–223, 2006.

Saúde da mulher: obstetrícia e assoalho pélvico

Barbara Settles Huge, PT

Carolyn Kisner, PT, MS

■ **Visão geral sobre gestação, trabalho de parto e condições relacionadas 1069**

CARACTERÍSTICAS DA GESTAÇÃO E DO TRABALHO DE PARTO 1069
Gestação 1069
Trabalho de parto 1069

MUDANÇAS ANATÔMICAS E FISIOLÓGICAS COM A GESTAÇÃO 1070
Ganho ponderal durante a gestação 1071
Mudanças nos sistemas orgânicos 1071
Mudanças na postura e no equilíbrio 1073

VISÃO GERAL DA ANATOMIA, FUNÇÃO E DISFUNÇÃO DO ASSOALHO PÉLVICO 1073
Musculatura do assoalho pélvico 1074
Efeito do parto no assoalho pélvico 1075
Classificação da disfunção do assoalho pélvico 1076
Fatores de risco para disfunção na população feminina 1078
Considerações para o tratamento de disfunção do assoalho pélvico na população masculina 1078
Intervenções para comprometimentos do assoalho pélvico 1078

PATOLOGIA INDUZIDA PELA GESTAÇÃO 1080
Diástase do músculo reto do abdome 1081
Dor lombar postural 1082
Dor na região sacroilíaca e no cíngulo do membro inferior 1083
Veias varicosas 1084
Frouxidão ligamentar 1084
Síndromes de compressão nervosa 1084

■ **Intervenções com exercícios para comprometimentos no assoalho pélvico, gestação, trabalho de parto e condições relacionadas 1085**

EXERCÍCIOS PARA O ASSOALHO PÉLVICO 1085
Conscientização e treinamento do assoalho pélvico 1085
Exercícios relacionados à estabilização do assoalho pélvico 1086

EXERCÍCIO AERÓBIO DURANTE A GESTAÇÃO 1086
Resposta materna ao exercício aeróbio 1086
Resposta fetal ao exercício aeróbio materno 1087
Recomendações para o treinamento aeróbio 1088

EXERCÍCIO PARA A GESTAÇÃO E PÓS-PARTO SEM COMPLICAÇÕES 1089
Diretrizes para o atendimento da mulher gestante 1089
Precauções e contraindicações para o exercício durante a gravidez 1092
Áreas críticas de ênfase e técnicas de exercícios selecionados 1092
Exercícios de relaxamento e respiração para uso durante o trabalho de parto 1095
Posturas e exercícios perigosos durante a gestação 1097
Exercícios essenciais para o período pós-parto 1097

PARTO CESÁREO 1097
Dados relevantes para os fisioterapeutas 1097
Atividades sugeridas para a paciente após um parto cesáreo 1098

GESTAÇÃO DE ALTO RISCO 1100
Condições de alto risco 1100
Diretrizes e precauções no tratamento da gestação de alto risco 1101

ATIVIDADES DE APRENDIZADO INDEPENDENTE 1103

Ao longo do ciclo de vida da mulher, diferenças específicas de gênero precisam ser reconhecidas por sua relevância para a reabilitação. Pesquisas recentes têm mostrado repetidamente que a mulher tem processos fisiológicos específicos e distintos que vão além das considerações óbvias anatômicas e hormonais, incluindo diferenças nos sintomas de ataque cardíaco e metabolismo dos medicamentos.[77] Claramente, a paciente gestante ou no pós-parto representa para o fisioterapeuta um desafio singular ligado ao gênero. Embora a gestação seja um momento de intensas mudanças musculoesqueléticas, fisiológicas e emocionais, é um estado de bem-estar. Mulheres grávidas costumam ser bem motivadas, têm vontade de aprender e são altamente responsivas às sugestões de tratamento. No atendimento de muitas dessas pacientes, o fisioterapeuta é capaz de avaliar e monitorar as mudanças físicas com enfoque primário na manutenção do bem-estar. A possibilidade de orientar as mulheres gestantes com respeito ao papel dos exercícios e da promoção de saúde durante essa transição importante da vida é uma oportunidade e uma responsabilidade profissionais significativas.

Nos casos de comprometimentos musculoesqueléticos relacionados à gestação, o fisioterapeuta é capaz de examinar e tratar a paciente incorporando os conhecimentos de lesão e cicatrização dos tecidos ao conhecimento das mudanças que ocorrem nesse período. De uma perspectiva mais ampla, sabe-se que todas as pacientes podem se beneficiar da orientação sobre o papel dos músculos do assoalho pélvico na saúde musculoesquelética, especificamente na estabilização do tronco. Há cada vez mais evidências apoiando a prevenção de comprometimentos do assoalho pélvico; quando as mulheres recebem intervenções individualizadas, observa-se melhora na percepção e ativação do assoalho pélvico e redução dos sintomas.[17,53,86,87] O tratamento especializado da disfunção do assoalho pélvico é essencial para a qualidade de vida (QDV) de mulheres com incontinência, prolapso dos órgãos pélvicos (POP) e uma variedade de síndromes de dor pélvica. Como uma progressão natural da maior experiência nas intervenções no assoalho pélvico, os fisioterapeutas estão também tratando homens com incontinência urinária e outros comprometimentos do assoalho pélvico. Embora todos os fisioterapeutas possam incorporar com relativa facilidade a ativação dos músculos do assoalho pélvico, um componente-chave dos exercícios de estabilização do tronco e do treinamento da mecânica do corpo, a verdadeira experiência vem somente com treinamento e orientação adicional. O estudo avançado da anatomia, avaliação e tratamento do assoalho pélvico é altamente recomendado para fisioterapeutas que desejam especializar-se nessa área. Desde 2010 pode-se obter o grau de especialização clínica em saúde da mulher (*Specialization in Women's Health*, WCS) por meio da American Physical Therapy Association; essa é outra opção para o treinamento em nível de pós-graduação.

Este capítulo oferece aos leitores informações básicas sobre as mudanças sistêmicas da gestação como um fundamento para o desenvolvimento de programas de exercícios seguros e efetivos. Além disso, a revisão da anatomia, função e disfunção do assoalho pélvico serve como uma introdução para o tratamento de distúrbios dessa área. O capítulo enfatiza a modificação dos exercícios gerais para ir ao encontro das necessidades da paciente obstétrica e fornece informações para assistir no desenvolvimento de um programa de exercícios para uma gestação sem complicações. São discutidos também o parto cesáreo, a gestação de alto risco e as necessidades especiais de pacientes nessas condições.

■ Visão geral sobre gestação, trabalho de parto e condições relacionadas

Características da gestação e do trabalho de parto

Gestação

A gestação, que se estende por 40 semanas desde a concepção até o parto, é dividida em três trimestres, com mudanças características em cada um.[78,102]

Mudanças durante o primeiro trimestre

Durante o primeiro trimestre (semanas 0 a 12) ocorre o seguinte:

- A implantação do ovo fertilizado no útero ocorre de 7 a 10 dias após a fertilização.
- A mãe fica com muita fadiga, urina com maior frequência e pode ter náuseas e/ou vômito ("enjoo matinal").
- O tamanho das mamas pode aumentar.
- Há um ganho de peso relativamente pequeno – de 0 até 1,5 kg é normal.
- Podem ocorrer mudanças emocionais.
- No final da 12ª semana, o feto tem 6 a 7 cm de comprimento e pesa aproximadamente 20 g. O feto agora pode chutar, virar a cabeça e deglutir, além de possuir um coração que bate, porém esses movimentos ainda não são sentidos pela mãe.

Mudanças durante o segundo trimestre

Durante o segundo trimestre (semanas 13 a 26) ocorre o seguinte:

- A gestação torna-se visível aos outros.
- A mãe começa a sentir os movimentos do feto com cerca de 20 semanas.
- A maioria das mulheres agora se sente muito bem. Em geral, as náuseas e a fadiga desapareceram.
- No final do segundo trimestre, o feto tem 19 a 23 cm de comprimento e pesa aproximadamente 600 g.
- O feto agora tem sobrancelhas, cílios e unhas.

Mudanças durante o terceiro trimestre

Durante o terceiro trimestre (semanas 27 a 40) ocorre o seguinte:

- O útero agora está bem grande e tem contrações regulares, que podem ser sentidas apenas ocasionalmente.
- Queixas comuns durante o terceiro trimestre são eliminação frequente de urina, dor lombar, edema e fadiga nas pernas, dor no ligamento redondo, falta de ar e constipação.
- Próximo ao nascimento, o bebê tem 33 a 39 cm de comprimento e pesa aproximadamente 3,4 kg (embora seja normal uma variação de 2,2 a 4,5 kg).

Observação: embora a gestação tenha duração típica de 40 semanas, a faixa de 38 a 42 semanas é considerada gestação a termo.

Trabalho de parto

O trabalho de parto é dividido em 3 estágios, cada um com eventos específicos.[22,78] Embora o mecanismo exato que inicia o trabalho de parto não seja conhecido, um estudo de continuidade revelou a complexidade dos "gatilhos" hormonais, tanto da circulação materna como fetal.[95] Contrações involuntárias regulares e fortes dos músculos lisos do útero são os sintomas primários do trabalho de parto. O trabalho de parto verdadeiro produz mudanças palpáveis no colo uterino, que são conhecidas como apagamento cervical e dilatação cervical (Fig. 25.1).

- *Apagamento do colo do útero* é a diminuição da espessura do colo uterino de 5 cm antes do início do trabalho de parto para a espessura de uma folha de papel.
- *Dilatação* é a abertura do colo uterino de um diâmetro igual ao da ponta de um dedo para aproximadamente 10 cm.

Trabalho de parto: estágio 1

Algumas mulheres apresentam o início da dilatação e o apagamento cervical antes de entrarem no trabalho de parto verdadeiro. Contudo, no final desse estágio, o colo uterino está completamente dilatado e não há dúvida de que o bebê está prestes a nascer. O estágio 1 do trabalho de parto é dividido em três fases principais.

Fase de dilatação cervical. O colo uterino dilata-se de 0 a 3 cm e apresenta um apagamento quase completo. As contrações uterinas ocorrem de cima para baixo, fazendo com que o colo se abra e o feto seja empurrado para baixo.

Fase média. O colo uterino dilata-se de 4 a 7 cm. As contrações são mais fortes e mais regulares.

Fase de transição. O colo uterino dilata-se de 8 a 10 cm, e a dilatação está completa. As contrações uterinas são muito fortes e próximas umas das outras.

Trabalho de parto: estágio 2

O estágio 2 envolve "empurrar" e expulsar o feto. A pressão intra-abdominal é a força primária para expelir o

feto; ela é produzida pela contração voluntária dos músculos abdominais e diafragma. O relaxamento e a distensão do assoalho pélvico durante o estágio 2 são também necessários para um parto vaginal bem-sucedido. As contrações uterinas podem durar até 90 segundos durante esse estágio.

Descida fetal. As mudanças de posição do feto (movimentos cardinais) permitem sua passagem pela pelve para a expulsão (Fig. 25.2).[78] As mudanças de posição são descritas como:

- *Encaixe.* O maior diâmetro transverso da cabeça fetal passa através da passagem pélvica (a abertura superior da pelve menor).
- *Descida.* Ocorre uma progressão contínua do feto para baixo.
- *Flexão.* O queixo do feto aproxima-se do seu tórax; isso ocorre quando a cabeça que está descendo encontra a resistência das paredes do assoalho pélvico e do colo uterino.
- *Rotação medial.* O feto vira o occipício em direção à sínfise púbica da mãe, quando a cabeça fetal atinge o nível das espinhas isquiáticas.
- *Extensão.* A cabeça fetal flexionada alcança o introito; o feto estende a cabeça, colocando a base do occipício em contato direto com a margem inferior da sínfise púbica materna; essa fase termina quando a cabeça fetal é expulsa.
- *Rotação lateral.* O feto roda seu occipício em direção ao sacro da mãe para permitir que os ombros fetais passem através da pelve.

Expulsão. O ombro anterior do feto passa sob a sínfise púbica, e o resto do corpo acompanha.

Trabalho de parto: estágio 3

Estágio placentário (expulsão da placenta). Depois do parto, o útero continua a contrair-se e a retrair-se, fazendo a placenta descolar e ser expelida.

- À medida que o útero diminui de tamanho, a placenta descola da parede uterina, os vasos sanguíneos sofrem constrição e o sangramento diminui. Isso pode ocorrer 5 a 30 minutos depois que o bebê nasceu.
- Forma-se um hematoma sobre o local placentário uterino para impedir perda sanguínea significativa; persiste um sangramento leve por 3 a 6 semanas após o parto.

Involução uterina. O útero continua a contrair-se e diminuir de tamanho durante 3 a 6 semanas após o parto; o útero sempre permanece levemente aumentado com relação ao tamanho pré-gestação.

MUDANÇAS ANATÔMICAS E FISIOLÓGICAS COM A GESTAÇÃO

Ocorrem mudanças consideráveis no corpo da mulher à medida que a gestação progride.[7,22,67,78]

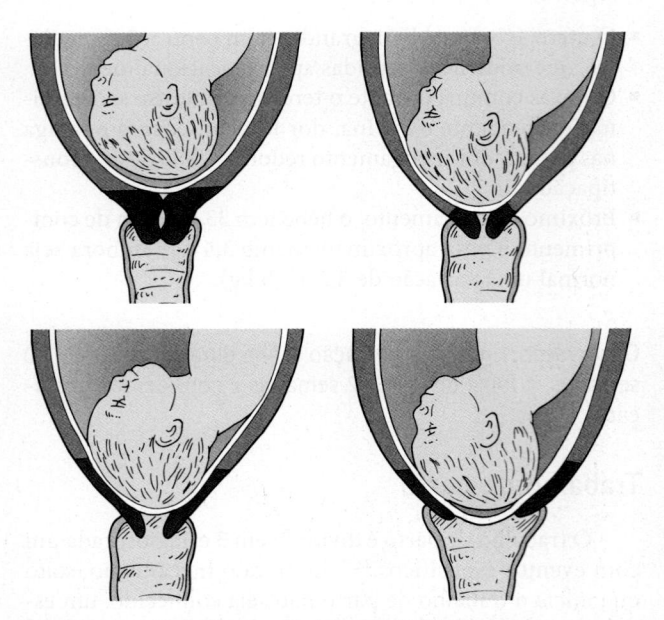

Figura 25.1   Apagamento e dilatação cervical. (Adaptada, com permissão, de Ward S, e Hisley S: *Maternal-Child Nursing Care.* Filadélfia: F.A. Davis; 2009.)

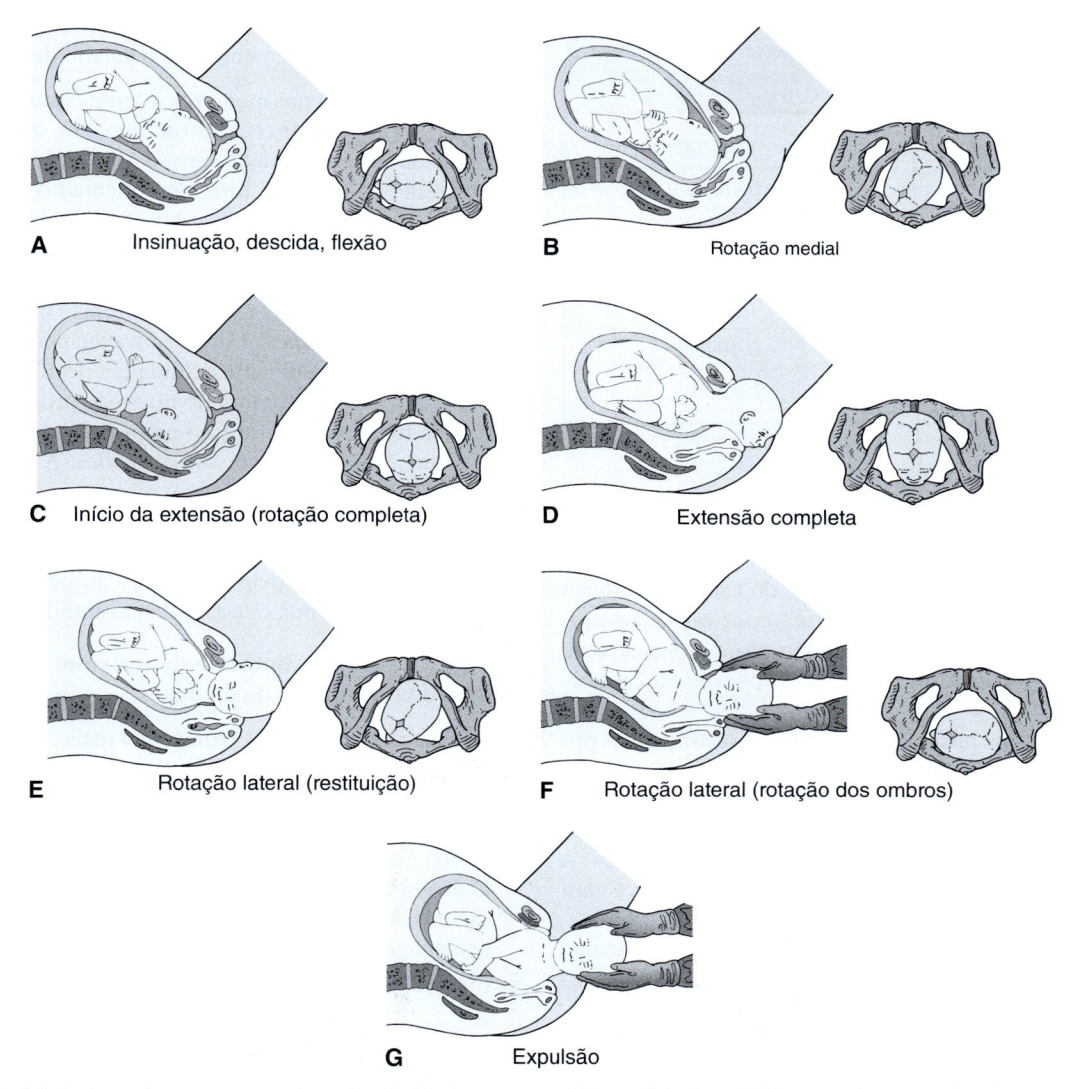

A Insinuação, descida, flexão

B Rotação medial

C Início da extensão (rotação completa)

D Extensão completa

E Rotação lateral (restituição)

F Rotação lateral (rotação dos ombros)

G Expulsão

Figura 25.2   Principais movimentos no mecanismo de trabalho de parto e expulsão, posição do occipício esquerdo anterior. (Adaptada, com permissão, de Ward, S, e Hisley, S: *Maternal-Child Nursing Care.* Filadélfia: F.A. Davis; 2009.)

Ganho ponderal durante a gestação

As recomendações atuais para o ganho de peso durante a gestação ficam na média de 11 a 16 kg,[71,78] com uma distribuição conforme a mostrada no Quadro 25.1.

Mudanças nos sistemas orgânicos

Útero e tecidos conjuntivos relacionados

Útero. O útero aumenta de um tamanho pré-gestação de 5 por 10 cm para 25 por 36 cm. Aumenta 5 a 6 vezes em tamanho, 3.000 a 4.000 vezes em capacidade e 20 vezes em peso até o final da gestação. No final da gestação, cada célula muscular do útero aumentou cerca de 10 vezes o seu comprimento pré-gestação.[125] Assim que o útero se expande para cima e deixa a pelve, torna-se um órgão abdominal em vez de órgão pélvico.

Tecidos conjuntivos. Os ligamentos relacionados aos órgãos pélvicos são mais fibroelásticos do que os ligamentos que dão suporte às estruturas articulares. Os tecidos de fáscias, que cercam e envolvem os órgãos em uma folha contínua, também incluem uma quantidade significativa de fibras musculares lisas.[38] Os ligamentos redondo do útero, largo do útero e também o complexo cardinal-uterossacral, em particular, proporcionam suporte de suspensão para o útero.

Sistema urinário

Rins. Os rins aumentam de comprimento em 1 cm.

Ureteres. Os ureteres entram na bexiga com uma angulação perpendicular em decorrência do alargamento uterino. Isso pode resultar em refluxo de urina da bexiga, com retorno para o ureter; portanto, durante a gestação, há maior possibilidade de desenvolver infecções do trato urinário por causa da estase urinária.

QUADRO 25.1 Faixas de ganho ponderal total para feto único	
▪ Feto	3,36-3,88 kg
▪ Placenta	0,48-0,72 kg
▪ Líquido amniótico	0,72-0,97 kg
▪ Útero e mamas	2,42-2,66 kg
▪ Sangue e líquido	1,94-3,99 kg
▪ Armazenamento de gordura	0,48-2,91 kg
Total:	9,70-14,55 kg

Sistema pulmonar

Influências hormonais. As mudanças hormonais afetam as secreções pulmonares e a posição da caixa torácica.

- O edema e a congestão dos tecidos do trato respiratório superior começam cedo na gestação por causa das mudanças hormonais. Ocorre também uma hipersecreção do trato respiratório alto, estimulada por mudanças hormonais.
- As mudanças na posição das costelas são estimuladas por hormônios e ocorrem antes do alargamento uterino. O ângulo subcostal aumenta de maneira progressiva; as costelas se separam e levantam. Os diâmetros anteroposterior e transverso do tórax aumentam cada um 2 cm. A circunferência total do tórax aumenta em 5 a 7 cm e nem sempre retorna ao estado pré-gestação.
- O diafragma eleva-se cerca de 4 cm; essa é uma alteração passiva causada pela mudança na posição das costelas.

Respiração. A frequência respiratória não se modifica, porém a profundidade da respiração (ou incursão) aumenta.[78]

- O volume corrente e a ventilação por minuto aumentam, mas a capacidade total do pulmão não se modifica ou diminui levemente.[78,125]
- Há um aumento de 15 a 20% no consumo de oxigênio; existe um estado natural de hiperventilação ao longo da gestação para suprir as demandas de oxigênio da condição.[78,125]
- O trabalho respiratório aumenta por causa da hiperventilação; ocorre dispneia com o exercício leve já com 20 semanas de gestação.[78,125]

Sistema cardiovascular

Volume sanguíneo e pressão arterial. O volume sanguíneo aumenta progressivamente em 35 a 50% (1,5 a 2 litros), durante a gestação, e retorna ao normal com 6 a 8 semanas após o parto.

- O aumento do plasma é maior que o aumento das células sanguíneas vermelhas e leva à "anemia fisiológica" da gestação, que não é uma anemia verdadeira, mas uma consequência do aumento no volume do plasma. Esse aumento ocorre como resultado da estimulação hormonal para suprir as demandas de oxigênio da gestação.

- A pressão venosa nos membros inferiores aumenta quando se está em pé por causa do aumento do tamanho uterino e da distensibilidade venosa.
- A pressão na veia cava inferior aumenta no final da gestação, especialmente em decúbito dorsal, pois ela é comprimida pelo útero logo abaixo do diafragma. Em algumas mulheres, o declínio no retorno venoso e a diminuição resultante no débito cardíaco podem levar à síndrome de hipotensão sintomática em decúbito dorsal. A aorta fica parcialmente ocluída em decúbito dorsal.
- A pressão arterial diminui no início do primeiro trimestre. Há uma leve diminuição na pressão sistólica e uma diminuição maior na pressão diastólica. A pressão arterial atinge seu nível mais baixo aproximadamente no meio do período da gestação, depois aumenta aos poucos até atingir o nível pré-gestação cerca de 6 semanas após o parto. Embora o débito cardíaco aumente, a pressão arterial diminui por causa da distensibilidade venosa.

Coração. O coração aumenta de tamanho e eleva-se em função do movimento do diafragma.

- Os distúrbios no ritmo cardíaco são mais comuns durante a gestação.
- A frequência cardíaca em geral aumenta 10 a 20 batimentos por minuto no final da gestação a termo e retorna aos níveis normais dentro de 6 semanas após o parto.
- O débito cardíaco aumenta de 30 a 60% durante a gestação e de forma mais acentuada quando a mulher fica em decúbito lateral esquerdo, no qual o útero impõe a menor pressão sobre a aorta.

Sistema musculoesquelético

Músculos abdominais. Os músculos abdominais, particularmente os dois lados do reto do abdome, assim como a linha alba, estão todos sujeitos a alterações biomecânicas significativas e são distendidos até o ponto de seu limite elástico no final da gestação. Isso diminui muito a habilidade dos músculos de gerar uma contração forte e, desse modo, diminui sua eficiência de contração. A mudança no centro de gravidade também diminui a vantagem mecânica dos músculos abdominais.[68,125]

Músculos do assoalho pélvico. Os músculos do assoalho pélvico, em sua posição antigravitacional, precisam suportar a mudança total no peso; o assoalho pélvico desce até 2,5 cm como resultado da gestação.[120]

Tecidos conjuntivos e articulações. A influência hormonal sobre os ligamentos é profunda e produz uma diminuição sistêmica na força tensiva ligamentar. A frouxidão articular tem sido medida em múltiplas articulações durante a gestação e no pós-parto, com tentativas de correlacionar os níveis hormonais com alterações na estabilidade articular e também de determinar a conexão entre comprometimentos musculoesqueléticos relacionados com a gestação com os níveis de estradiol, progesterona, relaxina e cortisol. Um estudo longitudinal que envolveu 35 gestantes e mediu a frouxidão no punho revelou um aumento nos níveis séricos de todas as substâncias citadas; contudo, encontrou-se uma correlação estatisticamente significativa apenas entre os níveis de cortisol e o aumento da frouxidão. Os autores desse estudo propõem que diferenças individuais nos receptores hormonais podem explicar os achados conflitantes ao longo de muitos anos de estudos. É pertinente a busca de uma melhor compreensão dessas influências hormonais no que se refere à dor pélvica persistente ou ao risco de POP.[84]

- Clinicamente, parece que essas mudanças fisiológicas levam a uma maior vulnerabilidade à lesão nas articulações da coluna, pelve e membros inferiores que suportam o peso corporal durante a gestação.

Sistema termorregulador

Taxa metabólica. Durante a gestação, a taxa metabólica basal e a produção de calor aumentam.[4]

- É necessária uma ingestão adicional de 300 calorias por dia para suprir as necessidades metabólicas básicas da gestação.
- Na gestante, os níveis normais de glicose em jejum são mais baixos do que na mulher que não está grávida.[4]

Mudanças na postura e no equilíbrio

Centro de gravidade

O centro de gravidade é desviado para cima e para a frente por causa do aumento do útero e das mamas. Isso exige compensações posturais para manter o equilíbrio e a estabilidade (Fig. 25.3).[7,67,125]

- Aumenta a *lordose lombar e cervical* para compensar a mudança do centro de gravidade.
- O *complexo do ombro* e a *coluna superior* tornam-se curvas com protração escapular e rotação medial dos membros superiores por causa do alargamento das mamas; essa tendência postural persiste no posicionamento pós--parto em razão dos cuidados com o recém-nascido. O encurtamento dos músculos peitorais e a fraqueza dos estabilizadores escapulares podem ser preexistentes ou induzidos pelas mudanças posturais da gestação.
- Os *músculos suboccipitais* respondem em uma tentativa de manter o nível apropriado dos olhos (reflexo de endireitamento óptico) e provocam uma moderada postura de anteriorização da cabeça, associada à mudança no alinhamento do ombro.
- A tendência do joelho para o *recurvatum* transferirá o peso para os calcanhares, em uma tentativa de contrapor a tração anterior exercida pelo feto em crescimento.
- As mudanças na postura não se corrigem de modo automático depois do parto, e a postura da grávida pode tornar-se habitual. Além disso, muitas atividades ligadas aos cuidados com a criança contribuem para falha e assimetria postural persistentes.

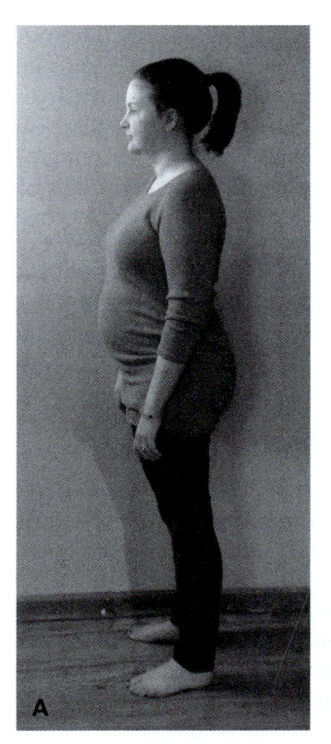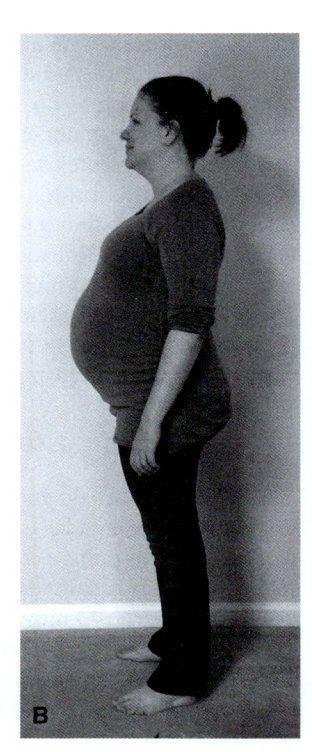

Figura 25.3 Mudanças na postura à medida que a gestação avança: **(A)** 23 semanas, **(B)** 34 semanas.

Equilíbrio

Com o aumento do peso e a redistribuição da massa corporal, ocorrem compensações para manter o equilíbrio.[7,125]

- A mulher grávida geralmente caminha com uma base de apoio alargada e aumento da rotação lateral dos quadris.
- Essa mudança no equilíbrio, junto ao crescimento do bebê, dificulta algumas atividades, como caminhar, inclinar-se para a frente, subir escadas, levantar e alcançar objetos e outras atividades da vida diária (AVD) que se tornam cada vez mais desafiadoras.
- Atividades que requerem um bom equilíbrio e mudanças rápidas de direção, como dança aeróbia e andar de bicicleta, podem ficar com sua execução dificultada, em especial durante o terceiro trimestre, portanto, é preciso ter um cuidado extra para que não ocorram quedas.[4]

VISÃO GERAL DA ANATOMIA, FUNÇÃO E DISFUNÇÃO DO ASSOALHO PÉLVICO

O tratamento dos comprometimentos do assoalho pélvico tem se tornado mais visível e aceito na comunidade de fisioterapeutas nos últimos 15-20 anos. Como resultado, hoje em dia aumentou o número de clientes homens e mulheres com disfunção do assoalho pélvico que estão procurando por reabilitação e sendo encaminhados com tal finalidade. Continua altamente recomendável para os fisioterapeutas especializados nessa área um estudo avançado e aprofundado da anatomia, inclusive com o exame, a fisiologia, a avaliação e o tratamento dos músculos do assoalho pélvico interno. Médicos e pacientes, principalmente diante do maior uso das mídias sociais, também estão mais conscientes da necessidade de contar com profissionais especializados ao procurar tratamento para a disfunção do assoalho pélvico. Como exemplo, um grupo fechado de ajuda do Facebook para mulheres com POP atraiu mais de 3.000 membros em menos de 4 anos (de 2011-2015), com representantes de todos os 50 estados dos Estados Unidos e de 38 países, com idades que variavam desde a adolescência até meados da oitava década de vida.[101]

Musculatura do assoalho pélvico

A musculatura do assoalho pélvico é composta de várias camadas orientadas em forma de funil, com inserções ósseas nos ossos púbis e cóccix. Lateralmente, os tecidos se mesclam em uma camada de fáscia que cobre o músculo obturador interno. O movimentador primário do assoalho pélvico é o levantador do ânus. O levantador do ânus, em combinação com o coccígeo, forma o diafragma pélvico. Os músculos mais superficiais do assoalho pélvico incluem os músculos superficiais transversos do períneo, o isquiocavernoso, o bulbocavernoso (chamado bulboesponjoso nos homens) e o esfíncter anal externo. Tanto o lado direito quanto o esquerdo do complexo do assoalho pélvico contribuem com fibras para o corpo muscular perineal localizado superficialmente entre a vagina/escroto e o esfíncter anal externo (Fig. 25.4). A estrutura e a ação dos músculos de cada camada são resumidas na Tabela 25.1. A ação combinada desses músculos cria uma força superior em direção ao coração e um movimento de pregueamento ou aperto em torno dos esfíncteres.[112]

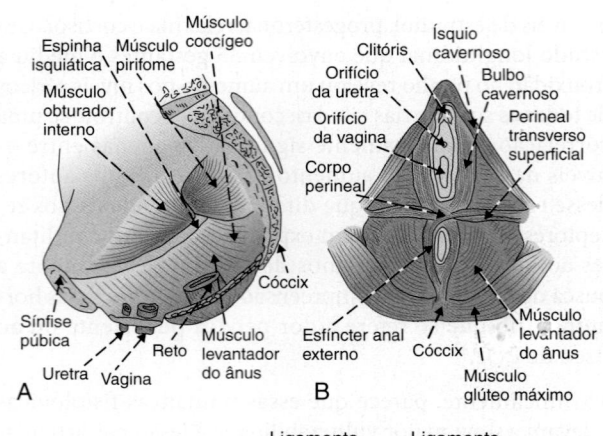

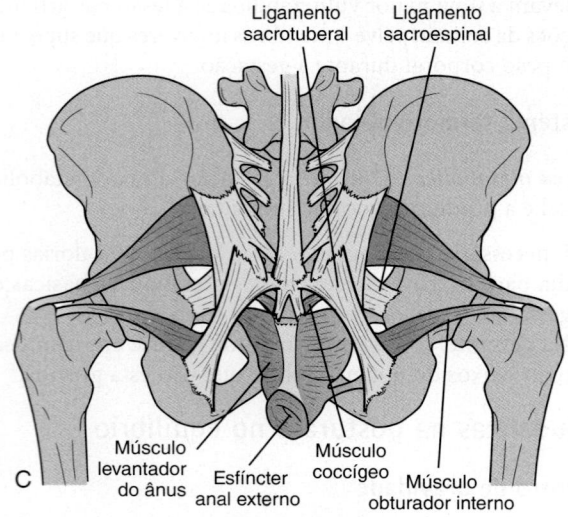

Figura 25.4 Músculos do assoalho pélvico. (A) Seção sagital: observar a orientação em forma de rede de dormir; (B) vista de baixo: observar a orientação em "oito" dos músculos em torno do orifício uretral/vaginal e do esfíncter anal; e (C) vista posterior: observar o formato de funil dos músculos pélvicos.

TABELA 25.1	Anatomia do assoalho pélvico da mulher e do homem: de superficial para profundo	
Camada muscular	**Estrutura**	**Ação**
Superficial (abertura: função sexual primária)		
	Isquiocavernoso	Mantém a ereção do clitóris ou do pênis
	Bulbocavernoso em mulheres; bulboesponjoso em homens	Fechamento do "esfíncter" vaginal, ereção do clitóris ou do pênis, esvazia a uretra em homens
	Transverso superficial do períneo	Fixa o corpo perineal
	Esfíncter anal externo	Fechamento do ânus
Membrana perineal (antes, diafragma urogenital)		
	Transverso profundo do períneo	Compressão da uretra e parede ventral da vagina
	Compressor da uretra	Suporte do corpo perineal e introito
	Esfíncter uretrovaginal	
Diafragma pélvico (suporte muscular primário)		
	▪ Músculo levantador do ânus ▪ Músculo pubococcígeo ▪ Músculo puborretal ▪ Músculo iliococcígeo	Mobilizador primário do assoalho pélvico; puborretal ajuda no fechamento do reto
	▪ Músculo coccígeo (isquiococcígeo)	Flexiona o cóccix

Assoalho pélvico feminino

O assoalho pélvico da mulher permite a passagem da uretra, da vagina e do reto. Isso cria uma menor estabilidade inerente e menor suporte pélvico em comparação com a anatomia masculina. O hiato urogenital é a abertura através da qual passam a uretra e a vagina; a mensuração dessa abertura vem sendo utilizada como medida objetiva na estruturação das pesquisas.[119]

Inervação

Estudos recentes em cadáveres têm descoberto muitas variações na configuração dos nervos que vão para o complexo do assoalho pélvico.[11,59,124] O suprimento nervoso para os tecidos do períneo inclui o nervo pudendo (com seus três ramos terminais: dorsal, perineal e retal), o nervo do levantador do ânus e ramos diretos das raízes nervosas sacrais, com achados conflitantes quanto aos níveis sacrais. Essa inervação dupla e aparentemente inconsistente provê uma medida de segurança em particular contra o dano durante o trabalho de parto e expulsão vaginal, que poderia ser mais provável se houvesse um arranjo nervoso simples.

Função

A musculatura do assoalho pélvico tem os seguintes papéis essenciais:

- Dar suporte aos órgãos pélvicos e seus conteúdos.
- Suportar os aumentos na pressão intra-abdominal – "absorvedor de choque".
- Contribuir para a estabilização da coluna vertebral/pelve para a estabilidade postural.[109]
- Manter a continência dos esfíncteres uretrais, vaginais e anais.
- Resposta sexual.

Efeito do parto no assoalho pélvico

Comprometimento neurológico

Durante o trabalho de parto ocorrem distensão e compressão dos nervos pudendo e levantador do ânus à medida que a cabeça do bebê percorre o canal vaginal; essa distensão pode ser de até 20-35% do comprimento total das estruturas nervosas; e foi constatado que isso ocorre mais significativamente na parte posterior do períneo.[80,114] Esse comprometimento do nervo pudendo é mais intenso durante a fase de empurrar (o segundo estágio do trabalho de parto), ao longo do término do parto vaginal.

Comprometimento muscular

O alongamento extremo dos tecidos do assoalho pélvico é inerente ao processo de parto e expulsão vaginal. Simulações computadorizadas recentes sobre a biomecânica do parto vêm se somando para elucidar esses comprometimentos.[80] A lesão muscular e/ou ligamentar durante o trabalho de parto e o parto vaginal diminui a pressão máxima de fechamento do complexo do assoalho pélvico, o que torna o complexo muscular mais vulnerável ao aumento da pressão intra-abdominal e modifica a transmissão de forças para a vagina distal, possivelmente levando a um prolapso da bexiga, uretra, vagina, útero, intestino delgado e reto.[9]

A musculatura do assoalho pélvico pode também ser rompida ou sofrer uma incisão durante o processo do parto. Pode ainda ocorrer laceração adicional aos tecidos moles como resultado do uso do fórceps, necessitando a sutura através da musculatura e para dentro da cúpula vaginal.

Episiotomia

Episiotomia é uma incisão feita no corpo muscular perineal (ver Fig. 25.4B). Ela é automaticamente considerada uma laceração de segundo grau, de acordo com a classificação de lacerações perineais:[78]

- Primeiro grau – apenas pele.
- Segundo grau – inclui a camada muscular superficial subjacente.
- Terceiro grau – estende-se até o esfíncter anal.
- Quarto grau – rupturas através do esfíncter e para dentro do reto, possivelmente dentro da camada muscular profunda do assoalho pélvico (ver Fig. 25.4A).

Embora a episiotomia seja comum, visto que ocorre, nos EUA, em 33 a 54% dos partos vaginais, não há uma evidência médica consistente que apoie o seu uso. De fato, os resultados com a episiotomia são piores em alguns casos, incluindo dor durante o intercurso e a extensão da episiotomia para dentro do esfíncter externo ou interno, ou do reto. Disfunções do assoalho pélvico como a incontinência e o prolapso de órgãos necessitam de mais estudos relacionados à história da episiotomia.[76] Defeitos no esfíncter anal foram associados à incontinência fecal no período de até 6 meses após o parto em um estudo feito pela Pelvic Floor Disorders Network.[20] Um acompanhamento de longo prazo (mais de 1 ano após o parto) é muito limitado.

Foram documentadas diferenças na recuperação da força do assoalho pélvico em mulheres submetidas ou não a uma episiotomia, com persistente falta de consenso com relação ao possível benefício desse procedimento.[76] Há concordância consistente na literatura de que a episiotomia está intimamente associada ao parto assistido por fórceps; além disso, se durante o trabalho de parto e a expulsão forem utilizados anestesia epidural, fórceps e episiotomia, o risco de ruptura do esfíncter anal é ainda maior.[1,20,47,64,74] As mulheres grávidas têm muitas dúvidas sobre o trabalho de parto em geral e sobre a episiotomia em particular. O clínico geral pode oferecer orientação e suporte para a paciente enquanto ela explora as opções de parto com seu obstetra.

Evidências em foco

Um ensaio randomizado controlado de 459 mulheres canadenses durante sua primeira gestação encontrou um efeito protetor significativo contra rupturas de terceiro e quarto grau (extensões após a episiotomia) em mulheres que participavam de exercícios "extenuantes" três ou mais vezes por semana. Os pesquisadores definiram o termo exercício "extenuante" como ciclismo, corrida leve, tênis, esqui e treino com peso em oposição aos exercícios "não extenuantes" como caminhada, natação, aulas de exercícios pré-natais e ioga. Os dados foram coletados com relação ao tipo, frequência e duração dos exercícios durante um período de 12 meses, incluindo períodos pré-gestação e pós-parto. No grupo de exercícios "extenuantes", 200 das mulheres *não* tiveram rupturas de terceiro ou quarto grau em comparação com apenas 25 mulheres que sofreram essas rupturas. Além disso, esse estudo ajudou a dissipar a teoria de que mulheres que se exercitam de maneira séria podem desenvolver em excesso a musculatura do períneo; essas mulheres não correm um risco maior de episiotomia quando comparadas com as que se exercitam casualmente.[74]

Classificação da disfunção do assoalho pélvico

Essa é uma categoria muito ampla que engloba sintomas de bexiga, intestino e sexuais, em uma variedade de combinações. Algumas pacientes terão atrofia por desuso, fraqueza ou dano nervoso do assoalho pélvico; outras terão musculatura hipertônica no assoalho pélvico. A dor pélvica é outro diagnóstico de amplo alcance; muitas dessas pacientes passarão por múltiplos médicos antes que seja considerada uma etiologia musculoesquelética.

Prolapso de órgão pélvico

Prolapso é um comprometimento de sustentação que resulta em protrusão vaginal. Refere-se à descida de qualquer víscera pélvica para fora de seu alinhamento normal por causa de déficits musculares, fasciais e/ou ligamentares e do aumento da pressão abdominal (Fig. 25.5). Um prolapso geralmente piora com o tempo e com gestações subsequentes. Outros fatores contributivos são os aumentos crônicos na pressão intra-abdominal (p. ex., constipação ou aumento do IMC), menopausa e, possivelmente, levantamento de peso ou esforço significativo.[96]

- Um estudo transversal recente encontrou prolapso no estágio I em 33% das mulheres e queda no estágio II em 62,9%. A amostra incluiu 270 mulheres com idade média de 68,3 anos e paridade mediana de 3 partos vaginais.[96] Em outro estudo, mais de 1.900 mulheres nos Estados Unidos foram avaliadas para prolapso sintomático e para outras disfunções do assoalho pélvico, com achados de prevalência em até 49,7% da amostra correlacionados com idade mais avançada, aumento no número de partos e elevação do peso corporal.[98] Essa é uma informação de importância crítica para todos os profissionais que prescrevem programas de estabilização de tronco para mulheres, independentemente do diagnóstico.
- De um aspecto biomecânico, a ativação do assoalho pélvico é necessária em coordenação com a ativação da

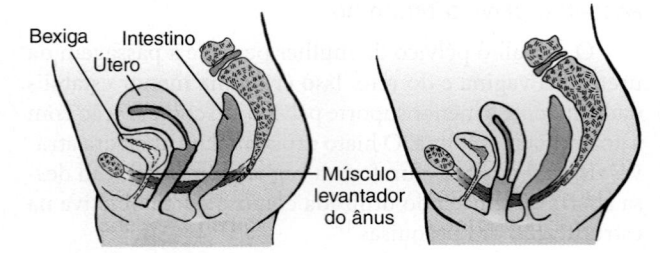

Figura 25.5 **(A)** Bom suporte pélvico com uma base firme, órgãos na posição normal. **(B)** Suporte inadequado, descida dos órgãos pélvicos.

musculatura segmentar profunda do multífido e do transverso do abdome (ver Caps. 13 e 15) para prevenir forças descendentes excessivas durante todas as atividades cotidianas.

Evidências em foco

É complicada a tarefa de criar um programa "ideal" para se conseguir o aprendizado motor do assoalho pélvico, em decorrência dos resultados divergentes dos estudos. Um estudo de referência de autoria do dr. Bump mostrou que apenas uma breve instrução verbal não era eficaz para ensinar a técnica correta de contração do assoalho pélvico em 50% das mulheres e, na verdade, isso causou maiores pressões descendentes sobre a bexiga em 25% das participantes, em vez de produzir uma força direcionada superiormente adequada.[26] Outros estudos confirmaram repetidamente a necessidade de uma intervenção individualizada especializada, pois muitas mulheres fazem as contrações do assoalho pélvico de maneira incorreta.[15] Estudos em indivíduos normais promovem o uso de uma contração abdominal transversa como uma maneira de facilitar a contração sinérgica do assoalho pélvico.[109,110] Contudo, em geral não é possível assumir o recrutamento coordenado dos músculos do tronco e do assoalho pélvico em um ambiente de reabilitação padrão. Em uma situação ideal, a cocontração do assoalho pélvico com os músculos segmentares profundos seria confirmada internamente, antes que fossem prescritas posições e atividades mais desafiadoras.

- À medida que o prolapso progride, ocorrem alterações funcionais como resultado da pressão e peso sobre o períneo, dor lombar, pressão ou dor abdominal e dificuldades de micturição e evacuação.[23] Esses sintomas podem interferir na prática de exercício, nas atividades recreativas, nas responsabilidades domésticas, incluindo os cuidados com a área externa da casa e, ocasionalmente, na habilidade de trabalhar fora de casa.[96]

Evidências em foco

Uma revisão Cochrane publicada em 2011 destacou testes rigorosos que apoiam o exercício para os músculos do assoalho pélvico no tratamento do prolapso, com recomendações específicas para acompanhamentos mais longos e combinações variadas de intervenções.[61]

Incontinência urinária ou fecal

A perda involuntária dos conteúdos da bexiga ou intestino, em geral resultado de comprometimentos tanto neuromusculares quanto musculoesqueléticos, ocorre em combinação com o prolapso. Uma estimativa conservadora de pessoas afetadas por incontinência urinária é de 25 milhões apenas nos Estados Unidos. As mulheres são duas vezes mais propensas a terem esses sintomas do que os homens.[43] Esses pacientes em geral têm desconforto social e ansiedade significativos com respeito à perda de urina e preocupações com a higiene. Existem implicações financeiras significativas tanto para o indivíduo como a sociedade em geral. Em uma revisão sistemática feita nos Estados Unidos, a análise dos custos para mulheres, com a inclusão de intervenções conservadoras e cirúrgicas, alcançou um total de 12 bilhões de dólares por ano.[32] O Quadro 25.2 resume os tipos de incontinência.

Evidências em foco

Vários estudos demonstraram melhora estatisticamente significativa da incontinência urinária como resultado de um programa de fortalecimento do assoalho pélvico.[46,81,87,88,108,122] Em homens, também foi documentada a diminuição da perda de urina pós-prostatectomia depois da prática de exercícios para o assoalho pélvico, em alguns casos em combinação com *biofeedback*.[57, 81,125]

Em vários estudos, foram observados progressos funcionais (diminuição da incontinência urinária e melhora da força do assoalho pélvico) no final da gestação e no período de 3-12 meses após o parto.[87,88,108]

Há evidências robustas em favor de uma intervenção especializada para a disfunção do assoalho pélvico. O envolvimento de fisioterapeutas na primeira linha de tratamento possibilita a integração da fisiologia do exercício e dos princípios de fortalecimento progressivo aos protocolos terapêuticos, juntamente com instruções adequadas e acompanhamento rigoroso.[15] Bø[16] resumiu os achados atuais em apoio à reabilitação do assoalho pélvico no tratamento da incontinência urinária de esforço:

- O treinamento de força do assoalho pélvico (usando princípios de fisiologia do exercício) melhora a sustentação estrutural dos órgãos e do tecido conjuntivo, além de facilitar um recrutamento mais eficaz das unidades motoras e contrações proficientes mais consistentes.
- A contração da musculatura do assoalho pélvico para proteção, feita de forma intencional e habitual antes de um aumento na pressão intra-abdominal, se torna uma forma de modificação comportamental durante atividades "desencadeantes", como o levantamento de objetos pesados e a tosse.

Dor e hipertonia do assoalho pélvico e musculatura circunjacente

A dor e a hipertonia podem estar relacionadas com o atraso na cicatrização de lacerações perineais, trauma de

---

| QUADRO 25.2 | Tipos de comprometimento do trato urinário inferior[1] |

- **Incontinência urinária de esforço:** perda de urina com o aumento da pressão abdominal (esforço, tosse, espirro) que pode se apresentar isoladamente ou em combinação com incontinência de urgência
- **Urgência:** desejo repentino de eliminar urina, difícil de ignorar e que pode ser chamado de bexiga hiperativa
- **Incontinência urinária de urgência:** perda de urina associada a uma forte sensação de urgência
- **Hiperatividade do detrusor:** contrações da bexiga durante a fase de enchimento, observadas na urodinâmica
- **Incontinência de retenção:** bexiga hipotônica ou acontrátil, causando gotejamento de urina ou fluxo interrompido (anteriormente chamado de transbordamento)
- **Incontinência funcional:** relacionada a outras deficiências, como artrite, Parkinson e demência, ou ao uso de medicamentos

---

tecidos moles e/ou de articulações da cintura pélvica durante o parto, obliquidade pélvica, múltiplos diagnósticos ginecológicos/viscerais, envolvimento da cauda equina e restrições do tecido cicatricial, assim como alta incidência clínica de espasmo muscular de proteção, reação de defesa e ansiedade com respeito ao movimento em geral. A sensibilização central e as orientações em relação à dor são fatores essenciais no planejamento terapêutico.[29]

- Um estudo descreveu a dor pélvica "não menstrual" como uma dor causada mais comumente por endometriose, aderências, cistite intersticial ou síndrome do intestino irritável, ocorrendo em até 20% das mulheres com idades entre 15 e 50 anos.[18] Em outro estudo com uma amostra total de 581 mulheres (idade 18 a 45 anos), foi encontrada a seguinte prevalência: dor pélvica, 39%; dispareunia (dor durante o intercurso sexual), 46%; e dismenorreia, 90%.[68]
- As limitações funcionais podem incluir dor durante as AVD, menor tolerância à posição sentada, dispareunia e dificuldades com a eliminação dos conteúdos da bexiga e intestino. Em pacientes com comprometimentos de dor pélvica, em geral chamados de dor pélvica crônica (DPC), o encurtamento persistente dos músculos paravertebrais lombares e flexores do quadril se acha presente.[10]
- Em razão da abrangência desse tópico, as recomendações de tratamento são conflitantes. Tem sido dada mais atenção à correlação da dor pélvica com a história de abuso sexual, o que salienta a necessidade de uma avaliação multidisciplinar que aborde todos os fatores causativos potenciais. O número de denúncias de abuso sexual continua sendo menor do que as ocorrências; contudo, estudos recentes citam taxas de 20 a 25% de mulheres que relatam terem sofrido trauma sexual na infância.[69,102,105]

Fatores de risco para disfunção na população feminina

Parto

O parto é obviamente o fator de risco mais significante para comprometimentos do assoalho pélvico da mulher. O processo de trabalho de parto, em particular com o parto vaginal e o atendimento médico atual, pode produzir trauma significativo às estruturas do assoalho pélvico.

- Um estudo de coorte longitudinal com acompanhamento de 15 anos após o parto (N = 55) mostrou que a incontinência de esforço durante a primeira gestação duplicava o risco de recidiva 15 anos mais tarde.[41] Com respeito ao risco futuro de POP, em um estudo de coorte com mais de 17 mil mulheres, aquelas com um parto tinham quatro vezes mais probabilidade, e aquelas com dois partos tinham oito vezes mais probabilidade, de ter uma admissão hospitalar subsequente por POP. Contudo, esse estudo não distinguiu o modo de expulsão.[82]
- Outros fatores potenciais de risco obstétrico incluem mães com mais de 30 anos, múltiplos partos, segundo estágio do trabalho de parto prolongado (mais de 1-2 horas), expulsão forçada, uso de fórceps, vácuo-extração ou indução por oxitocina, lacerações de períneo de terceiro ou quarto grau e peso do bebê ao nascimento acima de 3,6 kg.[56,68,75,97,116,123]

Outras causas

Mulheres que nunca estiveram grávidas podem também apresentar disfunção do assoalho pélvico. O esforço exagerado decorrente de constipação crônica, tabagismo, tosse crônica, obesidade e histerectomia podem contribuir para esses comprometimentos em qualquer mulher.[5,13,43,123] Estudos mais recentes estão desvendando uma conexão entre o exercício de alto impacto e a incontinência urinária, mesmo em atletas jovens.[40] O papel do estrógeno no desenvolvimento de incontinência ainda não está claro; alguns estudos citam depleção de estrógeno como um fator de risco[43] e outros encontraram uma conexão entre incontinência e terapia de reposição de estrógeno.[66,123] A ingestão elevada de cafeína tem sido citada como um fator de risco específico para incontinência de urgência,[25,66] e a redução da cafeína, em combinação com modificações dietéticas e exercícios para o assoalho pélvico, têm obtido, como resultado, melhora na incontinência.[25]

Considerações para o tratamento da disfunção do assoalho pélvico na população masculina

À medida que os fisioterapeutas adquirem maior conhecimento e se tornam mais proficientes nas deficiências do assoalho pélvico feminino, pode ser "fácil" e natural passar a adicionar serviços para pacientes do sexo feminino (e, possivelmente, para pacientes pediátricos). É imprescindível – e está disponível – o treinamento contínuo para fisioterapeutas. As instruções para aquisição da consciência do assoalho pélvico e da técnica correta para os exercícios são semelhantes às instruções para as mulheres, em termos de explicação da anatomia e da função da musculatura. Contudo, os homens podem visualizar o movimento da base do pênis e do escroto, o que lhes dá um *feedback* mais imediato com relação à identificação precisa dos músculos do assoalho pélvico. Nos homens, o fator contributivo primário para a disfunção do assoalho pélvico é o aumento da próstata ou o tratamento para um câncer de próstata; caso contrário, muitos dos mesmos tópicos de discussão são aplicáveis (ou seja, aumentos na pressão intra-abdominal, cafeína) na orientação desses clientes. Vêm crescendo as evidências para essa população em termos de abordagens de reabilitação satisfatórias.[57,85,91,106,122]

Intervenções para comprometimentos do assoalho pélvico

O tratamento de mulheres e homens com comprometimento do assoalho pélvico envolve uma abordagem abrangente. As diretrizes terapêuticas para os comprometimentos do assoalho pélvico estão resumidas no Quadro 25.3. Os exercícios para o assoalho pélvico são descritos na seção sobre exercícios deste capítulo.

Orientação ao paciente

Ensinar ao paciente sobre a anatomia e função do assoalho pélvico. A ênfase deve ser na apreciação das três dimensões do complexo muscular: nas fibras em "rede de dormir", na orientação em "oito" da musculatura, e na configuração em "funil" que se estende inferiormente até a saída (ver Fig. 25.4). Ajudar o paciente a visualizar as fibras que avançam no sentido anteroposterior assim como superoinferior (que criam um movimento de "erguer" em direção ao coração) assim como as fibras circunferenciais (que produzem o efeito de um cordão circular sendo apertado ou de "pregueamento"). Algumas pistas verbais que parecem ser efetivas incluem "contraia seus músculos, como se fosse segurar gases e urina", e devem ser acompanhadas pela visualização dos movimentos de "levantar e contrair". O fisioterapeuta deve ser específico com relação às diferenças de gênero, mencionando a imagem da contração em torno da abertura vaginal e do movimento do pênis e do escroto, conforme apropriado.

Proporcionar instrução individual sobre o desempenho dos exercícios. A instrução individual detalhada está vinculada a uma melhora proprioceptiva significativa e certamente vai ao encontro dos critérios de um bom atendimento. O fortalecimento bem-sucedido será improvável sem esse componente educacional individualizado, junto à confirmação subsequente da realização correta dos exercícios.[15]

Instruir em relação ao controle da bexiga e do intestino. Independentemente dos sintomas primários, é importante que todos os clientes sejam instruídos em relação ao

QUADRO 25.3	DIRETRIZES DE TRATAMENTO
	Comprometimentos do assoalho pélvico

Potenciais comprometimentos na estrutura e função, limitações nas atividades e restrições à participação

Fraqueza dos músculos do assoalho pélvico, ruptura de tecidos moles
Descontrole dos esfíncteres, resultando em incontinência urinária ou fecal
Prolapso de órgãos
Má consciência proprioceptiva e atrofia por desuso dos músculos do assoalho pélvico
Desconhecimento da função muscular do assoalho pélvico
Excesso de atividade dos músculos do assoalho pélvico, juntamente com dor e/ou disfunção na eliminação de urina
Participação limitada em atividades ocupacionais, sociais e comunitárias, com relação a:
- Urgências frequentes/déficit no controle de esfíncteres/dor e desconforto
- Potencial ruptura da pele, preocupações com a higiene

Plano de atendimento	Intervenções
1. Orientar a paciente	1. Explicar a anatomia e a função do assoalho pélvico. Explicar a abordagem de intervenção para deficiências específicas. Aumentar a conscientização em relação aos fatores de risco para comprometimentos do assoalho pélvico (ganho de peso, constipação etc.). Orientar em relação a cuidados com a pele, conforme a necessidade.
2. Coordenar a intervenção com outros profissionais	2. Consultar o médico em relação a medicamentos, exames diagnósticos adicionais. Consultar um nutricionista em relação à dieta. Encaminhar para uma avaliação musculoesquelética do assoalho pélvico interno, conforme a necessidade.
3. Desenvolver estratégias de autocuidado	3. Aumentar o conhecimento em relação aos irritantes da bexiga, ao impacto da função intestinal nos sintomas vesicais e da ingestão recomendada de líquidos/fibra. Usar um diário de micção para registrar informações básicas e monitorar as melhorias na perda de urina e na urgência. Usar o histórico de exercícios. Ensinar técnicas de supressão da urgência. Incorporar estratégias de controle da dor e de autocuidados.
4. Fazer rastreamento à procura de deficiências não resolvidas no pós-parto	4. Avaliar a força/integridade da parede abdominal, assimetrias posturais, história de outros problemas musculoesqueléticos.
5. Desenvolver percepção e controle da musculatura do assoalho pélvico para uso funcional diário por toda a vida	5. Aumentar a implementação da ativação e relaxamento do assoalho pélvico (o que for apropriado) para a retenção dos padrões motores e integração às AVD.

controle comportamental específico associado a irritantes vesicais e ingestão de fibra. Em sua maioria, os clientes são motivados a aplicar instrumentos que melhorarão a continência; contudo, a redução na ingestão de bebidas que contêm cafeína e o aumento da ingestão de fibras podem ser tarefas muito desafiadoras. Deve-se ajudar o cliente a desenvolver uma rotina com vistas ao acompanhamento e modificação dos hábitos diários que afetam as deficiências. A seguir, algumas sugestões:

- *Diário de micção.* Solicite ao cliente que registre todas as eliminações e anote sempre que houver um "acidente" e a causa da perda de urina, se for conhecida (tosse, espirro). Peça também que o cliente registre a quantidade/frequência/tipo de todos os líquidos e a ingestão de alimentos, se estiver monitorando o consumo de fibras. Se forem usadas roupas protetoras, o cliente deve registrar o tipo e o número por dia. Na internet, pode-se obter muitos tipos de diários.

- *Histórico de exercícios.* Solicite que o cliente registre ou marque quando os exercícios para o assoalho pélvico foram realizados, bem como quaisquer exercícios de condicionamento físico em geral.

- ***Técnicas de supressão da urgência.*** Em casos de incontinência de urgência, o cliente deve praticar técnicas que acalmem a necessidade súbita e intensa de urinar ou de perder urina.[43] A seguir, algumas sugestões:
  - Permanecer calmo (o pânico agrava o desejo de urinar).
  - Usar contrações do assoalho pélvico.[27,113]
  - Ficar parado ou sentado até que a vontade desapareça – geralmente em 1 minuto.
  - Pensar em outra coisa qualquer, como distração.
  - Tentar não correr para o banheiro.
  - Continuar com a atividade normal ou ir ao banheiro depois que a vontade tiver desaparecido. Para ajudar a retreinar a bexiga, tente esperar por cerca de 5 minutos e depois caminhe com calma até o banheiro.

Revisar periodicamente o diário miccional e o histórico de exercícios com o paciente, a fim de observar progressos e oferecer instruções adicionais, conforme a necessidade.

Reeducação neuromuscular

Facilitar a ativação muscular do assoalho pélvico. A reeducação neuromuscular é essencial, já que muitas mulheres apresentam atrofia por desuso e déficits proprioceptivos significativos dos músculos do assoalho pélvico. Técnicas internas de avaliação e tratamento são indicadas com frequência para obtenção de melhores resultados com as pacientes. Por exemplo, a facilitação com alongamento manual (uma técnica de facilitação neuromuscular proprioceptiva) do músculo levantador do ânus no orifício vaginal ou anal pode ser uma opção terapêutica efetiva para profissionais de saúde com treinamento apropriado.

Inicialmente, é necessário enfatizar a correta identificação da musculatura do assoalho pélvico, com o objetivo de ensinar a paciente a realizar contrações isoladas do assoalho pélvico. Muitas pacientes exibirão recrutamento excessivo de músculos acessórios, como por exemplo dos músculos glúteos, adutores de quadril e abdominais, ou uma tendência de prender a respiração durante as tentativas de recrutamento dos músculos do assoalho pélvico. O fisioterapeuta deve monitorar essas compensações durante o início das sessões de tratamento para eliminar seu uso. Os músculos do assoalho pélvico devem ser palpados ao nível do corpo perineal sobre uma camada fina de pano para verificar uma ativação correta e, em seguida, o fisioterapeuta ensinará essa técnica de palpação à paciente, para que o exercício possa ser feito em casa, como ajuda no processo de reeducação. Assim que a paciente tiver aprendido a isolar e melhorar a coordenação do assoalho pélvico, deve-se progredir com instruções para a integração da atividade do assoalho pélvico às AVD, estabilização lombar e outros exercícios funcionais de fortalecimento.

Biofeedback

Uso de* biofeedback *com instrumentação. A definição de *biofeedback* é "a técnica que usa dispositivos de monitoramento para fornecer informações relativas à... função corporal... em uma tentativa de ganhar algum controle voluntário sobre tal função" (www.thefreedictionary.com). Isso pode ser conseguido por um fisioterapeuta criativo de várias maneiras. Há múltiplos tipos de instrumentos que podem ser usados para prover *feedback* sensorial enquanto os músculos do assoalho pélvico se contraem em torno do dispositivo. Alguns são objetos pressurizados, que permitem o fortalecimento isotônico; sensores tradicionais de eletromiografia de superfície (EMGS) são sólidos e oferecem resistência isométrica à contração muscular. A EMGS também pode ser aplicada por meio de eletrodos perianais nas pacientes que não são candidatas à avaliação ou tratamento interno. A EMGS fornece *feedback* visual e/ou auditivo imediato relativo à atividade do assoalho pélvico, o que melhora a compreensão da paciente, produz padrões de recrutamento apropriados e consciência proprioceptiva. É particularmente valiosa para a reeducação do assoalho pélvico e para a retenção das vias de aprendizado motor, em razão da falta de conhecimento da existência dos músculos e mais ainda de sua função e importância. O aprendizado motor, que ocorre em virtude da capacidade do equipamento de prover informações em "tempo real," é grandemente favorecido quando comparado ao exercício sem essa intervenção.

Biofeedback* combinado com *exercícios. Exercícios específicos para abordar as deficiências do assoalho pélvico estão relacionados na parte sobre exercícios deste capítulo. O uso do exercício e *biofeedback*, incluindo EMGS para o tratamento de disfunção do assoalho pélvico nas populações masculina e feminina, tem sido estudado e apresenta resultados mistos.[27,43,57,103,106,126] É grande a necessidade de mais pesquisas.

Tratamento manual e agentes físicos

Os tratamentos manuais e agentes físicos, incluindo técnicas intravaginais e intrarretais, também têm seu papel no tratamento de todos os distúrbios do assoalho pélvico. É necessário treinamento avançado para um verdadeiro domínio das técnicas internas.

Evidências em foco

FitzGerald[48] analisou se houve melhora na dor pélvica e na urgência e frequência urinárias ao comparar técnicas específicas de liberação miofascial do assoalho pélvico com "massagem terapêutica global". Um percentual significativamente mais alto das 81 mulheres que participaram do estudo melhorou com as intervenções diretas da fisioterapia *versus* massagem ($p = 0,0012$).

PATOLOGIA INDUZIDA PELA GESTAÇÃO

A influência combinada dos hormônios, ganho ponderal e mudanças posturais da gravidez contribui para uma variedade de comprometimentos (além da disfunção do assoalho pélvico que foi descrita na seção anterior) que podem ser abordados com fisioterapia.

Diástase do músculo reto do abdome

A diástase do músculo reto do abdome (DRA) consiste na separação desse músculo na linha mediana, na linha alba. Elizabeth Noble foi a primeira fisioterapeuta a descrever a reabilitação para essa condição.[93] A etiologia dessa separação é desconhecida; contudo, ocorre um comprometimento da continuidade e da integridade da musculatura abdominal (Fig. 25.6). Qualquer separação maior do que dois dedos de largura é considerada significativa.[19,28,93] Atualmente, têm sido explorados outros métodos de avaliação e tratamento (p. ex., ultrassom para reabilitação ou uso de compasso de medição *versus* palpação manual para medir a separação), a fim de determinar a melhor prática.[73]

Incidência

A condição não é exclusiva de mulheres grávidas, mas é vista com frequência nessa população. Em um estudo, Boissonnault e Blaschak[19] testaram 89 mulheres e verificaram a separação do músculo reto do abdome. A amostra incluiu um grupo com mulheres que não estavam grávidas, um grupo para cada trimestre da gestação e dois grupos pós-parto. A incidência nesse estudo variou de 0 nas mulheres não grávidas e no primeiro trimestre de gestação, para 27% no segundo trimestre, até 66% no terceiro trimestre. É também interessante notar que 36% das mulheres entre 5 semanas e 3 meses pós-parto continuavam apresentando uma separação. Um segundo estudo, feito por Bursch,[28] encontrou uma diástase significante em 62,5% das mulheres pós-parto testadas dentro de 92 horas após o parto. Em um estudo mais recente, em uma população de 547 mulheres vistas em uma prática uroginecológica, 52% dessas mulheres (que principalmente estavam na menopausa) tinham diástase persistente do reto do abdome; 66% dessas mulheres das mulheres com DRA também tinham combinações variadas de incontinência de esforço ou fecal e POP.[118]

- A diástase do músculo reto do abdome pode ocorrer na gestação como resultado de efeitos hormonais sobre o tecido conjuntivo e as mudanças biomecânicas próprias da condição; pode também desenvolver-se durante o trabalho de parto, em especial quando a mulher prende excessivamente o ar durante o segundo estágio.[120] Não causa desconforto.
- Pode ocorrer acima, abaixo ou no nível do umbigo, mas parece ser menos comum abaixo do umbigo.
- Parece ser menos comum em mulheres com bom tônus abdominal antes da gestação.[19]
- Nos parâmetros clínicos, uma diástase pode ser observada em mulheres muito depois de seus anos reprodutivos[118] (Fig. 25.7A), e também em homens (Fig. 25.7B). A avaliação de rotina para essa condição é muito recomendada e pode facilmente ser feita em conjunto com o teste de força abdominal.

Significância

A condição de diástase do músculo reto do abdome pode produzir queixas musculoesqueléticas, como dor lombar, possivelmente como resultado da diminuição na habilidade da musculatura abdominal e da fáscia toracolombar de estabilizar a pelve e a região lombar da coluna vertebral.

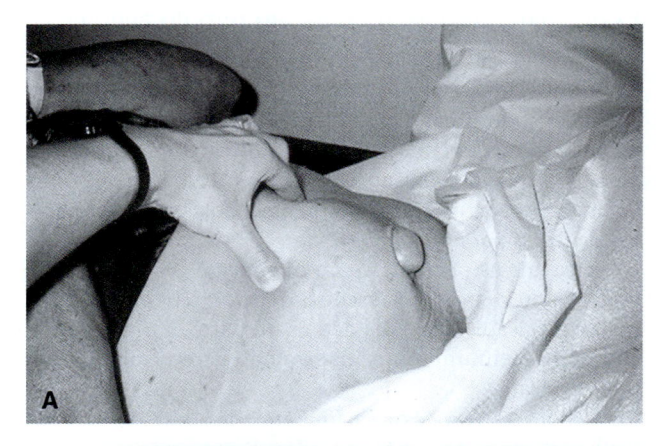

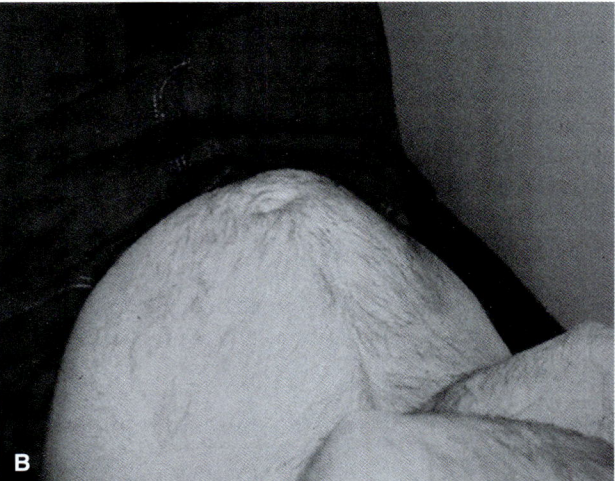

Figura 25.7 (A) Diástase do músculo reto do abdome (DRA) de mulher com 82 anos de idade e que atualmente apresenta incontinência urinária e enfisema pulmonar. A DRA começou em gestações anteriores e atualmente é exacerbada pela tosse. Observar a hérnia umbilical. (B) DRA em um homem de 54 anos, motorista de caminhão, com dor lombar e descondicionamento significativo.

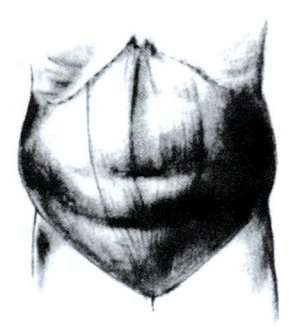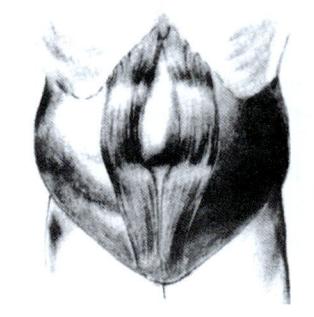

Figura 25.6 Representação esquemática de diástase do músculo reto do abdome. (De Boissonnault, JS, Kotarinos, RK: Diastasis recti. In Wilder, E [ed]: *Obstetric and Gynecologic Physical Therapy*, Vol. 20, 1.ed. Nova York: Churchill Livingstone, 1988, p. 91, com permissão.)

Limitações funcionais. Podem ocorrer também limitações funcionais, como inabilidade de realizar transições independentes de decúbito dorsal para sentado, por causa da perda extrema de alinhamento mecânico e função do músculo reto. Novamente, esse achado não é exclusivo de pacientes gestantes.

Proteção fetal diminuída. Em separações graves, as camadas remanescentes na linha mediana do tecido da parede abdominal são pele, fáscia, tecido adiposo subcutâneo e peritônio.[19,28,120] A falta de suporte muscular proporciona menos proteção ao feto.

Potencial para herniação. Casos graves de diástase do músculo reto do abdome podem progredir para herniação das vísceras abdominais através da separação na linha alba. Esse grau de separação requer reparo cirúrgico. A reabilitação após esse tipo de reparo pode incluir componentes da reabilitação cesárea, com precauções e informações específicas dadas pelo cirurgião que encaminhou. Pode haver a necessidade de uma progressão muito lenta, dependendo da gravidade da diástase e de como essa foi reparada.

Exame para diástase do músculo reto do abdome

Testar todas as pacientes quanto à presença de diástase do músculo reto do abdome antes de fazer qualquer exercício abdominal. Esse teste deve ser repetido ao longo da gestação e devem ser feitas modificações apropriadas para os exercícios existentes. Essa é uma avaliação que pode ser incorporada muito rapidamente a outros procedimentos de testes para o tronco.

Instruir as pacientes para que façam um autoexame durante ou depois do terceiro dia pós-parto para uma maior precisão. Até 3 dias depois do parto, a musculatura abdominal tem um tônus inadequado para resultados válidos no teste.[93,120]

Posição do paciente e procedimento: decúbito dorsal com joelhos flexionados e pés apoiados. Fazer a paciente (ou o paciente) levantar lentamente a cabeça e os ombros do solo, estendendo as mãos em direção aos joelhos, até que as espinhas das escápulas saiam do solo. Colocar os dedos de uma mão horizontalmente através da linha mediana do abdome no umbigo (Fig. 25.8); e também testar as regiões acima e abaixo do umbigo. Se existir uma separação, os dedos afundarão no espaço entre os músculos retos ou uma protuberância visível entre os músculos retos poderá ser observada. O número de dedos que puderem ser colocados entre os ventres musculares é então documentado; identificar também se a separação ocorre acima, abaixo ou no nível do umbigo.[93]

Intervenção para diástase do músculo reto do abdome

Ensinar a paciente a realizar o exercício corretivo para diástase do músculo reto do abdome (ver Fig. 25.11 e texto relacionado adiante neste capítulo) até que a separação tenha diminuído para 2 cm ou menos antes de retomar um fortalecimento mais extenuante dos abdominais, que aumente a pressão intra-abdominal.[93,120] Os exercícios para o

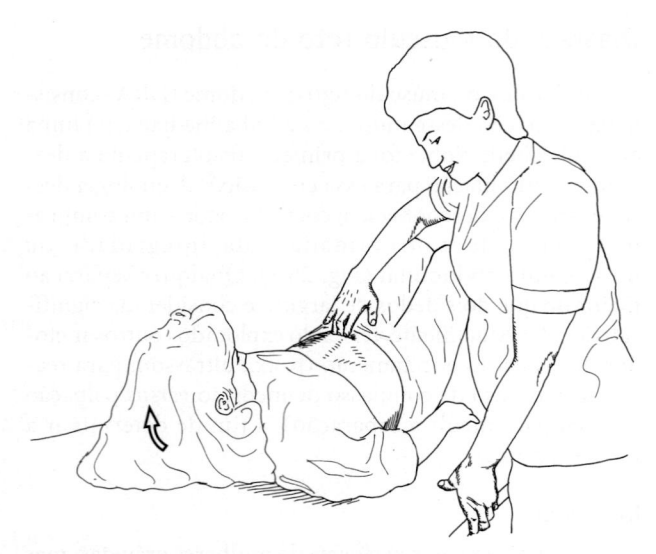

Figura 25.8   Teste de diástase do músculo reto do abdome.

transverso do abdome podem ser incorporados, mas com o cuidado de não prender a respiração. Assim que a correção tiver sido obtida, poderá ser retomado o fortalecimento dos oblíquos e um trabalho abdominal mais avançado.[67]

Dor lombar postural

A dor lombar ocorre em geral por causa das mudanças posturais da gestação, aumento da frouxidão ligamentar, influências hormonais e diminuição da função muscular abdominal.[5,7,39,67,93,100,108,125]

Incidência

A dor lombar é relatada por 50 a 80% das mulheres grávidas em algum ponto da gestação.[51,92] Essa condição contribui para a perda de dias de trabalho, diminuição da habilidade funcional e das pontuações ligadas à QDV. Além disso, os sintomas podem continuar por até 12 meses no período pós-parto.[92,99] Em geral, as mulheres com bom condicionamento físico têm menos dor lombar durante a gestação.[103]

Características

Os sintomas de dor lombar em geral pioram com a fadiga muscular decorrente de posturas estáticas à medida que o dia avança; os sintomas são geralmente aliviados com repouso ou mudança de posição.

Intervenções

Os sintomas de dor lombar podem ser tratados de modo efetivo com muitos dos exercícios tradicionais para a região lombar da coluna vertebral, uma mecânica corporal apropriada, instruções posturais, melhora das técnicas de trabalho e a aplicação de modalidades físicas superficiais.[93,120] O uso de agentes geradores de calor profundo, estimulação elétrica e tração é em geral contraindicado durante a gestação.

Evidências em foco _____

Garshasbi e Faghih Zadeh[51] estudaram mais de 200 mulheres primíparas (grávidas pela primeira vez) em um estudo randomizado prospectivo do efeito do exercício na intensidade da dor lombar durante a gestação. As participantes eram excluídas se tivessem tido uma história de exercícios antes da gestação ou história de condições ortopédicas. O grupo de exercício ficou em um programa de exercícios supervisionados por 3 h/semana durante 12 semanas, no segundo e no início do terceiro trimestres; o grupo controle era de mulheres donas de casa que não tiveram mudança significativa no nível de atividade. Os grupos eram estatisticamente iguais no ganho ponderal materno e neonatal, assim como na duração da gestação. O grupo de exercício apresentou diminuição significativa na intensidade da dor lombar no final do estudo, enquanto a intensidade aumentou no grupo controle. O estudo não descreveu a natureza dos sintomas nem diferenciou entre dor postural *versus* dor sacroilíaca. É interessante observar que não houve diferença significativa na alteração da lordose entre os dois grupos.

Uma revisão Cochrane publicada em 2007 encontrou que os exercícios específicos para a gestação (incluindo "ginástica na água") proporcionam maior alívio da dor lombar ou pélvica do que o atendimento pré-natal típico apenas, embora o efeito seja pequeno por causa de um possível viés nos estudos.[104] Em 2015, esse assunto foi reavaliado com base na maior quantidade de estudos em revisão. Evidências de qualidade moderada a baixa documentaram que os exercícios em solo em mulheres com dor lombar diminui mais a incapacitação funcional e os dias com dor do que os cuidados pré-natais de rotina. Continuam as dúvidas em decorrência da heterogeneidade das metodologias dos estudos e da pequena quantidade de mulheres participantes.[79]

Dor na região sacroilíaca e no cíngulo do membro inferior

Características

A dor sacroilíaca está localizada na pelve posterior e é descrita como uma dor cortante profunda nas nádegas, distal e lateralmente a L5/S1. A dor pode irradiar para a coxa posterior ou joelho, mas não para o pé. Os sintomas incluem dor ao ficar muito tempo sentada, em pé ou andando, ao subir escadas, virar na cama, ficar em pé apoiada sobre apenas uma perna ou em atividades de torção. Os sintomas podem não ser aliviados com repouso e, em geral, pioram com a atividade. A disfunção da sínfise púbica pode ocorrer sozinha ou em combinação com os sintomas sacroilíacos e inclui sensibilidade significativa à palpação sobre a sínfise, dor que irradia para a virilha e coxa medial e dor durante o apoio de peso. Além disso, pode ocorrer separação e translação excessivas na articulação.[39,120] Um estudo relatou uma incidência quatro vezes maior de dor pélvica posterior do que de dor lombar na mulher grávida.[100]

Intervenções

Os sintomas do cíngulo do membro inferior e sacroilíacos são tratados por meio da modificação ou eliminação das atividades que podem agravar ainda mais os tecidos sensíveis, por exercícios de estabilização e o uso de cintas e órteses para dar suporte externo à pelve.

Modificação das atividades. As atividades diárias devem ser adaptadas para minimizar as forças assimétricas que agem sobre o tronco e a pelve. Por exemplo, ensinar:

- Para entrar em um carro, deve-se primeiro sentar, depois girar as duas pernas e o tronco para dentro do carro, mantendo os joelhos unidos.
- Rolamento em bloco do corpo para transições na cama.
- Simetria em decúbito lateral colocando-se um travesseiro entre os joelhos e embaixo do abdome.
- As posições sexuais são alteradas para evitar uma amplitude completa de abdução do quadril.
- Evitar apoiar o peso sobre apenas uma perna, abduzir excessivamente e sentar-se sobre superfícies muito macias.
- Evitar subir mais do que um degrau por vez, tirar apenas uma perna da cama por vez ao levantar, ou cruzar as pernas quando na posição sentada.[39,120]

Modificação dos exercícios. Os exercícios precisam ser modificados de modo a não agravar a condição. Evitar exercícios que exijam apoio sobre apenas uma perna e excessiva abdução ou hiperextensão de quadril. Ensinar à paciente como ativar o assoalho pélvico e os abdominais transversos ao fazer a transição de uma posição para outra e como levantar qualquer peso, de modo a estabilizar o tronco e a pelve.

Evidências em foco _____

Um ensaio clínico randomizado com 2 anos de acompanhamento observou os efeitos em longo prazo da fisioterapia para dor no cíngulo do membro inferior no período pós-parto.[121] Cada grupo recebeu 20 semanas de tratamento, com o grupo controle com enfoque no uso de agentes físicos, terapia manual e exercícios gerais. Além disso, o segundo grupo teve um enfoque específico nos exercícios de estabilização de tronco/quadril, com atenção particular aos abdominais transversos. Todas as participantes receberam instrução individual de um fisioterapeuta experiente. As medidas dos resultados incluíam o Questionário de Incapacidade de Oswestry, escalas de dor e um instrumento de QDV ligada à saúde que media oito subescalas. Com 1 ano após o parto, o grupo com exercícios estabilizadores específicos apresentava pontuações significativamente melhores em todas as medidas daqueles três instrumentos, exceto a subescala de funcionalidade social do instrumento QDV. As mesmas medidas foram coletadas com 2 anos pós-parto, e o benefício para o grupo de estabilização persistiu, com diferenças significativas no estado funcional e na dor matinal e de fim de dia. O grupo de exercícios específicos teve pontuações no instrumento QDV comparáveis às de um grupo representativo da população em geral.

Estabilização externa. O uso de estabilização externa, como cintas ou órteses elaboradas para uso durante a gestação, ajuda a reduzir a dor pélvica posterior, especialmente ao caminhar.

Evidências em foco

Ostgaard et al.[100] encontraram que o uso de uma estabilização externa não elástica elaborada para uso durante a gestação ajudava a reduzir a dor pélvica posterior em 82% das mulheres. Esse foi um grande estudo controlado, randomizado (N = 407). Estudos mais recentes têm validado o uso de estabilização externa para dor no cíngulo do membro inferior (N = 118)[92] porém, não encontraram efeito com o uso de uma cinta de suporte nos casos de dor na sínfise púbica (N = 87).[39]

As *Diretrizes de Prática Clínica (DPC) para dor na cintura pélvica na população pré-parto* recomendam o uso de cintas de suporte para a paciente no pré-parto com dor na cintura pélvica e também afirmam que há necessidade de novos estudos que esclareçam a colocação inicial, a duração de uso e as classificações específicas das pacientes, por causa das evidências conflitantes.[37]

Veias varicosas

As varicosidades são agravadas na gestação pelo peso uterino aumentado, estase venosa nas pernas e aumento da distensibilidade venosa.

Características

As varicosidades podem se apresentar no primeiro trimestre e são mais prevalentes em gestações repetidas. Elas podem ocorrer nos membros inferiores, reto (hemorroidas) ou vulva. Os sintomas em geral incluem sensação de peso ou desconforto doloroso, especialmente quando as pernas estão pendentes; a intensidade pode tornar-se grave à medida que a gestação progride. Além disso, as mulheres grávidas são mais suscetíveis à trombose venosa profunda.[120]

Intervenções

Modificação dos exercícios. Se há desconforto, modificar os exercícios de modo que as pernas fiquem em posições minimamente pendentes.

Suporte externo. Incentivar o uso de meias elásticas de suporte para prover um gradiente de pressão externa contra as veias distendidas, e as mulheres devem ser encorajadas a fazer exercícios de membros inferiores e a elevá-los

com a maior frequência possível. As varicosidades vulvares podem ser beneficiadas com o uso de um suporte externo que ofereça contrapressão e suporte aos tecidos.[93]

Frouxidão ligamentar

Significância

Todas as estruturas articulares correm um risco maior de lesão durante a gestação e durante o período pós-parto imediato.[84] A qualidade tensiva do suporte ligamentar fica diminuída e, portanto, pode ocorrer lesão caso as mulheres não sejam orientadas com respeito à proteção articular. Há muita controvérsia com respeito ao impacto dos níveis de hormônio no pós-parto; contudo, níveis elevados têm sido encontrados 3 a 5 meses após o parto.[120] Essa elevação pode persistir ainda mais se a mulher estiver amamentando. Muitas pacientes percebem sintomas persistentes combinados com o ciclo menstrual, e certamente essa correlação pode ser observada na clínica.

Intervenções

Modificação dos exercícios. Ensinar à mulher exercícios seguros para realizar durante o ano da gravidez, incluindo exercícios modificados para diminuir a tensão articular excessiva (ver os exercícios descritos na seção sobre tratamento, mais adiante neste capítulo).

Exercício aeróbio. Sugerir atividades sem apoio de peso ou atividades aeróbias de menor intensidade como natação, caminhada ou bicicleta ergométrica, em particular para mulheres que eram relativamente sedentárias antes da gestação. Outras atividades que podem ser iniciadas na gestação são, entre outras, a prática (modificada) de ioga ou Pilates e o treinamento de força.[4]

Síndromes de compressão nervosa

Causas

Os comprometimentos decorrentes de condições como síndrome do desfiladeiro torácico (SDT) ou síndrome do túnel do carpo (STC) podem, na gestação, ser causados por uma ou mais das ocorrências seguintes: alterações posturais no pescoço e quadrante superior, retenção de líquido, alterações hormonais ou comprometimento circulatório. Em geral, as mulheres são três vezes mais propensas que os homens a sofrer STC. A ocorrência na gravidez pode chegar a 41%.[103] (Ver no Cap. 13 a discussão sobre SDT e STC, e no Cap. 14 a discussão sobre postura.)

As síndromes de compressão nervosa (p. ex., do nervo cutâneo femoral lateral) podem também ocorrer nos membros inferiores por causa do peso do feto, retenção de líquidos, alterações hormonais ou comprometimento circulatório.

Intervenções

Os protocolos típicos incluem exercícios de correção postural, técnicas manuais, avaliação ergonômica e agentes físicos (ver no Cap. 13 o tratamento de síndromes de compressão do nervo). Órteses estáticas para o punho podem ser usadas no tratamento da STC. A cirurgia do túnel do carpo na população gestante é rara, já que os sintomas em geral se resolvem logo após o parto; um curso mais demorado do problema tem sido observado em mulheres que amamentam.[120]

■ Intervenções por exercícios para comprometimentos no assoalho pélvico, gestação, trabalho de parto e condições relacionadas

Exercícios para o assoalho pélvico

O treinamento da musculatura do assoalho pélvico é uma modalidade valiosa, independentemente das manifestações clínicas ou causa dos sintomas do paciente.[13,16,26,31,45,47,49,50,66, 67,87,88,93,103,108,120,125] Embora este capítulo esteja direcionado à saúde das mulheres, os homens com comprometimento do assoalho pélvico também podem ser beneficiados por intervenções por exercícios e, portanto, estão incluídos neste material. Muitos homens e mulheres não estão familiarizados com a presença dos músculos do assoalho pélvico e têm ainda menos consciência de sua função e papel nas atividades diárias. No caso das mulheres, os sintomas costumam estar associados aos anos férteis, em decorrência do estresse da gravidez, do trabalho de parto e do parto sobre o assoalho pélvico. Já no caso dos homens, comprometimentos de bexiga e/ou intestino ou disfunção sexual podem coexistir com a hipertrofia da próstata, câncer, cirurgia ou tratamento relacionado ao câncer.[57,85,91,106,122] Portanto, as diretrizes de tratamento descritas no Quadro 25.3 e os exercícios apresentados nesta seção são utilizados no tratamento da grande variedade de deficiências descritas neste capítulo, tanto em clientes homens como mulheres.

Conscientização e treinamento do assoalho pélvico

Inicie os exercícios do assoalho pélvico com a bexiga vazia. O posicionamento assistido pela gravidade (quadris acima do coração, como na ponte com apoio ou na posição sobre cotovelos/joelhos) pode ser indicado inicialmente para alguns clientes com fraqueza extrema e com déficits proprioceptivos. Explorar as diversas posições para maximizar a conscientização do paciente e o aprendizado motor, progredindo para atividades/posições mais desafiadoras à medida que a aplicação funcional for sendo viabilizada.

Contração–relaxamento

Instruir o cliente a tensionar o assoalho pélvico como se estivesse tentando interromper o fluxo de urina ou reter gases. O cliente deve manter a posição por 3-5 segundos e relaxar pelo menos durante o mesmo período de tempo. Repetir por até 10 vezes (se estiver sendo feito com técnica adequada). Com a fadiga das fibras musculares do assoalho pélvico, pode ocorrer compensações pelos músculos glúteos, abdominais ou adutores do quadril. Para que a propriocepção e o aprendizado motor sejam maximizados, é importante enfatizar inicialmente a identificação e o isolamento do assoalho pélvico, bem como evitar ações musculares compensatórias.[115] Além disso, tomar cuidado com a manobra de Valsalva; em caso de necessidade, solicitar ao cliente que conte em voz alta para incentivar padrões respiratórios normais.

Contrações rápidas

Pedir ao cliente que faça contrações rápidas e repetidas dos músculos do assoalho pélvico, mantendo uma frequência respiratória normal e os músculos acessórios relaxados. Tentar 15-20 repetições por série. É importante desenvolver essa resposta das fibras do tipo II para suportar a pressão de cima, sobretudo durante episódios de tosse ou espirro.

Exercício no "elevador"

Instruir o cliente a se imaginar dentro de um elevador. À medida que o elevador sobe de um andar para o outro, ele contrai os músculos do assoalho pélvico um pouco "mais alto". À medida que a força e a consciência melhoram, adicionar mais "andares" à sequência da contração. Outra maneira de aumentar a dificuldade é pedir que o cliente relaxe gradualmente os músculos, como se o elevador estivesse descendo um andar de cada vez. Esse componente depende de uma contração excêntrica e é muito desafiador.

Relaxamento do assoalho pélvico

■ Instruir o cliente a contrair o assoalho pélvico como nos exercícios de fortalecimento e, em seguida, permitir uma liberação voluntária total e o relaxamento do assoalho pélvico. Enfatizar o uso das imagens do "elevador", com especial atenção a descer de elevador até o "térreo".
■ O relaxamento do assoalho pélvico está intimamente ligado à respiração e relaxamento eficazes dos músculos fasciais. Enfatizar a respiração lenta e profunda e permitir que o assoalho pélvico relaxe e afrouxe completamente. Para a mulher, o relaxamento do assoalho pélvico é extremamente importante durante o estágio 2 do trabalho de parto e da expulsão vaginal do feto.[50,93,120]
■ A incapacidade crônica de relaxar os músculos do assoalho pélvico pode acarretar comprometimentos como a hiperatividade do assoalho pélvico, dor na relação sexual (dispareunia) ou disfunção para urinar. (Consultar informações precedentes sobre síndromes de dor pélvica.) Se a paciente apresentar algum desses sintomas, prescrever apenas contrações rápidas submáximas, para que não

ocorra aumento da tensão; além disso, aumentar o período de descanso entre as contrações do assoalho pélvico e as séries realizadas. O uso da EMG de superfície para subtreinamento e reeducação muscular é inestimável diante dessas deficiências, com o objetivo de aumentar a conscientização em relação aos padrões de retenção, inibição da dor e níveis de repouso.

Recomendação clínica

Para melhores desfechos, as contrações do assoalho pélvico devem ser incorporadas às AVD de rotina, particularmente atividades que são "desencadeadoras" de perda de urina em razão do aumento da pressão intra-abdominal; usadas para estabilização antes de tossir ou espirrar; e continuadas para benefícios de saúde ao longo de toda a vida.[16,66] Do ponto de vista da neurofisiologia, as contrações voluntárias do assoalho pélvico criam uma inibição reflexa por meio da alça 3 de Bradley, que inibe o relaxamento do esfíncter uretral interno e relaxa o músculo detrusor, resultando em menos urgência urinária e maiores intervalos de micção.[113]

Exercícios relacionados à estabilização do assoalho pélvico

Rotação de quadril[72]

Posição do paciente: para o recrutamento de maior atividade muscular do assoalho pélvico, instruir o paciente a sentar-se em uma posição ereta (não se inclinar), com os pés no chão.[111]

- Solicitar ao cliente que realize primeiro a rotação medial e lateral ativa, mobilizando cada perna para fora e para dentro.
- *Para a rotação lateral do quadril contra resistência,* colocar uma faixa resistiva em torno da parte distal das coxas e instruir a cliente a rolar os joelhos para fora contra a faixa (os pés permanecem no solo com os calcanhares unidos e os dedos dos pés apontados para fora, formando um V) e manter a contração por 5 segundos (Fig. 25.9A).
- *Para a rotação medial do quadril contra resistência,* posicionar uma bola inflável (diâmetro de aproximadamente 23 cm) entre os joelhos e instruir a cliente a apertar a bola rolando os joelhos para dentro (os pés permanecem no solo com os dedos dos pés se tocando e os calcanhares deslizando em afastamento); manter a contração por 5 segundos (Fig. 25.9B).

Exercícios de estabilização

De modo ideal, os músculos do assoalho pélvico se contraem em sincronia com os músculos segmentares profundos da coluna vertebral (multífido e transverso do abdome); os exercícios de estabilização podem ajudar na fa-

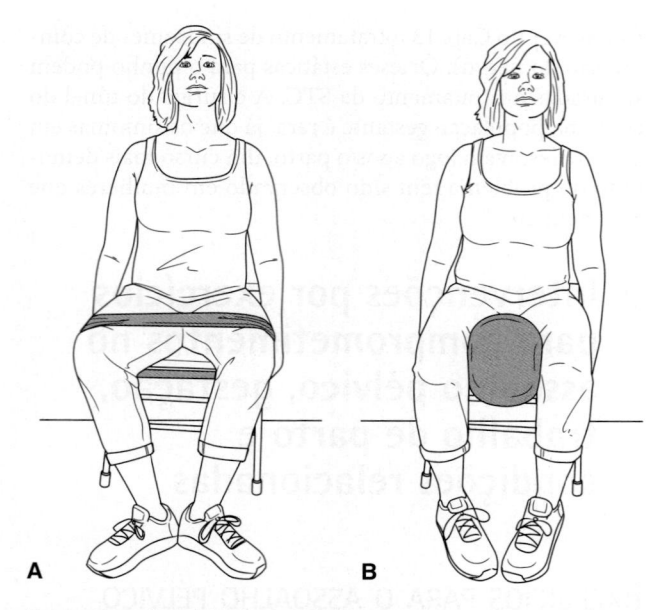

Figura 25.9   Exercícios de rotação do quadril com a meta de recrutar a atividade dos músculos do assoalho pélvico. **(A)** Rotação lateral contra resistência com o uso de uma faixa resistiva (observar que os pés permanecem no solo na posição em V, com os calcanhares se tocando), e **(B)** rotação medial contra resistência com compressão de uma bola entre os joelhos (os pés permanecem no solo e os calcanhares deslizam para fora).

cilitação da contração do assoalho pélvico como um componente do aprendizado motor do assoalho pélvico.[14,109,110] Esses exercícios estão descritos no Capítulo 16. Para o uso durante a gravidez, o leitor encontrará precauções específicas mais adiante neste capítulo.

EXERCÍCIO AERÓBIO DURANTE A GESTAÇÃO

Muitas mulheres que já praticavam exercícios aeróbios decidem continuar se exercitando durante a gestação para manter seu preparo cardiopulmonar. As respostas maternas[4,8,33,35,70,125] e fetal[4,33,31,36,50,70,117,125] têm sido bem estudadas; portanto, essa informação serve para guiar tanto o fisioterapeuta como a paciente na determinação das modificações necessárias para um programa de exercícios existente. São descritos os efeitos fisiológicos do exercício aeróbio tanto para a mãe como para o feto, seguidos por recomendações para exercícios de preparo físico.

Resposta materna ao exercício aeróbio

Fluxo sanguíneo

O exercício aeróbio não reduz o fluxo sanguíneo para o cérebro e coração. Contudo, causa uma redistribuição do fluxo sanguíneo para longe dos órgãos internos (e possivelmente do útero) e em direção aos músculos que estão atuando. Isso levanta duas questões: se a redução no fluxo sanguíneo pode diminuir o oxigênio e disponibilidade de nutrientes para o feto e se podem ser estimuladas contrações uterinas e um trabalho de parto pré-termo.[33] Tanto o volume sistólico quanto o débito cardíaco aumentam com o exercício durante o *steady-state* (estado de equilíbrio). Isso, junto ao aumento do volume sanguíneo e redução da resistência vascular sistêmica durante a gestação, pode ajudar a eliminar os efeitos do desvio vascular.

Frequência respiratória

A frequência respiratória materna parece adaptar-se ao exercício leve, porém não aumenta proporcionalmente com o exercício moderado e intenso quando comparada com o estado não gestante. A mulher grávida atinge a capacidade máxima de exercício com um nível de trabalho mais baixo do que a mulher não gestante, em função do aumento na necessidade de oxigênio pelo exercício.

Nível de hematócrito

O nível de hematócrito materno durante a gestação é mais baixo; contudo, aumenta em até 10 pontos percentuais dentro de 15 minutos do início do exercício vigoroso. Essa condição continua por até 4 semanas pós-parto. Como resultado, a reserva cardíaca fica diminuída durante o exercício.

Compressão da veia cava inferior

A compressão da veia cava inferior pelo útero pode ocorrer depois do quarto mês de gestação, com uma obstrução relativa do retorno venoso. Isso leva à diminuição do débito cardíaco e hipotensão ortostática. Ocorre com maior frequência em decúbito dorsal ou na posição em pé estática e, portanto, deve ser evitado um tempo prolongado nessas posições.[4]

Necessidades energéticas

A hipoglicemia ocorre mais prontamente durante a gestação; portanto, a ingestão adequada de carboidratos é importante para a mulher grávida que se exercita.[31] É sugerida uma ingestão calórica de 500 calorias adicionais por dia para suportar as necessidades da gestação e exercício, dependendo da intensidade e duração do exercício. Em comparação, uma mulher grávida sedentária requer um aumento de 300 calorias por dia.[6]

Temperatura central

A atividade física vigorosa e a desidratação por meio da perspiração levam ao aumento da temperatura central em qualquer pessoa que se exercite. Tem sido expressa uma preocupação com essa ocorrência na mulher gestante por causa da relação da temperatura central elevada com defeitos no tubo neural do feto. Estudos relatam que durante a gestação, a temperatura central da mulher fisicamente bem preparada, na verdade, diminui durante o exercício. Essas mulheres parecem ser mais eficientes para regular sua temperatura central e, desse modo, a sobrecarga térmica sobre o embrião e o feto é reduzida.[31,35]

Contrações uterinas

Os níveis de norepinefrina e epinefrina aumentam com o exercício. A norepinefrina aumenta a força e a frequência das contrações uterinas. Isso pode ser um problema para a mulher que tenha o risco de desenvolver trabalho de parto prematuro, embora essa associação seja pequena.[4]

Resposta da mulher saudável

A atividade física praticada com regularidade é benéfica para a maioria das gestantes, em termos de bem-estar físico e psicológico. Além disso, também ajuda no controle do peso. Em geral, são recomendadas atividades aeróbias de intensidade moderada para gestantes saudáveis e no período pós-parto durante pelo menos 150 minutos/semana.[4] Além disso, estudos têm mostrado que a mulher saudável que continua correndo ao longo da gestação tem seu parto em média 5 a 7 dias mais cedo em comparação com os controles.[33,34] Clapp[33-35] verificou que o exercício, incluindo o apoio de peso (mesmo com movimentos balísticos durante a dança aeróbia) pode ser feito no meio e no final da gestação sem risco de trabalho de parto pré-termo ou ruptura prematura das membranas. Mulheres que desejem continuar com exercícios extenuantes ou competitivos ou participar de um treinamento atlético específico requerem a supervisão próxima de um especialista durante a gestação.[4,117]

Resposta fetal ao exercício aeróbio materno

Nenhuma pesquisa em seres humanos provou de maneira conclusiva uma resposta fetal prejudicial com o exercício materno de intensidade leve ou moderada. Estudos recentes sugerem que mesmo o exercício vigoroso não causa os efeitos prejudiciais sobre o feto que eram outrora temidos e, portanto, as restrições aos exercícios por causa de preocupações com os efeitos sobre o embrião e feto têm sido amenizadas. De fato, mulheres com bom preparo físico, que mantêm seu volume de exercício após 20 semanas de gestação, deram à luz bebês com massa adiposa mais baixa do que aquelas que diminuíram a intensidade do exercício no meio da gestação.[33-35] Dada a epidemia de obesidade nos Estados Unidos, é imperativa a necessidade de futuras pesquisas para definir melhor as ligações entre a nutrição fetal e a doença do adulto.[36]

Fluxo sanguíneo

É necessária uma redução de 50% ou mais no fluxo sanguíneo uterino para que o bem-estar fetal seja afetado (com base em pesquisas com animais). Não há estudos que documentem tais diminuições em mulheres grávidas que se exercitam, mesmo vigorosamente. Sugere-se que as adaptações cardiovasculares na mulher que se exercita contrapõem qualquer redistribuição de sangue para os músculos durante o exercício.[33]

Frequência cardíaca fetal

O exercício materno submáximo breve (até 70% da potência aeróbia materna) não tem efeitos adversos sobre a frequência cardíaca fetal (FCF).[4] A FCF em geral aumenta 10 a 30 batimentos por minuto no início do exercício materno. Após o exercício materno leve a moderado, a FCF em geral retorna aos níveis normais dentro de 15 minutos, mas em alguns casos de exercício materno extenuante a FCF pode permanecer elevada por até 30 minutos. A bradicardia fetal (indicando asfixia fetal) durante o exercício materno tem sido relatada na literatura, com o retorno aos níveis pré-exercício da FCF dentro de 3 minutos após o exercício materno, seguido por um breve período de taquicardia fetal.[50] O feto saudável parece ser capaz de tolerar breves episódios de asfixia sem resultados prejudiciais.

Dissipação de calor

O feto não tem um mecanismo do tipo perspiração ou respiração por meio do qual possa dissipar calor. Contudo, mulheres fisicamente bem preparadas são capazes de dissipar calor e regular sua temperatura central de modo mais eficiente, desse modo reduzindo os riscos.[33]

Estado do recém-nascido

Relata-se que crianças recém-nascidas de mulheres que continuaram exercícios de resistência física durante o terceiro trimestre de gestação apresentam uma diminuição média no peso ao nascimento de 310 g. Não há alteração na circunferência da cabeça ou comprimento crânio-calcanhar. Estudos adicionais dessas crianças (chegando até os 5 anos de idade) têm mostrado um estado de neurodesenvolvimento levemente melhor, além de uma porcentagem mais alta de massa corporal magra.[35]

Recomendações para o treinamento aeróbio

Observação: essas recomendações são para mulheres gestantes sem fatores de risco maternos ou fetais.*

- É altamente recomendado que todas as mulheres realizem exercícios leves a moderados, pelos benefícios sobre a força e função cardiopulmonar, em sessões de 15 a 30 minutos na maioria dos dias da semana. São preferíveis programas individualizados baseados no nível de preparo físico pré-gestação.[4,117]
- Atualmente, não há dados em seres humanos que sugiram que mulheres gestantes precisam diminuir a intensidade de exercício ou sua frequência cardíaca-alvo, mas por causa da diminuição no suprimento de oxigênio elas devem modificar a intensidade dos exercícios de acordo com sua tolerância.
  - As faixas de frequência cardíaca-alvo convencionais (baseadas na idade) podem ser agressivas demais para a paciente gestante mediana.
  - É mais apropriado usar a escala de Borg de percepção de esforço (Quadro 25.4) nessa população, com um esforço sugerido entre 12 e 14 durante a gestação sem complicações.[4,21,117]
  - Quando fatigada, a mulher deve parar de se exercitar e jamais exercitar-se até a exaustão.

QUADRO 25.4	Escala de Borg para estimativa da percepção de esforço (EPE)[21]

6 – Muito, muito leve
7
8
9 – Muito leve
10
11 – Razoavelmente leve
12
13 – Moderadamente fatigante
14
15 – Fatigante
16
17 – Muito fatigante
18
19 – Muito, muito fatigante
20 – Exaustão

- As atividades a serem evitadas incluem esportes de contato, qualquer atividade com alto risco de trauma abdominal ou queda, ioga ou Pilates "quente", atividades em altitude elevada (acima de 600 m) e mergulho. O feto corre um risco maior de doença por descompressão durante o mergulho.[4,117]
- Exercícios aeróbios sem apoio de peso, como bicicleta estacionária, natação ou aeróbia na água, minimizam o risco de lesão durante a gestação e período pós-parto. Se a mulher não puder manter o equilíbrio com segurança em decorrência da transferência e aumento de peso, modificar os exercícios que possam resultar em queda e lesão da mulher ou do feto. Um exemplo seria a necessidade de modificar ou eliminar os esportes de raquete à medida que a gravidez progride.[4]
- Uma ingestão calórica adequada para nutrição, ingestão adequada de líquidos e roupas apropriadas para dissipação de calor são medidas fundamentais.
- A retomada das rotinas de exercícios pré-gestação durante o período pós-parto deve ser gradual. O início imediato dos exercícios de assoalho pélvico no pós-parto pode reduzir os sintomas e a duração da incontinência.[4,86-88]
- As alterações fisiológicas e morfológicas da gestação continuam por no mínimo 4 a 6 semanas pós-parto e por mais tempo se a mulher estiver amamentando. Encorajar a continuidade da proteção articular.
- Mulheres que amamentam devem ser reasseguradas que o exercício moderado não compromete a quantidade de leite materno ou o crescimento do bebê.
  - As mulheres em lactação terão uma perda de peso mais lenta no período pós-parto; são necessárias 500 calorias/dia a mais para manter a produção do leite materno.[67]
  - A ingestão de água continua sendo importante; são recomendados 12 ou mais copos por dia.

---

* 4,7,8,21,33-36,44,51,67,70,87,88,93,103,108,114,117,120,125

– Pode haver um aumento em curto prazo do ácido láctico secretado no leite materno após o exercício de alta intensidade; se parecer que o bebê alimenta-se menos após uma sessão de exercício, isso pode ser facilmente resolvido amamentando-o antes do exercício. Além disso, a alimentação do bebê antes do exercício diminuirá o desconforto de qualquer ingurgitamento mamário.[4,67,117]

Contraindicações absolutas ao exercício aeróbio durante a gestação

- Doença cardíaca hemodinamicamente significativa.
- Doença pulmonar restritiva.
- Incompetência do colo do útero: dilatação precoce do colo uterino antes que a gestação esteja a termo, ou cerclagem.
- Sangramento vaginal, especialmente no segundo ou terceiro trimestre.
- Placenta prévia após 26 semanas de gestação: placenta localizada no útero em uma posição em que pode se soltar antes do nascimento do bebê.
- Gestação múltipla com risco de parto prematuro.[4,67,94]
- Pré-eclâmpsia ou hipertensão induzida pela gestação.
- Ruptura das membranas: perda de líquido amniótico antes do início do trabalho de parto.
- Trabalho de parto prematuro: trabalho de parto iniciando antes da 37ª semana de gestação.
- Diabetes materno do tipo 1.
- Anemia grave.

Observação: ver também precauções e contraindicações relativas ao exercício em geral na seção a seguir.

EXERCÍCIO PARA A GESTAÇÃO E PÓS-PARTO SEM COMPLICAÇÕES

Os programas de exercícios durante a gestação e após o nascimento são elaborados para minimizar comprometimentos e ajudar as mulheres a manter ou recuperar a função enquanto se preparam para a chegada do bebê e os cuidados com ele.** Os comprometimentos estruturais e, funcionais potenciais e diretrizes de tratamento relacionados às gestações sem complicações estão resumidos no Quadro 25.5. No Quadro 25.6 está relacionada uma sequência sugerida para aulas de exercícios.[7,8,120,125]

As diretrizes e técnicas para a instrução de exercícios estão incluídas nesta seção.[4,7,8,67,93, 117,120,125] Além disso, são anotadas ao longo desta seção as intervenções para mulheres que recebem atendimento individualizado para deficiências específicas. As intervenções para situações especiais, como parto cesáreo e gestação de alto risco, estão descritas nas seções adiante.

Diretrizes para o atendimento da mulher gestante

Sugerir às suas pacientes que discutam com seus médicos as diretrizes ou restrições aos exercícios antes de se engajarem em um programa de exercícios, tanto em grupo quanto individualizado. Como sempre, seguir as normas legais de prática da fisioterapia com respeito ao encaminhamento, avaliação e tratamento.

Exame. Examinar individualmente cada mulher antes da participação no programa, fazendo uma triagem de problemas musculoesqueléticos preexistentes, postura e nível de preparo físico.

Orientação. Informar suas pacientes que pode ocorrer aumento dos espasmos uterinos com a atividade moderada; isso é aceitável desde que os espasmos parem no término da atividade. Ensinar às suas pacientes todas as diretrizes e precauções dos exercícios de modo que eles possam ser feitos com segurança em casa. Incluir as orientações adiante:

- Não exceder 5 minutos de posicionamento em decúbito dorsal em qualquer momento depois do primeiro trimestre de gestação para evitar compressão da veia cava pelo útero. Informar suas pacientes que a compressão da veia cava também ocorre quando se está em pé sem se movimentar. Para o exercício em decúbito dorsal, colocar um pequeno calço ou rolo de toalha sob o quadril direito para amenizar os efeitos da compressão uterina sobre os vasos abdominais e melhorar o débito cardíaco. O calço faz com que a paciente fique levemente voltada para a esquerda (Fig. 25.10).[8] Essa modificação também é útil durante a avaliação e o tratamento da fisioterapia quando a paciente estiver em decúbito dorsal.
- Para evitar os efeitos da hipotensão ortostática, instruir a mulher a sempre levantar-se lentamente quando mover-se de deitada para sentada ou em pé.
- Desencorajar o ato de prender a respiração e evitar atividades que possam desencadear a manobra de Valsalva, pois essa pode criar forças indesejáveis descendentes sobre o útero e o assoalho pélvico. Além disso, prender a respiração sobrecarrega o sistema cardiovascular em termos de pressão arterial e frequência cardíaca.
- Fazer pausas frequentes para reposição de líquido. O risco de desidratação durante o exercício é maior na gestação. Evitar exercitar-se com temperatura ou umidade

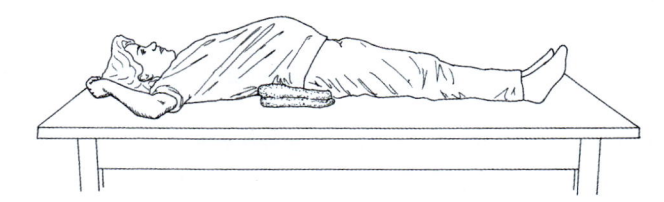

Figura 25.10 Para prevenir compressão da veia cava inferior quando a paciente estiver em decúbito dorsal, pode ser colocada uma toalha dobrada sob o lado direito da pelve de modo que a paciente fique levemente virada para a esquerda.

*4,7,8,44,51,52,67,70,87,88,92,93,100,103,104,108,114,117,120,121,125

QUADRO 25.5   DIRETRIZES DE TRATAMENTO
Gestação e pós-parto

Comprometimentos e limitações funcionais potenciais

Dor musculoesquelética e desequilíbrios musculares decorrentes de má postura

Mecânica corporal ruim ligada à falta de conhecimento, alteração no tamanho corporal e demandas físicas nos cuidados com a criança

Edema e desconforto nos membros inferiores por causa de uma circulação alterada e veias varicosas

Disfunção do assoalho pélvico, incluindo:
- Incontinência urinária ou fecal
- Prolapso dos órgãos
- Hipertonia
- Má cicatrização da episiotomia
- Consciência proprioceptiva ruim e atrofia por desuso
- Dor em toda a cintura pélvica/tronco

Distensão dos músculos abdominais, trauma e diástase do músculo reto do abdome

Diminuição potencial no preparo cardiovascular

Falta de conhecimento das mudanças corporais e exercícios seguros a serem usados durante e depois da gestação

Modificação da imagem corporal

Falta de preparo físico (força, resistência à fadiga, relaxamento) necessário para o trabalho de parto e expulsão

Falta de conhecimento do posicionamento apropriado para conforto ótimo no trabalho de parto e expulsão

Falta de reabilitação pós-parto adequada

Ansiedade com relação ao parto, em razão de uma história de abuso sexual

Plano de atendimento	Intervenções
1. Desenvolver percepção e controle da postura durante e após a gestação.	1. Alongar, treinar e fortalecer os músculos posturais. Treino de consciência postural.
2. Aprender uma mecânica corporal segura.	2. Mecânica corporal na posição sentada, em pé, levantando objetos e deitada, assim como transições de uma posição para a outra. Mecânica corporal com os equipamentos do bebê e atividades ao cuidar da criança. Opções de posicionamento para o trabalho de parto e expulsão.
3. Desenvolver força nos membros superiores para as demandas dos cuidados com o bebê.	3. Exercícios resistidos para os músculos apropriados.
4. Promover aumento da consciência corporal e uma imagem corporal positiva.	4. Atividades para conscientização corporal e propriocepção. Reforço postural.
5. Preparar os membros inferiores para as demandas do aumento do peso a ser sustentado e o comprometimento circulatório.	5. Usar meias elásticas para suporte. Exercícios de alongamento seguros. Exercícios de tonificação e exercícios resistidos para os músculos apropriados.
6. Desenvolver percepção e controle da musculatura do assoalho pélvico.	6. Percepção da contração e relaxamento isolado dos músculos do assoalho pélvico. Controle muscular e integração com as AVD.
7. Manter a função abdominal e prevenir ou corrigir diástase do músculo reto do abdome.	7. Monitorar a diástase do músculo reto do abdome. Exercícios para diástase do músculo reto do abdome. Exercícios seguros de fortalecimento abdominal com proteção contra diástase do músculo reto do abdome.
8. Promover ou manter um preparo cardiovascular seguro.	8. Progressão segura dos exercícios aeróbios.
9. Ensinar sobre as mudanças na gestação e nascimento.	9. Instrução da paciente/família. Encaminhar para outras áreas, conforme indicado.
10. Aprender técnicas de relaxamento.	10. Técnicas de relaxamento e respiração.

(continua)

QUADRO 25.5 | **DIRETRIZES DE TRATAMENTO**
Gestação e pós-parto *(continuação)*

Plano de atendimento	Intervenções
11. Prevenir comprometimentos associados à gestação.	11. Orientação sobre problemas potenciais da gestação, técnicas de prevenção e exercícios apropriados.
12. Preparar a mulher fisicamente para o trabalho de parto, expulsão e atividades pós-parto.	12. Fortalecer os músculos necessários no trabalho de parto e expulsão e treinar as respostas. Ensinar medidas de conforto e técnicas de relaxamento para o trabalho de parto e expulsão.
13. Prover orientação sobre a progressão segura dos exercícios pós-parto.	13. Instrução sobre exercícios pós-parto.
14. Desenvolver consciência das opções de tratamento para disfunção do assoalho pélvico.	14. Abordagem abrangente para prolapso, incontinência ou hipertonia.

---

elevada. Aumentar a ingestão de água em proporção ao tempo gasto se exercitando e de acordo com o aumento da temperatura ambiente.

- Encorajar o esvaziamento completo da bexiga antes do exercício. Uma bexiga cheia aumenta a carga sobre um assoalho pélvico que já está enfraquecido.
- Incluir atividades apropriadas de aquecimento e desaquecimento.
- Modificar ou interromper qualquer exercício que cause dor.
- Limitar as atividades que exigem apoio em apenas uma perna, como ao dar chutes na posição em pé. Além da possibilidade de perda de equilíbrio, essas atividades podem promover desconforto na região sacroilíaca ou na sínfise púbica.

QUADRO 25.6 | **Sequência sugerida para aulas de exercícios**

1. Atividades rítmicas gerais para "aquecimento"
2. Alongamento seletivo suave para alinhamento postural e flexibilidade do períneo e adutores
3. Atividade aeróbia para condicionamento cardiovascular (a duração/intensidade talvez precise ser individualizada)
4. Exercícios posturais; fortalecimento de membros superiores/inferiores e exercícios abdominais individualizados
5. Atividades de desaquecimento
6. Exercícios para o assoalho pélvico
7. Técnicas de relaxamento
8. Técnicas/posições para o trabalho de parto e expulsão
9. Informações educativas
10. Instrução sobre os exercícios pós-parto (p. ex., quando iniciar os exercícios, como progredir com segurança, precauções) porque a paciente talvez não vá frequentar uma aula pós-parto. Incluir orientação sobre mecânica corporal ligada aos cuidados com a criança

Alongamento/flexibilidade. Escolher exercícios de alongamento que sejam específicos para um único músculo ou grupo muscular; não envolver vários grupos por vez. O alongamento assimétrico ou alongamento de múltiplos grupos musculares pode causar instabilidade articular.

- Evitar movimentos balísticos.
- Não permitir que alguma articulação seja levada além de sua amplitude fisiológica normal.
- Ter cuidado com alongamentos dos músculos posteriores da coxa e adutores. O alongamento excessivo desses grupos musculares pode aumentar a instabilidade pélvica ou a hipermobilidade.

Recomendação clínica

Considerar o uso de técnicas de energia muscular usando resistência leve para a paciente que tenha instabilidade pélvica e aquela cujas referências ósseas pélvicas estejam desalinhadas. (Ver no Cap. 15 a descrição das técnicas.)

Desempenho muscular e condicionamento aeróbio. Além do treinamento do assoalho pélvico e do exercício aeróbio que já foram apresentados neste capítulo, nas seções a seguir descrevem-se também áreas específicas a serem enfatizadas e técnicas de exercícios específicas para a mulher durante a gestação e também para prepará-la para o trabalho de parto e parto.

Evidências em foco

As **DPC** da Seção de Saúde da Mulher e das Seções Ortopédicas da American Physical Therapy Association recomendam o uso de exercícios na população pré-parto com dor na cintura pélvica. As diretrizes também recomendam exercícios para dores na cintura pélvica e região lombar, mas não são conclusivas quanto ao tipo, em virtude das evidências conflitantes em populações diversas e da variedade de intervenções por exercício.[37]

Precauções e contraindicações para o exercício durante a gravidez

Em algumas circunstâncias, o exercício é contraindicado ou requer restrições e precauções muito específicas.[4,6,7,24,37,52,54,30,67,93,94,103,114,117,120,125] Mais adiante neste capítulo discutem-se as intervenções em pacientes com gravidez de alto risco.

Precauções: observar as participantes de perto, em busca de sinais de esforço exagerado ou complicações. Os sinais adiante são razões para *descontinuar o exercício e contatar um médico:*[4,117]

- Sangramento vaginal.
- Dor persistente, especialmente no tórax, cíngulo do membro inferior ou região lombar da coluna vertebral.
- Perda de líquido amniótico.
- Contrações uterinas regulares que persistem depois da sessão de exercícios.
- Diminuição dos movimentos fetais.
- Falta de ar persistente, especialmente antes do esforço.
- Batimentos cardíacos irregulares.
- Taquicardia.
- Tontura/desmaio.
- Edema/dor na panturrilha (excluir flebite).
- Dificuldade para caminhar ou manter o equilíbrio.

Recomendação clínica

Ter em mente ao desenvolver programas de intervenção seja durante o aconselhamento em grupo, seja na terapia individual, que a maioria dos agentes físicos é *contraindicada* na gestação. Calor superficial ou gelo podem ser benéficos para aliviar a dor/espasmo e melhorar a circulação.
- A estimulação elétrica pode ser acrescentada no pós-parto para modular a dor e estimular as contrações musculares, respectivamente.
- O ultrassom pode ser útil em casos de má cicatrização da episiotomia e tecido cicatricial doloroso persistente, inclusive com relatos de dispareunia.[65]

Contraindicações relativas: mulheres com uma ou mais das seguintes condições podem participar de um programa de exercícios sob observação cuidadosa de um médico e de um fisioterapeuta, desde que não ocorram complicações adicionais.[4,6,8,24,67,93] Em geral, há necessidade de modificar os exercícios.[4,177] Discutir com o profissional de saúde responsável pelo encaminhamento.
- Diabetes tipo 1 mal controlado, hipertensão, convulsões ou hipertireoidismo.
- História de estilo de vida extremamente sedentário.
- Queixas musculoesqueléticas e/ou dor que se manifesta com limitações ortopédicas.
- Superaquecimento.
- Obesidade mórbida extrema ou baixo peso extremo (IMC abaixo de 12) ou transtorno alimentar.

- Diástase do músculo reto do abdome.
- Tabagismo excessivo.
- Arritmia cardíaca materna não avaliada.
- Bronquite crônica.
- Retardo de crescimento intrauterino na gravidez atual.

Observação: consultar as contraindicações absolutas ao exercício aeróbio identificadas na seção sobre exercícios aeróbios.

Áreas críticas de ênfase e técnicas de exercícios selecionados

Exercícios para o assoalho pélvico

Os exercícios para o assoalho pélvico foram descritos anteriormente nesta seção, considerando que eles têm utilidade no tratamento de diversas condições. Vale a pena enfatizar aqui a importância da inclusão de exercícios para o assoalho pélvico no tratamento da gestante.

Exercícios posturais

O feto em crescimento acrescenta uma sobrecarga aos músculos posturais à medida que o centro de gravidade é deslocado para a frente e para cima e a coluna se desvia para compensar e manter a estabilidade. Além disso, depois do parto, as atividades que envolvem segurar e cuidar do bebê sobrecarregam os músculos posturais. Os músculos que requerem uma ênfase estão relacionados no Quadro 25.7 com referência aos capítulos respectivos, nos quais o leitor encontrará as descrições de exercícios. Esta seção descreve adaptações de exercícios específicos para a mulher gestante.

Os exercícios de flexibilidade e alongamento são implementados com cuidado. Lembre-se de que o tecido conjuntivo e as estruturas de suporte articular correm um risco maior de lesão durante a gestação e no período pós-parto imediato por causa das mudanças hormonais. Os exercícios resistidos são feitos com baixa intensidade.

Exercícios corretivos para diástase do músculo reto do abdome

Sempre deve ser feita a verificação de diástase do músculo reto do abdome antes de iniciar um exercício abdominal. Apenas os exercícios corretivos (levantar a cabeça ou levantar a cabeça com inclinação pélvica) devem ser usados até que a separação seja corrigida para 2 cm (2 dedos de largura) ou menos.[93]

Levantar a cabeça

Posição da paciente e procedimento: decúbito dorsal com joelhos fletidos, pés apoiados e mãos cruzando a linha mediana no nível da diástase para oferecer suporte. Fazer a mulher exalar e levantar apenas a cabeça do solo; ao mesmo tempo, as mãos devem aproximar suavemente os músculos retos em direção à linha mediana (Fig. 25.11). Fazer então a mulher abaixar a cabeça lentamente e relaxar. Esse exercício enfatiza o músculo reto do abdome e minimiza

QUADRO 25.7	Exercícios selecionados de alongamento e resistência para uso durante a gestação

Alongamento (com cuidado)

- Extensores superiores do pescoço e escalenos (Cap. 16)
- Protratores da escápula, rotadores mediais do ombro e levantadores da escápula (Cap. 17)
- Extensores da região lombar (Cap. 16)
- Flexores e adutores do quadril, posteriores da coxa (Cap. 20)
- CUIDADO: mulheres com instabilidade pélvica não devem alongar demais esses músculos
- Flexores plantares do tornozelo (Cap. 22)

Fortalecimento (baixa intensidade, com as modificações descritas neste capítulo)

- Flexores superiores do pescoço, extensores cervicais inferiores e torácicos superiores (Cap. 16)
- Retratores e depressores da escápula (Cap. 17)
- Rotadores laterais do ombro (Cap. 17)
- Estabilizadores do tronco com precauções para diástase do reto do abdome (Cap. 16)
- Extensores do quadril (Cap. 20)
- Extensores do joelho (Cap. 21)
- Dorsiflexores do tornozelo (Cap. 22)

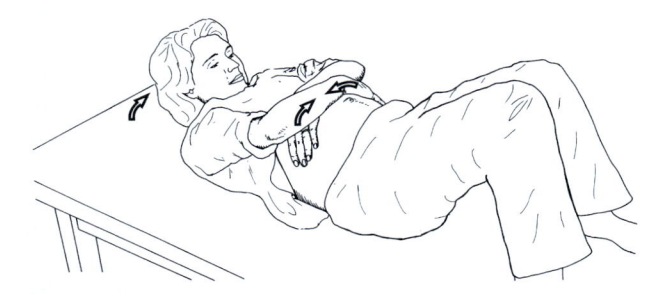

Figura 25.11   Exercício corretivo para diástase do músculo reto do abdome. A paciente aproxima suavemente o músculo reto da linha mediana, tracionando-o com os braços cruzados.

os oblíquos. Se a mulher não for capaz de segurar de forma adequada o abdome, pode ser usado um lençol ao redor do tronco no nível da separação para prover suporte e aproximação.[93]

Levantar a cabeça e inclinar a pelve

Posição da paciente e procedimento: decúbito dorsal com joelhos fletidos e pés apoiados. Os braços ficam cruzados sobre a diástase para prover suporte, como no exercício anterior ("levantar a cabeça"). Fazer a paciente levantar lentamente a cabeça do solo enquanto aproxima os dois segmentos do músculo reto do abdome e faz uma inclinação pélvica posterior, depois abaixar lentamente a cabeça e relaxar. Todas as contrações abdominais devem ser feitas junto com a expiração de modo a minimizar a pressão intra-abdominal.

Exercícios de estabilização

Os exercícios para ativação dos abdominais e músculos lombares e desenvolvimento do controle de sua função estabilizadora na região lombar da coluna vertebral e pelve estão descritos no Capítulo 16 (ver Tab. 16.4, Fig. 16.47 e 16.48 [Nível 3 A-C]; ver também Tab. 16.5 e Fig. 16.49A-D). Esses exercícios devem ser iniciados e progredidos na intensidade que a mulher possa controlar com segurança. É enfatizada a respiração lenta e controlada enquanto se desenvolve a função estabilizadora dos músculos. Conforme a gestação progride, os abdominais são submetidos a um alongamento extremo, e o complexo do assoalho pélvico será progressivamente desafiado pelo aumento de peso. Essas alterações biomecânicas tornam ainda mais desafiadora a tarefa de ensinar a ativação do assoalho pélvico na gestante, sem confirmação de avaliação interna. Portanto, a prescrição do exercício do *core* em particular precisa ser adaptada de acordo com as necessidades de cada pessoa, e é preciso fazer avaliações periódicas (a cada 4 semanas aproximadamente, durante a gestação).

Precauções

- Como os músculos do tronco se contraem isometricamente em muitos dos exercícios de estabilização, há uma tendência de se prender a respiração; isso é prejudicial para a pressão arterial e frequência cardíaca. Alerte a mulher para manter um padrão respiratório relaxado e expirar durante a fase de esforço de cada exercício.
- Se estiver presente uma diástase do músculo reto do abdome, adaptar os exercícios de estabilização para proteger a linha alba conforme descrito na seção sobre exercícios corretivos para diástase do reto do abdome. Qualquer progressão dos exercícios de fortalecimento abdominal no pós-parto deve ser adiada até que a diástase tenha sido corrigida para 2 dedos de largura ou menos.
- Ter em mente o limite de tempo de 5 minutos para posicionamento em decúbito dorsal quando for prescrever exercícios abdominais depois de 13 semanas de gestação.

Evidências em foco

Uma revisão baseada em evidências de estudos que analisaram a dor lombar e na cintura pélvica encontrou alívio da dor e melhora da função estatisticamente significativos durante o avanço da gestação com o uso de exercícios com bola terapêutica e exercícios de estabilização progressiva do *core*.[12]

Exercícios dinâmicos de tronco

Treinamento do movimento pélvico

Estes exercícios são úteis em casos de dor lombar postural; eles são benéficos para melhorar a consciência proprioceptiva, assim como a mobilidade lombar, pélvica e do quadril.

Exercícios de inclinação pélvica. Começar em quatro apoios (sobre mãos e joelhos). Instruir a paciente para que faça uma inclinação pélvica posterior. Enquanto mantém a coluna retificada, a paciente tensiona isometricamente a porção inferior dos abdominais (imagina que está "encolhendo a barriga") e mantém, depois libera e faz uma inclinação anterior com uma amplitude muito pequena.

- Um exercício adicional que pode ser feito é manter os abdominais contraídos e a coluna retificada, e então flexionar lateralmente o tronco para a direita (inclinação lateral para a direita), olhando para o quadril direito, depois reverter para o quadril esquerdo.
- A mulher deve praticar os exercícios de inclinação pélvica em posições variadas, incluindo decúbito lateral e em pé.

Relógio pélvico.[44] Pedir à mulher em posição de decúbito dorsal com joelhos fletidos e pés apoiados, para visualizar o mostrador de um relógio sobre seu abdome. O umbigo representa 12 horas e a sínfise púbica, 6 horas. As pernas da paciente podem mover-se levemente enquanto ela realiza esse exercício.

- Iniciar com movimentos suaves das 12 para as 6 horas (o exercício básico de inclinação pélvica).
- Passar então das 3 horas (transferência de peso para o quadril esquerdo) para as 9 horas (transferência de peso para o quadril direito) e vice-versa.
- Mover-se então lentamente no sentido horário das 12 para as 3, para as 6 e para as 9 horas, retornando para as 12 horas. Com a repetição, o movimento poderá se tornar um pouco mais rápido.

Com a prática, os movimentos se tornarão automáticos, rítmicos e não exigirão muita concentração em cada número do relógio. Deve-se continuar a respirar de forma relaxada durante o exercício e não forçar qualquer parte do movimento. Se a paciente tiver dificuldade com o movimento, fazer um relógio "menor" até que a coordenação melhore.

Progressões do relógio pélvico. Usar a imagem visual de um mostrador de relógio cortado na metade de modo que haja um lado direito e um lado esquerdo e uma metade de cima e uma metade de baixo. Fazer a mulher mover a pelve ao longo do arco de um lado e voltar pelo meio do relógio, depois mover a pelve pelo lado oposto e voltar pelo meio. Inicialmente, a mulher poderá observar assimetria ao comparar as metades; isso melhora com o tempo.

- Assim que a paciente entender que é capaz de fazer o padrão no sentido horário, fazer movimentos anti-horários em todas as atividades acima e depois progredir os exercício para a posição sentada.

Flexões de tronco

- Os abdominais ascendentes e abdominais descendentes são exercícios clássicos, mas não devem ser usados durante a gestação. Se determinada mulher optar por continuar com as flexões de tronco, esses exercícios apenas deverão ser usados nos estágios iniciais da gravidez *se forem tolerados e não houver diástase do reto do abdome.* A gestante protege a linha alba com as mãos cruzadas sobre o abdome (ver Fig. 25.11), enquanto faz as flexões de tronco.
- Essa precaução também deve ser seguida ao serem feitos exercícios abdominais diagonais (para enfatizar a contração dos músculos oblíquos). A mulher levanta um ombro na direção da lateral do joelho oposto, faz os abdominais ascendentes e descendentes e protege a linha alba com as mãos cruzadas sobre o abdome.

Fortalecimento modificado dos membros superiores e inferiores

À medida que o abdome vai se alargando, torna-se impossível assumir confortavelmente o decúbito ventral. Os exercícios que seriam feitos em decúbito ventral precisam ser modificados.

Flexões de braço em pé

Posição da paciente e procedimento: em pé, de frente para uma parede, pés apontando diretamente para a frente, separados na largura dos ombros e distantes da parede no comprimento do braço. As palmas são colocadas contra a parede na altura dos ombros. Fazer a mulher flexionar lentamente os cotovelos, aproximando a parte superior do corpo da parede, mantendo uma inclinação pélvica estável e os calcanhares no solo. Os cotovelos devem estar na altura dos ombros. Ela então empurra lentamente com os braços, trazendo o corpo de volta para a posição original.

Ponte em decúbito dorsal

Posição da paciente e procedimento: decúbito dorsal com joelhos fletidos e pés apoiados. Fazer a paciente realizar uma inclinação pélvica posterior e então levantar a pelve do solo. Ela pode fazer pontes repetidas vezes ou manter a posição da ponte e flexionar e estender alternadamente os membros superiores para enfatizar a função estabilizadora dos extensores do quadril e musculatura do tronco (ver Fig. 20.28).

Levantamento de perna em quatro apoios

Posição da paciente e procedimento: apoiada sobre mãos e joelhos (as mãos podem estar fechadas ou espalmadas). Instruir a mulher a realizar primeiro uma inclinação pélvica posterior, depois levantar lentamente uma perna, estendendo o quadril para um nível não mais alto do que a pelve enquanto mantém a inclinação pélvica posterior (Fig. 25.12). Ela então abaixa lentamente a perna e repete com o lado oposto. O joelho pode permanecer flexionado ou estendido durante o exercício. Monitorar esse exercício e descontinuá-lo se ocorrer sobrecarga nas articulações ou ligamentos sacroilíacos. Se a mulher não puder estabilizar a pelve enquanto levanta a perna, fazer com que apenas deslize uma perna posteriormente pelo solo e retorne (ver Fig. 16.50A).

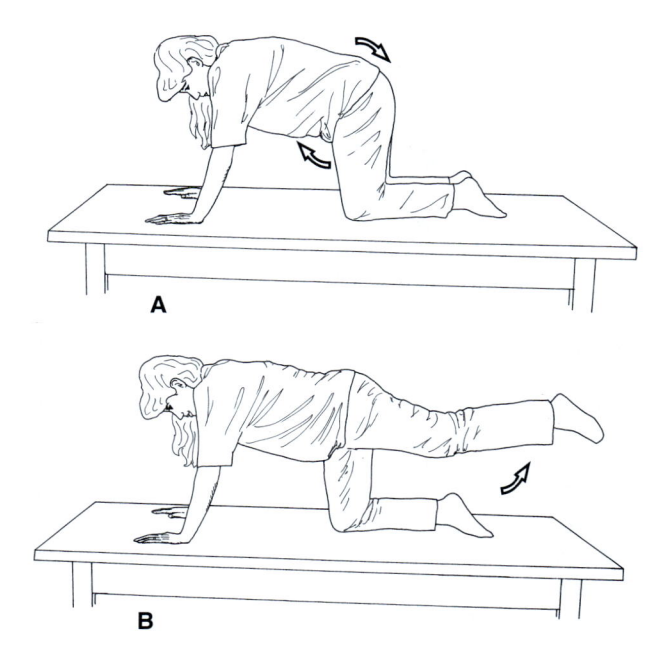

Figura 25.12 Levantamento de perna em quatro apoios. **(A)** A paciente assume a posição de quatro apoios com inclinação pélvica posterior. **(B)** A perna é levantada apenas até que esteja alinhada com o tronco.

Agachamento modificado

Os deslizamentos na parede e exercícios de agachamento com suporte são usados para fortalecer os extensores do quadril e do joelho a fim de obter uma boa mecânica corporal e também para ajudar a alongar a área perineal e favorecer a flexibilidade durante o processo do parto. Além disso, se a mulher desejar usar o agachamento para o trabalho de parto e expulsão, os músculos precisam ser fortalecidos e submetidos a um treinamento de resistência antecipadamente.

- *Posição da paciente e procedimento:* em pé, com a coluna encostada na parede e os pés separados na largura dos ombros. A mulher desliza a coluna parede abaixo enquanto os quadris e joelhos flexionam apenas até a posição que seja confortável, depois retorna também deslizando (ver Fig. 20.29).
- *Posição da paciente e procedimento:* em pé, com os pés separados na largura dos ombros ou mais, de frente para um balcão, cadeira ou parede na qual possa apoiar as mãos e/ou antebraços para suporte. A mulher agacha lentamente o máximo que for confortável, mantendo os joelhos separados e acima dos pés, com a coluna retificada. Para proteger os pés, ela deve usar calçados com bom suporte para o arco. Uma mulher com problemas de joelho deve fazer apenas uma amplitude parcial do agachamento. Para os melhores resultados durante o agachamento no estágio 2 do trabalho de parto (expulsão), aumentar a duração do agachamento gradualmente para 60 a 90 segundos, conforme a tolerância.

Retração escapular

Quando os exercícios de retração escapular se tornarem difíceis em decúbito ventral, a mulher poderá conti-

nuar o fortalecimento na posição sentada ou em pé (ver Figs. 17.46 e 17.47).

Flexibilidade do períneo e dos adutores

Além dos exercícios de agachamento modificado descritos no texto anterior, esses exercícios de flexibilidade preparam as pernas e a pelve para o parto.[7,93,120] Descontinuar se ocorrer qualquer irritação ou dor na sínfise púbica.

Autoalongamento

- *Posição da paciente e procedimento:* decúbito dorsal ou lateral. Instruir a paciente para que abduza os quadris e tracione os joelhos em direção aos lados do tórax e mantenha a posição pelo máximo de tempo que for confortável (contando pelo menos até 10).
- *Posição da paciente e procedimento:* sentada sobre um banquinho com os quadris abduzidos o máximo possível de tempo que for confortável e a planta dos pés inteiramente apoiada no chão. Curvar-se para a frente levemente no nível dos quadris (mantendo neutra a região lombar da coluna vertebral) ou pressionar suavemente os joelhos para fora com as mãos para obter um alongamento adicional.

Exercícios de relaxamento e respiração para uso durante o trabalho de parto

O desenvolvimento da habilidade de relaxar requer a percepção de esforço e tensão muscular. As técnicas de relaxamento consciente permitem que a pessoa controle e lide com uma variedade de cargas impostas, permanecendo mentalmente alerta para a tarefa que tem em mãos, ao mesmo tempo que relaxa os músculos tensos que são supérfluos para a atividade (ver Cap. 4). Isso é de importância particular durante o trabalho de parto e expulsão, quando há momentos em que a mulher deve relaxar e permitir que os processos fisiológicos ocorram sem tensão excessiva nos músculos que não estão relacionados.[93] Técnicas adicionais de relaxamento para lidar com o estresse estão descritas no Capítulo 14. As diretrizes adiante são mais efetivas para a mulher gestante se forem praticadas de forma consistente em preparo para o trabalho de parto e expulsão.

Imagem visual

Usar música instrumental e orientação verbal. Instruir a mulher para que se concentre em uma imagem relaxante como uma praia, montanhas ou seu local de férias favorito. Sugerir que ela enfoque a mesma imagem ao longo da gestação, de modo que a imagem possa ser trazida para o nível consciente quando identificar a necessidade de relaxar durante o trabalho de parto. Foi constatado que essas técnicas ajudam em várias condições dolorosas, bem como para diminuir a ansiedade.[89]

Contrações isométricas intermitentes

- Fazer a mulher se deitar em uma posição confortável.

- Iniciar com a parte inferior do corpo. Instruir para que contraia suavemente e depois relaxe primeiro os músculos dos pés, depois das pernas, coxas, assoalho pélvico e nádegas.
- Em seguida, progredir para os membros superiores e tronco, depois para o pescoço e músculos da face.
- Reforçar a importância de permanecer acordada e ciente das sensações contrastantes dos músculos. Enfatizar o "amolecimento" dos músculos à medida que a sessão continua.
- Acrescentar à rotina uma respiração profunda, lenta e relaxada.

Tensão seletiva

Progredir o treinamento enfatizando a conscientização dos músculos em contração em uma parte do corpo ao mesmo tempo permanecendo relaxada em outras partes. Por exemplo, enquanto ela estiver tensionando os punhos e membros superiores, os pés e pernas deverão estar soltos. Reforçar a comparação entre as duas sensações e a habilidade de controlar tanto a tensão como o relaxamento.

Recomendação clínica

Enquanto pratica *tensão seletiva*, a paciente trabalha com uma parceira que agita suavemente o membro que está "relaxado" para certificar-se de que não há tensão nele.

Respiração

- A respiração profunda e lenta (com relaxamento da porção superior do tórax) é o método mais eficiente de trocar o ar para ser usada com as técnicas de relaxamento e respiração controlada durante o trabalho de parto.
- Ensinar a mulher a relaxar o abdome durante a inspiração de modo que dê a sensação de estar "enchendo" a cavidade abdominal. Durante a expiração, a cavidade abdominal torna-se menor; a contração ativa dos músculos do abdome não é necessária com a respiração relaxada.
- Para impedir que haja hiperventilação, enfatizar uma frequência respiratória lenta. Alertar a mulher para diminuir a intensidade da respiração caso ela sinta tontura ou formigamento nos lábios e nos dedos.

Relaxamento e respiração durante o trabalho de parto

Primeiro estágio

À medida que o trabalho de parto progride, as contrações do útero tornam-se mais fortes, longas e próximas umas das outras. O relaxamento durante as contrações torna-se mais difícil. Fornecer à mulher sugestões de técnicas para poder assisti-la no relaxamento.[93]

- Assegurar que a mulher tenha o apoio emocional do pai da criança, um membro da família ou amigo especial que dê encorajamento e ajude no conforto geral.

- Buscar posições confortáveis como caminhar, ficar em quatro apoios, deitar sobre travesseiros ou sentar-se sobre uma bola suíça (Fig. 25.13); incluir movimentos rítmicos repetidos suaves, como o balanço pélvico.
- Respirar lentamente durante cada contração; usar a imagem visual (p. ex., músculos que amolecem como manteiga) e tentar fazer com que a mulher relaxe em cada contração. Algumas mulheres acham útil enfocar sua atenção em um objeto visual específico. Outras sugestões incluem cantar, falar ou gemer durante cada contração para impedir que a mulher prenda a respiração; e encorajar a respiração lenta.
- Durante a transição (quase no final do primeiro estágio) há em geral um ímpeto de forçar a expulsão. Ensinar a mulher a usar técnicas de sopro rápido, usando as bochechas e não os músculos do abdome, para vencer o desejo de expelir até que chegue o momento apropriado.
- Massagear ou aplicar pressão em qualquer área que esteja desconfortável ou doendo, como a região lombar da coluna vertebral. Usar as mãos pode ser útil para tirar o foco das contrações.
- Aplicar calor ou frio para sintomas locais; enxugar a face com um pano úmido.

Segundo estágio

Logo que tiver ocorrido a dilatação do colo uterino, a mulher pode tornar-se ativa no processo do nascimento, ajudando o útero durante a contração e forçando o bebê para baixo no canal do nascimento.[93] Ensinar a ela as técnicas adiante:

- Enquanto estiver forçando para baixo, inspirar, contrair a parede abdominal e lentamente expirar. Isso causa aumento da pressão dentro do abdome, juntamente com o relaxamento do assoalho pélvico.

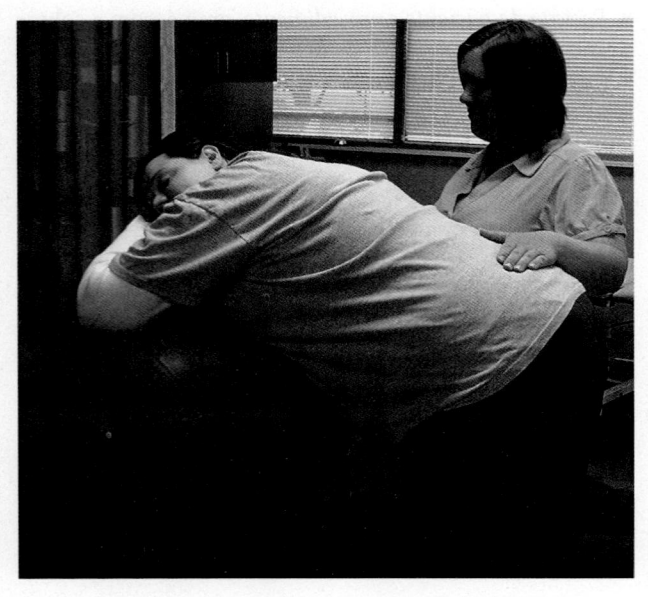

Figura 25.13 O uso de uma bola para dar estabilidade durante o trabalho de parto pode proporcionar alívio da dor lombar e o conforto dos movimentos rítmicos, relaxantes. A doula pode massagear os músculos da coluna vertebral e/ou quadril e aplicar calor ou gelo, se desejado.

Precaução: dizer à mulher que se ela prender a respiração ocorrerá aumento da tensão e resistência no assoalho pélvico. Além disso, o esforço com uma glote fechada, conhecido como manobra de Valsalva, tem efeitos adversos no sistema cardiovascular.

- Para máxima eficiência, manter o relaxamento nos membros, especialmente nas pernas e no períneo. Manter a face e mandíbula relaxadas ajuda.
- Entre as contrações, fazer relaxamento corporal total.
- À medida que o bebê estiver nascendo, apenas "deixar acontecer" e respirar levemente de forma ofegante ou com suspiros para relaxar o assoalho pélvico enquanto ele é distendido.

Posturas e exercícios perigosos durante a gestação

Elevação bilateral das pernas estendidas. Este exercício tipicamente impõe mais sobrecarga aos músculos abdominais e região lombar da coluna vertebral do que se pode tolerar. Pode causar lesões lombares ou diástase do músculo reto do abdome e, portanto, não deve ser tentado.

Exercício do "hidrante". Este exercício é feito em quatro apoios, e um quadril fica abduzido e em rotação lateral a cada vez (a "imagem" de um cão ao lado de um hidrante). Se a perna for elevada alto demais, a articulação sacroilíaca e as vértebras lombares poderão ser sobrecarregadas. Deve ser evitado por qualquer mulher que tenha sintomas preexistentes na articulação sacroilíaca ou caso esses sintomas se desenvolvam.

Extensão de quadril em quatro apoios. Este exercício pode ser feito com segurança apenas conforme a explicação dada previamente neste capítulo (ver Fig. 25.12). Torna-se perigoso e pode causar dor lombar quando a perna é elevada além da amplitude fisiológica de extensão, fazendo com que a pelve se incline para a frente e a região lombar da coluna vertebral se hiperestenda.

Atividades com apoio de peso unilateral. O apoio de peso sobre uma perna (que inclui a postura desleixada em pé com a maior parte do peso transferido para uma perna e a pelve inclinada para baixo no lado oposto) durante a gestação pode causar irritação da articulação sacroilíaca e deve ser evitada por mulheres com sintomas preexistentes na articulação sacroilíaca. O apoio de peso unilateral também pode causar problemas de equilíbrio em virtude do aumento do peso corporal e transferência do centro de gravidade. Essa postura torna-se um problema significativo no pós-parto quando a mulher carrega a criança em crescimento sobre um quadril. Qualquer assimetria torna-se acentuada, e podem desenvolver-se compensações dolorosas.

Exercícios essenciais para o período pós-parto

Depois de um parto vaginal sem complicações, os exercícios podem ser iniciados assim que a mulher sentir-se capaz de exercitar-se e tiver sido liberada por seu médico ou parteira.[4,6,67,87,88,93,51,108,117]

Fortalecimento do assoalho pélvico. Os exercícios devem ser retomados o mais cedo possível após o parto. Esses exercícios podem aumentar a circulação e ajudam a cicatrizar as lacerações ou a episiotomia. Combinar contrações do assoalho pélvico com a amamentação ou trocas do bebê pode ajudar a integrá-las na rotina diária. Quando estiver tratando na clínica uma paciente pós-parto, enfatizar a necessidade de fazer os exercícios para o assoalho pélvico durante toda a vida, em especial quando for erguer um peso ou fazer um esforço significativo, para permitir que os músculos do assoalho pélvico proporcionem "absorção de choques" e sustentação adicionais ao tronco.

Correção de diástase do músculo reto do abdome. O procedimento de teste para diástase do músculo reto do abdome foi descrito previamente neste capítulo. Deve-se ensinar esse teste para a mãe, e ela deve ser encorajada a realizá-lo no terceiro dia pós-parto. Os exercícios corretivos (ver Fig. 25.11) devem continuar até que a separação tenha dois dedos de largura ou menos. Nesse momento, pode ser retomado um exercício abdominal mais vigoroso.

Exercícios aeróbios e de fortalecimento. Assim que a mulher sentir-se capaz, os exercícios cardiopulmonares e o treinamento de resistência leve poderão ser retomados com aumento gradual da intensidade. Sugere-se um exame físico (inclusive com uma avaliação da integridade do assoalho pélvico) antes do início do exercício vigoroso ou treinamento esportivo específico.

Precauções: como a mulher talvez não seja vista para instrução dos exercícios após o parto, deverá ser informada das precauções a seguir.

- Se o sangramento aumentar ou tornar-se vermelho vivo, o exercício deverá ser protelado. Dizer a ela para repousar mais e permitir um tempo de recuperação mais longo.
- A frouxidão articular poderá estar presente por algum tempo depois do parto, especialmente se ela estiver amamentando. Devem ser tomadas precauções para proteger as articulações, conforme já descrito.[7,120,125] É importante um tempo adequado de aquecimento e desaquecimento.

PARTO CESÁREO

Uma cirurgia do tipo *cesariana* promove a saída do bebê por meio de uma incisão na parede abdominal e útero em vez de através da pelve e vagina.[3,52,54,60,67] Pode ser usada anestesia geral, raquidiana ou epidural.

Dados relevantes para os fisioterapeutas

Riscos cirúrgicos

O parto cesáreo (cesariana) tem atualmente a mais alta ocorrência de todos os tempos e é o procedimento cirúrgico mais comum em todo o mundo. Em 2013, nos Estados

Unidos, o número total de cesarianas teve uma taxa recorde de 32,7%.[62] Essa taxa tem oscilado bastante nas últimas 3 a 4 décadas, em parte dependendo do tipo de hospital e população atendida por ele. Desde o início dos anos de 1990, o American College of Obstetricians and Gynecologists (ACOG) vem desencorajando partos cesáreos repetidos como prática de rotina, e a meta da *Healthy People 2010* era reduzir para 15% a taxa primária e para 63% a taxa-alvo nas cesarianas repetidas.[127] O movimento pelo Parto Normal após Cesariana (*Vaginal Birth After Cesarean*, VBAC) foi um fator importante para reduzir os partos cesáreos entre 1990 e 1996; contudo, desde então, as taxas continuaram a subir. A comunidade médica continua discutindo os benefícios e malefícios, de curto e de longo prazo, tanto para a mulher como para o bebê, de uma tentativa de trabalho de parto após um parto cesáreo prévio. As pacientes grávidas terão muitas dúvidas com respeito a essas evidências. Al-Zirqi et al.[2] identificaram fatores de risco específicos para ruptura uterina com um VBAC e determinaram que o risco absoluto era baixo (5/1.000 partos; n = 18.794). Contudo, o uso de indução com prostaglandina aumentava de modo significativo as chances de ruptura, em comparação com o trabalho de parto espontâneo.

Recentemente, a percepção de "conveniência" do parto cesáreo tem sido considerada um fator importante, levando ao aumento não apenas das cesáreas repetidas como também eletivas. Na verdade, as evidências são conflitantes de que o parto cesáreo possa ajudar a prevenir uma futura disfunção do assoalho pélvico.[9,55,60,116] Esses riscos e benefícios continuarão sendo discutidos enquanto a literatura apresentar com detalhes as consequências maternas e fetais. Como as estatísticas continuam flutuando e outras mudanças serão inevitáveis, conforme nosso sistema de saúde evolui, os fisioterapeutas precisam estar preparados para abordar essas questões com todas as pacientes gestantes, de modo que as mulheres grávidas tomem conhecimento dos riscos e benefícios de cada escolha para tomar decisões bem informadas.[2,9,54,60,74,83,116,120,123]

Intervenções

Reabilitação do assoalho pélvico. As mulheres que tiveram um parto cesáreo podem também requerer a reabilitação do assoalho pélvico. Muitas mulheres vivenciam um trabalho de parto prolongado, incluindo um segundo estágio longo (forçando a expulsão) antes que seja considerada necessária uma cesárea. Portanto, a musculatura do assoalho pélvico e os nervos pudendos e levantador do ânus nem sempre são poupados. Também, a gestação em si cria uma distensão significativa da musculatura e de outros tecidos moles do assoalho pélvico.

Reabilitação pós-cirúrgica. A intervenção pós-parto para a mulher que teve um parto cesáreo é similar à da mulher que teve um parto vaginal. Contudo, a cesárea é uma cirurgia abdominal de grande porte com todos os riscos e complicações de tais cirurgias e, portanto, a mulher pode também necessitar de uma reabilitação pós-cirúrgica ge-

ral.[54,60,120] Os comprometimentos e diretrizes de tratamento são resumidos no Quadro 25.8.

Suporte emocional. Todas as aulas de preparo pré-natal não orientam adequadamente nem preparam os casais para a experiência do parto cesáreo. Como resultado, a mulher com um parto cesáreo não planejado geralmente sente-se como se seu corpo a tivesse deixado em falta, o que causa mais emoções conflitantes do que uma mulher que vivenciou o parto vaginal "normal".

Atividades sugeridas para a paciente após um parto cesáreo

Exercícios

- Instruir a mulher durante sua gestação para que aprenda todos os exercícios apropriados, com as precauções indicadas.
- Instruir a mulher para iniciar os exercícios preventivos o mais cedo possível durante o período de recuperação.[52,67,93,94]
  - Iniciar bombeamento circulatório do tornozelo, amplitude de movimento (ADM) ativa de membros inferiores e caminhada para promover a circulação e prevenir estase venosa.
  - Iniciar exercícios do assoalho pélvico para recuperar a força, função e controle dos músculos do períneo.
  - Usar respiração profunda, tosse ou sopros para prevenir complicações pulmonares (ver instruções adiante).
- Progredir os exercícios abdominais lentamente. Verificar se há diástase do músculo reto do abdome e proteger a área da incisão para melhorar o conforto. Iniciar técnicas isométricas que não causem cansaço e progredir conforme a tolerância, com base no grau de separação.[52,67,93,94,120]
- Ensinar correção da postura, se necessário. Treinar novamente a percepção postural e ajudar a realinhar a postura com exercícios terapêuticos indicados. Desenvolver controle dos músculos do complexo do ombro já que respondem ao aumento da carga proveniente dos cuidados com o recém-nascido.
- Reforçar o valor das técnicas de respiração diafragmática profunda para ventilação pulmonar, especialmente ao exercitar-se, e das técnicas de respiração relaxada para aliviar o estresse e promover relaxamento.
- A mulher deve esperar pelo menos 6 a 8 semanas antes de retomar o exercício vigoroso. Enfatizar a importância de progredir para uma intensidade segura e controlada e não esperar começar no nível em que estava antes da gestação.

Tosse ou bufo

Em seguida a uma cesariana, a tosse é difícil por causa da dor no local da incisão. Uma alternativa é bufar.[93] O bufo é uma expiração causada pela contração dos abdominais superiores para cima e para dentro, contra o diafragma, empurrando o ar para fora dos pulmões. Os músculos abdominais são tracionados para cima e para dentro, ao invés de serem empurrados para fora, causando diminuição na

QUADRO 25.8	DIRETRIZES DE TRATAMENTO
	Pós-parto cesáreo

Comprometimentos e limitações estruturais e funcionais potenciais

Risco de complicações pulmonares, gastrintestinais ou vasculares
Dor e desconforto pós-cirúrgico
Desenvolvimento de aderências no local da incisão
Má postura
Disfunção do assoalho pélvico
- Incontinência urinária ou fecal
- Prolapso dos órgãos
- Hipertonia
- Percepção proprioceptiva fraca e atrofia por desuso
- Dor em toda a cintura pélvica/tronco
Fraqueza abdominal, diástase do músculo reto do abdome
Restrições funcionais gerais do pós-parto

Plano de atendimento	Intervenções
1. Melhorar a função pulmonar e diminuir o risco de pneumonia.	1. Instruções sobre respiração, tosse e/ou bufos.
2. Diminuir a dor na incisão durante a tosse, movimento ou amamentação.	2. TENS pós-operatória; suportar a incisão com travesseiro ao tossir ou amamentar. Suporte da incisão com travesseiro ou as mãos com educação para os movimentos sobre os cuidados com a incisão e risco de lesão.
3. Prevenir complicações vasculares ou gastrintestinais pós-cirúrgicas.	3. Exercícios ativos das pernas. Deambulação precoce. Ensinar massagem abdominal para estimular a peristalse.[63]
4. Favorecer a circulação e cicatrização na incisão; prevenir a formação de aderências.	4. Exercício abdominal suave com suporte da incisão. Mobilização da cicatriz com massagem transversa.
5. Diminuir o desconforto pós-cirúrgico decorrente da flatulência, coceira ou cateteres.	5. Instrução sobre o posicionamento, massagem e exercícios de sustentação.
6. Corrigir a postura.	6. Instrução postural, particularmente com respeito aos cuidados com a criança.
7. Prevenir lesões e reduzir a dor lombar.	7. Instrução sobre imobilização da incisão e posicionamento para as AVD. Instrução sobre mecânica corporal.
8. Prevenir disfunção no assoalho pélvico.	8. Exercícios para o assoalho pélvico. Orientação relativa aos fatores de risco e tipos de disfunção do assoalho pélvico.
9. Desenvolver força abdominal.	9. Progressão dos exercícios abdominais, incluindo exercícios corretivos para diástase do músculo reto do abdome.

pressão dentro da cavidade abdominal e menos distensão da incisão. Os bufos precisam ser feitos rapidamente para gerar uma força suficiente para expelir o muco. Instruir a paciente para que suporte a incisão com o travesseiro ou as mãos e diga um "rá" de forma forçada e repetitiva enquanto se concentra nos músculos do abdome.

Intervenções para aliviar a dor por gases intestinais

Massagem ou compressão abdominal. A paciente se posiciona em decúbito dorsal ou sobre o lado esquerdo. Isso é muito eficaz e costuma ser feito com movimentos longitudinais ou circulares. Começar no lado direito sobre o cólon ascendente, massageando para cima, depois massagear através do cólon transverso da direita para a esquerda e acompanhando o cólon descendente, então finalizar com uma massagem em "S" ao longo do cólon sigmoide. Isso pode ser particularmente eficaz para estimular o peristaltismo e melhorar a constipação em geral.[63]

Inclinação e/ou ponte pélvica. Estes exercícios podem ser aliados à prática da massagem.

Ponte e torção. Peça à paciente para manter uma posição de ponte enquanto gira os quadris para a direita e para a esquerda.

Mobilização de cicatriz

A massagem transversa deve ser iniciada ao redor do local da incisão assim que tenha ocorrido cicatrização suficiente. Isso minimizará as aderências que podem contribuir para problemas posturais e dor lombar.

GESTAÇÃO DE ALTO RISCO

Uma *gestação de alto risco* é aquela que é complicada por doenças ou problemas que colocam a mãe ou o feto em risco de enfermidade ou morte antes, durante ou após o parto. As condições podem ser preexistentes, induzidas pela gestação ou causadas por uma reação fisiológica anormal durante a gestação.[54,67] A meta da intervenção médica é prevenir um parto pré-termo. Historicamente, em geral usa-se repouso no leito, como também restrição das atividades e uso de medicamentos, quando apropriado. No entanto, diretrizes da ACOG recentemente publicadas alertaram contra o uso rotineiro do repouso no leito. "Embora seja uma prática prescrita com frequência, o repouso no leito apenas raramente é indicado, e, na maioria dos casos, deve-se levar em consideração a permissão para deambulação. As pacientes que tiveram prescrição de repouso no leito prolongado ou de restrição nas atividades físicas estão em risco de tromboembolia venosa, desmineralização óssea e descondicionamento."[4] O repouso prolongado no leito pode ter um impacto não somente no sistema musculoesquelético, como também nas funções pulmonares, cardiovasculares e metabólicas. Embora essas mulheres possam no início ser atendidas em casa, o descondicionamento presente continua a criar restrições funcionais para a cliente no pós-parto em termos de força e resistência física, tornando esse cenário ideal para uma intervenção mais definida da fisioterapia. Aqui, novamente, como no caso de disfunção do assoalho pélvico, é necessário que o terapeuta tenha uma educação avançada, sendo necessário um atendimento especializado para se alcançarem bons resultados.[7,54,67,103,108,120]

Condições de alto risco

Início prematuro do trabalho de parto. Se a dilatação cervical, apagamento e/ou contrações uterinas começarem antes de 37 semanas de gestação, o parto é considerado prematuro. A saúde do bebê é, claramente, uma preocupação primária quando esses sinais estão presentes. O mecanismo que produz essa condição não está claro.[67]

Ruptura pré-termo das membranas. O saco amniótico se rompe, e o líquido amniótico é perdido antes do início do trabalho de parto. Isso pode ser perigoso para o feto se ocorrer antes que seu desenvolvimento esteja completo. O trabalho de parto pode iniciar espontaneamente depois da ruptura das membranas. A chance de infecção fetal também aumenta quando a proteção do saco amniótico é perdida. A perda do líquido amniótico é uma indicação para atenção médica imediata.

Incompetência de colo uterino. Colo uterino incompetente é a dilatação indolor do colo uterino que ocorre no segundo trimestre (depois de 16 semanas de gestação) ou no início do terceiro trimestre. A intervenção pode incluir cerclagem (grampos no colo uterino para mantê-lo fechado). Se a dilatação continuar, pode levar à ruptura prematura das membranas e ao nascimento de um feto pequeno demais para sobreviver.

Placenta prévia. A placenta insere-se muito baixo no útero, perto do colo uterino. À medida que o colo dilata, a placenta começa a separar-se do útero e pode apresentar-se antes do feto, colocando em risco a vida fetal. O sintoma primário é um sangramento intermitente, recorrente ou indolor que aumenta de intensidade.

Hipertensão ligada à gestação ou pré-eclâmpsia. Caracterizada por hipertensão, proteína na urina e retenção grave de líquidos, a pré-eclâmpsia pode progredir para convulsões, coma e morte materna caso se torne grave (eclâmpsia). Em geral, ocorre no terceiro trimestre e desaparece após o nascimento. A causa não é compreendida.

Gestação múltipla. Formam-se mais do que um feto. As complicações da gestação múltipla incluem início prematuro do trabalho de parto e do nascimento, aumento da incidência de mortalidade perinatal, baixo peso dos bebês ao nascimento e aumento da incidência de complicações maternas (p. ex., hipertensão).

Diabetes. O diabetes pode estar presente antes da gestação ou pode ocorrer como resultado do estresse fisiológico da gestação. O diabetes melito gestacional (DMG), que se apresenta na gravidez ou é identificado pela primeira vez na gestação, afeta 7% das mulheres gestantes e, em geral, desaparece depois da gestação, mas até 50% dessas mulheres podem desenvolver diabetes tipo 2 dentro de 10 anos.[30] Foi constatado que a inatividade e o ganho de peso excessivo na gestação constituem fator de risco independente para DMG.[4] Diferentemente de muitas das condições de alto risco já discutidas, as mulheres com diabetes gestacional podem ser candidatas apropriadas para o tratamento mais tradicional de fisioterapia.[4] Programas de exercícios individualizados, supervisionados, são opções excelentes. Os parâmetros dos exercícios na gestação, no caso de mulheres com diabetes gestacional, foram publicados pela American Diabetes Association em 2006.[6] Esses dados suportam a realização de exercícios aeróbios com duração limitada e com 50% da capacidade aeróbia máxima; de modo alternativo, pode ser usada a escala de Borg com uma taxa de esforço percebido (RPE) na faixa de 11 a 13 como nível máximo de atividade (ver Quadro 25.4). Com o monitoramento apropriado da atividade fetal/uterina, frequência cardíaca materna e níveis de glicose sanguíneos, exercícios com duração de 15 a 30 minutos parecem ser seguros.[67] Instruir as pacientes para monitorarem a presença de qualquer atividade uterina pós-exercício; as contrações precisam ocorrer com uma frequência menor do que a cada 15 minutos.[6,67]

O exercício pode realmente prevenir o diabetes gestacional nas mulheres grávidas obesas.[4] Em particular, tem sido mostrado que exercícios na bicicleta sem resistência ou ergômetro de braço estabilizam e reduzem os níveis de glicose.[103]

Evidências em foco

Em um estudo randomizado de mulheres acima do peso com diabetes gestacional (N = 32), o grupo controle foi tratado apenas com dieta, enquanto as mulheres restantes também participaram de um treinamento em circuito para resistência física. O grupo de dieta mais exercício foi capaz de protelar o uso da terapia com insulina até mais tarde na gestação (p < 0,05) e também teve uma menor prescrição geral de insulina (p < 0,05) do que o grupo de dieta apenas.[24] Uma revisão sistemática recente avaliou tanto a prevenção como o tratamento do diabetes gestacional, com resultados inconclusivos, possivelmente com relação a problemas de adesão. Há algumas evidências de que a atividade física na gestação contribui para o controle glicêmico e para a diminuição no uso de insulina nessas mulheres.[107]

Diretrizes e precauções no tratamento da gestação de alto risco

Todos os programas de exercícios para cada mulher com uma gestação de alto risco devem ser implantados individualmente com base no diagnóstico, limitações, exame e avaliação fisioterapêutica e consulta médica. As atividades precisam abordar as necessidades da paciente, porém não devem complicar ainda mais a condição.[7,120] As diretrizes de tratamento para a mulher que está confinada ao leito em decorrência de seu estado de alto risco estão resumidas no Quadro 25.9.

QUADRO 25.9	**DIRETRIZES DE TRATAMENTO**
	Gestação de alto risco

Comprometimentos e limitações estruturais e funcionais potenciais, e limitações da atividade

A limitação primária de atividade é a impossibilidade de sair do leito e de se movimentar no ambiente e de um o posicionamento estático prolongado, que contribui para os comprometimentos a seguir:

- Rigidez articular e dores musculares
- Fraqueza muscular e atrofia por desuso
- Complicações vasculares, incluindo o risco de trombose e diminuição do fluxo sanguíneo uterino
- Diminuição da propriocepção nas partes distais do corpo
- Constipação causada pela falta de exercício
- Alterações posturais
- Tédio

Estresse emocional; a paciente pode correr o risco de perder o bebê

Culpa por acreditar que alguma atividade causou o problema ou que a paciente não cuidou de si mesma bem o suficiente

Ansiedade sobre sua situação doméstica, filhos mais velhos, finanças ou o nascimento que está para ocorrer

Plano de atendimento	Intervenções
1. Diminuir a rigidez.	1. Instruções sobre o posicionamento; avaliar os suportes. Facilitação da mobilidade articular na amplitude disponível.
2. Manter o comprimento e volume muscular.	2. Exercícios de alongamento e fortalecimento dentro dos limites impostos pelo médico.
3. Maximizar a circulação; prevenir trombose venosa profunda.	3. Bombeamento circulatório do tornozelo; ADM.
4. Melhorar a propriocepção.	4. Atividades com movimento para o máximo de partes do corpo possível.
5. Melhorar a postura dentro dos limites disponíveis.	5. Instrução postural, modificada conforme o necessário com base no nível de atividade permitido. Técnicas de mobilidade no leito e transferências se for capaz (evitar manobra de Valsalva).
6. Aliviar o tédio.	6. Variar as atividades e o posicionamento para os exercícios; encorajar a interação com outras pessoas durante o repouso no leito (sugestões no site www.sidelines.org).
7. Favorecer o relaxamento.	7. Técnicas de relaxamento e alívio do estresse.
8. Preparar para o parto.	8. Orientação sobre o nascimento, treino respiratório e exercícios para assistir e preparar para o trabalho de parto.
9. Favorecer a recuperação pós-parto.	9. Instrução sobre os exercícios e programa domiciliar para o período pós-parto. Instrução sobre a mecânica corporal, em particular ligada aos cuidados com a criança.

Desenvolver um bom relacionamento com a paciente e instilar confiança. Monitorar de perto a paciente durante todas as atividades; reavaliá-la depois de cada tratamento e observar quaisquer alterações. É também importante ensinar a ela técnicas de automonitoramento, de modo que esteja alerta a reações adversas e responda de modo apropriado.

- O posicionamento estático prolongado é uma preocupação primária. A posição de escolha para a paciente de alto risco é o decúbito lateral esquerdo, ótimo para reduzir a pressão sobre a veia cava inferior e maximizar o débito cardíaco, desse modo favorecendo a circulação materna e fetal.
- Alguns exercícios, especialmente os exercícios abdominais, podem estimular as contrações uterinas. Quando isso ocorrer, modificar ou descontinuar esses exercícios.
- Monitorar e relatar qualquer contração uterina, sangramento ou perda de líquido amniótico.
- Não permitir a ocorrência da manobra de Valsalva. Evitar atividades que aumentem a pressão intra-abdominal. A mecânica corporal e a instrução postural podem estimular as contrações abdominais, portanto é preciso certificar-se de que a paciente não se esforce demais e monitorar de perto sintomas adversos.
- Utilizar exercícios simples. Fazer a paciente executá-los de modo lento, suave e com mínimo esforço.
- Muitas gestações de alto risco resultam em parto cesáreo, portanto, é importante orientar a mulher sobre a reabilitação do parto cesáreo.
- Incorporar máxima eficiência muscular em cada movimento.
- Ensinar à paciente técnicas de automonitoramento.

Sugestões para programas de exercícios em gestações de alto risco

As sugestões de exercícios são adaptações das intervenções que já foram descritas e devem ser consideradas para a paciente confinada ao leito com uma gestação de alto risco.[7,103,120] Os exercícios a serem incluídos estão resumidos no Quadro 25.10.

Posicionamento

- Decúbito lateral esquerdo para prevenir compressão da veia cava, favorecer o débito cardíaco e diminuir o edema nos membros inferiores.
- Travesseiros entre os joelhos e sob o abdome quando em decúbito lateral.
- Decúbito dorsal por curtos períodos, com um calço colocado sob o quadril direito para diminuir a compressão da veia cava inferior (ver Fig. 25.10).
- Decúbito ventral modificado (decúbito lateral, parcialmente rodado para o ventral, com um travesseiro sob o abdome) para diminuir o desconforto e pressão na região lombar.

ADM

- ADM ativa de todas as articulações.

QUADRO 25.10	Exercícios no leito para gestação de alto risco

- Paciente em decúbito dorsal (com uma cunha sob o quadril direito), semirreclinada ou em decúbito lateral
- ADM cervical ativa e encaixe do queixo
- Circundução do ombro para trás (retração escapular); apontar os ombros para o teto (protração)
- Padrões diagonais unilaterais de membro superior
- Flexão/extensão de ombro e cotovelo; circundução do braço em decúbito lateral
- Pronação/supinação de antebraço; flexão/extensão do punho, abrir e fechar as mãos
- Inclinações pélvicas
- Exercícios abdominais (consultar antes o médico)
- Exercícios de assoalho pélvico (consultar antes o médico)
- Isométricos intermitentes de quadríceps e glúteos
- Exercícios unilaterais de abdução/adução e rotação medial/lateral de quadril
- Flexão/extensão unilateral de quadril e joelho em decúbito lateral
- Bombeamento de tornozelo, circundução de tornozelo, "alfabeto" com o tornozelo
- Flexão/extensão dos dedos do pé

- Os movimentos devem ser lentos, não forçados e através da amplitude completa, se possível.
- Ensinar o exercício em uma posição neutra para a gravidade caso a ADM antigravitacional seja muito cansativa.
- Individualizar o número de repetições e a frequência para a condição da mulher.

Deambular/ficar em pé

Historicamente, sair da cama era contraindicado nas gestações de alto risco; é provável que isso continuará evoluindo em contextos variados de cuidados da saúde.[4] No passado, as mulheres se levantavam apenas para ir ao banheiro ou tomar banho. Quando for permitido:

- Encorajar boa postura na deambulação.
- Caminhar na ponta dos dedos ou com os calcanhares para enfatizar os músculos do quadril e da coxa.
- Agachamento suave na amplitude parcial para enfatizar os músculos do quadril e da coxa.

Técnicas de relaxamento, mobilidade no leito e atividades de transferência

- Relaxamento, como na gestação sem complicações.
- Mover-se no leito para a cabeceira, para os pés e lateralmente.
- Rolamento em bloco: incorporar pescoço, membros superiores e inferiores para auxiliar o movimento.
- Decúbito dorsal para sentado: usar técnica de rolamento em bloco assistida pelos braços.

Preparo para o trabalho de parto

- Técnicas de relaxamento.
- Substituições para o agachamento: decúbito dorsal, sentado ou decúbito lateral aproximando joelhos flexionados em direção ao tórax (os quadris precisarão estar abduzidos).

- Relaxamento do assoalho pélvico.
- Exercícios respiratórios: minimizar as expirações abdominais forçadas.

Instrução de exercícios pós-parto

As instruções são as mesmas já descritas na seção de gestação sem complicações.

ATIVIDADES DE APRENDIZADO INDEPENDENTE

Pensamento crítico e discussão

1. Descreva três alterações normais da gestação que afetarão a tolerância aos exercícios.
2. Explique a importância clínica da diástase do músculo reto do abdome, o procedimento de teste e os exercícios corretivos.
3. Diferencie entre dor lombar postural e sacroilíaca na paciente gestante.
4. Nomeie cinco fatores de risco para disfunção do assoalho pélvico.
5. Quais diretrizes de exercícios são mais úteis para a mulher que não se exercitou antes de engravidar?
6. Discuta o posicionamento ideal para um trabalho de parto e expulsão sem complicações em termos de biomecânica, gravidade e conservação de energia.
7. O parto vaginal causa uma grande distensão e compressão de quais nervos?

Prática de laboratório

1. Pratique dar instruções a um parceiro de laboratório sobre como realizar os exercícios adiante. Observe se estão sendo feitos do modo correto. Reverta a experiência e dê *feedback* ao seu parceiro.
   - Exercícios para diástase do músculo reto do abdome.
   - Exercício do relógio pélvico.
   - Respiração e relaxamento para diferentes estágios do trabalho de parto e expulsão.
2. Pratique dar instruções e obter *feedback* verbal quanto ao sucesso das instruções para treino de percepção e exercícios de fortalecimento do assoalho pélvico
3. Observe uma aula de exercícios para mulheres grávidas. Faça uma crítica da efetividade e abrangência da instrução.

Estudos de caso

Caso 1

V. é uma mulher grávida de 32 anos de idade encaminhada com diagnóstico de "dor lombar" que se tornou intensa com 24 semanas de gestação. Ela relata sintomas à esquerda na região lombar/torácica, à direita na região costal/peitoral anterior e na região cervical, que estão piorando à medida que a gestação progride. Antes da gestação, ela usava um sutiã feito sob medida (32-MM) que está agora pequeno demais e proporciona suporte inadequado. O uso desse sutiã intensifica em muito os sintomas cervicais e na parte descendente do músculo trapézio. Usar um sutiã esportivo ou ficar em pé por mais de 10 a 15 minutos causa aumento dos sintomas lombares. A dor é intensamente limitante para suas atividades diárias, tanto em casa como na comunidade. Ela tem dificuldade para subir escadas, fazer compras, lavar roupas e outras tarefas de casa. Ela fica acordada à noite por causa da dor e também relata dormência nas pernas à noite. Ela é uma mãe solteira com um filho de 6 anos. A história médica pertinente inclui: ganho ponderal de 45 kg na gestação anterior; parto cesáreo; remoção de tecido mamário com fibrocistos 3 vezes. Nenhuma condição médica sistêmica nem uso de medicamentos além das vitaminas pré-natais. Peso atual: 107 kg, altura: 1,65 m.

Achados clínicos

A avaliação postural revela cabeça e ombros acentuadamente anteriorizados com rotação medial nas duas articulações do ombro, lordose significativa (cervical e lombar), *recurvatum* bilateral, diminuição dos arcos longitudinais, aumento da base de apoio com rotação lateral (RL) excessiva dos dois quadris. Todos os movimentos dinâmicos são inibidos pela dor: transferências de peso frequentes e transições assimétricas, padrão de marcha antálgica com aumento da RL dos quadris. A extensão lombar e a rotação cervical (esquerda) são as mais limitadas pela dor e espasmo.

Diástase do músculo reto do abdome de 9 cm observada acima do umbigo; força abdominal 3-/5. Referências anatômicas pélvicas difíceis de avaliar em decorrência do tecido adiposo; o comprimento das pernas parece ser igual. Leve hipersensibilidade à palpação sobre a sínfise púbica.

- Identifique os comprometimentos e limitações funcionais.
- Identifique as metas que tratam dos comprometimentos e limitações funcionais.
- Desenvolva um plano de tratamento que vá ao encontro das metas; identifique intervenções e parâmetros específicos, o número de vezes que ela será vista e os acompanhamentos ou encaminhamentos que você acredita que serão necessários.

Caso 2

W. é uma mulher de 71 anos de idade com uma história de incontinência e urgência urinária há 11 anos. Ela sofre acidentes frequentes com grande volume, usando 8 a 10 protetores (forros) grandes para incontinência e 8 protetores de calcinha/dia para proteção da roupa. A frequência com que urina é 13 a 16 vezes a cada 24 horas. Ela também relata constipação e dificuldade para evacuar, o que melhora quando aumenta a ingestão de fibras. A ingestão de cafeína é de 2 porções por dia. W. não fuma. Ela está muito menos ativa nas atividades sociais e comunitárias como resultado desse problema. O teste urodinâmico revela uma diminuição da capacidade da bexiga para 150 cc e confirma o diagnóstico de instabilidade do detrusor.

A história médica pertinente inclui 9 gestações com 7 nascimentos vivos (G9, P7) com uma apresentação pélvica. Dor lombar e "problemas no ciático" de longa instalação foram relatados e feitas fusões lombares quando tinha 44 e 48 anos de idade. Outra história cirúrgica inclui reparo de retocele/cistocele quando ela tinha 36 anos e histerectomia parcial quando tinha 37. Tanto a hipertensão quanto a asma são bem controladas com medicamentos.

Achados clínicos

A avaliação dos músculos do assoalho pélvico revela uma percepção sensorial ruim, diminuição do tônus em repouso e TMM de 2/5. A paciente é capaz de manter uma contração durante 4 segundos e repetir 10 "contrações rápidas" em 10 segundos. Observa-se o recrutamento acessório dos músculos abdominais. A perineometria de pressão confirma fraqueza muscular gerando pressão de 6,35 cm de água. A contração do músculo levantador do ânus é melhorada com a facilitação do alongamento do assoalho pélvico (direita > esquerda).

A força abdominal é 3/5. Diástase do músculo reto do abdome de 4,5 cm observada acima do umbigo. Padrão respiratório diafragmático presente, semValsalva com o esforço. Todos os movimentos dinâmicos do tronco estão levemente restritos em decorrência da fusão lombar.

A paciente fez tratamentos de fisioterapia cerca de 18 meses atrás e segue seu programa para a região lombar da coluna independentemente. (Por causa do limite de 10 visitas de seu plano de saúde, a paciente necessitou de atenção primária à disfunção do assoalho pélvico e incontinência.)

- Identifique os comprometimentos e limitações funcionais.
- Identifique as metas que tratam dos comprometimentos e limitações funcionais.
- Elabore um plano de tratamento que vá ao encontro das metas; identifique intervenções e parâmetros específicos, número de vezes que ela será atendida e qualquer acompanhamento ou encaminhamento que você acredita ser necessário.

Recursos na internet [em inglês]

http://www.womenshealthapta.org (seção sobre saúde da mulher, APTA)
http://www.pfdn.rti.org (Rede de Transtornos do Assoalho Pélvico)
http://www.nafc.org (Associação Nacional para Incontinência)
http://www.pelvicpain.org (Sociedade Internacional de Dor Pélvica)
http://www.sidelines.org (ajuda para gestações de alto risco)
http://sis.nlm.nih.gov/outreach/whrhome.html (recursos para a saúde da mulher)
http://www.healthywomen.org
www.ustoo.org (orientação e suporte internacional para o câncer de próstata)

REFERÊNCIAS BIBLIOGRÁFICAS

1. Abrams, P et al: The standardization of terminology of lower urinary tract function: report from the standardization sub-committee of the International Continence Society. Neurouol Urodyn 21:167–178, 2002.
2. Allen, RE, and Hanson, RW: Episiotomy in low-risk vaginal deliveries. J Am Board Fam Pract 18:8–12, 2005.
3. Al-Zirqi, I, et al: Uterine rupture after previous caesarean section. BJOG 117(7):809–820, 2010.
4. American College of Obstetricians and Gynecologists: Physical activity and exercise during pregnancy and the postpartum period. Committee Opinion No. 650. Obstet Gynecol 126:e135–e142. 2015.
5. American College of Obstetrics and Gynecology: Nutrition During Pregnancy. Available at http://www.acog.org/publications/patient_education/ bp001.cfm#pregnancy. Accessed July 29, 2010.
6. American Diabetes Association: Standards of medical care in diabetes, 2006 position statement. Diabetes Care 29:S4–S42, 2006.
7. American Physical Therapy Associatio: Perinatal Exercise Guidelines: Section on Obstetrics and Gynecology. Alexandria, VA, 1986.
8. Artal, R, and Wiswell, R: Exercise in Pregnancy. Baltimore: Williams & Wilkins, 1986.
9. Ashton-Miller, J, and DeLancey, J: On the biomechanics of vaginal birth and common sequelae. Annu Rev Biomed Eng 11:163–176, 2009.
10. Baker, PK: Musculoskeletal problems. In Steege, J, et al (eds): Chronic Pelvic Pain: An Integrated Approach. Philadelphia: WB Saunders, 215–240, 1998.
11. Barber, MD, et al: Innervation of the female levator ani muscles. Am J Obstet Gynecol 187(1):64–71, 2002.
12. Belegolovsky, I, et al: The effectiveness of exercise in treatment of pregnancy-related lumbar and pelvic girdle pain: a meta-analysis and evidence-based review. J Women's Health Phys Ther 39(2):53–64, 2015.
13. Benson, JT (ed): Female Pelvic Floor Disorders: Investigation and Management. New York: WW Norton, 1992.
14. Bø, K, et al: Constriction of the levator hiatus during instruction of pelvic floor or transversus abdominis contraction: a 4D ultrasound study. Intl Urogyn J 20(1):27–32, 2009.
15. Bø, K, et al: Lower urinary tract symptoms and pelvic floor muscle exercise adherence after 15 years, part 1. Ob & Gyn105(5):999–1005, 2005.
16. Bø, K: Pelvic floor muscle training is effective in treatment of stress urinary incontinence, but how does it work? Int Urogynecol J Pelvic Floor Dysfunct 15:76–84, 2004.
17. Bø, K, et al: Transabdominal ultrasound measurement of pelvic floor muscle activity when activated directly or via a transversus abdominis muscle contraction. Neurourol Urodynam 22:582–588, 2003.
18. Boardman, R, and Jackson, B: Below the belt: approach to chronic pelvic pain. Can Fam Physician 52(12):1556–1562, 2006.

19. Boissonnault, J, and Blaschak, M: Incidence of diastasis recti abdominis during the childbearing years. Phys Ther 68:1082–1086, 1988.

20. Borello-France, D, et al: Fecal and urinary incontinence in primiparous women: the Childbirth and Pelvic Symptoms (CAPS) Study. Obstet Gynecol 108:863–872, 2006.

21. Borg, G: Psychophysical bases of perceived exertion. Med Sci Sports Exerc 14:377–381, 1982.

22. Boston Women's Health Book Collective: The New Our Bodies, Ourselves, ed. 35. New York: Simon & Schuster, 2005.

23. Bradley, CS, et al: Bowel symptoms in women planning surgery for pelvic organ prolapse. Am J Obstet Gynecol 195(6):1814–1819, 2006.

24. Brankston, GN, et al: Resistance exercise decreases the need for insulin in overweight women with gestational diabetes mellitus. Am J Obstet Gynecol 190(1):188–193, 2004.

25. Bryant, CM, et al: A randomized trial of the effects of caffeine upon frequency, urgency and urge incontinence. Neurourol Urodyn 19:501–502, 2000.

26. Bump, R, et al: Assessment of Kegel pelvic muscle exercise performance after brief verbal instruction. Am J Obstet Gynecol 165:322–329, 1991.

27. Burgio, KL, et al: Behavioral versus drug treatment for urge urinary incontinence in older women. JAMA 280(23):1995–2000, 1998.

28. Bursch, S: Interrater reliability of diastasis recti abdominis measurement. Phys Ther 67(7):1077–1079, 1987.

29. Butler, DS, and Moseley, GL, Sunyata: Explain Pain. Adelaide: Noigroup Publications, 2003.

30. Centers for Disease Control and Prevention: Check Your Knowledge: Diabetes and Pregnancy. Available at http://www.cdc.gov/Features/DiabetesPregnancy. Accessed July 24, 2010.

31. Chiarelli, P, and O'Keefe, D: Physiotherapy for the pelvic floor. Austral J Physiother 27(4):103–108, 1981.

32. Chong, EC, et al: The financial burden of stress urinary incontinence among women in the United States. Curr Urol Rep 12(5):358–362, 2011.

33. Clapp, JF: A clinical approach to exercise during pregnancy. Clin Sports Med 13(2):443–458, 1994.

34. Clapp, JF: Exercise and fetal health. J Dev Physiol 15(1):9–14, 1991.

35. Clapp, JF: Exercise during pregnancy: a clinical update. Clin Sports Med 19(2):273–286, 2000.

36. Clapp, JF, et al: Continuing regular exercise during pregnancy: effect of exercise volume on fetoplacental growth. Am J Obstet Gynecol 186: 142–147, 2002.

37. Clinton, S, et al: Pelvic girdle pain in the antepartum population: physical therapy clinical practice guidelines linked to the International Classification of Functioning, Disability, and Health from the section on women's health and the orthopaedic section of the American Physical Therapy Association. J Women's Health Phys Ther 41(2):102–125, 2017.

38. DeLancey, JOL, and Richardson, AC: Anatomy of genital support. In Benson, JT (ed): Female Pelvic Floor Disorders: Investigation and Man- agement. New York: WW Norton, 19–26, 1992.

39. Depledge, J, et al: Management of symphysis pubis dysfunction during pregnancy using exercise and pelvic support belts. Phys Ther 85: 1290–1300, 2005.

40. Dockter, M, et al: Prevalence of urinary incontinence: a comparative study of collegiate female athletes and non-athletic controls. J Women's Health Phys Ther 31(1):12–17, 2007.

41. Dolan, L, et al: Stress incontinence and pelvic floor neurophysiology 15 years after the first delivery. BJOG 110(12):1107–1114, 2003.

42. Dorey, G, et al: Developing a pelvic floor muscle training regimen for use in a trial intervention. Physiother 95:199–208, 2009.

43. Fantl, JA, et al: Urinary Incontinence in Adults: Acute and Chronic Management. Clinical Practice Guideline No. 2, AHCPR Publication No. 96–0682. Rockville, MD: U.S. Department of HHS, Public Health Service, 1996.

44. Feldenkrais, M: Awareness Through Movement: Health Exercises for Personal Growth, ed. 1. New York: Harper & Row, 1972.

45. Figuers, C, et al: "A Comparison of Pelvic Floor Muscle Activity and Urinary Incontinence Between Weight_Bearing Female Athletes and Female Non_Athletes." J Women's Health Phys Ther 31(1):24–25, 2007.

46. Fisher, K, and Riolo, L: What is the evidence regarding specific methods of pelvic floor exercise for a patient with urinary stress incontinence and mild anterior wall prolapse? Phys Ther 84(8):744–753, 2004.

47. FitzGerald, MP, et al: Risk factors for anal sphincter tear during vaginal delivery. Obstet Gynecol 109:29–34, 2007.

48. FitzGerald, M, et al: Randomized multicenter clinical trial of myofascial physical therapy in women with interstitial cystitis/painful bladder syndrome and pelvic floor tenderness. J Urology 187:2113–2118, 2012.

49. Frahm, J: Strengthening the pelvic floor. Clin Man Phys Ther 5(3): 30–33, 1985.

50. Freyder, SC: Exercising while pregnant. J Orthop Sports Phys Ther 10: 358–365, 1989.

51. Garshasbi, A, and Faghih Zadeh, S: The effect of exercise on the intensity of low back pain in pregnant women. Int J Gynaecol Obstet 88(3): 271–275, 2005.

52. Gent, D, and Gottlieb, K: Cesarean rehabilitation. Clin Man Phys Ther 5:14, 1985.

53. Giarenis, I, and Robinson, D: Prevention and management of pelvic organ prolapse. F1000Prime Reports 6:77, 2014.

54. Gilbert, E, and Harman, J: High-Risk Pregnancy and Delivery, ed. 1. St. Louis: CV Mosby, 1986.

55. Glazener, C, et al: Childbirth and prolapse: long-term associations with the symptoms and objective measurement of pelvic organ prolapse. Brit J Gynecol 120:161–168, 2013.

56. 5Goldberg, R: Effects of pregnancy and childbirth on the pelvic floor. In Culligan, P, and Goldberg, R (eds): Urogynecology in Primary Care. London: Springer Science and Business Media, 2007, pp 21–33.

57. Goode, PS, et al: Behavioral therapy with or without biofeedback and pelvic floor electrical stimulation for persistent post-prostatectomy incontinence: a randomized controlled trial. J Am Med Assn 305(2):151–159, 2011.

58. Gorina Y, et al: Prevalence of incontinence among older Americans. National Center for Health Statistics. Vital Health Stat 3(36), p 5, 2014.

59. Grigorescu, BA, et al: Innervation of the levator ani muscles: description of the nerve branches to the pubococcygeus, iliococcygeus, and puborec- talis muscles. Int Urogynecol J Pelvic Floor Dysfunct 19(1):107–116, 2008.

60. Guise, JM, et al: Vaginal Birth After Cesarean: New Insights. Evidence Report/Technology Assessment No. 191. AHRQ Publication No.10-E001. Rockville, MD: Agency for Healthcare Research and Quality, 2010.

61. Hagen, S, and Stark, D: Conservative prevention and management of pelvic organ prolapse in women. Cochrane Database Syst Rev 12:CD003882, 2011.

62. Hamilton, B, et.al.: Births: Preliminary data for 2013. National vital statistics reports; vol 63 no 2. Hyattsville, MD: National Center for Health Statistics, 2014. Available at http://www.cdc.gov/nchs/fastats/delivery. htm. (2013 figures) Accessed July 3, 2015.

63. Harrington, K, and Haskvitz, E: Managing a patient's constipation with physical therapy. Phys Ther Nov 86:1511–1519, 2006.

64. Hartmann, K, et al: Outcomes of routine episiotomy. JAMA 293: 2141–2148, 2005.

65. Hay-Smith, J: Therapeutic ultrasound for postpartum perineal pain and dyspareunia. Cochrane Database Syst Rev 3:CD000495. 1998.

66. Holroyd-Leduc, J, and Straus, S: Management of urinary incontinence in women. JAMA 291:986–995, 2004.

67. Irion, J, and Irion, G (eds): Women's Health in Physical Therapy. Baltimore: Lippincott Williams & Wilkins, 2010.

68. Jamieson, D, and Steege, J: The prevalence of dysmenorrhea, dyspareunia, pelvic pain, and irritable bowel syndrome in primary care practices. Obstet Gynecol 87(1):55–58, 1996.

69. Jarrell, J, et al: Consensus guidelines for the management of chronic pelvic pain. J Obstet Gynaecol Can 27(8):781–826, 2005.

70. Jarski, RW, and Trippett, DL: The risks and benefits of exercise during pregnancy. J Fam Pract 30(2):185–189, 1990.

71. Johnson, T: Gain Weight Safely During Your Pregnancy. Available at http://www.webmd.com/baby/guide/healthy-weight-gain#1 Accessed May 24, 2017.

72. Jordre, B, and Schweinle, W: Comparing resisted hip rotation with pelvic floor muscle training in women with stress urinary incontinence: a pilot study. J Women's Health Phys Ther 38(2):81–89, 2014.

73. Keeler, J, et al: Diastasis recti abdominis: a survey of women's health specialists for current physical therapy clinical practice for postpartum women. J Women's Health Phys Ther 36(3):131–142, 2012.

74. Klein, M, et al: Determinants of vaginal-perineal integrity and pelvic floor functioning in childbirth. Am J Obstet Gynecol 176(2):403–410, 1997.

75. Laine, K, et al: Prevalence and risk factors for anal incontinence after obstetric anal sphincter rupture. Acta Obst Gynecol Scand 90(4):319–324, 2011.

76. Lappen, J, and Gossett, D: Changes in episiotomy practice: evidence-based medicine in action. Expert Rev of Obstet Gynecol 5(3):301–309, 2010.

77. Legato, M: Eve's Rib: The Groundbreaking Guide to Women's Health. New York: Three Rivers Press, 2002.

78. Leveno, K, et al: Williams Manual of Obstetrics, ed. 21. McGraw-Hill Companies, New York, New York 2003.

79. Liddle, SD, and Pennick, V: Interventions for preventing and treating low-back and pelvic pain during pregnancy. Cochrane Database Syst Rev 9:CD001139, 2015.

80. Lien, K, et al: Pudendal nerve stretch during vaginal birth: a 3D com- puter simulation. Am J Obstetrics and Gynecol 192:1669–1676, 2005.

81. MacDonald, R, et al: Pelvic floor muscle training to improve urinary incontinence after radical prostatectomy: a systematic review of effectiveness. BJU International 100:76–81, 2007.

82. Mantl, J, et al: Epidemiology of genital prolapse: observations from the Oxford Family Planning Association Study. BJOG 104:579–585, 1997.

83. Markel Feldt, C: Applying the Guide to Physical Therapist Practice to women's health physical therapy: part II. J Women's Health Phys Ther 24:1, 2000.

84. Marnach, M, et al: Characterization of the relationship between joint laxity and maternal hormones in pregnancy. Ob & Gyn 101(2):331–335, 2003.

85. Mayo Clinic: Men's health: Kegel exercises for men can help improve bladder control and possibly improve sexual performance. Available at http://www.mayoclinic.org/kegel-exercises-for-men/ART-20045074?p=1. Accessed July 31, 2015.

86. Mørkved, S, and Bø, K: Effect of pelvic floor muscle training during pregnancy and after childbirth on prevention and treatment of urinary incontinence: a systematic review. Br J Sports Med 48(4):299–310, 2014.

87. Morkved, S, and Bø, K: Effect of postpartum pelvic floor muscle training in prevention and treatment of urinary incontinence: a one-year follow up. BJOG 107(8):1022–1028, 2002.

88. Morkved, S, et al: Pelvic floor muscle training during pregnancy to prevent urinary incontinence: a single-blind randomized controlled trial. Obstet Gynecol 101(2):313–319, 2003.

89. Naparstek, B: Staying Well With Guided Imagery. New York, New York, Grand Central Publishing, 2008.

90. National Association for Continence. Conditions overview. Available at http://www.nafc.org/conditions/. Accessed November 22, 2015.

91. Newman, DK, et al: An evidence-based strategy for the conservative management of the male patient with incontinence. Curr Opin Urol 24(6):553–559, 2014.

92. Nilsson-Wikmar, L, et al: Effect of three different physical therapy treatments on pain and activity in pregnant women with pelvic girdle pain: a randomized clinical trial with 3, 6, and 12 months follow-up postpar- tum. Spine 30(8):850–856, 2005.

93. Noble, E: Essential Exercises for the Childbearing Year, ed. 4. Harwich: New Life Images, Boston, 1995.

94. Noble, E: Having Twins, ed. 3. Boston: Houghton Mifflin, 2003.

95. Norwitz, E, and Robinson, J: Scientific review of The Control of Labor. Fetal Monitoring, Pregnancy and Birth. Available at http://www.obgyn.net/ fetal-monitoring/scientific-review-control-labor#sthash.qzboYgLe.dpuf. Accessed September 23, 2015.

96. Nygaard, I, et al: Pelvic organ prolapse in older women: prevalence and risk factors. Obstet Gynecol 104(3):489–497, 2004.

97. Nygaard, I, et al: Physical activity in women planning sacrocolpopexy. Int Urogyn J 18:33–37, 2007.

98. Nygaard, I, et al: Prevalence of symptomatic pelvic floor disorders in US women. JAMA 300(11):1311–1316, 2008.

99. Olsson, C, and Nilsson-Wikmar, L: Health-related quality of life and physical ability among pregnant women with and without back pain in late pregnancy. Acta Obstet Gynecol Scand 83(4):351–357, 2004.

100. Ostgaard, HC, et al: Reduction of back and posterior pelvic pain in pregnancy. Spine 19(8):894–900, 1994.

101. Palm, S: Personal correspondence with founder of Association for Pelvic Organ Prolapse Support and closed group on Facebook. November 9, 2015.

102. Paras, ML, et al: Sexual abuse and lifetime diagnosis of somatic disorders: a systematic review and meta-analysis. JAMA 302(5):550–561, 2009.

103. Pauls, J: Therapeutic Approaches to Women's Health: A Program of Exercise and Education. Gaithersburg, MD: Aspen, 1995.

104. Pennick, VE, and Young, G: Interventions for preventing and treating pelvic and back pain in pregnancy. Cochrane Database Syst Rev 18(2): CD001139, 2007.

105. Peters, AA, et al: A randomized clinical trial to compare two different approaches in women with chronic pelvic pain. Obstet Gynecol 77(5): 740–744, 1999.

106. Ribeiro, LHS, et al: Long-term effect of early postoperative pelvic floor biofeedback on continence in men undergoing radical prostatectomy: a prospective, randomized, controlled trial. J Urol184(3):1034–1039, 2010.

107. Ruchat, SM, and Mottola, M: The important role of physical activity in the prevention and management of gestational diabetes mellitus. Diabetes/Metab Res Rev29(5):334–346, 2013.

108. Sampselle, C, et al: Effect of pelvic muscle exercise on transient incontinence during pregnancy and after birth. Obstet Gynecol 91(3):406–412, 1998.

109. Sapsford, RR, et al: Co-activation of the abdominal and pelvic floor muscles during voluntary exercises. Neuro Urodynam 20:31–42, 2001.

110. Sapsford, R: Rehabilitation of pelvic floor muscles utilizing trunk stabilization. Man Ther 9(1):3–12, 2004.

111. Sapsford, RR, et al: Pelvic floor muscle activity in different sitting postures in continent and incontinent women. Arch Phys Med Rehabil 89(9):1741–1747, 2008.

112. Santiesteban, A: Electromyographic and dynamometric characteristics of female pelvic floor musculature. Phys Ther 68(3):344–351, 1988.

113. Shafik, A: A study of the continence mechanism of the external urethral sphincter with identification of the voluntary urinary inhibition reflex. J of Urology 162(6):1967–1971, 1999.

114. Shrock, P, Simkin, P, and Shearer, M: Teaching prenatal exercise: part II– exercises to think twice about. Birth Fam J 8(3):167–175, 1981.

115. Shumway-Cook, A, and Woollcott, MH: MOTOR Control: Translating Research Into Clinical Practice. Philadelphia: Lippincott Williams & Wilkins, 2007.

116. Snooks, SJ, et al: Risk factors in childbirth causing damage to the pelvic floor innervation. Int J Colorect Dis 1(1):20–24, 1986.

117. Society of Obstetricians and Gynaecologists of Canada and the Canadian Society for Exercise Physiology: Exercise in pregnancy and the postpar- tum period. Joint guidelines. J Obstet Gynaecol Can 25(6):516–522, 2003.

118. Spitznagle, T, et al: Prevalence of diastasis recti abdominis in an urogynecological population. Int Urogyn J Pelvic Floor Dysfunct 18(3): 321–328, 2007.

119. Staer-Jensen, J, et al: Postpartum recovery of levator hiatus and bladder neck mobility in relation to pregnancy. Obstet Gynecol 125(3):531–539, 2015.

120. Stephenson, R, and O'Connor, L: Obstetric and Gynecologic Care in Physical Therapy, ed. 2. Thorofare, NJ: Charles B. Slack, 2000.

121. Stuge, B, et al: The efficacy of a treatment program focusing on specific stabilizing exercises for pelvic girdle pain after pregnancy– a two-year follow-up of a randomized, clinical trial. Spine (29)10:E197–E203, 2004.

122. Tienforti, D, et al: Efficacy of an assisted low-intensity programme of perioperative pelvic floor muscle training in improving the recovery of continence after radical prostatectomy: a randomized controlled trial. BJU International 110:1004–1010, 2012.

123. Thom, D, et al: Evaluation of parturition and other reproductive vari ables as risk factors for urinary incontinence in later life. Obstet Gynecol 90:983–989, 1997.

124. Wallner, C, et al: Innervation of the pelvic floor muscles: a reappraisal for the levator ani nerve. Obstet Gynecol 108(3 pt, 1):529–534, 2006.

125. Wilder, E (ed): Obstetric and Gynecologic Physical Therapy: Clinics in Physical Therapy, Vol. 20, ed. 1. New York: Churchill Livingstone, 1988.

126. Wilder, E (ed): The Gynecological Manual, ed. 2. Alexandria, VA: APTA, Section on Women's Health, 2000.

127. Wright, D: Maternal, Infant, and Child Health Progress Review. Available at http://www.healthypeople.gov/Data/2010prog/focus16/2007Focus16. pdf. Accessed Sept 20, 2010.

Tratamento dos distúrbios do sistema linfático

Karen L. Hock, PT, MS, CLT-LANA

Lynn Allen Colby, PT, MS

DISTÚRBIOS DO SISTEMA LINFÁTICO 1108
Estrutura e função do sistema linfático 1108
Tipos de linfedema 1109
Manifestações clínicas dos distúrbios linfáticos 1110
Exame e avaliação da função linfática 1111
Redução do risco de linfedema 1112
Tratamento de linfedema 1113
DISFUNÇÃO LINFÁTICA LIGADA AO CÂNCER DE MAMA 1116

Contexto 1116
Procedimentos cirúrgicos 1117
Radioterapia 1117
Comprometimentos e complicações ligados ao tratamento do câncer de mama 1118
Diretrizes de tratamento após cirurgia de câncer de mama 1120
EXERCÍCIOS PARA O TRATAMENTO DE LINFEDEMA 1122
Contexto e base teórica 1122

Componentes dos programas de exercícios para o tratamento de linfedema 1123
Diretrizes para os exercícios de drenagem linfática 1124
Exercícios selecionados para drenagem linfática: sequências para membros superiores e inferiores 1124
ATIVIDADES DE APRENDIZADO INDEPENDENTE 1128

O comprometimento do sistema linfático pode levar à insuficiência linfática, resultando em um comprometimento físico significativo e subsequente perda de função, tanto nos membros superiores quanto inferiores. Os distúrbios na estrutura ou função podem levar ao acúmulo de líquidos linfáticos nos tecidos do corpo, afetando a saúde fisiológica do tecido, comprometendo a mobilidade articular e impactando o funcionamento no dia a dia. A disfunção linfática pode ser resultado de uma anormalidade congênita ou hereditária ou pode ser causada por trauma, infecção ou tratamento de câncer.

Para contribuir para o tratamento efetivo de pacientes com distúrbios linfáticos, o fisioterapeuta precisa ter uma boa compreensão das patologias de base e das manifestações clínicas de muitos tipos de distúrbios linfáticos, assim como da interação existente entre os sistemas linfático e venoso. Ele precisa, também, estar ciente do uso, da efetividade e das limitações dos exercícios terapêuticos no tratamento abrangente e na reabilitação de pacientes com insuficiência linfática.

DISTÚRBIOS DO SISTEMA LINFÁTICO

Estrutura e função do sistema linfático

A principal função do sistema linfático é coletar e transportar o líquido dos espaços intersticiais de volta para o sistema venoso (Fig. 26.1).[36,57,62,69,86,133,135] Isso é feito com uma série de vasos linfáticos e linfonodos.[36,69,135] O sistema linfático também tem participação na função imune do corpo.[36,69,86,133,135] Quando o sistema linfático é afetado, seja por comprometimento das estruturas linfáticas ou por uma sobrecarga de líquido linfático, o resultado é o edema nos espaços dos tecidos. O edema é uma consequência natural do trauma e subsequente cicatrização dos tecidos moles. Quando o sistema linfático está comprometido e não funciona de modo eficiente, o linfedema se desenvolve e impede a cicatrização da ferida.

O *linfedema* é um acúmulo excessivo e persistente de líquido extravascular e extracelular e de proteínas nos espaços dos tecidos.[12,22,32,57,69,74,135] Ocorre quando o volume de linfa excede a capacidade do sistema de transporte linfático e está associado com um distúrbio do equilíbrio de água e proteína através da membrana capilar. Um aumento na concentração de proteínas atrai quantidades maiores de água para dentro dos espaços intersticiais, causando o linfedema.[32,51,69,135] O acúmulo de líquido extracelular e proteína causa uma proliferação de tecido adiposo na área afetada.[14,15,86] Além disso, muitos distúrbios do sistema cardiopulmonar podem fazer que a carga sobre os vasos linfáticos exceda sua capacidade de transporte e cause linfedema como consequência.[51,74,107]

Anatomia do sistema linfático

O sistema linfático é um sistema aberto.[36,69,70,135] Os capilares linfáticos situam-se perto dos capilares sanguíneos e são responsáveis por "puxar" o líquido para dentro da circulação linfática (Fig. 26.2).[36,57,70,133,135]Uma vez dentro dos vasos linfáticos, o líquido é transportado dos linfonodos para os troncos linfáticos.[36,69,70,133,135] O resultado final é a coleta do líquido linfático nos ângulos venosos. No total, o corpo tem de 600 a 700 linfonodos, com os maiores grupamentos encontrados na cabeça e no pescoço, em torno dos intestinos e na axila e virilha.[36,135]

Fisiologia do sistema linfático

Os principais componentes do líquido linfático são água e proteína encontradas nos espaços extracelulares.[32,36,51,69,70] Em um estado normal, o sistema linfático transporta esse líquido de volta para a circulação venosa. A quantidade de líquido transportado é a carga linfática, e a quantidade de líquido que o sistema linfático pode transportar é a capacidade de transporte.[36,69,135] Quando o equilíbrio no interstício é alterado, seja por um aumento na

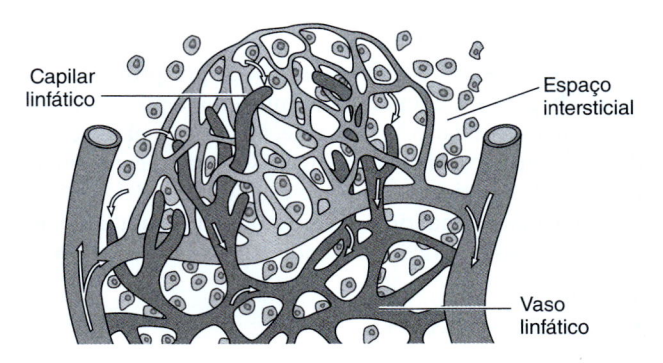

Figura 26.2   Capilares linfáticos e vasos linfáticos mais calibrosos.

carga linfática ou uma diminuição na capacidade de transporte, pode desenvolver-se o linfedema.[32,36,51,135] A carga linfática aumenta quando o sistema venoso é incapaz de transportar a quantidade requerida de líquido, o que pode ocorrer em um paciente com insuficiência venosa.[69] A capacidade de transporte é afetada quando as estruturas do sistema linfático são comprometidas, por exemplo, após uma cirurgia para remover linfonodos em um paciente com câncer.

Tipos de linfedema

O linfedema pode ser classificado como primário, significando que é um problema inerente às estruturas do sistema linfático, ou secundário, significando que houve uma lesão das estruturas linfáticas.[36,51,69,135] Essa lesão pode ser decorrente de cirurgia, radiação, trauma ou infecção. O linfedema também pode ser causado por uma combinação de disfunção venolinfática, vista com frequência em pacientes com insuficiência venosa crônica. É importante lembrar que o linfedema não é uma doença, mas um sintoma de mau funcionamento do sistema linfático.

Linfedema primário

O linfedema primário, embora incomum, é resultado do desenvolvimento insuficiente (displasia) e da má formação congênita do sistema linfático.[50,69]

O linfedema primário pode ser classificado de acordo com a idade de apresentação:[36,51,69]
- *Congênito:* está presente no nascimento e é às vezes conhecido como doença de Milroy.
- *Precoce (praecox):* desenvolve-se antes dos 35 anos de idade.
- *Tardio:* desenvolve-se após os 35 anos de idade.

O linfedema primário afeta tipicamente mais mulheres do que homens e apresenta-se com maior frequência nos membros, mais nos inferiores do que nos superiores. Contudo, pode ser visto também em outras áreas do corpo.[36,51,70,135] Se não for tratado de modo apropriado, esse tipo de linfedema pode progredir com o tempo e apresentar-se com alterações na pele (hiperqueratose) e aumento das pregas e cristas cutâneas.[36,51,62,124,128]

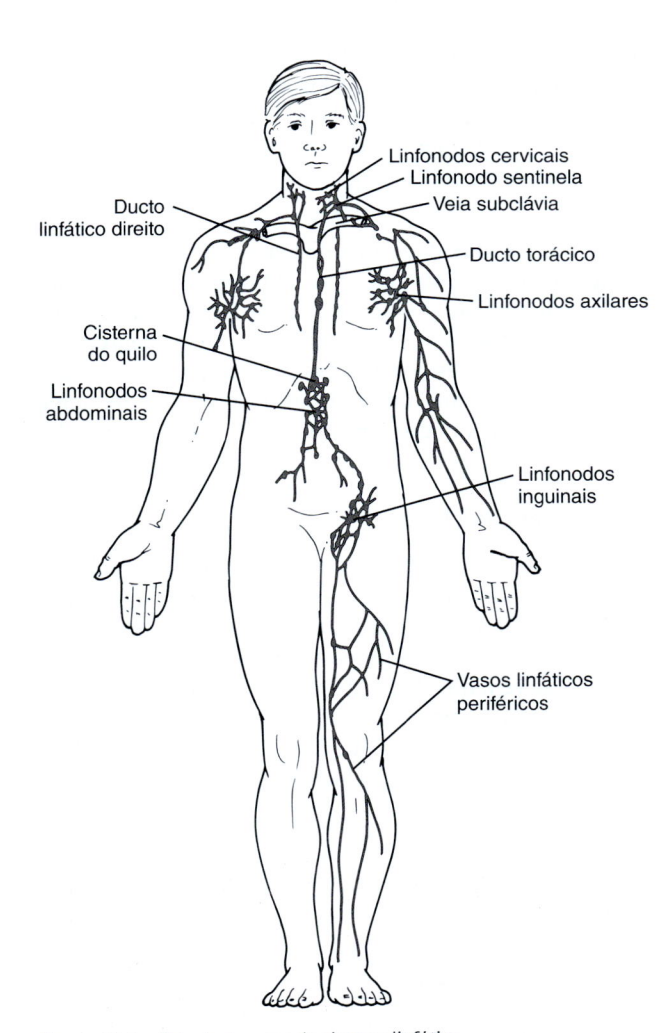

Figura 26.1   Principais vasos do sistema linfático.

Linfedema secundário

A maioria dos pacientes atendidos por profissionais de saúde para o tratamento de linfedema é portadora de linfedema secundário.[101] De longe, as causas mais comuns de linfedema secundário estão ligadas ao tratamento abrangente de câncer de mama, pelve e abdome.[4,11,12,44,50,51,101,102] O linfedema secundário é classificado pela causa da lesão das estruturas linfáticas, incluindo:

- Cirurgia.
- Inflamação e infecção.
- Obstrução ou fibrose.
- Disfunção venolinfática combinada (insuficiência venosa crônica).

Dissecção cirúrgica dos linfonodos

Os nodos e os vasos linfáticos são, com frequência, removidos cirurgicamente (linfadenectomia) como parte do tratamento de uma doença maligna primária ou metastática. Por exemplo, a dissecção dos linfonodos axilares é feita na maioria dos tipos de cirurgias para câncer de mama para se determinar a extensão e progressão desse tipo de câncer.[13,19,44,59] Do mesmo modo, com frequência, é necessária a retirada de linfonodos pélvicos ou inguinais para o tratamento de cânceres pélvicos ou abdominais.[4,101,102]

Infecção e inflamação

A inflamação dos vasos linfáticos (*linfangite*) ou dos nodos linfáticos (*linfadenite*) e o alargamento dos nodos linfáticos (*linfadenopatia*) podem ocorrer como resultado de uma infecção sistêmica ou trauma local. Qualquer uma dessas condições pode causar comprometimento da circulação linfática.[50,51,69,135]

Obstrução ou fibrose

Trauma, cirurgia e neoplasias podem bloquear ou comprometer a circulação linfática.[51,69,123] A radioterapia associada ao tratamento de tumores malignos também pode causar fibrose dos vasos.[4,13]

Insuficiência venolinfática combinada

Embora não seja um distúrbio primário do sistema linfático, a insuficiência venosa crônica e as veias varicosas estão associadas à estase venosa e ao acúmulo de edema nas extremidades.[45,50,65,135] O edema gravitacional periférico que ocorre com longos períodos em pé ou sentado é uma manifestação comum de uma disfunção venosa crônica. O edema diminui se o membro for elevado. Os pacientes, em geral, relatam uma dor difusa ou cansaço no membro afetado.[27,33,45,50,65,96,135] Se a insuficiência estiver associada com veias varicosas, uma distensão venosa (saliência) também é observável. Quando o edema persiste, a pele se torna menos maleável com o tempo e assume uma pigmentação acastanhada.

Com o tempo, um aumento continuado na carga de trabalho linfático imposto pelo sistema venoso causa uma disfunção venolinfática combinada. O sistema linfático começa a perder eficiência com o aumento da carga de trabalho imposta ao longo do tempo, resultando em um edema composto.[135] Uma disfunção venolinfática tem uma mistura de edema com baixo conteúdo de proteína proveniente do sistema venoso e de edema com alto conteúdo de proteína proveniente do sistema linfático. Essa disfunção combinada é conhecida como *flebolinfedema*.[18,35]

Várias características diferenciam o componente venoso do linfedema em casos de flebolinfedema. Alterações de pele, tipicamente com hiperpigmentação, estão presentes na insuficiência venosa crônica. Os achados clínicos típicos do componente de linfedema são um inchaço depressível na face dorsal do pé, com inchaço dos dedos dos pés.[18,35]

Manifestações clínicas dos distúrbios linfáticos

Linfedema

Localização. Quando se desenvolve o linfedema, esse é, em geral, mais aparente nas extremidades distais, em particular sobre o dorso do pé ou da mão.[32,51] O termo *edema gravitacional* descreve o acúmulo de líquido nas porções periféricas dos membros, em particular quando os segmentos distais estão mais baixos do que o coração. Em contraste, o linfedema pode manifestar-se em uma região mais central, por exemplo, na axila, na virilha ou mesmo no tronco.[32,50,69,135] É importante uma avaliação minuciosa de todo o membro e área da região para definir a extensão do edema.

Gravidade. A gravidade do linfedema pode ser descrita de forma quantitativa ou qualitativa. O linfedema é descrito pela gravidade das alterações que ocorrem na pele e nos tecidos subcutâneos. As três categorias – edema depressível, duro e gotejante – estão descritas no Quadro 26.1. Embora os três tipos reflitam um grau significativo de linfedema, estes estão relacionados em ordem crescente de gravidade.[19,22,50,111]

Recomendação clínica

Quando ocorre solução de continuidade da pele em um paciente com linfedema, é comum notar vazamento de um líquido claro, amarelado, de consistência um pouco mais espessa do que o líquido vascular. Esse aumento de viscosidade vem do alto nível de proteína contido no líquido transportado pelo sistema linfático. Se o líquido estiver vazando pelos poros sem que haja uma fissura na pele, é sinal de que a condição é de natureza grave.

Outro modo comum de definir a gravidade do linfedema é determinando-se o estágio no qual este se encontra. A determinação do estágio refere-se à condição física apenas do membro.[62] Os estágios estão descritos no Quadro 26.2.[36,62,70,135] O estágio 0 ou estágio latente pode ser o que apresenta a maior possibilidade de se reduzir o desencadeamento da piora do linfedema. Isso é válido em especial no paciente com linfedema secundário decorrente de cirurgia de câncer.

QUADRO 26.1 Gravidade de linfedema

- **Edema depressível.** A pressão com as pontas dos dedos sobre os tecidos edematosos causa uma depressão da pele que persiste por vários segundos depois que a pressão é removida. Isso reflete um edema significativo, porém de curta duração, com pouca ou nenhuma alteração fibrótica na pele ou tecidos subcutâneos.
- **Edema duro.** A pressão sobre as áreas edematosas proporciona uma sensação dura à palpação. Reflete uma forma mais grave de edema intersticial com alterações fibróticas progressivas nos tecidos subcutâneos.
- **Edema gotejante.** Representa a forma mais grave e prolongada de linfedema. O líquido vaza dos cortes ou feridas; a cicatrização da ferida é significativamente comprometida. O linfedema dessa gravidade ocorre quase exclusivamente nos membros inferiores.

QUADRO 26.2 Estágios do linfedema

Estágio 0 – Estágio de latência
- Não se observa edema externamente
- É essencialmente assintomático, com relatos ocasionais de sensação de peso nos membros
- Apesar de a capacidade de transporte estar reduzida, o corpo ainda é capaz de acomodar a carga linfática

Estágio I – Estágio reversível
- A elevação reduz o edema
- Não há fibrose nos tecidos
- O edema é mole ou depressível

Estágio II – Não reverte de modo espontâneo
- Fibrose do tecido; edema rígido, duro
- O edema não é mais depressível
- Sinal de Stemmer positivo
- Podem ocorrer infecções frequentes

Estágio III – Elefantíase linfostática
- Sinal de Stemmer positivo
- Aumento significativo no volume do membro
- São observadas alterações típicas na pele (hiperqueratose, papilomas, pregas cutâneas profundas)
- São mais comuns infecções bacterianas e fúngicas na pele e unhas

Aumento de tamanho do membro

À medida que o volume do líquido intersticial no membro aumenta, o tamanho do membro (peso e circunferência) também aumenta.[17,51,65,135] O aumento do volume, por sua vez, torna a pele distendida e suscetível a ferimentos.[19,69]

Descritores como leve, moderado e grave, às vezes, baseiam-se no tamanho do membro edematoso em comparação com o membro não envolvido.[74] Contudo, não há definições padronizadas associadas ao tamanho e à gravidade.

Distúrbios sensitivos

Pode ser sentida uma parestesia (formigamento, coceira ou dormência) ou, ocasionalmente, uma dor difusa de baixa intensidade em particular nos dedos da mão ou do pé. Em muitos casos, a condição é indolor e o paciente percebe apenas uma sensação de peso no membro. A coordenação fina dos dedos também pode ser comprometida como resultado dos distúrbios sensitivos.[19,51,93,111]

Rigidez e limitação na amplitude de movimento

A amplitude de movimento (ADM) diminui nos dedos da mão e no punho ou dedos do pé e no tornozelo ou até mesmo nas articulações mais proximais, levando à diminuição da mobilidade funcional dos segmentos envolvidos.[19,82]

Resistência diminuída para infecções

A cicatrização da ferida demora mais, e podem ocorrer infecções frequentes (p. ex., celulite).[51,64,65,135] A celulite é uma condição de saúde comum em pacientes com linfedema.[86] A identificação e o tratamento precoces da celulite têm se mostrado importantes na redução de danos adicionais ao tecido.[30,129]

Exame e avaliação da função linfática

A história do paciente, uma revisão dos sistemas e testes e medidas específicos fornecem informações para se determinar os comprometimentos e as limitações funcionais que podem surgir dos distúrbios linfáticos e da presença de linfedema. Os componentes-chave do processo de exame, particularmente relevantes nos casos de suspeita de disfunção linfática ou na presença de linfedema, estão resumidos nesta seção.[20,33,82,114,135] Outros testes e medidas, como sinais vitais, ADM, força, postura e testes sensoriais, funcionais e cardiopulmonares, são também apropriados.

História e revisão dos sistemas

É preciso registrar qualquer história de infecção, trauma, cirurgia ou radioterapia. Se o paciente tiver uma história de câncer e recebeu quimioterapia, é importante também revisar o tratamento e a duração da quimioterapia. O surgimento e a duração do linfedema, demora na cicatrização de feridas ou tratamento prévio de linfedema são peças de informação pertinentes. Identificar a ocupação ou as atividades diárias do paciente e determinar se são necessários longos períodos em pé ou sentado. Perguntas específicas para determinar o padrão do edema também podem ajudar a planejar o tratamento.

Exame da integridade da pele

A inspeção visual e a palpação da pele fornecem informações sobre sua integridade. A localização do edema deve ser anotada. Quando o membro estiver em uma posição pendente, palpar a pele para determinar o tipo e a gravidade do linfedema e as alterações na pele e nos tecidos subcutâneos. Descrever a espessura e densidade do tecido em cada área do membro. As áreas de edema depressível, duro ou gotejante devem ser registradas.

Recomendação clínica

Quando palpar a pele sobre os linfonodos, observar se há hipersensibilidade nos nodos (cervical, supraclavicular, inguinal). A hipersensibilidade pode ou não indicar uma infecção ou doença séria em curso.[36] Evidências de nodos quentes, aumentados, sensíveis, indolores ou aderentes devem ser relatadas ao médico.

A presença de feridas ou cicatrizes e a cor e aparência da pele, que em geral é brilhante e vermelha em um membro edematoso, devem ser registradas. Deve-se documentar a ocorrência de papilomas, hiperceratose ou escurecimento da pele, em especial no membro inferior. A documentação fotográfica é conveniente na clínica ou no tratamento domiciliar e proporciona evidência visual das mudanças na integridade da pele. Se for identificada uma ferida ou cicatriz, seu tamanho deve ser registrado, assim como a mobilidade da cicatriz ou a presença de inflamação ou infecção em uma ferida.

Um sinal de Stemmer positivo, que indica linfedema no estágio II ou III, pode ser identificado durante a palpação (Fig. 26.3). Este é considerado positivo se a pele na superfície dorsal dos dedos do pé ou mão não puder ser beliscada ou se for difícil fazer a prega cutânea em comparação com o membro não envolvido.[36,70,100,125,135] Um sinal de Stemmer positivo pode ser indicativo de uma condição que está se agravando.

Medidas da circunferência

As medidas das circunferências do membro envolvido devem ser coletadas e comparadas com as do membro não envolvido se o problema for unilateral.[17,93] Identificar in-

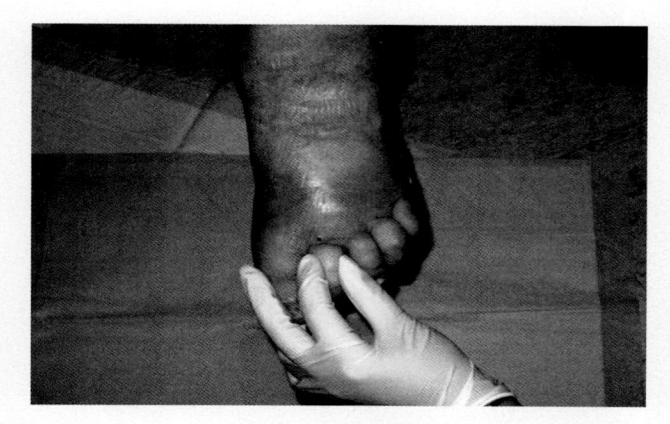

Figura 26.3   Sinal de Stemmer: teste objetivo para linfedema nos membros. (De Hetrick H: Lymphedema complicating healing. In McCulloch JM e Kloth LC (eds.): *Wound Healing: Evidence-Based Management*, 4.ed. Filadélfia: F.A. Davis, 2010, p. 283, com permissão.)

tervalos específicos ou referências anatômicas em que as medidas estão sendo coletadas, de modo que as medidas dos exames subsequentes sejam confiáveis. O uso de medidas de circunferências sobre referências anatômicas tem se mostrado um método válido e confiável de se calcular o volume do membro.[2,113]

Medidas volumétricas

Um método alternativo de medir o tamanho do membro é submergi-lo dentro de um tanque de água até um ponto anatômico predeterminado e medir o volume de água deslocado.[17,113] Embora esse método também tenha se mostrado válido e confiável, é mais trabalhoso e menos prático no uso clínico de rotina do que as medidas de circunferências.[2,113]

Medidas perométricas

O perômetro calcula o volume do membro com o uso da radiação infravermelha e de sensores optoelétricos. Esse instrumento escaneia o membro sem que haja contato direto com a pele, o que o torna uma forma eficiente de medida volumétrica.[3] Contudo, o custo e o tamanho do perômetro tornam pouco realista o uso dessa tecnologia na maioria das instalações clínicas.

Medidas de bioimpedância

As medidas de bioimpedância envolvem o uso de corrente elétrica alternada de baixa intensidade para medir a resistência ao fluxo através do líquido extracelular nos membros superiores.[31,99,122] Quanto mais alta a resistência ao fluxo, mais líquido extracelular se acha presente. O teste é relativamente fácil de realizar, requerendo apenas a colocação de eletrodos na pele.

Para que um valor de bioimpedância seja significativo, o teste inicial precisa ser feito antes da cirurgia.[38,78,108] Os testes podem então ser feitos em intervalos estabelecidos ao longo do tratamento. Isso dá a oportunidade de realizar uma intervenção no estágio inicial de desenvolvimento do linfedema. Outros fatores que afetam o volume no corpo podem, na teoria, afetar a leitura da bioimpedância; portanto, isso precisa ser considerado.[31,78,99,100,122] A bioimpedância vem obtendo crescente aceitação na prática clínica como um método efetivo de detecção precoce – talvez subclínica – do linfedema.[38,63,108]

Redução do risco de linfedema

Se um paciente corre o risco de desenvolver linfedema secundário à infecção, inflamação, obstrução, remoção cirúrgica das estruturas linfáticas , insuficiência venosa crônica, ou aumento no índice de massa corporal (IMC), a redução do risco do linfedema deve ser a prioridade do seu tratamento. Em algumas situações, como depois da remoção de nodos ou vasos linfáticos, podem ser necessárias medidas de redução do risco pelo resto da vida. Mesmo quando um paciente toma todas as medidas para prevenir o edema, ainda assim pode desenvolvê-lo em algum momento, em particular após trauma ou remoção cirúrgica de vasos linfáticos. O Quadro 26.3 resume as precauções e

---

QUADRO 26.3 | Precauções, redução de risco e autocuidado do linfedema

Redução de risco do linfedema

- Manter-se em movimento. Ficar em pé ou sentado por longos períodos de tempo pode causar o acúmulo de líquido nas pernas. Sentar-se com pés apoiados no solo em vez de deixar as pernas cruzadas.
- Ao viajar longas distâncias de carro, parar periodicamente e caminhar um pouco ou apoiar o membro superior envolvido na beira da janela ou do assento traseiro.
- Elevar o(s) membro(s) envolvido(s) e fazer exercícios repetitivos de bombeamento circulatório com frequência durante o dia.
- Ter cuidado ao praticar atividades repetitivas vigorosas com o membro envolvido.
- Monitorar o peso usado no exercício. Aumentar o peso de modo lento e avaliar se há sensação de peso, pontadas ou dor no membro.
- Carregar peso, como uma mochila ou bolsa tiracolo pesada, sobre o ombro não envolvido.
- Se tiver linfedema, usar meias compressivas enquanto se exercita.
- Usar roupas ou joias que não deixem marca ou depressão na pele ao serem removidas.
- Monitorar a dieta para manter o peso ideal e reduzir a ingestão de sódio.
- Se possível, usar o membro superior não envolvido ou o membro inferior quando precisar medir a pressão arterial, aplicar injeção ou colher sangue.

Cuidados com a pele

- Manter a pele limpa e maleável; usar hidratantes, mas evitar loções perfumadas.
- Dar atenção imediata a abrasões ou cortes na pele, picadas de inseto, bolhas ou queimaduras.
- Proteger mãos e pés; usar meias ou meia-calça, calçados bem ajustados, luvas de borracha, luvas térmicas para forno etc.
- Usar luvas de proteção quando estiver em contato com detergentes e produtos químicos fortes.
- Ter cuidado ao cortar as unhas. Empurrar as cutículas em vez de apará-las.
- Usar um barbeador elétrico para depilar pernas ou axilas. Se a área das axilas estiver com a sensibilidade alterada, examinar com os olhos para ter certeza de que a integridade da pele foi mantida.
- Evitar banhos quentes, banheiras de hidromassagem e saunas que elevem a temperatura corporal central.
- Procurar atendimento médico imediato se suspeitar de infecção. Uma infecção pode estar presente quando há calor, rubor, sensibilidade aumentada ou erupções na pele. Pode ou não haver febre.
- Consultar o médico imediatamente se for observada uma nova ocorrência de edema que não se resolve em 1-2 dias.

---

medidas para reduzir o risco de linfedema.* A orientação dos pacientes sobre a importância da redução dos riscos tem se mostrado efetiva na diminuição dos sintomas de linfedema.[39,40,49,78]

Tratamento de linfedema

Contexto e base teórica

O tratamento abrangente do linfedema envolve uma combinação de tratamento médico apropriado e intervenção terapêutica direta de um fisioterapeuta combinada com o autocuidado pelo paciente. Isso também inclui tratamento medicamentoso apropriado para controle de infecção e prevenção ou remoção de líquido e proteínas em excesso.[12,50,69]

Como não há cura para o linfedema, a meta principal do tratamento é minimizar o linfedema o máximo possível ou retorná-lo a um estágio latente. Além disso, a saúde do tecido é importante. Outras metas são reduzir o risco de infecção e liberar os tecidos fibróticos.[36,135]

A meta geral do tratamento quando o linfedema já se desenvolveu é melhorar a drenagem das áreas obstruídas e, teoricamente, canalizar os líquidos para as estruturas linfáticas que têm uma localização mais central e transportam o líquido para o sistema venoso. Para conseguir uma redução no edema linfático e/ou venoso, devem ser considerados os dados adiante.

- A pressão intersticial é aumentada por forças externas. Essas forças externas podem ser provenientes da drenagem linfática manual (DLM) ou da terapia compressiva. Um aumento na pressão intersticial causa um aumento na captação de líquido. Há um aumento na produção de linfa conforme mais líquido entra no sistema linfático assim como um aumento na reabsorção de líquido pelo sistema venoso.[36,78,135]
- A elevação pode assistir no retorno do líquido quando o linfedema se acha no estágio I ou quando há edema venoso. Se a elevação produzir redução, então poderá ser indicada uma terapia compressiva leve (p. ex., malha compressiva).[32,62,69,70,123]
- As mudanças dinâmicas na pressão dentro do corpo podem auxiliar o fluxo linfático. As mudanças de pressão podem ser por meio da respiração diafragmática ou de contrações musculares. A respiração modifica a pressão intratorácica e causa um aumento na captação de líquido linfático nos troncos e dutos linfáticos. As contrações musculares ativas modificam a pressão em uma área localizada, favorecendo o movimento da linfa dentro dos vasos linfáticos. A contração muscular combinada com forças externas provenientes de bandagem ou malha compressiva pode ser ainda mais efetiva no movimento do líquido.[36,70,104,135]

---

*3,13,19,52,55,58,70,82,92,98,111,116,123

Programas e componentes abrangentes

As referências na literatura sobre a abordagem de tratamento abrangente do linfedema utilizam uma variedade de termos, incluindo terapia complexa para linfedema, fisioterapia descongestiva completa ou complexa (TDC) ou terapia linfática descongestiva.* O tratamento costuma ser dividido em duas fases. A fase I é de tratamento intensivo; a fase II é de manutenção. A meta de tratamento na fase I é a redução, enquanto a meta de tratamento na fase II é o atendimento de longo prazo.[19,62,70,135] O atendimento dirigido pelo fisioterapeuta é substituído pelo tratamento dirigido pelo paciente conforme o tratamento progride da fase I para a fase II. O Quadro 26.4 resume os componentes desses programas.

Drenagem linfática manual. A DLM envolve o deslizamento bastante superficial lento, repetitivo e muito suave e movimentos circulares de massagem feitos em uma sequência específica, sempre que possível com o membro envolvido elevado.[9,23,24,29,67,78,113,134,135] Primeiro se reduz a congestão proximal no tronco, na virilha, nádegas ou axila para dar espaço para o líquido proveniente das áreas mais distais. A direção da massagem é no sentido dos linfonodos específicos e, em geral, envolve o deslizamento superficial de distal para proximal. O líquido no membro envolvido é então drenado, primeiro na porção proximal e depois na porção distal do membro. Como a DLM é extremamente cansativa e demorada, são ensinados métodos de automassagem para o paciente, logo que possível, em um programa de tratamento. A técnica manual envolvida na drenagem linfática tem correlação positiva com os resultados observados na descongestão dos tecidos.[36,135] As técnicas específicas de DLM envolvem diversos princípios:[36,135]

- A posição das mãos deve se adaptar à forma anatômica e ao tamanho da área que está sendo tratada.
- A pressão aplicada em cada movimento da massagem deve maximizar a elasticidade disponível no tecido superficial. Uma pressão excessiva pode causar vasodilatação.
- Cada movimento conta com uma fase de trabalho e outra de repouso. A finalidade da fase de trabalho é mobilizar o líquido para o interior do sistema linfático, e o alongamento direcional facilita a função dos vasos linfáticos.[30,107] A fase de repouso promove uma mudança de pressão no tecido e permite que o líquido linfático encha os coletores linfáticos.
- É preciso repetir os movimentos de massagem, a fim de ajudar a diminuir a alta viscosidade do líquido linfático.
- As sequências de DLM direcionam o líquido linfático de uma área de congestão, por meio de drenagem da água linfática, para outra área em que os tecidos não estão congestos.

A aplicação desses princípios para a eliminação do linfedema de membro superior e inferior está ilustrada na Figura 26.4.[135]

QUADRO 26.4   Componentes de um programa de terapia linfática descongestiva

Fase I
- Drenagem linfática manual (DLM)
- Bandagem compressiva com múltiplas camadas
- Cuidados com a pele e unhas
- Exercício

Fase II
- Autoaplicação de DLM
- Terapia compressiva
  - Malha compressiva durante o dia
  - Bandagem com múltiplas camadas durante a noite
- Cuidados com a pele e unhas
- Exercício

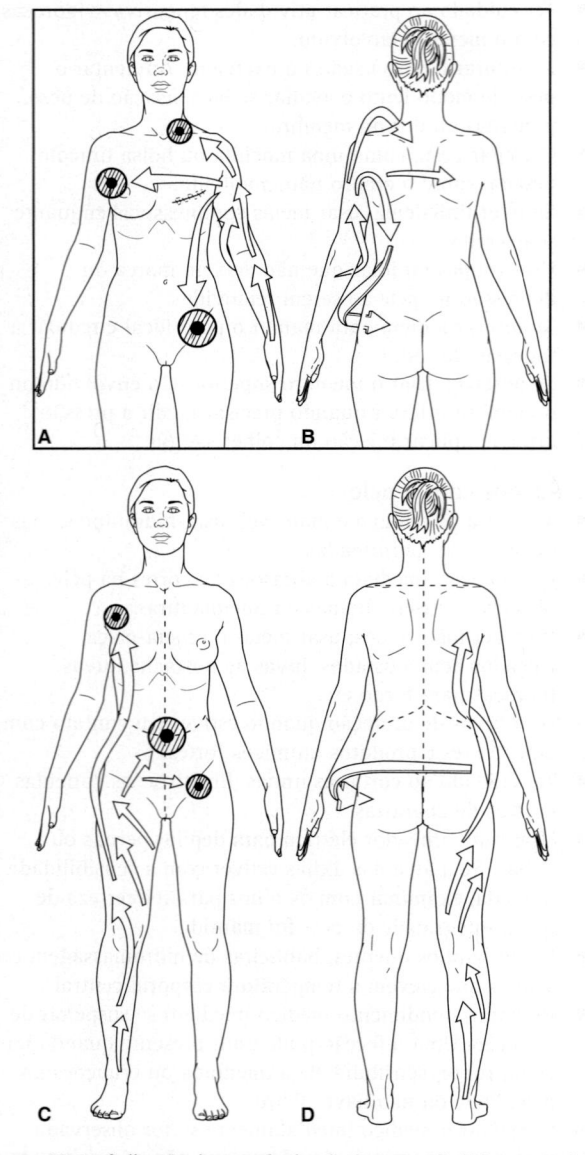

Figura 26.4   Aplicação das sequências de drenagem linfática manual às vias linfáticas (**A** e **B**) de membro superior e (**C** e **D**) de membro inferior.

Exercício. Exercícios de ADM ativa, alongamento e exercícios resistidos de baixa intensidade são integrados às técnicas de drenagem manual.[6,12,19,23,25,26,73,80,84,85,91,135] Os exercícios são feitos com a pessoa usando malhas compressivas ou bandagens compressivas e em uma sequência específica, para facilitar o fluxo linfático. Uma atividade de baixa intensidade para melhorar a resistência cardiovascular/pulmonar, como a bicicleta, em geral, é feita depois dos exercícios de ADM e de fortalecimento. Exercícios específicos e a sequência sugerida para membros superiores e inferiores, compilados de várias fontes, estão descritos e ilustrados na última seção deste capítulo.

Terapia compressiva. O tipo de compressão usado depende da fase de tratamento. Durante a fase I, são usadas apenas bandagens com grau baixo de elasticidade, o que produz no membro uma pressão de repouso baixa, porém uma pressão de trabalho elevada.[36,135] As bandagens esportivas altamente distensíveis, como as faixas Ace®, não são recomendadas para o tratamento de linfedema.[9,12,19,123] Considerando que a bandagem de baixa elasticidade tem uma pressão de repouso baixa, esta pode ser usada durante o dia e a noite. Quando o tratamento se acha na fase de redução ativa, recomenda-se que a compressão seja aplicada na forma de bandagem de baixa elasticidade o tempo todo, exceto durante o banho.[36,105,135] Por baixo da bandagem de baixa elasticidade usa-se uma proteção tubular de algodão que pode ser combinada com protetores de espuma para auxiliar no processo de reduzir o tecido fibrótico e torná-lo mais maleável (Fig. 26.5).

Conforme o paciente progride da fase I para a fase de manutenção do tratamento, a compressão é alterada da bandagem de baixa elasticidade usada o tempo todo para uma malha compressiva usada durante o dia. A malha compressiva tem alta pressão de repouso e baixa pressão de trabalho.[36,135] Portanto, o uso da malha não é recomendado durante períodos longos de inatividade (repouso à noite). A malha deve ser vista como um método para manter o tamanho do membro durante o dia, dando ao paciente uma aparência estética melhor e facilitando o uso de suas roupas. Durante a fase II ainda se recomenda que o paciente use as bandagens de baixa elasticidade à noite.[19,105] Em resumo, as bandagens são usadas para continuar reduzindo o volume do membro, e a malha, para manter estável o tamanho do membro.

As malhas compressivas são feitas com categorias ou classes de compressão específicas (Tab. 26.1).[19,105,135] Os pacientes na maioria das vezes usam malhas pré-fabricadas, mas estas podem também ser feitas sob medida. Para pacientes com linfedema do tronco, área genital ou face, podem ser fabricadas malhas sob medida.

Evidências em foco

Forner-Cordero et al.[37] conduziram um estudo para identificar os fatores que melhor preveem a resposta à TDC. Um estudo de coorte prospectivo, controlado, de múltiplos centros, foi feito com 171 pacientes que tinham linfedema relacionado ao câncer de mama. Após análise estatística, a adesão ao uso da bandagem foi um dos indicadores com maior capacidade de prever a resposta à TDC. A extensão de tempo desde o desenvolvimento do linfedema até o tratamento não foi previsor da resposta ao tratamento nesse estudo. Contudo, houve uma correlação inversa entre a gravidade do linfedema e a resposta à TDC.

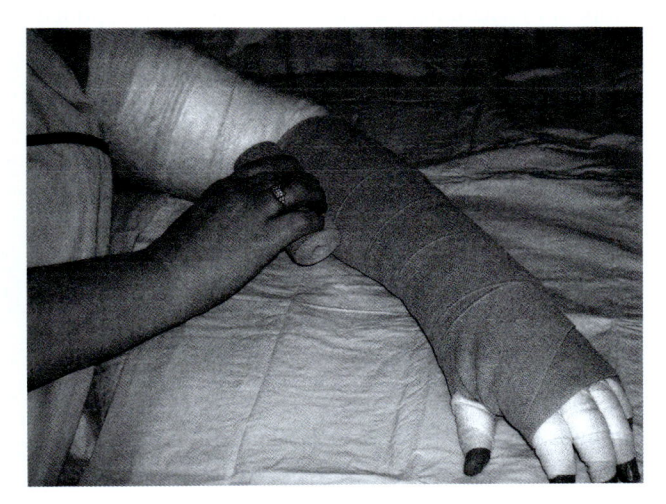

Figura 26.5 Bandagem de membro superior em múltiplas camadas, com camada de proteção desde o braço até a mão.

TABELA 26.1	Classificação das malhas compressivas	
Classe de compressão	**mmHg**	**Indicações**
Classe 1		
	20-30	■ Linfedema leve ■ Usada mais para MS, não MI ■ Paciente com pele frágil ou idoso
Classe 2		
	30-40	■ Mais usada para linfedema estágio II de MS ■ Mínima compressão para linfedema de MI
Classe 3		
	40-50	■ Raramente usada para linfedema de MS ■ Em geral para linfedema estágio II de MI ■ Para pacientes com linfedema de MI envolvidos em atividades repetitivas de alta intensidade
Classe 4		
	50-60	■ Raramente usadas ■ Apenas para linfedema de MI ■ Disponíveis apenas como malhas feitas sob medida

MI, membro inferior; MS, membro superior.

Outra forma de terapia compressiva é a bomba de compressão pneumática.[79,132] O uso de bombas de compressão, contudo, tem sido controvertido ao longo dos anos. Estudos mostram que a bomba compressiva pode ser uma terapia adjuvante positiva à TDC, porém não deve ser a única modalidade terapêutica no tratamento de linfedema.[77,82,112] A principal crítica à compressão com a bomba é a compressão do líquido em uma sequência de distal para proximal, que se opõe aos princípios da DLM. Há também o potencial de ocorrer edema nas áreas adjacentes do corpo, principalmente na área genital, quando o paciente tem edema de membro inferior.[10] Quando usada da forma correta, uma bomba de compressão pneumática pode ser uma intervenção terapêutica positiva, em especial nos casos graves ou refratários. Há agora bombas mais avançadas que seguem a sequência de DLM mais detalhadamente, tratando o tronco primeiro e depois os membros em uma sequência de proximal para distal. As recomendações para as regulagens de pressão e momento da aplicação com a meta de facilitar o fluxo linfático com uma compressão pneumática intermitente já foram descritas na literatura.[132]

Cuidados com a pele e higiene. O linfedema predispõe o paciente à ocorrência de fissuras na pele, infecção e demora na cicatrização das feridas. A atenção meticulosa aos cuidados com a pele e a proteção do membro edematoso são elementos essenciais do autocuidado do linfedema.[12,24,82,123]

Intervenção cirúrgica para o linfedema

Para o tratamento do linfedema, pode-se optar por um procedimento cirúrgico como uma derivação (*bypass*) linfovenosa ou uma transferência de linfonodos vascularizados, dependendo da disponibilidade de canais linfáticos intactos e da extensão da fibrose no tecido. A meta dessas intervenções cirúrgicas é facilitar a restauração do equilíbrio fisiológico no tecido, com a eliminação do excesso de proteína e de outros componentes celulares do espaço extracelular.[62,110] No caso de um *bypass* linfovenoso, os canais linfáticos são identificados ao longo da extensão do membro, sendo anastomosados com uma vênula de diâmetro correspondente.[27,28,62,110] Em uma transferência de linfonodo, o cirurgião transplanta um linfonodo de local distante, juntamente com a vasculatura, para o membro afetado.[62,110] A lipoaspiração é outra opção cirúrgica que se revelou eficaz em estudos com seguimento em longo prazo.[14,15,86] A lipoaspiração reduz a circunferência total do membro, ao remover a proliferação do tecido adiposo.[14,15,62]

Na literatura há um conjunto crescente de evidências em favor dos benefícios e da eficácia de intervenções cirúrgicas específicas.[7,14,15,27,28] Os resultados desses estudos mostraram que, após a intervenção cirúrgica, a maioria dos pacientes relata melhora sintomática subjetiva. Contudo, as melhorias identificadas por testes objetivos têm sido relatadas em um menor percentual de pacientes.[27,28,95] Independentemente da abordagem cirúrgica adotada, os pacientes devem dar continuidade a muitas das intervenções pré-cirúrgicas para o tratamento do linfedema, incluindo a terapia de compressão diária.

Recursos *on-line*

Um recurso valioso para pacientes e profissionais de saúde é a National Lymphedema Network (nos EUA, www.lymphnet.org). Essa organização sem fins lucrativos oferece educação e orientação sobre linfedema. Outros recursos são o National Comprehensive Cancer Network (www.nccn.org), *Peninsula Medical, Inc.* (www.lymphedema.org) e *Lymph Notes* (www.lymphnotes.com).

DISFUNÇÃO LINFÁTICA LIGADA AO CÂNCER DE MAMA

Contexto

A disfunção do sistema linfático e subsequente linfedema de membro superior ligados ao câncer de mama são uma complicação de certo modo comum e potencialmente séria do tratamento dessa doença. A incidência de linfedema após intervenção cirúrgica de câncer de mama varia muito na literatura.* Muito dessa variação relaciona-se ao modo como o linfedema é diagnosticado e definido. Alguns estudos quantificam o linfedema apenas no membro superior, enquanto outros estudos definem o linfedema relacionado ao câncer de mama incluindo a mama remanescente ou a parede torácica e o tronco. Outros fatores que contribuem para a variação na incidência relatada de linfedema são o uso de biópsia do linfonodo sentinela *versus* dissecção axilar. O tempo de início do linfedema também varia amplamente na literatura, sendo de 6 meses a 3 anos na maioria dos pacientes que desenvolvem inchaço persistente.[53,55,94,116]

O tratamento atual para câncer de mama envolve uma abordagem multimodal. Podem ser empregadas cirurgia, quimioterapia ou terapia hormonal e radiação. O tipo de cirurgia feita, a extensão dos nodos axilares removidos e o uso de radiação são fatores que afetam a incidência de linfedema em um paciente com câncer de mama.

A dissecção axilar e a remoção dos linfonodos interrompem e tornam mais lenta a circulação da linfa, podendo resultar em linfedema.[6,13,19,34] A radioterapia pode causar fibrose dos tecidos na área da axila, o que obstrui os vasos linfáticos e contribui para o acúmulo de linfa no braço e na mão.[6,13,19,34] A extensão da dissecção axilar e a exposição à radiação estão associadas ao grau de risco para o desenvolvimento de linfedema. Além disso, pode haver comprometimento da mobilidade do ombro em decorrência de dor incisional, atraso na cicatrização da ferida, ulcerações na pele (associadas à radioterapia) e fraqueza pós-operatória dos músculos do complexo do ombro.[19,82]

Uma abordagem abrangente para o tratamento pós-operatório, que enfatiza a orientação do paciente e inclui exercício terapêutico e outras intervenções diretas para diminuir o risco de, ou tratar o, linfedema e outros com-

---

* 2,42,54,71,81,94,106,117

prometimentos ou limitações funcionais, é a chave para que sejam alcançados bons resultados.[4,12,19,43,82,98]

Como na maioria dos cânceres, o diagnóstico de câncer de mama e os tratamentos que se seguem têm um impacto emocional imenso sobre as pacientes e suas famílias.[15,90] O advento do linfedema ligado ao câncer de mama não apenas tem um impacto na função física da sobrevivente ao câncer de mama, mas também, como se sabe, exerce um efeito adverso significativo sobre a qualidade de vida ligada à saúde, de modo que sua prevenção (e seu tratamento agressivo, caso o linfedema se desenvolva) torna-se uma alta prioridade no tratamento dessas pacientes.[72,94,102]

Procedimentos cirúrgicos

O tratamento cirúrgico do câncer de mama cai em duas categorias gerais – mastectomia e cirurgias que preservam as mamas –, ambas combinadas com a biópsia do linfonodo sentinela e/ou a dissecção de linfonodos axilares. As diferenças nos procedimentos cirúrgicos estão ligadas à extensão da remoção do tecido mamário e dos tecidos moles ao redor ou subjacentes.[1,8,56] Em geral, uma série de sessões de radioterapia é realizada após a cirurgia para reduzir o risco de recidiva regional da doença em pacientes que passaram por cirurgias que preservam as mamas. A quimioterapia também pode ser iniciada no pré ou pós--operatório para diminuir o risco de alastramento sistêmico da doença.

Mastectomia

A mastectomia envolve a remoção de toda a mama. Além disso, pode envolver também a remoção da fáscia sobre os músculos torácicos. Em uma doença invasiva avançada, pode ser necessária a mastectomia radical em que os músculos peitorais também são excisados, levando à fraqueza muscular significativa e ao comprometimento da função do ombro.

Cirurgia conservadora para câncer de mama

As opções para ressecção do tumor e preservação de uma porção da mama incluem a lumpectomia, que envolve a retirada do tumor e de uma margem do tecido mamário saudável circundante ou a mastectomia segmentar (também conhecida como quadrantectomia), que é a excisão do quadrante afetado da mama. Esses procedimentos, junto à terapia adjuvante, estão sendo usados cada vez mais, em vez da mastectomia, para pacientes com tumores nos estágios I ou II.[1,56]

Há atualmente múltiplos ensaios clínicos randomizados que mostram que a taxa de sobrevivência de 10 a 20 anos para pacientes com doença no estágio I ou II submetidas à cirurgia conservadora para câncer de mama combinada com radioterapia é equivalente à obtida por pacientes submetidas apenas à mastectomia ou à mastectomia com terapia adjuvante.[1]

Pacientes submetidas a procedimentos cirúrgicos conservadores sem remoção dos linfonodos ainda correm o risco de desenvolver linfedema pós-operatório e compro-

metimento da mobilidade do ombro decorrentes de complicações potenciais da radioterapia e da biópsia de pelo menos um linfonodo.[19,82]

Avaliação do envolvimento dos linfonodos

No passado, a dissecção de linfonodos axilares era parte convencional da mastectomia e cirurgia conservadora de mama.[1,56] Era feita no mínimo uma dissecção axilar de nível I e, com muita frequência, de nível II. Atualmente, a biópsia de linfonodo sentinela é usada para determinar a presença da doença nas axilas, desse modo poupando quando possível a remoção de linfonodos que não estão comprometidos.

A biópsia de linfonodo sentinela é usada com pacientes que não apresentam evidência clínica de doença na axila.[119] Com uma substância radiossensível, os nodos linfáticos específicos que primeiro receberam a drenagem do tumor são identificados e removidos.[135] Se estiverem limpos, as pesquisas mostram que a dissecção axilar não é necessária e o risco de haver a doença em outros linfonodos é baixo.[16] Quando os nodos linfáticos sentinela mostram sinais de doença, os linfonodos axilares são removidos. Uma dissecção mais extensiva para doença metastática ou uma doença volumosa na região remove os nodos sob o músculo peitoral menor e ao redor da clavícula.

Opções para reconstrução da mama

Dependendo das manifestações e do estadiamento do câncer de mama no momento do diagnóstico, a paciente poderá optar por uma cirurgia de conservação da mama, ou por uma mastectomia. Se a opção recaiu na mastectomia, é possível levar em conta a reconstrução (imediata *versus* tardia). O tipo de corpo, o tamanho da mama e o tamanho do tumor da paciente tornam-se fatores importantes para que sejam determinados os procedimentos viáveis. A reconstrução imediata é feita por ocasião da cirurgia definitiva para o câncer de mama, de modo que uma cirurgia extra se torna dispensável. Contudo, a reconstrução feita imediatamente aumenta o tempo cirúrgico e o tempo de permanência no hospital. O adiamento da reconstrução implica uma cirurgia extra em algum momento após o término do tratamento do câncer de mama, mas permite um tempo adicional à paciente para que ela possa considerar as opções de reconstrução.[68,97]

As implicações para a intervenção fisioterapêutica durante a reabilitação pós-operatória dependem da abordagem de reconstrução utilizada (Tab. 26.2).[115] Os procedimentos aloplásticos que usam expansores e implantes constroem uma "bolsa para a mama" sob o músculo peitoral, na parede torácica, enquanto os procedimentos autólogos envolvem o uso do próprio tecido da mulher para a reconstrução da mama. Esses procedimentos podem envolver o uso apenas do tecido, ou também de músculo.[68,97]

Radioterapia

A radioterapia raramente é usada como única intervenção de tratamento para câncer de mama. Com maior

TABELA 26.2	Implicações para a reabilitação seguinte à cirurgia de reconstrução mamária
Procedimento	**Implicações para a reabilitação**
Aloplástico	
▪ Expansor/implante de tecido	▪ Tensão do músculo peitoral ▪ Alinhamento do complexo do ombro prejudicado ▪ Diminuição da amplitude de movimento do ombro
Autólogo	
▪ Retalho TRAM* (retalho transverso do músculo reto do abdome)	▪ Postura do tronco prejudicada ▪ Fraqueza do *core*, especialmente se unilateral
▪ Retalho de LD* (latíssimo do dorso)	▪ Insuficiência do manguito rotador ▪ Alinhamento do complexo do ombro prejudicado
▪ Retalho DIEP* (retalho perfurante da artéria epigástrica inferior profunda)	▪ Postura do tronco prejudicada

*A integridade e a perfusão do retalho são de fundamental importância.

frequência, a radioterapia é empregada após a cirurgia conservadora de mama como uma modalidade de tratamento adjuvante.[71] A radiação emitida para a mama inteira é padrão após a terapia conservadora de mama. Os parâmetros do campo de radiação incluem o tecido que vai da clavícula até 2 cm abaixo da linha inframamária e do meio do esterno até a linha axilar média lateralmente.[90] A radioterapia costuma ser aplicada ao longo de um curso de 5 a 6 semanas e os efeitos não são sentidos até 2 a 3 semanas de tratamento. Dependendo da apresentação da doença, a radioterapia pode ser oferecida às pacientes que foram submetidas à mastectomia. O campo de radiação em geral inclui a cicatriz cirúrgica, parede torácica e às vezes os vasos linfáticos da região.

A radiação causa alterações na maioria dos tipos de tecidos moles e pode ser classificada como tendo efeitos agudos ou crônicos.[71] Os efeitos agudos da radiação incluem dermatite aguda ou queimaduras de pele. Os efeitos crônicos ou tardios da radiação envolvem fibrose tecidual que pode limitar a ADM e alterações na função dos vasos linfáticos.[120] É importante notar que os efeitos crônicos da radiação podem estender-se por muitos anos após o término da radioterapia.[121]

Comprometimentos e complicações ligados ao tratamento do câncer de mama

Os comprometimentos e as complicações comentados adiante podem ocorrer em associação com o tratamento de câncer de mama. Muitos desses problemas estão inter-relacionados e precisam ser considerados em conjunto no desenvolvimento de um programa abrangente de reabilitação pós-operatória.[*]

Dor pós-operatória

Dor incisional. É feita uma incisão transversa na parede torácica para remoção do tecido mamário e fáscia subjacente sobre a musculatura do tórax. A incisão estende-se para dentro da axila para a dissecção do linfonodo. No pós-operatório, a pele suturada sobre a área mamária pode dar a sensação de estar encurtada ao longo da incisão. O movimento do braço traciona a incisão e é desconfortável para a paciente. A cicatrização da incisão pode demorar em decorrência da radioterapia. O atraso na cicatrização da ferida, por sua vez, prolonga a dor na área da incisão.

Dor cervical posterior e no complexo do ombro. Podem ocorrer dor e espasmo muscular na região do pescoço e ombro decorrentes da defesa muscular. Os músculos levantador da escápula, redondo maior e menor e infraespinal, em geral, se acham sensíveis à palpação e podem restringir a mobilidade ativa do ombro. Após a cirurgia, o uso reduzido do membro superior envolvido, em função da dor, favorece o desenvolvimento de um ombro congelado crônico e aumenta a probabilidade de linfedema na mão e no braço.

Complicações pós-operatórias vasculares e pulmonares

A diminuição nas atividades e o tempo maior no leito aumentam a estase venosa e o risco de trombose venosa profunda (TVP). O risco de complicações pulmonares, como pneumonia, também é maior em decorrência da diminuição no nível de atividade da paciente. A dor incisional pode fazer que a paciente relute em tossir ou respirar profundamente, ambos necessários no pós-operatório para manter as vias aéreas livres do acúmulo de secreções.

Linfedema

Como já observado, as pacientes submetidas a qualquer nível de dissecção de linfonodos ou cujo programa de tratamento inclui radioterapia permanecem em risco pelo resto da vida de desenvolver linfedema de membro superior ipsilateral.[6,19,82,135] O linfedema pode ocorrer quase imediatamente após a dissecção dos linfonodos, durante o curso da radioterapia ou muitos meses ou até anos depois do fim do tratamento. Costuma ser evidente na mão e no braço, mas em algumas vezes se desenvolve na parede torácica anterior, na mama remanescente ou na área da coluna.[6,13,19,82,93,135] O linfedema, por sua vez, leva a comprometimento da função do membro superior, má aparência e angústia emocional.[19,41,93,111]

---

* 5,11,13,19,41,43,47,48,59,82,93,127,130,135

Evidências em foco

Fu et al.[40] fizeram um estudo que envolveu dois grupos de sobreviventes de câncer de mama. Um grupo recebeu instruções em relação ao linfedema ligado ao câncer de mama durante seu tratamento para essa neoplasia. O outro grupo não recebeu orientações específicas em relação ao linfedema. Foram coletadas informações dos dois grupos para a identificação de sintomas físicos e de conhecimento geral ligados ao linfedema pós-tratamento. Nos dois grupos, o número médio de sintomas físicos informados foi três. Contudo, uma menor quantidade de mulheres do grupo de intervenção, em comparação com o grupo controle, informou sintomas físicos como edema, sensação de peso, limitação nos movimentos do ombro, formação de seroma ou inchaço das mamas. Diante dos resultados desse estudo, os autores recomendaram o engajamento ativo das sobreviventes de câncer de mama nas orientações em relação a maneiras de reduzir o risco de ocorrência de linfedema.

Aderências na parede torácica

Uma cicatriz restritiva nos tecidos subjacentes da parede torácica pode surgir como resultado da cirurgia, fibrose por radiação ou infecção da ferida. As aderências na parede torácica podem levar ao aumento do risco de complicações pulmonares pós-operatórias, à restrição na mobilidade do ombro, assimetria e disfunção postural e desconforto no pescoço, complexo do ombro e parte superior da coluna.

Diminuição da mobilidade do ombro

Está bem documentado que as pacientes podem sofrer perda de mobilidade no ombro, temporária ou às vezes por longo prazo, após a cirurgia ou radioterapia para o tratamento de câncer de mama.[6,48,59,72,82,98,109,126,127,130] Os fatores que contribuem para o comprometimento da mobilidade do ombro após a cirurgia estão relacionados no Quadro 26.5.

Um desses fatores, a síndrome da rede axilar ou síndrome do cordão axilar (SRA), é um termo relativamente novo para uma condição bastante comum nas pacientes tratadas por câncer de mama. A incidência entre as sobreviventes do câncer de mama varia de 28 a 36%.[118,120] Contudo, a incidência varia na literatura e o surgimento pode ser rápido, em uma semana após a cirurgia, ou ocorrer anos depois.[87,120,131] Acredita-se que a síndrome da rede axilar seja causada pela interrupção dos vasos linfáticos na axila após uma biópsia de linfonodo sentinela ou dissecção axilar, resultando em trombose dos canais linfáticos.[54,72] Em termos visuais, a síndrome pode ser descrita como uma rede de "cordões" cobertos pela pele que são mais visíveis com a abdução do ombro (Fig. 26.6).[66,87] Esses cordões podem se estender da região distal da axila até o espaço antecubital e antebraço. Os cordões linfáticos podem ser dolorosos e limitar o movimento de todo o membro superior.[19,66] Com frequência as pacientes manifestam queixas de dor que se prolonga ao longo do braço, chegando até

QUADRO 26.5 — Fatores que contribuem para o comprometimento da mobilidade do ombro após cirurgia de câncer de mama

- Dor na incisão imediatamente após a cirurgia ou associada com um atraso na cicatrização da ferida
- Defesa muscular e hipersensibilidade na musculatura do ombro e região cervical posterior
- Necessidade de uma ADM de ombro protegida até que o dreno cirúrgico seja removido
- Fibrose dos tecidos moles na região axilar em decorrência da radioterapia adjuvante
- Adesão do tecido cicatricial na parede torácica, causando aderências
- Fraqueza temporária ou permanente dos músculos do complexo do ombro
- Ombros curvos e postura de tronco cifótica ou escoliótica associada à idade ou à dor incisional
- Uma sensação de peso no membro superior decorrente do linfedema
- Uso diminuído da mão e do braço para as atividades funcionais
- Síndrome da rede axilar

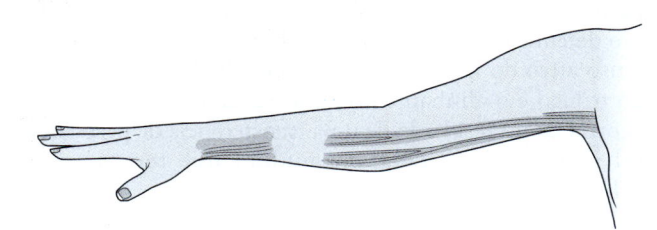

Figura 26.6 Síndrome da rede axilar.

---

mesmo à mão. Também podem ser visualizados cordões no tronco lateral.[120] Além disso, pode ser relatada dormência ou formigamento. O tratamento para a síndrome da rede axilar tipicamente inclui um alongamento suave e a liberação dos tecidos moles do cordão linfático, bem como DLM.[66,120] A síndrome da rede axilar pode desaparecer se deixada sem tratamento, mas há necessidade de mais estudos para esclarecer os desfechos no longo prazo.[131]

Evidências em foco

Verbelen et al.[118] fizeram uma revisão sistemática da literatura para identificar os comprometimentos de ombro observados em pacientes após a biópsia de linfonodo sentinela. Os comprometimentos de ombro e braço identificados foram perda da mobilidade e da força muscular, dor, síndrome da rede axilar e transtornos sensitivos. A maior incidência de limitação na amplitude de movimento ocorreu 1 mês após a cirurgia; os movimentos mais limitados foram a abdução e a flexão anterior de ombro. Após 2 anos, ainda havia limitações na abdução e rotação medial de ombro em aproximadamente 40% das pacientes.

Fraqueza do membro superior envolvido

Fraqueza no ombro. Se o nervo torácico longo for traumatizado durante a dissecção axilar e remoção dos linfonodos, resultará em fraqueza do músculo serrátil anterior e comprometerá a estabilidade da escápula, limitando a flexão e a abdução ativas do braço. Uma mecânica defeituosa de ombro e o uso de movimentos compensatórios com a parte descendente do trapézio e o levantador da escápula nas atividades em que a mão é estendida acima da cabeça podem causar pinçamento subacromial e dor no ombro. O pinçamento no ombro, por sua vez, pode ser o precursor de um ombro congelado. Quando os músculos peitorais são afetados, o que ocorre na mastectomia radical para a doença avançada, a fraqueza é evidente na adução horizontal.

Diminuição da força de preensão palmar. A força de preensão palmar, com frequência, se acha diminuída em função do linfedema e da rigidez secundária dos dedos.

Desalinhamento postural

A paciente pode ficar sentada ou em pé com os ombros curvos e cifose em decorrência da dor, encurtamento da pele ou razões psicológicas. Um aumento na cifose torácica associado ao envelhecimento é visto comumente na paciente idosa.[47] Isso contribui para uma mecânica de ombro defeituosa e, de maneira eventual, acaba restringindo o uso ativo do membro superior envolvido. A assimetria do tronco e o alinhamento anormal da escápula podem ocorrer como resultado de uma transferência de peso lateral sutil, em particular na mulher que tem mamas volumosas.

Fadiga e diminuição da resistência

Pacientes submetidas à radioterapia ou quimioterapia, com frequência, apresentam uma fadiga debilitante.[1,44,72] Mais de 60% das pacientes submetidas ao tratamento de câncer relatam a ocorrência de fadiga.[21,88] Muitas sobreviventes do câncer sentem fadiga durante meses e mesmo anos após o término do tratamento.[83] Elas podem desenvolver anemia como resultado da quimioterapia. Pode diminuir a ingestão de nutrientes e, como consequência, as reservas de energia, em particular se a paciente apresentar náuseas por vários dias após um ciclo de quimioterapia.

A fadiga também está associada à depressão. Como resultado, a tolerância ao exercício e a resistência física durante as atividades funcionais ficam acentuadamente reduzidas. Múltiplos estudos confirmam a execução de um programa de exercícios como um dos métodos mais efetivos para combater a fadiga relacionada ao tratamento de câncer.[21,88,89] Os achados de recente revisão sistemática seguida por metanálise por Meneses-Echavez[83] demonstraram que o exercício aeróbio supervisionado é a forma mais benéfica de exercício.

Considerações psicológicas

Uma paciente submetida a tratamento de câncer de mama apresenta uma grande variedade de dificuldades emocionais e sociais.[111] As necessidades e preocupações da paciente e da família precisam ser consideradas. A paciente e os membros da família precisam lidar com a natureza potencialmente fatal da doença e com um programa de tratamento difícil. É comum que a paciente sinta ansiedade, agitação, raiva, depressão, sensação de perda e oscilações significativas de humor durante o tratamento e a recuperação do câncer de mama.

Além do desfiguramento físico óbvio e da imagem corporal alterada associados à mastectomia, medicamentos como imunossupressores e corticosteroides podem afetar o estado emocional da paciente. As manifestações psicológicas afetam o bem-estar físico e podem contribuir para a fadiga geral, percepção de incapacidade funcional da paciente e sua motivação durante o tratamento.

Diretrizes de tratamento após cirurgia de câncer de mama

As diretrizes de tratamento pós-operatório da paciente submetida a uma mastectomia ou cirurgia conservadora para um câncer de mama e que pode estar no momento recebendo terapia adjuvante estão resumidas no Quadro 26.6. As diretrizes identificam as intervenções terapêuticas para comprometimentos comuns durante o período pós-operatório inicial e para aqueles que podem desenvolver-se mais à frente.

Observação: as diretrizes do Quadro 26.6 também podem ser modificadas para prevenir ou tratar problemas que podem desenvolver-se no tronco ou membros inferiores após cirurgia para câncer abdominal ou pélvico com dissecção de linfonodos inguinais.

Considerações especiais

Orientação da paciente. O tempo de internação após cirurgia de câncer de mama é curto. De preferência, a intervenção por um fisioterapeuta inicia-se no pré-operatório com ênfase na orientação da paciente para diminuição do risco de complicações e comprometimentos pós-operatórios, incluindo complicações pulmonares, tromboembolismo, linfedema e perda de mobilidade no ombro. As recomendações para diminuição do risco de linfedema ou para o autocuidado, caso ele se desenvolva, são revistas com a paciente (ver Quadro 26.3). Após a cirurgia, depois da remoção dos drenos, pode então ser introduzido um programa de exercícios individualizado, com base no procedimento cirúrgico feito e nos tratamentos adjuvantes previstos.

Exercício. O programa de exercícios pós-operatórios enfoca três áreas principais: melhora da função do ombro, recuperação de um nível de preparo físico geral e redução do risco ou tratamento de linfedema. A ADM assistida ou ativa precoce, porém protegida, do ombro é a chave para a restauração da mobilidade na articulação. Os riscos pós-operatórios que contribuem para restrição da mobilidade do ombro foram resumidos previamente (ver Quadro 26.5).[1,19,56,82,85] Esses riscos são mais altos durante o período

QUADRO 26.6	DIRETRIZES DE TRATAMENTO
	Após cirurgia para câncer de mama

Comprometimentos estruturais e funcionais possíveis no pós-operatório
Complicações pulmonares e circulatórias
Linfedema
Mobilidade restrita do membro superior
Desalinhamento postural
Fraqueza e diminuição do uso funcional do membro superior
Fadiga e diminuição da resistência física para atividades funcionais
Dificuldades emocionais e sociais

Plano de atendimento	Intervenções
1. Preparar a paciente para o autocuidado pós-operatório	1. Orientação interdisciplinar à paciente, envolvendo todos os aspectos dos comprometimentos e limitações funcionais potenciais Atividades de autocuidado e preparo para participação em um programa domiciliar, conforme indicado no protocolo cirúrgico
2. Prevenir complicações pulmonares pós-operatórias e tromboembolia	2. Instrução pré ou pós-operatória de respiração profunda, enfatizando inspirações máximas e tosse efetiva Exercícios ativos de tornozelo (exercícios de bombeamento circulatório de panturrilha)
3. Minimizar o edema pós-operatório	3. Elevação do membro superior envolvido sobre travesseiros (cerca de 30°) enquanto a paciente estiver na cama ou sentada em uma cadeira Comprimir uma bola no lado operatório para produzir uma ação de bombeamento nos músculos Exercícios precoces de ADM **Precauções**: evitar o posicionamento estático pendente do braço
4. Identificar e tratar os sinais precoces do linfedema, caso se desenvolvam	4. Massagem para drenagem linfática manual Programa diário de exercícios que inclua exercícios de flexibilidade e fortalecimento Terapia compressiva (bandagem de baixa compressão e/ou malha compressiva) Adesão a comportamentos de redução de risco a linfedema (ver Quadro 26.3)
5. Prevenir deformidades posturais	5. Treinamento de consciência postural; encorajar a paciente a assumir uma postura ereta quando estiver sentada ou em pé para minimizar a postura de ombros curvos Exercícios posturais com ênfase nos exercícios de retração escapular
6. Prevenir tensão e defesa muscular na região cervical	6. Exercícios ativos de ADM da região cervical da coluna vertebral para promover o relaxamento Exercícios de levantar e rodar os ombros Massagem suave da musculatura cervical
7. Prevenir restrição na mobilidade do membro superior	7. Os exercícios de ombro devem ser feitos dentro de uma ADM protegida, em geral não mais do que 90° de elevação do braço, até que os drenos sejam removidos Sem movimentos repetitivos até os drenos serem removidos
8. Recuperar a força e o uso funcional do membro envolvido	8. Iniciar os exercícios resistidos depois que a cicatrização pós-operatória estiver completa. Considerar os parâmetros para os exercícios se houver risco de linfedema ou se a paciente tiver fraqueza persistente no membro envolvido
9. Melhorar a tolerância aos exercícios e a sensação de bem-estar; reduzir a fadiga	9. Exercício aeróbio graduado de baixa intensidade, como caminhar ou pedalar
10. Fornecer informações sobre recursos de apoio e orientação contínua para a paciente e sua família	10. Recursos: American Cancer Society para apoio da família e orientação contínua da paciente (www.cancer.org); National Breast Cancer Coalition (www.nobreastcancer.org); National Lymphedema Network (www.lymphnet.org)

Precauções: observar cuidadosamente a incisão e as suturas durante os exercícios. Evitar qualquer tensão indevida na incisão ou embranquecimento da cicatriz durante os exercícios de ADM de ombro. Evitar exercícios com o braço envolvido na posição pendente. Progredir o programa de exercícios graduados lentamente, em particular se a paciente estiver recebendo alguma terapia adjuvante. Considerar outras terapias adjuvantes ao elaborar o programa de exercícios.

pós-operatório inicial, até que os drenos tenham sido removidos e a incisão tenha cicatrizado.

Recomendação clínica

A radioterapia das áreas axilar e mamária pode atrasar a cicatrização da ferida além do período típico de 3 a 4 semanas.[1,56] Mesmo depois da cicatrização inicial da incisão, a cicatriz tem a tendência de contrair-se e pode aderir aos tecidos subjacentes, o que, por sua vez, pode restringir a mobilidade do ombro. Como as alterações causadas pela radiação podem ocorrer meses após o tratamento, deve ser encorajada a orientação da paciente para que continue fazendo os exercícios de ADM e flexibilidade. Exercícios de respiração profunda também devem ser feitos de modo regular caso a parede torácica tenha sido incluída no campo de radiação.[121]

Embora os exercícios de fortalecimento e condicionamento aeróbio sejam importantes para a função do membro superior e preparo corporal total, é muito importante a moderação em todos os programas de exercício. As considerações na programação podem incluir o tipo de quimioterapia empregada e os efeitos colaterais específicos dos fármacos. Por exemplo, algumas quimioterapias podem causar neuropatia periférica, fraqueza muscular proximal e padrões de fadiga diferentes.[61,88] Os exercícios precisam progredir de modo gradual, a fadiga excessiva deve ser evitada e a conservação de energia deve ser enfatizada. As precauções com os exercícios para uma paciente em tratamento são descritas no Quadro 26.7.[6,19,72,85,88,98]

Embora a intervenção precoce para prevenção de linfedema e comprometimentos de mobilidade do membro superior seja, com frequência, defendida por fisioterapeutas e sugerida em artigos descritivos da literatura, as pacientes, em geral, não são encaminhadas para reabilitação pós-operatória até que os comprometimentos e as limitações funcionais tenham se desenvolvido. Isso pode ser decorrência de questões que foram levantadas na literatura,[34] sugerindo que a ADM pós-operatória precoce pode atrasar a cicatrização da ferida ou que os exercícios, se feitos com muito vigor, podem iniciar ou exacerbar o linfedema. Além disso, poucos estudos têm pesquisado de modo rigoroso a eficácia de intervenções ou protocolos de reabilitação específicos.[82,126] Contudo, uma revisão recente da literatura sobre exercícios e linfedema ligado ao câncer revelou que o exercício nem piorava um linfedema preexistente, nem estava associado a um aumento significativo na ocorrência de linfedema.[6]

Com base nas informações disponíveis na literatura, são feitas as recomendações adiante para os exercícios.*

- Integrar exercícios de ADM, flexibilidade e fortalecimento no plano de atendimento geral da paciente.

QUADRO 26.7	**Precauções nos exercícios durante o tratamento do câncer de mama**

- Exercitar-se apenas em um nível moderado e nunca até o ponto de provocar dor, sensação de pontadas ou de peso no braço afetado durante ou depois do exercício, mesmo se não houver evidência de linfedema.
- Ajustar os dias de exercício durante os ciclos de radioterapia ou quimioterapia. Com alguns medicamentos de quimioterapia, a paciente pode desenvolver arritmia cardíaca ou cardiomiopatia.[61]
- Evitar exercitar-se 1 a 2 horas antes do procedimento de coleta de sangue.
- Retornar gradualmente a um padrão regular de exercícios e atividades recreativas, baseando-se no nível de preparo físico anterior ao diagnóstico e nos efeitos colaterais específicos do tratamento.
- Estar atento ao hemograma, incluindo contagem de células brancas, hemoglobina e plaquetas, ao elaborar um programa de exercícios.

- Implementar treino e exercícios de percepção postural logo no início do programa pós-operatório para prevenir desalinhamento postural e desequilíbrios musculares, em especial após a mastectomia.
- Incluir exercícios de condicionamento aeróbio de intensidade moderada para melhorar o preparo físico e a qualidade de vida e reduzir a fadiga ligada à quimioterapia.
- Progredir de modo gradual todas as formas de exercícios e ensinar às pacientes parâmetros de exercício individualizados com base nas intervenções cirúrgicas e terapias adjuvantes específicas.

Recursos da comunidade e *on-line*

A American Cancer Society (www.cancer.org) patrocina um programa individualizado de orientação de pacientes denominado *Reach to Recovery*. As agentes desse programa, a maioria delas sobreviventes de câncer de mama, fornecem suporte emocional para a paciente e sua família assim como informações atualizadas sobre próteses mamárias e cirurgias reconstrutivas. A National Lymphedema Network (www.lymphnet.org) e a National Comprehensive Cancer Network (www.nccn.org) são outras fontes importantes de informações (em inglês) para pacientes em risco de desenvolver linfedema ou que já apresentam o problema.

EXERCÍCIOS PARA O TRATAMENTO DE LINFEDEMA

Contexto e base teórica

Como já observado neste capítulo, o exercício é apenas um aspecto do programa de terapia linfática descongestionante. A base teórica para incluir exercícios no tratamento

---

* 5,11,12,13,17,19,41,48,60,76,80,84,85,91,112,126,127,134, 135

abrangente de pacientes com linfedema de membro superior ou inferior é mover e drenar o líquido linfático para reduzir o edema e melhorar o uso funcional do membro ou membros envolvidos. Os princípios e a base teórica nos quais os exercícios de drenagem linfática se baseiam estão resumidos no Quadro 26.8.[6,84,91,135]

Os exercícios empregados nos programas de drenagem linfática englobam um amplo espectro de intervenções com exercícios terapêuticos, especificamente respiração profunda, flexibilidade, fortalecimento, exercícios de condicionamento cardiovascular e também uma sequência de exercícios de drenagem linfática. Os programas de exercícios estão descritos em um número extenso de publicações.*

Nenhuma combinação ou sequência particular de exercícios tem se mostrado superior às outras. Embora uma revisão crítica da literatura mais antiga[75] tenha indicado que a eficácia dos programas de exercício para drenagem linfática baseia-se primariamente em observações clínicas e opiniões de profissionais experientes ou relatos de caso, há agora um corpo emergente de evidências que documentam a eficácia de componentes específicos desses programas.[6,60,80,82,112]

Componentes dos programas de exercícios para o tratamento de linfedema

Exercícios de respiração profunda

■ A respiração profunda é combinada com os programas de exercícios para o tratamento de linfedema. Tem sido sugerido que o uso da respiração abdômino–diafragmática assiste o movimento do líquido linfático à medida que o diafragma desce durante uma inspiração profunda e os abdominais se contraem durante uma expiração máxima controlada.[19] As mudanças nas pressões intra-abdominal e intratorácica criam uma ação de bombeamento circulatório suave e contínuo que move os líquidos para dentro dos vasos linfáticos centrais, que avançam superiormente na cavidade torácica e drenam para dentro do sistema venoso no pescoço (ver Fig. 26.1).

Exercícios de flexibilidade

Exercícios suaves de autoalongamento são usados para minimizar a hipomobilidade dos tecidos moles e das articulações das áreas proximais do corpo em particular, pois esta pode contribuir para as posturas estáticas e congestão da linfa.

Exercícios de fortalecimento e resistência muscular

Tanto exercícios isométricos quanto dinâmicos, que usem autorresistência, resistência elástica e pesos ou aparelhos de musculação, são apropriados se feitos contra resistência de musculação leve (inicialmente 0,5 a 1 kg), progredindo a resistência e as repetições gradualmente.[91] Independentemente

de o linfedema ter se desenvolvido ou não, é importante monitorar de perto o tamanho da circunferência e a textura da pele do membro envolvido para determinar se a intensidade de exercícios está apropriada. A ênfase é melhorar a resistência e a força dos grupos musculares centrais e periféricos que favorecem uma postura ereta e minimizar a fadiga nos músculos que contribuem para a eficiência do mecanismo de bombeamento circulatório linfático.

Exercícios de condicionamento cardiovascular

Atividades como ergometria de membro superior, natação, ciclismo e caminhada aumentam a circulação e estimulam o fluxo linfático.[19,91] Trinta minutos de exercícios aeróbios para resistência física complementam os exercícios de drenagem linfática. Os exercícios de condicionamento são feitos com baixa intensidade (40 a 50% da frequência cardíaca-alvo) quando o linfedema está presente e em intensidades mais altas (até um nível de 80%) quando o linfedema foi reduzido e o exercício é seguro também nos demais aspectos.[19,84]

Evidências em foco

Em um estudo controlado randomizado feito por Schmitz et al.,[104] foi estudado o levantamento de peso em um grupo de 141 sobreviventes de câncer de mama com linfedema estável no membro superior por um período de 1 ano. A intervenção com exercícios consistiu no levantamento de pesos progressivos 2 vezes por semana e o uso de uma manga compressiva durante o exercício. Os autores da pesquisa propuseram que o treinamento resistido controlado poderia melhorar a habilidade funcional do braço afetado para suportar as agressões da vida diária. As mulheres no estudo tinham 1 a 15 anos após o diagnóstico.

O programa de intervenção incluiu exercícios cardiovasculares e resistidos em um ambiente controlado e su-

---

<table>
<tr><td>QUADRO 26.8</td><td>Exercícios para drenagem linfática: princípios e base teórica</td></tr>
</table>

■ A contração dos músculos bombeia o líquido por meio da compressão direta dos vasos linfáticos coletores.

■ O exercício reduz a hipomobilidade dos tecidos moles e articulações, fator que pode contribuir para o posicionamento estático e levar à estase linfática.

■ O exercício fortalece e previne a atrofia dos músculos dos membros, o que melhora a eficiência da bomba linfática.

■ O exercício aumenta a frequência cardíaca e a pulsação arterial, o que, por sua vez, contribui para o fluxo da linfa.

■ O exercício deve ser feito em uma sequência tal que os reservatórios linfáticos centrais sejam drenados antes das áreas periféricas.

■ O uso de uma malha compressiva ou bandagens compressivas durante os exercícios favorece o fluxo linfático e a reabsorção de proteínas de modo mais eficiente do que o exercício feito sem as bandagens.

---

* 8,9,19,23-26,58,60,73,75,76,84,85,91,98,102,112,134,135

pervisionado. Os exercícios eram progredidos de modo gradual. Os resultados do estudo mostraram que o programa de levantamento de peso não afetou o linfedema de modo adverso nas participantes do estudo. Além disso, os resultados mostraram que quando comparadas com o grupo controle, as mulheres no grupo de intervenção (levantamento de peso) relataram menos queixas sobre o braço e mão afetados, tiveram um aumento geral na força muscular e menos exacerbações do linfedema após o término do estudo.

Exercícios de drenagem linfática

Os exercícios de drenagem linfática, em geral denominados exercícios de bombeamento circulatório, movem o líquido ao longo dos canais linfáticos. Durante cada sessão são feitos exercícios de ADM ativos e repetitivos. Os exercícios seguem uma sequência específica para mover a linfa para longe das áreas congestionadas.[19,23,25,26,135] A sequência é semelhante à da massagem aplicada durante a drenagem linfática manual.[67,91,113] Em geral, os exercícios enfocam primeiro as áreas proximais do corpo para liberar os vasos coletores centrais e depois os grupos musculares distais para mover o edema periférico em uma direção centrípeta rumo aos vasos linfáticos centrais. Os membros superiores ou inferiores afetados são mantidos em uma posição elevada durante a maioria dos exercícios. São evitadas as posturas estáticas e pendentes. A automassagem também é intercalada na sequência de exercícios para favorecer ainda mais a drenagem. Esses exercícios ainda mantêm a mobilidade dos membros envolvidos.

Diretrizes para os exercícios de drenagem linfática

O paciente deve seguir essas diretrizes ao realizar uma sequência de exercícios de drenagem linfática. Essas diretrizes se aplicam ao tratamento de linfedema de membro superior ou inferior e refletem opiniões combinadas de vários autores e especialistas na área.[19,23-25,84,135]

Preparo para os exercícios de drenagem linfática

- Separar aproximadamente 20 a 30 minutos para cada sessão de exercícios.
- Fazer os exercícios duas vezes por dia, diariamente.
- Ter em mãos todo o equipamento necessário, como um rolo de espuma, cunha ou bastão para exercícios.

Durante os exercícios de drenagem linfática

- Usar bandagens compressivas ou uma malha compressiva feita sob medida, se o paciente tiver linfedema.
- Preceder os exercícios de drenagem linfática com uma respiração diafragmática.
- Seguir uma ordem de exercícios determinada.
- Realizar movimentos ativos repetitivos de maneira lenta, cerca de 1 a 2 segundos por repetição.

- Elevar o membro envolvido acima do coração durante os exercícios de bombeamento circulatório distal.
- Combinar exercícios respiratórios profundos com movimentos ativos da cabeça, do pescoço, tronco e membros.
- No início, fazer um número baixo de repetições. Aumentar gradualmente as repetições para evitar fadiga excessiva.
- Não se exercitar até o ponto de sentir dor no membro edematoso.
- Incorporar automassagem na sequência de exercícios para favorecer ainda mais a drenagem linfática.
- Manter uma boa postura durante os exercícios.
- Quando os exercícios de fortalecimento forem acrescentados à sequência de drenagem linfática, usar resistência leve e evitar fadiga muscular excessiva.

Depois dos exercícios de drenagem linfática

- Separar tempo várias vezes por semana para atividades aeróbias de baixa intensidade, como caminhar ou pedalar por 30 minutos.
- Verificar cuidadosamente se há sinais de rubor ou aumento do edema ou relatos de dor ou sensação de pontadas no membro edematoso, o que pode indicar que o nível de exercício foi excessivo.

Exercícios selecionados para drenagem linfática: sequências para membros superiores e inferiores

As escolhas e sequências de exercícios descritas nesta seção e resumidas no Quadro 26.9 são elaboradas para assistir na drenagem de linfedema de membro superior ou inferior. Muitos dos exercícios individuais sugeridos nos protocolos para linfedema, como exercícios de ADM para a região cervical da coluna vertebral e alguns dos exercícios para complexo do ombro ou membro superior, não são usados exclusivamente para drenagem linfática, mas também para melhorar a mobilidade e a força. Vários dos exercícios salientados nesta seção já foram descritos nos capítulos anteriores deste livro. Apenas os exercícios ou variações de exercícios que são, de algum modo, específicos ou não foram abordados anteriormente estão descritos ou ilustrados nesta seção.

Sequência de exercícios

- Exercícios de respiração diafragmática são implementados antes dos exercícios de drenagem linfática.
- Os exercícios para drenagem linfática devem seguir uma sequência particular para assistir o fluxo da linfa. Os vasos linfáticos centrais e proximais, como os linfonodos abdominais, inguinais e cervicais (ver Fig. 26.1), são drenados primeiro com os exercícios de tronco, pelve, quadril e pescoço. Então, na sua maioria, os exercícios prosseguem distalmente dos ombros para os dedos da mão ou dos quadris para os dedos do pé. Se os linfonodos foram removidos cirurgicamente (p. ex., uma dissecção unilateral dos nodos axilares no câncer de mama ou uma

QUADRO 26.9 Sequência de exercícios selecionados para o tratamento de linfedema de membro superior ou inferior

Exercícios comuns nos programas para membros superiores e inferiores

Observação: iniciar o programa para membro superior ou inferior com estes exercícios.

- Exercícios de respiração profunda
- Inclinações pélvicas posteriores e abdominais parciais
- Exercícios de ADM para região cervical
- Movimentos escapulares bilaterais

Exercícios para membro superior	Exercícios para membro inferior
- Circundução ativa com o braço envolvido elevado, paciente em decúbito dorsal - Movimentos ativos bilaterais dos braços estando em decúbito dorsal ou deitado sobre um rolo de espuma - Pressão de mão bilateral em decúbito dorsal ou sentado - Alongamento de ombro em pé (com bastão, no batente da porta ou com uma toalha) - Exercícios ativos de cotovelo, antebraço, punho e dedos com o braço envolvido - Abdução e adução horizontal bilateral dos ombros - Pressão contra a parede acima da cabeça, paciente em pé - Exercícios para os dedos - Abdominais parciais - Repouso com o membro superior envolvido elevado	- Exercícios alternados de joelhos contra o tórax - Joelhos contra o tórax bilateral - Contrações isométricas dos glúteos e inclinação pélvica posterior - Joelho contra o tórax apenas do membro inferior envolvido - Rotação lateral do quadril em decúbito dorsal com as duas pernas elevadas e apoiadas em uma cunha de espuma ou parede - Flexão ativa do joelho do membro envolvido, em decúbito dorsal - Flexão plantar, dorsiflexão e circundução ativas dos tornozelos em decúbito dorsal com os membros inferiores elevados - Flexão ativa de quadril e joelho com as pernas em rotação lateral e elevadas contra uma parede - Movimentos ativos de bicicleta e tesoura com as pernas elevadas - Exercícios bilaterais de joelhos contra o tórax, seguidos por abdominais parciais - Descansar com os membros inferiores elevados

dissecção bilateral de nodos inguinais no câncer de órgãos abdominais ou pélvicos), a linfa precisa ser direcionada para os linfonodos remanescentes do corpo.

Observação: como não há uma sequência única de exercícios que tenha se mostrado mais efetiva do que outra, as sequências de exercícios para membros superiores e inferiores descritas nesta seção não refletem os exercícios incluídos em qualquer protocolo específico. Em vez disso, as sequências de exercícios baseiam-se em recomendações de vários autores.[19,23-25,60,80,82,84,112,135] As sequências de exercícios para linfedema de membro superior ou inferior estão resumidas na porção restante deste capítulo. Os fisioterapeutas são encorajados a modificar ou acrescentar outros exercícios às sequências deste capítulo se os acharem adequados para suprir as necessidades individuais de seus pacientes.

Exercícios comuns para sequências de membros superiores e inferiores

Esses exercícios iniciais devem ser incluídos nos programas para linfedema uni ou bilateral de membro superior ou inferior. São elaborados para ajudar o paciente a relaxar e, então, drenar os canais e nodos centrais.

- *Respiração diafragmática*
  - Fazer o paciente assumir uma posição confortável em decúbito dorsal.
  - Colocar as mãos suavemente sobre o abdome.
  - Inspirar profundamente através do nariz, "sentindo" o abdome se elevar contra as mãos; expirar soprando o ar pela boca, como se estivesse soprando através de um canudinho.
  - Usar respiração diafragmática periodicamente durante toda a sequência e durante todo o dia. Evitar prender a respiração e a manobra de Valsalva.
- *Inclinação pélvica posterior e exercícios abdominais parciais.* Fazer esses exercícios com os quadris e joelhos flexionados, em decúbito dorsal.
- *Movimentos unilaterais do joelho contra o tórax.* Esses exercícios são elaborados para ter um efeito sobre os linfonodos inguinais. Isso é importante mesmo para o linfedema de membro superior.
  - Em decúbito dorsal, flexionar o quadril e joelho de um lado, abraçando a perna. Tracionar o joelho para perto do tórax. Pressionar suavemente ou de forma oscilatória a coxa contra o abdome e tórax cerca de 15 vezes.
  - Repetir o procedimento com o membro inferior oposto.

- Se o linfedema estiver presente em apenas um membro inferior, fazer primeiro os exercícios de joelho contra o tórax com o membro inferior não envolvido.
- **Exercícios de ADM cervical.** Fazer cada movimento contando até 5 e com 5 repetições.
  - Rotação.
  - Flexão lateral.
- **Exercícios escapulares.** Fazer os exercícios contando até 5 e com 5 repetições.
  - Elevação e depressão ativas (encolher os ombros).
  - Rolamento ativo de ombro.
  - Retração e protração escapular ativas; com os braços ao lado do corpo e cotovelos flexionados, retrair bilateralmente as escápulas, apontando os cotovelos nos sentidos posterior e medial. Então, protrair as escápulas.

Recomendação clínica

Certificar-se de encolher os ombros o mais alto possível e depois fazer que desçam ativamente (depressão das escápulas) o mais baixo possível.

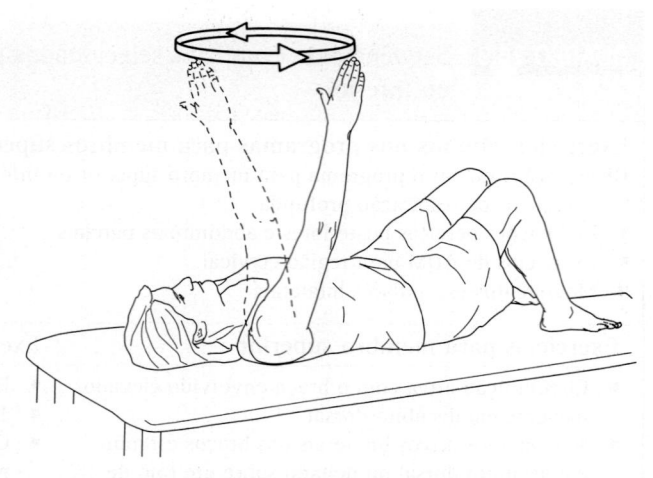

Figura 26.7   Circundução ativa do membro edematoso.

Exercícios específicos para redução de linfedema em membro superior

A sequência de exercícios adiante é feita depois dos exercícios corporais gerais já descritos. Os exercícios, que são executados na sequência proximal para distal, são feitos especificamente para drenagem linfática do membro superior.

Recomendação clínica

Fazer o paciente realizar periodicamente, durante a sequência de exercícios, a automassagem na área dos linfonodos axilares do lado *não envolvido*, prosseguindo da axila para o tórax.

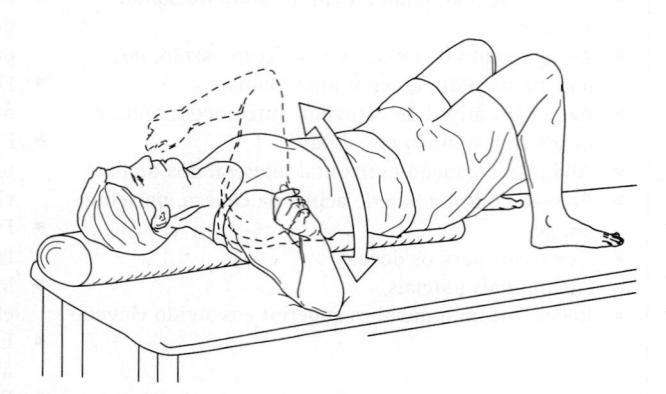

Figura 26.8   Exercícios ativos de ombro sobre um rolo de espuma firme.

- **Circundução ativa do braço (Fig. 26.7).** Estando em decúbito dorsal, flexionar o braço envolvido até 90° (tentar alcançar o teto) e fazer movimentos circulares ativos do braço com cerca de 15 a 30 cm de diâmetro. Fazer esses movimentos no sentido horário e anti-horário, 5 repetições em cada direção.

Precaução: evitar movimentos pendulares ou circundução do membro superior edematoso com o braço na posição pendente.

- **Exercícios sobre um rolo de espuma (Fig. 26.8).** Em decúbito dorsal sobre um rolo de espuma firme (com cerca de 15 cm de diâmetro), fazer abdução e adução horizontal assim como flexão e extensão do ombro. Esses movimentos visam aos linfonodos axilares congestionados e são feitos unilateralmente. Para os exercícios domiciliares, se um equipamento especial similar a um rolo Ethyfoam® não estiver disponível, fazer o paciente reali-

zar esses exercícios sobre um "espaguete" de piscina. Embora o diâmetro seja menor, é possível aumentá-lo enrolando uma toalha ou um lençol dobrado em torno do "espaguete".

- **Pressão de mão bilateral.** Com os braços elevados até o nível do ombro ou acima e os cotovelos fletidos, unir as palmas das mãos na frente do tórax ou cabeça. Pressionar uma palma contra a outra (para uma contração isométrica dos músculos peitorais maiores) enquanto inspira, contando até cinco. Relaxar e repetir por até 5 vezes.
- **Exercício com bastão, alongamento no batente ou canto e alongamento com toalha.** Incorporar diversos exercícios para aumentar a mobilidade do ombro, diminuir a congestão e assistir o fluxo linfático no membro superior. Manter a posição de alongamento por vários segundos em cada repetição. Esses exercícios estão descritos e ilustrados no Capítulo 17.
- **Exercícios unilaterais com o braço elevado.** Os exercícios adiante são feitos com o paciente sentado e o braço apoiado no nível do ombro sobre uma mesa ou balcão ou com o paciente em decúbito dorsal e o braço apoiado em uma cunha de espuma ou elevado acima da cabeça.
  - Rotação de ombro com cotovelo estendido. Virar a palma para cima, depois para baixo, rodando o ombro

e não simplesmente fazendo pronação e supinação do antebraço.
- Flexão e extensão de cotovelo.
- Circundução do punho.
- Abertura e fechamento da mão.
- **Abdução e adução horizontal bilateral.** Estando em pé ou sentado, colocar as duas mãos atrás da cabeça. Fazer a adução e abdução horizontal dos ombros aproximando os cotovelos e depois apontando-os lateralmente.
- **Pressão contra a parede acima da cabeça.** Ficar de frente para uma parede; colocar uma ou ambas as palmas sobre a parede com as mãos acima do nível do ombro. Pressionar suavemente as palmas contra a parede por vários segundos sem mover o corpo. Relaxar e repetir aproximadamente 5 vezes.
- **Exercícios de punho e dedos.** Se houver edema na mão e no punho, são indicados os movimentos ativos repetitivos dos dedos com o braço elevado.
  - Depois de fazer pressão contra a parede em uma altura acima da cabeça, conforme descrito acima, manter a base da mão contra a parede e mover alternadamente todos os dedos, afastando-os e aproximando-os da parede (Fig. 26.9).
  - Na mesma posição descrita acima, pressionar alternadamente os dedos contra a parede, como se estivesse tocando piano, enquanto mantém a base da mão em contato com a parede.
  - Colocar as palmas das duas mãos unidas acima da cabeça ou pelo menos acima do nível do ombro. Pressionar e afastar cada dedo contra o seu par, alternadamente.
- **Exercícios abdominais parciais.** Para completar a sequência de exercícios, fazer abdominais adicionais (cerca de 5 repetições) com as mãos deslizando sobre as coxas.
- **Repouso.** Descansar em decúbito dorsal com o braço envolvido elevado sobre travesseiros por cerca de 30 minutos depois de completar a sequência de exercícios.

Exercícios específicos para redução de linfedema em membro inferior

Observação: depois de completar os exercícios gerais já descritos para a parte inferior do corpo, pescoço e ombro, o paciente deve fazer uma automassagem iniciada nos linfonodos axilares do lado envolvido do corpo. Em seguida, massagear a área abdominal inferior de baixo para cima até a cintura e depois no sentido lateral e superior até a área axilar do lado envolvido. Essa sequência é repetida periodicamente ao longo da sequência de exercícios do membro inferior.

- **Movimentos unilaterais do joelho contra o tórax.** Em decúbito dorsal, repetir esse exercício mais 15 vezes. Se o linfedema estiver presente em apenas um membro inferior, fazer movimentos repetidos de joelho contra o tórax, primeiro com a perna não envolvida e depois com a perna envolvida.
- **Joelhos contra o tórax bilateral.** Em decúbito dorsal, flexionar os dois quadris e joelhos, abraçar as duas coxas e suavemente tracioná-las até o abdome e tórax. Repetir de 10 a 15 vezes.
- **Exercícios isométricos dos músculos glúteos e inclinação pélvica posterior.** Repetir 5 vezes, mantendo cada contração por vários segundos e depois relaxando lentamente.
- **Rotação lateral dos quadris (Fig. 26.10).** Ficar em decúbito dorsal com as pernas elevadas e apoiadas contra uma parede ou cunha de espuma. Realizar rotação lateral dos quadris, pressionando as nádegas uma contra a outra e mantendo a posição de rotação lateral. Repetir várias vezes.
- **Flexão de joelho para drenar a área poplítea.** Em decúbito dorsal e mantendo o membro inferior não envolvido estendido, flexionar o quadril e o joelho envolvidos até que o pé se afaste da maca. Flexionar ativamente o joelho o máximo possível, movendo rapidamente o calcanhar em direção às nádegas. Repetir cerca de 15 vezes.

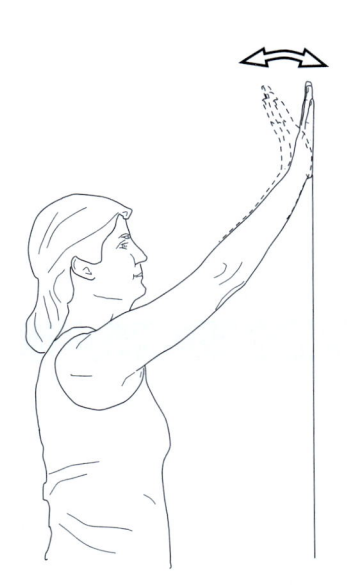

Figura 26.9 Pressão contra a parede com as mãos acima da cabeça.

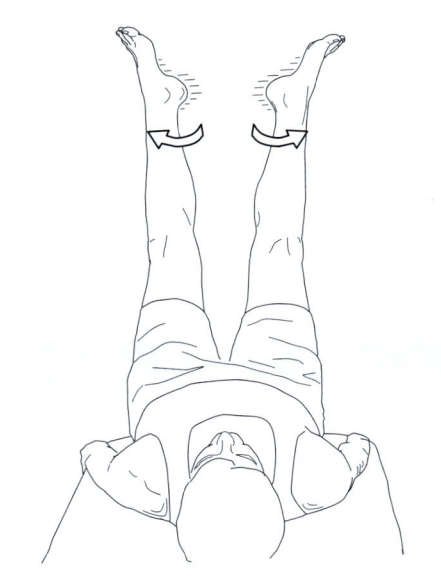

Figura 26.10 Rotação lateral repetida dos quadris com as pernas elevadas e apoiadas na parede.

- *Movimentos ativos do tornozelo.* Com as duas pernas elevadas e apoiadas contra uma parede, ou apenas a perna envolvida contra um batente de porta e a perna não envolvida apoiada no solo, fazer a flexão plantar ativa do tornozelo e flexão dos dedos; depois fazer dorsiflexão do tornozelo e extensão dos dedos o máximo possível, com múltiplas repetições. Finalmente, fazer a circundução ativa do pé no sentido horário e anti-horário, com várias repetições.
- *Deslizamento na parede em rotação lateral (Fig. 26.11).* Com os pés contra uma parede, pernas em rotação lateral e calcanhares se tocando, deslizar os dois pés parede abaixo o máximo possível e depois retornar parede acima, com várias repetições.
- *Movimentos da perna no ar (Fig. 26.12).* Com os dois quadris flexionados, a coluna retificada no solo e os dois pés apontando para o teto, mover alternadamente as pernas, simulando movimentos de pedalar, caminhar e tesoura.
- *Adução de quadril cruzando a linha mediana (Fig. 26.13).* Em decúbito dorsal com a perna não envolvida estendida. Flexionar o quadril e o joelho da perna envolvida. Segurar a face lateral do joelho com a mão contralateral; tracionar o joelho envolvido repetidamente através da linha mediana com um movimento de balanço.

Observação: se o linfedema for bilateral, repetir esse exercício com o outro membro inferior.

- *Joelhos contra o tórax bilateral.* Repetir os movimentos bilaterais oscilatórios suaves das pernas já descritos.

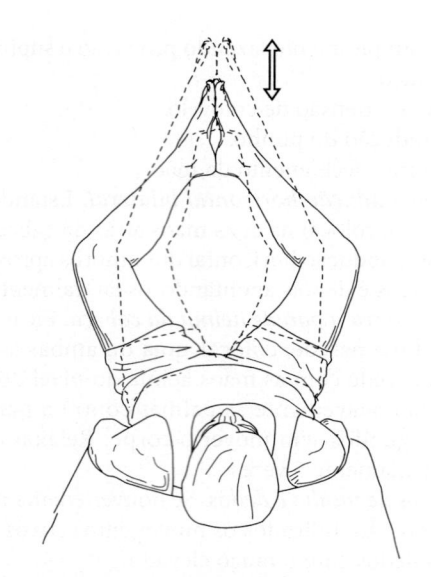

Figura 26.11 Deslizamentos dos pés para cima e para baixo na parede com quadris rodados externamente.

- *Abdominais parciais.* Para completar a sequência de exercícios, fazer mais alguns abdominais parciais, cerca de 5 repetições.
- *Repouso.* Com os pés elevados e as pernas apoiadas na parede, descansar nessa posição por vários minutos após o fim dos exercícios. Depois descansar com as pernas parcialmente elevadas sobre uma cunha de posicionamento, permanecendo nessa posição por mais 30 minutos.

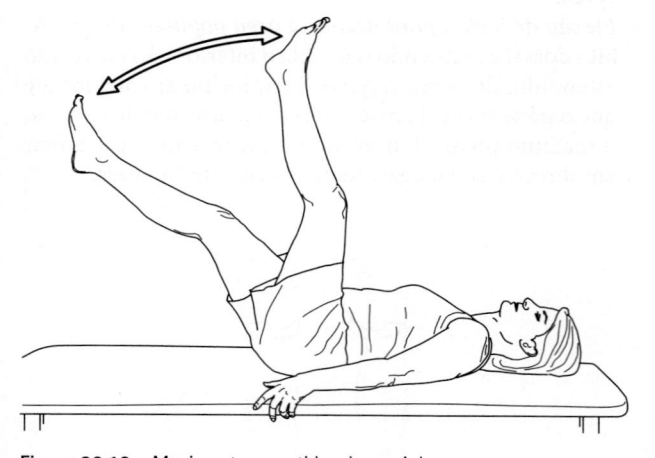

Figura 26.12 Movimentos repetidos de caminhar.

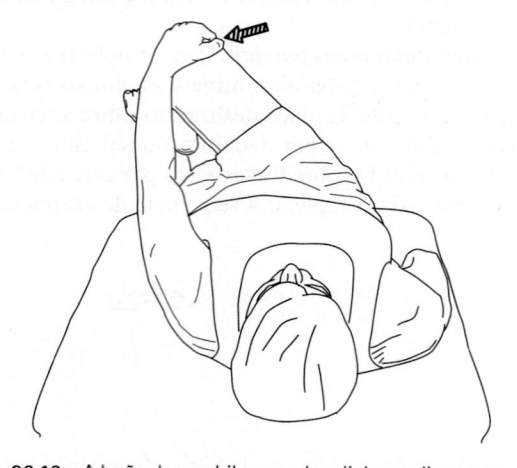

Figura 26.13 Adução do quadril cruzando a linha mediana para drenar os linfonodos inguinais.

ATIVIDADES DE APRENDIZADO INDEPENDENTE

Pensamento crítico e discussão

1. Você foi convidado para participar de um programa de orientação de pacientes submetidas a tratamento de câncer de mama da sociedade de câncer de sua comunidade. Sua responsabilidade nesse programa é ajudar essas sobreviventes a diminuir o risco de comprometimentos físicos e limitações funcionais associados à ci-

rurgia e às possíveis terapias adjuvantes. Descrever os componentes de tal programa e explicar a base teórica para as atividades que você decidiu incluir.

2. Uma paciente desenvolveu linfedema como resultado de uma mastectomia direita há 5 anos. Ela se apresenta na fisioterapia com edema de dedos e mão que se estende no sentido proximal até o braço. A elevação não é efetiva. O tecido apresenta edema depressível na mão,

porém se acha duro à palpação no antebraço. Determinar em que estágio se encontra esse linfedema e descrever uma proposta de plano de tratamento, incluindo os elementos para uso em DLM.

3. Descrever a anatomia do sistema linfático. Explicar os termos *capacidade de transporte* e *carga linfática*.
4. Descrever os componentes da TDC e a relação entre cada componente. Descrever um programa terapêutico domiciliar que corresponda à TDC.

Prática de laboratório

Executar a sequência de exercícios e repetições sugeridas no plano de exercícios que você elaborou para os Casos 1, 2 e 3.

Estudos de caso

Caso 1

L. fez uma cirurgia para câncer pélvico metastático e linfadenectomia (dissecção de linfonodos) 3 meses atrás. Ela também recebeu uma série de tratamentos de radioterapia como parte de seu tratamento oncológico abrangente. Cerca de 2 semanas atrás, ela começou a observar edema bilateral nas pernas, de maneira mais notável nos pés e tornozelos.

Ela foi encaminhada por seu oncologista para a clínica onde você trabalha para "avaliar e tratar" o linfedema. Descrever os procedimentos de exame que você usaria em sua avaliação e depois desenvolver um plano de tratamento, incluindo um programa de exercícios, para ajudá-la a tratar e reduzir seu linfedema e prevenir complicações potenciais ligadas a ele.

Caso 2

B. tem 50 anos e foi submetida recentemente a uma lumpectomia e dissecção de linfonodos axilares. Ela foi encaminhada para fisioterapia após a retirada do dreno cirúrgico. Começará a quimioterapia em breve, que será seguida por uma série de sessões de radioterapia. A paciente relata que antes do diagnóstico e cirurgia era uma pessoa ativa e apreciava diversas atividades recreativas, como nadar, jogar tênis em duplas e acampar, e que gostaria de retornar a essas atividades o mais cedo possível. Elaborar um programa de exercícios pós-operatórios levando em consideração a quimioterapia e radioterapia que estão por vir.

Caso 3

H. é uma mulher de 33 anos recentemente diagnosticada com câncer de mama em estádio II no lado dominante. Seu médico recomendou mastectomia, com base na localização e tamanho do tumor. H. preferiria conservar sua mama, mas foi alertada de que uma lumpectomia teria como resultado um aspecto estético insatisfatório. Atualmente, H. está considerando as seguintes opções: retalho de latíssimo do dorso, retalho TRAM (retalho transverso do músculo reto do abdome), retalho DIEP (retalho perfurante da artéria epigástrica inferior profunda) ou um expansor de tecido com eventual implante permanente. Elaborar um programa de reabilitação pós-operatória para cada procedimento de reconstrução cirúrgica.

REFERÊNCIAS BIBLIOGRÁFICAS

1. Abeloff, MD, et al: Breast. In Abeloff, MD, et al (eds.): Clinical Oncology, ed. 2. New York: Churchill Livingstone, 2000, p 2051.
2. Armer, J: The problem of post-breast cancer lymphedema: impact and measurement issues. Cancer Invest1:76–83, 2005.
3. Armer, JM, et al: Best-practice guidelines in assessment, risk reduction, management, and surveillance for post-breast cancer lymphedema. Curr Breast Cancer Rep 5:134–144, 2013.
4. Bergan, JJ: Effect of cancer therapy on lower extremity lymphedema. Natl Lymphedema Network Newsletter 11(1):1999.
5. Bertelli, G, et al: Conservative treatment of postmastectomy lymphedema: a controlled randomized trial. Am Oncol 2(8):575–578, 1991.
6. Bicego, D, et al: Exercise for women with or at risk for breast cancer-related lymphedema. Phys Ther 86(10):1398–1405, 2006.
7. Boccardo, F, et al: Lymphatic microsurgery to treat lymphedema: techniques and indications for better results. Ann Plast Surg Aug;71(2): 191–195, 2013.
8. Boris, M, et al: Lymphedema reduction by noninvasive complex lym- phedema therapy. Oncology 8(9):95–106, 1994.
9. Boris, M, Weindorf, S, and Lasinski, B: Persistence of lymphedema reduction after noninvasive complex lymphedema therapy. Oncology 11(1):99–109, 1997.
10. Boris, M, Weindorf, S, and Lasinski, BB: The risk of genital edema after external pump compression for lower limb lymphedema. Lymphology 31(1):15–20, 1998.
11. Brennan, MJ: Lymphedema following the surgical treatment of breast cancer: a review of pathophysiology and treatment. J Pain Symptom Manage 7(2):110–116, 1992.
12. Brennan, MJ, DePompodo, RW, and Garden, FH: Focused review: post-mastectomy lymphedema. Arch Phys Med Rehabil 77(3 Suppl):S74–S80, 1996.
13. Brennan, MJ, and Miller, L: Overview of treatment options in the management of lymphedema. Cancer 83(12 Suppl):2821–2827, 1998.
14. Brorson, H, and Freccero, C: Liposuction as a treatment for lymphoedema. 1st Jobst Scientific Symposium, 2008. Available at http://www.eurolymphology. org/wp-content/uploads/2011/01/5-page-11-25-Brorson-proof-10.pdf. Accessed May 25, 2017.
15. Brorson, H: Liposuction in arm lymphedema treatment. Scand J Surg 92:287–295, 2003.
16. Buchholz, TA, Avritscher, R, and Yu, T: Identifying the "sentinel lymph nodes" for arm drainage as a strategy for minimizing the lymphedema risk after breast cancer therapy. Breast Cancer Res Treat 116:539–541, 2009.
17. Bunce, IH, et al: Postmastectomy lymphoedema treatment and measurement. Med J Aust 161(2):125–128, 1994.
18. Bunke, N, et al: Phlebolymphedema: usually unrecognized, often poorly treated. Perspect Vasc Surg EndovascTher 21(2):65–68, 2009.
19. Burt, J, and White, G: Lymphedema: A Breast Cancer Patient's Guide to Prevention and Healing. Alameda, CA: Hunter House, 1999.
20. Cameron, MH: Physical Agents in Rehabilitation: From Research to Practice. Philadelphia: WB Saunders, 1999.
21. Carroll, JK, et al: Pharmacologic treatment of cancer-related fatigue. The Oncologist 12(Suppl 1):43–51, 2007.

22. Casley-Smith, JR: Exercises for Patients With Lymphedema of the Arm, ed. 2. Adelaide, Australia: Lymphoedema Association of Australia, 1991.

23. Casley-Smith, JR: Exercises for Patients With Lymphedema of the Leg, ed. 2. Adelaide, Australia: Lymphoedema Association of Australia, 1991.

24. Casley-Smith, JR: Information About Lymphoedema for Patients, ed. 6. Malvern, Australia: Lymphoedema Association of Australia, 1997.

25. Casley-Smith, JR: Treatment for lymphedema of the arm—The Casley-Smith method. Cancer 83(Suppl):2843–2860, 1998.

26. Casley-Smith, JR, and Casley-Smith, JR: Modern treatment of lymphoedema. I. Complex physical therapy: the first 200 Australian limbs. Aust J Dermatol 33(2):61–68, 1992.

27. Chang, DW: Lymphaticovenular bypass for lymphedema management in breast cancer patients: a prospective study. Plast ReconstrSurg 126(3):752–758, 2010.

28. Chang, DW, Suami, H, and Skoracki, R: A prospective analysis of 100 consecutive lymphovenous bypass cases for treatment of extremity lymphedema. Plast Reconstr Surg 132(5):1305–1314, 2013.

29. Connell, M: Complete decongestive therapy. Innovations Breast Cancer Care 3:93, 1998.

30. Connor, MP, and Gamelli, R: Challenges of cellulitis in a lymphedematous extremity: a case report. Cases J 22(2):9377, 2009.

31. Czerniec, SA, et al: Assessment of breast cancer-related arm lymphedema: comparison of physical measurement methods and self-report. Cancer Invest28:54–62, 2010.

32. Daroczy, J: Pathology of lymphedema. Clin Dermatol 13(5):433–444, 1995.

33. Eisenhardt, JR: Evaluation and physical treatment of the patient with peripheral vascular disorders. In Irwin, S, and Tecklin, JS (eds): Cardiopulmonary Physical Therapy, ed. 3. St. Louis: Mosby Year Book, 1995, pp 215–233.

34. Erickson, V, et al: Arm edema in breast cancer patients. J Natl Cancer Inst 93:96–111, 2001.

35. Farrow, W: Phlebolymphedema-a common underdiagnosed and undertreated problem in the wound care clinic. J Am Col Certif Wound Spec2(1):14–23, 2010.

36. Földi, M, Földi, E, and Kubik, S: Textbook of Lymphology. Müchen: Urban & Fischer/Elsevier, 2003.

37. Forner-Cordero, I, et al: Predictive factors of response to decongestive therapy in patients with breast cancer-related lymphedema. Ann Surg Oncol 17:744–751, 2010.

38. Fu, MR, et al: L-DEX Ration in detecting breast cancer-related lymphedema: reliability, sensitivity, and specificity. Lymphology 46:85–96, 2013.

39. Fu, MR, et al: Proactive approach to lymphedema risk reduction: a prospective study. Ann Surg Oncol 21:3481–3489, 2014.

40. Fu, MR, et al: The effect of providing information about lymphedema on the cognitive and symptom outcomes of breast cancer survivors. Ann Surg Oncol 17:1847–1853, 2010.

41. Ganz, PA: The quality of life after breast cancer: solving the problem of lymphedema. N Engl J Med 340(5):383–385, 1999.

42. Golshan, G, Martin, WJ, and Dowlatshahi, K: Sentinel lymph node biopsy lowers the rate of lymphedema when compared with standard axillary lymph node dissection. AmSurg69:209–212, 2003.

43. Goodman, CC: The female genital/reproductive system. In Goodman, CC, and Fuller, KS (eds): Pathology: Implications for Physical Therapists, ed. 3. St Louis: Saunders Elsevier, 2009, pp 986–1036.

44. Goodman, CC: Oncology. In Goodman, CC, and Fuller, KS (eds): Pathology: Implications for Physical Therapists, ed. 3. St. Louis: Saunders Elsevier, 2009, pp 348–391.

45. Goodman, CC, and Smirnova, IV: The cardiovascular system. In Goodman, CC, and Fuller, KS (eds): Pathology: Implications for Physical Therapists, ed. 3. St Louis: Saunders Elsevier, 2009, pp 519–641.

46. Goodman, CC, and Snyder, TEK: Differential Diagnosis for Physical Therapists: Screening for Referral, ed. 4. St Louis: Saunders-Elsevier, 2007.

47. Gudas, SA: Neoplasms of the breast. In Kauffman, TL (ed): Geriatric Rehabilitation Manual. New York: Churchill Livingstone, 1999, p 182.

48. Guttman, H, et al: Achievements of physical therapy in patients after modified radical mastectomy compared with quadrantectomy, axillary dissection, and radiation for carcinoma of the breast. Arch Surg 125: 389–391, 1990.

49. Hack, TF, et al: Predictors of arm morbidity following breast cancer surgery. Psychooncology 19(11):1205–1212, 2010.

50. Hansen, M: Pathophysiology: Foundations of Disease and Clinical Intervention. Philadelphia: WB Saunders, 1998.

51. Harwood, CA, and Mortimer, PS: Causes and clinical manifestations of lymphatic failure. Clin Dermatol 13(5):459–471, 1995.

52. Hayes, S, Cornish, B, and Newman, B: Comparison of methods to diagnose lymphoedema among breast cancer survivors: 6-month follow-up. Breast Cancer Res and Treat 89:221–226, 2005.

53. Hayes, SC, et al: Lymphedema after breast cancer: incidence, risk factors, and effect on upper body function. J Clin Onc 26(21):3536–3542, 2008.

54. Helms, G, et al: Shoulder-arm morbidity in patients with sentinel node biopsy and complete axillary dissection: data from a prospective ran- domized trial. Eur J Surg Oncol 35(7):696–701, 2009.

55. Helyer, LK, et al: Obesity is a risk factor for developing postoperative lymphedema in breast cancer patients. Breast J 16(1):48–54, 2010.

56. Henderson, IC: Breast cancer. In Murphy, GP, Lawrence, W, and Lenhard, RE (eds): Clinical Oncology, ed. 2. Atlanta: American Cancer Society, 1995, p 198.

57. Hetrick, H: Lymphedema complicating healing. In McCulloch, JM, and Kloth, LC (eds): Wound Healing: Evidence-Based Management, ed. 4. Philadelphia: F.A. Davis, 2010, pp 279–291.

58. Hewitson, JW: Management of lower extremity lymphedema. National Lymphedema Network Newsletter 9(3):1, 1997.

59. Hladiuk, M, et al: Arm function after axillary dissection for breast cancer: a pilot study to provide parameter estimates. J Surg Oncol 50(1):47–52, 1992.

60. Holtgrefe, KM: Twice-weekly completed decongestive physical therapy in the management of secondary lymphedema of the lower extremities. Phys Ther 86(8):1128–1136, 2006.

61. Iltis, M: Cancer chemotherapy toxicity guidelines for the physical therapist. Rehabil Oncol 4(3):1986.

62. International Society of Lymphology: 2013 consensus document of the diagnosis and treatment of peripheral lymphedema. Lymphology 46:1–11, 2013.

63. Iyigun, ZE, et al: Bioelectrical impedance for detecting and monitoring lymphedema in patients with breast cancer. Preliminary results of the Florence Nightingale Breast Study Group. Lymphat ResBiol 13(1):40–45, March 2015.

64. Keeley, VL: Lymphoedema and cellulitis: chicken or egg? Br J Dermatol 158(6):1175–1176, 2008.

65. Kelly, DG: Vascular, lymphatic, and integumentary disorders. In O'Sullivan, SB, Schmitz, TJ, and Fulk, GD (eds): Physical Rehabilitation, ed. 6. Philadelphia: F.A. Davis, 2014, pp 577–633.

66. Kepics, J: Treatment of axillary web syndrome: a case report using manual techniques. Dr. Vodder School International. Available at www.vodderschool. com/treatment_of_axillary_web_syndrome. Accessed May 25, 2017.

67. Kurtz, I: Textbook of Dr. Vodder's Manual Lymphatic Drainage, Vol 2. Therapy, ed. 2. Heidelberg: Karl F. Haug, 1989.

68. Lamp, S, and Lester, J: Reconstruction of the breast following mastectomy. Semin Oncol Nurs31(2):134–145, 2015.

69. Lasinski, B: The lymphatic system. In Goodman, CC, and Fuller, KS (eds): Pathology: Implications for Physical Therapists, ed. 3. St Louis: Saunders Elsevier, 2009, pp 642–677.

70. Lawenda, BD, Mondry, TE, and Johnstone, PA: Lymphedema: a primer on the identification and management of a chronic condition in oncologic treatment. CA Cancer J Clin 59(1):8–24, 2009.

71. Lawenda, BD, and Mondry, TE: The effects of radiation therapy on the lymphatic system: acute and latent effects. Natl Lymphedema Netw Newslett 20(3):1–5, 2008.

72. Lemieux, J, Bordeleau, LJ, and Goodwin, PJ: Medical, psychosocial, and health-related quality of life issues in breast cancer survivors. In Ganz, P (ed): Cancer Survivorship. New York: Springer Science+Business Media, LLC, 2007, pp 122–144.

73. Lerner, R: What's new in lymphedema therapy in America? Int J Angiol 7(3):191–196, 1998.

74. Logan, V: Incidence and prevalence of lymphedema: a literature review. J Clin Nurs 4(4):213–219, 1995.

75. Mason, M: The treatment of lymphoedema by complex physical therapy. Aust J Physiother 39:41–45, 1993.

76. Matthews, K, and Smith, J: Effectiveness of modified complex physical therapy for lymphoedema treatment. Aust J Physiother 42(4):323–328, 1996.

77. Mayrovitz, HN: Interface pressures produced by two different types of lymphedema therapy devices. Phys Ther 87(10):1379–1388, 2007.

78. Mayrovitz, HN: The standard of care for lymphedema: current concepts and physiological considerations. Lymphat Res Biol 7(2):101–108, 2009.

79. McGarvey, CL: Pneumatic compression devices for lymphedema. Rehabil Oncol 10:16–17, 1992.

80. McKenzie, DC, and Kalda, AL: Effect of upper extremity exercise on sec-ondary lymphedema in breast cancer patients: a pilot study. J Clin Oncol 21:463–466, 2003.

81. McLaughlin, SA, et al: Prevalence of lymphedema in women with breast cancer 5 years after sentinel lymph node biopsy or axillary dissection: objective measurements. J Clin Oncol 26(32):5213–5219, 2008.

82. Megens, A, and Harris, S: Physical therapist management of lymphedema following treatment for breast cancer: a critical review of its effectiveness. Phys Ther 78(12):1302–1311, 1998.

83. Meneses-Echavez, JF: Effects of supervised exercise on cancer related fatigue in breast cancer survivors: A systematic review and meta-analysis. BMC Cancer 21(Feb):77, 2015.

84. Miller, LT: Exercise in the management of breast cancer-related lymphedema. Innovations Breast Cancer Care 3(4):101–106, 1998.

85. Miller, LT: The enigma of exercise: participation in an exercise program after breast cancer surgery. Natl Lymphedema Netw Newslett 8(4): 1996.

86. Mortimer, PS, et al: New developments in clinical aspects of lymphatic disease. JClin Invest124(3):915–921, 2014.

87. Moskovitz, AH, et al: Axillary web syndrome after axillary dissection. Am J Surg 181(5):434–439, 2001.

88. Mustian, KM, et al: Integrative nonpharmacologic behavioral interventions for the management of cancer related fatigue. The Oncologist 12(Suppl 1):52–67, 2007.

89. National Comprehensive Cancer Network: NCCN Practice Guidelines in Oncology: Cancer-Related Fatigue, V.2., 2007. Available at www.nccn.org. Accessed May 25, 2017.

90. National Comprehensive Cancer Network: NCCN Practice Guidelines in Oncology: Invasive Breast Cancer—Principles of Radiation Therapy, V.2, 2010. Available at www.nccn.org. Accessed March 23, 2010.

91. National Lymphedema Network: Position statement: exercise. Nov 2013. Available at www.lymphnet.org. Accessed May 25, 2017.

92. National Lymphedema Network: Position statement: lymphedema risk reduction practices. May 2012. Available at www.lymphnet.org. Accessed January 8, 2010.

93. Norman, SA, et al: Development and validation of a telephone questionnaire to characterize lymphedema in women treated for breast cancer. Phys Ther 81(6):1192–1205, 2001.

94. Paskett, ED, et al: The epidemiology of arm and hand swelling in premenopausal breast cancer survivors. Cancer Epidemiol Biomarkers Prev 16(4):775–782, 2007.

95. Patel, KM, et al: A prospective evaluation of lymphedema-specific quality-of-life outcomes following vascularized lymph node transfer. Ann Surg Oncol 22(7):2424–2430, July 2015.

96. Peters, K, et al: Lower leg subcutaneous blood flow during walking and passive dependency in chronic venous insufficiency. Br J Dermatol 124(2):177–180, 1991.

97. Piper, M, et al: Oncoplastic breast surgery: current strategies. Gland Surgery 4(2):154–163, 2015.

98. Price, J, and Purtell, J: Teaming up to prevent and treat lymphedema. Am J Nurs 7(9):23, 1997.

99. Ridner, SH, et al: Bioelectric impedance for detecting upper limb lymphedema in nonlaboratory settings. Lymphat Res Biol 7(1):11–15, 2009.

100. Rockson, SG: The unique biology of lymphatic edema. LymphatRes Biol 7(2):97–100, 2009.

101. Rockson, SG: Secondary lymphedema of the lower extremities. Natl Lymphedema Network Newsletter 10(3):1–3, 1998.

102. Rockson, SG, et al: Diagnosis and management of lymphedema. Cancer 83(Suppl):2882–2885, 1998.

103. Ross, C: Complex physical therapy: a treatment note. NZ J Physiother 22(3):19–21, 1994.

104. Schmitz, KH, et al: Weight lifting in women with breast-cancer-related lymphedema. N Engl J Med 361(7):664–673, 2009.

105. Schuchhardt, C, Pritschow, H, and Weissleder, H: Therapy concepts. In Weissleder, H, and Schuchhardt, C (eds): Lymphedema Diagnosis and Therapy. Koln, Germany: Viavital, 2001, pp 336–362.

106. Sener, SF, et al: Lymphedema after sentinel lymphadenectomy for breast carcinoma. Cancer 92(4):748–752, 2001.

107. Simonian, SJ, et al: Differential diagnosis of lymphedema. In Tretbar, LL, Morgan, CL, Lee, BB, Simonian, SJ, and Blandeau, B (eds): Lymphedema: Diagnosis and Treatment. London: Springer, 2008, pp 12–20.

108. Soran, A, et al: The importance of detection of subclinical lymphedema for the prevention of breast cancer-related clinical lymphedema after axillary lymph node dissection: A prospective observational study. Lymph Res and Biol 12(4): 289–294, 2014.

109. Springer, BA, et al: Pre-operative assessment enables early diagnosis and recovery of shoulder function in patients with breast cancer. Breast Cancer Res Treat 120(1):135–147, 2010.

110. Suami, H, and Chang, DW: Overview of surgical treatments for breast cancer-related lymphedema. PlastReconstr Surg 126(6):1853–1863, 2010.

111. Swirsky, J, and Nannery, DS: Coping with Lymphedema. Garden City Park, NY: Avery Publishing, 1998.

112. Szuba, A, Achalu, R, and Rockson, SG: Decongestive lymphatic therapy for patients with breast carcinoma-associated lymphedema: a randomized, prospective study of a role for adjunctive intermittent pneumatic compression. Cancer 95:2260–2267, 2002.

113. Tappan, FM, and Benjamin, PJ: Tappan's Handbook of Healing Massage. Stamford, CT: Appleton & Lange, 1998.

114. Taylor, R, et al: Reliability and validity of arm volume measurements for assessment of lymphedema. Phys Ther 86(2):205–214, 2006.

115. Teixeira, L, and Sandrin, F: The role of physiotherapy in the plastic surgery patients after oncological breast surgery. Gland Surgery 3(1): 43–47, 2014.

116. Togawa, K: Risk factors for self-reported arm lymphedema among female breast cancer survivors: a prospective cohort study. Breast Cancer Res16:414, 201.

117. Tsai, RJ, et al: The risk of developing arm lymphedema among breast cancer survivors: a meta-analysis of treatment factors. Ann Surg Oncol 16(7):1959–1972, 2009.

118. Verbelen, H, et al: Shoulder and arm morbidity in sentinel node-negative breast cancer patients: a systematic review. Breast Cancer Res Treatment 144:21–31, 2014.

119. Voutsadakis, IA, and Spadafora, S: Axillary lymph node management in breast cancer with positive sentinel lymph node biopsy. World JClin Oncol 6(1):1–6, 2015.

120. Walrath, J, et al: Axillary web syndrome: a complication of breast cancer: what the orthopaedic physical therapist needs to know. Orthopaedic Practice 27(2):94–103, 2015.

121. Walton, J: The effects of radiotherapy: their relationship to rehabilitation. Rehabil Oncol5(1&2):1987.

122. Ward, LC, Czerniec, S, and Kilbreath, SL: Operational equivalence of bioimpedance indices and perometry for the assessment of unilateral arm lymphedema. Lymphat Res Biol 7(2):81–85, 2009.

123. Weiss, JM: Treatment of leg edema and wounds in patients with severe musculoskeletal injuries. Phys Ther 78(10):1104–1013, 1998.

124. Weissleder, H, and Schuchhardt, C: Primary lymphedema. In Weissleder, H, and Schuchhardt, C (eds.): Lymphedema Diagnosis and Therapy. Koln, Germany: Viavital, 2001, pp 98–113.

125. Weissleder, H: Examination methods. In Weissleder, H, and Schuchhardt, C (eds): Lymphedema Diagnosis and Therapy. Koln, Germany: Viavital, 2001, pp 49–90.

126. Wingate, L: Efficacy of physical therapy for patients who have undergone mastectomies. Phys Ther 65(6):896–900, 1985.

127. Wingate, L, et al: Rehabilitation of the mastectomy patient: a randomized, blind, prospective study. Arch Phys Med Rehabil 70:21–24, 1989.

128. Wittlinger, H, and Wittlinger, G (eds.): Textbook of Dr. Vodder's Manuel Lymphatic Drainage, ed. 5. Brussels: Haug International, English version (translated by Harris, R), 1992.

129. Woo, PCY, et al: Cellulitis complicating lymphedema. Eur J Clin Microbiol Infect Dis 19(4):294–297, 2000.

130. Woods, EN: Reaching out to patients with breast cancer. Clin Manage Phys Ther 12:58–63, 1992.

131. Yeung, WM, et al: A systematic review of axillary web syndrome (AWS). J Cancer Surviv 9(4):576–598, 2015.

132. Zaleska, M, et al: Pressures and timing of intermittent pneumatic compression devices for efficient tissue fluid and lymph flow in limbs with lymphedema. Lymphat Res Biol11(4):227–232, 2013.

133. Zawieja, DC: Proceedings of a mini-symposium: Lymphedema—an overview of the biology, diagnosis, and treatment of the disease (contractile physiology of lymphatics). Lymphat Res Biol 7(2):87, 2009.

134. Zuther, JE: Treatment of lymphedema with complete decongestive physiotherapy. Natl Lymphedema Netw Newslett 2(2):1999.

135. Zuther, JE, and Norton, S: Lymphedema Management: A Comprehensive Guide for Practitioners, ed. 3. New York: Thieme, 2013.

Glossário

A

adaptação Habilidade de um organismo de se modificar com o tempo em resposta a um estímulo.

adesões Aderência anormal das fibras de colágeno às estruturas adjacentes que ocorre durante a imobilização, após traumas ou como complicação cirúrgica, restringindo a elasticidade normal das estruturas envolvidas.

alongamento Qualquer manobra terapêutica elaborada para alongar (tornar mais comprido) estruturas de tecidos moles patologicamente encurtadas, aumentando assim a amplitude de movimento.

alongamento agudo Exercícios de alongamento, feitos como parte de uma rotina de aquecimento um pouco antes de uma atividade física extenuante.

alongamento cíclico Alongamento passivo repetido aplicado geralmente por um dispositivo mecânico.

alongamento crônico Programa de exercícios de alongamento, feitos de maneira regular durante um período de tempo para melhorar ou manter a flexibilidade.

alongamento passivo Tipo de exercício de mobilidade no qual é aplicado um alongamento manual, mecânico ou por posicionamento nos tecidos moles e no qual a força é aplicada em oposição à direção do encurtamento.

alongamento seletivo Processo de alongar alguns grupos musculares enquanto se permite seletivamente que outros encurtem de maneira adaptativa para melhorar a função em um paciente com paralisia.

amplitude de movimento (ADM) Quantidade de movimento angular permitido na articulação entre duas alavancas ósseas quaisquer.

amplitude de movimento ativa Movimento dentro da ADM livre para um segmento que é produzido pela contração ativa dos músculos que cruzam tal articulação.

amplitude de movimento ativoassistida Tipo de ADM ativa na qual a assistência é dada por uma força externa, seja manual ou mecânica, porque os músculos mobilizadores primários precisam de assistência para completar o movimento.

amplitude de movimento passiva Movimento dentro da ADM livre de um segmento produzido inteiramente por uma força externa. Não ocorre contração muscular voluntária.

ângulo Q Ângulo formado pela intersecção das linhas traçadas da espinha ilíaca anterossuperior até a porção média da patela e da tuberosidade anterior da tíbia até o meio da patela. O ângulo normal é 15°.

aprendizado motor Complexo conjunto de processos internos que envolve a aquisição e retenção relativamente permanente da destreza na execução de um movimento ou tarefa, por meio da prática.

aprisionamento Tecido preso fora de uma estrutura, incapaz de assumir sua relação normal. Quando um tecido meniscoide fica aprisionado fora de uma articulação zigoapofisária durante o deslizamento das superfícies entre si, o movimento é bloqueado e o tecido capsular é colocado sob tensão.

artrite Inflamação das estruturas de uma articulação.

artrite reumatoide Doença crônica do tecido conjuntivo geralmente sistêmica; caracterizada pela inflamação das articulações sinoviais com períodos de exacerbação e remissão.

artrodese Fusão cirúrgica das superfícies ósseas de uma articulação fazendo a fixação interna com pinos, parafusos, placas ou enxertos ósseos, geralmente feita em casos de dor articular intensa e instabilidade na qual a mobilidade da articulação é uma preocupação secundária.

artroplastia Qualquer procedimento articular de reconstrução, com ou sem um implante articular, elaborado para aliviar a dor e/ou restaurar a mobilidade articular.

artroscopia Exame das estruturas internas de uma articulação por meio de um aparelho de observação endoscópica inserido dentro da articulação.

artrotomia Incisão cirúrgica dentro de uma articulação.

atrofia Desgaste ou redução do tamanho de células, tecidos, órgãos ou partes do corpo.

autoalongamento Técnicas nas quais se ensina o paciente a alongar passivamente uma articulação ou tecido mole usando outra parte do corpo para aplicação da força de alongamento.

automobilização Técnicas nas quais se ensina ao paciente como aplicar a mobilização articular em articulações restritas usando técnicas apropriadas de deslizamento.

B

bursite Inflamação de uma bursa.

C

capacidade de transporte linfático Quantidade de líquido que o sistema linfático pode transportar.

carga do exercício Quantidade de peso usado como resistência durante um exercício.

carga linfática Quantidade de linfa transportada de volta para a circulação venosa.

cianose Aparência azulada da pele e mucosas em decorrência da oxigenação insuficiente do sangue.

cifose Convexidade posterior da coluna vertebral. A curvatura posterior é primária, pois está presente no nascimento e permanece nas regiões torácica e sacral da coluna vertebral.

cocontração Contração simultânea dos músculos nos lados opostos de uma articulação (agonistas e antagonistas); fonte de estabilidade dinâmica de uma articulação.

condicionamento Aumento da capacidade energética do músculo por meio de um programa de exercícios físicos.

condromalacia patelar Deterioração da cartilagem articular na face posterior da patela.

condroplastia Procedimento de desbridamento para reparar a cartilagem articular, geralmente na articulação patelofemoral; também chamado de artroplastia por abrasão.

contratura Encurtamento ou hipomobilidade de pele, fáscia, músculo ou cápsula articular impedindo a mobilidade normal ou a flexibilidade de tal estrutura.

contusão Lesão superficial decorrente de golpe direto que resulta em ruptura de capilares.

coordenação Uso dos músculos corretos no momento correto e com a intensidade correta. A coordenação é a base do movimento suave e eficiente que ocorre geralmente de forma automática.

curativo compressivo Bandagem estéril aplicada ao redor ou sobre uma incisão cirúrgica recente para comprimir o tecido ferido e controlar o edema.

D

débito cardíaco Volume de sangue bombeado de um ventrículo do coração por unidade de tempo; produto da frequência cardíaca pelo volume sistólico.

defesa muscular reflexa Contração prolongada de um músculo em resposta a um estímulo doloroso. A defesa cessa quando a dor é aliviada, mas pode progredir para espasmo muscular.

deficiência Qualquer perda ou anormalidade de uma estrutura ou função psicológica, fisiológica ou anatômica, que limita ou modifica a habilidade de uma pessoa de realizar uma tarefa ou atividade.

déficit de oxigênio Período de tempo durante o exercício no qual o nível de consumo de oxigênio fica abaixo do necessário para suprir toda a ATP necessária para o exercício.

descondicionamento Alteração que ocorre nas funções cardiovasculares, neuromusculares e metabólicas como resultado de repouso prolongado no leito ou inatividade.

diagnóstico Identificação ou determinação da causa e natureza de uma condição patológica.

diástase do músculo reto do abdome Separação na linha mediana do músculo reto do abdome sob a linha alba; a continuidade da parede abdominal é afetada.

diferença de oxigênio arteriovenoso (diferença a-vO$_2$) Diferença entre o conteúdo de oxigênio do sangue arterial e venoso.

dinamômetro Dispositivo que mede quantitativamente a força muscular.

disfunção Perda de função como resultado do encurtamento adaptativo dos tecidos moles e perda de mobilidade.

disfunção postural Postura defeituosa na qual ocorreu encurtamento adaptativo dos tecidos moles e fraqueza muscular.

dispneia Falta de ar; respiração difícil e trabalhosa.

distensibilidade Habilidade de um órgão ou tecido de ser estendido ou alargado.

distúrbio por traumas cumulativos Sintomas musculoesqueléticos decorrentes do movimento excessivo ou repetitivo que causam colapso de tecido conjuntivo ou osso. Inicialmente, a resposta inflamatória proveniente do microtrauma é subliminar, mas com o tempo aumenta até ocorrer percepção da dor, resultando em disfunção. As síndromes incluem canelite, síndrome do túnel do carpo, bursite, tendinite, tensão cervical, síndrome do desfiladeiro torácico, cotovelo de tenista e fratura por esforço durante a marcha. Conhecido também como síndrome de traumas cumulativos, lesão por esforço repetitivo e síndrome de uso excessivo.

doença articular degenerativa (DAD) Ver **osteoartrite**.

dor muscular aguda Dor ou sensibilidade no músculo, que ocorre durante um exercício extenuante conforme o músculo se fatiga.

dor muscular de início tardio Sensibilidade ou rigidez muscular induzida por exercícios; ocorre 24 a 48 horas após exercícios vigorosos.

dorso curvo Postura caracterizada por um aumento da curvatura torácica, protração das escápulas e anteriorização da cabeça.

duração do exercício Número total de dias, semanas ou meses durante os quais um programa de exercícios é realizado.

E

eficiência Razão entre trabalho produzido e trabalho utilizado.

elasticidade Habilidade do tecido mole de retornar ao seu comprimento original após a cessação de uma força de alongamento.

elevação no plano escapular Elevação do úmero no plano da escápula que se acha 30° a 45° anterior ao plano frontal; também chamada de abdução no plano escapular.

êmbolo Trombo ou coágulo de material deslocado e transportado pela corrente sanguínea de um vaso mais largo para um mais estreito, resultando em sua oclusão.

entorse Distensão, alongamento ou ruptura de tecidos moles como cápsulas articulares, ligamentos, tendões ou músculos.

epicondilalgia Dor na região do epicôndilo medial ou lateral do cotovelo.

epicondilite Termo comum que se refere ao uso excessivo das estruturas musculotendíneas mediais ou laterais do cotovelo e que ocorre como resultado de rupturas microscópicas e inflamação.

equilíbrio Habilidade de manter o centro de gravidade do corpo sobre a base de suporte.

equivalente metabólico (MET) Quantidade de oxigênio necessária por minuto em condições de repouso tranquilo; equivale a 3,5 mL de oxigênio consumidos por quilograma de peso corporal por minuto.

ergômetro Aparelho, como uma bicicleta ou esteira ergométrica, usado para medir quantitativamente os efeitos fisiológicos dos exercícios.

escoliose Curvatura lateral anormal da coluna vertebral.

escoliose estrutural Curvatura lateral irreversível da coluna com rotação fixa das vértebras.

escoliose funcional Curvatura lateral não estrutural e reversível da coluna; também chamada de escoliose não estrutural ou postural.

esforço Carga ou força aplicada aos tecidos por unidade de área.

espasmo muscular intrínseco Contração prolongada de um músculo em resposta às alterações locais circulatórias e metabólicas que ocorrem quando um músculo está em estado contínuo de contração.

especificidade do treinamento Princípio básico do desenvolvimento de um programa de treinamento para uma atividade ou habilidade específica e para os sistemas energéticos primários envolvidos na sua realização.

estabilidade Coordenação sinérgica das contrações musculares em torno de uma articulação que provê uma base estável para o movimento.

estabilidade articular dinâmica Habilidade de uma articulação de permanecer estável quando sujeita a cargas que se deslocam rapidamente durante o movimento.

estabilização de transição Técnica de estabilização em que a posição funcional da coluna é estabilizada pelos músculos do tronco enquanto este se move de uma posição para outra. Requer contrações e ajustes graduados entre os músculos flexores e extensores do tronco.

estabilização dinâmica Contração isométrica ou estabilizadora dos músculos do tronco ou cinturas proximais para manter o controle da posição funcional em resposta às forças flutuantes impostas por meio dos membros em movimento.

estabilização rítmica Forma de exercício isométrico no qual a resistência manual é aplicada em um lado de uma articulação proximal, depois no outro lado; não ocorre movimento à medida que a pessoa se estabiliza contra as forças antagônicas.

estado de equilíbrio (*steady state*) Estado estabilizado; pertinente ao período de tempo no qual uma função fisiológica permanece com um valor constante.

estiramento Alongamento, esforço e uso excessivos dos tecidos moles; tende a ser de gravidade menor do que uma entorse; resulta de trauma leve ou repetitivo, não habitual, de grau mínimo. Também se refere à quantidade de deformação que ocorre nos tecidos quando uma tensão é aplicada.

excesso de alongamento Alongamento além da ADM normal de uma articulação e dos tecidos moles adjacentes.

excesso de treinamento Declínio temporário no desempenho físico associado à fadiga cumulativa em pessoas saudáveis que participam de programas de exercícios com alta intensidade e alto volume, sem adequados intervalos de repouso. Sinônimo de *overwork* e lesão por esforço repetitivo. Ver **distúrbios por traumas cumulativos**.

excursão funcional Distância que um músculo pode encurtar-se após ter sido alongado até seu comprimento máximo.

exercício aeróbio Exercício repetitivo, rítmico e submáximo dos grandes grupos musculares durante o qual a produção de energia necessária é suprida tendo como um dos substratos o oxigênio inspirado.

exercício anaeróbio Exercício que ocorre sem a presença de oxigênio para produção de energia.

exercício com acomodação da resistência Termo usado como sinônimo de exercício isocinético.

exercício com resistência progressiva (ERP) Abordagem de exercício na qual a carga ou resistência oferecida ao músculo é aplicada por algum meio mecânico e é aumentada quantitativa e progressivamente ao longo do tempo.

exercício concêntrico Ocorre encurtamento geral do músculo enquanto este gera tensão e se contrai contra resistência.

exercício de estabilização Forma de exercício elaborada para desenvolver o controle de áreas proximais do corpo em uma posição estável e livre de sintomas em resposta às cargas de resistência flutuante. Os exercícios começam com os mais fáceis para que o controle seja mantido; progridem então em duração, intensidade, velocidade e variedade. São geralmente chamados de exercícios de estabilização dinâmica.

exercício de extensão em arco curto (extensão terminal) Extensão ativa ou ativoassistida de uma articulação nos graus finais de sua amplitude de movimento; mais frequentemente aplicado ao joelho a partir de 35° de flexão até a extensão completa.

exercício em cadeia aberta Exercício no qual um segmento distal do corpo move-se livremente no espaço.

exercício em cadeia fechada Exercício em que a extremidade distal do segmento permanece fixa na superfície de suporte enquanto o tronco e os segmentos proximais se movem sobre a parte que está fixa. Inclui exercícios funcionais, especialmente para os membros inferiores, nos quais o pé fica estabilizado no solo e os músculos controlam os quadris, joelhos e tornozelos em atividades como agachamento, subida de degraus e sentar e levantar de uma cadeira.

exercício excêntrico Ocorre alongamento geral do músculo à medida que este desenvolve tensão e se contrai para controlar o movimento contra a resistência de uma força externa; é realizado trabalho negativo.

exercício funcional Exercício que simula atividades funcionais, mas é feito de modo controlado ou em um ambiente controlado.

exercício isocinético Forma de exercício ativoassistido em que a velocidade de movimento do membro é controlada por um dispositivo limitador com velocidade predeterminada.

exercício isométrico (estático) Forma de exercício em que se desenvolve tensão muscular, porém sem realizar trabalho mecânico. Não ocorre movimento articular apreciável e o comprimento total do músculo permanece o mesmo.

exercício isométrico intermitente Forma de exercício isométrico que não é feita contra qualquer resistência apreciável; contrações musculares estáticas suaves são usadas para manter a mobilidade entre as fibras musculares e diminuir o espasmo e a dor muscular.

exercício resistido Qualquer forma de exercício ativo no qual uma contração muscular dinâmica ou estática é resistida por uma força externa.

exercício resistido manual Tipo de exercício ativo no qual a resistência é feita pelo fisioterapeuta ou outro profissional de saúde contra uma contração muscular dinâmica ou estática.

exercício resistido mecânico Tipo de exercício ativo no qual a resistência é aplicada por equipamentos ou aparelhos mecânicos.

exercício resistido por carga Qualquer exercício no qual uma carga ou uma força externa produtora de peso resiste à força interna gerada por um músculo enquanto ele se contrai.

exercício resistido variável Forma de exercício dinâmico realizado com o uso de equipamento que varia a resistência oferecida ao músculo em contração ao longo da ADM.

exercícios de alongamento-encurtamento Ver **treinamento pliométrico**.

exercícios de bombeamento circulatório Exercícios repetitivos ativos, geralmente de tornozelos ou punhos, feitos para manter ou melhorar a circulação nas extremidades.

exercícios de deslizamento de tendão Exercícios elaborados para manter ou desenvolver a mobilidade entre unidades multiarticulares e musculotendíneas e outras estruturas de tecidos conjuntivos em punho e mão; usados também para desenvolver controle neuromuscular e movimentos coordenados.

exercícios de flexibilidade Termo geral usado para descrever exercícios feitos por uma pessoa para alongar passiva ou ativamente os tecidos moles, sem a assistência de um fisioterapeuta.

exercícios pendulares (de Codman) Técnicas de automobilização que usam os efeitos da gravidade para separar o úmero da cavidade glenoidal em associação a movimentos pendulares suaves para mover as superfícies articulares.

extrusão Protrusão do núcleo pulposo do disco intervertebral no qual o material nuclear se rompe através do anel externo e se aloja sob o ligamento longitudinal posterior.

F

fadiga geral (corporal total) Resposta diminuída de uma pessoa durante uma atividade física prolongada, como caminhada ou corrida leve, que pode ser devida a uma diminuição nos níveis de açúcar (glicose) do sangue ou nas reservas de glicogênio dos músculos e fígado, ou depleção do potássio, especialmente em idosos.

fadiga local (muscular) Resposta diminuída do músculo em decorrência de uma diminuição nas reservas de energia, oxigênio insuficiente e acúmulo de ácido láctico; influências protetoras do sistema nervoso central; ou uma redução na condução dos impulsos na junção mioneural.

feto Embrião em desenvolvimento no útero a partir de 7 a 8 semanas após a fertilização até o nascimento.

fibra de contração lenta (CL) Fibra de músculo esquelético com tempo de reação lento e alta capacidade aeróbia, apropriada para atividade muscular tônica.

fibra de contração rápida (CR) Fibra de músculo esquelético com tempo de reação rápido e alta capacidade anaeróbia, apropriada para atividade muscular fásica.

flexibilidade Habilidade do músculo e de outros tecidos moles de ceder a uma força de alongamento.

flexibilidade dinâmica Grau com que uma contração muscular ativa move um segmento corporal ao longo da ADM disponível.

flexibilidade passiva Grau com que um segmento corporal pode ser movido de forma passiva ao longo da ADM disponível.

folga de quadríceps Sinônimo de folga extensora no joelho

folga extensora A amplitude da extensão ativa é menor do que a amplitude da extensão passiva de uma articulação; no joelho, em geral, é resultado de inibição ou disfunção do mecanismo do músculo quadríceps; sinônimo de folga do quadríceps; nos dedos, costuma ser resultado de aderências que restringem a mobilidade dos tendões extensores.

força É produzida por um músculo em contração. Está diretamente relacionada à quantidade de tensão que um músculo em contração pode produzir.

fosfocreatina (PC) Creatina fosforilada; composto rico em energia que exerce um papel crucial no fornecimento de energia para a contração muscular.

fraqueza por alongamento Enfraquecimento dos músculos que são mantidos habitualmente em uma posição alongada além de seu comprimento de repouso fisiológico.

fratura patológica Fratura que resulta de sobrecargas mínimas sobre o osso já enfraquecido pela doença (osteoporose).

frequência cardíaca alvo Frequência cardíaca predeterminada a ser alcançada durante o exercício.

frequência do exercício Número de vezes em que o exercício é feito em um dia ou em uma semana.

G

gânglio Distensão da parede de uma cápsula articular ou bainha tendínea.

gestação Período de desenvolvimento desde o momento da fertilização até o nascimento (gravidez).

glicogênio Forma de armazenamento de carboidratos no corpo encontrada predominantemente nos músculos e no fígado.

H

habilidades funcionais Habilidades motoras necessárias para realizar atividades ou tarefas da vida diária de forma independente; movimentos refinados que requerem coordenação, agilidade, equilíbrio e precisão.

hemartrose Sangramento dentro de uma articulação, geralmente decorrente de trauma grave.

herniação Protrusão anormal de um órgão ou outra estrutura corporal através de uma falha ou abertura natural em uma membrana de revestimento, músculo ou osso.

hiperplasia Aumento no número de fibras ou células.

hipertrofia Aumento na área de secção transversa de uma fibra muscular ou célula.

I

incapacidade Inabilidade de desempenhar normalmente as atividades da vida diária (AVD) como resultado de comprometimentos físicos, mentais, sociais ou emocionais.

incontinência urinária ou fecal Perda involuntária dos conteúdos da bexiga ou intestino, geralmente resultado de comprometimentos tanto neuromusculares quanto musculoesqueléticos; pode ocorrer em combinação com prolapso do útero.

inibição ativa Tipo de exercício de alongamento no qual ocorre inibição reflexa e subsequente alongamento dos elementos contráteis dos músculos.

involução Contração progressiva do útero após o parto, que faz que o órgão retorne praticamente a seu tamanho pré-gestacional.

isométricos em múltiplos ângulos Aplicação de resistência em múltiplos pontos da ADM durante as contrações musculares isométricas.

L

lesão por esforço repetitivo Ver **distúrbio por traumas cumulativos**

limitação funcional Limitação decorrente de um comprometimento que não é incapacitante, porém interfere na função normal.

limitação nas atividades Dificuldade para executar ou incapacidade de realizar tarefas ou ações da vida diária. Sinônimo de limitação funcional.

linfadenite Inflamação dos nódulos linfáticos.

linfangite Inflamação dos vasos linfáticos.

linfedema Acúmulo excessivo de líquido extravascular e extracelular nos espaços teciduais.

líquido amniótico Líquido contido no saco amniótico no qual o feto flutua; serve de amortecedor contra lesões e ajuda a manter constante a temperatura corporal fetal.

lordose Convexidade anterior da coluna vertebral. A curvatura anterior é secundária ou compensatória e ocorre nas regiões cervical e lombar à medida que a coluna de uma criança pequena se adapta à posição ereta.

luxação Deslocamento de uma parte, geralmente das partes ósseas dentro de uma articulação.

M

má postura (síndrome de dor postural) A postura que se desvia do alinhamento normal sem que haja limitações estruturais.

manipulação/mobilização Técnicas de terapia manual habilidosas, passivas, aplicadas às articulações e tecidos moles com velocidades e amplitudes variadas, usando movimentos fisiológicos ou acessórios com fins terapêuticos.

mastectomia Remoção de uma mama.

medida dos resultados Atividade que é objetivamente documentada e é parte da meta da intervenção terapêutica.

meniscectomia Procedimento intrarticular no joelho em que o menisco (fibrocartilagem) é removido cirurgicamente.

mobilidade intrarticular Frouxidão capsular ou elasticidade que permite o movimento das superfícies articulares. Os movimentos incluem separação, deslizamento, compressão, rolamento e giro.

mobilização/manipulação articular Tração passiva e/ou movimentos de deslizamento aplicados às superfícies articulares que mantêm ou restauram a mobilidade intra-articular normalmente permitida pela cápsula de modo que possa ocorrer a mecânica normal de rolamentos e deslizamentos enquanto a pessoa se move.

movimento acessório Movimento que ocorre dentro de uma articulação e ao redor dos tecidos moles, necessário para a amplitude de movimento normal, não podendo ser realizado voluntariamente.

movimento fisiológico Movimento que uma pessoa normalmente pode desempenhar, como flexão, extensão, rotação, abdução e adução.

mudança de ritmo Desempenho das atividades funcionais dentro da capacidade cardiopulmonar disponível.

O

osteoartrite (doença articular degenerativa) Distúrbio degenerativo crônico que afeta primariamente a cartilagem articular, levando ao crescimento de tecido ósseo nas margens das articulações.

osteoporose (atrofia óssea) Condição do osso que leva a perda de massa óssea, estreitamento do corpo do osso e alargamento do canal medular.

osteotomia Corte e realinhamento cirúrgico do osso para corrigir uma deformidade e reduzir a dor.

P

padrão capsular Padrão de limitação, característico de uma determinada articulação, que indica a existência de algum problema.

palidez Aparência branca, cor de giz ou empalidecimento da pele.

parestesia Sensação anormal percebida como queimação, formigamento ou picada.

pelve anteriorizada, postura de Ver **postura relaxada (desleixada)**

perturbação Deslocamento ou distúrbio do corpo. O movimento anterior/posterior e medial/lateral de uma pessoa, ou da superfície de suporte sob ela, é usado para testar e desenvolver o equilíbrio e as reações posturais.

placenta prévia Também conhecida como *abruptio placentae*, esta condição consiste no descolamento prematuro da placenta do útero.

plasticidade muscular Qualidade do tecido mole que permite a ele manter um estado alongado depois de a força de alongamento ter sido removida.

posição de repouso Posição da articulação na qual há máxima frouxidão da cápsula e estruturas ao redor.

posição funcional Posição ou amplitude de movimento na qual o paciente experimenta o maior conforto ou menor quantidade de carga sobre os tecidos da região. Pode também ser chamada de posição de repouso ou posição neutra. A posição não é estática e pode se modificar quando as condições do paciente se alteram.

postura Posição ou atitude do corpo, arranjo relativo das partes do corpo para uma atividade específica ou uma maneira característica de alguém manter o próprio corpo.

postura cifolordótica Postura caracterizada por uma cifose torácica exagerada e lordose lombar, geralmente com anteriorização da cabeça.

postura cifótica Postura caracterizada por uma curvatura posterior exagerada da região torácica da coluna vertebral; giba, dorso curvo.

postura de anteriorização da cabeça Postura caracterizada pelo aumento da flexão das regiões cervical inferior e torácica alta, aumento da extensão do occipital sobre a primeira vértebra cervical e aumento da extensão das vértebras cervicais superiores.

postura de retificação lombar Postura caracterizada pela diminuição do ângulo lombossacral, diminuição da lordose lombar e inclinação posterior da pelve.

postura lordótica Postura caracterizada por um aumento no ângulo lombossacral que causa aumento da lordose lombar, inclinação pélvica anterior e flexão de quadril.

postura relaxada (desleixada) Também chamada de dorso curvo. Postura caracterizada pelo desvio anterior do segmento pélvico, que promove a extensão do quadril e o desvio posterior do segmento torácico, resultando na flexão do tórax sobre a região lombar superior. Geralmente observa-se, em associação à postura relaxada, o aumento da lordose na região lombar inferior, aumento da cifose na região torácica e a anteriorização da cabeça.

potência Trabalho por unidade de tempo (força *vs.* distância/ tempo) ou força *vs.* velocidade.

potência aeróbia máxima (VO$_{2máx}$) Volume máximo de oxigênio consumido por unidade de tempo.

preparo físico Termo geral que indica um nível de funcionamento cardiovascular que resulta em reservas energéticas elevadas para melhor desempenho e bem-estar.

prescrição do exercício Programa de exercícios individualizado que envolve duração, frequência, intensidade e modo de exercício.

pressão adicional Força de alongamento aplicada aos tecidos moles no final de ADM.

protrusão de disco Qualquer alteração na forma do núcleo pulposo do disco intervertebral que permite que este faça protrusão para fora de seus limites normais.

R

reabilitação no espectro de velocidade Exercícios isocinéticos feitos em uma ampla variedade de velocidades.

refluxo Fluxo contrário, como, por exemplo, retorno da urina da bexiga para os rins.

relaxamento Esforço consciente para aliviar a tensão nos músculos.

remoção dorsal Retirada cirúrgica da sinóvia doente dos tendões extensores dos dedos e do punho.

repetição máxima (RM) Maior quantidade de peso que um músculo pode mover através da amplitude de movimento durante um número específico de vezes em uma rotina de exercícios resistidos com carga.

reserva máxima de frequência cardíaca Diferença entre a frequência cardíaca de repouso e a frequência cardíaca máxima.

resistência cardiopulmonar Habilidade dos pulmões e do coração de captar e transportar quantidades adequadas de oxigênio para o músculo em ação, permitindo que atividades que envolvem grandes massas musculares sejam desempenhadas por longos períodos de tempo.

resistência física Capacidade de resistir à fadiga.

resistência geral (corporal total) Capacidade de uma pessoa de realizar exercícios de baixa intensidade como caminhada, corrida ou escalada durante períodos prolongados.

resistência muscular à fadiga Capacidade de um músculo de desempenhar contrações repetidas durante um período prolongado de tempo.

restrições à participação Habilidade limitada ou inabilidade para assumir papéis pessoais ou sociais, responsabilidades ou expectativas da sociedade no contexto das atitudes e do ambiente.

rubor Tom vermelho da pele associado com inflamação.

S

sensação terminal Qualidade sentida pelo avaliador quando este aplica passivamente uma pressão no final da amplitude de movimento disponível.

séries de exercícios Número de conjuntos de uma repetição máxima feita durante cada sessão de exercícios.

sinal comparável Procedimento de teste que pode ser repetido após uma manobra fisioterapêutica para determinar a efetividade da manobra.

síndrome de dor regional complexa Grupamento de distúrbios dolorosos desenvolvidos em consequência de trauma que afeta os membros, com ou sem lesão nervosa evidente; já foi chamada de distrofia simpática reflexa e causalgia.

síndrome da dor crônica Termo usado para descrever pacientes com dor lombar de longa duração que desenvolveram comportamento mórbido e desespero. Não há mais uma relação direta entre a dor e a incapacidade aparente; o tratamento dos sintomas dolorosos geralmente não altera a condição. O paciente pode requerer intervenção psicológica e social, assim como se submeter a técnicas de modificação comportamental.

sinovectomia Remoção cirúrgica da sinóvia (revestimento da articulação) em pacientes com edema articular crônico.

sinovite Inflamação de uma membrana sinovial; excesso de tecido sinovial normal e líquido dentro de uma articulação ou bainha tendínea.

sistema aeróbio Sistema de energia aeróbia no qual a ATP é produzida com a quebra do alimento.

sistema ATP-PC Sistema de energia anaeróbia no qual o trifosfato de adenosina (ATP) é produzido com a quebra da fosfocreatina (PC).

sistema de transporte de oxigênio Composto de volume sistólico, frequência cardíaca e diferença de oxigênio arterial misto e venoso.

sistema glicolítico anaeróbio (sistema do ácido láctico) Sistema de energia anaeróbia no qual a ATP é produzida com a quebra da glicose em ácido láctico.

sistemas energéticos Sistemas metabólicos que envolvem uma série de reações químicas que resultam na formação de resíduos e produção de trifosfato de adenosina (ATP). Os sistemas são o ATP-PC (trifosfato de adenosina-fosfocreatina), o glicolítico anaeróbio e o aeróbio.

sobrecarga Ato de sobrecarregar o corpo ou partes do corpo até níveis acima dos experimentados normalmente.

subluxação Luxação incompleta ou parcial que geralmente envolve trauma secundário dos tecidos moles adjacentes.

T

tendência a não apoiar o peso Posição preferida na qual os sintomas do pacientes são aliviados quando se acha em posições que evitam a sustentação de peso, como ao deitar, ficar na mesa de tração ou reduzir a pressão vertebral inclinando-se sobre os membros superiores (usando os apoios de braço para diminuir o peso sobre o tronco), inclinando o tronco contra um suporte ou ficando dentro de uma piscina. A condição é considerada sensível à gravidade, pois os sintomas pioram quando se está em pé, caminhando, correndo, tossindo ou fazendo atividades similares que aumentem a pressão vertebral.

tendência extensora Descreve a posição preferida de extensão da coluna (lordose) na qual os sintomas do paciente diminuem. Geralmente, os sintomas aumentam durante a flexão da coluna vertebral.

tendência flexora Posição de flexão da coluna na qual os sintomas do paciente são reduzidos. Geralmente, os sintomas são provocados pela extensão da coluna.

tendinite Cicatrizes ou depósitos de cálcio em um tendão.

tendinopatia Termo geral que se refere a uma patologia crônica do tendão.

tendinose Degeneração de um tendão decorrente de microtraumas repetitivos; degeneração do colágeno sem inflamação.

tenossinovectomia Remoção cirúrgica da sinóvia proliferada nas bainhas tendíneas.

tenossinovite Inflamação da bainha sinovial que cobre um tendão.

tenovaginite Espessamento de uma bainha tendínea.

tensão seletiva Administração de testes específicos de maneira sistemática para determinar se o local de uma lesão é no interior de uma estrutura inerte (cápsula articular, ligamento, bursa, fáscia, dura-máter ou bainha dural em torno de raízes nervosas) ou em uma unidade contrátil (músculo com seus tendões e inserções).

terapia linfática descongestiva Abordagem abrangente no tratamento de linfedema que combina elevação, compressão, exercício, massagem e cuidados com a pele.

teste de esforço Teste em múltiplos estágios que determina a capacidade cardiovascular funcional da pessoa.

trabalho de parto Processo fisiológico no qual o útero se contrai e expele o feto após 20 ou mais semanas de gestação.

trabalho excessivo Fenômeno que causa deterioração temporária ou permanente da força como resultado do exercício, observado clinicamente com mais frequência em pacientes com doenças não progressivas dos motoneurônios inferiores que participam de programas de exercícios resistidos excessivamente vigorosos. Também conhecido como fraqueza por trabalho excessivo ou treinamento excessivo.

tração Afastamento ou separação das superfícies articulares.

tração estática Força de tração constante aplicada e mantida por um intervalo extenso de tempo. Pode ser contínua (prolongada) ou mantida.

tração intermitente Força de tração aplicada e liberada de maneira alternada em intervalos frequentes, geralmente com um padrão rítmico.

transferência de treinamento Transferência dos efeitos de um programa de exercícios com um tipo de exercício ou desempenho para outro. Também conhecida como treinamento cruzado.

treinamento com intervalos Programa de treinamento que alterna séries de trabalho pesado com períodos de repouso ou trabalho leve.

treinamento contínuo Programa de treinamento que usa o exercício com determinada duração sem períodos de repouso.

treinamento em circuito Programa de treinamento que usa exercícios ou atividades selecionados realizados em uma sequência.

treinamento pliométrico Exercício resistido de alta velocidade e alta intensidade caracterizado por uma contração muscular excêntrica resistida seguida por uma contração concêntrica rápida e elaborado para aumentar a potência muscular e a coordenação; conhecido também como exercícios de alongamento-encurtamento.

trifosfato de adenosina (ATP) Composto altamente energético do qual o corpo deriva energia.

trombo Coágulo sanguíneo.

tromboflebite Oclusão inflamatória com um trombo de uma veia profunda ou superficial.

trombose Formação de coágulo dentro de um vaso sanguíneo.

V

Valsalva, manobra de Esforço expiratório contra a glote fechada.

vasoconstrição Estreitamento de um vaso sanguíneo devido à contração dos músculos lisos nas paredes dos vasos, resultando na diminuição do fluxo sanguíneo.

volume sistólico Quantidade de sangue bombeada para fora dos ventrículos em cada contração (sístole).

Índice remissivo

A

Abdutores do quadril 781
Abordagens cirúrgicas 395
Ações primárias no cotovelo e no
    antebraço 678
Adaptações
    do músculo esquelético 190
    dos tecidos conjuntivos 190
    fisiológicas ao exercício resistido
        189
Aderências na parede torácica 1119
Adesão aos exercícios 38
Adultos
    com deficiência 55
    jovens 281
Aeróbia no *step* e dança aeróbia 582
Agachamentos parciais/
    miniagachamentos 827
Agilidade 913
Água 319
Alimentação com atenção plena 58
Alinhamento
    e estabilização 102, 192
    patelar 838
Alongamento 87, 88, 102, 113, 117,
    233, 327, 541, 765
    balístico 106

cíclico (intermitente) 106
da fáscia plantar do pé 969
do bíceps braquial biarticular 72
dos membros inferiores 127
dos membros superiores 121
dos músculos extrínsecos do
    punho e da mão 73
dos músculos posteriores da coxa
    819
e manipulação 499
estático 104
excessivo e hipermobilidade 90
manual 107
mecânico 109
na posição de quatro apoios 817
passivo-angular 142
seletivo 90
Alterações
    cardiovasculares 276
    metabólicas 276
    ósseas progressivas 486
    respiratórias 276
American College of Sports
    Medicine (ACSM) 264
Amplitude de movimento (ADM)
    65, 87, 198, 647, 765
    ativa e ativoassistida 67
    autoassistida 78

do quadril 816
passiva 66
Anatomia
    do assoalho pélvico da mulher e
        do homem 1074
    do sistema linfático 1109
Anestesia 139
Antebraço 72, 125
Aparelhos
    com resistência variável 248
    ergométricos para membros
        superiores 582
Aplicação dos exercícios resistidos
    217
Aprendizado motor 30, 33
Aquecimento 120, 274
Áreas de exame durante o processo
    de tratamento do paciente 19
Áreas de resultados avaliadas pelos
    fisioterapeutas 27
Arremessar 1007
Articulação(ções)
    acromioclavicular 155, 594, 605,
        644
    carpometacarpal do polegar 164,
        715
    da mão 713, 714
    da perna e tornozelo 171

do complexo do joelho 837

do complexo do ombro 593

do cotovelo e do antebraço 676

do joelho 838

do ombro 599

do polegar e dos dedos 73

do punho 713, 714

do quadril 166

do tornozelo (talocrural) 925

dos dedos do pé 77

escapulotorácica 595

esternoclavicular 156, 595, 605, 604

glenoumeral 151

intermetatarsais, metatarsofalângicas e interfalângicas 176

intertarsais e tarsometatarsais 174, 927

mediocarpal 713

metacarpofalângicas e interfalângicas dos dedos 164

metatarsofalângicas e interfalângicas dos dedos 927

patelofemoral 170, 838

radiocarpal 161, 713

radiulnar distal 160

radiulnar proximal 160, 677

sinoviais 593

subtalar (talocalcânea) 76, 173, 926

talocrural 172

talonavicular 926

tibiofemorais 168, 837

tibiofibulares 171, 925

torácicas e lombares 550

transversa do tarso 927

umerorradial 676

umeroulnar 157, 676

Artrite 359, 930

pós-traumática 843

reumatoide 360, 487, 720, 843, 932

Artrocinemática 139, 594

da coluna vertebral 452

das articulações do antebraço 677

das articulações zigoapofisárias (facetárias) 451

Artrodese 344, 403, 404, 943

em tornozelo e pé 941

Artroplastia 401

carpometacarpal do polegar 737

com implante interfalângico proximal 734

com implante metacarpofalângico 728

do punho 725

glenoumeral 605, 608

total do cotovelo 686

total do joelho 849, 852

total do quadril 788

total do tornozelo 934

Artrose 359

pós-traumática 720

Assimetrias de membros inferiores 469

Assoalho pélvico 1068

Atenção plena 57, 58

implicações para a saúde e para o bem-estar 57

Ativação da musculatura segmentar 511

Atividade física 55, 265, 372

Atividades da vida diária (AVD) 612, 774

Atividades e participação 9

Atividades esportivas 801

Atividades funcionais 114, 538, 582, 769

de ADM 85

Atividades pliométricas para membros superiores e inferiores 1003

Atividades preventivas 50, 52

Autoalongamento 91, 108, 115, 132, 540, 650, 699, 765, 904

com equipamento aquático 329

Autoenxerto

osso-tendão da patela-osso 884

semitendíneo-grácil 884

Automobilização 138

B

Bem-estar 46, 48, 1022, 1068

físico e mental 46

Benefícios da atividade física e do exercício 1027

Biofeedback 121, 1080

Bolas suíças (bolas para estabilidade) 253

Braço 649

e antebraço 79

Bursite 617, 813

C

Cadência 234

Calcanhar 945

Calor 119

Caminhada resistida 973

e corrida 581

Câncer 1055

de mama 1116

Canelite 946

Características anatômicas da região do quadril 775

Categorias de intervenção utilizadas pelo fisioterapeuta 25

Cefaleia tensional/cefaleia cervical 519

Centro

de flutuação 321

de gravidade 1073

Cervicalgia 521

Choosing Wisely 1027

Cicatrização 348, 814

da placa epifisária 376

dos tecidos 645

Cíngulo do membro inferior 1083

Cíngulo do membro superior 7, 743

Cirurgia(s)

articular e tratamento pós--operatório 682, 724, 786, 847, 933

da articulação do ombro e tratamento pós-operatório 605

musculoesqueléticas 395
ortopédicas 394
Classificação de estado de saúde, funcionalidade e incapacidade 4
Classificação Internacional de Funcionalidade, Incapacidade e Saúde (CIF) 5, 6
Colapso por fadiga e ruptura traumática 481
Colo uterino 1100
Coluna vertebral 326, 327, 449, 480, 534
Complexidade dos diagnósticos na população idosa 1021
Complexo
articular do joelho 168
do antebraço 157, 675
do cotovelo 675
do ombro 151, 592, 593, 597, 666
do punho e da mão 161
Complicações pós-operatórias potenciais e redução de riscos 390
Comportamento mecânico do tecido não contrátil 95
Compressão
do nervo ulnar no canal de Guyon 440
patelar 840
Comprometimento(s)
do equilíbrio 292
do quadril e do tornozelo 842
muscular 1075
neurológico 1075
posturais 464
Condicionamento aeróbio 322, 338
Condições
crônicas ligadas a comportamentos 47
de saúde 7
musculoesqueléticas específicas 309
Conhecimentos em saúde 29
Conscientização e treinamento do assoalho pélvico 1085

Considerações antes de implementar o exercício 1029
Consolidação óssea após uma fratura 375
Consumo
de oxigênio pelo miocárdio 266
máximo de oxigênio 265, 1023
Contraindicações para artroplastia total do quadril 789
Contratura 89
Controle do equilíbrio 285
Controle muscular
do joelho durante a marcha 841
do tornozelo e do pé durante a marcha 928
na região cervical da coluna vertebral 462
Controle neurológico, influência na estabilidade 463
Controle neuromuscular 3, 647, 766
dinâmico 969
Controle postural 3
Coordenação 2
comunicação e documentação 13
Cotovelo 71, 124, 157
Crianças 280
e adolescentes 55, 240
Crossfit 582
Curva tensão-deformação 95
Curvaturas da coluna vertebral 454

D

Dedos 81, 126, 132
Deficiências 7
Déficits biomecânicos e da resposta motora 293
Degeneração do disco 486
Derrame articular 144
Desalinhamento postural 1120
Desaquecimento 275
Descompressão subacromial e tratamento pós-operatório 622
Descondicionamento 266, 279
Desempenho muscular 3, 499, 538, 557, 948

comprometido 360, 473
e controle funcional 969
e exercícios resistidos 179
nos músculos de suporte 846
Desenvolvimento e implementação de um programa de bem-estar 58
Deslizamento
glenoumeral caudal 152
tibiofemoral posterior 169
umeroulnar 158
Destreza e atividades funcionais 769
Desvio pélvico 778
Determinantes
de um programa de exercícios 271
dos exercícios resistidos 191
e tipos de exercícios de alongamento 101
Diabetes 1056
Diagnósticos musculoesqueléticos com envolvimento de uma função nervosa comprometida 432
Diástase do músculo reto do abdome 1081
Diferenças nas faixas etárias 280
Diretrizes
de Prática Clínica (DPC) 364, 492, 513, 536, 604, 783, 812, 875, 901, 945, 1084, 1091
dos procedimentos para aplicação de intervenções de alongamento 114
para a atividade física 54
para escolha de testes e medidas específicos 20
para o treinamento de estabilização 558
Discos intervertebrais 453
Disfunção
cardíaca 318
da articulação sacroilíaca 516
da articulação temporomandibular 522
do assoalho pélvico 1076
linfática ligada ao câncer de mama 1116

patelofemoral 861

Disparidades e riscos em saúde 55

Distensão
  cervical 489
  lombar 489

Distúrbios
  comuns nos idosos e
    recomendações de exercícios
    1046
  da tensão neural 427
  de articulações 359
  do sistema linfático 1108
  dos nervos periféricos e seu
    tratamento 409
  musculoesqueléticos 343
  nervosos na região do complexo
    do ombro 598
  neurais no punho 719
  neurológicos 318
  respiratórios 318
  sensitivos 1111

Doença(s)
  arterial coronariana 53, 277
  articular degenerativa/osteoartrite
    720
  cardiopulmonar grave 223
  crônicas, prevenção e cuidados de
    saúde 47
  de Scheuermann 489, 515
  do manguito rotador 615

Domínios do bem-estar por modelo
  49

Dor 223, 721
  crônica 354
  lombar postural 1082
  muscular aguda 220
  muscular de início tardio 220
  muscular induzida por exercícios
    220
  na perna, no calcanhar e no pé
    944, 947
  na região sacroilíaca e no cíngulo
    do membro inferior 1083
  no calcanhar 945
  por gases intestinais 1099
  pós-operatória 1118
  referida 842

referida e lesão nervosa 598, 782,
  842, 929
referida e lesão nervosa na região
  do cotovelo 679

Dorsiflexão do tornozelo 967

Dorso curvo
  (cifose aumentada) 468

Drenagem linfática manual 1114

E

Efeito dos comprometimentos
  musculoesqueléticos na marcha
  782

Eficiência 267

Elasticidade 93

Elementos do treinamento
  cinestésico 539

Embolia pulmonar 391

Energia muscular 139

Entorse 744
  do tornozelo 309, 949, 950

Envelhecimento 293, 1021, 1022

Epicondilite lateral (cotovelo de
  tenista) 695

Episiotomia 1075

Equilíbrio 2, 284, 1073
  comprometido 295, 360
  durante atividades funcionais 301
  em bipedestação 289, 290
  entre força, potência e resistência à
    fadiga 200

Equipamento(s)
  isocinético para teste e
    treinamento 255
  para treinamento de estabilização
    dinâmica 252
  para treinamento em cadeia
    fechada 253
  para treinamento resistido 245

Ergonomia 474

Escalada de parede 82

Escala de Borg 1042
  para estimativa da percepção de
    esforço (EPE) 1088

Escápula 71, 227

Escoliose 469

Esforço excessivo 220

Espaço supraumeral (subacromial)
  597

Espasmo 143
  muscular 344

Espondilite anquilosante 488, 515

Espondilolistese 515

Espondilose, osteoartrite e doença
  articular degenerativa 487

Esporte 914

Esqui *cross-country* e aparelhos de
  esqui 582

Estabilidade 3, 455
  dinâmica do joelho 841
  escapular 596
  postural da coluna vertebral 455

Estabilização 103, 192, 511, 557
  cervical 566
  da articulação acromioclavicular
    644
  da articulação esternoclavicular
    645
  dinâmica do tronco 335
  do assoalho pélvico 1086
  e equilíbrio 987
  lombar 568

Estenose 486

Estratégias
  para a instrução efetiva de
    exercícios e atividades
    específicas a tarefas 29
  para melhorar a adesão 39

Estresse 51
  emocional 490

Estrutura e função
  do cotovelo e do antebraço 676
  do joelho 837
  do punho e da mão 713
  do quadril 775
  do sistema linfático 1108
  do tornozelo e do pé 924

Etiologia da dor 465

Eversão e dorsiflexão do tornozelo
  968

Evidências científicas 14

Excursão funcional 65

Índice remissivo **1145**

Exercícios aeróbios 264
  durante a gestação 1086
  e efeitos sobre a coluna vertebral
    581
  para o idoso 1035
Exercícios aquáticos 317, 318
Exercícios avançados de
  fortalecimento 994
Exercícios com apoio de peso em
  cadeia fechada 824
Exercícios com bastão 81
Exercícios com resistência manual
  223
Exercícios com resistência mecânica
  239
Exercícios de alongamento 91, 326
Exercícios de alongamento-
  -encurtamento 1002
Exercícios de apoio de peso 584
Exercícios de bloqueio do tendão
  flexor 762
Exercícios de condicionamento
  cardiovascular 1123
Exercícios de deslizamento e
  bloqueio de tendão 761
Exercícios de drenagem linfática
  1124
Exercícios de estabilização 655,
  1086, 1093
  dos músculos globais 563
  para a região cervical 563
  para a região lombar 565
Exercícios de flexibilidade 1123
  para a região do tornozelo 967
  para o idoso 1037
Exercícios de fortalecimento 25, 330
  e resistência muscular 1123
  independentes 335
Exercícios de mobilidade e controle
  funcional 322
Exercícios de respiração consciente
  59
Exercícios dinâmicos 204, 207, 573
  de fortalecimento 662
  de tronco 1093
  em cadeia fechada 910

Exercícios em cadeia aberta (sem
  apoio de peso) 210, 821, 906,
  970
Exercícios em cadeia fechada (com
  apoio de peso) 210, 909, 972
Exercícios isocinéticos 208
Exercícios isométricos (exercícios
  estáticos) 202, 573, 654, 702
  em cadeia fechada 825, 910
Exercícios para a gestação e pós-
  -parto sem complicações 1089
Exercícios para a região cervical
  573
Exercícios para as regiões torácica e
  lombar 575
Exercícios para desenvolver e
  melhorar o desempenho
  muscular e o controle funcional
  653, 702, 821, 906
Exercícios para desenvolver e
  melhorar o desempenho
  muscular, o controle
  neuromuscular e o movimento
  coordenado 766
Exercícios para drenagem linfática
  1123
Exercícios para estabilidade e
  equilíbrio 986
Exercícios para força e potência
  993
Exercícios para o assoalho pélvico
  1085
Exercícios para o idoso 1019
Exercícios para o tratamento de
  linfedema 1122
Exercícios para problemas de
  equilíbrio 284
Exercícios pliométricos 1004
Exercícios posturais 1092
Exercícios resistidos
  para o idoso 1037
  progressivos 242
  para o desempenho de músculos
    comprometidos 178
Exercícios terapêuticos 1, 2, 1019
Extensão
  do cotovelo 703

  do joelho 230, 903
  lombar 547
Extensores do quadril 781

F

Facilitação neuromuscular
  proprioceptiva (FNP) 110, 231
Fadiga 182
  diminuição da resistência 1120
Faixas e tubos de resistência elástica
  249
Fatores ambientais e de saúde 302
Fatores de risco 11
Fatores que influenciam o
  prognóstico/resultados
  esperados do paciente 23
Feedback 36
Fêmur 775, 776
Feridas abertas pequenas e cateteres
  319
Feto 1070
Fibras colágenas 94
Fibromialgia 368
Fisiologia do sistema linfático 1109
Flexão
  cervical 544
  cervical dinâmica 573
  do cotovelo 702
  do joelho 904
  do punho 765
  do quadril 817
  do tronco (abdominais) 578
  e extensão do punho 704
  plantar 968
Flexibilidade 2, 87, 88, 117, 765
Flexões de braço 1012
Flexores do quadril 781
Fluxo sanguíneo 1086
Forames intervertebrais 454
Força 993
  de mobilização 167
  de tratamento 148
  e potência e resistência à fadiga
    179
Fortalecimento 307

avançado 994

isométrico e dinâmico 575

Fraqueza muscular 419, 619, 780

Fratura(s)

de quadril 804, 810

e imobilização pós-traumática 374

patológica 221

por compressão secundária à
osteoporose 488, 515

Frequência 271

do alongamento 107

dos exercícios 196

respiratória 1087

Frio 120

Frouxidão ligamentar 1084

Função(ões)

corporais e estruturas
corporais 7

da mão 716

da patela 838

do fisioterapeuta 50

do músculo esquelético e sua
adaptação aos exercícios
resistidos 182

do tornozelo e do pé 927

física 2

muscular 840

muscular extensora do
joelho 840

muscular flexora do joelho 841

muscular no cotovelo e no
antebraço 678

muscular no tornozelo e no pé
928

nervosa comprometida 422

Fuso muscular 100

G

Gasto energético 267, 268

Gestação 1069

de alto risco 1100, 1101

e pós-parto 1090

Giro 141

Glicose sanguínea 1057

Glúteo médio 822

Glúteo mínimo 822

Graus de movimento 451

Gravidade 454

Guide to Physical Therapist Practice
5

H

Hábitos saudáveis de exercícios 476

Healthy People 2020 48, 49, 1021

Hemiartroplastia do quadril 803

Hidromecânica 321

Hipermobilidade 144

atraumática 633

traumática 634

Hiperplasia 190

Hipertrofia 190

Hipocinesia 1026

Hipomobilidade 88

articular 599, 679, 680, 719, 721,
782, 929

articular reversível 143

I

Idade 482

Identificação de fatores de risco 52

Idosos 55, 281, 1019

Imobilidade 1023

funcional 143

Impacto

da reabilitação 802

femoroacetabular (IFA) 813

na função física 2

Inclinação pélvica 778

anterior 777

Incontinência

urinária 1058

fecal 1077

Indicações para intervenção
cirúrgica 384

Inflamação 144, 223, 346, 814

crônica 355

Influência(s)

biomecânicas no alinhamento
postural 454

da articulação do quadril no
equilíbrio e no controle
postural 776

neurológicas e biomecânicas
1003

Inspeção da incisão cirúrgica 388

Instabilidade(s) 490

clínica 511

do ombro 633, 636

patelar 867

Integração das atividades funcionais
667

Intensidade 271

dos exercícios 193

Intervenções

cirúrgicas e tratamento pós-
-operatório 384

com exercícios para o complexo
do ombro 645

com exercícios para o cotovelo e o
antebraço 699

com exercícios para o joelho 903

com exercícios para o tornozelo e
o pé 967

com exercícios para punho e mão
761

com exercícios terapêuticos 3

de alongamento 118

por exercícios para
comprometimentos no
assoalho pélvico, gestação,
trabalho de parto e condições
relacionadas 1085

J

Joelho 80, 127, 130, 230, 329, 334,
836

e marcha 841

L

Lesão(sões)

de disco 484, 507

de disco na região cervical da
coluna vertebral 506

de tecidos moles 343, 513

e degeneração do disco 481

e recuperação nervosa 422

e reparo e tratamento de tecidos moles 343

ligamentares 875, 880, 948

ligamentares na mulher atleta 876

nervosa 423

por esforço repetitivo 695

tecidual 345

traumáticas dos tecidos moles 951

traumáticas no punho e na mão 744

Levantamentos repetitivos 587

Liberação

e alongamento ou descompressão de tecidos moles 398

fascial com rolo de espuma 905

Ligamento(s) 397

colateral lateral 876

colateral medial 876

cruzado anterior 876

cruzado posterior 876

Limitações nas atividades 10

e restrição na participação 9

Linfedema 1108-10

Locais comuns de lesão dos nervos periféricos 411

Luxações recorrentes 634

M

Malhas compressivas 1115

Manobra de Valsalva 218, 464

Mão 73, 712

Má postura 596

Marcha 307, 781, 782, 841, 928

contra resistência 585

corrida em águas profundas 339

humana 292

Massagem 120, 351

Mastectomia 1117

Mecânica corporal 473

e adaptações ambientais 586

Mecanismos de lesão 633

Medicamentos 295

Medo da água 318

Membros inferiores 74, 229, 333, 420, 997, 1012, 1124

Membros superiores 69, 225, 234, 331, 414, 994, 1006, 1124

Meniscectomia parcial 902

Menisco 898

Mielopatia cervical 522

Minicamas elásticas 254

Miocárdio 266

Miosite ossificante 695

Mobilidade 2, 87, 88

craniocervical 545

da banda iliotibial no joelho 905

do ombro 1119

dos tecidos moles 90

e flexibilidade 538, 540

escapular 124

Mobilização

articular 143

com movimento 139, 149

de tecidos moles 156

de tecidos neurais (mobilização neuromeníngea) 91

do tecido cicatricial para aderências de tendão 764

e manipulação 138, 512

e manipulação articular 91

e manipulação das articulações periféricas 137

e manipulação de tecidos moles 91

passiva contínua 83

precoce da articulação do ombro 645

precoce da escápula 646

Modalidades físicas e massagem 476

Modelo(s)

de funcionalidade e incapacidade 4

de incapacitação 89

de tratamento do paciente 15

transteórico 54

Motivação e *feedback* 188

Movimento(s)

acessórios 139

compensatórios 219

da coluna vertebral 451

do fêmur e função muscular 776

do pé e do tornozelo 924

do tornozelo 971

fisiológicos 139

humano 2

passivo 66

pelvifemoral 779

pélvicos e função muscular 776

Mudanças anatômicas e fisiológicas com a gestação 1070

Mulher

atleta 876

gestante 1089

Musculatura

cervical 560

do assoalho pélvico 1074

do punho 767

lombar 561

Músculo(s) 456

abdominais 575

biarticulares 818

bíceps braquial 665

comprometidos 178

da coluna vertebral 458, 459

do punho e da mão 716, 717

do quadril 777

do tronco 337

dos epicôndilos medial e lateral 701

escaleno 541

escapulares 654, 658

glenoumerais 662

latíssimo do dorso 650

levantador da escápula 652

peitoral menor 651

posteriores da coxa 819

reto do abdome 1082

serrátil anterior 660

subescapular 663

tensor da fáscia lata 820

trapézio 652

N

Nervos periféricos 409, 410, 418
Neuropatia 619

O

Obesidade 1054
Obstetrícia 1068
Ombro 69, 70, 121, 122, 225, 327, 328, 592, 660, 663
Ordem dos exercícios 196
Órgão tendinoso de Golgi 101
Órteses dorsais estáticas e dinâmicas com bloqueio 749
Ossos 359
Osteoartrite (doença articular degenerativa) 365, 782, 842, 1053
  do quadril 783
Osteoporose 53, 59, 371, 1050
Osteotomia 405

P

Paciente com enfermidade crônica 278
Papel dos fisioterapeutas na promoção da saúde e do bem--estar 49
Parto 1078
  cesáreo 1097
Patela 838
Patologia(s) 344
  da coluna vertebral e comprometimentos da sua função 481
  das articulações zigoapofisárias (facetárias) 487
  das lesões de músculos e tecidos moles: distensões, lacerações e contusões 489
  das vértebras 488
  do disco intervertebral 481
  induzida pela gestação 1080

Patomecânica
  da instabilidade vertebral 490
  da região do quadril 780
Pé 923
Pedalar 581
Pele 1111
Pelve 775
Percepção cinestésica 538
Periodização e variações no treinamento 199
Perna 924
Pescoço e tronco 132
Pesos livres e sistemas simples de polias com pesos 246
Pessoa(s)
  com atraso no desenvolvimento 57
  com deficiência 55, 56
  descondicionada 278
Pilates 119
Piscina(s) 500
  e segurança 325
  para exercícios aquáticos 323
  para pacientes individuais 323
  terapêuticas tradicionais 323
Placas terminais cartilaginosas 453
Placenta 1100
Planos anatômicos de movimento 121
Plexo braquial 411
Plexo lombossacral 418
Polias elevadas 82
Posicionamento e estabilização 147
Pós-imobilização 377
Pós-parto cesáreo 1099
Posteriores da coxa 75
Postura(s) 449
  lordótica 466
  defeituosas comuns 466
  e movimento e relações funcionais 473
Potência 180, 993
Pranchas deslizantes 253
Prática baseada em evidências 14
Preparo
  cardiopulmonar 2, 933

físico 265, 801
  para instrução de exercícios 29
Prescrição de exercícios para o idoso 1035
Prevenção 11
  e saúde e bem-estar 46
Principais nervos sujeitos a pressão e trauma no punho e na mão 719
Princípio(s)
  da especificidade 272
  da reversibilidade 182, 273
  da sobrecarga 181, 272
  da mobilização/manipulação articular 138
  de tratamento da coluna vertebral 491
  do tratamento abrangente do paciente 12
Procedimentos
  articulares 399
  artroscópicos para o quadril 786
  de estabilização da articulação do ombro e tratamento pós--operatório 636
  ósseos extra-articulares 404
Processo de avaliação e diagnóstico 22
Prognóstico e plano de atendimento 23
Programa de exercícios 38, 40, 274
  pré-operatórios estendido 386
Programas de preparo físico e condicionamento 240
Programas de prevenção, saúde e bem-estar 60
Programas isocinéticos 244
Progressão 501
  funcional para o joelho 913
  funcional para o quadril 828
  para o controle postural ativo e habitual 540
Promoção da saúde 47
  e mudança de comportamento 50
Pronação e supinação 703
Propriedades neurofisiológicas do músculo esquelético 100
Protração escapular 660

Punho 712
e mão 80, 125

Q

Quadril 75, 76, 80, 127, 167, 229, 328, 333, 774, 781, 816
e a marcha 781
Quedas em idosos 1046
Questões básicas a serem consideradas durante o exame inicial 17

R

Radiculopatia cervical 521
Radioterapia 1117
Raízes nervosas 411
Reabilitação 537, 612, 796
pós-operatória 389
Reconstrução do ligamento cruzado anterior 883
posterior 894
Recuperação do exercício 184
Redução do risco de linfedema 1112
Reeducação neuromuscular 1080
Região(ões)
cervical da coluna vertebral 77, 513, 539
cervical e torácica da coluna vertebral 468, 518, 540
lombar da coluna vertebral 78, 512, 539, 546
pélvica e lombar da coluna vertebral 466
sacroilíaca 1083
torácica inferior e lombopélvica 515, 546
Regulação da temperatura 322
Relações
dos músculos do punho e da mão com o cotovelo 678
funcionais da região do quadril 776

patomecânicas de discos intervertebrais e articulações facetárias 486
Relaxamento 120
para a região cervical 476
Reparo
de defeitos na cartilagem articular 848
de menisco 898
de rupturas completas do ligamento lateral do tornozelo 951
do manguito rotador e tratamento pós-operatório 626
do tendão extensor 760
dos tendões 396, 747, 958
muscular 396
ou reconstrução do ligamento patelofemoral medial 868
reinserção, reconstrução, estabilização ou transferência de tecidos moles 396
Requisitos para uma tomada de decisão clínica habilidosa durante o tratamento do paciente 13
Reservas de energia 182
Resistência 217
à fadiga 180
cardiopulmonar 538, 580, 847
física 265
muscular 557
muscular comprometida 465
Respiração 1096
consciente 58
Resposta
cardiovascular ao exercício 269
dos tecidos, maturação e remodelamento 352
fetal ao exercício aeróbio materno 1087
fisiológica ao exercício aeróbio 268
materna ao exercício aeróbio 1086

neurofisiológica do músculo ao alongamento 101
respiratória ao exercício 269
tensão-deformação 97
Ressecção ou artroplastia da cabeça do rádio 683
Retração cervical (extensão axial) 541
Ritmo escapuloumeral 597
Rolamento 140
Rotação
cervical 544
de quadril 1086
medial e lateral do ombro 226
ou giro 587
pélvica 778
Ruptura
de menisco 897
de tendão associada com artrite reumatoide 740

S

Saltos 1014
Sarcopenia/fragilidade 1052
Saúde 46
da mulher 1068
Segurança
dos exercícios 4
e precauções especiais 1038
Senso cinestésico 538
Serviços de saúde 47
Sinais
e sintomas de fadiga muscular 184
vitais na atividade física 1033
Síndrome(s)
da dor regional complexa 441
de dor crônica 346
de dor miofascial 368
do desfiladeiro torácico 432
do túnel do carpo 436
de compressão nervosa 1084
de trauma repetitivo 695, 743
dolorosas do ombro 615, 622
dolorosas do quadril 813

Sintomas patelofemorais 864

Sistema(s)

cardiovascular 1072

de energia 198

do movimento humano 19

energéticos 267

linfático 1108, 1109

musculoesquelético 1072

nervoso 411

orgânicos 1071

pulmonar 1072

sensoriais 286

urinário 1071

vestibular 287

Sobrecarga(s)

axial 482

biomecânicas 866

mecânica 845

Sono 51

Subir e descer escadas (step) 581

Subluxação ou luxação 145

Superfície instável 32

Suprimento sanguíneo 182

T

Tabagismo 51

Tarefas motoras 30, 31

Tecido(s)

conjuntivo 94, 97, 359, 473

moles 93, 94, 343

muscular 98

musculotendíneos comprometidos 617

Técnica(s)

de ADM autoassistida 79

de alongamento da coluna vertebral 326

de alongamento do joelho 328

de alongamento do quadril 328

de alongamento passivo assistido pela gravidade 904

de energia muscular 91

de exercícios para aumentar a flexibilidade e a amplitude de

movimento 647, 699, 765, 815, 903, 967

de facilitação e inibição neuromuscular 91

de manipulação das articulações cervicais 543

de mobilização articular periférica 151

de thrust 553

para mobilidade musculotendínea 761

que utilizam uma abordagem flexora 510

Temperatura da água e o exercício terapêutico 322

Tendão(ões)

da patela 874

do calcâneo 961, 964

extensores da mão 754

flexores da mão 744

Tendências da saúde na população idosa 1021

Tendinite 617, 946

Tendinopatia 615, 743

medial do cotovelo (cotovelo de golfista) 696

Tendinose 946

Tenossinovite 946

Tensão 182

mecânica 465

neural 427

Tensor da fáscia lata 822

Teorias das mudanças de comportamento 53

Terapia aquática 317

Termodinâmica 321

Teste(s)

como base para os programas de exercícios 270

funcionais 297

para idosos 1035

Tipo(s)

de contração muscular 197

de exercícios de ADM 66

de exercícios resistidos 200

de fibras musculares e resistência à fadiga 184

Tomada de decisão clínica 12

Tornozelo 76, 81, 231, 289, 309, 335, 923

e pé 131

Trabalho de parto 1069, 1070

Tração 234, 500

ou oscilação articular 121

Trajeto patelar 839

Transferência de peso 289

Tratamento

conservador das lesões ligamentares 878

da coluna com exercícios 535

da dor e da inflamação 350

de distúrbios do ombro e cirurgias 598

de distúrbios e cirurgias do cotovelo e do antebraço 679

de distúrbios e cirurgias do joelho 842

de distúrbios e cirurgias do pé e do tornozelo 929

de distúrbios e cirurgias do punho e da mão 719

de distúrbios e de cirurgias do quadril 782

de linfedema 1113

do sistema linfático 1108

dos comprometimentos posturais 470

dos distúrbios pré e pós-operatório 385

Trato iliotibial 820

Trauma(s) 344

cumulativos 354

Treinadores elípticos e aparelhos de esqui cross-country 255

Treinamento

cinestésico 499

com exercícios aeróbios (resistência cardiorrespiratória) 265

de equilíbrio 298

de equilíbrio para o idoso 1037

de estabilização 557
de força 557
de força e resistência muscular 913
de resistência cardiopulmonar 913
e esforço excessivos 219
em circuito com pesos 243
funcional 582
funcional avançado 985
funcional para o idoso 1046
pliométrico 706, 1002, 1004, 1005
pliométrico e exercícios de agilidade 913

resistido 216
resistido recomendados para idosos 1045
Treino de relaxamento 119
Tromboflebite 392
Trombose venosa profunda 391, 392
Tronco 335

V

Veias varicosas 1084
Velocidade do exercício 199

Viscoelasticidade 93
Viscosidade 320
Volume dos exercícios 194

Z

Zonas dos tendões
extensores 755
flexores 745